*Lehrbuch der*
*inneren Medizin*

# Lehrbuch der inneren Medizin

Herausgegeben von W. Siegenthaler
W. Kaufmann
H. Hornbostel
H. D. Waller

Mit Beiträgen von

K. Alexander
W. Bauer
H. Chr. Benöhr
P. A. Berg
W. Berger
U. Brunner
M. Classen
M. A. Dambacher
M. Dietrich
A. Dönhardt
R. Eckhardt
J. A. Fischer
Ch. Franz
K. Glänzer
R. Griebenow
F. A. Gries
H. L. Haeberlin
R. de Haller
P. W. Hartl
A. Helber
H. V. Henning
H. Hirsch
H. Hornbostel
T. H. Hütteroth
J. Jehle
W. Kaufmann
P. Kern
A. Konrads
Th. Koschinsky
F. Krück
H. Lode
W. Marget
W. Matthiessen
H. Matthys
R. May
T. C. Medici
U. Mennicken
K. A. Meurer
K. H. Meyer zum Büschenfelde
D. Niederstadt
P. Ostendorf
P. Peller
H. Pichler
H. J. Prinz
K. L. Radenbach
D. Reinwein
W. Rösch
K. W. Rumpf
F. Saborowski
R. Sauer
G. Schäfer
F. Scheler
K. D. Scheppokat
L. Seipel
K. Stalder
W. Stille
P. Stoll
G. Strohmeyer
J. Tamm
H.-D. Taubert
M. Toeller
H. Vetter
H. D. Waller
M. H. Weber
P. Wernet
P. von Wichert
K. Wilms
W. Winkelmann
D. Wurbs

499 meist farbige Abbildungen, 346 Tabellen

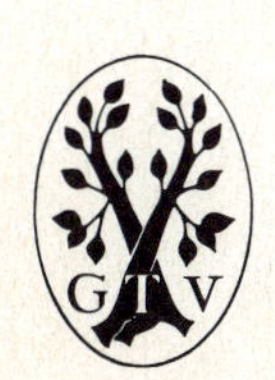


Georg Thieme Verlag Stuttgart · New York 1984

Geschützte Warennamen (Warenzeichen) werden *nicht* besonders kenntlich gemacht. Aus dem Fehlen eines solchen Hinweises kann also nicht geschlossen werden, daß es sich um einen freien Warennamen handele.


Rüdigerstraße 14, D-7000 Stuttgart 30.
Printed in Germany.

Satz: Appl, Wemding (System Digiset 40 T 30)
Druck: aprinta, Wemding
Buchbinderei: Koch, Tübingen

ISBN 3-13-624301-3 2 3 4 5 6

2. Druckrate

**Wichtiger Hinweis:** Medizin als Wissenschaft ist ständig im Fluß. Forschung und klinische Erfahrung erweitern unsere Kenntnisse, insbesondere was Behandlung und medikamentöse Therapie anbelangt. Soweit in diesem Werk eine Dosierung oder eine Applikation erwähnt wird, darf der Leser zwar darauf vertrauen, daß Autoren, Herausgeber und Verlag größte Mühe darauf verwandt haben, daß diese Angabe genau dem **Wissensstand bei Fertigstellung des Werkes** entspricht. Dennoch ist jeder Benutzer aufgefordert, die Beipackzettel der verwendeten Präparate zu prüfen, um in eigener Verantwortung festzustellen, ob die dort gegebene Empfehlung für Dosierungen oder die Beachtung von Kontraindikationen gegenüber der Angabe in diesem Buch abweicht. Das gilt besonders bei selten verwendeten oder neu auf den Markt gebrachten Präparaten, und bei denjenigen, die vom Bundesgesundheitsamt (BGA) in ihrer Anwendbarkeit eingeschränkt worden sind.

**CIP-Kurztitelaufnahme der Deutschen Bibliothek**

**Lehrbuch der inneren Medizin /**
hrsg. von W. Siegenthaler ... Mit Beitr. von
K. Alexander ... –
Stuttgart ; New York : Thieme, 1984.

NE: Siegenthaler, Walter [Hrsg.]; Alexander, Klaus [Mitverf.]

# Anschriften

## Herausgeber

SIEGENTHALER, W., Prof. Dr., Direktor,
Departement für Innere Medizin,
Universitätsspital,
Rämistraße 100,
CH-8091 Zürich

KAUFMANN, W., Prof. Dr.,
Direktor der Medizinischen Klinik Merheim
und Poliklinik der Universität,
Ostmerheimer Straße 200,
5000 Köln 91

HORNBOSTEL, H., Prof. Dr.,
Adolfstraße 77,
2000 Hamburg 76

WALLER, H. D., Prof. Dr., Ärztlicher Direktor
der Abteilung Innere Medizin II
der Medizinischen Klinik
der Eberhard-Karls-Universität Tübingen,
Otfried-Müller-Straße,
7400 Tübingen 1

## Mitarbeiter

ALEXANDER, K., Prof. Dr.,
Leiter der Abteilung Angiologie am
Zentrum für Innere Medizin
und Dermatologie
der Medizinischen Hochschule Hannover,
Konstanty-Gutschow-Straße 8,
3000 Hannover 61

Krankheiten der Arterien

BAUER, W., Dr.,
Obere Wittisgasse 34,
CH-8700 Küsnacht

Paraneoplastische Endokrinopathien

BENÖHR, H. CHR., Prof. Dr.,
Ärztlicher Direktor
der Medizinischen Klinik I
des Bürgerhospitals,
Tunzhofer Straße 14–16,
7000 Stuttgart 1

Störungen der Erythropoese
Anämien

| Anschrift | Beitrag |
|---|---|
| Berg, P. A., Prof. Dr.,<br>Abteilung Innere Medizin II<br>der Medizinischen Klinik<br>der Eberhard-Karls-Universität Tübingen,<br>Otfried-Müller-Straße,<br>7400 Tübingen 1 | Kollagenkrankheiten und immunologisch bedingte Vaskulitiden |
| Berger, W., Prof. Dr.,<br>Leiter der Diabetologischen Abteilung<br>der I. Medizinischen Klinik der Universität,<br>Kantonsspital, Spitalstraße 21,<br>CH-4000 Basel | Diabetes mellitus |
| Brunner, U., Prof. Dr.,<br>Leiter der Abteilung für periphere<br>vaskuläre Chirurgie der Chirurgischen<br>Klinik B, Universitätsspital Zürich,<br>Rämistraße 100,<br>CH-8091 Zürich | Krankheiten der Lymphgefäße |
| Classen, M., Prof. Dr.,<br>Direktor der Medizinischen Klinik II<br>der Technischen Universität München,<br>Klinikum rechts der Isar,<br>Ismaninger Straße 22,<br>8000 München 80 | Erkrankungen des Pankreas |
| Dambacher, M. A., Prof. Dr.,<br>Forschungslabor für Kalziumstoffwechsel,<br>Orthopädische Universitätsklinik Balgrist,<br>Forchstraße 340,<br>CH-8008 Zürich | Knochenkrankheiten |
| Dietrich, M., Prof. Dr.,<br>Leitender Krankenhausarzt,<br>Klinische Abteilung des Bernhard-Nocht-Instituts für Schiffs- und Tropenkrankheiten,<br>Bernhard-Nocht-Straße 74,<br>2000 Hamburg 4 | Tropenkrankheiten<br>Katzenkratzkrankheit<br>Zytomegalie (Einschlußkörperchenkrankheit)<br>Frühsommer-Meningoenzephalitis (Central European Encephalitis [CEE])<br>Vesikuläre Stomatitis |
| Dönhardt, A., Prof. Dr.,<br>Chefarzt der II. Medizinischen Abteilung<br>des Allgemeinen Krankenhauses<br>Hamburg-Barmbek,<br>Rübenkamp 148,<br>2000 Hamburg 60 | Gift und Vergiftungen |
| Eckhardt, R., Prof. Dr.,<br>I. Medizinische Klinik<br>der Johannes Gutenberg-Universität Mainz,<br>Langenbeckstraße 1,<br>6500 Mainz | Virusinfektionen des Intestinaltraktes |
| Fischer, J. A., Prof. Dr.,<br>Forschungslabor für Kalziumstoffwechsel,<br>Orthopädische Universitätsklinik Balgrist,<br>Forchstraße 340,<br>CH-8008 Zürich | Nebenschilddrüsen |

| | |
|---|---|
| FRANZ, CH., Priv.-Doz. Dr., Chefarzt,<br>Kinderkrankenhaus Bonn-Dottendorf,<br>Hausdorffstraße 352,<br>5300 Bonn 1 | Angeborene Herzfehler |
| GLÄNZER, K., Dr.,<br>Medizinische Universitäts-Poliklinik Bonn,<br>Wilhelmstraße 35–37,<br>5300 Bonn 1 | Störungen des Wasser-, Elektrolyt- und Säure-Basen-Haushaltes |
| GRIEBENOW, R., Dr.,<br>Medizinische Klinik Merheim<br>und Poliklinik der Universität,<br>Ostmerheimer Straße 200,<br>5000 Köln 91 | Schock und Kollaps<br>Kardiomyopathien |
| GRIES, F. A., Prof. Dr.,<br>Direktor der klinischen Abteilung, Diabetes-Forschungsinstitut der Universität Düsseldorf,<br>Auf'm Hennekamp 65,<br>4000 Düsseldorf 1 | Ernährungsstörungen<br>Störungen des Aminosäurestoffwechsels<br>Störungen des Purin- und Pyrimidinstoffwechsels<br>Störungen des Kohlenhydratstoffwechsels<br>Störungen des Lipidstoffwechsels<br>Diabetes mellitus |
| HAEBERLIN, H. L., Dr.,<br>Buchenweg 9,<br>2107 Rosengarten 8 | Schäden durch Kälte- und Hitzeeinwirkung |
| DE HALLER, R., Dr.,<br>Policlinique Universitaire de Medicine,<br>24, rue Micheli-du-Crest,<br>CH-1211 Genève 4 | Krankheiten durch Pilze |
| HARTL, P. W., Prof. Dr.,<br>Leitender Arzt der Rheumaklinik und<br>des Rheumaforschungsinstitutes Aachen,<br>Burtscheider Markt 24,<br>5100 Aachen | Erkrankungen des rheumatischen Formenkreises |
| HELBER, A., Prof. Dr.,<br>Chefarzt der Inneren Abteilung<br>am Krankenhaus Nagold,<br>Röntgenstraße 20,<br>7270 Nagold | Renovaskuläre Hypertonie, Nierenarterienstenose und verwandte Krankheitsbilder |
| HENNING, H. V., Prof. Dr., Oberarzt,<br>Zentrum Innere Medizin der Universität<br>Göttingen, Abteilung Nephrologie,<br>Robert-Koch-Straße 40,<br>3400 Göttingen | Das Nierensteinleiden<br>Toxische Nierenschäden<br>Chronische Niereninsuffizienz – Urämie |
| HIRSCH, H., Dr., Oberarzt,<br>Kinderkrankenhaus Bonn-Dottendorf,<br>Hausdorffstraße 352<br>5300 Bonn 1 | Angeborene Herzfehler |
| HORNBOSTEL, H., Prof. Dr.,<br>Adolfstraße 77,<br>2000 Hamburg 76 | Ösophaguserkrankungen<br>Wichtige Lageanomalien des Magens<br>Akute Gastritis, Chronische Gastritis<br>Mallory-Weiss-Syndrom<br>Erkrankungen des Duodenums<br>Erkrankungen der Gallenblase und der Gallenwege |

Hütteroth, T. H., Prof. Dr.,
I. Medizinische Klinik
der Johannes Gutenberg-Universität Mainz,
Langenbeckstraße 1,
6500 Mainz

Viruserkrankungen der Leber
Lebererkrankungen

---

Jehle, J., Priv.-Doz. Dr.,
Abteilung Kardiologie der Medizinischen
Klinik und Poliklinik Düsseldorf,
Moorenstraße 5,
4000 Düsseldorf

Die koronare Herzkrankheit

---

Kaufmann, W., Prof. Dr.,
Direktor der Medizinischen Klinik Merheim
und Poliklinik der Universität,
Ostmerheimer Straße 200,
5000 Köln 91

Herzinsuffizienz
Primärer Aldosteronismus

---

Kern, P., Dr.,
Klinische Abteilung des Bernhard-Nocht-
Instituts für Schiffs- und Tropenkrankheiten,
Bernhard-Nocht-Straße 74,
2000 Hamburg 4

Tropenkrankheiten
Katzenkratzkrankheit
Zytomegalie (Einschlußkörperchenkrankheit)
Frühsommer-Meningoenzephalitis
(Central European Encephalitis [CEE])
Vesikuläre Stomatitis

---

Konrads, A., Dr.,
Medizinische Klinik Merheim und Poliklinik
der Universität,
Joseph-Stelzmann-Straße 9,
5000 Köln 41

Herzinsuffizienz

---

Koschinsky, Th., Dr., Priv.-Doz.,
Diabetes-Forschungsinstitut
der Universität Düsseldorf,
Auf'm Hennekamp 65,
4000 Düsseldorf 1

Ernährungsstörungen
Störungen des Aminosäurestoffwechsels
Störungen des Purin- und Pyrimidinstoffwechsels
Störungen des Kohlenhydratstoffwechsels
Störungen des Lipidstoffwechsels
Diabetes mellitus

---

Krück, F., Prof. Dr.,
Direktor der Medizinischen
Universitäts-Poliklinik Bonn,
Wilhelmstraße 35–37,
5300 Bonn

Störungen des Wasser-, Elektrolyt- und
Säure-Basen-Haushaltes

---

Lode, H., Prof. Dr.,
Medizinische Klinik und Poliklinik,
Universitätsklinikum Steglitz,
Freie Universität Berlin,
Hindenburgdamm 30,
1000 Berlin 45

Lokalisierte Infektionen und Abszesse
Bakterielle Endokarditis
Chemotherapie von Infektionen
Pneumonien
Krankheiten durch Würmer
Erkrankungen durch Chlamydien
Einleitung
Viruserkrankungen des Respirationstraktes

---

Marget, W., Prof. Dr.,
Leiter der Abteilung für antimikrobielle
Therapie der Pädiatrischen Kinderklinik
der Universität München,
Lindwurmstraße 4,
8000 München 2

Nosokomiale Infektionen
Pertussis · Diphtherie
Streptokokkeninfektionen
(Pharyngitis, Scharlach, Erysipel)

| | |
|---|---|
| MATTHIESSEN, W., Dr., Innere Abteilung der Lungenklinik Heckeshorn des Krankenhauses Zehlendorf, Am Großen Wannsee 80, 1000 Berlin 39 | Tuberkulose |
| MATTHYS, H., Prof. Dr., Ärztlicher Direktor der Abteilung Pulmologie der Medizinischen Universitätsklinik Freiburg, Hugstetter Straße 55, 7800 Freiburg | Lungen- und Atmungskrankheiten |
| MAY, R., Prof. Dr., † ehemals Facharzt für Chirurgie am Privatkrankenhaus der Kreuzschwestern, A-6000 Innsbruck | Krankheiten der Venen |
| MEDICI, T.C., Prof. Dr., Leitender Arzt, Departement für Innere Medizin, Medizinische Poliklinik, Universitätsspital Zürich, Rämistraße 100, CH-8091 Zürich | Lungen- und Atmungskrankheiten |
| MENNICKEN, U., Prof. Dr., Leiter der Abteilung Kinderkardiologie der Universitäts-Kinderklinik Köln, Joseph-Stelzmann-Straße 9, 5000 Köln 41 | Angeborene Herzfehler |
| MEURER, K.A., Prof. Dr., Medizinische Poliklinik der Universität, Joseph-Stelzmann-Straße 9, 5000 Köln 41 | Arterielle Hypertonie |
| MEYER ZUM BÜSCHENFELDE, K.H., Prof. Dr. Dr., Direktor der I. Medizinischen Klinik und Poliklinik der Johannes Gutenberg-Universität, Langenbeckstraße 1, 6500 Mainz | Virusinfektionen des Intestinaltraktes<br>Viruserkrankungen der Leber<br>Lebererkrankungen |
| NIEDERSTADT, D., Dr., Medizinal-Direktor, Arzt für Arbeitsmedizin und Öffentliches Gesundheitswesen, Beselerplatz 8, 2000 Hamburg 52 | Schäden durch Änderungen des atmosphärischen Druckes<br>Lärmschäden |
| OSTENDORF, P., Prof. Dr., Geschäftsführender Oberarzt an der II. Medizinischen Klinik der Eberhard-Karls-Universität Tübingen, Otfried-Müller-Straße, 7400 Tübingen 1 | Hämorrhagische Diathesen |
| PELLER, P., Prof. Dr. Dr., Dr. v. Haunersches Kinderspital der Universität München, Lindwurmstraße 4, 8000 München 2 | Viruserkrankungen mit Haut- und/oder Schleimhautbefall<br>Parotitis epidemica (Mumps)<br>Infektiöse Mononukleose (Pfeiffersches Drüsenfieber) |

Pichler, H., Prof. Dr.,
Chefarzt der Infektiologischen Abteilung
des Kaiser-Franz-Josef-Spitals,
Kundratstraße 3,
A-1100 Wien

Salmonellosen
Shigellosen
Cholera
Listeriose
Milzbrand
Gasbrand
Rotz
Aktinomykose
Rickettsiosen

---

Prinz, H. J., Dr.,
Oberarzt der II. Medizinischen Abteilung
des Allgemeinen Krankenhauses
Hamburg-Barmbek,
Rübenkamp 148,
2000 Hamburg 60

Gift und Vergiftungen

---

Radenbach, K. L., Prof. Dr.,
Zum Heckeshorn 47,
1000 Berlin 39

Tuberkulose

---

Reinwein, D., Prof. Dr.,
Leiter der Abteilung für klinische
Endokrinologie,
Medizinische Klinik und Poliklinik
der Universität Essen, Gesamthochschule,
Hufelandstraße 55,
4300 Essen

Schilddrüse

---

Rösch, W., Prof. Dr.,
Chefarzt der Medizinischen Klinik,
Nordwestkrankenhaus,
Steinbacher Hohl 2–26,
6000 Frankfurt 90

Die Ulkuskrankheit
Der operierte Magen
Das Magenkarzinom
Epitheliale und mesenchymale Magenpolypen

---

Rumpf, K. W., Dr.,
Zentrum Innere Medizin der Universität
Göttingen, Abteilung Nephrologie,
Robert-Koch-Straße 40,
3400 Göttingen

Hereditäre Nephropathien

---

Saborowski, F., Prof. Dr.,
Chefarzt der Medizinischen Klinik am
Städt. Krankenhaus Köln-Holweide,
Neufelder Straße 32,
5000 Köln 80

Herzrhythmusstörungen
Entzündliche Herzerkrankungen
Schock und Kollaps
Kardiomyopathien

---

Sauer, R., Prof. Dr.,
Direktor der Strahlentherapeutischen Klinik
und Poliklinik der Universität
Erlangen-Nürnberg,
Krankenhausstraße 12,
8520 Erlangen

Schäden durch ionisierende Strahlen

---

Schäfer, G., Dr.,
Arzt für Innere Medizin,
Hauptstraße 40,
5000 Köln 50

Herzinsuffizienz

SCHELER, F., Prof., Dr.,
Leiter der Medizinischen Poliklinik
und der Abteilung Nephrologie,
Zentrum Innere Medizin
der Universität Göttingen,
Robert-Koch-Straße 40,
3400 Göttingen

Glomerulonephritisformen
Harnwegsinfektion
Interstitielle Nephritis
Die Nierentuberkulose
Abflußbehinderung der Niere
Tumoren der Niere und der oberen Harnwege
Metabolische Nephropathien
Schwangerschaftsnephropathie, EPH-Gestose
Nephropathien bei Paraproteinämien
Nierenamyloidose
Nephropathie bei Sarkoidose
Das akute Nierenversagen
Hepatorenales Syndrom

---

SCHEPPOKAT, K. D., Prof. Dr.,
Chefarzt der Klinik für
Herz- und Gefäßkrankheiten
am Robert-Koch-Krankenhaus,
von-Reden-Straße 1,
3007 Gehrden

Herzklappenerkrankungen
Funktionelle kardiovaskuläre Störungen
Arterielle Hypotonie, Hypovolämie und autonome Neuropathien

---

SEIPEL, L., Prof. Dr.,
Ärztlicher Direktor der Abteilung Innere
Medizin III der Medizinischen Klinik
der Eberhard-Karls-Universität Tübingen,
Otfried-Müller-Straße,
7400 Tübingen 1

Die koronare Herzkrankheit

---

STALDER, K., Prof. Dr.,
Institut für Arbeits- und Sozialmedizin
der Universität Göttingen,
Windausweg 2,
3400 Göttingen

Erkrankungen durch äußere physikalische Ursachen (mechanische Einwirkungen)

---

STILLE, W., Prof. Dr.,
Leiter des Infektionslaboratoriums,
Zentrum für Innere Medizin,
Theodor-Stern-Kai 7,
6000 Frankfurt 10

Septikämie
Leptospirosen
Rückfallfieber
Brucellose
Pasteurelleninfektionen
Bakterielle Krankheiten des ZNS
Krankheiten durch Protozoen
Viruserkrankungen des ZNS

---

STOLL, P., Prof. Dr.,
Direktor der Frauenklinik,
Lehrstuhl für Gynäkologie und Geburtshilfe,
Fakultät für klinische Medizin Mannheim
der Universität Heidelberg,
Klinikum der Stadt Mannheim,
6800 Mannheim 1

Ovar

---

STROHMEYER, G., Prof. Dr.,
Direktor der Medizinischen Universitätsklinik
und Poliklinik D,
Moorenstraße 5,
4000 Düsseldorf

Erkrankungen des Dünndarms
Erkrankungen des Dickdarms
Störungen des Porphyrinstoffwechsels

TAMM, J., Prof. Dr.,
II. Medizinische Klinik
des Universitäts-Krankenhauses Eppendorf,
Martinistraße 52,
2000 Hamburg 20

Testes

---

TAUBERT, H.-D., Prof. Dr.,
Leiter der Abteilung für gynäkologische
Endokrinologie der Frauenklinik
und Poliklinik der Universität Frankfurt,
Theodor-Stern-Kai 7,
6000 Frankfurt 10

Ovar

---

TOELLER, Monika, Dr.,
Klinische Abteilung
des Diabetes-Forschungsinstituts
der Universität Düsseldorf,
Auf'm Hennekamp 65,
4000 Düsseldorf 1

Ernährungsstörungen
Störungen des Aminosäurestoffwechsels
Störungen des Purin- und Pyrimidinstoffwechsels
Störungen des Kohlenhydratstoffwechsels
Störungen des Lipidstoffwechsels
Diabetes mellitus

---

VETTER, H., Prof. Dr.,
Medizinische Poliklinik
der Universität Münster,
Albert-Schweitzer-Straße 23,
4400 Münster

Nebennieren

---

WALLER, H. D., Prof. Dr.,
Ärztlicher Direktor der Abteilung Innere
Medizin II der Medizinischen Klinik
der Eberhard-Karls-Universität Tübingen,
Otfried-Müller-Straße,
7400 Tübingen 1

Störungen der Erythropoese
Anämien
Polyzythämie und Polyglobulie
Erkrankungen der Milz

---

WEBER, M. H., Dr.,
Zentrum Innere Medizin der Universität
Göttingen, Abteilung Nephrologie,
Robert-Koch-Straße 40,
3400 Göttingen

Glomerulonephritisformen
Harnwegsinfektion
Interstitielle Nephritis
Die Nierentuberkulose
Abflußbehinderung der Niere
Tumoren der Niere und der oberen Harnwege
Metabolische Nephropathien
Schwangerschaftsnephropathie, EPH-Gestose
Nephropathien bei Paraproteinämien
Nierenamyloidose
Nephropathie bei Sarkoidose
Das akute Nierenversagen
Hepatorenales Syndrom

---

WERNET, P., Dr.,
Abteilung Innere Medizin II
der Medizinischen Klinik
der Eberhard-Karls-Universität Tübingen,
Otfried-Müller-Straße,
7400 Tübingen

Allgemeine und spezielle immunpathologische
Grundlagen und Mechanismen

---

VON WICHERT, P., Prof. Dr.,
Direktor der Medizinischen Poliklinik
der Philipps-Universität Marburg,
Emil-Mannkopff-Straße,
3550 Marburg

Lungen- und Atmungskrankheiten

| | |
|---|---|
| WILMS, K., Prof. Dr.,<br>Direktor der Medizinischen<br>Universitäts-Poliklinik Würzburg,<br>Klinikstraße 8,<br>8700 Würzburg | Erkrankungen der Leukopoese<br>Erkrankungen des lymphoretikulären Systems |
| WINKELMANN, W., Prof. Dr.,<br>Medizinische Klinik Merheim<br>und Poliklinik der Universität,<br>Ostmerheimer Straße 200,<br>5000 Köln 91 | Hypophyse und Hypothalamus |
| WURBS, D., Priv.-Doz. Dr.,<br>Medizinische Abteilung<br>mit Schwergewicht Gastroenterologie<br>des Allgemeinen Krankenhauses Barmbek,<br>Rübenkamp 148,<br>2000 Hamburg 60 | Magenerosionen<br>Cholangitis<br>Papillenstenose<br>Postcholezystektomiesyndrom |

# Vorwort

Dieses Lehrbuch will dem Studenten das umfangreiche und heute schon fast nicht mehr überschaubare Gebiet der inneren Medizin in möglichst verständlicher, übersichtlicher und besonders lernwirksamer Form nahebringen. Erreicht werden soll dieses Ziel durch einen systematischen, einheitlichen Aufbau aller Kapitel, mehrfarbige schematische Darstellungen, Tabellen und Abbildungen sowie Zusammenfassungen am Ende jedes Kapitels.
Wo immer möglich, wird die Entstehung der einzelnen Krankheiten aus den zugrundeliegenden pathophysiologischen Veränderungen abgeleitet, da nur so ein wirklich zielgerichtetes, ärztliches Handeln erlernt werden kann. Wir hoffen, daß das Buch damit auch über das Studium hinaus dem jungen Arzt ein nützlicher Begleiter bleibt.
Den Autoren möchten wir für die gute Zusammenarbeit danken, ohne die sich ein solches Lehrbuch nicht hätte verwirklichen lassen. Herrn Dr. h. c. G. Hauff, seinen Mitarbeiterinnen und Mitarbeitern sind wir für die Mühe und für die Ausstattung sehr dankbar.

Frühjahr 1984

W. Siegenthaler
W. Kaufmann
H. Hornbostel
H. D. Waller

# Inhaltsverzeichnis

## 1 Krankheiten des Herzens

*Ch. Franz, R. Griebenow, H. Hirsch, J. Jehle, W. Kaufmann, A. Konrads, U. Mennicken, K. A. Meurer, F. Saborowski, G. Schäfer, K. D. Scheppokat, L. Seipel*

## 2 Krankheiten der Gefäße

*K. Alexander, U. Brunner, R. May*



## 3 Lungen- und Atmungskrankheiten

*H. Matthys, T. C. Medici, P. von Wichert*

## 4 Krankheiten des endokrinen Systems

*W. Bauer, J. A. Fischer, W. Kaufmann, D. Reinwein, P. Stoll, J. Tamm, H.-D. Taubert, H. Vetter, W. Winkelmann*

## 5 Krankheiten der Niere und der ableitenden Harnwege

*A. Helber, H. V. Henning, K. W. Rumpf, F. Scheler, M. H. Weber*

## 6 Störungen des Wasser-, Elektrolyt- und Säure-Basen-Haushaltes

*K. Glänzer* und *F. Krück*



## 7 Knochenkrankheiten

*M. A. Dambacher*



## 8 Erkrankungen des rheumatischen Formenkreises

*P. W. Hartl*

## 9 Krankheiten des Blutes und der blutbildenden Organe

*H. Chr. Benöhr, P. Ostendorf, H. D. Waller, K. Wilms*

## 10 Immunologische Krankheiten

*P. A. Berg, P. Wernet*

## 11 Infektionskrankheiten

*M. Dietrich, R. Eckhardt, R. de Haller, T. H. Hütteroth, P. Kern, H. Lode, W. Marget, W. Matthiessen, K. H. Meyer zum Büschenfelde, P. Peller, H. Pichler, K. L. Radenbach, W. Stille*

## 12 Krankheiten durch physikalische Einwirkungen

*H. L. Haeberlin, D. Niederstadt, R. Sauer, K. Stalder*



## 13 Krankheiten des Verdauungstraktes

*M. Classen, H. Hornbostel, T. H. Hütteroth, K. H. Meyer zum Büschenfelde, W. Rösch, G. Strohmeyer, D. Wurbs*

## 14 Ernährungsstörungen

*F. A. Gries, Monika Toeller* und *Th. Koschinsky*



## 15 Stoffwechselkrankheiten

*W. Berger, F. A. Gries, Th. Koschinsky, Monika Toeller, G. Strohmeyer*

## 16 Gift und Vergiftungen

*A. Dönhardt* und *H. J. Prinz*

## 17 Sachverzeichnis

# 1 Krankheiten des Herzens

*Ch. Franz*
*R. Griebenow*
*H. Hirsch*
*J. Jehle*
*W. Kaufmann*
*A. Konrads*
*U. Mennicken*
*K. A. Meurer*
*F. Saborowski*
*G. Schäfer*
*K. D. Scheppokat*
*L. Seipel*

# Herzinsuffizienz

*W. Kaufmann, A. Konrads* und *G. Schäfer*

**Definition:** Herzinsuffizienz ist durch Unfähigkeit des Herzens charakterisiert, unter physiologischen Bedingungen eine adäquate nutritive Organdurchblutung aufrechtzuerhalten. Ursächlich liegen diesem Zustand primär myokardiale und/oder extrakardiale Funktionsstörungen mit sekundärer myokardialer Rückwirkung zugrunde, die sich pathophysiologisch in einer verminderten myokardialen Kontraktilität äußern. Hieraus resultieren vermindertes Herzzeitvolumen, Blutüberfüllung im Niederdrucksystem mit Flüssigkeitsfiltration in das Interstitium, gesteigerte renale NaCl- und Wasserretention und schließlich Ödembildung.
In Abhängigkeit vom Schweregrad kann Herzinsuffizienz bei körperlicher Belastung (kardiale Belastungsinsuffizienz) oder bereits in Ruhe (kardiale Ruheinsuffizienz) manifest werden. Für klinische Belange ist eine Klassifizierung der Herzinsuffizienz in 4 Stadien vorgenommen worden (Tab. **1**).
Herzinsuffizienz kann akut auftreten (z. B. bei Myokardinfarkt) oder sich kontinuierlich entwickeln (z. B. bei hypertensiver Myokardiopathie). Eine der wesentlichsten Folgen einer unzureichenden Pumpfunktion des Herzens ist die Rückstauung des Blutes (Kongestion). Je nachdem, ob die klinische Symptomatik überwiegend aus Stauungszeichen stromaufwärts des rechten oder des linken Ventrikels resultiert, spricht man von Rechts- oder Linksherzinsuffizienz. Häufig sind beide Ventrikel insuffizient (kardiale Globalinsuffizienz). Die Insuffizienz des rechten Ventrikels als Folge pulmonal-parenchymaler oder -vaskulärer Erkrankungen wird als dekompensiertes Cor pulmonale bezeichnet. Das Herzzeitvolumen ist bei der Herzinsuffizienz zunächst nur unter Belastung, später auch in Ruhe vermindert (low output failure). Bei besonderen Formen der Herzinsuffizienz findet sich jedoch ein erhöhtes Herzzeitvolumen, z. B. bei AV-Fisteln, Hyperthyreose, Anämie (high output failure).

Tabelle **1** Klinische und pathophysiologische Stadieneinteilung der Herzinsuffizienz (New York Heart Association [NYHA], modifiziert nach Roskamm u. Reindell)

| Stadium | Beschreibung |
|---|---|
| I. | Normale körperliche Leistungsfähigkeit, in Ruhe und Belastung keine Symptome oder Beschwerden, Füllungsdruck und/oder enddiastolisches Volumen bei erheblicher Belastung erhöht |
| II. | Leichte Einschränkung der körperlichen Leistungsfähigkeit, Beschwerden erst bei stärkeren Anstrengungen, Herzminutenvolumen in Ruhe und bei Belastung normal, enddiastolisches Volumen und/oder Füllungsdruck bereits in Ruhe erhöht |
| III. | Erhebliche Einschränkung der körperlichen Leistungsfähigkeit, nur noch leichte berufliche Tätigkeit bzw. leichte Hausarbeit möglich. Herzminutenvolumen bei Belastung unzureichend |
| IV. | Beschwerden und Symptome in Ruhe. Herzminutenvolumen in Ruhe unzureichend (Ruheinsuffizienz) |

## Ätiologie

Tab. **2** enthält die wesentlichsten Ursachen, die eine Herzinsuffizienz auslösen können. Häufige myokardiale Ursachen mit Störung der Kontraktilität sind die verschiedenen Manifestationsformen der koronaren Herzkrankheit bei Durchblutungsstörungen der Herzmuskulatur, entzündliche, toxische und metabolische Myokarderkrankungen sowie Rhythmusstörungen mit extremer Tachykardie und Bradykardie. Als nicht myokardiale Ursachen mit sekundären Störungen der Kontraktilität sind Herzklappenfehler und Herzmißbildungen mit Druck- und Volumenbelastung sowie Pericarditis constrictiva und Herzbeuteltamponade mit mechanischer Behinderung der kardialen Förderleistung zu nennen. Unter den extrakardialen ätiologischen Faktoren, die über eine Druck- oder Volumenbelastung zu einer sekundären Schädigung des Myokards führen, sind die Hypertonie im großen und kleinen Kreislauf, Hyperthyreose, arteriovenöse Fisteln und die Anämie als besonders bedeutungsvoll anzusehen. Als weitere extrakardiale Ursache kommt der hypovolämische oder septische Schock mit unzureichender Koronardurchblutung in Frage.

Tabelle **2** Ursachen von Herzinsuffizienz (nach Heimburg)

| | |
|---|---|
| **A. Kardial** | |
| a) *Myokardiale Ursachen mit Störung der Kontraktilität* | |
| 1. Diffuse Ernährungsstörung: | Anoxie, Hypoxie, Störung der koronaren Zirkulation, Anämie |
| 2. Umschriebener Ausfall von Muskulatur: | Myokardinfarkt, multiple Narben |
| 3. Störung der Geometrie und der mechanischen Eigenschaften: | extreme Dilatation, multiple Narben Herzwandaneurysma |
| 4. Andere Störungen der Kontraktilität: | Myokarditis, toxische Schädigungen, Azidose, Speicherkrankheiten, Hyperthyreose, Myxödem, Amyloidose u. a. |
| 5. Rhythmusstörungen: | extreme Tachykardie, extreme Bradykardie |
| b) *Nichtmyokardiale Ursachen mit sekundärer Störung der Kontraktilität* | |
| 1. Druck- oder Volumenbelastung: | Klappenfehler, Herzmißbildungen |
| 2. Mechanische Behinderung: | Pericarditis constrictiva, Herzbeuteltamponade |
| **B. Extrakardial** | |
| 1. Druck- oder Volumenbelastung mit sekundärer Schädigung des Myokards: | Hypertonie im großen oder im kleinen Kreislauf, Hyperthyreose, arteriovenöse Fisteln, Anämie |
| 2. Ungenügende Füllung mit sekundärer Schädigung des Myokards: | hypovolämischer oder septischer Schock mit unzureichender Koronardurchblutung |

## Klinik und Pathophysiologie

### Hämodynamik

Die Pumpleistung des Herzens wird durch die Vorlast (preload), die Nachlast (afterload), die myokardiale Kontraktilität und die Herzfrequenz bestimmt.
Als Ausmaß der myokardialen Muskelfaservordehnung ist die *Vorlast* durch Bestimmung von enddiastolischem Druck und Volumen, Analyse der diastolischen Druck-Volumen-Beziehung und Messung der diastolischen Wandspannung quantifizierbar. Die Ermittlung dieser Parameter setzt die Durchführung invasiver Untersuchungsmethoden voraus und bleibt damit speziellen Fragestellungen vorbehalten.
Als *Nachlast* ist der gesamte Auswurfwiderstand anzusehen, gegen den der linke Ventrikel sein Schlagvolumen zu fördern hat. Dieser Auswurfwiderstand wird einmal durch die Höhe des peripheren Widerstandes und zum anderen durch das aortale Blutvolumen, die aortale Dehnbarkeit und die Blutviskosität determiniert. Als Maß der Nachlast kann auch die maximale systolische Wandspannung des linken Ventrikels (zum Zeitpunkt des Öffnens der Aortenklappe) betrachtet werden, die sowohl ventrikulographisch als auch echokardiographisch meßbar ist.

Die *Kontraktilität* des Myokards ist charakterisierbar
1. durch die isovolumetrische Spannungsentwicklung und
2. durch die auxotone myokardiale Muskelfaserverkürzung, die schließlich für die Höhe des systolischen Auswurfvolumens verantwortlich ist. Eine Quantifizierung der Kontraktilität erfolgt einmal durch Messung der maximalen Druckanstiegsgeschwindigkeit (dp/dt max) und zum anderen durch die Bestimmung der zeitbezogenen Auswurfparameter (endsystolische Druck-Volumen-Beziehung [Strauer]) sowie durch die sogenannte Auswurffraktion, d.h. den prozentualen Anteil des Schlagvolumens am enddiastolischen Füllungsvolumen.

Die die Kontraktilität des Herzens beeinträchtigenden Faktoren (s. Tab. **3**) lösen *Kompensationsmechanismen* aus, die eine Aufrechterhaltung einer adäquaten myokardialen Förderleistung zum Ziele haben. Folgende pathophysiologischen Vorgänge sind dabei wirksam:
1. Ein *Anstieg des kardialen Füllungsdruckes (preload)* mit dem Effekt einer Schlagvolumensteigerung (s. Abb. **1a** u. **b**, Frank-Starling-Mechanismus);
2. eine *Zunahme der Aktivität des sympathikoadrenalen Systems* mit konsekutiver Steigerung der myokardialen Kontraktilität, jedoch mit gleichzeitiger Erhöhung des peripheren Widerstandes (afterload), aus der allerdings per se eine myokardiale Mehrbelastung resultiert;
3. eine reaktive Zunahme der myokardialen Kontraktilität durch Entwicklung einer physiologischen *Ventrikelhypertrophie.* Pathologische Hypertrophie mit Überschreitung des kritischen Herzgewichtes (über 500 g nach Linzbach) führt allerdings zur Abnahme der kardialen Leistungsfähigkeit. Limitierende Faktoren sind unzureichende Durchblutung der hypertrophierten Muskulatur infolge fehlender Anpassung des Koronarkreislaufes. Morphologisch kommt es dabei zu strukturellen Umwandlungen (Längenwachstum der einzelnen Muskelfasern, Narbenbildung, Verschiebung der Muskelschichten), die als Gefügedilatation bezeichnet werden.

Werden die beschriebenen Kompensationsmechanismen überfordert, nimmt die Herzleistung ab. Eine *verminderte kardiale Pumpleistung* ist *ursächlich* auf *folgende Vorgänge* zurückzuführen (Tab. **3**):

Tabelle **3** Pathophysiologie der Herzinsuffizienz (nach Strauer)

**1. Abnorme Änderungen der Vorlast** (preload)
- a) Herzklappenregurgitationen (Aorteninsuffizienz, Mitralinsuffizienz u. a.)
- b) Intra- und extrakardiale Kurzschlußverbindungen (Ventrikel- und Vorhofseptumdefekt, Ductus arteriosus Botalli apertus u. a.)
- c) Hypervolämie (Überwässerung, Niereninsuffizienz u. a.)
- d) Hypovolämie (Aderlaß, Blutungen u. a.)

**2. Abnorme Änderungen der Nachlast** (afterload)
- a) Intrakardiale Druckbelastung (Aortenstenose, hypertrophische obstruktive Kardiomyopathie u. a.)
- b) Extrakardiale Druckbelastung (arterielle Hypertonie, Cor pulmonale u. a.)
- c) Inadäquate Ventrikelhypertrophie (ungenügender Hypertrophiegrad, Abnahme der Masse-Volumen-Relation u. a.)
- d) Abnorme Druckentlastung (Aderlaß, überschießende Vasodilatation u. a.)

**3. Abnorme Änderungen der Kontraktilität**
- a) Myokardiale Kontraktilitätsstörungen (primäre Kardiomyopathien, Funktionsänderungen von kontraktilen Proteinen und Kontraktionsenzymen)
- b) Pharmakologische Eingriffe (negativ inotrop wirkende Pharmaka, Intoxikationen u. a.)
- c) Koronare Durchblutungsstörungen (Koronarinsuffizienz, Myokardinfarkt u. a.)
- d) Extrakardiale Faktoren (Anämie, Hypoxie, Viskositätsstörungen u. a.)

**4. Abnorme Änderungen der Herzfrequenz**
- a) Abnorm schnelle Herzschlagfolge (ventrikuläre und supraventrikuläre Tachykardien)
- b) Abnorm langsame Herzschlagfolge (extreme Bradykardien)

1. *Abnorme Änderungen der Vorlast (preload):* Zur Abnahme des Auswurfvolumens und damit zur Herzinsuffizienz kann es sowohl durch inadäquate Volumenbelastung (Aorten- und Mitralregurgitationen, Shunt-Vitien, Hypervolämie) als auch durch Volumenentzug kommen (Blutungen, Aderlaß).
2. *Abnorme Änderungen der Nachlast (afterload):* Herzinsuffizienz kann sich auch bei inadäquaten Steigerungen der Nachlast entwickeln. Ventrikeldilatation und Abnahme des Schlagvolumens bzw. der Auswurffraktion resultieren dabei beispielsweise aus chronischen Druck- und Volumenbelastungen (z. B. bei arterieller Hypertonie, Aortenstenose, Kardiomyopathie u. a.).
3. *Abnorme Änderungen der Kontraktilität:* Koronare Durchblutungsstörungen, entzündliche, toxische und metabolische Myokardiopathien sowie negativ inotrop wirkende Pharmaka führen unmittelbar zur Abnahme der myokardialen Kontraktilität; es kommt einmal zur Abnahme der maximalen Druckanstiegsgeschwindigkeit (dp/dt max) und zur Reduktion des Schlagvolumens bzw. der Auswurffraktion und damit zur Herzinsuffizienz.
   Im Mittelpunkt der pathophysiologischen Veränderungen steht eine Störung des myokardialen Calciumumsatzes. Tierexperimentelle Ergebnisse weisen auf eine Störung des Calciumtransportes und seiner Speicherung im sarkoplasmatischen Retikulum und den Mitochondrien hin.
4. *Abnorme Änderungen der Herzfrequenz:* Für die Entwicklung einer kardialen Insuffizienz können sowohl tachykarde als auch extrem bradykarde Herzaktionen verantwortlich sein. Bei ausgeprägter Tachykardie bzw. Tachyarrhythmie liegt ursächlich eine ungenügende diastolische Ventrikelfüllung mit folgender Verminderung des kardialen Auswurfvolumens zugrunde. Bei Vorliegen einer hochgradigen Bradykardie ist die verminderte Kontraktilität auf eine Myokardischämie zurückzuführen.

*Frank-Starling-Mechanismus.* Der Funktionszustand des Herzens läßt sich aus der Konzeption von Frank und Starling aus den Beziehungen zwischen Druck und Volumen ableiten: Unter physiologischen Bedingungen wird entsprechend dieser Konzeption die isometrische Spannungsentwicklung und damit das Auswurfvolumen mit zunehmender diastolischer Ausgangsfaserlänge, d. h. mit Zunahme der Vorlast, erhöht. Hieraus resultiert die in Abb. **1a** dargestellte normale Funktionskurve des Herzens. Verminderte Kontraktilität bei myokardialer Insuffizienz führt zur Abwärtsverlagerung der Funktionskurve. Gleiche linksventrikuläre enddiastolische Drucke sind mit einem verminderten Auswurfvolumen korreliert. Durch Erhöhung des linksventrikulären enddiastolischen Druckes, der für die kardiale Linksinsuffizienz charakteristisch ist, kann nur eine geringe Kompensation, d. h. eine Zunahme der Schlagarbeit, erreicht werden, ohne daß eine Normalisierung möglich ist. Digitalisglykoside (s. unten) vermögen dagegen über eine Kontraktilitätssteigerung (positive inotrope Wirkung) eine Anhebung des Kurven-Niveaus, d. h. ceteris paribus eine Verbesserung der Auswurfarbeit, herbeizuführen. Adrenerge Stimulation führt ebenfalls zu einem positiven inotropen Effekt, so daß bei gleichem enddiastolischem Druck eine Zunahme des kardialen Auswurfvolumens zustande kommt (Abb. **1a** u. **b**).

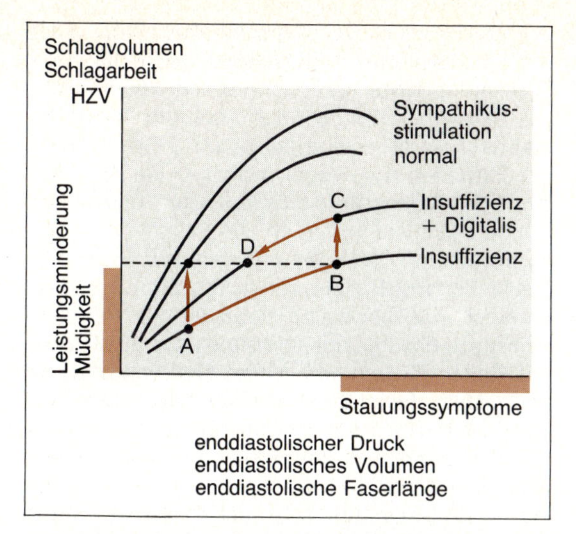


Abb. **1 a** Beispiele von Frank-Starling-Kurven. Die Kurven des insuffizienten Herzens verlaufen flacher und nach rechts verschoben. Bei Herzinsuffizienz sinkt das Herzzeitvolumen ab (A), kann aber durch Erhöhung des Füllungsdrucks wieder normalisiert werden (B). Durch Digitalis wird die Inotropie gesteigert (C), der enddiastolische Druck kann wieder gesenkt werden (D) (nach Mason)

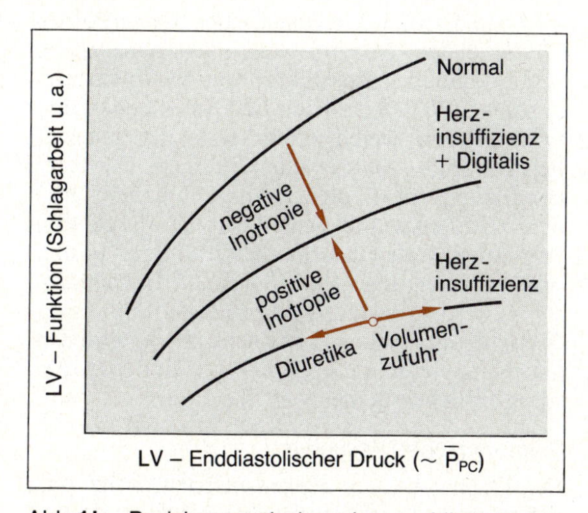


Abb. **1 b** Beziehung zwischen dem enddiastolischen Druck im linken Ventrikel und der Funktion des linken Ventrikels (Schlagarbeit u.a.). Beachte die Aufwärts- bzw. Abwärtsverlagerung der Ventrikelfunktionskurven bei inotropen Eingriffen. Beachte ferner die Konstanz der Funktionskurven bei reinen »preload«-Änderungen (Volumenzufuhr, Diuretika) (nach Strauer)

Wasser- und Elektrolytstoffwechsel

Chronische Herzinsuffizienz ist mit einer überschießenden Konservierung von NaCl und Wasser vergesellschaftet, die sich klinisch als Ödem manifestiert. Lokalisation und Ausdehnung hängen von Art und Schwere der vorliegenden Herzkrankheit ab. Bei einer Flüssigkeitsretention bis zu etwa 5 l können sich Ödeme dem klinischen Nachweis entziehen. *Ursächlich sind für die NaCl- und Wasserretention hydrostatische, hämodynamische, renale und hormonelle Faktoren wirksam:* Herzinsuffizienz führt – wie oben betont – einmal zur Abnahme des Auswurfvolumens mit konsekutiver Einschränkung der nutritiven Organdurchblutung (sogenanntes *Vorwärtsversagen = foreward failure*) und zum anderen zu vermehrter Füllung des Niederdruck-Systems *(Rückwärtsversagen = backward failure).* Die aus dem Vorwärtsversagen des Herzens resultierende Verminderung von Nierendurchblutung und Glomerulusfiltration bewirkt eine Zunahme der proximal-tubulären Rückresorption von Natrium, der die Wasserretention in äquimolarer Beziehung folgt. Die renale Durchblutungsdrosselung führt darüber hinaus zur Reninfreisetzung aus dem juxtaglomerulären Apparat (JGA), Bildung von Angiotensin I und Angiotensin II und damit zu vermehrter Aldosteronproduktion mit dem Effekt einer distal-tubulären Zunahme der Natriumrückresorption, die im Austausch gegen Kalium- und Wasserstoffionen erfolgt. Es muß allerdings betont werden, daß die Aktivitätssteigerung des *Renin-Angiotensin-Aldosteron-Systems* bei Herzinsuffizienz keineswegs regelmäßig nachweisbar ist und damit pathogenetisch nur als Begleitphänomen angesehen werden kann; sie scheint sich dagegen typischerweise unter der durch saluretische Therapie zustandekommenden negativen Natriumbilanz zu entwickeln (sogenannter *induzierter Aldosteronismus*). Erhöhte Aldosteronplasmakonzentration kann bei Herzinsuffizienz mit Stauungsleber allerdings auch durch Störung der hepatischen Inaktivierung zustande kommen. Insgesamt ist jedoch die Bedeutung des Aldosterons für die Pathogenese des kardialen Ödems geringer als früher angenommen wurde. Durch proximal- und distal-tubuläre Natrium- und Wasserretention entwickelt sich eine *Vergrößerung (Expansion) des Extrazellulärraumes;* die damit einhergehende Zunahme des Plasmavolumens bewirkt eine vermehrte Füllung des Niederdrucksystems, wodurch über eine Verschiebung im Starlingschen Gleichgewicht die Flüssigkeitsfiltration in das Interstitium verstärkt wird. Für die Zunahme der proximal-tubulären Reabsorption von Natrium scheint eine verminderte Aktivität des *natriuretischen Hormons* eine ursächliche Rolle zu spielen. Bei der Ödempathogenese sind wahrscheinlich auch weitere hormonelle Faktoren wie ADH, Brenzkatecholamine und Prostaglandine wirksam, ohne daß allerdings bislang gesicherte Konzepte über ihren

Einfluß bei der Ödementstehung entwickelt werden können.

### Krankheitsbild

Die klinische Symptomatologie der Herzinsuffizienz läßt sich einmal auf die Folgen der verminderten myokardialen Kontraktilität und zum anderen auf die Auswirkungen der oben beschriebenen Kompensationsmechanismen zurückführen. Entsprechend der vorwiegenden Lokalisation der kardialen Funktionsstörung wird zwischen Rechts- und Linksherzinsuffizienz unterschieden. Liegt eine kombinierte Funktionsstörung vor, so spricht man von kardialer Globalinsuffizienz.

Symptomatik der *Linksherzinsuffizienz:* Die Patienten klagen über Atemnot zunächst bei Belastung (Belastungsdyspnoe), im fortgeschrittenen Stadium auch in Ruhe (Ruhedyspnoe). Ausgelöst durch eine Hypoxie, die auf den gestörten pulmonalen Gasaustausch infolge Lungenstauung zurückzuführen ist, entwickelt sich eine Tachypnoe mit respiratorischer Alkalose. Die bestehende Zyanose ist einmal auf die durch die pulmonale Diffusionsstörung bedingte Hypoxie (sogenannte zentrale Zyanose) und zum anderen auf die vermehrte periphere $O_2$-Ausschöpfung infolge des verlangsamten Blutstromes (verlängerte Kreislaufzeiten) zurückzuführen. Charakteristisch für eine manifeste Herzinsuffizienz ist Kurzatmigkeit in liegender Körperhaltung, die durch Aufsitzen vermindert wird (Orthopnoe). Das Aufrichten des Oberkörpers bedeutet eine zusätzliche Atemhilfe durch den dann möglichen Einsatz von Hilfsmuskulatur im Oberkörperbereich; außerdem wird dabei die Blutüberfüllung im Lungenkreislauf vermindert. Charakteristisch für Linksinsuffizienz ist das Asthma cardiale. Dabei kommt es besonders nachts im Liegen anfallsartig zu erheblicher Atemnot. In schwersten Fällen entsteht ein Lungenödem mit Todesangst, Orthopnoe und schaumig hellrotem Auswurf. Dies tritt besonders häufig deswegen nachts auf, da in Ruhe bei besserer Herzfunktion eine Rückresorption peripherer Ödeme die Stauung im Lungenkreislauf verstärkt. Ferner ist während der Nachtruhe der als Kompensationsmechanismus dienende Sympathikotonus verringert. Die vermehrte nächtliche Rückresorption von Ödemflüssigkeit ist außerdem Ursache der Nykturie, die als Frühsymptom bereits auf eine Herzinsuffizienz hinweisen kann, bevor manifeste Ödeme vorhanden sind. Auch eine diskrete Gewichtszunahme kann als Frühsymptom gelten; denn Ödeme sind klinisch erst nach Einlagerung von etwa 5 kg zu erkennen.

Bei schwerer Herzinsuffizienz kann ein charakteristischer Atemtyp auftreten (periodisches Atmen), bei dem forcierte Atmung und apnoische Pausen wechseln: Bei Cheyne-Stokes-Atmung nehmen die Atemzüge zu, bei Biot-Atmung sind sie konstant. Ursächlich liegt eine verminderte Ansprechbarkeit des Atemzentrums vor. Auch andere zerebrale Störungen (Affektlabilität, Schwindel, Kopfschmerzen) treten insbesondere bei bereits vorbestehender Zerebralsklerose im Rahmen der Herzinsuffizienz auf. Ferner besteht bei Patienten mit Herzinsuffizienz ein allgemeines Schwächegefühl; terminal kann es zur kardialen Kachexie kommen.

Symptomatik der *Rechtsherzinsuffizienz:* Die Rechtsherzinsuffizienz entwickelt sich oft als Folge einer Linksherzinsuffizienz, da die Volumenbelastung des kleinen Kreislaufs bei insuffizientem linken Herzen eine Mehrarbeit bedeutet, die das rechte Herz allmählich überlastet. Die *Dyspnoe* ist bei Rechtsinsuffizienz weniger ausgeprägt. Die meisten Symptome und Beschwerden entstehen durch die Stauung im venösen Körperkreislauf infolge der NaCl- und Wasserretention. Die Halsvenenstauung ist ein Hinweis für die vermehrte Füllung des Niederdrucksystems. Ödeme entwickeln sich vorwiegend in den abhängigen Körperpartien, d.h. an unteren Extremitäten und bei bettlägrigen Patienten im Bereich des Rückens. Die Druckerhöhung in den intestinalen Venen bewirkt uncharakteristische gastrointestinale Symptome und führt gelegentlich zu Aszites. Die verminderte intestinale Resorption trägt zur kardialen Kachexie bei. Es ist bei der Therapie der schweren Herzinsuffizienz zu beachten, daß die Resorption von Medikamenten in solchen Fällen unsicher ist. Die gestaute Leber ist vergrößert, weich, oft druckdolent; gelegentlich kommt es zur kardialen Zirrhose. Die Herzinsuffizienz führt folglich an zahlreichen Organen, z.B. Leber und Nieren, sowohl durch Minderperfusion als auch durch Stauung zur Funktionseinschränkung. Eine kardiale *Globalinsuffizienz* mit Lungenstauung, vermehrter Füllung des Niederdrucksystems, Leberschwellung und Unterschenkelödemen liegt bei verminderter Leistungsfähigkeit beider Ventrikel vor.

### Diagnostisches Vorgehen

Die Diagnostik der Herzinsuffizienz stützt sich vor allem auf eine ausführliche Anamnese und gründliche klinische Untersuchung. Zusätzliche diagnostische Maßnahmen dienen der Bestätigung der Diagnose und können gelegentlich Hinweise auf Ätiologie und Schweregrad der Erkrankung geben (Tab. **4**).

*Anamnestisch* wird bei Herzinsuffizienz am häufigsten über Luftnot geklagt. Dyspnoe ist allerdings ein äußerst unspezifisches Leitsymptom, und weitere Hinweise auf eine bestehende Links- oder Rechtsherzinsuffizienz (Symptomatik: s. oben) ergeben sich bei gezielter Erhebung der Anamnese und aufgrund des körperlichen Untersuchungsbefundes.

*Auskultatorisch* hört man bei Lungenstauung mit Austritt von Ödemflüssigkeit feuchte Rasselgeräusche; gegebenenfalls finden sich Zeichen des Pleuraergusses (auskultatorisch fehlendes Atem-

Tabelle **4** Diagnostisches Vorgehen bei Herzinsuffizienz

1. Anamnese
2. Klinische Untersuchung: Perkussion und Auskultation von Lungen und Herz, Palpation und Perkussion des Abdomens (Leber!)
3. EKG
4. Thorax-Röntgenaufnahme
5. Labor: Serumelektrolyte, Transaminasen, harnpflichtige Substanzen, Säure-Basen-Status
6. Lungenfunktionsprüfung
7. Echokardiographie
8. (Oberbauchsonographie)
9. (Herzkatheteruntersuchungen)

geräusch und perkutorische Dämpfung). Bei der Auskultation des Herzens ist der zweite Herzton (Pulmonaliston, 2 ICR links) häufig betont infolge Druckzunahme im kleinen Kreislauf. Ein wichtiger Hinweis auf eine Linksinsuffizienz ist das Auftreten eines dritten Herztones, der in der frühen Diastole auftritt und bei Jugendlichen noch physiologisch ist. Auf diese Weise entsteht ein sogenannter Galopprhythmus. In seltenen Fällen findet sich noch ein zusätzlicher präsystolischer Vorhofton (vierter Herzton). Diese Auskultationsphänomene lassen sich phonokardiographisch objektivieren.
Die *Röntgenuntersuchung* der Thoraxorgane zeigt eine vergrößerte Herzsilhouette. Pathologische Pulsationen oder hypokinetische Myokardbezirke sind bei der Durchleuchtung zu erkennen. Eine vermehrte periphere Gefäßzeichnung der Lungen durch Umverteilung der Perfusion in die Oberfelder und Erweiterungen der zentralen Lungengefäße kann auf eine Linksherzinsuffizienz hinweisen, bevor klinische Symptome bestehen. Bei chronischer Lungenstauung gelten feine horizontal verlaufende Linien (Kerley-B-Linien) in den Unterfeldern als typisch. Seltener sieht man feine, vom Hilus nach lateral oben verlaufende Linien (Kerley-A-Linien). Es handelt sich dabei vermutlich um erweiterte Lymphgefäße. Ein Pleuraerguß kann röntgenologisch durch Abfließen in Seitenlage gesichert werden.
Die *Lungenfunktionsprüfung* zeigt bei Linksinsuffizienz zumeist eine durch die Lungenstauung bedingte überwiegend restriktive Einschränkung mit zusätzlicher obstruktiver Komponente. Daher ist häufig neben der Vitalkapazität auch der Atemstoß-Test (Tiffeneau-Test) pathologisch eingeschränkt.
Im *EKG* sind außer dem eventuellen Nachweis und der Klassifizierung von Herzrhythmusstörungen nur unspezifische Hinweise zu erkennen (Vorhofbelastung, Rechts- oder Linkshypertrophie, Zeichen der koronaren Herzkrankheit, lokale Myokardischämie). Für eine Herzinsuffizienz typische EKG-Veränderungen existieren nicht. Zur Klärung der Ätiologie kann das EKG jedoch beitragen, und seine Ableitung gehört somit zu den notwendigen Untersuchungen.
Mit Hilfe der *Echokardiographie* kann die Myokardinsuffizienz durch Bestimmung von dynamischen Funktionsparametern am Herzen (Größenbestimmung der Herzhöhlen, Austreibungsfraktionen, Verkürzungsgeschwindigkeiten, Klappenbewegungen, Kontraktionsanomalien) objektiviert und häufig auch ätiologisch abgeklärt werden. Die Ultraschalluntersuchung des Herzens ist in den letzten Jahren zu einer wichtigen Untersuchungsmethode bei Patienten mit Herzinsuffizienz geworden.
Die *Oberbauchsonographie* kann bei klinischem Verdacht auf Aszites und Stauungsleber zur Objektivierung des Palpationsbefundes eingesetzt werden.
Pathologische *Laborbefunde* finden sich je nach Ätiologie und Schweregrad der Herzinsuffizienz: z.B. steigen Transaminasen und Bilirubin im Serum bei Stauungsleber an. Im Fall der eingeschränkten Nierenfunktion bei Herzinsuffizienz kommt es zur prärenalen Azotämie, gelegentlich besteht eine Proteinurie. Als Folge eines sekundären Aldosteronismus kann eine latente oder manifeste Hypokalämie mit metabolischer Alkalose bestehen. Häufiger ist allerdings eine respiratorische Alkalose (durch alveoläre Hyperventilation) zu beobachten. Es ist besonders zu berücksichtigen, daß Kalium-retinierende Saluretika bei Vorliegen einer renalen Insuffizienz relativ rasch zur Hyperkalämie führen können.
Invasive *Herzkatheteruntersuchungen* gehören nicht zur primären Diagnostik der Herzinsuffizienz. Diese Maßnahmen sind besonderen Fällen (u.a. gutachterliche Fragestellung, z.B. präoperative Beurteilung der Herzfunktion) zur Objektivierung des Schweregrades vorbehalten. Wichtige in Ruhe und gegebenenfalls bei Belastung zu messende Größen bei der Rechtsherzkatheteruntersuchung (z.B. Mikrokatheter) sind: Druckmessungen und Blutgasanalysen im rechten Herzen und in der A. pulmonalis. Linksherzkatheteruntersuchungen (arterieller Zugang, im allgemeinen via A. femoralis) erfolgen überwiegend zur Abklärung der Operationsindikation bei Klappenvitien oder koronarer Herzkrankheit.
Zur *Abklärung der Ätiologie* (s. Tab. **2**) der Herzinsuffizienz sind gelegentlich spezielle Zusatzuntersuchungen erforderlich, die in dem jeweiligen Kapitel besprochen werden. *Differentialdiagnostisch* muß man außerdem je nach vorherrschender Symptomatologie der Herzinsuffizienz primäre Erkrankungen zahlreicher anderer Organsysteme ausschließen: z.B. bei Dyspnoe sind Erkrankungen der Lungen oder des Blutes (Anämie) abzugrenzen, das Auftreten symmetrischer Ödeme läßt differentialdiagnostisch auch an eine Nierenerkrankung oder an Eiweißmangelzustände (z.B. bei exsudativer Enteropathie) denken,

Tabelle **5** Herzglykoside

| | Resorptionsquote | Wirkungseintritt | Abklingquote | Erhaltungsdosis oral |
|---|---|---|---|---|
| Strophanthin i. v. (Kombetin) | ~3% | 10 min | 40% | – |
| Lanatosid C (Cedilanid) | 50% | 10–30 min | 25% | 1,0 mg |
| Digoxin (Lanicor) | 65% | 15–30 min | 25% | 0,375 mg |
| β-Methyldigoxin (Lanitop) | 90% | 15–30 min | 25% | 0,3 mg |
| β-Acetyldigoxin (Novodigal) | 80% | 15–30 min | 25% | 0,3–0,4 mg |
| Digitoxin (Digimerck) | 95% | 60–120 min | 7% | 0,1 mg |
| Proscillaridin (Talusin) | 30% | 15–30 min | 35–50% | 1,0–1,5 mg |
| Meproscillarin (Clift) | 70% | 15–30 min | 40% | 0,5–0,75 mg |

und bei Hepatosplenomegalie sind andere Ursachen einer Vergrößerung dieser Organe auszuschließen (z. B. Leberzirrhose). Die Diagnose Herzinsuffizienz ergibt sich im allgemeinen nicht aufgrund eines einzelnen Symptoms; vielmehr wird man eine Herzinsuffizienz aufgrund einer *Kombination* mehrerer Befunde diagnostizieren.

### Therapie

Grundsätzlich ist zwischen kausaler und symptomatischer Behandlung zu unterscheiden. Beispiele *kausaler,* das Grundleiden beeinflussender *Therapiemaßnahmen* sind Herzoperationen bei angeborenen oder erworbenen Herzklappenfehlern, Anlegen eines aortokoronaren Bypass bei koronarer Herzkrankheit, Schrittmacherimplantation bei AV-Überleitungsstörungen u. a., eine gezielte antibiotische Therapie bei bakterieller Endokarditis, Glukosteroidtherapie bei Carditis rheumatica, thyreostatische Behandlung bei Hyperthyreose und blutdrucksenkende Therapie bei arterieller Hypertonie.

Ziel der *symptomatischen Therapie* der Herzinsuffizienz ist es, die Kontraktilität des Herzens zu steigern, die erhöhte Retention von Natrium und Wasser zu beseitigen und den myokardialen Energiebedarf durch Verminderung der Vorlast (preload) sowie der Nachlast (afterload) zu verringern. Neben der medikamentösen Therapie sind diätetische Maßnahmen (Einschränkung der NaCl-Zufuhr, evtl. Reduktionsdiät) sowie körperliche Schonung (in Verbindung mit krankengymnastischer Behandlung zur Thromboseprophylaxe) von besonderer Bedeutung. Bei schwerer Herzinsuffizienz muß Bettruhe eingehalten werden.

#### Digitalisglykoside

*Mittel der Wahl* zur Pharmakotherapie der Herzinsuffizienz sind nach wie vor die *Digitalisglykoside.* Die Indikation für deren Anwendung ist der Nachweis einer kardialen Ruhe- oder Belastungsinsuffizienz. Eine prophylaktische Digitalisierung ist wegen der geringen therapeutischen Breite der Digitalispräparate nicht gerechtfertigt. Durch die Erforschung der Pharmakodynamik und -kinetik der Digitalisglykoside konnte die Therapie aus der reinen Empirie auf eine rationale Grundlage gestellt werden.

#### Pharmakodynamik

Digitalisglykoside steigern die Kraft und Geschwindigkeit der Herzkontraktion *(positiv inotrope Wirkung),* erhöhen die Erregbarkeit des Herzens *(positiv bathmotrope Wirkung),* verzögern die Leitungsgeschwindigkeit *(negativ dromotrope Wirkung)* und verlangsamen die Herzfrequenz *(negativ chronotrope Wirkung).* Die positiv inotrope Wirkung führt zur Zunahme des Schlagvolumens und damit zum Anstieg der Auswurffraktion; Ventrikelfüllung und enddiastolischer Ventrikeldruck nehmen ab. Als Folge der kontraktilitätssteigernden Wirkung der Herzglykoside kann bei gegebenem enddiastolischen Druck ein größeres Schlagvolumen gefördert werden. Das Herzzeitvolumen nimmt zu, obwohl eine Frequenzverminderung eintritt. Als Folge der Digitaliswirkung kommt es zu einer Zunahme der nutritiven Organdurchblutung mit Steigerung der Diurese, Verkleinerung des Herzens, Abnahme des zentral-venösen Druckes und Rückgang der Stauungszeichen. Die Herzglykoside bewirken einen erhöhten Nutzeffekt, d. h. eine Arbeitsstei-

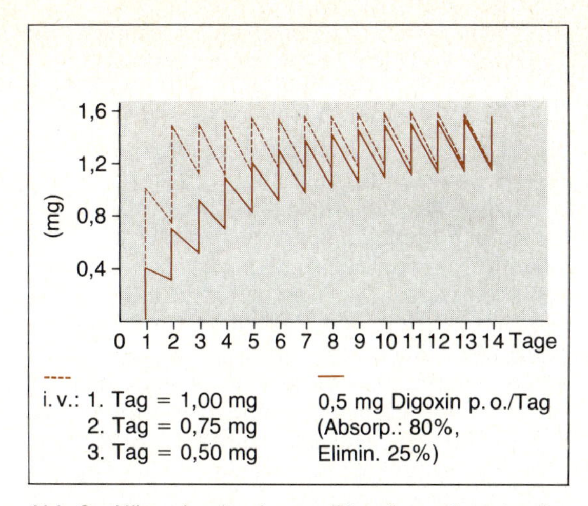


Abb. **2** Körperbestand von *Digoxin* nach schneller Aufsättigung und einer Behandlung mit einer Erhaltungsdosis vom 1. Tag an (nach Bodem)

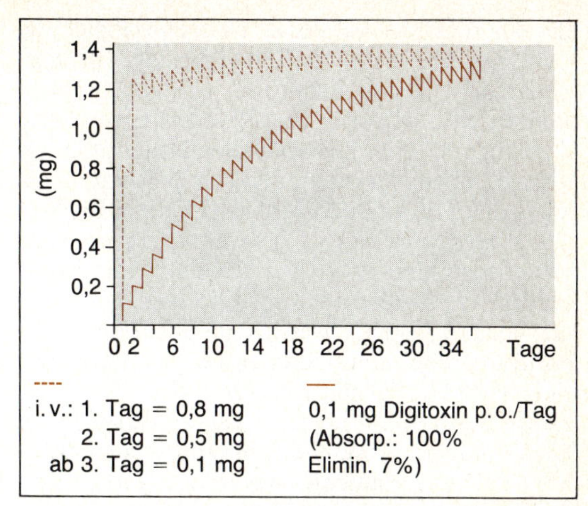


Abb. **3** Körperbestand von *Digitoxin* nach schneller Aufsättigung und einer Behandlung mit einer Erhaltungsdosis vom 1. Tag an (nach Bodem)

gerung des Herzens ohne entsprechende Zunahme des Sauerstoffverbrauchs (Ökonomisierung). Die Wirkung der einzelnen Glykoside ist qualitativ ähnlich, jedoch bestehen Unterschiede in der Geschwindigkeit des Wirkungseintrittes, in der Höhe des Wirkspiegels (Vollwirkdosis), der Resorptions- und Abklingquote und der Erhaltungsdosis.

Pharmakokinetik

Die pharmakokinetischen Eigenschaften der verschiedenen Herzglykoside sind in Tab. **5** zusammengestellt. Die *Resorptionsquote* gibt an, wieviel Prozent einer oral zugeführten Menge resorbiert werden. Die aufgeführten Werte stellen Mittelwerte dar, wobei neuere Untersuchungen darauf hinweisen, daß durch galenische Verbesserungen für Digoxin ähnliche Resorptionsquoten zu erreichen sind wie z. B. für Acetyl- oder Methyldigoxin.

Für die Praxis von besonderer Bedeutung ist die *Abklingquote,* das Maß für den täglichen Wirkungsverlust. Hier weisen die einzelnen Glykoside z. T. erhebliche Unterschiede auf, die von vielfältigen Faktoren abhängig sind (z. B. Nierenfunktion). Während die Abklingquote von Strophanthin und Digoxin überwiegend durch die renale Ausscheidung bedingt ist, steht beim Digitoxin der Abbau in der Leber im Vordergrund. Die Kenntnis der Abkling- und der Resorptionsquote ist Voraussetzung für die Errechnung der Erhaltungsdosis.

Als *Vollwirkdosis* bezeichnet man die im Körper vorhandene Menge des Herzglykosids, bei der eine optimale Digitaliswirkung erreicht wird, d. h. die Insuffizienzzeichen abklingen. Bis vor wenigen Jahren wurde noch eine Vollwirkdosis von 2 mg für Digitalisglykoside angenommen. Die am Modell der tachykarden Arrhythmie ermittelten Werte, bei der zur Erreichung eines optimalen therapeutischen Effektes besonders hohe Dosen erforderlich sind, sind inzwischen aufgrund neuerer Untersuchungen überholt. Die Angabe der *mittleren Vollwirkdosis zwischen 1,0–1,5 mg* erscheint adäquat. Die für die Glykosidwirkung entscheidende Konzentration im Myokard kann gegenüber dem meßbaren Blutspiegel erheblich divergieren. Daher kann im Einzelfalle nur das klinische Bild Maßstab für die richtige Dosierung sein.

Man unterscheidet nach der Dauer bis zum Erreichen des Vollwirkspiegels die *schnelle, mittelschnelle und langsame Sättigung.* Welche Art der Therapie eingeschlagen wird, hängt vom Ausmaß der Herzinsuffizienz ab. Die *schnelle Sättigung* (Erreichen des Vollwirkspiegels in 1–2 Tagen) kommt für schwere lebensbedrohliche Zustände in Frage (Abb. **2** u. **3**). Da in Notfällen (Lungenödem) schnell wirksame Nitropräparate und Diuretika den Vorrang haben sollten, ist der Wirkungseintritt der verschiedenen Digitalispräparate von untergeordneter Bedeutung. Bei der *mittelschnellen Sättigung* wird der Wirkspiegel innerhalb von 3–5 Tagen erreicht, wobei man mit der halben Vollwirkdosis beginnt. Ist aufgrund der klinischen Beurteilung die Vollwirkdosis erreicht, wird die Therapie mit der Erhaltungsdosis fortgesetzt. Wenn es die Ausprägung der Herzinsuffizienz erlaubt, ist die *langsame Sättigung,* beginnend mit der Erhaltungsdosis, am risikoärmsten, da die Gefahr einer Digitalisüberdosierung in der Initialphase nicht gegeben ist.

Bei der Wahl des Glykosids ist grundsätzlich die Beschränkung auf 1–2 Reinglykoside, die aufgrund der eigenen Erfahrung sicher beherrscht werden, sinnvoll. Hier empfehlen sich vor allem Digoxin und seine Derivate, die in ihrer pharmakokinetischen Wirkung praktisch gleich zu beurteilen sind, wenn auch β-Methyldigoxin im Vergleich zu den anderen Digoxinpräparaten etwas besser resorbiert wird. Bei Patienten mit eingeschränkter Nierenfunktion sollte dem Digitoxin der Vorrang gegeben werden, da bei diesem Glykosid toxische Kumulationen bei Niereninsuffizienz nicht beobachtet wurden.

Die in Form von Pflanzenextrakten vertriebenen Digitaloide aus Adonis, Oleander usw. sind obsolet, da sie ungleichmäßig resorbiert werden und daher eine kontrollierte Therapie kaum möglich ist. Von den Glykosiden aus Scilla maritima hat neben dem Proscillaridin (Talusin) lediglich dessen halbsynthetisches Derivat Meproscillarin (Clift) größere Bedeutung erlangt. Die therapeutische Breite dieser Präparate unterscheidet sich nur unwesentlich von den Digitalisglykosiden.

Die *therapeutische Breite* ist bei allen Herzglykosiden *gering*. Im allgemeinen liegt die toxische Grenze bei 150–200% der Vollwirkdosis (d. h. Serum-Digoxinkonzentration über 2–3 ng/ml), wobei die Glykosidtoleranz um so niedriger liegt, je schwerer die Herzinsuffizienz ausgeprägt ist. Bei Patienten mit verminderter Glykosidtoleranz können bereits vor Erreichen der Vollwirkdosis Zeichen einer *Glykosidintoxikation* auftreten. Hier stehen gastrointestinale Störungen in 40% der Fälle (Übelkeit und Breichreiz), zentralnervöse und visuelle Störungen in 10% der Fälle (Verwirrtheit, Gelb-Sehen) sowie kardiale Symptome in 80% der Fälle (Extrasystolie, Bigeminus, Tachykardien, AV-Blockierung) im Vordergrund. Diese Symptomatik läßt sich klinisch häufig nicht von gastrointestinalen und kardialen Symptomen einer noch bestehenden Herzinsuffizienz unterscheiden.

Die Therapiesicherheit ist durch Einführung der Blutspiegelbestimmungen von Herzglykosiden zweifellos erhöht worden. Für Digoxin wird ein therapeutischer Bereich von 0,8–2,0 ng/ml angegeben. Es muß allerdings betont werden, daß im Einzelfall Überlappungen zwischen therapeutischem und toxischem Bereich (> 2,0–3,0 ng/ml) möglich sind.

Neben den bereits erwähnten kardialen Ursachen können auch extrakardiale Faktoren die *Glykosidempfindlichkeit* eines Patienten beeinflussen. Eine *Hypokalämie* (Diuretika, Laxantien, Durchfälle, Erbrechen) oder eine *Hyperkalzämie* steigern gleichfalls die Digitalisempfindlichkeit. Hypokalämie und Hyperkalzämie führen ebenso wie die arterielle *Hypoxie* (Cor pulmonale, pulmonale Hypertonie) zur verstärkten Wirkung auf die heterotope Reizbildung, so daß Tachykardien bis zum Kammerflimmern auftreten können. Ein veränderter Glykosidbedarf besteht weiterhin bei *Nierenfunktionsstörungen* und *Schilddrüsenerkrankungen*. Je nach Schwere des Krankheitsbildes werden bei der Hyperthyreose Dosiserhöhungen bis zu 100% benötigt, bei der Hypothyreose reichen entsprechend niedrigere Dosen aus. Bei Nierenfunktionsstörungen ist zu berücksichtigen, daß die Lanataglykoside β-Acetyldigoxin und β-Methyldigoxin ebenso wie das Strophanthin überwiegend über die Niere ausgeschieden werden. Bei Digoxin steht die Elimination meist in direkter Beziehung zur Kreatinin-Clearance. Bei Einschränkung der Kreatinin-Clearance um 50% sollte die Digoxindosis auf 50% der Erhaltungsdosis reduziert werden. Bei Einschränkung der Kreatinin-Clearance unter 20% sollte die Erhaltungsdosis für Digoxin 0,15 mg/Tag sowie für β-Acetyldigoxin oder β-Methyldigoxin 0,1 mg/Tag betragen. Digitoxin kann aufgrund der Metabolisierung in der Leber auch bei schwerer Niereninsuffizienz in der üblichen Dosierung (Erhaltungsdois 0,1 mg/die) verabreicht werden.

Auch durch *Wechselwirkung mit anderen Pharmaka* (sogenannte *Interaktion*) kann die Wirkung der Herzglykoside beeinflußt werden. Von klinischer Relevanz sind die Hemmung der enteralen Resorption durch Neomycin, Cholestyramin und Carbo medicinalis. Weiter ist die Enzyminduktion durch Phenylhydantoin, Phenylbutazon, Phenolbarbital, Rifampicin und Spironolactone zu beachten, da der Digitoxinmetabolismus gesteigert wird. Klinisch wichtig ist auch, daß der wirksame Digoxinspiegel unter gleichzeitiger Verabreichung von Chinidin erhöht wird, da Chinidin Digoxin aus seiner Eiweißbindung verdrängt. Ein ähnlicher Effekt auf den Digoxinspiegel scheint unter dem Einfluß von Verapamil (Isoptin) zustande zu kommen.

Bei Zeichen einer Digitalisintoxikation wird zunächst das Präparat abgesetzt. Zusätzlich sollte eine Kaliumsubstitution mit 40–80 mval (mmol) Kalium pro 24 Stunden erfolgen. *Digitalisbedingte Herzrhythmusstörungen* sprechen gut auf Phenylhydantoin an. Bei Bradykardie und/oder AV-Block ist Atropin bzw. auch Orciprenalin (Alupent) das Mittel der Wahl. Bei bedrohlichen Zuständen muß eine meist transitorische Schrittmacherimplantation erfolgen. Neuerdings kann die Digitatisintoxikation mit spezifischen Antikörpern behandelt werden. Die Hämodialyse ist nur bei akuter Intoxikation erfolgreich, wenn es noch nicht zu einer Glykosidbindung im Gewebe gekommen ist. Sie ist gelegentlich dringend erforderlich, da es unter den Bedingungen der akuten Digitalisintoxikation zu einer bedrohlichen *Hyper*kalämie kommen kann.

Der Einsatz von neuen, positiv inotrop wirksamen Medikamenten als adjuvante Medikamente zu Digitalisglykosiden wird neuerdings empfohlen. Zu erwähnen sind in erster Linie die partiellen β-1-Agonisten Dobutamin und Prenalterol. Langzeiterfahrungen liegen damit allerdings nicht vor.

Diuretika

Kommt es unter Verabreichung von Herzglykosiden nicht zu einer Ödemmobilisation, so sind *Saluretika* indiziert, die zu vermehrter NaCl- und Wasserexkretion führen. Folgende Medikamente sind für die Therapie der hydropischen Herzinsuffizienz von Bedeutung:

1. *Furosemid* (Lasix 40–80 mg/Tag) und *Etacrynsäure* (Hydromedin 25–100 mg/Tag) führen zu einer sehr effektiven Salurese. Da sie akut auch zur Verringerung des Ventrikelfüllungsdrukkes, Senkung des pulmonalen Venendruckes und damit zu einer raschen Abnahme der Lungenstauung führen, sind sie besonders indiziert bei schweren lebensbedrohlichen Formen der Linksherzinsuffizienz (Lungenödem). Auf die Entwicklung einer Hypokalämie muß insbesondere geachtet werden.
2. Die *Thiazide Hydrochlorothiazid* (Esidrix 25–75 mg/Tag), *Clopamid* (Brinaldix 20–40 mg/Tag) sind mittelschnell wirksame Diuretika, die eine Hemmung der tubulären Resorption von Natriumchlorid bewirken. Auch hier ist bei starker Diurese auf eine Hypokalämie zu achten, die die Gefahr einer Digitalisintoxikation in sich birgt. Eine weitere Nebenwirkung ist die Intensivierung der diabetischen Stoffwechsellage. Außerdem kann sich eine Hyperurikämie entwickeln.
3. Saluretika mit *kaliumsparendem Effekt*. Zu den Diuretika mit Angriffspunkt am peripheren distalen Tubulus gehören der Aldosteronantagonist *Spironolacton* (Aldactone 50–200 mg/Tag) und die Pharmaka *Triamteren* (Jatropur 50–200 mg/Tag) und *Amilorid-HCl* (Arumil).

Diese Präparate werden wegen des kaliumretinierenden Effektes häufig mit Thiaziden kombiniert, wobei sich die natriuretische Wirkung addiert, während sich die Wirkung auf die Kaliumausscheidung weitgehend aufhebt (z. B. Moduretik, Dytide-H).

Die Therapie mit Herzglykosiden zielt auf eine konstante Vollwirkdosis ab. Eine kontinuierliche Diuretikagabe des in Abhängigkeit von der Nahrungsaufnahme und Flüssigkeitszufuhr wechselnden Wasser- und Salzhaushaltes ist nicht notwendig. Daher eignet sich eine intermittierende Therapie mit wirkungsfreien Intervallen am besten zur Verhütung der oben erwähnten Nebenwirkungen, insbesondere auch der Hypovolämie. Besonders bei Patienten mit chronischer Diuretikatherapie äußert sich diese häufig in Form von allgemeiner Muskelschwäche und Müdigkeit, bei älteren Patienten auch in Form von Verwirrtheitszuständen. Charakteristisch für diesen Zustand ist eine orthostatische Hypotension. Die Dosierung der Diuretika muß den sich ständig ändernden Verhältnissen angepaßt werden. Für die Praxis hat sich als einfachster Parameter für die Langzeitbehandlung die Kontrolle des Körpergewichtes erwiesen.

Vasodilatatoren

Auch *Vasodilatatoren* werden in den letzten Jahren bei schweren Formen der Herzinsuffizienz eingesetzt. Diese Medikamente haben sich in der Akutbehandlung, vor allem auf den Intensivstationen, bewährt. Zunehmend werden sie heute jedoch auch bei Behandlung der chronischen Herzinsuffizienz eingesetzt. Die Vasodilatatoren senken den myokardialen Energiebedarf durch Abnahme der Ventrikelfüllung infolge Erweiterung venöser Kapazitätsgefäße und durch Verminderung der bei der Herzinsuffizienz auftretenden peripheren Vasokonstriktion, wodurch der Auswurfwiderstand erniedrigt und damit das Schlagvolumen erhöht wird. Von den Vasodilatatoren, die zur Therapie zur Verfügung stehen, haben die Nitropräparate, Nitroprussid-Natrium, Hydralazin, Prazosin, Phentolamin und Captopril Bedeutung erlangt. Die *Nitropräparate* (Nitroglycerin, Isosorbid-Dinitrat) zeigen den größten Effekt in bezug auf die Erweiterung der venösen Kapazitätsgefäße und damit auf die Verminderung der Vorlast (preload). Diese Wirkung wird vor allem zur Therapie der akuten Herzinsuffizienz (Myokardinfarkt, hypertensive Krise, dekompensierte Vitien) ausgenützt. Langzeitergebnisse sind dagegen enttäuschend, wobei eine Aufhebung des »venous pooling« durch gegenregulatorische Mechanismen diskutiert wird. *Hydralazin* wirkt fast ausschließlich über eine Senkung des peripheren Widerstandes und damit der Nachlast (afterload), während *Natriumnitroprussid* und *Prazosin* (postsynaptischer $\alpha_1$-Rezeptorenblocker) Vorlast (preload) und Nachlast (afterload) gleichermaßen vermindern. *Phentolamin* ($\alpha$-Rezeptorenblocker) führt über die Erweiterung der arteriolären Widerstandsgefäße und der venösen Kapazitätsgefäße ebenfalls zur Senkung der Nach- und Vorlast. *Captopril* zeigt aufgrund vorläufiger Therapiestudien gute Erfolge bei Patienten mit chronischer Herzinsuffizienz. Dieser zur oralen Applikation verfügbare Angiotensin-converting-enzyme-Inhibitor soll bei Patienten mit Herzinsuffizienz den aufgrund einer Aktivierung des Angiotensin-Systems erhöhten Gefäßtonus vermindern. Eine endgültige Aussage über die Therapie der Herzinsuffizienz mit Vasodilatatoren läßt sich zum gegenwärtigen Zeitpunkt aufgrund noch nicht abgeschlossener Langzeituntersuchungen nicht treffen.

**Merke:** Herzinsuffizienz ist durch Unfähigkeit des Herzens gekennzeichnet, unter physiologischen Bedingungen eine adäquate nutritive Organdurchblutung aufrechtzuerhalten. Ursächlich liegen diesem Zustand primär kardiale und/oder extrakardiale Funktionsstörungen zugrunde, die sich in einer verminderten myokardialen Kontraktilität äußern. Als Folge davon entwickeln sich vermindertes Herzzeitvolumen, Blutüberfüllung im Niederdrucksystem, gesteigerte renale Natrium- und Wasserretention und schließlich Ödembildung. Klinisch kann zwischen akuter und chronischer Links- und Rechtsherzinsuffizienz unterschieden werden. Kardiale Globalinsuffizienz geht mit einer Lungenstauung, vermehrter Füllung des Niederdrucksystems, Leberschwellung und Unterschenkelödemen einher. Die Diagnose der Herzinsuffizienz stützt sich auf eine ausführliche Anamnese, gründliche klinisch-physikalische Untersuchung und gezielt erhobene Zusatzbefunde (z.B. Röntgenaufnahme des Thorax, Echokardiogramm, hämodynamische Parameter, Elektrokardiogramm). Therapeutisch muß zwischen kausalen (z.B. Herzoperation, antihypertensive Behandlung) und symptomatischen Maßnahmen (Behandlung mit Herzglykosiden, Saluretika, Vasodilatatoren) differenziert werden. Als Mittel der ersten Wahl zur Pharmakotherapie der Herzinsuffizienz sind Digitalisglykoside anzusehen. Ihre positv inotrope Wirkung führt zur Zunahme des kardialen Auswurfvolumens und zum Anstieg der Auswurffraktion; Ventrikelfüllung und enddiastolischer Ventrikeldruck nehmen ab. Es kommt zu einer Zunahme der nutritiven Organdurchblutung mit Steigerung der Diurese, Verkleinerung des dilatierten Herzens, Abnahme der Füllung des Niederdrucksystems und Rückgang der Stauungszeichen (sogenannte Rekompensation). Grundsätzlich muß beachtet werden, daß die Herzglykosidempfindlichkeit durch Hypoxie, Hypokalämie und Hyperkalzämie gesteigert wird. Bei gestörter Nierenfunktion ist darüber hinaus eine Dosisverminderung erforderlich, um eine Digitalisintoxikation zu verhindern. Kommt es unter der Verabreichung von Herzglykosiden nicht zu einer Ödemmobilisation, so ist die zusätzliche Gabe von Saluretika erforderlich. Zur adjuvanten Therapie der Herzinsuffizienz können Vasodilatatoren eingesetzt werden.

## Weiterführende Literatur


Awam, N.A., B.M. Massie: New strategies in the management of severe chronic heart failure. Amer. Heart J. 104 (1982) 1125–1228

Bodem, G.: Herzinsuffizienz. Springer, Berlin 1980

Braunwald, E.: Heart Disease. Saunders, Philadelphia 1980

Burkhart, F.: Neue Aspekte in der Behandlung der Herzinsuffizienz. Schweiz. med. Wschr. 110 (1980) 916–919

Gavras, H., D.P. Faxon, J. Berkoben, H.R. Brunner, T.J. Ryan: Angiotensin converting enzyme inhibition in patients with congestive heart failure. Circulation 58 (1978) 770–776

Gillmann, H., L. Storstein: Digitalistherapie heute. Verlag für angewandte Wissenschaften, München 1983

Heimburg, P.: Herzinsuffizienz. In Hornbostel, H., W. Kaufmann, W. Siegenthaler: Innere Medizin in Praxis und Klinik, Bd. I, 2. Aufl. Thieme, Stuttgart 1977 S. 1.3–1.18), 3. Aufl. in Vorb.

Hurst, J.W., R.B. Logue, C.E. Rackley, R.C. Schlant, E.H. Sonnenblick, A.G. Wallace, N.K. Wenger: The Heart, Arteries and Veins, 5th ed. McGraw-Hill, New York 1982

Just, H., W.-D. Bussmann: Vasodilators in Chronic Heart Failure. Springer, Berlin 1983

Krayenbühl, H.P., W. Kübler: Kardiologie in Klinik und Praxis. Thieme, Stuttgart 1981

Krebs, R.: Klinische Pharmakologie der Herzglykoside (Reihe Beiträge zur Kardiologie, Bd. 14, hrsg. von K.A. Zölch). Verlagsgesellschaft mbH, Erlangen 1980

Lang, R., W. Kaufmann: Pathophysiologie der Ödembildung. Therapiewoche 32 (1982) 4690

Mason, D.: Regulation of cardiac performance in clinical heart disease. Amer. J. Cardiol. 32 (1973) 437–448

Pouleur, H., J.M. Detri, G. Mancie: Inotropic drugs of the future. Eur. J. clin. Invest. 12 (1982) 441–444

Riecker, G., B. Lüderitz, B.E. Strauer: Chronische Herzinsuffizienz. In Riecker, G.: Klinische Kardiologie, 2. Aufl. Springer, Berlin 1982 (S. 557–624)

Roskamm, H., H. Reindell: Herzkrankheiten, 2. Aufl. Springer, Berlin 1982

Storstein, L., S. Taylor: New and old inotropic drugs. Eur. Heart. J. 3, Suppl. D, 1982

Strauer, B.E.: Pathophysiologie der Herzinsuffizienz. Therapiewoche 31 (1981) 477–490

Weber, K.T., J.S. Janicki: The heart as a muscle-pump system and the concept of heart failure. Amer. Heart J. 98 (1979) 371–384

# Die koronare Herzkrankheit

*L. Seipel* und *J. Jehle*

**Definition:** Als koronare Herzkrankheit (KHK) bezeichnet man das klinische Bild einer Koronarinsuffizienz. Die hieraus resultierende Ischämie äußert sich in bestimmten klinischen Symptomen, die in Tab. **6** zusammengefaßt sind.

Tabelle **6** Klinische Symptome der koronaren Herzkrankheit

| |
|---|
| Angina pectoris |
| Myokardinfarkt |
| Rhythmusstörungen |
| Plötzlicher Herztod |
| Herzinsuffizienz |

Tabelle **7** Ursachen der myokardialen Ischämie

| |
|---|
| 1. Primäre Koronarinsuffizienz (> 90%) |
| – Sklerose extramuraler Gefäße |
| – Koronararterienspasmus |
| – »small vessel disease« |
| – Koronariitis |
| 2. Sekundäre Koronarinsuffizienz |
| z. B. Anämie, Hypoxämie, Vitien |

## Pathophysiologie

Die klinische Symptomatik wird nach den bisherigen Vorstellungen durch ein Mißverhältnis zwischen Sauerstoffbedarf des Myokards und Sauerstoffangebot ausgelöst. Der Sauerstoffverbrauch des Myokards wird abgesehen von dem Erhaltungsstoffwechsel der Zelle durch die Herzfrequenz, die Kontraktilität und die Wandspannung determiniert. Steigt der myokardiale Sauerstoffverbrauch, etwa bei körperlicher Belastung, muß das Sauerstoffangebot durch entsprechende Steigerung der Myokarddurchblutung erhöht werden. Dies ist bei einer Koronarinsuffizienz nicht in ausreichendem Maße möglich, so daß es zu einer Myokardischämie kommt. In der überwiegenden Zahl der Fälle beruht diese Ischämie auf einer primären Koronarinsuffizienz, deren Ursache meist eine stenosierende Sklerose der extramuralen Koronargefäße ist. Hierbei kann in Ruhe die Durchblutung im poststenotischen Bereich noch ausreichend sein, bei Zunahme des Sauerstoffbedarfs ist eine Steigerung der Durchblutung in diesem Bereich bei Stenosen mit Einengung des Lumens um 50% und darüber nicht mehr möglich. Neben dem Ausmaß und der Anzahl der Koronarstenosen spielt die Ausbildung von Kollateralen für die Sauerstoffversorgung des Myokards eine wichtige Rolle. Als weitere Ursache für eine primäre Koronarinsuffizienz wird in einigen Fällen mit unauffälligen großen Herzkranzgefäßen eine Erkrankung der kleinen, intramuralen Gefäße (»small vessel disease«) diskutiert. Bei der sogenannten Prinzmetal-Angina sind Spasmen der Koronararterien als Ursache der Ischämie nachgewiesen worden (Tab. 7). Es kann allerdings heute als gesichert gelten, daß auch bei »organischer« (arteriosklerotischer) Koronarerkrankung Spasmen im Bereich veränderter Gefäßabschnitte eine zusätzliche Rolle für die Auslösung pektanginöser Anfälle haben können.

Neben diesen morphologischen Faktoren sind funktionelle Veränderungen von Bedeutung. Bei Abnahme des Perfusionsdrucks (Druckdifferenz zwischen diastolischem Aortendruck und intramyokardialem Druck während der Diastole, d. h. im wesentlichen dem diastolischen Ventrikeldruck) kommt es zu Verminderung der Sauerstoffversorgung, besonders in den subendokardialen Bezirken. Einen ähnlichen Effekt hat die Abnahme des Sauerstoffgehaltes des Blutes bei bestimmten Erkrankungen, was zu einer sekundären Koronarinsuffizienz führt (s. Tab. 7).

Das Myokard kann eine kurzdauernde Ischämie folgenlos überstehen, je nach Ausmaß und Dauer dieses Ereignisses kann es aber auch im Angina-pectoris-Anfall zu Einzelzellnekrosen kommen, die zu einer diffusen Fibrosierung des Myokards führen. Bei länger dauernder Ischämie eines größeren Myokardbezirkes kommt es zu einem Herzinfarkt.

## Häufigkeit und Ätiologie

Die koronare Herzkrankheit ist die häufigste zum Tode führende Erkrankung in den sogenannten zivilisierten Ländern. Abb. **4** zeigt die unterschiedliche Koronarmortalität in den verschiedenen Staaten, wobei es für diese Unterschiede bisher nur spekulative Erklärungsversuche gibt. Männer zwischen 45 und 50 Jahren erkranken

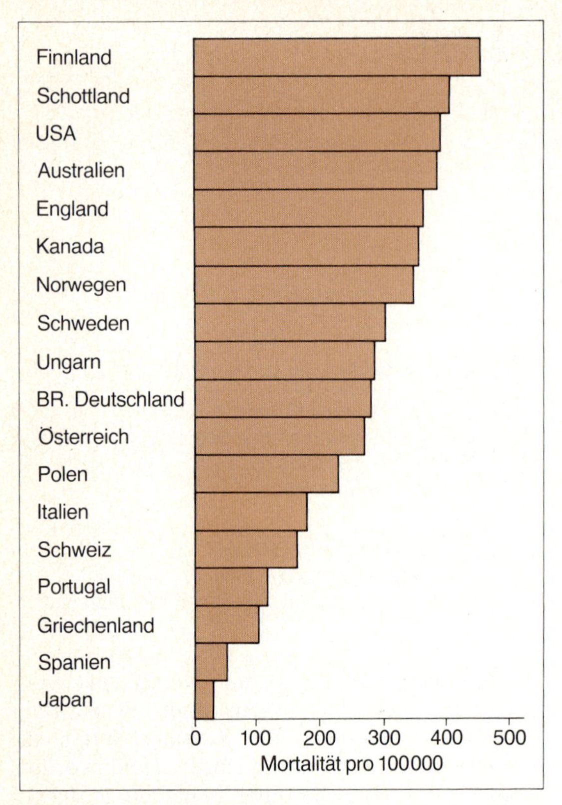


Abb. **4** Koronarmortalität nach einer 1973 durchgeführten WHO-Studie. Erfaßt wurden Männer zwischen 35 und 64 Jahren

| Tabelle **8** Risikofaktoren der koronaren Herzkrankheit |
| --- |
| Hypertonie |
| Nikotinabusus |
| Fettstoffwechselstörungen |
| Diabetes mellitus |
| Hyperurikämie |
| Hormonelle Faktoren |
| Endogene Faktoren (Persönlichkeitsstruktur, erbliche Belastung) |

wesentlich häufiger als gleichaltrige Frauen. Nach der Menopause erfolgt eine Angleichung. In der letzten Zeit hat auch die Anzahl der Frauen unter 40 Jahren mit koronarer Herzkrankheit erheblich zugenommen (Nikotinverbrauch? Antikonzeptiva?). Es konnte anhand von epidemiologischen Studien festgestellt werden, daß bei Patienten mit koronarer Herzkrankheit häufiger bestimmte Erkrankungen (sogenannte Risikofaktoren) vorliegen. Das Zusammentreffen von koronarer Herzkrankheit und besonderen Persönlichkeitsstrukturen und eine gewisse familiäre Häufung waren ebenfalls auffällig (Tab. **8**).

### Klinik

Die Beschwerdesymptomatik bei der koronaren Herzkrankheit ist überwiegend durch die Schmerzen bei Angina pectoris und beim Herzinfarkt gekennzeichnet. Der typische Angina-pectoris-Schmerz ist dadurch charakterisiert, daß er bei körperlicher oder psychischer Belastung und bei Kälte auftritt. Nach Abbruch der Belastung sowie nach sublingualer Applikation von Nitroverbindungen klingen die Beschwerden innerhalb von 3–5 min wieder ab. Der Schmerz ist retrosternal lokalisiert und strahlt in die linke Schulter und den linken Arm, aber auch in den Hals, die Zähne (Unterkiefer) und die rechte Schulter bzw. Arm aus, und er wird als krampfend, drückend, brennend oder als Engegefühl, häufig mit Dyspnoe verbunden, angegeben.

Nach dem Auftreten bzw. der Provozierbarkeit unterscheidet man folgende Formen der Angina pectoris:

- *Stabile Angina pectoris:* gekennzeichnet durch reproduzierbar auftretende Beschwerden bei bestimmten Belastungen.
- *Instabile Angina pectoris* (akute Koronarinsuffizienz, Präinfarktsyndrom): Umfaßt jeden zum ersten Mal auftretenden Angina-pectoris-Anfall, jede Änderung des stabilen Verlaufes (z. B. Auftreten bei geringeren Belastungen) oder jeden länger andauernden Schmerzanfall ohne Zeichen eines Myokardinfarktes.
- Eine Sonderform der Angina pectoris ist die sog. *Prinzmetal-Angina:* Sie ist gekennzeichnet durch Beschwerden in Ruhe, die ohne äußere Provokation auftreten und mit reversiblen ST-Streckenhebungen im EKG ohne sonstige Zeichen des Myokardinfarktes verbunden sind. Die körperliche Leistungsfähigkeit kann gut sein.

### Untersuchungsbefund

Außerhalb des Angina-pectoris-Anfalles ergibt die klinische Untersuchung in der Regel keine spezifischen Befunde. Sie dient zum Ausschluß anderer Herzerkrankungen. Im Anfall sind gelegentlich abnorme Ventrikelpulsationen zu tasten (ischämisch bedingte Kontraktionsstörungen). Ein 3. oder 4. Herzton als Ausdruck der verminderten Ventrikeldehnbarkeit und eines erhöhten diastolischen Ventrikeldruckes können vorkommen. Ein systolisches Geräusch über der Herzspitze kann auf eine Mitralinsuffizienz als Ausdruck einer Papillarmuskeldysfunktion hinweisen. Eine enge Korrelation zwischen koronarer Herzkrankheit und den relativ leicht nachweisbaren peripheren Durchblutungsstörungen (periphere Pulse) findet sich nicht. Eine Hypertonie als Risikofaktor läßt sich durch die Untersuchung feststellen. Auch der Röntgenuntersuchung kommt keine entscheidende Bedeutung zu. Selbst bei Ventrikelaneurysmen kann das Röntgenbild normal sein. Die Durchleuchtung ermöglicht den Nachweis von Koronararterienverkalkungen. Dieser Befund weist nur bei jüngeren Patienten auf eine stenosierende koronare Herzkrankheit hin. Eventuell lassen sich verkalkte Thromben in den Aneurysmen nachweisen. Durch die Kymographie können verminderte bzw. paradoxe Pulsationen eines aneurysmatischen Bezirkes im typischen Falle dokumentiert werden.

#### Elektrokardiographie

Das Ruhe-EKG ist bei etwa 50% der Patienten mit Angina pectoris ohne Infarkt außerhalb eines Anfalles normal. In weiteren 50% können sich unspezifische, diagnostisch nicht eindeutig verwertbare Veränderungen finden (ST-Streckensenkungen oder T-Wellen-Negativierungen). Besondere Bedeutung kommt bei der Diagnostik der koronaren Herzkrankheit dem Belastungs-EKG zu.
**Voraussetzungen für das Belastungs-EKG:** Die Belastung sollte dynamisch (Verkürzung der Arbeitsmuskulatur) durchgeführt werden sowie reproduzierbar und dosierbar sein (Ergometer, Laufband, Kletterstufe). Die Belastung muß ausreichend sein, d.h. mindestens 90% der altersentsprechenden maximalen Belastungsfrequenz entsprechen. Die maximale Herzfrequenz wird normalerweise aus entsprechenden Tabellen entnommen. Sie beträgt etwa 220 minus Alter. Voraussetzung ist ein normaler Blutdruckanstieg, da das Frequenz-Druck-Produkt entscheidend für den Sauerstoffverbrauch ist. Während der Belastung bis 5 min nach Belastungsende muß eine kontinuierliche EKG-Überwachung durch den Arzt erfolgen. Der Blutdruck sollte intermittierend gemessen werden. Reanimationsmöglichkeiten (Defibrillator) müssen vorhanden sein.
**Indikationen zum Belastungs-EKG:** Abklärung der Verdachtsdiagnose bei Angina pectoris, Vorsorgeuntersuchung bei Patienten mit Risikofaktoren ohne Symptomatik, bei Zustand nach Infarkt zur Beurteilung der Gefäßversorgung des Restmyokards, bei gesicherter Diagnose zur Quantifizierung der Belastbarkeit (z.B. vor und nach Therapie, Operation).
Als Beweis für eine myokardiale Ischämie werden horizontale oder deszendierend verlaufende ST-Strecken-Senkungen von 0,1 mV oder tiefer angesehen. Als verdächtig angesehen werden müssen auch aszendierende ST-Strecken-Senkungen mit Depression des sogenannten J-Punktes (Übergang S-Zacke – ST-Strecke) unterhalb der Nullinie. Als fraglich positiv muß auch das Auftreten von typischen pektanginösen Beschwerden ohne ausgeprägte ST-Senkungen bewertet werden.

Folgende *Abbruchkriterien* sind zu beachten:

- Erreichen der maximalen Herzfrequenz,
- Auftreten von ST-Strecken-Senkungen von 0,2 mV,
- ausgeprägte arterielle Hypertonie oder Blutdruckabfall,
- Auftreten von Rhythmusstörungen (ventrikuläre Salven) unter Belastung.

Als *Kontraindikation* für ein Belastungs-EKG sind anzusehen:

- akute Peri-/Endomyokarditiden,
- akuter Herzinfarkt,
- instabile Angina pectoris,
- manifeste Herzinsuffizienz,
- ausgeprägte arterielle Hypertonie bereits in Ruhe,
- schwere Herzklappenfehler (besonders Aortenklappenstenosen).

*Falsch-positive* Ergebnisse (im Hinblick auf KHK) finden sich:

- unter bestimmter Medikation (z.B. Digitalispräparate),
- bei erniedrigtem Serumkaliumspiegel,
- bei druckbelastetem linkem Ventrikel (z.B. bei Hypertonie),
- bei Erregungsausbreitungs- und -rückbildungsstörungen (Schenkelblock, Wolff-Parkinson-White-Syndrom),
- bei ätiologisch unklaren Herzmuskelerkrankungen (wie Kardiomyopathien, Mitralprolaps-Syndrom).

*Falsch-negative* Ergebnisse finden sich relativ häufig:

- unter antianginöser Medikation (besonders $\beta$-Rezeptorenblocker),
- bei Befall nur einer Herzkranzarterie, besonders bei Stenosen im Bereich der rechten Koronararterie und des R. circumflexus der linken Koronararterie (Ein-Gefäß-Erkrankungen).

Selbst unter Berücksichtigung aller genannten Kriterien und bei maximaler Ausbelastung des Patienten kann die Aussagekraft des Belastungs-EKGs bei koronarer Herzkrankheit hinsichtlich falsch-positiver und falsch-negativer Ergebnisse nicht über 90% gesteigert werden.

#### Echokardiographie

Mit Hilfe dieser Untersuchungstechnik sind z.Z. noch keine Koronararterien bzw. Stenosen dieser Gefäße darzustellen. Durch diese Untersuchungen lassen sich Kontraktionsstörungen des linken Ventrikels als Folge der koronaren Herzkrankheit indirekt nachweisen, ein Normalbefund schließt jedoch eine koronare Herzkrankheit nicht aus. Darüber hinaus können Störungen der linksventrikulären Funktion im Bereich der Ventrikelspitze mit der üblichen M-Mode-Technik nicht sicher erfaßt werden. Eine klare Abgrenzung zu anderen Herzmuskelerkrankungen (z.B. kongestive Kardiomyopathie) ist aufgrund des echokardiographischen Befundes nicht immer möglich.

### Labor

Die laborchemischen Untersuchungen ergeben keinen spezifischen Befund. Bei länger andauerndem Angina-pectoris-Anfall läßt sich ein Infarkt durch die Serumenzymbestimmung ausschließen. Stoffwechselstörungen (Risikofaktoren) können festgestellt werden.

### Einschwemmkatheteruntersuchung

Bei dieser Untersuchung wird ein relativ dünner Katheter über eine periphere Vene mit dem Blutstrom in die Pulmonalarterie eingeschwemmt. Diese Untersuchung kann ohne Röntgenkontrolle erfolgen. Der mittlere Pulmonalarteriendruck bzw. der Druck im Pulmonalkapillargebiet (PC) ist bei fehlenden Lungenerkrankungen ein Maß für den linksventrikulären enddiastolischen Druck. Der im Angina-pectoris-Anfall nachzuweisende Anstieg des mittleren Pulmonalarteriendruckes bzw. des PC-Druckes ist auf eine entsprechende Zunahme des linksventrikulären enddiastolischen Druckes zurückzuführen. Durch diese Technik läßt sich bei gleichzeitiger Bestimmung des Herzminutenvolumens eine Druckerhöhung, bedingt durch eine Myokardinsuffizienz (erhöhter Druck, inadäquater Anstieg des Herzminutenvolumens) von der durch Koronarinsuffizienz bedingten Drucksteigerung (bei normalem Anstieg des Herzminutenvolumens) differenzieren. Die diagnostische Wertigkeit dieser Untersuchung bei Patienten mit koronarer Herzerkrankung ist nicht größer als die des Belastungs-EKGs. Der Einfluß von therapeutischen Maßnahmen (Operation) auf die Ventrikelfunktion ist damit zu überprüfen.

### Koronarangiographie und Ventrikulographie

Bei diesem Untersuchungsverfahren wird Kontrastmittel selektiv in die linke oder rechte Koronararterie injiziert. Über eine Röntgen-Kinoanlage werden nicht nur die 3 Hauptgefäße (rechte Koronararterie, R. descendens anterior mit diagonalen Ästen und R. circumflexus mit marginalen Ästen der linken Koronararterie), sondern auch Gefäße bis zu einem Innendurchmesser von 0,1 mm dargestellt. Ausmaß, Lokalisation und Schweregrad von pathologischen Veränderungen können in mehreren Ebenen gefilmt werden. Die Koronarangiographie beweist das Vorliegen einer Koronarstenose, die funktionelle Bedeutung von Einengungen der Koronararterien läßt sich nicht immer nur anhand des angiographischen Bildes feststellen.
Bei der Ventrikulographie, die im Zusammenhang mit der Koronarangiographie erfolgt, wird Kontrastmittel in den linken Ventrikel injiziert. Die Darstellung erfolgt ebenfalls über eine Röntgen-Kinoanlage. Diese Untersuchung ergibt Aufschluß über Form, Größe und funktionelles Verhalten des linken Ventrikels. Durch Ventrikulographien unter Intervention (Vorhofstimulation, ventrikuläre Extrasystolen, Trinitroglycerin-Applikation und körperliche Belastung) lassen sich reversibel und irreversibel geschädigte Myokardbezirke trennen. Eine irreversible Schädigung entspricht einer Narbe. Zwischen dem Ausmaß der Koronararterienveränderungen und der Funktion des linken Ventrikels besteht keine sichere Korrelation.
Eine größere Bedeutung wird wahrscheinlich der digitalen Subtraktions-Angiokardiographie zukommen. Mit dieser Methode läßt sich auf praktisch nichtinvasivem Wege die Ventrikelfunktion in Ruhe und unter Belastung nach i.v. Gabe von Kontrastmittel mit Hilfe elektronischer Aufarbeitung der hierbei entstehenden relativ flauen Ventrikulogramme ermitteln.

### Perfusionsszintigramm

Mit Hilfe von radioaktiven Substanzen (z.B. Thallium), die im lebenden Myokard gespeichert werden, kann differenziert werden, ob Myokardbezirke ischämisch sind (verminderte Speicherung unter Belastung mit normaler Spätauffüllung) oder ob es sich um irreversibel geschädigtes Myokard handelt (fehlende Speicherung auch in der Spätaufnahme). Diese Untersuchungstechnik stellt keine spezifische Methode für die koronare Herzkrankheit dar. Ein normaler Befund schließt auch eine bedeutsame koronare Herzerkrankung nicht aus, macht sie aber unwahrscheinlich. Bei pathologischem Ausfall muß eine weitere Abklärung durch invasive Methoden erfolgen. Daher ist die Myokardszintigraphie als »screening«-Methode ungeeignet. Sie kann eine wesentliche Ergänzung zur Koronarographie darstellen, da hierdurch die funktionelle Bedeutung angiographisch nachgewiesener Stenosen weiter abgeklärt werden kann.

### Herzbinnenraum-Szintigraphie

Mit der Herzbinnenraum-Szintigraphie (Markierung patienteneigener Erythrozyten mit $^{99m}$Tc) sind auf nichtinvasivem Wege Funktionsanalysen des rechten und linken Ventrikels (global und lokal) in Ruhe und unter Belastung möglich.

### Myokardstoffwechseluntersuchungen

Bei der myokardialen Ischämie erfolgt die Energiebereitstellung auf glykolytischem Wege bis zur Entstehung von Lactat, dessen Anstieg im Koronarsinus nachgewiesen werden kann. Indikationen zu dieser Untersuchung bestehen bei Patienten mit typischen Beschwerden, positiven Belastungsuntersuchungen und normalem koronarangiographischem Befund. Bei diesem Krankheitsbild besteht auch die Indikation zur Bestimmung der maximalen Koronarreserve (Koronardurchblutungsmessungen mit radioaktivem Fremdgas bei maximaler, pharmakologisch induzierter Koronardilatation). Diese Patienten weisen zum Teil eine verminderte maximale Koronarreserve auf. Neuerdings besteht auch die Möglichkeit von Stoffwechseluntersuchungen mittels radioaktiv markierten Substraten (Glucose, Fettsäure).

### Diagnostisches Vorgehen

Werden in der Anamnese hinsichtlich der genannten Kriterien typische Beschwerden angegeben, so liegt mit größter Wahrscheinlichkeit eine koronare Herzkrankheit vor. Durch das Belastungs-EKG wird die Diagnose weiter gesichert. Es muß darauf hingewiesen werden, daß eine sorgfältig erhobene Anamnese etwa die gleiche Aussagekraft besitzt wie das Belastungs-EKG. Die Koronarangiographie und Ventrikulographie sichern die Diagnose einer koronaren Herzkrankheit. In bestimmten Fällen müssen zusätzliche Untersuchungen wie Perfusionsszintigramm und Myokardstoffwechseluntersuchungen herangezogen werden.

### Differentialdiagnose

Besonders bei nicht typischem Beschwerdebild und fraglich positiven Belastungsuntersuchungen müssen andere Erkrankungen berücksichtigt werden (Tab. **9**).

Tabelle **9** Differentialdiagnose der koronaren Herzkrankheit

**1. Sogenannte vegetative Beschwerden**
- Dauer über Stunden
- Fehlendes oder verzögertes Ansprechen auf Nitroverbindungen
- Linksthorakal, Herzspitze
- Stechender Charakter
- Keine Provokation

**2. Kardiale Erkrankungen**
- Perimyokarditis
- Kardiomyopathien
- angeborene u. erworbene Vitien
- Linksherzinsuffizienz

**3. Gastrointestinale Erkrankungen**
- Ösophagitiden, -divertikel
- Hiatushernien
- Gastritiden,
- Ulcera (ventriculi, duodeni)
- Cholezystitiden, -lithiasis
- Meteorismus

**4. Erkrankungen des Skelett- und Nervensystems**
- HWS/BWS-Syndrom
- Tietze-Syndrom
- Osteochondrose
- Neuralgien, Neuritiden
- Rheumatische Erkrankungen

**5. Pulmonale Erkrankungen**
- Pleuritiden
- Pneumonie
- Lungenembolie

**6. Gefäßerkrankungen**
- Aortenaneurysma

### Therapie

Die therapeutischen Maßnahmen bei der koronaren Herzkrankheit sollen das meist bestehende Mißverhältnis zwischen Sauerstoffangebot und -bedarf normalisieren.

1. Bei der sekundären Koronarinsuffizienz: Behandlung der Grunderkrankung (s. entsprechende Kapitel).
2. Bei der primären Koronarinsuffizienz: Behandlung der Risikofaktoren, Verminderung des Sauerstoffbedarfes, Verbesserung des Sauerstoffangebotes.

Die *Behandlung bzw. Beeinflussung der sogenannten Risikofaktoren* ist als Grundlage der Behandlung der koronaren Herzerkrankung anzusehen. Sie ist um so intensiver durchzuführen, je jünger der Patient ist. Leider ist vor allem die Änderung der Lebensweise (Rauchen!) besonders schwierig. Auf die einzelnen Faktoren soll hier nicht näher eingegangen werden (s. entsprechende Kapitel).

Eine ausreichende Verminderung des Sauerstoffbedarfs kann meist schon medikamentös erreicht werden. In schweren Fällen (instabile Angina) kann zusätzlich noch eine mechanische Entlastung des Ventrikels mittels aortaler Ballonpulsation erforderlich werden. Für die medikamentöse Behandlung kommen folgende Substanzgruppen in Frage:

- Nitroverbindungen (und das ähnlich wirkende Molsidomin),
- $\beta$-Rezeptorenblocker,
- Calciumantagonisten.

Die *Nitroverbindungen* (gebräuchlich sind Trinitroglycerin, fälschlicherweise als Nitroglycerin bezeichnet, Isosorbiddinitrat und Pentaerythrityltetranitrat) senken den Sauerstoffbedarf des Myokards über eine Verminderung insbesondere der Vor- als auch der Nachlast. Der venöse Rückstrom zum Herzen wird durch Erweiterung des venösen Kapazitätssystems einschließlich des Lungenkreislaufes vermindert (sog. venous-pooling). Damit wird die sogenannte Vorbelastung reduziert. Durch Herabsetzen des peripheren Widerstandes bzw. Erweiterung der Kapazität des arteriellen Gefäßsystems wird die sogenannte Nachlast vermindert. Durch die Nitroverbindungen wird in erster Linie die den myokardialen Sauerstoffverbrauch determinierende Wandspannung vermindert. Zusätzlich kann die funktionelle Komponente (Spasmus) der Koronardurchblutung beeinflußt werden.

Trinitroglycerin und Isosorbiddinitrat sowie Pentaerythrityltetranitrat unterscheiden sich in erster Linie in der Wirkungsdauer. Der Wirkungseintritt liegt nach sublingualer Applikation bei etwa 3 Minuten. Trinitroglycerin und Isosorbiddinitrat sind deshalb zur Kupierung eines Angina-pectoris-Anfalles die am besten geeigneten Medika-

mente. Entscheidend ist hierfür der direkte Eintritt in den systemischen Kreislauf unter Umgehung der Leber und Ausschaltung des »first pass«-Effekts. Eine ähnliche Wirkung kann durch perkutane Applikation (Salbe, Pflaster) erzielt werden. Wieweit die »retard« Applikationsformen sinnvoll sind, ist wegen möglicher »Tachyphylaxie« umstritten. Eine relative Kontraindikation zu der Behandlung mit Nitroverbindungen ist eine deutlich hypotone Reaktion nach Nitrogabe. Wegen der vasomotorisch bedingten Kopfschmerzen zu Beginn einer Nitrotherapie ist eine stufenweise Steigerung der Dosis notwendig.
Die *β-Rezeptorenblocker* führen über eine kompetetive Hemmung der β-Rezeptoren am Herzen zur Senkung der Herzfrequenz und der Kontraktilität (besonders unter Belastungsbedingungen) und damit zu einer Verminderung des Sauerstoffbedarfs des Myokards. Außerdem wird durch die Therapie mit β-Rezeptorenblockern die Häufigkeit des plötzlichen Herztodes bei Patienten mit koronarer Herzkrankheit signifikant gesenkt. Die Ursache dieses Effektes (antiarrhythmische Wirkung? Beeinflussung der Flimmerschwelle?) ist noch unklar.
Die Dosierung der β-Rezeptorenblocker richtet sich nach der Herzfrequenz. Diese sollte in Ruhe um 50–60/min liegen. Als *Kontraindikation* für eine Therapie mit β-Rezeptorenblockern sind anzusehen:

- manifeste Herzinsuffizienz,
- obstruktive Atemwegserkrankung,
- nachgewiesene Koronararterienspasmen bzw. Prinzmetal-Angina,
- bradykarde Rhythmusstörungen (höhergradige AV-Blockierung),
- periphere Durchblutungsstörungen,
- Diabetes mellitus.

Wenn bei Patienten mit obstruktiven Atemwegserkrankungen, peripheren Durchblutungsstörungen oder Diabetes eine Therapie mit β-Blockern nicht zu umgehen ist, sollten die sogenannten selektiven β-Blocker ($\beta_1$-Antagonisten) in niedriger Dosierung eingesetzt werden. Bei Patienten mit bradykarden Rhythmusstörungen sollten solche mit hoher (!) sympathikomimetischer Eigenaktivität versucht werden, wenn man hierbei überhaupt β-Blocker verabreicht.
Die Kombination von β-Rezeptorenblockern und Nitroverbindungen hat sich besonders bewährt, da die ungünstigen Wirkungen der einen Substanz durch die andere z.T. kompensiert werden können (Abb. **5**).
*Calciumantagonisten* (Nifepidin, Verapamil, Diltiazem) senken die Kontraktilität des Herzmuskels und damit den Sauerstoffverbrauch. Über einen Abfall des peripheren Widerstandes kann es reflektorisch wie bei den Nitroverbindungen zu einem Herzfrequenzanstieg kommen. Besonders indiziert sind Calciumantagonisten bei nachgewiesenen Koronararterienspasmen und dann,

| | Nitroverbindungen | β-Blocker | Kombination |
|---|---|---|---|
| Wandspannung | ↓↓↓ | ↑ | ↓↓ |
| Herzfrequenz | (↑) | ↓↓ | ↓(↓) |
| Kontraktilität | (↑) | ↓↓ | ↓(↓) |

Abb. **5** Wirkung von Nitroverbindungen und β-Blokkern auf das Herz nach Einzelgabe und bei Kombinationstherapie

wenn β-Rezeptorenblocker kontraindiziert sind. Auch bei eingeschränkter Ventrikelfunktion werden Calciumantagonisten häufig noch toleriert, da der negativ-inotrope Effekt durch die Verminderung der Nachlast (Vasodilatation) wettgemacht wird.
Die früher häufig empfohlenen Koronardilatatoren haben zu keiner Verbesserung des Sauerstoffangebots im poststenotischen Bereich geführt. Durch Dilatation der gesunden Gefäße kann dem poststenotischen Gebiet unter bestimmten funktionellen und morphologischen Bedingungen und bei höherer Dosierung sogar Blut entzogen werden (»steal«-Phänomen).
Digitalis ist bei der koronaren Herzkrankheit im allgemeinen nicht indiziert, da es prinzipiell den Sauerstoffverbrauch erhöht und einen Koronarspasmus eher fördert. Wenn auch diese Faktoren in der Praxis keine entscheidende Rolle zu spielen scheinen, so sollte es insbesondere bei ischämisch bedingter Herzinsuffizienz vermieden werden (Druckanstieg im kleinen Kreislauf durch erhöhte Wandsteifigkeit des ischämischen Myokards). Digitalis kann bei Stauungsinsuffizienz im Endstadium der Erkrankung mit diffuser Myokardvernarbung eingesetzt werden. Sinnvoll ist Digitalis auch bei Vorhofflimmern zur Senkung der Kammerfrequenz.
Die Therapie mit Antikoagulantien oder sogenannten Thrombozytenaggregationshemmern (Acetylsalicylsäure, Dipyridamol, Sulfinpyrazon) zur Infarktprophylaxe ist umstritten. Unabhängig hiervon kann eine Antikoagulantientherapie sinnvoll sein zur Thrombembolieprophylaxe bei schlechter Ventrikelfunktion (Aneurysma), insbesondere beim Auftreten von Vorhofflimmern.
Eine *Verbesserung des Sauerstoffangebotes* ist nur durch chirurgische Maßnahmen möglich. Mit Hilfe eines homologen Venentransplantates aus dem Unterschenkel, seltener mit Hilfe der aus ihrem Bett freigelegten A. thoracica interna wird eine angiographisch nachgewiesene Stenose operativ überbrückt (aortokoronarer »bypass«). Das

Risiko dieses operativen Eingriffes hängt entscheidend von der präoperativen Ventrikelfunktion ab. Weltweit ist das Risiko als gering anzusehen (um 1–2%). Die Mehrzahl der Patienten (über 80%) hat postoperativ keine Beschwerden mehr, oder die Beschwerdesymptomatik ist deutlich gebessert. Die Leistungsfähigkeit dieser Patienten ist ebenfalls deutlich gesteigert. Die linksventrikuläre Funktion läßt sich unter bestimmten Bedingungen (ischämisch bedingte Ventrikelfunktionsstörung ohne durchgemachten Infarkt) bereits in Ruhe deutlich bessern. Nach den bisher vorliegenden Befunden ist die Überlebenschance bei Patienten mit Zwei- und Drei-Gefäß-Erkrankung sowie bei Befall des Hauptstammes der linken Koronararterie deutlich besser als unter konservativer Therapie.

Unter der Voraussetzung, daß die Veränderungen der Koronararterien operabel sind (isolierte, möglichst proximal gelegene Stenosen) und daß keine diffuse, auf disseminierte Narben zurückzuführende Funktionsstörung des Ventrikels vorliegt, ergeben sich folgende Indikationen zum operativen Eingriff:

1. bei medikamentös nicht oder nur ungenügend zu beeinflussender Angina pectoris,
2. bei Stenosen im Hauptstamm der linken Koronararterie,
3. bei Zwei- und Drei-Gefäß-Erkrankung,
4. bei großen Ventrikelaneurysmen zur Protektion des Restventrikels (Aneurysmektomie); im Einzelfall ist allerdings das hämodynamische Ergebnis kaum voraussehbar,
5. bei lebensbedrohlichen medikamentös intraktablen ventrikulären Rhythmusstörungen besteht heute die Möglichkeit, neben einer eventuell notwendigen »bypass«-Operation und Aneurysmektomie den arrhythmogenen Herd intraoperativ mit elektrophysiologischen Methoden zu lokalisieren und gezielt auszuschalten.

Bei proximalen Stenosen der größeren Koronararterien kann unter bestimmten Voraussetzungen versucht werden, die Einengung mit Hilfe eines speziellen Ballonkatheters aufzudehnen. Diese Katheterdilatation (perkutane transluminale Katheterangioplastie) hat sich in vielen Zentren als Alternative zu chirurgischen Revaskularisation bewährt. Der endgültige Stellenwert dieser Methode ist zur Zeit noch nicht abzuschätzen. Die Indikationsstellung wird aber zunehmend erweitert.

### Prognose

Als Todesursache bei Patienten mit Angina pectoris finden sich häufiger Herzinfarkte und plötzlicher Herztod (aufgrund von Rhythmusstörungen). Je nach Zahl und Art der zugrundeliegenden Risikofaktoren beträgt die jährliche Letalität bei Angina pectoris zwischen 4 und 13%. Dieser Prozentsatz ist entscheidend abhängig von der Zahl der betroffenen Gefäße, so beträgt die Mortalität bei Ein-Gefäß-Erkrankung 4,1% pro Jahr, die für Zwei-Gefäß-Erkrankung 7%, für Drei-Gefäß-Erkrankung bzw. für Befall des Hauptstammes der linken Koronararterie 12,6%. Des weiteren wird die Überlebenschance vom Ausmaß der Funktionsstörung des linken Ventrikels entscheidend beeinflußt. So leben von Patienten mit normaler linksventrikulärer Funktion nach 10 Jahren noch 54,1%, von Patienten mit lokalisierten Narben 47%, von Patienten mit Aneurysmen 18,2% und von Patienten mit Störung der linksventrikulären Funktion aufgrund von diffuser Narbenbildung nur 11,1%. Unberücksichtigt ist dabei die Veränderung an den Koronargefäßen. Berücksichtigt man die Gefäßsituation zusätzlich, so ist z.B. die Zehnjahresüberlebensrate bei Patienten mit Ein-Gefäß-Erkrankung und diffuser Ventrikelfunktionsstörung 12,5%, bei Patienten mit Drei-Gefäß-Erkrankung und ebenfalls diffuser Störung der linksventrikulären Funktion nur 3,5%.

## Herzinfarkt

**Definition:** Der Herzinfarkt ist eine zusammenhängende Herzmuskelnekrose infolge einer Ischämie.

### Pathophysiologie

Aufgrund von experimentellen Untersuchungen beginnt eine solche Nekrose 15–30 Minuten nach Koronarligatur. In den ersten 8–10 Sekunden läuft der Stoffwechsel des Herzmuskels noch unter aeroben Bedingungen bei Ausnutzung des physikalisch gelösten und an das Myoglobin gebundenen Sauerstoffs. Dann wird auf anaerobe Glykolyse umgeschaltet, wobei dieser Prozeß nicht in der Lage ist, den myokardialen Energiebedarf zu decken. Es kommt zur Anhäufung von Lactat und einer entsprechenden Azidose. Morphologisch sind Mitochondrienschwellungen und Membranveränderungen nachweisbar. Die veränderte Membranpermeabilität führt zum Ausstrom von Kalium und zum Einstrom insbesondere auch von Calcium. Außerdem werden Fermente (CK!) aus der Zelle frei. Der Herzmuskel stirbt im gedehnten Zustand. Überlebt der Patient das akute Ereignis, kommt es zu einer »Abräumreaktion« des toten Gewebes, das durch Bindegewebe ersetzt wird (Narbe, Aneurysma). Dieser Prozeß ist erst nach mehreren Wochen abgeschlossen.

Als Ursache für einen akuten Infarkt wird in über 90% ein thrombotischer Verschluß eines Herzkranzgefäßes, meistens im Bereich einer höhergradigen Stenose angesehen. Allerdings sind die pathologisch-anatomischen Befunde keineswegs einheitlich. Thrombotische Verschlüsse werden um so häufiger gefunden, je später der Tod nach dem akuten Ereignis eingetreten ist. Auch angiographisch lassen sich bei einzelnen Patienten nach Infarkt keine Gefäßveränderungen nachweisen, was meist mit inzwischen aufgelösten Thromben oder Koronarspasmen erklärt wird.

### Klinik

Bis vor einigen Jahren betraf der Herzinfarkt insbesondere in den jüngeren und mittleren Lebensjahren fast nur Männer; Frauen erschienen bis zur Menopause »geschützt«. In den letzten Jahren hat aber die Morbidität jüngerer Frauen erheblich zugenommen, was mit den Rauchgewohnheiten und dem Gebrauch von Antikonzeptiva in Zusammenhang gebracht wird. Insgesamt zeigt der Infarktpatient dieselben Risikofaktoren und familiäre Belastung wie derjenige mit Angina pectoris.

Das klinische Bild des akuten Infarktes ist normalerweise gekennzeichnet durch heftige Herzschmerzen. Die Patienten können solche pektanginösen Beschwerden schon seit vielen Jahren haben. Bei einigen Fällen nimmt die Intensität und Dauer der Beschwerden vor dem Infarktereignis zu (instabile Angina). Der Infarkt kann aber auch die erste Manifestation einer koronaren Herzkrankheit sein. In einzelnen Fällen läuft der Herzinfarkt auch ohne oder mit nur geringer Symptomatik ab, so daß sie vom Patienten gar nicht als solche gedeutet wird (»stummer« Infarkt). Im typischen Falle ist der Patient aufgrund seiner Herzschmerzen ängstlich und unruhig. Die Haut ist schweißig, der Puls ist beschleunigt und der Blutdruck häufig erhöht. Gerade beim sogenannten Hinterwandinfarkt (inferiorer Infarkt) kann umgekehrt eine vagotone Reaktion mit Brechreiz, Bradykardie und Hypotonie im Vordergrund stehen. Die Schmerzen können in Form von typischen pektanginösen Beschwerden geschildert werden, aber auch in den Rücken oder ins Abdomen (inferiorer Infarkt) verlegt werden. Die Schmerzen haben häufig Vernichtungscharakter. Tritt bei einem größeren Infarkt ein akutes Linksherzversagen auf, kommt es zum typischen Bild des akuten Lungenödems (s. Herzinsuffizienz) oder des kardiogenen Schocks (s. Kreislaufschock). Dies kann zum plötzlichen Herztod führen. Die meisten Patienten, die im Rahmen eines frischen Infarktes akut versterben, sterben allerdings am Kammerflimmern, das insbesondere zu Beginn der Ischämie gehäuft auftritt.

### Diagnostisches Vorgehen

In vielen Fällen ist eine dringende Verdachtsdiagnose schon aufgrund der Anamnese und des klinischen Bildes zu stellen. Bei der klinischen Untersuchung kann ein Perikardreiben zu hören sein oder ein 3. bzw. 4. Herzton, wenn nicht besondere Komplikationen wie eine Mitralinsuffizienz oder ein Lungenödem auftreten. Die wichtigsten diagnostischen Hilfsmittel sind das Elektrokardiogramm und die Enzymbestimmungen. Das EKG zeigt beim transmuralen Infarkt ganz zu Beginn der Ischämie eine flüchtige Erhöhung der T-Welle (»Erstickungs-T«), die nur selten erfaßt wird. Anschließend kommt es zur Anhebung der ST-Strecke (»monophasische Deformierung«). Im weiteren Verlauf treten mit Rückbildung der ST-Anhebung zur Isoelektrischen mehr oder weniger tiefe Q-Zacken auf (»R-Verlust«) sowie spitz negativ symmetrische T-Wellen (»koronares T«) (s. Abb. **6**). Dieser Ablauf wird meist in verschiedene Stadien eingeteilt, die aber nicht zu streng genommen werden dürfen, da die Veränderungen in individuell sehr unterschiedlichen Zeitabschnitten und in unterschiedlichem Ausmaß ablaufen und in jedem Stadium persistieren können. Bei kleinen Infarkten, insbesondere wenn hierbei nicht die gesamte Muskelwand untergegangen ist (nicht-transmuraler Infarkt), kann es nur zu einer ST-Anhebung kommen und im Endstadium entweder nur eine negative T-Welle oder ein Normalbild resultieren. Bei einem zweizeitigen Infarkt (»Reinfarkt«) kann eine erneute ST-Hebung auftreten mit oder ohne Veränderungen des QRS-Komplexes. Wichtig ist, daß die elektrokardiographischen Veränderungen erst Stunden nach dem klinischen Ereignis manifest werden können. Die Erklärung für die EKG-Veränderungen beim Infarkt sind spekulativ. ST-Hebungen werden mit Elektrolytveränderungen in Verbindung gebracht aufgrund der veränderten Membranpermeabilität (»Verletzungsstrom«). Sie sind bei Fortbestehen ein Zeichen für eine elektrisch inaktive Narbe (Aneurysma), normalerweise bei gleichzeitigem Persistieren der R-Wellen-Reduktion. Der »R-Verlust« bzw. die Entstehung primär negativer Ausschläge der Kammerkomplexe (»Pardee-Q«) sind durch den Potentialverlust nach Absterben des Myokards zu erklären.

Die genannten »positiven« EKG-Veränderungen sind immer in den Ableitungen zu erwarten, deren positiver Pol dem Infarkt am nächsten lokalisiert ist (Abb. **6**): Bei dem Vorderwandinfarkt sind es die Brustwandableitungen, wobei mit zunehmender Infarktausdehnung immer mehr Ableitungen betroffen werden, beginnend mit den rechtspräkordialen Ableitungen beim »Spitzeninfarkt«. Bei großen Vorderwandinfarkten ist auch die Ableitung I (II) betroffen. Beim sogenannten Hinterwandinfarkt, der eigentlich ein basaler bzw. inferiorer Infarkt ist, sind die »Beinableitungen« (III, II, aVF) entscheidend. Beim echten (hohen) Hinterwandinfarkt gibt es keine direkte Ableitung, so daß er nur indirekt (spiegelbildlich) durch hohe R-Zacken und hohe spitze T-Wellen in den rechtspräkordialen Brustwandableitungen zu erkennen ist. Schwierig ist die Infarktdiagnostik beim Vorliegen intraventrikulärer Erregungsausbreitungsstörungen, insbesondere beim Linksschenkelblock.

Neben dem Elektrokardiogramm ist der entschei-

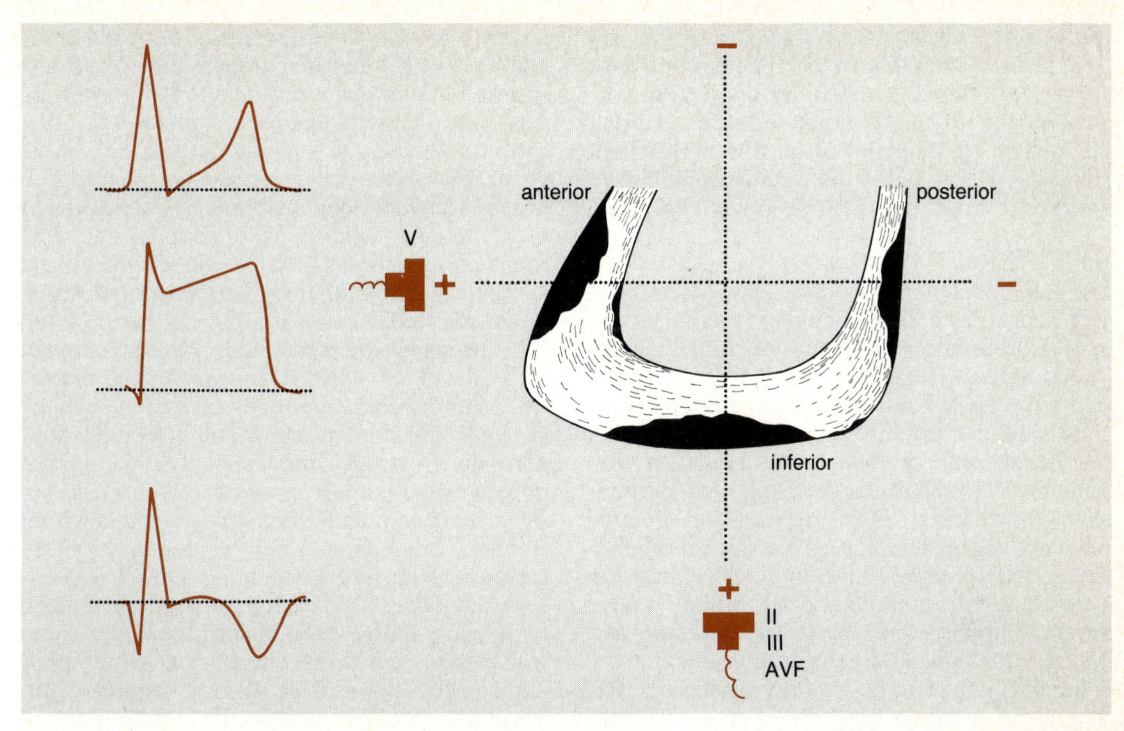


Abb. **6** Typische Veränderungen beim Myokardinfarkt im EKG sowie die Projektion der einzelnen Infarktareale auf die verschiedenen EKG-Ableitungen (nach Schamroth)

dende diagnostische Parameter die Enzymbestimmung im Serum. Die größte Bedeutung kommt hierbei der Kreatininphosphokinase (CK, CPK) zu. Da das Enzym auch in anderen Organen gefunden wird und Fehlinterpretationen nach sportlicher Betätigung, intramuskulären Injektionen usw. möglich sind, hat die Bestimmung des hauptsächlich myokardialen Isoenzyms MB-CK große Bedeutung erlangt. Die CK steigt 2–6 Stunden nach Infarktbeginn an und bleibt meist 3–4 Tage erhöht. Abb. **7** zeigt den prozentualen Anstieg der Werte. Relativ gesehen machen die MB-CK-Werte bei einem Herzinfarkt etwa 10–20% des Gesamt-CK-Wertes aus. Die Glutamat-Oxal-Acetat-Transaminase (SGOT) steigt meist erst Stunden später an, die Lactatdehydrogenase (LDH) oder die spezifischere $\alpha$-Hydroxy-Butyrat-Dehydrogenase (HBDH) erst nach 18–20 Stunden. Sie bleiben deutlich länger als die CK erhöht. Bei einem zweizeitigen Infarkt kann es zu einem erneuten Anstieg der CK kommen. Andere Laborveränderungen wie Leukozytose, Blutsenkungsbeschleunigung und Blutzuckeranstieg sind unspezifisch.

Die Bestimmung der Infarktgröße ist sowohl aus den ST-Veränderungen mittels multipler Brustwandableitungen (präkordiales »mapping«) als auch mit serienmäßigen MB-CK-Bestimmungen problematisch. Weitere Möglichkeiten in dieser Richtung sind die Isotopentechniken. Mit der Thallium-Szintigraphie kann das lebende Myokard markiert werden, so daß die Infarktzone

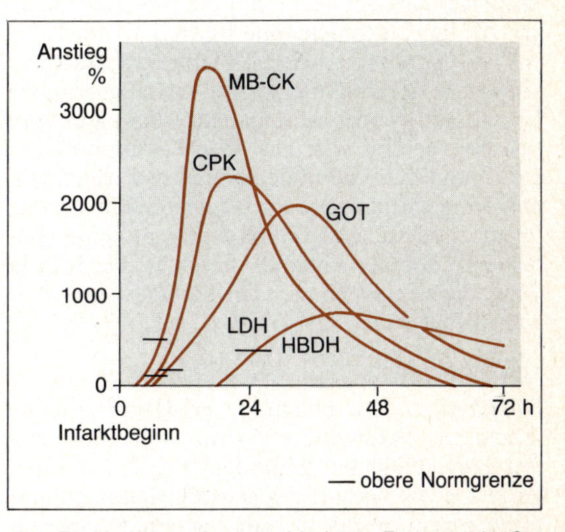


Abb. **7** Verhalten der verschiedenen Fermente im Serum bei einem akuten Herzinfarkt (nach Merx)

als Ausfall imponiert. Umgekehrt kann mit Technetiumverbindungen ($^{99m}$Tc-Pyrophosphat) schon 90 Minuten nach Infarktbeginn das ischämische Myokard direkt markiert werden. Als weitere nichtinvasive diagnostische Methode steht die Ultraschall-Echokardiographie insbesondere in Form des Sektorscan zur Verfügung.

### Differentialdiagnose

Differentialdiagnostisch können – von der besprochenen instabilen Angina einmal abgesehen – verschiedene kardiale und nichtkardiale Erkrankungen in Frage kommen. Das Beschwerdebild kann auch bei hochgradiger Aortenstenose sowie der hypertrophischen obstruktiven Kardiomyopathie ohne koronare Herzkrankheit vorkommen. Dies ist durch die klinischen Befunde leicht festzustellen. Schwieriger ist die Situation bei einer Perimyokarditis, da sie sowohl im elektrokardiographischen Bild als auch in den Enzymbefunden infarktähnliche Bilder liefern kann. Auffällig sind meist die ausgeprägten Kammerendteilveränderungen über allen Brustwandableitungen ohne Veränderungen der QRS-Komplexe (s. Erkrankungen des Myo- und Perikards). Auch extrakardiale Prozesse im Thorax können erhebliche differentialdiagnostische Schwierigkeiten bereiten. Relativ leicht sind noch eine Pleuritis oder ein Spontanpneumothorax abzugrenzen. Schwieriger kann die Situation dagegen bei der Lungenembolie werden, da im EKG ein »$S_I$-$Q_{III}$«-Typ sowie ST-Hebungen auftreten können (s. Erkrankungen der Atmungsorgane). Ein disseziierendes Aortenaneurysma kann vom Beschwerdebild wie ein Infarkt imponieren; EKG- und Laborbefunde können hier weiterführen. Viele abdominelle Prozesse wie Gallenkolik, Ulcus duodeni, akute Pankreatitis und eine Hiatushernie können ebenfalls zunächst als Infarkt fehlgedeutet werden (zur Differentialdiagnose s. auch Tab. **9**).

### Komplikationen

Die häufigste Komplikation sind Herzrhythmusstörungen. Ventrikuläre Extrasystolen, die bei fast allen Patienten gefunden werden, wurden lange Zeit als Vorbote des gefürchteten Kammerflimmerns angesehen. Nach neueren Untersuchungen ist das Konzept dieser »Warnarrhythmien« in voller Gültigkeit nicht mehr aufrechtzuerhalten. Ventrikuläre Tachykardien und Kammerflimmern sind bei etwa 20% aller Patienten zu erwarten. Sie beruhen auf der elektrischen Instabilität des ischämischen Myokards und sind entsprechend im Akutstadium des Infarktes besonders häufig. Ihre Häufigkeit fällt in den ersten Stunden exponentiell ab. Ventrikuläre Tachyarrhythmien in der Spätphase des Infarktes, insbesondere beim Aneurysma, beruhen wahrscheinlich auf anderen elektrophysiologischen Mechanismen. Es treten aber auch supraventrikuläre Arrhythmien auf, beispielsweise das prognostisch recht ungünstige Vorhofflimmern/-flattern.

An bradykarden Rhythmusstörungen können besonders beim inferioren Infarkt Sinusbradykardie und AV-Blockierungen auftreten, wenn Sinus- und AV-Knotenarterie mitbetroffen sind. Sie sind prognostisch relativ günstig. Sehr ernst zu nehmen sind dagegen intraventrikuläre Leitungsstörungen (Schenkelblock, Hemiblock), die nicht nur eine Gefährdung im Hinblick auf einen totalen intraventrikulären AV-Block ankündigen, sondern auch unabhängig hiervon prognostisch ungünstig sind.
Die prognostisch ernstesten Komplikationen sind die akute Linksherzinsuffizienz (Lungenödem) und insbesondere der kardiogene Schock (s. entsprechende Kapitel). Diese Komplikationen können einmal durch den Untergang eines großen Muskelareals des linken Ventrikels bedingt sein. Zum anderen treten sie aber auch im Rahmen besonderer Komplikationen wie Septumperforation mit Entstehung eines Ventrikelseptumdefektes, Papillarmuskelabriß mit Entstehung einer akuten Mitralinsuffizienz oder Herzwandruptur mit Entstehung eines Hämoperikards auf. Als weitere Komplikationen sind Thromboembolien zu nennen, sowohl Lumenembolien infolge venöser Thrombose als auch arterielle Gefäßverschlüsse infolge Loslösung wandständiger Thromben im infarzierten Bereich des linken Ventrikels.

### Therapie

Wenn auch das Schicksal des Patienten mit akutem Infarkt ganz wesentlich von dem bisher kaum beeinflußbaren Faktor der Infarktgröße bestimmt wird, so kann doch heute einer Reihe von Komplikationen des Infarktes besser als früher begegnet werden. Eines der großen Probleme hierbei ist immer noch die Prähospitalphase des akuten Infarktes. Wie oben erwähnt, ist das Risiko des Kammerflimmerns in den ersten Minuten und Stunden nach Eintritt der Ischämie am größten. Der Patient erreicht aber auch heute noch häufig erst nach Stunden das Krankenhaus, d.h. zu einem Zeitpunkt, da die größte Gefährdung schon vorüber ist. Dies mag einer der Gründe sein, daß keineswegs in allen Statistiken die Mortalität von Infarktpatienten, die auf der Intensivstation behandelt wurden, geringer ist als die auf einer Normalstation behandelten Fälle. Dennoch ist sicher, daß durch eine entsprechende Überwachung auf der Intensivstation in der Frühphase des Infarktes die elektrischen Komplikationen beherrscht werden können, während die Prognose hämodynamischer Komplikationen, insbesondere des kardiogenen Schocks, nach wie vor extrem ungünstig ist.
In der *Prähospitalphase* ist daher das erste Gebot, den Patienten so schnell wie möglich auf eine Intensivstation einzuweisen. Die erste Verzögerung, bis der Arzt informiert wird, erfolgt häufig durch den Patienten selbst. Hier kann nur eine systematische Aufklärung der Bevölkerung weiterhelfen.

Der Arzt sollte zunächst einmal die Schmerzen des Patienten bekämpfen. Hierzu ist einmal Trinitroglycerin geeignet, das auch beim Infarkt antianginös wirkt und zudem den pulmonalen Druck zuverlässig senkt. Entgegen früheren Warnungen sollte jeder Patient mit normalen Kreislaufverhältnissen »Nitroglycerin«-Kapseln erhalten. Zusätzlich kann eine Sedierung etwa mit Diazepam erfolgen. Falls zusätzlich noch eine Schmerzbekämpfung erforderlich ist, sollten Tilidin oder Pentazocain vor Opiaten gegeben werden. Dann sollte schnellstmöglich der Transport in einem Rettungswagen (Arzt! Defibrillator!) erfolgen. Anders liegen die Dinge, wenn der Transport mit einem normalen Krankenwagen ohne ärztliche Hilfe erfolgen muß. Hier sollte der Patient so weit wie möglich vor Komplikationen durch Rhythmusstörungen geschützt werden. Bei bradykard-hypotonen Zuständen wird man daher Atropin geben. Die generelle antiarrhythmische Prophylaxe mittels Lidocain in dieser speziellen Situation ist sehr umstritten. Wir glauben aber, daß die geringen potentiellen Risiken dieser Therapie durch den potentiellen Nutzen aufgehoben werden. Entscheidend ist hierbei, daß Lidocain hoch genug dosiert wird (100 mg langsam i.v., anschließend Infusion 3 mg/min). Intramuskuläre Injektionen sind beim Infarkt generell zu vermeiden und führen auch nicht zu ausreichend effektiven Plasmaspiegeln.

Im *Krankenhaus* sollte jeder Patient auf eine Überwachungsstation aufgenommen werden. Routinemäßig erhält in unserer Klinik jeder Patient ein Nitropräparat wie Trinitroglycerin oder Isosorbiddinitrat. Bei hypertonen Zuständen kann Natrium-Nitroprussid eingesetzt werden unter entsprechender Blutdruckkontrolle. Auch Calciumantagonisten werden eingesetzt. Außerdem wird man eine Antikoagulantienbehandlung (Heparin, Cumarin) zur Thromboseprophylaxe einleiten. Wie lange diese fortgeführt werden soll, ist umstritten.

In einer Reihe von Kliniken wird heute eine Streptokinasetherapie durchgeführt, wenn der Patient in den ersten Stunden nach Infarktbeginn eintrifft. Ist ein Herzkatheterraum vorhanden, wird der Patient sofort koronarographiert und über den Katheter wird Streptokinase in das verschlossene Gefäß appliziert. Der Vorteil dieses Verfahrens ist die hohe Wiedereröffnungsrate (>80%) des verschlossenen Gefäßes bei geringer Streptokinasedosis, so daß systemisch nur ein gering wirksamer Spiegel erreicht wird und damit mögliche Blutungskomplikationen gering gehalten werden. Alternativ wird auch Streptokinase als Kurzinfusion in systemisch wirksamen Dosen intravenös verabreicht. Die Wiedereröffnungsrate ist hierbei geringer. Der Vorteil ist hier der zeitliche Vorsprung. Darüber hinaus ist dieses Verfahren wegen des geringen Aufwandes überall durchführbar. Der endgültige Stellenwert dieser Therapie ist noch nicht abzuschätzen.

Hinsichtlich der Rhythmusstörungen gibt es im Rahmen der Intensivüberwachung zwei gegensätzliche Standpunkte. Da die »Warnarrhythmien« kein entscheidendes Behandlungskriterium sind, können einmal alle Patienten prophylaktisch mit Lidocain-Infusionen behandelt werden, unabhängig vom Vorhandensein oder Fehlen ventrikulärer Rhythmusstörungen. Die andere Möglichkeit ist abzuwarten, bis gefährliche Arrhythmien auftreten, diese dann medikamentös (Lidocain) oder durch Elektrotherapie (Defibrillation, Überstimulation) zu beseitigen und anschließend eine antiarrhythmische Therapie einzuleiten. Aufgrund von experimentellen und ersten klinischen Befunden scheint prinzipiell auch die Behandlung mit $\beta$-Blockern im Rahmen eines akuten Infarktes zur Arrhythmieprophylaxe und »Myokardprotektion« sinnvoll zu sein. Wegen der potentiellen Nebenwirkungen, insbesondere auf die Inotropie, kann dieses Vorgehen aber zur Zeit noch nicht generell empfohlen werden.

Auch bei bradykarden Rhythmusstörungen ist unter den Bedingungen der Überwachungsstation in vielen Fällen eine abwartende Haltung gerechtfertigt. Dies gilt insbesondere beim inferioren Infarkt mit Sinusbradykardie oder Leitungsstörungen im AV-Knoten (Wenckebach), solange der Patient asymptomatisch ist. Treten beim Vorderwandinfarkt dagegen Zeichen der intraventrikulären Leitungsstörung auf (Schenkelblock, Hemiblock, Mobitz-Typ-II-Block), wird man großzügig einen transvenösen temporären Schrittmacher unter Röntgenkontrolle legen, ohne allerdings die schlechte Prognose dieser Patienten entscheidend verbessern zu können. Atropin ist wegen der unerwünschten Wirkung im Hinblick auf die Senkung der Flimmerschwelle sehr umstritten. Es kann einmal bei vagalen Reaktionen beim inferioren Infarkt sinnvoll sein.

Die Behandlung hämodynamischer Komplikationen, z. B. des Lungenödems, beim akuten Herzinfarkt entspricht mit Sauerstoff, Nitropräparaten zur Volumenentlastung und Schleifen-Diuretika, unter Umständen auch positiv inotropen Substanzen, der üblichen Behandlung der akuten Herzinsuffizienz (s. Herzinsuffizienz). Ebenso entspricht die Therapie des kardiogenen Schocks den im Kapitel Kreislaufschock beschriebenen Maßnahmen. Trotz Einsatz positiv inotroper Substanzen wie Dopamin/Dobutamin und assistierter Zirkulation (aortale Ballonpulsation) ist die Prognose des kardialen Pumpversagens außerordentlich ungünstig. In dieser Situation ist im Gegensatz zum unkomplizierten Infarkt eine hämodynamische Überwachung zusätzlich zur Blutdruckmessung erforderlich. Da der zentralvenöse Druck keine ausreichende Information über den Funktionszustand des linken Ventrikels machen kann, wird hierbei eine Druckmessung in der A. pulmonalis mittels Einschwemmkatheter durchgeführt. Beim Fehlen von Lungengefäßveränderungen liefert der

Druck in der A. pulmonalis einen guten Anhalt für den enddiastolischen Druck im linken Ventrikel. Zusätzlich zu den Drucken sollte auch immer das Herzzeitvolumen mitgemessen werden, was heute mit dem gleichen Katheter und automatisierten Geräten (Thermodilution) ohne weiteres möglich ist.
Operative Maßnahmen haben bisher beim akuten Infarkt nur eine sehr begrenzte Indikation. Eine aortokoronare »bypass«-Operation kommt prinzipiell nur in den ersten Stunden des Infarktes in Frage. Die Voraussetzungen sind meist nur beim akuten Infarkt im Krankenhaus etwa nach einer Koronarangiographie gegeben. Ist einmal das Herzmuskelgewebe untergegangen, sind alle chirurgischen Maßnahmen obsolet. Eine Operation ist dann erst wieder im Stadium des chronischen Aneurysmas (Aneurysmektomie) sinnvoll. Anders ist die Situation bei speziellen Komplikationen wie Septumperforation oder Mitralinsuffizienz bei Papillarmuskelabriß, die chirurgisch angegangen werden können. Hierbei wird man die Situation zunächst mit der Ballonpulsation zu stabilisieren versuchen.

### Prognose und Verlauf

Die Prognose des akuten Myokardinfarkts ist ernst. Selbst nach Eintreffen auf der Intensivstation sterben noch 15–30% der Patienten meist in den ersten Stunden. Während die Patienten in der Prähospitalphase besonders durch primäre (!) Rhythmusstörungen gefährdet sind, sterben sie auf der Intensivstation praktisch nur am Pumpversagen des Herzens in Abhängigkeit von der Größe des Infarktes. Die Prognose läßt sich hierbei aus den klinischen Befunden sowie den Pulmonalisdrucken und dem Herzzeitvolumen gut abschätzen. Im weiteren Verlauf nach der Entlassung aus dem Krankenhaus ist eine durchschnittliche Mortalität von etwa 3% pro Jahr zu erwarten. Prognostisch entscheidend sind hierbei die Größe des dyskinetischen Muskelbezirkes des linken Ventrikels sowie ventrikuläre Rhythmusstörungen, die ihrerseits bei größeren Dyskinesien wiederum gehäuft auftreten. Mindestens 15% der Fälle mit großem Vorderwandaneurysma und ventrikulären Extrasystolen versterben im ersten halben Jahr nach dem akuten Ereignis. Ein hoher Prozentsatz dieser Patienten stirbt nicht an einem neuen Infarkt oder am Pumpversagen, sondern an ventrikulären Rhythmusstörungen. Zahlreiche Studien haben gezeigt, daß gehäufte ventrikuläre Extrasystolen und ventrikuläre Salven die Vorläufer dieses plötzlichen Herztodes sind. Daher müssen solche Rhythmusstörungen nach Infarkt ernst genommen werden. Insgesamt wird die Prognose der Infarktpatienten mit zunehmendem Abstand vom akuten Ereignis besser, da die Überlebenden eine positive Auslese darstellen.
Der Patient mit unkompliziertem (!) kleinem Infarkt verläßt die Überwachungsstation nach 24 Stunden und das Bett nach 3 Tagen. Nach etwa 14 Tagen bis 3 Wochen ist er ausreichend mobilisiert, um das Krankenhaus zu verlassen. Jede Komplikation (Rhythmusstörungen, Hämodynamik) wird diesen Aufenthalt individuell verlängern. Vor der Entlassung sollten die entscheidenden prognostischen Parameter wie Aneurysmagröße (EKG, Echokardiographie, Szintigraphie) und Herzrhythmusstörungen (Langzeit-EKG) abgeklärt werden. Gegebenenfalls ist eine antiarrhythmische Einstellung erforderlich.
Im weiteren Verlauf nach einem akuten Infarkt sollte unbedingt die kardiale Situation sowohl hinsichtlich der Koronargefäße als auch der Ventrikelfunktion abgeklärt werden. Dies ist einmal zur Frage möglicher operativer Konsequenzen (»bypass«, Aneurysmektomie) als auch der Belastungsfähigkeit (Rehabilitationsmaßnahmen) und der Arbeitsfähigkeit sowie der Prognose von größter Bedeutung. Die Dringlichkeit dieser Untersuchung hängt vom klinischen Bild und von den Beschwerden ab. So wird man einen Patienten nach Vorderwandinfarkt und weiterbestehenden pektanginösen Beschwerden erst nach durchgeführter Koronarographie aus dem Krankenhaus entlassen, während die Situation bei einem beschwerdefreien Patienten nach Hinterwandinfarkt weniger dringlich ist. Insgesamt stellt aber jeder überstandene Herzinfarkt einen »Schuß vor den Bug« dar, der sehr ernst genommen werden sollte.

**Merke:** Unter koronarer Herzkrankheit versteht man das durch eine Koronarinsuffizienz bedingte klinische Bild (Angina pectoris, Herzinfarkt, Herzrhythmusstörungen). Bei der Angina pectoris sind neben der Anamnese das Belastungs-EKG und die Koronarographie entscheidend. Beim Herzinfarkt (EKG! Fermente!) sind Herzrhythmusstörungen und Herzinsuffizienz mögliche Komplikationen, die eine generelle Intensivüberwachung in den ersten 24 Std. erforderlich machen. Ventrikuläre Herzrhythmusstörungen können auch außerhalb eines Infarktes der Vorbote des plötzlichen Herztodes sein. Daher sind eine Abklärung mittels Langzeit-EKG und entsprechende Therapie erforderlich. Die medikamentöse Behandlung der koronaren Herzkrankheit besteht in der Senkung des $O_2$-Verbrauchs (Nitro, $\beta$-Blocker, Calciumantagonisten). In bestimmten Fällen sind Koronarchirurgie und Aneurysmektomie indiziert. Intrakoronare Lyse beim Infarkt und Ballondilatation verengter Herzkranzgefäße sind in den letzten Jahren hinzugekommen. Für die Prognose entscheidend sind neben dem Gefäßbefall das Ausmaß der ventrikulären Funktionsstörung und Herzrhythmusstörungen.

## Weiterführende Literatur

Breithardt, G., L. Seipel, F. Loogen: Häufigkeit, Prognose und Therapie von Herzrhythmusstörungen bei koronarer Herzkrankheit. Z. Kardiol. 67 (1978) 1–12

Kaltenbach, M., A. Grüntzig, K. Rentrop, W. D. Bussmann: Transluminal Coronary Angioplasty and Intracoronary Thrombolysis. Springer, Berlin 1982

Krayenbühl, P., W. Kübler: Kardiologie in Klinik und Praxis, Bd. II. Thieme, Stuttgart 1981

Loogen, F., L. Seipel: Detection of Ischemic Myocardium with Exercise. Springer, Berlin 1982

Meltzer, L. E., A. J. Dunning: Textbook of Coronary Care. Excerpta Medica, Amsterdam 1972

Proudfit, W., A. V. G. Bruschke, F. M. Sones: Natural history of obstructive coronary artery disease: Ten-year study of 601 nonsurgical cases. Progr. cardiovasc. Dis. 21 (1978) 53–78

Reindell, H., H. Roskamm: Herzkrankheiten, 2. Aufl. Springer, Berlin 1982

Riecker, G.: Klinische Kardiologie, 2. Aufl. Springer, Berlin 1982

Schaper, W., M. G. Gottwik: Der frische Herzmuskelinfarkt. Steinkopff, Darmstadt 1979

# Herzrhythmusstörungen

*F. Saborowski*

**Definition:** Eine Arrhythmie besteht in einer pathologisch veränderten Herzschlagfolge. Diese kann durch eine Störung der Erregungsbildung und der Erregungsleitung bedingt sein. Eine Arrhythmie ist als gefährlich zu bezeichnen, wenn sie entweder per se die Hämodynamik ernsthaft beeinträchtigt oder aber Vorbote prognostisch ungünstigerer Störungen wie Kammerflimmern ist. Neben tachykarden werden bradykarde Herzrhythmusstörungen und Irregularitäten ohne nennenswerte Frequenzalteration beobachtet. Entscheidend für die hämodynamischen Folgen einer Arrhythmie ist vor allem das Verhalten der Kammerfrequenz. Allgemein ausgedrückt: es ist mit merkbarer hämodynamischer Beeinträchtigung bei Herzfrequenzen über 160 und unter 40/min zu rechnen. Das ZNS reagiert am empfindlichsten und schnellsten von allen Organen auf eine Abnahme der Förderleistung des Herzens. Symptome akuter Herzzeitvolumenabnahme durch Arrhythmien sind daher vor allem zerebrale Funktionsstörungen: Leere im Kopf, Schwindel, Sehstörungen, Absencen und Adams-Stokes-Anfälle. In zweiter Linie ist das Myokard durch Minderdurchblutung gefährdet. Die gefährlichste Form der Bradykardie ist der Sinusstillstand oder der totale AV-Block, die gefährlichste tachykarde Störung das Kammerflimmern.

## Häufigkeit

Das Vorkommen von Herzrhythmusstörungen ist weitgehend abhängig von den unterschiedlichen Grunderkrankungen, die kardial und nichtkardial bedingt sein können. Lebensbedrohliche tachykarde Herzrhythmusstörungen sind besonders bei der koronaren Herzkrankheit nachgewiesen worden. Das jährliche Risiko des plötzlichen Herztodes beträgt für Patienten mit stabiler Angina pectoris 4% und mit durchgemachtem Myokardinfarkt 5%; für Patienten mit koronarer Herzkrankheit, die zum Ausschluß eines Infarktes in der Klinik aufgenommen wurden, 10%. Die Häufigkeit von Herzrhythmusstörungen bei Patienten mit Myokarditis und kongestiver Kardiomyopathie sind in Tab. **10** zusammengestellt. Ventrikuläre Extrasystolen und AV-Überleitungsstörungen stehen bei diesen Erkrankungen im Vordergrund.

Tabelle **10** Häufigkeit von Herzrhythmusstörungen bei Myokarditis (nach Schölmerich) und kongestiver Kardiomyopathie (nach Loogen u. Kuhn)

| | Myokarditis n=40 (%) | Kongestive Kardiomyopathie n=57 (%) |
|---|---|---|
| Supraventrikuläre Extrasystolen | 20 | 6 |
| Ventrikuläre Extrasystolen | 43 | 56 |
| AV-Überleitungsstörungen | 40 | 40 |
| AV-Block 3. Grades | 8 | 5 |
| Linksschenkelblock | keine Angaben | 39 |
| Schenkelblock | 23 | keine Angaben |
| Intraventrikuläre Leitungsstörungen | 53 | keine Angaben |

Tabelle **11** Ätiologie der Herzrhythmusstörungen

**A. Kardiale Ursachen**

1. Koronare Herzkrankheit, Myokardinfarkt
2. Primäre und sekundäre Kardiomyopathien
3. Angeborene und erworbene Herzfehler einschließlich Mitralklappenprolaps-Syndrom
4. Präexzitationssyndrome
5. Akutes und chronisches Cor pulmonale
6. QT-Syndrom (Jervell-Lange-Nielsen-Syndrom)
7. Karotissinussyndrom

**B. Extrakardiale Ursachen**

1. Elektrolytstörungen
2. Medikamente (Herzglykoside, Antiarrhythmika und Psychopharmaka)
3. Hypoxie
4. Volumenmangel
5. Emotionell

Ätiologie

Herzrhythmusstörungen können durch kardiale und extrakardiale Ursachen ausgelöst werden (Tab. **11**). Bei Patienten mit koronarer Herzkrankheit sind während eines akuten Myokardinfarktes besonders gefährliche Brady- und/oder Tachykardien zu erwarten. Primäre Kardiomyopathien sind seltene Erkrankungen, klinisch wichtiger sind in diesem Zusammenhang die sekundären Formen. Sie können entzündlich, nutritiv-toxisch und metabolisch bedingt sein und kommen bei Neuro- und Myopathien sowie bei Tumoren und Herztraumen vor. Bei den angeborenen Herzfehlern ist in den letzten Jahren besonders das Mitralklappenprolaps-Syndrom als Ursache für das Auftreten von Arrhythmien bei jüngeren Patienten herausgearbeitet worden. Beim Wolff-Parkinson-Whithe-Syndrom besteht eine Neigung zu supraventrikulären Tachykardien. Sie stellen kreisende Erregungen dar, die Teile des normalen Reizleitungssystems und akzessorische Bahnen benutzen. Beim akuten und chronischen Cor pulmonale kommen supraventrikuläre und ventrikuläre Extrasystolen bzw. Tachykardien vor. Das Jervell-Lange-Nielsen-Syndrom ist durch eine Innenohrschwerhörigkeit, eine verlängerte QT-Dauer und intermittierendes Kammerflimmern gekennzeichnet. Beim hyperaktiven Karotissinusreflex werden Bradykardien und Asystolien beobachtet. Beträgt die Dauer der Asystolie mehr als 3 s und treten gleichzeitig die Zeichen der zerebralen Minderperfusion auf, z. B. Schwindel, wird von einem Karotissinussyndrom gesprochen.

Bei den extrakardialen Ursachen ist die Hypokalämie und Hypomagnesämie in der Genese von Arrhythmien zu betonen. Akute Kaliummangelzustände werden schlechter vertragen als chronische. Bei den Herzglykosiden führen die nierenpflichtigen Präparate in etwa 20% zu Intoxikationserscheinungen, überwiegend in Form von Herzrhythmusstörungen. Die Rate der Nebenwirkungen wird durch das gleichzeitige Vorliegen einer Elektrolytstörung erhöht. Antiarrhythmika, Phenothiazine und trizyklische Antidepressiva verlängern die QT-Dauer und erhöhen damit das Risiko des Kammerflimmerns.

Pathophysiologie

Voraussetzung für den regelmäßigen Herzschlag sind die autochthone rhythmische Reizbildung und die ungestörte Erregungsausbreitung im Herzen. Veränderungen der Herzschlagfolge entstehen durch Störungen der Reizbildung und/oder der Erregungsleitung, sie können harmlos und lebensbedrohlich sein. Dem plötzlichen Herztod liegt im Hinblick auf die Erregungsprozesse eine stark reduzierte elektrische Aktivität bis zur kompletten Asystolie der Kammern (hypodynam) oder eine erhöhte Aktivität (hyperdynam) zugrunde, die das Kammerflattern bzw. -flimmern darstellt. Bradykarde Herzrhythmusstörungen und Leitungsblockierungen führen zur hypodynamen, tachykarde Herzrhythmusstörungen und unidirektionale Leitung zur hyperdynamen Form. Beide Grundformen sind keine ätiologischen Einheiten und können zu erregungsbedingtem Herzversagen führen.

Werden die bradykarden Störungen auf der Ebene der ionalen Membranprozesse diskutiert (Tab. **12**), so kann der Stillstand eines Automatiezentrums aufgrund einer Verminderung von depolarisierenden Einwärtsströmen oder einer Verstärkung von repolarisierenden Auswärtsströmen entstehen. Lokale Minderdurchblutung kann zu einem verminderten Ionentransport führen. Für die tachykarden Störungen sind ein erhöhter Einstrom von Natrium- und Calciumionen und ein verminderter Ausstrom von Kalium- und Chloridionen verantwortlich, außerdem Verletzungsströme und Membranstörungen.

Tabelle **12** Ionale Mechanismen bradykarder und tachykarder Störungen der Erregungsbildung (nach Antoni)

**A. Bradykarde Störungen**

*Spezifische Einflüsse*
- verminderter Einstrom ($Na^+$; $Ca^{2+}$)
- erhöhter Ausstrom ($K^+$; $Cl^-$)
- Veränderungen der zeitunabhängigen Hintergrundströme

*Unspezifische Einflüsse*
- verminderter Ionentransport
- erhöhte Membrandurchlässigkeit

**B. Tachykarde Störungen**

*Spezifische Einflüsse*
- erhöhter Einstrom ($Na^+$; $Ca^{2+}$)
- verminderter Ausstrom ($K^+$; $Cl^-$)
- Veränderung zeitunabhängiger Hintergrundströme

*Unspezifische Einflüsse*
- Depolarisation durch Verletzungsstrom
- Membranleck
- erhöhte Membrankapazität

In der Pathogenese tachykarder Herzrhythmusstörungen imponiert die Störung der Reizbildung als gesteigerte Automatie, abnorme Automatie und getriggerte Aktivität. Die gesteigerte Automatie kommt in den Pacemaker-Zellen des Sinus- und AV-Knotens, in den Purkinje-Fasern und speziellen Vorhoffasern vor und wird als diastolische Depolarisation an der Einzelfaser nachgewiesen. Arbeitsmyokardzellen, die normalerweise keine spontane Automatie besitzen, können durch veränderte Ionenfluxe über die Zellmembran einen Funktionswandel durchmachen und ebenfalls diastolische Depolarisationen zeigen. Die getriggerte Aktivität entsteht durch pathologische Nachpotentiale am Ende der Repolarisa-

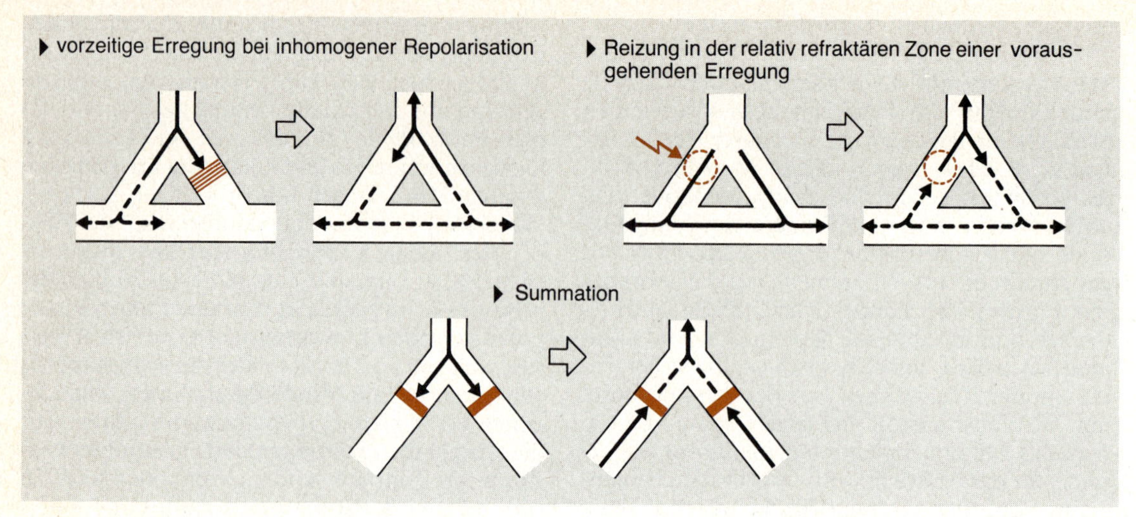


Abb. **8** Mechanismen der unidirektionalen Erregungsleitung im Myokard (nach Antoni)

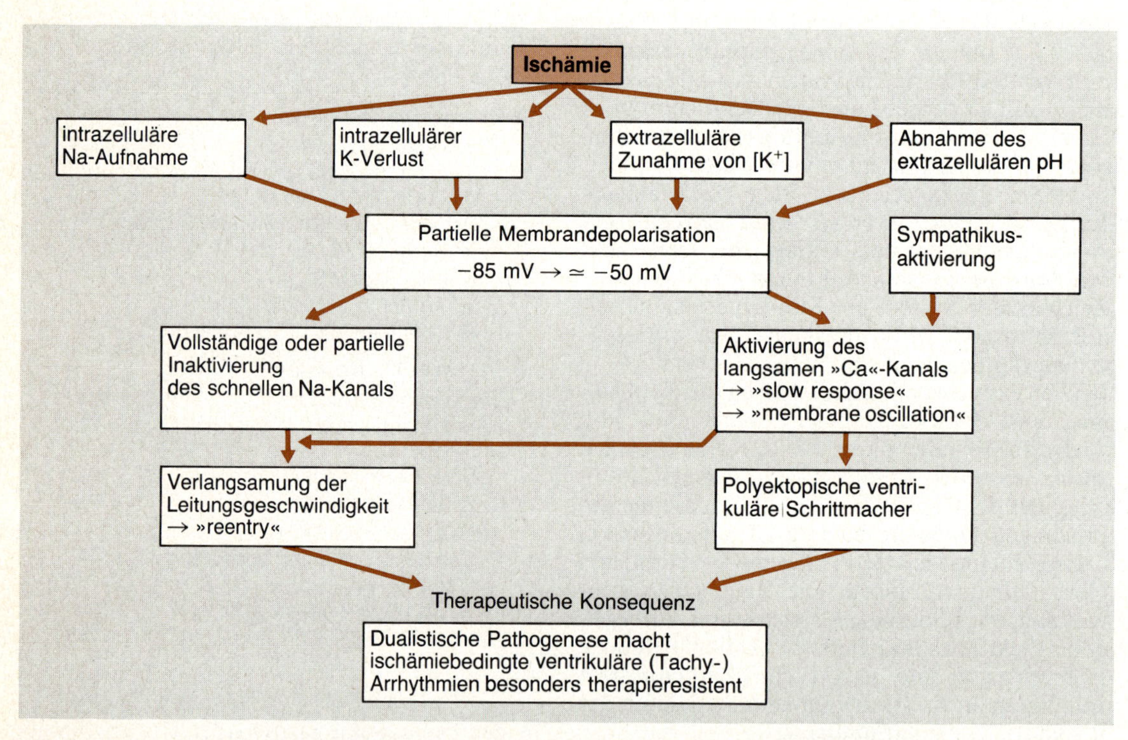


Abb. **9** Pathogenese ischämiebedingter ventrikulärer (Tachy-) Arrhythmien (nach Kaufmann)

tion eines Aktionspotentials. Erreichen die Nachpotentiale eine bestimmte Amplitude, werden neue Aktionspotentiale ausgelöst.
Bei den Leitungsstörungen ist der Wiedereintritt als Hauptursache tachykarder Arrhythmien anzusehen. Neben dem Reizleitungssystem können akzessorische Bahnen zwischen den Vorhöfen und Kammern, Vorhofmyokard, der Sinusknoten, der AV-Knoten und infarziertes Myokardgewebe beteiligt sein. Als Vorbedingung muß wenigstens vorübergehend eine unidirektionale Blockierung bestehen. Sie tritt auf, wenn beim Eintreffen einer vorzeitigen Erregung noch teilweise refraktäres Myokard vorliegt. Der Wiedereintritt wird dadurch möglich, daß die retrograde Erregungsleitung durch die anfangs blockierte Stelle erfolgen kann. Andere Möglichkeiten zur unidirektionalen Erregungsleitung bestehen bei Reizung in der relativ refraktären Zone einer sich rückbildenden Erregung (vulnerable Phase) und durch Summation (Abb. **8**).
Für das Verständnis des Wiedereintritts und die Inhomogenität in der Phase der Repolarisation ist es wichtig, auf die schnelle und langsame Erregungsleitung in den verschiedenen Abschnitten des Herzens und des Reizleitungssystems hinzuweisen, die besonders von Cranfield und seiner Arbeitsgruppe herausgearbeitet worden ist (Tab. **13**). Aus klinischer Sicht ist ein Funktionswandel von »fast response« zu »slow response« u.a. durch Hypoxie oder Erhöhung von Kaliumionen möglich und von besonderer Bedeutung für die Entstehung von Reentry-Tachykardien.
Für die ischämiebedingten ventrikulären Arrhythmien sind neben uni- bzw. multifokaler ektopischer Schrittmacheraktivität multiple Mikro- bzw. Makro-Reentry-Kreise verantwortlich. Diese Zusammenhänge sind schematisch in Abb. **9** dargestellt.
Der Einfluß des autonomen Nervensystems auf die Erregungsbildung und Erregungsleitung wird durch den Vagus bzw. Sympathikus bestimmt. Vagusreize wirken frequenzdrosselnd (negativ chronotrop), leitungsverzögernd (negativ dromotrop) und erregbarkeitssenkend (negativ bathmotrop), Sympathikusreize entgegengesetzt. In den Vorhöfen überwiegt der Vaguseinfluß, in den Ventrikeln der Einfluß des Sympathikus. Überträgerstoffe sind Acetylcholin, Noradrenalin und Adrenalin. Presso- und Chemorezeptoren, psychische und andere extrakardiale Faktoren beeinflussen über die vegetativen Zentren das sympathisch-parasympathische Gleichgewicht und modifizieren damit die Elementarfunktionen des Herzens, normalerweise zweckmäßig, krankhafterweise unter anderem mit dem Effekt einer Rhythmusstörung.

Tabelle **13** Schnelle und langsame Erregungsform in den verschiedenen Abschnitten des Herzens und im Reizleitungssystem (nach Antoni)

| **Erregungsform** | **Schnell** | **Langsam** |
|---|---|---|
| | »fast response« $Na^{+}$-Aktionspotential | »slow response« $Ca^{2+}$-Aktionspotential |
| Vorkommen | Vorhofmyokard Kammermyokard ventr. Erreg. Leitungssystem | Sinusknoten AV-Knoten |
| Ionenströme | initialer $Na^{+}$-Einstrom | initialer $Ca^{2+}$-Einstrom |
| blockierbar durch | Tetrodotoxin | $Mn^{2+}$, Verapamil usw. |
| verstärkt durch | – | Katecholamine |
| diastol. MP | hoch | niedrig |
| Aufstrich | schnell | langsam |
| Overshoot | groß | klein |
| Schwelle | niedrig | hoch |
| Leitung | schnell | langsam |
| Automatie | $K^{+}$-empfindlich durch $Ca^{2+}$ gehemmt | $K^{+}$-unempfindlich durch $Ca^{2+}$ stimuliert |

Tabelle **14** Schematische Einteilung der Herzrhythmusstörungen

**A. Störungen der Erregungsbildung**

1. nomotop
   Sinusbradykardie
   Sinustachykardie
   Sinusarrhythmie
2. heterotop
   a) aktiv
      Extrasystolen
      paroxysmale Tachykardien
      Flattern und Flimmern
      (auf Vorhof- oder Kammerebene)
   b) passiv
      Ersatzsystolen
      sekundäre Automatie: Vorhöfe und AV-Knoten (AN-, N- und NH-Region und Hissche Brücke); tertiäre Automatie: Herzkammern

**B. Störungen der Erregungsleitung**

1. Sinuaurikuläre Blockierungen
   1. bis 3. Grades
2. Atrioventrikuläre Blockierungen
   1. bis 3. Grades

### Klinik und klinische Pathophysiologie

Herzrhythmusstörungen werden von einigen Patienten überhaupt nicht bemerkt. Andere geben Angstgefühl, Palpitationen, Dyspnoe und/oder Angina pectoris an. Ist die Förderleistung des Herzens herabgesetzt, kommt es zu Schwindel, Synkopen oder Adams-Stokes-Anfällen. Weitgehend wird die klinische Symptomatik beim Vorliegen von Herzrhythmusstörungen durch die bestehende Grunderkrankung, z. B. Herzinsuffizienz oder akuter Myokardinfarkt, bestimmt. Tab. **14** faßt die Störungen der Herzschlagfolge zusammen.

#### Störungen der Erregungsbildung

*Sinusbradykardie.* Bei einer Herzfrequenz unter 60 Schlägen/min wird von einer Sinusbradykardie gesprochen. Störungen der Sinusknotenfunktion und der sinuatrialen Überleitung gewinnen zunehmend an klinischer Bedeutung. Die Veränderungen der Erregungsbildung und -leitung werden unter dem Begriff des erkrankten Sinusknotens (Sinusknotensyndrom) zusammengefaßt. Es handelt sich um eine Erkrankung, die zwischen dem 60. und 70. Lebensjahr am häufigsten auftritt.
Folgende Herzrhythmusstörungen werden zu diesem Syndrom gezählt:

- die persistierende Sinusbradykardie,
- der Sinusknotenstillstand mit oder ohne Ersatzrhythmen,
- SA-Blockierungen,
- das Bradykardie-Tachykardie-Syndrom,
- chronisches Vorhofflimmern,
- instabiler Sinusrhythmus nach Kardioversion von Vorhofflimmern oder -flattern.

Tabelle **15** Häufigkeit von verschiedenen Herzrhythmusstörungen beim Sinusknotensyndrom (nach Blömer u. Mitarb.)

| | |
|---|---|
| Sinusbradykardie | 95 |
| Sinuatriale Blockierung | 38 |
| Sinusstillstand | 18 |
| AV-Ersatzsystolen und -rhythmen | 54 |
| Paroxysmale supraventrikuläre Tachykardie | 12 |
| Paroxysmales Vorhofflattern | 10 |
| Paroxysmales Vorhofflimmern | 7 |
| Vorhofextrasystolen | 20 |
| Kammerextrasystolen | 24 |
| AV-Block 1. Grades | 12 |
| AV-Block 2. Grades (Wenckebach) | 2 |
| (n = 100) | |

Tab. **15** gibt die Häufigkeit der verschiedenen Störungen an, die im Ruhe- und Langzeit-EKG gefunden worden sind. Dabei ist aber zu betonen, daß eine Sinusbradykardie als einzige Manifestation des erkrankten Sinusknotens selten ist (Abb. **10**).

Weitere Ursachen für die Verlangsamung des Herzschlages auf weniger als 60/min sind erhöhter Vagotonus (konstitutionell, im Schlaf, bei Kranken mit Ulcus duodeni oder ventriculi), reflektorische Vaguserregung (abrupter Blutdruckanstieg, Karotissinus- oder Bulbusdruck, Abdominalkoliken und -traumen = Goltzscher Klopfversuch, vagovasale Synkope = Ohnmacht, Bezold-Jarisch-Mechanismus, intrakranieller Druckanstieg), herabgesetzter Stoffwechsel (Hypothyreose, Hypothermie), toxische Einflüsse (bei Typhus abdominalis, Virusinfekten, Ikterus, Digitalisintoxikation, $\beta$-Blocker und Clonidingabe). Unter anderem zeichnet sich das Herz des körperlich Trainierten durch langsame Schlagfolge aus.

*Sinustachykardie.* Beschleunigung der Herzfrequenz auf mehr als 100/min beruht am häufigsten auf rascher Erregungsbildung im Sinusknoten. Physiologisch ist die Sinustachykardie im Kindesalter, bei körperlichen Belastungen und Emotionen. Besonders ausgeprägt sind die Reaktionen auf äußere Einflüsse bei vegetativer Dystonie. Reflektorisch kommt es bei Herzinsuffizienz (Bainbrigde-Reflex) zur Frequenzbeschleunigung. Auch erhöhte Körpertemperatur führt zum Anstieg der Sinusfrequenz, pro 1 °C um 8 bis 10 Schläge/min. Weitere Ursachen sind sympathikotone Erregungszustände, Stoffwechselsteigerung (Thyreotoxikose), Anämie bzw. Hypoxie, infektiös-toxische Einflüsse (Myokarditis) und Genußgifte (Coffein, Nikotin). Vermittlerrollen spielen Vaguslähmung bzw. erhöhter Sympathikustonus bzw. vermehrte Adrenalinausschüttung ins Blut. Unter Noradrenalin bleibt der Frequenzanstieg wegen der Pressorezeptorenerregung aus.

*Sinusarrhythmie.* Am häufigsten treten Schwankungen des Sinusrhythmus im Zusammenhang mit der Atmung auf, in geringem Maße bei jedem Menschen, deutlicher nach Belastung, im hohen Alter weniger als bei Jugendlichen, selten bei schwerer Herzinsuffizienz und Thyreotoxikose. Ausgeprägte respiratorische Arrhythmie ist ein Zeichen vegetativer Labilität. Die Frequenzschwankungen – Zunahme beim Einatmen, Abnahme beim Ausatmen – werden auf die wechselnde inspiratorisch vermehrte Vorhoffüllung (Bainbridge-Reflex), die inspiratorische Reizung des Lungenvagus (Lungendehnungsreflex), auf Karotissinusreflexe und zentrale Tonusänderungen zurückgeführt.

*Extrasystolie.* Vorzeitige Kontraktionen des Herzens oder eines Herzteiles bezeichnet man als Extrasystolen. Neben supraventrikulären werden ventrikuläre Formen unterschieden. Ort und Zeit des Ursprungs der Extrasystolen bestimmen die Erregungsausbreitung und die Folgen für den Herzrhythmus. Supraventrikuläre Foki erregen Vorhöfe und Kammern, es sei denn, daß das Kammermyokard bei sehr frühzeitiger Extraerregung noch refraktär ist (blockierte Extrasystolen).

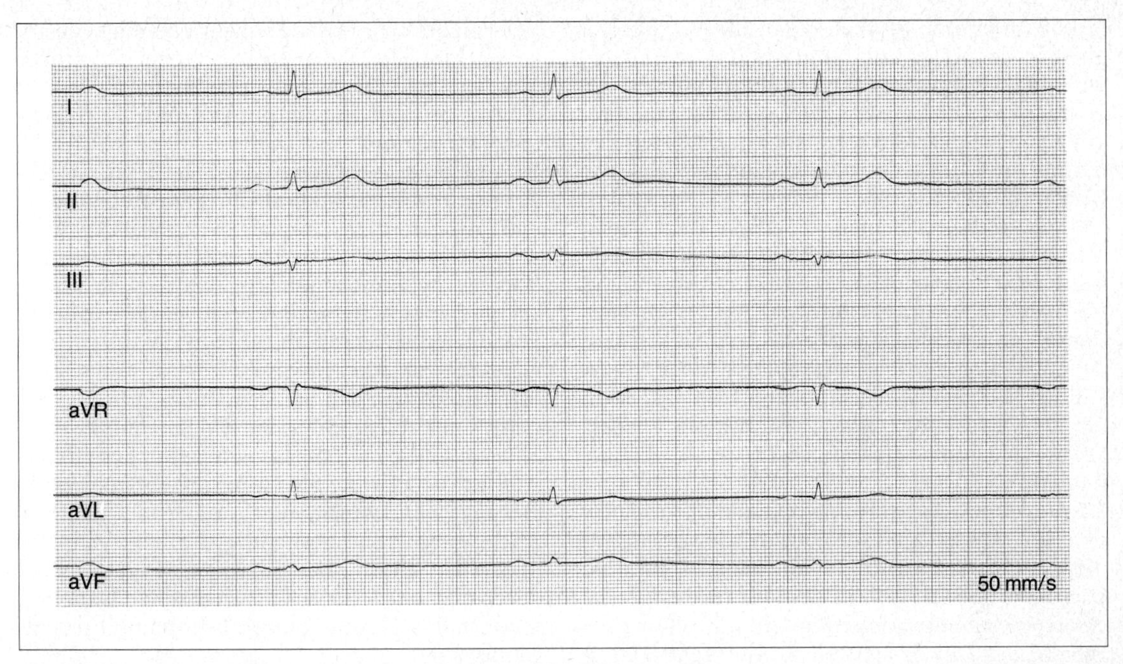


Abb. **10** Sinusbradykardie, AV-Block 1. Grades und Karotissinussyndrom. Bei Karotisdruckversuch asystolische Pause von 3,6 s, unter gleichzeitiger Vorhofstimulation AV-Block 3. Grades

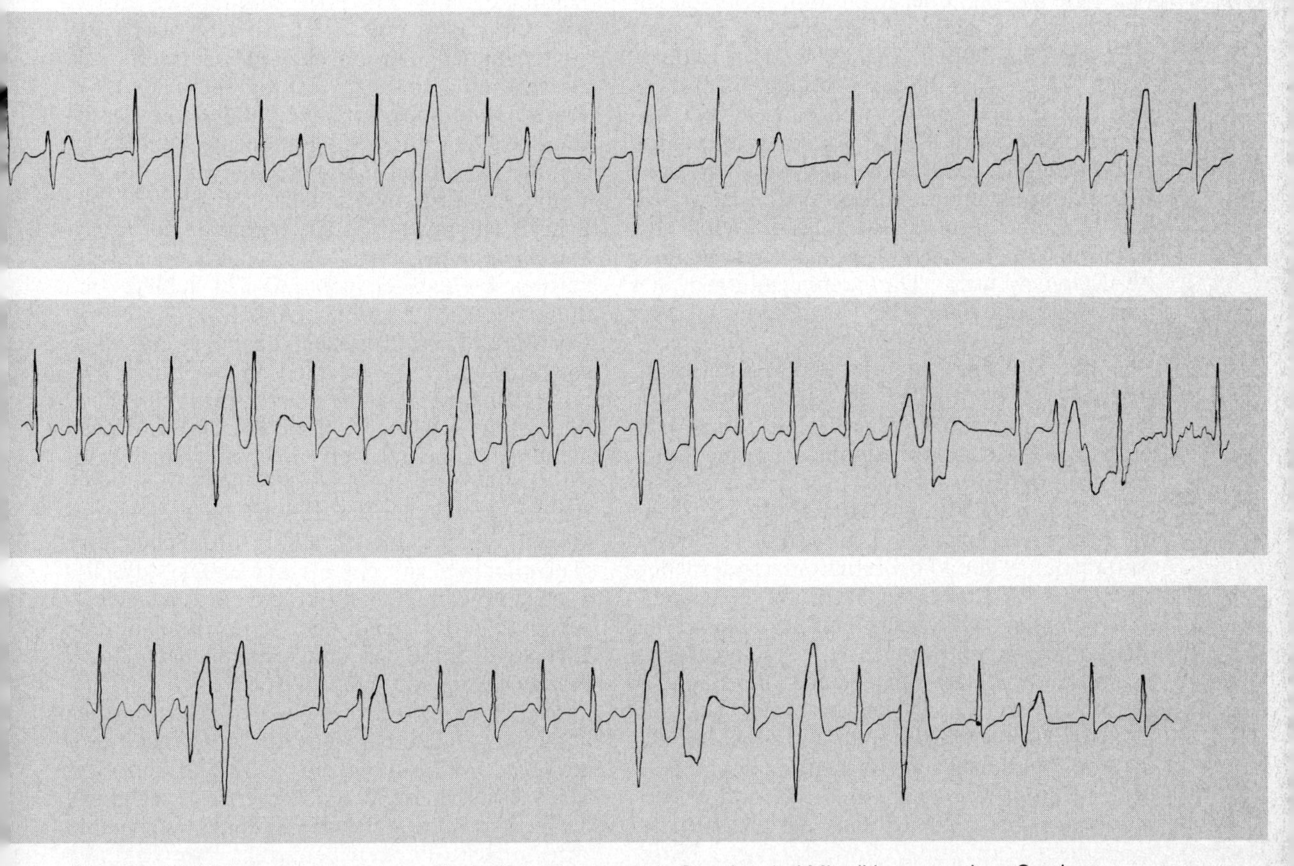

Abb. **11** Multifokale Extrasystolen, z. T. als Bigeminus und als Couplets bei Mitralklappenprolaps-Syndrom

Bei ventrikulären Formen bleibt die Vorhoferregung in der Regel dem Sinusknoten überlassen, weil die sich retrograd nur langsam ausbreitende Extraerregung zu spät kommt. Die Normalerregung gelangt meistens nicht über den AV-Knoten hinaus, weil die Kammern infolge der Extrasystole refraktär sind.

Extrasystolen erscheinen in langen Intervallen oder gehäuft einzeln oder in Salven, in regelmäßiger oder unregelmäßiger Folge. Abwechselnd normale und extrasystolische Erregungen werden als Bigeminus, 2 Extrasystolen nach einem Normalschlag als Trigeminus, jeweils 1 Extrasystole nach 2 regulär entstandenen Kontraktionen als 2:1-Extrasystolie usw., die konstante Wiederkehr schlechthin als Allorhythmie bezeichnet (Abb. **11**).

Extrasystolen in Salven sind manchmal Vorläufer einer paroxysmalen Tachykardie oder des Kammerflimmerns. Ebenso gilt sehr früher Einfall im vorangehenden T, d.h. in der vulnerablen Phase der Herzkammern, als gefährlich.

Infolge der kurzen Diastole ist die Ventrikelfüllung bei Extrasystolen mit kurzer Kupplung gering, das Schlagvolumen und damit die Blutdruckamplitude ist vermindert, die arterielle Pulswelle ist klein oder überhaupt nicht fühlbar (frustrane Kontraktion). Bigeminus z.B. imponiert dann als Bradykardie. Salven von Extrasystolen führen zum Blutdruckabfall. Im Venenpuls entstehen Pfropfungswellen, wenn bei AV-Extrasystolen Vorhof- und Kammerkontraktion zusammenfallen oder wenn die extrasystolische Vorhofkontraktion (bei frühen Vorhofextrasystolen) bzw. die reguläre Vorhofkontraktion (bei ventrikulären Extrasystolen) auf geschlossene AV-Klappen trifft. Das Schlagvolumen der postextrasystolischen Herzkontraktion ist vergrößert.

Wird die Sinusfrequenz von anderen automatischen Zellen übertroffen, so übernehmen diese die Schrittmacherrolle (aktive Heterotopie). Passiv setzt sich Heterotopie durch, wenn die Sinusautomatie zu langsam oder blockiert oder erloschen ist (Ersatzrhythmus). Bei AV-Block folgen die Ventrikel einem Eigenrhythmus (tertiäre Automatie), während bei funktionierender Überleitung der AV-Knoten das Herz erregt (sekundäre Automatie), die Ventrikel auf normalem Weg, die Vorhöfe retrograd, meistens mit einer Frequenz um 60 Schläge/min. Je nach der Lage des Schrittmachers im AV-Knoten-Areal und der Leitungsgeschwindigkeit auf- und abwärts setzt die Vorhoferregung vor, mit Beginn oder im Laufe der Kammererregung ein. EKG und Venenpuls zeigen bei AV-Rhythmus die gleichen Besonderheiten (negative Vorhofzacken, Pfropfungswellen) dauernd, die bei AV-Extrasystolen vorübergehend beobachtet werden. Sonst sind die hämodynamischen Auswirkungen unbedeutend, obwohl die Vorhöfe nichts oder nur wenig zur Ventrikelfüllung beitragen können.

Verschiedene Teile des Herzens können auch abwechselnd oder nebeneinander zum Schrittmacher werden. Zu diesen Pararrhythmien zählen neben der Parasystolie die AV- und die Interferenzdissoziation.

Bei einfacher AV-Dissoziation übertrifft die AV-Frequenz vorübergehend die Sinusfrequenz, so daß die normale sinuatrioventrikuläre Erregungsfolge mit Phasen abwechselt, in denen die Vorhöfe zwar noch vom Sinusknoten, die Ventrikel aber vom AV-Knoten erregt werden. Hält der Frequenzunterschied an, so wird daraus ein permanenter AV-Rhythmus.

Interferenzdissoziation liegt vor, wenn trotz schnellerer Reizbildung im AV-Knoten die Vorhöfe ständig dem Sinusknoten gehorchen. Retrograd ist die Leitung also blockiert (»Schutzblokkierung« des Sinusknotens), während sie anterograd normal vonstatten geht, d.h., die Ventrikel folgen der Sinusautomatie, wenn sie nicht gerade durch die vom AV-Knoten ausgehende Depolarisation refraktär sind. Am Puls imponiert das als Extrasystolie.

Im allgemeinen liegen dem Wettstreit zweier Automatiezentren funktionelle Mechanismen zugrunde. Der Führungswechsel kann z.B. im Zusammenhang mit einer respirationssynchronen Sinusarrhythmie erfolgen. Organische Ursachen findet man am ehesten bei Interferenzdissoziation.

*Paroxysmale Tachykardien.* Anfälle von Herzjagen entstehen durch hochfrequente Ventrikelerregung. Die Impulse kommen entweder aus den Vorhöfen, dem AV-Knoten oder der Hisschen Brücke (supraventrikuläre paroxysmale Tachykardie) oder aus einem Ventrikel (Kammertachykardie). Frequenzen von 180–220 Schläge/min und mehr werden erreicht (Abb. **12**).

Der Anfall kann urplötzlich beginnen und ebenso abrupt enden (essentielle Form = Typ Bouveret-Hoffmann) oder von Extrasystolen eingeleitet und gefolgt werden (Typ Gallavardin). Zwischen extrasystolischen Salven und paroxysmaler Tachykardie besteht kein prinzipieller Unterschied. Bei der essentiellen Form pflegt der Paroxysmus kürzer, die Frequenz höher, die Schlagfolge gleichmäßiger zu sein als bei extrasystolischer Tachykardie. Supraventrikuläre Paroxysmen entsprechen überwiegend dem 1., ventrikuläre dem 2. Typ. Am Ende des Anfalles kehrt nach kurzer Pause der Sinusrhythmus wieder.

Paroxysmale supraventrikuläre Tachykardien kommen gehäuft bei den Präexzitationssyndromen vor (WPW-Syndrom, LGL-Syndrom). Es handelt sich meistens um kreisende Erregungen, die Teile des normalen Reizleitungssystems und akzessorische Bahnen benutzen. Drei Faktoren bestimmen die Charakteristik und das Ausmaß der Präexzitation: die Vorzeitigkeit, die anomale anterograde Erregungsausbreitung und davon abhängig eine heterodrome (nicht rechtläufige) Ventrikelerregung in ihrer funktionellen Bezie-

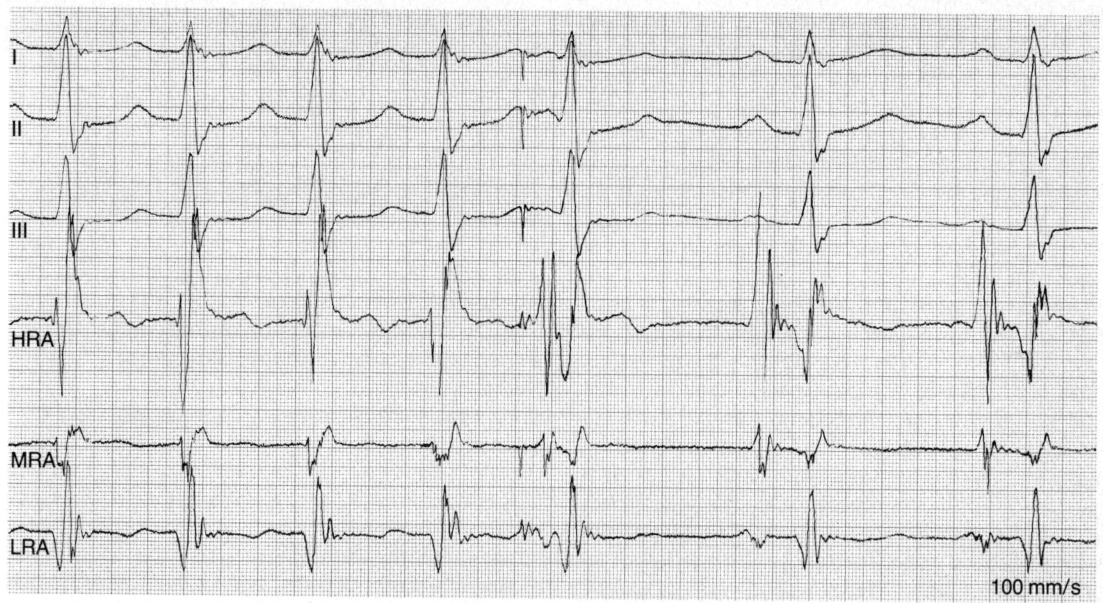


Abb. **12** Supraventrikuläre Tachykardie, die durch einen vorzeitig einfallenden Stimulus (Vorzeitigkeit = 190 ms) terminiert wird. HRA, MRA und LRA = hoher, mittlerer und unterer rechter Vorhof

hung zueinander und zur noch vorhandenen Erregung. Aufgrund dieser Zusammenhänge können die Merkmale der Präexzitation nur intermittierend vorhanden sein. Die nicht über das normale Erregungsleitungssystem erfolgte Erregungsleitung kann in anterograder und retrograder Richtung unterschiedlich funktionsfähig sein.

Supraventrikuläre Paroxysmen werden bevorzugt bei vegetativ labilen Individuen, Sympathikusreizzuständen, Fokaltoxikose, hormonellen Störungen, Kammertachykardien, häufiger bei organischen Herzerkrankungen angetroffen. Diastole und Systole sind infolge der hohen Frequenz so kurz, daß die Förderleistung des Herzens abnimmt. Die Blutdruckamplitude ist klein, die Durchblutung der Kreislaufperipherie einschließlich Gehirn und Nieren eingeschränkt. Bei Jugendlichen und bei sonst gesundem Herzen ist dies nicht bedrohlich. In schweren Fällen resultiert jedoch ein kardiogener Schock, bei langdauernder Tachykardie und vorgeschädigtem Herzen Stauungsinsuffizienz, bei sehr hoher Frequenz eine relative Ischämie des Myokards. Noch lange nach dem Anfall kann das EKG Erregungsrückbildungsstörungen zeigen (Posttachykardiesyndrom).

*Vorhofflimmern und -flattern.* Hochfrequente Erregungen der Vorhofmuskulatur, die nicht vom Sinusknoten ausgehen, charakterisieren das Vorhofflimmern und das Vorhofflattern. Sie sind beim Flimmern völlig unkoordiniert und regellos, beim Flattern zeitlich und räumlich weitgehend konstant. Die Flimmerfrequenz liegt zwischen 350 und 800 Schlägen/min und darüber, die Flatterfrequenz liegt zwischen 200 und 350 Schlägen/min. Übergänge (unreines Vorhofflattern, »Flimmer-Flattern«) und paroxysmales Auftreten im Wechsel mit Sinusrhythmus und Vorhofextrasystolie oder supraventrikulärer Tachykardie sind nicht ungewöhnlich. Flimmern ist häufiger und stabiler als Flattern.

Nur ein Bruchteil der Vorhoferregungen geht auf die Ventrikel über, weil die funktionelle Refraktärzeit des AV-Knotens länger ist als die atrialen Erregungsintervalle und weil nicht alle Erregungen bis ins AV-Leitungssystem vordringen. Dies ist ein Schutzmechanismus. Vorhofflattern erregt die Ventrikelmuskulatur meistens mit halbierter oder noch stärker reduzierter Frequenz, teils in regelmäßiger Folge (funktioneller 2:1-, 4:1- usw. Block), teils wechselnd (2:1/4:1). 1:1-Überleitung mit entsprechender Kammertachykardie ist gefährlich. Ein Vagusreiz kann das Verhältnis senken. Die Erregungsleitungen beim Vorhofflimmern erfolgen ganz unregelmäßig, so daß eine absolute Kammerarrhythmie resultiert. Nur bei totalem AV-Block gibt es regelmäßige Kammerbradykardie als Ersatzrhythmus. Hämodynamisch folgt aus dem Fortfall der Vorhofkontraktionen eine Verminderung des Herzminutenvolumens um etwa 20%. Infolge der ständig wechselnden Diastolendauer sind die Schlagvolumina bei absoluter Arrhythmie ungleich, Herztöne und Geräusche verschieden laut, Pulsfüllung und Blutdruck inkonstant. Entscheidend für den Kreislauf ist die Frequenz der Ventrikelerregungen: Normale Kontraktionskraft vorausgesetzt, entsteht bei 60–90 Schlägen/min keine Herzinsuffizienz. Demgegenüber kommt es oberhalb einer mittleren Kammerfrequenz von etwa 120 Schlägen/min oft zum Abfall des Herzminutenvolumens und zur venösen Stauung. Mehr und mehr Diastolen sind dann so kurz, daß die nachfolgenden Herzkontraktionen keine fühlbaren Pulswellen zustande bringen (sogenannte frustrane Kontraktionen): Bei Herzauskultation sind dann in der Zeiteinheit mehr Schläge nachweisbar als bei der Pulspalpation (sogenanntes Pulsdefizit). Unter körperlicher Belastung geht die Bradyarrhythmie oft in die ungünstige Tachyarrhythmie über.

*Kammerflimmern und -flattern.* Auch die Ventrikel können ins Flimmern oder Flattern geraten. Vorläufer sind gehäufte polytope Extrasystolen und Kammertachykardie. Reize, die in die vulnerable Phase des Herzens (Gipfel und abfallender Schenkel der T-Welle im EKG) fallen, lösen besonders leicht Flimmern aus. Man findet beim Kammerflimmern unregelmäßige und unkoordinierte Erregungen bis etwa 400 Schläge/min, beim Flattern gleichmäßige (»Haarnadelkurve« im EKG) und nicht ganz so frequente (200–250 Schläge/min) Erregungswellen. Kammerflimmern mit Herzstillstand ist die häufigste Todesursache beim Myokardinfarkt. Das flimmernde Herz bringt keine nennenswerte Blutförderung zustande. Systole und Diastole sind nicht mehr zu unterscheiden. Die Herztöne sind allenfalls noch bei Kammerflattern zu hören. Der sofortige Blutdruckabfall und das Sistieren des Kreislaufs führen zur zerebralen Ischämie unter dem Bild des Adams-Stokes-Anfalles.

Eine Sonderform der Kammertachykardie mit polymorphen QRS-Komplexen ist das Bild der »Torsade de Pointes« oder atypischen ventrikulären Tachykardie. Sie wird durch Medikamente ausgelöst (Chinidin, Procainamid, Disopyramid, Lidocain, Phenothiazine), aber auch durch Hypokalämie und Hypomagnesämie. Im EKG wird stets eine verlängerte QT-Dauer gefunden. Die Abgrenzung ist aus differential-therapeutischen Erwägungen von großer Wichtigkeit.

Eine weitere Sonderform ist die Dysplasie des rechten Ventrikels, die mit ventrikulären, aber auch anderen Arrhythmien einhergeht. Die oft erfolglose antiarrhythmische Behandlung erfordert chirurgische Maßnahmen.

#### Störungen der Erregungsleitung

Verzögerung oder Unterbrechung der Erregungsübertragung kann sich auf die Herzschlagfolge auswirken, wenn sie

1. in der Umgebung des Sinusknotens (sinuatrialer = SA-Block),
2. an der Vorhof-Kammer-Grenze (atrioventrikulärer = AV-Block)

lokalisiert ist. Je nach Schwere des SA- oder AV-Blockes werden unterschieden:

- verzögerte Leitung = (partieller) Block 1. Grades,
- intermittierende Leitungsunterbrechung = (partieller) Block 2. Grades,
- vollständige Leitungsunterbrechung = (totaler) Block 3. Grades.

Bei Blockierung 2. Grades kann die Verzögerung durch sukzessives Anwachsen der Refraktärzeit im Leitungssystem von Mal zu Mal deutlicher hervortreten, bis die Leitung unterbrochen wird, wenn die Erregung auf absolut refraktäre Fasern trifft. Nach dieser Erholungspause wird normal oder nur wenig verzögert geleitet (Typ I = Wenckebachsche Periodik). Beim selteneren Typ II fällt die Leitung unvermittelt aus, dazwischen ist sie normal oder verlangsamt, aber konstant.

*Sinuatriale Blockierungen.* Die verzögerte Erregungsleitung (1. Grad) vom Sinusknoten zum Vorhof ist im EKG nicht erkennbar. Bei partieller SA-Blockierung (2. Grad) fallen einzelne Vorhof-Kammer-Erregungen aus. Die Pausen entsprechen ungefähr dem Doppelten oder Vielfachen eines Normalintervalles, wenn nicht neben der partiellen Unterbrechung eine wechselnd starke Verzögerung der Erregungsleitung (Typ I) besteht.

Im Falle der totalen SA-Blockierung – vom Erlöschen der Sinusautomatie nicht abzugrenzen – wird meistens der AV-Knoten Schrittmacher des gesamten Herzens oder der Ventrikel (mit Vorhofstillstand). Nach plötzlicher Leitungsunterbrechung kann wie beim totalen AV-Block Kammerasystolie auftreten mit Adams-Stokes-Anfällen. In den asystolischen Phasen fehlen beim SA-Block auch die Vorhoferregungen.

*Atrioventrikuläre Blockierungen.* Das diagnostische Kriterium für einen AV-Block 1. Grades ist eine Verlängerung des PQ-Intervalles von mehr als 0,2 s. Der Herzrhythmus wird davon nicht berührt. Die Verzögerung der Erregungsleitung findet im AV-Knoten statt. Im His-Bündel-Elektrogramm ist die AH-Zeit entsprechend verlängert. Beim AV-Block 2. Grades werden zwei Typen unterschieden: Typ I – Wenckebach und Typ II – Mobitz. Bei Typ I nimmt das AV-Intervall so lange zu, bis eine Überleitung von den Vorhöfen auf die Kammern ausfällt. Im His-Bündel-Elektrogramm kommt es zu einer zunehmenden Verlängerung des AH-Intervalles bis zur Blockierung nach der A-Welle (Abb. **13**).

Bei Typ II treten Leitungsausfälle vereinzelt oder häufig, in regelmäßigen oder unregelmäßigen Abständen auf. Im 2:1-Block wird jede 2., im 4:1-Block jede 4. Vorhoferregung von einer Ventrikelerregung gefolgt. Im His-Bündel-Elektrogramm wird dieser Blockierungstyp fast ausschließlich infranodal gefunden, die Leitungsunterbrechung erfolgt nach der A-Welle. In seltenen Fällen kommen jedoch Blockierungen im AV-Knoten vor. Der totale AV-Block kann in verschiedenen Etagen des Reizleitungssystems vorkommen: im AV-Knoten, in der Hisschen Brükke, in den Tawara-Schenkeln oder in den Purkinje-Fasern. Entsprechend der Lokalisation werden

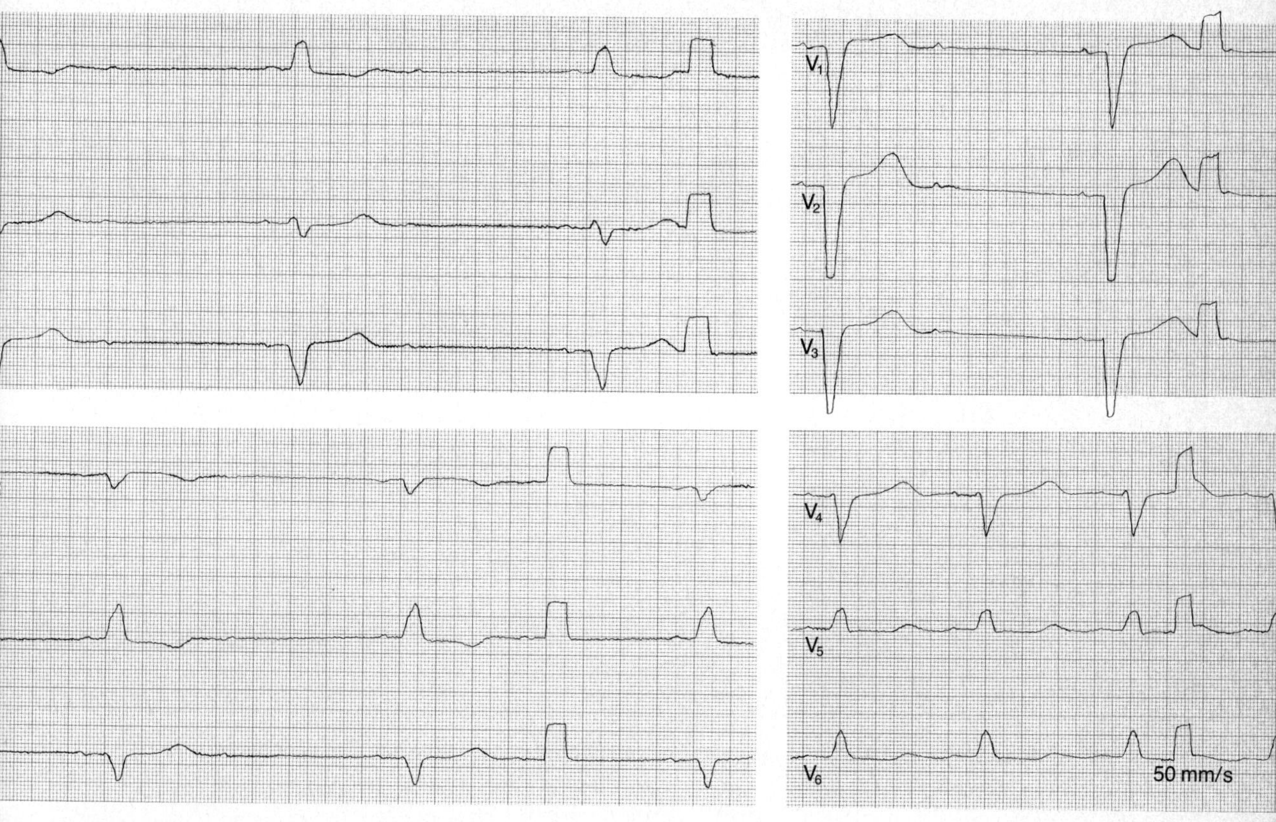


Abb. **13** Kompletter Linksschenkelblock in Kombination mit einem AV-Block 2. Grades (Typ Mobitz) als eindeutige Indikation zu einer permanenten Schrittmacherbehandlung

typische Befunde in der His-Bündel-Elektrographie erhoben. Liegt die Blockierung im AV-Knoten, folgt der A-Welle kein His-Potential. Bei Blockierungen im Bereich der Hisschen Brücke wird nach jeder A-Welle ein His-Potential aufgezeichnet. Dieses fehlt, wenn die Blockierung im Bereich der Tawara-Schenkel liegt. Die Kammerkomplexe sind schenkelblockartig deformiert. Auf die Bedeutung der intraventrikulären Leitungsstörungen bei der Entwicklung höhergradiger AV-Blockierungen ist in den letzten Jahren besonders hingewiesen worden. Die Prognose der bifaszikulären Blockierungen (linker vorderer Hemiblock und kompletter Rechtsschenkelblock, linker hinterer Hemiblock und kompletter Rechtsschenkelblock bzw. kompletter Linksschenkelblock) ist unter dem Gesichtspunkt der permanenten Schrittmacherbehandlung häufig diskutiert worden (s. Abb. **13**). Ein normales oder verlängertes HV-Intervall ist von besonderer Bedeutung.

Infolge der langsamen Reizbildung in sekundären und tertiären Automatiezentren besteht bei totalem Herzblock Kammerbradykardie. Die Frequenz liegt meistens unter 40/min, ausnahmsweise höher, nicht selten unter 20/min. Die lange Diastole ermöglicht eine gute Herzfüllung und damit ein großes Schlagvolumen mit großer Blutdruckamplitude und hörbarem Systolikum. Dennoch ist bei ausgeprägter Bradykardie das Herzzeitvolumen herabgesetzt. Da zudem die Kammerautomatie durch Herznerven kaum kontrolliert wird, Sympathikusreize z. B. also die Frequenz nur wenig steigern, ist das Minutenvolumen weitgehend fixiert, so daß die Kranken nicht belastbar sind. Die Herzleistung reicht allenfalls für den Ruhebedarf aus.

*Adams-Stokes-Syndrom.* Auf die plötzliche Verlangsamung oder Unterbrechung der Blutzirkulation reagiert von allen Organen das Gehirn am schnellsten und empfindlichsten. Zerebrale Ischämie führt in etwa 5 s zu Schwindelerscheinungen, in 10–15 s zu Bewußtlosigkeit, in 20–40 s zu Krämpfen, in etwa 1 min zum Atemstillstand, nach längstens 5 min zum irreversiblen Hirnschaden. Im Anfall sind die Pupillen weit, die Reflexe abgeschwächt. Nach Beendigung des Anfalles kommt es zur reaktiven Hyperämie. Kurzfristige Minderdurchblutungen verursachen nur flüchtige zerebrale Symptome (»kardiale Synkope«). Sowohl Asystolie als auch extreme Frequenzbeschleunigung können Adams-Stokes-Anfälle herbeiführen (Abb. **14**). Die hämodynamischen Folgen und damit die Ausfallserscheinungen sind jedoch bei Kammerstillstand und Kammerflimmern schwerer als bei Kammerflattern und Kammertachykardie. Tachykarde und brachykarde Phasen können im Wechsel auftreten.

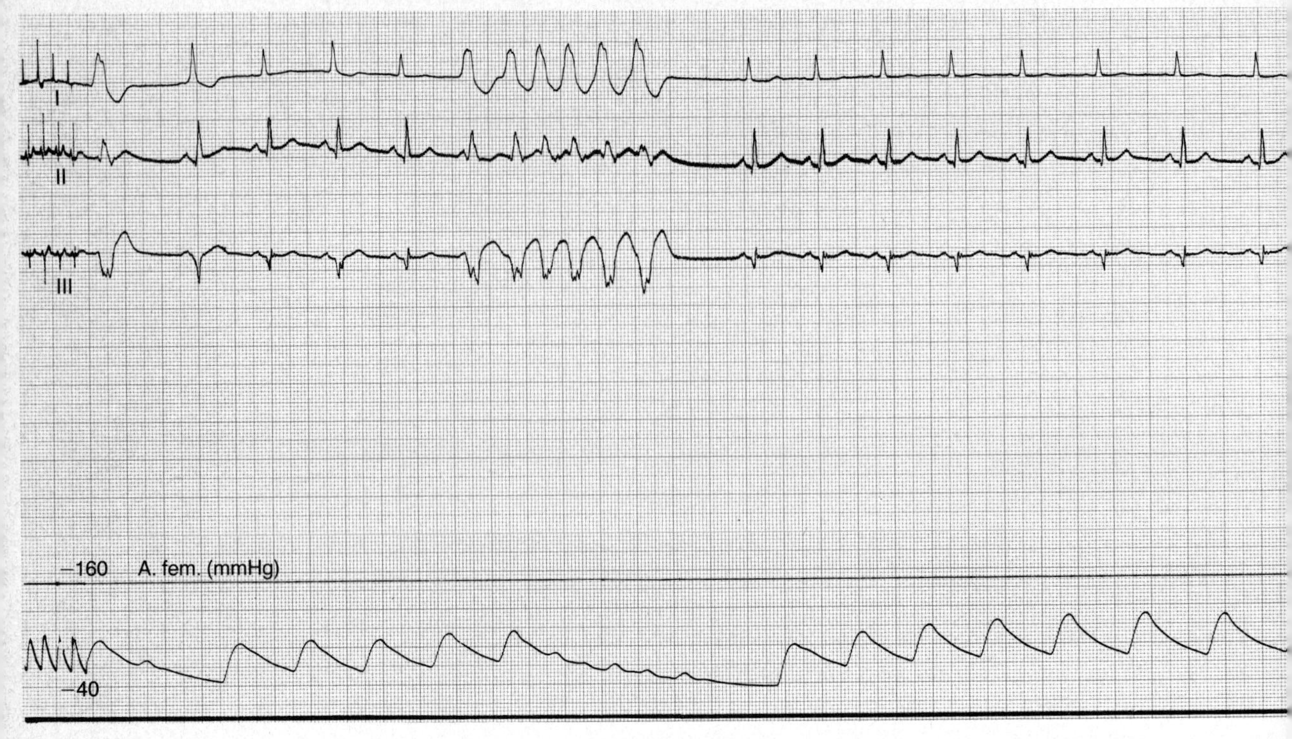


Abb. **14** Hämodynamische Auswirkungen einer kurzen Kammertachykardie, die sich spontan terminiert

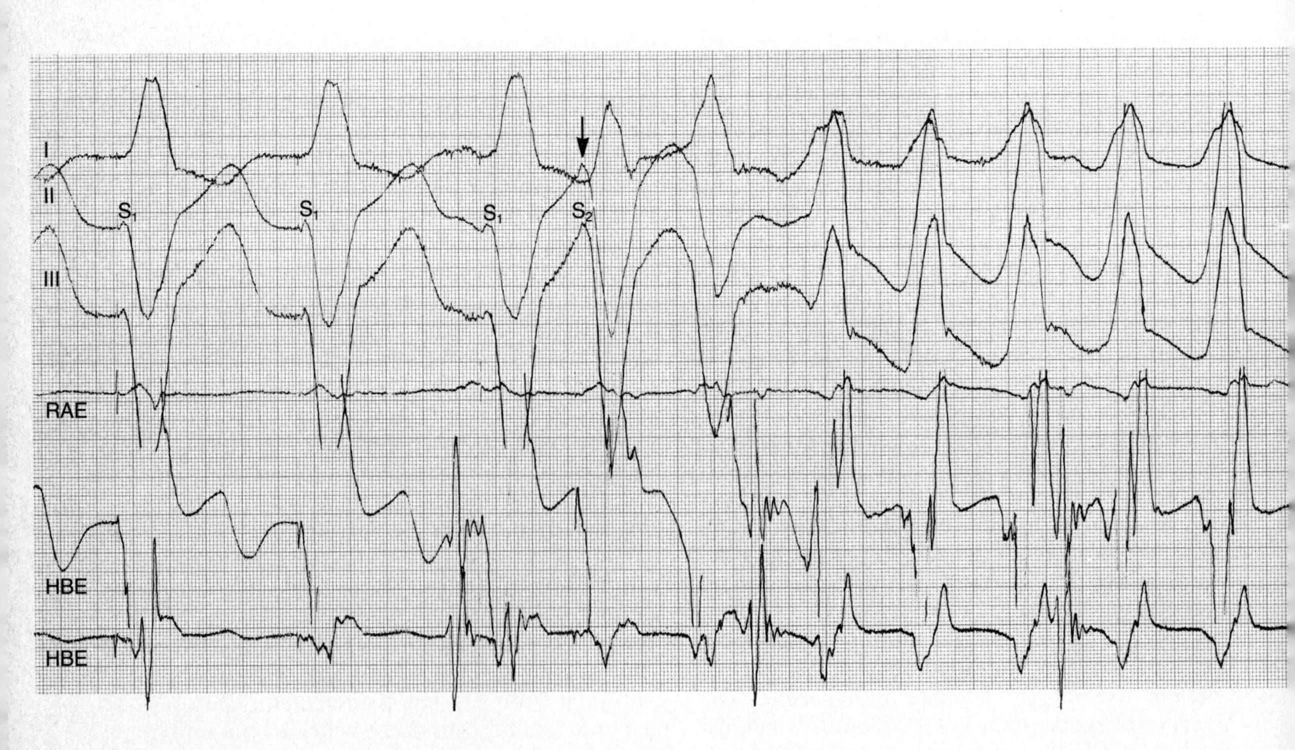

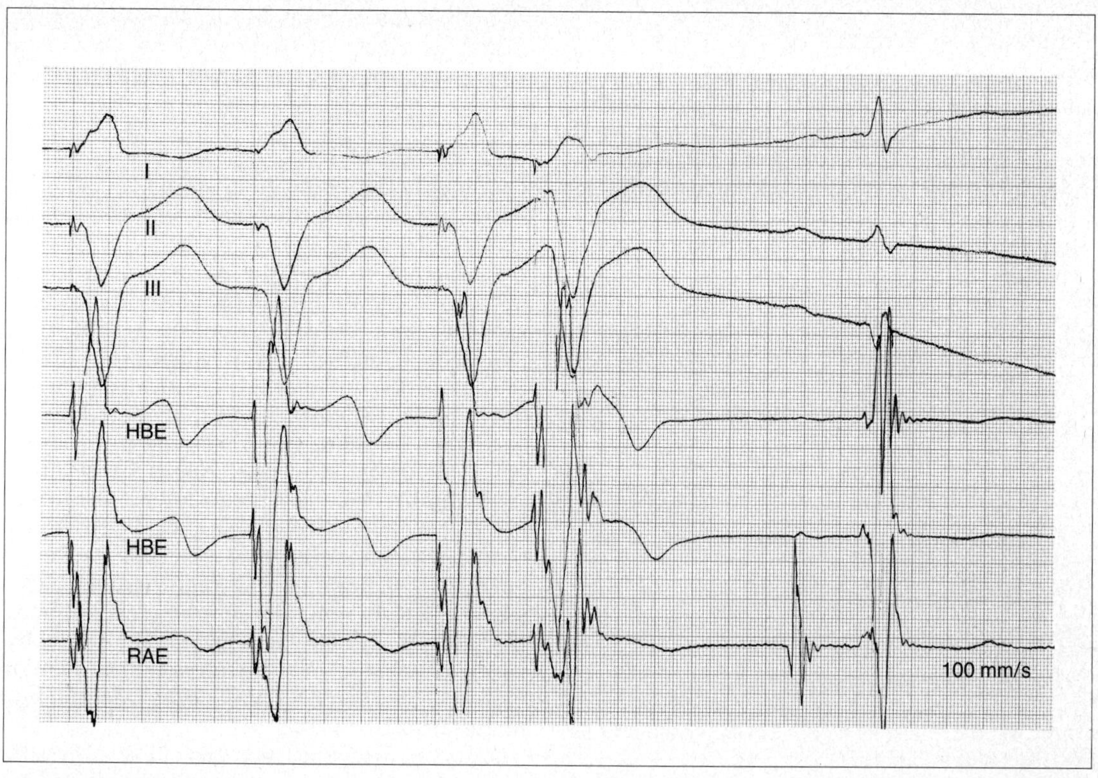


Abb. **16** Tachykardiediagnostik durch programmierte Extrastimulustechnik nach oraler Gabe von 600 mg Mexitil (Grundrhythmus = $S_1$-$S_1$ = 500 ms, Vorzeitigkeit = $S_1$-$S_2$ = 260 ms). Eine Kammertachykardie kann nicht mehr ausgelöst werden

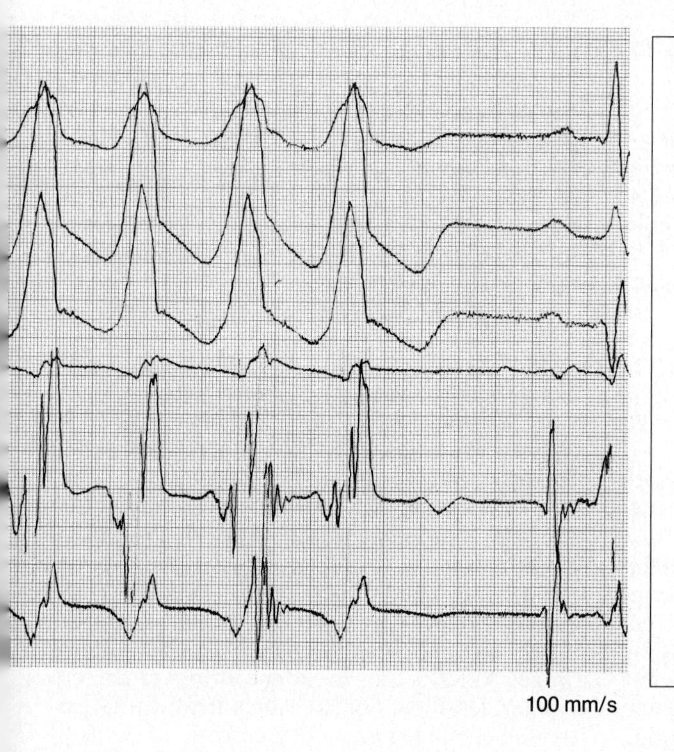


Abb. **15** Tachykardiediagnostik durch programmierte Extrastimulustechnik (Grundrhythmus = $S_1$-$S_1$ = 500 ms). Nach einem Stimulus mit einer Vorzeitigkeit von 260 ms wird eine Kammertachykardie ausgelöst

### Diagnostisches Vorgehen

Die Diagnostik von Herzrhythmusstörungen stützt sich auf nichtinvasive und invasive Verfahren, die in Tab. **16** dargestellt sind. Sie wird durch gezielte Provokationstests ergänzt, z. B. durch den Atropintest bei erkranktem Sinusknoten oder durch einen Karotisdruckversuch bei hyperaktivem Karotissinusreflex bzw. Karotissinussyndrom.

Tabelle **16** Möglichkeiten zur Diagnostik von Herzrhythmusstörungen

**A. Nichtinvasive Verfahren**

Ruhe-EKG
Belastungs-EKG
Monitor-EKG
Langzeit-EKG
Ösophagusableitungen
Signal-Averaging-Technik

**B. Invasive Verfahren**

His-Bündel-Elektrographie
1. in Kombination mit schneller Vorhofstimulation zur Bestimmung der Sinusknotenerholungszeit (SKEZ)
2. in Kombination mit programmierter oder kontinuierlicher Vorhofstimulation zur Bestimmung der sinuatrialen Leitungszeit (SALZ)
3. in Kombination mit programmierter Einzel- oder Mehrfachstimulustechnik zur Tachykardiediagnostik auf Vorhof- und Kammerebene

Mapping-Verfahren
Signal-Averaging-Technik

Das Syndrom des kranken Sinusknotens wird neben dem Ruhe- und Belastungs-EKG ausreichend durch Langzeit-EKG-Registrierungen und die Bestimmung der Sinusknotenerholungs- und sinuatrialen Leitungszeit gesichert. Eine pathologische SKEZ liegt vor, wenn sie länger als 1500 ms ist. In der Differenzierung ventrikulärer und supraventrikulärer Tachykardien sind die EKG-Ableitungen aus dem Ösophagus oft eine entscheidende differentialdiagnostische Hilfe. Die Technik des Signal-Averaging ermöglicht die Darstellung u.a. von His-Potentialen von der Körperoberfläche.
Für die Tachykardiediagnostik auf Vorhof- oder Ventrikelebene haben sich die Hochfrequenzstimulation und die programmierte Einzel- bzw. Mehrfachstimulustechnik bewährt. Die Methoden können außerdem therapeutisch zur Terminierung von Tachykardien eingesetzt werden und ermöglichen eine sichere Therapiekontrolle bei antiarrhythmischer Behandlung (Abb. **15** u. **16**).
Die Untersuchung unterschiedlicher Herzabschnitte auf ihre elektrische Aktivität (Mapping) hat besonders in der präoperativen Tachykardiechirurgie ihren festen Platz. Mit Hilfe der oberflächlichen und intrakardialen Signal-Averaging-Technik können beim Myokardinfarkt Spätpotentiale nachgewiesen werden, die in der Genese von Kammertachykardien eine wichtige Rolle spielen.

### Differentialdiagnose

Die meisten Herzrhythmusstörungen sind im normalen Elektrokardiogramm zu erkennen und zu klassifizieren. Schwierigkeiten treten bei Monitorableitungen im Rahmen von Tachykardien auf, deren Ursprungsort nicht immer sicher angegeben werden kann, was für das weitere therapeutische Vorgehen von entscheidender Bedeutung ist. EKG-Ableitungen aus dem Ösophagus oder intrakardiale Ableitungen haben sich in diesen Fällen bewährt. Die Abklärung einer kardialen Synkope ist schwierig. Neben bradykarden Arrhythmien können Tachykardien ursächlich beteiligt sein, möglicherweise auch die Kombination aus beiden Störungen. Neben der rechnerunterstützten Langzeit-EKG-Registrierung haben sich die Bestimmung der Sinusknotenerholungszeit und sinuatrialen Leitungszeit und die Tachykardiediagnostik mit Hochfrequenzstimulation und programmierter Einzel- oder Mehrfachstimulustechnik bewährt.
Aberrante Erregungsleitungen über akzessorische Bahnen kommen bei den Präexzitationssyndromen oft nur intermittierend vor und erfordern ein besonders aufwendiges diagnostisches invasives Vorgehen.
Die genaue Lokalisierung von Blockierungen im His-Purkinje-System bei AV-Blockierungen 2. und 3. Grades erfolgt ebenso wie die Beschreibung von Reentry-Kreisen mit Hilfe der His-Bündel-Elektrographie. Für die Beschreibung der kreisenden Erregungen wird das epi- und endokardiale Mapping ebenfalls eingesetzt.
Wird bei einem Karotisdruckversuch eine längere Asystolie erzeugt, kann mit Hilfe der gleichzeitigen elektrischen Stimulation der Vorhöfe eine höhergradige AV-Blockierung ausgeschlossen oder bewiesen werden.

### Therapie

Eine Kausaltherapie von Arrhythmien ist nur bei einem relativ kleinen Teil aller Kranken möglich, vor allem bei Digitalisintoxikationen und Elektrolytentgleisungen. Für die meisten Kranken mit Herzrhythmusstörungen dürfte gelten, daß nur eine symptomatische Therapie möglich ist.
Tritt ein Herzstillstand ein und normalisiert sich die Situation nicht spontan innerhalb einiger Sekunden, so schlägt man als erstes mit der Faust auf die linke Thoraxseite des Kranken, um dadurch die präautomatische Pause des Adams-Stokes-Anfalles zu beenden. Bringt auch ein zweiter derartiger Schlag keinen Erfolg, muß unverzüglich mit externer Herzmassage und künstlicher Beatmung begonnen werden. Bei bradykarden Störungen ist kurzdauernde Herzmassage oft schon erfolgreich. Kommt spontane Herztätig-

keit nicht in Gang, so ist eine EKG-Untersuchung erforderlich. Liegt Kammerflimmern vor, muß extern defibrilliert werden, bei Kammerasystolie oder extremer Bradykardie muß künstlich stimuliert werden. In Grenzfällen mit erheblicher Bradykardie hat die Alupent- oder Atropingabe sich als Notfallmaßnahme bewährt. Sie kann aber nicht bei völligem Herzkreislaufstillstand an die Stelle von Massage und Beatmung treten. Rasche Einleitung wirksamer Maßnahmen ist für den Erfolg entscheidend.
Abgesehen von diesen Notfallmaßnahmen gibt es bei der Wahl der Therapie prinzipiell 4 Möglichkeiten: keine Therapie, Pharmakotherapie, Elektrotherapie und chirurgische Maßnahmen. Die Klassifizierung von ventrikulären Arrhythmien nach LOWN hat sich für die therapeutischen Entscheidungen bewährt.
Die Gradeinteilung orientiert sich an der Gefährlichkeit der vorliegenden Rhythmusstörung:

Grad 0: keine ventrikulären Extrasystolen,
Grad 1: gelegentliche, monotope ventrikuläre Extrasystolen (<30/h),
Grad 2: häufige ventrikuläre Extrasystolen (>30/h),
Grad 3: multiforme ventrikuläre Extrasystolen,
Grad 4: aufeinanderfolgende ventrikuläre Extrasystolen:
a: Couplets,
b: Salven,
Grad 5: vorzeitige ventrikuläre Extrasystolen (R auf T-Phänomen).

Für gelegentlich auftretende supraventrikuläre und ventrikuläre (Grad 1) Extrasystolen ist keine Therapie erforderlich.

### Pharmakotherapie

Für die medikamentöse Behandlung von Extrasystolen und Tachyarrhythmien stehen membranstabilisierende Antiarrhythmika (vom Chinidin- und Lidocaintyp), β-Rezeptorenblocker, Calciumantagonisten und sonstige Substanzen zur Verfügung (Tab. **17**). In Tab. **18** sind pharmakokinetische Eigenschaften und Dosierungsempfehlungen von neuen Antiarrhythmika sowie von Chinidin und Lidocain vergleichend dargestellt. Empfehlungen zur medikamentösen Behandlung von supraventrikulären Tachykardien, Vorhofflimmern und -flattern, Sinustachykardien und Sinusbradykardien bzw. SA-Blockierungen finden sich in Tab. **19**. Für Chinidin und Digoxin ist eine Drogeninteraktion nachgewiesen. Die Erhaltungsdosis sollte bei gleichzeitiger Anwendung beider Medikamente für Digoxin auf 50% reduziert werden (Abb. **17**).
Ventrikuläre Extrasystolen im Rahmen eines akuten Myokardinfarktes sind, wenn sie multiform oder gehäuft auftreten, Vorläufer für lebensbedrohliche Kammertachykardien, so daß eine effektive Therapie erforderlich ist (Tab. **20**). Kammerflattern und -flimmern sollten unverzüglich elektrisch defibrilliert werden.

### Elektrotherapie

Die elektrische Behandlung von Herzrhythmusstörungen kann akut, temporär und chronisch erfolgen.
Bei den verschiedenen Formen der Bradykardie hat sich die temporäre und permanente Schrittmacherbehandlung bewährt. Die Indikation wird aufgrund der EKG-Befunde, der elektrophysiologischen Daten und der klinischen Symptomatik gestellt. Neben der ventrikulären Stimulation wird die Vorhof-, die vorhofgesteuerte Kammer- und die bifokale Stimulation temporär und chronisch eingesetzt. Bei erhaltener Synchronisation der Vorhof-Kammer-Tätigkeit nimmt der Herzindex um mehr als 20% zu.

Tabelle **17** Antiarrhythmika zur Behandlung von Extrasystolen und Tachyarrhythmien (nach Scholz)

| | Substanz | Hauptwirkung |
|---|---|---|
| 1. Membranstabilisierende Antiarrhythmika | | |
| 1.1 vom Chinidintyp | Chinidin<br>Procainamid<br>Ajmalin<br>Prajmaliumbitartrat | Hemmung schneller Aktionspotentiale |
| 1.2 vom Lidocaintyp | Lidocain<br>Diphenylhydantoin | |
| 2. β-Rezeptorenblocker | Propranolol u. v. a. | Hemmung β-adrenerger Wirkungen |
| 3. Sogenannte Calciumantagonisten | Verapamil | Hemmung langsamer Aktionspotentiale |
| 4. Sonstige | Amiodaron | Verlängerung der AP-Dauer |

Die Behandlung von supraventrikulären und ventrikulären Tachykardien ist ebenfalls temporär und chronisch möglich. Durch Overdrive-Technik, programmiert einfallende Extrastimuli einzeln oder mehrere nacheinander und durch Burststimulation (Hochfrequenz-Stimulation) können bedrohliche Tachykardien unterdrückt werden. Kammerflimmern sollte unverzüglich akut defibrilliert werden.

### Chirurgische Maßnahmen

Die moderne Herzchirurgie eröffnet heute neue Möglichkeiten für die Behandlung von lebensgefährlichen supraventrikulären und ventrikulären Tachykardien. Bei den Präexzitationssyndromen wird eine breite Inzision des Endokards parallel zum Anulus der entsprechenden AV-Klappe

Tabelle **18** Pharmakokinetische Eigenschaften und Dosierungsempfehlungen von neuen Antiarrhythmika und von Chinidin und Lidocain (nach Scholz)

| | Chinidin | Lidocain | Disopyramid | Aprindin | Mexiletin | Tocainid | Lorcainid | Propafenon |
|---|---|---|---|---|---|---|---|---|
| Bioverfügbarkeit (%) | 80 (40–90) | gering (10–35) | 83 | 75 | 85 | 95 | 50 (12–101) | 49 |
| First-pass-Metabolismus | gering | hoch | gering | gering | gering | fehlt | hoch | vorhanden? |
| Therapeutischer Plasmaspiegel (µg/ml) | 2–5 | 2–6 | 3–8 | 1–2 | 0,5–2 | 4–10 | 0,3–0,9 | 0,8 |
| Plasmaproteinbindung (%) | 80–90 | 40–80 | 35–95 | 85–95 | 70 | 50 | 70 | 87 |
| Eliminationshalbwertzeit (h) | 6,3 (3–16) | 1,5–2 | 4,5 | 30 (12–60) | 10–20 | 12–15 | 7,7 (2–15) | 3,6 |
| Renale Elimination (% unverändert) | 10–27 | unter 5 | 52 | unter 1 | 3–15 | 40 | 0–19 | 1 |
| Übliche Applikation | oral | parenteral | oral | oral | oral | oral | oral | oral/parenteral |
| Übliche Dosis | 200–600 mg p.o./ 6–8 h | initial: 50–100 mg i.v. Erhaltung: 1–4 mg/ min i.v. | 150–300 mg p.o./ 6 h | 100–200 mg p.o./ 24 h | initial: 400–600 mg p.o. Erhaltung: 200 mg p.o./8 h | 400–600 mg p.o./ 8 h | 100 mg p.o./ 6–8 h | 150 mg p.o./6 h 70 mg i.v. |

Tabelle **19** Medikamentöse Therapie von verschiedenen Herzrhythmusstörungen

| Störung | Sofortmaßnahme | Prophylaxe |
|---|---|---|
| Supraventrikuläre Tachykardie | Verapamil<br>Ajmalin<br>Digitalis | Verapamil<br>Prajmaliumbitartrat<br>Digitalis<br>Disopyramid |
| Vorhofflimmern/ -flattern | Disopyramid<br>Digitalis<br>Chinidin + Digitalis<br>Chinidin + Verapamil | Disopyramid<br>Digitalis<br>Chinidin + Digitalis<br>Chinidin + Verapamil |
| Sinustachykardie | β-Rezeptorenblocker<br>Digitalis | β-Rezeptorenblocker<br>Digitalis |
| Sinusbradykardie/ SA-Blockierungen | Atropin<br>Orciprenalin | Orciprenalin<br>Ipratropiumbromid<br>(Oxyfedrin) |

durchgeführt. Ausgedehnte physiologische Untersuchungen und die klinische Symptomatik bestimmen die Indikation. Die Mortalität dieser Eingriffe ist gering und liegt unter 1%, der Erfolg wird mit 95% angegeben.
Die zirkuläre endokardiale Ventrikulotomie und die direkte Entfernung von arrhythmogenem Gewebe ist nach entsprechender elektrophysiologischer Lokalisationsdiagnostik ein Verfahren, das in 75–80% der operierten Patienten therapierefraktäre Kammertachykardien beseitigt. Die Mortalität dieser Eingriffe wird mit 0–20% in der Literatur angegeben.

### Prognose

Das gelegentliche Auftreten von supraventrikulären und ventrikulären Extrasystolen ist eine harmlose Herzrhythmusstörung mit günstiger Prognose. Diese ändert sich durch den Nachweis von ventrikulären Extrasystolen in Salven oder mit kurzer Vorzeitigkeit, ferner durch die auslösende Grunderkrankung (z.B. koronare Herzkrankheit oder akuter Myokardinfarkt).
Bedrohliche paroxysmale supraventrikuläre Tachykardien kommen bei den Präexzitationssyndromen vor und erfordern eine konsequente

| Störung | Sofortmaßnahme | Prophylaxe |
|---|---|---|
| Ventrikuläre Extrasystolie | Lidocain<br>Mexiletin | Lidocain<br>Mexiletin<br>Disopyramid<br>Prajmaliumbitartrat<br>Propafenon<br>β-Rezeptoren-blocker<br>Aprindin<br>Amiodaron |
| Digitalisbedingte VES | Diphenylhydantoin | Diphenylhydantoin<br>β-Rezeptoren-blocker |
| Kammertachykardie | Lidocain<br>Mexiletin<br>Ajmalin<br>Procainamid<br>Aprindin | Lidocain<br>Mexiletin<br>Prajmaliumbitartrat<br>Propafenon<br>Disopyramid<br>Amiodaron |
| Kammerflattern/-flimmern | Elektrische Defibrillation | Lidocain<br>Propafenon<br>Mexiletin<br>Prajmaliumbitartrat<br>Amiodaron |

Tabelle **20** Therapie von Herzrhythmusstörungen bei akutem Myokardinfarkt

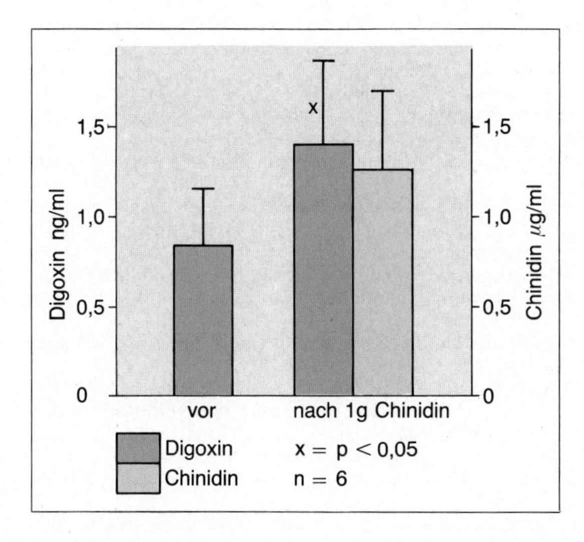


Abb. **17** Interferenz von Digoxin und Chinidin bei 6 Patienten vor und nach Gabe von Chinidin bei Dauerdigitalisierung

medikamentöse, elektrische oder chirurgische Therapie.

Die intermittierenden Kammertachykardien haben eine deutlich schlechtere Prognose als die supraventrikulären, da in der Regel eine schwere myokardiale oder Koronargefäßerkrankung vorliegt. Es besteht bei diesen Patienten die große Gefahr des Herztodes. Für etwa ⅔ aller Todesfälle im Rahmen der koronaren Herzkrankheit wird der plötzliche Herztod verantwortlich gemacht, der in den meisten Fällen auf Kammerflimmern beruht. Die Prognose des Kammerflimmerns bei akutem Myokardinfarkt ohne die Zeichen der Herzinsuffizienz ist bei schnell einsetzenden Reanimationsmaßnahmen relativ günstig. Die Mortalität des Kammerflimmerns im Rahmen einer Herzinsuffizienz ist auch unter klinischen Bedingungen hoch (ca. 60%). 50% der Überlebenden sterben in den nächsten 2 Jahren. Cobb u. Mitarb. (1975) untersuchten 234 Patienten, die erfolgreich nach Kammerflimmern reanimiert wurden. Patienten ohne Myokardinfarkt hatten eine Überlebensrate von etwa 55%, Patienten mit transmuralem Myokardinfarkt von etwa 85% nach 2 Jahren. Die elektrische Instabilität des Myokards kommt besonders in den Lown-Klassen 3–5 zum Ausdruck.

Das Sinusknotensyndrom weist Störungen der Erregungsbildung und sinuatrialen Leitung auf. Neben den Zeichen der zerebralen Minderdurchblutung können eine Herzinsuffizienz und embolische Komplikationen das klinische Bild bestimmen. Die Prognose ist besser als bei höhergradigen AV-Blockierungen und wird bei permanenter Schrittmacherbehandlung überwiegend durch die Grunderkrankung bestimmt.

Die Prognose von bifaszikulären Blockierungen ist günstig. Bei normalem HV-Intervall (< 55 ms) entwickelt sich in 0,6% der Fälle ein totaler AV-Block, ist das HV-Intervall auf mehr als 55 ms verlängert, wird er in 3,5% der Fälle beobachtet.

Treten Leitungsstörungen beim akuten Myokardinfarkt auf, so nimmt die Mortalität beim Vorderwandinfarkt stärker als beim Hinterwandinfarkt zu. Die Letalität beträgt beim alternierenden Schenkelblock 70%!

Bei Patienten, die ohne Medikamenteneinfluß eine bifaszikuläre Blockierung in Kombination mit einem AV-Block 1. bzw. 2. Grades aufweisen, ist eine trifaszikuläre Schädigung anzunehmen und eine permanente Schrittmacherbehandlung erforderlich. Höhergradige AV-Blockierungen (AV-Block 2. Grades, Typ Mobitz und AV-Block 3. Grades) haben eine ungünstige Prognose und erfordern eine permanente Schrittmacherbehandlung.

**Merke:** Herzrhythmusstörungen können harmlos und lebensbedrohlich sein. Die Grunderkrankungen bestimmen weitgehend die weitere Prognose. Der plötzliche Herztod bedroht besonders Patienten mit koronarer Herzkrankheit. Technische Fortschritte ermöglichen eine genaue elektrophysiologische Diagnostik der unterschiedlichen Rhythmusanomalien. Die medikamentösen Behandlungsmaßnahmen sind durch temporäre und chronische elektrische Stimulationssysteme und durch spezielle herzchirurgische Eingriffe so ergänzt worden, daß auch therapierefraktäre Tachykardien erfolgreich beseitigt werden können.

## Weiterführende Literatur


Antoni, H.: Elektrophysiologische Aspekte beim plötzlichen Herztod. Verh. dtsch. Ges. Herz- u. Kreisl.-Forsch. 46 (1980) 16

Beck, O. A.: Die prognostische Bedeutung von tachykarden ventrikulären Rhythmusstörungen. Med. Klin. 77 (1982) 166

Bircks, W., J. Ostermeyer, G. Breithardt, L. Seipel: Chirurgische Möglichkeiten der Therapie tachykarder Arrhythmien (operative Methoden, Risiken und Ergebnisse). Verh. dtsch. Ges. Herz- u. Kreisl.-Forsch. 47 (1981) 80

Blömer, H., A. Wirtzfeld, W. Delius, H. Sebening: Das Sinusknotensyndrom. Perimed, Erlangen 1977

Cranefield, P. F.: The Conduction of the Cardiac Impulse. Futura Publishing Co., New York 1975

Dhingra, R. C., E. Palileo, B. Strasberg, St. Swiryn, R. A. Bauernfeind, C. R. C. Wynham, K. M. Rosen: Significance of the HV interval in 517 patients with chronic bifascicular block. Circulation 64 (1981) 65

Effert, S., R. Erbel, J. Meyer: Der plötzliche Herztod. Verh. dtsch. Ges. Herz- u. Kreisl.-Forsch. 46 (1980) 1

Griebenow, R., V. Hossmann, F. Saborowski: Bestimmung der sinuatrialen Leitungszeit (SACT) mit einer modifizierten Methode nach Narula. Z. Kardiol. 68 (1979) 643

Kaufmann, R.: Pathophysiologie der Arrhythmien. Verh. dtsch. Ges. Herz- u. Kreisl.-Forsch. 47 (1981) 1

Keren, A., D. Tzivoni, D. Gavish, J. Levi, S. Gottlieb, J. Benhorin, S. Stern: Etiology, warning signs and therapy of torsade de pointes. Circulation 64 (1981) 1167

Loogen, F., H. Kuhn: Kardiomyopathien ungeklärter Ätiologie. Internist 16 (1975) 540

Lüderitz, B.: Antitachykarde temporäre und permanente Stimulation. Verh. dtsch. Ges. Herz- u. Kreisl.-Forsch. 47 (1981) 111

Marcus, F. I., G. H. Fontaine, G. Guiraudon, R. Frank, J. L. Laurenceau, Ch. Malergue, Y. Grosgogeat: Right ventricular dysplasia: A report of 24 adult cases. Circulation 65 (1982) 384

Saborowski, F., E. Stein: Herzrhythmus. In Bock, H. E., W. Kaufmann, G. W. Löhr: Pathophysiologie. Thieme, Stuttgart 1981 (S. 266)

Saborowski, F.: Medikamentöse Therapie von Herzrhythmusstörungen. In Krück, F., W. Kaufmann, H. Bünte, E. Gladtke: Therapie-Handbuch innere Medizin und Allgemeinmedizin. Urban & Schwarzenberg, München 1983 (S. 155)

Schlepper, M.: Präexzitationssyndrome. In Lüderitz, B.: Elektrische Stimulation des Herzens. Springer, Berlin 1979

Schölmerich, P.: Klinik der Myokarditis. Verh. dtsch. Ges. inn. Med. 77 (1971) 335

Scheppokat, K. D., F. Saborowski: Therapie der Herzrhythmusstörungen. Nauheimer Fortbildungs-Lehrgänge 33 (1968) 46

Scholz, H.: Therapie der Arrhythmien. Neue Antiarrhythmika. Verh. dtsch. Ges. Herz- u. Kreisl.-Forsch. 47 (1981)

Schroeder, J. S., J. H. Lamb, D. C. Harrison: Patients admitted to the coronary care unit for chest pain: high risk subgroup for subsequent cardiovascular death. Amer. J. Cardiol. 39 (1977) 829

Seipel, L.: His-Bündel-Elektrografie und intrakardiale Stimulation. Thieme, Stuttgart 1978

Wit, A. L., P. F. Cranefield: Triggered activity in cardiac muscle fibers of the simian mitral valve. Circ. Res. 38 (1976) 85

# Entzündliche Herzerkrankungen

*F. Saborowski*

## Endokarditis

**Definition:** Entzündliche Veränderungen am Endokard und den Herzklappen werden durch eine rheumatische Karditis, eine Infektion mit grampositiven und gramnegativen Erregern und durch verschiedene Erkrankungen aus dem Formenkreis der Kollagenosen (Lupus erythematodes visceralis – Libman-Sacks, Periarteriitis nodosa, primär chronische Polyarthritis und Spondylosis ankylopoetica) hervorgerufen. Der rheumatischen Karditis geht eine Infektion mit $\beta$-hämolysierenden Streptokokken der Gruppe A voraus. Die bakterielle Endokarditis kann als subakute (Endocarditis lenta) und akute Form verlaufen. Es handelt sich um warzenförmige Auflagerungen der Herzklappen, aber auch des parietalen Endokards. Die Mitralklappe ist am häufigsten betroffen (86%), gefolgt von der Aortenklappe (55%), der Trikuspidalklappe (19,6%) und der Pulmonalklappe (1,1%). Die nicht bakterielle thrombotische Endokarditis kommt bei marantischen Patienten vor. Sie zeichnet sich durch degenerative warzenförmige Klappenauflagerungen aus.

### Häufigkeit

Verschiedene Faktoren: Alter, geographische Lage, Jahreszeit und soziale Verhältnisse bestimmen die Häufigkeit des rheumatischen Fiebers. Darüber hinaus muß eine erbliche Disposition angenommen werden, da die Erkrankung in einigen Familien gehäuft vorkommt. Das Maximum der Erkrankungshäufigkeit liegt zwischen dem 5. und 17. Lebensjahr und wird für diese Altersgruppe mit 2–4‰ angegeben. Das rheumatische Fieber führt bei Kindern in ca. 70%, bei Erwachsenen in ca. 20% zu einer rheumatischen Karditis. Die Häufigkeit einer bakteriellen Endokarditis hat besonders bei Patienten zugenommen, die Rauschgifte intravenös zu sich nehmen. Der alleinige Befall der Trikuspidalklappe wird für diese Gruppe zwischen 28,5 und 72% angegeben.
Die Beteiligung des Endokards an den Organmanifestationen einer Kollagenose ist selten.

### Klinik und Pathophysiologie

Die Diagnose eines rheumatischen Fiebers orientiert sich an den Jones-Kriterien (Tab. **21**). Die Erkrankung gilt als gesichert, wenn zwei Hauptkriterien bzw. ein Hauptkriterium und zwei Nebenkriterien gefunden werden. Eine Beteiligung des Endokards ist immer dann anzunehmen, wenn neue systolische oder diastolische Herzgeräusche auftreten. Kommen zusätzlich EKG-Veränderungen, Herzinsuffizienz und Perikardreiben hinzu, so ist dies ein Hinweis auf eine rheumatische Peri-, Myo- und Endokarditis.
Bei bestehenden rheumatischen Herzfehlern ist die Diagnose eines akuten Krankheitsschubes oft schwierig, da häufig weder klinisch noch serologisch eindeutige Veränderungen vorliegen. Histologisch werden aber im Biopsiematerial von klappenoperierten Patienten bei etwa der Hälfte Aschoffsche Knötchen gefunden.

Tabelle **21** Diagnose des rheumatischen Fiebers mit Hilfe der Jones-Kriterien

| Hauptkriterien | Nebenkriterien |
|---|---|
| – Karditis<br>– Polyarthritis<br>– Chorea<br>– Subkutane Knötchen<br>– Erythema marginatum | – Fieber<br>– Arthralgie<br>– Erhöhte BSG, Leukozytose, positives C-reaktives Protein<br>– Verlängerte PQ-Zeit<br>– Vorausgegangener Streptokokkeninfekt<br>– Bekanntes rheumatisches Fieber bzw. rheumatische Herzerkrankung |

Die Pathogenese des rheumatischen Fiebers und der rheumatischen Karditis ist bislang nicht vollständig geklärt worden. Die $\beta$-hämolysierenden Streptokokken der Gruppe A haben eine besondere Bedeutung für die Entstehung dieser rheumatischen Krankheit. Entscheidend sind immunologische Vorgänge. So wirken möglicherweise Anteile der Zellmembran der Streptokokken für den menschlichen Organismus als Antigene. Dies gilt für das gruppenspezifische C-Polysaccharid wie auch für das typenbestimmende M-Protein der Zellmembran. Ob der Streptokokkeninfekt eine virusbedingte Karditis begünstigt, wird in diesem Zusammenhang diskutiert.

Bei der bakteriellen Endokarditis wird in Abhängigkeit von den Erregern eine akute von einer subakuten Form unterschieden. Der klinische Verlauf kann sich jedoch so ändern, daß eine subakute Endokarditis in eine akute Verlaufsform übergehen kann und umgekehrt. Beim Nachweis von Staphylococcus aureus, Streptococcus pneumoniae, Neisseria meningitidis oder gonorrhoeae, Streptococcus pyogenes und Haemophilus influenzae liegt die akute Verlaufsform vor. Die Vorgänge, warum sich Bakterien auf einer überwiegend gesunden Klappe festsetzen, sind nicht eindeutig geklärt. Die Haftfähigkeit ist für Enterokokken und Staphylococcus aureus am größten. Möglicherweise spielen die Thrombozyten hierbei eine Rolle. Die Eintrittspforten für die Bakterien mit entsprechender Bakteriämie können die Haut, die Lungen und der Urogenitaltrakt sein.

Die akute Endokarditis (Tab. **22**) hat einen plötzlichen Beginn mit hohem Fieber zwischen 39 °C und 40 °C. In der Frühphase fehlen oft die Zeichen einer Herzklappenerkrankung. Durch die schnelle Zerstörung einer Herzklappe können innerhalb weniger Tage neue Herzgeräusche, die Zeichen einer Herzinsuffizienz und embolische Komplikationen auftreten. Apoplektische Insulte und Pneumonien sind Ausdruck von abgelaufenen Embolien, ebenso Petechien und purpuraähnliche Veränderungen im Bereich der Haut. Die Entwicklung einer Anämie ist schnell nachweisbar.

Die subakute Endokarditis hat einen schleichenden Beginn mit Abgeschlagenheitsgefühl, schneller Ermüdbarkeit, Gewichtsverlust und katarrhalischen Erscheinungen. Die Körpertemperaturen liegen zwischen 37 °C und 38 °C. Alte Menschen haben oft kein Fieber. Die klinische Symptomatik ist bunt, die Erkrankung kann unter verschiedenen »Masken« ablaufen, die differentialdiagnostische Schwierigkeiten bereiten. Stehen Kopfschmerzen, Gliederschmerzen, Schnupfen und Husten im Vordergrund, wird ein grippaler oder katarrhalischer Infekt angenommen. Werden neben Fieber, Husten und Gewichtsverlust zusätzlich Hämoptysen beobachtet, liegt der Verdacht auf eine Tuberkulose nahe. Beim Auftreten von Fieber und Gelenkschmerzen wird ein rheumatisches Fieber vermutet. Die Symptomatik aus Fieber, Kopfschmerzen und Durchfällen führt zu der Verdachtsdiagnose Typhuserkrankung. Bei intermittierenden Fieberschüben kann an das Vorliegen einer Malaria gedacht werden. Die Angaben Atemnot, präkordiale Schmerzen und Ödeme können zu der alleinigen Diagnose Herzinsuffizienz führen. Liegen Fieber, abdominelle Schmerzen, Übelkeit und evtl. eine Hämaturie vor, wird eine intraabdominelle Erkrankung mit Beteiligung der Gallenblase und -wege, der Nieren und ableitenden Harnwege oder eine Appendizitis in Erwägung gezogen.

Tabelle **22** Symptomatologie bei der Endokarditis

| Akute Form | Subakute Form |
|---|---|
| 1. Plötzlicher Beginn<br>2. Akuter schwerer Verlauf<br>3. Fieber (39 °C–40 °C)<br>4. Herzinsuffizienz<br>5. Embolien<br>– Haut (Petechien, Purpura)<br>– Gehirn (»Apoplektischer Insult«)<br>– Lunge (»Pneumonie«)<br>6. Neue Herzgeräusche<br>7. Anämie | 1. Schleichender Beginn (Abgeschlagenheit, schnelle Ermüdbarkeit, Gewichtsverlust, katarrhalische Symptome)<br>2. Fieber fehlend, besonders bei alten Menschen oder Temperaturen zwischen 37 °C und 38 °C<br>3. Masken:<br>– grippaler Infekt (Kopfschmerz, Gliederschmerzen, Husten)<br>– Tuberkulose (Fieber, Husten, Gewichtsverlust, Brustschmerzen, Hämoptysen)<br>– rheumatisches Fieber (Fieber und Gelenkschmerzen)<br>– Typhus (Fieber, Kopfschmerzen, Durchfälle)<br>– Malaria (intermittierende Fieberschübe)<br>– Herzinsuffizienz (Atemnot, präkordiale Schmerzen, Ödeme)<br>– abdominelle Erkrankungen des Magens, der Gallenblase und Gallenwege, der Niere und ableitenden Harnwege und der Appendix (Fieber, Schmerzen, Hämaturie, Übelkeit) |

In der Pathogenese der subakuten Endokarditis spielen 4 Gesichtspunkte eine besondere Rolle:

1. Eine vorgeschädigte Herzklappe oder angeborene Mißbildungen (z. B. eine Koarktation der Aorta, ein Ductus arteriosus oder ein Ventrikelseptumdefekt), die die laminare Strömung des Blutes verändern (Preßstrahleffekt).
2. Ein steriler Thrombozyten-Fibrin-Thrombus, der sich an einer verletzten Endothelstelle festsetzen kann.

Tabelle **23** Erkrankungen und Zustände, die eine bakterielle Endokarditis begünstigen oder auslösen können

**A. Herz**

- Rheumatisches Fieber mit Herzklappenbeteiligung
- Angeborene Herzfehler (Ductus arteriosus, VSD, Fallotsche Tetralogie)
- Herzchirurgische Eingriffe (z. B. Klappenersatz)
- Herzschrittmacherimplantationen
- Herzinfarkte mit Aneurysmabildung
- Selten: Klappenverkalkungen im Alter, idiopathische hypertrophe Subaortenstenose, Marfan-Syndrom, Mitralprolapssyndrom, Herztumoren (z. B. Myxome)

**B. Andere Möglichkeiten**

- Bakteriämien (bei Erkrankungen und Eingriffen an den Zähnen, Nebenhöhlen, Ohren und Tonsillen)
- Leberzirrhose
- Langzeitanwendung von Kunststoffinfusionssystemen (Intensivstationen, chronische Dialyse)
- Großflächige Verbrennungen
- Verschiedenes (Diabetes mellitus, Chemotherapie, Bestrahlung, Antikörpermangelsyndrome)

Tabelle **24** Serologische und hämatologische Befunde bei Endokarditis

**A. Bei rheumatischer Endokarditis**

BSG erhöht, Leukozytose, Anämie
$\alpha_2$-Globuline vermehrt,
C-reaktives Protein positiv
IgA- und IgG-Konzentrationen erhöht
Antikörper gegen Herzmuskel
Antistreptolysin-, Antistreptodornase- und Antihyaluronidase-Titer erhöht

**B. Bei subakuter bakterieller Endokarditis**

BSG erhöht, Anämie, geringe Leukozytose
Pathologischer Urinbefund
(Hämaturie und Albuminurie)
$\alpha_2$- und $\gamma$-Globuline erhöht
Erregernachweis durch Blutkulturen

**C. Bei akuter bakterieller Endokarditis**

Ausgeprägte Leukozytose
(15000–20000/mm$^3$ $\triangleq$ $15 \times 10^9 - 20 \times 10^9$/l)
Linksverschiebung im Differentialblutbild
Thrombozytopenie
Anämie
Erregernachweis durch Blutkulturen

3. Eine Bakteriämie, die oft nur vorübergehend auftritt.
4. Ein hoher Titer von agglutinierenden Antikörpern gegen die verschiedenen Erreger.

Bei vorgeschädigten Herzklappen werden die Vegetationen überwiegend auf der Seite mit niedrigem Druck zu finden sein. Dies gilt auch für Defekte an den Herzsepten. Bei der Aorteninsuffizienz sind die Vegetationen auf der ventrikelzugewandten, bei der Mitralinsuffizienz auf der dem Vorhof zugewandten Seite zu sehen.

In Tab. **23** sind Erkrankungen und Zustände zusammengestellt, die eine bakterielle Endokarditis begünstigen oder auslösen können. Das Herz selbst kann durch angeborene oder erworbene Erkrankungen Ausgangspunkt für dieses Krankheitsbild sein. Auf der anderen Seite kann die Endokarditis im Rahmen anderer Erkrankungen entstehen. Die Anwendung von Kunststoffinfusionssystemen bei Intensiv- und Dialysepatienten stellt ein besonderes Problem in diesem Zusammenhang dar. Bei den verschiedenen Kollagenosen steht die Mitbeteiligung des Endokards klinisch selten im Vordergrund.

### Diagnostisches Vorgehen

Die Diagnose einer Endokarditis stützt sich auf Anamnese, klinische Befunde, serologische Veränderungen, Erregernachweis im Blut, echokardiographische Besonderheiten und auf EKG- und Röntgenbefunde. Die Anamnese ist von hohem Stellenwert, da sie Hinweise für disponierende Begleiterkrankungen (angeborene und erworbene Herzfehler, Schrittmacherimplantationen, herzchirurgische Eingriffe, rheumatische Erkrankungen usw.) liefert. Bei der klinischen Untersuchung werden Hautveränderungen (z. B. Oslersche Knötchen und Petechien) und das Auftreten neuer Herzgeräusche zunehmend seltener beobachtet. Die serologischen Veränderungen bei rheumatischer, subakuter und akuter bakterieller Endokarditis sind in Tab. **24** zusammengestellt. Bei allen Endokarditisformen werden eine beschleunigte Blutkörperchensenkungsgeschwindigkeit (BSG) und eine Anämie gefunden. Der direkte Nachweis von Erregern im Blut gelingt nicht in jedem Fall und setzt ein Rasterprogramm von Blutentnahmen über 2–3 Tage voraus. Ist der Erregernachweis positiv, kann eine gezielte antibiotische Therapie anhand des Antibiogramms eingeleitet werden. Zu den häufigen Erregern zählen Streptokokken (z. B. Streptococcus viridans), Staphylokokken (z. B. Staphylococcus aureus) und Pilze. Das ein- und zweidimensionale Echokardiogramm liefert direkte Hinweise, was sich am Endokard und den Herzklappen abspielt. Neben Klappendestruktionen und Abrissen können endokarditische Auflagerungen nachgewiesen werden (Abb. **18**). Für die Verlaufsbeurteilung einer Endokarditis ist diese Methode nicht mehr wegzudenken.

Das EKG liefert dagegen nur indirekte Hinweise.

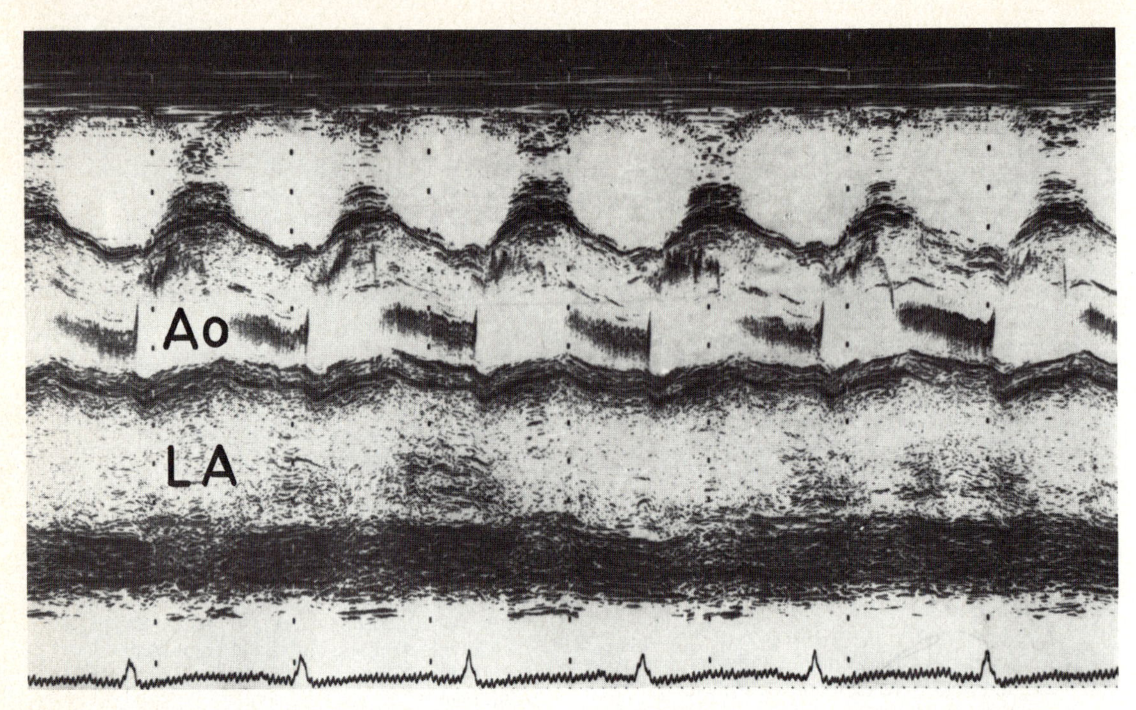


Abb. **18** Echokardiografische Befunde bei einem 36jährigen Patienten mit einem akuten Schub einer Endocarditis lenta. Neben deutlichen endokarditischen Auflagerungen auf der Aortenklappe sind Zeichen der Aortenklappeninsuffizienz nachweisbar (Ao = Aorta, LA = linker Vorhof)

Diese können im Auftreten von intraventrikulären Leitungsstörungen und Extrasystolen bestehen. Ebenso ist die Röntgendiagnostik bei der Endokarditis oft unergiebig. Wird eine Herzklappe im Verlauf der Erkrankung zerstört, kann eine Herzvergrößerung mit den Zeichen der kardialen Insuffizienz nachgewiesen werden.

### Differentialdiagnose

Die Differentialdiagnosen sind weitgehend im Abschnitt Klinik und Pathophysiologie abgehandelt worden. Die akute Endokarditis kann als hämatologische Erkrankung mit Fieber, Petechien und Purpura, als apoplektischer Insult und als Pneumonie imponieren. Die subakute Form wird oft als grippaler Infekt, rheumatisches Fieber, Typhus, therapierefraktäre Herzinsuffizienz oder abdominelle Erkrankung fehlinterpretiert. Im Rahmen einer allgemeinen Sepsis können das Endokard und die Herzklappen mitbetroffen sein. Das Auffinden des Ausgangsherdes ist für den weiteren Verlauf von entscheidender Bedeutung.

Differentialdiagnostisch ist die bakterielle Endokarditis von der Endocarditis rheumatica bzw. der rheumatischen Karditis abzugrenzen, wobei betont werden muß, daß auch der gleichzeitige rheumatische und bakterielle Klappenbefall möglich ist (Tab. **25**). Eine Endocarditis mycotica läßt sich durch direkten Pilznachweis aus dem Blut verifizieren. Ätiologisch kommen Histoplasma capsulatum, Aspergillus, Blastomyces dermatitides, Cryptococcus neoformans, Coccidioides immitis, Torulosis glabratae und Rhodotorula in Frage. Am häufigsten wird die mykotische Endokarditis durch Candida hervorgerufen. Dabei kann es sich um eine Superinfektion während der Behandlung einer bakteriellen Endokarditis mit hochdosiert verabreichten Antibiotika handeln. Die Endokarditis bei Lupus erythematodes disseminatus und die Endokarditis bei PCP lassen sich durch spezifische serologische Methoden (LE-Faktor, Latex-Test bzw. Waaler-Rose-Test) wahrscheinlich machen. Eine Endokarditis bei Morbus Bechterew ist zu vermuten, wenn die entsprechenden ossären Veränderungen der Spondylarthritis ankylopoetica vorliegen. Eine Endocarditis marantica entwickelt sich nicht selten bei

Tabelle **25** Differentialdiagnose der Endokarditis

1. Endocarditis rheumatica
2. Endocarditis mycotica
3. Endokarditis bei LED (Endokarditis Libman-Sacks)
4. Endokarditis bei PCP
5. Endokarditis bei Morbus Bechterew
6. Endocarditis marantica
7. Endocarditis luetica
8. Endocarditis fibroplastica (Löffler)
9. Endokardfibrose bei Karzinoidsyndrom
10. Endokardfibrose bei Sklerodermie

schweren konsumierenden Erkrankungen. Die Annahme einer Endocarditis luetica setzt den Nachweis positiver spezifischer Untersuchungsmethoden (FTA-Test u.a.) voraus. Die sehr seltene parietale fibroplastische, die Klappen oft verschonende Endokarditis Löffler geht typischerweise mit Leukozytose und ausgeprägter Eosinophilie und ohne Fieber einher. Das klinische Bild ähnelt dem der konstriktiven Perikarditis. Äußerst selten ist auch eine tuberkulöse Endokarditis. Fälle dieser Art sind bei schwerer Miliartuberkulose und als Begleitsymptom bei tuberkulöser Perimyokarditis beobachtet worden.

### Therapie

Die Behandlung der rheumatischen Endokarditis hat zwei Hauptziele. Neben der Verhinderung eines Herzklappenfehlers wird eine Rezidivprophylaxe angestrebt. Die Pharmakotherapie für die akute Krankheitsphase ist Tab. **26** zu entnehmen. In der chronischen Phase wird die Fokussanierung unter Antibiotikaschutz durchgeführt. Für die Rezidivprophylaxe werden Ampicillin 1,0–1,5 g/die, Cephalosporine (1,0–1,5 g/die) und Penicillin (400000–1 Mill. IE/die) oral eingesetzt. Bei schlechter Patienten-Compliance ist zu empfehlen, alle 4 Wochen 1,2 Mill. IE Benzathin-Benzylpenicillin i.m. zu injizieren. Über die Dauer der Rezidivprophylaxe gibt es keine verbindlichen Angaben. Die Verlaufskontrolle des ASL- und ADB-Titers hat sich für diese Fragestellung bewährt.
Die bakterielle Endokarditis wird entsprechend dem Erregernachweis und dem Antibiogramm behandelt. Einzelheiten sind im Kapitel ›Infektionskrankheiten‹ (Beitrag H. Lode) nachzulesen.

Tabelle **26** Pharmakotherapie der rheumatischen Endokarditis in der akuten Krankheitsphase

- **Antibiotika**

  Oral: Penicillin (Propicillin, Phenoxymethylpenicillin, Azidocillin oder Phenethicillin) 3 × 1–2 Mill. IE/die bis zum Abklingen der akuten Entzündungszeichen
  Alternativ: Amoxicillin 1,5–3,0 g/die
  Bacampicillin 2,0–3,0 g/die
  Parenteral: nur in Ausnahmefällen
- **Kortikosteroide**

  Initial 50–100 mg Prednisolon, anschließend langsame Dosisreduktion (10 mg/Woche) auf eine Erhaltungsdosis von 7,5–10,0 mg
- **Acetylsalicylsäure**

  Initial 4 × 2 g/die über 10 Tage, Dosisreduktion über 4–6 Wochen auf 1 g/die
  Alternativ: Pyrazolonderivate

### Prognose und Verlauf

Die Prognose des rheumatischen Fiebers wird besonders durch die Rezidivneigung der Karditis bestimmt. Bei rechtzeitig und konsequent durchgeführter Therapie ist die Entwicklung von Herzklappenfehlern selten geworden. Vom rheumatischen Fieber bis zur Entwicklung eines hämodynamisch wirksamen Herzklappenfehlers vergehen 15–20 Jahre. Eine rheumatische Endokarditis kann durch eine zusätzliche bakterielle Endokarditis kompliziert werden.
Die Prognose der bakteriellen Endokarditis ist trotz antibiotischer und herzchirurgischer Maßnahmen weiterhin ungünstig. Die Mortalität liegt bei etwa 30%. Es ist daher von entscheidender Wichtigkeit, daß jede fieberhafte Erkrankung bei gefährdeten Patienten (angeborene und erworbene Herzfehler, Zustand nach Schrittmacherimplantation oder Herzklappenprothesenoperationen u.a.) den Ausschluß einer bakteriellen Endokarditis fordert.

**Merke:** Entzündliche Veränderungen am Endokard können rheumatisch oder mikrobiell verursacht sein. Sonderformen der Endokarditis kommen beim LED, bei der Spondylitis ankylopoetica, bei der PCP und bei der Endocarditis parietalis fibroplastica (Löffler) vor. Die konsequente Behandlung des rheumatischen Fiebers verhindert weitgehend ein Rezidiv und die Entwicklung eines Herzklappenfehlers. Die Prognose der bakteriellen Endokarditis wird weitgehend dadurch bestimmt, daß an dieses klinisch bunte Krankheitsbild besonders bei gefährdeten Patienten mit angeborenen und erworbenen Herzfehlern gedacht werden muß. Die Behandlung erfolgt am aussichtsreichsten durch Erregernachweis und Antibiogramm.

### Weiterführende Literatur


Anschütz, F.: Endokarditis. In Hornborstel, H., W. Kaufmann, W. Siegenthaler: Innere Medizin in Praxis und Klinik, 2. Aufl. Thieme, Stuttgart 1977 (S. 1172), 3. Aufl. in Vorb.

Bolte, H. D.: Die rheumatische Karditis. Internist 16 (1975) 501

Burch, G. E., T. D. Giles: The role of viruses in the production of heart disease. Amer. J. Med. 29 (1972) 231

Doerr, W.: Morphologie der Myokarditis. Verh. dtsch. Ges. inn. Med. 77 (1971) 301

Franke, M.: Der Herzbefund bei klassischer rheumatoider Arthritis. Med. Welt 20 (1969) 21

Gore, L., O. Saphir: Myokarditis. A classification of 1402 cases. Arch. Path. 34 (1967) 827

Kagan, B.: Antimicrobial Therapy. Saunders, Philadelphia 1970

Kaplan, M. H.: Autoantibodies to heart an rheumatic fever: The induction of autoimmunity to heart by streptococcal antigen cross-reactive with heart. Ann. N. Y. Acad. Sci. 124 (1965) 903

Kaufmann, W., I. Höfer, K. Caesar, F. Saborowski: Fortschritte in der Differentialdiagnose und -therapie entzündlicher Erkrankungen des Herzens. Med. Welt 27 (1976) 772

Lode, H., B. Behn, H. Langmaack, R. Schröder: Bakterielle Endokarditis. Dtsch. med. Wschr. 102 (1977) 599
Lüthy, F., W. Siegenthaler, R. Eckardt: Diagnose und Therapie der infektiösen Endokarditis. Dtsch. Ärztebl. 71 (1974) 1081
Matz, K., H. H. Schassan: Lysismuster und Antibiogramm von Staphylokokken bei septischen Krankheitsbildern. Dtsch. med. Wschr. 94 (1969) 1448
Mehmel, H. C.: Endokarditis. Dtsch. Ärztebl. 76 (1979) 2007
Nydick, I., J. Tang, G. H. Stollermann, F. Wroblewski, J. S. La Due: A study of changes in serum concentrations of the enzyme, glutamic oxalacetic transaminase, in rheumatic fever. Circulation 12 (1955) 754
Oakley, C.: Use of antibiotics – Endocarditis. Brit. med. J. 2 (1978) 489
Richardson, J. V., R. B. Karp, J. W. Kirklin, W. E. Dismukes: Treatment of infective endocarditis: A 10-year comparative analysis. Circulation 58 (1978) 589
Rothlin, P., C. Baumann, R. Ratti, A. Senning: Infektiöse Endokarditis nach Operation am Herzen. Dtsch. med. Wschr. 94 (1969) 750
Saborowski, F.: Behandlung entzündlicher Erkrankungen des Herzens. In Krück, F., W. Kaufmann, H. Bünte, E. Gladtke, R. Tölle: Therapie-Handbuch, innere Medizin und Allgemeinmedizin. Urban & Schwarzenberg, München 1982
Schölmerich, P.: Erkrankungen des Endokards, Myokarditis und weitere Myokardiopathien. In Schwiegk, H.: Handbuch der Inneren Medizin, 4. Aufl., Bd. IX/2. Springer, Berlin 1960 (S. 543)
Tauchnitz, Ch.: Therapie der bakteriellen Endokarditis. Z. ges. inn. Med. 34 (1979) 433
Walter, A. M., L. Heilmeyer: Antibiotika Fibel, hrsg. von H. Otten, M. Plempel und W. Siegenthaler, 4. Aufl. Thieme, Stuttgart 1975
Weinstein, L.: Infective endocarditis. In Braunwald, E.: Heart Disease. A Textbook of Cardiovascular Medicine. Saunders, Philadelphia 1980 (p. 1166)

# Myokarditis

**Definition:** Die Myokarditis ist eine entzündliche Erkrankung des Herzmuskels, die sich morphologisch an den Myokardfasern, am interstitiellen Gewebe und/oder an den Gefäßen manifestiert. Sie kann als Begleiterkrankung in Form einer serösen Myokarditis bei Urämie oder Morbus Basedow, aber auch als eigenständige Krankheit bei rheumatischem Fieber, Lues, Tuberkulose oder Sarkoidose imponieren. Der Verlauf kann akut oder chronisch sein. Die akute Form kann in eine chronische übergehen. Patienten mit chronisch kongestiven Kardiomyopathien haben teilweise mit einer akuten Myokarditis begonnen.

## Häufigkeit

Eine Angabe über die Häufigkeit der Myokarditis zu machen, ist schwierig, da sie als eigenständige und begleitende Erkrankung vorkommt und in der letztgenannten Form nicht immer eindeutig diagnostiziert wird. Es muß daher auf Sektionsbefunde verwiesen werden, um diese Schwierigkeit zu lösen. So findet Doerr (1971) bei 6696 obduzierten Patienten in 9,2% eine Endokarditis, in 5,84% eine Myokarditis und in 5% eine Perikarditis. Bei 40000 Sektionen wird von Gore u. Saphir (1967) in 3,5% der Fälle eine Myokarditis beschrieben.

## Ätiologie

Als Ursache für eine Entzündung des Herzmuskels (Tab. **27**) spielen verschiedene Erreger, infektiös-toxische Prozesse, rheumatische Erkrankungen, granulomatöse Krankheitsbilder und allergische Krankheitsabläufe eine besondere Rolle. Einige Myokarditisformen bleiben ätiologisch ungeklärt. Es ist aber notwendig, bei dieser Einteilung darauf hinzuweisen, daß einige Myokarditisformen ätiologisch verschiedene Aspekte aufweisen können. So wird die Diphtherie durch das Corynebacterium diphtheriae ausgelöst, das Toxin verursacht jedoch erst die Herzmuskelnekrosen, so daß es sich bei dieser Erkrankung mit Herzbeteiligung um eine infektiös-toxische Myokarditis handelt.
Von der Myokarditis durch allergisch-hyperergische Reaktionen sind toxische Myokardschädigungen abzugrenzen, die durch chemische und physikalische Einflüsse entstehen. Chemische Noxen stellen verschiedene Medikamente (Phenothiazine, Chloroquin, Cyclophosphamid, Paracetamol und Adriamycin), Metalle (Lithium, Quecksilber und Phosphor), Katecholamine und Kohlenmonoxid dar. Bei den physikalischen Schäden stehen die Hyper- und Hypothermie sowie die Röntgenbestrahlung ätiologisch im Vordergrund.

Tabelle **27** Ätiologie der Myokarditis

**A. Myokarditis durch Erregerbefall** mit
- Protozoen: bei Trypanosomiasis (Chagas-Krankheit), Toxoplasmose, Schistosomiasis, Echinokokkus und Trichinosis
- Pilzen: bei Aspergillosis, Aktinomykosis und Kandidiasis
- Bakterien: bei Diphtherie, Typhus, Tuberkulose, Strepto- und Meningokokkenerkrankungen, Brucellose, Syphilis und Leptospirosis
- Rickettsien: bei Q-Fieber und Rocky-Mountain-Fieber
- Viren: 1. Picornaviren:
  Enteroviren
  Polioviren
  Coxsackieviren A + B
  Echoviren
  Rhinoviren
  2. Arboviren:
  Gelbfiebervirus
  Dengue-Virus
  Pappataci-Virus
  3. Hepatitis
  Virus A + B
  4. Rabiesvirus
  5. Orthomyxoviren (Influenza)
  Influenzavirus
  6. Paramyxoviren
  Mumpsvirus
  Masernvirus
  Parainfluenzavirus I–IV
  RS-Virus (Respiratory Syncytial)
  7. Rötelnvirus
  8. Pockenvirus
  9. Adenoviren
  10. Herpesviren
  Herpes-simplex-Virus
  Varizellen-Zoster-Virus
  Zytomegalievirus
  EB-Herpes-Virus
  (infektiöse Mononukleose)
  11. Reoviren

**B. Myokarditis durch infektiös-toxische Prozesse** bei Diphtherie, Gasbrand und hochtoxischer Shiga-Kruse-Ruhr

**C. Myokarditis durch allergisch-hyperergische Reaktionen**
1. ausgelöst durch β-hämolysierende Streptokokken der Gruppe A (rheumatisches Fieber)
2. ausgelöst durch Medikamente: Penicillin, Sulfonamide, Tetracycline, α-Methyldopa, Phenylbutazon und Paraaminosalicylsäure

**D. Myokarditis bei Kollagenosen**
1. Rheumatoide Arthritis (PCP)
2. Dermatomyositis
3. Sklerodermie
4. Periarteriitis nodosa

**E. Myokarditis bei granulomatösen Erkrankungen**
1. Morbus Boeck
2. Tuberkulose
3. Lues
4. Fiedlersche Myokarditis
5. Lymphogranulomatose
6. Wegenersche Granulomatose

**F. Myokarditis ungeklärter Ätiologie**

Tabelle **28** Leitsymptome bei Myokarditis

1. Vorgeschichte: fieberhafte Grunderkrankung
2. Klinische Angaben: Abgeschlagenheit, Dyspnoe und Palpitationen
3. Auskultationsbefunde: Galopprhythmus, Herzgeräusche, Perikardreiben
4. Röntgenbefunde: Herzvergrößerung und Lungenstauung als Ausdruck einer Herzinsuffizienz
5. EKG-Veränderungen: relative Tachykardie, Arrhythmien, supraventrikuläre und ventrikuläre Extrasystolen, intraventrikuläre Leitungsstörungen, ST-T-Streckenanomalien und AV-Blockierungen I.–III. Grades, Niedervoltage
6. Verschiedenes: Embolien
7. Kardiogener Schock

### Klinik und Pathophysiologie

Die verschiedenen Ursachen einer Myokarditis bringen es mit sich, daß die unterschiedlichen Grunderkrankungen mit ihrer Symptomatologie mehr im Vordergrund eines Krankheitsgeschehens stehen können als die gleichzeitige Miterkrankung des Myokards. Die Diagnose einer Myokarditis muß daher häufig durch indirekte Hinweise wahrscheinlich gemacht werden. In den letzten Jahren hat die Myokardbiopsie wesentlich dazu beigetragen, unklare Myokarderkrankungen aufzuklären.

Zweifellos ist die Myokarditis eine häufige Erkrankung, die sich im Ablauf bakterieller und parasitärer Infektionen, von Virusinfektionen und bei allergischen Reaktionen entwickeln kann. Die daraus resultierende Symptomatologie ist unterschiedlich. Es werden daher die Leitsymptome bei Myokarditis in Tab. **28** zusammengefaßt. Eine entzündliche Mitbeteiligung des Herzens kann bei verschiedenen bakteriellen und Virusinfekten klinisch irrelevant bleiben. Es gibt aber auch Fälle, bei denen das klinische Bild einer fieberhaften Grundkrankheit durch den Ablauf der Myokarditis bestimmt wird. Sehr häufig wird man durch eine relative Tachykardie, d.h. eine im Verhältnis zur Kerntemperatur überhöhte Pulsfrequenz, auf eine Myokarditis aufmerksam, insbesondere wenn zusätzlich Herzrhythmusstörungen auftreten. Elektrokardiographisch lassen sich AV-Blockierungen I.–III. Grades, Veränderungen der ST-T-Strecke sowie supraventrikuläre und ventrikuläre Extrasystolen nachweisen. Auskultatorisch können nicht selten ein Intensitätsverlust der Herztöne, ein Galopprhythmus, Herzgeräusche und ein Perikardreiben festgestellt werden.

Eine klinisch bedeutsame Myokarditis kann darüber hinaus zu kardialer Links- und Rechtsherzinsuffizienz mit Dyspnoe, Venendrucksteigerung, Hepatomegalie und Unterschenkelödemen führen. Als Frühzeichen erkennt man röntgenologisch eine zunehmende Herzdilatation, die differentialdiagnostisch von einer Perikarditis abzugrenzen ist. Entwickelt sich aus zunehmender Kardiomegalie eine relative Mitralinsuffizienz, so wird ein neues systolisches Geräusch nachweisbar.

Eine schwerste Myokarditis kann schließlich zum kardiogenen Schock führen, dessen Prognose stets ungünstig beurteilt werden muß. Zustände dieser Art werden besonders bei Fällen von fulminant verlaufender bakterieller und viraler Myokarditis beobachtet.

Bei plötzlicher Entwicklung einer Herzinsuffizienz bzw. eines kardiogenen Schocks kann die differentialdiagnostische Abgrenzung gegenüber einem Myokardinfarkt erforderlich werden, da die Myokarditis gelegentlich mit einer geringen bis mäßigen Hyperenzymämie (CPK, SGOT und SGPT) einhergeht. SCHÖLMERICH (1971) findet bei 40 Patienten mit gesicherter Myokarditis in 13% EKG-Veränderungen wie bei einem nichttransmuralen Myokardinfarkt. Abb. **19** zeigt die EKG-Befunde einer 24jährigen Patientin mit einer Perimyokarditis nach Streptokokkeninfekt, die neben ST-T-Streckenveränderungen einen deutlichen Anstieg der Kreatinphosphokinaseaktivität aufweist. Der ASL- und ADB-Titer beträgt 11 Tage später trotz antibiotischer Therapie 600 bzw. 400 Einheiten.

Die bekannteste Protozoen-Myokarditis ist die Chagas-Erkrankung, sie kommt besonders in Mittel- und Südamerika vor. Sie wird durch die Infektion mit Trypanosoma cruzi ausgelöst. Neben einer akuten Krankheitsphase wird eine chronische Verlaufsform beobachtet. Das akute Krankheitsbild geht mit Fieber, Muskelschmerzen, Hepatosplenomegalie und selten mit einer Meningoenzephalitis einher. Die Beteiligung des Myokards wird durch das Auftreten von tachykarden Herzrhythmusstörungen und die Entwicklung einer Herzinsuffizienz deutlich. Aufgrund histologischer Befunde wird vermutet, daß nicht die Parasiten selbst, sondern toxische und immunologische Vorgänge zu einer Schädigung der Herzmuskelfasern führen. Bei den meisten Patienten heilt die akute Erkrankung vollständig aus.

Etwa 30% der mit Trypanosoma cruzi infizierten Patienten entwickeln nach etwa 20 Jahren die chronische Verlaufsform der Chagas-Erkrankung mit Kardiomegalie, Rechts- und weniger Linksherzinsuffizienz und Herzrhythmusstörungen. Bei den intraventrikulären Leitungsstörungen ist der komplette Rechtsschenkelblock und der linke vordere Hemiblock besonders typisch. Echokardiographisch werden dilatierte Ventrikel mit herabgesetzten Kontraktilitätsparametern und erhöhten endsystolischen und enddiastolischen Volumina nachgewiesen. Die Diagnose wird durch die Komplementbindungsreaktion gesichert. Histologisch steht der fibröse Umbau des Myokards im Vordergrund. Die durch andere Protozoen verursachten Myokarditisformen spielen eine geringere Rolle.

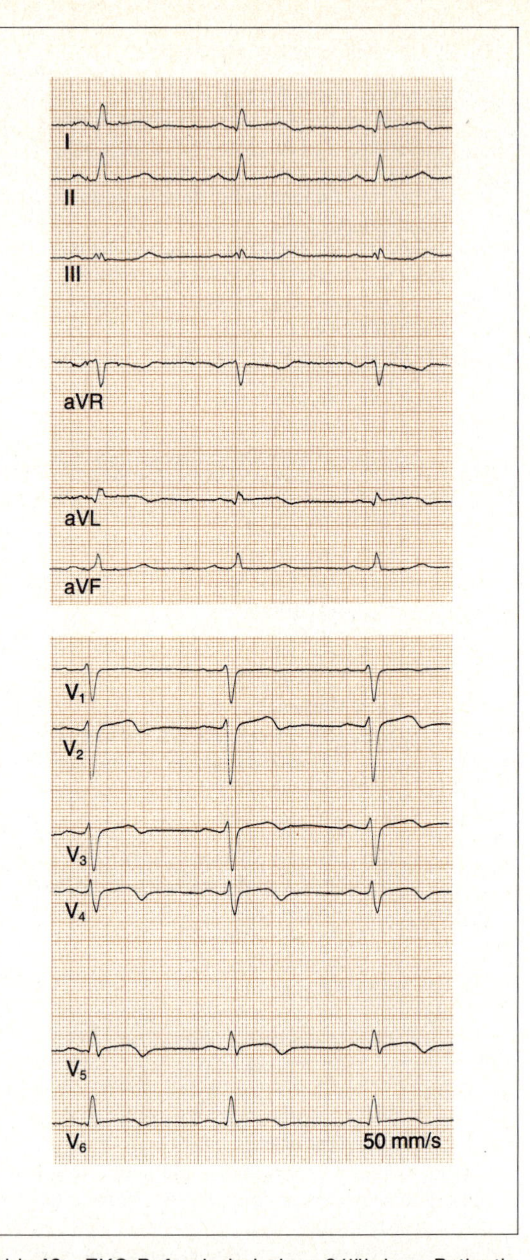


Abb. **19** EKG-Befunde bei einer 24jährigen Patientin mit einer Perimyokarditis nach Streptokokkeninfekt. Deutliche ST-T-Streckenveränderungen in den Ableitungen I, aVL und V 2–6 verbunden mit einem Anstieg der CPK-Aktivität auf 159 U/l

Eine Myokarditis, die durch eine Pilzinfektion verursacht ist, wird besonders bei Patienten mit malignen Erkrankungen beobachtet, die eine Chemotherapie erhalten oder immunsuppressiv behandelt werden. Neben absedierenden werden granulomatöse Veränderungen im Myokard gefunden. Das Endo- und Perikard kann in einigen Fällen miterkrankt sein. Der Verlauf wird überwiegend durch die Grunderkrankung bestimmt.
Eine bakteriell ausgelöste Myokarditis kommt bei Diphtherie, Typhus, Tuberkulose, Strepto- und Meningokokkenerkrankungen, Brucellose, Syphilis und Leptospirosis vor. Bei der Diphtherie wird die Herzbeteiligung am Ende der ersten Krankheitswoche durch den Nachweis einer Herzvergrößerung, das Auftreten einer Herzinsuffizienz und AV-Blockierungen deutlich. Das Herzversagen ist oft die Todesursache bei dieser Erkrankung. Hohe Anstiege der Transaminasen kündigen einen ungünstigen Ausgang an. Die Schädigung der Myofibrillen geschieht durch das Toxin des Corynebacterium diphtheriae, das die intrazelluläre Proteinsynthese hemmt.
Die Infektion mit Salmonellen, Tuberkelbazillen und anderen Erregern führt nur selten zu einer klinisch relevanten Myokardbeteiligung. Das Auftreten von Extrasystolen und/oder Leitungsstörungen sowie Endteilveränderungen im EKG macht eine Myokarditis wahrscheinlich. Bei der Syphilis steht die luetische Aortitis mit konsekutiver Aorteninsuffizienz im Vordergrund der Organveränderungen.
Eine Infektion des Myokards mit Rickettsien besteht histologisch in einer Vaskulitis mit interstitiellen Infiltraten. Beim Q-Fieber werden Atemnot und Herzschmerzen angegeben. Im EKG werden ST-Streckenveränderungen und ventrikuläre Extrasystolen gefunden.
Eine Virusmyokarditis geht neben allgemeinen Symptomen wie Fieber, Schwächegefühl und schneller Erschöpfbarkeit mit Ruhetachykardie, Extrasystolen, Arrhythmien, Oppressionsgefühl über dem Herzen und bei schweren Verlaufsformen mit den Zeichen der Herzinsuffizienz bis zum kardiogenen Schock einher. Ein hörbarer Galopp in der Protodiastole (3. Herzton) zeigt eine myokardiale Beteiligung an. Kommt es bei schwerer Myokarditis zu einer relativen Mitral- oder Trikuspidalklappeninsuffizienz, werden neue systolische Geräusche hörbar. Im EKG werden neben Störungen der Erregungsbildung und -leitung Extrasystolen und Endstreckenveränderungen registriert. Die röntgenologische Vergrößerung des Herzens mit und ohne Lungenstauung ist als Zeichen schwerer kardialer Beteiligung zu werten. Aus der Gruppe der Picornaviren haben die Coxsackieviren A und B die größte Bedeutung für die Entstehung einer entzündlichen Myokarderkrankung. Die Häufigkeit der subjektiven (A) und objektiven Symptome (B) ist in Tab. **29** zusammengefaßt. Elektrokardiographisch können Herzrhythmusstörungen mehr im Vordergrund stehen als ST-Streckenveränderungen (Abb. **20**). Von den ECHO-Viren haben die Serotypen 9 und 22 eine besondere Kardiotropie. Orthomyxoviren (z.B. Influenzavirus A und B) verursachen häufig EKG-Veränderungen. Infektionen mit Zytomegalieviren kommen bei Dialysepatienten und herzchirurgisch behandelten Patienten vor. Das Krankheitsbild kann mit hohen Temperaturen, einer Leukozytose und Anstiegen der Enzymaktivitäten einhergehen (Abb. **21**), so daß eine bakterielle Endokarditis ausgeschlossen werden muß.

Tabelle **29** Häufigkeit der subjektiven (A) und objektiven Symptome (B) bei Coxsackie-Myokarditis (nach Koontz u. Ray)

| | |
|---|---|
| **A. Schmerzen in der Herzregion** und im | |
| Thoraxbereich | 80% |
| Muskelschmerzen | 60% |
| Dyspnoe | 60% |
| Orthopnoe | 46% |
| Gelenkbeschwerden | 40% |
| Husten | 35% |
| Kopfschmerzen | 25% |
| **B. Fieber** | 85% |
| Erhöhte BSG | 85% |
| Tachykardie | 80% |
| Leukozytose über 10000/mm$^3$ (>10 × 10$^9$/l) | 75% |
| Herzvergrößerung | 75% |
| Perikardreiben | 70% |
| Pleuraerguß | 65% |
| Ödeme | 50% |
| Perikarderguß | 45% |
| Systolisches Geräusch | 40% |
| Galopprhythmus | 15% |
| Exanthem | 10% |

Pathophysiologisch ist die myokardiale Beteiligung bei Viruskrankheiten in einem zytotoxischen Effekt zu sehen und steht im Zusammenhang mit der Virusreduplikation in der Zelle und einer entzündlichen Exsudatbildung infolge der Myolyse. Der chronische Verlauf ist durch einen fibrosierenden Umbau des Myokards gekennzeichnet. Als mögliche Ursachen für den chronisch-entzündlichen Prozeß bieten sich folgende Gesichtspunkte an: eine Viruspersistenz mit gelegentlicher Aktivierung, Wirkungen von Virusantigenen in der Herzmuskulatur und eine Wirksamkeit von Antigenen aus denaturierter Herzmuskulatur sowie die Auslösung eines autoimmunologischen Krankheitsprozesses.
Die Myokarditis bei Diphtherie ist ein typisches Beispiel für einen infektiös-toxischen Prozeß. Das Toxin des Corynebacterium diphtheriae hemmt die Proteinsynthese. Histologisch beginnt ein scholliger Zerfall der Herzmuskelzellen und eine Myozytolyse am 2.–4. Tag. Diese Prozesse

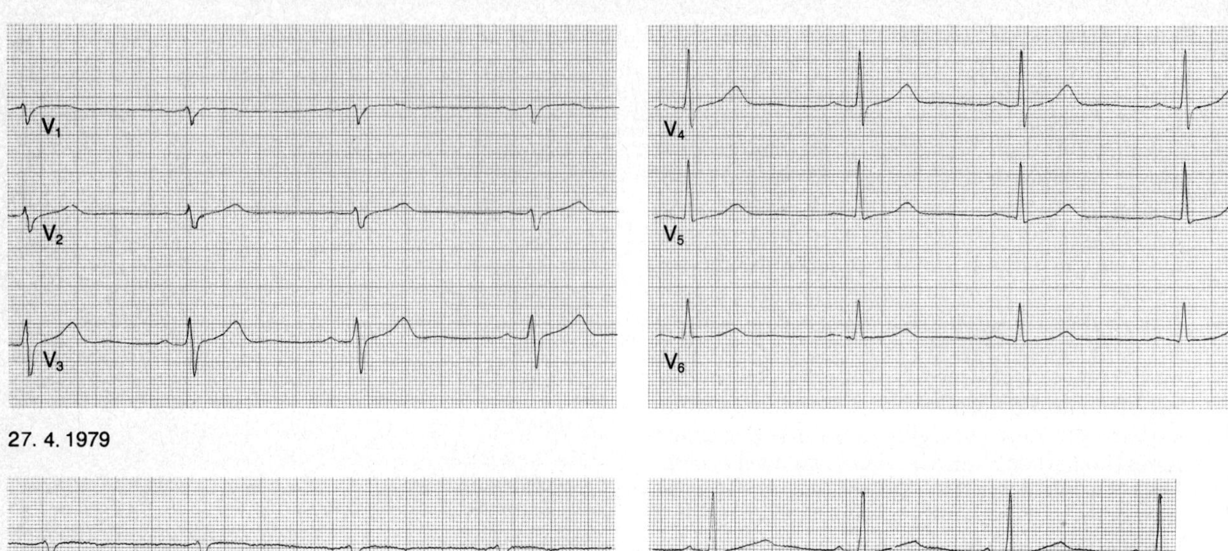


27. 4. 1979

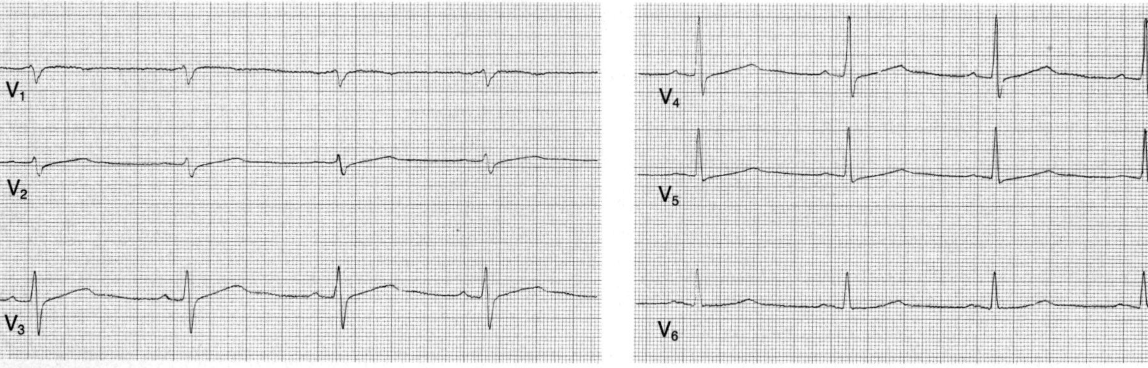


25. 5. 1979

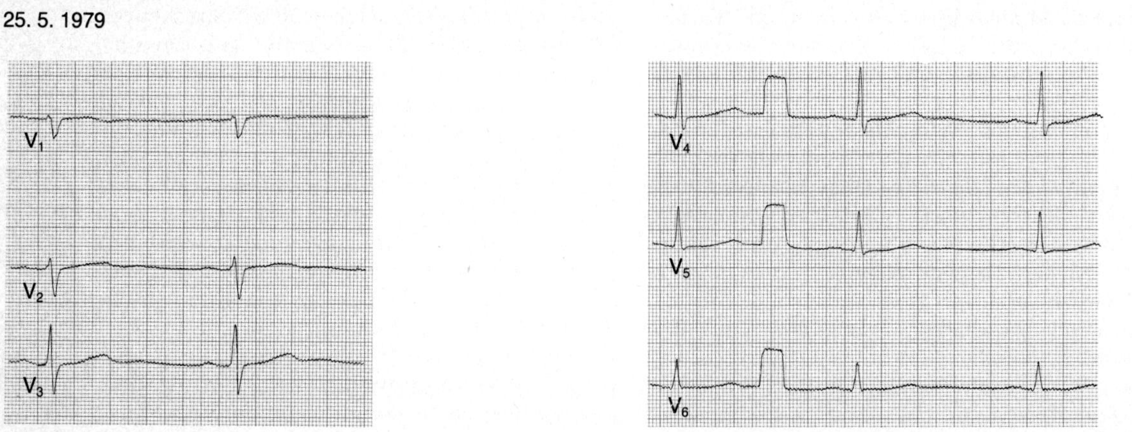


26. 6. 1979

Abb. **20** EKG-Befunde bei einem 56jährigen Patienten mit einer Coxsackie-Myokarditis. Die Myokarderkrankung zeigt sich nur in einem paroxysmalen Vorhofflimmern, Endstreckenveränderungen sind auch im Verlauf nicht nachweisbar

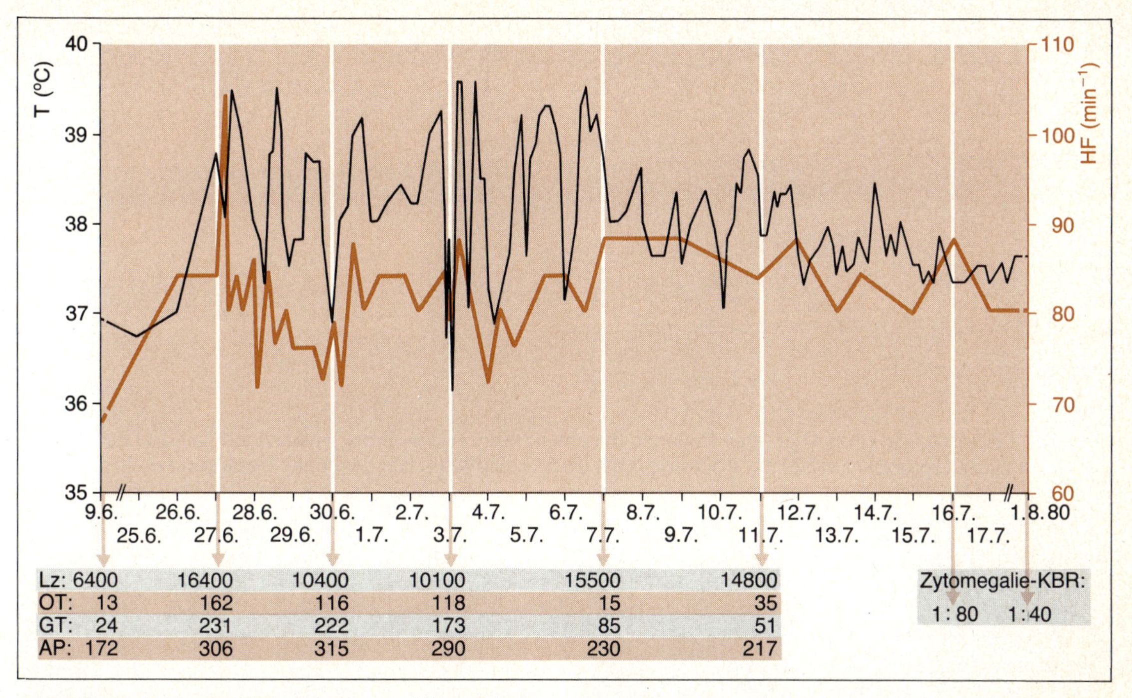


Abb. **21** Verlauf von Körpertemperatur (T) und Herzfrequenz (HF) bei einer 51jährigen Patientin mit einer Zytomegalieinfektion nach herzchirurgischem Eingriff (aorto-koronar-venösem Bypass). Lz = Leukozyten/mm$^3$, OT und PT = Transaminasen (U/l) und AP = alkalische Phosphatase (U/l)

erreichen ihren Höhepunkt in der 2. Krankheitswoche. Zeichen schwerer Herzinsuffizienz sowie lebensbedrohlicher bradykarder und tachykarder Herzrhythmusstörungen sind die Folge. Ein akuter Herztod ist in der 2. und 3. Krankheitswoche am häufigsten. Ähnliche Myokardveränderungen werden bei einer Gasbrandinfektion und einer hochtoxischen Shiga-Kruse-Ruhr gesehen.

Beim akuten rheumatischen Fieber stellt der Herzmuskelbefall eine allergisch-hyperergische Myokarditis dar. Die Ablagerung von Antigen-Antikörper-Komplexen im subendokardialen Gewebe, im interstitiellen Gewebe arterieller Gefäße, in den Aschoffschen Knötchen und dem Sarkolemm von Muskelfibrillen scheint für die Entstehung der rheumatischen Karditis von wesentlicher Bedeutung zu sein. Die Diagnose eines rheumatischen Fiebers erfolgt mit Hilfe der Jones-Kriterien, wobei die rheumatische Karditis zu den Hauptbefunden gehört. Eine Herzvergrößerung und Zeichen der Herzinsuffizienz sind seltene Symptome und weisen auf einen schweren Verlauf hin. EKG-Veränderungen bestehen in AV-Blockierungen, meistens I. Grades, intraventrikulären Leitungsstörungen, Erregungsrückgangsstörungen und dem Auftreten von Extrasystolen. – Antibiotika, $\alpha$-Methyldopa, Phenylbutazon und Paraaminosalicylsäure können sowohl eine allergische Myokarditis als auch eine nekrotisierende Angiitis mit schweren Organschädigungen auslösen. Histologisch werden im Myokard perivaskuläre Infiltrationen mit eosinophilen Granulozyten und mehrkernigen Riesenzellen gefunden. Im EKG werden Veränderungen der ST-T-Strecke beobachtet. Von der allergischen Myokarditis ist eine toxische Myokardschädigung abzugrenzen, die durch chemische und physikalische Einflüsse verursacht wird. Abb. **22** zeigt den Befund einer Schädigung des spezifischen Reizleitungssystems im Herzen durch die Gabe von Adriamycin.

Bei den Kollagenosen ist ebenfalls eine Mitbeteiligung des Myokards möglich. Bei der rheumatoiden Arthritis (PCP) tritt sie in 5–25% auf. Fassbender (1969) unterscheidet pathologisch-anatomisch einen diffusen interstitiellen von einem lokalisiert auftretenden nekrotisierenden Typ. Bei der Dermatomyositis, der Sklerodermie und der Periarteriitis nodosa stehen überwiegend gefäßbedingte Veränderungen des Myokards im Vordergrund. Die begleitende Myokarderkrankung steht bei den Kollagenosen klinisch selten im Vordergrund.

An die myokardiale Beteiligung bei Morbus Boeck wird selten gedacht. In ihrem Autopsiematerial finden Gozo und Mitarb. (1971) und Silverman u. Mitarb. (1978) einen myokardialen Befund bei generalisiertem Morbus Boeck in 20–30% der untersuchten Patienten. Pathologisch-anatomisch sind die nicht verkäsenden Granulome im Myokard des linken Ventrikels und im Septum besonders häufig zu finden. Supraventrikuläre und ventrikuläre Extrasystolen einzeln oder in Salven sowie intraventrikuläre Leitungsstörungen und AV-Blockierungen werden im EKG nachgewiesen. Daneben können

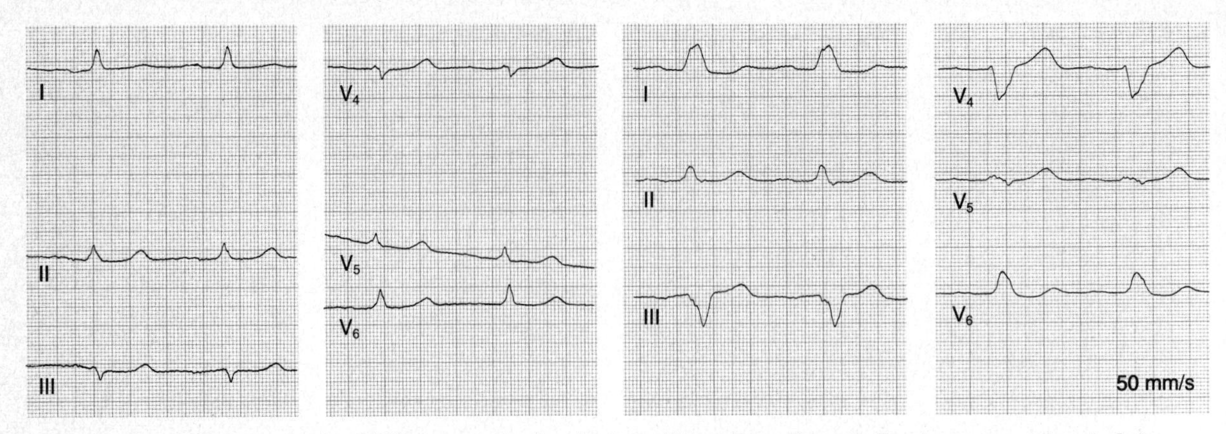


Abb. **22** EKG-Befunde einer 47jährigen Patientin mit einem kleinzelligen Bronchialkarzinom vor und nach Gabe von Adriamycin. Die Gabe von 220 mg Adriamycin hat einen kompletten Linksschenkelblock verursacht

Veränderungen der ST-T-Strecken entstehen. Der plötzliche Herztod kann beim Auftreten gefährlicher Herzrhythmusstörungen eintreten. Bei anderen Patienten steht klinisch die Herzinsuffizienz als Folge der geschädigten Ventrikelfunktion im Vordergrund. Ein neu entstandenes systolisches Geräusch weist auf eine relative Mitralinsuffizienz hin.

Die Tuberkulose kann als unspezifische infektallergische Myokarditis zu lymphozytären interstitiellen Zellinfiltraten führen, auf der anderen Seite werden typische Tuberkel im Herzmuskel nachgewiesen. Die myokardialen Veränderungen bei der Syphilis können diffus und umschrieben sein. Im EKG werden Herzrhythmusstörungen und Leitungsstörungen beobachtet. Engen syphilitische Gummen die Ausflußbahn der Ventrikel ein, entsteht das Bild einer Pseudoklappenstenose. Die myokardiale Beteiligung bei Lymphogranulomatose und beim Morbus Wegener ist sehr selten.

Die Fiedlersche Myokarditis gehört ebenfalls zu den granulomatösen Myokarderkrankungen, ihre Ätiologie ist ungeklärt. Neben einer diffusen interstitiellen Myokarditis wird eine granulomatöse Riesenzellmyokarditis zum Teil mit eosinophilen Granulozyten beschrieben.

Diagnostisches Vorgehen

Die Diagnose einer Myokarditis stützt sich auf der einen Seite auf die in Tab. **28** u. **29** angegebenen Symptome. Andererseits sind zusätzliche Untersuchungsmethoden unbedingt erforderlich, die sich aus der ätiologischen Zuordnung ergeben (s. Tab. **27**). Eine Myokarditis purulenta und eine infektiös-toxische Myokarditis werden durch direkten Erregernachweis (Protozoen, Pilze und Bakterien) gesichert. Eine Myokarditis durch Rickettsien oder Viren erfordert die Durchführung verschiedener Komplementbindungsreaktionen. Die Diagnose eines akuten rheumatischen Fiebers stützt sich auf die sogenannten Jones-Kriterien, die Diagnose der Myocarditis rheumatica wird zusätzlich durch die Bestimmung des Antistreptolysin-, Antistreptodornase- und Antihyaluronidase-Titers erhärtet. Immunologische Befunde (Zunahme der Immunglobuline A und G und Nachweis von Myokardantikörpern) ergänzen die serologische Diagnostik bei rheumatischer Karditis (Tab. **30**). Eine genaue Medikamentenanamnese erweitert die diagnostischen Überlegungen, wenn eine Myokarditis durch allergisch-hyperergische Reaktionen zur

Tabelle **30** Serologische Diagnostik bei rheumatischer Karditis (nach Bolte)

| | |
|---|---|
| Blutsenkung | erhöht ~70 mm in der 1. Std. |
| $\alpha_2$-Globuline ($\alpha_2$-Makroglobulin) | > 0,6 g/100 ml (> 6 g/l) |
| Immunglobulin G | erhöht (> 1670 mg/dl ≙ > 16,7 g/l) |
| Immunglobulin A | erhöht (> 360 mg/dl ≙ > 3,6 g/l) |
| Antistreptolysin-Titer | > 1:250 O.E. (cave: falsch-positive Resultate bei dekomp. Rechtsinsuffizienz, Hepatitis, Hyperlipoproteinämie, nephrotischem Syndrom) |
| Myokardantikörpernachweis (indir. Immunfluoreszenztest) | positiv bei 60–80 % |

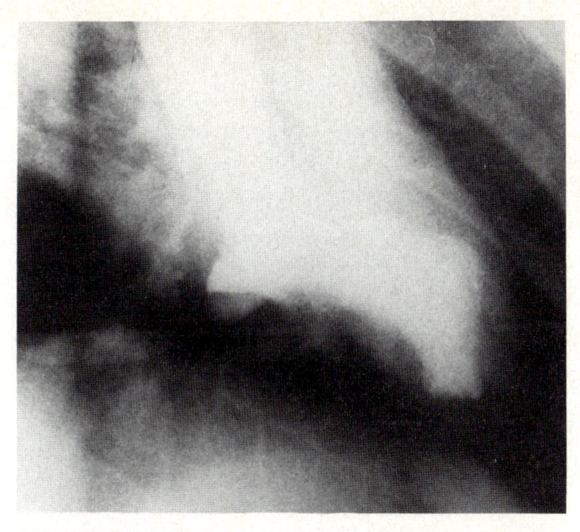

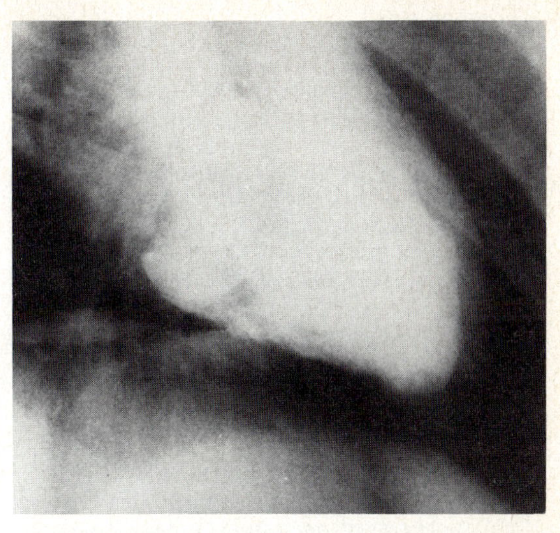

Abb. **23** Lävokardiogramm (RAO 40°) einer 24jährigen Patientin J. B. mit einer Perimyokarditis nach Streptokokkeninfekt und einer Prinzmetal-Angina. Deutliche Akinesie im Bereich der Herzspitze, enddiastolischer Druck im linken Ventrikel in Ruhe 10, nach Angiographie 18 mmHg

Diskussion steht. Eine Myokarditis bei Kollagenosen erfordert die Bestimmung von Antikörpern gegen Kerne und des LE-Faktors. Muskelbiopsien werden zur Diagnosestellung einer Dermatomyositis, Sklerodermie und Periarteriitis nodosa durchgeführt. Die Diagnose einer Myokarditis bei granulomatösen Erkrankungen stützt sich auf typische röntgenologische und histologische Befunde und spezifische serologische Ergebnisse (z. B. FTA-Test bei der Lues). Läßt sich kein ätiologischer Faktor nachweisen, so besteht der Verdacht auf eine Myocarditis idiopathica (Fiedler). Hier erweitert die direkte Katheterbiopsie des Myokards die diagnostischen Möglichkeiten, die auch bei der Diagnostik anderer unklarer Myokarderkrankungen angewendet werden kann.

### Differentialdiagnose

Die akuten Verlaufsformen einer Myokarditis bereiten in den meisten Fällen keine größeren differentialdiagnostischen Probleme, sie erfordern jedoch eine genaue ätiologische Zuordnung (s. Tab. **27**). Ein Postkardiotomie- bzw. Postinfarktsyndrom (Dressler-Syndrom) ist aufgrund der Vorgeschichte und des Nachweises von Antikörpern gegen Herzmuskulatur zu sichern. Schwierigkeiten kann das gleichzeitige Vorliegen einer koronaren Herzkrankheit und einer akuten Myokarditis bereiten, wie wir es bei einer 24jährigen Patientin beobachten konnten. Neben schnell sich zurückbildenden ST-T-Streckenveränderungen (Prinzmetal-Angina) und einem gleichzeitigen Anstieg der Kreatinphosphokinaseaktivität und des ASL- und ADB-Titers (Zustand nach Streptokokkeninfekt) wurden im Koronarangiogramm typische spastische Engstellungen des R. interventricularis anterior, der linken Koronararterie während des Cold-Pressure-Tests nachgewiesen. Der linke Ventrikel (Abb. **23**) zeigte im Bereich der Herzspitze eine umschriebene Kontraktionsstörung (Akinesie).

Differentialdiagnostische Schwierigkeiten ergeben sich häufig bei den chronischen Verlaufsformen einer Myokarditis, wo Fieber, Leukozytose bzw. Leukopenie und BSG-Beschleunigung fehlen können. Hier muß die Myokarditis gegen die koronare Herzkrankheit und die primären und sekundären Kardiomyopathien abgegrenzt werden. Von den primären Kardiomyopathien ist besonders die kongestive Form zu erwähnen. Bei den sekundären Myokarderkrankungen spielen nutritiv-toxische und metabolische Störungen, Neuropathien und Myopathien sowie Tumoren und physikalische Schädigungen eine besondere Rolle. Einzelheiten sind Tab. **31** zu entnehmen.

Wird eine Virusmyokarditis vermutet, ist eine spezielle virologische Diagnostik zu empfehlen, da vom Ergebnis die Rezidivhäufigkeit, die Langzeitprognose und auch die Letalität bestimmt werden. Da die Virusisolierung zeitaufwendig und kostspielig ist, werden die Komplementbindungsreaktionen im Serum bevorzugt. Ein Anstieg um 3–4 Titerstufen gilt als Beweis für eine kurz zurückliegende Infektion.

Eine Myokarditis bei den Kollagenosen und den granulomatösen Erkrankungen steht klinisch nur selten im Vordergrund. Die einzelnen Krankheitsbilder müssen durch klinische, serologische, röntgenologische, nuklearmedizinische und histologische Befunde voneinander abgegrenzt werden.

Tabelle **31** Klinische Zuordnung der Kardiomyopathien (nach Kübler, Kuhn u. Loogen)

**1. Idiopathische (primäre) Kardiomyopathien**

A. Hypertrophische Kardiomyopathie: familiär
sporadisch
- a) mit nachweisbarer Obstruktion = hypertrophische obstruktive Kardiomyopathie
- b) ohne nachweisbare Obstruktion

B. Kongestive Kardiomyopathie: familiär
sporadisch

C. Obliterative Kardiomyopathie
- a) Fibroelastose
- b) Endomyokardfibrose
- c) Endocarditis eosinophilica fibroplastica Löffler

D. Zwischengruppe zwischen hypertrophischer und kongestiver Kardiomyopathie mit Zeichen der Herzinsuffizienz bei deutlicher Wandhypertrophie der Ventrikelmuskulatur

E. Gruppe der Anfangsstadien und der Restzustände nach Myokarderkrankung (erst spätere genaue Zuordnung möglich)

**2. Sekundäre Kardiomyopathien**

A. Entzündliche Herzmuskelerkrankungen durch:
- a) Bakterien (Streptokokken, Brucellosen, Tuberkulose, evtl. Sarkoidose)
- b) Viren (Coxsackie A + B, ECHO-Virus, Influenzavirus, infektiöse Mononukleose, Hepatitis epidemica)
- c) Protozoen (Chagas-Erkrankung, Toxoplasmose)
- d) Rickettsien (Fleckfieber)
- e) Mykosen (Kandidosis, Sporotrichosis)
- f) Rheumatische Karditis
- g) Hyperergisch-allergische Erkrankungen (Postkardiotomie-, Postmyokardinfarkt-Syndrom der idiopathischen Perikarditis)
- h) Kollagenosen (primär-chronische Polyarthritis, Dermatomyositis, Sklerodermie, Lupus erythematodes, Panarteriitis nodosa, Wegenersche Granulomatose)

B. Nutritive und toxische Störungen
- a) Fehl- und Mangelernährung (Alkohol, Thiaminmangel = Beri-Beri-Herzerkrankung, Kobalt, Kwashiorkor-Herzerkrankung)
- b) Bakterientoxine
- c) Arzneimittel (Adrenalin, Isoproterenol, Reserpin, Emetin, Procain(amid), Daunomycin, trizyklische Antidepressiva)

C. Metabolische Störungen
- a) Glykogenspeicherkrankheiten (Glykogenose Typ II = Pompesche Erkrankung, Glykogenose Typ VII)
- b) Lipidspeicherkrankheiten (Refsum-Erkrankung, Niemann-Picksche Erkrankung, Fabry-Anderson-Erkrankung usw.)
- c) Mucopolysaccharidspeicherkrankheiten (Huntersche Erkrankung, Pfaundler-Hurler-Erkrankung, Sanfillipo-Erkrankung usw.)
- d) Speicherung von Elektrolyten: Hämochromatose
- e) Endokrine Erkrankungen (Hyper- und Hypothyreose, primärer Hyperaldosteronismus, Cushing-Syndrom, Phäochromozytom, Akromegalie, Werner-Syndrom, Hyperparathyreoidismus, Hyperinsulinismus, Schwangerschaft und Wochenbett [?])

D. Neuropathien und Myopathien (progressive Muskeldystrophie, Friedreichsche Ataxie, myotonische muskuläre Dystrophie, Myositis, Myasthenia gravis)

E. Infiltrative Störungen
- a) Primärtumoren (Rhabdomyome, Myxome, intramurale Fibrome, Sarkome, Gefäßtumoren)
- b) Tumormetastasen
- c) Leukämieinfiltrationen
- d) Fettinfiltrationen

F. Physikalische Störungen
- a) Trauma (Commotio cordis, Stich-, Schnitt- und Schußverletzungen)
- b) Bestrahlung

### Therapie

Eine akute Myokarditis sollte neben medikamentösen Maßnahmen mit Bettruhe für 3–4 Wochen behandelt werden. In leichteren Fällen ist die Vermeidung körperlicher Anstrengungen ausreichend. Sind die Zeichen einer Herzinsuffizienz vorhanden, werden Herzglykoside und Diuretika eingesetzt. Die Erhaltungsdosis der Herzglykoside sollte ⅔ der üblichen Dosis betragen. Eine notwendige antiarrhythmische Therapie erfolgt in üblicher Weise. Lebensbedrohliche Bradykardien werden mit permanenten Herzschrittmachern versorgt. Tritt im Verlauf der Myokarditis ein kardiogener Schock auf, werden zusätzlich die Gabe von Katecholaminen (Dopamin und Dobutrex) und der Einsatz einer künstlichen Beatmung und einer assistierten Zirkulation notwendig.

Die spezifische Behandlung der Myokarditis orientiert sich an der ätiologischen Zuordnung. Für die Chagas-Erkrankung sind spezifische Präparate in der klinischen Erprobung. Eine Pilzmyokarditis wird mit Amphotericin B (0,25–1,0 mg/kg KG) in Kombination mit 5-Fluorocytosin behandelt. Eine eitrige herdförmige Myokarditis kann als Begleiterkrankung einer bakteriellen Endokarditis oder einer systemischen Sepsis auftreten. Die antibiotischen Therapieempfehlungen sind dem Abschnitt über die Endokarditis zu entnehmen.

Da Virostatika bisher nicht verfügbar sind, entfällt eine kausale Therapie bei der Virusmyokarditis. Der Einsatz von Glukosteroiden ist umstritten und in der Frühphase einer Virusmyokarditis nicht indiziert. Tierexperimentelle Befunde sprechen vielmehr für eine Steigerung der Virusreduplikation und eine Herabsetzung der körpereigenen Abwehr u.a. durch eine Störung der Interferon-Synthese bei Gabe von Steroiden. Bei den chronischen Verlaufsformen können Steroide möglicherweise den fibrotischen Umbau des Myokards abmildern.

Der Einsatz von Antibiotika bei der Virusmyokarditis liegt darin begründet, daß bakterielle Superinfektionen während Viruserkrankungen auftreten, die die Virusvermehrung fördern können.

Bei der Verhinderung einer Virusmyokarditis stehen heute die prophylaktischen Impfmaßnahmen an erster Stelle. Gegen Röteln, Influenza A und B, Poliomyelitis und Masern sind potente Impfstoffe vorhanden.

Die infektiös-toxische Myokarditis bei Diphtherie wird mit 10000–20000 (bis 100000) IE Antitoxin behandelt. Die primäre Prävention geschieht durch Immunisierung. Eine zusätzliche Behandlung mit Penicillin G 2–4 Mill. IE oder Erythromycin 3–4 × 200 mg für 1 Woche hat sich bewährt.

Auf die Behandlung des akuten rheumatischen Fiebers mit Herzbeteiligung durch eine Infektion mit $\beta$-hämolysierenden Streptokokken der Gruppe A ist im Abschnitt über die Endokarditis ausführlich eingegangen worden. Die spezifische Behandlung der Myokarditis bei Kollagenosen und granulomatösen Erkrankungen richtet sich nach der jeweiligen Grunderkrankung und wird daher an anderer Stelle erörtert. Eine Myokarditis unklarer Ätiologie wird symptomatisch behandelt. Um den fibrotischen Umbau im Herzmuskel abzuschwächen, werden Steroide empfohlen.

### Prognose und Verlauf

Die Prognose und der Verlauf einer Myokarditis unterschiedlicher Ätiologie ist nicht einheitlich. Für den süd- und mittelamerikanischen Raum hat die Chagas-Erkrankung eine besonders große Bedeutung erlangt. Sie ist in diesen Gebieten die häufigste Ursache für eine Herzerkrankung. Im Verlauf wird eine akute, eine latente und eine chronische Form unterschieden. 30% der mit Trypanosoma cruzi infizierten Patienten entwikkeln nach etwa 20 Jahren ein großes dilatiertes Herz mit den typischen Zeichen der Herzinsuffizienz. Das Auftreten von Herzrhythmusstörungen und intraventrikulären Leitungsstörungen macht die Prognose weiter ungünstig.

Eine Pilzmyokarditis wird am häufigsten bei Patienten mit malignen Erkrankungen beobachtet, die zytostatisch und/oder immunsuppressiv sowie mit Röntgenstrahlen behandelt werden. Den Verlauf bestimmt weitgehend die Grunderkrankung. Eine Myokarditis mit Meningokokken ist ebenfalls lebensgefährlich und prognostisch ungünstig. Eine tuberkulöse Myokarditis wird klinisch selten relevant. In einigen Fällen werden Herzrhythmusstörungen und eine Herzinsuffizienz beobachtet. Eine Infektion mit Rickettsien ist prognostisch nicht ungünstig.

Die meisten Patienten mit einer Virusmyokarditis heilen aufgrund von Langzeituntersuchungen ohne bleibende kardiale Schädigungen aus. Der chronische Verlauf mit progredienter manifester Herzinsuffizienz ist selten. Todesfälle treten besonders bei Säuglingen mit Coxsackieviren auf. Die Letalität kann bis zu 50% betragen. Herzrhythmusstörungen können in Einzelfällen zum plötzlichen Herztod führen.

Die Prognose der infektiös-toxischen Myokarditis bei Diphtherie ist immer noch ungünstig. Eine therapierefraktäre Herzinsuffizienz und ein plötzlich auftretender totaler AV-Block können zum Tode führen. Diese und andere schwere Komplikationen treten meistens in der 2. und 3. Krankheitswoche auf. Wird die akute Krankheitsphase überlebt, ist die weitere Prognose günstig.

Das rheumatische Fieber neigt ohne Penicillinprophylaxe zu häufigen Rezidiven. Ein Herzklappenfehler entwickelt sich bei etwa 15% der Erwachsenen und bestimmt dann den weiteren Verlauf. In der akuten Krankheitsphase des rheumatischen Fiebers sind Todesfälle selten. Die Prognose wird wesentlich verschlechtert, wenn sich auf eine rheumatische Endokarditis eine bakterielle Besiedlung aufpfropft.

Die Prognose der Myokarditis bei Kollagenosen und granulomatösen Erkrankungen wird weitgehend durch die Grunderkrankung bestimmt. Der plötzliche Herztod durch lebensbedrohliche tachykarde und bradykarde Herzrhythmusstörungen ist besonders bei der myokardialen Miterkrankung an einer Sarkoidose bekannt.

**Merke:** Die Myokarditis ist eine entzündliche Erkrankung des Herzmuskels, die sich morphologisch an den Myokardfasern, am interstitiellen Gewebe und/oder an den Gefäßen manifestiert. Die Ätiologie ist vielschichtig. Neben Erregern spielen infektiös-toxische Prozesse, allergisch-hyperergische Reaktionen, Erkrankungen aus dem Formenkreis der Kollagenosen und granulomatöse Krankheiten eine besondere Rolle. Die spezifische Behandlung der Myokarditis orientiert sich an der ätiologischen Zuordnung. Die Prognose und der Verlauf der Herzmuskelentzündung sind nicht einheitlich. Eine Virusmyokarditis heilt in der Regel ohne bleibende kardiale Schädigungen aus. Andere Formen der Myokarditis sind durch schwere Herzinsuffizienz und lebensbedrohliche Herzrhythmusstörungen gekennzeichnet oder durch den Verlauf der Grunderkrankung bestimmt. Ein kardiogener Schock ist stets als sehr ungünstiges Zeichen zu werten. Differentialdiagnostisch ist von der Myokarditis besonders die koronare Herzkrankheit abzugrenzen.

Weiterführende Literatur

Ablard, G., A. Larchan: Der akute Gelenkrheumatismus des Erwachsenen. Acta rheumat. (Basel) 20 (1963) 1
Bengtsson, E.: Acute myocarditis and its consequences in Sweden. Postgrad. med. J. 48 (1972) 754
Bergström, K., U. Erikson, F. Nordbring, B. Nordgren, A. Parrow: Acute non rheumatic myopericarditis. A follow up study. Scand. J. Infect. Disease 2 (1970) 7
Bolte, H. D.: Die rheumatische Karditis. Internist 16 (1975) 501
Brunner, F. D., M. Rutishauser: Primäre Myokardkrankheit und infektiöse Myokarditis. Z. Kardiol. 58 (1970) 1246
Gerzen, P., A. Granath, B. Holmgren, S. Zetterquist: Acute myocarditis. A follow up study. Brit. Heart J. 34 (1972) 575
Gozo, E. G., I. Cosnow, H. C. Cohen, L. Okuhn: The heart in sarcoidosis. Chest 60 (1971) 379
Koberle, F.: Enteromegaly and cardiomegaly in Chagas' disease. Gut 4 (1963) 399
Koontz, Ch., C. G. Ray: The role of Coxsackie group B virus infections in sparadic myopercarditis. Amer. Heart J. 82 (1971) 750
Kübler, W., H. Kuhn, F. Loogen: Die Kardiomyopathien. Z. Kardiol. 62 (1973) 3
Laranja, F. S., E. Dias, G. Nobrega, A. Miranda: Chagas disease: A clinical, epidemiologic, and pathologic study. Circulation 14 (1956) 1035
Lerner, A. M., F. M. Wilson: Virus myocardiopathy. Progr. med. Virol. 15 (1973) 63
Levander-Lindgren, M.: Studies in myocarditis IV. late prognosis. Cardiologia (Basel) 47 (1965) 209
Roberts, W. C., H. A. McAllister, V. J. Feorans: Sarcoidosis of the heart. A. clinicopathologic study of 35 necropsy patients (group I) and review of 78 previously described necropsy patients (group II). Amer. J. Cardiol. 53 (1977) 86
Schölmerich, P.: Myokarditis und weitere Myokardiopathien. In Handbuch Innere Medizin, Bd. IX/2. Springer, Berlin 1960 (S. 869)
Schölmerich, P.: Diagnostik und Verlauf der Virusmyokarditis. Internist 16 (1975) 508
Silverman, K. J., G. M. Hutchins, B. H. Bulkley: Cardiac sarcoid: A clinico-pathologic study of 84 unselected patients with systemic sarcoidosis. Circulation 58 (1978) 1204
Windorfer, A.: Die akute Virus-Myokarditis beim Kind. Münch. med. Wschr. 108 (1966) 2213
Wynne, J., E. Braunwald: The cardiomyopathies and myocarditides. In Braunwald, E.: Heart Disease – A Textbook of Cardiovascular Medicine. Saunders, Philadelphia 1980 (p. 1437)

# Perikarditis

**Definition:** Die Perikarditis ist eine Entzündung des viszeralen und parietalen Blattes des Herzbeutels. Makroskopisch werden eine fibrinöse, eine seröse, eine hämorrhagische und eine purulente Perikarditis unterschieden. Lebensbedrohlich ist eine Herztamponade, die aus verschiedenen Ursachen sehr schnell entstehen kann.

## Häufigkeit

DOERR (1971) findet bei 6696 obduzierten Patienten in 5% eine Perikarditis. Sie wird besonders häufig bei Patienten mit ausgedehnten transmuralen Myokardinfarkten in der Frühphase gefunden. Die Zahl derjenigen Patienten, die eine Perikarditis haben, ohne daß eine auslösende Ursache gefunden wird, ist relativ groß. Diese Form wird daher als idiopathische (unspezifische oder benigne) Entzündung des Herzbeutels bezeichnet. Virusbedingte Perikarditiden sind häufiger als bakterielle Entzündungen des Perikards. Bei den Viren spielt die Coxsackiegruppe eine besondere Rolle. Eine tuberkulöse Perikarditis ist zur Seltenheit geworden. Bei Patienten mit akuter und chronischer Niereninsuffizienz ist die Pericarditis sicca und exsudativa eine bekannte Komplikation.

## Ätiologie

Die Ursachen für eine akute Perikarditis sind in Tab. **32** dargestellt. Von den verschiedenen Erregern sind die Viren ätiologisch von besonderer Bedeutung. Eine isolierte Virusperikarditis ist aber selten, meistens ist das Myokard mitbefallen. Das rheumatische Fieber führt sehr häufig zu einer rheumatischen Karditis. Die morphologischen Veränderungen am Endokard und Myokard bestimmen den weiteren Krankheitsverlauf wesentlicher als die gleichzeitig ablaufende Perikarditis.
Eine Perikarditis bei großen transmuralen Myokardinfarkten der Vorderwand wird in den ersten Krankheitstagen häufig gefunden. Eine Antikoagulantientherapie muß notfalls unterbrochen werden, um ein Hämoperikard zu verhindern. Das Postmyokardinfarkt-Syndrom (Dressler-Syndrom) wird in der 3. und 4. Krankheitswoche beobachtet und stellt eine Autoimmunkrankheit dar. Von den Stoffwechselerkrankungen führt besonders häufig die terminale Niereninsuffizienz zu einer Perikarditis. Die einzelnen ätiologischen Faktoren sind bisher nicht alle aufgedeckt. Auf der einen Seite wird eine direkte Beziehung zwischen der Höhe der Retentionswerte und dem Auftreten der Perikarditis gefunden, auf der anderen Seite wird eine Virusinfektion diskutiert. Bei Patienten im Dauerdialyseprogramm sind Infektionen mit Zytomegalieviren beschrieben. Bei

Tabelle **32** Ursachen der akuten Perikarditis

1. Infektionen:
   Protozoen, Pilze, Bakterien, Rickettsien und Viren
2. Rheumatisches Fieber
3. Myokardinfarkt
   - Frühperikarditis
   - Spätperikarditis (Postmyokardinfarkt-Syndrom)
4. Stoffwechselerkrankungen:
   Niereninsuffizienz, Addison-Krise, diabetisches Koma, Myxödem, Cholesterin-Perikarditis
5. Kollagenosen:
   primär chronische Polyarthritis mit Sonderformen, Lupus erythematodes disseminatus, Sklerodermie, Dermatomyositis, Panarteriitis nodosa
6. Allergische Reaktionen:
   (Serumkrankheit, Arzneimittel)
7. Thoraxtraumen, einschließlich herzchirurgische Eingriffe
8. Nachbarschaftsprozesse:
   dissezierendes Aortenaneurysma, perforierter Ösophagus
9. Tumoren
10. Strahlentherapie
11. Ungeklärte (idiopathische Perikarditis)

Tabelle **33** Ursachen einer chronischen (A) und einer konstriktiven (B) Perikarditis (nach Schölmerich u. Mitarb.)

A.
1. Chronisch-idiopathischer Perikarderguß
2. Tuberkulöse Perikarditis
3. Cholesterin-Perikarditis
4. Chyloperikard
5. Urämische Perikarditis
6. Neoplastische Perikarditis
7. Perikarditis bei Kollagenkrankheiten

B.
1. Tuberkulose
2. Bakterielle Erkrankungen
3. Thoraxtrauma
4. Idiopathische Perikarditis
5. Pilzerkrankungen
6. Parasitäre Erkrankungen
7. Strahleneinwirkung
8. Cholesterin-Perikarditis
9. Rezidivierendes Hämoperikard
10. Herz- und Perikardtumoren

den verschiedenen Erkrankungen, die in den Formenkreis der Kollagenosen gehören, kann eine akute Perikarditis auftreten, die meistens keine große klinische Bedeutung hat. Sie ist beim Lupus erythematodes disseminatus häufig und wird in ca. 50% der Fälle beobachtet. Penetrierende und stumpfe Thoraxtraumen sowie herzchirurgische Eingriffe können eine Perikarditis auslösen. Ein dissezierendes Aortenaneurysma kann zu einer hämorrhagischen Perikarditis oder bei kompletter Ruptur zu einer tödlichen Perikardtamponade führen. Lymphoretikuläre Erkrankungen und Bronchialkarzinome können in das Perikard einwachsen. Selten entstehen Tumoren primär im Perikard (z.B. Mesotheliome). In 20–30% aller Patienten mit einer Perikarditis ist keine Ursache nachweisbar. Ein Teil dieser Fälle ist wahrscheinlich virusbedingt. Auf der anderen Seite müssen neue ätiologische Faktoren diskutiert werden, z.B. toxische Medikamentenwirkungen, wie sie bei einer Behandlung mit Minoxidil vorkommen und in etwa 10% der so therapierten Patienten zu einem Perikarderguß führen.
Die Ursachen für eine chronische und eine konstriktive Perikarditis sind in Tab. **33** zusammengefaßt.

### Klinik und Pathophysiologie

Klinisch werden die entzündlichen Perikarderkrankungen in 4 Formen unterteilt (Tab. **34**). Von einer akuten Perikarditis wird eine chronische Verlaufsform abgegrenzt. Die Veränderungen am Perikard können zu einer Pericarditis constrictiva führen. Bei anderen Patienten steht der Perikarderguß bzw. die Herztamponade im Vordergrund.

Tabelle **34** Klinische Einteilung der Perikarderkrankungen

1. Pericarditis acuta
2. Pericarditis chronica
3. Pericarditis constrictiva
4. Perikarderguß bzw. Tamponade

Die akute Entzündung des Herzbeutels manifestiert sich als Pericarditis sicca und Pericarditis exsudativa. Sie wird häufig als Komplikation bei verschiedenen Primärerkrankungen beobachtet. Sie kann allein oder in Kombination mit einer Myokarditis und/oder Endokarditis in Erscheinung treten. Bei der Pericarditis sicca kann ein retrosternaler Schmerz im Vordergrund stehen, der sich typischerweise im Liegen bei tiefer Inspiration und bei Husten verstärkt, während im Sitzen eine Erleichterung spürbar ist. Die Steigerung der Körpertemperatur kann verschiedene Ausmaße und Verläufe zeigen. Die Diagnose ist bei Nachweis des klassischen Perikardreibens gesichert. Ein pleuroperikardiales Reiben wird ebenfalls

beobachtet. Entwickelt sich eine relevante Flüssigkeitsansammlung im Herzbeutel (Pericarditis exsudativa), so treten ein zunehmendes Oppressionsgefühl sowie Orthodyspnoe in den Vordergrund. Perkutorisch läßt sich eine zunehmende Verbreiterung der Herzdämpfung nachweisen. Es kommt zu einer kontinuierlichen Abschwächung der Herztöne und zu einer zunehmenden Einflußstauung, die in einer deutlichen Betonung der Halsvenen mit objektivierbarer Steigerung des Venendruckes sichtbar wird. Mit zunehmendem Volumen des Exsudates sinkt die diastolische Füllung des Herzens und damit das Herzzeitvolumen ab. Es entwickelt sich eine arterielle Hypotonie, die mit zunehmender Herztamponade schließlich in einen kardiogenen Schock übergeht.
Die Symptomatologie der akuten idiopathischen Perikarditis ist zusammenfassend unter dem Gesichtspunkt der Häufigkeit einzelner Krankheitsmerkmale in Tab. **35** zusammengestellt.

Tabelle **35** Symptomatologie der idiopathischen Perikarditis

| | Häufigkeit (%) |
|---|---|
| Fieber | 94 |
| Substernaler Schmerz | 91 |
| EKG-Veränderungen | 89 |
| Leukozytose | 87 |
| Perikardreiben | 69 |
| Brüsker Beginn | 68 |
| Röntgenologische | 66 |
| Verbreiterung der Herzsilhouette | 58 |
| Pleurabeteiligung | 55 |
| Infekt der oberen Luftwege | 55 |
| Dyspnoe | 49 |
| Senkungsbeschleunigung | 37 |
| Rezidive | |

Bei den Perikarditiden, die durch Erreger verursacht sind, spielt die Virusperikarditis die größte Rolle. Neben Coxsackieviren sind Poliomyelitis-, Masern-, Röteln- und Mumpsviren beteiligt. BSG-Beschleunigung, retrosternale Schmerzen, Perikardreiben, Dyspnoe, Fieber und Tachykardie stehen im Vordergrund der Symptomatik. Eine Herztamponade und ein Übergang in eine Pericarditis constrictiva ist selten.
Eine eitrige Perikarditis ist selten und wird hauptsächlich durch Pneumokokken, Staphylokokken oder Streptokokken hervorgerufen. Sie ist von einer bakteriellen Myokarditis durch das Echokardiogramm abzugrenzen. Bei der tuberkulösen Perikarditis entwickeln sich über lange Zeiträume große serös-sanguinolente Ergüsse, die zu einer Einflußstauung und erhöhten Jugularvenendrukken führen. Subfebrile Temperaturen, BSG-Beschleunigung, Nachtschweiß, Gewichtsverlust und Abgeschlagenheit werden bei den erkrankten Patienten gefunden.
Eine rheumatische Perikarditis kommt beim rheumatischen Fieber unter dem Bild der Pankarditis vor. Bei den Kollagenkrankheiten führt besonders der Lupus erythematodes disseminatus zu intermittierender Pericarditis sicca oder exsudativa. Begleitende Entzündungen der Pleura sind häufig. Beim Myokardinfarkt wird eine frühe und späte Perikarditis beobachtet. Erstere kommt bei transmuralen Vorderwandinfarkten häufig am 2. und 3. Tag vor. Die späte Perikarditis (Dressler-Syndrom) stellt einen autoimmunologischen Vorgang dar. Sie tritt 3–6 Wochen nach dem akuten Krankheitsbeginn auf und kann zusätzlich mit Gelenkbeschwerden und Fieber einhergehen. Eine Antikoagulantientherapie muß unter Umständen zur Verhinderung eines Hämoperikards unterbrochen werden.
Allergische Entzündungen des Perikards sind selten und können nach Serum- und Arzneimittelgabe entstehen.
Nach Thoraxtraumen, herz- und thoraxchirurgischen Eingriffen sowie bei Nachbarschaftsprozessen (dissezierendes Aortenaneurysma oder perforierter Ösophagus), Strahlentherapie und Tumoren kann eine akute Perikarditis entstehen, die durch rasche Entwicklung einer Herztamponade eine lebensbedrohliche Situation darstellen kann.
Die chronische Perikarditis kann mit und ohne Kompression des Herzens einhergehen. Nach einer Empfehlung von SPODICK (1964) wird von einer chronischen Perikarditis immer dann gesprochen, wenn die entzündlichen Veränderungen am Herzbeutel länger als 3 Monate nachweisbar sind. Eine akute Perikarditis kann in eine chronische Verlaufsform übergehen (s. Tab. **32** u. **33**). Sie wird besonders bei primär chronisch ablaufenden Grunderkrankungen gefunden.
Neben dem chronisch-idiopathischen Erguß ist die tuberkulöse Perikarditis die häufigste Form der chronischen Herzbeutelentzündung. Die Ergüsse sind groß und meistens gekammert. Die Cholesterin-Perikarditis ist ätiologisch nicht sicher geklärt. Das Cholesterin stammt wahrscheinlich aus Blutbeimengungen des Ergusses (Pericarditis haemorrhagica). Diese Form wird bei Tuberkulose, bei Myokardinfarkten und nach Traumen gefunden. Ein Chyloperikard entsteht meistens bei bösartigen Tumoren, die den Ductus thoracicus arrodieren. Der Verlauf einer urämischen und neoplastischen chronischen Perikarditis ist meistens progredient und wird vom Verlauf der Grundkrankheit bestimmt. Dies gilt auch für die Perikarditis bei Kollagenkrankheiten.
Die Ursachen für eine *konstriktive* Perikarditis sind in Tab. **33** dargestellt. Männer zeigen diese Komplikation häufiger als Frauen. Narbig verdickte, zum Teil verkalkte Perikardblätter werden echokardiographisch und röntgenologisch nachgewiesen. Hämodynamisch ist die diastolische

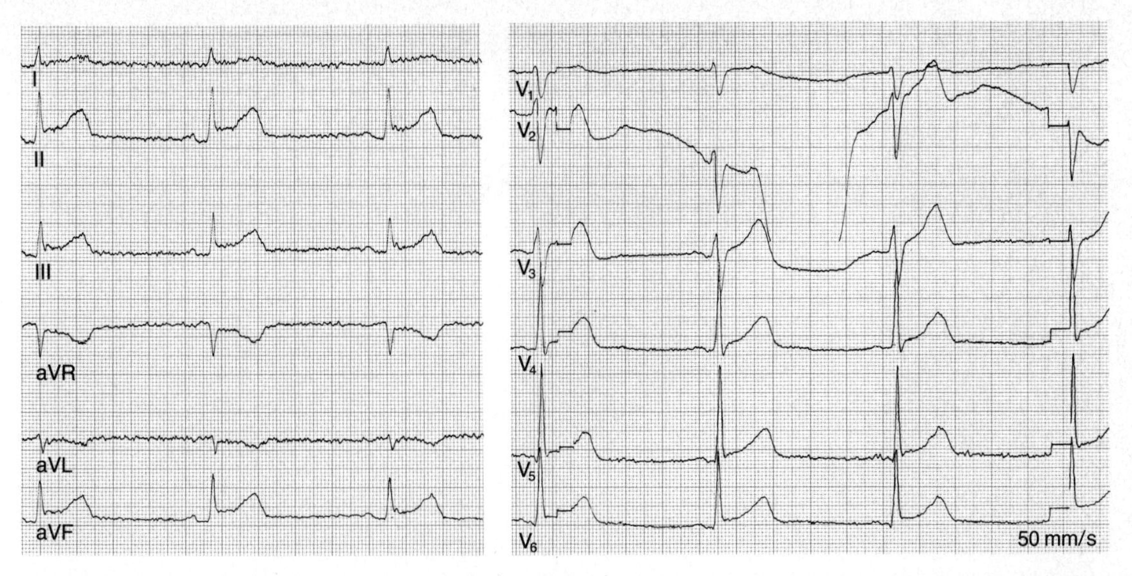


Abb. **24** Typische EKG-Veränderungen bei einem 59jährigen Patienten mit einer idiopathischen Perikarditis im Frühstadium. Einzelheiten s. Text

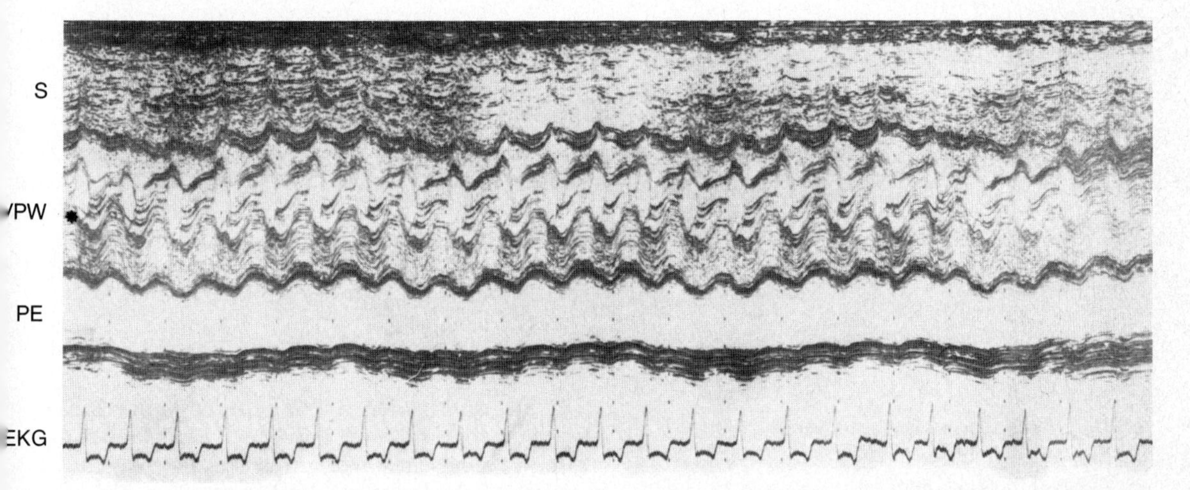


Abb. **25** Echokardiogramm (M-Mode) bei einem 34jährigen Patienten mit einer exsudativen Virusperikarditis. S = Septum interventriculare, LVPW = Hinterwand des linken Ventrikels, PE = Perikarderguß

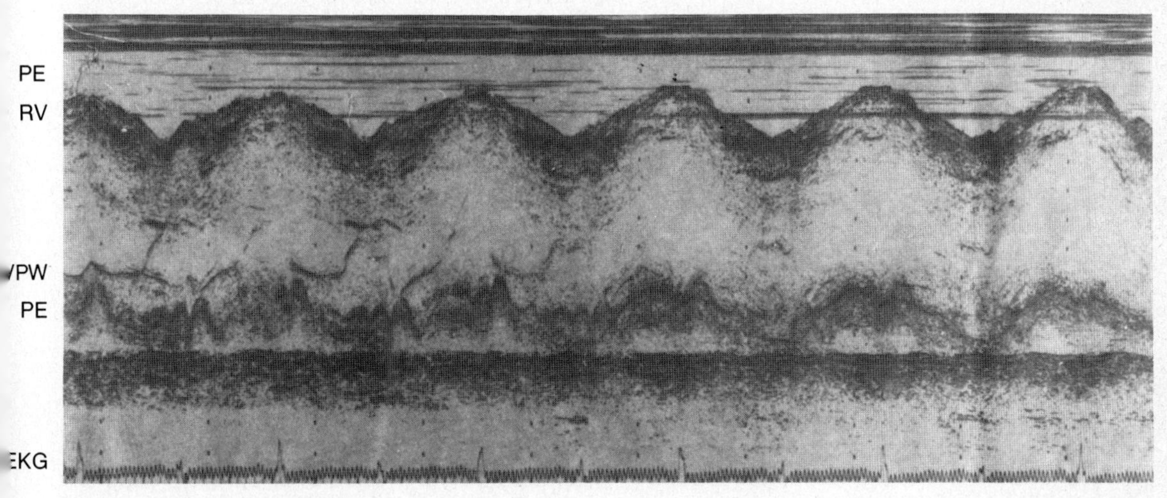


Abb. **26** Das Echokardiogramm (M-Mode) zeigt eine Herztamponade bei einer 43jährigen Patientin mit einem metastasierenden Bronchialkarzinom. Phänomen des »swinging heart«. PE = Perikarderguß, RV = rechter Ventrikel, LV = linker Ventrikel, EKG = elektrischer Alternans

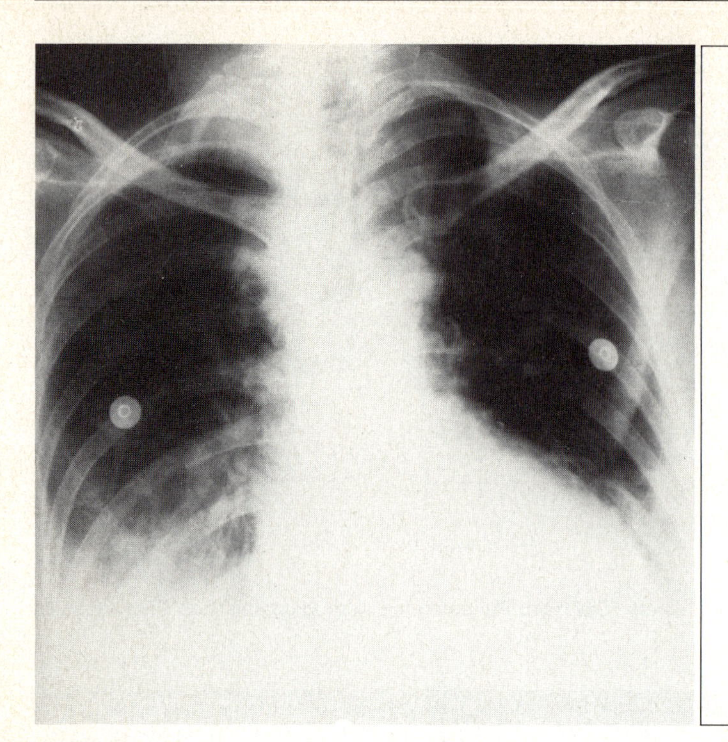

Abb. **27** Thoraxbild (a.p.) einer 56jährigen Patientin mit einem hämorrhagischen Perikarderguß bei metastasierendem Mammakarzinom

Tabelle **36** Ursachen einer Herztamponade

1. Pericarditis exsudativa
   - idiopathisch
   - infektbedingt
   - stoffwechselbedingt
2. Tumoren des Perikards und Myokards bzw. Metastasen
3. Thoraxtraumen
4. Medikamente (Antikoagulantien)
5. Perforationen
   - spontan: Aorta, Ventrikel
   - iatrogen: Herzkatheter und Schrittmachersonden

Ventrikelfüllung behindert, Hypotonie, kleines Schlagvolumen und Tachykardie sind die Folge. Die Jugularvenen sind deutlich gestaut und die Leber vergrößert, im Terminalstadium wird eine kardiale Leberzirrhose mit Aszites gefunden. Eine deutliche Lungenstauung fehlt bei den meisten Patienten.

Nichtentzündliche Perikardergüsse (Hydroperikard) werden bei der Herzinsuffizienz besonders bei dekompensierten Herzklappenfehlern beobachtet.

Eine *Herztamponade* kann sich aus verschiedenen Ursachen entwickeln (Tab. **36**). Sie stellt stets eine lebensbedrohliche Situation dar, die durch intensiv-medizinische Maßnahmen sehr schnell beseitigt werden muß (Perikardpunktion bzw. -drainage, Perikardfensterung, unter Umständen akute Hämodialyse). Klinisch steht eine sich rasch verschlechternde Schocksymptomatik im Vordergrund. Perforationen mit Herzkathetern und Herzschrittmachersonden sind besonders bei vorgeschädigten Herzen möglich. Spontanrupturen der Ventrikel und der Aorta verlaufen überwiegend letal.

### Diagnostisches Vorgehen

Für die verschiedenen Formen der Perikarditis stehen neben laborchemischen und bakteriologisch-virologischen Verfahren spezielle diagnostische Maßnahmen zur Verfügung (Tab. **37**). Einen wesentlichen Beitrag vermag die Elektrokardiographie zu leisten, die im Frühstadium einer Pericarditis sicca eine ST-Elevation, in der Regel mit hoch abgehender S-Zacke in den Ableitungen I–III und den Brustwandableitungen (entsprechend der Ausbreitung des entzündlichen Prozesses) erkennen läßt (Abb. **24**). Nach einem Zwischenstadium, in dem eine T-Abflachung in den entsprechenden Ableitungen festgestellt werden kann, bildet sich eine T-Negativierung aus, die differentialdiagnostisch von einer transmuralen Ischämie häufig nicht mit Sicherheit abgegrenzt werden kann. Die im Initialstadium der akuten Perikarditis festgestellte ST-Elevation in allen drei Extremitätenableitungen ist ein wesentliches Argument gegen das Vorliegen eines Myokardinfarktes. Die beim Herzinfarkt oft nachweisbare reziproke ST-Depression in den korrespondierenden Ableitungen findet sich bei der Perikarditis typischerweise nicht. Die im Spätstadium der Perikarditis oft nachweisbare Inversion der T-Welle in allen drei Standardableitungen

Tabelle 37 Spezielle Diagnostik der Perikarditis

**1. EKG**
Niedervoltage, elektrischer Alternans, ST-T-Streckenveränderungen

**2. Echokardiogramm** (M-Mode und 2-dimensional)
- verdicktes Epi- bzw. Perikard
- Perikarderguß (semiquantitativ)
- Ventrikelfunktion
- Tumoren, Metastasen

**3. Röntgenbefunde**
- Herz: Bocksbeutel- bzw. Dreiecksform
- DL: aufgehobene bzw. stark verminderte Kontraktionsabläufe der einzelnen Herzabschnitte; Kalkspangen
- Kymogramm: Fehlen der Randpulsationen

**4. Herzszintigraphie**
Querdurchmesser: Scan/Rö <0,8

**5. Computertomographie**
- Perikarderguß
- Differenzierung des Ergusses (Dichtemessungen)
- Tumoren, Metastasen

**6. Perikardpunktion**
- Histologie
- Erregernachweis
- laborchemische und immunologische Analysen

findet sich beim Myokardinfarkt selten. Eine Vertiefung und/oder Verbreiterung von Q-Zacken ist nicht für die Perikarditis typisch. Bildet sich eine Pericarditis exsudativa aus, so ist die Entwicklung zur Niedervoltage erkennbar. Auf der anderen Seite wird ein elektrischer Alternans beobachtet (s. Abb. **26**).

Eine wesentliche Bereicherung für die Diagnostik und Verlaufsbeurteilung einer Perikarditis hat die Entwicklung der ein- und zweidimensionalen Echokardiographie gebracht. Mit Hilfe dieser Methode können Veränderungen am Epi- und Perikard, die Größe eines Perikardergusses (Abb. **25**), die Ventrikelfunktion und das Vorliegen von Tumoren bzw. Metastasen nachgewiesen werden. Abb. **26** zeigt den Befund einer Herztamponade. Der Perikarderguß komprimiert den rechten Ventrikel nahezu vollständig in Richtung auf das Septum interventriculare. Gleichzeitig ist ein elektrischer Alternans erkennbar.

Röntgenologisch läßt sich die Diagnose einer exsudativen Perikarditis aufgrund der allseitigen Vergrößerung des Herzens im Sinne einer sogenannten Bocksbeutelform oder Dreiecksform vermuten (Abb. **27**). Bei der engmaschigen Kontrolle muß die rasche Vergrößerung der Herzsilhouette als ein Argument für das Vorliegen eines Perikardergusses verwertet werden, wobei differentialdiagnostisch eine Herzdilatation als Ausdruck einer kardialen Dekompensation zu erwägen ist. Dabei ist bedeutungsvoll, daß die Perikarditis die Zeichen der Lungenstauung in der Regel vermissen läßt. Bei der Durchleuchtung sind die Kontraktionsabläufe der einzelnen Herzabschnitte stark vermindert bzw. aufgehoben. Kalksicheln können ebenfalls gesehen und topographisch zugeordnet werden. Der kymographische Nachweis verminderter oder fehlender Randpulsationen ist ebenfalls im Sinne der Pericarditis exsudativa verwertbar. Dieses Phänomen ist jedoch auch bei schwerer Kontraktionsinsuffizienz des Myokards zu erwarten, so daß eine sichere Differenzierung mit Hilfe dieser Methode nicht möglich ist.

Im Laufe der letzten Jahre hat sich die Herzszintigraphie als Methode zur Verifizierung des Perikardergusses bewährt. Bei Vorliegen eines solchen läßt sich eine eindeutige Differenz zwischen dem mit Hilfe des genannten Isotops sichtbar gemachten kardialen Blut-Pool und der röntgenologisch nachgewiesenen Herzsilhouette feststellen. Der Transversaldurchmesser des Szintigramms ist dabei eindeutig kleiner als derjenige des röntgenologischen Herzschattens. Bei einem Quotienten von Röntgendurchmesser zu Szintigraphie-Querdurchmesser von unter 0,8 ist mit einem Perikarderguß von mehr als 200 ml zu rechnen.

Mit Hilfe der Computertomographie gelingt es nicht nur, einen Perikarderguß nachzuweisen, sondern aufgrund von Dichtewertmessungen eine Differenzierung des Ergusses – serös oder hämorrhagisch – herbeizuführen. Ebenso kann Fettgewebe von einem Flüssigkeitsmantel unterschieden werden.

In speziellen Fällen (z.B. präoperativ) werden Herzkatheteruntersuchungen erforderlich, die typische Druckkurvenverläufe besonders im rechten Vorhof und in der rechten Herzkammer ergeben (Dip-Phänomen und Plateaubildung in der Diastole).

Die Perikardpunktion ermöglicht eine histologische Untersuchung, einen Erregernachweis und laborchemische bzw. immunologische Analysen. Auf die spezielle Diagnostik des rheumatischen Fiebers, des Myokardinfarktes, von Stoffwechselkrankheiten und Kollagenosen wird an anderer Stelle eingegangen. Nachbarschaftsprozesse müssen in die diagnostischen Überlegungen miteinbezogen werden.

### Differentialdiagnose

Von einer akuten Perikarditis ist ein frischer Myokardinfarkt, eine Pleuritis mit und ohne Lungenembolie, ein Pneumothorax und mediastinales Emphysem abzugrenzen. Nachbarschaftsprozesse (Erkrankung des Ösophagus und ein dissezierendes Aortenaneurysma) sollten in die differentialdiagnostischen Erwägungen miteinbezogen werden. Anamnese, physikalische und röntgenologische Befunde sowie Enzymbestimmungen und EKG-Verläufe führen zur richtigen Diagnose. Die chronische Perikarditis mit Kompression kann bei Lebervergrößerung mit

Aszites eine Leberzirrhose anderer Ätiologie vortäuschen. Seltene Herzklappenfehler wie eine Trikuspidalstenose oder -insuffizienz sowie Tumoren im rechten Herzen oder ein V.-cava-Verschluß können die Symptome einer isolierten Rechtsherzinsuffizienz hervorrufen.

### Therapie

Die Therapie der Perikarditis richtet sich nach ätiologischen Gesichtspunkten und nach dem Verlauf der Erkrankung. Die medikamentösen Maßnahmen sind unspezifisch (Analgetika, Antiphlogistika, Saluretika, evtl. Herzglykoside) und spezifisch (Antibiotika, Tuberkulostatika, Antimykotika, Glukosteroide und Zytostatika). Sie werden durch Entlastungspunktionen bzw. Drainagen und Perikardfensterungen bzw. Perikardektomien ergänzt.

Die akute idiopathische und virusbedingte Perikarditis wird symptomatisch mit Antiphlogistika behandelt. Bei Rezidiven werden Glukosteroide (2–3 Wochen 50 mg) verabreicht. Die Notwendigkeit zur Punktion besteht selten.

Die eitrige Perikarditis wird entsprechend dem Antibiogramm mit Antibiotika behandelt. Bei ungenügendem Therapieerfolg ist eine Perikardektomie zu erwägen.

Die tuberkulöse Perikarditis macht eine Behandlung mit einer Dreier-Kombination für 6–9 Monate erforderlich (Isoniazid, Rifampicin und Ethambutol). Eine Perikardektomie verhindert eine chronische Perikarditis mit Kompression.

Die rheumatische Perikarditis wird wie eine rheumatische Endokarditis mit Penicillin und Steroiden behandelt. Bei der allergischen Perikarditis hat sich die Gabe von Steroiden ebenfalls bewährt.

Die urämische Perikarditis erfordert in aller Regel keine medikamentöse Behandlung. Bei hämodynamisch wirksamen Ergußmengen werden häufigere Hämodialysen sowie Perikardpunktionen bzw. Fensterungen therapeutisch eingesetzt. Eine Perikarditis bei Myokardinfarkt bedarf keiner besonderen Behandlung. Die Antikoagulantientherapie ist unter Umständen zu unterbrechen.

Für die Behandlung der chronischen Perikarditis werden die operativen Verfahren (Perikardfensterung bzw. Perikardektomie) bevorzugt. Dies gilt für die idiopathische und tuberkulöse Form ebenso wie für die Cholesterin- und Chyloperikarditis. Bei letzterer wird zusätzlich der Ductus thoracicus unterbunden.

Ein Panzerherz sollte immer dann operiert werden, wenn der Venendruck mit medikamentösen Maßnahmen nicht unter 15 cm Wassersäule (11 mmHg) gesenkt werden kann. Eine bereits eingetretene Myokardatrophie erhöht das postoperative Risiko erheblich.

### Prognose und Verlauf

Die Prognose und der Verlauf einer Perikarditis werden weitgehend von der Grunderkrankung bestimmt. Dies gilt in besonderer Weise für das rheumatische Fieber, den Myokardinfarkt, die verschiedenen Stoffwechselerkrankungen, die Kollagenosen, die Nachbarschaftsprozesse und die Tumoren. Die Prognose der akuten idiopathischen und viral ausgelösten Perikarditis ist gut, auch wenn Rezidive beobachtet werden. Bei der eitrigen und tuberkulösen Perikarditis können chronische Verlaufsformen mit Kompression des Herzens auftreten. Eine rechtzeitige Perikardektomie verhindert ein Panzerherz. Die Prognose der rheumatischen Perikarditis ist bei konsequenter Therapie günstig. Die Prognose der verschiedenen chronischen Perikarditisformen hat sich durch die operativen Verfahren deutlich gebessert. Die Operationsletalität beträgt beim Herzen etwa 15–20%. Spontanrupturen der Aorta und der Ventrikel führen durch eine akute Herztamponade schnell zum Tod.

**Merke:** Die Perikarditis kommt als eigenständige und begleitende Erkrankung vor. Die ätiologische Aufklärung gelingt nicht in allen Fällen. Der Verlauf kann akut und chronisch sein. Eine Herztamponade kann bei beiden Formen als lebensbedrohliche Komplikation auftreten und erfordert eine sofortige Entlastungspunktion bzw. Drainage. Die Prognose der akuten Perikarditis ist günstig, die Behandlung der chronischen Formen mit unterschiedlicher Ätiologie ist durch operative Maßnahmen deutlich verbessert worden. Ein Panzerherz wird heute nur noch selten beobachtet.

### Weiterführende Literatur

Beck, O.A., J. Schinder, H. Hochrein: Perikarditis nach akutem Myokardinfarkt. Dtsch. med. Wschr. 102 (1977)

Berg, E.: Traumatische Perikarditis. Münch. med. Wschr. 113 (1971) 182

Brogard, J.M., P. Arnold: Perikarditis bei Niereninsuffizienz. Münch. med. Wschr. 115 (1973) 1183

Büchner, F., E. Grundmann: Spezielle Pathologie, Bd. I, 5. Aufl. Urban & Schwarzenberg, München 1979 (S. 87)

Hudson, R.E.B.: Diseases of the pericardium. In Hurst, J.W., R.B. Logue, R.C. Schlant, N.K. Wenger: The Heart, 4th ed. McGraw-Hill, New York 1978 (p. 1636)

Kaufmann, W., I. Höfer, et al: Fortschritte in der Differentialdiagnose und -therapie entzündlicher Erkrankungen des Herzens. Med. Welt 27 (1976) 772

Liem, K.L., D. Durrer, K.I. Lie, H.J. Wellens: Pericarditis in acute myokardial infarction. Lancet 22 (1975) 1004

Saborowski, F.: Entzündliche Erkrankungen des Herzens. In Krück, F., W. Kaufmann, H. Bünte, E. Gladtke, R. Tölle: Therapiehandbuch, innere Med. und Allgemeinmedizin. Urban & Schwarzenberg, München 1983

Schölmerich, P., U. Theile: Perikarderkrankungen. In Hornbostel, Kaufmann, Siegenthaler: Innere Medizin in Praxis und Klinik, 3. Aufl. Thieme, Stuttgart 1984

Schölmerich, P., U. Theile, B. Hoppe: Akute Perikarditis. Dtsch. Ärztebl. 77 (1980) 369

# Kardiomyopathien

*R. Griebenow* und *F. Saborowski*

**Definition:** Kardiomyopathien (KMP) sind Erkrankungen des Herzmuskels, die nicht durch eine Ischämie, kongenitale, valvuläre oder Perikarderkrankung oder eine Hypertonie bedingt sind. Ihre Ätiologie ist entweder unbekannt (primäre KMP), oder es liegt eine infektiös, toxisch, metabolisch oder physikalisch bedingte Schädigung zugrunde (sekundäre KMP). Die KMP werden unterteilt in eine dilatative, hypertrophe und restriktive Form.

## Häufigkeit

Im Vergleich zur weiten Verbreitung der koronaren Herzkrankheit handelt es sich bei der primären KMP um ein Krankengut von zahlenmäßig eher untergeordneter Bedeutung. Für die hypertrophe KMP ist neben der sporadischen Form eine familiäre Häufung beschrieben worden.

## Ätiologie

Eine Übersicht über die primären und sekundären KMP sowie die den letzteren zugrundeliegenden Erkrankungen s. Tab. **31**, S. 1.56. Die Ätiologie der primären KMP ist bisher nur hypothetisch erklärt.

## Klinik und Pathophysiologie

Die *dilatative Kardiomyopathie (DCM)* ist gekennzeichnet durch eine Vergrößerung der Ventrikel ohne Dickenzunahme der Muskulatur und eine primäre Einschränkung der systolischen Auswurfleistung. Die Patienten werden auffällig durch die Symptome der Herzinsuffizienz, in einzelnen Fällen können periphere Embolien oder lebensbedrohliche Herzrhythmusstörungen die Erstmanifestation darstellen. Bei der *hypertrophen Kardiomyopathie (HCM)* liegt eine Dickenzunahme einzelner oder aller Wandabschnitte vorwiegend des linken Ventrikels vor, aus der bei zunächst noch normaler systolischer Funktion eine Abnahme der diastolischen Dehnbarkeit resultiert. Ist zusätzlich eine intraventrikuläre Obstruktion (HOCM) nachweisbar, führt dies zur Abnahme des Schlagvolumens durch einen behinderten systolischen Auswurf, früher als idiopathische, hypertrophische Subaortenstenose (IHSS) bezeichnet. Die Patienten werden primär auffällig durch ihre eingeschränkte Belastungstoleranz, die durch eine gleichzeitige Mitralinsuffizienz aggraviert werden kann. Bedrohliche Herzrhythmusstörungen und periphere Embolien können ebenfalls Leitsymptom sein. Der *restriktiven Kardiomyopathie (RCM)* liegt primär eine Verminderung der diastolischen Dehnbarkeit des linken Ventrikels bei normaler systolischer Kontraktion zugrunde, ohne daß sich die für die DCM typische Ventrikeldilatation oder die bei der HCM beobachtete Ventrikelhypertrophie nachweisen läßt. Die Symptomatik ist ähnlich der wie bei Pericarditis constrictiva. Von den sekundären KMP verlaufen die durch Alkohol, Kobalt- und Thiaminmangel, Hypothyreose und chronische Hypokaliämie verursachten Formen sowie die Herzbeteiligung bei Morbus Fabry und Morbus Gaucher zumeist unter dem Bild einer DCM, die auch nach Hitzschlag und bei Hypothermie beschrieben worden ist. Zunehmende praktische Bedeutung hat die DCM infolge Zytostatikatherapie (Adriamycin, Cyklophosphamid) erlangt. Eher restriktive Veränderungen finden sich bei Herzbeteiligungen im Rahmen einer Amyloidose, Hämochromatose und Hämosiderose, Sarkoidose, Karzinoidsyndrom sowie nach thorakaler Strahlentherapie.

## Diagnostisches Vorgehen und Differentialdiagnose

Die Feststellung des morphologischen Befundes und der Einschränkung der kardialen Förderleistung stützt sich wesentlich auf die Echokardiographie und die Herzkatheteruntersuchung, mit deren Hilfe gleichzeitig auch die wichtige differentialdiagnostische Abgrenzung gegenüber der koronaren Herzkrankheit und den valvulären Herzerkrankungen möglich ist. Zur Unterscheidung von primären und sekundären Formen der KMP sowie der RCM von der chronisch-konstriktiven Perikarditis hat sich darüber hinaus die Myokardbiopsie bewährt. Die Diagnose einer primären KMP stellt häufig eine Ausschlußdiagnose dar.

## Therapie

DCM: s. Therapie der Herzinsuffizienz; HCM: β-Blocker und Calciumantagonisten, bei Therapierefraktärität ist die septale Myotomie-Myektomie zu erwägen. RCM: Therapie des Grundleidens und der Herzinsuffizienz.

## Prognose und Verlauf

Die Prognose bei klinisch manifester DCM ist schlecht, diejenige bei HCM etwas günstiger. Alle Patienten sind durch Rhythmusstörungen mit dem Risiko des plötzlichen Herztodes gefährdet. Der Verlauf der RCM ist wesentlich durch das Grundleiden bestimmt.

**Merke:** Unter Kardiomyopathien versteht man Funktionsstörungen des Herzmuskels aus bekannter (sekundäre KMP) oder unbekannter Ursache (primäre KMP). Man unterscheidet zwischen einer dilatativen, hypertrophen und restriktiven Form. Die Diagnose setzt den Einsatz nichtinvasiver und invasiver Untersuchungsverfahren bishin zur Myokardbiopsie voraus, häufig ist sie nur als Ausschlußdiagnose möglich. Die Therapie hat sich gegen Herzinsuffizienz, Rhythmusstörungen, kardial bedingte Embolien und gegen ein etwaiges Grundleiden zu richten. Die Prognose von Patienten mit DCM und RCM ist ungünstig, der Verlauf bei HOCM dagegen günstiger.

## Weiterführende Literatur

Braunwald,E.:Heart Disease. Saunders,Philadelphia 1984

# Herzklappenerkrankungen

*K. D. Scheppokat*

## Mitralstenose

**Definition:** Durch rheumatische Endokarditis erworbene oder kongenitale Veränderungen des Mitralklappenapparats können Mitralstenose, d.h. ungenügende diastolische Erweiterungsfähigkeit des Mitralostiums, bewirken.

### Häufigkeit

Nach den Musterungsuntersuchungen in England und den USA kamen während des II. Weltkriegs chronische rheumatische Herzerkrankungen bei 2,6% der 18- bis 44jährigen vor. Das rheumatische Fieber und in der Folge auch die rheumatischen Herzklappenerkrankungen haben jedoch seither in diesen Ländern an Häufigkeit abgenommen. Reine oder überwiegende Mitralstenose kommt bei etwa 40% aller Patienten mit rheumatischen Klappenläsionen vor. ⅔ aller Patienten mit Mitralstenose sind weiblich. Kongenitale Mitralstenosen sind selten.

### Ätiologie und Pathologie

Nur etwa ⅔ der Patienten mit Mitralstenose haben eine oder mehrere Attacken akuten rheumatischen Fiebers mit klinisch deutlicher Symptomatik durchgemacht. Die rheumatische Klappenerkrankung bewirkt Fusion der Kommissuren, Fibrose und Fusion, Verdickung und Verkürzung der zugehörigen Sehnenfäden, Deformierung der Klappen und schließlich Kalkeinlagerung in diese Strukturen, die dadurch rigide und immer mehr in ihrer Beweglichkeit eingeschränkt werden.
Ein Schub rheumatischer Endokarditis allein wird selten ausreichen, klinisch manifeste Mitralstenose zu bewirken. Man muß vielmehr damit rechnen, daß erst wiederholte und z.T. subklinisch und schleichend verlaufende entzündliche Prozesse sowie der durch die Primärläsion veränderte intrakardiale Blutfluß im Laufe vieler Jahre dazu führen. Bei ausgeprägter Mitralstenose bilden die stark veränderten Klappensegel einen Trichter, dessen Spitze in die linke Kammer hineinragt.
Durch Herzohrbiopsien bei der Operation wurden bei etwa 45% der Patienten mit Mitralstenose Aschoff-Knötchen nachgewiesen. Trotzdem stehen bei der chronischen rheumatischen Herzerkrankung die valvulären gegenüber myokardialen Schädigungen ganz im Vordergrund.
Bei unkomplizierter Mitralstenose sind die Dimensionen des linken Ventrikels normal, zuweilen subnormal. Veränderungen des Myokards der linken Kammer können als Folgen von zusätzlicher Mitralinsuffizienz, zusätzlichem Aortenvitium, von rheumatischer Myokarditis, arterieller Hypertonie, koronarer Herzkrankheit zustande kommen. Thrombenbildung ist in verstärktem Maße möglich auf verkalkten oder in der Oberfläche stark veränderten Klappenpartien und an den Wänden des vergrößerten, flimmernden linken Vorhofs. Arterielle Embolien gehören daher zu den gravierenden Komplikationen der Mitralstenose. Weitere mögliche pathologisch-anatomische Folgen der Mitralstenose sind Hypertrophie der rechten Kammer, evtl. ihre Dilatation mit Trikuspidalinsuffizienz sowie obliterierende Veränderungen der Lungengefäße. Die Lungen sind häufig fester und dichter als normal.

### Klinik und Pathophysiologie

#### Physiologische Abweichungen (Abb. **28**)

Das Ausmaß der Behinderung der diastolischen Füllung des linken Ventrikels durch Mitralstenose hängt davon ab, wieweit die Klappenerkrankung die Öffnungsfläche des Mitralostiums reduziert. Normalwerte für die Mitralöffnungsfläche Erwachsener sind 4–6 $cm^2$; unterhalb etwa 1,5 $cm^2$ ist mit deutlicher Störung der Funktion zu rechnen; das zur Erhaltung des Lebens notwendige Minimum ist 0,3–0,4 $cm^2$.
Zur Anpassung an das durch die Mitralstenose gegebene Strömungshindernis stehen prinzipiell 3 Mechanismen zur Verfügung: 1. Druckanstieg proximal der Stenose; 2. Abnahme des Blutflusses, wobei der erforderliche Druckgradient über die Stenose hinweg geringer wird; 3. Zunahme der Diastolendauer, also der Zeit, die für Blutfluß durch die Stenose zur Verfügung steht. Druckerhöhung ist die wichtigste hämodynamische Abweichung bei Mitralstenose. Ein diastolischer transvalvulärer Druckgradient besteht in leichteren Fällen nur während der raschen Füllungsphase und während der Vorhofkontraktion, in schwereren während der ganzen Diastole. Da Blutströmung ein Druckgefälle voraussetzt, muß

der Druck auch in Lungenvenen und -kapillaren ansteigen, wodurch Dyspnoe bei Belastung bewirkt wird. Steigt der Lungenkapillardruck über die Höhe des onkotischen Drucks des Blutes (20–35 mmHg), ist mit Zunahme der interstitiellen Flüssigkeit und mit Flüssigkeitsübertritt in die Lungenalveolen zu rechnen. Bei höhergradiger Mitralstenose wirken zwei »Kompensationsmechanismen« dem Lungenödem entgegen: Die Zunahme von Kapillarfiltration und interstitiellem Flüssigkeitsvolumen läßt den Lymphfluß ansteigen und die Lymphbahnen weiter werden. Der Lungengefäßwiderstand steigt an, teilweise durch Vasokonstriktion und teilweise durch irreversible Wandveränderungen der kleinen Lungengefäße. Die durch die Mitralstenose und das Verhalten der Lungengefäße bedingte pulmonale Hypertonie führt zur Hypertrophie der rechten Kammer. Bei systolischem Pulmonalarteriendruck über etwa 60 mmHg steigt der Füllungsdruck des rechten Ventrikels über die Grenze der Norm an, bei längerem Bestehen deutlicher pulmonaler Hypertonie kommt es vielfach im Laufe der Zeit zu Trikuspidalinsuffizienz und unter Umständen auch zur Pulmonalinsuffizienz.

Bei gegebener Öffnungsfläche eines stenosierten Mitralostiums und gegebener Herzfrequenz hängen Strömungsbehinderung, transvalvulärer Druckgradient und Lungenkapillardruck stark vom Herzzeitvolumen ab. Patienten, die – z. B. im Rahmen von Angstreaktionen oder durch häufiges Vorkommen von Erregtheit – zu hyperkinetischem Herz-Kreislauf-Verhalten neigen, haben demzufolge stärkere Beschwerden als solche, die zwar einen identischen anatomischen Klappenbefund haben, aber ihren Tageslauf im Durchschnitt mit niedrigerem Herzzeitvolumen absolvieren. Operationsindikationen hängen daher nicht allein vom Maß der Mitralöffnungsfläche, sondern auch vom individuellen funktionellen Kreislaufverhalten eines Patienten ab. Unter körperlicher Belastung zeigt sich, daß die Steigerungsfähigkeit des Herzzeitvolumens in leichten Fällen normal sein kann, bei mäßiggradigen Mitralstenosen gemindert und bei hochgradigen aufgehoben ist, es kann bei diesen unter Belastung sogar zum Herzzeitvolumenabfall kommen.

Zunahme der Herzfrequenz verkürzt die Diastole relativ mehr als die Systole und führt bei gegebener Mitralstenose und gegebenem Niveau des Herzzeitvolumens zur Zunahme des transvalvulären Druckgradienten und zum Anstieg des linksatrialen Drucks.

#### Anamnese

Die Latenzperiode zwischen der ersten Attacke rheumatischer Karditis und dem Auftreten von Beschwerden ist in der Regel ca. 2 Jahrzehnte, und das Manifestationsalter liegt gegen Ende der 4. Dekade. In ärmeren Ländern hingegen manifestiert sich Mitralstenose oftmals schon in einem viel früheren Lebensalter. Dyspnoe ist in aller Regel das früheste und das häufigste subjektive Symptom. Sie tritt zunächst nur bei ungewöhnlich starken Belastungen, mit Fortschreiten der Erkrankung schon bei Alltagsbelastungen auf und limitiert schließlich in schweren und fortgeschrittenen Fällen jede körperliche Aktivität. Umverteilung von Blut von der unteren Körperhälfte zu den Lungen, wie sie beim Übergang vom Aufsein zum Liegen erfolgt, bewirkt Orthopnoe und paroxysmale nächtliche Dyspnoe. Manchmal bewirkt Belastung auch Hustenreiz. Nicht selten werden die Beschwerden der Lungenkongestion als Winterbronchitis, als chronische Bronchitis oder Raucher-Katarrh mißdeutet. Klinisch erfaßbares Lungenödem tritt bei deutlicher Mitralstenose unter dem Einfluß plötzlicher Blutflußsteigerung (Anstrengung, Aufregung) oder Tachykardie auf; es kommt bei ca. 10% der Patienten mit Mitralstenose vor. Hämoptoe tritt in 10–15% der Fälle auf und ist Folge von Diapedese und Ruptur kleiner endobronchialer Venen, in späten Verlaufsstadien eher von Lungenembolien. Rezidivierende bronchopulmonale Entzündungen und Infekte können ebenfalls Hämoptoe bewirken und im Laufe der Zeit zu Lungenfibrose und Beeinträchtigung der Lymphzirkulation führen.

Wenn der pulmonale Gefäßwiderstand steigt oder wenn Trikuspidalstenose oder -insuffizienz zusätzlich auftreten, können Lungenstauung, Hämoptoe und Lungenödem an Häufigkeit und Schwere abnehmen. Zunahme des Lungengefäßwiderstandes führt jedoch zur Zunahme der pulmonalen Hypertonie und schließlich zur Insuffizienz der rechten Kammer, zu Schwäche, Ödemen und Bauchbeschwerden durch Kongestion der Bauchorgane.

Besteht eine mittelgradige Mitralstenose über etliche Jahre, treten meist in steigender Häufigkeit Vorhofarrhythmien – Extrasystolen, paroxysmale Tachykardien, Anfälle von Vorhofflattern und Vorhofflimmern – auf, die dabei vorkommenden hohen Kammerfrequenzen bewirken meistens vorübergehende Beschwerdeverstärkung. Der Beginn des permanenten Vorhofflimmerns markiert nicht selten den Zeitpunkt, von dem an die Beschwerden und die kardial bedingten Funktionsstörungen rascher zunehmen als vorher.

Thromben bilden sich relativ leicht im linken Vorhof und besonders im Herzohr von Patienten mit Mitralstenosen. Embolien ins Arteriensystem treten bevorzugt bei Patienten mit Vorhofflimmern, solchen hohen Alters und bei niedrigem Herzzeitvolumen auf. Ihr Vorkommen korreliert aber nicht mit der Schwere der Mitralstenose. Arterielle Embolie kann also das erste Symptom einer leichtgradigen Mitralstenose sein. Patienten, die ein oder zwei Embolien durchgemacht haben, laufen ein höheres Risiko weiterer Embolien als Patienten ohne Embolie-Anamnese.

Die Lungenkapillaren und die Alveolen von

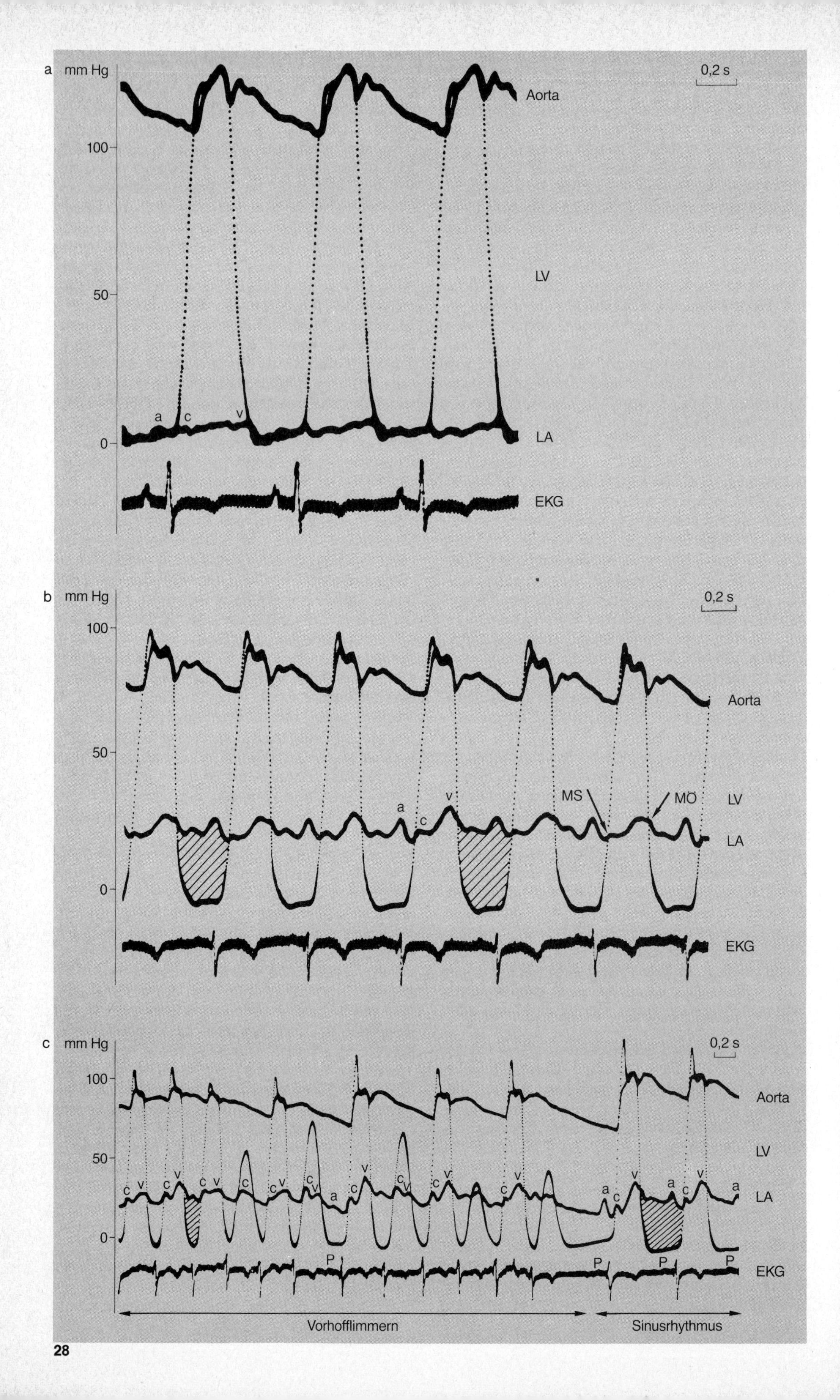

a
mm Hg
0,2 s
Aorta
100
50
LV
a
c
v
0
LA
EKG
b
mm Hg
0,2 s
100
Aorta
50
MS
MÖ
LV
a
v
c
LA
0
EKG
c
mm Hg
0,2 s
100
Aorta
50
LV
c
v
c
v
c
v
c
c
v
c
v
a
c
v
c
v
c
v
c
v
a
c
v
a
c
v
a
LA
0
P
P
P
P
EKG
Vorhofflimmern
Sinusrhythmus

◁ Abb. **28** Registrierung des EKG und der Drucke in linkem Vorhof (LA), linkem Ventrikel (LV) und Aorta des Hundes bei experimenteller Mitralstenose (**b**, **c**) und bei normalen Verhältnissen (**a**) (aus Moscovitz, H. L. u. Mitarb.: Atlas of Hemodynamics of the Cardiovascular System. Grune & Stratton, New York 1963)
**a** Normales Herz, Sinusrhythmus. In der Austreibungsphase der Kammersystole verlaufen die Drucke in linkem Ventrikel und Aorta gleich; in der Diastole differieren die Drucke in linkem Vorhof und linkem Ventrikel kaum. Die Vorhofkontraktions- oder a-Welle, die c- und die v-Welle sind bezeichnet
**b** Mitralstenose, Sinusrhythmus. Der Druck im linken Vorhof ist durchgehend erhöht; während der ganzen Diastole besteht ein Druckgradient zwischen linkem Vorhof und linkem Ventrikel (schraffiertes Areal). Der Mitralklappenschluß erfolgt, wenn der Kammerdruck den Vorhofdruck übersteigt, bei erhöhtem Vorhofdruck etwas verspätet. Die – bei Mitralstenose meist hörbare – Mitralklappenöffnung folgt dem Aortenklappenschluß mit um so kürzerem Intervall, je höher der Vorhofdruck ist. Die systolischen Drucke in linkem Ventrikel und Aorta sind niedrig normal, sonst unauffällig. MS = Mitralklappenschluß, MÖ = Mitralklappenöffnung
**c** Mitralstenose, Ende eines Anfalls von Vorhofflimmern mit absoluter Kammerarrhythmie. Der Druckgradient zwischen linkem Vorhof und linkem Ventrikel (schraffiert) ist unabhängig vom Herzrhythmus. Während Vorhofflimmern sind nicht mehr regelmäßig a-Wellen erkennbar. Die 4., 6., 8., 10. und 12. Kammerkontraktion ist frustran. Beim Übergang zu regelmäßigem Sinusrhythmus steigen Aortendruck und systolischer Kammerdruck etwas an

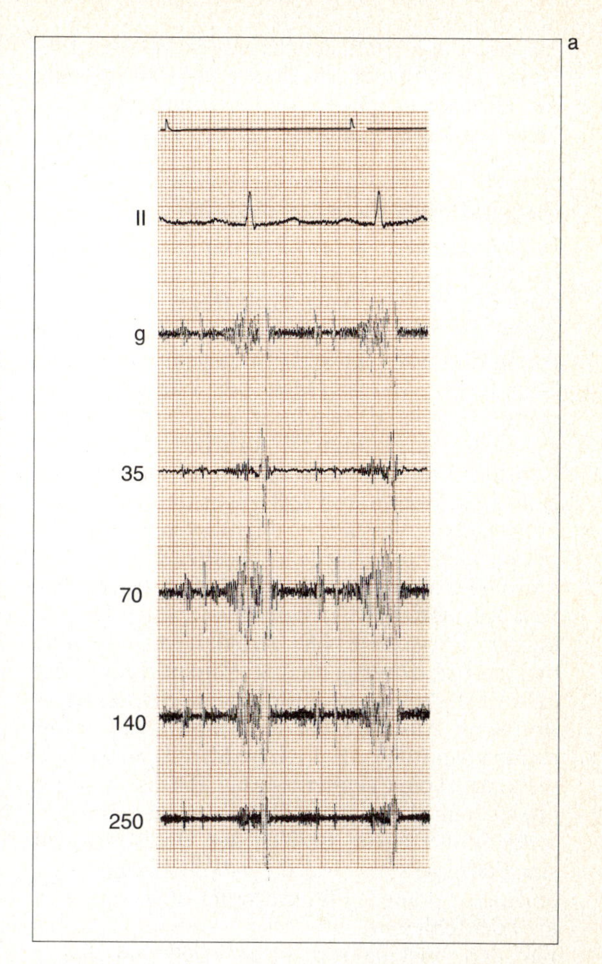


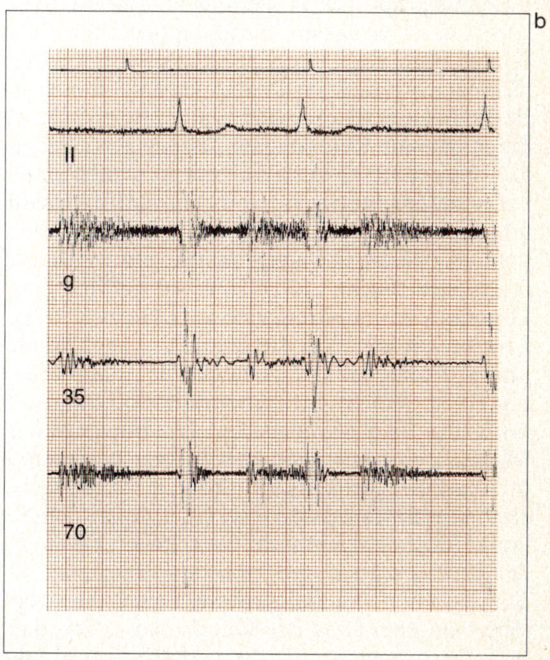


29

Abb. **29** **a** Phonokardiogramm bei Mitralstenose (klinisch: Schweregrad II) und Sinusrhythmus, abgeleitet etwas lateral der Herzspitze. Zeitmarkierung 1 s; EKG-Abl. II; Nennfrequenzen in Hertz; g = gehörsähnlich. Verspätetes und abnorm lautes Hauptsegment des I. Tons; Mitralöffnungston als kurze mittelhochfrequente Schwingung 0,1 s nach dem II. Ton; diastolisches Geräusch mit lautem präsystolischen Crescendo
**b** Phonokardiogramm bei Mitralstenose (klinisch: Schweregrad II–III) mit Vorhofflimmern; abgeleitet von der apikalen Region. Bezeichnungen wie **a**. Lauter I. Ton mit relativ spätem Hauptsegment. Dem II. Ton folgt nach ca. 0,07 s der Mitralöffnungston; daran schließt sich ein Geräusch an, das in der frühen und mittleren Diastole nachweisbar ist, dem aber – bei flimmernden Vorhöfen – kein präsystolisches Crescendo folgt

Patienten mit Mitralstenose zeigen Wandverdikkung und -fibrose, es finden sich Minderung der Diffusionskapazität und Abnahme der Lungencompliance, Faktoren, die die Dyspnoe verstärken.

### Diagnostisches Vorgehen (Abb. **29**)

Man charakterisiert den Grad der kardial bedingten allgemeinen Leistungsminderung nach der Klassifikation der New York Heart Association durch die Belastungsgrenzen des Patienten im Alltag. Stadium I: keine Leistungseinschränkung, Stadium II: Beschwerden bei stärkerer Belastung, Stadium III: Beschwerden schon bei geringer Belastung, Stadium IV: Ruhebeschwerden.
Gesichts- und Akrenzyanose finden sich vorwiegend in schweren und fortgeschrittenen Erkrankungsfällen. Verstärkte Jugularvenenpulsation mit prominenter a-Welle als Ausdruck besonders kraftvoller Vorhofkontraktion liefert einen Hinweis auf zusätzliche Trikuspidalstenose oder pulmonale Hypertonie. Der Arteriendruck ist normal oder grenzwertig niedrig. Palpatorisch findet man verstärkte Brustwandpulsationen links parasternal als Ausdruck der vermehrten Aktion des rechten Ventrikels. Bei reiner Mitralstenose palpiert man keine nennenswerten Pulsationen des linken Ventrikels, aber öfter ein feines diastolisches Schwirren im Bereich der Herzspitze. Im Apexkardiogramm sind die a-Wellen klein oder fehlen, die schnelle Füllungswelle ist wenig ergiebig oder fehlt ganz.
Bei der Auskultation findet sich ein lauter I. Herzton, der bei ausgeprägter Mitralstenose verspätet ist, weil der Mitralklappenschluß erst erfolgt, wenn der Druck im linken Ventrikel den (erhöhten!) Druck im linken Vorhof übersteigt. Bei Mitralstenose mit pulmonaler Hypertonie ist die pulmonale Komponente des eng gespaltenen II. Tons betont, nicht selten hört man auch einen Pulmonaldehnungston. Den Mitralöffnungston hört man am besten apikal und am linken Sternalrand. Dieser Öffnungston tritt etwa 0,03 bis 0,12 s nach Beginn des II. Tons auf und hat – im Gegensatz zum tieffrequenten III. Herzton – höhere Frequenzen. Da die Mitralklappenöffnung um so früher erfolgt, je höher der linksatriale Druck ist, spricht ein früher Mitralöffnungston für hochgradige Mitralstenose. Die Intensität des Mitralöffnungstons und des I. Tons korrelieren mit der Beweglichkeit des vorderen Mitralsegels. Dem Mitralöffnungston folgt ein leises bis mittellautes rollendes Geräusch, das man am besten in der Spitzenregion und mit dem Patienten in Linkslage hört. Die Länge dieses Geräusches korreliert mit dem Grad der Mitralstenose. Das diastolische Geräusch hat bei erhaltenem Sinusrhythmus ein Crescendo während der Vorhofkontraktion, da diese den Fluß durch das stenosierte Ostium verstärkt.

#### Röntgenuntersuchung

Volumenzunahme des linken Vorhofs bei unverändertem oder kleinem linkem Ventrikel, Mehrentwicklung des rechten Ventrikels, Dilatation der Lungenarterien und Hinweise auf Druckerhöhung in den Lungenvenen ergeben zusammen ein für die Mitralstenose charakteristisches Bild.
Die Vergrößerung des linken Vorhofs ist in der seitlichen Projektion durch die dorsale Verdrängung des Ösophagus sichtbar, im dorsoventralen Bild daran zu erkennen, daß der linke Vorhof durch den rechten hindurch sichtbar und rechts randbildend wird. Der Durchmesser der Pulmonalarterien nimmt bei Erhöhung ihres Innendrucks zu. Der hypertrophierte rechte Ventrikel füllt den Retrosternalraum zum Teil aus und verlagert durch Verlängerung seiner Ausflußbahn den Stamm der Pulmonalarterie kopfwärts und wirkt mit, den Pulmonalbogen prominent zu machen. Liegt Mitralklappenverkalkung vor, ist sie bei Durchleuchtung mit Bildverstärker meist nachweisbar.
Relativ früh nimmt als Zeichen der Erhöhung des Lungenvenendrucks das Kaliber der Oberfeldgefäße zu. Die fleckig vermehrte und wie unscharf wirkende hiläre und perihiläre Zeichnung ist auf erweiterte Lymphbahnen und interstitielles Ödem zu beziehen. Feinste horizontale Linien von etwa 1 mm Breite und etwa 3 cm Länge (Kerley-Linien) finden sich besonders im Sinus phrenicocostalis bei 30–50% der Patienten und stellen wohl erweiterte Lymphgefäße dar. Ihr Vorhandensein weist auf einen linksatrialen Mitteldruck von mindestens etwa 20 mmHg in Ruhe hin. In fortgeschrittenen Stadien bieten etliche Patienten das Bild der Lungenhämosiderose.

#### Elektrokardiogramm

Häufiger Befund bei normalem Rhythmus ist die intraatriale Erregungsausbreitungsstörung mit verlängerter linksatrialer Depolarisation, P-mitrale oder P-sinistroatriale. Die P-Dauer beträgt 0,12 s oder mehr, das P ist zweigipflig besonders in I und vorwiegend negativ bzw. biphasisch in $V_1$ und $V_2$. Vielfach besteht Vorhofflimmern. Ein normales Elektroventrikulogramm ist mit Mitralstenose durchaus vereinbar. Die Stellung der elektrischen Herzachse ist bei Mitralstenose ein empfindlicher Indikator für Rechtsbelastung, Patienten mit ausgeprägter Rechtsstellung haben meistens pulmonale Hypertonie. Elektrokardiographische Zeichen von Erkrankung oder abnormer Belastung der linken Kammer gehören nicht zum Bild der reinen Mitralstenose.

#### Echokardiogramm

Das Echokardiogramm zeigt einen vergrößerten linken Vorhof, eine Amplitudenabnahme der Vorwärtsbewegung des vorderen Mitralsegels in der frühen Diastole und eine Reduktion der Geschwindigkeit dieses Segels bei seiner Bewegung zur Schlußstellung in der mittleren Diastole (E-F-Slope). Bei erhaltener Klappenbeweglichkeit hat dieser E-F-Slope Beziehung zum Schweregrad der Mitralstenosierung. Außerdem findet sich bei Mitralstenose eine Umkehr der Bewegungsrichtung des posterioren Mitralsegels. Verdickung und Kalkeinlagerung der Klappen werden durch vergrößerte Intensität und Anzahl der Echos von den Mitralklappen angezeigt. Ein Teil der genannten echokardiographischen Kriterien ist allerdings nicht pathognomonisch für Mitralstenose.

#### Invasive Untersuchungen

Die Rechtsherzkatheteresierung erlaubt, das Vorliegen und das Ausmaß von pulmonaler Hypertonie und das Verhalten der Drucke im Lungenkreislauf in Ruhe und unter Belastung festzustellen, den Lungengefäßwiderstand zu berechnen und Trikuspidalinsuffizienz, Pulmonalinsuffizienz sowie zusätzliche Trikuspidalstenose zu erkennen. Linksherzkatheterismus mit Angiokardiographie ist erforderlich, um Stenose und gleichzeitig bestehende Insuffizienz der Mitralklappen quantitativ zu erfassen, um zusätzliche Vitien der Aortenklappen sowie Dysfunktion des linken Ventrikels zu erkennen. Ergänzende Koronarographie ist erforderlich, wenn Beschwerden, Befunde und Lebensalter des Patienten an eine zusätzliche koronare Herzkrankheit denken lassen. Die invasiven Verfahren leisten besonders wertvolle Dienste bei Patienten, die Klappenoperationen durchgemacht haben und wieder stärkere Beschwerden entwickeln. Denn mit klinischen Kriterien allein ist es oft nicht möglich, postoperative kardiale Zustandsbilder korrekt zu beurteilen.

#### Zusätzliche Herzläsionen

Durch zusätzliche Trikuspidalstenose und durch die starke Erniedrigung des Herzzeitvolumens, die sie bewirkt, können die Befunde der Mitralstenose manchmal maskiert werden. Bei schwerer pulmonaler Hypertonie kann eine relative Trikuspidalinsuffizienz auftreten und ein lautes holosystolisches Geräusch am linken Sternalrand produzieren, das in der Regel bei Inspiration lauter wird und unter Umständen mit kardialer Rekompensation verschwindet. Dieses Geräusch muß vom Mitralinsuffizienzgeräusch unterschieden werden, welches über der Spitze lokalisiert ist und bei Inspiration nicht lauter wird. Ist die Diagnose einer Mitralstenose gestellt, muß geprüft werden, ob und in welchem Ausmaß zusätzlich eine Mitralinsuffizienz besteht. Präsystolisches Geräusch und lauter I. Ton sprechen gegen eine hämodynamisch bedeutsame Mitralinsuffizienz. Leiser I. Ton und/oder Fehlen eines Mitralöffnungstons sprechen für deutliche Mitralinsuffizienz oder erhebliche Deformierung und Verkalkung der Klappen. Ein apikaler III. Herzton spricht für erhebliche Mitralinsuffizienz. Die bei pulmonaler Hypertonie vorkommende Pulmonalinsuffizienz bewirkt ein hochfrequentes frühdiastolisches Decrescendogeräusch entlang dem linken Sternalrand, das sich vom Geräusch einer leichten Aorteninsuffizienz praktisch nicht unterscheiden läßt.

#### Differentialdiagnose

In der Regel fällt es nicht schwer, die Mitralstenose bei der körperlichen Untersuchung zu diagnostizieren, wenn man daran festhält, Patienten mit unergiebigen oder zweifelhaften Befunden auch in Linkslage und evtl. nach einigen Kniebeugen oder Rumpfbeugen und Patienten, die tachykard zur Aufnahme kommen und dabei keinen deutlichen Vitienbefund bieten, bei niedrigerer Herzfrequenz nachzuuntersuchen. Diastolische Mitralgeräusche ohne Stenose des Ostiums können durch hohen Fluß allein zustande kommen, in erster Linie bei Mitralinsuffizienz; dieses Geräusch beginnt meist etwas später als das durch Mitralstenose bedingte, und man findet zusätzlich ein lautes holosystolisches apikales Geräusch und die palpatorischen, röntgenologischen und elektrokardiographischen Befunde von Vergrößerung und verstärkter Aktivität der linken Kammer. Auch bei der Aorteninsuffizienz kommt nicht selten ein diastolisches (das Austin-Flint-) Geräusch vor; das Fehlen von Mitralöffnungston und – falls Sinusrhythmus besteht – präsystolischem Crescendogeräusch sprechen bei Vorliegen einer Aorteninsuffizienz gegen zusätzliche Mitralstenose. Wenn bei einem Patienten sowohl eine chronische bronchopulmonale Erkrankung wie eine Mitralstenose vorliegen, ist der Klappenfehler oft nur durch besonders sorgfältige Auskultation zu diagnostizieren. Primäre pulmonale Hypertonie ist wegen einer Reihe von Befunden, die bei beiden Krankheiten vorkommen, u. U. schwer von der Mitralstenose zu differenzieren. Das Fehlen von Mitralöffnungston, diastolischem Geräusch, Vergrößerung des linken Vorhofs und von Pulmonalkapillardruckerhöhung spricht gegen Mitralstenose. Bei sehr schwerer Mitralstenose mit weitgehend unbeweglichen Klappen und fixiert erhöhtem Lungengefäßwiderstand sowie während kardialer Dekompensation kann der Auskultationsbefund typische Charakteristika der Mitralstenose verlieren: Der Fluß kann so niedrig sein, daß kein diastolisches Geräusch entsteht; I. Ton und Mitralöffnungston können atypisch geringe Intensität haben. Wirklich stumme Mitralstenose ist aber selten.

Gelegentlich bereitet die Differentialdiagnose Vorhofseptumdefekt – Mitralstenose Schwierigkeiten; das Vorliegen einer fixen Spaltung des II. Tons, das Fehlen von Kerley-B-Linien und von Vergrößerung des linken Vorhofs sprechen für Vorhofseptumdefekt. Myxom des linken Vorhofs kann der Mitralstenose ähnliche Beschwerden und Befunde bewirken. Bei Myxom findet sich manchmal eine lageabhängige Änderung der Auskultationsbefunde, und es fehlt in der Regel ein Mitralöffnungston. Echokardiographie und Angiokardiographie sind geeignete Verfahren zur Sicherung der Diagnose eines Myxoms des linken Vorhofs. Cor triatriatum - eine seltene Herzläsion - kommt durch einen fibrösen Ring im linken Vorhof zustande, bewirkt Erhöhung der Drucke in Lungenvenen und Kapillaren und ist durch Angiokardiographie diagnostizierbar.

### Therapie

Der jüngere beschwerdefreie Patient mit Mitralstenose muß hinsichtlich Lebensplanung und Berufswahl beraten werden; er sollte einen Beruf ohne körperlich schwere Arbeit wählen. Bei Infektionen mit $\beta$-hämolytischen Streptokokken ist Penicillin indiziert. Schwangerschaft und Geburt haben im Stadium I der Mitralstenose ein etwa normales Risiko.

Bei Patienten mit Beschwerden können salzarme Kost und Diuretika Besserung bewirken. Digitalis bessert in dieser Lage die durch die Stenose bedingte hämodynamische Störung wenig oder nicht. Digitalis ist indiziert, wenn Vorhofflimmern mit hoher Kammerfrequenz und/oder kardiale Dekompensation auftreten. Senken Herzglykoside die erhöhte Kammerfrequenz nicht genügend, so ist die zusätzliche Gabe von $\beta$-blokkierenden Medikamenten (z. B. ca. 10–20 mg Propranolol 3- bis 4mal täglich) zu erwägen.

Lungenödem wird durch Fußtief-Lagerung, schnell wirkende Diuretika, $O_2$-Gaben, Nitrokörper behandelt, Hämoptoe durch dieselben Maßnahmen, die ja den Lungenvenen- und Kapillardruck senken.

Dauerbehandlung mit Antikoagulantien ist bei Mitralstenose indiziert, wenn Embolisierung aufgetreten ist oder wenn rezidivierend Vorhofflimmern vorkommt.

Bei Vorhofflimmern, welches erst seit kurzer Zeit besteht, und leichtgradiger Mitralstenose, die noch keine Operationsindikation ergibt, soll man versuchen, durch Elektrokardioversion oder Chinidin wieder Sinusrhythmus zu erreichen. Bei hochgradiger Mitralstenose, sehr großem linkem Vorhof oder schon lange bestehendem Vorhofflimmern ist dagegen die Chance gering, langfristig den Herzrhythmus zu regularisieren.

Operative Behandlung ist bei Patienten mit reiner Mitralstenose indiziert, wenn sie deutliche Beschwerden und Funktionsbeeinträchtigungen durch das Klappenvitium haben und wenn die Klappenöffnungsfläche auf ca. 1,2–1 $cm^2$ oder weniger reduziert ist. Die Indikationsentscheidung darf sich aber nicht ausschließlich an physiologischen und anatomischen Meßdaten orientieren, sie muß auch andere Charakteristika jedes Einzelfalls berücksichtigen, wie Alter, Beruf, Temperament des Patienten und seine persönliche Einstellung zu operativer Behandlung. Man wird z. B. jüngeren Menschen und denen mit Neigung zu hyperkinetischer Zirkulation eher zur Operation raten als alten Menschen oder denen, die nicht zu hyperkinetischer Dysregulation neigen.

Die geschlossene Valvulotomie ist die Methode der Wahl bei nicht voroperierten Patienten mit reiner Stenose, die bei der Röntgendurchleuchtung und echokardiographisch keine Hinweise auf valvuläre oder perivalvuläre Kalkeinlagerung zeigen und bei denen kein Verdacht auf Vorhofthromben besteht. Da ausreichende Valvulotomie nicht immer erreicht und die Erzeugung von Mitralinsuffizienz nicht absolut sicher vermieden werden kann, operiert man vielfach mit bereitstehender Herz-Lungen-Maschine, um diese ggfs. anschließen und die Operation als offene Valvulotomie unter Sicht forsetzen zu können.

Bei voroperierten Mitralvitien, bei Mitralstenosen mit schwer veränderten und verkalkten Klappen oder mit nennenswerter begleitender Mitralinsuffizienz ist von vornherein die Operation am offenen Herzen und mit Hilfe extrakorporaler Zirkulation indiziert. Meistens wird es sich unter solchen Umständen als notwendig erweisen, den schwer veränderten Klappenapparat zu exzidieren und eine Prothese oder heterologe Ersatzklappe statt dessen einzusetzen.

Die Valvulotomie normalisiert den Klappenapparat zwar nicht, hat aber eine niedrige Mortalität (ca. 1–3 % in der stationären postoperativen Phase) und führt zu deutlicher Verbesserung der Beschwerden und der Leistungsfähigkeit der Patienten über viele Jahre; sie verbessert die Prognose der betroffenen Kranken. Das gilt allerdings nicht für Patienten, bei denen Beschwerden und Funktionsbeeinträchtigungen durch die Mitralstenose fehlen oder ganz geringfügig sind. Bewirkt die Valvulotomie trotz korrekter Indikationsstellung keine Beschwerdebesserung, so ist anzunehmen, daß sie ungenügend war oder daß sie Mitralregurgitation induziert hat oder daß unerkannte zusätzliche Läsionen an Klappen, Myokard oder Koronararterien vorliegen. Treten erst im späteren postoperativen Verlauf wieder Beschwerden auf, so ist an unzureichende Erweiterung der Mitralstenose oder Restenosierung, an das verstärkte Wirksamwerden zusätzlicher Vitien oder an die Entwicklung myokardialer oder koronarer Schäden zu denken.

Die Klappenersatzoperationen haben eine etwas höhere Mortalität und Komplikationsrate und machen die Patienten langfristig sehr viel abhängiger von spezialisierter Nachsorge als die klappenerhaltenden Operationsverfahren. Das Verhalten der Ersatzklappen auf sehr lange Sicht ist noch nicht sicher vorauszusagen. So wird man die Operationsindikation, wenn die präoperative Abklärung eines Patienten zu dem Schluß führt, daß bei einer Operation nur Klappenersatz in Frage käme, ein wenig zurückhaltender beurteilen als bei Verhältnissen, die voraussichtlich klappenerhaltende Operationsverfahren erlauben.

### Verlauf und Prognose

Unter rein konservativer Therapie ist anzunehmen, daß etwa 50–60% der Patienten die ersten 5 Jahre nach der klinischen Manifestation der Mitralstenose überleben. Nach Valvulotomie kann man erwarten, daß etwa 98% der Patienten nach der Operation das Krankenhaus verlassen und 85–90% der Operierten die folgenden 5 Jahre überleben. Nach Klappenersatz ist damit zu rechnen, daß ca. 95% die Operation und 85% der Patienten die folgenden 5 Jahre überleben. Eine höhere Operationsmortalität als die hier genannte ist zu erwarten, wenn präoperativ die kardial bedingte allgemeine Leistungsminderung und die pulmonale Hypertonie hochgradig sind. Mögliche Spätkomplikationen nach Klappenersatz sind mechanische Klappendysfunktion, paravalvuläre Lecks, thromboembolische Störungen, Blutungen durch Antikoagulantien und bakterielle Endokarditis.

**Merke:** Reine Mitralstenose bewirkt Druckerhöhung in den Kreislaufabschnitten, die stromaufwärts vom Mitralostium liegen, und Belastungsdyspnoe. Volumen und Druck im linken Ventrikel dagegen sind normal. Typische Befunde der Mitralstenose mit erhaltener Klappenbeweglichkeit und Druckerhöhung im Lungenkreislauf sind ein verspäteter und lauter I. Herzton, ein hörbarer Mitralöffnungston, ein rollendes diastolisches Geräusch (bei Sinusrhythmus mit präsystolischem Crescendo) über der Spitze und die palpatorischen Zeichen der verstärkten Aktion der rechten Kammer. Bestehen deutliche Beschwerden, so wird operative Behandlung erwogen. Zur Operation entschließt man sich leichter, wenn voraussichtlich Valvulotomie möglich sein wird, als wenn ein schwer deformierter Mitralklappenapparat vorliegt, der wahrscheinlich Exzision und Klappenersatz erfordert.

## Mitralinsuffizienz

**Definition:** Durch Insuffizienz, d. h. ungenügenden Schluß, der Mitralklappen kommt es während der Kammersystole zur Regurgitation von Blut aus der linken Kammer in den linken Vorhof. Von einem kombinierten Mitralvitium spricht man, wenn ein Mitralostium so verändert ist, daß es sowohl dem diastolischen Blutfluß vom linken Vorhof in den linken Ventrikel einen erhöhten Widerstand bietet als auch in der Systole Regurgitation in nennenswertem Umfang zuläßt.

### Häufigkeit
(s. auch Mitralstenose)

Reine oder überwiegende Mitralinsuffizienz kam in einer Serie von 300 Mitralvitien, über die Wood 1968 berichtete, in etwa ⅓ der Fälle vor. Die prozentuale Verteilung auf die verschiedenen ätiologischen Gruppen ist schwierig anzugeben. Bei etwa der Hälfte aller Fälle dürfte die Mitralinsuffizienz Folge rheumatischer Endokarditis sein. Mitralklappenprolaps hat wahrscheinlich einen höheren Anteil als bisher festgestellt wurde. Der Anteil akuter Mitralinsuffizienz durch Papillarmuskel- und Sehnenfädenschädigung oder -störung hängt von der Zusammensetzung des jeweiligen Krankenguts ab, das der statistischen Analyse zugrunde liegt. Ähnlich abhängig vom Krankengut ist der Anteil der Mitralinsuffizienz aufgrund von Dilatation des linken Ventrikels (sogenannte relative Mitralinsuffizienz). Sieht man von Mitralklappenprolaps ab, so sind kongenitale Fehler seltene Ursachen von Mitralinsuffizienz; Mitralregurgitation auf dieser Basis kommt vorwiegend durch Mitralsegelspaltung bei Vorhofseptumdefekt vom Primumtyp vor, außerdem bei korrigierter Transposition der großen Gefäße und bei Fibroelastose des Endokards. Weitere, nicht sehr häufige Ursachen von Mitralinsuffizienz sind Lupus erythematodes, Morbus Bechterew, hypertrophische Subaortenstenose sowie die vorwiegend bei älteren Frauen vorkommende massive Verkalkung des Klappenrings. Bei reiner oder überwiegender Mitralinsuffizienz rheumatischer Ätiologie findet sich eine andere Geschlechtsrelation als bei Mitralstenose; die männlichen Patienten überwiegen. Mitralklappenprolaps scheint besonders in den jüngeren Altersgruppen bei Frauen häufiger vorzukommen als bei Männern.

### Ätiologie und Pathologie

Der rheumatische Prozeß bewirkt an den Mitralklappen u. a. vermehrte Rigidität, Deformierung, Retraktion der Klappenränder, Fusion der Kommissuren sowie Verdickung, Fusion und Verkürzung der Sehnenfäden. Die Vernarbungsvorgän-

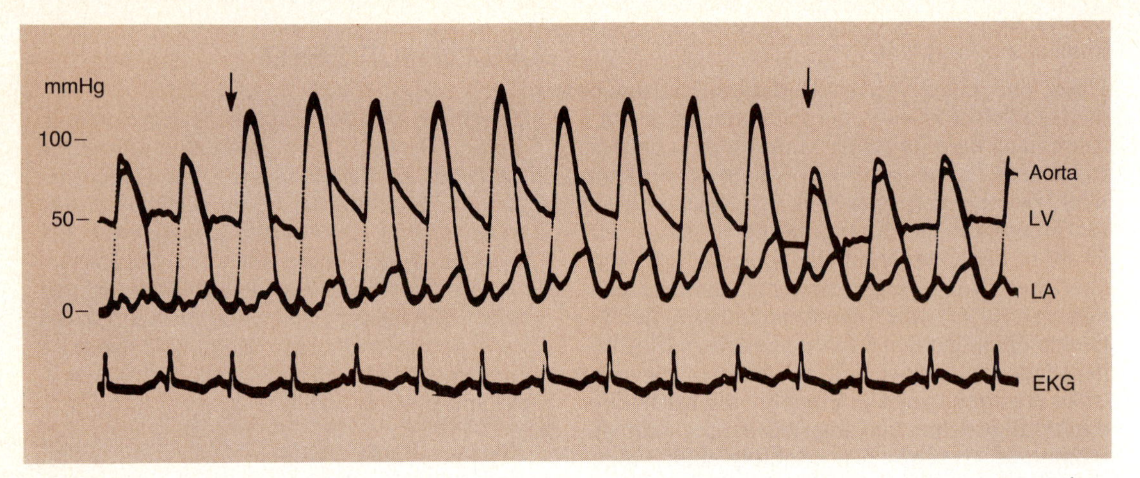


Abb. **30** Registrierung des EKG und der Drucke in linkem Vorhof (LA), linkem Ventrikel (LV) und Aorta bei einem Hund mit experimenteller Mitralinsuffizienz. Zwischen den Pfeilen passagere Konstriktion des Arcus aortae mit Hilfe einer Schlinge. Die Aortenkonstriktion erhöht den Widerstand für die antegrade Ejektion aus dem linken Ventrikel in die Aorta und führt zur Zunahme der Regurgitation durch das insuffiziente Mitralostium in den linken Vorhof. Dadurch steigt der Druck im linken Vorhof an und wird in der Kurvenform eine Regurgitationswelle während der Kammersystole deutlich erkennbar (aus Moscovitz, H. L. u. Mitarb.: Atlas of Hemodynamics of the Cardiovascular System. Grune & Stratton, New York 1963)

ge, die zur Stenose, und diejenigen, die zur Insuffizienz der Mitralis führen, sind nicht prinzipiell different. Aber 2 Mechanismen fördern besonders die Klappeninsuffizienz: Verkalkung der Kommissuren, die den Klappenschluß verhindert; fibröse Konstriktion, die durch Verkürzung der Segel zu Schlußunfähigkeit führt. Über Mitralinsuffizienz durch Mitralklappenprolaps s. unten.

Unabhängig von der Ätiologie scheint jede nennenswerte Mitralinsuffizienz dadurch zur Progression zu tendieren, daß die Vergrößerung des linken Vorhofs ebenso wie die Dilatation der linken Kammer das hintere Mitralsegel vermehrt anspannt, es vom vorderen weg zur Herzwand zieht und so die Regurgitationsöffnung vergrößert.

Akute Mitralinsuffizienz entsteht vor allem bei Myokardinfarzierung, wenn diese zu Funktionsstörung oder -ausfall von Papillarmuskeln führt, und bei bakterieller Endokarditis durch Substanzverlust der Klappensegel oder Ruptur von Sehnenfäden.

Bei reiner Mitralinsuffizienz und beim kombinierten Mitralvitium sind die linke Kammer dilatiert und hypertrophiert und der linke Vorhof dilatiert. Vergrößerte flimmernde Vorhöfe enthalten nicht selten Thromben. Hinsichtlich der Veränderungen der rechten Kammer und der Lungengefäße durch Drucksteigerung im kleinen Kreislauf verweisen wir auf das Kapitel Mitralstenose.

## Klinik und Pathophysiologie

### Physiologische Abweichungen (Abb. **30**)

Bei Mitralinsuffizienz bewirkt die Systole Austreibung von Blut aus dem linken Ventrikel in zwei Richtungen, normalgerichtet in die Aorta und regurgitierend in den linken Vorhof. Das Verhältnis der in beiden Richtungen geförderten Volumina hängt vom Verhältnis der Strömungswiderstände ab; nimmt z. B. der Widerstand für die Strömung durch das Aortenostium infolge Aortendrucksteigerung zu, so werden das effektive Schlagvolumen ab- und das Regurgitationsvolumen zunehmen. Arterielle Hypertonie verstärkt also die Regurgitationsfraktion bei Mitralinsuffizienz. Die Austreibung des vergrößerten Volumens erfolgt gegen einen insgesamt gegenüber der Norm geminderten Widerstand unter erheblicher und rascher Abnahme der Wandspannung in der Systole. Daher wird ein relativ großer Anteil der kontraktilen Aktivität des linken Ventrikels für die Verkürzung der Fasern aufgewendet, und trotz der Regurgitation kann der linke Ventrikel oft über Jahre ein normales effektives Herzzeitvolumen aufrechterhalten. Da die linke Kammer bei Mitralinsuffizienz mehr Blut als normal austreibt, muß ihr auch in der Diastole mehr zufließen. Der erhöhte diastolische Fluß kann – auch ohne Mitralstenose – einen frühdiastolischen Druckgradienten zwischen Vorhof und Kammer und ein diastolisches Strömungsgeräusch bewirken. Der linke Ventrikel kompensiert die vergrößerte systolische Förderleistung zunächst durch ergiebigere systolische Entleerung. Nimmt die Schwere der Mitralinsuffizienz

zu, kommt es zunehmend zur Vergrößerung des enddiastolischen Volumens des linken Ventrikels.
In der linksatrialen Druckkurve findet sich während der Kammersystole nicht selten ein ausgeprägter Anstieg, eine »Regurgitationswelle«, also eine überhöhte und verbreiterte v-Welle, bedingt dadurch, daß der linke Vorhof nicht nur aus den Lungenvenen, sondern auch aus der linken Kammer mit Blut gefüllt wird. Der y-Abfall in der frühen Kammerdiastole, wenn also der übervolle Vorhof sich entleert, ist oft besonders rasch und ergiebig. Der enddiastolische Druck im linken Ventrikel ist manchmal erhöht; vielfach ist aber auch die diastolische Dehnbarkeit des linken Ventrikels bei Mitralinsuffizienz erhöht, so daß der enddiastolische Druck trotz vergrößerten Volumens normal bleibt.
Man kann, je nach dem elastischen Verhalten der Wände von linkem Vorhof und Lungenvenen, verschiedene pathophysiologische Muster bei Mitralinsuffizienz unterscheiden. Eine Gruppe von Patienten ist pathophysiologisch dadurch ausgezeichnet, daß bei ausgeprägter chronischer Mitralinsuffizienz Mitteldruck und v-Welle im erheblich dilatierten linken Vorhof normal sind. Das heißt, die elastischen Eigenschaften des linken Vorhofs (und evtl. der Lungengefäße) sind abnorm, wie sich auch post mortem nachweisen ließ. Diese Abnormität kann Krankheitsfolge (Zunahme des Bindegewebes und Abnahme der Muskulatur der Vorhofwand) oder Ausdruck anlagebedingter Störungen der Wandfunktion sein. Das andere Extrem pathophysiologischen Verhaltens ist durch deutliche Mitteldruckerhöhung und Überhöhung der v-Welle im normal großen oder nur mäßig dilatierten linken Vorhof und durch pulmonale Hypertonie charakterisiert und findet sich bei akuter Mitralinsuffizienz (etwa durch Sehnenfadenabriß). Zwischen diesen beiden extremen Gruppen liegen die pathophysiologischen Befunde der großen Mehrzahl der Patienten mit Mitralinsuffizienz. Offenbar bezeichnen die Extreme auch Verlaufsstadien derart, daß erheblicher Druckanstieg bei geringer Volumenzunahme die akute Mitralinsuffizienz und die frühen Stadien der schweren rheumatischen Mitralinsuffizienz charakterisiert und daß exzessive Vorhofdilatation bei geringer Druckerhöhung ein pathophysiologisches Muster später Stadien ist.

### Anamnese

Belastungsdyspnoe, verstärktes Herzklopfen, abnorme Ermüdbarkeit und Schwäche bei Anstrengungen sind die vorherrschenden Beschwerden. Die Leistungsminderung ist bei Mitralinsuffizienz oft über lange Zeit oder gar permanent bemerkenswert gering. Wenn die linke Kammer dekompensiert, nehmen die Beschwerden allerdings in der Regel stetig zu. Rechtsinsuffizienz, akutes Lungenödem, Hämoptoe und Embolien sind bei Mitralinsuffizienz seltener als bei Mitralstenose.

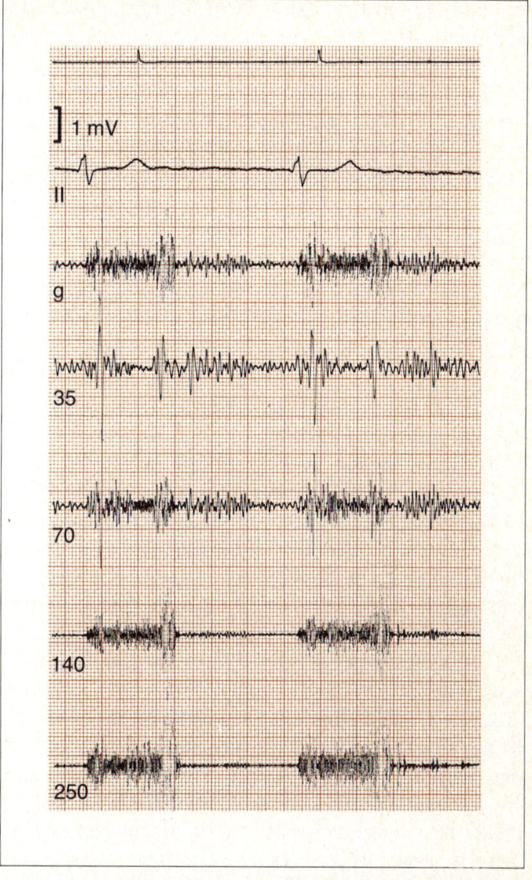


Abb. **31** Phonokardiogramm bei Mitralinsuffizienz und Vorhofflimmern, Ableitung apikal. Bezeichnungen wie Abb. **29a**. Man sieht ein etwa bandförmiges hoch- und mittelfrequentes systolisches Geräusch, das bis zum lauten II. Ton reicht; einen III. Ton, an den sich ein tief- und mittelfrequentes diastolisches Geräusch anschließt

### Diagnostisches Vorgehen (Abb. **31**)

Die Palpation liefert den wichtigen Befund verstärkter und verbreiterter Brustwandpulsationen im Bereich der Herzspitze, die oft nach lateral verlagert ist. In manchen Fällen ist apikal systolisches Schwirren palpabel. Das Apexkardiogramm zeigt bei ausgeprägter Mitralinsuffizienz eine schnelle Füllungswelle von großer Amplitude und Steilheit. Der Radialispuls kann relativ klein sein, hat aber schnellenden Charakter. Nach Wood findet man auch bei umkomplizierter Mitralinsuffizienz unter Umständen Venendruckerhöhung.
Nahezu alle Patienten mit Mitralinsuffizienz haben ein mittellautes bis lautes (Grad II–VI der international üblichen Graduierung, bei der I das leiseste und VI das lauteste Geräusch bezeichnet) systolisches Geräusch, das meist holosystolisch ist und immer bis zum II. Ton reicht oder ihn einschließt. Das Geräusch hat mittlere bis hohe Frequenz, scharfen »blasenden« bzw. »gießenden« Charakter. Nach Intensität und Formablauf in-

nerhalb der Systole ist es bandförmig, crescendo, crescendo-decrescendo oder decrescendo. Das Mitralinsuffizienzgeräusch ist apikal und extraapikal hörbar oder hat dort sein Punctum maximum; in Linkslage wird es in diesem Bereich lauter. Bei manchen Formen ist der Regurgitationsstrom auf einen umschriebenen Abschnitt der Vorhofwand gerichtet, und das systolische Geräusch hat sein punctum maximum über oder neben dem oberen oder mittleren Sternum oder am Rücken. Der II. Ton ist bei schwerer und akut entstandener Mitralinsuffizienz vielfach breit gespalten, wahrscheinlich durch Verkürzung der Systole des linken Ventrikels. Das Spaltungsintervall ist bei Rechtsinsuffizienz fixiert, sonst variiert es mit der Atmung. Der I. Ton ist bei reiner Mitralinsuffizienz von normaler Intensität oder leise, dies besonders bei geminderter Klappenmobilität. Er kann aber auch abnorm laut sein, was sich damit erklären läßt, daß der systolische Druckanstieg bei Mitralinsuffizienz sehr steil ist. Besonders bei Mitralregurgitation durch Papillarmuskeldysfunktion erwartet man einen lauten I. Ton. Allerdings ist der I. Ton in vielen Fällen von Mitralinsuffizienz nicht sicher vom Geräusch abgesetzt und daher schwierig erfaßbar. – Infolge des verstärkten Flusses durch das Mitralostium in der frühen Diastole haben viele Patienten mit Mitralinsuffizienz einen ungewöhnlich lauten III. Ton, an den sich ein kurzes diastolisches Geräusch anschließt. Diese Zeichen verstärkter frühdiastolischer Strömung in den linken Ventrikel werden um so ausgeprägter sein, je größer das Regurgitationsvolumen ist. Aus der Lautstärke des systolischen Geräusches jedoch läßt sich nicht auf die Schwere der Mitralinsuffizienz schließen.
Die linksventrikuläre Austreibungszeit ist bei hämodynamisch wirksamer Mitralinsuffizienz verkürzt. Im Apexkardiogramm zeigt sich als Folge des großen frühdiastolischen Bluteinstroms in die linke Kammer eine besonders ausgeprägte schnelle Füllungswelle.

Für geringfügige Mitralinsuffizienz sprechen: 1. das Fehlen palpatorischer Zeichen vermehrter Linksaktion, 2. das Fehlen von Schallerscheinungen in der Diastole – außer den für das Alter des Patienten physiologischen, 3. dem Alter entsprechendes Verhalten des II. Tons, 4. normale Herzgröße, 5. Beschwerdefreiheit.

Für eine hämodynamisch stark wirksame Mitralinsuffizienz sprechen: 1. palpatorische Zeichen vermehrter Aktion der linken Kammer, 2. lauter und früh einfallender III. Ton, an den sich ein kurzes diastolisches Geräusch anschließt, 3. Vergrößerung der linken Kammer und des linken Vorhofs, 4. Spaltung des II. Tons (nicht immer vorhanden), 5. kardial bedingte Leistungsminderung.

#### Elektrokardiogramm

Häufig haben die Patienten ein P-mitrale oder in chronischen Fällen mit großen Vorhöfen Vorhofflimmern. Ein für Mitralinsuffizienz typisches EKG gibt es nicht. Zeichen der Linkshypertrophie finden sich in weniger als der Hälfte der Fälle. Für Rechtshypertrophie typische Elektrokardiogramme kommen auch vor.

#### Röntgenuntersuchung

Der linke Vorhof ist bei wirksamer Mitralinsuffizienz dilatiert, die Dilatation kann in manchen Fällen ein ungewöhnliches Ausmaß erreichen. Andererseits ist bei den akut entstandenen ausgeprägten Mitralinsuffizienzen die Volumenzunahme des linken Vorhofes vergleichsweise unbedeutend. Im Einzelfall läßt die röntgenologische Beurteilung von Größe und Form des linken Vorhofs keine Unterscheidung zwischen Mitralstenose und -insuffizienz zu. Bei der Durchleuchtung lassen sich die durch die Regurgitation bedingten vergrößerten Volumenschwankungen des Vorhofs nachweisen. Bei hämodynamisch wirksamer Mitralinsuffizienz ist der linke Ventrikel vergrößert und zeigt verstärkte Randpulsationen. Die Lungengefäße können normal sein. Kerley-Septallinien entwickeln sich in der Regel erst bei Linksinsuffizienz.

#### Invasive Untersuchungen

Erhebliche pulmonale Hypertonie findet sich bei Mitralinsuffizienz seltener als bei Mitralstenose. Bei ausgeprägter Mitralregurgitation ist – auch ohne Mitralstenosierung – ein durch den großen Fluß bedingter frühdiastolischer Druckgradient zwischen linkem Vorhof und linkem Ventrikel nachweisbar. Die Formanalyse der Druckkurve im linken Vorhof oder im sogenannten Pulmonal-Kapillar-Bereich zeigt im typischen Fall einen frühen ventrikelsystolischen Druckanstieg (»Regurgitationswelle«) und einen steilen y-Abfall. Der enddiastolische Druck im linken Ventrikel ist oft erst bei Linksdekompensation erhöht. Die angiokardiographische Darstellung von Kontrastmittelrückfluß aus dem linken Ventrikel in den linken Vorhof beweist Mitralinsuffizienz, wenn nicht gerade Extrasystolen ablaufen. Sie ermöglicht eine genauere Abschätzung des Regurgitationsvolumens als die meisten anderen Methoden. Die Größe des endsystolischen Volumens des linken Ventrikels ist bei Mitralinsuffizienz ein Indikator der linksventrikulären Reserve und der Prognose im Falle operativer Behandlung. Patienten mit Mitralinsuffizienz und deutlicher Vergrößerung des endsystolischen Volumens der linken Kammer haben eine hohe perioperative Mortalität und eine hohe Rate von postoperativer Dysfunktion des linken Ventrikels.

### Differentialdiagnose

Die differentialtherapeutisch wichtige Unterscheidung zwischen der Mitralregurgitation durch Klappenläsion und der Mitralregurgitation durch Myokardiopathie und linksventrikuläre Insuffizienz beruht neben klinischen und Verlaufsdaten auf den echokardiographischen Befunden von Beschaffenheit und Bewegungsmuster der Wand des linken Ventrikels und evtl. auf den Ergebnissen der Angiokardiographie.
Bei Fortleitung des Mitralinsuffizienzgeräusches zur Basis ist Beweis oder Ausschluß zusätzlicher Aortenstenose unter Umständen schwierig. Umgekehrt kann es bei Aortenstenose mit apikalem systolischem Geräusch problematisch sein, zusätzliche Mitralinsuffizienz zu beweisen oder auszuschließen. Bei manchen Fällen umschriebener Mitralinsuffizienz ist der Regurgitationsstrom zum Vorhofseptum gerichtet. Dabei liegt das Punctum maximum des Mitralinsuffizienzgeräusches im Bereich der Herzbasis. Gelegentlich sind Mitralinsuffizienz und Ventrikelseptumdefekt, die sich sonst durch die Lokalisation von Geräusch und Schwirren wohl unterscheiden, differentialdiagnostisch schwer zu trennen. Das systolische Geräusch der Trikuspidalinsuffizienz ist vorwiegend im Bereich des unteren Sternums hörbar und wird in etlichen Fällen – im Gegensatz zum Mitralinsuffizienzgeräusch – bei Inspiration lauter; zuweilen läßt sich aber die Respirationsabhängigkeit des Geräusches nur in Orthostase darstellen.
Stumme Mitralinsuffizienz kommt relativ selten vor, sie ist auf Dilatation des linken Ventrikels oder auf massive Regurgitation in akuten Zuständen oder bei erheblicher Segelschrumpfung, gelegentlich auf Rechtsherzinsuffizienz oder Lungenemphysem zurückzuführen. Auch nach operativen Eingriffen am Mitralostium kann Mitralinsuffizienz ohne apikales Geräusch vorkommen.
Die Ätiologie der Klappenveränderungen läßt sich klinisch nicht in allen Fällen valvulärer Mitralinsuffizienz klären. Pathologen erkennen an operativ wegen Mitralinsuffizienz exzidierten Klappenapparaten viel häufiger als früher angenommen Zeichen eines Mitralprolapssyndroms.

### Therapie

Beschwerdefreie Patienten mit geringgradiger Mitralinsuffizienz bedürfen keiner Therapie. Interkurrente Infekte sollten aber sorgfältig und mit längerer Ruhigstellung als üblich behandelt werden. Patienten mit Mitralinsuffizienz im Stadium II der Funktionseinschränkung sind in der Regel konservativ zu behandeln. Herzglykosidtherapie ist häufiger erfolgreich als bei Mitralstenose. Widerstandserhöhung im großen Kreislauf und Hypervolämie wirken sich ungünstig auf die kardiale Funktion bei Mitralinsuffizienz aus und müssen sorgfältig vermieden bzw. behandelt werden. Prinzipien der konservativen Therapie der hämodynamisch wirksamen Mitralinsuffizienz sind also positiv inotrope Beeinflussung des linken Ventrikels durch Digitalis, möglichste Vermeidung negativ inotroper Interventionen, vor allem durch antiarrhythmische Pharmaka, Reduktion des interstitiellen und intravasalen Flüssigkeitsvolumens durch Diuretika und ggfs. Normalisierung des erhöhten arteriellen Blutdrucks durch pharmakologische Senkung des arteriolären Gefäßwiderstands. Diese Prinzipien kommen bei erheblicher Mitralinsuffizienz nach akutem Myokardinfarkt besonders zum Tragen, wenn es darum geht, die notwendige Operation zu verzögern, bis einige Wochen nach der Infarzierung vergangen sind. Bakterielle Endokarditis muß so früh wie möglich erkannt und wirksam behandelt werden. Bei suspekten febrilen Erkrankungen ist Abnahme von Blutkulturen vor Antibiotikagabe angezeigt.
In den Stadien III und IV ist in der Regel operative Behandlung indiziert, wobei in den meisten Fällen Klappenersatz notwendig ist. Wenn günstige Bedingungen für operative Therapie vorliegen, wird man sich u. U. auch in einem »fortgeschrittenen Stadium II« dazu entschließen, zur Operation zu raten. Die Bestimmung des endsystolischen Volumens der linken Kammer gilt als verhältnismäßig zuverlässiger Parameter für die präoperative Beurteilung der Funktion des linken Ventrikels und der Operationsprognose.
Nach Klappenersatz wegen Mitralinsuffizienz ist die Mortalität etwas höher (ca. 72–75% überleben 5 Jahre nach der Operation) als nach Klappenersatzoperation wegen Mitralstenose.

### Verlauf und Prognose

Bei leicht- und mäßiggradiger Mitralinsuffizienz schreitet die Krankheit vielfach nur langsam fort, und die Patienten bleiben über Jahre beschwerdearm. Hochgradige Mitralinsuffizienz hingegen tendiert durch Streckung des posterioren Segels und durch Dilatation von linkem Vorhof und Ventrikel zu rascher Progredienz und Beschwerdezunahme. Die Prognose hängt unter solchen Umständen in besonderem Maße von der Kontraktilität des linken Ventrikels ab; Reduktion der myokardialen Reserve des linken Ventrikels durch Pharmaka oder zusätzliche Krankheitsprozesse wirkt sich ebenso nachteilig aus wie erhöhter Widerstand für den antegraden Auswurf des linken Ventrikels durch Aortenstenose oder durch arterielle Hypertonie.
Schwäche und Leistungsminderung durch niedriges effektives Herzzeitvolumen sind bei wirksamer Mitralinsuffizienz häufig, Gewichtsabnahme und sogar Kachexie kommen vor. Dagegen sind Brustschmerz, Atemnotanfälle, Hämoptoe und arterielle Embolisierung im Verlauf der Mitralinsuffizienz seltener als in dem der Mitralstenose. Sehr große Vorhöfe flimmern in der Regel.

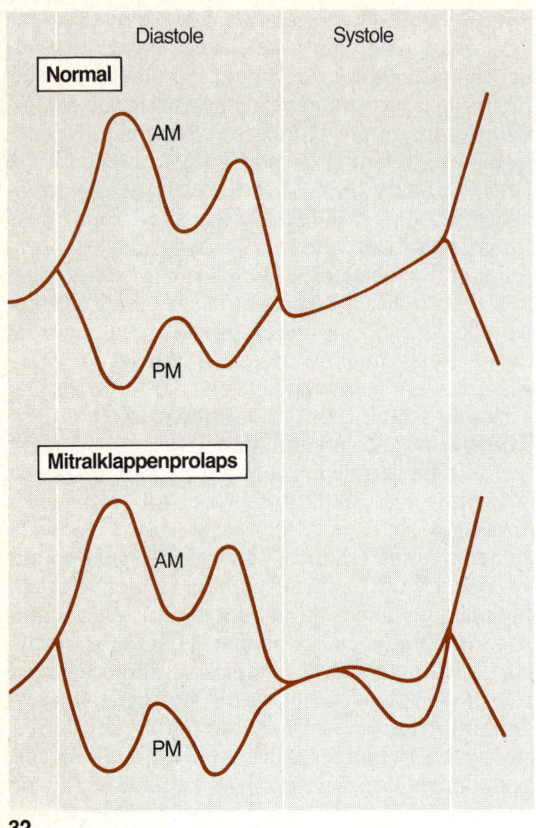


32

Abb. **32** Schematisierte Darstellung der durch Echokardiographie zu erfassenden Bewegungen des anterioren (AM) und des posterioren Mitralsegels (PM) unter normalen Bedingungen und bei Mitralklappenprolaps. Unter normalen Bedingungen bewegen sich beide Segel während der ganzen Kammersystole geschlossen etwas nach anterior. Liegt ein Mitralklappenprolaps vor, separieren sich die Segel im Ablauf der Systole und prolabieren nach posterior. Synchron mit der systolischen Öffnung der Klappensegel sind Regurgitation durch das Mitralostium und Geräusch anzusetzen (aus Dillon, Haine, Chang, Feigenbaum: Circulation 43 [1971] 503)

Abb. **33** Phonokardiogramm bei Mitralklappenprolaps und spätsystolischer Mitralinsuffizienz, Ableitung apikal. Bezeichnungen wie Abb. 29a. Man sieht leise tief- und mittelfrequente Schallerscheinungen in der ersten Hälfte der Systole, einen mittelsystolischen Click; und ca. 0,05 s danach beginnt ein lautes hoch- und mittelfrequentes spätsystolisches Geräusch ▷

Abb. **34** Phonokardiogramm bei Mitralklappenprolaps, Ableitung vom linken unteren Sternalrand. Bezeichnungen wie Abb. 29a. Man erkennt einen lauten, hoch- und mittelfrequenten mesosystolischen Klick. In diesem Fall fehlt ein spätsystolisches Geräusch und ist nicht mit nennenswerter Mitralregurgitation zu rechnen ▷

## Mitralklappenprolaps-Syndrom
(Abb. **32**)

Das auch als Click- oder als Barlow-Syndrom bezeichnete Mitralklappenprolaps-Syndrom kommt häufig vor (wobei offenbar mehr Frauen als Männer betroffen sind) und ist sowohl ätiologisch wie auch in seiner pathologisch-anatomischen und klinischen Phänomenologie sehr variabel.

Die pathologisch-anatomischen Veränderungen des Klappenapparats bei Mitralklappenprolaps sind uneinheitlich. Man findet bei manchen Fällen myxomatöse Degeneration der Mitralklappensegel, diese kommt im Rahmen des Marfan-Syndroms, aber auch als isolierte Krankheitsmanifestation vor. Man findet sowohl Verkürzung als auch Elongation von Chordae tendineae und findet in wieder anderen Fällen Abnormitäten von Funktion und räumlicher Anordnung der Papillarmuskeln und schließlich auch lokalisierte oder generalisierte Bewegungsanomalien der Wand des linken Ventrikels. Die abnorme Vorwölbung (»Ballooning«) von Klappengewebe (meist des posterioren Segels) in den linken Vorhof kann sehr unterschiedliche Ausdehnung zeigen. Auch die funktionelle Auswirkung variiert vom Fehlen jeder erkennbaren hämodynamischen Störung über leichtgradige bis zu hochgradiger Mitralinsuffizienz. Zum Prolaps führende Veränderungen des Klappenapparats kommen, freilich viel seltener als an der Mitralis, auch an anderen Herzklappen vor.

In der Mehrzahl der Fälle von Mitralklappenprolaps sind die Beschwerden gering, und der Verlauf ist günstig. Andererseits kommen hochgradige Mitralinsuffizienz und gelegentlich bakterielle Endokarditis bei Patienten mit Mitralklappenprolaps vor. Relativ viele Träger dieser Anomalie haben Thoraxschmerzen, Angst und multiple Beschwerden wie bei funktionellen kardiovaskulären Syndromen. Außerdem treten bei einem großen Teil der Betroffenen Arrhythmien auf, bevorzugt ventrikuläre Extrasystolen, paroxysmale supraventrikuläre und ventrikuläre Tachykardien. Plötzliche Todesfälle kommen vor, sind aber offenbar in diesem Krankengut äußerst seltene Ereignisse.

Häufig beobachtete objektive Symptome sind lebhafte Brustwandpulsationen, mittel- bis spätsystolischer Klick und spätsystolisches apikales Regurgitationsgeräusch (Abb. **33** u. **34**) (manchmal mit musikalischem Charakter, von den Amerikanern als »whooping« oder »honking« bezeichnet). Nicht selten sind Klick und Geräusch abhängig von der jeweiligen Herzgröße und vom Kontraktilitätszustand; u. a. variieren sie mit der Körperlage, und zwar meist derart, daß sie in Orthostase auftreten bzw. weiter zum I. Ton rücken. Bei Patienten mit Mitralklappenprolaps kommen Skelettanomalien wie hoher Gaumen, Thoraxdeformitäten, Streckhaltung der BWS und offenbar

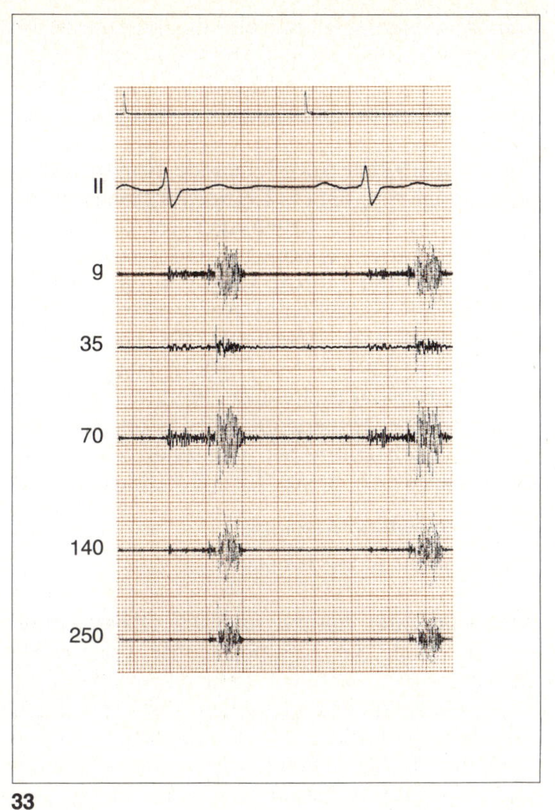


33

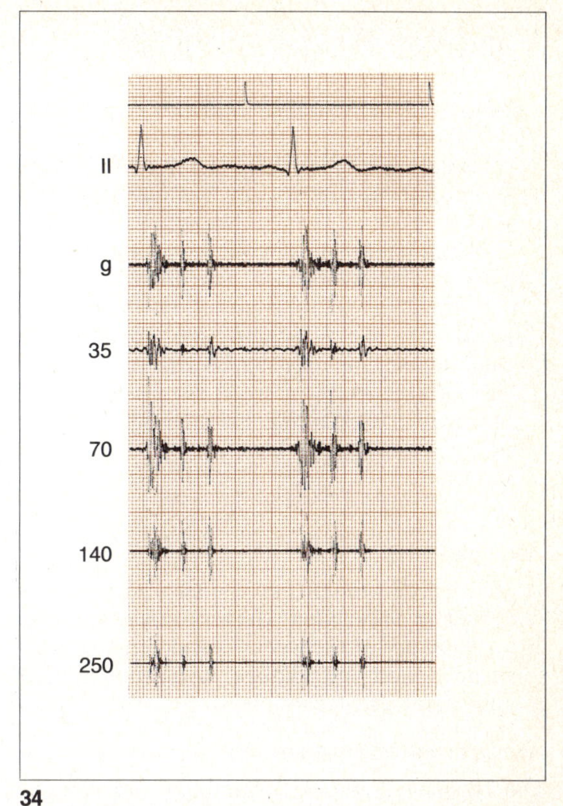


34

auch zerebrovaskuläre Ereignisse häufiger vor als in der übrigen Bevölkerung.
Das EKG zeigt nicht selten T-Inversionen und ST-Senkungen, das Echokardiogramm (s. Abb. **32**) Durchhängen des posterioren oder beider Mitralsegel nach posterior während der späten oder mittleren Systole. Auch die Angiokardiographie zeigt den Klappenprolaps und bringt ggfs. die Mitralregurgitation zur Darstellung.
Die Behandlung besteht in Erläuterung und Aufklärung der oft durch funktionelle Störungen und vage Diagnosen beunruhigten Patienten; ggfs. Gaben von Antiarrhythmika und evtl. von $\beta$-Blockern gegen die atypischen Brustschmerzen; Prophylaxe der bakteriellen Endokarditis. In Fällen mit schwerer Mitralinsuffizienz ist operative Behandlung mit Klappenersatz erforderlich.

**Merke:** Das Prolabieren von mehr oder minder großen Teilen eines Mitralsegels (meist des posterioren) kann eine Reihe von Ursachen haben, z. B. myxomatöse Degeneration des Klappenstromas. Mitralklappenprolaps kann ohne und mit Mitralregurgitation einhergehen. Bei der Auskultation hört man häufig einen mesosystolischen Click und in etlichen Fällen ein spätsystolisches Geräusch, die Herzschallbefunde sind variabel und u. a. abhängig von der Körperlage. Bei Trägern von Mitralklappenprolaps kommen häufiger als bei Kontrollgruppen Arrhythmien, gelegentlich Repolarisationsstörungen im EKG (ohne daß eine Koronarerkrankung bestünde) und in Einzelfällen hirnischämische Ereignisse vor. Die Mitralinsuffizienz bei Mitralklappenprolaps ist häufiger gering- als mittel- oder hochgradig. Bei den meisten Trägern dieser Anomalie ist der Verlauf günstig, und es besteht keine nennenswerte kardial bedingte Leistungseinschränkung, aber eine verstärkte Disposition zu psychovegetativen Störungen ist häufig zu beobachten. Prolaps kommt nicht nur an der Mitralis, sondern zuweilen auch an anderen Klappen vor.

# Valvuläre Aortenstenose

**Definition:** Kongenitale oder im Laufe des Lebens erworbene Veränderungen der Aortenklappen können bewirken, daß die Öffnung des Aortenostiums in der Systole ungenügend ist: Aortenstenose. Neben der valvulären Aortenstenose kommen noch anders lokalisierte Behinderungen der Blutförderung aus dem linken Ventrikel in die Aorta vor, die kongenitale supravalvuläre, die kongenitale membranöse oder fibröse Subaortenstenose und die idiopathische muskulär-hypertrophische Subaortenstenose. Kongenitale Aortenstenose s. Beitrag *Mennicken* u. Mitarb., S. 1.92

## Häufigkeit

Aortenstenose kommt bei ¼ aller Patienten mit chronischen valvulären Herzerkrankungen vor. Etwa 80% der erwachsenen Patienten mit Aortenstenose und subjektiven Symptomen sind männlichen Geschlechts.

## Ätiologie und Pathologie

Die Ansichten über die Ätiologie von Aortenklappenstenosen und über die Häufigkeitsverteilung der verschiedenen Ursachen im Gesamtkrankengut mit valvulärer Aortenstenose haben sich in den vergangenen Jahrzehnten sehr gewandelt.

Kongenitale Aortenklappenstenose beruht wahrscheinlich auf spätfetaler Endokarditis. Weitere Einzelheiten s. Beitrag MENNICKEN u. Mitarb., S. 1.92.

Eine bis zum 30. Lebensjahr klinisch manifest werdende Aortenklappenstenose ist in der Regel kongenital; bei den schon im Kindesalter ausgeprägten Stenosen handelt es sich nicht selten um eine unikuspidale Deformierung der Aortenklappen.

Kongenital bikuspidale Aortenklappen stenosieren zwar per se das Ostium nicht, sind aber eine wahrscheinlich häufige Ursache von Aortenstenose im Erwachsenenalter: Sie zeigen früher als die normal angelegten trikuspidalen Klappen Verhärtung und Kalkeinlagerung, die fortschreiten und schließlich zur Stenosierung führen, welche sich dann im Alter von etwa 30–70 Jahren klinisch manifestiert.

Die rheumatische Endokarditis der Aortenklappen führt zur Fusion der Kommissuren und so zur Bikuspidalisierung. Damit wird die Klappe empfindlich gegen Traumatisierung durch den Blutstrom, es kommt zu Verkalkung und zunehmender Stenosierung. In den späten Stadien der hochgradigen Aortenstenose sind die Klappenstrukturen meistens erheblich verkalkt und so deformiert, daß ätiologische Rückschlüsse nicht mehr möglich sind. Für eine Aortenstenose rheumatischer Ätiologie sprechen die anamnestische Angabe rheumatischen Fiebers und das zusätzliche Vorliegen einer erheblichen Aorteninsuffizienz und eines rheumatischen Mitralklappenvitiums.

Die idiopathische kalzifizierende Aortenstenose bei normal angelegten Klappen kommt hauptsächlich im hohen Lebensalter vor und beruht auf degenerativen Klappenveränderungen.

Verkalkung und Fibrose kann von den Aortenklappen auf benachbarte Herzstrukturen übergreifen und z. B. Abschnitte der spezifischen Herzmuskulatur lädieren. Hämodynamisch wirksame Aortenklappenstenose führt zu zunächst konzentrischer Hypertrophie der linken Kammer und zu poststenotischer Dilatation der Aorta ascendens.

## Klinik und Pathophysiologie

### Physiologische Abweichungen (Abb. **35**)

Die deutlichste hämodynamische Abweichung ist der durch die Klappenstenose verursachte Druckgradient zwischen linkem Ventrikel und Aorta während der systolischen Austreibungszeit des linken Ventrikels. Als Kompensation hypertrophiert die Muskulatur der linken Kammer, und in der Regel werden dadurch auch bei großem Druckgradienten Schlagvolumen und Minutenvolumen des Herzens aufrechterhalten und Dilatation der Kammer vermieden, so daß u. U. über viele Jahre keine subjektiven Symptome auftreten. Mit Zunahme der Stenose steigt der systolische Druck im linken Ventrikel weiter an, aber selten höher als 300 mmHg. Als kritisch werden bei normalem Schlagvolumen systolische Druckgradienten über 50 mmHg und Minderung der Klappenöffnungsfläche unter ⅓ der Norm angesehen. Bei hochgradiger Aortenstenose ist meistens der enddiastolische Druck im linken Ventrikel erhöht, vielfach ohne Insuffizienz oder Dilatation des linken Ventrikels, nur aufgrund der geminderten diastolischen Dehnbarkeit des hypertrophierten Myokards.

Die a-Welle in der linksatrialen Druckkurve ist bei Patienten mit schwerer Aortenstenose als Ausdruck besonders kraftvoller Vorhofkontraktion abnorm hoch. Die verstärkte Vorhofkontraktion ermöglicht eine ausreichende enddiastolische Füllung des hypertrophierten und vermindert dehnbaren linken Ventrikels und schafft dadurch die Voraussetzung für eine wirksame Kammerkontraktion, ohne daß linksatrialer Mitteldruck, Lungenkapillar- und Lungenvenendruck auf Werte ansteigen, die Lungenstauung bewirken. Der Verlust der zeitgerechten Vorhofkontraktion, z. B. durch das Einsetzen von AV-Dissoziation oder Vorhofflimmern, kann Beschwerdezunahme und sogar Kollaps verursachen.

Herzminutenvolumen und Schlagvolumen sind bei schwerer Aortenstenose in Ruhe normal, unter körperlicher Belastung steigen sie u. U. unge-

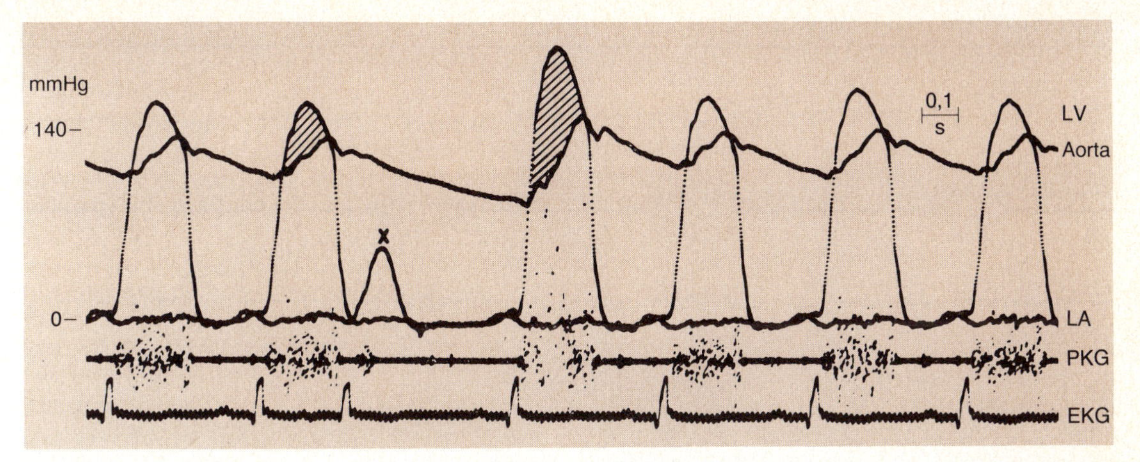


Abb. **35** Drucke in linkem Ventrikel (LV), Aorta und linkem Vorhof (LA), intrakardiales Phonokardiogramm (PKG) und EKG beim Hund mit experimenteller Aortenstenose. Während der Systole besteht ein Druckgradient zwischen linkem Ventrikel und Aorta; der systolische Aortendruckanstieg ist langsam, sein Gipfel liegt spät in der Systole. Im Phonokardiogramm wird in der Systole ein lautes Geräusch registriert. Die 3. dargestellte Herzaktion ist eine Extrasystole mit frustraner Kammerkontraktion. Beim postextrasystolischen Herzschlag sind Druckgradient und Geräuschintensität größer als bei den übrigen Schlägen. Die letzten 3 abgebildeten Herzaktionen zeigen angedeutet einen mechanischen Alternans (aus Moscovitz, H. L. u. Mitarb.: Atlas of Hemodynamics of the Cardiovascular System. Grune & Stratton, New York 1963)

nügend an. Erst in späten Verlaufsstadien findet sich erniedrigtes Herzzeitvolumen in Ruhe, Druckanstieg im linken Vorhof und im Lungenkreislauf, Dilatation des linken Ventrikels und unter Umständen Mitralregurgitation.
Der myokardiale Sauerstoffverbrauch ist bei Aortenstenose wegen der vergrößerten Muskelmasse des hypertrophierten linken Ventrikels erhöht. Auch ohne Koronararterienstenosen kann der erhöhte Kompressionsdruck, der vom Herzmuskel entwickelt wird, den Koronarfluß behindern. Zusätzliche Steigerung des myokardialen Sauerstoffverbrauchs z. B. durch Sympathikomimetikagabe induziert bei Aortenstenose-Patienten mit und auch bei solchen ohne Koranarerkrankung die metabolischen Zeichen der Myokardischämie, nämlich Lactatproduktion.
Viele der Patienten mit rheumatischer Aortenstenose haben eine Mitralklappenerkrankung gleicher Ätiologie. Aortenstenose verstärkt die Regurgitation bei Mitralinsuffizienz. Schwere Aortenstenose und schwere Mitralinsuffizienz sind kaum langfristig miteinander vereinbar.

### Anamnese

Aortenstenose wird durch den muskelstarken linken Ventrikel kompensiert und macht oft über viele Jahre keine Beschwerden. Sie wird in der Regel klinisch manifest, wenn die Klappenöffnungsfläche auf ⅓ der Norm reduziert ist. Die hauptsächlichen subjektiven Symptome sind Belastungsdyspnoe durch Anstieg des Lungenkapillardrucks, Angina pectoris durch Myokardischämie und Synkopen, die entweder durch belastungsinduzierte Vasodilatation in der Skelettmuskulatur bei fixiertem Herzzeitvolumen oder durch arrhythmiebedingten Herzzeitvolumenabfall verursacht werden. Angina pectoris tritt auch bei Aortenstenose-Patienten ohne Koronarerkrankung auf; aber wenn Patienten mit hämodynamisch schwerer Aortenstenose keine Angina pectoris haben, läßt das auf intakte Koronararterien schließen.
Beschwerden, die auf niedriges Herzzeitvolumen hinweisen, wie Mattigkeit, vorzeitige Ermüdbarkeit und periphere Zyanose, treten ebenso wie Orthopnoe und Lungenödem erst in fortgeschrittenen Erkrankungsfällen auf. Hochgradige pulmonale Hypertonie, Rechtsversagen, Trikuspidalinsuffizienz sowie Vorhofflimmern kommen bei reiner Aortenklappenstenose meist nur präterminal vor.

### Diagnostisches Vorgehen

Die Palpation liefert bei valvulärer Aortenstenose einige diagnostisch wesentliche Befunde: Die in der Gegend der Herzspitze zu fühlenden linksventrikulären Brustwandpulsationen sind verstärkt und hebend, nicht selten auch nach lateral und kaudal verlagert. In Linkslage ist u. U. der durch die verstärkte Vorhof- und die Ventrikelkontraktion bedingte Doppelimpuls tastbar. Über Herzbasis und Jugulum fühlt man bei mittel- und hochgradiger Aortenstenose meistens ein relativ grobes systolisches Schwirren, zuweilen läßt sich dieser Befund nur in tiefer Exspiration erheben oder wenn der Patient sich nach vorne beugt.
Der Arterienpuls entspricht im typischen Fall einem Pulsus tardus. Der Arteriendruck ist normal

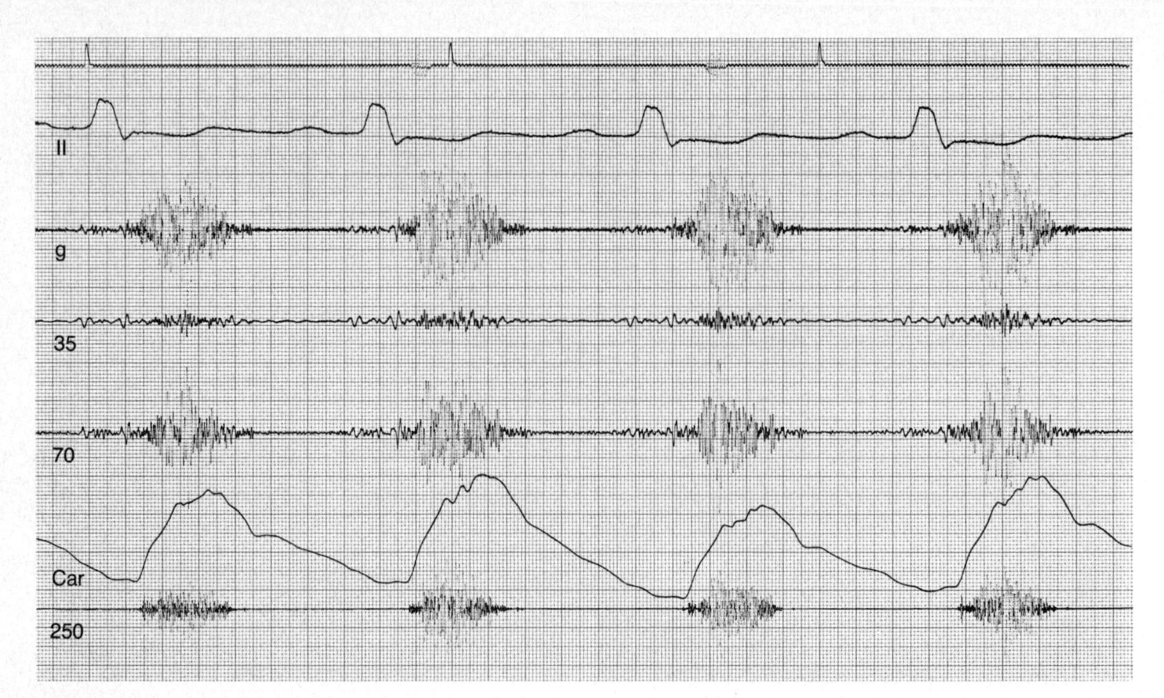


Abb. **36** Phonokardiogramm und Karotispulskurve (Car) bei valvulärer Aortenstenose, Mikrophon über Sternummitte. Übrige Bezeichnungen wie Abb. **29a**. Man erkennt ein lautes mittel- und hochfrequentes systolisches Austreibungsgeräusch mit Crescendo-Decrescendo; der I. Ton und die aortale Komponente des paradox gespaltenen II. Tons sind leise. Als pathologischer Extraton findet sich ein IV. Ton (= Vorhofton). Der Pulskurvenanstieg erfolgt träge, ihm sind sägezahnartige Oszillationen überlagert (sog. Hahnenkammphänomen), der Kurvengipfel wird abnorm spät in der Systole erreicht. Es findet sich ein mechanischer Alternans, wie man an der Karotispulskurve erkennen kann

oder niedrig-normal mit kleiner Amplitude. Bei gering- bis mäßiggradiger Aortenstenose kommen gelegentlich erhöhte systolische Arteriendrucke vor; aber Werte über 200 mmHg sind mit einer hämodynamisch wirksamen Aortenstenose unvereinbar. Die graphische Aufzeichnung des Karotispulses zeigt einen abnorm langsamen Anstieg mit verspätetem Gipfel und Überlagerung des aufsteigenden Kurventeils durch zusätzliche Schwingungen in Form des sogenannten Hahnenkamm-Phänomens. Die Austreibungszeit des linken Ventrikels ist verlängert, die Prä-Ejectionszeit verkürzt, der Quotient aus dieser und der Austreibungszeit ist unter Umständen niedriger als normal.

Bei der Auskultation und Phonokardiographie (Abb. **36**) finden sich ein frühsystolischer Extraton, ein Aortenklappenöffnungston; in Fällen mit immobilen und verkalkten Klappen fehlt dieser Extraton, und die aortale Komponente des II. Tons ist leise. Mit Zunahme der Aortenstenosierung und der linksventrikulären Austreibungszeit verspätet sich der Aortenklappenschluß, die aortale Komponente des II. Tons kann mit der pulmonalen zusammenfallen, ja es kann bei hochgradiger Aortenstenose zur paradoxen Spaltung des II. Tons kommen. Hörbarer Vorhofton und überhöhte a-Welle im Apexkardiogramm sind häufige Befunde bei wirksamer Aortenstenose.

Das systolische Crescendo-Decrescendo-Geräusch der Aortenstenose ist laut, rauh und scharf, es ist über der Ausflußbahn des linken Ventrikels mit Punctum maximum am 2. ICR rechts-sternal zu auskultieren und zu registrieren, fortgeleitet und hier mit besonders rauhem Charakter und tiefen Frequenzen im Jugulum und über den Karotiden. Das Aortenstenosegeräusch dauert so lange wie die linksventrikuläre Austreibung und endet also vor dem Systolenende. Gelegentlich und besonders bei älteren Patienten wird das Geräusch relativ laut zur Herzspitze fortgeleitet. Bei erniedrigtem Schlagvolumen oder geringgradiger Stenosierung kann das Aortenstenosegeräusch auch ausnahmsweise nur mittellaut oder leise sein.

#### Elektrokardiogramm

Im EKG der meisten Patienten mit Aortenstenose finden sich Zeichen der Linkshypertrophie, in fortgeschrittenen Stadien auch ST-Senkung und T-Negativität in den linksventrikulären Brustwandableitungen, in I und aVL. Linksventrikuläre Leitungsstörungen lassen an Myokardfibrosierungen denken. Deutliche späte P-Negativität in $V_1$ ist Ausdruck der Hypertrophie des linken Vorhofs bei Aortenstenose. Andere Vorhofstörungen mit verbreitertem P und Vorhofflimmern kommen nur in späten Verlaufsstadien der Aortenstenose vor oder wenn zusätzlich Mitralklappenläsionen oder Koronarveränderungen bestehen. Das Langzeit-EKG wird eingesetzt, um bei Patienten mit Synkopen festzustellen, ob kardiale Arrhythmien auftreten. Allerdings ist beobachtet worden, daß die belastungsinduzierten Synkopen bei Aortenstenosen-Patienten eine initiale Phase von 20–40 Sekunden Dauer erkennen lassen, die mit Blässe, Blutdruckabfall und regulärer Herzaktion einhergeht. Erst wenn der Anfall länger als 40 Sekunden dauert, treten in einer zweiten Phase kardiale Arrhythmien, Zyanose und eventuell Konvulsionen auf. Demnach kommen Synkopen vor, an denen beide Mechanismen, ungenügende Steigerung des Herzzeitvolumens bei Vasodilatation sowie kardiale Arrhythmien, beteiligt sind.

#### Echokardiographie

Klappenverkalkungen verursachen multiple dichte Echos im Lumen der Aortenwurzel. Linkshypertrophie zeigt sich an der Verdickung der Wand des linken Ventrikels, Insuffizienz der linken Kammer an ihrer Dilatation.

#### Röntgenbefunde

Die konzentrische Hypertrophie der linken Kammer führt vielfach nicht zu nennenswerten Auffälligkeiten im röntgenologischen Herzbefund, allenfalls zu einer vermehrten Rundung der Randkontur an der Herzspitze. Allerdings ist die poststenotische Dilatation der Aorta ascendens häufig röntgenologisch gut erkennbar. Sie deutet auf eine wirksame valvuläre Aortenstenose hin. Aortenklappenverkalkungen sind bei der Durchleuchtung sichtbar. Erst bei fortgeschrittener Erkrankung finden sich Zeichen der Linksdilatation, der Lungenstauung und der Vergrößerung des linken Vorhofs und des rechten Herzens.

#### Invasive Untersuchungen

Herzkatheteruntersuchung ist indiziert bei jungen beschwerdefreien Patienten, die möglicherweise eine hochgradige Aortenstenose haben; bei Patienten mit Beschwerden, bei denen mit dem Vorliegen zusätzlicher Klappenfehler gerechnet wird; zur differentialdiagnostischen Abgrenzung von valvulärer, supra- und subvalvulärer Aortenstenose; zur Abklärung der Frage, ob und in welcher Ausprägung bei einem Patienten Aortenstenose und koronare Herzkrankheit gleichzeitig vorliegen.

#### Differentialdiagnose

Die hypertrophische muskuläre Subaortenstenose zeigt mehr Spontanvariabilität der auskultatorischen Phänomene, mehr Abhängigkeit der Befunde von positiv und negativ inotropen Interventionen und andere echokardiographische Befunde als die valvuläre Aortenstenose. Die supravalvuläre Aortenstenose kommt vorwiegend bei Kindern und häufig vergesellschaftet mit einer durch Gesichtsschädelanomalie bedingten typischen Fazies vor. Ein doppelgipfliger Arterienpuls spricht gegen valvuläre Aortenstenose, er findet sich eher bei Aorteninsuffizienz oder hypertrophischer Subaortenstenose. Gelegentlich bereitet es Schwierigkeiten, Aortenstenose differentialdiagnostisch von Pulmonalstenose und Ventrikelseptumdefekt abzugrenzen.
Zusätzliche Mitralstenose maskiert oft die Schwere der gleichzeitig bestehenden Aortenstenose, und zwar vorwiegend durch die Reduktion des Herzzeitvolumens, die sie mit sich bringt. Gelegentlich wird das Aortenstenosegeräusch bei älteren Patienten laut zur Herzspitze fortgeleitet und macht die differentialdiagnostische Abgrenzung gegenüber einer Mitralinsuffizienz schwierig; das Mitralinsuffizienzgeräusch ist jedoch im Gegensatz zum Austreibungsgeräusch der Aortenstenose in der Regel holosystolisch, und es variiert weniger mit der Diastolenlänge. Relativ häufig sind bei Menschen höheren Lebensalters über dem Aortenostium und dem Jugulum systolische Crescendo-Decrescendo-Geräusche mittlerer bis hoher Intensität zu hören, die durch Aortenklappensklerose mit nur geringem oder fehlendem stenosierendem Effekt bedingt sind. Ihre differentialdiagnostische Abgrenzung gegenüber wirksamer Aortenklappenstenose stützt sich auf das Beschwerdebild und die übrigen kardiologischen Befunde wie Palpation, Blutdruck, EKG und Karotispulskurve; sie kann manchmal Schwierigkeiten bereiten.

#### Therapie

Allen Patienten mit wirksamer Aortenstenose muß geraten werden, plötzliche und größere körperliche Anstrengungen zu meiden. Herzinsuffizienz wird mit Herzglykosiden und Diuretika behandelt, Angina pectoris mit Nitrokörpern. Dabei ist zu bedenken, daß diuretische Therapie bei Aortenstenosen-Patienten unter Umständen den zur optimalen Funktion notwendigen erhöhten linksventrikulären Füllungsdruck senkt. Die Befürchtung, Nitroglyceringaben könnten bei Aortenstenose häufiger als bei anderen Leiden zu Blutdruckabfall und Bewußtseinsstörungen führen, bestätigt sich im klinischen Alltag offenbar nicht. Vor zahnärztlichen Maßnahmen, invasiven urologischen und gynäkologischen Prozeduren muß Endokarditisprophylaxe angesetzt werden. Bei unklaren Zuständen mit Fieber, Blutsenkungsbeschleunigung, prolongierter Mattigkeit oder unerklärter Verschlechterung des kardialen Status sollte an bakterielle Endokarditis gedacht und ihre korrekte Diagnose durch Blutkulturen betrieben werden, damit gezielt und wirkungsvoll behandelt werden kann.
Die schwierigste Entscheidung in der Therapie der Aortenstenose liegt in der Indikationsstellung zur Operation. Bei den meisten Erwachsenen mit verkalkter Aortenstenose sind klappenerhaltende Operationsverfahren nicht erfolgreich möglich, und nur Klappenersatz kommt in Frage. Die

Operation ist bei diesen Patienten indiziert, wenn sie durch die Aortenstenose Beschwerden haben oder wenn sie zwar beschwerdefrei sind, aber die hämodynamischen Befunde einer schweren Aortenstenose bieten. Wenn zusätzlich zur Aortenstenose eine operable koronare Herzkrankheit vorliegt, werden außer dem Klappenersatz aortokoronare Bypasses vorgesehen.
Sicherlich ist die Prognose der Aortenstenose, wenn erst definitive Beschwerden sich entwickelt haben, unter rein konservativer Behandlung ungünstig und kann durch die Operation verbessert werden. Auch ist es wünschenswert zu operieren, bevor das Myokard des linken Ventrikels durch die Druckbelastung erheblich und irreversibel geschädigt ist. Jedoch muß auch bedacht werden, daß Struktur und Funktion der Kunstklappen nicht in allen Punkten das biologische Vorbild erreichen, daß die erforderliche fachlich kompetente Nachsorge nicht für alle Kunstklappenträger gewährleistet ist und daß unsere Kenntnisse vom Verhalten der inkorporierten Ersatzklappen über sehr lange Zeiträume unvollständig sind.
Die Operationsmortalität bei Aortenklappenersatz liegt etwa zwischen 5 und 10%. Ca. 75% der operierten Patienten überleben 5 Jahre. Die Ergebnisse sind ungünstiger, wenn Aortenstenose-Patienten mit deutlicher Insuffizienz des linken Ventrikels, mit erniedrigtem Herzzeitvolumen und erniedrigter Auswurffraktion, erhöhten Drucken in linkem Vorhof und Pulmonalarterie und mit durchgemachtem Myokardinfarkt operiert werden. Das Vorliegen einer zusätzlichen koronaren Herzkrankheit scheint das Operationsrisiko dann nicht zu beeinträchtigen, wenn nicht nur die Aortenstenose, sondern gleichzeitig auch die koronare Herzkrankheit chirurgisch korrigiert wird.
Haben Patienten mit Aortenstenose und beeinträchtigter allgemeiner Operabilität im wesentlichen Synkopen und Schwindel als einzige Beschwerden und läßt sich wahrscheinlich machen, daß bradykarde Arrhythmien die Synkopen bewirken, sollte permanente künstliche Herzstimulation eingeleitet und nur bei ungenügendem Erfolg dieser Maßnahme die mit erhöhtem Risiko behaftete Klappenersatzoperation vorgesehen werden.

### Verlauf und Prognose

Da linksventrikuläre Hypertrophie die Aortenstenose sehr wirkungsvoll kompensiert, bleiben Patienten mit diesem Klappenfehler in der Regel über viele Jahre beschwerdefrei. Wenn jedoch Beschwerden bei ihnen auftreten, ist der weitere Verlauf der Erkrankung rasch progredient und die Prognose ungünstig. Die Lebenserwartung beträgt dann nur noch einige Jahre, bei kardialer Dekompensation im Durchschnitt etwa 1–2, bei Angina und Synkopen etwa 3 Jahre.
Das Alter, in dem Patienten mit Aortenstenose sterben, liegt im Durchschnitt bei 60–63 Jahren. In mehr als der Hälfte der Fälle sterben sie an kardialer Dekompensation, in 10–20% erfolgt der Tod plötzlich, und das wohl überwiegend durch kardiale Arrhythmien. Operative Behandlung bessert – soweit wir aus den bisher verfügbaren Verlaufsdaten wissen – die Prognose.

**Merke:** Die wichtigsten pathophysiologischen Reaktionen auf Aortenstenose sind Zunahme des systolischen Drucks im linken Ventrikel und Hypertrophie seines Myokards. Damit wird der erhöhte Widerstand, den die Stenose der Blutaustreibung bietet, so wirkungsvoll kompensiert, daß über viele Jahre keine Beschwerden auftreten. Der Beschwerdebeginn allerdings kündigt rasche Progredienz des Krankheitsverlaufs an. Diagnostisch kennzeichnend für valvuläre Aortenstenose ist ein lautes rauhes systolisches Austreibungsgeräusch über dem rechten oberen Sternalrand mit Fortleitung zum Jugulum. Man rät den Patienten, plötzliche und starke Anstrengungen zu meiden. Operation ist bei hochgradiger Stenose indiziert. Verkalkung und schwere Deformierung des Klappenapparats machen allerdings Klappenersatz erforderlich.

## Aorteninsuffizienz

**Definition:** Aorteninsuffizienz ist unvollständiger Aortenklappenschluß und hat Blutregurgitation aus der Aorta in den linken Ventrikel während der Kammerdiastole zur Folge. Sie kommt zustande durch eine Reihe ätiologisch verschiedenartiger Veränderungen an Aortenwurzel, Klappenring und Klappen.

### Häufigkeit

In größeren Kollektiven von Patienten mit erworbenen Herzklappenfehlern wurde isolierte Aorteninsuffizienz bei 5%, Aorteninsuffizienz und Aortenstenose (= kombiniertes Aortenvitium) bei 5% und Aorteninsuffizienz in Kombination mit Mitralvitium bei 12% der Fälle gefunden. Etwa ¾ der Patienten mit Aorteninsuffizienz sind Männer, bei Aorteninsuffizienz in Kombination mit Mitralvitien allerdings überwiegen die Frauen. Die Anteile der Aorteninsuffizienzen rheumatischer und luetischer Ätiologie wurden in früheren Statistiken höher angegeben als in den neueren. Rheumatisch bedingt dürfte etwa ⅓ der Fälle von reiner Aorteninsuffizienz sein, jedoch ein weit höherer Anteil derjenigen, die mit einem Mitralvitium kombiniert sind. Ist eine Aorteninsuffizienz mit deutlicher Aortenstenose kombiniert, handelt es sich meistens um ein Vitium rheumatischer Ätiologie. Luetisch bedingt sind 2–7% aller Fälle von Aorteninsuffizienz.

### Ätiologie und Pathologie

Der chronisch-rheumatische Prozeß führt zu Verdickung und Deformierung und zum Schrumpfen der Klappen. Bakterielle Endokarditis kann kongenital veränderte, rheumatisch vorgeschädigte und in seltenen Fällen auch normale Aortenklappen befallen und zu Deformierung, Substanzverlust und Perforation führen. Kongenital bikuspidale oder fenestrierte Aortenklappen können ebenso Ursache einer Aorteninsuffizienz sein wie der beim Ventrikelseptumdefekt vorkommende Prolaps der Aortenklappen. Lues und Morbus Bechterew machen Zellinfiltrationen und Vernarbungen der Media der Aorta ascendens, die zu Aortendilatation und Aorteninsuffizienz führen können. Auch zystische Medianekrose (wie beim Marfan-Syndrom) und hochgradige arterielle Hypertonie können zur Dilatation des Klappenrings und dadurch zur Aorteninsuffizienz bei intakten Klappen führen. Gelegentlich kommt es durch retrogrades Fortschreiten eines dissezierenden Aneurysmas der thorakalen Aorta zur Aorteninsuffizienz. Stumpfe Traumatisierung des Herzens ist eine seltene Ursache von Aorteninsuffizienz.

### Klinik und Pathophysiologie

#### Physiologische Abweichungen (Abb. **37**)

Bei Aorteninsuffizienz ist das in der Systole vom linken Ventrikel ausgeworfene Schlagvolumen vergrößert, und das Druckmaximum, das im linken Ventrikel und im Arteriensystem erreicht wird, ist erhöht. Ein Teil des in die Aorta geförderten Schlagvolumens wird in der Diastole in die linke Kammer regurgitiert, und der Regurgitationsfluß kann unter Umständen die gleiche Größe wie das effektive Schlagvolumen erreichen. Enddiastolischer Druck und enddiastolisches Volumen des linken Ventrikels sind größer als normal. Diese Kammerdilatation, der wesentliche Kompensationsmechanismus bei Aorteninsuffizienz, bringt es, da nach dem Gesetz von La Place die Wandspannung einer Herzkammer dem Produkt aus Innendruck und Radius gleicht, mit sich, daß die zur Erreichung eines gegebenen systolischen Drucks erforderliche Wandspannung des linken Ventrikels höher ist als bei normalem Kammervolumen. So resultieren aus einer hämodynamisch wirksamen Aorteninsuffizienz Dilatation und Hypertrophie der linken Kammer und Herzgewichte von machmal mehr als 1 000 g. Wegen des abnorm niedrigen Aortendrucks ist die isometrische Kontraktion der linken Kammer verkürzt; wegen des vergrößerten Schlagvolumens ist seine Austreibungszeit verlängert.

Das endsystolische Volumen der linken Kammer ist – wie bei Mitralinsuffizienz – ein zuverlässiger

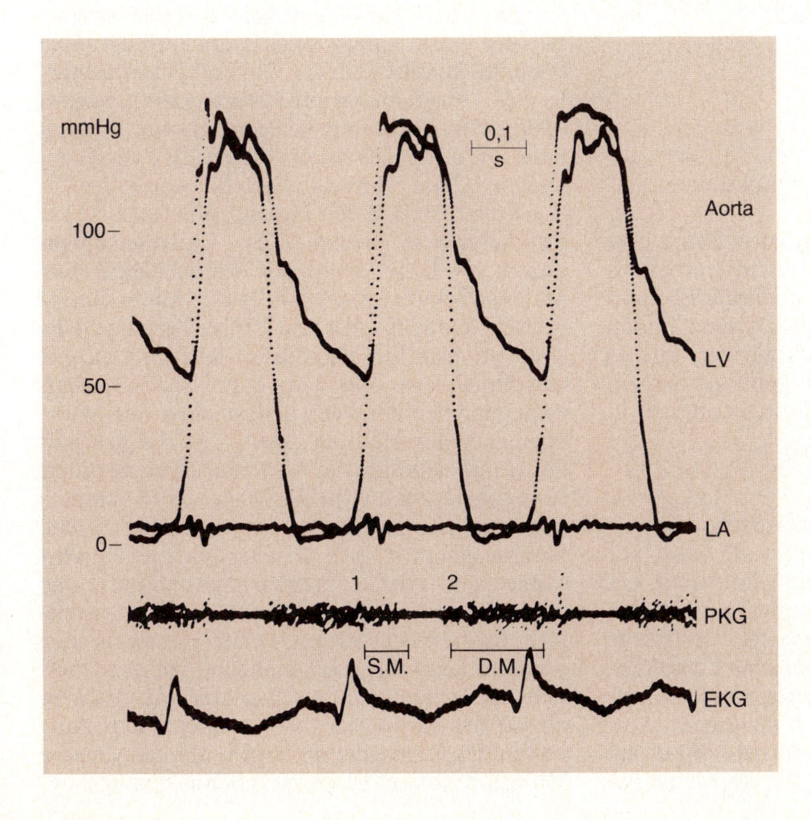


Abb. **37** Drucke in linkem Vorhof (LA), linkem Ventrikel (LV) und Aorta, intrakardiales Phonokardiogramm (PKG) und EKG beim Hund mit experimenteller Aorteninsuffizienz. Der Anstieg der Drucke in linkem Ventrikel und Aorta bei Beginn der Ejektion ist steil; die Klappenschlußinzisur in der Aortendruckkurve bei Ende der Ejektion ist verwaschen. Der minimale diastolische Druck in der Aorta ist niedrig, die Blutdruckamplitude ist größer als normal. Im Phonokardiogramm sind ein durch den hohen systolischen Fluß durchs Aortenostium bedingtes frühsystolisches Geräusch (S. M.) und das gleich nach dem II. Ton einsetzende diastolische Geräusch (D. M.) der Aorteninsuffizienz erkennbar (aus Moscovitz, H. L., u. Mitarb.: Atlas of Hemodynamics of the Cardiovascular System. Grune & Stratton, New York 1963)

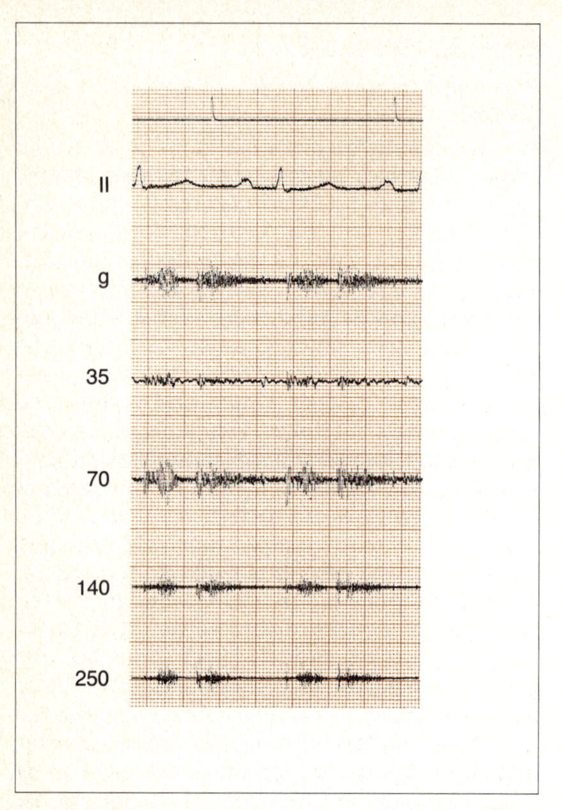


Abb. **38** Phonokardiogramm bei Aorteninsuffizienz, abgeleitet über dem unteren Sternum. Bezeichnungen wie Abb. **29 a.** Man erkennt einen leisen IV. Herzton, ein frühmittelsystolisches Geräusch und unmittelbar an den II. Ton anschließend ein hoch- und mittelfrequentes Geräusch mit frühdiastolischem kurzem Crescendo und dann einem lang hingezogenen Decrescendo. Die PQ-Zeit ist geringfügig verlängert

Indikator der Güte der Myokardfunktion des linken Ventrikels.
Das effektive Herzzeitvolumen ist in Ruhe normal oder erniedrigt, es steigt bei Körperarbeit oft nur ungenügend an. In fortgeschrittenen und schweren Fällen von Aorteninsuffizienz finden sich erhöhte Drucke im linken Vorhof, in den Lungengefäßen und im rechten Ventrikel und ein abnorm niedriges effektives Herzzeitvolumen in Ruhe.

Anamnese

Gelegentlich finden sich anamnestische Hinweise auf die Ursache der Aorteninsuffizienz, auf kongenitale Klappenveränderungen (wenn ein Herzgeräusch schon in der Kindheit aufgefallen ist), auf eine früher durchgemachte bakterielle Endokarditis oder auf durchgemachte Lues. Zwischen dem rheumatischen Fieber und der Entwicklung einer hämodynamisch deutlichen Aorteninsuffizienz vergehen im Durchschnitt ca. 7 Jahre; zu Beschwerden kommt es bei vielen Patienten erst nach weiteren 10–20 Jahren. Als erstes wird dem Kranken in vielen Fällen der Herzschlag unangenehm bemerkbar, besonders beim Hinlegen; pulsierendes Klopfen im Kopf tritt auf. Oft erst Jahre danach treten Belastungsdyspnoe, dann Orthopnoe, anfallsweise nächtliche Dyspnoe und verstärktes Schwitzen auf. Die subjektiven Zeichen der Herzinsuffizienz kommen bei Aorteninsuffizienz häufiger vor als Ruhe- und Belastungsangina. Patienten mit Aorteninsuffizienz vertragen hohes Fieber, Infektionen und kardiale Arrhythmien schlecht.

Diagnostisches Vorgehen

Bei der Inspektion von Patienten mit ausgeprägter Aorteninsuffizienz erkennt man verstärkte Pulsation der Gefäße seitlich am Hals und im Jugulum, manchmal auch pulsierendes Kopfnikken. Drückt man einen Fingernagel etwas nach unten, so sieht man Kapillarpuls. Bei der Arterienpulspalpation fällt der rasche Pulsanstieg und der ebenso rasche Kollaps der Arterie auf; schnellender Puls oder Pulsus celer. Der systolische Arteriendruck ist erhöht, die Druckamplitude vergrößert. Die Brustwandpulsationen über dem linken Ventrikel sind verstärkt und ergiebiger als normal und nicht selten nach lateral verbreitert. Ein systolisches Schwirren über dem rechten oberen Sternalrand und dem Jugulum kann allein aufgrund des großen Schlagvolumens vorkommen und ist nicht unbedingt ein Beweis von zusätzlicher Aortenstenose. Der Karotispuls zeigt häufig einen gedoppelten systolischen Gipfel und eine verwaschene Inzisur. Die Austreibungszeit des linken Ventrikels ist verlängert.
Bei der Auskultation und Phonokardiographie (Abb. **38**) kommen ein III. Ton und ein frühsystolischer Austreibungston (Aortendehnungston) häufig, ein Vorhofton gelegentlich zur Darstellung. Die aortale Komponente des II. Tons ist gewöhnlich leise. Der vor allem für Aorteninsuffizienz charakteristische Herzschallbefund ist ein frühdiastolisch beginnendes Decrescendogeräusch von hoher Frequenz, dessen Länge etwa mit dem Schweregrad korreliert. Ein holodiastolisches Geräusch weist also auf hochgradige Aorteninsuffizienz hin. Das diastolische Geräusch ist manchmal leise und wird dann besser hörbar, wenn man den Patienten in aufrechter oder vornübergebeugter Haltung auskultiert. Es hat sein Punctum maximum bei Aorteninsuffizienz durch Klappenerkrankung in der Regel am 3. Interkostalraum links parasternal, bei Aorteninsuffizienz durch Dilatation oder Aneurysma der Aortenwurzel am oberen rechten Sternalrand. Das durch das große Schlagvolumen bewirkte systolische Austreibungsgeräusch über Herzbasis und Jugulum kann durchaus laut sein, hat aber meistens nicht den rauhen Charakter wie das Geräusch der valvulären Aortenstenose. Das Auftreffen des Regurgitationsstroms auf das vordere Mitralsegel bringt dieses zum Schwirren und be-

wirkt damit nicht selten ein weiteres, bei Aorteninsuffizienz hörbares Herzgeräusch, nämlich ein dem Mitralstenosengeräusch ähnliches rollendes diastolisches Geräusch über der Herzspitze, das Austin-Flint-Geräusch.

Elektrokardiogramm

In der Regel finden sich im EKG von Patienten mit Aorteninsuffizienz Sinusrhythmus, normale Vorhofdepolarisation, Zeichen der linksventrikulären Hypertrophie, hohe R in den linkspräkordialen und tiefe S in den rechtspräkordialen Brustwandableitungen, in fortgeschrittenen Fällen ST-Senkung und T-Negativität in aVL, I, $V_{5,6}$. Vorhofflimmern ist bei reiner Aorteninsuffizienz nur in späten und prognostisch ungünstigen Verlaufsstadien zu erwarten und weist sonst auf das zusätzliche Vorliegen eines Mitralvitiums oder einer anders bedingten Schädigung der Vorhofmuskulatur hin.

Echokardiogramm

Die systolische Bewegungsamplitude der Hinterwand des linken Ventrikels ist bei Aorteninsuffizienz vergrößert. Das vordere Mitralsegel zeigt in der Diastole eine hochfrequente Flatterbewegung, die wahrscheinlich das Austin-Flint-Geräusch (s. oben) erzeugt. Mit Hilfe der Echokardiographie ist es außerdem möglich, Dilatation der Aortenwurzel und Klappenkalk zu erkennen und die Dimensionen von linkem Ventrikel und linkem Vorhof zu messen.

Röntgenbefunde

Bei Aorteninsuffizienz hat der linke Ventrikel – wenn man von den leichtgradigen Formen absieht – ein vermehrtes Volumen. Dies erkennt man im posteroanterioren Strahlengang daran, daß die Herzspitze nach lateral und kaudal verschoben ist, und im seitlichen Strahlengang daran, daß der linke Ventrikel weiter als normal nach posterior reicht und dichter an die Vorderkante der Brustwirbelkörper heranrückt. Bei der Durchleuchtung sieht man die sehr ergiebigen und entgegengesetzt gerichteten Pulsationen von Aorta und linkem Ventrikel. Bei durch Dilatation der Aortenwurzel verursachter Aorteninsuffizienz finden sich unter Umständen röntgenologische Zeichen von Aneurysma oder Dilatation der Aorta ascendens.

Invasive Untersuchungen

Die supravalvuläre thorakale Aortographie erlaubt die Größe der Aortenregurgitation zu schätzen. Aus der Druckmessung und der Kineangiokardiographie des linken Ventrikels gewinnt man Indizes der Kontraktilität des linken Ventrikels. Liegen Hinweise auf zusätzliche Vitien vor, so sind die invasiven Verfahren besonders wichtig zur Erkennung dieser Vitien und zur Quantifizierung ihrer hämodynamischen Wertigkeit. Bei Verdacht auf zusätzliche koronare Herzkrankheit erfolgt ergänzend zu den übrigen Methoden die Koronarographie.

Differentialdiagnose

Die Aorteninsuffizienz muß differentialdiagnostisch von anderen Erkrankungen abgegrenzt werden, die mit hyperkinetischer Zirkulation, mit »Leck im arteriellen Windkessel«, mit großer Blutdruckamplitude oder mit der Aorteninsuffizienz ähnlichen Geräuschphänomenen einhergehen. Funktionelle Syndrome mit hyperkinetischer Zirkulation, Hyperthyreose und periphere AV-Aneurysmen sind schon allein durch den Herzauskultationsbefund gut von Aorteninsuffizienz zu unterscheiden. Allerdings ist das diastolische Geräusch der Aorteninsuffizienz manchmal leise und kann, wenn man nicht besonders darauf achtet, gelegentlich überhört werden. Eine zusätzlich zur Aorteninsuffizienz vorliegende wirksame Aortenstenose wird durch den rauhen Charakter und die tieffrequenten Anteile des systolischen Austreibungsgeräusches, durch das Fehlen besonders hoher systolischer Arteriendrucke und durch den verzögerten und mit Hahnenkamm überlagerten Karotispulsanstieg charakterisiert. Die angeborenen abnormen Verbindungen zwischen Aorta und Pulmonalarterie (Ductus arteriosus persistens, aortopulmonaler Defekt) und zwischen Aorta und rechtem Ventrikel (perforiertes Aneurysma eines Sinus Valsalvae) lassen sich vom kombinierten Aortenvitium dadurch unterscheiden, daß sie ein durchgehendes systolisch-diastolisches Geräusch, oft auch Zeichen von Mehrbelastung des rechten Ventrikels und von vermehrter Lungendurchblutung haben. Pulmonalinsuffizienz und Aorteninsuffizienz lassen sich nach dem Auskultationsbefund des diastolischen Geräusches allein oft schwer unterscheiden, eher schon durch die Meßwerte des Arteriendrucks, den Palpationsbefund von Brustwand und Arterien und durch sonstige Begleitbefunde. Pulmonalinsuffizienz kommt fast nur bei Patienten mit deutlich erhöhtem Pulmonalarteriendruck vor. Das Austin-Flint-Geräusch und seine Abgrenzung vom Mitralstenosegeräusch bereiten gelegentlich Schwierigkeiten. Bei Aorteninsuffizienz mit zusätzlicher Mitralstenose sind – anders als bei reiner Aorteninsuffizienz – ein lauter I. Ton, ein Mitralöffnungston und verstärkte Aktion des rechten Ventrikels zu erwarten; ein präsystolisches Crescendo des apikalen Geräusches ist bei Mitralstenose häufiger als beim Austin-Flint-Geräusch.

Therapie

Fieber, Infekte und kardiale Arrhythmien werden bei Vorliegen von Aorteninsuffizienz schlecht toleriert und müssen prompt und sorgfältig behandelt werden. Von etlichen Autoren wird Antibiotikaprophylaxe für alle Prozeduren und Situationen empfohlen, bei denen Bakteriämie auftritt, z. B. Zahnsteinentfernung, Zahnex-

traktion, Tonsillektomie, fieberhafter Abort, urologische Eingriffe. Salzarme Kost, Herzglykoside und Diuretika sind bei kardialer Dekompensation indiziert. Digitalis zu geben ist auch dann sinnvoll, wenn deutliche Aorteninsuffizienz und Dilatation des linken Ventrikels, aber noch keine Zeichen der Organstauung vorliegen. Nitropräparate haben keine so überzeugende und sichere Wirkung wie bei koronarer Herzkrankheit, sind aber doch einen Versuch wert, wenn bei Patienten mit Aorteninsuffizienz Angina pectoris auftritt.
Die operative Behandlung besteht fast immer in Klappenersatz. Nur in seltenen Fällen, z.B. bei Vorliegen einer sehr begrenzten Klappenläsion und in manchen Fällen mit Dilatation des Klappenrings, sind klappenerhaltende Operationsverfahren anwendbar. Die Indikationsstellung zur Operation gestaltet sich bei der chronischen Aorteninsuffizienz noch schwieriger als bei anderen Vitien. Denn das postoperative Auftreten chronischer Herzinsuffizienz und die Spätmortalität liegen hoch, wenn zum Zeitpunkt des Eingriffs schon eine nennenswerte Myokardschädigung vorliegt, die sich dann also als irreversibel herausstellt. Man wird sich aber andererseits nur schwer entschließen, Patienten zu operieren, die eine Aorteninsuffizienz, aber keine Beschwerden durch sie haben. Die Kardiologen sind also bemüht, anhand der aus invasiven Untersuchungen gewonnenen Kontraktionsparameter des linken Ventrikels und der aus dem echokardiographischen Befund erhaltenen Richtzahlen Aorteninsuffizienzpatienten mit günstiger Operationsprognose für den Klappenersatz auszuwählen und die anderen eher konservativ zu behandeln. Akut entstandene schwere Aorteninsuffizienz mit Insuffizienz des linken Ventrikels bietet in der Regel eine klare Indikation zu frühzeitiger operativer Behandlung, die lebensrettend sein kann.

### Verlauf und Prognose

Zwischen der Ersterkrankung an rheumatischem Fieber und der Entwicklung einer hämodynamisch wirksamen Aorteninsuffizienz liegen im Durchschnitt ca. 7 Jahre. Bis zum Beginn von Beschwerden durch die Aorteninsuffizienz vergehen weitere 10–20 Jahre. Vom Auftreten der Beschwerden an gerechnet ist die durchschnittliche Lebenserwartung 10 Jahre. Plötzlicher Tod kommt vor, die meisten Patienten mit Aorteninsuffizienz sterben jedoch an chronischer Herzinsuffizienz. Der Verlauf variiert in Abhängigkeit von Ätiologie und Schweregrad der Aorteninsuffizienz. Zwischen der luetischen Primärinfektion und der Entwicklung einer wirksamen Aorteninsuffizienz vergehen durchschnittlich 15 Jahre, bis zum Auftreten von Beschwerden weitere 7 Jahre. Die Lebenserwartung nach dem Auftreten von Herzinsuffizienz beträgt jedoch bei Aorteninsuffizienz luischer Genese nur 3 Jahre. Akut entstandene Aorteninsuffizienz hat eine besonders schlechte Prognose; wenn sie nicht durch Operation korrigiert wird, führt sie in ca. 6–12 Monaten durch Herzinsuffizienz zum Tode.

**Merke:** Aorteninsuffizienz führt zu verstärktem und abnorm raschem Blutabstrom aus dem System von Aorta und großen Arterien, und zwar durch die diastolische Regurgitation von Blut in den linken Ventrikel. Kompensationsmechanismen dieses Herzfehlers sind Vergrößerung des Schlagvolumens und Erhöhung des enddiastolischen Volumens und Drucks des linken Ventrikels. Der systolische Blutdruck ist erhöht, die Blutdruckamplitude vergrößert. Das charakteristische frühdiastolisch beginnende Decrescendogeräusch gehört zu den höchstfrequenten Geräuschphänomenen in der Kardiologie, es ist zuweilen recht leise. Herzinsuffizienz ist das Hauptproblem in späteren Verlaufsstadien.

## Trikuspidalstenose

**Definition:** Stenosierung des Trikuspidalostiums kommt durch rheumatische Entzündungsvorgänge am Klappenapparat, gelegentlich aber auch durch andere Ursachen zustande, wie kongenitale Veränderungen, Karzinoidsyndrom, Tumorinfiltration, Lupus erythematodes.

### Häufigkeit und Ätiologie

Manche Trikuspidalstenose entgeht der Diagnostik. Die Kliniker finden dieses Vitium bei ca. 3% der Patienten mit multivalvulären Herzerkrankungen, die Pathologen dagegen finden es in tabula bei 10–20% dieser Fälle. Frauen sind häufiger befallen als Männer. Trikuspidalstenose kommt selten isoliert, am häufigsten in Kombination mit Mitralstenose vor.

### Pathophysiologie und Klinik

Zu den pathophysiologischen Reaktionen auf die Trikuspidalstenose gehört ein Anstieg des Drucks vor der Stenose, so daß ein transvalvulärer diastolischer Druckgradient entsteht. Das Körpervenensystem und der rechte Vorhof haben jedoch eine große Dehnbarkeit und sind daher besonders schlecht geeignet, eine erhebliche Druckerhöhung vor dem stenosierten Trikuspidalostium zu erzeugen. Ein Druckgradient von 5 mmHg gilt bereits als Zeichen einer ausgeprägten Trikuspidalstenose. Mit zentralen Venendrucken um 10 mmHg wird aber auch schon Ödembildung und Organkongestion begünstigt. Aus diesen besonderen pathophysiologischen Bedingungen folgt, daß der transvalvuläre Druckgradient nur ungenügend ansteigen kann, um die Trikuspidalstenose zu kompensieren, daß vielmehr das Herzzeitvolumen frühzeitig im Krankheitsverlauf abfällt; aus ihnen folgt außerdem, daß häufig die Stauung der Organe im großen Kreislauf viel ausgeprägter ist als die Lungenstauung.

Die wichtigsten Beschwerden von Patienten mit Trikuspidalstenose sind Mattigkeit und geminderte körperliche Leistungsfähigkeit, sie sind Folgen des niedrigen Herzzeitvolumens. Bei Patienten mit Mitralstenose muß die Möglichkeit des Vorliegens einer zusätzlichen Trikuspidalstenose in Erwägung gezogen werden, wenn Dyspnoe, Orthopnoe und Husten sich bessern oder wenn nach Mitralvalvulotomie die Zeichen der Rechtsinsuffizienz persistieren.

Die Befunde der Trikuspidalstenose werden nicht selten übersehen. Bei schwerer Trikuspidalstenose finden sich vermehrte Halsvenenfüllung, Venendruckerhöhung mit besonders überhöhter a-Welle, Leber- und evtl. Milzstauung.

Auskultatorisch findet man gelegentlich einen Trikuspidalöffnungston. Das rollende diastolische Geräusch der Trikuspidalstenose ist dem der Mitralstenose sehr ähnlich. Es ist von dem ja oft gleichzeitig vorhandenen Mitralstenosengeräusch durch folgende Charakteristika zu differenzieren: Es hat sein Punctum maximum am linken unteren Sternalrand und am Xyphoid; sein präsystolischer Anteil ist am deutlichsten hörbar, jedenfalls solange Sinusrhythmus besteht; das Trikuspidalstenosegeräusch wird in Inspiration lauter, wenn der intrathorakale Druck sinkt und der Fluß durchs Trikuspidalostium ansteigt, und in Exspiration leiser; die Respirationsabhängigkeit der Geräuschintensität ist in Orthostase leichter darstellbar als in Klinostase.

Das EKG zeigt ein P-dextroatriale, während Zeichen rechtsventrikulärer Hypertrophie fehlen. Im Röntgenbild des Thorax sind rechter Vorhof und V. cava superior prominent bzw. vergrößert, während Prominenz der Pulmonalarterie und Lungenstauungszeichen weniger deutlich sind als bei reiner Mitralstenose. Bei der Herzkatheteruntersuchung ist es wegen des relativ kleinen Gradienten und der Atmungsschwankungen wünschenswert, die Drucke in rechtem Vorhof und rechtem Ventrikel synchron zu messen und zu registrieren. Ein mittlerer transvalvulärer Druckgradient von 3 mmHg spricht für eine wirksame, ein Gradient von 5 mmHg für eine ausgeprägte Trikuspidalstenose. Herzzeitvolumen und gemischt-venöse Sauerstoffsättigung sind erniedrigt.

### Therapie

Der Behandlungsplan wird wohl meistens von der gleichzeitig bestehenden Mitralstenose beherrscht. Dabei ist zu bedenken, daß die Trikuspidalstenose die Schwere der Mitralstenose maskieren kann. Die konservative Behandlung mit Digitalis, salzarmer Kost und Diuretika – die wegen ihres volumenmindernden Effekts die körperliche Schwäche verschlimmern kann – sollte präoperativ so angesetzt werden, daß Hepatomegalie und Leberdysfunktion und damit das Risiko von Narkose und Eingriff zum Operationszeitpunkt minimal sind. Geringgradige Trikuspidalstenose wird nicht, höhergradige Trikuspidalstenose wird in gleicher Sitzung wie die Mitralstenose operativ behandelt. Kommissurotomie kommt in Frage, verstärkt aber nicht selten die fast immer gleichzeitig bestehende Trikuspidalinsuffizienz, so daß dann Klappenersatz notwendig wird.

**Merke:** Der Trikuspidalstenose ist ein sehr dehnbarer Kreislaufabschnitt vorgeschaltet, so daß der Druck vor dem Hindernis nur ungenügend ansteigen kann und frühzeitig erniedrigtes Herzzeitvolumen und körperliche Schwäche auftreten. Das Trikuspidalstenosegeräusch hört sich ähnlich wie das Mitralstenosegeräusch an, es ist aber am deutlichsten über dem linken unteren Sternalrand zu hören und wird in Inspiration lauter und in Exspiration leiser. Trikuspidalstenose, die meist in Kombination mit Mitralstenose auftritt, wird bei der Diagnostik leicht übersehen.

## Trikuspidalinsuffizienz

Trikuspidalinsuffizienz entwickelt sich in den meisten der vorkommenden Fälle sekundär als »funktionelle« valvuläre Störung. Sie ist eine typische Komplikation rechtsventrikulärer Hypertonie verschiedenster Genese (Rechtsbelastung durch rheumatische und kongenitale Vitien, durch Kardiomyopathie, koronare Herzkrankheit und Cor pulmonale) und tritt häufig auf, wenn der systolische Druck im rechten Ventrikel 60 mmHg übersteigt. Primäre Klappenläsionen sind dagegen seltener Ursache von Trikuspidalinsuffizienz; sie kommen vor nach rheumatischer Endokarditis, bei der Herzerkrankung des Karzinoid-Syndroms, bei Endomyokardfibrose, bei traumatischer Herzschädigung und bei bakterieller Endokarditis, die bei Süchtigen nach unsterilen Injektionen beobachtet wird. Kongenitale Veränderungen wie die Ebsteinsche Trikuspidalklappenanomalie oder die Klappendefekte im Rahmen des Septum-primum-Defekts sind weitere Ursachen von Trikuspidalinsuffizienz. Ein Prolapssyndrom – wie es am Mitralostium häufig vorkommt – ist gelegentlich an der Trikuspidalis zu beobachten. Schließlich kann Papillarmuskeldysfunktion durch Ischämie auch den rechten Ventrikel befallen und Trikuspidalinsuffizienz bewirken.

Im klinischen Bild dominieren Venendruckerhöhung, ausgeprägte Stauung der Bauchorgane mit systolischen Pulsationen der vergrößerten Leber,

Ödeme und evtl. Höhlenergüsse sowie Schwäche und Zyanose als Hinweise auf ein niedriges Herzzeitvolumen. Man palpiert verstärkte rechtsventrikuläre Pulsationen am linken Sternalrand und auskultiert ein blasendes holosystolisches Geräusch links neben dem unteren Sternalrand, welches in der Regel in Inspiration lauter und in Exspiration leiser wird. Häufig besteht Vorhofflimmern.

Das EKG zeigt die für die jeweilige kardiale Grundkrankheit charakteristischen Veränderungen. Der Röntgenbefund zeigt Mehrentwicklung von rechtem Ventrikel und rechtem Vorhof. Die Herzkatheteruntersuchung ergibt erhöhte Drukke im rechten Ventrikel; die Druckkurvenform im rechten Vorhof und in den herznahen Venen ist charakterisiert durch einen geminderten x-Abfall, eine frühzeitige v-Welle oder Regurgitationswelle und einen steilen y-Abfall. Das Herzzeitvolumen ist niedrig.

Isolierte Trikuspidalinsuffizienz durch primäre Klappenerkrankung wird vielfach gut toleriert und erfordert nur selten operative Behandlung. Die sekundäre, durch pulmonale Hypertonie und Rechtsinsuffizienz verursachte Trikuspidalinsuffizienz bessert sich in einem Teil der Fälle nach wirkungsvoller Behandlung der kardialen Grundkrankheit. In anderen Fällen wird operative Behandlung durch Raffung des Klappenrings oder durch Ersatz der Trikuspidalklappe erforderlich. Rezidivierende bakterielle Trikuspidalendokarditis hat gelegentlich zur ersatzlosen chirurgischen Exzision und zu der Erfahrung geführt, daß beim Menschen das Fehlen der Trikuspidalklappen mit dem Leben vereinbar ist.

**Merke:** Trikuspidalinsuffizienz ist häufig sekundär bzw. »funktionell«, eine Folge von Rechtsinsuffizienz in späten Verlaufsstadien derjenigen Herzerkrankungen, die zu rechtsventrikulärer Hypertonie führen. Klinische Leitsymptome sind Venenstauung, Ödeme, vergrößerte und systolisch pulsierende Leber, verstärkte rechtsventrikuläre Brustwandpulsationen und ein holosystolisches Geräusch am linken unteren Sternalrand, welches inspiratorisch lauter und exspiratorisch leiser wird. Patienten mit Trikuspidalinsuffizienz sind in der Regel chronisch Herzkranke, die durch Ödem, Organkongestion und niedriges Herzzeitvolumen erheblich leistungsgemindert sind.

## Pulmonalklappenvitien

Das Pulmonalostium ist eine seltene Lokalisation von rheumatischen Klappenläsionen oder von bakterieller Endokarditis. Das bei Erwachsenen häufigste Vitium dieses Ostiums ist die Pulmonalinsuffizienz, die als sekundäre Folge von pulmonaler Hypertonie und Dilatation des Klappenrings auftritt. Das Graham-Steele-Geräusch der Pulmonalinsuffizienz, ein frühdiastolisch beginnendes hochfrequentes Decrescendogeräusch am linken Sternalrand, ist vom Geräusch der Aorteninsuffizienz nicht immer leicht zu unterscheiden. Die hämodynamische Bedeutung von Pulmonalinsuffizienz ist gering; unter Umständen wird sogar die Exzision der Pulmonalklappen (z.B. bei therapieresistenter bakterieller Endokarditis) toleriert, ohne daß Herzinsuffizienz auftritt.

### Weiterführende Literatur


Anschütz, F., H.C. Drube: Über das Schicksal der Herzkranken mit erworbenem Klappenfehler. Dtsch. Arch. klin. Med. 203 (1956) 497

Barlow, J.B., C.K. Bosman, W.A. Polock, P. Marchand: Late systolic murmurs and non-ejection (»mid-late«) systolic clicks: An analysis of 90 patients. Brit. Heart J. 30 (1968) 203

Braunwald, E.: Heart Disease. Saunders, Philadelphia 1980

Braunwald, E., J.H. Welch, S.J. Sarnoff: Hemodynamic effect of quantitatively varied experimental mitral regurgitation. Circulation Res. 5 (1957) 539

Both, A., V. Führer, D. Schwepper, G. Fischer, K. Haerten, F. Loogen, F. Lück: Nachsorge nach Klappenersatzoperationen. Med. Welt 29 (1978) 617

Cohn, L.H., J.K. Koster, R.B.B. Mee, J.J. Collins: Long-term follow-up of the Hancock Bioprosthetic heart valve. Circulation 60, Suppl. I (1979) 87

Copeland, J.G., R.B. Griepp, E.B. Stinson, N.E. Shumway: Long-term follow-up after isolated aortic valve replacement. J. thorac. cardiovasc. Surg. 74 (1977) 875

Crawley, I.S., D.C. Morris, B.D. Silverman: Valvular heart disease. In Hurst, J.W.: The Heart, 4th ed. McGraw-Hill, New York 1978

Davies, M.J., B.P. Moore, M.V. Braimbridge: The floppy mitral valve. Study of incidence, pathology and complications in surgical, necropsy, and forensic material. Brit. Heart J. 40 (1978) 468

Feigenbaum, H.: Echocardiography, 3rd ed. Lea & Febiger, Philadelphia 1981

Haerten, K., V. Dohn, C. Leuner, F. Loogen: Langzeitbeobachtungen bei konservativer Therapie operationswürdiger Herzklappenfehler. Z. Kardiol. 68 (1979) 248

Hansing, C.E., G.G. Rowe: Tricuspid insufficiency: A study of hemodynamics and pathogenesis. Circulation 45 (1972) 793

Henry, W.L., R.O. Bonow, D.R. Rosing, S.E. Epstein: Observations on the optimum time for operative intervention for aortic regurgitation. II. Serial echocardiographic evaluation of asymptomatic patients. Circulations 6 (1980) 484

Kalmar, P., C. Banka, N. Heinz, H. Pokar, M.J. Polonius, G. Rodewald, W. Rödiger, U. Wende: Früh- und Spätergebnisse nach Mitralklappenersatz. Langenbecks Arch. klin. Chir. 334 (1973) 895

Moscovitz, H.L., E. Donoso, I.J. Gelb, R.J. Wilder: An Atlas of Hemodynamics of the Cardiovascular System. Grune & Stratton, New York 1963

Neuss, H., M. Schlepper, H.G. Horn, V. Mitrović: Langzeitbetreuung von Herzklappenpatienten. Klinikarzt 8 (1979) 735

Rapaport, E.: Natural history of aortic and mitral valve disease. Amer. J. Cardiol. 35 (1975) 221

Reindell, H., H. Roskamm: Herzkrankheiten. Springer, Berlin 1977

Richardson, J.V., N.T. Kouchoukos, J.O. Wright, R.B. Karp: Combined aortic valve replacement and myocardial revascularization: Results in 220 patients. Circulation 59 (1979) 75

Sethia, B., B.T. Williams: Tricuspid valve excision without replacement in a case of endocarditis secondary to drug abuse. Brit. Heart J. 40 (1978) 579

Speidel, H., B. Dahme, B. Flemming, P. Götze, G. Huse-Kleinstoll, J.J. Meffert, G. Rodewald, W. Spehr: Psychosomatische Probleme in der Herzchirurgie. Therapiewoche 28 (1978) 8191

Tavel, M.E.: Clinical Phonocardiography and External Pulse Recording, 2nd ed. Year Book Medical Publishers, Chicago 1974

Westermann, K.W., H. Biesterfeld, F. Loskot: Erweiterte Indikation zur Herzklappenchirurgie. Klinikarzt 8 (1979) 718

Wood, P.: Diseases of the Heart and Circulation, 3rd ed. Eyre & Spottiswoode, London 1968

# Angeborene Herzfehler

*U. Mennicken, Ch. Franz* und *H. Hirsch*

**Definition:** Unter dem Begriff »angeborene Herzfehler« werden die durch Störung der Entwicklung entstandenen Anomalien des Herzens und der herznahen großen Gefäße zusammengefaßt.

### Häufigkeit

Bei 0,8–1% der Lebendgeborenen liegt ein angeborener Herzfehler vor. Insgesamt gesehen ist die Geschlechtsverteilung ausgeglichen, variiert jedoch teilweise für die einzelnen Herzfehler. Zusätzliche Mißbildungen anderer Organsysteme finden sich in etwa 25%.

### Ätiologie

Die ursächlichen Faktoren, die zu den kardialen Mißbildungen führen, sind nur zum geringen Teil bekannt.

*Genetische Faktoren:* Etwa 3% aller angeborenen Herzfehler lassen sich auf Einzelgen-Defekte mit Mendelschem Erbgang zurückführen. Die Herzfehler kommen hierbei als isolierte Mißbildungen (z.B. Ostium-secundum-Defekt mit AV-Überleitungsstörung), im Rahmen eines Syndroms (z.B. Noonan-Syndrom) oder infolge einer Stoffwechselstörung (z.B. Marfan-Syndrom) vor. Bei weiteren 5% der angeborenen Herzfehler liegt ein durch Chromosomenaberration bedingtes Mißbildungssyndrom vor. Zahlenmäßig am wichtigsten sind die autosomalen Trisomie-Syndrome und das Turner-Syndrom. Für die Mehrzahl der angeborenen Angiokardiopathien nimmt man ursächlich eine multifaktorielle Vererbung an, d.h. das additive Zusammenwirken zahlreicher Gene, wobei exogenen Einflüssen eine Auslöserfunktion zukommt. In diesen Familien sind empirisch ermittelte Risikozahlen anzuwenden. Das Wiederholungsrisiko für Geschwister eines Probanden oder für Kinder eines betroffenen Elternteils liegt bei durchschnittlich 3% (gegenüber 0,8–1% in der Bevölkerung).

*Exogene Faktoren:* Ein gesicherter Zusammenhang besteht mit der Rötelninfektion während der ersten 3 Schwangerschaftsmonate und unter den Medikamenten für das Thalidomid. Die Rötelnembryopathie ist für etwa 1% aller Herzmißbildungen verantwortlich.

### Einteilung und Häufigkeit der einzelnen angeborenen Herzfehler

Gebräuchlich ist die Unterteilung nach Vorliegen einer Kurzschlußverbindung und nach der Shunt-Richtung (Abb. **39**). Am häufigsten sind mit 70–80% die Shunt-Vitien und hier wiederum mit etwa 50% aller angeborenen Herzfehler diejenigen mit Links-rechts-Shunt. Dementsprechend machen Herzfehler ohne Shunt und Rechts-links-Shunt-Vitien jeweils 20–30% aus. Die Begriffe Rechts-links-Shunt-Vitien und zyanotische Herzfehler werden synonym gebraucht, obwohl eine Zyanose nicht immer sichtbar ist.

Die Häufigkeit der einzelnen Herzfehler (Tab. **38**) variiert beträchtlich. Mit 25–30% aller angeborenen Herzfehler dominiert eindeutig der isolierte Ventrikelseptumdefekt. Trotz der Vielzahl machen die 9 wichtigsten Vitien, deren relative Häufigkeit im Durchschnitt bei mindestens 5% liegt, zusammen mehr als 80% aller angeborenen Herzfehler aus.

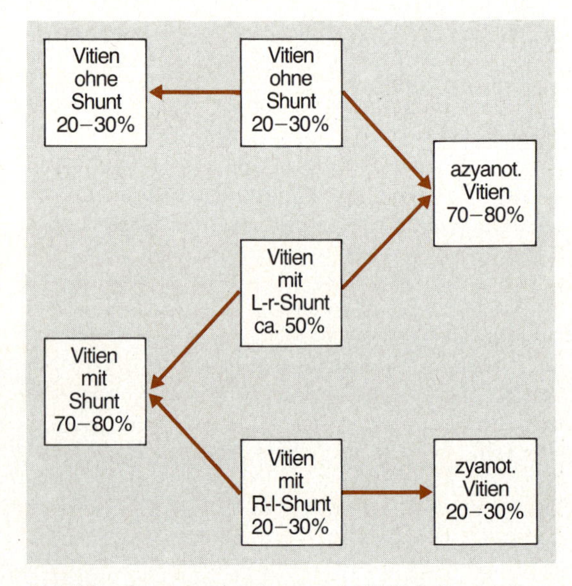


Abb. **39** Gruppeneinteilung und Häufigkeitsverteilung der angeborenen Herzfehler

Tabelle **38** Einteilung und Häufigkeit der wichtigsten angeborenen Herzfehler

| | |
|---|---|
| **1. Herzfehler ohne Shunt** (20–30%) | |
| Pulmonalstenose | 6– 7% |
| Aortenstenose | 6– 8% |
| Aortenisthmusstenose | 6– 9% |
| Isolierte Aortenisthmusstenose | |
| Koarktationssyndrom | |
| Aortenbogenanomalien | <1% |
| Aortenbogenunterbrechung | |
| Verlaufsanomalien | |
| Mitralklappenprolaps-Syndrom | 1% |
| **2. Herzfehler mit Links-rechts-Shunt** (ca. 50%) | |
| Vorhofseptumdefekt | 5–10% |
| Endokardkissendefekte | 3– 7% |
| Ventrikelseptumdefekt | 20–30% |
| Persistierender Ductus arteriosus | 10–15% |
| Aortopulmonales Fenster | <1% |
| Koronararterienanomalien | <1% |
| Koronararterienfistel | |
| Bland-White-Garland-Syndrom | |
| **3. Herzfehler mit Rechts-links-Shunt** (20–30%) | |
| Vitien mit überwiegend verminderter Lungenperfusion | |
| Fallotsche Tetralogie | 6–10% |
| Pulmonalatresie mit intaktem Ventrikelseptum | 1– 2% |
| Trikuspidalatresie | 1– 2% |
| Ebstein-Anomalie | <1% |
| Vitien mit überwiegend vermehrter Lungenperfusion | |
| Transposition der großen Arterien | 4– 6% |
| Totale Lungenvenenfehlmündung | 1– 2% |
| Truncus arteriosus communis | 1– 2% |
| Double outlet right ventricle | <1% |
| Singulärer Ventrikel | 1% |
| Hypoplastisches Linksherzsyndrom | 1% |

Pathophysiologie, Klinik und diagnostisches Vorgehen

Aus der Einteilung nach hämodynamischen Gesichtspunkten ergibt sich auch bezüglich Klinik und Diagnostik eine Reihe von Gemeinsamkeiten, deren Kenntnis die Übersicht erleichtert.

1. *Herzfehler ohne Shunt:* Es dominieren eindeutig die Obstruktionen. Betroffen sind bevorzugt die Hauptschlagaderklappen und der Aortenisthmusbereich. Entsprechend dem Schweregrad der Obstruktion muß prästenotisch ein erhöhter Druck aufgebaut werden, sofern trotz des erhöhten Widerstandes der erforderliche Durchfluß aufrechterhalten werden soll. Die chronische Druckbelastung führt zu einer konzentrischen Hypertrophie der vorgeschalteten Kammer. Selten, und zwar nur bei kritischen Stenosen, entwikkelt sich bereits im frühen Säuglingsalter eine Herzinsuffizienz. Über das noch offene Foramen ovale kann es zu einem Entlastungs-Shunt kommen. Die meisten Patienten sind jedoch im Kindesalter weitgehend symptomfrei, obwohl zumindest bei bedeutungsvolleren Stenosen eine Progredienz nachweisbar ist. Leitsymptom ist das in Blutstromrichtung fortgeleitete Stenosegeräusch typischer Lokalisation. Bei der Isthmusstenose kann der diagnostische Druckgradient unblutig bestimmt werden. Die Widerstandshypertrophie führt zu EKG-Veränderungen, wobei eine engere Beziehung zwischen Schweregrad und Hypertrophiezeichen für die Rechtsherz- als für die Linksherzobstruktion besteht. Das Röntgenbild ist von untergeordneter Bedeutung, da die primär konzentrische Hypertrophie die Herzgröße nicht wesentlich beeinflußt. Das Echokardiogramm ermöglicht den Nachweis der Hypertrophie und darüber hinaus, insbesondere im zweidimensionalen Bild, häufig eine direkte Darstellung der Stenose.

2. *Herzfehler mit Links-rechts-Shunt:* Es liegt eine abnorme Querverbindung intrakardial oder auf Gefäßebene vor. Entsprechend dem natürlichen Druck- und Widerstandsgefälle zwischen großem und kleinem Kreislauf kommt es primär zu einem Links-rechts-Shunt. Bereits oxygeniertes Blut passiert erneut das Pulmonalgefäßsystem und führt zur Volumenbelastung des Rezirkulationskreislaufes. Das Ausmaß des arteriovenösen Shunts wird bestimmt durch die Defektgröße und das Druckgefälle. Ab einer bestimmten Größe kommt es jedoch zum Druckausgleich. Die Shunt-Größe wird jetzt bei Defekten auf Ventrikel- und Gefäßebene durch das Verhältnis der Widerstände im Lungen- und Systemkreislauf bestimmt. Für die Defekte auf Vorhofebene werden die Widerstandsverhältnisse nur indirekt über die unterschiedliche Dehnbarkeit der Ventrikel wirksam. Bei großen Defekten distal der Vorhofebene erfolgt der postpartale Abfall des Pulmonalgefäßwiderstandes verzögert, so daß die wahre Defektgröße für mehrere Wochen maskiert sein kann. Andererseits kann sich sekundär unter einem erhöhten pulmonalen Druck und Durchfluß eine irreversible Widerstandserhöhung durch obstruktive Pulmonalgefäßveränderungen ausbilden. Dieser Prozeß bahnt sich bei den großen Defekten auf Ventrikel- und Gefäßebene bereits im 2. Lebenshalbjahr an. Übersteigt der Pulmonalgefäßwiderstand den des Systemkreislaufes, so kommt es zur Shunt-Umkehr und damit zum Auftreten einer Zyanose (Eisenmenger-Reaktion). Es besteht dann Inoperabilität. Dieser Vorgang spielt sich auch bei zyanotischen Herzfehlern mit vermehrter Lungenperfusion ab, und zwar in der Regel bereits früher. Die wichtigsten Herzfehler mit Links-rechts-Shunt sind bei älteren Patienten bzw. abgesehen von den höhergradigen Schweregraden durch typische Geräuschbefunde gekennzeichnet, die oft die Diagnose des spezifischen Herzfehlers erlauben. Ein zusätzliches Diastolikum als Ausdruck einer relativen Mitral- bzw. Trikuspidalstenose spricht für einen bedeutungsvollen Links-rechts-Shunt. Die Herzinsuffizienz infolge der Volumen- bzw. der kombinierten Druck-Volumen-Belastung wird am häufigsten im Säuglingsalter beobachtet, we-

gen des verzögerten Abfalls des Pulmonalgefäßwiderstandes mit einer Latenz von 1–2 Monaten nach der Geburt. Das EKG kann Auskunft über die belasteten Herzabschnitte und den Schweregrad geben und besitzt besondere Bedeutung hinsichtlich der Beurteilung des Pulmonalarteriendruckes (Zeichen der rechtsventrikulären Druckbelastung). Der Röntgenbefund stützt die Diagnose und zeigt abhängig von der Shunt-Größe eine Herzvergrößerung und eine vermehrte Lungengefäßzeichnung. Dies gilt natürlich auch für die zyanotischen Herzfehler mit vermehrter Lungenperfusion. Echokardiographisch sind ebenfalls die Zeichen der rechts- und/oder linksseitigen Volumenbelastung nachweisbar und zum Teil, insbesondere im zweidimensionalen Bild, die direkte Darstellung der Defekte. Außerdem besteht die Möglichkeit, aufgrund der systolischen Öffnungszeiten der Pulmonalklappe den Pulmonalgefäßwiderstand abzuschätzen. Die gezielt eingesetzte Farbstoffverdünnungsuntersuchung erlaubt den Nachweis eines Links-rechts-Shunts und die annähernde Größenbestimmung, jedoch keine Lokalisierung. Bei einigen der Herzfehler dieser Gruppe kommt es mit unterschiedlicher Häufigkeit zu einer Spontanverkleinerung bis zum Spontanverschluß (Ventrikelseptumdefekt, offener Ductus arteriosus, Ostium-secundum-Defekt).

3. *Herzfehler mit Rechts-links-Shunt:* Aus anatomischer und hämodynamischer Sicht handelt es sich ganz überwiegend um komplexe Vitien. Systemvenöses Blut gelangt unter Umgehung des Lungengefäßbettes wieder in den großen Kreislauf. Es lassen sich drei hämodynamische Situationen unterscheiden.

a) Rechts-links-Shunt mit verminderter Lungenperfusion. Neben einer obligaten Rechtsherzobstruktion liegt proximal davon ein Defekt vor, über den venöses Blut den Widerstandsverhältnissen folgend auf die linke Herzseite abfließt. Typisches Beispiel ist die Fallotsche Tetralogie. Der Schweregrad der Abflußbehinderung bestimmt die Größe des Rechts-links-Shunts und zugleich den Grad der Lungenminderperfusion.

b) Transposition der großen Arterien. Die Hämodynamik ist hierbei grundlegend verschieden. Es liegen zwei in sich geschlossene Kreisläufe vor. Ein Überleben ist nur möglich, sofern über Querverbindungen ein gekreuzter Shunt erfolgt. Der Austausch bestimmt den Grad der Oxygenierung im Systemkreislauf.

c) Vorliegen einer gemeinsamen Mischungskammer für systemvenöses und pulmonalvenöses Blut, aus der sowohl Körper als auch Lunge mit Mischblut versorgt werden. Diese Situation liegt vor bei der totalen Lungenvenenfehlmündung mit dem rechten Vorhof als Mischungskammer, bei singulärem Ventrikel, Double outlet right ventricle und Truncus arteriosus communis, wobei die Mischungskammer jeweils klar ersichtlich ist, und beim hypoplastischen Linksherzsyndrom mit dem rechten Vorhof als Mischungskammer. Das Ausmaß der arteriellen Hypoxämie hängt vor allem von der Lungenperfusion ab. Bei vermehrter Perfusion ist die Zyanose weniger ausgeprägt, die zusätzliche Volumenbelastung kann jedoch zur Herzinsuffizienz führen.

Ihrer komplexen Natur zufolge führen die Herzfehler mit Rechts-links-Shunt in der Mehrzahl bereits im Neugeborenen- und Säuglingsalter zu einer bedrohlichen Hypoxämie und eventuell auch zur Herzinsuffizienz. Aufgrund des Röntgenbildes erfolgt eine weitere Differenzierung, je nachdem ob die Lungengefäßzeichnung als Ausdruck der Lungenperfusion als vermindert oder normal bis vermehrt eingestuft werden kann. Der Geräuschbefund, sofern vorhanden, ist wenig pathognomonisch und wird meist durch die zusätzlichen Anomalien bestimmt. Auch das EKG ist diagnostisch wenig hilfreich. Auf den einen oder anderen auffälligen EKG-Befund wird im speziellen Teil eingegangen. Ein- und insbesondere zweidimensionale Echokardiographie ermöglichen in der Regel die Aussage, ob ein Herzfehler vorliegt, was bei der Häufigkeit einer Zyanose extrakardialer Genese in dieser Altersgruppe besonders wichtig ist, und darüber hinaus eine erstaunlich weitgehende Differenzierung bezüglich des speziellen Herzfehlers.

In allen drei Herzfehlergruppen bleiben die Sicherung der Diagnose, die genaue Schweregradbestimmung und selten der Ausschluß eines Herzfehlers letztlich der speziellen kardiologischen Diagnostik mit Herzkatheteruntersuchung und Angiokardiographie vorbehalten. Die Indikation hierzu ergibt sich im Säuglingsalter allgemein bei begründetem Verdacht auf einen zyanotischen Herzfehler, bei therapieresistenter Herzinsuffizienz und gelegentlich bei hämodynamischen Situationen, die eine Progredienz erwarten lassen (pulmonaler Hypertonus, Obstruktion). Später ist die spezielle kardiologische Diagnostik vor einer geplanten Herzoperation bzw. zur Feststellung der Operationsnotwendigkeit erforderlich. Das Risiko tödlich verlaufender Zwischenfälle liegt bei bedrohlich erkrankten Neugeborenen und jungen Säuglingen bei 2–5% und später unter 0,2%.

### Therapie

Die Behandlung der angeborenen Herzfehler ist im allgemeinen operativ, da die gestörte Hämodynamik auf einer anatomischen Deformität beruht. Über 90% der angeborenen Herzfehler sind einer chirurgischen Therapie zugängig. Ziel ist die Wiederherstellung normaler anatomischer Verhältnisse (anatomische Korrektur) oder zumindest die Normalisierung der Hämodynamik (funktionelle Korrektur). Aus anatomischen Gründen oder wegen besonderer Risiken ist gelegentlich als Primärmaßnahme nur ein Palliativeingriff durchführbar (aorto-pulmonale Anastomose bei zyanotischen Herzfehlern mit verminderter Lungenperfusion oder Drosselung der Pulmonalarterie, Banding-Operation, bei bestimmten Herzfehlern mit Herzinsuffizienz infolge Lungenüberflutung). Falls möglich, erfolgt später die Korrektur (zweizeitige Korrektur).

Nur die Korrektur extrakardialer Anomalien (persistierender Ductus arteriosus, Aortenisthmusstenose, Aortenringbildungen) und die Palliativeingriffe sind am schlagenden Herzen möglich. Die übrigen operativen Maßnahmen erfordern eine zeitweilige Stillegung des Herzens, die bei extrakorporaler Zirkulation oder im Säuglingsalter auch bei totalem Kreislaufstillstand in tiefer Hypothermie erfolgt.

Wesentliches Ziel einer konservativen Therapie bei Herzinsuffizienz und Hypoxämie ist es, durch Ausnutzung von Kompensationsmöglichkeiten eine optimale Ausgangssituation für die Operation zu schaffen und postoperativ den Operationserfolg zu sichern. Eine Einschränkung der Belastung ist zumindest im Kindesalter, wenn von den Aortenstenosen abgesehen wird, nicht erforderlich. Bei den kongenitalen Herzfehlern besteht mit Ausnahme des isolierten Vorhofseptumdefektes die Gefahr einer bakteriellen Endokarditis. Außer einer frühzeitigen antibiotischen Behandlung bakterieller Infektionen ist insbesondere bei Zahnextraktionen und operativen Eingriffen im Hals-, Nasen- und Ohrenbereich eine Prophylaxe erforderlich.

#### Prognose und Verlauf

Ohne eine rechtzeitige Therapie würden 50% der Kinder mit angeborenem Herzfehler bereits im Säuglingsalter sterben und 25–30% bereits in den ersten 4 Lebenswochen. Insgesamt gesehen ist die Lebenserwartung der Patienten mit angeborenem Herzfehler ohne chirurgische Therapie auf ⅓ der normalen Lebenserwartung reduziert. Todesursache ist bei den azyanotischen Herzfehlern und bei den zyanotischen Herzfehlern mit vermehrter Lungenperfusion meist das Herzversagen infolge Druck- und/oder Volumenüberlastung. Bei den primär zyanotischen Herzfehlern und den Vitien mit vermehrter Lungenperfusion, bei denen sekundär eine Zyanose durch Shunt-Umkehr (Eisenmenger-Reaktion) auftritt, sind Hypoxämie und Polyglobulie die entscheidenden Faktoren, in deren Gefolge ebenfalls ein Herzversagen oder der Tod durch zerebrovaskulären Insult eintreten kann.

Durch Früherfassung, Optimierung der Diagnostik und die Fortschritte auf dem Gebiet der Intensivmedizin und insbesondere der Kardiochirurgie konnte die Prognose der angeborenen Herzfehler entscheidend gebessert werden, so daß heute bei über 80% der operationsbedürftigen angeborenen Herzfehler eine Verbesserung der Lebensqualität oder eine Normalisierung der Lebenserwartung erreicht werden kann. Die Diagnostik und Therapie der angeborenen Herzfehler sollten bereits im Säuglings- oder Vorschulalter abgeschlossen sein, sofern die Vitien hämodynamisch bedeutungsvoll sind oder zu frühzeitigen Sekundärveränderungen führen können. Aufgrund der erfolgreichen kardiochirurgischen Behandlung wächst zugleich die Zahl der Erwachsenen mit operierten angeborenen Herzfehlern selbst komplexer Art, die es weiter zu betreuen gilt und deren postoperative Spätprognose noch nicht überschaubar ist.

**Merke:** Die Häufigkeit angeborener Herzfehler unter den Lebendgeborenen beträgt etwa 1%. Nur für 10% bestehen gesicherte Kenntnisse über die kausale Genese. Trotz der Vielzahl machen nur neun Herzfehler – Pulmonal-, Aorten- und Aortenisthmusstenose, Vorhof- und Ventrikelseptumdefekt, Endokardkissendefekte, persistierender Ductus arteriosus, Fallotsche Tetralogie und Transposition der großen Arterien –, deren relative Häufigkeit über 5% liegt, mehr als 80% aller angeborenen Vitien aus. Die Einteilung nach hämodynamischen Gesichtspunkten – Vitien ohne Shunt, Vitien mit Links-rechts-Shunt und Vitien mit Rechts-links-Shunt – erleichtert die Übersicht, da sich innerhalb der Gruppen viele Gemeinsamkeiten bezügliche Pathophysiologie und Klinik ergeben. Die Therapie ist operativ, medikamentösen Maßnahmen kommt nur eine unterstützende Funktion zu. Über 90% der angeborenen Herzfehler sind operabel und bei über 80% der operierten Patienten kann eine Normalisierung der Lebenserwartung oder zumindest eine Verbesserung der Lebensqualität erreicht werden.

## Angeborene Herzfehler ohne Shunt

### Pulmonalstenose

**Definition:** Obstruktionen zwischen rechter Herzkammer und Lungenstrombahn liegen überwiegend im Bereich der Klappe (Kommissurverschmelzung, bikuspide Klappe), weniger häufig subvalvulär (fibromembranös oder muskulär), noch seltener supravalvulär oder peripher. Periphere Pulmonalstenosen finden sich gehäuft bei der Rötelnembryopathie, dem Syndrom der supravalvulären Aortenstenose (Williams-Beuren-Syndrom) und bei der arteriohepatischen Dysplasie in Kombination mit Gallengangshypoplasien. Beim Noonan-Syndrom (XY-Turner-Phänotyp) liegt in 50% eine valvuläre oder infundibuläre Pulmonalstenose vor.

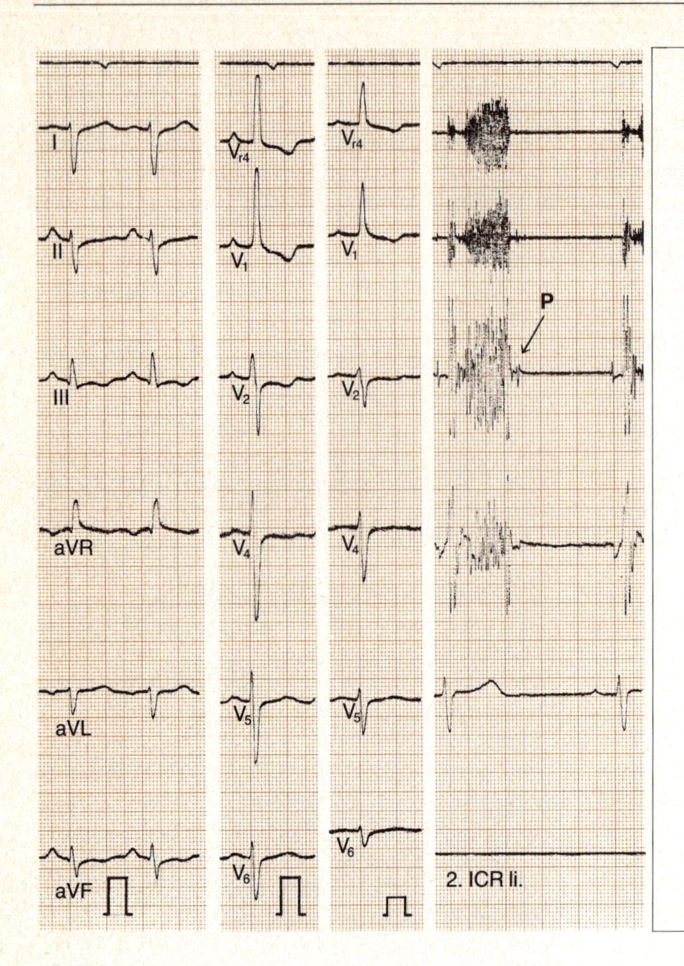


Abb. **40** Hochgradige valvuläre Pulmonalstenose bei einem 4jährigen Jungen. EKG: Überdrehter Rechtstyp. In Brustwandableitungen ausgeprägte rechtsventrikuläre Hypertrophiezeichen mit Diskordanz des Kammerendteils (Bild der Widerstandshypertrophie). PKG: Mit Punctum maximum über dem 2. ICR links spät einsetzendes crescendoförmiges Systolikum hoher Amplitude. Spaltung des zweiten Herztones. Pulmonalklappenschlußton (P) niedriger Amplitude

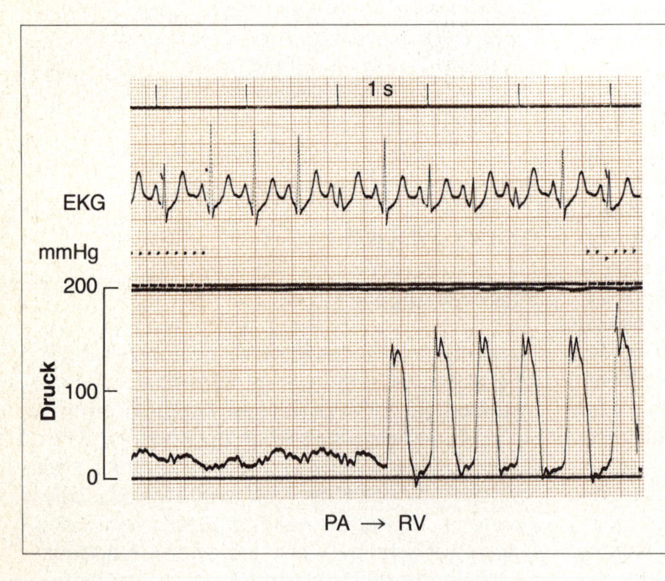


Abb. **41** Hochgradige valvuläre Pulmonalstenose bei einem 4jährigen Jungen. Kontinuierliche Druckregistrierung beim Katheterrückzug aus dem Pulmonalstamm (PA) in den rechten Ventrikel (RV). Systolischer Druckgradient über 100 mmHg

### Klinik und Pathophysiologie

Folge des vermehrten Strömungswiderstandes ist eine Druckbelastung des rechten Ventrikels mit zunehmender konzentrischer Hypertrophie. Pulmonalstenosen des Schweregrades I und II (systolischer Druckgradient unter 25 bzw. unter 50 mmHg) machen keine Beschwerden. Bei Schweregrad III und IV (Gradient über 50 bzw. über 80 mmHg) treten zunehmend klinische Zeichen der Rechtsherzinsuffizienz auf, wobei häufig

Kinder auch mit höhergradiger Stenose beschwerdefrei sind. Die sogenannte kritische Pulmonalstenose (Knopflochstenose) führt bereits im Säuglingsalter zu Zeichen der Rechtsherzinsuffizienz und zur generalisierten Zyanose infolge eines Rechts-links-Entlastungs-Shunts über das offene Foramen ovale. Bei mittel- und hochgradigen Stenosen ist ein präkordiales Schwirren zu tasten. Mit Punktum maximum über dem 2. und 3. ICR links parasternal hört man ein rauhes, scharfes, spindelförmiges Austreibungsgeräusch des Lautstärkegrades 3–4/6. Mit zunehmendem Schweregrad verschieben sich Beginn und Amplitudenmaximum zum zweiten Herzton hin. Dieser ist fixiert gespalten. Mit dem Schweregrad nimmt die Weite der Spaltung zu und die Lautstärke des Pulmonalklappenschlußtones ab (Abb. **40**).

### Diagnostisches Vorgehen und Differentialdiagnose

Im EKG (Abb. **40**) sieht man dem Grad der Stenose entsprechend rechtsventrikuläre Hypertrophiezeichen. Ein häufiger radiologischer Befund ist die Prominenz des Pulmonalissegmentes. Die Lunge ist gefäßarm. Mit der zweidimensionalen Echokardiographie läßt sich die Stenose meistens lokalisieren. Die Herzkatheteruntersuchung und Angiokardiographie ist indiziert bei begründetem Verdacht auf hämodynamische Relevanz (klinische Symptome, Zeichen der Rechtsherzbelastung im EKG) und ermöglicht die exakte Diagnose mit Bestimmung des Schweregrades (Abb. **41** u. **42**). Bei geringgradiger Pulmonalstenose kommen differentialdiagnostisch ein akzidentelles Systolikum oder ein Vorhofseptumdefekt vom Sekundumtyp, bei kritischer Pulmonalstenose zyanotische Herzfehler mit verminderter Lungenperfusion in Frage.

### Therapie

Bei asymptomatischen Patienten mit Schweregrad I und II ist bis auf eine Endokarditisprophylaxe keine weitere Therapie oder Leistungsbeschränkung notwendig. Bei extremen Stenosen im Säuglingsalter ist häufig wegen Rechtsherzinsuffizienz eine Notoperation erforderlich. Ohne klinische Beschwerden indiziert ein systolischer Druckgradient von mehr als 50 mmHg die Operation. Das Verfahren besteht in Kommissureröffnung bei der valvulären Pulmonalstenose, Resektion der hypertrophischen Muskulatur bei der infundibulären Pulmonalstenose und plastischer Erweiterung eines stenotischen Klappenringes bzw. einer supravalvulären Gefäßenge. Multiple periphere Pulmonalstenosen sind inoperabel. Die Operationsletalität ist vom Alter und vom Schweregrad der Herzinsuffizienz abhängig. Notfalloperationen der valvulären Pulmonalstenose im ersten Trimenon sind mit einer Sterblichkeit von 10–15% belastet, sonst liegt sie bei 1–2%.

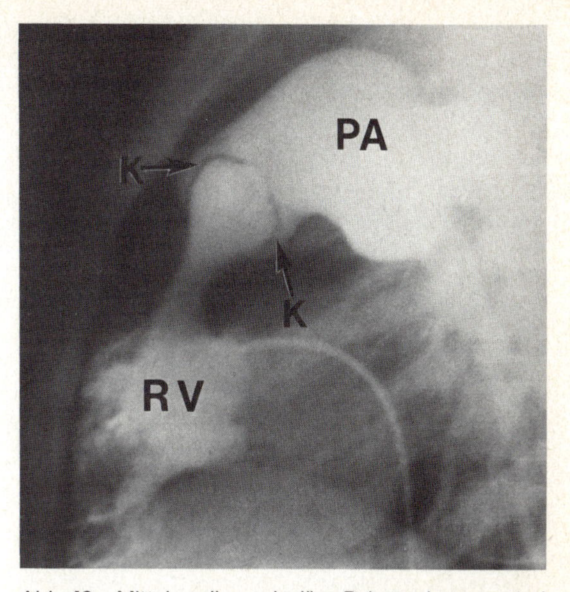


Abb. **42** Mittelgradige valvuläre Pulmonalstenose bei einem 5jährigen Mädchen. Angiokardiogramm im seitlichen Strahlengang. Kontrastmittelinjektion in den rechten Ventrikel (RV). Stenosierte Pulmonalklappe (K), die sich pilzförmig in den erweiterten Pulmonalstamm (PA) vorwölbt

### Prognose und Verlauf

Bei bedeutungsvollen Stenosen beträgt die durchschnittliche Lebenserwartung ca. 21 Jahre. Leichtere Pulmonalstenosen zeigen meist keine Progredienz, sondern eher eine Tendenz zur Abnahme des Druckgradienten. Bei Schweregrad III und IV kann der Druckgradient dagegen zunehmen. Gelegentlich bleibt nach Operation eine Reststenose bestehen. Die häufige postoperative Pulmonalklappeninsuffizienz (bei valvulären Stenosen) ist nicht bedeutungsvoll.

**Merke:** Typisch für eine Pulmonalstenose ist das laute Austreibungsgeräusch über dem 2. und 3. ICR links parasternal sowie eine weite Spaltung des zweiten Herztones mit abgeschwächtem Pulmonalisanteil in Verbindung mit Zeichen der rechtsventrikulären Belastung. Im Gegensatz zu den schweren zeigen die leichteren Formen keine Progredienz. Bei einem systolischen Druckgradienten von 50 mmHg und mehr ist die Operationsindikation gegeben. Die Prognose der operierten Patienten ist gut.

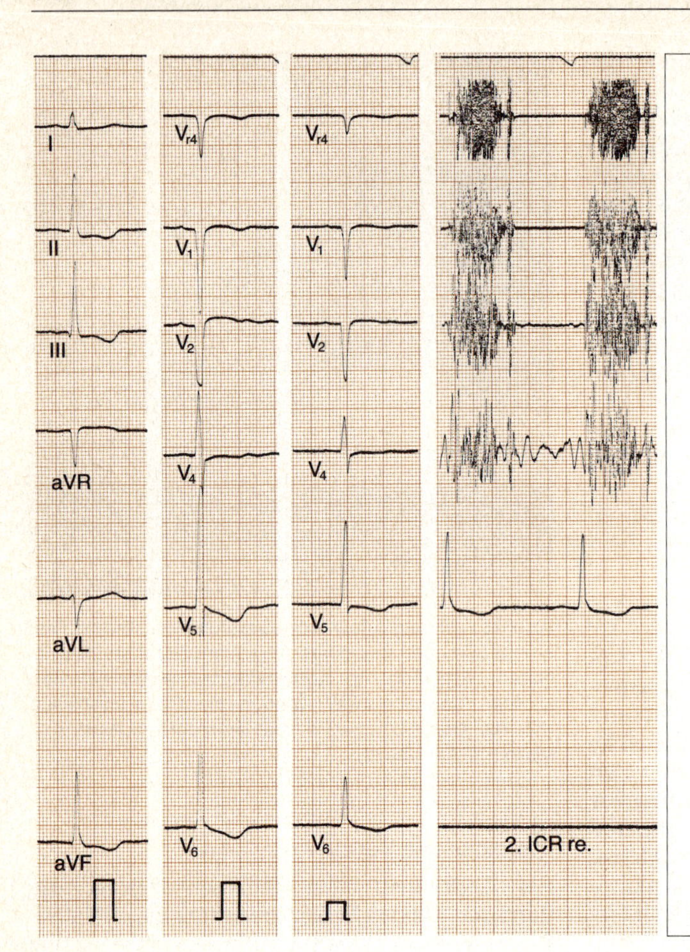


Abb. **43** Hochgradige valvuläre Aortenstenose bei einem 6jährigen Jungen.
EKG: Ausgeprägte linksventrikuläre Hypertrophiezeichen mit Diskordanz des Kammerendteils (Widerstandshypertrophie).
PKG: Mit Punktum maximum über dem 2. ICR rechts spindelförmiges Systolikum hoher Amplitude mit mesosystolischem Maximum

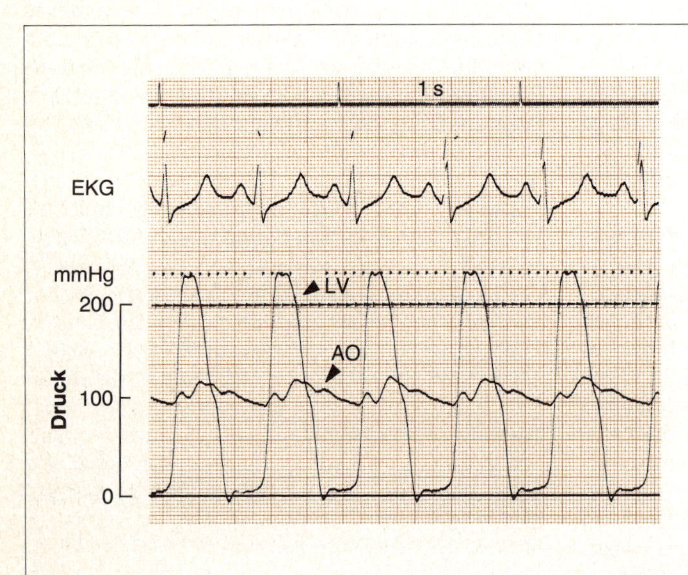


Abb. **44** Hochgradige valvuläre Aortenstenose bei einem 13jährigen Mädchen. Simultane Druckmessung in der aszendierenden Aorta (AO) und im linken Ventrikel (LV). Systolischer Druckgradient über 100 mmHg

## Aortenstenose

**Definition:** Bei den Einengungen der linksventrikulären Ausflußbahn handelt es sich überwiegend um valvuläre (Kommissurverschmelzung, Fehlanlage, zweisegelige Klappe), weniger häufig um subvalvuläre (fibromembranöse oder fibromuskuläre) und noch seltener um supravalvuläre Stenosen. Letztere Form ist beim Williams-Beuren-Syndrom mit weiteren Anomalien kombiniert. Die idiopathische hypertrophe Subaortenstenose wird den Kardiomyopathien zugerechnet und dort abgehandelt.

### Klinik und Pathophysiologie

Die Verengung der Ausflußbahn des linken Ventrikels führt in Abhängigkeit vom Schweregrad der Stenose zu einer kompensatorischen Hypertrophie der linken Kammermuskulatur. Überschreitet das dadurch verursachte Sauerstoffdefizit im Myokard eine bestimmte Grenze, so wird der Herzfehler symptomatisch. Unter Belastung kann die reduzierte Auswurfleistung Synkopen auslösen. Im Säuglingsalter führen 10% der Aortenstenosen zu einer konservativ kaum beherrschbaren Linksherzinsuffizienz (kritische Aortenklappenstenose). Bei Kindern und Jugendlichen kann der hypertrophierte linke Ventrikel die Stenose meistens kompensieren. Über 70% der Patienten sind während des Kindesalters beschwerdefrei. Leichte Ermüdbarkeit, Belastungsdyspnoe sind die ersten Symptome, Herzschmerzen oder Synkopen (in 10% der Fälle) weisen auf eine höhergradige Stenose hin. Die körperliche Entwicklung ist altersgerecht. Der Herzspitzenstoß ist verbreitert, im Jugulum ist fast immer ein systolisches Schwirren tastbar. Für die valvuläre Aortenstenose ist ein systolischer Extraton (Aortendehnungston) typisch. Das dabei vorwiegend über dem 2. ICR rechts parasternal auskultierbare systolische Austreibungsgeräusch des Lautstärkegrades 3–4/6 (Abb. **43**) wird in die Karotiden fortgeleitet, das Amplitudenmaximum ist in leichten Fällen früh-, in schweren Fällen spätsystolisch. Der typische Auskultationsbefund entwickelt sich oft erst im Laufe der Jahre aus einem zunächst uncharakteristischen Systolikum.

### Diagnostisches Vorgehen und Differentialdiagnose

Linksherzhypertrophiezeichen im EKG (Abb. **43**) korrelieren nicht immer mit dem Schweregrad der Stenose. Erregungsrückbildungsstörungen links präkordial als Ausdruck einer relativen Koronarinsuffizienz sprechen auf jeden Fall für eine höhergradige Stenose. Im Röntgenbild ist das Herz meist normal groß. Häufig zeigt sich eine poststenotische Erweiterung der Aorta ascendens. Ein indirektes echokardiographisches

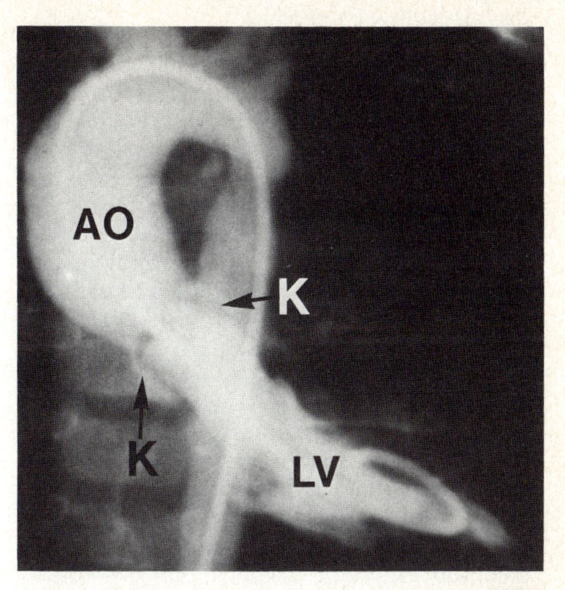


Abb. **45** Hochgradige valvuläre Aortenstenose bei 6 Monate altem männlichen Säugling. Angiokardiogramm im p.-a. Strahlengang. Kontrastmittelinjektion in den linken Ventrikel (LV). Stark trabekularisierter linker Ventrikel. Systolische Domstellung der verdickten Aortenklappe (K). Poststenotische Ektasie der aszendierenden Aorta (AO)

Zeichen ist die konzentrische Hypertrophie des linken Ventrikels, gleichzeitig Hinweis auf den Schweregrad der Stenose. Im zweidimensionalen Schnittbild ist eine Lokalisierung der Stenose möglich. Die exakte Lokalisation mit Bestimmung des Schweregrades durch Messung des systolischen Druckgradienten erfolgt durch die Herzkatheteruntersuchung und Angiokardiographie (Abb. **44** u. **45**). Sie ist indiziert bei begründetem Verdacht auf hämodynamische Relevanz (klinische Symptome, EKG-Veränderungen). Bei einem systolischen Druckgradienten unter 50 mmHg handelt es sich um eine unbedeutende bis leichte, von 50–80 mmHg um eine mittelgradige und bei über 80 mmHg um eine hochgradige Aortenstenose. Bei kritischer Aortenstenose muß man differentialdiagnostisch an eine Aortenisthmusstenose und ein hypoplastisches Linksherzsyndrom denken, an einen kleinen Ventrikelseptumdefekt bei subvalvulärer Stenose.

### Therapie

Im Säuglingsalter können hochgradige Stenosen durch akute Linksherzdekompensation eine notfallmäßige Operation indizieren. Ansonsten wird bei der valvulären Aortenstenose primär Zurückhaltung bezüglich der chirurgischen Behandlung geübt, da die Resultate der üblicherweise angewandten Kommissurotomie meist nicht befriedigend sind (Reststenose, Aortenklappeninsuffizienz) und der Klappenersatz auf Dauer nicht zu umgehen ist. Die Operationsletalität bei Kommissurotomie liegt bei 2–5%. Die Operationsindikation ergibt sich bei allen symptomatischen

Patienten bzw. beim Nachweis eines systolischen Druckgradienten von mindestens 50 mmHg. Bei der subvalvulären Stenose ist eine großzügigere Indikationsstellung zu rechtfertigen, da die Operation in der Regel kurativ ist. Dagegen ist bei der supravalvulären Stenose ein restriktives Verhalten begründet, da das Operationsrisiko wesentlich höher liegt und häufig Reststenosen verbleiben. Im Gegensatz zu anderen Herzfehlern sind schwere körperliche Belastungen und sportliche Betätigungen wegen der Gefahr synkopaler Anfälle zu vermeiden.

### Prognose und Verlauf

Die mittlere Lebenserwartung ist bei bedeutungsvoller Aortenstenose deutlich eingeschränkt, eine Progredienz ist bereits im Kindesalter zu erwarten. Bei 2–7 % aller Kinder kommt es zum plötzlichen Herztod, nahezu ausschließlich nach Auftreten von Prodromi (Stenokardien, Synkopen) und nachgewiesenen EKG-Veränderungen. Operationsergebnis und Spätprognose werden wie die Operationsindikation von der Lokalisation der Stenose beeinflußt. Eine Endokarditisprophylaxe ist auch postoperativ weiter erforderlich.

**Merke:** Typisch für eine Aortenstenose sind das tastbare Schwirren im Jugulum sowie ein lautes Austreibungsgeräusch über der Herzbasis rechts mit Fortleitung in die Karotiden in Verbindung mit Zeichen der linksventrikulären Druckbelastung. Der Verlauf ist meist progredient. Komplikationen sind Belastungssynkopen und plötzlicher Herztod. Bei einem systolischen Druckgradienten von 50 mmHg und mehr ist die Operationsindikation gegeben. Die bei der valvulären Stenose im Kindesalter angewandte Kommissurotomie ist oft nur ein Palliativeingriff, ein Klappenersatz ist langfristig meist nicht zu umgehen.

## Aortenisthmusstenose (Coarctatio aortae, Koarktation)

**Definition:** Bei der Aortenisthmusstenose liegt eine Einengung der thorakalen Aorta am Übergang von Aortenbogen zu deszendierender Aorta vor, im Mündungsbereich des Ductus arteriosus. Aus anatomischer, klinischer und therapeutischer Sicht wird die Unterteilung in eine isolierte umschriebene Form und in einen kardiovaskulären Mißbildungskomplex, das Koarktationssyndrom, gewählt.
Die isolierte Form ist die häufigere. Sie ist zu über 30 % mit einer bikuspiden Aortenklappe kombiniert. Beim Turner-Syndrom (XO-Typ) findet sich zu etwa 20 % eine umschriebene Aortenisthmusstenose. Das männliche Geschlecht ist nur bei der isolierten Form doppelt so häufig betroffen.

## Isolierte Aortenisthmusstenose

### Klinik und Pathophysiologie

Die isolierte Aortenisthmusstenose führt, da sie meist erst durch Verschluß des aortalen Duktustrichters zu einer wirksamen Stenose komplettiert wird, unterschiedlich schnell zu einer hämodynamisch wirksamen Obstruktion. Nur bei etwa 10–20 % kommt es im Säuglingsalter, und zwar zwischen dem 2. und 6. Lebensmonat, zu einer Herzinsuffizienz. Die übrigen Patienten bleiben oft bis in das frühe oder mittlere Erwachsenenalter beschwerdefrei, der Herzfehler ist häufig ein Zufallsbefund. Leitsymptom ist die Pulsdifferenz mit abgeschwächten oder fehlenden Pulsen an den unteren Extremitäten, die durch Blutdruckmessung objektiviert wird. Stets müssen die Pulse beider oberen Extremitäten geprüft werden, da gelegentlich eines der Gefäße unterhalb der Stenose entspringt. Die prästenotische Hypertonie entwickelt sich erst im Laufe des Kindesalters und ist selten bereits beim Säugling vorhanden. Der präkordiale Auskultationsbefund ist wenig hilfreich. Interskapular ist ein spätsystolisches Stenosegeräusch nachweisbar.

### Diagnostisches Vorgehen und Differentialdiagnose

Das EKG zeigt beim symptomatischen Säugling meist einen Rechtstyp und rechtsventrikuläre Hypertrophiezeichen. Bei beschwerdefreiem Verlauf sind die linksventrikulären Hypertrophiezeichen eher selten und korrelieren nicht mit dem Schweregrad. Die klassischen röntgenologischen Befunde wie Linksbetonung des Herzens, Prominenz der Aorta ascendens, Rippenusuren und Konturauffälligkeiten der Aorta im Isthmusbereich in Form einer »3« oder einer epsilonförmigen Aussparung im Ösophagogramm bilden sich meist erst im späten Kindesalter aus. Im eindimensionalen Echokardiogramm ist gegebenenfalls die konzentrische linksventrikuläre Hypertrophie nachweisbar. Die zweidimensionale Echokardiographie ermöglicht von suprasternal her die Darstellung der Stenose; mit welcher Zuverlässigkeit dies gelingt, läßt sich noch nicht sagen. Differentialdiagnostische Schwierigkeiten ergeben sich bei dem pathognomonischen Pulstastbefund nur während der Dekompensationsphase. Es muß jedoch insbesondere bei Vorliegen einer Hypertonie an eine Aortenisthmusstenose gedacht werden.
Die Katheteruntersuchung mit Angiokardiographie dient der genauen Bestimmung des Sitzes und der Ausdehnung der Stenose (Abb. **46**).

### Therapie

Die intensivmedizinische Behandlung der Herzinsuffizienz im Säuglingsalter ist oft erfolgreich. Die Korrektur kann dann elektiv erfolgen. Als Indikation zur operativen Korrektur gelten:

a

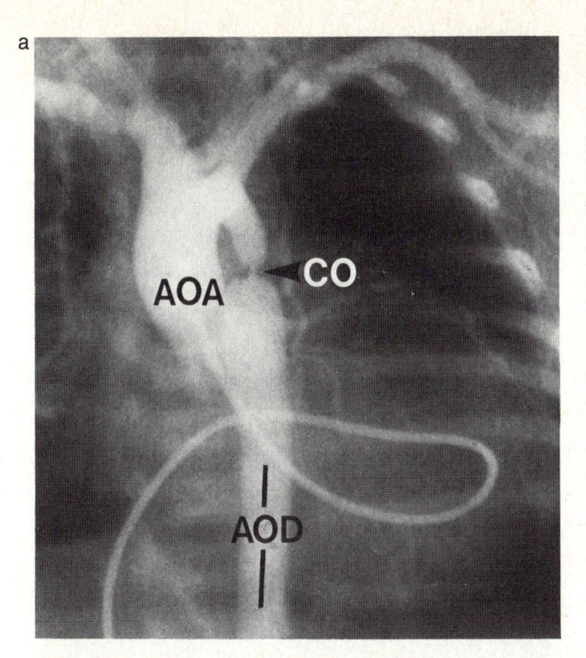


b

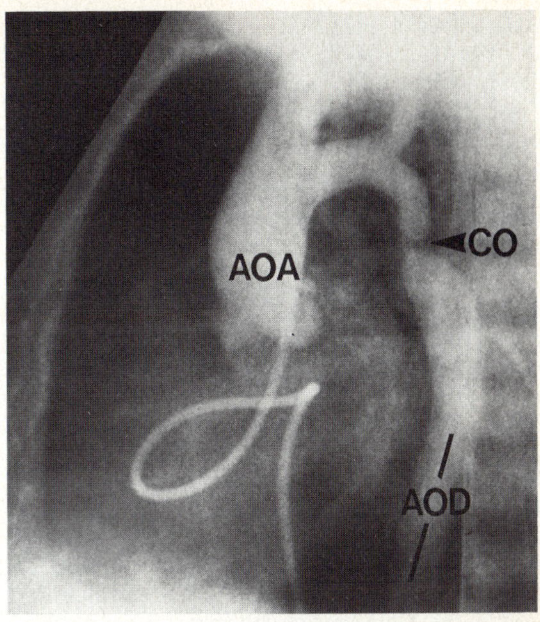


Abb. **46** Isolierte Aortenisthmusstenose bei 5 Wochen altem männlichen Säugling. Aortogramm im p.-a. **(a)** und seitlichen **(b)** Strahlengang. Kontrastmittelinjektion in die aszendierende Aorta (AOA). Nach Abgang der Aortenbogenäste deutliche Kaliberreduktion des deszendierenden Aortenbogenanteils mit umschriebener Aortenisthmusstenose (CO) bei weiter poststenotischer deszendierender Aorta (AOD)

1. therapieresistente Herzinsuffizienz nach konservativem Behandlungsversuch über maximal 24–48 Stunden;
2. systolischer Druckgradient über 30 mmHg, optimales Operationsalter 2.–5. Lebensjahr;
3. konstante Hypertonie mit systolischen Blutdruckwerten von 30 mmHg über der Altersnorm auch vor dem 2. Lebensjahr.

Das Operationsverfahren besteht meist in der Resektion des stenotischen Bezirkes und der End-zu-End-Anastomose. Das Operationsrisiko liegt bei elektivem Eingriff unter 1 %, im Säuglingsalter je nach klinischem Zustand jedoch höher, ebenso auch im späteren Erwachsenenalter, hier wegen der Sekundärveränderungen bei Hypertonie.

### Prognose und Verlauf

Beim Spontanverlauf ist die mittlere Lebenserwartung auf 35 Jahre eingeschränkt. Der Tod tritt ein infolge Komplikationen von seiten der Hypertonie, einer bakteriellen Endokarditis an einer bikuspiden Aortenklappe oder einer Aortitis. Bei operativem Vorgehen erscheint die Spätprognose günstig. Direkt postoperativ kann vorübergehend eine paradoxe Hypertonie auftreten, die eine antihypertensive Therapie erfordert. Das Risiko einer bleibenden Hypertonie trotz gutem Operationsresultat ist um so geringer, je früher die Operation erfolgt. Ein wesentliches Rekoarktationsrisiko besteht mit über 10 % für das Säuglingsalter. Bei bikuspider Aortenklappe ist mit der Entwicklung einer valvulären Aortenstenose zu rechnen.

**Merke:** Pathognomonisch für die Aortenisthmusstenose sind abgeschwächte oder fehlende Pulse an der unteren Körperhälfte. Die Herzinsuffizienz des Säuglings und die sich entwickelnde prästenotische Hypertonie sind die wesentlichen Gefahren. Die Operation erfolgt elektiv zwischen dem 2.–6. Lebensjahr, notfallmäßig bei therapieresistenter Herzinsuffizienz und so bald als möglich bei konstanter Hypertonie. Das Operationsrisiko ist niedrig und die Prognose günstig.

## Koarktationssyndrom

### Klinik und Pathophysiologie

Bei der häufigsten Kombination, präduktale Aortenisthmusstenose mit offenem Ductus arteriosus, Aortenbogenhypoplasie und druckangleichendem Ventrikelseptumdefekt, führt die gleichzeitige Druck- und Volumenbelastung meist innerhalb der ersten 6 Lebenswochen, oft bereits in der Neugeborenenperiode, zur globalen Herzinsuffizienz bis zum Vollbild des Schocks. Dies wird ausgelöst durch eine Spontanverkleinerung des Ductus arteriosus mit Erhöhung der Nachbelastung und Minderperfusion der unteren Körperhälfte und somit der Nieren. Puls- und Blutdruckdifferenz sind in der Dekompensationsphase oft nicht verifizierbar oder können bei offenem Ductus arteriosus fehlen oder mit dessen Weite wechseln. Eine an sich zu erwartende Zyanose der unteren Körperhälfte (Perfusion über offenen Ductus arteriosus vom rechten Ventrikel aus) fehlt meist wegen des großen Links-rechts-Shunts auf Ventrikelebene. Der Auskultationsbefund wird durch die Begleitmißbildungen bestimmt. Der zweite Herzton ist wegen des pulmonalen Hypertonus betont.

### Diagnostisches Vorgehen und Differentialdiagnose

Das EKG zeigt einen Rechtstyp und rechtsventrikuläre Hypertrophiezeichen, wenig auffällig in dieser Altersgruppe. Röntgenologisch finden sich eine Kardiomegalie, eine vermehrte Lungengefäßzeichnung und Zeichen der pulmonalvenösen Stauung. Inwieweit mit der zweidimensionalen Echokardiographie die Aortenanomalie zuverlässig dargestellt werden kann, ist noch ungewiß. Differentialdiagnostisch kommen der unterbrochene Aortenbogen, das hypoplastische Linksherzsyndrom und die hochgradige Aortenstenose in Frage, aber auch Schockzustände extrakardialer Genese. Gelegentlich erbringt erst die notfallmäßig durchgeführte Herzkatheteruntersuchung die Diagnose.

### Therapie

Die intensivmedizinische Behandlung hat nur eine überbrückende Funktion. Besonders zu erwähnen ist die Infusion von Prostaglandin $E_1$ oder $E_2$ zur Erweiterung des Ductus arteriosus. Der Erfolg ist am Rückgang der metabolischen Azidose meßbar. Die Operation muß oft notfallmäßig erfolgen. Sie besteht in der Beseitigung der Stenose, was oft nur unvollständig möglich ist, der Durchtrennung des Ductus arteriosus und wird bei Vorliegen eines Ventrikelseptumdefektes durch die Bändelung des Pulmonalstammes ergänzt. Das Operationsrisiko ist mit 20–50% beträchtlich.

### Prognose und Verlauf

Ohne operative Intervention liegt die Letalität über 80% innerhalb der ersten Lebenswochen. Der postoperative Verlauf wird von den assoziierten Fehlern bestimmt und durch eine mögliche Rest- bzw. Restenosierung.

**Merke:** Das Koarktationssyndrom ist eine der häufigsten Ursachen der Herzinsuffizienz in der Neugeborenenperiode.

# Aortenbogenanomalien

## Aortenbogenunterbrechung

**Definition:** Vollständige, langstreckige Trennung zwischen zwei Segmenten der thorakalen Aorta bzw. Fehlen des Aortenisthmus. Die Aorta ascendens endet in den Brachiozephalarterien, die Aorta descendens wird über den persistierenden Ductus arteriosus durchblutet. Ein zusätzlicher Ventrikelseptumdefekt kommt bei 95% der Fälle vor. Entsprechend dem Ort der Unterbrechung werden Typ A (Unterbrechung distal der linken A. subclavia in 43%), Typ B (Unterbrechung distal der linken A. carotis communis mit Abgang der linken A. subclavia aus der Aorta descendens in 53%) und Typ C (Unterbrechung distal der rechten A. carotis communis mit Abgang von linker A. carotis communis und subclavia aus der Aorta descendens in 4%) unterschieden. Klinik und Pathophysiologie sowie diagnostisches Vorgehen und Differentialdiagnose ähneln denjenigen bei Koarktationssyndrom.

### Therapie

Die konservative Behandlung erfolgt wie beim Koarktationssyndrom. Operativ wird nach unterschiedlicher Technik im frühen Säuglingsalter die Anastomosierung der proximalen und distalen Aorta durchgeführt, außerdem die Durchtrennung des persistierenden Ductus arteriosus und eventuell eine Pulmonalisbändelung. In tiefer Hypothermie und Kreislaufstillstand betrug die Operationsletalität der letzten Jahre um 40%. Nachoperationen sind meist notwendig.

### Prognose und Verlauf

Ohne Operation sterben bis zu 90% der Kinder im 1. Lebensmonat, nur wenige überleben das 1. Lebensjahr. Die Langzeitprognose wird von einem guten Operationsergebnis und den Begleitanomalien des Herzens bestimmt.

**Merke:** Die Aortenbogenunterbrechung ist in Pathophysiologie und Klinik dem Koarktationssyndrom vergleichbar. Die Aortenbogenunterbrechung ist jedoch seltener, und das Operationsrisiko liegt höher.

## Verlaufsanomalien

Die meisten Verlaufsanomalien des Aortenbogens besitzen keine hämodynamische Bedeutung. Durch Gefäßringbildung und abnorm verlaufende Arterien kann es jedoch zur Kompression von Trachea und Ösophagus mit Stridor und rezidivierender Bronchitis oder Dysphagie kommen. Neben der Ringbildung bei doppeltem Aortenbogen kann eine Ringbildung auch durch einen rechtsseitigen Aortenbogen mit linksseitigem Ductus arteriosus oder Lig. arteriosum entstehen. Die aberrierende rechte A. subclavia mit Ursprung aus der Aorta descendens (A. lusoria) kann in seltenen Fällen ein ähnliches Beschwerdebild verursachen. Das Ösophagogramm kann die Verdachtsdiagnose stützen, die Sicherung erfolgt bei Ringbildung mit offenem Ductus arteriosus oder durch doppelten Aortenbogen angiographisch. Bei Ringbildung durch ein Lig. arteriosum mit typischem Beschwerdebild gelingt die Diagnosesicherung erst intraoperativ. Das komprimierende Ligament oder die abnorme Arterie werden operativ durchtrennt oder umgepflanzt. Operationsrisiko und Komplikationsrate sind gering, die Langzeitprognose sehr gut.

**Merke:** Verlaufsanomalien des Aortenbogens können, wenn auch selten, durch Bildung eines Gefäßringes zur operationsbedürftigen Kompression von Trachea und Ösophagus führen.

## Mitralklappenprolaps-Syndrom

S. Beitrag SCHEPPOKAT, S. 1.78 ff.

# Angeborene Herzfehler mit Links-rechts-Shunt

## Vorhofseptumdefekt

**Definition:** Intraatriale Kommunikationen treten bevorzugt als zentraler Vorhofseptumdefekt (Ostium-secundum-Defekt = ASD II), seltener nahe der Einmündung der oberen Hohlvene als Sinus-venosus-Defekt auf. Der Ostium-primum-Defekt zählt zur Gruppe der Endokardkissendefekte.

### Klinik und Pathophysiologie

Der Links-rechts-Shunt auf Vorhofebene ist außer von der Defektgröße auch von der Dehnbarkeit der beiden Ventrikel abhängig, die im 1. Lebensjahr nur gering unterschiedlich ist, weshalb der Links-rechts-Shunt auch bei großem Defekt in diesem Alter in der Regel gering ist. Oft besteht Beschwerdefreiheit bis in das Erwachsenenalter. Auch eine obstruktive Pulmonalgefäßerkrankung entwickelt sich verhältnismäßig spät. Der Spontanverschluß ist im Vergleich zum Ventrikelseptumdefekt sehr selten. Das Herzgeräusch wird eher zufällig entdeckt. Der Auskultationsbefund (Abb. **47**) entspricht dem der durchflußbedingten, relativen Pulmonalstenose: leises bis mittellautes (Grad 2–3/6), niederfrequentes, spindelförmiges Systolikum mit frühsystolischem Amplitudenmaximum, Punktum maximum über dem 2.–3. ICR links parasternal. Der zweite Herzton ist meist breit und fixiert gespalten. Bei großem Links-rechts-Shunt verursacht die relative Trikuspidalstenose ein zusätzliches, mesodiastolisches Strömungsgeräusch über dem 4. ICR links parasternal.

### Diagnostisches Vorgehen und Differentialdiagnose

Der meist zufällig entdeckte Herzgeräuschbefund gibt Anlaß zu weiteren Untersuchungen. Das EKG (Abb. **47**) zeigt in der Regel einen Steil- bis Rechtslagetyp und einen inkompletten Rechtsschenkelblock infolge der rechtsventrikulären Volumenbelastung. In der Röntgenaufnahme sieht man meist nur eine mäßige Herzvergrößerung, dazu ein prominentes Pulmonalissegment durch Ektasie des Pulmonalstamms und Zeichen der vermehrten Lungenperfusion. Bei kleinen Shunt-Volumina fehlen diese Rezirkulationszeichen. Im Echokardiogramm weisen eine Vergrößerung des rechtsventrikulären Durchmessers und eine paradoxe Bewegung des Ventrikelseptums auf die Volumenbelastung des rechten Ventrikels hin (Abb. **48**). Im zweidimensionalen Bild kann der zentrale Defekt mit großer Zuverlässigkeit direkt nachgewiesen werden. Die periphere Farbstoffverdünnungsuntersuchung erlaubt den Nachweis und die Größeneinschätzung des Links-rechts-Shunts. Der ASD II ist die wichtigste Differentialdiagnose zum akzidentellen Systolikum. Eine partielle Lungenvenenfehlmündung – selten isoliert, meist mit einem Vorhofseptumdefekt kombiniert – ist klinisch vom ASD II nicht zu trennen. Ostium-secundum-Typ und Ostium-primum-Typ unterscheiden sich durch den Lagetyp im EKG (überdrehter Linkstyp beim ASD I). Die Herzkatheteruntersuchung erlaubt die Lokalisierung des Defektes und die Bestimmung der Shunt-Größe (Abb. **49**). Sie ist indiziert bei angenommener Operationsbedürftigkeit des Herzfehlers, d.h. bei begründetem Verdacht auf hämodynamisch bedeutsamen Shunt, zu dem für die Operation günstigen Zeitpunkt.

### Therapie

Die Indikation zum operativen Verschluß ergibt sich auch bei Symptomfreiheit bei einem Shunt von mehr als 30% des Kleinkreislaufminutenvolumens im Hinblick auf die Entwicklung einer pulmonalen Widerstandserhöhung. Als günstigster Operationstermin wird das Vorschulalter angesehen. Die Operationsletalität liegt unter 2%.

### Prognose und Verlauf

Unbehandelt beträgt die durchschnittliche Lebenserwartung 37–40 Jahre. Lebenseinschränkend sind Herzrhythmusstörungen und Rechtsherzversagen, einerseits volumenbedingt, zum

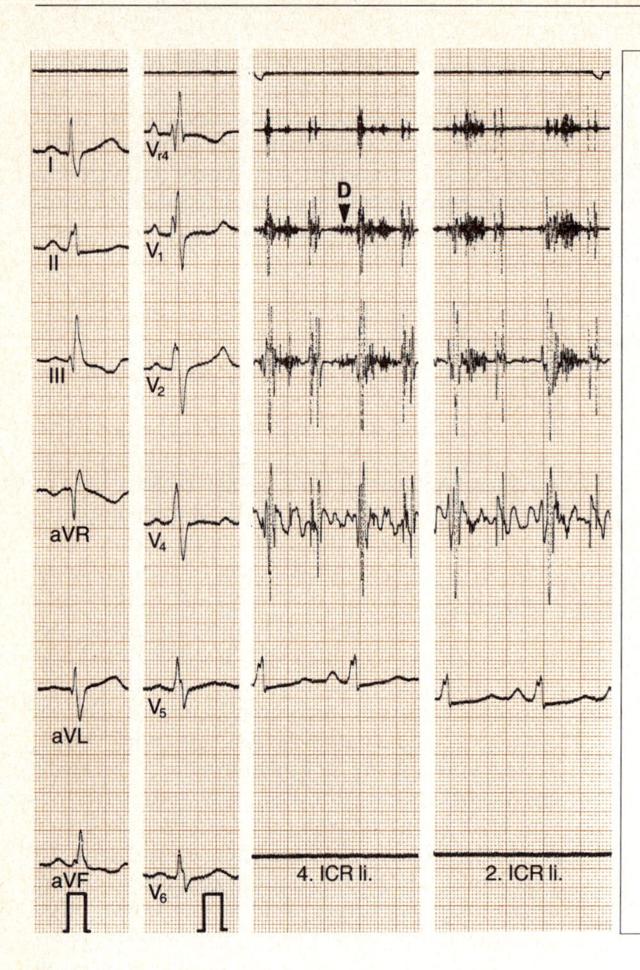


Abb. **47** Vorhofseptumdefekt (Ostium-secundum-Defekt) mit mittelgroßem Links-rechts-Shunt bei einem 4jährigen Mädchen. EKG: Steiltyp, inkompletter Rechtsschenkelblock als Zeichen der rechtsventrikulären Volumenbelastung.
PKG: Mit Punktum maximum über dem 2. ICR links parasternal proto- bis mesosystolisches Geräusch niedriger Amplitude. Konstante Spaltung des zweiten Herztones. Über dem 4. ICR links zusätzliches meso- bis telediastolisches Geräusch (D) niedriger Amplitude

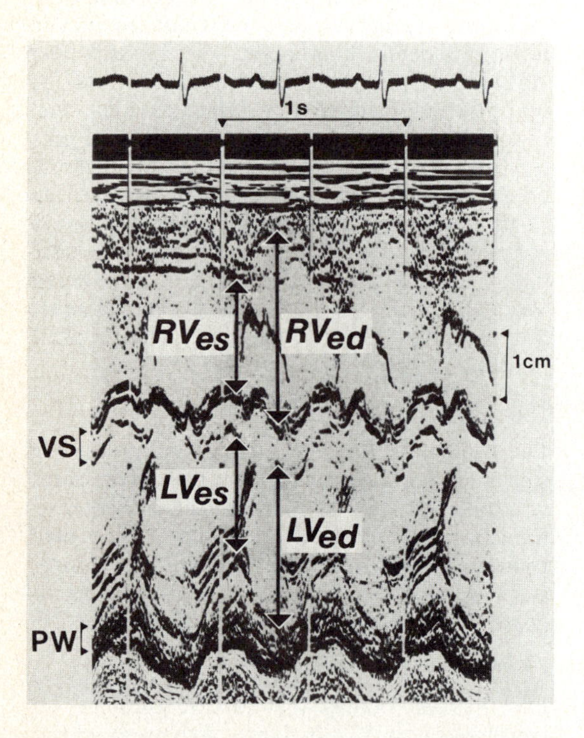


Abb. **48** Vorhofseptumdefekt (Ostium-secundum-Defekt) mit mittelgroßem Links-rechts-Shunt bei einem 5jährigen Mädchen. Eindimensionales Echokardiogramm: Vergrößerter rechtsventrikulärer Durchmesser (RV) und paradoxe Bewegung des Ventrikelseptums – gleichsinniger Verlauf von Ventrikelseptum (VS) und linksventrikulärer Hinterwand (PW) – als Zeichen der rechtsventrikulären Volumenbelastung. RV = rechter Ventrikel, LV = linker Ventrikel, Index »es« = endsystolisch, Index »ed« = enddiastolisch

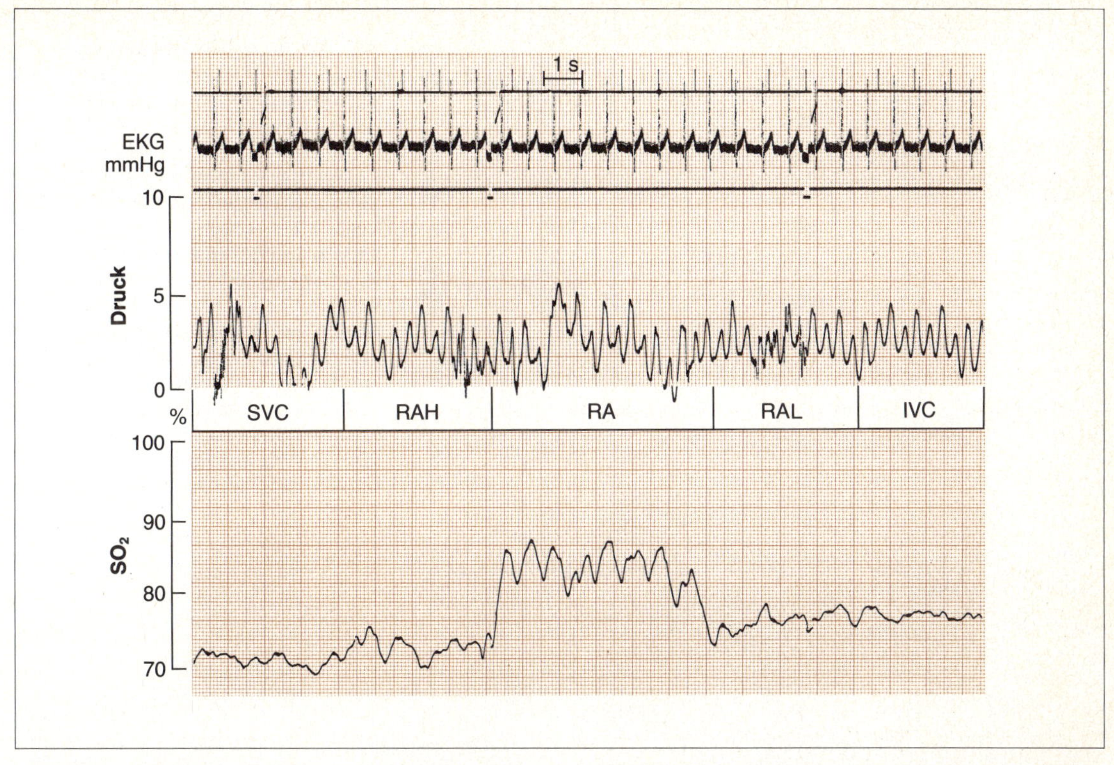


Abb. **49** Vorhofseptumdefekt (Ostium-secundum-Defekt) mit mittelgroßem Links-rechts-Shunt bei einem 10jährigen Jungen. Simultane kontinuierliche Druckmessung und Oxymetrie (Bestimmung der Sauerstoffsättigung = $SO_2$) mittels Faseroptik-Katheter beim Rückzug aus der oberen Hohlvene (SVC) durch den rechten Vorhof (RA) bis in die untere Hohlvene (IVC). Zentral im rechten Vorhof (RA) kastenförmiger Anstieg der Sauerstoffsättigung infolge des Links-rechts-Shunts. RAH = rechter Vorhof kranial, RAL = rechter Vorhof kaudal

anderen Teil Folge der pulmonalen Widerstandserhöhung. Die Operation ist in der Regel kurativ, Rezidive sind selten. Nach Operationen im fortgeschrittenen Lebensalter werden Herzrhythmusstörungen verhältnismäßig häufig beobachtet.

**Merke:** Typisch für den ASD II ist die Kombination von leisem, relativem Pulmonalstenosengeräusch, breit und meist fixiert gespaltenem zweitem Herzton und Mesodiastolikum mit Steil- bis Rechtslagetyp und inkomplettem Rechtsschenkelblock im EKG. Wegen fehlender Beschwerden wird er eher zufällig und spät entdeckt, da das Herzgeräusch oft als akzidentelles Systolikum verkannt wird. Der hämodynamisch bedeutsame Defekt sollte vor der Einschulung verschlossen werden.

## Endokardkissendefekte

**Definition:** Eine Entwicklungsstörung der Endokardkissen am Kommunikationspunkt von Septum primum, Kammerseptum und Atrioventrikular-(AV-)Klappen kann zum Auftreten eines Ostium-primum-Defektes (ASD I), eines partiellen AV-Kanals (ASD I und AV-Klappendeformität) und zum totalen AV-Kanal (Mitbeteiligung eines Ventrikelseptumdefektes, Verlust der septalen Aufhängung der AV-Klappen) führen. Häufig ist die Kombination mit dem Down-Syndrom.

### Klinik und Pathophysiologie

Der seltene isolierte ASD I gleicht hämodynamisch und klinisch dem ASD II. Bei dem häufigeren partiellen AV-Kanal besteht zusätzlich eine Spaltung des anterioren Mitralsegels mit unterschiedlich ausgeprägter Mitralklappeninsuffizienz (seltener eine begleitende Trikuspidalklappeninsuffizienz), die den Links-rechts-Shunt auf Vorhofebene noch verstärkt und zusätzlich zu einer Volumenbelastung des linken Ventrikels führt. Als Folge treten im Gegensatz zum reinen ASD I Zeichen der Belastungsinsuffizienz bereits

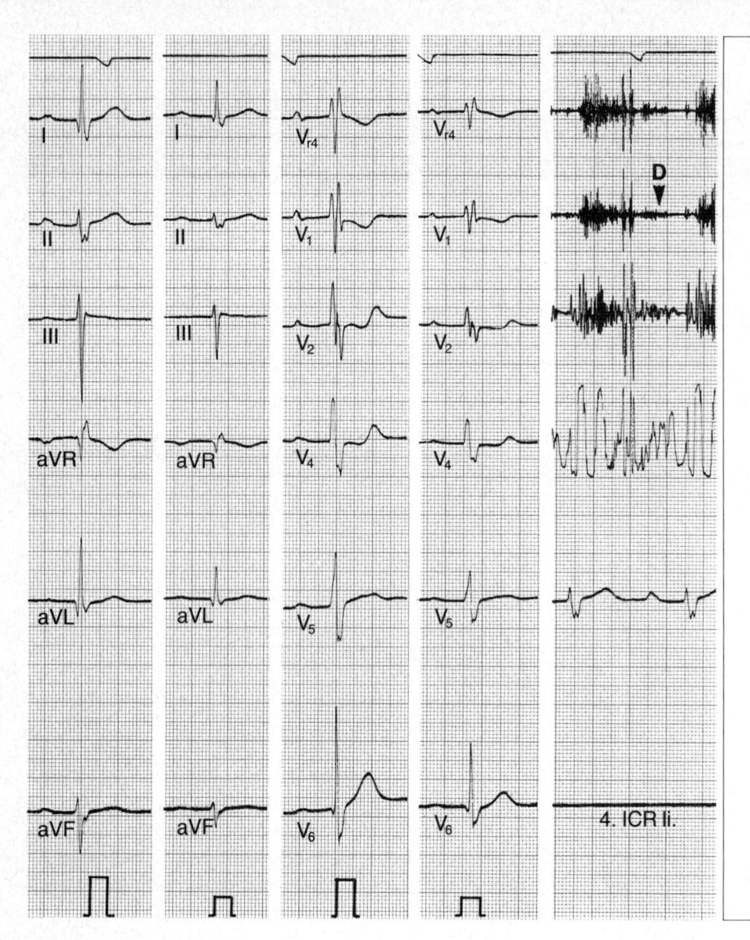


Abb. **50** Partieller Atrioventrikularkanal (Ostium-primum-Defekt mit Mitralklappeninsuffizienz) bei einem 4jährigen Jungen.
EKG: Überdrehter Linkstyp. Inkompletter Rechtsschenkelblock als Ausdruck einer rechtsventrikulären Volumenbelastung. Hinweis auf zusätzliche linksventrikuläre Hypertrophie (überhöhtes R in $V_6$).
PKG: Über dem 4. ICR links holosystolisches Geräusch mittlerer Amplitude. Konstante weite Spaltung des zweiten Herztons. Proto- bis mesodiastolisches Geräusch (D = AV-Klappenströmungsgeräusch) niedriger Amplitude

a

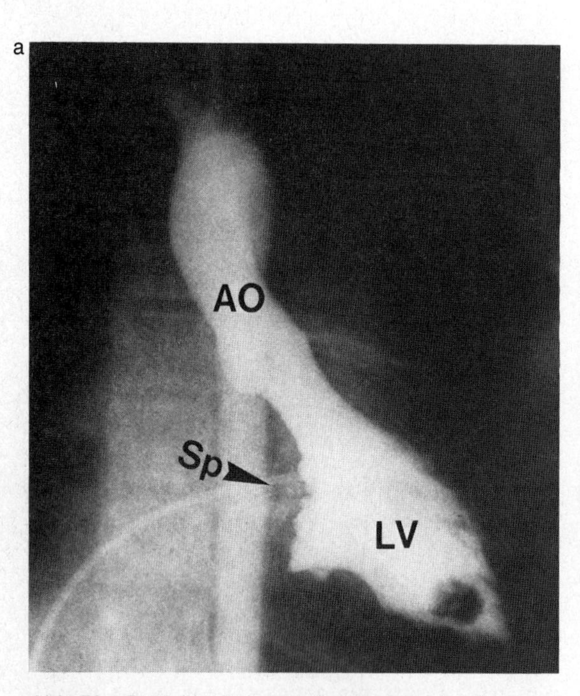


b

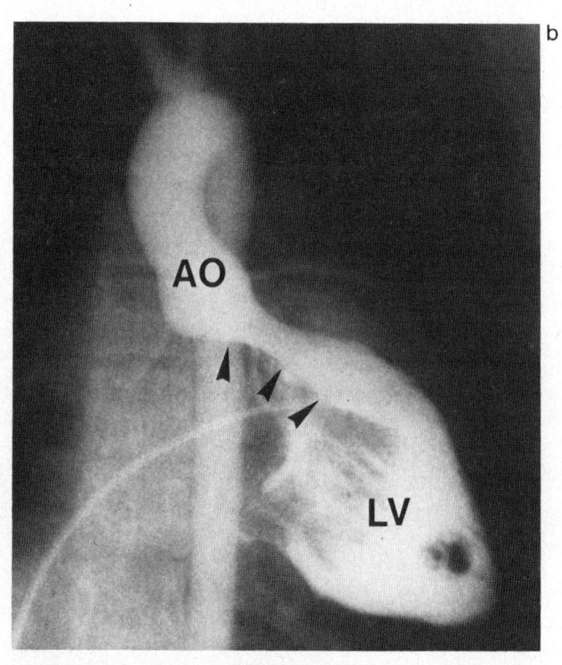


Abb. **51** Partieller Atrioventrikularkanal mit mittelgroßem Links-rechts-Shunt und geringgradiger Mitralklappeninsuffizienz bei einem 6jährigen Mädchen.
Angiokardiogramm im p.-a. Strahlengang. Kontrastmittelinjektion in den linken Ventrikel (LV). **a** Endsystole: Spaltbildung der Mitralklappe (Sp) mit minimalem Kontrastmittelrückstrom. **b** Enddiastole: Typische Anhebung und Verlängerung der Ausflußbahn des linken Ventrikels, sogenanntes Schwanenhalsphänomen (Pfeile). AO = Aorta ascendens

im 1. Lebensjahr oder im frühen Kindesalter auf. Beim totalen AV-Kanal führen der wechselnde Links-rechts- und Rechts-links-Shunt auf Vorhof- und Ventrikelebene über den zentralen Defekt sowie die AV-Klappeninsuffizienz zum Druckangleich auf Vorhof- und Ventrikelebene, zur systolischen Druckerhöhung im Lungenkreislauf und zur frühzeitigen Entwicklung einer obstruktiven Pulmonalgefäßerkrankung mit Shunt-Umkehr ab der zweiten Hälfte des Säuglingsalters. Diese schwerste Variante manifestiert sich somit bereits im Säuglingsalter mit Zeichen der Herzinsuffizienz und Zyanose. Bei partiellem AV-Kanal ist der Auskultationsbefund eines ASD II mit einem hochfrequenten Holosystolikum über der Herzspitze als Ausdruck der Mitralinsuffizienz kombiniert (Abb. **50**). Beim totalen AV-Kanal ist ein rauhes Holosystolikum (Grad 3–4/6) am linken unteren Sternalrand auskultierbar. Bei steigendem Pulmonalisdruck nimmt die Lautstärke des Pulmonalklappenschlußtones zu.

### Diagnostisches Vorgehen und Differentialdiagnose

Den Hinweis auf das Vorliegen eines Herzfehlers aus der Endokardkissendefektgruppe gibt das EKG (Abb. **50**). Durch Lageanomalie des atrioventrikulären Reizleitungssystems kommt es in nahezu allen Fällen zum Bild des überdrehten Linkstyps. Zeichen der Rechtsherzhypertrophie und der mit dem Grad der Mitralinsuffizienz zunehmenden Linkshypertrophie weisen auf den Schweregrad hin. Im Röntgenbild sieht man ein vergrößertes Herz mit Zeichen der vermehrten Lungenperfusion. Ein ASD I zeigt die gleichen echokardiographischen Befunde wie ein ASD II. Die paradoxe Septumbewegung kann bei zusätzlich bestehender Mitralinsuffizienz unterdrückt sein. Als Ausdruck der abnormen Lage liegt das vordere Mitralklappenecho dicht am Ventrikelseptum, das Trikuspidalklappenecho überkreuzt es scheinbar. Beim kompletten AV-Kanal wird häufig eine einzige, gemeinsame AV-Klappe registriert. Im zweidimensionalen Bild kann der Defekt mit großer Zuverlässigkeit direkt nachgewiesen werden. Exakte Diagnose und Bestimmung des Schweregrades erfolgt durch Herzkatheteruntersuchung und Angiokardiographie. Sie ist indiziert bei begründetem Verdacht auf einen totalen AV-Kanal bzw. bei hinreichendem Verdacht auf klinische Relevanz eines partiellen AV-Kanals oder ASD I. Angiokardiographisch zeigt der linke Ventrikel im sagittalen Strahlengang eine charakteristische Deformierung mit Anhebung der Ausflußbahn während der Diastole (Schwanenhalsphänomen) (Abb. **51**). Differentialdiagnostisch kommen zum ASD I und zum partiellen AV-Kanal der ASD II, zum totalen AV-Kanal der Ventrikelseptumdefekt vom AV-Kanal-Typ in Frage.

### Therapie

Die Dringlichkeit der Operation ergibt sich beim ASD I und beim partiellen AV-Kanal aufgrund gleicher Kriterien wie beim ASD II. Beim totalen AV-Kanal sollte die Operation wegen der früh auftretenden, irreversiblen pulmonalen Widerstandserhöhung spätestens im 2. Lebensjahr erfolgen. Ein ASD I wird direkt oder durch Flicken verschlossen, ein Mitralklappenspalt übernäht. Die Korrektur des totalen AV-Kanals besteht im Verschluß der Defekte und der Rekonstruktion der AV-Klappen. Die Operationsletalität beträgt beim partiellen AV-Kanal unter 5%, beim totalen AV-Kanal bis zu 70%. Wegen der AV-Klappenanomalien ist postoperativ eine Endokarditisprophylaxe notwendig.

### Prognose und Verlauf

Unbehandelt liegt beim partiellen AV-Kanal die Lebenserwartung zwischen 3 und 30 Jahren, beim totalen AV-Kanal nur bei 8 Monaten bis 2 Jahre. Oft bleibt nach Operation, beim kompletten AV-Kanal häufiger als beim partiellen, eine Mitralklappeninsuffizienz meist leichteren Grades bestehen. Auch können als Operationskomplikation totale AV-Blockierungen auftreten.

**Merke:** Die Variationsbreite der Endokardkissendefekte reicht vom einfachen ASD I bis zum totalen AV-Kanal mit schwerem klinischem Bild. Häufig ist die Kombination mit dem Down-Syndrom. Typisch ist der überdrehte Linkslagetyp im EKG. ASD I und partieller AV-Kanal entsprechen in Prognose und Therapie dem ASD II. Nach operativer Behandlung ist ihre Prognose gut. Beim totalen AV-Kanal zwingen Herzinsuffizienz und drohende pulmonale Widerstandserhöhung zur frühzeitigen Operation, das Risiko ist beträchtlich.

## Ventrikelseptumdefekt (VSD)

**Definition:** Die Kommunikation zwischen beiden Ventrikeln liegt ganz überwiegend im Bereich des Septum membranaceum. Seltener sind der im Einflußtrakt des rechten Ventrikels gelegene muskuläre und der im Ausflußtrakt subpulmonal gelegene Defekt.

### Klinik und Pathophysiologie

Die klinischen Auswirkungen werden durch die Defektgröße und das Verhältnis der Widerstände im kleinen und großen Kreislauf bestimmt.

1. *Kleiner VSD:* Die Druckdifferenz zwischen rechtem und linkem Ventrikel ist erhalten. Es findet sich das typische, laute, Grad 3–4/6, meist holosystolische Geräusch über dem 3.–4. ICR

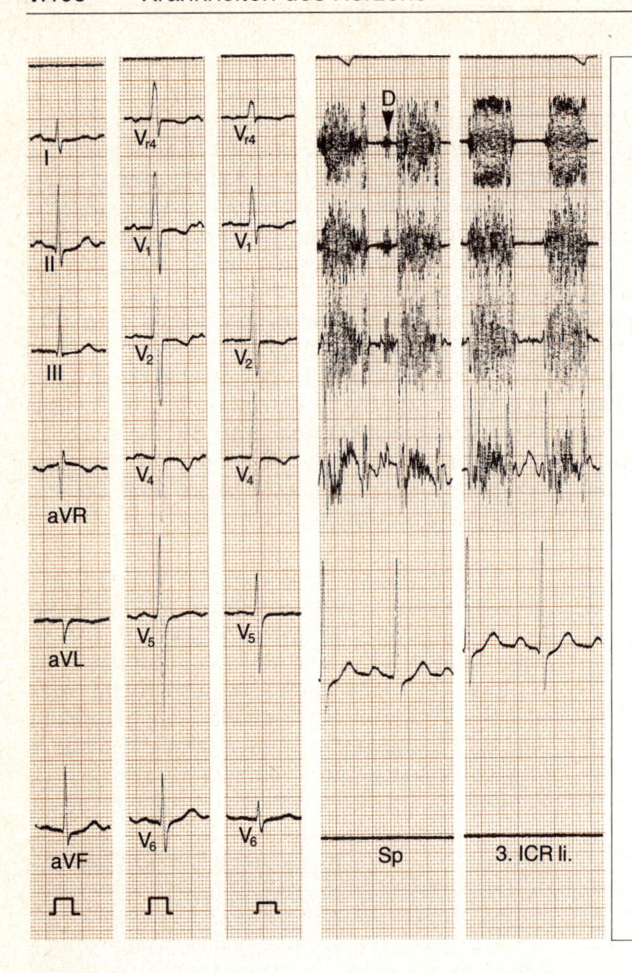


**Abb. 52** Druckangleichender Ventrikelseptumdefekt mit großem Links-rechts-Shunt bei 7 Monate altem weiblichen Säugling. EKG: Biventrikuläre Hypertrophiezeichen (Eichzacken = 1 mV !). PKG: Mit Punktum maximum über dem 3. ICR links holosystolisches Geräusch hoher Amplitude. Zweiter Herzton einheitlich und betont. Über der Herzspitze (Sp) zusätzliches Diastolikum (D) niedriger Amplitude

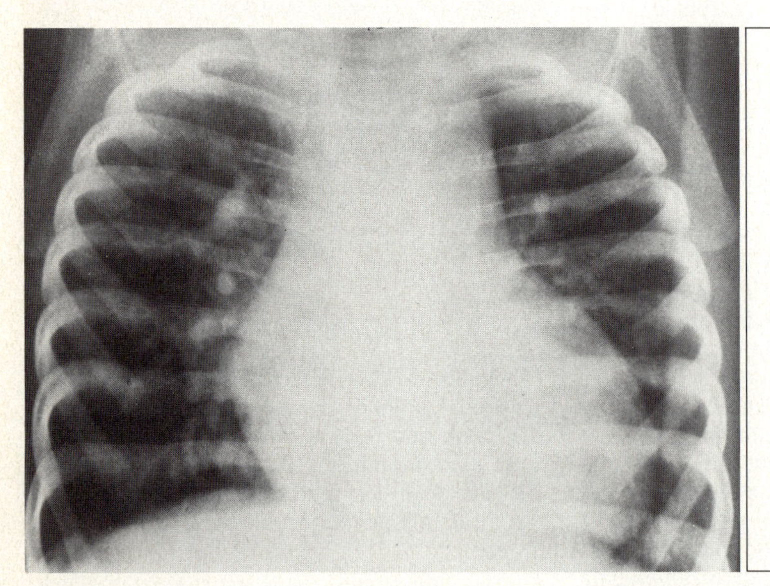

Abb. **53** Druckangleichender Ventrikelseptumdefekt mit großem Links-rechts-Shunt bei einem 1jährigen Mädchen. Röntgenaufnahme des Thorax: beidseits vergrößerter Herzschatten, vermehrte Lungengefäßzeichnung

Abb. **54** Druckangleichender Ventrikelseptumdefekt mit bedeutungsvollem Links-rechts-Shunt. Simultane kontinuierliche Druckmessung und Oxymetrie (Sauerstoffsättigungsbestimmung = $SO_2$) mittels Faseroptik-Katheter beim Rückzug aus der Aorta (AO) durch den Ventrikelseptumdefekt (VSD) in den rechten Ventrikel (RV) und weiter in den rechten Vorhof (RA). Anstieg der Sauerstoffsättigung vom rechten Vorhof zum rechten Ventrikel durch den Links-rechts-Shunt über den Ventrikelseptumdefekt bei vollständiger Sauerstoffsättigung in der Aorta. Die Druckkurve zeigt den systolischen Druckangleich im rechten Ventrikel an die Aorta ▷

links parasternal, oft von einem Schwirren begleitet. Kardiale Insuffizienzzeichen fehlen.
2. *Mittelgroßer VSD:* Der Links-rechts-Shunt liegt über 30% des Lungendurchflusses. Zum Systolikum tritt oft zusätzlich ein diastolisches Mitralströmungsgeräusch auf (Abb. **52**). Bei gering- bis mittelgradig erhöhten Pulmonalarteriendrukken ist der Pulmonalklappenschlußton nur gering betont. Im 2.–4. Lebensmonat tritt häufig eine kardiale Insuffizienz auf. Die Latenz ist durch den verzögerten postpartalen Abfall des Pulmonalgefäßwiderstandes bedingt, der den VSD anfangs maskiert. Erste Hinweise sind schnelle Ermüdbarkeit und starkes Schwitzen bei Nahrungsaufnahme.
3. *Großer druckangleichender VSD:* Die Shunt-Größe wird jetzt durch den Pulmonalgefäßwiderstand bestimmt. Ein niedriger Widerstand bedingt einen großen Links-rechts-Shunt. Aufgrund der hohen Volumen- und zusätzlichen Druckbelastung finden sich präkordiale Pulsationen mit möglicher Ausbildung eines Herzbuckels (Voussure). Das Systolikum ist sehr unterschiedlich ausgeprägt. Ein diastolisches Flow-Geräusch ist die Regel. Der zweite Herzton ist eng gespalten und der Pulmonalisanteil akzentuiert. Es entwikkelt sich das Vollbild einer globalen Herzinsuffizienz mit der zuvor beschriebenen Latenz. Bei großem VSD und hohem bzw. steigendem Pulmonalgefäßwiderstand nimmt der Links-rechts-Shunt ab, und schließlich kommt es zur Shunt-Umkehr (Eisenmenger-Reaktion). Die Ausbildung obstruktiver Lungengefäßveränderungen bahnt sich beim VSD bereits gegen Ende des 1. Lebensjahres an. Das systolische Geräusch wird uncharakteristisch, ein diastolisches Flow-Geräusch fehlt. Es imponiert ein einheitlicher, paukender zweiter Herzton. Links parasternal ist ein Heben tastbar. Die kardialen Insuffizienzzeichen sind rückläufig, die Belastbarkeit ist jedoch eingeschränkt. Infolge des Rechts-links-Shunts kann eine Zyanose auftreten. Diese Befunde sind nicht mehr für den VSD spezifisch, sondern für einen fixierten pulmonalen Hypertonus, wie er sich auch bei anderen Shunt-Vitien mit vermehrter Lungenperfusion ausbilden kann.

### Diagnostisches Vorgehen und Differentialdiagnose

Die weitere Vorfelddiagnostik ermöglicht eine zuverlässige Beurteilung der Hämodynamik. Das EKG zeigt bei mittelgroßem und großem Links-rechts-Shunt links- bzw. biventrikuläre Hypertrophiezeichen (s. Abb. **52**) und bei erhöhtem Pulmonalgefäßwiderstand mit kleinem Links-rechts-Shunt bzw. Shunt-Umkehr ausschließlich eine rechtsventrikuläre Hypertrophie. Röntgenologisch liegt bei bedeutungsvollem Links-rechts-Shunt eine Kardiomegalie vor mit vermehrter Lungengefäßzeichnung (Abb. **53**). Bei großem VSD mit erhöhtem Widerstand im kleinen Kreislauf normalisiert sich die Herzgröße, die Pulmonalgefäße sind zentral erweitert und in der Peripherie rarefiziert. Echokardiographisch gelingt

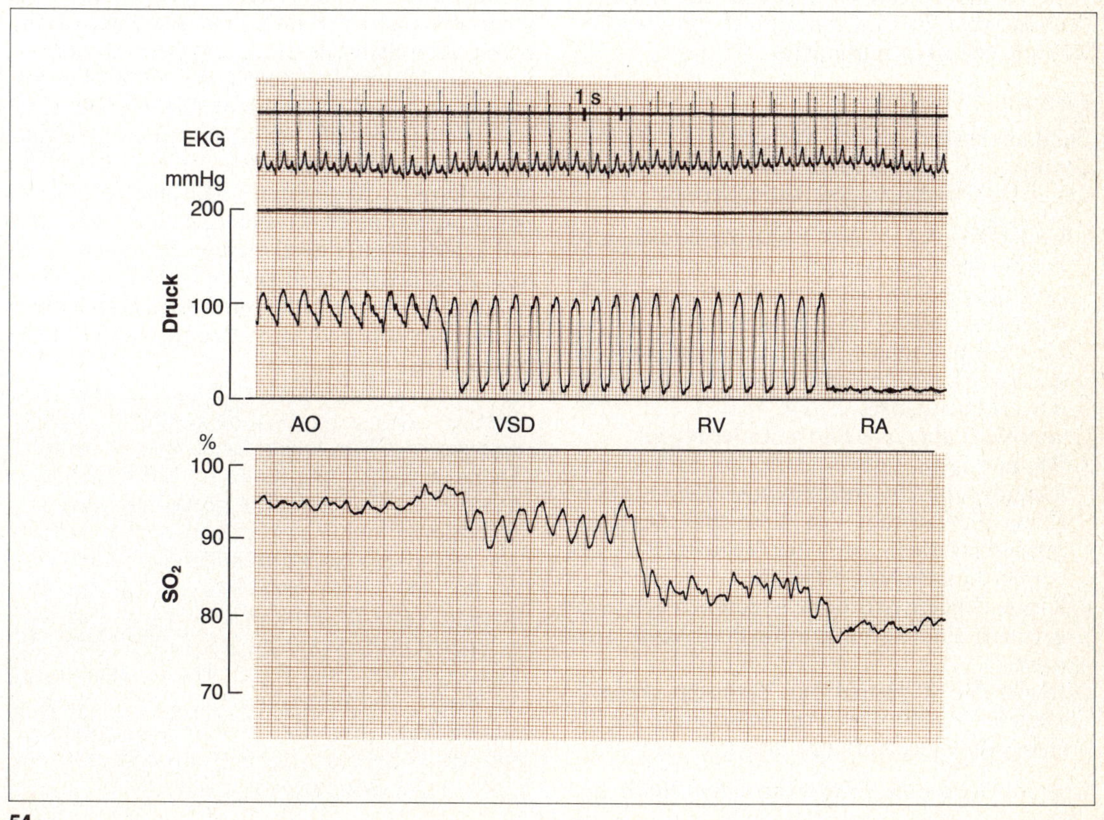


54

ein direkter Nachweis bei sehr großem VSD. Ansonsten ermöglicht die Echokardiographie jedoch eine Abschätzung der Shunt-Größe wie beim persistierenden Ductus arteriosus (s. Abb. **57**). Außerdem ist aufgrund der systolischen Zeitintervalle an der Pulmonalklappe eine Beurteilung des Pulmonalgefäßwiderstandes möglich. Die periphere Farbstoffverdünnungsuntersuchung erlaubt die Bestimmung von Richtung und Ausmaß des Shunts, jedoch keine Lokalisierung. Die spezielle kardiologische Diagnostik dient der Sicherung der Diagnose, der Schweregradbestimmung und dem Ausschluß zusätzlicher Anomalien. Die Indikation deckt sich weitgehend mit dem Zeitplan bezüglich des operativen Vorgehens. Bei der Herzkatheteruntersuchung findet sich der für den Ventrikelseptumdefekt typische Anstieg der Sauerstoffsättigung im rechten Ventrikel, bei größeren VSD gelingt die direkte Sondierung (Abb. **54**). Die oxymetrisch bestimmten Durchflußverhältnisse erlauben zusammen mit den Druckwerten die Berechnung der Widerstandsverhältnisse. Bei operationsbedürftigem Befund erfolgt mittels Kontrastmittelinjektion in den linken Ventrikel die Bestimmung der Lage, Anzahl und ungefähren Größe der Defekte. Differentialdiagnostisch sind bei kleinem Links-rechts-Shunt aufgrund des Geräuschbefundes Stenosen im linken bzw. rechten Ventrikel zu erwägen, bei mittelgroßem Links-rechts-Shunt die azyanotische Form der Fallotschen Tetralogie und bei großem Shunt mit pulmonalem Hypertonus unter anderem der große persistierende Ductus arteriosus, der singuläre Ventrikel und die Transposition der großen Gefäße mit Ventrikelseptumdefekt.

### Therapie

Bei dem therapeutischen Vorgehen ist die große Tendenz zu Spontanverkleinerung und -verschluß zu berücksichtigen. Therapieplan:

1. Bei Auftreten kardialer Insuffizienzzeichen ist erst bei Versagen der antikongestiven Behandlung oder bei chronischer Gedeihstörung die Operationsindikation gegeben.
2. Liegt ein pulmonaler Hochdruck vor, so sollte der VSD-Verschluß spätestens bis zum Ende des 2. Lebensjahres erfolgt sein (Gefahr irreversibler Pulmonalgefäßveränderungen).
3. Bei normalen Pulmonalarteriendrucken und hämodynamisch bedeutungsvollem Shunt (Links-rechts-Shunt von über 30% des Lungendurchflusses) kann der Verschluß elektiv vor der Einschulung erfolgen.
4. Kleine Defekte erfordern, abgesehen von einer gezielten Endokarditisprophylaxe, keine Therapie.
5. Inoperabilität besteht bei Vorliegen eines fixierten Verhältnisses von Pulmonal- zu Systemgefäßwiderstand von über 0,7.

Operativ wird eine Primärkorrektur durch Defektverschluß, meist unter Verwendung eines Kunststoffflickens, angestrebt. Nur bei sehr jungen Säuglingen und multiplen VSD wird palliativ eine Drosselung des Pulmonalstamms (Banding-Operation) durchgeführt zur Reduzierung der Lungenperfusion. Die Korrektur erfolgt dann elektiv nach dem 1. Lebensjahr. Die Operationssterblichkeit beträgt unter 5%. Sie liegt jedoch höher im 1. Lebensjahr, bei erhöhtem Pulmonalgefäßwiderstand, bei multiplen Defekten und jenseits des Kindesalters. Bei zweizeitigem Vorgehen, d.h. Banding-Operation und späterem Debanding und Defektverschluß, liegt die Gesamtletalität über 15%.

### Prognose und Verlauf

Spontanverschluß und -verkleinerung des VSD erfolgen am häufigsten im Säuglings- und Kleinkindesalter und bei kleinen bis mittelgroßen Defekten. Bei ca. 70% der VSD dürfte es endgültig zum Verschluß kommen, bei weiteren 20% zu einer entscheidenden Verkleinerung, so daß keine Operation erforderlich wird. Es bleiben etwa 10%, die operationsbedürftig sind, sei es wegen der Defektgröße oder spezieller Verlaufsformen (Entwicklung einer infundibulären Pulmonalstenose oder einer zusätzlichen Aortenklappeninsuffizienz). Ohne Operation stirbt ein Teil der Patienten mit mittelgroßen und großen VSD bereits im Säuglingsalter infolge Herzversagens oder komplizierender bronchopulmonaler Infektionen oder entwickelt einen fixierten pulmonalen Hypertonus. Obstruktive Pulmonalgefäßveränderungen setzen bereits gegen Ende des 1. Lebensjahres ein, und zwar unter dem Bild einer scheinbaren klinischen Besserung. Ist die Situation der Inoperabilität erreicht, so liegt die mittlere Lebenserwartung bei 20–30 Jahren. Die Gefahr einer Endokarditis besteht auch bei kleinen Defekten. Bei rechtzeitiger Operation ist die Korrektur meist kurativ. Abgesehen von operativen Komplikationen (totaler AV-Block, Aorten- und/oder Trikuspidalinsuffizienz) werden Residuen (Rest- bzw. Rezidivdefekte in ca. 10%, Persistenz eines pulmonalen Hypertonus) und Operationsfolgen (ventrikulotomiebedingter Rechtsschenkelblock) beobachtet.

**Merke:** Der isolierte VSD ist der häufigste angeborene Herzfehler. Leitsymptom ist das Holosystolikum über dem 3.–4. ICR links parasternal. Es besteht eine große Tendenz zu Spontanverschluß und -verkleinerung. Gefahren drohen bei mittelgroßem und großem VSD durch die Herzinsuffizienz (2.–4. Lebensmonat) und die Entwicklung eines fixierten pulmonalen Hypertonus (Beginn Ende des 1. Lebensjahres). Kleine Defekte werden nicht korrigiert. Bei hämodynamisch bedeutungsvollem VSD führt der rechtzeitige operative Verschluß zu einem guten Ergebnis bei geringem Operationsrisiko.

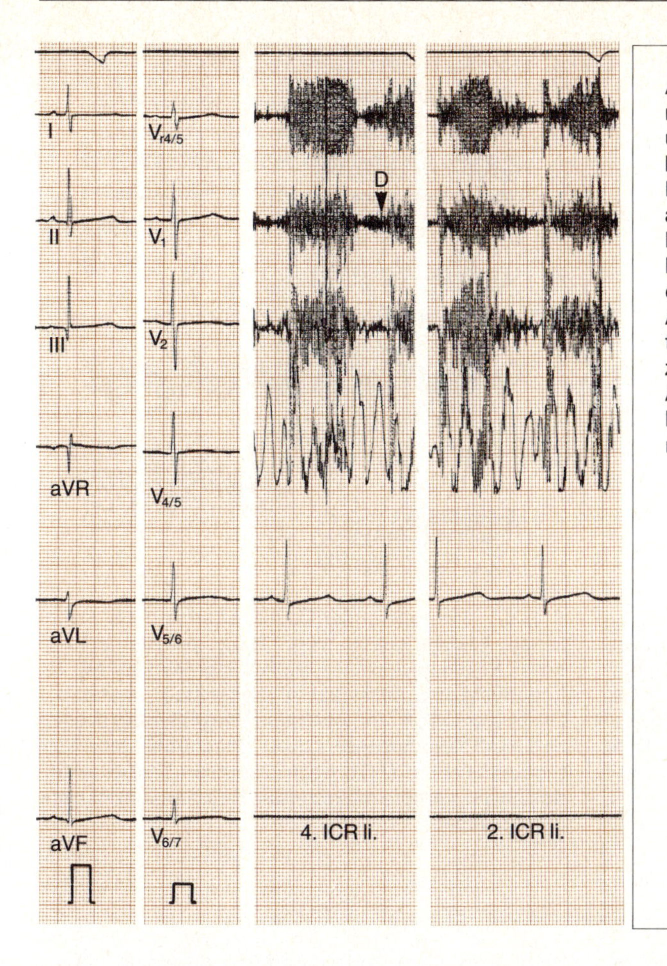


Abb. **55** Persistierender Ductus arteriosus mit bedeutungsvollem Links-rechts-Shunt und mittelgradigem pulmonalen Hypertonus bei 2 Monate altem weiblichen Säugling.
EKG: Positive T-Wellen rechts präkordial als Hinweis auf eine rechtsventrikuläre Belastung in diesem Alter.
PKG: Über dem 2. ICR links systolisch-diastolisches Maschinengeräusch hoher Amplitude mit Maximum in Höhe des zweiten Herztons. Über dem 4. ICR links ist zusätzlich zum fortgeleiteten systolischen Anteil des kontinuierlichen Geräusches ein Diastolikum (D = Mitralströmungsgeräusch) nachweisbar

## Persistierender Ductus arteriosus (PDA)

**Definition:** Der Ductus arteriosus ist eine fetale Gefäßverbindung zwischen Pulmonalstamm und Anfangsteil der Aorta descendens, die sich normalerweise wenige Stunden nach der Geburt infolge des postpartalen $pO_2$-Anstieges im Blut durch Kontraktion zuerst funktionell und in den folgenden Wochen auch anatomisch verschließt. Ein verzögerter Duktusverschluß kann besonders bei Frühgeborenen noch in den ersten 3 Lebensmonaten stattfinden. Ein PDA tritt gehäuft im Rahmen einer Rötelnembryopathie auf. Frühgeborene, insbesondere mit Atemnotsyndrom, zeigen oft einen verzögerten Duktusverschluß mit hämodynamischen Auswirkungen, bei einem Gestationsalter von 28–30 Wochen in ca. 75%. Schwere angeborene Herzfehler sind bis zu 40% mit einem persistierenden Ductus arteriosus kombiniert.

### Klinik und Pathophysiologie

Größe und Richtung des Shunts werden von Duktusquerschnitt und Widerstandsverhältnis zwischen System- und Lungenkreislauf bestimmt. Nach dem intrauterinen Rechts-links-Shunt entsteht bei postnatal abnehmendem Lungengefäßwiderstand ein zunehmender Links-rechts-Shunt mit vermehrter Lungenperfusion. Eine dadurch bedingte Herzinsuffizienz wird bei Reifgeborenen selten vor dem 2.–4. Lebensmonat, bei Frühgeborenen mit Atemnotsyndrom oft bereits in der 1. Lebenswoche beobachtet. Das auskultatorisch charakteristische systolisch-diastolische Maschinengeräusch infraklavikular links (Abb. **55**) entwickelt sich beim typischen persistierenden Ductus arteriosus meist erst zwischen 3. und 12. Lebensmonat. Infolge einer großen Blutdruckamplitude sind die peripheren Pulse kräftig bis schlagend. Die meisten Patienten sind im Kindes- und jungen Erwachsenenalter beschwerdefrei. Ohne Therapie kann es bereits im frühen Kindesalter zur fixierten pulmonalen Widerstandserhöhung kommen (komplizierter PDA). Dabei kehrt sich die Shunt-Richtung zum Rechts-links-Shunt um. Das Geräusch wird uncharakteristisch.

Bei einer Gruppe komplexer Herzfehler können

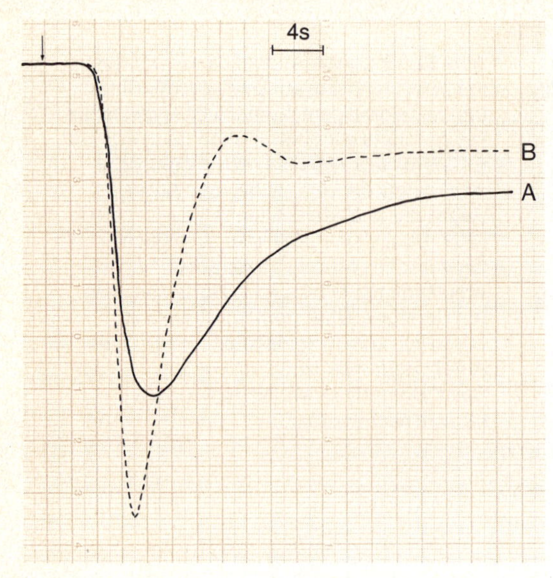


Abb. **56** Persistierender Ductus arteriosus bei männlichem Frühgeborenen von 1500 g mit Atemnotsyndrom. Die Farbstoffverdünnungskurve vor der Operation (A), 7. Lebenstag, zeigt einen hämodynamisch bedeutungsvollen Links-rechts-Shunt. Nach der Operation (B), 8. Lebenstag, Normalisierung der Farbstoffverdünnungskurve

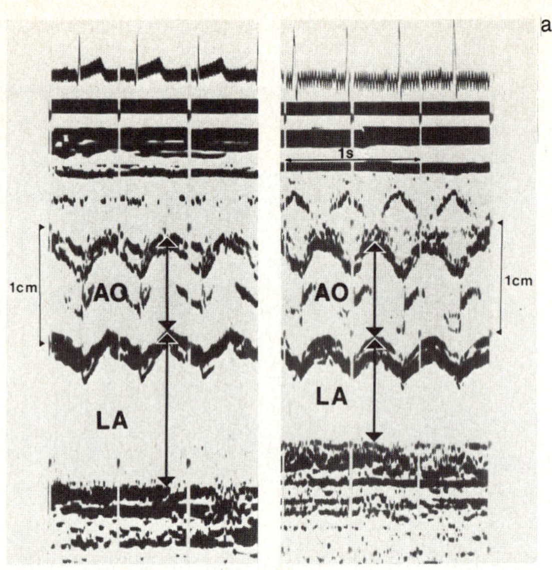


Abb. **57** Persistierender Ductus arteriosus bei männlichem Frühgeborenen von 1200 g mit Atemnotsyndrom. Eindimensionales Echokardiogramm vor **(a)**, 11. Lebenstag und nach **(b)**, 12. Lebenstag, operativem Duktusverschluß. Vor Operation Vergrößerung des linken Vorhofdurchmessers (LA) gegenüber dem Aortendurchmesser (AO). Nach Operation Verkleinerung des linken Vorhofs mit normaler Relation zum Aortendurchmesser

die Patienten nur mit funktionell offenem Ductus arteriosus überleben. Bei den duktusabhängigen Herzfehlern mit aortopulmonaler Flußrichtung wird die Lungendurchblutung durch den PDA ermöglicht (u.a. Pulmonalatresie mit intaktem Ventrikelseptum), bei umgekehrtem Blutfluß wird der Systemkreislauf über den Ductus arteriosus ganz oder teilweise versorgt (hypoplastisches Linksherzsyndrom, Aortenbogenunterbrechung, Koarktationssyndrom).

### Diagnostisches Vorgehen und Differentialdiagnose

Das EKG ist normal oder zeigt eine linksventrikuläre Hypertrophie. Röntgenologisch findet sich ein normaler kardialer Befund oder eine Kardiomegalie mit vermehrter Lungengefäßzeichnung. Die periphere Farbstoffverdünnung zeigt einen Links-rechts-Shunt an (Abb. **56**). Im Echokardiogramm kann der Durchmesser des linken Vorhofes durch den Links-rechts-Shunt vergrößert sein (Abb. **57**). Beim persistierenden Ductus arteriosus mit fixierter pulmonaler Widerstandserhöhung (komplizierter PDA) sind Auskultation, EKG, Röntgenbefund und Echokardiogramm unspezifisch (vgl. Ventrikelseptumdefekt).

Die Herzkatheteruntersuchung beweist einen persistierenden Ductus arteriosus. Für den typischen persistierenden Ductus arteriosus wird sie nicht von allen Untersuchern gefordert. Meist kann der persistierende Ductus arteriosus vom Pulmonalstamm aus direkt sondiert werden. Im Pulmonalarteriensystem ist der Anstieg der Sauerstoffsättigung infolge des Links-rechts-Shunts nachweisbar (Abb. **58**). Demgegenüber bereiten Nachweis oder Ausschluß eines komplizierten persistierenden Ductus arteriosus mit pulmonaler Widerstandserhöhung oder eines persistierenden Ductus arteriosus bei komplexem Herzfehler oft erhebliche Schwierigkeiten. Dem Duktusgeräusch ähnelt ein venöses Strömungsgeräusch im Halsbereich (Nonnensausen), welches jedoch bei Kopfdrehung oder Jugularvenenkompression verschwindet. Arterio-venöse Fisteln können ebenfalls ein duktusähnliches Geräusch erzeugen. Die Herzkatheteruntersuchung erlaubt die schwierige Differentialdiagnose zwischen persistierendem Ductus arteriosus und aortopulmonalem Fenster. Ein komplizierter persistierender Ductus arteriosus kann die klinische Symptomatik unterschiedlicher Herzfehler mit pulmonaler Widerstandserhöhung nachahmen.

### Therapie

Der operative Duktusverschluß eines typischen persistierenden Ductus arteriosus soll nach dem 4. Lebensmonat in jedem Fall durchgeführt werden (Operationsletalität unter 1%). Bei Säuglingen mit Herzinsuffizienz und Frühgeborenen mit

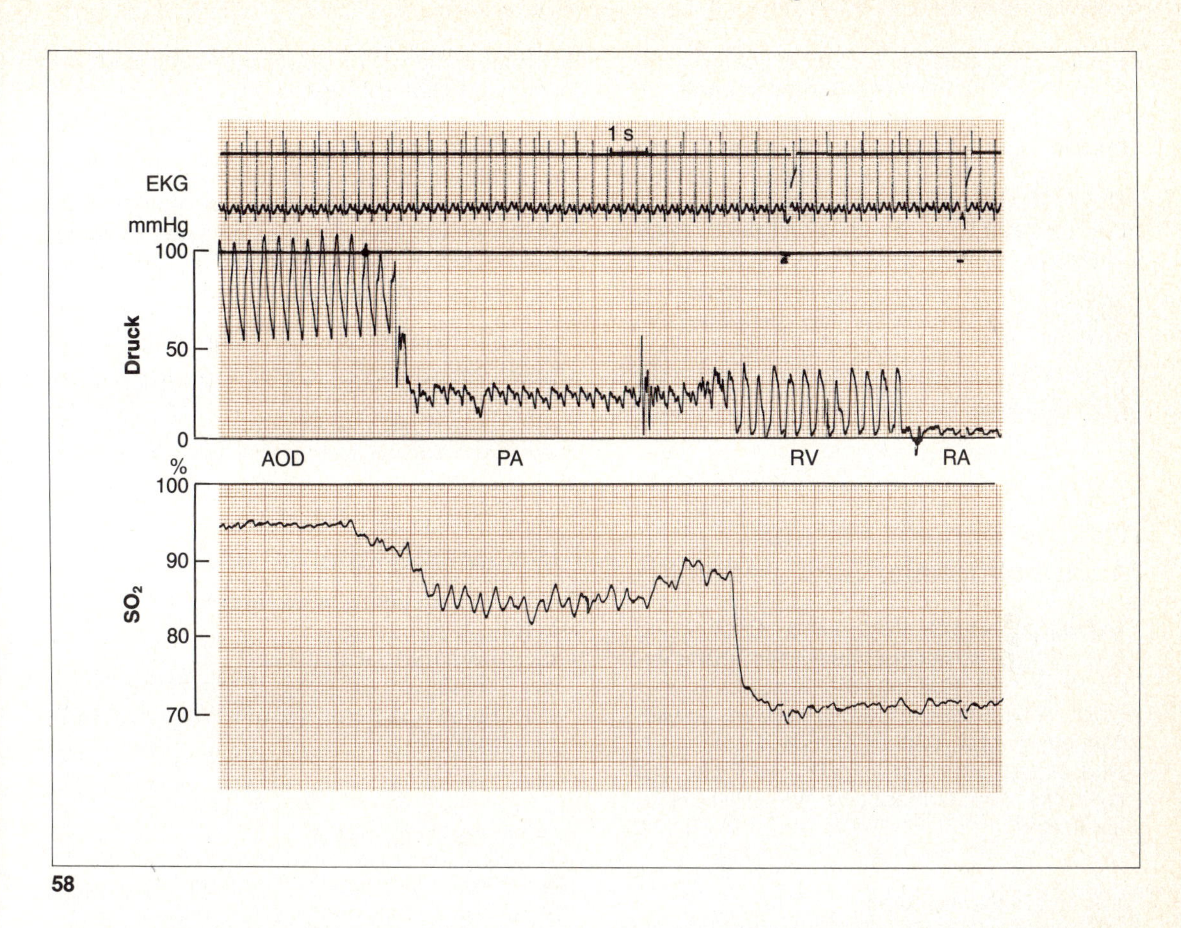


58

Abb. 58 Persistierender Ductus arteriosus mit mittelgroßem Links-rechts-Shunt bei einem 1jährigen Mädchen.
Simultane kontinuierliche Druckmessung und Oxymetrie (Sauerstoffsättigungsbestimmung = $SO_2$) mittels Faseroptik-Katheter beim Rückzug aus der deszendierenden Aorta (AOD) durch den Ductus arteriosus in den Pulmonalstamm (PA) und weiter über den rechten Ventrikel (RV) in den rechten Vorhof (RA). Deutlicher stufenförmiger Anstieg der Sauerstoffsättigung vom rechten Ventrikel zum Pulmonalstamm infolge des Links-rechts-Shunts auf Duktusebene bei voller Sauerstoffsättigung in der deszendierenden Aorta. Die Druckkurve zeigt in der Aorta eine hohe Blutdruckamplitude und einen stufenförmigen Abfall auf im Normbereich gelegene Pulmonalarteriendrucke (drucktrennender Ductus arteriosus)

gleichzeitigem Atemnotsyndrom erfolgt die Operation auch früher. Wegen des höher liegenden Endokarditisrisikos (jenseits des 1. Lebensjahrzehnts in 0,5–1 % der Fälle pro Jahr) ist auch bei kleinem persistierendem Ductus arteriosus die Operationsindikation gegeben. Ein komplizierter persistierender Ductus arteriosus mit fixiertem Pulmonalgefäßwiderstand über 70 % des Systemkreislaufwiderstandes ist inoperabel. Bei Neugeborenen mit duktusabhängigen Vitien gelingt es, den Duktus medikamentös durch Prostaglandine vom E-Typ bis zur palliativen oder korrektiven Operation offenzuhalten. Beim Frühgeborenen ist es andererseits möglich, durch Verabreichung von Prostaglandin-Inhibitoren den Duktus medikamentös zu verschließen, wenn auch mit wechselndem Erfolg.

### Prognose und Verlauf

Der Spontanverschluß eines persistierenden Ductus arteriosus tritt häufig noch in den ersten 3–4 Lebensmonaten ein (bei Frühgeborenen in über 75 %), jenseits des Kindesalters nur noch bei 0,6 % der Fälle pro Jahr. Die mittlere Lebenserwartung bei unbehandeltem PDA jenseits des Kindesalters ist etwa auf die Hälfte verkürzt. Todesursachen sind Herzinsuffizienz im Säuglings- und Kleinkindesalter, bakterielle Endokarditis mit zunehmender Häufung jenseits des Kindesalters und Lungengefäßobstruktion im Erwachsenenalter. Der operative Duktusverschluß ist vor Auftreten sekundärer Veränderungen kurativ.

**Merke:** Der typische persistierende Ductus arteriosus (PDA) wird am systolisch-diastolischen Maschinengeräusch links infraklavikular (!) klinisch leicht diagnostiziert. Jeder unbehandelte PDA verkürzt die Lebenserwartung (Herzinsuffizienz, obstruktive Lungengefäßveränderungen, bakterielle Endokarditis). Deshalb muß jeder typische isolierte PDA operativ verschlossen werden, auch wenn die Patienten beschwerdefrei sind.

## Aortopulmonales Fenster (Aortopulmonaler Septumdefekt)

**Definition:** Durch fehlerhafte Entwicklung des Septum aorticopulmonale sind Aorta ascendens und Pulmonalarterienstamm über einen Defekt miteinander verbunden. Semilunarklappen und Ausflußbahn beider Ventrikel sind normal angelegt. In 50% der Fälle sind zusätzlich operationsbedürftige Herzfehler kombiniert.

### Klinik und Pathophysiologie

Über den meist großen Defekt erfolgt ein aortopulmonaler Links-rechts-Shunt mit pulmonaler Hypertonie und frühzeitig einsetzender Herzinsuffizienz. Hierbei entwickelt sich rasch eine fixierte pulmonale Widerstandserhöhung. Pathophysiologie und Klinik des Defektes ähneln weitgehend einem großen persistierenden Ductus arteriosus. Auskultatorisch ist jedoch selten ein systolisch-diastolisches Herzgeräusch, oft ein uncharakteristisches Systolikum mit tiefer liegendem Punktum maximum über dem 3. ICR links parasternal vorhanden.

### Diagnostisches Vorgehen und Differentialdiagnose

Sie ähneln der eines großen persistierenden Ductus arteriosus. Die Differenzierung erfolgt durch Herzkatheteruntersuchung. Differentialdiagnostisch kommen neben dem persistierenden Ductus arteriosus ein Ventrikelseptumdefekt, ein Truncus arteriosus communis mit vermehrter Lungendurchblutung sowie herznahe arteriovenöse Fisteln in Betracht.

### Therapie

Bald nach Sicherung der Diagnose muß der operative Verschluß des Fensters durchgeführt werden, bei großem Fenster mit pulmonalem Hypertonus spätestens bis Ende des 1. Lebensjahres (Operationsletalität 1% bei kleinem Fenster, bis 30% bei großem Fenster, abhängig vom Stadium der pulmonalen Widerstandserhöhung und zusätzlichen Fehlbildungen).

### Prognose und Verlauf

Die durchschnittliche Lebenserwartung beträgt bei Spontanverlauf 15–25 Jahre, bei großem Defekt sterben die Patienten häufig bereits im Säuglingsalter. Nach rechtzeitiger, erfolgreicher Operation ist die Lebenserwartung normal.

**Merke:** Pathophysiologie und Klinik des seltenen, meist großen aortopulmonalen Fensters gleichen denjenigen eines weiten persistierenden Ductus arteriosus.

## Koronararterienanomalien

Klinische Bedeutung besitzen zwei, wenn auch sehr seltene Anomalien:
1. die Koronararterienfistel und
2. der Fehlabgang der linken Koronararterie aus der Pulmonalarterie (Bland-White-Garland-Syndrom).

### Koronararterienfistel

**Definition:** Es liegt eine Kommunikation zwischen einer Koronararterie und dem rechten Ventrikel oder rechten Vorhof vor, seltener der linken Herzseite.

#### Klinik und Pathophysiologie

Hämodynamisch resultiert ein Links-rechts-Shunt. Am auffälligsten ist ein ohrnahes, kontinuierliches Geräusch über dem linken unteren Sternalrand mit einem diastolischen Amplitudenmaximum.

#### Diagnostisches Vorgehen und Differentialdiagnose

Die weiteren Befunde hängen von der Shunt-Blutmenge ab, die meistens gering ist. Die Diagnose wird durch Herzkatheteruntersuchung und Angiokardiographie, insbesondere die selektive Koronarangiographie, gestellt. Differentialdiagnostisch kommen der persistierende Ductus arteriosus, der Ventrikelseptumdefekt mit Aortenklappeninsuffizienz und das rupturierte Aneurysma eines Aortenklappensinus in Frage.

#### Therapie

Wegen der Komplikationsmöglichkeiten (neben der Herzinsuffizienz Endomyokarditis, Myokardischämie und Ruptur) ist auch bei Beschwerdefreiheit die Indikation zur Ligatur der Fistel gegeben. Das Operationsrisiko ist niedrig.

**Merke:** Leitsymptom der insgesamt seltenen Koronararterienfistel, meist zur rechten Herzseite, ist ein kontinuierliches Geräusch über dem unteren Sternum. Die Operationsindikation ergibt sich trotz kleinem Shunt-Volumen bei niedrigem Operationsrisiko.

### Fehlabgang der linken Koronararterie aus der Pulmonalarterie (Bland-White-Garland-Syndrom)

**Definition:** Die linke Koronararterie entspringt aus der Pulmonalarterie bei normalem Abgang der rechten Koronararterie.

#### Klinik und Pathophysiologie

Mit der postnatalen Normalisierung des Pulmonalgefäßwiderstandes reicht der Perfusionsdruck nicht mehr aus, und die Versorgung über Anastomosen zur rechten Koronararterie verliert an Wirksamkeit durch Stromumkehr (Links-rechts-Shunt zur Pulmonalarterie). Folge sind eine Ischämie oder ein Infarkt, üblicherweise im Bereich der anterolateralen Wand des linken Ventrikels. Die Manifestierung, meist mit Zeichen der Linksherzinsuffizienz, tritt zwischen 2. Lebenswoche und 6. Lebensmonat ein. Oft sind auskultatorisch eine Mitralklappeninsuffizienz und ein Galopprhythmus nachweisbar.

#### Diagnostisches Vorgehen und Differentialdiagnose

Das EKG zeigt das Bild eines Anterolateralinfarktes. Das Herz ist röntgenologisch vergrößert mit den Zeichen der pulmonalvenösen Stauung. Die Sicherung der Diagnose erfolgt durch Herzkatheteruntersuchung und Angiokardiographie. Differentialdiagnostisch kommen andere Ursachen der Myokardfunktionsstörung in Frage: Endokardfibroelastose, Myokarditis, Glykogenspeicherkrankheit, Kardiomyopathien.

#### Therapie

Ligatur der linken Koronararterie an ihrem Ursprung oder falls möglich Anschluß der linken Koronararterie an die Aorta.

#### Prognose und Verlauf

Ohne Behandlung ist die Prognose sehr schlecht. Eine abschließende Beurteilung des postoperativen Langzeitergebnisses ist noch nicht möglich.

**Merke:** Der seltene Fehlabgang der linken Koronararterie aus dem Pulmonalstamm manifestiert sich in der Regel im ersten Lebenshalbjahr durch Herzinsuffizienz und den ungewöhnlichen EKG-Befund eines Anterolateralinfarktes. Es wird sowohl die Möglichkeit zur Palliation als auch zur Korrektur genutzt. Die Spätprognose ist noch ungewiß.

# Angeborene Herzfehler mit Rechts-links-Shunt

## Vitien mit überwiegend verminderter Lungenperfusion

### Fallotsche Tetralogie

**Definition:** Die Tetralogie ist gekennzeichnet durch die Kombination von Ventrikelseptumdefekt, Pulmonalstenose, einer das Ventrikelseptum überreitenden Aorta und konsekutiver rechtsventrikulärer Hypertrophie. Die Ausflußbahnobstruktion ist durch Deviation des Infundibulumseptums und Hypertrophie des Infundibulums verursacht, häufig kombiniert mit einer valvulären Pulmonalstenose und einer Hypoplasie des Pulmonalklappenringes.

#### Klinik und Pathophysiologie

Sowohl Lungendurchfluß als auch Größe des Rechts-links-Shunts über den druckangleichenden Ventrikelseptumdefekt werden von dem Grad der Ausflußbahneinengung bestimmt. Dementsprechend reicht das klinische Spektrum von einer extremen Verlaufsform (hochgradige Pulmonalstenose bzw. Pulmonalatresie mit Ventrikelseptumdefekt) mit bedrohlicher Zyanose beim Neugeborenen bis zum Auftreten einer Herzinsuffizienz infolge eines Links-rechts-Shunts, dem klinischen Bild eines Ventrikelseptumdefektes. Meistens ist beim jungen Säugling lediglich ein Systolikum hörbar, die Zyanose tritt erst innerhalb des 1. Lebensjahres durch Zunahme der infundibulären Stenose auf. Infolge der Hypoxämie entwickelt sich kompensatorisch bei ausreichendem Eisenangebot eine Polyglobulie (guter Maßstab für den Schweregrad). Die etwa ab dem 3.–4. Lebensmonat auftretenden hypoxämischen Anfälle, wahrscheinlich durch überschießende Kontraktion des Infundibulums verursacht, sind als prognostisch ungünstig anzusehen. Sie ereignen sich meist nach dem Mittags- oder Nachtschlaf oder nach heftigem Schreien und reichen von anfallsweise zunehmender Zyanose bis zur Bewußtlosigkeit mit Krampfanfällen. Folge der Hypoxämie bei größeren Kindern

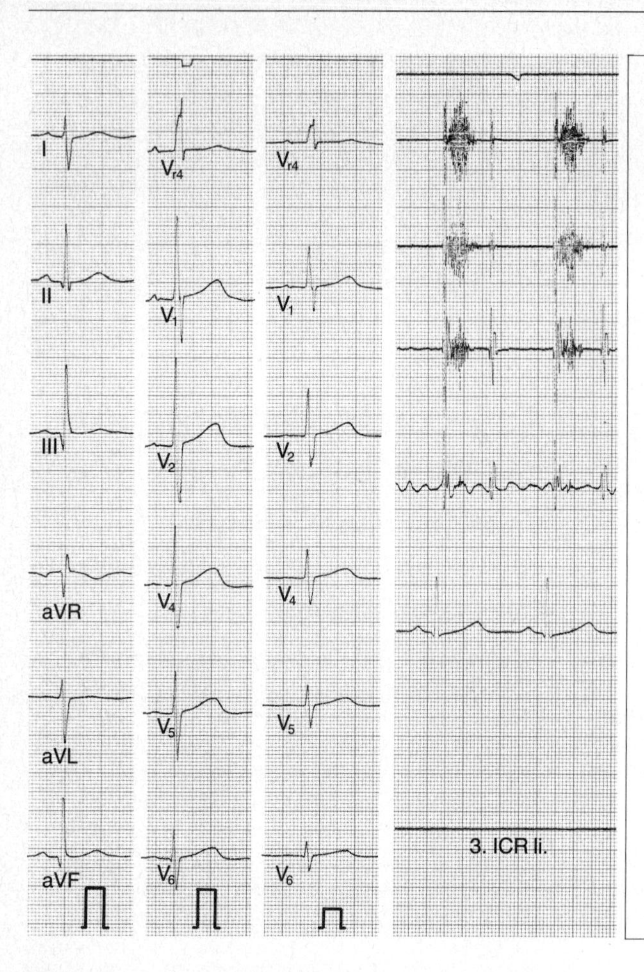


Abb. **59** Schwere Form der Fallotschen Tetralogie bei einem 1jährigen Jungen.
EKG: Rechtslagetyp. Zeichen der rechtsventrikulären Hypertrophie ohne Diskordanz des Kammerendteils.
PKG: Mit Punktum maximum über dem 3. ICR links kurzes, spindelförmiges Sofortsystolikum. Singulärer zweiter Herzton

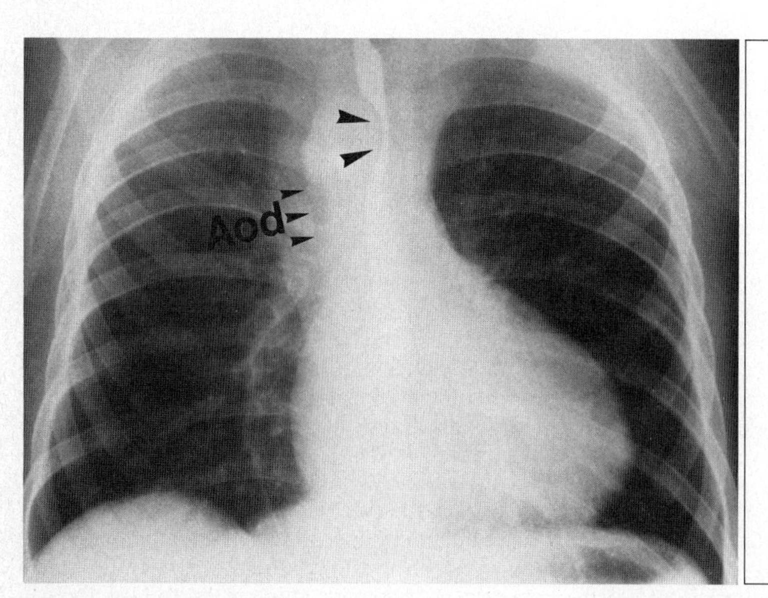


Abb. **60** Mittelgradige Fallotsche Tetralogie bei einem 5jährigen Jungen. Röntgenaufnahme des Thorax mit Ösophagogramm: angehobene Herzspitze, leere Herztaille, rechtsseitiger Aortenbogen (große Pfeile = rechtsseitige Impression des Ösophagus) und rechts deszendierende Aorta (Aod)

sind Trommelschlegelfinger und -zehen und Uhrglasnägel. Typisch ist die von diesen Kindern häufig eingenommene Hockstellung, die über die Widerstandserhöhung im großen Kreislauf zur besseren Lungenperfusion und zur Abnahme des Rechts-links-Shunts führt. Meist ist ein parasternales, links präkordiales Heben tastbar. Über dem 3. ICR links parasternal ist ein systolisches Austreibungsgeräusch bei singulärem zweitem Herzton (Aortenklappenschlußton und fehlender Pulmonalklappenschlußton) auskultierbar. Das Geräusch (Abb. **59**) ist bei mäßiger Stenose laut und holosystolisch, bei Zunahme der Stenose immer kürzer und leiser werdend.

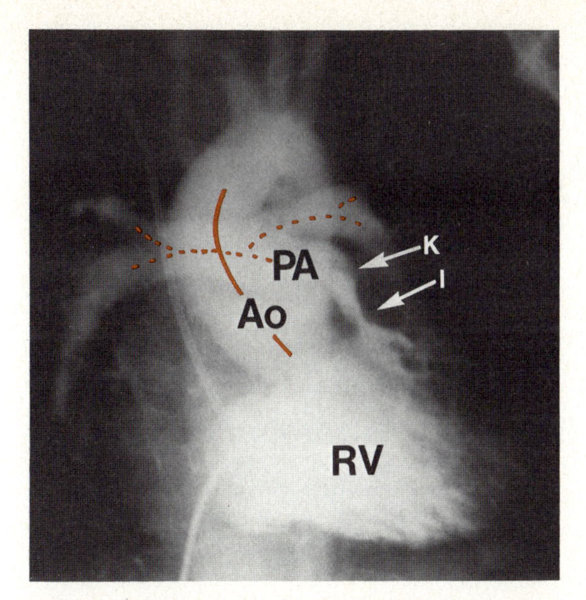


Abb. **61** Mittelgradige Fallotsche Tetralogie bei einem 5jährigen Mädchen. Angiokardiogramm im p.-a. Strahlengang. Kontrastmittelinjektion in den rechten Ventrikel (RV). Darstellung der ausgeprägten infundibulären Pulmonalstenose (I) und der stenosierten Pulmonalklappe (K). Zugleich Kontrastmittelabstrom infolge des Rechts-links-Shunts über den nicht abgrenzbaren Ventrikelseptumdefekt in die Aorta (Ao). In Relation zur Aorta schmaler Pulmonalstamm (PA)

### Diagnostisches Vorgehen und Differentialdiagnose

Das EKG (Abb. **59**) zeigt meist einen Rechtslagetyp, wechselnde, im Gegensatz zur Pulmonalstenose mäßig ausgeprägte rechtsventrikuläre Hypertrophiezeichen, da der Druck im rechten Ventrikel niemals den Systemdruck übersteigt. Der EKG-Befund ist somit kein Maßstab für den Schweregrad. Das Röntgenbild (Abb. **60**) zeigt die typische Holzschuhform des Herzens. Die Herzspitze wird vom rechten Ventrikel gebildet, die Pulmonalisbucht ist leer. In 25% besteht eine Rechtslage des Aortenbogens mit rechts deszendierender Aorta. Die Lungengefäßzeichnung ist vermindert. Das ein- und zweidimensionale Echokardiogramm macht in der Vorfelddiagnostik die wichtigsten Aussagen. In der Regel sind der Ventrikelseptumdefekt und die überreitende Aortenwurzel gut darstellbar, meist auch die rechtsventrikuläre Obstruktion. Die Herzkatheteruntersuchung mit Angiokardiographie (Abb. **61**) ist bei begründetem Verdacht indiziert. Sie sichert die Diagnose und ermöglicht die Bestimmung des Schweregrades.

Differentialdiagnose: Alle zyanotischen Herzfehler mit verminderter Lungenperfusion. Die Unterscheidung ist letztlich nur angiokardiographisch möglich.

### Therapie

Die Notwendigkeit zur operativen Therapie besteht bei allen Patienten mit Fallotscher Tetralogie. Der Operationszeitpunkt richtet sich nach dem klinischen Schweregrad. Als günstigster Zeitpunkt für die Korrektur gilt das späte Vorschulalter. Indikation zu vorzeitigen operativen Eingriffen sind Hypoxämie mit kompensatorischem Anstieg des Hämatokrits auf Werte über 60 Vol% und hypoxämische Anfälle. Prinzipiell wird die primäre Korrektur des Herzfehlers angestrebt, die im Verschluß des Ventrikelseptumdefektes und in der Beseitigung der rechtsventrikulären Obstruktion besteht. Die Operationsletalität ist um so höher, je jünger die Kinder sind. Aus diesem Grunde wird bei Kindern vor dem 2.–4. Lebensjahr die zweizeitige Korrektur bevorzugt, wobei vor der späteren Korrektur primär als Palliativeingriff ein aortopulmonaler Shunt zur besseren Lungenperfusion angelegt wird. Hypoxämische Anfälle erfordern sofortiges Handeln: Pressen der gebeugten Knie gegen das Abdomen (zur Widerstandserhöhung im großen Kreislauf), Sauerstoffzufuhr, Sedierung, Azidoseausgleich, $\beta$-Rezeptorenblocker.

Bei einer relativen Anämie sollte bis zum Erreichen eines Hämatokrits von höchstens 60 Vol% Eisen oral verabreicht werden, bei Säuglingen ist dies meist erforderlich.

### Prognose und Verlauf

Ohne Operation beträgt die mittlere Lebenserwartung 12 Jahre. Die akute Gefährdung besteht in zerebrovaskulären Insulten (Embolie, Blutung, Hirnabszeß), bakterieller Endokarditis und myokardialer Hypoxie. Prognostisch ungünstig sind die meist mit einer Häufigkeit von 20–35% auftretenden hypoxämischen Anfälle. Das Langzeitergebnis bei der Mehrzahl totalkorrigierter Kinder ist gut (70%). Operative Residuen oder Komplikationen sind: Restventrikelseptumdefekt (5%), Ausflußbahnaneurysma und komplette AV-Blockierung. Die häufige Pulmonalklappeninsuffizienz nach Valvulotomie wird im allgemeinen gut toleriert.

**Merke:** Die Fallotsche Tetralogie ist der häufigste zyanotische Herzfehler. Er zeigt eine Progredienz der Pulmonalstenose mit Zunahme der Zyanose bei abnehmendem Geräuschbefund und geht mit einer rechtsventrikulären Hypertrophie und verminderter Lungenperfusion einher. Eine Herzinsuffizienz gehört nicht zum typischen Bild. Die Gefährdung der Patienten besteht in hypoxämischen Anfällen, zerebrovaskulären Insulten und einer bakteriellen Endokarditis. Die Entwicklung der korrektiven Chirurgie hat die Prognose deutlich verbessert.

## Pulmonalatresie mit intaktem Ventrikelseptum

**Definition:** Anstelle der Pulmonalklappe findet sich eine Membran. Meist sind zusätzlich der rechte Ventrikel und die Trikuspidalklappe hypoplastisch.

### Klinik und Pathophysiologie

Aufgrund des rechtsventrikulären Abflußhindernisses bei intaktem Ventrikelseptum fließt das gesamte Körpervenenblut über das Foramen ovale auf die linke Herzseite. Der linke Ventrikel versorgt den Systemkreislauf und über den Ductus arteriosus die Lunge. Postnatal entwickelt sich durch Spontanverkleinerung des Ductus arteriosus innerhalb von Stunden eine tiefe Zyanose, oft kombiniert mit einer Tachypnoe und Symptomen der systemvenösen Stauung. Ein Herzgeräusch kann fehlen oder ist uncharakteristisch. Der zweite Herzton ist wegen Atresie der Pulmonalklappe einheitlich.

### Diagnostisches Vorgehen und Differentialdiagnose

Im EKG finden sich häufig linksventrikuläre Hypertrophiezeichen aufgrund der Dominanz des linken Ventrikels. Das Herz ist röntgenologisch oft leicht vergrößert, die Lungengefäßzeichnung spärlich. Im Echokardiogramm kann keine Pulmonalklappe nachgewiesen werden, jedoch die Trikuspidalklappe und ein meist kleiner rechter Ventrikel. Die spezielle Diagnostik erfolgt notfallmäßig zur Sicherung der Diagnose und genauen Klärung der anatomischen Verhältnisse. Differentialdiagnostisch sind die zyanotischen Herzfehler mit verminderter Lungenperfusion zu berücksichtigen.

### Therapie

Die medikamentöse Therapie mit Prostaglandin $E_1$ oder $E_2$ zum Offenhalten des Ductus arteriosus dient als Übergangsmaßnahme bis zur dringend notwendigen Operation. Sofern möglich, wird eine Valvulotomie durchgeführt, ansonsten oder häufig zusätzlich wird zur Verbesserung der Lungenperfusion ein aortopulmonaler Shunt angelegt. Die notfallmäßige operative Palliation ist mit einer hohen Letalität belastet.

### Prognose und Verlauf

Ohne operativen Eingriff sterben die meisten Patienten innerhalb der ersten Lebenswochen an den Folgen der Hypoxämie. Bei dem operativen Ersteingriff handelt es sich meist um eine palliative Maßnahme. Die Möglichkeit zu späteren korrigierenden Eingriffen ist wesentlich von der Ausgangsgröße des rechten Ventrikels und dessen Wachstumstendenz abhängig.

**Merke:** Die Pulmonalatresie mit intaktem Ventrikelseptum führt wegen der Duktusabhängigkeit postnatal innerhalb von Stunden zu Zyanose und systemvenöser Stauung. Diagnostik und vorübergehende Therapie mit Prostaglandinen vom E-Typ müssen notfallmäßig erfolgen. Trotz operativer Möglichkeiten ist die Prognose wegen des überwiegend hypoplastischen rechten Ventrikels ungewiß.

## Trikuspidalatresie

**Definition:** Es handelt sich um einen kardialen Mißbildungskomplex, dem die Atresie der Trikuspidalklappe gemeinsam ist, deren klinisches Bild jedoch wesentlich durch die Art der assoziierten Mißbildungen bestimmt wird.

### Klinik und Pathophysiologie

Infolge des rechtsseitigen Abflußhindernisses fließt das gesamte Körpervenenblut wie bei der Pulmonalatresie mit intaktem Ventrikelseptum über das Foramen ovale in den linken Vorhof, wo sich das pulmonalvenöse Blut zumischt. Die klinische Symptomatik wird im wesentlichen durch die Lungendurchblutung bestimmt. Ist der Abstrom des Blutes zur Lunge behindert, so dominiert die Hypoxämie mit ihren Folgen, während bei vermehrter Lungendurchblutung die Herzinsuffizienz im Vordergrund steht. Bei der häufigsten Form mit zusätzlichem Ventrikelseptumdefekt und normalem Ursprung der großen Gefäße ist der Blutstrom vom linken Ventrikel zur Lunge in der Regel im Bereich des Ventrikelseptumdefektes, des rechten Ventrikels und/oder der Pulmonalklappe behindert. Meist entwickelt sich innerhalb der ersten Lebenswochen eine Zyanose. Aufgrund des teilweise funktionellen Charakters der Stenosen können hypoxämische Anfälle auftreten. Der Herzton- und Geräuschbefund werden durch die assoziierten Mißbildungen bestimmt.

### Diagnostisches Vorgehen und Differentialdiagnose

Eine wesentliche Bedeutung kommt dem EKG-Befund mit Linkslagetyp und linksventrikulären Hypertrophiezeichen bei ausgeprägtem P-dextrokardiale zu. Röntgenologische Herzgröße und Lungengefäßzeichnung sind im wesentlichen von der Lungenperfusion abhängig, d.h., das Herz ist in den meisten Fällen normal groß und die Lungengefäßzeichnung vermindert. Echokardiographisch ist der fehlende Nachweis einer vorderen AV-Klappe nicht unbedingt beweisend. Oft gelingt die Darstellung des rudimentären Ventrikels bei auffallend großem linkem Ventrikel und großer hinterer AV-Klappe. Herzkatheteruntersuchung und Angiokardiographie erlauben mit großer Zuverlässigkeit die Diagnosestellung und die Erfassung der zusätzlichen kardiovaskulären Anomalien. Differentialdiagnostische Abgrenzung gegenüber anderen zyanotischen Herzfehlern bietet oft der typische EKG-Befund.

### Therapie

Konservative Maßnahmen kommen nur überbrückend in Frage. Bis vor wenigen Jahren waren operativ lediglich Palliativmaßnahmen möglich. So bei verminderter Lungenperfusion die Anlage einer aortopulmonalen Anastomose und bei vermehrter Lungenperfusion gegebenenfalls ein Pulmonalis-Banding. Unter bestimmten Voraussetzungen ist später eine funktionelle Korrektur möglich durch Anschluß des rechten Vorhofs an das Pulmonalgefäßsystem über eine klappentragende Gefäßprothese (Fontan-Operation). Das Operationsrisiko ist bei palliativen und korrigierenden Eingriffen sehr hoch.

### Prognose und Verlauf

Unbehandelt sterben 80% der Patienten vor Vollendung des 1. Lebensjahres an den Folgen der Hypoxämie oder Herzinsuffizienz. Die Langzeitprognose der funktionell korrigierten Patienten ist noch ungewiß.

**Merke:** Die Trikuspidalatresie zählt zu den zyanotischen Vitien. Ausmaß von Zyanose und Herzinsuffizienz hängen von der Lungenperfusion ab, sie treten bereits im frühen Säuglingsalter auf. Differentialdiagnostische Bedeutung kommt dem EKG-Befund mit Linkstyp und linksventrikulären Hypertrophiezeichen zu. Die ungünstige Spontanprognose kann zwar durch Palliativeingriffe und später eventuell durch eine funktionelle Korrektur gebessert werden, die Spätprognose ist jedoch noch ungewiß.

## Ebstein-Anomalie

**Definition:** Es liegt eine Verlagerung des Trikuspidalklappen-Ansatzes in den rechten Ventrikel vor mit entsprechender Verkleinerung des funktionellen rechten Ventrikels und Klappen-Dysfunktion (überwiegende Insuffizienz).

### Klinik und Pathophysiologie

Hämodynamisch resultiert eine rechtsventrikuläre Einflußstauung und in Abhängigkeit vom Schweregrad ein Entlastungs-rechts-links-Shunt über das meist offene Foramen ovale oder einen zusätzlichen Vorhofseptumdefekt vom Sekundumtyp und eine reduzierte Lungenperfusion. Die klinische Symptomatik mit Rechtsherzinsuffizienz-Zeichen, Zyanose und Dyspnoe wird durch die stark wechselnde Ausprägung der Anomalie bestimmt. Abgesehen von einer kritischen Phase im Neugeborenenalter wegen des noch erhöhten Pulmonalgefäßwiderstandes erfolgt die Manifestierung einer zunehmenden Zyanose und einer verminderten Belastbarkeit oft erst im späten Kindesalter. Es besteht eine ausgesprochene Neigung zu paroxysmalen supraventrikulären Tachykardien. Auskultatorisch imponiert ein Dreier- oder Viererrhythmus der Herztöne und gegebenenfalls ein Trikuspidalinsuffizienzgeräusch.

### Diagnostisches Vorgehen und Differentialdiagnose

Elektrokardiographisch finden sich Zeichen der rechtsatrialen Belastung, ein kompletter Rechtsschenkelblock mit Niedervoltage in den Extremitätenableitungen und rechts präkordial und in 10–15% ein Wolff-Parkinson-White-Syndrom. Das Herz ist meist deutlich vergrößert und kugelförmig (großer rechter Vorhof und atrialisierter Ventrikelanteil bei schmalem Gefäßband) und die Lungenperfusion vermindert. Echokardiographisch fällt die große verlagerte Trikuspidalklappe auf mit einem gegenüber der Mitralklappe verzögerten Klappenschluß. Im zweidimensionalen Bild gelingt die Darstellung der Klappenverlagerung. Die spezielle Diagnostik ermöglicht insbesondere durch Angiokardiographie und simultane Registrierung von intrakardialem EKG und Druck die genaue Darstellung der anatomischen Verhältnisse. Differentialdiagnostische Schwierigkeiten können sich in der Neugeborenenperiode selbst bei der speziellen kardiologischen Diagnostik gegenüber der Pulmonalatresie mit intaktem Ventrikelseptum und Trikuspidalinsuffizienz ergeben.

### Therapie

Die antikongestive Behandlung ist zumindest bei den leichteren Formen hilfreich. Des öfteren ist eine antiarrhythmische Therapie erforderlich. Die Indikation zum operativen Vorgehen ist wegen des oft günstigen Verlaufes, des Operationsrisikos und des unsicheren Operationsergebnisses erst im Adoleszentenalter oder Erwachsenenalter gegeben, und zwar bei ausgeprägter Zyanose (Hämatokrit über 60–65 Vol% $\triangleq$ > 0,60–0,65) und therapieresistenter Herzinsuffizienz. Es kommt eine Rekonstruktion der Klappe oder ein Klappenersatz in Frage. Die Letalität ist hoch (etwa 50%).

### Prognose und Verlauf

Die mittlere Lebenserwartung beträgt 20–30 Jahre, variiert jedoch beträchtlich. Der Spontanverlauf ist bei frühzeitiger Zyanose deutlich ungünstiger. Bezüglich des postoperativen Verlaufes liegen noch keine ausreichenden Erfahrungen vor.

**Merke:** Entsprechend der sehr unterschiedlichen Ausprägung der Ebstein-Anomalie variiert der klinische Schweregrad. Die Manifestierung setzt, abgesehen von der zum Teil kritischen Neugeborenenperiode, oft erst im späten Kindesalter mit Rechtsherzinsuffizienz, Zyanose und Neigung zu paroxysmalen supraventrikulären Tachykardien ein. Auskultatorisch imponiert ein Dreier- oder Vierergalopp. Im EKG fällt ein Rechtsschenkelblock mit Niedervoltage auf. Die Indikation zur Operation ist bei günstigem Spontanverlauf hohem Operationsrisiko und unsicherem Operationsergebnis meist erst nach dem Kindesalter gegeben.

## Vitien mit überwiegend vermehrter Lungenperfusion

### Transposition der großen Arterien (TGA)

**Definition:** Bei der Transposition der großen Arterien entspringt die Aorta aus dem rechten und die Pulmonalarterie aus dem linken Ventrikel. System- und Lungenkreislauf sind parallel geschaltet, ein Überleben ist nur möglich bei zusätzlichen Verbindungen zwischen den beiden Kreisläufen (offenes Foramen ovale oder Vorhofseptumdefekt, Ventrikelseptumdefekt, persistierender Ductus arteriosus). Notwendigerweise sind die genannten kardiovaskulären Mißbildungen kombiniert, außerdem mit altersabhängig zunehmender Häufung (25–70%) eine valvuläre oder subvalvuläre Pulmonalstenose. Eine Transposition der großen Gefäße kommt bei Knaben 2- bis 3mal so häufig vor wie bei Mädchen.

#### Klinik und Pathophysiologie

Lungenkreislauf und linkes Herz führen arterielles, Systemkreislauf und rechtes Herz venöses Blut mit Kreuz-Shunts durch die genannten Querverbindungen. Das Aortenblut ist immer sauerstoffärmer als das der Pulmonalarterien. Bei der Transposition der großen Gefäße mit intaktem Ventrikelseptum (einfache Transposition der großen Gefäße) kommt es mit dem funktionellen Verschluß des Foramen ovale und Ductus arteriosus ohne Behandlung zum Hypoxietod in den ersten Lebenstagen. Bei der Transposition der großen Gefäße mit Ventrikelseptumdefekt ist die Zyanose weniger ausgeprägt, jedoch entsteht bereits in den ersten Lebenstagen infolge der vermehrten Lungenperfusion eine Herzinsuffizienz. Durch eine begleitende Pulmonalstenose wird die Zyanose verstärkt, eine Herzinsuffizienz jedoch seltener auftreten. Ein systolisches Herzgeräusch kann vorhanden sein (Transposition der großen Gefäße mit Ventrikelseptumdefekt und/oder Pulmonalstenose) oder völlig fehlen (einfache Transposition der großen Gefäße).

#### Diagnostisches Vorgehen und Differentialdiagnose

Das EKG ist zunächst uncharakteristisch und zeigt später eine rechtsventrikuläre Hypertrophie. Röntgenologisch ist das Herz unauffällig oder vergrößert mit schmalem Gefäßband (liegende Eiform), die Lungengefäßzeichnung ist meist vermehrt. Echokardiographisch kann die Transpositionsstellung der großen Arterien erkannt werden. Die periphere Farbstoffverdünnung zeigt einen Rechts-links-Shunt. Bei der Verdachtsdiagnose einer Transposition der großen Gefäße muß immer sofort die Herzkatheteruntersuchung und Angiokardiographie (Abb. **62**) durchgeführt werden mit anschließender Ballon-Atrioseptostomie. Hämodynamisch ähneln sich die schwere Form einer Fallotschen Tetralogie und eine Transposition der großen Gefäße mit großem Ventrikelseptumdefekt und hochgradiger Pulmonalstenose. Trikuspidalatresie, Truncus arteriosus communis, totale Lungenvenenfehlmündung, Ursprung beider großer Arterien aus dem rechten Ventrikel und singulärer Ventrikel kommen differentialdiagnostisch ebenfalls in Betracht.

#### Therapie

Die Ballon-Atrioseptostomie nach Rashkind und Miller (Vergrößerung der interatrialen Verbindung mittels Ballonkatheter) während der Herzkatheteruntersuchung ist der erste entscheidend lebensverlängernde Eingriff zur Besserung der Hypoxämie (Letalität des Eingriffs ca. 5%). Immer ist ein Kontroll-Herzkatheter im 2. Lebenshalbjahr zur Überprüfung von Anatomie und Hämodynamik erforderlich. An operativen Palliativeingriffen werden das Pulmonalis-Banding bei vermehrter Lungenperfusion, eine aortopulmonale Shunt-Operation bei verminderter Lungenperfusion sowie heute nur noch selten die Atrioseptektomie nach Blalock-Hanlon durchgeführt. Bei der Korrekturoperation werden die parallel verlaufenden System- und Lungenkreisläufe hämodynamisch in Reihe geschaltet. Bei der am häufigsten in den ersten beiden Lebensjahren durchgeführten Operation nach Mustard (bei einfacher Transposition der großen Gefäße und Transposition der großen Gefäße mit mittelgradiger Pulmonalstenose sowie Ventrikelseptumdefekt) wird durch eine intraatriale Plastik die Kreuzung der Kreisläufe auf Vorhofebene erreicht (funktionelle Korrektur). Der rechte Ventrikel bleibt dabei Systemventrikel. Die Operationsletalität liegt unter 10%. Die Operation nach Rastelli nach dem 4. Lebensjahr mit Kreuzung der Blutströme auf Ventrikelebene durch eine intraventrikuläre Plastik und eine extrakardiale, klappentragende Gefäßprothese wird bei Transposition der großen Gefäße mit hochgradiger

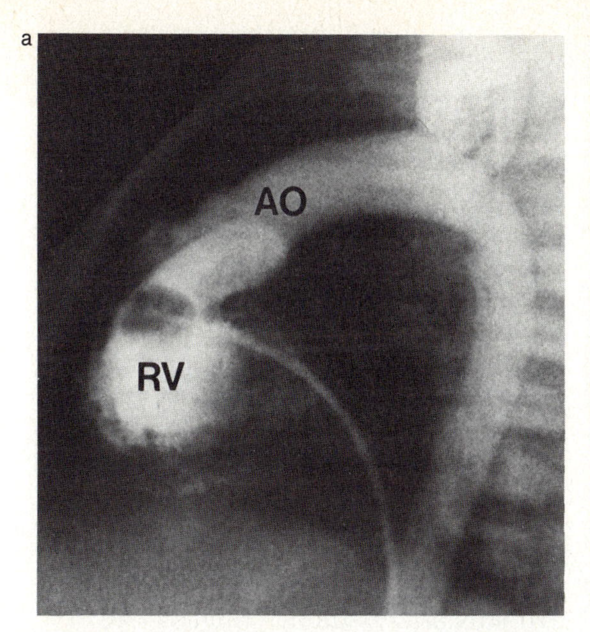


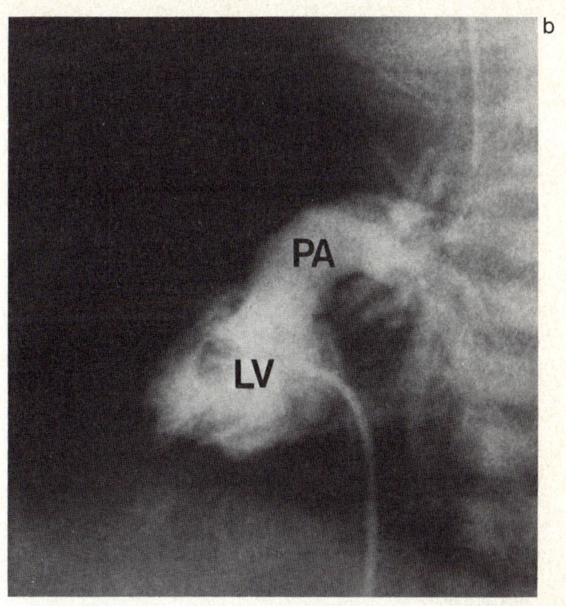


Abb. **62** Transposition der großen Arterien bei 1 Tag altem männlichen Neugeborenen. Angiokardiogramme im seitlichen Strahlengang.
**a** Kontrastmittelinjektion in den ventral gelegenen rechten Ventrikel (RV) aus dem nicht wie üblich die Pulmonalarterie, sondern die Aorta (AO) entspringt.
**b** Injektion in den dorsal gelegenen linken Ventrikel (LV) aus dem an Stelle der Aorta die Pulmonalarterie (PA) abgeht

Pulmonalstenose und großem Ventrikelseptumdefekt durchgeführt (Operationsletalität um 15%). Der linke Ventrikel wird dabei Systemventrikel. Beim noch im Versuchsstadium befindlichen »Switching of the great arteries« nach Jatene werden Pulmonalarterie und Aorta einschließlich Koronararterien umgepflanzt sowie intrakardiale Defekte korrigiert. Die erzielte Kreuzung der Blutströme auf Ebene der großen Arterien entspricht physiologischen Verhältnissen (anatomische Korrektur).

### Prognose und Verlauf

Ohne Therapie sterben 50% der Patienten mit einfacher Transposition der großen Gefäße im 1. Lebensmonat und 90% im 1. Jahr, meist an hypoxischen Komplikationen. Durch Ballon-Atrioseptostomie und operative Frühkorrektur sank die Sterberate in einigen Zentren in den letzten Jahren auf 20% im 1. Lebensjahr. Nach der Vorhofumkehroperation treten sofort oder mit zeitlicher Verzögerung in etwa 30% Rhythmusstörungen auf (Sinusknotensyndrom). Mit zunehmendem Wachstum können Obstruktionen an der Einmündungsstelle der Lungen- und Körpervenen auftreten. Die Spätprognose ist ungewiß. Während im 1. Lebensjahr oft eine subvalvuläre Pulmonalstenose entsteht, kann sich ein Ventrikelseptumdefekt spontan verschließen. Ohne rechtzeitige Therapie tritt eine fixierte pulmonale Widerstandserhöhung oft bereits im 1.–2. Lebensjahr bei Transposition der großen Gefäße mit großem Ventrikelseptumdefekt und pulmonalem Hypertonus immer ein, bei einfacher Transposition der großen Gefäße nicht selten.

**Merke:** Die Transposition der großen Arterien ist der zweithäufigste zyanotische Herzfehler. Zu der seit Geburt bestehenden Zyanose tritt häufig eine Herzinsuffizienz. Nur bei ausreichender Verbindung zwischen den parallel geschalteten Kreisläufen ist ein Überleben möglich. Jede Transposition der großen Gefäße muß unverzüglich durch Herzkatheteruntersuchung diagnostiziert werden bei gleichzeitiger Ballon-Atrioseptostomie nach Rashkind. Palliativ- und/oder Korrekturoperationen sind in jedem Fall in den ersten Lebensjahren erforderlich. Patienten mit operierter Transposition der großen Gefäße erreichen heute das Erwachsenenalter.

## Totale Lungenvenenfehlmündung

**Definition:** Alle Lungenvenen drainieren über einen gemeinsamen Sinus direkt in den rechten Vorhof oder über eine Systemvene. Je nach Fehlmündung unterscheidet man einen suprakardialen (obere Hohlvene), kardialen (rechter Vorhof oder Koronarsinus) oder infrakardialen Typ (Pfortader, Ductus venosus oder untere Hohlvene).

### Klinik und Pathophysiologie

Das gesamte Lungenvenenblut fließt in den rechten Vorhof ab. Bei niedrigem Pulmonalgefäßwiderstand resultieren ein hohes Rezirkulationsvolumen und ein pulmonaler Hypertonus, insbesondere bei Vorliegen einer zusätzlichen Pulmonalvenenobstruktion (30–50%). Die Versorgung des Systemkreislaufes erfolgt mit Mischblut über die obligate interatriale Verbindung (offenes Foramen ovale bzw. Vorhofseptumdefekt).
Es entwickelt sich meist bereits im 1. Lebensmonat eine Tachydyspnoe und Rechtsherzinsuffizienz. Die Zyanose ist oft wenig ausgeprägt. Der Geräuschbefund gleicht demjenigen des Vorhofseptumdefektes vom Sekundumtyp. Wegen des pulmonalen Hypertonus ist jedoch der Pulmonalklappenschlußton betont.

### Diagnostisches Vorgehen und Differentialdiagnose

Das EKG zeigt einen Rechtslagetyp und Zeichen der Belastung von rechtem Vorhof und rechtem Ventrikel. Röntgenologisch liegt, abgesehen von der Form mit ausgeprägter Pulmonalvenenobstruktion, eine Kardiomegalie mit Prominenz des Pulmonalsegmentes und vermehrter Lungengefäßzeichnung vor. Echokardiographisch kann der Versuch des Nachweises des Pulmonalvenen-Sammelgefäßes hinter dem linken Vorhof gemacht werden. Es finden sich außerdem Zeichen der rechtsventrikulären Volumenbelastung und/oder eines erhöhten Pulmonalgefäßwiderstandes. Die Indikation zur speziellen Diagnostik ergibt sich aufgrund des klinischen Schwerebildes bzw. des begründeten Verdachts. Sie dient der Diagnosestellung und der Bestimmung des Fehlmündungstyps. Differentialdiagnostisch zu berücksichtigen sind nach dem klinischen Bild Herzfehler mit bedeutungsvollem Links-rechts-Shunt und zyanotische Vitien mit vermehrter Lungenperfusion. Bei zusätzlicher Lungenvenenobstruktion müssen u.a. das hypoplastische Linksherzsyndrom und wegen der respiratorischen Störungen auch primär pulmonale Erkrankungen wie das Atemnotsyndrom erwogen werden.

### Therapie

Die intensivmedizinische Behandlung der kardiorespiratorischen Insuffizienz erfolgt überbrückend bis zur Sicherung der Diagnose und der sich anschließenden Operation. Da keine operative Palliation möglich ist, muß bereits im frühen Alter die Totalkorrektur erfolgen. Beim kardialen Typ wird eine intraatriale Umleitung durchgeführt, ansonsten eine Anastomosierung des Lungenvenen-Sammelgefäßes mit dem linken Vorhof. Das Operationsrisiko liegt bei 40–50%.

### Prognose und Verlauf

Unbehandelt sterben 80% der Kinder im 1. Lebensjahr und 50% bereits in den ersten 3 Lebensmonaten. Die Spätresultate nach erfolgreicher Operation sind gut.

**Merke:** Bei der totalen Lungenvenenfehlmündung, einem zyanostischen Herzfehler, dominiert wegen der meist vermehrten Lungenperfusion der Herzinsuffizienz – oft bereits im ersten Lebensmonat – gegenüber der Zyanose. Mit Sicherung der Diagnose durch Echokardiographie und invasive Diagnostik ist die Indikation zur Frühkorrektur gegeben, da keine Paliation möglich ist. Bei hohem Operationsrisiko sind die Spätresultate gut.

## Truncus arteriosus communis (TAC)

**Definition:** Nur ein großer Arterienstamm entspringt aus der Herzbasis und reitet über dem Ventrikelseptum. Zwischen dem Arterienstamm und dem Ventrikelseptum befindet sich immer ein hoch gelegener, meist großer Kammerscheidewanddefekt. Aus dem Truncus arteriosus communis entspringen die Aorta ascendens sowie die Pulmonalarterie. Nach *Collett u. Edwards* können 4 Formen des Truncus arteriosus communis entsprechend ihrer Anatomie unterschieden werden: Die Pulmonalarterien entspringen oberhalb der Trunkusklappe mit einem gemeinsamen Stamm (Typ I) oder getrennt aus dem Truncus arteriosus communis (Typ II und III). Bei Typ IV (»Pseudotruncus«) entspringt keine Pulmonalarterie aus dem Truncus arteriosus communis. Die Lunge wird über aortopulmonale Kollateralen durchblutet. Dieser Typ entspricht nicht der strengen Definition des Truncus arteriosus communis, sondern rechnet zum Formenkreis der Pulmonalatresie mit Ventrikelseptumdefekt. Er ähnelt hämodynamisch einer extremen Fallotschen Tetralogie.

### Klinik und Pathophysiologie

Bei Typ I–III ist die Lungendurchblutung meist vermehrt, selten durch Abgangsstenosen oder Hypoplasie der Pulmonalarterien vermindert. Im ersteren Fall kann eine sichtbare Zyanose fehlen und eine Herzinsuffizienz im frühen Säuglingsalter im Vordergrund stehen. Die peripheren Pulse sind schlagend. Frühzeitig entwickelt sich eine fixierte pulmonale Widerstandserhöhung mit Zunahme der Zyanose. Bei präformierter Abgangsstenose der Pulmonalarterien oder bei Typ IV kann von Anfang an eine starke Zyanose imponieren, meist fehlt hier die Herzinsuffizienz. Der kardiale Auskultationsbefund ist uncharakteristisch, oder es findet sich kein Herzgeräusch.

### Diagnostisches Vorgehen und Differentialdiagnose

Röntgenologisch sind in der Regel der Herzschatten vergrößert und Zeichen der vermehrten Lungenperfusion vorhanden. In über 25% der Fälle besteht ein rechtsseitiger Aortenbogen mit rechts deszendierender Aorta. Im eindimensionalen Echokardiogramm ist nur ein großes, über das Ventrikelseptum anteponiertes arterielles Gefäß mit Kontinuität zwischen Gefäßhinterwand und Mitralklappe darstellbar. Zwischen Gefäßvorderwand und Ventrikelseptum besteht eine Unterbrechung. Die Klärung der Diagnose erfolgt frühzeitig durch Herzkatheteruntersuchung. Differentialdiagnostisch kommen nahezu alle angeborenen zyanotischen Herzfehler vor allem mit vermehrter Lungenperfusion in Frage.

### Therapie

Bis zu dem frühzeitig erforderlichen operativen Eingriff erfolgt überbrückend die konservative Behandlung. Meist wird zunächst die palliative Banding-Operation des Pulmonalis-Hauptstammes oder der Pulmonalis-Hauptäste durchgeführt (Operationsletalität ca. 60%). Danach kann bei ausreichender anatomischer Größe ab 6. Lebensjahr die Korrekturoperation (Verschluß des Ventrikelseptumdefektes und Anschluß des rechten Ventrikels mit einer gefäßtragenden Prothese an das Pulmonalgefäßsystem) erfolgen. Die Operationsletalität beträgt 10–15%. In zunehmendem Maße wird diese Operation bereits als Ersteingriff im Säuglingsalter durchgeführt (Operationsletalität dann um 40%) mit der Notwendigkeit einer späteren Nachoperation.

### Prognose und Verlauf

Ohne chirurgischen Eingriff versterben 80% der Kinder im 1. Lebensjahr, die Mehrzahl der ohne Operation überlebenden Patienten ist bis zum Ende des 2. Lebensjahres durch eine fixierte pulmonale Hypertonie inoperabel geworden. Bei optimalem operativem Vorgehen überleben ca. 60% das Kleinkindesalter. Die Langzeitprognose ist noch unbekannt.

**Merke:** Der Truncus arteriosus communis führt im frühen Säuglingsalter zur Herzinsuffizienz bei meist nur geringgradiger Zyanose. Ungünstige Spontanprognose, Therapieresistenz und Risiko eines frühzeitig fixierten pulmonalen Hypertonus zwingen zur, wenn auch risikoreichen, Frühoperation. Es besteht sowohl die Möglichkeit der Palliation als auch der Frühkorrektur.

## Double outlet right ventricle (DORV) (Ursprung beider großer Arterien aus dem rechten Ventrikel)

**Definition:** Beim DORV entspringen Aorta und Pulmonalarterie ausschließlich oder eine Arterie vollständig und die zweite Arterie mit mehr als der halben Klappenfläche aus dem rechten Ventrikel. Der linke Ventrikel steht über einen Ventrikelseptumdefekt mit dem rechten Ventrikel in Verbindung. Eine Pulmonalstenose ist in 47% kombiniert.

### Klinik und Pathophysiologie

Im rechten Ventrikel kommt es je nach Lage des Ventrikelseptumdefektes zur mehr oder weniger starken Durchmischung von arterialisiertem und venösem Blut. Bei subaortal liegendem Ventrikelseptumdefekt kann das arterielle Blut sofort in die Aorta abfließen. Dann ist eine Zyanose nicht sichtbar oder schwach ausgeprägt. Wesentlich ist weiter das Vorhandensein oder Fehlen einer Pulmonalstenose. Bei fehlender Pulmonalstenose ist die Lungenperfusion vermehrt mit pulmonaler Hypertonie und der Gefahr einer frühzeitig fixierten pulmonalen Widerstandserhöhung. Eine Herzinsuffizienz tritt dabei in den ersten Lebenswochen auf. Bei vorhandener Pulmonalstenose können Herzinsuffizienz und pulmonale Hypertonie fehlen, stattdessen ist die Zyanose stärker ausgeprägt. Der Auskultationsbefund entspricht dem eines großen Ventrikelseptumdefektes oder einer Pulmonalstenose.

### Diagnostisches Vorgehen und Differentialdiagnose

Das EKG zeigt häufig (60%) einen AV-Block Grad I, ein P-dextrokardiale (bei 86% mit Pulmonalstenose) oder -sinistrokardiale (bei 60% ohne Pulmonalstenose), einen pathologischen Rechtslagetyp mit rechts- oder biventrikulärer Hypertrophie. Röntgenologisch normal großes Herz mit verminderter Lungengefäßzeichnung bei DORV mit Pulmonalstenose, vergrößertes Herz mit vermehrter Lungengefäßzeichnung bei DORV ohne Pulmonalstenose. Durch Herzkatheteruntersuchung wird die Diagnose wegen frühzeitig einsetzender Herzinsuffizienz oder Zyanose im allgemeinen im Säuglingsalter gesichert. Differentialdiagnostisch ähnelt der DORV ohne Pulmonalstenose einem großen Ventrikelseptumdefekt, einer Transposition der großen Arterien mit Ventrikelseptumdefekt oder einem Truncus arteriosus communis, der DORV mit Pulmonalstenose einer Fallotschen Tetralogie.

### Therapie

Bis zur notwendigen Operation werden überbrückend konservative Maßnahmen durchgeführt. Abhängig von der Lungenperfusion und der resultierenden Herzinsuffizienz oder Zyanose werden Pulmonalis-Banding oder ein aortopulmonaler Shunt als Palliativeingriff meist im Säuglingsalter erforderlich. Verschiedene Korrekturoperationen mit intra- und extrakardialer Implantation von eventuell klappentragendem Kunststoffmaterial kommen je nach anatomischen Verhältnissen nach dem 4. Lebensjahr zur Anwendung (Operationsletalität 20–30%). Mit operativ bedingter totaler AV-Blockierung muß gerechnet werden, die Schrittmacher-Implantation ist häufig erforderlich.

### Prognose und Verlauf

Die Mehrzahl der Patienten mit DORV ohne Pulmonalstenose verstirbt ohne Palliativoperation im Säuglingsalter oder entwickelt früh eine pulmonale Widerstandserhöhung. Bei zusätzlicher mittelgradiger Pulmonalstenose ist der Spontanverlauf günstiger und entspricht dem einer Fallotschen Tetralogie. Die Lebenserwartung der Patienten mit guten Ergebnissen nach Korrekturoperation ist noch nicht bekannt.

**Merke:** Beim Double outlet right ventricle bestimmen Lage des Ventrikelseptumdefektes und Vorhandensein einer zusätzlichen Pulmonalstenose, ob das klinische Bild einem großen Ventrikelseptumdefekt oder einer Fallotschen Tetralogie gleicht. Der Herzfehler ist grundsätzlich operationsbedürftig, die Korrektur jedoch wegen der komplexeren Anatomie risikoreicher als bei den differentialdiagnostisch aufgeführten Vitien. Oft ist bereits im Säuglingsalter ein Palliativeingriff erforderlich.

## Singulärer Ventrikel (Cor univentriculare)

**Definition:** Eine gemeinsame Herzkammer mit Blutzufluß über eine gemeinsame oder zwei Atrioventrikularklappen und Blutabstrom in Aorta und Pulmonalarterie, die selten in Normalposition (10%), meist in Transpositionsstellung (90%) liegen. Oft findet sich unter der Aorta innerhalb des Ventrikels eine kleine Auslaßkammer (ca. 45%), die durch eine nur selten (6%) stenosierende Öffnung mit dem singulären Ventrikel in Verbindung steht. Bei etwa der Hälfte der Patienten mit singulärem Ventrikel besteht außerdem eine Pulmonalstenose oder -atresie. Morphologisch kann es sich beim singulären Ventrikel um Myokard des linken Ventrikels (ca. 65%), des rechten Ventrikels, beider Ventrikel oder um nicht differenzierbares Myokard handeln.

### Klinik und Pathophysiologie

Abhängig vom Schweregrad einer Pulmonalstenose und vom pulmonalen Gefäßwiderstand ist die Lungendurchblutung vermehrt oder vermindert. Bei der sehr variablen klinischen Symptomatik steht einmal die Herzinsuffizienz, zum anderen die zentrale Zyanose im Vordergrund. Bei vermehrter Lungenperfusion gleicht das klinische Bild dem eines Ventrikelseptumdefektes mit pulmonalem Hypertonus oder einer Transposition der großen Arterien mit Ventrikelseptumdefekt, bei verminderter Lungenperfusion dem einer Fallotschen Tetralogie. Der kardiale Auskultationsbefund zeigt uncharakteristische pathologische Geräusche, oder ein Herzgeräusch fehlt. Der zweite Herzton ist einheitlich und meist betont.

### Diagnostisches Vorgehen und Differentialdiagnose

Im EKG können AV-Blockierungen, ein P-dextrokardiale und verschiedene Hypertrophiemuster mit fehlender Q-Zacke links präkordial (50%) vorhanden sein. Der Röntgenbefund des Herzens ist sehr variabel. Im eindimensionalen Echokardiogramm gelingt der Nachweis eines singulären Ventrikels, der eine gemeinsame oder zwei getrennte AV-Klappen trägt. Außerdem kann die subaortale Auslaßkammer dargestellt werden. Die Herzkatheteruntersuchung einschließlich mehrerer selektiver Angiokardiogramme sichert die Diagnose. Differentialdiagnostisch kommen zyanotische Herzfehler mit vermehrter oder verminderter Lungendurchblutung in Betracht.

### Therapie

Operativ-palliativ wird bei vermehrter Lungendurchblutung mit pulmonaler Hypertonie ein Pulmonalis-Banding im 1. Lebensjahr (Operationsletalität ca. 10%), bei verminderter Lungenperfusion und starker Zyanose eine aortopulmonale Shunt-Operation (Operationsletalität ca. 20%) erforderlich. Eine Korrekturoperation mit Septierung des Ventrikels durch Kunststoffmaterial kommt nur in günstigen Einzelfällen in Betracht (Operationsletalität 20–50%).

### Prognose und Verlauf

Ohne Operation verstirbt die Mehrzahl der Kinder (ca. 75%) im ersten Lebenshalbjahr an den Folgen einer Herzinsuffizienz oder Hypoxämie. Die Prognose ist am günstigsten bei Vorliegen einer mittelgradigen Pulmonalstenose und normaler AV-Klappenfunktion. Nach Operation ist die Lebenserwartung nicht bekannt.

**Merke:** Beim singulären Ventrikel variiert die klinische Symptomatik in Abhängigkeit von der Lungenperfusion. Das klinische Spektrum reicht vom Bild eines großen Ventrikelseptumdefektes, einer Transposition der großen Arterien mit Ventrikelseptumdefekt bis zu demjenigen einer Fallotschen Tetralogie. Echokardiographie und invasive Diagnostik erlauben die Differenzierung. Palliativeingriffe, meist im ersten Lebensjahr erforderlich, haben ein verhältnismäßig hohes Risiko. Korrigierende Eingriffe, bisher nur in günstigen Einzelfällen möglich, sind ebenfalls sehr risikoreich und die Spätresultate nicht bekannt.

## Hypoplastisches Linksherzsyndrom

**Definition:** Das hypoplastische Linksherzsyndrom ist charakterisiert durch eine Atresie oder Hypoplasie von Aorten- und Mitralklappe und einer Hypoplasie von linkem Ventrikel und Aorta ascendens.

### Klinik und Pathophysiologie

Der Mißbildungskomplex zählt neben der Transposition der großen Arterien zu den angeborenen Vitien, die am häufigsten bereits in der Neugeborenenperiode zu einer Notfallsituation führen. Wegen der Abflußbehinderung bzw. des Stopps auf der linken Herzseite erfolgt der Abstrom des pulmonalvenösen Blutes über das Foramen ovale in den rechten Vorhof, der die Mischungskammer darstellt. Der rechte Ventrikel ist für die Versorgung beider Kreisläufe zuständig. Die des Systemkreislaufes erfolgt über den Ductus arteriosus. Die im wesentlichen retrograde Perfusion der Aortenbogenäste und Koronarien ist zum Teil durch eine zusätzliche präduktale Isthmusstenose behindert. Innerhalb von Stunden bis wenigen Tagen nach der Geburt entwickelt sich eine massive Herzinsuffizienz und eine Schocksymptomatik mit graublasser Hautfarbe und allseits abgeschwächten Pulsen. Bei der meist vollständigen Duktusabhängigkeit der Perfusion des Körperkreislaufes spielt dessen Spontanverkleinerung hierbei eine wesentliche Rolle.

### Diagnostisches Vorgehen und Differentialdiagnose

EKG, Phonokardiogramm und Röntgenaufnahme des Thorax sind nicht pathognomonisch, jedoch differentialdiagnostisch bedeutungsvoll. Gewöhnlich finden sich im EKG ein Rechtstyp und rechtsventrikuläre Hypertrophiezeichen und röntgenologisch eine Kardiomegalie mit vermehrter Lungengefäßzeichnung und Hinweise auf eine pulmonalvenöse Stauung. Diagnostisch ist hingegen die Echokardiographie, die eine Darstellung der hypoplastischen Herzanteile ermöglicht (Abb. **63**). Bei typischem echokardiographischem Befund erübrigt sich die spezielle kardiologische Diagnostik. Differentialdiagnostisch sind in dieser Altersgruppe vor allem das Koarktationssyndrom, der unterbrochene Aortenbogen und die Transposition der großen Gefäße zu berücksichtigen und Schockzustände extrakardialer Genese. Die Echokardiographie erlaubt meist eine sichere Abgrenzung.

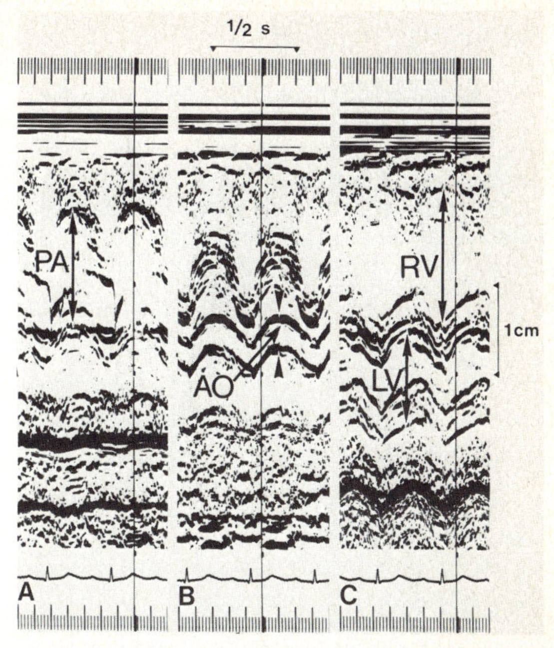


Abb. **63** Hypoplastisches Linksherzsyndrom bei 1 Tag altem männlichen Neugeborenen.
Eindimensionales Echokardiogramm: Darstellung der Dimensionen diagnostisch wichtiger Strukturen.
A = weiter Pulmonalstamm (PA), B = hypoplastische Aorta (AO) und C = in Relation zum rechten Ventrikel (RV) hypoplastischer linker Ventrikel (LV)

### Therapie

Konservative Maßnahmen einschließlich der medikamentösen Behandlung mit Prostaglandin $E_1$ oder $E_2$ zur Erweiterung des Ductus arteriosus können den desolaten Zustand der Neugeborenen bestenfalls kurzfristig bessern und dienen im wesentlichen der Überbrückung bis zur Sicherung der Diagnose. Palliativoperationen sind nach den bisherigen Erfahrungen wenig erfolgversprechend. Eine endgültige Korrekturmöglichkeit besteht nicht.

### Prognose und Verlauf

Die Prognose ist infaust. Die meisten Patienten sterben innerhalb der 1. Lebenswoche, nur wenige werden älter als 1 Monat. Dieser Herzfehler ist eine der häufigsten kardialen Todesursachen im Säuglingsalter.

**Merke:** Das hypoplastische Linksherzsyndrom führt bereits in der Neugeborenenperiode wegen der Duktusabhängigkeit der Körperperfusion zur Herzinsuffizienz mit Schocksymptomatik. Es zählt zu den wenigen noch inoperablen Herzfehlern. Die notfallmäßig durchgeführte Diagnostik mittels Echokardiographie dient dem Ausschluß operabler Herzfehler bzw. extrakardialer Ursachen des Schocks.

Weiterführende Literatur


Bachmann, K. D., H. Ewerbeck, G. Joppich, E. Kleihauer, E. Rossi, G. R. Stalder: Pädiatrie in Praxis und Klinik. Bd. I, Kap. 7: Herz- und Kreislauferkrankungen. Fischer und Thieme, Stuttgart 1978

Feigenbaum, H.: Echokardiographie. Perimed, Erlangen 1979

Gutheil, H.: Kinder-EKG Fibel, 3. Aufl. Thieme, Stuttgart 1980

Holldack, K., D. Wolf: Atlas und kurzgefaßtes Lehrbuch der Phonokardiographie und verwandter Untersuchungsmethoden, 4. Aufl. Thieme, Stuttgart 1974

Keck, E. W.: Pädiatrische Kardiologie, 3. Aufl. Urban & Schwarzenberg, München 1980

Keith, J. D., R. D. Rowe, P. Vlad: Heart Disease in Infancy and Childhood, 3rd ed. MacMillan, New York 1978

Moss, A. J., F. H. Adams: Heart Disease in Infants, Children and Adolescents. Williams & Wilkins, Baltimore 1968

Nadas, A. S., D. C. Fyler: Pediatric Cardiology, 3rd ed. Saunders, Philadelphia 1972

Schumacher, G., K. Bühlmeyer: Diagnostik angeborener Herzfehler. Bd. I, Allgemeiner Teil, Untersuchungsmethoden. Perimed, Erlangen 1978

Schumacher, G., K. Bühlmeyer: Diagnostik angeborener Herzfehler. Bd. II, Systematik der angeborenen Herzfehler. Perimed, Erlangen 1980

Stoermer, J., W. Heck: Pädiatrischer EKG-Atlas, 2. Aufl. Thieme, Stuttgart 1971

Watson, H.: Paediatric Cardiology. Lloyd-Luke, London 1968

Williams, R. G., C. R. Tucker: Echokardiographic Diagnosis of Congenital Heart Disease. Little, Brown & Co., Boston 1977

# Arterielle Hypertonie

*K. A. Meurer*

**Definition:** Als arterielle Hypertonie oder Hochdruckkrankheit werden dauerhafte Erhöhungen des Blutdruckes im arteriellen Gefäßsystem bezeichnet, die unbehandelt zu typischen Komplikationen an den Gefäßen führen. Die lediglich vorübergehenden Blutdruckerhöhungen, die begleitend bei verschiedenen Erkrankungen des Nervensystems, bei Intoxikationen, nach Einnahme von Ovulationshemmern oder Carbenoxolon oder als Begleiterscheinungen kardiovaskulärer Funktionsstörungen (totaler AV-Block, Aortenklappeninsuffizienz, AV-Fistel, Elastizitätsverlust der großen Gefäße im Alter) auftreten, werden von der oben beschriebenen chronischen arteriellen Hypertonie abgetrennt.
Der Blutdruck ist physiologischen Schwankungen z. B. durch physische und psychische Belastungen unterworfen; aufgrund epidemiologischer Untersuchungen lassen sich jedoch Normbereiche festlegen. Die Weltgesundheitsorganisation empfiehlt, als normalen Blutdruck Werte unter 140/90 mmHg und als Hypertonie Werte über 160/95 mmHg anzunehmen. Als Grenzwerthypertonie wird der Bereich zwischen diesen Werten bezeichnet. Von der Deutschen Liga zur Bekämpfung des hohen Blutdruckes werden für praktische Belange als obere Normgrenze des systolischen Blutdruckes Erwachsener 100 mmHg plus die Zahl der Lebensjahre, maximal jedoch 160 mmHg, und für den diastolischen Blutdruck 90 mmHg für alle Altersstufen angesehen.

## Häufigkeit

Die arterielle Hypertonie gehört in den zivilisierten Ländern zu den häufigsten Erkrankungen. In Deutschland wird die Hypertoniehäufigkeit auf 12% der Gesamtbevölkerung geschätzt, für die Altersgruppe über 45 Jahre wird eine Häufigkeit von 25% angenommen. Bei Jugendlichen ist eine Hypertonie jedoch ein eher seltenes Vorkommnis.

## Ätiologie

Eine arterielle Hypertonie stellt einerseits ein Begleitphänomen bei verschiedenen Erkrankungen dar, insbesondere von Nierenkrankheiten, durch die sie hervorgerufen wird, andererseits kann sie aber das Hauptsymptom insbesondere bei endokrinologischen und renovaskulären Störungen sein (Einzelheiten der Ätiologie dieser Hochdruckformen werden in den entsprechenden Kapiteln besprochen). Eine Übersicht über die verschiedenen Formen der chronischen arteriellen Hypertonie gibt die Tab. **39**.
Die primäre oder essentielle Hypertonie, die mit ungefähr 90% den Hauptanteil der Hochdruckerkrankungen darstellt, ist in ihrer Ätiologie bis heute nicht aufgeklärt. Es werden lediglich immer neue Faktoren bekannt, denen eine pathogenetische Rolle an der Hypertonieentstehung zugeschrieben wird. Vielmehr muß angenommen werden, daß die primäre Hypertonie durch ein gestörtes Ineinandergreifen der an der Kreislauf- und Volumenhomöostase beteiligten Faktoren hervorgerufen wird. Insbesondere sind Störungen des Salz- und Wasserhaushaltes und somit der Nierenfunktion, des sympathischen Nervensystems, des Renin-Angiotensin-Aldosteron-Systems, des Kallikrein-Kinin-Systems und der Prostaglandine zu nennen. Die Normabweichungen sind dabei so gering, daß sie mit den gegenwärtig zur Verfügung stehenden Analysemethoden nicht immer quantitativ erfaßbar sind.
Als Endresultat dieser Störungen kommt es bei allen Hypertonieformen zu einer Erhöhung des peripheren Gefäßwiderstandes, dessen Höhe abhängig vom Schweregrad der Hypertonie ist.
Bei der primären Hypertonie spielen weiterhin hereditäre Faktoren eine Rolle, wie aus Familien- und Zwillingsuntersuchungen hervorgeht. Welchen Anteil psychische Faktoren an der Manifestierung einer Hypertonie haben, ist bislang nicht eindeutig zu beantworten, sie tragen aber zu einem nicht unerheblichen Teil zur Aufrechterhaltung der Hypertonie bei. Ebenfalls noch unklar sind die Beziehungen zwischen Übergewicht und Hypertonie. Aufgrund epidemiologischer Untersuchungen ist wahrscheinlich, daß diese Patienten infolge ihrer erhöhten Nahrungsaufnahme auch eine erhöhte Kochsalzmenge zu sich nehmen, die dann mitverantwortlich für die Hypertonieentstehung ist. Ferner wird ein erhöhtes Herzzeitvolumen bei normalem peripherem Widerstand als mögliche Hochdruckursache diskutiert.

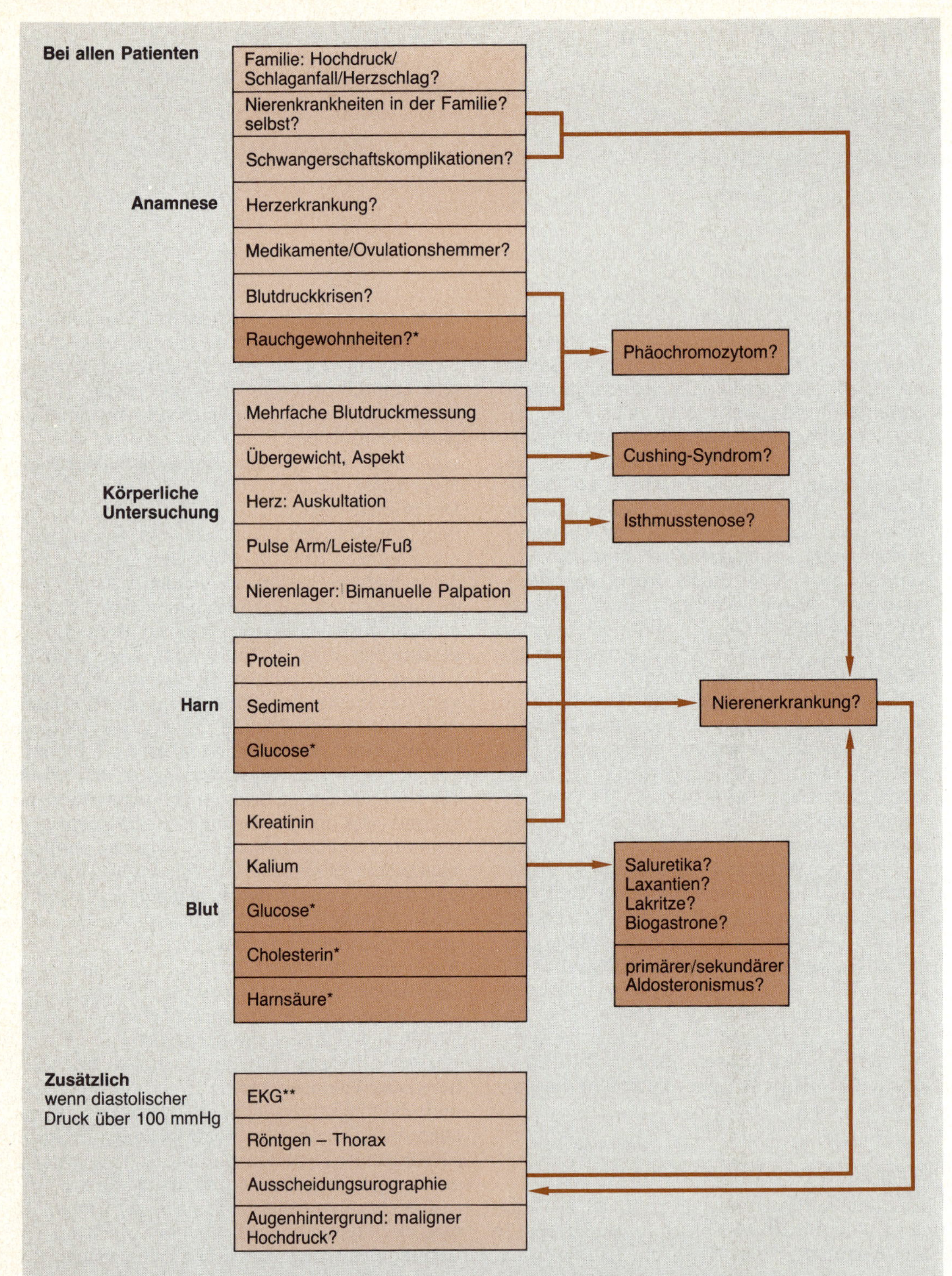


Abb. **64** Empfehlungen der Deutschen Liga zur Bekämpfung des hohen Blutdruckes zur Basisdiagnostik des Hochdrucks

Tabelle **39** Einteilung der chronischen Hypertonieformen

**Primäre (essentielle) Hypertonie**

**Sekundäre Hypertonien**

1. Renoparenchymale Hypertonien
   Chronische Glomerulonephritis
   Chronische Pyelonephritis
   Chronische Uratniere
   Analgetikanephropathie
   Nierenamyloidose
   Zystennieren
2. Renovaskuläre Hypertonie
   Nierenarterienstenose
   Nierenarterienembolie und -thrombose
   Nierenarterienaneurysma
   Lupus erythematodes disseminatus
   Periarteriitis nodosa
   Thrombangitis obliterans
   Diabetische Glomerulosklerose
   Wegenersche Granulomatose
3. Hypertonie bei Nierentumoren
4. Hypertonie bei chronischer Hydronephrose
5. Endokrine Hypertonien
   Phäochromozytom
   Cushing-Syndrom (Hypercortisolismus)
   Conn-Syndrom (primärer Aldosteronismus)
   17-$\alpha$-Hydroxylase- und
   11-$\beta$-Hydroxylasemangel
   Desoxycorticosteronüberschuß
6. Isthmusstenose der Aorta

## Klinik und Pathophysiologie

### Primäre (essentielle) Hypertonie

Zum gegenwärtigen Zeitpunkt existiert kein einzelner biochemischer oder hämodynamischer Parameter, der das Vorliegen einer primären Hypertonie beweisen würde, so daß die Diagnose dieser Hochdruckform nur durch Ausschluß der bekannten sekundären Hochdruckursachen (s. Tab. **39**) möglich ist.

Das Vorliegen einer primären Hypertonie darf jedoch mit einiger Wahrscheinlichkeit dann angenommen werden, wenn mehrere Charakteristika dieser Hochdruckform anamnestisch aufdeckbar sind (Abb. **64**).

Die familiäre und die persönliche Vorgeschichte sind von großer Bedeutung, denn unter den Vorfahren und Verwandten der Patienten mit einer primären Hypertonie finden sich gehäuft Mitglieder, die an einer Hypertonie oder deren Folgekrankheiten leiden. Insbesondere ist daher nach Herz- und Kreislauferkrankungen im weitesten Sinne sowie plötzlichen Todesfällen auch jüngerer Verwandter zu fragen. Ebenso sollte nach typischen Begleiterkrankungen einer Hypertonie wie Diabetes mellitus, Übergewicht und Gicht gefragt werden. Differentialdiagnostische Bedeutung hat ebenfalls eine familiäre Häufung von Nierenerkrankungen (Nierenmißbildungen).

Die Eigenanamnese des Patienten mit einer primären Hypertonie ist häufig uncharakteristisch, bietet andererseits aber dadurch Abgrenzungsmöglichkeiten gegenüber sekundären Hochdruckformen mit ihrer typischen Anamnese und Symptomatologie. Wichtig sind daher Fragen nach früher überstandenen Nierenkrankheiten, nach dem Gewichtsverhalten (Cushing-Syndrom, Phäochromozytom, s. unten) und nach den Lebensgewohnheiten. Weiterhin wichtig sind eventuell bereits früher erhobene Befunde, die Rückschlüsse auf die Dauer und somit ggf. auf die Ätiologie der Hypertonie zulassen. In diesem Zusammenhang ist auch nach eventuell bereits vorhandenen Symptomen einer muskulären oder koronaren Herzinsuffizienz zu fragen. Von den oft vorgebrachten subjektiven Beschwerden (s. unten) vermögen nur wenige, wie etwa kalte Extremitäten, Farbwechsel der Haut, Palpitationen und Nasenbluten, weitere differentialdiagnostische Aufschlüsse zu geben. Der Manifestationszeitpunkt der Hypertonie läßt nur bedingt Hinweise auf ihre Ätiologie zu, da in jedem Lebensalter die primäre Hypertonie überwiegt. Diese wird in der Regel im mittleren Alter manifest. Andererseits ist das Blutdruckverhalten mit einer labilen Phase zu Beginn der Erkrankung als positiver Hinweis im Sinne einer primären Hypertonie zu werten.

Umbauvorgänge des Herzens und EKG-Veränderungen stellen sich ebenso wie Augenhintergrundsveränderungen und die Einschränkungen der zerebralen und renalen Funktion erst nach längerem Bestehen einer Hypertonie ein und geben somit eher Hinweise auf die Dauer und Schwere als auf die Genese der Hypertonie. Ausgeprägte Endstreckenveränderungen und das Vorliegen von U-Wellen im EKG haben eine besondere differentialdiagnostische Bedeutung. Die Geschlechtsverteilung vermag keine definitiven Hinweise auf die Zuordnung der Hypertonie zu geben.

*Grenzwerthypertonie.* Die Grenzwerthypertonie ist definiert als ein Zustand, in dem der Blutdruck des Patienten zwar oberhalb des WHO-Normbereiches von 140/90 mmHg bzw. oberhalb der Altersnorm liegt, aber keine hypertonen Werte erreicht. Die Häufigkeit einer Grenzwerthypertonie liegt bei 10% der Bevölkerung, sie scheint mit zunehmendem Alter häufiger zu werden. Eine klinische Bedeutung wird ihr deshalb zuerkannt, da Patienten mit Grenzwerthypertonie doppelt so häufig eine manifeste Hypertonie wie normotensive Individuen entwickeln. Außerdem ist die Morbidität an kardiovaskulären Erkrankungen bei diesen Patienten gesteigert: Das Mortalitätsrisiko beträgt das Doppelte der normotonen Patienten.

Hämodynamisch ist die Grenzwerthypertonie durch ein erhöhtes Herzzeitvolumen charakterisiert, wobei bisher nicht klar ist, ob die Erhöhung des Herzzeitvolumens aus einer Zunahme des Schlagvolumens oder der Herzfrequenz resul-

tiert. Der periphere Widerstand ist normal, das bedeutet jedoch, daß in Anbetracht des erhöhten Herzzeitvolumens keine Anpassung dieser Größe erfolgte, so daß er unangemessen zu hoch ist.
Von der Grenzwerthypertonie zu unterscheiden ist die *labile Hypertonie*, bei der unterschiedlich hohe Blutdruckwerte oberhalb des Normbereiches gemessen werden. Die Variabilität des Blutdruckes kann dabei beträchtlich sein.
*Hypertonie mit niedrigem Renin.* Bei etwa ¼ der Patienten mit primärer Hypertonie läßt sich trotz vergleichbarer Untersuchungsbedingungen eine niedrige Reninaktivität im Plasma feststellen, so daß versucht wurde, eine Untergruppe innerhalb der Patienten mit primärer Hypertonie abzugrenzen. Aufgrund der Untersuchungen von HELBER u. Mitarb. und KLOPPENBORG u. Mitarb. ist diese Patientengruppe charakterisiert durch eine längerbestehende primäre Hypertonie und insbesondere durch eine ungenügende Supprimierbarkeit der Aldosteronexkretion.

### Sekundäre Hypertonien

*Renale Hypertonien.* Die Diagnose einer renal bedingten Hypertonie basiert auf dem gehäuften Auftreten von Blutdruckerhöhungen bei Nierenerkrankungen (50–60%) im Vergleich zur Hypertoniehäufigkeit in der Gesamtbevölkerung (12%). Häufigste Ursachen der renal-parenchymatösen Hypertonie sind die chronische Glomerulonephritis und die chronische Pyelonephritis. Das Auftreten der Hypertonie ist dabei nicht an eine wesentliche Einschränkung der Nierenfunktion gebunden. Daneben gehen noch zahlreiche Allgemeinerkrankungen mit einem Nierenbefall einher und sind somit ebenfalls geeignet, eine renale Hypertonie zu verursachen, so z. B. der Diabetes mellitus mit Glomerulosklerose (Kimmelstiel-Wilson-Syndrom), verschiedene Nierenmißbildungen, Nierentumoren, die chronisch-interstitielle Nephritis bei Analgetikaabusus oder Gicht, gelegentlich die sogenannte Plasmozytomniere, die Amyloidschrumpfniere, die respiratorenale Form der Wegenerschen Granulomatose und insbesondere die Nierenbeteiligung beim Lupus erythematodes und bei der Periarteriitis nodosa. Ferner sind die renovaskulären Hochdruckformen bei Nierenarterienstenose, Nierenarterienaneurysma, arterio-venöser Fistel der Nierengefäße, Thrombose oder Embolie der A. renalis, Senknieren mit Gefäßdrosselung und Zustände nach Nierentraumen mit perirenalem Hämatom zu nennen.
In Anbetracht dieser Vielfalt der eine renale Hypertonie bedingenden Ursachen hat die anamnestische Befragung des Patienten ein breites Symptomenspektrum zu berücksichtigen. Einige der genannten Erkrankungen gehen mit typischer Symptomatologie einher, die in den entsprechenden Kapiteln erörtert wird, andererseits fehlen aber ebenso wie bei der primären Hypertonie auch bei der renal-parenchymatösen und der renovaskulären Hypertonie häufig charakteristische anamnestische Angaben, so daß die Hypertonie auch einziges Symptom einer Nierenerkrankung darstellen kann.
Bei der Anamneseerhebung ist insbesondere nach rezidivierenden Harnwegsinfekten (Flankenschmerzen, Brennen beim Wasserlassen, Fieber), nach gehäuften Anginen eventuell mit nachfolgender Hämaturie, nach Flankenschmerzen und Hämaturie, die spontan oder nach einem Trauma aufgetreten sind, sowie nach einem Analgetikamißbrauch und Symptomen einer Gicht zu fragen. Bei Frauen interessiert der Verlauf durchgemachter Schwangerschaften. Bei Männern jüngeren Alters ist eine pyelonephritisch bedingte Hypertonie selten; infolge Prostatahypertrophie kann es im höheren Lebensalter jedoch zu aszendierenden Harnwegsinfekten mit nachfolgender Pyelonephritis kommen. Weiterhin tragen Nierensteinleiden, Tumoren, Operationen oder Bestrahlungen im Beckenbereich zu Harnwegsobstruktionen mit nachfolgenden Infektionen bei und führen zu ein- oder beidseitiger Schädigung der Nieren. Ein vesikoureteraler Reflux stellt gleichfalls eine Ursache für rezidivierende Harnwegsinfekte dar.
*Endokrine Hypertonien.* Bei diesen seltenen (Häufigkeit unter 1%), durch einen Hormonüberschuß bedingten Hochdruckformen erlauben die Anamneseerhebung und die klinische Untersuchung oft die Stellung einer begründeten Verdachtsdiagnose. Es handelt sich hier um das Cushing-Syndrom, das Conn-Syndrom, verschiedene angeborene Defekte in der adrenalen Hormonsynthese (11-$\beta$-Hydroxylasemangel, 17-$\alpha$-Hydroxylasemangel, Desoxycorticosteronüberschuß) und um das Phäochromozytom.
Das Cushing-Syndrom, verursacht durch eine Cortisolüberproduktion, geht in 85% der Fälle mit einer Hypertonie einher. Die Patienten klagen insbesondere über leichte Ermüdbarkeit, über die diätetisch nicht beeinflußbare Adipositas und eine psychische Labilität.
Ebenfalls lassen sich beim Conn-Syndrom (primärer Aldosteronismus) oft eine abnorme Adynamie und Obstipation anamnestisch eruieren.
Bei der Fahndung nach den katecholaminsezernierenden Phäochromozytomen sind Fragen nach ausgeprägten vegetativen Stigmata, die durch den Katecholaminüberschuß provoziert werden, vordergründig: Schweißausbruch, Hautblässe oder fleckige Rötungen der Haut, Tachykardie, Herzrhythmusstörungen, Palpitationen, Angina pectoris, anfallsweise Kopfschmerzen, Schwindel, Übelkeit und Erbrechen.

### Kardiovaskuläre Hypertonie

Die Aortenisthmusstenose wird als einzige kardiovaskuläre Hochdruckform noch zu den echten chronischen Hypertonien gezählt. Charakteristische anamnestische Angaben, die wegweisend für die Diagnose sein könnten, fehlen im allgemeinen. Wegen der reduzierten Durchblutung der unteren Extremitäten berichten die Patienten gelegentlich über eine schnellere Ermüdbarkeit beim Gehen oder Laufen.

### Hochdruck und Medikamente

Wegen der Möglichkeit, eine passagere Hypertonie durch Medikamente zu induzieren, ist stets eine sorgfältige Medikamentenanamnese zu erheben, in der neben einem chronischen Analgetikaverbrauch nach der Einnahme von Nebennierenrindensteroiden, Ovulationshemmern, Carbenoxolon bzw. Lakritze gefragt werden muß.
Bei normotonen Patientinnen entwickelt sich unter Ovulationshemmern nur selten eine Hypertonie, während häufiger eine Verschlimmerung einer vorbestehenden Hypertonie zu beobachten ist.

### Hochdruck und Schwangerschaft

Aufgrund der Einteilung des »American College of Obstetricians and Gynecologists« kann eine Schwangerschaft durch folgende Hochdruckkomplikationen gekennzeichnet sein:

- Präeklampsie/Eklampsie,
- arterielle Hypertonie jedweder Ursache,
- arterielle Hypertonie mit aufgepfropfter Präeklampsie,
- transitorische oder Schwangerschaftshypertonie.

Die Präeklampsie/Eklampsie tritt um die 20. Schwangerschaftswoche oder häufiger um den Entbindungstermin auf und ist gekennzeichnet durch Hypertonie, Proteinurie, Ödeme und gelegentlich Gerinnungsstörungen. Bei Fortschreiten des Krankheitsbildes zu einer Eklampsie treten Kopfschmerzen, Übelkeit, Erbrechen, Sehstörungen, Krampfanfälle und schließlich ein Koma auf. Infolge zerebraler Blutungen kann der Tod eintreten.
Hiervon zu unterscheiden sind Patientinnen, bei denen eine arterielle Hypertonie bereits vorbestehend ist und deren Verlauf während der Schwangerschaft abhängig von vorhandenen Schäden an Gehirn, Herz und Nieren ist. Auch bei diesen Patientinnen kann sich eine Präeklampsie oder Eklampsie aufpfropfen.
Weiterhin kann in der Spätschwangerschaft oder im Wochenbett eine transitorische Hypertonie auftreten. Der Blutdruck normalisiert sich jedoch zumeist um den 10. Tag post partum. Verlaufsbeobachtungen deuten darauf hin, daß Patientinnen mit transitorischer Hypertonie in der Schwangerschaft später eine primäre Hypertonie entwickeln, die durch die Schwangerschaft demaskiert wurde.

### Maligne Hypertonie

Die maligne Hypertonie (maligne Nephrosklerose) ist eine besondere Verlaufsform einer primären oder sekundären Hypertonie. Während bei Aortenisthmusstenose kein maligner Verlauf beobachtet wird, stellt sich bei den endokrinen Hochdruckformen gelegentlich eine maligne Hypertoniephase ein.
Einen wesentlichen pathogenetischen Faktor stellt die Blutdruckerhöhung selbst dar.
Das klinische Bild ist gekennzeichnet durch eine fixierte diastolische Hypertonie mit Blutdruckwerten über 120 mmHg, Funktionsstörungen an Herz, Gehirn und insbesondere den Nieren sowie erheblichen Veränderungen an den Augenhintergrundgefäßen (Fundus hypertonicus malignus).
Die Patienten klagen über Kopfschmerzen, Sehstörungen bzw. akute Sehverschlechterungen, plötzlich auftretenden Schwindel mit Erbrechen und Parästhesien. Weiterhin bestehen Nasenbluten, Hämoptoe, gastrointestinale Symptome, nächtliche Muskelkrämpfe, und es kann zum Auftreten eines Lungenödems und zerebraler Krampfanfälle kommen. Daneben findet sich eine Leukozyturie, Erythrozyturie und Proteinurie. Die Nierenfunktion neigt zu rascher Verschlechterung.

### Beschwerdebild

Das Beschwerdebild der Patienten mit einer primären oder renoparenchymalen arteriellen Hypertonie ist im allgemeinen gering oder derart uncharakteristisch, daß die Hypertonie oft einen Zufallsbefund bei einer aus anderen Gründen vorgenommenen Untersuchung darstellt oder die Hypertonie erst beim Auftreten von Komplikationen erkannt wird. Aus epidemiologischen Untersuchungen ist bekannt, daß wegen des zunächst asymptomatischen Verlaufes der Hypertonie etwa 50% der Patienten keine Kenntnis von ihrer Erkrankung haben.
Die von den Patienten vorgebrachten Beschwerden können durch die Hypertonie selbst, durch eine hypertensive Gefäßerkrankung oder die der Hypertonie zugrundeliegende Ursache hervorgerufen sein. Als häufigste, von den Patienten vorgebrachte Beschwerden sind nach BECHGAARD Kopfschmerzen, Schwindel, Depression, Nervosität, Palpitationen, Präkordialschmerzen, Angina pectoris und Belastungsdyspnoe zu nennen. Außer den beiden letzteren können diese Beschwerden aber nicht zwangsläufig auf das Vorliegen einer Hypertonie bezogen werden, da sie auch bei Patienten gleichen Alters ohne Hypertonie im selben Maße auftreten. Kopfschmerzen sind ein Symptom schwerer bzw. maligner Hypertonien, sie sind meist im Hinterkopfbereich lokalisiert, treten morgens nach dem Aufwachen auf und vergehen spontan im Tagesverlauf. Bei länger bestehender Hypertonie und während antihypertensiver Therapie ist Schwindel, insbesondere beim Aufstehen oder Aufrichten aus der Hocke, häufiger zu beobachten. Als weiteres Symptom der hypertonen Kreislaufstörung ist Ohrensausen zu nennen.
Beschwerden, die auf Gefäßveränderungen zu-

rückgeführt werden können, sind Nasenbluten, Hämaturie, Verschwommensehen bei Retinaveränderungen, vorübergehende Bewegungsschwächen und Schwindel bei transitorischen zerebralen ischämischen Attacken und die bereits erwähnte Angina pectoris, Belastungsdyspnoe und Nykturie bei myogener und koronarer Herzinsuffizienz.
Bei sekundären Hypertonien lassen sich die Beschwerden, durch die die Patienten auch frühzeitiger auf ihre Erkrankung aufmerksam gemacht werden, auf die Grunderkrankung zurückführen: Polyurie, Polydipsie, Obstipation und Muskelschwäche bei den Patienten mit einem Conn-Syndrom, Gewichtszunahme, Hämatomneigung und psychische Labilität beim Cushing-Syndrom, intermittierend auftretende Kopfschmerzen, Palpitationen und Schweißausbrüche beim Phäochromozytom, Flankenschmerzen und Fieber bei der Pyelonephritis.

## Diagnostisches Vorgehen und Differentialdiagnose

### Klinische Untersuchung

Die klinischen und Laboruntersuchungen bei Patienten mit einer manifesten chronischen Hypertonie orientieren sich an den Empfehlungen der Deutschen Liga zur Bekämpfung des hohen Blutdruckes, durch deren Anwendung unter Berücksichtigung von Anamnese und Symptomatologie eine rationelle und erfolgreiche Diagnosestellung möglich ist.
Die Untersuchungen haben zum Ziel, passagere und permanente Blutdruckerhöhungen, die jedoch nicht progredient sind und die auch nicht zu den hochdrucktypischen Komplikationen führen (Tab. **40**), von einer chronischen Hypertonie im eigentlichen Sinne abzugrenzen (s. Tab. **39**), möglicherweise bereits bestehende Schädigungen an Herz, Nieren, Gehirn und an den Augenhintergrundgefäßen festzustellen, zusätzliche Risikofaktoren für Erkrankungen der genannten Organe sowie eventuelle Begleiterkrankungen aufzudecken und insbesondere eine Abgrenzung der primären Hypertonie von den sekundären und damit unter Umständen kausal therapierbaren Hochdruckformen zu erreichen. Ferner sollte versucht werden, den Schweregrad der Hypertonie festzulegen. Die diagnostischen Maßnahmen stellen somit die Vorstufe für eine rationelle antihypertensive Therapie dar.
Besonderes Augenmerk ist auf die Untersuchung der Kreislauforgane und die durch eine Hypertonie in ihren Funktionen beeinträchtigten Zielorgane Nieren, Gehirn und Augenhintergrund zu richten.
*Blutdruckmessung.* Die Messung des Blutdruckes erfolgt indirekt mit Quecksilber- oder Membranmanometern nach der Korotkoff- und Riva-Rocci-Methode. Die Blutdruckwerte werden in mmHg angegeben.
Wichtig für eine exakte Blutdruckmessung ist die Breite der aufblasbaren Manschette: Für Messungen am Oberarm und am Unterschenkel oberhalb des Sprunggelenkes muß die Manschettenbreite für Erwachsene 13–14 cm betragen, bei Kindern werden entsprechend schmalere Manschetten benutzt. Breitere Manschetten sind bei Oberarmumfängen über 40 cm erforderlich. Während der Messung sollte der Patient psychisch entspannt sein – eine Bedingung, die jedoch bei der Erstuntersuchung selten erfüllt sein dürfte. Die Messung kann am liegenden, sitzenden oder stehenden Patienten erfolgen, da die Blutdruckwerte jedoch in Abhängigkeit von der Position des Patienten mehr oder weniger stark differieren, sollte für Vergleichszwecke die Position, in der der Blutdruck gemessen wurde, dokumentiert werden. In jedem Falle muß sich der Arm in Herzhöhe befinden, da bei herabhängendem Arm zu hohe Werte erhalten werden. Beim Anlegen der Manschette ist darauf zu achten, daß diese luftleer ist, daß ihr aufblasbarer Teil die Innenseite des Oberarmes bedeckt und daß der Unterrand der Manschette etwa 2,5 cm oberhalb der Ellenbeuge liegt. Der Oberarm sollte weder von der luftleeren Manschette noch von Kleidungsstücken eingeengt werden.

Tabelle **40** Übersicht über die passageren und die permanenten systolischen Blutdrucksteigerungen, die von der chronischen arteriellen Hypertonie abzutrennen sind

1. Emotional bedingte Blutdrucksteigerungen
2. Kardivaskuläre Hypertonien
   Aortenklappeninsuffizienz
   a. v. Fisteln
   Ductus Botalli apertus
   Bradykardie (z. B. bei AV-Block III. Grades)
   Elastizitätsverlust der großen Gefäße (Altershochdruck)
3. Pharmaka-induzierte Hypertonien (Carbenoxolon, Lakritze, Mineralokortikoidhormone, Ovulationshemmer, MAO-Hemmer und tyraminhaltige Nahrungsmittel)
4. Hochdruck bei Hyper- und Hypothyreose, Akromegalie
5. Hochdruck bei Polycythaemia vera und Polyglobulie
6. Hochdruck bei akuter Glomerulonephritis
7. Hochdruck bei akutem Nierenversagen
8. Eklampie/Präeklampsie
9. Hochdruck bei Erkrankungen des Zentralnervensystems
   Hirndruck
   Enzephalitis
   Meningitis
   Poliomyelitis
   Polyneuritis
   Tumoren
   Porphyrie
   Vergiftungen (Blei, Thallium)

Für die Messung des Blutdruckes wird die Manschette bis zu einem Druck von 30 mmHg oberhalb des systolischen Blutdruckwertes aufgeblasen, d.h., daß der Untersucher beim Aufblasen den Radialispuls bis zu dessen Verschwinden mittastet. Anschließend wird das Stethoskop mit leichtem Druck auf die A. radialis gesetzt und der Manschettendruck mit einer Geschwindigkeit von 2–3 mmHg/s bei gleichzeitiger Auskultation vermindert. Der systolische Druck wird beim ersten Auftreten der Korotkoff-Geräusche und der diastolische Druck bei ihrem Verschwinden oder (bei Kindern und Schwangeren) beim deutlichen Leiserwerden abgelesen. Im allgemeinen ist eine Ablesegenauigkeit in Schritten von 5 mmHg ausreichend. Zur Vermeidung einer venösen Stauung mit Verfälschung des Meßergebnisses muß die Manschette vor einer erneuten Messung vollständig entlastet sein, zusätzlich kann der Arm erhoben werden. Eine erneute Messung sollte frühestens nach einer Minute erfolgen.

Die Genauigkeit der indirekten Blutdruckmessung ist unter Berücksichtigung der oben angeführten Kriterien recht befriedigend. Als weitere Irrtumsmöglichkeit bei der Messung muß noch die sogenannte auskultatorische Lücke erwähnt werden, das bisweilen bemerkbare Verschwinden der Korotkoff-Geräusche unterhalb des systolischen und Wiederauftreten oberhalb des diastolischen Druckes.

*Herz und Gefäßsystem.* Eine arterielle Hypertonie führt zu Veränderungen an Herz und Gefäßen, die sich bereits durch eine sorgfältige klinische Untersuchung erfassen lassen. Am Herzen tritt eine Vergrößerung des linken Ventrikels durch Hypertrophie und später Dilatation ein, die sich palpatorisch durch einen verlagerten und eventuell hebenden Spitzenstoß und perkutorisch durch Verbreiterung der relativen Herzdämpfung feststellen läßt. Bei der Auskultation werden häufig ein akzentuierter 2. Aortenton oder systolische Geräusche über der Aorten- und Mitralklappe gehört. Daneben ist über den Karotiden, den Aa. subclaviae, paraumbilikal, am Rücken in Höhe der Abgänge der Nierenarterien und in den Leistenbeugen nach Gefäßgeräuschen und einer Druckminderung zu fahnden, es muß versucht werden, die Pulse der Aa. dorsalis pedis und tibialis posterior zu palpieren.

Rhythmusstörungen treten zumeist erst bei länger bestehender Hypertonie auf und sind als Symptome einer relativen oder absoluten Koronarinsuffizienz zu deuten. In diesem Falle dürften weitere Symptome einer koronaren oder muskulären Herzinsuffizienz vorliegen: Ein Galopprhythmus weist auf eine Linksherzinsuffizienz. Bei der Auskultation der Lungen lassen sich in diesen Fällen oft feuchte Rasselgeräusche nachweisen.

*Augenhintergrund.* Hypertoniebedingte Gefäßveränderungen lassen sich weiterhin durch Spiegelung des Augenhintergrundes feststellen, wodurch sich Hinweise auf Schwere und Dauer, nicht jedoch auf die Ätiologie der Hypertonie ergeben. Die Veränderungen an den Retinagefäßen werden als Fundus hypertonicus und Fundus hypertonicus malignus beschrieben. Es finden sich Unregelmäßigkeiten der Lichtreflexe, Kaliberschwankungen der Gefäße, perivaskuläre Begleitstreifen und sogenannte Kreuzungsphänomene, d.h. vermeintliche Einengungen der Venen durch überkreuzende Arterien.

Engstellungen der Arterien können schon früh im Verlaufe einer Hypertonie auftreten, sie sind ein obligates Zeichen bei maligner Hypertonie. Daneben treten Parenchymveränderungen der Netzhaut auf in Form von punkt- oder strichförmigen oder flächenhaften Blutungen sowie rundliche, unscharf begrenzte Exsudate (cotton-wool Herde) oder scharfbegrenzte, weiße oder gelblich-weiße, verschieden große unregelmäßige Exsudate, die bei radiärer Anordnung um die Makula eine Sternfigur bilden (fettige Degenerationen).

Schließlich treten Papillenveränderungen auf, die bis zu einer Stauungspapille führen können. Papillenveränderungen sind stets beidseitig, sie können aber aufgrund des unterschiedlichen Druckes in den Netzhautarterien auf einer Seite stärker ausgeprägt sein.

Beim Fundus hypertonicus (früher Stadium I und II) werden im allgemeinen nur Gefäßveränderungen beobachtet, während beim Fundus hypertonicus malignus (früher Stadium III und IV) zusätzlich die beschriebenen Netzhaut- und Papillenveränderungen auftreten. Die Übergänge zwischen den einzelnen Stadien sind fließend.

Die Augenhintergrundveränderungen sind positiv mit der Höhe des diastolischen Blutdruckes korreliert, fehlende Veränderungen bei hohem diastolischen Druck sprechen für eine emotionell labile Blutdruckerhöhung. Schwere Augenhintergrundsveränderungen bei nachweislich kurzfristig bestehender Hypertonie deuten auf eine sekundäre Genese, wobei am ehesten ein Phäochromozytom oder eine Nierenarterienstenose in Betracht zu ziehen sind.

Fundusveränderungen bei anderen Systemerkrankungen, insbesondere auch bei Erkrankungen des zentralen Nervensystems, müssen differentialdiagnostisch ausgeschlossen werden.

*Niere.* Wie bereits erwähnt, lassen sich bei der klinischen Untersuchung über den Nierengefäßen gelegentlich Strömungsgeräusche auskultieren, die den Verdacht auf eine renovaskuläre Hypertonie lenken. Der Palpation sind die Nieren höchstens bei extrem schlanken Patienten oder beim Vorliegen von Nierenzysten oder Zystennieren zugänglich. Charakteristisches Zeichen einer Pyelonephritis ist die Klopfschmerzhaftigkeit der Nierenlager.

*Haut.* Charakteristische Hautveränderungen finden sich in Form breiter, hämorrhagisch inbibierter Dehnungsstreifen (Striae rubrae) an den Oberarmen, an den Mammae, am Abdomen und

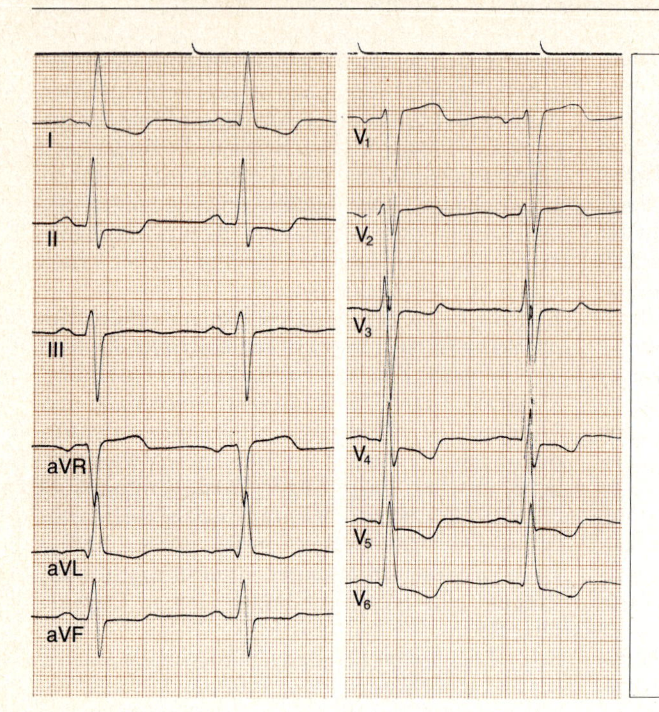


Abb. **65** Elektrokardiogrammveränderungen bei langjähriger schwerer arterieller Hypertonie: Linkstyp, Linksherzhypertrophiezeichen und Linksherzschädigungszeichen

am Gesäß bei den Patienten mit Cushing-Syndrom oder iatrogen infolge hochdosierter Steroidtherapie. Beim Cushing-Syndrom findet sich auch eine Atrophie der Haut. Eine Neurofibromatose kommt überzufällig häufig zusammen mit Phäochromozytom und Nierenarterienstenosen vor. Ein graubraunes Hautkolorit zeigen Patienten mit Niereninsuffizienz infolge Urochrompigmentierung.

*Neurologische Untersuchungen.* Die neurologische Untersuchung eines Patienten mit unkomplizierter arterieller Hypertonie ergibt keine Normabweichungen. Schwindel und Kopfschmerzen können nicht zwingend einer bestehenden Hypertonie zugeordnet werden, es sei denn, es handle sich um eine maligne Hypertonie oder eine hypertensive Enzephalopathie. Funktionseinschränkungen bzw. Paresen der Extremitäten, Sprachstörungen, Sehstörungen, extrapyramidale Symptome und psychische Veränderungen deuten auf bereits stattgehabte Komplikationen der Hypertonie.

### Laborchemische Untersuchungen

Obligate Blutuntersuchungen im Rahmen der Hypertoniediagnostik sind Blutsenkungsgeschwindigkeit, Blutbild, Urinstatus, die Serumkonzentrationen von Natrium, Kalium und Kreatinin sowie die Bestimmung des Kreatinins im 24-Stunden-Urin zur Berechnung der Kreatinin-Clearance. Die Elektrolytbestimmungen dienen als Suchtest auf einen primären Aldosteronismus, Kreatininkonzentrationen und Kreatinin-Clearance zur Bestimmung der Nierenfunktion, im Urin wird die Ausscheidung von Leukozyten, Erythrozyten und Eiweiß überprüft. Darüber hinaus erscheinen die Bestimmungen der Blutfette und des Blutzuckers, der Harnsäure und des Serumcalciumspiegels zur Erfassung weiterer Risikofaktoren für Erkrankungen der arteriellen Gefäße bzw. der Nieren sinnvoll. Bestimmungen der Gesamtkatecholamine bzw. der Vanillinmandelsäure im Urin sollten beim geringsten Verdacht auf das Vorliegen eines Phäochromozytoms vorgenommen werden.

Um an die Ergebnisse, insbesondere der Serumelektrolytbestimmungen, differentialdiagnostische Erwägungen knüpfen zu können, müssen die Blutentnahmen vor Einleitung einer Therapie vorgenommen werden, zumindest muß aber eine bereits begonnene Therapie mit differenten Medikamenten (Diuretika, Laxantien, Carbenoxolon) berücksichtigt werden, so daß keine falschen und voreiligen Schlüsse aus falsch-pathologischen Ergebnissen gezogen werden, die zu unnötigen Folgeuntersuchungen führen würden.

In Abhängigkeit vom Beschwerdebild und vom Untersuchungsbefund müssen entsprechende weitere Untersuchungen wie Bestimmungen der Reninaktivität, der Aldosteronexkretion, des Cortisolspiegels, der 17-Hydroxycorticosteroide, eine Angiographie und Computertomographie durchgeführt werden.

### Apparative Untersuchungen

*Elektrokardiogramm.* Das Elektrokardiogramm trägt nicht zur Diagnostik einer Hypertonie bei, sollte aber bei Patienten mit Hypertonie eine obligate Untersuchung sein, da es Aufschlüsse über Dauer und Schwere der Hochdruckkrankheit gibt. In den Anfangsstadien einer Hypertonie bestehen keine Änderungen des Stromkur-

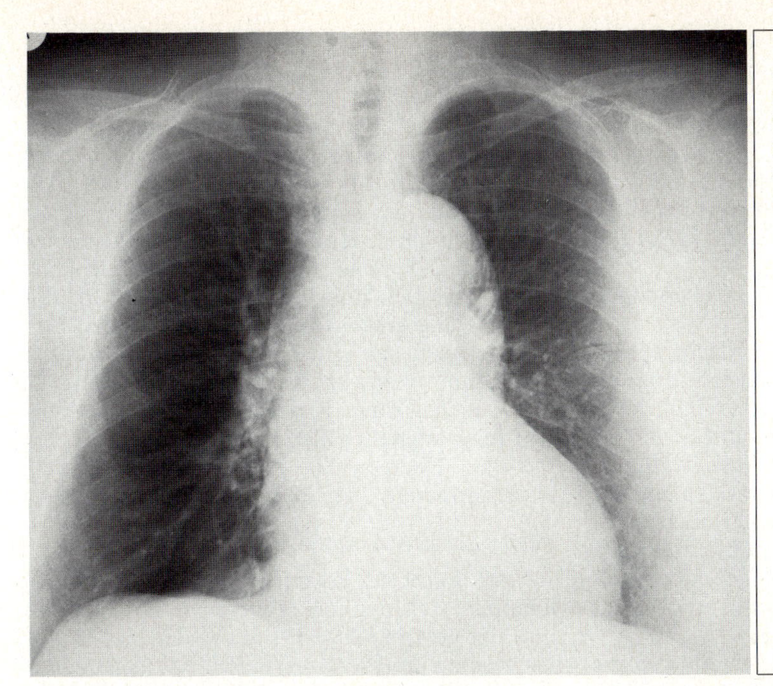

Abb. **66** Linksherzhypertrophie und Aufbiegung der Aorta infolge langdauernder Hypertonie (Aufnahme des Radiologischen Institutes der Universität zu Köln, Direktor Prof. Dr. G. Friedmann)

venverlaufes, in Abhängigkeit von Dauer und Höhe des Blutdruckes entwickelt sich zunächst ein Linkslagetyp, später treten die Zeichen einer Linksherzhypertrophie und Linksherzschädigung hinzu, so daß das Vorliegen einer Koronarinsuffizienz zu unterstellen ist (Abb. **65**). Zusätzlich können Rhythmusstörungen der unterschiedlichsten Art und Schenkelblockbilder auftreten.

Als Kriterien der Linksherzhypertrophie gelten hohe R-Zacken in den Ableitungen I, aVL oder aVF und $V_5$–$V_6$ sowie tiefe S-Zacken in den Ableitungen III, aVL und $V_2$–$V_3$. Bei Auftreten einer Linksherzschädigung sind die ST-Strecken der den linken Ventrikel repräsentierenden Ableitungen gesenkt und die T-Wellen biphasisch oder negativ, während sie in den rechtsventrikulären Ableitungen angehoben sind.

Das Auftreten von U-Wellen ist als Symptom einer Hypokalämie infolge eines Aldosteronismus, eines Laxantien-, Diuretika- oder Lakritzeabusus ein wichtiges differentialdiagnostisches Zeichen. Ausgeprägte Endstreckenveränderungen lassen sich außerdem bei Phäochromozytomkranken als Zeichen der sogenannten Katecholamin-Myokardiopathie registrieren.

*Röntgenuntersuchung der Thoraxorgane.* Röntgenaufnahmen der Thoraxorgane in 2 Ebenen gehören gleichfalls zum Standardprogramm bei der Diagnostik einer Hypertonie. Einerseits geben sie Aufschluß über die Größenverhältnisse des Herzens und die Beteiligung der Aorta im Rahmen der Hochdruckkrankheit, andererseits ermöglichen sie die Diagnose einer Aortenisthmusstenose.

Solange das Herz eine konzentrische Hypertrophie zeigt, ist die Herzgröße normal, die Herzspitze zeigt jedoch bereits eine Rundung und die Ausflußbahn des linken Ventrikels ist verlängert, die Aorta ist vermehrt schattendicht. Bei zunehmender Dilatation des Herzens kommt es zu einer Größenzunahme und als Zeichen einer beginnenden myogenen Dilatation zu einer Umverteilung der Perfusion in die Lungenoberfelder.

Bei länger bestehender Hypertonie zeigt die Aorta Kalkeinlagerungen, sie ist dann ektatisch und elongiert (Abb. **66**).

Bei Vorliegen einer Aortenisthmusstenose bestehen die Zeichen einer Linksherzhypertrophie, und unter Umständen läßt sich die Stenose durch eine Einkerbung auf der seitlichen Thoraxaufnahme erkennen. Bei einer zusätzlichen Ösophagusdarstellung ist eine umgekehrt epsilonförmige Impression, hervorgerufen durch die Stenosierung, nachzuweisen. Die Rippen sind durch die Hyperplasie der Interkostalarterien an ihren Unterseiten usuriert.

Weiterhin dienen Röntgenaufnahmen der Thoraxorgane dem Auffinden gelegentlich intrathorakal gelegener Phäochromozytome.

*Ausscheidungsurogramm.* Infolge der oft bestehenden Symptomenarmut und der oft ungenügenden anamnestischen Angaben der Patienten ist die Anfertigung eines Ausscheidungsurogrammes ggf. kombiniert mit Schichtaufnahmen der Nieren als wesentlich in der Hypertoniediagnostik anzusehen.

Besondere Aufmerksamkeit wird auf die Nierengröße gelegt, wobei die rechte Niere bis zu einem Zentimeter kleiner sein darf als die linke. Stärkere Größenunterschiede weisen auf entzündliche oder vaskulär bedingte Schrumpfungsprozesse.

Ferner zu beachten sind zeitliche Unterschiede in der Kontrastharnanflutung und unterschiedliche Kontrastharndichten im Nierenparenchym. Weiterhin geben die Nierenform (Buckelungen, tumoröse Vorwölbungen, Einziehungen) und die Breite der Rindenzone, die Morphologie der Nierenkelche, der Nachweis von Papillennekrosen und Konkrementen sowie Abflußstörungen wichtige diagnostische Hinweise.

Ultraschalluntersuchungen der Nieren vermögen die gleichen Aufschlüsse zu geben.

Bei Abflußstörungen und dem Verdacht auf einen vesikoureteralen Reflux werden Spezialuntersuchungen (retrogrades Pyelogramm, Miktionszystoureterogramm) durchgeführt.

*Isotopennephrogramm.* Gibt das Ausscheidungsurogramm keine verläßlichen Hinweise auf das Vorliegen einer einseitigen renalen Minderdurchblutung, sollte als ergänzende Untersuchung ein Isotopennephrogramm mit seitengetrennter Bestimmung der Nierendurchblutung angefertigt werden ($^{131}$J-Hippuran-Clearance).

Dieses Verfahren eignet sich gleichfalls gut zur Bestimmung der Nierendurchblutung bei einseitigen Schrumpfnieren, wenn deren Exstirpation als therapeutische Maßnahme vorgesehen ist.

Nierenszintigramme stehen in ihrem Aussagewert hinter dem Isotopennephrogramm zurück.

Durch die Anwendung dieses Basisprogrammes ist bei einer großen Zahl der Patienten eine exakte Diagnosestellung möglich, die auch einen begründeten Verdacht auf eine sekundäre Hypertonieursache ermöglicht, so daß weitergehende diagnostische Maßnahmen ergriffen bzw. eingeleitet werden können.

Unter diesen Vorbedingungen scheint somit eine generelle Ausweitung der Diagnostik bei jedem Patienten mit einer arteriellen Hypertonie nicht erforderlich und nicht sinnvoll, da sie nicht nur den Patienten unnötig belasten würde, sondern auch finanziell zu aufwendig wäre. Bestehen jedoch Zweifel an der Richtigkeit der Diagnose oder ergeben sich, auch im weiteren Verlauf bei der Betreuung des Patienten, Hinweise darauf, daß eine sekundäre Hochdruckform vorliegt, so muß eine umfassende Diagnostik angeschlossen werden.

Diese Sekundärdiagnostik zielt auf die Erfassung chirurgisch heilbarer Hypertonien, von denen insbesondere die renovaskulären Hochdruckformen kaum oder gar nicht durch die oben aufgeführten Maßnahmen erfaßbar sind. Daneben ist es wichtig, obstruktive und entzündliche Nierenerkrankungen und Zystennieren exakt zu diagnostizieren, um eine gezielte Therapie einschlagen zu können und um andererseits den Patienten davon überzeugen zu können, daß die medikamentöse Therapie die einzige, aber richtige Maßnahme ist, sein Leben zu erhalten.

Die diagnostischen Maßnahmen für die in Frage kommenden sekundären Hochdruckformen werden in den entsprechenden Kapiteln abgehandelt.

### Komplikationen der arteriellen Hypertonie

Unbehandelt oder unzureichend behandelt führt eine arterielle Hypertonie unabhängig von ihrer Ätiologie zu kardialen, zerebrovaskulären oder renalen Komplikationen. Für die Ausbildung der Komplikationen sind Dauer und Schweregrad der Blutdrucksteigerung von ausschlaggebender Bedeutung. Systolischer und diastolischer Blutdruck sind gleichrangige Risikofaktoren für die Entwicklung einer Arteriosklerose, die den Gefäßprozessen zugrunde liegt. Die Komplikationsrate nimmt weiter zu, wenn außer einer Hypertonie noch weitere Risikofaktoren für die Entwicklung arterieller Gefäßschäden wie Diabetes mellitus, Übergewicht, Nikotinabusus, Hypercholesterinämie oder Hyperurikämie vorliegen.

#### Kardiovaskuläre Komplikationen

An der Spitze der hochdruckbedingten Komplikationen stehen solche von seiten des Herzens und der großen Gefäße. Etwa ⅔ der Hypertoniker sterben an einer muskulären oder koronaren Herzinsuffizienz. Während die Hypertonie für die Entwicklung einer Koronarinsuffizienz auf dem Boden einer Koronarsklerose als indirekter ätiologischer Faktor anzusehen ist, muß die Herzmuskelhypertrophie und die hieraus sich entwickelnde Herzinsuffizienz als unmittelbare Folge der Blutdruckerhöhung erachtet werden.

Während die Häufigkeit der Herzinsuffizienz durch eine antihypertensive Therapie zurückgedrängt wurde, bleibt die koronare Herzkrankheit auch bei behandelten Hypertonikern ein wesentliches Problem und die häufigste Todesursache. Die Gründe für eine sich trotz der Therapie weiter verschlimmernde Koronargefäßsklerose sind bisher unbekannt.

Das Auftreten einer akuten Linksherzinsuffizienz ist gelegentlich Folge krisenhafter Blutdrucksteigerungen, so daß bei plötzlichem Auftreten eines Lungenödems auch an eine Hypertonie als Ursache gedacht werden muß.

Als weitere Komplikation einer Hypertonie ist die Entwicklung von Aortenaneurysmen zu nennen.

#### Zerebrovaskuläre Komplikationen

In gleicher Weise wie die kardiovaskulären zeigen die zerebrovaskulären Komplikationen eine direkte Korrelation zur Blutdruckhöhe, so daß sie auch bereits bei Patienten in jüngerem Lebensalter auftreten. Auch hier erhöht sich das Morbiditätsrisiko bei Vorliegen weiterer Risikofaktoren.

Unterschieden werden die transitorischen ischämischen Attacken (TIA), Hirninfarkte, subarachnoidale und intrazerebrale Massenblutungen und die hypertensive Enzephalopathie. Etwa 20% der Patienten mit Hypertonie sterben an diesen Komplikationen, wobei Massenblutungen häufiger zum Tode führen als Ischämien oder

Enzephalopathien. Massenblutungen treten jedoch seltener auf als die sich auf dem Boden der Aorteriosklerose entwickelnden thrombotischen Hirninfarkte.
Als Vorstufe einer zerebralen Ischämie sind die transitorischen ischämischen Attacken (auch intermittierende zerebrale Ischämie) ohne Infarzierung von Hirngewebe anzusehen. Sie ereignen sich bei länger bestehender Hypertonie, wenn zusätzliche hämodynamische Störungen wie Herzinsuffizienz, Rhythmusstörung oder Blutdruckabfälle zu einer Dekompensation der Hirndurchblutung führen. Oft kommt es in den frühen Morgenstunden bei niedrigem Blutdruck des Patienten zu diesen flüchtigen Attacken, die zunächst folgenlos bleiben, aber häufig rezidivieren. Innerhalb von 5 Jahren ist bei 25–40% der Patienten mit der Ausbildung einer kompletten zerebralen Ischämie zu rechnen.
Die Hochdruckenzephalopathie ist Folge einer akuten Blutdrucksteigerung mit Durchbrechen der Autoregulation der Hirndurchblutung und findet sich somit häufig bei der malignen Hypertonie, bei krisenhaften Blutdrucksteigerungen, bei Phäochromozytomkranken oder beim abrupten Absetzen antihypertensiver Pharmaka.
Es ist ferner zu bedenken, daß bei einer Hypertonie neben den intrazerebralen auch die extrazerebralen Gefäße arteriosklerotisch verändert sind, so daß bei Bestehen kombinierter Gefäßstenosierungen bereits geringgradige Kreislaufstörungen zu folgenschweren Beeinträchtigungen der Hirndurchblutung führen.

#### Renale Komplikationen

Obwohl die Nieren bei Vorliegen einer Hypertonie bereits frühzeitig durch Entwicklung einer Arterio-/Arteriolosklerose in Mitleidenschaft gezogen werden, treten renale Komplikationen vorwiegend bei der malignen Hypertonie auf. Bei primärer Hypertonie ist mit einer Urämie in etwa 6% der Fälle zu rechnen, bei renal-parenchymatösen Hypertonien dürfte dieser Prozentsatz höher liegen.
Im Verlaufe einer Hypertonie kann sich außerdem eine arteriosklerotische Nierenarterienstenose entwickeln, die eine Verschlechterung der Hypertonie bewirkt.

#### Periphere arterielle Gefäßkomplikationen

Eine arterielle Hypertonie als alleiniger Risikofaktor scheint aufgrund der bisher vorliegenden Untersuchungen die Entwicklung einer arteriellen Verschlußkrankheit nicht maßgeblich zu fördern. Nikotinabusus und Hyperlipidämie dürften für diese Komplikation von größerer Bedeutung sein.

### Therapie der arteriellen Hypertonie

Die Indikation für eine blutdrucksenkende Therapie ergibt sich aus der Tatsache, daß Morbidität und Mortalität von Personen mit erhöhtem Blutdruck deutlich oberhalb derjenigen von Patienten mit einem normalen Blutdruck liegen.
Morbiditäts- und Mortalitätsrisiko steigen kontinuierlich mit Zunahme des systolischen Blutdruckes, und bereits bei Patienten mit einem systolischen Blutdruck von 145 mmHg besteht ein 2- bis 3fach höheres Mortalitätsrisiko als bei solchen mit einem Blutdruck unter 130 mmHg.
Die Erkrankungen, die im Gefolge einer Hypertonie gehäuft auftreten, wurden im vorangehenden Abschnitt besprochen.
Zu unterscheiden ist zwischen der kausalen operativen Therapie und der symptomatischen medikamentösen Therapie. Eine Indikation für eine operative Therapie besteht bei den Hypertonien aus endokriner Ursache (Cushing- und Conn-Syndrom, Phäochromozytom), in vielen Fällen von renovaskulärer Hypertonie, bei einseitigen entzündlichen Nierenprozessen oder kongenitalen Nierenhypoplasien, bei obstruktiven Nieren- und Harnwegserkrankungen sowie bei der Aortenisthmusstenose.
Für die Mehrzahl der Patienten besteht die Indikation zur Durchführung einer konservativen Therapie, wobei es sich in der Regel um eine Langzeittherapie handelt, so daß ihre Indikation sorgfältig gestellt werden muß. Dabei ist jedoch nicht nur an medikamentöse, sondern auch an allgemeine Maßnahmen zu denken, deren Anwendung vom Schweregrad der Hypertonie, vom Vorliegen von Begleitkrankheiten und der persönlichen Situation des Patienten abhängig ist.
Liegt aufgrund der durchgeführten Untersuchungen eine behandlungsbedürftige chronische arterielle Hypertonie vor, so sollte der Arzt seinen Patienten zunächst über die Art dieser Krankheit aufklären, so daß der Patient auch selbst das Morbiditätsrisiko abschätzen kann, um besser mit seiner Krankheit leben zu können. Im gemeinsamen Gespräch sollte nach Möglichkeiten gesucht werden, exogene Faktoren, die geeignet sind, die Blutdruckerhöhung ungünstig zu beeinflussen, zu beseitigen. Dazu gehören die Besprechung und soweit als möglich auch die nachfolgende Regelung privater und beruflicher Probleme. Der Arzt sollte sich ein genaues Bild von der Berufstätigkeit seines Patienten machen, um diesem Empfehlungen für die Gestaltung seines Tagesablaufes geben zu können, insbesondere aber auch, um gesundheitliche Risiken, die aus ungeeigneter, d.h. schwerer körperlicher Arbeit resultieren können, auszuschalten. Die Art der beruflichen Tätigkeit muß auch bei der Aufstellung des Therapieplanes in der Auswahl der Medikamente Berücksichtigung finden: So sollten stärker sedierende Pharmaka nicht solchen Patienten verordnet werden, deren berufliche Tätigkeit erhöhte Aufmerksamkeit erfordert bzw. die durch Unaufmerksamkeit oder Müdigkeit sich selbst oder andere gefährden, wie z.B. Kraftfahrer, Piloten, Arbeiter an laufenden Maschinen und Gerüstarbeiter. Ebenso sollten Medikamente, die

eine stärkere orthostatische Dysregulation bedingen, vermieden werden. Hypertoniker sollten keine Schichtarbeit leisten. Aber auch das Privatleben muß der Erkrankung gemäß in geregelten Bahnen verlaufen und nicht von allzu zahlreichen nebenberuflichen und gesellschaftlichen Verpflichtungen gekennzeichnet sein.
Eine der wesentlichsten Grundlagen der antihypertensiven Therapie besteht in der Verordnung und Einhaltung diätetischer Maßnahmen, die geeignet sind, den Bluthochdruck günstig zu beeinflussen. Dazu gehören bei Übergewichtigkeit eine Verminderung des Körpergewichtes, die sich außerdem vorteilhaft auf die häufig begleitende Fett- und Zuckerstoffwechselstörung sowie die Hyperurikämie auswirkt. Eine angepaßte sportliche Tätigkeit in Form von Radfahren, Laufen oder Schwimmen kann hierbei unterstützend wirken.
Wenn auch Nikotin keinen direkten Einfluß auf den Blutdruck ausübt, es sich jedoch hierbei um ein wesentliches Gefäßgift handelt, sollte das Rauchen strikt untersagt werden. Coffeinhaltige Getränke sind hingegen entsprechend der individuellen Verträglichkeit erlaubt, ebenso Alkohol in kleinen Mengen. Wegen der Exazerbationsgefahr der Hypertonie erscheint es ratsam, Ovulationshemmer durch andere empfängnisverhütende Maßnahmen zu ersetzen.
Eine maßgebliche Unterstützung der medikamentösen Maßnahmen ist in der Herabsetzung des täglichen Kochsalzverbrauches auf eine Menge zwischen 3 und 5 g zu sehen. Andere Gewürze sind hingegen erlaubt.
Die skizzierten Allgemeinmaßnahmen sollten als Grundlage einer jeden antihypertensiven Therapie angesehen und eingesetzt werden, in Fällen einer leichten oder Grenzwerthypertonie wird bereits hierdurch eine hinreichende Blutdrucksenkung erzielt.
Die Indikation zu einer zusätzlichen medikamentösen Therapie wird in Anlehnung an die Empfehlungen der Deutschen Liga zur Bekämpfung des hohen Blutdruckes gestellt:

1. Wenn bei Patienten im jüngeren und mittleren Lebensalter ein systolischer Blutdruck von mindestens 160 oder ein diastolischer Blutdruck von mindestens 95 mmHg bei zwei Messungen an verschiedenen Tagen festgestellt wurde.
2. Bei einer Grenzwerthypertonie oder einer labilen Hypertonie, d.h. bei Blutdruckwerten zwischen 140 und 160/90–95 mmHg, wenn weitere Risikofaktoren, eine familiäre Hypertoniebelastung oder eine renale Hypertonie vorliegen.
3. Bei Patienten jenseits des 60. Lebensjahres, wenn der systolische Blutdruck über 180 mmHg und/oder der diastolische Blutdruck über 100 mmHg beträgt.

Für die medikamentöse Therapie stehen zahlreiche Substanzen zur Verfügung, die zwanglos in 4 Gruppen eingeteilt werden können und mit denen man einzeln oder in sinnvoller Kombination alle Fälle einer medikamentös therapierbaren Hypertonie durch eine gezielte Beeinflussung der pathophysiologisch veränderten Parameter einstellen kann (Tab. **41**). Es handelt sich dabei um die Diuretika, die $\beta$-Rezeptorenblocker, die Vasodilatatoren, die Antisympathotonika, letztere unterteilt in die zentralen $\alpha$-Rezeptorenagonisten, die peripheren $\alpha$-Rezeptorenblocker, die peripheren adrenergen Neuronenblocker und das Reserpin.

Tabelle **41** Einteilung antihypertensiver Pharmaka

1. Diuretika
2. $\beta$-Rezeptorenblocker
3. Vasodilatatoren
4. Antisympathotonika

Die medikamentöse Therapie wird im Sinne einer Stufentherapie durchgeführt (Abb. **67**) und sollte als Monotherapie entweder mit einem Diuretikum oder einem $\beta$-Rezeptorenblocker begonnen werden. Bei Patienten bis zu einem Alter von etwa 50 Jahren wird im allgemeinen den $\beta$-Rezeptorenblockern als Basismedikament vor den Diuretika der Vorzug gegeben, obwohl für dieses Vorgehen keine zwingende Begründung gegeben werden kann.
Die $\beta$-Rezeptorenblocker sollten bevorzugt dann eingesetzt werden, wenn sich aufgrund der Anamnese und der durchgeführten Untersuchungen Hinweise für einen erhöhten Sympathikotonus ergeben.
Sowohl für die $\beta$-Rezeptorenblocker als auch für die Diuretika gilt, daß sich prinzipiell alle auf dem Markt befindlichen Präparate trotz unterschiedlicher pharmakologischer Eigenschaften für eine antihypertensive Therapie eignen. Bezüglich der Diuretika werden bei normaler Nierenfunktion die mittellang wirkenden Präparate bevorzugt.
Ist durch eine Monotherapie der genannten Pharmaka in mittlerer Dosierung, d.h. mit 2 Tabletten, keine Blutdrucksenkung zu erzielen, so wird man $\beta$-Rezeptorenblocker und Diuretika gemeinsam verordnen bzw. die Patienten auf eines der im Handel befindlichen Kombinationspräparate einstellen. Ähnlich wirksam sind auch die zahlreichen Reserpin-Saluretika-Kombinationspräparate.
Im Falle einer unzureichenden Wirkung dieser Kombination besteht die Kombinationsmöglichkeit mit Vasodilatatoren, die durch Senkung des peripheren Widerstandes einen weiteren pathophysiologisch veränderten Parameter beeinflussen und darüber hinaus die durch $\beta$-Rezeptorenblocker unter Umständen induzierte Senkung

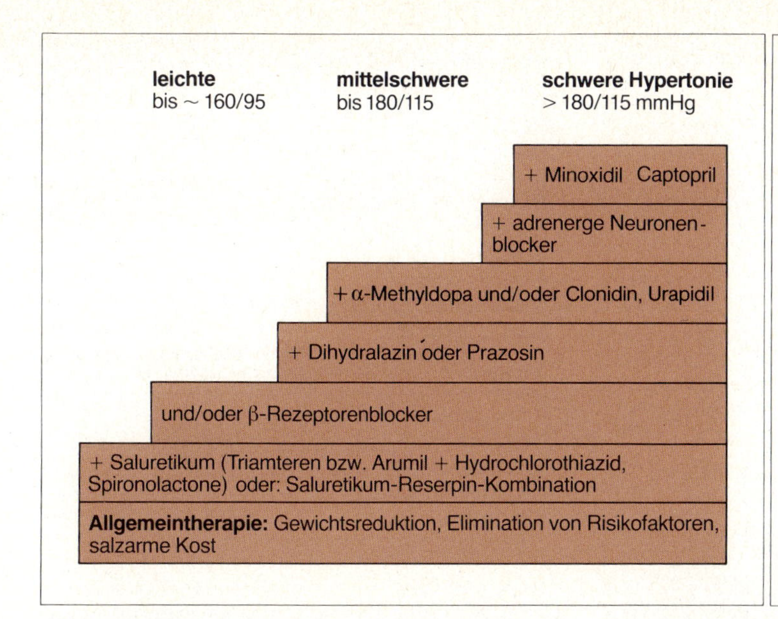


Abb. **67** Stufenschema der medikamentösen Hochdrucktherapie

der Herzfrequenz teilweise rückgängig machen können.
Der Einsatz der zentral angreifenden $\alpha$-Rezeptorenagonisten $\alpha$-Methyldopa, Urapidil oder Clonidin, d.h. eine weitere Dämpfung des Sympathikotonus, erscheint auf dieser Therapiestufe wenig sinnvoll, da durch diese Pharmaka unter Umständen subjektiv stärker empfundene Nebenwirkungen hervorgerufen werden (Müdigkeit, orthostatische Dysregulation, Mundtrockenheit, Impotenz). Die vorsichtige zusätzliche Gabe dieser Medikamente kann jedoch bei immer noch ungenügender Blutdrucksenkung notwendig werden.
Alternativ kann an Stelle eines $\beta$-Rezeptorenblockers oder bei entsprechender Indikation auch eine Kombinationstherapie mit einem Diuretikum und dem postsynaptischen $\alpha$-Rezeptorenblocker Prazosin durchgeführt werden, da diese Substanz vasodilatierende Eigenschaften aufweist.
Eine völlig neue Medikamentenklasse stellt der Converting-Enzyme-Blocker Captopril dar, der aufgrund der bisherigen Erfahrungen insbesondere in Kombination mit Diuretika bei allen medikamentös therapierbaren Hochdruckformen einen guten blutdrucksenkenden Effekt zeigt.
Unter diesen Gegebenheiten ist der Einsatz von Ganglienblockern oder auch adrenergen Neuronenblockern nur bei besonderer Indikation unter klinischen Bedingungen erforderlich.
Bei Patienten über 60 Jahren sollte zunächst der Versuch unternommen werden, den behandlungsbedürftigen Blutdruck durch Allgemeinmaßnahmen, insbesondere durch eine kochsalzarme Kost, zu senken. Bei medikamentöser Therapie ist durch Anwendung eines möglichst einfachen Therapieschemas eine schonende Blutdrucksenkung anzustreben (Diuretika). Präparate, die orthostatische Dysregulationen auszulösen vermögen, sollten nicht angewendet werden.

### Hypertensive Notfälle

Krisenhafte Blutdrucksteigerungen können prinzipiell bei jeder Hochdruckform auftreten und stellen immer eine akute Lebensbedrohung dar, so daß rasches und gezieltes Handeln erforderlich ist. Nach Einleitung einer antihypertensiven Therapie durch den zuerst hinzugezogenen Arzt muß die stationäre Einweisung des Patienten erfolgen.
Die bei den verschiedenen Notfallsituationen indizierten Pharmaka sind der Tab. **42** nach GIFFORD zu entnehmen.
Zur Beherrschung der Blutdruckkrise ist oft die Wiederaufnahme bzw. Intensivierung der oralen medikamentösen Therapie ausreichend.

### Nebenwirkungen der Antihypertensiva

Die antihypertensive Pharmakotherapie ist im allgemeinen gut verträglich, insbesondere auch, da die Kombinationstherapie eine niedrigere Dosierung der Einzelsubstanzen ermöglicht. Subjektiv als unangenehm empfundene Nebenwirkungen treten häufiger bei Verordnung der zentral angreifenden $\alpha$-Rezeptorenagonisten, bei den peripheren postsynaptischen $\alpha$-Rezeptorenblokkern und den adrenergen Neuronenblockern auf (Tab. **43**). Zumeist vermindern sich die aufgeführten Beschwerden im Verlaufe der Therapie.
Durch $\alpha$-Methyldopa können in seltenen Fällen ein Drogenfieber, ein positiver Coombs-Test mit oder ohne hämolytische Anämie, eine Leukozytopenie und eine Thrombozytopenie ausgelöst werden.
Schwerwiegend können auch Diuretika-induzierte Nebenwirkungen sein, wobei vornehmlich Hy-

Tabelle **42** Pharmaka bei hypertensiven Notfällen (nach Gifford jr.)

| | Bevorzugt | Mit Vorsicht anwenden oder vermeiden |
|---|---|---|
| Maligne Hypertonie | Diazoxide<br>Reserpin<br>Clonidin<br>Urapidil<br>Ganglienblocker | |
| Hypertensive Enzephalopathie | Nitroprussid<br>Diazoxid<br>Ganglienblocker | Reserpin<br>Clonidin<br>Urapidil |
| Phäochromozytom-Krise | Phentolamin<br>Nitroprussid | alle anderen |
| Akute Linksherzinsuffizienz | Nitroprussid<br>Ganglienblocker<br>Diazoxid | Dihydralazin |
| Intrakranielle Blutung und Kopfverletzungen | Nitroprussid<br>Ganglienblocker | Reserpin<br>Clonidin<br>Diazoxid |
| Postoperative Blutungen | Reserpin<br>Clonidin<br>Urapidil<br>Nitroprussid<br>Diazoxid<br>Dihydralazin | |
| Aneurysma dissecans aortae | Ganglienblocker<br>Reserpin<br>Clonidin<br>Urapidil<br>Guanethidin per os | Diazoxide<br>Dihydralazin |
| Schwere Verbrennungen | Nitroprussid<br>Diazoxid<br>Reserpin<br>Urapidil<br>Clonidin | |
| Gestose | Nitroprussid<br>Dihydralazin<br>Diazoxid | Urapidil<br>Ganglienblocker<br>Reserpin<br>Clonidin |

pokalämien zu beachten sind. Nach Einleitung einer Diuretikatherapie sind insbesondere bei gleichzeitiger Digitalistherapie häufigere Kontrollen des Kaliumspiegels angebracht. Kaliumreiche Nahrung, Kaliumzufuhr durch entsprechende Präparate (Kalinor, Rekawan) oder auch die Gabe der sogenannten kaliumsparenden Diuretika vermeiden im allgemeinen diese Komplikationen. Bei eingeschränkter Nierenfunktion sind diese Maßnahmen wegen der Gefahr einer Hyperkalämie kontraindiziert. Unter einer Diuretikatherapie müssen außer Kalium auch der Blutzucker, die Harnsäure und die Serumtriglyceride kontrolliert werden.

Tabelle **43** Nebenwirkungen der Antisympathotonika

| |
|---|
| Sedierung<br>Orthostatische Dysregulation<br>Mundtrockenheit<br>Diarrhö, Obstipation<br>Erbrechen<br>Schlafstörungen<br>Potenzstörungen<br>Nasenschleimhautschwellungen<br>Kopfschmerzen |
| Nebenwirkungen der adrenergen Neuronenblocker |
| Orthostatische Dysregulation<br>Impotenz<br>Ejakulationsstörungen<br>Harnstofferhöhungen<br>Diarrhöen |

Die unter einer Therapie mit $\beta$-Rezeptorenblokkern auftretenden Nebenwirkungen (Tab. **44**) sind zumeist direkt auf die $\beta$-rezeptorenblockierende Wirkung zurückzuführen. Sie können ein bedrohliches Ausmaß annehmen, wenn eine Therapie mit diesen Substanzen nicht indiziert war.

Tabelle **44** Kontraindikationen und Nebenwirkungen der $\beta$-Rezeptorenblocker

| |
|---|
| Obstruktive Atemwegserkrankungen<br>Latente Herzinsuffizienz<br>Kardiale Überleitungsstörungen<br>Periphere Durchblutungsstörungen |
| Gastrointestinale Beschwerden<br>Alpträume<br>Hypotonie<br>Bradykardie<br>Symptomarme Hypoglykämie |

Bei einer Therapie mit Vasodilatatoren ist eine reflektorische Tachykardie zu beachten, die neben Palpitationen auch pektanginöse Beschwerden verursacht. Als auffälligste Nebenwirkung tritt unter einer Therapie mit Minoxidil ein Hirsutismus auf.

Bei Patienten mit eingeschränkter Nierenfunktion ist es nicht zweckmäßig, weiterhin Thiaziddiuretika einzusetzen, da unter diesen Bedingungen keine diuretische Wirkung mehr zu erwarten ist, die Präparate andererseits aber zu einer Verstärkung der Azotämie führen. Bei Niereninsuffizienten ist Furosemid das Diuretikum der Wahl. Die anderen Antihypertensiva werden entsprechend den Blutdruckwerten dosiert.

Bei leberkranken Patienten empfiehlt sich eine Dosisreduktion der $\beta$-Rezeptorenblocker und von $\alpha$-Methyldopa, bei höhergradiger Leberinsuffizienz muß die diuretische Therapie derart durchgeführt werden, daß eine Hypokalämie vermieden wird.

Zu beachten sind ferner Interaktionen der Antihypertensiva mit anderen Medikamenten und Nahrungs- bzw. Genußmitteln.
So wird z. B. die Ausscheidung von Lithium während gleichzeitiger diuretischer Therapie gehemmt. Diuretika verstärken die Wirkung oraler Antikoagulantien. Werden Diabetiker mit Diuretika behandelt, ist unter Umständen eine Erhöhung der Insulindosis oder der oralen Antidiabetika erforderlich. Bei gleichzeitiger Therapie mit Kortikoiden oder Carbenoxolon wird die Diuretika-bedingte Hypokalämieneigung verstärkt. Gemeinsam mit trizyklischen Antidepressiva verabfolgt, zeigen Clonidin, $\alpha$-Methyldopa, Guanethidin und die Rauwolfia-Alkaloide eine Wirkungsabschwächung.
Bei einer Unterbrechung der antihypertensiven Therapie ist mit schweren Nebenwirkungen zu rechnen, Gefahren drohen nicht nur infolge Wiederanstieg des Blutdruckes, sondern wie bei einer Unterbrechung der Therapie mit Clonidin, $\alpha$-Methyldopa oder $\beta$-Rezeptorenblockern durch den plötzlichen Wegfall der Sympathikolyse bzw. durch eine vermehrte Katecholaminfreisetzung. Die Zeichen dieser insgesamt seltenen Komplikation entsprechen der Symptomatologie eines Phäochromozytoms.

### Nachsorge bei Hypertonikern

Der Erfolg einer antihypertensiven Therapie hängt wesentlich von der Zusammenarbeit zwischen Arzt und Patient ab, so daß regelmäßige Kontrolluntersuchungen vereinbart werden müssen. Eine Überprüfung der Blutdruckeinstellung erfolgt am besten anhand der vom Patienten durch Selbstmessung gewonnenen Daten, die eine bessere Beurteilung der Blutdruckeinstellung ermöglichen, da sich in diesen Werten die nicht zu vernachlässigenden Einflüsse der alltäglichen Belastungen widerspiegeln.
Ergebnisse wichtiger Laboruntersuchungen (Kalium, Kreatinin, Harnsäure und Blutzuckerkonzentrationen) und die verordnete Therapie werden zweckmäßigerweise in einem Blutdruckpaß niedergelegt.

### Prognose der arteriellen Hypertonie

Das Morbiditäts- und Mortalitätsrisiko für die kardiovaskulären Komplikationen der verschiedenen arteriellen Hochdruckformen wurde bereits besprochen. Durch eine effektive und kontrollierte antihypertensive Therapie, die ggf. durch die Therapie vorhandener Begleiterkrankungen ergänzt werden muß, läßt sich dieses Risiko jedoch entscheidend vermindern. Seit wirksame Antihypertensiva zur Verfügung stehen, ist ein Rückgang der hypertoniebedingten muskulären Herzinsuffizienz, der zerebrovaskulären Komplikationen und der Niereninsuffizienz zu registrieren. Allerdings wurde die Inzidenz einer koronaren Herzkrankheit durch die antihypertensive Therapie bisher nicht signifikant vermindert. Die durch eine antihypertensive Therapie zu erzielende Verbesserung der Lebenserwartung betrifft alle Schweregrade der Hypertonie und konnte besonders eindrucksvoll bei Patienten mit maligner Hypertonie nachgewiesen werden.

**Merke:** Eine arterielle Hypertonie ist charakterisiert durch Blutdruckwerte über 160/90 mmHg und stellt einen wesentlichen Risikofaktor für Folgeerkrankungen des arteriellen Gefäßsystems und der Nieren dar. Neben den diagnostischen Maßnahmen zur Abgrenzung der primären Hypertonie von sekundären Hochdruckformen ist besonderes Augenmerk auf Sekundärerkrankungen, Begleiterkrankungen und Komplikationen zu richten. Umfassende Anamneseerhebung und klinische sowie Labor- und apparative Untersuchungen können erforderlich sein.
Neben der Elimination weiterer Risikofaktoren ist insbesondere eine adäquate medikamentöse Therapie in der Lage, solche Sekundärkomplikationen zu verhindern. Für die Pharmakotherapie stehen Antisympathotonika, Diuretika und Vasodilatatoren zur Verfügung. Die Patienten mit einer Hypertonie bedürfen einer intensiven Nachsorgebehandlung.
In besonderen Fällen sekundärer Hochdruckformen führt eine operative Therapie zur Heilung der Hypertonie.

### Weiterführende Literatur


Bock, K. D.: Hochdruck. Thieme, Stuttgart 1981

Deutsche Liga zur Bekämpfung des hohen Blutdruckes: Informationsreihe 1982

Genest, J., O. Kuchel, P. Hamet, M. Cantin: Hypertension. McGraw-Hill, New York 1983

Meurer, K. A.: Rationelle Differentialdiagnose der arteriellen Hypertonie. Med. Welt 28 (1977) 1359–1363

Meurer, K. A.: Notfallsituationen bei arterieller Hypertonie. Med. Welt 31 (1980) 111–113

Meurer, K. A.: Langzeittherapie der arteriellen Hypertonie. Therapiewoche 30 (1980) 5497–5503

Meurer, K. A., W. Kaufmann: Antihypertensive Therapie: Pathophysiologische Grundlagen. Münch. Med. Wschr. 124 (1982) 1043–1046

Meurer, K. A., F. Saborowski, V. Hossmann, E. Stein: Kreislauf. In Bock, H. E., W. Kaufmann, G. W. Löhr: Pathophysiologie. Thieme, Stuttgart 1981

Rosenthal, J.: Arterielle Hypertonie. Springer, Berlin 1983

# Funktionelle kardiovaskuläre Störungen

*K. D. Scheppokat*

**Definition:** Mit dem Terminus funktionelle Störungen bezeichnen wir Krankheitsbilder, die mit oft lebhaften, belästigenden und vielfältigen subjektiven Symptomen, aber in der Regel ohne anatomisch beschreibbare Organveränderungen einhergehen und die bei der Untersuchung nur Normabweichungen von Funktionsbefunden, zuweilen aber auch ganz unauffällige Befunde bieten. Es gibt in der Medizin keine Klassifizierung funktioneller Gesundheitsstörungen, die einerseits umfassend, andererseits klar und trennscharf definiert und darüber hinaus allgemein akzeptiert, wissenschaftlich gut begründet und in der Praxis sinnvoll anzuwenden wäre. Die Nomenklatur, die Nosologie und die Klassifizierung dieses Krankenguts sind in Bewegung und unterliegen auch Modeströmungen.
Während man früher von nervösen Störungen von Herz, Kreislauf, von Magen, Darm usw. sprach, traten in den 20er Jahren Bezeichnungen in den Vordergrund, die bestimmte autonome Funktionsstörungen differenzierten: Sympathikotonie und Vagotonie. Man erkannte aber bald, daß die damit implizierte Einfachheit des autonomen Nervensystems und seiner Störungen nicht den tatsächlichen Gegebenheiten entsprach, und wich auf eine mehr generalisierende Nomenklatur aus: vegetative Dystonie, vegetative Regulationsstörungen. Dann wurden auch Teilaspekte aus dem komplexen klinischen Bild zu Krankheitsbezeichnungen erhoben, wie z. B. Hypotonie oder Orthostasesyndrom.
In neuerer Zeit werden die Bezeichnungen psychovegetative Störungen oder funktionelle Herz-Kreislauf-Störungen benutzt, in der angloamerikanischen und skandinavischen Literatur wird am häufigsten von neurozirkulatorischer Asthenie gesprochen, wobei Soldiers Heart, Da-Costa-Syndrom, irritables Herz, Effort-Syndrom und neurozirkulatorische Asthenie weitgehend als Synonyma gelten. Von physiologischen Meßgrößen ausgehende und heute zunehmend angewandte Bezeichnungen sind vasoregulatorische Asthenie und hyperkinetische kardiovaskuläre Dysregulation. Auch diese beiden Bezeichnungen werden heute weitgehend als Synonyma gebraucht. Sie ähneln der von *Starr* (1942) vorgeschlagenen, nämlich hyperkinämische Zirkulation, welcher der Autor die hypokinämische Zirkulation gegenüberstellt.
Bei den Kranken mit funktionellen Störungen kommen neben den körperlichen auch sehr häufig seelische und emotionale Störungen und Beschwerden vor. Internist und Allgemeinarzt können davon ausgehen, daß die Mehrzahl ihrer Krankheitsfälle mit funktionellen Störungen von den psychologischen Disziplinen als Depression oder als Angstneurose einzuordnen sind. Die neuere Bezeichnung Herzneurose impliziert eine Organspezifität funktioneller Beschwerden, die sich im klinischen Alltag oft nicht bestätigen läßt.
Das Konzept rein funktioneller Störungen als Krankheitsentität unterliegt gewissen Einschränkungen. Funktion und Form von Organen hängen voneinander ab. Erhöhter Blutdruck, bestimmte Arten von Leistungssport, prolongierte Bettruhe und Schwerelosigkeit – um nur einige Beispiele zu nennen – gehen mit Änderungen der Form und der Dimensionen des kardiovaskulären Systems (und anderer Organe) einher. Weiter muß gesagt werden, daß von uns als organisch bezeichnete Krankheiten in ihrer Symptomatik und in ihrem Verlauf wesentlich modifiziert werden können durch psychovegetative Einflüsse und funktionelle Störungen. Schließlich ist zu bedenken, daß keine scharfe Grenze die Patienten mit den leichtgradigen Formen psychovegetativer Störungen von den Gesunden trennt. Befragt und untersucht man gesunde Versuchspersonen genauso wie die Patienten mit funktionellen Störungen, so findet man auch bei ihnen Beschwerden und abnorme Funktionsbefunde, freilich in geringerer Häufigkeit, und ohne daß die Beschwerden zur Konsultation des Arztes geführt hätten.

### Häufigkeit

In der Gesamt-Bevölkerung kommen psychovegetative Störungen schätzungsweise bei 5–10% der Erwachsenen vor. 20–30% der Aufnahmen in Krankenhaus-Abteilungen für Innere Medizin erfolgen wegen funktioneller Syndrome, psychosomatischer und psychiatrischer Störungen. Wesentliche Anteile werden von Angstneurosen, Herzanfällen, Kreislaufstörungen, Reizmagen, Colon irritabile, von Depressionen und Suizidversuchen gestellt. Unter den ambulanten Patienten von Allgemeinärzten, Internisten und Kardiologen liegt der prozentuale Anteil derjenigen mit funktionellen Störungen etwa so hoch wie unter den stationären, in etlichen Praxen sicherlich noch höher. Viele (man schätzt ⅔) der Patienten mit funktionellen Gesundheitsstörungen konsultieren wegen scheinbar anderer Krankheiten als ersten einen Internisten oder Allgemeinarzt. Aber auch alle anderen klinischen Fachdisziplinen haben in nennenswertem Umfang Patienten mit funktionellen Syndromen zu betreuen.
Betroffen sind alle Altersgruppen, in der Erwachsenenmedizin bevorzugt die 2.–5. Lebensdekade. In dem als neurozirkulatorische Asthenie oder als psychovegetative Syndrome klassifizierten Krankengut verhält sich die Anzahl der männlichen zu der der weiblichen Patienten wie 1:2 bis 2:3; in dem als Herzphobie oder Herzneurose klassifizierten Krankengut überwiegen die männlichen Patienten im Verhältnis 7:3.

### Ätiologie

Die Ursachen funktioneller Störungen sind komplex und weniger übersichtlich als diejenigen von organischen Krankheiten mit bekannter Ätiologie. Die Störungen der Organfunktionen als psychogen zu bezeichnen und es dabei bewenden zu lassen, ist für viele Fälle eine unzulässige Vereinfachung. Weder die ausschließlich psychologische noch die rein somatologische Betrachtung ist geeignet, den funktionellen Gesundheitsstörungen des Menschen gerecht zu werden. Die von uns geübte Separierung und getrennte Bearbeitung der psychischen und der physischen Kategorie ist zwar eine notwendige Folge der spezialisierten Wissenschaftsentwicklung, aber auch Ausdruck geminderter Fähigkeit, biologische Phänomene als Ganzes zu begreifen. Der praktisch tätige Arzt kann sich bemühen zu lernen, das Ganze wieder zu begreifen und z. B. Angst und zugehörige Gestik, Haltung, Sprechweise und zugehörige Änderungen von autonomer Innervation und Organfunktion als verschiedene Symptome einer einheitlichen, vom ganzen Menschen erfahrenen Störung zu sehen.
In der Familienanamnese der Kranken mit funktionellen Störungen kommen ähnliche Störungen häufiger vor als in der Familienanamnese von Vergleichskollektiven, was – cum grano salis – für eine familiäre Disposition zu solchen Störungen spricht. Dispositionelle und konstitutionelle Faktoren können aber kaum die einzigen Ursachen sein.
Viele Autoren nehmen Faktoren, die sich aus der Interaktion zwischen dem Menschen und seiner Umgebung ergeben, als wesentliche Mitursachen, als konditionierende Einflüsse und als Auslöser psychovegetativer Störungen an. 1952 im Auftrag der UNESCO durchgeführte Untersuchungen (Jores 1973) haben 4 Charakteristika von Sozietäten ergeben, in denen der einzelne sich in aller Regel guter Gesundheit erfreut:

1. Alle Aspekte des Lebens wie Arbeit und Spiel, Jugend und Erwachsensein, Religion, Geburt und Tod sind eng miteinander verbunden, und das Leben wird demzufolge als Einheit erfahren.
2. Der einzelne ist fest in seine Gemeinschaft gebunden und in ihr geborgen.
3. Veränderungen in der Gesellschaft erfolgen langsam und allmählich, festgelegte Sitten und Gebräuche sorgen für Kontinuität und Stabilität.
4. Die Gruppen, zu denen der einzelne gehört, sind klein.

Diese Charakteristika gelten nicht oder nur noch bedingt für unsere Gesellschaft. Die Gruppen sind groß und wenig überschaubar. Es herrscht eher ein Mangel an Einheitlichkeit, Gemeinsinn, Stabilität und an Bindung (religio). So sind die gesellschaftlichen Bedingungen heute wohl geeignet, den Menschen labil, unsicher und unstet zu machen und zu Gesundheitsstörungen zu disponieren.
Hinzu kommen einige besondere Einwirkungen moderner Technik:

1. Durch die Beschleunigung von Transport und Kommunikation reduziert sie die Redundanz der Abläufe.
2. Sie vergrößert die Zahl der Reize, die den einzelnen Menschen pro Zeiteinheit treffen (den »input«); man schätzt, daß wir einem 1000fach größeren »input« ausgesetzt sind als unsere Urgroßeltern es waren.
3. Sie schafft Möglichkeiten, die uns zwingen, sie wahrzunehmen und zu nutzen.
4. Sie minimiert Muskelarbeit und Körperbewegung des Menschen.

Während der moderne Mensch einem derart gesteigerten »input« ausgesetzt ist, verlaufen seine Reaktionen auf Reize z. T. abweichend vom biologisch vorgegebenen Muster. Zentralnervensystem und Kreislaufsystem absolvieren immer wieder die Bereitstellungsfunktion, aber die Bewegungsentladungen von Kampf oder Flucht pflegen in zivilisierter Umgebung nicht mehr zu folgen. Daraus resultiert etwas, was man als Entkopplung des muskuloskelettalen vom zentralnervösen und kardiovaskulären System ansehen kann.

Streß – der Begriff kann hier nicht ausgespart werden – ist als allgemeine Bezeichnung für Reize oder Bedingungen geeignet, die den Menschen und seine Anpassungs- und Reaktionsmöglichkeiten fordern und eben häufig überfordern. Aber als ätiologischer Faktor für psychovegetative Störungen ist er ungenügend quantifizierbar, besonders beim interindividuellen Vergleich. Ein gegebener Reiz oder eine gegebene Situation induziert bei manchen Menschen Erregtheit, Angst, körperliche Beschwerden und Dysfunktion von Organen, bei anderen keine merkbaren Reaktionen oder nur solche, die ihnen keine Beschwerden verursachen.
So gehen viele Faktoren, die voneinander in komplizierter Weise abhängen, in das Ursachenmosaik für psychovegetative Störungen ein, der persönliche Zuschnitt des einzelnen mit seinen ererbten und den in der Kindheit (und evtl. später) erworbenen Reaktions- und Verhaltensmustern, allgemeine soziale und technische Bedingungen, besondere Umwelteinflüsse und Interaktionen zwischen Individuum und Umgebung.

Tabelle **45** Kreislaufgrößen im Tierexperiment bei akutem psychomentalem Streß. 20 Minuten Einwirkung, Rhesusaffen (aus Forsyth, R. P.: Science 173 [1971] 546)

| | Ruhe | Streß |
|---|---|---|
| Arterienmitteldruck (mmHg) | 102 | 128 |
| Herzzeitvolumen (HZV) (ml/min) | 1070 | 1443 |
| Herzfrequenz (Schl./min) | 145 | 190 |
| Peripherer Gesamtwiderstand (mmHg · min/l) | 97 | 89 |
| Verteilung des HZV | | |
| Nieren (%) | 16,2 | 9,9 |
| Magen-Darm (%) | 8,3 | 6,0 |
| Haut (%) | 7,1 | 5,2 |
| Skelettmuskeln (%) | 25,8 | 33,5 |
| Herz (%) | 4,8 | 6,2 |

## Klinik und Pathophysiologie

### Physiologische Abweichungen

Jeder Versuch einer einheitlichen und allgemeingültigen Darstellung »der« Pathophysiologie psychovegetativer Störungen birgt die Gefahr, den wahren Verhältnissen, die durch Vielfältigkeit und Variabilität im zeitlichen Ablauf gekennzeichnet sind, Gewalt anzutun. Es gibt aber experimentelle Anordnungen und klinisch-physiologische Beobachtungen, die wenigstens einen Teil der vorkommenden Funktionsstörungen repräsentieren. Sie basieren vorwiegend auf dem Konzept der Entkopplung des zentralnervösen und kardiovaskulären vom muskuloskelettalen System, d.h., sie registrieren die Folgen einseitiger psychomentaler Belastung.
Die Tab. **45** zeigt das Verhalten einiger Kreislaufgrößen unter akutem Streß bei Rhesusaffen: Herzfrequenz, Herzzeitvolumen und Arteriendruck steigen an, und die prozentuale Verteilung des Herzzeitvolumens auf die verschiedenen Organe ändert sich: Der Anteil der Muskulatur an der Gesamtdurchblutung des Körpers nimmt deutlich zu, während die Anteile von Nieren, Magen, Darm und Haut abnehmen. Die kardiovaskuläre Reaktion auf akuten Streß ist also gekennzeichnet durch eine – sicherlich zum guten Teil durch das sympathisch-adrenerge System vermittelte – Zunahme von Frequenz und Pumpleistung des Herzens, durch Dilatation der Widerstandsgefäße, besonders in den Muskeln, und Vasokonstriktion der Widerstandsgefäße, besonders in Nieren und Intestinum. Der Nettoeffekt ist im vorliegenden Experiment eine geringe Abnahme des peripheren Gesamtwiderstandes. Bei chronischer Einwirkung solchen experimentellen Stresses überwiegt im Bereich der Skelett-Muskel-Arteriolen offenbar Konstriktion die initiale Vasodilatation.
Beim Menschen fanden Brod u. Mitarb. (1979) unter Belastung durch anstrengendes Kopfrechnen den tierexperimentell gewonnenen (s. oben) sehr ähnliche Befunde: Zunahme von Frequenz und Pumpleistung des Herzens, des arteriellen Blutdrucks und der Muskeldurchblutung. Abnahme der Durchblutung von Nieren, Haut und Intestinalorganen. Auch das Verhalten der kapazitiven Gefäße unter psychomentaler Belastung ist untersucht worden. Die Extremitätenvenen zeigen dabei eine Konstriktion. Der zentrale Venendruck steigt an. Das Füllungspotential des Herzens (das Produkt aus Blutvolumen und zentralem Venendruck) ist also vergrößert, und es wird erwogen, daß diese Zunahme des Herzfüllungspotentials den beobachteten Anstieg des Herzzeitvolumens bedingt. Die kardiovaskuläre Reaktion auf Angst entspricht weitgehend der hier dargestellten Reaktion auf anstrengendes Kopfrechnen.
Bei arterieller Hypertonie findet man in vielen Fällen und besonders in den frühen Stadien der Krankheit chronisch ein pathophysiologisches Muster, das der akuten Reaktion auch gesunder Menschen auf psychomentale Stimuli ähnelt, nämlich erhöhtes Herzzeitvolumen, erhöhte Muskeldurchblutung, geminderte Nierendurchblutung und erhöhten Venentonus. Im akuten Versuch zeigen Patienten mit essentieller Hypertonie und Gesunde aus Hypertoniker-Familien größere Ausprägung und längere Dauer der Reaktion auf Stimuli (wie Kopfrechnen, Schmerz, Lärm, Angsterzeugung) als Normalpersonen ohne Hypertonievorkommen in der Familie.
Holmgren u. Mitarb. (1957) und Graf u. Ström (1966) konnten nachweisen, daß jedenfalls ein Teil des uns interessierenden Krankenguts mit

funktionellen kardiovaskulären Störungen chronisch ein Muster physiologischer Abweichungen zeigt, das auch wieder durch erhöhtes Herzzeitvolumen und gesteigerte (und vermehrt variable) Ruhedurchblutung der Extremitätenmuskulatur gekennzeichnet ist, außerdem durch überhöhten Herzfrequenzanstieg bei Orthostase und Körperarbeit und durch geminderte Arbeitskapazität. Sie fanden in diesen Fällen auch Hinweise auf erhöhten Venentonus. Sie bezeichnen dieses pathophysiologische Muster als vasoregulatorische Asthenie. Die von anderen Autoren so bezeichnete hyperkinetische kardiovaskuläre Dysregulation entspricht weitgehend diesem Muster; das gilt auch für die hyperkinämische Regulationsstörung, obwohl STARR zu ihrer Definition nur vorwiegend ballistokardiographische und klinische Befunde zur Verfügung standen.

MECHELKE u. CHRISTIAN (1960) haben sehr eingehend verschiedene Formen des Einschwingens des den Blutdruck regulierenden Systems bei plötzlicher Lageänderung und ihr Vorkommen bei Patienten mit funktionellen Störungen beschrieben. Sie fanden nach raschem Übergang von Klinostase zu Orthostase bei einem Teil dieser Patienten (s. Abb. **69**) ausgeprägte Blutdruckwellen III. Ordnung (Traube-Hering-Mayer-Wellen oder dynamisch labile Blutdruckregelung), bei anderen Patienten hingegen ein ausgeprägtes Absinken des Blutdrucks.

Neben den kardiovaskulären Funktionsänderungen finden sich bei psychovegetativen Störungen und im Angstanfall auch respiratorische, metabolische, endokrine und andere Abweichungen: überhöhter Blut-Lactat-Anstieg bei leichter Körperarbeit, verminderte Toleranz für $CO_2$-Anstieg in der Atemluft, Erhöhung der freien Fettsäuren im Blut, hormonelle Reaktionen, die der Sicherung des Stoffwechsels bei gesteigertem Energiebedarf und eines adäquaten Blut- und Flüssigkeitsvolumens dienen. Diese und die vorher dargestellten kardiovaskulären Umstellungen entsprechen in den meisten Punkten dem phylogenetisch relativ alten Muster der Verteidigungs- oder Bereitstellungs- oder Alarmreaktion, die den Organismus in den Stand setzt, sofort maximale Muskelarbeit, wie Kampf oder Flucht sie erfordern, zu leisten.

Eher vage sind im Vergleich zu dem unter etlichen Bedingungen (Streßexperiment, Angstneurose, Hypertonie) beobachteten Muster der hyperkinetisch-hypertonen Reaktion unsere Daten und Kenntnisse über hypokinetische (oder nach STARR hypokinämische) Regulationsstörungen, also kardiovaskuläre Störungen, die durch niedriges Herzzeitvolumen, Bradykardie und arterielle Hypotonie ausgezeichnet sind.

Einigermaßen wohl definiert ist die akute vagovasale Reaktion (bzw. vagovasale Synkope oder Ohnmacht). Im Experiment ist sie nicht so leicht und regelmäßig zu erzeugen wie die akute hyperkinetische Reaktion etwa durch anstrengendes Kopfrechnen. Sie kommt vorwiegend bei disponierten Personen unter bestimmten Situationen und Belastungen vor, also bei feierlichen Handlungen, Schmerz, Schreck, in Menschenmengen und überfüllten Räumen, beim Anblick von Verletzungen und Blut; besonders konditionierend wirken Wärme und Orthostase. Wenn Beschwerden durch Orthostase schließlich zum Hinsinken führen, so ist der Mechanismus, der den Zusammenbruch der Kreislauffunktion, den Kollaps, bewirkt, die vagovasale Reaktion. Sie ist charakterisiert durch Bradykardie und Abfall des Arteriendrucks und durch Abnahme des peripheren Gesamtwiderstandes. Wahrscheinlich bedingt nicht ein Herzzeitvolumenabfall den Blutdruckabfall und Kollaps, sondern die erhebliche Arteriolendilatation in der Skelettmuskulatur im Verein mit Bradykardie. – Miktionssynkopen, die bei hierzu disponierten Personen besonders nachts kurz vor oder nach dem Ende der Miktion auftreten, werden wahrscheinlich durch die Kombination von Vagusüberwiegen, Wärmedilatation der Hautgefäße, Orthostase und von der Blasenentleerung ausgehenden Kreislaufreflexen induziert. Hustensynkopen dürften wesentlich auf den kardiovaskulären und zentralnervösen Reaktionen auf die erhebliche intrathorakale Drucksteigerung im Hustenanfall beruhen.

Orthostasestörungen mit Schwäche, Schwindel und Präkollapsgefühl im Stehen sind eher mit hyperkinetischer als mit hypokinetischer Zirkulation verbunden. Invasive Untersuchungen zeigen bei Patienten mit dem sogenannten Orthostasesyndrom ein deutlich höheres Herzzeitvolumen als bei der Kontrollgruppe. Patienten mit Orthostasestörungen und Ohnmachtsneigung haben also nicht eine definitiv und dauernd hypokinetische Zirkulation, sondern bei ihnen kommen lediglich kurze Episoden vor, in denen durch pathologische Vasodilatation und Bradykardie die Regulation zusammenbricht und damit Hypotonie mit ungenügender Organperfusion vorliegt.

Wohl kommen chronische funktionelle (psychovegetative) Störungen vor, bei denen Blutdruck, Herzzeitvolumen und Organdurchblutung permanent niedrig sind. Es soll sich um Menschen handeln, die auf Überforderung ihres Systems nicht mit Aggression, Erregtheit, Sympathikusaktivierung und hyperton-hyperkinetischer Kreislaufumstellung reagieren, sondern mit Depression, Zaghaftigkeit, Herzzeitvolumen- und Blutdruckabfall. Jedoch sind solche Kranke vermutlich selten. Depression geht in einem Teil der Fälle mit Hypertonie einher. Das pathophysiologische Konzept einer chronischen hypokinetisch-hypotonen psychovegetativen Störung wird außer durch die ballistokardiographischen Befunde Starrs und die Arteriendruck-Registrierungen Mechelkes und einiger anderer Autoren kaum durch große Patientenzahlen mit eindeutigen Befunden gestützt.

Tabelle 46 Vorkommen von Beschwerden bei 95 Patienten (♀ 32, ♂ 63), die wegen funktioneller Störungen den Kardiologen konsultierten. Ein Komplex umfaßt jeweils die Beschwerden, die ein Organsystem betreffen

Tabelle 46a Alle Beschwerdekomplexe

| Beschwerdekomplex | Beschwerde | ♀ | ♂ | ♀ u. ♂ |
|---|---|---|---|---|
| | | % der Patienten | | |
| A | Herzbeschwerden | 94 | 100 | 98 |
| B | Kreislaufbeschwerden | 91 | 90 | 90 |
| C | Atemstörungen | 53 | 67 | 62 |
| D | Knöchelschwellung | 34 | 13 | 20 |
| | Schwellneigung von Gesicht, Bauch, Händen | 19 | 6 | 10 |
| E | Häufige Schweißausbrüche | 19 | 60 | 46 |
| F | Bauch- und Stuhlgangsbeschwerden | 84 | 76 | 79 |
| G | Kopfschmerzen, Schlafstörungen, sonstige nervliche Störungen | 91 | 95 | 93 |
| H | Angst, Phobien | 69 | 82 | 79 |

Tabelle 46b Aufgliederung der Herz- und Kreislaufbeschwerden

| Beschwerdekomplex | Beschwerde | ♀ | ♂ | ♀ u. ♂ |
|---|---|---|---|---|
| | | % der Patienten | | |
| A (Herzbeschwerden) | Abnorm schneller Herzschlag | 59 | 56 | 57 |
| | Abnorm starker Herzschlag | 31 | 52 | 45 |
| | Unregelmäßiger Herzschlag | 47 | 32 | 37 |
| | Brustschmerz über Sekunden | 37 | 44 | 42 |
| | Sonstige Brust schmerzen und -mißempfindungen | 37 | 43 | 41 |
| | Herzanfälle | 19 | 52 | 42 |
| B (Kreislaufbeschwerden) | Stehschwäche | 81 | 37 | 52 |
| | Morgenmüdigkeit | 37 | 18 | 25 |
| | Synkopen und Prodromi | 41 | 31 | 34 |
| | Schlappheit und Abgeschlagenheit | 53 | 70 | 64 |
| | Schwindel | 60 | 69 | 66 |

Anamnese

Die Anamnese ist von besonderer Wichtigkeit für die Diagnostik. Will man vermeiden, psychovegetative Störungen ausschließlich per exclusionem zu diagnostizieren, muß man sich die positiven diagnostischen Informationen verschaffen, die man zu einem wesentlichen Teil aus der Anamnese eines Patienten gewinnt: wie es ihm geht, wie er sich fühlt, in welcher familiären und beruflichen Umgebung er lebt, wodurch er behindert, tangiert, gekränkt wird, was ihm einen Teil seiner menschlichen Freiheit nimmt. Die richtige Verteilung von Zuhören und Nachfragen beeinflußt den Informationsgehalt einer Anamnese ganz wesentlich. Da unser Medizinversorgungssystem in vielerlei Hinsicht vor allem an den technologischen Methoden orientiert ist, bedarf es in jeder Praxis und Krankenstation besonderer Planung, um genügend Zeit für das ruhige Anhören der Beschwerden zu reservieren.

Im Vergleich mit Gesunden und mit Patienten, die an organischen Krankheiten leiden, hat der Patient mit psychovegetativen Störungen im Durchschnitt bemerkenswert viele Beschwerden (Tab. **46**). Am häufigsten sind in einer kardiologi-

Tabelle 46c Anzahl der Beschwerdekomplexe pro Patient

| Anzahl der Beschwerdekomplexe | ♀ | ♂ | ♀ u. ♂ |
|---|---|---|---|
| | % der Patienten | | |
| 0 | 0 | 0 | 0 |
| 1 | 0 | 0 | 0 |
| 2 | 3 | 2 | 2 |
| 3 | 9 | 2 | 5 |
| 4 | 13 | 7 | 9 |
| 5 | 19 | 15 | 16 |
| 6 | 34 | 40 | 38 |
| 7 | 16 | 30 | 25 |
| 8 | 6 | 4 | 5 |
| Summe | 100 | 100 | 100 |

schen Klientel Schmerzen und Mißempfindungen im Thorax, Herzanfälle, Palpitation, beschleunigter Herzschlag, Stehschwäche, Schwindel, Mattigkeit. Aber auch Atemstörungen, Obstipation, Bauchschmerzen und Völlegefühl, Kopfschmerzen, Tremor, Schlafstörungen und innere Unruhe werden von solchen primär den Kardiologen konsultierenden Patienten so häufig geklagt, daß einem diagnostische Bezeichnungen, die nur die Herzbeschwerden berücksichtigen, in vielen Fällen als inadäquate Vereinfachung erscheinen.

Viele dieser Patienten leiden unter Angst und Phobien. Sie können sich beispielsweise nicht in Kaufhäuser wagen, oder sie können nicht ohne Begleitung auf die Straße und zum Einkaufen gehen. Der Leidensdruck, dem die Patienten ausgesetzt sind, ist meistens groß. Er unterscheidet in leichteren Fällen den Patienten vom Gesunden, der Beschwerden und funktionelle Störungen wie z. B. Lampenfieber oder Examensangst mit Palpitation, Tachykardie und Schweißausbruch toleriert, ohne ärztliche Hilfe zu suchen.

Patienten mit psychovegetativen Störungen stehen häufig unter Pharmakotherapie. Abusus von Schmerzmitteln (meist wegen Kopfschmerzen eingenommen), Schlafmitteln, Psychopharmaka und Laxantien kommt nicht ganz selten vor. Die Zahl der Nichtraucher unter ihnen scheint dagegen hoch zu sein. In dieser Klientel finden sich sowohl überforderte Menschen, die 14–16 Stunden täglich arbeiten oder jahrelang zu Hause schwerkranke Angehörige pflegen, als auch solche mit unterdurchschnittlicher Arbeitsleistung, die wegen Mattigkeit und Erschöpfung tagsüber immer wieder liegen und ruhen.

In der früheren Anamnese von Patienten mit funktionellen kardiovaskulären Störungen stehen nicht selten andere funktionelle Syndrome im Vordergrund, also z. B. Gastritis, Migräne oder Prostatitis.

### Befunde

Die objektiv bei Patienten mit psychovegetativen Störungen zu erhebenden Befunde sind durchaus nicht völlig unauffällig. Dem sorgfältig beobachtenden Arzt fallen bei vielen dieser Kranken zuerst Besonderheiten des Verhaltens auf, wie z. B. Verängstigung, vermehrte Erregtheit, gesteigerte motorische Aktivität, Aggressivität oder sparsame Gestik, Gehemmtsein, Verzagtheit, stilles oder depressives Verhalten. Besorgtheit des Patienten und Leidensdruck bewirken, daß Anmeldung oder Einweisung nicht selten dringlich oder gar als Notfall erfolgen.

Auch die Begleitung des Patienten hat diagnostisches Interesse: Wenn ein körperlich unbehinderter Erwachsener nie unbegleitet zum Arzt kommt, so läßt das unter Umständen auf Phobien schließen, die ihn hindern, allein auszugehen. Auch erleichtert einem das Kennenlernen von Familienmitgliedern die Aufgabe, die Lage des Patienten und die Wechselwirkungen zwischen seiner Umgebung und ihm richtig zu beurteilen.

Bei der körperlichen Untersuchung finden sich nicht selten Händetremor, sehr lebhafte physiologische Reflexe, flüchtige Hautrötungen an Hals und Thorax, ein leises bis mittellautes systolisches Geräusch am linken Sternalrand, welches im Stehen an Intensität abnimmt und wahrscheinlich Folge des vergrößerten Schlagvolumens bei hyperkinetischer Zirkulation ist, Unterschiede des nacheinander am rechten und linken Arm gemessenen Blutdrucks, wahrscheinlich bedingt durch die bei diesen Patienten häufigen Arteriendruckwellen III. Ordnung (dynamisch labile Regulation).

Das Programm für ergänzende apparative Diagnostik muß dem Patienten vorgeschlagen und erläutert werden. Dieses Programm muß den Anforderungen genügen, die an eine gründliche Untersuchung gestellt werden, und muß dazu taugen, naheliegende organische Leiden zu erkennen oder auszuschließen. Es soll Funktionsuntersuchungen enthalten, die geeignet sind, wenigstens einen Teil der funktionellen Störungen zu belegen. Es darf aber nicht ausufern. Um einem Ausufern entgegenzuwirken, empfiehlt es sich, zum Abschluß der Diagnostik ein Schlußgespräch mit dem Patienten vorzusehen.

Das auf die Ausschlußdiagnostik abgestellte Programm wird bei den Laboruntersuchungen metabolische Risikofaktoren, die Leber-, Nieren- und Schilddrüsenfunktion berücksichtigen, es wird Röntgenuntersuchung des Thorax und EKG enthalten, zuweilen noch neurologische und gastroenterologische Zusatzuntersuchungen.

Die mit dem geringsten Aufwand verbundene Funktionsprüfung ist der Stehtest. Weitere sind der Kipptischversuch, die Laufband- oder Fahrradergometrie, der Valsalva-Versuch, die Vorderarmplethysmographie und das EKG, insoweit es Änderungen der autonomen Herzinnervation widerspiegelt.

Die Interpretation von Stehtestresultaten muß mit Vorsicht erfolgen. Pathologische Werte (Abb. **68**) können allein durch Blutdruckwellen zustande kommen. Im Laufe tagesrhythmischer Schwankungen und bei Wärmeexposition kommen im Sinne der Thulesius-Klassifikation (Thulesius 1974) pathologische Resultate gelegentlich auch bei Gesunden vor. Auch sollte man der Versuchung widerstehen, die leicht zu erhaltenden Resultate von Stehtests zur vereinfachten diagnostischen Etikettierung zu verwenden und es dabei bewenden zu lassen. Kipptischversuche lassen den Patienten bei der Lageänderung passiv; fortlaufende Registrierung des intraarteriellen Drucks erfaßt Blutdruckwellen (Abb. **69**) und auch erheblich erniedrigte Druckwerte exakt und ist insofern der Korotkoff-Methode der Blutdruckmessung überlegen. Bewußtseinsverlust durch Hypotonie tritt bei den Tests mit intraarte-

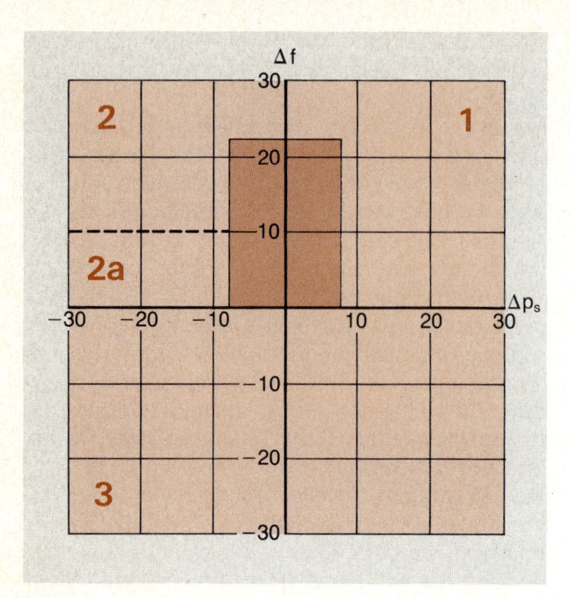


Abb. **68** Koordinatensystem zur Auswertung des Stehtests. Der Orthostasetest nach Thulesius basiert auf Blutdruckmessungen nach Korotkoff und Pulsfrequenzmessungen im Liegen und während mindestens 7 Minuten aktiven Stehens. Die Differenz der systolischen Drucke im Liegen und bei 7 Minuten Orthostase ($\Delta p_s$) sowie die Differenz der gleichzeitig gemessenen Pulsfrequenzen ($\Delta f$) werden in das Koordinatensystem eingetragen. Das schraffierte Areal in der Mitte repräsentiert die Normalwerte, die Quadranten außerhalb dieses Areals verschiedene Formen pathologischen Ausfalls des Stehtests: 1 die hypertone, 2 die sympathikotone, 2a die asympathikotone und 3 die vagovasale Form der Orthostasedysregulation (nach Thulesius)

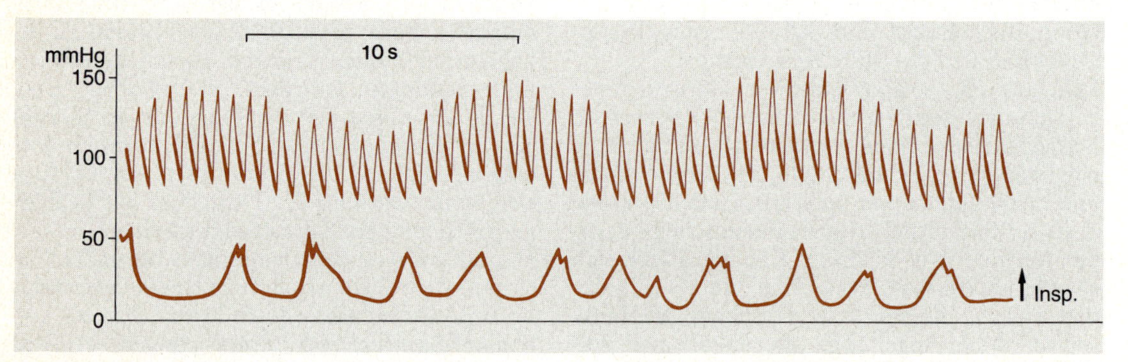


Abb. **69** Arteriendruckwellen III. Ordnung (dynamisch-labile Blutdruckregelung nach Mechelke) bei einer Patientin, die im Stehen über Schwindel und verschwommenes Sehen klagt. Orthostasetest eines Kipptischversuchs; Druck in der A. brachialis (obere Kurve) und Atembewegungen, aufgenommen mit Hilfe einer um den Thorax gelegten Blutdruckmanschette (untere Kurve). Die Periodendauer der Wellen ist ca. 10 Sekunden, ihre Amplitude ca. 35 mmHg systolisch und ca. 15 mmHg diastolisch. Der Blutdruck schwankt zwischen Normalwerten und Grenzwerten zur Hypertonie

rieller Messung in der Regel erst bei systolischen Drucken unter 70 mmHg auf. Mit gleicher Meßmethodik ist die kardiovaskuläre Reaktion auf den Valsalva-Preßdruckversuch zu verfolgen; benutzt man dabei das EKG allein, so erhält man Aussagen über die Herzfrequenz, die aber für die Diagnose autonomer Läsionen vielfach ausreichen.

Die Ergometrie ist geeignet, geminderte körperliche Arbeitskapazität objektiv zu erfassen. Die wichtigsten Kriterien sind die maximal erreichte Leistungsstufe und das Verhalten der Herzfrequenz bei Körperarbeit. Da im gleichen Untersuchungsgang auch das EKG in Ruhe und bei Belastung registriert und beurteilt wird, was in vielen Fällen zum Ausschluß einer organischen Herzkrankheit erforderlich ist, stellt die Belastungsuntersuchung einen der häufig angewandten Tests dar.

Die Plethysmographie ist geeignet, erhöhte Vorderarmdurchblutung (woraus auf erhöhte Durchblutung der Skelettmuskulatur geschlossen wird) zu messen und damit nichtinvasiv ein Kriterium der hyperkinetischen kardiovaskulären Dysregulation zu erfassen.

Bei Patienten mit psychovegetativen Störungen kommen funktionelle EKG-Veränderungen vor, die z. T. als Sympathikotonie-EKG bezeichnet werden und bei den weiblichen Patienten häufiger sind als bei den männlichen. Bei Frauen kommen auch falsch-positive, also scheinbar pathologische Belastungs-EKG häufig vor. Diese als Ausdruck einer veränderten Sympathikusinnervation des Herzens angesehenen EKG-Veränderungen bestehen in ST-Senkungen, in Abflachung, Biphasie oder Negativierung von T, sie lassen sich oft nur schwer oder gar nicht von ischämisch bedingten Störungen der Kammerrepolarisation unterscheiden. Hinweise auf eine funktionelle Genese von Repolarisationsstörungen sind: weibliches Geschlecht des Patienten, Unterschiede in der Kurvenform zwischen mehreren von einem Patienten abgeleiteten EKG, Normalisierung von Kammerrepolarisationsstörungen bei Körperbelastung, Fehlen sonstiger Kriterien einer organischen Herzkrankheit. In vielen Fällen mit funktionellen Störungen wird heute auch das Langzeit-EKG eingesetzt, besonders um Sinustachykardien und supraventrikuläre Tachykardien zu differenzieren und um Angaben der Patienten über Palpitation, Schwindel, Bewußtseinsstörungen diagnostisch abzuklären.

Tab. **47** zeigt, welche kardiovaskulären Funktionsstörungen bei einer den Kardiologen konsultierenden, sonst aber unausgewählten Klientel mit funktionellen Störungen vorkommen. Am häufigsten sind Störungen der Orthostaseanpassung, bei 60% aller untersuchten Patienten handelt es sich um die sympathikotone und bei 16% um die hypertone Form der Störung. Dann folgen in der Häufigkeit des Vorkommens ergometrische Leistungsminderung, erhöhte Vorderarmdurchblutung und funktionelle EKG-Veränderungen. Ruhehypotonie mit systolischen Blutdrucken unter 100 mmHg findet sich nur bei 2%, Hypertonie hingegen bei 6% (weitere 20% der Patienten haben diastolische Blutdruckwerte von 90 und 95 mmHg). ⅔ dieser Patienten haben 2 oder mehr abnorme Funktionsbefunde. Nur 4% haben Normalbefunde bei allen hier angewandten Funktionstests.

Tabelle **47** **a)** Vorkommen pathologischer Funktionsbefunde bei 50 Patienten (♀15, ♂35), die wegen psychovegetativer Störungen den Kardiologen konsultierten, **b)** Aufschlüsselung dieser 50 Patienten nach der Anzahl pathologischer Funktionsbefunde pro Patient

| **a) Funktionsbefund** | ♀ | ♂ | ♀ u. ♂ |
|---|---|---|---|
| | % der Patienten | | |
| Pathologischer Orthostasetest | 93 | 74 | 80 |
| Geminderte ergometrische Belastbarkeit | 60 | 40 | 46 |
| Erhöhte Vorderarm-Ruhedurchblutung (ab 5 ml/min · 100 ml Gewebe) | 13 | 54 | 42 |
| Funktionelle EKG-Veränderungen | 33 | 11 | 18 |
| Diastolischer Ruheblutdruck ab 100 mmHg | 0 | 9 | 6 |
| Systolischer Ruheblutdruck unter 100 mmHg | 0 | 3 | 2 |
| **b) Anzahl abnormer Befunde pro Patient** | | | |
| 0 | 6 | 3 | 4 |
| 1 | 27 | 31 | 30 |
| 2 | 27 | 43 | 38 |
| 3 | 40 | 17 | 24 |
| 4 | 0 | 6 | 4 |

Das hier gezeigte, von einem Kardiologen beobachtete Kollektiv repräsentiert einen unselektierten Gesamtdurchgang an Patienten mit psychovegetativen Störungen und dürfte dem entsprechenden Krankengut interner Krankenabteilungen und Fachpraxen ähneln. Im Anschluß an diese Darstellung, mit der versucht wurde, die Patienten mit psychovegetativen Störungen als Gesamtheit zu beschreiben, sollen noch einige separate diagnostische Klassen und Kombinationen von Störungen gesondert aufgeführt und kommentiert werden, die jeweils nur Teile oder Teilaspekte dieser Klientel betreffen, die aber in der Literatur oder im Klinikalltag eine besondere Rolle spielen:

1. Hyperkinetische kardiovaskuläre Dysregulation (vasoregulatorische Asthenie) findet sich bei Patienten mit vielerlei körperlichen und psychischen Beschwerden und ist charakterisiert durch folgendes Muster von Funktionsstörungen: überhöhtes Herzzeitvolumen, erhöhte und vermehrt variable Ruhedurchblutung der Muskulatur, geminderte Arbeitskapazität, Orthostasedysregulation.
2. Dynamisch-labile Blutdruckregelung (hypertone Regulationsstörung) findet sich ebenfalls bei Patienten mit vielen körperlichen und psychisch-emotionalen Beschwerden und ist charakterisiert durch Traube-Hering-Mayer-Wellen (mit einer Frequenz von ca. 6/min), besonders bei Orthostase, durch überhöhte Belastungstachykardie und -hypertonie und durch das Vorkommen sympathikovasaler Anfälle. Patienten mit der unter 1. beschriebenen hyperkinetischen Dysregulation dürften häufig auch die Kriterien der hypertonen Regulationsstörung erfüllen.
3. Hypotone Regulationsstörung (essentielle Hypotonie, hypotones Syndrom). In den 20er Jahren wurde in Mitteleuropa erstmals das Konzept einer chronischen Regulationsstörung offeriert, die mit den subjektiven Symptomen Mattigkeit, Stehschwäche, Schwindel, Nervosität, Konzentrationsschwierigkeiten, Kopfschmerzen u. a. m. und dem objektiven Befund eines zu niedrigen Blutdrucks einhergeht; man implizierte geminderte Herzleistung und eine hypokinetische Zirkulation. Dieses Konzept hat bei uns viel Anklang gefunden, in den skandinavischen und den angloamerikanischen Ländern haben die Ärzte es aber kaum zur Kenntnis genommen. Tatsächlich sind die Beschwerden nicht spezifisch und sind bei nichtstenosierten Organarterien Blutdrucke von z. B. 100/70 mmHg nicht zwingend mit Organ-Minderperfusion und mit Hirnfunktionsstörungen verbunden. Hypokinetische Zirkulation und wirklich zu niedriger Blutdruck kommt – wenn man von Schock, Ohnmacht, autonomen Neuropathien und anderen organisch bedingten Störungen absieht – wahrscheinlich selten vor.

4. Gleichzeitiges Vorkommen von organischer Krankheit und funktionellen Störungen. Hier handelt es sich um keine diagnostische Klasse, aber um eine in der gültigen Krankheitslehre zu wenig beachtete, häufig verifizierte Kombination von Gesundheitsstörungen, die besondere Aspekte der Diagnostik, der Therapieindikation, des Verlaufs und der Prognose mit sich bringen kann. Bei der arteriellen Hypertonie spielen psychomentale Faktoren eine häufig wichtige, wenngleich nicht immer klar definierbare Rolle. Bei koronarer Herzkrankheit kann hyperkinetische Dysregulation durch Angst die reduzierte kardiale Reserve überfordern. Komplikationen bei koronarer Herzkrankheit werden möglicherweise öfter durch psychomentale als durch körperliche Mehranforderung induziert. Von Patienten mit Mitralstenose werden Tachykardie und hoher transvalvulärer Fluß schlecht vertragen. Mitralstenose-Patienten, die ihr Alltagsleben häufig mit hoher Herzfrequenz und Herzförderleistung absolvieren, bieten u. U. eher die Indikation zu operativer Behandlung als andere mit weniger lebhafter Reaktionsweise.

### Differentialdiagnose

Viele Patienten mit funktionellen kardiovaskulären Störungen fürchten, organisch herzkrank zu sein. Die Kombination von Anamnesedaten, körperlichem Befund, EKG, Röntgen-Thoraxuntersuchung und ggf. Phonokardiogramm und Echokardiogramm erlaubt meistens eine sichere Stellungnahme dazu, ob Klappenvitien, Shunt-Vitien, Myokardiopathie oder Perikarderkrankungen vorliegen. Schwieriger kann die Abgrenzung von koronarer Herzkrankheit sein. Für funktionelle kardiovaskuläre Störungen und gegen koronare Herzkrankheit sprechen: Inkonstanz der Beschwerden, Vorkommen von Tagen oder Wochen mit Wohlbefinden und uneingeschränkter Leistungsfähigkeit; die Angabe des Patienten, daß er sich durch Erreichen frischer Luft oder auch kräftige körperliche Betätigung von seinen Brustbeschwerden befreien kann, oder diejenige, daß Brust- und/oder Atembeschwerden vorwiegend auftreten, wenn der Patient zur Ruhe kommt; die Beobachtung, daß sublingual genommene Nitroverbindungen die Brustbeschwerden erst nach einer Latenz von 20 Minuten oder mehr beseitigen. Es kommt aber immer wieder vor, daß bei Patienten mit Beschwerden wie Belastungsangina und funktionellen EKG-Veränderungen die differentialdiagnostische Klärung mit ausschließlich nichtinvasiven Methoden nicht gelingt oder sich erst aus langfristiger Verlaufsbeobachtung ergibt. Aber auch die Abgrenzung gegenüber anderen organischen Leiden, z. B. Tumorkrankheit, Morbus Addison, Porphyrie, ist oftmals schwierig. Differentialdiagnostisch besonders diffizil ist das gleichzeitige Vorkommen von organischer Krankheit und psychovegetativen Störungen. Es besteht durchaus die Gefahr von Fehldiagnosen und die Gefahr, zusätzliche organische Erkrankungen zu übersehen. Daher gilt nach wie vor, daß organische Ursachen ausgeschlossen sein sollten, bevor funktionelle Faktoren als einzige Beschwerdeursache akzeptiert werden. Der nicht psychiatrisch ausgebildete Arzt läuft Gefahr, trotz sorgfältiger Untersuchung Psychosen, insbesondere Depressionen, zu übersehen, und sollte unbefriedigend geklärte Fälle in dubio dem Psychiater vorstellen.
Nicht ganz selten stellt sich die Aufgabe, Störungen mit Krankheitswert und normale Variationen der Befunde und der Befindlichkeit Gesunder diagnostisch zu differenzieren. Diese Aufgabe korrekt auszuführen, wird auch angesichts der zunehmenden Zahl oktroyierter Routineuntersuchungen (in Kindergarten und Schule, bei der Ausbildung, in vielen Betrieben usw.) immer wichtiger.

### Therapie

Wichtige Voraussetzungen der Behandlung sind Einstellung und Umgangsformen des Arztes, die von Verständnis, Zuwendung und Hilfsbereitschaft, nicht etwa von Verärgerung, Indignation, Hilflosigkeit bestimmt sein müssen; eine klar konzipierte und sorgfältige Diagnostik, deren Resultate den Arzt und den Patienten überzeugen; ausreichender Kenntnisstand des Arztes und eine nosologische Konzeption, die sich nicht an mehr oder weniger zufällig erfaßbaren Details orientiert, wie »Hypotonie« oder »Orthostasesyndrom«, sondern möglichst an der Gesamtheit der subjektiven und objektiven Symptome des betroffenen Menschen mit seinen körperlichen und seelischen Aspekten. Schließlich braucht man für Untersuchung und Beratung Ruhe und Zeit. Ein Teil der hier genannten Forderungen ist unter Umständen schwer zu erfüllen.
Grundsätzlich stehen bei der Indikationsstellung zur Therapie folgende Möglichkeiten zur Wahl: keine Therapie; diätetische Mittel im weiteren Sinne; Pharmakotherapie; physikalische Maßnahmen; die verschiedenen Formen der Psychotherapie.
Die Entscheidung, keine Behandlung anzuraten, ist zu treffen bei Gesunden, die durch geringfügige Befundbesonderheiten aufgefallen waren, bei Patienten mit leichten und/oder flüchtigen und seltenen Beschwerden; sie stellt bei Patienten mit höhergradigen Beschwerden, aber ungünstigen Behandlungsaussichten die mögliche Alternative zur Therapie ut aliquid fiat dar.
Diätetische Maßnahmen sind sowohl aus somatisch-medizinischen wie aus verhaltenstherapeutischen Gründen vom Arzt zu erwägen. Am Beispiel der Übergewichtigen (das sind schätzungsweise 10% der Patienten mit funktionellen Störungen) läßt sich zeigen, daß die Absicht, Eßverhalten zu ändern, so schwierig zu verifizieren ist wie die Absicht, Gestik oder Mimik oder Arbeits-

stil eines Menschen zu ändern. Rein somatisch-diätetische Maßnahmen zur Gewichtsreduktion haben eine geringe Rate langfristiger Erfolge. Moderne, psychologisch geleitete Gruppenbehandlung führt den Teilnehmer in der Gruppenarbeit sachte und in einem Prozeß, der sich über Monate erstreckt, zu einer Änderung seines Gesamtverhaltens und – in günstig gelagerten Fällen – zu einem dauerhaften Erfolg. Die Ratschläge zur Hygiene der Tageseinteilung müssen auch die Motivation für die Beendigung von Dauerintoxikationen (Schmerzmittel, Schlafmittel, Laxantien) zu wecken versuchen.

Pharmakotherapie ist bei der Behandlung von Angstneurosen entweder nur vorübergehend zur Unterstützung der übrigen Behandlungsmaßnahmen und in Phasen besonders starker Beschwerden oder gar nicht indiziert. Diazepam und Chlordiazepoxid – sicherlich de facto bei Angstneurosen häufig verordnet – verlieren z.T. bei chronischer Anwendung ihre anxiolytische Wirkung oder induzieren bzw. verstärken Depression. Hochwirksame Tranquilizer und Barbiturate sind für Angstneurosen wenig geeignete Pharmaka. Der Arzt wird allerdings kaum umhin können, in Phasen verstärkter Angst und körperlicher Beschwerden das eine oder andere nebenwirkungsarme Mittel zu verschreiben, damit sich der Patient sicherer fühlt, z.B. leichtere Sedativa, Sympathiko- und Vagolytika, Digitaloide. $\beta$-Blocker finden neuerdings vermehrt auch im Hinblick auf ihre zentralnervösen Wirkungskomponenten u.a. bei Angstneurosen Verwendung und sind im übrigen indiziert bei tachykarden Störungen, hyperkinetischer und hypertoner Dysregulation. Kontraindikationen sind Herzinsuffizienz, bradykarde Störungen, obstruktive Bronchialerkrankungen. Depression erfordert in der Regel Pharmakotherapie nach Rat des Psychiaters, oft langfristig. Patienten mit arterieller Hypertonie müssen in der Regel ebenfalls dauernd mit Pharmaka behandelt werden. Behandlung mit Mitteln, die den Blutdruck anheben sollen, ist bei Patienten mit funktionellen Störungen u.E. nur sehr selten und allenfalls über kurze Zeiträume indiziert. Grundsätzlich darf das Wirkungsspektrum eines von uns verordneten Pharmakons nicht der dem Patienten gegebenen Erläuterung der Diagnose widersprechen.

Die psychologischen Methoden sind im Behandlungsplan besonders wichtig. Schon früher, bevor von Psychosomatik oder Psychoanalyse die Rede war, hat mancher Hausarzt wirkungsvolle Psychotherapie getrieben. Auch heute ist in vielen Fällen das Gespräch, das der Allgemeinarzt oder Internist mit dem Patienten führt, die beste, in anderen Fällen jedenfalls die einzig verfügbare psychologische Behandlungsform. In diesem Gespräch werden die Resultate der Diagnostik referiert (vielen geängstigten Patienten hilft der überzeugende Nachweis gesunder Organe, ihre Beschwerden als harmlos aufzufassen und zu tolerieren), die Genese der Beschwerden soweit möglich erläutert und die meist ja günstige Prognose kommentiert. Darauf basierend werden familiäre, berufliche und andere Einflüsse besprochen, mögliche Korrekturen erwogen, therapeutische Ratschläge gegeben und Fragen und Einwände des Patienten diskutiert. Zuweilen muß der Arzt dem Patienten auch einfach Gelegenheit geben, sich auszusprechen. Hausarzt und Internist sollten sich bei ihren Bemühungen auf das beschränken, was sie wissen und können, auf ihre Kenntnis der Lebensumstände und Beschwerden des Patienten, auf ihre Beobachtungen und Befunde und auf ihre ärztliche Erfahrung und Menschenkenntnis. Ihre Ratschläge sollten klar, für den Patienten verständlich und durchführbar sein. Abwehrende oder burschikose Kurzformulierungen wie – »Sie sind nun mal ein Unterdruckler«, »Was wollen Sie denn? Alle Befunde sind bestens« oder »Mit dem Herzen können Sie 100 Jahre alt werden« sind inadäquat und therapeutisch oft ohne Wirkung.

In den von BALINT inaugurierten und nach ihm benannten Gruppen diskutieren praktisch tätige Ärzte unter Anleitung eines Psychotherapeuten ihre Fälle, ihre eigene Einstellung und Beziehung zu den einzelnen Patienten und schulen ihr Verständnis für die Wechselwirkung zwischen Patient und Arzt.

Analytisch orientierte Einzelpsychotherapie ist bei Patienten mit funktionellen kardiovaskulären Störungen selten indiziert; Gruppenpsychotherapie und die sogenannte Kleine Psychotherapie kommen häufiger in Frage. Verhaltenstherapie ist offenbar eine wirksame Form psychologischer Behandlung von Angst und Phobien. Sie verwendet Entspannung, neuerdings in Kombination mit Biofeedback des Elektromyogramms zur Objektivierung und Quantifizierung der Muskelentspannung sowie Techniken zur Minderung der Sensibilität für Angst (= Desensibilisierung). Leichter erreichbar allerdings sind Möglichkeiten zum Erlernen des autogenen Trainings, welches insofern indiziert ist, als Angstauslösung vom Aktivierungsniveau abhängt und bei Entspannung weniger leicht zustande kommt.

Körperliches Training ist eine natürliche Maßnahme zur Behandlung von psychovegetativen Störungen, insbesondere auch von denen mit Leistungsminderung. Wir empfehlen Marschieren oder Radfahren für etwa 1 Stunde täglich. Wettkampfsport erscheint für viele Neurosepatienten weniger geeignet, weil Kompetition in nicht gewünschter Weise das Aktivierungsniveau zusätzlich erhöht. Bei leistungsgeminderten Patienten muß die Belastung initial gering angesetzt und in wohldosierten Stufen langsam gesteigert werden. Auch nach Trainingspausen muß der Patient initial mit geringerer Belastung wieder beginnen. Körpertraining allein ist therapeutisch in manchen Fällen nur mäßig oder nicht wirksam.

Bei Patienten mit organischen Krankheiten wer-

den Angst und emotionale Störungen teilweise auch durch die Maßnahmen und das Verhalten der Ärzte und ihrer Helfer induziert und verstärkt. Will man emotionale Schädlichkeiten organisch Kranker reduzieren, so sind humane Organisationsformen, Selbsterziehung zur Vermeidung von Unruhe, Dramatik und Aktionismus und Erziehung der Mitarbeiter zu einer bescheidenen, ruhigen, hilfsbereiten Haltung und zu psychologischer Sensibilität vonnöten. Wir müssen vor allem verstehen, daß Unbekanntes und Wehrlosigkeit den Patienten ängstigen, daß hingegen adäquate Vorwarnung und Erklärung und die Aufforderung zur Kooperation seine Angst vermindern. An Pharmaka werden zur Behandlung von begleitenden funktionellen Störungen und Angst, wenn keine Kontraindikationen bestehen, $\beta$-Blocker und kurzdauernd auch Anxiolytika eingesetzt.
Die eindrucksvollsten Aspekte von neurotischen Störungen sind ihre Eigenschaft, den Betroffenen einen Teil ihrer Freiheit zu nehmen, und die Häufigkeit ihres Vorkommens. Aus beiden genannten Aspekten ergibt sich die Frage, inwieweit individuelle Therapie überhaupt sinnvoll ist und ob nicht überindividuelle Maßnahmen erforderlich sind, um einer evtl. generellen Überforderung der Menschen zu steuern. Aber Maßnahmen und Aktionen sind ein schlechtes Mittel, einem Zuviel an Maßnahmen und Aktionen zu wehren. Ein gewisser Teil der neurotischen Probleme unserer Patienten ist auch von der heutigen Fülle ärztlicher Maßnahmen induziert. Wenn wir schon an überindividuelle Therapie denken, so sollten wir im eigenen Bereich versuchen, auf Zurückhaltung, Reduktion von Aktionismus und eine Verhaltensweise hinzuwirken, die es nicht mehr erlaubt, alles Machbare auch zu machen.

### Verlauf und Prognose

Die funktionell bedingten Gesundheitsstörungen enden bei manchen der Betroffenen nach einiger Zeit spontan oder unter unaufwendiger Beratung und kleinen unterstützenden Maßnahmen. Man rechnet damit, daß 10–30% der Patienten in relativ kurzer Zeit und dann auch langfristig beschwerdefrei werden. Die Mehrzahl behält Beschwerden, allerdings oft inkonstant und z.T. mit freien Intervallen von Monaten oder gar Jahren. Oft wechselt im Verlauf der Jahre das Beschwerdebild, besser gesagt das im Vordergrund stehende funktionelle Syndrom. Besonders belästigend sind Phobien, weil sie den Patienten und seine Umgebung permanent im Alltagsablauf behindern, und Verläufe mit öfteren anfallsartigen Störungen.
Die Lebenserwartung von Patienten mit psychovegetativen Störungen ist nicht eingeschränkt. Organische Krankheiten treten bei der Mehrzahl funktioneller Syndrome nicht häufiger auf als in der Gesamt-Population. Eine Ausnahme findet sich im häufigen Auftreten von Ulcera ventriculi aut duodeni bei Patienten mit funktionellen Oberbauchbeschwerden. Die Langzeitbeobachtung der Patienten mit dynamisch-labiler Blutdruckregelung hat ergeben, daß etablierte Hypertonie bei ihnen im Verlauf selten vorkommt. Allerdings erscheint es schwierig, die funktionellen kardiovaskulären Störungen mit hyperkinetisch-hypertoner Dysregulation pathophysiologisch und nosologisch so zu definieren, daß sie klar von essentieller Hypertonie zu trennen sind.

**Merke:** Funktionelle (psychovegetative) Störungen kommen so häufig vor, daß jeder Arzt ihnen alltäglich begegnet und wohl beraten ist, Kenntnisse auf diesem Gebiet zu erwerben und sich den betroffenen Patienten ebenso verständnisvoll und hilfsbereit zuzuwenden wie denen mit Organläsionen. Diagnostisch kennzeichnend sind Beschwerdereichtum und das fast obligate Vorkommen pathologischer Funktionsbefunde; in der Klientel des Kardiologen sind das vorwiegend Befunde, die auf hyperkinetische kardiovaskuläre Dysregulation hinweisen, also erhöhtes Herzzeitvolumen, erhöhte und vermehrt variable Ruhedurchblutung der Muskulatur, ergometrische Leistungsminderung und Orthostasedysregulation. Dabei sind hypertone Regulationsstörungen und dynamisch labile Blutdruckregelung relativ häufig. Wirkliche Hypotonie ist ein Charakteristikum der Ohnmacht, kommt aber sonst im Krankengut mit psychovegetativen Störungen selten vor. Funktionelle EKG-Veränderungen, die bei 30–50% der weiblichen Patienten vorkommen, erschweren die Differentialdiagnose gegenüber der koronaren Herzkrankheit. Die wichtigsten psychopathologischen Korrelate der funktionellen Syndrome sind Angstneurose und Depression. Depression bedarf psychiatrisch geleiteter, meist medikamentöser Therapie. Die anderen Formen werden meist vom Allgemeinarzt oder Internisten behandelt, vor allem mit den Mitteln des Gesprächs, der Beratung, des Trainings durch Gehen oder Radfahren. $\beta$-Blocker, Anxiolytika, leichte Sedativa spielen demgegenüber eine geringere Rolle. Arterielle Hypertonie freilich erfordert wohlkontrollierte Pharmakotherapie. Die Lebenserwartung wird durch psychovegetative Syndrome nicht eingeschränkt. Aber die Mehrzahl der Patienten behält langfristig Beschwerden.

## Weiterführende Literatur

Brod, J., M. Cachovan, J. Bahlmann, G. E. Bauer, B. Celsen, R. Sippel, H. Hundeshagen, U. Feldmann, O. Rienhoff: Haemodynamic changes during acute emotional stress in man with special reference to the capacitance vessels. Klin. Wschr. 57 (1979) 555

Cohen, M. E., P. D. White: Neurocirculatory asthenia: 1972 concept. Mil. Med. 137 (1972) 142

Delius, L.: Psychovegetative Syndrome. Thieme, Stuttgart 1966

Forsyth, R. P.: Regional blood flow changes during 72-hour avoidance schedules in the monkey. Science 173 (1971) 546

Freud, S.: Über die Berechtigung von der Neurasthenie einen bestimmten Symptomenkomplex als Angstneurose abzutrennen. Neurol. Zbl. 14 (1895) 50

Graf, K., G. Ström: Blood flow in extremities at rest in patients with vasoregulatory asthenia (hyperkinetic circulation and low physical work capacity). Arch. Kreisl.-Forsch. 50 (1966) 231

Holmgren, A., B. Jonsson, M. Levander, H. Linderholm, T. Sjöstrand, G. Ström: Low physical working capacity in suspected heart cases due to inadequate adjustment of peripheral blood flow (vasoregulatory asthenia). Acta med. scand. 158 (1957) 413

Jores, A.: Der Kranke mit psychovegetativen Störungen. Vandenhoeck & Ruprecht, Göttingen 1973

Mechelke, K., P. Christian: Vegetative Herz- und Kreislaufstörungen. In Bergmann, V., G., W. Frey, H. Schwiegk: Handbuch Innere Medizin, 4. Aufl., Bd. IX/4. Springer, Berlin 1960 (S. 704)

Scheppokat, K. D., H. L. Christl, E. Mahler, M. Scheppokat: Über kardiovaskuläre Funktionsbefunde, Anamnese- und Befund-Daten von Patienten mit funktionell bedingten Beschwerden. Therapiewoche 31 (1981) 913

Starr, I.: Abnormalities of the amount of the circulation (hyper- and hypokinemia) and their relation to neurocirculatory asthenia and kindred diagnosis. Amer. J. Med. Sci. 204 (1942) 573

Thulesius, O.: Die Diagnose der orthostatischen Hypotonie anhand einfacher Kreislaufparameter. In Dengler, H. J.: Das Orthostasesyndrom. Schattauer, Stuttgart 1974

von Uexküll, T.: Lehrbuch der psychosomatischen Medizin. Urban & Schwarzenberg, München 1979

# Arterielle Hypotonie, Hypovolämie und autonome Neuropathien

*K. D. Scheppokat*

**Definition:** Im Gegensatz zu der vage definierten und wahrscheinlich seltenen chronischen hypokinetisch-hypotonen Regulationsstörung im Rahmen der psychovegetativen Syndrome kommt arterielle Hypotonie mit Krankheitswert bei anderen nosologischen Entitäten, die besser definiert sind, durchaus vor.

## Asympathikotone Stehhypotonie (postural hypotension)

Die posturale Hypotension ist ein Krankheitsbild, das durch Ausfall oder erhebliche Reduktion der Sympathikusinnervation vor allem von Herz, Gefäßen und Schweißdrüsen charakterisiert ist. Sie befällt zumeist 40–60jährige und tritt in Form der isolierten autonomen Schädigung selten auf. Ihr klinisches Bild wird beherrscht durch eine schwere und reproduzierbare orthostatische Hypotonie und Kollapsneigung, die den Patienten invalidisieren und manchmal dazu führen können, daß auch kurze Wege in der Wohnung nicht aufrecht, sondern nur in einer vornübergebeugten Hockhaltung absolviert werden können. Darüber hinaus kommen bei der posturalen Hypotension geminderte oder aufgehobene Schweißbildung der Haut, Entleerunngsstörungen von Blase und Darm und sexuelle Impotenz vor.

Beim Orthostasetest fallen systolischer und diastolischer Blutdruck rasch und erheblich ab. Bewußtseins- und Sehstörungen treten dabei – wie man bei intraarterieller Druckmessung beobachten kann – immer dann auf, wenn der systolische Blutdruck ca. 70 mmHg unterschreitet. Wegen des Fehlens bzw. der Minderung der sympathischen Herzinnervation kommen regulative Herzfrequenzsteigerungen nicht oder nur ungenügend zustande, und die orthostatische Frequenzsteigerung ist aufgehoben oder stark reduziert. Nach der Thulesius-Klassifikation handelt es sich um die asympathikotone Form der Orthostase-Dysregulation (s. Abb. **68**, 1; Gruppe 2a). Bei Körperarbeit steigt der Arteriendruck ungenügend an, auch wenn der Arbeitstest im Liegen ausgeführt wird. Wie andere reflektorische Kreislaufreaktionen sind auch nerval vermittelte Venenkontraktionen aufgehoben oder stark reduziert. Offenbar aus regulativen Gründen ist das Blutvolumen dieser Patienten größer als bei Gesunden mit vergleichbaren Körperdimensionen. Patienten mit posturaler Hypotension zeigen zuweilen im Liegen eine arterielle Hypertension, möglicherweise eine Folge des im Liegen vergrößerten Füllungspotentials, das über den Frank-Starling-Mechanismus eine überhöhte Schlagvolumenzunahme bewirkt. Asympathikotone Stehhypotonie beeinträchtigt nicht unbedingt die Lebenserwartung.

Häufiger als in Form der isolierten autonomen Neuropathie kommt solche schwere orthostatische Hypotonie in Kombination mit neurologischen Erkrankungen und Ausfällen vor, z. B. bei Parkinsonismus, Rückenmarksläsionen oberhalb D6, Tabes dorsalis, olivo-ponto-zerebellarer Atrophie und anderen präsenilen degenerativen ZNS-Erkrankungen. Das Muster der autonomen Ausfälle variiert. Die Lebenserwartung der Kranken, die neurologische Ausfälle und zusätzlich eine posturale Hypotension haben, ist offenbar reduziert. Die orthostatische Hypotonie kann, wenn sie persistiert, Hirnschädigung und Tod bewirken. Solche persistierende Hypotonie kann z. B. in einer engen Toilette, die das Umfallen verhindert, vorkommen oder bei alten Leuten, die in den Sessel gesetzt werden, ohne daß Ärzte und Pflegekräfte die vorliegende erhebliche orthostatische Blutdrucksenkung bemerken.

Zur Behandlung der posturalen Hypotension werden fluoriertes Hydrocortison und Dihydroergotamin-Präparate verwandt. Außerdem wird zur mechanischen Kompression von Bauch und Beinen, z. B. mit Hilfe elastischer Strumpfhosen, geraten und schließlich den Patienten empfohlen, in leichter Fußtieflage zu schlafen. Alle diese Maßnahmen haben das Ziel, dem zu starken Absinken des Herzfüllungspotentials in Orthostase entgegenzuwirken. Dihydroergotamin und mechanische Kompression reduzieren Gefäßkapazität und Blutvolumen; läßt man diese therapeutischen Mittel plötzlich weg, so kann dadurch die Orthostasetoleranz noch geringer werden, als sie es vor Therapiebeginn war. Fluoriertes Hydrocortison verstärkt noch die Hypervolämie dieser Patienten und unter Umständen die Liegehypertonie, wenn eine solche vorliegt.

## Hypotonie als Nebenwirkung von Medikamenten

Unter antihypertoner Pharmakotherapie treten gar nicht so selten Stehschwäche, orthostatischer Schwindel und Kollaps durch arterielle Hypotonie auf. Guanethidin-Medikation kann sogar ein relativ schweres klinisches Zustandsbild induzieren, das dem der posturalen Hypotension ähnelt. In der ersten Zeit nach Einleitung medikamentöser Hochdruckbehandlung sollten daher Blutdruckkontrollen auch im Stehen vorgesehen werden. Wenn Orthostasesstörungen als Nebenwirkung von Antihypertonika auftreten und über die Einleitungsphase der Therapie hinaus persistieren, muß man die Medikation entweder in der Dosis reduzieren oder umstellen. Auch andere Medikamente wie Phenothiazine, Antidepressiva und Barbiturate sowie Alkohol können arterielle Hypotonie mit Krankheitswert induzieren.

## Hypovolämie

Das Blutvolumen ist eine Körpergröße, die der Regelung durch Mechanismen unterliegt, die im Laufe der vergangenen 25 Jahre vor allem durch GAUER und HENRY sehr eingehend untersucht worden sind. Das Ziel der Volumenregulation ist nicht etwa Konstanz des Blutvolumens, sondern seine stetige Anpassung an die Kapazität des Kreislaufs, welche sich im Tagesablauf und durch andere Einflüsse ändert.

Blutvolumenänderungen werden erfaßt durch Mechanorezeptoren (Abb. **70**) in den Wänden von linkem Vorhof und Lungenvenen, deren ableitende Fasern im Vagus zum Zentralnvervensystem laufen. Die kurzfristig das Blutvolumen ändernden Regelmechanismen sind

1. Zu- und Abnahme der Urinausscheidung,
2. Flüssigkeitsverschiebung zwischen dem intravasalen und dem interstitiellen Raum und
3. der experimentell schwierig zu erfassende Durstmechanismus, der die Flüssigkeitszufuhr beeinflußt.

Über langfristig wirksame Mechanismen der Volumenregulation, die die geformten Blutelemente und die Bluteiweißkörper betreffen, ist bisher wenig bekannt.

Bluttransfusion führt zu Diurese und zu Flüssigkeitsverschiebung aus dem vasalen in den interstitiellen Raum. Aderlaß hat den entgegengesetzten Effekt auf die Nierenfunktion und den Flüssigkeitstransport zwischen interstitiellem Raum und Gefäßsystem. Aber nicht nur Transfusion und Aderlaß, sondern eine ganze Reihe anderer Alterationen, die die Kreislaufkapazität verändern, bewirken regulatorische Anpassungen des Blutvolumens. Orthostase und Wärme vergrößern, Klinostase und Kälte, Immersion des Körpers in Wasser sowie Schwerelosigkeit vermindern die Kreislaufkapazität. Sowohl bei Schwerelosigkeit (Raumfahrer im Weltraum) wie bei prolongiertem Baden adaptiert die Volumenregulation den Inhalt des Kreislaufsystems an diese veränderten Bedingungen durch Minderung des Blutvolumens. Daher sind der Astronaut nach Rückkehr zur Erde und die Versuchsperson nach Verlassen des Bades, in dem sie sich einige Stunden aufgehalten hat, zunächst für »normale« Bedingungen hypovolämisch und zeigen Orthostasestörungen und orthostatischen Kollaps, bis die Regulation das Blutvolumen in relativ kurzer Zeit an die nun wieder vergrößerte Kreislaufkapazität angepaßt hat.

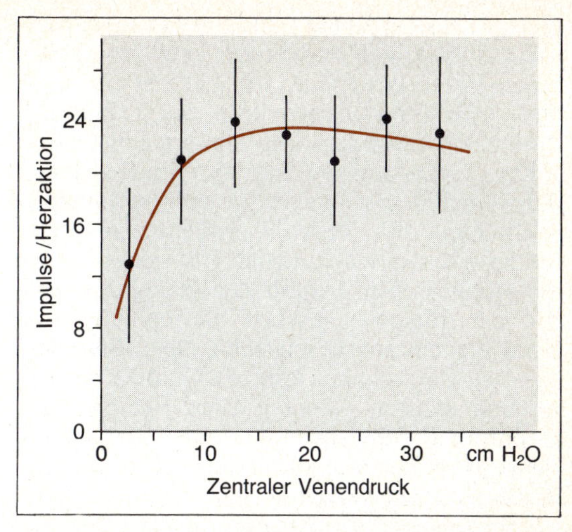


Abb. **70** Entladungsfrequenz linksatrialer Rezeptoren (Ordinate) in Abhängigkeit vom zentralen Venendruck (Abszisse), der mit Hilfe von Aderlaß oder Dextraninfusion an normalen Hunden variiert wurde. Man sieht, daß im Bereich der normalerweise vorkommenden Drucke Füllungsänderungen auch deutliche Änderungen der Signalfrequenz dieser Volumenrezeptoren zur Folge haben (nach Greenberg u. Mitarb.)

Genauso präzise wie bei der Raumfahrt und beim Immersions-Experiment wirkt die Blutvolumenregulation unter alltäglichen und klinischen Bedingungen. Dauernde Bettruhe (Tab. **48**) bewirkt bei Erwachsenen innerhalb von 2 Tagen eine Blutvolumenreduktion um 0,5 l, in 4 Wochen eine Reduktion um 1 l. Die Mehrzahl der Anpassungsstörungen beim Aufstehen nach einigen Tagen Bettruhe sind Folge der physiologischen Reaktion des volumenregulierenden Systems auf permanente Klinostase.

Tabelle **48** Änderung ($\Delta$) des Blutvolumens gesunder Erwachsener bei Bettruhe (aus Miller, P. B. et al.: Aerospace Med. 36 [1965] 1077)

| | $\Delta$ Blutvol. | $\Delta$ Plasmavol. | $\Delta$ Ery.-Vol. |
|---|---|---|---|
| 2 Tage | −528 ml | −418 ml | −47 ml |
| 28 Tage | −1048 ml | −672 ml | −408 ml |

In dem Krankengut mit funktionellen kardiovaskulären Störungen finden sich auch einige Patienten mit Hypovolämie, wohlgemerkt ohne daß Blut- oder Flüssigkeitsverluste durch Blutung, Durchfälle, Erbrechen oder abnorme Schweißbildung vorangegangen sind. Die Minderung des Blutvolumens ist zum einen durch Blutvolumenbestimmung mit Teststoffverdünnungs-Methoden zu erfassen; zum anderen läßt sich aus dem röntgenologischen Befund der Herzgröße und aus der röntgenologischen Bestimmung des Herzvolumens auf sie schließen. Denn Blutvolumen und Herzvolumen ändern sich unter normalen und etlichen pathologischen Bedingungen proportional zueinander. Das im Röntgenbild kleine Herz hat also nicht nur anekdotischen, sondern durchaus diagnostischen Wert: Es läßt auf ein kleines Blutvolumen schließen. Das Zustandekommen von Hypovolämie bei manchen Patienten mit psychovegetativen Störungen ist in einem Teil der Fälle dadurch zu erklären, daß die Patienten auch tagsüber viel ruhen und liegen, so daß ähnlich wie bei permanenter Bettruhe Liegeanpassung des Blutvolumens zustande kommt. Bei anderen Patienten mit psychovegetativen Störungen und Hypovolämie führen möglicherweise Angst oder andere psychomentale Alteration zu einer Erhöhung des Venentonus und dadurch zu einer Minderung der Kreislaufkapazität und diese wiederum regulatorisch zur Abnahme des Blutvolumens.
Therapeutisch ist Patienten, die abnorm viel ruhren und liegen, dazu zu raten, tagsüber aufzubleiben und ihre Kondition durch regelmäßige Körperbewegung (am besten Marschieren oder Radfahren) zu verbessern und nachts in leichter Fußtieflage zu schlafen. Man sollte übrigens Patienten mit Orthostasestörungen und röntgenologisch kleinem Herzen nicht gerade zu Schwimmen und langem Baden als körperlichem Ausgleich raten; denn Immersion führt ja auch zu regulativer Minderung des Blutvolumens.

## Autonome Neuropathien im Rahmen von Polyneuropathien

Polyneuropathien wie bei Porphyrie, Diabetes mellitus oder toxischen Einwirkungen können auch mit Involvement des autonomen Nervensystems einhergehen.
Bei Diabetes mellitus findet sich in über 10% der untersuchten Fälle eine pathologische Reaktion auf den Valsalva-Preßdruck-Versuch, die auf eine neuropathische Beeinträchtigung der Afferenzen der Blutdruckregulation zurückgeführt wird. Aber auch efferente autonome Strukturen können offenbar durch Diabetes mellitus geschädigt werden. Nur ein relativ kleiner Teil der Diabetiker mit objektiven Zeichen autonomer Ausfälle hat eine orthostatische Hypotonie und dadurch Beschwerden. Allerdings können Patienten mit Polyneuropathien und sehr alte Menschen, die zunächst ohne Beschwerden und klinisch manifeste autonome Störungen sind, durch Einnahme von (evtl. auch niedrig dosierten) Schlafmitteln, Psychopharmaka und Alkoholika in ein schweres Zustandsbild mit ausgeprägter Liegehypotonie, Koma und Anurie bei rosiger Hautfarbe kommen, das wahrscheinlich durch die zusätzliche toxische Vasomotorenschädigung (periphere Vasodilatation!) induziert wird.
Bei Diabetikern mit autonomer Neuropathie finden sich unter Umständen auch Hinweise auf Schädigung oder Ausfall der vagalen Herzinnervation: Fehlen der bradykarden Reaktion nach Ende des Preßdrucks beim Valsalva-Test; Minderung der Herzfrequenzvariation beim forcierten Atmen und im Langzeit-EKG; Dauertachykardie; abnorm geringer Herzfrequenzanstieg auf Atropingabe.
Bei autonomen Neuropathien können auch hypertone Blutdruckentgleisungen vorkommen.
Gelegentlich sind auch andere, bisher nicht genannte Grundkrankheiten durch orthostatische Hypotonie kompliziert: Amyloidose, Bronchialkarzinom, Anorexia nervosa, familiäre Dysautonomie (Riley-Day-Syndrom).

## Liegehypotonie Schwangerer

In der Gravidität kann es vorkommen, daß in Rückenlage der gravide Uterus die V. cava inferior so wirkungsvoll komprimiert, daß Herzfüllung und -auswurf erheblich gemindert und Hypotonie und Schwindel induziert werden. Graviden Frauen, denen in Rückenlage schwindelig wird, ist zum Schlafen in Seitenlage zu raten.

**Merke:** Autonome Neuropathien kommen bei Diabetes mellitus, Porphyrie, Alkoholkrankheit und allen sonstigen Leiden vor, die mit Polyneuropathien einhergehen können. Ihre pathologische Dignität reicht von klinischer Latenz über orthostatische Hypotonie bis zu lebensbedrohenden Folgen weitgehenden Ausfalls der Kreislaufreflexe und der Gefäßinnervation. Asympathikotone orthostatische Hypotonie ist als isolierte Erkrankung des Rückenmarkssympathikus (und höherer autonomer Areale des Zentralnervensystems?) selten und mit etwa normaler Lebenserwartung vereinbar; tritt sie in Kombination mit neurologischen Ausfällen bei primär degenerativen Läsionen des Zentralnervensystems auf, ist die Prognose ungünstiger. Vagusausfall oder -störung mindert die Herzfrequenzvariation sowie den Frequenzanstieg auf Atropin und geht wahrscheinlich öfter mit Dauertachykardie einher. Mechanische Gründe hat die Liegehypotonie Gravider. Regulative Reduktion des Blutvolumens findet sich nach Bettruhe und bei einigen Patienten mit funktionellen Syndromen; die röntgenologisch zu beobachtende Herzgröße eines Menschen ist in der Regel eng mit seinem Blutvolumen korreliert.

## Weiterführende Literatur

Barraclough, M.A., E.P.Sharpey-Schafer: Hypotension from absent circulatory reflexes. Lancet 1963, 1121

Bevegård, S., B.Jonsson, I.Karlöf: Circulatory response to recumbent exercise and head-up tilting in patients with disturbed sympathetic cardiovascular control (postural hypotension). Acta med. scand. 172 (1962) 623

Gauer, O.H.: Kreislauf des Blutes. In Gauer, O.H., K.Kramer, R.Jung: Physiologie des Menschen, Bd.III. Urban & Schwarzenberg, München 1972

Gersmeyer, E.F.: Vagovasale Synkope. In Duesberg, R., H.Spitzbarth: Klinik und Therapie der Kollapszustände. Schattauer, Stuttgart 1963

Greenberg, T.T., W.H.Richmond, R.A.Stocking, P.D.Gupta, J.P.Meehan, J.P.Henry: Impaired atrial receptor response in dogs with heart failure due to tricuspid insufficiency and pulmonary artery stenosis. Circ. Res. 32 (1973) 424

Johnson, R.H., J.M.K.Spalding: Disorders of the autonomic nervous system. Blackwell, Oxford 1974

Martin, J.B., R.H.Travis, S. van den Noort: Centrally mediated orthostatic hypotension: Report of cases. Arch. Neurol. 19 (1968) 163

Miller, P.B., R.L.Johnson, L.E.Lamb: Effects of moderate physical exercise during four weeks of bed rest on circulatory functions in man. Aerospace Med. 36 (1965) 1077

Scheppokat, K.D.: Pathophysiologische Grundlagen und diagnostisch-therapeutische Probleme bei der arteriellen Hypotonie. Med. Welt 25 (1974) 2083

Scheppokat, K.D.: Das Niederdrucksystem des Kreislaufs und seine Bedeutung für die praktische Medizin. Herz/Kreisl. 10 (1978) 589

Sharpey-Schafer, E.P., P.J.Taylor: Absent circulatory reflexes in diabetic neuritis. Lancet 1960/I, 559

Thomas, J.E., A.Schirger: Neurologic manifestations in idiopathic orthostatic hypotension. Arch. Neurol. 8 (1963) 204

Ziegler, M.G., C.R.Lake, I.J.Kopin: The sympathetic-nervous system defect in primary orthostatic hypotension. New Engl. J. Med. 296 (1977) 293

# Schock und Kollaps

*R. Griebenow* und *F. Saborowski*

**Definition:** Als Schock wird ein Syndrom bezeichnet, in dessen Verlauf es zu einer hochgradigen Perfusionsminderung lebenswichtiger Organe und/oder Störung von Sauerstoffaufnahme, -abgabe oder -verwertung kommt, so daß die notwendige minimale $O_2$-Versorgung dauerhaft unterschritten wird, was unbehandelt zum Tode führt (Abb. **71** u. **72**). In Abhängigkeit von der jeweiligen Ätiologie kann dieser Zustand akut eintreten oder sich über Stunden bis Tage entwickeln. Körpereigene Kompensationsmechanismen und eine schnell einsetzende Therapie können einen Schock beheben. Insbesondere bei länger dauernden Schockzuständen kann es sich jedoch auch bei Einsatz aller therapeutischen Mittel als unmöglich erweisen, den Schockzustand zu durchbrechen (irreversibler Schock). Gegen den Schock abgegrenzt werden müssen Fälle von kurzzeitiger Bewußtseinsstörung (Kollaps) aufgrund einer hypotonen Blutdruckregulationsstörung, einer kritischen Abnahme der kardialen Förderleistung, einer anderweitig bedingten Abnahme der Hirndurchblutung, z. B. bei Stenose der A. carotis, oder einer Kombination aus allen vorgenannten Störungen. Diese Zustände sind entweder Ausdruck einer vegetativen Fehlregulation (z. B. vagovasale Synkope) oder einer organischen Erkrankung (z. B. intermittierender AV-Block II. und III. Grades) und terminieren sich in der Regel selbst. Bei schwerem Verlauf oder bereits vorbestehender Organschädigung können jedoch auch sie Ursache eines Schocks sein.

## Häufigkeit

Aufgrund der ätiologischen Vielzahl von Erkrankungen, die ein Schockgeschehen auslösen können, ist eine einheitliche Häufigkeitsangabe unmöglich. Stellvertretend dafür, daß bei den einzelnen Erkrankungen die Entwicklung eines Schockgeschehens in durchaus stark unterschiedlicher Häufigkeit beobachtet werden kann, seien deshalb nur folgende Beispiele angeführt:
Im statistischen Durchschnitt ist damit zu rechnen, daß bei ca. 10–15% aller wegen eines Herzinfarktes hospitalisierten Patienten sich ein kardiogener Schock entwickelt. Demgegenüber stellt ein Koma bei Hypoparathyreoidismus eine extreme Rarität dar und ist bisher nur im pädiatrischen Krankengut beschrieben worden.

## Ätiologie

Eine Vielzahl von Erkrankungen der unterschiedlichen Organsysteme kommt als schockauslösende Ursache ätiologisch in Betracht. Entsprechend kann der zeitliche Verlauf variieren zwischen einem vorhersehbaren Endstadium einer sich über einen längeren Zeitraum hinziehenden Erkrankung (z. B. chronisches Cor pulmonale) und einem innerhalb von Minuten sich entwickelnden Schockgeschehen (z. B. aufgrund einer Herzrhythmusstörung). Notwendigerweise müssen Überlegungen zur Ätiologie eines Schocks im Einzelfall immer in Betracht ziehen, daß nicht unbedingt immer nur eine schockauslösende Ursache wirksam sein muß, sondern daß es sich häufig um ein polyätiologisches Geschehen handelt. So können einem Schock schon primär mehrere voneinander unabhängige Ursachen zugrunde liegen, oder schockbedingte Organmanifestationen können zur Neuentwicklung eines Schockzustandes bzw. zu dessen Aggravation führen, so daß wiederum ein polyätiologisches Krankheitsbild entsteht (z. B. Blutverlust→ Schock mit Hypotonie, Tachykardie→Verminderung der Koronarperfusion→Herzinfarkt bei vorbestehender koronarer Herzkrankheit→ Schock). Eine tabellarische Übersicht über die verschiedenen Ursachen des Schocks gibt Tab. **49**.
Definitionsgemäß liegen einem Kollaps passagere Störungen der Kreislauffunktion zugrunde. Sie führen zu Bewußtseinsstörungen bis hin zur Synkope und können ggf. auch Ursache bleibender neurologischer Ausfälle sein, terminieren sich in der Regel jedoch selbst und führen nicht zur Entwicklung eines Schockzustandes. Andererseits kann ein Kollaps jedoch auch Ausdruck einer prognostisch ungünstigen organischen Erkrankung sein (z. B. Synkope bei ventrikulärer Tachykardie), bei der die Tendenz zur Spontanterminierung unsicher ist und die bei schwerem Verlauf in einen Schock einmünden kann. Eine Übersicht über die verschiedenen Ursachen kurzzeitiger Bewußtseinsstörungen gibt Tab. **50**.

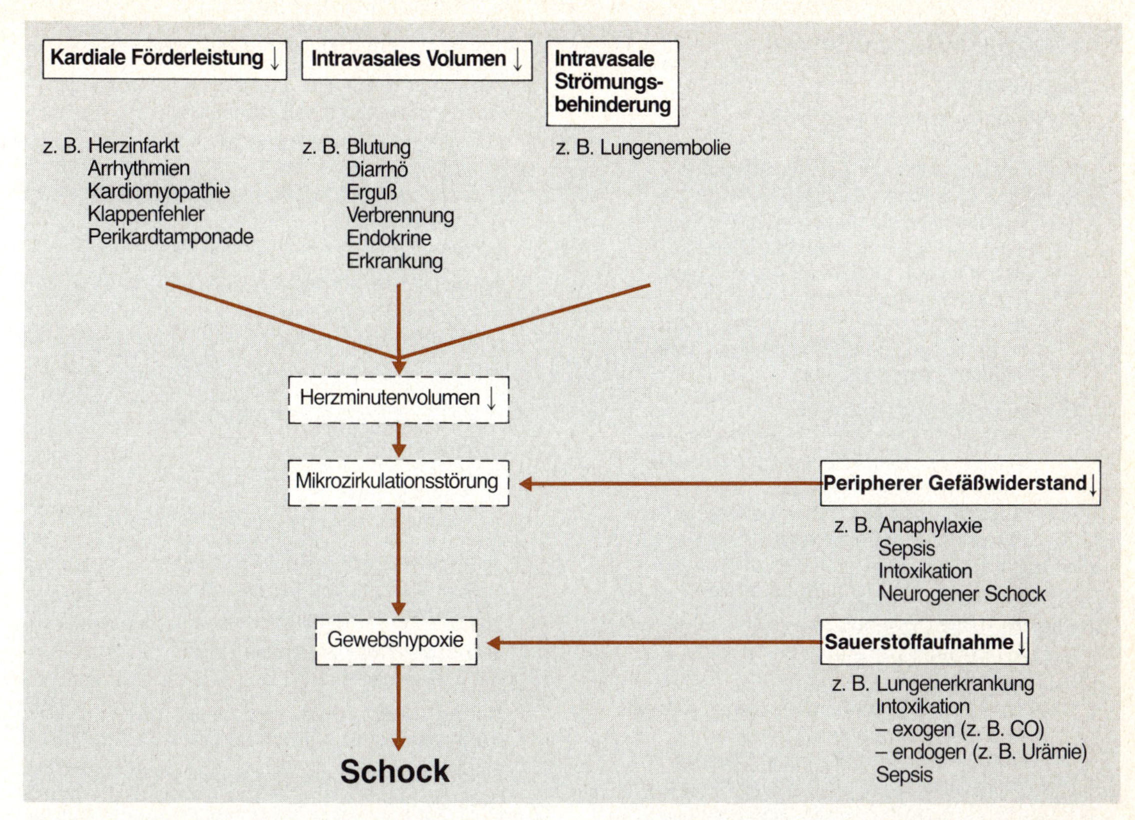


Abb. **71** Schematische Darstellung der Pathogenese des Schocks.
Über eine Verminderung der kardialen Förderleistung, eine Abnahme des intravasalen Volumens oder durch intravasale Strömungsbehinderung kommt es zu einer kritischen Senkung des Herzminutenvolumens mit nachfolgender Mikrozirkulationsstörung. Letztere kann auch bei normalem oder sogar gesteigertem Herzminutenvolumen durch übermäßige Senkung des peripheren Widerstandes hervorgerufen werden. Die aus den Mikrozirkulationsstörungen resultierende Gewebshypoxie ist bereits Bestandteil des Schockgeschehens (s. auch Abb. **72**). Sie kann im übrigen auch direkt durch eine primäre Störung der pulmonalen Sauerstoffaufnahme, des Sauerstofftransportes im Blut, der Sauerstoffabgabe an die Gewebe oder der intrazellulären, biochemischen Sauerstoffverwertung verursacht werden

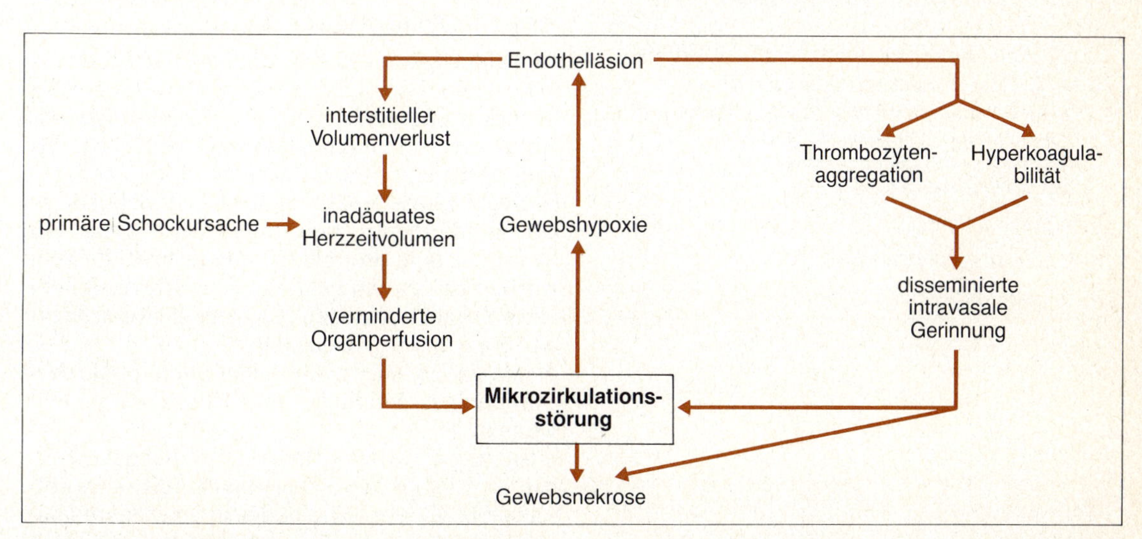


Abb. **72** Schematische Darstellung der Bedeutung von Mikrozirkulationsstörungen im Rahmen eines Schocks (nach Matthias).
Kommt es infolge unzureichender Organperfusion zur Störung der Mikrozirkulation, so werden hierdurch Mechanismen in Gang gesetzt (disseminierte intravasale Gerinnung, interstitieller Volumenverlust), die eine weitere Beeinträchtigung der Mikrozirkulation bewirken und somit eine endgültige Gewebsnekrose begünstigen

Tabelle **49** Ätiologie des Schocks

1. Hypovolämie
   A. Flüssigkeitsverlust nach außen
   - Blutungen
   - Gastrointestinaler Flüssigkeitsverlust (z. B. Erbrechen, Diarrhö)
   - Renaler Flüssigkeitsverlust (z. B. Diabetes mellitus, Diabetes insipidus, Diuretika, Polyurie nach akutem Nierenversagen)
   - Flüssigkeitsverlust über die Haut (z. B. Verbrennungen, exsudative Hauterkrankungen, starkes Schwitzen ohne adäquate Wasserzufuhr)

   B. Innerer Flüssigkeitsverlust
   - Weichteilblutungen (z. B. nach Frakturen, besonders Oberschenkel- und Beckenfrakturen, retroperitoneal)
   - Flüssigkeitssequestration bei Peritonitis, Pankreatitis, Leberzirrhose
   - Ileus
   - Hämatothorax, Hämatoperitoneum
2. Kariovaskuläre Ursachen
   - Akuter Myokardinfarkt
   - Arrhythmien
   - Primäre und sekundäre Kardiomyopathien
   - Akute Herzklappeninsuffizienz (z. B. bei Endokarditis, nach Trauma)
   - Obstruktive Läsionen (z. B. Mitral- und Aortenstenose, Vorhof- oder Ventrikeltumoren)
   - Lungenembolie
   - Perikardtamponade, konstriktive Perikarditis
   - Mikrozirkulationsstörungen
3. Endokrinologische Ursachen
   - Diabetes mellitus (ketoazidotisches und hyperosmolares Koma)
   - Addison-Krise
   - Hypo- und hyperthyreotes Koma
   - Koma bei Hypo- und Hyperparathyreoidismus
   - Hypoglykämie (z. B. bei Insulinom, iatrogen)
4. Metabolisch-toxisch (z. B. Endstadien chronischer Organerkrankungen: globale respiratiorische Insuffizienz, Urämie, dekompensierte Leberzirrhose oder z. B. Schwermetallintoxikation)
5. Septischer Schock
6. Anaphylaktischer Schock
7. Neurogener Schock

Tabelle **50** Ätiologie kurzzeitiger Bewußtseinsstörungen (Kollaps)

1. Pathologische Orthostasereaktion
   - Asympathikotone Reaktion
   - Vagovasale Reaktion
   - Orthostatische Hypotonie bei Rückenmarksläsionen
   - Iatrogen durch Antihypertensiva
2. Karotissinussyndrom
   - Kardioinhibitorischer Typ
   - Vasodepressorischer Typ
3. Husten-, Miktionssynkope
4. Bradykarde Herzrhythmusstörungen
   - Sinusbradykardie
   - SA-Block II.–III. Grades
   - Sinusstillstand
   - Intermittierender AV-Block II.–III. Grades
5. Tachykarde Herzrhythmusstörungen
   - Supraventrikuläre Tachykardien
   - Ventrikuläre Tachykardien
6. Vena-cava-Kompressionssyndrom bei Schwangeren
7. Aorten-, Mitralstenose, hypertroph-obstruktive Kardiomyopathie, Vorhof- und Ventrikeltumoren
8. Fallotsche Tetralogie, Transposition der großen Gefäße
9. Stenosen der hirnversorgenden Arterien
10. Aortenbogensyndrom (Takayasu-disease)
11. Dissezierendes thorakales Aortenaneurysma
12. Subclavian-steal-Syndrom
13. Arterielle Mikroembolien (z. B. bei intraventrikulärem Thrombus nach Herzinfarkt)

### Klinik und Pathophysiologie

In Abhängigkeit von der Ätiologie weist der zeitliche Verlauf hinsichtlich der Entwicklung einer Schocksymptomatik und der Reihenfolge des Auftretens von Funktionsstörungen einzelner Organe erhebliche Unterschiede auf. Einige schockbedingte Funktionsänderungen (z. B. Schocklunge) manifestieren sich sogar erst, wenn ein Schockzustand protrahiert verläuft bzw. überlebt worden ist, und können dann zur Irreversibilität eines Schocks beitragen bzw. erneut eine schockauslösende Ursache darstellen.

Nachfolgend sollen die wichtigsten pathophysiologischen Vorgänge im Schock dargestellt werden.

Ursachen eines hypovolämischen Schocks können in Flüssigkeitsverlusten nach außen, in präformierte Körperhöhlen oder in einer inadäquaten Flüssigkeitsaufnahme liegen. Für den akuten Volumenverlust (z. B. akute gastrointestinale Blutung) gilt, daß ein Verlust von bis zu 20% des intravasalen Volumens in der Regel gut kompensiert wird, während bei darüberliegenden Verlusten mit Entwicklung einer Schocksymptomatik gerechnet werden muß. In Abhängigkeit vom Ausmaß der Hypovolämie kommt es zu einer Abnahme des Herzminutenvolumens und zu einem Absinken des arteriellen Blutdrucks. Dies führt zur Aktivierung körpereigener Kompensationsmechanismen, deren Auswirkungen das klinische Bild wesentlich mitbestimmen. Dabei werden zum einen volumenkonservierende Mechanismen wirksam (Anstieg der ADH- und Aldosteronkonzentration), zum anderen kommt es zur Aktivierung pressorischer Systeme: Ein Anstieg der Plasmakonzentration von Renin, Angiotensin II und der Katecholamine sowie eine Steigerung der sympathischen efferenten Aktivität führen zu Tachykardie sowie arterieller und venöser Vasokonstriktion mit dem Ziel einer Steigerung des Herzminutenvolumens und einer Anhebung des arteriellen Blutdrucks. Gleichzeitig kommt es zu einer Umverteilung der Durchblutung mit dem Ziel, die Koronar- und Hirndurchblutung möglichst lange konstant zu erhalten, was zu überporportionaler Durchblutungsminderung in anderen Gefäßgebieten (Magen-Darm-Trakt, Haut, Muskulatur) führt. Bei akuten Blutverlusten kommt es weiterhin im Verlaufe von Stunden zu einer Rekompensation des intravasalen Volumenverlustes durch Einströmen interstitieller Flüssigkeit in den intravasalen Raum, die jedoch nur bei mäßigen Blutverlusten etwa 40% des verlorengegangenen Volumens ersetzen kann. Klinisch finden sich eine Tachykardie, arterielle Hypotonie und Tachypnoe. Die Haut ist blaß und kaltschweißig. Dagegen findet sich eine trockene Haut bei der sich protrahiert entwikkelnden Exsikkose. Es besteht starkes Durstgefühl, der Patient ist unruhig, es kommt zur Entwicklung psychotischer Symptome bis hin zum Bewußtseinsverlust. Je nachdem, in welchem Verhältnis Elektrolyte und Wasser verlorengegangen sind, unterscheidet man zwischen einer hypotonen, isotonen und hypertonen Dehydratation. Die Differenzierung erfolgt mit Feststellung der Hypovolämie und der Bestimmung der Tonizität des Blutes (Serumnatriumkonzentration, Serumosmolalität). Während bei isotoner Dehydratation die kardiovaskuläre Symptomatik primär im Vordergrund steht, treten zerebrale Symptome bei hypotoner (Hirnödem) und hypertoner (intrazellulärer Wasserverlust) Dehydratation frühzeitig hinzu.

*Herz:* Ist das Herz schockauslösendes Organ, so kommt es zu einer so starken Verminderung des Herzminutenvolumens, daß daraus die als typisch definierte Konstellation folgt: systolischer Blutdruck $<80$ mmHg, diastolischer Blutdruck $<50$ mmHg, mittlerer arterieller Blutdruck $<60$ mmHg, pulmonalkapillärer Verschlußdruck $<18$ mmHg, Herzfrequenz $>95$ Schläge/min, Herzindex $<1{,}8$ l/min $\times$ m$^2$ und totaler peripherer Widerstand $>2000$ dyn $\times$ s $\times$ cm$^{-5}$ ($>25$ mmHg · min/l). Die Abnahme der kardialen Förderleistung kann bedingt sein durch eine unzureichende ventrikuläre Füllung infolge erhöhten extrakardialen Drucks (Perikarderguß, konstriktive Perikarditis), behinderten Einstroms in den Ventrikel aufgrund einer Klappenstenose (z. B. Mitralstenose) oder aufgrund einer Änderung der diastolischen Dehnbarkeit der Ventrikelmuskulatur (z. B. Kardiomyopathien). Weiterhin kann die systolische Funktion gestört sein infolge einer Klappenstenose (z. B. Aortenstenose), einer Abnahme des effektiven Schlagvolumens bei Klappeninsuffizienzen (z. B. Mitral-, Aorteninsuffizienz), einer Abnahme des Schlagvolumens bei tachykarden Arrhythmien bzw. des Herzminutenvolumens bei bradykarden Arrhythmien sowie durch eine Abnahme der kardialen Förderleistung infolge Verlust und/oder struktureller Änderungen der kontraktionsfähigen Muskelmasse (z. B. bei Myokardinfarkt, Kardiomyopathien, Myokarditis). Die häufigste Ursache eines kardiogenen Schocks stellt die kardiale Funktionsminderung im Rahmen eines akuten Myokardinfarktes dar. Dabei korreliert der Ausfall der kontraktilen Funktion mit der Masse des betroffenen Myokards. Im Rahmen einer myokardialen Ischämie verläuft die nur noch über anaerobe Glykolyse stattfindende ATP-Synthese wesentlich ineffizienter, verglichen mit normoxischen Bedingungen. Darüber hinaus führt dieser Stoffwechselweg zu einer vermehrten Bildung von Lactat, das im Verein mit den ketogenen Endprodukten des unter Hypoxie ablaufenden Fettstoffwechsels zu intra- und extrazellulärer Azidose führt. Diese führt wiederum durch Verlassen des optimalen pH-Bereiches zur Abnahme der intrazellulären Enzymaktivitäten und somit zu einer weiteren Beeinträchtigung des intrazellulären Stoffwechsels. Weiterhin kommt es durch Azidose und hypoxisch bedingte Permeabilitätsänderungen der Zellmembran zu einem Anstieg der extrazellulären Kaliumkonzentration, woraus sich eine häufige Ursache für komplizierend hinzutretende Rhythmusstörungen ergibt. Funktionell äußert sich dies in einer Minderung der kontraktilen Funktion mit Abnahme der systolischen Druckentwicklung und einem Anstieg des enddiastolischen Ventrikeldrucks, was zu einer weiteren Einschränkung der Koronarperfusion führt. Ähnlich wie bei der hypovolämieinduzierten arteriellen Hypotonie kommt es auch hier zur Aktivierung der obengenannten körpereigenen Kompensationsmechanismen, die auf eine Volumenkonservierung und eine Rekompensation des arteriellen Blutdrucks zielen. Da jedoch insbesondere eine Erhöhung der Katecholaminkonzentration auch zu einer Erhöhung des myokardialen Sauerstoffbedarfs führt, kann dies unter den Bedingungen einer bereits eingeschränkten Koronardurchblutung zu einer weiteren Verschlechterung der kardialen Funktion beitragen. Eine Ausnahme bildet das gelegentlich bei Hinterwandinfarkten beobachtete Bradykardie-

Hypotensions-Syndrom. Hierbei wird trotz arterieller Hypotonie mit Schock eine Bradykardie sowie eine fehlende Vasokonstriktion der Hautgefäße beobachtet.
Bei massiver Lungenembolie führt die Verlegung der Lungenstrombahn zu einem Anstieg des Lungengefäßwiderstandes mit konsekutiver pulmonaler Hypertonie und Rechtsherzinsuffizienz. Weiterhin findet sich eine arterielle Hypoxämie. Sowohl tachykarde als auch bradykarde Rhythmusstörungen werden beobachtet.
*Lunge:* Besondere Bedeutung kommt dem Syndrom der Schocklunge (»adult-respiratory-distress-syndrome«, ARDS) zu, da es mittlerweile die häufigste Todesursache bei Patienten darstellt, die ein Schockgeschehen aus primär nicht pulmonaler Ursache überlebt haben. Die Entwicklung und der Verlauf des ARDS sind phasenhaft: Stadium I wird als Latenzstadium nach überlebtem Schockgeschehen bezeichnet und umfaßt einen Zeitraum von einigen Stunden bis zu 3 Tagen. In dieser Phase kommt es zunächst zur Ausbildung eines interstitiellen Ödems, an dessen Entstehung folgende Mechanismen beteiligt sind (Abb. **73**):

1. Verminderung der wirksamen Surfactant-Konzentration mit Erhöhung der Oberflächenspannung der Alveolen und daraus resultierender stärkerer Negativierung des interstitiellen Druckes, was zu einem Flüssigkeitseinstrom in das Interstitium führt.
2. Dies kann durch eine Verminderung des onkotischen Druckes begünstigt werden.
3. Permeabilitätssteigerung der kapillären Membran durch Endotoxine (im septischen Schock), Schädigung des Kapillarendothels durch die vorangegangene oder noch wirksame metabolische Azidose, thrombozytogene Mediatoren (Histamin, Serotonin, Prostaglandine), aus Granulozyten freigesetzte Enzyme oder Kinine. Weiterhin wirksam ist die entweder hypoxisch bedingte oder durch aus Thrombozytenaggregaten (im Rahmen einer disseminierten intravasalen Gerinnung) freigesetzte vasokonstriktive Mediatoren hervorgerufene präkapilläre Vasokonstriktion.

Darüber hinaus wird die interstitielle Flüssigkeitsansammlung durch einen gestörten pulmonalen Lymphabfluß und eine ggf. bestehende Linksherzinsuffizienz begünstigt. Klinisch ist das Stadium I allenfalls durch eine geringgradige Dyspnoe geprägt (Abb. **74**). Die arterielle Blutgasanalyse zeigt zu diesem Zeitpunkt nur eine leichtgradige Hypoxämie und eine respiratorische Alkalose. Bei foudroyantem Verlauf der disseminierten intravasalen Gerinnung kann die Bildung intravasaler Mikrothromben so ausgeprägt sein, daß für eine ausreichende Oxygenierung nicht mehr genügend perfundiertes Lungengewebe zur Verfügung steht. Bei protrahiertem Verlauf kommt es zu Extravasation von Fibrinmonome-

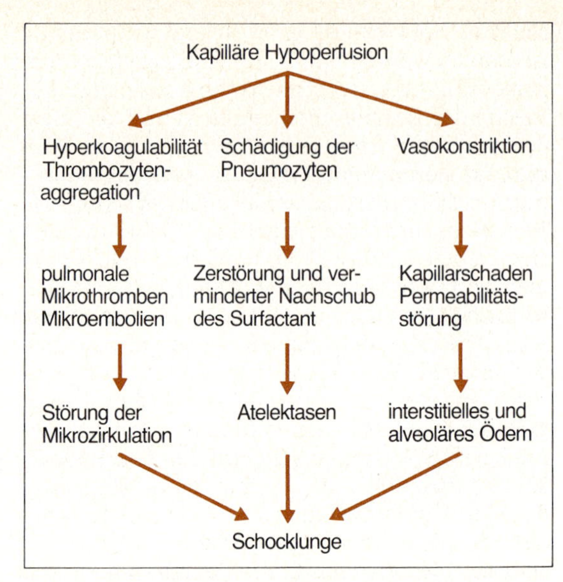


Abb. **73** Schematische Darstellung der Pathogenese der Schocklunge (nach Herzog)

| Stadium | Klinik | Röntgen | Labor |
|---|---|---|---|
| I | Dyspnoe* | normal<br>ev. Kongestion | Hypoxämie*<br>respiratorische Alkalose*** |
| II | Dyspnoe**<br>Tachypnoe<br>Bewußtseinsstörung | Ödem<br>milchig<br>retikulär<br>azinär | Hypoxämie**<br>respiratorische Alkalose*<br>evtl. Leukopenie und Thrombopenie |
| III | Dyspnoe***<br>Koma<br>Oligurie<br>Schock | konfluierende Infiltrationen<br>Ödem<br>Pneumonie | Hypoxämie***<br>respiratorische Azidose ↗<br>metabolische Azidose ↗<br>Urämie |

Abb. **74** Stadieneinteilung der Schocklunge (nach Herzog)

ren ins Interstitium und von da über die defekte Alveolarmembran in die Alveolen mit nachfolgender Bildung hyaliner Membranen und dem Verlust der normalen Alveolenstruktur. Klinisch entsprechen dem die Stadien II und III. Im Stadium II kommt es zu einer zunehmenden Dyspnoe und Tachypnoe, evtl. bereits verbunden mit Bewußtseinsstörungen. Im arteriellen Blut findet sich eine zunehmende Hypoxämie, darüber hinaus kann die pulmonale Sequestration von Thrombozyten und Leukozyten zu einer Leuko- und Thrombopenie führen. Während die Stadien I und II, die noch vorwiegend durch ödematöse Veränderungen geprägt sind, als reversibel gelten, ist das Stadium III irreversibel. Hierbei setzt ca. 1 Woche nach Beginn des schockauslösenden Ereignisses ein fehlregeneratorischer Umbau der Alveolenwand in Form einer zunehmenden Fibrosierung ein. Experimentell konnte eine Fibroblastenaktivierung durch Plasmaproteine mit einem Molekulargewicht zwischen 8000 und 10000 erreicht werden. Da Fibrinopeptide und Kinine zu dieser Fraktion gehören, kommt ihnen möglicherweise hierbei eine pathogenetische Bedeutung zu. Das Stadium III ist charakterisiert durch eine ausgeprägte arterielle Hypoxämie sowie eine respiratorische und metabolische Azidose, in deren Gefolge es zur Ausbildung eines irreversiblen Schocks kommt.

*Niere:* In Abhängigkeit von der bei arterieller Hypotonie abnehmenden Perfusion der Nieren kommt es zu einem Rückgang der Urinausscheidung, die unterhalb eines Blutdrucks von 60 mmHg gänzlich sistiert. Diese Reaktion der Niere im Schock ist zunächst als funktionelle Veränderung im Sinne einer kompensatorischen Volumenkonservierung zu betrachten. Kommt es im Rahmen der Minderperfusion zur Hypoxie, so resultiert das klinische Bild des akuten Nierenversagens mit Oligoanurie und Retention von Flüssigkeit und harnpflichtigen Substanzen. Dem liegt eine Schädigung der Tubulusepithelien zugrunde, die zum Verlust der selektiven Resorptionsfähigkeit führt. Da dies für sich allein jedoch nicht die Anurie erklären kann, werden für letztere hauptsächlich folgende Ursachen diskutiert:

1. Autoregulatorische Abnahme des Glomerulumfiltrates infolge erhöhter Natriumkonzentration an der Macula densa aufgrund verminderter tubulärer Natriumrückresorption.
2. Abnahme des Filtrationsdrucks durch präglomeruläre Vasokonstriktion und postglomeruläre Vasodilatation. Hierbei spielen möglicherweise erhöhte intrarenale Renin- und Angiotensinaktivitäten bzw. deren unzureichende Antagonisierung infolge erniedrigter Prostaglandinkonzentrationen eine Rolle. Weiterhin wird die Beteiligung vasokonstriktorisch wirkender thrombozytogener Faktoren diskutiert, die im Rahmen einer disseminierten intravasalen Gerinnung freigesetzt werden.

Die Anurie führt zur Überwässerung mit nachfolgender Herzinsuffizienz, die durch die Auslösung hypertensiver Krisen aggraviert werden kann. Infolge der metabolischen Azidose und der Hyperkalämie besteht ein erhöhtes Risiko für das Auftreten kardialer Rhythmusstörungen. Die Retention toxischer Stoffwechselendprodukte führt zu zerebralen Störungen, die von Konzentrationsschwäche, Unruhe, Koordinationsstörungen, Myoklonien bis zum Auftreten generalisierter Krampfanfälle reichen. Weitere Komplikationen stellt das Auftreten einer Perikarditis und gastrointestinaler Blutungen dar.

*Gastrointestinaltrakt:* Nach tierexperimentellen Untersuchungen besitzt die Leber eine relativ hohe Toleranz gegenüber einer schockbedingten Minderperfusion und daraus resultierender Gewebshypoxie. 90 Minuten nach eingetretenem Schock findet sich eine sinusoidale Hyperämie, nach 6–10 Stunden treten erste perivenöse Leberzellnekrosen auf. Ultrastrukturelle Veränderungen sind bereits früher nachzuweisen, ebenso kommt es zu einer frühzeitigen Freisetzung lysosomaler Enzyme. Klinisch faßbar werden diese Veränderungen in z. T. sehr hohen Anstiegen der Enzyme SGOT, SGPT, alkalische Phosphatase, $\gamma$-GT und GLDH. Ein Abfall der Cholinesterase kann hinzutreten. In bis zu 47% der untersuchten Fälle fanden sich darüber hinaus intravasale Mikrothromben. Prognostisch von besonderer Bedeutung ist die im Schock herabgesetzte Clearance-Funktion des hepatischen RES, das 80–90% des Gesamtkörper-RES repräsentiert. Ursächlich hierfür kommen eine hypozirkulatorisch bedingte Abnahme der Clearance-Rate, eine Überladung des RES mit zu klärenden Substanzen (z. B. Endotoxine, Zellabbauprodukte) und eine verminderte Konzentration an Opsoninen in Betracht. Aufgrund der hohen $\alpha$-Rezeptorendichte des Darmes kommt es im Schock zu einer überproportionalen Reduktion der mesenterialen Durchblutung infolge Vasokonstriktion. Initiiert durch das Phänomen der Vasomotion treten ausgeprägte Flüssigkeitsverluste in Darmwand und Darmlumen auf. Weiterhin wird die Darmwand durch die konsekutive Epithelnekrose durchlässig für Endotoxine, die dann zur Irreversibilität eines Schockgeschehens beitragen können. Epithelnekrosen im Bereich des Magens führen zu erhöhter Inzidenz gastrointestinaler Blutungen. Die morphologischen Veränderungen des exokrinen Pankreas im Schock entsprechen weitgehend denen einer akuten Pankreatitis mit Freisetzung intrazellulärer lysosomaler Enzyme, deren besondere Bedeutung möglicherweise in einer experimentell nachgewiesenen spezifischen organdepressiven Wirkung liegt (z. B. Myocardialdepressant-factor). Vergleichsweise weniger ausgeprägt sind dagegen die Veränderungen an den A- und B-Zellen.

*Zentralnervensystem:* Die Autoregulation der Hirndurchblutung ermöglicht eine ausreichende

Perfusion des Gehirns bis zu einem Blutdruck von 60 mmHg. Kurzzeitige Ischämien führen zu fokalen Läsionen ohne strenge Prädilektion mit entsprechend vielgestaltigen klinischen Ausfällen, die jedoch im allgemeinen eine hohe Rückbildungstendenz aufweisen. Das Gehirn kann über 3 verschiedene Wege an einer Schockauslösung beteiligt sein:

1. Bei einer bakteriellen Meningitis führt der Einbruch von Endotoxin in das Hirngefäßsystem und in den systemischen Kreislauf zum Endotoxin-Schock.
2. Bei Untergang größerer Gewebsareale (z. B. bei Schädel-Hirn-Trauma, Hirnabszeß) kommt es zur Ausschwemmung thromboplastischen Materials, das eine disseminierte intravasale Gerinnung hervorruft.
3. Kommt es im Zuge von Erkrankungen des Gehirns zu einer Mitbeteiligung des Hypothalamus, so kann ein Schock dadurch ausgelöst werden, daß es zu einer Blutdruckfehlregulation in Form einer Vasodilatation der inneren Organe und Vasokonstriktion der Körperperipherie mit ausgeprägter arterieller Hypotonie kommt.

*Blutgerinnung:* Hämostasestörungen im Schock sind in doppelter Hinsicht bedeutsam, da sie einerseits eine weitere Beeinträchtigung der Mikrozirkulation nach sich ziehen, es andererseits aufgrund des bei einer disseminierten intravasalen Gerinnung erhöhten Verbrauchs gerinnungsaktiver Substanzen zu einer klinisch manifesten Blutungsneigung kommt (Verbrauchskoagulopathie) (s. Abb. **72**). Die schockbedingte Perfusionsminderung führt zu lokaler Strömungsverlangsamung und Stase, was die Bildung von Thrombozytenaggregaten begünstigt. Aus diesen Aggregaten freigesetzte Substanzen (Serotonin, Prostaglandine, ATP, Plättchenfaktor III) verstärken durch ihre vasokonstriktive Wirkung die Mikrozirkulationsstörung. Darüber hinaus wirken sie im Verein mit hypoxisch und/oder toxisch entstandenen Endotheläsionen gerinnungsaktivierend. Dies führt zur Bildung von Fibrinmonomer-Fibrinogen-Komplexen (»lösliches Fibrin«), die bei Überschreiten einer kritischen Konzentration als Fibrin ausfallen (dieser Schritt kann durch Antikoagulation mit Heparin inhibiert werden). Gleichzeitig kommt es zu einer nichtthrombininduzierten Fibrinbildung infolge der Azidose, fibrinoplastisch wirkender Substanzen aus Leukozyten, Plättchenfaktor IV und Gewebskinasen, die durch Heparingabe nicht verhindert werden kann. Die mit der Bildung von Mikrothromben gleichzeitig einsetzende lokale Aktivierung des Fibrinolysesystems führt über die Bildung von Plasmin zur Entstehung von Fibrinspaltprodukten. Unter der Voraussetzung einer zwischenzeitlich wiederhergestellten ausreichenden Zirkulation kann es durch einen »Auswascheffekt« systemisch zur Verhinderung einer weiteren Fibrinausfällung und zu einer Hyperfibrinolyse kommen. Dies ergibt im Verein mit der durch die vorangegangene disseminierte intravasale Gerinnung bedingten Konzentrationserniedrigung der Gerinnungsfaktoren und der Verminderung der Thrombozytenzahl das Vollbild der Verbrauchskoagulopathie. Dementsprechend haben Untersuchungen an Patienten mit verschiedenen Schockformen gezeigt, daß der Nachweis löslichen Fibrins mit einer hohen Schockletalität einherging (besonders häufig bei kardiogenem und septischem Schock), während der Nachweis von Fibrinspaltprodukten häufiger mit einer günstigen Prognose vergesellschaftet war.

*Endokrine Organe:* Maßgeblich beteiligt an der Entwicklung eines Schocks im Rahmen endokrinologischer Erkrankungen ist häufig eine Hypovolämie als Folge der endokrinen Funktionsstörung. Sowohl beim ketoazidotischen als auch beim hyperosmolaren Koma als Endstadien eines unkontrollierten Diabetes mellitus kommt es zu großen renalen Flüssigkeitsverlusten infolge glucoseinduzierter osmotischer Diurese. Das ketoazidotische Koma ist weiterhin gekennzeichnet durch eine ausgeprägte metabolische Azidose infolge einer Anhäufung von Ketonkörpern mit begleitenden Natrium- und Kaliumverlusten. Klinisch finden sich die Zeichen der Exsikkose mit trockener Haut, Tachykardie und arterieller Hypotonie. Die Atmung ist vertieft (Kussmaul-Atmung). Weiterhin kann es zum Auftreten einer abdominellen Schmerzsymptomatik bis hin zum Bild des vorgetäuschten akuten Abdomens in Form einer »Pseudoperitonitis diabetica« kommen. Die Ausatemluft der Patienten enthält den typischen Acetongeruch. Bei der Addisonkrise findet sich neben allgemeiner Adynamie, Muskelschwäche, Hypoglykämie, Erbrechen, Durchfall auch eine Hypovolämie durch zusätzlichen Ausfall der mineralokortikoiden Wirkung der Kortikosteroide, was einen renalen Natriumverlust nach sich zieht. Weiterhin wird die arterielle Hypotonie aggraviert durch den Ausfall der permissiven Wirkung der Glukokortikosteroide auf die vasopressorische Wirkung der (endogenen und exogen zugeführten) Katecholamine. Eine Addison-Krise kann auftreten, wenn bei vorbestehendem Morbus Addison eine erhöhte Konzentration von Glukokortikoiden notwendig wird, z. B. bei Operationen, vermehrter körperlicher und psychischer Belastung. Eine akute Nebenniereninsuffizienz findet sich als Waterhouse-Fridrichsen-Syndrom bei Meningokokken-Sepsis und als Folge einer adrenalen Hämorrhagie unter Antikoagulantientherapie. Auch das Koma bei Hyperparathyreoidismus ist neben Erhöhungen des Serumcalciumspiegels gekennzeichnet durch das Auftreten einer Exsikkose infolge Polyurie sowie Erbrechen, daneben finden sich eine Herzinsuffizienz infolge Relaxationsstörungen, Temperaturerhöhungen. Ein Koma bei Hypoparathyreoidismus ist extrem selten und bisher nur im pädiatrischen Krankengut beobachtet worden. Das Myxödemkoma als Endstadium einer Hypothyreose ist gekennzeichnet durch eine ausgeprägte Hypothermie (32 °C bis 35 °C) mit dem Risiko des Auftretens von Kammerflimmern sowie einer Bradykardie und arterieller Hypotonie. Weiterhin findet sich eine Hyperkapnie infolge eingeschränkter Atemaktivität. Es kann zum Auftreten großer Ergüsse in Pleura und Perikard kommen. Typischerweise zeigen die Sehnenreflexe eine extreme Relaxationsverlangsamung. Demgegenüber finden sich bei der thyreotoxischen Krise eine Hyperthermie (39 °C bis 40 °C), eine Sinustachykardie sowie eine Neigung zu supraventrikulären tachykarden Rhythmusstörungen (z. B. Vorhofflimmern), Herzinsuffizienz, Diarrhö. Weiterhin kann es zum Auftreten zerebraler Symptome kommen, die von Verwirrtheit bis zur Entwicklung einer Bulbärparalyse reichen.

*Anaphylaxie:* Ein anaphylaktischer Schock wird durch eine immunologische Reaktion ausgelöst, die bei Antigenexposition über die Bildung von Antigen-Antikörper-Komplexen und weiter über eine Interaktion dieser Komplexe mit der Zellmembran zur Freisetzung zellgebundener Mediatoren wie Histamin, Serotonin, SRS-A (slow reacting-substance), Kininen, Prostaglandinen und Thromboxan $A_2$ führt. Als Antigen kommt dabei eine umfangreiche Palette natürlicher und synthetischer Substanzen in Frage: Pollenextrakt, Antibiotika und andere Medikamente, Kontrastmittel zur Röntgendiagnostik, tierische Gifte (z. B. Insektenstich) usw. Die beteiligten Antikörper gehören häufig der Klasse IgE an, die Freisetzung zellgebundener Mediatoren erfolgt in erster Linie aus Mastzellen, basophilen Leukozyten und Thrombozyten. Die Klinik ist gekennzeichnet durch eine generalisierte Steigerung der Gefäßpermeabilität. Dies wird äußerlich sichtbar an einem urtikariellen Exanthem. Insgesamt kommt es zu einem ausgeprägten Plasmaverlust ins Interstitium mit Abfall des arteriellen Blutdruckes, Tachykardie und massiver Katecholaminausschüttung. Supraventrikuläre und ventrikuläre Arrhythmien sind häufig. Klinisch steht weiterhin die Ausbildung einer Bronchospastik mit nachfolgender Hypoxie im Vordergrund.

*Septischer Schock:* Unabhängig vom Erreger kann es bei Infektionskrankheiten zur Entwicklung eines Schocks kommen, wenn sich aufgrund kutaner Flüssigkeitsverluste und inadäquater Flüssigkeitszufuhr eine Hypovolämie entwickelt und gleichzeitig eine Hyperthermie-induzierte Vasodilatation besteht. Insbesondere bei Infektionen mit gramnegativen Erregern (z. B. Escherichia coli, Proteus, Salmonellen, Shigellen, Meningokokken, Aerobacter aerogenes und Pseudomonas) wird ein bakterieller Schock infolge Endotoxinwirkung beobachtet. Als Endotoxine wirken dabei hochmolekulare Lipopolysaccharidkomplexe. Sie bewirken einerseits einen Plasmaverlust infolge Gefäßpermeabilitätssteigerung und andererseits eine Volumensequestration im Lungen- und Splanchnikusbereich infolge eines erhöhten Venentonus. Weiterhin kommt es zu Störungen der Blutgerinnung in Form einer disseminierten intravasalen Gerinnung (s. oben), die zu Mikrozirkulationsstörungen und der Entwicklung einer Verbrauchskoagulopathie führt.

Als Erreger werden häufig Bakterien gefunden, die auch normalerweise im Organismus vorkommen, auf dem Boden einer vorbestehenden Läsion jedoch dann eine Sepsis auslösen (z. B. kotige Peritonitis nach Darmperforation). Besonders gefährdet sind Patienten mit gestörter Immunabwehr infolge konsumierender Erkrankungen, Therapie mit immunsuppressiven oder zytostatischen Medikamenten und Kortikosteroiden. Prognostisch ungünstig sind diejenigen Fälle, die eine hohe venöse Lactatkonzentration aufweisen. Letztere weist nicht nur bei schlechten hämodynamischen Verhältnissen (Abnahme von Blutvolumen und Herzzeitvolumen, Tachykardie, Erhöhung des peripheren Widerstandes), sondern auch bei normaler Hämodynamik (Normalwerte für Blutvolumen, Herzzeitvolumen, peripheren Widerstand) auf eine ungenügende Gewebeperfusion mit zellulärer Hypoxie hin.

*Neurogener Schock:* Die Entwicklung eines Kreislaufschocks bei neurologischen Erkrankungen ist das Ergebnis einer inadäquaten arteriellen und venösen Vasodilatation infolge Zusammenbruchs der nervösen Kreislaufregulation. Sie findet sich in Form des spinalen Schocks bei Querschnittsläsionen, bei zerebrovaskulären Insulten, traumatischen und metabolisch-toxischen Schädigungen des ZNS (z. B. Narkotikaüberdosierung).

#### Pathophysiologie des kardiovaskulären Kollapses

Gegen den Schock abgegrenzt werden müssen Fälle von kurzzeitigen Bewußtseinsstörungen (Kollaps), die Ausdruck einer akuten Abnahme der Hirndurchblutung sind. Ein Kollaps terminiert sich in der Regel selbst, wenn auch in Abhängigkeit von der jeweiligen Ätiologie die Tendenz zur Spontanterminierung durchaus unterschiedlich ist und mit dem Einmünden eines Kollapszustandes in einen manifesten Schock gerechnet werden muß. Eine häufige Ursache des kardiovaskulären Kollapses stellen orthostatische Blutdruckregulationsstörungen dar. Bei schnellem Lagewechsel vom Liegen zum Stehen erhöht sich der arterielle Mitteldruck um den hydrostatischen Druck der Flüssigkeitssäule in den Gefäßen mit Zunahme der arteriovenösen Druckdifferenz und vermehrtem Einstrom von Blut in die Extremitäten. Zeitlich verzögert kommt es dann auch zu einer Erhöhung des Drucks in den Venen und einer Zunahme des venösen Rückstroms. Durch die Phasenverschiebung von erhöhtem arteriellem Zufluß und zunächst unverändertem venösem Abfluß kommt

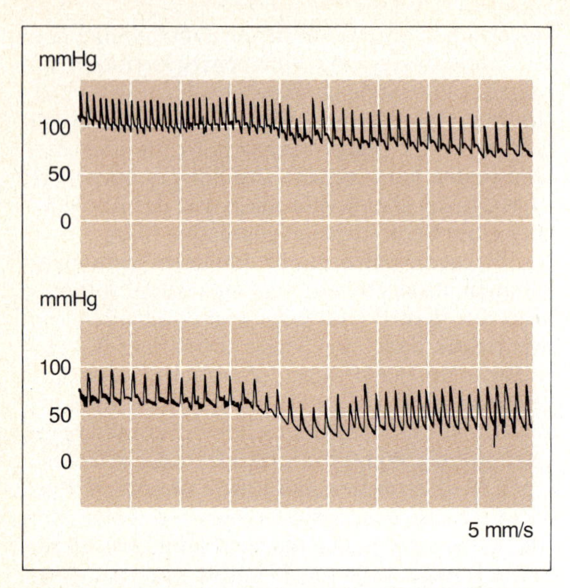


Abb. **75** Vagovasale Synkope. Kontinuierliche (von links oben nach rechts unten) Registrierung des intraarteriellen Blutdrucks während Orthostase. Bei diesem jungen Mann kam es im Vergleich zu den Ruhewerten (125/65 mmHg, Herzfrequenz: 41/min) zu einem Anstieg des arteriellen Blutdrucks und der Herzfrequenz (150/110 mmHg, Herzfrequenz: 98/min) während der ersten 2 Minuten unter Orthostasebedingungen (Kipptischversuch, 90° gekippt). Mit Beginn der 3. Minute (Beginn der Abbildung) kommt es zu einem kontinuierlichen Absinken beider Parameter auf minimal 55/30 mmHg bzw. 46 Schläge pro Minute mit Kollaps. Erneute Flachlagerung des Patienten (*) führt zu einer schnellen Normalisierung aller Werte

es unter Orthostase initial zu einer Blutvolumensequestration, die zwischen 200 und 700 ml für beide Beine beträgt, was zu einem Absinken des arteriellen Mitteldruckes führt. Über eine Steigerung der Herzfrequenz und des peripheren Widerstandes erreicht der arterielle Mitteldruck innerhalb der nächsten 30–60 Sekunden wieder das Ausgangsniveau. Von dieser sogenannten orthostatischen Frühreaktion werden verschiedene Typen der Spätreaktion abgegrenzt, wie sie nach Erreichen eines Gleichgewichtszustandes (nach 7 Minuten) gesehen werden:

1. Hypertone Reaktion: Anstieg der Herzfrequenz und des Blutdrucks.
2. Sympathikotone Reaktion: Anstieg der Herzfrequenz und Abfall des systolischen Blutdrucks.
3. Asympathikotone Reaktion: tiefer Abfall sowohl des systolischen als auch des diastolischen Blutdrucks ohne Anstieg der Herzfrequenz.
4. Vagovasale Reaktion: Abfall von Blutdruck und Herzfrequenz (Abb. **75**). Als Faustregel kann hierbei gelten, daß eine Orthostasereaktion als normal anzusehen ist, wenn die Herzfrequenz um nicht mehr als 20 Schläge/min ansteigt und der systolische Blutdruck sich um nicht mehr als etwa 10 mmHg nach oben oder unten verändert. Bewußtseinsstörungen wie Leeregefühl, Schwindel bis hin zur Synkope sind unter Orthostase zu erwarten, wenn ein sehr ausgeprägter Druckabfall in der Frühreaktion stattfindet oder eine vagovasale Spätreaktion vorliegt. Darüber hinaus können sie jedoch auch bei einer asympathikotonen Reaktion und bei ausgeprägtem Abfall des arteriellen Drucks im Rahmen einer sympathikotonen Reaktion vorkommen. Die primär neurogene Form der asympathikotonen Hypotonie wird als Shy-Drager-Syndrom bezeichnet. Ursachen sekundärer orthostatischer Hypotonien können sein: Hypovolämie (z. B. Exsikkose, nach längerer Bettruhe), herabgesetzter peripherer Widerstand (z. B. in warmer Umgebung), verminderte sympathikotone Reaktion oder ein vermindertes Ansprechen der peripheren Erfolgsorgane auf sympathische Reize bei z. B. Rückenmarksläsionen, diabetischer Neuropathie, iatrogen durch Antihypertensiva.

Als Vena-cava-Kompressionssyndrom wird eine akute Verminderung des venösen Rückflusses mit konsekutiver Abnahme der kardialen Förderleistung bezeichnet, die bei Schwangeren in Rükkenlage durch Druck des Uterus auf die V. cava inferior entsteht. Kardiale Rhythmusstörungen sind eine häufige Ursache intermittierender Bewußtseinsstörungen (s. Tab. **50**, bezüglich Ätiologie, Diagnose und Therapie s. Kapitel Herzrhythmusstörungen). Da ihnen in vielen Fällen eine organische kardiale Vorschädigung zugrunde liegt, ist die Tendenz zur Spontanterminierung solcher Rhythmusstörungen im Einzelfall sehr unterschiedlich und die Gefahr der Entstehung eines Schocks immer gegeben, was eine unverzügliche Therapie (z. B. passagere künstliche Stimulation) notwendig macht. Bewußtseinsverluste bei Aortenstenose, hypertroph-obstruktiver Kardiomyopathie (HOCM) und prolabierenden Vorhof- oder Ventrikeltumoren sind Ausdruck der akut einsetzenden arteriellen Hypotonie aufgrund der mechanischen Behinderung der kardialen Auswurfleistung. Intermittierende Blutdruckschwankungen können bei vorbestehenden Gefäßeinengungen in Form von Stenosen der hirnversorgenden Arterien, bei Aortenbogensyndrom (Takayasu-disease) oder dissezierendem Aortenaneurysma zu transitorisch-ischämischen Attacken (TIA) führen, als deren Ursache schließlich auch arterielle Mikroembolien (z. B. Vorhofthromben bei Mitralstenose, Ventrikelthromben in akinetischen Zonen nach Herzinfarkt) in Frage kommen. Eine hochgradige Stenosierung oder ein Totalverschluß der A. subclavia aortenbogennah, noch vor Abgang der A. vertebralis, hat eine Versorgung des betroffenen Arms über die gleichseitige A. vertebralis mit Stromumkehr in diesem Gefäß zur Folge. Eine Steigerung der Armdurchblutung (z. B. Tragen schwerer Gegenstände) führt dann zum Bild des Subclavian-steal-Syndroms mit Schwindel bis hin zur Synkope.

### Diagnostisches Vorgehen

Ein Schock stellt immer einen akut lebensbedrohlichen Zustand dar. Das diagnostische Vorgehen hat daher auf eine schnellstmögliche Festlegung des aktuellen Status bezüglich Vitalfunktionen wie Atmung und Kreislauf zu zielen. Darüber hinaus hat dann die Feststellung der schockauslösenden Ursache anhand von eigen- und/oder fremdanamnestischen Angaben sowie zusätzlich durchgeführter Untersuchungen zu erfolgen. Hierzu sollten neben der Anamnese unverzüglich folgende Maßnahmen durchgeführt werden:

- Monitorisierung der Herzfrequenz.
- Messung des Blutdrucks. Bei arterieller Hypotonie ist hier der invasiv-blutigen Messung des Blutdrucks der Vorzug gegenüber der indirekten Methode nach Riva-Rocci zu geben.
- Messung des zentralen Venendrucks. Bei Normalwerten zwischen 5 und 10 cm $H_2O$ (3,7–7,4 mmHg) zeigen Werte unterhalb von 5 cm $H_2O$ (3,7 mmHg) immer eine Hypovolämie an. Erhöhte Werte für den zentralen Venendruck finden sich bei Hypervolämie und Rechtsherzinsuffizienz. Darüber hinaus ermöglicht ein zentraler Venenkatheter die Zufuhr von Infusionslösungen und Pharmaka, die Durchführung einer parenteralen Ernährung und erleichtert die Blutabnahme zu diagnostischen Zwecken.
- Immer wenn zusätzliche Aussagen über die linksventrikuläre Funktion erforderlich sind, ist das Einbringen eines Einschwemmkatheters in die Pulmonalarterie unumgänglich, der die Bestimmung des Herzminutenvolumens und die Messung des enddiastolischen Pulmonalarteriendruckes (der mit dem linksventrikulären enddiastolischen Druck korreliert) ermöglicht.
- Wiederholte Bestimmungen der arteriellen Blutgasanalyse und des Säure-Basen-Status.
- Temperaturmessung.
- Messung der stündlichen Urinausscheidung.

Zusätzliche Laboruntersuchungen sollten unverzüglich veranlaßt werden: Bestimmung von Hämoglobingehalt, Hämatokrit, Leukozyten- und Thrombozytenzahl, Quick-Wert, PTT, Fibrinogenkonzentration, Bestimmung der Serumkonzentration von Natrium, Kalium, Calcium, der Transaminasen, Kreatinin, Kreatinkinase, Lactatdehydrogenase, Blutzucker, weiterhin Bestimmung der Serum- und Urinosmolalität. Eine möglichst frühzeitige Bestimmung dieser Werte ist unbedingt anzustreben im Sinne einer schnellen Diagnosestellung, aber auch um Fehlinterpretationen infolge Beeinflussung der gemessenen Werte durch ärztliche Maßnahmen zu vermeiden (z. B. Anstieg der Kreatinkinase nach intramuskulären Injektionen).
Es gibt keinen einzelnen diagnostischen Parameter, der für sich allein die Diagnose eines Schockzustandes erlaubt. So ist die arterielle Hypotonie zwar ein sehr häufiger Befund im Schock, jedoch können bei Patienten mit arterieller Hypertonie »normale« Blutdruckwerte bereits auf einen beginnenden Schockzustand hinweisen. Ein ebenfalls häufiger Befund ist die reflektorisch ausgelöste Tachykardie, wobei jedoch bedacht werden muß, daß das Ausmaß reflektorischer Herzfrequenzsteigerungen mit zunehmendem Alter abnimmt. Als klinisch brauchbare Orientierungsmarke hat sich der sogenannte Schockindex erwiesen:

$$\text{Schockindex} = \frac{\text{Herzfrequenz (min}^{-1}\text{)}}{\text{systolischer Blutdruck (mmHg)}}.$$

Bei Normalwerten um 0,5 weisen Werte um 1 auf einen drohenden Schock hin, im manifesten Schock werden Werte bis 1,5 und mehr erreicht.
Im folgenden seien einige weitere, ätiologisch orientierte diagnostische Hinweise gegeben: Die Diagnose einer Hypovolämie stützt sich auf die Beurteilung des klinischen Bildes sowie anamnestischer Daten, die auf einen Flüssigkeitsverlust schließen lassen.
Der ZVD findet sich erniedrigt.
*Hämoglobingehalt:* Bei Blutung zunächst normal, später aufgrund des interstitiellen Flüssigkeitseinstroms erniedrigt, ansonsten erhöht. Gleiches gilt für den Hämatokritwert.
*Gesamteiweiß im Serum:* Bei vorwiegendem Plasmaverlust normal bis erniedrigt, ansonsten erhöht.
*Serumnatrium und Serumosmolalität:* Normal bei isotoner Dehydratation, erhöht bei hypertoner Dehydratation, erniedrigt bei hypotoner Dehydratation. Für die Verlaufsbeurteilung eignet sich die wiederholte Bestimmung des ZVD-Wertes. Zwecks Einleitung einer möglichst frühzeitigen kausalen Therapie sollte die Diagnose des hypovolämieverursachenden Grundleidens erfolgen, sobald der Zustand des Patienten dies zuläßt.
Der akute Myokardinfarkt geht subjektiv einher mit stärksten retrosternalen Schmerzen, die sich zusätzlich in andere Gebiete wie Arme, Hals, Rücken, Oberbauch projizieren können, Angst und Vernichtungsgefühl. Die Serumenzyme CK, LDH und SGOT sind erhöht, das EKG typisch verändert. Nichtinvasiv kann das Ausmaß der kardialen Funktionsminderung durch zweidimensionale Echokardiographie und Nuklidventrikulographie festgelegt werden. Weiteren Aufschluß bringt die Bestimmung des enddiastolischen Pulmonalarteriendruckes und des Herzzeitvolumens. Das Thallium-Herzszintigramm zeigt die Größe des nicht perfundierten Myokardareals. Bei hämodynamisch kompensiertem Ausgangszustand kündigt sich eine Verschlechterung manchmal durch Wiederauftreten von Angina-pectoris-Beschwerden und eine erneute Erhöhung der Serumenzyme CK und SGOT an. Häufige Infarktkomplikationen sind Rhythmus-

störungen, schockauslösend können beim Herzinfarkt Rhythmusstörungen (häufig) und mechanische Infarktkomplikationen (selten) wirken:

1. Papillarmuskelabriß mit akuter Mitralinsuffizienz. Auskultation: Neu aufgetretenes systolisches Geräusch mit p.m. über der Spitze und dem Erbschen Punkt, die Geräuschintensität korreliert nicht mit der Schwere der Klappeninsuffizienz; ein- und zweidimensionale Doppler-Echokardiographie, ggf. First-pass-Radionuklidventrikulographie. Eine Mitralinsuffizienz wird weiterhin bei Dilatation des linken Ventrikels (enddiastolisches Volumen >250 ml) beobachtet.
2. Ventrikelseptumdefekt. Auskultation: Neu aufgetretenes, rauhes, holosystolisches Geräusch. Intrakardiale Druckmessung und Oxymetrie mit Nachweis eines Links-rechts-Shunts, ein- und zweidimensionale Echokardiographie, ggf. zweidimensionale Doppler-Echokardiographie, ggf. First-pass-Radionuclidventrikulographie.
3. Herzmuskelruptur. Klinisch gekennzeichnet durch einen perakut einsetzenden Schockzustand, dem manchmal ein perikarditisches Reibegeräusch vorangeht. Elektromechanische Dissoziation, d.h., es findet sich zunächst noch eine unverändert ablaufende elektrische Erregung ohne Zeichen der mechanischen Pumpfunktion; ein- und zweidimensionale Echokardiographie.

Tachykarde Herzrhythmusstörungen erfordern häufig ein so schnelles therapeutisches Eingreifen, daß man sich auf eine grobe Differenzierung in supraventrikuläre und ventrikuläre Rhythmusstörungen anhand des Oberflächen-EKGs und ggf. einer Ableitung von Vorhofpotentialen aus dem Ösophagus beschränken muß. Eine detaillierte Diagnostik sollte direkt nach Behebung der Rhythmusstörung angeschlossen werden. Bei bradykarden Herzrhythmusstörungen genügt die Ableitung eines Oberflächen-EKGs für die Festlegung der Akuttherapie. Immer sollten nichtkardiale Ursachen, die zu Herzrhythmusstörungen führen können, bedacht werden (z.B. Hypokalämie, Tachykardie bei nicht erkanntem Volumenverlust). Akute Herzklappeninsuffizienzen sind gekennzeichnet durch neu entstehende systolische bzw. diastolische Geräusche sowie eine sich schnell ausbildende Herzinsuffizienz, röntgenologisch im Verlauf schnell zunehmende Herzgröße, zusätzliche Informationen bringen ein- und zweidimensionale Echokardiographie. Eine komplette invasive Diagnostik zur Abklärung der Operationsindikation sollte in derartigen Fällen immer forciert werden. Beim sich akut entwicklenden Perikarderguß finden sich leise Herztöne, Niedervoltage im EKG, Tachykardie, Pulsus alternans, ein erhöhter zentraler Venendruck, der bei Inspiration absinkt, sowie eine röntgenologisch schnell zunehmende Herzvergrößerung (Bocksbeutel-Herz). Untersuchungsmethode der Wahl zum Nachweis des Perikardergusses ist die ein- oder zweidimensionale Echokardiographie.

Bei massiver Lungenembolie führt die partielle Verlegung der Lungenstrombahn zu einer Erhöhung des Gefäßwiderstandes mit pulmonaler Hypertonie, Erhöhung des rechtsventrikulären und rechtsatrialen Druckes, evtl. Trikuspidalinsuffizienz. Klinisch findet sich eine ganz akut einsetzende Luftnot, Zyanose bei arterieller Hypoxämie, Tachykardie und arterieller Hypotonie. Evtl. Pleurareiben bei begleitender Pleuritis. Lungenszintigramm oder Angiographie der A. pulmonalis sichert die Diagnose.

Der Nachweis des ketoazidotischen Komas wird durch die starke Erhöhung des Blutzuckers und den Nachweis einer metabolischen Azidose geführt. Wichtig ist weiterhin eine wiederholte Kontrolle der Serumelektrolyte. Weiterhin finden sich meist deutliche Zeichen der Exsikkose. Stehen zerebrale Symptome im Vordergrund und bereitet die Abgrenzung gegenüber einer Hypoglykämie Schwierigkeiten, so empfiehlt sich die unverzügliche Injektion von 50 ml 50%iger (2,8 mol/l) Glucoselösung. Bei einer Hypoglykämie ist mit einer schlagartigen Besserung des Beschwerdebildes zu rechnen, während beim ketoazidotischen Koma eine weitere Erhöhung des Blutzuckers keinen zusätzlichen Schaden verursacht.

Bei der Addison-Krise stützt sich die Diagnose wesentlich auf das klinische Bild, zumal es sich häufig um Patienten handelt, bei denen ein Morbus Addison bereits bekannt ist. Die Bestimmung der Plasmacortisolwerte kann nicht abgewartet werden. Die Patienten imponieren durch eine allgemeine Adynamie und Kraftlosigkeit. Die Haut ist hyperpigmentiert, es finden sich Exsikkose, arterielle Hypotonie, Erbrechen, Durchfall, Abdominalkoliken. Weiterhin besteht eine Hyponaträmie, Hyperkalämie, Hyperkalzämie sowie eine Neigung zur Hypoglykämie. Ebenso kann bei der thyreotoxischen Krise nicht erst die Bestimmung der Schilddrüsenhormonwerte abgewartet werden. Die Diagnose stützt sich auf die Anamnese sowie den klinischen Befund. Es besteht eine Hyperthermie, die Haut ist warm und gerötet. Der Patient zeigt eine Wärmeintoleranz sowie eine vermehrte Schweißneigung. Weiterhin Tachykardie, Durchfall. Die Patienten sind häufig psychisch und motorisch unruhig, was jedoch auch in Apathie umschlagen kann. Ggf. Exophthalmus, evtl. tastbare Vergrößerung der Schilddrüse. Besonders bei älteren Patienten finden sich oligosymptomatische Verlaufsformen, die z.B. durch eine isolierte Tachykardie gekennzeichnet sein können.

Bei der Hypothyreose imponiert die pastöse, teigige und trockene Haut, die Stimme ist heiser, es finden sich Kälteintoleranz, Parästhesien, eine Hypothermie, Bradykardie und arterielle Hypotonie, weiterhin deutliche Verlangsamung der Sehnenreflexe, die typischerweise eine zusätzliche extreme Relaxationsverlangsamung aufweisen. Evtl. finden sich weiterhin Ergüsse in Pleura und Perikard. Gefährdet sind diese Patienten zusätzlich durch ihre verminderte Atemaktivität mit Hyperkapnie und zusätzlicher Infektionsgefährdung.

Beim akuten Hyperparathyreoidismus finden sich Serumcalciumkonzentrationen bis zu 17 bis 20 mg/dl (4,25–5,0 mmol/l), die Patienten sind exsikkiert aufgrund von Polyurie und Erbrechen, es besteht die Gefahr des akuten Nierenversagens. Weiterhin Bradykardie, Herzinsuffizienz aufgrund von Relaxationsstörungen, Parästhesien, Muskelschwäche, Temperaturerhöhung, organisches Psychosyndrom.

Bei allen unklaren Fieberzuständen und insbesondere bei Verdacht auf septischen Schock sollten vor Einleitung einer Therapie ausreichend Materialien zum Erregernachweis gewonnen werden (wiederholte Blutkulturen, Urin, Stuhl, Bronchialsekret, Wundabstrich). Eine sterile Blutkultur schließt einen bakteriellen Schock nicht aus, da die Bakteriämie nur vorübergehend sein kann und auch bei Patienten, die bereits mit Antibiotika vorbehandelt worden sind, nicht mehr nachweisbar sein muß. Beim anaphylaktischen Schock läßt sich häufig ein direkter zeitlicher Bezug zur Antigenexposition (z.B. nach Kontrastmittelgabe) nachweisen. Das Beschwerdebild setzt akut ein mit Unwohlsein, Übelkeit, Schwindel, Ausbildung eines Exanthems. Klinisch imponiert weiterhin ausgeprägte Bronchospastik, ggf. mit Larynxödem. Bei der Entwicklung einer Schocklunge finden sich im Stadium I keine charakteristischen subjektiven Symptome. Die Blutgasanalyse zeigt eine nur leichtgradige Hypoxämie und eine respiratorische Alkalose. Charakteristische röntgenologische Veränderungen finden sich nicht. Im Stadium II findet sich eine zunehmende Dyspnoe und Tachypnoe, evtl. bereits verbunden mit Bewußtseinsstörung. Röntgenologisch finden sich Zeichen des interstitiellen und alveolären Ödems (»milchglasartige Trübung«). Die arterielle Blutgasanalyse zeigt eine zunehmende Hypoxämie. Darüber hinaus kann die pulmonale Sequestration von Thrombozyten und Leukozyten zu einer Leuko- und Thrombopenie führen. Das Stadium III ist gekennzeichnet durch eine progrediente Dyspnoe, der röntgenologisch neben dem Ödem zunehmende netzartige, konfluierende Infiltrationen entsprechen. In der Blutgasanalyse findet sich jetzt eine ausgeprägte arterielle Hypoxämie, zusammen mit einer respiratorischen und metabolischen Azidose.

Besondere Bedeutung kommt im Verlaufe eines Schockzustandes der wiederholten Beurteilung des Gerinnungsstatus zu (Bestimmung von Thrombozyten, Quick-Wert, Fibrinogen sowie im speziellen Fall zusätzliche Untersuchungen).

Da die auslösenden Mechanismen für die Entstehung eines Kollapses nur zeitlich begrenzt wirksam sind, besteht in vielen Fällen durchaus die Möglichkeit, daß der Untersuchungsbefund zum Zeitpunkt der Krankenhausaufnahme bereits wieder unauffällige Verhältnisse ergibt. In jedem Fall sollten diese Patienten einer kardiologischen und neurologischen Diagnostik unterzogen werden zum Nachweis

- einer pathologischen Orthostasereaktion (Kipptischversuch mit indirekter oder intraarterieller Blutdruckmessung),
- von Herzrhythmusstörungen (EKG, Langzeit-EKG, Belastungs-EKG, invasive elektrophysiologische Untersuchung),
- von Herzklappenfehlern, Vorhoftumoren usw. (Echokardiogramm, Phonokardiogramm, Karotispulskurve, Apexkardiogramm, Rechts-/Linksherz-Katheterisierung mit Angiographie),
- von stenosierenden Gefäßprozessen (Doppler-Sonographie, Angiographie, Hirnsequenzszintigraphie).

### Differentialdiagnose

Aufgrund der akut lebensbedrohlichen Situation des Schockpatienten kann in der Akutphase die symptomatische Therapie gänzlich im Vordergrund stehen, so daß hier nur eine orientierende Differentialdiagnose möglich ist. Aufgrund anamnestischer Daten, der klinischen Untersuchung und zusätzlicher Laborbefunde hat dann die detaillierte Differentialdiagnose der vermuteten schockauslösenden Ursache zu geschehen. Dabei ist immer zu bedenken, daß einem Schockzustand häufig die Kombination mehrerer schockauslösender Ursachen zugrunde liegen kann.

### Therapie

Ziel jeder Schocktherapie ist es zunächst, eine ausreichende Atem- und Kreislauffunktion zu sichern, um sodann die schockauslösende Ursache zu beseitigen oder deren Folgen therapeutisch zu kompensieren.

**Hypovolämischer Schock:** Für den notwendigen Volumenersatz stehen folgende Möglichkeiten zur Verfügung:

- Blut: Die Indikation zur Bluttransfusion besteht erst dann, wenn die Gewebeoxygenierung nur durch Erythrozytenzufuhr verbessert werden kann. Es stehen Vollblut- oder Erythrozytenkonzentrate zur Verfügung. Als besonders günstig haben sich tiefgefrorene Erythrozyten erwiesen.
- Plasma: Hier sollten nur pasteurisierte Plasmaproteinlösungen oder Albumine verwendet werden.
- Plasmaersatzstoffe: Häufig eingesetzt werden hochmolekulare Dextrane, weiterhin stehen Gelatinepräparate und Hydroxyäthylstärkelösungen zur Verfügung. In seltenen Fällen sind allergische Reaktionen auf Plasmaersatzstoffe

beschrieben worden. Die Lösungen werden auch als Plasmaexpander bezeichnet, da sie zu einem intravasalen Volumeneffekt führen, der den der infundierten Flüssigkeitsmenge übersteigt.
- Zufuhr »freien Wassers«: Isotonische Kochsalzlösung, 5%ige (280 mmol/l) Glucoselösung o.ä.

Wichtig ist die ausgewogene Zufuhr von freiem Wasser, Lösungen mit kolloidosmotischem Effekt und Elektrolyten. Zur Therapiekontrolle eignen sich die Verlaufsuntersuchungen von zentralem Venendruck, Herzfrequenz, Blutdruck, Serumnatriumkonzentration und Gesamteiweiß im Serum.

**Kardiogener Schock:** Ziel der Therapie des kardiogenen Schocks ist es, den linksventrikulären Füllungsdruck in Bereiche um 15–20 mmHg zu senken, die myokardiale Kontraktilität zu steigern und einen den Erfordernissen angepaßten Herzrhythmus aufrechtzuerhalten bzw. wiederherzustellen. Die Senkung des enddiastolischen Ventrikeldrucks wird erreicht durch Gabe von schnellwirkenden Diuretika (Furosemid). Zur Steigerung der Kontraktilität stehen synthetische Katecholamine wie Dopamin und Dobutamin zur Verfügung. Dopamin hat dosisabhängig zusätzlich die Eigenschaft, bei allgemeiner Vasokonstriktion die Nierendurchblutung selektiv zu erhöhen. Bezüglich der medikamentösen antiarrhythmischen Therapie tachykarder Rhythmusstörungen s. Kapitel Herzrhythmusstörungen. Die Akuttherapie bradykarder Herzrhythmusstörungen bzw. einer Asystolie besteht in einem Schlag auf das Präkordium, ggf. externe Herzmassage, notfallmäßige Gabe von Atropin i.v. oder Sympathomimetika i.v. (Adrenalin), denen sich die unverzügliche Durchführung einer passageren künstlichen Stimulation des Herzens anschließt. Akute Herzklappeninsuffizienzen, ein postinfarzieller Ventrikelseptumdefekt oder eine traumatische Verletzung des Herzens erfordern in der Regel eine notfallmäßige kardiochirurgische Intervention. Akut auftretende große Perikardergüsse müssen notfallmäßig punktiert oder thoraxchirurgisch versorgt werden. Besonders im kardiogenen Schock bei koronarer Herzkrankheit besteht bei gegebenen technischen Voraussetzungen die Möglichkeit, durch die Anwendung der intraaortalen Ballon-(Gegen-)Pulsation (IABP) eine Zunahme der Koronardurchblutung mit konsekutiver Verbesserung der mechanischen Pumpfunktion herbeizuführen.

**Lungenembolie:** Antikoagulation mit Heparin dient bei Lungenembolie zur Prophylaxe weiterer Embolisierungen. Bei frischen Embolien kann eine Thrombolyse mit Streptokinase unter wiederholter angiographischer Kontrolle durchgeführt werden.

**Respiratorische Insuffizienz:** Zur Sicherung einer ausreichenden Atemfunktion sind jegliche mechanischen Hindernisse sofort zu beseitigen: Freihalten der Atemwege, Punktion ausgedehnter Pleuraergüsse, Beseitigung eines Pneumothorax usw. Die Indikation zur Intubation und maschinellen Beatmung besteht bei $p_AO_2 <$ 60 mmHg, $p_ACO_2 > 50$ mmHg, Atemfrequenz über 35/min, Bewußtseinsstörungen, erschöpfter Atemmotorik. Hieraus ergibt sich die Notwendigkeit der sorgfältigen klinischen Beobachtung und engmaschigen Verlaufskontrolle von arterieller Blutgasanalyse und Säure-Basen-Status. Die Beatumung sollte als volumengesteuerte, kontrollierte Beatmung durchgeführt werden. Folgende Modifikationen haben sich als nützlich erwiesen: Atemzugvolumen 15 ml/kg, pos. endexspiratorischer Druck (PEEP), eine niedrige Atemstromstärke, endinspiratorisches Plateau, periodische tiefe Atemzüge, möglichst niedrige Sauerstoffkonzentration ($F_IO_2 < 0{,}6$), optimale Befeuchtung. Zur Verhinderung der Entwicklung einer Schocklunge ist in jüngster Zeit wiederholt empfohlen worden, die Indikation zur Beatmung bereits zu stellen, bevor die o.g. Kriterien erfüllt sind. Liegt eine Schocklunge im Stadium II und III vor, so stehen neben allgemeinen Maßnahmen wie Stabilisierung des Kreislaufs maschinelle Beatmung, Normalisierung des Wasserhaushaltes, Infektionsbekämpfung und ggf. Applikation von Kortikosteroiden keine spezifischen therapeutischen Möglichkeiten zur Verfügung. Entsprechend ist die Letalität bei Schocklunge hoch.

**Hämostase:** Bei Auftreten von Gerinnungsstörungen erfolgt eine gezielte Substitution nach Erstellen eines ausführlichen Gerinnungsstatus, durch Gabe von Heparin in niedriger Dosierung wird ein weiterer Verbrauch gerinnungsaktiver Substanzen verhindert.

**Koma bei endokrinen Erkrankungen:** *Ketoazidotisches Koma.* Gabe von Alt-Insulin per Dauerinfusion, Natriumbicarbonat, Normalisierung des Wasser- und Elektrolythaushaltes.

*Hypothyreotes Koma.* Gabe von Trijodthyronin in zunächst sehr niedriger Dosierung mit langsamer Steigerung der Dosis, Cortison, langsame Wiedererwärmung, ggf. Glucoseinfusion, ggf. Beatmung. Äußerste Vorsicht bei Anwendung positiv inotroper Pharmaka wegen einer verminderten Digitalistoleranz sowie einer erhöhten Inzidenz von Herzinfarkt und Rhythmusstörungen bei Anwendung von $\beta$-Sympathikomimetika.

*Thyreotoxische Krise.* Methimazol i.v., Cortison, Flüssigkeit, Kühlung. Ggf. Jod, $\beta$-Blocker, Herzglykoside, Plasmapherese.

*Addison-Krise.* Hydrocortison i.v., hochprozentige Glucoselösungen, ggf. Sympathikomimetika.

*Hyperkalzämische Krise.* Forcierte Diurese, Gabe von Phosphatpuffer, Kortikosteroiden, Mithramycin; Hämodialyse.

**Septischer Schock:** Bei Patienten mit septischem Schock sollte ein chirurgisch angehbarer Infektionsherd unverzüglich saniert werden. Allgemeine Therapiemaßnahmen umfassen ein ausreichende Volumensubstitution, Gabe von Dopamin zur Anhebung des arteriellen Blutdrucks und die Gewährleistung einer ausreichenden Atemfunktion, ggf. durch maschinelle Beatmung. Die antibiotische Therapie sollte sobald wie möglich anhand eines Antibiogramms gezielt erfolgen. Bei noch unbekanntem Erreger sollte initial eine kombinierte antibiotische Therapie gegen das wahrscheinliche Erregerspektrum durchgeführt werden. Ziel der Antibiotikakombination ist die Verbreiterung des Erregerspektrums sowie die Steigerung der antibiotischen Wirkung gegen den vermuteten Hauptkeim. Lassen sich keinerlei Anhaltspunkte für einen möglichen Erreger ermitteln, empfiehlt sich eine breite antibiotische Behandlung mit Flucloxacillin, Mezlocillin oder Cefotaxim, Amikacin, Clindamycin oder Methronidazol. Diskutiert wird weiterhin die zusätzliche hochdosierte Gabe von Tetrazyklinen, da sie möglicherweise die Endotoxinproduktion der Bakterien noch vor Einsetzen der Antibiotikawirkung stoppen können. Kontrovers ist die hochdosierte Gabe von Kortikosteroiden.

**Anaphylaktischer Schock:** Soweit noch möglich, sofortige Beendigung der Allergenexposition, Gabe von Adrenalin i.v., Aminophyllin i.v., Antihistaminika, Kortikosteroiden. Ggf. maschinelle Beatmung, die bei Vorliegen eines Larynxödems über ein Tracheostoma erfolgen muß.

**Neurogener Schock:** Vasopressorische Substanzen sind die Therapeutika der Wahl zur Behebung der inadäquaten Vasodilatation bei neurogenem Schock.

**Kardiovaskulärer Kollaps:** Die Therapie des kardiovaskulären Kollapses richtet sich zunächst auf die Beseitigung des Grundleidens wie chirurgische Korrektur von Gefäßstenosen, Schrittmachertherapie bei bradykarden Herzrhythmusstörungen usw. In der Therapie orthostatischer Hypotonien hat sich die Gabe von Ergotamin-Alkaloiden und die Anwendung von Kompressionsstrümpfen bewährt. Auf den Ausgleich einer evtl. bestehenden Hypovolämie sollte immer geachtet werden.

### Prognose und Verlauf

Bleibt ein Schockzustand unbehandelt oder gelingt es nicht, mit den eingesetzten therapeutischen Mitteln ihn zu durchbrechen, so gerät der Gesamtorganismus in eine zunehmende Sauerstoffschuld, die zum Zusammenbruch des Zellstoffwechsels mit konsekutivem Verlust der spezifischen Organfunktionen führt. Klinisch abschätzbar ist eine solche ungünstige Entwicklung an der Zunahme der venösen Lactatkonzentration als Ausdruck der progredienten Azidose. So konnte gefunden werden, daß ein Anstieg der Lactatkonzentration von 2 auf 8 mmol/l mit einer Zunahme der Mortalität von 10 auf 90% einherging. Entscheidend für die Prognose eines Schockpatienten ist die möglichst frühzeitige Erkennung der schockauslösenden Ursache, das schnelle Einsetzen der Therapie und die Vermeidung bzw. schnelle Erkennung sekundärer Organfunktionsstörungen. Liegt ein manifester Schock vor, so handelt es sich stets um ein akut lebensbedrohliches Krankheitsbild, dessen Prognose als ungünstig bezeichnet werden muß. Demgegenüber ist die Prognose des kardiovaskulären Kollapses quoad vitam als günstig zu bezeichnen. Bei Vorliegen einer hypotonen Blutdruckregulationsstörung wie einer vagovasalen Synkope oder eines Karotissinussyndroms vom vasodepressorischen Typ kann das Therapieergebnis in einzelnen Fällen unbefriedigend bleiben, während die übrigen Störungen in der Regel durch eine entsprechende Therapie beseitigt werden können und der Patient dauerhaft beschwerdefrei bleibt.

**Merke:** Im Schock kommt es aufgrund der generalisierten Mikrozirkulationsstörung zu einer Unterschreitung der notwendigen minimalen Sauerstoffversorgung der Organe, was unbehandelt zum Tode führt. Neben der Diagnose und Therapie der schockauslösenden Ursache steht die Sicherstellung der Vitalfunktionen Atmung und Kreislauf bei jedem Schockpatienten an oberster Stelle. Häufige Sekundärkomplikationen wie akutes Nierenversagen und Schocklunge sollten verhütet bzw. frühzeitig erkannt werden. Die Prognose des Patienten im Schock ist als ernst zu bezeichnen und verschlechtert sich insbesondere in Abhängigkeit von der Dauer des Schockzustandes. Als Kollaps werden kurzzeitige Bewußtseinsstörungen bezeichnet, denen eine vegetative Fehlregulation oder eine organische Erkrankung zugrunde liegt und die sich in der Regel selbst terminieren. Bei schwerem Verlauf oder bereits vorbestehender Organschädigung können jedoch auch sie einen Schockzustand auslösen.

### Weiterführende Literatur


Braasch, W.: Kreislaufschock. In Hornbostel, H., W. Kaufmann, W. Siegenthaler: Innere Medizin in Praxis und Klinik, Bd. I, 2. Aufl. Thieme, Stuttgart 1978, 3. Aufl. in Vorb.

Dengler, H.J.: Das Orthostasesyndrom. Schattauer, Stuttgart 1974

Dhom, G.: Schock und Intensivmedizin. Fischer, Stuttgart 1979

Matthias, F.R., H.G. Lasch: Disseminierte intravaskuläre Gerinnung und Kreislaufschock. Hämostasiologie 2 (1982) 60–67

Meurer, K.A., F. Saborowski, V. Hossmann, E. Stein: Kreislauf. In Bock, H.-E., W. Kaufmann, G.W. Löhr: Pathophysiologie. Thieme, Stuttgart 1981

Scheppokat, K.D., M. Kleinert, F. Saborowski: Schock, Kollaps, Hypotonie. Intern. Praxis 10 (1970) 11–21

Schölmerich, P., H.-P. Schuster, H. Schönborn, P.P. Baum: Interne Intensivmedizin. Thieme, Stuttgart 1980

Sobel, B.E.: Cardiac and noncardiac forms of acute circulatory collapse (shock). In Braunwald, E.: Heart Disease. Saunders, Philadelphia 1980

# 2

# Krankheiten der Gefäße

*K. Alexander*
*U. Brunner*
*R. May*

# Krankheiten der Arterien

*K. Alexander*

## Chronisch obliterierende Arteriosklerose

Die schicksalsmäßige Alterung der Arterien mit Elastizitätsverlust und Wandverdickung, die Physiosklerose, gewinnt erst dann Krankheitscharakter, wenn sich daraus eine obliterierende Arteriosklerose entwickelt. Ihre Frühveränderungen, die pathogenetisch unter dem Einfluß endogener und exogener Risikofaktoren auf einem engen Wechselspiel zwischen Gefäßinhalt, Gefäßendothel und glatten Muskelzellen der Media beruhen, spielen sich in der Intima mit der Einwanderung proliferierender Myozyten, später Fettstreifenbildung und Ausbildung fibröser Plaques ab. Arteriosklerotische Gefäßwandläsionen aktivieren das Gerinnungssystem und steigern die Plättchenadhäsion und Plättchenaggregation, so daß sekundär thrombotische Vorgänge, insbesondere auf unebenen und exulzerierten Plaques, das Gefäßlumen schließlich so weit einengen oder verschließen, daß klinisch eine arterielle Durchblutungsstörung manifest wird. Insbesondere im zerebralen Versorgungsgebiet spielt die thromboembolische Verschleppung wandständigen Materials eine klinisch bedeutsame Rolle. Über 90% aller arteriellen Verschlußkrankheiten beruhen auf einer obliterierenden Arteriosklerose (Abb. **1**).

Sie ist eine generalisierte Systemerkrankung mit einheitlicher Epidemiologie, Pathogenese und Pathophysiologie. So überrascht auch nicht die hohe Koinzidenz koronarer, zerebraler, viszeraler und peripherer Arterienverschlüsse.

Das klinische Erscheinungsbild wird aber so entscheidend von den lokalen Schwerpunkten des Krankheitsgeschehens geprägt, daß es geraten erscheint, die obliterierende Arteriosklerose unter topographischen Gesichtspunkten abzuhandeln.

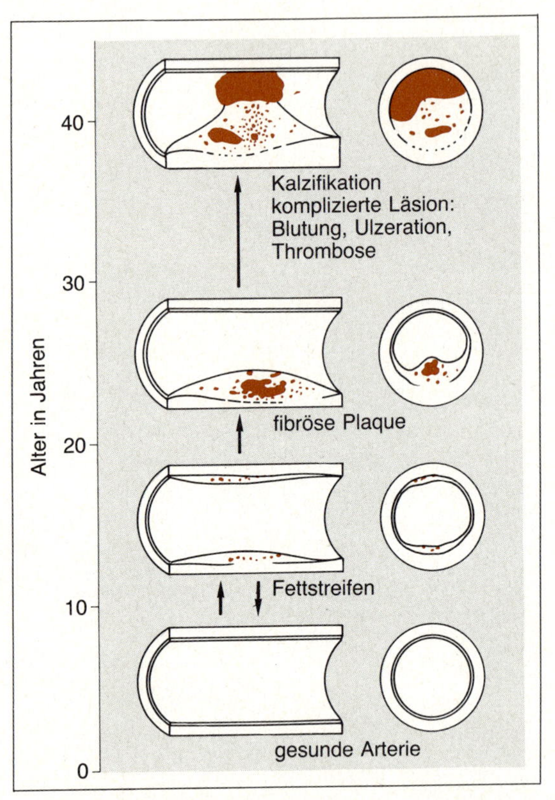


Abb. **1** Stadien der obliterierenden Arteriosklerose (nach Strong aus Bollinger, A.: Funktionelle Angiologie. Thieme, Stuttgart 1979)

## Chronische Obliteration der Aorta und der Extremitätenarterien

**Definition:** Sowohl obliterative Prozesse der Aorta selbst, vorzüglich der Aorta abdominalis, als auch der Extremitätenarterien können zu Durchblutungsstörungen der Gliedmaßen führen. Folgende Verschlußtypen werden unterschieden:

Schultergürtel-Arm-Typ,
peripher-digitaler Typ.

Beckentyp (Aorta abdominalis,
A. iliaca communis und externa),
Oberschenkeltyp (A. femoralis, A. poplitea),
peripherer Typ
(Unterschenkel-Fuß-Arterien).

Kombinationstyp (Mehretagenverschluß).

Ein zweites Einteilungsprinzip orientiert sich am Schweregrad der Durchblutungsstörung (Stadieneinteilung nach Fontaine):

Stadium I: Beschwerdefreiheit oder uncharakteristisches Mißempfinden.
Stadium II: Belastungsschmerz: Claudicatio intermittens, Dyspraxia intermittens.
Stadium III: Ruheschmerz.
Stadium IV: Gewebsuntergang: Nekrose, Gangrän.

Mit dem »Koordinatensystem« Verschlußtyp und Schweregrad (z.B. arterielle Verschlußkrankheit vom Oberschenkeltyp rechts Stadium II) (Abb. **2**) ist nicht nur eine für klinische Bedürfnisse ausreichend exakte Definition einer obliterierenden Angiopathie der Extremitätenarterien gewonnen. Vielmehr erleichtert diese einheitliche Sprachregelung die zwischenärztliche Verständigung und die Beschreibung von Krankheitsverläufen sehr.

### Häufigkeit

Die chronische arterielle Verschlußkrankheit findet sich latent oder manifest bei etwa 11% der männlichen Gesamtbevölkerung, ist also eine sehr häufige Erkrankung. Im 5. Lebensjahrzehnt rechnet man bereits mit 1–2%, im 6. mit über 5%. Männer erkranken etwa 5mal häufiger als Frauen. Die Geschlechtsunterschiede verwischen sich allerdings in den höheren Altersgruppen.
In etwa der Hälfte der Krankheitsfälle mit Durchblutungsstörungen der Beine liegt eine arterielle Verschlußkrankheit vom Oberschenkeltyp vor, gefolgt vom Beckentyp (ca. 30%) und peripheren Typ (ca. 20%). In diesen Zahlen sind auch Kombinationsverschlüsse enthalten, da sich diese Einteilung an der proximalen Obliteration orientiert. An den oberen Extremitäten, die viel seltener befallen werden, dominiert der periphere Verschlußtyp.

### Ätiologie

Eine monoätiologische Betrachtungsweise wird den komplexen pathogenetischen Vorgängen der obliterierenden Arteriosklerose nicht gerecht. Eine Vielzahl endogener und exogener Risikofaktoren ist am Krankheitsgeschehen beteiligt, deren wichtigste in Tab. **1** zusammengefaßt sind. Bedeutsam ist, daß das Morbiditätsrisiko beim Zusammenwirken mehrerer Risikofaktoren nahezu exponentiell ansteigt. Nach übereinstimmenden Befunden großer epidemiologischer Studien erfahren Gliedmaßenarterienverschluß, koronare Herzkrankheit und Hirninfarkt bei den gleichen Risikofaktoren eine signifikante Häufung, jedoch sind im Organbefall gewisse Affinitäten zu erkennen. Starkes Rauchen begünstigt vor allem periphere Gefäßverschlüsse, während erhöhter Blutdruck sich als Risikofaktor an den Zerebralarterien stärker manifestiert als an den Koronarien und Extremitätenarterien. Der Diabetes mellitus vervierfacht das Risiko, an einem Extremitätenarterienverschluß zu erkranken; dabei erweist sich der subklinische Diabetes bereits als Risikofaktor hohen Ranges. Hyperlipidämie, besonders als Typ IIa und IIb sowie als Typ IV nach Fredrickson, ist mit einem hohen vaskulären Morbiditätsrisiko behaftet. Sowohl für den Risikofaktor Bluthochdruck als auch Hypercholesterinämie ist gesichert, daß es keinen kritischen Wert gibt, bei dessen Überschreitung plötzlich ein Anstieg der Morbidität an degenerativen Gefäßerkrankungen erfolgt. Auch unterhalb des statistischen Mittelwertes einer Population findet sich eine fast lineare Beziehung, d.h. er entspricht nicht dem »Idealwert«.

**Tabelle 1** Risikofaktoren der Arteriosclerosis obliterans

1. Hypertonie
2. Zigarettenrauchinhalation
3. Hyperlipidämie
4. Diabetes mellitus (subklinisch und manifest)
5. Hyperurikämie
6. Übergewicht (indirekt)

### Klinik und Pathophysiologie

Die pathophysiologischen Besonderheiten der arteriellen Stenoseströmung und die körpereigenen Kompensationsmechanismen, die als Antwort auf eine Minderperfusion in Gang gesetzt werden, sorgen für ein langes Latenzstadium der Erkrankung. Verantwortlich dafür ist die Tatsache, daß die Einengung der arteriellen Hauptstrombahn die Ruhedurchblutung erst dann mindert, wenn sie weit mehr als die Hälfte des Gefäßquerschnittes einnimmt (Abb. **3**). Daneben fangen im wesentlichen 5 körpereigene Kompensationsmecha-

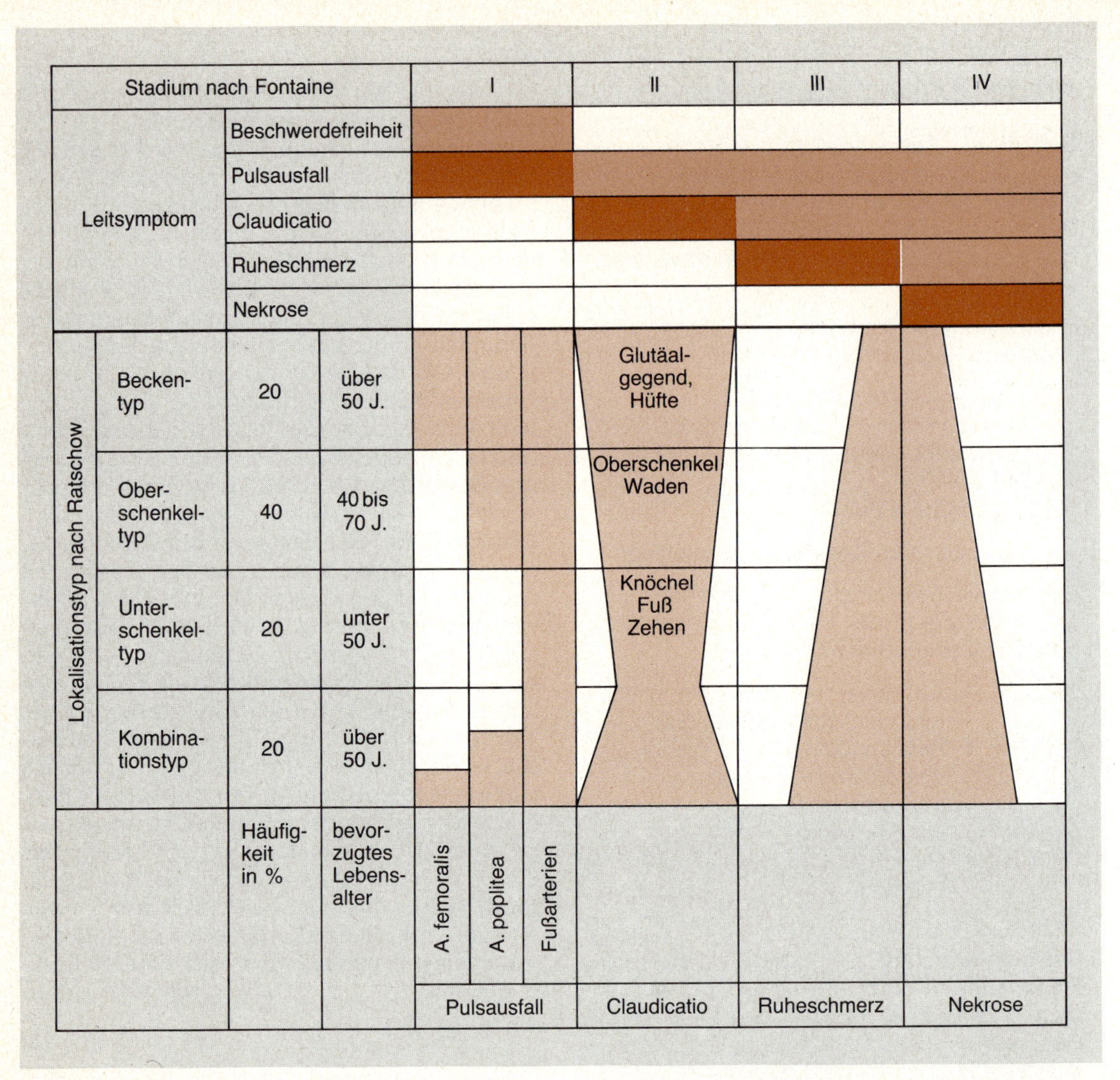


Abb. **2** Leitsymptome der arteriellen Verschlußkrankheit in Abhängigkeit vom Lokalisationstyp und Krankheitsstadium (aus Heinrich, F. in Loogen, F., K. Credner: Gefäßerkrankungen. Witzstrock, Baden-Baden 1974)

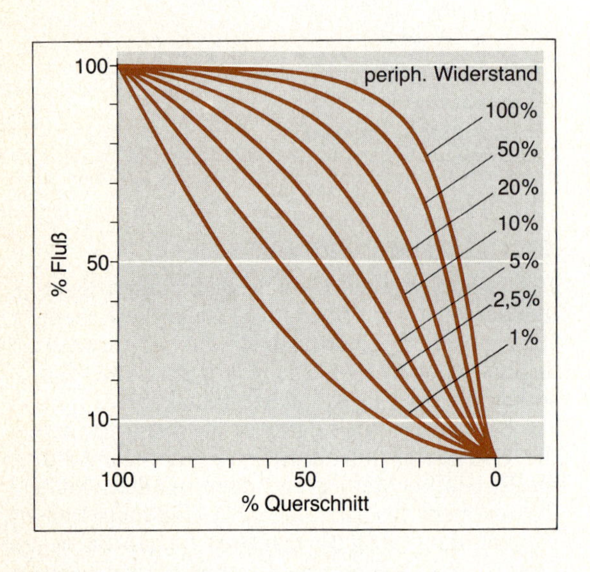


Abb. **3** Bei hohem peripherem Gefäßwiderstand mindert erst eine etwa 70%ige Einengung des Gefäßquerschnittes die Durchblutung meßbar. Bei sinkenden peripheren Widerständen, beispielsweise unter Arbeit, ändert sich die Situation deutlich (aus Rau, G. in Krauss: H.: Kreislaufmessungen. Werk-Verlag Dr. Edmund Banaschewski, München-Gräfelfing 1962)

nismen die Auswirkung der Gefäßeinengung zumindest teilweise auf, verschleiern von daher gesehen aber auch das Krankheitsbild:

1. wird der periphere, poststenotische Strömungswiderstand gesenkt,
2. wird das Wachstum von überbrückenden Kollateralen induziert,
3. wird in den minderperfundierten Gewebesregionen vermehrt Sauerstoff durch die Gewebe extrahiert (Bohr-Effekt),
4. findet eine metabolisch-enzymatische Adaptation an das verminderte Sauerstoffangebot statt (laktazide Energiegewinnung), Verbesserung der mitrochondrialen Sauerstoffausschöpfung),
5. kommt es zu einer veränderten Koordination der Muskelkontraktion im Bewegungsablauf, der der Durchblutungsstörung Rechnung trägt.

Die ersten klinischen Symptome einer peripheren Durchblutungsstörung imponieren oft als Belastungsinsuffizienz, weil die Arbeitshyperämie früher eingeschränkt ist als die Ruhedurchblutung: Claudicatio intermittens, Dyspraxia intermittens sind Zeichen der reduzierten peripheren Kreislaufreserven: Die arteriolären Strömungswiderstände sind bereits in Ruhe herabgesetzt (Abb. **3**).
Parästhetische Mißempfindungen, Kältegefühl, schließlich trophische Störungen wie Hyperkeratose der Fußsohlen, vermehrte Schwielenbildung, Nageldystrophie und Haarausfall, Blässe bei Hochlagerung, zyanotische Rötung bei Tieflagerung sind in aller Regel Zeichen einer weit fortgeschrittenen Arteriosclerosis obliterans, deren Anfänge viele Monate und sogar Jahre zurückreichen dürften.
Ausmaß und Charakter der Beschwerden, die erst im Falle völlig unzureichender körpereigener Kompensation durch eine extreme Verkürzung der Gehstrecke, durch Ruheschmerz oder Nekrosenbildung bestimmt werden, hängen wesentlich von der Verschlußlokalisation und der Geschwindigkeit der Krankheitsentstehung, d.h. von der Zeitspanne, die dem Organismus zur Entfaltung der Kompensationsvorgänge bleibt, ab.
Im allgemeinen projizieren sich die Beschwerden eine Etage tiefer als der Verschlußprozeß (Tab. **2**).
Typisch für den Belastungsschmerz bei arteriellen Durchblutungsstörungen ist das rasche Abklingen in Ruhelage, für den Ruheschmerz die Linderung durch Tieflagerung der Extremität.
Verschlüsse mit schlechten Voraussetzungen für eine Überbrückung durch Kollateralen wie Unterschenkelarterienobliterationen oder Mehretagenverschlüsse zeigen eine größere Neigung zur Dekompensation als die proximal lokalisierte Verlegung der großen Zubringerarterien (A. iliaca und A. femoralis superfialis). Hämodynamisch kritisch ist auch die Einbeziehung wichtiger potentieller Kollateralen in den Verschlußprozeß, z.B. des Abgangs der A. profunda femoris beim Femoralarterienverschluß.

### Diagnostisches Vorgehen

*Unmittelbare Krankenuntersuchung:* Für die Erkennung und Bewertung arterieller Durchblutungsstörungen der Extremitäten ist die unmittelbare Krankenuntersuchung mit vergleichender Bestimmung der Hauttemperatur, Pulstastung, Gefäßauskultation in Ruhe und nach Ischämiereiz, mit genauer Inspektion und Beobachtung des Hautkolorits, besonders unter den Bedingungen der Lagerungsprobe und Faustschlußprobe von größtem Wert. Sie sollte im wohltemperierten Raum erfolgen.
*Hauttemperatur:* Der palpierende Handrücken kann Temperaturdifferenzen von 1 °C erkennen. Da die Hauttemperatur starken Schwankungen im Rahmen der Thermoregulation und vasospa-

Tabelle **2** Schmerz- und Verschlußlokalisation bei AVK

| Schmerzlokalisation | Verschlußlokalisation | Verschlußtyp | Häufigste Fehldiagnose |
|---|---|---|---|
| Gesäß, Kreuzbeingegend, Oberschenkel (Beckenklammer) | Aorta<br>A. iliaca | Beckentyp | Ischias, Diskushernie |
| Wade | A. femoralis<br>A. poplitea | Oberschenkeltyp | Muskelrheumatismus |
| Fußsohle | A. tibialis post.<br>(A. tibialis ant.<br>A. fibularis) | peripherer Typ | Senk-Knick-Spreiz-Fuß |
| Zehen | Fußsohlenarterien | peripherer Typ | »Funktionelles Gefäßleiden« |

stischer Zustände unterliegt, sind Temperaturunterschiede an symmetrischen Körperstellen aussagekräftiger als Absolutwerte. Dies setzt allerdings definierte Untersuchungsbedingungen voraus. Da jedoch einseitige funktionelle Durchblutungsstörungen auch bei Wirbelsäulenerkrankungen, Diskushernie, Poliomyelitis oder Skalenussyndrom beobachtet werden, dürfen selbst deutliche Seitendifferenzen der Hauttemperatur nur im Zusammenhang mit anderen angiologischen Befunden verwertet werden.

*Inspektion:* Man kann an den Gliedmaßen organische Durchblutungsstörungen vermuten, wenn die Haut ihre natürliche Fältelung verloren hat. Atrophische, papierdünne Hautareale kontrastieren hyperkeratotischen Bezirken, die sich insbesondere in der Fersenregion wie Pergament von der Subkutis abheben lassen. Deformierte, verdickte und brüchige Nägel sind ebenso Zeichen einer gestörten Trophik wie einseitig spärliche Behaarung am Unterschenkel.

Interdigitalmykosen zeigen die gestörte Abwehrlage der durchblutungsgestörten Haut an. Oft sind sie Wegbereiter schwerwiegender Gewebsdefekte. Hautblässe in Horizontallage und zyanotische Verfärbung in Hängelage sind ebenso wie ein hypoxisches Ödem Zeichen der drohenden bzw. bereits eingetretenen Dekompensation.

*Pulstastung* (Abb. **4**): Sie ist die angiologische Basisuntersuchung und erfolgt grundsätzlich seitenvergleichend. Distal von Arterienstenosen oder Arterienverschlüssen sind die Pulse abgeschwächt oder nicht mehr palpabel. Mit dem Pulstastbefund kann also bereits eine recht genaue Verschlußlokalisation erfolgen. Nichtvaskuläre Ursachen eines negativen Tastbefundes sind vor allem Gewebsschwellung und Gewebsinduration; vasospastische Zustände und Verlaufsanomalien können vor allem im Fußbereich einen Pulsausfall und damit einen organischen Verschlußprozeß vortäuschen.

*Gefäßauskultation:* Sie ist als angiologische Untersuchungsmethode unverzichtbar, weil sie eine Frühdiagnose von stenosierenden Arterienprozessen ermöglicht, wenn der poststenotische Druck und damit die Pulsqualität noch nicht beeinträchtigt sind. Strömungsgeräusche entstehen durch Wirbelbildung, die im strömenden Blut einerseits durch hohe Fließgeschwindigkeit und niedrige Blutviskosität, andererseits durch Wandunebenheiten oder plötzliche Änderungen der Gefäßweite (Stenose, poststenotische Dilatation) induziert werden. Man muß also Strömungsgeräusche bei Fieber, Anämie, Hyperthyreose sowie fortgeleitete Geräusche bei Aortenvitien von autochthonen Stenosegeräuschen abgrenzen. Hilfreich ist dabei die Beachtung der Ortsständigkeit mit ausschließlich distalwärts gerichteter Fortleitung, der Seitenvergleich an symmetrischen Untersuchungsstellen, der Klangcharakter – weit in die Diastole reichende Geräusche sprechen für hämodynamisch effektive Stenosen – und die ört-

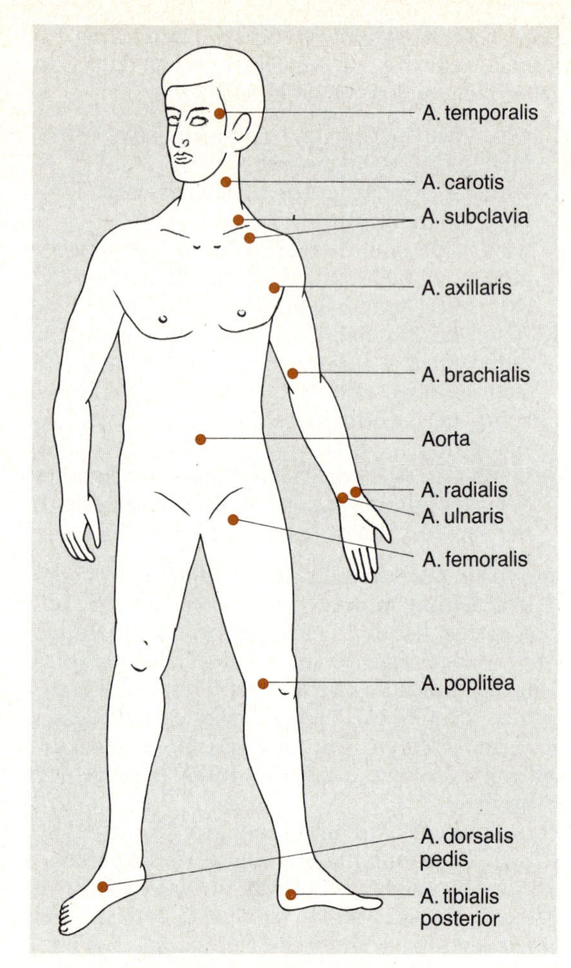


Abb. **4** Typische Stellen der Pulstastung

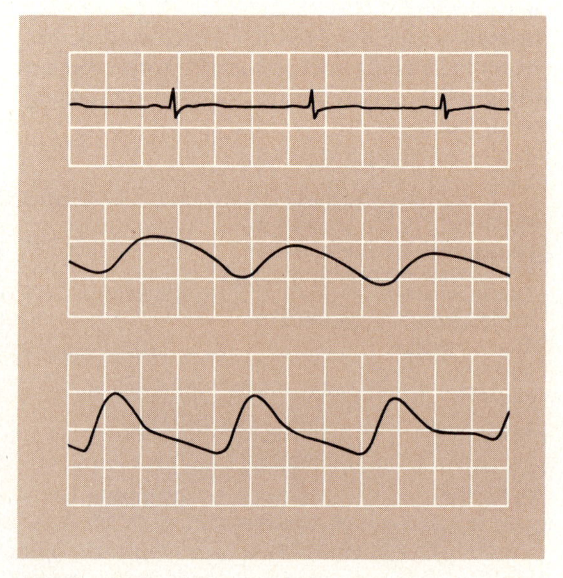

Abb. **5** Akrales Volumenplethysmogramm der Großzehen bei gut kompensierter arterieller Verschlußkrankheit mit Kollateralpulsen rechts (oben)

liche Verstärkung des Geräusches in einer induzierten postischämischen oder Arbeitshyperämie. Durch diesen Provokationstest können sogar unter Ruhebedingungen stumme Stenosen manifest werden. Die bevorzugten Regionen der Gefäßauskultation sind die Hals- und Supraklavikulargegend, das Abdomen, die Leistenbeuge sowie die Innenseite des Oberschenkels (Adduktorenkanal): entsprechend dem Verlauf der A. femoralis bis in die Kniekehle.

*Belastungstests:* Ein Grundprinzip angiologischer Diagnostik ist die Pointierung eines pathologischen Befundes durch funktionelle Belastung; aufgrund der besonderen hämodynamischen Bedingungen der Stenoseströmung mit langwährend normaler Ruhedurchblutung gelingt es so oft – besonders im Seitenvergleich der Extremitäten –, eine Durchblutungsstörung bezüglich ihrer Schwere und Ausdehnung sicher einzuordnen.

Bei der *Lagerungsprobe nach Ratschow* vollführt der liegende Patient mit erhobenen Beinen kreisende Fußbewegungen. Starke Abblassung, insbesondere wenn einseitig betont, spricht für eine Behinderung des Bluteinstromes durch ein organisches Strombahnhindernis. Verzögerte reaktive Hyperämie (normal 4–5 s) und Venenfüllung am Fußrücken (6–8 s) in der Hängephase sind zusätzlich aufschlußreich für die Bewertung der Kompensation der Verschlußkrankheit. An den Armen dient dem gleichen Zweck die *Faustschlußprobe.*

Wünschenswert ist bei arteriellen Durchblutungsstörungen die Bestimmung der beschwerdefreien Gehstrecke unter standardisierten Bedingungen. In Frage kommen der *Gehtest* auf ebenem Boden bei einem Schrittempo von 120/min oder die *Gehprobe auf dem Laufband:* Laufgeschwindigkeit 3 km/Std., 5% Steigung. Beide Tests ermöglichen nicht nur eine gute Einschätzung des Schweregrades, sondern auch eine Verlaufsbeobachtung der Verschlußkrankheit.

*Nichtinvasive apparative Untersuchungsverfahren:* Die apparative angiologische Basisuntersuchung bei Gliedmaßenarterienverschlüssen ist die *mechanische Oszillographie,* die die pulssynchronen Volumenschwankungen eines von einer Manschette umschlossenen Gefäßabschnittes aufzeichnet. Besonders im Seitenvergleich können aufgrund von Amplitudendifferenzen und Pulskurvendeformierung Arterienverschlüsse erkannt und lokalisiert werden. Die Belastungsoszillographie nach Ischämiereiz (3 min übersystolische Stauung) oder Arbeit (40 × Zehenstand) profiliert zweifelhafte Befunde und gibt einen guten Einblick in die Schwere der Durchblutungsstörung. Die mechanische Oszillographie erfaßt nicht die akralen Arterienabschnitte. Über ihren Zustand informieren die *elektronische Oszillographie* oder die *akrale Lichtplethysmographie,* deren Pulsabnehmer an den Finger- und Zehenendgliedern angebracht werden (Abb. **5**). Sie gestatten eine genaue Formanalyse der Pulskurve und die Erfassung einer Pulswellenverspätung als Zeichen eines vorgeschalteten Arterienverschlusses, der durch Kollateralen mit längerer Pulswellenlaufzeit überbrückt wird.

Eine große Bereicherung erfuhr die angiologische Diagnostik peripherer arterieller Durchblutungsstörungen durch die Messung des systolischen Druckes mit der *Ultraschall-Doppler-Sonde.* Mit einfachen Geräten kann durch Vergleich der systolischen Drucke an Arm- und distalen Beinarterien (bevorzugt A. tibialis posterior im Knöchelbereich) eine frühe Diagnose obliterierender Gefäßprozesse mit geringem Zeitaufwand gestellt werden. Schweregrad und Progredienz des Leidens können gut abgeschätzt werden. Eine ausreichende Kompensation zeigen poststenotische Drucke um 100 mmHg an, kritisch wird die Situation bei Werten unter 60 mmHg, Drucke unter 30 mmHg zeigen den Zusammenbruch der körpereigenen Kompensation an.

Für die Belange der angiologischen Diagnostik im Vorfeld der Arteriographie reicht der Einsatz der mechanischen Oszillographie, der akralen Volumenplethysmographie und der Ultraschall-Doppler-Druckmessung völlig aus, um vor dem Hintergrund einer subtil erhobenen Anamnese und eines exakten somatischen Befundes alle erforderlichen differentialdiagnostischen und differentialtherapeutischen Entscheidungen zu treffen. Thermographie, Isotopenangiographie, Clearance-Verfahren, Wärmeleitmessung und Venenverschlußplethysmographie vermögen zwar im Einzelfall zusätzliche, klinisch brauchbare Informationen zu liefern, für die ärztliche Praxis und klinische Routine sind sie entbehrlich.

*Arteriographie:* Ihre Anwendung ist – gutachterliche Fragestellungen ausgenommen – nur gerechtfertigt, wenn sich aus ihren Ergebnissen prophylaktische oder therapeutische Konsequenzen für den Patienten ergeben. Der unkomplizierte Femoralarterienverschluß mit ausreichender Gehstrekke, die ein Intervallgehtraining zuläßt, bedarf ebensowenig der arteriographischen Darstellung wie der isolierte periphere Verschlußtyp, der aufgrund seiner Lokalisation einem rekonstruktivgefäßchirurgischen Eingriff nicht zugängig ist.

### Differentialdiagnose

Abzugrenzen sind insbesondere bei Durchblutungsstörungen der Arme das neurovaskuläre Schultergürtel-Kompressionssyndrom und Vaskulitiden bei Kollagenosen. Im Beinbereich sind Erkrankungen der Wirbelsäule, entzündliche und degenerative Erkrankungen des Stützapparates sowie neurologische Krankheiten abzugrenzen.

### Therapie

#### Konservative Therapie

Eine rationelle Therapie organischer Arteriopathien basiert auf der Kenntnis der Pathogenese, der Lokalisation und des Schweregrades einer Durchblutungsstörung, wobei Alter und Allge-

Tabelle **3** Pharmakotherapie chronischer Arterienverschlüsse der Extremitäten

| Stadium | Zielsetzung | Therapeutisches Prinzip | Durchführung |
|---|---|---|---|
| I–IV | Sekundär-prävention | Beeinflussung der Risikofaktoren | Hypertoniebehandlung<br>Diabeteseinstellung<br>Hyperlipidämiebehandlung<br>Gichtbehandlung<br>Antikoagulation |
| II | Erhöhung der Reserve-durchblutung | Erhöhung des prä-/poststenotischen Druckgradienten: Kollateralen<br>Eröffnung der arteriellen Hauptstrombahn | Intraarterielle Infusion von Vasodilatantien (Stadium II b)<br>Fibrinolyse |
| III | Erhöhung der Ruhe-durchblutung | Erhöhung des prä-/poststenotischen Druckgradienten durch<br>a) periphere Vasodilatation<br>b) systemische Blutdruckerhöhung | Intraarterielle Infusion von Vasodilatantien<br>Digitalisierung bei Herzinsuffizienz<br>Mineralokortikoide + NaCl p. o. |
| | | Senkung der Blutviskosität | Ancrod, Batroxobin s. c.; isovolämische Hämodilution |
| | | Herabsetzung des Gewebedrucks<br>Eröffnung der arteriellen Strombahn | Ödemausschwemmung<br>Fibrinolyse |
| IV | Abheilung von Gewebs-defekten | Infektbekämpfung<br>Erhöhung des prä-/poststenotischen Druckgradienten<br>Senkung der Blutviskosität<br>Eröffnung der arteriellen Strombahn | Antibiotika i. a., lokal<br>Mineralokortikoide + NaCl p. o.<br>Ancrod, Batroxobin s. c., isovolämische Hämodilution, Fibrinolyse |

meinzustand des Patienten, ebenso häufig aber auch Zweiterkrankungen den Rahmen der therapeutischen Möglichkeiten mehr oder weniger einengen.
Man kann 4 Zielrichtungen konservativer therapeutischer Bemühungen definieren:

1. die Sekundärprävention einschließlich Rezidivprophylaxe,
2. die Förderung körpereigener Kompensationsmechanismen,
3. die Wiedereröffnung der verschlossenen Arterie,
4. die Beherrschung umschriebener Dekompensationserscheinungen (Ruheschmerz, Nekrosen).

In Abhängigkeit vom Krankheitsstadium hat man sich über die Zielsetzung der Therapie, das dieser Zielsetzung adäquate therapeutische Prinzip und danach über die für den jeweiligen Patienten geeignetste, d. h. aber auch gefahrloseste, Methode der Durchführung Rechenschaft zu geben (Tab. **3**). Die unreflektierte Behandlung aller peripheren Durchblutungsstörungen ohne Rücksicht auf Ausdehnung und Kompensationsgrad mit sogenannten durchblutungsfördernden Mitteln ist heute nicht mehr gerechtfertigt.
*Sekundärprävention:* Die Basistherapie arterieller Durchblutungsstörungen stellt die konsequente Behandlung der Risikofaktoren Nikotinabusus, Hypertonie, Hyperlipidämie, Diabetes mellitus und Hyperurikämie sowie die Ausschaltung lokaler Gewebsschädigungen (Druck zu engen Schuhwerks, Hitze, Kälte, Pediküre) dar. Auch im angiologischen Bereich gibt es keinen »Erfordernishochdruck«. Diese Feststellung wird auch nicht durch die in Einzelfällen bei schwersten peripheren Durchblutungsstörungen jüngerer Patienten medikamentös induzierte passagere Hypertonie (s. unten) eingeschränkt.
Der Progression des Grundleidens, thromboembolischen Komplikationen und Rezidiven nach rekonstruktiven gefäßchirurgischen Maßnahmen versucht man mit Thrombozytenaggregationshemmern oder Antikoagulation mit Marcumar zu begegnen. Sein Einsatz ist besonders gerechtfertigt nach gefäßchirurgischen Rekonstruktionen, bei Mehretagenverschlüssen, bei kombinierten Arteriophlebopathien sowie im Anschluß an eine Fibrinolyse. Nach transluminaler Dilatationsbehandlung bevorzugt man Aggregationshemmer.
*Förderung körpereigener Kompensationsmechanismen: Im Stadium der Claudicatio intermittens* mit einer Gehstrecke über 100 Metern ist das Intervallgehtraining allen anderen Maßnahmen vorzuziehen. Der Patient geht dabei zügig bis zum Auftreten des ersten leichten Spannungsgefühls, um sofort eine Pause mit Lockerungsübungen einzulegen, bis er völlig beschwerdefrei ist. Keinesfalls darf ein Claudicatio-Schmerz unterdrückt werden. Die Übungen sollten täglich 3 × 30 min durchgeführt werden. Bei Durchblutungsstörun-

gen der Arme treten im Stadium der Dyspraxia intermittens Faustschlußübungen nach Art der Faustschlußprobe anstelle des Gehtrainings.
Im Stadium der stärkeren Gehstreckenverkürzung unter 100 Metern hat sich die intraarterielle Infusionsbehandlung mit Vasodilatantien kurzer Halbwertszeit (Laevadosin) als Initialtherapie bewährt, bis der Patient imstande ist, seine Gehstrekke durch ein Intervalltraining weiter zu verbessern. Besonders effektiv ist die Kombination von intraarterieller Infusionsbehandlung und pedalergometrischer Belastung.
Im Stadium der extremen Gehstreckenverkürzung tritt bereits die Behandlung mit defibrinierendem Schlangengift in ihr Recht, die bei subkutaner Applikation von Ancrod oder Batroxobin gefahrlos mit der intraarteriellen Infusion von Vasodilatantien kombiniert werden kann. Die Domäne dieser Behandlung ist das Stadium des Ruheschmerzes.
*Wiedereröffnung verschlossener Arterien:* Der Versuch einer pharmakologischen Desobliteration stenosierter und obliterierter Arterien ist im Krankheitsstadium II–IV nach Fontaine indiziert, wenn Verschlußlokalisation und Krankheitsdauer eine vertretbare Erfolgschance der Wiedereröffnung bieten. Am besten geeignet für eine Fibrinolysebehandlung mit Streptokinase oder Urokinase sind Stenosen und Obliterationen der abdominellen Aorta und der Beckenarterien bis zu einer Krankheitsdauer von 2 Jahren, Femoralarterienstenosen und Femoralarterienverschlüsse bieten nur bis etwa 6 Monate nach Krankheitsmanifestation eine ausreichend hohe Erfolgswahrscheinlichkeit. Die Aussichten, einen peripheren Verschluß jenseits der Poplitealgabel durch Fibrinolyse zu eröffnen, sind sehr gering. Ein Versuch erscheint gerechtfertigt, wenn die Amputation die einzige Alternative darstellt.
*Beherrschung umschriebener Dekompensationserscheinungen:* Das Ziel der Anhebung der kritisch unterschrittenen Ruhedurchblutung kann sowohl durch subkutane Applikation von fibrinogenspaltenden Schlangengiften (Ancrod, Defibrase) als auch durch isovolämische Hämodilution angestrebt werden. In diesem Stadium beruht das therapeutische Prinzip eindeutig auf der Verbesserung der Fließeigenschaften, der Fluidität des Blutes, während die Fließbedingungen wegen der bereits maximal herabgesetzten peripheren Strömungswiderstände kaum beeinflußbar sind. Die Applikation von Vasodilatantien im Stadium der Dekompensation kann durch eine Blutumverteilung zugunsten noch dilatierbarer Gefäßgebiete die Durchblutungsstörung unter Umständen verstärken, muß also sehr kritisch überwacht werden. Bei jungen Patienten ist ein Versuch der Mineralokortikoidbehandlung zur passageren Anhebung des Systemblutdruckes und damit des prä-/poststenotischen Druckgradienten gerechtfertigt. Herzinsuffizienz und hypoxisches Ödem stellen Kontraindikationen dieser Therapie der Stadien des Ruheschmerzes und der Gewebsnekrose dar.

#### Transluminale Katheterdilatation nach Dotter-Grüntzig

Überzeugende therapeutische Ergebnisse erzielt man neuerdings mit der Ballon-Katheter-Dilatation kürzerstreckiger Stenosen und Verschlüsse im Bereich der Becken- und Beinarterien. Sie kann mit einer lokalen Fibrinolyse (Endolyse) des thrombotischen Materials erfolgversprechend kombiniert werden.

#### Chirurgische Therapie

Eine extrem verkürzte Gehstrecke, die durch konservative Maßnahmen nicht ausreichend beeinflußbar ist, sowie das Stadium des Ruheschmerzes und der Nekrose stellen die Hauptindikation für rekonstruktiv-gefäßchirurgische Eingriffe dar, wenn die allgemeinen und lokalen Voraussetzungen für eine Operation erfüllt sind. Leider sind diese gerade beim prognostisch ungünstigen peripheren Verschlußtyp meist nicht gegeben. Auch schlechte Abflußbedingungen distal einer rekonstruierbaren Gefäßstrecke (Mehretagenverschluß mit schlechtem »run of«) schränken die Indikation zur Gefäßrekonstruktion ein. Insgesamt sind nur ca. 20% der Extremitätenarterienverschlüsse operabel. Beim peripheren Verschlußtyp kann die thorakale bzw. lumbale Sympathektomie oft eine deutliche Verbesserung der Hautdurchblutung und eine Abheilung von Nekrosen bewirken.

### Prognose und Verlauf

Die Prognose der arteriellen Verschlußkrankheit der Extremitäten ist um so besser, je früher sie erkannt und je gezielter ihr durch Sekundärprävention und Förderung körpereigener Kompensationsmechanismen begegnet wird. Isolierte proximale Gefäßverschlüsse neigen weniger zur Dekompensation als periphere oder Mehretagenverschlüsse. Über die Lebenserwartung der Patienten entscheidet meist der Zustand der koronaren und zerebralen arteriellen Strombahn.

**Merke:** Die Verschlußkrankheit der Extremitätenarterien ist zwar sehr häufig, sie führt aufgrund der hämodynamischen Bedingungen der Stenoseströmung und körpereigener Kompensationsmechanismen jedoch meist erst spät zu Beschwerden. Einfache klinische Untersuchungsmethoden unter Einschluß von Belastungstests ermöglichen eine sichere Diagnose und Verschlußlokalisation. Bei Trägern von Risikofaktoren muß auch bei fehlenden Symptomen nach einer arteriellen Verschlußkrankheit gefahndet werden. Die Therapie orientiert sich an Pathogenese, Schweregrad und Verschlußlokalisation.

## Extrakranielle Zerebralarterien

**Definition:** Das System der extrakraniellen Hirnarterien umfaßt den Gefäßabschnitt zwischen Aortenbogen und Schädelbasis mit dem Truncus brachiocephalicus, den Aa. subclaviae in ihrem Anfangsteil, den Aa. carotides communes, Aa. carotides internae und den Aa. vertebrales. Unter bestimmten pathologischen Voraussetzungen nehmen auch Äste der Aa. carotides externae als Kollateralen an der Hirndurchblutung teil, so daß sie in pathophysiologische, klinisch-diagnostische und neuerdings gefäßchirurgische Betrachtungen einzubeziehen sind.

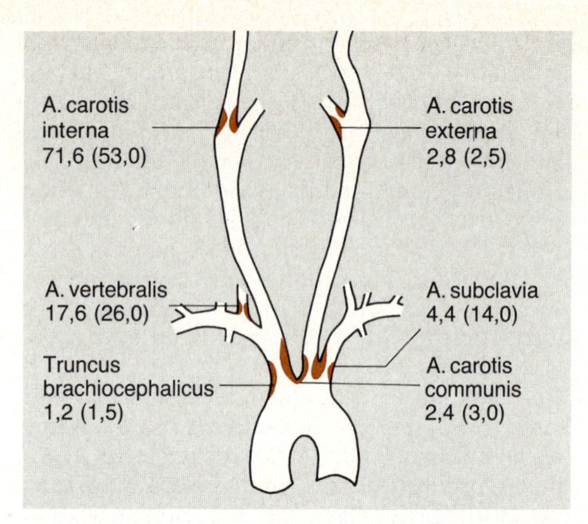


Abb. **6** Häufigkeit arteriosklerotischer Stenose- und Verschlußlokalisationen an extrakraniellen Hirnarterien (nach Gänshirt)

### Häufigkeit

Stenosen extrakranieller Zerebralarterien sind aufgrund autoptischer Befunde jenseits des 50. Lebensjahres etwa bei jedem zweiten Menschen anzutreffen. Noch bedeutsamer ist die Tatsache, daß ca. 25% aller Schlaganfälle auf Stenosen oder Verschlüssen der Zubringerarterien des Gehirns beruhen, die überwiegend einer prophylaktischen Operation zugängig wären. Man nimmt an, daß von 70000 jährlich in der Bundesrepublik an Hirninfarkt Sterbenden 10000–15000 durch einen gefäßchirurgischen Eingriff gerettet werden könnten. Prädilektionsstellen arteriosklerotisch bedingter Stenosen und Verschlüsse sind die Karotisgabel und der Anfangsteil der A. carotis interna, die Ursprünge der Aa. vertebrales und die Abgänge der 3 Aortenbogenäste. Über 90% aller stenosierenden Gefäßprozesse der extrakraniellen Zerebralarterien sind arteriosklerotischer Genese (Abb. **6**).

### Ätiologie

Ätiologie und Pathogenese entsprechen den Verhältnissen an den Extremitätenarterien (S. 2.3). Einen besonderen Stellenwert gewinnt im Hinblick auf das »Erfolgsorgan« Gehirn die Tatsache, daß die arteriosklerotischen Gefäßwandläsionen das Gerinnungssystem aktivieren und die Plättchenadhäsion und die Plättchenaggregation steigern; denn Thrombusbildung und embolische Verschleppung dieses thrombotischen Materials sind die dominierende Ursache des sogenannten Karotisschlaganfalles.

### Klinik und Pathophysiologie

Auch für den Bereich der extrakraniellen hirnversorgenden Arterien gilt das übergeordnete Gesetz, daß isolierte Stenosen erst hämodynamisch effektiv werden, wenn sie eine über 50%ige Querschnittseinengung bewirken. Sogar Totalobliterationen der A. carotis interna oder A. vertebralis können, wie autoptische Befunde zeigen, zeitlebens klinisch stumm bleiben, wenn die intrakraniellen Anastomosen zwischen den 4 hirnversorgenden Arterien, der Circulus arterio-

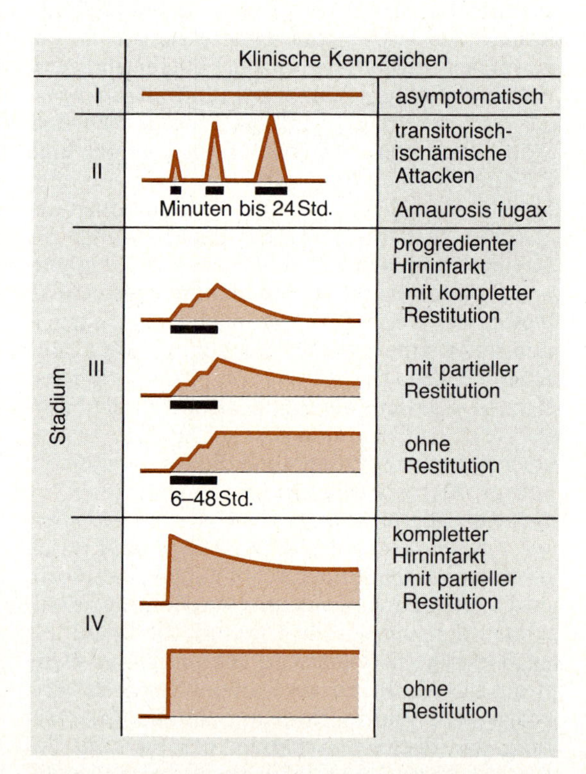


Abb. **7** Zeitlicher Verlauf lokal ischämischer zerebraler Erscheinungen (aus Gänshirt, H., R. Reuther: Internist 20 [1979] 523)

sus Willisi sowie die Anastomosen mit der A. carotis externa eine volle Kompensation gewährleisten. Die Situation kann sich vor allem unter 2 Bedingungen schlagartig ändern:

1. wenn die Vis a tergo, der Systemblutdruck abfällt und eine Stenose damit hämodynamisch effektiv wird,
2. wenn sich von ulzerativen Plaques oder aus poststenotisch dilatierten Gefäßregionen thrombotisches Material ablöst und zur zerebralen Thromboembolie führt.

Man nimmt heute an, daß die überwiegende Mehrzahl der transitorischen ischämischen Attacken, die dem kompletten Schlaganfall meist vorausgehen, auf solchen thromboembolischen Infarzierungen beruht. An der Retina hat man sie intra vitam beobachtet. Ihr klinisches Zeichen ist eine passagere Sehstörung, die Amaurosis fugax.

Damit ist die Stadieneinteilung der zerebralen Durchblutungsstörungen bei der Verschlußkrankheit der extrakraniellen Zerebralarterien angesprochen. Wie bei den Extremitätenarterien unterscheidet man 4 Stadien:

Stadium I asymptomatisch,
Stadium II transitorische ischämische Attacken,
Stadium III progredienter Hirninfarkt,
Stadium IV kompletter Hirninfarkt.

Abb. 7 gibt den zeitlichen Verlauf der klinischen Symptomatik mit den Möglichkeiten der kompletten, partiellen oder fehlenden Restitution wieder.

Für die transitorischen ischämischen Attacken ist die volle Reversibilität der fokalen zerebralen Symptome, die nach Minuten bis Stunden wieder verschwinden, charakteristisch. Im Vordergrund stehen bei Befall der A. carotis interna neurologische Symptome mit Halbseitencharakter, flüchtiger Schwäche eines Armes oder Beines, halbseitige Parästhesien und passagere einseitige Amaurosen. Oft sind die Symptome sehr diskret, so daß der Patient ihnen keine Bedeutung beimißt. Liegt die zunächst flüchtige Durchblutungsstörung im Vertebralisbereich, so dominieren Kopfschmerzen, Schwindel, Gleichgewichtsstörungen, Hemianopsien sowie transitorische bulbäre Symptome wie Dysarthrie und Dysphagie. Richtungweisend sind auch Sturzattacken (»drop attacks«) ohne Bewußtseinsverlust. Nimmt innerhalb von 6 bis 48 Stunden eine sensomotorische Halbseitensymptomatik, evtl. begleitet von Aphasie und Sehstörungen, einen progredienten Verlauf, ist das Stadium III erreicht, das nur ausnahmsweise eine spontane komplette Restitution erfährt.

Das Stadium IV bezeichnet den kompletten Großhirninfarkt, dessen fokale neurologische Symptomatik keine Progression mehr zeigt, der aber auch eine Restitutio ad integrum ausschließt.

### Diagnostisches Vorgehen

Die ersten und unerläßlichen Untersuchungen bei Verdacht auf einen extrakraniellen Gefäßprozeß sind die Gefäßpalpation, die doppelseitige Blutdruckmessung an den Armen und vor allem die Auskultation der Hals-, Schultergürtel- und Nakkenregion. Besondere Aufmerksamkeit richtet man auf die Prädilektionsstelle Karotisgabel, die sich in Kieferwinkelhöhe projiziert.

Von den indirekten apparativ-diagnostischen Verfahren hat die supraorbitale direktionelle Doppler-Sonographie der A. supratrochlearis und A. supraorbitalis große praktische Bedeutung für die Erfassung von Stenosen und Verschlüssen der A. carotis interna erlangt.

Im Bereich des Augenwinkels anastomosieren Carotis-externa- und Carotis-interna-Kreislauf über die A. supraorbitalis und A. supratrochlearis, Äste der A. ophthalmica. Normalerweise ist der Blutfluß von intrakraniell nach extrakraniell gerichtet. Bei Carotis-interna-Stenosen reduziert sich der gesichtswärts gerichtete Fluß oder er sistiert völlig. Wird die Carotis externa schließlich zur Kollaterale, so kommt es zur Strömungsumkehr. Normalerweise zeigen die direktionellen Doppler-Signale demgemäß einen auf die in den Augenwinkel plazierte Sonde gerichteten Blutstrom an. Bei hämodynamisch effektiver einseitiger Karotisstenose nimmt die Strömungsgeschwindigkeit im Seitenvergleich ab, oder es werden überhaupt keine Flußsignale registriert. Ist der Blutstrom von extra- nach intrakraniell, also von der Sonde weg gerichtet, so nimmt die A. carotis externa an der Blutversorgung des Gehirns als Kollaterale teil.

In der Hand des Geübten hat die Methode der direkten Beschallung der A. carotis am Hals eine sehr hohe diagnostische Treffsicherheit. Sie findet deshalb rasch zunehmende Verbreitung. Auf eine präoperative Arteriographie kann so bei hohem Angiographierisiko im Einzelfall verzichtet werden. Hier sind von der transvenösen Subtraktionsangiographie große Fortschritte zu erwarten. Entschließt man sich zur Arteriographie, so sollten neben den peripheren Strombahnabschnitten mit Erfassung der Anastomosen und Kollateralen in 2 Ebenen möglichst auch die Gefäßabgänge aus dem Aortenbogen selbst dargestellt werden.

### Differentialdiagnose

Abzugrenzen sind die seltenen entzündlichen Arterienerkrankungen, insbesondere die Takayasu-Arteriitis, die fibromuskuläre Dysplasie und dissezierende Aneurysmen des Aortenbogens mit Einbeziehung der Bogenäste. Schließlich muß an die Möglichkeit eines embolischen Karotisverschlusses bei Herzerkrankungen gedacht werden.

Beim *Vertebralis-Anzapfsyndrom* kommt es bei hochgradiger Stenose oder Verschluß des Truncus brachiocephalicus oder der A. subclavia pro-

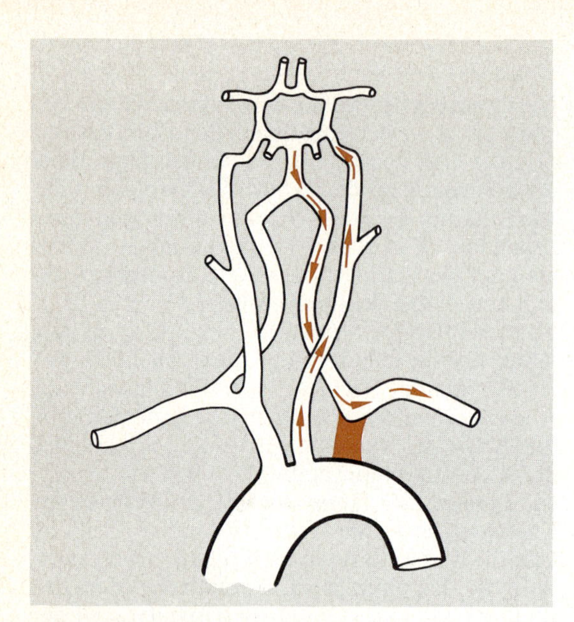

Abb. 8 Hämodynamische Situation bei Vertebralis-Anzapfsyndrom (aus Alexander, K.: Arterienerkrankungen. Fischer, Stuttgart 1977)

ximal des Vertebralisabganges zu intermittierenden vertebrobasilären ischämischen Attacken, wenn durch Armarbeit Blut dem Gehirn entzogen wird (Abb. 8). Aufgrund veränderter Druckgradienten wird die gleichseitige A. vertebralis invers durchströmt, so daß eine Minderversorgung zerebraler Strukturen resultiert.

### Therapie

Die einzuschlagende Therapie hängt von der Lokalisation und Ausdehnung des Verschlusses und vom Schweregrad der bereits eingetretenen ischämischen Hirnschädigung ab. Im Stadium II sollte ein Carotis-interna-Prozeß möglichst durch Ausschälplastik, eine Blockade einer supraaortischen Stammarterie durch Umgehungs- oder Bypassoperation beseitigt werden. Jenseits der Schädelbasis kann nicht rekonstruiert werden. Hier ergeben sich neue Möglichkeiten durch Anastomosierung der A. temporalis superficialis mit kortikalen Ästen der A. cerebri media. Auch im Stadium III wird in den ersten 6–8 Stunden chirurgisch interveniert, wenn keine Bewußtlosigkeit besteht. Im Stadium IV kommt nur die Korrektur evtl. vorliegender kontralateraler Stenosen in Frage. Rekonstruktionen der A. vertebralis sind sehr selten indiziert.
Die Möglichkeiten der internistischen Behandlungen bleiben im wesentlichen auf ein Stabilisierung der Vis a tergo (Therapie einer Herzinsuffizienz, von Rhythmusstörungen) und die Rezidivprophylaxe von Thromboembolien beschränkt. Im Stadium der transitorischen ischämischen Attacken sollten Plättchenaggregationshemmer gegeben werden, die Behandlung mit oralen Antikoagulantien ist hier nicht zu empfehlen. Im Stadium des progressiven Schlaganfalles, der gesichert auf einer extrakraniellen Arterienstenose beruht, ist eine Initialtherapie mit Heparin und eine nachfolgende orale Antikoagulation mit Marcumar sinnvoll. Im Stadium des »completed stroke« werden keine gerinnungshemmenden Präparate verordnet.

### Prognose und Verlauf

Da 25 % aller Schlaganfälle auf eine extrakranielle Gefäßstenose zurückzuführen sind, sind ihre Früherfassung und möglichst operative Korrektur zur Prävention irreversibler Hirninfarkte von größter Bedeutung. Bei der Neigung zu thromboembolischen Komplikationen auch hämodynamisch ineffektiver ulzerierter arteriosklerotischer Plaques ist die Prognose bei ausbleibender Behandlung stets ernst.

**Merke:** Etwa 25 % aller apoplektischen Insulte beruhen auf einem stenosierenden Prozeß der extrakraniellen Zerebralarterien, zumeist arteriosklerotischer Genese. Thromboembolien spielen eine dominierende Rolle bei der Auslösung zerebral-ischämischer Attacken. Im Hinblick auf die Möglichkeiten der rekonstruktiven Gefäßchirurgie ist die Frühdiagnose dieser Gefäßprozesse von eminenter Bedeutung für die Abwendung des sogenannten Karotisschlaganfalles.

## Unpaare Viszeralarterien

**Definition:** Die obliterierende Arteriosklerose am Truncus coeliacus, der A. mesenterica cranialis und A. mesenterica caudalis führt aufgrund hochwertiger präformierter Anastomosierungen der 3 Stromgebiete zu einem klinisch-lokalisatorisch meist nicht weiter differenzierbaren Bild intestinaler Durchblutungsstörungen.

### Häufigkeit

In höherem Alter wird mit einer Inzidenz mesenterialer Gefäßobliteration von etwa 80 % gerechnet. Klinisch manifest werden sie wegen der guten Kollateralisationsbedingungen sehr viel seltener. Bevorzugt befallen wird der Ursprung aus der Aorta abdominalis, da rechtwinklige Gefäßabgänge eine Prädilektionsstelle arteriosklerotischer Prozesse darstellen.

### Ätiologie

Über 90 % der chronischen Viszeralarterienverschlüsse beruhen auf einer Arteriosklerose.

### Klinik und Pathophysiologie

Subjektive Beschwerden stellen sich meist erst bei Befall von 2 der 3 Viszeralarterienabgänge ein. Typisch sind abdominelle Schmerzen, die etwa eine halbe Stunde nach Nahrungszufuhr auftreten und eine durch die funktionelle Belastung der Verdauung induzierte Gewebshypoxie anzeigen. Es handelt sich in Analogie zur Claudicatio intermittens der Extremitäten um eine Einschränkung der funktionellen Kreislaufreserven, die auch als Angina abdominalis bezeichnet wird. Sie führt zu einer Störung der Darmmotilität, die oft mit Meteorismus und Obstipation, seltener mit Diarrhöen einhergeht. Intestinale Malabsorption mit Gewichtsverlust wurde beschrieben; dieser beruht meist aber eher auf Inappetenz infolge Furcht vor postprandialen Schmerzen, die mehrere Stunden anhalten können.

### Diagnostisches Vorgehen

Bei Verdacht auf mesenteriale Durchblutungsstörungen wird über dem Abdomen nach pulssynchronen Strömungsgeräuschen gefahndet. Störende Darmgeräusche können durch Buscopangaben (0,2 mg/kg Körpergewicht) beseitigt werden. Die endgültige Klärung bringt die Aortographie in 2 Ebenen, die die nach ventral gerichteten Abgänge der Viszeralarterien sicher erfaßt.

### Differentialdiagnose

Neben arteriitischen, meist peripher gelegenen und aneurysmatischen Gefäßprozessen müssen vor allem die chronische Pankreatitis und das Ulcus duodeni ausgeschlossen werden.

### Therapie

Bei Beschwerden, die das Allgemeinbefinden des Patienten beeinträchtigen, sollte gefäßchirurgisch interveniert werden. Sind die allgemeinen und lokalen Voraussetzungen dafür nicht gegeben, kann durch Verabreichung zahlreicher kleiner Mahlzeiten schlackenarmer Kost Linderung der Beschwerden erreicht werden. Kolikartige Schmerzattacken sprechen sicher auf Buscopan an.

### Prognose und Verlauf

Die Prognose der Mesenterialverschlußprozesse ist um so günstiger, je langsamer sie sich entwikkeln, d.h., je längere Zeit zur Entwicklung vollwertiger Kollateralen zur Verfügung steht. Mehrfachverschlüsse führen eher zur Dekompensation als isolierte Stenosen.

**Merke:** Arteriosklerotische Verschlußprozesse der unpaaren Viszeralarterien äußern sich als postprandiale Angina abdominalis; Leibschmerzen treten etwa 30 Minuten nach Nahrungszufuhr auf und können Stunden anhalten. Die Diagnose wird durch abdominelle Aortographie in 2 Ebenen gesichert. Bei manifesten Symptomen der intestinalen Durchblutungsinsuffizienz sollten die gefäßchirurgischen Interventionsmöglichkeiten ausgeschöpft werden.

### Weiterführende Literatur

Alexander, K.: Arterienerkrankungen. Fischer, Stuttgart 1977

Bollinger, A.: Funktionelle Angiologie. Thieme, Stuttgart 1979

Gänshirt, H., R. Reuther: Epidemiologie, Symptomatik und therapeutische Möglichkeiten bei extrakraniellen Stenosen und Verschlüssen der Hirnarterien. Internist 20 (1979) 523

Heberer, G., G. Rau, W. Schoop: Angiologie, 2. Aufl. Thieme, Stuttgart 1974

Heinrich, F.: Klinik peripherer Durchblutungsstörungen. In Loogen, F., K. Credner: Gefäßerkrankungen. Witzstrock, Baden-Baden 1974

Kappert, A.: Lehrbuch und Atlas der Angiologie. Huber, Bern 1978

Kriessmann, A.: Diagnostik der Angina abdominalis. Dtsch. med. Wschr. 95 (1970) 2383

da Silva, A., L. K. Widmer: Peripher arterielle Verschlußkrankheit. Huber, Bern 1979

Vollmar, J. F.: Rekonstruktive Chirurgie der Arterien, 3. Aufl. Thieme, Stuttgart 1982

Vollmar, J. F., H. Hamann: Operative Behandlung der zerebro-vasculären Insuffizienz. Internist 20 (1979) 547

# Diabetische Angiopathien

## Diabetische Makroangiopathien

**Definition:** Bei der diabetischen Makroangiopathie handelt es sich um eine generalisierte verschließende Arteriopathie, die grundsätzlich alle Stromgebiete, vor allem aber die peripheren Extremitätenarterien, die Koronarien und die Zerebralarterien befällt. Eine überzeugende histologische oder histochemische Abgrenzung von der Arteriosclerosis obliterans nichtdiabetischer Genese ist bis heute nicht gelungen. Auch ohne Verschlußprozesse »altert« das Arteriensystem des Diabetikers rascher als das von Stoffwechselgesunden, die Rigidität der elastischen und muskulären Arterien eilt der des Gesunden um etwa 10–15 Jahre voraus.

### Häufigkeit

80% aller Diabetiker erliegen in der Insulinära einem Gefäßleiden, wobei ursächlich neben der diabetischen Nephroangiopathie der Myokardinfarkt führt. Diabetiker erkranken jenseits des 40. Lebensjahres etwa 5mal häufiger an einer arteriellen Verschlußkrankheit als Nichtdiabetiker. Das Geschlechtsverhältnis ist fast ausgeglichen. Überwiegend handelt es sich um periphere oder sogar ausschließlich akrale Arterienverschlüsse, die schlechte Voraussetzungen für eine Kollateralgefäßüberbrückung bieten.

### Ätiologie

Die Ursache der diabetischen Makroangiopathie ist im einzelnen ungeklärt. Gesichert ist, daß bereits in den frühen Krankheitsstadien des subklinischen Diabetes ein gleich hohes Morbiditätsrisiko einer verschließenden Arteriopathie besteht wie bei einem seit Jahren manifesten Diabetes mellitus. Im Frühstadium scheint einer Hyperinsulinämie, in späteren Stadien einem Insulinmangel pathogenetische Bedeutung für die Arterioskleroseentstehung zuzukommen.

### Klinik und Pathophysiologie

*Gliedmaßenarterienverschluß:* Peripher-akraler Verschlußtyp, gleichzeitig bestehende Mikroangiopathie und Neuropathie sowie die Infektresistenzschwäche des Gewebes sorgen dafür, daß sich die diabetische Angiopathie oft erstmals in trophischen Störungen mit rascher Gangränbildung manifestiert. Eine Claudicatio intermittens oder Kälteempfindlichkeit als Warnsymptome gehören eher zur Ausnahme. Eine diabetische Neuropathie läßt den Patienten Bagatell-Kälte- und Hitzetraumata nicht wahrnehmen, er entbehrt des Schutzes der Schmerzperzeption. Nach oft invisiblen Mikrotraumen kann sich mit atemberaubender Geschwindigkeit eine heiße Gangrän des Vorfußes mit der Gefahr einer Sepsis ausbilden.
*Koronare Herzkrankheit:* Der Myokardinfarkt verläuft bei über 70% der Zuckerkranken schmerzarm oder schmerzlos, jedoch nicht symptomfrei (Tab. **4**). Wahrscheinlich blockiert bei vielen Patienten eine gleichzeitig bestehende Neuropathie afferente Schmerzimpulse. Der Schmerzarmut korrespondiert leider eine Neigung zu ungünstigen Verlaufsformen, die Überlebenschancen sind gegenüber nichtdiabetischen Infarktkranken drastisch reduziert. Verantwortlich dafür ist die weit in die Peripherie reichende Makroangiopathie, die einer ausreichenden Kollateralgefäßentwicklung entgegensteht. Ungünstig auf die Myokardnutrition wirkt sich vor allem aber auch eine gleichzeitig bestehende diabetische Mikroangiopathie aus.

Tabelle **4** Schmerz bei akutem Myokardinfarkt bei Nichtdiabetikern und Diabetikern (nach Bradley u. Schoenfeld)

| Schmerz | Nicht-diabetiker | Dia-betiker |
|---|---|---|
| sehr schwer oder schwer | 76 | 27 |
| mäßig oder leicht | 17 | 30 |
| kein Schmerz, aber andere Symptome | 6 | 37 |
| kein Schmerz und keine anderen Symptome | – | 5 |
| unbestimmt | 1 | 1 |

*Zerebrale Durchblutungsstörungen:* Die zerebrale diabetische Makroangiopathie läßt keine abgrenzbar eigenständige Symptomatik gegenüber nichtdiabetogenen Formen erkennen. Die besondere Problematik liegt in der Gefährdung des Patienten durch Hypoglykämien, die bei vorbestehender zerebraler Durchblutungsstörung besonders rasch zum apoplektischen Insult führen.

### Diagnostisches Vorgehen

Für Diagnose und Differentialdiagnose der diabetischen Makroangiopathie aller Stromgebiete kommen die gleichen diagnostischen Verfahren zur Anwendung wie bei chronisch-obliterierenden Arteriopathien anderer Provenienz.
Wichtig ist die Kenntnis der Symptomarmut dieser Verschlußprozesse. Über eine gleichzeitig bestehende Mikroangiopathie geben vor allem Augenhintergrundsbefund und Nierenfunktionsprüfung, gegebenenfalls auch eine Hautbiopsie Auskunft. Bei jedem Patienten mit subklinischem und klinisch manifestem Diabetes mellitus muß ein angiologischer Status zum Ausschluß einer Makroangiopathie erhoben werden. Auf der anderen Seite sollte bei jedem Patienten mit chronisch-verschließender Arteriopathie unklarer Genese nach einem subklinischen Diabetes mellitus gefahndet werden.

### Therapie

Zerebrale und koronare Durchblutungsstörungen des Diabetikers erfordern ebenso wie die der Gliedmaßen eine subtile Stoffwechselführung, die sich nicht in einer »Blutzuckerkosmetik« erschöpfen darf. Im übrigen werden Herzinfarkt und apoplektischer Insult nach den gleichen Prinzipien behandelt wie beim Nichtdiabetiker.
Bei peripheren Durchblutungsstörungen ist ein enges Zusammenwirken von Angiologen, Diabetologen und Chirurgen von größter Bedeutung. Tab. **5** gibt beispielhaft die Hierarchie der Gangränbehandlung wieder. Zwar sind rekonstruktiv-gefäßchirurgische Maßnahmen wegen der peripheren Verschlußlokalisation beim Diabetiker nur ausnahmsweise möglich, trotzdem werden durch das Zusammenspiel differenter Maßnahmen oft doch noch eine sparsame akrale Amputation und Erhaltung der Gliedmaße ermöglicht.

### Prognose und Verlauf

Der Myokardinfarkt des Diabetikers neigt zu besonders malignen Verlaufsformen. Verantwortlich dafür sind eine meist diffuse, weit nach peripher reichende Koronarsklerose und eine gleichzeitig bestehende Mikroangiopathie. Die Überlebenschancen sind gegenüber nichtdiabetischen Infarktkranken drastisch reduziert. An den Extremitäten besteht aus den gleichen Gründen eine Neigung zur raschen Dekompensation mit trophischen Störungen, die infolge Resistenzschwäche gegenüber pathogenen Keimen bald in eine Gangrän übergehen. Entscheidend für den Krankheitsverlauf ist die Frühdiagnose im asymptomatischen Stadium, die eine subtile Stoffwechselkontrolle und die Ausschaltung weiterer Risikofaktoren (z. B. Rauchen!) erforderlich macht.

Tabelle 5 Behandlung der diabetischen Gangrän (nach Denck)

1. Kontrolle des Diabetes
2. Antibiogramm
3. Exzision von Nekrosen (Retention!)
4. Antibiotikum der Wahl
   lokal
   intraarteriell
   allgemein
5. Angiographie
6. a) wenn möglich Rekonstruktion
   Desobliteration
   Auto-Homo-Hetero-Plastik
   Alloplastik
6. b) Sympathektomie
7. Demarkation abwarten
8. Distale Amputation
9. Löhrgips
10. Hautplastik

**Merke:** Subklinischer und manifester Diabetes mellitus sind gleichwertige Risikofaktoren einer generalisierten verschließenden Arteriopathie. Typisch ist die peripher-akrale Verschlußlokalisation, die die Kollateralgefäßversorgung erschwert und rekonstruktiv-gefäßchirurgische Eingriffe meist nicht zuläßt. Auffällig ist die geringe Neigung zu Schmerzsensationen; sie wird auf eine begleitende diabetische Neuropathie zurückgeführt. Der Myokardinfarkt bei Diabetes mellitus zeigt eine Neigung zu besonders schweren Verlaufsformen. Periphere Durchblutungsstörungen neigen sehr zur Gangränbildung. Basis einer erfolgversprechenden Behandlung ist eine subtile Stoffwechselkontrolle und die Ausschaltung weiterer Risikofaktoren bei engem Zusammenwirken von Diabetologen, Angiologen und Chirurgen.

## Diabetische Mikroangiopathien

**Definition:** Ihr Charakteristikum ist eine Verdickung der Basalmembran, die mit einer Permeabilitätserhöhung für Plasmaeiweiße einhergeht. Diese generalisierte Kapillaropathie führt schließlich durch Verlegung zahlreicher Haargefäße zu schweren Mikrozirkulationsstörungen. Den morphologisch faßbaren Veränderungen gehen in den Frühstadien der Erkrankung funktionelle Durchblutungsstörungen mit einem kompensatorischen Anstieg des Blutflusses voraus (funktionelle Mikroangiopathie).

### Häufigkeit

Nach 10 Jahren Diabetesdauer ist bei fast jedem Kranken mit einer diabetischen Mikroangiopathie, die sich vor allem an der Retina und der Niere manifestiert, zu rechnen.

### Ätiologie

Einer Theorie der rein genetischen Bedingtheit steht die viel wahrscheinlichere Annahme gegenüber, daß bereits in den Frühstadien der Erkrankung nachweisbare Insulinsekretionsstörungen von übergeordneter pathogenetischer Bedeutung sind. Umstritten ist der Stellenwert erhöhter Wachstumshormonspiegel. Begünstigt wird die Progredienz der diabetischen Mikroangiopathie durch eine für den Diabetiker typische Vermehrung des Hämoglobin $A_{1C}$, das zu einer reduzierten Sauerstoff-Freisetzung aus den Erythrozyten führt. Veränderte Fließeigenschaften des Blutes bei schlecht eingestelltem Diabetes fördern ihrerseits die gefürchteten Mikrozirkulationsstörungen und stehen in einem pathogenetischen Wechselverhältnis zu den morphologischen Kapillarwandveränderungen.

### Klinik und Pathophysiologie

Die diabetische Mikroangiopathie äußert sich klinisch vor allem am Auge als Retinopathie mit schwerer Beeinträchtigung des Sehvermögens bis zur Erblindung und an der Niere als diabetische Glomerulosklerose Kimmelstiel-Wilson, die mit einem Hypertonus einhergeht und schließlich in eine progrediente Niereninsuffizienz einmündet. Am Herzen und im Bereich der Extremitäten wirkt sich die Kombination einer Mikro- und Makroangiopathie auf die Perfusion der Endstrombahn und die Gewebstrophik besonders ungünstig aus (s. oben). Eine durch die diabetische Nephroangiopathie induzierte Hypertonie führt ihrerseits zu einer Beschleunigung der Makroangiopathie; damit schließt sich ein verhängnisvoller Circulus vitiosus.

### Diagnostisches Vorgehen

Die Diagnose »diabetische Glomerulosklerose« kann im strengen Sinne nur histologisch gestellt werden. Sie manifestiert sich in einer nodulären oder diffusen Form. Pathognomonisch sind hyaline Kugeln in der Peripherie der Glomeruli, die von durchgängigen Kapillaren mit verdickter Basalmembran umgeben sind. Jedoch ist man auch aufgrund der klinischen Trias Ödeme, Hypertonie und Proteinurie bei Diabetes mellitus zur Diagnose diabetische Nephroangiopathie berechtigt. Die Kreatinin-Clearance gibt einen guten Einblick in das Ausmaß der Nierenfunktionsstörung.
Am Augenhintergrund bietet sich durch Ophthalmoskopie und Fluoreszenzangiographie die einzigartige Möglichkeit, eine diabetische Mikroangiopathie aufgrund morphologischer und funktioneller Kriterien (Permeabilitätssteigerung) in

ihrer Entwicklung ohne jede Belastung des Patienten fortlaufend zu verfolgen.
Die diabetische Retinopathie wird in 4 Stadien eingeteilt:
1. Mikroaneurysmen,
2. zusätzlich punkt- und fleckförmige Blutungen sowie wachsartige Exsudate,
3. zusätzlich intraretinale Gefäßproliferation und präretinale Blutung,
4. Gefäßproliferation in den Glaskörper, große Blutungen, Traktionsablation der Netzhaut und Glaukom.

#### Therapie

Eine Kausaltherapie der diabetischen Mikroangiopathie gibt es nicht. Die Progredienz läßt sich aber durch eine gewissenhafte Stoffwechselführung stark verzögern. Zusätzliche Risikofaktoren müssen eliminiert werden. Die Behandlung einer Niereninsuffizienz folgt den allgemeinen internistischen Grundsätzen. Die Behandlung der Retinopathie erfolgt symptomatisch mit der Licht- und Laserkoagulation.

#### Prognose und Verlauf

Der natürliche Verlauf der diabetischen Mikroangiopathie ist unaufhaltsam progredient; typisch ist die strenge Abhängigkeit von der Krankheitsdauer. Schlechte Stoffwechselführung beschleunigt die Entwicklung schwerer Mikrozirkulationsstörungen. Wichtig ist es, einen subklinischen Diabetes mellitus möglichst lange in diesem Stadium zu halten, da es in aller Regel mehrerer Jahre der manifesten Stoffwechselstörung bedarf, bis sich eine diabetische Mikroangiopathie klinisch manifestiert.

**Merke:** Die diabetische Mikroangiopathie ist eine generalisierte Kapillaropathie, die mit Basalmembranverdickung, Kapillarobliterationen und am Auge mit Mikroaneurysmabildung einhergeht. Die wichtigsten klinischen Manifestationen sind die diabetische Retinopathie und die Glomerulosklerose Kimmelstiel-Wilson. Gute Stoffwechselführung verlangsamt die Progredienz des Leidens, dessen Entwicklung in strenger Abhängigkeit von der Krankheitsdauer steht.

#### Weiterführende Literatur

Alexander, K., M. Cachovan: Diabetische Angiopathien. Witzstrock, Baden-Baden 1977

Bradley, R. F., A. Schoenfeld: Diminished pain in diabetic patients with acute myocardial infarction. Geriatrics 17 (1962) 322

Denck, H., H. Bruck, H. Mossik, F. Ziptner: Chirurgische Therapie der diabetischen Gangrän und des Mal perforans. In Alexander, K., M. Cachovan: Diabetische Angiopathien. Witzstrock, Baden-Baden 1977

Ditzel, J., J. E. Poulsen: Diabetic microangiopathy. Acta med. scand. Suppl. 578 (1976) 832

Hild, R., F. Nobbe: Die diabetische Makroangiopathie. Handbuch der inneren Medizin, Bd. VII/2. Springer, Berlin 1977

Schmid-Schönbein, H., E. Volger: Red cell aggregation and red-cell deformability in diabetes. Diabetes 25, Suppl. 2 (1976) 897

## Entzündliche Arterienerkrankungen

### Thromboangiitis obliterans, Endoangiitis obliterans (Morbus von Winiwarter-Buerger)

**Definition:** Die Thromboangiitis obliterans ist eine entzündliche Gefäßerkrankung, die als Panarteriitis ihren Ausgang von der Intima nimmt und in aller Regel die Elastica interna weitgehend intakt läßt. Sie geht mit einer frühzeitigen gefäßobliterierenden Thrombenbildung einher. Typisch ist der segmentale Befall kleiner und mittlerer Arterien sowie die gleichzeitige oder sogar vorauseilende Betroffenheit der Venen (Phlebitis saltans und migrans).

#### Häufigkeit

Die Thromboangiitis obliterans befällt vorwiegend junge Männer, die stark rauchen. Bei zunehmendem Zigarettenkonsum der Frauen ist deren Anteil von früher ca. 1% am Patientenkollektiv erheblich im Anwachsen begriffen. In der westlichen Hemisphäre macht sie etwa 2–4% der verschließenden Arteriopathien aus. In Fernost wird die Erkrankung hingegen häufiger als die Arteriosclerosis obliterans diagnostiziert. Der Schwerpunkt liegt im Bereich der kleinen und mittleren Extremitätenarterien und Venen. Die Frage, ob es eine eigenständige Endoangiitis obliterans der koronaren, zerebralen und mesenterialen Strombahn gibt, wird kontrovers beantwortet.

#### Ätiologie

Die Ursache der Endoangiitis obliterans ist unbekannt. Von großer pathogenetischer Bedeutung ist inhalatives Zigarettenrauchen, was bei etwa 98% der Kranken anamnestisch eruiert werden kann. Ob es sich um eine Immunreaktion auf den Tabak-(Zigaretten-)rauch handelt oder ob der dabei stark erhöhten Carboxyhämoglobin-Konzentration die entscheidende Rolle zufällt, ist unklar. Bezeichnend für die Bedeutung des Zigarettenkonsums ist die häufig belegte Beobachtung, daß Verzicht darauf zu einem Stillstand der Gefäßerkrankung führt, während eine Wiederaufnahme oft prompt Rezidive auslöst. Dies schließt die begleitende Phlebitis saltans ein.

#### Klinik und Pathophysiologie

Die vorwiegend periphere Verschlußlokalisation an den Unterschenkel- und Fuß-, aber auch Unterarm- und Fingerarterien modifiziert das Be-

schwerdebild gegenüber der Arteriosclerosis obliterans. Es dominieren Kältegefühl, Taubheitsgefühl und brennende Schmerzen in den Händen oder Füßen. Viel seltener als bei Arteriosclerosis obliterans wird über eine belastungsabhängige Claudicatio intermittens der Waden geklagt. Immer wieder werden Schmerzen im Fußgewölbe nicht als Ischämieschmerz erkannt, sondern orthopädisch gedeutet und behandelt. Bei anderen Kranken stehen Raynaud-artige Attacken ganz im Vordergrund des Beschwerdebildes. Die Neigung zur akralen Nekrosenbildung ist ausgeprägt, die Gewebsdefekte sind aufgrund einer perifokalen entzündlichen Reaktion meist sehr schmerzhaft. Die hämodynamisch ungünstige periphere Verschlußlokalisation besorgt oft einen raschen Übergang vom Stadium der Beschwerdefreiheit zu Ruheschmerz und Gewebsuntergang. Bagatelltraumen, Einwirkung zu engen Schuhwerks, unsachgemäße Fußpflege, Kälte-, Wärme- und Nässeexposition lassen die periphere Gewebstrophik alsbald dekompensieren. Besonders ausgeprägt ist die Neigung zu peripheren Ödemen, die auf ein Zusammenwirken eines hypoxischen Kapillarschadens, einer Atonie der Endstrombahn, lokale Infektion und begleitende Phlebitiden hinweisen können. Nächtliche paroxysmal gesteigerte Schmerzattacken sprechen für eine ischämische Neuropathie.
Die schmerzhafte Phlebitis, häufiger springend (saltans) als wandernd (migrans), kann sich sowohl an den Extremitäten als auch am Rumpf manifestieren.

### Diagnostisches Vorgehen

Die üblichen diagnostischen Verfahren zum Nachweis einer arteriellen Verschlußkrankheit ergeben keine für das Vorliegen einer Endoangiitis obliterans pathognomonische Besonderheiten. Zwar überwiegt der periphere Verschlußtyp, jedoch gilt dies auch für den Diabetes mellitus und einige Kollagenosen.
Der Nachweis einer Endoangiitis obliterans gelingt im strengen Sinne nur histologisch, trotzdem kann die Verdachtsdiagnose beim Vorliegen folgender Konstellationen klinisch gestellt werden:

1. früher Krankheitsbeginn,
2. peripherer Verschlußtyp,
3. begleitende Phlebitis saltans,
4. schubweiser Krankheitsverlauf,
5. Fehlen atherogener Risikofaktoren außer Rauchen.

Die Arteriographie erhärtet den Verdacht, wenn multiple segmentäre periphere Gefäßverschlüsse, die durch stark geschlängelte Kollateralen überbrückt werden, nachweisbar sind. Die zuführenden Arterien sind glatt konturiert und zeigen oft ein auffallend enges Lumen als Ausdruck eines hohen Gefäßwandtonus. Ein langsamer Abfluß des Kontrastmittels in die Akren dokumentiert den hohen peripheren Strömungswiderstand (Abb. **9**).

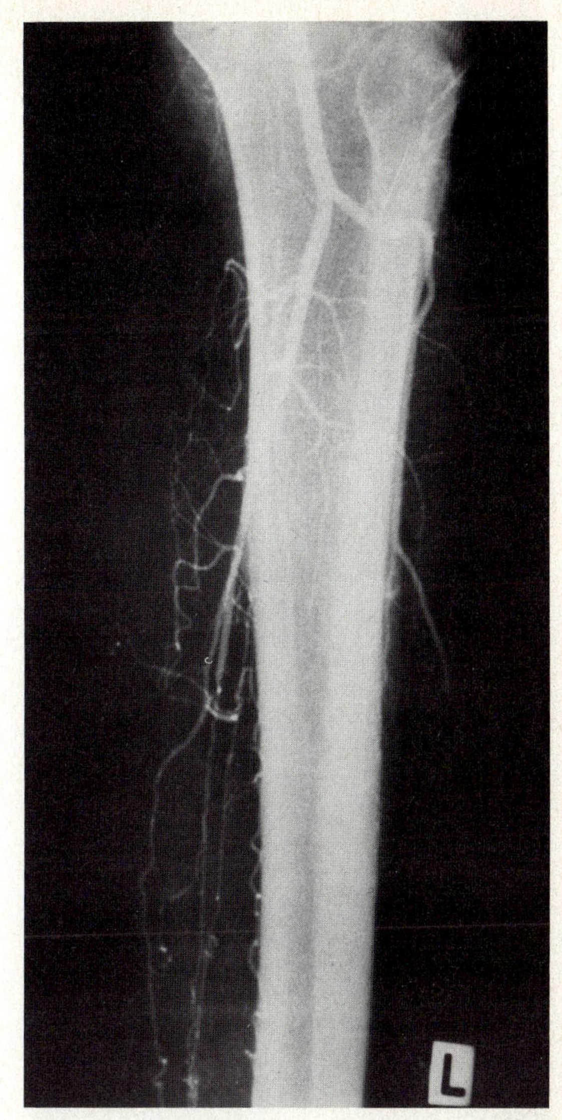


Abb. **9** Arteriogramm des Unterschenkels bei Endoangiitis obliterans (34jähriger Patient)

### Differentialdiagnose

Die Abgrenzung erfolgt einerseits gegen neurologische und orthopädische Leiden durch die einschlägige angiologische Diagnostik. Schwieriger kann die Differenzierung zwischen einer primär degenerativen oder primär entzündlichen verschließenden Arteriopathie sein. Stehen Raynaudartige Beschwerden im Vordergrund, muß das ganze Spektrum des sekundären Raynaud-Syndroms berücksichtigt werden (S. 2.29 f.).

### Therapie

Als Basisbehandlung gilt der Verzicht auf jeglichen Nikotinkonsum. Sämtliche exogenen Irritationen wie Kälte und Nässe sind auszuschließen. Bewährt hat sich neben Sympathikusdämpfung mittels Reserpin im Stadium des Ruheschmerzes und der akralen Nekrosenbildung die Kombination einer intraarteriellen Applikation von Nicotinsäurederivaten mit einer Defibrinogenierung mittels Schlangengiften (Ancrod, Defibrase) oder mit einer isovolämischen Hämodilution. Schweren Verlaufsformen mit therapieresistenten Nekrosen bleibt die thorakale oder lumbale Sympathektomie vorbehalten. Gefäßrekonstruktive Eingriffe sind nur ausnahmsweise möglich. Bei der Behandlung der Phlebitis saltans hat sich die Acetylsalicylsäure bewährt. Der Einsatz von Immunsuppressiva ist beim gegenwärtigen Wissensstand über die Pathogenese nicht gerechtfertigt.

#### Prognose und Verlauf

Die mittlere Lebenserwartung wird durch die Endoangiitis obliterans nicht eingeschränkt. Die Krankheit verläuft schubweise, der Abstand zwischen den einzelnen Exazerbationen schwankt zwischen wenigen Monaten und mehreren Jahren. Kurze Intervalle sind prognostisch ungünstig. In aller Regel erweist sich die Erkrankung bei Fortbestand des Nikotinkonsums als langsam progredient, nach 10 Jahren Krankheitsdauer ist mit einer Amputationsrate von mindestens 20% zu rechnen. Mehrfachamputationen sind keine Seltenheit.

**Merke:** Die Thromboangiitis obliterans ist eine entzündliche Arteriopathie mit bevorzugt peripher-akralem Gefäßbefall, die sich überwiegend bei jungen Männern zwischen dem 20. und 40. Lebensjahr manifestiert. 98% der Kranken sind inhalierende Zigarettenraucher. Erstes Krankheitssymptom ist oft eine Phlebitis saltans, zuweilen ein sekundäres Raynaud-Syndrom. Die Krankheit verläuft schubweise, nur bei absoluter Nikotinabstinenz ist mit einem Stillstand zu rechnen. Eine Kausaltherapie ist nicht bekannt, die Therapie zielt sowohl auf eine Verbesserung der Fließbedingungen (Sympathikolyse) als auch der Fließeigenschaften (Defibrinogenierung) des Blutes.

## Aortitissyndrom, Aortenbogensyndrom (Morbus Takayasu)

**Definition:** Beim Aortitissyndrom handelt es sich um eine chronische unspezifische Panaortitis, bei der sich eine schwere Beeinträchtigung des Allgemeinbefindens mit zunehmenden Durchblutungsstörungen, bevorzugt der Aortenbogenäste, verbindet.

#### Häufigkeit

Die Erkrankung ist in der westlichen Hemisphäre selten, bevorzugt heimgesucht werden Mädchen und junge Frauen zwischen dem 10. und 25. Lebensjahr. Das weibliche Geschlecht ist etwa 7mal häufiger betroffen als das männliche. In über der Hälfte der Fälle ist isoliert der Aortenbogen befallen, bei über 30% die ganze Aorta, bei etwa 20% liegt eine isolierte Erkrankung der Aorta descendens vor.

#### Ätiologie

Die Erkrankung wird zu den Autoimmunopathien gerechnet. Diskutiert wird ein durch Streptokokkeninfekte ausgelöster Triggermechanismus, der einen autoimmunologischen Prozeß in Gang setzt. Antikörper gegen Aortengewebe wurden nachgewiesen, jedoch ist deren pathogenetischer Stellenwert unklar.

#### Klinik und Pathophysiologie

Die unspezifische Aortitis setzt meist mit einem schweren Krankheitsgefühl und uncharakteristischen Allgemeinsymptomen wie Schwäche, Hinfälligkeit, Fieber, Gewichtsabnahme, Übelkeit, Erbrechen und Appetitlosigkeit ein. Es treten Nachtschweiße, Myalgien, Arthralgien und Menstruationsstörungen hinzu. Diese Symptome des sogenannten präokklusiven Stadiums können mit begleitenden kardiopulmonalen Erscheinungen wie Palpitation, Tachykardie, Husten und Dyspnoe monatelang vorherrschen. Schließlich treten immer mehr die Symptome regionaler Durchblutungsstörungen in den Vordergrund. In diesem okklusiven Stadium dominieren bei der Mehrzahl der Patienten Zeichen der okulären und kranialen Minderdurchblutung: Photophobie, Gesichtsfeldausfälle, Amaurose. Objektiv liegen den okulären Symptomen unter anderem Retinablutungen, Netzhautablösung und Optikusatrophie zugrunde. Typisch sind zunächst lageabhängige Sehstörungen, die beim Aufrichten aus der Horizontalen als herabsinkender Vorhang geschildert werden. Die Claudicatio masticatoria bezeichnet eine ischämische Leistungsschwäche der Kaumuskulatur. Weichteilschwund am Kopf führt zum Bild des Knochenschädels. Gegenüber den Zeichen der kraniozerebralen Minderdurchblutung treten Symptome der Armdurchblutungsstörung aufgrund ausreichender Kollateralisation ganz in den Hintergrund.
Der häufig beobachtete Hochdruck ist entweder als Entzügelungshochdruck oder als renale Hypertonie bei Befall der Nierenarterienabgänge im Rahmen der Aortitis einzuordnen.

#### Diagnostisches Vorgehen

Pulsabschwächung und Stenosegeräusche über den Aortenbogenästen, Hypotonie an den Armen bei hohen Blutdruckwerten an den Beinen im Verein mit enggestellten Arterien und weiten Venen

am Augenhintergrund sind die klinischen Leitsymptome. Pathognomonische Laborparameter gibt es nicht. C-reaktives Protein und Senkungsbeschleunigungen sind gute Gradmesser der Aktivität des Krankheitsprozesses.
Die direktionale Ultraschall-Doppler-Untersuchung erhärtet die Diagnose. Unerläßlich ist die Aortographie, die sich wegen des möglichen Befalls der Aorta descendens auf alle Aortenabschnitte erstrecken sollte. Stenosierte Gefäßstrekken wechseln häufig mit ektatischen oder aneurysmatischen ab.

### Differentialdiagnose

Abzugrenzen sind arteriosklerotische Verschlußprozesse des Aortenbogens, das Aortenaneurysma, die Arteriitis temporalis und die luische Aortitis.

### Therapie

Eine Kausaltherapie gibt es nicht. Die Effekte einer hochdosierten Glukokortikoidmedikation sind um so überzeugender, je früher die Behandlung einsetzt. Die Reduktion der Dosis orientiert sich an der BSG; Antikoagulation wird empfohlen.
Die Möglichkeiten eines rekonstruktiven gefäßchirurgischen Eingriffs müssen anhand des Angiogramms beurteilt werden.

### Prognose und Verlauf

Die unspezifische Aortitis nimmt unbehandelt einen ungünstigen Verlauf, nach 2 Jahren leben nur noch 25% der Kranken. Sie erliegen kardialen, pulmonalen oder zerebralen Komplikationen. Nur ganz ausnahmsweise kommt es zu einer Defektheilung.

**Merke:** Die unspezifische Aortitis befällt vorwiegend Mädchen und junge Frauen. Einem präokklusiven Stadium mit starker Beeinträchtigung des Allgemeinbefindens folgen die Symptome der progredienten Durchblutungsstörung der Aortenbogenäste: Neben Sehstörungen und fortschreitenden Augenveränderungen treten neurologische Ausfälle und trophische Störungen im Kopfbereich (okklusives Stadium) auf. Die Behandlung erfolgt mit hohen Glukokortikoidgaben. Über Operabilität des Gefäßprozesses orientiert die Aortenbogendarstellung. Die Prognose ist ungünstig.

Die *systemische Riesenzellarteriitis* (Arteriitis temporalis sive cranialis, Polymyalgia arteritica), *Panarteriitis nodosa* (Periarteriitis nodosa), *Wegenersche Granulomatose* (Riesenzellangiitis, respiratorenaler Typ der Panarteriits nodosa), *progressiv-systemische Sklerose* (progressive Sklerodermie) werden im Kap. Kollagenkrankheiten und immunologisch bedingte Vaskulitiden, S. 10.23–10.44 abgehandelt.

### Weiterführende Literatur

Bock, H. E.: Hyperergische Arterienerkrankungen. In Heberer, G., G. Rau, W. Schoop: Angiologie, 2. Aufl. Thieme, Stuttgart 1974
Kummer, A., L. K. Widmer, A. da Silva, B. Hug: Thrombangiitis obliterans – zum Morbus Winiwarter-Buerger. Vasa 6 (1977) 384
Leu, H. J.: Thrombangiitis obliterans von Winiwarter-Buerger. Dtsch. med. Wschr. 101 (1976) 113
Rau, G.: Verschluß-Syndrom der Aortenbogenäste oder Aortenbogen-Syndrom. Ergebn. inn. Med. Kinderheilk. N. F. 29 (1970) 75

## Der akute Arterienverschluß

**Definition:** Beim akuten Arterienverschluß wird der arterielle Blutstrom bei Erhaltung der Gefäßkontinuität exogen oder endogen, meist durch Thromboembolie oder Thrombose, plötzlich unterbrochen. Beim kompletten Ischämiesyndrom ist das Versorgungsgebiet völlig von der Blutzufuhr abgeschnitten; beim inkompletten Ischämiesyndrom bleibt dank bloßer Teilverlegung der Arterie oder präformierter Kollateralisation eine Restdurchblutung der peripheren Gewebsregionen aufrechterhalten.

### Häufigkeit

Über 80% der akuten Extremitätenarterienverschlüsse sind embolisch, die Beine wesentlich häufiger betroffen als die Arme. Im Bereich der Mesenterialarterien verschiebt sich die Relation zugunsten akuter Thrombosen. Während Embolien bei Herzklappenfehlern ihren Altersgipfel im 5. Jahrzehnt aufweisen, liegt dieser bei Embolien aufgrund einer koronaren Herzkrankheit (absolute Arrhythmie mit Vorhofflimmern) oder eines Myokardinfarktes im 7. bis 8. Dezennium.

### Ätiologie

Vier von fünf akuten Arterienverschlüssen liegt die embolische Verschleppung thrombotischen Materials, meist aus dem linken Herzen, zugrunde. Führend sind Herzklappenfehler, vor allem die Mitralstenose mit Vorhofflimmern, gefolgt von kombiniertem Mitralvitium und Mitralaortenvitien. Zunehmende pathogenetische Bedeutung erlangt die koronare Herzkrankheit, sei es durch Vorhofthrombenbildung bei absoluter Arrhythmie oder murale Thrombose bei Herzinfarkt und Herzwandaneurysma. Seltener ist die embolische Verlegung der Arterien durch Ablösung proximaler wandständiger arterieller Thromben (Aneurysma, ulzeröse Plaques), Verschleppung thrombotischen Materials aus den Venen (paradoxe Embolie), durch Tumorbestandteile oder Fremdkörper (Sondenteile), Fett oder Luft. Akute arterielle Thrombosen sind in 80–90% gefäßverschließende Sekundärthrombosen bei vorbeste-

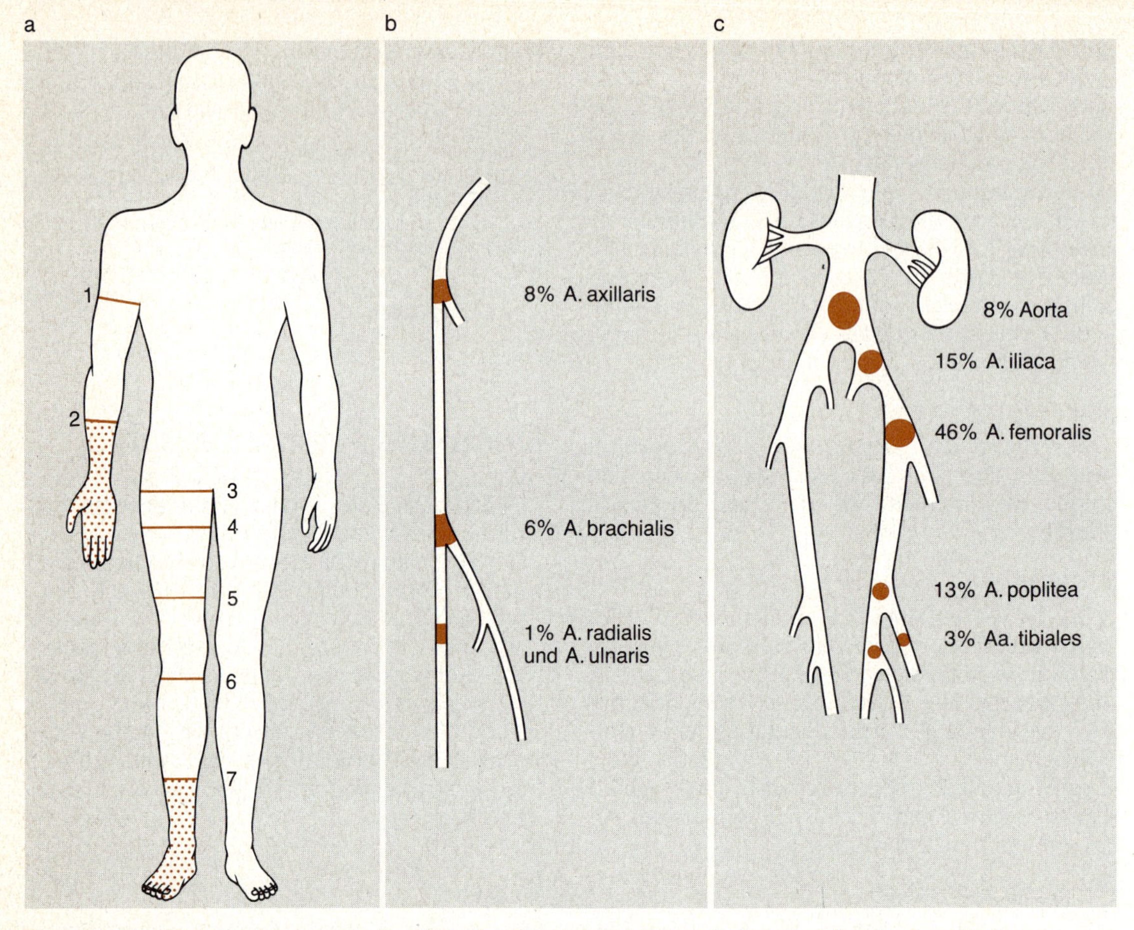


Abb. **10** Proximale Begrenzung der ischämischen Hautveränderungen bei akutem Arterienverschluß

**a** 1 A. axillaris, 2 A. brachialis, 3 Aortenbifurkation, 4 A. iliaca communis, 5 A. iliaca externa, 6 A. femoralis, 7 A. poplitea

**b** u. **c** Prozentuale Lokalisationsverteilung peripher embolischer Arterienverschlüsse (nach Kappert)

hender degenerativer oder entzündlicher Arterienwanderkrankung. Viel seltener handelt es sich um eine Verletzungsthrombose nach äußerer Gewalteinwirkung oder eine iatrogene akute Thrombose nach versehentlicher intraarterieller Injektion dafür ungeeigneter Medikamente (Kurzzeitnarkotika).

## Klinik und Pathophysiologie

Bei der plötzlichen Verlegung der großen *Extremitätenarterien* treten ganz charakteristische klinische Zeichen auf, die im angelsächsischen Schrifttum als die 6 P bekannt sind:

| | | |
|---|---|---|
| Pain | = | Schmerz |
| Paleness | = | Blässe |
| Paresthesia | = | Gefühlsstörung |
| Pulslessness | = | Pulsausfall |
| Paralysis | = | Lähmung |
| Prostration | = | Schock |

Bei typischem Verlauf trifft der Schmerz den Patienten wie ein Peitschenhieb, jedoch verlaufen 10–15% der akuten Arterienverschlüsse, bevorzugt bei alten, bettlägerigen Patienten, symptomarm. Oft handelt es sich dabei um akute Thrombosen.

Klinisch korrespondiert der nach proximal scharf begrenzten Hautblässe ein deutlicher Hauttemperatursprung, der von der Verschlußhöhe bestimmt wird. Die kritischen Stellen embolischer Arterienverschlüsse, die Arterienaufzweigungen, an denen der Embolus meist reitend hängenbleibt, haben ganz markante Grenzzonen des Farbumschlags und des Temperatursprungs. Als Faustregel kann gelten, daß sich ein akuter Arterienverschluß gut handbreit distal der Verlegungsstelle auf die Körperoberfläche projiziert. Eine deutliche Abhängigkeit vom Grad der Ischämie zeigen die nervalen Ausfallserscheinungen wie Gefühlsstörungen und Störungen der Motorik (Abb. **10**).

Der akute Verschluß von *Mesenterialarterien* löst plötzliche, heftige, kolikartige Ober- und Mittelbauchschmerzen, verbunden mit Blutabgängen aus dem Darm, aus. In einem zweiten, beschwerdearmen und deshalb trügerischen »stummen Intervall« entwickelt sich ein paralytischer Ileus, in

der Endphase zeigen peritoneale Reizerscheinungen mit zunehmender Schocksymptomatik den letalen Ausgang an.
Der akute Verschluß der *A. renalis,* fast ausschließlich embolisch oder Folge eines dissezierenden Aortenaneurysmas, löst heftige kolikartige Schmerzen in der Lendenregion aus. Sie sprechen nicht auf Spasmolytika an. Astverschlüsse führen oft nur zu uncharakteristischen ziehenden Schmerzen in der Lumbalgegend. Ein Leitsymptom des Niereninfarktes ist die massive Hämaturie.

### Diagnostisches Vorgehen

Beim akuten Verschluß der Extremitätenarterien ist die Primärdiagnostik ohne Zuhilfenahme apparativer Meßmethoden von höchster Aussagekraft. Die Synopsis von Beschwerdebild, Aspekt, Temperaturprofil, Pulstast- und Gefäßauskultationsbefund sichert nicht nur die Diagnose, vielmehr ermöglicht sie bereits eine für die chirurgische Intervention ausreichend genaue Höhenlokalisation. Kompression der Extremitäten mit Oszillographiemanschetten ist zu vermeiden. An ihre Stelle tritt die direktionelle Doppler-Sonographie. In Zweifelsfällen kann die belastungsfreie akrale Volumenplethysmographie zur Differenzierung zwischen einem kompletten oder inkompletten Ischämiesyndrom herangezogen werden. Der Schweregrad der Ischämie kann mit Hilfe der Lagerungsprobe nach Ratschow abgeschätzt werden. Zeitwerte über 100 s bis zur Rötung und Venenfüllung in der Hängephase zeigen eine sehr schwere Ischämie an.
Beim akuten peripheren embolischen Arterienverschluß kann in der Regel auf eine Arteriographie verzichtet werden; ihre Durchführung ist nur indiziert, wenn sich therapeutische Konsequenzen ergeben: beim Verdacht auf zusätzliche embolische Verschlüsse an Viszeralarterien, zum Ausschluß einer arteriellen Thrombose, arterieller Spasmen, einer Arterienkompression von außen oder eines Aneurysma dissecans.
Bei Verdacht auf akuten Mesenterialarterienverschluß wird die Aortographie im seitlichen Strahlengang durchgeführt.

### Differentialdiagnose

Zur Festlegung der therapeutischen Strategie muß möglichst zwischen einem embolischen und einem sekundär-thrombotischen Geschehen differenziert werden. Die wichtigsten Hinweise auf eine Emboliequelle gibt die Untersuchung des Herzens mit Nachweis eines Klappenfehlers, von Rhythmusstörungen, einer floriden Endokarditis oder eines Herzwandaneurysmas. Bei transmuraler Infarzierung können sich leicht murale Thromben lösen.
Arterielle Stenosegeräusche sowie eine dem akuten Ereignis vorausgehende Claudicatio-intermittens-Symptomatik sprechen eher für einen akuten thrombotischen Arterienverschluß. Das dissezierende Aortenaneurysma kann einen akuten Bifurkationsverschluß verursachen. Eine Phlegmasia coerulea dolens wird klinisch abgegrenzt: Schwellung, Überwärmung und Venenfüllung der pulslosen Extremität sind die entscheidenden Kriterien. Beim akuten Mesenterialarterienverschluß ist differentialdiagnostisch vor allem an ein perforiertes Magen- oder Zwölffingerdarmgeschwür, eine akute Pankreatitis sowie an eine Appendizitis zu denken.

### Therapie

Beim akuten Extremitätenarterienverschluß sind Schmerzausschaltung, Befreiung von beengenden Kleidungsstücken, Tieflagerung, weiche Polsterung, Schutz vor Wärmeverlust und intravenöse Gabe von Heparin die unerläßlichen Erstmaßnahmen. Es erfolgt sofortige Einweisung in eine chirurgische Klinik, wo die Entscheidung über eine Embolektomie, Thrombektomie oder ein konservatives Vorgehen gefällt wird. Die häufigsten Behandlungsfehler bei der Erstversorgung sind Hochlagerung der Extremität, Fixierung auf fester Unterlage, passive Erwärmung und intramuskuläre Injektionen, die eine spätere Fibrinolyse erschweren.
80–90% der akuten Arterienverschlüsse werden chirurgisch behandelt. Für die Indikation ist nicht wie früher das verstrichene Zeitintervall, sondern ausschließlich die Schwere des ischämischen Gewebeschadens maßgebend. Bei pathogenetisch gesichertem sekundärem thrombotischem Arterienverschluß kann insbesondere bei distaler Verschlußlokalisation eine Fibrinolyse indiziert sein. Sie ist bei allen Embolien wegen der Gefahr, weitere Thromben abzulösen, als lokale Lyse durchzuführen.
Die Behandlung des akuten Verschlusses der Mesenterialarterien und der A. renalis erfolgt grundsätzlich chirurgisch. Eine Fibrinolyse ist beim Mesenterialarterienverschluß kontraindiziert.
Nach Beseitigung der akuten Arterienverlegung zielen die sekundär-chirurgischen Maßnahmen vor allem auf eine Rezidivprophylaxe durch Ausschaltung der Emboliequelle. Ist dies nicht möglich, ist eine Dauerantikoagulation indiziert.

### Prognose und Verlauf

Die maßgebenden Faktoren, die Prognose und Verlauf eines akuten Arterienverschlusses bestimmen, sind neben Grunderkrankung, Alter und Allgemeinzustand des Kranken der Sitz der Obliteration und die Zeit, die verstreicht, bis die adäquaten therapeutischen Maßnahmen eingeleitet werden. Von größter Wichtigkeit ist rasches und nahtloses Ineinandergreifen von meist ambulanter Erstversorgung und klinischer Behandlung.
Die raschestmögliche Desobliteration von akut verschlossenen Extremitätenarterien ist deshalb so wichtig, weil es unter Umständen bald zu ausgedehnten Sekundärthrombosen kommt, die sich

bis in die feinsten Gefäßaufzweigungen erstrekken. Eine zu diesem Zeitpunkt lokal erfolgreiche Lumeneröffnung vermag dann die Extremität doch nicht mehr zu retten, weil die periphere Zirkulation weiterhin sistiert. Aber auch eine erfolgreiche Desobliteration bei durchgängiger peripherer Strombahn kann den Patienten in höchste Gefahr bringen, wenn die Ischämie zu lange bestanden und ein größeres Gewebsareal betroffen hat. Bei hypoxischer Kapillarschädigung induziert das wieder einströmende Blut ein postischämisches Ödem mit großem Flüssigkeitsverlust in das Interstitium. Entsprechend einem Tourniquet-Syndrom kann ein hypovolämischer Schock bei Einschwemmung von sauren Metaboliten und Myoglobin in den Gesamtkreislauf zum deletären Herz- und Nierenversagen führen. Akute Armarterienverschlüsse haben eine bessere Prognose als Beinarterienverschlüsse. Besonders ungünstig sind embolische Verlegungen von Gefäßaufzweigungen wie der Aorten-, Femoralis- und Popliteagabel, weil kein Kollateralkreislauf aufgebaut werden kann. Manchmal führen Spontanlyse oder Schrumpfung eines Embolus mit Verschleppung in die Peripherie zur drastischen Verkleinerung der Ischämiezone, in Einzelfällen sogar zur Spontanheilung. Keinesfalls darf man sich auf diese Entwicklung verlassen und eine abwartende Haltung einnehmen.

Bei der akuten arteriellen Thrombose ergibt sich zuweilen die paradoxe Situation, daß das meist schwer vorgeschädigte Arteriensystem die plötzliche thrombotische Totalverlegung rascher und effektiver kompensiert als die primär unveränderten Gefäße des Emboliekranken, da die vorbestehenden Arterienstenosen bereits ein kompensierendes Kollateralgefäßwachstum induziert haben. Dieser Vorteil wird allerdings oft durch die besonders große Neigung zu rascher Appositionsthrombose weiter Gefäßstrecken wieder aufgehoben.

Beim akuten Mesenterialarterienverschluß werden die drei Stadien der kolikartigen Hyperperistaltik, des paralytischen Ileus und der Peritonitis mit Schock in 6–10 Stunden durchlaufen. Noch kürzer ist die Ischämietoleranzzeit des Nierengewebes, die mit etwa 60 Minuten eine sofortige Desobliteration erforderlich macht.

**Merke:** Hauptursache des akuten Arterienverschlusses ist die embolische Verschleppung thrombotischen Materials aus dem Herzen, gefolgt von der autochthonen akuten arteriellen Thrombose bei vorgeschädigter Gefäßwand. Die Höhenlokalisation des Gefäßverschlusses gelingt meist mit einfachen klinischen Untersuchungsverfahren. Der Versuch einer chirurgischen Desobliteration ist jeder anderen Therapie vorzuziehen. Er ist immer geboten beim akuten Mesenterial- und Nierenarterienverschluß.

Weiterführende Literatur

Hasse, H.M.: Der akute Arterienverschluß. Verh. dtsch. Ges. Kreislauf-Forsch. 31 (1965) 337

Kappert, A.: Der akute Arterienverschluß der Extremitäten. Huber, Stuttgart 1960

Kappert, A.: Pathogenese und Klinik des akuten Verschlußsyndroms. Verh. dtsch. Ges. inn. Med. 78 (1972) 544

MacGowan, W.A.L., R.Mooneeram: A review of 174 patients with arterial embolism. Brit. J. Surg. 60 (1973) 894

Pratt, G.H.: Cardiovascular Surgery. Kimpton, London 1954

# Angeborene und erworbene Formveränderungen der Arterien

## Aneurysmen

**Definition:** Als Aneurysma bezeichnet man eine territorial abgegrenzte, mit Substanzverlust der Gefäßwandschichten verbundene konzentrische oder exzentrische Erweiterung einer Arterie. Beim Aneurysma verum mit sackförmiger, spindelförmiger oder keilförmiger Ausweitung (Aneurysma sacciforme, fusiforme, cuneiforme) bleibt die Gefäßwandkontinuität erhalten. Beim Aneurysma dissecans wird der Gefäßinhalt zwar auch ubiquitär von genuinen Gefäßwandstrukturen begrenzt, jedoch sind die einzelnen Wandschichten im Mediabereich aufgesplittert, so daß 2 Lumina entstehen.

Das meist traumatische Aneurysma spurium (falsches Aneurysma) weist keinen durchgehenden Gefäßzusammenhang mehr auf; das Gefäßlumen wird vielmehr streckenweise ausschließlich von perivaskulären Strukturen unter Einschluß thrombosierter und organisierter Extravasate umschlossen.

### Aneurysma verum (sack-, spindel- oder keilförmiges Aneurysma)

#### Häufigkeit

Aortenaneurysmen findet man in etwa 3% eines unausgelesenen Sektionsgutes. Über 90% sind echte sack-, spindel- oder keilförmige Aneurysmen. Bevorzugte Lokalisation ist in über 80% die Aorta abdominalis distal der Nierenarterienabgänge. An den peripheren Arterien werden vor allem die A. femoralis communis und A. poplitea, gefolgt von A. iliaca und A. subclavia befallen. Popliteaaneurysmen treten besonders häufig doppelseitig auf, stets ist mit multipler Aneurysmabildung zu rechnen. Von den Viszeralarterien wird noch am ehesten die A. lienalis befallen, seltener A. renalis, hepatica und mesenterica cranialis (Abb. **11**).

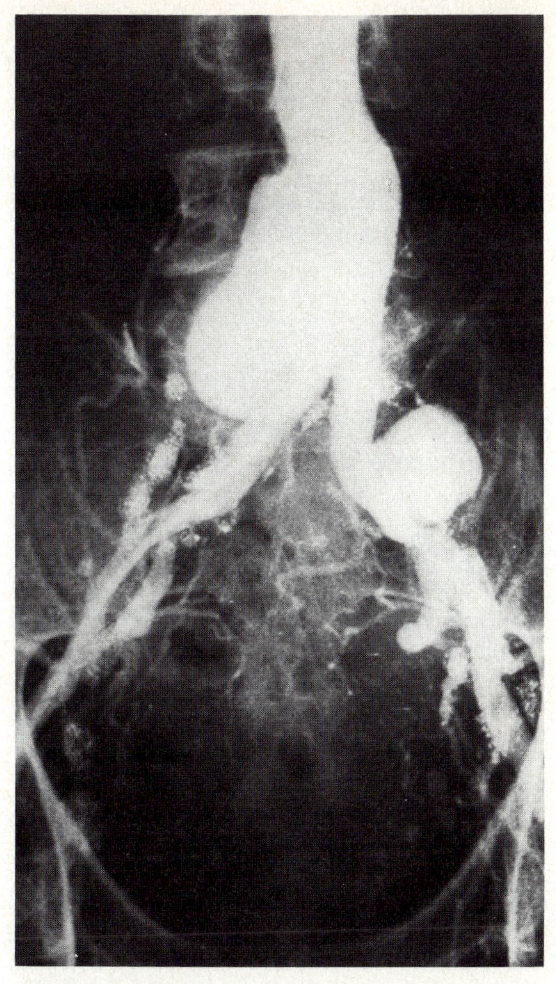

Abb. **11** Sackförmige Aneurysmen der Aorta abdominalis und A. iliaca communis

Männer erkranken etwa doppelt so häufig wie Frauen. Am häufigsten wird das 6. und 7. Lebensjahrzehnt betroffen.

### Ätiologie

Sowohl im Bereich der Aorta als auch der peripheren Arterien dominiert die Arteriosklerose als Ursache echter Aneurysmen. Sie wird in weitem Abstand gefolgt von luischen (Aorta ascendens und Bogenanteil) und mykotischen, infektiös-arteriitischen (periphere Arterien) Aneurysmen. Selten sind auch angeborene Aneurysmen als Folge einer Medionecrosis cystica idiopathica. Poststenotische Aneurysmen entstehen bei der arteriellen Verschlußkrankheit.

### Klinik und Pathophysiologie

Echte Aneurysmen machen sich subjektiv im wesentlichen durch Irritation umgebender Strukturen, durch lokale Thrombosierung oder durch embolische Verschleppung thrombotischen Materials in periphere Arterien bemerkbar. Bei Ruptur geht ein heftiger lokalisierter Schmerz mit einer akuten oder protrahierten Schocksymptomatik einher. Viele Aneurysmen bleiben jedoch lebenslang klinisch stumm. Da die Gefäßwandspannung nach dem Laplaceschen Gesetz proportional dem Gefäßradius und dem Gefäßinnendruck ansteigt, sind weitlumige Aneurysmen der Aorta mit einem Durchmesser über 5 cm besonders rupturgefährdet; Aneurysmen der kleinen Arterien neigen eher zur Thrombosierung und embolischen Verschleppung thrombotischen Materials in die Peripherie. Eine Ausnahme machen die angeborenen Aneurysmen der Hirnbasisarterien, die häufig rupturieren.

Das Aneurysma verum der *thorakalen Aorta* kann durch Rekurrensirritation Husten und Heiserkeit auslösen, Schluckbeschwerden, obere Einflußstauung und Dyspnoe sowie zerebrale oder Armdurchblutungsstörungen durch Einbeziehung der Aortenbogenabgänge variieren das klinische Bild.

Beim Aneurysma verum der *Bauchaorta* werden uncharakteristische, in den Rücken oder die Beine ausstrahlende Leibschmerzen geklagt; die Patienten, die nur ausnahmsweise einen pulsierenden Tumor fühlen, klagen oft über Meteorismus, Wechsel von Obstipation und Diarrhö sowie Harndrang.

Aneurysmen der *Extremitätenarterien* können sich durch ausstrahlende Schmerzen infolge Irritation benachbarter Nerven und durch ein Ödem infolge Beeinträchtigung des venösen Rückflusses bemerkbar machen. Die Ruptur eines thorakalen Aneurysmas geht mit heftigsten retrosternalen Schmerzen und Vernichtungsgefühl einher, zuweilen wird der Schmerz bei Ausbreitung der Blutung entlang der Wirbelsäule als »absteigender Rückenschmerz« charakterisiert. Die Ruptur des abdominellen Aortenaneurysmas führt zu heftigen, an Intensität zunehmenden Leibschmerzen und Schmerzen in der Lumbalregion. Je nach Einbruchstelle in umgebende Hohlorgane treten Hämatemesis, blutiger Stuhl und Makrohämaturie hinzu. Blutung in die freie Bauchhöhle führt zu zunehmender Flankendämpfung und Subileus. Die Patienten verfallen rasch.

### Diagnostisches Vorgehen

Die sehr wechselnde Symptomatik des *thorakalen Aneurysmas* mit einem in die Karotiden und die Aorta descendens fortgeleiteten Systolikum, seitendifferentem Blutdruck, pulssynchroner Auf- und Abwärtsbewegung des Kehlkopfs (Oliver-Cardarellisches Zeichen), Schwirren über dem Sternum und exspiratorischem Stridor läßt nur eine Verdachtsdiagnose stellen. Sie wird gesichert durch Röntgenaufnahmen des Thorax in mehreren Ebenen, Computertomogramm und angiographische Darstellung des Aortenbogens (transseptales Lävogramm).

Die Diagnose eines *abdominellen Aortenaneurysmas* gelingt klinisch viel sicherer, weil es der Palpation zugänglich ist. Man tastet meist einen mehr oder weniger expansiv pulsierenden Tumor, über

dem pulssynchrone Strömungsgeräusche zu auskultieren sind. Läßt sich der Tumor vom Rippenbogen sicher abgrenzen, handelt es sich um ein infrarenal gelegenes Aortenaneurysma. Wichtige diagnostische Hinweise geben schalenförmige Kalkeinlagerungen, die auf der Abdomenübersichtsaufnahme im anterior-posterioren und seitlichen Strahlengang zur Darstellung kommen. Einen guten Eindruck von Ausdehnung und Thrombosierung eines abdominellen Aneurysmas gewinnt man risikolos mit Hilfe der Sonographie und Computertomographie. Die Angiographie ist diesen Verfahren partiell unterlegen, weil sie bei thrombotischer Auskleidung des Aneurysmasackes ein normales Gefäßlumen vortäuschen kann.
Die Diagnose eines *Aneurysmas der Extremitätenarterien* gelingt leicht durch Palpation eines pulsierenden Tumors, über dem man ein rauhes Systolikum auskultiert. Über Aneurysmen zeigt das Oszillogramm besonders hohe Amplituden. Thrombosierte Aneurysmen imponieren klinisch eher als arterielle Verschlußkrankheit und entgehen dann auch dem angiographischen Nachweis. Bei jeder peripheren Embolie muß an die Möglichkeit eines Aneurysmas als Quelle gedacht werden.

#### Differentialdiagnose

Im thorakalen Bereich ist vor allem an Mediastinaltumoren verschiedenster Provenienz, im abdominellen Bereich an Tumoren, denen sich Aortenpulsationen mitteilen, zu denken. Bei Asthenikern mit ausgeprägter Lordose der Lendenwirbelsäule kann man die Pulsationen der normalen Aorta palpieren (»Studentenaneurysma«). An den Extremitäten müssen Weichteiltumoren und arteriovenöse Fisteln abgegrenzt werden.

#### Therapie

Angestrebt wird die Ausschaltung des Aneurysmas auf gefäßchirurgischem Wege, wenn keine schwerwiegenden Kontraindikationen bestehen. Im Rupturstadium muß operiert werden. Bei Inoperabilität muß eine gleichzeitig bestehende Hypertonie energisch behandelt werden, um die Rupturgefahr zu reduzieren. Körperliche Belastungen sind inoperablen Kranken zu untersagen.

#### Prognose und Verlauf

Aneurysmen zeigen nach dem Laplaceschen Gesetz eine Eigendynamik zu fortwährender Ausweitung und unterliegen damit einer zunehmenden Rupturgefahr. Kritisch wird die Situation im Bereich der Aorta beim Erreichen eines Querdurchmessers über 5 cm. Aneurysmen peripherer Arterien neigen eher zur thrombotischen Verlegung, die unmittelbar zu einem akuten Ischämiesyndrom führen kann. Diesem liegt häufig jedoch auch die Verschleppung thrombotischen Materials in weiter distal gelegene Strombahnabschnitte zugrunde. Eine Spontanheilung des Aneurysma verum gibt es nicht.

**Merke:** Arteriosklerose ist die häufigste Ursache echter Aneurysmen, die an der Aorta überwiegend im infrarenalen Bereich lokalisiert sind. Das Aneurysma verum zeigt eine eigengesetzliche Neigung zu fortwährender Ausweitung mit zunehmender Rupturgefahr. Kritisch ist an der Aorta ein Querdurchmesser von 5–6 cm. Aneurysmen peripherer Arterien thrombosieren häufiger. Sie werden oft zur Quelle peripherer Embolien. Die Therapie sollte beim Fehlen schwerwiegender Kontraindikationen stets chirurgisch sein.

### Aneurysma dissecans aortae, Aortendissektion

#### Häufigkeit

Etwa jedes 4. Aortenaneurysma ist dem dissezierenden Typ zuzuordnen. In über 90% liegt die Dissektionsstelle im thorakalen Abschnitt, in 60% im Bereich der Aorta ascendens, gefolgt vom Isthmusbereich. Das Durchschnittsalter liegt bei 60 Jahren, Männer werden 3mal häufiger betroffen als Frauen.

#### Ätiologie

Dem Einriß der Aortenwand kann entweder eine Medionecrosis idiopathica cystica Erdheim oder eine kongenitale Elastikastörung (Marfan-Syndrom) zugrunde liegen. Viel seltener führen fortgeschrittene Mediaveränderungen bei Arteriosklerose, die Syphilis, Traumen oder bakterielle Infektionen zu einem Aneurysma dissecans. Hypertonie beschleunigt die Dissektion. Als Primärschaden ist der Mediadefekt anzusehen, der Intimaeinriß ist das sekundäre Ereignis, das allerdings den fatalen Verlauf bestimmt, indem das Blut mit hohem Druck zwischen die Gefäßwandschichten eindringt und diese auseinanderreißt.

#### Klinik und Pathophysiologie

Man unterscheidet 4 Möglichkeiten der Dissektionsentwicklung:

1. es bildet sich bei fehlendem Intimaeinriß über Vasa vasorum ein umschriebenes intramurales Hämatom,
2. die Dissektion schreitet nach Intimaeinriß kaudalwärts fort und endet in einem Blindsack, der das Aortenlumen meist an der Bifurkation verlegen kann,
3. es erfolgt der Durchbruch nach außen, in 70% ins Perikard,
4. über einen zweiten distalen Intimaeinriß erfolgt der Einbruch des intramuralen Blutweges in das ursprüngliche Gefäßbett (»Reentry«, sogenannte Spontanheilung).

Mit DE BAKEY unterscheidet man lokalisatorisch 3 Typen, die die klinische Symptomatik mitbestimmen:

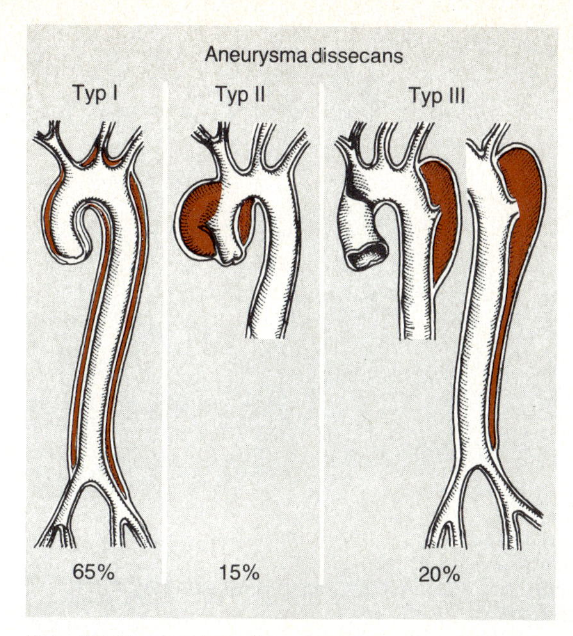


Abb. **12** Typen des dissezierenden Aortenaneurysmas und ihre prozentuale Häufigkeit (nach Heberer u. Reidemeister)

Typ I: Die Dissektion beginnt in der Aorta ascendens und schreitet unter möglicher Einbeziehung von Viszeral-, Nieren- und Beckenarterien nach distal fort.

Typ II: Die Dissektion bleibt auf die Aorta ascendens beschränkt.

Typ III: Die Dissektion beginnt im Bereich der Aorta descendens, distal des Subklaviaabgangs und dehnt sich ebenso wie Typ I nach distal aus (Abb. **12**).

Die akute Dissektion führt zu einem schneidenden Vernichtungsschmerz, der retrosternal, zwischen den Schulterblättern, im Epigastrium oder lumbal lokalisiert ist. Oft handelt es sich um ein zweizeitiges Ereignis, wenn der heftigen Schmerzattacke (Dissektion) in verschieden großem Zeitabstand infolge Ruptur des Aneurysmas nach außen der Kreislaufzusammenbruch folgt. Eine Verlegung von Aortenästen führt zu schweren Durchblutungsstörungen des Gehirns, Rückenmarks, der Arme, bei Ausbreitung der Dissektion der Bauchorgane und der Beine.

#### Diagnostisches Vorgehen

Wichtige diagnostische Hinweise geben das plötzliche Auftreten einer Aorteninsuffizienz, ein rasch wechselnder Pulstastbefund der Aortenbogenäste, bisher nicht bekannte Seitendifferenzen des Blutdruckes an den Armen sowie rasch progrediente neurologische Ausfälle bis zur Querschnittlähmung. Die Diagnose wird angiographisch gesichert. Empfehlenswert ist die vorausgehende Anfertigung eines Computertomogramms.

#### Differentialdiagnose

Abzugrenzen sind vor allem Myokardinfarkt, apoplektischer Insult und akuter Extremitätenarterienverschluß.

#### Therapie

Die Ruptur eines dissezierenden Aortenaneurysmas stellt eine absolute Operationsindikation dar. Auch alle anderen Formen sind der rekonstruktiven Chirurgie zugänglich, höheres Alter stellt keine Kontraindikation dar. Neben einem Kunststoffersatz des Dissekats kommt als entlastender Eingriff eine Fenestration nach innen im Sinne eines künstlichen Reentry in Frage. Die Hochdrucktherapie stellt die einzige konservative Behandlungsmöglichkeit nicht operabler dissezierender Aortenaneurysmen dar.

#### Prognose und Verlauf

Die Prognose des unbehandelten dissezierenden Aortenaneurysmas ist sehr schlecht. »Spontanheilungen« sind durch Thrombosierung des falschen Lumens oder durch Einbruch der Via falsa in das echte Aortenlumen möglich. Viel häufiger erfolgt eine Ruptur nach außen, in 70% ins Perikard mit Herzbeuteltamponade. Unbehandelt leben nach 1 Monat weniger als 20%, nach 1 Jahr weniger als 10% der Kranken.

### Aneurysma spurium

Im Zeitalter der rekonstruktiven Gefäßchirurgie konkurrieren Anastomosenaneurysmen an der Implantationsstelle von Kunststoffprothesen in der Häufigkeitsverteilung mit traumatogenen Aneurysmen. Zunehmend werden falsche Aneurysmen an der deszendierenden Aorta thoracalis durch Dezelerationstraumen verursacht. Eine neuzeitliche Form ist auch das Aneurysma spurium nach diagnostischer oder therapeutischer Katheterung. Die Behandlung erfolgt chirurgisch.

**Merke:** Das dissezierende Aortenaneurysma stellt eine lebensbedrohliche Situation dar, die sich durch einen lokalisationsabhängigen Vernichtungsschmerz und Schocksymptomatik kundtut. 70% der dissezierenden Aortenaneurysmen perforieren ins Perikard mit Herzbeuteltamponade. Die Therapie erfolgt möglichst chirurgisch. Unbehandelt leben 1 Monat nach Dissektion weniger als 20% der Kranken.

a–c

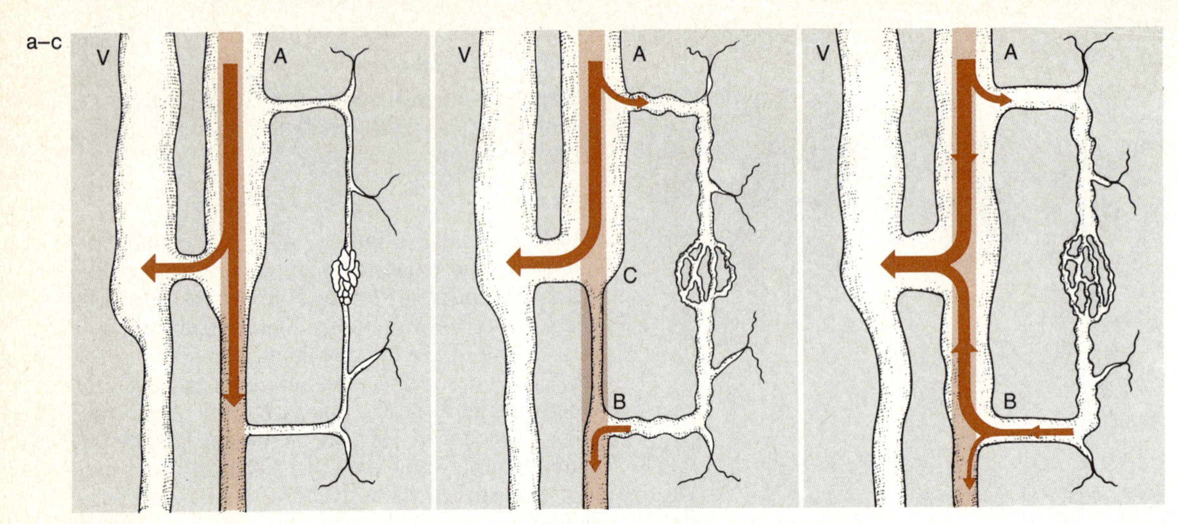


Abb. **13** Hämodynamik im arteriovenösen Fistelbereich (nach Rau)
**a** Kleine Fistel: Fistel und Peripherie werden von der Hauptarterie durchblutet
**b** Mittelgroße Fistel: Die Peripherie wird über Kollateralen mit ihrem erhöhten Strömungswiderstand versorgt
**c** Große Fistel: Auch ein Teil des Kollateralblutes speist die Fistel
Hellbraun = ursprüngliches Arterienkaliber,
A = Arterie
V = Vene

## Die arteriovenöse Fistel im großen Kreislauf

**Definition:** Die arteriovenöse Fistel im großen Kreislauf stellt einen pathologischen Kurzschluß zwischen dem Hoch- und Niederdrucksystem ohne Zwischenschaltung der Endstrombahn dar. Er wird druckpassiv durchblutet, sein Strömungswiderstand bleibt im Gegensatz zu den physiologisch wichtigen arteriovenösen Anastomosen dem Einfluß zentraler und lokaler Regulationsmechanismen entzogen. Man unterscheidet angeborene, meist multipel angelegte von erworbenen, meist traumatischen arteriovenösen Fisteln.

### Häufigkeit

Kongenitale Fisteln sind in Friedenszeiten häufiger als erworbene. Beide Formen bevorzugen die Extremitäten. Viszeral findet man angeborene Fisteln überwiegend in der Lunge (etwa 30%), also im kleinen Kreislauf, erworbene im Bereich der Nieren und Abdominalorgane.

### Ätiologie

Ursächlich stehen bei den *erworbenen Fisteln* Traumen durch äußere und innere Gewalteinwirkung von Stichwaffen, Geschossen, Splittern und Knochenfragmenten im Vordergrund: auch diagnostische und therapeutische Eingriffe wie Nadelbiopsien, Arteriographie und Gefäßligaturen können einer arteriovenösen Fistel zugrunde liegen. Eine Sonderform stellt der arteriovenöse Shunt zur Hämodialyse dar. Viel seltener spielen Tumorinfiltration und Arrosion einer Begleitvene bei Aneurysmaruptur eine ursächliche Rolle. *Angeborene* arteriovenöse Fisteln beruhen auf der Persistenz embryonaler Strukturen mit abnormen Kurzschlußverbindungen. Oft handelt es sich um hämangiomatöse Gefäßmißbildungen.

### Klinik und Pathophysiologie

Die klinische Symptomatik der arteriovenösen Fistel ist durch mehr oder weniger schwerwiegende zentrale und periphere Veränderungen des Herz-Kreislauf-Systems charakterisiert, deren Ausmaß vom Shunt-Volumen abhängt. Es ist bei erworbenen Fisteln meist größer als bei angeborenen. Als Kompensationsversuch des »parasitären Fistelkreislaufs« wird das Herzzeitvolumen und das zirkulierende Blutvolumen vergrößert, aufgrund des erhöhten arteriellen Bluteinstroms zum Fistelgebiet erweitert sich die zuführende Arterie bis zur aneurysmatischen Deformierung, während die distal der Fistel gelegenen Arterienabschnitte eine Minderdurchblutung erfahren (Abb. **13**). Die Fistelregion wird durch Kollateralen überbrückt. Auf der venösen Seite resultiert eine analoge druck- und strömungsbedingte Phlebektasie, die sich vor allem auf den proximalen, die Fistel drainierenden Gefäßschenkel bezieht. Die distal der Fistel gelegenen Venenabschnitte werden allerdings bei großen Shunt-Volumina ebenfalls zum Abtransport des kurzgeschlossenen Blutes herangezogen und in zentrifugaler Richtung durchströmt. In jedem Falle aber resultiert eine Erschwerung des venösen Blutabflusses aus den pe-

ripher der Fistel gelegenen Gewebsabschnitten. Bei großen Shuntöffnungen kommt es zur Links- und Rechtsherzvolumenbelastung. Einzig die arteriovenöse Fistel der Nieren geht mit einer arteriellen Hypertonie einher.
Die subjektiven Beschwerden des Patienten werden von der Größe des Shuntvolumens und der Dauer der Krankheit bestimmt. Im Vordergrund stehen bei Befall der Extremitätenarterien Zeichen der peripheren arteriellen Durchblutungsstörung mit Kältegefühl und trophischen Störungen, der chronisch venösen Insuffizienz mit Stauungszeichen sowie der Rechts-/Linksherzbelastung. Lokal kann sich die arteriovenöse Fistel durch Irritation umgebender Gewebe bemerkbar machen. Manchmal nehmen die Kranken ein Schwirren im Fistelbereich wahr.
*Klinische Befunde:* Vorherrschendes Symptom ist ein systolisch-diastolisches Schwirren über der Fistel, das als Maschinengeräusch auskultiert wird. Bei Fistelkompression verschwindet das Geräusch, außerdem verlangsamt sich die Pulsfrequenz (Nicoladoni-Branhamsches Zeichen). Lokaler Überwärmung über der Fistel korrespondieren Raynaud-Phänomene einschließlich schwerer trophischer Störungen in der Peripherie. Zeichen der venösen Insuffizienz sind Ödem, Varikosis und Ulcus cruris. Das Herz erscheint allseits dilatiert, über den Lungen auskultiert man Stauungsrasselgeräusche.

### Diagnostisches Vorgehen

Das Shunt-Volumen der arteriovenösen Fistel kann man durch Thermodilution oder die Injektion radioaktiv-markierter Mikrosphären von menschlichem Serumalbumin bestimmen. Zahl und Größe der arteriovenösen Verbindungen, der Status der zuführenden Arterie, die Fistelkollateralen und die abführende venöse Strombahn werden durch die Angiographie dargestellt. Bei Verdacht auf viszerale arteriovenöse Fistel kommt die selektive Organarteriographie zum Tragen. Die Röntgenuntersuchungen des Thorax und das EKG geben Hinweise auf die Rückwirkungen der Fistel auf das Herz, seine Ausflußbahn sowie auf den Pulmonalkreislauf: Herzvergrößerung, Aortenektasie, Lungenstauung, Stauungsergüsse.

### Therapie

Erworbene, meist solitäre Fisteln werden chirurgisch verschlossen. Bei den angeborenen, meist multiplen Fisteln ist oft nur eine palliative Arterienligatur möglich. Selten gelingt eine Aneurysma-Exstirpation in toto.

### Prognose und Verlauf

Unbehandelt neigen erworbene Fisteln zur ständigen Ausweitung nicht nur des arteriovenösen Verbindungsschenkels, sondern auch der zuführenden Arterie, die aneurysmatisch entartet und rupturieren kann. Zusätzlich droht bei fortwährender Volumenbelastung eine globale Herzinsuffizienz. Während die Zeichen der Herzbelastung nach Fistelbeseitigung reversibel sind, gilt dies nicht für die aneurysmatischen Veränderungen der zuführenden Arterie, die noch Jahre später rupturieren kann.

**Merke:** Erworbene arteriovenöse Fisteln führen in Abhängigkeit vom Shunt-Volumen zu einer Volumenbelastung des Herzens mit Lungenstauung, zu Ektasie und aneurysmatischer Degeneration der zuführenden Arterie sowie Ektasie der drainierenden Venen. Die Umbauvorgänge am Herzen sind bei Obliteration des Fistelkreislaufs eher reversibel als die an den Arterien. Die Therapie der Wahl ist chirurgisch. Bei angeborenen, meist multiplen arteriovenösen Fisteln ist das Shunt-Volumen meist wesentlich kleiner, die Auswirkung auf Herz und Kreislauf dementsprechend geringer. Oft ist nur eine palliative Behandlung mit Arterienligatur möglich. Ausnahmsweise gelingt die Totalexstirpation eines Fistelkonvoluts.

### Weiterführende Literatur

Doerr, W.: Organpathologie, Bd. I. Thieme, Stuttgart 1974
Gornes, M. M. R., P. E. Bernatz: Arteriovenous fistulas: a review and ten-year experience at the Mayo Clinic. Mayo clin. Proc. 45 (1970) 81
Heberer, G., J. C. Reidemeister: Aneurysmen und Elongationen der Arterien. In Heberer, G., G. Rau, W. Schoop: Angiologie, 2. Aufl. Thieme, Stuttgart 1974
Rau, G.: Arteriovenöse Kreislaufverbindungen des großen Kreislaufs. In Heberer, G., G. Rau, W. Schoop: Angiologie, 2. Aufl. Thieme, Stuttgart 1974
Vollmar, J. F., T. P. Nobbe: Arteriovenöse Fisteln – dilatierende Arteriopathien (Aneurysmen). Thieme, Stuttgart 1976

# Raynaud-Syndrom

## Primäres Raynaud-Syndrom, Morbus Raynaud

**Definition:** Das primäre Raynaud-Syndrom ist charakterisiert durch rezidivierende akrale, vasospastische Attacken, die zu intermittierendem Sistieren des Blutstroms in den Digitalarterien führen. Lokaler Kältereiz, viel seltener emotionale Belastung wirken anfallsauslösend. Bevorzugt werden der 2.–5. Finger; symmetrischer Befall dominiert, ist jedoch nicht obligat. Trophische Störungen gehören nicht zum Krankheitsbild.

### Häufigkeit

Frauen werden von der Krankheit etwa 5- bis 7mal so oft befallen wie Männer, familiäre Häufung wurde beobachtet.

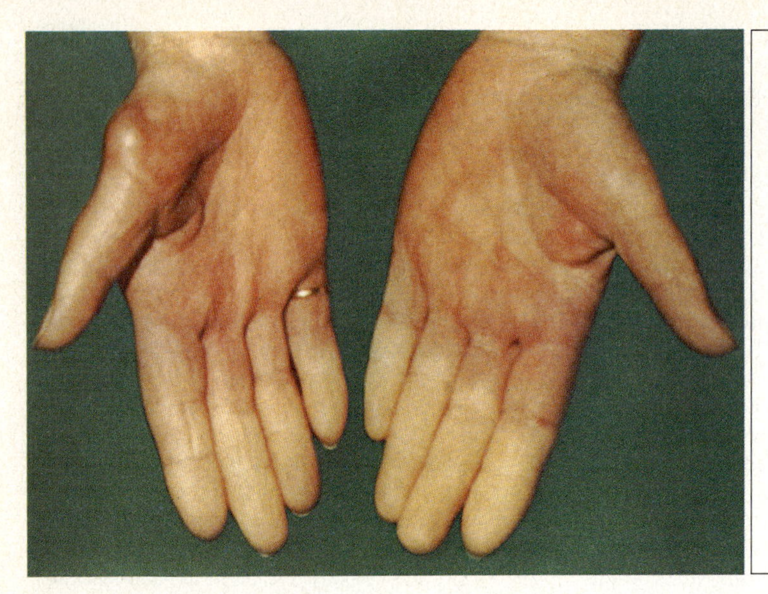

Abb. **14** Anämische Phase eines Raynaud-Anfalls bei primärem Raynaud-Syndrom

Ätiologie

Die Ursache des Leidens ist unbekannt. Die Patienten zeigen einen hohen sympathischen Gefäßtonus, der mit einer hypothalamischen Fehlsteuerung, aber auch mit einer erhöhten Ansprechbarkeit der Gefäßmuskulatur gegenüber Noradrenalin in Zusammenhang gebracht wird. Für eine pathogenetische Rolle der Sexualhormone spricht der bevorzugte postpubertäre Befall von Frauen sowie das meist spontane Verschwinden der Beschwerden in der Menopause. Ob eine Inhibition von Enzymen, die vasokonstriktorische Stoffe inaktivieren, pathogenetisch bedeutsam ist, bleibt umstritten.

Klinik und Pathophysiologie

Typischerweise setzen die Beschwerden der zu Hypotonie und Migräne neigenden Patientinnen in der 2. Lebensdekade ein, zunächst mit zunehmender Kälteempfindlichkeit der Hände, später mit anfallsweisem Abblassen einzelner Finger (Digitus mortuus), schließlich mit Ischämieattakken, die dem klassischen Raynaud-Anfall mit der Sequenz Blässe, Zyanose, schmerzhafte Rötung des 2.–5. Fingers entsprechen. Die Mehrzahl der Kranken neigt allerdings eher zu rudimentären Verlaufsformen, die sich auf eine isolierte Blässe oder Zyanose beschränken. Besonders die Phase der Rötung des abklingenden Anfalls kann quälend schmerzhaft sein. Seine Dauer schwankt zwischen 10 und 20 Minuten.
Pathophysiologisch liegt der *anämischen Phase* ein totales Sistieren der Durchblutung beim Erreichen des kritischen Verschlußdruckes, der eine Resultante aus Gefäßinnendruck, Gefäßwandspannung und Gewebsdruck ist, mit Kollaps der zuführenden Fingerarterien und der Arteriolen zugrunde (Abb. **14**). Die subpapillären Venenplexus sind entleert. Der *zyanotischen Phase,* die sich anschließt oder primär auftritt, entspricht eine stark herabgesetzte, jedoch nicht völlig aufgehobene Fingerdurchblutung mit kompensierender hoher Sauerstoffextraktion (Strömungszyanose). Die *hyperämische Phase* mit der besonders schmerzhaften Rötung markiert die eingetretene postischämische reaktive Hyperämie. Im anfallsfreien Intervall ist der klinische Befund unergiebig, wenn man von der unspezifischen Neigung der Patienten zu kühlen Akren auch bei indifferenter Umgebungstemperatur absieht.

Diagnostisches Vorgehen

Von hoher diagnostischer Aussagekraft ist das akrale Volumenplethysmogramm mit fehlenden oder spastisch deformierten Pulsationen über dem 2.–5. Finger beider Hände sowie Normalisierung des Pulskurvenbildes nach direkter oder indirekter Wärmeapplikation. Der gleiche Effekt läßt sich durch bukkale Applikation von Nitroglyzerin erzielen.
Im Handarteriogramm erkennt man von der Mittelhand nach distal zunehmend enggestellte Arterien, die spitz zulaufend akralwärts verdämmern. Abrupte Gefäßabbrüche mit oder ohne Kollateralgefäßüberbrückung schließen ein primäres Raynaud-Syndrom aus. In zweifelhaften Fällen muß eine zweite angiographische Serie nach intraarterieller Applikation des Vasodilatators Priscol angeschlossen werden.

Differentialdiagnose

Auszuschließen sind alle Grunderkrankungen, die zu einem sekundären Raynaud-Syndrom mit organischen Gefäßveränderungen führen. 90% aller Kranken mit Raynaud-Symptomatik leiden an einem sekundären Raynaud-Syndrom, dessen Grundleiden abzuklären ist. Abzugrenzen bleibt die Akrozyanose, der der Anfallscharakter fehlt.

### Therapie

Eine Kausaltherapie des primären Raynaud-Syndroms ist nicht bekannt. Neben dem konsequenten Schutz der Akren vor Kälte- und Nässeeinwirkung (Verdunstungskälte) besteht die Chance, durch initial intraarteriell (0,5–1,0 mg), später orale Reserpinmedikation Paroxysmen zu mildern bzw. zu kupieren. Schwersten Krankheitsfällen bleibt die obere thorakale Sympathektomie vorbehalten, der stets eine Ganglion-Stellatum-Blockade zur Überprüfung der Effektivität vorausgehen sollte.

### Prognose und Verlauf

Die Prognose des primären Raynaud-Syndroms ist günstig, oft heilt die Krankheit im mittleren Lebensalter mit Einsetzen der Menopause praktisch aus. Während einer Gravidität klingen die Beschwerden meist ab, bei manchen Patientinnen treten sie auch nach der Entbindung bleibend nicht mehr in Erscheinung.

**Merke:** Das primäre Raynaud-Syndrom (Morbus Raynaud) ist ein rein funktionelles Gefäßleiden. Es beruht auf Kälteüberempfindlichkeit der akralen Gefäße. Es führt zu digitalen paroxysmalen ischämischen Attacken, die sich meist bei Frauen postpubertär manifestieren und in der Menopause abklingen. Organische Digitalarterienverschlüsse schließen ein primäres Raynaud-Syndrom aus.

## Sekundäres Raynaud-Syndrom

**Definition:** Beim sekundären Raynaud-Syndrom sind akrale Ischämieattacken Ausdruck zahlreicher differenter Grunderkrankungen (Tab. **7**).

### Häufigkeit

Die für das primäre Raynaud-Syndrom typische Geschlechtsverteilung verwischt sich beim sekundären Raynaud-Syndrom, wenn man von den Kollagenosen absieht. Die Krankheit manifestiert sich in Abhängigkeit von der Grunderkrankung in den verschiedensten Altersklassen.

### Ätiologie

Eine Vielzahl von Erkrankungen unter Einschluß von rezidivierend einwirkenden Mikrotraumen und chronischen Intoxikationen bildet die Grundlage eines sekundären Raynaud-Syndroms (Tab. 7).

### Klinik und Pathophysiologie

Die Übergänge von schmerzhaften Ischämieattacken zu persistierenden Beschwerden mit Paräs-

Tabelle **7** Mögliche Ursachen eines sekundären Raynaud-Syndroms (nach Heidrich)

| |
|---|
| **Kollagenosen** |
| Lupus erythematodes |
| Panarteriitis nodosa |
| Wegenersche Granulomatose |
| Progressive Sklerodermie |
| Dermatomyositis |
| Chronisch progressive Polyarthritis |
| **Arterienverschlüsse** |
| **Arteriosklerose** |
| Thromboangiitis obliterans |
| Embolie |
| **Schultergürtelsyndrome** |
| Scalenus-anticus-Syndrom |
| Halsrippe |
| Kostoklavikularsyndrom |
| Hyperabduktionssyndrom |
| **Wirbelsäulenerkrankungen** |
| Skoliose |
| Arthrose der HWS |
| **Hämatogene Erkrankungen** |
| Kälteagglutinine |
| Kryoglobuline |
| Polyzythämie |
| Paraproteinämie (Plasmozytom) |
| **Neurologische Erkrankungen** |
| Multiple Sklerose |
| Neuritis |
| Poliomyelitis |
| Syringomyelie |
| Spinale Tumoren |
| Apoplektischer Insult |
| **Intoxikationen** |
| Schwermetalle (Arsen, Blei) |
| Ergotamin |
| Serotonin |
| Cyanamid |
| Pilzintoxikationen |
| **Traumata** |
| Lokale Verletzungen oder Operationen |
| Berufsbedingte Mikrotraumen (Preßlufthammer) |
| **Medikamentös** |
| Clonidin |
| Noradrenalin |
| Hormonale Antikonzeptiva |
| **Arteriovenöse Kurzschlüsse** |
| a. v. Fistel |
| **Lebererkrankungen** |
| Leberzirrhose |
| **Venöse Verschlüsse** |
| Achselvenenthrombose |

thesien, Kältegefühl, Schmerzen und Gewebsnekrosen sind fließend. Ein völlig beschwerdefreies Intervall stellt eher die Ausnahme dar. Groß ist die Neigung zu akralen trophischen Störungen, insbesondere dann, wenn organische Gefäßwandläsionen beide der paarig angelegten Digitalarterien befallen oder zusätzlich die A. ulnaris bzw. Gefäße im Arcus palmaris in den Prozeß einbezogen werden. Man beobachtet dies vor allem bei der Endoangiitis obliterans und der systemischen Sklerose. Bei vorgeschalteter Stenose läßt ein akraler vasokonstriktorischer Reiz wie Kälte rasch den kritischen Verschlußdruck mit Gefäßkollaps erreichen. Von großer pathophysiologischer Bedeutung für die Unterhaltung akraler Ischämieattacken sind neben den Fließbedingungen oft auch die Fließeigenschaften des Blutes, die vom Hämatokrit, der Plasmaviskosität, der Erythrozytenaggregationsneigung und der Erythrozytenverformbarkeit bestimmt werden.

### Diagnostisches Vorgehen

Von großer diagnostischer Aussagekraft ist die Faustschlußprobe. Suspekt ist immer der Befall einzelner Finger oder starke Asymmetrie des Befundes. Apparativ werden organische Durchblutungsstörungen der Akren mit Hilfe der Volumenplethysmographie, der elektronischen Oszillographie, der Ultraschall-Doppler-Untersuchung, der Venenverschlußplethysmographie sowie der Angiographie unter Einsatz vasodilatorischer Reize objektiviert.

### Differentialdiagnose

Die Abgrenzung erfolgt gegen das primäre Raynaud-Syndrom. Bei Verdacht, daß akrale Ischämieattacken Ausdruck einer Organerkrankung einschließlich rheologisch effektiver Veränderungen wie Polycythaemiae verae sind, muß mit allen internistischen, toxikologischen, radiologischen und bioptischen Mitteln eine Abklärung herbeigeführt werden.

### Therapie

Die Behandlung des Grundleidens bestimmt das therapeutische Vorgehen. Wichtig ist stets der Ausschluß vasokonstriktorischer Reize durch Kälte oder mechanische Irritation. Die Kollateralisation wird durch Faustschlußübungen angeregt.

In der Behandlung schwerer organischer Durchblutungsstörungen gewinnt die Verbesserung der Fließeigenschaften des Blutes durch Fibrinogensenkung (Schlangengift) oder isovolämische Hämodilution zunehmend an Bedeutung gegenüber den Versuchen, durch pharmakologische oder chirurgische Sympathikolyse die Fließbedingungen des Blutes zu verbessern.

### Prognose und Verlauf

Die Entwicklung des sekundären Raynaud-Syndroms wird durch den Verlauf der Grundkrankheit bestimmt. Als besonders therapieresistent erweist sich oft das Raynaud-Syndrom bei systemischer Sklerose. Bei der Endoangiitis obliterans spielt der Verzicht auf den Nikotinkonsum eine entscheidende Rolle für die Progredienz des Leidens. Bei der Ergotaminintoxikation führt allein die Elimination der Noxe zur Restitutio ad integrum.

**Merke:** Das sekundäre Raynaud-Syndrom ist Ausdruck einer Grunderkrankung, die sowohl die Fließbedingungen als auch die Fließeigenschaften des Blutes beeinträchtigen kann. Oft geht es mit organischen Digitalarterienverschlüssen einher. Die Therapie richtet sich primär gegen das Grundleiden. Zunehmende Bedeutung erlangt gegenüber den Versuchen einer Vasodilatation bei schwereren Verlaufsformen die Verbesserung der rheologischen Eigenschaften des Blutes durch Herabsetzung der Blut- und Plasmaviskosität.

### Weiterführende Literatur

Andrasch, R., E. Bardana, E. Porter, B. Pirofsky: Die diagnostische Bedeutung des Raynaud-Syndroms. Verh. dtsch. Ges. inn. Med. 85 (1979) 899

Bollinger, A.: Primäres und sekundäres Raynaud-Syndrom. Schweiz. med. Wschr. 106 (1976) 415

Coffman, J. D., W. T. Davies: Vasospastic diseases. A review. Prog. cardiovasc. Dis. 18 (1975) 123

Ehringer, H., E. Betz, A. Bollinger, E. Deutsch: Gefäßwand-Rezidivprophylaxe – Raynaud-Syndrom. Witzstrock, Baden-Baden 1979

Gjöres, J. E., O. Thulesius: Primary and secondary Raynaud phenomena. Acta chir. scand. Suppl. 465 (1976)

Heidrich, H.: Primäres und sekundäres Raynaud-Syndrom. Definition, Ätiologie, Pathophysiologie, Klinik, Therapie. Dtsch. med. J. 23 (1972) 375

Heidrich, H.: Raynaud's phenomenon. TM-Verlag, Bad Oeynhausen 1979

# Krankheiten der Venen

*R. May*

## Oberflächliche Venen, Varizen

**Definition:** Varizen sind Erweiterungen und Ausbuchtungen der oberflächlichen Venen. Das Wort stammt von Vărus (kurzes a) = Knöspchen oder Knoten und wird so der Tatsache gerecht, daß neben Erweiterung und Schlängelung die Knotenbildung das Vollbild der Varizen ergibt.

### Häufigkeit

Schließt man sämtliche Typen und Schweregrade ein, so haben 56% der Männer und 55% der Frauen Varizen. Die Stammvarikose findet sich bei 20% der Männer und 11% der Frauen. Allerdings ist die Zahl stark altersabhängig – linear ansteigend. Bei 20jährigen finden wir 25% der Venenveränderungen, bei 60jährigen 80%, 70-jährige haben 10mal mehr Krampfadern als 30-jährige.

### Ätiologie

1. *Erbfaktor:* 77,15% der Varizen sind erblich.
2. *Alter:* s. oben.
3. *Geographische Lage:* Ein leichtes Nord-Süd-Gefälle ist objektivierbar. Jedoch: Alle anderen Statistiken, wonach die Neger keine Krampfadern haben, Juden, die aus dem Jemen und Marokko nach Israel einwanderten, weniger Varizen haben als europäische Juden, haben sich als Irrtümer herausgestellt, sobald die Statistiken alterskorrigiert waren.

Andere ätiologische Angaben haben der Kontrolle der Statistik nicht standgehalten.

| Geburten: | Frau ohne Kind | 21% Varizen, |
|---|---|---|
| | Frau 1 Kind | 34% Varizen, |
| | Frau 2 Kinder | 42% Varizen. |

Bei Alterskorrektur ist die Kinderzahl von geringem Einfluß.
*Geschlecht:* ausgeprägte Krampfadern 19% der Männer, 25% Frauen. Bei sehr schweren Formen ist es umgekehrt: 5,2% Männer, 3,2% Frauen.
*Ohne Einfluß* ferner: Körpergröße, Gewicht, stehende Arbeit, Art der Unterwäsche, Korsette, Strumpfbänder usw., Alter der ersten Menstruation, Abortus. Ebenso ist der Einfluß chronischer Obstipation keineswegs gesichert.

Sportarten, die zu abrupten starken Drucksteigerungen in peripheren Venen führen, wie Stemmen, Rudern, können die Varizenbildung begünstigen.

### Klinik und Pathophysiologie

Alle Konsequenzen der Varizen und ihre Behandlung lassen sich aus der pathologischen Strömung ableiten. Gleichzeitige elektromagnetische Strömungs- und Venendruckmessungen haben ergeben: In Ruhe ist bei klappeninsuffizienten varikös veränderten Venenhauptstämmen und in insuffizienten Vv. perforantes die Strömung Null. Bei Muskelbewegung kommt es zu einer *retrograden Strömung*. Größe und Ausmaß der Strömung gehen also parallel dem Venendruck bei Systole und Diastole. Die Muskelpumpe muß also zusätzlich die erstaunlich große retrograde Blutmenge durch die tiefen Venen herzwärts befördern. Es sind daher die tiefen Venen bei erheblicher Varikose häufig erweitert. Es ist also die Leistung der Muskelpumpe nicht reduziert, sondern, im Gegenteil, ihre Leistung erhöht. Man spricht besser von einer *venösen Dysfunktion* als von einer venösen Insuffizienz. Die *venöse Hypertension* der Peripherie bei Bewegung rührt im wesentlichen von der *retrograden Strömung* her. Die Rolle der insuffizienten Vv. perforantes ist bei primärer, also anlagebedingter Varikose, eine untergeordnete. Man spricht auch von einem *blow down:* In der Diastole, bei Wadenmuskelerschlaffung, erfolgt die Strömung retrograd in die tiefen Venen über die Vv. perforantes. Die Strömung in den Perforantes ist also physiologisch, d.h. von außen nach innen. Je größer die orthograde Strömung, um so mehr sind die Perforantes dilatiert. In der Systole, bei Wadenmuskelkontraktion ist die Strömung in den Perforantes pathologisch – *blow out.* Aber wenn man die Gesamtströmung mißt, überwiegt entgegen bisherigen Ansichten die Strömung nach innen. Sehr wahrscheinlich ist die Insuffizienz der Vv. perforantes nicht nur durch die vermehrte Strömung, sondern – parallel der Ausbildung der Varizen – anlagebedingt.
*Die Klinik der Varizen und ihrer Komplikationen ist eine Konsequenz der venösen Hypertonie:* Stauungserscheinungen, subjektive Beschwerden wie Spannungsgefühl, Schweregefühl, Gefühl des Platzens bei längerem Stehen.

Später: Varizenrupturen, Blutungen bei geringem Trauma. Stauungsekzem über den Varizen und ihrer Umgebung. Thrombophlebitis. Infiltrate und Indurationen am distalen Unterschenkel. Ulcera cruris.

### Diagnostisches Vorgehen

Man prüfe zuerst die arterielle Durchblutung – Tastung der Fußpulse und Objektivierung der Intaktheit der arteriellen Durchblutung durch Doppler-Ultraschall. Sodann prüfe man, ob ein Ödem vorhanden ist. Dies ist stets verdächtig auf eine Mitbeteiligung der tiefen Venen. Varizen führen niemals zu Ödemen. Leichte polsterförmige Schwellungen des Vorfußes und verminderte Fältelung der Haut ist verdächtig auf ein beginnendes Lymphödem. Die Intaktheit der Lymphbahn wird dann geprüft durch Injektion von 0,3–0,5 Patentblau subkutan in den ersten und zweiten Zwischenzehenraum. Intakte Lymphbahnen müssen sich als feine blaue Stränge abzeichnen. Der Patient wird bei der Untersuchung bis zum Nabel entkleidet. Nur so kann man einen gleichzeitigen Naevus flammeus nicht übersehen. In diesem Fall besteht der Verdacht, daß eine kombinierte Venenmißbildung nach Klippel-Trenaunay vorliegt.

*Trendelenburg-Test:* Prüfung, ob die Klappen der V. saphena magna insuffizient sind. Am liegenden Patienten wird das Bein stark erhoben, bis die Varizen völlig entleert sind. Man komprimiere mit dem Daumen oder einem Stauschlauch die V. saphena dicht unter der Leiste. Nun steht der Patient auf. Bei suffizienten Klappen füllt sich die V. saphena binnen 20–30 Sekunden. Sind die Klappen insuffizient, bleibt die Vene leer, füllt sich aber schlagartig, wenn die Kompression freigegeben wird. Nur wenn größere insuffiziente Vv. perforantes bestehen, füllt sich retrograd auch eine zuerst völlig leere V. saphena magna doch allmählich.

*Mahorner-Ochsner-Test, Ergänzung nach Cooper:* Lokalisation insuffizienter Vv. perforantes: Am senkrecht erhobenen Bein werden in verschiedener Höhe Tourniquets angelegt bzw. verschoben. Überall dort, wo zwischen zwei Abschnürstellen eine Varize gefüllt wird, sitzt eine insuffiziente V. perforans.

*Schwartz-Test:* Ein Finger wird auf die Einmündung der V. saphena magna in die V. femoralis geklopft. Überträgt sich das Klopfen auf den Finger der tastenden Hand, so sind die Klappen im Zwischenstück der Vene nicht intakt.

Alle Tests haben erheblich an Bedeutung verloren, seit wir durch Röntgendarstellung, *Phlebographie,* Größe, Verlauf der Venenstämme und Lokalisation der Vv. perforantes exakt darstellen können.

*Technik:* Am leicht geneigten Kipptisch wird eine oberflächliche Vene in Fußhöhe punktiert, der Tisch etwa fußwärts nach oben gekippt, im Schirm das Kontrastmittel verfolgt und die beobachtete Partie herausgeschossen. Die Punktion erfolgt rund alle 20 cm nach proximal, bis das ganze Venensystem erfaßt ist.

Mit dem *Doppler-Ultraschall* kann die Strömungsrichtung festgelegt werden. Man sieht, ob die Strömung orthograd oder retrograd verläuft.

### Therapie

Man unterscheide *Varizenträger* ohne besondere Komplikationen, die Varizen sind hier keine Krankheit, und *Varizenkranke* mit Komplikationen irgendwelcher Art. Unter 55 Jahren hat jeder 20. deutliche Krampfadern, aber nur jeder 50. ist venenkrank. Über 50 Jahre hat jeder 6. Krampfadern, jeder 4. ist venenkrank. Für die Therapie ist diese Unterscheidung richtunggebend.

*Varizenträger:* Hier können die Krampfadern beseitigt werden, es besteht jedoch keine zwingende Notwendigkeit. Wir können durch keine Maßnahme, kein Medikament verhüten, daß Varizen sich ausbilden. Wir sollen und müssen jedoch trachten zu verhindern, daß aus Varizenträgern Varizenkranke werden. Und darin liegt auch der Unterschied zwischen Europa und Afrika. Bei den Negern ist die Zahl der Varizenkranken außerordentlich gering.

Bei *Varizenkranken* besteht eine Notwendigkeit, die Varizen zu beseitigen. Es ist eine kausale Behandlung der Komplikationen.

#### Physikalische Therapie

Da die wesentliche Konsequenz der Varizen die venöse Hypertonie, die venöse Stauung ist, ist jede Maßnahme, diese zu verringern, wichtig: Kälteanwendung in jeder Form, kaltes Duschen, Kneipp-Anwendungen, Schwimmen in eher kühlem Wasser. Hochlagerung der Beine kombiniert mit gymnastischen Übungen, die den venösen Rückstrom beschleunigen, Streichmassage bei hochgelagerten Beinen. Schädlich ist Wärme in jeder Form, Sonne ohne gleichzeitige Bewegung, Wärmeanwendung wie Thermalbäder, Fango. Übergewicht vermehrt die Stauung ebenso wie Gummibänder, Halbstrümpfe, Korsette.

#### Medikamentöse Behandlung

*»Venenmittel«.* Sie enthalten im wesentlichen entweder Aescin, eine in der Roßkastanie vorkommende Substanz, oder Flavonoide, die sich in unreifen Früchten finden. Sie können niemals eine Varizenbildung hemmen oder Varizen verkleinern oder »tonisieren«. Ihre Wirkung bei der subjektiven Linderung der Beschwerden ebenso wie eine leichte antiphlogistische Wirkung ist gesichert, auch wenn über den Wirkungsmechanismus noch keine Klarheit besteht. Objektiv belegt ist ein ödemprotektiver, kapillarabdichtender Effekt: Man verwende nur hochdosierte Reinsubstanzen und verordne sie kurmäßig durch 3 Monate. Die Kombinationspräparate aus einer Vielzahl verschiedenartigster Pflanzenextrakte sind mit Skepsis zu betrachten.

In letzter Zeit gewinnen Präparate, die Dihydroergotamin (DHE) enthalten, zunehmend an Bedeutung. Dadurch werden die Venen, auch Varizen tonisiert und der Venenrückfluß beschleunigt.

### Kompressionsbehandlung

Sie ist die Basisbehandlung. Stützstrümpfe sind keine Heilbehelfe. Sie sind nur für gesunde Menschen gedacht, die nicht venenkrank sind und viel stehen müssen.

*Kompressionsstrümpfe,* »Gummistrümpfe«, sind geeignet, durch Kompression der Varizen die venöse Stauung zu verringern. Kompressionsstrümpfe sind bei allen Varizen ohne Komplikationen und in der Nachbehandlung angezeigt. Man halte sich an 3 Gebote: Nach 5 Monaten ist ein Strumpf ausgeleiert, es soll der Patient 2 Paar Strümpfe haben, um sie wechseln zu können. Man kontrolliere routinemäßig 3 Tage nach dem Verpassen der Strümpfe den Effekt. Bedeckt der Strumpf nicht alle varikösen Veränderungen oder macht Schnürfurchen, erfüllt er seinen Zweck nicht.

Alle Markenfirmen stellen exakte Formblätter zur Verfügung. Man fülle die dort gewünschten Maßangaben sorgfältig aus, nur so ist gewährleistet, daß der Patient den für sein Bein optimalen Kompressionsstrumpf erhält. Besonders wichtig ist die genaue Angabe der Kompressionsklassen. Es gibt 4 Kompressionsstufen. Bei mittelgroßen Varizen wird stets Kompressionsklasse II angebracht sein. Bei normaler Beinform kann man Fertigstrümpfe verordnen. Bei abnormaler Beinform sind Maßstrümpfe angezeigt.

Der *Kompressionsverband:* Bei allen Komplikationen von Varizen und nach der Verödung reicht der Kompressionsstrumpf nicht aus. Hier ist die Indikation für einen Kompressionsverband gegeben. Zusätzlich soll man über verödete oder entzündete Varizenstränge, Ulcera cruris und Infiltrate Gummiplatten oder Polster legen. Sie werden von den Verbandstoffirmen geliefert. Der Arzt muß sie jedoch individuell zurechtschneiden.

Es gibt 2 Arten von Binden: *Langzugbinde,* »Gummibinde«, obgleich sie meist keine Gummifäden mehr enthält. Sie hat einen *großen Auflagedruck,* aber *geringen Arbeitsdruck,* d.h., sie unterstützt die Muskelpumpe nur unwesentlich. Sie muß abends abgenommen werden, weil der Patient über Nacht den Druck unerträglich finden würde.

*Kurzzugbinde* – textilelastisch. Sie dehnt sich auf Zug nur gering. Sie hat einen *geringen Auflagedruck,* aber einen *großen Arbeitsdruck.* Wir verstehen darunter, daß sie infolge ihrer geringen Elastizität die Arbeit der Muskelpumpe wesentlich unterstützt.

Wir empfehlen: bei allen Erkrankungen *oberflächlicher Venen Langzugbinden.* Bei allen Erkrankungen *tiefer Venen Kurzzugbinden.* Man muß dem Patienten die Bandagierungstechnik sorgfältig erklären und ihm die Vorschrift zusätzlich schriftlich mitgeben (Abb. 15).

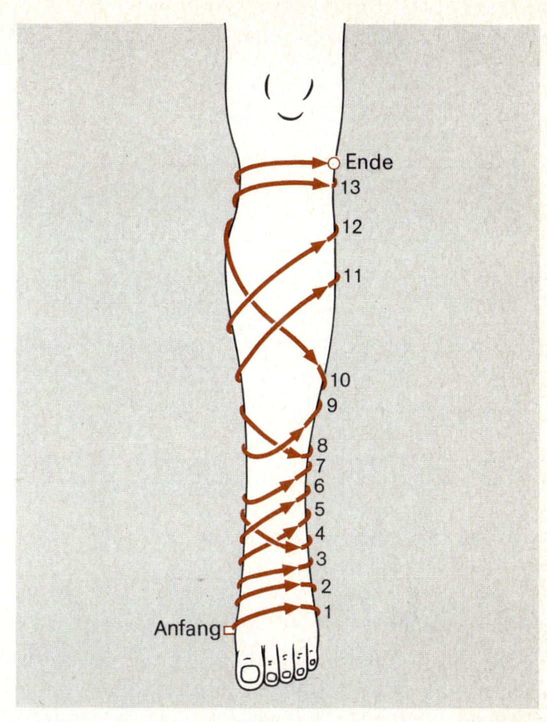


Abb. **15** Richtiges Bandagieren

### Bandagierungstechnik

Den Fuß in Gehlage. Die Bandage wird immer von innen nach außen geführt.

1. Binde

3mal um den Vorderfuß,
1mal Ferse,
1mal unterhalb der Ferse,
1mal oberhalb der Ferse,
1mal Ferse,
1mal unterhalb der Ferse,
1mal oberhalb der Ferse.
Die 1. Binde reicht von den Zehen bis über den Knöchel.

2. Binde
schließt sich an die 1. Binde an:

Unter gleichmäßigem, nicht zu schwachem Zug folgt man ohne Zwang der sich abrollenden Binde. Sie deckt in Achtertouren den ganzen Unterschenkel bis knapp unter das Knie. Auf diese Weise deckt diese Binde jede Stelle des Unterschenkels 4- bis 5mal.

Binde niemals waagrecht wickeln!

Am Oberschenkel wickle man zuerst selbsthaftende Schaumbinden und darüber erst die normalen Binden.

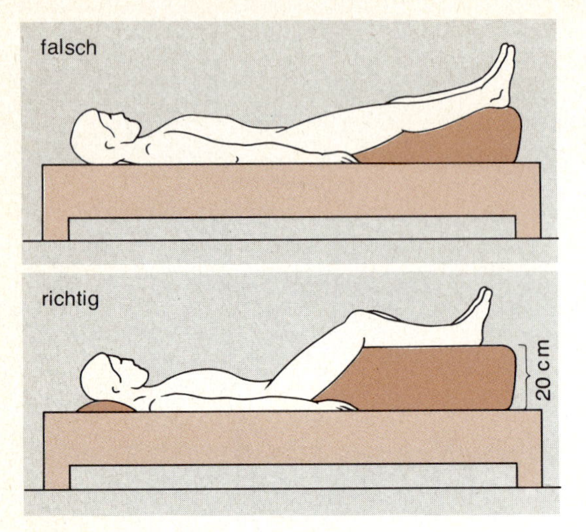


Abb. **16** Hochlagerung der Beine

Hochlagerung

Alle chronischen und akuten Erkrankungen der tiefen und oberflächlichen Venen sollen im Liegen so hoch gelagert werden, daß der Venendruck im Unterschenkel praktisch Null ist. Das erreicht man dann, wenn der Unterschenkel ungefähr im Niveau der Höhe der Einmündung der unteren Hohlvene in den rechten Vorhof gelagert ist (Abb. **16**).

Varizenverödung

*Indikation:* vor allem variköse Seitenäste der V. saphena magna und parva – retikuläre Varizen. Größere varikös veränderte Hauptstämme und große insuffiziente Vv. perforantes lassen sich im Prinzip zwar auch veröden, die Ergebnisse sind aber so unsicher, daß hier die Operation vorzuziehen ist.

*Technik:* Im Liegen oder bei leicht hochgelagertem Bein wird systematisch von distal nach proximal der Reihe nach die Krampfader punktiert, und es werden jedesmal 1-2 ml eines Verödungsmittels gespritzt. Man überschreite in einer Sitzung die Zahl von 4 ml nicht. Es gibt verschiedene Konzentrationen von 0,5%–4% je nach Größe der Varizen. Man kann die Sitzungen jeden 2. oder 3. Tag wiederholen. Sofort nach der Verödung wird auf die Krampfader ein Schaumgummistreifen gelegt und darüber ein fester Kompressionsverband angelegt. Der Patient kann und soll danach gleich gehen. Das Verödungsmittel führt zu einer Desquamation des Gefäßendothels mit sekundärem Gerinnungsthrombus. Dieser, das sogenannte intravenöse Hämatom, wird einige Tage später ohne Anästhesie mit ganz spitzem Skalpell durch kleine Stichinzisionen entleert. Eine weitere Kompression durch 14 Tage bewirkt eine Obliteration der Krampfadern.

*Verödungsmittel, Jodverbindungen:* Olvidestal, Varigloban, Sklerodestal usw. oder *Netzmittel* mit anästhesierenden Eigenschaften: Aethoxysklerol, Phlebodestal usw.

*Kontraindikation der Verödung:* Bettruhe, alle fiebrigen Zustandsbilder, frische und abgelaufene Erysipele, Lymphödem, alle Ödeme ohne vorherige Beseitigung und Abklärung, Verdacht auf frische tiefe Thrombophlebitis, arterielle Durchblutungsstörungen. Nicht aber die oberflächliche Thrombophlebitis.

Zurückhaltung in der Schwangerschaft und hohem Alter, Überempfindlichkeit auf das Verödungsmittel ist eine strenge Kontraindikation.

*Komplikationen der Verödung:* tiefe Klappenschäden bei Überdosierung, besonders in der Nähe insuffizienter Vv. perforantes. Folge: Knöchelödeme, allergische Reaktionen, lokale Nekrosen bei paravenöser Injektion. Therapie: Exzision und primäre Naht. Braunfärbung der Haut, überschießende Reaktion: Antiphlogistika-Kompressionsverband. Versehentliche intraarterielle Injektion führt zu einem kaum reparablen Arterienschaden und erfordert sofortigste Überweisung in eine Klinik. Die Emboliegefahr ist außerordentlich gering.

Operative Therapie

Angezeigt bei stark varikös veränderter V. saphana magna bzw. parva und großen insuffizienten Vv. perforantes. Nach Markierung und evtl. Röntgendarstellung werden die Vv. saphana magna bzw. parva dicht an der Einmündung in die tiefe Vene unterbunden. Nach zusätzlicher Freilegung in der Knöchelgegend mit biegsamen Drahtsonden entfernt, gestrippt und große insuffiziente Vv. perforantes durch gesonderte kleine Schnitte subfaszial unterbunden und große Seitenäste aus kleinen Schnitten mit langen Klemmen herausgezogen.

*Indikation zur Operation:* kosmetische Indikation, Schweregefühl, alle Varizenkomplikationen, besonders Ekzeme, Thrombophlebitis, Ulcus cruris. In letzter Zeit achten wir ganz besonders sorgfältig darauf, nur stark variköse Veränderungen zu entfernen, damit im Falle späterer Bypassoperationen die dann unbedingt nötigen suffizienten Venenstränge zur Verfügung stehen. Aus diesem Grund ist eine präoperative Phlebographie, die gezielt die oberflächlichen Venen erfaßt, kaum zu entbehren.

*Kontraindikation:* große Venenstämme noch suffizient, schwere Grundkrankheiten aller Art, Bettruhe, arterielle Durchblutungsstörungen, Lymphödeme, Ödeme aller Art vor Abklärung und Beseitigung.

*Komplikationen der Operation:* Verletzungen von Arterien und tiefen Venen sind stets grobe technische Fehler. Dagegen lassen sich vorübergehende und auch irreparable Lymphödeme nicht immer ganz verhindern. Selten: Lymphzyste, Sensibilitätsstörungen von Hautnerven sind nicht ganz zu vermeiden und harmlos. Lungeninfarkte im eigenen Krankengut 1 : 2000. Tödliche Lungenembolie im eigenen Krankengut 1 : 30000.

*Varizenkomplikationen:* Alle Varizenkomplikatio-

nen können mit exakten Kompressionsverbänden ohne Bettruhe zur Abheilung gebracht werden. Nach Abklingen der akuten Erscheinungen ist die Beseitigung der Varizen angezeigt.
Zusätzliche Maßnahmen bei *oberflächlicher Thrombophlebitis.* Antiphlogistika lokal und generell, Entleerung der Thromben durch Stichinzisionen, bei *Ekzemen* Kortikoidsalben. Infiltrate, Indurationen nur Schaumgummikompressionsverbände ohne Lokaltherapie. *Ulcus cruris:* Neben dem Kompressionsverband lokal feuchte Umschläge, Borwasser, Rivanol 1 : 1000 oder nur Kamillentee. Keine Salben. Bei großen Ulzera nach Reinigung und operativer Varizenentfernung Deckung durch Hautplastik.
*Ulcus cruris.* Die Standardbehandlung: Schaumgummikompressionsverbände ohne Bettruhe, lokal nur Umschläge, Borwasser, Rivanol 1 : 1000 oder Kamillentee. Keine Salben, keine Antibiotika. Nach Abheilung Kausalbehandlung: Beseitigung der Varizen und insuffizienten Vv. perforantes möglichst nach phlebographischer Darstellung. Bei ausgedehnten Ulkusnarben breiteste Exzision und Deckung mit Hautplastik.

#### Prognose und Verlauf

Varizen sind anlagebedingte Leiden. Eine gewisse Rezidivgefahr ist daher stets gegeben. Sie hängt nicht nur von der Sorgfalt der Erstbehandlung, sondern von der individuellen Veranlagung ab. Eine lebenslange Nachbehandlung in Intervallen ist daher die Regel.

### »Sekundäre« Varizen

Früher wollte man mit diesem Namen zum Ausdruck bringen, daß die Varizen als varikös entarteter Kollateralkreislauf bei Verlegung tiefer Venen entstanden sind. Das stimmt sicher bei den Varizen, die man bei alter Beckenvenenthrombose über dem Mons pubis findet. Am Bein ist ein solches Werturteil, eine solche Entstehungsgeschichte meist nicht zu belegen. Es können geradesogut primäre Varizen sein bei einem Bein, das später einmal eine Thrombose der tiefen Venen mitgemacht hat. Dennoch hat sich die Bezeichnung bewährt. Man will damit nur zum Ausdruck bringen, daß die tiefen Venen geschädigt sind und die Ausschaltung der Varizen nur erlaubt ist, wenn ein Funktionstest, der weiter unten angeführt ist, belegt hat, daß die Varizen keine Ersatzfunktion mehr haben.

**Merke:** *Primäre,* idiopathische *Varizen* sind, da nur beim Menschen vorkommend, offenbar durch den aufrechten Stand bedingte irreguläre Erweiterungen der oberflächlichen Venen. Dominierend ist der erbliche Faktor. Die Häufigkeit ist steil ansteigend mit zunehmendem Alter. Die physikalische Therapie und die »Venenmittel« können subjektive Beschwerden vorübergehend lindern, die Entwicklung jedoch nicht aufhalten. Die Behandlung unkomplizierter Varizen ist *möglich,* führen sie zu Komplikationen ist die Behandlung *nötig.* Variköse Nebenäste werden verödet, variköse Stammvarizen operiert.
*Sekundäre Varizen* können notwendige Kollateralbahnen bei geschädigten tiefen Venen sein und dürfen nur ausgeschaltet werden, wenn es gesichert ist, daß sie keine Ersatzfunktion mehr haben.

## Oberflächliche und tiefe Thrombophlebitis

### Oberflächliche Thrombophlebitis

Infolge der in den Varizen verlangsamten, oft stagnierenden Blutzirkulation entsteht ein sofort an der Venenwand festhaftender Thrombus. Die Varizen wandeln sich in hochentzündete, schmerzhafte Stränge um. Die Embolie ist praktisch nur bei Bettruhe gegeben, weil dann der Thrombus über die Einmündung der V. saphena magna hinaus in die tiefe Vene weiterwachsen kann.

### Tiefe Thrombophlebitis

**Definition:** Ein Thrombus ist ein intra vitam entstandenes Blutgerinnsel im Gefäß. Pathologisch anatomisch unterscheidet man 1. Abscheidungsthrombus, 2. Gerinnungsthrombus, 3. gemischter Thrombus.

1. *Abscheidungsthrombus:* grauweiß, wenig veränderte Strömung. Anhaften von Thrombozyten am Ort der Wandschädigung: *Thrombuskopf.* Bei weiterer Strömungsverlangsamung Anlagerung weiterer Thrombozyten, Ausbildung von Fibrinlamellen, dazwischen Leukozyten und einzelne Erythrozyten.
2. *Gerinnungs-(Koagulations-)thrombus* bei langsamer Strömung: Fibringerüst mit allen Bestandteilen des frischen Blutes. In frischem Zustand loser Kontakt mit Gefäßwand, leicht verschleppbar: Embolie.
3. Meist liegt ein *gemischter Thrombus* vor. Kopf: Abscheidungs- und Gerinnungsthrombus. Schwanz: roter Thrombus.

Bei der tiefen Thrombophlebitis liegt stets ein gemischter Thrombus vor.

### Häufigkeit

Bei Autopsien fand man bei

30- bis 39jährigen 16,7% Thromben,
50- bis 59jährigen 50,0% Thromben,
60- bis 69jährigen 61,8% Thromben,
80- bis 89jährigen 73,2% Thromben,
bei über 90jährigen 100% Thromben.

### Lokalisation

Die Thrombose beginnt meist in den Taschen der Venenklappen und kann in jedem tiefen Venenbezirk vorkommen. 70% jedoch beginnen in den Wadenmuskelvenen, die bei 30% aller Erwachsenen klappenlos und erweitert sind. Ein weiterer Schwerpunkt ist der Bereich der Beckenvenen; vor allem der Plexus der V. iliaca interna oder die V. iliaca communis sinistra. Hier preßt die die Vene überkreuzende Arterie die Vene gegen den 5. Wirbelkörper. Es kommt in 23% der Erwachsenen zu Intimareaktionen – Beckenvenensporn nach May. Die dadurch verursachten Wirbelbildungen begünstigen eine Thrombose.

### Ätiologie

Die Virchowsche Trias gilt heute noch unverändert:

1. *Veränderung der Gefäßwand.* Die Veränderungen des Endothels entstehen nicht nur grob mechanisch. Neueste Untersuchungen konnten belegen, daß schon die Stase einen traumatischen Effekt auf das Endothel hat.
2. *Veränderungen der Blutzusammensetzung.* Der Gleichgewichtszustand durch Produktion und Aktivierung von Gerinnungsfaktoren und Hemmung der Gerinnung ist in vielen Fällen gestört: durch Entzündungen, Tumoren – besonders Prostata-, Ovarial- und Pankreaskarzinom, nach Operationen, am Ende der Schwangerschaft usw., die »Pille« in Kombination mit Nikotin, ferner Überernährung und Wettereinflüsse. Antithrombin-III-Mangel: Bei Thrombosen Jugendlicher denke man an einen angeborenen Antithrombin-III-Mangel. Antithrombin-III-Mängel sind auch nicht selten bei Schockzuständen aller Art. Ihre Erkennung ist wichtig, weil in diesem Fall Heparin ohne Antithrombin-III-Zufuhr wirkungslos ist.
3. *Die Strömungsverlangsamung.* Sie ist der dominierende Faktor und der Grund für die hohe Thromboserate aller Bettlägrigen und für die Tatsache, daß wir schon kurz nach langen Operationen in den Wadenvenen mit 60–90% kleine Thromben finden.

Die heute so häufigen »Flugzeugthrombosen« erklären sich durch Abknickung der V. poplitea und die dadurch bedingte Stase bei langen Flügen.

### Klinik und Pathophysiologie

Solange der Thrombus flotiert, sind die klinischen Symptome wenig eindrucksvoll: unklare subfebrile Temperaturen, die auf Antibiotika nicht ansprechen. Unklare Pulssteigerung. Gefühl des »Muskelkaters« im verdächtigen Bein. Leichte Blaufärbung des Beines im Stehen bei beginnender Beckenthrombose. Erhöhte Muskelresistenz beim Tasten. Daher: Bei jedem Verdacht ist automatisch eine Objektivierung der Diagnose möglich, da alle klinischen Tests eine Fehlerquelle von rund 30% haben. Erst wenn der Thrombus das Gefäß auf weite Strecken verschlossen hat, tritt eine massive Schwellung des Beines ein. Die livide Verfärbung verstärkt sich. Dies ist bereits ein Spätzeichen.

### Diagnostisches Vorgehen

*Phlebographie:* Exakte Röntgendarstellung der Bein- *und* Beckenvenen einschließlich Wadenmuskelvenen und Fußsohlenvenen. Die Methode ist überall durchführbar und verläßlich.

*Jod-Fibrinogen-Test:* Markiertes Fibrinogen wird in den frischen Thrombus eingebaut. Man kann Thromben unter 5 mm Länge nachweisen. Technik: Blockierung der Schilddrüse mit Kalium jodatum. Injektion von 0,9 mg Jod-125-Fibrinogen intravenös. Szintigraphischer Nachweis an 3–5 Meßpunkten am Ober- und Unterschenkel. Nachteil: Nur an nuklearmedizinischen Instituten möglich.

*Plethysmographie:* Sie mißt die Veränderungen der Venenkapazität und des venösen Abstromes. Vorteil: nichtinvasive, ambulante, von ausgebildeten Hilfskräften durchführbare Methode mit einer Treffsicherheit von 90%. Nachteil: teure Apparatur. Verläßliches Ergebnis nur in der Hand einer speziell ausgebildeten Fachkraft.

*Ultraschall-Doppler-Sonde:* Das Wesen: Schallwellen werden von bewegten Objekten – hier Partikel des vorbeiströmenden Blutes – mit einer Frequenzänderung reflektiert. Eine Sonde sendet Schallwellen, ein Empfängerkristall empfängt die reflektierten Wellen. Sie werden verstärkt und akustisch oder graphisch erfaßt. Bei Gesunden schwankt der venöse Rückstrom infolge der Atmung. Distal von venösen Verschlüssen dagegen fließt das Blut kontinuierlich ab. Sichere Diagnose nur bei Beckenvenenverschlüssen.

### Therapie

*Thromboseprophylaxe:* angezeigt bei gefährdeten Patienten. Besonders gefährdet ist jeder Bettlägrige über 30 Jahre, nach Operationen im Bauchraum und an den unteren Extremitäten. Es müssen stets physikalische Maßnahmen *und* medikamentöse Maßnahmen kombiniert werden. Die Prophylaxe muß schematisiert und generalisiert sein.

*Physikalische Prophylaxe:*

1. Korrekte Hochlagerung: dadurch Beschleunigung des venösen Rückstromes um rund 200%.
2. Standardisierte exakt vorgeschriebene stündliche Beinübungen. Beschleunigung 200–400%. Bei Schwerkranken und Bewußtlosen apparative automatische Fußbewegungen, Bettfahrrad usw.
3. Standardisierte Atemübungen. Rückstrombeschleunigung um 15–30%.
4. Obstipationsbekämpfung: 3 Eßlöffel Weizenkleie täglich mit viel Flüssigkeit.
5. Individuell angepaßte Thromboseprophylaxestrümpfe (Antiemboliestrümpfe). Rückstrombeschleunigung um 50–80%.

*Medikamentöse Prophylaxe:* »Low Heparin dosage« 3mal täglich 5000 IE Heparin subkutan oder 2mal täglich Heparin-Dihydergot (5000 IE Heparin + 0,5 mg Dihydroergotamin). Letzteres beschleunigt durch Venentonisierung den venösen Rückfluß. Allerdings kann es bei Verwendung von Dihydroergotamin, wie bei allen Mutterkornpräparaten zu seltenen, aber bedrohlichen Arterienspasmen kommen. Dextrane, hochpolymere Glucoseverbindungen reduzieren hervorragend die Thromboseneigung durch einen Überzug der Gefäßinnenwände und Thrombozyten (Coatingeffekt). Seltene, aber gefährliche Schockzustände werden vermieden, indem man ein Dextran mit niedrigem Molekulargewicht – Promit – vorspritzt.
Keine Laborkontrolle. Thromboseschutz bis 5. Tag. Kontraindikation: Dekompensation im kleinen Kreislauf.
*Aggregationshemmer:* Colfarit, Anturan usw. haben eine geringere Schutzwirkung als Heparin.
*Die Therapie der tiefen Thrombophlebitis:* Die tiefe Thrombophlebitis ist also objektiviert. Man unterscheidet zwischen einer frischen und nicht mehr frischen Thrombose.
*Frische Thrombose:* Die ersten 14 Tage, exakter: der Thrombus ist noch nicht wandadhärent. Im Röntgenbild sieht man einen schmalen Saum zwischen Gefäßwand und Thrombus (Abb. **17**).

Im Hinblick auf die Therapie teile man die tiefe Thrombophlebitis in folgende Gruppen:

1. Jüngerer Patient bis 55 bzw. 60 Jahre ohne Kontraindikation für eine Lyse: Indikation zur Lysebehandlung auch bei Unterschenkelthrombosen.
2. Jüngerer Patient – Lysebehandlung kontraindiziert: operative Beseitigung des Thrombus einschließlich Thrombose der V. poplitea.
3. Frischer sehr kleiner Thrombus in den Unterschenkel- oder Wadenvenen – nur Heparinbehandlung.
4. Älterer Thrombus jeder Altersgruppe: wenn keine Kontraindikation, 2–3 Wochen Heparin, dann 6–12 Monate Cumarinbehandlung.

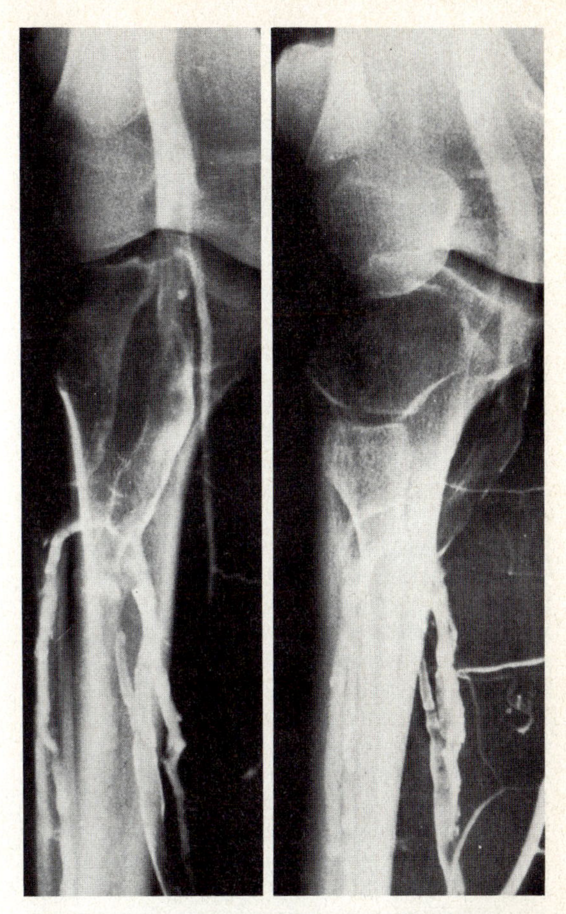

Abb. **17** Frischer Thrombus in der V. poplitea, ein schmaler Saum begrenzt den Thrombus, daher ideal zur Lyse und Thrombektomie geeignet

5. Frischer und älterer Thrombus: alle Antikoagulantien kontraindiziert: Kompressionsverbände, wenn fieberfrei Bewegungstherapie, Aggregationshemmer, Phenylbutazonpräparate. Notbehelfe!
6. Thrombose mit wiederholten Lungeninfarkten trotz Antikoagulantienbehandlung oder bei Kontraindikation gegen Antikoagulantien: Blockade der V. cava inferior knapp unter den Nierenvenen.

Die *Lyse* kann frische Thromben sogar unter Erhaltung der Klappen völlig auflösen, also Restitutio ad integrum. Das Fibrinolysesystem des Blutes besteht aus Aktivatoren und Hemmfaktoren. Die *Aktivatoren* sind in der Lage, entweder *direkt* Plasminogen in Plasmin überzuführen oder *indirekt* in Verbindung mit einem Proaktivator. Plasminogen ist die im Blute vorhandene indirekte Vorstufe vom Plasmin, Fibrinogen. Diese Substanz löst frische Thromben auf. Es spaltet Fibrin, aber auch Fibrinogen. Wir haben zur Verfügung:

*Streptokinase,* einen indirekten Aktivator, und *Urokinase,* einen direkten Aktivator.

**Streptokinase** wird aus hämolysierenden Strepto-

kokken gewonnen. Es ist zwar billiger, hat aber einen entscheidenden Nachteil: Zu Beginn einer Fibrinolyse mit Streptokinase muß eine immunologische Barriere überwunden werden, da jeder Patient schon einmal einen Streptokokkeninfekt durchgemacht hat und so Antikörper in verschiedener Menge besitzt. In 90% der Fälle reichen 250000 IE aus, diese Antikörper zu neutralisieren. Da Streptokinase ein körperfremdes Eiweiß ist, kommt es immer wieder zu einer Immunantwort und wird oft schlecht vertragen. Nach 5–6 Tagen hat der Antikörpertiter eine Höhe erreicht, daß kein weiterer Erfolg mehr zu erwarten ist. *Niedrige Dosen von Streptokinase* bilden geringe Mengen von Aktivator, die große Mengen von Plasminogen in Plasmin überführen. *Hohe Dosen von Streptokinase:* viel Aktivator – wenig Plasmin.
*Durchführung:* Dosierung nach Bestimmung des Antistreptokinasetiters oder »Schemalyse«. Initialdosis von 250000–750000 IE bei Erhaltungsdosis von 100000 IE/Std.
*Kontrollmethoden:* tägliche Fibrinogenbestimmung und Thrombinzeitbestimmung.
*Dauer:* Ob man die Behandlung 3 Tage oder 6 Tage ausführt, entscheidet das Röntgenbild am 3. Tag. Am 6. Tag muß die Behandlung auf jeden Fall abgebrochen werden, auch wenn sie nicht erfolgreich war. Anschließend Heparinbehandlung 2–3 Tage und abschließend Cumarinbehandlung.
*Kontraindikationen:* Jede schwere Allgemeinerkrankung, Hypertonie, jede Blutungsgefahr, also auch die ersten 10 Tage nach einer Operation, die ersten 12 Wochen der Gravidität, vorausgegangene Streptokinasebehandlung innerhalb 6 Monaten. Altersgrenze rund 60 Jahre.
*Komplikationen:* Den Patienten stets belastende Behandlung, eine Serie von Überempfindlichkeitsreaktionen, Blutungsgefahr. Gegenmittel: Epsiloncapronsäure. Auslösung von Embolien: Behandlung weiterführen.
**Urokinase** ist eine körpereigene Substanz und daher das Mittel der Zukunft. Nur: bisher aus Urin gewonnen, war der Preis fast unerschwinglich. Jetzt wird es aus menschlichen Nierenzellkulturen hergestellt. Damit wurde der Preis gerade noch tragbar. Es kann bedenkenlos 2–3 Wochen gegeben werden und wirkt auch bei älteren Thrombosen. Keine Immunantwort, außer Blutungsmöglichkeit sind kaum Komplikationen zu fürchten. Da bei der Erhaltungsdosis die Thrombinzeit nicht ausreichend gesenkt wird, gibt man zugleich Heparin.
*Dosierung:* 600000 IE in den ersten 20 Minuten. Dann Fortsetzung mit 100000 IE pro Stunde. Gleichzeitig wird Heparin in einer Dosierung von 800 IE pro Stunde gegeben.

Vor Beginn und während der fibrinolytischen Therapie werden täglich Laborkontrollen durchgeführt:

Thrombinzeit (normal 15–22 Sekunden) – ca. 3fach erhöht,
Reptilasezeit (normal 12–21 Sekunden) – 30–40 Sekunden,

Fibrinogen (normal 150–500 mg%) – 30–40% vom Ausgangswert absinkend, wobei Fibrinogen und Reptilasezeit als Parameter für die Fibrinolyse und die Thrombinzeit zur Steuerung der Heparindosierung herangezogen werden.
**Thrombektomie:** Ist eine Lysebehandlung nicht möglich, so ist bei jüngeren Patienten einschließlich der Thrombose der V. poplitea die operative Entfernung des Thrombus mit dem Fogarty-Katheter indiziert. Die Voraussetzung ist ein erfahrener Gefäßchirurg. Nachteile: stets hoher Blutverlust, geringe peroperative Emboliegefahr. Die Ergebnisse sind gleich gut wie die Lyse: 60–70% sehr gut.
**Heparinbehandlung:** Heparin hemmt sofort wirksam die Gesamtgerinnung des Blutes und damit das Weiterwachsen des Thrombus. Möglicherweise lockert es auch etwas die Struktur des Thrombus und erleichtert so die körpereigene Lyse.
*Dauer:* 2–3 Wochen.
*Kontraindikation:* frische Blutungen und kurz nach Operationen. Höheres Alter und Gravidität sind keine Kontraindikation.
*Kontrolle:* partielle Thromboplastinzeit: normal 35–50 Sekunden, therapeutisches Optimum das 3- bis 4fache des Normalwertes.
*Anwendung:* i.v. Injektionen alle 6 Stunden oder Dauerinfusion mit Motorspritze oder subkutan in Einzeldosen von 10000–12500 IE.
*Komplikationen:* Blutungsgefahr, sofort zu stoppen durch Protaminsulfat.
Anschließend an Lyse- und Heparinbehandlung: 6–12 Monate Cumarinbehandlung.
**Cumarine:** indirekte protrahierte Wirkung auf Faktor VII, IX, X und II. Vorteil: orale Langzeitbehandlung.
*Wirkungsmechanismus:* hemmt Bildung von Vitamin $K_1$, das für den Aufbau des Prothrombinkomplexes nötig ist.
Nachteil: Wirkungseintritt erst nach 2–3 Tagen, hemmt nur in gewissen Grenzen ein Weiterwachsen des Thrombus.
*Kontraindikation:* jede Blutungsgefahr, Hypertonie, Leberleiden, Schwangerschaft.
*Kontrollmethoden:* Thromboplastinzeit nach Quick. Optimum 15–30% (0,15–0,30) oder Thrombotest nach Owren, Optimum 5–15% (0,05–0,15). Gegenmittel: Vitamin $K_1$ Konakion wirkt erst nach 24 Std. Rascher wirkend: Prothrombinkonzentrat PPSP Behring oder Prothrombinkomplexkonzentrat Schura.
*Komplikationen:* Blutungen, besonders Harnblutung, selten Hautnekrosen.

### Prognose und Verlauf

Eine nicht rechtzeitig erkannte Thrombose hat eine Lungenembolierate bis zu 23%. Sowohl bei Lysebehandlung als auch bei Heparinbehandlung besteht eine Embolierate von 4–8%. Tödliche Embolien 1–2%. Bei sofortiger Lyse bzw. Thrombektomie völlige Wiederherstellung der venösen Strombahn ohne Restschäden in rund 70%. Trotz Heparin- bzw. Cumarinbehandlung ist nach einem Jahr nur in 35% eine völlige, in 55% eine partielle Rekanalisation der tiefen Venen zu erwarten. In einem Großteil der Fälle bleibt also das tiefe Venensystem lebenslang geschädigt. Nach einer stummen Periode von 1–10 Jahren beginnt das lebenslange *post-*, besser *propterthrombotische Zustandsbild,* das eine Konsequenz des Versagens der Wadenvenenpumpe, der Abflußbehinderung und venösen Stauung ist. Die *klinische Konsequenz:* Entzündungen in oberflächlichen, anlagebedingten Varizen. Neuerliche Thrombosen in den geschädigten tiefen Venen, Ödeme, Infiltrate und Indurationen am distalen Unterschenkel und Ulcera cruris. Diese Komplikationen können aber durch exakte konservative Behandlungen, eventuell unterstützt durch operative Eingriffe, verhindert werden.
Es sind daher auf jeden Fall stets folgende lebenslange Maßnahmen notwendig:

### Die 14 Lebensregeln nach May

1. Ödem-Kompressionsverband. Infiltrate, Ulzera-Kompressionsverband plus Schaumgummiplatten. Ödem beseitigt – Kompressionsstrümpfe.
2. Nachts richtiges Hochlagern.
3. Mittags 20 Minuten Beine extrem hochlagern.
4. Nicht SS, sondern LL, nicht Sitzen, Stehen, sondern Liegen oder Laufen.
5. Mittags und abends Beingymnastik bei stark hochgelagerten Beinen.
6. Wärme schlecht, Kälte günstig. Also keine direkte Sonne, Duschen statt Baden, Kneipp-Bäder statt Thermalbäder.
7. Urlaub: Schwimmen, Langlaufen.
8. Hautverletzungen in der Knöchelgegend: sofort Arzt aufsuchen.
9. Keine Abschnürung wie Korsette, Halbstrümpfe, schlecht sitzende Gummistrümpfe.
10. Fußmuskulatur üben: barfuß gehen, Kneipp-Sandalen.
11. Gewichtskontrolle.
12. Stuhlregulierung – Ballaststoffe, Weizenkleie.
13. Entbindung, Operation: Thromboseprophylaxe.
14. »Pille« mit Spezialerlaubnis, Pille plus Nikotin verboten.

### Operative Maßnahmen

Rund 40% aller postthrombotisch geschädigten Bein- und Beckenvenen können durch folgende operative Maßnahme gebessert werden:

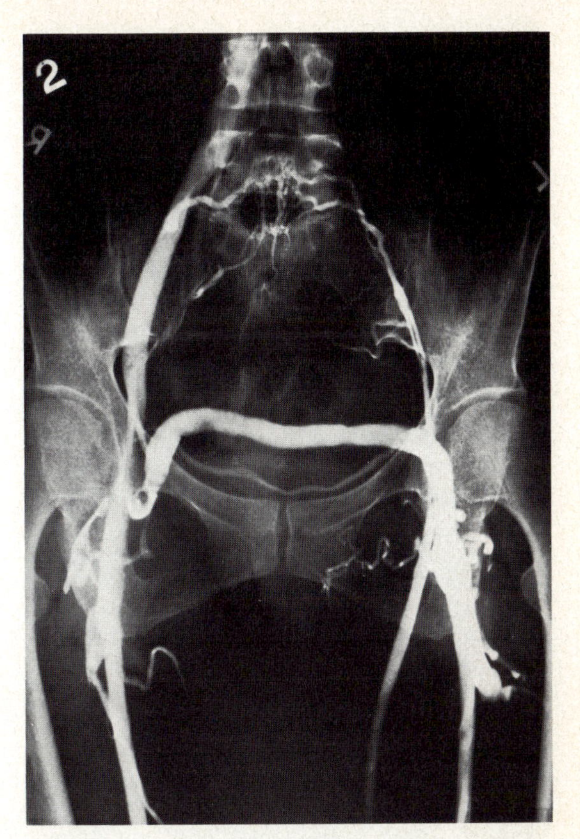


Abb. **18** Operation nach Palma: 5 Jahre nach der Operation. Der Verschluß der linken Beckenvene wird durch die zur Gegenseite gezogene V. saphena magna des rechten Beines umgangen

1. *Einseitige alte Beckenvenenverschlüsse:* Operation nach Palma. Der Verschluß wird durch die V. saphena magna der Gegenseite umgangen (Abb. **18**).
2. *Ausschaltung der Varizen:* Nur angezeigt, wenn diese nicht als Rückflußbahn für die geschädigten tiefen Venen nötig sind. Indikation zur Operation: Die Kompression der V. saphena magna ergibt eine Verbesserung der Venendruckkurve.
3. *Ausschaltung insuffizienter Vv. perforantes:* Bei allen propterthrombotischen Ulzera ist phlebographisch nach insuffizienten Vv. perforantes zu fahnden. In diesen ist bei Muskelkontraktion eine starke retrograde Strömung vorhanden: Rammstoß nach Cockett. Die Ausschaltung, Ligatur, dieser insuffizienten Vv. perforantes begünstigt die Heilung der Ulzera.
4. *Hautplastik:* Größere Ulzera sollen exzidiert und nach Ligatur der insuffizienten Vv. perforantes mit Spalthautlappen gedeckt werden.

## Thrombosesonderformen

*Mondorsche Krankheit:* Thrombophlebitis der V. thoracicoepigastrica. Entzündeter Strang an seitlichen Thoraxpartien harmlos. Antiphlogistika. *Thrombophlebitis saltans (migrans):* rezidivieren-

de Entzündungen nicht varikös veränderter Venen an verschiedenen Stellen. Häufig Vorläufer einer Thrombangiitis Buerger. Rauchverbot, Kortikoidgaben, Herdsuche.
*Phlegmasia coerulea dolens:* schlagartige Thrombosierung aller Beinvenen. Lebensbedrohlich, stark schmerzhaft. Schockzustand durch Flüssigkeitsverlust in das Bein. Häufig bei malignen Prozessen, Colitis ulcerosa. Sofortige Thrombektomie nötig.
*Achselvenenthrombose nach Paget-von Schroeter:* Behandlung wie tiefe Beinvenenthrombose. Fibrinolyse oder Thrombektomie. Häufige Ursache: Thoracic outlet syndrom, d.h. Einengung der Vene zwischen Klavikula und 1. Rippe. Nach Thrombosebeseitigung Ursache beseitigen: Halsrippe (?) oder Resektion der 1. Rippe.

**Merke:** Pathologisch anatomisch handelt es sich bei der oberflächlichen und tiefen Thrombophlebitis um gleiche Krankheitsbilder. Es sind intravital entstandene Gerinnselbildungen, die, sobald sie das Venenlumen völlig ausfüllen, zu zusätzlicher Entzündung der Venenwand und des perivenösen Gewebes führen – Periphlebitis. Klinisch ist streng zu unterscheiden zwischen oberflächlicher Venenentzündung, die fast nur bei Varizen vorkommt, kaum zu Embolien führt und deren Behandlung ambulant durch entzündungswidrige Mittel und Kompressionsverbände erfolgt, und tiefer Thrombophlebitis, tiefe Thrombose, Phlebothrombose, deren Diagnose anfänglich schwierig ist. Sie weist eine hohe Embolierate auf. In optimalen Frühfällen können wir den Thrombus auflösen oder durch Operation beseitigen und so die lebenslange Zerstörung der tiefen Venen verhüten. In späteren Stadien können wir durch die Blutgerinnung verzögernde Mittel wenigstens ein Fortschreiten der Thrombose verhindern. Schäden der tiefen Venen sind irreparabel, sie fordern eine lebenslange Befolgung der Lebensregeln. In 40% jedoch können wir die Spätfolgen durch operative Maßnahmen mildern.

## Weiterführende Literatur


Ehringer, H., H. Fischer, C. O. Netzer, R. Schmutzler, E. Zeitler: Venöse Abflußstörungen, Enke, Stuttgart 1979

Havig, Ö.: Deep vein thrombosis and pulmonary embolism. Acta chir. scand. 1977 Suppl. 478. Page Bros (Norwich), England

May, R.: Surgery of the Veins of the Leg and Pelvis. Thieme, Stuttgart 1979

May, R., A. Kriessmann: Periphere Venendruckmessung. Thieme, Stuttgart 1978

May, R., R. Nißl: Die Phlebographie der unteren Extremität, 2. Aufl. Thieme, Stuttgart 1973

May, R., H. Partsch, J. Staubesand: Venae Perforantes. Urban & Schwarzenberg, München 1980

Trübestein, G.: Urokinase-Therapie. Schattauer, Stuttgart 1981

# Krankheiten der Lymphgefäße

*U. Brunner*

**Definition:** Das Lymphgefäßsystem ist im Feinbau und in der topographischen Anordnung ähnlich wie das Venensystem angelegt. Mit einem weitverzweigten Kapillarnetz fängt es die Lymphbestandteile der Organe und Gewebe ein, leitet die Lymphe über Gefäße wachsender Größenordnung in den Ductus thoracicus, welcher sich schließlich über den linken Venenwinkel in die Blutbahn ergießt. Lymphknoten sind gruppenweise, in Serie oder als parallele Elemente diesem Abstrom beigeschaltet. In den Gliedmaßen unterhalten die Faszien eine Trennung in oberflächliche (präfasziale) und tiefe (subfasziale) Abstromgebiete. Über das subfasziale Lymphgefäßsystem bestehen noch große Wissenslücken; mit der lymphographischen Routinetechnik kommen lediglich die präfaszialen Sammelrohre zur Darstellung. Diese folgen einerseits der V. saphena magna (ventromediales Bündel), anderseits der V. saphena parva (dorsolaterales Bündel).

Die Lymphgefäße bilden ein geschlossenes Einbahnsystem, in dem die Lymphe nicht zirkuliert, sondern stets nur in einer Richtung abfließt. Richtungselemente sind Klappenventile. Förderkräfte sind teils Kontraktionen der muskulären Wandelemente und Schiebewirkung des Kapillarfiltrates, teils Druckschwankungen in Geweben und im Pleuraraum.
Das Lymphgefäßsystem drainiert insbesondere korpuskuläre Bestandteile und makromolekuläre Proteine des interstitiellen Raumes. In der Bewältigung lokaler Entzündungen spielt es deshalb eine wichtige Rolle. In Organen und Gliedmaßen ist die Lymphe wasserklar. Ihre Transportgefäße sind vom Auge nicht zu erkennen. In der Cysterna chyli erfolgt die Vermischung mit der fetthaltigen Lymphe des Darmes. Pathologische Stauungszustände mit Umkehr der Strömung führen zu Austritt chylushaltiger dickflüssig-milchiger Lymphe auf Stufe Gliedmaßen (Chylödem), Bauchhöhle (Chylaszites), Pleuraraum (Chylothorax), Harnblase (Chylurie), Vagina (chylöse Metrorrhö).
Bei chronisch behindertem Lymphabfluß entsteht in den Gliedmaßen ein lymphostatisches Ödem, das durch den höchsten Proteingehalt aller chronischen Ödeme gekennzeichnet ist. Es fördert Bindegewebsproliferation (hartes Ödem) und bietet einen vorzüglichen Nährboden für Streptokokken (rezidivierende Erysipele). Am wichtigsten für die Praxis erweisen sich in Mitteleuropa die primären Lymphödeme der Beine und die sekundären Lymphödeme der Arme. Der folgende Abschnitt beschränkt sich deshalb auf die Diagnostik und Therapie der Lymphgefäßerkrankungen in den Gliedmaßen. Lymphostatische Krankheitsbilder innerer Organe werden in den entsprechenden Kapiteln abgehandelt.

## Akute Erkrankungen der Lymphgefäße, Lymphangitis

**Definition:** Bakterielle, kanalikuläre Entzündung ausgehend von lokalen Infektherden.

### Häufigkeit und Ätiologie

Häufige Erkrankung des Alltags. Erreger sind Staphylokokken und Streptokokken. Ihr Einlaß in das Lymphgefäßsystem erfolgt häufig über Panaritien, Furunkel, Hautverletzungen und interdigitale Fußmykosen.

### Klinik

Feuerrote retikuläre Zonen oder Infektstraßen entsprechend dem Verlauf der Sammelrohrbündel. Alle Zeichen der akuten, lokalen Entzündung, dazu schmerzhafte Schwellung der regionalen Lymphknoten als Filterstationen. Fortschreitende lymphogene Ausbreitung führt zu Sepsis. Deshalb werden die roten Streifen an Gliedmaßen im Volksmund bereits als »Blutvergiftung« bezeichnet.

### Therapie

Die 2 Schritte der Therapie umfassen die Eröffnung und Débridierung des Infektherdes sowie Ruhigstellung, lokale antiphlogistische Maßnahmen und Verabreichung von Antibiotika bei Fieber.

# Chronische Erkrankungen der Lymphgefäße, Lymphödeme

**Definition:** Das Lymphödem ist eine chronische Schwellung infolge organisch bedingter ungenügender Lymphdrainage. Ihre Einteilung kann nach verschiedenen Gesichtspunkten erfolgen. Diejenige in Tab. **8** ist eine betont klinische und auf die Praxis abgestimmte Gruppierung. Für die sekundären Lymphödeme ist die Ursache der Lymphblockade jeweils bekannt, für die sogenannten primären nicht.

Tabelle **8** Klinische Einteilung für primäre Lymphödeme

**Primäre Lymphödeme**

*Familiäre:*
- familiär-kongenital (Nonne-Milroy)
- familiär-nichtkongenital (Meige)

*Sporadische:*
- aufgrund obliterierender Lymphgefäßveränderungen (Hypoplasie-Aplasie)
- aufgrund von Lymphgefäßektasien (Hyperplasie)

**Sekundäre Lymphödeme**

- Posttraumatisch und postoperativ
- Parasitär
- Lymphangiopathische Komponente beim postthrombotischen Syndrom
- Entzündlich
- Neoplastisch (inkl. radiotherapeutische und nuklearmedizinische Tumortherapie)

## Primäre Lymphödeme

### Häufigkeit

Die Häufigkeit in der Bevölkerung Mitteleuropas ist zahlenmäßig noch nicht erfaßt. Umfragen während Fortbildungskursen für Allgemeinmediziner ergaben, daß pro Praxis 1–2 solcher Fälle in Dauerbehandlung stehen.

### Epidemiologische Parameter

*Geschlechtsverteilung:* 88% Frauen, 12% Männer.
*Lebensalter der Manifestation:* 83% treten vor (Lymphoedema praecox), 17% nach dem 35. Lebensjahr auf (Lymphoedema tardum). Diese Gruppierung nach Lebensalter ist praktisch wichtig, weil ein erst ab der 4. Lebensdekade einsetzendes Lymphödem der Beine bereits als erstes Zeichen eines möglichen, versteckten Malignoms eingeschätzt werden muß.
Die Häufigkeitsspitze der Manifestation liegt im 17. Lebensjahr; 30% entwickeln sich zwischen dem 15. und 20. Lebensjahr. Bis zum erfüllten 22. Lebensjahr sind 50% der Lymphödeme manifest (Abb. **19**).
*Auslösende Einwirkungen:* 94% sind sporadische Einzelfälle. Für etwa ⅔ setzt die Schwellung ohne jede äußere Einwirkung unmerklich chronisch ein, in einigen Fällen aber auch akut von einem Tag auf den anderen. Für etwa ⅓ steht zu Beginn ein Ereignis, welches die Schwellung auslöst. Die Abklärung solcher Fälle ergab dann aber meistens eine schon vor dem Unfall vorhandene Lymphangiopathie. Die Lymphdrainage war bis zum Moment des Unfallereignisses suffizient, dekompensierte aber in dessen Folge. Als häufigste Faktoren zur Auslösung von primären Lymphödemen wurden Schwangerschaft und Distorsio pedis erkannt, wobei das traumatische Ödem am Fuß zunächst wochenlang stationär verharrt und dann in ein Lymphödem des Fußrückens und der Knöchel übergeht. Retrospektiv sprechen wir dann den Zustand des Beines vor dem Unfall als Lymphangiopathie bei suffizienter Lymphdrainage an oder als latentes Lymphödem, den Zustand nach dem Unfall als posttraumatisch dekompensiertes, primäres Lymphödem. Auffallend und diagnostisch wichtig ist auf alle Fälle, daß die lymphographischen Veränderungen in solchen Fällen durchwegs an beiden Beinen nachgewiesen werden können.
Familiäre Lymphödeme sind selten. Im eigenen Krankengut der primären Lymphödeme der Beine sind nur 6% hereditär.
Familiär-kongenital = Typus Nonne-Milroy. 1891 beschrieb NONNE unter 13 erfaßbaren Familienangehörigen von 3 Generationen 7 Fälle mit kongenitalem Lymphödem der Beine. 1 Jahr später erschien unabhängig davon in den USA eine analoge Mitteilung von MILROY, der in einer 6 Generationen und 97 Personen umfassenden Familie 22 Fälle mit primärem Lymphödem fand. 20 davon hatten sicher seit der Geburt ein- oder beidseitige Beinschwellungen.
Familiär-nichtkongenital = Typus Meige. 1898 beschrieb der Pariser Dermatologe MEIGE 8 Mitglieder der gleichen Familie in 4 Generationen, bei denen sich das Lymphödem ein- oder beidseitig im Verlauf der Adoleszenz bis spätestens zur Pubertät entwickelte. Dieser familiär-nichtkongenitale Typus ist etwas häufiger als der familiär-kongenitale.

### Charakter der lymphostatischen Schwellung

Die Schwellung ist körperfarben, indolent und mehr oder weniger hart. Im Frühstadium erfaßt sie Zehen, Fußrücken und Knöchelgegend (Abb. **20**), in weiteren Phasen auch den Unterschenkel, der säulenartig deformiert erscheint, und schließlich den Oberschenkel. Groteske Unförmigkeiten finden sich im Rahmen der lymphostatischen Elephantiasis. Im Frühstadium wird das Ödem über Nacht noch abgebaut (reversibles Stadium), in späteren Stadien kaum mehr (irreversibles Stadium). Viele Patienten pendeln mit

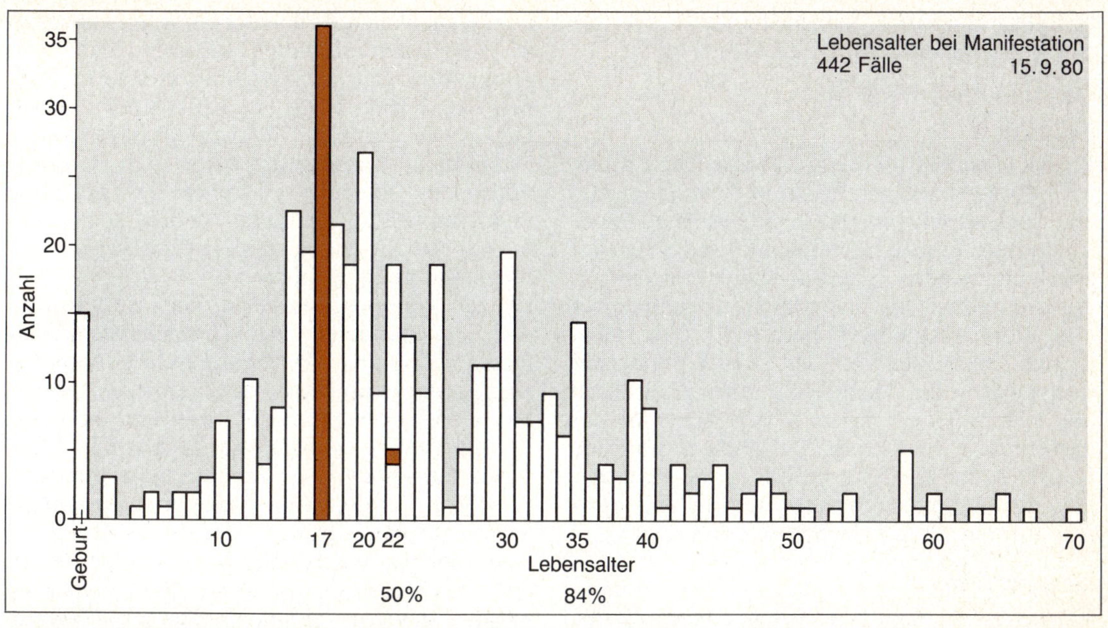


Abb. **19** Lebensalter bei der Manifestation primärer Lymphödeme. Graphische Darstellung. Häufigkeitsspitze im 17. Lebensjahr. Median (statistischer Mittelwert) im 22. Lebensjahr, d.h., daß bis zum erfüllten 22. Lebensjahr die Hälfte der primären Lymphödeme manifest ist

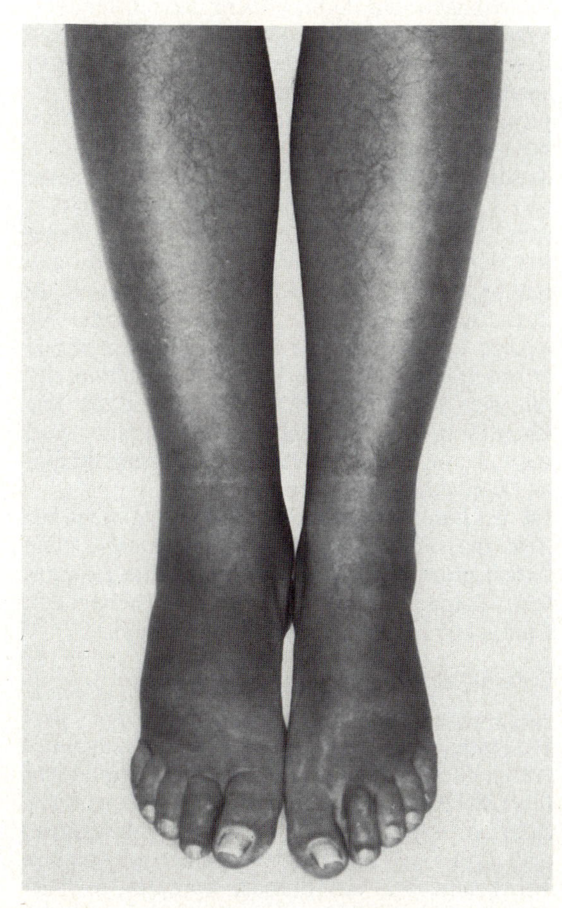

Abb. **20** Initiales primäres Lymphödem einseitig rechts: Fußrücken geschwollen, Knöchelgegend maskiert, Unterschenkel noch schlank

tage-, wochen- oder monatelangen Intervallen zwischen reversiblem und irreversiblem Stadium hin und her. Hinsichtlich der Prognose sind keine hervorstechenden Varianten herauszustellen. Grundsätzlich ist das Leiden progressiv, und zwar in bezug auf Umfang, Ausdehnung und Konsistenz der lymphostatischen Schwellung. Umfang, Ausdehnung und Konsistenz der Schwellung verändern sich bei ⅔ der Fälle schubweise. Schwangerschaften, Verletzungen, Erysipele, klimatische Einflüsse, körperliche Sonderbelastungen und unbekannte Faktoren sind dafür verantwortlich. Innerhalb der allgemeinen Mißform sind Lymphödeme zusätzlich noch durch lokale Veränderungen charakterisiert: Infolge Verdickung und Induration der Zehen geht die Faltbarkeit der Dorsalhaut verloren (Stemmersches Zeichen). Örtlich betonte Schwellung über dem Fußrücken, retromalleolare Kissen, Wülste über der Medialseite des Kniegelenkes und über dem Trochanter major, Vertiefung natürlicher Hautfalten und örtliche Indurationsfelder sind wichtige diagnostische Kriterien für spätere Angriffspunkte einer gezielten konservativen Therapie. Die häufigste Kombination umfaßt die Vertiefung natürlicher Hautfalten über dem oberen Sprunggelenk und einen bombierten Fußrücken.

In ¾ der Fälle beginnt das Leiden *einseitig*, in ¼ beidseitig mit deutlichen Seitenunterschieden ab Anbeginn; ¼ geht zeitlich gestaffelt in Beidseitigkeit über, so daß im Verlauf 50% unilateral und 50% bilateral befallene Patienten gezählt werden. In Umfang, Ausdehnung und Konsistenz ergeben sich erhebliche Seitendifferenzen, was für eine adäquate Bestrumpfung zu beachten ist.

### Diagnostisches Vorgehen

#### Farbstofftest

Patentblauviolett in 11%iger wässeriger Lösung wird nach subkutaner Injektion ziemlich elektiv von den Lymphkapillaren absorbiert. Wird dieser Vitalfarbstoff in die Interdigitalfalte zwischen der ersten und zweiten Zehe eingespritzt, entsteht am normalen Bein ein blaugrüner, umschriebener und scharf begrenzter Farbfleck. Bei einem Lymphödem verteilt sich der Farbstoff entweder flächenhaft oder kleinfleckig über Fußrücken und Unterschenkel. Technisch einfach wäre der Farbstofftest eine geeignete Methode für den Praktiker, die klinische Frühdiagnose zu erhärten; die Interpretation von Grenzbildern erfordert aber eine erhebliche Spezialerfahrung.

#### Lymphographie

Wünschbar ist immer noch ein Kontrastmittel, das nach subkutaner Injektion ein brauchbares Bild der Lymphgefäße wiederzugeben vermöchte. Dieses Kontrastmittel gibt es noch nicht. Die Arbeitsgruppe von Kinmonth arbeitete indessen bis 1955 die direkte Lymphographie des ventromedialen Bündels zu einer klinischen Standardmethode aus, auf deren Ergebnissen unsere heutigen Erfahrungen basieren. Nachdem die Sammelrohre des Fußrückens im Farbstofftest sichtbar geworden sind, wird eines derselben über eine Hautinzision kanüliert. Danach erfolgt die Instillation von wasserlöslichem oder öligem Kontrastmittel. Kinmonth etikettiert die von ihm entdeckten Veränderungen mit radiologischen Begriffen. Er fand 86% Hypoplasie, 3% Aplasie, 11% Hyperplasie. Die einzelnen Begriffe bezeichnen folgendes:

*Hypoplasie.* Zahlenmäßige Verminderung der Sammelrohre. Man findet am Unterschenkel statt 4 oder 5 größeren Lymphbahnen nur deren 1 oder 2 pro Bündel. Gelegentlich kommt auch nur ein einziges Sammelrohr zur Darstellung, das in seinem solitären Verlauf dem ventromedialen Bündel entspricht. Zudem sind die einzelnen Sammelrohre auch qualitativ verändert: Entweder sind sie engkalibrig fragmentiert und über längere Strecken obliteriert oder sie sind stellenweise erweitert und geschlängelt.

*Aplasie.* Das Defizit an Lymphgefäßen ist bei der Hypoplasie subtotal, bei der Aplasie total. Die Lymphe sammelt sich nur mehr in sackförmigen Gewebsspalten. Subkutan injizierter Farbstoff verteilt sich sofort diffus in der Umgebung. Die Lymphographie gelingt nicht, da keine zur Kontrastmittelinjektion tauglichen Gefäße gefunden werden.

*Hyperplasie.* Die Lymphgefäße zeigen eine Kaliberzunahme von 1–5 mm Durchmesser. Der subkutan injizierte Farbstoff kann sich in der Umgebung der Injektionsstelle diffus ausbreiten und an verschiedenen Stellen der Extremität plötzlich in die Hautlymphspalten austreten. Das Lymphogramm zeigt ein buntes Spektrum von kleinen Ektasien bis zu großen varikös gewundenen Gefäßerweiterungen. Die Lymphpassage ist stark verlangsamt. Gelegentlich findet sich in diesen Fällen eine hohe Dysplasie von Lymphknoten und Lymphgefäßen auf Stufe Becken, so daß diese Hyperplasie als sekundäre Erweiterung der Sammelrohre aufgefaßt wird.

Ob die lymphographischen Verschlußprozesse und Erweiterungen im ventromedialen, präfaszialen Bündel der sporadischen primären Lymphödeme auf einer angeborenen oder erworbenen Veränderung der Sammelrohre beruhen, ist immer noch ein ungelöstes Problem der klinischen Forschung. Die Arbeitsgruppe um Kinmonth in London nimmt eine Anlageanomalie an, die Arbeitsgruppe um Kaindl in Wien fand eine Anzahl histologischer Kriterien, die für ein erworbenes Leiden sprechen. Als Tatsache ist wichtig, daß die lymphographischen Veränderungen durchwegs an beiden Beinen nachgewiesen werden können. Dies erklärt, warum in 50% der Fälle mit einiger Latenzzeit beide Beine an einer lymphödematischen Schwellung erkranken und daß häufig Bagatellverletzungen wie Fußverstauchungen ein Lymphödem auszulösen vermögen.

Die Errungenschaften der Lymphographie sind aus unseren heutigen Vorstellungen über die Ursache des Lymphödems nicht mehr wegzudenken. In unklaren Fällen liefert sie die entscheidende Grundlage zur Unterscheidung primärer von sekundären Lymphödemen. Therapeutisch weist sie aber nur für die seltenen Lymphödeme mit Hyperplasie einen Weg. Für die viel häufigeren hypoplastischen Fälle ist sie gemessen an ihrer Aussage eine sehr invasive Methode. Als einzige angiographische Untersuchungsmethode erfordert sie routinemäßig einen Hautschnitt, der mitunter sehr häßliche Narben hinterläßt. Die Indikation zur direkten Lymphographie wird deshalb von klinischer Seite heute mit zunehmender Zurückhaltung gestellt.

Im Stadium der klinischen Forschung steht zur Zeit die *Fluoreszenz-Mikrolymphographie.* Die Arbeitsgruppe um Bollinger stellt ihre Resultate als diagnostisch zukunftssicher mit wertvollen Einblicken in die Pathophysiologie heraus.

### Differentialdiagnose

Abgesehen von internistischen Leiden und Phlebödem zeigen vor allem 2 Krankheitsbilder Ähnlichkeiten mit primärem Lymphödem (Tab. **9**): Das *Lipödem* (Fettbein, Säulenbein) steht vor allem deshalb in Differentialdiagnose, weil es fast ausschließlich bei Frauen im gleichen Lebensalter wie das primäre Lymphödem auftritt. Der klinische Hauptunterschied liegt darin, daß Fuß und distaler Knöchelbereich von den Fettdepots ausgespart bleiben. Charakteristisch

Tabelle **9** Differentialdiagnose primäres Lymphödem – Lipödem – Reflexdystrophie

| Symptome | Lymphödem | Lipödem | Dystrophisches Ödem (Sudeck) |
|---|---|---|---|
| Lokalisation | Fußrücken und Knöchel<br>Primär einseitig oder mit quantitativen Seiten-differenzen | Hüfte, Ober-, Unter-schenkel<br>Primär beidseitig symmetrisch | Fuß und Knöchel |
| Form | Praller Fußrücken, später säulenartige Deformation des Unterschenkels | Supramalleolärer Fettkragen | Polsterförmige Schwellun-gen mit Tendenz zur Aus-breitung in die Peripherie |
| Farbe<br>Tönung | Hautfarben – blaß | Hautfarben<br>Oft Erythrocyanosis puellarum | Anfänglich fleischrot, später blauviolett |
| Konsistenz | Frühzeitig hart, schwer eindellbar | Hart | Teigig-fest |
| Hauttemperatur | Kühl | Körperwarm bis kühl | Anfänglich überwärmt, später unterkühlt. Vielfach wechselnd |
| Ruheschmerz | Ø Hypersensibilität der Haut | +++ | |
| Belastungsschmerz | Ø oder Schweregefühl | Schweregefühl | +++ |

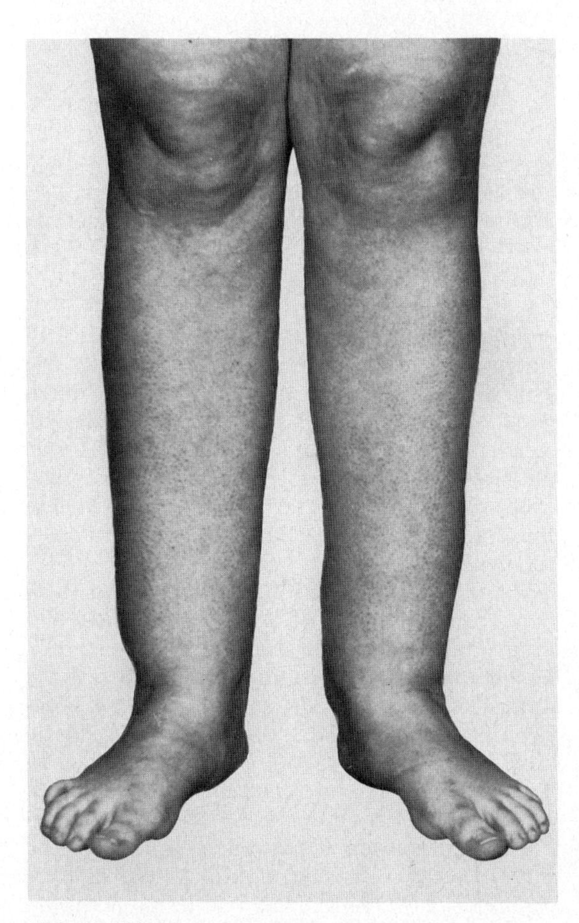

Abb. **21** Lipödem: weitgehend seitengleiche Schwellung. Kragenförmiger Abschluß der Fettmassen in der Knöchelgegend. Fußrücken frei

ist ein supramalleolärer Fettkragen (Abb. **21**). Ein weiterer Unterschied liegt darin, daß beide Beine meistens von Anfang an symmetrisch oder nur mit geringen Seitenunterschieden befallen sind, während das primäre Lymphödem zunächst vorwiegend einseitig oder mit deutlichen Seitenunterschieden in Erscheinung tritt.
Die *Sudecksche Dystrophie* (Reflexdystrophie) tritt nach Bagatellunfällen, insbesondere Distorsio pedis, in Differentialdiagnose, weil auch sie, wie das primäre Lymphödem, durch banale Verletzungen ausgelöst werden kann und initial mit einer lokalisierten Schwellung des Fußes einhergeht. Charakteristisch für das dystrophische Ödem im Frühstadium sind indessen Ruheschmerz, Belastungsschmerz, fleischrote Farbe und Überwärmung.

## Komplikationen

Einige typische Komplikationen belasten den natürlichen Verlauf des primären Lymphödems. Ihre Erkennung und Behandlung fällt in den Bereich der Allgemeinmedizin und damit der hausärztlichen Medizin.
*Rezidivierende Erysipele:* 18% der Patienten erleben sporadische oder rezidivierende Streptokokkeninfektionen auf der Basis charakteristisch hohen Proteingehaltes der lymphostatischen Ödemflüssigkeit. In 5% löst ein Erysipel als initiale Attacke im Rahmen einer Lymphangiopathie mit bisher noch suffizienter Lymphdrainage die manifeste Schwellung aus. Neben konsequenten Anstrengungen zur Reduktion der Schwellung selbst ist für die Prophylaxe wichtig, daß Patienten mit Lymphödem 3mal häufiger von Fußmykosen befallen sind als die Normalpopulation.

*Periostosen – Ligamentosen – Tendomyosen, podologische Komplikationen:* Schmerzschübe ohne Entzündungszeichen beruhen meistens auf Über- oder Fehlbelastung im Rahmen von Haltungsschäden als Folge des Beingewichtes. Am häufigsten treten sie in der Gamaschenzone auf. Tendenz zu Spreizfuß, Metatarsalgien, interdigitalen Klavi ist typisch.
*Papillomatosen und Hyperkeratosen:* Im Rahmen der Erysipelprophylaxe ist vor allem peinliche Sauberhaltung durch den Patienten selbst geboten, unterstützt durch antiseptische Maßnahmen.
*Lymphfisteln:* Echte Lymphfisteln am Bein entleeren wasserklare Beinlymphe. Solche echte Lymphfisteln entstehen im Rahmen ausgeprägter Schwellungen leicht nach Bagatellverletzungen wie z. B. Dornstichen. Gezielte Kompressionsverbände mit einer Unterlage aus Schaumgummi bringen sie meistens prompt zum Versiegen. Solange die Fistel fließt, sind die Patienten mit oralen Penicillin-Präparaten abzuschirmen.
*Chylusfisteln:* Chylusfisteln am Bein sind ein wichtiges diagnostisches Merkmal für pathologische Verbindungen des peripheren Lymphgefäßsystems mit der Cysterna chyli. Sie kommen selten vor und bieten spezielle therapeutische Probleme.
*Angioplastische Sarkome (Stewart-Treves-Syndrom):* Eine Sarkomatose auf lymphödematischem Boden ist die seltenste Komplikation primärer und sekundärer Lymphödeme. Aufgrund des Schrifttums führt sie in 2 Monaten bis 6 Jahren zum Tode. Im eigenen Krankengut wurde nur ein solcher Fall erlebt.

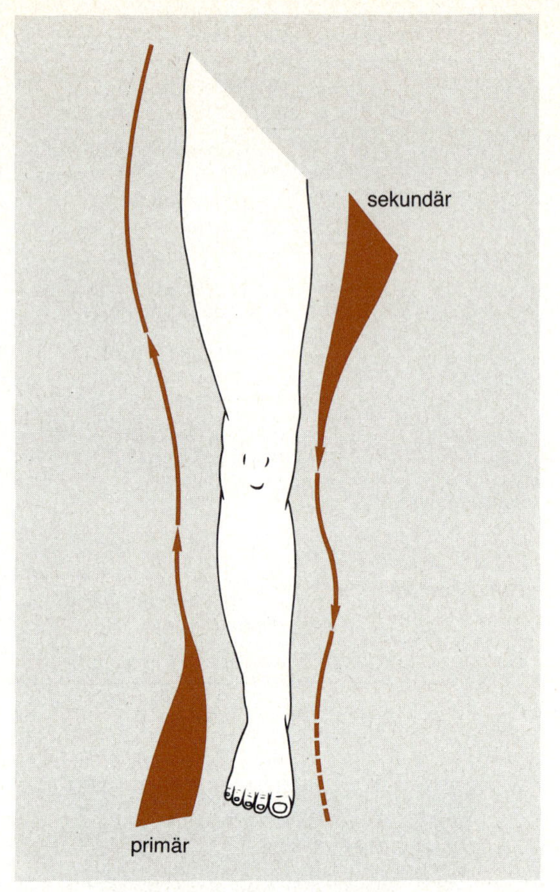


Abb. **22** Ausbreitung der Schwellung bei primärem Lymphödem *aszendierend* ab Fußrücken, bei sekundärem Lymphödem infolge Blockade in Becken oder Leiste *deszendierend*

## Sekundäre Lymphödeme

Im Gegensatz zum primären Lymphödem, das sich mit wenigen Ausnahmen vor dem 35. Lebensjahr manifestiert und in der überwiegenden Mehrzahl das weibliche Geschlecht befällt, treffen wir das sekundäre Lymphödem viel seltener vor dem 40. Lebensjahr und bei beiden Geschlechtern gleich häufig an. Es betrifft ferner mit Ausnahme der entzündlichen Ursache nur selten beide Beine. Das primäre Lymphödem kommt dagegen in 50% der Fälle beidseitig vor. Ein Unterschied liegt ferner in der Evolution. Das primäre Lymphödem beginnt auf dem Fußrücken und aszendiert, das sekundäre breitet sich deszendierend ab Leiste oder Axilla aus (Abb. 22).

### Ätiologie

*Posttraumatisch und postoperativ:* Die Reserven des Lymphgefäßsystems zur Kompensation ausgefallener Sammelrohre ist reichhaltig.
Echte, sekundäre Lymphödeme des ganzen Beines entstehen nur nach tiefgreifenden und breiten Schädigungen des subkutanen Fettgewebes, das die Sammelrohre trägt, und nach radikalen Ausräumungen ganzer Lymphknotenstationen. Als typische Beispiele seien die ausgedehnte Ablederung der Haut (Decollement) und die Radikaloperation des Brustkrebses herangezogen. Die Unterbrechung des Lymphabflusses und deren genaue Lokalisation sind lymphographisch darstellbar. *Lokale* sekundäre Lymphödeme treten als Folge von Verletzungen kleinerer Lymphgefäße in der Umgebung von Narben auf. Diese umschriebenen Schwellungen sind meistens schmerzhaft.
*Parasitär:* Das häufigste Lymphödem kommt in den Tropen vor und ist durch die Filariose bedingt. Die Filaria bancrofti wird durch Stechmükken übertragen, gelangt durch die Haut in die Lymphkanäle, bewirkt entzündliche Veränderungen und hinterläßt schließlich obliterierte Gefäße.
*Lymphangiopathische Komponente beim postthrombotischen Syndrom:* Einerseits die Folge einer umschriebenen Verödung der Lymphgefäße durch Ulcera cruris. Jede Lymphstase disponiert besonders zu Infektion. Die häufigsten perifokalen Entzündungen im Bereiche von Beingeschwüren sind weitgehend durch Lymphostase bedingt. Akute tiefe Venenthrombose und postthrombotisches Syndrom greifen anderseits auch

das tiefe Lymphgefäßsystem an, was nuklearmedizinisch nachgewiesen werden konnte.
*Entzündlich:* Rezidivierende kanalikuläre (Lymphangitis) oder flächenhafte Entzündungen (Erysipele) am Bein führen zum Verschluß der Lymphgefäße. Da die gesunde Haut weitgehend resistent gegen Streptokokkeninfektionen ist, können die Erreger nur durch eine vorgeschädigte Haut eindringen und nur in einer solchen ihre Aktivitäten entfalten. Disponierende Veränderungen sind alle Formen der Hautinduration, wie sie beim postthrombotischen Syndrom oder beim Lymphödem typisch sind. Die Erreger gelangen entweder exogen durch Exkoriationen, Erosionen, interdigitale Schrunden, Trichophytosen oder endogen auf dem Blutweg an den Ort ihrer Aktivität.
*Neoplastisch:* Tumormetastasen und gelegentlich auch maligne Lymphome sind die häufigsten Ursachen sekundärer Lymphödeme im Karzinomalter. Am einschneidendsten wird von den Patienten das sekundäre Lymphödem des Armes nach Radikaloperation und Nachbestrahlung wegen Brustkrebs empfunden. Gerade vom Umgang mit dem Mammakarzinom wissen wir, daß zwischen Radikaloperation mit und ohne Nachbestrahlung und dem Einschießen der Schwellung am Arm Wochen, Monate, aber auch Jahre verstreichen können. Diese Dekompensation nach Intervall ist experimentell durch deszendierende, reaktive Obliteration der Sammelrohre distal einer Blockade aufgeklärt. Therapeutisch sind diese Armlymphödeme außerordentlich hartnäckig. Für unklar geschwollene Beine im Karzinomalter vermag die direkte Lymphographie mit öligem Kontrastmittel durch Darstellung der retroperitonealen Lymphstationen diagnostische Hinweise zu liefern.

### Therapie

Im Vordergrund steht ein ganzes Spektrum konservativer Maßnahmen. Operative Eingriffe sind nur bei invalidisierenden Ödemformen notwendig. Das Spektrum von Möglichkeiten kommt aber nur dann zum Tragen, wenn es in einem individuellen Behandlungsplan eingesetzt wird. Das Individuelle erstreckt sich auf den speziellen Charakter der Schwellung, zusätzliche Veränderungen und Berücksichtigung von Lebensphasen. Das Spektrum umfaßt vor allem physikalische Maßnahmen zur Entstauung, adäquate Bestrumpfung und intermittierende pneumatische Kompression mit Druckstiefeln verschiedener Ausfertigungen. Unter den physikalischen Maßnahmen zur Entstauung erwies sich eine auf das Lymphgefäßsystem speziell ausgerichtete Gymnastik und manuelle Entstauung als erfolgreich. Ergänzende Maßnahmen versuchen, den Patienten in seinem Alltag so zu beeinflussen, daß er ein Leben *mit* seinem Bein zu führen vermag und nicht ein solches *für* sein Bein. All diese Maßnahmen vermögen zwar Lymphödeme nicht zu beseitigen, sie sind indessen geeignet, die Patienten in ihrem angestammten Beruf arbeitsfähig zu halten. Eine Besserung darf aber nur bei konsequenter Therapie erwartet werden. Nur so ist es möglich, der progressiven Tendenz des Leidens wirksam entgegenzutreten und die Patienten vor Resignation zu bewahren.
Sekundäre Lymphödeme auf der Basis maligner Prozesse sind mit größter Vorsicht in Entstauungsprogramme zu integrieren, da schon beobachtet wurde, daß insbesondere manuelle Maßnahmen eine Aktivierung von Metastasen herbeiführte.
Diuretika in der Initialphase eines großen Behandlungsplanes oder zur Kupierung akuter Schwellungsschübe helfen mit, Ödem zu reduzieren. Sie eignen sich beim Lymphödem aber nicht als Dauertherapie (bester Effekt durch Kombination von Thiaziden mit kaliumsparenden Diuretika).
Unter den operativen Maßnahmen unterscheiden wir grundsätzlich physiologische und resezierende Operationen. Eine Vielfalt versuchter Methoden belegt, daß kein operatives Verfahren in jedem Fall befriedigt. Die physiologischen Methoden der Gegenwart versuchen, die gestaute Lymphe in normal drainierte Körperabschnitte oder über lymphovenöse Anastomosen direkt ins Venensystem abzuleiten. Für die große Mehrzahl der primären Lymphödeme entfallen aber lymphovenöse Anastomosen, da sie über ein numerisches Minus an präfaszialen Sammelrohren verfügen. Erweiterte Lymphgefäße vor Blockaden sind theoretisch anastomosierbar. Der Eingriff stößt auf diverse präparatorische Schwierigkeiten in oft sehr narbigem Gewebe.
In Ermangelung eines allgemeingültigen physiologischen Verfahrens wird bei schweren Mißformen mit resezierenden Methoden das subkutane Fettgewebe entfernt, in welchem sich die Ödemflüssigkeit ausbreitet. In den Händen des Verfassers führte die Operation nach Servelle zu den besten Resultaten aller versuchten Methoden, zur Massenreduktion bei Elephantiasis. Eine ganze Liste von Vorsichtsmaßregeln der Indikation, der Vorbehandlung, der Operationstechnik und Nachbehandlung ist für den Erfolg damit ausschlaggebend.

**Merke:** Eine ohne erkennbare Ursache auftretende, einseitige, indolente und körperfarbene Schwellung des Fußrückens bei einer weiblichen Person um das 20. Lebensjahr herum ist pathognomonisch für primäres Lymphödem. Die anatomische Ursache der Lymphostase liegt überwiegend in einer Verminderung der Sammelrohre gegenüber der Normzahl. Die Pathogenese dieser Lymphangiopathie ist indessen noch unbekannt. Das Leiden trifft zu 80% die weibliche Bevölkerung. Bis zum erfüllten 22. Lebensjahr sind 50% der primären Lymphödeme manifest. Sekundäre Lymphödeme treten überwiegend erst jenseits des 40. Lebensjahres in Erscheinung. Ihre destruierende oder obstruierende Ursache kann jeweils erkannt werden. Hartnäckige physikalische-entstauende Therapie vermag die Schwellung primärer Lymphödeme in Schranken zu halten. Bei sekundären Lymphödemen ist die Indikation dazu vorsichtig zu stellen. Chirurgische Maßnahmen kommen nur für invalidisierende Fälle von Elephantiasis zur Anwendung.

## Weiterführende Literatur


Bollinger, A., H. Partsch: Initiale Lymphstrombahn. Thieme, Stuttgart 1984

Brunner, U.: Das Lymphödem der unteren Extremitäten. Huber, Bern 1969

Brunner, U.: Das primäre Lymphödem der Beine in der Allgemeinmedizin. Schweiz. Rundschau Med. (Praxis) 63 (1974) 1398

Brunner, U.: Gefäßchirurgische Aspekte des primären Lymphödems der Beine. Angio 2 (1981)

Brunner, U.: Vaskuläre Erkrankungen bei Lipödem der Beine. Schweiz. med. Wschr. 112 (1982) 1130

Földi, M.: Erkrankungen des Lymphsystems. Witzstrock, Baden-Baden 1971

Kaindl, F., E. Mannheimer, L. Pfleger-Schwarz, B. Thurnher: Lymphangiographie und Lymphadenographie der Extremitäten. Thieme, Stuttgart 1960

Kinmonth, J. B.: The Lymphatics 2nd ed. Arnold, London 1982

Rüttimann, A.: Die Lymphographie. In Schinz, H. R., W. E. Baensch, W. Frommhold, R. Glauner, E. Uehlinger, J. Wellauer: Lehrbuch der Röntgendiagnostik, 6. Aufl., Bd. I. Thieme, Stuttgart 1965

Viamonte, R. jr., A. Rüttimann: Atlas of Lymphography. Thieme, Stuttgart 1980

# 3

# Lungen- und Atmungskrankheiten

*H. Matthys*
*T. C. Medici*
*P. von Wichert*

# Atemwegserkrankungen*

## *Obere Atemwege*

**Definition:** Die Bedeutung der oberen Atemwege für die Lungenkrankheiten geht aus dem Begriff *sinubronchiales Syndrom* hervor. Die Krankheiten der oberen Luftwege sind oft Vorläufer eines exogen allergischen oder medikamenteninduzierten (z.B. Aspirin) sowie nichtallergischen endogenen Asthma bronchiale. Auch Mißbildungen wie das Kartagener-Syndrom (fehlende Stirnhöhlen, Bronchiektasen und Situs inversus) weisen auf die Beziehung des oberen und unteren Respirationstraktes hin (Abb. **1**).

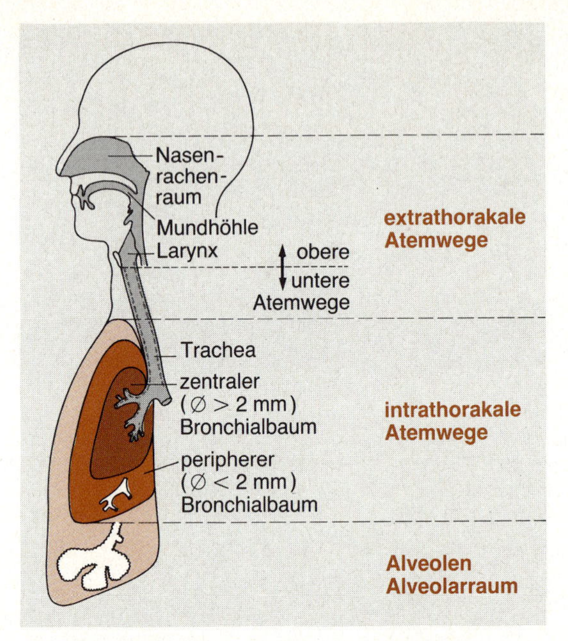


Abb. **1** Der Respirationstrakt umfaßt die oberen (extrathorakalen) und unteren (intrathorakalen) Atemwege sowie die Alveolen. Der Bronchialbaum wird funktionell in zentrale (∅ >2 mm) und periphere (∅ <2 mm, sog. »small airways«) Atemwege eingeteilt

### Notfallsituationen

Die häufigste Ursache einer lebensgefährlichen Obstruktion der oberen Atemwege ist die Aspiration von *Fremdkörpern*. Bei Bewußtseinsverlust kommt es bei unsachgemäßer Lagerung des Patienten zur Verlegung des Retropharyngealraumes durch die zurückfallende Zunge. Bei Kindern ist an entzündliche Schwellungen im Hypopharynxraum im Rahmen einer kruppösen oder pseudokruppösen Angina zu denken. Das allergische Glottis- und Larynxödem beobachten wir nach Bienen- und Wespenstichen im hinteren Pharynxraum, aber auch als anaphylaktische Reaktion (Quincke-Ödem) nach nasalen Allergenprovokationstests. Auch kann eine beidseitige Rekurrensparese (Strumektomie) zu einer lebensbedrohlichen Atembehinderung führen. Obstruktionen durch Tumoren beobachten wir beim Larynxkarzinom, dem in die Trachea einwachsenden Schilddrüsenkarzinom oder bei Trachealtumoren (Zylindrome, Karzinoide, Karzinome). Die Trachea kann auch durch Kompression von außen, z.B. bei einer Struma nodosa mit akuter Blutung, lebensgefährlich eingeengt werden. Narben nach Tracheotomie können durch Granulom- oder Membranbildung eine lebensbedrohliche Atembehinderung auslösen (Abb. **2** u. **3**).

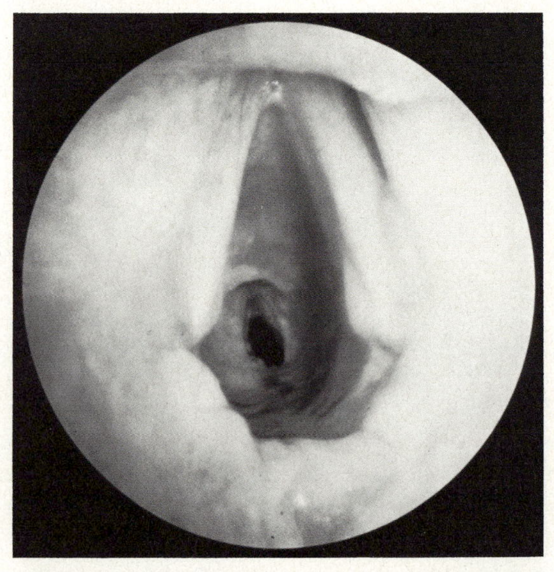

Abb. **2** Endoskopieaufnahme einer subglottischen Stenose mit einer Lumenweite von 4 mm

#### Diagnostisches Vorgehen

Eine funktionell bedeutende extrathorakale Atemwegsobstruktion verursacht vor allem einen inspiratorischen, selten einen exspiratorischen Stridor. Die akut auftretende Zyanose kennzeichnet die bedrohliche Situation.

#### Therapie

Versuch, durch Intubation die oberen Atemwege durchgängig zu halten. Bei der Tracheo- oder Koniotomie sollte man sicher sein, daß das Hindernis oralwärts von der Inzisionsstelle liegt.

* Für dieses Kapitel wurde ein Teil der Abbildungen in überarbeiteter Form übernommen aus MATTHYS, H.: Pneumologie. Springer, Berlin 1982

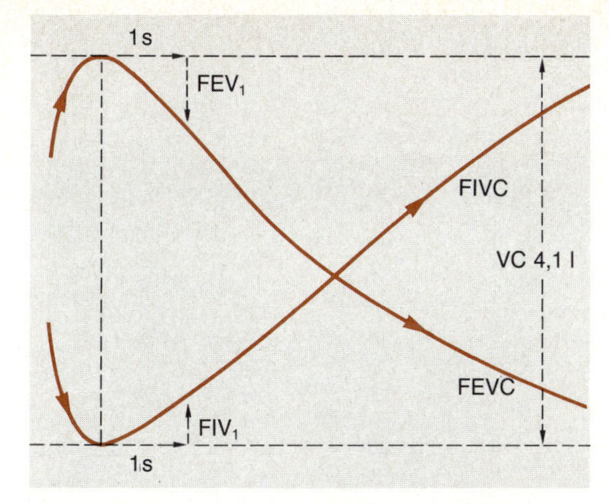


Abb. **3** In- und exspiratorischer Stridor mit verminderter inspiratorischer ($FIV_1$) und exspiratorischer Sekundenkapazität ($FEV_1$) bei normaler Vitalkapazität. Dies spricht für eine fixierte Trachealstenose (z. B. Tumorkompression von außen oder Posttracheostomiemembran, s. Abb. **2**)

FEVC = forcierte expiratorische Vitalkapazität,
$FEV_1$ = forciertes exspiratorisches Volumen in der 1. Sekunde (= expiratorische Sekundenkapazität),
FIVC = forcierte inspiratorische Vitalkapazität,
$FIV_1$ = forciertes inspiratorisches Volumen in der 1. Sekunde (= inspiratorische Sekundenkapazität),
VC = langsame (in- oder exspiratorische) Vitalkapazität,
1 s = eine Sekunde,
l = Liter

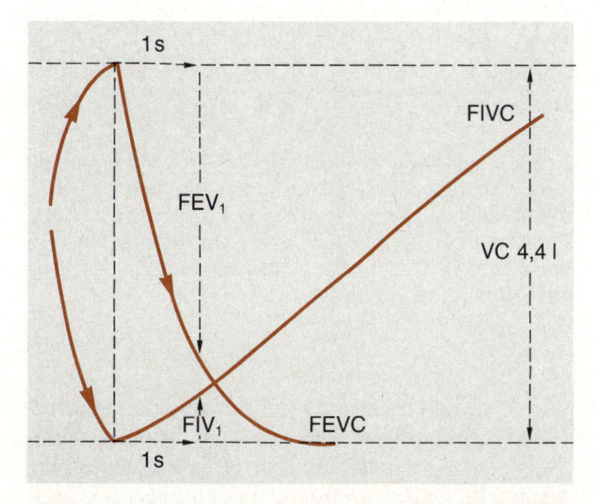


Abb. **4** Inspiratorischer Stridor bei beidseitiger Stimmbandlähmung mit normaler exspiratorischer ($FEV_1$) und verminderter inspiratorischer Sekundenkapazität (s. auch Abb. **3**) bei normaler Vitalkapazität (VC)

Aspirierte Fremdkörper versucht man durch mechanische Manipulation (Heimlich-Handgriff) oder Abhusten zu entfernen. Erdnüsse, die von Kindern aspiriert werden, können nicht nur eine Atelektase, sondern auch eine akute einseitige Lungenüberblähung (Ventilmechanismus) verursachen. In jedem Fall muß der Fremdkörper bronchoskopisch entfernt werden.
Entzündliche Schwellungen können durch hochdosierte Steroidgabe (bis 1 g Prednisolon i. v.) beeinflußt werden. Evtl. sind auch Injektionen von Antihistaminika oder Inhalationen mit $\alpha$-adrenergen Pharmaka zur Abschwellung der ödematösen Schleimhaut indiziert. Durch Messung der in- und exspiratorischen Vitalkapazität können Stenosen im Larynxbereich (Stimmbandparesen) sicher diagnostiziert und bezüglich ihrer Schwere beurteilt werden (Abb. **4**).
Bei komatösen Patienten mit ungenügendem Hustenmechanismus kann es durch die Ansammlung von Sekret im Hypopharynx und der Trachea auch ohne anatomische Einengung zur akuten Obstruktion kommen.

**Merke:** Akute obere Atemwegsobstruktionen zeichnen sich durch einen inspiratorischen Stridor aus. Eine Intubation ist meist erforderlich, um den Patienten vor dem Erstikkungstod zu bewahren. Das gleiche gilt für die Obstruktion der Trachea. Das Lumen der Trachea muß weniger als 8 mm im Durchmesser betragen, um funktionell bedeutsam zu sein.

Weiterführende Literatur

Boenninghaus, H.-G.: HNO-Heilkunde für Medizinstudenten, 4. Aufl. Heidelberger Taschenbücher. Springer, Berlin 1977
Burian, K.: Praxis der Allgemeinmedizin: HNO-Erkrankungen. Urban & Schwarzenberg, München 1981

# *Untere Atemwege*

## Trachea

### Akute und chronische Tracheitis

**Definition:** Bei der akuten Tracheitis handelt es sich um eine infektiöse, allergische oder toxische Entzündung der Trachea, die durch unproduktiven Husten, Brennen hinter dem Sternum und eventuell Heiserkeit (Laryngitis) gekennzeichnet ist. Persistieren die Symptome länger als 3 Monate, spricht man von einer chronischen Tracheitis. Posttracheotomienarben mit Bildung von Membranen, andere mechanische Hindernisse, chronische Inhalationsschäden (Pfeifenrauchen, Zigarrenrauchen), Stenosen und Tracheomalazie bei Strumen sind die häufigsten Ursachen.

### Diagnostisches Vorgehen

Eine Tracheoskopie führen wir durch, wenn die Beschwerden über längere Zeit persistieren (s. chronische Tracheitis). Die tracheoskopische Inspektion erlaubt, Sekret und Gewebe zu entnehmen, die Diagnose zu präzisieren sowie lokaltherapeutische Maßnahmen durchzuführen.

**Merke:** Akute und chronische Entzündungen der Trachea werden durch Mikroorganismen, vor allem respiratorische Viren, Allergene, physikalische und chemische Noxen sowie Tumoren und Mißbildungen verursacht. Am häufigsten ist die Tracheitis im Rahmen eines »Common Cold«, einer akuten Erkältungskrankheit. Sie heilt spontan aus. In den übrigen Fällen richtet sich die Therapie nach der auslösenden Ursache.

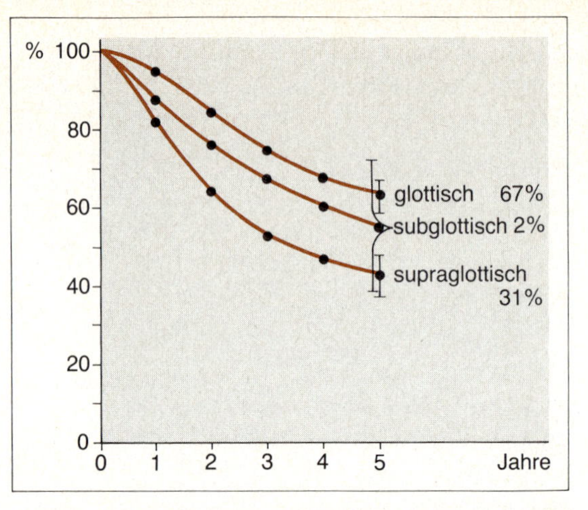


Abb. **5** Larynxkarzinom, Fünfjahresüberlebensrate bei Lokalisation der Tumoren in den drei Kehlkopfetagen (n = 1128) (nach Oeser u. Borndorf). %-Angaben betreffen die Häufigkeit der Tumorlokalisation

## Larynx- und Tracheatumoren

**Definition:** Obstruktion des Larynx und der Trachea durch intra- und extraluminale Tumoren.

### Intraluminale Tumoren

Differentialdiagnostisch kommen ein Larynxkarzinom oder eine chronische obstruierende Entzündung der Stimmritze in Frage. Die Laryngoskopie und Tracheoskopie ergeben die Diagnose. Am häufigsten handelt es sich um *Karzinome*. Kehlkopfkarzinome machen im Gegensatz zu den Trachea- und Bronchialkarzinomen kaum Fernmetastasen, sie wachsen vorwiegend lokal invasiv. Zigarettenraucher, nichtinhalierende Pfeifen- und Zigarrenraucher sind häufiger betroffen als Nichtraucher.

#### Klinik und diagnostisches Vorgehen

In- und exspiratorischer Stridor, Globusgefühl, Atemnot sind Spätsymptome, da sich die Obstruktion der Trachea bis auf Lumengröße der Rima glottidis (8–10 mm ∅) funktionell kaum auswirkt. Reizgefühle in der Trachea und Heiserkeit sollen rechtzeitig endoskopisch und bioptisch abgeklärt werden. Schicht- und Zielaufnahmen der Trachea geben zusätzliche Informationen. Bei Verdacht auf Rekurrensparese ist die Stimmbandbeweglichkeit zu prüfen. Fernmetastasenausschluß je nach Histologie des Tumors. Intra- und extrathorakale Stenosen zeigen typische spirometrische Befunde (Abb. **3**, **4** u. **6**).

#### Therapie

Nichtmetastasierende Tumoren werden chirurgisch entfernt oder bestrahlt (6000 rad = 60 Gy). Bei ausgedehnteren Tumoren werden eine Laryngektomie und Trachearesektion (bis ca. 8 cm Länge möglich) mit Mobilisierung der Resttrachea vorgenommen. Kleine Karzinome, Zylindrome und Karzinoide werden dann endoskopisch abgetragen, wenn der Patient wegen internmedizinischer Ursachen inoperabel ist oder Fernmetastasen hat.

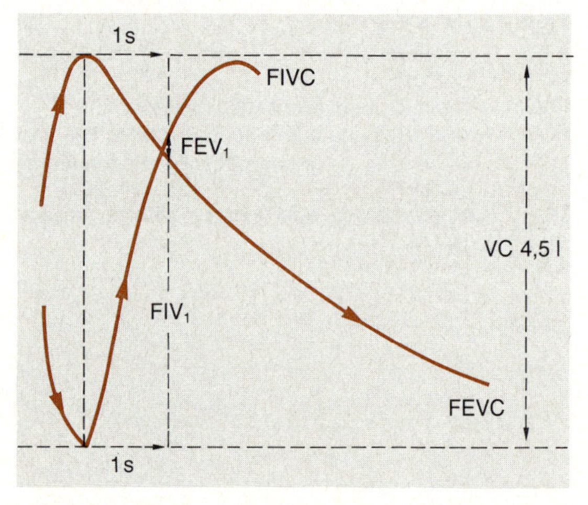


Abb. **6** Vorwiegend exspiratorischer Stridor bei einem Patienten mit Trachealtumor, der von der Pars membranacea des im intrathorakalen Anteils ausgeht. Typisch ist die verminderte exspiratorische Sekundenkapazität ($FEV_1$) mit normaler Vitalkapazität (VC) (Terminologie (s. auch Abb. **3**)

Bougierungen werden nur bei membranösen Trachealstenosen vorgenommen (evtl. Laserkoagulation). Obstruktionen der Trachea infolge Intubation oder Tracheostomie können rezidivieren. Zur Erfassung des Rezidivs sind regelmäßige funktionelle Kontrollen notwendig. Strahlensensible Tumoren werden bei Inoperabilität oder Operationsverweigerung mit kurativen oder palliativen (Fernmetastasen) Dosen bestrahlt, um dem Patienten ein qualvolles Ersticken zu ersparen. In vielen Fällen hilft nur das Anlegen eines Tracheostomas.

#### Prognose

Die Überlebensrate der Larynxkarzinome zeigt Abb. **5**. Subglottische Tumoren sind selten und metastasieren kaum. Bronchiale Zweitkarzinome sind bei Larynxkarzinomkranken 15mal häufiger als bei Gesunden.

### Extraluminale Tumoren

Häufigste Ursache sind benigne und maligne Schilddrüsentumoren. Maligne Tumoren verlagern und durchwachsen die Trachea; sie können endoskopisch und bioptisch diagnostiziert werden. Bei fortgeschrittenen Fällen mit in- und exspiratorischem Stridor besteht oft eine lageabhängige Atemnot, die ein chirurgisches Eingreifen notwendig macht. Die funktionell relevante Trachealobstruktion verursacht eine verminderte Sekundenkapazität ($FEV_1$, $FIV_1$, s. Abb. **3** u. **6**) bei normaler Vitalkapazität und einen erhöhten Strömungswiderstand.

#### Therapie

Jodspeichernde Tumoren werden durch endogene Radiojodbestrahlung, nichtspeichernde durch exogene Röntgenbestrahlung behandelt. Evtl. ist eine gleichzeitige Steroidbehandlung notwendig, um die obstruierende Entzündung der Trachealschleimhaut zu verhindern. Nach dem Entfernen der die Trachea komprimierenden Struma kann eine Tracheomalazie mit Atembehinderung bestehen bleiben; sie macht eine lumenstabilisierende Operation mit Trachealplastik notwendig.

#### Prognose

s. Kapitel Schilddrüse.

**Merke:** Intra- und extraluminale Tumoren der Trachea verursachen Stridor und Atemnot. Bei den intraluminalen Tumoren handelt es sich meistens um Tracheal- oder Larynxkarzinome von Rauchern; bei den extraluminalen Tumoren um Schilddrüsentumoren.

## Traumatische Trachealerkrankungen

### Tracheomalazie (erworbene)

**Definition:** Verlust der Stabilität der Trachea durch Erweichung der Knorpelringe (Panchondritis) oder durch Druckeinwirkung vergrößerter Nachbarorgane.

#### Klinik und diagnostisches Vorgehen

Die Tracheomalazie kann durch Obstruktion der Trachea zu in- und exspiratorischem Stridor und Zyanose führen. Liegt die Malazie im intrathorakalen Bereich, besteht eine vorwiegend exspiratorische Obstruktion. Diese Symptome werden auch durch bewegliche gestielte Tumoren, endotracheale Fremdkörper und Trachealabrisse nach Traumata (Autounfälle) verursacht. Funktionelles Bild s. auch Abb. **6**.

#### Therapie

Operative Korrektur durch Trachealplastik.

### Ösophagotrachealfistel (erworbene)

**Definition:** Erworbene Verbindung zwischen Trachea und Ösophagus als Folge von Tumoren, Bestrahlung, Perforation durch Fremdkörper und anderen Ursachen.

#### Klinik und diagnostisches Vorgehen

Typisch sind Hustenanfälle während der Nahrungsaufnahme. Aspirationen führen zu Lungenentzündungen. Ist die aspirierte Menge klein, entsteht eine Bronchitis, evtl. mit basaler peribronchialer Fibrose. Der Nachweis der Fistel erfolgt bronchographisch oder mittels der Ösophaguskontrastbreidarstellung.

#### Therapie

Operative Korrektur, falls möglich.

## Mißbildungen

### Tonusverlust der Pars membranacea

Atemstörung durch eine angeborene schlaffe Trachealhinterwand, die sich exspiratorisch in das Tracheallumen einstülpt.

#### Klinik und diagnostisches Vorgehen

Klinisch gekennzeichnet durch Hustenanfälle, exspiratorischen Stridor und anfallsweise Zyanose. Tracheomalazien und die druckabhängige Invagination der Pars membranacea können auch erworben sein (siehe oben Tracheomalazie). Die Patienten zeigen eine rein exspiratorische Trachealobstruktion, die beim Husten zu einem vollständigen Verschluß des Lumens führen kann. Sekretstau und eine chronische Bronchitis sind die Folge. Durch Tracheal- und Bronchialdruckmessungen sowie direkte Inspektion der Trachea und der zentralen Bronchien können die lokale Ausdehnung und die funktionelle Auswirkung der druckabhängigen Stenose geschätzt werden.

#### Therapie

Das funktionelle Bild ist identisch mit jenem der Abb. **6**. Bei gleichzeitigem Kollaps der zentralen Bronchien ist von der plastischen Operation der Pars membranacea der Trachea abzusehen, da die Hustensynkopen und die obstruktive Bronchitis nicht gebessert werden.

### Trachealstenose (angeborene)

Angeborene Einengung des Tracheallumens. Als Ursachen kommen in Frage: Membranen, fibromuskuläre Ringbildung und Knorpelfehlbildung mit Knorpeleinschlüssen.

#### Klinik

In- und exspiratorischer Stridor, Dyspnoe, evtl. Zyanose.

#### Therapie

Operative Korrektur. Wenn keine Symptome, keine kosmetische Chirurgie.

### Trachealatresie, Trachealdivertikel und Trachealzysten

Bei der Trachealatresie handelt es sich um eine angeborene Mißbildung mit fehlendem Tracheallumen. Sie ist mit dem Leben unvereinbar. Trachealdivertikel oder Trachealzystem sind angeborene, von der Trachea ausgehende Blindsäcke.

#### Klinik und diagnostisches Vorgehen

Die angeborenen Tracheal- und Bifurkationszysten sind in 50% symptomlos. Durch Infekte können sie an Größe zunehmen, lageabhängigen Stridor, Dyspnoe und Zyanose auslösen. Röntgenologischer und endoskopischer Nachweis. Spontanperforation mit Heilung oder Exitus möglich, oft verbunden mit Tracheomalazie.

#### Therapie

Operation im Kleinkindesalter.

### Ösophagotrachealfistel (angeborene)

Angeborene Verbindung zwischen Trachea und Ösophagus gewöhnlich auf Höhe der Trachealbifurkation, jedoch auch an jeder anderen Stelle. Als isolierte Mißbildung selten, meist in Kombination mit Ösophagusatresie.

#### Klinik und diagnostisches Vorgehen

In 95% mit Ösophagusatresie verbunden. Bei fehlender Ösophagusatresie im Erwachsenenalter zu Aspirationssymptomen führend mit Speiseresten im Sputum. Endoskopie und Radiologie (wasserlöslicher Kontrastmittelbreischluck) als präoperative Diagnostik.

#### Therapie

Chirurgische Trennung und Rekonstruktion der Tracheal- und Ösophaguswand.

### Tracheobronchomegalie (Mounier-Kuhn-Syndrom)

Seltene Fehlbildung, charakterisiert durch eine Erweiterung der Trachea und der Hauptbronchien mit Wandschwäche und Atrophie der betroffenen Bezirke.

#### Klinik

Kann mit dem Ehlers-Danlos-Syndrom vergesellschaftet sein (familiäre Häufung). Prädisponiert zu Infektionen der unteren Atemwege und der Lunge, weil der Hustenstoß wegen des Tracheobronchialkollapses unwirksam ist.

#### Therapie

Bei normaler Lungenfunktion ($FEV_1$ und IVC) ist keine Therapie notwendig. Bei exspiratorischem Tracheobronchialkollaps stabilisierende Operation.

### Tracheobronchopathia chondroosteoplastica

Seltenes Leiden unbekannter Ätiologie, gekennzeichnet durch zahlreiche knorpelige und verkalkte Plaques, die in das Lumen der Trachea, der großen Bronchien und auch des Larynx hineinragen. Kommt bei Männern mittleren und höheren Alters vor. Die lokalisierten oder diffus verstreuten Plaques gehen in das Perichondrium über. Sie verursachen häufig keine Symptome, können aber zur Tracheobronchialobstruktion führen.

### Trachealknorpelanomalie

Entwicklungsanomalie mit weichen, unvollständigen Trachealringen, mißgebildete Überreste der Aortenanlage, welche die Trachea umfassen und einengen.

**Merke:** Mißbildungen der Trachea sind selten; sie werden meistens schon im Säuglings- oder Kleinkindesalter diagnostiziert. Die Therapie besteht in der chirurgischen Behebung der Mißbildung, sofern sie erhebliche Beschwerden verursacht.

Weiterführende Literatur

Albegger, K. W., K. Harnoncourt: Spirometrische Routineuntersuchungen zur Beurteilung laryngotrachealer Stenosen. Hals-, Nasen- u. Ohrenarzt 21 (1973) 172

Macha, H. N. et al.: Lungenfunktionsdiagnostik extrathorakaler Stenosen. Atemwegs- u. Lungenkrankh. 5 (1979) 262

Middendorp, U. G., K. Schriber: Korrekturoperationen bei Tracheobronchomegalie. Langenbecks Arch. klin. Chir. 27 (1970) 328

Oeser, H., W. Bohndorf: Das Larynxcarcinom: Daten zur Prognose. Onkologie 3 (1980) 18

Schumann, K., Chr. Beck, C. Holm: Objektive Atemwegswiderstandsmessungen bei Rekurrensparesen und hypotonen Dysphonien. Laryng. Rhinol. Othol. 54 (1975) 369

Schumann, K., Ch. Beck, G. Lange, W. Mann: Funktionelle Ergebnisse von Trachealplastiken. Laryng. Rhinol. Othol. 55 (1976) 453

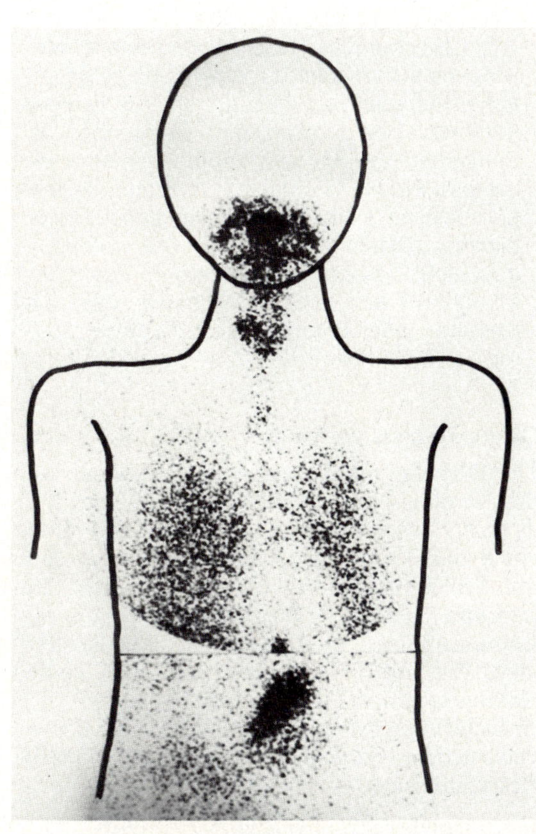

Abb. **7** Typische oropharyngeale, bronchiale und gastroenterale Deposition von »Aerosolen«

# Akute Bronchitis

## Infektiöse Bronchitiden

### *Bakterielle Bronchitis*

**Definition:** Entzündung der Atemwege durch bronchopathogene Bakterien. Ohne vorangegangene Schädigung des Bronchialbaums und seiner Klärmechanismen ist die isolierte akute bakterielle Bronchitis eine seltene Krankheit. Deshalb schreiben *Crofton* und *Douglas:* »The commonest cause of acute bronchitis is exacerbation of chronic bronchitis!« Die häufigsten Erreger sind Diplococcus pneumoniae und Haemophilus influenzae, nach Grippevirusinfektion Staphylococcus aureus. Scharlach, Typhus und Diphtherie beginnen oft als akute Bronchitis.

#### Diagnostisches Vorgehen

Makroskopische und mikroskopische, zytologische und bakteriologische (Grampräparat) Sputumdiagnostik. Keine Sammelsputa oder mit der Post versandte Sputa bakteriologisch kulturell aufarbeiten. Zur physiologischen Mundflora gehören Streptokokken, Neisserien, Staphylokokken, Peptostreptokokken, Spirochäten und Hefen. Auch Pneumokokken und Haemophilus influenzae als wichtigste bronchopathogene Entzündungserreger kommen vor. Der Nachweis dieser Keime im Sputum allein stellt daher noch keine Behandlungsindikation dar. Ist das Sputum zusätzlich makroskopisch purulent und hat der Patient Symptome, ist die Möglichkeit gegeben, daß der Hämophilus oder die Pneumokokken für den bronchialen Infekt verantwortlich sind. Mikroskopisch-zytologisch wird die Diagnose durch das Vorhandensein von reichlich neutrophilen Granulozyten und das Fehlen von Histiozyten, mikroskopisch-bakteriologisch durch den Nachweis von grampositiven Diplokokken und gramnegativen Stäbchen im Sputum gestützt. Hämophilus-Antikörper sind bei der akuten Bronchitis seltener als bei der chronischen.

Häufigste Erreger der bakteriellen Bronchitis, die ca. 10–20% aller Atemwegsinfekte verursachen, sind

- Pneumokokken,
- Haemophilus influenzae,
- Branhamella catarrhalis und
- evtl. Staphylococcus aureus.

#### Therapie

Werden im gramgefärbten Sputumausstrich des eitrigen Auswurfs keine bronchopathogenen Keime nachgewiesen, erfolgt keine antibiotische Behandlung. Bronchopathogene Keime im Sputumausstrich werden mit TMP-SMZ, Tetrazyklinen und Ampicillinen, z. B. Penglobe, behandelt. Die Aerosolapplikation von Antibiotika ist umstritten, da der Wirkungsort ungenügend erreicht wird (Abb. 7). Bei der Beurteilung des Ansprechens der Keime auf die Antibiotika halte man sich mehr ans klinische Bild als an die bakteriologischen Ergebnisse. Maximale Therapiedauer im allgemeinen 7–14 Tage, d.h. bis die Symptome verschwunden sind und das Sputum mukoid geworden ist.

*Virale Bronchitis*

**Definition:** Entzündung der Atemwege durch respiratorische Viren. Infekte mit Myxoviren (Influenza Typ A, B, C, Parainfluenzaviren Typ I–IV), Respiratory-Syncytial-Viren (RS-Viren), Masernviren, Adeno- und Rhinoviren verursachen respiratorische Erkrankungen, die oft mit Grippe oder grippalem Infekt bezeichnet werden. Die Infektion erfolgt durch Inhalation oder Inokulation von infektiösem Material. Masern und Windpocken (Varizellen) beginnen oft mit einer akuten Bronchitis.

Klinik und diagnostisches Vorgehen

Der direkte Virennachweis aus Sputum, Rachenspülwasser und Blut gelingt wegen des kurzen Aufenthaltes der Erreger am Infektionsort selten. Die Diagnostik beschränkt sich auf den Nachweis eines Titeranstiegs oder Abfalls von speziesspezifischen Antikörpern im Verlaufe der Krankheit. Die Symptomatologie respiratorischer Virusinfekte reicht von der banalen Rhinitis, Pharyngitis, Tracheitis, Bronchitis bis zur Pneumonie. Virale Infekte können lebenslange Immunität hinterlassen. Die Vielzahl unterschiedlicher Stämme wird aber diagnostisch oft nicht erfaßt und führt immer wieder zu neuen Infekten. Leukopenie oder geringe Leukozytose ohne Linksverschiebung, $\alpha_2$- und $\beta$-Globulinvermehrung und geringe BSG-Erhöhung weisen auf einen Virusinfekt hin.
Flüchtige »Hautausschläge« können bei vielen Virusinfekten beobachtet werden. Mit Antibiotika sollte man bei Virusinfekten ohne Bakteriennachweis zurückhaltend sein. Akute Bronchitiden führen bei »gesunden« Lungen zu keiner funktionell nachweisbaren Atemwegsobstruktion oder Gasaustauschstörung. Hohes, länger anhaltendes Fieber spricht meist für Pneumonie. Virusinfekte des Respirationstrakts heilen in den meisten Fällen komplikationslos ab. Für Kleinkinder, alte Leute und durch eine Grundkrankheit Geschwächte können sie gefährlich werden. Patienten mit Hypogammaglobulinämie oder mit schweren chronischen Krankheiten sollten gegen »Grippe« geimpft werden.

Therapie

Gegen Virusinfekte gibt es keine wirksamen Chemotherapeutika. Die Behandlung ist daher symptomatisch, nur bei unproduktivem Husten Antitussivagabe. Fieber, Hals- und Kopfschmerzen können meist mit Analgetika- und Antipyretika bekämpft werden. Mehr als 2–3 Wochen dauernde Verläufe sind ungewöhnlich und verlangen eine genauere Abklärung. Die mukoziliäre Funktion ist bei respiratorischen Virusinfekten eingeschränkt. Medikamente, welche den mukoziliären Klärmechanismus beschleunigen, sind evtl. indiziert ($\beta_2$-Sympathikomimetika, Methylxanthine), besonders wenn der Virusinfekt Asthma bronchiale auslöst.

*Pilzbedingte Bronchitis*

**Definition:** Pilzinfektionen der Atemwege sind meistens sekundär. Die Zunahme von Pilzinfektionen des Respirationstrakts ist vorwiegend auf immunsuppressive und zytostatische Therapien zurückzuführen. Als Erreger kommen Hefen (Candida, Cryptococcus), Schimmelpilze (Mucor, Aspergillus) und dimorphe Pilze (Histoplasma) in Frage. Außereuropäische Pilze sind Coccidioides, Histoplasma, Blastomyces usw. Die Infektion geschieht meist deszendierend von der Mundhöhle aus, durch Inokulation (zentrale Katheter) oder durch Inhalation von Pilzsporen.

Diagnostisches Vorgehen

Der Pilzbefall muß bioptisch nachgewiesen werden, serologisch und kulturell genügt nicht.
*Bronchialkandidamykose.* Infektion der Bronchien durch Candida, meist Candida albicans, mit Schleimhautgeschwüren und Plaques, Husten und Auswurf. Tritt bei der Anwendung von Immunsuppressiva, Zytostatika, Kortikosteroiden, Antibiotika oder bei chronischen Leiden (Immunopathien, Diabetes mellitus) auf.
*Bronchialaspergillose.* Man unterscheidet heute 4 verschiedene Formen des Aspergillusbefalls im Respirationstrakt:

1. bronchiale saprophytische Aspergillose,
2. allergische, bronchopulmonale Aspergillose,
3. pulmonale disseminierte Aspergillose,
4. pulmonales Aspergillom.

Aspergillen wachsen nur auf vorgeschädigtem Bronchialepithel und in vorbestehenden Lungenhöhlen (Kavernen). Die allergische bronchopulmonale Aspergillose ruft einerseits Symptome des Asthma bronchiale hervor (Typ-I-Reaktion), andererseits manifestiert sie sich als Typ-III-Reaktion in Form einer exogenen allergischen Alveolitis. Typ-I- und Typ-III-Reaktionen können gleichzeitig beim gleichen Patienten vorkommen. Von dieser allergischen Form ist die disseminiert invasive Lungenaspergillose abzutrennen, die bei immunsupprimierten Patienten auftritt.

Therapie

Bei allergischer bronchopulmonaler Aspergillose: Steroide. Bei invasiver pulmonaler Form: Amphotericin B, Nystatin, Pimaricin (Natamycin), 5-Fluorocytosin (Ancotil) systemisch oder Miconalzol (Daktar) lokal, als wäßriges Aerosol inhalieren. Bei Aspergillom eventuell Operation. Die nicht unerheblichen Nebenwirkungen der Antimykotika sind gegen ihren Therapieerfolg abzuwägen. Bei funktionell nachweisbarer Atemwegsobstruktion antiobstruktive Therapie (s. Asthma, obstruktive Bronchitis).

**Merke:** Die infektiöse Bronchitis verläuft akut und wird vor allem durch respiratorische Viren, seltener durch bronchopathogene Bakterien verursacht. Pilzinfektionen treten bei immunsupprimierten Patienten auf. Die Diagnose wird durch bakteriologische und zytologische Untersuchung des Sputums sowie serologische Tests untermauert. Der Pilzbefall sollte bioptisch gesichert werden. Die antimikrobielle Therapie richtet sich nach dem Erreger. Bei Virusinfekten wird symptomatisch behandelt; bei allergischer bronchopulmonaler Aspergillose mit Steroiden.

## Nichtinfektiöse, toxische Bronchitis

**Definition:** Physikalisch und chemisch toxisch wirkende Inhalationsnoxen schädigen in Abhängigkeit von der Partikelgröße und der Konzentration die Atemwege. Um eine akute toxische Bronchitits hervorzurufen, sind größere Konzentrationen der Noxen notwendig als für die Entstehung einer chronischen Bronchitis.

*Schwefeldioxid ($SO_2$)*

MIK (maximale Immissionskonzentrationen) von mehr als 0,2 ppm (0,2 ml/m$^3$) verursachen einen Anstieg der Mortalität, wie dies Smogkatastrophen zeigen. Das $SO_2$ stammt von der Energiegewinnung aus Kohle und Heizöl. Gefährlich sind Kombinationen von $SO_3$ und $H_2SO_4$, was die Toxizität der gleichen Konzentration $SO_2$ verzehnfacht. Sie führen zu Bronchitis, Augenreizungen, Ätzungen und im Extremfall Laryngitis mit Stimmritzenkrampf. Die Diagnose wird durch den Gasnachweis und den Unfallort (chemische Industrie) erbracht. Bei chronischen Bronchitikern verursachen MIK-Werte unter 0,2 ppm (0,2 ml/m$^3$) bereits eine Exazerbation der Krankheit.
**Therapie.** $NaHCO_3$ 5% inhalieren, Steroide i.v.

*Nitrose-Gase ($N_2O$, $N_2O_3$, $N_2O_4$) $NO_X$*

Intoxikationen entstehen meist in chemischen Werken oder bei Sprengungen mit Dynamit in geschlossenen Räumen (Tunnels). Schleimhautreizungen, Ätzungen, vermehrter Speichelfluß, Schnupfen und Husten sind Vorboten eines evtl. 3–24 Stunden später auftretenden Lungenödems. Patienten mit Intoxikationssymptomen müssen in eine Klinik (Intensivstation) zur weiteren Überwachung eingewiesen werden. MIK-Werte über 5 ppm (5 ml/m$^3$) führen zu einer Atemwegsobstruktion. Spätschäden nach akuten Nitrosegasvergiftungen sind umstritten.
**Therapie.** $NaHCO_3$ 5% inhalieren, Steroide i.v.

*Ozon ($O_3$)*

Akute Bronchitis und toxisches Lungenödem bei Werten über 10 ppm (10 ml/m$^3$).
**Therapie.** Steroide.

*Kohlenwasserstoffe ($C_nH_n$)*

Sie entstehen bei unvollkommener Verbrennung organischer Stoffe (Tabak). Sie sind für die Entstehung von Bronchialkarzinomen bedeutsam.

*Osmiumtetroxidinhalation*

Akute Reizung der Bronchien durch Einatmen von Osmiumtetroxidgasen. Bei geringer Exposition Husten, in schweren Fällen Bronchiolitis oder Pneumonie. Unter Umständen letal.

*Platinsalzinhalation*

Akute Reaktion auf Einatmen von Platinsalzen. An Symptomen treten keuchender Atem, Nasenausfluß, Niesen und Dyspnoe auf. Die Symptome verschwinden am Ende der Exposition.

*Zink- und Kupferinhalation*

Flüchtige Atemwegsreizung, die durch das Einatmen von metallischen Oxidationsprodukten ausgelöst wird. Entsteht beim Lichtbogenschweißen und Azetylengasschneiden entsprechender Metalle sowie bei Zinknebelkerzenverwendung für militärische Zwecke. Klinisch handelt es sich um einen akuten, fieberhaften Zustand, der nach Stunden abklingt.

*Vanadiumpentoxidinhalation*

Reizung der Atemwege und der Lunge durch Einatmen von Vanadiumoxid und Vanadiumpentoxid. Symptome treten unmittelbar nach Exposition auf. Ohne bakterielle Sekundärinfektion gewöhnlich Spontanremission in 2 oder 3 Tagen. Viele weitere organische und anorganische Stoffe schädigen die Lunge. Die akute Intoxikation manifestiert sich meist als Bronchitis.
**Therapie.** Expositionsprophylaxe und symptomatische Therapie, je nach Obstruktionsgrad Bronchospasmolytika. Der Nachweis einer Atemwegsobstruktion oder Gasaustauschstörung spricht für eine schwere Schädigung.

**Merke:** Die nichtinfektiöse Bronchitis wird durch eine Vielzahl physikalischer und chemischer, beruflicher und nichtberuflicher Noxen verursacht. So rufen Schwefeldioxid, Nitrose-Gase, Ozon, Kohlenwasserstoff usw. in Abhängigkeit von Konzentration und Wirkdauer akute/chronische Entzündungen der Atemwege hervor (s. auch chronische Bronchitis).

## Akute Bronchiolitis

**Definition:** Entzündung der Bronchiolen, die oft durch respiratorische Viren *(infektiöse Bronchiolitis)*, seltener toxische Gase und Dämpfe *(toxische Bronchiolitis)* verursacht wird. Kommt es zur Obliteration vieler Bronchiolen, spricht man von *Bronchiolitis obliterans.*

### Ätiologie

Von den *respiratorischen Viren* ist es vor allem das *RS-Virus,* das als Ursache einer akuten Bronchiolitis in Frage kommt. Betroffen sind in erster Linie Säuglinge und Kleinkinder sowie alte Patienten. Neben Viren verursacht die Inhalation von Chlor- und Chlorwasserstoffdämpfen, die beim Verbrennen oder Verschweißen von PVC entstehen, $SO_2$ und $No_x$ usw. eine Bronchiolitis, s. akute Bronchitis.

### Klinik und diagnostisches Vorgehen

Die Bronchiolitis geht meist mit Fieber, Husten und vor allem Dyspnoe einher. Auswurf ist selten, eine Zyanose tritt bei schwerem Verlauf auf. Oft geht die akute Bronchiolitis in eine chronische Form über, die schleichend verläuft und in einer Lungenfibrose endet. Tödliche Verläufe wurden bei Säuglingen nach RS-Virusinfektion, bei Erwachsenen nach massiver Inhalation toxischer Gase beobachtet.
Der Befall der Bronchiole wird durch die einfache Spirometrie nicht erfaßt. Dazu ist die Aufzeichnung von Flußvolumenkurven und die Bestimmung des Verschlußvolumens notwendig. Oft findet sich eine Partialinsuffizienz mit ausgeprägter Hypoxämie. Der Nachweis des RS-Virus in Nasensekret, Rachenspülflüssigkeit oder Sputum gelingt selten. Der serologische Antikörpernachweis ist in etwa 30% positiv. Zur Diagnose der toxischen Bronchiolitis ist die Erhebung der genauen Berufsanamnese von Bedeutung.

### Therapie

Steroide können nützlich sein.

**Merke:** Die akute Entzündung der Bronchiolen infolge RS-Infektion ist eine Erkrankung der Säuglinge und Kleinkinder. Bei Erwachsenen tritt sie vor allem nach Inhalation toxischer Gase und Dämpfe auf.

## Chronische Bronchiolitis (small airway disease)

**Definition:** Chronische Entzündung der kleinen Bronchien und Bronchiolen. Neben der intramuralen und nodulären Bronchiolitis sind die obliterativen Formen funktionell bedeutsam.

### Ätiologie

Die häufigste Ursache der chronischen Bronchiolitis ist das Inhalationsrauchen. Auch verursachen virale Infekte, bei Kindern vor allem das RS-Virus, bei Erwachsenen Adeno-, Rhino-, Parainfluenzaviren, seltener Influenzaviren und Mycoplasma pneumoniae, eine Bronchiolitis, die chronisch werden kann. Überhaupt sind die *kleinen* oder *peripheren Atemwege,* die Bronchien mit einem Durchmesser von $\leqq 2$ mm und Bronchiolen umfassen, bei den meisten Erkrankungen des Respirationstrakts mitbetroffen, da sie wegen ihrer Morphologie, Dimension und Abwehrleistung die *vulnerable* Stelle des Respirationstraktes gegenüber Inhalationsnoxen sind. Es stellt sich deshalb die Frage, ob es die »small airway disease« als selbständiges klinisches Krankheitsbild, wie es von Macklem u. Mitarb. (1971) beschrieben wurde, gibt. Tatsächlich litten alle Patienten von Macklem zusätzlich an einer chronischen Bronchitis, einem Emphysem oder an Bronchiektasen.

### Klinik und diagnostisches Vorgehen

Die chronische Bronchiolitis oder »small airway diasease« verläuft über Jahre symptomlos und ist durch die üblichen Funktionstests schwierig zu diagnostizieren. Der Frühdiagnose dienen die Bestimmung des Closing Volume und die Aufzeichnung von Flußvolumenkurven mit Luft und Helium. Leider sind diese Tests in der klinischen Routine sehr aufwendig bzw. schlecht reproduzierbar. In den fortgeschrittenen Stadien klagen die Patienten über Husten, Auswurf und Anstrengungsdyspnoe. Die Lungenfunktionsprüfung ergibt dann eine obstruktive Ventilationsstörung meist mit respiratorischer Partial- oder Globalinsuffizienz.

### Prognose

Die Prognose ist gut, der Prozeß reversibel, sofern frühzeitig mit dem Inhalationsrauchen aufgehört wird. Rauchen die Patienten weiter, endet die Krankheit oft in einer obstruktiven Atemwegserkrankung mit respiratorischer Insuffizienz.

### Therapie

Therapeutisch am wichtigtsten ist das Ausschalten der bekannten Noxe Rauchen. Die Pharmakotherapie entspricht jener der chronischen obstruktiven Bronchitis.

**Merke:** Die chronische Bronchiolitis oder »small airway disease« ist vor allem die Folge des Inhalationsrauchens. Zu Beginn verläuft sie über Jahre symptomlos und kann später bei Weiterrauchen in einer schweren obstruktiven Ventilationsstörung mit respiratorischer Insuffizienz enden.

Literatur

Wohl, M.E.B., V.Chernigk: Bronchiolitis. Amer. Rev. respir. Dis. 118 (1978) 759

Macklem, P.T., W.M.Thurlbeck, R.G.Fraser: Chronic obstructive diseases of small airways. Ann. intern. Med. 74 (1971) 167

## Chronische Bronchitis

**Definition:** Für epidemiologische Zwecke empfiehlt die WHO (1966) folgende Definition: Husten mit Auswurf an den meisten Tagen während mindestens je 3 Monaten in 2 aufeinanderfolgenden Jahren. Prognostisch ist bedeutsam, ob es sich um eine *einfache chronische Bronchitis ohne Bronchialobstruktion* oder bereits um eine *chronisch obstruktive Bronchitis* handelt. Die Obstruktion kann irreversibel oder teilweise reversibel sein.

### Ätiologie

Exogene Inhalationsnoxen, »private and community air pollution« wie das Zigarettenrauchen und Luftverschmutzung sind die häufigsten Ursachen. Daneben spielen endogene Faktoren (fehlende oder geringe mukoziliäre Clearance, Allergien, Secretory IgA-Mangel, $\alpha_1$-Antitrypsinmangel) und Infekte eine Rolle.
Funktionell kann man auch eine angeborene chronische Bronchitis als Folge nicht oder nicht richtig funktionierender Zilien (dys- und akinetisches Ziliensyndrom, z.B. bei Patienten mit Asthenospermie oder Kartagener-Syndrom) und/oder abnormer, vermehrter bis fehlender Mukusproduktion unterscheiden.
Symptomatische chronische Bronchitiden bei verschiedenen kardiopulmonalen Erkrankungen, wie Linksherzinsuffizienz, Silikose, Tuberkulose, Bronchiektasen, müssen als gesonderte Form abgetrennt werden.

### Epidemiologie

Die chronische Bronchitis ist eine Erkrankung, deren epidemiologische und volkswirtschaftliche Bedeutung in England schon früh erkannt wurde, wo die Zahl der Erkrankten ungefähr 10 Millionen beträgt. In der Bundesrepublik Deutschland gab es 1974 ungefähr 378000 Fälle von Arbeitsunfähigkeit wegen einer chronischen Bronchitis. ⅔ waren Männer und ⅓ Frauen. Dies ergab einen Arbeitsausfall von 6 Millionen Arbeitstagen, wobei Männer durchschnittlich 16,3 Tage/Jahr, Frauen 15,4 Tage/Jahr arbeitsunfähig waren. 240000 Tage verbrachten Patienten wegen der chronischen Bronchitis im Krankenhaus. 50512 Männer und 16746 Frauen wurden 1974 wegen einer Erkrankung der Atmungsorgane rehabilitiert. Im Jahre 1973 wurden 12491 Arbeiter und Angestellte wegen einer chronischen Bronchitis vorzeitig berentet (77% Männer und 23% Frauen). Die Mortalität an chronischer Bronchitis betrug bei Männern 10145, entsprechend 34,2 pro 100000 Einwohner und bei Frauen 4114, entsprechend 12,7 pro 100000 Einwohner (Angaben: Bundesministerium für Jugend, Familie und Gesundheit, 1977).
Nach den WHO-Statistiken scheint die chronische Bronchitis in den industrialisierten Staaten zuzunehmen. Dies ist vorwiegend auf die Zunahme des Inhalationsrauchens zurückzuführen, weniger auf die industrielle Luftverschmutzung. Epidemiologische Untersuchungen zeigen, daß die Prävalenz der chronischen Bronchitis von Land zu Land verschieden ist, unabhängig von den diagnostischen Kriterien.
Da die chronische Bronchitis eine häufige Krankheit ist und deren Konsequenzen zu Beginn der Erkrankung nicht voraussehbar sind, stellt sich die Frage der Früherfassung dieser Krankheit. Screening-Untersuchungen lohnen sich nur, wenn die Krankheit

1. häufig ist,
2. chronisch verläuft,
3. sozioökonomisch bedeutsam,
4. durch einen einfachen Test erfaßbar und
5. therapierbar ist.

Diese Kriterien werden von der chronischen Bronchitis zum großen Teil erfüllt. Epidemiologische Untersuchungen zeigen u.a., daß mit Ausnahme von beruflichen Risikogruppen chronische Bronchitiker durch die einfache Frage »Sind Sie Raucher?« erfaßt werden. Als prognostische Größe ist die jährliche Abnahme der exspiratorischen Sekundenkapazität am bedeutsamsten. Die Sekundenkapazität ist aber zur Frühdiagnose ungeeignet. Wir empfehlen für die Früherkennung von Patienten mit obstruktiven Lungenkrankheiten folgende Funktionstests:
$FEV_1/IVC$ (%) und MMEF oder alternativ (Abb. **8**) $FEV_1/FVC$ (%) $MEF_{50}$ (l/s), $MEF_{75}$ (l/s) (Abb. **9**).
Diese Tests gestatten, die Patienten mit chronischer Bronchitis am besten von Lungengesunden zu unterscheiden.
In einer in Südbaden durchgeführten Studie hatten 15,9% der Untersuchten die Symptome einer chronischen Bronchitis. Davon litt rund ¼ (26,8%) bereits an einer Atemwegsobstruktion. Die Zahl gerauchter Zigaretten (pack years), bronchitische Symptome, Atemnot und Alter korrelierten am besten mit der Obstruktion der Atemwege. Unterschiede zwischen Stadt- und

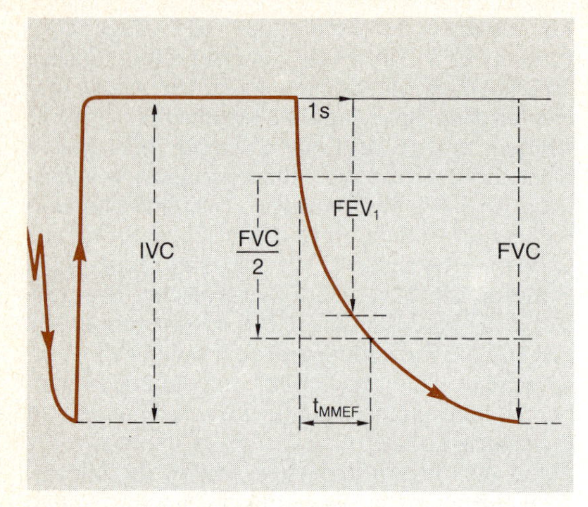


Abb. **8** Auswerten der spirometrischen Kurve mit Berechnung der relativen Sekundenkapazität ($FEV_1$/IVC) und des maximalen mittelexspiratorischen Flusses MMEF = FVC/2 : $t_{MMEF}$

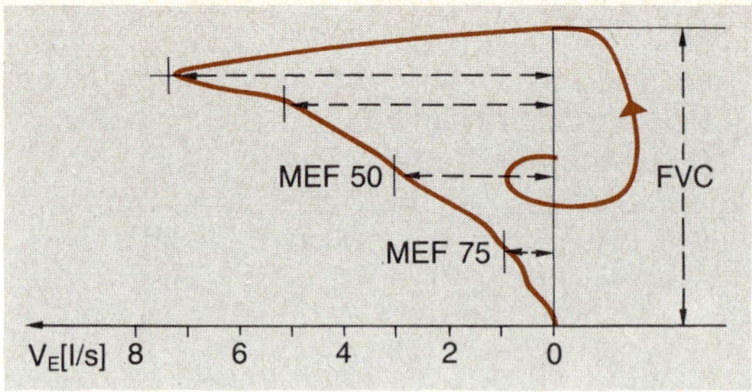

Abb. **9** Maximale exspiratorische Flußvolumenkurve: Die sensitivsten Werte zum Nachweis einer Bronchialobstruktion sind die Flows bei 50 und 75% der forciert ausgeatmeten Vitalkapazität (FVC)

Landbevölkerung sind auf die Rauchgewohnheiten und den Beruf zurückzuführen.
Die bei der akuten Bronchitis erwähnten Inhalationsnoxen rufen auch eine chronische Bronchitis hervor oder verursachen einen akuten Schub dieser Krankheit. Der Verlust an funktionstüchtigem Flimmerepithel durch Plattenepithelmetaplasien und die Zunahme der Schleimproduktion führen zu Dyskrinie und Sekretstau. Die Folge davon sind längere Verweildauer von Inhalationsnoxen im Bronchialbaum, erhöhte Infektanfälligkeit und Vermehrung der Entzündungszellen mit Obstruktion der Bronchien und Destruktion von Lungengewebe (zentroazinäres Emphysem). Das Abhusten von mukösem oder eitrigem Bronchialsekret stört den Patienten über Jahre hin kaum, solange die Entzündung keine wesentliche Bronchialobstruktion mit Dyspnoe hervorruft. Erst die Ruhedyspnoe oder der hartnäckige, schlafstörende Husten (Infekt) führt den Patienten erstmals zum Arzt.
Ätiologisch unterscheiden wir bei der chronischen Bronchitis exogene und endogene Faktoren:

*a) Exogene Faktoren:*

1. Inhalationsrauchen (Zigaretten),
2. rezidivierende virale und bakterielle Atemwegsinfekte,
3. chronische Gas- ($SO_2$, SH, $NO_X$, $O_3$, $NH_3$, Chlorgase, Phosgen, Formalin usw.), Dampf- und Staubinhalationen mit bronchialbaumgängiger Partikelgröße und evtl. allergener Wirkung.

*b) Endogene Faktoren:*

- angeborene Dispositionen (Atopie) und Mißbildungen der Atemwege, Kartagener-Syndrom (mukoziliäre Klärschwäche),
- humorale ($\alpha_1$-Antitrypsin-, IgA-, IgG-Mangel) und zelluläre (Makrophagen, Neutrophile, Histiozyten) Abwehrschwächen.

Die maximale Immissionskonzentration für lungengesunde Raucher liegt bei etwa 100000 Zigaretten. Weiter kommt es auf den täglichen Zigarettenkonsum, die Schadstoffmenge, den Inhalationstypus sowie die individuellen bronchialen Abwehrmechanismen an, ob eine chronische Bronchitis entsteht.

### Diagnostisches Vorgehen

Die Symptome Husten und Auswurf müssen ätiologisch abgeklärt werden. Frisches Sputum muß mikroskopisch, zytologisch und bakteriologisch bei ätiologisch unklaren chronischen Bronchitiden und bei Exazerbationen untersucht werden. Zeigt die Lungenfunktionsprüfung keine Obstruktion, kann die mukoziliäre Klärfunktion gemessen werden. Die Stimulation der mukoziliären Clearance wird im Akutversuch durch eine Aminophyllininfusion von 6 mg/kg KG geprüft. Besteht eine Obstruktion, so wird die Reversibilität anhand der Spirometrie vor und nach Inhalation eines $\beta_2$-Sympathikomimetikums bestimmt. Blutbeimischungen im Sputum finden wir bei bis zu 50% der Bronchitiker. Die Hämoptoe ist oft die Indikation zur Vornahme einer Thoraxaufnahme und einer Bronchoskopie. Die respiratorische Insuffizienz (blutgasanalytische Definition) manifestiert sich anfänglich nur bei körperlicher Belastung, später auch in Ruhe. Die chronische Rechtsherzinsuffizienz mit positivem hepatojugulärem Reflux, evtl. begleitet von Pleuraergüssen, Aszites und Beinödemen, kennzeichnet das Spätstadium der Erkrankung.
Zum Ausschluß einer symptomatischen Bronchi-

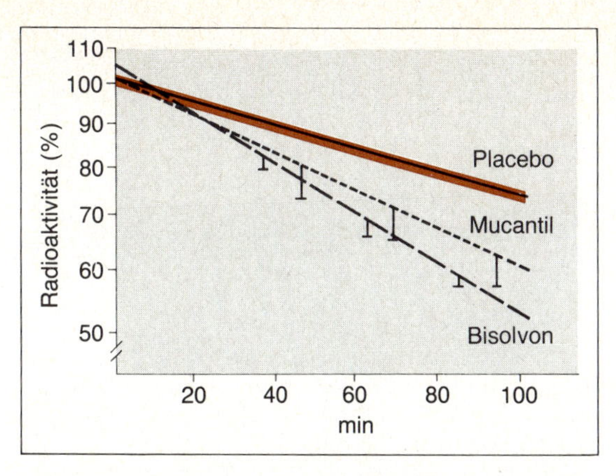


Abb. **10** Verbesserung der mukoziliären Clearance durch Sekretolytika (Bisolvon und Mucantil) bei Patienten mit chronischer Bronchitis. Ordinate = Aktivität der in den Bronchien vorhandenen radioaktiven Partikeln in % der initial deponierten Partikelaktivität. Abszisse = Meßzeit nach Partikelinhalation in Minuten. Mittelwerte und Standardabweichungen

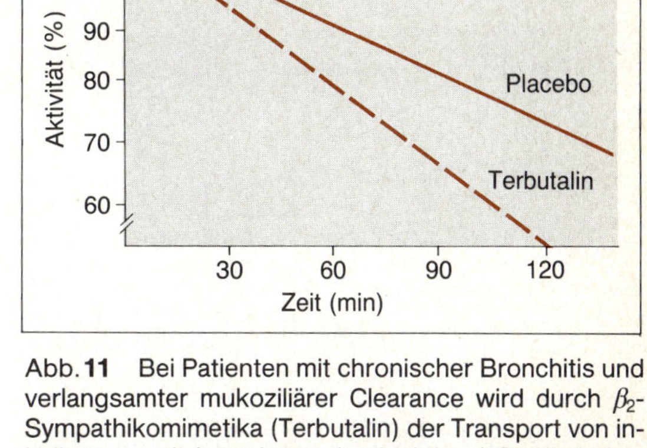


Abb. **11** Bei Patienten mit chronischer Bronchitis und verlangsamter mukoziliärer Clearance wird durch $\beta_2$-Sympathikomimetika (Terbutalin) der Transport von inhalierten und deponierten (radioaktiven) Partikeln beschleunigt. Ordinate = Aktivität der in den Bronchien liegenden Partikeln in % der initial deponierten Partikelaktivität. Abszisse = Meßzeit nach der Partikelinhalation in Minuten

tis bzw. bei Pilzinfektionen Bronchoskopie mit Biopsie. Bronchographie bei Verdacht auf Bronchiektasen. Immunelektrophorese und Schweißiontophorese bei Hypogammaglobulinämie oder Mukoviszidoseverdacht. Bei niedrigen $\alpha_1$-Globulinfraktionen und familiärer Emphysembelastung $\alpha_1$-Antitrypsinbestimmung.

Therapie

1. Ausschalten oder Bekämpfen der auslösenden Noxe. Rauchen muß ganz eingestellt werden. Eine Reduktion der Zigarettenzahl genügt nicht. In fortgeschrittenen Fällen besteht die chronische Bronchitis trotzdem weiter. Die mukoziliäre Clearance kann oft nicht mehr durch Stimulatoren der Flimmerhaaraktivität (Aminophyllin, $\beta_2$-Sympathikomimetika) verbessert werden (s. auch Abb. **11**). Dem Husten kommt dann besondere Bedeutung zu.
2. Bakterielle Infekte werden durch kurzzeitige (7–14 Tage) hochdosierte Antibiotikagaben behandelt.
3. $\beta_2$-Sympathikomimetika (Abb. **10**), Methylxanthine sowie ausreichend Flüssigkeit stimulieren die mukoziliäre Klärfunktion. Eventuell Sekretolytika per os (Abb. **11**).
4. Die nichtbakterielle, entzündliche und allergische Schleimhautschwellung macht oft die Gabe von Steroiden notwendig, evtl. nur inhalativ.
5. Bei obstruktiver Bronchitis Bronchospasmolytika-Dauertherapie mit inhalierbarer und oraler $\beta_2$-Sympathikomimetikagabe (Abb. **12**). Weiter oral Methylxanthine (nur in Retardformen) in genügender Dosierung (Blutspiegel zwischen 10–20 µg/ml ≙ 55–110 µmol/l) und Anticholinergika inhalativ.
6. Körperliche Belastung fördert die mukoziliäre Clearance (Trainingsprogramm). Atemgymnastik (Hustentraining) nur bei immobilisierten Patienten. Bei Patienten mit Cor pulmonale und schwerer Hypoxämie ($p_aO_2 < 60$ mmHg) gleichzeitige $O_2$-Gabe. Drainagelagerung bei viel Sputum. Körperliche Betätigung ist nur bei Patienten ohne Rechtsherzinsuffizienz indiziert. Die kompensierte pulmonale Hypertonie ist keine Kontraindikation für ein dosiertes körperliches Training.
7. Assistierte Überdruckbeatmung und gleichzeitige medikamentöse Inhalationstherapie bei Patienten mit respiratorischer Globalinsuffizienz.
8. Bei einer chronischen Hypoxämie ($p_aO_2 < 60$ mmHg) mindestens 15 Stunden dauernde tägliche $O_2$-Gabe (mit $O_2$-Konzentratoren als Heimtherapie in ausgewählten Fällen) (Abb. **13**).

Abb. **14** zeigt die Wirkung von $O_2$-Gabe, $\beta_2$-Inhalation mit und ohne intermittierende Überdruckbeatmung (IPPB) bei Patienten mit chronisch respiratorischer Insuffizienz. Die Wirkung eines dosiert erhöhten inspiratorischen $O_2$-Partialdrucks ($O_2$-Gabe durch Nasensonde) führt zu einer Normalisierung des arteriellen $O_2$-Partialdrucks und damit zur Erniedrigung der Atemarbeit, der Leistung des rechten und linken Ventrikels sowie des Atemantriebs. Unkontrollierte $O_2$-Gaben können bei akuter Exazerbation der Bronchitis zu einer gefährlichen Hyperkapnie (respiratorische Azidose) führen, in diesen Fällen muß beatmet werden.

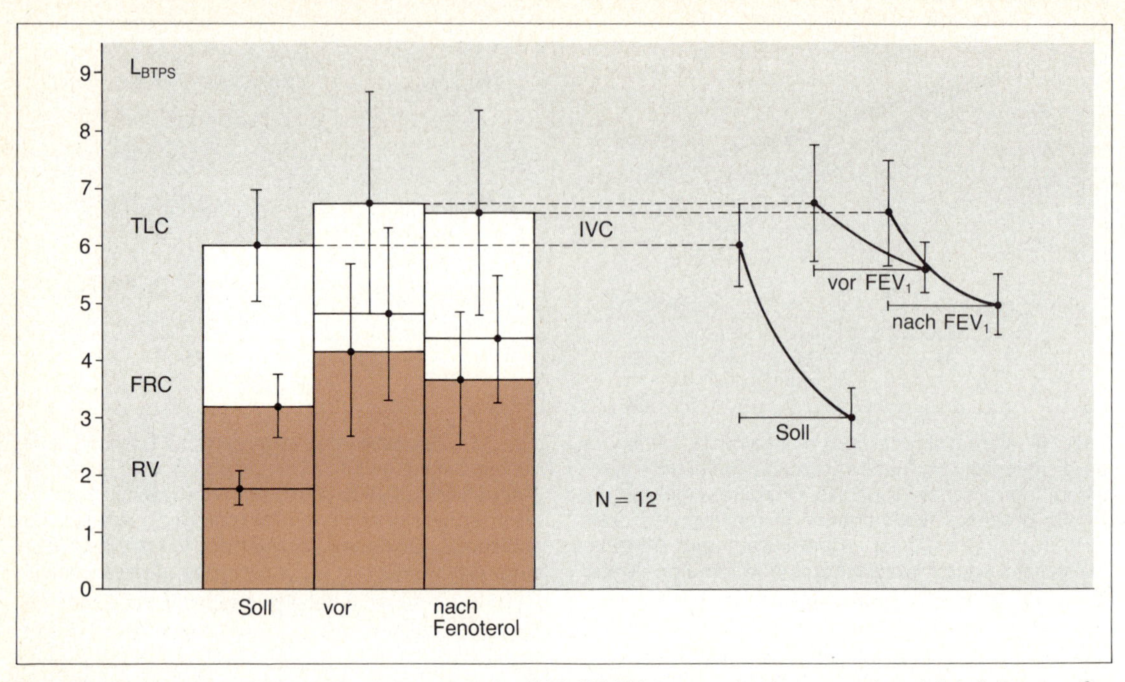


Abb. **12** Statische (RV, FRC, TLC) und dynamische (IVC, $FEV_1$) Lungenvolumina vor und nach Inhalation von $\beta_2$-Sympathikomimetika (Fenoterol) bei Patienten mit chronischer obstruktiver Bronchitis. Mittelwerte und Standardabweichungen

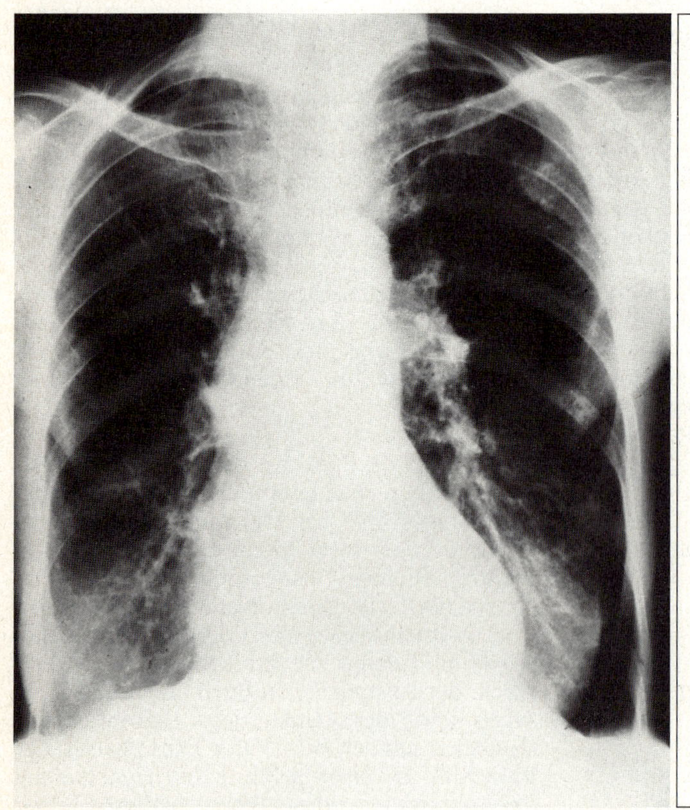

Abb. **13** Chronische obstruktive Bronchitis mit respiratorischer Globalinsuffizienz und dekompensiertem Cor pulmonale. Die $O_2$-Gabe senkt den Pulmonalarteriendruck (PAP). Der leichte $CO_2$-Anstieg unter $O_2$-Gabe hält sich in Grenzen und ist belanglos. Die Gefahr einer $CO_2$-Narkose besteht nur bei einer Exazerbation der chronischen bronchitischen Beschwerden

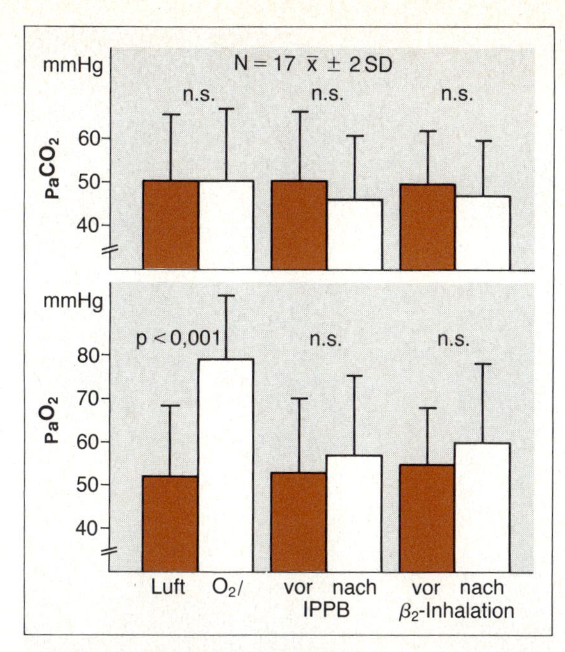


Abb. **14** $O_2$-Therapie bei Patienten mit chronischer respiratorischer Insuffizienz als Folge einer chronischen Bronchitis und Emphysem

**Merke:** Die Bronchitis zeichnet sich durch die Symptome Husten und Auswurf aus. Sie sollte nicht nur ätiologisch (Sputumanalyse) abgeklärt werden, sondern auch spirometrisch, um eine obstruktive Ventilationsstörung zu erfassen.

### Weiterführende Literatur

Bates, M. V.: The fate of the chronic bronchitis. Amer. Rev. resp. Dis. 108 (1973) 1043

Douglas, H. et al.: Transient hypoxemia during sleep in chronic bronchitis and emphysema. Lancet 1979/I,1

Flenley, D.C., P. Howard, J.M. Bischop: Long term domiciliary oxygen therapy (MRC trial). Bull. Europ. physiopath. resp. 16 (1980) 257

Fletcher, C., R. Peto, C. Tinker, F. E. Speizer: The Natural History of Chronic Bronchitis and Emphysema. English University Press, Oxford 1976

Konietzko, N. et al.: Die mukoziliäre Klärfunktion der Lunge unter β-adrenerger Stimulation. Pneumologie 152 (1975) 203

Matthys, H., G. Klein: Langzeittherapie mit $O_2$-Konzentratoren. Indikation und therapeutischer Effekt. Springer, Berlin 1981

Matthys, H., D. Köhler: Effect of Theophyllin on mucociliary clearance in man. Europ. J. Resp. Dis. Suppl. 109 (1980) 98

May, A. R.: The Chemotherapy of Chronic Bronchitis and Allied Disorders. University Press, London 1972

Medici, T.C., S. Chodosh: Die Abwehrleistungen des Respirationstraktes. Schweiz. med. Wschr. 105 (1975) 965

Medici, T.C., S. Chodosh: Das Sputum unter dem Mikroskop. I. Entzündungszytologie, II. Bakteriologie, III. nichtzelluläre Bestandteile. Folia chemotherapeutica 21, 26, 32. Hoffmann-La-Roche, Basel, 1979, 1980, 1981

Wanner, A.: Clinical aspects of mucociliary transport. Amer. Rev. resp. Dis. 116 (1977) 73

## Bronchiektasen

**Definition:** Irreversible Erweiterung der Bronchien mit oder ohne Sekundärinfektion. Man unterscheidet *erworbene* und *angeborene Bronchiektasen*. Von der Form her spricht man von sackförmigen (zystischen), zylindrischen und varikösen Bronchiektasen. Bronchiektasen führen zu Husten, eitrigem Auswurf, rezidivierenden umschriebenen Pneumonien und häufig zu Hämoptysen (Abb. **15a, b**).

### Ätiologie und Pathogenese

Die erworbenen Bronchiektasen entstehen auf dem Boden einer Bronchitis, Bronchiolitis oder Pneumonie sowie hinter Fremdkörper- oder tumorösen Stenosen der Atemwege. Pleuraschwarten, Hypogammaglobulinämie und andere Abwehrschwächen begünstigen das Entstehen von Bronchiektasen. Für die Entwicklung von Bronchiektasen im Kindesalter sind vor allem Infekte mit Viren (Adenoviren, Masernvirus) verantwortlich. Nasennebenhöhlenentzündungen sind häufig (30%) mit Bronchiektasen anzutreffen. Ca. 1–3% der Patienten mit Symptomen der chronischen Bronchitis haben Bronchiektasen.
Sackförmige Bronchiektasen in den Lungenoberfeldern sprechen mehr für eine angeborene Mißbildung, in den Lungenunterfeldern mehr für erworbene Bronchiektasen.
Die konnatale Bronchiektasie beruht auf einer gestörten Differenzierung der Bronchien im Lungenparenchym. Zylindrische Bronchiektasen sind bei Kindern häufiger; der linke Unterlappen scheint bevorzugt befallen zu sein. Hyperplasie des peribronchialen lymphatischen Gewebes zeichnet die follikulären Bronchiektasen aus. Bronchiektasen verursachen eine vermehrte venöse Beimischung bei arterio-venösen und ein erhöhtes Herzzeitvolumen bei broncho-arteriovenösen Kurzschlüssen. Auch bei Mukoviszidose kommt es zur Bronchiektasenbildung aufgrund der gestörten mukoziliären Klärfunktion. Konnatale Bronchiektasen sind oft mit anderen Mißbildungen assoziiert.

### Diagnostisches Vorgehen

Maulvolles Sputum, lokalisierte grobblasige, feuchte Nebengeräusche ohne diffuse Bronchitiszeichen und evtl. Lageabhängigkeit der Beschwerden lassen die Diagnose vermuten. Rezidivierende Hämoptysen sind häufig (50%), selten lebensbedrohliche Blutung. Röntgenologisch werden aufgrund der peribronchialen Fibrose bei chronischer Bronchitis zu oft Bronchiektasen diagnostiziert. Bei Verdacht auf Bronchiektasen können durch eine Bronchographie im symptomfreien Intervall die Ausdehnung und der Schweregrad der Bronchiektasen bestimmt werden. Bei starker Blutung muß bronchoskopisch die Blu-

a

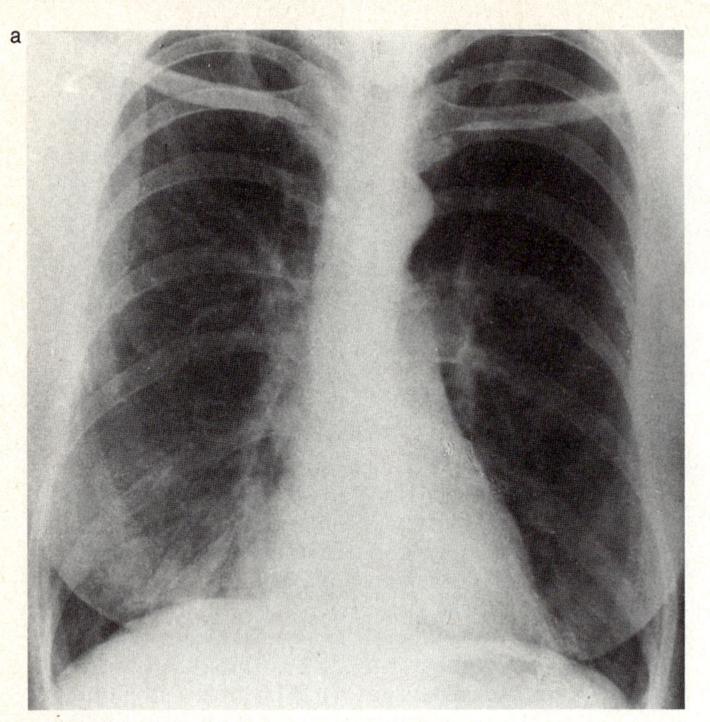

b

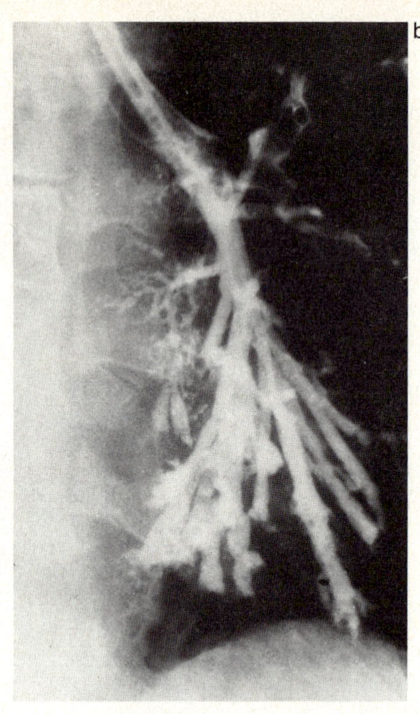

Abb. **15 a, b** Zylindrische Bronchiektasen im linken Unterlappen bei einer 48jährigen Patientin
**a** Thoraxübersicht a.p.
**b** Bronchographie des linken Unterlappens

tungsquelle lokalisiert werden. Bakteriologische Sputumanalysen sind notwendig, wenn die Exazerbationen lange persistieren. Häufigste Erreger sind Haemophilus influenzae, Klebsiella, Pseudomonas, Staphylococcus aureus.
Trommelschlegelfinger und respiratorische Insuffizienz sind bei ausgedehnten Bronchiektasen häufige Befunde. Bei rezidivierenden Pneumonien uni loco sollte man an Bronchiektasen denken.

### Komplikationen

Lungenabszesse, Blutung, Sepsis evtl. mit Hirnabszessen. Obstruktive Bronchitis deformans mit respiratorischer Insuffizienz und Cor pulmonale.

### Therapie

Bei Jugendlichen mit erheblichen Symptomen und mit auf ein Segment oder Lappen begrenzten Bronchiektasen ohne generalisierte Bronchitis ist eine operative Sanierung indiziert, nachdem der Patient mindestens während eines Jahres konservativ erfolglos behandelt wurde. In allen Fällen, die operiert werden, soll soviel Lungenparenchym wie möglich erhalten bleiben. Als vitale Operationsindikation gilt die akute lebensbedrohliche Blutung.
Bei beidseitigem Lungenbefall mit chronischer Bronchitis wird konservativ behandelt.
Therapie wie bei chronischer Bronchitis; dies gilt auch für die antibakterielle Therapie der Exazerbationen. Wichtig sind die morgendliche Drainagelagerung und das komplette Abhusten des Bronchialsekrets. Bei nachgewiesener Bronchialobstruktion Aerosoltherapie mit 0,9% (154 mmol/l) NaCl und $\beta_2$-Sympathikomimetika, zusätzlich Theophylline per os (Retardform) zur Verbesserung der mukoziliären Klärfunktion.

### Prognose

Die konservative Therapie hat in den letzten Jahren die Prognose von Patienten mit Bronchiektasen stark verbessert. Todesursache sind die chronische respiratorische Insuffizienz mit chronischem Cor pulmonale und nicht mehr die respiratorischen Infekte. Mehr als ¾ der Patienten sterben nicht mehr an den Bronchiektasen, sondern an anderen Krankheiten. Sie erreichen das durchschnittliche Lebensalter der Gesamtbevölkerung.
Ein seltenes, ätiologisch interessantes Syndrom mit Bronchiektasen ist das *Kartagener-Syndrom.* Es besteht aus Situs inversus mit fehlenden Stirnhöhlen in Verbindung mit Bronchiektasen, Sinusitis oder Nasenpolypen. Vermutlich autosomal-rezessiver Erbgang. Ein oder zwei der Symptome werden oft bei Mitgliedern der betroffenen Familien gefunden. Dem Syndrom liegt eine biochemischen Anomalie zugrunde: In den kontraktilen Fibrillen der Flimmerhaare fehlen die »Dynein-arms«. Betroffen sind die Flimmerhaare des Respirationstrakts wie auch die Spermienschwänze. Deshalb sind die Männer mit Kartagener-Syndrom steril. Man spricht daher heute vom

kongenitalen dyskinetischen (immotile or dysfunctional) Zilien-Syndrom.
Eine Sonderform der erworbenen Bronchiektasen ist die *Bronchozele*. Dabei handelt es sich um eine umschriebene, mit Schleim oder Eiter gefüllte erhebliche Bronchuserweiterung zwischen zwei kompletten oder inkompletten Verschlüssen des Brochuslumens. Primär beim angeborenen Emphysem, sekundär bei Mukoviszidose, »mucoid impaction« und stenosierender Bronchialschleimhauttuberkulose.

**Merke:** Bronchiektasen sind irreversible Erweiterungen der Bronchien. Sie sind angeboren oder erworben, lokalisiert oder diffus, zylyndrisch oder sackförmig. Meist sind sie sekundär bakteriell infiziert; oft besteht eine zusätzliche chronische obstruktive Bronchitis. Die Therapie – medikamentöse oder chirurgische – richtet sich nach Beschwerden, Ausdehnung, konkommitierender Bronchitis und Komplikationen.

### Weiterführende Literatur

Eliasson, R., B. Mossberg, P. Camner, B. A. Afzelius: The immotile cilia-syndrome. A congenital ciliary abnormality as an etiologic factor in chronic airway infections and male sterility. New Engl. J. Med. 297 (1977) 1
Kartagener, M.: Bronchiektasen. In Handbuch der Inneren Medizin, Bd. IV. Springer, Berlin 1975 (S. 364–487)
Konietzko, N., R. W. Carton, E. P. Leroy: Causes of death in patients with bronchiectasis. Amer. Rev. resp. Dis. 100 (1969) 852
Winzeler, M., P. Braun, P. J. Grob: Familiär gehäufte Bronchiektasen und $\alpha_1$-Antitrypsinmangel. Schweiz. med. Wschr. 104 (1974) 1705

## Bronchuszyste

Dünnwandige Zyste, die vom Bronchus ausgeht und als Entwicklungsanomalie aufgefaßt wird. Die Zystenwand besteht aus lockerem Bindegewebe mit Bündeln von glatter Muskulatur und gelegentlich Schleimdrüsen und Knorpelspangen. Die Zyste kann in Höhe der Karina, hilusnahe oder paraösophageal angetroffen werden; charakteristisch jedoch ist der Ursprung in Höhe der Bifurkation der Trachea. Die Bronchuszyste ist meist symptomlos und wird bei Röntgenuntersuchungen zufällig nachgewiesen.

### Therapie

Nur bei rezidivierenden Infekten. Chirurgische Resektion.

## Bronchialdivertikel

Angeborener oder erworbener Blindsack in der Wand eines großen Bronchus. Die erworbene Form ist oft Folge von Fibrosierung oder Narbenbildung.

### Therapie

Bei Symptomen chirurgische Entfernung.

## Broncholithiasis

Kalkablagerungen in den Hiluslymphknoten oder im Lungenparenchym können die Bronchialwand arrodieren und als »Bronchussteine« in das Bronchuslumen gelangen. Symptome sind Husten, intermittierende Hämoptoe, bronchopulmonale Entzündungen. Nachweis durch Abhusten, Röntgendarstellung oder Bronchoskopie. Kommt auch bei bronchobiliären Fisteln vor (Gallensteine im Bronchialbaum).

### Therapie

Bronchoskopische Entfernung, evtl. chirurgische Resektion befallener lokaler Segmente.

# Asthma bronchiale

**Definition:** Bronchialasthma ist eine Krankheit, die durch Anfälle von Atemnot (bronchiale Hyperreagibilität) charakterisiert ist, begleitet von den Zeichen einer Bronchialobstruktion, die zwischen den Anfällen spontan oder medikamentös ganz oder teilweise reversibel ist. Status asthmaticus ist ein schwerer therapierefraktärer Asthmaanfall.

### Häufigkeit

Ca. 1,0–9,9% der Gesamtbevölkerung leiden zumindest zeitweise an Asthma bronchiale.

### Ätiologie und Pathogenese

Schleimhautödem, Bronchospasmus und Dyskrinie sind die Trias, welche die asthmatische Bronchialobstruktion kennzeichnen.

Ein Asthmaanfall kann ausgelöst werden durch:

1. Allergene (inhalativ, per os, perkutan, parenteral),
2. Medikamente, z. B. Acetylsalicylsäure, Indometacin,
3. Infektionen der oberen oder unteren Luftwege,
4. physikalische und chemische Inhalationsnoxen (Rauch, Staub, Dämpfe, Nebel, rasche Temperaturänderungen, Gase),
5. körperliche Anstrengung,
6. psychische Reflexe bewußt, unbewußt.

Das durch Allergene ausgelöste Asthma bronchiale wird auch als *allergisches Asthma bronchiale* (Extrinsic Asthma) bezeichnet. Es wird durch eine Typ-I-Reaktion, d. h. eine Reagin (IgE) vermittelte anaphylaktische Reaktion nach *Gell* und *Coombs* ausgelöst (Abb. **16**). Die Bronchialobstruktion kann aber auch erst 4–8 Stunden nach der Allergenexposition auftreten, sogenannte Spätreaktion. Treten 6–8 Stunden nach Allergeninhalation Allgemeinsymptome wie Krankheitsgefühl, Muskelschmerzen, Arthralgien, Fieber und erhöhte Senkung sowie Leukozytose auf,

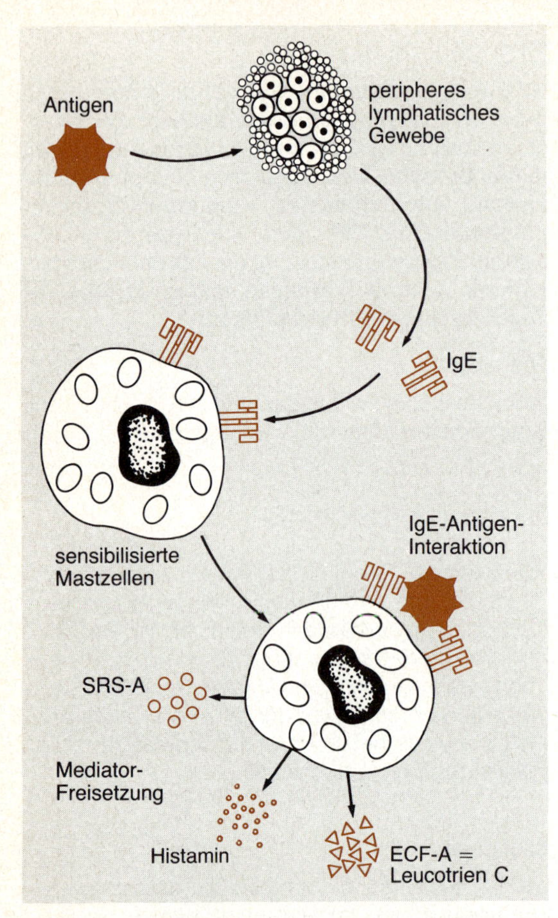


Abb. **16** Auslösende Ursachen der anfallsweise auftretenden Bronchialobstruktion bei allergischem Asthma. Bildung von Immunglobulin E (IgE) durch Antigene im peripheren lymphoiden Gewebe. IgE fixiert sich auf der Oberfläche von Mastzellen, die im Epithel liegen, und sensibilisiert dadurch Mastzellen gegen das Antigen. Bei erneuter Exposition verbindet das Antigen zwei an der Mastzelloberfläche sitzende IgE (Bridging), wodurch Mediatoren wie Histamin, Leucotriene (SRS-A), Eosinophil-Chemotactic Factor of Anaphylaxis (ECF-A) usw. freigesetzt werden. Die Mediatoren wirken zum Teil direkt auf Bronchialmuskeln, Schleimhaut und Schleimdrüsen. Auch sensibilisieren sie bronchiale Rezeptoren, die den afferenten und efferenten Vagus stimulieren und dadurch einen Bronchospasmus, ein Schleimhautödem und eine Hyper- bzw. Dyskrinie auslösen

sollte nicht nur von Spätreaktion bei Asthma bronchiale gesprochen werden, sondern an eine exogene allergische Alveolitis gedacht werden. Die Typ I- und -III-Reaktionen können beim gleichen Patienten aufeinander folgen. Allergische Sofortreaktionen können auch durch IgG 4 ausgelöst werden. IgG 4 fixiert sich wie IgE auf Mastzellen und basophilen Leukozyten. Die Allergene lösen durch Brückenbildung der Immunglobuline auf den Mastzellen (bridging) die allergische Bronchialobstruktion aus. Dabei lösen humorale Mediatoren (Histamin, Bradykynin, slow-reacting substances of anaphylaxis [Leucotriene], eosinophilochemotactic, neutrophilochemotactic factor sowie Prostaglandine) und nervale Reize (Cholinerge, $\alpha$-Adrenerge) die Entzündung, die Hypersekretion und den Bronchospasmus aus. Verschiedene Theorien über die »$\beta$-Rezeptoren-insuffizienz« *(Szentivanyi),* die »$\alpha$-Rezeptorenüberreaktion« *(Parker),* die »Irritant-Rezeptoren-Theorie« *(Widdicombe)* und die Vagustheorie *(Nadel)* werden diskutiert. In den Muskelzellen führt die Zunahme des cAMP zur Relaxation, die Abnahme zur Kontraktion der glatten Muskulatur. Dies erklärt zusammen mit der Rezeptorentheorie die therapeutischen Medikamentenwirkungen (Abb. **17a**). Eine Reihe von Krankheiten wie »Milchschorf«, Neurodermitis, (Urtikaria, Nasenpolypen), Heuschnupfen als Ausdruck der Atopie, disponieren zu Asthma bronchiale.
Das *nichtallergische Asthma* (Intrinsic Asthma) ist durch das Fehlen einer IgE- oder IgG-vermittelten Bronchialobstruktion gekennzeichnet. Es ist bei Erwachsenen ca. 5- bis 10mal häufiger als das allergische Asthma bronchiale.
Man weiß, daß virale und bakterielle Infekte die »asthmatische« Reaktionsschwelle der Atemwege vorübergehend oder dauernd senken können. Unspezifische physikalische Reize (Rauch, Staub, Dämpfe, Temperaturänderungen, körperliche Anstrengung), chemische Substanzen (Gase) und psychische Faktoren (Hyperventilation) können unabhängig vom Pathomechanismus bei Patienten mit einem hyperreagiblen Bronchialbaum einen Asthmaanfall auslösen (Abb. **17b**).

### Diagnostisches Vorgehen und Differentialdiagnose

Da das Asthma bronchiale keine einheitliche Pathogenese hat, soll die Diagnose durch den vermuteten oder nachgewiesenen Auslösemechanismus ergänzt werden, wie z. B.

- exogen allergisches Asthma durch Gräserpolleninhalation ausgelöst = atopisches Asthma,
- nichtallergisches Asthma durch Aspirineinnahme ausgelöst = medikamentöses Asthma,
- nichtallergisches Asthma durch Infekte ausgelöst = infektbedingtes Asthma,
- nichtallergisches Asthma durch physikalische oder chemische Reize ausgelöst = irritatives Asthma,
- nichtallergisches Asthma durch körperliche Anstrengung ausgelöst = Anstrengungsasthma,
- nichtallergisches Asthma durch psychische Vorgänge ausgelöst = »psychogenes« Asthma.

Mehrere das Asthma auslösende Faktoren können beim gleichen Patienten nachweisbar sein. Weiter kann im Laufe des Lebens ein exogen allergisches in ein nichtallergisches Asthma bronchiale übergehen.
Wie bereits einleitend erwähnt, ist nicht jede anfallsweise auftretende Atemnot ein Bronchial-

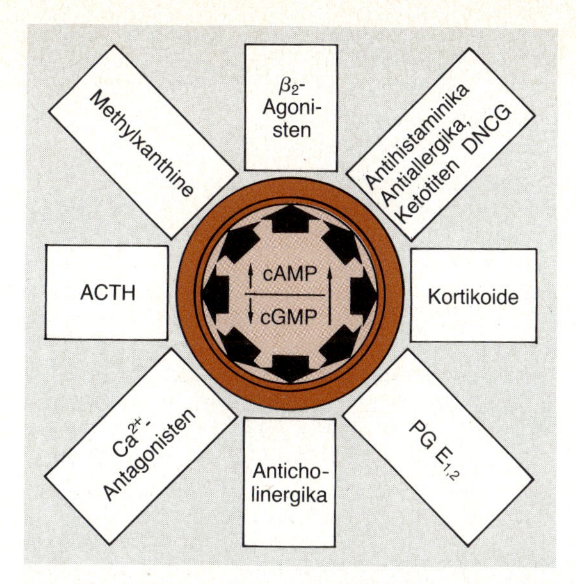


Abb. **17a** Medikamente und Mediatoren, die das Bronchiallumen erweitern oder die Bronchialobstruktion aufheben

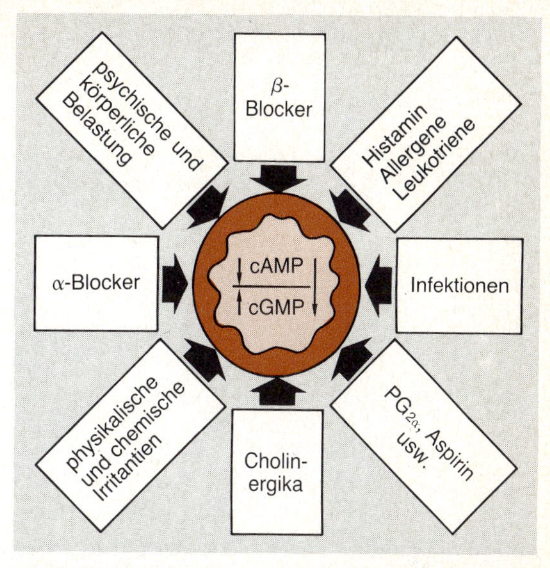


Abb. **17b** Medikamente und Mediatoren, die das Bronchiallumen verengen oder die Bronchialobstruktion auslösen

asthma. Häufigste Fehldiagnosen und oft schwierig voneinander abzugrenzen sind:
- exogen allergische Alveolitis (Typ-III-Reaktion nach *Gell* und *Coombs*),
- chronische obstruktive Bronchitis,
- obstruktives Lungenemphysem,
- rezidivierende Lungenembolien,
- Lungenstauung und Ödem,
- tracheale und laryngeale Atemwegsobstruktionen (Stridor!),
- Hyperventilationssyndrom,
- rein psychogene Dyspnoeanfälle.

Besondere diagnostische Maßnahmen

1. Gezielte Allergie-, Medikamenten- und Atopie-(Familien-)Anamnese.
2. Lungenfunktionsprüfung (IVC, $FEV_1$, evtl. RV/TLC und Strömungswiderstandsmessungen) vor und nach Gabe von $\beta_2$-Sympathikomimetika. Arterielle Blutgasanalysen sind evtl. zur Abschätzung der Schwere des Asthmaanfalles notwendig.
3. Sputumuntersuchung (Eosinophilie, Charcot-Leyden-Kristalle und Curshman-Spiralen).
4. Blutbild und BSG, Eiweißelektrophorese, RIST, RAST.
5. Im symptomfreien Intervall Allergenätiologie durch Hauttests (In-vitro-Tests [RIST, RAST] im Anfall durchführen). Evtl. Expositions- und körperlicher Belastungsversuch aufgrund der anamnestisch vermuteten Ätiologie. Präzipitine bei Verdacht auf Typ-III-Reaktion.
6. HNO-ärztliche Untersuchung (Polypen, Rhinitis allergica, Röntgenaufnahmen der Nasennebenhöhlen), evtl. Bronchoskopie.

## Exogen allergisches Asthma bronchiale

Nebst den Inhalationsallergenen können Nahrungsmittelallergene, Parasiten und perkutane Allergene ein exogen allergisches Bronchialasthma auslösen. Die wichtigsten Allergene sind:

1. Inhalationsallergene:
   Pollen, Hausstaub (Milben), Mehlstaub, Tierhaare, Schuppen, Federn, Schimmelpilzsporen.
2. Ingestionsallergene:
   Fisch, Milch, Hühnereiweiß, Nüsse, Erdbeeren, Chemikalien.
3. Injektions- und perkutane Allergene (Medikamente).

Das reine exogen allergische Asthma bronchiale (Extrinsic Asthma) finden wir vorwiegend bei Kindern, das nichtallergische (Intrinsic Asthma) ist häufiger bei Erwachsenen. Der Sensibilisierungsindex (Zahl der Sensibilisierten mal 100 pro Zahl der Exponierten) steigt durch ständige Allergenexposition an, z. B. durch Tierhaltung in Kinder- und Schlafzimmern. Säuglinge und Kleinkinder haben selten ein reines exogen allergisches Asthma bronchiale.
Die Dosis und Dauer der Einwirkung sind auch für den hohen Sensibilisierungs- und Morbiditätsgrad von beruflichem allergischem Asthma verantwortlich: z. B. Pollenasthma bei Gärtnern und Bauern, Mehlstaub-Asthma bei Bäckern und Müllern. Eine saisonale und örtliche Abhängigkeit der Asthmasymptome gibt oft den entscheidenden diagnostischen Hinweis. Eine besondere Bedeutung kommt dem Hausstaub-Asthma zu, das durch die Hausstaubmilbe Dermatophago-

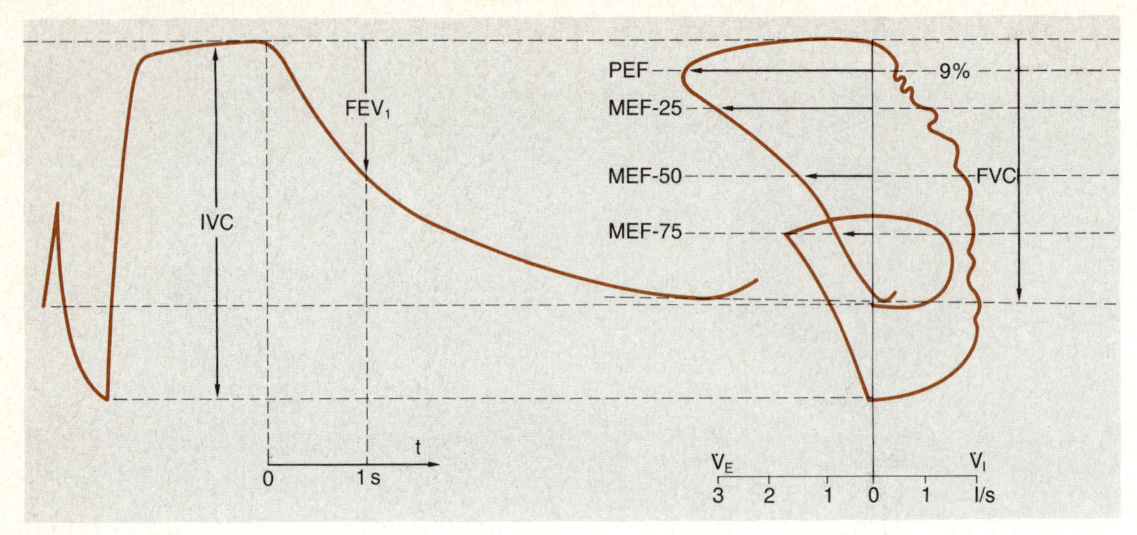


Abb. **18** Durch eine forcierte Ausatmung (Bestimmung der VK) ausgelöste Bronchokonstriktion bei einem Patienten mit Asthma bronchiale. Links Volumen-Zeit-Kurve, rechts Fluß-Volumen-Kurve

ides verursacht ist. Die Milbe kann nur bei einer gewissen minimalen Luftfeuchtigkeit leben. Deshalb sind diese Patienten in trockenem Gebirgsklima über ca. 1200–1500 m und im Wüstenklima symptomfrei.

#### Allergenanamnese und Hauttests

Eine subtil erhobene expositionsbezogene Anamnese und die Expositionsprophylaxe lassen in manchen Fällen das Allergen vermuten. Oft wird man aber nicht um den Reaginnachweis in vitro und eventuell in vivo herumkommen. Dazu verwendet man den Hauttest und nicht die direkte Provokation des »Erfolgsorgans«, des Bronchialbaums. Falsch-positive, seltener falsch-negative Hauttests bezüglich der Bronchopathogenität des Allergens sind häufig (20–50%). Etwas besser sind die In-vitro-Tests für den spezifischen (RAST), aber nicht für den unspezifischen (RIST) Reaginnachweis.

#### Radioimmuno- (RIST-) und Radioallergosorbent-(RAST-)Tests

Die Hoffnung, mit der IgE-Bestimmung (RIST) exogen allergisches von nichtallergischem Asthma zu trennen, hat sich nicht erfüllt. Hohe Normwerte, saisonale Schwankungen und andere Krankheiten, die eine Zunahme des IgE verursachen (Askaridiasis), schränken die Bedeutung des Gesamt-IgE für den Ausschluß eines exogen allergischen Asthmas zusätzlich ein.

#### Inhalative Provokationstests mit Allergenen

Inhalationstests bei Asthmatikern sind dann indiziert, wenn aufgrund der Anamnese, der Hauttests, RIST und RAST das asthmaauslösende Allergen nicht sicher festgestellt werden kann. Besonders sollte vor einer Hyposensibilisierung durch den Inhalations-Provokations-Test gezeigt werden, daß das Allergen tatsächlich eine Bronchokonstriktion auslöst. Außerdem ist zu beachten, daß forcierte Atemmanöver wie die Bestimmung des $FEV_1$ selbst eine Bronchokonstriktion auslösen können (Abb. **18**). Pro Tag soll nicht mehr als ein Allergen in aufsteigender Konzentration von 1:100 bis maximal 1:1 der positiven Hautallergenkonzentration geprüft werden. Betragen zu Beginn oder nach Inhalation des Lösungsmittels die Widerstandswerte mehr als das Doppelte des normalen Sollwertes, sind nicht nur unspezifisch falsch-positive Widerstandsanstiege häufig, sondern es besteht auch die Gefahr, daß ein schwerer Asthmaanfall ausgelöst wird.

#### Inhalationsprovokationstests mit nichtallergenen Substanzen

Als Provokationssubstanzen für den Nachweis eines Asthma bronchiale im symptomfreien Intervall und zur Untersuchung von Medikamenten für die Asthmatherapie finden Histaminphosphat-, Acetylcholinchlorid- und Carbachol-Lösungen Verwendung. Dabei wird durch steigende Inhalationsdosen eine Dosiswirkungskurve erhalten. Auch hier sind falsch-positive und falsch-negative Resultate möglich.

#### Der Inhalationsprovokationstest am Arbeitsort

Bei Patienten mit anfallsweiser Atemnot, die in der Sprechstunde nicht objektivierbar ist, ergibt die Messung des maximalen exspiratorischen Spitzenflusses (peak flow) am Arbeitsplatz durch den Patienten oft den Nachweis der asthmaauslösenden Noxe.

### Medikamentöses nichtallergisches Asthma bronchiale

Das durch Medikamente ausgelöste Asthma bronchiale ist nicht Reagin-vermittelt. Medikamente, die in den Prostaglandinstoffwechsel eingreifen (Acetylsalicylsäureanhydrid [Aspirin], Indometacin Pyramidone), und Substanzen, deren Wirkungsweise wir nicht kennen (Tartrazin zur Lebensmittelfärbung), sind von Bedeutung. Bis zu 20% der Asthmatiker reagieren auf diese Medikamente und Stoffe mit einem Asthmaanfall. Viele leiden außerdem an Urtikaria, Quincke-Ödem, Rhinitis vasomotorica und Nasenpolypen. Auch besteht oft eine Alkoholintoleranz. Viele Arzneimittel können z.T. auf toxischer Basis (Antibiotika), aufgrund ihres Wirkungsmechanismus (β-Blocker) oder ihrer Applikationsform (DNCG) Asthma auslösen.

### Nichtallergisches infektbedingtes Asthma (Intrinsic Asthma)

Die Meinungen über die »allergene Potenz« von asthmaauslösenden Bakterien und Viren gehen weit auseinander. Die Tatsache hingegen, daß nach Infektionen auch bei Patienten ohne Atopie ein Asthma bronchiale erstmals auftreten kann, ist unumstritten. Ebenso ist die bei allen Formen des Asthma bronchiale zu beobachtende reagibilitätssteigernde Wirkung bronchopulmonaler Infekte gut dokumentiert.
Die Wirksamkeit der Hyposensibilisierung mit Bakterienextrakten ist wissenschaftlich nicht erhärtet. Lokalisierte Infektherde in den Atemwegen wie generalisierte Bronchitiden und Atemwegsinfektionen (Sinusitiden) können vielleicht für das Auslösen eines Intrinsic Asthma bedeutsam sein.

### Nichtallergisches Asthma durch physikalische Inhalationsreize (physikalisch irritatives Asthma)

Bei vielen Patienten lösen Kältereize einen Asthmaanfall aus. Wetterumschläge, feuchtes und trockenes Klima können gewisse Asthmaformen verstärken, andere bessern. Die Temperaturempfindlichkeit der Asthmatiker ist von der Eindringtiefe der Kaltluft in den Respirationstrakt abhängig. Bei tiefen Außentemperaturen sollen die Patienten angehalten werden, durch die Nase zu atmen und körperliche Anstrengungen (Mundatmung!) zu meiden.
Ganz allgemein lösen Inhalationsnoxen in der Atemluft (Stäube, starke Duftstoffe, Dämpfe, Smog), die von Lungengesunden ohne weiteres toleriert werden, bei Asthmatikern einen Anfall aus. Auch werden bei diesen Patienten Anfälle durch diagnostische Eingriffe wie Bronchoskopien und Bronchographien ausgelöst.

### Nichtallergisches Asthma durch körperliche Anstrengung ausgelöst (Anstrengungsasthma)

Es gibt Patienten, bei denen das Asthma durch körperliche Anstrengung ausgelöst wird. Wesentliche Reflexmechanismen verlaufen über die »Irritant-Rezeptoren« und den Vagus. Unspezifische Inhalationsreize (Temperatur, Rauch usw.) spielen dabei wie bei anderen Asthmaformen eine bedeutsame auslösende Rolle. Bei Kindern wird diese Asthmaform häufig durch Springen, Laufen, selten aber durch Schwimmen ausgelöst. Zur Provokation und zum Nachweis des Anstrengungsasthmas setzt man den Patienten der gleichen körperlichen Anstrengung aus, die anamnestisch den Asthmaanfall auslöst.

### Nichtallergisches Asthma durch chemische Inhalationsreize (chemisch irritatives Asthma)

Asthmaauslösende chemische Inhalationsreize sind: Ozon, Naphtochinon, Vanadiummonoxid, Isocyanate, Chlor- und Schwefelverbindungen. Meist handelt es sich um Noxen, die am Arbeitsplatz in erhöhter Konzentration auftreten. Dieses Asthma wird auch *chemisch irritatives Asthma* genannt und durch die Berufskrankheitenverordnung »obstruktive Atemwegserkrankung« nach Ziffer 4302 entschädigt.

### Nichtallergisches Asthma durch psychische Vorgänge

Ob es ein rein psychogenes Asthma bronchiale gibt, ist umstritten, trotz zahlreicher Mitteilungen über das Auslösen des ersten Asthmaanfalls durch ein psychisches Trauma ohne bekannte allergische oder unspezifische Hyperreagibilität des Bronchialbaums. Nach unserer Erfahrung ist die Psyche weniger für die Genese des Asthma bronchiale als für den Verlauf des Leidens bedeutsam. Ein besonders psychopathologisches Bild des »Asthmatikers«, das ihn vom Nichtasthmatiker unterscheidet, konnte bisher nicht festgestellt werden. *Trousseau,* der an einem exogen allergischen Asthma litt, erkannte bereits durch kritische Selbstbeobachtung den Mechanismus der Konditionierung im Sinne eines Pawlow-Reflexes. Die Bedeutung der Bahnung solcher »psychobronchialer Reflexe« ist später von vielen Autoren durch Experimente belegt worden. So kann der Anblick einer blühenden Wiese im Winter beim Patienten mit exogen allergischem Pollenasthma einen Asthmaanfall auslösen. Man soll aber bei Patienten mit psychogenen Asthmaanfällen *nicht* den falschen therapeutischen Schluß ziehen, daß diese Patienten nur der »Psychotherapie« bedürfen.

### Therapie

#### Expositionsprophylaxe

Vor jeder symptomatischen und immunologischen Dauertherapie des Asthma bronchiale steht das Bemühen nach Ausschalten der ätiologischen Noxe. Schließlich bleibt den allergischen Asthmatikern die tröstende Feststellung, daß sich bei vernünftiger Expositionsprophylaxe mit zunehmendem Alter die Beschwerden meist bessern (insbesondere bei Kindern).

#### Hyposensibilisierung

Prinzipiell kommt Hyposensibilisierung nur in Frage, wenn eine Allergenkarenz unmöglich ist. Die Chance, den Patienten durch eine Desensibilisierung zu heilen oder durch eine Hyposensibilisierung die Beschwerden zu lindern, ist klein. Je mehr Allergene nachweisbar sind, desto geringer ist der Erfolg der Immuntherapie. Auch die Art der Allergene spielt eine wesentliche Rolle. Das durch Pollen ausgelöste allergische Asthma bronchiale wird am ehesten durch eine Hyposensibilisierung gebessert. Zusätzliche, durch unspezifische Reize ausgelöste Asthmaanfälle sind ungünstige prognostische Indizien für eine Hyposensibilisierung. Ebenfalls sollten ältere Patienten, die bereits eine irreversible obstruktive Ventilationsstörung aufweisen, nicht mehr dieser Therapie zugewiesen werden.

Bei Kindern kann eine Besserung der Symptome in der Adoleszenz (Pubertät) erwartet werden. Hingegen entwickeln ca. 30% der Patienten mit allergischer Rhinitis später ein Asthma bronchiale. In diesen Fällen sollte eine Hyposensibilisierung der allergischen Rhinitis früh erwogen werden. Patienten mit geringer Symptomatik oder seltenen schweren Anfällen werden nicht desensibilisiert.

#### Prophylaktische medikamentöse Therapie

Ist der Auslösemechanismus des Asthmaanfalls bekannt, so ist eine prophylaktische Therapie sinnvoll. Dies gilt vor allem für Patienten, die an saisonalem allergischem Asthma, Anstrengungsasthma, psychogenem und irritativem Asthma bronchiale leiden. Reine Prophylaktika sind: Ketotifen (Zaditen) und Dinatrium chromoglycicum (Intal).

Sowohl prophylaktisch als auch bronchospasmolytisch wirken: $\beta_2$-Adrenergika, Methylxanthine, Anticholinergika und Kortikoide. Der prophylaktische Schutz sollte durch Provokationstests oder anamnestisch überprüft werden, da die verschiedenen Prophylaktika nicht bei allen Formen von Asthma Schutz gewähren.

#### Symptomatische Langzeittherapie

Patienten mit Asthma bronchiale, die eine obstruktive Ventilationsstörung aufweisen, bedürfen einer medikamentösen Dauertherapie. Abzuschätzen sind die chronische Toxizität und die Nebenwirkungen der Medikamente (Steroide).

#### Medikamentöse Therapie des Asthmaanfalls

Die medikamentöse Therapie richtet sich nach dem klinischen Bild, nach der Häufigkeit der Anfälle und nach der Schwere der Atemwegsobstruktion. Je schwerer die Anfälle, desto geringer der Erfolg der inhalativen Aerosoltherapie allein.

In der Klinik richtet sich die Therapie nach dem Befund der arteriellen Blutgasanalyse. Wir unterteilen nach der Blutgaskonstellation 4 Schweregrade, die das Ausmaß der Ventilations-Perfusions-Verteilungsstörung und den Zustand der Atemregulation sowie der Atemmuskulatur widerspiegeln (Tab. **1**).

**Bronchospasmolytika:** Als Bronchospasmolytika stehen drei Substanzgruppen zur Verfügung:

- $\beta_2$-Adrenergika ($\beta_2$-Sympathikomimetika),
- Methylxanthine (Theophyllin),
- Anticholinergika (Parasympathikolytika).

*$\beta_2$-Adrenergika* (s. Tab. **1**): Es werden vor allem die selektiven $\beta_2$-Stimulatoren, z. B. Hydroxyphenylorciprenalin (Berotec), Salbutamol (Ventolin, Sultanol) und Terbutalin (Bricanyl) verwendet und nicht mehr die unselektiven Katecholaminderivate (Adrenalin, Isoprenalin und Orciprenalin), die bei gleicher bronchospasmolytischer Aktivität mehr Nebenwirkungen auf Herz und Kreislauf zeigen. $\beta_2$-Adrenergika werden vorwiegend inhaliert und als Langzeittherapie per os und selten s.c. oder i.v. akut verabreicht. Die Wirkung kann durch allmähliche Steigerung der Dosis bis zur Tremorgrenze verbessert werden. Die tremorogene Wirkung von $\beta_2$-Sympathikomimetika läßt innerhalb von Wochen nach.

*Zusätzliche Wirkung:* Steigerung des mukoziliären Reinigungsmechanismus, antientzündliche Wirkung.

*Nebenwirkungen:* Tremor, Tachykardie, erhöhter myokardialer $O_2$-Verbrauch, Herzrhythmusstörungen, umschriebene Muskelkrämpfe.

*Relative Kontraindikationen:* Hyperthyreose und Thyreotoxikose, Tachykardie, frischer Herzinfarkt, hypertrophe obstruktive Kardiomyopathie.

*Methylxanthine:* Zu diesen Medikamenten gehören: Theophyllin (Solosin usw.), Theophyllinaethylendiamin (Euphyllin, Aminophyllin, Phyllotemp), Proxyphyllin (Spantin) und die Kombination von Proxyphyllin, Diaprophyllin und Theophyllin (Neobiphyllin). Im schweren Asthmaanfall werden die Methylxanthine i.v. verabreicht. Als Erstdosis werden bei Patienten ohne Herzinsuffizienz und schwere Leberschäden 4–6 mg/kg KG in den ersten 20 Minuten als Schnellinfusion verabreicht. Anschließend gibt man eine Dauerinfusion von 0,5–0,9 mg/kg KG/Std. Damit werden wirksame Blutspiegel von 10–20 mg Theophyllin/l (55–110 μmol/l) Blut erreicht; Raucher benötigen höhere Dosen. Die oral gut verträglichen Retardpräparationen zeigen erhebliche Unterschiede bezüglich Blutspie-

Tabelle 1 Medikamentöse Therapie des Asthmaanfalls nach dem Befund der arteriellen Blutgasanalyse

| Schweregrad | 1 | 2 | 3 | 4 |
|---|---|---|---|---|
| Arterielle Blutgase (in mmHg) | $p_aCO_2 < 35$<br>$p_aO_2 > 70$ | $p_aCO_2 < 35$<br>$p_aO_2 < 60$ | $p_aCO_2 < 45$<br>$p_aO_2 < 60$ | $p_aCO_2 > 45$<br>$p_aO_2 < 60$ |
| **Sedativa** | + | + | – | – |
| **$\beta_2$-Sympathikomimetika** | + | + | + | + |
| **Methylxanthine** | + | + | + | + |
| **Anticholinergika** | + | + | + | + |
| **Steroide** | – | – | + | + |
| **Sekretolytika** | + | + | + | + |
| **$O_2$-Zufuhr** | – | + | + | + |
| **evtl. Beatmung** | – | – | – | + |

*Legende:*

**Sedativa:** 1, 2 — Tavegil, 2–4 mg/die, Tbl., i.v. Atosil, Valium 5–10 mg i.m.

**$\beta_2$-Sympathikomimetika:** 1, 2, 3, 4 — Berotec, Bricanyl Bronchospasmin, Etosol, Sultanol (Ventolin), Spiropent nur per os, die anderen per inhalationem, per os, S.c., i.v.

**Methylxanthine:** 1, 2, 3, 4 — Aminophyllin, Theophyllin 1. Infusion in 20 min 6 mg/kg KG; Erhaltungsdosis 0,5–0,9 mg/kg KG/Std., später per os. Euphyllin retard, Phyllotemp retard, Pulmidur, Afonilium, Broncho retard, Spantin, Neobiphyllin, Euspirax, selten als Supp.

**Anticholinergika:** 1, 2, 3, 4 — Atrovent nur inhalativ

**Steroide:** 3, 4 — Prednison oder Prednisolon i.v. z.B. Ultracorten H, Urbason mindestens 50–100 mg initial, abbauen nach Verlauf, anschließend oral nicht weniger als 4–8 mg/die

**Sekretolytika:** 1, 2, 3, 4 — 2 ml 0,9% (154 mmol/l) NaCl als Verdünnungslösung für $\beta_2$-Sympathikomimetika, nie trocken beatmen!, ausreichend Flüssigkeit, evtl. Bisolvon, Ozothin oder Ambroxol i.v. Ozothin Sirup, Transbronchin Sirup, Mukolytikum Lappe, Eftapan p.o. etc.

**$O_2$-Zufuhr:** 2, 3, 4
**Beatmung:** 4 — Blutgaskontrolle, bei Zunahme der Hyperkapnie ass. Beatmung möglichst lange, um eine Intubation zu vermeiden.

gel und bronchospasmolytischer Wirksamkeit. Bei Patienten mit Herz- und Leberinsuffizienz muß die Dosis reduziert werden. Die Theophyllinkonzentration im Blut ist dann zu bestimmen, wenn der Patient auf die Therapie nicht anspricht (Überprüfung der Patientencompliance) oder unklare toxische Nebenwirkungen auftreten. Inhalativ wirken die Methylxanthine nicht. Suppositorien und Rektaleinläufe werden von erwachsenen Patienten oft abgelehnt, unter anderem weil die Methylxanthine die Rektalschleimhaut reizen. Orale Theophyllinlösungen wirken so schnell wie i.v. Injektionen.

*Zusätzliche Wirkungen:* Steigerung des mukoziliären Reinigungsmechanismus, Senkung des pulmonalen Hochdruckes, Steigerung der Kontraktilität des Zwerchfells.

*Nebenwirkungen:* Kopfschmerz, Tachykardie, Hypotonie, Abfall des arteriellen Sauerstoffdruckes, zentralnervöse Nebenwirkungen wie Unruhe, Schlafstörungen oder Krämpfe, Magen-Darm-Störungen (Inappetenz, Übelkeit, Erbrechen, Bauchschmerzen, Durchfälle). Diese Nebenwirkungen können bei langsamer intravenöser Gabe oder Infusion vermindert werden.

Die Hauptwirkung liegt bei Kombinationspräparaten immer auf dem reinen Theophyllinanteil.

Der synergistische Effekt von $\beta_2$-Sympathikomimetika und Methylxanthinen rechtfertigt die Kombination der beiden Medikamente.

*Relative Kontraindikationen:* Hyperthyreose, Thyreotoxikose, Epilepsie, Tachykardie, frischer Herzinfarkt, hypertrophe obstruktive Kardiomyopathie.

*Anticholinergika:* Die Entwicklung von Atropinabkömmlingen (Atrovent, Ventilat) mit guter bronchospasmolytischer Aktivität und großer therapeutischer Breite sowie ohne wesentliche

Nebenwirkungen auf das mukoziliäre Klärsystem sind ein Gewinn für die Asthmatherapie. Die Anticholinergika senken den zyklischen GMP-Spiegel in der bronchialen Muskelzelle. Da $\beta_2$-Sympathikomimetika und Methylxanthine das zyklische AMP erhöhen, Anticholinergika das zyklische GMP erniedrigen und daher der Quotient zyklisches AMP/GMP ansteigt, ist es gerechtfertigt, diese Medikamente gleichzeitig einzusetzen (s. Abb. **17a**).

*Kontraindikationen:* Gelegentlich klagen die Patienten über Mundtrockenheit. Dosierung oft zu gering. 5- bis 10fache Dosen werden oft ohne Nebenwirkungen toleriert. Cave Miktionsstörungen.

**Steroide:** Zu den stärksten antiobstruktiven Substanzen gehören bekanntlich die Steroide. Ihr Wirkungsmechanismus ist nicht genau bekannt. Sie wirken antientzündlich, hemmen die Sekretion und verbessern dadurch die tracheobronchiale Reinigung.

Die Wirksamkeit von $\beta_2$-Sympathikomimetika scheint durch die Steroide verbessert zu werden (permissiver Effekt). Die Steroide werden initial hochdosiert, anschließend so bald wie möglich reduziert und auf 1–4 Wochen limitiert, sofern es der Zustand des Patienten erlaubt. Die Cushing-Schwelle liegt für Prednison und Prednisolon bei ca. 10 mg/die (Dauermedikation).

Wir ziehen Prednisolon und Prednison den länger wirksamen Steroiden vor, da diese die Hypophysen-Nebennierenrinden-Achse aufgrund ihrer längeren Halbwertszeit stärker beeinträchtigen, was mehr Nebenwirkungen verursacht.

Als Dosieraerosole werden Beclomethason und Budesonid (Pulmicort) als adjuvante Dauertherapie vorzugsweise eingesetzt (keine Anfallstherapie).

*Relative Kontraindikationen:* Diabetes mellitus, Osteoporose, Übergewicht (Nebennierenrindenversagen bei zu schnellem Absetzen der oralen Medikation).

**ACTH:** Das adrenokortikotrope Hormon ACTH ist kein Medikament für die Therapie des akuten Asthmaanfalles. In der Langzeittherapie gibt es selten Indikationen (Hemmung der Hypophysenhormonsekretion) für seine Anwendung. Wesentliche Nebenerscheinungen der Therapie wie anaphylaktischer Schock, Ödeme, Herzinsuffizienz und Pigmentation müssen berücksichtigt werden. ACTH soll auch eine steroidunabhängige antiobstruktive Wirkung auf die Atemwege haben. Dies würde erklären, wieso gewisse Patienten auf ACTH-Therapie besser als auf Steroide ansprechen.

Kontraindikationen wie Steroide.

**Antihistaminika:** Antihistaminika haben eine leichte antientzündliche und antiallergische Wirkung. Wegen ihrer sedativen Wirkung sind sie bei Patienten mit respiratorischer Globalinsuffizienz kontraindiziert und für die Dauertherapie oft ungeeignet.

*Kontraindikationen:* Autofahren usw.

**Sekretolytika:** Der Sekretstau ist ein wesentlicher Faktor der Atemwegsobstruktion beim Asthma bronchiale. Es ist aber zwecklos, ein Sekretolytikum zu verabreichen, ohne gleichzeitig für die notwendige Flüssigkeitszufuhr zu sorgen. Viele Asthmatiker haben im Status asthmaticus eine negative Flüssigkeitsbilanz. Sie brauchen mindestens 2–3 l Flüssigkeit in 24 Std. Im schweren Asthmaanfall wird man die Sekretolytika intravenös verabreichen. Inhalativ ist ihre Wirkung umstritten.

**Bronchiallavage:** Bei beatmeten Patienten instilliert man Sekretolytika durch den Tubus in den Tracheobronchialbaum. Dies erleichtert das Absaugen des obstruierenden Sekrets. In Notfällen mit extremer Obstruktion wird man durch bronchoskopische Lavage versuchen, den lebensbedrohlichen Zustand zu beherrschen.

**Antibiotika:** Antibiotika sind nur bei Fieber, mikroskopisch nachgewiesenem Bakterienbefall oder pneumonieverdächtigen Lungeninfiltraten indiziert. Die Wahl des Antibiotikums erfolgt in erster Linie aufgrund der bekannten klinischen Wirksamkeit (Aminopenicilline, TMP-Sulfonamidkombinationen, Tetrazykline), erst in zweiter Linie aufgrund des bakteriologischen Sputumbefundes mit Resistenzprobe. Antibiotika sollten nicht als Langzeittherapie gegeben werden.

**Psychopharmaka:** Sie können bei aufgeregten und depressiven Patienten indiziert sein. Die sedative Wirkung ist jedoch im schweren Asthmaanfall wegen der Dämpfung des Atemantriebes gefährlich ($CO_2$-Narkose).

**$O_2$-Atmung:** Die Sauerstoffgabe ist nur beim schweren Asthmaanfall mit einem $p_aO_2$ unter 60 mmHg indiziert. Arterielle $O_2$-Partialdrucke von mehr als 75 mmHg sind nicht nur unnütz, sondern auch gefährlich. Reine $O_2$-Atmung fördert die Atelektasenbildung, schädigt das respiratorische Epithel und die alveolokapilläre Membran, besonders wenn Sauerstoffpartialdrucke über 225 mmHg während Tagen zur Anwendung kommen. Die Inspirationsluft ist anzufeuchten und evtl. auf Körpertemperatur anzuwärmen.

**Assistierte und kontrollierte Beatmung:** Die intermittierende positive Überdruckbeatmung (IPPB) ist bei Asthmapatienten mit respiratorischer Globalinsuffizienz indiziert, um eine Intubation zu umgehen. Viele Patienten im Status asthmaticus lehnen aber das intermittierende Überdruckbeatmungsgerät ab, weil es die Lungenüberblähung und damit die Dyspnoe verstärken kann.

**Merke:** Das Asthma bronchiale ist ein Syndrom, gekennzeichnet durch eine wechselnde bronchiale Hyperreagibilität, deren Ätiologie und Pathogenese vielfältig ist. Asthmaanfälle führen nicht zum Lungenemphysem, nur zum Volumen pulmonum auctum.

### Weiterführende Literatur

Andersson, R.I.: Metabolic actions in human bronchial muscle associated with ACTH-induced relaxation. Scand. J. resp. Dis. 53 (1972) 125
Asthma. Progr. resp. Res. Vol. 14. Karger, Basel 1980
Clark, T.J.H., S.Godfry: Asthma. Chapman and Hall, London 1977
Empfehlungen zur Behandlung von akuten und chronischen Atemwegsobstruktionen. Deutsche Liga zur Bekämpfung der Atemwegserkrankungen e.V., Postfach 269, 4390 Gladbeck
Kaik, G.: Bronchospasmolytika. Urban & Schwarzenberg, München 1980
Lockey, R.F., D.L.Rucknagel, N.A.Vanselow: Familial occurrence of asthma, nasal polyps and Aspirin intolerance. Ann. intern. Med. 78 (1973) 57
Long term theophylline therapy. Ed. by N.Svedmyr. Europ. J. resp. Dis. Suppl. 109 (1980) 61
New directions in Asthma, ed. by M.Stein. American College of Chest Physicions. Park Ridge/Ill. 1975
Nolte, D.: Asthma. Urban & Schwarzenberg, München 1980
Szentivanyi, A.: The beta adrenergic theory of the atopic abnormality in bronchial asthma. J. Allergy 42 (1968) 203
Settipane, G.A., F.H.Chafee, D.E.Klein: Aspirin intolerance. II. A prospective study in an atopic and normal population. J. Allergy clin. Immunol. 53 (1974) 200
Small airways in health and disease. Excerpta med. Amsterdam 1979
De Weck, A.L.: Immunological effects of aspirin anhydride a contaminant of commercial acetylsalicylic acid preparations. Int. Arch. Allergy 41 (1971) 393
Woitowitz, H.J., H.Valentin, H.G.Krieger: Obstruktive Atemwegserkrankungen durch chemisch irritative oder toxische Stoffe. Prax. Pneumol. 33 (1979) 1161
Wüthrich, B., E.Kopper: Bedeutung des Radio-Allergo-Sorbens-Tests (RAST) in der spezifischen Diagnostik des atopischen Asthma bronchiale. Dtsch. med. Wschr. 103 (1978) 603

## Byssinose (Kanabiose)

**Definition:** Bronchospastische Reaktion auf inhalierten, ungereinigten Baumwoll-, Flachs- oder Hanfstaub. Der pflanzliche Staub enthält bisher nicht identifizierte, nicht-antigene Stoffe, die eine Ausschüttung von Histamin, vielleicht auch anderer pharmakologisch aktiver Substanzen verursacht. Die klinische Manifestation tritt erst nach mehreren Jahren Exposition auf, in Form von Fieber, Dyspnoe, Husten zu Beginn der Arbeitswoche (Montagsfieber). Die Kanabiose ist eine Form der Byssinose, ausgelöst durch Hanfstaub (Cannabis sativa).

### Epidemiologie

20–30% der Textilarbeiter litten vor der Einführung von Schutzmaßnahmen am Arbeitsplatz an der Krankheit. Trotz Vorrichtungen zum Absaugen des Baumwollstaubs und zunehmender Kunstfaserverarbeitung gibt es auch heute noch Patienten mit Byssinose in der textilverarbeitenden Industrie.

### Ätiologie und Pathogenese

Die akute Inhalation von Baumwoll-, Flachs- und Hanfstaub am Arbeitsplatz führt auch bei Nicht-Textilarbeitern in einem hohen Prozentsatz zu asthmatischen Symptomen mit Verminderung der dynamischen Lungenvolumina und der maximalen exspiratorischen Atemstromstärken sowie Zunahme des Atemwegswiderstands. Im Gegensatz zur obstruktiven Bronchitis und zum Asthma bronchiale besteht keine wesentliche Dyskrinie. Der Bronchospasmus ist vor allem für die Atemwegsobstruktion verantwortlich. 20 Minuten nach einer 10minütigen Staubinhalation treten Beschwerden auf; 24 Stunden später führt die gleiche Exposition zu keiner Reaktion. Vermutlich sind nicht-antigene Substanzen, die Histamin freisetzen, für die Auslösung des akuten Anfalls verantwortlich; die chronische Form der Byssinose ist damit nicht erklärt. Antigen-Antikörper-Reaktionen konnten bisher nicht nachgewiesen werden. Antihistaminika, Anticholinergika und $\beta_2$-Sympathikomimetika schützen vor dem durch Textilstaub ausgelösten Bronchospasmus.

### Diagnostisches Vorgehen

- Anamnestische Angaben von natürlicher Textilfaserverarbeitung mit Asthmabeschwerden zu Beginn der Arbeitswoche, Asthma ohne Dyskrinie, sonst Lungenfunktionstests wie bei Asthma bronchiale. Thoraxröntgenbild zum Ausschluß von Lungeninfiltraten! Evtl. initialer Fieberschub.
- Inhalationstest zum Ausschluß anderer Asthmaformen mit oder ohne Antigen-Antikörper-Reaktionen.
- Fabrikarzt oder Gewerbearzt benachrichtigen (Staubanalyse am Arbeitsplatz).

### Therapie

Expositionsprophylaxe, Arbeitsplatzsanierung, evtl. Umschulung, Nachkontrolle der Atemwegsobstruktion nach Stoppen der Exposition. Symptomatische medikamentöse Therapie, Bronchospasmolytika.

**Merke:** Die Byssinose ist eine berufsbedingte Erkrankung der Atemwege, die durch einen Bronchospasmus und Husten gekennzeichnet ist. Sie entsteht durch die Inhalation von Baumwoll-, Flachs- oder Hanfstaub.

### Weiterführende Literatur

Bouhuys, A.: Byssinosis. In Bouhuys, A.: Breathing. Grune & Stratton, New York 1974 (p. 416)

## Bronchialkarzinome

### Klassifikation

Von den in der Lunge primär auftretenden Tumoren machen die Bronchialkarzinome mehr als 90% aus. Da für die Therapie dieser Tumoren das histologische Bild von entscheidender Bedeutung ist, folgen wir der WHO-Klassifikation, die auf der Histologie der Tumoren beruht und weltweit verwendet wird. WHO-Typisierung der bösartigen epithelialen Lungentumoren nach lichtmikroskopischen Gesichtspunkten:

1. **Plattenepithelkarzinom**
   (epidermoides Karzinom),
2. **kleinzelliges anaplastisches Karzinom:**
   a) Haferkornkarzinom (oat cell),
   b) Karzinom vom intermediären Zelltyp,
   c) Kombiniertes Haferkornkarzinom,
   d) andere,
3. **Adenokarzinom:**
   mit oder ohne Schleimbildung,
   a) azinäres Adenokarzinom
   b) papilläres Adenokarzinom
   c) bronchoalveoläres Karzinom,
4. **großzelliges Karzinom:**
   a) solides Karzinom mit Schleimbildung,
   b) solides Karzinom ohne Schleimbildung,
   c) Riesenzellkarzinom,
   d) Klarzellkarzinom,
5. **Karzinom mit teils drüsiger, teils plattenepithelartiger Differenzierung**
   (Mischformen sind häufig!).

### Epidemiologie

Das Bronchialkarzinom ist der häufigste zum Tode führende Krebs des Mannes in der Bundesrepublik Deutschland und in den meisten anderen industrialisierten Ländern (Tab. **2**).

Tabelle **2** Karzinominzidenz 1976 in den USA (Anzahl neu diagnostizierter Fälle/Jahr) (American Cancer Society; nach Joachim)

| | | | |
|---|---|---|---|
| Lunge | 93000 | Harnblase | 29800 |
| Mamma | 88700 | Magen | 22900 |
| Dickdarm | 69000 | Pankreas | 21700 |
| Prostata | 56000 | Gonaden | 17000 |
| Uterus | 47000 | Nieren | 14900 |
| Hypopharynx | 41100 | Leber | 11800 |
| Rektum | 30000 | Ösophagus | 7500 |

Das Hauptproblem der Epidemiologie und Risikofaktoranalyse beim Bronchialkarzinom ist die fehlende Kenntnis der Krebspathogenese. Bekanntlich können mit statistischen Methoden lediglich Korrelationen, aber keine Kausalzusammenhänge nachgewiesen werden. Es ist heute unwahrscheinlich, daß ein Agens allein, wie z. B. der bakterielle Erreger einer Pneumonie, für die Entstehung des Bronchialkarzinoms verantwortlich ist. Exogene (umweltbedingte) und endogene (genetische) Risikofaktoren dürften multifaktoriell an der Krankheitsentstehung »Bronchialkarzinom« beteiligt sein. Der Ausdruck »Lungenkrebs« sollte, weil unpräziser als »Bronchialkarzinom«, nicht verwendet werden.

### Risikofaktoren

Der bekannteste Risikofaktor für die Entstehung des Bronchialkarzinoms und zahlreicher anderer Krankheiten wie Larynx-, Mund-, Ösophagus-Karzinom, Gefäßsklerose, chronische Bronchitis, Lungenemphysem ist das Rauchen. Es zerfällt, sobald wir es näher analysieren, in mehrere Unterfaktoren. So muß nicht nur zwischen Zigaretten-, Zigarren-, Zigarillo- und Pfeifenrauchen unterschieden werden, sondern auch zwischen Filterzigaretten, Noxengehalt des Rauchs, Rauchgewohnheiten (inhalierend, nichtinhalierend) usw. Die Rauchgewohnheiten sollten stets quantitativ, z. B. in »pack years«, angegeben werden (1 packyear = 20 Zigaretten/Tag/Jahr) oder in Gramm Tabak/Tag/Jahr. Wer z. B. 40 Zigaretten pro Tag im Jahr raucht, kommt auf 2 »pack years«, wer nur 10 Zigaretten pro Tag im Jahr raucht, auf ½ »pack year«. Weiter ist nicht nur die Menge des gerauchten Tabaks pro Zeiteinheit wichtig, sondern auch der Beginn, die Dauer und das Ende des Rauchens. Filterzigaretten reduzieren das Krebsrisiko, aber auch den Nikotingehalt (Abb. **19**). Der auf Filterzigaretten umsteigende nikotinsüchtige Raucher erhöht daher meist die tägliche Zigarettenmenge.

#### Exraucher

Jeder Raucher wird einmal zum Exraucher werden, es fragt sich nur, wann. Die Diagnose »Lungenkrebs« ist für den Patienten mit einem derartigen psychischen Schock verbunden, daß fast jeder ohne weitere ärztliche Aufforderung mit dem Rauchen aufhört, obwohl es zu diesem Zeitpunkt wahrscheinlich für seine Lebenserwartung nicht mehr von Bedeutung ist, abgesehen vom zu operierenden Bronchialkarzinom.
Für den Exraucher besteht aber die berechtigte Hoffnung, daß 15 Jahre nach Einstellung des Inhalationsrauchens das Risiko, an einem Bronchialkarzinom zu erkranken, gleich groß ist wie für den lebenslangen Nieraucher (Abb. **20**).

#### Passive Nichtraucher

Ein erhöhtes Risiko, an einem Bronchialkarzinom zu erkranken ist noch umstritten.

#### Familiäre Häufung

Personen mit einem Elternteil, der an einem Bronchialkarzinom gestorben ist, haben, unabhängig von ihren Rauchgewohnheiten, ein ca. 2- bis 3mal höheres Risiko, an diesem Tumor zu erkranken, als jene, die keine familiäre Belastung haben.

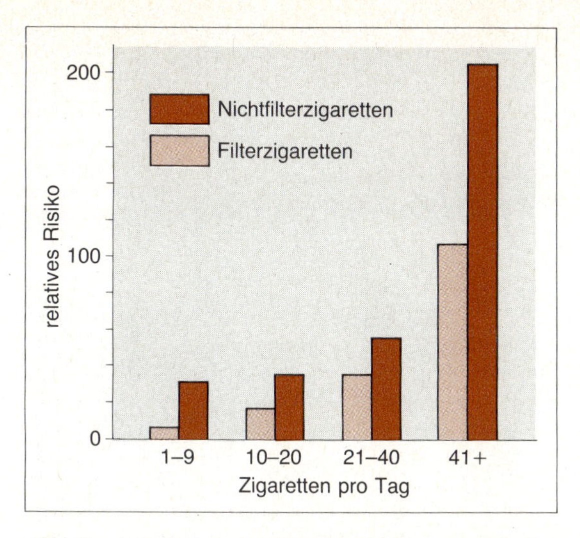


Abb. **19** Verglichen mit Nichtfilterzigaretten haben Filterzigaretten ein geringeres Risiko für die Erkrankung an Bronchialkarzinom (Näheres s. Text!)

Abb. **20** Inzidenz an Bronchialkarzinom pro 100000 Einwohner getrennt nach Frauen und Männern (nach Silverberg u. Holleb)

Andere Lungenkrankheiten

Patienten mit chronischen Lungenkrankheiten, wie chronisch obstruktive Atemwegserkrankungen, Lungenfibrosen, mit Asbest-, Arsen- und Uraniumexposition, haben ein erhöhtes Risiko, an einem Bronchialkarzinom zu erkranken. In diesem Zusammenhang ist auch das relativ gutartig verlaufende Narbenkarzinom bei Patienten mit Lungentuberkulose zu erwähnen. Berufsbedingte Risikofaktoren sind in weniger als 1% an der Bronchialkrebsgenese beteiligt.

Erfassung der Risikopatienten

Die Untersuchungen von Saccomanno u. Mitarb. haben aufgrund von wiederholten sputumzytologischen Analysen gezeigt, daß die Bronchialkarzinome sich langsam über ca. 15 Jahre entwickeln, was gut mit den Risikostudien an Exrauchern übereinstimmt. Schrittweise entsteht über Plattenepithelmetaplasien ein Carcinoma in situ, aus dem sich schließlich das invasiv wachsende, innerhalb von 5 Jahren zum Tode führende Bronchialkarzinom entwickelt. Erst in dieser letzten Phase wird es klinisch faßbar. Daher ist es nicht verwunderlich, daß unsere therapeutischen Bemühungen, was eine Fünfjahresheilung oder mehr betrifft, von so geringem Erfolg gekrönt sind. Röntgenologische Reihenuntersuchungen können höchstens beim peripheren Bronchialkarzinom bei mindestens jährlicher Kontrolle mehr als Zufallserfolge erzielen. Zytologische Sputumuntersuchungen bei 15% der Gesamtbevölkerung (Risikopatienten mit chronischer Bronchitis) lassen die Hoffnungen aus finanziellen Gründen schwinden, obwohl sie die wirksamste Methode zur Früherfassung von Bronchialkarzinomen sind, weil die Exfoliation von neoplastischen Zellen schon in der Frühphase des Tumors erfolgt. Immunologische und blutchemische Tests stehen heute noch nicht zur Verfügung. Patienten mit einer angeborenen oder erworbenen mukoziliären Klärschwäche entwickeln eher eine chronische Bronchitis und ein Bronchialkarzinom als jene, die die Noxen 3- bis 5mal schneller aus dem Bronchialfilter eliminieren. Patienten mit verminderter mukoziliärer Clearance sollten daher erst recht nicht rauchen und keine entsprechend gefährdeten Berufe ausüben. Bronchialkarzinom-Risikopatienten sind somit solche mit einer entsprechenden Exposition (Raucher mit mehr als 5–10 »pack years«), ungenügender mukoziliärer Clearance (Stau an den Bronchialkarinen) und Symptomen der chronischen Bronchitis.
Als Berufskrebs wird das Bronchialkarzinom bei Arbeitern mit Exposition von radioaktiven Stäuben sowie bei anderen beruflichen Inhalationen (Asbest usw.) anerkannt.

Bronchuskarzinomauslösende Umweltkarzinogene sind:

| | |
|---|---|
| ionisierende Strahlung, | Benzypren |
| Uran, | Eisenoxid, |
| Kobalt, | Teer, |
| Chrom, | Teerdestillate, |
| Nickel, | Petroleumdestillate, |
| Asbest, | Beryllium, |
| Molybdän, | Arsen, |
| Vanadium, | Bis-(Chlormethyl-)Äther, |
| Eisen, | Vinychlorid. |

### Diagnostisches Vorgehen

Es gibt keine zuverlässigen klinischen Kriterien für die rechtzeitige Erfassung des Bronchialkarzinoms. Häufig ist das Auftreten von Uhrglasnägeln und Trommelschlegelfingern als paraneoplastisches Syndrom zu beobachten, deren Ätiologie ungeklärt ist. Bei Verdacht auf Bronchialkarzinom ohne röntgenologischen Befund soll zuerst 3 Tage Sputum für eine zytologische Analyse abgenommen werden. Ein positiver Befund ist bei 40–80% der Karzinomträger zu erwarten. Häufigste Ursache von Versagern ist eine technisch ungenügende Sputumgewinnung.

Bei allen röntgenologisch feststellbaren Verschattungen, die auf das Vorliegen eines Bronchialkarzinoms verdächtig sind, muß bronchoskopisch und bioptisch versucht werden, die therapeutisch richtungweisende Histologie zu gewinnen.

Veränderungen der Symptome einer chronischen Bronchitis, Hämoptoe, rezidivierende Pneumonien uni loco, lokalisierte Ausfälle im Inhalationsszintigramm und »Aktivitätsstaus« im Clearance-Szintigramm sollten stets bronchoskopisch bioptisch abgeklärt werden. Die Zytologie nach der Bronchoskopie ist besonders ergiebig und sollte daher bei allen nicht geklärten Fällen angefertigt werden.

Liegt kein bronchoskopisch sichtbarer Tumor vor, entnimmt man bei Risikopatienten an 5 Stellen im Bronchialbaum Schleimhautbiopsien (Haupt- und Lappenkarinen).

Dieses Vorgehen ist durch die Häufigkeitsverteilung und den Sitz von Bronchialkarzinomen »in situ« gegeben (Abb. **21**).

Peripher lokalisierte Tumoren werden transthorakal (Aspirationsnadel, Hausernadel) oder transbronchial unter Röntgendurchleuchtung angegangen, für die zytologische Diagnostik aspiriert (evtl. Bürste) sowie für die histologische biopsiert. Beim Vorliegen chirurgisch einfach zugänglicher Metastasen (Haut, Lymphknoten) werden diese direkt zur diagnostischen Histologiegewinnung entfernt.

Bei festgestelltem Primärtumor beginnt die Metastasensuche. Im klinischen Status auffällige Organbefunde werden gezielt abgeklärt. Das Festlegen eines präoperativen Tumorstadiums ist aus folgenden Gründen indiziert:

Festlegung der optimalen Therapie,
Abschätzung der Lebenserwartung,
Analyse verschiedener Therapieformen.

Wir halten uns dabei an das Schema des American Joint Committee for Cancer Staging and End Results Reporting (AJC) (Tab. **3**).

Dabei werden die lokale Primärtumorausdehnung (T) (Abb. **22**), die regionale Lymphknotenmetastasierung (N) (Abb. **23**) und die Fernmetastasen (M) (außerhalb des Thorax gelegen) berücksichtigt. Eine operative Tumorbehandlung wird mit Ausnahme des kleinzelligen Bronchial-

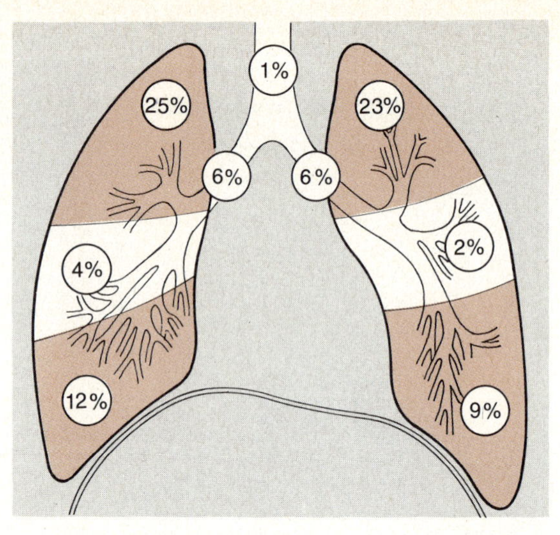


Abb. **21** Häufigkeitsverteilung der zentralsitzenden Bronchialkarzinome. Am häufigsten sind die Bronchien des linken und rechten Lungenoberlappens betroffen

Tabelle **3** Tumorklassifikation nach American Joint Committee for Cancer Staging and End Results Reporting

| | | |
|---|---|---|
| **T** | = | **Primärtumor** |
| $T_0$ | = | Kein Primärtumor nachzuweisen |
| $T_X$ | = | Tumor allein nachgewiesen durch maligne Zellen im Sputum, aber nicht erkennbar auf Röntgenbild oder durch Bronchoskopie |
| $T_1$ | = | Tumor 3 cm oder kleiner, umgeben von Lungengewebe oder viszeraler Pleura, proximaler Lappenbronchus bei Bronchoskopie tumorfrei |
| $T_2$ | = | Tumor größer als 3 cm. Tumor jeder Größe mit Atelektase oder obstruktiver Entzündung bis Hilus, jedoch weniger als ganze Lunge befallen. Bronchoskopie: Tumor mindestens 2 cm distal der Karina |
| $T_3$ | = | Tumor jeder Größe mit Übergriff auf benachbarte Strukturen (Thoraxwand, Zwerchfell, Mediastinum) Tumor weniger als 2 cm distal der Karina, Tumor mit Atelektase oder obstruktiver Pneumonie einer ganzen Lunge oder mit Pleuraerguß |
| **N** | = | **Regionale Lymphknoten** |
| $N_0$ | = | Keine regionalen Lymphknoten |
| $N_1$ | = | Lymphknoten auf derselben Hilusseite (einschließlich Ausdehnung des Primärtumors bis zum Hilus) |
| $N_2$ | = | Lymphknoten im Mediastinum (Bifurkation, tracheobronchial, paratracheal) |
| **M** | = | **Metastasen** |
| $M_0$ | = | Keine Fernmetastasen |
| $M_1$ | = | Fernmetastasen einschließlich Lymphknoten am Skalenus, Hals oder gegenüberliegenden Hilus, Metastasen in Gehirn oder Knochen |

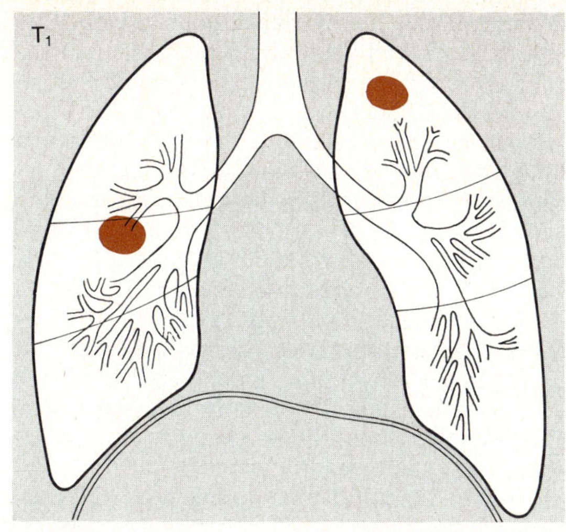


Abb. **22 a** Stadium $T_1$: entspricht einem Tumor, der kleiner als 3 cm im Durchmesser und von Lunge umgeben ist sowie bronchoskopisch distal eines Lobärbronchus liegt

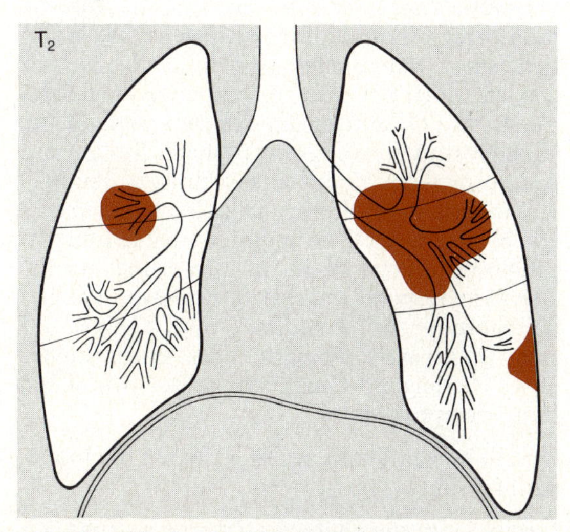


Abb. **22 b** Stadium $T_2$: Tumor größer als 3 cm. Tumor, der in die Pleura einwächst, Ausdehnung maximal bis 2 cm unterhalb der Lappenkarina

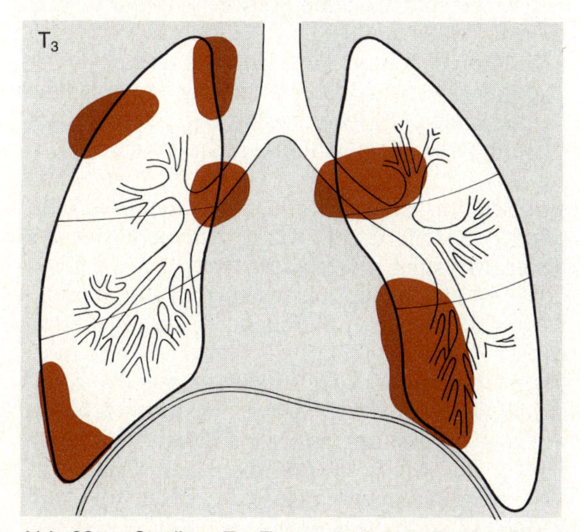


Abb. **22 c** Stadium $T_3$: Tumor jeglicher Größe. Befall von Thorax, Befall von Mediastinum, Befall von Aorta, Phrenikus, Lungenvenen, Befall proximal von 2 cm Abstand von der Hauptkarina

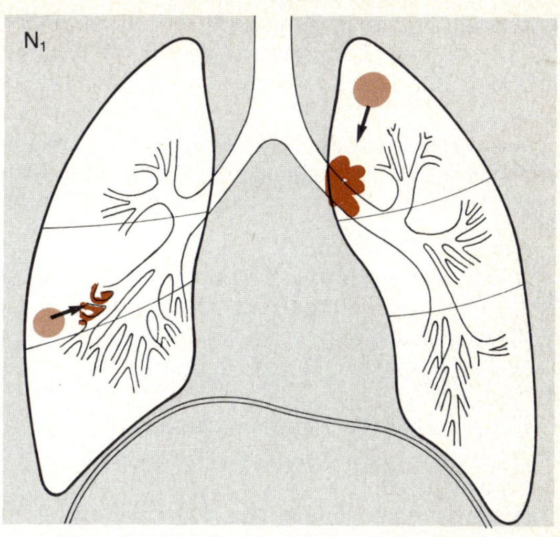


Abb. **23 a** $N_1$: Befall der peribronchialen Lymphknoten, der ipsilateralen Hiluslymphknoten

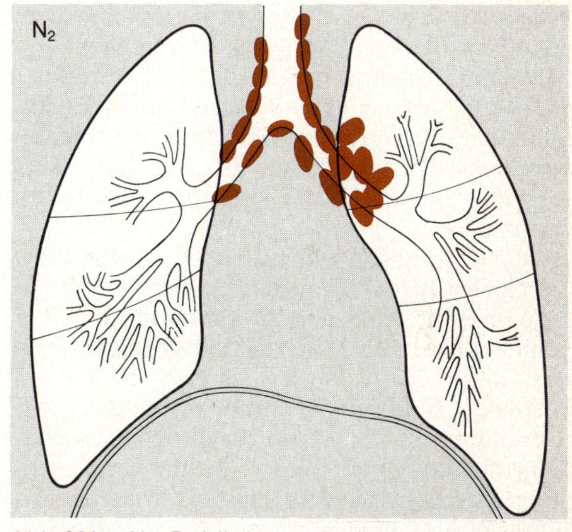


Abb. **23 b** $N_2$: Befall der mediastinalen Lymphknoten

karzinoms in jedem Fall angestrebt. Ob ein Patient operiert wird, hängt von folgenden Faktoren ab:

**a) Chirurgisch technische Operabilität.** Sie ist im allgemeinen nicht gegeben bei allen $T_3$-Stadien mit

1. Pancoast-Symptomatik (Plexusläsion, Horner-Syndrom),
2. Stimmbandlähmung (Rekurrensparese),
3. Zwerchfellähmung (Phrenikusparese, Durchleuchtung),
4. Pleuraerguß (Pleurakarzinose, Punktion, Biopsie),
5. Ösophagusbefall (Ösophagusbreischluck),
6. Tracheabefall (Hauptkarina, Schleimhaut + LK-Biopsie),
7. Perikardbefall (Perikarditis, EKG),
8. totalem Perfusionsausfall einer Lunge mit oder ohne erhaltene Ventilation (Tumor in Pulmonalis eingewachsen).

Weiter verbieten die M-Stadien (Fernmetastasen) im allgemeinen ein chirurgisches Eingreifen.
$N_2$-Stadien (paratrachealer und kontralateraler LK-Befall) können unter Umständen einer kombinierten chirurgischen Therapie mit Nachbestrahlung der befallenen LK zugeführt werden. Die Therapieerfolge sind aber nicht überzeugend.
Ist die chirurgisch technische Operabilität bei nichtkleinzelligen Bronchialkarzinomen gegeben, muß die allgemein internistische und lungenfunktionsmäßige Operabilität abgeklärt werden. Bevor man diesbezüglich ausgedehnt und aufwendig diagnostisch tätig wird, muß die Bereitwilligkeit des Patienten für ein chirurgisches Vorgehen exploriert werden. Lehnt der Patient eine Operation in jedem Fall ab, so kann man sich viele Mühen für ihn und das Laborpersonal sparen.

**b) Allgemein internistische Operabilität.** Patienten mit durchgemachtem Herzinfarkt und Rhythmusstörungen mit oder ohne Angina pectoris sowie nichtdigitalisbedingten ST-Senkungen im EKG sollten im allgemeinen nicht mehr operiert werden. Das gleiche gilt für Patienten mit Nieren- und Leberinsuffizienz sowie schwerem Diabetes mellitus. Psychologisch sind der Wille zur Operation und die Kooperation bei den vielen präoperativen Eingriffen und der Vorbereitungstherapie hoch zu werten. Eine präoperative assistierende Inhalations- und Beatmungstherapie kann dem Patienten nicht nur bronchopneumonische Infekte, sondern auch eine längere postoperative Intubation und kontrollierte Beatmung mit all ihren Risiken ersparen. Das chronologische Alter sollte gegenüber dem biologischen und den objektiven Befunden nicht zu stark gewertet werden.

**c) Präoperative Lungenfunktionsdiagnostik.** Sie teilt sich in 2 vom Stand der Bronchialkarzinomdiagnostik abhängige Stadien. Bei jedem Patienten mit Bronchialkarzinom und möglicher Operation werden die statischen und dynamischen Lungenvolumina ($FEV_1$/IVC usw.) sowie die arteriellen Blutgase in Ruhe bestimmt. Besteht eine nachweisbare Atemwegsobstruktion, wird diese durch Gabe antiobstruktiv wirkender Medikamente auf ihre Reversibilität überprüft.
Leider gibt es kaum genügend große Studien, wo einwandfrei präoperative Risikovoraussage mit postoperativen Komplikationen verglichen wurde. Wir halten uns für die spirometrischen und blutgasanalytischen Messungen an die Grenzwerte von LEBRAM und BÜHLMANN.
Richtlinien für eine Thorakotomie mit evtl. Pneumonektomie hängen aber nicht nur von der globalen Lungenfunktion ab, sondern entscheidend von der regionalen. Ob ein Chirurg funktionstüchtiges oder bereits vor der Operation funktionsuntüchtiges Gewebe entfernt, ist für die postoperative Funktion entscheidend. Bei nachgewiesener pulmonaler Hypertonie lassen wir den Patienten bei der maximal erreichten Belastungsstufe $O_2$ atmen, um die Reversibilität der Gefäßobstruktion (alveolovaskulärer Reflex) und das Ausmaß des Rechts-links-Shunts zu überprüfen. Patienten mit Bronchialkarzinom haben eine erhebliche, durch $O_2$-Atmung reversible Lungengefäßobstruktion. Diese ist vorwiegend auf die alveoläre Hypoxie infolge obstruktiver Ventilationsstörung zurückzuführen und weniger auf eine Linksherzinsuffizienz oder einen anatomisch bedingten Gefäßbahnverlust wie beim Lungenemphysem.

Unsere lungenfunktionellen Kriterien für Inoperabilität sind:

1. respiratorische Globalinsuffizienz in Ruhe,
2. $FEV_1$, IVC der postoperativen Restlunge, abgeschätzt mit der regionalen Lungenfunktion weniger als ⅓ des Sollwertes und RV/TLC $< 0{,}5$,
3. Pulmonalismitteldruck bei weniger als 50% der Sollbelastung über 40 mmHg bzw. 50% der maximalen Sollwertebelastung werden aus pulmokardialen Gründen nicht erreicht.

Ein erhöhtes Risiko (bis 50% postoperative Mortalität) besteht dann, wenn Patienten bei der ersten Messung diesen Grenzwerten nicht genügen und erst nach einer intensiven antiobstruktiven Therapie die funktionelle Operabilität erreichen.
*Mediastinoskopie.* Viele Chirurgen machen routinemäßig eine präoperative Mediastinoskopie, um das N-Stadium näher zu klären. Wir empfehlen die Mediastinoskopie dann, wenn die Voruntersuchungen (Zytologie, Bronchoskopie, Biopsie) keine histologische Diagnose von Lungentumoren mit mediastinalen Lymphknoten gestatten.

### Therapie

Lokale Frühformen können chirurgisch therapiert oder bestrahlt werden. Die zytostatische Therapie ist meist erfolglos. Die durchschnittliche Überlebenszeit ist bei langer Symptomarmut etwas günstiger als die der Bronchialkarzinome, ab Diagnose ca. 3–4 Jahre.

#### Chirurgische Therapie

Die Überlebensraten von Patienten mit Bronchialkarzinomen für die Abteilung Lungenchirurgie in Freiburg geben die Abb. **24** u. **25** wieder. Wir erkennen die schlechte Prognose der Probethorakotomie und des kleinzelligen Karzinoms. Probethorakotomien sollten demnach vermieden und kleinzellige Bronchialkarzinome nicht operiert werden.

Nach unseren Zahlen sind weit weniger als 30% der diagnostizierten Bronchialkarzinome einer chirurgischen Therapie zuführbar. Dies bedeutet, daß die meisten Patienten mit Bronchialkarzinomen der Strahlentherapie oder der Chemotherapie zugeführt werden. Schließlich muß man sich bei der schlechten Prognose auch immer fragen, ob keine Therapie bei fehlenden oder geringen Symptomen nicht das humanste Vorgehen für den Patienten ist.

#### Strahlentherapie

Man unterscheidet eine Bestrahlungsart mit *kurativem* und eine mit *palliativem* Ziel.

Eine kurative Bestrahlung wird im allgemeinen bei Patienten mit technisch operablen Karzinomen durchgeführt, welche eine Operation ablehnen oder deren allgemeine und lungenfunktionsmäßige Operabilität nicht gegeben ist. Leider sind histologisch differenzierte Tumoren (Plattenepithel-, Adenokarzinom) weniger auf Bestrahlung empfindlich als kleinzellige und polymorphzellige Bronchialkarzinome. Die Erfolge der alleinigen Strahlentherapie geben die Tab. **4** u. **5**, lediglich nach zentralsitzendem und peripherem Karzinom ohne Aufschlüsselung nach Tumorstadien, wieder.

Tabelle **4** Überlebensraten nach alleiniger Strahlentherapie des Bronchialkarzinoms. Retrospektive Gemeinschaftsstudie von 17 radiologischen Kliniken für den Deutschen Röntgenkongreß, Berlin 1975 (nach Heilmann u. Mitarb.)

| Überlebende nach | Zentrale Tumoren | | Periphere Tumoren | |
|---|---|---|---|---|
| | (n= 3662) | % | (n=961) | % |
| 1 Jahr | 1142 | 31,2 | 296 | 30,8 |
| 2 Jahren | 394 | 10,9 | 94 | 9,8 |
| 3 Jahren | 161 | 4,4 | 48 | 5,0 |
| 4 Jahren | 91 | 2,5 | 24 | 2,5 |
| 5 Jahren | 73 | 2,0 | 19 | 2,0 |

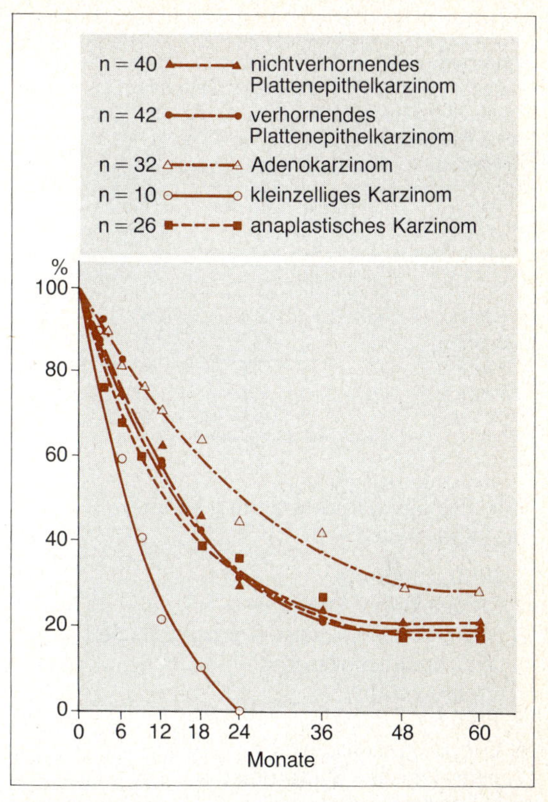


Abb. **24** Fünfjahresüberlebensraten beim Plattenepithelkarzinom, Adenokarzinom und kleinzelligen Bronchialkarzinom (n = 149; Chirurgische Univ.-Klinik Freiburg i. Brsg., Abteilung für Lungenchirurgie)

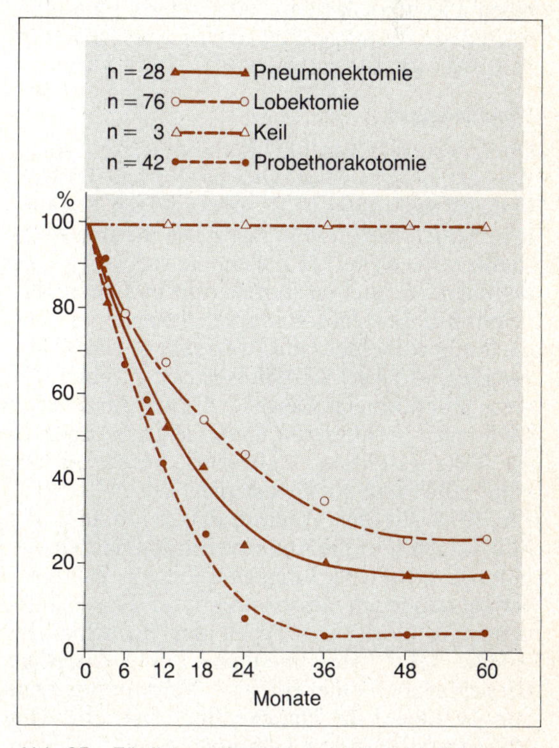


Abb. **25** Fünfjahresüberlebensraten nach Pneumonektomie, Lobektomie, Keilresektion und Probethorakotomie wegen Bronchuskarzinom (n = 149; Chirurgische Univ.-Klinik Freiburg i. Brsg., Abteilung für Lungenchirurgie)

Tabelle 5 Überlebensraten nach alleiniger Strahlentherapie des Bronchialkarzinoms bei Frühstadien $T_{1-2}N_0M_0$. Retrospektive Gemeinschaftsstudie von 17 radiologischen Kliniken für den Deutschen Röntgenkongreß, Berlin 1975 (nach Heilmann u. Mitarb.)

| Überlebende nach | Zentrale Tumoren | | Periphere Tumoren | |
|---|---|---|---|---|
| | (n=203) | % | (n=47) | % |
| 1 Jahr | 87 | 42,9 | 26 | 55,3 |
| 2 Jahren | 42 | 20,7 | 13 | 27,7 |
| 3 Jahren | 21 | 10,3 | 9 | 19,1 |
| 4 Jahren | 20 | 9,9 | 6 | 12,8 |
| 5 Jahren | 17 | 8,4 | 5 | 10,6 |

Für die palliative Bestrahlung kennen wir folgende Indikationen:

1. Einflußstauung,
2. Dystelektase/Atelektase,
3. Schmerzen (Pancoast-Syndrom, Skelett- und Weichteilmetastasen),
4. Frakturgefahr,
5. Blutung,
6. Ösophagusstenose,
7. neurologische Symptomatik (Hirnmetastasen).

Die präoperative Bestrahlung wird nicht mehr vorgenommen, außer beim Pancoast-Tumor, die postoperative Palliativbestrahlung der mediastinalen LK wird nach unvollständiger »Radikaloperation« durchgeführt, ebenso bei späterem Auftreten von Metastasen und Lokalrezidiven.

#### Chemotherapie

Operation und Strahlentherapie wirken lokal, Zytostatika systemisch. Dies hat Vorteile im Hinblick auf metastatische Prozesse, jedoch Nachteile bezüglich Nebenwirkungen. Die meisten Zytostatika wirken nur auf Zellen, die sich in Teilung befinden. Sie greifen in den empfindlichen Mechanismus der DNA-Reduplikation ein, wie z. B. die Antimetaboliten und Alkylantien. Die Vinca-Alkaloide wirken als Mitoseblocker. Tumorgewebe und normales Gewebe, die gut durchblutet sind, rasch proliferieren und eine große Zellzahl im Teilungsstadium aufweisen, reagieren am empfindlichsten auf Zytostatika.
Ein Maß für die Wachstumsfraktion und die Zellzykluszeit ist die Tumorverdopplungszeit. Sie läßt sich gerade bei Lungentumoren in Röntgenverlaufsserien gut messen und ist für die verschiedenen histologischen Typen des Bronchialkarzinoms sehr unterschiedlich. Für kleinzellige Bronchialkarzinome gilt eine Verdopplungszeit von 33 Tagen, für Plattenepithelkarzinome von 100 Tagen, für Adenokarzinome von 187 Tagen und für großzellige Karzinome von 93 Tagen. Hiernach ist das kleinzellige Bronchialkarzinom wesentlich besser zytostatisch zu behandeln als das Plattenepithel- oder Adenokarzinom. Das großzellig-undifferenzierte Karzinom liegt dazwischen.
Viele Autoren vermuten, daß das kleinzellige Bronchialkarzinom gar kein Bronchialkarzinom »im engeren Sinne«, sondern neuroektodermalen Ursprungs ist. Es wird in Verbindung gebracht mit dem System der hellen Zellen (Feyrter) oder mit dem APUD-Zell-System (Pearse). Dieses Zellsystem wird in der Schilddrüse und Nebenschilddrüse, im Pankreas und Nebennierenmark, in der Hypophyse, im Darm sowie in der Lunge (Kulchitsky-Zellen) gefunden. Die Zellen sind argyrophil und sezernieren Peptidhormone. Diese Genese des kleinzelligen Bronchialkarzinoms würde die häufigen paraneoplastischen Syndrome, die durch ektope Sekretion von Polypeptidhormonen zustande kommen, z. B. ACTH, ADH, FSH, HCG, MSH erklären.
Je nach Ausbreitung des kleinzelligen Bronchialkarzinoms wird man eine Chemotherapie allein oder eine kombinierte Chemo- und Strahlentherapie durchführen.
Prognostisch wichtige Ausbreitungsstadien des kleinzelligen Bronchialkarzinoms sind

A = »limited disease«:
Begrenzung auf initialen Hemithorax mit oder ohne Mediastinalbeteiligung,
keine größere Atemwegsobstruktion,
kein Vena-cava-superior-Syndrom,
keine Rekurrensparese.

B = »extensive disease«:
beide Thoraxhälften betroffen
und/oder Pleuraerguß
und/oder Atelektase,
Rekurrensparese,
supraklavikulärer Lymphknotenbefall.

C = extrathorakale Ausbreitung
(Leber, Gehirn, Knochen).

Die Therapie der »limited disease« besteht in der Verabreichung von 2–3 ACO-Zyklen mit möglichst hoher Dosierung und kurzen Intervallen, um schon während dieses Zeitraumes eine Vollremission zu erzielen. Anschließend folgt eine Strahlentherapie bis 3000 rd (30 Gy) auf die befallenen Stellen.

ACO-Schema:
*A*driamycin (Adriblastin) 60 mg/m$^2$ i. v.
*C*yclophosphamid (Endoxan) 250 mg/m$^2$ i. v. 1., 2.–5. Tag.
*O*ncovin (Vincristin) 2 mg i. v. 1. Tag.

Im Anschluß an die Strahlentherapie folgen noch einmal 3–4 ACO-Zyklen, dann eine Therapie von mindestens 3 Jahren nach dem von Alberto publizierten Schema mit 14tägigen Pausen zwischen den Therapiezyklen. Im allgemeinen limitiert die Knochenmarksdepression (Leukopenie) die Anwendung der Chemotherapie.

Therapieschema nach ALBERTO u. Mitarb.:

1. Vincristin 1 mg/m² i.v. Tage 1 + 8
2. Methotrexat 25 mg/m² i.v. Tage 1 + 8
3. Endoxan 80 mg/m² p.o. Tage 1 - 14

Zytostatika durchdringen im allgemeinen nicht die Blut-Liquor-Schranke mit Ausnahme der Nitrosureapräparate, des Vincristins und der Podophylinabkömmlinge. Je länger die Patienten dank der Chemotherapie leben, desto größer wird die Zahl derer, die an zerebralen Metastasen sterben. Daher wird oft eine prophylaktische ZNS-Bestrahlung durchgeführt.

Eine seltene Form (1%) der Bronchialkarzinome ist das **Alveolarzellkarzinom,** auch **Lungenadenomatose,** besser aber **bronchioalveoläres Karzinom** genannt, da es vom Epithel der Bronchiolen aus den Alveolarraum invasiv in Besitz nimmt. Es ist vermutlich kein »Raucherkrebs«, ähnlich wie das Adenokarzinom.

Röntgenologisch bestehen uncharakteristische solitäre bis diffusknotige Infiltrate. Oft besteht die Differentialdiagnose zu einer interstitiellen Lungenfibrose oder idiopathisch fibrosierenden Alveolitis. Wegen der Zellexfoliation große Trefferwahrscheinlichkeit durch die Sputumzytologie, sonst transbronchiale oder offene Lungenbiopsie. Husten mit zunehmender Schleimexpektoration, Hämoptoe, evtl. Fieber, langsam progrediente Dyspnoe mit Lungenfunktionseinschränkungen wie bei idiopathisch fibrosierender Alveolitis. Weiteres diagnostisches Vorgehen s. Bronchialkarzinom.

**Merke:** Bei röntgenologischem Verdacht auf einen Bronchialtumor ist bei zentralem Tumor bronchoskopisch, bei peripherem Tumor transthorakal die zytologische und histologische Diagnose anzustreben. Je nach histologischem Typ und Tumorstadium des am häufigsten zum Tode führenden Karzinoms kommen chirurgische, medikamentöse und/oder strahlentherapeutische Maßnahmen in Frage.

Weiterführende Literatur

Auerbach, O.: Cancerous and precancerous lung changes. Cancer 19 (1969) 138
Baumann, H.R., R. Schwander: Spirometrische Verlaufskontrollen nach Lungenresektionen. Schweiz. med. Wschr. 110 (1980) 226
Brunner, K.W.: Die nicht chirurgische Behandlung des Bronchialkarzinoms. Huber, Bern 1973
Carr, D.T., E.C. Rosenow: Bronchogenic carcinoma. Basic of RD 5 (1977) 26
Fischer, J., E. Helbig, K.-H. Rühle, H. Matthys: Mukoziliäre Clearance bei Patienten mit Bronchialcarcinom. Atemwegs- und Lungenkrankh. 5 (1979)
Frentzel-Beyme, R., R. Leutner, G. Wagner, H. Wiebelt: Krebsatlas der Bundesrepublik Deutschland. Springer, Berlin 1979
Harris, C.C.: Respiratory carcinogenesis. In: M.J. Straus: Lung Cancer. Clinical Diagnosis and Treatment. Grune & Stratton, New York 1977
Harris, C.C.: Pathogenesis and Therapy of Lung Cancer. M. Dekker, New York 1978
Hürzeler, D.: Das Bronchialkarzinom aus der Sicht des Bronchologen. Huber, Bern 1972
Müller, K.M.: Krebsvorstadien der Bronchialschleimhaut. 63. Tgg. Dtsch. Ges. Path. Stuttgart, 5.–9. Juni 1979
Nissen, R., H.C. Nohl-Oser: Lungenresektionen. Thieme, Stuttgart 1980
Otte, W., W. Schiessle, G. Könn: Bioptische Diagnostik endothorakaler Erkrankungen. Ergebn. ges. Tuberk.- u. Lung.-Forsch. 20 (1971)
Ramos, M., S. Zurbriggen, P. Vock, P. Buri: Bedeutung und Stellenwert der Thoraxübersichtsaufnahme und der Lungenszintigraphie für die Diagnosestellung und Stadieneinteilung des Bronchialkarzinoms. Schweiz. med. Wschr. 107 (1977) 915
Saccomanno, G., Archer, O. Auerbach, M. Kuschner, L.M. Brennan: Development of carcinoma of the lung as reflected in exfoliated cell. Cancer 33 (1974) 256
Seeber, S., N. Niederle, R.B. Schlicker, C.G. Schmidt: Adriamycin, Cyclophosphamid und Vincristin (ACO) beim kleinzelligen Bronchialkarzinom. Onkologie 3 (1980) 5
Staub, J.J., Ph.U. Heitz: Ektopische Hormonbildung und Tumormarker beim Bronchuskarzinom. Schweiz. med. Wschr. 109 (1979) 810
Strauss, M.J.: Lung Cancer. Grune & Stratton, New York 1977
Taylor, W.F., R.S. Fontana, B.A. Uhlenkopp, C.S. Davis: Some results of screening for early lung cancer. Cancer 47 (1981) 1114 (Suppl.)
Uhlinger, E.: Das Lungenkarzinom: Probleme der histologischen Klassifikation und Metastasierung. Thoraxchirurgie 19 (1971) 237
Veeze, P.: Rationale and Methods of Early Detection in Lung Cancer. Van Gorcum, Assen 1968
Wynder, E.L., K. Mabuchi: Relative risk of lung cancer correlates with number of cigarettes smoked per day. Etiological and preventive aspects of human cancer. Prev. Med. 1 (1972) 300–334

## Semimaligne Bronchialtumoren

**Definition:** Die semimalignen Brochialtumoren mit geringer Metastasierungstendenz werden klinisch auch unter dem Begriff *Bronchialadenome* zusammengefaßt. Histologisch unterscheidet man 4 Hauptformen: Zylindrome, Mukoepidermoidkarzinome, Karzinoide und Papillome. Letztere sind extrem selten und als familiäre Präkanzerose zu betrachten. Der endobronchial sichtbare Tumor ist meist nur ein Bruchteil der ganzen Tumormasse (Eisberg-Phänomen).

**Bronchuszylindrome:** Meist im zentralen Bronchialbaum oder der Trachea auftretende Neoplasie mit geringer Metastasierungstendenz, aber großer lokaler Rezidivneigung (Stridorsymptomatik).

**Mukoepidermoidkarzinom:** Von den mukösen Drüsen ausgehendes Karzinom mit geringer Metastasierungstendenz, aber lokal destruktivem Wachstum.

**Karzinoidtumoren:** Von den großen Bronchien ausgehender Tumor endokrin aktiver Bronchialwanddrüsenzellen. Bronchoskopisch graurote Farbe mit evtl. starker Blutung nach Biopsie

(meist auch anamnestisch, cave Biopsie!). Klinisch kann ein Karzinoidsyndrom vorliegen. Metastasiert in die lokalen Lymphknoten, selten hämatogen.
**Papillome:** 50% entarten karzinomatös, bei Kindern und Jugendlichen meist im zentralen Bronchialbaum liegend.

## Benigne Lungentumoren

**Definition:** Tumoren der Lunge mit in der Regel gutartigem Wachstum, von mesenchymalen Gewebsanteilen der Bronchien und der Lunge ausgehend.

**Chondrome:** Das reine Chondrom des Bronchus unterscheidet sich vom Hamartochondrom durch das Fehlen andersartiger Gewebsteile.
**Hamartome:** Entwicklungsanomalie mit Neubildung von adenomatoiden Knochen, Fett, Knorpel, glatten Muskelfasern und epithelialen Zellstrukturen. Kommen auch bei der tuberösen Sklerose vor. Eine Sonderform ist das in der Lungenperipherie liegende Chemodektom, das aus pleuralem Mesoderm entsteht.
**Osteome:** Meist verknöcherte Chondrome; nicht mit der Tracheobronchopathia chondroosteoplastica zu verwechseln.
**Fibrome:** Selten auch im Lungenparenchym entstehende Tumoren aus Spindelzellen und kollagenen Fasern bestehend.
**Histiozytome:** Vorwiegend aus Histiozyten aufgebauter Tumor; s. auch Histiozytosis X.
**Lipome:** Meist im Bereich der Haupt- und Lappenbronchien auch endobronchial stenosierend wachsend.
**Hämangiome:** Werden bei kongenitaler Persistenz fetaler Kapillaranastomosen oder bei juveniler Leberzirrhose und Teleangiectasia hereditaria gefunden.
**Neurofibrome:** Von Nervenscheiden ausgehende polypöse Tumoren mit Blutungen und vielen Kollagenfasern.

### Diagnostisches Vorgehen

Alle diese Tumoren entwickeln sich vorwiegend in den zentralen intrathorakalen Atemwegen, d.h., sie werden in den Frühstadien in der Thoraxübersichtsaufnahme im allgemeinen nicht erfaßt. Hingegen sind sie bronchoskopisch meist einfach diagnostizierbar. In der Trachea führen sie zu Stridor und langsam progredienter Belastungsdyspnoe, in den Bronchien evtl. zu ungeklärten Hustenanfällen, rezidivierenden, immer aufs gleiche Segment oder den gleichen Lungenlappen begrenzte Pneumonien. Starke Blutungen finden wir bei allen Adenomen, vor allem aber bei Amyloidtumoren. Am häufigsten finden wir histologisch endobronchial wachsende Adenome, welche gutartig und karzinomatös entarten können mit schneller Metastasierung wie Bronchialkarzinome. Zehnjahresüberlebenszeiten sind aber keine Seltenheit. Weiter können sie, allerdings seltener als das Dünndarmkarzinoid, hormonaktiv werden durch Serotonin und Adrenalinausschüttungen mit Diarrhö, Hautrötung (Flush), Blutdruckanstieg (Hydroxyindolessigsäure im Urin). Diese Symptomatik macht eine Metastasierung wahrscheinlich. Das Bronchusadenom vom Zylindromtyp wächst meist lokal invasiv, und bei endobronchialer Abtragung kommt es häufig zu lokalen Rezidiven. Schichtaufnahmen helfen, die endo- und exobronchiale Ausdehnung des Tumors zu klären. Sie kommen in allen Lebensaltern vor. Die Unterscheidung zwischen benigner und semimaligner Geschwulst geschieht vorerst nach histologischen Kriterien, die später durch den klinischen Verlauf überprüft werden müssen. Ca. 1% der Bronchialtumoren ist benigne, 4% sind semimaligne. Kriterien für gutartige Tumoren sind:

- histologischer Aufbau entspricht dem Muttergewebe,
- kein infiltratives Wachstum,
- keine Fernmetastasen.

Aufgrund dieser Kriterien sind die oben erwähnten Bronchialadenome und Mukoepidermoidtumoren als potentiell maligne (semimaligne) einzustufen.

### Therapie

Unabhängig, ob der Tumor benigne oder maligne ist, sollte eine chirurgische Entfernung angestrebt werden. Präoperativ sind die gleichen Abklärungen vorzunehmen wie beim Bronchialkarzinom (cave Blutung bei Biopsie von Bronchusadenomen). Bei inoperablen Patienten und jenen, die die Operation ablehnen, kann eine endobronchiale Abtragung durch das Bronchoskop versucht werden. Bestrahlungstherapien sind bei den meist differenzierten Tumoren ineffektiv, ebenso die zytostatische Chemotherapie bei bereits erfolgter Metastasierung. Evtl. Laserkoagulation.

**Merke:** Im Gegensatz zum Bronchuskarzinom sind semimaligne und benigne Tumoren des Respirationstraktes selten. Meist sind sie klinisch stumm und werden anläßlich einer Thoraxaufnahme zufällig entdeckt. Obstruieren sie einen Bronchus, können rezidivierende Atelektasen und Pneumonien auftreten. Karzinoidtumoren sind meist hormonell aktiv und bluten. Die Therapie besteht in der Resektion der Tumoren.

### Weiterführende Literatur

Gebauer, Ch.: Hamartochondrome der Lungen und Bronchien. Prax. Pneumol. 34 (1980) 641
Marks, C., M. Marks: Bronchial adenoma. A clinicopathological study. Chest 71 (1977) 376

# Lungenparenchymkrankheiten

**Definition:** Das Lungenparenchym wird von aerogenen, hämatogenen und lymphogenen Noxen, Infektionen, Mißbildungen, Traumata und tumorösen Erkrankungen in Mitleidenschaft gezogen. Da es keine Schmerzsensoren enthält, ist das Symptom »atemabhängiger Schmerz« oder »Dauerschmerz« stets ein Zeichen für die Beteiligung anderer schmerzsensibler Strukturen wie der Pleura parietalis, des Herzens (Perikard), des Mediastinums oder der Thoraxwand. Oft wird das Lungenparenchym erst sekundär in Mitleidenschaft gezogen: Bronchopneumonie, Stauungslunge, Metastasen, um nur die häufigsten zu nennen. Bei gewissen Emphysemarten ist der primäre ätiopathogenetische Locus zudem noch umstritten.

## Lungenparenchymtumoren

Die meisten multiplen Lungenparenchymtumoren sind hämatogene und lymphogene Metastasen eines malignen Tumors. Mehr als 30% aller extrapulmonalen Malignome metastasieren in die Lunge.

### Metastasen extrapulmonaler Primärtumoren

Dazu gehören die malignen Primärtumoren der folgenden Organe:

- Speicheldrüsen,
- Thyroidea,
- Mammae,
- Magen,
- Dickdarm,
- Nieren- und Nebennieren,
- Uterus, Ovar, Chorion,
- Blase, Prostata, Hoden.

Mehrere scharf begrenzte und homogene Rundherde sprechen in erster Linie für Lungenmetastasen.
Bei Tumoren der oberen Atemwege (Zungengrund, Larynx) denke man auch an einen Zweittumor (Bronchialkarzinom bei Rauchern) und nicht an Metastasen. Bei peripheren Tumoren kann die Histologie (Hausser-Nadel) oder Zytologie (Aspirationsbiopsienadel) vor der transthorakalen Lungenbiopsie Anhaltspunkte für den Primärtumor geben. »Vanishing tumors« sollten stets an Lungeninfarkte oder Chorionepithelmetastasen denken lassen. Hämoptoe läßt sich differentialdiagnostisch selten verwerten. Die Speicherfähigkeit von Schilddrüsenmetastasen für radioaktives Jod 131 kann diagnostisch und für eine erfolgversprechende Radiotherapie verwendet werden.

### Myxohämangiosarkome, Melanome, Sarkome und pulmonale Blastome

Sie müssen als seltene maligne Primärtumoren des Lungenparenchyms (s. auch intrathorakale Atemwege) differentialdiagnostisch in Betracht gezogen werden. Auch das isolierte (ohne Skelettbeteiligung) Plasmozytom gehört zu diesem differential-diagnostischen Raritätenkabinett.

**Merke:** Die Lungenparenchymtumoren sind zumeist Metastasen extrapulmonaler Malignome.

## Pneumonien

Die infektiösen Lungenparenchymerkrankungen sind im Kapitel Infektionskrankheiten abgehandelt, die nichtinfektiösen Pneumonien unter dem Kapitel Alveolitiden, Granulomatosen und Lungenfibrosen.

## Lungenemphyseme

**Definition:** Das Ciba Guest Symposium von 1959 definierte das Lungenemphysem als einen irreversiblen Destruktionsprozeß distal der terminalen Bronchiolen. Damit sind die Lungenemphyseme eindeutig anatomisch definierte Krankheiten, die von der rein funktionellen Lungenüberblähung, z.B. beim akuten Asthma bronchiale, oder von der nach Lobektomien zu beobachtenden Alveolarraumvergrößerung abzugrenzen sind. Sie decken sich mit dem im deutschen Schrifttum als »chronisch substantielles Lungenemphysem« charakterisierten Lungenparenchymveränderungen.

Für die histopathologisch verschiedenen Formen des Lungenemphysems sind heute die folgenden Definitionen gebräuchlich:
**Zentrilobuläres (azinäres) Lungenemphysem** (s. **Abb. 13**). Diese Form des Lungenemphysems befällt die Bronchioli respiratorii und ist in den zentralen Partien der Lobuli oder Azini lokalisiert. Sie geht oft mit chronischer Bronchitis, Atemwegsobstruktion und Ventilations-Verteilungs-Störungen einher.

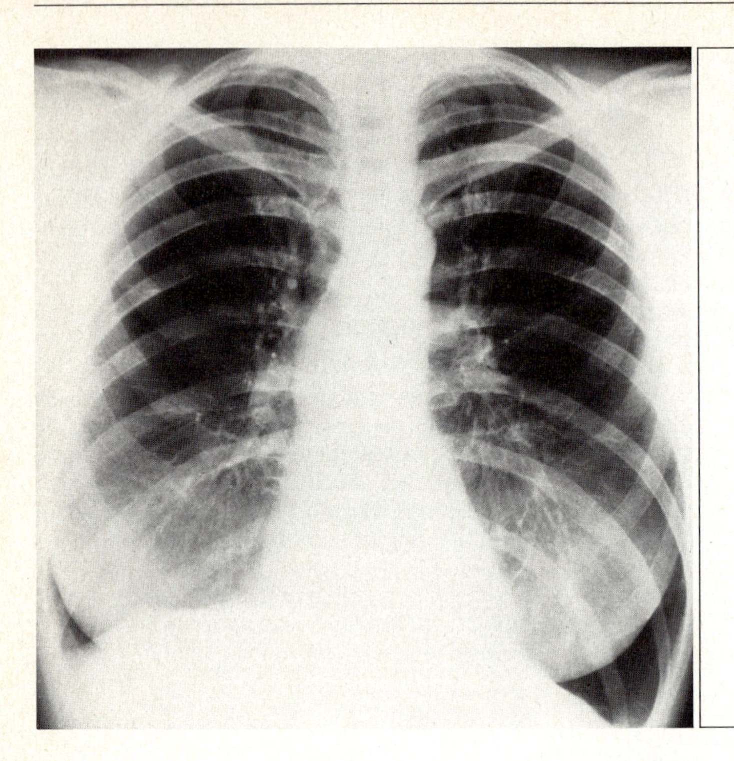

Abb. **26** Panlobuläres (azinäres) Lungenemphysem (pink puffer)

Anmerkung: Die klinische Diagnose wird am ehesten in fortgeschrittenen Fällen röntgenologisch ergänzt durch verminderte exspiratorische Volumina und Flußwerte, irreversibel erhöhtes Residualvolumen und Globalinsuffizienz mit Polyglobulie gestellt (Blue Bloater).

**Panlobuläres (azinäres) Lungenemphysem** (Abb. **26**). Bei dieser Form des Lungenemphysems sind die Läsionen mehr oder weniger gleichmäßig über die Lobuli bzw. Azini verteilt ohne besondere Beziehung zu den respiratorischen Bronchiolen. Beginn mit Belastungsdyspnoe. Häufig Gewichtsverlust. Zyanose bei Frühform selten.

Anmerkung: Radiologische Zeichen der Lungenüberblähung und verminderte Vaskularisation vorwiegend in den Lungenuntergeschossen. Ein panlobuläres Emphysem wird vermutet, wenn zu den obigen Zeichen hinzutreten: irreversibel erhöhtes intrathorakales Gasvolumen, deutliche Verminderung des Gastransfers und der elastischen Retraktionskraft und der maximalen exspiratorischen Flußwerte (Pink Puffer).

Eine Variante davon mit bekannter Ätiologie ist das Emphysem bei homozygotem $\alpha_1$-Antitrypsinmangel: Verminderung der Serumaktivität des $\alpha_1$-Antitrypsins prädisponiert für den frühen Beginn dieser destruktiven Form des Lungenemphysems (Abb. **26** u. **27**). Typisch ist das frühe Auftreten des Emphysems mit symmetrischem Verlust der basalen Gefäßzeichnung und Perfusionsausfall.

Eine weitere ätiologische Form ist das durch Cadmiumstaubinhalation (Cadmiumoxid) verursachte sogenannte Cadmiumemphysem. Viele

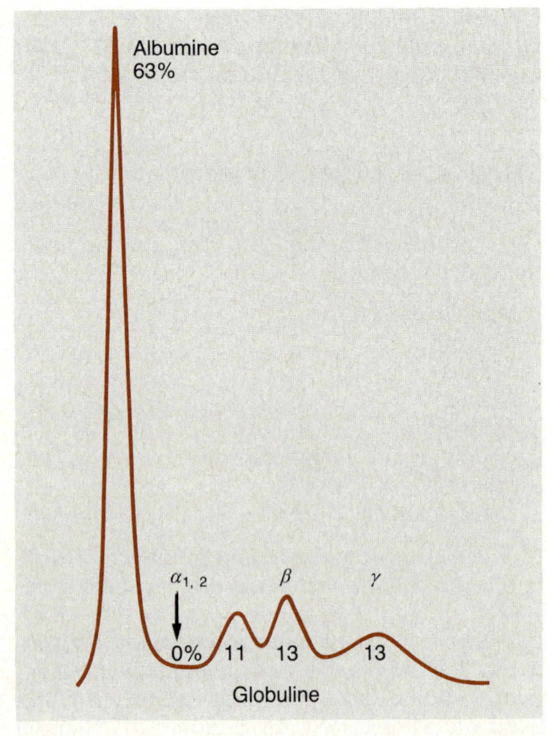


Abb. **27** Elektrophorese einer Patientin mit Emphysem infolge $\alpha_1$-Antitrypsinmangel; Genotyp ZZ (Abb. **26**)

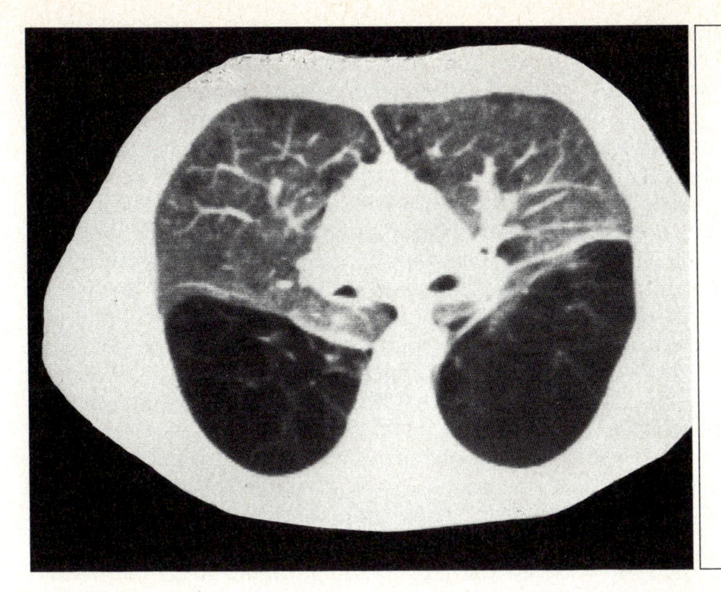

Abb. **28** Computertomogramm eines bullösen Lungenemphysems mit beidseitigen Spannungsblasen in beiden Lungenunterlappen

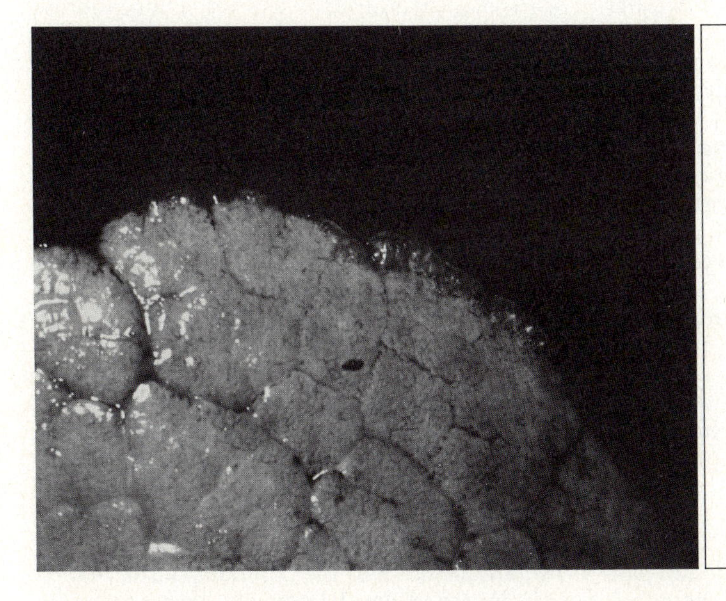

Abb. **29** Paraseptales Lungenemphysem als Ursache rezidivierender Spontanpneumothorazes

andere Langzeitinhalationen von Stäuben, Gasen (Rauchen) und Aerosolen oder akute toxische Schädigungen können zu einem emphysematischen Strukturumbau der Lunge führen. Wenn der emphysematische Gewebsverlust sehr schnell fortschreitet, spricht man von »Vanishing lung«. Weiter unterscheidet man folgende Emphysemformen:

- **bullöses Lungenemphysem:** emphysematöse, blasige Hohlräume in der Lunge von mindestens einem Zentimeter Durchmesser. Häufig vergesellschaftet mit anderen bronchopulmonalen Krankheiten. Die Vergrößerung des Blasenvolumens kann eine mediastinale Verlagerung und/oder eine Kompression des Lungengewebes hervorrufen.
  Anmerkung: Das bullöse Emphysem ist in vivo am ehesten radiologisch erfaßbar (Abb. **28**).
  Ein röntgenologisch nicht zu erkennendes Lungenemphysem ist das
- **paraseptale Lungenemphysem:** emphysematöse Veränderungen, die sich im Bereich von Grenzflächen der Lobuli im interstitiellen

Bindegewebe und entlang der Pleura visceralis entwickeln. Sie haben selten funktionelle Bedeutung, führen aber oft zu *Spontanpneumothorazes* (Abb. **29**).

Ist das Lungenemphysem auf einen Lappen beschränkt und bereits in der Kindheit nachweisbar, spricht man vom

- **kindlich lobulären Lungenemphysem** (Swyer-James- oder Mac Leod-Syndrom). Erweiterung und/oder Destruktion eines Lungenlappens, meist eines Oberlappens. Es wird meist bei Kindern wenige Tage nach der Geburt manifest mit den Zeichen einer fortschreitenden respiratorischen Insuffizienz. Es kann mit anderen Mißbildungen vergesellschaftet sein und ist am ehesten radiologisch erkennbar.

Eine weitere zu häufig diagnostizierte und funktionell überschätzte Form des Lungenemphysems ist das

- **senile Lungenemphysem:** eine in den peripheren Azini-Abschnitten beginnende Ektasie, die in ein diskretes panazinäres Lungenemphysem übergehen kann, ohne klinisch symptomatisch zu verlaufen. Der Begriff ist wenig sinnvoll und sollte nicht mehr verwendet werden, da das Alter per se nicht zum Lungenemphysem führt.

Nicht zum pathologisch-anatomisch definierten Zustand, charakterisiert durch irreversible Erweiterung der Lufträume distal von den terminalen Bronchiolen mit Wanddestruktion, passen die Definitionen des

- **kompensatorischen Lungenemphysems,** besser kompensatorische Lungenerweiterung oder Überblähung: lokal oder generalisiert, irreversibel erhöhter Luftgehalt der Lunge als Folge einer Distension benachbarter Alveolarräume ohne Wanddestruktion.
  Anmerkung: Kann in eine panlobuläre Form des Lungenemphysems übergehen, z. B. Restlunge nach Pneumonektomie,
- **interstitiellen Lungenemphysems:** Luft im peribronchialen, perivaskulären oder subpleuralen Bindegewebe. Ist meist Folge einer Lungenverletzung bzw. eines Lungenrisses.

### Ätiologie und Pathogenese

Das häufigste Emphysem ist das zentri- und panazinäre. Deshalb sollten die Ursachen dieser beiden Emphyseme zuerst besprochen werden, nämlich die Inhalationsnoxen des Tabakrauches und der Luftverschmutzung. Diese Noxen verursachen *eine Entzündung im Bereich der Azini,* die durch ein Mißverhältnis von Proteinase- und Antiproteinaseaktivität gekennzeichnet ist. Die Folge davon ist der langsame Untergang der azinären Strukturen.

In der Vergangenheit ist den mechanischen Faktoren bei der Emphysemgenese zu große Bedeutung beigemessen worden. Sie sind nur beim sogenannten kompensatorischen Lungenemphysem von Bedeutung. Mit der Entdeckung des $\alpha_1$-Antitrypsinmangels als vererbtem Enzymmangel ist die Bedeutung biochemischer Pathomechanismen (Leukozytenelastase!) vermehrt in den Vordergrund gerückt. Die kindlichen Lungenemphyseme (Swyer-James-Syndrom, Mac Leod-Syndrom) sind meist angeborene oder erworbene (Virusinfekte) Mißbildungen und gehen oft mit anderen Hypoplasien (Pulmonalarterien) einher. Auch das paraseptale Lungenemphysem dürfte vorwiegend angeboren sein und führt im Gegensatz zur »vanishing lung« unbekannter Ätiologie nicht zur respiratorischen Insuffizienz, aber evtl. zum Spontanpneumothorax. Ein »small airway disease« kann beim rein paraseptalen Lungenemphysem nicht nachgewiesen werden. Beim zentrilobulären Emphysem ist die chronische Entzündung der Bronchioli respiratorii die Ursache des emphysematischen Lungengerüstumbaus. Raucher haben bis zu 5mal mehr vorwiegend tote Alveolarmakrophagen im peripheren Respirationstrakt, welche über Elastasen- und Proteasenfreisetzung zur Autolyse des Lungenparenchyms beitragen können.

Direkte toxische Schädigungen durch Cadmiumstaub, Nitrose-Gase usw. können ebenfalls zu einer emphysematischen Defektheilung der Lungen führen. So ist das Lungenemphysem als Negativparenchymvariante wie die Lungenfibrose als Positivparenchymvariante oft Endzustand chronischer Lungenkrankheiten. In diesem Sinne muß auch die Pathogenese des senilen Lungenemphysems gesehen werden. Diese hat mit dem Altwerden per se nichts zu tun, eher jedoch mit dem jahrelangen Einwirken von Inhalationsnoxen auf die Lunge. Lungenemphyseme können im Tierversuch auch experimentell durch inhalative ($NO_2$, $O_3$) oder systemische Gabe einer Reihe von Noxen verursacht werden.

### Diagnostisches Vorgehen

Die Frühstadien der Lungenemphyseme sind schwierig zu diagnostizieren. Die langsam sich entwickelnden, diffusen Lungenemphyseme mit progredienter Belastungsdyspnoe bis zur Ruhedyspnoe werden röntgenologisch und mit den Funktionstests erst in den fortgeschrittenen Stadien faßbar.

*Funktionstests:* Für die Frühdiagnostik haben sich die regionalen Verteilungs- und Auswaschkurven mit radioaktiven Gasen bewährt. Für das $\alpha_1$-Antitrypsinmangelemphysem ist die vor dem Auftreten klinischer Symptome nachweisbare Perfusionsminderung in den basalen Lungenfeldern typisch. Regionale und bullöse Lungenemphyseme zeigen entsprechende lokale Perfusionsminderungen und »air trapping«. Ein empfindlicher globaler Lungenfunktionstest ist die CO-Diffusionskapazität ($D_{LCO}$), welcher für die Frühdiagnostik eingesetzt werden kann. Die $D_{LCO}$ ist vermindert wegen der verlängerten Diffusionsdrucke in den Alveolarraumeinheiten und wegen des konkommitierenden Lungenkapillar-

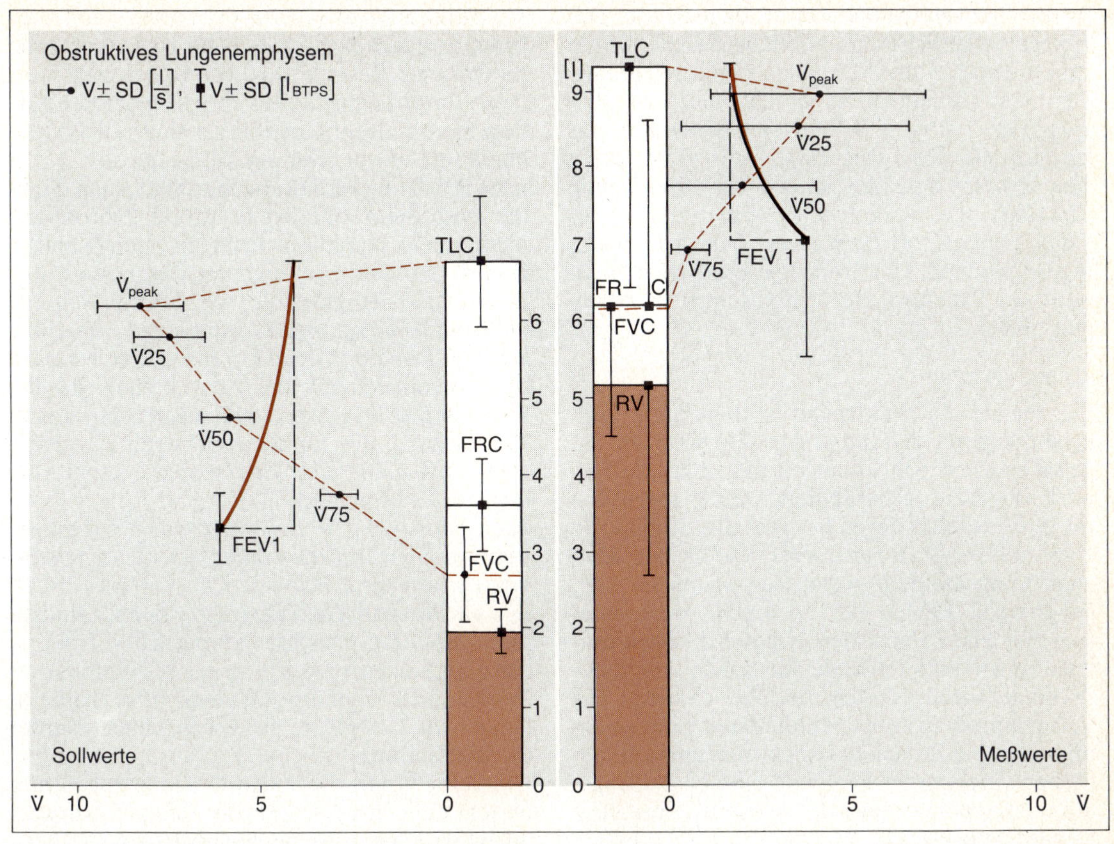


Abb. **30** Statische und dynamische Lungenvolumina sowie maximale exspiratorische Fluß-Volumen-Kurven von 8 Patienten mit pathologisch anatomisch nachgewiesenem Lungenemphysem

verlustes. Sobald aber eine wesentliche Atemwegsobstruktion nachweisbar ist oder andere Ursachen für eine Diffusions-Perfusions-Verteilungsstörung in Frage kommen, ist die $D_{LCO}$-Bestimmung nicht als empyhsemspezifisch anzusehen.

Solange ein Lungenemphysem zu keiner Atemwegsobstruktion, die mit den klassischen Methoden der Lungenfunktionsdiagnostik ($FEV_1$/IVC $R_{aw}$) nachweisbar ist, geführt hat, ist es für die körperliche Leistungsfähigkeit meist irrelevant. Das $FEV_1$ ist für die Emphysemdiagnostik die empfindlichere Größe als der ausschließlich bei Ruheatmung gemessene exspiratorische Bronchialwiderstand. Ist auch der inspiratorische $R_{aw}$ erhöht, ist das Lungenemphysem nicht die alleinige Ursache der obstruktiven Ventilationsstörung. Tests wie »Closing volume«, Flußvolumenkurven mit Helium und Luftatmung, frequenzabhängige Compliance haben sich in der Praxis ebensowenig bewährt wie die Bestimmung der maximalen elastischen Retraktionsdrucke und die mit $O_2$ am Mund gemessenen $N_2$-Auswaschkurven. Abb. **30** zeigt das typische Lungenfunktionsmuster von 8 pathologisch-anatomisch nachgewiesenen zentrilobulären Lungenemphysemen.

Blutgasanalytisch gibt es kein emphysemspezifisches Muster, sehr oft sind die Blutgase vor allem beim panlobulären Lungenemphysem lange im Normbereich. Wir verlassen uns für die Emphysembeurteilung auf die Längsschnittmessung der statischen und dynamischen Lungenvolumina sowie des Strömungswiderstandes.

Für die Prognose ist die Einteilung in obstruktive und nichtobstruktive Lungenemphyseme wichtig.

### Röntgenologische Zeichen

Bullae mit Rarifizierung der Lungengefäßbahn und irreversibler Lungenüberblähung erlauben die Anhiebsdiagnose »bullöses Lungenemphysem«. Die Lungenemphysemdiagnostik kann durch eine Thoraxaufnahme in maximaler In- und Exspirationsstellung oder durch Anfertigen von (CT-)Tomogrammen (s. Abb. **28**) verbessert werden. Die vermehrte Strahlentransparenz des Retrokardial- und Retrosternalraums ist ein unspezifischeres Zeichen als der abdominalkonvexe Zwerchfelltiefstand mit geringer in- und exspiratorischer Verschieblichkeit. Diese Zeichen werden aber akut auch bei der funktionellen Lungenüberblähung als Folge eines Asthma bronchiale beobachtet und sind nur bei Patienten mit ausgeprägter Lungenüberblähung zu beobachten. Das einzige verläßliche radiologische Zeichen eines Emphysems ist der Verlust an Gefäßzeichnung. Ist dieser vorhanden, so spricht man vom *AD-Emphysem* (*A*rterial *D*eficiency Emphysem), das klinisch oft dem *Pink-Puffer* entspricht. Beim *Blue Bloater* hingegen ist die Gefäßzeichnung verstärkt; die Radiologen bezeichnen dieses Emphysem als *IM-Emphysem* (*I*ncreased *M*arking Emphysem). Die Bronchographie trägt höchstens bei Patienten mit Mißbildungen zur Diagnostik bei.

### Klinische Zeichen

Der Patient mit vorwiegend panlobulärem Lungenemphysem (A-Typ; s. Abb. **26**) wird im angelsächsischen Schrifttum oft als »Pink-Puffer« oder »Fighter« apostrophiert, weil er lange Zeit im Normbereich liegende arterielle Blutgase in Ruhe aufweist. Hypersonorer Klopfschall über allen Lungenfeldern, wenig verschiebliche Lungengrenzen, Fehlen der absoluten Herzdämpfung mit leisen Herztönen, abgeschwächtes Vesikuläratmen und fehlende in- sowie exspiratorische trockene Nebengeräusche erlauben die Vermutungsdiagnose »panlobuläres Lungenemphysem«. Bei Bronchitissymptomen und asthmatischen Zeichen (trockene und feuchte Nebengeräusche) tippt man eher auf ein »zentrilobuläres« Lungenemphysem.
Faßförmiger Thorax mit einem im Jugulum verschwindenden Adamsapfel sowie Preßlippenatmung erlauben im fortgeschrittenen Krankheitsstadium eine Prima-vista-Diagnose. Die pulmonale Hypertonie ist bei Patienten mit reinem Lungenemphysem in Ruhe und bei körperlicher Belastung selten so ausgeprägt wie bei anderen Formen des Cor pulmonale.

### Therapie

Bei exogen verursachtem Lungenemphysem Noxe ausschalten (Rauchverbot!). Das Lungenemphysem kann kaum mit Pharmaka therapiert werden. Liegt eine akute oder chronische Bronchitis als Begleiterkrankung vor, so muß diese energisch behandelt werden, um einer weiteren Progredienz des irreversiblen Lungenstrukturverlustes möglichst vorzubeugen. Beim panlobulären, durch Antitrypsinmangel verursachten Lungenemphysem kann man versuchen, durch eine Langzeitkortikoidgabe den Prozeß zu verlangsamen. Antitrypsininfusionen oder andere Proteinasenhemmer haben als Substitutionstherapie nicht die gewünschte Wirkung gezeigt und sind als Langzeittherapie in der notwendigen Dosis nicht verabreichbar. Lokalisierte angeborene oder erworbene Emphyseme werden bei normalem Restlungengewebe reseziert, wenn Spannungsblasen gesundes Lungenparenchym verdrängen. Um den chirurgischen Eingriff zu rechtfertigen, muß der Patient symptomatisch und eine ausreichende postoperative Lungenfunktion garantiert sein.

Bei gleichzeitigem Vorliegen eines schweren diffusen Lungenemphysems kann eine röntgentherapeutische Bestrahlung des funktionell wertlosen Emphysemgewebes versucht werden. Eine dem Spannungspneumothorax ähnliche Symptomatik mit enorm erhöhter Totalkapazität und einem RV/TLC-Verhältnis über 80% kann durch die bestrahlungsinduzierte lokale Fibrose des nicht mehr funktionstüchtigen Lungenparenchyms (Perfusionsszintigramm) verbessert werden. Der Therapieerfolg der Bestrahlung (bis 6000 rad ≙ 60 Gy) muß funktionell überprüft werden (Abnahme der TLC und dadurch verbesserte Atemmechanik des Zwerchfells!), da eine Fibrosierung im Röntgenbild wegen der initialen Überblähung des funktionstüchtigen Lungengewebes oft nicht oder erst später erkannt wird (nach 6–12 Monaten).
Atemgymnastik, Preßlippenatmung, assistierte positive Überdruckbeatmung oder Langzeit-$O_2$-Gaben (arterielle Hypoxie $< 60$ mmHg) sind als rein symptomatische Therapieformen für Endstadien reserviert. Dosiertes körperliches Training, das noch zu keiner Zunahme der respiratorischen Partial- oder Globalinsuffizienz führt, sollte so lange wie möglich aufrechterhalten werden (Muskeltraining).
Bei vielen fortgeschrittenen Lungenemphysemen besteht eine chronische Bronchitis mit asthmatischen Schüben, die einer antiobstruktiven Therapie zugänglich ist. Antitussiva können bei nächtlichen Hustenanfällen indiziert sein, um einen erholsamen Schlaf zu garantieren und die damit verbundenen Rechts- und Linksherzbelastungen mit der Gefahr eines akuten Rechtsherzversagens zu vermindern. Das »kleine« Herz des »Emphysematikers« spricht auf Digitalisgaben nicht gut an; im Gegenteil, es besteht eine erhöhte Gefahr für plötzliche Rhythmusstörungen oder Tod in Asystolie unter dieser Therapie. Die Therapie der pulmonalen Hypertonie bei Lungenemphysem besteht darin, durch Verbesserung der alveolären Ventilation und Hypoxie (IPPB oder $O_2$-Therapie) eine funktionelle Gefäßobstruktion (alveolovaskulärer Reflex) zu beheben und damit das rechte Herz zu entlasten. Der Übergang in eine respiratorische Globalinsuffizienz mit oder ohne Rechtsherzdekompensation (periphere Ödeme, positiver hepatojugulärer Reflux) ergibt im statistischen Mittel eine Lebenserwartung von weniger als 3–4 Jahren.

**Merke:** Lungenemphyseme zeichnen sich durch einen irreversiblen Verlust von Alveolarsepten aus, meist im Gefolge einer chronischen Bronchitis (Raucher). Hereditäre Dispositionen ($\alpha_2$-Antitrypsinmangel) spielen eine teils bekannte Rolle. Eine wirksame Pharmakotherapie existiert für diese irreversible Lungenveränderung nicht.

Weiterführende Literatur

Bates, D. V.: The fate of the chronic bronchitic. Amer. Rev. resp. Dis. 108 (1973) 1043

Bignon, J., G. L. Scarpa: Biochemistry, Pathology and Genetics of pulmonary emphysema. Bull. europ. Physiopath. resp. Suppl. 16 (1980)

Fletcher, C., R. Peto, C. Tinker, F. E. Speizer: The Natural History of Chronic Bronchitis and Emphysema. University Press, Oxford 1976

Liebermann, J.: The mechanisms of Antitrypsin deficiency and their role in the pathogenesis of pulmonary emphysema. Pneumology 2 (1975) 7

Macklem, P. T., S. Permutt: The Lung in the Transition between Health and Disease. M. Dekker, New York 1979

Petty, T. L.: Chronic Obstructive Pulmonary Disease. M. Dekker, New York 1978

Scarpa, G. L., H. Herzog: Pulmonary emphysema. Progr. resp. Res. 10 (1976)

Thurlbeck, W. M., J. A. Henderson, R. G. Fraser, D. V. Bates: Chronic obstructive lung disease. Medicine 49 (1970) 81

# Alveolitiden, Granulomatosen, Lungenfibrosen

**Definition:** Diese relativ seltene Erkrankungsgruppe ist durch Bindegewebsvermehrung im Lungengerüst gekennzeichnet und stellt ein Reaktionsmuster der Lunge auf verschiedene Noxen dar.

Je nach Ätiologie (soweit bekannt) sind unterschiedliche Partien des Lungenbindegewebes überwiegend befallen. So kann anatomisch zwischen peribronchialem, periarteriellem, perivaskulärem, interlobulärem, alveolärem und intralobulärem sowie pleuralem Bindegewebe unterschieden werden (Abb. **31**). Pathohistologisch und physiologisch, aber auch als Hinweis auf Ätiologie und Prognose ist die Einteilung in eine intraalveoläre, intramurale, (peri)vaskuläre (Angiitis) und peribronchiale Fibrose sinnvoll. Die ätiologisch unterschiedlichen Erkrankungen bilden klinisch, funktionell und röntgenologisch ein Syndrom, das durch eine Vielzahl von Synonymen und Spezialbezeichnungen weiter unterteilt wird. Wir ziehen für die Krankheiten, welche sich vorwiegend im Interstitium mit Neigung zur diffusen Fibrosierung und evtl. im Endstadium mit zusätzlichem emphysematischem Umbau (sogenannte Wabenlunge) manifestieren, die Klassifikation in Anlehnung an Mitchell u. Scadding (1974) der deskriptiven pathologisch-anatomischen vor. Oft besteht initial eine entzündliche Infiltration des Lungengewebes (Alveolitis), die später in granulomatöse (Granulomatose) oder fibrotische Zustände (Lungenfibrose) übergeht. Nach ätiologischen Kriterien unterscheidet man 3 große Gruppen:

a) diffuse Lungenfibrosen als Folge *bekannter Ursachen,*
b) assoziiert mit *Systemerkrankungen* und
c) sogenannte ätiologisch unbekannte oder *idiopathische Formen.*

Tabelle **6** Übersicht der häufigsten Ursachen fibrosierender Lungenkrankheiten

**a) Bekannte Ursachen**

*1. Inhalative Noxen*
Organische Stäube (exogen-allergische Alveolitiden)
Anorganische Stäube (Pneumokoniosen), Gase, Dämpfe ($N_2O$, $NO_2$, $O_2$, $O_3$, $COCl_2$, $ZnCl_2$)
Chronische Flüssigkeitsaspirationen
Infektiöse chronische Entzündungen

*2. Nichtinhalative Noxen*
Toxische Substanzen (Medikamente, Herbizide)
Ionisierende (radioaktive) Strahlen
Kreislaufbedingte Lungenfibrosen
- Pulmo cardialis
- Post-Schock- und Traumatisationslungen
- Multiple Fett- und Kontrastmittelembolien, andere Ursachen

**b) Assoziiert mit Systemerkrankungen**

*3. Kollagenosen*
- Lupus erythematodes, Dermatomyositis, Sklerodermie, rheumatische Arteriitis, PCP, Periarteriitis nodosa, Morbus Bechterew und Sjögren-Syndrom

*4. Lungenvaskulitiden*
- Churg-Strauss-Syndrom, Lungenhämosiderose, Wegenersche Granulomatose, chronisch-eosinophile Pneumonie

*5. Histiozytose X, Speicher- und neuroektodermale Krankheiten*
- Eosinophiles Granulom, Retikuloendotheliose Abt-Letterer-Siwe, Lipoidgranulomatose Hand-Schüller-Christian
- Thesaurismosen (z. B. Morbus Gaucher), primäre Lungenamyloidose
- Neurofibromatose Recklinghausen, tuberöse Sklerose, Sturge-Weber-, Krabbe-Syndrom

*6. Sarkoidose (Stadium II–III)*

*7. Mukoviszidose (zystische Fibrose)*

**c) Unbekannte Ursachen**

8. Familiäre Form (Adoleszenz!)
9. Nichtfamiliäre Form (sog. Hamman-Rich-Syndrom = desquamativ interstitielle Pneumonie und usual interstitial pneumonitis nach Liebow), idiopathisch fibrosierende Alveolitis oder kryptogene Lungenfibrosen

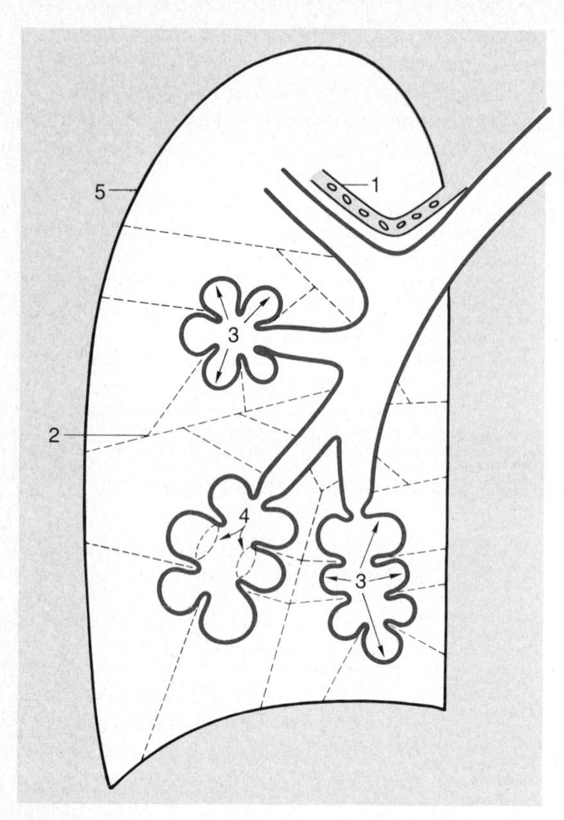


Abb. **31** Schema des Lungenbindegewebes (nach Gil)

1 periarterielles und peribronchiales, 2 interlobuläres, 3 intralobuläres Bindegewebe, 4 alveoläre Bindegewebsringe, 5 pleurales Bindegewebe

## *Bekannte Ursachen*

## Inhalative Noxen

### Organische Stäube

Sie können eine Immunreaktion vom Typ III hervorrufen (Arthus-Phänomen). Das dabei entstehende Krankheitsbild wird als *exogene allergische Alveolitis* bezeichnet. Bei fortbestehender Exposition kommt es zur *diffusen Lungenfibrose*. Man unterscheidet eine *akute* und eine *chronische* Form, welche aufgrund der klinischen Angaben in Tab. **7**, S. 3.44 auseinandergehalten werden können.

Häufigstes Vorkommen haben wir in Tab. **8** u. **9** für europäische Verhältnisse zusammengefaßt. Wir kennen heute weit über 200 Allergene, die das Bild der allergischen Alveolitis hervorrufen können. Die Berufsanamnese gibt oft den entscheidenden diagnostischen Hinweis. Am wichtigsten und häufigsten sind die Vogelhalterlunge und die Farmerlunge. Tab. **10** u. **11** geben die exogen allergischen Alveolitiden an, geordnet nach den Antigenen, welche meist durch Immundiffusion (nach *Ouchterlony*) oder mit Immunelektrophorese des Serums nachgewiesen werden. Die Tabakarbeiterlunge, die Paprikaschneiderlunge (Ungarn) sind weitere Raritäten, welche die Bedeutung der Berufs- und geographischen Anamnese bei diesen Krankheitsbildern unterstreichen.

Tabelle **8** Fälle von exogen-allergischer Alveolitis in der Abteilung Pneumologie, Zentrum Innere Medizin der Universität Freiburg

| Alter | Geschlecht | Ätiologie | Verlaufsform | Primärdiagnose | Dauer Symptom → Diagnose |
|---|---|---|---|---|---|
| 37 | w | Wellensittich | akut | | 2 Monate |
| 50 | w | Wellensittich | akut | Pneumonie | 3 Monate |
| 15 | m | Wellensittich | chronisch | | 6 Monate |
| 35 | m | Wellensittich | chronisch | Ornithose | 6 Monate |
| 36 | w | Wellensittich | chronisch | Ornithose | 2 Jahre |
| 40 | w | Wellensittich | chronisch | Pleuropneumonie/ Kollagenose | 3 Monate |
| 41 | w | Wellensittich | chronisch | | 9 Monate |
| 51 | m | Wellensittich | chronisch | | 5 Jahre |
| 40 | m | Farmerlunge | akut/chronisch | Pneumonie chronische Bronchitis | 4 Jahre |
| 49 | w | Farmerlunge | chronisch | chronische Bronchitis | 4 Jahre |
| 62 | m | Farmerlunge | chronisch | | ? |
| 34 | w | Taubenzüchterlunge | akut/chronisch | allergische Bronchitis | 6 Monate |
| 35 | m | Taubenzüchterlunge | chronisch | idiopathische Lungenfibrose | 10 Jahre |
| 33 | m | Befeuchterfieber | akut | Bronchitis | 1½ Jahre |

Tabelle **9** Vorkommen der allergischen Alveolitis

| **Landwirtschaft** | | **Industrie** | |
|---|---|---|---|
| Erntearbeiten | thermophile Aktinomyzeten (Farmerlunge), Aspergillusarten | Waschmittelherstellung | Bac. subtilis |
| Brauwesen | Aspergillus fumigatus und clavatus | Pelzverarbeitung | tierische Haare verschiedene Pilze |
| Zuckerrohranbau | thermophile Aktinomyzeten (Bagassose) | Holzverarbeitung | Holzstaub, Alternariaarten |
| Milchverarbeitung | Penicillium casei (Käsewäscherkrankheit) | Papierverarbeitung | Holzstaub, Alternariaarten |
| **Haushalt** | | Nahrungsmittelindustrie | verschiedene Antigene |
| Vogel- und Tierzüchter (Tauben, Wellensittiche, Hühner) | Proteine aus den Exkrementen (Vogelhalterlunge) | Biologische Techniken | verschiedene Antigene |
| Klimaanlagen | Aspergillusarten, thermophile Aktinomyzeten thermotolerante Bakterien | Textilindustrie | verschiedene Antigene |
| | | Werftindustrie | verschiedene Antigene, Pilze |
| | | Kunststoff- und Farbenindustrie | z. B. Tolylen Di-Isocyanat |

Tabelle **10** Exogen allergische Alveolitiden

| Antigene | Exposition | Krankheitsbezeichnung |
|---|---|---|
| **1. Pilzsporenantigene** | | |
| Aspergillus clavatus, fumigatus | Schimmelige Gerste, Malz | Malz- und Papierarbeiterlunge |
| Cryptostroma corticale, diverse Schimmelpilze | Ahornrindenstaub, Korkeichenrindenstaub | Ahornrindenschälerkrankheit Suberose |
| Diverse Schimmelpilze | Paprikaschoten | Paprikaschneider |
| Penicillium frequentas, casei | Schimmeliger Käse | Käsewäscherlunge |
| Gravinum aureobasidium pullans | Holzstaub des Mammutbaumes | Sequoiose |
| **2. Tierische Proteinantigene** | | |
| Serumproteine von Tauben, Wellensittichen und Hühnern | Vogelexkremente | Taubenzüchterkrankheit, Vogelhalterlunge, Hühnerzüchterlunge |
| Fischmehlextrakte | Fischmehlstaub | Fischmehlarbeiterlunge |
| Serumproteine von Rindern und Schweinen, Leucoperdon bovis | Schnupfpulver aus Hypophysenhinterlappen von Rindern und Schweinen | Hypophysenextraktschnupferlunge, Leukoperdonose |
| Staub von Pelzhaaren | Pelzverarbeitung | Kürschnerlunge |
| Antigene des Weizenrüsselkäfers | Weizenmehl | Kornkäferkrankheit |
| **3. Bakterienantigene** | | |
| Thermophile Aktinomyzeten | Schimmeliges Heu | Farmerlunge |
| Thermoactinomyces sacchari, vulgaris | Schimmelige Rückstände von Zuckerrohr | Bagassose |
| Micropolyspora faeni (Actinomyces) | Kompost von Champignonkulturen | Champignonpflückerlunge (Pilzhändlerlunge) |
| Thermotolerante Bakterien | Klimaanlagen | Befeuchterlunge |
| Bacillus subtilis | Waschmittelenzyme | Waschmittellunge |
| **4. Pflanzliche Antigene** | | |
| Extrakte von Sägemehl | Sägemehl von Eichen, Zedern, Rotholz | Holzarbeiterlunge (Waldarbeiterlunge) |
| Extrakte von Stroh | Schimmelige Strohdächer | »New Guinea lung« |
| Extrakte aus Kaffeebohnen | Arbeit in Kaffeeröstereien | Kaffeearbeiterlunge |

Tabelle **7** Klinik der allergischen Alveolitis

| | Akute Formen | Chronische Formen |
|---|---|---|
| »Erkältungssymptome«, Fieber | + | 0 |
| Dyspnoe | + | + |
| Husten mit Auswurf | selten | häufig |
| Feinblasige Rasselgeräusche | + | + |
| Gewichtsverlust | 0 | + |
| Röntgen: | | |
| Knötchenförmige Verschattungen | + | + |
| Fibrose (miliares Bild) | 0 | + |
| Hypergammaglobulinämie | + | + |
| Präzipitine | + | (+) |
| Hauttests | unterschiedlich | unterschiedlich |
| Obstruktion | (+) | spät |

Diagnostisches Vorgehen

Atemnot, Fieber, Leukozytose, Präzipitinnachweis (s. Tab. **11**). Evtl. bronchoalveoläre Lavage und transbronchiale Biopsie sowie inhalativer Expositionstest.

Therapie

Expositionsprophylaxe, Cortisongaben.

## Anorganische Stäube

Die Silikose ($SiO_2$) und Asbestose (Asbeststaub) haben die größte Bedeutung. Bei massiver Exposition sind sie rasch progrediente, zum Tode führende Granulomatosen und Lungenfibrosen. Bei weniger starker Exposition können sie zur langsam progredienten respiratorischen Insuffizienz führen. Bei der Asbestose ist das Risiko, an einem Bronchialkrebs oder Mesotheliom zu erkranken, erhöht. Bei der Staubexposition ist nicht nur die Intensität, sondern auch die Größe der Staubpartikel für die Entwicklung einer Granulomatose oder Lungenfibrose entscheidend (Ø $< 5\ \mu m$).
Weiter führen Talkum, Beryllium (Berylliose; bei idiopathischen Lungenfibrosen wurden erhöhte Berylliumkonzentrationen nachgewiesen), *Hartmetallstäube* (Vanadium-, Wolfram-Karbid) und *Bauxit* (Aluminose) zu Lungenfibrosen ohne Progredienz nach Expositionsstopp. Diese Lungenfibrosen verlaufen daher »gutartiger« als die Silikose und Asbestose.

Tabelle **11** Differentialdiagnose der »infektiösen« Lungenfibrosen

| | |
|---|---|
| **a) Bakterien** | |
| Mycobacterium tuberculosis | M, K |
| Klebsiellen | M: Kapselquellungsreaktion<br>K: GE in Sputum und Serum |
| **b) Mycoplasma pneumoniae** | KBR |
| **c) Chlamydien (Wellensittich)** | KBR |
| **d) Pilze** | |
| *hiesige:* | |
| Aspergillus | M, K; ID od. GE, IE, IFT |
| Candida | M, K; ID od. GE, IE, HA, IFT |
| Cryptococcus neoformans | M, K; IFT |
| Nocardia | M, K |
| Sporothrix Schenckii | M, K; AG, IFT |
| Geotrichum | M, K |
| *außereuropäische:* | |
| Histoplasma capsulatum | ID, GE, AG, KBR |
| Coccidioides immitis | AG, ID |
| Blastomyces dermatitidis | ID |
| **e) Viren** | |
| Masern | KBR |
| Varizellen | KBR |
| Mononukleose | KBR mit Epstein-Barr Paul-Bunnel-Reaktion |
| **f) Parasiten** | |
| *hiesige:* | |
| Toxoplasma gondii | IFT, KBR |
| Pneumocystis carinii | M |
| Larva migrans (Toxocara canis et cati) | IFT, IgE, Eosinophilie |
| Ascaris lumbricoides | M von Sputum und Magensaft auf Larven; IFT, KBR, IgE Eosinophilie |
| Strongyloides stercoralis | M von Sputum und Magensaft auf Larven; Eosinophilie |
| *außereuropäische:* | |
| Filarien | IFT, IE, KBR; IgE Eosinophilie |
| Schistosomen | M von Stuhl, Harn, Sputum auf Eier; IFT, IgE Eosinophilie |
| Paragonismus | M von Sputum auf Eier; IE, KBR |

Diagnostisches Vorgehen

(Berufs-)Anamnese, Arbeitsplatzexploration, evtl. Lungenbiopsie.

Therapie

Expositionsprophylaxe.

### Toxische Gase, Dämpfe, Nebel

Nach akuten Inhalationsschäden durch Nitrosegase ($NO_2$, $N_2O$), z. B. bei Sprengungen und Jauchegasvergiftungen sowie Polyurethaninhalation, kann es zu Defektheilungen in Form einer diffusen Lungenfibrose kommen. Bei rezidivierender Phosgeninhalation ($COCl_2$) beobachtet man eine chronisch obliterierende Bronchiolitis mit peribronchialer Fibrose. Nitrosegase entstehen in Futtersilos, Dünggruben und Bergwerken, Phosgen, das früher als Kampfgas benutzt wurde, tritt heute noch bei chemischen Industrieprozessen auf. Die chronische Sauerstoffintoxikation ($O_2$, $O_3$) verursacht auch eine interstitielle Lungenfibrose. Schließlich ist noch die Zinknebelvergiftung ($ZnCl_2$) zu nennen, die ebenfalls zu einer progredienten Lungenfibrose führt und auf eine rechtzeitig einsetzende Therapie mit D-Penicillamin gut anspricht.

Diagnostisches Vorgehen

Anamnese, Arbeitsplatzexploration (Luftanalyse).

Therapie

Expositionsprophylaxe, Cortison, evtl. kombiniert mit D-Penicillamingabe.

### Chronische Flüssigkeitsaspiration

Das typische Bild der basalen Lungenfibrose als Folge chronischer Aspiration finden wir vor allem bei Trinkern, Epileptikern, Patienten mit chronischem Erbrechen, ösophagobronchialer Fistel oder Kardiainsuffizienz. Die Fibrose führt selten zum Tod, gefährlicher ist die akute Aspirationspneumonie. Histologisch besteht oft das Bild einer Lipoidpneumonie.

◁

M = Mikroskopie
K = Kultur
KBR = Komplementbindungsreaktion
IE = Immunelektrophorese
IFT = Immunfluoreszenztest
GE = Gegenstromelektrophorese
ID = Immundiffusion
HA = Hämagglutinationstest
AG = Agglutination
MIT = Migrationsinhibitionstest

Bei mehreren serologischen Tests entspricht die Reihenfolge der Aussagekraft der Tests

Diagnostisches Vorgehen

Röntgen von Ösophagus und Magen, Bronchoskopie und -graphie.

Therapie

Grundleiden behandeln.

### Infektiöse chronische Entzündungen

Bakterien, Mykoplasmen, Rickettsien, Chlamydien, Viren, Pilze und Parasiten können zur Lungenfibrose führen. Besonders bekannt ist das Tuberkelbakterium. Oft finden wir die Lungenfibrose nach Virus-, Klebsiellen- und Staphylokokken-Pneumonien. Man muß aber auch an Histoplasmose und Kokzidiomykose denken, welche aufgrund der typischen Schneegestöberbildungen mit Verkalkungen zu diagnostizieren sind (Aufenthalt in den USA). Pneumocystis carinii, Askaridiasis, Schistosomiasis, Toxoplasmose und Filariasis sind andere seltene Ätiologien.

Diagnostisches Vorgehen

Siehe Tab. **11**.

Therapie

Grundkrankheit, evtl. Steroide und Azathioprin bei vitaler Indikation.

## Nichtinhalative Noxen

### Toxische Substanzen (Medikamente, Herbizide)

An erster Stelle stehen Pharmaka, vorwiegend Zytostatika (Busulfan, Bleomycin, Methotrexat), antihypertensiv wirksame Ganglienblocker (Hexamethonium), Nitrofurantoin, Methysergid, Goldpräparate usw., um nur einige zu nennen. Weiter führen Herbizide, in suizidaler und akzidenteller Absicht genommen, nach Überstehen der akuten Vergiftungssymptome (Schocklunge) zu Lungenfibrosen. Das wichtigste ist das Paraquat, das auch zur Erzeugung von Modell-Lungenfibrosen im Tierversuch dient. Es wird als Spritzmittel in Rebbergen verwandt und meist als Folge eines Griffes von Alkoholikern nach der falschen Flasche irrtümlicherweise eingenommen.

Diagnostisches Vorgehen

Medikamentenanamnese, evtl. Lungenbiopsie.

Therapie

Expositionsprophylaxe, Steroide, evtl. D-Penicillamin.

### Ionisierende Strahlen

Häufigste Ursache der Lungenfibrose ist wohl die therapeutische, selten auch akzidentelle Röntgenbestrahlung der Lunge. Die Lungenfibrose bildet sich entsprechend dem therapeutischen Bestrahlungsfeld aus und kann zu schwerer respiratorischer Insuffizienz führen, was aber bei Anwendung modernerer Bestrahlungsmethoden zunehmend seltener vorkommt. Diagnostische Schwierigkeiten ergeben sich kaum, da die Lokalisation und die Grundkrankheit sowie das zeitliche Auftreten nach Bestrahlung typisch sind.

#### Diagnostisches Vorgehen

Kontrolle durch Lungenfunktionsmessungen (CO-Diffusionskapazität, arterielle Blutgasanalyse unter körperlicher Belastung).

#### Therapie

Expositionsprophylaxe, Steroide.

### Kreislaufbedingte Lungenfibrosen

Im Rahmen der sog. Pulmo cardialis bei Linksherzinsuffizienz als Folge von dekompensierter Hypertonie, Mitralvitien usw. kommt es zur hämodynamisch bedingten Filtration von Gewebsflüssigkeit aus den Kapillaren in die Alveolen (Stauungslunge, Lungenödem). Die Eiweißkörper im Interstitium induzieren eine Kollagenfaserbildung.
Auch die schwere Schocklunge kann als Defektheilung in eine nicht progrediente Lungenfibrose übergehen. Extreme Seltenheiten sind Fibrosierungen im Rahmen des urämischen Lungenödems und des rheumatischen Fiebers.
Nach Fett- und Kontrastmittelembolien (Lymphographie) kann es ebenfalls zu fibrotischer Defektheilung kommen. Auch bei der Sichelzellanämie beobachtet man Lungenfibrosen.

#### Therapie

Grundleiden (kardiales), cave Lymphographien, prophylaktische Kontrolle durch Messung der CO-Diffusionskapazität und arterielle Blutgasanalyse.

## *Assoziiert mit Systemerkrankungen*

### Kollagenosen

Der systemische Lupus erythematodes (70%), die Dermatomyositis (2%), die Sklerodermie (bis 50%), die Periarteriitis nodosa (25%), die rheumatoide Arthritis, die primär chronische Polyarthritis (41%) gehen in wechselnden Prozentsätzen mit einer Lungenfibrose einher. Dabei kann die Lunge auch Erstmanifestationsorgan der Krankheit sein.

#### Diagnostisches Vorgehen

Rheumaserologie, Autoantikörper, Nachweis zirkulierender Immunkomplexe, Immunfluoreszenztest an Biopsiematerial.

#### Therapie

Steroide, Azathioprin oder Cyclophosphamid, evtl. D-Penicillamin.
In seltenen Fällen finden wir auch beim Morbus Bechterew eine Lungenfibrose, die interessanterweise vorwiegend in den Oberlappen lokalisiert ist. Das Sjögren-, auch Sicca-Syndrom (Xerostomie, Keratoconjunctivitis sicca, Polyarthritis) geht bei einem Drittel der Patienten mit retikulonodulären Röntgenveränderungen und einer Lungenfibrose einher.

### Lungenvaskulitiden

Die Wegenersche Granulomatose, die allergische Granulomatose Churg-Strauss (IgE erhöht), die idiopathische Lungenhämosiderose (Morbus Ceelen) und das Goodpasture-Syndrom führen – sofern der Patient am akuten Schub nicht ad exitum kommt – oft zu fibrotischen Defektheilungen. Klinisches Leitsymptom der idiopathischen Lungenhämosiderose und des Goodpasture-Syndroms ist dabei bekanntlich die Hämoptoe. Beim Goodpasture-Syndrom führt meist die angiitische Lungenblutung bereits zum Tode, bevor eine Fibrose entstehen kann. Die gleichzeitige Nierenbeteiligung mit Antikörperbildung gegen die Basalmembranen (Immunhistologie) gibt die entscheidenden diagnostischen Hinweise.

#### Diagnostisches Vorgehen

Hämoptoe, bioptisch (obere Luftwege), Nieren, Lunge.

#### Therapie

Grundleiden, Steroide, Azathioprin, evtl. Cyclophosphamid bei vitaler Indikation.

### Histiozytose X, Speicher- und neuroektodermale Krankheiten

Zur Histiozytose X zählen wir das eosinophile Granulom (Knochenbeteiligung obligat ohne Bluteosinophilie!), die Retikuloendotheliose Abt-Letterer-Siwe (Hepatosplenomegalie, Haut- und Knochenveränderungen mit hämorrhagischer Diathese) und die Lipoidgranulomatose Hand-Schüller-Christian (»Landkartenschädel«, Exophthalmus, Diabetes insipidus und Kleinwuchs) (Lichtenstein 1953). Sie werden vorwiegend bei Kindern beobachtet.
Nur selten schließlich sind Lungenfibrosen bei neuroektodermalen Erkrankungen (Neurofibromatose Recklinghausen, tuberöse Sklerose, Stur-

ge-Weber-Krabbe-Syndrom). Sowohl bei der tuberösen Sklerose als auch bei der Histiozytose X führen oft Spontanpneumothorax und Diabetes insipidus die Patienten erstmals zum Arzt.
Die seltene primäre Amyloidose der Lunge wird als Rarität bei der Lungenbiopsie unklarer Lungenfibrosen gefunden.

Diagnostisches Vorgehen

Anamnestisch, klinisch, bioptisch, Knochen, Leber, Lunge.

Therapie

Symptomatisch, Grundleiden.

## Sarkoidose

**Definition:** Die Sarkoidose ist eine ätiologisch ungeklärte, immunologisch bedingte, entzündliche und primär generalisierte Systemkrankheit des retikulohistiozytären Gewebesystems. Es gibt keine auf die intrathorakalen Lymphknoten und Lungen beschränkte Form.

Die Sarkoidose wird meist durch den hilären Lymphknotenbefall (Stadium I) erstmals diagnostiziert. Es kann symptomlos oder akut mit Erythema nodosum, Fieber, Arthralgie, Senkungsbeschleunigung und Befall von Leber, Milz, Augen, Knochen, Parotis als sogenanntes *Löfgren-Syndrom* beginnen. Die akute Sarkoidose Stadium I heilt mit über 90% spontan aus, evtl. mit Hilusverkalkung (Differentialdiagnose: Silikose, Tuberkulose). Intrapulmonale Veränderungen (Alveolitis, Granulomatose) entsprechen dem Stadium II nach Wurm und Siltzbach. Auch hier gibt es Spontanheilungen (in 24–74%), was die Beurteilung des Therapieerfolges mit Steroiden erschwert. Das Stadium II zeichnet sich durch den diffusen Lungenbefall mit Rückbildung der hilären Lymphome aus. Die radiologische Stadieneinteilung I, II, III sagt nichts über den Schweregrad der Erkrankung, sondern über den zeitlichen Ablauf und die Lokalisation der Granulome aus (Abb. **32**). Bekannt ist auch die englische Stadieneinteilung von Scadding: Stadium I: Hilusbefall, Stadium II: Hilusbefall und Lunge, Stadium III: Lungenbefall ohne Hilus, Stadium IV: Fibrose.
Wir behandeln Granulomatosen und Fibrosen nur bei nachgewiesenen Lungenfunktionsausfällen oder bei subjektiven Klagen (Löfgren-Syndrom!). Biopsien aus anderen Organen (Leber, Haut) als den hilären Lymphknoten müssen mindestens aus zwei verschiedenen Organen die »typischen« Granulome ergeben, um die Diagnose hinlänglich zu sichern.

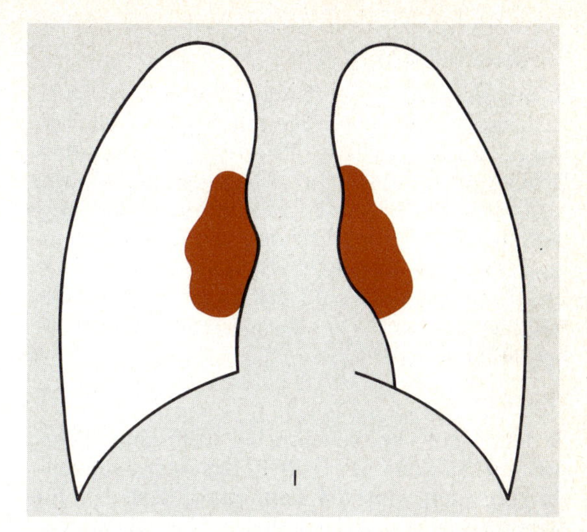


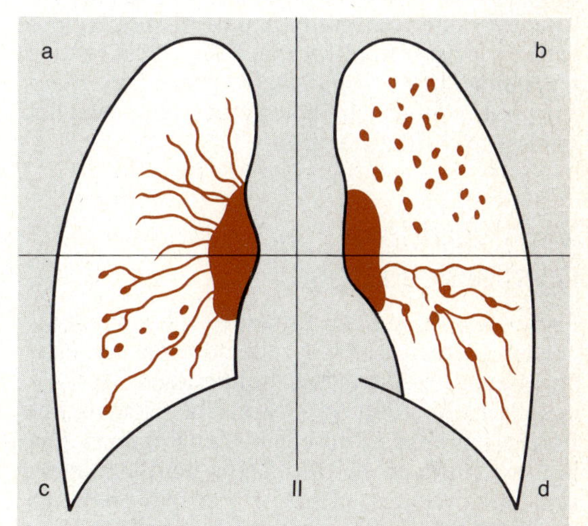


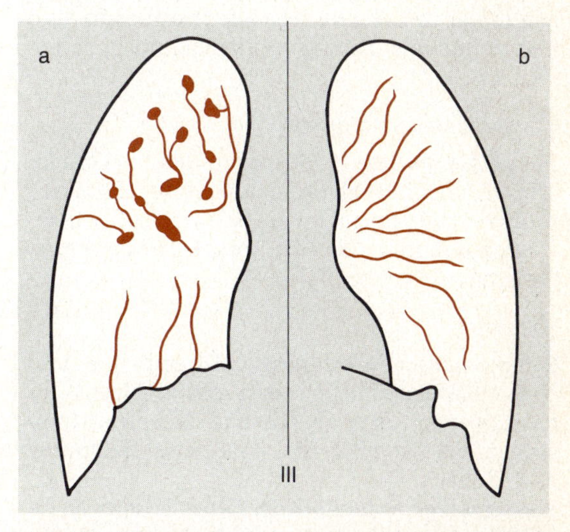


Abb. **32** Röntgenologische Differenzierung der Sarkoidosestadien (Wurm). Stadium I: Hiluslymphome, Lungenparenchym frei. Stadium II: Befall des Lungenparenchyms bei Rückbildung der Hiluslymphome. Stadium III: Lungenfibrose

### Diagnostisches Vorgehen

Röntgendiagnostisch (Thorax), Kveim-Test (geht zu lange), Bronchiallavage mit Differentialzytologie, transbronchiale Biopsie, Mediastinallymphknotenbiopsie, $Ca^+$-Ausscheidung. Klinik, radiologische Befunde, Bestimmung des Angiotensin-Converting-Enzyms, Lungenvolumina und eventuell arterielle Blutgase sowie CO-Diffusionskapazität sind die wesentlichen funktionellen Kriterien, um eine Therapiebedürftigkeit abzuklären.

### Therapie

Sarkoidose I: Prednisolon bei klinischen Symptomen. Sarkoidose II: Prednisolon bei lungenfunktionellen Abnormitäten. Sarkoidose III: im allgemeinen therapieresistent. Bei positivem Tine-Test oder bekannter inaktiver Tuberkulose geben wir zur Steroidtherapie INH als präventive Chemotherapie. Das Angiotensin-Converting-Enzym geht unter Therapie zurück und steigt bei erneuten Schüben wieder an.

## Mukoviszidose (zystische Fibrose)

Es handelt sich um ein Erbleiden mit einfach rezessivem Erbgang. Die Schleimdrüsen des Pankreas und der Atemwege sind befallen. Der visköse Schleim führt zu Sekretstau, chronischer Entzündung und Fibrose in beiden Organen. Die Krankheit tritt in ca. 5% bereits bei Säuglingen auf. Nur wenig ausgeprägte Formen erreichen das Erwachsenenalter und sterben an der Lungenfibrose mit respiratorischer Insuffizienz und Cor pulmonale. Häufig rezidivierende Pneumothorazes.

### Diagnostisches Vorgehen

Familienanamnese, Mekoniumileus, Verdauungsstörungen (Differentialdiagnose Zöliakie), rezidivierende Pneumonien, Schweiß- oder Speicheliontophorese, $Na^+/K^+$, exokrine Pankreasfermente.

### Therapie

Symptomatisch Sekretolytika, Theophylline und $\beta_2$-Sympathikomimetika (oral und inhalativ). Inhalation von Sekretolytika und Nebelzeit (umstritten). Antibiotika und assistierte Beatmung nach Bedarf.
Bei schwerer respiratorischer Insuffizienz ($p_aO_2$ $<50$ mmHg) nächtliche $O_2$-Gaben mit $O_2$-Konzentrator (Heim-$O_2$-Therapie).

## *Unbekannte Ursachen*

Lungenfibrosen, deren Ätiologie unbekannt ist und die nicht Teil einer Systemerkrankung sind, werden als idiopathisch oder kryptogen bezeichnet.
Die idiopathisch fibrosierende Alveolitis hat eine Lebenserwartung von ca. 5,6 Jahren. Spontanheilungen sind bei dieser Erkrankung außergewöhnlich selten.
Im Frühstadium der idiopathisch fibrosierenden Alveolitis kommt es zur Exsudation serofibrinöser Flüssigkeit und polymorphkerniger neutrophiler Zellen in die Alveolarsepten und die Alveolen. Im weiteren Krankheitsverlauf infiltrieren mononukleäre Zellen (Alveolarmakrophagen, Histiozyten) die Alveolarräume und die interstitiellen Septen. Im Endstadium der Erkrankung kommt es zur Verdickung der Alveolarsepten durch Bindegewebsvermehrung, wobei die Bindegewebszunahme die zellulären Infiltrationen ablöst und die Alveolarräume sowie die Kapillarlumina verkleinert und obliteriert. Diese verschiedenen histologischen Veränderungen kommen bei der gleichen Lunge nebeneinander vor.

## Familiäre Form

Sie wurde von SANDOZ (1907) kasuistisch erstmals an vor Erreichen des 20. Lebensjahres verstorbenen Zwillingsschwestern beschrieben.

## Nichtfamiliäre Form

Begriffe wie »*d*esquamative *i*nterstitielle *P*neumonie« (DIP), »*U*sual *i*nterstitial *p*neumonia« (UIP) (Liebow), diffuse fibrosierende Alveolitis (Scadding) und idiopathische Lungenfibrose (Crystal) sind die gebräuchlichsten Synonyme. Außerdem ist zwischen einer akut innerhalb Monaten zum Tode führenden Form (Hamman-Rich-Syndrom) und über Jahre, mehr subakut und chronisch verlaufenden Formen zu unterscheiden.

### Diagnotisches Vorgehen

SCADDING kommt zum Schluß, daß zwischen der diffusen fibrosierenden Alveolitis und der Liebowschen desquamativen und »usual interstitial pneumonia« insofern keine entscheidenden Unterscheidungsmerkmale bestehen, als die desquamative Form der Frühphase, die »usual« Form der Spätphase der diffusen fibrosierenden Alveolitis entspricht. Amerikanische Autoren wie CRYSTAL sprechen auch vom zellulären Früh- und fibrotischen Spätstadium der idiopathischen Lungenfibrose. Es handelt sich damit um eine Ausschlußdiagnose, die erst nach eingehender klinischer, laborchemischer, immunologischer Untersuchung, Bronchiallavage mit Differential-

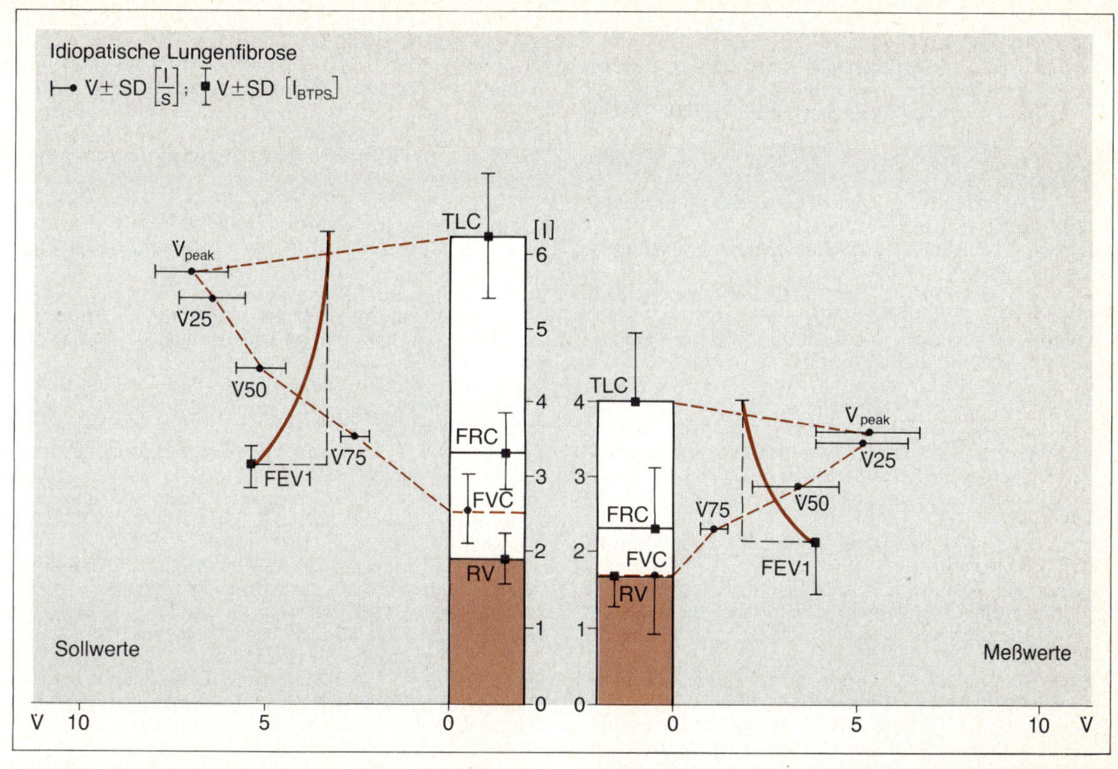


Abb. **33** Statische und dynamische Lungenvolumina sowie maximale exspiratorische Fluß-Volumen-Kurve von 12 Patienten mit idiopathischer Lungenfibrose (rechts). Beachte die relativ starke Verminderung des maximalen exspiratorischen Flows bei 75% der forcierten exspiratorischen Vitalkapazität FEF 75, was auf eine periphere Atemwegsobstruktion hinweist

zytologie sowie Biopsie gestellt werden sollte. Sofern die Lungenfunktionsprüfungen es erlauben, ist die sogenannte Minithorakotomie zur Gewinnung von Lungengewebe der transthorakalen oder transbronchialen Nadel- oder Zangenbiopsie vorzuziehen. Nebst der konventionellen Histologie wird eine immunchemische und evtl. elektronenmikroskopische Untersuchung durchgeführt. Lungenfunktionell liegt meist eine rein restriktive Ventilationsstörung vor (Abb. **33**). Die Blutsenkungsreaktion ist im allgemeinen nur mäßig beschleunigt, kann aber auch normal sein. Polyglobulie ist selten, Leukozyten und Differentialblutbild entsprechen der Norm, ebenso das Gesamteiweiß mit einer diskreten $\alpha$-Globulinvermehrung, welche auf Kosten des IgG geht. Rheumafaktoren und antinukleäre Faktoren können im Gegensatz zur exogen allergischen Alveolitis in bis zu 50% nachgewiesen werden. Oft Trommelschlegelfinger und Uhrglasnägel.

## Therapie

1. Prednisolon 20 mg jeden 2. Tag (z. B. Ultracorten H).
2. Azathioprin 100–150 mg/Tag (Imurel, Imurek).
3. Cyclophosphamid (Endoxan).

Dreiertherapien alternativ mit D-Penicillamin oder Cyclophosphamid sind nur in schwersten Fällen gerechtfertigt und müssen oft wegen Nebenwirkungen abgesetzt werden. Lungenfunktion, Diffusionskapazität und Blutgase in Ruhe und unter körperlicher Belastung, evtl. $O_2$-Langzeittherapie nebst der Chemotherapie.

**Merke:** Die fibrosierenden Lungenkrankheiten verlangen eine weitgehende differentialdiagnostische Abklärung und zeichnen sich spirometrisch durch restriktive oder restriktive und leicht obstruktive Ventilationsstörungen mit unter Belastung zunehmender arterieller Hypoxie aus.

## Weiterführende Literatur

Bouhuys, A.: Breathing. Grune & Stratton, New York 1974
Bühlmann, A. A.: Inhalation von Nitrosegasen. Langzeitbeobachtung nach akuten Vergiftungen. Pneumologie 150 (1974) 131
Büsser, E., F. Dorschner, A. A. Bühlmann: Zur Frühdiagnose der Asbestose. Schweiz. med. Wschr. 101 (1971) 1687
Carrington, C. B., E. A. Gaensler, R. E. Coutu, M. X. Fitzgerald, R. G. Gupta: Natural history and treated course of usual and desquamative interstitial pneumonia. New Engl. J. Med. 248 (1978) 801
Cegla, U. H.: Die idiopathische fibrosierende Alveolitis. Bücherei des Pneumologen. Thieme, Stuttgart 1977

Clark, J. M.: The toxicity of oxygen. Amer. Rev. resp. Dis. 110 (1974) 40

Clavadetscher, P., R. P. Baumann: Zur Pathologie der Lungenvaskulitiden mit besonderer Berücksichtigung der Wegenerschen Granulomatose. Schweiz. med. Wschr. 104 (1974) 301

Crystal, R. G., J. D. Fulmer, W. C. Roberts et al.: Idiopatic pulmonary fibrosis. Ann. intern. Med. 85 (1976) 769

Gil, J.: Implications de l'anatomie broncho-pulmonaire. Bull. physio-path. resp. 6 (1970) 19

Grabensee, B.: Klinik der Paraquatvergiftung. Pneumologie 150 (1974) 173

Gross, N. I.: Pulmonary effects of radiation therapy. Ann. intern. Med. 86 (1977) 81

Hamman, L., A. R. Rich: Acute diffuse interstitial fibrosis of the lungs. Bull. Johns Hopk. Hosp. 74 (1944) 177

Holliday, N. H., J. A. Williams, E. A. Gaensler, R. E. Coutu, Ch. B. Carrington: Familial chronic interstitial pneumonia. Amer. Rev. resp. Dis. 108 (1973) 193

Hunninghake, G. W., R. G. Crystal: Pulmonary sarcoidosis: a disorder mediated by excess helper T-lymphocyte activity at sites of disease activity. New Engl. J. Med. 305 (1981) 429

Israel, H. L., G. W. Atkinson: Sarcoidosis. Basis of resp. Dis. 7 (1978) 26

Küstner, W., P. Lübbers, H. Uthgenannt, F. Wegener: Die Wegenersche Granulomatose. Klinischer Verlauf unter immunsuppressiver Therapie. Schweiz. med. Wschr. 101 (1971) 1137

Liebow, A. A., A. Steer, J. G. Billingsley: Desquamative interstitial pneumonia. Amer. J. Med. 39 (1965) 369

Lichtenstein, L.: Histiocytosis X: integration of eosinophilic granuloma of bone, »Letterer-Siwe disease« and »Schüller-Christian disease« as related manifestations of single nosologic entity. Arch. Path. 56 (1953) 84

Mitchell, D. N., J. G. Scadding: Sarcoidosis. Amer. Rev. resp. Dis. 110 (1974) 774

De Remee, R. A.: The present status of treatment of pulmonary sarcoidosis: a house divided. Chest 71 (1977) 388

Rüttner, J. R., M. A. Spycher, H. Sticher: The detection of etiologic agents in interstitial pulmonary fibrosis. Hum. path. 1 (1973) 497

Sandoz, E.: Über zwei Fälle von »fötaler Bronchiektasie«. Zieglers Beitr. path. Anat. 41 (1907) 495

Scadding, J. G.: Sarcoidosis. Eyre & Spottiswoode, London 1967

Scadding, J. G., K. F. W. Hinson: Diffuse fibrosing alveolitis (diffuse interstitial fibrosis of the lungs). Correlation of histology and biopsy with prognosis. Thorax 22 (1967) 291

Siltzbach, L. E., D. G. James, E. Neville, J. Turiaf et al.: Course and prognosis of sarcoidosis around the world. Amer. J. Med. 57 (1974) 847

Teirstein, A. S., J. Kleinerman: Diffuse interstitial lung disease. Hospital 16 (1981) 126

Turner-Warwick, M., B. Burrows, A. Johnson: Cryptogenic fibrosing alveolitis: clinical features and their influence on survival. Thorax 35 (1980) 171

v. Wichert, P.: Allergische und fibrosierende Alveolitiden und Lungenfibrosen. Ursachen und Einteilung. Dtsch. med. Wschr. 97 (1972) 341

v. Wichert, P.: Arzneimittelnebenwirkungen an der Lunge. Dtsch. Med. Wschr. 103 (1978) 268

Winterbauer, R. H., S. P. Hammar, J. E. Hallmann: Diffuse interstitial pneumonitis. Amer. J. Med. 65 (1978) 661

Wurm, K.: Sarkoidose. Thieme, Stuttgart 1982

# Krankheiten des Lungenkreislaufs

## Pulmonale Gefäßkrankheiten

### Pulmonale Hypertonie – Cor pulmonale

**Definition:** Eine pulmonale Hypertonie ist ein häufiges klinisches Vorkommnis. Eine Erhöhung des normalerweise sehr niedrigen Widerstandes in der pulmonalen Zirkulation führt zu einer Belastung des rechten Herzens. Ist die Widerstandserhöhung pulmonal bedingt, spricht man vom Cor pulmonale. Widerstandserhöhungen aus anderer Ursache schließt dieser Begriff aus (WHO-Definition). Nach Art und Verlauf der Symptomatik kann man einerseits ein *akutes* und ein *chronisches Cor pulmonale* (akute und chronische pulmonale Hypertonie) unterscheiden, andererseits ein in Ruhe *asymptomatisches, latentes* Cor pulmonale von einem *symptomatischen manifesten* Cor pulmonale.

#### Häufigkeit

Exakte Angaben liegen nicht vor. Während das akute Cor pulmonale vor allem unter Notfallbedingungen beobachtet wird, ist das chronische Cor pulmonale als Resultat der Häufigkeit von chronischen Lungenerkrankungen eine häufige Erkrankung. Man schätzt, daß bis zu 10% aller Herzerkrankungen durch ein Cor pulmonale bedingt sind. In Gebieten mit hoher Luftverschmutzung und hoher Inzidenz an chronischer Bronchitis können diese Zahlen viel höher liegen. Andererseits wird angenommen, daß etwa die Hälfte der Patienten mit chronischer Bronchitis ein Cor pulmonale entwickelt.

#### Pathogenese

**Akutes Cor pulmonale:** akute Dilatation und Insuffizienz des rechten Ventrikels bei akuter Druckbelastung ohne vorhergehende adaptative Muskelhypertrophie bei

1. massiver Lungenembolie,
2. Status asthmaticus mit alveolärer Hypoventilation sowie stark erhöhten intrathorakalen Drucken,
3. Spannungspneumothorax (ein Pneumothorax ohne Überdruck verändert die Hämodynamik praktisch nicht),
4. Mediastinalemphysem,
5. thoraxchirurgischen Eingriffen,
6. Apnoezuständen, z. B. Intoxikationen, Bolusaspiration, Narkosemaßnahmen, Strangulation.

**Chronisches Cor pulmonale:** Hypertrophie, später Dilatation des rechten Ventrikels aufgrund längerfristig bestehender Druckbelastung bei

1. chronischer obstruktiver Bronchitis,
2. Lungenparenchymerkrankungen vom Typ der Alveolitiden und Lungenfibrosen, Sarkoidose, Granulomatosen,
3. vaskulärer Hypertonie verschiedener Ursache,
4. alveolärer Hypoventilation infolge muskulärer, neurologischer oder skelettogener Störungen,
5. Pickwick-Syndrom, Schlafapnoe-Syndrom,
6. Mikroembolien mit Parasiten,

7. Asthma bronchiale
8. Emphysem

} führen selten zum chronischen Cor pulmonale.

Die Entwicklung zum Cor pulmonale bei den unter 1–5 genannten Erkrankungen ist zwar häufig, aber keineswegs unausweichlich. Patienten mit Lungenfibrose, Sarkoidose, Tuberkulose oder chronischer obstruktiver Bronchitis können die Symptome ihrer Grundkrankheit jahrelang klagen, ohne ein Cor pulmonale entwickelt zu haben. Man kann annehmen, daß diese individuelle Differenz in der Entwicklung der Rechtsherzinsuffizienz Ausdruck der individuellen Reagibilität des Lungenkreislaufs ist (s. dort).
Eine pathogenetische Besonderheit ist die Entwicklung einer Rechtsherzhypertrophie bei ständigen Bewohnern großer Höhen. Bei diesen Personen findet sich ein erheblich höherer pulmonalarterieller Druck als bei Personen, die auf Meeresniveau leben (Bewohner des peruanischen Hochgebietes: Pulmonalarterienmitteldruck 25 mmHg). Diese Personen, die von Kind an an die Hypoxämie adaptiert sind, zeigen morphologische Veränderungen erinnernd an embryonale Pulmonalgefäße. Da nicht alle Höhenbewohner eine pulmonale Hypertonie entwikkeln, wird ein habitueller Faktor »Responder – Nonresponder« diskutiert (s. unten).

#### Pathophysiologie

Der normale Druck in der A. pulmonalis beträgt systolisch 20 und diastolisch 8 mmHg. Die obere Grenze des Normalbereichs liegt bei 30 bzw. 15 mmHg, der Mitteldruck bei 15 mmHg (Obergrenze 18 mmHg). Der Mitteldruck in den Pulmonalvenen entspricht demjenigen im linken Vorhof – 7 mmHg –, so daß ein Druckgradient von 8 mmHg die hämodynamisch treibende Kraft darstellt. Daraus errechnet sich unter Zugrundelegung des Herzzeitvolumens ein Widerstand von etwa 80 dyn · s · $cm^{-5}$, ein Wert, der kaum ein Zehntel des Widerstandes des Systemkreislaufs ausmacht. Die Pulmonalarterien sind für etwa die Hälfte dieses Widerstandes verantwortlich. Während der körperlichen Belastung

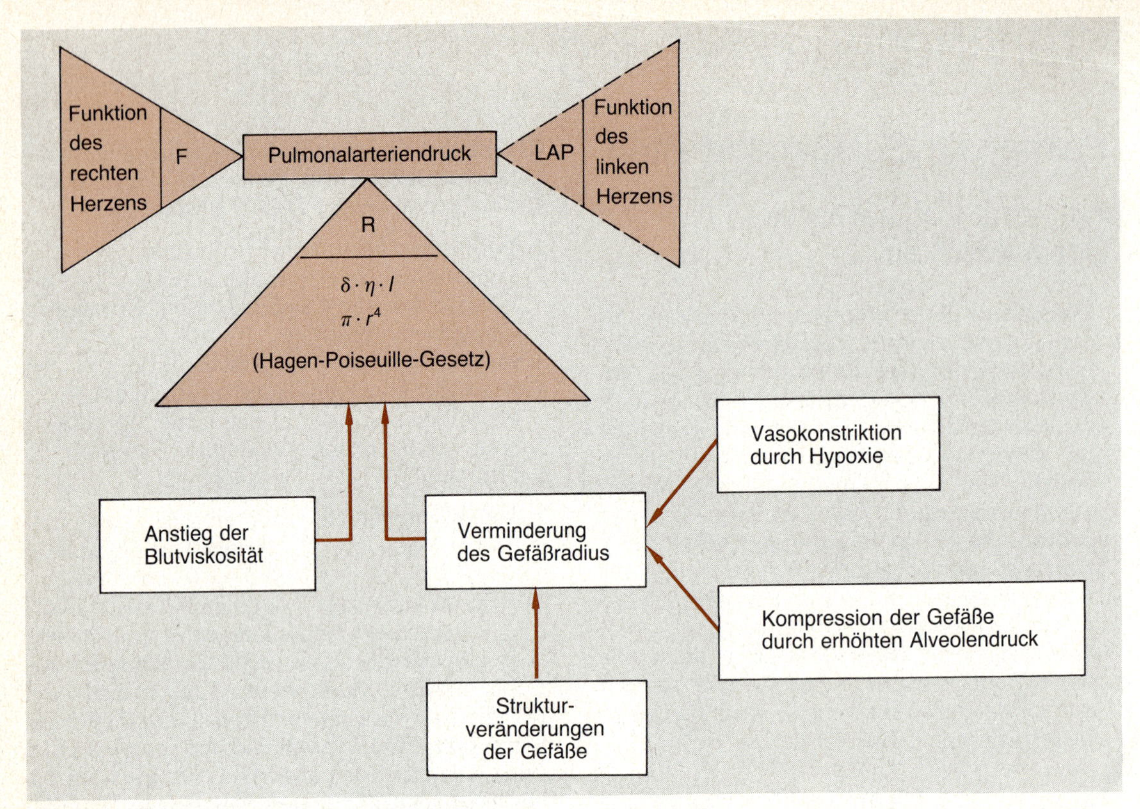


Abb. **34** Faktoren, die den pulmonalen Druck beeinflussen (nach Kohl). Nimmt der Gefäßwiderstand zu, steigt der Pulmonalarteriendruck. Nimmt das Auswurfvolumen des rechten Herzens zu oder das des linken Herzens ab, steigt der Pulmonalarteriendruck. Der abnehmende Widerstand infolge der Gefäßdehnung wirkt der Drucksteigerung entgegen. Ist der pulmonale Widerstand infolge Gefäßveränderungen hoch und fixiert, wird die Höhe des Pulmonalarteriendrucks ausschließlich vom Auswurf des rechten Herzens bestimmt
F = Fluß, R = Widerstand, LAP = linker Vorhof, n = Blutviskosität, l = Gefäßlänge, r = Gefäßradius

steigt der Pulmonalarteriendruck bei Gesunden erst bei einem Anstieg des Herzzeitvolumens auf das Dreifache, wobei der Mitteldruck normalerweise nicht über 27 mmHg hinausgeht, unter Belastung sinkt also der pulmonalarterielle Widerstand noch deutlich unter die schon geringen Ruhewerte ab. Unter klinischen Bedingungen zeigt sich die Anpassungsbreite bei Pneumonektomie, die bei Lungengesunden unter Ruhebedingungen keinen pulmonalarteriellen Druckanstieg verursacht. Ähnliches gilt für Rezirkulationsvitien. Offenbar dehnen sich die Pulmonalgefäße unter einer Volumenbelastung, so daß der Widerstand abnimmt. Außerdem werden Gefäße der oberen Lungenbezirke rekrutiert, die normalerweise nicht oder kaum perfundiert sind.

Neben der arteriovenösen Druckdifferenz spielt der Umgebungsdruck (Alveolardruck) für den pulmonal-vaskulären Widerstand eine Rolle (s. auch Abb. **39** im Abschnitt Lungenödem), da die intraalveolären Kapillaren dem Alveolardruck ausgesetzt sind und durch seinen Anstieg (z. B. bei akuter Obstruktion oder Beatmung) komprimiert werden.

Eine Widerstandserhöhung im Pulmonalkreislauf ist Resultat einer Verengung des Gefäßquerschnittes, bewirkt durch

1. Vasokonstriktion oder Vasokompression,
2. anatomische Destruktion der Strombahn, zusätzlich
3. eine Zunahme der Blutviskosität, die bei einem Hämatokrit über 55% exponentiell ansteigt.

Der pulmonale Druck wird durch die Auswurfleistung des rechten Herzens mitbestimmt. Die Abb. **34** schematisiert die genannten Einflüsse.

*Ad 1.* Die Vasokonstriktion durch alveoläre Hypoxie wird häufig als Euler-Liljestrand-Mechanismus bezeichnet. Diese Reaktion spielt in der Höhenadaptation eine Rolle; sie ist unter klinischen Bedingungen die häufigste Ursache der pulmonalen Widerstandserhöhung. Der Pathomechanismus ist nicht vollständig aufgeklärt. Eine Rolle des vegetativen Nervensystems, insbesondere des Sympathikus in der Steuerung des pulmonalen Gefäßtonus ist wahrscheinlich aber nicht bewiesen. $\alpha$- und $\beta$-Rezeptoren können am Gefäßmuskel nachgewiesen werden, $\alpha$-Stimulation führt zur Vasokonstriktion, $\beta$-Stimulation zur Vasodilatation. Die Vasokonstriktion bleibt auch nach sympathischer Denervation der Lunge erhalten. Die prompte Reaktion macht extrapulmonale Einflüsse unwahrscheinlich. Der Sensor für die hypoxische Gefäßreaktion dürfte in den kleinen alveolarnahen Arterien liegen. Alles spricht dafür, daß Pulmonalarterien im Durchmesser von 100 bis 500 μm, die auch Ort der Vasokonstriktion sind, ihren Tonus nach dem $pO_2$ und dem H-Ionengehalt regulieren, Größen, die wiederum vom alveolären $pO_2$, aber auch vom gemischt-venösen $pO_2$ beeinflußt werden können.

Als Mediatoren der Vasokonstriktion werden eine Histamin- oder Prostaglandinfreisetzung aus Mastzellen, die in großer Zahl um die kleinen Lungengefäße liegen, oder die Aktivierung von bioaktiven Substanzen im pulmonalen Gefäßendothel diskutiert. Andererseits wird ein direkter Einfluß der $O_2$-Konzentration auf die Calciumpermeabilität der Gefäßmuskulatur angenommen. Auch andere im Lungengewebe vorhandene Mediatoren, wie Serotonin, Prostaglandin und Leukotriene oder solche, die in die Lunge durch den Blutstrom transportiert werden, wie Angiotensin, Bradykinin, werden im Zusammenhang mit der Regulation der hypoxischen Antwort des Lungenkreislaufs diskutiert (s. a. Abb. **35**).

Der Effekt der Hypoxie wird verstärkt durch eine Azidose, eine Hyperkapnie wirkt über die pH-Verschiebung.

Es existieren deutliche interindividuelle Unterschiede in der Reaktion des Lungenkreislaufs auf die Hypoxie. Die Einteilung in »Responder« und »Nonresponder« reflektiert diese Erkenntnis.

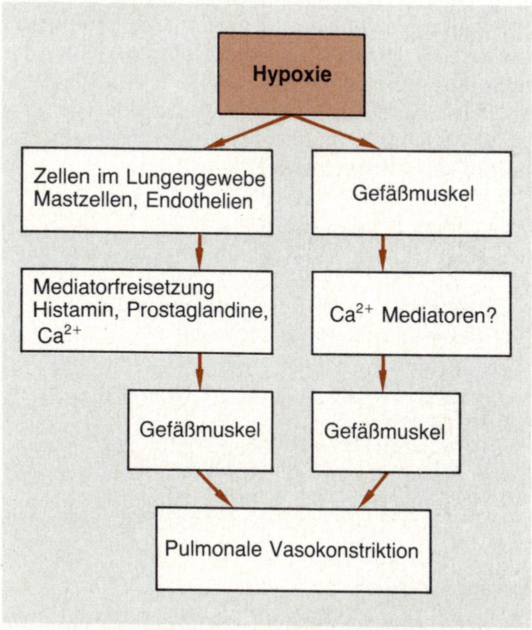

Hypoxie

Zellen im Lungengewebe Mastzellen, Endothelien | Gefäßmuskel

Mediatorfreisetzung Histamin, Prostaglandine, $Ca^{2+}$ | $Ca^{2+}$ Mediatoren?

Gefäßmuskel | Gefäßmuskel

Pulmonale Vasokonstriktion

Abb. **35** Pathogenese der hypoxisch bedingten pulmonalen Vasokonstriktion (Euler-Liljestrand-Mechanismus)

Da alveoläre Hypoxie ein obligates Symptom aller Ventilationsstörungen ist, kommt diesen Mechanismen bei der Entstehung der pulmonalen Hypertonie bei Lungenerkrankungen (Asthma, Bronchitis, Fibrose) eine große Bedeutung zu (Tab. **12**).

Tabelle **12** Vasokonstriktion durch Hypoxie

| | |
|---|---|
| Ventilationsstörungen | Bronchitis<br>Asthma<br>Alveolitis<br>Lungenfibrose<br>Pneumonie |
| Verminderung der zentralvenösen Sättigung | |

*Ad 2.* Struktureller Verlust von Lungengefäßen findet sich bei Embolien, Fibrosen, Granulomatosen und Angiitiden. Für die Hämodynamik des Lungenkreislaufes und des rechten Herzens ist von Bedeutung, wieweit der Gesamtquerschnitt der Gefäßbahn reduziert ist (Tab. **13**).

Tabelle **13** Strukturelle Veränderungen der Lungenstrombahn

| | |
|---|---|
| Lungenparenchymerkrankungen | Alveolitis<br>Lungenfibrose<br>Sarkoidose<br>Granulomatosen<br>Emphysem |
| Primäre Lungengefäßerkrankungen | |
| Sekundäre Gefäßerkrankungen | Embolie<br>Thrombose |

Hämodynamisch kann man die pulmonale Hypertonie nach dem Pulmonalarteriendruck einteilen:

> geringgradige pulmonale Hypertonie (Mitteldruck 20–35 mmHg), mittelgradige pulmonale Hypertonie (Mitteldruck 35–55 mmHg), schwere pulmonale Hypertonie (Mitteldruck > 55 mmHg).

Diese Werte müssen in Relation zu den normalerweise sehr niedrigen Pulmonalarteriendrucken gesehen werden. Das Herzzeitvolumen ist bei manifester pulmonaler Hypertonie meist erniedrigt und steigt bei körperlicher Belastung nicht an, dementsprechend ist eine arterielle Hypotonie häufig. Eine zunächst adaptative Rechtsherzhypertrophie geht mit Fortschreiten der Erkrankung in eine Dilatation des rechten Ventrikels mit relativer Trikuspidalinsuffizienz über. Der arterielle $pO_2$ ist abhängig von der zugrundeliegenden Lungenerkrankung. Er fällt zusätzlich aber ab, wenn der gemischt venöse $pO_2$ durch Abnah-

me des Herzzeitvolumens so niedrig wird, daß die Kontaktzeit zur Aufsättigung des Blutes nicht mehr ausreicht.
Der normale rechte Ventrikel ist dünnwandig, er hypertrophiert bei chronischer Druckbelastung. Das Grenzgewicht für den rechten Ventrikel beträgt 80 g. Das Verhältnis von linkem Ventrikel plus Septum zu rechtem Ventrikel ist bei isolierter Rechtsherzhypertrophie kleiner als 2,3 : 1, bei gleichzeitiger Linksherzhypertrophie kann das Verhältnis allerdings normal sein. Auch der an die gestiegene Nachlast angepaßte hypertrophierte rechte Ventrikel kann lange Zeit mit normalen Füllungsdrucken hämodynamisch normal arbeiten. Zur Insuffizienz mit unzureichendem Anstieg des Herzzeitvolumens bei Belastung und ansteigenden Füllungsdrucken kommt es bei weiterem Anstieg des Pulmonalarteriendruckes oder Anstieg des Plasmavolumens bei Elektrolyt- und Wasserretention oder bei Zunahme der Blutviskosität durch eine Polyglobulie.
Im Stadium der Rechtsherzinsuffizienz sind Rhythmusstörungen häufig und nicht selten lebensbedrohlich. Sinusarrhythmien, wandernde Vorhofschrittmacher und Knotenrhythmen sowie Vorhofflimmern werden beobachtet. Plötzliche Todesfälle sind nicht selten durch Kammerflattern oder Kammerflimmern verursacht. Es ist nicht klar, ob eine Hypoxie der Muskulatur des linken Herzens zur Überlastung des rechten Ventrikels hinzukommen muß, um derartige Zustände auszulösen. Störungen des Elektrolythaushaltes (Hypokaliämie) und des Säure-Basen-Haushaltes mit Azidose können jedoch diese Situation verstärken. Eine adrenerge Reaktionslage unterstützt die Entwicklung von Rhythmusstörungen.

### Klinik und diagnostisches Vorgehen

Die pulmonale Grunderkrankung bestimmt in vielen Fällen schon lange die Symptomatik, bevor kardiale Beschwerden hinzutreten. Die kompensierte Rechtsherzbelastung ist asymptomatisch, gelegentlich sind präkordiale Beschwerden, Tachykardie oder Rechtshypertrophiezeichen im EKG die ersten Hinweise auf ein Cor pulmonale. Die nachfolgende Auflistung bezieht sich auf die Symptomatik beim dekompensierten Cor pulmonale:

1. Dyspnoe, Zyanose, Tachykardie,
2. Akzentuierung des 2. Pulmonalklappentones (mitunter enge Spaltung des 2. Herztones),
3. Galopprhythmus, $S_3$-Galopp,
4. Trikuspidalinsuffizienzgeräusch,
5. Zeichen der Rechtsherzinsuffizienz (hepatojugulärer Reflux, linksparasternale Pulsationen, Arrhythmien).

Elektrokardiographisch zeigen sich:

1. eine elektrische Herzachse zwischen plus 91 und plus 180 Grad,
2. $S_1/Q_3$-Typ (McGinn-White-Syndrom),
3. Verschiebung der R/S-Übergangszone nach links, nach $V_4$ oder $V_5$,
4. T-Inversionen in $V_1$–$V_3$,
5. Quotient R/S in $V_1 \geqq 1$,
6. Quotient R/S in $V_5$ oder $V_6 \leqq 2$,
7. R in aVR $\geqq$ 0,3 mV,
8. p-Pulmonale.

Die elektrokardiographischen Zeichen sind nicht beweisend für eine Rechtsherzbelastung. Erst bei einem Pulmonalarteriendruck in Ruhe von über 30 mmHg werden häufiger elektrokardiographische Veränderungen gesehen, aber auch bei schwerer Rechtsherzbelastung können sie fehlen. Die diagnostische Aussagekraft wird durch Kombination mehrerer Zeichen gesteigert.

#### Röntgenologie

Röntgenologisch ist die Diagnose Cor pulmonale nicht zu sichern.
Die Rechtsherzhypertrophie ist konzentrisch, und erst eine stärkere Dilatation erweitert die rechte Herzkontur. Eine Erweiterung des Truncus intermedius über 18 mm Durchmesser korreliert gut mit einer pulmonalen Hypertonie, obwohl ein normaler Pulmonalarteriendurchmesser diese nicht ausschließt. Mitunter zeigt sich ein »Kalibersprung« von den zentralen Lappenarterien zu den Segmentarterien. Eine quantitative Korrelation dieser Zeichen mit der Höhe des Pulmonalarteriendruckes existiert nicht.

#### Rechtsherzkatheterisierung

Eine pulmonale Hypertonie läßt sich nur durch Rechtsherzkatheterisierung einwandfrei erfassen. Die Rechtsherzkatheterisierung dient auch der Abgrenzung gegen linksventrikuläre Störungen. Der linke Vorhofdruck ist beim Cor pulmonale normal, es sei denn, das zirkulierende Blutvolumen ist erhöht, oder es findet sich eine zusätzliche Linksherzinsuffizienz (Koronarsklerose, Hypertonus – nicht ungewöhnlich bei Patienten mit chronischer Bronchitis).

Tabelle **14** Klinische Symptome des Bronchitikers und des Emphysematikers

| **Bronchitiker** »blue bloater« | **Emphysematiker** »pink puffer« |
|---|---|
| zyanotisch | blaß |
| geringe Dyspnoe | starke Dyspnoe |
| starker Auswurf | wenig Auswurf |
| bzw. Globalinsuffizienz | bzw. Partialinsuffizienz |
| hoher HK | normaler HK |
| Cor pulmonale | kein Cor pulmonale |

#### Klinische Wertung

Bei der Schwierigkeit der Diagnose der pulmonalen Hypertonie und des Cor pulmonale aus indirekten Methoden, wie Röntgenuntersuchung, EKG, Lungenszintigramm, Lungenfunktionsprüfung bzw. daraus abgeleiteten Größen und Beziehungen, sollten klinische Erfahrungen der Häufigkeitsverteilung der pulmonalen Hypertonie nicht vergessen werden. Der »Blue-bloater«-Typ der chronischen Bronchitis (s. dort) führt besonders häufig zum Cor pulmonale. Die Erhöhung des Hämatokrits als Folge der arteriellen Hypoxämie korreliert gut mit der pulmonalen Hypertonie (Tab. **14**).

## Primäre vaskuläre pulmonale Hypertonie

**Definition:** Die primäre gefäßbedingte pulmonale Hypertonie ist eine Erkrankung unbekannter Ätiologie und Pathogenese, charakterisiert durch einen starken Anstieg des pulmonalen Gefäßwiderstandes infolge struktureller Veränderungen der Pulmonalarterien mit veränderter Wandstruktur und verengtem Gefäßlumen. Die Gefäßmuskulatur ist hypertrophiert und die Gefäßintima proliferiert. Die Gefäße sind von entzündlichen Infiltraten umgeben, die Nekrosen der Gefäßwand induzieren.

### Häufigkeit

Die primäre pulmonale Hypertonie ist eine seltene Erkrankung. Die Häufigkeit wird auf 0,2% der kardiovaskulären Erkrankungen geschätzt. Die Krankheit ist bei Frauen 3mal häufiger als bei Männern, sie kommt familiär vor und wird auch im Kindesalter beobachtet. Eine bemerkenswerte Häufung von Fällen zwischen 1966 und 1970 in deutschsprachigen Ländern Westeuropas wurde mit der Aufnahme des Appetitzüglers Aminorexfumarat in Zusammenhang gebracht. Nach Verbot des Pharmakons ging die Frequenz schnell zurück.

### Klinik

Das Krankheitsbild ist asymptomatisch, bis sich erhebliche vaskuläre Veränderungen etabliert haben. Daher ist es anfangs klinisch praktisch nicht diagnostizierbar. Später treten leichte Ermüdbarkeit, manchmal unbestimmte thorakale Sensationen und Atemnot, besonders bei Belastung, auf. Im EKG finden sich Zeichen der Rechtsherzbelastung. Die Symptomatik reflektiert später die schwere Rechtsherzinsuffizienz (s. oben).

### Pathogenese

Die Pathogenese ist unbekannt. Das mag an der Seltenheit der Erkrankung, der sehr späten klinischen Apparenz, dem Fehlen einer einfachen Überwachungsmöglichkeit des pulmonalen Blutdruckes und am Fehlen geeigneter Tiermodelle liegen, es dürfte sich zudem nicht um eine einzige Krankheitsentität handeln. Die pathogenetischen Überlegungen haben deswegen z.T. hypothetischen Charakter:

a) Die familiäre Häufung weist auf kongenitale Faktoren hin.
b) Eine wiederholte Mikroembolisierung in die kleinen muskulösen Arteriolen der Lunge als Ursache der primären pulmonalen Hypertonie wurde in einer Reihe von Fällen pathologisch-anatomisch wahrscheinlich gemacht. Diese Patienten waren in der Regel über 50 Jahre alt, während die primäre pulmonale Hypertonie besonders häufig bei jungen Frauen auftritt.
c) Die Rolle autoimmunologischer Mechanismen wurde in Anlehnung an das häufige Auftreten von Angiitiden bei Systemerkrankungen diskutiert (s. unten). Pathologisch-anatomisch lassen sich in manchen Fällen von primär pulmonaler Hypertonie fibrinoide Nekrosen der Gefäßwand nachweisen. 10–30% der Fälle von primärer pulmonaler Hypertonie sind mit einem Morbus Raynaud assoziiert.
d) Enterale Aufnahme von Noxen. Das Beispiel der Induktion der primär pulmonalen Hypertonie durch Aminorexfumarat zeigt, daß auch enteral aufgenommene Substanzen die Lungengefäße zerstören können. Der Mechanismus dieser Wirkung konnte nicht aufgeklärt werden. Die Ingestion der in Indien beheimateten Crotalaria-Arten führt zur pulmonalen Hypertonie. Die Arten Crotalaria spectabilis und Crotalaria retusa enthalten Alkaloide, die für den Effekt verantwortlich gemacht werden. Neben Lungenveränderungen werden häufig auch Leberveränderungen z.B. in Form von venookklusiven Vaskulitiden beobachtet.
e) Eine Persistenz von Charakteristika des Fetalkreislaufs mit besonders dickwandigen und muskulären Arterien wird angenommen, da die primär pulmonale Hypertonie häufig im jugendlichen Lebensalter auftritt.
f) Eine gesteigerte pulmonale Vasoreaktivität könnte gleichfalls bedeutsam sein. Auch bei manifester primär pulmonaler Hypertonie kann der Pulmonalarteriendruck über die Zeit stark schwanken. Unter Umständen ist dieser Mechanismus dem des »Responders« gegenüber Hypoxie (s. oben) korreliert.

### Diagnostisches Vorgehen

Die klinischen Befunde sind als solche für eine primär pulmonale Hypertonie nicht beweisend, wenngleich sie den Verdacht auf ein derartiges Leiden lenken können. Ohne Rechtsherzkatheterisierung ist die Erkrankung nicht diagnostizierbar. Hierbei lassen sich insbesondere durch Messung des pulmonal-arteriellen Verschlußdruckes andere Ursachen der pulmonalen Hypertonie, z.B. Erkrankungen des linken Herzens, ausschließen.

Im Beginn ist das Röntgenbild in der Regel normal, später sieht man eine Rechtsherzverbreiterung und eine Betonung des Bogens der A. pulmonalis, im übrigen: s. oben. Die morphologischen Veränderungen in den kleinen Arterien sind in der Regel angiographisch nicht faßbar.

### Therapie

Eine auf den Gefäßprozeß gerichtete Therapie der primär pulmonalen Hypertonie existiert nicht. Als Dauertherapeutika geeignete Vasodilatatoren der pulmonalen Gefäßbahn sind bisher nicht bekannt. Im Zusammenhang mit der häufigen Thrombembolie wird eine Antikoagulantientherapie durchgeführt. Der wesentliche therapeutische Ansatzpunkt ist die Behandlung der Rechtsherzinsuffizienz (s. unten).
Glukokortikoide und Azathioprin sind unter der Vorstellung der Bedeutung immunologischer Mechanismen in der Pathogenese der pulmonalen Hypertonie häufig therapeutisch genutzt worden. Ihr Wert ist jedoch bisher nicht bewiesen.

### Prognose

Das Krankheitsbild ist in der Regel progredient. Die Überlebenszeiten nach Diagnosestellung werden im Mittel mit 2–3 Jahren angegeben. Sehr viel längere Verläufe sind aber bekannt (bis zu 30 Jahren). Ebenso sind auch Rückbildungen der pulmonalen Hypertonie beobachtet worden.

## Besondere Formen der vaskulären pulmonalen Hypertonie

**Pulmonale Hypertonie bei Systemerkrankungen:** Vaskulitiden sind ein Charakteristikum von Systemerkrankungen. In seltenen Fällen findet sich hierbei eine pulmonale Hypertonie, wobei abzugrenzen ist, ob diese primär vaskulär bedingt ist oder im Rahmen der gleichfalls bei Systemerkrankungen beobachteten Alveolitiden aufzufassen ist. Hierzu gehören:

1. Lupus erythematodes,
2. Sklerodermie,
3. rheumatoide Arthritis,
4. Periarteriitis nodosa,
5. Dermatomyositis,
6. Sarkoidose,
7. nekrotisierende Vaskulitiden (z. B. Wegenersche Granulomatose).

**Pulmonale Hypertonie bei Patienten mit Leberzirrhose:** Patienten mit Leberzirrhose haben gewöhnlich einen niedrigen pulmonalen Widerstand bei gesteigertem Fluß durch die Pulmonalarterien. In relativ seltenen Fällen wird dagegen bei Patienten mit Leberzirrhose eine pulmonale Hypertonie beobachtet. Pathogenetisch werden rezidivierende Thrombembolien aus der Portalzirkulation, die durch den Kollateralkreislauf in den kleinen Kreislauf gelangen, diskutiert. Jedoch mögen auch enteral aufgenommene Noxen eine Rolle spielen. Bei der experimentellen Crotalaria-induzierten pulmonalen Hypertonie geht eine Veränderung an den Lebergefäßen einer solchen an den Lungengefäßen immer voraus.
**Pulmonale Venenverschlußkrankheit (Endophlebitis obliterans):** Es handelt sich um eine sehr seltene postkapilläre pulmonale Hypertonie durch Veränderungen in der venösen Lungenstrombahn. Die Ursache ist unklar. Die klinischen und hämodynamischen Befunde entsprechen denjenigen der pulmonalen arteriellen Hypertonie. Die Diagnose kann nur histologisch gestellt werden.

### Therapie des Cor pulmonale und der pulmonalen Hypertonie

Das Ziel der Therapie ist die Verminderung des pulmonalvaskulären Widerstandes und damit die Entlastung des rechten Ventrikels. Dieses Ziel wird in Abhängigkeit von der Ursache der Widerstandserhöhung nicht gleichmäßig zu erreichen sein. Eine anatomische Reduktion des Gefäßbettes bei Fibrosen, Alveolitiden, multiplen Embolien oder der primären pulmonalen Hypertonie sowie in den Spätstadien des Emphysems ist nicht reversibel. Auch in diesen Fällen kann jedoch die funktionelle Komponente, die durch die zusätzliche Hypoxämie bedingt ist, unter Umständen beseitigt und damit eine Besserung des Krankheitsbildes erzielt werden. Störungen des Ventilations-Perfusions-Verhältnisses, wie bei Bronchitis und Emphysem, sind deswegen der Hauptansatzpunkt in der Behandlung des Cor pulmonale. Die therapeutischen Maßnahmen hierzu sind bei den entsprechenden Krankheitsbildern beschrieben. Als Grundsatz gilt: jede Verbesserung der alveolären Ventilation vermindert die Belastung des rechten Herzens. Nachstehend sollen die direkt gefäßaktiven Maßnahmen und die kardiale Therapie berücksichtigt werden. Die Abb. **36** summiert die pharmakologischen Möglichkeiten der Therapie des Cor pulmonale. Einige der Maßnahmen sind nachstehend detailliert besprochen.

#### Pulmonale Vasodilatatoren

Ungleich der systemischen Hypertonie liegen bisher keine ausreichenden Erfahrungen in der Dauerbehandlung der pulmonalen Hypertonie mit pulmonalgefäßerweiternd wirkenden Pharmaka vor. Bei akutem Einsatz vermindern den Gefäßwiderstand:

1. **Acetylcholin.** Nachteile sind: schneller Abbau im Blut, Dauerinfusion notwendig, Nebenwirkungen an anderen Organen möglich.
2. **$\beta$-Sympathikomimetika.** Nachteile sind: unerwünschte Nebenwirkungen am Herzen, Auslösung von Arrhythmien. Inwieweit $\beta_2$-selektive Substanzen für eine längerfristige Behandlung geeignet sind, ist bisher nicht ausreichend untersucht. Eine Tachyphylaxie ist möglich. Die gleichen Erwägungen gelten auch für Theophyllinderivate.

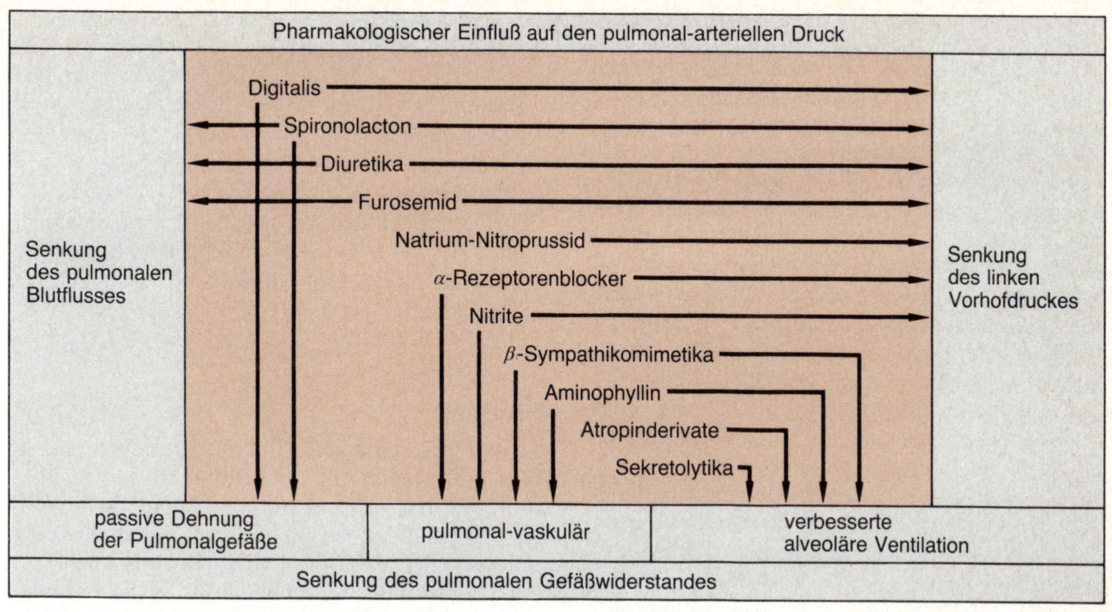


Abb. **36** Pharmaka, die den pulmonalen Gefäßdruck senken (nach Kohl)

3. **Nitrite.** Nachteile sind: Dauerinfusion notwendig, Beeinflussung der systemischen Hämodynamik.

Kommt die pulmonale Vasodilatation in schlecht ventilierten Bezirken zustande, so kann sich durch die Veränderung des Ventilations-Perfusions-Verhältnisses die arterielle Hypoxämie verstärken und damit direkt zum hypoxämischen Herzversagen führen (paradoxer Effekt). Bei der Therapie ist besondere Vorsicht geboten.

### Behandlung des Herzens

Das Cor pulmonale ohne Insuffizienzerscheinungen benötigt keine kardiale Therapie. Wenn Insuffizienzerscheinungen einsetzen, sind folgende Maßnahmen indiziert:

1. Bettruhe zur Verminderung des Sauerstoffverbrauches.
2. Diuretika zur Verminderung des venösen Rückstromes und des zirkulierenden Blutvolumens und damit zur Senkung des pulmonalarteriellen Druckes durch Verminderung des rechtsventrikulären Auswurfs. Eine sorgfältige Beachtung des Elektrolythaushaltes zur Vermeidung von Hypokaliämien und zur Vermeidung von Alkalosen ist unerläßlich.
3. Digitalis. Der Einsatz von Digitalis bei der Rechtsherzinsuffizienz ist umstritten. Sicher ist der Effekt von Digitalis auf das rechte Herz geringer als derjenige auf das linke Herz. Das Dosisoptimum bei Rechtsherzinsuffizienz ist schwer zu erreichen. Die Gefahr der Auslösung von Arrhythmien bei gleichzeitig bestehender Hypoxämie und bei Elektrolytstörungen ist groß.
4. Im Falle des chronischen Cor pulmonale bei gleichzeitig erheblicher Polyglobulie (Hk $\leqslant$ 55%) sind kleine Aderlasse (250 ml) indiziert.
5. $O_2$-Gabe. Sie dient der Verbesserung der Arterialisation und damit der myokardialen Sauerstoffversorgung.

### Prognose

25% der Kranken starben früher während der ersten Rechtsherzdekompensationsphase. Durch moderne Therapiemaßnahmen sind Überlebenszeiten von 5–10 Jahren nicht ungewöhnlich. Die Prognose des Cor pulmonale ist direkt abhängig von der Grundkrankheit. Dies gilt besonders bei Patienten mit Bronchitis und Emphysem bei adäquater Basistherapie. Die Prognose der vaskulären Formen des Cor pulmonale ist dagegen deutlich schlechter, wenngleich auch hier inzwischen lange Verläufe erzielt werden.

**Merke:** Eine Rechtsherzhypertrophie und/oder Dilatation des rechten Herzens infolge einer Widerstandserhöhung im kleinen Kreislauf durch eine Lungenerkrankung wird als Cor pulmonale bezeichnet. Man unterscheidet ein latentes von einem unter Ruhebedingungen symptomatischen manifesten Cor pulmonale. Die Hauptursache für das *akute Cor pulmonale* ist die massive Lungenembolie und der Status asthmaticus, für das *chronische Cor pulmonale* obstruktive und restriktive Lungenerkrankungen. Der normale pulmonale arterielle Blutdruck beträgt 20/8 mmHg, die Obergrenze liegt bei 30/15 mmHg. Der pulmonale Gefäßwiderstand beträgt normal etwa 80 bis 100/dyn · s · $cm^{-5}$. Eine alveoläre Hypoxie ist unter klinischen Bedingungen die häufigste Ursache für eine pulmonale Widerstandserhöhung durch eine präkapilläre Vasokonstriktion (Asthma, Bronchitis, Lungenparenchymerkrankungen). Der pathogenetische Mechanismus dieser Reaktion ist nicht völlig aufgeklärt.
Die primäre pulmonale Hypertonie ist eine ätiologisch ungeklärte Erkrankung mit Strukturveränderungen der pulmonalen Gefäßwand. Beziehung zu Vaskulitiden und Systemerkrankungen und rezidivierende Mikroembolisierungen werden diskutiert. Eine exakte Diagnose ist nur durch Rechtsherzkatheterisierung möglich. EKG und klinische Befunde geben Hinweise auf das Vorliegen eines Cor pulmonale. Die Therapie hat im wesentlichen die Grundkrankheit, daneben die Herzinsuffizienz zu berücksichtigen.

### Weiterführende Literatur

Harris, P., D. Heath: The Human Pulmonary Circulation. Churchill Livingstone, London 1977
Kohl, F.V.: Therapie des Cor pulmonale. Dtsch. med. Wschr. 104 (1979) 685
Moser, K.M.: Pulmonary Vascular Diseases. M. Dekker, New York 1979
Sill, V., P. v. Wichert: Pulmonale Hypertonie bei Lungenerkrankungen. Internist 14 (1973) 454
Gahl, K., H. Fabel, E. Greiser, D. Harmjanz, H. Ostertag, H. Stender: Primär vaskulare pulmonale Hypertonie. Z. Kreisl.-Forsch. 59 (1970) 868

# Lungenembolie

**Definition:** Unter dem klinischen Begriff Lungenembolie versteht man die Sequenz der Ereignisse, die durch Einschwemmung nicht ortsständigen Materials aus der Peripherie in die Lungenzirkulation resultiert. Die Lungenembolie ist stets ein sekundäres Ereignis. Klinische Symptome entstehen erst, wenn die Embolisierung ein bestimmtes Ausmaß angenommen hat.

### Häufigkeit

Es wird geschätzt, daß 10% der jährlichen Todesfälle unmittelbar auf Lungenembolien zurückgeführt werden müssen. Massive Lungenembolien, obschon selten, sind eine der Hauptursachen plötzlicher Todesfälle. In den USA ist die Zahl der Todesfälle an Lungenembolie so groß wie die Zahl der Verkehrsopfer. Lungenembolien gehören zu den häufigsten akuten pulmonalen Ereignissen. Etwa ⅓ der Fälle ereignet sich postoperativ, ⅓ wird bei Patienten mit Herzinsuffizienz beobachtet. Immobilisation, Herzinsuffizienz, Varikosis, Alter und Gerinnungsstörungen sind disponierende Faktoren.
Nach der Schwere eingeteilt, verlaufen etwa 5–10% aller Embolien als massive Embolien, 70–90% als nichtmassive Embolien, und 10–15% sind durch einen Lungeninfarkt kompliziert.

### Klinik und Pathophysiologie

Wegen der herausragenden Bedeutung der Einschwemmung von Blutgerinnseln in die Lungenstrombahn sei die Pathophysiologie anhand dieses Beispiels dargestellt. Bis zu 9/10 der Gerinnsel entstehen in den tiefen Beinvenen, andere in den Beckenvenen und im Plexus prostaticus, besonders nach chirurgischen Eingriffen in dieser Region. Lungenembolien können auch vom rechten Herzen ausgehen. Tiefe Beinvenenthrombosen im Stadium des Beginns zu entdecken, ist schwierig, nuklearmedizinische Methoden unter Nutzung von Radiofibrinogen können hilfreich sein. Die Einspülung eines Gerinnsels in die Lunge hat in Abhängigkeit vom Ausmaß der Embolisierung klinische Konsequenzen. Die pathophysiologische Sequenz kann graduell unterschiedlich sein, zeigt aber sowohl bei kleinen als auch bei massiven Embolien einen prinzipiell gleichen Ablauf.

a) Zunahme des alveolären Totraumes, da die embolisierte Region zwar noch ventiliert, aber nicht mehr perfundiert ist.
b) Zunahme des Atemwegswiderstandes durch Konstriktion der glatten Muskulatur, vermittelt durch alveoläre Hypokapnie und Mediatorfreisetzung (Histamin, Serotonin, SRS) aus Thrombozytenaggregaten. Dieser Mechanismus, im Tierversuch klar demonstriert, ist beim Menschen gegenwärtig noch umstritten,

obwohl eine Zunahme des Atemwegswiderstandes bei einzelnen Patienten mit Lungenembolie vorhanden sein kann und dann klinisch wie ein Asthma bronchiale imponiert.

c) Plötzliche Dyspnoe, Tachypnoe und Hyperventilation, wahrscheinlich vermittelt über alveoläre J-Rezeptoren (juxtakapilläre Rezeptoren) oder parasympathische Irritantrezeptoren.
d) Hypoxämie, verursacht durch Überperfusion nichtembolisierter Zonen. Klinisch korreliert der Grad der Hypoxämie mit dem Ausmaß der Embolie.
e) Surfactant-Verlust tritt bei Okklusion der nutritiven Versorgung ein und führt zur Atelektase und hämorrhagischer Flüssigkeitsexsudation in die betroffenen Lungenabschnitte infolge des Verlustes an Alveolarstabilität und Desintegration der alveolären Membran. Mit der Lösung des Thrombus oder gesteigertem Fluß in der Bronchialarterie kann die Surfactant-Produktion wieder normalisiert werden.

Die Schwere des klinischen Bildes ist abhängig von:

1. dem Ausmaß des Gefäßverschlusses,
2. dem Einfluß biogener Mediatoren vom Typ des Histamin, Serotonin, der Prostaglandine oder Thromboxane, freigesetzt aus den embolisierten Zellaggregaten oder aus der durch den Embolus geschädigten Gefäßwand. Es ist klinisch wohlbekannt, daß auch relativ kleine Embolien (z. B. in eine Lappenarterie) schwere Allgemeinsymptome hervorrufen können, während andererseits massive Embolien mitunter gut toleriert werden.
3. Reflexmechanismen des autonomen Nervensystems.
4. Vorbestehende kardiale und pulmonale Erkrankungen modifizieren das klinische Bild.

Die Auswirkungen auf den Gesamtorganismus sind bei einer Lungenembolie ebenfalls erheblich. Infolge der Querschnittsveränderung kommt es zum massiven Anstieg des pulmonalarteriellen Drucks mit konsekutiver Rechtsherzinsuffizienz und Verminderung der linksventrikulären Füllung durch Verminderung des Herzzeitvolumens. Hierdurch bedingt nimmt auch der Koronararterienfluß (Angina-pectoris-Beschwerden) und die Hirnperfusion (Unruhe- und Angstzustände, Verwirrtheit) ab. Hypoxämie und Zyanose entstehen durch Perfusionsumverteilung in der Lunge. Eine Tachykardie und Dyspnoe sind häufig. Im akuten Fall ist eine arterielle Hypotonie die Regel. Dieses Bild kann sich in kürzester Zeit entwickeln und zum plötzlichen Tod führen.

Von massiver Embolie spricht man, wenn die Klinik eine schwere Beeinträchtigung der pulmonalen Perfusion nahelegt, in der Regel ist dann mehr als die Hälfte der Lungenstrombahn verschlossen. Die pathophysiologische Sequenz kann aber auch durch geringere Strombahneinengungen ausgelöst werden.

Bei einer nichtmassiven Lungenembolie bzw. einer Lungenembolie in kleine Gefäße kann sie fehlen.

Der weitere Verlauf ist davon abhängig, ob sich der Thrombus auflöst, was die Regel ist, und zu einer Restitutio ad integrum führt oder ob das Gefäß verschlossen bleibt. Der dann resultierende Lungeninfarkt ist ein eher seltenes Ereignis der Lungenembolie. Die Lunge wird über verschiedene Wege (Bronchialsystem, A. bronchialis, A. pulmonalis) mit Sauerstoff versorgt, so daß ein massiver Sauerstoffmangel des Gewebes mit Gewebsuntergang nur selten eintritt. Bei vorbestehender Lungenerkrankung oder Lungenstauung infolge Linksherzinsuffizienz scheinen Infarkte häufiger zu sein. Es wurde geschätzt, daß nur etwa 10–15% aller Embolien zu einem Lungeninfarkt führen.

## Verlaufsformen der Lungenembolie

### Massive Embolie

Sie zeigt das Vollbild der oben angeführten pathophysiologischen Sequenz mit:

- plötzlicher Dyspnoe,
- Tachypnoe,
- Zyanose,
- präkordialen Schmerzen – gelegentlich ausstrahlend,
- Rechtsherzdilatation und Insuffizienz (Stauung vor dem rechten Herzen),
- Tachykardie,
- arterieller Hypotonie,
- Bedrohungsgefühl,
- Schock,
- Lungenödem (bei Patienten mit vorgeschädigtem linken Herzen),
- Exitus subitus.

Bei der Untersuchung findet man folgende Befunde:

- akzentuierter Pulmonalton (2. Herzton oft gespalten – verschwindet bei abnehmendem Herzzeitvolumen),
- Galopprhythmus,
- mitunter Trikuspidalgeräusch,
- gestaute Halsvenen,
- vergrößerte Leber,
- pathologische Perkussions- und Auskultationsphänomene über der Lunge fehlen in der Regel. Manchmal findet man besonders bei längerem Bestehen der Lungenembolie Pleurareiben. Die dargestellten kardialen Symptome erfüllen die Kriterien des akuten Cor pulmonale (s. dieses). Dementsprechend sind folgende EKG-Veränderungen nachweisbar, wenngleich nicht regelhaft und wegen der großen Variabilität nicht für eine Lungenembolie beweisend:

- $S_1Q_3$-Typ, sogenanntes Zeichen des akuten Cor pulmonale (McGinn-White-Syndrom),
- Rechtsschenkelblock,
- T-Negativierung in $V_1$–$V_4$,
- P-dextrokardiale (pulmonale) (nur in 25% der Fälle),
- Rhythmusstörungen – besonders bei Patienten mit präexistenten kardialen Erkrankungen.

Die elektrokardiographischen Befunde können zeitabhängig stark variieren, so daß wiederholte EKG angezeigt sind.

#### Nichtmassive Embolien

Die Klinik ist in den meisten Fällen uncharakteristisch. Vorübergehende Dyspnoephasen oder plötzliche Verschlechterung des Allgemeinbefindens der Patienten können einzige Hinweise sein. Das klinische Bild kann graduell, von dem der massiven Embolie bis zu klinisch nicht mehr faßbaren Ereignissen, variieren. In der Regel besteht eine Beziehung zwischen Ausmaß des Pulmonalgefäßverschlusses und der klinischen Symptomatik, jedoch können sich wiederholte kleinere Embolien im Ergebnis wie eine einzeitige massive Embolie präsentieren. Die klinischen Befunde sind kaum jemals beweisend für eine Lungenembolie, sie legen sie jedoch nahe und sind durch weitere Untersuchungen zu überprüfen (s. unten).

#### Lungenembolien mit Lungeninfarkt

Es gilt heute als sicher, daß der Lungeninfarkt bei der Lungenembolie ein eher seltenes Ereignis darstellt. Röntgenologische Veränderungen repräsentieren häufig nicht allein einen Lungeninfarkt mit Gewebsuntergang, sondern können Resultat einer Atelektase als Ausdruck des Surfactant-Verlustes oder einer Lungenblutung sein. Die klinische Symptomatik ist häufig eindrucksvoll, wenngleich keinesfalls so dramatisch wie bei der massiven Lungenembolie.

- Pleurareiben und Pleuraschmerz (bei basalem Infarkt ins Abdomen lokalisiert),
- Hämoptyse,
- Husten,
- Dyspnoe, meist nur geringgradig,
- Tachykardie,
- später Fieber (Sekundärinfektion),
- Dämpfung bei der Perkussion und abgeschwächter Stimmfremitus,
- Pleuraerguß (häufig hämorrhagisch),
- röntgenologisch infiltrierte Lungenbezirke.

### Diagnostisches Vorgehen

Die Diagnose einer Lungenembolie basiert auf klinischer Symptomatik (s. oben), Röntgenologie und Nachweis der Perfusionsausfälle.
Trotz Einsatz z.T. modernster Methoden gelingt es in kaum der Hälfte der Fälle, die Diagnose exakt zu stellen. Häufig wird die Möglichkeit einer Lungenembolie nicht in Betracht gezogen, insbesondere dann, wenn die Klinik nicht hinweisend ist. An die Möglichkeit einer Lungenembolie sollte in allen Fällen von respiratorischen und zirkulatorischen Beschwerden gedacht werden, wobei die Häufigkeit der Lungenembolie ein wesentlicher Aspekt dieser Überlegung ist. Dieses gilt insbesondere für Risikopatienten.

#### Röntgenologie

Röntgenologisch sieht man bei massiven pulmonalen Embolien eine Erweiterung der Pulmonalarterie und der nicht befallenen Gefäßgebiete mit einer konsekutiven Verminderung der Gefäßzeichnung im embolisierten Bezirk, was zu einer vermehrten Strahlentransparenz dieser Areale führt. Die befallenen Gefäße zeigen oft einen abrupten Abbruch, ein Befund, der in der Angiographie deutlich zu sehen ist. Bei nichtmassiven Embolien ist das Röntgenbild häufig normal, mitunter ist ein Zwerchfellhochstand geringeren Ausmaßes erkennbar. Plattenatelektasen können in den Unterfeldern erscheinen. Bei einem Lungeninfarkt, aber auch bei Lungenblutung und kongestiver Atelektase finden sich keilförmige, zur Pleura hin breit aufsitzende Verschattungen, die auch eine bronchopneumonische Struktur haben können und zu ihrer Ausbildung zumeist mehrere Tage benötigen. Sie können durch einen gleichzeitigen Pleuraerguß maskiert werden und differenzieren nicht zwischen Infarkt und Atelektase.

#### Lungenszintigraphie

Lungenembolien stellen sich in segmentalen, pleuranahen Ausfällen im Perfusionsszintigramm mit Technetium-99 m-markiertem Albuminmakroaggregaten dar. Durch zusätzliche Ventilationsszintigraphie mit Xenon 133 kann die Aussage des Perfusionsszintigramms verbessert werden.

#### Angiographie

Die Pulmonalisangiographie auch in digitaler Subtraktionstechnik ist die sicherste Methode zum Nachweis von zentralen Lungenembolien (Abb. **37**). Sie versagt weitgehend bei peripher gelegenen Verschlüssen in kleinen Arterien.
Die diagnostischen Überlegungen bei Lungenembolie müssen die Quelle der Embolie berücksichtigen, um Rezidiven vorzubeugen. Wichtige diagnostische Schritte hierzu sind die Erfassung und Lokalisation peripherer Thrombosen (s. Beitrag Venenerkrankungen).

### Differentialdiagnose

Die akute, massive Embolie ist gegen den Herzinfarkt, das Lungenödem und den Pneumothorax abzugrenzen (Tab. **15**), der Lungeninfarkt gegen pneumonische und bronchopneumonische Prozesse. Der Pleuraerguß, in 60–70% hämorrhagisch, ist gegen maligne Pleuraergüsse, Tuberkulose oder andere entzündliche Pleuraerkrankungen zu differenzieren (s. dort).

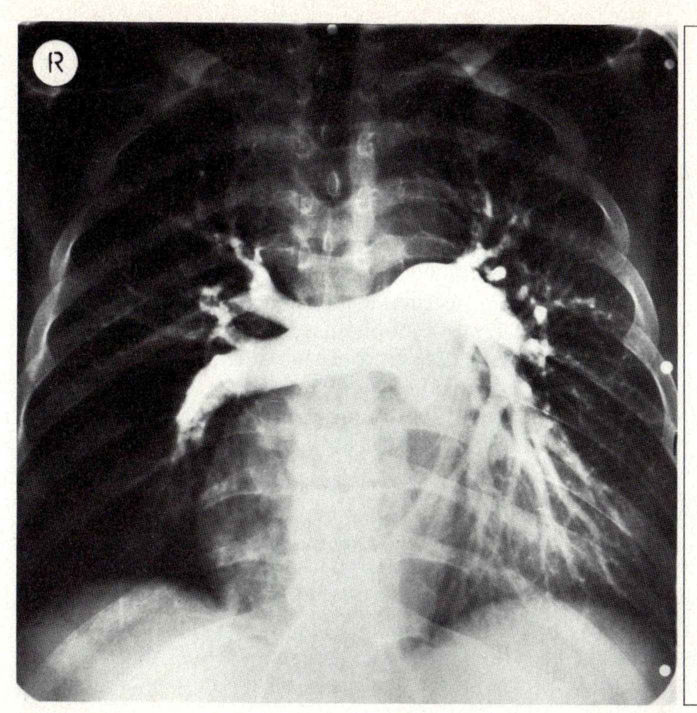


Abb. **37** Lungenembolie. Angiographisch gegenüber links deutlich erkennbarer Verschluß der Unter- und Mittellappenarterien der rechten Lungenseite. Im Anschluß an die Lungenembolie, ausgehend von einer tiefen Wadenvenenthrombose, entwickelte sich ein Lungeninfarkt mit einer Einschmelzung

Tabelle **15** Differentialdiagnose der Lungenembolie in akuten Stadien

| | Lungenembolie | Herzinfarkt | Spannungspneumothorax |
|---|---|---|---|
| Schmerz | stenokardisch<br>plötzlich<br>später pleuritisch | stenokardisch<br>anfallsartig ansteigend | kurzzeitig<br>meist lateral |
| Atemnot | intensiv<br>Atmung durch Schmerz behindert<br>Reizhusten häufig | allmählich zunehmend<br>substernal | intensiv<br>schnell zunehmend |
| Klinische Symptome | blaß-zyanotisch<br>Tachykardie<br>gestaute Halsvenen<br>Atmung seitengleich | wenig charakteristisch<br>später: evtl. Schockzeichen | zyanotisch<br>gestaute Halsvenen<br>Atmung seitenungleich |
| Physikalische Untersuchung | 2. PT betont<br>evtl. pleuritisches Reiben | wenig charakteristisch | leises Atemgeräusch<br>aufgehobener Stimmfremitus<br>hypersonorer Klopfschall |

Therapie

Die massive Lungenembolie ist therapeutisch nur schwer zu beeinflussen. Die Mehrzahl der Patienten verstirbt akut innerhalb 2–6 Stunden, ein Zeitraum, der auch unter günstigen Bedingungen nur selten Eingriffsmöglichkeiten erlaubt. Die chirurgische Entfernung eines massiven Embolus (Trendelenburgsche Operation) wird aus äußeren Gründen kaum regelmäßig angewandt werden können. Je mehr beeinträchtigt der Patient ist, um so höher ist das Operationsrisiko. Andererseits haben weniger kranke Patienten auch unter konservativer Behandlung gute Überlebenschancen. Hierbei ist es selbstverständlich, daß alle intensivmedizinischen Möglichkeiten der Herz- und Kreislauftherapie ausgeschöpft werden.

Besonderer Erwähnung bedarf die gerinnungsaktive Therapie. Eine sofortige i.v. Heparingabe (10000–20000 E) gehört zu den Erstmaßnahmen bei Lungenembolie. Sie verhindert das weitere appositionelle Wachstum der verschließenden Gerinnsel im Embolie- und im Quellgebiet des Thrombus und verhindert die Freisetzung biogener Amine aus den zerfallenden Thrombozyten.

Die Therapie besteht aus

| | |
|---|---|
| Basistherapie | Lagerung<br>Sedierung, z. B. Diazepam<br>Ruhigstellung<br>Sauerstoffapplikation (3–6 l/min per Nasensonde)<br>Heparin |
| Schmerzbekämpfung | |
| Maßnahmen bei Kreislaufbeteiligung und Kreislaufschock | Intubation und Beatmung<br>Fibrinolyse – Kurzzeittherapie (–24 Std.) meist ausreichend<br>evtl. Kortikosteroide<br>evtl. Digitalis |

Eine Dauerinfusion mit Heparin 30000–40000 E/24 Std. ist anzuschließen. Die dem Lungeninfarkt eigene Hämoptyse ist keine Kontraindikation zur Heparintherapie. Die Heparintherapie sollte im Verlauf auf Cumarinderivate umgestellt werden, die Frage, wie lange behandelt werden muß, ist von der Rezidivgefahr, also von der Situation im Thrombusherkunftsgebiet, abhängig. Unter Umständen ist eine Dauertherapie indiziert.

Umfangreiche klinische Untersuchungen haben ergeben, daß eine sofort eingeleitete Therapie mit Streptokinase oder Urokinase in schweren Fällen und Lungenembolie mit Schocksymptomatik die Methode der Wahl ist. Die hämodynamische Beeinträchtigung des Pulmonalkreislaufes erfährt unter einer Streptokinasetherapie eine rasche Besserung. Initial sind 500000 E Streptokinase zu verabfolgen. Die Weiterbehandlung erfolgt dann mit 100000–200000 E/Std. Die Kontraindikationen zur thrombolytischen Therapie sind unbedingt zu beachten. Der Wert der thrombolytischen Therapie bei nichtmassiver Embolie ist wegen dort primär vorhandener Heilungstendenz fraglich. Dort ist die Heparinbehandlung allein völlig ausreichend.

Weitere Maßnahmen: Bei rezidivierenden Lungenembolien oder bei Patienten, bei denen eine Dauerantikoagulantienbehandlung nicht durchgeführt werden kann, kann der Embolieweg durch Unterbindung der Kava oder Implantation eines Schirmfilters in die untere Hohlvene unterbrochen werden. Die Indikation für derartige Maßnahmen ist im Einzelfall zu stellen.

### Prognose

Akute Todesfälle sind bei massiven Embolien häufig. Generell ist die Prognose der Lungenembolie gut. Nahezu alle Prozesse heilen mit einer weitgehenden Restitution aus. Selten kommt es beim Lungeninfarkt zu einer Abszeßbildung oder Karnifizierung des embolisierten Gewebes mit Gewebsschrumpfung und Narbenbildung.

## Andere Lungenembolien

Embolien mit peripheren Blutgerinnseln sind die häufigsten embolischen Ereignisse. Andere Embolieformen spielen aber gelegentlich eine Rolle:

1. Fettembolien nach Trauma,
2. Fruchtwasserembolien unter der Geburt,
3. Luftembolien als Folge von ärztlichen Maßnahmen, Geburt oder Trauma (etwa 50–80 ml Luft werden als tödlich angesehen),
4. Gewebsembolien, z. B. Tumorembolien,
5. parasitäre Embolien bei Schistosomiasis (s. diese),
6. Fremdkörperembolien, z. B. iatrogen. Bei Drogensüchtigen häufig gefolgt von Abszessen.

*Ad 5.* Als Folge einer Embolie der Larveneier oder der Würmer verschiedener Schistosomaarten entwickelt sich eine allergische Granulomatose der Lungengefäße mit nachfolgender Obliteration der Lungengefäßbahn. Die daraus resultierende pulmonale Hypertonie kann so hochgradig werden, daß sie das klinische Bild beherrscht. In Mitteleuropa ist das Krankheitsbild eine Rarität.

*Ad 6.* Fremdkörperembolien ereignen sich durch Einschwemmung von abgerissenen Venenkathetern in die Lunge. Sie sollten, wenn möglich, entfernt werden, um eine Thrombose der Lungenstrombahn zu vermeiden.

Bei Drogensüchtigen kommt es durch verunreinigte Injektionen zu Fremdkörperembolien, die häufig infiziert sind. Talkumpuder, als Heroinstrecker genutzt, hat einen schweren sklerosierenden Effekt auf das pulmonale Gefäßsystem. Die unhygienische Applikation führt zu diffusen embolischen Abszessen, nicht selten begleitet von einer Trikuspidalendokarditis.

Eine iatrogene Form der Lungenembolie stellt die Perfusionsszintigraphie der Lunge mit radioaktiv markiertem Humanalbuminmakroaggregaten dar. Da nur jede 2000.–5000. Kapillare verstopft wird, sind hämodynamische Auswirkungen in der Regel gering. Das gleiche gilt für ölhaltige Röntgenkontrastmittel, angewandt bei der Lymphographie. Bei vorbestehender Rechtsherzbelastung sind jedoch klinische Probleme nicht auszuschließen.

**Merke:** Der klinische Begriff Lungenembolie beschreibt die Folgen der Einschwemmung nicht ortsständigen Materials in die Lungengefäße, meist in peripheren tiefen Venen entstandene Blutgerinnsel. Neben der mechanischen Verlegung der Gefäße ist die Freisetzung biogener Mediatoren aus den embolisierten Zellaggregaten pathogenetisch wichtig. Eine Zunahme des alveolären Totraums und des Atemwegswiderstandes leitet zu plötzlicher Dyspnoe, Tachypnoe, Hyperventilation und Hypoxämie durch Überperfusion nichtembolisierter Zonen. Die Klinik ist abhängig von der Ausdehnung des Gefäßverschlusses. Vorbestehende kardiale Erkrankungen modifizieren und aggravieren das klinische Bild. Die massive Embolie ist durch eine hohe Letalität ausgezeichnet. Geringgradige Embolien können klinisch stumm bleiben. In der Regel kommt es zu einer Spontanlösung des Thrombus. Beim Lungeninfarkt treten Pleurareiben und Pleuraschmerzen hinzu, blutiges Sputum, Husten und bei späterer Sekundärinfektion des infarzierten Bezirkes Fieber und pneumonische Infiltrationen.

### Weiterführende Literatur

Grosser, K.D.: Lungenembolie. Internist 21 (1980) 273

Harris, P., D. Heath: The Human Pulmonary Circulation. Churchill Livingstone, Edinburgh 1977

Moser, K.M.: Pulmonary Vascular Diseases. M. Dekker, New York 1979

Pabst, H.W., G. Buttermann: Nuclearmedizinische Thromboembolie – Diagnostik. Dtsch. Ärztebl. 77 (1980) 591

## Lungenödem, Lungenstauung

**Definition:** Unter Lungenödem versteht man eine Vermehrung des Flüssigkeitsgehaltes der Lunge. Diese kann interstitiell auftreten – interstitielles Lungenödem – oder interstitiell und alveolär – intraalveoläres Lungenödem. Ist die Vermehrung der Flüssigkeit Folge einer Insuffizienz des linken Herzens, wird häufig auch der Begriff »Lungenstauung« gewählt. Der Begriff »Lungenödem« sagt als solcher nichts über die Pathogenese der Flüssigkeitsvermehrung aus.

### Häufigkeit

Obwohl exakte Zahlen fehlen, muß das Lungenödem als häufig angesehen werden. Eine linksventrikuläre Insuffizienz, z.B. bei Hypertonus oder Herzinfarkt, führt immer zur Vermehrung des pulmonalen Flüssigkeitsgehaltes, ebenso Intensivbehandlungs- und Wiederbelebungsmaßnahmen oder eine aggressive Infusionstherapie. Ähnliches gilt für inhalative oder nichtinhalative Intoxikationen. Ein Lungenödem wird selten auch bei der schweren pulmonalen Hypertonie oder dem Cor pulmonale beobachtet.

### Pathogenese und klinische Grundlagen

Jede Vermehrung des Flüssigkeitsgehaltes der Lunge ist durch die Veränderung der Lungenmechanik (s. unten) und die Verlängerung der Transferstrecke sowie die in der Folge eintretenden Gasaustauschstörungen unmittelbar lebensbedrohlich. Die Regulation des Flüssigkeitshaushaltes der Lunge muß deswegen außerordentlich präzise sein. Unabhängig von ihrer Ursache lassen sich Veränderungen des Flüssigkeitshaushaltes der Lunge gemeinsam pathophysiologisch darstellen.

Der transkapilläre Flüssigkeitsaustausch folgt dem Starlingschen Gesetz, welches die kapillären und perikapillären hydrostatischen und kolloidosmotischen Drucke in Beziehung setzt. Einige Besonderheiten sind zu beachten:

1. Die treibende Kraft für die Flüssigkeitsbewegungen im Lungengewebe sind der kapilläre Blutdruck und die Atembewegungen.
2. Die interstitiellen Drucke in der Lunge sind negativ. Die Ursache hierfür liegt in der Oberflächenspannung der Alveole, zum anderen in den elastischen Eigenschaften der Lunge begründet.
3. Die Proteinfiltration durch die Kapillarwand wird bestimmt vom Filtrationskoeffizienten und ist abhängig von der Permeabilität der Gefäßwand, die ihrerseits bei pathologischen Bedingungen erheblich verändert sein kann. Der intravaskuläre, hydrostatische Druck bleibt die treibende Kraft für die Flüssigkeitsextravasation, bei Permeabilitätsstörungen verschiebt sich die Beziehung zwischen intravaskulärem Druck und Flüssigkeitsfiltrationsrate. Es wird mehr Flüssigkeit filtriert. Die Verminderung der onkotischen Druckdifferenz trägt hierzu bei (Abb. **38**).
4. Die ins Interstitium der Lunge filtrierte Flüssigkeit wird dort vom Lymphsystem aufgenommen und über die Hiluslymphknoten abgeführt. Der Lymphtransport wird durch die Atembewegungen erleichtert, da sich eine Druckdifferenz zu den Interlobularsepten ausbildet. Dort wird die Flüssigkeit häufig auch zunächst gesehen, sie wird aber in der Alveolarwand produziert. Unter Berücksichtigung des Starlingschen Gleichgewichtes ergibt sich unter normalen Bedingungen eine gefäßauswärts gerichtete Kraft, die zu einer ständigen Lymphproduktion führt. Diese wird beim Menschen auf etwa 10–20 ml/Std. geschätzt. Erst bei einem mittleren pulmonalen Kapillardruck von 25–30 mmHg übersteigt die Flüssig-

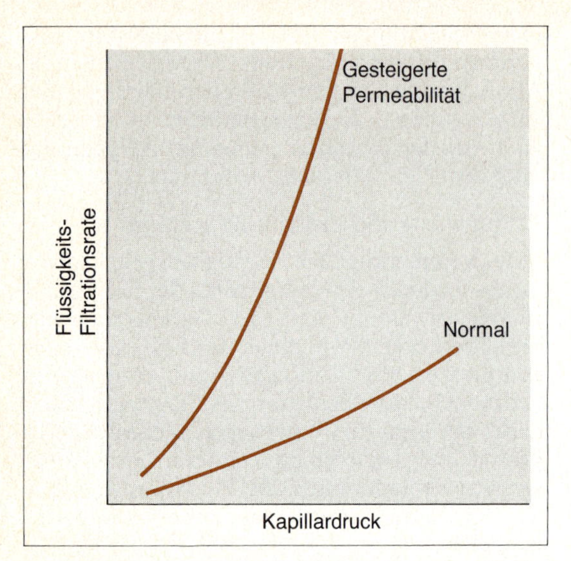


Abb. **38** Beziehung zwischen Kapillardruck und Filtration bei normaler und gesteigerter Kapillarpermeabilität

Abb. **39** Regionale Veränderung der Perfusion in Abhängigkeit von intraalveolären und intravaskulären Drucken (nach West). Der Blutfluß durch die Lunge ist nicht nur von der Differenz zwischen dem pulmonalarteriellen und dem pulmonal-venösen Druck abhängig, sondern auch vom Umgebungsdruck (Alveolardruck). Diese Beziehungen sind regional durch die in Abhängigkeit von der Lage der Gefäße im Thoraxraum unterschiedlichen hydrodynamischen Kräfte different. Die Abbildung stellt Mitteldrucke dar. Da in der Lungenspitze der Pulmonalarteriendruck in Ruhe unter dem Alveolardruck liegt, ist dort keine Perfusion vorhanden. Die Perfusion wird erst möglich bei Anstieg des Pulmonalarteriendruckes oder, kurzzeitig, bei Überschreiten des Alveolardruckes während der Systole. Erst in Zone 3 bestimmt die arteriovenöse Druckdifferenz die Perfusion. Unter pathologischen Verhältnissen können sich diese Beziehungen ändern. Ein Anstieg des Alveolardrucks (Beatmung, obstruktive Ventilationsstörung) vergrößert die nichtperfundierte Zone. Ein Anstieg des Pulmonalarterien- oder pulmonal-venösen Druckes verkleinert die nicht perfundierte Zone (Blutumverteilung in die oberen Lungenpartien bei Lungenstauung) ▷

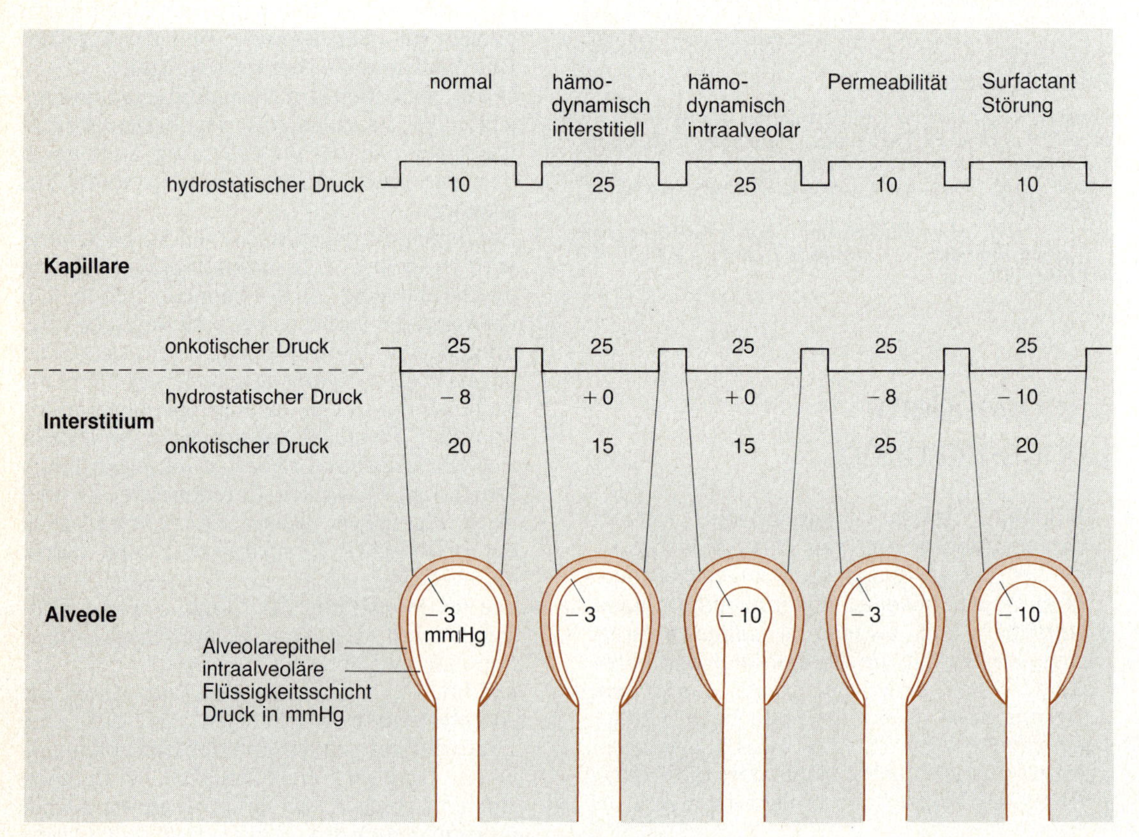


Abb. **40** Beziehungen zwischen Hämodynamik, interstitiellen und onkotischen Drucken und Oberflächenkräften in der Alveole bei verschiedenen Formen des Lungenödems

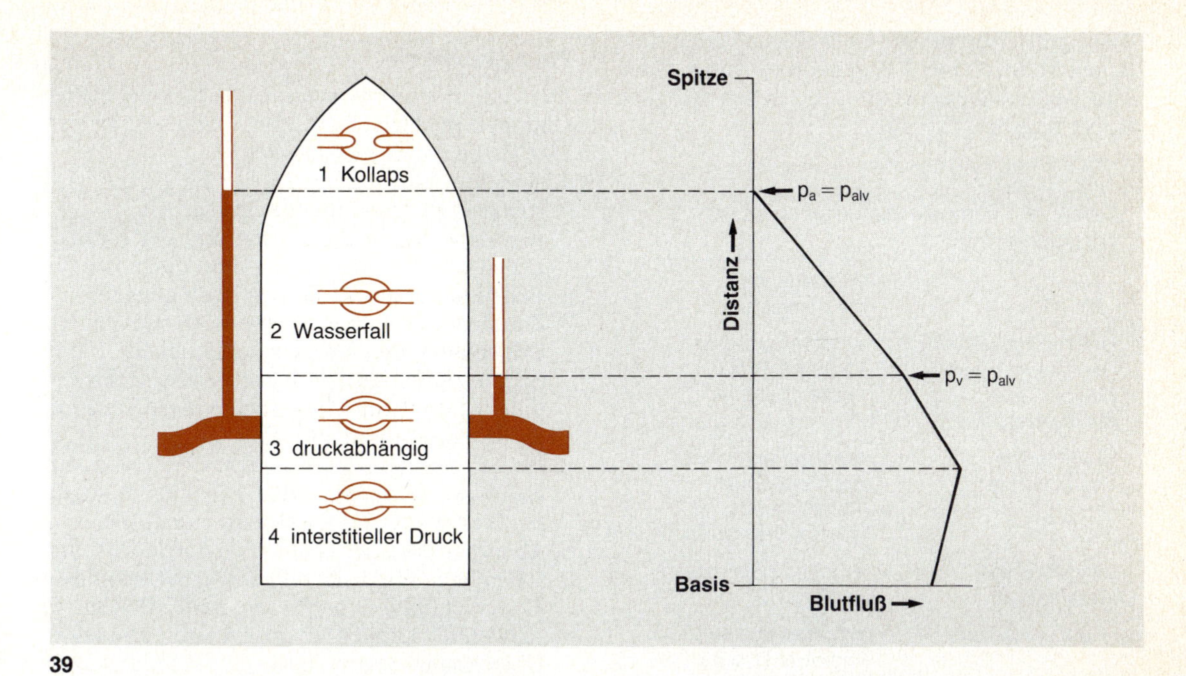


39

keitsextravasation die Transportkapazität des Lymphsystems. Chronische Stauung, wie z. B. bei Mitralstenose, kann die Sicherheitsmarge erhöhen. Ob eine Störung der Lymphtransportkapazität bei der Entstehung eines Lungenödems einen multiplizierenden Faktor darstellt, ist bis jetzt nicht geklärt.

5. Jede Veränderung der sorgfältig ausgewogenen Regulation des Flüssigkeitsgehaltes ist pathologisch und führt zu autonomen Gegenregulationen. In diese sind ortsständig die J-Rezeptoren (juxtakapilläre Rezeptoren) eingeschaltet, die als »Stretchrezeptoren« einen vermehrten pulmonalen Flüssigkeitsgehalt registrieren. Die darauffolgende Atmungsstimulation bewirkt eine Mobilisation von Flüssigkeit aus der Lunge. Beim hämodynamischen Lungenödem wird zwar die Flüssigkeitsfiltration entsprechend der Starlingschen Gleichung gesteigert, der Proteinfluß nimmt aber nicht zu. Der dadurch abfallende interstitielle onkotische Druck unterstützt die Reabsorption von Flüssigkeit und begrenzt die Ödembildung.

Die normalen Größen der Flüssigkeitsvolumina der Lunge sind:

| | |
|---|---|
| Blutvolumen | 490 ml entsprechend 270 ml/m$^2$, |
| kapilläres Blutvolumen | 97 ml entsprechend 54 ml/m$^2$, |
| extravaskuläres Volumen | 153 ml entsprechend 85 ml/m$^2$. |

6. Der Kapillardruck in der Lunge wird durch die Schwerkraft beeinflußt. Dementsprechend ist auch die Verteilung der extravasalen Flüssigkeit in der Lunge schon unter normalen Bedingungen nicht uniform, viel weniger ist sie es unter pathologischen Bedingungen. Der Einfluß der Schwerkraft auf die Perfusion der Lunge ist in dem Vier-Zonen-Modell nach West beschrieben (Abb. **39**). Durch die normalerweise negativen interstitiellen Drucke wird ein Einfluß der Gravitation auf das extravaskuläre Flüssigkeitsvolumen weitgehend verhindert. Bildet sich jedoch ein höhergradiges interstitielles Lungenödem aus, was erst dann geschieht, wenn der interstitielle Druck positiv wird, so akkumuliert freie Flüssigkeit in der Lunge, die sich der Schwerkraft entsprechend besonders in den basalen Lungenpartien ablagert und die dortige Perfusion weit über das normale Maß hinaus einschränken kann (sogenannte hypostatische Pneumonie).

In der Hauptsache führen 3 pathogenetische Wege zum Lungenödem (Abb. **40**):

1. Anstieg des pulmonal-kapillären Druckes (hämodynamisches Lungenödem),
2. Veränderung der Kapillarpermeabilität (Permeabilitätslungenödem),
3. Veränderung der Oberflächenspannung in den Alveolen.

Die Bedeutung des Surfactant-Systems liegt in der Vermeidung einer zu starken Negativität des interstitiellen Druckes in der Alveolarwand. Diese würde die Flüssigkeitsextravasation einerseits fördern, andererseits den Abstrom der Lymphe in die großen Lymphgefäße behindern.

Tatsächlich sind bei der Entstehung der verschiedenen Formen eines Lungenödems zumeist mehrere der erwähnten pathogenetischen Möglichkeiten beteiligt (Tab. **16**).

Tabelle **16** Pathogenese einiger wichtiger Lungenödemformen

| | Entstehungsmechanismus |
|---|---|
| Linksherzinsuffizienz<br>Herzinfarkt, Hypertonus<br>Klappenfehler<br>Kardiomyopathie | erhöhter pulmonalkapillärer Druck<br>»pore stretching«? |
| Überinfusion<br>Hypervolämie | erhöhter pulmonalkapillärer Druck<br>Abnahme des onkotischen Drucks? |
| Lungenvenenerkrankungen | erhöhter pulmonalkapillärer Druck |
| »Höhenlungenödem« | erhöhter pulmonalkapillärer Druck?<br>erhöhter pulmonaler Flow? |
| Neurogenes Lungenödem | Sympathikusaktivierung |
| Lungenembolie | ???<br>Surfactant-Mangel? |
| Toxische Inhalantien<br>Reizgase, Kampfgase usw. | Zunahme der Permeabilität |
| Heroinlungenödem | Zunahme der Permeabilität<br>Myokardinsuffizienz?<br>Lymphtransportinsuffizienz? |
| Urämie | Zunahme der Permeabilität |
| Schocklunge<br>Sepsis, Endotoxinämie<br>Kreislaufschock,<br>Intoxikationen | Zunahme der Permeabilität<br>Surfactant-Störung<br>Veränderung der interstitiellen Drucke |
| Postexpansionsödem | Veränderung der interstitiellen Drucke |
| »Hypostatische Pneumonie« | Erhöhter pulmonalkapillärer Druck<br>Veränderung der interstitiellen Drucke<br>Lymphtransportinsuffizienz |

Pathophysiologie

Die Vermehrung des pulmonalen Wassergehaltes verändert die Gewebsstruktur. Daraus ergibt sich eine Reihe von Konsequenzen:

1. Abnahme der Compliance, »die Lunge wird steifer« mit Zunahme der Atemarbeit.
2. Abnahme der Vitalkapazität und der funktionellen Residualkapazität (ohne diagnostische Bedeutung unter klinischen Bedingungen).
3. Zunahme des Atemwegswiderstandes durch Schwellung der Bronchialschleimhaut (ohne diagnostische Bedeutung unter klinischen Bedingungen). Klinisch imponiert diese Situation als »Stauungsbronchitis«.
4. Eine Verlängerung der Transferstrecke mit Diffusionsstörungen spielt allenfalls in späteren Stadien des Lungenödems eine Rolle.
5. Abnahme des arteriellen $pCO_2$ durch die wahrscheinlich über die J-Rezeptoren ausgelöste Hyperventilation und Tachypnoe. Bei einem schweren Lungenödem infolge alveolärer Überflutung oder infolge Ermüdung der Atemmuskulatur kann es zum $pCO_2$-Anstieg kommen.
6. Abnahme des arteriellen $pO_2$ durch Veränderungen des Ventilations-Perfusions-Verhältnisses infolge der Strukturveränderungen der Lunge, häufig akzentuiert durch den infolge des Linksherzversagens verminderten zentralvenösen $O_2$-Gehalt.
7. Weitere Beeinträchtigung der linksventrikulären Leitung durch die arterielle Hypoxämie mit Rückwirkung auf den pulmonalen Gasaustausch.

Symptomatik

Interstitielles und intraalveoläres Ödem sind graduell unterschiedliche Stadien desselben Krankheitsprozesses. Jedem intraalveolären Ödem geht ein interstitielles Ödem voraus. In die klinische Symptomatik des Lungenödems geht die Symptomatik der zum Lungenödem führenden Grundkrankheit ein. Das ist bei der nachfolgenden Zusammenstellung zu beachten.

Interstitielles Ödem:

1. Tachypnoe,
2. verschärftes Atemgeräusch,
3. bei der sogenannten Schocklunge (s. unten) feinblasige, ohrnahe Rasselgeräusche ähnlich der Sklerophonie,
4. deutliches Krankheitsgefühl des Patienten, aufrechte Körperhaltung, fahlblasse Zyanose, Bedrohungsgefühl,
5. trockene Rasselgeräusche,
   Husten – Asthma cardiale.

Intraalveoläres Ödem:

6. fein- bis grobblasige, nicht ohrnahe, mittel- bis endinspiratorische, feuchte Rasselgeräusche,

a

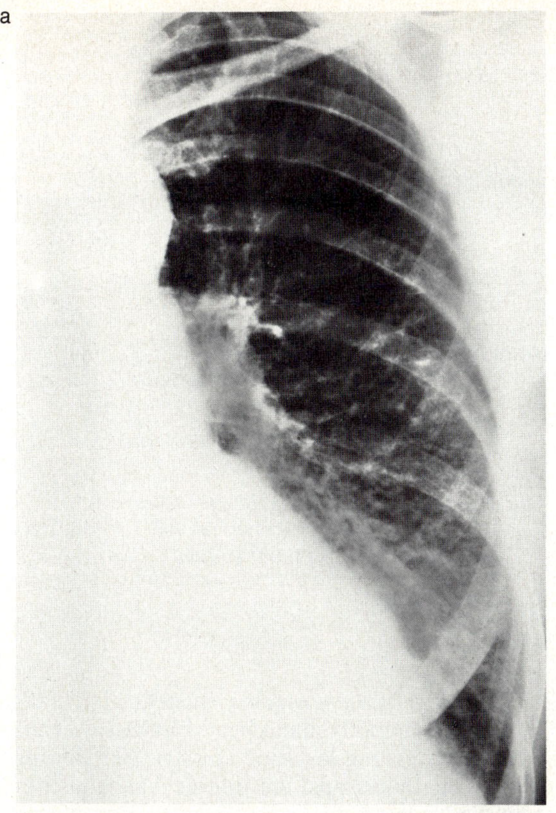

b

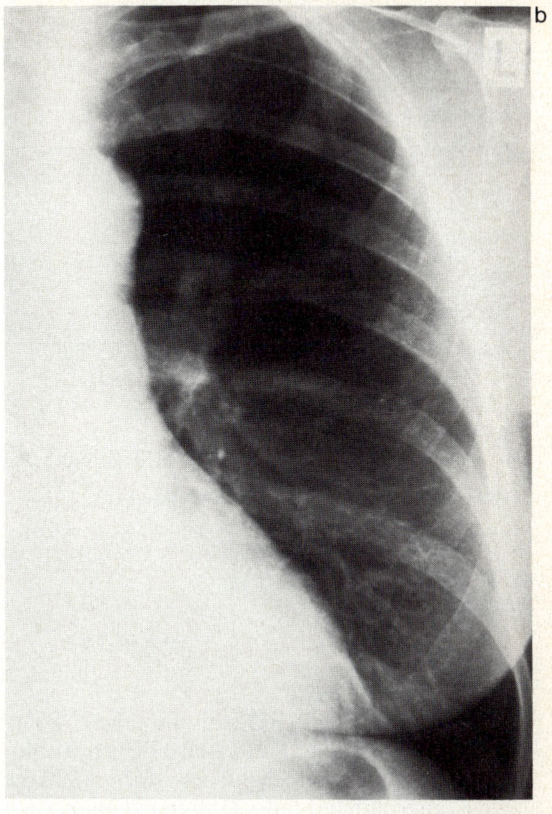

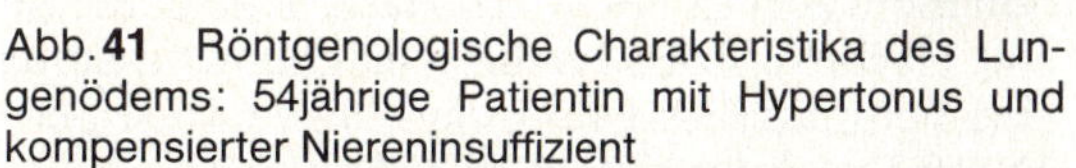

Abb. **41** Röntgenologische Charakteristika des Lungenödems: 54jährige Patientin mit Hypertonus und kompensierter Niereninsuffizient
**a** Stadium des Lungenödems: erweiterte pulmonale Gefäße, besonders in den Oberfeldern, schleierartige, z.T. fleckige Infiltration in allen Lungenabschnitten, ausgeprägt in den Unterfeldern, Lymphstauung kenntlich an Kerley-B-Linien
**b** Dieselbe Patientin nach Rückbildung des Lungenödems: normale Strahlentransparenz, normale Gefäßstruktur in allen Lungenabschnitten mit scharfen, gut abgegrenzten schmalen Pulmonalgefäßen

7. hochgradige Atemnot, »Ringen nach Luft«,
8. Blässe, Zyanose,
9. Schockzeichen, arterielle Hypotonie, Schweißausbruch, kalte, feuchte Extremitäten, Versiegen der Urinproduktion,
10. Expektoration schaumigen, z.T. hämorrhagischen Materials.

Diagnostisches Vorgehen

Das akute Lungenödem, insbesondere das hämodynamisch verursachte Lungenödem, ist ein so charakteristisches Bild, daß es kaum klinisch verkannt werden kann. Die Symptomatik des interstitiellen Lungenödems beginnt erst, wenn sich der Flüssigkeitsgehalt der Lunge etwa verdreifacht hat. Dementsprechend ist die Diagnose des interstitiellen Lungenödems zu Beginn klinisch häufig unmöglich.

Apparative Untersuchungsbefunde:

1. Deutliche Verminderung des arteriellen $pO_2$ (infolge der Abnahme des Herzzeitvolumens beim kardialen Lungenödem auch des gemischtvenösen $pO_2$).
2. Röntgenologisch erscheint das interstitielle Lungenödem als eine diffuse Infiltration von schleierartigem Charakter, häufig schmetterlingsförmig vom Hilus ausgehend.
   Als erstes Zeichen einer Linksherzinsuffizienz findet sich meistens eine Umverteilung der Perfusion der Lunge im Sinne des Vier-Zonen-Modells nach West mit Erweiterung und unscharfer Begrenzung der Gefäße in den oberen Lungenpartien infolge des perivaskulären Ödems (Abb. **41**). Das Röntgenbild erfaßt nicht Frühphasen der beginnenden Wasserakkumulation. Sogenannte Kerley-B-Linien sind ein Hinweis auf interstitielle Wasserakkumulation.

Die Diagnose des Lungenödems basiert mithin auf

1. dem klinischen Bild,
2. den Veränderungen der Blutgase,
3. röntgenologischen Veränderungen,
4. der direkten Messung des intravaskulären und extravaskulären Lungenwassers (gegenwärtig noch im experimentellen Stadium).

Tabelle **17** Differentialdiagnose des Lungenödems

| | Lungenödem | Schocklunge | Pneumonie |
|---|---|---|---|
| **Kriterien** | | | |
| Anamnese | Hypertonus<br>Herzinfarkt<br>Klappenfehler | Schockereignis<br>Sepsis | |
| Fieber | – | + | + |
| Dyspnoe, Tachypnoe | + | + | + |
| Hypoxämie | + | + | + |
| Auskultation | fein- bis grobblasige nichtklingende RG | Sklerophonie | Bronchialatmen<br>pos. Bronchophonie<br>feinblasige klingende RG |
| Sputum | schaumig-rötlich bei intraalveolärem Ödem | – | falls vorhanden eitrig |
| Röntgenologisch | Infiltrationen | Infiltrationen | Infiltrationen<br>Lobärpneumonie: lappenbezogen |

Differentialdiagnose

Beim intraalveolären Ödem bestehen keine Schwierigkeiten. Das Krankheitsbild ist absolut charakteristisch. Allerdings ist es erforderlich, die jeweils zugrundeliegende Ursache diagnostisch zu klären.
Die Diagnose des interstitiellen Lungenödems kann klinisch, blutgasanalytisch und röntgenologisch Schwierigkeiten bereiten. Eine beginnende Linksherzinsuffizienz mit pulmonaler Stauung ist gegenüber dem Asthma bronchiale abzugrenzen. Ein ähnliches klinisches Bild zeigt sich beim Cor pulmonale. Ein Pleuraerguß kann röntgenologisch ähnlich imponieren, Viruspneumonien können dem Bild des interstitiellen Lungenödems ähneln. Wegen der sehr unterschiedlichen Therapie ist die Ursache der Störung im Lungenflüssigkeitshaushalt präzise herauszuarbeiten (Tab. **17**).

## Formen des Lungenödems

### Hämodynamische Lungenödeme

Das *kardiale Lungenödem* ist das geläufigste Beispiel der Entwicklung eines Lungenödems überhaupt. Die Lungen sind Ort der passiven Volumenüberfüllung mit Anstieg des pulmonalen Kapillardruckes infolge Anstieg des linken Vorhofdruckes. Ursache sind alle Formen einer linksventrikulären myokardialen Insuffizienz.
Man nimmt an, daß die Pathogenese des *Höhenlungenödems* unter anderem auf den starken Anstieg des Pulmonalarteriendruckes durch die hypoxische Vasokonstriktion von präkapillären Gefäßen beruht.
Hämodynamische Faktoren dürften auch bei der Entstehung des *Lungenödems bei Lungenembolie* beteiligt sein, obwohl der genaue Pathomechanismus bisher unbekannt ist.
Das *neurogene Lungenödem* entsteht gleichfalls aufgrund hämodynamischer Einflüsse. Eine Schädelverletzung löst eine massive Aktivierung des Sympathikus aus, die infolge Vasokonstriktion die Nachlast des linken Herzens steigert und eine Herzinsuffizienz verursacht. Dies wird durch eine Volumenüberlastung der Lunge infolge peripherer Venokonstriktion gefördert.

### »Heroinlungenödem«

Eine schwere und lebensbedrohliche Komplikation bei Heroinsüchtigen ist die Entwicklung eines Lungenödems. Obwohl die Pathogenese unklar ist, werden toxische Einflüsse auf die Lungenkapillaren und das Myokard durch verunreinigte Injektionen und mangelhafter Lymphabfluß durch mangelhafte Ventilation im Stadium der Intoxikation diskutiert.

### Lungenödem infolge gestörter Permeabilität des Kapillarendothels

Hierzu gehören *Lungenödeme nach Reiz- und Kampfgasinhalation*. Besonders gefährlich sind lipoidlösliche Gase, die in den oberen Atemwegen kaum reizen. Die Zerstörung der alveolokapillären Grenzschicht erhöht die Permeabilität für Flüssigkeit. Das Lungenödem kann mit einer Latenz bis zu 48 Stunden, bei schweren inhalativen Vergiftungen in der Regel mit einer Latenz von 2–6 Stunden auftreten, so daß der Patient bei Exposition mit industriellen Gasen und Reizgasen über diesen Zeitraum überwacht werden sollte.
*Schocklunge – ARDS (Adult respiratory distress syndrom), progressives Lungenversagen*. Unter dem Begriff Schocklunge versteht man ein Krankheitsbild des Lungenparenchyms, das bereits im Beginn durch eine Vermehrung des Flüs-

Tabelle **18** Hämodynamisches Ödem

| Anliegen | Maßnahme |
|---|---|
| Beseitigung der Hypoxämie | $O_2$-Gabe<br>Beatmung |
| Verminderung des $O_2$-Verbrauches | Morphin i. v.<br>5–20 mg »verzettelt« (cave Asthma bronchiale und akute Obstruktion, dort Sedativa absolut kontraindiziert!) |
| Verminderung des venösen Rückflusses | Lagerung<br>Furosemid 40–100 mg i. v.<br>Morphin: s. oben<br>maschinelle Beatmung – evtl. PEEP<br>Nitroglycerin 1–3 Kapseln sublingual, evtl. Vasodilatatoren in individueller Dosierung i. v. |
| Verminderung des Blutvolumens | Furosemid: s. oben<br>Aminophyllin, gleichzeitig broncholytisch wirksam<br>unblutiger oder blutiger Aderlaß (nicht bei Herzinfarkt) |
| Erhöhung der Kontraktilität des linken Ventrikels | Digitalis (cave Arrhythmieauslösung)<br>$\beta_1$-Stimulation (Dobutamin 4 $\mu$g/kg/min)<br>Beseitigung der Hypoxämie ($O_2$-Gabe, Beatmung) |

sigkeitsgehaltes der Lunge, zumeist perivaskulär um kleinere Gefäße, gekennzeichnet ist. Die Permeabilität des Kapillarendothels ist als Primärereignis verändert. Es kommt zur Exsudation eines eiweißreichen Ödems ins Interstitium, später in den Alveolarraum, wo sich hyaline Membranen bilden. Gefördert wird diese Sequenz durch eine Störung im Surfactant-System, die der Flüssigkeitsextravasation Vorschub leistet. In der Pathogenese spielen bakterielle Toxine, Freisetzung und Aktivierung von biogenen Mediatoren aus Leukozyten und anderen Blutzellen, eine Aktivierung des Komplementsystems und sicher weitere bisher nicht völlig verstandene Vorgänge eine Rolle. Eine Störung des Gerinnungssystems mit Ausbildung von Gefäßthromben ist häufig. Die Zerstörung der normalen Lungenstruktur führt zu einer schweren respiratorischen Insuffizienz, der die Patienten in einem hohen Prozentsatz erliegen. Beim Überstehen der akuten Phase des Krankheitsbildes kann eine Lungenfibrose resultieren. Die Schocklunge tritt nach Operationen, Traumen, nach septischen Krankheitsbildern wie Peritonitis, Pneumonie, nach Pankreatitis und Intoxikationen auf.

Bei einer Reihe weiterer Erkrankungen, z. B. der chronischen Niereninsuffizienz, manchen Formen von Leberinsuffizienz sowie bei einer intensiven Infusionstherapie kommt es zur Beeinträchtigung des Flüssigkeitshaushaltes der Lunge. Unter bestimmten Bedingungen, z. B. Urämielunge, können derartige Veränderungen klinisch apparent werden.

### Therapie

Die nachfolgende Differenzierung in therapeutische Maßnahmen beim hämodynamischen Ödem und beim Permeabilitätsödem erfolgt vor allem aus didaktischen Gründen. In der Praxis überschneiden sich die pathogenetischen Sequenzen, so daß häufig, insbesondere auch unter dem Eindruck der akuten Bedrohlichkeit des Lungenödems, alle zur Verfügung stehenden Maßnahmen eingesetzt werden müssen (Tab. **18**). Da die Balance zwischen Ödemgeneration und Ödembeseitigung sehr labil ist, kann schon eine relativ geringe Reduktion des linken Vorhofdrukkes die Situation rasch bessern.
Im Stadium des interstitiellen Ödems ist die Be-

Tabelle **19** Permeabilitätsödem

| Anliegen | Maßnahme |
|---|---|
| Verminderung der Permeabilität | Glukokortikoide 250–1 000 mg i. v., evtl. mehrfach wiederholen. »Ausschleichen« nicht erforderlich |
| Bei Inhalation von Reizgasen | Inhalierbares Steroid, z. B. Betametason, alle 3 Minuten 1–2 Hub eines Dosieraerosols über 2–5 Stunden |
| Beeinflussung der veränderten onkotischen Drucke | Der therapeutische Wert einer Osmotherapie mit Humanalbumin ist theoretisch und praktisch umstritten, da es durch die Permeabilitätsstörung zu einer Abwanderung der osmotisch wirksamen Moleküle ins Interstitium kommen kann, wo sie den Krankheitsprozeß noch verstärken würden. Diese Überlegung gilt insbesondere für die Therapie der Schocklunge |
| Überwachung des zirkulierenden Blutvolumens | Das intravaskuläre Volumen muß sorgfältig an die aktuelle Situation angepaßt werden. Seine Erhöhung führt durch die Erhöhung des pulmonalen Flusses zu weiterer Ödembildung. Eine Verringerung kann eine Insuffizienz des linken Herzens mit negativen Auswirkungen auf die Lunge bzw. eine Niereninsuffizienz mit ebenfalls negativer Auswirkung auf die Lunge herbeiführen |

drohlichkeit in der Regel geringer, so daß zur Therapie mehr Zeit zur Verfügung steht.
Beim Permeabilitätsödem sind die hämodynamisch wirksamen Maßnahmen gleichartig wie beim hämodynamischen Ödem anzuwenden, da auch beim Permeabilitätsödem der intravasale Druck die flüssigkeitsbewegende Kraft darstellt (Tab. **19**).

### Prognose

Die Prognose des akuten Lungenödems ist unter Anwendung der heutigen intensivmedizinischen Möglichkeiten relativ gut, wenn nicht die ursächliche Herzkrankheit (z. B. Herzinfarkt) eine Rekompensation des linken Ventrikels verhindert. Die Prognose der sogenannten Permeabilitätsödeme, insbesondere der Schocklunge, ist schlecht. Die Letalität dieses Krankheitsbildes beträgt etwa 60–80%.

**Merke:** Unter Lungenödem versteht man eine Vermehrung des Flüssigkeitsgehaltes der Lunge, die entweder interstitiell oder interstitiell und/oder intraalveolär auftritt. Pathogenetisch spielen Veränderungen der Hämodynamik, der Permeabilität der pulmonalen Kapillaren, des Surfactant-Systems und des Lymphtransportes eine Rolle. Die Vermehrung des pulmonalen Wassergehaltes führt zur Abnahme der Lungen-Compliance und Vitalkapazität, zur Zunahme des Atemwegswiderstandes sowie zur Verlängerung der Transferstrecke an der Alveolarwand, letztes insbesondere in Spätstadien von Permeabilitätslungenödemen (z. B. Schocklunge).

### Weiterführende Literatur

CIBA – Foundation Symposium 38. Lung Liquids. Elsevier, Amsterdam 1976
Guyton, A. C., H. J. Granger, A. E. Taylor: Interstitial fluid pressure. Physiol. Rev. 51 (1971) 527
Harris, P., D. Heath: The Human Pulmonary Circulation. Churchill Livingston, Edinburgh 1977
Staub, N. C.: Lung Water and Solute Exchange. M. Dekker, New York 1978
West, I. B.: Regional Differences in the Lung. Academic Press, London 1977
v. Wichert, P.: Schocklunge. Med. Klin. 74 (1979) 1
v. Wichert, P.: Surfactant Research. Karger, Basel 1984

# Pleuraerkrankungen

## Pneumothorax

**Definition:** Unter einem Pneumothorax versteht man die Ansammlung von Luft oder Gas im Pleuraraum.
Nach der Pathophysiologie des Entstehungsmechanismus unterscheidet man *innere* und *äußere, geschlossene* und *offene* Pneumothorazes *mit* oder *ohne Ventilmechanismus* (Spannungspneumothorax).

Perforierende Thorax- und Lungenverletzungen oder krankheitsbedingte Rupturen der Pleurablätter lassen Luft durch die Thoraxwand oder das Lungenparenchym in den Pleuraraum eintreten. Tritt die Luft durch ein Brustwandloch in den Pleuraraum ein, sprechen wir von einem *äußeren* Pneumothorax, tritt die Luft durch das Lungengewebe in den Pleuraraum ein, von einem *inneren Pneumothorax*. Bleibt der Pneumothorax nach Anlegen einer Saugdrainage bestehen, handelt es sich um einen nach *innen* oder nach *außen offenen* Pneumothorax. Entfaltet sich die Lunge durch spontane Resorption oder durch Absaugen der Luft, handelt es sich um einen *geschlossenen* Pneumothorax.
Bei sogenannten »Mantelpneus« oder Teilpneumothorazes ohne respiratorische Insuffizienz ist die Spontanresorption vorzuziehen. Bei einem nach innen oder außen *offenen* Pneumothorax ist das Legen einer Saugdrainage, ohne den spontanen oder chirurgischen Verschluß der Perforationsstelle abzuwarten, sinnlos, da durch die Saugdrainage die Wunde offengehalten wird. Nur bei lebensbedrohlichen Pneumothorazes (meist beidseitig nach innen offen) wird man durch Saugen mit großer Stromstärke versuchen, die perforierten Lungen einigermaßen entfaltet und damit für den Gasaustausch funktionsfähig zu halten. Vollkommen kollabierte Lungen sind nicht durchblutet. Aus diesem Grunde sind »lungengesunde« Patienten mit einseitigem Pneumothorax im allgemeinen weder dyspnoisch noch zyanotisch. Beim großflächig einseitig nach außen offenen Pneumothorax kann es zum sogenannten *Mediastinalflattern* kommen mit inspiratorischem Ansaugen des Mediastinums nach der gesunden Thoraxseite und exspiratorischer Verdrängung des Mediastinums zur perforierten Thoraxwand hin. Ein luftdichter Verschluß der Thoraxwandöffnung behebt den lebensgefährlichen Zustand schlagartig. Eine weit häufigere und gefürchtetere Komplikation des *inneren* Pneumothorax ist die Entstehung eines Ventilmechanismus mit sogenanntem *Spannungspneumothorax*. Durch die inspiratorische Dehnung der Lunge und zunehmende Negativierung des Pleuradruckes kommt es zum endinspiratorischen Übertritt von Luft in den Pleuraraum, welche exspiratorisch aus diesem nicht mehr entweichen kann. Dies führt zur einseitigen Überdehnung des Brustkorbes mit Tiefertreten des Zwerchfells auf der kranken Seite und Verdrängung des Mediastinums zur gesunden Seite hin. Eine Stauung des venösen Rückflusses, Tachykardie und Tachypnoe sind oft nachweisbar. Das transthorakale Einlegen einer großlumigen Venenpunktionsnadel auf der Lungenseite mit hypersonorem Klopfschall und fehlendem Atemgeräusch behebt den lebensgefährlichen Zustand sofort.

Nach der Pathogenese des Pneumothorax unterscheidet man:

1. traumatischer Pneumothorax:
   - unfallbedingt,
   - iatrogen.
2. Spontanpneumothorax:
   - idiopathisch,
   - symptomatisch.

### Traumatischer Pneumothorax

#### Unfallbedingter Pneumothorax

Jeden nicht krankheitsbedingten und willkürlich oder unwillkürlich durch den Arzt herbeigeführten Pneumothorax wollen wir als unfallbedingt bezeichnen. Diese Einteilung ist vor allem von gutachterlichem Standpunkt aus sinnvoll, da viele Patienten ein enormes Kausalitätsbedürfnis haben und jeden Pneumothorax auf ein ursächliches Trauma zurückzuführen wünschen. Unfallbedingte Pneumothorazes kommen vorwiegend durch perforierende Thoraxwand- und Lungenverletzungen zustande. Stumpfe, geschlossene Traumata mit Rippenbrüchen (Anspießung der Pleura visceralis) führen zu innerem Pneumothorax, breite Thoraxwanderöffnung zu äußerem Pneumothorax (s. auch Thoraxtraumata). Geschoß- und Messerstichverletzungen können zu kombiniertem innerem und äußerem Pneumothorax führen.

#### Iatrogener Pneumothorax

Beim iatrogenen Pneumothorax kann man zwischen einem diagnostischen (z. B. Thorakoskopie) und therapeutischen (z. B. Tbc-Kavernenblutung) unterscheiden. Iatrogene Komplikationen sind wohl die häufigste Ursache eines Pneumothorax überhaupt. Es seien hier nur einige Möglichkeiten erwähnt:

- transbronchiale und transthorakale Lungenbiopsien,
- transdiaphragmale Leberbiopsien,
- Pleurapunktionen,
- Pleuradrainage mit Nadeln,
- nicht fachgerechte Handhabung von Pleuradrainagen,
- Legen von Subklaviakathetern,
- Injektionen zur Schmerzbekämpfung im Bereich der BWS,
- intrakardiale Injektionen und kardiale Reanimation (Rippenbrüche!),
- Überdruckbeatmung.

## Spontanpneumothorax

Bei zahlreichen Lungenerkrankungen kann es ohne einen zusätzlichen äußeren Faktor zum Auftreten eines Pneumothorax kommen. Häufigste Ursache dürfte das spontane Platzen von subpleuralen Emphysemblasen sein (s. auch Lungenemphyseme, paraseptales C3).

### Idiopathischer Spontanpneumothorax

Findet man keine vorbestehende Lungenerkrankung, spricht man von einem idiopathischen Spontanpneumothorax. Bei Jugendlichen, wo der Spontanpneumothorax oft ohne manifeste Lungenkrankheit auftritt, finden wir thorakoskopisch meist ein sogenanntes paraseptales Lungenemphysem, das röntgenologisch und funktionell nicht zu fassen ist.

#### Therapie

Der rezidivierende Spontanpneumothorax wird durch Verödung mit Tetracyclinhydrochlorid (stark saure Lösung) oder durch Aufrauhung oder Exstirpation der Pleura parietalis behandelt. Dazu ist aber eine Thorakotomie notwendig. Wir lassen eine Pleuradrainage während 3 Tagen nach vollständiger Entfaltung der Lunge liegen unter der Vorstellung, daß dadurch das Auftreten einer mechanischen Entzündung und eine Pleuraverwachsung begünstigt werden.
Operative Eingriffe sollten dann vorgenommen werden, wenn der Pneumothorax abwechslungsweise oder gleichzeitig beide Lungen betrifft oder häufig rezidiviert (mehr als 3 Rezidive). Schließt sich der innere Pneumothorax nicht, muß nach vorangehender Lecksuche nach spätestens einem Monat eine Thorakotomie mit Übernähung oder eine Resektion der Emphysemblasen vorgenommen werden. Der rezidivierende »idiopathische« Spontanpneumothorax ist gefährlich, wenn er gleichzeitig beidseits auftritt oder sich ein Spannungspneumothorax entwickelt. Der Patient ist darüber zu orientieren. Auch auf die Flug- und Tauchunfähigkeit ist hinzuweisen, ebenso wie auf die Gefahren bei der Überwindung großer Höhendifferenzen mit Bergbahnen.

a

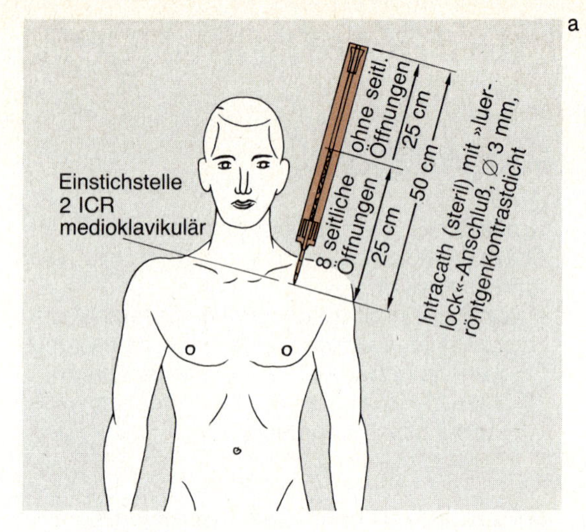


b

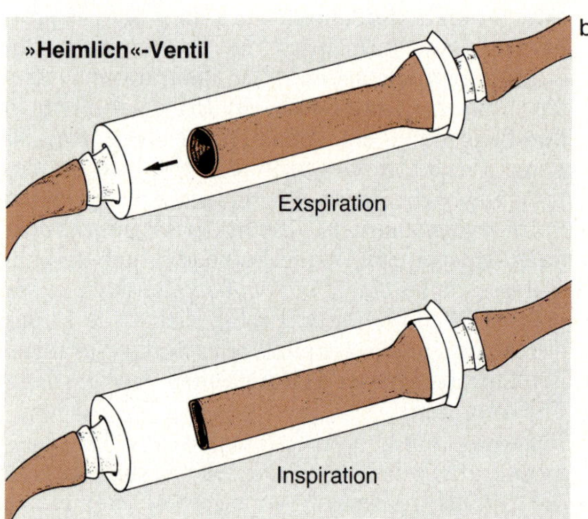


Abb. **42a** Punktiert wird am oberen Rippenrand im Pneumothoraxbereich. Bei totalem Pneumothorax im 2. ICR nach vorangehender Lokalanästhesie. Es wird mit einem Sog von 30–50 cm $H_2O$ (22–37 mm Hg) abgesaugt, bis die Lunge anliegt (Pleuraschmerz). Entfaltet sich die Lunge innerhalb von Minuten nicht, handelt es sich um einen offenen Pneumothorax; ein weiteres Absaugen ist sinnlos. Man läßt den Drain mit »Heimlich«-Ventil (**b**) als Prophylaxe gegen einen Spannungspneumothorax liegen. Bei verminderter Dehnbarkeit der Lunge durch Fibrinbeläge oder Schwartenbildung (alte Pneumothorazes) erreicht man durch Soganwendung selbst von mehr als 50 cm $H_2O$ (37 mm Hg) keine Entfaltung. In diesen Fällen kann ein erhöhter Unterdruck ein mechanisches Lungenödem, eine Mediastinalverlagerung mit lebensgefährlicher Tachypnoe und Tachykardie verursachen

### Symptomatischer Spontanpneumothorax

Bei älteren Leuten tritt der symptomatische Spontanpneumothorax meist im Rahmen von chronischen Lungenkrankheiten auf. Die Tuberkulose führt heute nur noch selten im Rahmen von Kavernendurchbrüchen zum Pneumothorax. Dabei entsteht aber selten ein einfacher Pneumothorax, sondern wie bei unspezifischem Abszeßdurchbruch in die Pleurahöhle meist ein Sero- oder Pyo- bzw. Hämatopneumothorax.

#### Therapie

Kleine Mantelpneus können konservativ behandelt und ambulant überwacht werden. Ein ausgedehnter Pneumothorax ist durch das Legen eines Pleuracaths (nach Matthys) zu drainieren (Abb. **42**).

**Merke:** Der einseitige innere Pneumothorax führt bei normal funktionierender Restlunge nur beim Auftreten eines Spannungspneumothorax zu einer lebensgefährlichen Situation. Dieser wird durch einfache Punktion mit einer weitlumigen Kanüle sofort entlastet. Damit ist die bedrohliche Ateminsuffizienz vorderhand behoben.

#### Weiterführende Literatur


Carr, D.T., A.W.Silver, F.H.Ellis: Management of spontanous pneumothorax with special reference to prognosis after various kinds of therapy. Mayo Clin. Proc. 38 (1963) 103–109

Cordice, J.W.V., J.Caleezon, G.H.Aumpherey: Chest trauma with pneumothorax and hemothorax. Review of experience with 502 cases. J. thorac. cardiovasc. Surg. 50 (1965) 316–338

Dines, D.E., O.T.Clagett, W.S.Payne: Spontanous pneumothorax in emphysema. Mayo Clin. Proc. 45 (1970) 481–487

Matthys, H. et al.: Behandlung von Pleuraergüssen mit einem speziellen Saugdrain. Schweiz. med. Wschr. 103 (1973) 1557–1560

Overrath, G. et al.: Anwendung eines dünnen Saugdrains in der Pneumonologie. Therapiewoche 24 (1974) 208

Töllner, U., R.Hofstetter: Thoraxdrainage mit dem Matthys-Drain bei Kindern. Klin. Pädiat. 189 (1977) 161–164


## Pleuraerguß

**Definition:** Jede Vermehrung der Flüssigkeitsmenge in der Pleurahöhle über das normale Maß hinaus wird als Pleuraerguß bezeichnet. Flüssigkeitsmengen unter 200 ml entziehen sich in der Regel der diagnostischen Erfassung.

#### Physiologie

Die Pleurablätter, bestehend aus einer einfachen Lage mesothelialer Zellen, sind durch eine geringe Menge seröser Flüssigkeit, Eiweißgehalt etwa 2 g/dl (20 g/l), getrennt. Die viszerale Pleura erhält ihre Blutversorgung über die A. pulmonalis und drainiert in die V. pulmonalis. Der mittlere endexspiratorische Pleuradruck liegt bei etwa −5 cm $H_2O$ (−3,7 mmHg). Da der Gasdruck in den Pleuragefäßen unterhalb des Pleuradruckes liegt, ist der Pleuraraum normalerweise gasfrei, so daß die Pleurablätter einander anliegen. Beide Pleurablätter sind gas- und flüssigkeitspermeabel. Der Druck in den systemischen Kapillaren der parietalen Pleura ist höher als derjenige in den Kapillaren der viszeralen Pleura, so daß der Flüssigkeitsstrom von der parietalen Pleura in den Pleuraraum geht. Die Flüssigkeit wird dann von der viszeralen Pleura reabsorbiert, so daß sich ein Gleichgewicht herstellt. Man hat eine Halbwertszeit der Pleuraflüssigkeit von 2 Stunden geschätzt. Veränderungen der Permeabilität der Gefäße, des Flüssigkeitsabtransportes über das lymphatische System, z. B. bei Obstruktion der Lymphbahnen, können zu einer Veränderung der Flüssigkeitsbalance und damit zur Entstehung eines Pleuraergusses führen. Der Abtransport der Pleuraflüssigkeit über die Lymphbahnen wird durch die Atembewegung gefördert. Dementsprechend kann sich ein Pleuraerguß entweder durch zunehmende Flüssigkeitsexsudation in den Pleuraraum oder durch unzureichenden Flüssigkeitsabstrom entwickeln.

#### Häufigkeit

Pleuraergüsse sind häufig. Sie werden nicht nur bei Lungenkrankheiten beobachtet, sondern treten auch als Begleitphänomen bei Herzkrankheiten, Systemerkrankungen und malignen Erkrankungen, Stoffwechselstörungen und Erkrankungen im Abdomen auf (Tab. **20**).

#### Klinik

Erkrankungen der Pleura, insbesondere entzündlicher Art, sind häufig durch einen stark atemabhängigen erheblichen Schmerz in der befallenen Thoraxseite charakterisiert. Der Pleuraschmerz entsteht in der parietalen Pleura, die reichlich mit Nerven versorgt ist. Die viszerale Pleura ist nicht schmerzempfindlich. Eine Vermehrung der Flüssigkeit im Pleuraraum verändert die Thoraxme-

Tabelle **20** Pathogenese und Differentialdiagnose des Pleuraergusses

| Ursache | Art des Ergusses |
|---|---|
| Hämodynamische Ursachen<br>Rechts- oder Linksherzinsuffizienz<br>Obstruktion der V. cava superior | Transsudat |
| Hypalbuminämie<br>z. B. nephrotisches Syndrom, Leberzirrhose | Transsudat |
| Störungen im Salzwasserhaushalt | Transsudat |
| Verlegung der mediastinalen Lymphbahnen z. B. durch Karzinommetastasen oder Lymphome | Transsudat oder Exsudat |
| Meigs Syndrom (Ovarialtumor mit Aszites und Pleuraerguß) | Transsudat |
| Auf die Pleura übergreifende Karzinome (z. B. Bronchialkarzinom oder Mammakarzinom) | Exsudat, meist hämorrhagisch selten Transsudat, zytologisch oft maligne Zellen nachweisbar |
| Pleurainfektion bakteriell, para- oder postpneumonisch | Exsudat oder Empyem tuberkulös – oft hämorrhagisch |
| Virusinfektion | Exsudat |
| Lungeninfarkt | Exsudat – oft hämorrhagisch |
| Systemerkrankungen vom Typ Kollagenosen, z. B. Lupus erythematodes, rheumatoide Arthritis | Exsudat |
| Abdominalerkrankungen subphrenischer Abszeß Pankreatitis | Exsudat – selten Transsudat |
| Pneumothorax | Exsudat |
| Thoraxtraumen, z. B. Rippenfraktur | hämorrhagisches Exsudat oder intrapleurale Blutung |
| Traumatisch oder durch Tumoren verursachte Arrosion des Ductus thoracicus | Chylothorax |
| Lymphgefäßanomalien | Chylothorax |
| Peritonealdialyse (Flüssigkeitsübertritt durch peritoneal-pleurale Verbindungen) | »Transsudat« |

chanik in der betroffenen Seite und behebt den Reibeschmerz. Sie verkleinert die Atemfläche und führt zu einer Verschiebung des Mediastinums, so daß schließlich Dyspnoe und Zyanose auftreten.
Bei der physikalischen Untersuchung ist bei trokkener Pleuritis (Pleuritis sicca) Pleurareiben zu hören, bei Pleuraerguß findet sich Dämpfung bei der Perkussion, lateral häufig ansteigend in Form der sogenannten Ellis-Damoiseau-Linie. Befindet sich Gas über dem Pleuraerguß, so entfallen die Adhäsionskräfte der Pleura, und der Erguß steht waagerecht. Man palpiert abgeschwächten bis aufgehobenen Stimmfremitus und hört abgeschwächtes bis aufgehobenes Atemgeräusch. Am oberen Rand des Pleuraergusses sind infolge der Gewebskompression Bronchialatmen und positive Bronchophonie zu hören. Es sind mehr als 200 ml Flüssigkeit im Pleuraraum notwendig, um diese physikalischen Zeichen erkennbar zu machen. Die erwähnte Symptomatik gilt für Flüssigkeitsansammlungen im Pleuraraum generell unabhängig von deren Entstehungsmechanismus.
Entzündliche Pleuraerkrankungen gehen in der Regel mit Fieber und den üblichen Zeichen der Infektion einher.
Weitere Symptome können den unterschiedlichen zum Pleuraerguß führenden Grundkrankheiten zugeordnet werden. Differentialdiagnostisch sind vor allem Pneumonie und Lungeninfarkt abzugrenzen (Tab. **21**).

### Diagnostisches Vorgehen

Schon die Betrachtung des Ergusses läßt die Beschaffenheit erkennen. Das Exsudat ist intensiver und gelblicher gefärbt als das Transsudat und häufig auch etwas getrübt. Das Empyem ist dickflüssig und rahmig. Hämorrhagische Ergüsse variieren in der Farbe zwischen einer rötlichen Färbung und blutähnlicher Beschaffenheit. Chylus ist milchig.

#### Chemische Analyse

Eiweißgehalt:

| | |
|---|---|
| unter 3 g/dl (30 g/l) | Transsudat, |
| über 3 g/dl (30 g/l | Exsudat. |

Spezifisches Gewicht:

| | |
|---|---|
| unter 1,016 | Transsudat, |
| über 1,016 | Exsudat. |

Hämoglobin:

| | |
|---|---|
| >0,2 g/dl (>2 g/l) | deutlich hämorrhagischer Erguß. |

Beim Hämatothorax ist der Blutgehalt deutlich höher. Der Hämatokrit überschreitet aber selten 50% desjenigen des Blutes.

| | |
|---|---|
| Glucosekonzentration erniedrigt: | Pleuraexsudat bei rheumatoider Arthritis. |

| | |
|---|---|
| Pankreasenzym stark erhöht: | akute Pankreatitis, |
| gering erhöht: | unter Umständen bei Pankreastumoren. |

Zytologische Untersuchung

Bei neoplastischen und tuberkulösen Ergüssen ist die Leukozytenzahl im Exsudat erhöht und liegt zwischen 500 und 2000/mm$^3$ (0,5–2,0 × $10^9$/l), häufig findet sich ein Vorherrschen von Lymphozyten. Bakterielle Entzündungen sind durch neutrophile Leukozyten, häufig mehr als 10000/mm$^3$ (10 × $10^9$/l), ausgezeichnet. Eine Eosinophilie findet sich nicht selten bei Systemerkrankungen und malignen Ergüssen.
Der Nachweis maligner Zellen im Pleuraerguß beim Karzinom, besonders beim Bronchialkarzinom, bedeutet ein Stadium III der Erkrankung.

Bakteriologische Untersuchung

Der kulturelle Nachweis der verantwortlichen Keime ist therapeutisch wertvoll. Bei Tuberkulose kann man selten im Ausstrichpräparat vom Ergußsediment, nach Ziehl-Neelsen gefärbt, Mykobakterien sehen. Die bakteriologische Ausbeute wird durch Anreicherungsmaßnahmen aus großen Ergußmengen deutlich besser.

Apparative Diagnostik

Röntgenologie

Die Pleura als Organ ist röntgenologisch nicht sichtbar. 200–400 ml Flüssigkeit müssen im Pleuraraum enthalten sein, um röntgenologisch erkennbar zu werden. Die Verteilung des Ergusses im Pleuraraum folgt den Gesetzen der Schwerkraft, so daß sich eine lateral ansteigende Randlamelle im a.-p. Strahlengang zu bilden scheint. Subpulmonale Ergüsse imponieren als Zwerchfellhochstand. Linksseitig ist eine Vergrößerung der Distanz zwischen Magenblase und Lunge diagnostisch verwertbar. Interlobäre Pleuraergüsse können sich röntgenologisch sehr unterschiedlich darstellen und als Rundherde oder schleierartige Eintrübungen imponieren. Aufnahmen in zwei Ebenen sind in diesen Fällen unerläßlich.

Bioptische Verfahren

Die Pleura ist bioptisch sehr gut zugänglich. Die Komplikationsrate bei Biopsien ist gering, dennoch sind Pneumothorax und Hämatothorax möglich. Mehrfachbiopsien steigern die diagnostische Ausbeute erheblich. Bioptische Verfahren führen bei Tuberkulose und malignen Pleuraerkrankungen in über 60 % der Fälle zu einer histologischen Diagnose.

Endoskopie

Die Thorakoskopie erlaubt mit gezielter Biopsie erkrankter Areale eine noch präzisere Aussage als die Pleurablindbiopsie. Die Thorakoskopie ist heute von wenigen Ausnahmen abgesehen eine rein diagnostische Methode.

Ultraschall

Während die gesunde Lunge wegen ihrer Luftfüllung der Ultraschalluntersuchung nur sehr eingeschränkt zugänglich ist, können diese Verfahren beim Pleuraerguß zur Beurteilung der Feinstruktur des röntgenologisch dichten Ergußraumes mit Vorteil eingesetzt werden.

Computertomographie

Geringe Ergußmengen lassen sich im Computertomogramm gut darstellen. Besonders bei malignen Ergüssen zeigt das Computertomogramm häufig pleuranah sitzende Tumoren oder Pleuratumoren besser als die konventionelle Röntgentechnik.

## Klinische Besonderheiten bei Pleuraergüssen verschiedener Ursache

Stauungsergüsse

Stauungsergüsse sind zunächst oft rechtsseitig lokalisiert. Erst bei schwerer Herzinsuffizienz findet sich ein doppelseitiger Erguß. Dieses gilt auch für den Hydrothorax bei Aszites oder Meigs-Syndrom. Stauungsergüsse bilden sich, da sie eine quantitative Variante des normalen Flüssigkeitshaushaltes der Pleura darstellen, nach Beseitigung der ursächlichen Störungen ohne Residuen zurück. Die Therapie ist in erster Linie auf die Grundkrankheit, z. B. die Herzinsuffizienz, gerichtet, lediglich aus »mechanischer« Ursache muß lokal eingegriffen werden (s. unten).

Pleuritis bei bakterieller Infektion

Obwohl die Tuberkulosehäufigkeit in Mitteleuropa zurückgeht, sind tuberkulöse Pleuraergüsse auch heute nicht selten. Näheres siehe im Kapitel Tuberkulose.
Bakterielle Pneumonien führen fast immer zu einer Pleurabeteiligung, die oft nur kurzdauernd ist und nicht selten in Form einer Pleuritis sicca beobachtet wird. Para- oder postpneumonische Ergüsse bleiben oft steril. Bei Vermehrung der Bakterien im Erguß entwickelt sich ein Empyem. Wenngleich sich derartige Pleuritiden auch ohne Residuen lösen können, kommen doch Verschwartungen nicht selten vor. Persistierende Pleuraexsudate sind deswegen abzupunktieren. Ein Empyem muß entweder durch wiederholte Punktion oder mit einer sogenannten geschlossenen Spülbehandlung saniert oder drainiert werden. Bei ausgedehnten Verschwartungen sind nach Abklingen des entzündlichen Prozesses chirurgische rekonstruktive Maßnahmen zu erwägen (Dekortikation der Lunge), jedoch nur selten funktionell effektiv. Ergüsse, die sehr fibrinreich sind, werden manchmal vom Organismus spontan nicht reabsorbiert, da das im Pleuraraum verbleibende Fibrin einen ständigen Reiz zur Ergußnachbildung darstellt. In diesem Fall, bei dem konservative Therapiemaßnahmen in der

Regel versagen, ist eine chirurgische Sanierung notwendig.

### Pleuritis bei Virusinfektion

Pleuraergüsse bei Virusinfektionen sind nicht selten und zumeist nur gering ausgeprägt. Das Ergußsediment zeigt eine geringere Anzahl von Lymphozyten, kulturell sind die Ergüsse steril. Häufig scheinen bei Virusinfektionen trockene Pleuritiden zu sein, die durch stark atemabhängige Schmerzen klinisch auffallen. Sie werden beobachtet bei Coxsackie-Infektionen, Echovirusinfektionen, Adenoviren, Ornithose und Mykoplasmeninfektionen. Eine besondere Form ist die Infektion mit Coxsackie-B-Virus (Bornholm disease, Pleurodynie) mit schweren pleuritischen Schmerzen. Bei Virusinfektionen sind Perikarditiden und Myokarditiden möglich und nicht selten. Die Diagnostik muß diesen Aspekt stets berücksichtigen.

### Lungeninfarkt

Pleuraergüsse, meist hämorrhagisch, komplizieren etwa die Hälfte der Fälle mit Lungeninfarkt. Häufig findet sich eine erhöhte Anzahl von Eosinophilen im Sediment.

### Systemerkrankungen

Erythematodes, Pseudoerythematodes, Sklerodermie, Dressler-Syndrom und andere sogenannte Kollagenosen zeigen in 25–70% der Fälle eine Polyserositis mit Pleuraerguß. Zumeist finden sich gleichzeitig Manifestationen der Erkrankung an anderen Organen, so daß die Diagnose unter Berücksichtigung serologischer Methoden leicht ist. Bei der rheumatoiden Arthritis finden sich in 10–20% der Fälle Pleuraergüsse. Es handelt sich um ein lymphozytäres Exsudat, gelegentlich mit hohem Cholesteringehalt. Pleurareaktionen werden auch in der Mehrzahl der Patienten mit Lungenfibrosen beobachtet, obwohl die funktionelle Beeinträchtigung in diesen Fällen hinter der Grundkrankheit an Bedeutung zurückbleibt.

### Hämatothorax

Die Ursache des Hämatothorax ist meist traumatisch, nicht selten iatrogen traumatisch, jedoch kommen auch spontane Blutungen bei Antikoagulantientherapie, z. B. beim Lungeninfarkt, vor. Blut im Pleuraraum ist ein Reiz zur Exsudation seröser Flüssigkeit, so daß das Blut zumeist schnell verdünnt wird (s. Diagnostik). Ausgedehnte Blutungen in den Pleuraraum erfordern häufig später eine chirurgische Dekortikation, obschon sich auch diese Formen des Pleuraergusses zumeist spontan mit geringen Residuen zurückbilden, wenn sie rechtzeitig drainiert werden.

### Maligne Pleuraergüsse

Eine Metastasierung eines Karzinoms in die Pleura parietalis oder visceralis führt zu einer meist erheblichen Ergußbildung. Das Exsudat ist gewöhnlich hämorrhagisch und enthält Tumorzellen (s. oben). Besonders häufig werden maligne Ergüsse bei Bronchial- und Mammakarzinomen sowie beim Mesotheliom beobachtet. Die besonders hochgradige Ergußbildung führt zu einer erheblichen Beeinträchtigung der Atmung, die oftmals das führende Symptom der Erkrankung wird. Pleuraergüsse können bei malignen Erkrankungen auch dann auftreten, wenn der Lymphabstrom über das Mediastinum infolge mediastinaler Metastasen oder bei mediastinalen Lymphomen gestört ist, ohne daß eine direkte Tumorinvasion ins Pleuragewebe vorhanden sein muß. Bei malignen Pleuraergüssen kommen spontane Rückbildungen nicht vor. Wiederholte Punktionen des Ergusses, die zur Entlastung der Atmung nicht selten notwendig sind, führen gerade bei diesen geschwächten Patienten durch den mit der Punktionsbehandlung verbundenen Eiweißverlust zu einem schnellen Verfall des Allgemeinzustandes.

### Therapie

In der Therapie des Pleuraergusses sind Maßnahmen, die auf die Grundkrankheit gerichtet sind, von solchen zu unterscheiden, die der Lokalbehandlung des Pleuraergusses dienen.

Zu den ersteren gehört die antibiotische Behandlung von respiratorischen Infektionen oder die Behandlung der Systemerkrankungen z. B. mit Kortikoiden und Immunsuppressiva bzw. die Behandlung von Tumoren.

Die Lokalbehandlung des Pleuraergusses ist wiederum abhängig von seiner Ursache und seinem Ausmaß. Ist der Pleuraerguß hochgradig, d. h., beeinträchtigt er die Atmung des Patienten, so muß eine Entlastung durch Punktion herbeigeführt werden. Hierbei sollten einzeitig nicht mehr als 1–1,5 l entfernt werden, um negative Auswirkungen auf den Kreislauf oder ein Lungenödem e vacuo zu vermeiden. Diese Indikation ergibt sich bei ausgedehnten Ergüssen bei Herzinsuffizienz oder bei malignen Erkrankungen.

Das therapeutische Ziel bei der Punktion entzündlicher Pleuraexsudate ist dagegen nicht die mechanische Entlastung, sondern die Vermeidung ausgedehnter Verschwartungen, insbesondere bei eiweißreichen Ergüssen, z. B. bei Tuberkulose oder bei Systemerkrankungen.

Erhebliche Probleme bereitet die Behandlung von hochgradigen Pleuraergüssen bei Malignomen. Da die Tendenz dieser Ergüsse »nachzulaufen« erheblich ist und es dadurch immer wieder zur Beeinträchtigung der Respiration kommt, sind zahlreiche Verfahren versucht worden, die Ergußbildung zu vermindern. Am erfolgreichsten ist sicher die chirurgische Pleurektomie mit anschließender Pleurodese, jedoch ist dieses Verfahren wegen der Ausbreitung der Tumoren häufig nicht anwendbar. Die Instillation von Zytostatika und Radionukliden in den Pleuraraum führt

in Einzelfällen zu einem Versiegen der Ergußproduktion, generell sind diese Methoden jedoch wenig erfolgreich. In neuerer Zeit hat man versucht, durch konsequente Dauerabsaugungen des Pleuraergusses und Instillation von entzündungsfördernden Substanzen eine Pleurodese zu erreichen. Die Behandlung des rezidivierenden malignen Pleuraergusses stellt nach wie vor ein erhebliches, oft nicht zu lösendes Problem dar.
Beim Chylothorax ist die Spontanneigung zur Verklebung der Pleurablätter wegen des geringen Fibrinanteils im Chylus gering. Ein chirurgischer Verschluß der Leckage im Lymphsystem ist anzustreben, jedoch nur bei traumatisch entstandenen Lymphfisteln mit Erfolg durchführbar.

### Folgezustände nach Pleuritiden und Pleuraergüssen

Postpleuritische Residuen mit zipfelförmigen Ausziehungen des Zwerchfelles oder Ausrundung des Zwerchfell-Rippen-Winkels sind häufig. Eine Beeinträchtigung der Lungenfunktion wird hierdurch selten erreicht. Auch Einfaltungen in der Pleura visceralis nach Pleuritiden (Walzenatelektasen) führen zumeist nicht zu einer Beeinträchtigung der Atmungskapazität.
Bei ausgedehnteren Pleuraverschwartungen hingegen besteht stets eine restriktive Ventilationsstörung. Die Entwicklung von Pleuraschwarten ist nicht nur von der Ausbreitung und Dauer des Prozesses, sondern auch von der Ursache der Pleuritis abhängig. Tuberkulöse Pleuritiden und Pleuraempyeme führen zu besonders ausgedehnten Verschwartungen. Diese fesseln die Lunge und können durch Schrumpfung zu Thoraxdeformitäten Anlaß geben. Die Atmungsfunktion einer so befallenen Lunge ist erheblich vermindert. Das Ausmaß der Funktionsstörung ist röntgenologisch schwierig abschätzbar, auch wenn eine deutliche Pleuraverdickung im Röntgenbild sichtbar ist. Es muß durch seitengetrennte Analyse der Lungenfunktion das Ausmaß der lokalen Restriktion bestimmt werden. Neben der Bronchospirometrie sind nuklearmedizinische Verfahren geeignet, Unterschiede in der regionalen Ventilation zu erfassen.

**Merke:** Flüssigkeitsmengen im Pleuraraum über 200 ml sind klinisch bzw. röntgenologisch nachweisbar. Neben entzündlich verursachten Exsudationen (Infektionen, Systemerkrankungen) treten Pleuraergüsse vor allem bei Veränderungen der intrathorakalen Hämodynamik (Herzinsuffizienz) und malignen Erkrankungen auf. Nach dem spezifischen Gewicht bzw. Eiweißgehalt unterscheidet man ein Transsudat (unter 3 g/dl [30 g/l] Eiweiß) von einem entzündlichen oder neoplastischen Exsudat. Maligne Ergüsse sind oft hämorrhagisch. Chemische, zytologische, bakteriologische und serologische sowie bioptische Methoden sind in der Diagnostik einzusetzen. Bei unvollständiger Rückbildung des Pleuraergusses bildet sich eine Pleuraschwarte, die die Atmungsfunktion der Lunge ebenfalls beeinträchtigen kann. Ein erheblicher Teil der Pleuraergüsse bleibt diagnostisch ungeklärt.

### Weiterführende Literatur

Agostoni, E.: Transpulmonary pressure. In West, J. B.: Regional Differences in the Lung. Academic Press, London 1977
Light, R. W., I. M. Mac Gregor, P. C. Ludsinger, W. C. Ball: Pleural effusions: The diagnostic separation of transudates and exudates. Ann. intern. Med. 77 (1972) 507–513
Roy, P. H., D. T. Carr, W. S. Payne: The problem of chylothorax. Mayo Clin. Proc. 42 (1967) 457
Storey, D. D., D. E. Dines, D. T. Cotes: Pleural effusion. A diagnostic dilemma. J. Amer. med. Ass. 236 (1976) 2183–2186

## Pleuratumoren

**Definition:** Maligne und benigne Geschwülste der Pleura gehen in der Regel von der Pleura parietalis aus. Gutartige Pleuratumoren sind extrem selten; gestielte Fibrome und zystische Tumoren mit flüssigkeitsgefüllten Hohlräumen kommen vor. Maligne Tumoren sind das asbestinduzierte Mesotheliom und vor allem Metastasen eines Bronchial- und Mammakarzinoms sowie maligne Lymphome.

Das maligne Mesotheliom tritt diffus und multifokal auf und durchwächst die parietale Pleura. Später geht es auf die viszerale Pleura über. Bei Asbestexposition treten Mesotheliome häufiger auf, der Mechanismus der Tumorinduktion ist nicht bekannt. Das maligne Mesotheliom ist bei Asbestarbeitern eine anerkannte Berufskrankheit.

### Klinik und diagnostisches Vorgehen

Das maligne Mesotheliom ist zu Beginn symptomarm, manchmal werden Schmerzen in der

Tabelle **21** Übersicht zur Differenzierung von Pleuraerguß, Pneumonie und Lungeninfarkt

| Kriterien | Pleuraerguß | Pneumonie | Lungeninfarkt |
|---|---|---|---|
| Schmerzen bei der Atmung | – nur bei Pleuritis sicca | häufig | sehr häufig |
| Dyspnoe, Tachypnoe | + | + | + |
| Physikal. Untersuchung Perkussion | Dämpfung Ellis-Damoiseau-Linie | Dämpfung | u. U. Dämpfung |
| Stimmfremitus | aufgehoben | verstärkt | normal – abgeschwächt |
| Bronchophonie | aufgehoben | positiv | uncharakteristisch |
| Atemgeräusch | aufgehoben Oberranderguß: Bronchialatmen | Bronchialatmen | normal – abgeschwächt: Bronchialatmen |
| Röntgenologie | Verdichtung lateral ansteigend Lagewechsel: Änderung der Figur | Verdichtung segment- oder lappenorientiert | Verdichtung segment- oder lappenorientiert |

Thoraxregion geklagt. Ausgedehnte, zumeist hämorrhagische Pleuraergüsse treten bald in den Vordergrund und führen zu einer restriktiven Ventilationsstörung. Fernmetastasen fehlen. Röntgenologisch sieht man eine polyzyklisch begrenzte Pleura und einen Pleuraerguß. Die Diagnose ist pleurabioptisch oder zytologisch aus dem Erguß zu stellen.

Therapie

Chemotherapie und Bestrahlungsmaßnahmen sind nicht wirksam. Im Frühstadium kann eine Pleurektomie erfolgreich sein, die operativen Ergebnisse sind aber insgesamt unbefriedigend. In Spätstadien sind Pleuradauerdrainagen mit dem Ziel einer Pleurodese und eine analgetische Behandlung notwendig. Die Prognose ist schlecht. Die Pleura kann Ort einer Metastasierung anderer Karzinome sein. Besonders häufig metastasieren das Bronchialkarzinom, das Mammakarzinom, Urogenitaltumoren und maligne Lymphome in die Pleura. Eine zytologische oder bioptische Diagnose ist erforderlich. Die Therapie hat sich einerseits am Pleuratumor, andererseits an der respiratorischen Beeinträchtigung durch den Erguß auszurichten (s. oben).

**Merke:** Autochtone maligne und benigne Pleuratumoren sind selten; viel häufiger sind Pleurametastasen bei Bronchus- und Mammakarzinom sowie malignem Lymphom. Während benigne Tumoren sich meist als lokalisierte periphere Verschattung manifestieren, verursachen maligne Tumoren Ergüsse, die oft hämorrhagisch sind (malignes Mesotheliom). Die Diagnose wird aufgrund der Zytologie des Ergusses oder durch die Pleurabiopsie, eventuell Thorakoskopie, gestellt.

Weiterführende Literatur

Hain, E., P. Dalquen, H. Bohlig, A. Dabbert, J. Hinz: Katamnestische Untersuchungen zur Genese des Mesothelioms. Int. Arch. Arbeitsmed. 33 (1974) 15

# Erkrankungen des Brustkorbes

**Definition:** Thoraxwand, Zwerchfell und Atemmuskulatur bewirken durch koordiniertes Zusammenspiel den motorischen Antrieb des respiratorischen Systems. Krankheitsprozesse können entweder isoliert eine dieser Strukturen beeinträchtigen oder aber das Zusammenspiel dieses Atemmotors stören.

## Anomalien der Thoraxwand

Entwicklungsstörungen der Lunge, z. B. Lungenagenesie oder Hypoplasie, können zu Veränderungen der Thoraxform führen. Rippenanomalien sind häufig, sind aber selten klinisch bedeutungsvoll. Halsrippen komprimieren manchmal den Plexus brachialis oder die A. subclavia, gelegentlich wird ein Raynaud-Syndrom beobachtet.

## Erkrankungen der Wirbelsäule und des Brustbeines

10% der mitteleuropäischen Population haben eine *Kyphoskoliose.* Die Deformität ist nur bei etwa 1% dieser Patienten so schwer, daß respiratorische Probleme entstehen. Die Deformität bedingt eine Erhöhung der Atemarbeit und dadurch eventuell eine Verminderung der alveolären Ventilation, u. a. durch den ungünstigen Arbeitspunkt der Muskulatur im mißgebildeten Thorax. Atemnot bei Belastung ist das dominierende Symptom. Die Atemnot ist dem Ausmaß der Deformität zumeist korreliert. Die Hypoventilation, zusammen mit einer häufig vorhandenen Bronchitis, führt zur pulmonalen Hypertonie. Ein Cor pulmonale mit konsekutiver Rechtsherzinsuffizienz ist nicht ungewöhnlich. Mit zunehmendem Alter wird die Kyphoskoliose durch die hinzutretende Osteoporose aggraviert. Die Prognose ist schlecht, sofern sich ein Cor pulmonale entwickelt. Intensive atemtherapeutische Maßnahmen können die Patienten lange relativ leistungsfähig erhalten.

Die Beweglichkeit der Thoraxkavität wird durch die ankylosierende Spondylitis (Morbus Bechterew) eingeschränkt. Mitunter tritt eine Lungenfibrose hinzu.

Die *Trichterbrust* beruht auf einer Disharmonie des Wachstums von Rippen und Rippenknorpel sowie Brustbein. Sie ist nicht selten mit anderen Anomalitäten des Thoraxskelettes kombiniert. Funktionelle Auswirkungen auf die Lunge sind extrem selten, allerdings kann bei einer ausgeprägten Trichterbrust eine mechanische Beeinträchtigung des Kreislaufs entstehen.

## Verminderung der Beweglichkeit des Thoraxskeletts

*Zustände nach thorakoplastischen Eingriffen* aus der vorantibiotischen Ära der Tuberkulosebehandlung können bei hochgradigen Veränderungen zu einer alveolären Hypoventilation führen.

Eine *erhebliche Fettsucht* vermindert die Beweglichkeit des Thoraxskelettes und des Zwerchfells und kann eine alveoläre Hypoventilation begünstigen (s. Pickwick-Syndrom). Auffallenderweise klagen diese Patienten nur selten über Ruhedyspnoe.

## Erkrankungen der Rippen

*Rippenfrakturen* können besonders bei Patienten mit vorbestehenden respiratorischen Erkrankungen infolge der Schmerzen durch Dämpfung des Hustens und der daraus resultierenden Gefahr einer Pneumonie zu klinischer Problematik führen. Außerdem können Rippenfrakturen Folge von Hustenattacken sein. *Generalisierte Knochenerkrankungen,* wie Osteoporose, Osteomalazie oder Morbus Paget, können die Rippen befallen, die Atmung ist nur selten beeinträchtigt.

*Rippenosteomyelitiden* entstehen bei einer allgemeinen Sepsis oder als Folge eines Rippentraumas. Sie sind selten. Gelegentlich wird eine Aktinomykose der Thoraxwand beobachtet. Die Auswirkungen auf die Lungenfunktion sind gering. Eine entzündliche, nicht eitrige Schwellung der kostosternalen Verbindungen, zumeist im Bereich der 2. oder 3. Rippe, wird als *Tietze-Syndrom* bezeichnet. Die Ursache der Erkrankung ist nicht bekannt. Möglicherweise handelt es sich um eine Überlastung des Gelenkes durch intensives Husten, da die Erkrankung manchmal nach banalen Infektionen auftritt und wenige Wochen später spontan verschwindet. Respiratorische Konsequenzen entstehen nicht. Differentialdiagnostisch ergeben sich Probleme bei Abgrenzung gegenüber Herzerkrankungen bzw. Pleuritiden.

Rippen sind häufig Lokalisationsort von *Metastasen,* insbesondere von Tumoren der Mamma, der Niere, der Prostata und der Lunge. Lungentumoren selber können per continuitatem auf die Rippen überwachsen (Pancoast-Tumor). Dagegen sind *primäre Tumoren der Rippen,* wie Chondrome, Osteochondrome oder eosinophile Granulome, selten. Plasmozytombefall der Rippen findet sich manchmal in singulärer Lokalisation. Osteosarkome und Chondrosarkome, z. B. das Ewing-Sarkom, können primär an den Rippen lokalisiert sein.

In allen diesen Fällen gilt, daß die Diagnose nicht

röntgenologisch, sondern ausschließlich histologisch gestellt werden kann. Die Therapie richtet sich nach dem Grundleiden. Operative Maßnahmen am Thoraxskelett sind häufig möglich.

## Zwerchfell

Die komplizierte embryologische Entwicklung des Zwerchfells läßt Lücken entstehen, durch die sogenannte kongenitale *Zwerchfellhernien* treten. In der Häufigkeit stehen aber die traumatischen Zwerchfellhernien weit im Vordergrund. Zwerchfellrupturen werden zum Unfallzeitpunkt nicht selten übersehen. Zwerchfellhernien durch den Hiatus des Ösophagus, sogenannte paraösophageale Hernien, sind nichttraumatisch erworben. Die funktionelle Bedeutung liegt darin, daß die Beweglichkeit des Zwerchfells eingeschränkt und die verfügbare intrathorakale Gasmenge vermindert wird. Sie disponieren zu sekundären respiratorischen Komplikationen.

*Primäre Erkrankungen des Zwerchfells* sind selten. In Ländern ohne entsprechende hygienische Kontrollen ist *Trichinose* möglich. *Neoplastische Erkrankungen des Zwerchfells* entstehen meist beim Übergang von Tumoren der Nachbarschaft auf das Zwerchfell, z. B. Pleuramesotheliom oder Peritonealtumoren.

Eine *Zwerchfellparese* wird durch Beeinträchtigung der N. phrenicus, etwa infolge eines invasiven Wachstums eines Bronchialkarzinoms, hervorgerufen. Eine andere Ursache ist die postinfektiöse Phrenikusläsion nach Virusinfekten. Sie soll die Ursache der sogenannten »idiopathischen« Zwerchfellparese, der zweithäufigsten Form, sein. Auch eine traumatische Schädigung des N. phrenicus im Verlauf der Geburt oder im Verlauf von Traumen oder operativen Maßnahmen kann zu einer Zwerchfellparese führen. Erkrankungen des Rückenmarkes, ebenso wie Erkrankungen des peripheren Nervensystems oder der Muskeln, sind geeignet, die Zwerchfellfunktion zu paralysieren und eine respiratorische Insuffizienz hervorzurufen. Hierzu gehören: hoher Querschnitt, Polyomyelitis, Guillain-Barré-Syndrom, Muskeldystrophie und Myasthenie.

### Diagnostisches Vorgehen

Das Diaphragma ist klinisch schwierig zu untersuchen. Entsprechend der nervalen Versorgung werden mitunter Beschwerden in die Schulter lokalisiert. Ungleichseitige Ventilation ist manchmal ein Zeichen einer Diaphragmastörung, der maximale willkürlich erzeugte negative Inspirationsdruck ein Maß für die Zwerchfelleistung. Neuerdings gelingt es, elektromyographische Potentiale vom Zwerchfell und der Atemmuskulatur abzuleiten.

Die Beweglichkeit des Diaphragmas läßt sich röntgenologisch und durch Ultraschall prüfen. Hustenmanöver und Valsalva-Versuch können zusätzliche Information geben. Das Zwerchfell selber ist röntgenologisch nur dann sichtbar, wenn bei einem Pneumoperitoneum oder einem subphrenischen Abszeß eine kontrastbildende Struktur entsteht.

### Funktionelle Auswirkungen

Da die Zwerchfellbewegungen für etwa 60% der Vitalkapazität verantwortlich sind, ergibt sich, daß Störungen der Zwerchfelltätigkeit zu einer Beeinträchtigung der Ventilation führen müssen. Eine einseitige Zwerchfellparese beeinträchtigt die Atmung subjektiv häufig, aber nur unwesentlich. Eine paradoxe Beweglichkeit des paretischen Zwerchfells ist aber funktionell belastend (Pendelluft).

Mehr noch als die Verminderung der Vitalkapazität ist häufig der Verlust der Zwerchfell-Thoraxwand-Koordination bedeutungsvoll.

### Therapie

Bei Zwerchfell- und Atemmuskellähmungen ist unter Umständen eine langfristige oder dauernde künstliche Beatmung angezeigt. Die elektrische Stimulation des N. phrenicus hat das experimentelle Stadium noch nicht verlassen.

## Atemmuskulatur

Die Thoraxwandmuskulatur kann im Rahmen von generalisierten Muskelerkrankungen und generalisierten, die Muskeltätigkeit betreffenden neurologischen Störungen beeinträchtigt sein. Hierzu gehören: Polyomyelitis, amyotrophische Lateralsklerose, Muskeldystrophien, Myasthenia gravis. Auch mit dem Alter nimmt die Kraft der Inspirationsmuskulatur deutlich ab, ein Umstand, der für die schlechtere Prognose von Lungen- und Bronchialerkrankungen bei alten Menschen mitverantwortlich ist.

**Merke:** Die normale Ventilation wird gewährleistet durch ein koordiniertes Zusammenspiel zwischen Thoraxwand und Zwerchfell. Krankheitsprozesse können entweder isoliert diese Strukturen beeinträchtigen (Wirbelsäulenerkrankungen, Osteomyelitiden, Rippentumoren, Anomalien der Thoraxwand), oder das Zusammenspiel zwischen Thoraxwand und Zwerchfell ist beeinträchtigt. Letztere Bedingung wird beobachtet bei primären generalisierten Muskelerkrankungen, neurologischen Störungen und nach einer Überanstrengung der Muskulatur z. B. bei chronischer Bronchialobstruktion oder Lungenparenchymerkrankungen. Die klinische Analyse solcher Koordinationsstörungen kann sehr schwierig sein. Therapeutisches Ziel ist die Behandlung der Grundkrankheit.

Weiterführende Literatur

Agostoni, E., E. D'Angelo: Atemmuskulatur und Atemmechanik. Atemwegs- u. Lungenkr. 6 (1980) 109

Bergofsky, E. K.: Respiratory insufficiency in neuromuscular and skeletal disorders of the Thorax. In: Rehabilitation Medicine. Mosby, St. Louis 1971

Campbell, E. J. M., E. Agostoni, J. Newsom-Davis: The Respiratory Muscles. Saunders, Philadelphia 1970

Hertz, C. W.: Die gestörte Zwerchfellfunktion. Atemwegs- u. Lungenkr. 6 (1980) 124

# Mediastinum

## Tumoren

**Definition:** Mediastinaltumoren haben charakteristische Prädilektionsstellen. Im vorderen Mediastinum sind vor allem Thymome und Teratome lokalisiert, im mittleren Mediastinum finden sich kongenitale Zysten, auch vom Gastrointestinaltrakt ausgehend, während im hinteren Mediastinum neurogene Tumoren lokalisiert sind (Tab. **22**). Viele Tumoren kommen sowohl als benigne wie auch als maligne Varianten vor.

### Klinik

Die Symptomatik ist in der Regel durch Verdrängungserscheinungen charakterisiert, mitunter klagen die Patienten über unbestimmte Beschwerden im Thoraxraum. Der venöse Einstrom und der Lympheinstrom in die obere Thoraxapparatur können behindert sein, ein Stokesscher Kragen kann sich ausbilden, Dysphagie ist nicht selten. Rekkurens- und Phrenikusparesen können bei benignen und malignen Tumoren auftreten.

Thymustumoren sind mit etwa 20% aller primären mediastinalen Tumoren am häufigsten. Sie sind in einem hohen Prozentsatz von sogenannten parathymischen Syndromen begleitet, die z. T. Ausdruck einer systemischen immunologischen Reaktion sind. Hierzu gehören z. B. die Myasthenia gravis und die aplastische Anämie.

### Diagnostisches Vorgehen

Die diagnostischen Verfahren bei Mediastinaltumoren sind vor allem apparativer Natur, da die Symptomatik unspezifisch ist und die körperliche Untersuchung bei nicht sehr großen Tumoren kaum Abweichungen zeigt. Ein Röntgenbild in zwei Ebenen läßt die Zuordnung zum Mediastinalbereich zu. Tomographie, rotierende Durchleuchtung, Ösophagographie und Angiographie ermöglichen eine Analyse der anatomischen Verhältnisse. Die Computertomographie ist bei Mediastinaltumoren besonders leistungsfähig und hat das früher viel verwandte Pneumomediastinum verdrängt. Schilddrüsentumoren lassen sich, sofern sie Jod speichern, szintigraphisch lokalisieren. Bei endokrin aktiven Tumoren sind Hormonbestimmungen angezeigt. Endoskopische Verfahren können zur Gewinnung von zytologisch oder histologisch auswertbarem Material durch transbronchiale Punktion bei den dem Bronchialsystem anliegenden Mediastinaltumoren eingesetzt werden. Die Bronchoskopie dient auch dem Ausschluß von Bronchialkarzinomen, die als Mediastinaltumoren imponieren. Die Mediastinoskopie erlaubt die direkte Gewebsentnahme nur aus dem vorderen oberen Mediastinum. Daher kann nicht selten die Diagnose erst bei der Thorakotomie gestellt werden.

### Therapie

Wegen des schlechten Ansprechens von Mediastinaltumoren auf Zytostatika oder Bestrahlung (Ausnahme Lymphome und manche Thymome) ist eine chirurgische Intervention immer anzustreben. Das gilt auch für zunächst benigne erscheinende Zysten und Tumoren, da einerseits eine Entartung häufig ist, andererseits aber die indirekten diagnostischen Verfahren eine Malignität nie ausschließen.

**Merke:** Die Mediastinaltumoren haben charakteristische Prädilektionsstellen im vorderen, mittleren und hinteren Bereich. Die Symptomatik ist in aller Regel durch Verdrängungserscheinungen ausgezeichnet. Die Diagnostik ist in erster Linie apparativer Art und hat insbesondere die Operabilität einer Neubildung im Mediastinum zu beschreiben.

## Mediastinitis

**Definition:** Die Mediastinitis ist ein seltenes, jedoch gefährliches Krankheitsbild. Meist ist eine Perforation des Ösophagus durch ärztliche Maßnahmen, bei Tumoren oder nach Trauma die Ursache. Traumatische Tracheal- oder Bronchialrupturen können ebenfalls zu einer Mediastinitis führen, schließlich kann eine Mediastinitis als Folge eines thoraxchirurgischen Eingriffes oder durch Ausbreitung von infektiösen Prozessen aus der Nachbarschaft auf das Mediastinum entstehen.

Die Symptomatik ist meist dramatisch, mit hohem Fieber, Zeichen der allgemeinen septischen Infektion, Tachypnoe und Schmerzen hinter dem Brustbein. Röntgenologisch ist das Mediastinum verbreitert, bei Perforation lufthaltiger Organe strahlentransparent. Die Supraklavikulärgruben können verstrichen und schmerzhaft gespannt sein. Ein Mediastinalabszeß kann Nachbarstrukturen wie Gefäße und Nerven (N. phrenicus, intrathorakaler Sympathikus) komprimieren und entsprechende Symptome hervorrufen.

Tabelle **22** Mediastinaltumoren

| Tumor | Symptome | Besondere diagnostische Verfahren und Befunde |
|---|---|---|
| **Vorderes Mediastinum** | | |
| Intrathorakale Struma | Verdrängungserscheinungen<br>Einflußstauung<br>Hyperthyreose – falls aktiv | Lokalisationsdiagnostik<br>Endokrine Schilddrüsendiagnostik (s. dort) |
| Nebenschilddrüsentumoren | Hyperparathyreoidismus | Hormonbestimmung |
| Thymustumoren | Verdrängungserscheinungen<br>Myasthenia gravis<br>Aplastische Anämie<br>andere parathymische Syndrome | neurologische Diagnostik<br><br>hämatologische Diagnostik<br>mitunter Autoimmunphänomene |
| Karzinoidtumoren | Diverse endokrine Aktivitäten | Nachweis von Hormonen |
| Mesenchymale Tumoren | Verdrängungserscheinungen<br>Hypoglykämien | |
| Maligne Lymphome primär oder metastatisch | Verdrängungserscheinungen<br>Allgemeinsymptome | (s. dort) |
| Primäre Germ-Zell-Tumoren des Mediastinums | Verdrängungserscheinungen<br>Arrosion benachbarter Strukturen (auch bei benignen Tumoren) | benigne Tumoren gut abgegrenzt, glatt |
| | häufig Fernmetastasen bei malignen Tumoren, häufig diverse endokrine Aktivitäten | $\alpha_1$-Fetoprotein häufig erhöht |
| Aneurysmen der großen Gefäße | Verdrängungserscheinungen, Schmerzen, Perfusionsstörungen | Echokardiographie, Angiographie, Computertomographie |
| Bronchogene Zysten | häufig asymptomatisch | |
| Lipome | häufig asymptomatisch | |
| Hernien | selten gastrointestinale Symptome | |
| **Mittleres Mediastinum** | | |
| Kongenitale Zysten ausgehend vom Perikard, Bronchialsystem, Verdauungstrakt | Verdrängungserscheinungen<br>häufig symptomarm | Echokardiographie<br>Computertomographie |
| Sarkoidose | häufig symptomarm | |
| Aneurysmen der großen Gefäße | Verdrängungserscheinungen<br>Schmerzen | Echokardiographie<br>Angiographie |
| Tuberkulose | Allgemeinsymptome | Bakteriennachweis |
| Lymphome | Allgemeinsymptome | |
| Metastasen | Allgemeinsymptome<br>Parese der Nn. recurrens u. phrenicus<br>Bronchialobstruktion | |
| **Hinteres Mediastinum** | | |
| Neurogene Tumoren | häufig asymptomatisch oder symptomarm, gelegentlich Schmerzen, bei endokriner Aktivität (Phäochromozytom) charakteristische Symptomatik (s. dort) | VMS-Bestimmung |
| Neurosarkome | Verdrängungserscheinungen<br>Arrosion von Nachbarstrukturen<br>Allgemeinsymptome | |
| Tuberkulose<br>Senkungsabszeß | Allgemeinsymptome<br>Schmerzen | Nachweis Knochendestruktion<br>Bakteriennachweis |
| Bronchogene und gastrointestinale Zysten | Verdrängungserscheinungen, Infektion | Kontrastdarstellung |
| Hernien | | Kontrastdarstellung |
| Ösophagustumoren | | Endoskopie, Kontrastdarstellung |

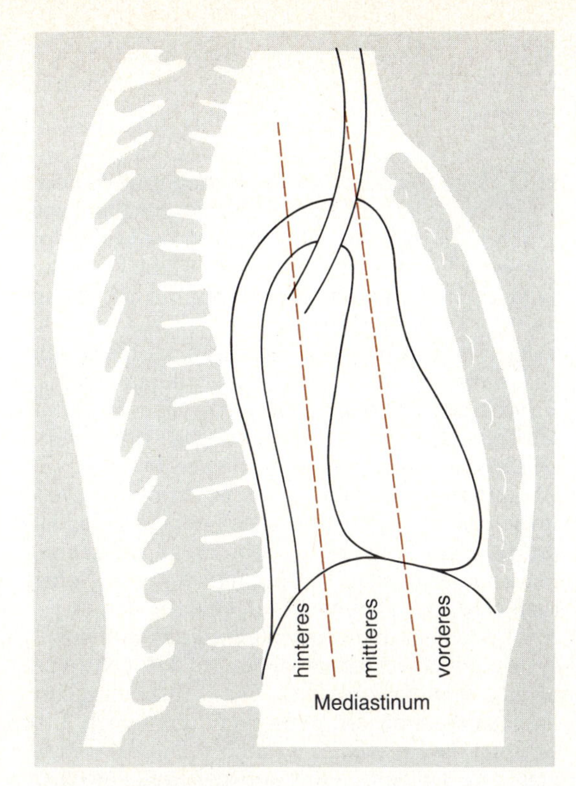


Abb. **43** Mediastinum

Chronische Infektionen des Mediastinums können hervorgerufen werden durch Mykobakterien und Histoplasmose, sie sind heute in Mitteleuropa extrem selten. Die Infektion geht von mediastinalen Lymphknoten auf das Mediastinum über. Es können sich hieraus mediastinale Fibrosen entwickeln.
Ein vermutlich eigenständiges, sehr seltenes Krankheitsbild ist eine Mediastinalfibrose, die häufig gemeinsam mit einer retroperitonealen Fibrose (Morbus Ormond) vorkommt. Symptom kann eine obere Einflußstauung sein.

## Mediastinalemphysem

Es entsteht selten durch:

1. Perforation oder Ruptur der lufthaltigen Organe des Mediastinums,
2. Übertritt von Luft aus dem Peritonealraum oder aus dem subkutanen Gewebe des Halses bei einem Hautemphysem ins Mediastinum oder
3. direkt durch ein sog. alveolar-interstitielles Luftleck aus der Lunge.

Lokaler Druckanstieg im Alveolarraum durch bronchiale Obstruktion, Narben oder lokale Atelektasen – gefördert durch einen Anstieg des intrathorakalen Druckes durch Husten, Beatmungsmaßnahmen oder traumatische Kompression des Thorax – kann Luft aus den Alveolarräumen in das interstitielle Gewebe der Lunge bringen, von wo sie in das Mediastinum gelangt. Meistens sind diese Zustände symptomarm. Bei höhergradigem Mediastinalemphysem kann der ansteigende Druck im Mediastinum Schmerzen verursachen und Dyspnoe auslösen, letztere begünstigt durch die Behinderung des venösen Rückstromes in den Thorax. Ein Mediastinalemphysem ist röntgenologisch leicht erkennbar. Eine chirurgische Entlastung oder eine Drainage der Luft ist erforderlich, wenn eine bedrohliche Atemwegsobstruktion oder Einflußstauung entsteht. Cave Entwicklung einer Mediastinitis.

### Therapie

Bei einer Mediastinitis sind chirurgische Maßnahmen zur Beseitigung der Infektionsquelle, z. B. einer Ruptur des Ösophagus, indiziert. Eine intensive antibiotische Behandlung ist unerläßlich, intensivmedizinische Überwachungs- und Therapiemaßnahmen zur Behandlung der Allgemeininfektion sind ebenfalls angezeigt. Ein Mediastinalabszeß muß in der Regel chirurgisch behandelt werden.
Bei chronischen Infektionen des Mediastinums mit Mykobakterien oder Pilzen sind geeignete antimikrobielle Pharmaka systemisch anzuwenden.
Bei der Mediastinalfibrose können chirurgische Maßnahmen zur Entlastung führen. Eine systemische Steroidbehandlung wird gleichfalls empfohlen.
Bei einem Mediastinalemphysem ist für eine Druckentlastung Sorge zu tragen, Inzisionen in den Supraklavikulargruben sind als Sofortmaßnahme indiziert, weitergehende chirurgische Entlastungen aber häufig erforderlich, evtl. subkutane Saugdrainage mit Pleuradrain nach Matthys.

**Merke:** Entzündliche Mediastinalerkrankungen (Mediastinitis) sind selten und kommen in der Regel nur nach Verletzungen oder Ösophagusperforationen vor. Bei einem Mediastinalemphysem muß der Druck entlastet werden, wenn es zu Atemstörungen kommt.

### Weiterführende Literatur

Cox, J. D.: Primary malignant germinal tumors of the mediastinum. Cancer 36 (1975) 62
Janzen, R. W. Ch., L. Lachenmayer: Parathymische Syndrome. Dtsch. med. Wschr. 101 (1976) 1292
Matthys, H.: Mediastinitis. Dtsch. Ärztebl. 76 (1979) 2127
Oldham, H. N.: Mediastinal tumors and cysts. Amer. Thorac. Surg. 11 (1971) 246
Spencer, H.: Pathology of the Lung. Pergamon, Oxford 1977

# Mißbildungen der Lunge

**Definition:** Die außerordentlich komplizierte Entwicklung der Lunge (Aussprossung aus dem Vordarm, doppelte Gefäßversorgung) bringt einerseits eine Vielzahl kongenitaler Störungen mit sich. Andererseits besteht die Möglichkeit, daß der Reifungs- und Wachstumsprozeß der Lunge, der bis etwa ins 8. Lebensjahr anhält, durch Krankheitsprozesse gestört wird, so daß fortbestehende morphologische Veränderungen resultieren. Für alle Mißbildungen der Lunge gilt, daß sie meist gleichzeitig mit Mißbildungen an anderen Organen, insbesondere dem kardiovaskulären System, auftreten.

Man kann die Mißbildungen wie folgt einteilen:

1. Ohne Einfluß auf die Funktion, obwohl z.T. die Atemfläche verkleinernd:
   einseitige Lungenaplasien, Lappenaplasien, Lungensequester, Lungenzysten,
2. mit Beeinträchtigung der Funktion:
   Lungenhypoplasien, Lungenzysten, Bronchiektasen, Lymphangiektasien der Lunge, Pulmonalarterienanomalien, Pulmonalvenenanomalien, a.-v. Aneurysmen.
3. Mißbildungen, die zu Sekundärerkrankungen konditionieren:
   Bronchiektasen, Lungenzysten, Lungensequester, Lungenhypoplasien, MacLeod-Syndrom.
4. Mißbildungen mit Tumorcharakter:
   Zysten, Teratome, Hamartome, kavernöse Hämangiome, a.-v. Aneurysmen, Adenome, Xanthome, ektopes Gewebe.

### Häufigkeit

Mißbildungen der Lunge sind selten. Ihre klinische Bedeutung liegt darin, daß in vielen Fällen operative Korrekturen möglich sind, so daß Folgeschäden verhindert werden können.

## Hypoplasien und Lappenanomalien

Aplasien einer Lunge sind mit dem Leben vereinbar, da es zu einer kompensatorischen Anpassung der normal entwickelten anderen Lunge kommt. Das Krankheitsbild kann unterschiedlich ausgebildet sein. Bei inkomplett entwickeltem Alveolargewebe kann es zu arteriovenöser Beimischung kommen, während das einseitige völlige Fehlen von Lungengewebe ohne Symptome toleriert wird. Ebenso wie eine Lunge können einzelne Lappen fehlen. Die Diagnose ergibt sich endoskopisch durch Fehlen der entsprechenden Bronchialsegmente oder angiographisch und ist klinisch zu trennen vom sogenannten MacLeod-Syndrom (s. unten). Viele Lappenanomalien, wie z. B. Lobus venae azygos, linksseitiger Mittellappen oder Lobus cardiacus, haben keine klinische Bedeutung. Funktionsstörungen mit Auswirkung auf den Gesamtorganismus entstehen nur dann, wenn das Belüftungs-Durchblutungsverhältnis in den anomalen Bezirken ebenfalls anomal wird. Funktionsstörungen treten auch auf, wenn Entwicklungsstörungen Verbindungen des Bronchialsystems zum gastrointestinalen System, z. B. Abgang eines Bronchus aus dem Ösophagus, verursachen. Dabei handelt es sich um einzelne, mit der übrigen Lunge nicht verbundene Lungenanteile mit arterieller Versorgung aus der Aorta, ähnlich der sogenannten Lungensequestration. Mißbildungen ohne Anschluß an das Bronchialsystem haben bei hämatogenen Infektionen keine Selbstreinigungsfunktion. Die Ausheilung ist dann stark verzögert, wenn nicht unmöglich. Ein Beispiel für ein solches Krankheitsbild ist die sogenannte Lungensequestration (Rokitanskyscher Lappen), ein zusätzlicher mißgebildeter Lungenlappen, der intralobär oder extralobär im Zwerchfellwinkel liegen kann und nicht über die A. pulmonalis, sondern über eine aus der Aorta entspringende Arterie versorgt wird. Diese Mißbildung nimmt bis zu 6% aller pulmonalen Mißbildungen ein.

## Bronchiektasen und Lungenzysten

Bronchiektasen und Lungenzysten sind häufiger erworben als angeboren. Diese Differenzierung anhand des klinischen Bildes vorzunehmen, ist schwierig, pathophysiologisch besteht kein Unterschied. Lungenzysten haben in der Regel keine offene Verbindung zum Bronchialsystem; ein Ventilmechanismus kann bestehen. Klinisch bedeutsam werden sie durch eine Größenzunahme und Kompression des Lungengewebes in der Nachbarschaft oder nach einer Infektion, da sie sich dann nicht entleeren können und auf diese Weise die Charakteristika des Lungenabszesses annehmen.

## Pulmonale Gefäßstörungen

### Pulmonalarterien

Entsprechend der komplizierten Ontogenese des Herzens und der großen Gefäße können mannigfache Störungen des pulmonalen Gefäßsystems auftreten. Idiopathische Dilatation, Obstruktion des Lumens in zentralen oder peripheren Abschnitten, Veränderungen der Pulmonalarterie und der Aorta mit fehlerhafter Aufzweigung sind unterscheidbar. Pulmonalarterienmißbildungen sind häufig kombiniert mit anderen kardialen Anomalien (s. auch Kapitel Herzkrankheiten). Eine pulmonale Hypertonie ist in fast allen Fällen obligat. Nicht selten wird kompensatorisch der Bronchialarterienfluß erhöht, was zu einer zusätzlichen Volumenbelastung des kleinen Kreislaufes führt.

### Pulmonalvenen

Klinisch wichtig sind jene Venenanomalien, die

1. mit weiteren Mißbildungen an Herz und Gefäßen kombiniert sind, z. B. Cor triatriatrum mit pulmonalem Hypertonus;
2. durch Einmündung der Lungenvenen in die systemischen Venen (V. cava inferior, V. portae, V. azygos) infolge eines Links-rechts-Shuntes die Anpassung des Herzzeitvolumens beeinträchtigen.

Das Ausmaß des Shunts bestimmt die Prognose. Shunts unter 50% sind mit einem normalen Leben durchaus vereinbar. Eine Obstruktion der venösen Abflüsse führt sehr häufig zur pulmonalen Hypertonie, die als postkapilläre Stenose ähnlich derjenigen bei Mitralstenose imponiert. Ein Sonderfall einer solchen Fehleinmündung ist das sogenannte Scimitar-Syndrom (Einmündung der rechten Lungenvenen in die abdominelle V. cava inferior) mit Ausbildung einer türkensäbelähnlichen Figur im rechten Thorax.

### Pulmonale arteriovenöse Fisteln

**Definition:** Hierunter versteht man hämodynamisch wirksame Verbindungen der A. pulmonalis mit der V. pulmonalis. Sie liegen meist subpleural in den Unterfeldern der Lunge. Die Fisteln variieren von kleinsten Teleangiektasien zu großen, tumorähnlichen Gebilden. Sie können multipel auftreten. Beim Morbus Rendu-Osler-Weber sind sie mit ähnlichen Veränderungen an Lippen, Gaumen und anderen Organen, z. B. der Leber, kombiniert.

#### Klinik

Die Symptomatik ist abhängig von der Größe des arteriovenösen Shuntes. Trommelschlegelfinger und Polyglobulie sind neben der Zyanose Leitsymptome. Über großen Fisteln sind Strömungsgeräusche hörbar. A.-v. Fisteln können Ursache von Hämorrhagien sein und infiziert in den arteriellen Kreislauf embolisch streuen.

#### Diagnostisches Vorgehen

Röntgenologisch imponieren sie als Rundherd mit zu- und abführendem Gefäß. Angiographisch läßt sich die Diagnose sichern, allerdings entziehen sich sehr kleine arteriovenöse Fisteln dem röntgenologischen Nachweis.

## Einseitig helle Lunge

**Definition:** Eine besondere Entwicklungsanomalie stellt die sogenannte einseitig helle Lunge dar (unilateral hyperlucent lung syndrome, Swyer-James'-Syndrom, MacLeod's-Syndrom). Eine ganze Lunge oder nur einzelne Lappen können betroffen sein. Das Lungenparenchym zeigt ein panazinäres Emphysem, die Zahl der Alveolen und der feineren Aufzweigungen der Lungenarterien ist reduziert. Das deutet darauf hin, daß die Hypoplasie Folge einer Behinderung der normalen Entwicklung dieser Strukturen im Kindesalter ist.

#### Klinik

Häufig tritt dieses Syndrom nach frühkindlichen Pneumonien, z. B. Masernpneumonien, auf. Morphologisch findet man eine Bronchitis und Bronchiolitis obliterans. Die Patienten können völlig asymptomatisch sein, so daß die Diagnose zufällig gestellt wird. Manche klagen über Husten und Dyspnoe bei Belastung oder häufige Infektionen der Atemwege. Das mißgebildete Areal stellt einen Locus minoris resistentiae für Infektionen dar.

#### Diagnostisches Vorgehen

Die Funktionsstörung läßt sich durch Vergleich in- und exspiratorisch aufgenommener Thoraxbilder mit dem Nachweis des Air-trapping bei der Exspiration aufzeigen. Angiographisch sind die zuführenden Lungengefäße kleiner als normal.

#### Therapie

Diese ist in der Regel nicht erforderlich, bei Infektionen muß antibiotisch therapiert werden.

**Merke:** Kongenitale Strukturanomalien der Lunge sind häufig, jedoch nur selten klinisch bedeutungsvoll. Die klinische Relevanz muß im Einzelfall nach einer sorgfältigen Diagnose beschrieben werden. Die Bedeutung der Mißbildungen liegt darin, daß sie einerseits einen Locus minoris resistentiae für Infektionen darstellen, andererseits besteht bei Mißbildungen Entartungsgefahr. Die Therapie ist in der Regel chirurgisch.

#### Weiterführende Literatur

Harris, P., D. Heath: The Human Pulmonary Circulation. Churchill Livingstone, Edinburgh 1977

Levine, M., for a Committee of ACCP: Congenital pulmonary diseases in children. Dis. Chest 49 (1966) 441

Löhr, H. H., P. Haug, E. Altenähr, P. v. Wichert: Intra- und extralobäre Lungensequester. Respiration 25 (1968) 334

Moser, K. M.: Pulmonary vascular diseases. M. Dekker, New York 1979

Savic, B., F. J. Birtel, W. Tholen, H. D. Funke, R. Knocke: Lung sequestration. Thorax 36, (1979) 96

Spencer, H.: Pathology of the Lung, 3rd ed. Pergamon, Oxford 1977

Weg, I. G., R. A. Krumholz, L. E. Hacklerod: Unilateral hyperlucent lung. Amer. intern. Med. 62 (1965) 675

# Atemregulationskrankheiten

**Definition:** Störungen der Atemregulation bei intaktem Respirations- und Herzkreislaufsystem sind selten. Wie meistens in der Biologie handelt es sich um kombinierte Störungen im Regelkreis der Atmung, die das afferente und efferente Steuersystem oder die zentrale Atemregulation betreffen. Selten sind die Atemregulationsstörungen am abnormen Verhalten der Ventilation (Spirogramm) erkennbar, wie z.B. die Kußmaulsche, Cheyne-Stokesche und Biotsche Atmung. Vom klinischen Standpunkt aus ist es sinnvoll, zwei Gruppen von Krankheiten auseinanderzuhalten: solche mit überschießender (Hyperventilationssyndrom) und solche mit ungenügender Atmung (Hypoventilationssyndrom).

## Zentrale Hyperventilationssyndrome

Streß und organische Krankheiten können Hyperventilationen auslösen. Bevor ein **psychogenes Hyperventilationssyndrom** diagnostiziert wird, sollten folgende differentialdiagnostische Ursachen in Betracht gezogen werden:

- Stimulation der Atemzentren durch Tumor,
- neurologische Erkrankungen,
- Intoxikationen (Amylnitrat, Salizylate, CO, Nitroglycerin usw.),
- $O_2$-Mangel,
- Fieber,
- Leberkrankheiten (Koma, Cholelithiasis),
- Nierenkrankheiten (Urämie),
- Myokardinfarkt,
- Linksherzinsuffizienz,
- Lungenembolie,
- Asthma bronchiale,
- Pneumothorax,
- Anämie,
- Hiatushernie,
- Hyperparathyreoidismus,
- Phäochromozytom,
- Diabetes mellitus,
- Hypotonie,
- Schwangerschaft (Progesteron).

### Klinik

Neurologische, muskuläre, respiratorische, kardiovaskuläre, gastrointestinale und psychische Symptome kommen nebeneinander vor.
*Zentrale* neurologische Symptome: Konzentrationsschwäche, Migräne, Epilepsie, Bewußtlosigkeit.
*Periphere* neurologische Symptome: Parästhesien.
*Muskuläre* Symptome: Myalgie, Tremor, karpopedale Spasmen, Tetanie.
*Respiratorische* Symptome: Atemnot, Druck- und Globusgefühl, meist ohne nachweisbare Lungenfunktionsausfälle.
*Kardiovaskuläre* Symptome: Tachykardie, Angina pectoris, atypische Herzbeschwerden, Hypotonie, Orthostase.
*Gastrointestinale* Symptome: Aerophagie, Flatulenz, unbestimmte Oberbauchsymptomatik, Krämpfe, Durchfall, Ulkusbeschwerden.
*Psychische* Symptome: Streß, Schlafstörungen, Abgeschlagenheit, Müdigkeit und Antriebslosigkeit.

### Diagnostisches Vorgehen

Besserung der Symptome bei Anwesenheit des Arztes und durch $CO_2$-Rückatmung mit genügend $O_2$.
Nachweis einer arteriellen Hypokapnie im Anfall (bzw. Alkalose).
Positiver Hyperventilationsversuch.
EEG- und EKG-Spirometrie zum Ausschluß organischer Ursachen.
Bestimmungen des Serummagnesiums, -calciums, -phosphors, -kaliums, -chlors und -natriums sind meist normal.

### Therapie

Der akute Anfall wird mit $CO_2$-Rückatmung und, falls nötig, Tranquilizern (Valium) oder $\beta$-Blokkern behandelt.

### Prognose

Prognostisch ist das psychogene Hyperventilationssyndrom günstig. Es ist am häufigsten zwischen 20 und 30 Jahren. Frauen sind ca. 3mal so oft betroffen wie Männer. Bei Patienten über 50 Jahre ist es seltener, dabei ist primär an eine organische Genese zu denken.

### Weiterführende Literatur

Weimann, G.: Das Hyperventilationssyndrom. Urban & Schwarzenberg, München 1968

## Zentrale Hypoventilation

Beim Erwachsenen kommt das zentrale Hypoventilationssyndrom nach *Enzephalitiden* und *in großen Höhen* ($O_2$-Mangeldurchblutung) mit Cheyne-Stokescher Atmung vor. Auch bei der *chronischen Höhenkrankheit* (Monge's-Disease) mit chronischem Cor pulmonale und Polyglobulie besteht eine zentralbedingte Hypoventilation.

## Pickwick-Syndrom

**Definition:** Bei Adipositas auftretende Schlafsucht mit unregelmäßigem Atemtyp, sekundärer Polyglobulie, pulmonaler Hypertonie und Cor pulmonale, ohne Vorliegen einer chronisch obstruktiven Lungenkrankheit.

### Klinik

Das Pickwick-Syndrom muß von der alveolären Hypoventilation des Blue bloater abgegrenzt werden. Dies geschieht durch den Ausschluß einer intrathorakalen obstruktiven Ventilationsstörung. Eine erhöhte alveoloarterielle $O_2$-Differenz als Folge von Ventilations-Perfusions-Inhomogenitäten ist selten nachweisbar. Die periodische Atmung tritt im Schlaf auf, im Wachzustand kann sie fehlen. Der Ausdruck Pickwickier stammt von Charles Dickens Romanfigur »little fat Joe«, der mit dem klinischen Krankheitsbild einige Ähnlichkeit hatte. Das Pickwick-Syndrom wird heute als zentrales Schlafapnoe-Syndrom mit extrathorakaler Atemwegsobstruktion bei Adipositas bezeichnet.

### Therapie

Kausal wirkt die Abmagerungsdiät, die zur Normalisierung des Körpergewichtes und zum Verschwinden der Symptome führen kann. Eventuell zentrale Analeptika, Aminophyllin, Progesteron und $O_2$-Dauertherapie, Tracheostoma siehe Schlafapnoesyndrome.

## Schlafapnoe-Syndrome

**Definition:** Rezidivierende Episoden einer Apnoe, die nur während des Schlafes auftritt. Die Apnoe kann 20–150 Sekunden dauern und tritt während des Schlafs wiederholt auf. Dieser Zyklus wird durch Wachperioden unterbrochen. Die Patienten haben eine typische Anamnese mit Schläfrigkeit am Tag und schwerem nächtlichem Schnarchen. Unterschieden werden 3 Formen von Schlafapnoe-Syndromen:

1. zentrale Apnoe,
2. extrathorakale obstruktive Apnoe und
3. Mischform von zentraler und extrathorakaler obstruktiver Apnoe.

### Klinik

Die Patienten schnarchen als Folge der Obstruktion der oberen Luftwege, die unter Umständen zur Apnoe führt bei fortbestehenden Thoraxbewegungen. Die zunehmende respiratorische Globalinsuffizienz führt zum Aufwachen. Die Ätiologie dieser Atemregulationsstörung ist unklar; familiäre Formen kommen vor. Ein möglicher Pathomechanismus der zentralen Apnoe ist eine hypoxische Schädigung der Atemzentren bei verminderter Ansprechbarkeit auf den $CO_2$-Reiz. Die Diagnose erfolgt aufgrund der typischen Anamnese. Sie wird durch nächtliche $CO_2$- und $O_2$-Messung, evtl. EMG- und EEG-Untersuchungen objektiviert. Der obstruktiven Form der Schlafapnoe liegt vermutlich eine Fehlinnervation des N. glossopharyngeus zugrunde.

### Therapie

Die obstruktive Form der Schlafapnoe wird wirksam durch eine Tracheostomie behandelt. Damit fällt die Atembehinderung durch den Larynx weg. Nach Monaten scheint sich auch das Atemzentrum bezüglich seiner $CO_2$-Empfindlichkeit zu erholen. Beim nichtobstruktiven Apnoesyndrom ist ein Versuch mit einem Zwerchfellschrittmacher evtl. indiziert, falls zentrale Analeptika, Aminophyllin, Progesteron usw. keinen Erfolg zeigen. Leichtere Formen können durch Schlafen in Bauchlage therapiert werden.

**Merke:** Die zentralen Hyper- und Hypoventilationssyndrome werden durch Krankheiten verursacht, die das Atemzentrum, die afferenten und efferenten Regelmechanismen befallen. Sie sind durch abnorme Blutgase ($p_aO_2$, $p_aCO_2$) bei weitgehend normaler alveoloarterieller Differenz charakterisiert.

### Weiterführende Literatur

Eisenberg, E., E. Holzgraefe, M. Naim: Frühgeborenen Apnoe. Wschr. Kinderheilk. 126 (1978) 518

Glenn, W. W. L. et al: Combined central alveolar hypoventilation with upper airway obstruction. Treatment by tracheostomy and diaphragm pacing. Amer. J. Med. 64 (1978) 50

Guilleminault, C., W. C. Dement: Sleep Apnea Syndromes. Alan R. Liss, New York 1978

Peters, U. H., H. Rieger: Das Pickwick-Syndrom. Urban & Schwarzenberg, München 1976

Strohl et al.: Obstructive sleep apnea in family members. New Engl. J. Med. 299 (1978) 969

# 4

# Krankheiten des endokrinen Systems

*W. Bauer*
*J. A. Fischer*
*W. Kaufmann*
*D. Reinwein*
*P. Stoll*
*J. Tamm*
*H.-D. Taubert*
*H. Vetter*
*W. Winkelmann*

# Hypophyse und Hypothalamus

*W. Winkelmann*

## Allgemeine Vorbemerkungen

Hypothalamohypophysäre Erkrankungen lassen sich im wesentlichen unterteilen in Krankheiten ohne endokrine Störungen (hormonell inaktive Tumoren) sowie in Krankheiten mit hormoneller Über- bzw. Unterfunktion. Endokrin aktive Hypophysentumoren führen zu einer Überfunktion innerhalb des Hypothalamus-Adenohypophysen-Systems mit Akromegalie, Hyperprolaktinämie-Syndrom bzw. zentralem Cushing-Syndrom. Der Ausfall von Hypothalamus- und/oder Hypophysenvorderlappen-(HVL-)Hormonen verursacht eine partielle oder komplette HVL-Insuffizienz. Eine vermehrte Adiuretinsekretion (Schwartz-Bartter-Syndrom, Syndrom der Adiuretinüberproduktion) erfolgt überwiegend ektopisch in Karzinomen und sehr selten infolge zentralnervöser Störungen wie Meningitis, Enzephalitis, Schädeltrauma und Hirntumor. Ein Adiuretinmangel führt zu hormoneller Unterfunktion innerhalb des Hypothalamus-Neurohypophysen-Systems, dem zentralen Diabetes insipidus.

## Hypophysentumoren

Etwa 8–10% der Hirntumoren sind Hypophysentumoren. Diese lassen sich entsprechend ihrer hormonellen Funktion unterteilen in endokrin inaktive und endokrin aktive Hypophysentumoren.

### Endokrin inaktive Hypophysentumoren

Es handelt sich dabei um endokrin inaktive chromophobe Adenome, Zysten (Epidermoid- und Dermoidzysten), Kraniopharyngeome, Teratome

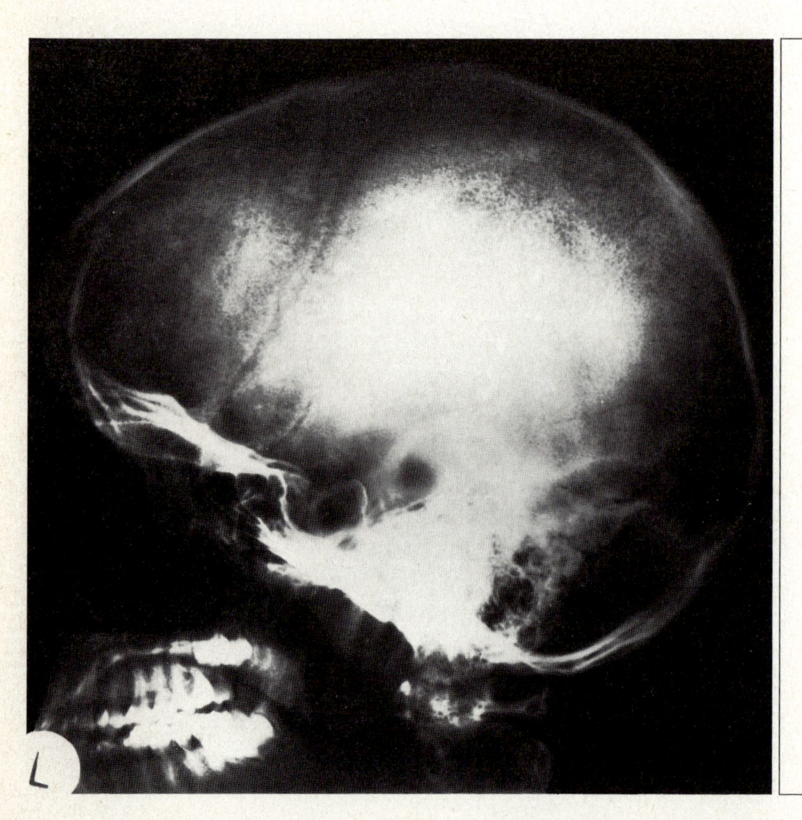


Abb. 1 Schädelaufnahme mit stark erweiterter Sella turcica bei einem 15½jährigen Patienten mit prolactinproduzierendem Hypophysentumor (Radiolog. Institut Univ. Köln)

und Metastasen (z.B. Mamma- und Bronchialkarzinom). Die chromophoben Adenome galten früher als die häufigsten Hypophysentumoren. Mit Hilfe der histologischen Immunfluoreszenztechnik und der Prolactinbestimmung ließen sich aus dieser Gruppe die hormonell aktiven prolactinproduzierenden laktotropen Adenome abtrennen. Die Häufigkeit der hormonell inaktiven chromophoben Adenome liegt nunmehr bei etwa 40–45% der Hypophysentumoren. Bei intra- und parasellärem Wachstum kann infolge einer Druckatrophie des normalen HVL-Gewebes eine HVL-Insuffizienz entstehen. Bei suprasellärer Ausdehnung können sich durch Druck auf das Chiasma opticum Sehstörungen (bitemporale Hemianopsie, Optikusatrophie) entwickeln. Für die Röntgendiagnostik von Hypophysentumoren sind zunächst eine Übersichtsaufnahme des Schädels und ggf. eine Sellaspezialaufnahme erforderlich. Das Sellalumen ist vergrößert, der Sellaeingang erweitert und das Dorsum sellae oft aufgerichtet (Abb.**1**). Parameter für die Sellagröße sind der Winkel $\alpha$ für die Sellatiefe und der Winkel $\beta$ nach Bergerhoff für die Sellalänge. Zur Beurteilung der parasellären Ausdehnung hat sich die Computertomographie (CT) als nichtinvasive Methode bewährt.

## Endokrin aktive Hypophysentumoren

### Akromegalie und hypophysärer Gigantismus

**Definition:** Die Akromegalie ist charakterisiert durch eine vermehrte Wachstumshormonsekretion, die zu einer typischen Vergrößerung der Akren und der inneren Organe führt. Sofern die STH-Überproduktion bereits vor der Pubertät bei noch nicht abgeschlossenem Skelettwachstum auftritt, entwickelt sich ein hypophysärer Gigantismus.

#### Häufigkeit

Über die Häufigkeit der Akromegalie liegen nur wenige epidemiologische Daten vor. Untersuchungen in Japan weisen auf eine Morbidität von etwa 1:100000 hin. Das bevorzugte Erkrankungsalter liegt in der 3. und 4. Lebensdekade.

#### Ätiologie

Der Akromegalie liegt ursächlich ein somatotropes Adenom zugrunde, das einerseits als Mikroadenom mit einem Durchmesser von weniger als 10 mm oder als Makroadenom vorliegen kann. Das Mikroadenom kann sich gelegentlich – besonders bei zentraler Lage – dem neuroradiologischen Nachweis entziehen. Ein endokrin aktives metastasierendes Karzinom der Adenohypophyse kommt, ebenso wie eine ektopische STH-Überproduktion, nur ausnahmsweise als Ursache einer Akromegalie in Betracht.

#### Klinik und Pathophysiologie

Leitsymptome der Akromegalie sind die typischen Vergrößerungen und Vergröberungen des Gesichtsschädels sowie der Hände und Füße, die nicht nur durch Knochenwachstum, sondern auch durch Verdickung der Weichteile entstehen (Abb.**2**). Der knöcherne Schädel ist insgesamt vergrößert. Supraorbitalwülste und Jochbögen sind stark prominent, der Unterkiefer ist vergrößert und das Kinn kräftig entwickelt. Es kommt häufig zu einer Prognathie (Unterbiß). Die Zähne rücken in den vergrößerten Kieferknochen deutlich auseinander. Die Vergrößerung von Nase, Zunge (Makroglossie) und Lippen (Makrocheilie) ist oft besonders auffallend. Die Haut hypertrophiert, und besonders im Gesicht können sich vermehrt Hautfalten entwickeln (Cutis gyrata, Abb.**3**). Sehstörungen (bitemporale Hemianopsie, Visusverschlechterung) entstehen bei der Akromegalie infolge geringerer Wachstumstendenz des somatotropen Adenoms weniger häufig als bei den endokrin inaktiven Hypophysentumoren. Dagegen klagen die Patienten oft über Kopfschmerzen und Schmerzen in den großen Röhrenknochen. Ursache ausgeprägter Parästhesien in den Händen ist ein Karpaltunnel-Syndrom, das sich vorwiegend infolge ödematöser Schwellung der Synovia entwickelt und nach erfolgreicher Therapie reversibel ist. Unter der STH-Wirkung kommt es bei der Akromegalie zu einer allgemeinen Vergrößerung innerer Organe wie Lungen, Herz, Leber und Nieren. Auch die bei etwa 60% der Patienten nachweisbare Struma diffusa entsteht im Rahmen dieser Splanchnomegalie. Etwa 20–30% der Patienten mit einer Akromegalie entwickeln eine arterielle Hypertonie, deren Pathogenese bisher nicht geklärt ist. Bei etwa 60–70% der Patienten läßt sich eine pathologische Glucosetoleranz nachweisen; ein Diabetes mellitus manifestiert sich bei etwa 10–15%. Partielle HVL-Insuffizienz ist in Abhängigkeit von der Ausdehnung des Tumors möglich, aber relativ selten. Tab.**1** zeigt die Häufigkeit wesentlicher Symptome der Akromegalie. Unter der verstärkten STH-Wirkung kommt es am Skelettsystem zu einer Steigerung des enchondralen sowie des periostalen appositionellen Knochenwachstums. An Hand- und Fußskelett lassen sich Verbreiterungen der Metakarpalia und Phalangen mit und ohne Randosteophyten nachweisen. Die Wirbelkörper zeigen eine quadratische Form und bei weiterer Progredienz einen vergrößerten Sagittaldurchmesser mit zusätzlichen ausgeprägten spondylotischen Veränderungen. Es entsteht oft eine Kyphose bzw. Kyphoskoliose der BWS mit kompensatorischer Lordose der LWS.

Menschliches Wachstumshormon (somatotropes Hormon = STH, human growth hormone = HGH) ist ein einkettiges Proteohormon aus

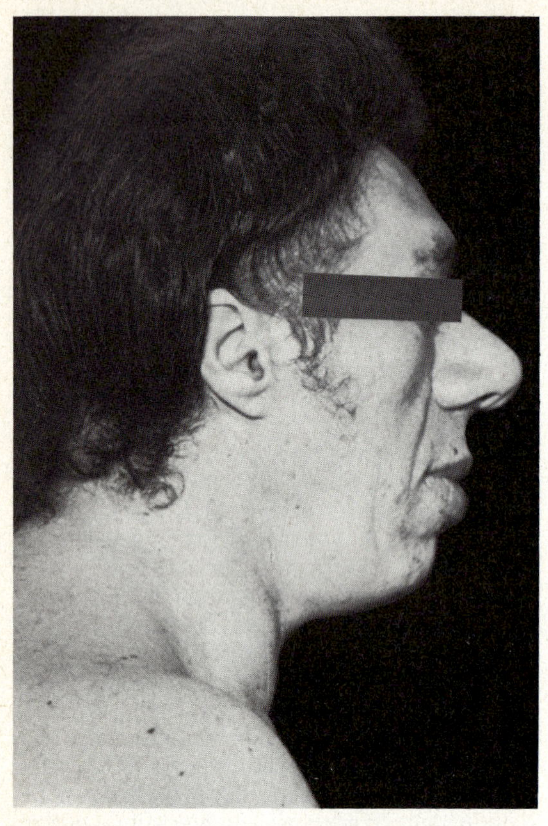

Abb. 2 Ausgeprägte klinische Symptome der Akromegalie bei einer 53jährigen Patientin; Zustand nach zweimaliger ineffektiver transfrontaler Operation, Serum-STH zwischen 100 und 220 ng/ml (= µg/l)

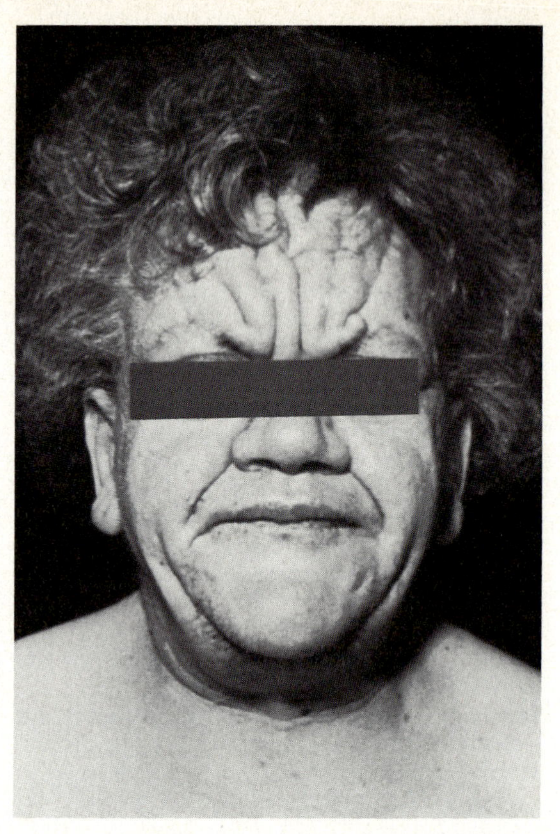

Abb. 3 Auffallende Cutis gyrata bei einer 48jährigen Patientin mit einer seit etwa 8 Jahren bestehenden unbehandelten Akromegalie; Serum-STH mit Werten zwischen 4,5 und 11,5 ng/ml (= µg/l) nur leicht erhöht

Tabelle **1** Häufigkeit wesentlicher Beschwerden und klinischer Symptome bei 110 Akromegalie-Patienten

| Symptome | % |
|---|---|
| Vergrößerung der Akren | 100 |
| Sellavergrößerung | 91 |
| Kopfschmerzen | 50 |
| Amenorrhö | 50 |
| Sehstörungen, Chiasmasyndrom | 15 |
| Hyperhidrosis | 61 |
| Hypertrichosis | 35 |
| Libidoverlust | 30 |
| Parästhesien, Karpaltunnel-Syndrom | 35 |
| Latenter Diabetes mellitus | 68 |
| Manifester Diabetes mellitus | 13 |
| Struma | 60 |
| Arterielle Hypertonie | 21 |

190 Aminosäuren, die durch zwei Disulfidbrükken stabilisiert sind. Es sind höhermolekulare Formen bekannt (»big-big- bzw. big-HGH«), ohne daß bisher entschieden ist, ob es sich dabei um Prohormone oder um Aggregate handelt. STH wirkt in der Peripherie nicht direkt, sondern indirekt durch Stimulation der Somatomedine (»sulfation factor«). Es handelt sich dabei um Peptide (Somatomedin A bzw. C) mit einem Molekulargewicht zwischen 5 000 und 7 600. Serum-STH wird biologisch (Tibia-Test), überwiegend jedoch radioimmunologisch bestimmt. Die Normalwerte liegen im allgemeinen unter 1 ng/ml (= µg/l). Nachts lassen sich jedoch in Korrelation zum Beginn von Tiefschlafphasen spontane kurzfristige STH-Anstiege bis 40–60 ng/ml (= µg/l) nachweisen. Im übrigen sind Blutzuckerabfall, körperliche Belastung sowie Streß physiologische Stimuli der STH-Sekretion, während Hyperglykämie und Anstieg der freien Fettsäuren hemmend wirken. Bei der floriden Akromegalie ist das Serum-STH unterschiedlich stark erhöht; es kann gelegentlich noch zwischen 5 und 10 ng/ml (= µg/l) liegen und in Extremfällen bis 2 000 ng/ml (= µg/l) ansteigen. Im Tagesprofil lassen sich erhebliche Spontanschwankungen bis zum 20fachen des Ausgangswertes nachweisen. Die Höhe des Serum-STH korreliert nicht unbedingt mit dem klinischen Ausmaß der akromegalen Veränderungen (Abb. **3** u. **4**). Das Somatomedin spielt dabei eine gleichermaßen wichtige Rolle. Bei der Akromegalie bleibt der normale hyperglykämieinduzierte STH-Abfall im allge-

meinen aus. Stimulationstests wie Insulinhypoglykämie und Arginininfusion werden überwiegend nicht mit einem normalen STH-Anstieg beantwortet. Unter TRH läßt sich bei etwa 60% der Patienten ein inadäquater STH-Anstieg nachweisen, der wahrscheinlich auf einen Rezeptordefekt der somatotropen Tumorzelle zurückzuführen ist. Aufgrund der bisherigen Befunde kann nicht entschieden werden, ob die Akromegalie eine primär hypothalamische oder primär hypophysäre Erkrankung ist oder ob beide Formen vorkommen können. Auch bei einem röntgenologisch nachweisbaren Hypophysentumor kann bisher mit keinem Testverfahren zwischen einem hyperplasiogenen und einem autonomen Adenom unterschieden werden.

### Diagnostisches Vorgehen und Differentialdiagnose

Die Diagnose ist bei voll ausgeprägter Erkrankung schon aufgrund der klinischen Untersuchung zu stellen. Besonders bei Frühformen kann jedoch eine differentialdiagnostische Abgrenzung gegenüber dem konstitutionellen Akromegaloid, den Schädelveränderungen beim Morbus Paget bzw. der Osteoarthropathie hypertrophiante pneumique erforderlich sein. Die Diagnose wird gesichert bzw. ausgeschlossen durch radioimmunologische Bestimmung des Serum-STH im Glucosebelastungstest (vor sowie 60 und 120 Minuten nach 100 g Glucose per os). Darunter sollte das STH auf weniger als 5 ng/ml (= µg/l) abfallen. Bei pathologischem Ergebnis sind weitere Untersuchungen wie Insulinhypoglykämie- und TRH-Test erforderlich.

### Therapie

Die Behandlung der Akromegalie kann operativ, strahlentherapeutisch und unter Umständen medikamentös erfolgen. Das Serum-STH sollte nach erfolgreicher Therapie maximal 5 ng/ml (= µg/l) im Tagesprofil bzw. unter Glucosebelastung betragen. Ein persistierender Anstieg unter TRH – auch bei ausreichend niedrigen Basalwerten – weist auf verbliebenes Tumorgewebe und damit auf eine erhöhte Rezidivgefahr hin. Die transsphenoidale mikrochirurgische selektive Adenomexstirpation hat sich als Therapie der Wahl erwiesen. In Abhängigkeit von der Größe des Tumors und der STH-Serumkonzentration wird dabei in etwa 86% der Fälle eine Normalisierung des Serum-STH erreicht. Bei ausgeprägter parasellärer Ausdehnung des Tumors kann die transfrontale Operation indiziert sein. Die konventionelle Röntgenbestrahlung hat nach Einführung der Hochvolttherapie (Betatron, Gammatron) wieder an Bedeutung gewonnen, die Ergebnisse sind jedoch noch uneinheitlich. Die Bestrahlung mit schweren Partikeln (Protonen und $\alpha$-Partikel) ist weitaus effektiver; diese Behandlung ist jedoch an große Atombeschleunigungsanlagen zu medizinischen Zwecken gebunden und in ihrer Anwendung dementsprechend stark begrenzt. Die stereotaktische Applikation von Radionukliden ($^{90}$Yttrium, $^{192}$Iridium) in den Tumor hat sich ebenfalls als wirksame Behandlungsmethode bei der Akromegalie erwiesen. Ein ausreichender therapeutischer Effekt wird in etwa 73% der Fälle erreicht. Unter den Medikamenten hat lediglich das Mutterkornalkaloidderivat Bromocriptin (2-Brom-$\alpha$-Ergocriptin, Pravidel) eine gewisse Bedeutung erlangt. In Einzelfällen kann damit eine Normalisierung der STH-Sekretion erreicht werden, häufiger dagegen nur ein partieller Abfall des Serum-STH. Die Tagesdosen schwanken zwischen 10 und 60 mg Bromocriptin, das in 4 Einzeldosen in Abständen von etwa 6 Stunden eingenommen werden sollte. An Nebenwirkungen sind vor allem gastrointestinale Beschwerden und orthostatische Kreislaufreaktionen bekannt geworden, die durch einschleichende Dosissteigerung und Einnahme nach den

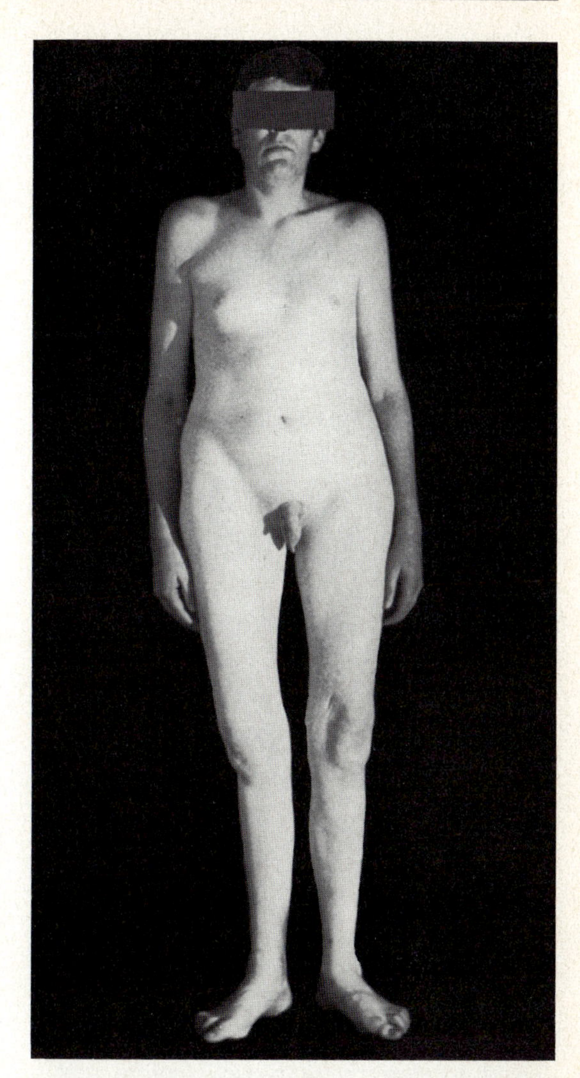

Abb. 4 43jähriger Patient (187 cm, 83,5 kg) mit eunuchoidem Hochwuchs und totaler HVL-Insuffizienz. Zustand nach Operation eines Kraniopharyngeoms mit 41 Jahren

Mahlzeiten zu vermeiden sind. Der Versuch einer medikamentösen Zusatztherapie mit Bromocriptin ist bei ungenügender Remission nach Operation, Radionuklidimplantation oder Röntgenbestrahlung indiziert.

#### Prognose und Verlauf

Die Akromegalie entwickelt sich im allgemeinen langsam. Die Lebenserwartung der unbehandelten Patienten ist deutlich eingeschränkt und liegt im Durchschnitt bei etwa 10–15 Jahren. Unter den Todesursachen stehen kardio- und zerebrovaskuläre Komplikationen im Vordergrund. Bei erfolgreicher Therapie besteht keine Einschränkung der Lebenserwartung.

**Merke:** Die Akromegalie entsteht infolge eines hormonell aktiven somatotropen HVL-Adenoms. Die vermehrte STH-Sekretion führt zu charakteristischen Vergrößerungen und Verplumpungen besonders des Gesichtsschädels und der Hände und Füße sowie zu einer Splanchnomegalie. Die Diagnose wird objektiviert durch die Bestimmung des Serum-STH im Glucosebelastungstest. Eine Remission der Erkrankung ist durch geeignete therapeutische Maßnahmen wie z.B. transsphenoidale Adenomexstirpation zu erreichen.

### Prolactinproduzierender Hypophysentumor (Prolaktinom)

**Definition:** Das Krankheitsbild ist charakterisiert als Hyperprolaktinämie-Syndrom infolge eines endokrin aktiven Hypophysentumors (Prolaktinom) und führt bei der Frau zu Amenorrhö und Galaktorrhö sowie beim Mann zu Libido- und Potenzstörungen.

#### Häufigkeit

Bei endokrin aktiven Hypophysentumoren handelt es sich in etwa 40–50% der Fälle um Prolaktinome. 15–25% aller Amenorrhöen sind durch Hyperprolaktinämie bedingt. Bei etwa 20% dieser Fälle läßt sich ein Hypophysentumor röntgenologisch nachweisen.

#### Ätiologie

Die autonome Prolactinsekretion erfolgt entweder in einem laktotropen Makro- oder Mikroadenom des HVL (Makro- oder Mikroprolaktinom). Das Mikroprolaktinom kann sich – besonders bei zentraler Lage – dem neuroradiologischen Nachweis entziehen. Nur in Einzelfällen ist eine ektopische Prolactinsekretion beschrieben worden.

#### Klinik und Pathophysiologie

Prolactin ist ein langkettiges Proteohormon, das aus 198 Aminosäuren besteht. Es wirkt direkt auf das Mammagewebe; wesentlicher physiologischer Stimulus ist der Saugreflex. Im übrigen zählt Prolactin zu den Streßhormonen und steigt z.B. unter der Insulinhypoglykämie an. Die Normalwerte für das radioimmunologisch bestimmte Serumprolactin liegen beim Mann zwischen 1 und 15 und bei der Frau zwischen 5 und 25 ng/ml (= µg/l). Die Unterschiede sind auf die stimulierend wirksamen Östrogenkonzentrationen der Frau zurückzuführen. Die Hyperprolaktinämie führt bei der Frau zu Amenorrhö sowie in etwa 30–50% der Fälle zu Galaktorrhö. Libidoverlust wird von beiden Geschlechtern angegeben; beim Mann entwickelt sich darüber hinaus ein Potenzverlust. Eine Störung des Spermiogenese liegt nicht vor. Es gibt Anhaltspunkte dafür, daß die Hyperprolaktinämie den Testosteronmetabolismus beeinflußt und die Empfindlichkeit der Gonaden gegenüber normalen Gonadotropinkonzentrationen herabsetzt. Eine Galaktorrhö tritt beim Mann nur selten auf. Im übrigen kann ein Makroprolaktinom durch lokale Raumforderung zu einer Insuffizienz der übrigen adenohypophysären Funktionen, zu Sehstörungen und Kopfschmerzen führen. Wie bei der Akromegalie kann auch beim Prolaktinom durch keine funktionsdiagnostische Untersuchung entschieden werden, ob es sich um eine primär hypophysäre oder primär hypothalamische Erkrankung handelt oder ob beide Formen vorkommen können.

#### Diagnostisches Vorgehen und Differentialdiagnose

Als Ursachen einer Hyperprolaktinämie sind neben dem Prolaktinom bekannt:

1. Sogenannte *Begleit-Hyperprolaktinämie* bei para- bzw. suprasellärer Ausdehnung endokrin inaktiver Tumoren. Durch Ausfall bzw. Transportunterbrechung von PIF (prolactin inhibiting factor) und damit der hypothalamischen Inhibition kommt es zu einem Anstieg der Prolactinsekretion.
2. *Medikamentös induzierte Hyperprolaktinämie:* verschiedene Pharmaka wie Phenothiazine, Butyrophenone, Sulpirid usw. bewirken infolge dopaminantagonistischer Effekte einen Anstieg der Prolactinsekretion.
3. Bei der *idiopathischen oder funktionellen Hyperprolaktinämie* handelt es sich um die häufigste Form. Die Sella turcica ist dabei normal groß; dies schließt jedoch ein zentral intrasellär gelegenes Mikroprolaktinom nicht aus.

In der Diagnostik ist gelegentlich die Bestimmung des basalen Serumprolactins ausreichend, das bei großen Prolaktinomen bis auf 15000 ng/ml (= µg/l) erhöht sein kann. Prolactinspiegel oberhalb von 200 ng/ml (= µg/l) sind im allgemeinen beweisend für das Vorliegen eines Tumors. Es besteht eine gute Korrelation zwischen der Prolactinserumkonzentration und der Größe des Tumors. Bei Werten zwischen dem oberen Normalbereich und 200 ng/ml (= µg/l) kann bei neuroradiologisch unauffälliger Sella turcica und Ausschluß eines Medikamenteneffektes mit Hilfe der endokrinologischen Diagnostik nicht zwischen funktioneller Hyperprolaktinämie und Mikroprolaktinom unterschieden werden. In beiden Fällen bleibt unter TRH und stimulierenden Pharmaka wie Chlorpromazin, Sulpirid usw. ein Anstieg des Prolactins aus, während sich mit Bromocriptin gleichermaßen ein Prolactinabfall erzielen läßt.

#### Therapie

Je nach Größe und Ausdehnung des Prolaktinoms und in Abhängigkeit von Sehstörungen können transphenoidale bzw. transfrontale Operation oder Strahlentherapie indiziert sein. Zur medikamentösen Therapie der Hyperprolaktinämie und damit auch des Prolaktinoms hat sich Bromocriptin (Pravidel) bewährt. Mit Tagesdosen bis 40–60 mg lassen sich auch extrem erhöhte Prolactinserumkonzentrationen von mehr als 10000 ng/ml (= µg/l) noch normalisieren. Die Gesamtdosis wird auf 2–3 Einzeldosen verteilt. Bei Mikroadenomen mit entsprechend niedrigeren Prolactinspiegeln reichen Bromocriptin-Dosen von 2,5–5 mg/Tag aus. Bromocriptin hat in vitro einen eindeutigen antiproliferativen Effekt auf laktotrope Zellen. Beim Menschen sind Verkleinerungen des Tumorgewebes im Computertomogramm und Besserung von Sehstörungen nachgewiesen worden. Nach Abfall des Prolactins in den Normbereich kommt es bei sonst intakter HVL-Funktion zur Normalisierung des Menstruationszyklus; Galaktorrhö bzw. Potenzstörungen und Kopfschmerzen verschwinden.

Eine medikamentöse Therapie des Prolaktinoms ist in folgenden Fällen indiziert:

1. Mikroadenom,
2. Makroadenom bei fehlender absoluter Operationsindikation,
3. postoperativ persistierende Hyperprolaktinämie.

#### Prognose und Verlauf

Die Prognose hängt entscheidend von Größe und Ausdehnung eines Prolaktinoms sowie vom therapeutischen Vorgehen ab. Nach längerfristiger medikamentöser Therapie läßt sich im Auslaßversuch eine persistierende Verminderung des Prolactinspiegels als Hinweis auf eine Verkleinerung des Tumorgewebes nachweisen. Durch medikamentöse Therapie einer postoperativ persistierenden Hyperprolaktinämie kann ein Tumorrezidiv verhindert werden.

**Merke:** Ein prolactinproduzierender Hypophysentumor (Prolaktinom) als Ursache eines Hyperprolaktinämie-Syndroms führt bei der Frau zu Amenorrhö und Galaktorrhö und beim Mann zu Potenzstörungen. Prolactinserumkonzentrationen über 200 ng/ml (= µg/l) sind beweisend für einen Tumor. Zur Therapie kommen Operation oder medikamentöse Behandlung mit Bromocriptin in Betracht.

### Hypothalamohypophysäres Cushing-Syndrom

s. S. 4.13 ff.

## Hypophysenvorderlappeninsuffizienz, Hypopituitarismus

**Definition:** Der Hypopituitarismus entwickelt sich infolge Ausfalls der HVL-Hormone (totale oder komplette HVL-Insuffizienz bzw. Panhypopituitarismus). Sofern nur einzelne HVL-Hormone betroffen sind, handelt es sich um eine partielle HVL-Insuffizienz. Der Hypopituitarismus ist klinisch charakterisiert durch die Leitsymptome Adynamie, Verlangsamung, Hautblässe und Ausfall der Sekundärbehaarung.

#### Häufigkeit

Für die postpartale HVL-Insuffizienz wurde eine Häufigkeit von 100 Fällen auf 1 Million Einwohner angegeben (Sheehan). In einer japanischen Untersuchung wurde für den Hypopituitarismus eine Morbidität von 1 : 50000 ermittelt.

#### Ätiologie

Tab. **2** zeigt eine Zusammenstellung zentraler Erkrankungen, die zu partieller oder kompletter HVL-Insuffizienz führen können. Dabei ist eine Zerstörung von mehr als 75 % des HVL-Gewebes erforderlich, bevor Ausfallerscheinungen klinisch manifest werden. Ätiologisch stehen degenerative Veränderungen, vor allem Nekrosen, im Vordergrund. Das Sheehan-Syndrom mit postpartaler Nekrose des HVL entwickelt sich im Zusammenhang mit größeren Blutverlusten während der Geburt. Unter den Entzündungen spielt wahrscheinlich die Autoimmunhypophysitis eine zunehmend größere Rolle. Granulomatöse Entzündungen sind seltene Ursachen einer HVL-Insuffizienz. Bei intra- oder parasellären Tumoren können sich mantelförmige Drucknekrosen des HVL als Ursache einer Insuffizienz entwickeln.

Tabelle **2** Ursachen einer HVL-Insuffizienz

| | |
|---|---|
| Regressive Veränderungen | Nekrosen (Sheehan-Syndrom), Amyloid |
| Entzündungen | Meningoenzephalitis, Autoimmunhypophysitis |
| Granulome | Sarkoidose, Hand-Schüller-Christian, Tuberkulom |
| Traumen | Schädel-Hirn-Trauma, neurochirurgische Operation |
| Tumoren | HVL-Adenome, sellanahe Tumoren wie Kraniopharyngeom, Meningeom, Teratom, Chondrom, Chordom, Karzinommetastasen, Zysten |

### Klinik und Pathophysiologie

Bei der *chronischen HVL-Insuffizienz* treten als Frühsymptome bei der Frau Oligo- bzw. Amenorrhö und beim Mann Libido- und Potenzstörungen auf. Ferner kommt es zu einer Reduktion der sekundären Körperbehaarung und zu einer Atrophie der Haut. Im Gesicht bildet sich eine charakteristische feine Fältelung der Haut aus, das sogenannte Geroderm. Infolge einer sekundären Hypothyreose entwickeln sich pathologische Kälteintoleranz, Müdigkeit, Obstipation, allgemeine Verlangsamung, Hypothermie und eine charakteristische monotone heisere Stimme. Die Haut ist dabei auffallend trocken, schuppend und leicht pastös. Die sekundäre NNR-Insuffizienz führt zu Adynamie und Kollapsneigung. Infolge des ACTH- und MSH-Mangels entwikkelt sich die typische fahle, alabasterfarbene Blässe der Haut. Sofern die Erkrankung im präpuberalen Alter auftritt, entsteht bei ausreichender STH-Sekretion und offenen Epiphysenfugen ein eunuchoider Hochwuchs mit disproportionierter femininer Fettverteilung (s. Abb. **4**). Bei zusätzlichem STH-Mangel resultiert ein hypothalamohypophysärer Minderwuchs (S. 4.9). Eine andere klinische Symptomatologie bietet die *akute HVL-Insuffizienz,* das *hypophysäre Koma.* Ein Mangel an Gonadotropinen, Wachstumshormon und MSH führt nie zu einer krisenhaften Entgleisung des Stoffwechsels, so daß das hypophysäre Koma vorzugsweise durch einen Ausfall der NNR- und Schilddrüsenfunktion charakterisiert ist. Es entwickelt sich niemals unmittelbar, sondern wird als Komplikation eines unbekannten oder ungenügend substituierten chronischen Hypopituitarismus durch zusätzliche Faktoren wie z. B. Infekte, Traumen, Operationen, Erbrechen und Diarrhö akut ausgelöst. Unter den klinischen Symptomen steht die Entwicklung eines schläfrig-stuporösen Zustandsbildes mit Hypothermie, Bradykardie und/oder Hypoventilation sowie Übergang in ein tiefes Koma im Vordergrund.

### Diagnostisches Vorgehen und Differentialdiagnose

Entscheidend für die Diagnose einer HVL-Insuffizienz sind Hormonanalysen. Die Basalwerte der HVL-Hormone erlauben eine Differentialdiagnose zwischen primärer und sekundärer Insuffizienz des betroffenen endokrinen Endorgans, denn sie sind im ersten Fall erhöht. Zur Objektivierung einer HVL-Insuffizienz sind die Basalwerte jedoch nicht ausreichend, da sie bei Gesunden zum Teil schon sehr niedrig sind und ein partieller Abfall nicht meßbar ist. Daher kommt den Stimulationstests mit Hilfe der Hypothalamushormone in der Diagnostik der HVL-Insuffizienz entscheidende Bedeutung zu (Tab. **3**). Der normale Anstieg der HVL-Hormone bleibt dabei aus. Eine eindeutige Differenzierung zwischen hypothalamisch und hypophysär bedingter HVL-Insuffizienz mit Hilfe funktionsdiagnostischer Untersuchungen ist immer noch problematisch. Insulinhypoglykämie- und Lysin-Vasopressin-Test bzw. Clomiphen- und LH-RH-Test erlauben gelegentlich eine derartige Unterscheidung. Zur Beurteilung des für die Substitution wichtigen peripheren Hormondefizits werden zusätzlich die entsprechenden peripheren Hormone bestimmt. Differentialdiagnostisch sind u. a. Anorexia nervosa, primäre Hypothyreose und einheimische Sprue gegen die HVL-Insuffizienz abzugrenzen.

Tabelle **3** Untersuchungen zur Diagnostik der HVL-Insuffizienz

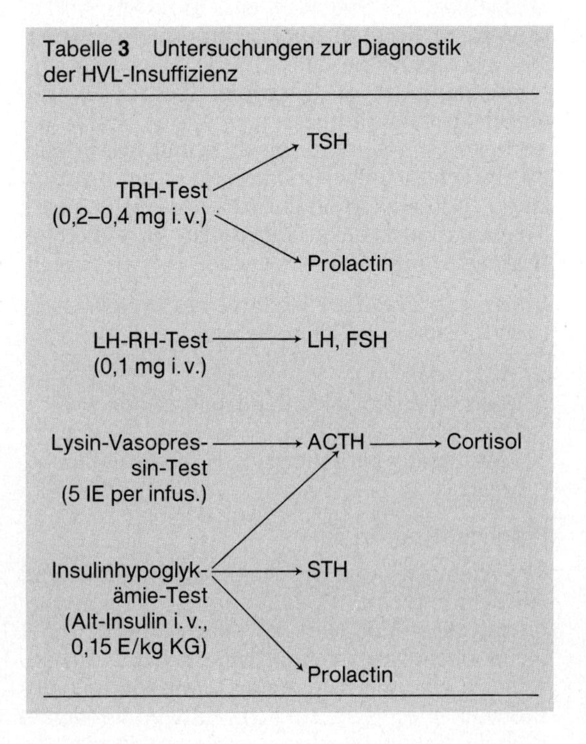

### Therapie

Die Substitutionsbehandlung einer HVL-Insuffizienz wird mit den Hormonen der peripheren endokrinen Drüsen durchgeführt. Zur Therapie der sekundären NNR-Insuffizienz haben sich Cortison- und Prednison-Präparate in einer Dosierung von 25–37,5 mg/die bzw. 5–7,5 mg/die bewährt. In Streßsituationen wie z. B. bei Operationen, fieberhaften Infekten usw. kann es notwendig sein, diese Dosen auf das 4- bis 6fache zu erhöhen. Bei sekundärer Hypothyreose erfolgt die Substitution mit einem Schilddrüsenhormonpräparat (z. B. 1–1½ Tabl. L-Thyroxin 100 oder Novothyral/Tag.). Bei sekundärem Hypogonadismus wird der Androgenmangel ausgeglichen mit Testoviron-Depot-Injektionen (250 mg/3 Wochen) oder mit Testosteron-Undecanoat per os (Andriol, 80–120 mg/die). Bei sekundärer Amenorrhö erfolgt die Substitution mit Östrogen- oder Östrogen-Gestagen-Präparaten. Bei drohendem oder manifestem hypophysärem Koma ist es erforderlich, 50 mg wasserlösliches Prednisolon oder 100 mg wasserlösliches Hydrocortison i. v. zu injizieren und die gleiche Dosis anschließend innerhalb von 4–6 Stunden zu infundieren. Außerdem werden L-Trijodthyronin oder L-Thyroxin i. v. injiziert.

### Prognose und Verlauf

Je nach Ausprägung der Erkrankung können Patienten mit unbehandeltem Hypopituitarismus bis zu 10 Jahren und z. T. länger überleben, wobei die allgemeine Leistungsfähigkeit ständig abnimmt. Unter diesen Bedingungen hängt die Lebenserwartung entscheidend davon ab, ob sich durch zusätzliche Erkrankungen oder Belastungen ein hypophysäres Koma entwickelt, dessen Prognose auch heute noch durch eine hohe Letalität belastet ist. Unter optimaler Substitutionstherapie ist die Lebenserwartung von Patienten mit Hypopituitarismus jedoch nicht wesentlich eingeschränkt.

**Merke:** Bei sellärer oder parasellärer Raumforderung oder Entzündung kann sich infolge Ausfalls der adenohypophysären Funktionen eine partielle oder komplette HVL-Insuffizienz entwickeln. Klinische Leitsymptome sind Adynamie, Verlangsamung, Hautblässe und Ausfall der Sekundärbehaarung. Die Diagnose wird gesichert durch Bestimmung der HVL-Hormone in Stimulationstests. Die Substitutionstherapie wird durchgeführt mit Hormonen der betroffenen peripheren endokrinen Organe.

## Isolierte HVL-Insuffizienz

Neben dem isolierten STH- bzw. Gonadotropinmangel (hypogonadotroper Hypogonadismus s. S. 4.48) wurde in Einzelfällen auch ein isolierter Mangel an ACTH und TSH nachgewiesen. Auch ein isolierter Mangel einzelner Hypothalamushormone ist inzwischen als seltene Störung bekannt. Dem Kallmann-Syndrom, einer Sonderform des hypogonadotropen Hypogonadismus mit Anosmie, liegt ursächlich ein LH-RH-Mangel zugrunde.

## Hypophysärer Minderwuchs

**Definition:** Angeborener oder vor Abschluß des Längenwachstums erworbener Ausfall von Wachstumshormon führt zu dem seltenen Krankheitsbild des hypophysären Minderwuchses.

### Ätiologie

Ätiologisch lassen sich unterscheiden:

1. Isolierter STH-Mangel, der idiopathisch oder sehr selten hereditär bei rezessiver Vererbung vorkommen kann.
2. STH-Mangel im Rahmen einer partiellen oder kompletten HVL-Insuffizienz, wobei eine idiopathische, hereditäre und organisch bedingte Form unterschieden werden. Der idiopathischen Form liegt hier häufig ein zerebrales Geburtstrauma (Zangengeburt, Steißlage, Asphyxie) zugrunde. Organische Ursachen sind vorwiegend selläre oder paraselläre Tumoren (besonders Kraniopharyngeome) oder Systemerkrankungen.
3. Symptomatischer sekundärer STH-Mangel, der bei schweren Allgemeinerkrankungen und Unterernährung auftreten kann. In seltenen Fällen ist darüber hinaus ein funktioneller STH-Mangel bei normaler Sekretion Ursache eines Minderwuchses: periphere Resistenz gegen STH bei den Pygmäen bzw. Somatomedinmangel bei den sogenannten Laron-Zwergen mit normalem oder erhöhtem endogenem STH.

### Klinik und Pathophysiologie

Bei primärem STH-Mangel ist das Wachstum während der ersten beiden Lebensjahre noch normal und verlangsamt sich dann progredient. Unbehandelt wird bei normalen Proportionen eine Körpergröße von etwa 100–140 Zentimetern erreicht. Hände und Füße sind auffallend klein (Akromikrie), und das Gesicht bleibt kindlich und z. T. puppenhaft (Abb. 5). Die Skelettentwicklung ist bei weit offenen Epiphysenfugen deutlich verzögert und überschreitet auch bei 20- bis 30jährigen unbehandelten Patienten selten

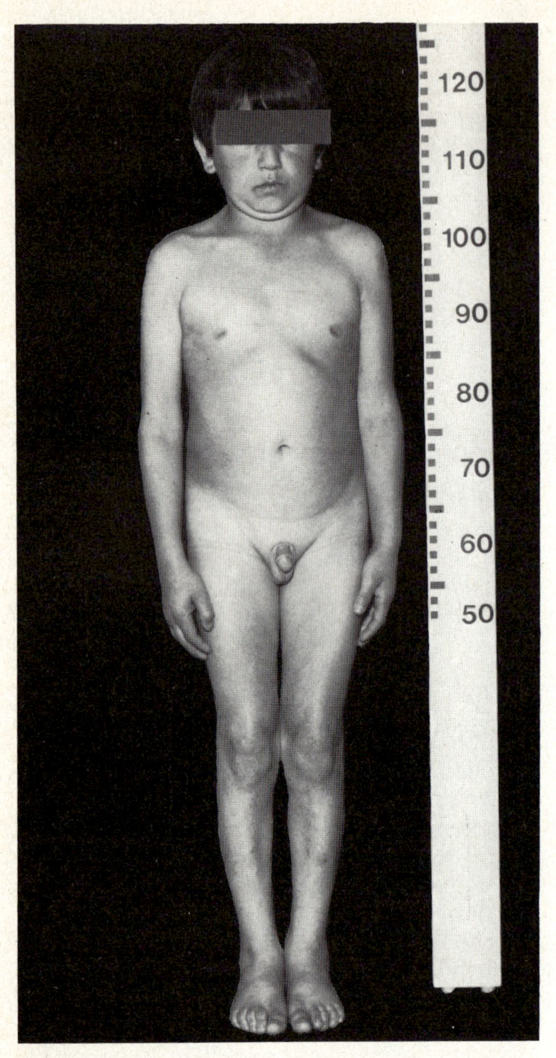


Abb. 5 18jähriger Patient (125 cm, 27,5 kg) mit hypophysärem Minderwuchs bei idiopathischem Wachstumshormon- und Gonadotropinmangel

ein Knochenalter von 14–15 Jahren. Die Haut ist zart und dünn, die Fettpolster sind im allgemeinen vermehrt. Die Pubertät ist bei isoliertem STH-Mangel verzögert. Häufig besteht gleichzeitig jedoch ein Gonadotropinmangel, in diesen Fällen imponiert klinisch ein ausgeprägter sexueller Infantilismus.

### Diagnostisches Vorgehen und Differentialdiagnose

Die Diagnose wird gesichert durch radioimmunologische STH-Bestimmung unter Stimulationstests wie Insulinhypopglykämie-, Ergometerbelastungs- und Arginintest. Die Basalwerte sind niedrig, und der übliche STH-Anstieg bleibt völlig aus. Differentialdiagnostisch ist der hypophysäre Minderwuchs abzugrenzen gegenüber Minderwuchs bei Hypothyreose, Pubertas praecox, adrenogenitalem Syndrom, kongenitalem Dysmorphie-Syndrom (z. B. Turner-Syndrom, Pseudohypoparathyreoidismus) sowie primordialem Minderwuchs und Progerie.

### Therapie

Bei organischen Ursachen ist zunächst das Grundleiden zu behandeln. Die Substitution des STH-Mangels ist wegen der Speziesspezifität nur mit menschlichem STH möglich, das jetzt jedoch kommerziell ausreichend zur Verfügung steht. Die mittlere Dosis liegt bei 6–8 IE/Woche, die in 3 Einzeldosen injiziert werden. Voraussetzung für eine ausreichende Effektivität ist bei Mädchen ein Knochenalter bis zu 13 Jahren und bei Knaben bis zu 15 Jahren.

### Prognose und Verlauf

Unbehandelter hypophysärer Minderwuchs führt nicht zur Einschränkung der Lebenserwartung, aber zu allgemeinen Beeinträchtigungen. Bei rechtzeitigem Beginn einer Substitutionstherapie läßt sich eine Erwachsenengröße im unteren Normbereich erreichen. Bei organischer Ursache eines STH-Mangels wird die Prognose entscheidend durch das Grundleiden bestimmt.

**Merke:** STH-Mangel (isoliert oder im Rahmen einer HVL-Insuffizienz) führt zu hypophysärem Minderwuchs mit normalen Proportionen, kleinen Händen und Füßen sowie kindlichem Gesicht. Fehlender Anstieg von Serum-STH in Stimulationstests ist beweisend für die Diagnose. Eine Substitutionstherapie mit menschlichem STH ist möglich und führt bei rechtzeitigem Beginn zu normaler Erwachsenengröße.

## Diabetes insipidus

**Definition:** Dem zentralen Diabetes insipidus liegt ein partieller oder kompletter Mangel an Adiuretin (ADH) infolge Funktionsstörung oder Schädigung des hypothalamoneurohypophysären Systems zugrunde, der zu der Symptomtrias Polyurie, Asthenurie und Polydipsie führt. Es werden ein idiopathischer, hereditärer und symptomatischer zentraler Diabetes insipidus unterschieden.

### Häufigkeit

Der Diabetes insipidus ist eine seltene Erkrankung, die Häufigkeit liegt bei durchschnittlich etwa 0,02 % der Krankenhauspatienten. Der symptomatische Diabetes insipidus ist mit 65 % der Fälle die häufigste Form; der idiopathische macht demgegenüber etwa 35 % aus, während der hederitäre sehr selten ist.

### Ätiologie

Bei der idiopathischen Form sind organische Ursachen weder anamnestisch, klinisch noch autoptisch erkennbar. Der hereditäre Diabetes insipidus wird einfach dominant vererbt. Als Ursache des symptomatischen Diabetes insipidus kommen Tumoren, Granulome, Entzündungen, regressive Veränderungen und Schädeltraumen in Betracht. Pathologisch-anatomisch liegen der Erkrankung dabei Destruktionen der entsprechenden hypothalamischen Kernareale, des Tractus supraopticohypophyseus und/oder des Hypophysenhinterlappens als Speicherorgan zugrunde. Das Vollbild der Erkrankung entwickelt sich erst nach Untergang von mehr als 95% der Neurone des Nucleus supraopticus.

### Klinik und Pathophysiologie

Beim Diabetes insipidus ist infolge des ADH-Mangels die hormonabhängige Harnkonzentrierung in den distalen Nierentubuli durch Wasserrückdiffusion nicht möglich, so daß ein verdünnter Urin von 6–12, seltener bis 25 l/24 Std. ausgeschieden wird. Diese Polyurie führt in kurzer Zeit zu einem Flüssigkeitsdefizit im Körper, d.h. zu einer hypotonen Dehydratation des extra- und intrazellulären Flüssigkeitsraums, zu einer Aktivierung der Osmo- und evtl. auch der Volumenregulationsmechanismen und zu einer Steigerung des Durstgefühls und damit zur Polydipsie. Der Durst hat ausgeprägt zwanghaften Charakter. Die Patienten müssen regelmäßig auch nachts trinken. Kalte Getränke werden bevorzugt. Die Miktion kann bis zu 2- bis 3mal innerhalb einer Stunde erfolgen und beeinträchtigt die Nachtruhe des Patienten erheblich. Zentrale Prozesse wie z.B. Tumoren können zu einer zusätzlichen Schädigung des Durstzentrums führen. Infolge Adipsie und ADH-Mangel kommt es bei normaler Bewußtseinslage dabei zu einer ausgeprägten hypertonen Dehydratation mit stark erhöhtem Serumnatrium und entsprechender Hyperosmolalität des Serums (Diabetes insipidus occultus hypersalaemicus). – Dem renalen Diabetes insipidus liegt ein Defekt des Zielorgans, wahrscheinlich im Rezeptor, zugrunde, so daß endogenes wie auch exogenes ADH ineffektiv sind. Diese sehr seltene Krankheit kann rezessiv-X-chromosomal vererbt werden. Andererseits ist auch ein erworbener renaler ADH-resistenter Diabetes insipidus bei Nephropathien mit tubulärer Schädigung bekannt.

### Diagnostisches Vorgehen und Differentialdiagnose

ADH kann radioimmunologisch bestimmt werden. Für die klinische Diagnostik hat sich die Bestimmung der Urinosmolalität unter funktionsdiagnostischen Bedingungen wie Durstversuch und Hickey-Hare-Test jedoch als ausreichend zuverlässig und aussagekräftig bewährt. Die Bestimmung des spezifischen Gewichts des Urins ist dagegen obsolet und nicht ausreichend. Im Durstversuch kommt es beim Gesunden durch Dehydratation zu einer Stimulation der Osmorezeptoren mit konsekutiv vermehrter Sekretion von ADH, die beim Diabetes insipidus ausbleibt. Die Dauer des Durstens sollte auf 12 bis maximal 24 Stunden beschränkt werden und der Flüssigkeitsverlust 3–5% des Körpergewichts nicht übersteigen, um eine gefährliche Exsikkose zu verhüten. Der Hickey-Hare-Test (= Carter-Robbins-Test) beruht im wesentlichen auf einer Belastung mit hypertoner, 2,5%iger (428 mmol/l) Kochsalzlösung. Im Nikotintest wird direkt und ohne Einwirkung auf die Osmorezeptoren die ADH-Sekretion stimuliert. Die Reizschwelle ist dabei jedoch individuell sehr unterschiedlich, so daß die Aussagefähigkeit dieses Tests eingeschränkt ist. Differentialdiagnostisch ist der zentrale Diabetes insipidus abzugrenzen gegen den renalen Diabetes insipidus sowie gegen die Polyurie bei Diabetes mellitus, Hyperkalzämie oder hypokaliämischer Alkalose. Dabei erreicht bzw. überschreitet die Polyurie jedoch kaum 4 l/24 Std. und geht mit einer Iso- und Hyposthenurie und nicht mit einer Asthenurie einher. Der renale Diabetes insipidus läßt sich durch die fehlende Urinkonzentration unter exogenem ADH abgrenzen. Bei der primären psychogenen Polydipsie (Dipsomanie) ist kein organisch bedingter ADH-Mangel, sondern eine funktionelle Hemmung der ADH-Sekretion die Ursache der Polyurie. Die Unterscheidung gelingt im allgemeinen mit Hilfe der angegebenen Testverfahren.

### Therapie

Eine kausale Therapie ist nur bei symptomatischem Diabets insipidus möglich, sofern das Grundleiden effektiv behandelt werden kann. In allen übrigen Fällen kommt nur eine symptomatische Substitutionstherapie in Betracht. Das Mittel der Wahl ist dafür das intranasal zu applizierende Desmopressin (1-Desamino-8-D-Argininvasopressin, Minirin), ein synthetisches Derivat des Argininvasopressins mit Depoteffekt. Die mittlere Tagesdosis beträgt etwa 2- bis 3mal 0,05–0,2 ml = 5–20 μg. Ausreichend effektiv ist außerdem das Pitressin-Tannat, das jedoch i.m. injiziert werden muß. Carbamazepin (Tegretal) hat neben seiner eigentlichen antikonvulsiven Wirkung einen antidiuretischen Effekt. Es wird ein zentraler Angriffsmechanismus mit Stimulation der endogenen ADH-Sekretion diskutiert. Deshalb ist eine Behandlung mit dieser Substanz gelegentlich in der Remissionsphase des traumatischen Diabetes insipidus indiziert. Die mittlere wirksame Tagesdosis liegt bei 200–600 mg.

### Prognose und Verlauf

Prognose und Verlauf werden beim symptomatischen Diabetes insipidus vom Grundleiden bestimmt. Der idiopathische Diabetes insipidus führt nicht zu einer Einschränkung der Lebenserwartung. Die Notwendigkeit therapeutischer Maßnahmen ergibt sich dadurch, daß der Patient in seinem Tagesablauf beeinträchtigt und der Nachtschlaf nicht mehr gewährleistet ist.

**Merke:** Ursache des zentralen Diabetes insipidus ist ein partieller oder kompletter Mangel an ADH. Es werden eine symptomatische, idiopathische und hereditäre Form des Diabetes insipidus unterschieden. Wesentliche Symptome sind Polyurie, Asthenurie und Polydipsie. Die Diagnose wird objektiviert durch Bestimmung der Urinosmolalität im Durstversuch oder unter Kochsalzbelastung. Desmopressin (Minirin) ist das Mittel der Wahl zur symptomatischen Substitutionstherapie.

## Weiterführende Literatur

Besser, G. M., L. Martini: Clinical Neuroendocrinology, vol. II. Academic Press, New York 1982
Deromc, P. J., C. P. Jedynak, F. Peillon: Pituitary Adenomas. Asclepios Publ., France 1980
Faglia, G., M. A. Giovanelli, R. M. Mac Leod: Pituitary Microadenomas. Academic Press, New York 1980
Ganong, W. F., L. Martini: Frontiers in Neuroendocrinology, vol. VII. Raven Press, New York 1982
Labhart, A.: Klinik der inneren Sekretion, 3. Aufl. Springer, Berlin 1978
Siegenthaler, W.: Klinische Pathophysiologie, 5. Aufl. Thieme, Stuttgart 1982

# Nebennieren

*H. Vetter*

## Erkrankungen der Nebennierenrinde

### Erkrankungen mit Nebennierenrindenüberfunktion

#### Cushing-Syndrom

**Definition:** Das gemeinsame Charakteristikum aller Patienten mit einem *Cushing-Syndrom* ist der chronische Cortisolexzeß (Hyperkortisolismus). Ursache hierfür ist entweder eine erhöhte exogene Zufuhr von Steroiden oder Adrenocorticotropin (ACTH) oder aber eine gesteigerte endogene Sekretion von Cortisol.
Der *endogene Hyperkortisolismus* kann hervorgerufen werden
1. durch eine *hypothalamisch-hypophysäre Dysfunktion* mit pathologisch gesteigerter ACTH- und/oder CRF- (corticotropin releasing factor-)Sekretion (hierunter fallen auch die Hypophysenvorderlappenadenome),
2. durch eine *extrahypophysäre Produktion von ACTH* oder ACTH-ähnlichen Substanzen (sogenanntes ektopes ACTH-Syndrom bei Bronchialkarzinomen, Thymomen, Pankreastumoren, Phäochromozytomen u.a.) und
3. durch eine *primär adrenal gesteigerte Cortisolsekretion* (sogenanntes adrenales Cushing-Syndrom) bei Nebennierenrindenadenom oder Karzinom.

##### Häufigkeit

Das Cushing-Syndrom ist eine seltene Erkrankung und kann in jedem Lebensalter auftreten; es findet sich jedoch je nach Ätiologie der Erkrankung eine mehr oder weniger typische Alters- und Geschlechtsverteilung. So wird ein Cushing-Syndrom aufgrund einer hypothalamisch-hypophysären Dysfunktion besonders bei Frauen zwischen dem 3. und 4. Lebensjahrzehnt beobachtet, während das ektope ACTH-Syndrom eine Bevorzugung des männlichen Geschlechtes (erwachsene, ältere Männer) aufweist. Das adrenale Cushing-Syndrom stellt die häufigste Erkrankungsform im Kindesalter dar, wobei beim Nebennierenkarzinom etwa ⅔ der Patienten jünger als 15 Jahre sind.
Bezogen auf die Gesamtheit der Patienten mit (endogenem) Cushing-Syndrom findet sich bei etwa ⅔ der Patienten eine hypothalamisch-hypophysäre Dysfunktion als Ursache der Erkrankung; das restliche Drittel teilt sich etwa in gleiche Teile auf in Patienten mit adrenalem Cushing-Syndrom und solche mit ektopem ACTH-Syndrom.

##### Klinik und Pathophysiologie

Das Cushing-Syndrom ist charakterisiert durch eine *Fettverteilungsstörung,* wobei es zu dem typischen Fettansatz im Bereich des Gesichtes, des Nackens sowie des Körperstammes kommt. Aufgrund des durch den Hyperkortisolismus bedingten *vermehrten Proteinkatabolismus* werden Muskelatrophie, Atrophie der Haut, Osteoporose sowie erhöhte Dehnbarkeit der Subkutis verursacht. Der typische Cushing-Patient weist ein *Vollmondgesicht mit Büffelnacken, Stammfettsucht* sowie relativ dünne Extremitäten auf. Die Haut ist atrophisch und vulnerabel, und es kommt zur Ausbildung von *Striae distensae* der Haut besonders um die Axillen, am Abdomen und an den Nates. Die Muskelatrophie äußert sich häufig in der Unfähigkeit der Patienten, ohne Hilfe aus der Hocke zum Stehen zu kommen. Ein wichtiger Hinweis für das Vorliegen eines *Cushing-Syndroms beim Kind* und Heranwachsenen ist die auffallende Hemmung bzw. der *Stillstand des Längenwachstums* aufgrund der cortisolbedingten Suppression der Sekretion von Wachstumshormonen (Abb. **6a–d**).
Bei weiblichen Patienten kommt es gehäuft zum Auftreten von *Menstruationsstörungen* sowie zur Ausbildung von *Hirsutismus* und *Akne.* Dies erklärt sich zum Teil durch eine erhöhte Sekretion adrenaler Androgene, zum Teil wird für die Menstruationsstörungen eine Inhibierung der hypophysären Freisetzung von Gonadotropinen infolge der pathologisch gesteigerten Cortisolsekretion verantwortlich gemacht.
Beim männlichen Patienten führt ein hemmender Einfluß von Cortisol auf die Hypophyse und die Testes mit dadurch hervorgerufenen Testosteronmangel zu Libidoverlust, Impotenz und Oligospermie.
Durch die gesteigerte Glukoneogenese tritt eine

a

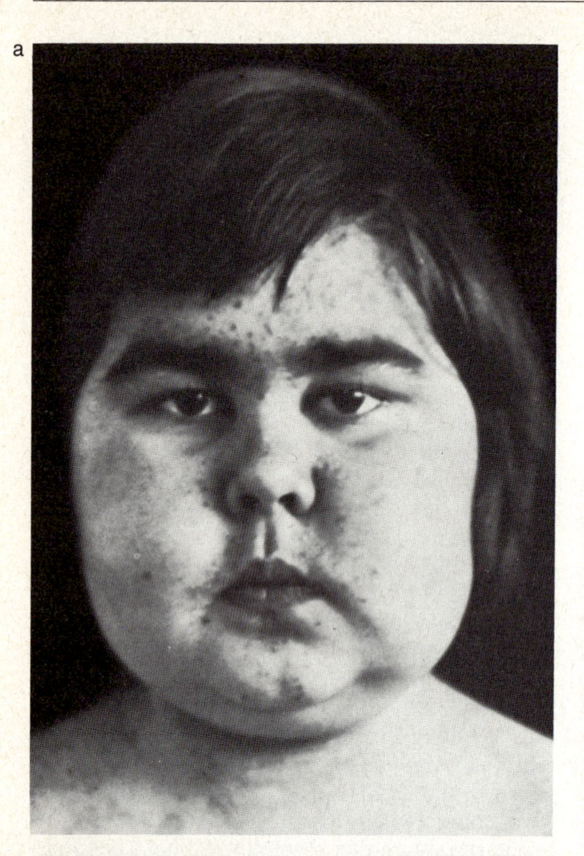

Abb. **6** Klinische Zeichen des Cushing-Syndroms

**a** Vollmondgesicht
**b** Hirsutismus
**c** Stammfettsucht
**d** Striae distensae

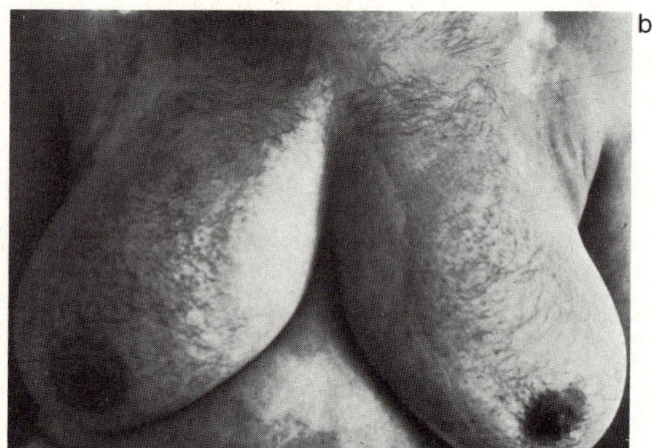

b

c

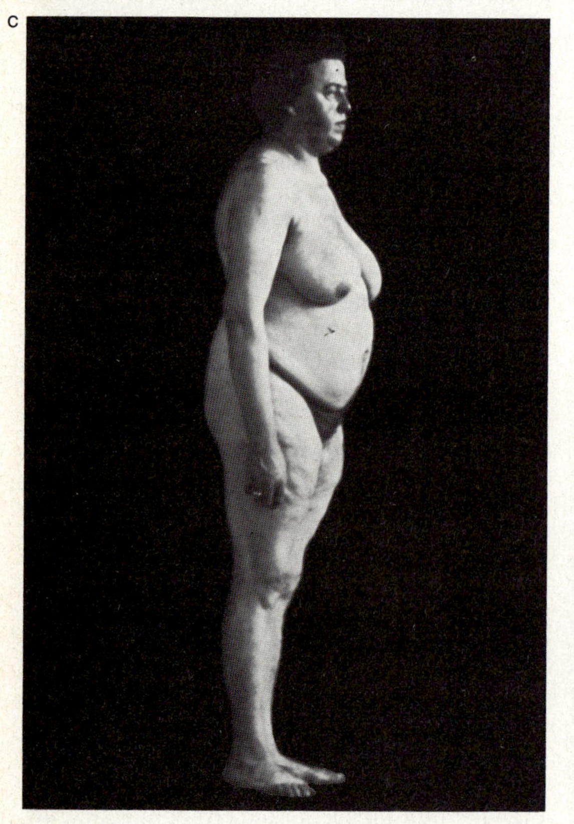

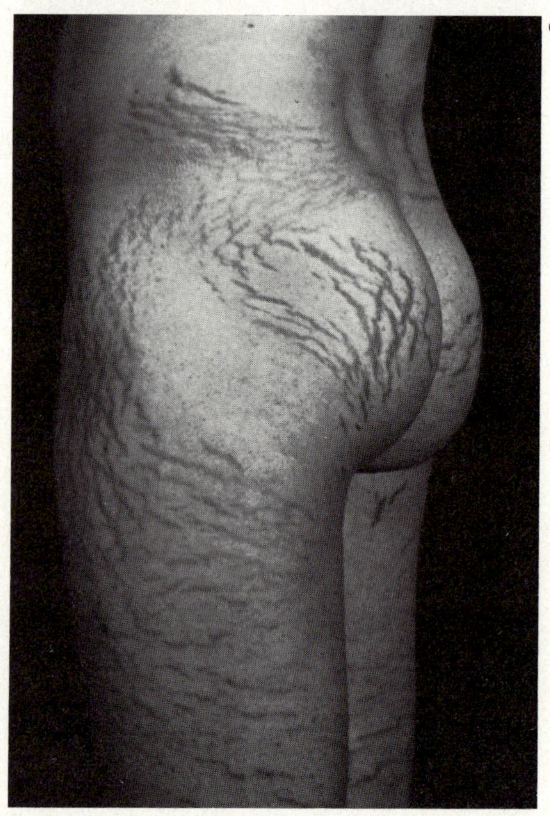

d

Störung des *Glucosestoffwechsels* bei Patienten mit Cushing-Syndrom auf. Diese äußert sich meistens in einem pathologischen Ausfall des oralen Glucosebelastungstests, seltener werden Erhöhungen des Nüchternblutzuckers sowie Glukosurie gefunden.

Das Vorliegen einer *Hypokalämie* (hypokalämische Alkalose) sollte immer den Verdacht auf das Vorliegen eines Nebennierenkarzinoms oder Adenoms sowie ektopen ACTH-Syndroms lenken, da besonders diese Formen des Cushing-Syndroms eine Überproduktion von mineralokortikoidwirksamen Steroidhormonen zeigen. Bei der hypothalamisch-hypophysären Dysfunktion wird nur in Ausnahmefällen einmal eine Hypokalämie beobachtet.

Eine *arterielle Hypertonie* ist eine häufige Begleiterscheinung des Cushing-Syndroms. Die Pathogenese der Blutdruckerhöhung ist umstritten. Als Ursache der Hypertonie werden eine erhöhte Produktion von Mineralokortikoiden, eine glukokortikoidinduzierte Steigerung der Gefäßreagibilität auf zirkulierende Katecholamine sowie Veränderungen im Renin-Angiotensin-System diskutiert.

Bei dem Cushing-Syndrom mit erhöhter ACTH-Sekretion (oder ACTH-ähnlichen Substanzen) kann es zum Auftreten einer *Hyperpigmentation* kommen.

### Diagnostisches Vorgehen und Differentialdiagnose

Die Diagnose eines Cushing-Syndroms bereitet in der Regel keine differentialdiagnostischen Schwierigkeiten, sobald die Grunderkrankung aufgrund der klinischen Symptomatik vermutet wurde. Es ist allerdings zu betonen, daß keines der klinischen Zeichen für sich allein typisch oder obligat für das Vorliegen eines Cushing-Syndroms ist. Das klinische Bild kann zudem sehr unterschiedlich ausgeprägt sein. So werden auch milde, intermittierende oder periodische Verlaufsformen sowie Spontanremissionen der Erkrankung beobachtet. Im Einzelfall muß auch beim Vorhandensein einer schweren Osteoporose, eines Hirsutismus oder einer hypokalämischen Alkalose ohne Vorliegen einer Stammfettsucht und Hypertonie an ein Cushing-Syndrom gedacht werden. Bei Kindern und Heranwachsenden ist die Wachstumstendenz ein guter diagnostischer Parameter, da bei Vorliegen der Erkrankung eine Hemmung bzw. Stillstand des Längenwachstums beobachtet wird. Bei einem adipösen Kind mit deutlicher Wachstumstendenz ist ein Cushing-Syndrom ganz unwahrscheinlich.

Der Nachweis eines *Cushing-Syndroms* erfordert den Nachweis eines *Hyperkortisolismus* durch Bestimmungen der Hormonkonzentration im Plasma und 24-Std.-Urins.

Aufgrund großer Schwankungen des *Plasmacortisols* innerhalb kurzer Zeitabstände und insbesondere während der Morgenstunden (sowohl bei Normalpersonen als auch bei Patienten mit Cushing-Syndrom) ist die diagnostische Wertigkeit einmaliger Bestimmungen des Plasmacortisols oder der 17-Hydroxykortikoidkonzentration eingeschränkt. Blutentnahmen in den späten Abendstunden gewährleisten am ehesten eine Trennung zwischen Normbereich und pathologisch gesteigerter Cortisolsekretion.

Die *Urinexkretionsraten des freien Cortisols* oder der *17-Hydroxykortikoide* sind beim Cushing-Syndrom in der Regel erhöht. Die Bestimmung des freien Cortisols erweist sich hierbei als die weitaus sensitivere Methode zur Erfassung eines Hyperkortisolismus, da nur in Ausnahmefällen Exkretionsraten im Normbereich beobachtet werden.

Der sogenannte *Dexamethason-Kurztest* hat sich als Screening-Test bewährt. Nach einer abendlichen Blutentnahme und oraler Applikation von 1 mg Dexamethason (zwischen 23 und 24 Uhr) weisen Patienten mit Cushing-Syndrom eine fehlende Suppression der Plasmacortisolkonzentrationen am darauffolgenden Tag auf. Einige Patienten ohne Cushing-Syndrom zeigen dabei allerdings durch streßbedingte Faktoren eine unzureichende Suppression, während in seltenen Fällen bei Patienten mit Cushing-Syndrom eine Suppression der Plasmacortisolkonzentrationen beobachtet werden konnte.

Zum Ausschluß oder Nachweis eines Cushing-Syndroms eignet sich am besten der sogenannte *kleine Dexamethason-Hemmtest*. Hierbei werden über 2 Tage im Abstand von jeweils 6 Stunden 0,5 mg Dexamethason per os verabreicht und die Urinexkretionsraten der 17-Hydroxykortikosteroide und/oder des freien Cortisols bestimmt. Im Gegensatz zu Patienten mit Cushing-Syndromen verschiedenster Ätiologie sinken bei Normalpersonen die Exkretionsraten um mehr als 50% des Ausgangswertes.

Die ätiologische Zuordnung zu einer der verschiedenen Formen des Cushing-Syndroms aufgrund spezieller hormoneller Untersuchungen und Funktionstests (Dexamethason-Hemmtest, 4 × 2 mg/Tag/2 Tage; Metopyron-Test; Lysin-Vasopressin-Test; ACTH-Infusionstest) kann bis heute nicht ganz befriedigen und kann in Einzelfällen fehlleiten.

Der Nachweis eines *hypothalamisch-hypophysären Cushing-Syndroms* gelingt allerdings in der Regel mittels des *Dexamethason-Hemmtests* mit *hoher Dexamethason-Dosierung* (4 × 2 mg/Tag/2 Tage). Hierbei zeigen innerhalb des angegebenen Zeitraumes Patienten mit adrenalem Cushing-Syndrom und solche mit ektopem ACTH-Syndrom *keine* über 50% hinausgehende Suppression der Ausgangswerte (Urinexkretion des freien Cortisols oder der 17-Hydroxykortikoide), während Patienten mit hypothalamisch-hypophysärer Form der Erkrankung eine derartige Reduktion aufweisen.

Die radioimmunologische Bestimmung des *ACTH* scheint einen besonderen Stellenwert zu besitzen, als der Nachweis eines *erniedrigten* bzw. subnormalen Hormonwertes ein *adrenales Cushing-Syndrom* (Adenom oder Karzinom) annehmen läßt.
Die Anwendung neuerer radiologischer (*Computertomographie* der Hypophyse und der Nebennieren) und nuklearmedizinischer Verfahren (*Nebennierenszintigraphie* mit Jod-131-6-beta-Jod-Methyl-Cholesterol) hat entscheidende Fortschritte in der Lokalisation des Krankheitsprozesses und somit in der ätiologischen Zuordnung erbracht. Dabei ist zu beachten, daß sich Nebennierenkarzinome nur schwach oder nicht szintigraphisch darstellen lassen.
Invasive Katheteruntersuchungen mit arteriographischer und phlebographischer Darstellung der Nebennieren sowie damit kombinierte vorangehende Blutentnahmen zur Bestimmung von Plasmacortisol kommen heute nur noch selten zur Anwendung.
Bei *ektopem ACTH-Syndrom* erbringt die Röntgenuntersuchung des Thorax in etwa 50% der Fälle einen Tumornachweis.

### Therapie und Prognose

Für die Mehrzahl der Patienten ist ein *chirurgisches Vorgehen* das Mittel der Wahl, *wobei nach Lokalisation eines Adenoms oder Tumors die chirurgische Entfernung des für den Krankheitsprozeß verantwortlichen Primärherdes* (hypophysär, adrenal oder extrahypophysär/extraadrenal) *vorgenommen werden sollte*.
Beim Vorliegen eines *Hypophysenadenoms* ist heute die mikrochirurgische, *transphenoidale* Adenomentfernung das bevorzugte Verfahren. Bei parasellärer, ante- oder retrosellärer Wachstumsrichtung des Hypophysentumors sollte jedoch der subfrontale Zugang (mit Kraniotomie) gewählt werden.
Bei *hypothalamisch-hypophysärem Cushing-Syndrom ohne Hinweis auf das Vorliegen eines Hypophysenadenoms* ist die *totale, bilaterale Adrenalektomie* eine zuverlässige und kurative Methode. Nachteile sind hierbei die notwendig werdende *lebenslange Steroidsubstitution* sowie das Auftreten von *Hypophysenadenomen mit Hyperpigmentation* (sogenanntes *Nelson-Syndrom*) bei etwa 10–20% der total adrenalektomierten Patienten. Als Alternative bietet sich hier (unter der Annahme einer hohen Inzidenz von radiologisch nicht feststellbaren Hypophysenadenomen) die Durchführung eines *explorativen, transphenoidalen Hypophyseneingriffes* an.
Patienten mit *adrenaler Form des Cushing-Syndroms* (Nebennierenadenom oder -karzinom) sollten einseitig *adrenalektomiert* werden. Das Schwergewicht einer *medikamentösen Therapie* des Cushing-Syndroms liegt bei Patienten mit *inoperablem Nebennierenkarzinom* sowie *inoperablem ektopem ACTH-Syndrom*. Es werden Substanzen eingesetzt, die hemmend bzw. blockierend auf die Cortisolsynthese wirken (op'DDD, Aminogluthethemid, Metopiron). Wegen der Gefahr der Überdosierung und des damit verbundenen möglichen Auftretens einer Nebennierenkrise ist die gleichzeitige Gabe von Dexamethason erforderlich.

**Merke:** Die wichtigsten klinischen Zeichen des Cushing-Syndroms sind Stammfettsucht, Vollmondgesicht, arterielle Hypertonie, Hirsutismus, Muskelschwäche, Menstruationsstörungen sowie Akne.
Bei Kindern und Heranwachsenden wird Wachstumsstillstand bzw. Wachstumshemmung beobachtet. Die Therapie der Wahl ist in der Mehrzahl der Fälle ein chirurgisches Vorgehen.

## Primärer Aldosteronismus

*H. Vetter* und *W. Kaufmann*

**Definition:** Als *primärer Aldosteronismus* bezeichnet man ein Krankheitsbild, daß durch eine (primär) gesteigerte adrenale Sekretion des *Mineralokortikoids, Aldosteron,* hervorgerufen wird. Bei 70–80% der Patienten wird die Erkrankung durch ein meist *solitäres Adenom* der Nebennierenrinde verursacht. Die Adenome sind in der Regel klein und wiegen weniger als 6 g, wobei linksseitige Adenome häufiger zu sein scheinen als rechtsseitige. Beidseitige Adenome oder multiple Adenome einer Nebenniere sind selten. Bei 20–30% der Patienten mit primärem Aldosteronismus findet sich eine *idiopathische bilaterale Nebennierenrindenhyperplasie*. Die Hyperplasie kann makronodulär, mikronodulär oder diffus (mikroskopisch) sein. Aldosteronproduzierende Karzinome der Nebenniere sind äußerst selten.

### Häufigkeit

Der primäre Aldosteronismus aufgrund eines Nebennierenrindenadenoms tritt bei Frauen mehr als doppelt so häufig auf wie bei Männern, während die bilaterale Nebennierenrindenhyperplasie das männliche Geschlecht zu bevorzugen scheint. Die Erkrankung ist seltener als früher angenommen wurde; der Anteil der Patienten mit primären Aldosteronismus am Gesamtkollektiv der arteriellen Hypertoniker liegt unter 0,5%. Der primäre Aldosteronismus tritt gehäuft zwischen dem 3. und 5. Lebensjahrzehnt auf.

### Klinik und Pathophysiologie

Die *klinische Symptomatologie* ist ebenfalls wie die laborchemischen Veränderungen Folgeerscheinung der *pathologisch gesteigerten adrenalen*

*Aldosteronsekretion* mit konsekutiver Veränderung des *Wasser- und Elektrolythaushaltes.* Die Hauptwirkung des Aldosterons beruht auf einem Austausch von Kalium und Wasserstoffionen gegen Natriumionen im distalen Nierentubulus. Demzufolge kommt es bei gesteigerter Aldosteronproduktion zu einer *hypokalämischen Alkalose* bei gleichzeitiger *Retention von Natrium mit Wasser.* Die für das Krankheitsbild charakteristische *Suppression der renalen Reninsekretion* resultiert aus der Zunahme des intravasalen Volumens.

Neben der *obligaten Blutdruckerhöhung* finden sich als Ausdruck der *Kaliumverarmung Muskelschwäche, Müdigkeit* und seltener intermittierende Paralyse, intermittierende Tetanie und Parästhesien. Entgegen früherer Auffassung handelt es sich bei der Erkrankung nicht um eine benigne Hypertonie. So werden vaskuläre Komplikationen in einem hohen Prozentsatz der Patienten beobachtet, und maligne Verlaufsformen des Hochdrucks wurden wiederholt beschrieben.

Eine länger bestehende *Hypokalämie* kann sowohl zu funktionellen als auch zu morphologischen Veränderungen der Niere führen. Die charakteristische pathologisch-anatomische Läsion besteht im Auftreten von multiplen Vakuolen im Nierentubulus. Die wichtigste funktionelle Beeinträchtigung der Nierenleistung ist die Unfähigkeit, den Urin normal zu konzentrieren.

### Diagnostisches Vorgehen und Differentialdiagnose

*Das Leitsymptom des primären Aldosteronismus ist eine hypokalämische Hypertonie.* Stark verdächtig auf das Vorliegen der Erkrankung ist eine Persistenz erniedrigter Serumkaliumwerte (<3,5 mval/l ≙ <3,5 mmol/l) trotz mehrwöchigen Absetzens einer vorangegangenen Diuretikamedikation. Ein normokalämischer Aldosteronismus ist selten. Auffallend ist jedoch hier oftmals ein therapieresistenter Bluthochdruck. Ferner läßt sich bei Patienten mit normokalämischem primärem Aldosteronismus in der Regel eine Hypokalämie durch mehrtägige orale Salzbelastung (200 mval [=mmol/Natrium/Tag) provozieren.

Differentialdiagnostisch abgegrenzt werden muß der *primäre Aldosteronismus* gegenüber Erkrankungen mit *arterieller Hypertonie und sekundärem Aldosteronismus,* bei dem allerdings in der Regel die Hypokalämie weit weniger ausgeprägt ist und demzufolge die klinischen Erscheinungen des Kaliummangels (Muskelschwäche, Müdigkeit u.a.) nicht so im Vordergrund stehen. Die sekundären Formen eines Hyperaldosteronismus werden hervorgerufen durch eine gesteigerte renale Reninsekretion. Unter den Krankheitsbildern, die mit einem sekundären Hyperaldosteronismus einhergehen können, fallen die renovaskuläre Hypertonie, reninsezernierende Nierentumoren, angeborene und erworbene AV-Aneurysmen der Niere, Nierenzysten, seinseitige Hydronephrose sowie die maligne Hypertonie.

Einen einfachen und aussagefähigen Suchtest in Richtung auf einen primären Aldosteronismus stellt die Bestimmung der renalen Kaliumexkretion dar. Diese ist in Relation zu dem jeweiligen Serumkaliumwert immer zu hoch (>40 mval [=mmol]/24 Std. unter Normalkost).

Die Diagnose *primärer Aldosteronismus* wird gesichert durch den Nachweis einer *pathologisch erhöhten Plasmaaldosteronkonzentration* bei gleichzeitig erniedrigter oder nicht meßbarer Plasmareninaktivität (Abb.7). Anstelle der Plasmaaldosteronbestimmungen finden noch Messungen der Urinexkretionsraten des säurelabilen Aldosteron-18-Glukuronids Anwendung. Hierbei ist allerdings zu beachten, daß bei einem Teil der Patienten mit primärem Aldosteronismus Normalwerte beobachtet werden können.

Nach unserer Erfahrung ist es nicht sicher möglich, aufgrund der peripher-venösen Hormonbestimmungen die beiden Hauptformen des primären Aldosteronismus, das *unilaterale aldosteronproduzierende Nebennierenrindenadenom* und die *bilaterale Nebennierenrindenhyperplasie,* voneinander zu unterscheiden. *Eine Differenzierung sollte allerdings wegen der unterschiedlichen Therapie* (Adrenalektomie bei Nebennierenrindenadenom, Antihypertensiva bei bilateraler Nebennierenrindenhyperplasie) *unbedingt durchgeführt werden.* Somit werden Methoden, die ansonsten zur Lateralisation bzw. Lokalisationsdiagnostik Anwendung finden, zur speziellen Differentialdiagnose (Unterscheidung zwischen Adenom und Hyperplasie) notwendig.

Die heute gebräuchlichsten Verfahren sind:

- die *seitengetrennte Aldosteronbestimmung im Nebennierenvenenblut,*
- die *adrenale Phlebographie,*
- die *Nebennierenszintigraphie* mit $^{131}$J-Cholesterol,
- die *Computertomographie,*
- die Untersuchung der Nebennieren mittels *Ultraschall.*

Wegen der nahezu fehlenden Belästigung für den Patienten und der geringeren Nebenwirkungen sollten zuerst die nichtinvasiven Methoden wie Ultraschall, Computertomographie und Szintigraphie in Kombination eingesetzt werden. Bei zweifelhaften und diskrepanten Befunden ist die Durchführung einer seitengetrennten Aldosteronbestimmung im Nebennierenvenenblut erforderlich, welche die sicherste Lateralisationsmethode darstellt. Im Anschluß an die adrenale Blutentnahme vermag die phlebographische Darstellung der Nebennieren oftmals wertvolle diagnostische Hinweise zu geben (Abb. **8a** u. **b**).

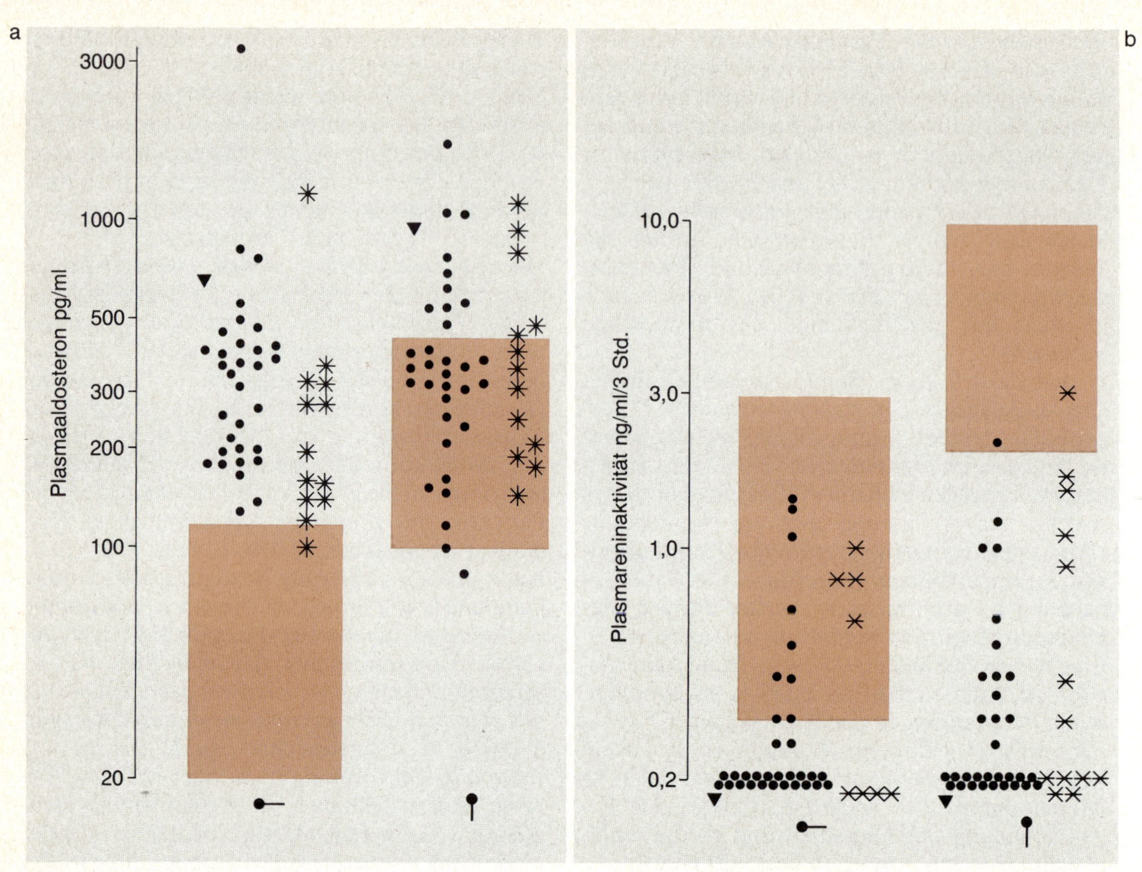


Abb. **7** Plasmaaldosteron und Plasmareninaktivität in Ruhe (•—) und nach anschließender 2stündiger aktiver Orthostase (⫯) bei 47 Patienten mit primärem Aldosteronismus (unilaterales Adenom, n = 33, geschlossene Kreise; Nebennierenkarzinom, n = 1, dreieckige Symbole; bilaterale Nebennierenrindenhyperplasie, n = 13, Sterne. Normbereiche durch Raster gekennzeichnet. **Beachte:** Beim primären Aldosteronismus finden sich erhöhte Plasmaaldosteronkonzentrationen beim liegenden Patienten. Die in der Regel supprimierte Plasmareninaktivität wird deutlicher sichtbar im Anschluß an eine mehrstündige aktive Orthostase

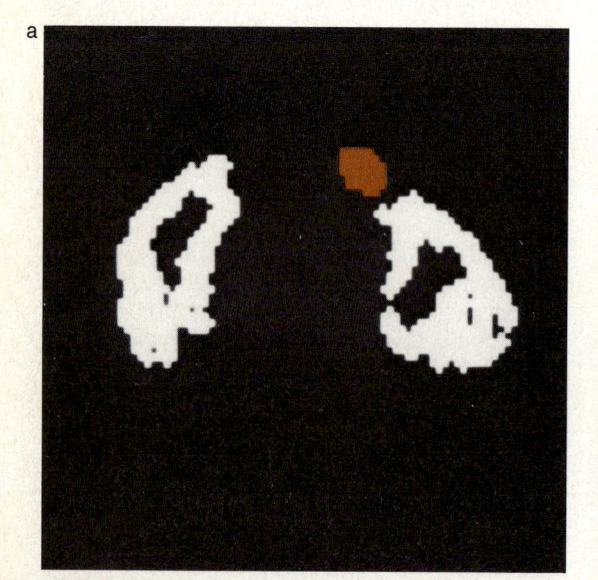


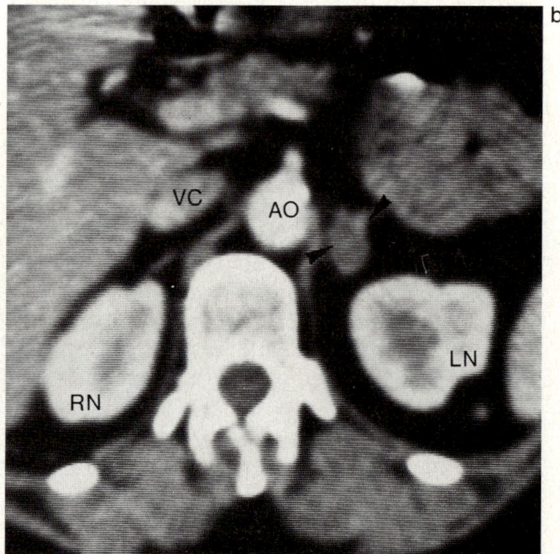


Abb. **8** Lokalisationsdiagnostik beim primären Aldosteronismus. Typisches Szintigramm mit $^{131}$J-Cholesterol eines unilateralen Nebennierenrindenadenoms (**a**). Die nicht erkrankte Nebenniere stellt sich nicht dar. Beide Nieren mit weißer Anfärbung. Computertomographische Darstellung eines linksseitigen Nebennierenrindenadenoms von etwa 2 cm Durchmesser (**b**), mit Pfeil gekennzeichnet, LN = linke Niere, RN = rechte Niere, AO = Aorta, VC = V. cava

Therapie und Prognose

*Die Methode der Wahl bei einseitigen aldosteronproduzierenden Adenomen und Karzinomen ist die operative Entfernung der erkrankten Nebenniere.* Die postoperative Blutdrucksenkung korreliert dabei mit dem präoperativen Ansprechen auf Spironolacton, wobei zu beachten ist, daß bei einigen Patienten mit Adenom eine mehrwöchige Behandlung (4–6 Wochen/400 mg Spironolacton/Tag) notwendig wird, um eine eindeutige Beurteilung zu erzielen.

Bei Patienten *mit bilateraler Nebennierenrindenhyperplasie* wird durch eine einseitige oder doppelseitige Adrenalektomie der Blutdruck in der Regel nicht oder nur ungenügend beeinflußt, so daß diese Patienten *einer Langzeitbehandlung mit Antihypertensiva zugeführt werden sollten* (100 bis 200 mg Spironolacton/Tag in Kombination mit 50–100 mg Hydrochlorothiazid).

**Merke:** Das Leitsymptom des primären Aldosteronismus ist eine hypokalämische Hypertonie. Besonders verdächtig auf das Vorliegen der Erkrankung ist die Persistenz erniedrigter Serumkaliumkonzentrationen nach Absetzen einer vorangegangenen Diuretikamedikation.
Bei Patienten mit unilateralem Nebennierenrindenadenom oder -karzinom ist in der Regel die chirurgische Entfernung des Krankheitsprozesses das Mittel der Wahl, während Patienten mit bilateraler Hyperplasie einer Langzeitbehandlung mit Antihypertensiva bzw. Aldosteronantagonisten zugeführt werden sollten.

## Erkrankungen mit Nebennierenrindenunterfunktion

### Primäre Nebennierenrindeninsuffizienz (Morbus Addison)

**Definition:** Die lebensbedrohliche Erkrankung wird hervorgerufen durch einen *weitgehenden oder völligen Ausfall der Nebennierenrindensekretion von Cortisol und Aldosteron.* Je nach Auftreten der Symptomatik wird zwischen einem *chronischen* und einem *akuten Krankheitsbild* unterschieden.

Zur *klinischen Manifestierung* der *hormonellen Insuffizienzerscheinungen* müssen 9/10 der Nebennierenrinde (des Organpaares) destruiert sein. In der Mehrzahl der Patienten (etwa 60 %) ist hierfür eine *idiopathische Nebennierenrindenatrophie* verantwortlich, bei der es sich am ehesten um eine Autoimmunerkrankung handelt. Im Gegensatz zu früher ist der Anteil der Patienten mit Nebennierenrindeninsuffizienz aufgrund einer *Tuberkulose* deutlich zurückgegangen und beträgt heute nur noch etwa 30 %. *Pilzerkrankungen, Amyloidose, Tumormetastasen* sowie *hämorrhagische Nekrosen* sind seltenere Ursachen der Erkrankung. Bei *Neugeborenen* und Kindern muß immer an das Vorliegen eines *kongenitalen Adrenogenitalsyndroms* sowie an eine Hypoplasie der Nebennieren mit und ohne Hypophysenentwicklung gedacht werden.

Häufigkeit

Die primäre Nebennierenrindeninsuffizienz ist selten. Von der Erkrankung werden beide Geschlechter gleich häufig befallen; der Erkrankungsgipfel liegt zwischen dem 20.–50. Lebensjahr.

Klinik und Pathophysiologie

Die *Leitsymptome* der *primären Nebennierenrindeninsuffizienz* sind *Schwäche, schnelle Ermüdbarkeit, vermehrte Pigmentierung* der Haut und der Schleimhäute, *Gewichtsabnahme, Anorexie, Übelkeit* und *Erbrechen* sowie *arterielle Hypotension* (RR < 100/70 mmHg). Die vorgenannten klinischen Erscheinungen lassen sich alle durch den Mangel an Cortisol und Aldosteron erklären. So ist bei *weitgehendem oder völligem Sekretionsausfall* von *Cortisol* und *insbesondere von Aldosteron* der Organismus *nicht* mehr in der Lage, *ausreichend Natrium und damit Wasser zu konservieren.* Durch sehr hohen Salzverzehr kann dies kompensiert werden, bei normaler oder aber eingeschränkter Natriumzufuhr manifestiert sich jedoch sehr schnell der übermäßige Natrium- und Wasserverlust. Die Folgen sind eine *Abnahme des extrazellulären Flüssigkeitsvolumens, Gewichtsreduktion, Hypovolämie* mit Zunahme der Blutviskosität, *Abnahme des Kreislaufminutenvolumens* mit *Blutdruckabfall* sowie *körperliche Schwäche.* Zusätzlich bewirkt der Ausfall der Aldosteronsekretion eine vermehrte renale Retention von Kalium und Wasserstoffionen, die die für die Erkrankung charakteristische Tendenz zur Azidose erklärt.

Durch *Versiegen der Cortisolsekretion* kommt es zu einer *kompensatorischen Steigerung der ACTH- und MSH-Freisetzung* mit daraus resultierender Stimulierung der Melanophoren der Haut, wodurch die *intensive Pigmentierung* verursacht wird. Diese betrifft das gesamte Integument, besonders jedoch die lichtexponierten Partien, die Areolen der Mamillen, die Perianal- und Genitalgegend sowie die Hautfalten der Handinnenflächen. Nicht selten finden sich schwarzbraune Pigmentablagerungen im Bereich der Mundhöhlenschleimhaut. Neben der abnormen Pigmentierung weisen manche Patienten mit chronischer Nebennierenrindeninsuffizienz eine Vitiligo auf.

Störungen von seiten des Zentralnervensystems wie *Apathie, depressive Verstimmungen* und *ge-*

*steigerte Erregbarkeit* werden dem *Cortisolmangel* zugeschrieben. Weitere Auswirkungen des Cortisoldefizites sind die Neigung zu *Hypoglykämie* (durch Verminderung der Glukoneogenese und durch erhöhte Empfindlichkeit auf Insulin hervorgerufen) und das Auftreten von *gastrointestinalen Störungen* (Übelkeit, Erbrechen, anfallsartige abdominelle Schmerzen).

Patienten mit *chronischer Nebennierenrindeninsuffizienz* können schon bei *banalen Infekten*, bei *Erbrechen* und *Diarrhö* sowie nach *kleineren Operationen* und *Unfällen* ein *akutes Krankheitsbild* (sogenannte Addison-Krise) entwickeln. Dieses äußert sich in einer ausgeprägten *Exsikkose* mit sich rasch verschlechternder Kreislaufsituation bis hin zum *Schock*. Die Patienten sind *extrem apathisch* und *kraftlos*, oftmals bestehen *kolikartige abdominelle Beschwerden*. In seltenen Fällen kann einmal eine akute Nebennierenkrise im Verlaufe einer Sepsis mit Verbrauchskoagulopathie (Waterhouse-Friderichsen-Syndrom) beobachtet werden.

### Diagnostisches Vorgehen und Differentialdiagnose

*Körperliche Schwäche, Gewichtsabnahme* und *Anorexie* sowie *arterielle Hypotension* müssen sofort den Verdacht auf eine *primäre Nebennierenrindeninsuffizienz* lenken. Normale körperliche Kraft, Gewichtszunahme sowie ein Bluthochdruck schließen die Erkrankung aus. Periphere Ödeme sprechen ebenfalls dagegen. Die *Hyperpigmentation* grenzt das Krankheitsbild gegenüber der *sekundären Nebennierenrindeninsuffizienz* ab; ihr Fehlen schließt allerdings das Vorliegen einer primären Nebennierenrindeninsuffizienz nicht aus.

Die Serumkonzentrationen von Natrium und Kalium können typischerweise verändert sein (Neigung zur Hyponaträmie, Hyperkalämie). Der Blutzucker liegt an der unteren Normgrenze (cave Insulintest wegen der erhöhten Insulinempfindlichkeit).

Die Diagnose wird gesichert durch den Nachweis der *stark erniedrigten Cortisolkonzentration im Plasma* (und/oder 24-Std.-Urin) vor und nach einer intravenösen Belastung mit ACTH (50 IE über 4 Stunden). Wegen der Möglichkeit des Auslösens einer Nebennierenrindenkrise unter ACTH empfiehlt sich die vorherige Gabe von Dexamethason.

### Therapie und Prognose

Unbehandelt führt die chronische und akute primäre Nebennierenrindeninsuffizienz zum Tode. Die Therapie der Erkrankung ist in Form von *Hormonsubstitution* äußerst dankbar, da eine rasche Besserung der Symptomatik erzielt werden kann. Die in der Regel benötigte Cortisoldosis beträgt 37,5 mg, die unbedingt auf mindestens 2 Tagesdosen verteilt werden sollte (25 mg Hydrocortison morgens und 12,5 mg am späten Nachmittag). Als Parameter einer eventuellen Mineralokortikoidbedürftigkeit dienen Blutdruck und Serumkalium. Verabreicht werden in der Regel 0,1 mg Fludrocortison täglich. Normalisierung des Blutdrucks und Serumkaliums deuten auf eine adäquate Substitution hin. Es ist besonders zu beachten, daß bei besonderen Belastungen (wie sie Infekte, Operationen, Erbrechen und Diarrhö u. a. darstellen) immer eine Erhöhung in der Dosierung der Medikamente erfolgen muß.

Bei Vorliegen oder (dringendem) Verdacht auf *Addison-Krise* wird eine *sofortige* und *rasche Behandlung* erforderlich. Neben der hochdosierten Cortisolapplikation (100 mg Cortisol-Hemisuccinat i. v. oder 25 mg Prednisolon i. v. alle 3–4 Stunden, bis klinische Besserung eintritt) ist zusätzlich ein intravenöser Flüssigkeits- und Natriumersatz notwendig (2000–3000 ml 5 % [278 mmol/l] Glucose in 0,9 % [154 mmol/l] NaCl/24 h).

**Merke:** Leitsymptome der primären chronischen Nebennierenrindeninsuffizienz sind körperliche Schwäche, Gewichtsabnahme, Anorexie, arterielle Hypotonie sowie vermehrte Pigmentierung der Haut.
Die akute Nebennierenrindenkrise ist zusätzlich durch das Auftreten eines lebensbedrohlichen Kreislaufschocks mit Erbrechen und ausgeprägten abdominellen Krampfanfällen charakterisiert.
Die Therapie der chronischen primären Nebennierenrindeninsuffizienz besteht in einer Substitution von Cortisol und evtl. Mineralokortikoiden. Die Addison-Krise verlangt eine sofortige und hochdosierte Cortisolapplikation mit Flüssigkeits- und Natriumersatz.

## Sekundäre Nebennierenrindeninsuffizienz

Die *sekundäre Nebennierenrindeninsuffizienz* entsteht durch *einen Ausfall der ACTH-Sekretion* und dem damit verbundenen Verlust der hyperphysären Stimulation der Nebennierenrindenhormonsekretion. Sie wird beobachtet bei *Panhypopituitarismus* unterschiedlicher Genese sowie bei Status nach chronischer Applikation von Glukokortikoiden.

Da eine gewisse Basalsekretion der Nebennieren noch erhalten bleibt, ist die klinische Symptomatik wie *körperliche Schwäche, Gewichtsverlust* und *arterielle Hypotonie* in der Regel schwächer ausgebildet als bei der primären Nebennierenrindeninsuffizienz. Zudem fehlt die bei der primären Erkrankung der Nebenniere meistens zu beobachtende Hyperpigmentation.

Der Ausfall der Hypophysenvorderlappensekretion führt zu weiteren endokrinologischen Unterfunktionssyndromen von Schilddrüse und Genitalorganen.

Eine Abgrenzung gegenüber der primären Nebennierenrindeninsuffizienz gelingt mittels des *ACTH-Tests,* der über mehrere hintereinanderfolgende Tage durchgeführt wird. Während bei der primären Insuffizienz die unter Basalbedingungen verminderte Cortisolproduktion nicht oder nur unwesentlich durch ACTH gesteigert werden kann, kommt es bei den sekundären Formen der Nebennierenrindeninsuffizienz typischerweise am 2. und/oder am 3. Tag zu einer deutlichen Stimulation der adrenalen Hormonproduktion.
Die zur Substitutionstherapie der sekundären Nebennierenrindeninsuffizienz in der Regel benötigte Cortisoldosis beträgt 15–25 mg Hydrocortison/Tag.

## Erkrankungen der Nebennierenrinde mit Über- und/oder Unterfunktion

### Kongenitale Nebennierenrindenhyperplasie (kongenitales adrenogenitales Syndrom)

**Definition:** Ursache der Erkrankung sind *angeborene Enzymdefekte* in der *Steroidsynthese.* Als gemeinsames Charakteristikum besteht eine *eingeschränkte bis fehlende Sekretion von Cortisol und/oder Aldosteron.* Folge ist eine *vermehrte, kompensatorische Freisetzung* von *ACTH* mit konsekutiver *bilateraler Nebennierenrindenhyperplasie* und Stimulierung der durch die betreffende Enzymopathie nicht beeinflußten Steroidsyntheseschritte.
Bis auf die sehr seltene Ausnahme der isolierten Synthesestörung für Aldosteron werden die angeborenen Enzymdefekte in der Steroidsynthese unter dem Begriff des *kongenitalen Adrenogenitalsyndroms* und dessen Sonderformen zusammengefaßt. Bei diesen Enzymopathien wird immer eine pathologisch *veränderte Androgenproduktion bzw. Sekretion* beobachtet.

#### Häufigkeit

Die angeborenen Enzymdefekte in der Steroidsynthese sind selten. Beim adrenogenitalen Syndrom wird etwa ein Fall auf 50000 Lebendgeburten beobachtet.

#### Klinik und Pathophysiologie

Je nach Enzymdefekt und der damit verbundenen dissoziierten Sekretion der verschiedenen adrenalen Steroide variiert das klinische Bild des kongenitalen adrenogenitalen Syndroms.
Bei dem *21-Hydroxylasedefekt,* der in über 90% der Patienten mit kongenitalem Adrenogenitalsyndrom vorliegt, kommt es infolge des *Androgenüberschusses* zu einer Beeinflussung in der *Differenzierung und Formung der fetalen Genitalorgane.* Hieraus resultiert beim *weiblichen Neugeborenen* eine Maskulinisierung des äußeren Genitales *(Pseudohermaphroditismus femininus),* die in wechselnder Intensität auftreten kann. In typischen Fällen finden sich eine *Klitorishypertrophie, skrotumähnliche Labia majora* sowie ein *Sinus urogenitalis.* Beim *männlichen Neugeborenen* ist die Diagnose ungleich schwieriger; ein relativ großer Penis weist hier auf den Androgenüberschuß hin. Wird die Erkrankung nicht erkannt, so kommt es zur Ausprägung einer *Pseudopubertas praecox* (verstärktes Längenwachstum und vermehrter Muskelansatz, frühzeitiges Auftreten von Pubes- und Axillarbehaarung). Aufgrund des vorzeitigen Schlusses der Epiphysenfugen erklärt sich der spätere *Kleinwuchs.*
Bei den meisten Patienten mit *21-Hydroxylasedefekt* ist die Cortisol- und Aldosteronsekretion insoweit noch ausreichend, als sich das klinische Bild einer Nebennierenrindeninsuffizienz nicht auszubilden vermag. Bei einigen Neugeborenen ist allerdings der Defekt vollständig und mit entsprechendem hochgradigem Defizit von Cortisol und Aldosteron und Auftreten eines lebensbedrohlichen *Salzverlustsyndroms* verbunden.
Demgegenüber besteht beim *11-Hydroxylasemangel* eine vermehrte Sekretion von mineralokortikoidwirksamen Steroiden (11-Desoxycorticosteron), wodurch eine hypokalämische Hypertonie hervorgerufen wird. Daneben bestehen die klinischen Zeichen des Androgenüberschusses (Abb. **9**).
Der *3-Dehydrogenasedefekt* wiederum ist charakterisiert durch eine fehlende Sekretion von Cortisol und Aldosteron mit dem klinischen Bild einer schweren Nebennierenrindeninsuffizienz.
Infolge des Mangels an fetalen Androgenen kommt es bei Knaben zum Bild des Pseudohermaphroditismus masculinus, bei Mädchen fehlen in der Regel Virilisierungserscheinungen oder aber sind nur angedeutet vorhanden (Einfluß der vermehrten Sekretion von Dehydroepiandrosteron). Sowohl beim sehr seltenen *20,22-Desmolasemangel* als auch beim *17-Hydroxylasedefekt* ist eine Sekretion von Androgenen nicht möglich, und demzufolge weisen erkrankte Knaben einen männlichen Pseudohermaphroditismus auf.
Der *20,22-Desmolasemangel* ist gekennzeichnet durch eine fehlende Sekretion von Cortisol und Aldosteron mit daraus resultierender Nebennierenrindeninsuffizienz. Beim *17-Hydroxylasedefekt* führt die erhöhte Produktion mineralokortikoidwirksamer Steroide (11-Desoxycorticosteron und Corticosteron) zu einer hypokalämischen Hypertonie.
Darüber hinaus besteht bei weiblichen Patienten eine primäre Amenorrhö aufgrund der ebenfalls gestörten ovariellen Hormonproduktion mit Un-

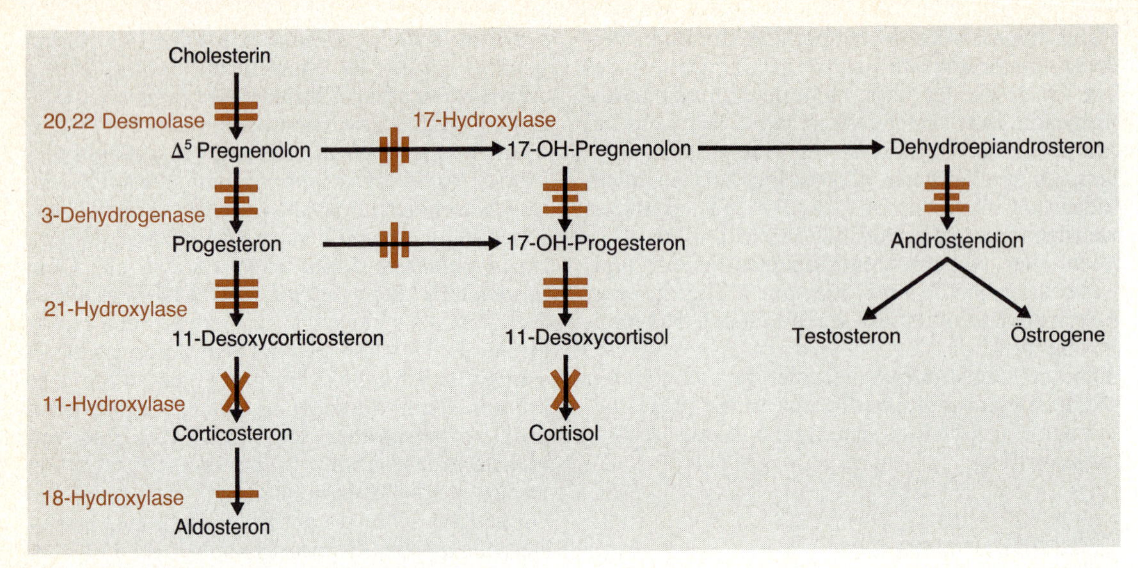


Abb. **9** Schematische Darstellung der Biosynthese der Steroidhormone in der Nebennierenrinde. Die verschiedenen Enzymdefekte sind durch unterschiedliche Symbole dargestellt

terentwicklung der sekundären Geschlechtsmerkmale.

Der *18-Hydroxylasedefekt* ist charakterisiert durch eine isolierte Synthesestörung für Aldosteron mit stark verminderter Aldosteronsekretion. In einigen Fällen findet sich ein isolierter Hypoaldosteronismus mit Salzverlust auch beim erwachsenen Patienten. Die Androgensekretion ist normal.

### Diagnostisches Vorgehen und Differentialdiagnose

Je nach Enzymdefekt und klinischem Bild kann die Diagnose schon *beim Neugeborenen* vermutet werden. Bei Vorliegen einer *Nebennierenrindeninsuffizienz* entwickeln sich die hierfür hinweisenden Symptome wie Gewichtsabnahme und Dehydratation sowie häufiges Erbrechen erst nach der ersten bis zweiten Lebenswoche. Die dabei zu beobachtende typische Konstellation der Serumelektrolyte hilft in der differentialdiagnostischen Abgrenzung gegenüber der Pylorusstenose.

Wird die Diagnose eines *kongenitalen adrenogenitalen Syndroms mit Virilisierungserscheinungen* erst im Kindesalter (und/oder Erwachsenenalter) vermutet, so ist eine Abgrenzung gegenüber *virilisierenden Tumoren der Nebenniere* (sogenanntes erworbenes adrenogenitales Syndrom bei Nebennierenrindenadenom oder -karzinom) notwendig. Im Gegensatz zum 21-Hydroxylasedefekt und 11-Hydroxylasemangel sind hier ausgeprägte Genitalfehlbildungen nicht vorhanden. Bei *erwachsenen Frauen* mit Virilisierungserscheinungen stellt sich zudem noch die Differentialdiagnose eines *polyzystischen Ovarialsyndroms* (Stein-Leventhal-Syndrom) sowie eines *Arrhenoblastoms* (androgenbildender Tumor der Ovarien).

Ein *kongenitales Adrenogenitalsyndrom* wird gesichert durch Bestimmungen der verschiedenen Steroide und deren Abbauprodukte im 24-Std.-Urin und/oder im Plasma.

Bei dem am häufigsten vorkommenden *21-Hydroxylasedefekt* findet sich eine *vermehrte Ausscheidung der 17-Ketosteroide.* Hinweisend ist besonders die *gesteigerte Exkretion* von *17-Hydroxypregnenolon* (eines Metaboliten des Hydroxyprogresterons) und seines Abbauproduktes *Pregnantriol.* Im *Plasma* sind *17-Hydroxyprogesteron, Androstendion* und *Testosteron deutlich erhöht.* Bei mehr oder weniger vollständigem Block findet sich eine erhebliche Verminderung der Exkretion sowie der Plasmakonzentrationen des freien Cortisols (und des Aldosterons).

Durch exogen zugeführtes Cortisol kann die ACTH-Freisetzung gehemmt und damit ein Abfall der vorher erhöhten 17-Ketosteroide beobachtet werden.

Patienten mit androgenproduzierendem Nebennierenrindentumor (erworbenes Adrenogenitalsyndrom) weisen dagegen eine fehlende Reduktion der Ketosteroide unter Cortisolapplikation auf. ACTH-Zufuhr wiederum stimuliert die Androgenproduktion (beim 21- und 11-Hydroxylasemangel), ohne die Sekretion der Kortikosteroide zu beeinflussen.

### Therapie und Prognose

*Die Therapie des kongenitalen adrenogenitalen Syndroms bzw. der kongenitalen adrenalen Enzymopathien besteht in der Applikation von Glukokortikoiden.* Hierdurch wird ein hemmender Einfluß auf die vorher überschießende ACTH-Sekretion ausgeübt, und die pathologisch erhöhte Sekretion der durch die betreffende Enzymopa-

thie nicht beeinträchtigten Steroidsyntheseschritte wird unterbunden.
Nur eine *möglichst frühzeitig einsetzende* Therapie vermag in den meisten Fällen eine *normale körperliche Entwicklung* im Kindes- und Heranwachsendenalter zu gewährleisten. Genitalmißbildungen sollten schon im späteren Säuglingsalter chirurgisch angegangen werden.
Bei Vorliegen eines *Salzverlustsyndroms* ist eine frühzeitige Diagnose und Behandlung mit Glukokortikoiden (und zusätzliche Gabe von Fludrocortison) für das Überleben der Säuglinge entscheidend.

**Merke:** Das kongenitale adrenogenitale Syndrom kann in der Mehrzahl der Fälle (21- und 11-Hydroxylasedefekt) schon beim Neugeborenen (und hier insbesondere beim weiblichen Neugeborenen) aufgrund der durch den Androgenüberschuß bedingten Veränderung des äußeren Genitales vermutet werden. Manchmal findet sich gleichzeitig ein lebensbedrohendes Salzverlustsyndrom.
Die Therapie besteht in einer möglichst frühzeitigen Applikation von Glukokortikoiden.

# Erkrankungen des Nebennierenmarkes

## Phäochromozytom

**Definition:** Das *Phäochromozytom* ist ein Tumor *neuroektodermalen Ursprungs,* der aus den chromaffinen Zellen des sympathoadrenalen Systems entsteht.
*90% der Phäochromozytome sind gutartige Geschwülste, die restlichen 10% sind maligne infolge invasiven Wachstums und/oder Metastasenbildung.*
Die *überwiegende Zahl der Tumoren* (90%) geht vom *Nebennierenmark* aus; die rechte Nebenniere ist dabei häufiger befallen als die linke. Weitere bevorzugte Lokalisationen sind die sympathischen Nervengeflechte des Bauch- und Beckenbereiches. Selten finden sich Geschwülste im Thorax- (<2%) und im Nackenbereich (<0,1%). Etwa 10% der Phäochromozytome sind bilateral, wobei im Kindesalter multiple und extraadrenale Tumoren weitaus häufiger sind als beim erwachsenen Patienten. Bei der sogenannten *familiären Form des Phäochromozytoms* wird bei über 70% der Patienten eine bilaterale Lokalisation beobachtet.

### Häufigkeit

Das Phäochromozytom ist eine seltene Erkrankung und tritt etwa bei 0,1% aller Patienten mit arterieller Hypertonie auf. Die Erkrankung kann in jedem Lebensalter beobachtet werden, allerdings besteht eine Bevorzugung des 4. und 5. Lebensjahrzehnts. Im Kindesalter erkranken Knaben doppelt so häufig wie Mädchen, beim Erwachsenen besteht eine leichte Bevorzugung des weiblichen Geschlechtes.

### Klinik und Pathophysiologie

Die meisten *Phäochromozytome* sezernieren sowohl *Adrenalin* als auch *Noradrenalin* im Exzeß, wobei Noradrenalin überwiegt. Gelegentlich findet sich ein rein noradrenalinsezernierender Tumor.
Das *klinische Erscheinungsbild des Phäochromozytoms* erklärt sich aus den *kardiovaskulären* und *metabolischen Nebenwirkungen* der *vermehrten Sekretion von Noradrenalin und/oder Adrenalin.* Adrenalin und Noradrenalin wirken zum Teil gleichartig, zum Teil jedoch unterschiedlich auf Herz und Kreislauf, Blut, Stoffwechsel und verschiedene Organe.
Adrenalin bewirkt eine Steigerung der Pulsfrequenz und eine Erhöhung des Blutdrucks durch Zunahme des Herzminutenvolumens. Noradrenalin führt über eine Erhöhung des peripheren Widerstandes zur Hypertonie mit reflektorischer Bradykardie. Adrenalin weist noch eine ausgeprägte Stoffwechselwirkung auf, die besonders durch eine vermehrte Glykogenolyse und Hemmung der Insulinsekretion charakterisiert ist. Sowohl Adrenalin als auch Noradrenalin vermögen die Schweißsekretion zu stimulieren und führen zu einer Konstriktion der Hautgefäße.
*Führende Symptome des Phäochromozytoms* sind neben dem *arteriellen Bluthochdruck starke Kopfschmerzen, generalisierter Schweißausbruch* und *Herzklopfen,* die einzeln oder in Kombination bei etwa 95% der Patienten beobachtet werden können.
Bei *erwachsenen Patienten* treten in etwa der *Hälfte der Fälle paroxysmale Blutdruckkrisen* auf, während die andere Hälfte der Fälle eine *persistierende bzw. chronische Hypertonie* aufweist. Anfallsartige Beschwerden werden allerdings auch bei 50% der Patienten mit Dauerhypertonie gesehen, wobei die Symptome in der Regel schwächer ausgeprägt sind als in der Patientengruppe mit paroxysmalem Hochdruck. *Bei Kindern mit Phäochromozytom liegt in über 90% eine Dauerhypertonie vor.*
Dauer und Häufigkeit der Anfälle wechseln. Die Anfallsdauer kann eine Minute, aber auch Stunden und im Extremfall mehrere Tage betragen. Die Episoden treten bei einigen Patienten im Abstand von mehreren Monaten auf, bei anderen über den Tag verteilt in kurzen Zeitabständen. Bei 75% der Patienten mit Phäochromozytom

werden ein oder mehrere Anfälle in der Woche verzeichnet. Auslösende Faktoren können besonders Lagewechsel, körperliche Aktivität, Nahrungsaufnahme, Druck auf die Bauchregion sowie seelische Belastungen sein. In seltenen Fällen kann das klinische Bild auf die Lokalisation des Tumors hinweisen. So zeigen Patienten mit einem Phäochromozytom der Harnblasenwand das Auftreten von Paroxysmen nach Beendigung der Miktion.

Die plötzlich auftretenden und oftmals *quälenden Kopfschmerzen* sind häufig mit Übelkeit und Erbrechen kombiniert und bilden sich zurück bei Blutdrucknormalisierung bzw. Beendigung der Hochdruckkrise.

Der *generalisierte Schweißausbruch* zeigt die stärkste Ausprägung während der Blutdruckkrisen, bei einigen Patienten setzt allerdings die vermehrte Schweißsekretion erst nach Abschluß der Blutdruckkrise ein.

Ein weiterer wichtiger Hinweis auf das Vorliegen eines Phäochromozytoms bei unbehandelten Patienten mit Hypertonie ist das Auftreten einer *orthostatischen Hypotonie* (deutlicher Blutdruckabfall im Stehen im Vergleich zu den Blutdruckwerten im Liegen), die in über der Hälfte der Patienten mit Phäochromozytom beobachtet wird. Dieses Phänomen wird hauptsächlich über einen paradoxen vasodilatatorischen Effekt von Noradrenalin sowie über eine vagotone Gegenregulation erklärt.

Abgesehen von der orthostatischen Hypotonie sollten zwischenzeitlich auftretende *hypotensive* Episoden bei Patienten mit *arterieller Hypertonie* immer den Verdacht auf ein Phäochromozytom lenken.

Auffallende *Blässe des Gesichtes* und der oberen Körperhälfte wird bei etwa 60% der Patienten mit paroxysmalem Hochdruck und bei etwa 30% mit Dauerhypertonie beobachtet.

Die Ursache für die erhöhte Inzidenz der *Cholelithiasis* bei Phäochromozytom (in 30% bei Patienten mit Hochdruckkrisen und in 10% bei Fällen mit Dauerhochdruck) ist unklar.

Besondere Schwierigkeiten bereitet die Diagnose eines *Phäochromozytoms im Kindesalter,* da hier bei 90% der Patienten eine *persistierende Hypertonie* besteht. Bei Kindern sind allerdings Symptome wie *Sehstörungen, Übelkeit* und *Erbrechen* sowie *Gewichtsverlust* weitaus häufiger anzutreffen als bei erwachsenen Patienten. Zusätzlich finden sich oftmals eine *Polydipsie* und *Polyurie* sowie *zerebrale Krampfanfälle.* Die livide, zyanotische Verfärbung der Hände (in 11–22% der Patienten) tritt nur bei Phäochromozytom im Kindesalter auf.

Bei der *familiären* Form des Phäochromozytoms muß immer an die Kombination mit einem Malignom (oder Hyperplasie) der Schilddrüsen und/ oder Nebenschilddrüsen gerechnet werden. Das gemeinsame Vorkommen von Phäochromozytom und medullärem Schilddrüsenkarzinom wird als Sipplesche Erkrankung bezeichnet, wobei neben dem Katecholaminexzeß eine erhöhte Calcitoninsekretion nachgewiesen werden kann.

Ein Phäochromozytom tritt ferner noch in Kombination mit anderen neuroektodermalen Erkrankungen auf. Hier ist besonders die Neurofibromatose zu nennen.

### Diagnostisches Vorgehen und Differentialdiagnose

Das *Leitsymptom* eines *Phäochromozytoms* ist eine *anfallsartige* oder *persistierende Hypertonie* mit *Kopfschmerzen, Schweißausbruch, Herzklopfen* und *Gesichtsblässe.* Nur in seltenen Fällen wird einmal ein Hochdruck vermißt, und eine abnorme Schweißneigung oder Tachykardie und Angstgefühl führen zur Diagnose. Entsprechend werden bei allen Hypertonikern mit auf Phäochromozytom hinweisenden Beschwerden und klinischen Befunden Bestimmungen von Plasma- und/oder Urinkatecholaminen erforderlich. Asymptomatische Patienten mit Hochdruck sollten immer dann in die differentialdiagnostische Abklärung mit einbezogen werden, falls ihre Hypertonie durch Therapieresistenz auffällt oder aber falls eine paradoxe Reaktion des Blutdrucks auf Antihypertensiva bekannt bzw. zu beobachten ist.

An Laborbefunden können noch eine *Hyperglykämie* mit Glukosurie, eine gestörte Glucosetoleranz, eine Erhöhung der *freien Fettsäuren,* eine Polyzythämie und Leukozytose sowie ein Hyperreninismus auf ein Phäochromozytom hinweisen.

*Ein Phäochromozytom wird gesichert durch den Nachweis erhöhter Plasma- und/oder Urinkatecholamine.* Bei Patienten mit persistierender Hypertonie bereitet die Diagnose keine Schwierigkeiten, da erhöhte Werte gefunden werden. Patienten mit paroxysmalem Hochdruck weisen allerdings manchmal während des anfallsfreien Intervalls mit Vorliegen eines normalen Blutdrucks Normalwerte der Plasma- und Urinkatecholamine auf. Hier sollten mehrfache Bestimmungen an unterschiedlichen Tagen möglichst im Anschluß an eine Krisensymptomatik oder aber Plasmakatecholaminbestimmungen im Anschluß an einen Provokationstest (Glucagon 0,1–1,0 mg intravenös) durchgeführt werden.

Die früher üblichen Blutdrucktests (Lysistest mit Regitin und Provokationstest mit Glucagon) in der Diagnostik des Phäochromozytoms sind heute bis auf die obige Indikation weitgehend verlassen und durch die spezifischeren hormonellen Untersuchungsmethoden abgelöst worden.

Die diagnostische Wertigkeit von Bestimmungen von *Adrenalin und Noradrenalin und deren Metabolite im 24-Std.-Urin* wird unterschiedlich angegeben. Die höchste Treffsicherheit scheint noch durch Bestimmungen der *Gesamt-Metanephrine* (Metanephrin + Normetanephrin) gegeben (er-

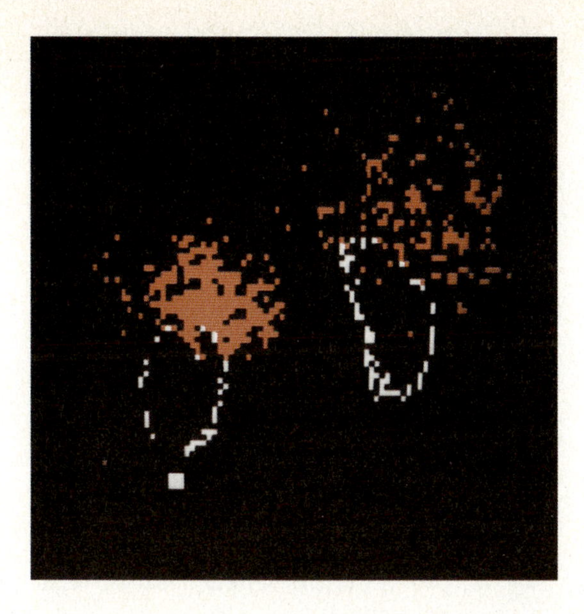

Abb. **10a** u. **b** Lokalisationsdiagnostik beim Phäochromozytom
**a** Szintigraphische Darstellung eines Phäochromozytoms der linken Nebenniere mit Jod-131-Benzylguanidin. Gleichzeitige Darstellung der Nieren mit Technetiumpertechnetat-99m-DMSA. Es findet sich noch eine geringe Restaktivität in der Leber 48 Stunden nach Injektion des Jod-131-Benzylguanidins

höht bei mehr als 95% der Patienten mit Phäochromozytom). Die *Vanillylmandelsäure* (VMS) liegt bei etwa ⅓ bis ¼ der Patienten mit Phäochromozytom im Normbereich, so daß eine alleinige Bestimmung der VMS in der Abklärung eines Phäochromozytoms nicht ratsam ist.
Der Nachweis einer erhöhten Exkretionsrate von Adrenalin und dessen Metabolit Metanephrin vermag einen Hinweis auf eine adrenale Lokalisation des Tumors zu geben, obwohl in seltenen Fällen auch einmal erhöhte Werte bei extraadrenalen Phäochromozytom gefunden werden.
Nach der hormonellen Sicherung der Diagnose werden verschiedene Verfahren zur präoperativen Lokalisation des Krankheitsprozesses erforderlich. Hierzu stehen heute an invasiven Methoden die *retrograde Aortographie,* die *Nebennierenphlebographie* sowie die *selektive Katecholaminbestimmung im Blut der V. cava und der Nebennierenvenen* zur Verfügung. An nichtinvasiven Methoden findet in letzter Zeit zunehmend die *Ultraschalluntersuchung* sowie die *Computertomographie* und die Nebennierenmarksszintigraphie mit Jod-131-Benzylguanidin-Anwendung (Abb. **10a** u. **b**).
Es ist zu beachten, daß bei Durchführung der invasiven Verfahren und hier insbesondere bei der abdominellen Aortographie wegen der Gefahr des Auslösens einer hypertensiven Krise besondere Vorsichtsmaßnahmen erforderlich werden. In der Regel empfiehlt sich eine Vorbehandlung mit einem $\alpha$-adrenergen Rezeptorenblocker.
Zur exakten präoperativen Lokalisation des katecholaminproduzierenden Tumors bzw. Tumoren ist oftmals die *Kombination verschiedener Lateralisationsverfahren* notwendig.

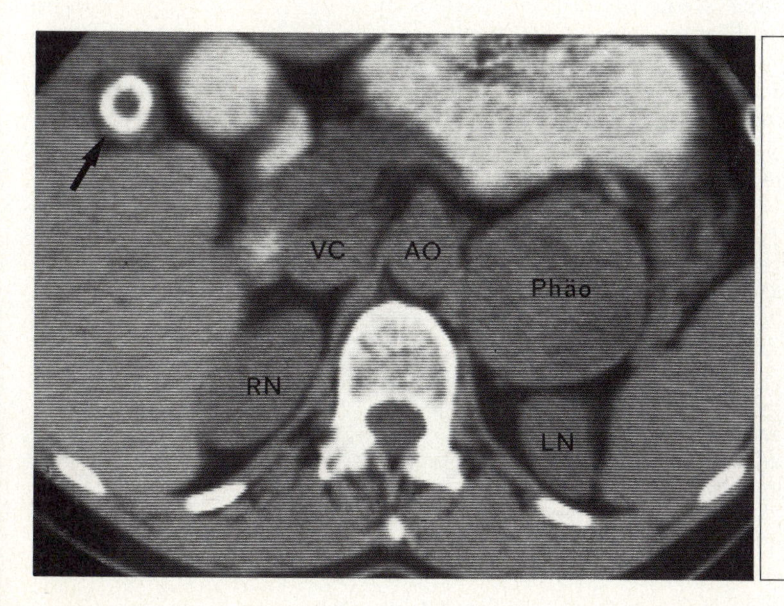


Abb. **10b** Computertomographie eines Phäochromozytoms der linken Nebenniere (Patient wie Abb. **10a**). Kennzeichnung wie Abb. **8**. Als Nebenbefund großer Gallenblasenstein (mit Pfeil gekennzeichnet)

### Therapie und Prognose

*Die einzig kurative Therapie ist die chirurgische Entfernung des Phäochromozytoms.* Eine möglichst frühzeitige Diagnosestellung verbessert die Prognose auch im Hinblick auf die postoperative Normalisierung. Inwieweit präoperativ generell eine medikamentöse Vorbehandlung mit *α-adrenergen Rezeptorenblockern* durchgeführt werden sollte, wird unterschiedlich bewertet und ist auch davon abhängig zu machen, ob der Patient durch das Auftreten von hypertensiven Krisen gefährdet ist. Wir führen eine entsprechende präoperative Medikation immer dann durch, wenn aufgrund der Voruntersuchungen eine unilokuläre (adrenale) Lokalisation des Phäochromozytoms angenommen werden kann.

Bei Tachykardie oder Arrhythmie wird zusätzlich die Applikation eines *β-adrenergen Rezeptorenblockers* nach Einleitung der α-adrenergen Rezeptorenblockade notwendig. Eine alleinige Anwendung von β-adrenergen Rezeptorenblockern ist wegen der damit verbundenen Gefahr des Auftretens von hypertensiven Krisen bei Patienten mit Phäochromozytom oder Phäochromozytomverdacht kontraindiziert.

In der medikamentösen Behandlung des Phäochromozytoms bietet sich als Alternative der Einsatz von *Tyrosinhydroxylaseinhibitoren* an, die den Vorteil besitzen, durch Hemmung der Katecholaminsynthese alle Nebenwirkungen des Hormonexzesses weitgehend zu verhindern, was bei Vorliegen der seltenen katecholamininduzierten Myokarditis von besonderem Nutzen ist.

Bei *multilokulärer Lokalisation* wird intraoperativ die Auffindung der Phäochromozytome durch Auslösen von Blutdruckanstiegen bei Palpation der Tumoren erleichtert, und präoperativ sollte deshalb eine komplette Blockade der vaskulären Reaktion auf die gesteigerte Katecholaminsekretion nicht erfolgen.

Zur Behandlung der *hypertensiven Krise* bei Phäochromozytom hat sich der Einsatz von *Phentolamin* bewährt.

Bei Patienten mit *malignem Phäochromozytom* wird eine *medikamentöse Dauerbehandlung* notwendig.

Die Fünfjahresüberlebensrate liegt in diesen Fällen bei etwa 44%.

**Merke:** Leitsymptom des Phäochromozytoms ist eine persistierende oder anfallsartige Hypertonie mit starken Kopfschmerzen, Schweißausbruch, Tachykardie und Gesichtsblässe.
Die operative Entfernung des katecholaminproduzierenden Tumors bzw. Tumoren ist die einzig kurative Therapie. Bei malignem Phäochromozytom wird eine medikamentöse Dauertherapie erforderlich.

### Weiterführende Literatur


Fischer, M., B. Winterberg, J. Hengstmann, H. Vetter: Spezifische Szintigraphie beim Phäochromocytom. Schweiz. med. Wschr. 112 (1982) 1931

Gold, E. M.: The Cushing syndromes: changing views of diagnosis and treatment. Ann. intern. Med. 90 (1979) 829

Grumbach, M. M., J. J. van Wyk: Disorders of sex differentiation. In Williams, R. H.: Textbook of Endocrinology. Saunders, Philadelphia 1981

Labhart, A.: Die Überfunktion der Nebennierenrinde. In Labhart, A.: Klinik der inneren Sekretion. Springer, Berlin 1978

Labhart, A.: Die Unterfunktion der Nebennierenrinde. In Labhart, A.: Klinik der inneren Sekretion. Springer, Berlin 1978

Liddle, W. G.: The adrenal cortex. In Williams, R. H.: Textbook of Endocrinology. Saunders, Philadelphia 1981

Manger, W. M., R. W. Gifford: Pheochromocytoma. Springer, Berlin 1977

Prader, A., M. Zachmann: Adrenogenitalsyndrom. In Labhart, A.: Klinik der inneren Sekretion. Springer, Berlin 1978

Siegenthaler, W., W. Vetter: Nebennierenmark. In Siegenthaler, W.: Klinische Pathophysiologie, 4. Aufl. Thieme, Stuttgart 1979

Siegenthaler, H., C. Werning, W. Vetter: Nebennierenrinde. In Siegenthaler, W.: Klinische Pathophysiologie, 4. Aufl. Thieme, Stuttgart 1979

Sisson, J. C., M. S. Frager, T. W. Valk, M. D. Gross, D. P. Swanson, D. W. Wieland, M. C. Tobes, W. H. Beierwaltes: Scintigraphic localization of pheochromocytoma. New. Engl. J. Med. 305 (1981) 12

Tamm, J.: Adrenogenitales Syndrom. In Jores, A.: Praktische Endokrinologie. Thieme, Stuttgart 1976

Vetter, H., W. Vetter: Endokrine Aspekte des Hochdrucks. In Rosenthal, J.: Pathophysiologie des Hochdrucks. Springer, Berlin 1980

Vetter, H., W. Vetter: Primary aldosteronism. In Brunner, H., H. P. Gavras: Clinical Hypertension and Hypotension. Dekker, New York 1982

Weinberger, M. H., C. E. Grimm, J. W. Hollifield, D. C. Kem, A. Ganguly, N. Y. Kramer, H. Y. Yune, H. Wellman, J. P. Donohue: Primary aldosteronism: diagnosis, localisation and treatment. Ann. intern. Med. 90 (1979) 386

# Nebenschilddrüsen

*J. A. Fischer*

## Primärer Hyperparathyreoidismus

**Definition:** Als primärer Hyperparathyreoidismus wird eine Überfunktion der Nebenschilddrüsen bezeichnet, ohne daß ein physiologischer Sekretionsstimulus erkennbar ist (Tab. **4**). Morphologisch liegen ein solitäres Adenom, multiple Adenome, eine diffuse Hyperplasie aller Nebenschilddrüsen oder selten ein Nebenschilddrüsenkarzinom vor. Die Parathormonsekretion ist gesteigert mit einer Hyperkalzämie als Folge. Die gesteigerte Hormonsekretion wird zumindest teilweise durch Calciuminfusionen gehemmt, so daß nicht von einer autonomen Überfunktion der Nebenschilddrüsen gesprochen werden kann. Der tertiäre Hyperparathyreoidismus unterscheidet sich nicht vom primären Hyperparathyreoidismus, es sei denn, man führe ihn definitionsgemäß auf einen früher durchgemachten sekundären Hyperparathyreoidismus zurück. Da die klinischen Symptome in bezug auf eine Überfunktion der Nebenschilddrüsen, das diagnostische Vorgehen und die Therapie beim primären und tertiären Hyperparathyreoidismus identisch sind, wird der Begriff des tertiären Hyperparathyreoidismus nicht weiter erwähnt.

### Häufigkeit

Nach einer amerikanischen Untersuchung von HEATH muß mit einer jährlichen Inzidenz von etwa 50 Patienten pro 100000 Einwohner gerechnet werden. Die meisten Patienten sind älter als 40 Jahre. Die Häufigkeit ist bei Frauen doppelt so hoch wie bei Männern.

### Physiologie

Eine gesteigerte Parathormonsekretion *(Hyperparathyreoidismus)* sowie Verabreichung des Hormons hat einen Anstieg des Serumcalciums zur Folge, herbeigeführt durch vermehrte Calciumaufnahme durch den Darm und gesteigerten Knochenabbau sowie durch eine verminderte Calciumausscheidung in den Urin (vermehrte tubuläre Rückresorption) (Abb. **11**). Der Anstieg des Serumcalciums seinerseits führt zu einer direkten Hemmung der Parathormonsekretion. Eine Hypokalzämie führt zu einer vermehrten Hormonfreisetzung mit einem sekundären Hyperparathyreoidismus (s. dort) als Folge.

### Klinik und Pathophysiologie

Die wichtigsten klinischen Symptome des primären Hyperparathyreoidismus bilden

Tabelle **4** Laborbefunde bei Störungen der Nebenschilddrüsen

| | Calcium | Phosphat | Alkalische Phosphatase | D-Vitamine | Parathormon |
|---|---|---|---|---|---|
| Primärer (tertiärer) Hyperparathyreoidismus | ↑ | →, ↓ | →, ↑ | →, ↑ | ↑ |
| Sekundärer Hyperparathyreoidismus | | | | | |
| mit normaler Nierenfunktion | ↓, → | ↓, → | ↑ | ↓ | ↑ |
| bei chronischer Niereninsuffizienz | ↓, → | ↑, → | ↑, → | ↓ | ↑ |
| beim Pseudohypoparathyreoidismus | ↓, → | ↑, → | →, ↑ | ↓, → | ↑ |
| Phosphatdiabetes | → | ↓ | →, ↑ | → | → |
| Hypoparathyreoidismus (Thyreoidektomie, idiopathisch) | ↓ | ↑, → | → | ↓, → | ↓ |
| Magnesiummangel | ↓ | → | → | → | →, ↓ |

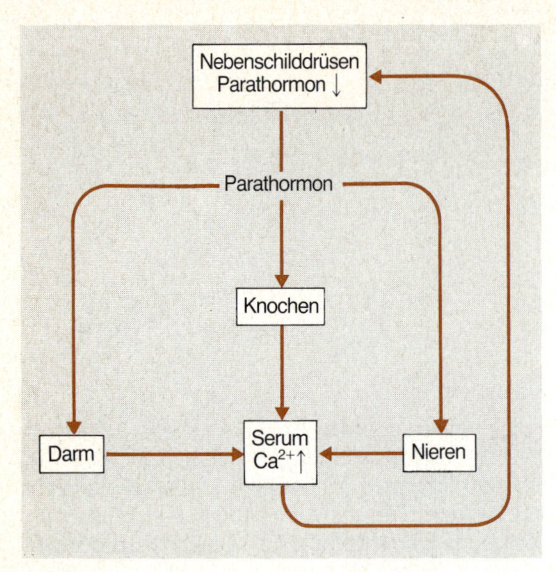


Abb. **11** Parathormon führt zu einer Hyperkalzämie, die ihrerseits die Hormonsekretion hemmt

- Nephrolithiasis,
- Nephrokalzinose,

die in den meisten Zentren bei über 50% der Patienten gefunden werden. Durch Einführung der routinemäßigen Bestimmung der Serumcalcium- und Parathormonkonzentration ist die Häufigkeit der Nephrolithiasis in einer amerikanischen Studie auf 4% abgesunken, und etwa die Hälfte dieser Patienten zeigt keine klinisch nachweisbaren Symptome. Umgekehrt beträgt die Häufigkeit des primären Hyperparathyreoidismus bei Nephrolithiasis etwa 7%.
Die klassische Osteodystrophia fibrosa cystica generalisata und radiologisch nachweisbare Knochenzysten bilden heute eine Seltenheit. Charakteristische subperiostale Defekte der Kortikalis, insbesondere an den Mittelphalangen der Finger, und eine Erhöhung der alkalischen Phosphatase im Serum finden sich bei etwa 10% der Patienten mit operativ gesichertem primärem Hyperparathyreoidismus.

Definitionsgemäß wird eine wenigstens zeitweise Hyperkalzämie für das Vorliegen eines primären Hyperparathyreoidismus verlangt. Die Folgen einer *Hyperkalzämie* sind neben Nierenkoliken verursacht durch calciumhaltige Konkremente

- Polyurie,
- Polydipsie,
- Hypertonie,
- Einschränkung der Nierenfunktion,
- Anorexie,
- Erbrechen,
- Obstipation,
- muskuläre Adynamie,
- Müdigkeit,
- Depression

und bei schwerer Hyperkalzämie zusätzlich

- Verwirrung,
- Somnolenz,
- Koma.

Weichteilverkalkungen als Ausdruck der Hyperkalzämie sind neben der Nephrokalzinose und Nierenkonkrementen am besten als Bandkeratitis und als konjunktivale Niederschläge mit einer Rötung als Folge erkennbar. Magen- und Duodenalulzera sind nicht häufiger als bei der Normalbevölkerung, es sei denn, es liege ein Zollinger-Ellison-Syndrom vor mit Beteiligung der Nebenschilddrüsen im Sinne einer polyendokrinen Adenomatose. Cholelithiasis und Chondrokalzinose scheinen beim primären Hyperparathyreoidismus gehäuft vorzukommen. Ein mehr als zufälliges gemeinsames Auftreten einer rezidivierenden Pankreatitis und eines primären Hyperparathyreoidismus konnte nicht nachgewiesen werden.

### Diagnostisches Vorgehen

Der für die Diagnose entscheidende Befund ist eine, wenn auch oft leichte und nicht immer nachweisbare, *Hyperkalzämie* (s. Tab. **4**). Ein normokalzämischer Hyperparathyreoidismus kommt in erster Linie beim Vitamin-D-Mangel oder bei Vitamin-D-Stoffwechselstörungen, beim Pseudohypoparathyreoidismus und bei einem renalen Calciumverlust vor. Er wird dann als sekundärer Hyperparathyreoidismus bezeichnet (s. unten). Wenn eine Hyperkalzämie feststeht, kann ein primärer Hyperparathyreoidismus durch Ausschluß der auf Tab. **5** angeführten anderen Ursachen einer Hyperkalzämie vermutet werden. Zuverlässiger geschieht die Diagnose durch die Messung des radioimmunologisch nachweisbaren *Parathormons*. Parathormon wird bei Verwendung einer geeigneten Bestimmungsmethode bei den meisten Patienten erhöht und nur in vereinzelten Fällen im hochnormalen Bereich vorgefunden werden. Demgegenüber ist die Parathormonkonzentration im Serum bei einer Hyperkalzämie mit einer von den Nebenschilddrüsen unabhängigen Ursache in der Regel normal, oder das Parathormon ist nicht nachweisbar.

Tabelle **5** Differentialdiagnose der Hyperkalzämie (nach Häufigkeit 1.–4.)

1. Maligne Tumoren mit/ohne Knochenmetastasen, multiples Myelom, Leukämie
2. Primärer (tertiärer) Hyperparathyreoidismus
3. Östrogenbehandlung des Mammakarzinoms
4. Überdosierung mit Vitamin D oder seinen Metaboliten

Selten: Sarkoidose (Morbus Boeck), Immobilisation, Milch-Alkali-Syndrom, Hyperthyreose, akute Nebenniereninsuffizienz, Behandlung mit Chlorothiaziden oder Lithium

Als Ausdruck einer Hyperkalzämie würde man beim primären Hyperparathyreoidismus eine Hyperkalzurie erwarten. Da das Parathormon die tubuläre Rückresorption von Calcium stimuliert, wird die Hyperkalzurie nur bei deutlicher Hyperkalzämie erkennbar. Bei den meisten Patienten mit Hyperparathyreoidismus und nur wenig erhöhtem Serumcalcium ist die Calciumausscheidung im Urin normal, und dieser Befund kann sogar differentialdiagnostisch verwertet werden gegenüber der idiopathischen Hyperkalzurie.
Das Parathormon führt zu einer gesteigerten Ausscheidung im Urin von zyklischem Adenosinmonophosphat (cAMP), die ihrerseits eine Steigerung der Phosphatausscheidung verbunden mit einer Senkung des Serumphosphats zur Folge hat. Die Ausscheidung des cAMP ist in der Regel beim primären Hyperparathyreoidismus erhöht, aber nur dann, wenn diese auf 100 ml glomeruläres Filtrat bezogen wird. Die Messung des anorganischen Serumphosphors und der Phosphatausscheidung im Urin (Phosphat-Clearance, tubuläre Phosphatrückresorption, Phosphatausscheidungsindizes nach Nordin, Berechnung der maximalen tubulären Phosphatrückresorption) zeigt einen großen Überlappungsbereich mit Normalpersonen, so daß nur in einzelnen Fällen eine diagnostische Aussage möglich ist. Die Vornahme einer Knochenbiopsie ist für die Diagnose des primären Hyperparathyreoidismus unnötig, da nur bei vereinzelten Patienten eine fibröse Osteoklasie vorgefunden wird. Ähnlich selten werden die für einen Hyperparathyreoidismus charakteristischen subperiostalen radiologisch nachweisbaren Defekte an den Mittelphalangen der Finger vorgefunden, so daß eine routinemäßige röntgenologische Untersuchung der Hände für die Diagnostik des Hyperparathyreoidismus nicht sinnvoll erscheint.

### Lokalisationsdiagnostik

Eine gewisse Bedeutung hat die präoperative Lokalisation von Nebenschilddrüsentumoren erlangt. In erster Linie wird die Hormonkonzentration im venösen Abflußgebiet der Nebenschilddrüsen gemessen mit dem Ziel, solitäre oder multiple Adenome oder eine diffuse Hyperplasie von allen Nebenschilddrüsen zu unterscheiden. Eine selektive Parathormonbestimmung im venösen Abflußgebiet vor jeder chirurgischen Exploration des Nebenschilddrüsenbereiches ist abzulehnen, da meistens der chirurgische Ersteingriff erfolgreich ist. Selbst wenn vor der Operation ein Parathormongradient vorhanden ist, entbindet dies nicht den Chirurgen von einer Darstellung der übrigen Nebenschilddrüsen. Nach einer erfolglosen chirurgischen Behandlung eines Hyperparathyreoidismus sind selektive Blutentnahmen im Bereich des venösen Abflusses der Nebenschilddrüsen in der Regel ebenfalls nicht indiziert, da als Folge der Erstoperation die Gefäßverhältnisse derart verändert sein können, daß eine Lokalisationsdiagnostik aufgrund von Parathormongradienten allein sehr erschwert ist. Bei aberrierender Lokalisation eines Nebenschilddrüsentumors im Mediastinum ist höchstens eine Arteriographie sinnvoll, da der venöse Abfluß ähnlich wie bei einer normalen Lokalisation der Nebenschilddrüsen über Gefäße im Bereich des Halses erfolgt.

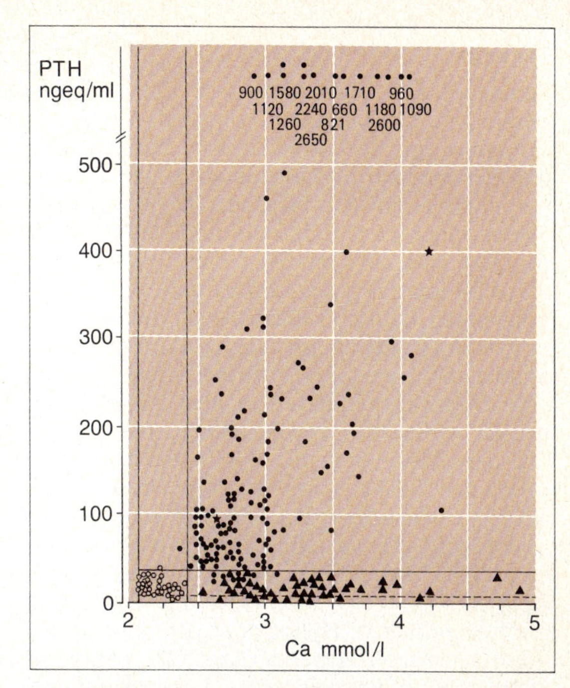


Abb. **12** Parathormon und Calcium im Serum von normalen Kontrollpersonen (○), primärem Hyperparathyreoidismus (•), mit zusätzlich malignen Tumoren (*) und mit von den Nebenschilddrüsen unabhängiger Hyperkalzämie (▲). Die gestrichelte Linie bezeichnet den Empfindlichkeitsbereich der Parathormonbestimmung

### Differentialdiagnose

Der für die Diagnose entscheidende Befund beim primären Hyperparathyreoidismus ist die *Hyperkalzämie.* Der differentialdiagnostische Ausschluß von anderen Ursachen einer Hyperkalzämie (s. Tab. **5**) erhärtet die Diagnose eines primären Hyperparathyreoidismus. Abb. **12** zeigt die Werte des Parathormons und des Serumcalciums bei Patienten mit operativ gesichertem primärem Hyperparathyreoidismus sowie bei hyperkalzämischen Patienten mit von den Nebenschilddrüsen unabhängigen malignen Tumoren (in erster Linie Bronchus- und Pankreaskarzinom, Hypernephrom und maligne Lymphome). Das Parathormon ist bei von den Nebenschilddrüsen unabhängigen Hyperkalzämieformen nicht nachweisbar, oder es befindet sich im Normbereich trotz zum Teil erheblicher Hyperkalzämie. Gelegentlich zeigt sich aber ein primärer Hyperparathyreoidismus bei Patienten mit Malignomen.

### Therapie

Soweit es der Allgemeinzustand des Patienten erlaubt, ist die Indikation zur Entfernung von Tumoren der Nebenschilddrüsen bei praktisch jedem Patienten mit gesichertem primärem Hyperparathyreoidismus gegeben, da ständig das Risiko einer Nephrolithiasis und des Anstiegs des Serumcalciums mit einer Einschränkung der glomerulären Filtration besteht und eine Operation unter klinisch ungünstigen Bedingungen notwendig werden kann. Die histologische Beurteilung, ob eines oder mehrere Adenome oder eine diffuse Hyperplasie von allen Nebenschilddrüsen vorliegen, ist nicht immer eindeutig, so daß der Chirurg gezwungen wird, bei der Exploration des Halsbereiches sämtliche Nebenschilddrüsen aufzusuchen. Bei einer diffusen Hyperplasie wird die subtotale Parathyreoidektomie empfohlen unter Zurücklassung eines halben Epithelkörperchens. Die medikamentöse Therapie des primären Hyperparathyreoidismus hat nur bei schwerer Hyperkalzämie einen Sinn zur kurzfristigen Vorbereitung des Patienten auf eine Operation.
Es stehen zur Verfügung:

- *Hydrierung,*
- Diuretika (Typ Furosemid),
- Kortikoide,
- Calcitonin,
- (Phosphatinfusion).

Im Vordergrund steht die Flüssigkeitszufuhr. Diuretika vom Typ des Furosemid führen zu Hyperkalzurie, während Chlorothiazide die Calciumausscheidung in den Urin hemmen und deshalb kontraindiziert sind. Kortikoide sind beim primären Hyperparathyreoidismus meistens wirkungslos. Sie senken das Serumcalcium bei anderen Hyperkalzämieformen. Da die Diagnose bei bedrohlicher Hyperkalzämie zu Beginn oft nicht feststeht, sind sie dennoch indiziert. Phosphatinfusionen sind sehr wirkungsvoll; die Dosierung ist schwierig und hängt von der Nierenfunktion ab; es besteht eine gewisse Mortalität als Folge von akut auftretenden Weichteilverkalkungen. Bei bedrohlicher Hyperkalzämie müssen Patienten mit primärem Hyperparathyreoidismus so rasch wie möglich chirurgisch behandelt werden. Eine langdauernde Therapie einer Hyperkalzämie mit oralem Phosphat ist nur dann gerechtfertigt, wenn eine Operation dem Patienten nicht zugemutet werden kann.

**Merke:** Leitsymptom eines primären Hyperparathyreoidismus sind Nierensteine verbunden mit einer Hyperkalzämie. Jede Hyperkalzämie muß differentialdiagnostisch abgeklärt werden. Bei klinisch bedrohlicher Hyperkalzämie als Folge eines primären Hyperparathyreoidismus keine Zeit verlieren und Nebenschilddrüsentumor(en) chirurgisch entfernen.

## Sekundärer Hyperparathyreoidismus

**Definition und Ätiologie:** Als sekundärer Hyperparathyreoidismus wird eine Überfunktion der Nebenschilddrüsen bezeichnet mit bekannter Ursache. Die Parathormonsekretion ist gesteigert als Folge einer verminderten Calciumzufuhr durch den Darm bei Vitamin-D-Mangel, intestinaler Malabsorption oder einer Vitamin-D-Stoffwechselstörung. Beim Pseudohypoparathyreoidismus besteht eine Resistenz der Endorgane des Parathormons (Nieren, Knochen) auf das erhöht vorgefundene Parathormon; die klinischen Symptome sind weitgehend identisch mit denen beim Hypoparathyreoidismus mit Parathormonmangel (s. dort). Morphologisch liegt bei allen Formen eine diffuse Hyperplasie sämtlicher Nebenschilddrüsen vor.

### Klinik und Therapie

Die wichtigsten Folgen eines Calcium- und Phosphatmangels sind

- Hypokalzämie
  (verbunden mit Hypophosphatämie),
- Osteomalazie,
- Fibroosteoklasie.

Die Konzentration des Calciums im Serum ist normal oder vermindert. Das Serumphosphat ist normal oder erniedrigt, soweit die Nierenfunktion normal ist, und erhöht bei chronischer Niereninsuffizienz. Die alkalische Phosphatase ist als Ausdruck einer gesteigerten Osteoblastentätigkeit meistens vermehrt (Tab. **4**). Die Konzentration des 25-Hydroxycholecalciferol oder des 1,25-Dihydroxycholecalciferol ist entsprechend der Pathogenese einer Vitamin-D-Stoffwechselstörung vermindert (s. dort), und die Parathormonkonzentration im Serum als Zeichen eines sekundären Hyperparathyreoidismus ist erhöht. Knochenbioptisch findet sich als Ausdruck der Osteomalazie eine Vermehrung des Osteoids und des Hyperparathyreoidismus eine Fibrosteoklasie.
Praktisch alle Formen können erfolgreich mit Vitamin $D_3$ oder seinen Metaboliten behandelt werden. Am häufigsten findet sich der sekundäre Hyperparathyreoidismus bei der chronischen Niereninsuffizienz, wobei dort die Anpassung der Calciumzufuhr im Dialysebad in der Regel zur Behandlung eines Hyperparathyreoidismus genügt; in gewissen Fällen werden Vitamin D oder seine Metabolite benötigt, und selten muß eine subtotale Parathyreoidektomie erwogen werden.
Demgegenüber ist die Osteomalazie beim familiär oder sporadisch auftretenden Phosphatdiabetes durch einen Phosphatverlust in den Nieren

bedingt. Die Serumphosphatkonzentration ist tief. Das Serumcalcium, die D-Vitamine und das Parathormon sind normal, soweit nicht ein sekundärer Hyperparathyreoidismus durch eine einseitige Therapie mit Phosphat verursacht wird.

**Merke:** Ein Calcium- und/oder Vitamin-D-Mangel oder eine Vitamin-D-Stoffwechselstörung haben einen sekundären Hyperparathyreoidismus zur Folge, der außer beim Pseudohypoparathyreoidismus meistens mit einer Osteomalazie verbunden ist. Die häufigste Ursache ist eine chronische Niereninsuffizienz. Differentialdiagnostisch muß die Osteomalazie des Phosphatdiabetes und normaler Nebenschilddrüsenfunktion davon abgegrenzt werden.

## Hypoparathyreoidismus

**Definition:** Einem klinisch manifesten Hypoparathyreoidismus liegen

*Parathormonmangel*
- postoperativ,
- idiopathisch

*Parathormonresistenz (Pseudohypoparathyreoidismus)*
zugrunde. Beim Pseudohypoparathyreoidismus ist die Folge ein sekundärer Hyperparathyreoidismus.

### Ätiologie

Die häufigste Ursache des Hypoparathyreoidismus ist die Schädigung mehrerer Epithelkörperchen bei Schilddrüsen- oder Kehlkopfoperationen, selten durch Infiltration des Gewebes. Der idiopathische Hypoparathyreoidismus ist gelegentlich verbunden mit Autoimmunendokrinopathien, wie dem gleichzeitigen Vorkommen mit Morbus Addison, Hypothyreose, perniziöser Anämie und Moniliasis. Bei Kindern mit Di-George-Syndrom fehlen die Nebenschilddrüsen, und es liegen eine angeborene Thymushypoplasie und gelegentlich Anomalien der großen Gefäßabgänge vor. Die Ursache ist eine Fehlentwicklung im Bereiche des 3. und 4. Kiemenbogens.
Morphologisch entspricht der Pseudohypoparathyreoidismus einem sekundären Hyperparathyreoidismus mit einer diffusen Hyperplasie von allen Nebenschilddrüsen. Es wird unterschieden zwischen einem Typ I mit fehlender oder stark abgeschwächter Stimulierung der Ausscheidung des zyklischen Adenosinmonophosphats (cAMP) und von Phosphat nach parenteraler Verabreichung von Parathormon und einem Typ II mit normalem Anstieg der Ausscheidung von cAMP, aber fehlender Phosphaturie. Bei einzelnen Patienten liegt eine Fibroosteoklasie als Ausdruck des sekundären Hyperparathyreoidismus vor, und man spricht lediglich von einer Resistenz der Nieren auf das endogen gebildete Parathormon. Erwartungsgemäß ist die Parathormonkonzentration im Serum bei Patienten mit Hypoparathyreoidismus erniedrigt, oder Parathormon ist im Serum nicht nachweisbar; beim Pseudohypoparathyreoidismus ist die Parathormonsekretion gesteigert.

### Klinik und Pathophysiologie

Der Hypoparathyreoidismus umfaßt ein chronisch-hypokalzämisches Syndrom mit folgenden Kriterien:

- Hypokalzämie (verbunden mit Hyperphosphatämie),
- Tetanie (latent oder manifest),
- Kalkherde im Bereich der Stammganglien,
- Katarakt,
- Schmelzhypoplasie,
- trophische Störungen der Haut, Nägel, Haare.

Die Tetanie ist die wichtigste Manifestation der Hypokalzämie der Parathyreoideainsuffizienz (Abb. **13**). Als Ausdruck der neuromuskulären Übererregbarkeit zeigen sich beim Beklopfen des N. facialis Zuckungen im Bereich des Mundwinkels, Nasenflügels und des M. orbicularis oculi (Chvosteksches Zeichen) sowie ein Karpalspasmus bei Umschnüren des Oberarms mit einer Blutdruckmanschette (Trousseausches Zeichen). Eine generalisierte Tetanie kann klinisch nicht ohne weiteres von einem epileptischen Anfall unterschieden werden. Differentialdiagnostisch muß die Hyperventilationstetanie mit Verminderung der Konzentration des ionisierten Calciums erwogen werden. Alle auf eine Hypokalzämie zurückgeführten Veränderungen werden durch Verabreichung von intravenösem Calcium behoben.
Bei einem Pseudohypoparathyreoidismus zeigen sich zusätzlich charakteristische, aber nicht obligate konstitutionelle Merkmale:

- Brachydaktylie, Brachytarsie,
- Kleinwuchs,
- rundes Gesicht,
- Debilität,
- Weichteilverkalkungen.

Verkürzt sind vor allem die 1., 4. und 5. Metakarpalia und Metatarsalia. Patienten mit Pseudopseudohypoparathyreoidismus weisen in der Regel lediglich konstitutionelle Merkmale, jedoch keine biochemischen Veränderungen auf. Der Pseudopseudo- und Pseudohypoparathyreoidismus kommt familiär gehäuft vor, und die erste Form kann in die zweite Form übergehen.

### Diagnostisches Vorgehen

Der für die Diagnose entscheidende Befund ist eine, wenn auch oft leichte und nicht immer nachweisbare, *Hypokalzämie*. Als Ursache der Hypokalzämie ist die Parathormonkonzentration

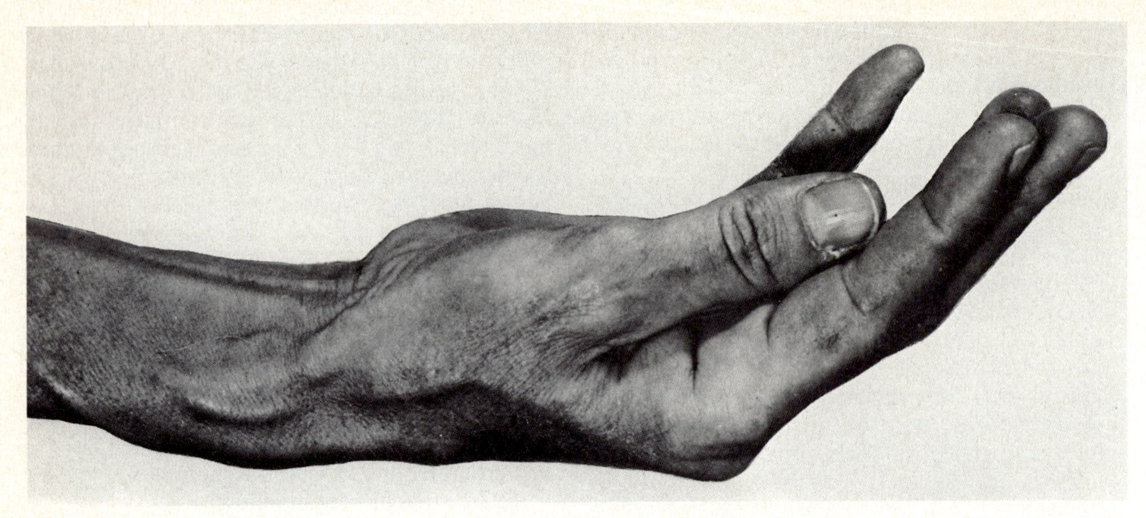

Abb. **13** Typische Haltung der Hände bei Tetanie (Geburtshelferhände) (Überlassung freundlicherweise von C. Nagant de Deuxchaisnes)

im Serum beim postoperativen und idiopathischen Hypoparathyreoidismus erniedrigt und als Folge einer Hypokalzämie beim Pseudohypoparathyreoidismus erhöht. Das Serumphosphat ist normal oder erhöht, und die alkalische Phosphatase im Serum ist in der Regel normal, es sei denn, es liege eine besondere Form des Pseudohypoparathyreoidismus mit Fibroosteoklasie vor.
Charakteristisch für einen Pseudohypoparathyreoidismus (Typ I) ist ein fehlender oder abgeschwächter Anstieg der Ausscheidung von cAMP im Urin nach Verabreichung von Parathormon (Infusion von 300 USP Einheiten/1,73 $m^2$ Körperoberfläche Parathormon während 15 Min. und Messung der Ausscheidung der cAMP während den vorgängigen 60 Min. und gleichzeitigen und nachfolgenden zweimal 30 und einmal 60 Min.). Beim normokalzämischen Pseudohypoparathyreoidismus ist die Parathormonkonzentration im Serum erhöht und die Ausscheidung des cAMP im Urin nach Verabreichung von Parathormon vermindert. Die normokalzämische kann einer hypokalzämischen Form vorausgehen. Beim Hypoparathyreoidismus infolge Parathormonmangels kommt es zu einem normalen Anstieg des cAMP in den Urin.

### Differentialdiagnose

Der für die Diagnose eines Hypoparathyreoidismus und Pseudohypoparathyreoidismus charakteristische Befund ist eine *Hypokalzämie,* welche sich ebenfalls beim sekundären Hyperparathyreoidismus infolge eines Vitamin-D-Mangels oder einer Vitamin-D-Stoffwechselstörung zeigt. Als zusätzliches pathognomonisches Zeichen liegt beim Hypoparathyreoidismus und beim Pseudohypoparathyreoidismus allerdings nicht immer eine Hyperphosphatämie vor. Beim sekundären Hyperparathyreoidismus als Folge eines Vitamin-D-Mangels oder einer Vitamin-D-Stoffwechselstörung kann, soweit die Nierenfunktion normal ist, eine Hypophosphatämie vorliegen, bei chronischer Niereninsuffizienz ist das Serumphosphat in der Regel erhöht. Beweisend für einen sekundären Hyperparathyreoidismus ist eine Erhöhung der Parathormonkonzentration im Serum, welche auch beim Pseudohypoparathyreoidismus regelmäßig vorgefunden wird. Demgegenüber ist die Parathormonkonzentration beim postoperativen und beim idiopathischen Hypoparathyreoidismus erniedrigt. Nach Verabreichung von Parathormon kann die Ausscheidung von cAMP im Urin einzig beim Pseudohypoparathyreoidismus Typ I nicht oder nur unwesentlich gesteigert werden.

### Therapie

Der Hypoparathyreoidismus und der Pseudohypoparathyreoidismus werden identisch behandelt. Im tetanischen Anfall werden 20–40 ml einer 10%igen Lösung von Calciumgluconolactobionat (Sandoz) langsam intravenös verabreicht. Vor der Injektion ist Blut für die Bestimmung des Serumcalciums zu entnehmen. Bei wiederholten Anfällen müssen Infusionen mit Calcium verabreicht werden. Sobald die Diagnose der hypokalzämischen Tetanie festeht, wird die Behandlung mit Vitamin $D_3$ oder einem biologisch aktiveren Vitamin-D-Metaboliten eingesetzt. Bei schwerer Hypokalzämie (Serumcalcium unter 1,5 mmol/l) werden 300000 E Vitamin $D_3$ zuerst intramuskulär und dann oral verabreicht, deren volle Wirksamkeit allerdings auch bei intravenöser Verabreichung erst nach 3–8 Tagen erwartet werden darf. Gleichzeitig wird Calcium oral (1 g/Tag) verabreicht. Wenn tetanische Symptome trotz Normalisierung des Serumcalciums nicht verschwinden, ist an die Möglichkeit einer *Hypomagnesämie* zu denken.

Im Anschluß an eine akut auftretende Hypokalzämie und Tetanie und bei chronischer Nebenschilddrüseninsuffizienz wird Vitamin $D_3$ verwendet, wobei die Dosierung immer zusammen mit Calcium oral (1 g/Tag) außerordentlich variabel ist und in der Größenordnung zwischen 10000 und 100000 E pro Tag liegt. In der Regel tritt eine Hyperkalzurie (Calciumausscheidung über 7,5 mmol/24 Std.) auf, bevor es zur Hyperkalzämie kommt, und sie ist damit ein empfindliches Zeichen für eine Vitamin-D-Überdosierung. Das Serumcalcium und die Calciumausscheidung im Urin während 24 Std. sind am Anfang 1- bis 2mal pro Monat, später im Abstand von 3–6 Monaten zu bestimmen. Das Vitamin $D_3$ kann auch nur 1- bis 2mal im Monat verabreicht werden (300000–3 Mill. E). Neben dem Vitamin $D_3$ können Analoga wie das Dihydrotachysterol (A.T. 10) oder das biologisch aktivere 25- oder 1,25-Dihydroxycholecalciferol verwendet werden. Dabei ist zu beachten, daß das Vitamin D und seine Metaboliten kumulierende Wirkung besitzen.

**Merke:** Hypokalzämie und Tetanie sind wichtigste Symptome des Hypoparathyreoidismus und des Pseudohypoparathyreoidismus. Beim Hypoparathyreoidismus liegt ein Parathormonmangel, beim Pseudohypoparathyreoidismus eine Parathormonresistenz mit sekundärem Hyperparathyreoidismus vor. Charakteristisch für einen Pseudohypoparathyreoidismus (Typ I) ist ein fehlender oder abgeschwächter Anstieg des cAMP im Urin nach Verabreichung von Parathormon.

## Weiterführende Literatur

Avioli, L.V., S.M. Krane: Metabolic Bone Disease, vol. I and II. Academic Press, New York 1977/78

DeGroot, L.J.: Endocrinology, vol. II. Grune & Stratton, New York 1979

Fischer, J.A.: Parathyroid hormone. In Bronner, F., J.W. Coburn: Disorders of Mineral Metabolism, vol. II. Academic Press, New York 1982 (p. 271–358)

Fischer, J.A., U. Binswanger, B. Courvoisier, M. Wernly: Parathyreoidea. In Labhart, A.: Klinik der inneren Sekretion, 3. Aufl. Springer, Berlin 1978 (S. 805–918)

# Schilddrüse

*D. Reinwein*

## Hyperthyreose

**Definition und Einteilung:** Bei einer Hyperthyreose besteht in der Körperperipherie ein Überschuß an mindestens einem der beiden Schilddrüsenhormone, L-Thyroxin ($T_4$) und L-Trijodthyronin ($T_3$). Man unterscheidet den Morbus Basedow, die Hyperthyreose ohne endokrine Ophthalmo- und Dermatopathie, die durch TSH oder TSH-ähnliche Aktivitäten hervorgerufene Hyperthyreose und die Hyperthyreosis factitia. Der Morbus Basedow ist eine Autoimmunerkrankung, die sich in einer genetisch präselektierten Population findet und im typischen Fall mit endokrinen Augensymptomen und diffuser Struma einhergeht.

Für eine Immunpathogenese sprechen das Vorkommen verschiedener humoraler Immunglobuline (TSI = thyreoideastimulierende Immunglobuline, früher LATS), der Nachweis spezifischer T-Lymphozyten, Beteiligung des immunkompetenten lymphatischen Gewebes im Organismus und Häufung immunologisch bedingter Schilddrüsenkrankheiten in der Familie dieser Kranken. Bei anderen Hyperthyreoseformen ist die Erkrankung auf die Schilddrüse beschränkt. Sie äußert sich beim autonomen Adenom (früher als toxisches Adenom bezeichnet), oft uninodulär oder beim hyperthyreoten Knotenkropf multinodulär. Eine Hyperthyreose kann auch passager bei einer Thyreoiditis auftreten. Extrathyreoidal bedingte Formen der Hyperthyreose, z. B. durch einen TSH-produzierenden Hypophysentumor, sind selten.

### Häufigkeit

Genaue Angaben über die Hyperthyreosehäufigkeit liegen nicht vor. Bei epidemiologischen Studien fand man Zahlen zwischen 0,03 % (Olmsted County, USA) und 1,8 % (Durham County, England). Etwa 60 % entfallen hierzulande auf die Hyperthyreose vom Typ Basedow, 18 % auf die multinoduläre Struma, 17 % auf das autonome Adenom, der Rest auf Hyperthyreosen bei Thyreoiditis. In Jodmangelgebieten mit endemischer Struma andererseits ist die Hyperthyreose mit multinodulärer Struma die häufigste Hyperthyreoseform. Frauen sind 5mal häufiger von der Hyperthyreose befallen als Männer. Der Altersgipfel liegt zwischen 30 und 50 Jahren.

### Klinik und Pathophysiologie

Am besten läßt sich die Hyperthyreose durch die große Variation ihrer klinischen Bilder charakterisieren, die sich im Beginn, Verlauf sowie im Schweregrad der Symptomatik äußert. Die Symptomatik reicht von Zuständen mit gerade eben wahrnehmbaren Zeichen bis zu lebensbedrohlichen Krisen.

#### Anamnese

Im Vordergrund der Beschwerden stehen eine innere Unruhe und das ständige Gefühl des Getriebenseins. Der Hormonexzeß führt zu einem allgemein gesteigerten Stoffwechsel mit je nach Alter der Patienten und Dauer der Erkrankung mehr oder minder organbezogenen Beschwerden:

- Neigung zum Schwitzen,
- Wärmeintoleranz,
- Herzklopfen und Herzstolpern,
- Gewichtsabnahme trotz gesteigerten Appetits,
- Durstgefühl,
- Dyspnoe,
- Muskelschwäche,
- Reizbarkeit,
- Schlaflosigkeit.

Die Patienten klagen ferner über Haarausfall, Brüchigwerden der Nägel, Menorrhagien, Libido- und Potenzverlust. Schwellungen der Augenlider, Fremdkörpergefühl im Auge und Lichtempfindlichkeit können sich zu Beginn, im Verlauf und auch nach Beginn der Therapie bei ⅓ der Patienten mit Hyperthyreose entwickeln. Neun von zehn Patienten bemerken eine vergrößerte Schilddrüse. Nicht selten treten erstmals Beinödeme auf. Aus der Anamnese ergeben sich oft Hinweise auf eine Kontamination durch jodhaltige Medikamente (z. B. Röntgenkontrastmittel) 2–8 Wochen vor dem Auftreten der Beschwerden.

#### Klinische Befunde

Abhängig vom Schweregrad der Hyperthyreose imponieren folgende Befunde:

- reduzierter Kräftezustand,
- warme, zarte und feuchte Haut,

- feinschlägiger Fingertremor,
- Übererregbarkeit,
- Abmagerung,
- Tachykardie.

Die Fingernägel sind auffallend brüchig. Auffällig ist das dünne und feine Haar. Gelegentlich findet man beim Morbus Basedow Pigmentanomalien wie Vitiligo. Endokrine Augensymptome wie Protrusio bulborum, Lidödeme, Augenmuskelparesen und das Dalrymplesche Phänomen kommen bei ⅓ der Patienten vor.
Schwirren im Bereich der Struma ist ebenfalls ein richtungweisendes Zeichen. Die Hyperthyreose wirkt sich besonders auf den Herzmuskel aus. Sie macht sich bei älteren Patienten durch eine Herzmuskelinsuffizienz und Flimmerarrhythmie sowie Rhythmusstörungen bemerkbar. Mit einer Sinustachykardie reagiert vorzugsweise der jugendliche Hyperthyreotiker. Unstillbares Erbrechen und Durchfälle findet man nur bei schweren Verlaufsformen der Hyperthyreose. Infolge erhöhten Calciumverlusts und kataboler Vorgänge kommt es zur Osteoporose. Eine Myopathie mit Muskelschwächen und -lähmungen findet man etwa bei jedem 5. Patienten. Neurologisch fallen die motorische Unruhe, die alle Bewegungen begleitende Hast, die gesteigerten physiologischen Reflexe und gelegentlich auch Psychosen und paranoide Reaktionen auf.

### Besondere Verlaufsformen

Symptomatik und Verlauf der Erkrankung hängen besonders vom Alter des Patienten und vom Typ der Hyperthyreose ab. In Tab. **6** sind altersabhängige Symptome wiedergegeben. Oligosymptomatische oder maskierte Formen nehmen mit steigendem Alter zu. Die Struma selbst ist bei Patienten jenseits des 50. Lebensjahres oft knotig und zeigt regressive Veränderungen. Die möglichen Verlaufsformen des Morbus Basedow zeigt Abb. **14**. Leichte Formen der Hyperthyreose, etwa 50% der Fälle, erreichen eine Spontanremission. Klinisch schwere Fälle und Patienten mit einer großen Struma neigen zu einem Rezidiv nach einem symptomenfreien Intervall, das auch in eine thyreotoxische Krise münden kann. Zu einer Defektheilung, d.h. Verlust funktionstüchtigen Schilddrüsengewebes oder Zurückbleiben

Tabelle **6** Altersabhängige Symptome der Hyperthyreose

| Symptom | jüngerer Patient | älterer Patient |
|---|---|---|
| Exophthalmus | häufiger | selten |
| Struma | oft | selten |
| Nervosität | ausgeprägt | fehlt |
| Stimmungslage | instabil | stabil |
| Kreislaufsymptome | selten | oft |
| Anorexie | selten | oft |

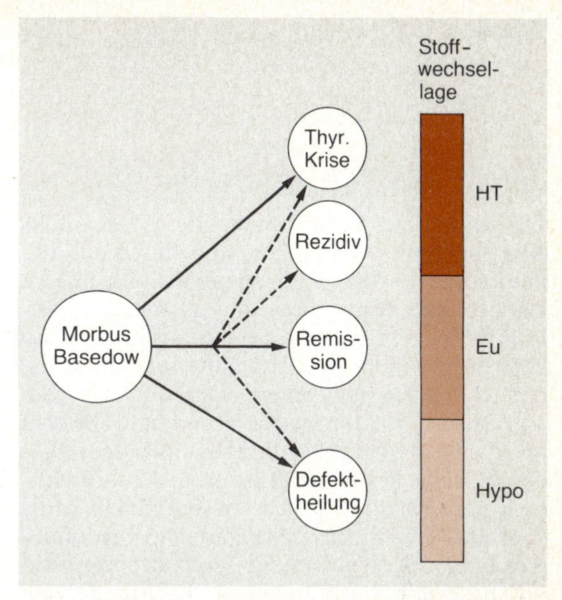


Abb. **14** Verlaufsformen der Hyperthyreose vom Typ Morbus Basedow

einer endokrinen Ophthalmopathie, kann es in jedem Stadium der Erkrankung kommen.

### Autonomes Adenom

Der Sitz der Störung ist primär die Schilddrüse. Einige Schilddrüsenfollikel sezernieren autonom, d.h. unabhängig von dem Regelkreis Hypophysenvorderlappen-Schilddrüse, exzessiv Schilddrüsenhormone. Erst wenn die Zahl der autonomen Follikel ein bestimmtes Maß überschreitet, entsteht eine Hyperthyreose. Der Funktionszustand zeigt alle Übergänge von euthyreot bis hyperthyreot. Die Diagnose autonomes Adenom ist nur szintigraphisch zu stellen. Das Krankheitsbild verläuft im allgemeinen milder als das der Hyperthyreose vom Typ Morbus Basedow. Man findet es öfter bei älteren Patienten. Bedeutsam ist, daß durch Jodzufuhr eine hyperthyreote Stoffwechsellage induziert werden kann. Extrathyreoidale Manifestationen wie endokrine Ophthalmopathie, lokales Myxödem und Akropathie fehlen. Im Gegensatz zum Morbus Basedow gibt es beim hyperthyreoten autonomen Adenom keine Spontanheilung. Ähnliches gilt auch für die Hyperthyreose mit Struma nodosa. Da es sich hier ebenfalls um autonom arbeitende Schilddrüsenfollikel in der Struma handelt, kann durch Jodzufuhr die Hormonproduktion bis zur Hyperthyreose gesteigert werden. Voraussetzungen für eine derartige Pathogenese sind eine über mehrere Jahre bestehende Struma nodosa mit einer Mindestzahl autonomer Follikel und eine hohe Jodzufuhr von mehr als 1 mg tgl. über mehrere Wochen bei Patienten, die in einem Jodmangelgebiet leben. Man spricht in diesem Fall von einer basedowifizierten Struma.

**Merke:** Cave jodhaltige Medikamente und Röntgenkontrastmittel bei autonomen Adenomen!

### Endokrine Ophthalmopathie

Die endokrine Ophthalmopathie ist ebenfalls eine genetisch determinierte und durch autoimmunologische Vorgänge ausgelöste Krankheit. Bei der beim Morbus Basedow auftretenden Orbitopathie handelt es sich wahrscheinlich um eine eigenständige Autoimmunerkrankung. Sie tritt zwar häufig mit einer Hyperthyreose vom Typ Morbus Basedow zusammen auf, es besteht aber keine direkte Beziehung zwischen der Funktionsstörung der Schilddrüse und der Entwicklung der Orbitopathie. Die retroorbitalen Muskeln schwellen bis auf das Zehnfache ihres Volumens an, vor allem infolge lymphozytärer und plasmazellulärer Infiltrationen. Infolge der gestörten Beweglichkeit des Bulbus kommt es zu Doppelbildern. Die Zunahme der Augenmuskelvolumina und die durch die hydrophilen Mucopolysaccharide bedingten Wassereinlagerungen führen durch Vergrößerung des retroorbitalen Raumes zur Protrusio bulbi, zu einem verminderten Abfluß aus den Lymphgefäßen und damit zu periorbitalen Ödemen und Paresen. Weitere Folgen sind mangelhafter Lidschluß (Lagophthalmus) und die Gefahr einer Keratitis. Die endokrine Ophthalmopathie zeigt in ihrem Verlauf oft spontane Besserungen des klinischen Bildes, eine Restitutio ad integrum ist allerdings selten. Der klinische Verlauf ist nicht voraussehbar. Eine einseitige Protrusio bulborum beobachtet man in 10% der Fälle. Morphologische Veränderungen wie im Orbitalbereich kommen auch in der Haut als prätibiales Myxödem vor. Prädilektionsstellen sind die Tibiakante im unteren Drittel und der Fußrücken. Charakteristisch ist die livid gefärbte Anschwellung der Haut mit auffällig großen Poren, die man am besten mit einer Apfelsinenschale vergleichen kann.

### Thyreotoxische Krise

Man versteht darunter eine akute lebensbedrohliche Dekompensation des Organismus gegenüber der Wirkung erhöhter Schilddrüsenhormonkonzentrationen. In der Pathogenese der Stoffwechselkatastrophe spielen periphere Faktoren, die normalerweise ein Überschreiten der Kompensationsmechanismen verhindern, eine Rolle. Die Krise bahnt sich besonders bei Patienten des mittleren und höheren Lebensalters mit schwerer Hyperthyreose an. Meistens handelt es sich um das Zusammentreffen mehrerer Faktoren wie

- Jodexposition bei Patienten mit Hyperthyreose,
- inadäquate Behandlung einer Hyperthyreose,
- chirurgische Eingriffe, Infekte, psychischer oder physischer Streß bei dekompensierter Hyperthyreose,
- TSH-Test bei dekompensiertem autonomem Adenom.

Psychische Veränderungen können Initialsymptome sein, so daß der erste Arzt, der den Patienten sieht, nicht selten ein Psychiater ist. Anorexie und Erbrechen sind häufiger als Durchfälle. Alle bereits genannten Symptome der Hyperthyreose zeigen sich im höchsten Grad. Hervorstechende Merkmale sind im Stadium 1 motorische Unruhe, hochgradige Adynamie, Exsikkose, Hyperthermie und eine Tachykardie über 150/min, im Stadium 2 zusätzlich Bewußtseinsstörungen (Stupor, Somnolenz, Desorientiertheit) und im Stadium 3 zusätzlich Koma. Die Diagnose einer thyreotoxischen Krise ist klinisch zu stellen. Unbehandelt führt die Krankheit infolge Herzinsuffizienz oder Lungenembolie mit Kreislaufversagen zum Exitus.

### Diagnostisches Vorgehen und Differentialdiagnose

Das Vollbild der Hyperthyreose macht diagnostisch keine Schwierigkeiten. Mit zunehmendem Alter der Patienten manifestiert sich aber die Hyperthyreose atypisch. Klinische Zeichen des Hypermetabolismus und Störung der Herzfunktion sind oft, aber keineswegs immer nachzuweisen. Ein einziges für die Hyperthyreose beweisendes Symptom gibt es nicht. Die Differentialdiagnose Hyperthyreose stellt sich bei jeder Struma, bei Patienten mit Nervosität, Erschöpfungszustand und Neurasthenie als Leitsymptom und wenn, insbesondere bei älteren Patienten, Organsymptome im Vordergrund stehen.

### Funktionelle Diagnostik

Einen alles beweisenden Einzeltest gibt es nicht. Die diagnostischen Abgriffe sind in Abb. **15** wiedergegeben. Die Diagnose einer Hyperthyreose kann nur durch den Nachweis einer erhöhten Schilddrüsenhormonkonzentration im Blut gesichert werden:

1. Der Nachweis einer über 11 μg/100 ml (140 nmol/l) erhöhten Gesamt $T_4$-Konzentration im Blut. Die Treffsicherheit mit dem $T_4$-Test liegt bei 85%. Störfaktoren sind vor allem östrogenhaltige Medikamente und Kontrazeptiva, die auf dem Weg über das TBG den Gesamt $T_4$-Spiegel erhöhen. Daher ist notwendig,
2. die Thyroxinbindungskapazität von TBG (thyroxinbindendes Globulin) mittels $T_3$-uptake Test zu bestimmen. Hiermit oder mit direkter TBG-Bestimmung lassen sich das freie $T_4$ berechnen und damit exogene Änderungen des $T_4$ eliminieren. Neuerdings kann man das freie $T_4$ ($FT_4$) direkt messen,
3. der Nachweis einer über 180 ng/100 ml (2,8 nmol/l) erhöhten Gesamt-$T_3$-Konzentration im Blut. Bei der Hyperthyreose steigen die Gesamt-$T_3$-Werte verglichen mit den Gesamt-$T_4$-Werten sehr viel stärker, manchmal um das Dreifache an und erlauben daher eine schärfere

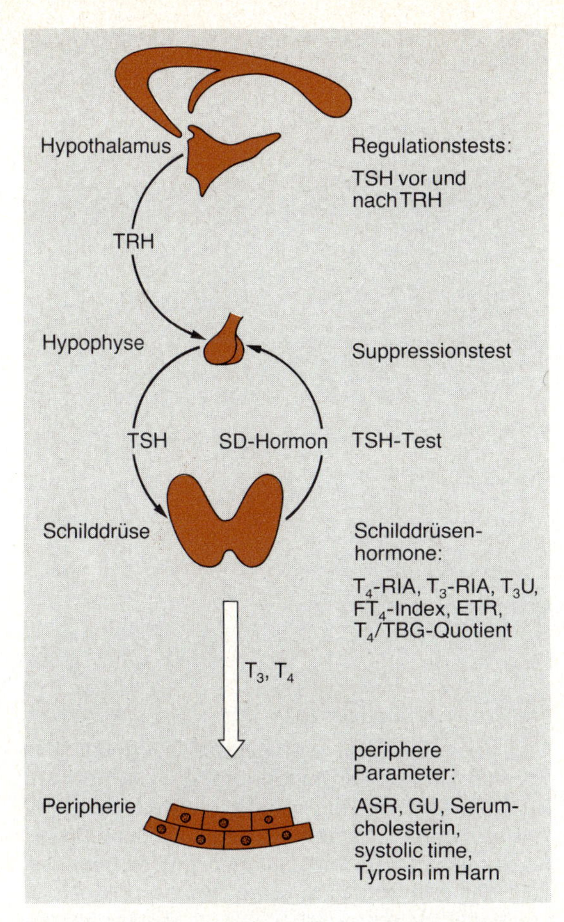


Abb. **15** Diagnostische Verfahren bei Schilddrüsenerkrankungen

*Verwendete Abkürzungen:*

| | |
|---|---|
| ASR | Achillessehnenrelaxationszeit |
| ETR | effective thyroid ratio |
| $FT_4$-Index | (freies $T_4$-Index, errechnet aus $T_4$ und $T_3$U), Relativwert für freies $T_4$ |
| GU | Grundumsatz, RIA Radioimmunoassay |
| $T_3$ | L-Trijodthyronin, $T_4$ L-Thyroxin |
| TBG | thyroxinbindendes Globulin |
| $T_3$U | Thyroxinbindungskapazität von TBG (gemessen mit $T_3$!, frühere Bezeichnungen: $T_3$-Test, Hamolsky-Test), |
| TSH | thyreoideastimulierendes Hormon |
| TRH | thyreotropin releasing hormone |

Trennung zwischen Euthyreose und Hyperthyreose. In etwa 5% der Hyperthyreosen ist ausschließlich $T_3$ und nicht $T_4$ erhöht. Man bezeichnet diese Formen, die sich klinisch nicht von den üblichen Hyperthyreosen unterscheiden, als $T_3$-Hyperthyreosen.

Zur weiteren Diagnostik gehört:

4. Nachweis eines verminderten (supprimierten) TSH-Spiegels und einer verminderten TSH-Stimulation durch TRH. Der Normalwert für TSH liegt zwischen 1 und 6 $\mu$E/ml (= mE/l); unter TRH steigt das TSH um mehr als 2,5 $\mu$E/ml (= mE/l) an (positiver TRH-Test). Bei hyperthyreoten Patienten liegt der basale TSH-Spiegel unter der Nachweisgrenze der Methode. Da die thyreotrope Funktion des HVL supprimiert ist, kann mit der TRH-Stimulation kein Anstieg der TSH-Spiegel erreicht werden. Diese Befunde entsprechen den Gesetzen des Regelkreises.

Der TRH-Test sichert die Diagnose bei grenzwertig erhöhten Schilddrüsenhormonspiegeln. Andererseits ist er in 20% blander Strumen mit sicher euthyreoter Stoffwechsellage negativ. Erhöhte TSH-Spiegel bei erhöhten $T_4$- und $T_3$-Konzentrationen findet man bei den seltenen TSH-produzierenden Hypophysentumoren. Der Nachweis von TSI (thyreoidea stimulating immunoglobulin), früher LATS, spricht für eine Hyperthyreose vom Typ Morbus Basedow.

#### Lokalisationsdiagnostik

Hierzu gehört die klinische Untersuchung der Halsregion: Größe, Lokalisation und Konsistenz (diffus, knotig, ein-, mehrknotig) der Struma. Gefäßgeräusche? Notwendig sind spezielle Röntgenuntersuchungen mit Funktionsaufnahmen der Trachea mit Saug- und Preßversuch sowie Ösophagusbreischluck. Ein direktes Bild der Schilddrüse erhält man durch die Szintigraphie nach Inkorporation von $^{131}$J oder $^{99m}$Tc. Mit dieser Methode lassen sich differenzieren:

- autonomes Adenom, szintigraphisch kompensiert oder dekompensiert (Nuclidansammlung nur in einem »heißen Knoten«) (Abb. **16**),
- diffuse gleichmäßig vergrößerte Schilddrüse (z. B. bei Morbus Basedow),
- ungleichmäßige Speicherung einer vergrößerten Schilddrüse (z. B. Hyperthyreose bei Knotenstruma oder Thyreoiditis),
- Speicherdefekte bei Knotenstruma (kalter Knoten bei Knotenstruma).

Für die Beurteilung der Schilddrüsengröße und der Binnenstruktur eignet sich die Sonographie.

#### Weitergehende spezielle Diagnostik

Sie ist bei der euthyreoten endokrinen Ophthalmopathie, insbesondere wenn sie einseitig auftritt, angebracht. Die Diagnose euthyreote endokrine Ophthalmopathie stützt sich auf den

- beschleunigten intrathyreoidalen Jodumsatz (PB$^{131}$J) im Radiojodtest,
- negativen Suppressionstest mit Trijodthyronin und den
- negativen TRH-Test.

Bei einseitigem Exophthalmus ist ein Tumor oder ein Gefäßleiden (Aneurysma) durch entsprechende radiologische, angiographische, einschließlich computertomographische Untersuchungen auszuschließen. Differentialdiagnostisch kommen in Betracht: Meningeom, Neuro-

a

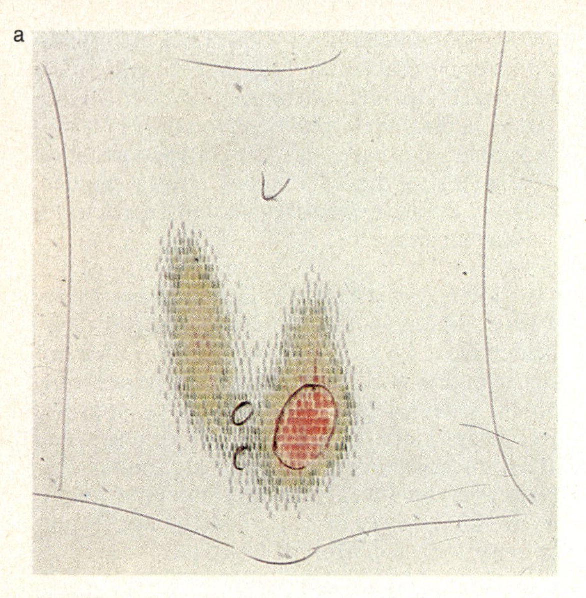

b

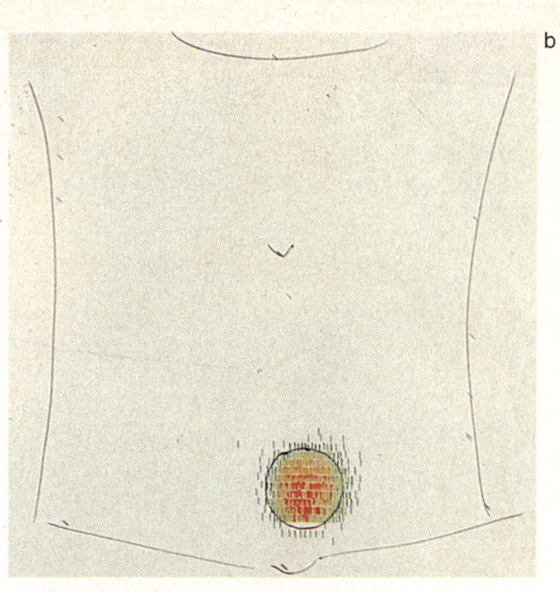

Abb. **16** **a** Kompensiertes autonomes Adenom, **b** dekompensiertes autonomes Adenom

fibrom, Zyste, Orbitatumor, Sinus-cavernosus-Thrombose, Aneurysma der A. carotis und Systemerkrankungen (Lymphome, Burkitt-Tumoren).

### Therapie und Prognose

Ziel der Therapie ist es, die übermäßige Sekretion von Schilddrüsenhormonen einzudämmen. Die Standardverfahren sind die

- Therapie mit antithyreoidalen Substanzen,
- die subtotale Resektion und
- die Therapie mit Radiojod.

Welches Verfahren im Einzelfall indiziert ist, hängt im wesentlichen vom Alter der Patienten, von der Größe und Beschaffenheit der Struma sowie den Möglichkeiten einer Therapiekontrolle ab. Das Alter der Patienten ist deswegen entscheidend, weil wir die Strahlentherapie nur bei Patienten über 40 Jahren anwenden. Die Therapie der ersten Wahl lautet bei

*Patienten unter 40 Jahren:*

- bei kleiner Struma und leichter Hyperthyreose: antithyreoidale Substanzen,
- bei Knotenstruma, großer diffuser Struma und schwerer Hyperthyreose: Operation.

*Patienten über 40 Jahren:*

- bei passagerer Hyperthyreose: antithyreoidale Substanzen, in allen anderen Fällen entweder
- Radiojod oder
- Operation, wobei die endgültige Entscheidung von Arzt und Patient sowie den lokalen Umständen abhängt.

#### Antithyreoidale Substanzen

Thyreostatika sind vorwiegend Derivate des Thioharnstoffs (Propylthiouracil, Carbimazol, Methimazol), die die intrathyreoidale Synthese von $T_4$ und $T_3$ hemmen. Die überschießende Hormonsekretion wird solange unterdrückt, bis die Hyperthyreose in eine Spontanremission übergeht. Hierbei sind folgende Punkte zu beachten:

- Initialdosis etwa 30–60 mg Carbimazol oder 20–40 mg Methimazol tgl. 3–12 Wochen bis zur Euthyreose,
- Dauerbehandlung etwa 5–10 mg Carbimazol tgl. mindestens 1 Jahr,
- Dauerheilung nach Absetzen der Medikation in 50–70% der Fälle,
- prognostisch günstige Zeichen sind schnelle Kontrolle der Stoffwechsellage und Kleinerwerden der Struma.

Besonderheiten der medikamentösen Behandlung ergeben sich bei

1. Radiojodtherapie. Hier erfolgt die Behandlung mit Thyreostatika im Intervall zwischen den Radiojoddosen.
2. Schwangerschaften. Thyreostatika passieren im Gegensatz zu den Schilddrüsenhormonen die Plazenta. Sie sollen daher nur niedrig dosiert unter Kontrolle des Stoffwechsels angewandt werden. Anderenfalls ist die Operation vorzuziehen.
3. Jodkontamination. Bei Auslösung einer schweren Hyperthyreose durch Jod (z. B. Röntgenkontrastmittel) ist die i. v. Gabe von Lithiumchlorid indiziert.

### Operation

Die Domäne der Operation ist die Knotenstruma (Struma multinodosa, kalter Knoten, warmes Adenom, autonomes Adenom). Die Operation führt am schnellsten zur Euthyreose, ist aber gegenüber den anderen Verfahren mit dem Risiko der Letalität und irreparabler Schädigungen belastet (Rekurrensparese, Hypoparathyreoidismus, Hypothyreose). Präoperativ erfolgt die Normalisierung der Stoffwechsellage durch Thyreostatika. Außerdem gibt man Lugolsche Lösung zur Verfestigung der stark vaskularisierten Schilddrüse.

### Radiojodtherapie

Hiermit werden selektiv die besonders aktiven Thyreozyten durch die Betastrahlung des Isotops $^{131}$J zerstört. Diese Therapie hat vor der Operation den Vorteil: keine ernstlichen Gefahren, keine Schädigungen des Rekurrens und der Epithelkörperchen. Nachteil: volle Remission tritt erst nach 3–18 Monaten ein. Aus Gründen des Strahlenschutzes ist eine stationäre Aufnahme auf einer nuklearmedizinischen Station notwendig. Hypothyreosen treten posttherapeutisch etwa ebenso oft auf wie nach Operationen. Daher sind lebenslängliche Kontrolluntersuchungen notwendig.

### Therapie der thyreotoxischen Krise

Schon bei Verdacht Injektion von 2 Ampullen Thiamazol i.v. Stets zunächst Blockade der Denovo-Synthese durch 160–240 mg Thiamazol *vor* der Zufuhr pharmakologischer Joddosen (1,2 g Proloniumjodid i.v./die) zur Hemmung der Hormonsekretion. Bei Jodkontamination kein Jod zusätzlich, sondern etwa 1,5 g Lithiumchlorid i.v./die. Außerdem:

- Glukokortikoide,
- Sympathikolytika (Reserpin oder $\beta$-Rezeptorenblocker),
- additive Maßnahmen zur Überwachung der Vitalfunktionen,
- Flüssigkeits-, Elektrolytbilanzierung, Kalorienzufuhr,
- Sedierung (Barbiturate, lytischer Cocktail),
- Antibiotika,
- Digitalisierung,
- Sauerstoffversorgung,
- künstliche Hibernation,
- Thromboembolieprophylaxe (Cumarine, Heparin).

Als erweiterte Notfallmaßnahmen kommen bei Erfolglosigkeit konservativer Maßnahmen die Peritonealdialyse, Plasmapherese und die Charcoal-Hämoperfusion in Frage. Die Letalität der thyreotoxischen Krise liegt um 50%. Eine besonders schlechte Prognose haben Patienten über 50 Jahre und Patienten mit Jodkontamination.

### Therapie der endokrinen Ophthalmopathie

Entscheidend für die Therapie ist die Kenntnis der Stoffwechsellage, des Schweregrades und des Verlaufs der endokrinen Ophthalmopathie. Eine kausale Therapie ist nicht bekannt. Erstes Ziel ist die euthyreote Stoffwechsellage durch Thyreostatika oder Radiojod, weil bereits hierdurch ⅓ der Fälle sich entscheidend bessert. Zur Behandlung der endokrinen Ophthalmopathie im euthyreoten Stadium kommen in Frage:

- Medikamentöse Maßnahmen. Kortikoide als Stoßtherapie zur Entquellung des muzinösen Ödems.
- Röntgenbestrahlung. Bei Progredienz der endokrinen Ophthalmopathie ist die Röntgenbestrahlung des retrobulbären Gewebes mit einer Oberflächendosis von 200 rad indiziert.
- Operative Maßnahmen nur bei weiterer Progredienz: Tarsorrhaphie zur Verkleinerung der Lidspalte. Dekompresionsoperation nach Ogura nur im äußersten Notfall bei Gefahr der Optikusschädigung oder Panophthalmitis.

Die Prognose der endokrinen Ophthalmopathie ist im Einzelfall nicht möglich, weil die Spontanschwankungen außerordentlich groß sind.

**Merke:** Hyperthyreose ist Sammelbegriff für verschiedene Krankheiten. Die typische Symptomatik findet man nur bei Jugendlichen. Im Alter ist die Hyperthyreose maskiert. Es gibt kein die Diagnose beweisendes Einzelsymptom und keinen alles entscheidenden Einzeltest. Die endokrine Ophthalmopathie kann, muß aber nicht mit einer Hyperthyreose einhergehen. Eine kausale Therapie der Hyperthyreose ist unbekannt. Alle angewandten Therapieverfahren: Thyreostatika, Operation, Radiojod können nicht vorhersehbar zu Hypothyreosen führen. Lebenslängliche Kontrollen sind daher notwendig. Die thyreotoxische Krise ist eine klinische Diagnose und muß sogleich behandelt werden.

## Hypothyreose

**Definition:** Unter Hypothyreose versteht man ein Krankheitsbild, bei dem die Körperzellen nicht ausreichend mit Schilddrüsenhormonen versorgt werden. Meistens handelt es sich um eine ungenügende Produktion einer primär gestörten Schilddrüsenfunktion (primäre Hypothyreose). Bei TSH-Ausfall sprechen wir von einer sekundären und bei TRH-Ausfall von einer tertiären Hypothyreose. Die Hypothyreose teilt man in angeborene und erworbene Formen ein. Unter Kretinismus verstehen wir ein Krankheitsbild, das als irreversible Folge einer prä- oder perinatalen Schilddrüseninsuffizienz aufzufassen ist.

### Häufigkeit

Die Häufigkeit der angeborenen Hypothyreose liegt bei 1 Fall auf 3000 Geburten. Genaue Zahlen für die Erwachsenenhypothyreose liegen nicht vor. Bei Feldstudien in Finnland fand man eine Häufigkeit von 0,2%. Unter ausgewählten geriatrischen Patienten lag die Häufigkeit bei 1,0%. Frauen sind 5mal häufiger betroffen als Männer. Bei der Altersverteilung findet sich ein Häufigkeitsgipfel zwischen 40 und 70 Jahren.

### Ätiologie

Ursachen der angeborenen Hypothyreose können sein (Tab. 7):

- Entwicklungsstörungen,
- exogene Störungen.

Die häufigste Fehlentwicklung ist die Schilddrüsenektopie im Bereich des Zungengrundes (Zungengrundschilddrüse). Das bekannte Beispiel für exogene Störungen ist der auf Jodmangel zurückzuführende endemische Kretinismus. Die häufigste Ursache der erworbenen Hypothyreose ist die Schilddrüsenatrophie nach Thyreoiditis. Die Ursachen der sekundären und tertiären Hypothyreosen sind diejenigen der Hypophysenvorderlappeninsuffizienz (S. 4.7 ff.).

Tabelle 7 Ursachen der Hypothyreose

| |
|---|
| **Angeborene Hypothyreose** |
| Morphologische Entwicklungsstörungen |
| Schilddrüsenaplasie |
| Schilddrüsendysplasie |
| Defekte der Hormonsynthese und -rezeptoren (Dyshormonogenese, Jodfehlverwertung) |
| Störungen der TRH- und TSH-Produktion |
| Struma mit Dyshormonogenese (Typ I–VII) |
| Exogen bedingte Hypothyreosen (durch Thyreostatika, Radiojod, Jod u. Jodmangel) |
| **Erworbene Hypothyreose** |
| Atrophie der Schilddrüse nach Thyreoiditis |
| Physikalische Maßnahmen an der Schilddrüse |
| Strumaoperation |
| Radiojodbehandlung wegen Hyperthyreose |
| Röntgenbestrahlung der Halsregion (im Kindesalter) |
| Antithyreoidale Substanzen |
| Jodmangel |
| Schilddrüsenmalignom |
| Störungen der TRH- und TSH-Produktion |

### Klinik und Pathophysiologie

Die klinische Symptomatologie läßt sich auf den Mangel an Schilddrüsenhormonen zurückführen. Alle Aktivitäten des Stoffwechsels sind reduziert. Die Symptomatologie hängt im Einzelfall davon ab, zu welchem Zeitpunkt, vor allem ob schon vor dem 2. Lebensjahr, mit welchem Tempo und mit welcher besonderen Organmanifestation die Hypothyreose auftritt.

#### Anamnese

Der verlangsamte Stoffwechsel prägt das Krankheitsbild. Es sind zunächst uncharakteristische, als altersbedingt angesehene Beschwerden älterer Menschen. Die subjektiven Beschwerden erhält man nicht spontan, sondern erst nach ausdrücklichem Fragen. Es sind:

- allgemeine Schwäche,
- leichte Ermüdbarkeit,
- Kälteintoleranz,
- ständiges Frieren,
- Unvermögen zu schwitzen,
- Verlust des Interesses an Dingen des Alltags,
- Konzentrationsschwäche,
- Gewichtszunahme.

Störungen einzelner Organe äußern sich in

- pektanginösen Beschwerden,
- Durchblutungsstörungen,
- Dyspnoe,
- rheumatischen Beschwerden,
- Taubheitsgefühl in den Fingerspitzen.

#### Klinische Befunde

Beim Vollbild der Hypothyreose fallen auf den ersten Blick auf: Apathie, Gesichtsödem und Schlitzaugen infolge periorbitaler Ödeme. Ferner: kühle, trockene, meist verdickte und schuppige Haut, Hautblässe, glanzloses struppiges Haar. Rauhe, heisere Stimme. Mäßige Übergewichtigkeit, langsamer Bewegungsablauf, verlangsamte Reflexe, periphere Ödeme. Bei langanhaltender Schilddrüsenunterfunktion können im Vordergrund stehen:

- zentrale und periphere Minderdurchblutung infolge verminderten Schlagvolumens,
- Rechts- und Linksdilatation des Herzens,
- Hydroperikard, Pleuraerguß, EKG-Niedervoltage,
- Anämie infolge Resorptionsstörungen von Eisen und/oder Vitamin $B_{12}$,
- extreme Obstipation, Ileus,
- geistige Verlangsamung, Fehlen jeglicher Reaktivität,
- Parästhesien, Karpaltunnel-Syndrom, zerebellare Ataxie,
- Schwerhörigkeit,
- muskuläre Schwäche und idiomuskuläre Wülste, zurückzuführen auf Infiltration des Muskels mit Glykoproteinen und Mucopolysacchariden.

Zeichen des verminderten Stoffwechsels sind der global reduzierte $O_2$-Verbrauch, die herabgesetzte Wärmeproduktion und Minderung der Schweißsekretion. Die Gesamtlipide, insbesondere das Cholesterin sind erhöht. Die Wasserretention im Gewebe hängt mit den Auswirkungen der veränderten Hämodynamik, der verminderten Respiratio insensibilis und der Einlagerung hydrophiler Mucopolysacchariden in den Körpergeweben zusammen.

### Besondere Verlaufsformen

#### Angeborene Hypothyreose

Angeborene Hypothyreosen unterscheiden sich von den Erwachsenenhypothyreosen durch die Auswirkung des Schilddrüsenhormonmangels auf Wachstum und Entwicklung. Zeichen der verzögerten Entwicklung sind:

- Nabelhernie,
- Icterus prolongatus,
- Wachstumsrückstand (Körpergröße),
- Reifungsrückstand (Knochenalter, Zahnalter),
- Intelligenzdefekt,
- verzögerte Pubertät.

Die Symptome des reduzierten Stoffwechsels wie auffallende Ruhe, großes Schlafbedürfnis, zunehmende Trinkfaulheit und eine zunehmende Obstipation machen sich oft erst nach 4–12 Wochen post partum bemerkbar. Leitsymptome sind später die gesamte körperliche und geistige Retardierung, besonders ausgesprochen bei der Athyreose. Das Knochenalter ist von der Verzögerung stärker betroffen als das Wachstum (Längenalter). Typische Skelettmerkmale sind die unregelmäßige Ossifikation der Knochenkerne (epiphysäre Dysgenesie) vorzugsweise am Femurkopf und die keilförmige Deformierung der Lenden- und Wirbelkörper. Die Reifungsstörungen des ZNS äußern sich als geistige Defekte (Schwachsinn bis Idiotie), spastische Gehstörungen, Schwerhörigkeit und Strabismus.

#### Dyshormonogenese

Diesem Krankheitsbild liegen autosomal rezessive Gendefekte der Hormonsynthese zugrunde. Sie machen 10% der angeborenen Hypothyreosen aus und bieten Beispiele für ganz bestimmte Störungen auf dem Wege zum fertigen Hormon, seiner Sekretion und Wirkung an den peripheren Körperzellen. Meistens findet man bei den Patienten eine Struma. Bisher sind folgende Störungen bekannt:

- Typ I Jodinationsdefekt (Unvermögen der Schilddrüse, Jodid zu speichern),
- Typ II Jodisationsdefekt (Unvermögen der Schilddrüse, gespeichertes Jodid in organische Bindung zu überführen),
- Typ III Kopplungsdefekt (Unvermögen der Schilddrüse, Jodtyrosine zu Jodthyroninen zu koppeln),
- Typ IV Dejodasedefekt (Unvermögen der Schilddrüse, Jodtyrosine zu dejodieren),
- Typ V Störung bei der Thyreoglobulinsynthese (NBEI-Syndrom),
- Typ VI Proteasedefekt (gestörte Freisetzung von $T_3$ und $T_4$ aus Thyreoglobulin),
- Typ VII Endorganresistenz gegenüber Thyroxin.

Früher wurden diese Krankheitsbilder als sporadischer Kretinismus bezeichnet.

#### Hypothyreotes Koma

Diese Gefahr ist bei Vorliegen von Infektionen bei lange unbehandelter Hypothyreose gegeben. Weitere auslösende Faktoren sind Kälte und Pharmaka. Im Vordergrund stehen die immer tiefer werdenden Schlafperioden. Kardinalsymptome sind Hypothermie, Bradykardie, Bradypnoe und die blasse rauhe Haut. Infolge der Hypoventilation kommt es zur Hyperkapnie und damit zum Bewußtseinsverlust. Auffällig sind ferner: Hypotonie, Hypoglykämie. Das Krankheitsbild wird meist in diesem Stadium durch das vermehrte Flüssigkeitsvolumen und dessen Folgen bestimmt: Herzinsuffizienz, Tracheobronchitis. Man findet extrem hohe Enzymwerte für CK, GOT, GPT und LDH.

### Diagnostisches Vorgehen und Differentialdiagnose

Das Vollbild der Hypothyreose ist leicht zu diagnostizieren. Schwieriger ist es bei leichten Formen. Entscheidend ist, überhaupt diese Möglichkeit in Erwägung zu ziehen. Die Differentialdiagnose einer Hypothyreose stellt sich bei drei Krankheitsgruppen:

- Gruppe mit funktionellen Störungen und mit Schwäche als Leitsymptom (Herzinsuffizienz, Dyspnoe, chronische Erkrankungen, Altersbeschwerden),
- Gruppe mit Hauterscheinungen, z.B. Sklerodermie als Leitsymptom,
- Gruppe mit Perniziosa als Leitsymptom. Teilbild eines Autoimmungeschehens (hämolytische Anämie, Thrombozytopenie, Lupus erythematodes, rheumatoide Arthritis usw.).

#### Funktionelle Diagnostik

Hierbei geht es zunächst um den *Nachweis* einer verminderten Schilddrüsenhormonkonzentration und dann um die *Differenzierung* der Störung.

1. Der Nachweis einer unter 2,5 µg/100 ml (32 nmol/l) erniedrigten Gesamt-$T_4$-Konzentration im Blut. Störfaktoren sind TBG-Mangel, nephrotisches Syndrom, dekompensierte Leberzirrhose (falsch erniedrigtes $T_4$) und TBG-Überschuß, Östrogene (falsch erhöhtes $T_4$). Daher ist notwendig:
2. Bestimmung eines Parameters für die Eiweißbindung der Schilddrüsenhormone im Serum mittels $T_3U$ ($FT_4$-Index), ETR, $T_4$/TBG-Quotient oder direkte Messung des freien $T_4$ ($FT_4$).
3. Nachweis eines über 6 µE/ml (= mE/l) erhöhten TSH-Spiegels im Blut. Differenzierung mittels TRH-Test zwischen primärer (TSH-Anstieg auf über 20 µE/ml [= mE/l]) und sekundärer (fehlender TSH-Anstieg) Hypothyreose.
4. Nachweis eines erhöhten Schilddrüsenantikörpertiters bei primärer Hypothyreose auf dem Boden einer Thyreoiditis.

Von begrenztem Wert ist die über 350 ms verlängerte ASR.

#### Lokalisationsdiagnostik

Eine Struma bei Hypothyreose ist selten. Die Regel ist eine nicht tastbare Schilddrüse. Das direkte Bild der Schilddrüse mittels Szintigraphie mit $^{99m}$Tc läßt differenzieren:
- Schilddrüsenaplasie,
- Schilddrüsendysplasie (z. B. Zungengrundstruma),
- ungleichmäßige Speicherung einer Schilddrüse (Zustand nach Thyreoiditis),
- Schilddrüsendystrophie (nach Schilddrüsenoperation).

#### Weitergehende spezielle Diagnostik

Sie kommt bei den seltenen Fällen von Dyshormonogenesen zur Differenzierung der einzelnen Typen in Betracht. Hierzu gehören Radiojodzweiphasentest, TSH-Stimulationstest, Perchlorattest und Dijodtyrosinbelastungstest. Bei sekundärer Hypothyreose s. dort.

### Therapie und Prognose

Ziel der Therapie ist es, die klinischen Symptome mit einer möglichst geringen Menge von Schilddrüsenhormonen zu beseitigen. Hierbei gelten folgende Grundsätze:

1. Die Therapie erfolgt mit synthetischen Schilddrüsenhormonen. Die Behandlung mit $T_4$ allein ist risikoärmer als die mit $T_3/T_4$-Kombinationspräparaten.
2. Die Substitution soll schrittweise, zunächst mit 25 bis 50 µg (32–64 nmol) $T_4$ erfolgen, bis nach etwa 4–6 Wochen die Enddosis zwischen 100 und 200 µg (130–260 nmol) $T_4$ erreicht ist.
3. $T_4$ sollte nüchtern morgens eingenommen werden. Die Substitution muß ohne zeitliche Unterbrechung lebenslänglich erfolgen.

Die optimale Dosierung der Schilddrüsenhormone ist bei den kindlichen Hypothyreosen, im Gegensatz zu der Hypothyreose der Erwachsenen, abhängig vom Lebensalter und Körpergewicht: zwischen 0,01 und 0,005 mg (13–6,5 nmol) $T_4$/kg KG tgl. Zur Kontrolle haben sich bewährt das Gesamt-$T_4$, das Serum-TSH und die Achillessehnenrelaxationszeit. Als Antwort auf steigende $T_4$-Konzentrationen im Blut fällt der TSH-Spiegel bei der primären Hypothyreose entsprechend dem Regelkreis HVL-Schilddrüse.

Beim *Hypothyreosekoma* ist abweichend von den beschriebenen Hypothyreoseformen die parenterale Gabe von 500 µg $T_4$ (650 nmol) i.v. als Bolus am 1. Tag und die Tropfinfusion von Hydrocortison notwendig. Ab 2. Tag erfolgt die Substitution mit 100 µg (130 nmol) $T_4$ i.v. Besonders behandelt werden müssen die respiratorische Insuffizienz und die Hypovolämie. Zusätzlich sind Antibiotika, Elektrolyte und Noradrenalin im Dauertropf zur Kreislaufstabilisierung notwendig.

Die Prognose der angeborenen Hypothyreose ist ungünstig, weil die in der entscheidenden Entwicklungsphase aufgetretenen zentralen Schäden meist irreversibel sind. Dagegen sind die Behandlungserfolge bei Hypothyreosen des Jugendlichen und Erwachsenen sehr gut. Bei konsequent durchgeführter Substitutionstherapie kommt es zur Restitutio ad integrum. Schlecht ist die Prognose des Hypothyreosekomas mit einer Letalität von 40 %.

**Merke:** Die Hypothyreose wird zu selten, die Hyperthyreose zu oft diagnostiziert. Auch hier gibt es kein die Diagnose beweisendes Einzelsymptom oder alles entscheidenden Einzeltest. Autoimmunprozesse mit Zerstörung des Schilddrüsengewebes allein oder auch anderer parenchymatöser Organe sind in 50 % der Fälle Ursache der Hypothyreose. Bei Kindern schon bei Verdacht auf Hypothyreose Substitutionstherapie beginnen. Bei Erwachsenen ist diese Krankheit heilbar.

## Blande Struma

**Definition und Einteilung:** Von einer blanden Struma spricht man, wenn es sich um eine gutartige, nichtentzündliche Schilddrüsenvergrößerung bei euthyreoter Stoffwechsellage handelt. In diese Gruppe gehört auch das euthyreote autonome, szintigraphisch kompensierte oder dekompensierte Adenom. Nach Tastbefund und Ergebnis der Szintigraphie unterscheidet man folgende Formen:

- diffuse Struma (meist bei Jugendlichen),
- einknotige Struma
  szintigraphisch kalt (Zyste, Blutung, inaktives Gewebe), szintigraphisch warm (Adenom),
- mehrknotige Struma.

Dystope Strumen sind Schilddrüsenanlagen am Zungengrund, im Mediastinum oder im Ovar. Die Größe einer Struma wird nach der WHO in 3 Grade (Tab. **8**) eingeteilt.

Tabelle **8** Einteilung der Strumagrößen

| Grad | |
|---|---|
| **Ia** | nur ein Knoten bei sonst normalgroßer Schilddrüse |
| **Ib** | nur bei gestrecktem Hals *sichtbare* Struma |
| **II** | bei normaler Kopfhaltung *sichtbare* Struma |
| **III** | deutlich sichtbare Struma mit lokalen Stauungs- und Kompressionszeichen |

### Häufigkeit

Die blande Struma ist die häufigste endokrine Erkrankung. Etwa 5–15 % der Bevölkerung in der

BRD sind davon befallen mit nach Süden zunehmender Tendenz. Auch hier sind Frauen 3- bis 5mal häufiger betroffen als Männer.

### Ätiologie

Die Hauptursache der endemischen Struma ist der Jodmangel (weniger als 100 µg [0,8 µmol] Jod/24 Std.). Zu den endogenen Faktoren gehören Störungen im Endokrinium, wobei sich die Struma oft zur Zeit der Pubertät, Schwangerschaft und des Klimakteriums manifestiert. Selten sind es genetische Störungen mit Jodfehlverwertungen. Exogene Faktoren sind ferner strumigene Substanzen in der Nahrung (Zyanogene, Glykoside, Vinylthiooxazolidon) und in Medikamenten (Pyrazolonderivate, Phenylbutazon, Lithium, Jod, Thyreostatika). Im Mittelpunkt der Pathogenese steht eine vermehrte Sekretion von TSH, die über den Reglerkreis HVL-Schilddrüse ausgelöst wird.

### Klinische Befunde

Die Beschwerden sind lokaler Art und beschränken sich auf Verdrängungserscheinungen oder Druckgefühl bzw. Schluckbeschwerden. Oft ist der Kropf mehr ein kosmetisches Problem ohne irgendwelche Beschwerden. Plötzlich auftretende Vergrößerungen und Schmerzen sprechen für eine Blutung oder Zyste. Eine genaue Medikamentenanamnese ist unerläßlich. Für den Lokalbefund sind bedeutsam Größe (I–III) und Konsistenz (diffus, knotig, weich, hart).

### Besondere Verlaufsformen

Solitärknoten bei einer im übrigen unauffälligen Schilddrüse bedürfen besonders bei Patienten unter 25 und über 60 Jahren eingehender Untersuchungen zum Malignomausschluß. Mehrknotige Strumen entwickeln sich in der Regel durch regressive Veränderungen aus diffusen Strumen. Der Verlauf eines autonomen Adenoms ist gutartig, der spontane Umschlag in eine Hyperthyreose ist selten. Die Patienten sind aber grundsätzlich dadurch gefährdet, daß bei einer Jodkontamination eine Hyperthyreose induziert wird.

### Diagnostisches Vorgehen und Differentialdiagnose

Die *funktionelle Diagnostik* mit der Bestimmung von Gesamt-$T_4$- und $T_3$-Test ($T_3U$) bestätigt die euthyreote Stoffwechsellage. In Grenzfällen und beim autonomen Adenom sind Zusatzuntersuchungen wie $T_3$-RIA und TRH-Test nötig. Differentialdiagnostisch kommt die Hyperthyreose immer an 1. Stelle in Betracht, weil Struma und vegetative Beschwerden oft zusammen vorkommen.
Zur *Lokalisationsdiagnostik* sind notwendig: Röntgenuntersuchung des Thorax mit Funktionsaufnahme der Trachea und des Ösophagusbreischlucks. Schilddrüsensonographie. Szintigramm mit Pertechnetat bei Knotenstrumen. Besondere Probleme ergeben sich bei kalten Bezirken oder kalten Knoten (fehlende oder stark verminderte Isotopenanreicherung). Zur Frage Zyste, regressive Veränderungen, Thyreoiditis oder Malignom ist die Schilddrüsenpunktion mit Anwendung der Zytodiagnostik eine große Entscheidungshilfe. Kalte Knoten sind in etwa 5% der Fälle maligne. Bei heißen Knoten ist die Autonomie dieses Gebietes durch ein $T_3$-Suppressionsszintigramm nachzuweisen oder auszuschließen.

### Therapie und Prophylaxe

Für die Behandlung stehen drei Verfahren zur Verfügung: 1. Behandlung mit Schilddrüsenhormonen, 2. operative Strumaresektion und 3. Behandlung mit Radiojod.
Grundsätzlich ist ein Behandlungsversuch mit Schilddrüsenhormonen bei allen Strumen einschließlich der Rezidivstruma indiziert. Damit wird jede weitere TSH-Stimulierung der wachstumsgefährdeten Schilddrüse ausgeschaltet. Er lohnt sich andererseits nicht bei Strumen der Größe III mit Komplikationen (Einflußstauung, Trachealstenose); hier kommt für die Patienten je nach Alter die Operation oder die Radiojodtherapie in Betracht. Nicht operiert werden sollten juvenile Strumen (Rezidivgefahr) und Rezidivstrumen (Operationsrisiko). Die Radiojodtherapie ist indiziert, wenn die medikamentöse Behandlung erfolglos oder nicht durchzuführen ist und die Operation nicht in Frage kommt. Für die medikamentöse Therapie gilt es zu beachten:

- Wahl des Präparates; synthetische Präparate entweder als $T_4$ oder als $T_4/T_3$-Kombinationspräparate.
- Dosierung: zur TSH-Suppression sind etwas höhere Dosen notwendig als zur Hypothyreosesubstitution. Etwa 100–250 µg $T_4$ (130 bis 325 nmol) tgl. nüchtern oral.
- Dauer: bei Rezidivstrumen lebenslang, sonst über mehrere Jahre während der Zeit hormoneller Umstellungen; immer in der Gravidität.

Autonome Adenome bedürfen so lange keiner Therapie, wie sie keine lokalen Beschwerden machen, nicht größer werden und sicher euthyreot sind. Im anderen Fall käme die Enukleation des Adenoms durch Operation oder die Radiojodbehandlung in Betracht. Operativ behandelte blande Strumen benötigen ebenfalls die medikamentöse Behandlung, da ja das pathologische Prinzip für die TSH-Erhöhung nicht beseitigt ist.
Zur *Strumaprophylaxe* kommt Jod in Form von jodiertem Kochsalz oder in Form von Jodetten in Frage. Dies gilt allerdings nicht für die Strumarezidivprophylaxe, die ebenfalls mit Schilddrüsenhormonen durchgeführt wird. Die Prognose der blanden Struma unter der medikamentösen Therapie ist gut. Etwa 70% der Strumen werden kleiner oder verschwinden.

**Merke:** Die blande Struma ist in Deutschland eine endemische Krankheit, ihre Ursache besteht im Jodmangel. Solitärknoten bei jugendlichen und älteren Patienten sind besonders malignomverdächtig. In jedem Fall ist die Behandlung der 1. Wahl die Medikation von Schilddrüsenhormonen, um TSH als pathogenetischen Faktor des Strumawachstums auszuschalten.

## Thyreoiditis

**Definition:** Man spricht von einer Thyreoiditis, wenn entzündliche Vorgänge das Organ in Gestalt und/oder Funktion verändert haben. Die Entzündung kann die Schilddrüse partiell (fokal) oder komplett (diffus) betreffen. Wir unterscheiden:

1. akute Thyreoiditis (eitrig, nichteitrig),
2. subakute Thyreoiditis (infektiös, präinfektiös),
3. chronische Thyreoiditis (lymphozytär, fibrös, perithyreoidal, spezifisch).

Die De-Quervain-Thyreoiditis ist durch granulomatöse Gewebsänderungen und Riesenzellen charakterisiert, sie entspricht der subakuten Thyreoiditis. Die Struma Hashimoto entspricht der Autoimmunthyreoiditis mit Struma, die Riedel-Struma der perithyreoidalen Thyreoiditis.

### Häufigkeit

Schilddrüsenentzündungen sind mit 1–3% aller Schilddrüsenkrankheiten selten und verlaufen oft ohne besondere Beschwerden. Noch höhere Zahlen findet man im Sektionsgut.

### Ätiologie

Die akute Thyreoiditis ist meist bakteriell durch Streptokokken, Staphylokokken, Pneumokokken und Coli-Arten im Rahmen einer extrathyreoidalen Entzündung entstanden, seltener sind virale Infekte, Strahlenthyreoiditis und die sogenannte traumatische Thyreoiditis. Die subakute Thyreoiditis ist wahrscheinlich Ausdruck eines spezifischen Virusinfektes.
Unter den chronischen Thyreoiditiden nimmt die lymphozytäre Autoimmunthyreoiditis eine Sonderstellung ein. Die Ätiologie ist unbekannt. Virusinfekte gelten als Manifestationsfaktor. Bei genetischer Prädisposition geht die Kontrolle über eigen- und fremdimmunologische Mechanismen verloren. Antigene im retikuloendothelialen System, unter anderem auch der Schilddrüse selber induzieren spezifische Antikörperproduktion. Sie werden unterhalten durch spezifische stimulierende Immunglobuline. Die Autoantikörper sind gegen Thyreoglobulin und zelluläre Bestandteile der Thyreozyten gerichtet. Die Thyreoiditis, endokrine Ophthalmopathie und Hyperthyreose vom Typ Basedow sind verschiedene Ausdrücke eines primär gleichen autoimmunologischen Prozesses.

### Klinik und Verlauf

Bei der *akuten Thyreoiditis* stehen subjektive Beschwerden am Hals im Rahmen einer Infektion des Pharynx, Larynx oder der Tonsillen im Vordergrund. Die Schilddrüse ist entweder in toto oder im Bereich des betreffenden Bezirks angeschwollen. Die Haut darüber ist gerötet. Der Patient kann seinen Kopf nicht heben wegen der schmerzhaften Spannung im Halsbereich. Halslymphknoten können mitbeteiligt sein und sind druckschmerzhaft. Vom Typ der Entzündung und von der Virulenz der Erreger hängt es ab, ob eine Abszedierung auftritt oder nicht. Die Thyreoiditis überdauert meist den Erstinfekt. Die BSG ist beschleunigt, die Leukozytenzahl erhöht. Die Schilddrüsenfunktion ist normal. Bei einer viral bedingten Thyreoiditis ist die Erstsymptomatik weniger eindrucksvoll als bei der eitrigen Entzündungsform. Die BSG ist nur mäßig beschleunigt.
Bei der *subakuten Thyreoiditis* entstehen lokale Beschwerden weniger plötzlich als bei der akuten Thyreoiditis und oft erst zwei Wochen nach einer Allgemeininfektion mit einem zweiten Fieberanstieg. Im Vordergrund stehen diffuse Schmerzen im Hals, Schluckbeschwerden und Allgemeinerscheinungen wie bei einer Infektion des oberen Respirationstraktes sowie Fieber. In den ersten Wochen der Erkrankung finden sich Hinweise auf eine Hyperthyreose. Die Schilddrüse ist auf das Zwei- bis Dreifache der Norm vergrößert und von weicher Konsistenz. Die Schwere der Erkrankung variiert erheblich. Die Hyperthyreose tritt nur passager auf. Gelegentlich kommt es durch Parenchymausfall zur Hypothyreose.
Von allen Entzündungsformen der Schilddrüse ist die *lymphozytäre Thyreoiditis* die häufigste. In manchen Ländern ist sie ebenso häufig wie die Hyperthyreose. Frauen sind 15- bis 20mal so oft betroffen wie Männer. Die Krankheit bevorzugt Patienten vom 30.–50. Lebensjahr. Sie beginnt langsam, schmerzlos und afebril. Die Schwellung und Konsistenz der Schilddrüse nehmen innerhalb von Monaten bis zu 2 Jahren an Intensität zu. In den meisten Fällen entwickelt sich eine Hypothyreose. Unterschiedlich anzutreffen sind Gewichtsabnahme, Dyspnoe oder Leistungsminderung, Muskelschmerzen und Beschwerden wie bei einer rheumatoiden Arthritis. Der Verlauf der Thyreoiditis variiert erheblich und ist nicht vorauszusagen. Eine Spontanremission ist nicht zu erwarten.

### Diagnostisches Vorgehen und Differentialdiagnose

Bei der *akuten Thyreoiditis* sind die lokalen Beschwerden, die Druckschmerzhaftigkeit des betreffenden Schilddrüsenlappens und die klassischen Zeichen der Entzündung richtungweisend. Das Gesamt-$T_4$ ist normal. Nur bei fokaler Entzündung findet man im Szintigramm einen kalten Bezirk.

Für die *subakute Thyreoiditis* ist der protrahierte Verlauf charakteristisch. Pathognomonisch ist ein erhöhter Gesamt-$T_4$-Wert bei kompletter Hemmung der thyreoidalen $^{131}$J-Aufnahme wie bei einer Hyperthyreosis factitia. Die BSG ist deutlich beschleunigt, es findet sich eine Vermehrung der $\alpha_2$-Globuline und eine Leukopenie. Kurzdauernde Hyperthyreosephasen sind stets verdächtig auf eine subakute Thyreoiditis. Hierbei lassen sich schilddrüsenstimulierende Immunglobuline nachweisen. Es bestehen Beziehungen zum HLA-(Human-Leucocyte-Antigen-) System (Typ BW 35).

Die Diagnose der *chronischen Thyreoiditis* ist nur histologisch oder zytologisch durch Schilddrüsenaspirationspunktion zu stellen. Klinisch verdächtig ist die symmetrisch feste diffuse Struma. Die Anwesenheit zirkulierender Schilddrüsenantikörper (passiver Hämagglutinationstest nach Boyden, Komplementbindungsreaktion, Latex-Tropfentest, Immunfluoreszenztest) ist beweisend bei hohen Titern. Das Serum-TSH ist selbst bei normalem $T_4$ erhöht als Zeichen einer subklinischen Hypothyreose. Der Radiojodtest ist uncharakteristisch. Das Szintigramm zeigt unterschiedliche Aktivitätsverteilungen mit kühlen und kalten Bezirken. Bei der atrophischen Entzündungsform ist das Drüsenabbild unauffällig oder in Relation zur Körpergröße auffällig klein.

*Differentialdiagnostisch* ist in allen Fällen eine Erkrankung des Larynx oder Pharynx auszuschließen. Unbestimmte und alternierende Beschwerden lokaler und allgemeiner Art, ferner Muskelerkrankungen, hysterische oder neurotische Reaktionen machen die Thyreoiditis zu einem Chamäleon. Die eisenharte Riedel-Struma ist weniger von der chronisch-lymphozytären Form als vom Malignom abzugrenzen.

### Therapie und Prognose

Bei der akuten Thyreoiditis Antiphlogistika und Antibiotika. Punktion oder Inzision nur bei sicherer Einschmelzung. Bei der traumatischen und Strahlenthyreoiditis ist ein Prednisonstoß indiziert. Die Heilungschancen sind gut. Die Behandlung der subakuten Thyreoiditis erfolgt mit einem Kortikoidstoß und weiterer Kortikoidmedikation über 3 Monate, anfangs sicherheitshalber in Kombination mit Antibiotika. Beim Auftreten einer Hyperthyreose nur Thyreostatika. Innerhalb des 1. Jahres besteht Rezidivgefahr. Die Prognose ist gut.

Bei der chronischen Thyreoiditis steht die lebenslängliche Medikation von Schilddrüsenhormonen zur Suppression des TSH und Substitution der Hyperthyreose im Vordergrund. Nur beim Auftreten akuter Schübe sind zusätzlich Kortikoide angebracht. In fast allen Fällen entsteht durch Parenchymausfall eine Hypothyreose. Bei der fibrösen Thyreoiditis kommt nur die Operation und anschließende Substitution mit Schilddrüsenhormonen in Betracht.

**Merke:** Nur die subakute Thyreoiditis kann phasenhaft kurzdauernde Hyperthyreoseschübe zeigen. Sie heilt fast immer ohne Funktionsverlust ab. Die häufigste Thyreoiditis ist die lymphozytäre Thyreoiditis. Es handelt sich wie bei der Hyperthyreose und endokrinen Ophthalmopathie um eine Autoimmunerkrankung. Sie führt fast immer, unterschiedlich schnell zur Hypothyreose.

## Schilddrüsenmalignom

**Definition und Einteilung:** Die Abgrenzung maligner Veränderungen der Schilddrüse ist schwieriger als bei anderen Organen. Die Bösartigkeit hängt weniger von morphologischen Merkmalen als von Eigenheiten der Tumorzelle ab. Für die Klinik hat sich folgende Einteilung des Schilddrüsenmalignoms bewährt:

1. Karzinome,
   - Karzinom der Thyreozyten
     - differenziert (follikulär, papillär),
     - undifferenziert,
   - Karzinome der C-Zellen,
   - Plattenepithelkarzinom,
2. Sarkome,
3. verschiedenartige Malignome und nicht klassifizierte Tumoren.

### Häufigkeit

Auf 1 Mill. Einwohner kommen etwa 20–30 Krankheitsfälle pro Jahr. Unter allen Karzinomen machen die Schilddrüsenkarzinome etwa 0,5–1% aus. Die Erkrankungshäufigkeit nimmt mit dem Alter zu. Frauen erkranken 3mal häufiger als Männer. ⅔ aller Schilddrüsenmalignome sind differenzierte Karzinome und hier vorzugsweise papilläre Karzinome.

### Ätiologie

Für die Tumorgenese kommen in Betracht: TSH, ionisierende Strahlen insbesondere bei Jugendlichen (Röntgenbestrahlung wegen Thymushyperplasie) und tierexperimentell bestimmte chemische Substanzen. Eine genetische Determination liegt beim medullären C-Zell-Karzinom vor.

### Klinische Befunde.

Malignomverdächtig sind plötzlich auftretende und schnell wachsende Schilddrüsenknoten, insbesondere bei Patienten unter 25 und über 60 Jahren. Ein besonderer Verdacht besteht bei Patienten, die im Kindesalter bestrahlt wurden.
Klinische Zeichen bereits fortgeschrittener Schilddrüsenmalignome sind asymmetrische Schilddrüsenvergrößerungen, derbe, wenig verschiebliche indolente Strumaknoten, indolente Lymphknotenschwellungen, fehlende Schluckverschieblichkeit, Heiserkeit durch Rekurrensparese, Hornerscher Symptomkomplex, in die Ohren und den Nacken ausstrahlende Schmerzen durch Druck auf den N. hypoglossus.

### Besondere Verlaufsformen

*Papilläre Karzinome* kommen bevorzugt bei jungen Menschen vor. Sie sind charakterisiert durch langsames Wachstum, lymphogene Metastasierung innerhalb der Schilddrüse und im Spätstadium durch hämatogene Aussaat vor allem in Lunge und Knochen.
*Follikuläre Karzinome* befallen überwiegend ältere Patienten im 4.–6. Lebensjahrzehnt. Sie zeichnen sich durch invasives Wachstum und schon früh auftretende hämatogene Metastasen in Lungen und Knochen aus.
*Medulläre C-Zell-Karzinome* nehmen eine Sonderstellung zwischen den differenzierten und undifferenzierten Karzinomen ein. Die Tumoren sind durch die Produktion von Calcitonin ausgezeichnet. Ihre Häufigkeit liegt bei 3–6% aller Schilddrüsenmalignome. Leitsymptom ist Durchfall. Die Kombination mit einem Phäochromozytom, Neurinom oder Adenom im Rahmen einer multiplen endokrinen Neoplasie wird beobachtet.
*Undifferenzierte Karzinome* treten vorwiegend bei älteren Patienten auf, metastasieren außerordentlich schnell und führen innerhalb eines Jahres zum Exitus.

### Diagnostisches Vorgehen und Differentialdiagnose

Entscheidend ist der Tastbefund, besonders wenn es sich um einen fixierten, schnell wachsenden Tumor handelt. Andererseits werden follikuläre Karzinome nicht selten erst durch ihre Metastasen aufgedeckt. Notwendig sind außer der Röntgenuntersuchung des Thorax:

1. Szintigraphische Darstellung mit $^{131}J$ zur Lokalisation im Halsbereich und zur Darstellung schilddrüsenferner Metastasen. Jeder infolge verminderter oder fehlender Nuclidspeicherung szintigraphisch kalte Knoten gilt als malignomverdächtig.
2. Zytodiagnostik mittels Feinnadelpunktion bzw. PE.
3. Als Tumormarker Thyreoglobulin (papilläres und follikuläres Karzinom) und Calcitonin (C-Zell-Karzinom).

Funktionsuntersuchungen der Schilddrüse spielen keine Rolle. Differentialdiagnostisch kommen grundsätzlich alle Tumoren des Halsbereichs in Betracht, ferner Metastasen extrathyreoidaler Tumoren und die chronische Thyreoiditis.

### Therapie und Prognose

Grundsätzlich ist bei *Operabilität* die operative Behandlung mit kompletter Entfernung der Metastasen anzustreben. Unabhängig von der Tumorform wird auch bei nur einseitigem Befall eine totale Thyreoidektomie wegen der intrakanalikulären Tumorausbreitung angestrebt.
Die Indikation zur *Radiojodtherapie* ist gegeben, wenn postoperativ noch jodspeicherndes Schilddrüsengewebe im Halsbereich und/oder regionäre bzw. Fernmetastasen vorhanden sind. Unterstützende Maßnahmen sind die *externe Hochvolttherapie.* Bei anaplastischen Schilddrüsenkarzinomen läßt sich in der Hälfte der Fälle ein postoperativ noch persistierender Tumor durch die Hochvolttherapie zur Rückbildung bringen.
*Schilddrüsenhormone* sind in allen Fällen indiziert, um das TSH als Mediator der Tumorentstehung und damit als pathogenetischen Faktor auszuschalten. *Zytostatika,* wie z. B. Adriablastin, kommen unter besonderer Bedingung bei metastasierenden, nicht jodspeichernden Schilddrüsenmalignomen und Strahlenresistenz in Betracht.
Die Prognose bei differenzierten Karzinomen ist relativ gut, am besten bei jüngeren Patienten ohne Metastasen. Von unter 40 Jahre alten Patienten leben 10 Jahre nach Behandlungsbeginn noch 80–100%. Papilläre Karzinome bieten bessere Chancen als follikuläre und medulläre C-Zell-Karzinome.

**Merke:** Verdächtig auf ein Schilddrüsenmalignom sind Röntgenbestrahlungen der Halsregion in der Kindheit, Solitärknoten bei Patienten unter 25 und über 60 Jahren, schnelles Größerwerden einer Struma und eine derbe unverschiebliche Konsistenz. Die Prognose der differenzierten Schilddrüsenkarzinome bei Patienten unter 40 Jahren ist relativ gut, diejenige der anderen Karzinome und Malignome schlecht.

### Weiterführende Literatur


De Groot, L.J., J.B.Stanbury: The Thyroid and Its Diseases. Wiley, New York 1975

Hall, R., J.Anderson, G.A.Smart, M.Besser: Fundamentals of Clinical Endocrinology, 2nd ed. Pitman Medical, London 1974

Labhart, A.: Klinik der inneren Sekretion, 3.Aufl. Springer, Berlin 1978

Oberdisse, K., E.Klein, D.Reinwein: Die Krankheiten der Schilddrüse, 2.Aufl. Thieme, Stuttgart 1980

Reinwein, D., E.Klein: Diminished Thyroid Hormone Formation. Schattauer, Stuttgart 1982

Werner, S., S.H.Ingbar: The Thyroid, 4th ed. Harper & Row, New York 1978

# Testes

*J. Tamm*

## Allgemeine Symptome testikulärer Erkrankungen

### Hypogonadismus

**Definition:** Man faßt unter diesem Begriff alle Folgeerscheinungen zusammen, die durch eine fehlende oder zu geringe Testosteronsekretion der Testikel hervorgerufen werden.

Die Doppelfunktion der männlichen Gonaden, nämlich die Bildung des männlichen Sexualhormons Testosteron in den Leydig-Zellen und die Spermatogenese in den Tubuli seminiferi, wird entweder durch direkt einwirkende Schädigungen (primärer Hypogonadismus) oder durch Ausfall der hypothalamisch-hypophysären Steuermechanismen (sekundärer Hypogonadismus) gestört. Eine Reihe von Symptomen kehrt dabei regelmäßig wieder, so daß diese einleitend zusammengefaßt sind.
Die Ätiologie und Pathogenese wird unter den speziellen Krankheitsbildern besprochen.
Je nachdem, ob der Testosteronmangel (infolge endogener oder exogener Noxen) vor oder nach der Pubertät auftritt, unterscheidet man einen Früh- und Späteunuchoidismus.
Der früheunuchoide Patient weist schon vor Einsetzen der Pubertät eine schwere Störung der Hodenfunktion auf. Er hat einen eunuchoiden Hochwuchs mit Überlänge der Extremitäten, weiblichen Beckenkonturen, geringer Muskelentwicklung und verringerter oder fehlender Sekundärbehaarung. Der Penis ist infantil, die Testikel sind atrophisch (Abb. 17). Ein Stimmbruch findet nicht statt. Es besteht immer eine hochgradige Störung der Spermatogenese. Die Skelettreifung liegt je nach dem Eintritt der Störung um mehrere Jahre hinter dem biologischen Alter zurück. Sind weitere endokrine Systeme wie z. B. Wachstumshormon und Schilddrüse betroffen, bleibt das Wachstum entsprechend stärker retardiert, und der Eunuchoidismus wird durch den Kleinwuchs kaschiert. Als Spätfolgen sind zu nennen: Minderung der groben Kraft, kalzipenische Osteopathie mit Sekundärschädigung, besonders im Bereich der Brust- und Lendenwirbelsäule. Minderung der geistigen Leistungsfähigkeit, Psychasthenie.

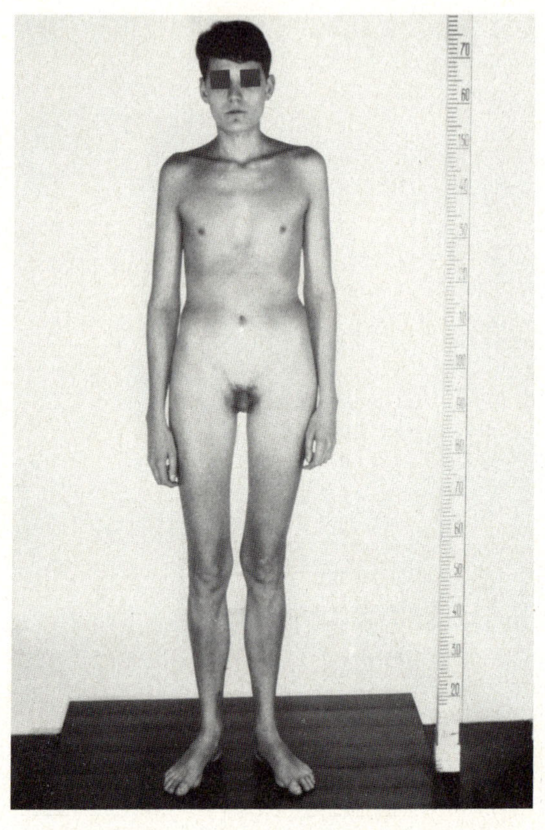

Abb. **17** Primärer Hypogonadismus mit Früheunuchoidismus infolge eines doppelseitigen Kryptorchismus bei einem 17jährigen Patienten

Der späteunuchoide Patient hat zunächst eine mehr oder weniger normale Pubertätsentwicklung erlebt, bevor seine testikuläre Testosteronproduktion nachläßt. Der Habitus ist daher nicht typisch eunuchoid. Charakteristisch sind das sekundäre Nachlassen von Libido und Potenz, sekundäre Regression der Testikel und der Rückgang der zunächst normalen Sekundärbehaarung. Eine sekundäre Störung der Spermatogenese entsteht relativ rasch. Im späteren Verlauf kommen eine Verminderung der zerebralen und körperlichen Leistungsfähigkeit sowie Beschwerden von seiten des osteoporotischen Skeletts hinzu.

**Merke:** Ein Hypogonadismus entsteht durch Ausfallen der Testosteronproduktion. Neben einer genauen Lokalisation der Ursachen und deren Therapie ist eine frühzeitige Dauersubstitution mit Testosteron erforderlich, um Sekundärschäden zu vermeiden.

## Pubertas tarda

**Definition:** Von verzögerter Pubertät wird dann gesprochen, wenn bis zum 14. oder 15. Lebensjahr keine oder nur geringfügige Zeichen für eine Reifung der Gonaden bestehen.

Man unterscheidet:

1. die symptomatische und
2. die idiopathische Pubertas tarda.

Bevor die Ursachen für eine symptomatische Form (angeborene oder erworbene Störungen der Geschlechtsentwicklung) nicht ausgeschlossen sind, darf eine idiopathische Pubertätsverzögerung nicht diagnostiziert werden. Die Bezeichnung »idiopathisch« läßt erkennen, daß die Ätiologie dieser Form unbekannt ist. Man spricht von einem »Nachgehen« der biologischen Uhr im ZNS. Klinisch wichtig ist, daß bei der idiopathischen Pubertas tarda das Auseinanderklaffen von biologischem Alter und Skelettalter meist nicht größer als 1½ bis 2 Jahre ist und daß der Testosteronspiegel im Plasma eine leichte Tendenz zum Ansteigen erkennen läßt.

**Merke:** Bei verspätet einsetzender Pubertät müssen zunächst organische Ursachen ausgeschlossen werden, bevor eine sogenannte idiopathische Form angenommen werden darf.

## Pubertas praecox

**Definition:** Von einem vorzeitigen Eintritt der Pubertät wird gesprochen, wenn die Geschlechtsreifung vor dem 9. bis 10. Lebensjahr einsetzt.

Man unterteilt in:

1. die symptomatische oder Pseudopubertas praecox und
2. eine idiopathische bzw. echte Pubertas praecox.

Die symptomatische Form entsteht durch periphere androgenbildende Prozesse, z. B. der Leydig-Zellen oder der Nebennierenrinden (isosexuelles adrenogenitales Syndrom), wobei die Gonadotropinausschüttung aus dem Hypophysenvorderlappen völlig unterdrückt ist. Ferner ist bekannt, daß bestimmte nichtendokrine Tumoren (z. B. Hepatome) Choriongonadotropin bilden können, das den infantilen Hoden vorzeitig stimuliert. Es handelt sich hierbei um die sogenannte paraneoplastische Pseudopubertas praecox. Prozesse in der Nähe des Hypophysenstiels (z. B. Hamartome) können zu einer vorzeitigen Stimulierung der Gonadotropinausschüttung aus dem HVL und damit zu einer Pubertas praecox führen. Die *eigentliche* »idiopathische« Pubertas praecox, die gelegentlich auch familiär auftritt, dürfte auf ein zu frühes Einsetzen zentral-nervöser Impulse für die hypophysäre Gonadotropinausschüttung zurückzuführen sein.

**Merke:** Bei verfrüht einsetzender Pubertät müssen zunächst organische Ursachen ausgeschlossen werden, bevor eine sogenannte idiopathische Form angenommen werden darf.

## Gynäkomastie

**Definition:** Man bezeichnet damit das Auftreten von Brüsten bzw. betonten Mamillen beim Mann.

Man unterscheidet:

1. die Pubertäts- und die idiopathische Gynäkomastie und
2. die symptomatische Form (Abb. **18**).

Während bei der ersten Spielart nur selten eindeutig erhöhte Östradiol- oder/und Prolactinspiegel im Plasma zu finden sind, zeichnet sich die Mehrzahl der symptomatischen Formen durch signifikant erhöhte Östrogenkonzentrationen im Plasma und im Urin aus. Folgende Ursachen sind bei der symptomatischen Gynäkomastie in Erwägung zu ziehen: Leydig- und selten auch Sertoli-Zell-Tumoren beim Erwachsenen, feminisierende Tumoren der Nebennierenrinden, Tumoren der Hoden mit teratoiden Anteilen (s. unten), paraneoplastische Gynäkomastie bzw. Feminisierung, z. B. bei Oat-Zell-Tumoren der Bronchien. Ferner entwickelt sich eine Gynäkomastie bei Verschiebung der Androgen/Östrogen-Relation im Plasma, z. B. beim Klinefelter-Syndrom (s. unten), Leberzirrhose, Thyreotoxikose, nach Einnahme von Spironolacton, Cimetidin, Sulpirid sowie im Alter. Ferner ist an die Einnahme von östrogenhaltigen Präparaten wie z. B. beim behandelten Prostatakarzinom zu denken.

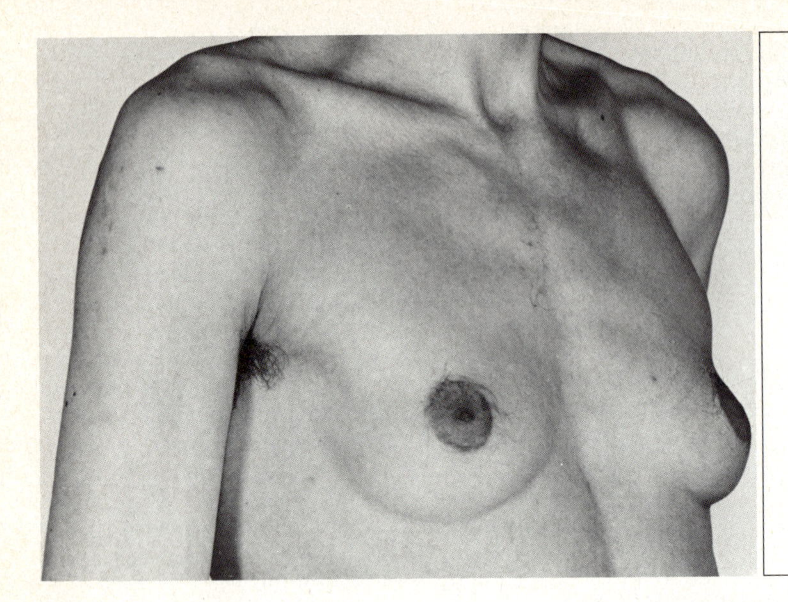

Abb. 18 Gynäkomastie bei einem 25jährigen Patienten infolge eines feminisierenden Leydig-Zell-Adenoms

Eine Gynäkomastie kann auch aus unerklärlichen Gründen einseitig auftreten. Bei erwachsenen Männern muß in solchen Fällen auch unbedingt ein Mammaneoplasma in Erwägung gezogen werden.

**Merke:** Die Gynäkomastie ist so lange ein gravierendes Symptom, bis ein östrogenbildender Prozeß oder ein männliches Mammaneoplasma ausgeschlossen sind.

## Impotenz

**Definition:** Unter Impotenz wird die Unfähigkeit zum Geschlechtsverkehr verstanden.

Getrennt wird in:

1. die symptomatische und
2. die psychogene Impotenz.

Die weitaus größte Zahl an Patienten, die wegen Impotenz den Arzt aufsuchen, fällt unter die Kategorie 2. Es ist selbstverständlich, daß in allen Fällen von Impotenz vorher die symptomatische Form ausgeschlossen werden muß. Diese entwickelt sich immer, wenn die Testosteronsekretion ungenügend ist. Auf welcher Regulationsebene die Ursache dieser Störung zu suchen ist, läßt sich durch geeignete Funktionstests meist sehr rasch ermitteln. Chronische Erkrankungen wie Leberzirrhose, Diabetes mellitus, Niereninsuffizienz, intestinale Resorptionsstörungen, sowie Unterernährung und Drogenmißbrauch müssen als weitere Ursache einer sekundären Schädigung der Hodenfunktion berücksichtigt werden.

**Merke:** Erst nach Ausschluß einer organischen Ursache darf die in der Mehrzahl der Fälle vorliegende psychogene Impotenz diagnostiziert werden.

## Infertilität

**Definition:** Männliche Infertilität bezeichnet die Unfähigkeit, eine weibliche Eizelle zu befruchten.
Die Ursachen männlicher Infertilität können schematisch folgendermaßen unterteilt werden:

1. angeborene oder erworbene Störung der hypophysären und/oder testikulären Hormonsekretion,
2. angeborene oder erworbene Defekte der Spermatogenese sowie biochemische und immunologische Abweichungen des Spermaplasmas und der Spermatozoen,
3. physikalische und pharmakologische Noxen,
4. mechanische Faktoren (Fehlbildungen der ableitenden Samenwege, entzündliche oder traumatische Verschlüsse derselben).

Gesunde Männer produzieren ein Ejakulat von 2–7 ml. Die Dichte der darin enthaltenen Spermatozoen beträgt über 40 Mill./ml $= 40 \times 10^6$/l (Normozoospermie). Morphologisch unauffällig und normal beweglich sind über 60% der Spermatozoen. Die Motilität sinkt nach 4 Stunden nicht mehr als um 10% ab. Der Fructosegehalt als wichtiger Energielieferant für die Spermatozoen beträgt normalerweise mehr als 1200 µg/ml

(6,7 mmol/l) und ist in gewissen Grenzen abhängig vom Plasmatestosteron. Die Fructose wird in den Samenbläschen dem Spermaplasma zugefügt, im Nebenhoden wird Carnitin in den Samen sezerniert. Die Prostata liefert eine saure Prostataphosphatase. Aus dem Fehlen dieser Substanzen kann man z. B. bei Verschluß der ableitenden Samenwege auf dessen Lokalisation schließen. Das pH des Spermaplasmas liegt zwischen 7,0 und 7,8. Abgesehen von einer Vielzahl in ihrer Bedeutung noch nicht völlig geklärter Substanzen des Spermaplasmas ist für die Herstellung der Befruchtungsfähigkeit der Spermatozoen (Kapazitation) ein Enzym in der Akrosomkappe, das Akrosin, wichtig, das durch einen Trypsininhibitor im Spermaplasma bis zur Aszension im Uterus gehemmt wird. Die Bestimmung der Akrosinaktivität ist ein Maß für die Befruchtungsfähigkeit des Spermatozoen.
Von einer Oligozoospermie wird bei einer Spermiendichte von unter 40 Mill./ml ($<40 \times 10^6$/l) gesprochen, wobei meistens auch die Anzahl der normal beweglichen sowie morphologisch unauffälligen Spermatozoen unter 60% liegt.
Als Azoospermie bezeichnet man das Fehlen von Elementen der Spermatogenese im Ejakulat. Eine Aspermie bedeutet, daß kein Ejakulat produziert werden kann.

**Merke:** Die männliche Infertilität ist verursacht durch Testosteronmangel oder durch hormonunabhängige direkte Schädigungen der Tubuli seminiferi, Fehlbildung oder entzündliche Verlegung der ableitenden Samenwege.

# Diagnostisches Vorgehen

Für die Diagnose testikulärer Erkrankungen empfiehlt sich folgendes Untersuchungsschema:

1. klinische Untersuchung: Körperproportionen, Behaarung, Entwicklung von Skrotum und Penis, Größe und Lage der Testikel, Prostata, Gesichtsfeld, Geruchssinn.
2. Hormonbestimmungen: Testosteron, Östradiol, LH und FSH sowie Prolactin im Plasma, Testosteron und Östradiol im Urin.
3. Funktionstests: GnRH, LRH (Gonadotropin Releasing Hormon) i.v. zur Prüfung der Ansprechbarkeit von LH (luteinisierendes Hormon) sowie FSH (follikelstimulierendes Hormon). HCG (Human Chorion Gonadotropin) i.m. oder i.v. zur Prüfung der Ansprechbarkeit des Plasmatestosterons.
4. Mikroskopische und biochemische Kontrolle des Ejakulats bei Erwachsenen.
5. Röntgen: Sella, Skelettalter.
6. Chromosomenanalyse.

# Klinik der Hodenerkrankungen

## Hypothalamisch-hypophysär ausgelöste Störungen

**Definition:** Schädigungen der Gonadotropinbildung und -sekretion führen zum sekundären Hypogonadismus.

**1. Idiopathischer Eunuchoidismus**

*Pathogenese:* angeborenes Fehlen der hypothalamischen GnRH-Bildung.

*Symptome:*
- früheunuchoider Hypogonadismus,
- Pubertas tarda.

*Diagnostik:* stark erniedrigtes bzw. fehlendes Plasma-LH, FSH und Testosteron. Nach GnRH Ansteigen der Plasmagonadotropine. Röntgen: normale Sella, retardiertes Skelettalter. Chromosomenanalyse: 46, XY.

*Therapie:* Testosteronsubstitution (alle 4 Wochen 250 mg Testosteron-oenanthat i.m. oder täglich 100 mg Testosteron-undecanoat oral). Zur passageren Erzielung einer normalen Spermatogenese sind über Monate wöchentlich 2 × 1500–2000 IE HCG plus 2 Ampullen HMG (Human Menopausal Gonadotropin) i.m. erforderlich. Die Dauerapplikation eines GnRH-Präparates ist für die Testikelfunktion nutzlos, da dieser Stoff merkwürdigerweise einen Hemmeffekt auf die testikulären Gonadotropinrezeptoren hat.

**2. Kallmann-Syndrom**

*Pathogenese:* angeborenes (auch familiär vorkommendes) Fehlen von GnRH sowie Fehlbildung des Olfaktorius.

*Symptome:* wie unter 1., zusätzlich Geruchsstörungen (Anosmie), *Diagnostik* und *Therapie* wie unter 1.

**3. Prader-Labhart-Willi-Syndrom**

*Pathogenese:* multiple hypothalamische Funktionsstörung mit GnRH-Mangel.

*Symptome:*
- Adipositas mit Minderwuchs und Hypogonadismus,
- Diabetes mellitus,
- Strabismus, myotonische Zustände, zahlreiche degenerative Merkmale,
- Intelligenzdefekte.

*Diagnostik:* Die erniedrigten LH- und FSH-Werte sprechen nach GnRH-Infusion an. Meist ausreichender Anstieg des Plasmatestosterons auf HCG.

*Therapie:* wie unter 1.

**4. Pasqualini-Syndrom (»fertile Eunuchen«)**

*Pathogenese:* isolierter LH-Mangel, wahrscheinlich hypothalamisch bedingt.

*Symptome:*
- eunuchoider Hypogonadismus, jedoch mit relativ geringer Testikelatrophie.

*Diagnostik:* Plasma-FSH im oberen Normbereich, LH erniedrigt, ebenso Plasmatestosteron. GnRH stimuliert Plasma-LH. Hodenbiopsie: Reifungsstopp der Spermatogenese.

*Therapie:* Testosteron-oenanthat (250 mg alle 4 Wochen) führt meist zur Fertilität.

**5. Idiopathischer hypophysärer Kleinwuchs**

*Pathogenese:* angeborener Ausfall mehrerer hypothalamischer Releasing-Hormone (mindestens GnRH und GHRH, Wachstumshormon-Releasing-Hormon).

*Symptome:*
- proportionierter Kleinwuchs mit Hypogonadismus,
- gegebenenfalls sekundäre NNR-Insuffizienz und Schilddrüseninsuffizienz.

*Diagnostik:* Ausfall der Funktionstests für Gonadotropine wie unter 1. Röntgen: normale Sella. Stark retardiertes Skelettalter.

*Therapie:* Testosteronsubstitution wie unter 1. Zusätzlich Wachstumshormon bis zum Ausreifen des Skeletts sowie gegebenenfalls Substitution mit l-Thyroxin und Prednisolon.

**6. Präpubertale HVL-Insuffizienz**

*Pathogenese:* meist totaler Ausfall des HVL (Hypophysenvorderlappen) infolge von Tumoren (Kraniopharyngeom, chromophobes Adenom), seltener Granulomatosen (Hand-Schüller-Christian-Erkrankung u. a.) vor der Pubertät.

*Symptome:*
- Kleinwuchs mit Hypogonadismus,
- sekundäre Hypothyreose und Nebennierenrindeninsuffizienz,
- fakultativ Diabetes insipidus,
- fakultativ Sehstörungen.

*Diagnostik:* negativer GnRH-Test. Ansprechen des Plasmatestosterons nach längerer HCG-Zufuhr. Röntgen: Sellaerweiterung. Skelettretardierung. Bei Kraniopharyngeom supraselläre Verkalkung.

*Therapie:* neurochirurgische Behandlung des Tumors. Endokrine Vollsubstitution wie unter 5.

**7. Postpubertale HVL-Insuffizienz**

*Pathogenese:* totaler Ausfall des HVL (Panhypopituitarismus) meist infolge eines Tumors (chromophobes Adenom, großes eosinophiles Adenom bei Akromegalie) nach der Pubertät.

*Symptome:*
- späteunuchoider Hypogonadismus,
- sekundäre Hypothyreose und Nebennierenrindeninsuffizienz,
- fakultative Sehstörungen,
- gegebenenfalls akromegale Veränderungen.

*Diagnostik:* kein Ansprechen der erniedrigten Plasmagonadotropine auf GnRH. Anstieg des erniedrigten Plasmatestosterons nach HCG. Röntgen: erweiterte Sella. Fakultativ Osteoporose der Wirbelsäule.

*Therapie:* neurochirurgische Beseitigung des Tumors. Falls nicht möglich, Bestrahlung mit Röntgen oder schnellen Teilchen. Endokrine Substitution wie unter 1. und 5.

**8. Hyperprolaktinämie**

*Pathogenese:* Mikro- oder Makroprolaktinom des HVL.

*Symptome:*
- zunehmende Impotenz,
- fakultativ Gynäkomastie,
- fakultativ Sehstörungen.

*Diagnostik:* Plasmaprolactin erhöht, Gonadotropine und Plasmatestosteron tief normal oder erniedrigt. Verringertes Ansprechen des Plasmatestosterons auf HCG. Oligozoospermie. Röntgen: eventuell erweiterte Sella.

*Therapie:* bei nachgewiesenem HVL-Tumor neurochirurgischer Eingriff. Sonst konservativ mit Prolactininhibitoren (Bromergocryptin, Lisurid).

**Merke:** Sekundäre Störungen der Testikelfunktion werden durch Schädigungen der hypothalamischen und/oder hypophysären Steuermechanismen hervorgerufen.

## Primäre Schädigung der Hodenfunktion

**Definition:** Direkte Noxen der Hodenfunktion ohne Beteiligung der zentralen Regulation führen zum primären Hypogonadismus.

**1. Angeborene doppelseitige oder einseitige Anorchie (Monorchie)**

*Pathogenese:* Störung der Hodenentwicklung nach der 18. Fetalwoche. Ätiologie unbekannt.

*Symptome:*
- bei doppelseitigem Syndrom keine Testikel palpabel und früheunuchoider Hypogonadismus (kein Hermaphroditismus!),
- bei Monorchie ist der kontralaterale Hoden meist normal angelegt und erlangt volle Funktion.

*Diagnostik:* Bei kompletter Anorchie kann kein Ansteigen des stark erniedrigten Plasmatestosterons nach HCG im Gegensatz zum Kryptorchismus erfolgen (s. unten).

*Therapie:* bei Erreichen des Pubertätsalters Testosterondauersubstitution wie unter A. 1.

**2. Funktionelle präpubertale Kastration**

*Pathogenese:* angeborene Entwicklungsstörung der Hoden, wahrscheinlich infolge Mangels an Gonadotropinrezeptoren.

*Symptome:*
- früheunuchoider Hypogonadismus.

*Diagnostik:* hohe Plasmagonadotropinspiegel bei stark erniedrigtem Plasmatestosteron. Kein Ansprechen auf HCG. Röntgen: retardiertes Skelettalter. Normale Sella. Spermiogramm: Aspermie. Karyotyp 46, XY.

*Therapie:* zeitgerecht einsetzende Substitution mit Testosteron (wie A. 1.).

**3. Sertoli-Zell-Syndrom (del Castillo-Syndrom)**

*Pathogenese:* ätiologisch unklarer Ausfall der Spermatogenese. Tubuli enthalten nur Sertoli-Zellen.

*Symptome:*
- Infertilität bei Aspermie,
- etwa normale Hodengröße (mehr als 17 ml),
- keine Androgenmangelzeichen.

*Diagnostik:* Plasma-FSH erhöht, LH und Testosteron im Normbereich. Karyotyp 46, XY. Zur Differentialdiagnose gegenüber anderen Formen der Aspermie gegebenenfalls Hodenbiopsie.

**4. Maldescensus testis (Kryptorchismus)**

Die Ursachen für Lageanomalien der Testes sind vielgestaltig und keineswegs gänzlich abgeklärt. Hier genügt es festzuhalten, daß beim doppelseitigen Kryptorchismus ein sehr hoher Anteil an Hodenfehlbildungen vorliegt. Aber auch bei einseitigen Formen muß an Testikeldysgenesien gedacht werden, zumal der Kryptorchismus familiär gehäuft vorkommt. Alle Maßnahmen werden in solchen Fällen keine Fertilität herstellen können. Der Kryptorchismus kommt auch symptomatisch vor (z.B. Klinefelter-Syndrom, Hermaphroditismus, idiopathischer Eunuchoidismus). Eine der humoralen Ursachen für den Maldescensus testis ist eine ungenügende prä- und perinatale Sekretion von LH und Testosteron des Neugeborenen.

Man unterteilt in:
1. Retentio testis abdominalis (Bauchhoden), kein Testikel palpabel.
2. Retentio testis inguinalis (Leistenhoden), atrophische Testikel im Leistenkanal palpabel.
3. Testis mobilis. Testikel lassen sich manuell in das obere oder untere Skrotum bewegen.
4. Testisektopie (Abweichen der Hoden vom normalen Deszensusweg).

*Therapie:* Die unter 2. und 3. genannten Formen sollen spätestens bis zum 2. Lebensjahr mit einer mehrwöchigen HCG-Kur (2 × 900 E wöchentlich) behandelt werden. Eine Bestimmung von Testosteron im Plasma oder Urin gibt Auskunft über das Ansprechen der Testikel und ist beim Bauchhoden wichtig zur Abgrenzung gegen eine Anorchie. Neuerdings ist auch die Applikation von GnRH erfolgreich erprobt worden. Bleiben zwei Therapieversuche erfolglos bzw. liegt primär schon eine Hernie vor, so ist eine Orchidopexie angezeigt. Eine Fertilität ist nur in solchen Fällen zu erzielen, die keine primären dysgenetischen Hoden aufweisen. Die Neigung zur tumorösen Entartung kryptorcher Testikel ist höher als zeitweise vermutet wird.

**5. Exogene Noxen**

*Orchitis:* Am bekanntesten ist die Mumpsorchitis des Erwachsenen. Bei doppelseitigem Befall tritt in mehr als 10% eine Testikelatrophie und Sterilität auf.

*Traumatische Läsionen:* Bei komplizierten Geburten in Steißlage kann es beim Neugeborenen zu ausgedehnten Hämatomen der Genitalregion kommen. Hodentorsionen mit stark schmerzhafter hämorrhagischer Orchitis und nachfolgender Atrophie sind meist nur einseitig.

*Physikalische Noxen:* Übermäßige Wärmeeinwirkung stört die Spermatogenese nachhaltig. Diese spielt beim Kryptorchismus, aber auch bei der (meist linksseitigen) Varikozele eine Rolle. Ferner wird die Spermatogenese geschädigt durch Röntgenstrahlen sowie Radioisotope und durch alkylierende Zytostatika.

**6. Das sogenannte Climacterium virile**

Als Klimakterium bezeichnet man einen Symptomenkomplex, der durch das rasche Nachlassen der gonadalen Hormonsekretion verursacht wird. Beim Mann ist dieser Begriff nach wie vor umstritten, da im Alter eine langsame Reduktion der Testosteronsekretion erfolgt. Eine enge Korrelation zwischen Libido und Potenz sowie der Höhe des Plasmatestosteronspiegels besteht nicht. Es muß daher von Fall zu Fall geprüft werden, ob »klimakterische« Symptome wie Hitzewallungen, depressive Verstimmungen, Gedächtnisschwäche und Konzentrationsschwäche auf einen für das Alter zu niedrigen Testosteronspiegel zurückgeführt werden können. Nur dann sollte eine Behandlung mit Testosteron erwogen werden. Es versteht sich von selbst, daß vorher eine genaue Untersuchung der Prostata erfolgen muß, da bekanntlich Testosteron ein Mitauslöser für gutartige und bösartige Neubildungen dieses Organs ist.

## Testikuläre Schädigungen infolge chromosomaler Aberrationen

**1. Klinefelter-Syndrom** (Abb. **19**)

*Pathogenese:* Befruchtung einer Gamete nach »Nondisjunction« des Gonosomenpaares in der Reifeteilung. Karyotyp 47, XXY sowie zahlreiche Mosaikformen (Häufigkeit 1 : 500!).

*Symptome:*
- Hypogonadismus vom früh- bis späteunuchoiden Typ,
- fakultativ Gynäkomastie,
- fakultativ Intelligenzdefekte.

*Diagnostik:* Testosteron im Plasma meist tief normal. Erhöhtes Plasma-FSH, meist auch LH. Verringertes Ansprechen des Plasmatestosterons auf HCG. Plasmaöstradiol erhöht. Röntgen: meist regelrechtes Knochenalter. Hodenbiopsie: hochgradige Tubulussklerose mit Wucherung der Leydig-Zellen. Aspermie.

*Therapie:* Je nach Höhe des Plasmatestosterons ist nach der Pubertät eine Substitution mit Testosteron erforderlich (s. Idiopathischen Eunuchoidismus).

**2. Seltenere Syndrome**

Sie können in diesem Rahmen nur kurz erwähnt werden. *»XX-Männer«* (Karyotyp 46, XX) haben einen hochgradigen Hypogonadismus mit Wachstumsretardierung sowie gelegentlich Gynäkomastie, jedoch keinen Hermaphroditismus. Da das H-Y-Antigen (s. Intersexualität) nachweisbar ist, muß während der Gonadendifferenzierung die Genanlage vom Y- auf ein X-Chromosom transloziert worden sein.
*X-Polysomie* (Karyotyp 47, XXX; 48, XXXX und andere) weist ebenfalls einen ausgeprägten Hypogonadismus auf, daneben eine allgemeine somatische und mentale Retardierung.
*»XYY-Syndrom«* (Karyotyp 47, XYY). Erwartungsgemäß wird ein hoher H-Y-Antigen-Titer gefunden. Die normal entwickelten Männer sollen häufiger aggressive Verhaltensweisen bieten. Infertilität ist beschrieben.

**Merke:** Primäre Störungen der Testikelfunktion entstehen durch genetische Defekte, durch Lageanomalien oder durch exogene Noxen.

a

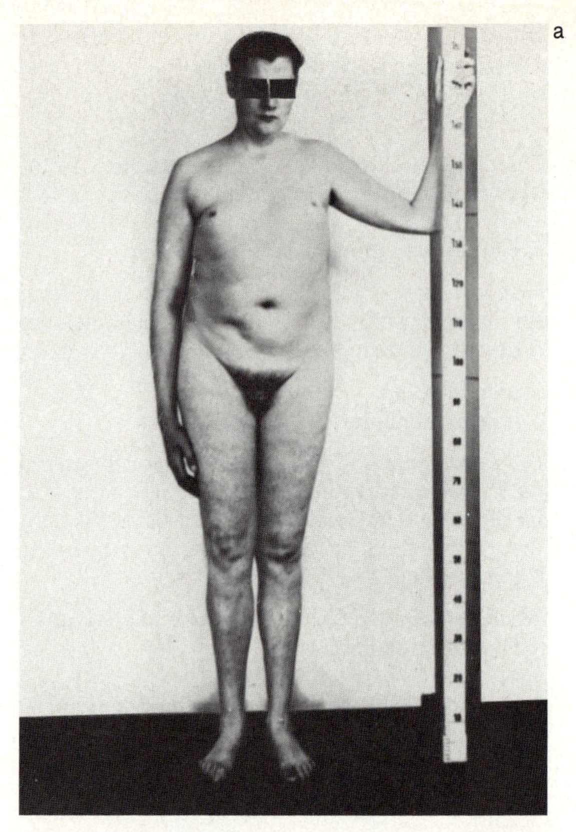

b

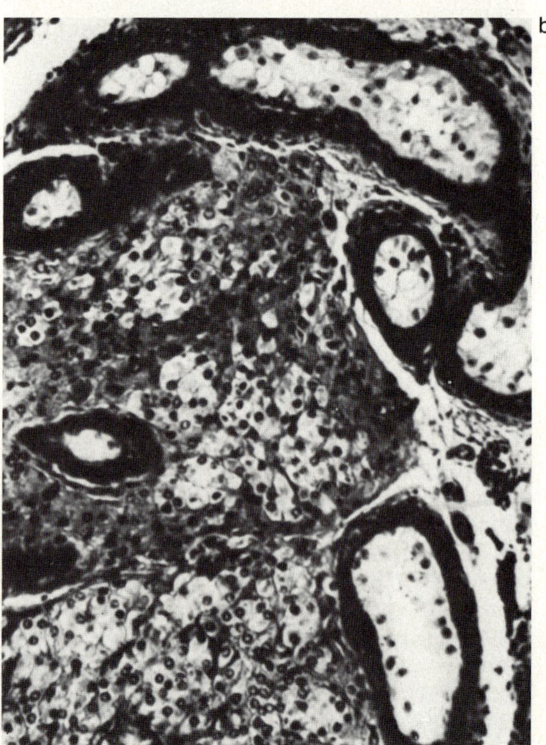

Abb. **19 a** u. **b** Echtes Klinefelter-Syndrom bei einem 29jährigen Patienten. Testosteronproduktion im unteren Normbereich

## Störungen der Geschlechtsdifferenzierung (Hermaphroditismus)

**Definition:** Hermaphroditismus bedeutet vorzeitiges Stehenbleiben der sexuellen Differenzierung und das Nebeneinander männlicher und weiblicher Merkmale.

Beim normal entwickelten Individuum stimmen folgende Geschlechtsfaktoren überein (Tab. **9**):

1. chromosomales Geschlecht,
2. gonadales Geschlecht,
3. somatisches Geschlecht,
4. standesamtliches Geschlecht.

Ist dies nicht der Fall, so spricht man von

1. Hermaphroditismus verus, wenn sowohl Hoden- wie Ovargewebe (z. B. Ovotestis, Testis mit kontralateralem Ovar) sowie ein bisexuelles inneres und äußeres Genitale vorhanden sind,
2. Pseudohermaphroditismus (masculinus aut femininus), wenn das innere und äußere Genitale intersexuell entwickelt ist. Der Zusatz masculinus oder femininus kennzeichnet das vorliegende gonadale Geschlecht.

### Hermaphroditismus verus

*Pathogenese:* Zu einem frühen Zeitpunkt der Ontogenese (meiotische Teilungsphase?) kommt es zu einer partiellen Translokation des männlichen Genlokus vom Y-Chromosom auf ein X-Chromosom. Wenn in einigen Zellen eine randomisierte Inaktivierung des X-Chromosoms stattfindet, andere wiederum X-Chromosomen mit transloziertem Y-Gen enthalten, ist die gleichzeitige Entwicklung von Hoden und Ovargewebe aus der indifferenten Gonadenanlage erklärbar.

*Symptome:*
- unterschiedlich stark ausgeprägtes, bisexuelles inneres und äußeres Genitale (s. Abb. **21**),
- variable Kombinationen von Testis/Ovar, Ovotestis oder Ovotestis/Ovar,
- Kryptorchismus,
- Gynäkomastie.

*Diagnostik:* erniedrigtes Plasmatestosteron und -östradiol. Die Relation der beiden Steroide kann in die eine oder andere Richtung verschoben sein (entsprechend mehr männliche oder weibliche Akzentuierung des äußeren Genitales und des Phänotypus). Gonadotropine zum Zeitpunkt der Pubertät erhöht. Karyotyp in 55% 46, XX; sonst Mosaikformen. Röntgen: Kontrastdarstellung des inneren Genitales (Sinus urogenitalis usw.).

*Therapie:* plastische Korrektur des äußeren Geni-

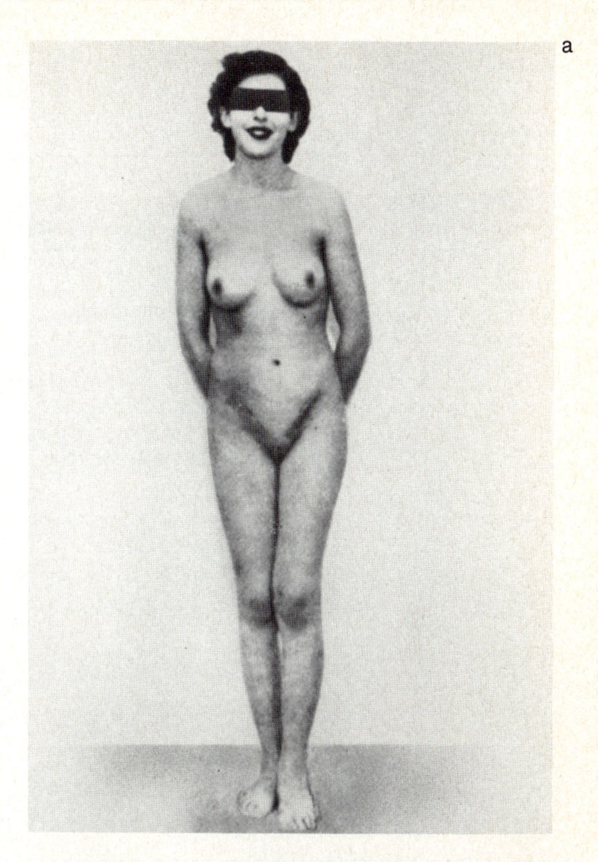

a

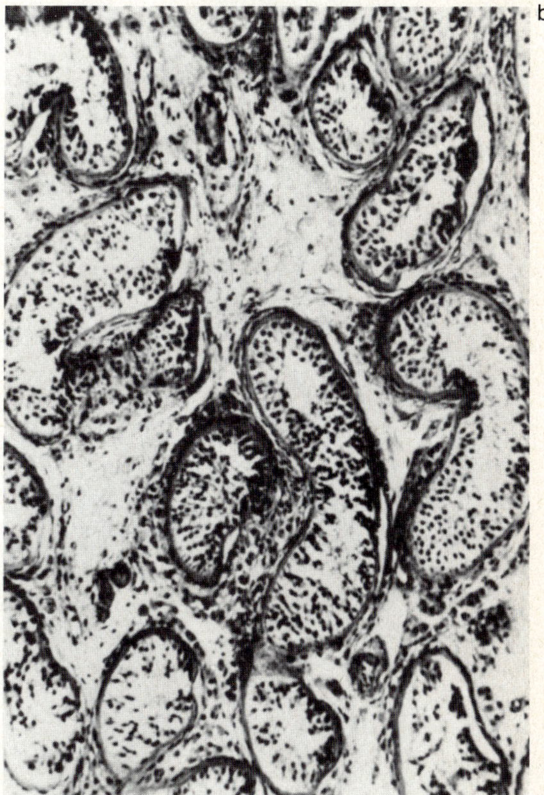

b

Abb. **20 a** u. **b** Testikuläre Feminisierung

Tabelle **9** Übersicht der fetalen menschlichen Sexualdifferenzierung (nach Peters aus Tamm, J.: Intersexualität. In Siegenthaler, W.: Klinische Pathophysiologie, 5. Aufl. Thieme, Stuttgart 1982)

| Etwa bis zur 7. Woche undifferenziertes Stadium | | | |
|---|---|---|---|
| | XY | | XX |
| Embryonalalter Woche | Entwicklungsstand | Embryonalalter Woche | Entwicklungsstand |
| 6.–7. | Bildung von Keimsträngen | | |
| 7. | Frühstadium des Rete testis | | |
| 7,5. | Verbindung von Rete und Keimsträngen | | |
| 8. | Leydig-Zell-Differenzierung und Anstieg der Testosteronproduktion, Beginn der Differenzierung der Wolffschen Gänge | | |
| 8,5. | Höhepunkt der AMH-Produktion, Beginn der Regression der Müllerschen Gänge | 8,5. | Entwicklung der Rete ovarii |
| | | 9. | Beginn der Vaginaentwicklung |
| 12. | Höhepunkt der Testosteronproduktion | 10. | Fusion der Müllerschen Gänge, Nachweis von FSH und LH im HVL |
| 18.–20. | Rückgang der Leydig-Zellen | 12. | Nachweis von FSH im fetalen Serum |
| 24. | Testosteronproduktion stark reduziert | 12. | Rete im Zentrum des Ovariums |
| | | 13. | Wolffsche Gänge verschwunden |
| | | 17. | Erste Follikel |
| | | 20. | Höhepunkt des Serum-FSH Höhepunkt der Keimzellbildung |
| | | 28. | Die letzten Oogonien starten in der Meiose |

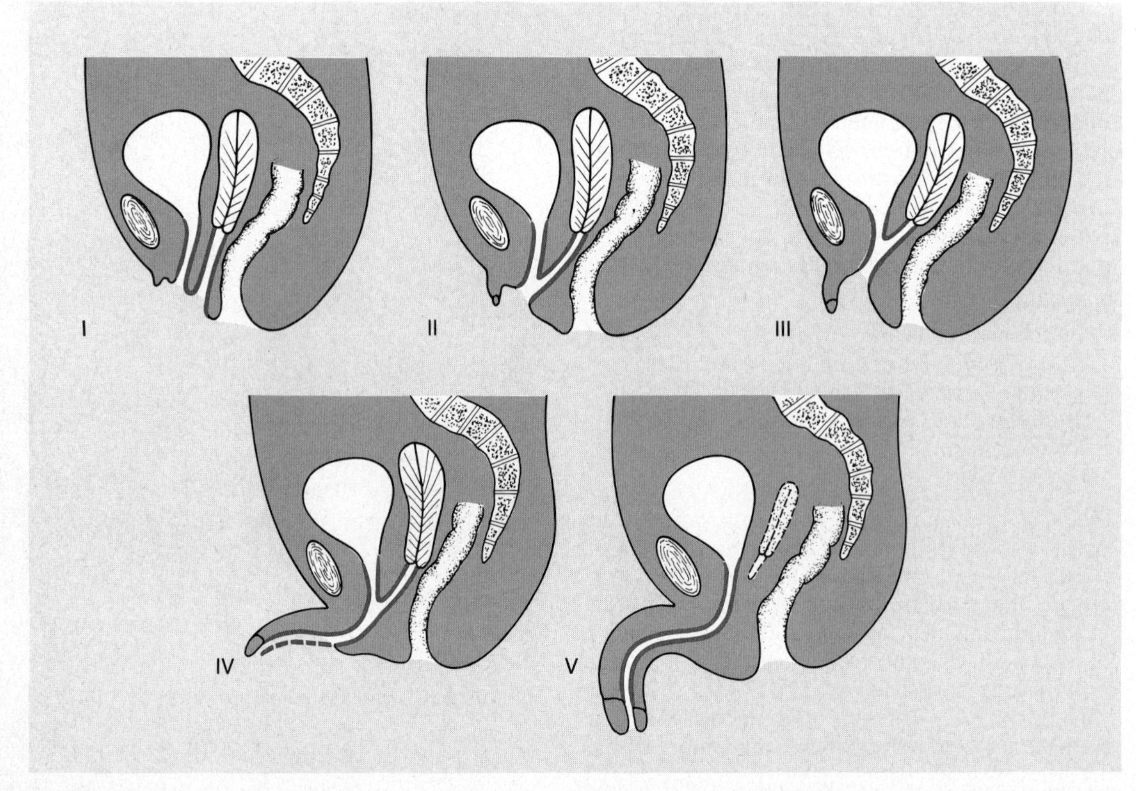


Abb. **21** Schematische Darstellung des inneren und äußeren Genitale bei verschiedener Ausprägung von Hermaphroditismus bzw. Pseudohermaphroditismus

tales je nach Vorherrschen weiblicher oder männlicher Entwicklung und der Erziehung. Entfernung von Leistenhoden. Östrogen- oder Testosteronbehandlung entsprechend dem psychischen oder praktikablen Geschlecht.

**Merke:** Ein echter Hermaphroditismus (Zwittergeschlechtlichkeit) ist durch das Vorliegen von Testikel und Ovargewebe charakterisiert.

## Pseudohermaphroditismus masculinus

*Pathogenese:* Bei primär männlich entwickelten Gonaden liegt eine angeborene Störung der Ansprechbarkeit androgener Erfolgsorgane vor.

### Testikuläre Feminisierung

*Pathogenese:* angeborenes Fehlen des intrazellulären Rezeptors für DHT (Dihydrotestosteron).

*Symptome:*
- phänotypisch Frauen ohne Sekundärbehaarung (»hairless women«) (Abb. **20**),
- blind endigende Vagina, atrophische Testikel (inguinal oder in den »Labien«),
- primäre Amenorrhö (!).

*Diagnostik:* Plasmatestosteron meist im unteren, Östradiol im oberen männlichen Bereich. Karyotyp 46, XY. Nachweis des Rezeptormangels, z. B. in Hautstanzen aus der Pubesregion.

*Therapie:* Entfernung der atrophischen Inguinal- bzw. Labialhoden, zumal tumoröse Entartung möglich (Sertoli-Zell-Tumoren). Substitution mit Östrogen-Gestagen-Kombination.

### Inkompletter männlicher Pseudohermaphroditismus (IMP)

*Pathogenese:* Typ 1, X-chromosomaler rezessiv vererbter Mangel an 5$\alpha$-Reductase in den androgenen Zielorganen. Typ 2, autosomal-rezessiv ererbter inkompletter 5$\alpha$-Reductasemangel. Folge: komplette oder inkomplette Störung der Umwandlung von Testosteron in DHT in den Zielorganen.

*Symptome Typ 1:*
- Hypogonadismus,
- alle Spielarten des intersexuellen äußeren Genitales (Abb. **21**),
- Gynäkomastie.

*Diagnostik:* meist normales Plasmatestosteron bei erniedrigtem DHT. Im Urin Relation von Ätiocholanolon/Androsteron von 1,14 auf 3,7 erhöht. Plasma LH und Östradiol meist erhöht (gestörte zentrale Regulation). Aspermie. In Hautstanzen aus der Pubesregion keine Umwandlung von Testosteron in DHT. Karyotyp 46, XY.

*Symptome Typ 2:*
- Hypogonadismus, atrophische Testikel in Leistenhernien,
- perineoskrotale Hypospadie (keine Gynäkomastie).

*Diagnostik:* etwa normales Plasmatestosteron, DHT und Östradiol. Nicht komplett gestörte Umsetzung von Testosteron in DHT in androgenabhängigen Hautproben. Aspermie.

### IMP ohne nachweisbaren 5$\alpha$-Reductasemangel

*Pathogenese:* Soweit bisher bekannt ist, liegt die Störung der androgenen Zielorgane wahrscheinlich in den Zellkernen, die auf den hormonalen Impuls keine Information abgeben können.

*Symptome:*
- alle Spielarten der Hypospadie,
- kleiner Penis,
- relativ gut entwickelte Testes im Skrotum,
- femininer Behaarungstyp.

*Diagnostik:* normales bis erhöhtes Plasmatestosteron und erhöhtes LH. Östradiol im Normbereich. Hodenbiopsie: Spermatogenesestopp auf der Stufe der Spermatogonien.

### IMP infolge Enzymdefekten des Hodens

*Pathogenese:* autosomal-rezessiv vererbter Ausfall bestimmter Enzyme in den Leydig-Zellen. Am häufigsten sind Störungen am Ende der Testosteronbiosynthese (C 17-Oxidoreductase-Mangel).

*Symptome:*
- ausgeprägtes intersexuelles äußeres Genitale (s. Abb. **21**), rudimentäres inneres Genitale,
- Testes atrophisch im Leistenkanal.

*Diagnostik:* Plasmatestosteron erniedrigt. Entsprechend der vorliegenden Enzymstörung ist der betreffende Biosynthesevorläufer im Plasma deutlich erhöht; am häufigsten das Plasmaandrostendion. FSH und LH sind im Plasma ebenfalls erhöht. Karyotyp 46, XY.

*Therapie:* grundsätzlich wie unter 1.

### Oviduktpersistenz (Hernia uteri inguinalis)

Diese seltene Form entsteht durch Ausfall des AMH (Anti-Müller-Hormon), das in den 8. bis 10. Fetalwochen die Tuben- und Uterusanlage zur Rückbildung bringt. Klinisch liegt z. B. ein doppelseitiger Leistenhoden mit Hernien vor, so daß die Erkrankung nur zufällig bei einer operativen Korrektur entdeckt wird. Andere Individuen sind phänotypisch normal männlich. Karyotyp 46, XY.

**Merke:** Der komplette und inkomplette männliche Pseudohermaphroditismus entsteht infolge angeborenen Nichtansprechens der androgenen Zielorgane oder Enzymdefekten im Hoden.

## Pseudohermaphroditismus femininus

Diese Differenzierungsstörung des äußeren Genitales entwickelt sich bei weiblichen Feten intrauterin bei angeborenem Enzymdefekt der Nebennierenrinden und vermehrter adrenaler Androgenbildung (adrenogenitales Syndrom, s. Kapitel Nebennierenrinden). Exogen ausgelöst kann diese Störung durch Einnahme androgenhaltiger Präparate seitens der Mutter während der ersten Schwangerschaftswochen sein.

## Gonadendysgenesie

**Definition:** Durch Störung der geschlechtschromosomen verursachtes Ausbleiben der Gonadenentwicklung.

Infolge Ausfalls eines X- oder Inaktivität eines Y-Chromosoms kommt es zum doppelseitigen oder einseitigen Fehlen der Gonaden. Klinisch am bekanntesten ist das resultierende »weibliche« Ullrich-Turner-Syndrom. Karyotyp 45, X0. Es kommt auch als männliches Syndrom mit dem Karyotyp 45, X0/XY vor. Die Häufigkeit des Syndroms ist relativ groß (1 : 2000).

*Symptome* des kompletten Syndroms:

- Kleinwuchs,
- Hypogenitalismus,
- Sphinxgesicht,
- Kurzhals,
- Pterygium colli,
- Schildthorax,
- Aortenisthmusstenose, Pulmonalstenose,
- Intelligenzdefekte,
- primäre Amenorrhö bzw. Pseudohermaphroditismus bei gemischter Gonadendysgenesie mit unilateralen Hoden im Leistenkanal.

*Diagnostik:* erhöhtes Plasma-LH und -FSH. Verstärktes Ansprechen auf GnRH. Chromosomenanalyse. Röntgen: normale Sella. Gegebenenfalls typischer Herzumbau und Nierenmißbildung.

*Therapie:* Bei »weiblichen« Patienten Östrogensubstitution nach der Pubertät. Bei der gemischten Form Entfernung des Leistenhodens, da die Gefahr der malignen Entartung besteht.

**Merke:** Die relativ häufige Gonadendysgenesie ist durch Fehlen des X-Chromosoms bedingt und darf nicht mit dem hypophysären Kleinwuchs verwechselt werden.

## Hodentumoren

Die Tab. **10** gibt eine Übersicht der entsprechenden neuesten Einteilung der Weltgesundheitsorganisation. Die Tumoren des Interstitiums (Leydig-Zell-Tumoren) machen nur 1% aller Neubildungen aus und sind überwiegend gutartig. Während sie im Kindesalter Testosteron produzieren und das Bild einer Pseudopubertas praecox verursachen, bilden sie im Erwachsenenalter überwiegend Östradiol und führen zur Feminisierung (Gynäkomastie, Reduzierung der Sekundärbehaarung sowie Libido und Potenz). Die Sertoli-Zell-Tumoren sind äußerst selten und können entarten. Sie bilden auch meistens Östrogene und wirken feminisierend.

Tabelle **10** Einteilung der Hodentumoren nach dem Schema der WHO ($\alpha_1$FP = Alpha-1-Fetoprotein, $\beta$-HCG = Beta-Untereinheit des HCG) (aus Tamm, J.: Testis. In Siegenthaler, W.: Klinische Pathophysiologie, 5. Aufl. Thieme, Stuttgart 1982)

| Tumorart (nach WHO 1975) | Tumormarker | | | |
|---|---|---|---|---|
| | $\beta$-HCG | Östrogene | Androgene | $\alpha_1$FP |
| Seminom, reines | Ø | Ø | Ø | Ø |
| Mischform | Ø – + | Ø – + | Ø | Ø – + |
| Teratom, reifes | Ø – + | Ø + | Ø | Ø – + |
| unreifes (+ Seminom) | + | + | Ø | Ø – + |
| Teratom und/oder embryonales Karzinom | + | + | Ø | + |
| Embryonales Karzinom | + | + | Ø | (+) |
| Choriokarzinom mit anderen Keimzelltumoren | + | + | Ø | + |
| Leydig-Zell-Tumor | | | | |
| Kinder | Ø | Ø | + | Ø |
| Erwachsene | Ø | + | Ø – + | Ø |
| Sertoli-Zell-Tumor | Ø | Ø – + | Ø – + | ? |

Die verbleibende Tumorgruppe (germinative Tumoren) kann bis auf die reinen Seminome bestimmte hormonale und nichthormonale Tumormarker bilden (s. Tab. **10**). Diese sind für die Diagnostik (z. B. Feminisierung, insbesondere Gynäkomastie) und für die Therapiebeurteilung wichtig. Die Frühdiagnostik kann äußerst schwierig sein, da schon stecknadelkopfgroße Primärtumoren metastasieren (regionäre Lymphknoten, Rundherde in den Lungen).

*Diagnostik:* subtile urologische Untersuchung. Bestimmung von $\beta$-HCG, Östrogen und $\alpha_1$-Fetoprotein im Blut. Ferner Testosteron und LH, FSH im Plasma. Röntgen: Thorax, Lymphographie, abdominelle und ggfs. testikuläre Sonographie und Computertomographie.

*Therapie:* Semikastration. Ausräumung der parailiakalen und -aortalen Lymphbahnen. Nachbestrahlung. Gegebenenfalls adjuvante Chemotherapie, z.B. mit Bleomycin. Bei Fernmetastasen nach Möglichkeit Chemotherapie. In Frage kommen Bleomycin, Velbe und Actinomycin D. Später eventuell cis-Platinum.

**Merke:** Tumoröse Veränderungen des Hodens und Nebenhodens sind bis zum Beweis des Gegenteils als hoch maligne anzusehen. Cave: Verwechslung mit kleineren Variko- oder Hydrozelen.

## Weiterführende Literatur


De Groot, L.J. et al.: Endocrinology, vol. III. Grune & Stratton, New York 1979

Job, J.-C.: Cryptorchidism. Karger, Basel 1979

Jores, A. H. Nowakowski: Praktische Endokrinologie, 4. Aufl. Thieme, Stuttgart 1976

Knorr, D.: Störungen der sexuellen Differenzierung. Internist 20 (1979) 85

Labhart, A.: Klinik der inneren Sekretion, 3. Aufl. Springer, Berlin 1978

Nieschlag, E.: Der männliche Hypogonadismus. Internist 20 (1979) 57

Ohno, S.: Major Sex-Determining Genes. Springer, Berlin 1979

Schirren, C.: Einführung in die Andrologie. Wiss. Buchgesellschaft, Darmstadt 1977

Steinberger, A., E. Steinberger: Testicular Development, Structure and Function. Raven Press, New York 1979

Tamm, J.: Testis. Intersexualität. In Siegenthaler, W.: Klinische Pathophysiologie, 5. Aufl. Thieme, Stuttgart 1982

Tolis, G. et al.: Clinical Neuroendocrinology. Raven Press, New York 1979

# Ovar

*P. Stoll* und *H.-D. Taubert*

Bei der Vereinigung von Ei und Samenzelle bestimmt der Chromosomensatz des Spermatozoon das chromosomale Geschlecht (XX = weiblich; XY = männlich) und damit die genetische Information für die Differenzierung der Gonade. Diese übernimmt mit Beginn ihrer inkretorischen Tätigkeit die Verantwortung für die Ausbildung der Geschlechtswege (Abb. **22**). Der komplizierte Verlauf kann Störungen unterworfen sein, welche sowohl das gonadale als auch das phänotypische Geschlecht betreffen.

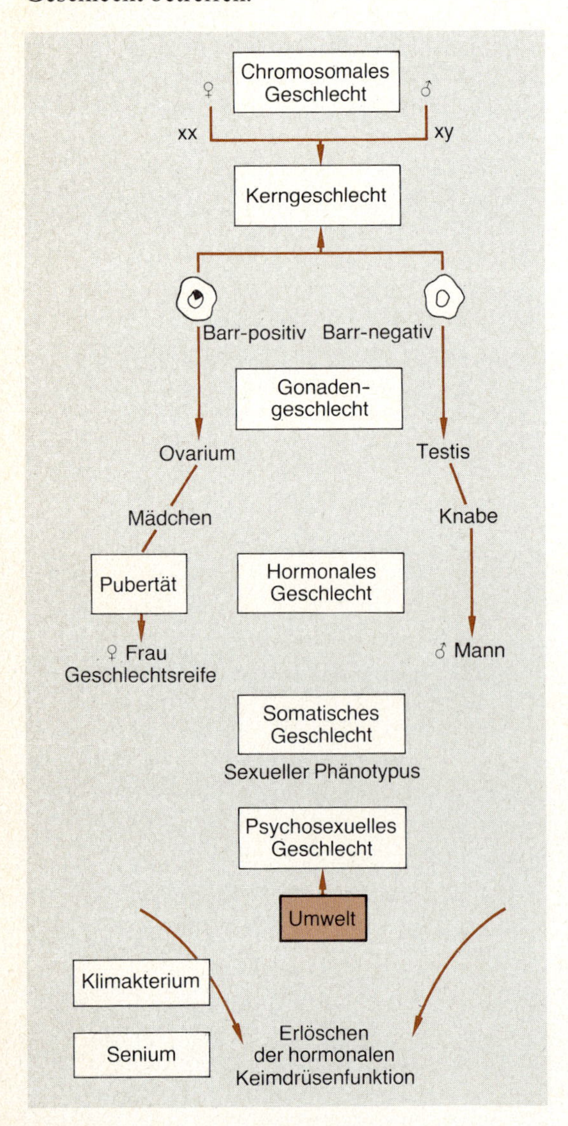


Abb. **22** Komplexe Entwicklung der Geschlechtsprägung und -einordnung

## Dysgenesie der Gonaden

### Gonadenagenesie

Die somatische Entwicklung verläuft in weiblicher Richtung, das Genitale bleibt infantil. Es bestehen eine primäre Amenorrhö und eine absolute Sterilität, außerdem zahlreiche somatische Fehlbildungen.

### Gonadendysgenesie

Die rudimentär angelegten Gonaden bestehen fast völlig aus bindegewebigem Stroma und einigen Hiluszellen. Weibliche Steroidhormone werden nicht gebildet. Die somatische Entwicklung läuft in weiblicher Richtung, Scham- und Achselbehaarung sind spärlich entwickelt.

Häufigste Form ist das *Ullrich-Turner-Syndrom* (1mal auf etwa 5000 Frauen). Karyotyp 45, XO. Die klinische Symptomatik ist sehr unterschiedlich: Neugeborene haben meistens ein niedriges Geburtsgewicht, Fuß- und Handrückenödeme, tiefen Nackenhaaransatz. Die weitere Entwicklung ist retardiert: Minderwuchs, sexueller Infantilismus, primäre Amenorrhö, Unterentwicklung des äußeren Genitales mit Hypoplasie der Vagina, des Uterus und der Tuben. Ein puberaler Wachstumsschub fehlt. Die Erwachsene fällt auf durch den Minderwuchs, Pterygium colli, faßförmigen Thorax mit auseinanderstehenden Mammae, relativ großem Hirnschädel bei kleinem Gesichtsschädel, tiefen Nackenhaaransatz, Cubitus valgus, Nageldysplasie, gelegentlich Pigmentnävi und Fehlbildungen an inneren Organen wie Niere und Herz.

Die Vielfalt der Symptomatik muß dadurch erklärt werden, daß neben dem völligen Verlust des X-Chromosoms auch zahlreiche Aberrationen vorkommen können (Mosaikbildung).

Bei psychosexuell eindeutig weiblicher Einordnung ist die Intelligenz der Turner-Patienten normal.

Das Noonan-Syndrom entspricht klinisch weitgehend dem Ullrich-Turner-Syndrom, jedoch ohne nachweisbare Chromosomenanomalie.

### Swyer-Syndrom

Bei dieser Form der reinen Gonadendysgenesie kann der Karyotyp 46, XX (weiblich) oder 46, XY (männlich) sein. Das äußere Erscheinungsbild unterscheidet sich von dem des Turner-Syndroms, indem kein Kleinwuchs besteht und keine wesentlichen Fehlbildungen. Bei der weiblichen Form kann die Ovarialfunktion vorübergehend ungestört ablaufen.

**Merke:** Neben Aufklärung und psychologischer Führung kann eine Substitutionstherapie mit Östrogenen allein, wenn regelmäßige Menstruationen gewünscht sind, mit Östrogen-Gestagen-Kombinationspräparaten erfolgen (ähnlich der Hormontherapie im Klimakterium).

## Intersexualität

### Hermaphroditismus verus

Die Keimdrüse enthält gleichzeitig Ovarial- und Hodengewebe (Ovotestis). Der weibliche Habitus überwiegt, Mammae sind ausgebildet, und Menstruationen kommen vor. Der Karyotyp ist 46, XX.
Eine Diagnose ist nur durch den histologischen Nachweis möglich. Wegen der Neigung zur Tumorbildung ist die Exstirpation der Gonaden empfehlenswert. Anschließend sollte eine hormonale Substitution in Richtung der bisher überwiegenden Prägung und psychosexuellen Einstellung erfolgen.

### Pseudohermaphroditismus masculinus

Bei chromosomal und gonadal männlichem Geschlecht bleibt infolge eines kongenitalen Mangels an Androgenrezeptoren die Differenzierung des Wolfschen Gangsystems aus. Testosteron kann nicht wirksam werden.
Es besteht ausgeprägt weiblicher Habitus mit Entwicklung der Mammae und weiblichen äußeren Genitalien, da die Testes große Mengen von Östrogen produzieren. Axilla- und Schambehaarung fehlen. Der Uterus ist aplastisch, die Vagina gelegentlich hypoplastisch. Das chromosomale Geschlecht ist 46, XY.
Prophylaktisch kommt die operative Entfernung der Gonaden in Frage, und zwar nach Abschluß der pubertären Entwicklung, anschließend eine Hormonsubstitution bis zum 45. Lebensjahr (Östrogene). Die psychosexuelle Entwicklung ist meist weiblich.

### Pseudohermaphroditismus femininus

Die Ovarien liegen an normaler Stelle, Uterus und Tuben sind regelrecht entwickelt. Es bestehen schwerwiegende Fehlbildungen im Bereich des äußeren Genitales, vor allem eine Klitorishypertrophie. Der an sich weibliche Gesamthabitus weist männliche Züge auf (starke Behaarung, gut entwickelte Muskulatur).
Als Ursache kommt eine Androgeneinwirkung in Frage durch eine kongenitale Nebennierenrindenhyperplasie (adrenogenitales Syndrom: AGS), jedoch auch durch virilisierende Tumoren der Mutter während der Embryonalzeit und schließlich durch die Zufuhr von Androgenen in der frühen Schwangerschaft. Das Kerngeschlecht ist XX. Bei der häufigsten Form des AGS besteht ein *21-Hydroxylasendefekt* in der Nebennierenrinde, wobei ein Salzverlustsyndrom auftreten kann.

**Merke:** Bei Intersexualität entspricht die Ausbildung des äußeren Genitales nicht der Gonadendifferenzierung, oder es bestehen Zwischenstufen zwischen maskulinen und femininen Phänotypen.

## Ovarialfunktion

Als *generative Aufgabe* bezeichnen wir die Bereitstellung eines befruchtungsfähigen Eies in der Mitte des Zyklus (Ovulation, etwa 500mal bei 500000 angelegten Primärfollikeln). Hiermit untrennbar verbunden ist die *inkretorische Funktion* mit der Bildung und Abgabe von Sexualsteroiden.

### Lebensabschnitte der Frau

Das Ovar übt seine zyklische Funktion nur während eines begrenzten Zeitraums im Leben der Frau aus, die wir als Geschlechtsreife bezeichnen und die den Zeitraum zwischen dem Abschluß der Pubertät bis zum Beginn der Wechseljahre umfaßt (etwa 12.–45. Lebensjahr). Als Menarche bezeichnet man die erste Blutung, als Menopause die letzte menstruelle Blutung (Abb. **23**).

### Steroidhormonbildung

Das Ovar sezerniert Östrogene, Gestagene, Androgene sowie das Peptidhormon Inhibin. Veränderungen im Sekretionsmuster dieser Sexualsteroide bestimmen das klinische Bild ovarieller Funktionsstörungen.

### Funktionelle Einordnung der Ovarialfunktion in den Regelkreis

Die Steuerung der Ovarialfunktion erfolgt durch einen Regelkreis, in den das Ovar, der Hypophysenvorderlappen und der Hypothalamus eingebunden sind. Die in der Hypophyse gebildeten gonadotropen Hormone FSH und LH stimulieren im Ovar Follikelreifung, Ovulation und Bildung des Corpus luteum. Die Freisetzung der

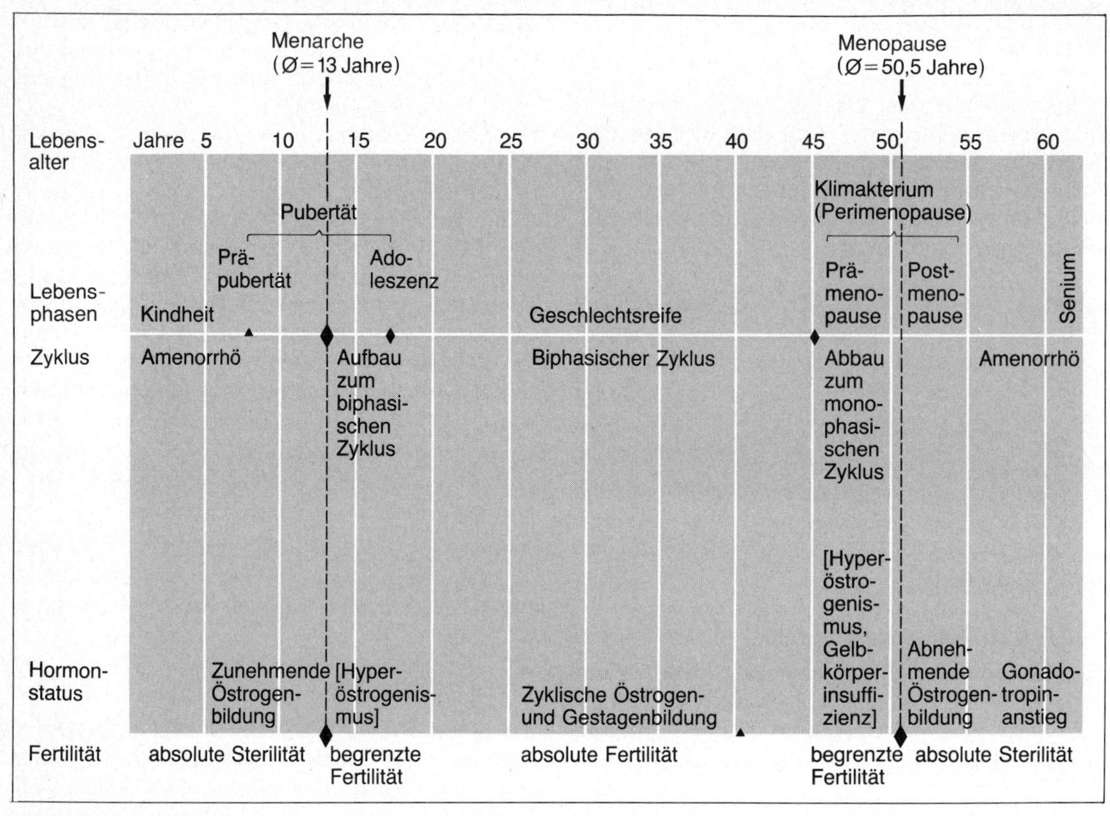


Abb. **23** Lebensphasen und Hormonstatus (nach Kepp u. Staemmler)

Gonadotropine wird einerseits durch ein im Hypothalamus gebildetes Neurohormon, das LH-RH, andererseits durch die Sexualsteroide reguliert (Abb. **24**). Es gilt als gesichert, daß Östradiol in der späten Follikelphase die plötzliche Steigerung der LH-Freisetzung (»LH-Gipfel«) verursacht, die im Ovar die zur Ruptur des Follikels führenden Vorgänge auslöst. Die Freisetzung der Gonadotropine erfolgt nicht kontinuierlich, sondern in Form von „Pulsen", deren Frequenz sich im Verlauf des Zyklus verändert: In der Follikelphase erfolgt alle 1–2 Stunden ein Impuls, in der Lutealphase alle 3–4 Std. Diese Erkenntnis wird bereits therapeutisch genutzt (intermittierende Anwendung von LH-RH mittels elektronisch gesteuerter Mikropumpen). Auch das Prolactin spielt bei der Gonadotropinfreisetzung und der Regulation der Ovarialfunktion eine wichtige Rolle. Bei vermehrter Freisetzung von Prolactin kommt es zu Follikelreifungsstörungen, Anovulationen und häufig zur Amenorrhö. Progesteron verhindert in der Lutealphase die Reifung weiterer Follikel, bis die Entscheidung gefallen ist, ob eine Schwangerschaft eingetreten ist oder nicht.

Zwischen der Sekretion von Sexualsteroiden und Gonadotropin besteht eine Wechselwirkung. Bei Ausfall des präovulatorischen LH-Gipfels bleibt der Eisprung aus, durch eine verminderte oder nicht zyklusgerechte Sekretion von Gonadotropinen wird die Ovarialfunktion gestört (Amenorrhö und andere Zyklusstörungen), beim Ausfall der Sexualsteroide kommt es zu einem steilen Anstieg der Gonadotropinsekretion (z. B. Klimakterium), bei Hyperprolaktinämie und Hyperandrogenämie wird die Homöostase im ovariellen Regelkreis gestört (Zyklusstörungen, Galaktorrhö, Androgenisierung).

## Menstruationszyklus

Aufgrund der physiologischen Gegebenheiten wird der Menstruationszyklus in zwei Phasen eingeteilt. In der Follikelphase (etwa bis zum 14. Tag der Zyklus) proliferiert das Endometrium unter dem Einfluß der Östrogene (Proliferationsphase). Nach der Ovulation bildet sich aus dem gesprungenen Follikel das Corpus luteum, welches durch seine Progesteronbildung das proliferierte Endometrium sekretorisch umwandelt (Sekretionsphase, Abb. **25**).

Eine normale menstruelle Blutung erfolgt aus einem durch Östrogene aufgebauten und durch Progesteron modifizierten Endometrium, wenn die sekretorische Leistung des Corpus luteum einen bestimmten Schwellenwert unterschreitet.

Eine Menstruation findet *nicht* statt, wenn die Funktionen des Corpus luteum durch das vom Throphoblasten sezernierte Humanchoriongonadotropin aufrechterhalten wird.

Menstruationsähnliche Blutungen treten auch dann auf, wenn nach einer Anovulation kein

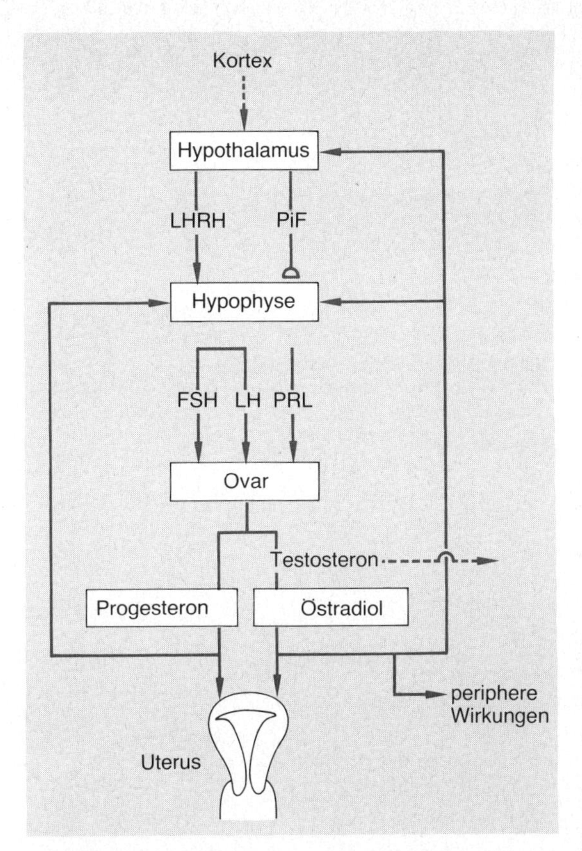


Abb. **24** Die Steuerung der Ovarialfunktion durch den Regelkreis

Corpus luteum gebildet wird. Häufigkeit, Stärke und Dauer derartiger anovulatorischer Blutungen wird durch Schwankungen im Östradiolspiegel bestimmt.
Da Testosteron der unmittelbare Präkursor von Östradiol ist, kann es bei bestimmten Störungen des Ovars (polyzystisches Ovar) zu Erscheinungen kommen, die pauschal als eine mehr und minder ausgeprägte Vermännlichung bezeichnet werden können (Androgenisierung). Werden Androgene bereits während der intrauterinen Entwicklung vermehrt sezerniert (adrenogenitales Syndrom), so kommt es zu schwerwiegenden Mißbildungen des äußeren Genitales (Intersexualität). Erfolgt die Einwirkung erst nach Abschluß der Organogenese, so kann es in jeder späteren Lebensphase zur Androgenisierung (Hirsutismus, Seborrhö/Akne, androgenetische Alopezie) und zur Virilisierung (Klitorishypertrophie, Vertiefung der Stimme, maskuliner Habitus) kommen (Tab. **11**).

**Merke:** Die Diagnose ovarieller Funktionsstörungen beruht auf der Messung der biologisch wichtigsten Sekretionsprodukte des Ovars, Östradiol, Progesteron und Testosteron bzw. dem Nachweis ihrer Wirkung an den Erfolgsorganen.

Tabelle **11** Störungen der Ovarialfunktion

| Art der Störung | Zeitpunkt des Auftretens | Folge |
|---|---|---|
| **Störungen der Östrogenbildung** | | |
| Partieller Ausfall | postpuberal | Zyklusstörungen<br>Sterilität |
| Totaler Ausfall | postpuberal | Amenorrhö<br>Atrophieerscheinungen (Climacterium praecox) |
| | Pubertät | keine Ausreifung der Genitalorgane<br>Amenorrhö<br>Sterilität |
| Verfrühte Bildung | Präpubertät | Pubertas praecox (isosexuell) |
| Verspätete Bildung | Postmenopause | Postmenopausenblutungen (östrogenprod. Tumor?) |
| **Störungen der Progesteronbildung** | | |
| Totaler Ausfall | Anovulation (= kein Corpus luteum) | Zyklusstörungen<br>Sterilität |
| Partieller Ausfall | Lutealphaseninsuffizienz | Sterilität<br>prämenstruelle Schmierblutungen<br>Regeltempoanomalien |
| **Störungen der Testosteronbildung (Ovar bzw. NNR)** | | |
| AGS | intrauterin | intersexuelles Genitale (= heterosexuelle Pubertas praecox) |
| AGS<br>Androgenbildende Tumoren | präpuberal | Virilisierungserscheinungen (heterosexuelle Pubertas praecox) |
| Polyzyst. Ovar,<br>NNR-Hyperplasie,<br>Androgenbildende Tumoren | postpuberal | Virilisierungserscheinungen<br>Zyklusstörungen |
| Androgenbildender Tumor (Ovar, NNR) | postmenopausal | Virilisierungserscheinungen<br>Libidosteigerung |

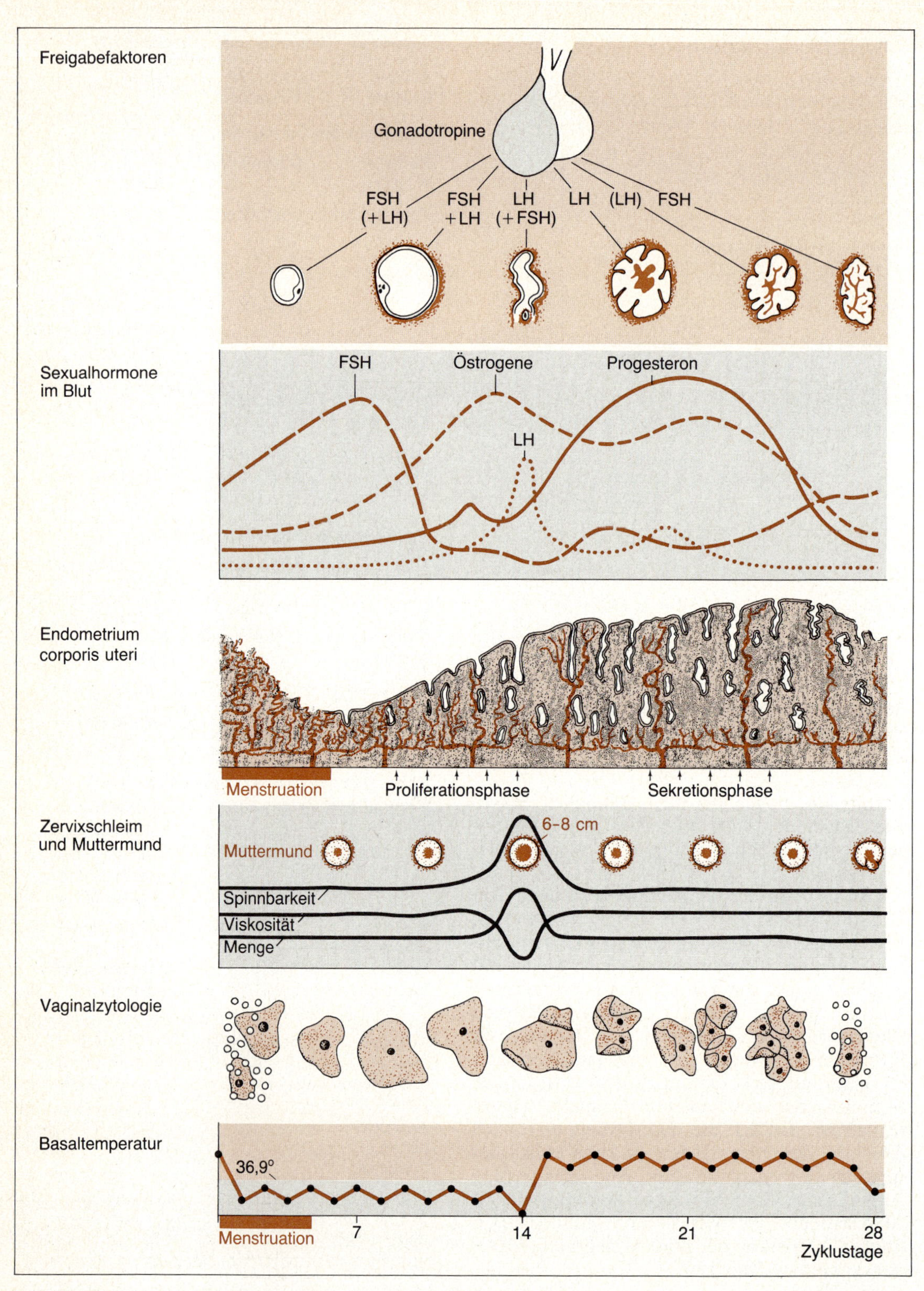


Abb. **25** Schema der Sexualhormonausscheidung und ihrer biologischen Wirkungen während des Zyklus (nach hormonanalytischen Ergebnissen von Buchholz, Brown u. Mitarb., Diczfalusy u. Lauritzen, Fukushima u. Mitarb.) (nach Soost)

## Hormonelle Diagnostik

Die Ovarialsteroide entfalten im Körper der Frau vielfältige *Wirkungen geschlechtsspezifischer Art,* welche die Zielorgane betreffen (Vulva, Vagina, Zervix, Corpus uteri, Tube, Mamma) und *allgemeiner Art* (Knochenreifung, Blutbild, Stoffwechselvorgänge, Temperaturregelung).
Diese Wirkungen bilden die Basis für die Diagnose funktioneller Störungen des Ovars (s. Abb. **22**).

### Anamneseerhebung

- Zyklusanomalien? (Poly-, Oligo- und Amenorrhö, Menorrhagie, prä- und postmenstruelle Schmierblutungen)
- Sterilität?
- Östrogenmangelsyndrom? (klimakterische Beschwerden, Colpitis atrophicans).

### Befunderhebung

- Normaler weiblicher Habitus?
- Androgenisierung bzw. Virilisierung?
- Galaktorrhö?
- Unter- oder Fehlentwicklung des Genitales?
- Vergrößerung der Ovarien (polyzystische Ovarien)?

### Diagnostische Testverfahren

*Gestagentest:* Auf die Zufuhr von Gestagen tritt dann eine Blutung ein, wenn das Endometrium durch Östrogene proliferiert war. Bleibt die Abbruchblutung aus, so handelt es sich um eine ungenügend vorbereitete Schleimhaut oder eine Schwangerschaft.

Ein positiver Gestagentest bedeutet:
- das Endometrium war durch Östrogene proliferiert,
- das Ovar weist eine gewisse follikuläre Aktivität auf,
- der HVL sezerniert Gonadotropine.

*Östrogentest:* Bei negativem Gestagentest wird die Reaktionsfähigkeit des Endometriums durch die Verabreichung von Östrogen überprüft. Kommt es nicht zu einer Entzugsblutung, so handelt es sich um ein defektes Endometrium (posttraumatisch vernarbtes Endometrium: Asherman-Syndrom, Endometriumstuberkulose), falls nicht sogar eine kongenitale Aplasia uteri vorliegt.

### Basaltemperaturmessung

Bei regelmäßiger morgendlicher Messung zeigt sich, daß die Temperatur nach der Ovulation um etwa 4/10 °C ansteigt. Diese Erhöhung der Basaltemperatur bleibt bis unmittelbar vor der Menstruation bestehen. Bleibt die Menstruation aus und die Basaltemperatur in gleicher Höhe, so liegt eine Schwangerschaft vor.
Zeigt die Basaltemperaturkurve nach dem vermuteten Zeitpunkt der Ovulation keine Erhöhung, so läuft ein anovulatorischer Zyklus ab (insbesondere in der Pubertät und im Klimakterium, aber auch in der Geschlechtsreife bei psychischen oder somatischen Insulten).
Für die Beratung einer kinderlosen Ehe ist die Messung der Basaltemperaturkurve über längere Zeit von großer Bedeutung. Anhand der Kurve kann das Empfängnisoptimum festgelegt werden. Es liegt unmittelbar vor dem Ansteigen der Basaltemperatur.

### Physikalische Methoden

Bei Verdacht auf Störungen der Ovarialfunktion, welche durch die genannten Methoden nicht voll geklärt werden können, sollte eine *sonographische Untersuchung* oder *laparoskopische Besichtigung* der Ovarien in Betracht gezogen werden.

### Morphologische Methoden

Der *Vaginalabstrich* prüft die proliferierende Wirkung des Östrogens auf das Vaginalepithel bzw. die reduzierende Wirkung des Gestagens. Bei fehlender hormonaler Stimulation ist der Vaginalabstrich atrophisch.
*Zervikalsekret.* Der von den Zervixdrüsen gebildete Schleim wird unter dem Einfluß von Östrogenen transparent und spinnbar. Bei Trocknung des Sekrets lassen sich unter dem Mikroskop typische Kristallisationsformen (Farnkraut-Phänomen) nachweisen.
*Endometriumbiopsie.* Die histologische Untersuchung des unmittelbar vor der Menstruation entnommenen Endometriums gestattet eine Aussage über die Gesamtwirkung der Sexualsteroide auf die Uterusschleimhaut im Verlauf des Zyklus.

### Hormonanalysen

Gonadotropine, Prolactin und ovarielle Steroide können heute mit Hilfe radioimmunologischer Meßverfahren im Serum nachgewiesen werden. Dabei sind die Normalwerte für FSH, LH, Östradiol und Progesteron erheblichen zyklusabhängigen Schwankungen unterworfen. Bei Frauen mit normaler Ovarialfunktion liegt der Testosteronspiegel im Serum unter 100 ng/dl (3,5 nmol/l), der des Prolactins zwischen 100 und ca. 600 μE/ml (= mE/l). Direkte Hormonmessungen sind bei Störungen der Ovarialfunktion nur bei richtiger Indikationsstellung zu vertreten.

*Eine Bestimmung ist angezeigt:*

| | |
|---|---|
| FSH: | bei Verdacht auf primäre Ovarialinsuffizienz; |
| LH: | bei Verdacht auf Stein-Leventhal-Syndrom, gegebenenfalls zum Nachweis des präovulatorischen LH-Gipfels; |
| PRL: | bei allen Amenorrhöen mit negativem Gestagentest mit oder ohne begleitende Galaktorrhö (wichtig: da mit Hilfe der Prolactinbestimmung Prolaktinome des HVL dia- |

gnostiziert werden können, sollte diese Methode großzügig eingesetzt werden);

Östradiol: zum Ausschluß östrogenproduzierender Ovarialtumoren in der Präpubertät bzw. Postmenopause, in der Geschlechtsreife vorwiegend im Rahmen eines Funktionstests;

Progesteron: zum Nachweis einer Ovulation, wenn die anderen Verfahren keine zufriedenstellende Information geben. Die Blutabnahme erfolgt zwischen dem 20. und 25. Zyklustag (bei 28tägigem Blutungsintervall), sonst in der hyperthermen Phase der Basaltemperatur;

Testosteron: bei Vorhandensein androgenetischer Stigmata.

**Merke:** Die direkte Messung der Sexualhormone und der hypophysären Proteohormone sollte bei der Untersuchung ovarieller Funktionsstörungen erst dann in Betracht gezogen werden, wenn die anamnestischen Angaben, die Befunderhebung und die Ergebnisse der klinischen Tests ausgewertet worden sind.

## Ovarialinsuffizienz

Wir unterscheiden eine *primäre* (Ursache im Ovar) und *sekundäre* (Ursache im Regelkreis) Ovarialinsuffizienz. Bei der *partiellen* Ovarialinsuffizienz ist die inkretorische Funktion noch in gewissem Maße erhalten, bei der *totalen* Ovarialinsuffizienz nicht.

### Primäre Ovarialinsuffizienz

Es liegt eine irreversible Störung der generativen und inkretorischen Funktion des Ovars vor. Bei Manifestation in der Kindheit oder in der Jugend handelt es sich um eine Gonadendysgenesie, in der Geschlechtsreife sprechen wir von einem Climacterium praecox (verfrühte Erschöpfung des Follikelapparates). FSH im Serum ist erhöht. Da in diesen Fällen die Beschwerden des Östrogenmangelsyndroms bestehen, ist eine Substitution indiziert.

### Sekundäre Ovarialinsuffizienz

Als leichteste Form ist die *Corpus-luteum-Insuffizienz* zu bezeichnen. Es findet eine Ovulation statt, doch wird nicht ausreichend Progesteron in der Lutealphase sezerniert. Das klinische Bild ist gekennzeichnet durch prämenstruelle Schmierblutungen, eine Verkürzung des intermenstruellen Intervalles und Sterilität.

Bei der *Anovulation* reicht die Symptomatik über die Oligomenorrhö bis zur Polymenorrhö, bei der Stärke und Dauer der Blutungen vom Ausmaß der noch erhaltenen Östrogenproduktion abhängig sind. Es besteht Sterilität. Progesteron ist nicht nachweisbar. FSH- und LH-Spiegel sind bei stichprobenartiger Bestimmung oft im Normbereich, doch ist das typische zyklische Sekretionsmuster gestört. Es handelt sich um die Folgen einer *hypophysär-hypothalamischen Funktionsstörung*. Eine schwierig zu erkennende Variante der Anovulation ist das LUF-Syndrom (»Luteinized Unruptured Follicle«), bei welchem das Zyklusprofil der Gonadotropine und Sexualhormone normal ist. Da die Oozyte im Ovar retiniert wird, kann keine Fertilisierung erfolgen.

Eine Sonderform stellt die *hyperprolaktinämische Ovarialinsuffizienz* dar, bei der das klinische Bild durch eine sekundäre Amenorrhö mit negativem Gestagentest, Sterilität und häufig Begleitamenorrhö geprägt ist. Das vermehrt sezernierte Prolactin entstammt oft einem Mikro- oder Makroadenom des HVL. Die Behandlung besteht in der Einnahme von Bromocriptin, sofern kein neurochirurgischer Eingriff angezeigt ist.

Bei der *hyperandrogenämischen Ovarialinsuffizienz* kommt es neben den oben genannten Zyklusstörungen als Folge einer vermehrten Testosteronsekretion zu Androgenisierungs- und Virilisierungserscheinungen. Bei rascher Zunahme von Androgenisierungserscheinungen sollte auch ein androgenproduzierender Ovarialtumor in Betracht gezogen werden.

### Stein-Leventhal-Syndrom

Das Syndrom der polyzystischen Ovarien mit Rindenfibrose ist klinisch gekennzeichnet durch Amenorrhö und Sterilität. Es wird vermehrt Testosteron gebildet. Dies führt zum Hirsutismus. In den meisten Fällen ist der Serumspiegel des LH tonisch erhöht.

### Medikamentöse Ursachen der Ovarialinsuffizienz

Die Homöostase der ovariellen Funktion kann durch zahlreiche *Medikamente* gestört werden (Androgene, Anabolika, ACTH, Kortikoide, Diuretika, Antirheumatika, Dopaminantagonisten, Psychopharmaka). Bei der Erhebung der Anamnese ist hierauf sorgfältig zu achten.

## Klimakterium

Im Zeitraum zwischen dem 45. und 55. Lebensjahr erlischt nicht nur die generative, sondern auch die inkretorische Funktion des Ovars. Dieser an sich physiologische Vorgang ist bei vielen Frauen mit psychovegetativen Beschwerden (Wechseljahrsbeschwerden) als auch mit organischen Auswirkungen des Östrogenmangels (Colpitis atrophicans, Atrophie der Vulva, Osteoporose) belastet. Eine Substitution mit Östrogenen wirkt häufig günstig.

Tabelle **12** Morphologie der Ovarialtumoren (aus Dallenbach-Hellweg, G.: Zur Morphologie der Ovarialtumoren. In König, P. A., V. Probst: Funktion und Pathologie des Ovariums. Enke, Stuttgart 1971)

| Genese, ausgehend von | Zysten | Gutartige Neubildungen | Bösartige Neubildungen |
|---|---|---|---|
| I. Embryonalanlage (Keimzellen) | Dermoid | Dermoid | malignes Teratom<br>Struma ovarii |
| | | Pseudomuzinkystom | pseudomuz. Zystadenokarzinom |
| | | Dysgerminom | Dysgerminom<br>Gonadoblastom |
| | | Arrhenoblastom | Arrhenoblastom<br>Gynandroblastom<br>prim. Choriokarzinom |
| | | Lipom | Liposarkom |
| | | Chondrom | Chondrosarkom |
| | | Rhabdomyom | Rhabdomyosarkom |
| | | Myxom | Myxosarkom |
| | | Neurinom, Neurofibrom | Neuroblastom |
| | | Melanom | Melanosarkom |
| II. Follikel | Follikelzysten | Granulosazelltumor | Granulosazellkarzinom |
| | Corpus-luteum-Zysten | Luteom<br>luteinisierter Granulosazelltumor | malignes Luteum |
| | Corpus-albicans-Zysten | | |
| | Theka-Zysten | Thekom | malignes Thekom |
| III. Deckepithel | »Keimepithelzysten« | Cystadenoma simplex | |
| | | Cystadenoma papilliferum serosum | seröses papill. Zystadenokarzinom |
| | | sog. Oberflächenpapillom | |
| | | Zystadenofibrom | Zystadenofibrosarkom |
| IV. Ovarialstroma | | Fibrom | Fibrosarkom, Retikulosarkom; |
| | | Fibromyom | Fibromyosarkom |
| | | Leiomyom | Leiomyosarkom |
| | | Angiom | Angiosarkom |
| V. Hiluszellen | | Hiluszelltumor | Hiluszellkarzinom |
| VI. Versprengte Epithelanlagen | Endometriosezysten | | endometriotes Adenokarzinom |
| | | Brenner-Tumoren | maligner Brenner-Tumor |
| | | Hypernephroid | primäres Hypernephrom<br>Mesonephroma malignum |
| VII. Genetisch unklare Tumoren | | | Solides undifferenziertes Karzinom<br>Karzinosarkom<br>Lymphosarkom |
| VIII. Metastatische Tumoren | | | Krukenberg-Tumor<br>Metast. Endometriumkarzinom<br>Metast. Hypernephrom<br>Metast. Choriokarzinom<br>Metast. Sarkom<br>u. a. m. |

**Merke:** Die mannigfachen Formen der Ovarialinsuffizienz, die sich in der Jugend und in der Geschlechtsreife ganz unterschiedlich äußern, haben nicht nur somatische, sondern auch psychische Veränderungen im Gefolge und beeinträchtigen in hohem Maße die weibliche Lebensqualität. Ihre exakte Abklärung ist daher notwendig und die Aufgabe des endokrinologisch geschulten Frauenarztes.

## Ovarialtumoren

Ovarialtumoren zeichnen sich durch besondere Mannigfaltigkeit aus, die histogenetisch erklärt werden kann. Bei allen Tumorformen gibt es gut- und bösartige Spielarten. Die histologische Einordnung kann schwierig sein. Der therapeutische Entschluß erfordert eine enge Zusammenarbeit zwischen Klinikern und Histologen (Tab. **12**).

### Differentialdiagnose

Bei *großen* Ovarialtumoren, die als Kystome bei der abdominellen Palpation deutlich tastbar sind, muß abgegrenzt werden gegen eine fortgeschrittene Schwangerschaft, gegen Aszites, Uterus myomatosus und Mesenterialzysten.
Bei *kleinen und mittelgroßen Ovarialtumoren* (bis Pampelmusengröße) muß abgegrenzt werden gegen Uterus myomatosus, Sigmatumor, Beckenniere, Zystenniere, entzündlichen Adnextumor.
Bei *kleinen Ovarialtumoren* ist unter Annahme einer passageren funktionell bedingten zystischen Veränderung das Abwarten über die nächste Menstruation hinaus gestattet. Bleibt der Tumor bestehen, so ist eine Abklärung erforderlich (Laparoskopie).
Bei *metastastischen Absiedelungen* intraperitonealer *Karzinome* findet man allgemeine Tumorzeichen und sehr häufig Aszites.
Die modernen differentialdiagnostischen Methoden wie Sonographie, Laparoskopie, Computertomographie leiten über zur Laparoskopie-Pelviskopie und, bei Bestätigung eines Tumors, zur Laparotomie.

### Therapie

Das Ziel der Operation ist die Entfernung des Ovarialtumors, bei jungen Patienten, Gutartigkeit oder den histologisch sogenannten »Borderline-Cases« unter Erhaltung von Ovarialsubstanz. Bei Bösartigkeit ist die Radikaloperation (Entfernung des Uterus mit beiden Adnexen, Omentektomie, eventuell auch paraaortale Lymphadenektomie) am Platze, bei Inoperabilität die möglichst weitgehende Entfernung der Tumormassen.
Der primären operativen Maßnahme folgt eine zytostatische Nachbehandlung, deren Plan durch die Fachklinik festgelegt und im Anschluß an die Primärtherapie von Klinik und Hausarzt kooperativ befolgt wird, oder eine perkutane Bestrahlung, bei endometroiden Karzinomformen ergänzt durch eine Gestagenbehandlung in hoher Dosierung.
Das Ergebnis der therapeutischen Bemühungen kann nach einiger Zeit durch eine Second-look-Operation überprüft werden.

### Prognose

Die pauschale Fünfjahresüberlebensrate aller Stadien wird mit 25% angegeben. Bei Tumorstadium I beträgt die Fünfjahresüberlebensrate etwa 90%. Die Früherkennung ist schwierig. Daher Abklärung auch schon bei Verdacht auf Ovarialtumor.

**Merke:** Ergibt die palpatorische Untersuchung einen einseitigen oder doppelseitigen Adnextumor, so muß unter dem Verdacht auf einen Ovarialtumor mit allen zur Verfügung stehenden Mitteln abgeklärt werden.

### Weiterführende Literatur

Castano, A., O. Käser, E. Halberstadt: Das Ovarialcarcinom. Gynäkologe 3 (1980) 17
Dallenbach-Hellweg, G.: Zur Morphologie der Ovarialtumoren. In König, P. A., V. Probst: Funktion und Pathologie des Ovariums. Enke, Stuttgart 1971
Dallenbach-Hellweg, G.: Functional Morphologic Changes in Female Sex Organs Induced by Exogenous Hormones. Springer, Berlin 1980
Kepp, R., H.-J. Staemmler: Lehrbuch der Gynäkologie, 13. Aufl. Thieme, Stuttgart 1980
Leyendecker, G.: Ovarialinsuffizienz. Gynäkologe 14 (1981)
Schmidt-Matthiesen, H.: Gynäkologie und Geburtshilfe, 5. Aufl. Schattauer, Stuttgart 1982
Soost, H. J., S. Baur: Gynäkologische Zytodiagnostik, Lehrbuch und Atlas, 4. Aufl. Thieme, Stuttgart 1980
Stegner, H.-E.: Gynäkologie und Geburtshilfe. Enke, Stuttgart 1980
Stoll, P., J. Jaeger, G. Dallenbach-Hellweg: Gynäkologische Cytologie. Springer, Berlin 1968
Ufer, J.: Hormontherapie in der Frauenheilkunde, 5. Aufl. de Gruyter, Berlin 1978

# Paraneoplastische Endokrinopathien

*W. Bauer*

**Definition:** Maligne Neoplasien können dem betroffenen Patienten nicht nur durch lokales Wachstum, Infiltration, Invasion und Metastasierung Schaden zufügen. Im Falle eines paraneoplastischen Syndroms leidet der Patient unter einem Krankheitsbild, das Ausdruck der Fernwirkung eines malignen Tumors ist und mit lokalen oder metastatischen Prozessen in keiner direkten Beziehung steht. Im Spezialfall der *paraneoplastischen Endokrinopathien* (Tab. **13**) kommt diese Fernwirkung dadurch zustande, daß ein Hormon oder eine Substanz mit hormonähnlicher Aktivität durch einen Tumor sezerniert wird, der nicht vom entsprechenden Drüsengewebe ausgeht. Ein wichtiges Beispiel ist die Produktion von ACTH durch das kleinzellige Bronchuskarzinom. Dieser Vorgang wird auch *ektope Hormonbildung* genannt und gilt dann als bewiesen, wenn folgende Bedingungen erfüllt sind: Nachweis des Hormons im Tumorgewebe (evtl. Synthese durch Tumorzellen in Kultur), Nachweis eines zirkulierenden Anteils im Blut und Verschwinden der klinischen Symptomatik sowie der erhöhten Hormonspiegel nach erfolgreicher Tumortherapie.
Oft ist die klinische Symptomatik nicht ausgeprägt, gelegentlich aber wird der Patient durch die ektope Hormonbildung stärker geschädigt als durch den Tumor selbst. Da die Endokrinopathie dem Manifestwerden des Tumors um Monate oder sogar Jahre vorausgehen kann, könnten bestimmte Hormone oder hormonähnliche Substanzen allenfalls in Zukunft als Tumormarker diagnostische Bedeutung erlangen.

### Häufigkeit

Genaue Häufigkeitsangaben zu den paraneoplastischen Endokrinopathien sind vorderhand nicht möglich. Die Vielzahl in Frage kommender Hormone und Tumoren hat eine systematische Suche bisher nicht erlaubt. Dazu kommt, daß es sich bei vielen Fällen um eine Labordiagnose handelt, die noch nicht zu klinischen Auswirkungen geführt hat. Immerhin sind 3–5% aller Cushing-Syndrome paraneoplastisch bedingt und beträgt die zusammengefaßte Inzidenz von Cushing-Syndrom, Schwartz-Bartter-Syndrom, Hyperkalzämie und Gynäkomastie beim Bronchuskarzinom 8,5%. Der Tumor, der am häufigsten mit einer ektopen Hormonproduktion in Zusammenhang gebracht wird, ist das kleinzellige Bronchuskarzinom.

### Pathogenese

Der genaue Mechanismus, der dazu führt, daß neoplastisches Gewebe beginnt, vollständige oder aberrierende Hormonmoleküle zu produzieren, ist im einzelnen noch nicht geklärt. Im Vordergrund der Erklärungsversuche steht die Theorie, wonach es im Verlaufe der Entdifferenzierung in den Tumorzellen zum Verlust eines genetischen Depressionsmechanismus kommt, so daß genetische Information, die normalerweise blokkiert ist, wirksam werden kann. Daneben wird außer einem gemeinsamen Prohormon auch eine gemeinsame neuroektodermale Herkunft im Körper weit verbreiteter Zellen (APUD-Zellsystem) diskutiert, welche zur Polypeptidsynthese befähigt sind und als sogenannte K-Zellen zum Beispiel auch in der Lunge vorkommen.

### Klinik und Pathophysiologie

#### Adrenocorticotropes Hormon (ACTH)

Das ektope ACTH-Syndrom ist eigentlich die klassische paraneoplastische Endokrinopathie. Erstmals im Jahre 1928 beschrieb Brown eine bilaterale Nebennierenrindenhyperplasie bei einem Oat-cell-Karzinom der Lunge. Heute kann in 3–5% aller Fälle von Cushing-Syndrom eine ektope Hormonbildung gesichert werden, dazu kommen viele Fälle ausschließlicher Laborbefunde, wobei in Tumor, Metastasen und Plasma erhöhte Werte von ACTH und ACTH-ähnlichen Substanzen gefunden werden. Ein häufig auftretendes Molekül ist das ACTH-Beta-Lipotropin (sogenanntes »big-ACTH«), das selbst eine geringe Bioaktivität aufweist, jedoch leicht in das bioaktive ACTH übergeführt werden kann und deshalb wahrscheinlich als Prohormon betrachtet werden darf. Indizien weisen darauf hin, daß dieses Molekül in variabler Menge sogar von sämtlichen Bronchuskarzinomen produziert wird. Neben ACTH werden auch CRF (corticotropin releasing factor) und MSH (melanozytenstimulierendes Hormon) ektop produziert; letzteres kann zu einer Hyperpigmentation führen.

Tabelle **13** Beispiele paraneoplastischer Endokrinopathien

| *Ektop-produziertes Hormon* | *Klinisches Zustandsbild* | *Tumorlokalisation* (Auswahl) |
|---|---|---|
| ACTH (adrenokortikotropes Hormon)<br>CRF (corticotropin releasing factor) | Cushing-Syndrom | Bronchus<br>Pankreas<br>Thymus |
| MSH (melanozytenstimulierendes Hormon) | Hyperpigmentation | Schilddrüse, Leber u. a. |
| ADH (Adiuretin) | Schwartz-Bartter-Syndrom | Bronchus, Pankreas, Thymus |
| STH (somatotropes Hormon) | Riesenwuchs/Akromegalie | Bronchus |
| TSH (thyreotropes Hormon) | Hyperthyreose | Bronchus, Pankreas |
| Gonadotropingruppe:<br>LH, FSH, HCG, HPL | Pseudopubertas praecox/<br>Gynäkomastie | Bronchus<br>Leber |
| Prolactin | Galaktorrhö | Niere |
| Parathormon | Pseudohyperparathyreoidismus/Hyperkalzämiesyndrom | Bronchus<br>Niere |
| Erythropoetin | Polyglobulie | Leber, Kleinhirn, Nebenniere, Uterus |

Am häufigsten wird das ektope ACTH-Syndrom bei Patienten mit Bronchuskarzinom (über 50% der beschriebenen Fälle), Thymom und Pankreaskarzinom beobachtet, daneben kommt aber eine Vielzahl anderer Malignome als Ursache in Frage, z. B. ausgehend von Schilddrüse, Ovar, Prostata, Parotis und Leber.
Klinisch handelt es sich oft um kaum ins Auge springende Cushing-Syndrome. Adipositas und Striae rubrae fehlen oft, da die Patienten wegen ihres Tumorleidens gleichzeitig Gewicht verlieren. Typische Befunde im Labor sind ein erhöhtes Plasmacortisol, erhöhte 17-Hydroxy- und 17-Ketosteroide im Urin, eine Hyperglykämie und Hypokaliämie sowie im Radioimmunassay eine vermehrte ACTH-Aktivität. Die einzige erfolgversprechende Therapie ist die allerdings oft unmögliche totale Entfernung des Tumors. Symptomatische Maßnahmen (Dexamethasonsuppression, Metopiron, Cyproheptadin u. a.) sind höchstens vorübergehend erfolgreich.

Adiuretin (ADH)

Nachdem bereits 1938 von Winkler und Crankshaw bei einem Patienten mit Bronchuskarzinom eine auffallende Natriumausscheidung festgestellt wurde, konnte 1957 dieses Phänomen mit einer abnormal hohen ADH-Sekretion erklärt werden und wird seither auch als *Schwartz-Bartter-Syndrom* bezeichnet.
Eine adiuretinartige Aktivität konnte in diversen Tumoren nachgewiesen werden, am häufigsten wiederum in Bronchuskarzinomen, wo bei den kleinzelligen Formen eine Inzidenz von bis 35% angegeben wird. Daneben sind Pankreas, Thymus und Dünndarm als Lokalisationen beschrieben worden. Klinisch kann sich das ektope ADH-Syndrom in allen Schweregraden manifestieren, vom Zufallsbefund einer Hyponatriämie bis zur eigentlichen Wasserintoxikation mit sehr tiefen Natrium- und Chlorblutwerten, tiefer Serumosmolarität und stark hypertonem Urin. An Symptomen sind zu erwarten: Nausea, Kephalea, Schwäche, Apathie und Verwirrtheit bis hin zu Koma und Krämpfen. Die Notfalltherapie besteht in der Infusion hypertoner Kochsalzlösung. Wo eine kausale Tumorbehandlung nicht möglich ist, kann der Patient durch eine strikte Reduktion der Flüssigkeitszufuhr (auf weniger als einen Liter pro Tag) meist befriedigend eingestellt werden.

Somatotropes Hormon (STH)

Besonders bei Lungentumoren muß mit dem Auftreten erhöhter STH-Spiegel gerechnet werden, welche mit akromegalen Veränderungen einhergehen oder auch ganz asymptomatisch bleiben können. Der erste Fall wurde 1968 bei einem Patienten mit Bronchuskarzinom beschrieben; bei einem ähnlichen Fall wurden 1972 zusätzlich eine hypertrophe Osteoarthropathie und eine diabetische Stoffwechsellage beobachtet. Die operative Entfernung des Tumors führt zur Normalisierung des STH-Spiegels.

Thyreotropes Hormon (TSH)

Vor allem bei Tumoren trophoblastären Ursprungs (z. B. Chorionkarzinom) können in bis zu 10% der Fälle Hyperthyreosezeichen festgestellt werden. Dabei handelt es sich jedoch streng genommen nicht um eine ektope Hormonproduktion, da auch in normalem Plazentagewebe thyreotrope Aktivität nachgewiesen werden kann.
Vor allem bei Bronchuskarzinomen, Tumoren des Gastrointestinaltrakts und auch hämatologischen Neoplasien kann jedoch eine echte para-

neoplastische Hyperthyreose auftreten. Oft handelt es sich nur um eine Labordiagnose, gelegentlich kommen kardiovaskuläre Symptome (vor allem Tachykardie) dazu, ganz selten kommt es zu einer eigentlichen Thyreotoxikose.
Neben der kausalen Tumortherapie kommt eine Behandlung mit Thyreostatika, die sich in den meisten Fällen als wirksam erwiesen haben, in Frage.

#### Gonadotropine

Nachdem bei Patienten mit Bronchuskarzinomen gelegentlich über das Auftreten einer Gynäkomastie berichtet wurde, konnte der Nachweis für das paraneoplastische Vorkommen verschiedener Hormone aus der Gonadotropingruppe erbracht werden. Am häufigsten scheint es sich dabei um LH und HCG (human chorionic gonadotropin) zu handeln, doch wurden auch FSH und HPL (human placental lactogen) nachgewiesen. Klinisch kommt es je nach Alter vor allem zu einer Pseudopubertas praecox oder zu einer Gynäkomastie. Als Tumorlokalisationen kommen neben der Lunge vor allem Leber, Nebenniere, Testis, Mamma und Gastrointestinaltrakt in Frage. In diesem Zusammenhang seien auch einige Hypernephromfälle mit Galaktorrhö bei ektoper Prolactinproduktion erwähnt.
Die Therapie bleibt beim ektopen Gonadotropinsyndrom unbefriedigend. Eine Suppression durch hochdosierte Östrogene ist charakteristischerweise nicht möglich.

#### Parathormon

Hyperkalzämien sind bei vielen Arten von Malignomen häufig und meistens nicht paraneoplastisch, sondern durch Osteolysen bei ausgedehnter Knochenmetastasierung bedingt. Seit 1953 ist jedoch bekannt, daß ein Hyperkalzämiesyndrom auch ohne Metastasierung infolge der Produktion einer parathormonähnlichen Substanz durch den Tumor auftreten kann. Beim Mammakarzinom wurden überdies gelegentlich Vitamin-D-ähnliche Sterole gefunden, die ebenfalls zur Erhöhung des Blutcalciums führen können. Die erwähnte parathormonähnliche Substanz ist ein Polypeptid, das strukturell mit dem physiologischen Hormon nicht identisch ist, im Radioimmunassay für Parathormon aber erfaßt wird. Auch Hormonvorstufen und -fragmente wurden nachgewiesen. Es kommt somit zu einem meist klinisch wenig symptomatischen Pseudohyperparathyreoidismus mit Müdigkeit, Schwäche, Nausea und Erbrechen als Hauptsymptomen. Hauptsächliche Tumorlokalisationen sind Bronchus (vor allem Pflasterzellkarzinome) und Niere, dann auch Ovar, Uterus, Gastrointestinaltrakt, Leber, Pankreas, Lymphome und Leukämien.
Eine Behandlung mit forcierter Diurese, Furosemid und Kortikosteroiden (evtl. Phosphat, Mithramycin) ist in den meisten Fällen erfolgreich, doch ist bei oft unmöglicher kausaler Therapie die Prognose auf längere Sicht im allgemeinen schlecht.

#### Erythropoetin

Eine erythropoetininduzierte Polyglobulie kommt bei diversen neoplastischen und nicht neoplastischen Nierenleiden (Hypernephrom, Zystennieren, Hydronephrose) vor, doch existiert auch eine eigentliche paraneoplastische Produktion von Erythropoetin und ähnlichen Substanzen. Bei den beschriebenen Fällen handelt es sich um Hepatome, Kleinhirnhämangiome, Nebennierenadenome und Uterusfibrome.

#### Weitere hormonelle Überfunktionssyndrome

Neben den vorstehend zusammengestellten paraneoplastischen Zustandsbildern existiert eine ganze Reihe weiterer Beobachtungen ektoper Hormonproduktion, wie zum Beispiel Aldosteron beim Ovarialkarzinom; Renin, Calcitonin, Serotonin und gastrointestinale Hormone der APUD-Zellreihe beim Bronchuskarzinom sowie Prostaglandin beim medullären Schilddrüsenkarzinom. Auch die Kombination mehrerer ektopproduzierter Hormone des gleichen Tumors kann als bewiesen gelten (z. B. ACTH und ADH beim Bronchuskarzinom).
Die Genese der ebenfalls gelegentlich tumorassoziiert auftretenden Hypoglykämien (vor allem bei Hepatomen und großen mesenchymalen Tumoren) konnte noch nicht eindeutig mit einer paraneoplastischen Endokrinopathie in Zusammenhang gebracht werden. Immerhin bestehen heute Anhaltspunkte dafür, daß insulinähnliche Substanzen an der Entstehung der Kohlenhydratstoffwechselstörung zumindest beteiligt sein könnten.

### Therapie

Wie schon bei der Besprechung der einzelnen Syndrome erwähnt, wäre eine adäquate Tumortherapie gleichzeitig die kausal wirksame Behandlung der Endokrinopathie. In solchen Fällen kann ein Wiederanstieg des Hormonspiegels für ein Rezidiv beziehungsweise für eine Metastasierung diagnostisch verwertet werden. In vielen Fällen ist das Tumorleiden bei Diagnosestellung jedoch schon so weit fortgeschritten, daß lediglich der Versuch einer symptomatischen Therapie bleibt, wie dies bei Besprechung der einzelnen Krankheitsbilder jeweils kurz angedeutet wurde.

**Merke:** Eine paraneoplastische Endokrinopathie ist definiert als die Fernwirkung einer malignen Neoplasie, welche ein Hormon oder eine Substanz mit hormonähnlicher Aktivität sezerniert, was auch als ektope Hormonbildung bezeichnet wird. Ein wichtiges Beispiel ist die Produktion von ACTH durch das kleinzellige Bronchuskarzinom. Daneben sind bekannt die Produktion von ADH, von STH, von Gonadotropinen, von Parathormon oder parathormonähnlichen Substanzen, von Erythropoetin und einigen weiteren endokrin wirksamen Faktoren. Falls eine wirksame Tumortherapie möglich ist, stellt sie gleichzeitig die kausale Behandlung der Endokrinopathie dar.

## Weiterführende Literatur

Anderson, G.: Paramalignant Syndromes. Rec. Advanc. Med. 16 (1973) 1

Bauer, W., W. Siegenthaler, G. Siegenthaler: Paraneoplastische Syndrome aus internistischer Sicht. Mkurse ärztl. Fortbild. 28 (1978) 89

Hall, T. C.: Paraneoplastic syndromes. Ann.N.Y.Acad.Sci. 230 (1974)

Heitz, Ph. U., J. J. Staub: Klinik und Pathophysiologie der ektopischen Hormonbildung. Dtsch. med. Wschr. 104 (1979) 1321

Lips, C. J. M., J. van der Sluys Veer, J. A. van der Donk, R. H. van Dam, W. H. L. Hackeng: Common precursor molecule as origin for the ectopic-hormon-producing-tumor syndrome. Lancet 1978/I, 16

Rees, L. H.: The biosynthesis of hormones by non-endocrine tumours – a review. J. Endocr. 67 (1975) 143

Vaitukaitis, J. L.: Peptide hormones as tumor markers. Cancer 37 (1976) 567

# 5

# Krankheiten der Niere und der ableitenden Harnwege

*A. Helber*
*H. V. Henning*
*K. W. Rumpf*
*F. Scheler*
*M. H. Weber*

# Glomerulonephritisformen

*F. Scheler* und *M. H. Weber*

**Definition:** Als Glomerulonephritis bezeichnen wir eine Reihe von akuten, rapid-progressiven oder chronischen, bilateralen, entzündlichen, nicht eitrigen, diffusen oder herdförmigen Nierenerkrankungen, bei denen sich der Krankheitsprozeß vorwiegend in den Glomerula abspielt. Darüber hinaus werden histologisch weniger ausgeprägte Läsionen an anderen kleinen Nierenarterien gefunden. Es gibt Hinweise dafür, daß noch genauer zu definierende Antigene über einen Antigen-Antikörper-Mechanismus die »Zweitkrankheit« Glomerulonephritis auslösen. Eine gesteigerte individuelle Krankheitsempfänglichkeit gegenüber einer Glomerulonephritis aufgrund besonderer Konstellationen der Histokompatibilitätsantigene des Patienten (z. B. HLA-A2, HLA-Bw35) kann noch nicht als gesichert gelten.

## Häufigkeit und frühe Symptome

Glomerulonephritiden bilden mit über 50% der Fälle die häufigste Ursache der dialysebedürftigen chronischen Niereninsuffizienz. Sie treten bevorzugt beim männlichen Geschlecht auf und können je nach histologischer Form schon in jüngerem Lebensalter zur terminalen Niereninsuffizienz führen.

Bei einer retrospektiven Auswertung von 49 Patienten mit Glomerulonephritis fanden wir als objektive Krankheitszeichen bei allen Glomerulonephritisformen unterschiedlich ausgeprägt die folgenden Symptome (Reihenfolge nach Häufigkeit und Bedeutung): Proteinurie, Erythrozyturie, Zylindrurie, Nierenschmerzen, Hypertonie, eventuell mit Linksherzvergrößerung und Lungenstauung, Ödeme, Albuminverminderung bei relativer $\alpha_2$- und $\beta$-Globulinerhöhung im Plasma, Cholesterin- und Lipoproteinerhöhung sowie bei Verminderung des Glomerulumfiltrates eine Erhöhung der harnpflichtigen Substanzen im Plasma. Einzelne Symptome wurden zum Teil bis zu 25 Jahre vor Dialysebeginn festgestellt, ihre Häufigkeit begann jedoch signifikant etwa 6 Jahre vor Dialysebeginn zu steigen.

## Diagnostisches Vorgehen

### Proteinuriediagnostik

Als *Proteinurie* bezeichnet man eine Eiweißausscheidung im Urin von über 250 mg/Tag. Sie findet sich als konstantes Symptom von Nierenerkrankungen, besonders von glomerulären Entzündungen.

Die gesunde Basalmembran der glomerulären Kapillarschlingen der Niere verhindert die Filtration von hochmolekularen Proteinen. Dabei ist nicht nur der Durchmesser der theoretisch angenommenen »Poren« der Basalmembran (ca. 35 Å ≙ 3,5 nm) von Bedeutung, sondern auch ihre Funktion als ladungsselektiver Filter. Die Filtration von Polyanionen wie Albumin wird durch sialoproteinreiche Elemente der Lamina rara interna, die Filtration von Polykationen durch die Lamina rara externa der Basalmembran verhindert. Die filtrierte Albuminmenge beträgt etwa 1–2 g/Tag, daneben werden alle kleineren Proteine (Molekulargewicht unter 67 000) glomerulär filtriert. Durch molekulargewichtsbezogene, tubuläre Rückresorption wird der tägliche Proteinverlust im Urin allerdings auf unter 150 mg begrenzt. Den größten Anteil der unter physiologischen Bedingungen ausgeschiedenen Urinproteine stellen das Plasmaalbumin (15 mg) und das tubulär sezernierte Tamm-Horsefall-Mukoprotein (25 mg) dar. Als weitere Eiweißkomponenten finden sich das $\beta_2$-Mikroglobulin, L-Ketten von Immunglobulinen, Transferrin sowie das retinolbindende Protein.

Eine (pathologische) Proteinurie wird in der Regel durch die Bestimmung der *Eiweißkonzentration* im Urin diagnostiziert. Zum qualitativen Nachweis können die *Essigsäure-Kochprobe,* die *Sulfosalicylsäureprobe* (Empfindlichkeit beider Methoden 50–100 mg/l) oder auch *Teststäbchen* (Albu-Stix, Lab-Stix; Empfindlichkeit ca. 50–300 mg/l) eingesetzt werden. Bei der Beurteilung dieser Methoden ist auf die Urinverdünnung zu achten. Daher muß zusätzlich die Urinosmolalität (bei geringer Flüssigkeitszufuhr in der ersten Morgenportion normalerweise: 800–1 400 mosmol [mmol]/kg) oder zumindest das spezifische Gewicht (entsprechend 1,022–1,026) des Urins bestimmt werden, vor allem wenn es sich nur um grenzwertige Befunde handelt. Bei einem verdünnten Urin mit einem spezifischen Gewicht von 1,009 kann eine Eiweißkonzentration von 200–300 mg/l schon pathologisch sein, während sie es bei einem spezifischen Gewicht von 1,028 nicht zu sein braucht. Es kommt also auf die Gesamteiweißmenge pro 24 Stunden an!

Als semiquantitative Untersuchungsmethode wird wegen ihrer einfachen Durchführbarkeit die Eiweißfällung mit Pikrinsäure nach *Esbach* (Angabe in Promille-Werten) angewandt, wobei verschiedene Störfaktoren (Harnsäure-, Kreatinin-, Medikamentenausscheidung) den Aussagewert beeinträchtigen können. Auch dieses Verfahren erfordert die Bestimmung des spezifischen Gewichtes des Urins (Refraktometrie, Urometrie; neuerdings auch Harnteststreifen [N-Multistix SG, Ames Lab.]).

Eine zuverlässigere Aussage über die *Eiweißmenge* im Urin kann durch die photometrische Bestimmung der Peptidbindungen mit dem Biuret-Reagenz (Merck, Darmstadt) gewonnen werden. Die gemessenen Werte werden auf das 24-Stunden-Urinvolumen umgerechnet. Genauigkeit und Schnelligkeit der photometrischen Eiweißbestimmung lassen sich durch den Einsatz neuer Färbemethoden wie *Coomassie Blue Brilliant* (Protein Assay, Bio-Rad) oder *Ponceau S* (Urin-Pak, Ames Lab.) noch steigern.

Geringgradige Proteinurien (1–2 g/24 h) können bei Pyelonephritiden und bei chronischen inaktiven Glomerulonephritiden auftreten. Auch abakterielle interstitielle Nephritiden und andere tubuläre Prozesse können zu einer geringgradigen Proteinurie führen. Eine Eiweißausscheidung von mehr als 3–3,5 g/24 h kann als Ausdruck einer glomerulären Schädigung angesehen werden. In extremen Fällen kann die Proteinurie 20 g und mehr pro 24 Stunden betragen. Eiweißverluste von mehr als 3 g/24 h führen zum »nephrotischen Syndrom« (s. dort).

### Differenzierung der Proteinurie

Eine Spezifizierung der Proteinurie nach dem Molekulargewicht der ausgeschiedenen Eiweiße kann differentialdiagnostische Bedeutung haben. *Protein-Clearances* zur genauen Quantifizierung können mit der radialen Immundiffusion auf handelsüblichen antikörperhaltigen Agaroseplatten durchgeführt werden. Die verschiedenen Clearances werden in Relation zu festgelegten Markerproteinen (z. B. Transferrin), bezogen auf den Logarithmus ihres Molekulargewichtes, als Kurve dargestellt. Der Regressionswinkel dieser Kurve stellt ein Maß der glomerulären Selektion dar (Abb. **1**). Für tubuläre Proteinurie hat sich diese Methode nicht bewährt, da hier sowohl glomeruläre Filtration als auch tubuläre Rückresorption die Konzentration im Endharn bestimmen.

Eine *»selektive« Proteinurie* (Ausscheidung von Proteinen nahe am Molekulargewichtsbereich des Albumins) wird häufig bei der Minimal-changes-Glomerulonephritis und bei der membranösen Glomerulonephritis gefunden.

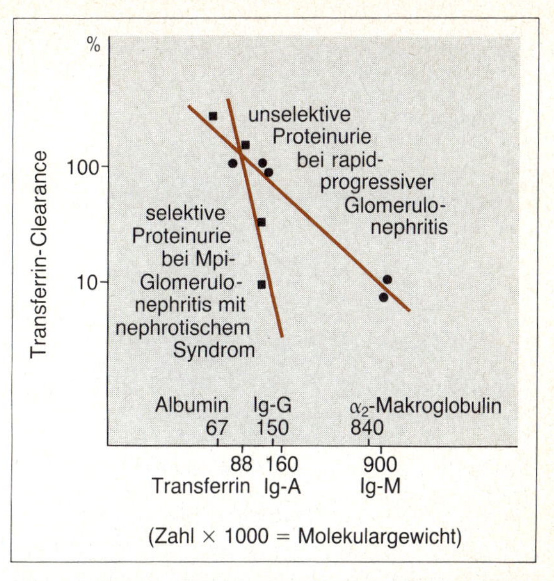


Abb. **1** Differenzierung verschiedener Proteinurietypen (selektive und unselektive Proteinurie) anhand zweier Glomerulonephritisformen. Nähere Erläuterungen s. Text

Eine *»unselektive« Proteinurie,* d. h. Nachweis aller Plasmaeiweißfraktionen im Urin (bis zum $\alpha_2$-Makroglobulin und $\beta$-Lipoprotein, Molekulargewicht 2,5 Mill.), wird bei schweren proliferativen Glomerulonephritisformen beobachtet, die überwiegend mit Niereninsuffizienz einhergehen.

Die *»tubuläre« Proteinurie* überschreitet selten 1 g/24 h, wobei überwiegend Proteine mit einem Molekulargewicht unterhalb von 67 000 ausgeschieden werden. Sie werden unter anderem bei kongenitalen tubulären Störungen gefunden sowie bei interstitiellen Nephritiden und toxischen Tubulusschäden. Von besonderer Bedeutung für die Beurteilung tubulärer Veränderungen ist die Bestimmung des *$\beta_2$-Mikroglobulins,* eines den Histokompatibilitäts-Antigenen assoziierten Proteins (Molekulargewicht 11 800), das normalerweise glomerulär filtriert und tubulär nahezu vollständig rückresorbiert wird. Eine gesteigerte Ausscheidung im Urin (mehr als 360 µg/l) bei normaler Biosynthese gilt als Indiz für tubulointerstitielle Veränderungen der Niere (Cadmium/Bleivergiftung, Analgetika-Nephropathie u. a.). Die gesteigerte $\beta_2$-Mikroglobulinausscheidung bei Pyelonephritis im Gegensatz zu normalen Werten bei Infektionen des Nierenbeckens und der Blase kann für die Lokalisation des Infektionsortes von Bedeutung sein.

Mit Hilfe der *Mikro-Polyacrylamidgel-Elektrophorese* ist eine schnelle Differenzierung der Proteinurie ohne vorherige Konzentrierung des Urins möglich (Abb. **2**). Mit diesem elektrophoretischen Trennverfahren können *hochmolekulare* »unselektive« (Immunglobuline, $\alpha_2$-Makroglobulin), *mittelmolekulare* »selektive« (Albumin, Transferrin) und *kleinmolekulare* »tubuläre«

a

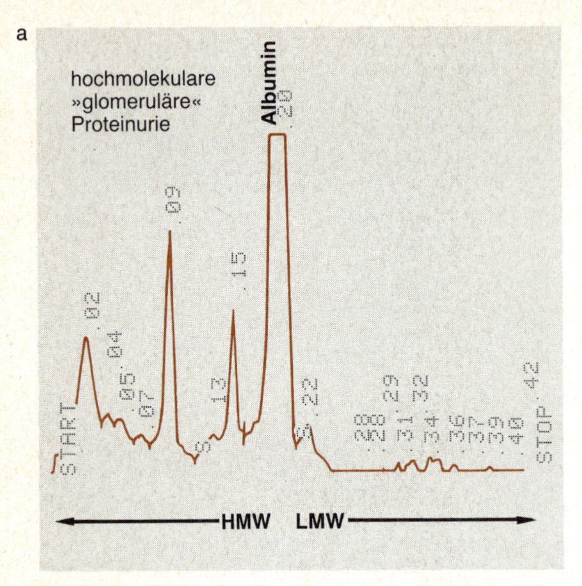


b

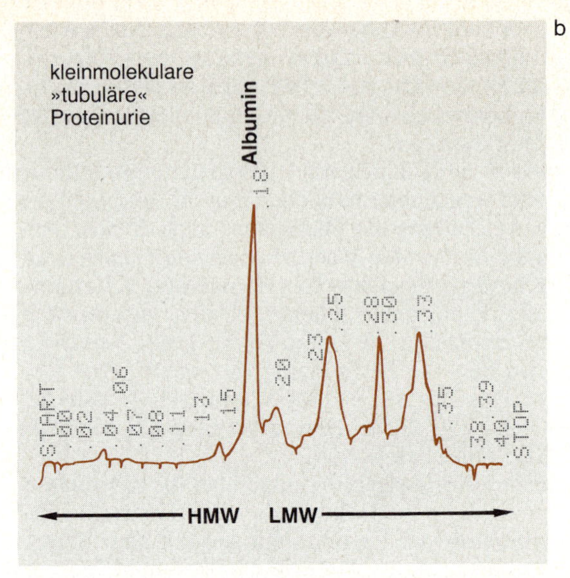


c

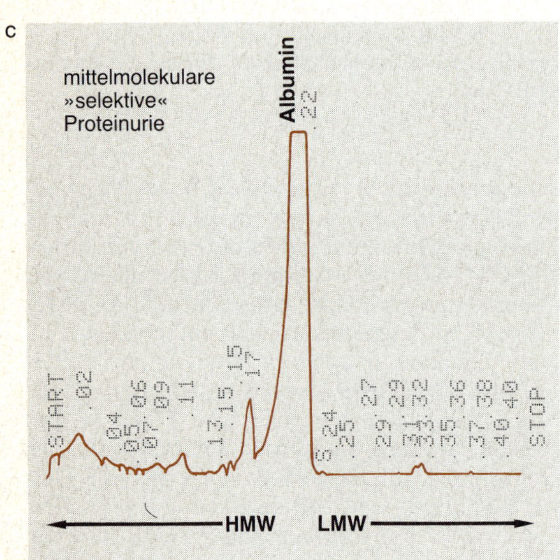


d

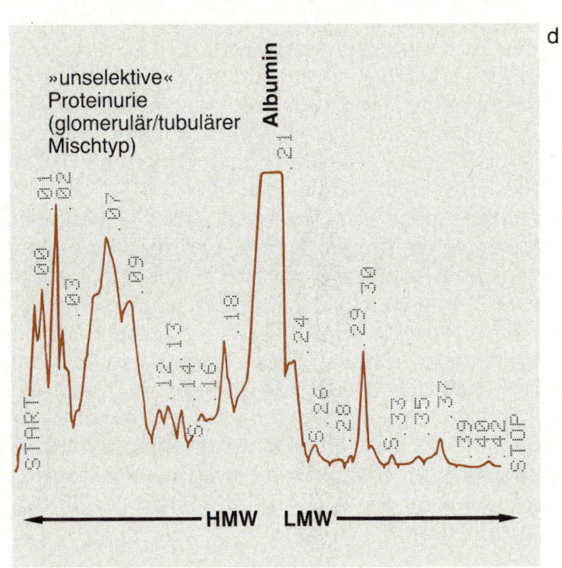


Abb. **2** Verhältnis von hochmolekularen (HMW) zu kleinmolekularen (LMW) Proteinen bei verschiedenen Proteinurieformen.

a) Glomeruläre Proteinurie: Ausscheidung von Molekülen mit einem MG >67000 D (akutes glomerulonephritisches Syndrom); keine tubuläre Komponente.
b) Tubuläre Proteinurie: Molekulargewicht unter 67000 D (Albumin) bei tubulo-interstitiellen Erkrankungen (interstitielle Nephritis, Pyelonephritis, akutes Nierenversagen, Abstoßungsreaktion).
c) Selektive Proteinurie: Proteinausscheidung im Bereich von 60000–90000 D bei glomerulären Minimalveränderungen und membranöser Glomerulonephritis.
d) Unselektive Proteinurie: glomerulär/tubuläre Mischform, MG von 5000 bis >1000000 D bei glomerulären Erkrankungen mit interstitieller Beteiligung, z.B. rapid progressive Glomerulonephritis.

(Mikrogel-Elektrophorese, Gradient 1–33%, Coomassie Blue Brilliantfärbung; Integrator HP 3360 A)

(Proteine kleiner als Albumin) Proteinurietypen unterschieden werden (Abb. **2**). Außerdem lassen sich spezielle krankheitstypische Eiweißbanden wie Bence-Jones-Protein (Immunglobulin-L-Ketten beim Myelom-Patienten) leicht erkennen.

Zur Beurteilung aktiver Gerinnungs- und Fibrinolyseprozesse im Bereich der Glomerula kann die Bestimmung der *Fibrin/Fibrinogen-Spaltprodukte* (FDP = fibrin degradation products) im Urin und Serum hilfreich sein. Neben dem Hämagglutination-Hemmungstest konnten wir auch mit der Mikro-Polyacrylamidgel-Elektrophorese eine hohe fibrinolytische Aktivität vor allem bei aktiven Entzündungsprozessen verschiedener Glomerulonephritisformen (mesangioproliferative Glomerulonephritis, rapid progressive Glomerulonephritis) und als Zeichen drohender Transplantationsabstoßungskrisen feststellen.

### Nierenbiopsie

Seit der Einführung der *perkutanen Nierenbiopsie* durch Iverson und Brun ist ihre Sicherheit durch Röntgen- oder Ultraschallkontrolle der

Tabelle 1 Indikationen und Kontraindikationen zur Nierenbiopsie

| Indikationen | Kontraindikationen |
|---|---|
| **1. Nephrotisches Syndrom**<br>Grundkrankheit klären<br>Indikationsstellung für die Therapie<br>**2. Akut einsetzende Niereninsuffizienz**<br>akut-chronisch-Erholungschance-<br>Vorbereitung für Dauerdialyse<br>**3. Nierentransplantation**<br>akute/chronische Abstoßungskrise<br>akutes Nierenversagen durch renale Ischämie vor und während der Transplantation<br>Nur bedingt indiziert:<br>**4. Glomerulonephritis**<br>Bestätigung der Verdachtsdiagnose, morphologische Form und Aktivität, Verlaufskontrolle, Therapieeffekt, Nachweis der Ausheilung<br>**5. Monosymptomatische Zustände**<br>Abklärung einer Proteinurie oder Hämaturie<br>**6. Schwangerschaftsnephropathie**<br>genuine Gestose-Pfropfgestose<br>**7. Chronische Pyelonephritis**<br>Bestätigung der Verdachtsdiagnose<br>DD chron. Pyelonephritis/Glomerulonephritis<br>**8. Diabetes mellitus**<br>Frühdiagnose einer diabetischen Glomerulosklerose | **a) absolut**<br>1. Anatomische und funktionelle Einzelniere<br>2. Hämorrhagische Diathese<br>3. Ablehnende Haltung, mangelnde Kooperationsfähigkeit des Patienten<br>4. Nierentumoren<br>5. Zystennieren<br>6. Hydronephrose, Pyonephrose, perinephritischer Abszeß, Nierentuberkulose<br>7. Aneurysma der A. renalis<br>8. Ausgeprägte Gefäßsklerose<br>9. Terminale Niereninsuffizienz<br>**b) relativ**<br>1. Höhergradige Hypertonie<br>2. Fortgeschrittene Niereninsuffizienz (nicht Grenzwert entscheidend, sondern praktische Konsequenzen)<br>3. Nierenzysten (evtl. Feinnadelbiopsie zur Untersuchung des Zysteninhalts)<br>4. Nephrokalzinose, Oxalose<br>5. Nierenvenenthrombose<br>6. Fehlende therapeutische Konsequenzen |

Nadelführung und durch die Verbesserung der Punktionsnadel (Vim-Silverman) weiter vergrößert worden. Das prinzipielle Risiko der Nierenpunktion liegt in einer Nachblutung. Daher sind absolute und relative Kontraindikationen sorgfältig abzuwägen (Tab. **1**). Eine Verletzung der empfindlichen Aa. arcuatae in der kortikomedullären Übergangszone stellt offenbar die häufigste Ursache für Nachblutungen dar.

Bei ängstlichen Patienten oder bei relativen Kontraindikationen wie eingeschränkte Nierenfunktion kann durch eine »offene« Nierenbiopsie unter Sicht des Operateurs Nierengewebe gezielt entnommen werden. Nachblutungen lassen sich allerdings dadurch nicht grundsätzlich vermeiden.

Der Patient soll nach einer Nierenbiopsie 24 Stunden liegen und muß auch in den folgenden Tagen sorgfältig überwacht werden (Urin auf Blutspuren prüfen!). Nach der Entlassung aus der Klinik ist eine Woche lang körperliche Schonung geboten (z. B. keine Tätigkeiten, die mit Erschütterungen verbunden sind).

Eine Nierenbiopsie ist bei geringgradigen krankhaften Veränderungen relativ gefahrlos, die Komplikationsrate nimmt mit dem Grad der Nierenfunktionseinschränkung zu.

## Morphologische Einteilung der Glomerulonephritis

Bisher gibt es keine Einteilung der verschiedenen Formen der Glomerulonephritis, die den Vorstellungen des Klinikers, Pathologen und Immunologen in gleicher Weise entspricht. Als Ursache für diesen Mangel ist die Tatsache anzusehen, daß sich die Glomerulonephritis nur in einer begrenzten Zahl klinischer Symptome, in wenigen morphologischen Veränderungen und in einer noch zu kleinen Anzahl bisher bekannter immunologischer Phänomene äußert und sich außerdem diese Befunde einer strengen Korrelation untereinander entziehen. Die rein klinischen Einteilungsversuche nach *nephrotischen* oder *vaskulären Verlaufsformen* können nicht völlig befriedigen, da sie zwar charakteristische klinische Eigenschaften aufzeigen, nicht jedoch morphologische und prognostische Rückschlüsse zulassen. In Ermangelung einer Einteilung nach der Ätiologie ist die *morphologische Einteilung* der Glomerulonephritisformen (Abb. **3**) in den klinischen Gebrauch übernommen worden. Die *Immunhistologie* kann die morphologische Diagnose ergänzen und damit die Glomerulonephritisdiagnose erweitern.

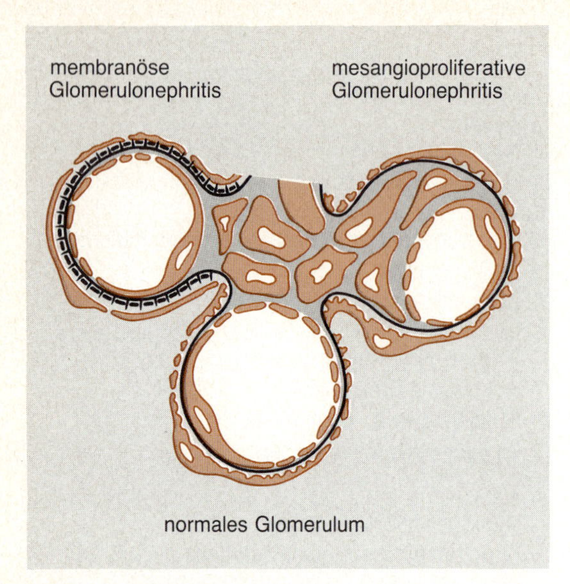


Abb. **3** Schematische Darstellung einer normalen Glomerulumkapillare sowie zweier typischer Glomerulonephritisformen (nach Bohle, Thoenes und Zollinger).
Unten: normaler Kapillaraufbau aus gefensterter Endothelzelle, Basalmembran und Epithelzelle mit Fußfortsätzen (Podozyt).
Links: membranöse Glomerulonephritis mit spikesartigen Basalmembranausstülpungen, Immunkomplexablagerungen und Verlust der Fußfortsätze.
Rechts: mesangioproliferative Glomerulonephritis mit Vermehrung der Mesangiumzellen und -matrix sowie Kapillarlumeneinengung

## Immunhistologische Einteilung

Durch tierexperimentelle Untersuchungen sind in den letzten Jahren immunologische Vorgänge an den Glomerula in den Vordergrund gerückt worden, die zur Entzündung und Funktionseinschränkung führen können. Nach diesen Untersuchungen können 2 Typen der immunologisch bedingten Glomerulumschädigung unterschieden werden: Immunkomplexnephritis und Antibasalmembrannephritis.

### Immunkomplexnephritis

Das Versuchstier reagiert auf die Injektion eines Fremdeiweißes mit der Bildung von spezifischen Antikörpern, die das eingedrungene immunogene Material zu Immunkomplexen binden. Diese Komplexe werden von der Kapillarseite her an der Basalmembran der Glomerula angelagert. Dort lösen sie eine Kaskade von Folgereaktionen auf zellulärer und humoraler Ebene aus (Abb. **4**): Sie aktivieren das Komplement- und Gerinnungssystem, führen zu Thrombozytenaggregation und bewirken über verschiedene Mediatoren die Infiltration des Gewebes mit polymorphkernigen Leukozyten, die wiederum lysosomale Enzyme ausschütten. Als Folge der kompliziert miteinander verwirkten Vorgänge tritt zunächst auf der endothelialen, später auf der epithelialen Seite der Basalmembran eine lokale Entzündung auf. Außerdem proliferieren die der Basalmembran anliegenden Endothel- und Mesangiumzellen. Eine kritische Molekulargewichtsgröße von $10^6$ Dalton scheint nach neueren Untersuchungen für den Ablagerungsort der Immunkomplexe verantwortlich zu sein: Im Antigenüberschuß gebildete, kleine lösliche Komplexe (Molekulargewicht unter $10^6$ D) werden an der Basalmembran abgelagert. Bei Antikörperüberschuß entstehen größere Komplexe (Molekulargewicht über $10^6$ D), die von den Mesangiumzellen durch Phagozytose aus der Zirkulation entfernt werden und deren Proliferation bewirken (Abb. **5** u. **7a**).
Die Immunhistologie erlaubt heute eine exakte Diagnosestellung der Immunkomplexnephritis. Durch Immunfluoreszenz bzw. Immunperoxidasefärbung können *granuläre Ablagerungen* von Immunglobulinen entlang der Basalmembran und in den Mesangiumzellen dargestellt werden. Auch andere Entzündungsfaktoren wie Komplement und Fibrin lassen sich durch diese Methode exakt lokalisieren. Elektronenmikroskopisch sieht man bei der Immunkomplexnephritis elektronendichte Ablagerungen, sog. »humps« (Hökker), an der Außenseite der Basalmembran.
Die Immunkomplexnephritis, die dem experimentellen Modell der akuten oder chronischen Serumkrankheit entspricht, wird beim Menschen unter anderem bei der akuten endokapillären Glomerulonephritis nach Streptokokkeninfekt (Streptokokkenantigen?), bei Systemerkrankungen (z. B. Lupus-erythematodes-Nephritis mit DNA als Antigen) sowie bei membranöser Glomerulonephritis gefunden. Als ätiologische Faktoren werden bei bestimmten Formen der membranösen Glomerulonephritis Tumorantigene oder veränderte Gewebsantigene (Chelatverbindungen) nach D-Penicillamin-Therapie diskutiert.
Neuerdings wird diskutiert, daß nicht präformierte Immunkomplexe glomerulär abgelagert werden, sondern daß erst eine Reaktion zwischen zirkulierenden freien Antikörpern und einem fixierten glomerulären Antigen zur krankheitsauslösenden Immunkomplexbildung führt.

### Antibasalmembrannephritis

Im Gegensatz zur Immunkomplex-gesteuerten Nephritis werden nach der Injektion eines heterologen Antibasalmembran-Antiserums (sogenanntes nephrotoxisches Serum) in ein Versuchstier die spezifischen Antikörper direkt an die entsprechenden Antigene der glomerulären Basalmembran gebunden. Immunhistologisch können die Antikörper als *lineare Ablagerung* entlang den Kapillarschlingenwänden nachgewiesen werden (Abb. **6** u. **7b**).
Die bereits geschilderte Induktion von Mediato-

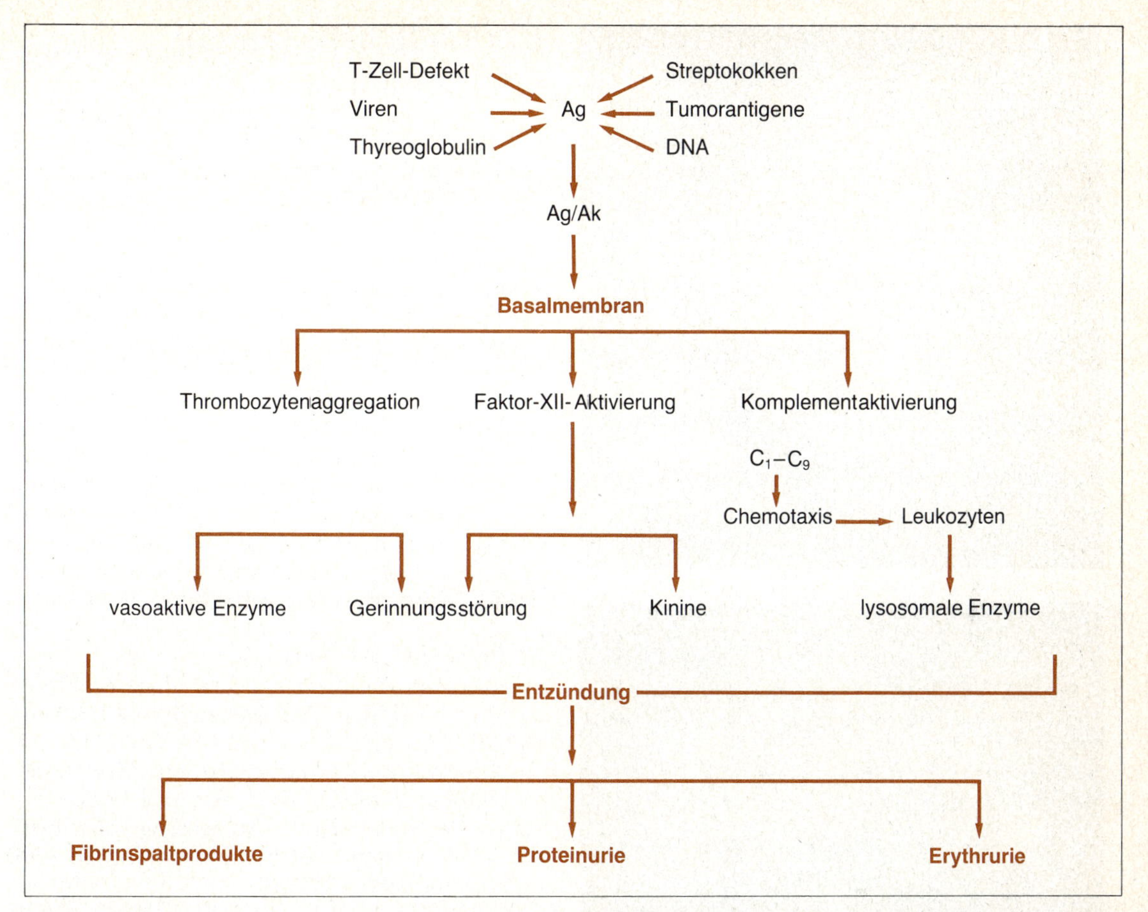


Abb. **4** Kaskadenartige Verknüpfung der humoralen und zellulären Faktoren, die an der Basalmembran zur Entzündung führen

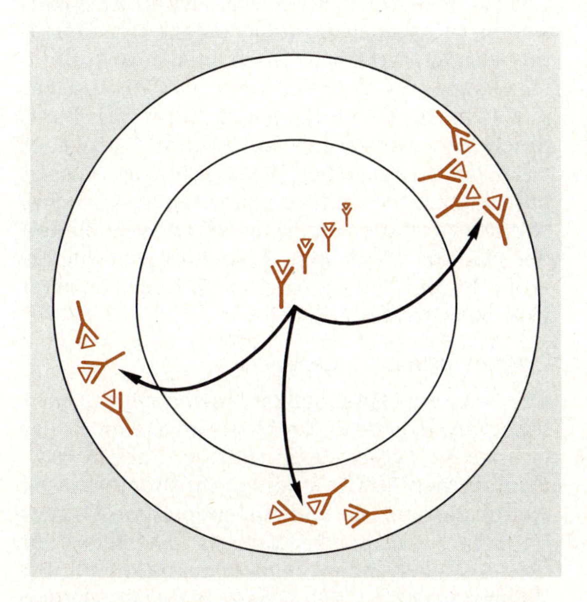

Glomerulumkapillare: epitheliale Seite der Basalmembran

△ Antigen Y Antikörper

Abb. **5** Schema der Immunkomplexnephritis. Vorgeformte Immunkomplexe aus Antigen/Antikörperreaktionen werden mit dem arteriellen Blutstrom in die Glomerulumkapillaren geschwemmt und dort an der epithelialen Seite der Basalmembran abgelagert

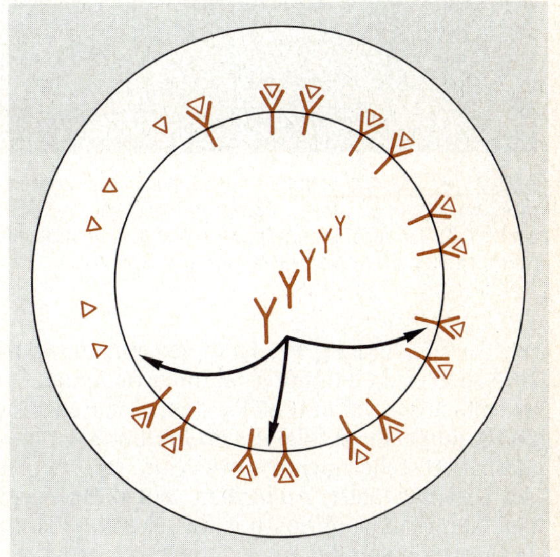

Glomerulumkapillare: epitheliale Seite der Basalmembran

△ GBM-Antigen Y Anti-GBM-Antikörper

Abb. **6** Schema der Antibasalmembrannephritis. Antikörper, die gegen die glomeruläre Basalmembran gerichtet sind (Anti-GBM-Antikörper), lagern sich extrem linear an den korrespondierenden Antigenen der Basalmembran ab

a

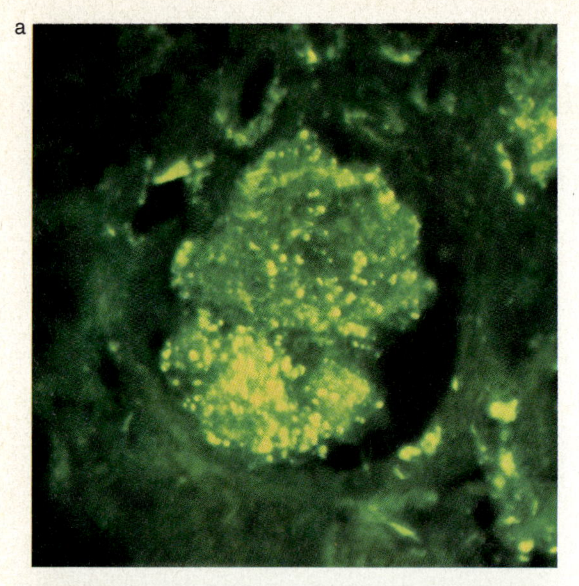

b

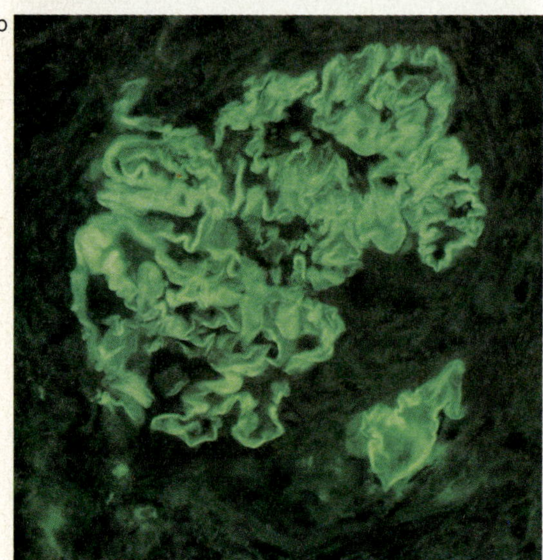

Abb. **7** **a** Granuläre Immunfluoreszenz bei Immunkomplexnephritis (hier: membranöse Glomerulonephritis). **b** Lineare Immunfluoreszenz bei Antibasalmembrannephritis (hier: Goodpasture-Syndrom)

ren der Entzündung wie Komplement, vasoaktive Amine und Gerinnungsfaktoren findet außerordentlich schnell und heftig statt. Der Reaktion der Basalmembran folgt die Proliferation der glomerulären Zellelemente sowie eine Schädigung der Kapillarwände. Außerdem geht diese Form der Glomerulonephritis mit der extrakapillären Proliferation von Zellen der Bowmanschen Kapsel einher, die halbmondförmig das Schlingenkonvolut umgeben.

Beim Menschen ist die Antibasalmembrannephritis mit etwa 5% aller glomerulären Entzündungen selten und gehört in erster Linie zum Krankheitsbild des Goodpasture-Syndroms.

# Endokapilläre (akute) Glomerulonephritis

(Exsudativ-proliferative Glomerulonephritis, postinfektiöse Glomerulonephritis, Poststreptokokken-Nephritis)

**Definition:** Die endokapilläre (akute) Glomerulonephritis entwickelt sich als Sekundärerkrankung auf dem Boden einer Immunkomplexbildung bei Streptokokkeninfektion.

### Ätiologie

Die akute endokapilläre Glomerulonephritis entwickelt sich in ihrer klassischen Form im Verlauf einer Streptokokkeninfektion des Nasen-Rachen-Raumes oder der Haut. Die Latenzperiode zwischen Infektion und ersten glomerulonephritischen Symptomen beträgt im Mittel 10–14 Tage.

### Pathologische Anatomie

Histologisch finden sich neben einer Proliferation von Endothel- und Mesangiumzellen neutrophile Granulozyten in den Kapillarlichtungen der Glomerula. Als charakteristisch gilt der elektonenmikroskopische Nachweis von höckerförmigen elektronendichten Ablagerungen (humps) an der Außenseite der Basalmembran, die IgG und C3 enthalten (Abb. **8**).

### Klinik

Die endokapilläre Glomerulonephritis äußert sich im plötzlichen Auftreten eines durch Hämatin rostbraun gefärbten Urins, Fieber, periorbitaler Ödeme in Folge von Salz- und Wasserretention sowie unter Umständen im Anstieg der harnpflichtigen Substanzen im Serum. Kommt es zusätzlich zu einem begleitenden Nierenversagen mit Oligoanurie (akutes glomerulonephritisches Syndrom), ist die Gefahr der Hypervolämie und der dadurch bedingten Hypertonie besonders groß. Bei Kindern kann der Hochdruck von einer Enzephalopathie begleitet sein.

### Diagnostisches Vorgehen

Der Nachweis eines der potentiell nephritogenen $\beta$-hämolysierenden Streptokokkenstämme der Gruppe A (Typ 12, 9, 25, 49) im Rachen bzw. Hautabstrich sowie erhöhte Antistreptokinase-, Antihyaluronidase- und Antistreptolysin-O-Titer im Serum stützen die klinische Diagnose der Streptokokken-induzierten Glomerulonephritis. Während der akuten Phase der Erkrankung fallen verschiedene Serumkomplementfaktoren (vorwiegend C3, C5 und Properdin) ab und normalisieren sich erst innerhalb von 4–8 Wochen nach Krankheitsbeginn. Die Proteinurie (3–5 g/Tag) hat unselektiven Charakter und kann hohe Konzentrationen von Fibrin/Fibrinogen-Spaltprodukten enthalten.

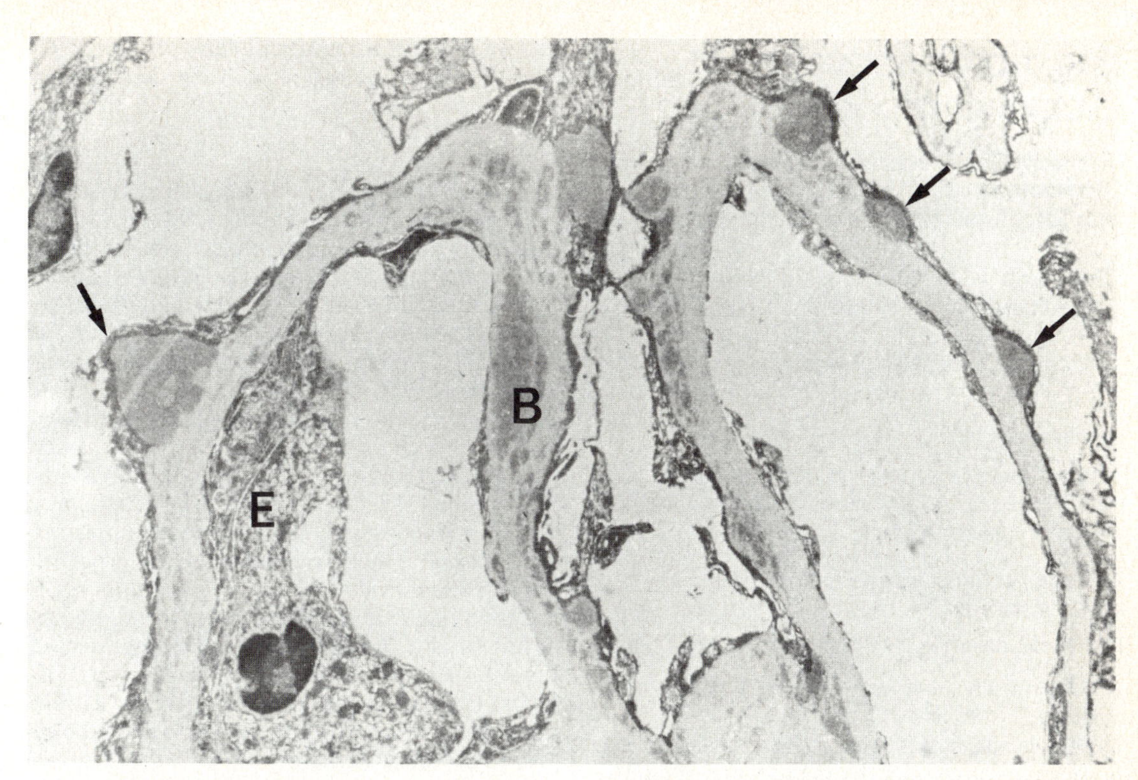


Abb. **8** Elektronenmikroskopische Darstellung von Immunkomplexen (sogenannte humps) an der glomerulären Basalmembran bei endokapillärer Glomerulonephritis (Vergr. 6550fach). B = Basalmembran, E = Endothelzelle, Pfeile = humps (Überlassung freundlicherweise von Prof. Dr. U. Helmchen, Göttingen)

Therapie

Penicillin-Präparate in hohen Dosen (3–4 Mill. E) gelten immer noch als die Antibiotika der Wahl. Außerdem ist während des akuten Stadiums Bettruhe einzuhalten. Salzarme Diät bei Hypertonie und Ödemen sowie Flüssigkeitsrestriktion bei Oligoanurie gehören zu den symptomatischen Maßnahmen. Beim begleitenden akuten Nierenversagen kann eine vorübergehende Dialysebehandlung notwendig sein.

Verlauf und Prognose

Die Prognose der akuten Glomerulonephritis ist im allgemeinen gut. Übergänge in eine Minimal-changes-Glomerulonephritis oder eine mesangioproliferative Glomerulonephritis sind aber möglich. Die endokapilläre Glomerulonephritis kann in seltenen Fällen klinisch rapid-progressiv verlaufen. Der elektronenoptische Nachweis von »humps« an der Außenseite der Basalmembran sichert jedoch auch in diesen Fällen die günstige Prognose der Grunderkrankung. Auf diese Weise kann ein mit erheblichen Nebenwirkungen verbundener therapeutischer Einsatz von Immunsuppressiva (Cyclophosphamid, Metotrexat) besonders bei Kindern verhindert werden.

**Merke:** Die endokapilläre (akute) Glomerulonephritis tritt klassischerweise als Sekundärerkrankung (Immunkomplexnephritis) nach Streptokokkeninfekten auf und ist durch Proteinurie, Hämaturie, Ödeme und Bluthochdruck (»Volumenhochdruck«) gekennzeichnet. Morphologisch beweisend ist der Nachweis von IgG-haltigen Ablagerungen (»humps«) an der Außenseite der glomerulären Basalmembran. Penicillin soll den immunologischen Mechanismus (Streptokokkeninfektion) aufhalten. Die Prognose der akuten Glomerulonephritis ist im allgemeinen gut.

## Rapid-progressive Glomerulonephritis

(Extrakapilläre Glomerulonephritis, subakute Glomerulonephritis, mesangioproliferative Glomerulonephritis mit diffuser Halbmondbildung)

**Definition:** Der klinische Terminus »rapid-progressiv« kennzeichnet einen Typ glomerulärer Entzündungen, der akut beginnt und fulminant zur terminalen Niereninsuffizienz führt.

### Häufigkeit

Die Erkrankung kann in jedem Lebensalter auftreten, wobei eine Bevorzugung des männlichen Geschlechtes auffällig ist.

### Ätiologie, pathologische Anatomie und Immunhistologie

Die rapid-progressive Glomerulonephritis kann

1. idiopathisch ohne erkennbare Ursache auftreten,
2. eine besonders schwere Verlaufsform der endokapillären oder der membranoproliferativen Glomerulonephritis darstellen und
3. als renale Komplikation verschiedener Kollagenosen wie Periarteriitis nodosa, Wegenersche Granulomatose und Purpura Schoenlein-Henoch auftreten.

Für das Goodpasture-Syndrom gilt die rapid-progressive extrakapilläre Glomerulonephritis als typische renale Komponente. Sie läßt sich morphologisch und immunhistologisch von anderen rapid-progressiv verlaufenden extrakapillär-proliferativen Glomerulonephritisformen dadurch abgrenzen, daß diffuse halbmondförmige Deckzellproliferate im Bowmanschen Kapselraum bei segmentalen glomerulären Schlingennekrosen auftreten, die von Tubulusschädigungen im Sinne eines akuten Nierenversagens begleitet werden. Der immunhistologische Befund einer linearen Immunfluoreszenz für IgG und C3 entlang der glomerulären Basalmembran weist als auslösenden Faktor dieser Erkrankung die Gegenwart von Antibasalmembran-Antikörpern nach.

### Klinik

Bei allen rapid-progressiven Glomerulonephritisformen werden Hämaturie, Proteinurie und Azotämie beobachtet. Eine Hypertonie wurde zum Zeitpunkt der Nierenbiopsie jedoch nur bei etwa ⅓ der Patienten gefunden. Die Ausbildung eines nephrotischen Syndroms scheint durch die rasche Einschränkung der glomerulären Filtrationsrate verhindert zu werden. Typischerweise ist die Proteinurie in der Mikro-Elektrophorese unselektiv, und aufgrund massiver Gerinnungs- und Fibrinolysevorgänge in den Glomerula sind extrem erhöhte Konzentrationen von Fibrin/Fibrinogen-Spaltprodukten in Urin und Serum nachweisbar.

### Therapie

Eine Standardtherapie des klinisch und ätiologisch uneinheitlichen Krankheitsbildes der rapid-progressiven Glomerulonephritis gibt es nicht. Man kann einen Therapieversuch mit hohen Kortikosteroid-Dosen durchführen (100 mg Methyl-Prednisolon täglich für 1 Woche, dann auf 80 mg für 1 Woche reduzieren, dann 60 mg für 2 Wochen usw.), wenn die Morphologie keine nennenswerte Fibrosierung im Bereich der Halbmonde und des Interstitiums zeigt und klinisch keine Hypertonie vorliegt. Für das Goodpasture-Syndrom hat sich eine Kombinationsbehandlung von Plasmaaustausch und Immunsuppression (s. Abschnitt Goodpasture-Syndrom) bewährt, die im zunehmenden Maße auch bei immunologisch bedingten Systemerkrankungen wie Periarteriitis nodosa, Wegenersche Granulomatose und Purpura Schoenlein-Henoch eingesetzt wird. Offenbar kann durch diese Therapie der zur Ausbildung der Immunkomplexe führende Krankheitsprozeß gebremst werden.

Die Prognose der idiopathisch auftretenden rapid-progressiven Glomerulonephritis ist besonders ungünstig. In seltenen Fällen kann eine Immunkomplex-induzierte rapid-progressive Glomerulonephritis auch unter einer notwendig gewordenen Dialysetherapie ausheilen bzw. in ein Residualstadium (mesangioproliferative Glomerulonephritis) mit geringen klinischen Zeichen übergehen.

**Merke:** Das schwere Krankheitsbild der rapid-progressiven Glomerulonephritis führt in kürzester Zeit zur Niereninsuffizienz. Die rapid-progressive Glomerulonephritis tritt als isolierte Nierenerkrankung, als Komponente des Goodpasture-Syndroms und als renale Komplikation von Kollagenosen auf. Auch andere definierte Glomerulonephritisformen können einmal »rapid-progressiv« verlaufen. Je nach Ätiologie (Antibasalmembrannephritis – Immunkomplexnephritis) werden unterschiedliche morphologische Veränderungen gefunden, wobei die Glomerula hochgradige Entzündungszeichen aufweisen. Alle bekannten Therapiekonzepte zielen auf eine Verlangsamung der zugrundeliegenden Entzündung hin.

# Glomerulonephritis mit Lungenbeteiligung

## Goodpasture-Syndrom

**Definition:** *Stanton* u. *Tange* berichteten 1958 von einem klinischen Syndrom, bei dem als Komplikation einer schweren Glomerulonephritis »idiopathische« Lungenblutungen auftraten. In Kenntnis einer Veröffentlichung von *Goodpasture* (1919) bezeichneten sie diesen Symptomenkomplex als »Goodpasture-Syndrom«.

### Einteilung

Die o.a. Autoren beachteten jedoch nicht, daß GOODPASTURES Patient neben Lungenblutungen und proliferativer Glomerulonephritis auch eine Vaskulitis (wahrscheinlich eine Periarteriitis nodosa) aufwies, während ihre eigenen Patienten außer den erwähnten Symptomen keinerlei Begleiterkrankungen zeigten. Heute werden solche Lungenblutungen bei Glomerulonephritis infolge Periarteriitis nodosa, Wegenerscher Granulomatose, Purpura Schoenlein-Henoch und Lupus erythematodes abgegrenzt von dem sehr eng definierten Goodpasture-Syndrom, mit dem allgemein der Symptomenkomplex aus *Lungenhämosiderose* und *Antibasalmembran-Glomerulonephritis* gekennzeichnet wird.

### Ätiologie

Ätiologie und Pathogenese der Autoantikörperentstehung sind unbekannt. Die in der Anamnese einiger Patienten zu findende Exposition gegenüber flüchtigen Kohlenwasserstoffen (Benzin, Nitroverbindungen) wird genauso für eine Alteration der ursprünglich nicht immunogenen Basalmembranbestandteile verantwortlich gemacht wie Viruserkrankungen der oberen Luftwege. In neueren Untersuchungen wird ein Defekt der zellulären Immunität (Verlust der T-Zell-Lymphozytentoleranz) als pathogenetischer Faktor diskutiert.

### Häufigkeit

Das relativ seltene Goodpasture-Syndrom soll vorwiegend Männer im jüngeren Lebensalter betreffen, doch wird die Erkrankung in jedem Lebensalter und bei beiden Geschlechtern beobachtet.

### Immunologie und pathologische Anatomie

Antibasalmembran-Antikörper können nicht nur in einer extrem linearen Anordnung entlang der glomerulären Basalmembran, sondern oft mit Hilfe spezieller immunologischer Techniken in der Frühphase der Erkrankung im Patientenserum nachgewiesen werden. In der immunhistologischen Untersuchung von Lungenbiopsien läßt sich die lineare IgG-Ablagerung entlang der alveolären Basalmembran nicht immer so deutlich demonstrieren wie am Glomerulum. Lichtmikroskopisch können sehr unterschiedliche glomeruläre Veränderungen vorliegen. Das Spektrum reicht von glomerulären Minimalveränderungen bis hin zur extrakapillären Glomerulonephritis mit diffuser Halbmondbildung, die klinisch rapid-progressiv verläuft.

### Klinik

Hämoptysen wechselnden Ausmaßes sind das augenfälligste klinische Symptom, fehlen jedoch in ⅕ der Verläufe. Bei fast allen Patienten findet sich eine zum Teil hochgradige Eisenmangelanämie (Hb < 12 g/dl ≙ < 120 g/l). Hämosiderinbeladene Makrophagen sind in Sputum und Magensaft nachweisbar. Die Patienten sind blaß, es bestehen Belastungs- und Ruhedyspnoe, produktiver Husten und Thoraxschmerzen. Bei profusen Hämoptysen lassen sich feinblasige feuchte Rasselgeräusche sowie Giemen und Pfeifen auskultieren. Die Thorax-Röntgenaufnahme zeigt in typischen Fällen feinfleckige, schmetterlingsförmig von den Hili ausgehende Verschattungen, die ein sehr schnell wechselndes Bild zeigen können (Abb. **9**). Bei der Mehrzahl der Patienten sind Hämatemesis, Hämoptysen, Dyspnoe und Anämie sowie ein pathologischer Urinbefund (Proteinurie, Hämaturie) festzustellen. Eine Azotämie ist bei bestehender Oligurie in 70% der Fälle vorhanden. Einige Patienten erkranken mit Hämoptysen ohne klinisch feststellbare Nierenfunktionsstörung. Erst die Immunfluoreszenz zeigt an den lichtoptisch kaum veränderten Glomerula die bereits bestehende Ablagerung von Antibasalmembran-Antikörpern. Eine Niereninsuffizienz entwickelt sich in diesen Fällen oft erst nach Monaten bis Jahren.

### Therapie

Die Therapie des Goodpasture-Syndroms ist bisher nicht eindeutig festzulegen, da keine kontrollierte Studie existiert, die die Wirksamkeit nur einer der möglichen Behandlungen beweist. Die heute einsetzbaren therapeutischen Maßnahmen zielen auf die Elimination der Antibasalmembran-Antikörper hin. Von LOCKWOOD u. PETERS wurde 1975 die Kombinationsbehandlung des Goodpasture-Syndroms mit *Plasmapherese* und *Immunsuppression* eingeführt. Grundsätzlich sollte der Einsatz der Plasmapherese vom histologischen Befund abhängig gemacht werden, denn bei fortgeschrittener Vernarbung der Halbmonde (crescents) vermag keine Therapie die Rückbildung der morphologischen Veränderungen zu bewirken. Während die o.a. Autoren einen Serumkreatininspiegel über 6 mg/dl (530 μmol/l) in allen Fällen als prognostisch ungünstiges Zeichen werten und auf Plasmapherese verzichten, kann man u.E. bei fulminanten Verläufen mit schnellem Serumkreatininanstieg davon ausge-

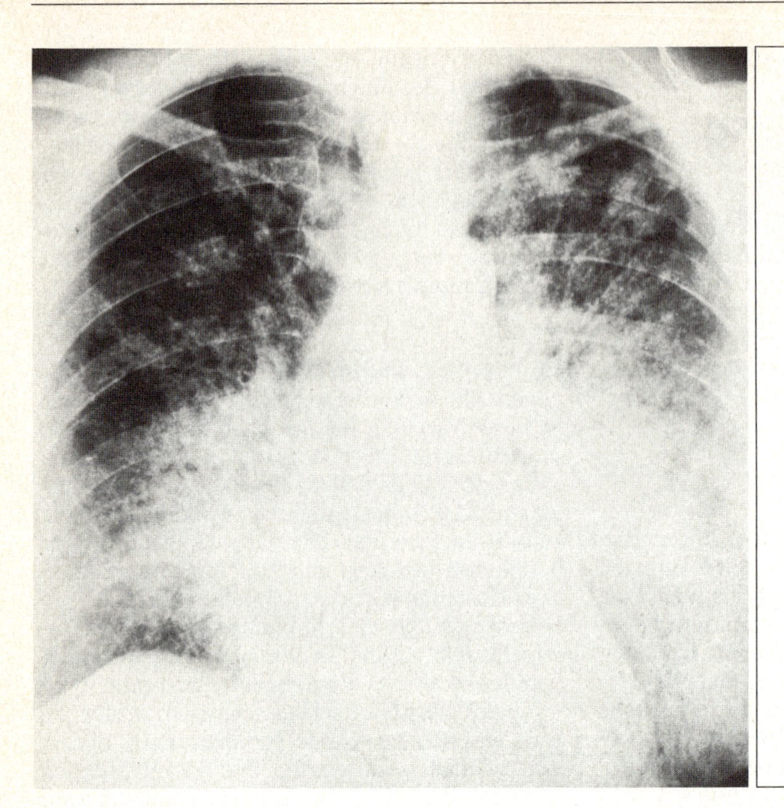

Abb. **9** Thorax-Röntgenbild bei Goodpasture-Syndrom mit beiderseits von den Hili ausgehenden »schmetterlingsförmigen« Verschattungen (Überlassung freundlicherweise von Prof. Dr. Schuster, Göttingen)

hen, daß die Halbmondbildung noch nicht irreversibel ist und daß eine effektive Senkung der zirkulierenden Antibasalmembran-Antikörper-Spiegel weitere morphologische Schäden verhindert.

Die Plasmapherese wird mit Hilfe von Membranfiltern, besser jedoch mit Zellseparatoren durchgeführt, die eine exakte Flüssigkeitsbilanzierung mit kontinuierlich zugeführter 5%iger (50 g/l) Humanalbuminlösung erlauben. Von der notwendigen Hemmung der Blutgerinnung (5000 IE Heparin initial, 1000 IE/h kontinuierlich) ist als Nebeneffekt ein günstiger Einfluß auf die heftigen Gerinnungs- und Fibrinolysevorgänge in den entzündeten Glomerula zu erwarten. Der 3- bis 4mal pro Woche durchgeführte Plasmaaustausch von je 4 l Plasma führt zu einem deutlichen Abfall der Immunglobuline sowie der Entzündungsmediatoren Fibrinogen und Komplementfaktor C3. Daher ist von der gleichzeitig einsetzenden immunsuppressiven Therapie mit Cyclophosphamid (Endoxan, 3 mg/kg KG) und 6-Methyl-Prednisolon (Urbason, Anfangsdosis 1,5 mg/kg KG, nach 14 Tagen reduzieren), die über 3 Monate durchgeführt wird, eine besonders wirksame Synthesehemmung der pathogenen Antibasalmembran-Antikörper zu erwarten. Vielfach kann bei Sistieren der Hämoptysen und Besserung der Nierenfunktion die Plasmaaustauschbehandlung beendet werden, während die Immunsuppression weitergeführt wird. Notwendige Hämodialysen lassen sich im Intervall zwischen den Plasmapheresen über dieselben Gefäßzugänge (Subklavia-Dialysekatheter) durchführen.

Zur *bilateralen Nephrektomie,* mit der die Beseitigung des Basalmembran-Antigen-Pools beabsichtigt ist, wird man sich erst entschließen, wenn schwerste Hämoptysen und irreversible Nierenveränderungen bestehen. Immer muß jedoch berücksichtigt werden, daß wir zur Zeit noch zu wenig über abortive Verlaufsformen wissen, die möglicherweise auch ohne Therapie zum Stillstand kommen.

*Nierentransplantationen* können nach Nephrektomie erfolgreich sein, wenn ein Intervall von einigen Monaten mittels Dialysebehandlung überbrückt wird und Antibasalmembran-Antikörper im Plasma nicht mehr nachweisbar sind. Jedoch muß auch unter diesen Bedingungen in etwa der Hälfte der Fälle mit einem Wiederauftreten der Grunderkrankung im Transplantat gerechnet werden.

**Merke:** Als Goodpasture-Syndrom wird eine Erkrankung bezeichnet, bei der Lungenblutungen und eine (rapid-progressive) Glomerulonephritis bestehen. Pathogenetisch sind Autoantikörper gegen alveoläre und glomeruläre Basalmembranen immunhistologisch nachweisbar. Morphologisch werden unterschiedlich schwere Glomerulonephritisformen gefunden. Neben sehr fulminanten Krankheitsverläufen sind in letzter Zeit zunehmend auch außerordentlich gutartige, abortive Verlaufsformen beobachtet worden. Durch frühzeitige Plasmapherese und Immunsuppression kann die Krankheit beeinflußt werden, so daß nur noch bei den schweren Krankheitszuständen mit fortgeschrittener Niereninsuffizienz die bilaterale Nephrektomie notwendig wird.

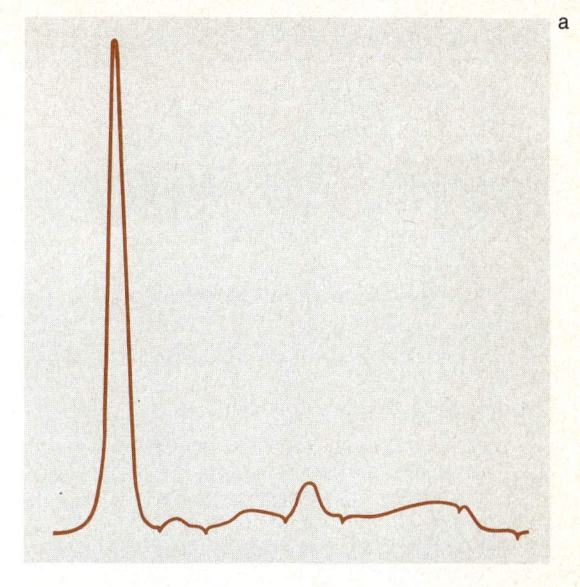


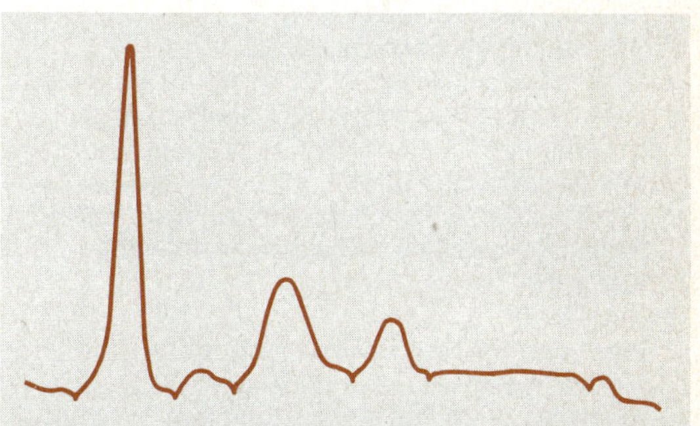


Abb. **10** **a** Normale Serumelektrophorese (von links: Albumin $\alpha_1$-, $\alpha_2$-, $\beta$- und $\gamma$-Globuline), **b** Nephrotisches Syndrom: deutliche Albuminverminderung bei relativer Erhöhung der $\alpha_2$- und $\beta$-Globulinfraktionen

# Die nephrotischen Verlaufsformen der Glomerulonephritis

## Nephrotisches Syndrom

**Definition:** Das nephrotische Syndrom ist gekennzeichnet durch massive Proteinurie (> 3,5 g/die), Ödeme, Verminderung des Gesamteiweißes auf Kosten des Albumins bei relativer Erhöhung der $\alpha_2$- und $\beta$-Globuline (Abb. **10**) sowie der Gesamtfette und Cholesterin, die das Plasma milchig-trüb erscheinen lassen.

### Pathophysiologie

Die genannten Veränderungen sind weitgehend Folge des massiven *Plasmaeiweißverlustes* in den Urin. Wie es zu der erhöhten Durchlässigkeit der glomerulären Basalmembran für Proteine kommt, ist pathologisch-anatomisch nicht sicher geklärt. Gerade die glomerulären Minimalveränderungen sind durch ein oft ausgeprägtes nephrotisches Syndrom gekennzeichnet, das klinisch früher wegen mangelnder Entzündungszeichen als eine (Lipoid-)»Nephrose« bezeichnet wurde.

Bei schwerer Proteinurie wird neben Albumin eine Reihe hoch- und niedermolekularer Proteine des Plasmas ausgeschieden. Dabei kann der Verlust von Antithrombin III als Heparin-Cofaktor zu erhöhter Thromboseneigung führen. Chronischer Transferrinmangel zeigt sich in einer hypochromen Anämie, die durch Eisenzufuhr nicht gebessert werden kann. Die Ausscheidung von Immunglobulinen und Komplementfaktoren führt zu Störungen der humoralen Immunität, so daß die Patienten eine erhöhte Infektanfälligkeit aufweisen. Die aus dem nephrotischen Syndrom resultierende Hypoproteinämie des Plasmas erschwert die Eiweißbindung von Medikamenten. Der als Folge des chronischen Proteinverlustes (vor allem des Albumins) resultierende erniedrigte onkotische Druck des Plasmas führt zu einer Veränderung der peripheren Kapillarkräfte und muß als wichtiger Faktor für die Ausbildung von *Ödemen* angesehen werden. Besonders Körpergebiete mit niedrigem Gewebsdruck sind von der Verschiebung der intravasalen Flüssigkeit ins Gewebe betroffen. In aufrechter Position finden sich vorwiegend Knöchel- und prätibiale Ödeme, im Liegen eher Lid-, Gesichts- und Flankenödeme (Anasarka). Ein schweres nephrotisches Syndrom kann durch Pleura- und Perikardergüsse sowie durch Aszites gekennzeichnet sein.

Der Organismus reagiert auf die Erniedrigung des intravasalen Flüssigkeitsvolumens mit einer Reihe von *Korrekturmaßnahmen*. So kommt es unter anderem zur Aktivierung des Renin-Angiotensin-Aldosteron-Systems, zur erhöhten Sekre-

Tabelle **2** Ursachen des nephrotischen Syndroms

**»Primäre« Glomerulopathien**

1. Glomeruläre Minimalveränderungen = Minimal-changes-Nephritis
2. Glomeruläre Minimalveränderungen mit fokaler und segmentaler Sklerose
3. Membranöse Glomerulonephritis

nicht obligat:
4. Membranoproliferative Glomerulonephritis

selten:
5. Endokapilläre (akute) Glomerulonephritis

**»Sekundäre« Glomerulopathien**

1. Systemerkrankungen und Kollagenosen: Lupus erythematodes, Purpura Schoenlein-Henoch, Amyloidose, Sarkoidose, Sjögrens-Syndrom, Dermatomyositis
2. Diabetische Glomerulosklerose
3. Schwere Herzinsuffizienz
4. Nierenvenenthrombose
5. Schwangerschaftsnephropathie
6. Infektionskrankheiten: Lues, Malaria, Hepatitis B, Mononukleose, Endokarditis
7. Medikamente und Gifte: Hg-Diuretika, Schwermetalle (Gold, Quecksilber, Platin), D-Penicillamin, Hydantoine, Penicillin, Methicillin, Heroin
8. Neoplasien: Plasmozytom, Morbus Waldenström, Morbus Hodgkin
9. Alport-Syndrom, Nail-Patella-Syndrom, Lipodystrophie, Myxödem, Thyreoiditis, chronische Nierentransplantatabstoßung

tion des antidiuretischen Hormons (ADH), zu einer Erniedrigung der glomerulären Filtrationsrate und zur Stimulation des sympathischen Nervensystems. Diese und andere, zum Teil noch nicht sicher geklärte Regulationsmaßnahmen führen zu einer renalen Salz- und Wasserretention.
Als Ursache für die *Hyperlipoproteinämie* und *Hypercholesterinämie* wird eine durch den erniedrigten onkotischen Druck des Plasmas stimulierte Lipoproteinsynthese (LDL und VLDL) der Leber angesehen. Experimentell ließ sich ein Anstieg der Plasmafette durch onkotisch aktive Substanzen (Albumin, Dextrane, Polyvidon-Pyrrolidin) oder Unterbindung der Proteinurie durch Ligatur der Ureteren verhindern. Auch sollen bei nephrotischem Syndrom vermehrt Lipide und Cholesterin aus Muskeln und inneren Organen mobilisiert werden. Das im Urin vermehrt ausgeschiedene Cholesterin (nachweisbar aufgrund einer charakteristischen Doppelbrechung der Kristalle im polarisierten Licht) bewirkt eine milchige Trübung des Urins (»Lipoid«-Nephrose).
Verschiedene Formen der Glomerulonephritis verlaufen unter dem Bild des nephrotischen Syndroms. Hierzu gehören die glomerulären Minimalveränderungen, die glomerulären Minimalveränderungen mit fokaler und segmentaler Sklerose, die membranöse Glomerulonephritis und – wenn auch seltener – die membranoproliferative Glomerulonephritis. Weitere Krankheiten, die mit einem nephrotischen Syndrom einhergehen können, sind in Tab. 2 zusammengestellt.

### Therapie des nephrotischen Syndroms

Die Allgemeintherapie des nephrotischen Syndroms strebt eine negative Natriumbilanz durch *Kochsalzrestriktion* (unter 3 g/Tag) an. Die hochgradigen Eiweißverluste, die bei schweren Formen zusätzlich über den Darm erfolgen, sollen durch reichliche *Eiweißzufuhr* (120 g/Tag, vor allem in Form von Quark) ausgeglichen werden. Auf diese Weise werden günstige Voraussetzungen für die Ödemausschwemmung geschaffen. Erst wenn sich diese Behandlungsmöglichkeiten als unzureichend erweisen, sollte eine Therapie mit *Diuretika* erfolgen.
Solange keine Niereninsuffizienz besteht, sind prinzipiell alle modernen Diuretika einsetzbar. Anfangs wird man versuchen, durch Thiazide oder Thiazidabkömmlinge wie Hydrochlorothiazid (Esidrix, 50–100 mg) oder Chlorthalidon (Hygroton, 50–100 mg) in niedriger Dosierung, unter Umständen auch intermittierend gegeben, eine vorsichtige Ödemausschwemmung in Gang zu bringen. Für die Wahl des Thiazidpräparates ist nur die Wirkdauer von Bedeutung (Esidrix 12–18 Std., Hygroton 48–72 Std.). Eine Kombination mit kaliumsparenden Diuretika ist primär möglich, wobei der natriuretische Effekt verstärkt wird und Kaliumverluste vermindert werden. Ihre Anwendung erfordert aber sorgfältige Überwachung (Gefahr der Hyperkalämie schon bei gering eingeschränkter Nierenfunktion!). Auch scheinen Kombinationen mit Prostaglandinsynthesehemmern (Antirheumatika) Nierenschädigungen zu fördern. Geeignet sind Triamteren (Jatropur, 50–100 mg), Amilorid (Arumil, 5–10 mg; in Moduretik = 5 mg Amilorid + 50 mg Hydrochlorothiazid) und besonders Aldosteronantagonisten wie Spironolacton (Aldactone, Osyrol; 50–100 mg), die auch in fixen Kombinationen mit 5 mg Butizid (Aldactone 50-Saltucin) oder 20 mg Furosemid (Osyrol 100-Lasix) angeboten werden.
Während alle genannten Diuretika noch weitgehend normale S-Kreatininwerte (bis 1,6 mg/dl ≙ 140 µmol/l) voraussetzen, ist das Schleifendiuretikum Furosemid (Lasix, 20–40 mg) auch bei Niereninsuffizienz einsetzbar. Seine Dosierung muß mit zunehmender Niereninsuffizienz erhöht werden. In Hinblick auf die erhöhte Thromboemboliegefahr beim nephrotischen Syndrom kann diese Substanz einen zusätzlichen, günstigen Effekt haben, da viele Autoren eine fibrinolytische Wirkung sowie Hemmung der Thrombozytenaggregation unter Furosemidtherapie beobachteten.

Die Ödemausschwemmung hat keinen Einfluß auf die Grunderkrankung. Daher ist der Einsatz der oben genannten Substanzen in Hinblick auf unerwünschte Folgen der Diuresesteigerung (Wasser- und Elektrolytverlust, Verkleinerung des Extrazellularraums, Bluteindickung mit Thromboemboliefolgen) und der möglichen direkten Nebenwirkungen (Hypokalämie bei Thiaziden, Hyperglykämie, -lipidämie, -urikämie) sorgfältig abzuwägen und zu kontrollieren.
Bei schweren Formen des nephrotischen Syndroms kann der renale Eiweißverlust bis zu 20 g/die und mehr betragen. In Ausnahmefällen sind zur raschen Substitution Infusionen mit Humanalbumin, Humanplasma oder salzlosen Dextranlösungen (cave allergische Reaktionen! Prämedikation mit Promit erforderlich!) notwendig.
Das nephrotische Syndrom ist mit einer hohen Morbiditätsrate an *Thrombosen und Lungenembolien* belastet. Fast regelmäßig läßt sich bei diesen Patienten eine *Hyperkoagulabilität* nachweisen. Entscheidender Faktor für die hochgradige Thrombophilie ist eine Erniedrigung des Antithrombin-III-Spiegels im Plasma infolge renalen Verlustes (besonders bei Proteinurien über 3 g/24 h). Das Antithrombin III ist der wichtigste Thrombininhibitor des Menschen, gegenüber dessen Erniedrigung nur eine geringe Toleranz besteht. Allerdings sind einige Patienten in der Lage, trotz erheblicher renaler Ausscheidung die Synthese entsprechend zu steigern.
Wegen der Thromboemboliegefahr wird von einer Reihe von Autoren eine Antikoagulantienprophylaxe mit Heparin oder Cumarin-Derivaten empfohlen. Bei einer Heparintherapie (3 × 100–150 IE/kg KG s.c.) ist zu beachten, daß das Antithrombin III als sogenannter Heparin-Cofaktor für dessen gerinnungshemmende Wirkung notwendig ist, so daß bei seiner Verminderung unter Umständen höhere Heparindosen notwendig sind. Deshalb sollte die Heparinwirkung anhand der Thrombin- oder Prothrombinzeit regelmäßig kontrolliert werden, zumal beim nephrotischen Syndrom erhöhte Konzentrationen von Heparin-bindenden Substanzen wie Fibrinmonomere, Plättchenfaktor IV und $\beta$-Lipoproteine gefunden werden.
Ein Therapieversuch mit *Kortikosteroiden* kann besonders bei den glomerulären Minimalveränderungen zu dauerhaften Remissionen führen. Empfohlene Dosierung: 60 mg Decortin-Äquivalent pro Tag, nach 4 Tagen um jeweils 5–10 mg vermindern, Erhaltungsdosis ca. 15–20 mg. Eine zyklusangepaßte morgendliche Gabe bzw. eine Intervallbehandlung in 2tägigen Abständen sind empfehlenswert.

**Merke:** Das nephrotische Syndrom stellt einen Symptomenkomplex aus schwerer Proteinurie (> 3,5 g/die), Ödemen, Hypalbuminämie und Hyperlipidämie dar. Es wird vorwiegend bei den membranösen Glomerulonephritisformen, seltener auch bei »sekundären« Glomerulopathien gefunden. Der chronische Verlust von Plasmaproteinen, z. B. von Gerinnungsfaktoren, kann zu lebensbedrohlichen Folgen wie thromboembolischen Komplikationen führen. Eine kausale Therapie des nephrotischen Syndroms ist nicht bekannt. Eiweißzufuhr, Kochsalzrestriktion, Diuretika, Antikoagulantien und Kortikosteroide (nur bei primären Glomerulonephritisformen) können eingesetzt werden.

## Glomeruläre Minimalveränderungen

(Minimal-changes-Nephritis, Lipoidnephrose)

**Definition:** Die glomerulären Minimalveränderungen sind gekennzeichnet durch den Gegensatz von minimalen morphologischen Läsionen zu ausgeprägten klinischen Symptomen (nephrotisches Syndrom).

### Häufigkeit

Die glomerulären Minimalveränderungen stehen an erster Stelle der Glomerulonephritisformen, die im Kindesalter zur Ausbildung eines nephrotischen Syndroms führen (70–80 %). Allerdings macht diese Form auch etwa ⅓ der Nephritiden des Erwachsenenalters aus.

### Pathologische Anatomie

Der histologische Terminus kennzeichnet die geringgradigen oder völlig fehlenden Mesangiumverbreiterungen oder -zellvermehrungen. Im elektronenmikroskopischen Bild fällt eine Fusion der Fußfortsätze bei weitgehend unauffälliger Basalmembran auf. Die Immunhistologie zeigt keine oder nur gering spezifische Immunglobulinablagerungen.

### Klinik

Charakteristisch für diese Glomerulonephritisformen ist bei Kindern der plötzliche Beginn der Erkrankung, zuweilen im Anschluß an banale Infekte. Es finden sich eine schwere Proteinurie (selektive Form) mit Hypalbuminämie, Ödemen, Hypercholesterinämie, seltener Hämaturie und Hypertonie.

### Therapie

Die hohe Spontanremissionsrate läßt den Nutzen einer mit großen Nebenwirkungen verbundenen symptomatischen Therapie der glomerulären Minimalveränderungen mit Zytostatika oder Immunsuppressiva sehr fraglich erscheinen. Bei schweren Formen kann eine Behandlung des nephrotischen Syndroms mit Kortikosteroiden versucht werden. Die Therapie sollte bei Kindern nur klinisch erfolgen, damit mögliche Folgeerscheinungen der Therapie (Thromboembolien, Ulcus duodeni, Gewichtszunahme, aseptische Knochennekrosen, Hypertonie, Psychosen) frühzeitig erkannt werden. Die besondere Infektanfälligkeit der Patienten macht unter Umständen eine zusätzliche Antibiotikatherapie notwendig (Penicillin G, 400000–800000 E/Tag). Vereinzelt wurden günstige Behandlungsergebnisse mit Cyclophosphamid (Endoxan) erzielt, jedoch ist diese Therapie mit einem hohen Nebenwirkungsrisiko belastet, das gegenüber dem Nutzen sorgfältig abgewogen werden muß.

### Verlauf und Prognose

Insgesamt ist die Langzeitprognose der Erkrankung unabhängig von der jeweiligen Therapie gut, jedoch werden Übergänge der Krankheit in glomeruläre Minimalveränderungen mit fokaler und segmentaler Sklerose beobachtet, die wiederum zur Niereninsuffizienz führen können. Allerdings kann es sich dabei auch um Fälle handeln, die primär nicht als fokal-sklerosierende Form erkannt wurden, da sich das Krankheitsgeschehen vorwiegend in den juxtamedullären Glomerula abspielt. Diese werden bei der Nierenbiopsie oft nicht erreicht, da sie bekanntlich am Übergang von Nierenrinde zum Nierenmark liegen.

**Merke:** Wegen der äußerst diskreten morphologischen Läsionen wurde den glomerulären Minimalveränderungen lange Zeit der Entzündungscharakter abgesprochen (Lipoid-»Nephrose« statt -»Nephritis«). Klinisch steht ein oft schweres nephrotisches Syndrom im Vordergrund, das steroidempfindlich ist und auch spontan ausheilen kann.

## Glomeruläre Minimalveränderungen mit fokaler und segmentaler Sklerose

**Definition:** Glomeruläre Minimalveränderungen können durch Vernarbungen im juxtamedullären Bereich der Nierenrinde kompliziert werden, die Teilbereiche einzelner Glomerula umfassen.

Ätiologie und Pathogenese der glomerulären Minimalveränderungen mit fokaler und segmentaler Sklerose sind unbekannt. Verschiedene Untersucher sehen in ihr ein Übergangs- bzw. Endstadium der Minimal-changes-Nephritis (glomeruläre Minimalveränderungen), allerdings vom Krankheitsbeginn an mit weitaus schlechterer Prognose.

### Pathologische Anatomie

Diese Glomerulonephritisform kann morphologisch von den »reinen« glomerulären Minimalveränderungen aufgrund fokaler (d.h. einzelne Glomerula betreffend) und segmentaler (d.h. einzelne Teile des Schlingenkonvoluts betreffend) Veränderungen abgegrenzt werden. Man findet in einzelnen Läppchen vorwiegend der juxtamedullären Glomerula Basalmembranverdickungen, Adhäsionen zwischen Kapillarschlingen und Bowmanscher Kapsel und eine fettige Degeneration von mehr als 30% der Endothelzellen. Am Ende steht eine Hyalinisierung dieser Läppchen (keine »echte« Sklerose im Sinne von Vernarbungen). Immunhistologisch charakteristisch sind granuläre IgM-, IgG- und C3-Ablagerungen in diesen Bezirken. Die übrigen, lichtmikroskopisch scheinbar gesunden Glomerula weisen eine minimale Mesangiumproliferation sowie einen Verlust der Fußfortsätze der Epithelzellen auf.

### Klinik

Klinisch bestehen ein ausgeprägtes nephrotisches Syndrom mit unselektiver Proteinurie (z.T. mit extrem hohen Proteinverlusten bis 20 g/Tag), Hämaturie, allmählich oder auch schnell zunehmende Niereninsuffizienz und Hypertonie.

### Therapie

Therapeutisch bietet sich nur eine symptomatische Behandlung des nephrotischen Syndroms an, denn im Gegensatz zur Minimal-changes-Nephritis hat sich diese Glomerulonephritisform als äußerst Steroid-unempfindlich erwiesen.

### Verlauf und Prognose

Die Tendenz zur Spontanremission ist besonders bei Erwachsenen gering. Wenigstens 50% der Patienten entwickeln eine terminale dialysepflichtige Niereninsuffizienz oder sterben an interkurrenten Infekten innerhalb von 10 Jahren nach Diagnosestellung. Die glomerulären Minimalveränderungen mit fokaler und segmentaler Sklerose treten oft auch nach bilateraler Nephrektomie des Empfängers im Nierentransplantat wieder auf.

**Merke:** Die glomerulären Minimalveränderungen mit fokaler und segmentaler Sklerose sind morphologisch durch eine fokale (d.h. einzelne Glomerula betreffend) und segmentale (d.h. einzelne Teile des Schlingenkonvoluts betreffend) Hyalinisierung juxtamedullärer Glomerula gekennzeichnet. Die übrigen Glomerula zeigen nur diskrete Veränderungen. Diese Form verläuft unter dem Bild eines oft schweren nephrotischen Symptoms, das nur symptomatisch behandelt werden kann. Bei 50% der Patienten entwickelt sich in relativ kurzer Zeit eine dialysepflichtige Niereninsuffizienz. Nach Nierentransplantation wurde vielfach ein Wiederauftreten dieser Glomerulonephritisform im Transplantat gefunden.

## Membranöse Glomerulonephritis

(Perimembranöse Glomerulonephritis)

**Definition:** Die membranöse Glomerulonephritis gilt als klassischer Vertreter der immunkomplexgesteuerten Glomerulonephritiden, wobei sie »idiopathisch« oder auch als Sekundärerkrankung bei Systemerkrankungen, Malignomen oder nach Medikamenteneinnahme auftreten kann.

### Häufigkeit

Die Häufigkeit der membranösen Glomerulonephritis am Gesamtkollektiv des nephrotischen Syndroms im Erwachsenenalter wird mit 20–40%, für das Kindesalter jedoch nur mit etwa 5% angegeben.

### Pathologische Anatomie

Die Glomerula zeigen auf der epithelialen Seite der Basalmembran spikesartige Protuberanzen, die sich zwischen die Ablagerungen der Immunkomplexe schieben. Ehrenreich und Churg demonstrierten als erste, daß das Fortschreiten der Basalmembranveränderungen in verschiedenen Stadien verläuft. Dabei nehmen die Basalmembranprotuberanzen nicht nur an Höhe zu, sondern umschließen zunehmend die Immunkomplexe, so daß zunächst ein zahnradartiges Aussehen, später eine generalisierte Verdickung der Basalmembran resultiert (histologische Stadien I–IV) (Abb. **11**).

### Klinik

Das klinische Bild der membranösen Glomerulonephritis ist überwiegend geprägt durch das nephrotische Syndrom und läßt eine differentialdiagnostische Abgrenzung gegenüber den glomerulären Minimalveränderungen mit und ohne fokaler Sklerose nicht zu. Nicht selten findet sich eine inkonstante Glukosurie.

### Therapie

Therapeutisch bleibt bei der membranösen Glomerulonephritis nur eine symptomatische Behandlung des nephrotischen Syndroms. Wegen der besonders hohen Frequenz an Nierenvenenthrombosen sollte eine Antikoagulantientherapie rechtzeitig erwogen werden. Der Wert von Steroiden, Immunsuppressiva oder Indomethacin für die Behandlung ist nicht erwiesen.

### Verlauf und Prognose

Spontane Ausheilungen sind bei Kindern häufiger als bei Erwachsenen, ein Teil der Erkrankungen geht über in ein inkomplettes Remissionsstadium mit geringer Restproteinurie. Etwa ⅓ der Patienten entwickelt innerhalb weniger Jahre eine terminale Niereninsuffizienz und wird dialysepflichtig bzw. verstirbt an Komplikationen der chronischen Niereninsuffizienz.

## Sonderformen der membranösen Glomerulonephritis

Neben der idiopathischen Form tritt die membranöse Glomerulonephritis in der Folge einer Reihe von Krankheiten auf, die mit der Bildung von (zirkulierenden) Immunkomplexen einhergehen können. Beschrieben wurde die Vergesellschaftung mit chronischen Infekten wie Hepatitis B, Lues und Malaria; mit Neoplasien des Bronchialsystems, des Kolons und des Ovars sowie mit Melanomen und Morbus Hodgkin; weiterhin mit Lupus erythematodes und Sarkoidose sowie nach Schwermetallexposition (Quecksilber, Gold), wobei offenbar immunogene Chelatkomplexe mit SH-Gruppen-haltigen Molekülen gebildet werden. Dieser hypothetische immunologische Mechanismus trifft möglicherweise auch auf das SH-Gruppen-haltige D-Penicillamin zu. Die häufig als Folge einer Therapie mit diesem Medikament zu beobachtende membranöse Glomerulonephritis hat eine gute Prognose und bildet sich klinisch nach Absetzen des Medikamentes völlig zurück, obwohl histologisch Defektheilungen bestehen können.

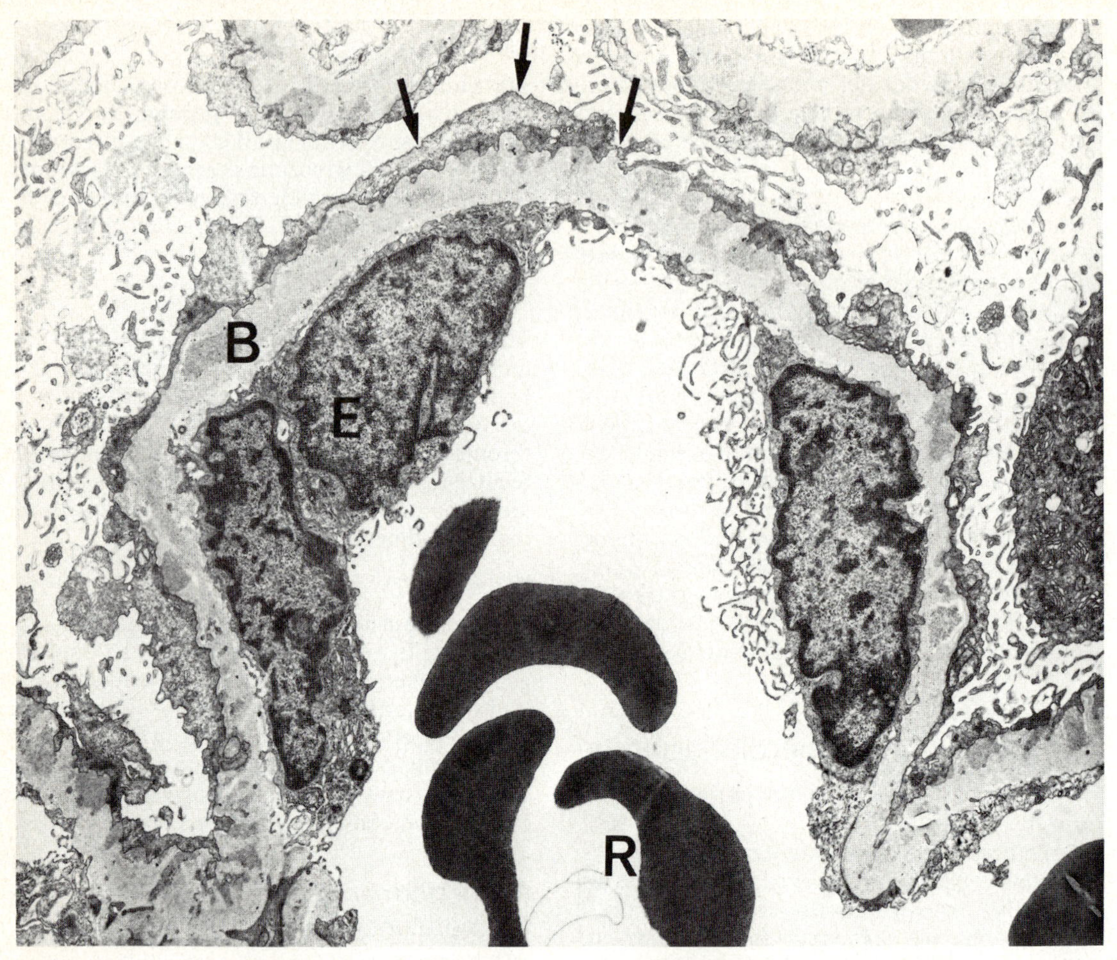


Abb. **11** Glomerulumkapillare mit spikes-artigen Basalmembranausstülpungen bei membranöser Glomerulonephritis Stadium II–III nach Ehrenreich u. Churg (Vergr. 6550fach)

B = Basalmembran, E = Endothelzelle, R = Erythrozyt, Pfeile = spikes
(Überlassung freundlicherweise von Prof. Dr. U. Helmchen, Göttingen)

**Merke:** Die membranöse Glomerulonephritis gilt neben der endokapillären (akuten) Glomerulonephritis als typischer Vertreter der Immunkomplexnephritiden. Morphologisch beweisend sind spikesartige Basalmembranausstülpungen, die die abgelagerten Immunkomplexe umschließen. Immunhistologisch zeigt sich eine granuläre Immunfluoreszenz. Neben der »idiopathischen« Form wird die membranöse Glomerulonephritis auch als Reaktion der Niere auf Krankheiten und therapeutische Maßnahmen gesehen, die mit der Bildung zirkulierender Immunkomplexe einhergehen. Nach Ausschaltung dieser Ursachen ist die Prognose der Erkrankung besser als bei der idiopathischen Form, deren Ätiologie unbekannt ist. Das krankheitstypische nephrotische Syndrom kann nur symptomatisch behandelt werden.

## Membranoproliferative Glomerulonephritis

**Definition:** Eine chronische Erniedrigung der Komplementfaktoren bei sowohl vaskulärem als auch nephrotischem klinischem Verlauf ist kennzeichnend für die membranoproliferative Glomerulonephritis.

### Häufigkeit

Die membranoproliferative Glomerulonephritis wird in etwa 5–10% der kindlichen nephrotischen Syndrome gefunden, etwas weniger häufig bei Erwachsenen. Die Geschlechtsverteilung beträgt etwa 1:1.

### Pathologische Anatomie

Das histologische Bild ist geprägt von Mesangiumproliferationen und einer diffusen Basalmembranverdickung unterschiedlicher Genese. Gegenwärtig werden drei Typen der membranoproliferativen Glomerulonephritis voneinander abgegrenzt, wobei die Typen I und III immunhistologisch am ehesten einer Immunkomplexnephritis entsprechen. Der Typ II zeichnet sich elektronenmikroskopisch durch extrem dichte Einlagerungen in die Lamina densa der Basalmembran aus. In diesen sogenannten »dense deposits« wurden immunhistologisch die Komplementfaktoren $C_1$, $C_2$ und $C_4$ nachgewiesen.

### Klinik

Das nephrotische Syndrom kann mit Zeichen der vaskulären Verlaufsform (Hämaturie, Hypertonie) vergesellschaftet sein, beide Verlaufsformen können aber auch in ihrer »reinen« Form auftreten und auch klinisch rapid-progressiv verlaufen. Im Urin sind neben einer meist unselektiven Proteinurie Fibrin und Fibrinogenspaltprodukte als Zeichen glomerulärer Gerinnungs- und Fibrinolyseaktivität nachweisbar.

### Diagnostisches Vorgehen

Alle Formen der membranoproliferativen Glomerulonephritis zeichnen sich durch eine ausgeprägte Hypokomplementämie aus, wobei die Komplementaktivierung bei den Varianten I und III am ehesten durch zirkulierende Immunkomplexe bedingt ist. Das »dense deposit disease« zeichnet sich durch das Auftreten eines Autoantikörpers der IgG-Klasse, des sogenannten *nephritischen Faktors* aus, der den »alternativen Weg« (alternative pathway) der Komplementaktivierung über eine Stabilisierung des labilen Enzyms $C_3$-Konvertase ($\overline{C_{3B}B_B}$) in Gang setzt und damit eine anhaltende Hypokomplementämie verursacht (Abb. **12**).

### Therapie, Verlauf und Prognose

Eine Therapie mit Kortikosteroiden hat sich als wenig erfolgreich herausgestellt. Die symptomatische Behandlung des nephrotischen Syndroms bewirkt keine Verlangsamung der fortschreitenden Nierenfunktionseinschränkung. Spontanremissionen werden selten beobachtet. Mindestens 60% der Patienten entwickeln innerhalb von 10 Jahren eine dialysepflichtige Niereninsuffizienz und einen Bluthochdruck. Wegen der anhaltenden Komplementerniedrigung sind besonders Patienten mit »dense deposit disease« hochgradig infektgefährdet und müssen nicht selten antibiotisch abgedeckt werden. Speziell diese Variante der membranoproliferativen Glomerulonephritis kann in Nierentransplantaten erneut auftreten, es gibt jedoch auch neuere Beobachtungen, die von dauerhaft guten Transplantationserfolgen berichten.

Als äußerst seltenes Krankheitsbild wird die Vergesellschaftung von membranoproliferativer Glomerulonephritis mit partieller Lipodystrophie beschrieben. Wir selbst konnten diese Kombination bei einem Mädchen beobachten, dessen eineiige Zwillingsschwester völlig gesund war. Es wird diskutiert, daß die bei beiden Erkrankungen auffällige Störung des Komplementsystems ein pathogenetisches Bindeglied bildet.

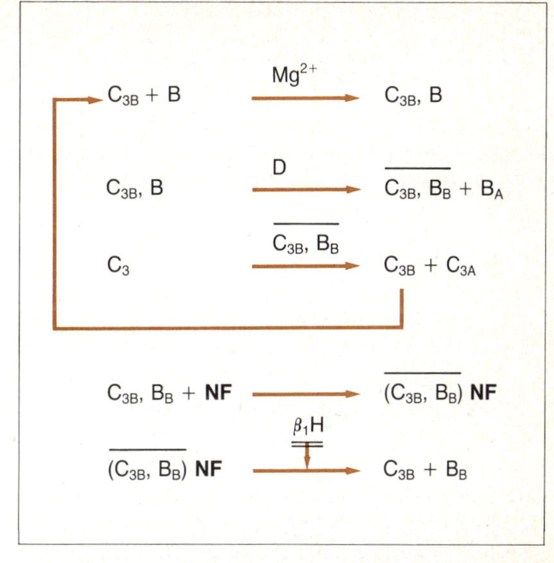


Abb. **12** Wirkungsweise des nephritischen Faktors (NF). Der sogenannte *nephritische Faktor* ist ein Autoantikörper der IgG-Klasse, der sich an die $C_3$-Konvertase $\overline{C_{3B}, B_B}$ anlagert und auf diese Weise ihre Halbwertzeit extrem verlängert. Damit erfolgt eine laufende Aktivierung des alternativen Wegs der Komplementaktivierung, woraus eine Hypokomplementämie resultiert

**Merke:** Die membranoproliferative Glomerulonephritis kann klinisch einen vorwiegend »nephrotischen« oder einen vorwiegend »vaskulären« Verlauf zeigen. Auffällig ist eine anhaltende Hypokomplementämie bei der morphologischen Unterform des »dense deposit disease«, außerdem das Auftreten des »nephritischen Faktors« im Serum der Patienten. Diese Form neigt zum Wiederauftreten im Nierentransplantat. Das nephrotische Symptom kann nur symptomatisch behandelt werden und wird durch eine Hypertonie kompliziert. In der Regel schreitet die Erkrankung innerhalb einiger Jahre bis zur dialysepflichtigen Niereninsuffizienz fort.

# Vaskuläre Formen der Glomerulonephritis

**Definition:** Die vaskulären Glomerulonephritisformen imponieren klinisch durch kardiovaskuläre Komplikationen der Hypertonie, die sich während oder als Folge einer fortschreitenden Niereninsuffizienz entwickelt.
Dabei kann gleichzeitig eine Proteinurie vorliegen, die allerdings oft nicht so ausgeprägt ist, um das Bild eines nephrotischen Syndroms hervorzurufen. Nahezu immer besteht eine Mikrohämaturie, im akuten Stadium auch eine Makrohämaturie mit Erythrozytenzylindern.

Die entzündlichen Veränderungen der Glomerula bewirken über eine chronische tubulo-interstitielle Mitreaktion eine progrediente Nierenfunktionseinschränkung.
Vaskuläre Formen der Glomerulonephritis werden häufig erst spät diagnostiziert, da sie lange Zeit kaum (Kopfschmerzen, Leistungsminderung) oder gar keine subjektiven Beschwerden hervorrufen. In vielen Fällen wird eine Blutdruckerhöhung zufällig bei einer Routineuntersuchung festgestellt. Die oft spärliche Proteinurie bzw. Erythrurie wird zusammen mit dem anfänglichen »labilen« Blutdruckverhalten nicht selten bagatellisiert und damit die Diagnosestellung verzögert. Zu den eigentlichen vaskulären Verlaufsformen gehören vor allem die mesangioproliferativen Glomerulonephritiden aller Schweregrade. Wenn auch die akute (endokapilläre) und die rapid-progressive Glomerulonephritis bei allgemeiner Überwässerung mit Hypertonie einhergehen können, gehören sie nicht zu den eigentlichen vaskulären Verlaufsformen. Die bereits beschriebenen membranoproliferativen Glomerulonephritiden nehmen eine Zwischenstellung ein, und die vorwiegend mit nephrotischem Syndrom verlaufende membranöse Glomerulonephritis kann durch eine Hypertonie kompliziert sein.

**Merke:** Chronische Krankheitsverläufe der vaskulären Glomerulonephritisformen werden häufig erst spät an den kardiovaskulären Komplikationen der renalen Hypertonie diagnostiziert. Die übrigen klinischen Befunde wie Erythrurie und Proteinurie können spärlich sein.

## Mesangioproliferative Glomerulonephritis

**Definition:** Hypertonie, Erythrurie, Proteinurie und meist langsam fortschreitende Niereninsuffizienz, die bis zur Urämie führen kann, kennzeichnen den vaskulären Verlauf der mesangioproliferativen Glomerulonephritis. Sie stellt weltweit das Hauptkontingent der Dialysepatienten.

### Ätiologie

Ätiologie und Pathogenese der mesangioproliferativen Glomerulonephritis sind unbekannt. Vermutlich werden die Entzündungsvorgänge an den Glomerula durch eine immunologische Steuerung hervorgerufen. Unterstützt wird diese Ansicht durch den immunhistologischen Nachweis von IgG, Komplement und IgA im Mesangium.

### Pathologische Anatomie

Die mesangioproliferative Glomerulonephritis ist morphologisch gekennzeichnet durch eine unterschiedlich starke Proliferation der Mesangiumzellen bei gleichzeitig unveränderter Basalmembran und offenen Kapillarlumina. Die unterschiedlich schweren histologischen Veränderungen können in ein Vernarbungsstadium übergehen. Je nach Untersucher lassen sich als Unterform eine mesangioproliferative Glomerulonephritis mit fokaler Halbmondbildung sowie eine Gruppe mit Minimalveränderungen ohne nephrotisches Syndrom abgrenzen. Manche früher dem mesangioproliferativen Typ zugerechneten Fälle müssen heute als IgA-Nephritis (s. dort) klassifiziert werden.

### Klinik und Verlauf

In ⅔ der beobachteten Fälle fehlt ein akuter Krankheitsbeginn, die Glomerulonephritis verläuft also klinisch »primär chronisch« und wird zum größten Teil zufällig diagnostiziert. Die mesangioproliferative Glomerulonephritis kann als Folgestadium einer akuten endokapillären Glomerulonephritis auftreten und dann noch nach Jahren ausheilen. Andere, mit zum Teil schweren histologischen Veränderungen einhergehende Verläufe sind über Jahre langsam progredient und enden im dialysepflichtigen Terminalstadium der Niereninsuffizienz. Diese Patienten bilden das Hauptkontingent der Dialysepatienten. Wiederum sind Fälle beschrieben worden, die über 10–15 Jahre ohne stärkere klinische Symptomatik verlaufen und dann doch noch niereninsuffizient werden.

### Therapie

Fibrindeposite in den Glomerula können die Progredienz des Entzündungsprozesses fördern.

Daher kann eine *Antikoagulantientherapie* im Einzelfall bei Patienten mit mesangioproliferativer Glomerulonephritis sinnvoll sein. Während in den Frühstadien in einigen Fällen das Fortschreiten der Niereninsuffizienz verzögert oder sogar aufgehalten werden konnte, waren die Erfolge bei fortgeschrittenen morphologischen Veränderungen nicht überzeugend. Da die sekundären Hypertoniefolgen an den Nierengefäßen (sekundäre benigne oder maligne Nephrosklerose) im Sinne eines Circulus vitiosus die Entwicklung der Niereninsuffizienz fördern können, muß als oberstes therapeutisches Ziel die *Normalisierung des erhöhten Blutdrucks* gelten (s. Abschnitt Chronische Glomerulonephritis).

**Merke:** Als häufigste »primär-chronische« Glomerulonephritisform wird die mesangioproliferative Glomerulonephritis aller Schweregrade beobachtet. Sie führt in der Regel zur Entwicklung eines Bluthochdrucks (»vaskulärer« Verlauf). Klinisch ist sie durch Hämaturie und mäßige Proteinurie gekennzeichnet. Morphologisch steht eine Proliferation der Mesangiumzellen im Vordergrund der Veränderungen. Je nach Ausprägung dieser Befunde kann die Krankheit über Jahre gutartig verlaufen oder zur dialysepflichtigen Niereninsuffizienz führen. Oberstes Ziel der symptomatischen Therapie ist die optimale Einstellung des Blutdrucks.

## IgA-Nephropathie

(IgA-Nephritis)

**Definition:** Als Sonderform der mesangioproliferativen Glomerulonephritis wurde 1969 von *Berger* die sogenannte IgA-Nephritis beschrieben, bei der klinisch rezidivierende schmerzlose Hämaturien imponieren.

### Häufigkeit

Nach größeren Studien soll die IgA-Nephropathie eine der häufigsten (20%) Glomerulonephritisformen bei jungen Erwachsenen mit asymptomatischer Hämaturie und/oder Proteinurie sein.

### Pathologische Anatomie

Lichtmikroskopisch finden sich alle Schweregrade mesangialer Proliferation bis hin zu extrakapillärer Halbmondbildung. Immunhistologisch können massive IgA-Ablagerungen in den Mesangiumzellen nachgewiesen werden, in fortgeschrittenen Stadien auch tubulo-interstitielle C3-, IgA- und IgG-Deposite.

### Pathophysiologie und Klinik

Die Erkrankung tritt vorwiegend bei jungen Erwachsenen und Kindern oft unmittelbar nach einem grippalen Infekt der oberen Luftwege mit rekurrenten Makrohämaturien auf. In der japanischen Bevölkerung wurde eine auffallend starke Assoziation der IgA-Nephropathie zu einer HLA-DR4-Konstellation der Histokompatibilitätsantigene beobachtet. Die Serum-IgA-Spiegel sind bei etwa 50% der Patienten erhöht bei gleichzeitig normalen Komplementtitern. Neue Untersuchungen weisen darauf hin, daß IgA-haltige zirkulierende Immunkomplexe eine wesentliche Rolle als auslösender Krankheitsmechanismus spielen könnten. Die Urinuntersuchung ergibt neben Erythrozyten eine mäßige Proteinurie unter 3,5 g/die. Ein pulmorenales Syndrom (idiopathische Lungenhämosiderose mit IgA-Nephropathie) ohne Anzeichen renaler Symptome wurde vereinzelt beobachtet, ebenso das Wiederauftreten einer IgA-Nephritis nach Nierentransplantation. Massive granuläre IgA-Ablagerungen an den Kapillarschlingen bzw. im Mesangium werden regelmäßig auch bei definierten Krankheitsbildern wie Lupus erythematodes und Purpura Schoenlein-Henoch gefunden, ohne daß ihre immunpathogenetische Bedeutung bekannt ist.

### Therapie

Gezielte Untersuchungen über Herkunft und Bedeutung des mesangialen IgA haben nicht sicher klären können, ob zirkulierendes IgA in monomerer oder polymerer Form angeschwemmt wird oder ob es einer lokalen Synthese von »sekretorischem IgA« (IgA-Dimer + sekretorische Komponente + J-Kette) entstammt. Da ein erhöhter Anteil des Serum-IgA bei dieser Erkrankung aus polymerem IgA besteht, wurde 1979 ein Therapieversuch mit Phenytoin (Zentropil, 300 mg/die über 6 Monate) durchgeführt. Wie aus Serumuntersuchungen bei Epileptikern bekannt ist, soll Phenytoin die Polymere zu leichter eliminierbaren Monomeren abbauen. Neuere Studien widerlegen die Wertigkeit dieses Therapieversuchs.

### Prognose

Die Prognose der IgA-Nephritis scheint bei den Patienten gut zu sein, deren morphologische Befunde bei Diagnosestellung primär gering sind. Jedoch wurde in neueren Studien auch die Entwicklung von terminaler Niereninsuffizienz und Hypertonie nach jahrelangen, mit rezidivierenden Hämaturien einhergehenden Krankheitsverläufen beschrieben. Als Faktoren, die den Krankheitsverlauf ungünstig beeinflussen, werden männliches Geschlecht, Alter über 30 Jahre und Zunahme der Proteinurie über 3,5 g/die angegeben.

**Merke:** Die IgA-Nephritis stellt nach Berger eine Sonderform der mesangioproliferativen Glomerulonephritis dar. Die Immunhistologie zeigt massive IgA-Ablagerungen in den Mesangiumzellen, ohne daß deren Pathogenese geklärt ist. Klinisch kommt es zu rezidivierenden schmerzlosen Makrohämaturien. Der Verlauf ist vielfach gutartig; die Entwicklung einer chronischen Niereninsuffizienz ist jedoch möglich.

# Chronische Glomerulonephritis

**Definition:** Das chronische Stadium der Glomerulonephritis ist überwiegend durch dauerhaft pathologische Urinbefunde (Proteinurie, Hämaturie), langsame Verschlechterung der Nierenfunktion und Blutdruckerhöhung gekennzeichnet.

Prinzipiell können alle beschriebenen proliferativen und membranösen Glomerulonephritisformen sowie die hereditären und die durch Systemerkrankung hervorgerufenen Glomerulonephritiden in ein chronisches Stadium übergehen, wenn auch die glomerulären Minimalveränderungen und die IgA-Nephropathie häufig gutartig verlaufen.

Der langjährige Krankheitsverlauf der chronischen Glomerulonephritis erfordert eine stetige Überwachung. Die sorgfältige klinische Untersuchung, vor allem auf Perikarditis, Pleuritis, Überwässerung, gesteigerte Reflexe, Parästhesien, Veränderungen der Hautfarbe und Abnahme der Muskelmasse sowie Ödembildung ist regelmäßig erforderlich. Sehr wichtig sind häufige Blutdruckmessungen sowie eine ausgeglichene Bilanzierung des Flüssigkeits- und Elektrolythaushaltes (Serum- und Urinelektrolyte). Neben EKG und Thorax-Röntgenaufnahmen (Herzgröße, Überwässerung) sind regelmäßig das Blutbild (Anämie), Calcium, Parathormon, anorganisches Phosphat sowie die Vitamin-D-Metaboliten (sekundärer Hyperparathyreoidismus, renale Osteopathie) zu kontrollieren. Der Quotient der Retentionsparameter Harnstoff-N zu Serumkreatinin sollte unter 10 liegen. Die genannten Untersuchungen sind in Abhängigkeit von der Progredienz des Krankheitsverlaufes in bestimmten zeitlichen Abständen durchzuführen.

### Therapie

Für die Niereninsuffizienz bei chronischer Glomerulonephritis ist die frühzeitige Behandlung der Hypertonie entscheidend. Dabei können alle Präparate, die in der Therapie des essentiellen Hochdrucks üblich sind, eingesetzt werden. Da mit fortschreitender Niereninsuffizienz der renoparenchymatöse Bluthochdruck vor allem durch Salz- und Wasserretention gefördert wird, sind Diuretika die Mittel der ersten Wahl. Thiazide verlieren beim Anstieg des Serumkreatinins über 2 mg/dl (177 $\mu$mol/l) ihre Wirksamkeit und sollten dann durch Furosemid (Lasix) ersetzt werden, dessen Dosierung mit nachlassender Nierenfunktion erhöht werden muß. Methyldopa (Presinol, Sembrina) verschlechtert nicht die Nierenfunktion, muß aber der glomerulären Filtrationsrate angepaßt werden, da es zur Kumulation neigt. Bei terminaler Niereninsuffizienz haben sich als besonders wirksame Antihypertonika die $\beta$-Blocker (Dociton, Betapressin, Prent, Tenormin, Visken u.a.) erwiesen, ebenso Vasodilatatoren wie Dihydralazin (Nepresol) oder Calciumantagonisten wie Nifedipin (Adalat retard). Auch ein therapeutischer Eingriff in das Renin-Angiotensin-System mit Hilfe von Angiotensin-Converting-Enzym-Blockern wie Captopril (Lopirin) ist bei niereninsuffizienten Patienten möglich. Die vielfachen unerwünschten Wirkungen gestatten jedoch die Anwendung dieses Präparates bei Niereninsuffizienz nur unter Überwachung von Spezialisten.

Patienten im chronischen Stadium einer Glomerulonephritis sind besonders infektgefährdet und können dadurch eine akute Exazerbation der glomerulären Grunderkrankung erleiden. Besondere Beachtung muß daher den sekundären Harnwegsinfektionen geschenkt werden. Bei der Anwendung von Antibiotika ist neben den allgemeinen Richtlinien (bakteriologischer Erregernachweis, Resistenzbestimmung) die renale Elimination bei eingeschränkter Nierenfunktion zu beachten, da erhöhte Kumulationsgefahr besteht (s. Kapitel Harnwegsinfekt).

Das Fehlen einer Kausaltherapie der Glomerulonephritisformen bedeutet immer noch, daß ein großer Teil der Patienten eines Tages die terminale Niereninsuffizienz erreicht und damit dialysepflichtig wird. Es ist daher von entscheidender Bedeutung, daß die peripheren Gefäße (sowohl Arterien als auch Venen) geschont werden, um operative Gefäßanastomosen (Cimino-Fistel) für die chronische Hämodialysebehandlung herstellen zu können. Außerdem sollte man je nach sozialen, psychischen und Altersvoraussetzungen einzelne Dialyseverfahren wie Heimdialyse, chronisch-ambulante Peritonealdialyse (CAPD) sowie die Nierentransplantation diskutieren (s. Kapitel Chronische Niereninsuffizienz) und rechtzeitig eine Hepatitis-B-Schutzimpfung durchführen.

**Merke:** Prinzipiell können alle nephrotischen und vaskulären Glomerulonephritisformen chronisch verlaufen, wobei sich oft längere Phasen relativen Wohlbefindens mit akuten Exazerbationen (nephrotisches Syndrom, Hypertonie) abwechseln. Die oft langjährig ohne Nierenfunktionseinschränkung einhergehenden nephrotischen Verlaufsformen erfordern in erster Linie die Behandlung der Ödeme und des Eiweißverlustes, während bei den vaskulären Formen die Hochdrucktherapie ganz im Vordergrund steht. Verschiedene Möglichkeiten der Dialysetherapie, einschließlich der Nierentransplantation, stehen zur Behandlung der terminalen Niereninsuffizienz zur Verfügung.

## Weiterführende Literatur


Arieff, A. I., W. F. Pingerra: Rapidly progressive glomerulonephritis treated with anticoagulants. Arch. intern. Med. 129 (1972) 77–84

Berger, J.: IgA glomerular deposits in renal disease. Transplant. Proc. 1 (1969) 939–948

Boesken, W. H., K. Kopf, P. Schollmeyer: Differentiation of proteinuric disease by discelectrophoretic molecular weight analysis of urinary proteins. Clin. Nephrol. 1 (1973) 311–318

Bohle, A., N. Eichenseher, H. Fischbach, G. H. Neild, U. Wehner, K. H. Edel, U. Losse, E. Renner, W. Reichel, G. Schütterle: The different forms of glomerulonephritis. Morphological and clinical aspects, analysed in 2500 patients. Klin. Wschr. 54 (1976) 59–73

Cameron, J. S., G. Blandford: The simple assessment of selectivity in heavy proteinuria. Lancet 1966/II, 242–247

Cameron, J. S., D. Gill, D. R. Turner et al.: Combined immunosuppression and anticoagulation in rapidly progressive glomerulonephritis. Lancet 1975/II, 923–925

Cattran, D. C., W. B. Chordiker: Experimental membranous glomerulonephritis. Nephron 31 (1982) 260–265

Ehrenreich, T., J. Churg: Pathology of membranous nephropathy. Pathol. Ann. 3 (1968) 145–186

Erickson, S. B., S. B. Kurtz, J. V. Donadio, K. E. Holley, C. B. Wilson, A. A. Pineda: Use of combined plasmapheresis and immunsuppression in the treatment of Goodpasture's syndrom. Mayo Clin. Proc. 34 (1979) 714–720

Fischbach, H., A. Bohle, D. Meyer, H. D. Edel, U. Fortscher, R. Kluthe, D. Renner, K. Rinsche, F. Scheler: The morphological and clinical course of the different forms of glomerulonephritis. Klin. Wschr. 54 (1976) 105–116

Frascà, G. M., A. Vangelista, G. Biagini et al.: Immunological tubulo-interstitial deposits in IgA-nephropathy. Kidney Int. 22 (1982) 184–191

Gärtner, H. V., F. Hönlein, U. Traub, A. Bohle: IgA-nephropathy (IgA-IgG-nephrophathy/IgA nephritis) – a disease entity? Virchows Arch. A 385 (1979) 1–27

Gärtner, H. V., G. H. Neild, A. Bohle, W. Hallauer, G. Hoppe-Seyler, F. M. Lüttgen, P. Schollmeyer: Perimembranöse Glomerulonephritis nach Penicillamin-Therapie. Klin. Wschr. 53 (1975) 835–837

Goodpasture, E. W.: The significance of certain pulmonary lesions in relation to the etiology of influenza. Amer. J. med. Sci. 158 (1919) 863–870

Hall, R. P., I. Stachura, J. Cason et al.: IgA-containing circulating immune complexes in patients with IgA-nephropathy. Amer. J. Med. 74 (1983) 56–63

Helmchen, U., H. J. Gröne: Zur Biopsiediagnostik renaler Erkrankungen. In Bock, H. E., W. Gerok, F. Hartmann: Klinik der Gegenwart. Urban & Schwarzenberg, München 1982 (E 125–153)

Hiki, Y., Y. Kobayashi, S. Tateno et al.: Strong association of HCA-DR 4 with benign IgA-nephropathy. Nephron 32 (1982) 222–226

Iversen, P., C. Brun: Aspiration biopsy of the kidney. Amer. J. Med. 11 (1951) 324–330

Kashiwabara, H., H. Shishido, S. Tomura et al.: Strong association between IgA-nephropathy and HLA-DR 4 antigen. Kidney int. 22 (1982) 377–382

Kline Bolton, W., W. G. Couser: Intravenouse pulse methylprednisolone therapy of acute crescentic rapidly progressive glomerulonephritis. Amer. J. Med. 66 (1979) 495–531

Kobayashi, Y., S. Tateno, Y. Hiki, H. Shigematsu: IgA-Nephropathy: Prognostic significance and histological alterations. Nephron 34 (1983) 146–153

Lerner, R. A., R. J. Glassock, F. J. Dixon: The role of anti-glomerular basement membrane antibody in the pathogenesis of human glomerulonephritis. J. exp. Med. 126 (1967) 989–1004

Lockwood, C. M., A. J. Rees, A. J. Pinching, B. Pussel, P. Sweny, J. Uff, D. K. Peters: Plasma-exchange and immunsuppression in the treatment of fulminating immune-complex crescentic nephritis. Lancet 1977/I, 63–67

Merrill, J. P.: Glomerulonephritis (First of three parts). New Engl. J. Med. Jan 31 (1974) 257–262

Merrill, J. P.: Glomerulonephritis (Second of three parts). New Engl. J. Med. Feb 7 (1974) 313–319

Merrill, J. P.: Glomerulonephritis (Third of three parts). New Engl. J. Med. Feb 14 (1974) 374–381

Rambausek, M., H. P. Seelig, K. Andrassy et al.: Mesangiale IgA-Glomerulonephritis. Dtsch. med. Wschr. 108 (1983) 125–130

Reichel, W., A. Bohle, F. Scheler: Beitrag zur Klinik der Glomerulonephritis. Nieren- und Hochdruckkrankheiten 5 (1973) 209–224

Reichel, W., H. J. Tönnis, F. Scheler: Goodpasture-Syndrom nach Kohlenwasserstoffexposition. Umweltmedizin 3 (1973) 75–78

Reichel, W., H. Fischbach, E. Quellhorst, F. Scheler: Spontanremission einer rapid progressiven Glomerulonephritis. Dtsch. med. Wschr. 99 (1974) 523–526

Reichel, W., J. Köbberling, H. Fischbach, F. Scheler: Membranoproliferative glomerulonephritis with partial lipodystrophy. Klin. Wschr. 54 (1976) 75–81

Reichel, W., D. I. Wolfrum, R. Klein, F. Scheler: Differenzierung der Proteinurie durch die Mikroelektrophorese in kontinuierlichen Polyacrylamid-Gradientengelen. Klin. Wschr. 54 (1976) 19–24

Reichel, W., D. Wolfrum, M. H. Weber, F. Scheler, V. Neuhoff: Proteinuria and distribution of fibrinogen split products in various forms of glomerulonephritis. Contr. Nephrol. 1 (1975) 109–118

Renner, E., W. Böttcher, G. Meider, V. Störmann: Möglichkeiten und Grenzen der Therapie von Glomerulonephritiden. Mitteilungen der Arbeitsgemeinschaft für klinische Nephrologie XII (1983) 1–18

Ronco, P., P. Verroust, L. Morel-Maroger: Viruses and glomerulonephritis. Nephron 31 (1982) 97–102

Rumpf, K. W., U. Helmchen, F. Scheler: Goodpasture-Syndrom mit atypischen renalen Befunden. Verh. dtsch. Ges. inn. Med. 83 (1977) 859–862

Schardijn, G., L. W. Statius van Eps, A. J. G. Swaak et al.: Urinary $\beta_2$ microglobulin in upper and lower urinary tract infections. Lancet 1979/I, 805–807

Scheler, F.: Glomerulonephritis. In Krüskemper, H. L.: Therapie, 2. Aufl. Schattauer, Stuttgart 1978

Scheler, F., H.J. Gröne, K.W. Rumpf: Diagnostisches und therapeutisches Vorgehen beim Goodpasture-Syndrom. Tempo Medical 8 (1979) 22–32

Scheler, F., H.-J. Gröne: Hypertonie in Klinik und Praxis. Schattauer, Stuttgart 1980

Sieberth, H.-G., N. Maurin: Therapie der rasch fortschreitenden Glomerulonephritis. Klin. Wschr. 61 (1983) 1001–1010

Simpson, L.O.: Diagnosis of Goodpasture's Syndrome. Nephron 32 (1982) 273–276

Stanton, M.C., J.D. Tange: Goodpasture's syndrome: Pulmonary haemorrhage associated with glomerulonephritis. Aust. Ann. Med. 7 (1958) 132–138

Thoenes, W.: Pathologische Systematik der Glomerulonephritis unter histologischer Berücksichtigung klinischer Aspekte. Nieren- und Hochdruckkrankheiten 2 (1973) 199–208

Thoenes, W.: Aktuelle Pathologie der Glomerulonephritis. Klin. Wschr. 57 (1979) 799–814

Trascasa, M.L., J. Edigo, J. Sancho, L. Hernando: Evidence of high polymeric IgA levels in serum of patients with Berger's disease and its modification with phenytoin treatment. Proc. EDTA 16 (1979) 513–519

Vallota, E., O. Götze, H.L. Spiegelberg, J. Forristal, D.C. West, H.J. Müller-Eberhard: A serum factor in chronic hypocomplementemic nephritis distinct from immunglobulins and activating the alternative pathway of complement. J. exp. Med. 139 (1974) 1249–1261

Weber, M.H., U. Helmchen, K.W. Rumpf, F. Scheler: Zur Differentialdiagnose des »Pulmo-renalen-Syndroms«. In Gessler, U., D. Seybold: Glomerulonephritis. Thieme, Stuttgart 1980 (S. 92–96)

Weber, M.H., Th. Bitter, F. Scheler: Neue Eiweißbestimmungsmethoden können die nephrologische Diagnostik verbessern. Nieren- und Hochdruckkrankheiten 5 (1982) 210

Weber, M.H., Th. Bitter, F. Scheler: Quantitative Proteinbestimmung im Urin. Lab. Med. 7 (1983) 155–163

Weber, M.H.: Glomerulonephritisformen. In Bock, H.E., W. Gerok, F. Hartmann: Klinik der Gegenwart. Urban & Schwarzenberg, München 1982 (E 155–E 174)

Wilson, C.-B., F.J. Dixon: Anti-glomerular basement membrane antibody-induced glomerulonephritis. Kidney Int. 3 (1973) 74–89

Yum, M.N., L.M. Lampton, P.M. Bloom, J.L. Edwards: Asymptomatic IgA nephropathy associated with pulmonary hemosiderosis. Amer. J. Med. 64 (1978) 1056–1060

Zollinger, H.U., M.J. Mihatsch: Renal Pathology in Biopsy. Springer, Berlin 1978

# Renovaskuläre Hypertonie, Nierenarterienstenose und verwandte Krankheitsbilder

*A. Helber*

**Definition:** Nierenarterienstenosen sind angeborene oder erworbene, ein- oder doppelseitige Einengungen der A. renalis oder ihrer Hauptäste. Ihre Bedeutung liegt darin, daß sie zur Ursache einer arteriellen, sogenannten renovaskulären Hypertonie werden können. Die Bezeichnung renovaskuläre Hypertonie umfaßt alle Hypertonieformen, die über eine renale Ischämie unter Mitwirkung des Renin-Angiotensin-Systems zur arteriellen Hypertonie führen.

## Häufigkeit

In unselektierten Hypertonikergruppen ist die Häufigkeit der renovaskulären Hypertonie um oder unter 1%, in hochdruckdiagnostischen Zentren mit selektiertem Krankengut wird ihre Häufigkeit mit 2–4% angegeben.
Renovaskuläre Veränderungen, etwa Nierenarterienstenosen, sind dagegen sehr viel häufiger, auch bei Normotonen nachweisbar und bei großen Untersuchungszahlen angiographisch oder autoptisch bei Hypertonikern nur etwa doppelt so häufig nachweisbar wie bei Normotonen. Hieraus folgt, daß bei allen Patienten mit Nierenarterienstenosen der Nachweis der Hochdruckwirksamkeit erbracht werden muß.

## Ätiologie

Die wichtigsten Ursachen einer renovaskulären Hypertonie sind in Tab. **3** zusammengefaßt: Prinzipiell kann jede renal-vaskuläre Läsion oder jede Gefäßkompression von außen zu renalen Durchblutungsstörungen führen und eine renovaskuläre Hypertonie auslösen. Tatsächlich werden jedoch 95% der renovaskulären Hypertonien durch Nierenarterienstenosen ausgelöst, 60% durch arteriosklerotisch entstandene und 35% durch fibromuskuläre Hyperplasie entstandene Nierenarterienstenosen.
Patienten mit arteriosklerotischer Nierenarterienstenose und renovaskulärer Hypertonie sind in der Regel älter, zeigen arteriosklerotische Gefäßveränderungen auch in anderen Gefäßbereichen. Die renal-vaskuläre Läsion ist vorzugsweise abgangsnah am Abgang der Nierenarterie aus der Aorta und in einem Drittel der Fälle beiderseits nachweisbar.
Patienten mit fibromuskulären Nierenarterienstenosen sind überwiegend jüngere Frauen. Angiographisch charakteristisch ist der über längere Gefäßstrecken zu beobachtende Wechsel von ringförmigen Stenosierungen und Wandaneurysmata, hervorgerufen durch Intimafibrosen, fibromuskuläre Dysplasien der Gefäßwandmedia oder seltener durch überwiegend periarterielle Fibroplasien. Sie greifen nicht selten auf intrarenale Gefäßabschnitte über und sind auch in anderen Gefäßbereichen erkennbar. Frauen mit Nephroptose zeigen häufiger Nierenarterienstenosen durch fibromuskuläre Dysplasien (Abb. **13**).

Tabelle **3** Ursachen der renovaskulären Hypertonie

**I. Primäre renal-vaskuläre Veränderungen**
1. Arteriosklerose
2. Fibröse und fibromuskuläre Gefäßwandhyperplasie
3. Aneurysmen
4. Thrombosen und Embolien der A. renalis
5. Renale Arteriitiden bei Polyarteriitis nodosa oder Takayasu-Syndrom
6. Renale arteriovenöse Fisteln
7. Traumatische Veränderungen der A. renalis

**II. Primäre extrarenal-vaskuläre Läsionen mit Kompression der A. renalis**
1. Phäochromozytome
2. Metastasierende retroperitoneale Tumoren
3. Retroperitoneale Fibrose
4. Nephroptose

## Pathophysiologie

Eine arterielle Hypertonie nach partieller Unterbindung einer Nierenarterie und gleichzeitiger gegenseitiger Nephrektomie wurde im Tierexperiment erstmals 1934 von Goldblatt beobachtet. Die Rolle einer erhöhten Reninsekretion wurde erstmals 1940 erkannt. Heute stellt man sich die Pathogenese der renovaskulären Hypertonie etwa folgendermaßen vor: Die renale Minderdurchblutung oder der erniedrigte vaskuläre Perfusionsdruck (Drucksenkung durch die Stenose mindestens 30–40 mmHg oder Einengung des Gefäßvolumens um mindestens 60%) führt am juxtaglomerulären Apparat direkt (Barorezeptorentheorie) oder durch indirekte Veränderung

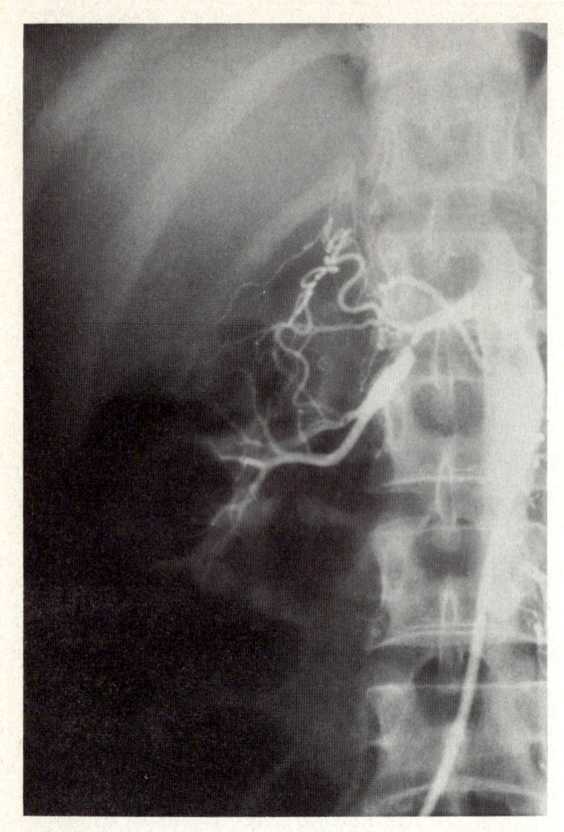

Abb. **13** Nierenarterienstenose durch fibromuskulären Wulst. In der selektiven Renovasographie zeigt sich deutlich eine poststenotische Dilatation (Überlassung freundlicherweise von Prof. Dr. R. Schuster, Göttingen)

des Natrium-loads an der Macula densa (Macula-densa-Theorie) zur Stimulation der Reninsekretion mit vermehrter Bildung von Angiotensin II. Dieses induziert eine Arteriolenkonstriktion, erhöht den peripheren Gefäßwiderstand und steigert den Blutdruck. Gleichzeitig führt die Angiotensin-ausgelöste Aldosteronstimulation zur Natriumretention und Flüssigkeitsretention. Die Pressorreagibilität der Arteriolen nimmt durch die Natriumretention zu, die Angiotensinplasmaspiegel können hierdurch wieder sinken. Trotzdem wird der Blutdruck bei absinkenden Angiotensinplasmaspiegeln, aber erhöhter Pressorreagibilität der Gefäße erhöht gehalten. Wird die Ursache der Reninstimulation nicht behoben, entwickeln sich irreversible funktionelle und anatomische Gefäßwandläsionen. Trotz Behebung der ursprünglich auslösenden, reninsteigernden Hypertonieursache ist der Hochdruck jetzt nicht mehr operativ heilbar.

### Klinik

Anamnese und klinischer Untersuchungsbefund ergeben im Einzelfall nur wenig Hinweise auf eine renovaskuläre Hypertonie. Sie erlauben in der Regel keine Abgrenzung gegenüber der essentiellen Hypertonie. Wie essentielle Hypertoniker klagen Patienten mit renovaskulärer Hypertonie häufig über keinerlei subjektive Beschwerden, nur bei längerbestehenden oder schweren Hypertonien über Kopfschmerzen, Schwindelerscheinungen, Sehstörungen, Nasenbluten. Alle Hochdruckschweregrade können sich hinter einer renovaskulären Hypertonie verbergen, doch ist ein ausgeprägter diastolischer Widerstandshochdruck hierbei häufiger zu beobachten als bei essentieller Hypertonie. An eine renovaskuläre Hypertonie sollte gedacht werden, wenn

1. ein juveniler Hypertonus besteht,
2. eine hypokalämische Hypertonie vorliegt,
3. eine plötzliche Verschlechterung einer vorbestehenden Hypertonie auftritt,
4. eine Niereninfarktsymptomatologie mit Flankenschmerz und Fieber besteht oder bestanden hat,
5. ein Strömungsgeräusch über einer Nierenloge auskultierbar ist. Dieses ist bei fibromuskulären Stenosen häufiger als bei arteriosklerotischen Stenosen zu hören.

### Diagnostisches Vorgehen und Differentialdiagnose

In der Diagnostik der renovaskulären Hypertonie stellt sich das Problem, in Ermangelung eines eindeutigen klinischen Leitsymptoms die kleine Zahl von Patienten mit renovaskulärer Hypertonie aus der großen Zahl der Hypertoniker mit möglichst einfachen, ungefährlichen und finanziell vertretbaren Methoden herauszuselektionieren und diese dann einer weitergehenden Diagnostik zuzuführen. Da hierzu ein allgemein anerkanntes diagnostisches Vorgehen nicht existiert, immer ein Kompromiß gefunden werden muß zwischen Intensität des diagnostischen Einsatzes und Eindeutigkeit der diagnostischen Aussage, ist der empfohlene diagnostische Weg immer subjektiv und abhängig von den am Untersuchungsort vorhandenen Untersuchungsmethoden. Die Diagnostik der Hochdruckwirksamkeit einer schon bekannten Nierenarterienstenose bietet dagegen sehr viel weniger Probleme.

#### Untersuchungsmethoden

*Intravenöses Pyelogramm:* Das intravenöse Pyelogramm gehört bei Patienten mit diastolischen Blutdruckwerten um oder über 105 mmHg zur Basisdiagnostik der arteriellen Hypertonie. Verdächtig im Sinne einer einseitigen Durchblutungsminderung sind unterschiedliche Nierengröße – die linke Niere ist normalerweise 1–1,5 cm größer als die rechte Niere –, zeitlich verzögerte Kontrastmittelausscheidung auf der durchblutungsgestörten Seite und höhere Kontrastmitteldichte in der Spätaufnahme auf der durchblutungsgestörten Seite.

Nach diesen Kriterien zeigten im Rahmen einer großen amerikanischen kooperativen Studie 11,4% der essentiellen Hypertoniker und 83%

der Patienten mit renovaskulärer Hypertonie ein abnormes intravenöses Pyelogramm. 17% der Patienten mit renovaskulärer Hypertonie hatten allerdings einen falsch-negativen, seitengleichen intravenösen Pyelographiebefund.
*Isotopennephrogramm, seitengetrennte Jod-Hippuran-Clearance und Sequenz-Szintigraphie:* Durch diese Isotopenmethoden läßt sich mit geringerer Strahlenbelastung, risikoarm und billiger als mit dem intravenösen Pyelogramm eine einseitige renale Minderdurchblutung nachweisen. Die Zahl der falsch-positiven und falsch-negativen Befunde entspricht etwa denen eines Frühurogramms. Die Exaktheit der methodischen und technischen Durchführung spielt hierbei eine große Rolle.
*Reninaktivität oder Reninkonzentration im peripheren Blut:* Die renovaskuläre Hypertonie wird ausgelöst durch eine Steigerung der Reninsekretion als Folge der renalen Minderdurchblutung. Es lag deshalb nahe, durch Messung der Plasmareninaktivität im peripheren Blut die renovaskuläre Hypertonie zu diagnostizieren. Dabei wurde festgestellt, daß ein großer Teil der Patienten mit operativ heilbaren renovaskulären Hypertonien normale periphere Plasmareninaktivitätswerte aufwies. Da andererseits auch ein beträchtlicher Teil der Patienten mit essentieller Hypertonie erhöhte periphere Plasmareninaktivitätswerte hat, ist der Selektionswert dieser Untersuchungsmethode sehr gering.
*Nierenvenenreninbestimmung:* Statt dessen spielt die Bestimmung des Nierenvenenrenins in der Diagnostik der Hochdruckwirksamkeit einer Nierenarterienstenose eine wichtige Rolle. Bewertet wird hierbei der Nierenvenenreninquotient zwischen stenosierter und nichtstenosierter Niere. Eine unterschiedliche Reninkonzentration in beiden Nierenvenen wird hervorgerufen durch eine unterschiedliche Reninsekretion beider Nieren, aber auch durch eine unterschiedliche Plasmadurchströmung beider Nieren. Je höher der Nierenvenenreninquotient zugunsten einer Seite, um so wahrscheinlicher ist die Hochdruckwirksamkeit einer zugrundeliegenden Nierenarterienstenose. Bei Nierenvenenreninquotienten oberhalb von 2 zugunsten der stenosierten Seite ist in praktisch allen Fällen eine einseitige Reninmehrsekretion und damit eine Hochdruckwirksamkeit der Nierenarterienstenose anzunehmen. Nierenvenenreninquotienten zwischen 1,5 und 2,0 zeigen in den meisten Fällen eine Hochdruckwirksamkeit an, können jedoch auch allein über eine unterschiedliche Plasmadurchströmung beider Nieren bei seitengleicher Reninsekretion entstehen. Außerdem ist bei einer großen Zahl von Patienten mit Nierenarterienstenosen und Nierenvenenreninquotienten unter 1,5 auch noch eine Hochdruckwirksamkeit vor allem bei sehr hohen Reninaktivitätswerten gegeben. Der Nierenvenenreninquotient sollte deshalb allein nie über die Indikation zum operativen Eingriff entscheiden, er sollte nur in Verbindung mit anderen Befunden gewertet werden (Tab. **4**).

Tabelle **4** Kriterien der Hochdruckwirksamkeit einer Nierenarterienstenose

1. Saralasin-Test positiv
2. In Relation zur Durchblutungsdifferenz hoher Nierenvenenreninquotient
3. Supprimierte Reninkonzentration der kontralateralen Niere
4. $^{131}$J-Hippuran-Clearance der kontralateralen Niere noch normal oder nur leicht eingeschränkt

*Saralasin-Test:* Durch Infusion des Angiotensin-II-Antagonisten 1-Sar-8-ala-Angiotensin II gelingt mit hoher Spezifität der Nachweis einer Angiotensin-bedingten Hypertonie. Unter der Infusion von 1-Sar-8-ala-Angiotensin II wird die pressorische Angiotensin-II-Wirkung kompetitiv gehemmt und der Blutdruck gesenkt. Ein Abfall des arteriellen Mitteldrucks um 8% oder mehr unter Saralasininfusion ist signifikant. Der Test ist bei Angiotensin-abhängigen Hochdruckformen positiv.
*Renovasographie:* Die Renovasographie liefert schließlich den morphologischen Beweis der renovaskulären Erkrankung, ohne daß der Grad der Stenose, die poststenotische Dilatation oder die Ausprägung der Kollateralgefäße eine sichere Aussage über die evtl. operative Hochdruckbeeinflussung erlaubt. Bei Reduktion des Gefäßlumens auf weniger als 50% des Gefäßdurchmessers ist eine Hochdruckwirksamkeit häufiger gegeben. Die Art der zugrundeliegenden Gefäßerkrankungen ist aus der Renovasographie in der Regel zu erkennen.

### Empfohlener Untersuchungsgang

Im diagnostischen Ablauf einer potentiell renovaskulären Hypertonie empfehlen wir, die invasiven Eingriffe der Renovasographie und Nierenvenenreninentnahme möglichst zahlenmäßig zu beschränken und am Schluß des Diagnoseablaufs einzufügen. Ist durch intravenöse Pyelographie und/oder Isotopennephrographie der Verdacht auf eine einseitig renale Durchblutungsstörung aufgekommen, so wird bei diesen Patienten durch Durchführung eines Saralasin-Testes nach kurzfristiger Salzverarmung die Angiotensinabhängigkeit der Hypertonie nachgewiesen. Der Saralasin-Test wird auch bei Patienten mit gleichseitigem intravenösem Pyelogramm oder Isotopennephrogramm, aber hörbaren Gefäßgeräuschen über der Niere, mit Neigung zu nichttherapeutisch induzierter Hypokalämie oder mit mangelhafter Therapierbarkeit durch eine Dreierkombination aus $\beta$-Rezeptorenblockern, Saluretikum und peripherem Vasodilatator eingesetzt. Bei Patienten mit positivem Saralasin-Test wird eine Renovasographie durchgeführt, zuvor aber

in gleicher Lokalanästhesie Nierenvenenblut zur Nierenvenenreninbestimmung entnommen.
Ist eine Nierenarterienstenose mit Hochdruck vorhanden, so ist deren Hochdruckwirksamkeit dann anzunehmen, wenn die in Tab. 4 genannten Punkte erfüllt sind. Dabei ist eine absolut diskriminierende Höhe des Nierenvenenreninquotienten nicht anzugeben. Sie hängt auch von der Höhe der seitenunterschiedlichen Nierendurchblutung ab. Sind die Punkte 1, 3 und 4 erfüllt und der Durchblutungsunterschied beider Nieren gering, so ist bei vorhandener Nierenarterienstenose auch bei Patienten mit Nierenvenenreninquotienten unter 1,5 ein günstiges Operationsergebnis zu erwarten.
Da die Entwicklung neuer, spezifischer, das Renin-Angiotensin-System blockierender Substanzen (z. B. Captopril) auch die medikamentöse Therapie einer evtl. Angiotensinhypertonie verändert hat, ist die bisher empfohlene Altersgrenze von ca. 50 Jahren für die Diagnostik einer renovaskulären Hypertonie nicht mehr sinnvoll. Auch bei nicht mehr operablen Patienten sollte bei Verdacht auf eine einseitige Nierenerkrankung zumindest die Angiotensinabhängigkeit der arteriellen Hypertonie bewiesen werden, wenn man bei diesen auch in den meisten Fällen auf eine Renovasographie verzichten wird. Ist eine solche bewiesen, so ist heute eine gezieltere medikamentöse Therapie möglich.

### Therapie

In der Therapie der renovaskulären Hypertonie durch Nierenarterienstenosen stehen heute 3 Möglichkeiten zur Verfügung: die operative Entfernung der Nierenarterienstenose, die transluminale Katheterdilatation der Stenose und die spezifische medikamentöse Hochdrucktherapie. Die Entscheidung, welche Therapie welchen Patienten vorgeschlagen wird, ist nach wie vor nicht eindeutig entschieden. Die Entwicklung neuer spezifischer Medikamente wird die Therapieentscheidung in den nächsten Jahren mit Wahrscheinlichkeit weiter verändern. Aufgrund der Mehrzahl der vorhandenen Therapiestudien läßt sich folgendes Vorgehen belegen:

#### Chirurgische Therapie

Die operative Therapie der Nierenarterienstenosen ist durch neuere chirurgische Techniken, durch Verwendung autologer Venentransplantate und durch die Autotransplantationstechnik wesentlich sicherer geworden. Die rein operativ bedingte Letalität ist sehr gering. Angestrebt wird ein Nierenparenchym-erhaltendes revaskularisierendes Vorgehen. Bei länger bestehenden einseitigen vaskulären Schrumpfnieren mit PAH-Clearance-Werten unter 20% der Gesamt-PAH-Clearance ist in der Regel eine organerhaltende Operation nicht mehr sinnvoll.
Da auch die medikamentösen Therapiemöglichkeiten in den letzten Jahren stark verbessert worden, ist eine Nierenarterienstenose nur dann zu operieren, wenn:

1. die Hochdruckwirksamkeit der Nierenarterienstenose nach den oben genannten Prinzipien zweifelsfrei feststeht,
2. eine wesentliche Schädigung der kontralateralen Niere, meßbar durch PAH-Clearance, noch nicht eingetreten ist,
3. unabhängig von 1. und 2. zur Organerhaltung der Schweregrad der Stenose den Verlust einer Niere erwarten läßt,
4. unter Berücksichtigung des biologischen Alters des Patienten operative Risiken wie Herzinsuffizienz, Koronarsklerose, pulmonale Funktionsminderung nicht bestehen.

Wird der operative Eingriff so beschränkt, so ist die Zahl der wegen Nierenarterienstenosen mit renovaskulärer Hypertonie operierten Patienten zwar recht gering, doch ist in hohem Prozentsatz ein günstiges Operationsresultat zu erwarten. Diese Feststellung gilt prinzipiell für Patienten mit arteriosklerotischen Stenosen wie mit Stenosen durch fibromuskuläre Hyperplasie. Allerdings waren in der Vergangenheit die operativen Resultate bei Patienten mit fibromuskulärer Hyperplasie immer etwas günstiger als die bei Patienten mit arteriosklerotischen Stenosen.

#### Transluminale Katheterdilatation von Stenosen

Die Langzeitergebnisse dieser neuen Behandlungsmethode von Nierenarterienstenosen sind noch nicht gesichert, ihr endgültiger Wert muß noch bewiesen werden. Die Methode ist auch bei Patienten im höheren Lebensalter anwendbar und nach den Erstmitteilungen relativ gefahrlos. Sie sollte bei operationsgefährdeten Patienten mit hochdruckwirksamer Nierenarterienstenose erwogen werden.

#### Medikamentöse Therapie

Bei nicht hochdruckwirksamer Nierenarterienstenose und Hypertonie ist diese wie eine essentielle Hypertonie zu behandeln. Ist aber eine Hochdruckwirksamkeit der Nierenarterienstenose über das Renin-Angiotensin-System nachgewiesen, eine Operation oder Stenosendilatation aus den diskutierten Gründen nicht oder nicht mehr angezeigt oder indiziert, so sind 2 Medikamentengruppen in der Pharmakotherapie der renovaskulären Hypertonie besonders wirksam und zu bevorzugen.

1. $\beta$-Rezeptoren-blockierende Substanzen:
   Sie haben neben ihren primär kardialen und zentralen Angriffspunkten einen Renin-senkenden Effekt und sind deshalb bei Angiotensin-Hypertonien durch Nierenarterienstenosen besonders wirksam. Eine rein saluretische Therapie ohne gleichzeitige Renin-senkende Therapie kann bei diesen Patienten zur Angiotensin-Stimulation und so zur Hochdruckkrise führen.

2. Converting-Enzym-Blocker (Captopril): Diese neue Wirksubstanz blockiert die Umwandlung von Angiotensin I in Angiotensin II, senkt den Angiotensin-II-Plasmaspiegel und ist deshalb bei Angiotensin-Hypertonien besonders wirksam. Langzeiterfahrungen mit diesem Medikament liegen aber noch nicht vor, die Kurzzeiterfahrungen sind sehr erfolgversprechend.

**Merke:** Als Nierenarterienstenose werden angeborene (fibromuskulärer Wulst) oder erworbene (arteriosklerotische Wandveränderungen), ein- oder doppelseitige Einengungen der A. renalis oder ihrer Hauptäste bezeichnet, die zur arteriellen Hypertonie (renovaskuläre Hypertonie) führen können. Diagnostische Hinweise können eine schnell einsetzende Hypertonie (maligne Form), Neigung zur Hypokalämie, erhöhte Reninaktivität und eine Asymmetrie der Nierengröße sein. Beweisend für die Diagnose ist die (selektive) Renovasographie. In letzter Zeit konnte durch transluminale Katheterdilatation eine Hochdruckbeeinflussung erreicht werden. Diese Methode konnte in Konkurrenz zu den herkömmlichen operativ-plastischen Verfahren treten.

### Weiterführende Literatur

Bönner, G., A. Helber, K. A. Meurer, W. Hummerich, G. Wambach, W. Kaufmann: Der Saralasintest in der Diagnostik der Hypertonie. Dtsch. med. Wschr. 104 (1979) 432

Goldblatt, H.: Studies on experimental hypertension. I. The production of persistent elevation of systolic blood pressure by means of renal ischemia. J. exp. Med. 59 (1934) 347

Helber, A., G. Bönner, W. Hummerich, G. Wambach, K. A. Meurer, K. Dvorak, V. Lent, A. Zehle, W. Kaufmann: Verbesserte Aussage des Nierenvenenreninquotienten durch gleichzeitige Bestimmung der 131-Jod-Hippuran-Clearance in der Diagnostik der renovaskulären Hypertonie. Klin. Wschr. 57 (1979) 13–20

Maxwell, H. M.: Cooperative study of renovascular hypertension. Kidney int. 8 (1975) 153–160

Streeten, D. H. P., G. H. Anderson, T. G. Dalakos: Angiotensin blockade: Its clinical significance. Amer. J. Med. 60 (1976) 817–824

Vaughan, E. D., F. R. Bühler, J. H. Laragh, J. E. Sealey, L. Baer, R. Bard: Renovascular hypertension: Renin measurements to indicate hypersecretion and contralateral suppression estimate renal plasma flow and score for surgical curability. Amer. J. Med. 55 (1973) 405

Werning, C.: Das Renin-Angiotensin-Aldosteron-System. Thieme, Stuttgart 1972

# Diabetische Nephroangiopathie

(Kimmelstiel-Wilson-Syndrom, diabetische Glomerulosklerose)

**Definition:** Als diabetische Nephroangiopathie werden degenerative und proliferative Veränderungen an Arterien, Arteriolen und glomerulärem Kapillarsystem der Nieren zusammengefaßt, die mit zunehmender Dauer und Intensität der diabetischen Stoffwechselentgleisung auftreten und durch Niereninsuffizienz und Urämie zum Tode führen können. Die diabetische Nephroangiopathie ist Teil einer allgemeinen diabetischen Gefäßschädigung. Diabetesspezifisch ist unter diesen Veränderungen allein die von *Kimmelstiel* und *Wilson* 1936 erstmals beschriebene histologische Form der »nodulären Glomerulosklerose«. Mit der beim Diabetes ebenfalls häufig beobachteten Pyelonephritis werden die diabetischen Nierengefäßveränderungen im Begriff der diabetischen Nephropathie zusammengefaßt.

### Häufigkeit und Vorkommen

Die in den letzten 3 Jahrzehnten verbesserte Diabetestherapie mit Verlängerung der Lebenserwartung des Diabetikers hat das Auftreten diabetischer Gefäßkomplikationen von Jahr zu Jahr stärker hervortreten lassen. Heute sind die Gefäßkomplikationen mit 78% die häufigste Todesursache des Diabetikers, und unter diesen spielen die renalvaskulären Todesursachen mit 16% eine nicht unbeträchtliche Rolle. Bei jugendlichen Diabetikern ist mittelbar die diabetische Nephropathie mit terminaler Niereninsuffizienz die häufigste Todesursache. Im allgemeinen treten klinische Symptome einer diabetischen Glomerulosklerose erstmals 5–10 Jahre nach Beginn der diabetischen Stoffwechselentgleisung auf. Nach 10–20 Jahre dauerndem Diabetes mellitus ist in 75% der Diabetiker, bei über 20 Jahre andauerndem Diabetes mellitus in allen Fällen mit einer diabetischen Nephroangiopathie zu rechnen.

### Ätiologie, Pathogenese, pathologische Anatomie

In der Genese der diabetischen Glomerulosklerose werden genetische, immunologische und metabolische Faktoren diskutiert. Nach heutiger Vorstellung entsteht die diabetische Glomerulosklerose in erster Linie als Komplikation einer langjährigen diabetischen Stoffwechselentgleisung. Zahl und Schwere der diabetischen Nephroangiopathie nehmen mit Dauer und Intensität der diabetischen Stoffwechselentgleisung zu. Man vermutet, daß durch Aktivierung von glucoseabhängigen Enzymsystemen

beim Diabetiker der Basalmembranaufbau gesteigert und fehlgesteuert wird.
Das pathologisch-anatomische Vollbild einer diabetischen Nephroangiopathie besteht aus vaskulären und glomerulären Veränderungen. Die vaskulären Veränderungen – Arteriosklerose und Arteriolosklerose der Nieren – sind in Aufbau und Entstehung diabetesunspezifisch und unterscheiden sich von jenen beim Nichtdiabetiker lediglich durch frühzeitigeres und stärkeres Auftreten. Die glomerulären Veränderungen sind unterschiedlich große, hyaline Kugelbildungen zwischen den Kapillarschlingen der Glomeruli (sogenannte noduläre Glomerulosklerose oder Kimmelstiel-Wilson-Läsion), Verdickung der glomerulären Basalmembran und diffuse Mesangiumproliferation bzw. Mesangiumverbreiterung (sogenannte diffuse Glomerulosklerose). Die noduläre Form der Glomerulosklerose ist diabetesspezifisch und stellt den Endzustand der diabetesbedingten Glomerulusveränderungen dar.

### Klinik

In den ersten Jahren einer Diabeteserkrankung sind klinische Befunde von seiten der Niere nur selten vorhanden, obgleich auch in dieser Zeit schon bioptische Veränderungen im Sinne einer beginnenden diabetischen Glomerulosklerose nachgewiesen werden können. Früheste pathologische Urinbefunde treten meist erst 5–10–15 Jahre nach Beginn eines Diabetes mellitus auf und bestehen zumeist in einer leichtgradigen Proteinurie, gelegentlich auch Mikrohämaturie und Zylindrurie. Bei etwa 30% der Patienten mit diabetischer Nephropathie entwickelt sich ein nephrotisches Syndrom. Dieses ist bei jüngeren Patienten häufiger als bei älteren Diabetikern. Es kommt sowohl bei der histologisch nodulären wie bei der diffusen Form der Glomerulosklerose vor. 50–80% der nierenkranken Diabetiker erkranken an einer arteriellen Hypertonie.
Ein wichtiges diagnostisches Hilfsmittel ist die Beurteilung des Augenhintergrundes, seitdem Mikroaneurysmen an Kapillaren und Arteriolen des Augenhintergrundes als diabetesspezifisch beschrieben wurden. Schwere diabetische Fundusveränderungen sind ein sicherer Hinweis für das Vorliegen auch einer Glomerulosklerose.
Für die diabetische Nephropathie pathognomonische Funktionsstörungen der Nieren gibt es nicht. Clearance-Untersuchungen dienen deshalb vor allem bei wiederholten Kontrollen mehr der prognostischen Beurteilung der Progredienz des diabetischen Gefäßprozesses an der Niere als der Diagnosestellung. Als früheste Funktionseinschränkung wird eine Einschränkung der glomerulären Filtration und eine Erniedrigung der Filtrationsfraktion beobachtet.
Die manifeste Niereninsuffizienz und die Urämie spielen zahlenmäßig überwiegend bei jugendlichen Diabetikern eine Rolle und sind bei diesen allerdings in einem Drittel der Fälle Todesursache. Ältere Diabetiker sterben meist vor dem Stadium der Niereninsuffizienz an kardialen bzw. zerebralen Gefäßkomplikationen.

### Diagnostisches Vorgehen und Differentialdiagnose

Die sichere Diagnose, besonders die Frühdiagnose der diabetischen Glomerulosklerose, ist nur durch einen positiven bioptischen Nierenbefund zu erbringen. Kein klinisches Symptom dieser Erkrankung ist allein aussagekräftig genug, die Diagnose einer diabetischen Glomerulosklerose wahrscheinlich zu machen. Andererseits ist die Diagnose dann in einem hohen Grad an Wahrscheinlichkeit anzunehmen, wenn bei mehrjährig bestehendem Diabetes mellitus, bei pathologischem Urinbefund und eingeschränkter Nierenfunktion am Augenhintergrund der Befund einer diabetischen Retinopathie erhoben werden kann. Von großer Bedeutung ist die differentialdiagnostische Abgrenzung einer evtl. gleichzeitig bestehenden Pyelonephritis, da diese allein therapeutisch zugänglich ist.

### Therapie und Prognose

Die Therapie ist lediglich symptomatisch auf die Behandlung von Hypertonie oder Eiweißverlust ausgerichtet. Ganz im Vordergrund stehen prophylaktische Bemühungen, die das Auftreten dieser Diabeteskomplikation verhindern oder hinauszögern sollen. Hierzu gehören insbesondere eine optimale therapeutische Einstellung des Diabetes mellitus, Vermeidung von hyperglykämischen und hypoglykämischen Zwischenfällen, die diätetische Führung mit einer nicht zu fettreichen Diät und insbesondere die Verhütung einer zusätzlichen pyelonephritischen Nierenschädigung.
Das Auftreten einer diabetischen Glomerulosklerose senkt die Lebenserwartung des Diabetikers im Vergleich mit jenen ohne diese Komplikation erheblich. Sie wird vor allem bei jugendlichen Diabetikern zur häufigsten Todesursache. Von 134 Diabetikern lebten 5 Jahre nach Auftreten einer Proteinurie noch 65%, nach 10 Jahren noch 28%. Das Vollbild einer diabetischen Nephroangiopathie mit Proteinurie, Augenhintergrundbefund und Niereninsuffizienz wird nur in seltenen Fällen länger als 2–3 Jahre überlebt. Bei Serumkreatininwerten um 5 mg/dl (440 μmol/l) durch eine diabetische Nephroangiopathie ist die terminale Niereninsuffizienz erfahrungsgemäß innerhalb weniger Monate erreicht.
Die Dialysetherapie des niereninsuffizienten Diabetikers bietet einige besondere Probleme, die die Überlebensrate erheblich beeinflussen: Shunt-Probleme wegen der allgemeinen Gefäßschädigung, erhöhte Infektions- und Sepsisbereitschaft, schwierige Stoffwechselkontrolle und insbesondere die Visusverschlechterung wegen

diabetischer Retinopathie unter der intermittierend notwendigen Heparinisierung bei Dialysetherapie. Für die Behandlung in der Vordialyseperiode des Diabetikers ist es wichtig, frühzeitig, etwa bei Serumkreatininwerten um 5–6 mg/dl (440–530 µmol/l), einen Dialyse-Shunt anzulegen, um diesem ausreichend Zeit zur Ausbildung zu geben. Eine Retinopathie sollte frühzeitig und häufig kontrolliert und durch Laser-Koagulation behandelt werden. Eine Progredienz der Gefäßschädigung sollte durch intensive antihypertone Therapie verlangsamt werden. Zur Vermeidung bzw. Verlangsamung dieser Sekundärschäden wird heute auch mehr und mehr ein frühzeitiger Behandlungsbeginn mit der Dialysetherapie empfohlen.

**Merke:** Degenerative und proliferative Veränderungen an Nierenarterien, -arteriolen und Glomerulumkapillaren (vor allem, wenn dabei histologisch hyalin angefärbte Noduli nachzuweisen sind) werden als diabetische Nephroangiopathie bezeichnet. Hinzu kommen rezidivierende Pyelonephritiden, die mit Papillennekrosen einhergehen. Die diabetische Nephropathie manifestiert sich als nephrotisches Syndrom mit Hypertonie. Über ein unterschiedlich langes Stadium (5–20 Jahre) führt die chronische Niereninsuffizienz in die Urämie. Das Risiko einer langfristigen Hämodialysebehandlung ist wegen der allgemeinen Gefäßschäden (Shunt-Probleme) und der Neigung zu Netzhautblutungen (Heparin) besonders hoch. Etwas bessere Ergebnisse konnten durch kontinuierliche ambulante Peritonealdialyse (CAPD) und frühzeitige Nierentransplantation erreicht werden.

### Weiterführende Literatur

Ballantyne, A. J., A. Loewenstein: Discases of the retina: The pathology of diabetic retinopathy. Trans. ophthal. Soc. U. K. 63 (1944) 95

Kimmelstiel, P., C. Wilson: Intercapillary lesions in the glomeruli of the kidney. Amer. J. path. 12 (1936) 83

Marble, A.: Diabetic nephropathy. J. clin. Endocrinol. 15 (1955) 499

Spiro, R. G.: Biochemistry of the renal glomerular basement membrane and its alterations in diabetes mellitus. New Engl. J. Med. 288 (1973) 1337

# Nephroangiosklerose

**Definition:** Mit dem Begriff »Nephroangiosklerose« werden funktionelle und morphologische Veränderungen der Nieren beschrieben, die sich im Verlauf einer primären oder sekundären Hypertonie als Hochdruckfolge ausbilden. Sie manifestieren sich überwiegend am Gefäßapparat der Nieren, doch sind glomeruläre und tubuläre Schädigungen ebenfalls nachweisbar. Nach pathologisch-anatomischen Kriterien wird die benigne von der malignen Nephroangiosklerose unterschieden, wobei die erstere Folge einer langjährigen benignen Hypertonie darstellt, während die maligne Nephroangiosklerose renale Folgeerscheinung einer akzelerierten oder malignen Hypertonie ist. Entwickelt sich eine akute Niereninsuffizienz mit dem pathologisch-anatomischen Bild einer malignen Nephroangiosklerose ohne Hypertonie als Vorerkrankung, so wird diese Sonderform als primär maligne Nephroangiosklerose abgegrenzt. Die Niereninsuffizienz durch hypertensiv bedingte Nephroangiosklerose ist nach der hypertensiven Kardiomyopathie und den hypertensiven zerebralen Komplikationen mit etwa 10–15 % die dritthäufigste Todesursache des essentiellen Hypertonikers. Der größte Teil der an renaler Insuffizienz durch Nephroangiosklerose verstorbenen Patienten sind solche mit maligner Nephroangiosklerose durch akzelerierte oder therapeutisch nicht beeinflußbare Hypertonien. Fortschreitende Niereninsuffizienz durch Nephroangiosklerose bei therapeutisch beherrschbarer Hypertonie ist selten und sollte immer Anlaß zu weiteren differentialdiagnostischen Überlegungen sein.

## Benigne Nephroangiosklerose

### Pathophysiologie und pathologische Anatomie

Früheste funktionell-renale Veränderung ist beim Hypertoniker eine beschleunigte Natriumelimination nach akuter Salzbelastung und eine meßbare Erniedrigung des renalen Plasmaflusses bei noch erhaltener glomerulärer Filtrationsrate. Die Filtrationsfraktion ist erhöht. Die frühesten morphologischen Veränderungen zeigen sich an den afferenten Arteriolen, den Aa. arcuatae und den Aa. interlobulares in Form von Hypertonie der glatten Gefäßmuskulatur, Mediaverbreiterung bis hin zu Wandsklerose und Wandhyalinose der Arteriolen. An den Glomeruli ist eine Sklerosierung des Mesangiums zu beobachten bis hin zur totalen Hyalinose einzelner Glomeruli und Atrophie der zugehörigen Tubulusapparate. Endzustand ist die sogenannte rote Granularatrophie der Nieren.

### Klinik

Die Symptomatik der benignen Nephroangiosklerose ist sehr gering. Je nach Ausmaß der renalen Schädigung werden gelegentlich Nykturie, eine leichtgradige Proteinurie, eine Mikroerythrozyturie beobachtet. Nur bei fortgeschrittener Granularatrophie beider Nieren entwickelt sich eine Niereninsuffizienz, wobei oft eine erhebliche Diskrepanz besteht zwischen der fortgeschrittenen Arteriosklerose und der geringen Funktionseinschränkung. Die Proteinurie ist leichtgradig, selten mehr als 2 g/Tag.

### Diagnostisches Vorgehen und Differentialdiagnose

Eine hypertensiv bedingte Nephroangiosklerose ist bei Auftreten der oben genannten Befunde eine Ausschlußdiagnose. Mikroerythrozyturie und Proteinurie, vor allem aber eine trotz nichtmaligner Blutdruckwerte auftretende und fortschreitende Niereninsuffizienz sollten stets Anlaß für weitere differentialdiagnostische Überlegungen sein. Chronische Glomerulonephritiden, Gichtnephropathie, Analgetika-Nephropathie und Zystennieren müssen ausgeschlossen werden.

## Maligne Nephroangiosklerose

### Pathophysiologie und pathologische Anatomie

Das Krankheitsbild der malignen Nephroangiosklerose ist Folgeerscheinung einer malignen oder akzelerierten Hypertonie und geht mit einer solchen einher. Andererseits findet sich nur bei 20–40% der Patienten mit maligner Hypertonie auch das Bild einer malignen Nephroangiosklerose, die restlichen Patienten zeigen (noch) die morphologischen Veränderungen einer benignen Nephroangiosklerose. Jede Hypertonieform kann in eine maligne Hypertonie übergehen und damit eine maligne Nephroangiosklerose auslösen. Besonders gefährdet sind jene Patienten, deren Hochdruck krisenhafte Steigerungen aufweist und starken Schwankungen unterworfen ist.
Der Übergang einer benignen in eine maligne Nephroangiosklerose kann sehr rasch innerhalb weniger Tage und Wochen erfolgen. Eine wesentliche Rolle hierbei spielt das Renin-Angiotensin-Aldosteron-System. Bei den meisten Patienten mit maligner Hypertonie finden sich hohe Renin- und Angiotensin-Blutspiegel und hierdurch ein sekundärer Hyperaldosteronismus. Dieser Hyperreninismus, durch multiple arterioläre Gefäßschäden an der Niere bei maligner Hypertonie hervorgerufen, führt zu weiterer Vasokonstriktion und über die Aldosteronstimulation zur Salz- und Wasserretention. Die Folge ist eine sich selbst perpetuierende Folge von hypertensiver Gefäßschädigung, Hyperreninismus, peripherer Vasokonstriktion, maligner Hypertonie und maligner Nephroangiosklerose.
Die Nieren gleichen pathologisch-anatomisch den Nieren von Patienten mit akuter oder subakuter Glomerulonephritis, sind eher groß, zeigen punktförmige Blutungen und histologisch das Bild fibrinoider Gefäßwandnekrosen in Arteriolen, arterioläre Mikrothromben und Übergang der fibrinoiden Nekrosen auf die Glomeruli. Um die fibrinoiden Wandnekrosen der Arteriolen entwickeln sich lymphohistiozytäre Infiltrate zu Granulomen, die denen bei Panarteriitis nodosa gleichen.

### Klinik

Das Krankheitsbild der malignen Nephroangiosklerose wird geprägt durch die Symptome der malignen Hypertonie, zu der sich die Folgen einer sich rasch entwickelnden Niereninsuffizienz hinzugesellen. Der Blutdruck ist diastolisch in der Regel über 130 mmHg hoch. Am Augenhintergrund bestehen Papillenödem, Blutungen, Exsudate. Die Patienten klagen über Kopfschmerzen, Verwirrtheit, Störungen des Bewußtseins bis hin zu zerebralen Komazuständen mit Krampferscheinungen. Am Herzen führt die maligne Hypertonie zur Herzvergrößerung, zu starkem Herzklopfen und unter Umständen zu Zeichen der Linksherzinsuffizienz.
Bei Entwicklung einer malignen Nephroangiosklerose kommen renale Befunde hinzu: Im Urin zeigt sich eine Intensivierung der Erythrozyturie und Proteinurie, die Patienten sind hyposthenurisch und polyurisch. Rasch entwickelt sich eine Reduktion der glomerulären Filtrationsrate und der PAH-Clearance mit Entwicklung einer Niereninsuffizienz unter dem Bild einer akuten oder rapid-progressiven Glomerulonephritis. Hinzu kommt gelegentlich noch der Befund einer hämolytischen Anämie mit LDH-Steigerung, Retikulozytose und erniedrigten Serumhaptoglobinwerten, hervorgerufen durch eine mechanische Destruktion der Erythrozyten im geschädigten Gefäßsystem. Eine gesteigerte intravasale Gerinnung mit Zeichen der Verbrauchskoagulopathie kann gelegentlich nachgewiesen werden.

### Diagnostisches Vorgehen und Differentialdiagnose

Die Diagnose kann bei bekannter Hochdruckanamnese in der Regel klinisch und anhand des Laborbefundes gestellt werden. Ist bei rascher Entwicklung einer Niereninsuffizienz eine bioptische Sicherung der Nierenerkrankung notwendig, so muß diese bei maligner Hypertonie und eingeschränkter Nierenfunktion durch offene Nierenbiopsie erfolgen.

### Therapie und Prognose

Die Therapie der malignen Nephroangiosklerose besteht ausschließlich in einer hochdrucksenkenden Medikation. Notwendig ist eine intensive und rasche Blutdrucksenkung unter klinischen Bedingungen. Auf 2 Therapiemöglichkeiten ist besonders hinzuweisen:

1. Ist eine Niereninsuffizienz fortgeschritten und besteht eine deutliche Salz- und Wasserretention, so kann die maligne Hypertonie gelegentlich nur durch eine vorübergehende Ultrafiltrationsbehandlung mittels Dialyse durchbrochen werden.
2. Der pathologisch wirksame Circulus vitiosus Reninstimulation – Blutdrucksteigerung – Arteriolenschädigung kann heute durch Substanzen durchbrochen werden, die das Renin-Angiotensin-System blockieren durch Hemmung der Angiotensinbildung. Wichtigste Substanz dieser Art ist das Captopril. Während der Therapie mit diesen neuen blutdrucksenkenden Substanzen ist die Nierenfunktion regelmäßig und engmaschig zu kontrollieren. Verschlechterungen der Nierenfunktion unter der oft ausgeprägten Blutdrucksenkung sind zu beobachten.

Es ist zu hoffen und erwarten, daß die Prognose der malignen Nephroangiosklerose und der malignen Hypertonie durch diese neuen Therapiemethoden verbessert wird. Mit den bisher bekannten Therapiemöglichkeiten versterben 80% der Patienten mit maligner Hypertonie, maligner Nephroangiosklerose und Niereninsuffizienz innerhalb von 5 Jahren.

## Primäre maligne Nephroangiosklerose

Der pathologisch-anatomische Befund einer malignen Nephroangiosklerose findet sich nicht nur als renale Komplikation einer malignen Hypertonie, sondern auch als primäre Erkrankung noch unklarer Ätiologie. Die Hypertonie kann ausbleiben oder sich als Komplikation der rasch progredienten Niereninsuffizienz erst später einstellen. *Ätiologie und Genese* dieses akut auftretenden Krankheitsbildes sind nicht klar: Virale Infekte, häufig mit Gastroenteritiden einhergehend, werden diskutiert. Eine Häufigkeit in der Schwangerschaft oder post partum ist auffällig, und insbesondere wird in den letzten Jahren ein häufiges Auftreten bei Frauen mit hormoneller Antikonzeption beobachtet.

Das *Krankheitsbild* ist charakterisiert durch eine akut auftretende rasch progrediente Niereninsuffizienz mit Oligurie-Anurie, meist (nicht immer) einer rasch progredienten malignen Hypertonie mit hypertensiver Retinopathie, Hämolysezeichen mit Anämie, Bilirubinämie, Retikulozytose, Ahaptoglobinämie und LDH-Erhöhung. Sehr charakteristisch ist das Auftreten fragmentierter Erythrozyten, sogenannter Fragmentozyten. Schließlich kann eine Verbrauchskoagulopathie auftreten mit Thrombopenie und gesteigerter Blutungsneigung.

Die *Prognose* ist schlecht. Trotz intensiver Hochdrucktherapie schreitet das Krankheitsbild meist bis zur terminalen Niereninsuffizienz fort. Nur selten ist eine Teilrestitution der Nierenfunktion nach vorübergehender Dialysetherapie zu beobachten.

**Merke:** Im Verlauf einer Hochdruckkrankheit entwickeln sich nahezu regelhaft funktionelle und morphologische Schäden an den Nieren. Langjährige Hypertonie führt zur benignen Nephroangiosklerose mit mäßiger Nierenfunktionseinschränkung trotz z.T. fortgeschrittener Arterio-/Arteriolosklerose der Nierengefäße. Schwerer, unter Umständen lebensbedrohlich ist das Krankheitsbild der malignen Nephroangiosklerose, die sich als Folge eines akzelerierten Hochdrucks entwickelt. Im Vordergrund stehen die Symptome der hypertonen Krise (Kopfschmerzen, Krampfneigung, Linksherzinsuffizienz, Retinablutungen), die durch die renalen Befunde (Polyurie, Erythrurie, Proteinurie, Azotämie) kompliziert werden. Blutdrucksenkung kann die Gefahr einer dialysepflichtigen Niereninsuffizienz verringern. Dramatisch verläuft das Krankheitsbild der primären malignen Nephroangiosklerose, die bei fehlender Hochdruckanamnese über eine krisenhafte Blutdrucksteigerung fulminant bis zur terminalen Niereninsuffizienz führt. Auffällig ist eine Häufung dieser Erkrankung während und nach der Schwangerschaft und unter Ovulationshemmern.

Weiterführende Literatur

Bohle A., U. Helmchen, D. Meyer, K. D. Bock, L. Brüning, H. H. Edel, V. Heimsoth, F. Scheler: Über die primäre und sekundäre maligne Nephrosklerose. Klin. Wschr. 51 (1973) 841

# Vaskuläre Nephropathien bei »Kollagenosen«

**Definition:** Unter dem Begriff »Kollagenose« oder »Kollagenkrankheit« haben *Klemperer* u. Mitarb. eine Gruppe von Krankheiten zusammengefaßt, deren gemeinsame Kennzeichen eine hyperergische Reaktionsbereitschaft und eine systemhafte Alteration des Bindegewebsapparates sind. Pathologisch-anatomisch ist die fibrinoide Nekrose das gemeinsame morphologische Substrat.
Ein Teil dieser Erkrankungen zeigt mehr oder minder regelhaft auch eine pathologische Mitreaktion des Gefäß- und Kapillarsystems der Nieren. Oft wird die vaskuläre Nephropathie zur beherrschenden und schicksalentscheidenden Manifestationsform der Erkrankung.

## Nierenbeteiligung bei Lupus erythematodes disseminatus

### Häufigkeit

Die Beteiligung der Niere ist die folgenschwerste und prognostisch entscheidende Organmanifestation des Lupus erythematodes disseminatus und nach – allerdings oft sehr unterschiedlich langer – Erstmanifestationszeit in praktisch allen Fällen von Lupus erythematodes zu beobachten.

### Pathophysiologie und pathologische Anatomie

Das pathologisch-anatomische Bild der Lupus-erythematodes-Nephritis ist charakterisiert durch die Kombination entzündlicher Veränderungen an Glomeruli und Arteriolen, wobei morphologische Lupus-erythematodes-spezifische Phänomene nicht bekannt sind. Die glomerulären Veränderungen entsprechen denen von proliferativen und exsudativen, seltener (peri-)membranösen Glomerulonephritiden. Immunologisch besteht das Bild der Immunkomplexnephritis. Im Bereich der kleineren Nierengefäße und Arteriolen zeigen sich Gefäßwandödeme und fibrinoide Wandnekrosen. Das polymorphe Bild einer proliferativen und exsudativen inter- bzw. extrakapillären Glomerulonephritis findet sich bei über der Hälfte aller Patienten mit Lupus erythematodes, dazu bei etwa ¼ der Patienten herdförmige, leichtere Glomerulitiden und bei 10 % der Patienten reine (peri-)membranöse Glomerulonephritisformen. Korrelationen der verschiedenen Nephritisformen zu extrarenalen Manifestationsformen sind nicht bekannt. Ebenso besteht keine enge Korrelation von klinischem Bild und morphologischem Biopsiebefund. Klinisch leichte Veränderungen können mit morphologisch schwerem Befund einhergehen und umgekehrt. Nephrotische Verlaufsformen sind bei allen histologischen Sonderformen beobachtet worden.

### Klinik

Initialsymptome einer Nierenbeteiligung sind die einer glomerulären Erkrankung mit anfangs meist nur mäßiggradiger Proteinurie, teilweise recht ausgeprägter Leukozyturie, Mikrohämaturie und Zylindrurie. Bei ⅓ der Patienten mit Nephropathie entwickelt sich ein nephrotisches Syndrom, bei der Hälfte der nierenkranken Patienten eine Hypertonie. Charakteristisch für die Lupus-Nephritis ist der Wechsel von aktiven Krankheitsphasen und Remissionsphasen.
Die *Diagnose* einer Lupus-Nephritis ist bei klinischer Manifestation einer Glomerulonephritis durch Nachweis von antinukleären Faktoren, vor allem Antikörpern gegen native DNA, zu sichern. Der nierenbioptische Nachweis der oben genannten morphologischen Veränderungen und der Nachweis einer Immunkomplexnephritis unterstützen die Diagnose, sie sind aber nicht Lupus-erythematodes-spezifisch.
Die *Prognose* ist durch die *Behandlung* mit hohen Dosen von Kortikosteroiden entscheidend verbessert worden (s. Therapie des Lupus erythematodes). Sie ist aber auch heute noch in den meisten Fällen abhängig von Art und Schwere der zugrundeliegenden Nierenbeteiligung. Nach allgemeiner Erfahrung spielt hierbei das Manifestationsalter der Lupus-Nephritis eine wichtige Rolle: Die primär progredienten und schweren Verlaufsformen sind meist bei jugendlichen Patienten zu beobachten. Als prognostisch ernstes Ereignis gilt das Auftreten eines nephrotischen Syndroms. Histologisch diffuse und generalisierte Glomerulonephritisformen sind ernster zu bewerten als lokale bzw. fokale Glomerulitisformen. Eine gute Rückbildungstendenz der Initialsymptome der Lupus-Nephritis nach Einleitung der Steroidtherapie ist ein prognostisch günstiges Zeichen.
Die zusätzliche Therapie mit immunsuppressiven Mitteln wie Azathioprin oder alkylierenden Substanzen (Endoxan) hat zu einer weiteren Verbesserung der Therapie und vor allem zu einer Einsparung der oft langfristig notwendigen Nebennierenrindensteroide beigetragen. Im Rahmen dieser Therapie ist die Aktivität der Erkrankung durch die klinische Verlaufsbeobachtung, durch regelmäßige Kontrollen des Urinbefundes und der Nierenfunktion, durch Kontrolle der Titerhöhe antinukleärer Substanzen und durch Bestimmung der Serumkomplementspiegel $C_3$ und $C_4$ zu prüfen.

## Nierenbeteiligung bei Panarteriitis nodosa oder nekrotisierender Angiitis

Die Nieren sind vor Herz, Leber, Magen-Darm-Kanal und Muskulatur sowohl bei pathologisch-anatomischen Befundzusammenstellungen wie in der klinischen Symptomatik der häufigste Manifestationsort der Panarteriitis nodosa. Sie sind in 70–80 % aller Erkrankungsfälle beteiligt.
*Pathologisch-anatomisch* sind beim »vaskulären Typ« vorwiegend die mittelgroßen Aa. interlobares, Aa. arcuatae und Aa. interlobulares befallen und zeigen um fibrinoide Medianekrosen ausgeprägte entzündliche Granulombildungen aus segmentierten und eosinophilen Leukozyten, Lymphozyten und Plasmazellen. Bei schubweisem Krankheitsverlauf finden sich neben akut-entzündlich infiltrierten Gefäßwandabschnitten solche mit chronisch-entzündlichem Granulationsgewebe bzw. abgeschlossene Vernarbungen. Thrombenbildungen über entzündlich veränderten Gefäßwänden führen zum Lichtungsverschluß der Gefäße und damit zur Ausbildung der für die Panarteriitis nodosa typischen Infarktniere, die in etwa 30 % aller Patienten mit Panarteriitis nodosa angetroffen wird. Bei überwiegendem Befall der Arteriolen bzw. der Vasa afferentia ist

die Unterscheidung vom histologischen Bild der Fahrschen malignen Nephrosklerose mitunter recht schwierig.
Beim »glomerulären Typ« finden sich neben herdförmig fibrinoiden Schlingennekrosen einzelner Glomeruli proliferative Veränderungen in benachbarten Kapillarschlingen, im Bereich der Bowmanschen Kapsel und mitunter recht ausgeprägte periglomeruläre entzündliche Infiltrate. Die Gefäßbeteiligung tritt bei diesen Panarteriitis-nodosa-Formen zurück und beschränkt sich auf die kleinsten Gefäße (microscopic periarteriitis). Infarktbildungen werden hierbei nicht beobachtet.

### Klinik

Klinisch findet sich neben den Allgemeinsymptomen Fieber, Leukozytose, Gewichtsverlust, Tachykardie und Anämie als häufigstes und frühestes Zeichen einer Nierenbeteiligung ein pathologischer Urinbefund bei etwa 70% aller Erkrankten. Albuminurie und Mikro- bzw. Makrohämaturie sind am häufigsten nachweisbar. Es folgen Leukozyturie und Zylindrurie. Eine Blutdrucksteigerung mit systolischen Werten über 160 mmHg und diastolischen Werten über 90 mmHg wird bei ⅔ der Patienten beobachtet. Selten kommt es zu Blutungen ins Nierenbecken oder ins Nierenlager durch Ruptur aneurysmatisch veränderter arteriitischer Gefäße. ⅓ der Patienten mit Panarteriitis nodosa entwickelt eine Niereninsuffizienz. Die Urämie war damit vor der Dialysemöglichkeit die häufigste Todesursache der Patienten mit Panarteriitis nodosa. Der klinische Verlauf wechselt stark, beginnend mit akuter renaler Insuffizienz wie bei akuter Glomerulonephritis mit Remissionstendenz oder primär progredient im Sinne einer rapid-progressiven Glomerulonephritis. Andere Patienten weisen über oft lange Zeit lediglich Urinsedimentveränderungen bei ansonsten erhaltener Nierenfunktion auf.

### Diagnostisches Vorgehen

Die renale Symptomatik und auch das histologische Bild der Nieren sind nicht spezifisch für diese Erkrankung. An eine Panarteriitis nodosa ist zu denken, wenn die geschilderte Nierenerkrankung mit Fieber, Gewichtsabnahme, Arthralgien und Myalgien, Herzmuskelbeteiligung, peripherer Neuropathie, Leukozytose und Eosinophilie sowie Hypergammaglobulinämie einhergeht. Neben der direkten Nierenbiopsie kann die ungefährlichere Haut- und Muskelbiopsie eine charakteristische Vaskulitis aufdecken.

### Therapie und Prognose

Einzige bisher gesicherte Therapie ist die Behandlung mit Nebennierenrindensteroiden, wobei Dauer und Dosierung der Steroidtherapie am klinischen Verlauf der Erkrankung zu orientieren sind. Fieber und Gelenkschmerzen lassen sich hierdurch oft schlagartig bessern. Der Einfluß der Steroidtherapie auf die Nephropathie ist nicht immer eindeutig und oft auch nicht von Spontanverläufen zu unterscheiden. Bei fortgeschrittener Nierenbeteiligung ist der Erfolg der Steroidtherapie unsicher. Ein Behandlungsversuch sollte jedoch immer unternommen werden.

## Wegenersche Granulomatose

Die Nierenerkrankung im Rahmen einer Wegenerschen Granulomatose ist der oben genannten »mikroskopischen« bzw. vorwiegend »glomerulären« Verlaufsform der Panarteriitis nodosa außerordentlich ähnlich. Eine Abtrennung beider Formen ist häufig nur aufgrund des klinischen Verlaufes mit primärem Auftreten von nekrotisierenden, häufig riesenzellhaltigen Granulombildungen im Bereich der oberen Luftwege bei Wegenerscher Granulomatose möglich. Die renale Beteiligung, im Terminalstadium der Wegenerschen Granulomatose praktisch immer vorhanden und in fast allen Fällen über die Entwicklung einer Niereninsuffizienz Todesursache der Erkrankung, ist gekennzeichnet durch eine nekrotisierende rapid-progressive Glomerulonephritis mit ausgeprägter Periglomerulitis. Nekrotisierende Arteriitiden der mittelgroßen und kleinen Gefäße kommen vor, treten jedoch hinter den schweren glomerulären Veränderungen zurück. Die Ursache der Erkrankung ist unbekannt.

### Klinik

Im Anfangsstadium der Erkrankung erlaubt der Urinbefund mit Proteinurie, Erythrozyturie und Zylindrurie keine Unterscheidung von den bisher genannten generalisierten Vaskulopathien. Im Gegensatz zur vaskulären Form der Panarteriitis nodosa entwickelt sich nur selten eine Hypertonie. Charakteristisch ist die rasch progrediente Niereninsuffizienz mit Tod in der Urämie, meist schon wenige Monate nach Erkrankungsbeginn im Sinne einer rapid-progressiven Glomerulonephritis.

### Diagnostisches Vorgehen

Die Nephropathie allein erlaubt im Einzelfall meist keine Abgrenzung dieses Krankheitsbildes von der Panarteriitis nodosa oder einer anderen Form einer rapid-progressiven Glomerulonephritis. Charakteristisch ist aber eine meist vor Auftreten der Nierenerkrankung erkennbare nekrotisierende Entzündung im Bereich der Tonsillen, der Nasennebenhöhlen, von Trachea und Bronchialsystem. Histologisch läßt sich hier durch Biopsie eine granulomatös-nekrotisierende Vaskulitis sichern, wobei die entzündlichen Granulome oft durch Riesenzellbildung auffallen. Gesellt sich zu diesen nekrotisierenden granulomatösen Entzündungen im Bereich der oberen Luftwege das Bild einer subakuten oder rapid-progressiven Glomerulonephritis, so darf eine Wegenersche Granulomatose angenommen werden.

### Therapie und Prognose

Durch Therapie mit Nebennierenrindensteroiden ist oft eine recht eindrucksvolle Besserung der nekrotisierenden Entzündung im Bereich der oberen Luftwege zu erzielen. Der günstige Einfluß der Steroidtherapie auf die Nephropathie ist nicht immer in gleichem Maße eindeutig. Gelegentliche Remissionen der Nierenfunktion werden unter Steroiden berichtet. Verbesserungen der Nierenfunktion sind auch durch zusätzliche Gaben von Immunsuppressiva wie Azathioprin, Endoxan oder Leukeran berichtet worden. Eindeutige gesicherte größere Untersuchungsreihen liegen hierzu nicht vor.

## Nierenbeteiligung bei Sklerodermie

Eine renale Manifestation der Sklerodermie ist selten oder erst in fortgeschrittenem Krankheitsstadium zu beobachten. Ernsthafte Nierenkomplikationen wurden unter 727 Patienten der Mayo-Klinik nur 19mal beobachtet, wovon 15 dann allerdings in der Niereninsuffizienz starben. Charakteristisch sind Intimafibrosen der Arkuata- und Interlobulararterien mit Ausbildung multipler Rindeninfarkte, ähnlich dem Bild der Fahrschen malignen Nephroangiosklerose.
Entsprechend ist das *klinische Bild* neben Albuminurie, Hämaturie, Leukozyturie und Zylindrurie bestimmt durch einen raschen Blutdruckanstieg und hohe diastolische und systolische Werte mit Entwicklung einer Niereninsuffizienz. Einmal angestoßen ist ihr Verlauf rasch progredient. Im Gegensatz zu anderen »Kollagenkrankheiten« scheint sich die Behandlung mit Kortikoiden eher verschlechternd auf die Sklerodermieniere auszuwirken und sollte unterbleiben.

**Merke:** In dem Begriff »Kollagenose« wird eine Gruppe von Krankheiten zusammengefaßt, deren gemeinsames Kennzeichen eine hyperergische Reaktionsbereitschaft in Form einer fibrinoiden Nekrose im Gefäß-Bindegewebsapparat ist. Bei einem Teil dieser Erkrankungen, vor allem dem Lupus erythematodes, der Panarteriitis nodosa und der Wegenerschen Granulomatose, wird die Mitbeteiligung des Gefäß- und Kapillarsystems der Nieren schicksalsentscheidend.
Diese manifestiert sich in einem mehr oder minder rasch verlaufenden glomerulitischen Syndrom mit Erythrozyturie, Leukozyturie, Proteinurie, Hochdruck, Fieber und Niereninsuffizienz. Durch frühzeitige Steroidtherapie ist in der Regel eine Besserung, wenn auch meist keine Ausheilung, zu erreichen.

### Weiterführende Literatur


Asan, E., H. Mittelmeier: Die systematisierte Endangitis obliterans. Arch. Kreisl.-Forsch. 26 (1957) 143

Beigelmann, P. M., F. Goldner, T. B. Bayles: Progressive systematic sclerosis (scleroderma). New Eng. J. Med. 249 (1953) 45

Figar, B. A., A. Tinicanello, U. Gruberti: Functional and histological features of the Kidney in thrombangiitis obliterans. Cardiologia 35 (1959) 63

Fisher, E. R., G. P. Rodnan: Pathologic observations concerning the Kidney in progressive systemic sclerosis. Arch. Path. 65 (1958) 29

Klemperer, P.: Concept of collagen diseases. Amer. J. Path. 26 (1950) 505

Muercke, R. C., R. M. Kark, C. L. Pirani, V. E. Pollak: Lupus nephritis: A clinical and pathological study based on renal biopsies. Medicine 36 (1957) 1

Pollak, V. E., C. L. Pirani, F. D. Schwartz: The natural history of the renal manifestations of systemic lupus erythematosus. J. lab. clin. Med. 63 (1964) 537

Soffer, L. J., A. L. Southren, H. E. Weiner, R. L. Wolf: Renal manifestations of systemic lupus erythematosus. A clinical and pathologic study of 90 cases. Intern. Med. 54 (1961) 215

Staffeldt, K.: Die Arterienveränderungen beim Lupus erythematodes disseminatus. Arch. Kreisl.-Forsch. 40 (1963) 284

Tuffaneli, D. L., R. K. Winkelmann: Systematic scleroderma. A clinical study of 727 cases. Arch. Derm. 84 (1961) 359

Urai, L., Z. Nagy, G. Szinay, W. Wiltner: Renal function in scleroderma. Brit. med. J. 1958/II, 1264

Wegener, F.: Über eine eigenartige rhinogene Granulomatose mit besonderer Beteiligung des Arteriensystems und der Nieren. Beitr. path. Anat. 102 (1939) 36

Wilens, S. L., J. Glynn: Hypertensive and nonhypertensive periarteriitis nodosa. Arch. intern. Med. 88 (1951) 51


# Nierenvenenthrombose

### Vorkommen und Ätiologie

Nierenvenenthrombosen sind vorwiegend eine Erkrankung des Säuglingsalters und treten dann primär, ohne erkennbare Ursache auf. Beim Erwachsenen sind Nierenvenenthrombosen selten und entwickeln sich überwiegend sekundär als Komplikation renaler oder extrarenaler Erkrankungen: Am häufigsten entstehen Nierenvenenthrombosen bei Amyloidose mit renaler Beteiligung und nephrotischem Syndrom, bei nephrotischem Syndrom durch membranöse oder membranoproliferative Glomerulonephritiden, bei Nephroangiosklerose oder renalen Arteriitiden bei Kollagenosen und diabetischer Glomerulosklerose mit nephrotischem Syndrom. Auslösend wirkt gelegentlich noch eine wegen dieser Erkrankungen eingeleitete Steroidtherapie. Zweite wichtige Ursachengruppe sind renale und retroperitoneale Tumoren, perirenale oder retroperitoneale Entzündungen und schließlich von Beckenvenen aufsteigende Thrombosen.

### Pathophysiologie

Die Genese der primären Nierenvenenthrombose ist unbekannt. Exsikkose und Dehydrierung werden als Auslösefaktoren diskutiert. Nierenvenenthrombosen als Komplikation renaler oder extrarenaler Tumoren oder Entzündungsprozesse sind bei Venenwandinfiltration leicht verständlich. Unerklärt ist dagegen die Häufung von Nierenvenenthrombosen bei Amyloidose oder anderen Nephropathien mit nephrotischem Syndrom. Die Beziehung wird noch dadurch kompliziert, daß primäre Nierenvenenthrombosen selbst zur Ursache eines nephrotischen Syndroms werden können. In der weit überwiegenden Zahl der Fälle ist jedoch davon auszugehen, daß Nierenvenenthrombosen Folge des nephrotischen Syndroms sind: Man vermutet, daß sich durch Hyperkoagulabilität bei nephrotischem Syndrom und im renalen Entzündungsbereich venöse Mikrothromben bilden, aus denen dann die größeren Nierenvenenthrombosen hervorgehen.

### Klinik

Die klinische Symptomatik ist abhängig von der Geschwindigkeit der Entwicklung einer Nierenvenenthrombose und ihrer Ausdehnung. Zwischen der hochakuten Form mit ausgeprägter Symptomatik und einer schleichenden, klinisch weitgehend stumm verlaufenden Verlaufsform gibt es alle Übergänge. Die akute Form beginnt mit heftigem Dauerschmerz im Nierenbereich, Druck- und Klopfschmerz im Nierenlager, Fieber, Mikro- und Makrohämaturie, Auftreten oder Zunahme von Proteinurie und Niereninsuffizienz. Die durch die Nierenvenenthrombose größer werdende Niere kann gelegentlich palpiert werden. Die blande Symptomatik der schleichenden Nierenvenenthrombose zeigt häufig nur eine Intensivierung des Urinbefundes, evtl. eine zufällig entdeckte Nierenvergrößerung.

### Diagnostisches Vorgehen und Differentialdiagnose

An die Diagnose Nierenvenenthrombose ist zu denken, wenn bei den oben genannten Vor- oder Begleiterkrankungen ein akuter Flankenschmerz mit Intensivierung des Urinbefundes auftritt. Die Sicherung der Diagnose hat dann durch folgende Zusatzuntersuchungen zu erfolgen:

*Nierensonogramm:* Die Ultraschalluntersuchung der Niere ist für die Diagnose einer Nierenvenenthrombose von sehr großem Wert, da sie eine tägliche Verlaufskontrolle zuläßt und die Größenzunahme des Organs erfassen läßt. Charakteristisch sind neben der Größenzunahme einer oder beider Nieren eine Verbreiterung und Echoverarmung der Rinde und bessere Abgrenzbarkeit der Nieren von ihrer Umgebung durch den thrombosebedingten Blutreichtum der Organe. Die andere wichtige Ursache einer einseitigen Nierenvergrößerung, die Abflußbehinderung in den ableitenden Harnwegen, läßt sich durch diese Methode leicht ausschließen.

*Intravenöses Pyelogramm:* Diese Untersuchung erbringt ebenfalls den Befund einer Größenzunahme der Niere und eine verzögerte oder fehlende Kontrastmittelausscheidung.

*Phlebographie der V. cava und Nierenvenen:* Die Diagnose muß schließlich durch direkte Darstellung von V. cava und Nierenvenen gesichert werden. Charakteristisch sind in die V. cava vorragende Kontrastmittelaussparungen durch Nierenvenenthromben und verlangsamter Blutfluß in den Nierenvenen.

### Therapie

Da eine chirurgische Entfernung einer Nierenvenenthrombose in der Regel nicht gelingt, andererseits der Verlust der Nierenfunktion droht, ist bei Auftreten einer Nierenvenenthrombose ein Versuch mit thrombolytischer Therapie durch Streptase zu machen. Hierdurch sind in Einzelfällen Thrombolysen erreicht worden. Die Therapie muß unter Umständen über mehrere Tage ausgedehnt werden, während der Therapieeffekt durch intravenöse Pyelographie oder Isotopennephrographie überprüft wird. Ist die thrombolytische Therapie abgeschlossen, so sollte durch eine anschließende Antikoagulantientherapie durch Cumarin-Präparate über mehrere Monate der Effekt erhalten werden. Verbietet sich die Thrombolyse, so ist durch Heparinisierung und Cumarintherapie das Fortschreiten der Thrombosierung zu verhindern. Weitere Therapiemöglichkeiten sind nicht bekannt.

**Merke:** Nierenvenenthrombosen des Erwachsenen entwickeln sich ganz überwiegend sekundär als Komplikationen bei nephrotischem Syndrom durch Amyloidose, membranöse oder membranoproliferative Glomerulonephritiden, renale Arteriitiden oder diabetische Glomerulosklerose, durch Venenwandinfiltration renaler oder perirenaler und retroperitonealer Tumoren und aufsteigend in Fortsetzung von Beckenvenenthrombosen. Klinisches Merkmal sind plötzlich auftretende Schmerzen im Nierenlager mit Fieber, Hämaturie, Zunahme der Proteinurie und Zunahme der Nierengröße. Wichtigstes diagnostisches Hilfsmittel ist die Nierensonographie, durch die engmaschige Verlaufskontrollen der Nierengröße möglich sind.

### Weiterführende Literatur

Llach, F., A. J. Arieft, S. G. Massry: Renal vein thrombosis and nephrotic syndrome. Amer. intern. Med. 83 (1975) 8

McDonald, P., R. Tavar, D. Gilday, B. J. Reilly: Some radiologic observations in renal vein thrombosis. Amer. J. Roentgenol. 120 (1974) 368

Thomson, C., C. D. Forbes, C. R. M. Prentice, A. C. Kennedy: Changes in blood coagulation and fibrinolysis in the nephrotic syndrome. Quart. J. Med. 43 (1974) 399

# Harnwegsinfektion

*F. Scheler* und *M. H. Weber*

**Definition:** Der Begriff der *Harnwegsinfektion* umfaßt neben der Pyelonephritis auch das meist lokale Entzündungsgeschehen der *Zystitis* sowie die durch Keimaszension über die Ureteren mögliche *Nierenbeckenentzündung (Pyelitis).*

Von *asymptomatischer Bakteriurie* sprechen wir dann, wenn zwar pathologisch erhöhte Bakterienkonzentrationen (über $10^5$ Keime pro ml Urin ≙ über $10^8$/l) gefunden werden, dabei aber die übrigen Entzündungszeichen wie Leukozyturie, Leukozytenzylinder, geringgradige Proteinurie und eine typische Schmerzsymptomatik fehlen. Als *Pyelonephritis* bezeichnen wir eine bakterielle Erkrankung des Nierenbeckens und des Nierengewebes. Im Unterschied zur stets diffus in beiden Nieren auftretenden Glomerulonephritis werden bei der Pyelonephritis die Nieren im unterschiedlichen Ausmaß herdförmig betroffen, wobei ein einseitiger Befall am Anfang im Vordergrund steht. Bei hartnäckigen und therapieresistenten Harnwegsinfektionen ist nicht nur grundsätzlich nach Abflußbehinderungen zu fahnden, sondern auch nach einer primären Nierenparenchymerkrankung (interstitielle Nephritis, Gichtniere, Glomerulonephritis), auf die sich die Pyelonephritis nicht selten aufpfropft.

## Häufigkeit

Epidemiologische Untersuchungen haben gezeigt, daß etwa 20% aller Frauen in ihrem Leben einen Harnwegsinfekt durchmachen. Asymptomatische Bakteriurien werden bei Schulkindern in 1,2% der 5- bis 14jährigen und 3–4% der älteren Mädchen, jedoch nur in 0,03% der Jungen gefunden. Jüngere Männer erkranken äußerst selten, während bei Männern über 65 Jahre die Erkrankungsrate auf 7% ansteigt. Bei Schwangeren mit asymptomatischer Bakteriurie wird in 42% der Fälle die Entwicklung einer Pyelonephritis gravidarum beobachtet, die ihrerseits das Gestoserisiko auf das 2- bis 6fache erhöht.

## Ätiologie

In der Ätiologie der Harnwegsinfektionen stehen die Bakterien aus der Escherichia-coli-Gruppe mit 70–90% an erster Stelle. Bakterien der Proteus-Gruppe, Streptococcus faecalis, Pseudomonas aeruginosa, Klebsiella aerobacter und Staphylococcus aureus teilen sich die verbliebenen 10–30%. Bei Proteus und Pseudomonas aeruginosa handelt es sich häufig um Hospitalismuskeime mit geringer Antibiotikaempfindlichkeit, die erhebliche therapeutische Probleme aufwerfen.

## Pathogenese

### Infektionsweg

Die Infektion der Nieren kann aszendierend über die ableitenden Harnwege, hämatogen oder lymphogen erfolgen.
Während der *lymphogene Infektionsweg* von vielen Autoren bestritten wird, wird eine *hämatogene Infektion* nicht selten in der Folge einer Sepsis mit gramnegativen Bakterien oder bei Staphylokokken-Sepsis beobachtet. Dabei spielen sich die Entzündungsvorgänge offenbar zunächst entsprechend der anatomischen Blutversorgung der Nieren im kortikalen und erst später im medullären Bereich ab. Etwa eine Woche nach Infektion können sich in der diffus entzündeten, vergrößerten Niere fokale, keilförmige Abszesse bilden.
Der *aufsteigende Infektionsweg* scheint für die Pathogenese der Pyelonephritis der wichtigste zu sein. Frauen sind wegen der anatomischen Verhältnisse (kurze Urethra) für diesen Infektionsweg besonders disponiert. Durch Verschleppung der fäkalen Bakterien vom Anus zum Orificium uretrae kommt es je nach individueller Resistenzlage zur Aszension in die Blase. Dort verhindern bei geringem Keimbefall eine Reihe von lokalen Abwehrmechanismen der Blasenschleimhaut (sekretorisches IgA) sowie das Urinmilieu selbst (Verdünnungseffekt, pH-Wert, Osmolalität, Harnstoffkonzentration) in vielen Fällen das Bakterienwachstum, so daß nur eine kurzfristige asymptomatische Bakteriurie resultiert. Bei Überwindung dieser natürlichen Keimbarriere entwickelt sich eine für längere Zeit örtlich begrenzte Zystitis. Bei der Bevorzugung des weiblichen Geschlechtes mag neben der längeren Urethra des Mannes auch eine Rolle spielen, daß das Prostatasekret bakterizide Substanzen enthalten soll.
Ein Reflux von infiziertem Urin in die Ureteren führt schnell zur Keimaszension ins Nierenbecken. Auch die sich dort ausbreitende Pyelitis kann längere Zeit umschrieben bleiben, bevor die Bakterien das Niereninterstitium besiedeln. Im

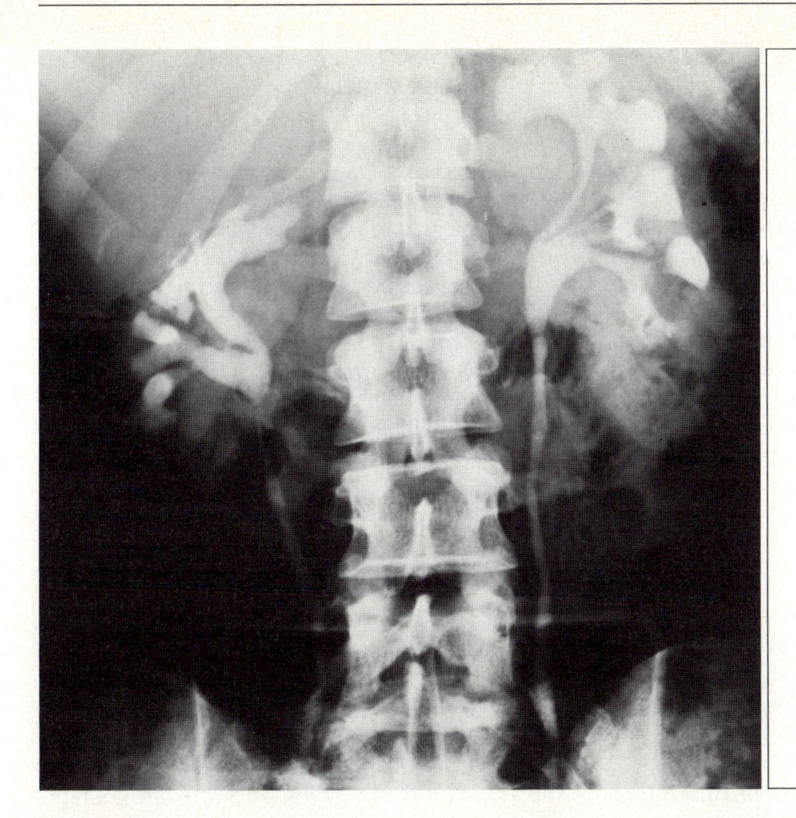

Abb. **14** Nierenveränderungen bei chronischer Pyelonephritis: Schrumpfniere rechts, narbige Oberflächeneinziehungen und Kelchektasien beiderseits. Weitgehender Schwund der Nierenrinde (Überlassung freundlicherweise von Prof. Dr. R. Schuster, Göttingen)

Gegensatz zur hämatogenen Form breitet sich die aszendierend entstehende Pyelonephritis diffus von den medullären zu den kortikalen Nierenbezirken aus, bevor sie zur Abszedierung führt.

### Prädisposition

Abflußbehinderungen des Urins durch angeborene oder erworbene Stenosen der ableitenden Harnwege gelten als prädisponierende Faktoren für eine sekundäre Pyelonephritis. Die klassische jugendliche Zystopyelitis bei Mädchen mit geringgradigen anatomischen Fehlbildungen der ableitenden Harnwege führt nicht selten zur chronischen Pyelonephritis des Erwachsenenalters: »Blasenerkältungen« und »Nierenbeckenentzündungen« flammen nach der Pubertät als Deflorationszystitis, »Honey-moon«-Zystitis und Schwangerschaftspyelonephritis mit steigendem Schweregrad erneut auf und münden schließlich, häufig iatrogen durch Blasenkatheterismus und nephrotoxische Medikamente begünstigt, in die chronische Pyelonephritis.
Außer auf rezidivierende bakterielle Entzündungen infolge mechanischer Urinstase kann sich eine chronisch rezidivierende Pyelonephritis auch auf toxische und metabolische Vorschädigungen des Nierenparenchyms aufpfropfen. Dabei stehen die noch zu besprechenden *interstitiellen Nephropathien* (s. entsprechendes Kapitel) an erster Stelle. Der *Diabetes mellitus* soll sowohl durch chronische vaskuläre und glomeruläre Veränderungen als auch durch Blasensphinkterschwäche infolge fortgeschrittener diabetischer Polyneuropathie besonders günstige Bedingungen für die bakterielle Invasion der Nieren bieten. Daß im Sektionsgut von Diabetikern gehäuft chronische Pyelonephritiden gefunden wurden, ließ sich jedoch auch in großen Studien nicht durch eine gegenüber Normalpersonen gesteigerte Harnwegsinfektionsfrequenz bei Diabetikern erklären.

### Klinik

Eine sichere Unterscheidung zwischen »unterem Harnwegsinfekt« und Pyelonephritis kann klinisch in vielen Fällen Schwierigkeiten bereiten, sollte aber im Hinblick auf die gezielte antibiotische Therapie unbedingt angestrebt werden.
Für eine *Zystitis* sprechen die obligate signifikante Bakteriurie (über $10^5$ pro ml [$10^8$/l] Urin), Leukurie, Pollakisurie, Dysurie, suprapubischer Druckschmerz und geringe Allgemeinbeschwerden.
Die akute *Pyelitis* zeigt oft nur geringe klinische Symptome (klopfschmerzhafte Nierenlager, Leukurie), verursacht aber in schweren Fällen hohe Temperaturen mit Schüttelfrost und septischen Auswirkungen auf den Gesamtorganismus. Nahezu immer ist dabei das Nierenparenchym mitbeteiligt.
Die *akute Pyelonephritis* verläuft meistens mit hohem Fieber, einseitigen oder doppelseitigen ziehenden Rückenschmerzen, Erbrechen und abdominellen Beschwerden bis hin zum paralytischen

Ileus. Neben einer Leukurie wird häufig eine Makrohämaturie gefunden.

Die Symptome der *chronischen Pyelonephritis* sind in vielen Fällen uncharakteristisch und abhängig vom Stadium der Niereninsuffizienz. Durch Vernarbung und Schrumpfung des Nierenparenchyms (Abb. **14**) kann sich, vor allem bei einseitiger Pyelonephritis, eine renale Hypertonie entwickeln, die bereits fortgeschritten ist, wenn Kopfschmerzen, Visusverschlechterung und Leistungsabfall auftreten. Die Urinbefunde sind eher uncharakteristisch. Leukurie und Mikrohämaturie sowie eine Proteinurie vom tubulären Typ sind wegen der häufig vorliegenden Urinverdünnung (Hypostenurie) nicht regelmäßig feststellbar. Bei Verdacht auf Pyelo- oder interstitielle Nephritis ist stets neben der Urinanalyse die Bestimmung des spezifischen Gewichtes bzw. der Urinosmolalität notwendig.

### Diagnostisches Vorgehen

#### Urinuntersuchung

Bei Verdacht auf Harnwegsinfektion sollte vor Beginn einer antibiotischen Therapie eine Urinprobe unter Vermeidung von sekundärer Kontamination abgenommen werden.

*Uringewinnung:* Damit der *Mittelstrahlurin* nicht durch saprophytische Keime der Haut verunreinigt wird, muß die Umgebung der Harnröhrenöffnung sorgfältig gereinigt werden. Die erste Urinportion wird verworfen, der Mittelstrahlurin in einem sterilen Gefäß aufgefangen und die Restportion wieder verworfen. Bei sorgfältiger Uringewinnung und sofortiger Kultivierung ist eine Bakterienmenge von mehr als $10^5$/ml ($10^8$/l) in der ersten Kultur mit 85%iger Sicherheit Ausdruck einer Harnwegsinfektion. Drei aufeinanderfolgende Urinkulturen erhöhen bei positivem Befund die diagnostische Sicherheit auf 99%.

Bei einer durch *suprapubische Blasenpunktion* gewonnenen Urinprobe ist *jedes* Bakterienwachstum Hinweis auf einen Harnwegsinfekt. Die Punktion wird mit einer 1er-Kanüle bei prallgefüllter, tastbarer Blase 2 cm oberhalb der Symphyse in der Mittellinie durchgeführt. Diese Uringewinnung empfiehlt sich vor allem bei Prostatikern, Frauen während der Menstruation, unkooperativen Patienten und Rezidiven bzw. Reinfektionen mit kritischen Keimen.

*Urinsediment:* Für die Diagnostik von Harnwegsinfektionen ist die mikroskopische Beurteilung zellulärer Bestandteile im Urin notwendig. Das durch Zentrifugation gewonnene Sediment des Spontanurins ist im allgemeinen weniger aussagekräftig als ein Leukozytenbefund im unzentrifugierten Urin. Dabei werden mehr als 5 Leukozyten pro Gesichtsfeld als verdächtig für eine Harnwegsinfektion angesehen. Als Screening-Methode bietet sich heute auch die Leukozytenbestimmung mit Harnteststreifen (Cytur-Test, Combur-Test, beide Boehringer, Mannheim) an. Leukozytenzylinder, die in den Tubuli geformt werden, haben einen höheren diagnostischen Wert. Sie sind allerdings ungefärbt im Mikroskop schwer zu erkennen und zerfallen innerhalb weniger Stunden. Erythrozyten werden bei Harnwegsinfektionen häufig gefunden, sind aber im allgemeinen nur als Begleitphänomen der allgemeinen Entzündungsvorgänge anzusehen. Allerdings können manche schwere Formen mit Erythrurie einhergehen (hämorrhagische Zystopyelitis). Bei massiver Keimbesiedlung gelingt auch der mikroskopische Bakteriennachweis.

*Bakteriologische Untersuchung:* Der für die quantitative Bakterienbestimmung und Resistenzprüfung gewonnene Urin muß beschleunigt bearbeitet werden. Verdünnungsreihen der Urinproben werden auf Agarnährböden verteilt und die Bakterienkolonien nach 24stündiger Bebrütung bei 37 °C ausgezählt. Antibiogramme erhält man durch Überimpfen der Kolonien auf antibiotikahaltige Nährböden.

Als Screening-Methoden können in der Praxis neben der orientierenden Kolonienbeurteilung auf Fertig-Nährböden (z. B. Urotube R, Roche) auch chemische Bakteriennachweise auf halbquantitativer Basis durchgeführt werden:

Der Grieß-Test (z. B. Nitur-R-Teststreifen) zeigt die Reduktion von Nitrat zu Nitrit im kontaminierten Urin an. Die diagnostische Sicherheit liegt bei 40–60%.

Der umständlichere TTC-(Triphenyl-tetrazolium-chlorid-)Test beruht auf der Reduktion von farblosem 2,3,5-TTC zu unlöslichem rotem Triphenyl-formazan. Auch hier besteht die Möglichkeit falsch-negativer Ergebnisse, z. B. bei Pseudomonas-aeruginosa-Infektionen.

*Urinosmolalität:* Zur Verlaufsbeobachtung der chronischen Pyelonephritis und der interstitiellen Nephritis eignet sich neben der endogenen Kreatinin-Clearance vor allem die Urinosmolalitätsbestimmung. Die Osmolalität (Konzentration einer gelösten Substanz in mol/kg Lösungsmittel) des Urins erreicht bei Normalpersonen nach 24stündigem Dursten etwa 900–1 400 mosmol (mmol)/kg, der Maximalwert von Urin- zu Plasmaosmolalität 2,77 ± 0,36, wobei das Plasma durchschnittlich 290 mosmol (mmol)/kg aufweist (etwa das Doppelte der Natriumkonzentration im Plasma in mmol/l). Bestimmt wird die Osmolalität durch Messung der Gefrierpunktserniedrigung als Differenz zwischen 0 °C und dem erreichten Temperaturplateau. Mit zunehmender Nierenfunktionseinschränkung nimmt die Konzentrationsleistung der Nieren ab, so daß z. B. ein Patient mit plasmaisotonem Urin (sogenannte Isosthenurie) zur Ausscheidung von 1 200 mosmol (mmol) harnpflichtiger Substanzen 4 000 ml Wasser pro 24 Stunden benötigt. Auch bei akutem Nierenversagen ist als Folge von Tubulusnekrosen die renale Konzentrationsfähigkeit eingeschränkt, so daß eine Isosthenurie (Osmolalität des Urins um 300 mosmol (mmol/kg) auftritt. Statt der Osmolalität läßt sich heute auch sehr einfach das Spezifische Gewicht des Urins (zwischen 1000 und 1030) mit Hilfe von Harnteststreifen (N-Multistix SG; Ames Lab.) ermitteln.

### Röntgenologische Diagnostik

Zur differentialdiagnostischen Abgrenzung der akuten und chronischen Pyelonephritis gegenüber anderen ein- oder doppelseitigen Nierenerkrankungen sind röntgenologische Untersuchungen hilfreich. Aussagen vor allem über Nierengröße und Verkalkungen lassen sich durch *Röntgen-Leeraufnahmen* des Abdomens mit Schichtaufnahmen der Nieren gewinnen. Mit Hilfe des *i. v. Ausscheidungsurogramms* lassen sich entzündliche Veränderungen der Nierenkelche, Papillennekrosen, Abflußbehinderungen durch Konkremente oder Strikturen mit Stase des Urins sowie ein vesikoureteraler Reflux während der Miktion feststellen. Für diese Untersuchungen werden nach intravenöser Injektion von 25 oder 50 ml wäßrigen Röntgenkontrastmittels nach festgelegten Zeiten Röntgenaufnahmen des Harntraktes angefertigt. Zusätzliche Aussagen über Nierenveränderungen (Nierenzysten, Tumoren, entzündliche Defekte, Schrumpfung oder Stauung) sind durch *Computertomographie* des Abdomens oder durch die *Sonographie* zu erhalten. Bei Verdacht auf renale Hypertonie infolge einseitiger pyelonephrotischer Schrumpfniere ist eine *Renovasographie* mit selektiver Darstellung der betroffenen Nierengefäße indiziert.

### Nuklearmedizinische Untersuchungen

Die nuklearmedizinischen Untersuchungen sollten in der Regel den Röntgenverfahren vorangehen, da die Strahlenbelastung weit geringer ist und auch mit allergischen Reaktionen gegenüber jodhaltigen Kontrastmitteln nicht zu rechnen ist. Das *Isotopennephrogramm* gibt zuweilen schon Hinweise auf Abflußstörungen, bevor sie im i. v. Ausscheidungsurogramm nachweisbar sind. Das *Nierenszintigramm* vermittelt Informationen über Organgröße und Parenchymausfälle. Noch informativer sind die *seitengetrennte Isotopen-Clearance* und das *Funktionsszintigramm,* die vor allem eine Aussage über die prozentuale Beteiligung jeder Niere an der Gesamtausscheidung erlauben.

### Nichtinvasive Infektionslokalisation

Wegen der Gefahr iatrogener Keimverschleppung können invasive urologische Methoden zur Infektlokalisation wie die seitengetrennte Ureterenkatheterisierung vor allem bei ambulanten Patienten vielfach nicht angewendet werden. Die Suche nach nichtinvasiven zuverlässigen Lokalisationsmethoden führte zur Entwicklung eines immunologischen Tests, der mit Hilfe der Immunfluoreszenz Antikörper auf der Oberfläche von im Urin ausgeschiedenen Bakterien nachweist *(Antibody-Coated-Bacteria-Test).* Dabei sollen Bakterien, die dem Nierenparenchym bei Pyelonephritis entstammen, an ihrer Oberfläche mit Antikörpern besetzt sein, während bei unteren Harnwegsinfektionen keine Antikörper gegen Bakterien-Oberflächenantigene nachgewiesen werden können. Obwohl die im Urin ausgeschiedenen Bakterien nicht unbedingt identisch mit den im Interstitium der Nieren bei chronischer Pyelonephritis angesiedelten Bakterien sein müssen und das Testsystem selbst Fehlermöglichkeiten aufweist, soll die Lokalisationsgenauigkeit nahe an die invasiven Methoden heranreichen. Auch durch die Bestimmung des $\beta_2$-Mikroglobulins im Spontanurin soll eine Differenzierung zwischen Pyelonephritis und Zystitis möglich sein.

### Therapie des akuten Harnwegsinfekts (einschließlich der akuten Pyelonephritis)

Bei der Behandlung der akuten Harnwegsinfekte muß man immer davon ausgehen, daß auch bei der Entzündung vorwiegend eines Abschnittes der abführenden Harnwege die anderen Abschnitte mitbeteiligt oder zumindest potentiell gefährdet sind. Die antibakterielle Therapie sollte möglichst eine vollkommene Ausheilung zum Ziel haben. Daher ist sofort die Verabreichung der bestwirksamen Antibiotika in optimaler Dosierung über einen ausreichend langen Zeitraum erforderlich. Vor Beginn der Chemotherapie sollte eine Urinprobe für die bakteriologische Untersuchung und die Resistenzbestimmung reserviert werden.

Bei der Behandlung »unterer« Harnwegsinfekte sowie zur Rezidivprophylaxe nach abgeklungenen Pyelonephritiden *ohne* Niereninsuffizienz können Chemotherapeutika mit Hohlraumeffekt eingesetzt werden.

*Nitrofurantoin* (Furadantin, 50 mg/die für 10 Tage) wird in bakteriziden Konzentrationen im Harn ausgeschieden. Als Nebenwirkung ist die interstitielle Lungenfibrose gefürchtet.

*Nalidixinsäure* (Nogram, 4 g/die) wirkt nur teilweise bakterizid und ist wie Nitrofurantoin gut wirksam gegen Escherichia coli und Proteus-Spezies.

Gegen Pseudomonas sind beide Therapeutika praktisch wirkungslos, außerdem sind sie wegen Kumulationsgefahr bei Niereninsuffizienz kontraindiziert.

Bei der Therapie der akuten Pyelonephritis sollte *Ampicillin* (Binotal, Amblosin) trotz seiner hohen Exanthemrate (über 10%) der Vorzug gegeben werden. Seine bakterizide Wirkung gegen Proteus, Escherichia coli und Enterokokken ist 10fach stärker als die antibakterielle Wirkung des Penicillin G. Die Ampicillin-Analogen *Amoxycillin* (Clamoxyl, Amoxypen) und *Pivampicillin* (Berocillin, Maxifen) führen nach oraler Gabe bei gleicher Dosierung zu wesentlich höheren Plasma- und Harnkonzentrationen, haben jedoch die gleiche hohe Exanthemrate. Bei *Epicillin* (Spectacillin) ist die allergische Urtikaria offenbar seltener.

Die in ihrer bakteriziden Wirkung dem Ampicillin nahe verwandten *Cephalosporin*-Antibiotika (Zinacef, Oracef, Claforan u.a.) besitzen eine gleichmäßig gute Wirkung gegenüber grampositiven Keimen mit Ausnahme der Enterokokken. Im gramnegativen Bereich bestehen zum Teil erhebliche Unterschiede zwischen den verschiedenen Präparaten, da die erforderliche Hemmkonzentration im Plasma bei normaler Dosierung oft nicht erreicht werden kann. Cephalosporine sind bei Klebsiella-Aerobacter-Infektion das Mittel der Wahl, außerdem gut wirksam gegen Penicillinase-bildende Straphylokokken. Bei Niereninsuffizienz ist die Dosis zu reduzieren. Bei der alleinigen Therapie mit den rein bakteriostatisch wirkenden *Sulfonamiden* wird heute vorwiegend die Kombination von *Trimethoprim-Sulfamethoxazol* (Bactrim, Eusaprim; 2×2 Tbl. täglich; entspricht 160 mg Trimethoprim und 800 mg Sulfamethoxazol) zur Behandlung akuter und chronischer Infektionen ohne bzw. mit geringer Niereninsuffizienz eingesetzt. Beide Therapeutika greifen synergetisch in die Coenzym-F-Synthese von Sulfonamid-empfindlichen Bakterien ein (Resistenzprüfung!). Viele akute Harnwegsinfektionen – vorwiegend bei Frauen – lassen sich durch eine Einzeittherapie (single-dose therapy) mit Ampicillin oder Cotrimoxazol (z.B. 2 Tbl. Bactrim forte an einem Tag) erfolgreich behandeln.

Bei lebensbedrohlichen Infektionen mit Pseudomonas empfiehlt sich die Kombination von Ampicillin oder auch Carbenicillin (Anabactyl, Mikrocillin; am besten als Infusion bis 20 g/Tag bei normaler Nierenfunktion) mit *Aminoglykosid-Antibiotika* wie Gentamicin (Refobacin, Sulmycin; 2–3 mg/kg parenteral), Amicazin (Biklin, 10–15 mg/kg parenteral) oder Tobramycin (Gernebcin, 2–3 mg/kg parenteral). Bei Niereninsuffizienz Plasmaspiegelkontrolle und Dosisreduktion! Aminoglykosid-Antibiotika sind als Monotherapie gegen Pseudomonas, Klebsiella aerobacter, Proteus und Serratia marcescens gut einsetzbar. Vestibuloototoxische und nephrotoxische Nebenwirkungen beachten!

Als *Ausweich-Antibiotika* kommen je nach Resistenzlage Doxycyclin (Vibramycin) oder Minocyclin (Klinomycin; beide 4 mg/kg oral) in Betracht.

Als zusätzliche Allgemeinbehandlung der akuten Harnwegsinfektion sind Bettruhe, ausreichende Flüssigkeitszufuhr und lokale Wärmeanwendung empfehlenswert. Bestehen hartnäckige Schmerzen in den Nierenlagern oder Koliken, ist Diclofenac-Na (Voltaren) zur Schmerzlinderung zu erwägen. Gut wirksam sind die Aminophenazonhaltigen Analgetika wie Buscopan comp., Baralgin comp. oder Spasmo-Cibalgin; dabei sind unerwünschte Wirkungen (orale Gabe: Agranulozytose, i.v. Gabe: Schockzustände) beschrieben worden und daher besonders zu beachten.

### Therapie der chronischen Pyelonephritis

Bei der Behandlung der chronischen Pyelonephritis muß die Antibiotikadosierung sorgfältig dem Grad der Niereninsuffizienz angepaßt werden. Bis zu einer glomerulären Filtrationsrate von 30–40 ml/min (entsprechend einem Serumkreatininwert um 2 mg/dl [177 μmol/l]) ist mit einer wesentlichen Kumulation der meisten Antibiotika nicht zu rechnen. Bei Langzeitbehandlung und eingeschränkter Nierenfunktion ist die Bestimmung der Plasmaspiegel (drug monitoring) empfehlenswert, um unerwünschten Medikamentenwirkungen vorbeugen zu können. Die gezielte, genau dosierte Antibiotikatherapie kann den Verlauf der chronischen Pyelonephritis entscheidend beeinflussen und vermindert die Rezidiv- bzw. Reinfektionsgefahr erheblich. Die der chronischen Pyelonephritis vielfach zugrundeliegenden parenchymschädigenden Faktoren wie mechanische oder funktionelle Abflußstörungen, Hyperurikämie oder Analgetikaabusus sollten beseitigt oder zusätzlich behandelt werden.

**Merke:** In allen Abschnitten der ableitenden Harnwege können sich bakterielle Infektionen festsetzen und ausbreiten, wobei mechanische und neurogene Entleerungsstörungen einen fördernden Einfluß haben. Meist bestehen Schmerzen und Fieber. Die Diagnose wird durch eine exakte Urinuntersuchung einschließlich Bakteriologie gestellt. Eine ausreichend lange durchgeführte Antibiotikatherapie kann die Prognose dieser Erkrankung erheblich verbessern.

### Weiterführende Literatur

Colombo, J.P., R. Richterich: Die einfache Urinuntersuchung. Huber, Bern 1977

Editorial: Bacterial resistance to trimethoprim. Brit. med. J. 6240 (1980) 571–572

Fang, L.S.T., N.E. Tolkoff-Rubin, R.H. Rubin: Localization an antibiotic management of urinary tract infection. Ann. Rev. Med. 30 (1979) 225–239

Fuchs, T.: Pyelonephritis. Diagnostik und Therapie. Studienreihe Boehringer, Mannheim 1969

Gayer, J.: Die Therapie der Pyelonephritis. Therapiewoche 29 (1979) 1554–1566

Jones, St. R.: Eine Betrachtung der Behandlung von Harnwegsinfekten. Internist 21 (1980) 552–556

Losse, H., M. Kienitz: Pyelonephritis. Thieme, Stuttgart 1972

Lüthy, R.: Neue diagnostische und therapeutische Möglichkeiten bei Harnwegsinfektionen. Fortschritt und Fortbildung in der Medizin. Dtsch. Ärzteverlag, Köln 1983 (S. 127–140)

Quellhorst, E.: Entzündliche Erkrankungen (mit Beschränkung auf ableitende Harnwege und Nieren einschl. Urosepsis). In Bock, H.E., W. Gerok, F. Hartmann: Klinik der Gegenwart. Handbuch der praktischen Medizin. Urban & Schwarzenberg, München 1982 (E 178/7 - 178/25)

Rother, K.: Immunpathologie der Pyelonephritis. Klin. Wschr. 61 (1983) 1011–1017

Schardijn, G. L., W. Statius van Eps, A. J. G. Swaeck: Urinary $\beta_2$ Microglobulin in upper and lower urinary-tract infections. Lancet 1979/I, 805–807

Scheler, F.: Erkrankungen der Nieren- und Harnwege einschl. Störungen des Wasser- und Elektrolythaushaltes. 1. Pyelonephritis. In Krüskemper, H. L.: Therapie, 2. Aufl. Schattauer, Stuttgart 1978

Stamm, W., M. Turck: Urinary tract infection, pyelonephritis, and related conditions. In Isselbacher, K. J., R. D. Adams et al.: Harrisson's Principles of Internal Medicine, 9th ed., Kap. 280. McGraw-Hill, New York 1980

Vogler, E.: Radiologische Diagnostik der Harnorgane. Thieme, Stuttgart 1974

# Interstitielle Nephritis

*F. Scheler* und *M. H. Weber*

**Definition:** Mit interstitieller Nephritis bezeichnet man eine durch unterschiedliche ätiologische Faktoren ausgelöste akute oder chronische Entzündungsreaktion des Niereninterstitiums und der Tubuli.

## Ätiopathogenese

Die zugrundeliegenden pathogenetischen Mechanismen, die zur interstitiellen Nephritis führen, sind noch weitgehend unbekannt. Da die Niere nur eine begrenzte Anzahl von Möglichkeiten hat, auf unterschiedliche Schädigungsfaktoren zu reagieren, können zahlreiche nichtinfektiöse und infektiöse Agentien zu dem relativ uniformen Bild einer akuten oder chronischen interstitiellen Nephritis führen. Bei der Entstehung der medikamentös bedingten interstitiellen Nephritis sollen Autoantikörper gegen tubuläre Basalmembranen eine entscheidende Rolle als initialer Zündungsmechanismus spielen. Es wird angenommen, daß auch die zelluläre Immunität über lokale allergische Reaktionen (eosinophile Zellen, IgE-haltige Plasmazellen) an dem Entzündungsgeschehen beteiligt ist.

Die Pathogenese der akuten interstitiellen Nephritis nach Methicillintherapie ist am besten untersucht. Dabei können immunhistologisch IgG, C3 und ein Methicillin-Hapten (Dimethoxiphenyl-penicilloyl) in linearer Anordnung entlang den tubulären Basalmembranen nachgewiesen werden. Die zytotoxischen Antikörper sollen gegen den Hapten- und den dadurch veränderten Trägerproteinanteil der Basalmembranen gerichtet sein.

In Tab. **5** ist eine Reihe gesicherter ätiologischer Faktoren aufgeführt, die zur interstitiellen Nephritis führen können. Die metabolischen interstitiellen Nephropathien (Hyperurikämie, Hyperkalzämie, Hypokalämie, Diabetes mellitus) werden in gesonderten Kapiteln (s. dort) behandelt.

Tabelle **5** Ätiologische Faktoren, die zu einer interstitiellen Nephritis führen können

1. Potentiell nephrotoxische Substanzen
   Analgetikakombinationen
   Antibiotika (Methicillin, Ampicillin, Cephalotin, Gentamicin, Rifampicin u. a.)
   Diuretika (Thiazide, Furosemid)
   Röntgen-Kontrastmittel/Schwermetalle
   Blei/Kadmium
   Cimetidin
2. Metabolische Nephropathien
   Hyperurikämie
   Hyperkalzämie
   Hypokalämie
3. Immunologische Faktoren
   Hyperergische Reaktion
   Transplantatabstoßung
   Antitubuläre Antikörper
4. Infektionen
5. Neoplasien
6. Obstruktionen der ableitenden Harnwege
   hereditär – erworben
7. Balkan-Nephropathie
8. Vaskuläre Nierenerkrankungen
9. Chronische Glomerulonephritis
10. Bestrahlung (heute nur noch selten: Strahlenschäden durch Thorotrast)

## Pathologische Anatomie

Unabhängig von der jeweiligen Ätiologie weist das Niereninterstitium charakteristische Infiltrationen von Entzündungszellen (mononukleäre, Lymphozyten, Plasmazellen, aber auch Eosinophile und polymorphkernige Leukozyten) auf, die oft im Bereich der Nierenrinde ausgeprägter sind als im Mark. Im akuten Stadium findet sich ein interstitielles Ödem, während sich bei der chronischen interstitiellen Nephritis oft bereits eine Fibrose ausgebildet hat. Das Tubulusepithel kann atrophiert sein, die Tubuli sind zum Teil dilatiert und können Leukozyten, Erythrozyten und Zelldetritus von Tubuluszellnekrosen enthalten. Ebenfalls typisch für die interstitielle Nephritis ist eine weitgehende Aussparung der Glomerula aus dem Entzündungsgeschehen.

## Klinik

Die *akute interstitielle Nephritis* nach Methicillintherapie kann auch hier beispielhaft herangezogen werden: Nach 5–40 Tagen werden Fieber, Hautexantheme, Makrohämaturie und Proteinurie (Differentialdiagnose: akute Glomerulonephritis!), Verlust der renalen Konzentrationsfähigkeit, Salzverlust sowie in späteren Stadien hyperchlorämische Azidose, Hyperkalämie und Azotämie beobachtet. Die mäßige Proteinurie hat einen tubulären Charakter.

### Therapie und Prognose

Nach Absetzen des nephrotoxischen Medikamentes sind die renalen Veränderungen vielfach spontan rückläufig. Der Übergang in eine *chronische interstitielle Nephritis* mit Entwicklung einer Niereninsuffizienz ist jedoch möglich. Eine Behandlung mit Kortikosteroiden kann bei der akuten interstitiellen Nephritis in der Frühphase einen günstigen Effekt haben.

## Analgetika-Nephropathie

**Definition:** Analgetikaabusus kann über eine Konzentrierung der Schmerzmittel und ihrer Metaboliten in den Papillenspitzen des Nierenmarks zur chronischen interstitiellen Nephritis führen.

### Pathogenese und pathologische Anatomie

Die Analgetika sollen über die Hemmung der renalen Prostaglandinsynthese eine Drosselung der Markdurchblutung bewirken. Dadurch wird (unabhängig vom Gegenstromprinzip) die Analgetikakonzentration an der Papillenspitze gesteigert. Toxische Schäden an Kapillaren und Ischämie als Folge von Gefäßverschlüssen führen schließlich zur Papillennekrose. Die nekrotischen Papillenspitzen sind im Ausscheidungsurogramm als ringförmige Aufhellungen sichtbar. Die (sekundäre) interstitielle Nephritis entsteht vermutlich erst als Folge der primären Markschädigung. Abgestoßene nekrotische Papillenspitzen können im Verlauf der Erkrankung die Ureteren verlegen und zu akuten Koliken oder zu chronischer Hydronephrose führen.
Der beschriebene pathogenetische Mechanismus wurde vorwiegend bei der Kombinationstherapie von Phenacetin mit Acetylsalicylsäure, Coffein oder Codein beobachtet. Eine Gesamtmenge von 500 g Phenacetin, verteilt auf 6 Tabletten à 500 mg pro Tag, soll bereits nach 3 Jahren zur Entwicklung einer interstitiellen Nephritis führen. Im Tierversuch konnten Papillennekrosen jedoch auch durch Monosubstanzen wie Acetylsalicylsäure, Phenylbutazon, Merphenaminsäure, Propoxyphen und andere Analgetika ausgelöst werden. Die von verschiedenen Autoren mitgeteilte Beobachtung, daß nach dem Ersatz des Phenacetins durch seinen Hauptmetaboliten Paracetamol die Häufigkeit von interstitiellen Nephritiden zwar gesenkt, aber nicht völlig verhindert werden konnte, hat in den letzten Jahren die Bedeutung des Phenacetins als alleinige toxische Substanz in den Hintergrund gedrängt. Manches spricht dafür, daß durch Kombination verschiedener Analgetika deren Nephrotoxizität potenziert wird. Dabei kann zusätzlich ein verringerter intratubulärer Harnfluß von Bedeutung sein, wenn die Analgetika nur mit geringen Flüssigkeitsmengen eingenommen werden.
Neben der regelmäßigen Analgetikazufuhr scheint eine individuelle Disposition zur Entwicklung der interstitiellen Nephritis notwendig zu sein, denn es wurden Patienten mit chronischen Schmerzzuständen beschrieben, die nach jahrelanger Einnahme verschiedener Schmerzmittelkombinationen keinerlei Anzeichen für eine Nierenschädigung zeigten.

### Klinik

Der schleichende Verlauf der Erkrankung bereitet den Patienten meistens keinerlei Beschwerden von seiten des Harntraktes und wird vielfach erst dann diagnostiziert, wenn Koliken durch den Abgang von nekrotischen Papillenspitzen ausgelöst werden oder die ersten Zeichen einer chronischen Niereninsuffizienz vorliegen. Die Patienten wirken stark vorgealtert, weisen ein schmutzig-braunes Hautkolorit auf und klagen über Appetitlosigkeit, Gewichtsverlust, Rücken- und Kopfschmerzen. Die toxische Schädigung der Tubuli äußert sich in einer Einschränkung der renalen Konzentrationsfähigkeit (spezifisches Gewicht des Morgenurins nach 12-Stunden-Durstversuch unter 1010), die zu Nykturie, später zu Polyurie und Polydipsie führt.

### Diagnostisches Vorgehen

Bei typischem Phenacetinabusus ist der Urin bräunlich verfärbt, und der Hauptmetabolit des Phenacetins, das N-Acetyl-Paraaminophenol (NAPAP), läßt sich in hohen Konzentrationen im Urin nachweisen. Renaler Salzverlust, tubuläre Azidose, Leukozyturie und Mikrohämaturie sowie eine geringgradige Proteinurie unter 3 g/24 Std. werden häufig beobachtet. Die Ausscheidung des $\beta_2$-Mikroglobulins in hohen Konzentrationen wird als Zeichen der chronischen Tubulusschädigung gewertet. Röntgenologisch finden sich Oberflächenunregelmäßigkeiten der im allgemeinen verkleinerten Nieren, Kelchveränderungen und Papillennekrosen (Abb. **15a** u. **b**).

### Verlauf und Therapie

Der Verlauf der Analgetika-Nephropathie kann durch die Entwicklung einer malignen Hypertonie kompliziert werden. Die Patienten neigen zu atheromatösen Stenosen der Nierenarterien. Anämie und gastrointestinale Beschwerden treten oft unabhängig vom Grad der Niereninsuffizienz auf. Auffällig ist eine Häufung von Tumoren der ableitenden Harnwege bei Analgetika-Nephropathie. Bei 30% der Patienten pfropft sich auf die »sterile« interstitielle Nephritis eine bakterielle Superinfektion (Pyelonephritis) auf, die zu schweren Pyurien führen kann.
Therapeutisches Ziel muß die völlige Beseitigung des Analgetikamißbrauchs sein, wodurch ein Stillstand der toxischen Nierenveränderungen er-

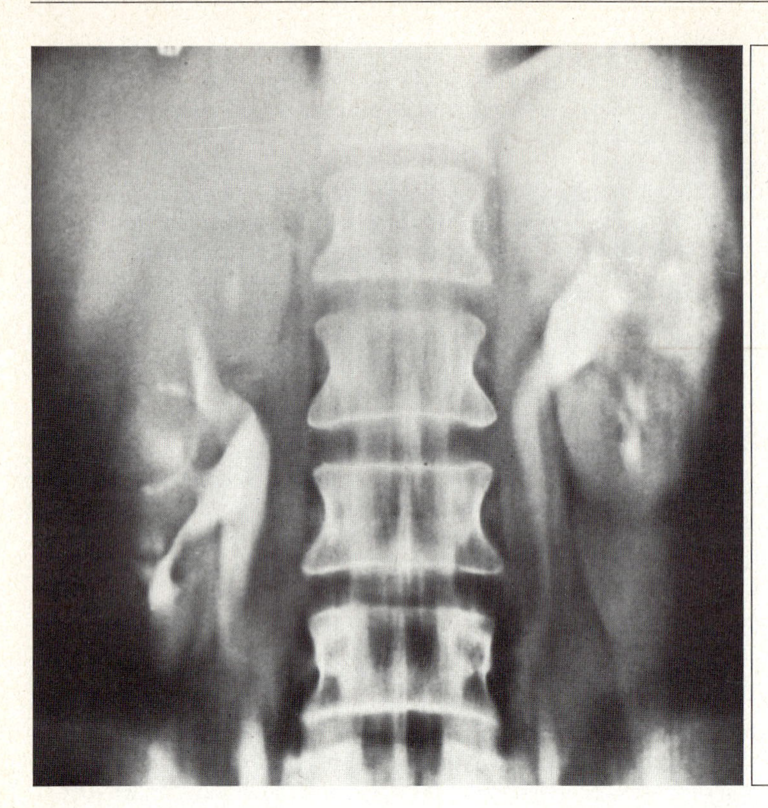

Abb. **15a** Chronisch-interstitielle Nephritis bei Analgetikaabusus. Vorwiegend die rechte Niere zeigt Verplumpungen der Kelchgruppen sowie verkalkte Papillenspitzen (i. v. Urogramm; Überlassung freundlicherweise von Prof. Dr. R. Schuster, Göttingen)

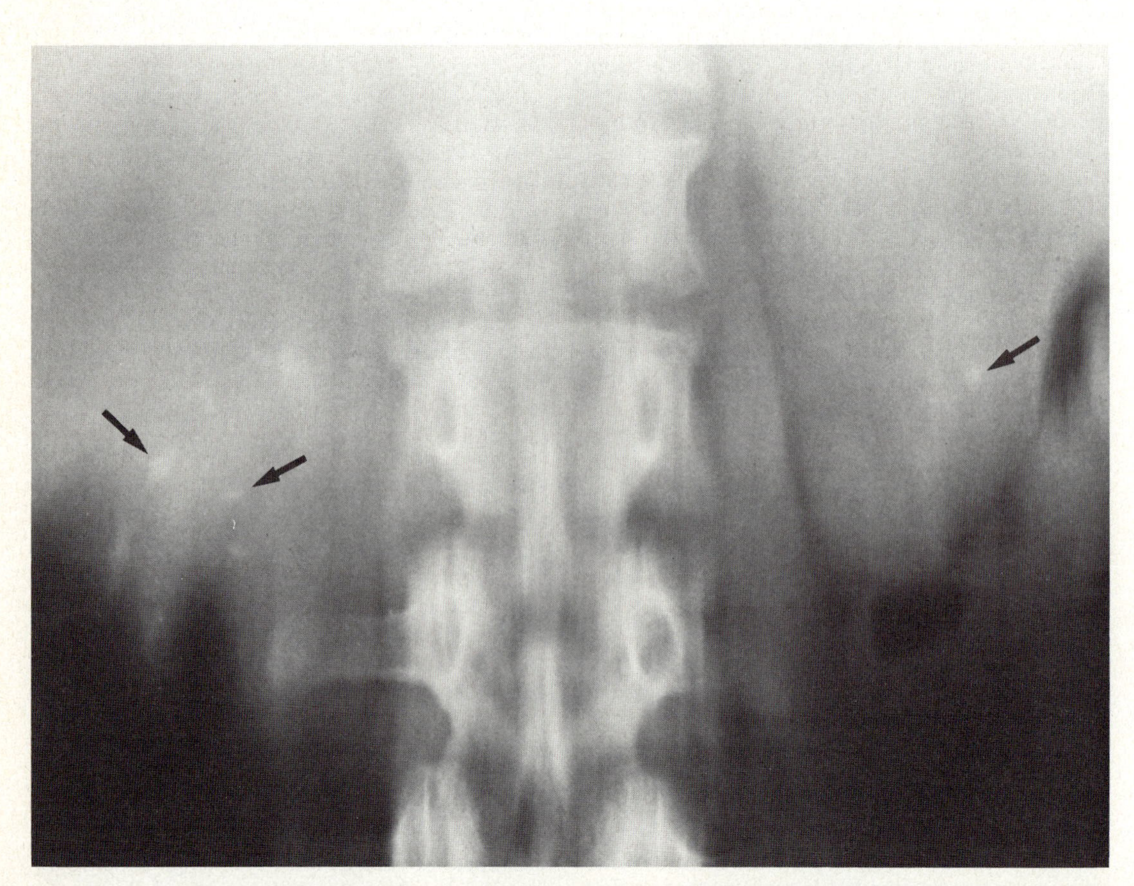

Abb. **15b** Verkalkte Papillenspitzen bei anamnestisch gesicherter Analgetika-Nephropathie (Schichtaufnahme ohne Kontrastmittel; Überlassung freundlicherweise von Prof. Dr. R. Schuster, Göttingen)

reicht wird. Sekundäre Infektionen erfordern den Einsatz von Antibiotika. Ein großer Teil der spät erkannten Analgetika-Nephropathien führt zum terminalen dialysepflichtigen Nierenversagen.

**Merke:** Im Unterschied zur Zystitis/Pyelitis/Pyelonephritis verläuft die interstitielle Nephritis in der Regel symptomarm. Das gilt besonders für die Analgetika-Nephropathie, die meist erst im Stadium der Niereninsuffizienz diagnostiziert wird, wenn Papillennekrosen abgehen und Polyurie oder Anämie bemerkt werden. Wichtig für die Früherkennung ist der Verlust der renalen Konzentrationsleistung. Für die Prognose jeder interstitiellen Nephritis ist die Ausschaltung aller potentiell nephrotoxischen Substanzen oder Medikamente entscheidend.

## Weiterführende Literatur


Breithaupt, H.: Analgetica-Nephropathie. Dialyse-Journal 4 (1983) 12–16

Cogan, M.C., A.I. Arieff: Sodium wasting, acidosis and hyperkalemia induced by methicillin interstitial nephritis. Amer. J. Med. 64 (1978) 500–507

Cotran, R.S.: Tubulo-interstitial diseases. In Brenner B.M., F.C. Rector: The Kidney, 2nd ed., Kap. 28. Saunders, Philadelphia 1980

Dixon, A.J., C.G. Winearls, M.S. Dunnill: Interstitial Nephritis. J. clin. Pathol. 34 (1981) 616–624

Dubach, U.C.: Analgetica-Nephropathie. Vortrag anläßl. der 86. Tagung der Dtsch. Ges. für Inn. Medizin, Wiesbaden 1980

Dubach, U.C., B. Rosner, E. Pfister: Epidemiologie study of abuse of analgetics containing phenacetin. New Engl. J. Med. 308 (1983) 357–362

Duggin, G.G.: Mechanisms in the development of analgesic nephropathy. Kidney int. 18 (1980) 553–561

Edel, H.H.: Interstitielle Nephropathien. Münch. med. Wschr. 120 (1978) 1405–1406

Kincaid-Smith, P.: Analgesic abuse and the kidney. Kidney int. 17 (1980) 250–260

Kramer, P.: Analgeticanephropathie. Med. Klin. 70 (1975) 889–895

Laberke, H.G.: Treatment of acute interstitial nephritis. Klin. Wschr. 58 (1980) 531–532

Murray, T.G., M. Goldberg: Analgesic-associated nephropathy in the U.S.A.: Epidemiologic, clinical and pathogenetic features. Kidney Int. 13 (1978) 64–71

Murray, T.G., P.D. Stolley, J.C. Anthony et al.: Epidemiologic study of regular analgesic use and end-stage renal disease. Arch. inten. Med. 143 (1983) 1687–1693

Nanra, R.S., P. Kincaid-Smith: Chronic effect of analgesics on the kidney. Prog. Biochem. Pharmacol. 7 (1972) 258–323

Sprühler, O., H.U. Zollinger: Die chronische interstitielle Nephritis. Z. klin. Med. 151 (1953) 1–50

Wilkinson, D.G., D.H.A. Boyd: Recovery from acute interstitial nephritis. Brit. med. J. Apr. 1 (1978) 827–828

# Die Nierentuberkulose

*F. Scheler* und *M. H. Weber*

**Definition:** Die chronische Urogenitaltuberkulose stellt neben der Lungentuberkulose die wichtigste Organmanifestation der Infektion mit Mycobacterium tuberculosis dar. Wegen der heutzutage guten Heilungschancen durch gezielte Chemotherapie ist diese Erkrankung aus dem urologischen Behandlungsbereich mehr in das Gebiet der Inneren Medizin gerückt, vor allem wegen ihrer nicht seltenen nephrologischen Begleiterkrankungen (Pyelonephritis, Glomerulonephritis, Glomerulosklerose u. a.).

## Häufigkeit, Ätiologie und pathologische Anatomie

Bei etwa 4–8 % der Patienten mit Lungentuberkulose entwickelt sich innerhalb von 5–10 Jahren eine manifeste Urogenitaltuberkulose. Aus einem tuberkulösen Streuherd (Pleuritis exsudativa, Lymphknotentuberkulose) gelangen die Mykobakterien über den Blutstrom zunächst in die Glomerula, so daß sich als erste renale Schädigung ein glomeruläres Tuberkulom entwickelt. Der weitere Infektionsweg folgt entlang den Tubuli ins Nierenmark, wo es zu Verkäsungen und Destruktionen kommt. Der Genitaltrakt wird immer erst nach der Infektion der Nieren und der Harnabflußwege betroffen.

## Klinik

Als häufigstes Erstsymptom wird bei beiden Geschlechtern eine Dysurie mit Tenesmen und Pollakisurie beobachtet, die in der überwiegenden Zahl der Fälle Ausdruck einer Blasentuberkulose ist. Beim Mann zeigt sich in 30% der Fälle als Erstsymptom eine chronische Epididymitis, die zur Sterilität führen kann. Müdigkeit, Leistungsabfall, Nachtschweiß, subfebrile Temperaturen, Rückenschmerzen und Abmagerung finden sich in fortgeschrittenen Stadien der Erkrankung.

## Diagnostisches Vorgehen

Der symptomenarme Frühverlauf sowie die vielfach leere Anamnese verzögern oft die Diagnosestellung. Blutbild und Blutsenkung sind unauffällig, die Serumelektrophorese kann eine Erhöhung der $\alpha_2$-Globuline zeigen. Im Urinsediment finden sich Erythrozyten und Leukozyten, die Urinkultur ist jedoch steril. Der Nachweis von säurefesten Stäbchen gelingt mit der Ziehl-Neelsen-Färbung, sie können jedoch auch einmal saprophytischen Ursprungs sein. Nur durch mehrfach positive Urinkulturen auf Spezialnährböden sowie durch Tierversuche (Impfung von Meerschweinchen mit Urinsediment) kann die Erkrankung bakteriologisch gesichert werden. Wesentliche Bedeutung kommt der serologischen Diagnostik zu, die das Vorhandensein von tuberkulose-spezifischen Antikörpern im Serum nachweisen kann.

Die röntgenologische Diagnostik unterscheidet anhand des Ausscheidungsurogramms 3 Stadien der Nierentuberkulose:

1. Parenchymatöse, ulzeröse Form mit geringen, oft unspezifischen Läsionen an den Kelchen.
2. Ulzerokavernöse Form mit kavernösen Veränderungen einzelner oder mehrerer Kelchgruppen; obstruktive Veränderungen der ableitenden Harnwege.
3. Destruktive Nierentuberkulose, tuberkulöse Kittniere mit zerstörtem Nieren-Hohlraum-System und urographisch stummem Nierenparenchym (Abb. **16**).

Weitere nuklearmedizinische, instrumentelle und röntgenologische Diagnoseverfahren können die Ausdehnung der spezifischen Prozesse diagnostisch sichern helfen. Wichtig ist es, beim Mann nach einer Genitaltuberkulose zu fahnden, wobei ein retrogrades Urethrozystogramm über destruktive Prostataveränderungen Auskunft gibt. Da alle schweren Formen der Nierentuberkulose infolge narbiger Stenosen zu chronischen Pyelonephritiden führen können, sind regelmäßige Funktionsuntersuchungen der Nieren wie spezifisches Gewicht, Osmolalität und Clearance-Untersuchungen zu der Verlaufskontrolle notwendig.

## Differentialdiagnose

Die klinische Manifestation der Nierentuberkulose kann grundsätzlich alle nephrologischen Krankheitsbilder imitieren. Eine asymptomatische Hämaturie läßt differentialdiagnostisch an ein Nierenzellkarzinom denken. Liegen gleichzeitig Miktionsbeschwerden vor, müssen alle Formen sonstiger Harnwegsinfektionen von der Zystitis bis zur akuten Pyelonephritis ausgeschlossen werden. Zu einer isolierten Proteinurie

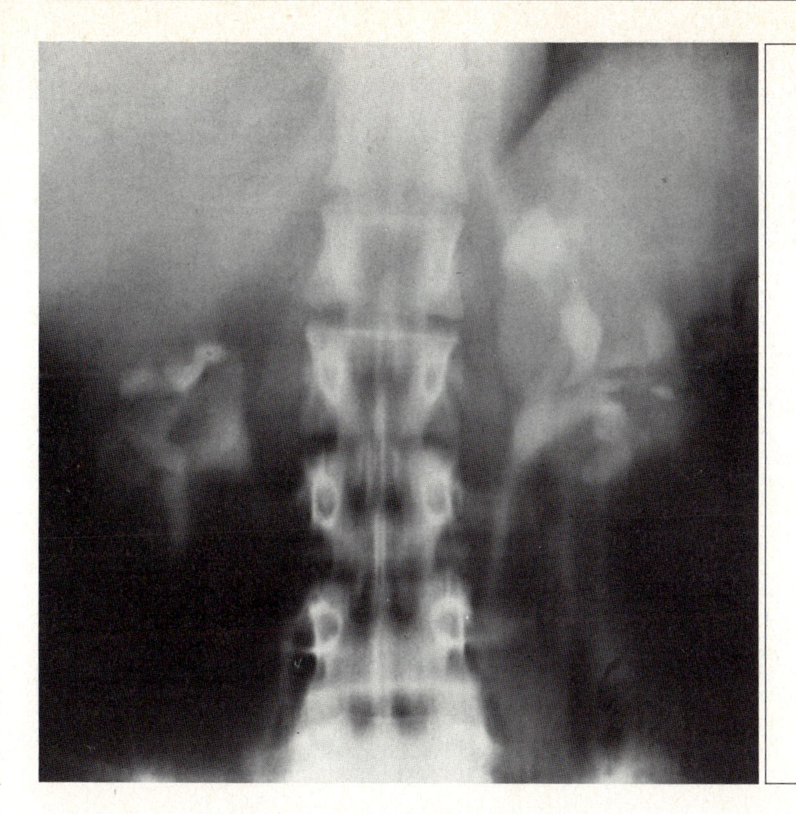

Abb. **16** Destruktive Nierentuberkulose mit vernarbten Schrumpfnieren beiderseits und kavernösen Kelchveränderungen (Überlassung freundlicherweise von Prof. Dr. R. Schuster, Göttingen)

ohne Pyurie kann es bei einer geschlossenen Nierentuberkulose kommen, so daß in diesem Fall auch Glomerulonephritisformen ausgeschlossen werden müssen.

### Therapie

Die Behandlung aller Stadien der Urogenitaltuberkulose wird mit Dreifachkombinationen von Tuberkulostatika eingeleitet, wobei jedoch im Einzelfall heute auch eine Zweifachkombination zulässig ist. Dabei hat sich die einmalige Gabe der vollen Tagesdosis aller Tuberkulostatika als günstig herausgestellt. Für die Erstbehandlung der Urogenitaltuberkulose hat sich folgendes Therapieschema bewährt: Ethambutol (EMB, Myambutol, 25 mg/kg KG), Isoniazid (INH, Neoteben, 5 mg/kg KG) und Rifampicin (RMP, Rimactan, 10 mg/kg KG), wobei Rifampicin durch Capreomycin (CM, Ogostal, 15 mg/kg KG) oder Streptomycin (SM, 15 mg/kg KG) ersetzt werden kann. Beim Auftreten toxischer oder allergischer Nebenwirkungen sowie bei Resistenzentwicklung muß eine neue Zusammenstellung gewählt werden. Dabei steht noch eine Reihe weiterer Tuberkulostatika für die Kombinationstherapie zur Verfügung. Als wichtigste Nebenwirkung der angegebenen Präparate sind beim Isoniazid eine Polyneuritis und psychische Alterationen, beim Ethambutol Sehstörungen, beim Rifampicin Leberschäden und gastrointestinale Unverträglichkeit und beim Streptomycin bzw. Capreomycin irreversible Gehör- und Gleichgewichtsschäden gefürchtet. Kortikosteroide können unter strenger klinischer Kontrolle als Stoßtherapie zur Vermeidung stenosierender Vernarbungen verabreicht werden. Bei der antibiotischen Behandlung sekundärer Pyelonephritiden muß auf den Grad der Niereninsuffizienz geachtet werden (s. Kapitel Pyelonephritis).
Obstruktionen der Harnwege können operativ korrigiert werden. Die Nephroureterektomie ist bei allgemein toxischen Symptomen indiziert, vor allem, um einer sekundären Amyloidose oder einer renalen Hypertonie entgegenzuwirken.
Die stationäre Behandlung kann bei mehrfach negativen Urinkulturen in eine ambulante Therapie mit einer Zweifachkombination von Tuberkulostatika übergeleitet werden. Nach weiteren 12 Monaten ist noch eine Monotherapie, z. B. mit INH oder EMB, für 1 Jahr erforderlich. Auch nach Beendigung der Chemotherapie sind regelmäßige Kontrolluntersuchungen des Patienten in 6monatigen Intervallen angezeigt, wobei der Aktivitätsgrad der Tuberkulose anhand der immunologischen Parameter beurteilt werden kann.

### Prognose

Die Prognose der Urogenitaltuberkulose ist in erster Linie abhängig vom Ausmaß der renalen Parenchymzerstörungen und des Befalls der ableitenden Harnwege. Bei unkomplizierten Verläufen kann mit einer Ausheilung innerhalb von 10 Jahren gerechnet werden.

**Merke:** Neben der Lunge ist die Niere das Organ, das am häufigsten von einer tuberkulösen Infektion befallen wird. Die Frühdiagnose einer Nierentuberkulose wird durch Symptomenarmut verzögert. Charakteristisch ist eine Erythrurie, wobei erst die systematische bakteriologische Aufarbeitung des Urins die Diagnose sichert. In fortgeschrittenen Stadien finden sich röntgenologisch Destruktionen der Nierenkelche mit Narbenbildungen, die zu Abflußbehinderungen führen können. Im Spätstadium kann eine »stumme« Niere (Kittniere) auf die Krankheit aufmerksam machen. Durch eine langdauernde Kombinationstherapie können chirurgische Eingriffe vielfach vermieden werden.

## Weiterführende Literatur


Christianson, W. I.: Genitourinary tuberculosis. Review of 102 cases. Medicine (Baltimore) 53 (1974) 377–390

Corigliano, B., J. M. Leedom: Renal tuberculosis. In Massry, S. G, R. J. Glassock: Textbook of Nephrology. Williams & Wilkins, Baltimore 1983 (p. 6.73–6.78)

Cukier, J.: Renal tuberculosis. In Hamburger, J., J. Crosnier et al.: Nephrology, 1st ed., Kap. 74. Wiley & Sons, New York 1979

Rodeck, G., H. Bethge: Grundsätze zur Diagnostik und Therapie der Urogenital-Tuberkulose. Nieren- und Hochdruckkrankheiten 6 (1973) 262–269

Schott, W.: Urogenitaltuberkulose. In Bock, H. E., W. Gerock, F. Hartmann: Klinik der Gegenwart. Handbuch der praktischen Medizin. Urban & Schwarzenberg, München 1982 (E 347–352/8)

Simon, H. B., A. J. Weinstein, M. S. Pasternak et al.: Genitourinary tuberculosis – Clinical features in a general hospital population. Amer. J. Med. 63 (1977) 410–420

Stead, W. W., J. H. Bates: Tuberculosis. In Isselbacher, K. J., R. D. Adams et al.: Harrisson's Principles of Internal Medicine, 9th ed., Kap. 143. McGraw-Hill, New York 1980

Strauss, I.: Nierentuberkulose. In Franz, H.-E., K. Schärer: Praktische Nephrologie im Erwachsenen- und Kindesalter, 1. Aufl., Kap. VI. Enke, Stuttgart 1975

Wong, S. H., W. Y. Lau: The surgical management of nonfunctioning tuberculous kidney. J. Urol. 124 (1980) 187–191

# Abflußbehinderung der Niere

*F. Scheler* und *M. H. Weber*

**Definition:** Harnabflußstörungen mit Urinstase und Erhöhung des intrakanalikulären Drucks im Harntrakt stellen eine wichtige Ursache für akutes und chronisches Nierenversagen dar. Wenn die Störung frühzeitig beseitigt wird, können sich die funktionellen Läsionen vollständig zurückbilden. Bei lang andauernder Abflußbehinderung kommt es jedoch zu einem hochgradigen Verlust von Nierengewebe mit Nierenfunktionseinschränkung und erhöhter Infektanfälligkeit.

## Ätiologie

Mechanische und funktionelle Ursachen können zu einem mehr oder weniger vollständigen Verschluß der Harnabflußwege führen. Die mechanischen Obstruktionen sind prinzipiell auf der gesamten Länge des Harntraktes vom Meatus urethrae bis zu den Nierenkelchen zu finden, treten aber bevorzugt an den physiologischen Engen wie am pyeloureteralen und uretrovesikalen Übergang, am Blasenhals und in der Urethra auf. Liegt die Abflußbehinderung oberhalb der Blase, können sich einseitige Hydroureteren und/oder Hydronephrosen entwickeln. Unterhalb des Blasenniveaus sind bilaterale Störungen die Regel.

Über die wichtigsten Ursachen für Harnabflußstörungen gibt die Tab. **6** Auskunft. In der Kindheit sind vorwiegend *angeborene Fehlbildungen* Ursache von Abflußbehinderungen, während im Erwachsenenalter *erworbene Abflußbehinderungen* überwiegen. In erster Linie sind Steine, Tumoren des Beckenraumes (Prostata, Blase, Ureter, Kolon, Corpus uteri, retroperitoneale Lymphome) und Strikturen der Urethra zu finden, weiterhin Vernarbungen nach Entzündungen wie Tuberkulose, Prostatitis und Zystitis sowie die ätiologisch noch ungeklärte retroperitoneale Fibrose bei (jungen) Männern (Abb. **17a** u. **b**). *Funktionelle Behinderungen* des Harnflusses treten infolge traumatischer Querschnittslähmung, neurogener Blasenatonie (z. B. diabetische Neuropathie), vesiko-ureteralen Refluxes (VUR) bei Kindern und nach Rückenmarkserkrankungen auf.

Tabelle **6** Abflußbehinderungen der Niere

| | |
|---|---|
| *Angeborene Fehlbildungen* | Ureterozele<br>Retrokavaler Ureterverlauf<br>Ureterstenose durch aberrierendes Gefäß<br>Subpelvine oder prävesikale Ureterstenose<br>Hufeisenniere |
| *Entzündungen und Fibrosen* | Urogenitaltuberkulose<br>Unspezifische Ureter- und Urethrastrikturen<br>Fibröse Prostatitis<br>Interstitielle Zystitis<br>Schrumpfblase nach Bestrahlung<br>Idiopath. retroperitoneale Fibrose |
| *Tumoren* | Prostataadenom, -karzinom<br>Blasenkarzinom<br>Papilläre Tumoren von Ureter und Blase<br>Retroperitoneale Infiltrationen z. B. durch gynäkologische Malignome, Kolonkarzinom, Lymphome |
| *Fremdkörper* | Nieren-, Ureter-, Blasensteine<br>Abgestoßene nekrotische Papillen |
| *Neurogene Ursachen* | Traumatische Paraplegie<br>Diabetische Neuropathie<br>Rückenmarkserkrankungen<br>Bandscheibenvorfall |

## Pathophysiologie und Klinik

Als klinische Zeichen einer akuten ein- oder doppelseitigen Urinstauung werden kolikartige Schmerzen in der Flankengegend, bei Uretersteinen auch in der Leiste beobachtet. Chronische Obstruktionen können dagegen bis zum hochgradigen Verlust von Nierenparenchym schmerzfrei verlaufen. Sie sind aber häufig gekennzeichnet durch den Verlust der renalen Konzentrationsfähigkeit, der in Polyurie und Nykturie resultiert. Als weitere tubulointerstitielle Störungen treten tubuläre Azidose und renale Salzverluste auf. Bei anhaltender morphologischer Nierenschädigung können sich eine renale Hypertonie und eine chronische Niereninsuffizienz entwickeln.

a

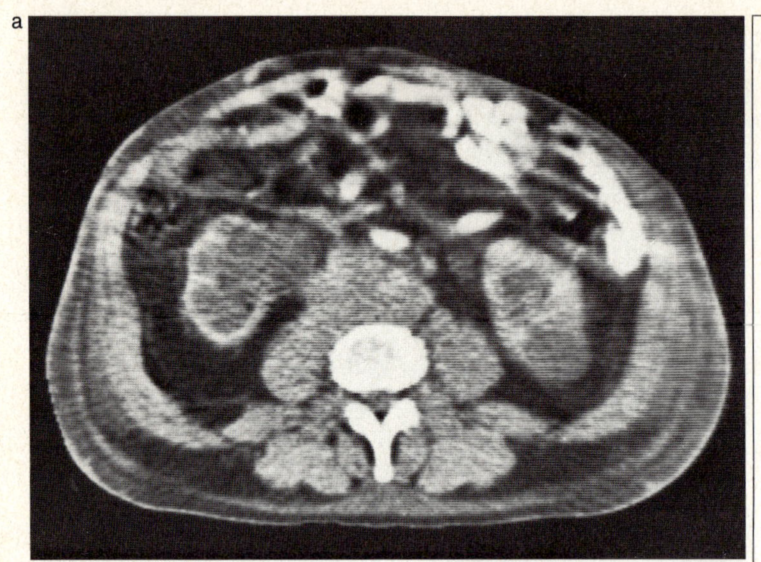

b

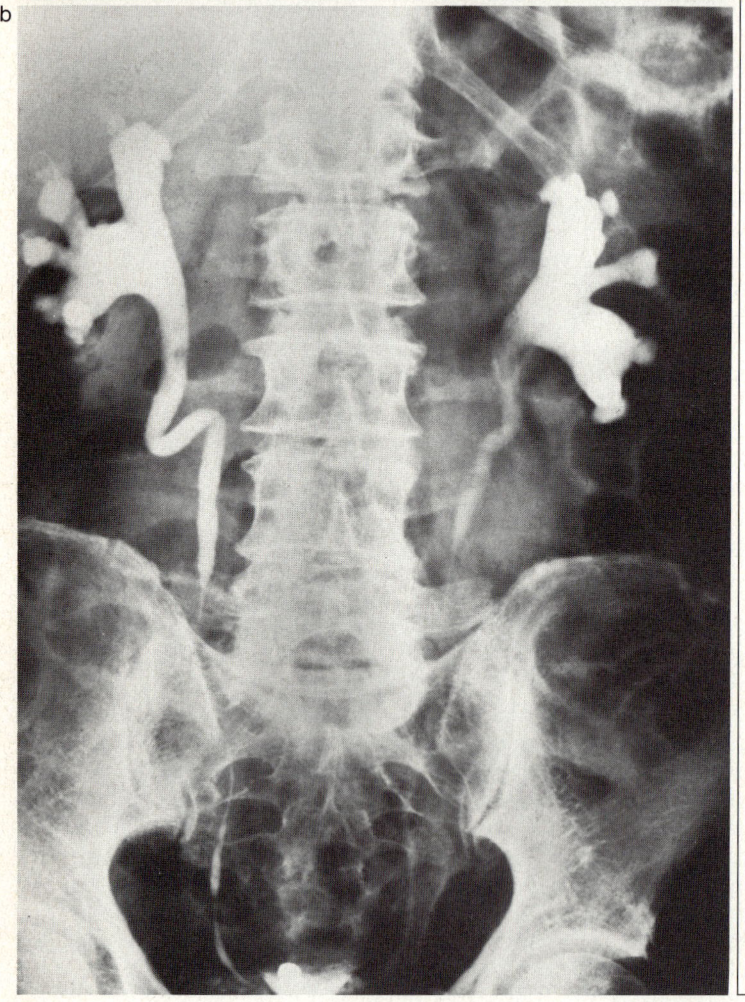

Abb. **17 a** Abflußbehinderung der Nieren infolge retroperitonealer Fibrose. Im Computertomogramm des Abdomens ist deutlich eine rechtsseitige Hydronephrose mit schmalem Parenchymsaum erkennbar. Ventral der Wirbelsäule liegen die retroperitonealen Fibrosemassen (Überlassung freundlicherweise von Dr. Krtsch, Göttingen). **b** Infusionsurogramm eines Patienten mit retroperitonealer Fibrose: durch die Abflußbehinderung gestaute Ureteren und Nierenbecken (Überlassung freundlicherweise von Prof. Schuster, Göttingen)

### Therapie

Nach Sicherung der Diagnose mit Hilfe sonographischer, röntgenologischer und nuklearmedizinischer Untersuchungsverfahren ermöglicht vielfach die frühzeitige operative Korrektur der jeweiligen Abflußbehinderung eine weitgehende Wiederherstellung der Nierenfunktion.

**Merke:** An eine obstruktive Harnabflußstörung muß bei jeder Oligoanurie in erster Linie gedacht werden. Dabei handelt es sich bei Kindern und Jugendlichen vorwiegend um angeborene Fehlbildungen, während bei Erwachsenen die erworbenen Abflußbehinderungen (Entzündungen, Tumoren) überwiegen. Die Therapie wird überwiegend urologisch orientiert sein.

### Weiterführende Literatur

Klahr, S.: Obstructive uropathy. Semin. Nephrol. 2 (1982) 1–73

Piazolo, P., K. Schärer: Harnabflußstörungen. In Franz H.-E., K. Schäfer: Praktische Nephrologie im Erwachsenen- und Kindesalter, 1. Aufl., Kap. VII. Enke, Stuttgart 1975

Sökeland, J., K. M. Bauer: Harnabflußstörungen. Nieren- und Hochdruckkrankheiten 6 (1973) 237–239

Wilson, D. R.: Renal function during and following obstruction. Ann. Rev. Med. 28 (1977) 329–339

# Das Nierensteinleiden

*H. V. Henning*

**Definition:** Das Nierensteinleiden (Nephrolithiasis, Urolithiasis) ist eine häufige, das männliche Geschlecht bevorzugende und von Zivilisationsfaktoren begünstigte Erkrankung. Nierensteine (Harnsteine) sind Konkretionen von Urinkristallen, die durch eine kolloidale Gerüstsubstanz verbunden sind. Es werden anorganische, organische und Tripelphosphatsteine unterschieden sowie die nur aus Gerüstsubstanz bestehenden Fibrin-, Eiweiß- oder Matrixsteine.

## Häufigkeit und Vorkommen

Von Konkrementen der Nieren und ableitenden Harnwege wird die Menschheit seit Jahrtausenden geplagt: das Krankheitsbild ist schon aus der babylonischen und ägyptischen Medizin überliefert. Die Inzidenz des Harnsteinleidens liegt heute in den Industrieländern mit 1–3% etwa bei der des Diabetes mellitus (Diabeteshäufigkeit in der Bundesrepublik: 2–3%) und steigt weiterhin an. Auffällig ist eine unregelmäßige geographische Verteilung der Erkrankung, es bestehen eindeutige Rassenunterschiede. Das Nierensteinleiden befällt Männer häufiger als Frauen (Verhältnis etwa 2:1), bevorzugt zwischen dem 20. und 40. Lebensjahr. 2–3% der Harnsteinpatienten sind Kinder. Ein direkter Erbgang oder eine genbedingte Disposition ist für das Harnsteinleiden bislang nicht eindeutig nachgewiesen, familiäre und konstitutionelle Faktoren spielen aber bei der Entstehung sicher eine Rolle. Ein Zusammenhang der Zunahme des Steinleidens mit Zivilisationsfaktoren (Überernährung, Überangebot an Eiweiß, Adipositas, Bewegungsmangel) scheint außer Zweifel. Der Härtegrad des Trinkwassers hat auf die Konkrementbildung wahrscheinlich keinen Einfluß. Die Urolithiasis ist eine der Ursachen der chronischen Niereninsuffizienz.

## Pathogenese

Im wesentlichen liegen heutigen pathogenetischen Vorstellungen über die Harnsteinbildung fünf Theorien zugrunde:

1. Übersättigung/Kristallisation,
2. Inhibitormangel,
3. Matrixtheorie,
4. Epitaxie und
5. Kombination von 1.–4.

Die sehr komplexe Lithogenese ist in ihren Einzelschritten noch nicht völlig geklärt. Für die Konkremententstehung ist der oft diskutierte Harnstau allein nicht entscheidend, erst das zusätzliche Auftreten einer Harnwegsinfektion ist von Bedeutung. Handelt es sich um Urease-bildende Keime, so wird Harnstoff durch das Enzym in Ammoniak und $CO_2$ gespalten. Aus dem entstehenden Ammoniumkarbonat bildet sich unlösliches Ammonium-Magnesium-Phosphat, es entsteht ein sogenannter »Infektstein«. Ihre Häufigkeit beträgt 20–30 %. Die häufigsten aller Konkremente (85%) sind calciumhaltige anorganische Steine, etwa 60% aller Steine enthalten Oxalat. Bei 20% der Patienten mit calciumhaltigen Steinen (Calciumoxalat, Calciumphosphat) ist eine Hyperkalzurie nachweisbar, der eine Hyperkalzämie zugrunde liegen kann. Nicht selten bilden über längere Zeit immobilisierte Patienten (Patienten mit Knochenfrakturen, Paraplegie, Poliomyelitis usw.) calciumhaltige Konkremente. Als Ursache wird neben Harnwegsinfekten eine Hyperkalzurie infolge Inaktivitätsosteoporose angesehen. Die wichtigsten Ursachen einer Hyperkalzämie sind in Tab. 7 zusammengefaßt.

**Tabelle 7** Ursachen der Hyperkalzämie

| | |
|---|---|
| 1. Primärer und sekundärer Hyperparathyreoidismus | 7. Intoxikation mit Vitamin D, dessen Metaboliten oder Dihydrotachysterol (A.T. 10) |
| 2. Osteoklastische Skelettmetastasen | 8. Leukämien |
| 3. Plasmozytom | 9. Osteoporose |
| 4. Sarkoidose (Morbus Boeck) | 10. Morbus Cushing |
| 5. Morbus Paget | 11. Hyperthyreose |
| 6. Milch-Alkali-Syndrom (Burnett-Syndrom) | |

Folgende Stoffwechselstörungen begünstigen die Konkrementbildung: Hyperurikämie und Gicht (Harnsäuresteine finden sich bei etwa 12% aller Gichtpatienten), Oxalose, Zystinurie, Xanthinurie, Glyzinurie. Weitere pathogenetisch bedeutsame Faktoren sind morphologische Veränderungen der Nieren (z. B. Papillennekrosen mit Papillenstein bei Analgetikanephropathie oder Diabetes mellitus), Störungen der Urodynamik

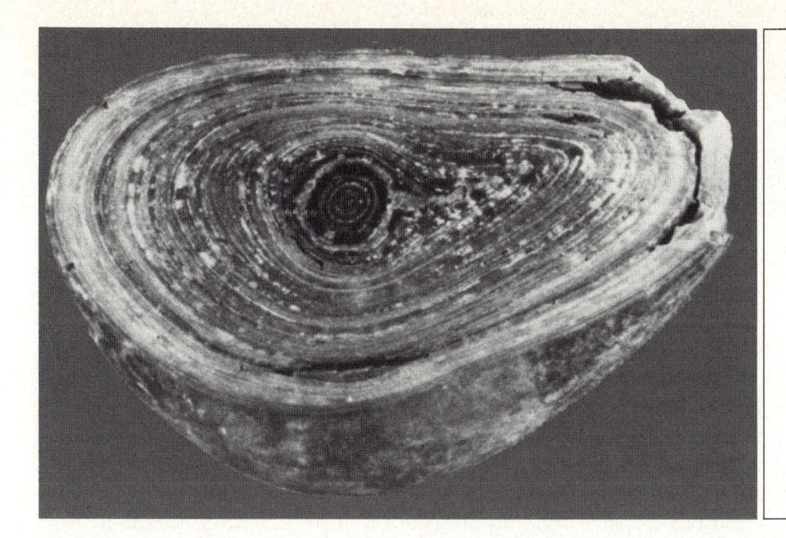

Abb. **18** Uratstein, dessen Schnittfläche die typische lamellenartige Schichtung zeigt (aus Asscher, A.W., D.B. Moffat, E. Sanders: Slide Atlas of Nephrology. Gower Medical Publishing Ltd., London 1982)

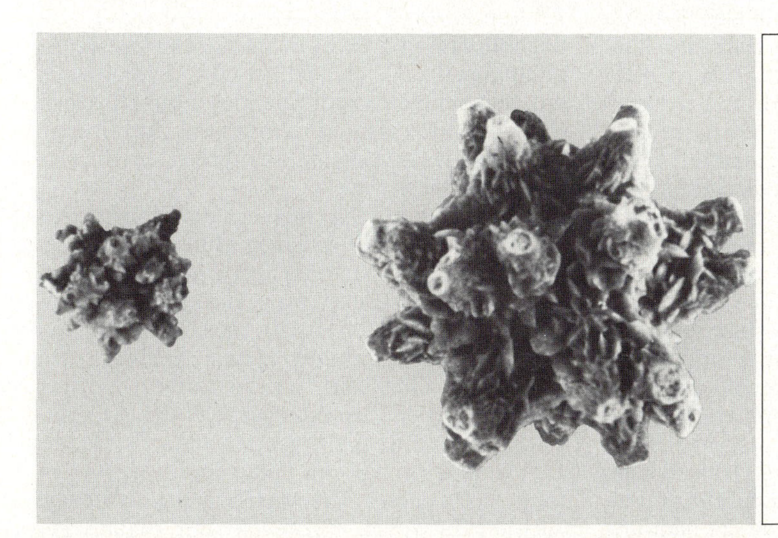

Abb. **19** Reine Oxalatsteine, deren bizarre Form zu lokalen Läsionen und Erythrozyturie führen kann (aus Asscher, A.W., D.B. Moffat, E. Sanders: Slide Atlas of Nephrology. Gower Medical Publishing Ltd., London 1982)

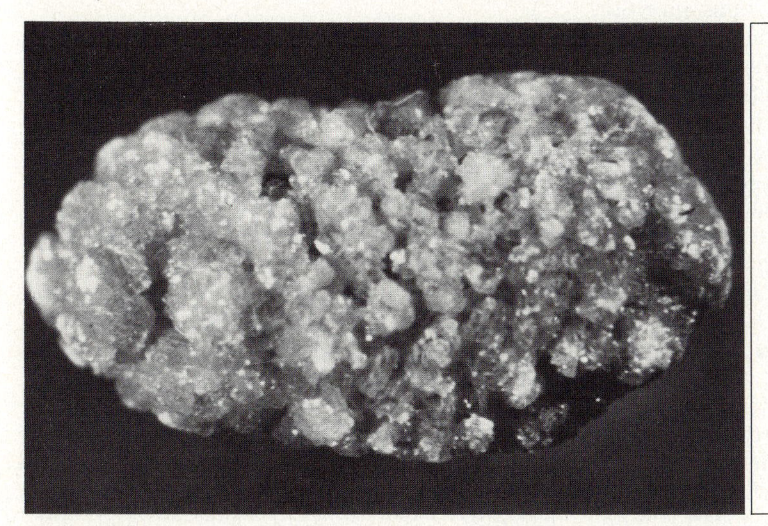

Abb. **20** Fein-kristalline Struktur eines Cystinsteines (aus Asscher, A.W., D.B. Moffat, E. Sanders: Slide Atlas of Nephrology. Gower Medical Publishing Ltd., London 1982)

(Engen im Verlauf der Ureteren, Dystopien) und die zur Konkrementbildung disponierende Zusammensetzung des Harnes (Übersättigung mit lithogenen Substanzen, Urin-pH).
Von besonderer Bedeutung für die Harnsteinentstehung ist die vermehrte Ausscheidung von Harnsäure (Hyperurikosurie) (Abb. **18**). Bei den primären Hyperurikosurien handelt es sich um die Folgen enzymatischer Defekte oder Störungen (Hypoxanthin-Guanin-Phosphoribosyl-Transferasemangel, Aktivitätssteigerung der Phosphoribosylpyrophosphat-Synthetase). Sekundäre Hyperurikosurien können sich entwickeln bei Überangebot von Purinen mit der Nahrung, Alkoholabusus, Zerfall von Tumorgewebe (z. B. unter Zytostatika- oder Strahlentherapie) und unter der Einwirkung von Medikamenten (Urikosurika, Östrogene, Infusionen von Aminosäuren). Die Auskristallisation von Harnsäure (Ammonium- und Natriumurat) im proximalen Tubulus ist weitgehend pH-abhängig. Die Harnsäurekonkrementbildung setzt eine Hyperurikosurie nicht zwingend voraus, sie kann bei disponierendem Harn-pH auch unter normaler Harnsäureausscheidung (500–700 mg [3,0–4,2 mmol]/24 Std.) erfolgen. Ein Anstieg der Lactatkonzentration im Intermediärstoffwechsel (Glucose-6-Phosphatasemangel, exzessive Zufuhr von Fructose) kann eine Hyperurikämie zur Folge haben, ohne daß eine gesteigerte renale Harnsäureelimination nachweisbar ist. Die Löslichkeitsgrenze für Calciumoxalat kann schon bei einer geringfügigen Hyperoxalurie (> 40 mg [> 0,44 mmol]/die) überschritten sein, was zur Entstehung von Oxalatmischsteinen oder Calciumoxalatsteinen führt (Abb. **19**). Außer bei der primären Oxalose kann es unter übermäßiger Vitamin-C-Zufuhr und einem Überangebot von Oxalaten mit der Nahrung zur Hyperoxalurie kommen, ebenso bei gesteigerter intestinaler Absorption (Colitis ulcerosa, Morbus Crohn, Pankreatitis, Sprue, Blind-Loop-Syndrom, diabetische Enteropathie, Saccharose-Isomaltose-Intoleranz, Leberzirrhose, nach Dünndarmresektionen und ileojejunalem Bypass sowie bei Erkrankungen mit Gallensäurenmalabsorption und Steatorrhö). Auch eine Hyperphosphaturie, wie sie bei Hyperparathyreoidismus, Fanconi-Syndrom oder Phosphat-Diabetes vorkommt, gilt als disponierender Faktor. Bei 1–2% der Harnsteinträger finden sich Cystinsteine (Abb. **20**). Die Zystinurie (Ausscheidung von mehr als 80 mg [0,33 mmol] Cystin/24 Std.) ist ein autosomal-rezessives Erbleiden, die Cystinausscheidung kann 1 g (4,2 mmol)/l Urin überschreiten. Vermutlich liegt eine angeborene Störung der tubulären Rückresorption vor, die mit einer primären Hyperurikämie vergesellschaftet sein kann. Auch die Rückresorption anderer Aminosäuren (Ornithin, Lysin, Arginin) kann beeinträchtigt sein. Vom Urin-pH und der Konzentration ist auch die Löslichkeit des aus dem Purinmetabolismus stammenden Xanthins abhängig. Eine primäre Xanthinurie kommt bei angeborenem Mangel an Xanthinoxidase vor. Xanthinsteine sind ausgesprochen selten, gelegentlich entstehen sie bei Patienten, die wegen einer Hyperurikosurie mit dem Xanthinoxidase-Inhibitor Allopurinol behandelt werden.
Neben dem Harn-pH (es besteht eine direkte Korrelation zwischen der Löslichkeit der verschiedenen lithogenen Substanzen und dem pH-Wert) sind Inhibitoren der Harnkonkrementbildung im Urin von Bedeutung. Sie vermindern die Urinsättigung lithogener Substanzen, indem sie mit deren Ionen leicht lösliche Komplexe bilden. So wird z. B. die Kristallisation von Calciumphosphat und Calciumoxalat wirksam durch Citrat gehemmt, das sich sehr rasch zu Komplexen mit Calcium verbindet. Weitere Inhibitoren der Kristallisation von Calciumphosphat und Calciumoxalat sind Diphosphonate wie die Etidronsäure (EHDP = Äthan-1-hydroxy-1,1-diphosphonat) und Pyrophosphate. Ein Pyrophosphatmangel läßt sich bei über 60% der Patienten mit sogenannten rezidivierenden idiopathischen Calciumkonkrementen nachweisen. Zur Gruppe der Kristallisationshemmer gehören auch saure Mukopolysaccharide.
Die Entstehung von Steinen der ableitenden Harnwege unterliegt gewissen Mineralisationsgesetzen. Nach der Matrix-Theorie adsorbieren organische Matrix-Substanzen, die in allen Harnkonkrementen nachweisbar sind, Calcium und andere Ionen und bilden damit gleichsam den Grundstein für die Kristallisation weiterer schwerlöslicher Verbindungen. Bei der Kristallisationstheorie ist die organische Matrix für die Lithogenese primär von untergeordneter Bedeutung, nach dieser Theorie ist die gleichzeitige Ausscheidung von Kristallen und organischer Substanz entscheidend.

### Klinik

Konkremente bei Nephrokalzinose, Nierenbeckenausgußsteine und andere fixierte Steine werden nicht selten erst vom Pathologen diagnostiziert (Abb. **21**). Führen diese Konkremente nicht zu Harnstau oder floriden Harnwegsinfekten, so verursachen sie oft keinerlei Beschwerden. Dagegen ist die akute Steinkolik ein eher dramatisches Ereignis, das mit überwältigenden Schmerzen einhergehen kann und differentialdiagnostische Probleme bietet: Die Symptomatik der akuten Nieren- und vor allem der Ureterkolik kann durch Peritonealreizung ein akutes Abdomen vortäuschen und zu – natürlich nicht indizierten – chirurgischen Eingriffen verleiten. Gallenkolik, Pankreatitis, Appendizitis, Extrauteringravidität, Stieldrehung einer Ovarialzyste, akute Pyelonephritis, Papillennekrose, Niereninfarkt, Nierenvenenthrombose und Aortenaneurysma müssen differentialdiagnostisch abgegrenzt werden. Sehr eindrucksvoll für den Betroffenen ist auch der fühl- und hörbare Konkrementabgang wäh-

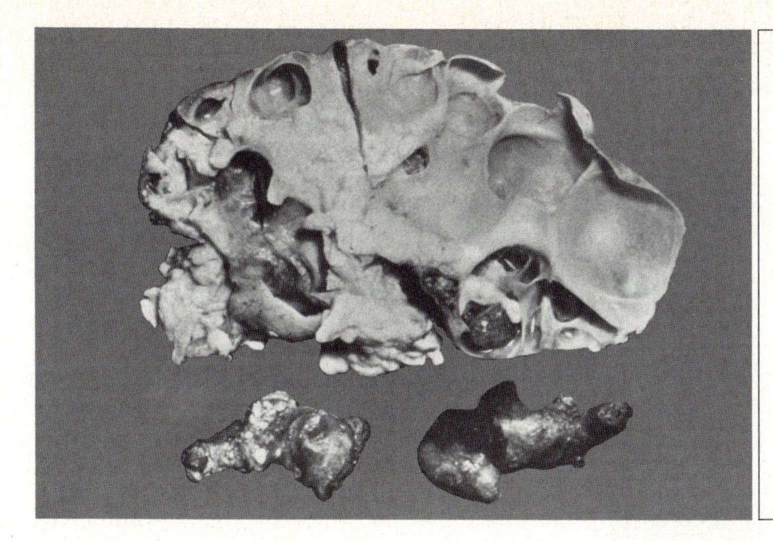

Abb. **21** Sektionspräparat einer Niere mit hirschgeweihartig geformten Konkrementen aus Calcium, Magnesium und Ammoniumphosphat (aus Asscher, A.W., D.B. Moffat, E. Sanders: Slide Atlas of Nephrology. Gower Medical Publishing Ltd., London 1982)

rend der Miktion, zumal wenn ihm eine Makrohämaturie folgt.
Wird der Blasenausgang während der Miktion durch ein Konkrement verlegt, kommt es zu plötzlichem Abbruch des Harnstrahls und oft stechenden Schmerzen in der Urethra. Die Miktion setzt wieder ein, wenn der Patient einen Lagewechsel vornimmt oder sich heftig bewegt. Häufig sind Steine die Ursache ständiger oder rezidivierender, nicht immer eindeutig seitenlokalisierter und eher uncharakteristischer Rückenschmerzen, bei der Frau in erster Linie der genitale Kreuzschmerz. Die Schmerzen werden als ziehend empfunden, sie treten typischerweise nach körperlicher Belastung auf und klingen in Ruhe ab. Eine Fehldeutung dieser Beschwerden (degenerative Veränderungen der Wirbelsäule, »Ischias«, Rheuma) ist keineswegs selten. Patienten mit Blasensteinen geben nach körperlicher Anstrengung oft ein drückendes, dumpfes Empfinden in der Harnblase, gefolgt von heftigstem Miktionsdrang an.
Bei Erhebung der Anamnese ist auf eine familiäre Belastung mit Harnsteinen zu achten, wichtig sind ferner Lebens- und Ernährungsgewohnheiten, Medikamentenverbrauch sowie Vorerkrankungen, die mit dem Steinleiden in Verbindung stehen könnten. Die wesentlichen anamnestischen Gesichtspunkte sind in der Tab. **8** zusammengefaßt.
Ist ein akut entzündlicher Prozeß der Nieren ausgeschlossen (Zystopyelitis, akute Pyelonephritis, Empyem, Abszeß), so ist der Klopfschmerz des betroffenen Nierenlagers für ein Harnkonkrement mit akuter Harnstauung symptomatisch. Bei etwa 20% der Patienten mit Konkrementeinklemmung ist ein hoher Blutdruck mit Erhöhung besonders der diastolischen Werte meßbar. Die *laborchemische Diagnostik* umfaßt die Untersuchung des Urins (pH, Eiweiß, Glucose, Ery-

Tabelle **8** Ursachen von Nierensteinbildung (nach Vahlensiek u. Hesse)

*1. Familiäre Harnsteinhäufigkeit*

*2. Ungenügende Flüssigkeitszufuhr*

*3. Überkonsum an*
a) tierischem Eiweiß
b) Milch und Milchprodukten
c) Spinat, Rhabarber
d) Alkohol, Kaffee, Tee

*4. Medikamentenabusus*
(Laxantien, Analgetika, Vitamin D, Vitamin C)

*5. Adipositas, Bewegungsmangel, Immobilisation*

*6. Erkrankungen*
Gicht, Diabetes mellitus, Erkrankungen der Nieren und Harnwege, Hyperparathyreoidismus, endokrine Erkrankungen, Darmresektionen, Enteropathien, Tumoren (Bestrahlung, Zytostatika, Metastasen), Hypertonus

throzyten, Leukozyten, Bakterien, Sediment) und des Blutes (Kreatinin, Calcium, Phosphat, Harnsäure, Glucose, Parathormon).
Bei der *Röntgenuntersuchung* des Urogenitaltraktes (die immer mit einer Nierenübersichtsaufnahme, der sogenannten »Leeraufnahme« beginnt) ist auch auf Skelettveränderungen zu achten (Osteoporose, Plasmozytom, Metastasen). Das Fehlen kalkdichter Verschattungen schließt eine Urolithiasis nicht aus: Harnsäuresteine sind röntgennegativ, Cystinsteine sind nur schwach schattengebend, und kleine Konkremente können sich generell dem röntgenologischen Nachweis entziehen. Urographie, retrograde Pyelographie, Tomographie, Szintigraphie oder Isotopennephrographie, Sonographie (Ultraschall) und Computertomographie sind weitere diagnostische Untersuchungsverfahren (Abb. **22**). Steht ein abgegangenes Konkrement zur Verfügung, sollte

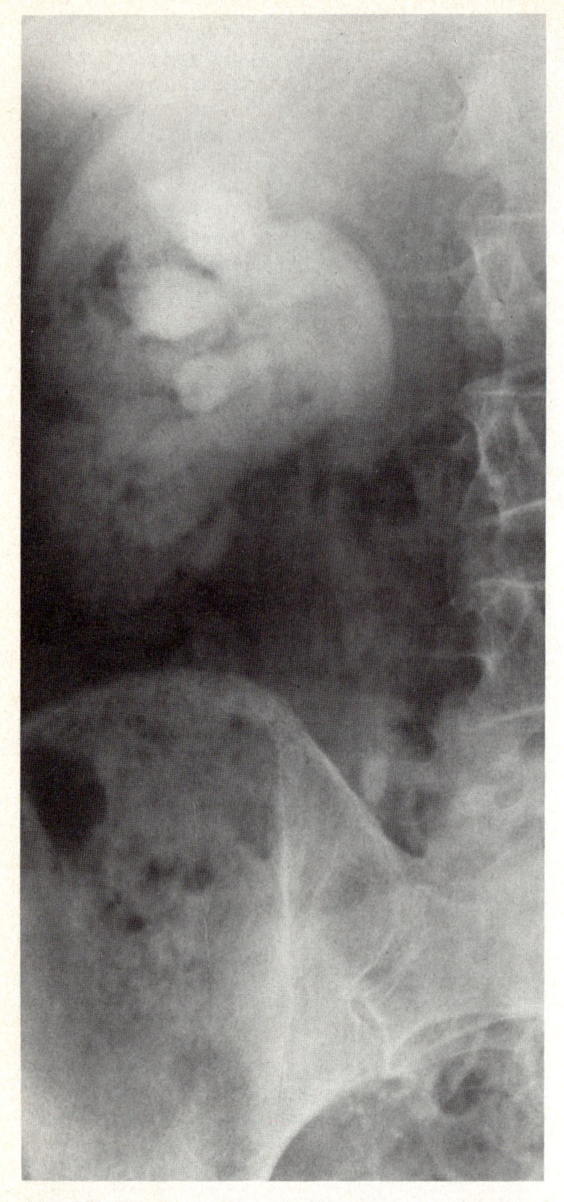

Abb. **22** Gestautes Nierenhohlsystem mit weitgehend erhaltenem Parenchymsaum bei Ureterkonkrement

im Hinblick auf eine wirkungsvolle Rezidivprophylaxe eine Harnsteinanalyse angestrebt werden. Da die chemische Analyse mit einer hohen Fehlerquote belastet ist, verdient die röntgendiffraktometrische oder infrarotspektroskopische Untersuchung des Steines den Vorzug.

### Therapie

#### Akute Steinkolik

Ganz im Vordergrund der Behandlung der akuten Steinkolik steht die Schmerzbekämpfung, weiteres Ziel ist die restlose Konkremententfernung. Die überaus heftigen, wellenförmig einsetzenden Schmerzen machen oft die Anwendung stärkster Analgetika erforderlich. Auf Morphin sollte bei der Steinkolik verzichtet werden, da es unter anderem eine Tonuserhöhung des Blasensphinkters bewirkt, so daß es infolge gleichzeitiger Analgesie zu einer Blasenüberfüllung kommt, die der Patient nicht bemerkt. Es sollte zunächst ein Versuch mit einem Spasmolytikum gemacht werden, wie z. B. Buscopan als Suppositorium oder parenteral. Sollten Spasmolytika allein nicht ausreichen, dann wird eine Kombination mit Analgetika unumgänglich. Novalgin besitzt eine intensive analgetische mit einer spasmolytischen Wirkung. Dabei müssen unerwünschte Wirkungen (hämatologische Komplikationen, allergische Reaktionen, Kreislaufschock, insbesondere bei intravenöser Applikation) berücksichtigt werden (Medikamentenanamnese!). Alternativ kommen Opoide (Fortral) und Opiate (Dolantin spezial) in Betracht. Ein guter analgetischer Effekt läßt sich offenbar auch durch i. v. Infusion von Prostaglandinsynthesehemmern (z. B. Indomethacin) erziehen.

Die medikamentöse Therapie soll durch reichliche Flüssigkeitszufuhr unterstützt werden, günstig wirkt die Anwendung von Wärme (Wärmflasche, Heizkissen, heiße Bäder). Der Steinabgang wird durch intensive körperliche Betätigung (rasches Treppensteigen, Kniebeugen, Tanzen) begünstigt. Durch die geschilderten Maßnahmen sind etwa 60% aller Harnsteine und etwa 80% aller Uretersteine zum Spontanabgang zu bewegen. Ist bei der akuten Steinkolik mit dem Vorhandensein einer Pyelonephritis zu rechnen (Anamnese, Rückstau von Urin), so sollte sofort zusätzlich eine antibiotische Therapie nach den Grundsätzen der Pyelonephritisbehandlung (s. S. 5.41) eingeleitet werden. Fehlen Harnwegsinfektion, Hämaturie und Koliken, so kann der Versuch der Konkrementabtreibung fortgesetzt werden. Kommt man über etwa 24 Tage zu keinem Erfolg, so ist die instrumentelle Steinentfernung durch Schlinge oder Operation angezeigt. Indikationen zur operativen Konkremententfernung sind Infektion, Gefahr der Nierenschädigung durch Harnstau, erhebliche therapieresistente Schmerzen, Unmöglichkeit des Spontanabganges nach Lage, Größe und Form des Konkrementes. Die einzelnen Operationsverfahren sowie die berührungsfreie Nierensteinzertrümmerung mittels Stoßwellen gehören in die Domäne des Urologen.

Reine Harnsäuresteine können in situ aufgelöst werden. Das Verfahren beruht auf Alkalisierung des Urins, Senkung des Serumharnsäurespiegels und der Hyperurikosurie sowie der Urinharnsäurekonzentration durch Diurese.

Steinprophylaxe

*Allgemeine Maßnahmen, Diät:* Eine sinnvolle Rezidivprophylaxe setzt voraus, daß die qualitative Konkrementzusammensetzung bekannt ist und daß die dem Steinleiden eventuell zugrundeliegende Stoffwechselstörung diagnostiziert und behandelt wird. Allgemeine Maßnahmen bestehen in einer täglichen Flüssigkeitszufuhr von 2,0–2,5 l bei mäßigem Konsum von Alkohol, schwarzem Tee und Kaffee. Der Gefahr einer Exsikkose (tropisches Klima, Sauna) muß durch erhöhte Flüssigkeitszufuhr begegnet werden. Empfehlenswert sind eine normale Mischkost und die Vermeidung einseitiger Nahrungszufuhr neben einer Regulierung der Lebensgewohnheiten (Normalisierung des Körpergewichtes, regelmäßige Bewegung, genügend Schlaf). Harnwegsinfekte sind entsprechend dem Antibiogramm zu behandeln, jede unnötige Medikamenteneinnahme ist jedoch zu vermeiden. Zur Rezidivprophylaxe der Calciumoxalatsteine wird eine diätetische Reduzierung der Calciumzufuhr (Vermeidung von Milch, Milchprodukten, Mineralwasser) und der Oxalatzufuhr (Vermeidung von Schokolade, Spinat, Rhabarber) immer wieder empfohlen, mit dem Ziel, die Calcium- und Oxalatausscheidung zu vermindern. Ob diesen diätetischen Bemühungen für die Rezidivprophylaxe eine entscheidende Bedeutung zukommt, sei dahingestellt.
Die Hyperkalzurie kann heute in verschiedene Formen klassifiziert werden. Aus noch unbekannter Ursache kommt es bei der *absorptiven* Hyperkalzurie zu exzessiver intestinaler Absorption des Nahrungscalciums und damit aufgrund des hohen Angebotes zu vermehrter Calciumausscheidung über die Nieren. Hierbei können Thiazide, Natriumcellulosephosphat oder Orthophosphat therapeutisch eingesetzt werden. Die *resorptive* Hyperkalzurie ist gekennzeichnet durch eine hochgradige Knochenresorption bei erhöhten Parathormonspiegeln; die Hyperkalzurie ist also Folge gesteigerter Calciumfreisetzung aus dem Skelett. Das erhöhte Parathormon führt noch zusätzlich zu einer Stimulierung der gastrointestinalen Calciumabsorption.
Die Unfähigkeit der Niere, den Calicumtransport im distalen Nephron zu regulieren, liegt wahrscheinlich der *renalen* Hyperkalzurie zugrunde. Der renale Calciumverlust führt zum sekundären Hyperparathyreoidismus mit allen Folgeerscheinungen. In die Differentialdiagnose der Hyperkalzurie gehen alle Erwägungen über die komplizierten Beziehungen zwischen Calciumphosphatstoffwechsel, Pathophysiologie des Parathormons und des Vitamin-D-Stoffwechsels mit ein. Bei etwa 10–20% der Calciumoxalat-Rezidivsteinbildner sind metabolische oder biochemische Normabweichungen nicht diagnostizierbar (idiopathische Calciumoxalatsteinbildner).

*Medikamente:* Die Rezidivprophylaxe bei Harnsäuresteinen besteht in einer Senkung der Serumharnsäurespiegel und damit der Hyperurikosurie mit Allopurinol. Zwar wird hierdurch vermehrt Xanthin ausgeschieden, aber dessen Löslichkeit im Urin ist weitaus besser als die der Harnsäure, so daß die Bildung von Xanthinsteinen normalerweise nicht zu befürchten ist.
Die Harnneutralisierung erfolgt mit Uralyt-U, das entsprechend dem Urin-pH dosiert wird. Allopurinol-Präparate sind Urosin und Zyloric. Der neutralisierende Saft von Zitrusfrüchten sollte als Getränk bevorzugt werden, Johannisbeersaft säuert den Harn.
Alkalisierung des Urins ist auch bei Cystinsteinen indiziert, da sich Cystin bei hohem pH besonders gut löst. Die Cystinausscheidung kann durch $\alpha$-Mercaptopropionylglycin (Thiola) gesenkt werden. Dabei wird das schwer lösliche L-Cystin durch eine Thiol-Disulfid-Austauschreaktion in das wasserlösliche D-Penicillamin-L-Cystein-Disulfid übergeführt. Die Cystinausscheidung muß regelmäßig kontrolliert werden, da nach längerer Dosierung von Thiola ein Adaptationsmechanismus einsetzt und die Cystinausscheidung wieder ansteigt.
Bei den Phosphatsteinen sind Konkremente unterschiedlicher Ätiologie und Zusammensetzung zu unterscheiden. Zu den bereits erwähnten »Infektsteinen« zählen Apatit (Calciumphosphat) und Struvit (Magnesium-Ammonium-Phosphat). Da Phosphatkristalle im alkalischen Bereich ausfallen, muß der Urin angesäuert werden (pH 5,8–6,2). Dies kann durch Medikation von Ammonchlorid, Acidol-Pepsin oder Extin erfolgen, Phosphatbinder (Aludrox, Alu-Cap) verhindern die intestinale Resorption des mit der Nahrung aufgenommenen Phosphates und vermindern die Phosphaturie. Zur Rezidivprophylaxe von Calciumphosphat- und Calciumoxalatsteinen kann man sich die Verminderung der renalen Calciumausscheidung durch Medikation von Thiaziden zunutze machen. Bei langfristiger Verabfolgung ist auf Hyperkalzämien und die Verschlechterung einer evtl. bestehenden diabetischen Stoffwechsellage zu achten. Zusätzlich sollte eine Senkung der Harnsäureausscheidung angestrebt werden, da erhöhte Harnsäurekonzentrationen im Urin die Aktivität der als Aggregationshemmer der Calciumoxalatsteinbildung wirksamen sauren Mukopolysaccharide hemmen. Eine medikamentöse Beeinflussung der Hyperoxalurie ist bisher nicht möglich.
Rund ¼ aller Harnsteine muß noch operativ entfernt werden, ohne konsequente Prophylaxe beträgt die Rezidivrate des Harnsteinleidens 50–80%.

**Merke:** Die Zunahme des Steinleidens in den Industrieländern wird durch bestimmte Zivilisationsfaktoren (Überernährung, Überangebot an Eiweiß, Bewegungsmangel und Übergewichtigkeit) sowie durch Stoffwechselstörungen (Hyperurikämie, Diabetes mellitus) begünstigt. Konkremente der Nieren und ableitenden Harnwege können klinisch stumm bleiben. Dehydratation kann für die Auslösung einer akuten Nieren- bzw. Ureterkolik mitverantwortlich sein, die den Einsatz von Spasmolytika, Analgetika und sogar von Opiaten (cave Morphin!) nötig macht. Die Steinprophylaxe hat neben reichlicher Flüssigkeitszufuhr vor allem auf die Korrektur von Stoffwechselstörungen zu achten (Behandlung der Hyperurikämie, Verminderung der renalen Calciumausscheidung, Korrektur des Urin-pH). Ohne konsequente Prophylaxe ist mit einer hohen Rezidivrate des Harnsteinleidens zu rechnen.

## Weiterführende Literatur


Alken, P. et al.: Konservative, instrumentelle und operative Harnsteinentfernung. In Vahlensieck, W.: Urolithiasis, Bd. II. Springer, Berlin 1979

Bach, D.: Harnsteine. In Krück, F., W. Kaufmann, H. Bünte, E. Gladtke, R. Tülle: Therapiehandbuch. Urban & Schwarzenberg, München 1983

Bach, D., W. Vahlensiek: Therapie und Rezidivprophylaxe der Harnsteine. Dtsch. med. Wschr. 105 (1980) 783

Bach, D., A. Hesse, B. Feuereisen, W. Vahlensiek, J. Joost, H.-D. Lehmann, G. Wegner: Optimierung der konservativen Harnsteinaustreibung, Fortschr. Med. 101 (1983) 337

Berlin, T., I. Björkhem, L. Collste, I. Holmberg, H. Wijkström: Relation between hypercalciuria and vitamin $D_3$-status in patients with urolithiasis. Scand. J. Urol. Nephrol., 16 (1982) 269

Coe, F. L., M. J. Favus: Disorders of stone formation. In Brenner, B. M., F. C. Rector: The Kidney, 2nd. ed., vol. II. Saunders, Philadelphia 1981

Harnsteinleiden – Pathogenese, Klinik, Diagnostik, Therapie, Ergebnisse der Therapie. Nieren- und Hochdruckkrankheiten 3 (1974)

Hautmann, R.: Urolithiasis. In Losse H., E. Renner: Klinische Nephrologie, Bd. I u. II. Thieme, Stuttgart 1982

Hautmann, R., W. Lutzeyer: Der Kalzium-Oxalatstein. In Vahlensieck, W.: Urolithiasis, Bd. III. Springer, Berlin 1980

Hohenfellner, R., I. E. Altwein: Erkrankungen des Urogenitalsystems. In Gross, R., P. Schölmerich: Lehrbuch der Inneren Medizin. Schattauer, Stuttgart 1982

Jaeger, Ph., L. Portmann, P. Burckhardt: La Lithiase rénale calcique idiopathique. aspects thérapeutiques Schweiz. med. Wschr. 113 (1983) 1750

Malek, R. S.: Renal lithiasis: A practical approach. J. Urol. 118 (1977) 893

Pak, C. Y. C.: Medical management of nephrolithiasis. J. Urol. 128 (1982) 1157

Pak, C. Y. C.: Diagnosis and therapy of nephrolithiasis. In Martinez-Maldonado, M.: Handbook of Renal Therapeutics. Plenum, New York 1983

F. Reubi: Nierenkrankheiten, 3. Aufl. Huber, Bern, 1982

Scheler, F.: Erkrankungen der Nieren und Harnwege einschließlich Störungen des Wasser- und Elektrolythaushaltes. In Krüskemper H. L.: Therapie – Ein kurzes Handbuch. Schattauer, Stuttgart 1978

Sjödin, J.-G., D. Holmlund: Indomethacin by intravenous infusion in ureteral colic. Scand. J. Urol. Nephrol. 16 (1982) 221

Vahlensieck, W.: Epidemiologie und Pathogenese des Harnsteinleidens. Dtsch. med. Wschr. 105 (1980) 799

Vahlensieck, W., A. Hesse: Diagnostik beim Harnsteinleiden. Dtsch. med. Wschr. 105 (1980) 780

Vahlensiek, W., D. Bach, A. Hesse: Inzidenz, Prävalenz und Mortalität des Harnsteinleidens in der Bundesrepublik Deutschland. Helv. chir. Acta. 49 (1982) 445

# Hereditäre Nephropathien

*K. W. Rumpf*

**Definition:** Bei den hereditären Nephropathien handelt es sich um eine – was Art und Schweregrad angeht – heterogene Gruppe von familiär gehäuft auftretenden Erkrankungen. Sie umfassen einerseits funktionell bedeutungslose Anomalien, andererseits schwere, zur terminalen Niereninsuffizienz führende Leiden. Teilweise handelt es sich um Erkrankungen, die rein morphologisch definiert sind, teilweise sind jedoch auch die zugrundeliegenden spezifischen biochemischen Defekte bekannt. Erblichkeit und Erbmodus sind bei den meisten der im folgenden Abschnitt beschriebenen Erkrankungen erwiesen.

## Aplasie, Hypoplasie, Dysplasie und Dystopie der Nieren

### Häufigkeit

Kongenitale Mißbildungen der Nieren sind relativ häufig. Etwa 10% aller Neugeborenen weisen – allerdings meist geringgradig – Fehlbildungen auf. Nicht selten ist eine familiäre Häufung solcher Mißbildungen nachweisbar. Es handelt sich oft jedoch um »sporadische« Fälle, die zufällig entdeckt werden und über deren Erblichkeit wegen fehlender Familienuntersuchungen keine Aussage zu machen ist.

Wenn auch solche Mißbildungen häufig klinisch infolge ihrer Geringfügigkeit funktionell unbedeutend sind, so ist den u.a. Anomalien jedoch gemeinsam, daß sie zu sekundären Nierenerkrankungen, vor allem rezidivierenden Pyelonephritiden, prädisponieren.

### Klinik, Komplikationen und Prognose

#### Aplasie, Hypoplasie und Dysplasie

*Beidseitige angeborene Nierenaplasie* führt zum Tode in Urämie. *Einseitige Nierenaplasie* – also das angeborene Fehlen einer Niere – führt zu kompensatorischer Vergrößerung der kontralateralen Niere, so daß funktionell kein Ausfall besteht.

Gleiches gilt für die einseitige angeborene Hypoplasie der Niere, die von der erworbenen »Schrumpfniere« abzugrenzen ist. Im Einzelfall ist manchmal nicht zu unterscheiden, ob primär eine Nierenhypoplasie mit sekundären pyelonephritischen Veränderungen vorliegt oder eine frühkindlich erlittene Pyelonephritis zu einer Schrumpfniere geführt hat. Nicht ganz selten findet sich in solchen Fällen auch eine arterielle Hypertonie, die sowohl renovaskulären als auch renoparenchymatösen Ursprungs sein kann. Bei beiden Komplikationen – rezidivierenden entzündlichen Schüben und einer mit Wahrscheinlichkeit auf die hypoplastische Niere zurückzuführenden Hypertonie – sollte nach Abklärung der Funktion der kontralateralen Niere die Nephrektomie rechtzeitig erwogen werden.

Während *hypoplastische Nieren* definitionsgemäß normale anatomische Strukturen aufweisen, finden sich bei der *Nierendysplasie,* die ein- oder doppelseitig auftreten kann, abnorme anatomische Verhältnisse: zystisch erweiterte Tubuli, rudimentäre Glomerula oder undifferenziertes Bindegewebe, Knorpelgewebe und häufig grobe Gefäßmißbildungen. Diese strukturellen Anomalien können die gesamte Niere betreffen, was zu starken funktionellen Beeinträchtigungen führt. Sie können aber auch fokal und segmental begrenzt sein.

#### Dystopie

*Nierendystopie* bezeichnet eine abnorme Lokalisation der Niere(n). Häufiger finden sich tiefstehende Nieren, die gelegentlich bis hinab ins kleine Becken reichen. Besteht zwischen beiden Nieren eine – oft schmale – Gewebsbrücke, so spricht man von einer *Hufeisenniere.* Häufig sind Nierendystopien auch mit *Anomalien des Ureters* (abnorme Lage, Ureter fissus, Mehrfachureter) und der Blase vergesellschaftet. *Rotationsanomalien* der Niere, bei denen das Nierenbecken wie in der frühen Embryonalentwicklung nach ventral und nicht wie später nach medial gerichtet ist, sind nicht selten und können zur Abknickung des Ureters, zu Harnstau, Hydronephrose und sekundär entzündlichen Komplikationen führen. Unter einer *Wanderniere* versteht man die abnorme Beweglichkeit des Organs im perirenalen Fettgewebe. Das Vorkommen *überzähliger Nieren* ist sehr selten.

# Mißbildungen von Ureteren und Blase

## Ureter

Von einem *Ureter fissus* spricht man, wenn Ureteren getrennt vom Nierenbecken abgehen und teilweise getrennt verlaufen. Beim *Ureter duplex* findet sich ein vollständig getrennter Verlauf mit einer getrennten Einmündung in die Blase.

Einseitig oder doppelseitig können zum Teil extreme Erweiterungen der Ureteren – sogenannte *Megaureteren* – vorliegen. Meist findet sich dabei im prävesikalen Uretersegment eine anatomische faßbare Enge, die zu Harnabflußstörungen und Hydronephrose führen kann. Die Erkrankung verläuft oft symptomlos, äußert sich aber meist im Kindesalter in Form von rezidivierenden Harnwegsinfekten. Häufig ist die Erkrankung mit einem vesikoureteralen Reflux verbunden.

*Fehlmündungen des Ureters* (Mündung in Harnröhre, Vulva, Darm) sind selten und bedürfen der chirurgischen Korrektur.

## Blase

Unter den seltenen Mißbildungen der Blase sind die *Hypoplasie, doppelte Blasenanlage* und die *Blasendivertikel* zu nennen. Die genannten Mißbildungen sind häufig mit entzündlichen Komplikationen und Blasensteinen vergesellschaftet. Schwere Mißbildungen der Blase – wie z. B. die *Blasenekstrophie* – sind meist mit anderen Mißbildungen wie Spina bifida verbunden.

**Merke:** Nach Mißbildungen von Ureteren und Blase ist zu suchen (Urographie) wegen ihrer ursächlichen Bedeutung chronisch rezidivierender Harnwegsinfektionen, die unbehandelt zur chronischen Niereninsuffizienz führen können.

# Nierenzysten

**Definition:** Bei den Nierenzysten handelt es sich im Gegensatz zur polyzystischen Nierenerkrankung um einzelne flüssigkeitsgefüllte (»solitäre«) Zysten.

### Häufigkeit und Klinik

Nierenzysten werden meistens zufällig aufgrund einer sonographischen Untersuchung oder eines Urogramms diagnostiziert. In der Regel verlaufen Nierenzysten klinisch »stumm« und rufen keinerlei Beschwerden hervor. Nur selten kommt es zu Schmerzen, Hämaturie oder Zystenvereiterung. Sehr große Zysten können den Ureter komprimieren und dadurch eine Harnabflußstörung hervorrufen oder durch Druck auf eine Nierenarterie zu renovaskulärer Hypertonie führen.

### Differentialdiagnostische Bedeutung

Die Bedeutung von solitären Nierenzysten liegt in ihrer differentialdiagnostischen Abgrenzung gegenüber anderen von der Niere ausgehenden Raumforderungen, insbesondere von Nierenzellkarzinomen (Hypernephrom). Diagnostisch können hier Sonographie, Infusionsurographie mit Tomographie, Computertomographie oder die Renovasographie Klärung bringen.

### Therapie

Die chirurgische Abklärung einer fraglichen Nierenzyste oder ihre operative Entfernung ist selten erforderlich und nur bei durch Organkompression bedingter Symptomatik zu erwägen.

**Merke:** Nierenzysten werden meist zufällig bei älteren Patienten bei einer sonographischen oder urographischen Untersuchung der Nieren gefunden. Bedeutsam ist die Differentialdiagnose zu bösartigen Nierentumoren. Nierenzysten haben in aller Regel keinen Krankheitswert.

# Zystennieren (polyzystische Nierenkrankheit)

**Definition:** Bei der polyzystischen Nierenkrankheit handelt es sich um ein familiär auftretendes Leiden, das durch Ausbildung multipler flüssigkeitsgefüllter Nierenzysten (fast in allen Fällen bds. auftretend) gekennzeichnet ist. Im Gegensatz zu solitären Nierenzysten ist die Niere in allen ihren Anteilen betroffen und an ihrer Oberfläche mit zahlreichen dichtgesäten unterschiedlich großen Zysten übersät.

### Häufigkeit

Die Häufigkeit von Zystennieren im Sektionsgut wird mit 1,5–4‰ aller Sektionen angegeben. Die Häufigkeit der Erkrankung bei Dialysepatienten liegt nach großen Statistiken etwa bei 10%.

### Pathogenese und Genetik

Es wird angenommen, daß dem Leiden ontogenetisch eine fehlende Verbindung der metanephrogenen Tubuli mit dem Wolffschen Gang zugrunde liegt und die sich ausbildenden Blindsäcke zu den typischen Zysten degenerieren. Außerdem kommt es als Folge von sich vergrößernden Zysten zur Druckatrophie intakter Nephrone. Man unterscheidet im wesentlichen zwei Formen

der Erkrankung: Die frühkindliche Form führt regelmäßig unter der Geburt oder in den ersten Lebensmonaten zum Tode an Urämie. Die häufigere Erwachsenenform führt im mittleren Alter meist zwischen dem 4. und 6. Lebensjahrzehnt zur terminalen Niereninsuffizienz.
Die Erkrankung tritt eindeutig familiär auf und wird nach heutiger Ansicht autosomal dominant vererbt, wobei das verantwortliche Gen unterschiedliche Penetranz aufweist. Es soll jedoch gelegentlich sporadisch auftretende Formen geben, wobei allerdings lückenhafte Informationen über die Familiengeschichte berücksichtigt werden müssen.

### Pathologische Anatomie

In den typischen Fällen finden sich im Spätstadium oft monströs vergrößerte, bis zu mehreren Kilogramm wiegende Nieren, die mit multiplen, unterschiedlich großen Zysten übersät sind. Auch die inneren Anteile des Organs weisen diese Veränderungen auf. Die Zysten sind mit klarer, normale Urinbestandteile enthaltender Flüssigkeit gefüllt. Nicht ganz selten kommt es jedoch zu Blutungen in die Zysten oder im Rahmen von bakteriellen Infektionen zu entzündlicher Exsudatbildung des Zysteninhalts. Das Kelchsystem ist deutlich gespreizt, und die Kelchhälse sind verlängert. Mikroskopisch zeigen die Zystenwände kubisches oder zylindrisches Epithel.

### Klinik

Die klinische Symptomatik der Erkrankung weist eine große Variabilität auf. Unter den Symptomen sind vor allem rezidivierende Mikro- oder Makrohämaturien, verbunden mit Schmerzen in der Leistengegend, zu nennen. Gelegentlich können diese Schmerzen kolikartig sein: Diese Symptomatik ist häufig mit Blutungen in Zysten bzw. in das Nierenbeckenhohlsystem mit Koagelbildung und zumindest partieller Obstruktion des Urinflusses zu erklären. Nephrolithiasis ist jedoch ebenfalls nicht selten. Andererseits können die Schmerzzustände der Patienten auch durch bakterielle Infektion der Zysten oder des Nierenbeckenhohlsystems ausgelöst werden. Im Urin findet man häufig eine mäßiggradige Proteinurie, Mikro- oder Makrohämaturie bzw. bei Harnwegsinfekten eine Leukozyturie. Wesentliche Spätfolge ist bei fast allen Patienten eine arterielle Hypertonie. Im mittleren Alter kommt es dann zu einer langsam progredienten Niereninsuffizienz, die sich über viele Jahre im kompensierten polyurischen Stadium halten kann. Zu diesem Zeitpunkt sind die beiderseits vergrößerten Nieren als »Tumoren« in den Flanken palpabel. Sowohl im Stadium der kompensierten Niereninsuffizienz als auch nach Erreichen des Terminalstadiums sind Patienten mit Zystennieren durch eine im Vergleich zu anderen Ursachen der Niereninsuffizienz deutlich geringgradiger ausgeprägte Anämie gekennzeichnet. Die Anämie kann auch schon bei dialysepflichtiger Niereninsuffizienz fehlen, gelegentlich findet sich sogar eine Polyglobulie. Dies mag auf die weniger gestörten endokrinen Funktionen (Erythropoetinproduktion) der polyzystischen Nieren zurückzuführen sein.
Nicht selten kommt es bei Patienten mit Zystennieren im Stadium der kompensierten Niereninsuffizienz zu passageren Verschlechterungen der exkretorischen Nierenfunktion, die im Rahmen von pyelonephritischen Schüben oder Störungen im Natrium- und Wasserhaushalt (Exsikkose) oder auch durch Obstruktion der ableitenden Harnwege ausgelöst werden. Diese gut therapierbaren Störungen sind oftmals vollständig reversibel, so daß der Beginn einer chronischen Dialysebehandlung bei solchen Patienten oft um Jahre hinausgeschoben werden kann.
Als *Komplikationen* sind Blutungen in die Zysten oder das Hohlsystem der Niere sowie bakterielle Infektionen zu nennen. Obstruktionen können durch Blutungen, Nephrolithiasis oder auch durch große Zysten ausgelöst werden. Akute reversible Nierenversagen treten nicht selten infolge Dehydratation oder Salzmangel (Diät, Erbrechen, Diarrhöen) auf. Eine seltene Komplikation ist die Durchwanderungsperitonitis nach Zystenvereiterung. Die Gefahr von hypertensiven Schäden und – besonders bei Vorliegen von aneurysmatischen Veränderungen der Hirnarterien – von Apoplexen kann durch eine frühzeitige antihypertensive Therapie verringert werden.

### Diagnostisches Vorgehen

Die sorgfältige Erhebung der Familieneigenanamnese kann bereits Hinweise auf eine polyzystische Nierenerkrankung geben. Wichtigster Befund ist jedoch der beidseitige, in den Flanken palpable, gelegentlich auch als laterale Vorwölbung der Bauchdecken sichtbare Nierentumor. Die Oberfläche der Niere ist häufig höckrig zu tasten, gelegentlich besteht ein Druckschmerz der Nieren. Der palpable Tumor reicht in späteren Stadien bis weit nach medial, manchmal ist eine palpatorische Abgrenzung von der Leber schwierig. In Fällen mit starker Nierenvergrößerung ist die Diagnose schon bei der Palpation des Abdomens zu sichern. Bei weniger vergrößerten Nieren hilft die bimanuelle Palpation in Seitenlage des Patienten. In Frühstadien ist die Diagnose durch Sonographie, Computertomographie (Abb. **23**) und Infusionsurographie zu sichern. Renovasographien sind zur Diagnose bzw. Differentialdiagnose in der Regel nicht erforderlich. Werden sie wegen nicht eindeutiger Ergebnisse der anderen Untersuchungen benötigt, zeigt die arterielle Phase eine Aufspreizung der peripheren Gefäße, die Gewebsphase typische rundliche Defektbildungen.

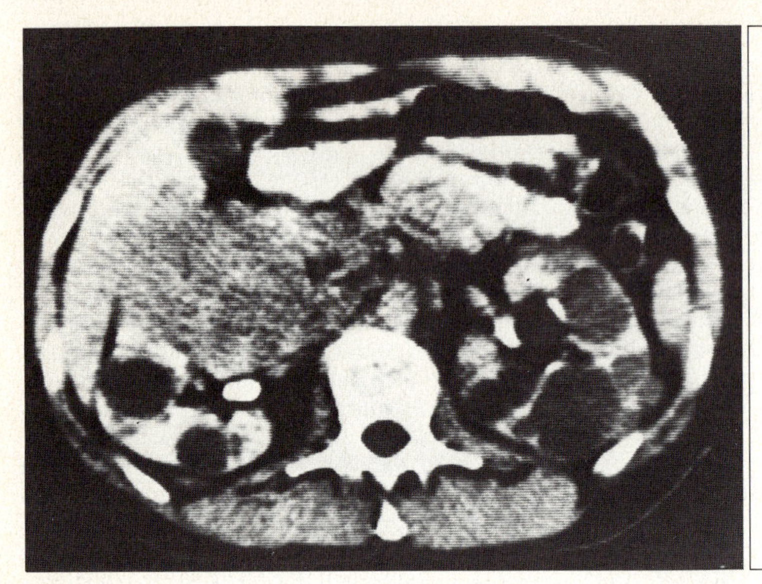

Abb. **23** Computertomographie des Abdomens bei Zystennieren. In beiden Nieren sind multiple zystische Areale erkennbar. Auch die Leber weist eine Zyste auf (Überlassung freundlicherweise von Dr. Krtsch, Göttingen)

### Therapie

Therapeutisch sind die früher propagierten Zystenpunktionen nicht erfolgversprechend und nur in Einzelfällen bei übergroßen, etwa den Ureter komprimierenden Zysten indiziert. Bei Antibiotika-resistenten Zystenvereiterungen und Abszeßbildungen ist die chirurgische Drainage erforderlich, nur in Ausnahmesituationen ist die Entfernung einer Niere gerechtfertigt. Obstruktion durch Koagel oder Steine muß unter Umständen ebenfalls chirurgisch angegangen werden. Die Therapie der Hypertonie und Niereninsuffizienz unterscheidet sich nicht von derjenigen bei anderen chronischen Nierenleiden. Eine Peritonealdialyse ist allerdings wegen der erhöhten, von infizierten Zysten ausgehenden Peritonitisgefahr und wegen gelegentlicher anatomischer Probleme bei großen Zystennieren ungünstig. Patienten mit Zystennieren können erfolgreich transplantiert werden, es besteht allerdings ein erhöhtes Risiko für zerebrovaskuläre Komplikationen.

**Merke:** Zystennieren führen in der Regel zwischen dem 40. und 50. Lebensjahr zu einer dialysepflichtigen Niereninsuffizienz. Das Leiden wird autosomal dominant vererbt; die Diagnose kann mit Hilfe der Sonographie schon bei jugendlichen Patienten gestellt werden. Typische Krankheitssymptome (keine Frühsymptome) sind Hypertonie und Hämaturie, oft erst mit Beginn der Niereninsuffizienz sind die beiderseitigen Zystennieren tastbar.

## Markschwammniere

**Definition:** Bei der Markschwammniere handelt es sich um beidseitig im Bereich der Markstrahlen auftretende angeborene oder frühkindlich erworbene zystische Ektasien der Sammelrohre, die zu sekundären Infektionen, Verkalkungen und Steinbildung neigen.

### Häufigkeit

Markschwammnieren sind nicht so selten wie ursprünglich angenommen. Die Diagnose wird jedoch häufig wegen ausbleibender klinischer Symptome nicht gestellt. Familiäres Vorkommen ist beschrieben; über einen eventuellen Vererbungsmodus ist jedoch nichts Sicheres bekannt.

### Pathologische Anatomie

Im Bereich der Markstrahlen finden sich multiple zystische Erweiterungen von etwa 1–5 mm Durchmesser, die der Markregion ein »schwammartiges« Aussehen verleihen. Häufig finden sich Markverkalkungen (Nephrokalzinose), sekundär entzündliche Veränderungen und Konkremente.

### Klinik und Verlauf

Die Erkrankung ist im allgemeinen symptomarm und führt in der Regel nicht zur Niereninsuffizienz. Häufig findet sich eine Polyurie bei herabgesetzter renaler Konzentrationsfähigkeit. Klinische Symptome treten erst durch sekundäre bakterielle Infektionen und die bei der Erkrankung häufige Nephrolithiasis auf, in deren Gefolge dann auch eine exkretorische Niereninsuffizienz eintreten kann. Nicht selten sind interkurrente Hämaturien und mäßige Proteinurien zu beobachten.

### Diagnostisches Vorgehen und Differentialdiagnose

Die Diagnose wird in der Regel röntgenologisch gestellt, wobei sich häufig in der Nativaufnahme der Nieren entlang den Markstrahlen angeordnete, zystische, granuläre oder streifige Verkalkungen zeigen, während die Nierenrinde keine solchen Veränderungen aufweist. Nephrokalzinose und pyelonephritische Veränderungen sind weitere Diagnosekriterien. Differentialdiagnostisch muß auch an das Vorliegen einer Nierentuberkulose gedacht werden. Auszuschließen sind andere Erkrankungen, die zu einer Nephrokalzinose führen können.

### Therapie

Die Therapie beschränkt sich auf die Behandlung von Komplikationen (sekundäre Infektionen, Nephrolithiasis) und auf die Korrektur von Elektrolytverlusten.

**Merke:** Bei der Markschwammniere handelt es sich um eine Erkrankung mit zystischen Erweiterungen der Sammelrohre, bei der es sekundär zu pyelonephritischen Veränderungen, Nephrolithiasis und Nephrokalzinose im Breich der Markstrahlen kommen kann. Als Folge dieser Komplikation kann eine exkretorische Niereninsuffizienz auftreten.

## Alport-Syndrom und andere hereditäre Nephritiden

**Definition:** Das Alport-Syndrom ist gekennzeichnet durch eine chronische Nephritis, häufig Innenohrschwerhörigkeit sowie gelegentlich angeborene Anomalien im Bereich der Augen.

### Pathologische Anatomie

Die Morphologie der Niere beim Alport-Syndrom ist sehr variabel. Lichtmikroskopisch sind Veränderungen im Sinne einer chronischen Glomerulonephritis, einer chronischen Pyelonephritis und einer interstitiellen Nephritis beschrieben worden. Typisch, aber durchaus nicht spezifisch ist das Auftreten von sogenannten Schaumzellen, die in sehr unterschiedlicher Häufigkeit beobachtet werden. Charakteristischer sollen elektronenmikroskopische Befunde an der Basalmembran der Glomerula sein: Man findet deutliche Unregelmäßigkeiten des Durchmessers der Basalmembran und lamelläre Aufsplitterungen der Lamina densa.

### Genetik

Beim Alport-Syndrom handelt es sich um ein wahrscheinlich autosomal dominant vererbtes Leiden, wobei eine unterschiedliche, insbesondere geschlechtsabhängige Gen-Penetranz angenommen wird. Einige Autoren beschreiben auch einen geschlechtsgebundenen X-chromosomalen Erbgang.

Charakteristischerweise zeigt die Erkrankung in aller Regel bei Männern einen schweren, schon im jungen Alter (2.–3. Lebensjahrzehnt) zur terminalen Niereninsuffizienz führenden Verlauf. Bei Frauen verläuft die Erkrankung meist blande. Innerhalb verschiedener Stammbäume kann es zu ganz unterschiedlicher Schwere und Progredienz der Nierenerkrankung kommen, dies gilt ebenfalls für das Ausmaß der Schwerhörigkeit.

Neben dem klassischen Alport-Syndrom existiert noch eine Reihe weiterer sicher familiärer Nephritiden, bei denen Schwerhörigkeit oder die beim Alport-Syndrom häufig gefundenen Augenveränderungen nicht vorkommen. Außerdem sind familiäre Nephritiden bekannt, bei denen regelmäßig morphologische (Makrothrombozytose) und funktionelle Störungen der Thrombozyten vorliegen.

### Klinik und Verlauf

Der klinische Verlauf ist bei Männern gekennzeichnet durch eine meist geringgradige Proteinurie, Hämaturie, Leukozyturie und Zylindrurie. Neben Krankheitsbildern, die an sekundäre (?) Pyelonephritiden mit Leukozyturie, Nierenschmerzen und gelegentlich auch Bakteriurie erinnern, finden sich in der Mehrzahl »glomerulonephritische« Verlaufsformen mit Proteinurie und rezidivierender Hämaturie, gelegentlich sogar mit Makrohämaturie. In der Regel kommt es im Alter von 10–20 Jahren bei Männern zu einer rapiden Verschlechterung der Nierenfunktion und zur terminalen Niereninsuffizienz.

In 50% der Fälle findet sich eine klinisch deutliche oder zumindest audiographisch nachweisbare Innenohrschwerhörigkeit. Bei etwa 15% der Patienten wird an den Augen eine Katarakt, ein Keratokonus, eine Myopie oder ein Fundus albipunctatus diagnostiziert.

Bei Frauen sind sowohl der renale Erkrankungsverlauf als auch die Schwerhörigkeit in aller Regel wesentlich milder, so daß die durchschnittliche Lebenserwartung höher ist als bei Männern. Pathologische Urinbefunde mit rezidivierender Proteinurie, Hämaturie oder Leukozyturie bestehen aber fast immer. Eine terminale Niereninsuffizienz wird selten erreicht, häufig beobachtet man jedoch eine oft reversible Verschlechterung der Nierenfunktion während einer Schwangerschaft.

Die renalen Befunde bei anderen familiären Nephritiden sind ähnlich denen beim Alport-Syndrom, die Schwere des jeweiligen Leidens ist jedoch interfamiliär sehr unterschiedlich.

### Therapie

Eine spezifische Therapie des Alport-Syndroms und anderer familiärer Nephritiden existiert nicht. Harnwegsinfekte sollten konsequent antibiotisch behandelt werden. Die Therapie der Niereninsuffizienz entspricht derjenigen anderer Nephropathien.

**Merke:** Das Alport-Syndrom ist eine familiäre, wahrscheinlich autosomal dominant vererbte Nephropathie, die mit Innenohrschwerhörigkeit und Augenmißbildungen einhergeht. Die Erkrankung führt bei Männern in der Regel schon in der 2. Lebensdekade zur terminalen Niereninsuffizienz, während Frauen eine geringere Progredienz des Nierenleidens aufweisen.

## Glomerulonephritis bei hereditärem $\alpha_1$-Antitrypsinmangel

Der genetisch fixierte $\alpha_1$-Antitrypsinmangel ist eine Erkrankung, die sich klinisch in der Regel als primäres Lungenemphysem oder als chronisch obstruktive Lungenerkrankung manifestiert. In etwa 20% der Fälle besteht außerdem eine Leberzirrhose. Bei etwa 15% der homozygoten PiZ-Allel-Träger kommt es außerdem zu einer Nierenschädigung unterschiedlichen Ausmaßes. Proteinurie und Hämaturie sind häufig, eine Niereninsuffizienz tritt dagegen seltener auf. Fälle von dialysepflichtiger terminaler Niereninsuffizienz kommen vor, wobei histologisch eine mesangioproliferative, perimembranöse oder membranoproliferative Glomerulonephritis beschrieben wurde. Die Nierenschädigung kann bereits im Kindesalter auftreten, die Pathogenese der Nierenerkrankung ist jedoch unklar.

## Nail-patella-Syndrom (Hereditäre Onycho-Osteodysplasie)

Bei dieser seltenen autosomal dominant vererbten Erkrankung liegt in etwa ⅓ der Fälle eine Nierenerkrankung vor. Die Erkrankung ist gekennzeichnet durch Mißbildungen im Bereich der Finger- und Fußnägel, wobei bevorzugt die Daumen und Großzehen betroffen sind. Außerdem bestehen regelmäßig ossäre Anomalien, besonders häufig eine Aplasie oder Hypoplasie der Patella, die dem Syndrom seinen Namen gegeben hat. Die Nierenerkrankung ist durch Proteinurie und Hämaturie gekennzeichnet, Niereninsuffizienz bis zum terminalen Stadium ist nicht ungewöhnlich. Morphologisch finden sich Basalmembranverdickungen, Proliferationen des Mesangiums und eine interstitielle Fibrose.

## Familiärer Lecithin-Cholesterin-Acyl-Transferase-(LCAT-) Mangel

**Definition:** Der familiäre Lecithin-Cholesterin-Acyl-Transferase-(LCAT-)Mangel ist ein rezessiv autosomal vererbtes Leiden, bei dem es infolge des LCAT-Mangels im Serum zu relativ erhöhten Werten des freien Cholesterins, Ausbildung eines abnormen Lipoproteinmusters und zur Ablagerung von Lipiden im Gewebe kommt.

### Pathogenese und Klinik

Die Ablagerung von Lipiden stellt bei dieser Erkrankung wohl den entscheidenden organschädigenden Faktor dar. Die Patienten fallen klinisch durch eine zum Teil sehr deutliche Proteinurie, eine meist mäßiggradige, offenbar hämolytische Anämie, gelegentlich eine geringgradige Hyperbilirubinämie und das Sehvermögen meist wenig beeinflussende Hornhauttrübungen auf. Regelmäßig stellt sich im mittleren Alter (30–50 Jahre) eine Niereninsuffizienz bis hin zur Dialysepflichtigkeit ein.
Charakteristischerweise kommt es nach jahre- oder jahrzehntelangem benignem Verlauf zu einer Zunahme der Proteinurie und dann zu sehr rapide verlaufender Verschlechterung der Nierenfunktion.

### Pathologische Anatomie

Die Erkrankung wird leicht als »Glomerulonephritis« verkannt. Histologisch kommt es bereits lange vor dem Einsetzen der Niereninsuffizienz zu deutlichen feingeweblichen Veränderungen an der Niere: Lipidablagerungen in den Glomerula, unregelmäßige Verdickungen der glomerulären Basalmembran, Endothelzellschäden und Ausbildung von Schaumzellen werden häufig gefunden.

### Diagnostisches Vorgehen

Die Diagnose der Erkrankung stützt sich vor allem auf den Symptomenkomplex Proteinurie, normozytäre Anämie und Hornhauttrübung. Einen ersten Hinweis auf den zugrundeliegenden Enzymdefekt kann die Bestimmung des Anteils des freien Cholesterins am Gesamtcholesterin geben. Dieser Wert ist beim LCAT-Mangel regelmäßig erhöht. Die Diagnose wird gesichert durch die enzymatische Bestimmung der LCAT im Serum. Differentialdiagnostisch sind in erster Linie das Alport-Syndrom und – insbesondere wegen der ophthalmologischen Symptomatik – der Morbus Fabry auszuschließen.

### Therapie

Therapeutisch sind bisher ohne großen Erfolg fettarme Diät und Plasmatransfusionen versucht worden. Da die Ausbildung der Niereninsuffizienz bei dem Leiden mehrere Jahre erfordert, ist neben der Dialysebehandlung auch die Nierentransplantation in Erwägung zu ziehen.

**Merke:** Der Lecithin-Cholesterin-Acyl-Transferasemangel ist ein autosomal rezessiv vererbtes Leiden, das mit Erhöhung des freien Cholesterins im Serum und Lipidablagerungen im Gewebe einhergeht. Es bestehen außerdem noch Hornhauttrübungen und eine leichte hämolytische Anämie. Bei den renalen Symptomen sind eine Proteinurie und das Auftreten einer Nierinsuffizienz im mittleren Lebensalter charakteristisch.

## Morbus Fabry (Angiokeratoma corporis diffusum, $\alpha$-Galactosidasemangel)

**Definiton:** Beim Morbus Fabry handelt es sich um eine erbliche X-chromosomale Erkrankung, bei der eine spezifische $\alpha$-Galactosidase (Ceramidtrihexosidase) fehlt, so daß der enzymatische Abbau des Glykolipids Ceramidtrihexosid (Galactosyl-Galactosyl-Glucosyl-Ceramid) blockiert ist.

### Pathogenese

Infolge des Fehlens von $\alpha$-Galactosidase kommt es in fast allen Geweben (unter anderem glatte Muskulatur der Gefäße, Nieren, Herz, Haut, ZNS) zu einer Speicherung des Ceramidtrihexosids und zahlreichen Organstörungen. Das Vollbild der Erkrankung entwickelt sich fast ausschließlich bei den hemizygoten Männern, während die heterozygoten Frauen in aller Regel einen sehr blanden Verlauf zeigen.

### Pathologische Anatomie

Morphologisch finden sich in den Nieren wie auch in anderen Organen ausgedehnte Glykolipidablagerungen. Diese Ablagerungen betreffen in den Nieren die Epithelien der Glomerula, das Mesangium und die Tubuli (Abb. **24**). Elektronenmikroskopisch stellen sich die Ablagerungen als charakteristische, lamellierte, zwiebelschalenartige Gebilde dar.

### Klinik

Die klinischen Leitsymptome sind in der Kindheit bzw. der Adoleszenz einsetzende Hautveränderungen (miliare dunkelrote bis grauschwarze Flecken oder Knötchen, vorwiegend an der unteren Körperhälfte), Fieberschübe mit heftigen Gelenkschmerzen (»Fabry-Krisen«), früh einsetzende Zeichen koronarer und myokardialer Insuffizienz, apoplektische Insulte bereits im jungen Erwachsenenalter, sowie eine progrediente Niereninsuffizienz, der die Patienten häufig erliegen. Daneben bestehen charakteristische ophthalmologische Veränderungen (Gefäßveränderungen der Retina und Konjunktiven, Cornea verticillata).

### Diagnostisches Vorgehen

Die Diagnose der Fabryschen Erkrankung wird neben den klinischen und morphologischen Befunden durch Bestimmung der $\alpha$-Galactosidase im Serum, Leukozyten, Fibroblasten, Urin oder Tränenflüssigkeit gesichert. Heterozygote Frauen können mit dieser Diagnostik ebenfalls erfaßt werden.

### Therapie

Therapeutisch ist eine »Enzyme-replacement«-Behandlung wenig erfolgreich gewesen. Auch die Nierentransplantation, über die zunächst gute Erfahrungen mitgeteilt wurden, ist nach neueren Berichten vorwiegend wegen der bei Fabry-Patienten wesentlich erhöhten Infektionsgefahr wenig erfolgversprechend.

**Merke:** Beim X-chromosomal vererbten Morbus Fabry kommt es infolge des Fehlens einer $\alpha$-Galactosidase zur Ablagerung von Glykolipiden in zahlreichen Geweben. Klinisch ist die Erkrankung bei den hemizygoten Männern durch spezifische Hautveränderungen, Gelenkschmerzen, Fieberschübe, im frühen Erwachsenenalter auftretende apoplektische Insulte und myokardiale und renale Insuffizienz gekennzeichnet.

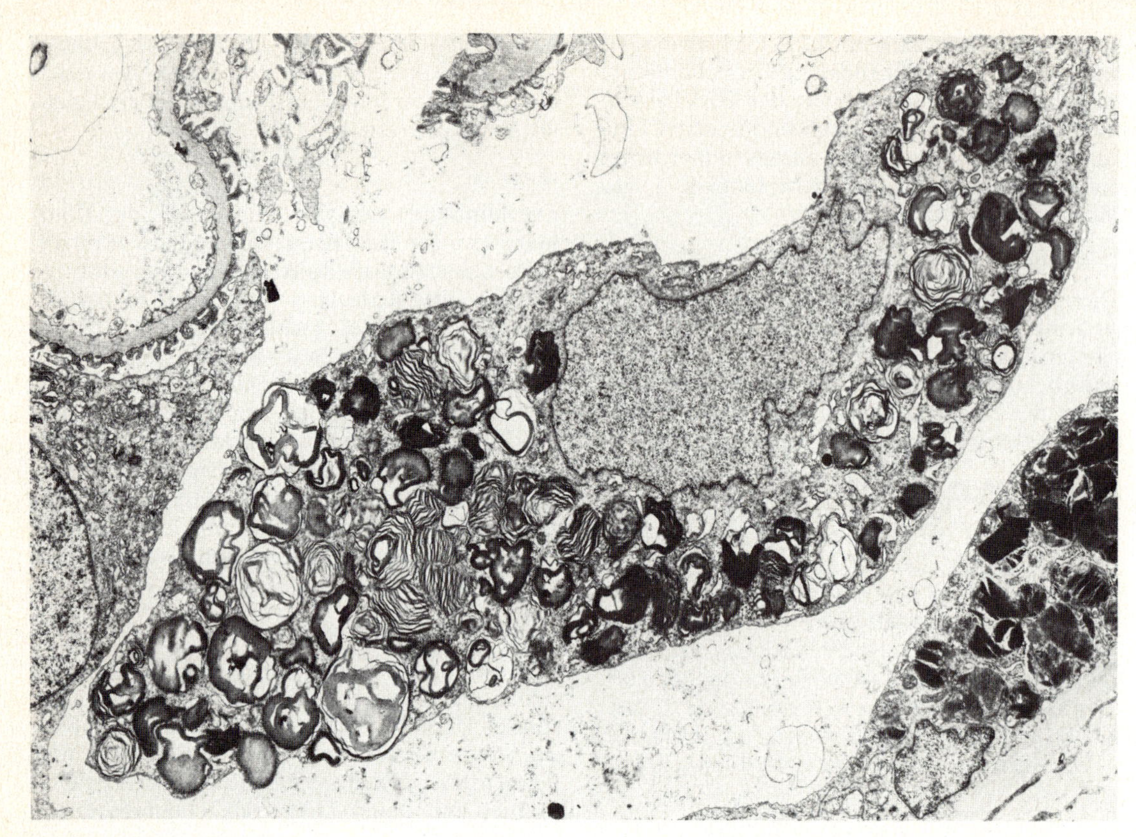

Abb. **24** Elektronenmikroskopie der Niere bei Morbus Fabry ($\alpha$-Galactosidase-Mangel). Deutlich sind die pathognomonischen, konzentrisch-lamellären Ablagerungen des Ceramidtrihexosid zu erkennen (Überlassung freundlicherweise von Prof. Dr. U. Helmchen, Pathologisches Institut der Universität Göttingen)

## Primäre Oxalose (primäre Hyperoxalurie)

**Definition:** Bei der hereditären Oxalose handelt es sich um ein autosomal rezessiv vererbtes Leiden, dessen erste Symptome in der Regel bereits im frühen Kindesalter auftreten.

### Pathophysiologie

Man unterscheidet 2 verschiedene Formen: Bei der häufigeren Oxalose vom Typ I liegt eine Störung im Stoffwechsel von Glyoxalat vor, der durch einen Mangel des Enzyms $\alpha$-Ketoglutarat-Glyoxalat-Carboligase bedingt ist. Hierdurch kommt es zu einem Aufstau von Glyoxalat und zu vermehrter Oxalat- und Glycolat-Synthese. Eine Mehrausscheidung dieser 3 Substanzen im Urin ist für den Typ I charakteristisch. Beim weit selteneren Typ II der Oxalose liegt ein Mangel an D-Glycerat-Dehydrogenase vor. Charakteristisch für die Erkrankung ist neben der Hyperoxalurie die Ausscheidung von L-Glycerat im Urin. Das Zustandekommen der Hyperoxalurie vom Typ II der Oxalose ist noch nicht sicher geklärt.

### Pathologische Anatomie

Histologisch findet man in der Niere Zeichen der Pyelonephritis sowie zahlreiche Oxalatkristalle. Die Glomerula sind primär nicht betroffen. Daneben kommt es zu Oxalatablagerungen in zahlreichen Organen wie Herz, Gelenken, Skelett und Knochenmark. Als klinisches Korrelat hierzu finden sich oft gichtähnliche Symptome, Störungen im Reizleitungssystem des Herzens und periphere Durchblutungsstörungen.

### Klinik

Das Krankheitsbild der primären Oxalose ist gekennzeichnet durch bereits in früher Kindheit auftretende Nephrolithiasis, wobei es sich um Oxalatsteine handelt. Die Kinder leiden an Koliken, rezidivierenden Pyelonephritiden und Hämaturie und entwickeln in der Regel bereits im 1. oder 2. Lebensjahrzehnt eine dialysepflichtige Niereninsuffizienz, die die häufigste Todesursache darstellt.

### Therapie und Prognose

Die Prognose des Leidens ist ungünstig. Die meisten Patienten versterben bis zum Alter von 20 Jahren. Therapeutisch sind teilweise Erfolge

mit hochdosierter Pyridoxintherapie mitgeteilt worden. Auch unter Dialysetherapie weisen die Patienten eine sehr ungünstige Prognose auf. Nierentransplantationen sind ebenfalls wenig erfolgversprechend, da es schnell zu Oxalatablagerungen im Transplantat kommt.
Erwähnt sei an dieser Stelle, daß man neben der oben besprochenen primären Oxalose sogenannte sekundäre Hyperoxalurien, z. B. bei Äthylenglykol-Vergiftung, bei Thiamin- oder Pyridoxinmangel und nach Darmerkrankungen (ausgedehnte Dünndarmresektion, Morbus Crohn), beobachten kann.

**Merke:** Die hereditäre Oxalose tritt in 2 Formen auf (Typ I und Typ II), die beide durch Oxalatablagerungen im Gewebe, Nephrolithiasis, gichtähnliche Symptome und periphere Durchblutungsstörungen gekennzeichnet sind. Eine terminale Niereninsuffizienz tritt bereits im Jugendalter auf.

# Hereditäre Tubulopathien

## Renale Glukosurie (Renaler Diabetes)

**Definition:** Bei dieser Anomalie findet sich eine isolierte Glukosurie trotz normaler Blutzuckerwerte.

### Pathophysiologie und Klinik

Die Störung wird auf einen Defekt des Glucosetransportes im Bereich des proximalen Tubulus zurückgeführt. Die Glucoseausscheidung kann stark variieren und bis zu 100 g (0,56 mol)/Tag betragen. Die Anomalie ist klinisch unbedeutend, da sie mit keinerlei sonstiger Symptomatik einhergeht. Ihre Genetik ist nicht geklärt: Es wurden sowohl ein autosomal rezessiver als auch ein autosomal dominanter Erbgang beschrieben. Die Diagnose einer renalen Glukosurie darf erst gestellt werden, wenn ein Diabetes mellitus anhand der Blutzuckerwerte und eines Glucosetoleranztestes ausgeschlossen ist und der spezifische Nachweis erbracht ist, daß es sich bei der Zuckerausscheidung tatsächlich um Glucose und nicht um einen anderen Zucker handelt. Außerdem sind die nicht seltenen geringgradigen Glukosurien bei akutem Nierenversagen oder eingeschränkter exkretorischer Nierenfunktion von der echten renalen Glukosurie, bei der eine sonst normale Nierenfunktion vorliegt, abzugrenzen.

## Phosphat-Diabetes (Hereditäre Vitamin-D-resistente Rachitis)

**Definition:** Kennzeichnend für diese Erkrankung sind eine Hypophosphatämie, erhöhte renale Phosphatverluste und eine klinisch sowie röntgenologisch in den ersten Lebensjahren auftretende »Rachitis« mit starken Knochendeformierungen. Die Erkrankung wird X-chromosomal dominant vererbt.

### Klinik und Pathophysiologie

Neben der verringerten Phosphatrückresorption in der Niere wird regelmäßig eine Verminderung der enteralen Calcium- und Phosphataufnahme gefunden. Der der Erkrankung zugrundeliegende biochemische Defekt ist nicht klar. Es werden Defekte im Transport von Phosphat über tubuläre bzw. enterale Membranen sowie Störungen im Vitamin-D-Metabolismus angenommen. Die Hydroxylierung von Vitamin $D_3$ in 25-Hydroxycholecalciferol in der Leber sowie die weitere Hydroxylierung der Metaboliten zu 1,25-Dihydroxycholecalciferol in der Niere scheinen bei den Patienten allerdings entgegen früheren Angaben nicht gestört zu sein.

### Therapie

Therapeutisch ist der pathogenetische Mechanismus mit den sonst bei der Vitamin-D-Mangelrachitis verwendeten Dosen nicht zu unterbrechen. Dagegen sind Vitamin-$D_3$-Dosen von 10000–25000 IU/Tag, evtl. mit zusätzlicher Phosphatgabe, erfolgreich.

## Zystinurie

**Definition:** Bei der Zystinurie handelt es sich um eine tubuläre und enterale Störung des Transportmechanismus für dibasische Aminosäuren (Cystin, Lysin, Ornithin, Arginin, Cystein-Homocystein-Disulfid). Das Leiden wird autosomal rezessiv vererbt.

### Klinik

Die genannten Aminosäuren werden vermehrt im Urin ausgeschieden. Da Cystin eine sehr geringe Löslichkeit hat, kommt es bei den Patienten zur Bildung von vorwiegend Cystin enthaltenden Nierensteinen, sekundärer Pyelonephritis und zunehmender Einschränkung der exkretorischen Nierenfunktion bis hin zur terminalen Niereninsuffizienz.

### Diagnostisches Vorgehen

Die Diagnose der Erkrankung wird mit dem Nachweis von hexagonalen Cystinkristallen im Urin, dem Nachweis von cystinhaltigen Nierensteinen und dem charakteristischen Aminoazidurie-Muster gestellt. Die beiden zuerst genannten Kriterien können dabei versagen, da der Nachweis von Cystinkristallen negativ sein kann und nur etwa 50% der bei Zystinurikern gefundenen Nierensteine reine Cystinsteine darstellen und 10% sogar ganz cystinfrei sind. Ein erhöhter Cystingehalt des Urins kann auch mit der Cyanid-Nitroprussid-Probe festgestellt werden.

### Therapie

Therapeutisch werden hohe Trinkmengen empfohlen, die über einen Verdünnungseffekt den Ausfall von Cystinkristallen verringern.
Eine Harnalkalisierung wird in der Literatur unterschiedlich beurteilt. Eine wirksame, aber recht nebenwirkungsreiche Therapie stellt die Gabe von D-Penicillamin dar, das gut lösliche Komplexe mit Cystin bildet und in der Lage ist, Cystinsteine aufzulösen. Penicillamin sollte in Dosen von 1–2 g pro Tag mit Vitamin-$B_6$-Gabe kombiniert werden.

## Zystinose

**Definition:** Es handelt sich um eine autosomal rezessiv vererbte Erkrankung, die durch intrazelluläre Cystinablagerungen bei normaler Cystinplasmakonzentration gekennzeichnet ist.

### Klinik

Der zugrundeliegende biochemische Defekt ist nicht bekannt. Die Erkrankung ist fast regelmäßig mit dem Auftreten eines Fanconi-Syndroms verknüpft, das durch die toxische Wirkung von Cystin erklärt wird. Die klinischen Erscheinungen sind vorwiegend durch die mit dem Fanconi-Syndrom verbundene renal-tubuläre Azidose bedingt; eine langsam progrediente Niereninsuffizienz ist zumindest bei der sich im frühen Kindesalter manifestierenden Form die Regel.

### Therapie

Therapeutisch wichtig ist die Korrektur der renaltubulären Azidose. Auch eine Therapie mit Cysteamin ist vorgeschlagen worden.

## Hartnupsche Erkrankung

**Definition:** Bei dieser autosomal rezessiv erblichen Erkrankung besteht ein renal-tubulärer und ein enteraler Defekt im Transport von Monoaminomonocarbonsäuren (»neutrale« Aminosäuren).

### Klinik

Die Erkrankung ist durch eine erhöhte renale Ausscheidung dieser Aminosäuren, Pellagraähnliche Hautveränderungen und eine im Kindesalter bestehende zerebellare Ataxie gekennzeichnet. Die Symptomatik verschwindet in der Regel spontan im Erwachsenenalter.

### Therapie

Therapeutisch werden proteinreiche Ernährung und Gabe von Nicotinamid empfohlen.

## Renal-tubuläre Azidosen

**Definition:** Bei den verschiedenen Formen der renal-tubulären Azidose, handelt es sich um Krankheitsbilder, die durch eine metabolische, hyperchlorämische Azidose, erhöhten Urin-pH, erhöhten renalen Bicarbonatverlust und Verminderung der titrierbaren Säure im Urin gekennzeichnet sind. Eine Niereninsuffizienz liegt – zumindest in den frühen Stadien der Erkrankung – nicht vor. Sie kann jedoch infolge von Nephrolithiasis und Pyelonephritiden auftreten.

### Renal-tubuläre Azidose (Typ I)

#### Definition, Pathophysiologie und Klinik

Bei der sogenannten distalen (»klassischen«) renal-tubulären Azidose (auch als renal-tubuläre Azidose vom Typ I bezeichnet) liegt offenbar ein Defekt in der $H^+$-Ionensekretion im distalen Tubulus vor, so daß die Patienten auch unter Säurebelastung ihren Urin-pH nicht unter pH-6 ansäuern können. Offenbar ist bei der Erkrankung die Fähigkeit, einen ausreichenden Gradienten für H-Ionen zwischen distaler Tubuluszelle und der Tubulusflüssigkeit aufrechtzuerhalten, gestört. Eine früher als renal-tubuläre Azidose vom Typ III bezeichnete Störung scheint mit dieser Erkrankung identisch zu sein. Das Leiden wird autosomal dominant vererbt. Fixe Säuren werden als Natriumsalz ausgeschieden, was zur Folge hat, daß Plasmabicarbonat verbraucht wird und relativ mehr Natrium als Chlorid ausgeschieden wird. Der vermehrte Natrium-»load« wird teilweise im distalen Tubulus gegen Kalium ausgetauscht. Hierdurch resultiert die für das Krankheitsbild typische hyperchlorämische, hypokalämische Azidose. Charakteristisch für das Krankheitsbild ist auch eine Hyperkalzurie und Hypozitrurie; letztere kann als diagnostisches Kriterium benutzt werden und spielt wahrscheinlich bei der Auslösung der Nephrolithiasis bei diesem Krankheitsbild eine Rolle. Die Mobilisierung von Calcium aus den Knochen, die negative Calciumbilanz und der hierdurch regelmäßig ausgelöste Hyperparathyreoidismus führen zu vermindertem Wachstum und Spontanfrakturen. Im Verlauf der Erkrankung, aber besonders im Erwachsenenalter, findet sich außerdem häufig eine Nephrokalzinose.

#### Diagnostisches Vorgehen

Die Diagnose stützt sich neben den angegebenen Symptomen auf die im Ammoniumchlorid-Belastungstest fehlende Senkung des Urin-pH sowie auf die verminderte Zitronensäureausscheidung im 24-Stunden-Urin.

#### Therapie

Therapeutisch ist die Gabe von Alkali meist in Form von Natrium-Kalium-Citrat wirksam, die auf Dauer durchgeführt werden muß. Hierdurch sind das verminderte Wachstum und die Ausbildung von Nephrolithiasis und Nephrokalzinose zu verhindern, wenn die Therapie frühzeitig begonnen und konsequent fortgeführt wird. Bei Erwachsenen ist die tägliche Gabe von 50–150 mmol Alkali und mehr erforderlich.

### Proximale renal-tubuläre Azidose (Typ II)

#### Pathophysiologie und Klinik

Bei der selteneren proximalen renal-tubulären Azidose (auch als renal-tubuläre Azidose vom Typ II bezeichnet) findet sich eine Störung der proximal-tubulären Bicarbonatrückresorption. Es kommt deshalb auch schon bei normalen oder erniedrigten Plasmabicarbonatspiegeln zu einer hohen Bicarbonatausscheidung im Urin. Die distale $H^+$-Ionensekretion ist bei dieser Erkrankung nicht gestört, so daß bei ausgeprägter Azidose und sehr niedrigen Bicarbonatkonzentrationen im Plasma das filtrierte Bicarbonat distal resorbiert werden kann und somit die Bicarbonatausscheidung sistiert. Infolge der normalen $H^+$-Ionensekretion im distalen Tubulus kommt es dann zu adäquater Senkung des Urin-pH.
Der Erbgang der Störung ist nicht ganz sicher, es wird aber eine geschlechtsgebundene rezessive Vererbung angenommen.

#### Therapie

Therapeutisch wird eine Alkalitherapie durchgeführt, bei der jedoch wesentlich höhere Mengen benötigt werden als bei der renal-tubulären Azidose vom distalen Typ (Typ I), ein vollständiger Ausgleich der Azidose gelingt oft nicht.

### Hyperkalämische distale renal-tubuläre Azidose (Typ IV)

Eine nicht hereditäre Form der renal-tubulären Azidose, die sogenannte hyperkalämische distale renal-tubuläre Azidose (auch als renal-tubuläre Azidose vom Typ IV bezeichnet), tritt bei Aldosteronmangel, Morbus Addison, Therapie mit nichtsteroidalen Antiphlogistika und bei obstruktiven Erkrankungen der ableitenden Harnwege auf. Diese letztere Form kann mit Diuretika, Kationenaustauschern wie Resonium A sowie Kaliumrestriktion in der Diät behandelt werden.
Auch die renal-tubulären Azidosen vom Typ I und II können symptomatisch im Rahmen anderer Erkrankungen (unter anderem bei multiplem Myelom, Hyperparathyreodismus, Morbus Wilson, Vitamin-D-Mangel, Tetracyclintherapie, Intoxikationen) beobachtet werden, nicht selten findet sich dabei eine Kombination mit dem Fanconi-Syndrom oder anderen Aminoazidurien.

## Fanconi-Syndrom

Als Fanconi-Syndrom bezeichnet man eine tubuläre Transportstörung, die den Glucose-, Elektrolyt- und Aminosäurentransport betrifft. Das Fanconi-Syndrom ist demnach gekennzeichnet durch Glukosurie, unselektive Aminoazidurie, Hyperkalurie, Hyperphosphaturie, Hyperkalzurie, Proteinurie, eine meist proximal renal-tubuläre Azidose und Hyposthenurie. Das Syndrom kann hereditär idiopathisch oder symptomatisch im Rahmen zahlreicher anderer Erkrankungen (unter anderem Stoffwechselerkrankungen, Vergiftungen, Arzneimittelnebenwirkungen) auftreten.

**Merke:** Die hereditären Tubulopathien umfassen eine Reihe von Erkrankungen mit Störungen des tubulären Glucose-, Phosphat-, Aminosäuren-, Bicarbonat- und $H^+$-Ionentransportes. Während einige dieser Tubulopathien harmlose Anomalien darstellen, können andere zu schweren Erkrankungen mit Niereninsuffizienz (Zystinurie, Zystinose, renal-tubuläre Azidosen) oder schweren Knochenveränderung (Phosphatdiabetes, renaltubuläre Azidosen) führen. Einige Tubulopathien betreffen sehr selektiv einzelne Transportmechanismen, bei anderen kann der Transport sehr verschiedener Substanzen beeinträchtigt sein. Letzteres ist beim Fanconi-Syndrom der Fall, das sowohl als erbliche Erkrankung als auch nach exogenen Noxen auftreten kann.

## Weiterführende Literatur

Alken, C.E., W.Staehler: Klinische Urologie. Thieme, Stuttgart 1973

Battle, D.C., J.A.L.Arruda, N.A.Kurtzman: Hyperkalemic distal renal tubular acidosis associated with obstructive uropathy. New Engl. J. Med. 304 (1981) 373–380

Bernstein, J.: Hereditary renal disease. Monographs in Pathology 20 (1979) 295–326

Campbell, M.F., J.H.Harrison: Urology, 3rd ed. Saunders, Philadelphia 1970

Chevet, D., M.P.Ramée, P.Le Pogamp, R.Thomas, M.Garré, L.G.Alcindor: Hereditary lecithin-cholesterol acyltransferase deficiency. Nephron 20 (1978) 212–219

Dalgaard, O.Z.: Bilateral polycystic disease of the kidneys: a follow-up study of two hundred and eighty-four patients and their families. Acta med. scand. 158, Suppl. 328 (1957) 1–255

Frohlich, J., W.J.Godolphin, C.E.Reeve, K.A.Evelyn: Familiar LCAT deficiency. Scand. J. clin. Lab. Invest. 38, Suppl. 150 (1978) 156–161

Gerok, W.: Primäre Tubulopathien. Thieme, Stuttgart 1969

Gubler, M.-C., G.Lenoir, J.-P.Grünfeld, A.Ulmani, D.Droz, R.Habib: Early renal changes in hemizygous and heterozygous patients with Fabry's disease. Kidney Int. 13 (1978) 223–235

Hamburger, J., J.Crosnier, J.-P.Grünfeld: Nephrology. Wiley & Sons, New York 1979

Larsson, Ch.: Natural history and life expectancy in severe alpha$_1$-antitrypsin deficiency, PiZ. Acta med. scand. 204 (1978) 345–351

Leaf, A., R.S.Cotran: Renal Pathophysiology. Oxford University Press, New York 1976

Maizel, S.E., R.L.Simmons, C.Kjellstrand, D.S.Fryd: Ten-year experience in renal transplantation for Fabry's disease. Transplant. Proc. 13 (1980) 57–59

Miller, F., M.Kuschner: Alpha$_1$-antitrypsin deficiency, emphysema, necrotizing angiitis and glomerulonephritis. Amer. J. Med. 46 (1969) 615–623

Moroz, S.P., E.Cutz, J.W.Balfe, A.Sasskurtsak: Membranoproliferative glomerulonephritis in childhood cirrhosis associated with alpha$_1$-antitrypsin deficiency. Pediatrics 57 (1976) 232–238

Morris, R.C.jr.: Renal tubular acidosis. New Engl. J. Med. 304 (1981) 418–420

Myhre, E., E.Gjone, A.Flatmark, T.Hovig: Renal failure in familial lecithin-cholesterol acyltransferase deficiency. Nephron 18 (1977) 239–248

Rall, J.E., H.M.Odel: Congenital polycystic disease of the kidney. Review of the literature, and data on 207 cases. Amer. J. med. Sci. 218 (1949) 399–407

Sarre, H.: Nierenkrankheiten, 4.Aufl. Thieme, Stuttgart 1976

Stanbury, J.B., J.B.Wyngaarden, D.Frederickson: The Metabolic Basis of Inherited Disease. McGraw-Hill, New York 1978

Whalen, R.E., H.D.McIntosh: The spectrum of hereditary renal disease. Amer. J. Med. 33 (1962) 282–295

Yudkoff, M., J.W.Foremen, S.Segal: Effects of cysteamine therapy in nephropathic cystinosis. New Engl. J. Med. 304 (1981) 141–145

# Tumoren der Niere und der oberen Harnwege

*F. Scheler* und *M. H. Weber*

## Bösartige Nierentumoren

### Nierenzellkarzinom

(Hypernephrom, hypernephroides Karzinom, Grawitz-Tumor, clear-cell carcinoma)

**Definition:** Das Nierenzellkarzinom wurde erstmals 1883 von *Grawitz* beschrieben, dem die Ähnlichkeit des gelben Tumorgewebes mit dem Nebennierenrindengewebe auffiel. Aufgrund der Annahme, der Tumor entstehe aus versprengten Nebennierenresten, bezeichnete man diese Neoplasie später als »Hypernephrom« oder »hypernephroides Karzinom«.

#### Pathologische Anatomie

Histologisch konnte mittlerweile nachgewiesen werden, daß sich das Karzinom aus *Tubulusepithelzellen* der Niere entwickelt, wobei der Entwicklungsweg noch umstritten ist. Lichtmikroskopisch finden sich typische »wasserklare« sowie granulierte Tumorzellen, oft in tubulärer oder strangförmiger Anordnung. Die Nierenzellkarzinome sind stark vaskularisiert und neigen zur Ausbildung zentraler, verkalkender Nekrosen. Aggressiv vorwachsende Tumorzapfen in der Nierenvene können über die V. cava die kontralaterale Niere und aszendierend den rechten Herzvorhof erreichen.

#### Metastasierung

Hämatogene Metastasen werden bevorzugt in die Lunge (50–56%), das Skelett (33–40%), die Leber (30%) und das Gehirn (bis 15%) abgesiedelt; in 33% erfolgt eine Infiltration regionaler Lymphknoten. Klinisch finden sich bei ⅓ der Patienten zum Zeitpunkt der Diagnosestellung bereits Fernmetastasen, umgekehrt werden etwa 5% der Karzinome nachträglich aus Symptomen ihrer Metastasen diagnostiziert.

#### Häufigkeit

Bösartige Geschwulste der Niere werden beim Erwachsenen in 1–4% aller Malignome gefunden. Dabei überwiegen die Karzinome des Nierenparenchyms (85%) die urothelialen Tumoren der oberen Harnwege.
Da das Nierenzellkarzinom eher eine Erkrankung des Alters ist (Morbiditätsgipfel bei beiden Geschlechtern um das 65. Lebensjahr), wird die Diagnosestellung bei jüngeren Patienten nicht selten verzögert. Die Manifestation von Nierenzellkarzinomen (oft multipel) beim seltenen v. HIPPEL-LINDAU-Syndrom wird bereits im 4. Lebensjahrzehnt beobachtet.

#### Ätiologie

Patienten mit Prostatakarzinom, die mit Östrogenen behandelt werden, zeigen eine erheblich gesteigerte Inzidenz an Nierenzellkarzinomen, so daß eine hormonelle Induktion dieser Tumoren diskutiert werden muß. Bei familiär auftretenden Nierenzellkarzinomen soll eine Assoziation zu den HLA-Antigenen A2, Bw17 bzw. Bw21 bestehen. Andere ätiologischen Faktoren sind noch unbekannt.

#### Klinik

Das Nierenzellkarzinom manifestiert sich klinisch in weniger als 10% der Fälle in der »klassischen« Symptomentrias *Makrohämaturie, Flankenschmerz* und *palpabler Abdominaltumor,* die ein bereits fortgeschrittenes Tumorwachstum mit Einbruch in die Nierenkapsel und -vene anzeigen. Bei 60% der Patienten tritt als Erstsymptom eine (Mikro-) Erythrurie auf, die nicht selten verkannt wird. Ein Verschluß der V. cava inferior durch Tumorzapfen kann sich bei Männern im plötzlichen Auftreten einer linksseitigen Varikozele des Skrotums äußern.
Als unspezifische Symptome finden sich BSG-Beschleunigung, intermittierendes Fieber, Gewichtsverlust und Leistungsabfall. Ausgeprägte Anämien sind bei der Hälfte der Patienten zu beobachten, viel seltener (etwa 5%) eine Polyglobulie als Ausdruck einer pathologischen Erythropoetinbildung in den Tumorzellen. Die Produktion anderer Hormone und hormonähnlicher Substanzen kann zur *Hyperkalzämie* (Parathormon, Prostaglandine), *Cushing-Syndrom* (Glukokortikoide), *Galaktorrhö* (Prolaktin) und *Hypertonie* (Renin) führen. Andere Ursachen für eine Hypertonie können arteriovenöse Kurzschlüsse im Tumorbereich, Kompression der Aa. renalis oder eine Polyglobulie sein.
STAUFFER beschrieb 1961 ein nach ihm benanntes reversibles Leberdysfunktionssyndrom bei Nierenzellkarzinom: Hepatosplenomegalie, Erhöhung der alkalischen Phosphatase und der $\alpha_2$-

Globuline, Verminderung des Serumalbumins, Verlängerung der Prothrombinzeit und pathologischer Ausfall der Bromsulfthaleinretention und des Thymol-Trübungstestes. Die Konstellation dieser Parameter kann bei einzelnen Patienten diagnoseweisend sein, ist für sich jedoch nicht pathognomonisch für das Nierenzellkarzinom. Neueste Untersuchungen widersprechen der Theorie einer Leberfunktionsstörung: Zumindest ist die Erniedrigung des Quick-Wertes auf Antikörper gegen Gerinnungsfaktoren und die Erhöhung der alkalischen Phosphatase auf die Sekretion dieses Enzyms durch den Tumor zurückzuführen.

### Diagnostisches Vorgehen

Als nichtinvasive Methode gibt die *Sonographie* der Nieren Aufschluß über Lage und Form einer Raumforderung. Außerdem kann sie im allgemeinen zwischen Zyste und solidem Tumor differenzieren, nicht jedoch zwischen benignen und malignen Prozessen. Sie ermöglicht auch eine gezielte Feinnadelbiopsie aus dem verdächtigen Bezirk. Intrarenale Verkalkungen und Veränderungen der Nierenkontur sind gelegentlich bereits auf dem *Röntgenübersichtsbild* der Nieren zu erkennen. Die *intravenöse Ausscheidungsurographie,* kombiniert mit *Schichtaufnahmen* der Niere, läßt Parenchymdefekte, Veränderungen des Hohlsystems und Abflußbehinderungen erkennen. Das Ausmaß der Tumorausdehnung ist im *Computertomogramm* des Abdomens mit großer Genauigkeit feststellbar. Die *selektive Nierenangiographie* zeigt Gefäßneubildungen des Tumors, Gefäßverlagerungen und -abbrüche sowie arteriovenöse Kurzschlüsse (Abb. **25**).
Über den gleichen Angiographiekatheter kann präoperativ eine *Embolisation* der Tumorgefäße durchgeführt werden, um die intraoperative Aussaat von Karzinomzellen zu verhindern. Dieses Verfahren eignet sich auch zur palliativen Tumorverkleinerung bei inoperablen Tumoren und gilt bis auf kurzfristige Schmerzen, Fieber und Blutdruckanstieg als komplikationsarm.
Bei Nachweis eines Nierenzellkarzinoms muß mit weiteren diagnostischen Maßnahmen (Röntgenaufnahmen des Thorax und des Skeletts, Knochenszintigramm, Kavographie, Lymphographie) nach Metastasen gefahndet werden.

### Therapie

Bei einseitigem Nierenzellkarzinom ohne Nachweis von Metastasen gilt die Nephrektomie, kombiniert mit einer Vor- oder Nachbestrahlung, als Methode der Wahl. Liegt eine funktionelle oder anatomische Einzelniere vor, kann eine organerhaltende Teilresektion durchgeführt werden, wenn ein funktionserhaltender Nierenparenchymrest gewährleistet ist. Auch Solitärmetastasen können operativ erfolgreich angegangen werden. Bei multipler Fernmetastasierung kommt die palliative Nephrektomie oder eine Embolisation des Primärtumors in Betracht.

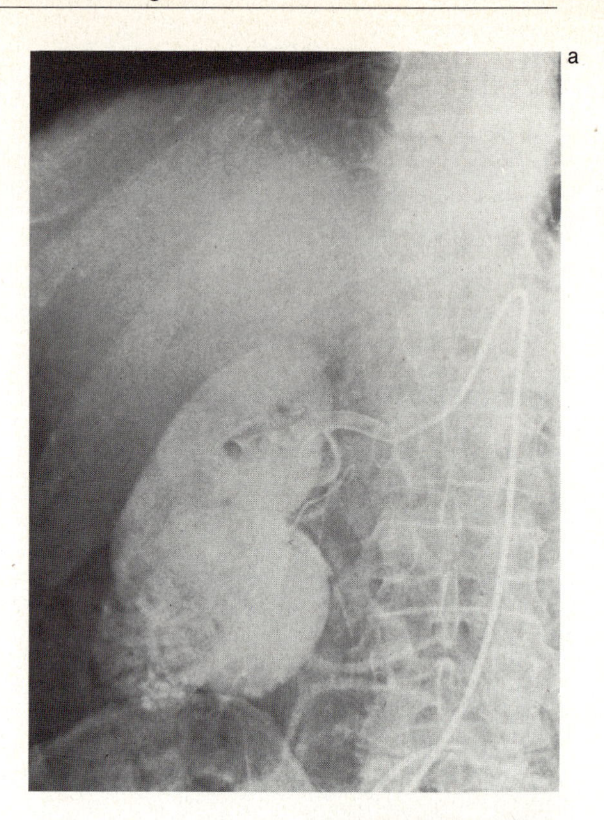


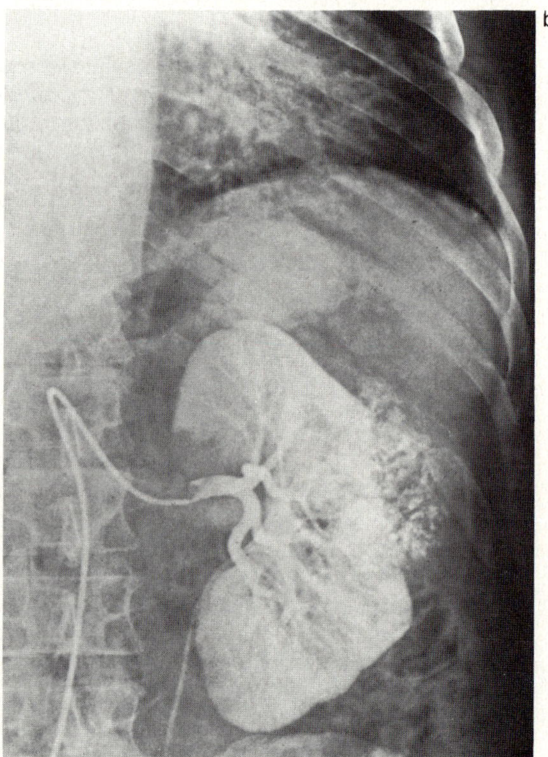


Abb. **25** Pathologische Vaskularisierungen und Gefäßseen bei 2 Patienten mit Nierenzellkarzinomen der rechten (**a**) und linken (**b**) Niere (Technik: selektive Renovasographie) (Überlassung freundlicherweise von Prof. Dr. R. Schuster, Göttingen)

Nierenzellkarzinome haben sich als äußerst therapieresistent gegenüber allen bekannten Chemotherapeutika erwiesen. Bei hormonabhängigen Tumoren konnte in Einzelfällen mit Testosteron bzw. Gestagenen ein Wachstumsstillstand erreicht werden.

**Merke:** Das Nierenzellkarzinom (Hypernephrom) ist die weitaus häufigste bösartige Geschwulst der Niere. Die klassischen Symptome Hämaturie, Flankenschmerz und tastbarer Tumor sind keine Frühsymptome. Fieberschübe, Gewichstabnahme, unklare Anämie oder Polyglobulie müssen als verdächtig angesehen werden. Oft gelingt es schon mit der Sonographie, den Nierentumor nachzuweisen. Vor der Operation sollte eine Embolisation der befallenen Niere versucht werden.

## Nephroblastom (Wilms-Tumor)

**Definition:** Der häufigste bösartige Nierentumor des Kindesalters ist das Nephroblastom.

### Häufigkeit

Betroffen sind überwiegend Kinder unter 8 Jahren, in der Regel zwischen dem 2. und 4. Lebensjahr. Bei Erwachsenen ist dieser Tumor äußerst selten.

### Pathologische Anatomie und Klinik

Das Nephroblastom entwickelt sich aus mesodermalem Gewebe und enthält eine Vielzahl von Zelltypen (Muskel-, Drüsenepithel-, Knochen-, Knorpel- und Bindegewebszellen). Der Tumor wächst langsam und wird bei der Hälfte der Patienten als große abdominelle Resistenz erstmals diagnostiziert. Hämaturie, Flankenschmerz, Fieber und Hypertonie (60% der Fälle) sind weitere Symptome des Nephroblastoms. Zum Zeitpunkt der Diagnose bestehen etwa bei ⅓ der Patienten Lungen- oder Lebermetastasen.

### Therapie und Prognose

Als Therapie des Nephroblastoms hat sich die Nephrektomie mit Vor- und Nachbestrahlung in Verbindung mit einer kombinierten Chemotherapie (Actinomycin D, 0,5 mg/m$^2$/Woche und Vincristin, 1,5 mg/m$^2$/Woche) in festgelegten Zyklen bewährt. Damit konnte die Fünfjahresüberlebenszeit auf über 90% angehoben werden. Selbst bei multipler Metastasierung oder Befall der kontralateralen Niere ist in bis zu 60% der Fälle eine Heilung möglich.

**Merke:** Das Nephroblastom ist ein mesodermaler Nierentumor des frühen Kindesalters, der bei rechtzeitiger Diagnose und kombinierter Chemo- und Strahlentherapie eine günstige Prognose hat.

## Urotheliale Tumoren

**Definition:** Zu der Gruppe dieser Tumoren werden in erster Linie das Übergangszellpapillom mit maligner Entartung, das primäre Nierenbeckenkarzinom und das Plattenepithelkarzinom gerechnet.

### Häufigkeit

Im Vergleich zu den Nierenparenchymkarzinomen sind die urothelialen Tumoren der oberen Harnwege mit 10–15% seltener.

### Ätiologie

Eine steigende Tendenz zur Ausbildung urothelialer Tumoren wird bei Personen beobachtet, die sich der langjährigen Einwirkung chemischer Kanzerogene, vor allem aromatischer Amine, Tabakrauch und Analgetikakombinationen aussetzen. Plattenepithelkarzinome können auch auf dem Boden chronischer mechanischer Reizung durch Nierenbeckensteine entstehen.

### Metastasierung

Fernmetastasen treten vorwiegend in Lungen und Skelett sowie in den regionalen Lymphknoten auf.

### Klinik

Das führende klinische Symptom ist eine Makrohämaturie, gefolgt von dumpfem Flankenschmerz oder Koliken infolge Abgangs von Blutkoageln.

### Diagnostisches Vorgehen

Diagnostisch muß durch Zystoskopie nach der Blutungsquelle gefahndet werden. Das Ausscheidungsurogramm sichert in der Mehrzahl der Fälle die Diagnose, wobei es in unklaren Fällen durch ein retrogrades Pyelogramm ergänzt werden muß.

### Therapie

Als Therapie der Wahl gilt heute die Nephroureterektomie unter Mitnahme einer Blasenmanschette. Dieses Verfahren hat sich gegenüber der einfachen Nephrektomie bewährt, da im Ureterstumpf je nach Länge des belassenen Anteils in bis zu 64% Rezidive auftreten.

### Prognose

Die Fünfjahresüberlebensrate liegt bei optimaler Therapie um 33%. Die Prognose des Plattenepithelkarzinoms gilt in allen Fällen als infaust.

**Merke:** Urotheliale Tumoren werden gehäuft als Spätfolge chemischer Kanzerogene, besonders nach langjährigem Analgetikamißbrauch, gefunden. Die Prognose ist auch bei optimaler chirurgischer Therapie ungünstig.

# Gutartige Nierentumoren

## Nierenadenome

### Definition, Klinik und Prognose

Kleine gutartige Nierenadenome bis zu einer Größe von 0,5–2 cm werden in 7–22% aller Sektionen im Bereich der Nierenrinde gefunden. Sie haben keine klinische Relevanz.
Große solitäre Nierenadenome sind nur bedingt gutartig. Ihre klinischen Symptome gleichen denen des Nierenzellkarzinoms (Hämaturie, Flankenschmerz, tastbarer Tumor). Nur selten werden die dort besprochenen paraneoplastischen Symptome beobachtet. Nierenadenome entstehen wie die Nierenzellkarzinome aus Tubulusepithelzellen. Da sowohl eine Metastasierung als auch eine maligne Transformation in Karzinome beobachtet wurde, müssen große Adenome als potentiell bösartig angesehen ($G_0$-Nierentumoren) und wie Nierenzellkarzinome behandelt werden. Therapie der Wahl ist die Nephrektomie.

## Hamartome

Hamartome sind stark vaskularisierte gutartige Tumoren, die ein polymorphes histologisches Bild zeigen (spindelförmige Zellen, Kapillaren, Fettzellen). Sie werden überwiegend bei Patienten mit tuberöser Sklerose gefunden.

## Hämangiome

Hämangiome der Niere sind bei Patienten unter 40 Jahren nicht selten Ursache für eine Hämaturie und können differentialdiagnostisch Schwierigkeiten bezüglich einer Abgrenzung gegenüber bösartigen Tumoren bieten.

## Hämangioperizytom

Als Hämangioperizytome werden seltene Nierentumoren bezeichnet, die sich aus Perizyten der Kapillaren des juxtaglomerulären Apparates entwickeln.

### Weiterführende Literatur


Bellet, R. E., A. P. Squitieri: Estrogen-induced hypernephroma. J. Urol. 112 (1974) 160–161

Bischoff, W., H. Sommerkamp: Präoperative diagnostische Maßnahmen bei malignen Nierentumoren. Dtsch. med. Wschr. 102 (1977) 1125–1126

Das, S., R. M. Egan, A. D. Amar: Von Hippel-Lindau syndrome with bilateral synchronous renal cell carcinoma. Urology 18 (1982) 599–600

Flamm, J., F. Grof, P. Riedl: Katheterembolisation des inoperablen Nierentumors mit der GAW-Spirale. Z. Urol. Nephrol. 73 (1980) 35–44

Gerken, M.: Ultraschalldiagnostik in der Urologie: Nierentumoren. Urologe A 19 (1980) 119–122

Goldstein, H. M., H. Medellin, M. T. Beydoun, S. Wallace, Y. Ben-Menachem, R. B. Bracken, D. E. Johnson: Transcatheter embolization of renal cell carcinoma. Amer. J. Roentgenol. 123 (1975) 557–562

Jacobi, G. H., S. Abdelhamid, Th. Phillipp: Das Stauffer-Syndrom, Beitrag zum paraneoplastischen Leberdysfunktionssyndrom bei Nierenzellkarzinomen. Urologe A 15 (1976) 78–82

Jacobi, G. H., H.-M. Schneider, M. Marberger: Primär nicht-urologische Erscheinungsformen des hypernephroiden Nierenkarzinoms: Die primäre Metastase. Urologe A 17 (1978) 64–72

Kuhn, F.-P., J. E. Altwein: Nierenadenome: Dignität, Klinik und Therapie. Urol. int. 35 (1980) 258–270

Levine, E., K. R. Lee, J. W. Weigel, B. Farber: Computed tomography in the diagnosis of renal carcinoma complicating Hippel-Lindau syndrome. Radiolgogy 130 (1979) 703–706

Pilepich, M. V., E. M. Berkman, N. T. Goodchild: HLA-typing in familial renal carcinoma. Tissue Antigens 11 (1978) 487–488

Rafla, S.: Tumors of the upper urothelium. Amer. J. Roentgenol. 123 (1975) 540–551

Richie, J. P., D. G. Skinner: Renal neoplasia. In B. M. Brenner, F. C. Rector jr.: The Kidney, 2nd ed. Saunders, Philadelphia 1980

Schrader, J., H. Köstering, H.-J. v. Romatowski, M. H. Weber, F. Scheler: Hypernephrom und Blutgerinnung. In Köstering, H.: Blutgerinnung und Onkologie. Schattauer, Stuttgart 1983

Schuster, R., H.-J. v. Romatowski, J. Erkelenz, F. Stöckmann: Transluminale Embolisation von Arterien der Niere, der Leber, der Milz und der Iliakalregion. Diagnostik 16 (1983) 21–34

Wagner, W., J. Wasserberg: Die urothelialen Tumoren der oberen Harnwege. Urologe A 19 (1980) 72–76

Zollinger, H. U., M. J. Mihatsch: Renal Pathology in Biopsy, 1. Aufl., Kap. 29. Springer, Berlin 1978

# Metabolische Nephropathien

*F. Scheler* und *M. H. Weber*

## Hyperkalzämie

**Definition:** Als Hyperkalzämie bezeichnet man Serumcalciumwerte von über 11,5 mg/dl (>2,9 mmol/l), wie sie z. B. bei primärem Hyperparathyreoidismus, Sarkoidose, Plasmozytom, Vitamin-D-Überdosierung und Knochenmarksmetastasen gefunden werden können (Tab. **9**).

Tabelle **9** Ursachen der Hyperkalzämie

| |
|---|
| Primärer Hyperparathyreoidismus |
| Sarkoidose |
| Hyperthyreose |
| Morbus Addison |
| Leukosen, maligne Lymphome |
| Maligne Tumoren mit Metastasen (Mamma-, Bronchialkarzinom) |
| Plasmozytom, Morbus Waldenström |
| Milch-Alkali-Syndrom |
| Burnet-Syndrom |
| Inaktivitätsosteoporose |
| Vitamin-D-Überdosierung |
| Thiazide |
| Erholungsphase des akuten Nierenversagens |
| Generalisierte Periostitis |
| Hypophosphatämie |
| Idiopathische Hyperkalzämie des Kindes |
| »Hartwassersyndrom« bei Hämodialyse (= ungenügender Calciumentzug bei der Spüllösungsaufbereitung) |

### Pathologische Anatomie

Eine längere Zeit bestehende Hyperkalzämie führt vielfach zu tubulointerstitiellen Nierenschädigungen und chronischer Niereninsuffizienz. Als erste morphologische Zeichen findet man fokal degenerative Veränderungen der Tubulusepithelzellen, vorwiegend in den Sammelrohren, dem distalen Tubuluskonvolut und den Henleschen Schleifen. Tubuluszellnekrosen führen zur Verlegung der Lumina mit Stase des Urins, der die lokale Ausfällung von Calciumsalzen und Infektionen begünstigt. Tubulusdilatationen werden ebenso beobachtet wie interstitielle Fibrose, Infiltrationen mit Monozyten und Calciumeinlagerungen in das Parenchym *(Nephrokalzinose)*. Die Calciumablagerungen können auch auf die glomerulären Kapillaren und die Arteriolen übergreifen.

### Pathophysiologie und Klinik

Als auffallendstes klinisches Zeichen wird eine erhebliche Einschränkung der renalen Konzentrationsfähigkeit (niedriges spezifisches Gewicht des Urins) gefunden, die zur Polyurie, Nykturie und Polydipsie führt. Für diesen Konzentrationsverlust wird pathophysiologisch eine Störung der Chlorid-Transportmechanismen im aufsteigenden Schenkel der Henleschen Schleife verantwortlich gemacht. Ein vermindertes Ansprechen der Sammelrohre auf das antidiuretische Hormon (ADH) kann ebenfalls zu der Polyurie beitragen. Bei länger bestehender Hyperkalzämie kommt es zu einer chronischen Verminderung der glomerulären Filtrationsrate und des renalen Plasmaflusses.
Hyperkalzämieepisoden können über schwere Tubulusnekrosen auch zum akuten Nierenversagen führen.

### Diagnostisches Vorgehen

Diagnostische Hinweise auf eine hyperkalzämische Nephropathie können durch eine Röntgenübersichtsaufnahme des Abdomens gewonnen werden, welche eine Nephrokalzinose oder eine Nephrolithiasis aufdeckt. Im Urin finden sich meistens keine krankheitstypischen Befunde.

### Therapie und Prognose

Die Therapie der jeweiligen Grunderkrankung führt vielfach zum Sistieren der hyperkalzämischen Nierenschädigung. Bei ausreichender Nierenfunktion ist die intravenöse Infusionsbehandlung mit isotonischer Kochsalzlösung (bis 12 l/Tag) bei gleichzeitiger Dauerinfusion von Furosemid (Lasix, 10–20 mg/Std.) die Therapie der Wahl. Sie führt über den tubulären Austausch von Calcium gegen Natrium zur renalen Ausscheidung großer Calciummengen. Überwässerungskomplikationen wie Lungenödem und Herzinsuffizienz lassen sich durch strenge Bilanzierung der Ein- und Ausfuhr vermeiden. Bei der hyperkalzämischen Krise im Verlauf eines Hyperparathyreoidismus kann eine sofortige Parathyreoidektomie als Notfallmaßnahme lebensrettend sein. Akute schwere Hyperkalzämien als Folge von Tumoren oder Knochenmetastasen sind durch die Gabe von Mithramycin (Mithramycin Pfizer, 25 µg/kg KG i.v. als einmalige Dosis) gut beherrschbar. Alternativ kann Calcitonin (Cibacalcin/Calcitonin Sandoz; 2 Amp. in 500 ml 0,9% NaCl über 3 Stunden infundieren) zur Senkung extremer Calciumspiegel eingesetzt werden; in lebensbedrohlichen Situationen muß eine Peritoneal- oder Hämodialyse erfolgen. Steroide können das Hyperkalzämiesyndrom günstig beeinflussen, vor allem bei Sarkoidose oder beim Plasmozytom.

**Merke:** Hyperkalzämie macht sich in der Regel durch Polyurie und Polydipsie bemerkbar. Ursächlich muß vor allem an Hyperparathyreoidismus, Plasmozytom, lymphoretikuläre Erkrankungen und Knochenmetastasen verschiedener Primärtumoren (Mammakarzinom, Prostatakarzinom, Bronchialkarzinom) gedacht werden. Eine akute Hyperkalzämie kann zu Tubulusschädigungen und akutem Nierenversagen führen, chronische Hyperkalzämie zu Nephrokalzinose.

Tabelle **10** Ursachen der Hypokalämie

**1. Verminderung des Kaliumgesamtbestandes**
- Verlust von Magen-, Gallen-, Pankreas-, Dünndarmsaft
- Laxantienabusus
- Diuretika (Renin ↑, Aldosteron normal)
- Niereninsuffizienz
- Leberzirrhose
- Colitis ulcerosa, Morbus Crohn, Sprue
- Villöses Adenom des Kolons
- Inselzelladenome
- Primärer Aldosteronismus (Conn-Syndrom)
- Sekundärer Aldosteronismus (Nierenarterienstenose)
- Renale Azidose
- Fanconi-Syndrom
- Cushing-Syndrom, Steroidtherapie
- Bartter-Syndrom (Renin ↑, Aldosteron ↑, Blutdruck normal)

**2. Verteilungsstörung**
(Gesamtkalium normal, erniedrigt/erhöht)
- Alkalose
- Familiäre paroxysmale Lähmung

# Hypokalämie

**Definition:** Unter Hypokalämie verstehen wir eine Erniedrigung des Serumkaliumspiegels unter 3,0–3,5 mmol/l. Anhaltende Hypokalämien, z.B. nach Laxantien- oder Diuretikaabusus (»Pseudo-Bartter-Syndrom«), schweren Diarrhöen und Erbrechen, Cushing-Syndrom und primärem Hyperaldosteronismus (Conn-Syndrom) können zu Nierenschäden führen (Tab. **10**).

## Pathologische Anatomie

Morphologisch fallen dabei zahlreiche Vakuolen in den Epithelzellen der distalen, seltener in denen der proximalen Tubuli auf, die sich unter Kaliumsubstitution zurückbilden. Die Glomerulumkapillaren und übrigen Nierengefäße sind nicht betroffen. Diskutiert wird die Frage, ob lang anhaltender Kaliummangel zu irreversibler tubulointerstitieller Fibrose mit Vernarbung und Nierenschrumpfung führen kann.

## Klinik und Pathophysiologie

Klinisch steht als typisches Zeichen tubulärer Störungen ein Nachlassen der renalen Konzentrationsleistung im Vordergrund, die zu Polyurie, Polydipsie und Nykturie führt. Für diesen Defekt wird, zumindest teilweise, eine Störung des Gegenstromsystems im Nierenmark verantwortlich gemacht. Auch erhöhte Syntheseraten der renalen Prostaglandine E und F sollen aufgrund einer Hemmung der Wirkung des antidiuretischen Hormons auf die Sammelrohrepithelien zur Polyurie beitragen. Als klinische Allgemeinsymptome finden sich allgemeine Muskelschwäche, Reflexverarmung, Obstipation bis zur Ileusneigung, metabolische Alkalose und kardiale Veränderungen wie Herzinsuffizienz und ventrikuläre Extrasystolie.

## Diagnostisches Vorgehen

Der isosthenurische Urin zeigt neben einem niedrigen pH-Wert eine geringe Proteinurie. Im EKG finden sich typische Zeichen der Hypokalämie wie ST-Senkung, T-Negativierung und breite U-Welle in den Brustwandableitungen.

## Therapie und Prognose

Unter Kaliumsubstitution (2 mmol/kg/24 Std., oral oder als Infusion [20–30 mmol/h]) bilden sich neben den renalen Veränderungen auch die Allgemeinsymptome zurück.

## Idiopathische Hypokalämie (Bartter-Syndrom)

**Definition:** Als Bartter-Syndrom wird eine autosomal-rezessiv vererbte, chronische idiopathische Hypokalämie (unter 2,5 mmol/l) bezeichnet, die erstmalig 1962 beschrieben wurde.

### Häufigkeit

Die Erkrankung ist selten. In den vergangenen 20 Jahren wurden wenig mehr als 100 Fälle beschrieben.

### Ätiologie und pathologische Anatomie

Die Ätiologie der Erkrankung ist unbekannt. Als zugrundeliegender Defekt wird eine Verminderung der NaCl-Rückresorption im proximalen Tubulus und im aufsteigenden Schenkel der Henleschen Schleife angenommen. Der chronische Verlust von Extrazellularflüssigkeit führt über die Hyperplasie der granulierten Zellen des juxtaglomerulären Apparates zu einer gesteigerten Reninproduktion, die wiederum über Angiotensin II die Aldosteronsekretion stimuliert. Die Synthese des renalen Prostaglandins $PGE_2$ in den medullären Zellen kann erheblich gesteigert sein.

### Klinik

Der chronische Serumkaliummangel ist verbunden mit hoher Kaliumausscheidung bei Polyurie, erhöhter Plasmareninaktivität, vermehrter Aldosteronproduktion, normalem Blutdruck und vermindertem Ansprechen des Blutdrucks auf Angiotensin-II-Infusionen. Allgemeine Schwäche bis zur Muskelparalyse, Exsikkose, Erbrechen und Skelettveränderungen wurden beobachtet. Die Erkrankung manifestiert sich gewöhnlich in den ersten Säuglingswochen, weniger häufig im Erwachsenenalter.

### Diagnostisches Vorgehen

Die beschriebene klinische Symptomatik läßt bei einem Säugling mit chronischer Hypokalämie an ein Bartter-Syndrom denken. Durch eine Nierenbiopsie kann die Hyperplasie der juxtaglomerulären Apparate gesichert werden.

### Differentialdiagnose

Differentialdiagnostisch muß ein sogenanntes Pseudo-Bartter-Syndrom bei chronischem Diuretika- bzw. Laxantienabusus vom echten Bartter-Syndrom abgegrenzt werden. Dabei sollte der Urin auf Diuretikaspuren untersucht werden. Bei Patienten mit gastrointestinalem Kaliumverlust ist die Chloridausscheidung im Urin niedrig bei gleichzeitig erhöhter Natrium- und Kaliumkonzentration im Urin.

### Therapie

Therapeutisch hat sich eine ausreichende Kaliumsubstitution bei gleichzeitiger Gabe von Aldosteronantagonisten (Aldactone, Osyrol) bewährt. Prostaglandinsynthesehemmstoffe wie Indometacin (Amuno) oder Acetylsalicylsäure (Aspirin) können die erhöhte Renin- und Aldosteronproduktion vermindern.

### Prognose

Je früher sich die Erkrankung manifestiert, desto ungünstiger werden körperliches Wachstum und Hirnentwicklung beeinflußt. Außerdem wurden erhebliche vaskuläre Nierenveränderungen bis hin zum terminalen Nierenversagen beobachtet.

**Merke:** Chronische Hypokalämie kann zu einer tubulointerstitiellen Schädigung der Nieren führen, die sich in einer Polyurie manifestiert. Bei angeborenem Bartter-Syndrom finden sich neben der schweren Hypokalämie erhöhte Renin- und Prostaglandinwerte; dabei besteht jedoch kein Bluthochdruck.

## Hyperurikämie

**Definition:** Überschreitet der Serumharnsäurespiegel einen oberen Grenzwert von 8 mg/dl (480 µmol/l), liegt eine Hyperurikämie vor, die zu einer Beeinträchtigung der Nierenfunktion führen kann.

### Physiologie und Pathophysiologie

Die Elimination von Harnsäure erfolgt weitgehend über die Nieren (500 mg [3 mmol]/Tag), weniger über den Gastrointestinaltrakt (200 mg [1,2 mmol]/Tag). Harnsäure ist eine organische Säure mit einem $pK_a$ von 5,75. Bei pH-Werten unterhalb dieses Wertes liegt sie weitgehend undissoziiert (nichtionisiert) vor und neigt dann wegen geringer Löslichkeit zur Auskristallisation. Dieser Umstand trägt zur Pathogenität der Harnsäure bei, da der menschliche Urin nicht selten einen niedrigeren pH-Wert als 5,75 aufweist. Prinzipiell können also beim Menschen 3 Bedingungen vorliegen, die eine Auskristallisation der Harnsäure im Urin begünstigen:

1. Hohe Plasmakonzentrationen führen zu hohen Ultrafiltratkonzentrationen in der Niere.
2. Tubuläre Wasserrückresorption erhöht die Harnsäurekonzentration im distalen Tubulus und im Sammelrohr.
3. Niedriger pH-Wert des Primärurins begünstigt den nichtionisierten, unlöslichen Zustand der Harnsäure und führt zur Auskristallisation.

### Klinik

Eine akute Überproduktion von Harnsäure mit exzessiver *Hyperurikämie* kann zu einem *akuten Nierenversagen* führen. Dieses Ereignis wird nicht selten bei Patienten gesehen, die wegen lympho- oder myeloproliferativen Erkrankungen mit zytotoxischen Medikamenten behandelt werden. Eine Hyperurikämie kann bei diesen Krankheiten jedoch schon vor dem ersten Therapiebeginn auftreten. Aufgrund einer Verlegung der Harnabflußwege beider Nieren durch Uratkristalle treten bei dem Patienten schnell eine Oligurie und eine Azotämie auf.

### Diagnostisches Vorgehen

In der Frühphase der Erkrankung sind im Urin Harnsäurekristalle nachweisbar, meistens in Verbindung mit einer Erythrurie. Die Serumharnsäurespiegel können auf über 60 mg/100 ml (> 3570 μmol/l) erhöht sein.

### Therapie

Durch orale oder parenterale Zufuhr großer Flüssigkeitsmengen, verbunden mit einer der Niereninsuffizienz angepaßten intravenösen Gabe von Furosemid (Lasix, bis 60 mg/h i.v.) werden große Urinvolumina erzeugt, die die intratubuläre Harnsäurekonzentration verringern können. Zusätzlich verbessert die Alkalisierung des Urins auf pH-Werte über 7 die Löslichkeit der Harnsäure. Sollte diese Behandlung ein akutes Nierenversagen nicht verhindern können, kann durch Hämodialysetherapie eine effektive Senkung der Serumharnsäurespiegel erreicht werden. Prophylaktisch sollten onkologische Risikopatienten bereits vor der ersten zytostatischen Therapie mit Allopurinol (Zyloric, Epidropal, 300–600 mg/die) behandelt werden.

### Prognose

Unter der Kombination von konservativer Therapie mit Dialyseverfahren wird vielfach ein völliger Rückgang der nephrologischen Symptomatik erreicht.

## »Niere bei Gicht« – Gichtniere

**Definition:** Als »Niere bei Gicht« kann eine chronische tubulointerstitielle Nephropathie umschrieben werden, die sich nicht selten bei Patienten mit lang anhaltender, weniger schwerer Hyperurikämie entwickelt.

### Häufigkeit

Je nach Autor muß in 18–40% der Patienten mit Gicht mit sekundären Nierenveränderungen gerechnet werden.

### Pathologische Anatomie

Es scheint eine Korrelation zwischen der Schwere der Gicht und den morphologischen Nierenveränderungen zu bestehen. Einige Untersucher sehen zwar allein die Ablagerung von Harnsäurekristallen und Natriumurat als spezifisch für die Gicht an, andere Gruppen finden jedoch Tubulusatrophien, interstitielle Narbenbildungen und Gefäßsklerosen in ihrem Untersuchungsgut gleichermaßen häufig. Der strenge Bezug der morphologischen Diagnose auf das Auffinden von Uratkristallen scheint also nicht das gesamte Ausmaß der metabolischen Nierenschädigung bei Gicht zu umfassen. In hohem Maße finden sich Pyelonephritiden als Folge der intrarenalen Urinstase. Zusätzlich werden häufig Hochdruckschäden an den Nierengefäßen beobachtet, da die Gicht vielfach mit Hypertonie und Hyperlipidämie vergesellschaftet ist. Patienten mit klinischer Gicht zeigen gegenüber der Allgemeinbevölkerung eine tausendfach erhöhte Inzidenz zur Bildung von Harnsäuresteinen.

### Klinik

Die Allgemeinsymptome der Gicht wie Gichtarthropathie und Tophi werden durch eine langsam fortschreitende Niereninsuffizienz kompliziert, wobei Hypertonie und Pyelonephritiden deren Verlauf beschleunigen können.

### Therapie

Es ist nicht sicher bekannt, ob eine effektive Senkung des Harnsäurespiegels mit dem Xanthinoxidasehemmstoff Allopurinol (Zyloric, Epidropal) die chronischen Veränderungen zur Rückbildung oder zum Sistieren bringt. Der Wert einer prophylaktischen urikosurischen Therapie, z. B. mit Probenecid (Benemid) oder Benzbromaron (Uricovac), ist umstritten, da durch die erhöhte tubuläre Harnsäurebelastung eine mögliche Nierenschädigung beschleunigt werden kann.

### Prognose

Die Progression des chronischen Nierenversagens bei Gicht ist langsam und mündet unbehandelt in das terminale, dialysepflichtige Stadium.

**Merke:** Hohe Harnsäurekonzentrationen sind potentiell nephrotoxisch, wobei es vorwiegend zu tubulointerstitiellen Reaktionen kommt. Gleichzeitig wird die Gefäßsklerose gefördert. Die Konkrementbildung kann zu Steinkoliken führen. Ein leicht alkalischer Urin (pH 7–8) vermag die Konkrementbildung zu verhindern.

## Weiterführende Literatur


Bartter, F.C., P.Pronove, J.R.Gill, R.C.MacCardle: Hyperplasia of the juxtaglomerular complex with hyperaldosteronism an hypokalemic alkalosis. Amer. J. Med. 33 (1962) 811–828

Batuman, V., J.K.Maesaka, B.Haddad, E.Tepper et al.: The role of lead in gout nephropathy. New Engl. J. Med. 304 (1981) 520–523

Brenner, B.M., T.M.Hostetter, H.D.Humes: Tubulointerstitial diseases of the kidney. In Isselbacher, K.J., R.D.Adams et al.: Harrisson's Principles of Internal Medicine, 9th ed. Kap.281. McGraw-Hill, New York 1980

Cotran, R.S.: Tubulo-interstitial diseases. In Brenner, B.M., F.C.Rector: The Kidney, 2nd ed., Kap.28. Saunders, Philadelphia 1980

Editorial: An evaluation of the pathogenesis of the gouty kidney. Kidney International 8 (1975) 65–71

Gill, J.R. jr.: Bartter's syndrome. Ann. Rev. Med. 31 (1980) 405–419

Kelton, J., W.N.Kelley, E.W.Holmes: A rapid method for the diagnosis of acute uric acid nephropathy. Arch. intern. Med. 138 (1978) 612–615

Massry, S.G., E.M.Kaptein: Hypercalcemia and hypocalcemia. In Massry, S.G., R.J.Glassock: Textbook of Nephrology, vol. I. Williams & Wilkins, Baltimore 1983

# Schwangerschaftsnephropathie, EPH-Gestose

*F. Scheler* und *M. H. Weber*

**Definition:** Die Schwangerschaftsnephropathien können grob in 2 Gruppen unterteilt werden:
Bei den *»essentiellen Toxikosen«* handelt es sich um echte Komplikationen der Schwangerschaft ohne vorausgegangene Nieren- oder Hochdruckkrankheit.
Die *»Aufpfropfgestosen«* sind mehr oder weniger dramatische Verschlimmerungen vorbestehender Nieren- oder Hochdruckkrankheiten.
Da in vielen Fällen keine objektivierbaren Untersuchungsbefunde vor der Schwangerschaft vorliegen, ist eine Differenzierung zwischen den einzelnen Formen nicht leicht.

### Häufigkeit und Einteilung

Bei der Schwangerschaftsnephropathie handelt es sich um eine an die Gravidität gebundene spezifische Systemerkrankung. Die Literaturangaben zur Häufigkeit der *Gestose* (Präeklampsie) schwanken, je nach Qualität der Schwangerenvorsorge, zwischen 10 und 20%. Eine *Eklampsie* soll in 0,5–1 pro Mill. aller Geburten auftreten, in unterentwickelten Ländern bis zu 10 pro Mill. Gestose und Eklampsie stehen mit fast 15% in der Bundesrepublik an der Spitze der Ursachen für Müttersterblichkeit.

Hypertonie, Ödeme und Proteinurie sind Hauptsymptome des präeklamptischen Zustandes (sogenannte EPH-Gestose: Edema, Proteinuria, Hypertension). Da jedoch eine Proteinurie auch während normaler Schwangerschaft als Zeichen einer asymptomatischen Bakteriurie auftreten kann und Ödeme bei 80% aller Schwangeren als Folge venöser Abflußbehinderungen durch den graviden Uterus gefunden werden, scheint am ehesten eine Einteilung der Hypertonieformen während der Schwangerschaft für Diagnose und Therapie sinnvoll zu sein:

I. Präeklampsie (Gestose) / Eklampsie,
II. chronische Hypertonie:
  a) essentiell,
  b) renal,
III. chronische Hypertonie mit Aufpfropfgestose,
IV. späte, passagere Hypertonie
  (nach dem Vorschlag des American College of Obstetricians and Gynecologists).

Gestose und Eklampsie können nach klinischen Gesichtspunkten (Schweregrad der Hypertonie und Proteinurie, zentrale Symptome) noch weiter in leichte, mittelschwere und schwere Gestose, drohende Eklampsie (Präeklampsie im engeren Sinne) und Eklampsie eingeteilt werden.

## Normale Veränderungen während der Schwangerschaft

Für die Beurteilung pathologischer Befunde während der Schwangerschaft sind zunächst die *normalen Veränderungen* von Interesse:
Während der Schwangerschaft wird das Gesamtkörperwasser um 8 l (6 l extra-, 2 l intrazelluläre Flüssigkeit) erhöht. Das Plasmavolumen nimmt um 1,2 l, das Herzzeitvolumen um 40% zu. Da die Nierendurchblutung und die glomeruläre Filtrationsrate ebenfalls etwa um 30–40% gesteigert sind, sinkt die Serumkreatininkonzentration ab, so daß hoch normale Werte bereits als Zeichen beginnender Niereninsuffizienz zu werten sind. Die durch die Steigerung der glomerulären Filtrationsrate erhöhten Konzentrationen von Glucose und normalen Serumproteinen im Primärharn können nicht vollständig tubulär rückresorbiert werden und bedingen eine physiologische Schwangerschaftsglukosurie (ca. 350 mg [ca. 2 mmol/24 Std.] beziehungsweise -proteinurie [bis 300 mg/24 Std.]). Ebenfalls gesteigert ist die renale Ausscheidung von Harnsäure und verschiedener Aminosäuren. Das Natrium-Kalium-Gleichgewicht ist trotz gesteigerter Sekretion von Aldosteron und Desoxycorticosteron nicht gestört, weil gleichzeitig der natriuretische Effekt des vermehrt synthetisierten Progesterons zum Tragen kommt.
Die Plasmareninaktivität ist bis zum Schwangerschaftsende erhöht, vorwiegend als Folge der durch Östrogen stimulierten Reninsubstratsynthese in der Leber. Der Blutdruck ist in der ersten Schwangerschaftshälfte eher erniedrigt und steigt dann langsam auf normale Werte an. Bei normaler Schwangerschaft weist das Nierenparenchym keine morphologischen Veränderungen auf. Dagegen sind charakteristischerweise die Nierenkelche, das Nierenbecken und die Harnleiter deutlich erweitert, offenbar unter dem Einfluß des Progesterons, weniger aufgrund des Drucks des

graviden Uterus auf die Ureteren. Diese physiologische Dilatation der harnableitenden Organe begünstigt Infektionen, die über eine asymptomatische Bakteriurie zur Pyelonephritis gravidarum führen können. Ureteren- und Nierenbekkendilatation können unter Umständen bis zu 4 Wochen nach beendeter Schwangerschaft bestehen bleiben.

## Präeklampsie – Eklampsie

**Definition:** Als Präeklampsie (Gestose) wird eine in kurzer Zeit auftretende Blutdrucksteigerung jenseits der 20. Schwangerschaftswoche von systolisch über 30 und diastolisch über 15 mmHg angesehen, besonders wenn es sich um Erstgebärende und Frauen mit familiärer Belastung handelt.

### Klinik

Blutdruckwerte von 140/90 mmHg gelten bereits als erhöht und signalisieren eine gesteigerte Krampfbereitschaft. Eine Proteinurie über 300 mg pro 24 Stunden, exzessive Gewichtszunahmen und generalisierte Ödeme können das Bild der Präeklampsie vervollständigen. Als Warnzeichen müssen erhöhte Serumharnsäurespiegel gelten, die bei Werten über 6 mg/dl (360 µmol/l) eine Gefährdung des Kindes anzeigen sollen. Mit zunehmendem Schweregrad der Gestose treten zentrale Symptome wie Ohrensausen, Augenflimmern, Kopfschmerzen, Erbrechen und gesteigerte Patellarsehnenreflexe auf. Dieser eigentliche präeklamptische Zustand kann in das Vollbild der *Eklampsie* überleiten, die sich durch das Auftreten von tonisch-klonischen Krämpfen manifestiert, gefolgt von einer stuporösen Phase mit gelegentlichem Auftreten von akuten Psychosen.

### Pathophysiologie

Als *wesentliche Ursache* der Präeklampsie und der Eklampsie wird heute eine Störung der uteroplazentaren Funktion diskutiert, wobei eine Minderdurchblutung des uteroplazentaren Blutstromgebietes besonders bei jungen Frauen mit noch nicht vollständig entwickeltem uterinem Gefäßgebiet wesentlich zu sein scheint. Weiterhin werden die Bildung pressorischer Substanzen, immunologische Reaktionen und besonders *intravaskuläre Gerinnungsstörungen* als pathogenetische Faktoren verantwortlich gemacht. *Morphologisch* zeigen präeklamptische Nieren bei normalen glomerulären Basalmembranen starke Schwellungen der Endothel- und Mesangiumzellen, die auf die Phagozytose von Fibrin- und Fibrinogenspaltprodukten zurückzuführen sind. Fibrinspaltprodukte werden auch vermehrt im Urin ausgeschieden. Nieren bei Eklampsie können zusätzlich herdförmige Tubulusnekrosen mit thrombosierten intertubulären Kapillaren zeigen, vereinzelt sogar beiderseitige Nierenrindennekrosen mit Fibrinthromben im gesamten Gefäßgebiet der Nierenrinde. Parallel dazu finden sich Fibrinthromben in Leber- und Hirngefäßen.

## Chronische Hypertonie

Bei Patientinnen mit *chronischer Hypertonie* besteht die Erkrankung meistens als essentielle Hypertonie schon vor der Schwangerschaft. Sekundäre Hypertonien haben häufig renale Ursachen. Hochgradig gefährdet sind Patientinnen mit Phäochromozytom, obwohl vereinzelt auch erfolgreiche Schwangerschaften beschrieben wurden.

### Aufpfropfgestose

Eine präexistente chronische Hypertonie führt während einer Gravidität in 50% der Fälle zu einer *Aufpfropfgestose,* deren Schweregrad mit jeder folgenden Schwangerschaft zunimmt und auch den Hochdruck verschlimmert. (Die Gestose bei Primipara hat im allgemeinen keine anhaltende Blutdruckerhöhung zur Folge.) Liegt eine proliferative Glomerulonephritis als Ursache der Hypertonie vor, muß mit einer raschen Verschlechterung der Nierenfunktion gerechnet werden (Risikoschwangerschaft; s. Tab. **11**).
In einzelnen Fällen wird während der letzten Schwangerschaftsmonate eine *passagere Hypertonie* beobachtet, die etwa 10 Tage post partum nicht mehr nachweisbar ist.

### Therapie

Jede schwere Hochdruckform während der Schwangerschaft muß therapiert werden, da hypertoniebedingte zerebrale Blutungen eine wesentliche Ursache der Müttersterblichkeit darstellen. Als Mittel der Wahl gelten Dihydralazin (Nepresol) oder Methyldopa (Presinol). Die Erfahrungen mit $\beta$-Blockern haben gezeigt, daß in der Schwangerschaft $\beta_1$-Rezeptorenblocker wie Metoprolol (Beloc, Lopresor), Oxprenolol (Trasicor) und Atenolol (Tenormin) vorzuziehen sind. Der Einsatz von Diuretika in der Gravidität ist abzulehnen, läßt sich aber bei schweren Hypertonien mit Lungen- und Hirnödem gelegentlich nicht umgehen. In diesen Fällen sollte einem Schleifendiuretikum (z. B. Furosemid) der Vorzug gegeben werden. Hypertone Krisen lassen sich mit Dihydralazininfusionen gut beherrschen, wirksam ist auch eine Kombination von Diazoxid (Hypertonalum; 5 mg/kg KG) und Furosemid (Lasix). Magnesiumsulfat- (besser: Magnesium-Ascorbinat-)infusionen werden zur Kupierung eklamptischer Krämpfe empfohlen (Wirkung: neuromuskuläre Blockierung, zentrale Sedierung), wobei gleichzeitig der Blutdruck durch Vasodilatation gesenkt wird. Magnesium ist nicht toxisch für den Feten. Die Therapie wird anhand des Patellarsehnenreflexes eingestellt, der bei etwa 10 mval/l (5 mmol/l) $Mg^{2+}$ im Serum verschwindet (toxische Dosis: 12–15 mval/l ≙ 6,0–7,5 mmol/l). Je schwerer die jeweilige Gestoseform ist, desto wichtiger ist eine sorgfältige klinische Überwachung von Mutter und Kind. Treten starke Einschränkungen der Nierenfunktion auf, muß eine Schwangerschaftsunterbrechung vorgenommen werden.

## Nierenerkrankungen während der Schwangerschaft – Schwangerschaft bei Nierenerkrankungen

Als häufigste Nierenerkrankung wird in etwa 5% der Schwangerschaften eine *Pyelonephritis* beobachtet, für die die beschriebenen normalen Nierenveränderungen während der Gravidität (Dilatation der Harnabflußorgane, langsamer Harnabfluß) den idealen Boden darstellen. Von asymptomatischen Bakteriurien, hereditären Fehlbildungen oder chronisch interstitiellen Nephropathien (Diabetes mellitus, Hyperurikämie, Analgetikaabusus, benigne Nephrosklerose) kann unter diesen Umständen leicht eine akute Pyelonephritis gravidarum ausgehen. Da die röntgenologischen und nuklearmedizinischen Untersuchungsmethoden vermieden werden müssen, kann sich die Diagnostik nur auf die klinische Symptomatik (oft spärlich!), Anamnese, Serumkreatinin- und Harnstoffwerte, Keimzählung im Urin, $\beta_2$-Mikroglobulin und eventuell den Antibody-Coated-Bacteria-Test zur Lokalisierung der Infektion stützen. Therapeutisch sollten nach Resistenzbestimmung Antibiotika mit der geringsten Teratogenität eingesetzt werden, z. B. Ampicillin oder Cefalosporine, wobei in unkomplizierten Fällen auch eine Einzeittherapie (single-dose therapy) erwogen werden kann. Rezidive und Reinfektionen sind häufig, sie sollten unbedingt bis zur dauerhaften Keimfreiheit des Urins behandelt werden. Bei *chronischen Pyelonephritiden* mit Nierenfunktionseinschränkung, die während einer Gravidität entdeckt werden, ist von weiteren Schwangerschaften abzuraten.

Eine *akute endokapilläre Glomerulonephritis* wird in der Schwangerschaft selten gesehen, gefährdet aber bei ihrem Auftreten das Leben von Mutter und Kind. Die diagnostische Abgrenzung gegenüber der Präeklampsie beruht auf dem Nachweis einer Hämaturie und eines erhöhten Antistreptolysintiters.

Schwangerschaften bei *chronischer Glomerulonephritis* (glomeruläre Minimalveränderungen, geringgradige mesangioproliferative Glomerulonephritis) können bei wenig eingeschränkter Nierenfunktion und fehlender Hypertonie komplikationslos verlaufen, obwohl das Gestoserisiko um etwa ⅓ erhöht ist. Mit steigenden Retentionswerten (Serumkreatinin über 3 mg/dl [265 µmol/l]), zunehmender Proteinurie und Hypertonie steigen die fetale Mortalität und das Risiko einer Nierenfunktionsverschlechterung mit Aufpfropfgestose derart an, daß unbedingt ein Schwangerschaftsabbruch oder wenigstens eine vorzeitige Entbindung angestrebt werden müssen. Bereits vor der 28. Woche gefährden Azotämie, Plazentainfarkte und -insuffizienz das Leben des Kindes. Einen Anhalt für die Schwangerschaftsrisiken aus nephrologischer Sicht gibt die Tab. **11**.

Tabelle **11** Kriterien für eine Schwangerschaftsberatung aus nephrologischer Sicht

| Kreatinin $C_{Krea}$ | Proteinurie | Hypertonie | |
|---|---|---|---|
| N | Ø | Ø | Schwangerschaft vertretbar, Risiko gering |
| N | + | Ø | |
| N | Ø | + | Schwangerschaft mit Risiko, Gefahr der Aufpfropfgestose |
| N | + | + | |
| + | Ø | Ø | Schwangerschaft kaum vertretbar, erhöhte Gefahr der Aufpfropfgestose |
| + | + | Ø | |
| + | Ø | + | |
| + | + | + | Schwangerschaft nicht vertretbar |

Ein *nephrotisches Syndrom* ohne wesentliche Nierenfunktionseinschränkung erfordert nicht grundsätzlich einen therapeutischen Abort, da offenbar keine Häufung thromboembolischer oder infektiöser Komplikationen auftritt.

In der ersten Schwangerschaftshälfte kann es durch septischen Abort, in der zweiten Hälfte durch Eklampsie und vorzeitige Plazentalösung zum *akuten Nierenversagen* kommen, das eventuell den Einsatz von Hämofiltration oder -dialyse erfordert. Ebenso gefürchtet ist das postpartale Nierenversagen bei atonischer Nachblutung. Vereinzelt wird von Schwangerschaften unter chronischer *Hämodialysetherapie,* häufiger nach *Nierentransplantationen* berichtet. Während viele Patientinnen mit schwerer Niereninsuffizienz amenorrhoisch sind, scheint besonders die Nierentransplantation wieder zu normalen Menstruationszyklen zu führen. Wegen der chronischen immunsuppressiven Therapie und der möglichen Funktionsverschlechterung des Transplantats während und nach der Gravidität sollten jedoch Schwangerschaften nach Möglichkeit vermieden werden.

**Merke:** Bei Nieren- und Hochdruckkrankheiten besteht in jeder Phase der Schwangerschaft die Gefahr einer verstärkten Ödembildung, Proteinurie und Hypertonie, wobei sich die Nierenfunktion verschlechtern kann (Aufpfropfgestose). Darüber hinaus besteht die Gefahr einer Fehlgeburt. Wenn die genannten Symptome ohne vorbestehende Nieren- oder Hochdruckkrankheit vorwiegend gegen Ende der Schwangerschaft auftreten, spricht man von essentieller Toxikose, deren Prognose nach Beendigung der Schwangerschaft in aller Regel günstig ist; danach werden in aller Regel keine dauerhaften Nierenfunktionsstörungen beobachtet.

## Weiterführende Literatur

Bear, R. A.: Pregnancy in patients with renal disease. Obstet. and Gynec. 48 (1976) 13–18
Bear, R. A.: Pregnancy in patients with chronic renal disease. CMA Journal 18 (1978) 663–664
Beller, F. K., I. MacGillivray: Hypertensive Disorders in Pregnancy. Thieme, Stuttgart 1978
Budde, E., Ch. Herrmann, E. Scholz et al.: Nachweis antikörperbeladener Bakterien im Urin Schwangerer. Zbl. Gynäk. 99 (1977) 769–775
Edel, H. H.: Indikation zum Schwangerschaftsabbruch bei Nierenerkrankungen und Hypertonie. Nieren- und Hochdruckkrankheiten 9 (1980) 93–97
Friedberg, V.: Die Ursachen des Schwangerschaftshochdrucks. Nieren- und Hochdruckkrankheiten 9 (1980) 60–64
Girndt, J.: Schwangerschaft und Niere. In Bock, H. E., W. Gerock, F. Hartmann: Klinik der Gegenwart. Urban & Schwarzenberg, München 1982 (E 329–346)
Girndt, J.: Ovulationshemmer, Hypertonie und Nephrosklerose. Thieme, Stuttgart 1978
Kaulhausen, H.: Klinik und Therapie der Gestose (Präeklampsie). Nieren- und Hochdruckkrankheiten 9 (1980) 65–72
Kramer, P., J. Girndt: Hypertonie und Nephropathie während der Schwangerschaft und unter Einnahme von Ovulationshemmern. Med. Klin. 73 (1978) 967–977
Petri, E.: Nierenerkrankungen während der Schwangerschaft. Gynäkologe 12 (1979) 24–34
Scheler, F., H.-J. Gröne: Hypertonie in Klinik und Praxis. Schattauer, Stuttgart 1980
Vassalli, P., R. H. Morris, R. T. McCluskey: The pathologic role of fibrin deposition in the glomerular lesions of toxemia of pregnancy. J. exp. Med. 118 (1963) 467–477

# Nephropathien bei Paraproteinämien

*F. Scheler* und *M. H. Weber*

**Definition:** Bei den verschiedenen Typen von Plasmazellerkrankungen wird ein pathophysiologischer Mechanismus beobachtet, der allen Krankheitsformen gemeinsam ist: Eine einzelne, differenzierte Plasmazelle bildet in kurzer Zeit große Mengen von Tochterzellen (Klon), die im Übermaß das für diesen Zellklon typische Immunglobulin (sogenanntes Paraprotein) synthetisieren. Die wichtigste Krankheitseinheit bildet dabei das *Plasmozytom* (multiples Myelom, Morbus Kahler), eng verwandt damit sind die *Makroglobulinämie Waldenström,* die idiopathische monoklonale Gammopathie, die »Schwere-Ketten-Erkrankung« (heavy-chain-disease) und die *primäre Amyloidose.* Eine im Verlauf dieser Erkrankungen nicht seltene Nierenbeteiligung beeinflußt in den meisten Fällen erheblich die Prognose.

### Physiologie

Im normalen Organismus produzieren immunkompetente Plasmazellen nach ihrer Differenzierung aus den Knochenmarkstammzellen (B-Zellen) ein Spektrum von Immunglobulinen, welche jeweils aus zwei »schweren« (= H, heavy; Molekulargewicht 50000) und zwei »leichten« (= L, light; Molekulargewicht 22000) Eiweißketten bestehen. Nach dem Typ der H-Kette unterscheidet man 5 Immunglobulinklassen, IgG, IgA, IgM, IgD und IgE. Die leichten Ketten gehören entweder dem Kappa- oder dem Lambda-Typ an. Wegen einer leichten Überschußproduktion werden im Normalurin täglich etwa 10 mg L-Ketten beider Typen ausgeschieden.

## Plasmozytom

**Definition:** Die als Plasmozytom bezeichnete disseminierte Plasmazellneoplasie geht mit Zerstörung der Knochenstruktur, Knochenmarksdepression, Hyperkalzämie, rekurrenten Infekten und Nierenschädigung einher.

### Häufigkeit

Männer im mittleren und hohen Lebensalter sind von der Erkrankung bevorzugt betroffen. Die Häufigkeit einer Nierenbeteiligung bei Plasmozytom zeigt sich darin, daß bei 60–80% der Patienten eine Proteinurie gefunden wird.

### Pathologische Anatomie

In den Nieren werden kontinuierlich große Mengen vollständiger Paraproteine oder deren L-Ketten (= Bence-Jones-Protein) angeschwemmt, welche glomerulär filtriert werden müssen. Dadurch erschöpft sich der tubuläre Resorptionsmechanismus für Eiweiße, so daß die distalen Tubuli mit Bence-Jones-Protein-haltigen, lamellierten Zylindern verstopft werden. Als Folge davon dilatieren die Tubuli, die Epithelzellen flachen ab und veröden. Die Glomerula sind gewöhnlich nicht wesentlich verändert, es sei denn, daß eine Amyloidose auftritt. Das Interstitium kann Infiltrationen von Myelomzellen oder chronischen Entzündungszellen aufweisen.

### Klinik

Hyperkalzämie, Hyperurikämie, Hyperviskosität, Amyloidose oder Infiltration des Niereninterstitiums mit Plasmazellen können per se zum Nierenversagen führen.
Es gibt experimentelle Hinweise, daß die L-Ketten eine direkt toxische Wirkung auf die Tubulusstruktur und -funktion ausüben und obendrein auch – analog zu anderen nephrotoxischen Substanzen – von den peritubulären Kapillaren aus ins Lumen sezerniert werden. Dieser Vorgang kann bei reduzierter, glomerulärer Filtrationsrate infolge Hyperviskosität oder Dehydratation (Röntgenkontrastmittelgabe bei Infusionsurogramm) von Bedeutung für die Auslösung des akuten Nierenversagens sein.

### Therapie und Prognose

Die Behandlung der Grundkrankheit mit alkylierenden Substanzen (z. B. Vincristin, Alkeran, Endoxan) in Kombination mit Kortikosteroiden vermag die Synthese der Paraproteine zu vermindern und dadurch eine chronische Nierenfunktionsstörung zum Stillstand zu bringen. Ein zu aggressives therapeutisches Vorgehen kann jedoch den Organismus durch den akuten Untergang einer Vielzahl von Plasmazellen zusätzlich mit gro-

ßen Mengen an Paraproteinen überschwemmen, so daß die Therapie selbst ein akutes Nierenversagen zur Folge haben kann. Beim akuten Nierenversagen hat sich die rasche Entfernung der Paraproteine aus dem Blut mit Hilfe der Plasmapherese als günstig herausgestellt. In Kombination mit einer antineoplastischen Chemotherapie kann dieses Verfahren die Prognose des akuten Nierenversagens bei Plasmozytom verbessern.
Bei vielen Patienten schreitet die chronische Niereninsuffizienz langsam bis ins terminale dialysepflichtige Stadium fort, in dem die Nierenfunktion auch durch Chemotherapie nicht mehr verbessert werden kann.

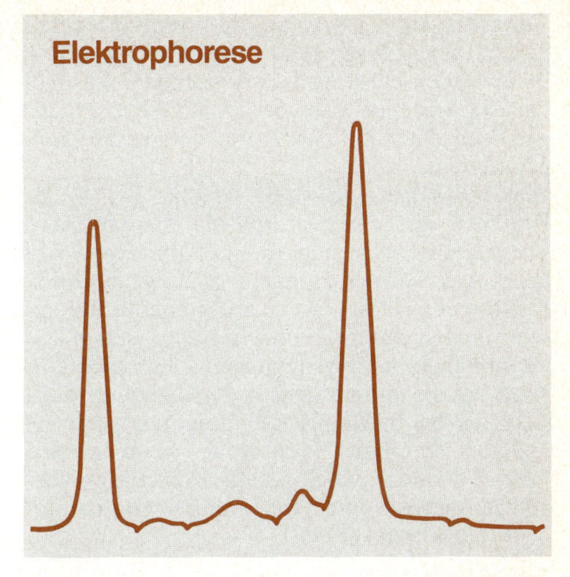


Abb. **26** Serumelektrophorese bei Plasmozytom. Typischer schmaler, hoher Gipfel eines monoklonalen Immunglobulins im Bereich der $\gamma$-Globuline

## Makroglobulinämie Waldenström

**Definition:** Die Makroglobulinämie Waldenström ist gekennzeichnet durch das Auftreten eines monoklonalen Antikörpers vom IgM-Typ.

### Pathologische Anatomie

Im Gegensatz zum Plasmozytom zeigen die Nieren bei Makroglobulinämie glomeruläre Veränderungen. Verdickung der Basalmembran, interkapilläre Glomerulosklerose und hyaline, IgM-haltige Thromben in den Kapillarschlingen sind häufige morphologische Befunde. Das Niereninterstitium ist infiltriert von lymphoiden Zellen des Knochenmarks.

### Klinik

Wegen der im allgemeinen relativ niedrigen Proteinausscheidung im Urin kann eine Nephropathie klinisch lange Zeit inapparent bleiben. Eine chronische Niereninsuffizienz entwickelt sich seltener als beim Plasmozytom.

### Diagnostisches Vorgehen

Neben einem Myelomgradienten in der Serumelektrophorese (Abb. **26**) wird in vielen Fällen eine mäßige Proteinurie, zuweilen vom Bence-Jones-Typ (L-Ketten), beobachtet.

### Therapie und Prognose

Die Behandlung der Grunderkrankung kann wie beim Plasmozytom eine bereits bestehende Nierenfunktionsstörung verbessern.

**Merke:** Paraproteine sind potentiell nephrotoxisch. Sie können sowohl akute Nierenversagen als auch chronische tubulointerstitielle Schädigungen hervorrufen. Beim IgM-Paraprotein (Morbus Waldenström) ist darüber hinaus mit glomerulären Veränderungen zu rechnen.

## Lymphoretikuläre Erkrankungen

Von allen Neoplasien, die die Nieren beeinträchtigen, stehen die Leukämie und Lymphome an erster Stelle. Die Nieren können auf sehr unterschiedliche Weise geschädigt werden:
1. durch Organinfiltration,
2. durch Tumorstoffwechselprodukte und
3. durch immunologische Phänomene, die entweder aus der Leukämie bzw. dem Lymphom resultieren oder sie begleiten.

### Klinik und Pathophysiologie

*Hyperkalzämie* als Folge gesteigerter Knochenresorption führt häufig sekundär zu chronischer Niereninsuffizienz. Im Vordergrund der klinischen Erscheinungen stehen jedoch zentralnervöse und gastrointestinale Symptome.
Bei ⅔ der Patienten mit Morbus Hodgkin, Retikulumzellsarkom und Lymphosarkom erfolgt eine *lymphoretikuläre Infiltration* in die Nieren, die renalen Gefäße und die Ureteren. Bei 10% dieser Patienten tritt eine Hydronephrose auf. Die infiltrierten Nieren sind als große, schmerzhafte Resistenzen tastbar.
*Harnsäure,* Endprodukt des gesteigerten Nukleinsäurekatabolismus, ist in konzentriertem und saurem Urin schlecht löslich. Sie begünstigt durch Auskristallisation in den Tubuli ein chronisches Nierenversagen. Ein Leukozytensturz unter der Behandlung mit zytotoxischen Substanzen kann zu extrem hohen Harnsäurekonzentrationen im Serum führen, die ein akutes Nierenversagen zur Folge haben.

*Lactatazidose, Lysozymurie* in Verbindung mit *Hypokalämie, Hyponaträmie* und *Hyperphosphatämie* werden ebenfalls in wechselndem Ausmaß bei verschiedenen lymphoretikulären Erkrankungen beobachtet und können zu Nierenschädigungen führen.

Eine *sekundäre Amyloidose* wird bei 3–11% der Patienten mit *Morbus Hodgkin* diagnostiziert. Die Vergesellschaftung von *nephrotischem Syndrom* und Morbus Hodgkin ist lange bekannt. Elektronenmikroskopische und immunhistologische Untersuchungen konnten bisher jedoch keine Immunglobulinablagerungen an der glomerulären Basalmembran sichern. Im Gegensatz dazu steht die Beobachtung, daß Tumorantigene bei anderen Neoplasien (Bronchial-, Mamma- und Uteruskarzinom) über renale Immunkomplexablagerungen zu einer membranösen Glomerulonephritis führen können.

## Weiterführende Literatur


Defronzo, R.A., R.L. Humphrey, J.R. Wright, C.R. Cooke: Acute renal failure in multiple myeloma. Medicine 54 (1975) 209–223

Hilschmann, N., H.U. Barnikol, H. Kratzin et al.: Genetic determination of antibody specificity. Naturwissenschaften 65 (1978) 616–639

Misani, R., G. Remuzzi, T. Bertani et al.: Plasmapheresis in the treatment of acute renal failure in multiple myeloma. Amer. J. Med. 66 (1979) 684–688

Morel-Maroger, L.: Pathology of the kidney in Waldenström's macroglobulinemia. New Engl. J. Med. 283 (1970) 123–129

Ooi, B.S., A.J. Pesce, V.E. Pollak et al.: Multiple myeloma with massive proteinuria and terminal renal failure. Amer J. Med. 52 (1972) 538–546

Salmon, S.E., M. Seligman: B-Cell neoplasia in man. Lancet 1974 II, 1230–1233

Waldenström, J.: Diagnosis and Treatment of Multiple Myeloma. Grune & Stratton, New York 1970 (p. 196–203)

Zlotnick, A., E. Rosenmann: Renal pathologic findings associated with monoclonal gammopathies. Arch. intern. Med. 135 (1975) 40–45

# Nierenamyloidose

*F. Scheler* und *M. H. Weber*

**Definition:** Die Amyloidose ist gekennzeichnet durch die Einlagerung einer homogenen Eiweißsubstanz in die inneren Organe, wobei neben Herz, Magen-Darm-Trakt, Gelenken, Zunge und Nerven vorwiegend die Nieren betroffen sind. Primäre Amyloidosen (AL-Protein) haben keine nachweisbar entzündliche Grundlage. Sie werden etwa bei 15% der Patienten mit Plasmozytom oder Makroglobulinämie Waldenström beobachtet. Sekundäre Amyloidosen (AA-Protein) können in der Folge chronischer Infektionen oder Entzündungen wie Tuberkulose, Osteomyelitis, rheumatoide Arthritis, familiäres Mittelmeerfieber oder Lepra auftreten.

## Pathologische Anatomie

Die *Nierenamyloidose* manifestiert sich pathologisch-anatomisch in den meisten Fällen in Form von großen, weißlich-grauen Nieren von fester Konsistenz. Seltener werden Amyloidschrumpfnieren mit eingezogener Oberfläche gefunden.
Die Schnittfläche des Präparates ist wachsartig, in kleinen und großen Nierenvenen finden sich nicht selten ausgedehnte Thrombosen. Glomeruläre Amyloidablagerungen stehen histologisch im Vordergrund: Umwandlung der Glomerula in hyaline, kugelförmige Gebilde (Ähnlichkeit mit der diabetischen Glomerulosklerose), diffuse, mesangiale Ablagerungen und unregelmäßige Basalmembranverdickung. Auch die Vasa afferentia und efferentia (Intima und Adventitia) sowie die Tubuluszellen und das peritubuläre interstitielle Gewebe sind von den Amyloidablagerungen betroffen. Die Tubuluslumina können hyaline Zylinder enthalten.

## Pathophysiologie und Klinik

In vielen Fällen ist eine langjährige Proteinurie das einzige Symptom der Nierenamyloidose. Je nach Grundkrankheit zeigt die übrige klinische Symptomatik ein sehr buntes Bild. Funktionsstörungen anderer, amyloidspeichernder Organe (Leber, Magen-Darm-Trakt) können dabei ganz im Vordergrund stehen und die Nierenbeteiligung überdecken.
Das Fortschreiten der Proteinurie kann nach einigen Jahren das Vollbild eines nephrotischen Syndroms mit Ödemen, Dysproteinämie und Hyperlipoproteinämie hervorrufen. Unter weiterer Ablagerung von Amyloid in der Niere entwickelt sich langsam eine chronische, zunächst noch kompensierte Niereninsuffizienz (nicht selten durch eine Hypertonie oder eine Nierenvenenthrombose kompliziert), die schließlich in das terminale dialysepflichtige Stadium mündet. Selten wird die Entwicklung eines renalen Diabetes insipidus beobachtet, als dessen Ursache Resorptionsstörungen infolge Amyloidablagerung in den Sammelrohren und Vasa recta des Nierenmarks diskutiert werden.

## Diagnostisches Vorgehen

Die Diagnose erfolgt lichtmikroskopisch anhand einer Rektumbiopsie, wobei die Amyloidablagerungen in der Kongo-Rot-Färbung unter polarisiertem Licht eine charakteristische grüne Doppelbrechung zeigen. Die elektrophoretische Analyse des Urins zeigt ein unselektives Proteinuriemuster, wobei auch Bence-Jones-Proteine nachgewiesen werden können.

## Therapie und Prognose

Eine spezifische Therapie der Amyloidose ist nicht bekannt. Remissionen wurden bei sekundärer Amyloidose beobachtet, wenn die Grunderkrankung zur Ausheilung gebracht wurde. Erfolgreiche Nierentransplantationen wurden beschrieben. Eine Behandlung der primären Amyloidose mit Zytostatika (Melphalan) wurde bisher in wenigen Untersuchungen als erfolgreich beschrieben. Vereinzelte Therapieversuche mit Dimethylsulfoxid (DMSO; 5–15 mg/die) sollen ermutigend verlaufen sein. Diese Substanz verbessert in vitro die Löslichkeit der Amyloidfibrillen. Die Fünfjahresüberlebensrate der primären Amyloidose soll unter 20% liegen. Spontanremissionen dieser Form sind äußerst selten.

**Merke:** Bei Proteinurie bzw. bei nephrotischem Syndrom muß stets auch an eine Nierenamyloidose gedacht werden. Die Diagnose »Amyloidose« läßt sich häufig durch Rektumbiopsie sichern, so daß nicht immer eine Nierenbiopsie nötig ist. Die im Rahmen der Nierenamyloidose auftretende Niereninsuffizienz bestimmt meist das Schicksal der Patienten, unabhängig von einer vorhandenen Grundkrankheit. Trotzdem sollte bei der sekundären Amyloidose der Versuch gemacht werden, die Grundkrankheit zu behandeln. Eine aussichtsreiche Therapie der primären Amyloidose ist zur Zeit nicht bekannt.

### Weiterführende Literatur

Dikman, S.H., T.Kahn, D.Gribetz, J.Churg: Resolution of renal amyloidosis. Amer. J. Med. 63 (1977) 430–433

Franklin, E.C.: Some unsolved problems in the amyloid diseases. Amer. J. Med. 66 (1979) 365–367

Glenner, G.G.: Amyloid deposits and amyloidosis. The β-fibrilloses. New Engl. J. Med. 302 (1980) 1283–1292 (Part I), New Engl. J. Med. 302 (1980) 1333–1343 (Part II)

Kyle, R.A., E.D.Bayrd: Amyloidosis: review of 236 cases. Medicine 54 (1975) 271–299

Watanabe, T., T.Saniter: Morphological and clinical features of renal amyloidosis. Virchows Arch. path. Anat. 366 (1975) 125

Wegelins, O., A.Pasternak: Amyloidosis. Proceedings of the fifth Sigrid Jusélius Foundation Symposium. Academic Press, London 1976

# Nephropathie bei Sarkoidose

*F. Scheler* und *M. H. Weber*

**Definition:** Die Sarkoidose (Morbus Boeck) ist eine Systemerkrankung unbekannter Ätiologie, die durch das Auftreten nichtverkäsender Epitheloidzellgranulome in verschiedenen Organen gekennzeichnet ist.

## Häufigkeit

Bei der Erkrankung läßt sich keine Geschlechtsbevorzugung erkennen, die Erstmanifestation liegt in den meisten Fällen unter 40 Jahren.

## Klinik und pathologische Anatomie

Obwohl sich die Erkrankung vorwiegend an den intrathorakalen Organen (Lunge, perihiläre Lymphknoten), Haut, Augen (Heerfordt-Syndrom), Leber und Milz manifestiert, wird in etwa 13% der Erkrankungsfälle eine *Nierenbeteiligung* beobachtet. Meistens handelt es sich dabei um eine chronische, teils granulomatöse, *interstitielle Nephritis. Nephrolithiasis* und *Nephrokalzinose* werden als Folge der bei Sarkoidose in etwa 11% auftretenden Hyperkalzämie ebenfalls beobachtet. Dagegen sind erst in neuerer Zeit wenige Patienten mit *glomerulären Entzündungen* beschrieben worden, wobei es sich vorwiegend um *membranöse,* weniger um *mesangial-proliferierende Glomerulonephritisformen* handelte. Entlang der kapillären Basalmembran und im Mesangium waren immunhistologisch granuläre Ablagerungen von IgG, IgA und C3 nachweisbar, wodurch eine Immunkomplexgenese der genannten Glomerulonephritiden wahrscheinlich wird.

## Immunologie

Patienten mit aktiver (akuter und chronischer) Sarkoidose weisen eine erheblich verminderte Reaktionsfähigkeit des zellulären Immunsystems auf. Die Anzahl der thymusabhängigen (T-)Lymphozyten im peripheren Blut ist erniedrigt. Im Gegensatz dazu findet sich eine erhöhte B-Zellaktivität (humorales Immunsystem), die sich in hohen Serumimmunglobulintitern, der Gegenwart von Autoantikörpern und zirkulierenden Immunkomplexen ausdrückt. Je nach Löslichkeit der Immunkomplexe kann sich eine membranöse oder proliferative Glomerulonephritis als Sekundärerkrankung ausbilden.

## Diagnostisches Vorgehen

Der Kveim-Siltzbach-Hauttest ist bei ⅘ der Patienten positiv. Bei ⅔ der Patienten wird ein negativer Tuberkulintest als Ausdruck einer Unterdrückung der Hypersensitivität vom verzögerten Typ gefunden. Eine (passagere) Hyperkalzämie wird bei 1/10 der Patienten beobachtet.

## Verlaufsparameter

Der klinische Verlauf der jeweiligen Nephropathie ist eng an die entzündliche Aktivität der Sarkoidose gekoppelt. Als Verlaufsparameter bietet sich neuerdings die Bestimmung des Angiotensin-Converting-Enzyms (ACE) an, dessen Titer sehr genau die entzündliche Aktivität der Sarkoidose anzeigt und ein sicherer Maßstab für die Effektivität einer Kortikosteroidtherapie sein soll. Die Konversion von Angiotensin I in das aktive Angiotensin II gilt als eine der wichtigsten metabolischen Funktionen der Lunge. Obwohl es bisher keine sicheren Erklärungen für die erhöhten Serum-ACE-Spiegel bei aktiver Sarkoidose gibt, erscheint eine immunologische Steuerung der vermehrten Enzymproduktion und -freisetzung im Rahmen der Grunderkrankung denkbar.

## Therapie

Bei aktiver Sarkoidose ist eine Behandlung mit Kortikosteroiden die Therapie der Wahl.

## Prognose

4% der Sarkoidose-Patienten versterben an unmittelbaren respiratorischen bzw. myokardialen Komplikationen der Erkrankung. Das Wiederauftreten einer renalen Sarkoidose nach erfolgreicher Nierentransplantation wurde beobachtet.

**Merke:** Nephrolithiasis, Nephrokalzinose und interstitielle Nephritis sowie gelegentlich Glomerulonephritisformen sind charakteristische renale Komplikationen der Sarkoidose, die jedoch nur selten deren Krankheitsverlauf beeinflussen.

## Weiterführende Literatur

Ashutosh, K., J. F. H. Keighley: Diagnostic value of serum angiotensin converting enzyme activity in lung diseases. Thorax 31 (1976) 552–557

Briner, J., J. Gartmann: Glomerulonephritis bei Sarkoidose. Schweiz. med. Wschr. 108 (1978) 401–406

Coburn, J. W., C. Hobbs, G. S. Johnson et al.: Granulomatous sarcoid nephritis. Amer. J. Med. 42 (1967) 273–283

Daniele, R. P., J. H. Dauber, M. D. Rossmann: Immunologic abnormalities in sarcoidosis. Ann. intern. Med. 92 (1980) 406–416

DeRemee, R. A., M. S. Rohrbach: Serum angiotensin-converting enzyme activity in evaluating the clinical course of sarcoidosis. Ann. intern. Med. 92 (1980) 361–365

Lieberman, J.: Elevation of serum angiotensin-converting-enzyme (ACE) level in sarcoidosis. Amer. J. Med. 59 (1975) 365–372

McCoy, R. C., C. C. Fisher: Glomerulonephritis associated with sarcoidosis. Amer. J. Pathol. 68 (1972) 339–353

Siltzbach, L. E.: Seventh international conference on sarcoidosis and other granulomatous disorders. Ann. N. Y. Acad. Sci. 278 (1976)

# Toxische Nierenschäden

*H. V. Henning*

**Definition:** Unter dem Begriff »toxische Nierenschäden« (oder »toxische Nephropathie«) subsumiert man alle akuten oder chronischen, durch exogene Substanzen unterschiedlichster chemischer Natur verursachten Störungen der strukturellen Integrität und/oder der exkretorischen, endokrinen und metabolischen Funktionen der Niere. Für diese Begriffsbestimmung ist es gleichgültig, um welche Art nephrotoxischer Substanzen es sich handelt (Medikamente, Chemikalien, Industrie- und Umweltgifte usw.) und auf welche Weise sie in den Organismus gelangen (orale Zufuhr, Injektionen, Inhalation usw.). Die außerordentlich große Zahl potentiell nephrotoxischer Substanzen läßt sich aufgrund ihrer unterschiedlichen Wirkungsmechanismen in Stoffgruppen differenzieren.

## Pathomechanismen

Die Zahl der Substanzen und Pharmaka, die eine wie auch immer geartete nephrotoxische Wirkung entfalten können, ist Legion. Die Empfindlichkeit der Nieren gegenüber den Einflüssen verschiedenster Noxen (Medikamente und deren Metabolite, Umweltgifte, industrielle Schadstoffe, Suchtgifte usw.) ist nicht allein durch den hohen renalen Blutfluß erklärt, sondern auch durch die mannigfachen spezifischen Mechanismen, die derartige Substanzen durch die Tubulusmembran transportieren. Die intrarenale Konzentration nephrotoxischer Stoffe kann ansteigen, wenn die Rate der Wasserrückresorption jene der betreffenden Substanzen übersteigt oder wenn Transportprozesse selbst derartige Substanzen in die tubuläre Flüssigkeit oder die Tubuluszellen einschleusen. Hinzu kommt, daß durch die zahlreichen mikrosomalen Tubulusenzyme anflutende Pharmaka (z. B. Salizylate, Cephaloridin) in toxische Metaboliten ungewandelt werden. Schließlich spielen noch weitere Faktoren wie Plasmaproteinbindung, Urinflußrate und Harn-pH eine Rolle.

Im wesentlichen sind es 3 Reaktionsmechanismen, die das Spektrum toxischer Nierenschäden charakterisieren:

1. Toxische Reaktion als Folge einer Überdosierung. Nicht selten sind diese Schäden darauf zurückzuführen, daß bei bereits eingeschränkter Nierenfunktion die Notwendigkeit einer *Dosisreduktion* nicht beachtet wurde. Dieses Problem ist besonders bei *älteren* Patienten mit eingeschränkter glomerulärer Filtrationsrate von Bedeutung.
2. Renale Schäden im therapeutischen Dosisbereich als Ausdruck einer sekundär pharmakologischen Nebenwirkung (z. B. β-Sympatholytika wie Propranolol).
3. Renale Schäden im Rahmen einer Hypersensitivitätsreaktion (z. B. Methicillin-Nephritis).

Bei toxischen Nierenschäden ist auch an Umwelt- und Industriegifte (z. B. Blei, Cadmium), in der Landwirtschaft verwendete Substanzen, Insektizide und Herbizide (DDT, akutes Nierenversagen nach Paraquat-Intoxikation) sowie berufliche Expositionen (Blei, Kohlenwasserstoffexposition bei Patienten mit Goodpasture-Syndrom) zu denken.

### Einteilung nephrotoxischer Substanzen

Nephrotoxische Substanzen lassen sich je nach ihrem Wirkungsmuster in Gruppen unterteilen:

a) direkt toxische Substanzen, die als *Zellgift* wirken (z. B. Quecksilbersalze, Tetrachlorkohlenstoff),
b) sensibilisierende Substanzen, die zu *Hypersensitivitätsreaktionen* führen (z. B. Methicillin, Penicillin, Rifampicin),
c) Substanzen, die *metabolische Prozesse* (Calcium-Phosphathomöostase, Kaliumhaushalt oder Gerinnungsvorgänge) beeinflussen können (z. B. Vitamin D und seine Metaboliten, Diuretika, Zytostatika),
d) kumulativ wirkende Substanzen, die eine *protrahierte Parenchymdestruktion* bewirken (z. B. Analgetika-Nephropathie nach Phenacetin-Abusus).

Die wichtigsten potentiell nephrotoxischen Substanzen sind in Tab. **12** zusammengestellt.

### Direkt toxische Substanzen

Die direkt toxischen Substanzen verursachen Zellnekrosen hauptsächlich im Bereich des proximalen Tubulus. Tubuläre Partialstörungen wie Aminoazidurie oder Glukosurie bis zu erheblichem Abfall der glomerulären Filtrationsrate und

Tabelle **12** Wichtige potentiell nephrotoxische Substanzen (nach Appel u. Neu)

| Substanz | Klinik | Morphologischer Befund |
|---|---|---|
| **Metalle** | | |
| Quecksilber, Wismut, Blei, Cadmium, Platin, Lithium | Oligoanurie | Akute Tubulusnekrose |
| Gold | Nephrot. Syndrom | Allerg. Glomerulonephritis |
| Thallium | Proteinurie, Hämaturie | Interst. Nephritis |
| **Lösungsmittel** | | |
| $CCl_4$, $C_2H_2Cl_4$, $CH_3OH$ | Oligoanurie | Akute Tubulusnekrose |
| **Glykole** | | |
| Äthylenglykol | Oligoanurie, Somnolenz, kardiopulmonale Läsionen | Akute Tubulusnekrose |
| Propylenglykol | Oligoanurie, Hämolyse | Akute Tubulusnekrose |
| **Röntgenkontrastmittel** | | |
| Organ. Jodide, Bunamiodyl | Oligoanurie | Akute Tubulusnekrose |
| Jod, Thiouracil | Proteinurie, Hämaturie | Periarteriitis-nodosa-Syndrom |
| **Antibiotika** | | |
| Penicillin, Methicillin | Hämaturie, Proteinurie, Azotämie | Interstit. Nephritis, Tubulusschäden, hypersensitive Angiitis, fokale nekrotisierende Glomerulitis |
| Ampicillin | Erythrozyturie, Niereninsuffizienz | Allerg. akute interstit. Nephritis |
| Cefaloridin | Proteinurie, Niereninsuffizienz | Tubulusschädigung |
| Cefalothin + Gentamicin | Akute Niereninsuffizienz | Tubulointerstitielle Schäden |
| Rifampicin | Akute Niereninsuffizienz | Immunkomplexnephritis, tubulointerstitielle Schädigung |
| Amphotericin B | Oligoanurie, Hypokaliämie | Tubulusdegeneration, peritubuläre Fibrose, prolif. Glomerulonephritis |
| Bacitracin, Viomycin, Neomycin | Oligoanurie | Tubulusschäden |
| Kanamycin, Polymyxin B, Colistin | Harnkonzentrations-einschränkung, Niereninsuffizienz | |
| Amikacin, Sisomicin, Streptomycin, Tobramycin | Proteinurie | Akute Tubulusnekrose Abfall der GFR |
| Sulfonamide (Sulfathiazol) | Hämaturie, Proteinurie, Cligoanurie | Akute hypersensitive Angiitis, fokale Glomerulitis, interstit. Nephritis, Tubulusnekrose |
| Sulfamethoxazol + Trimethoprim | Niereninsuffizienz | Tubulusschädigung mit interstit. Nephritis |
| **Antihypersensiva** | | |
| Hydralazin | Proteinurie | Lupus-erythematodes-Syndrom |
| Captopril | Niereninsuffizienz | |

*akutem Nierenversagen* kennzeichnen das klinische Bild. Außer Schadstoffen wie Tetrachlorkohlenstoff, Trichloräthylen, Glykolen, Quecksilbersalzen oder Arsen sind als Ursache der *akuten Tubulusnekrose* einige wichtige *Medikamente* von Bedeutung:

Aminoglykoside,
Cephaloridin,
Tetrazykline,
Amphotericin B,
Colistin,
Bacitracin,
Polymyxin B,
Sulfonamide,
Röntgenkontrastmittel,
Quecksilberdiuretika,
Phenylbutazon.

Tabelle **12** (Fortsetzung)

| Substanz | Klinik | Morphologischer Befund |
|---|---|---|
| **Andere Pharmaka und Substanzen** | | |
| Kresol, Phenol, Chinin | Oligoanurie, Hämolyse | |
| Kaliumbichromat | Oligoanurie | Akute Tubulusnekrose |
| Knollenblätterpilzgift | Oligoanurie | Akute Tubulusnekrose |
| Schlangengift | Oligoanurie, Proteinurie | Akute Tubulusnekrose Nierenrindennekrose |
| DDT | Oligoanurie | Akute Tubulusnekrose |
| Alkaliseifen | Oligoanurie, Hämolyse | Akute Tubulusnekrose |
| Phenylbutazon | Oligoanurie, Hämaturie, Proteinurie | Akute Tubulusnekrose, interstit. Nephritis, akute Glomeruloneph. |
| Salizylate | Kaliumverlust, Oligoanurie | Akute Tubulusnekrose |
| Hydantoin | nephrotisches Syndrom | Glomerulonephrose |
| Penicillamin | Proteinurie, Hämaturie, Leukozyturie | Fokale Glomerulonephrose, vakuoläre Tubulusdegeneration, interstit. Fibrose |
| Halothan, Methoxyfluran | Reduktion der Harnkonzentration | Tubulusschädigung? |
| Vitamin D, 1,25-DHCC, Dihydrotachysterin | Akute Niereninsuffizienz | Nephrokalzinose |
| Methysergid | Hämaturie, chron. Niereninsuffizienz | Retroperitoneale Fibrose, Hydronephrose |
| Borsäure | Oligoanurie | Akute Tubulusschädigung (trübe Schwellung) |
| Cyclophosphamid | Hämaturie | Hämorrhag.-nekrotis. Zystitis |
| Phenacetin | Niereninsuffizienz | Interstit. Nephritis |
| Heroin, Methamphetamin | Erythrozyturie, Proteinurie | Interstit. Nephritis, nekrotisierende Angiitis |
| d-Lysergsäure | Niereninsuffizienz | |

Besonders risikoreich ist die Kombination bzw. kontinuierliche Anwendung potentiell nephrotoxischer Substanzen wie z. B. Cephaloridin und Aminoglykoside, Tetracyclin bei Methoxyflurannarkose oder bei der Verwendung großer Kontrastmittelmengen.

## Akute, interstitielle Nephritis

Unter Medikamenteneinwirkung kann auch eine akute interstitielle Nephritis auftreten. Es handelt sich um eine Hypersensitivitätsreaktion, die akut und in der Regel dosisunabhängig beginnt und unter den Zeichen allergischer Reaktionen (Eosinophilie, Gelenk- und Muskelschmerzen, Exantheme, Fieber) mit Hämaturie und Proteinurie verläuft. Nach Absetzen des verantwortlichen Medikamentes klingen die Erscheinungen ab und rezidivieren nach erneuter Exposition. Manchmal lassen sich im Serum Antikörper gegen die auslösende Substanz oder deren Metabolite nachweisen. Die Anzahl derjenigen Medikamente, die eine akute interstitielle Nephritis auslösen können, nimmt offenbar zu, in Frage kommen hauptsächlich (BLANTZ 1980):

Methicillin, Penicillin G, Ampicillin, Rifampicin, Sulfonamide, Phenindion, Oxacillin,
Carbenicillin, Cephalotin, Cotrimoxazol, Allopurinol, Thiazide, Furosemid, Diphenylhydantoin, Azathioprin.

## Akute Angiitis

Manche Substanzen (Penicillin G, Thiazide, Allopurinol) scheinen auch Antikörper gegen die Gefäßwand bilden zu können, was eine schwere akute Angiitis mit Nierenschädigung zur Folge haben kann. Die klinischen und morphologischen Kriterien sind die einer Hypersensitivitätsangiitis oder auch einer Panarteriitis nodosa.

## Glomeruläre Funktionsstörungen

Nephrotisches Syndrom oder asymptomatische Proteinurien sind klinisches Leitsymptom glomerulärer Schäden, die sich nach Applikation von L-Penicillamin, Quecksilberverbindungen, Penicillin G, Gold, Wismut, Antiepileptika (Tridion, Paradion), Probenecid und Tolbutamid manifestieren können.

## LE-Syndrom

Ein medikamentös ausgelöstes Lupus-erythematodes-Syndrom wurde unter Hydralazin, Procainamid, Chinidin, Sulfonamiden und Antiepileptika beobachtet. Die Morphologie ist uneinheitlich, es finden sich perimembranöse oder mesangioproliferative Glomerulonephritiden, deren Unterscheidung von der Immunkomplexnephritis etwa nach D-Penicillamin-Gabe Schwierigkeiten bereiten kann.

## Indirekt ausgelöste Nierenfunktionsstörungen

Indirekt ausgelöste Nierenfunktionsstörungen können durch Substanzen oder Medikamente bedingt sein, die in metabolische Prozesse eingreifen. Eine durch Behandlung mit Vitamin D, Vitamin-D-Metaboliten oder Dihydrotachysterol (A.T.10) ausgelöste *Hyperkalzämie* kann eine Nephrokalzinose mit schwerer Tubulusschädigung und schließlich Urämie zur Folge haben oder eine weitere Abnahme der glomerulären Filtrationsrate bei bereits eingeschränkter Nierenfunktion. Ähnliche Störungen können unter der Behandlung von Malignomen mit Sexualhormonen oder unter Thiazidtherapie auftreten.

## Hypokalämische Nephropathie

Nach chronischem Laxantienabusus, langdauernder Steroid- oder Diuretikatherapie kann sich eine hypokalämische Nephropathie entwickeln. In proximalen und auch distalen Tubuluszellen finden sich Vakuolenbildungen, klinisch sind eine Abnahme der renalen Konzentrationsfähigkeit und eine metabolische Alkalose auffällig.

## Harnsäure- und Oxalatnephropathie

Unter *Zytostatikatherapie* kann es als Folge der Freisetzung großer Nukleoproteinmengen zu *Harnsäurepräzipitaten* in den distalen Tubuli und den Sammelrohren mit nachfolgender Oligo-Anurie kommen. Kristallpräzipitationen in der Niere sind auch die Ursache der Oxalatnephropathie. Nach Äthylenglykolvergiftung oder langdauernder Methoxyflurannarkose kann das nicht mehr metabolisierbare Oxalat entstehen und über intrarenale Calcium-Oxalat-Niederschläge und interstitielle Fibrose zur chronischen Niereninsuffizienz führen.

## Ovulationshemmer

Schließlich seien noch die oralen Kontrazeptiva erwähnt als medikamentöse Ursache des *hämolytisch-urämischen Syndroms* im Erwachsenenalter. Das klinische Bild des hämolytisch-urämischen Syndroms nach Einnahme östrogenhaltiger Ovulationshemmer ist charakterisiert durch hämolytische Anämie, Thrombozytopenie, Fragmentation der Erythrozyten, Hypertonus und Nierenversagen, was durch glomeruläre Nekrosen, thrombotische Verschlüsse und Intimaveränderungen der Arteriolen bedingt ist.

## Chronische Niereninsuffizienz

Es gibt Toxine und Medikamente, die eine chronische Niereninsuffizienz verursachen können. Neben irreversiblen Schädigungen der Glomerula (D-Penicillamin) kommt es durch Umweltgifte und berufliche Expositionen (Blei, Kadmium) und langjährigen Analgetikaabusus besonders zu Alterationen des renalen Interstitiums (Abb. **27**). Die *Analgetika-Nephropathie* ist eine medikamenteninduzierte, chronische Nierenerkrankung, charakterisiert als interstitielle Nephritis mit Papillennekrosen als Folge langjährigen exzessiven Konsums kombinierter Analgetika, insbesondere solcher, die *Paracetamol* (Acetaminophen, N-Hydroxy-P-Phenitidin), den Hautpmetaboliten von Acetamilid und Phenacetin, enthalten. Besonders fatal wirkt sich die Kombination derartiger Präparate mit *Acetylsalicylsäure* aus, da sich die nephrotoxischen Einzelwirkungen addieren können. Bei der Entwicklung der Analgetika-Nephropathie schädigt sich die Niere gewissermaßen zusätzlich selbst, da sie mit Hilfe mikrosomaler Enzyme sowohl Phenacetin, als auch Paracetamol und Acetylsalicylsäure in toxische Metabolite umwandeln kann. Zur Klinik der Analgetika-Nephropathie vgl. Kap. Interstitielle Nephritis.

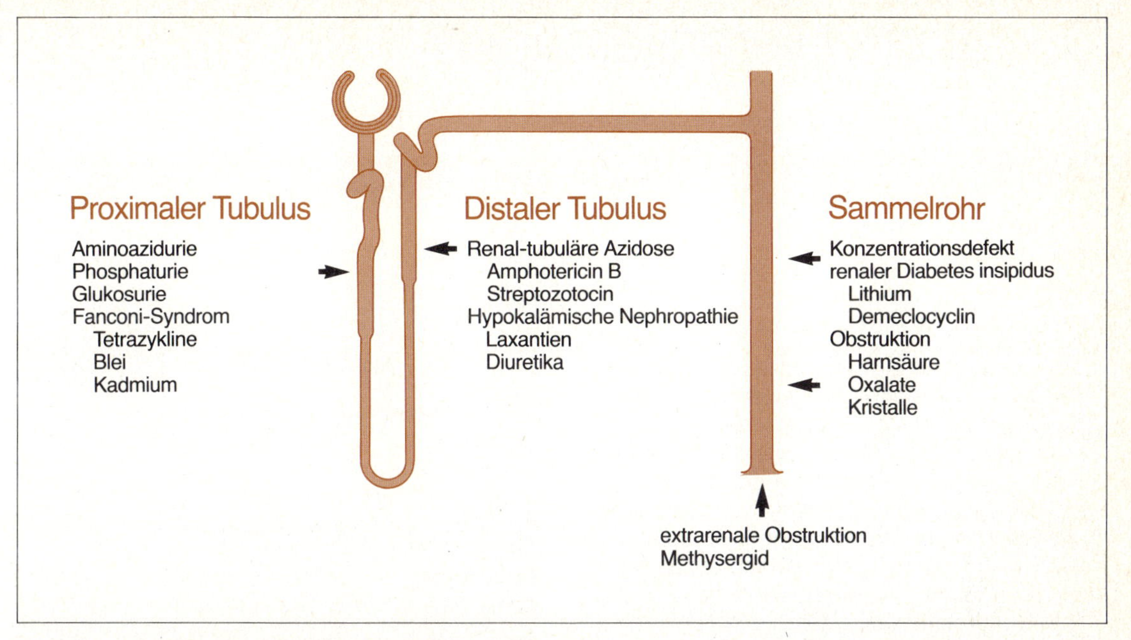


Abb. **27** Schematische Darstellung der medikamentös induzierten Störungen der Tubulusfunktionen

**Merke:** Nephrotoxizität ist eine unerwünschte Wirkung zahlreicher Medikamente, deren Anwendung sorgfältige *Überwachung der Nierenfunktion* (Serumkreatinin, Clearance, Leitenzyme im Harn, Proteinurie) und evtl. Messung der Serumkonzentrationen der entsprechenden Pharmaka (»drug monitoring«) erfordert. Eine eingehende *Medikamentenanamnese* (Analgetikaabusus!) ist ebenso wichtig wie die Berücksichtigung *vorbestehender Nierenfunktionsstörungen* und *des Alters* des Patienten: das physiologischerweise erniedrigte Glomerulumfiltrat älterer (über 60jähriger) Patienten macht oft eine Dosisreduktion notwendig! Bei eingeschränkter exkretorischer Nierenfunktion besteht nach Anwendung von *Röntgenkontrastmitteln* die Gefahr des akuten Nierenversagens. Da nicht nur Medikamente und Medikamentenkombinationen, sondern eine kaum übersehbare Fülle anderer Substanzen nephrotoxisch wirken können, muß bei entsprechender Anamnese an eine toxische Nephropathie *gedacht werden,* das klinische Bild kann oligosymptomatisch und uncharakteristisch sein. Toxische Nierenschäden sind häufig *iatrogen,* Voraussetzung für ihre Vermeidung sind u. a. eingehende Kenntnisse der nephrotoxischen Wirkstoffe und ihrer Reaktionen und Interaktionen, sorgfältiges und kritisches Abwägen der Risiken einer geplanten Therapie sowie konsequente und aufmerksame Kontrolle laborchemischer und klinischer Parameter.

## Weiterführende Literatur


Appel, G. B., H. C. Neu: The nephrotoxicity of antimicrobial agents. New Engl. J. Med. 296 (1977) 663, 722, 784

Bennett, W. M., G. A. Porter, S. P. Bagby, W. I. McDonald: Medikamentöse Therapie bei Nierenkrankheiten. Enke, Stuttgart 1981

Blantz, R. C.: The glomerulus, passive filter or regulatory organ? Klin. Wschr. 58 (1980) 957

Brenner, B. M., T. H. Hostetter: Disturbances of renal function. In: Harrison's Principles of Internal Medicine, 9th ed. McGraw-Hill, New York 1980

Brenner, B. M., C. Baylis, W. M. Deen: Transport of molecules across renal glomerular capillaries. Physiol. Rev. 56 (1976) 502

Brenner, B. M., K. F. Badr, N. Schor, I. Ichikawa: Hormonal influences on glomerular filtration. Min. Elelctrol. Metab. 4 (1980) 49

Dubach, U. C.: Toxisch bedingte interstitielle Nephritiden. Verh. dtsch. Ges. Inn. Med. 86 (1980) 166

Edwards, K. D. G.: Drugs Affecting Kidney Function and Metabolism – Progress in Biochemical Pharmacology, vol. 7. Karger, Basel 1972

Guder, W. G., U. Schmidt: Biochemical Nephrology. Current Problems in Clinical Biochemistry, vol. 8. Huber, Bern 1977

Heidbreder, E., A. Heidland: Toxische Nierenschäden. Klin. Wschr. 58 (1980) 105

Heintz, R.: Erkrankungen durch Arzneimittel. Thieme, Stuttgart 1978

Katz, A. I., M. D. Lindheimer: Action of hormones on the kidney. Ann. Rev. Physiol. 39 (1977) 97

Mudge, G. H.: Drugs affecting renal function and electrolyte metabolism. In: Goodman and Gilman's The Pharmacological Basis of Therapeutics, 6th ed. Macmillan, New York 1980

Mudge, G. H., G. G. Duggin: Drug effects on the kidney. Kindney internat. 18, No. 5 (1980)

Rose, B. D.: Clinical Physiology of Acid – Base and Electrolyte Disorders. McGraw-Hill, New York 1977

Schmidt, U., W. G. Guder: Sites of enzyme activity along the nephron. Kidney internat. 9 (1976) 233

Schreiner, G. E., J. F. Maher: Toxic nephropathy. Amer. J. Med. 38 (1965) 409

Scriabine, A.: Pharmacology of Antihypertensive Drugs. Raven Press, New York 1980

# Das akute Nierenversagen

*F. Scheler* und *M. H. Weber*

**Definition:** Als akutes Nierenversagen wird ein sich innerhalb von Stunden bis wenigen Tagen entwickelnder Zusammenbruch der exkretorischen Nierenfunktion bezeichnet, der durch Oligurie und Azotämie gekennzeichnet ist. Das *funktionelle Stadium* (durch entsprechende Therapie innerhalb von Minuten bis Stunden reversibel) geht vielfach in das *organische Stadium* der Niereninsuffizienz (akute Tubulusnekrose) über, dem nach Tagen oder Wochen über eine *polyurische Phase* (etwa 4–14 Tage) allmählich die weitgehende Erholung folgt. Jedoch muß auch in unkomplizierten Fällen mit einer Einschränkung der renalen Konzentrationsleistung noch für Monate gerechnet werden.

Vereinbarungsgemäß wird eine auf weniger als 400 ml/24 h verringerte Urinausscheidung als *Oligurie* bezeichnet. In seltenen Fällen kann das akute Nierenversagen auch mit normalen Urinvolumina einhergehen und läßt sich dann nur durch den raschen Anstieg der harnpflichtigen Substanzen im Blut *(Azotämie)* diagnostizieren. In der Regel steigt die Plasmakreatininkonzentration täglich um 0,5 mg/100 ml (44 µmol/l), die Plasmaharnstoffkonzentration um 10 mg/100 ml (1,7 mmol/l) an. Starker Eiweißkatabolismus kann den Harnstoffwert, Rhabdomyolyse den Kreatininwert noch erheblich erhöhen.

## Ätiologie des akuten Nierenversagens

Das akute Nierenversagen wird zu 50% durch chirurgische Eingriffe und Traumen, zu 40% durch medizinische Ursachen und Nephrotoxine und zu 10% durch gynäkologische Komplikationen hervorgerufen. Tab. **13** gibt einen Überblick über die wichtigsten ätiologischen Faktoren des akuten Nierenversagens.

Als häufigste Ursache des akuten Nierenversagens muß eine *renale Ischämie* angesehen werden, die durch hohe Blutverluste, Volumenmangel (schwere Diarrhöen, Erbrechen, Prankreatitis, großflächige Verbrennungen), intraoperativen Blutdruckabfall oder Unterbrechung der renalen Blutversorgung sowie durch kardiogenen Schock verursacht werden kann. Die renale Minderdurchblutung (»Niere im Schock«) verursacht zunächst ein funktionelles Nierenversagen, das

Tabelle **13** Ursachen des akuten Nierenversagens

**Hypovolämie; kardiovaskuläre Ursachen; Ischämie**

Verbrennungen, Diarrhöen, Blutungen, Flüssigkeitsverlust nach Diuretikaüberdosis; Peritonitis, Pankreatitis; Verminderung des Schlagvolumens (Infarkt, Perikardtamponade), Zentralisation (anaphylaktischer Schock, Sepsis).
Beidseitige Nierenarterienembolien

**Blut- und Muskelpigmente**

1. *Intravasale Hämolyse:* Transfusionsreaktionen; immunologische Reaktionen; Toxine (Pilz-, Schlangen-, Spinnengifte); Malaria; hämolytisch-urämisches Syndrom
2. *Rhabdomyolyse und Myoglobinurie:* Weichteilzertrümmerung; Muskelerkrankungen; Alkoholmyopathie; langandauerndes Koma; paroxysmale Myoglobinurie; Hitzschlag; Kalium-, Phosphatmangel; körperliche Überanstrengung

**Potentielle Nephrotoxine**

Antibiotika; Kontrastmittel; Schwermetalle; Anästhetika; organische Lösungsmittel; Glykole; Kohlenmonoxid; Herbizide (Paraquat)

**Schwangerschaft**

Septischer Abort; Seifenabort; EPH-Gestose; Uterusblutungen; postpartales Nierenversagen

**Erkrankungen, die ein akutes Nierenversagen begünstigen**

Plasmozytom; Morbus Waldenström; Kollagenosen; Hyperurikämie, Oxalose, Hyperkalzämie; Leberzirrhose

**Primäre Nierenerkrankungen (akutes nephritisches Syndrom)**

Akute Post-Streptokokken-Glomerulonephritis, rapid-progressive Glomerulonephritis; interstitielle Nephritis (Papillennekrose); vaskuläre Nierenerkrankungen (Periarteriitis nodosa, maligne Nephrosklerose); Transplantatabstoßung

**Postrenales Nierenversagen**

Obstruktionen der ableitenden Harnwege (Vernarbungen, Fehlbildungen, Steine, Neoplasmen, chirurgische Komplikationen), Blasenruptur

durch rechtzeitigen Volumenersatz und Anhebung des Blutdrucks durchbrochen werden kann. Mit länger anhaltender Drosselung der Nierendurchblutung wächst die Gefahr von tubulären Nekrosen (»organisches Nierenversagen«).
*Nephrotoxische Substanzen* spielen in der Ätiologie des akuten Nierenversagens ebenfalls eine große Rolle. Dabei sind die Aminoglykosid- und andere Antibiotika (Gentamicin, Tobramycin, Amicazin, Kanamycin, Streptomycin, Cephalosporine, Colistin, Rifampicin, Amphotericin, Bacitracin, Neomycin, Polymyxin, Vancomycin) heute von größerer Bedeutung als Schwermetalle, Glykole und organische Lösungsmittel. Die Kombination verschiedener nephrotoxischer Substanzen miteinander (z. B. Gentamicin und Cephalotin), Volumenmangel, Diuretikaeinsatz, höheres Lebensalter und Grunderkrankungen der Niere verschlechtern die Prognose des nephrotoxisch bedingten Nierenversagens. Röntgenkontrastmittel-induzierte akute Nierenversagen werden besonders oft bei Plasmozytompatienten und Diabetikern beobachtet. Einige Narkosemittel wie Methoxyfluran (Penthrane) und Enfluran (Ethrane) gelten ebenfalls als potentiell nephrotoxische Substanzen.
Das akute Nierenversagen wurde in den Erstveröffentlichungen in England als »Crush-Syndrom« und in Deutschland als »traumatische Hämoglobinurie« bezeichnet. Beschrieben wurden Patienten, die durch Verschüttungen bei Bombenangriffen schwere Weichteilzertrümmerungen und Muskelnekrosen erlitten hatten, so daß retrospektiv auch eine schwere traumatische *Myoglobinurie* für die akuten Nierenversagen verantwortlich gewesen sein mag. Als weitere, nichttraumatische Ursachen können gesteigerter Sauerstoffverbrauch der Muskulatur (Hitzschlag, schwere physische Anstrengung), Muskelischämie (arterielle Durchblutungsstörungen, Muskelkompression, Medikamentenintoxikation mit Koma), Hypokalämie und Alkoholintoxikation zu akuter *Rhabdomyolyse* (Abb. **28**) führen. *Myoglobin* selbst gilt nicht als nephrotoxische Substanz, so daß noch weitgehend hypothetische Begleitphänomene (Lyse von Muskelzellwandbestandteilen, tubuläre Zylinderformation) für das Nierenversagen verantwortlich gemacht werden. Gleiches gilt für das Hämoglobin, das nach intravasaler Hämolyse (z. B. Fehltransfusion, Pilz- und Schlangengifte) zum akuten Nierenversagen mit *Hämoglobinurie* führen kann.
Ein schweres, akutes Nierenversagen wird nicht selten bei *primären Nierenerkrankungen* beobachtet. Die akute endokapilläre Glomerulonephritis kann mit einem »akuten nephritischen Syndrom« einhergehen, ebenso die rapid-progressive Glomerulonephritis. Massiv auftretende Papillennekrosen können bei interstitieller und diabetischer Nephropathie zu prognostisch äußerst ungünstig verlaufenden Nierenversagen führen. Empfänger von heterologen Nierentransplantaten sind potentiell durch akute Tubulusnekrosen bei Abstoßungskrisen gefährdet.

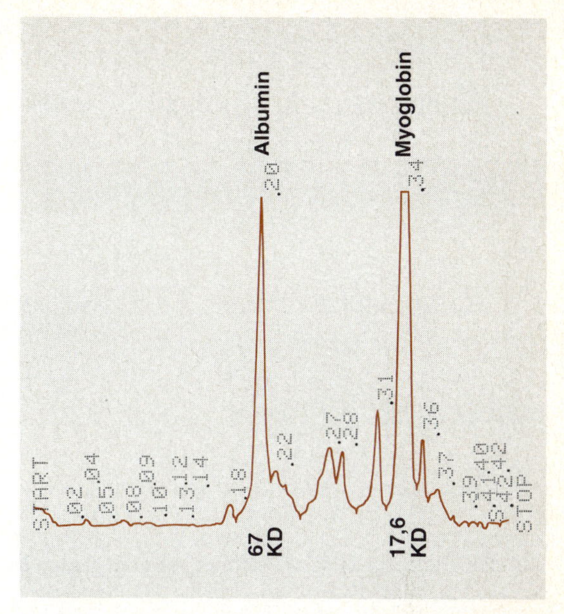


Abb. **28** Urinelektrophorese bei akutem myoglobinurischen Nierenversagen. Im niedermolekularen Bereich deutlicher Myoglobingipfel (Molekulargewicht ~17000) (Mikro-Flachbett-Elektrophorese, Gradient 6–30 %, 1 % SDS, Coomassie-Blue-Brilliant-Färbung, Integrator HP 3360 A)

## Pathophysiologie

Ein umfassendes pathogenetisches Konzept des komplexen Krankheitsbildes »akutes Nierenversagen« sollte alle klinischen Erscheinungen erklären können, die dabei beobachtet werden:
Die starke Einschränkung der glomerulären Filtrationsrate, die Verminderung der Nierendurchblutung, die Variabilität der Urinmenge von extremer Oligurie bis zur Polyurie, die Auslösung eines klinisch uniformen Krankheitsbildes sowohl durch ischämische als auch durch toxische Einflüsse bei durchaus unterschiedlichem morphologischem Bild sowie die Fähigkeit einer völligen Rückbildung der funktionellen und histologischen Veränderungen der Nieren.
Die heute diskutierten pathogenetischen Vorstellungen basieren vorwiegend auf tierexperimentellen Befunden und favorisieren entweder eine ursächlich tubuläre oder eine vaskuläre Pathogenese des akuten Nierenversagens. Eines der tubulären Konzepte geht davon aus, daß Zylinder und Zelltrümmer die Tubuli verlegen, so daß der gesteigerte intratubuläre Druck den glomerulären Filtrationsdruck verringert und zur Oligurie führt. Rückstrom von intratubulärer Flüssigkeit durch geschädigte Tubuluszellen ins Interstitium konnte ebenfalls beobachtet werden. Unter Umgehung der glomerulären Kapillarschlingen können nephrotoxische Substanzen von interstitiellen Gefäßen aus durch die Tubulusepithelzellen

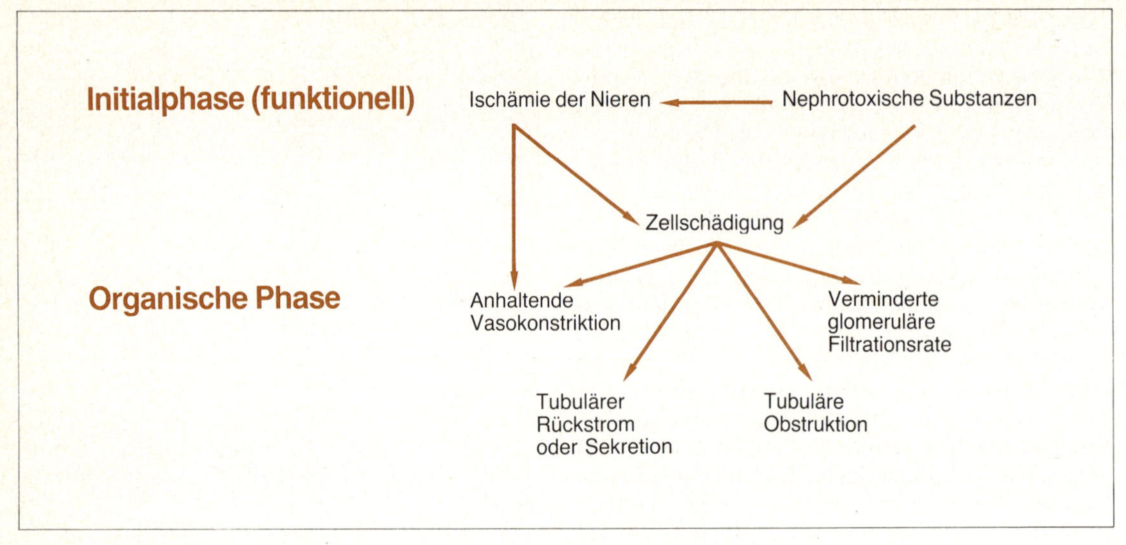


Abb. **29** Pathogenetische Faktoren, die zum akuten Nierenversagen führen

ins Lumen sezerniert werden und zur Nekrose der Epithelzellen führen.
Renin, Angiotensin und Katecholamine werden für eine Konstriktion des Vas afferens und daraus folgender Verringerung der glomerulären Filtrationsrate verantwortlich gemacht. Neuere Untersuchungen über die Rolle der Prostaglandine bei der Regulation hämodynamischer Prozesse in der Niere sowie der renalen Salz- und Wasserbalance legen den Verdacht nahe, daß es bei verschiedenen ätiologischen Faktoren zu einer Synthesehemmung des vasodilatorischen renalen Prostaglandins $PGE_2$ kommt.
Eine vereinfachte Darstellung der heute bekannten pathogenetischen Faktoren, die zum akuten Nierenversagen führen, ist in Abb. **29** wiedergegeben.

Tabelle **14** Laborparameter zur Differentialdiagnose

| Funktionelles – organisches Nierenversagen | Urin (Volumen <400 ml/24 h) | |
|---|---|---|
| | bei funktionellem Nierenversagen | bei organischem Nierenversagen |
| Natriumkonzentration | meist unter 20 mmol/l | über 30 mmol/l (60–80 mmol/l) |
| Osmolalität | über 300 mosmol-(mmol)/kg | plasmaisoton, d. h. um 300 mosmol-(mmol)/kg |
| Harnstoffkonzentration | über 1,1 g/dl (über 180 mmol/l) | wesentlich <1 g/dl (<170 mmol/l) |

# Funktionelles Nierenversagen

## Klinik

Der klinische Verlauf des akuten Nierenversagens wird wesentlich geprägt durch die schnelle Behandlung der Initialphase, da eine Durchbrechung des *funktionellen Nierenversagens* die Manifestation der Symptome des *organischen Nierenversagens* (s. dort) verhindern kann.

## Therapie

Die Soforttherapie muß für die Wiederherstellung einer normalen Nierendurchblutung sorgen und den Einfluß toxischer Substanzen ausschalten. Intravasale Volumensubstitution unter Kontrolle des Venendruckes, Ausgleich eventuell vorhandener Wasser- und Elektrolytdefizite unter sorgfältiger Bilanzierung anhand von Plasma- und Urinwerten sowie rasche Infusion von osmotisch wirksamen Diuretika (20% Mannit-Lösung = Osmofundin 20%, 250 ml innerhalb 15–30 Min.) können die Schockphase durchbrechen.
Die Frage, ob ein funktionelles oder bereits organisches Nierenversagen vorliegt, läßt sich häufig erst im Verlauf der Erkrankung beantworten. Als differentialdiagnostische Hilfe bietet sich die Bestimmung des Harnstoffs, der Osmolalität und des Natriums im Urin an (Tab. **14**).
Auch das Ansprechen auf die initiale Mannit-Infusion kann als differentialdiagnostisches Kriterium dienen. Dabei sprechen stündliche Urinmengen von mehr als 40–60 ml für ein funktionelles Nierenversagen und berechtigen zur Fortsetzung der Mannit-Infusionen (500 ml 10% Osmofundin pro 12 Std.) bei gleichzeitiger bilanzierter Elektrolyt- und Flüssigkeitszufuhr. Bei Nicht-Ansprechen der ersten Infusion sind weitere

Mannit-Infusionen im allgemeinen zwecklos und können sogar zu gefährlicher Überwässerung, Herzinsuffizienz, Leber- und Tubuluszellschäden führen. Ein deutlicher Anstieg des Urinminutenvolumens nach 40–160 mg Furosemid i.v. (Lasix) als Bolus (bzw. 250 mg als Kurzinfusion oder 40–60 mg pro Stunde über Perfusor) kann ebenfalls für ein funktionelles Nierenversagen sprechen.
Die sich im Verlauf eines protrahierten Kreislaufschocks entwickelnde metabolische Azidose (pH 7,10, $HCO_3^- < 15$ mmol/l) sollte besonders bei intravasaler Hämolyse nach Transfusionszwischenfällen beseitigt werden, um die nephrotoxischen Wirkungen von Hämoglobinabbauprodukten zu verringern. Die zum Ausgleich der Azidose erforderliche Natriumbicarbonatmenge in ml (8,4%ige Lösung; entsprechend 1 mmol $HCO_3^-$/ml) errechnet sich aus der Formel: negativer BE (Basenüberschuß) × 0,3 × kg Körpergewicht.

# Organisches Nierenversagen

## Klinik

Wenn das funktionelle Nierenversagen nicht mehr durchbrochen werden kann und die Urinanalyse bei Oligurie die für ein *organisches Nierenversagen* typischen Veränderungen zeigt, muß sich die Behandlung auf symptomatische Maßnahmen beschränken, die den *Komplikationen des akuten Nierenversagens* vorbeugen sollen. Der Patient ist unbehandelt vor allem gefährdet durch *Überwässerung* mit Lungenödem, Herzinsuffizienz und Hirnödem (Lethargie, Krämpfe), *Elektrolytentgleisungen* wie Hyperkalämie, Hyponaträmie und Hypokalzämie, Perikarditis, *Azidose, Anämie, gastrointestinale Komplikationen* (Erbrechen, Anorexie, Ileus, Magenblutungen) und *Infektionen.*

## Therapie

Die konservative Therapie ist in der Lage, viele dieser krankheitstypischen Probleme zu beherrschen. Die Flüssigkeitsbilanzierung richtet sich nach den Ausscheidungen des jeweiligen Vortages (Urin, Stuhl, Magensaft, Fisteln usw.) und rechnet noch 500 ml Volumen für nicht meßbare Verluste (Transpiration, Exspiration) hinzu. Diese Menge erhöht sich bei fiebernden Patienten täglich um 500 ml pro 1 °C Temperaturerhöhung. Die adäquate Bilanzierung wird am besten durch tägliches Wiegen und Zwischenbilanzen kontrolliert. Massive Überwässerungen lassen sich durch osmotisch wirksame Laxantien (Karion-F-Klysma) mittels profuser Durchfälle beherrschen. Die bei Überwässerung zu beobachtende Krampfneigung infolge Hirnödem ist im Anfall mit Diazepam (Valium 10–20 mg i.v.) zu unterdrücken, zur Prophylaxe eignet sich Diphenylhydantoin (Phenhydan).
Ein Gewichtsverlust von 200–500 g/täglich ist bei gut betreuten Patienten die Regel. Hyperkatabole Nierenversagen führen noch zu weit höheren Verlusten an Körpermasse, so daß ein Gleichbleiben des Körpergewichtes unter diesen Bedingungen eine deutliche Überbilanzierung bedeutet. Um den Katabolismus möglichst zu verringern, sollten wenigstens 100 g Kohlenhydrate i.v. oder per Sonde, evtl. in Verbindung mit Aminosäuren und Lipiden, zugeführt werden. Die Therapie mit Anabolika gilt heute als umstritten.
Eine leichte metabolische Azidose bedarf gewöhnlich keiner Korrektur, es sei denn, daß der Basenüberschuß unter 10 mmol/l sinkt. Durch allzu rasche Zufuhr alkalisierender Substanzen kann das ionisierte Calcium soweit erniedrigt werden, daß tetanische Krämpfe auftreten. Drohende Hyperkalämien sind vielfach durch orale oder rektale Zufuhr von Ionenaustauschern (Resonium A) beherrschbar, in akuten Notfällen auch durch Infusion von 200 ml Glucose 20%ig + 20 E Insulin in Kombination mit 30 mmol $NaHCO_3$ über 30 Min. oder 50–100 ml 10% Calciumchlorid langsam i.v. (EKG-Monitor-Überwachung!). Bei anhaltenden Hyperkaliämien sind Hämo- bzw. Peritonealdialyse oder Hämofiltration (spontan-/maschinengesteuert) die Therapie der Wahl.
Der frühzeitige Einsatz moderner *Dialyseverfahren* (s. Kapitel Chronische Niereninsuffizienz) trägt dazu bei, einen großen Teil der beschriebenen Komplikationen abzumildern bzw. ganz zu vermeiden. Im Vergleich zur chronischen Niereninsuffizienz gelten wesentlich niedrigere Retentionswerte im Plasma (Kreatinin 5–8 mg/100 ml [440–710 µmol/l], Harnstoff-N 100 mg/100 ml [36 mmol/l Harnstoff], Hyperkalämie) als Dialyseindikation. Grundsätzlich sollte um so früher mit der Dialysebehandlung begonnen werden, je schwerer die das Nierenversagen begünstigende Grunderkrankung ist. Dabei kann man wegen des meist schonenderen Verfahrens (Vermeidung von Dysäquilibrium) zunächst die Peritonealdialyse einsetzen, obwohl die früher gefürchteten Probleme eines guten Gefäßzugangs für eine Akuthämodialyse heute durch zentrale Dialysekatheter über die V. jugularis (Shaldon-Katheterisierung) gelöst werden können.
Gut beherrschbar sind Überwässerungsprobleme durch die arteriovenöse Spontanhämofiltration nach Kramer, die bei einer Blutflußrate durch den Filter von 75–150 ml/min (systolischer Blutdruck > 100 mmHg, niedriger Hk) Filtrationsraten von 200–600 ml/Std. erreicht. Der Proteinverlust im Ultrafiltrat ist mit ca. 0,3 g/l vernachlässigbar klein.

## Polyurische Phase des akuten Nierenversagens

Mit Beginn der polyurischen Phase ist wiederum eine Änderung des therapeutischen Vorgehens erforderlich: Im Gegensatz zum oligoanurischen Stadium ist der Patient jetzt durch Dehydratation und Hypokalämie gefährdet, die zu erhöhter Digitalisempfindlichkeit und Herzrhythmusstörungen führen können. Thromboembolische Komplikationen lassen sich durch eine Minimalheparinisierung mit 3 × 5000 IE Heparin s.c. vermeiden. Zum Ausgleich der hohen Urinvolumina (Steigerung täglich um etwa die doppelte Menge, bis zu 8 Litern und mehr/Tag) sind so große Flüssigkeitsmengen notwendig, daß die Zufuhr auf technische Schwierigkeiten stoßen kann, zumal der Patient tage- bis wochenlang nur sehr wenig trinken durfte. Weitlumige zentrale Venenkatheter vereinfachen die parenterale Flüssigkeitssubstitution erheblich. Dabei soll der Patient nicht ausgeglichen, sondern gering negativ bilanziert werden, um die polyurische Phase nicht iatrogen zu verlängern. Häufig ist auch mit Einsetzen der Polyurie eine Fortsetzung der Dialysetherapie notwendig, da die verminderte Konzentrationsleistung der Nieren (Osmolalität!) nur einen langsamen Abfall der harnpflichtigen Substanzen im Plasma erlaubt. Die im Rahmen des akuten Nierenversagens regelmäßig zu beobachtende Anämie (Erythropoetinmangel, Hämolyse, Blutungen) erfordert nicht selten Transfusionen von Erythrozytenkonzentraten, läßt sich langfristig aber durch eine Substitutionstherapie mit Eisenpräparaten beherrschen.

### Prognose

Mit der Rückkehr einer normalen Nierenfunktion (Urinvolumen bis 2 l/24 h, S-Kreatinin < 1,2 mg/dl (< 106 µmol/l) ist je nach Schwere der Grunderkrankung innerhalb von Tagen bis Wochen zu rechnen. Es werden jedoch auch zuweilen anhaltend pathologische Retentionswerte über Monate hinweg beobachtet, wenn die akute Phase längst auskuriert worden ist.

### Weiterführende Literatur


Anderson, R. J., R. W. Schrier: Acute renal failure. In Isselbacher, K. J., R. D. Adams et al.: Harrisson's Principles of Internal Medicine, 9th ed. Kap. 275. McGraw-Hill, New York 1980

Börner, H., H. Klinkmann: Pathogenesis of acute noninflammatory renal failure. Nephron 25 (1980) 261–266

Bywaters, E. G. L., D. Beall: Crush injuries with impairment of renal function. Brit. med. J. 1 (1941) 427–432

Carvallo, A., T. A. Rakowski, W. P. Argry, G. E. Schreiner: Acute renal failure following drip infusion pyelography. Amer. J. Med. 65 (1978) 38–45

Edel, H. H.: Akutes Nierenversagen. In Rieker, G.: Therapie innerer Erkrankungen, 4. Aufl. Springer, Berlin 1980 (S. 187–192)

Editorial: Acute renal failure. Brit. med. J. 6228 (1980) 1333–1335

Goldstein, D. A., F. Llach, S. G. Massry: Acute renal failure in patients with acute pancreatitis. Arch. intern. Med. 136 (1976) 1303–1365

Kramer, P.: Arterio-venöse Hämofiltration. Nieren-(Ersatz)-Therapie im Intensivpflegebereich. Vandenhoeck & Ruprecht, Göttingen 1982

Kramer, P., W. Wigger, J. Rieger et al.: Arteriovenous haemofiltration: A new and simple method for treatment of over-hydrated patients resistant to diuretics. Klin. Wschr. 55 (1977) 1121–1122

Rumpf, K. W., H. Kaiser, D. Matthaei et al.: Akutes Nierenversagen bei Alkoholmyopathie. Dtsch. med. Wschr. 104 (1979) 736–742

Scheler, F.: Erkrankungen der Nieren- und Harnwege einschl. Störungen des Wasser- und Elektrolythaushaltes I. E Akutes Nierenversagen. In Krüskemper, H. L.: Therapie, 2. Aufl. Schattauer, Stuttgart 1978

Selberg, W.: Tödliche Hämoglobinurie nach Verschüttung. Dtsch. med. Wschr. 68 (1942) 561–563

Stein, J. H., M. D. Lifschitz, L. D. Barnes: Current concepts on the pathophysiology of acute renal failure. Amer. J. Physiol. 234 (3) (1978) 171–181


**Merke:** Unter akutem Nierenversagen versteht man einen plötzlichen Zusammenbruch der exkretorischen Nierenfunktion mit einer hohen Remissionsrate. Man unterscheidet ein funktionelles und ein organisches Nierenversagen. Beim funktionellen Nierenversagen kann durch Volumensubstitution bzw. diuretische Therapie innerhalb weniger Stunden die Nierenfunktion wiederhergestellt werden. Im Urin finden sich dabei eine hohe Osmolalität (> 300 mosm[mmol]/kg) und eine hohe Harnstoffkonzentration (>1,1 g/dl ≙ >180 mmol/l). Dieses funktionelle Stadium kann übergehen in das sogenannte organische Nierenversagen (akute Tubulusnekrose) mit niedriger Urinosmolalität und niedriger Urinharnstoffkonzentration. Nach einer tage- bis wochenlang anhaltenden oligoanurischen Phase pflegt relativ abrupt eine polyurische Phase einzusetzen. Im Stadium der Oligoanurie besteht Gefahr durch Überwässerung und Hyperkaliämie, in der polyurischen Phase kann durch Dehydratation (Kreislaufschock) und Elektrolytverluste (Herzrhythmusstörungen) eine Gefährdung entstehen. In letzter Zeit werden vermehrt Formen des akuten Nierenversagens ohne ausgeprägte oligoanurische Phase beobachtet. Die Prognose des akuten Nierenversagens kann durch frühzeitigen Einsatz der Hämodialyse bzw. Hämofiltration zwar verbessert werden, sie ist allerdings im wesentlichen abhängig von der Schwere der Grundkrankheit, die zum Nierenversagen geführt hat, und schwankt daher zwischen 30 und 90% Heilung.

# Hepatorenales Syndrom

*F. Scheler* und *M. H. Weber*

**Definition:** Seit mehr als 100 Jahren ist der klinische Zusammenhang zwischen schweren Lebererkrankungen und Nierenfunktionsstörungen bekannt. Der Begriff »hepatorenales Syndrom« erfuhr allerdings einen Wandel in seiner Bedeutung: Während er ursprünglich für Nierenfunktionseinschränkungen nach Gallenwegserkrankungen geprägt wurde, wird heute unter »hepatorenalem Syndrom im engeren Sinne« eine funktionelle Niereninsuffizienz mit Oligurie, Hyponaträmie, hoher Urinosmolalität und verminderter Natriumausscheidung bei schwerer dekompensierter Leberzirrhose verstanden.

## Pathologische Anatomie

In den meisten Fällen findet man morphologisch eine normale Nierenstruktur, wobei sich die Nieren jedoch bereits im Grenzbereich zwischen funktionellem und organischem Nierenversagen befinden.

## Pathophysiologie

Die Pathophysiologie dieses Nierenversagens ist noch weitgehend ungeklärt. Daß die funktionelle Komponente der Niereninsuffizienz reversibel ist, konnte durch die erfolgreiche Transplantation solcher Nieren in Patienten mit normaler Leberfunktion bewiesen werden. Umgekehrt nahmen die insuffizienten Nieren bei Patienten mit hepatorenalem Syndrom nach Lebertransplantation ihre Funktion wieder auf. Diese Ergebnisse scheinen die Folge einer Normalisierung von zuvor gestörten hepatorenalen Regulationsvorgängen zu sein, die vor allem das Renin-Angiotensin-Aldosteron-System, die Nierendurchblutung und das effektive Plasmavolumen betreffen. Darüber hinaus werden viele andere Substanzen wie Kallikrein, renale Prostaglandine, Bilirubin und zirkulierende Nephrotoxine für die offenbar multifaktorielle Pathogenese verantwortlich gemacht.

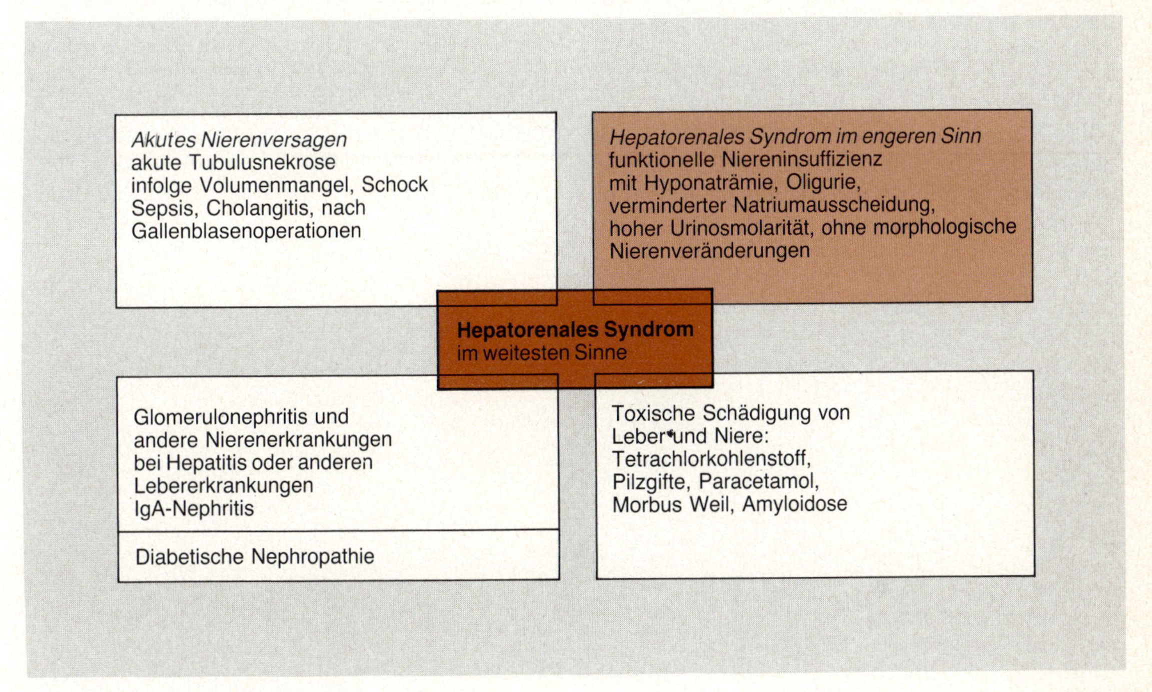


Abb. **30** Hepatorenales Syndrom

### Klinik

Klinisch beobachtet man bei den betroffenen Patienten in der Regel eine dekompensierte Leberzirrhose mit Aszites, Ödemen und den sekundären Zeichen chronischer Lebererkrankungen (Spider naevi, Palmarerythem). Das funktionelle Nierenversagen ist durch Oligurie, niedrige Natriumkonzentrationen im Urin (unter 10 mmol/l), Hyperosmolalität und unauffälliges Urinsediment gekennzeichnet. Im Serum findet sich häufig eine Hyponaträmie und eine meist nur geringgradige Kreatininerhöhung (selten wesentlich über 2 mg/dl [175 μmol/l]).

### Diagnostisches Vorgehen und Differentialdiagnose

Zur Diagnose »hepatorenales Syndrom« gelangt man durch Ausschluß anderer Symptomenkomplexe, die Niere und Leber gleichzeitig betreffen können. Sie sind in Abb. **30** zusammengestellt.

### Therapie

Als Therapieversuch wurde einigen Patienten ein peritoneojugulärer Shunt (LeVeen-Agishi-Shunt) angelegt, der die Rückinfusion von Aszitesflüssigkeit ins Gefäßsystem ermöglicht und damit das Plasmavolumen ausgleicht. Diese Maßnahme führte mehrfach zur schnellen Verbesserung der Nierenfunktion, kann aber mangels statistisch ausreichender Patientenzahlen noch nicht endgültig beurteilt werden. Eine forcierte Diurese mit Saluretika scheint die Nierenfunktion eher zu verschlechtern. Hämo- und Peritonealdialyse führen nur selten zur Verbesserung der Nierenleistung. Vorsichtige Flüssigkeits- und Elektrolytbilanzierung sowie die Stabilisierung der Kreislauffunktion stehen an erster Stelle der konservativen Therapie.

### Prognose

Die Prognose des »hepatorenalen Syndroms« ist infaust. Im allgemeinen versterben die Patienten nach wenigen Monaten, vornehmlich an den hepatischen Komplikationen des Syndroms, weniger aufgrund der zunehmenden Urämie.

**Merke:** Beim »hepatorenalen Syndrom im engeren Sinne« handelt es sich um eine funktionelle Nierenfunktionsstörung im Rahmen einer fortgeschrittenen Leberinsuffizienz. Neben Aszites und Ödemen finden sich im Blut gering erhöhte Kreatininwerte (um 2 mg/dl ≙ 175 μmol/l) sowie eine Hyponaträmie (< 133 mmol/l). Im Urin werden bei hoher Osmolalität (> 400 mosm[mmol]/kg) niedrige Natriumkonzentrationen (< 20 mmol/l) gemessen. Bei der Auslösung oder Verstärkung des hepatorenalen Syndroms kann eine unkontrollierte Diuretikatherapie bedeutsam sein.

### Weiterführende Literatur

Bartoli, E., L. Chiandussi: Hepato-renal syndrome. Piccin Medical Books, Padua 1979

Conn, H.O.: A rational approach to the hepatorenal syndrome. Gastroenterology 65 (1973) 321–340

Helmchen, U.: Hepatorenales Syndrom aus morphologischer Sicht. Vortrag auf der 95. Tagung der Nordwestdeutschen Gesellschaft für Innere Medizin, Göttingen Juni 1980. Hansisches Verlagskontor, Lübeck 1980

Iwatzuki, S., Popovtzer, M.M., J.L. Corman et al.: Recovery from »Hepato-renal syndrome« after orthopic liver transplantation. New Engl. J. Med. 289 (1973) 1155–1159

Koppel, M.H., J.W. Coburn, M.M. Mims et al.: Transplantation of cadaveric kidneys from patients with hepatorenal syndrome. Evidence for the function al nature of renal failure in advanced liver disease. New Engl. Med. 280 (1969) 1367–1371

Martini, G.A.: Das sogenannte hepato-renale Syndrom. In Schwiegk, H.: Handbuch der Inneren Medizin, Bd. VIII/3, Springer, Berlin 1968 (S. 350–378)

Schmidt, P.: Nierenbeteiligung bei Lebererkrankungen: Pathophysiologie und Klinik. Klin. Wschr. 61 (1983) 1039

Schwartz, M.L., S.B. Vogel: Treatment of hepatorenal syndrome. Amer. J. Surgery 139 (1980) 370–373

Syré, G.: Nierenbeteiligung bei Lebererkrankungen: Morphologie. Klin. Wschr. 61 (1983) 1049–1051

Wong, P.Y., G.C. McCoy, A. Spielberg, R.V. Milora et al.: The hepatorenal syndrome. Gastroenterology 77 (1979) 1326–1334

# Chronische Niereninsuffizienz – Urämie

*H. V. Henning*

**Definition:** Die chronische Niereninsuffizienz ist durch eine Vielzahl von Stoffwechselstörungen charakterisiert, die sich schon mit *beginnender* exkretorischer und endokriner Funktionseinschränkung der Nieren anbahnen und im weiteren Verlauf schließlich alle Organsysteme in unterschiedlicher Reihenfolge und unterschiedlichem Ausmaß befallen können (Urämie). Bis heute ist es jedoch nicht möglich, die urämische Symptomatik einer bestimmten Substanz oder einer chemisch exakt definierten Stoffklasse zuzuordnen. Neben der Kumulation nicht eliminierter Stoffe ist für die Entwicklung der Urämie der Ausfall der metabolischen (endokrinen) renalen Funktionen von Bedeutung (Abb. **31**).

## Ursachen der chronischen Niereninsuffizienz

Unter den Erkrankungen, die zur chronischen Niereninsuffizienz führen, stehen Glomerulonephritis, Pyelonephritis, Zystennieren an der Spitze, gefolgt von diabetischer Nephropathie, Analgetika-Nephropathie, (malignen) Hypertonien, Kollagenkrankheiten, obstruktiven Uropathien, hereditären Nephritiden, angeborenen Mißbildungen sowie Neoplasien.

## Grundzüge der Therapie

Eine kausale Therapie der chronischen Niereninsuffizienz gibt es nicht. Die modernen Verfahren der extrakorporalen Hämodialyse, der Hämofiltration und der intermittierenden Peritonealdialyse (IPD) bzw. der kontinuierlichen ambulanten Peritonealdialyse (CAPD) sind zwar in der Lage, einen Teil der Auswirkungen der chronischen Urämie zu beseitigen oder zu korrigieren und das Leben der betroffenen Patienten zu erhalten, stets aber bleibt eine »Rest-Urämie« bestehen. Zahlreiche urämiebedingte Stoffwechselstörungen schreiten sogar weiter fort oder entwickeln sich erst unter einer Dialysebehandlung, sie lassen sich häufig auch durch erfolgreiche Nierentransplantation nicht vollständig beseitigen.

## Stadieneinteilung der chronischen Niereninsuffizienz

Folgende Stadieneinteilungen der chronischen Niereninsuffizienz sind vorgeschlagen worden: Bei »voller Kompensation« ist das Glomerulumfiltrat (endogene Kreatinin-Clearance) geringfügig eingeschränkt, das Serumkreatinin kann noch im Normbereich liegen, es besteht keine Azotämie (= Erhöhung des Reststickstoffs bzw. des Harnstoffstickstoffs im Blut).
Im Stadium der »kompensierten Retention« ist das Serumkreatinin stets erhöht (1,5≦8,0 mg/100 ml bzw. 133≦710 µmol/l), desgleichen der Harnstoff-N. Klinische Zeichen können ganz fehlen oder sind nur diskret ausgeprägt, andererseits können schon typische Zeichen der Urämie in Erscheinung treten. Mit weiterem Anstieg der harnpflichtigen Substanzen (Serumkreatinin 8–12 mg/100 ml bzw. 710–1325 µmol/l) nehmen die klinischen Symptome zu, lassen sich aber meist noch mit konservativen Maßnahmen beherrschen: man spricht von »dekompensierter Retention«. Im letzten Stadium ist das Urämie-Syndrom voll ausgebildet, ohne Dialysebehandlung oder Transplantation führt die Erkrankung im Coma uraemicum zum Tode.
Diese Begriffe dürfen keinesfalls zu der Annahme verführen, im Stoffwechselgeschehen des chronisch Niereninsuffizienten sei im kompensierten Stadium alles in Ordnung! Schon sehr früh beginnt die Dynamik des urämischen Syndroms, das *nicht,* wie oft behauptet, einförmig und monoton verläuft. Vielmehr überrascht immer wieder die erstaunliche Variationsbreite sowohl der Symptomatologie als auch der individuellen Toleranz gegenüber den verschiedenen Auswirkungen der chronischen Niereninsuffizienz.

### Pathophysiologie und Klinik (s. Abb. **32**)

Bis zu einer Abnahme der glomerulären Filtrationsrate auf etwa 50% (entsprechend einem Serumkreatinin von 2 mg/100 ml bzw. 175 µmol/l) verursacht die chronische Niereninsuffizienz im allgemeinen keine wesentlichen Beschwerden. Dies ist der Grund dafür, daß die Nierenerkrankungen häufig zufällig diagnostiziert werden (bei über 30% der Heimdialysepatienten des Göttin-

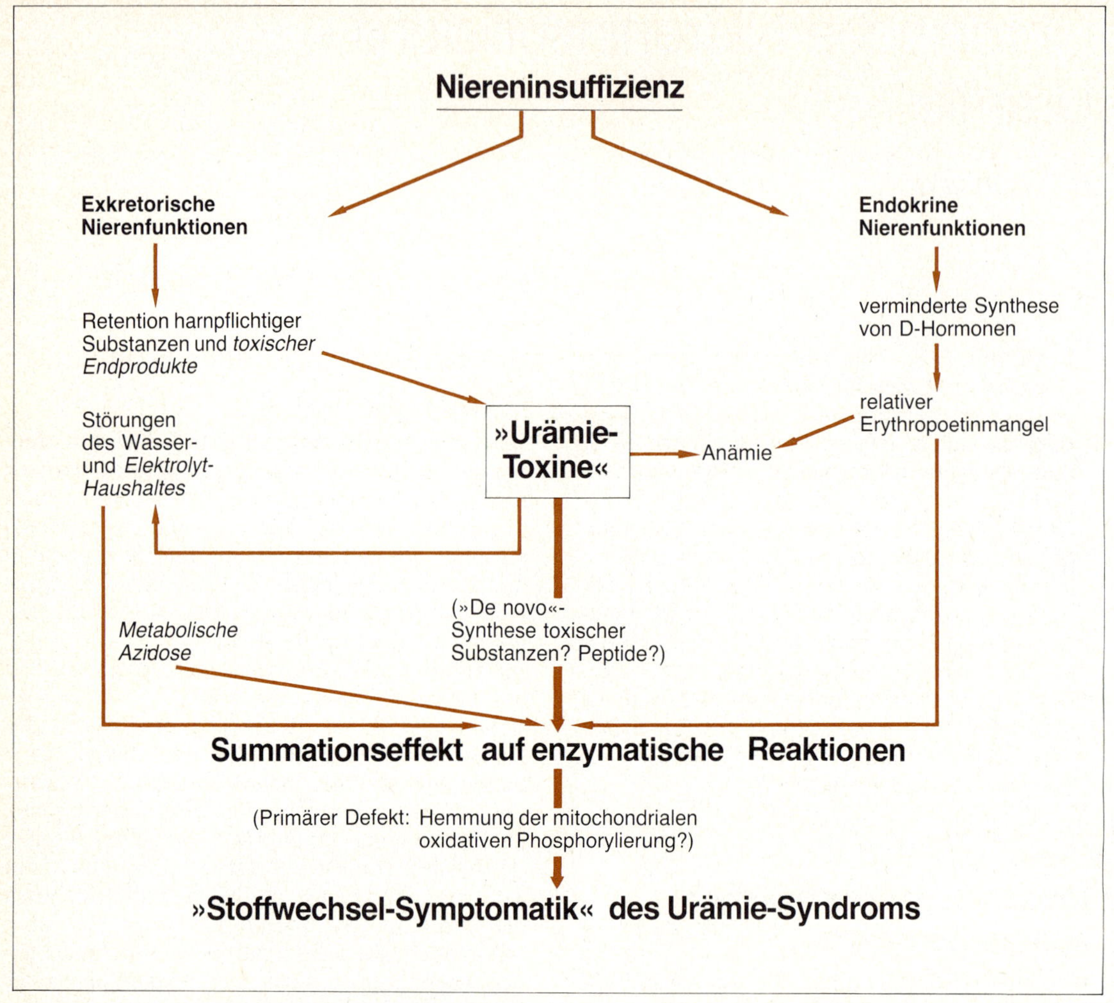


Abb. **31** Entstehung der »Stoffwechsel-Symptomatik« des urämischen Syndroms als Folge eines Summationseffektes des Ausfalls exkretorischer und endokriner Nierenfunktionen auf enzymatische Reaktionen

ger Dialysezentrums war dies der Fall). Die bei einer Routineuntersuchung, einer Lehrlingseinstellung oder Musterung entdeckte *Proteinurie, Erythrozyturie* oder *Hypertonie* sind erste Hinweise auf eine Nierenkrankheit. Die subjektiven Initialsymptome können so uncharakteristisch und vieldeutig sein, daß weder der Arzt noch der Patient eine Nierenerkrankung in Erwägung ziehen, zumal eigentliche Nierenschmerzen kaum bestehen. Uncharakteristisch erscheinende Beschwerden können sich allmählich im Verlauf der Niereninsuffizienz einstellen: Abgeschlagenheit, leichte Ermüdbarkeit, Leistungsabfall, Konzentrationsschwäche, gesteigertes Schlafbedürfnis werden einer vermeintlichen »Grippe« angelastet, Ziehen im Rücken und sogar Rückenschmerzen als »Ischias« fehlgedeutet und nicht selten unter dieser Diagnose behandelt.

Steht der *Bluthochdruck* im Vordergrund der Erkrankung, kann das Beschwerdebild durch Sehstörungen, Kopfschmerzen, Schwindelgefühl oder Nasenbluten bestimmt sein, auch kardiale Sensationen, Dyspnoe und Angina pectoris können als erste subjektive Anzeichen einer Niereninsuffizienz auftreten. Ausgeprägte *Ödeme* (Knöchelödeme, Lidödeme) und besonders eine *Makrohämaturie* sind Alarmzeichen, die den Patienten in der Regel zum Arzt führen. Mit der Verminderung des Glomerulumfiltrates geht (abhängig von der Grundkrankheit, bei tubulären Erkrankungen schon frühzeitig) eine Abnahme der Konzentrationsfähigkeit der Nieren einher, die zu *Nykturie* und Verdünnung des Urins (wasserhelle Farbe!) führt. *Inappetenz, Übelkeit* und *Erbrechen* führen mit gesteigertem Eiweißkatabolismus zur Gewichtsabnahme, die jedoch infolge der Dysproteinämie durch ausgeprägte Ödeme und Flüssigkeitsretention kaschiert sein kann. *Geschmackssensationen* (Hypogeusie) sind häufig, die Patienten klagen über ein fades, pappiges oder metallisches Empfinden im Munde, lästig ist ein oft als faulig empfundener Foetor ex ore. In der Haut abgelagerte Retentionsstoffe, erhöhtes Parathormon und mikrokristalline Calcium-

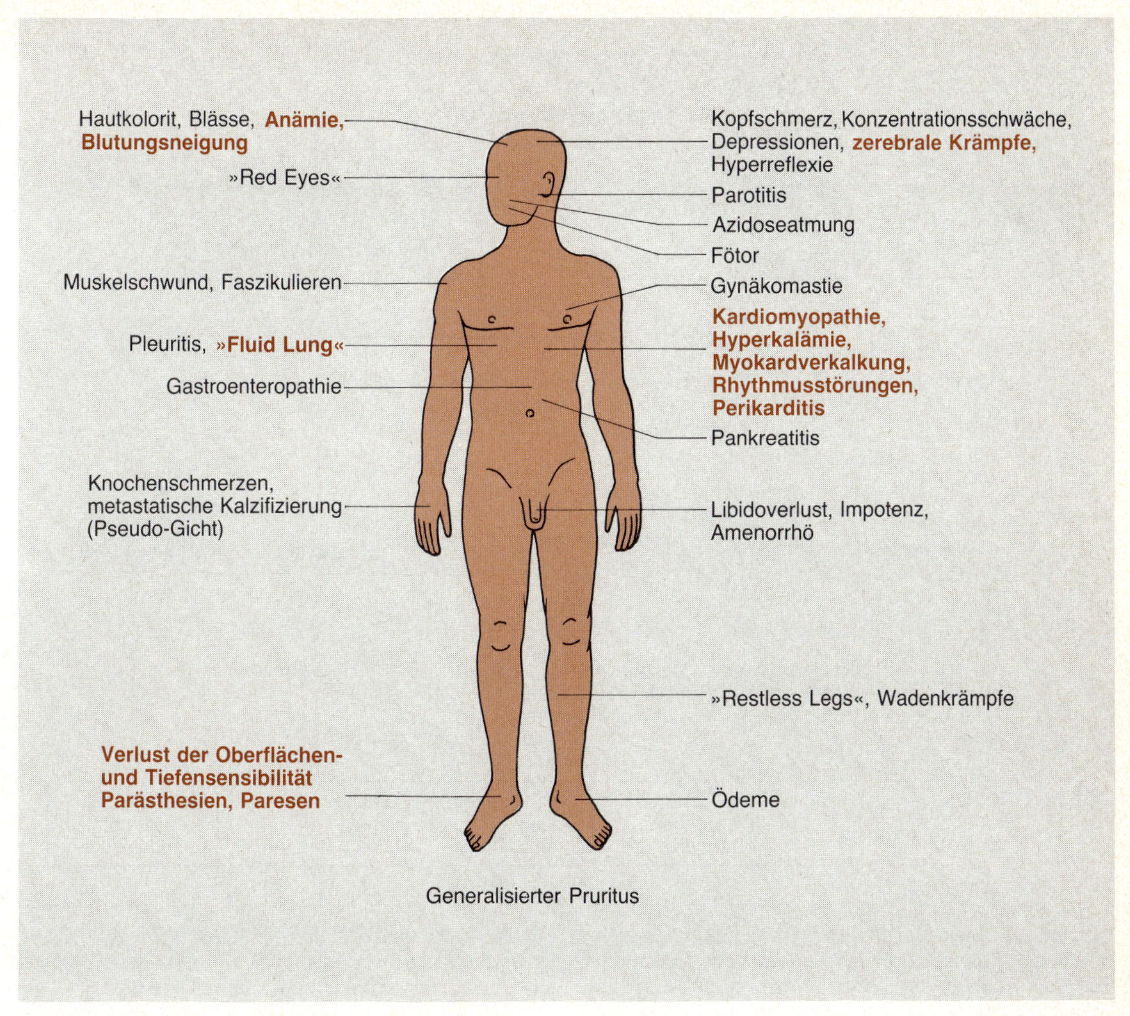


Abb. **32** Klinische Symptomatik des Urämie-Syndroms

einlagerungen bedingen einen quälenden, ubiquitären und therapieresistenten *Juckreiz* (Pruritis), Kratzspuren am ganzen Körper sind die Folge. Frühzeitig sind *zerebrale* Ausfallerscheinungen nachweisbar; Verlangsamung der Reaktionen, Gedächtnislücken, Wortfindungsstörungen, Desorientiertheit sind häufig, psychische Veränderungen äußern sich als Depressionen und sogar Psychosen. An den sensiblen und motorischen peripheren Nerven kommt es zu demyelinisierenden Läsionen mit Störungen der Erregbarkeit, der Nervenleitgeschwindigkeit und des Vibrationsempfindens. Frühsymptome dieser *renalen Polyneuropathie* sind Parästhesien an den Füßen und den Unterschenkeln. Sie treten bevorzugt abends und nachts auf und bessern sich nach körperlicher Bewegung (Symptom der »restless Legs«). Erste Anzeichen der Polyneuropathie können auch schmerzhafte Wadenkrämpfe sein sowie ein brennendes Gefühl an den Fußsohlen (Symptom der »burning feet«). Möglicherweise sind für diese Symptomatik auch Störungen im Elektrolytstoffwechsel mitverantwortlich. Typisch ist der Beginn der klinischen Ausfälle in den distalen Nervenabschnitten. Weitere neurologische Symptome sind Tremor, Hyperreflexie und Myokloni. Der oft beschriebene Muskelschwund des Urämikers scheint in hohem Maße von der körperlichen Verfassung des Patienten zu Beginn der Erkrankung abhängig zu sein; Patienten mit langjähriger chronischer Niereninsuffizienz und wohlausgebildeter Muskulatur sind keineswegs selten.

Mit fortschreitender Niereninsuffizienz (Glomerulumfiltrat < 5 ml/min) prägt sich das *urämische Syndrom* unter Beteiligung aller Organsysteme mehr und mehr aus. Die *Haut* des Kranken ist trocken und schilfrig, manche Patienten geben eine verminderte Schweißneigung an. Blaue Flekken (Ekchymosen), die schon nach Bagatelltraumen auftreten, deuten auf eine *hämorrhagische Diathese* und verminderte Kapillarresistenz, auch Zahnfleischbluten und gelegentlich gastrointestinale Blutungen. Retinierte und in die Haut einge-

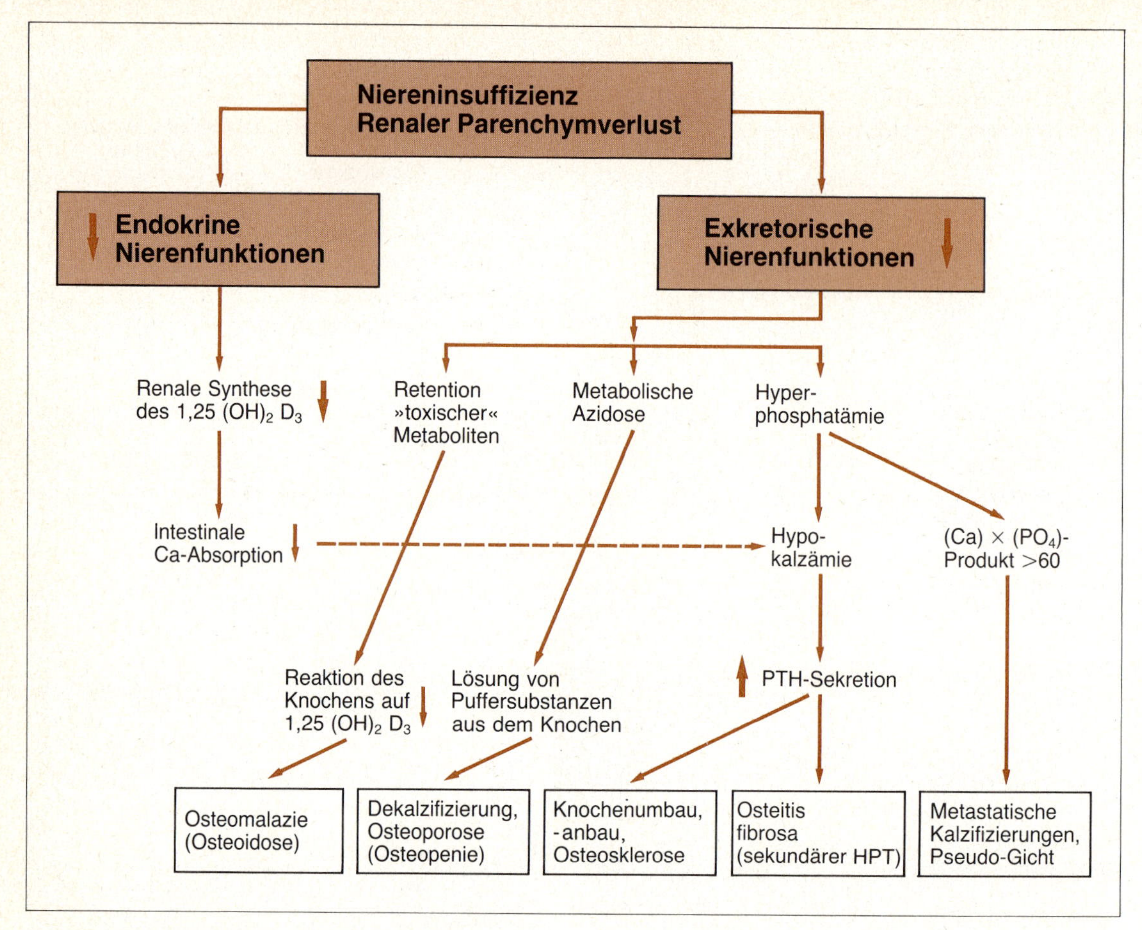


Abb. **33** Pathogenetische Faktoren, die mit zunehmendem renalem Parenchymverlust bzw. Einschränkung der endokrinen und exkretorischen Nierenfunktionen zur Entstehung der verschiedenen Formen der renalen Osteopathie führen. 1,25 $(OH)_2D_3$ = 1,25-Dihydroxycholecalciferol, sek. HPT = sekundärer Hyperparathyreoidismus (nach Brenner u. Lazarus)

lagerte Farbstoffe (Urochrome) sind zusammen mit der durch eine fortschreitende *renale Anämie* bedingten Blässe für das charakteristische fahlgraue Gesichts- und Hautkolorit verantwortlich. Dieses Hautkolorit kann durchaus Nuancierungen aufweisen: Ein eher gelblich-grauer Grundton ist häufig bei Patienten mit Analgetika-Nephropathie auffällig. In einem hohen Prozentsatz der Fälle zeigt die Spaltlampenuntersuchung *Calciumablagerungen* im Limbus corneae, in der Konjunktiva verursachen sie durch Reizung und vermehrte Vaskularisation eine oft schwere Konjunktivitis (Symptom der »red Eyes«). Folge des gestörten *Calcium-Phosphat-Stoffwechsels* sind auch Weichteilverkalkungen und metastatische Kalzifizierungen, die periartikulär besonders an den Fingergelenken (sogenannte »Pseudo-Gicht«), aber auch im Ellenbogen- und Schultergelenk auftreten. Zur ausgedehnten Kalzifizierung kann es auch in den inneren Organen (Magen, Lunge, Myokard, Nieren) und arteriellen Gefäßen kommen. Im engen Zusammenhang mit dieser metabolischen Störung steht die Entwicklung der *renalen Osteopathie* (renale Osteodystrophie) (s. Abb. **33**). Ihre klinischen Zeichen sind Knochenschmerzen (besonders im Bereich der Rippen, im Lendenwirbelbereich, in den Hüftgelenken und Oberschenkeln) und Spontanfrakturen. Frakturierungen von Rippen können hämorrhagische Pleuraergüsse zur Folge haben, aus denen sich ein für den in seiner Infektabwehr geschwächten Urämiker tödliches Pleuraempyem entwickeln kann. Infolge verminderter Kapillarresistenz und gestörter Flüssigkeitshomöostase sind *Pleuritiden* mit *Pleuraergüssen* relativ häufig, das interstitielle, auskultatorisch stumme Lungenödem (»fluid Lung«) entwickelt sich im oligurisch-anurischen Endstadium. In dieser Phase können *zerebrale Krämpfe* als ein weiteres, sehr kritisches Symptom der »Überwässerung« zum tödlichen Ausgang führen, wenn nicht ein rascher Flüssigkeitsentzug erfolgt. Eine weitere, schwere Komplikation der chronischen Niereninsuffizienz ist die *Perikarditis*. Differentialdiagnostisch müssen ihre klinischen Symptome wie Thoraxschmerzen und Dyspnoe von denen bei

Angina pectoris, Lungenembolie und Pneumonie abgegrenzt werden. Zum Untersuchungsbefund gehören Perikardreiben, Tachykardie, Blutdruckabfall, Fieber und Pulsus paradoxus. Gefürchtet sind der hämorrhagische Perikarderguß (mit Perikardtamponade, die eine rasche Punktion verlangt), Kammertachyarrhythmien und Kammerflimmern. Für die Entstehung der Perikarditis scheinen neben einer länger bestehenden Hypertonie besonders interkurrente Infekte von Bedeutung zu sein.

Eine der häufigsten kardialen Todesursachen des unbehandelten Urämikers ist die *Hyperkalämie*. Die klinischen Zeichen sind anfangs sehr diskret, erst präfinal treten Parästhesien, aufsteigende schlaffe Lähmung, schließlich Bradyarrhythmie und diastolischer Herzstillstand auf. Wichtig sind die typischen EKG-Veränderungen (hohe, spitze, schmalbasige, zeltförmige T-Zacken bei isoelektrischem ST, QRS-Verbreiterung, P-Verbreiterung, PQ-Verlangsamung bis zum totalen AV-Block).

An eine chronische, oft durch Diätfehler bedingte Hyperkalämie kann sich der urämische Organismus oft erstaunlich lange ohne wesentliche klinische Symptomatik adaptieren.

Gastrointestinale Symptome der chronischen Niereninsuffizienz sind neben Singultus und Übelkeit auch *Pankreatitis* und *Parotitis*. Sie sind beim Urämiker gehäuft und gelegentlich gleichzeitig zu beobachten, ihre Pathogenese ist unklar.

Vielfältig sind die urämiebedingten Störungen des *Endokriniums*. Zunehmender, renaler Parenchymverlust resultiert in mangelhafter oder völlig fehlender Bildung des D-Hormons 1,25-Dihydroxycholecalciferol (1,25-$[OH]_2$-$D_3$), des in der Niere synthetisierten biologisch aktiven Vitamin-D-Metaboliten, der für eine normale intestinale Calciumabsorption und einen ungestörten Knochenstoffwechsel unerläßlich ist. Ein schon sehr früh zu Beginn der Niereninsuffizienz nachweisbarer Abfall des ionisierten Serumcalciums stimuliert die Nebenschilddrüsen zu gesteigerter und schließlich unkontrollierter Parathormonsekretion (*sekundärer* oder *renaler Hyperparathyreoidismus*), was von entscheidender Bedeutung für Entwicklung und Verlauf der renalen Osteopathie ist (Abb. **33**).

Die Funktion der *Schilddrüse* ist beeinträchtigt, die Serumthyroxin- und Trijodthyroninkonzentrationen fallen ab. Bei beiden Geschlechtern ist die *Gonadenfunktion* gestört. Männer haben erniedrigte Plasmatestosteronspiegel, histologisch ist eine Hodenatrophie mit Darniederliegen der Spermiogenese nachweisbar. Fast immer kommt es zu Libidoverlust und Impotenz, bei Frauen zu Dysmenorrhöen und Amenorrhö. Fehlernährung und Funktionsstörungen der Leber (daneben auch eine möglicherweise medikamentös bedingte Freisetzung von Prolactin) werden als Ursache einer gelegentlich beobachteten Gynäkomastie diskutiert.

Eine sehr wahrscheinlich unterschätzte Rolle bei der Entstehung zahlreicher urämiebedingter Stoffwechselstörungen und eines Teiles der urämischen Symptomatik spielt die renale *metabolische Azidose*. Klinisch wird sie im allgemeinen nur auffällig, wenn sie, besonders bei interstitiellen Nephritiden, den Patienten zur Hyperventilation veranlaßt oder bei gleichzeitiger Hyperkapnie (Anhäufung von Kohlensäure) zum Hirnödem führt. Das Hirnödem ist neben der generellen Intoxikation, der durch Anämie und respiratorische Insuffizienz bedingten Hypoxie, hypertensiver Enzephalopathie und Elektrolytentgleisungen eine der Ursachen des Coma uraemicum.

### Konservative Therapie

Reversible Faktoren, die sich ungünstig auf den Krankheitsverlauf auswirken, müssen erfaßt und beseitigt bzw. behandelt werden. Hierzu gehören in erster Linie obstruktive Uropathien sowie Anomalien des Urogenitaltraktes, die einer operativen Revision zugänglich sind, Harnwegsinfekte, die entsprechend den Richtlinien der Pyelonephritistherapie behandelt werden müssen, Hypovolämie und der Hypertonus. Ausmaß und Zeitpunkt des Auftretens *diabetischer* Gefäßkomplikationen und der diabetischen Nephropathie sind mit von der optimalen Einstellung der diabetischen Stoffwechselsituation abhängig. Konsequente Überwachung und gute Führung des Diabetikers stellen also eine echte Prophylaxe diabetischer Nephropathien dar, die heute an der Spitze der Todesursachen der Diabetiker stehen.

Schwierig zu beeinflussen ist die urämische *Hyperlipoproteinämie*. Die gerade bei Niereninsuffizienz zu beachtenden, oft schweren Nebenwirkungen der wirksamen lipidsenkenden Medikamente (z. B. myositisartiges Syndrom unter Clofibrat) schränken deren Einsatzfähigkeit erheblich ein. Die medikamentöse Einstellung von Gicht und Hyperurikämie ist anzustreben, wobei die Notwendigkeit der Dosisreduzierung von Urikosurika bei Niereninsuffizienz beachtet werden muß.

Die Bedeutung *diätetischer* Maßnahmen ist in der konservativen Behandlung der chronischen Niereninsuffizienz oft überschätzt worden. Diätetische Regimes, insbesondere eine Eiweißrestriktion, sind nicht in der Lage, die Prognose der chronischen Niereninsuffizienz zu verbessern oder den Zeitpunkt, zu dem die Dialysetherapie beginnen muß, hinauszuschieben. Eine ausgewogene, gemischte Kost dürfte auch für den chronisch niereninsuffizienten Patienten die optimale Ernährungsform darstellen, wenn folgende Punkte beachtet werden:

1. Flüssigkeitszufuhr entsprechend der täglichen Urinausscheidung (Messen der 24-Std.-Urinmenge, tägliche, am besten allmorgendliche Kontrolle des Körpergewichtes, regelmäßige Blutdruckkontrollen).

2. Vermeidung kaliumreicher Nahrungsmittel (Eingemachtes, Trockenobst, Obstsäfte, Bananen, Nüsse, Schokolade, kaliumreiche Mineralwässer). Medikamentös können Hyperkalämien durch Austauschharze beseitigt werden: Sorbisterit tauscht im Darm Kalium gegen Calcium, Resonium-A Kalium gegen Natrium aus. Die Harze werden oral oder rektal verabfolgt. Bei Hypertonie ist die Verwendung von Resonium-A nicht angezeigt, weil dann die zusätzliche Freisetzung von Natrium unerwünscht ist. Bei schweren Hyperkalämien kann die Zufuhr von Glucose und Insulin oder die Dialyse gegen kaliumarmes oder kaliumfreies Dialysat notwendig werden.
3. Vermeidung übermäßiger Phosphatzufuhr (Milch, Milchprodukte, Fleisch) im Rahmen einer Prophylaxe der renalen Osteopathie.
4. Beschränkung der Kochsalzzufuhr (3–5 g/die) bei Hypertonie.

Die heute gültigen Vorstellungen über die Pathogenese der *renalen Osteopathie* (s. Abb. **33**) berechtigen zu der Vermutung, daß diese schwere Stoffwechselstörung durch prophylaktische Maßnahmen günstig beeinflußt werden kann. Ziel dieser konservativen Therapie ist es, die Hyperphosphatämie und die Hypokalzämie so lange wie möglich zu vermeiden und dadurch die Stimulation der Parathormonsekretion zu verhindern oder hintanzuhalten. Im Frühstadium der chronischen Niereninsuffizienz kann das Serumphosphat durch diätetische Maßnahmen normal gehalten werden, sehr bald aber läßt sich der Phosphatstau nur noch medikamentös beeinflussen. Durch oral verabfolgtes Aluminiumhydroxid (Aludrox, Alu-Cap usw.) wird das mit der Nahrung aufgenommene Phosphat gebunden und kann vom Darm nicht mehr resorbiert werden. Aluminium kann sich im Knochen ablagern und eine Osteomalazie verursachen. Eine Normokalzämie läßt sich durch Kombination von Calcium (1–3 g elementares Calcium/die in Form von Calciumgluconat) bzw. Calciumcarbonat und Vitamin D erreichen. Ob der Einsatz von D-Hormonen (1,25-Dihydroxycholecalciferol u. a.) die Entwicklung der renalen Osteopathie tatsächlich verhindern kann, ist bislang nicht eindeutig bewiesen. Die Gefahren einer Behandlung mit Vitamin D und D-Hormonen müssen bekannt sein (Hyperkalzämien, Organ- und Gefäßverkalkung).

Die *renale Anämie* ist einer langfristig erfolgreichen Therapie kaum zugänglich. Versuche mit Androgenen haben enttäuscht, Bluttransfusionen haben einen nur kurzdauernden Effekt und bringen ein erhöhtes Hepatitisrisiko mit sich. Eine Substitution mit Eisenpräparaten wird allgemein empfohlen.

Im Hinblick auf die Dialysebehandlung ist eine der wichtigsten konservativen Maßnahmen bei der Betreuung chronisch niereninsuffizienter Patienten die *Erhaltung und Schonung der Gefäße* an allen Extremitäten. Wenn keine vitale Indikation besteht, sind unnötige intravenöse Injektionen oder Infusionen zu vermeiden.

### Dialysebehandlung

Im Jahre 1981 wurden auf der Welt über 100000 Patienten mit einem der Dialyseverfahren behandelt, einige Hundert von ihnen seit mehr als 10 Jahren. In der Bundesrepublik ist mit 100 chronischen Dialysepatienten pro Million Einwohner zu rechnen, diese Zahl wird infolge großzügiger Indikationsstellung und Verbesserung der Lebenserwartung noch steigen. Kardiovaskuläre Komplikationen sind die Haupttodesursache chronisch dialysierter Patienten, noch 1978 war ihre Überlebensrate statistisch nicht besser als diejenige nach der Diagnose eines Mammakarzinoms oder der Erstmanifestation eines Myokardinfarktes. Das bedeutet, daß wir leider noch weit davon entfernt sind, mit der Dialyse über eine dem gesunden Organ gleichwertige »künstliche Niere« zu verfügen.

Die Verlängerung und Erhaltung des Lebens chronisch Nierenkranker mit der Dialyse beruht darauf, daß ein Teil der harnpflichtigen retinierten Substanzen aus dem Organismus entfernt und extreme Regulationsstörungen im Wasser-, Elektrolyt- und Säure-Basen-Haushalt korrigiert und ausgeglichen werden können. Mit keinem der heute gebräuchlichen Dialyseverfahren gelingt es, das urämische Syndrom vollständig zu beseitigen, noch den Ausfall endokriner Nierenfunktionen zu kompensieren. Hinzu kommt, daß durch die Dialysebehandlung per se dem Organismus biologisch wichtige Substanzen und Substrate (z. B. Spurenelemente) möglicherweise entzogen werden.

Alle Dialyseverfahren bewirken einen Stoff- und/oder Flüssigkeitstransport aus den Kompartimenten des Organismus über natürliche oder künstliche Membranen in ein extrakorporales Kompartiment. Die eliminierten Substanzen können verworfen oder an geeignetem Material absorbiert werden. Mit aufwendigen chemisch-technischen Methoden wird derzeit versucht, die oft großen anfallenden Flüssigkeitsquantitäten von den toxischen Substanzen zu reinigen und für eine Wiederverwendung zu regenerieren.

#### Die einzelnen Dialyseverfahren

*Extrakorporale Hämodialyse:* Das zweifellos bewährteste Verfahren zur Behandlung der chronischen terminalen Niereninsuffizienz ist die extrakorporale Hämodialyse. Hier wird über einen operativ angelegten Gefäßzugang (arteriovenöse Fistel, Shunt) das Blut des Patienten durch ein Schlauchsystem außerhalb des Organismus (extrakorporal) einem Dialysator zugeleitet. Dieser besteht aus einem Blut- und einem Dialysatkompartiment, die durch eine synthetische semipermeable Membran (Zellophan, Cuprophan) voneinander getrennt sind. Im Gegenstromprinzip, d. h. entgegengesetzt zum Blutstrom, fließt auf der Seite des Dialysatkompartiments das Dialysat (im allgemeinen eine isotone, gepufferte Elektrolytlösung). Aus dem auf der Blutkompartimentseite den Dialysator passierenden Patientenblut diffundieren durch die semipermeable Membran entsprechend ihrem Konzentrationsgradienten harnpflichtige Substanzen (Kreatinin, Harnstoff, Harnsäure) und »Urämie-Toxine« in das Dialysat. Das derart von diesen Substanzen gereinigte Blut wird aus dem Dialysator dem Patienten über ein Schlauchsystem wieder zugeführt. Für diese Prozedur muß die Gerinnbarkeit des Patientenblutes durch Heparingabe herabgesetzt werden. Flüssigkeitsentzug durch Ultrafiltration kann durch Druckerhöhung im Blutkompartiment und Unterdruckerzeugung im Dialysatkompartiment erreicht werden.

*Hämofiltration:* Mit der Hämofiltration können heute Patienten mit chronischer Niereninsuffizienz ebenso erfolgreich behandelt werden wie mit der extrakorporalen Hämodialyse. Die Entfernung toxischer Substanzen aus dem Organismus geschieht durch Ultrafiltration. Aus dem Patientenblut wird über einen Gefäßzugang wie bei der Hämodialyse mit relativ hohen Drucken (bis 500 mgHg) ein Filtrat abgepreßt, das retinierte Stoffwechselprodukte in etwa der gleichen Konzentration enthält wie das Plasma. Dem Organismus können innerhalb von 3–6 Stunden Ultrafiltratmengen von 20–35 l entzogen werden, der Ausgleich des entstehenden Flüssigkeits- und Elektrolytdefizits erfolgt durch entsprechende Mengen einer Subsitutionslösung. Es hat sich herausgestellt, daß sich mit der Hämofiltration zwar keine dramatischen Besserungen urämiebedingter Stoffwechselstörungen erzielen lassen, das Verfahren aber gegenüber der Hämodialyse bei bestimmten Indikationen Vorteile zu bieten scheint (Kreislaufstörungen bei Hyper- und Hypotonie, Notwendigkeit des Entzuges großer Flüssigkeitsmengen, bei älteren Patienten mit kardio- und/oder zerebrovaskulären Komplikationen, möglicherweise auch bei der urämischen Polyneuropathie und unter Hämodialyse schwer zu beeinflussenden Hypertonieformen).

*Komplikationen bei Hämodialyse/Hämofiltration:* Blutungen können Heparin-induziert oder durch Heparin verstärkt werden (z. B. gastrointestinale Blutungen bei Ulzera, hämorrhagischer Perikarderguß und Perikardtamponade bei Perikarditis, Blutungen aus den Einstichstellen am Gefäßzugang). Blutungen können auch dialysetechnisch bedingt sein (Schlauchrupturen, Membranrupturen). Relativ häufig sind Shunt-Komplikationen. Infektionen im Bereich des Gefäßzuganges können zu Fieberaktionen und Sepsis führen, eine Herzinsuffizienz kann durch aneurysmatische Erweiterung des Shunts und Entwicklung eines übermäßig hohen Shunt-Volumens begünstigt oder verschlimmert werden. Bei embolischen Ereignissen ist an eine Shunt-Thrombose als Ursache zu denken. Shunt-Komplikationen müssen im allgemeinen chirurgisch korrigiert werden, es gibt Dialysepatienten, bei denen mehrfach an mehreren Extremitäten Gefäßzugänge geschaffen werden müssen.

Wird bei hochurämischen Patienten eine zu rasche Korrektur der Störungen des Wasser-, Elektrolyt- und Säure-Basen-Haushaltes durch forcierte Dialyse vorgenommen, so entwickelt sich unter Übelkeit, Erbrechen, Kopfschmerzen ein sogenanntes *»Dysequilibrium-Syndrom«.* Oft über Tage anhaltend (Durchgangssyndrom) führt es unter Bewußtseinstrübung zu Hyperreflexie und generalisierten zerebralen Krämpfen, wobei auch Tachykardie und Blutdruckanstieg beobachtet werden. Das Stadium der »Entgiftung« des Organismus erfordert offenbar eine gewisse Anpassungszeit, sie muß durch schonende, von kurzen behandlungsfreien Intervallen unterbrochene Dialysen überbrückt werden. Zur Vermeidung des Dysequilibrium-Syndroms hat sich besonders die Peritonealdialyse bewährt. Enthält die zur Hämodialyse verwendete Spüllösung zu hohe Konzentrationen an Calcium und Magnesium (meist bedingt durch unzureichend regenerierte oder defekte Wasserenthärtungsanlagen), so tritt ein *Hartwasser-Syndrom* auf. Es kündigt sich durch periorale Parästhesien und Hitzegefühl im Gesicht an und ist gekennzeichnet durch Blutdruckanstieg, Übelkeit, Erbrechen, gelegentlich Herzrhythmusstörungen und oft heftige Bauchschmerzen, die zur Fehldiagnose (akutes Abdomen, Appendizitis) Anlaß geben können.

Nach technischen Defekten an der Dialyseapparatur (undichtes Schlauchsystem, nicht funktionierender Luftdetektor) sind *Luftembolien* beobachtet worden. Ein sehr häufiger Zwischenfall bei Hämodialyse und Hämofiltration sind *Fieberreaktionen,* deren Ursache sich nicht immer eindeutig eruieren läßt. In der Regel sind Verunreinigungen der Spülflüssigkeit bzw. der Substitutionslösung durch Bakterien, Hefen oder Sporenbildner anzuschuldigen. Oft ist es sehr schwierig, die »Quelle« dieser Verunreinigungen ausfindig zu machen (Mikrorupturen in den Membranen, Haarrisse, Verkeimung der Enthärtungsanlage). Der Nachweis pathogener Keime gelingt nicht immer, zumal wenn Pyrogene für das Fieber verantwortlich sind. Das Problem der an manchen Dialysezentren endemischen *Virushepatitis* ist auch heute noch nicht gelöst. Der Verlauf ist im allgemeinen beim Pflegepersonal schwerer als bei den urämischen Patienten. Eine in ihrer Ätiologie noch nicht befriedigend geklärte, bisher nur unter Hämodialyse beobachtete Komplikation ist der sehr schmerzhafte *Priapismus.* Er kann tagelang anhalten, so daß die Patienten zur Blasenentleerung urologischer Hilfe bedürfen, und hat immer eine Impotentia coeundi zur Folge. Als Ursache des Priapismus werden neurologische Störungen im Bereich des Sakralmarks, Elektrolytverschiebungen, Störungen des Lipidstoffwechsels und ein Einfluß des Heparins diskutiert.

*Peritonealdialyse (IPD = intermittierende Peritonealdialyse):* Der Stoff- und Flüssigkeitsaustausch zwischen Blutkompartiment und Dialysat erfolgt bei der PD über eine biologische Membran, das Peritoneum. Durch einen operativ in das Abdomen applizierten Kunststoffkatheter, der mit seiner Spitze im kleinen Becken liegt, werden jeweils 1–2 l sterile, körperwarme Elektrolytlösung instilliert. Diese Lösung kann innerhalb gewisser Grenzen je nach Bedarf in ihrer Zusammensetzung variiert werden. Nach einer kurzen Verweilzeit läßt man das Dialysat aus dem Bauchraum des Patienten abfließen. Dieser Ein- und Auslauf wird über 24–36 Stunden oder noch länger wiederholt. Moderne Peritonealdialysegeräte steuern diesen Vorgang elektronisch. Die Austauschfähigkeit des Peritoneums nimmt mit zunehmender Dialysefrequenz ab, die Austauschfläche beträgt beim Erwachsenen etwa 2 $m^2$. Durch Ultrafiltration kann vorwiegend Wasser entzogen werden, indem man der Elektrolytlösung in steigender Konzentration osmotisch wirksame Substanzen (z.B. 1,5–7%ige Glucoselösung) zusetzt. Bedingt durch die Porengröße des Peritoneums kommt es zu einem gewissen Eiweißverlust, andererseits werden bei diesem Verfahren Substanzen im Molekulargewichtsbereich von ca. 200–3000 entfernt, die sogenannten »Middle molecules«. Diese Stoffgruppe wird angeschuldigt, besonders toxisch und für die Symptomatik des urämischen Syndroms in besonderem Maße mitverantwortlich zu sein, was jedoch bislang nicht bewiesen ist.

*Dauerperitonealdialyse (CAPD = Continuous Ambulatory Peritoneal Dialysis):* Während bei der IPD zwischen den einzelnen Behandlungsperioden ein dialysefreies Intervall auftritt, erfolgt der Stoff- und Flüssigkeitsaustausch bei der CAPD kontinuierlich. Dies bedeutet eine Annäherung an physiologische Verhältnisse und wird dadurch erreicht, daß die Patienten permanent 2 l Dialysat (Glucose-Elektrolytlösung) im Peritonealraum mit sich herumtragen und einen Dialysataustausch durch Beutelwechsel in etwa 6stündigen Abständen vornehmen. Bis auf diesen Wechsel der Plastikbeutel und das 4malige Ein- und Auslaufen der Spülflüssigkeit innerhalb von 24 Stunden ist der Patient relativ frei beweglich. Zweifellos handelt es sich bei der CAPD um eine vielversprechende Weiterentwicklung der herkömmlichen Peritonealdialyse. Aufgrund der bisher angewandten Technik wird allerdings nur eine begrenzte Anzahl von Patienten für dieses Peritonealdialyseverfahren in Betracht kommen.

*Komplikationen der Peritonealdialyse:* Die gefürchtetste und auf Dauer kaum vermeidbare Komplikation ist die *Peritonitis,* die zu einer lebensbedrohlichen Situation werden kann. Die Symptome sind Übelkeit, Erbrechen, abdominelle Abwehrspannung; Fieber und Leukozytose können beim Urämiker fehlen! Auch Durchfälle und paralytischer Ileus werden beobachtet. Oft ist das aus der Peritonealhöhle auslaufende Dialysat trübe, flockig und reich an Leukozyten. Sogenannte »abakterielle« Peritonitiden sind selten. Mit genügend empfindlichen Methoden lassen sich fast immer pathogene Keime nachweisen. Die diffuse Peritonitis ist *keine* Indikation zum Abbruch der Dialyse, vielmehr muß diese unter Antibiotikazusatz zur Spüllösung forciert werden, eine zusätzliche orale oder parenterale Antibiotikagabe (nach Antibiogramm) ist meistens erforderlich.

Gelegentlich wird eine chirurgische Intervention mit Entfernung des Dialysekatheters notwendig. Jede abgelaufene Peritonitis hinterläßt Verwachsungen und entzündliche Veränderungen im Bauchraum und führt infolge Verdickung des Peritoneums zur Verminderung der Austauschfähigkeit.

Weitere, jedoch seltenere Komplikationen sind Darmperforation, Perforation der Harnblase und lokale Blutungen in die Bauchdecken. Unangenehm, aber harmlos ist ein häufig unter Peritonealdialyse auftretender Schulterschmerz. Er kommt durch Luftansammlung unter dem Zwerchfell und Reizung des N. phrenicus zustande und verschwindet, sobald die Luft resorbiert ist. *Kontraindikationen* zur IPD und CAPD sind postoperative intraabdominelle Verwachsungen, frische Bauchverletzungen, lokalisierte eitrige intraabdominelle Prozesse (nicht die diffuse Peritonitis!), große Hernien, fortgeschrittene Gravidität und sehr große Zystennieren. In seltenen Fällen können pulmonale Prozesse mit erheblicher Einschränkung der Atemfunktion die Peritonealdialyse verbieten, da die Instillation von 2 und mehr Litern Flüssigkeit in den Bauchraum die Atmung zusätzlich erschweren kann.

Unter allen Dialyseverfahren können sich durch chronische Einnahme Al-haltiger Phosphatbinder und den Al-Gehalt des Dialysates bzw. des Trinkwassers Veränderungen des Skeletts (Dialyse-Osteomalazie) und/oder zerebrale Störungen (Dialyse-Enzephalopathie, »Denver disease«) entwickeln.

### Nierentransplantation

Abgesehen von der Hornhaut ist die Niere das einzige menschliche Organ, das sich bisher mit langfristigem Erfolg auf einen Empfänger übertragen läßt. Stimmen Spender und Empfänger in ihrem Erbgut überein (eineiige Zwillinge), so ist die Organtransplantation problemlos. Bei der im allgemeinen üblichen homologen Transplantation (oder Homotransplantation) sind Spender und Empfänger zwar artgleich, aber erbverschieden. Für jedes homologe Transplantat gilt, daß es sofort nach Anschluß an den Kreislauf des Empfängers immunologischen Abwehrmechanismen ausgesetzt ist, die medikamentös unterdrückt werden müssen (Immunsuppression).

Die Nierentransplantation hat in den letzten Jahren einen erheblichen Aufschwung erfahren, an

dem die Bundesrepublik jedoch, wahrscheinlich aus organisatorischen Gründen, nur begrenzten Anteil hat. Weltweit werden gegenwärtig pro Jahr über 3000 Nieren transplantiert, die Nieren stammen zu etwa 70% von Verstorbenen, zu etwa 30% von Lebendspendern (Eltern oder Geschwister des Patienten).
Prinzipiell kommt jeder terminal niereninsuffiziente Patient als potentieller Transplantatempfänger in Frage, bei Funktionsausfall des Transplantates muß die Möglichkeit der effektiven Dialysebehandlung gegeben sein (Gefäßzugang, technische und medizinische Voraussetzungen). Die oft mit 60 Jahren angegebene obere Altersgrenze für die Transplantation wird heute schon überschritten, größere Bedeutung wird dem Gefäßzustand und dem biologischen Alter des Patienten beigemessen. Bevorzugt werden solche Dialysepatienten der Transplantation zugeführt, bei denen der Erfolg einer weiteren Dialysebehandlung in Frage steht (fehlender Gefäßzugang, schwere Polyneuropathie, schwere Anämie nach beidseitiger Nephrektomie, unüberwindliche psychische und soziale Probleme). Die Indikation zur Nierentransplantation wird in zunehmendem Maße großzügig gestellt, im allgemeinen gelten als Kontraindikationen Systemerkrankungen wie Amyloidose, Oxalose, Panarteriitis nodosa oder Wegenersche Granulomatose sowie das Plasmozytom. Der Diabetes mellitus ist keine strenge Kontraindikation mehr, auch bei Lupus erythematodes kann im Einzelfall eine Transplantation versucht werden. Bei Patienten mit infausten Zweiterkrankungen (metastasierende Tumoren, schwere hypertoniebedingte kardio- und zerebrovaskuläre Veränderungen) wird man ebensowenig eine Transplantation vornehmen wie bei unkorrigierbaren, womöglich chronisch infizierten Harnwegsanomalien oder einer anamnestisch bekannten Steroidpsychose.
Ein Problem, das an Bedeutung zu gewinnen scheint, ist die rekurrierende, d.h. im Transplantat sich erneut manifestierende Glomerulonephritis. Während Patienten mit linearer Immunfluoreszenz und antibasalen Antikörpern (z.B. Goodpasture-Syndrom) mit Erfolg transplantiert wurden, scheinen die Patienten besonders gefährdet zu sein, die nach einer membrano-proliferativen oder fokal-sklerosierenden Glomerulonephritis niereninsuffizient wurden.
Beim Nierenspender (Alter 6–50 Jahre) müssen Nieren- und Stoffwechselkrankheiten, Hypertonus, Infekte und Malignome (außer Hirntumor) ausgeschlossen sein, die Spenderniere muß eine normale Gefäßversorgung aufweisen. Der am sogenannten Hirntod verstorbene Spender sollte möglichst bis zuletzt beatmet worden sein bei erhaltener Diurese von ca. 2 l/24 Stunden.
Grundvoraussetzung zur Transplantation ist die Blutgruppenkompatibilität zwischen Spender und Empfänger. Die Histokompatibilität wird mit der HLA-Typisierung (HLA = human leucocyte antigen) und dem sogenannten Kreuztest (matching) geprüft. Histokompatibilitätsantigene sind nicht organspezifisch, ihre Testung kann mittels spezieller serologischer Methoden an Leukozyten oder Thrombozyten erfolgen. Die chirurgische Methodik der Nierentransplantation ist heute weitgehend standardisiert und bietet kaum technische Probleme. Spätkomplikationen sind Stenosen im Bereich der ableitenden Harnwege und der Gefäßanastomosen. Sie sind in etwa 15% der Fälle Ursache eines Transplantatversagens. Zur Vermeidung von Abstoßungsreaktionen (akut und chronisch) ist die immunsuppressive Therapie nach der Transplantation unerläßlich. Sie wird im wesentlichen mit Azathioprin (Imurek) und Glukokortikoiden durchgeführt, auch mit Cyclosporin A liegen bereits gute Erfahrungen vor. Als Nebenwirkung des Azathioprins (die nicht mit der immunsuppressiven Wirkung korreliert) kann es schon innerhalb von 2 Wochen nach Behandlungsbeginn zu einer *Leukopenie* kommen, im weiteren Verlauf zu *Agranulozytose* und *Panzytopenie*. Azathioprin und seine Metaboliten werden renal eliminiert, so daß bei eingeschränktem Glomerulumfiltrat eine Reduktion der Dosis erforderlich ist. Abruptes Absetzen des Azathioprins kann eine akute Abstoßungskrise zur Folge haben.
Morbidität und Mortalität der Nierentransplantation sind hoch. Durch die immunsuppressive Therapie wird die Infektabwehr des Transplantierten zusätzlich herabgesetzt: unbeherrschbare Infektionen schlagen unter den Todesursachen mit 40% zu Buche. Außer den Keimen der üblichen Flora sind Pneumocystis carinii und Listeria monocytogenes nachweisbar, gefürchtet sind Kandidaösophagitis und Kandidasepsis. Nicht selten sind Infektionen mit Zytomegalievirus, hartnäckiger Herpes simplex und ausgedehnter Herpes zoster. Es wird heute nicht mehr bezweifelt, daß unter der immunsuppressiven Therapie ein Tumorwachstum induziert werden kann (Retikulumsarkome, Hautgeschwülste).
Unter den Nebenwirkungen der Steroidtherapie können Cushing-Gesicht, Akne und Gewichtszunahme eine erhebliche psychische Belastung bedeuten, besonders bei jüngeren Patienten.
Glucoseintoleranz und Hyperglykämie sind Folge der Kortikoidmedikation, möglicherweise auch das Fortbestehen oder die Verschlimmerung einer Hyperlipoproteinämie. Die Gefahr der Ulkusentstehung und der Reaktivierung einer Tuberkulose unter Glukokortikoiden muß bedacht werden. Schwerste Komplikationen können die steroidbedingten Skelettveränderungen (Osteoporose, aseptische Hüftkopfnekrosen) nach sich ziehen. Möglicherweise hängt das Ausmaß dieser Knochenveränderungen mit dem Schweregrad der vor der Transplantation bestehenden renalen Osteopathie zusammen. Obwohl der endgültige Beweis aussteht, begründen die klinischen Beobachtungen den Verdacht, daß

auch die bei Nierentransplantierten gehäuften kardio- und zerebrovaskulären Komplikationen wie Myokardinfarkt und Apoplex in engstem Zusammenhang mit der langfristigen Applikation von Glukokortikoiden gesehen werden müssen.

**Merke:** Die chronische Niereninsuffizienz führt zum Ausfall der exkretorischen, regulatorischen und endokrinen Nierenfunktionen. Wesentliche Symptome sind neben der Abnahme der Leistungsfähigkeit Kopfschmerzen, Schwindel, Übelkeit, Erbrechen, Hautjucken, Blutungsneigung, Muskel-, Gelenk- und Knochenschmerzen. Im fortgeschrittenen Stadium erlangen Überwässerungszustände mit Lungenödem, Hirnödem mit zerebralen Krämpfen und Hyperkalämie mit Herzrhythmusstörung lebensbedrohliche Bedeutung. Die urämiebedingten Stoffwechselstörungen sind nicht ausschließlich Folge einer Intoxikation durch Retentionsstoffe, sondern auch Folge von Stoffwechselentgleisungen und Mangelzuständen. Durch die verschiedenen Dialyseverfahren können Symptome gebessert oder beseitigt werden (z.B. Azidose, Überwässerung, Hochdruck, Störungen im Elektrolythaushalt), zahlreiche urämiebedingte Stoffwechselstörungen (z.B. Hyperlipoproteinämie, Anämie, sekundärer Hyperparathyreoidismus) bleiben unter der Dialyse unbeeinflußt oder verschlechtern sich. Sie sind auch durch erfolgreiche Nierentransplantation nicht vollständig zu beseitigen.

## Weiterführende Literatur


Brenner, B., F.C. Rector: The Kidney, 2 Bde. Saunders, Philadelphia 1981

Brenner, B.M., J.H. Stein: Chronic Renal Failure, Contemporary Issues in Nephrology, vol.7. Churchill Livingstone, Edinburgh 1981

Burton, B.: Overview of blood purification in uremia. Int. J. Artif. Organs 3 (1980) 203

Feldman, H.A., I. Singer: Endocrinology and metabolism in uremia and dialysis: A clinical review. Medicine 54 (1974) 345

Franz, H.E.: Praxis der Dialysebehandlung. Thieme, Stuttgart 1973

Franz, H.E.: Blutreinigungsverfahren – Technik und Klinik, 2. Aufl. Thieme, Stuttgart 1981

Friedman, E.A.: Strategy in Renal Failure. Wiley & Sons, New York 1977

Fuchs, C., F. Scheler: Dauerperitonealdialyse – CAPD. Dustri-Verlag, München-Deisenhofen 1980

Gahl, G.M., F.S.T. Boen, K.D. Nolph: Continuous ambulatory peritoneal dialsysis. Kidney int. 23, No. 1 (1983)

Gordon, A.: Uremia. In Gonick, H.C.: Current Nephrology, vol. I. Pinecliff Medical Publishing Comp. 1977

Henning, H.V., K.W. Rumpf: Physiologie und Pathophysiologie der Niere Klinik der Gegenwart, Handbuch der praktischen Medizin. Urban & Schwarzenberg, München 1981

Kjellstrand, C.M.: Current problems in long-term hemodialysis. Dial. Transpl. 9 (1980) 295

Kluthe, R.: Die Betreuung des chronisch Nierenkranken in der Praxis, 3. Aufl. Dustri-Verlag, München-Deisenhofen 1981

Kolata, G.B.: Dialysis after nearly a decade. Science 208 (1980) 473

Kramer, P.: Arterio-venöse Hämofiltration; Nieren-(Ersatz) – Therapie im Intensivpflegebereich. Vandenhoeck & Ruprecht, Göttingen 1982

Laxos, D.L.: Chronic renal failure: An overview. Dial. Transpl. 9 (1980) 435

Losse, H., E. Renner: Klinische Nephrologie, Bd. I u. II. Thieme, Stuttgart 1982

Martinez-Maldonado, M.: Handbook of Renal Therapeutics. Plenum, New York 1983

Massry, S.G., A.L. Sellers: Clinical Aspects of Uremia and Dialysis. Thomas, Springfield 1976

Merrill, J.P., C.L. Hampers: Uremia. New Engl. J. Med. 282 (1970) 953 und 1040

Pathophysiology of Renal Disease. Contributions to Nephrology, vol. 33. Karger, Basel 1982

Quellhorst, E.: Hämofiltration – Differentialindikation zur Hämodialyse unter Berücksichtigung hämodynamischer und metabolischer Aspecte. Klin. Wschr. 57 (1979) 1061

Renner, E., E. Streicher: Grenzen der Dialysebehandlung. Springer, Berlin 1980

Reubi, F.: Nierenkrankheiten, 3. Aufl. Huber, Bern 1982

Schaefer, K., D. von Herrath, G. Offermann: Clinical aspects of chronic hemofiltration. Dialysis & Transplantation 9 (1980) 208

Scheler, F.: Therapie der chronischen Niereninsuffizienz. Bernecker, Melsungen 1973

Scheler, F., C. Fuchs: Praxis der CAPD. Bibliomed, Med. Verlagsgesellschaft mbH, Melsungen 1981

Scheler, F., D. Heitmann: Untersuchungsmethoden bei Nierenerkrankungen. Klinik der Gegenwart, Handbuch der praktischen Medizin, Urban & Schwarzenberg, München 1981

Scheler, F., H.V. Henning: Hämofiltration. Dustri-Verlag, München-Deisenhofen 1977

Scheler, F., K.W. Rumpf: Dialysetherapie. In Hornbostel, H., W. Kaufmann, W. Siegenthaler: Innere Medizin in Praxis und Klinik, Bd. II. Thieme, Stuttgart 1978, 3. Aufl. in Vorb.

Streicher, E., W. Schoeppe: Die adäquate Dialyse, Springer Berlin 1982

Wills, M.R.: The Biochemical Consequences of Chronic Renal Failure. Harvey, Miller & Medcalf 1971

# 6

# Störungen des Wasser-, Elektrolyt- und Säure-Basen-Haushaltes

*K. Glänzer* und *F. Krück*

# Störungen des Wasserhaushaltes

## Primäre Wassermangelzustände

**Definition:** Vorwiegender oder reiner Flüssigkeitsmangel infolge unzureichender Zufuhr oder zu starker Ausscheidung bei zunächst normalem Natriumhaushalt.

### Ursachen

Der Gesamtwasserbestand des Körpers ist für das Individuum über längere Zeit konstant. Die absolute Größe hängt jedoch vom Lebensalter, Geschlecht und Fettgehalt des Körpers ab. Neugeborene haben einen Gesamtkörperwassergehalt von ca. 80%, erwachsene Männer 50–70% und Frauen 45–60%. Wasser ist im Körper frei diffusibel. Da jedoch die in Wasser gelösten Elektrolyte durch semipermeable Membranen an der freien Diffusion gehindert werden, ergeben sich verschiedene als funktionelle Einheit zu betrachtende Räume des Körperwassers.

Von besonderer Bedeutung ist die Abgrenzung des intrazellulären Volumens (IZV) durch die Zellmembranen vom extrazellulären Volumen (EZV). Abb. **1** stellt die Verteilung des Gesamtkörperwassers in % des Körpergewichtes und Absolutwerten bei einem 70 kg schweren Mann dar. Das im Bindegewebe und im Knochen enthaltene Wasser wird formal auch zum Extrazellulärvolumen gezählt, nimmt jedoch eine Sonderstellung ein, da Wasser in diese Räume, ebenso wie in den transzellulären Flüssigkeitsraum (Liquor, Verdauungstrakt), nur schwer diffundieren kann.

Die Wasserbilanz eines durchschnittlichen Erwachsenen ist in Abb. **2** dargestellt. Auf der Einfuhrseite ist neben der Zufuhr von Wasser in Speisen und Getränken noch das Oxidationswasser zu berücksichtigen, welches bei der Metabolisierung von Nahrungsstoffen im Körper entsteht und ca. 250 ml/24 h bei einer Ernährung mit 2000 kcal (8400 kJ) beträgt. Auf der Ausfuhrseite können Urinvolumen und Stuhlmenge leicht ermittelt werden, während man für die recht erhebliche Wasserdampfabgabe durch die Lunge und Haut (Perspiratio insensibilis) und Schweißverluste auf Schätzungen angewiesen ist. Die Perspiratio insensibilis bei einem nichtfiebernden Patienten bei normaler Außentemperatur beträgt etwa 1000 ml/24 h. Die Werte steigen bei leichtem Fieber oder höherer Außentemperatur auf etwa 1500 ml/24 h und bei hohem Fieber oder andauerndem Schwitzen auf etwa 2000 ml/24 h an (Perspiratio sensibilis).

Der Wassergehalt eines gesunden Menschen schwankt, gemessen am Körpergewicht, nur mit ± 0,22% um einen fixen Mittelwert. Diese exakte Regulation wird durch das antidiuretische Hormon (ADH) und das Durstgefühl gewährleistet. Beide Mechanismen werden durch einen

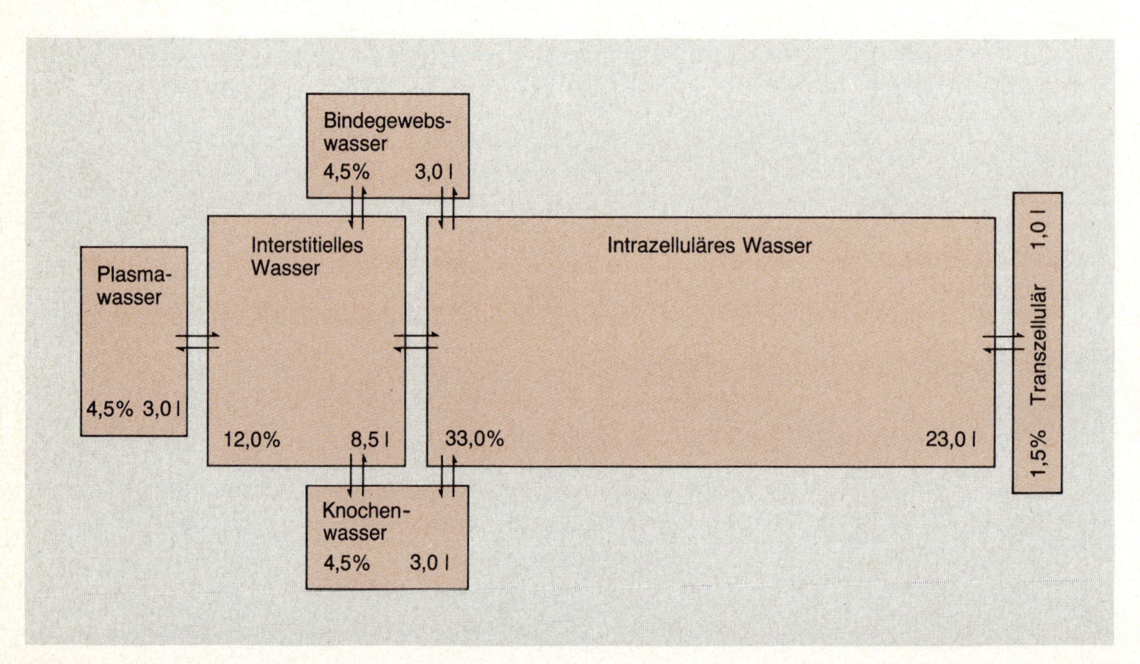


Abb. **1** Körperwasserkompartimente bei einem 70-kg-Mann, als Prozent des Körpergewichts und in Litern dargestellt (nach Edelman u. Leibman)

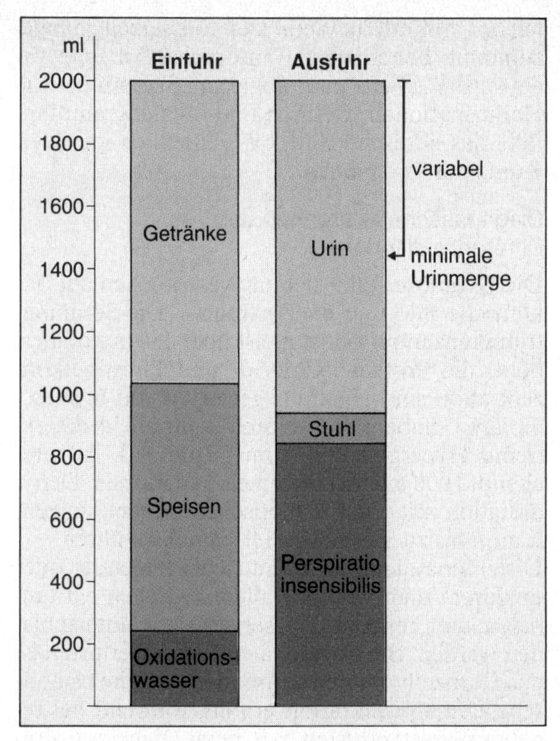


Abb. **2** Wasserbilanz des erwachsenen Menschen in 24 Stunden. Der Pfeil gibt an, bis zu welcher Mindestmenge die Urinausscheidung variabel, d. h. der Einfuhr angepaßt sein kann

Anstieg der Plasmaosmolalität aktiviert. Versagt einer dieser Mechanismen, so resultiert ein überwiegender Wassermangel mit relativem Natriumüberschuß (hypertone Dehydratation).

Ein primärer Wassermangel kann auftreten, wenn

1. Durstgefühl und der renale Konzentrationsmechanismus normal sind, aber eine adäquate Flüssigkeitsaufnahme nicht möglich ist oder
2. die renalen Konzentrationsmechanismen gestört sind, das Durstgefühl normal, aber die Flüssigkeitsaufnahme behindert ist oder
3. größere extrarenale Flüssigkeitsverluste auftreten, die durch Trinken nicht oder nur unzureichend kompensiert werden können.

Patienten, insbesondere ältere Menschen, mit nur leicht gestörter maximaler Urinkonzentrationsfähigkeit können leicht starke Wasserverluste erleiden, wenn ihnen vom Arzt eine ungerechtfertigte strenge Flüssigkeitsbeschränkung verordnet wird. Die Ursachen eines primären Wassermangelzustandes bzw. für eine eingeschränkte renale Konzentrationsfähigkeit sind in Tab. **1** u. **2** zusammengefaßt.

## Pathophysiologie

Ein reiner oder überwiegender Mangel an Flüssigkeit hat einen Anstieg der Konzentration osmotisch aktiver Substanzen im extrazellulären

Tabelle **1** Ursachen für einen primären Wassermangelzustand

1. Wassermangel bei *intakten* renalen Konzentrationsmechanismen
   - komatöse oder desorientierte Patienten mit unzureichender Flüssigkeitszufuhr
   - überstarke Schweißverluste ohne ausreichende Flüssigkeitszufuhr
   - Diarrhöen oder andauerndes Erbrechen bei Kindern oder alten Patienten
   - künstliche Beatmung mit nicht ausreichend angefeuchteten Beatmungsgeräten
   - ausgedehnte Verbrennungen
   - primäre Störungen des Durstempfindens
   - Peritonealdialyse mit hypertonen Flüssigkeiten
2. Wassermangel bei *gestörten* renalen Konzentrationsmechanismen
   - Diabetes insipidus centralis (angeboren, idiopathisch und traumatisch) mit inadäquater Flüssigkeitszufuhr
   - renaler Diabetes insipidus (angeboren oder erworben)
   - starke, länger andauernde osmotische Diurese infolge starker Glukosurie, Mannitol- oder Sorbittherapie
   - proteinreiche Sondenkost bei bewußtlosen Patienten (führt zu einer osmotischen Diurese durch Harnstoff)
   - chronisches Nierenversagen

Tabelle **2** Krankheitsbilder, bei denen die maximale Urinkonzentrationsfähigkeit gestört ist

1. Chronische Niereninsuffizienz bei
   - Pyelonephritis
   - Glomerulonephritis
   - Nephrosklerose
   - Gicht
   - Zystennieren
   - interstitieller Nephritis (z. B. Phenacetin-Niere)
2. Polyurische Phase des akuten Nierenversagens
3. Nephropathien bei Elektrolytstörungen
   - Hypokalämie
   - Hyperkalzämie
4. Plasmozytom, Nierenamyloidose, Sjögren-Syndrom
5. Nach Harnstauungszuständen
6. Sichelzellanämie
7. Chronische hohe Lithiumdosen (in der Psychiatrie)
8. Methoxyfluran-Anästhesie
9. Chronischer Glukokortikoid- und Mineralokortikoidmangel (Morbus Addison)
10. Dichlormethyltetracyclin-Therapie (Ledermycin)

Flüssigkeitsraum zur Folge. Insbesondere kann die Natriumkonzentration den Normwert um 10–14% übersteigen. Die Hypernaträmie führt durch osmotische Vorgänge zu einem Abstrom von Flüssigkeit aus dem intrazellulären Raum in das EZV, dessen Füllung dadurch auf Kosten des Zellwassergehaltes etwas gebessert wird. Die Änderung der Serumnatriumkonzentration ist somit kein sehr verläßlicher Parameter für das Ausmaß des Flüssigkeitsverlustes. Der Anstieg des Hämatokrits ist ebenfalls nur mit Einschränkung zu verwerten, da die Erythrozyten, wie die übrigen Körperzellen, Flüssigkeit abgeben und sich dabei ihr Volumen verringert. Die Verkleinerung des extrazellulären Volumens zieht zwangsläufig auch eine Verkleinerung des Plasmavolumens mit sich. Dadurch wird das Renin-Angiotensin-Aldosteron-System aktiviert, woraus eine zusätzliche renale Retention von Natrium und Wasser resultiert. Werden Natrium und Wasser nicht in isotonem Verhältnis retiniert, steigt die Natriumkonzentration im EZV, und die resultierende zelluläre Dehydratation wird noch weiter gesteigert.

Die intakte Niere ist bei mangelhafter Flüssigkeitszufuhr in der Lage, die harnpflichtigen Substanzen in relativ kleinen Volumina auszuscheiden. Wird dieser Kompensationsmechanismus überfordert, dann kann der Harnstoff nicht mehr vollständig eliminiert werden, es tritt eine »extrarenale Azotämie« auf. Die Hämodynamik wird durch den Flüssigkeitsmangel erheblich gestört. Das Schlagvolumen und das Herzzeitvolumen nehmen deutlich ab, und demzufolge sind der Blutdruck erniedrigt und die Kreislaufzeiten stark verlängert.

Der Flüssigkeitsverlust wirkt sich auf alle zellulären Funktionen, vor allem auf die Gehirnfunktion, aus. Dabei ist das Gehirn während eines Flüssigkeitsmangels lange Zeit vor einer Abnahme seines intrazellulären Volumens geschützt, da die Gehirnzellen selbst osmotisch aktive Substanzen bilden, die intrazellulär Wasser binden. Diese sogenannten »idiogenen Osmole« (Arieff u. Mitarb. 1977) stellen also einen Schutzmechanismus dar, können aber während der Therapie, vor allem wenn zu rasch Flüssigkeit zugeführt wird, zu einem Hirnödem führen.

### Klinik

In der Frühphase einer Dehydratation (Verluste bis zu 2% des Körpergewichtes, d.h. etwa 1500 ml bei 70 kg Gewicht) steht beim wachen Patienten lediglich ein starkes Durstgefühl im Vordergrund, das allerdings bei hypothalamischen Störungen fehlen kann. Gelegentlich tritt eine Hyperpnoe auf, die nicht mit der tiefen »Kussmaulschen Atmung« zu verwechseln ist. Bei fortschreitenden Flüssigkeitsverlusten trocknen infolge Sistierens der Speichelsekretion die Mundschleimhäute und die Zunge aus. Die Haut ist in der Regel gerötet, warm und der Turgor nur leicht vermindert. Wenn der Flüssigkeitsmangel zunimmt, beherrschen Blutdruckabfall und Tachykardie sowie neurologische Symptome wie Halluzinationen, Delirien und fokale Krampfanfälle das klinische Bild, bis schließlich im tiefen Koma der Tod eintritt.

### Diagnostisches Vorgehen und Differentialdiagnose

Die Diagnose stützt sich im wesentlichen auf das klinische Bild und die Anamnese. Die Serumnatriumkonzentration ist meist über 150 mmol/l erhöht, die Protein-, Chlorid- und Phosphatkonzentration sind ebenfalls gesteigert. Im hyperosmolaren diabetischen Koma kann allein die extreme Hyperglykämie (um 50 mmol/l, entsprechend 1000 mg/dl) zu einer hypertonen Dehydratation mit einer osmotischen Gesamtkonzentration bis zu 360 mosmol/l (mmol/l) führen.

Differentialdiagnostisch muß bei fehlender oder unklarer Anamnese vor allem zwischen extrarenalen und renalen Wasserverlusten unterschieden werden. Bei extrarenalen Wasserverlusten ist das Harnzeitvolumen vermindert und die osmotische Urinkonzentration erhöht, während bei renalen Wasserverlusten, z.B. beim Diabetes insipidus centralis oder renalis, noch relativ hohe Urinvolumina vorliegen und die Urinosmolalität zwischen 50–250 mosm/l (mmol/l) liegt. Bei sehr starken Wasserverlusten kann die Urinosmolalität beim Diabetes insipidus auf maximal plasmaisotone Werte (ca. 300 mosm/l) ansteigen.

### Therapie

Nach Sicherung der vitalen Funktion ist die Zufuhr von osmotisch freiem Wasser die wichtigste therapeutische Maßnahme. Das Wasserdefizit läßt sich überschlagsmäßig aus dem Anstieg der Serumnatriumkonzentration errechnen:

$$\text{Wasserdefizit in l} = 0{,}6 \times \text{KG (kg)}\,(1 - 140/S_{Na})$$

In dieser Formel bedeuten $S_{Na}$ die augenblickliche Natriumkonzentration und KG das Körpergewicht vor den Wasserverlusten. Nach dieser Faustformel würde z.B. der Wasserverlust eines (ehemals) 70 kg schweren Patienten, dessen Serumnatriumkonzentration von 140 auf 170 mmol/l angestiegen ist, ca. 7,4 l betragen.

Prinzipiell verfolgt die Therapie drei Ziele:

1. Substitution des Defizits,
2. Berücksichtigung der interkurrenten Verluste und
3. die Vermeidung weiterer Verluste.

Wenn der Patient wach ist und trinken kann, wird in leichten Fällen so lange Flüssigkeit per os verabreicht, bis das Durstgefühl verschwunden ist. Beim bewußtlosen Patienten wird eine parenterale Flüssigkeitssubstitution mit isotonen (5% ≙ 280 mmol/l) Lösungen von Glucose (oder Lävulose) erforderlich. Der Zucker wird rasch metabolisiert, so daß osmotisch freies, d.h. nicht an gelöste Substanzen gebundenes Wasser zur Verfügung steht. Pro Minute dürfen nicht mehr als 8–10 ml infundiert werden, damit nicht eine osmotische Diurese durch die Zuckerausscheidung zu zusätzlichen Flüssigkeitsverlusten führt. Die Geschwindigkeit, mit der die Verluste ersetzt werden sollten, richtet sich nach der Schwere der Dehydratation und nach der Reaktion der Patienten auf die Therapie. Bei schweren Verlusten, z.B. >9 l, sollte die erste Hälfte des Defizits rasch, d.h. innerhalb von 8–12 Stunden, ersetzt werden. Dann muß die Infusionsgeschwindigkeit herabgesetzt werden und das restliche Defizit innerhalb von 1–2 Tagen, bei älteren Patienten noch etwas länger, substituiert werden. Wenn sich die neurologischen Ausfälle zunächst bessern, dann aber wiederum eine Eintrübung erfolgt, muß ein Hirnödem ausgeschlossen werden. Wenn durch Nachweis einer Stauungspapille und durch Lumbalpunktion ein Hirnödem gesichert ist, muß die Zufuhr von freiem Wasser unterbrochen und eine Osmotherapie mit Mannitol begonnen werden, auch wenn die Serumnatriumkonzentration noch erhöht ist.

Wasserverluste beim Diabetes insipidus centralis werden beim bewußtlosen Patienten mittels intramuskulärer Injektion von Minirin (= 1-Desamino-8-Arginin-Vasopressin, ½–1 Amp. 1–2 × tgl.) behandelt. Beim traumatischen Diabetes insipidus ist zu beachten, daß meist ein dreiphasischer Verlauf vorliegt: Nach einer initialen polyurischen Phase folgt eine Phase, in der vermehrt gespeichertes antidiuretisches Hormon freigesetzt wird. Nach einem Tag bis zu einer Woche erscheint der Diabetes insipidus wieder, jedoch nicht immer permanent. Während der zweiten Phase ist es möglich, durch unkontrollierte, zu hohe Wasserzufuhr eine Wasserintoxikation zu erzeugen. Die Dauerbehandlung eines Diabetes insipidus besteht in einer intranasalen Applikation von 1-Desamino-8-D-Arginin-Vasopressin (Minirin). Im Coma diabeticum wird anstelle von Glucose hypotone (0,6% ≙ 103 mmol/l oder 0,45% ≙ 77 mmol/l) Kochsalzlösung oder, wenn keine Hypernaträmie besteht, isotone (0,9% ≙ 154 mmol/l) Kochsalzlösung infundiert. Während der Behandlung muß die Osmolalität bzw. die Natriumkonzentration im Serum überwacht werden, damit keine Wasserintoxikation entsteht. Die Rehydratation ist so lange unvollständig, wie noch ein hypertoner Urin ausgeschieden wird.

## Prognose

Die Prognose eines schwersten Wassermangelzustandes ist auch unter dem Einsatz intensivtherapeutischer Maßnahmen schlecht, da ein hoher Prozentsatz der Patienten stirbt, insbesondere wenn der Flüssigkeitsersatz zu rasch durchgeführt wird.

**Merke:** Wassermangelzustände sind durch eine Hyperosmolalität im Plasma gekennzeichnet, da mehr Flüssigkeit als Elektrolyte verlorengegangen ist (hypertone Dehydratation). Differentialdiagnostisch müssen extrarenale und renale Ursachen der Dehydratation unterschieden werden. Bei extrarenalen Flüssigkeitsverlusten ist der Urin maximal konzentriert, das Urinvolumen entsprechend verringert. Bei renalen Flüssigkeitsverlusten infolge Fehlens oder Nichtansprechens der Niere auf ADH kann der Urin dagegen nur auf maximal plasmaisotone Werte konzentriert werden.
Ziel der Therapie ist der Ersatz der fehlenden Flüssigkeit in Form osmotisch »freien« Wassers, z.B. Glucose- (oder Lävulose-)Lösungen, sowie die Verhinderung weiterer Flüssigkeitsverluste.
Die Verluste müssen initial unter sorgfältiger Beobachtung des Patienten relativ rasch und in einer zweiten Phase nur noch langsam ausgeglichen werden, damit eine Überwässerung vermieden wird.
Weitere Verluste sollten durch eine kausale Behandlung, z.B. Therapie einer Gastroenteritis, Beseitigung einer Magenausgangsstenose oder im Falle eines ADH-Mangels durch Substitution des Hormons bzw. eines synthethischen Analogons beseitigt werden.

## Weiterführende Literatur

Arieff, A.I., R.Guisada, V.C.Lazarowitz: Pathophysiology of hyperosmolar states. In Andreoli, T.E., J.J.Grantham, F.C.Rector jr.: Disturbances in Body Fluid osmolality, Chap.11. American Physiology Society, Bethesda Maryland 1977 (p.227–250)

Feig, P.U., D.K.McCurdy: The hypertonic state. New Engl. J. Med. 297 (1977) 1444

Maxwell, M.H., Ch.R.Kleeman: Clinical Disorders of Fluid and Electrolyte Metabolism, 3rd.ed. McGraw-Hill, New York 1979 (p.531–645)

# Primärer Wasserüberschuß

**Definition:** Unverhältnismäßig hohe Zufuhr bzw. Retention von osmotisch nicht gebundenem Wasser im Vergleich zu Natrium (Mißverhältnis zwischen Zufuhr und Ausscheidung von Wasser).

### Ursachen

Normalerweise kommt es beim gesunden Organismus nach übermäßiger Flüssigkeitszufuhr zu einer Abnahme der Sekretion des antidiuretischen Hormons. Dadurch entsteht eine Wasserdiurese, und die Homöostase wird wiederhergestellt. Gleichzeitig sistiert das Durstgefühl, so daß eine weitere Flüssigkeitsaufnahme vermieden wird (s. Abb. **3**). Ist jedoch z. B. beim bewußtlosen Patienten einer dieser Mechanismen gestört, so führt eine inadäquate Wasserzufuhr zum Wasserüberschuß, der sich durch Hypoosmolalität und Hyponaträmie (< 135 mmol/l) manifestiert. Allerdings bedeutet nicht jede Hyponaträmie auch Hypoosmolalität oder Wasserüberschuß und Wasservergiftung.
Die vielfältigen Ursachen eines Wasserüberschusses mit Hypoosmolalität, der zu den häufigsten Problemen akut kranker und hospitalisierter Patienten gehört, lassen sich nach pathogenetischen Gesichtspunkten schematisch gruppieren:

1. exzessive Wasserzufuhr,
2. adäquat erhöhte ADH-Sekretion,
3. inadäquat erhöhte ADH-Sekretion (orthotop und ektop = SIADH) und
4. Wasserintoxikation durch direkte Störung renaler Ausscheidungsmechanismen.

Eine tabellarische Übersicht der Ursachen für einen primären Wasserüberschuß findet sich in Tab. **3**.

### Pathophysiologie

Flüssigkeitsretention und Oligurie sind die pathophysiologischen Charakteristika des Wasserüberschusses infolge verstärkter ADH-Sekretion (oder -Wirkung) oder mangelhafter renaler Ausscheidung von Wasser. Das Körpergewicht nimmt zu, Ödeme treten allerdings selten auf, da ⅔ des Flüssigkeitsüberschusses intrazellulär eingelagert werden. Als Folge der Hypervolämie nehmen glomeruläre Filtrationsrate und tubuläres Natriumangebot zu: Die Aldosteronsekretion geht zurück. Da das filtrierte Natrium z. T. auch wegen der verminderten Aldosteronsekretion nicht völlig reabsorbiert werden kann, kommt es trotz Hyponaträmie und Oligurie zu kontinuierlichen renalen Natriumverlusten mit hoher osmotischer Konzentration des Urins (renales Salzverlustsyndrom).
Eine inadäquate, d. h. den osmotischen Bedürfnissen nicht entsprechende ADH-Sekretion

Tabelle **3** Ursachen für einen primären Wasserüberschuß

**1. Hypoosmolarität durch exzessive Wasserzufuhr**

- bei Psychosen
- »beer-drinker«-Syndrom
- iatrogen (reichliche Zufuhr von freiem Wasser, Intestinalspülungen mit elektrolytfreien Lösungen, Ultraschallvernebler bei Kindern)

**2. Hypoosmolarität durch adäquat erhöhte ADH-Sekretion**

- Hypovolämie oder Hypotension infolge von Blutverlust oder extrazellulärem Volumenmangel
- Leberzirrhose mit Aszites
- nephrotisches Syndrom mit Hypalbuminämie und Hypovolämie
- globale Herzinsuffizienz
- Zustand nach Mitralklappenersatz

**3. Hypoosmolarität infolge inadäquat erhöhter ADH-Sekretion**

a) *Orthotope Sekretion*
- subdurale oder subarachnoidale Blutungen, zerebrovaskuläre Insulte, Krampfleiden, Schädeltraumata, Enzephalitiden, Meningitis, akute Psychosen, akute Polyneuropathien, operative Eingriffe an Hypothalamus und Hypophyse, zervikale Chordotomie
- akute intermittierende Porphyrie
- Lungenerkrankungen (Pneumonien, Tuberkulose)
- Anästhesien und »chirurgischer Streß«
- medikamentös induziert: Morphin, Barbiturate, Sulfonylharnstoffe, Cyclophosphamid, Carbamazepin, Clofibrat, Vincristin

b) *Ektope Sekretion*
- als paraneoplastisches Syndrom bei kleinzelligen Bronchialkarzinomen, Pankreaskarzinomen, Duodenalkarzinomen, malignen Lymphomen
- iatrogene Überdosierung von Oxytocin oder Vasopressinanalogen *und* reichliche Wasserzufuhr

**4. Hypoosmolarität infolge einer direkten Störung renaler Ausscheidungsmechanismen**

- akute und chronische Niereninsuffizienz
- osmotische Diurese
- Mangel an Glukokortikoiden
- Hypothyreose
- durch Medikamente: Chlorpropamid, selten Tolbutamid

(SIADH), kommt in Form eines paraneoplastischen Syndroms bei Produktion von ADH-wirkungsgleichen Peptiden durch maligne Tumoren (Bronchial-, Pankreas- u.a. Karzinome), bei intrakraniellen Erkrankungen durch Beeinflussung der Produktion von ADH, bei pulmonalen Erkrankungen und durch Medikamente (Nikotin, Morphin, Chlorpropamid und viele andere) zustande.
Dabei ist die Ausscheidung freien Wassers vermindert, der Urin also stärker konzentriert. Als Folge der Volumenexpansion werden Natrium und Harnstoff in größerer Menge ausgeschieden, als es der (erniedrigten) Serumkonzentration entspricht.

### Klinik

Die ersten Symptome eines Wasserüberschusses sind Schwäche und Appetitlosigkeit, Übelkeit und Erbrechen. Der Tränen- und Speichelfluß kann vermehrt sein, später treten Durchfälle mit Elektrolytverlusten sowie Muskelkrämpfe und fibrilläre Zuckungen hinzu. Das Unterhautzellgewebe ist gut hydriert, das Gesicht gedunsen, und das Körpergewicht nimmt zu. Die Kreislauffunktionen sind nicht beeinträchtigt, der Blutdruck kann sogar leicht ansteigen. Bei schwerer Wasserintoxikation treten zentralnervöse Störungen in den Vordergrund, die im wesentlichen die klinischen Symptome verursachen: Müdigkeit und Schwäche, Kopfschmerzen, Ruhelosigkeit oder Apathie, Verwirrungszustände und schließlich fokale oder generalisierte Krampfanfälle. Die zerebralen Manifestationen der Hypoosmolarität tragen manchmal ausgeprägt fokalen Charakter, z.B. Aphasie, Ataxie, Hyporeflexie, Hemiparese, Rigor, einseitig positiver Babinski-Reflex usw.
Eine chronische Hypoosmolarität (= Wasserüberschuß) mit Werten um 230–240 mosm/l (mmol/l) wird manchmal fast symptomlos ertragen, während eine rasche Senkung der Osmolalität vom Normbereich (290 ± 4 mosm/l) auf 260 bis 270 mosm/l (mmol/l) bereits zu schweren neurologischen Störungen führen kann.

### Diagnostisches Vorgehen und Differentialdiagnose

Der Beweis einer Wasserintoxikation ist gegeben, wenn bei Oligurie mit zerebralen Symptomen eine Erniedrigung der osmotischen bzw. Natriumkonzentration (< 120 mmol/l) im Extrazellulärraum nachweisbar ist. Differentialdiagnostisch müssen Zustände mit Pseudohyponaträmie ausgeschlossen werden, wie z.B. Hyperlipidämie, Hyperproteinämie, reichliche Mannitolzufuhr bei eingeschränkter Nierenfunktion, erhöhte Blutglucose und artefizielle Verdünnungen der entnommenen Blutprobe durch hypotone Infusionslösungen. Die Urinnatriumkonzentration liegt über 200 mmol/l. Eine normale Serumnatriumkonzentration läßt einen Wasserüberschuß ausschließen. Hb-Gehalt und Plasmaeiweißkonzentration sind gleichzeitig erniedrigt, der Hämatokrit läßt sich nicht sicher verwerten.
Bei unklarer Anamnese kann evtl. eine Injektion von 50 ml einer 5%igen (0,85 mol/l) Kochsalzlösung differentialtherapeutisch weiterhelfen, da Patienten mit schwerer Wasserintoxikation mit einer Diurese reagieren, die durch Freigabe von Wasser aus den Zellen durch den osmotischen Reiz bedingt wird. Meistens bessert sich durch die Injektion die klinische Symptomatik rasch. Bei Natriummangel oder bei symptomatischer Hyponaträmie tritt kein Effekt ein. Beim Gesunden bewirkt die gleiche Injektion eine starke Natriurese.

### Therapie

Ziel der Therapie ist es, den Wasserüberschuß zu beseitigen und die osmotische Konzentration wieder zu normalisieren. Am einfachsten ist dieses durch eine Reduktion der täglichen Flüssigkeitszufuhr oder Absetzen der auslösenden Medikamente zu erreichen. Die tägliche Flüssigkeitszufuhr sollte dem täglichen Urinvolumen + 600 ml entsprechen. Liegt ein inappropriater, ektoper ADH-Exzeß infolge eines paraneoplastischen Syndroms vor und ist das Grundleiden nicht zu beseitigen, ist eine Dauertherapie mit Lithiumcarbonat oder Demeclocyclin zu erwägen. Beide Substanzen schwächen die Wirkung des endogenen ADH an den Sammelrohren ab, so daß eine vermehrte Ausscheidung von osmotisch nicht gebundenem Wasser erfolgt.
Eine andere Möglichkeit, einen chronischen Wasserüberschuß zu behandeln, besteht in der Gabe von Furosemid oral (40 mg tgl.) und gleichzeitiger oraler Kochsalzsubstitution von 3–6 g (50–100 mmol) täglich. Bei ernsteren Zuständen mit beginnender klinischer Symptomatik kann eine osmotische Diurese mittels intravenöser Gabe von 20% (1,1 mol/l) Mannitol (oder 40% (2,2 mol/l) Sorbit bei intakter Nierenfunktion überschüssiges Wasser schnell entfernen. Bei schwerer Symptomatik mit Beteiligung des ZNS (Krämpfe, psychotische Zustände, Koma) ist eine intravenöse NaCl-Zufuhr als Ultima ratio nicht zu umgehen. Dabei wird eine 2–3%ige (340–510 mmol/l) NaCl-Lösung so lange infundiert, bis die Serumnatriumkonzentration innerhalb der ersten 8–10 Stunden nach Therapiebeginn um 10–15 mmol/l über den Ausgangswert angehoben ist. Damit bei älteren Patienten eine zu starke Expansion des EZV mit akuter Herzinsuffizienz vermieden werden kann, soll die Kochsalzzufuhr mit einer intravenösen Gabe von Furosemid kombiniert werden. Diese Therapie führt zu einer starken Natriurese, zu einer deutlichen Beeinträchtigung des Harnkonzentrierungsmechanismus und somit zu einer vermehrten Ausscheidung eines hypotonen Urins. Der Nettoeffekt dieser Therapie liegt in einer stark negativen Bilanz von osmotisch ungebundenem Was-

ser. Allerdings müssen die gleichzeitig auftretenden renalen Kaliumverluste ersetzt werden.
Falls die o.g. Vorgehensweisen nicht möglich sind, besteht als letzte Möglichkeit eine Therapie mit einer Peritoneal- oder Hämodialyse.

### Prognose

Eine unbehandelte Wasserintoxikation kann über ein Hirnödem schnell zum Tod führen. Durch eine adäquate Therapie bessern sich die zerebralen Symptome in der Regel zwischen 24 und 48 Stunden.

### Weiterführende Literatur

Bartter F.C., W.B.Schwartz: The syndrome of inappropriate secretion of antidiuretic hormone. Amer. J. Med. 42 (1967) 790–806

Forrest, J.N., M.Cox, C.Hong, G.Morrison, M.Bia, I.Singer: Demeclocycline versus lithium for inappropriate secretion of antidiuretic hormone. New Engl. J. Med. 298 (1978) 173–177

Hantman, O., B.Rossier, R.Zohlmann, R.W.Schrier: Rapid correction of hyponatremia in the syndrome of inappropriate secretion of antidiuretic hormone. Ann. intern. Med. 78 (1973) 870–875

Schrier, R.W., T.Berl: Non-osmolar factors affecting renal water excretion. New Engl. J. Med. 292 (1975) 81–88

**Merke:** Häufige Ursachen einer Hyponaträmie sind zu reichliche intravenöse Zufuhr von osmotisch »freiem« Wasser, Herzinsuffizienz, Leberzirrhose und inadäquat erhöhte ektope oder orthotope ADH-Sekretion. Im Vordergrund der klinischen Symptomatik bei schwerer Wasserintoxikation stehen zentralnervöse Ausfälle, die mit psychischen Veränderungen beginnen und sich über Krampfanfälle bis hin zum Koma steigern können.
Bei leichter Wasserintoxikation besteht die Therapie in einer Flüssigkeitsrestriktion, bei lebensbedrohlichen Zuständen ist durch kombinierte Gabe von Furosemid und hypertoner Kochsalzlösung für eine rasche Elimination des überschüssigen Wassers zu sorgen. Dabei auftretende Elektrolytverluste sind entsprechend zu ersetzen.
Liegt eine inadäquat hohe ADH-Sekretion vor, ist möglichst das Grundleiden zu beseitigen. Ist das nicht möglich, ist bei chronischer Wasserintoxikation eine Therapie mit Demeclocyclin oder Lithiumcarbonat zu erwägen.
Besondere Beachtung verdienen Medikamente, die über eine gesteigerte Sekretion von ADH zu einer Wasserintoxikation führen können.

# Störungen des Natriumhaushaltes

## Primärer Natriummangel

**Definition:** Verminderung des Gesamtbestandes an Natrium durch Verluste oder mangelhafte Zufuhr. Natriummangel kann mit normaler oder erniedrigter Serumnatriumkonzentration einhergehen. Eine differentialdiagnostische Abtrennung gegen Hyponaträmien anderer Ursachen (s. oben) ist wegen der unterschiedlichen Therapiemaßnahmen erforderlich.

### Ursachen

Der Gesamtbestand des Körpers an Natrium wird von dem Verhältnis zwischen Zufuhr und renaler Ausscheidung bestimmt. Extrarenale Verluste sind beim Gesunden sehr gering. Wird die Natriumzufuhr gedrosselt, sinkt die renale Natriumausscheidung innerhalb weniger Tage auf 5 mmol/24 h und darunter. Umgekehrt scheidet die intakte Niere einen Natriumüberschuß schon zur Hälfte in den nächsten 24 Stunden aus. Dank dieser renalen Mechanismen variiert der Gesamtbestand des Körpers an Natrium nur um ca. 10 %, selbst wenn die Natriumzufuhr zwischen 0 und 400 mmol/Tag schwankt.
Die Grundvorgänge der Osmo- und Volumenregulation sind schematisch in Abb. **3** dargestellt. Eine Überladung des Organismus mit Natrium führt zu einer Zunahme der glomerulären Filtrationsrate, eine Natriumverarmung bewirkt das Gegenteil, somit ändert sich die filtrierte Gesamtmenge an Natrium mit der extrazellulären Natriumkonzentration. An den Sammelrohren und im distalen Tubulus erfolgen dann weitere, endgültige Regulationsvorgänge. Diese distaltubulären Anpassungsvorgänge werden durch viele Mechanismen gesteuert, von denen die Rolle des Aldosteron am besten bekannt ist, dessen Hauptwirkung in der Stimulation der Natriumrückresorption im distalen Tubulus besteht.
Diese Regulationsmechanismen bestimmen den Gesamtbestand des Körpers an Natrium. Die Plasmanatriumkonzentration wird jedoch vor allem durch den Wasserbestand des Organismus gesteuert. Wenn zuviel Natrium aufgenommen wird, steigt die Natriumkonzentration im Serum vorübergehend an und stimuliert über den Anstieg der Plasmaosmolalität die Osmorezeptoren

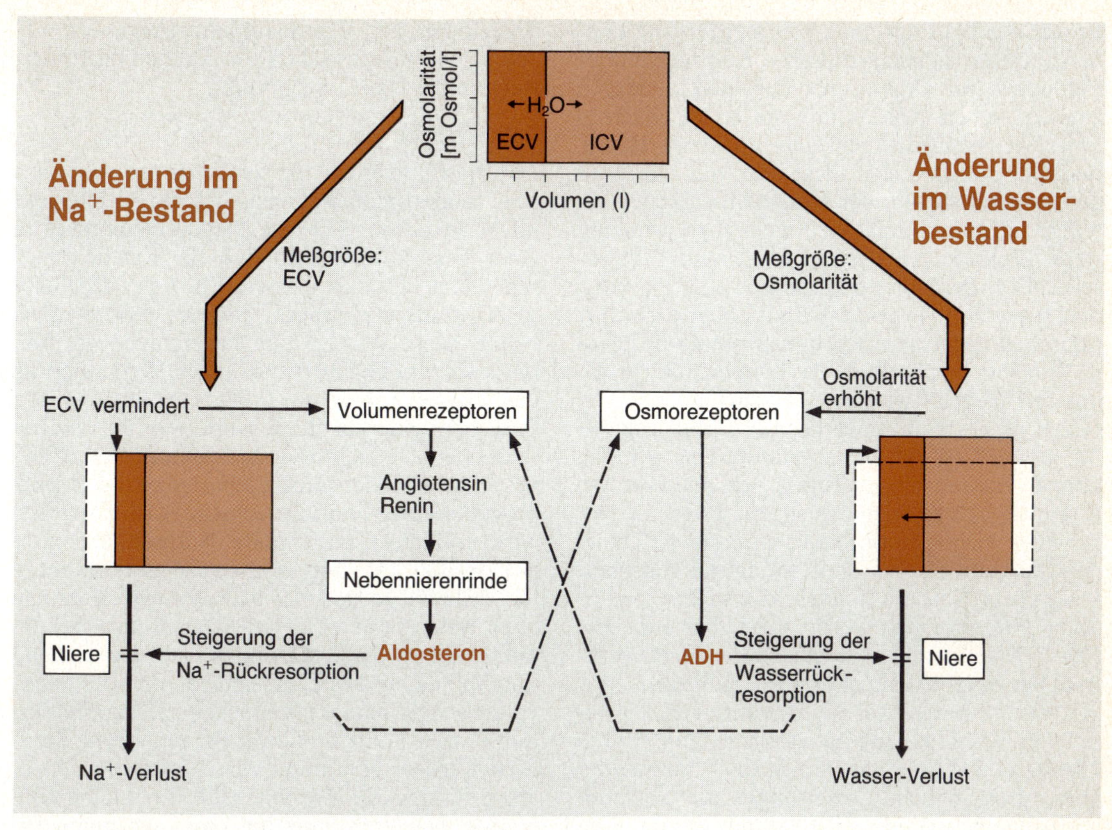


Abb. **3** Grundvorgänge der Osmo- und Volumenregulation

im Hypothalamus zur Sekretion von antidiuretischem Hormon (ADH), dessen Hauptwirkung eine Steigerung der Wasserdiffusion aus dem distalen Tubulus und den Sammelrohren in das Nierenmark und somit eine verstärkte Konzentrierung des Urins ist. Gleichzeitig werden zentrale Rezeptoren für das Durstempfinden gereizt, so daß die Wasseraufnahme gesteigert wird. Am Ende des Regulationsvorgangs steht ein erhöhtes Extrazellulärvolumen mit normaler Plasmaosmolalität.

Umgekehrt führen Verluste von Natrium ohne gleichzeitige Verluste von Wasser bei intakter Osmoregulierung nicht zu einer permanenten Abnahme der Plasmanatriumkonzentration. Bei Absinken der Plasmaosmolalität kommt es zu einem Sistieren der ADH-Sekretion und somit zur Wasserdiurese. Daraus resultiert eine Verkleinerung des EZV. Die Plasmaosmolalität (= Natriumkonzentration) wird wieder normalisiert.

Änderungen des Gesamtkörperbestandes an Natrium sind somit eng mit Änderungen des EZV verknüpft, während Schwankungen der Plasmanatriumkonzentration vorwiegend Änderungen des Körperwasserbestandes widerspiegeln. Anders ausgedrückt: Die Plasmanatriumkonzentration per se ergibt keine Information über den Gesamtbestand an Natrium im Körper, der im wesentlichen durch das Volumen der extrazellulären Flüssigkeit und durch die Natriumkonzentration in diesen Flüssigkeiten bestimmt ist. Die Plasmanatriumkonzentration spiegelt die relativen Verhältnisse von Natrium (und anderen löslichen Substanzen) und Wasser zueinander wider, nicht jedoch die absolute Menge an Natrium im Körper. Sowohl Hyponaträmie als auch Hypernaträmie können auftreten, wenn das Gesamtkörpernatrium erniedrigt, normal oder erhöht ist. Größere Natriumverluste sind am häufigsten die Folge von gastrointestinalen Funktionsstörungen; denn die Sekrete des Verdauungstraktes haben – mit Ausnahme des Magensaftes – eine hohe Natriumkonzentration. Gleichzeitig mit Natrium gehen vor allem Chlorid, Kalium und Bicarbonat verloren. Chronisches Erbrechen, Diarrhöen und Steatorrhöen sind im internistischen Krankengut die häufigsten Ursachen. Bei Magen-Darm-Spülungen, gastrointestinalen Fisteln, äußeren biliären Fisteln und Dauerabsaugung von Duodenalsaft muß ebenfalls mit entsprechenden Verlusten gerechnet werden. Natriumverluste über die Haut werden nur bei der Mukoviszidose, bei exzessivem Schwitzen und bei ausgedehnten Hautläsionen infolge von Verbrennungen oder dermatologischen Erkrankungen beobachtet. Bei letztgenannten Erkrankungen können große Salz- und Wassermengen dem Plasma entzogen werden.

Erhebliche Natrium- und Volumenverluste können auch durch Sequestration von extrazellulärer Flüssigkeit im Organismus auftreten. Dadurch entsteht neben dem intra- und extrazellulären Flüssigkeitskompartiment ein »dritter« Raum, dessen Flüssigkeit sich nicht oder nur wenig an der Dynamik der übrigen Körperflüssigkeiten beteiligt und somit funktionell nicht zur Verfügung steht. Dies ist zum Beispiel bei einem paralytischen Ileus der Fall, bei Peritonitis oder Pankreatitis. Exsudation in große Wundhöhlen nach chirurgischen Eingriffen (Rektumamputation, Pneumektomien, Nephrektomien) können auch große innere Flüssigkeitsverluste verursachen.
Hohe, renale Natriumverluste bis 20 g/Tag (= 340 mmol/Tag) mit Urinvolumina bis 8 l/Tag können in den ersten Tagen der polyurischen Phase des akuten Nierenversagens auftreten. Dabei ist es wichtig zu differenzieren, ob es sich bei den Salzverlusten um die Elimination von überschüssigem Natrium handelt, das in der oligurischen Phase retiniert wurde, oder aber um echte Salzverluste; denn nur solche sollten ersetzt werden. Bei Patienten mit chronischem Nierenversagen besteht manchmal ein Unvermögen, die renale Salzausscheidung zu drosseln. Falls durch Übelkeit oder Anorexie infolge der Urämie oder aber durch ärztliche Anweisungen die Natriumaufnahme beschränkt wird, kommt es zu Verlusten von Salz und Wasser, die sich zunächst relativ unbemerkt über Wochen hinweg entwickeln. Die daraus resultierende Kontraktion des extrazellulären Volumens führt dann zu einer Verringerung der Nierendurchblutung mit steigender Retention harnpflichtiger Substanzen. Natriumverluste werden auch bei maligner Hypertonie als Folge des exzessiven Druckanstiegs und daraus folgender verstärkter Natriurese beobachtet. Solange jedoch bei chronisch Nierenkranken eine normale Kochsalzzufuhr gesichert ist und keine zusätzlichen Natriumverluste auftreten, bleibt die Natriumbilanz ausgeglichen. Eine negative Natriumbilanz bei normaler Zufuhr ist sehr selten, kommt aber gelegentlich bei tubulointerstitiellen Erkrankungen, vor allem bei Zystennieren, vor. Bei bestimmten Erkrankungen des zentralen Nervensystems (Enzephalitis, Poliomyelitis, zerebrovaskuläre Schäden) kann ebenfalls ein übermäßiger renaler Salzverlust zustande kommen, dessen Ursache unbekannt ist (zerebrales Salzverlustsyndrom). Ein vermehrter renaler Salzverlust wird auch gelegentlich bei Patienten mit metastasierendem Bronchialkarzinom beobachtet. Infolge mangelhafter Sekretion von Mineralokortikoiden ist auch die Nebenniereninsuffizienz (Morbus Addison, Zustand nach bilateraler Adrenalektomie ohne Substitution, Hypophysenvorderlappeninsuffizienz) von großen renalen Natriumverlusten begleitet.
Zum Teil sehr hohe renale Natriumverluste treten häufig infolge langdauernder Anwendung von Diuretika (Furosemid, Ethacrynsäure, Thiazidderivate, Karboanhydrasehemmer) auf. Auch übermäßige Gaben von Ammoniumchlorid steigern die Natriumexkretion.

### Pathophysiologie

Ein Natriumverlust hat zunächst ein Absinken der Plasmaosmolalität und somit ein Sistieren der ADH-Sekretion zur Folge. Dadurch kommt es zu einer Wasserdiurese, so daß die Relation zwischen Natrium und Wasser, d. h. die extrazelluläre Natriumkonzentration noch im Normbereich bleibt. Diese Wasser- und Natriumverluste führen jedoch zu einer beträchtlichen Verminderung des extrazellulären und Plasmavolumens. Mit fortschreitenden Volumenverlusten überwiegen später jedoch nichtosmolare Stimuli der ADH-Sekretion (Niederdruckrezeptoren), so daß trotz persistierender Natriumverluste Wasser retiniert wird und die extrazelluläre Natriumkonzentration absinkt. Das überschüssige Wasser strömt in die Zelle ab, so daß das extrazelluläre Volumen noch weiter verringert wird. Der Blutdruck fällt, die Gewebsperipherie ist nicht mehr ausreichend durchblutet, und es kann sich das Bild des hypovolämischen Schocks entwickeln. Harnpflichtige Substanzen können nicht mehr regelrecht eliminiert werden, es kommt zur extrarenalen Azotämie. Infolge der Hypoxie kann Protein die Glomerula passieren und im Urin ausgeschieden werden. Da es sich bei den Proteinverlusten vorwiegend um Albumin handelt, wird die Hypoosmolarität im intravasalen Raum verstärkt. Dadurch strömt zusätzlich Plasmawasser in den extrazellulären Raum ab; das zirkulierende Blutvolumen wird weiter reduziert.

### Klinik

Der Schweregrad des klinischen Bildes hängt weitgehend davon ab, wie schnell sich die Natrium- und die damit verbundenen Volumenverluste entwickeln. Verluste leichteren Ausmaßes (100–150 mmol Natrium) führen zu Appetitlosigkeit, Müdigkeit und Geschmacksstörungen. Es folgen mit zunehmenden Verlusten Schwäche, Apathie, Wadenkrämpfe und Nachlassen der Sehnenreflexe. Ein Durstgefühl wird zunächst nicht angegeben, da die Zellen gut hydriert sind. Wenn das Defizit 300 mmol Natrium überschreitet, tritt allerdings ein durch Volumenmangel bedingtes Durstempfinden ein. Gleichzeitig entwikkelt sich eine Kreislaufsymptomatik: Hypotension, kleiner Puls, kalte Extremitäten. Richtet man den Patienten auf, so findet sich eine orthostatische Dysregulation. Bei Herzinsuffizienz kann ein größerer Natriumverlust zur Zunahme von Ödemen, Entwicklung eines Lungenödems und zu Pleuraergüssen führen. Wenn Kochsalz zusammen mit Wasser verlorengeht, bleibt die Natriumkonzentration im Serum normal. Eine Hyponaträmie bedeutet immer einen Flüssigkeitsüberschuß, sie kann nicht als Index für den Gesamtnatriumbestand gewertet werden.

### Diagnostisches Vorgehen und Differentialdiagnose

Da bei fehlender Hyponaträmie keine objektiven Kriterien für den Natriummangel vorhanden sind, muß sich die Diagnose auf die Anamnese und das klinische Bild stützen. Treten Schockzustände nach Flüssigkeitsverlusten, nach pharmakologisch induzierter Diurese sowie im Verlauf eines Morbus Addison auf, ist ein Natriummangel wahrscheinlich. Die Serumnatriumkonzentration selbst ist nur von begrenztem Wert, da sie vom Status des Wasserhaushaltes mitbeeinflußt wird. Liegt, wie häufig zu beobachten ist, auch ein Wasserdefizit vor, dann bleibt sie normal. Die Konzentration von Hämoglobin, Plasmaprotein und der Hämatokrit sind in diesem Zustand keine zuverlässigen Parameter. Die Natriumkonzentration im Urin ist bei extrarenalen Natriumverlusten und intakter Niere meist unter 25 mmol/l erniedrigt, während sie bei renalen Verlusten (z. B. Morbus Addison, salt-loosing nephritis) über 30 mmol/l betragen kann.
Bei klinisch unklaren Zuständen, die mit Hyponaträmie einhergehen, müssen Wasserintoxikationen ausgeschlossen werden, insbesondere wenn Zeichen eines extrazellulären Volumenmangels fehlen.

### Therapie

Die Therapie verfolgt das Ziel, Natrium zu ersetzen und das Extrazellulärvolumen aufzufüllen. Art und Zusammensetzung der Substitutionsflüssigkeit hängen in erster Linie von den vorausgegangenen Elektrolytverlusten ab. Bei Fisteldrainagen oder Magensaftdauerabsaugung lassen sich die Verluste quantitativ und qualitativ exakt bestimmen und ersetzen. Ist ein Natriumverlust rasch aufgetreten und bestehen Zeichen eines Volumenmangelschocks, dann wird die klinische Symptomatik rasch durch Infusion einer isotonen Kochsalzlösung gebessert. Vasopressorische Substanzen werden erst wirksam, wenn das extrazelluläre Flüssigkeitsvolumen schon teilweise wieder aufgefüllt ist. Bei schweren Schockzuständen sind Infusionen von Plasmaexpandern mit niedrigem Molekulargewicht nicht zu umgehen.
Bei chronischem Salzverlust nicht zu starken Ausmaßes genügt meist eine Kochsalzzulage zur Kost. Falls eine orale Zufuhr nicht möglich ist, müssen bei stärkeren Verlusten hypertone (3–5% ≙ 510–850 mmol/l) Kochsalzlösungen infundiert werden. Das Defizit an Natrium läßt sich überschlagsmäßig nach folgender Formel errechnen:

$$\text{Natriumbedarf (mmol)} = \frac{\text{Na-Soll (mmol/l)} -}{\text{Na-Ist} \times 0{,}6 \times \text{KG.}}$$

So beträgt z. B. das Natriumdefizit eines 70 kg schweren Patienten mit einer Serumnatriumkonzentration von 122 mmol/l:

$$\text{Na (mmol)} = (142 - 122) \times 42 = 840 \text{ mmol.}$$

Meist kommt es unter der Infusion zu einer Wasserdiurese, die zum Anstieg der Serumnatriumkonzentration mit beiträgt, so daß bereits geringere Natriummengen, als es der Berechnung entspricht, genügen.
Zur Vermeidung einer Hyperchlorämie mit reaktivem Abfall der Bicarbonatkonzentration sollte ⅕ des Natriumbedarfs in Form von Natriumbicarbonat substituiert werden.
Bei sehr starker Hyponaträmie muß die orale Zufuhr von osmotisch freiem Wasser unterbunden werden. Dies fällt den Patienten nicht schwer, da infolge des hohen intrazellulären Wassergehaltes meist kein Durstgefühl besteht.

### Prognose

Solange noch keine neurologischen Symptome bei einer schweren Hyponaträmie bestehen, ist die Prognose eines Natriummangels gut, d. h., bei adäquater Kochsalzsubstitution bilden sich die Symptome des extrazellulären Volumenmangels rasch innerhalb weniger Stunden zurück. Die eingeschränkte Nierenfunktion normalisiert sich nach Auffüllung des Extrazellulärvolumens mit Natrium und Wasser, der Appetit kehrt zurück, und die abdominelle Spannung verschwindet. Mit Einsetzen der Diurese normalisiert sich die Harnstoffkonzentration im Serum.
Ein permanenter Gehirnschaden kann jedoch entstehen, wenn eine Hyponaträmie nicht rechtzeitig korrigiert wird.

**Merke:** Primäre Natriummangelzustände gehen meist mit den klinischen Zeichen eines extrazellulären Volumenmangels einher. Seltener ist dabei die Natriumkonzentration im Serum erniedrigt, sondern wegen des begleitenden Wasserdefizits meistens normal. Die Hämoglobin- und Proteinkonzentration sowie der Hämatokrit sind bei diesen Zuständen meist erhöht, jedoch sind diese Parameter nicht sehr zuverlässig.
Extrarenale Natriumverluste lassen sich von renalen Natriumverlusten durch die Natriumkonzentration im Urin unterscheiden, die bei renalen Verlustsyndromen meist über 25 mmol/l und bei extrarenalen Verlusten meist unter 20 mmol/l liegt. Die Therapie besteht in der Zufuhr isotoner Kochsalzlösung.

### Weiterführende Literatur

Arieff, A. I., F. Llack, S. G. Massry: Neurological manifestations and morbiditiy of hyponatremia: Correlations with brain water and electrolytes. Medicine 55 (1976) 121

Schrier, R., T. Berl: Disorders of water metabolism. In Schrier, R. W.: Renal and Electrolyte Disorders. Little, Brown & Co., Boston 1976

# Primärer Natriumüberschuß

**Definition:** Bei einem primären Natriumüberschuß ist der Gesamtbestand des Organismus an Natrium vermehrt. Die Konzentration von Natrium im Serum kann dabei normal oder erhöht (> 155 mmol/l) sein. Wenn der Wasserbestand des Körpers erhöht ist, liegen in der Regel Ödeme vor, ist der Wasserbestand des Organismus jedoch normal, besteht meist eine Hypernaträmie.

### Ursachen

Eine salzreiche Kost oder kochsalzhaltige Infusionen führen beim Gesunden nur sehr selten zu einer Zunahme des Gesamtkörpernatriums, da überschüssiges Natrium innerhalb weniger Tage über die Nieren eliminiert wird. Ist aber die renale Ausscheidung von Natrium als Folge einer verstärkten tubulären Natriumrückresorption durch intrarenale, hämodynamische oder hormonale Einflüsse gestört, nimmt der Gesamtbestand des Körpers an Natrium zu. Pathophysiologisch lassen sich dabei zwei unterschiedliche klinische Krankheitsbilder abgrenzen: Bei intakter Regulation des Wasserhaushaltes wird unter dem Einfluß des antidiuretischen Hormons osmotisch freies Wasser durch die Niere retiniert, so daß durch die Zunahme des Natriumbestandes keine Hypernaträmie, sondern eine Expansion des gesamten extrazellulären Volumens eintritt. Die Überfüllung des interstitiellen Flüssigkeitsraumes manifestiert sich klinisch als Ödem. Ist jedoch bei einer Natriumretention durch die Niere die Osmoregulation (Hypothalamus-Neurohypophyse) infolge pathologischer zerebraler Prozesse gestört (Hirntumor, Enzephalitis, Meningitis), entwickelt sich ein Mißverhältnis zwischen Natrium- und Wasserbestand des Organismus mit der Folge eines Anstiegs der extrazellulären Natriumkonzentration. Selten gibt es auch Zustände, bei denen der Sollwert des Osmoregulationszentrums verstellt ist und eine Hypernaträmie ohne Ödeme auftritt, dabei ist das Durstgefühl normal.

### Pathophysiologie

Der Natriumüberschuß führt bei gleichzeitigem Wasserüberschuß zum lokalisierten und später generalisierten Ödem. Dadurch kann die Funktion lebenswichtiger Organe (z.B. Lunge und Gehirn) beeinträchtigt werden. Bei Natriumüberschuß ohne Wasserüberschuß entsteht eine Hypernaträmie, die vorwiegend über eine Dehydratation des Gehirns zu zerebralen Funktionsstörungen und Ausfällen führt. Durch vermehrtes Ansprechen endogener pressorischer Hormone auf die Gefäßmuskulatur kann sich eine Hypertonie entwickeln. Das Ruhepotential der Herzmuskelzelle wird negativ beeinflußt, so daß kardiale Rhythmusstörungen auftreten können. Bei sehr starkem Anstieg der Serumnatriumkonzentration wird die Sekretion von Parathormon stimuliert, so daß auch renale Calciumverluste auftreten können.

### Klinik

Ein Natriumüberschuß mit gleichzeitiger Wasserretention ist durch eine generalisierte Ödembildung mit meist normaler oder auch erniedrigter Serumnatriumkonzentration gekennzeichnet. Liegt eine Hypernaträmie vor (s. oben), dominieren Zeichen der zerebralen Funktionstörungen, die bei leichter Hypernaträmie als Lethargie und Apathie, bei schwerer Hypernaträmie (> 175 mmol/l) als fokale und generalisierte Krampfanfälle, Hyperpyrexie und Hyperpnoe in Erscheinung treten. Serumnatriumkonzentrationen über 200 mmol/l sind tödlich. Die Symptome treten bei Kindern und alten Menschen rascher auf. Wenn die Hypernaträmie langsam auftritt, kann das Gehirn protektive Substanzen, sogenannte »idiogene Osmole« bilden, die die Funktionstörungen längere Zeit verhindern können (Arieff u. Mitarb. 1977).

### Diagnostisches Vorgehen und Differentialdiagnose

Ein primärer Natriumüberschuß mit Ödembildung ist leicht zu erkennen. Die Serumnatriumkonzentration ist meist normal, die Natriumkonzentration im Urin meist unter 20 mmol/l erniedrigt. Liegt eine Hypernaträmie vor, sind vor allem durch die Anamnese überwiegende Wasserverluste auszuschließen. Wenn dies der Fall ist, klagen die Patienten über starken Durst. Bei Hypernaträmien infolge einer Sollwertverstellung des Osmostaten ist nach zerebralen Erkrankungen zu suchen. Diese Patienten klagen in der Regel nicht über starkes Durstgefühl.

### Therapie

Liegt ein Natriumüberschuß mit Ödembildung vor, ist zunächst die zugrundeliegende Krankheit zu behandeln.
So kann z.B. das kardiale Ödem häufig durch Digitalisierung und Bettruhe beherrscht werden. Als zusätzliche Maßnahme ist die Einschränkung der täglichen Kochsalzzufuhr auf 3 g (ca. 50 mmol/Tag) durch Weglassen des Zusalzens bei Tisch und in der Küche sehr wichtig. Die Apfel-Reis-Diät nach *Kempner* kann die Natriumzufuhr auf ca. 2 mmol/Tag reduzieren. Reichen diese einfachen Maßnahmen nicht aus, ist die Gabe von Thiaziddiuretika indiziert, die zur Verhütung von Kaliummangelzuständen mit antikaluretischen Diuretika, wie Triamteren oder Amilorid, kombiniert werden sollten. Aldosteronantagonisten sind bei Ödemzuständen mit sekundärem Aldosteronismus indiziert. Stark wirkende Schleifendiuretika, wie Furosemid und Ethacrynsäure, sollten bei schweren Ödemzu-

ständen zu Beginn einer Therapie möglichst nicht oder nur vorsichtig eingesetzt werden, da eine massive Diurese zur Exsikkose des Patienten führen kann. Darüber hinaus besteht zusätzlich noch die Gefahr von massiven Kaliumverlusten (s. unten) mit erhöhter Digitalistoxiziät und Neigung zu Herzrhythmusstörungen.

Wenn der Sollwert der Osmoregulation »verstellt« ist, wird zugeführtes, osmotisch freies Wasser wieder prompt ausgeschieden, ohne daß die Hypernaträmie beeinflußt wird. Die Beseitigung der Grundkrankheit ist die einzige Chance zur Wiederherstellung einer normalen Natriumkonzentration. Die rasche Infusion von osmotisch freiem Wasser in Form von Glucose- oder Fructoselösungen kann durch ein plötzlich auftretendes Hirnödem den Patienten ernsthaft gefährden.

### Prognose

Ödeme bei verschiedenen Grundkrankheiten lassen sich in leichteren Situationen in der Regel innerhalb weniger Tage durch die genannten therapeutischen Maßnahmen weitgehend eliminieren. Bei fortgeschrittenen Krankheitszuständen kann allerdings eine konservative Therapie auch ohne Dauererfolg bleiben.

Die Prognose eine Hypernaträmie ohne Ödem hängt ebenfalls von dem Verlauf der Grundkrankheit ab. Hypernaträmien nach Kommotio, Enzephalitis oder Meningitis können sich zum Teil innerhalb von Tagen nach Abklingen der Krankheitssymptome zurückbilden.

Eine schnell sich entwickelnde Hypernaträmie, z. B. infolge einer hypertonen (5%igen ≙ 0,85 mol/l) Kochsalzinfusion bei Niereninsuffizienz oder bei Kindern, ist dagegen prognostisch ungünstiger. Auch bei länger bestehender Hypernaträmie kann die Mortalität hoch sein.

**Merke:** Primärer Natriumüberschuß entsteht meist durch eine mangelhafte renale Ausscheidung. Bei intakter Regulation des Wasserhaushaltes entwickeln sich Ödeme ohne Hypernaträmie. Ist die Osmoregulation gestört, dann steigt die Natriumkonzentration über 155 mmol/l an. Die Therapie besteht zunächst in der Behandlung der Grundkrankheit und in symptomatischen Maßnahmen.

### Weiterführende Literatur


Arieff, A. I., R. Guisado, V. C. Lazarowitz: The pathophysiology of hyperosmolar states. In Androli, T. E., J. J. Grantham, F. C, Rector jr.: Disturbances in Body Fluid Osmolality. American Physiological Society, Bethesda Maryland 1977 (p. 227–250)

De Rubertis, F. R., M. F. Michelis, N. Beck, J. B. Field, B. B. David: »Essential« hypernatremia due to ineffective osmotic and intact volume regulation of vasopressin secretion. J. clin. Invest. 50 (1971) 97–111

Kaloyanides, G. J.: Pathogenesis and treatment of edema with special reference to the use of diuretics. In Maxwell, M. H., Ch. R. Kleeman: Clinical Disorders of Fluid and Elektrolyte Metabolism. McGraw-Hill, New York 1980 (p. 647–701)


# Störungen des Kaliumhaushaltes

## Hypokalämie/Kaliummangel

**Definition:** Beim Kaliummangelsyndrom liegt ein zelluläres Kaliumdefizit vor, das von einem bestimmten Schweregrad an auch mit einer Hypokalämie unter 3,6 mmol/l einhergeht.

### Ursachen

Kalium ist das hauptsächliche Kation der Zelle und übertrifft mit einer intrazellulären Konzentration bis zu 150 mmol/l die des Extrazellulärraumes um das 30- bis 40fache. Der mittlere Kaliumgehalt des menschlichen Körpers beträgt 55 mmol/kg. Dieser Konzentrationsgradient von intra- nach extrazellulär ist für die Erregbarkeit von Nerv und Muskelfasern von Bedeutung. Er wird durch ein membrangebundenes Enzymsystem aufrechterhalten. Nur 2% des im Organismus vorhandenen Kaliums sind extrazellulär lokalisiert, 0,4% finden sich mit einer Konzentration von 3,6–5,3 mmol/l im Plasma. Messungen der Serumkaliumkonzentration spiegeln nur ungenau die intrazelluläre Kaliumkonzentration wider. Dagegen erlauben die Bestimmung der Kaliumkonzentration in Leukozyten oder Erythrozyten oder die Messung des Ganzkörperkaliumbestandes mittels des natürlichen Isotops $^{40}$Kalium genauere Aussagen.

Die tägliche Kaliumzufuhr beträgt beim Menschen im Mittel 1–1,5 mmol/kg. Die Ausfuhr entspricht etwa der Zufuhr. Mehr als 90% des zugeführten Kaliums werden über die Nieren, etwa 10% im Stuhl ausgeschieden. Die renale Kaliumausscheidung hängt von der Gesamtkaliumbilanz des Organismus ab. Überschüssiges Kalium wird prompt über die Niere durch Sekretion im distalen Tubulus eliminiert. Die kaliumsparenden Mechanismen des Organismus reagieren langsam und sind in der Initialphase weniger effektiv. Beträgt das Defizit des Körpers ca. 50–150 mmol Kalium, so werden immer noch 15–25 mmol/24 Std. ausgeschieden. Bei einem Defizit von über 350 mmol finden sich allerdings nur noch 1–5 mmol Kalium pro Tag im Urin. Weitere wichtige Determinanten der renalen Kaliumausscheidung sind die distal tubuläre Urinflußrate, der Säure-Basen-Haushalt und die Mineralokortikoidaktivität. Mit zunehmendem Urinfluß im distalen Tubulus steigt die Kaliumausscheidung an. Eine metabolische oder respiratorische Alkalose führt ebenfalls wie ein Anstieg der Aldosteronaktivität zu einer Zunahme der tubulären Kaliumsekretion und damit zu erhöhten renalen Kaliumverlusten.

Verminderte Kaliumaufnahme ist relativ selten die Ursache für einen Kaliummangel. Allerdings kann eine länger anhaltende unzureichende Ernährung bereits eine negative Kaliumbilanz nach sich ziehen, da die renale Ausscheidung erst nach 8–14 Tagen gedrosselt wird. Viel häufiger sind jedoch gastrointestinale und renale Verluste die Ursachen für ein Kaliummangelsyndrom.

Massives, lang anhaltendes Erbrechen, Dauerabsaugung des Magensaftes oder externe gastrointestinale Fisteln sind häufige Ursachen. Dies ist nur zum Teil durch den hohen Kaliumgehalt der verlorenen Flüssigkeiten bedingt, zum anderen Teil tragen andere Faktoren wie Unterernährung und hoher Proteinkatabolismus zu den Kaliumverlusten bei. Dauerabsaugung von Magensaft bewirkt durch Verlust von HCI eine metabolische Alkalose. Diese Alkalose stimuliert zusammen mit der durch Volumenverlust gesteigerten Aldosteronsekretion die tubuläre Kaliumsekretion, so daß das Kaliumdefizit höher ist, als es den enteralen Verlusten entspricht.

Da der Darminhalt bei Diarrhöen bis zu 30 mmol $K^+$/l enthält, können bei viralen, endotoxisch oder viral bedingten Durchfällen größere Kaliumverluste auftreten. Bei bestimmten, seltenen Pankreastumoren, die das sogenannte vasoaktive intestinale Polypeptid (VIP) sezernieren, gehen 200–300 mmol Kalium/l im Stuhl verloren. Villöse Adenome des Dickdarms führen durch den hohen Kaliumgehalt des abgehenden Schleims ebenfalls zu Kaliummangelzuständen.

Eine häufige Ursache des Kaliummangels durch intestinale Verluste ist die chronische Einnahme von Laxantien. Dabei liegen die täglichen Verluste bei 30–50 mmol. Der Kaliummangel führt

Tabelle **4** Ursachen eines Kaliummangelsyndroms und/oder Hypokalämie

**I. Verschiebungen von Kalium von extra- nach intrazellulär** (Transmineralisation)
- respiratorische oder metabole Alkalose
- familiäre hypokalämische periodische Paralyse
- erhöhtes Plasmainsulin
- erhöhte Plasmabicarbonatkonzentration

**II. Verminderte Kaliumzufuhr**
- reine Kohlenhydratdiät
- Alkoholismus
- Anorexia nervosa

**III. Gastrointestinale Verluste**
- externe gastrointestinale Fisteln (Galle, Pankreas)
- massives, andauerndes Erbrechen
- Magensaftdauerabsaugung
- Diarrhöen
- Laxantienabusus
- Malabsorption
- Ureterosigmoidostomie
- villöses Adenom des Kolons

**IV. Renale Verluste**

A. Primärer Hyperaldosteronismus
- Nebennierenrindenadenom oder Nebennierenkarzinom
- bilaterale adrenale Hyperplasie

B. Sekundärer Hyperaldosteronismus
- Leberzirrhose
- Herzinsuffizienz mit Ödemen
- Hämangioperizytom der Niere
- renal vaskuläre Hypertonie

C. Mineralokortikoidexzeß
- Morbus Cushing
- paraneoplastische ektope ACTH-Produktion
- Kortikoidtherapie
- 17-Hydroxylasemangel
- Lakritzenabusus

D. Nierenerkrankungen
- renal-tubuläre Azidose
- Fanconi-Syndrom
- chronische Pyelonephritis
- interstitielle Nephritis
- Nephrokalzinose
- hyperkalzämische Nephropathie
- polyurische Phase nach akutem Nierenversagen

E. Medikamentös induziert
- Schleifendiuretika (Furosemid, Ethacrynsäure)
- Thiaziddiuretika
- Carboanhydrasehemmer (Diamox)
- Amphotericin-B-Therapie
- Carbenoxolon
- Natriumsalze von Penicillin und Derivaten

F. Idiopathisch oder familiär
- Bartter-Syndrom
- Liddle-Syndrom
- familiäre Hypokalämie mit Hypomagnesämie

über eine Beeinträchtigung der Darmmotilität zu einer Zunahme der Obstipation, die zu einer höheren Laxantiendosis Anlaß gibt. Nicht selten wird dieser Laxantienabusus nicht angegeben, so daß die Diagnose erschwert sein kann.
Renale Kaliumverluste treten bei Hyperaldosteronismus (s. Tab. **4**) auf, bei Zuständen mit Ödembildung allerdings meist erst bei zusätzlicher Diuretikatherapie. Hämangioperizytome der Niere, die mikroskopisch klein sein können, führen durch eine Überproduktion von Renin zu einem Hyperaldosteronismus.
Glycerrhetinsäure, der Inhaltstoff der Lakritze, hat sterische Verwandtschaft mit Aldosteron und entfaltet an der Niere die gleichen Wirkungen wie das Mineralokortikoid. Beide Substanzen können eine beträchtliche Hypokalämie erzeugen, die nach Absetzen wieder verschwindet. Häufig muß aber das verlorengegangene Kalium substituiert werden.
Im Gegensatz zu den enteralen Verlusten, die meist mit metabolischer Alkalose einhergehen, entwickelt sich bei bestimmten tubulären Funktionsstörungen ein Kaliummangel in Kombination mit metabolischer Azidose. Hierher gehören die renal-tubuläre Azidose, z. T. auch das Fanconi-Syndrom. Auch Carboanhydrase-Hemmstoffe (Diamox) bewirken gleichzeitig Kalium- und Bicarbonatverluste.
Bei chronischer Pyelonephritis, interstitieller Nephritis, Zystennieren, Nephrokalzinose und hyperkalzämischer Nephropathie wird gelegentlich ein renaler Kaliumverlust beobachtet.
Die häufigste Ursache für renale Kaliumverluste ist die länger dauernde Verabreichung von Saluretika. Der durch die Hemmung der Reabsorption von Natrium und Flüssigkeit hervorgerufene erhöhte Fluß im Tubuluslumen induziert im distalen Nephron eine Zunahme der Kaliumsekretion in den Primärharn. Bei längerer Applikation der Saluretika wird durch die Verkleinerung des Extrazellulärvolumens die Sekretion von Aldosteron stimuliert, das seinerseits die tubuläre Kaliumabgabe weiter ansteigen läßt.
Verschiedene Antibiotika können einen erhöhten renalen Kaliumverlust verursachen. Amphotericin B bedingt über eine meist reversible toxische Nierenschädigung eine verstärkte Kaliumausscheidung.
Hochdosierte intravenöse Gaben von Natriumsalzen des Penicillins steigern Natriurese und Urinfluß im Tubuluslumen und stimulieren damit ebenfalls renale Kaliumverluste. Dies ist besonders nach Carbenicillin mit einer täglichen Dosis von 20–40 g zu beobachten. Einerseits ist hierfür eine osmotische Diurese verantwortlich. Andererseits benötigt es als nicht resorbierbares Anion Kalium als korrespondierendes Kation.
Renale Kaliumverluste sind bei Magnesiummangel beobachtet worden. Neben der Hypokalämie findet sich häufig eine Hypokalzämie. Der genaue Mechanismus des Kaliumverlustes bei Hypomagnesämie ist noch nicht geklärt.
Das Bartter-Syndrom, dem primär eine Störung der renalen Chloridreabsorption zugrunde liegt, ist ebenfalls durch hohe renale Kaliumverluste mit Hypokalämie durch Hyperreninismus, Hyperaldosteronismus und Wachstumsretardierung gekennzeichnet.
Bei der familiären hypokalämischen periodischen Paralyse wird die Hypokalämie durch plötzlichen Kaliumabstrom in die Zelle hervorgerufen, der durch Glucosebelastung, Natriumbelastung, Muskelarbeit oder auch im Schlaf provoziert werden kann. Der Gesamtkaliumbestand des Körpers ist nicht vermindert, es liegt lediglich eine Umverteilung vor (Transmineralisation). Hypokalämien infolge zellulären Kaliumeinstroms unter Insulinwirkung können auch z. B. bei der Behandlung eines hyperglykämischen Komas auftreten. Dabei wird in der Zelle pro 3 g Glykogen etwa 1 mmol Kalium gebunden.

### Pathophysiologie

Die pathophysiologischen Vorgänge bei Kaliummangelsyndrom lassen sich in 4 Gruppen unterteilen:

1. neuromuskuläre,
2. renale,
3. metabolische und
4. kardiovaskuläre Störungen.

Die neuromuskulären Störungen bei der Hypokalämie sind die Folge einer Zunahme des Ruhemembranpotentials an der Zellmembran erregbarer Strukturen (Nerv, Muskelzelle, Myokardfaser). An der Muskelzelle äußert sich dies in einem Tonusverlust, die elektrische Erregbarkeit der Nerven ist vermindert. Die Beteiligung der glatten Muskulatur des Darms führt zu Obstipation und sogar zum paralytischen Ileus. Am Herzen können ruhende Schrittmacherzentren und das Ventrikelmyokard zu ektoper Reizbildung befähigt werden.
An der Niere äußert sich ein Kaliummangel in einer Einschränkung der maximalen Urinkonzentrationsfähigkeit. Von einem Kaliumverlust von ca. 200 mmol an sinkt die maximale osmotische Konzentration des Urins von ca. 1200 mosm/kg (mmol/l) auf 300–400 mosm/kg. Wahrscheinlich ist die Störung dadurch bedingt, daß die medullären Anteile des dicken Teils der Henleschen Schleife nicht genug Natriumchlorid in das medulläre Interstitium pumpen können und somit die Urinkonzentration nach dem Gegenstromprinzip gestört wird. Demzufolge spricht der renale Konzentrationsdefekt auch nicht auf die exogene Gabe von ADH an.
Im Kaliummangel wird von der Niere mehr Ammonium ausgeschieden und vermehrt Bicarbonat im proximalen Tubulus resorbiert. Diese Vorgänge führen regelmäßig bis auf wenige Ausnahmen (renal-tubuläre Azidose, Carboanhydrasehemmer) zu einer metabolischen Alkalose, die ihrerseits wieder zu einer vermehrten Abgabe von Ka-

lium an die Tubulusflüssigkeit führt und das Kaliumdefizit noch weiter verstärkt. Histologisch findet sich eine vakuoläre Degeneration in den Zellen des proximalen Konvoluts. Diese Vakuolisierung ist reversibel, wenn der Kaliummangel behoben wird. Dauert der Kaliummangelzustand länger an, so bilden sich Ödem und rundzellige Infiltrationen im interstitiellen Bindegewebe.
Die bedeutendste metabolische Störung beim Kaliummangel ist die verminderte Glucosetoleranz, die auf einer gestörten Insulinabgabe aus dem Pankreas beruht (Sekretionsstarre). Der Proteinmetabolismus kann durch die verminderte Insulinstimulation ebenfalls beeinträchtigt sein.
Die kardiovaskulären Komplikationen beim Kaliummangelsyndrom sind vielfältig und können für den Patienten sehr gefährlich werden. Die Änderungen der elektrischen Aktivität des Herzmuskels lassen sich meist im EKG nachweisen (Abb. **4**). Zunächst flacht die Amplitude der T-Wellen ab, und es bilden oder verstärken sich U-Wellen, die mit zunehmender Hypokalämie mit der T-Welle verschmelzen können. Da sich dann das Ende von T nicht mehr abgrenzen läßt, entsteht der Eindruck einer QT-Verlängerung. Supraventrikuläre und ventrikuläre Extrasystolen treten besonders bei digitalisierten Patienten auf. Histologisch finden sich bei chronischer schwerer Hypokalämie nekrotische Muskelzellen, die später durch fibröses Gewebe ersetzt werden. Diese histologischen Veränderungen sind die Grundlage für eine kongestive Kardiomyopathie, die zu einer manifesten Herzinsuffizienz führen kann.

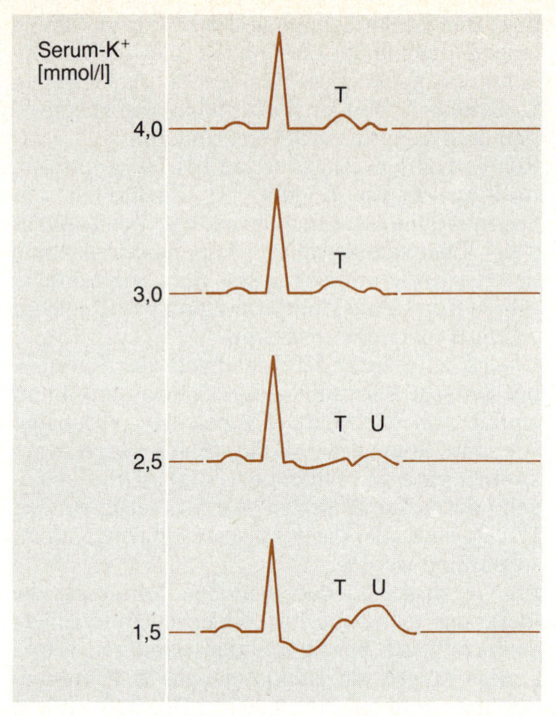


Abb. **4** Veränderungen des Elektrokardiogramms in Abhängigkeit vom Schweregrad einer Hypokalämie (schematische Darstellung)

## Klinik

Ein mäßiger Kaliumverlust bis zu ca. 350 mmol (10% des Gesamtkörperkaliums) verursacht nur uncharakteristische Allgemeinsymptome wie Müdigkeit, muskuläre Schwäche, Reizbarkeit und evtl. Parästhesien. Die neuromuskulären Auswirkungen des Kaliummangels verursachen eine allgemeine Muskelschwäche mit Betonung der unteren Extremitäten. Die Paralyse der Atemmuskulatur äußert sich in einer Schwäche des Zwerchfells, gefolgt von den Atemhilfsmuskeln. Daraus resultiert das klinische Bild einer aufsteigenden Lähmung mit respiratorischer Insuffizienz. Die Sehnenreflexe sind abgeschwächt, und die Patienten sind z. T. desorientiert und verwirrt. Durch Beteiligung der glatten Muskulatur des Darms tritt eine Abnahme der Darmmotilität und Peristaltik ein, die sich zunächst als Obstipation äußert und bis zum paralytischen Ileus steigern kann. Die Säureproduktion des Magens nimmt infolge einer Störung der Belegzellfunktion ab. Die renalen Funktionsstörungen bestehen in Polyurie infolge des Konzentrationsdefektes, in Polydipsie und Proteinurie. Die Polydipsie ist neben den vermehrten Wasserverlusten auch durch eine Stimulation des Durstzentrums durch Angiotensin II bedingt. Proteinurie und Aminoazidurie sind Ausdruck einer gestörten Tubulusfunktion.
Durch die metabolische Alkalose kann sich auch bei normaler Calciumkonzentration im Serum infolge Abnahme der Fraktion des ionisierten Calciums eine Tetaniesymptomatik mit perioralen Parästhesien, positivem Chvostek-Phänomen, Pfötchenstellung der Hände und Wadenkrämpfen entwickeln.

## Diagnostisches Vorgehen

Wegen der uncharakteristischen Symptomatik kann die Diagnose eines beginnenden Kaliummangels schwierig sein. Die Bestimmung der Serumkaliumkonzentration, die nur 0,4% des gesamten Kaliumbestandes des Organismus enthält, gibt in der Frühphase der Störung keinen genauen Aufschluß über das Ausmaß des Kaliumdefizits. Die Serumkaliumkonzentration kann bei gleichzeitiger Azidose oder starker Exsikkose noch im Normbereich liegen, da dabei Kalium von den Zellen an die extrazelluläre Flüssigkeit abgegeben wird. Man kann ungefähr annehmen, daß eine Änderung des pH um 0,1 eine inverse Änderung der Serumkaliumkonzentration von 0,6 mmol/l zur Folge hat. Eine Abnahme des Serumkaliums von 4,0 auf 3,0 mmol/l entspricht etwa einem Verlust von 100–200 mmol. Unterhalb einer Konzentration von 3 mmol/l korreliert eine Abnahme von 1mmol/l Serum mit einem weiteren Defizit von 200–400 mmol Gesamtkörperkalium. Muskelschwäche, Obstipation und kardiale Arrhythmien sollten Veranlassung zur Untersuchung der Kaliumbilanz geben, auch wenn noch keine typischen EKG-Veränderungen aufgetreten sind.

Zur Differentialdiagnose der Ursache des Kaliummangels bei unklaren Zuständen ohne eindeutige Anamnese sollte unbedingt die Kaliumausscheidung im Urin bestimmt werden, bevor eine zusätzliche exogene Kaliumzufuhr vorgenommen wird. Findet sich bei Hypokalämie eine Kaliumkonzentration von weniger als 20 mmol/l im Urin, so weist dieses darauf hin, daß die Niere in der Lage ist, Kalium zu konservieren, und somit als Quelle der Kaliumverluste ausscheidet. Umgekehrt deutet eine Urinkaliumkonzentration über 20 mmol/l auf einen möglichen renalen Verlust hin oder ist ein Anzeichen dafür, daß der Kaliummangelzustand noch nicht sehr lange besteht.

Bei der Analyse der Serumkaliumkonzentration ist besonders zu beachten, daß kein intrazelluläres Kalium mit in die Bestimmung eingeht. Hämolytische Blutproben sind deshalb zu verwerfen, venöse Stauung und Pumpbewegungen sind zu vermeiden. Das Blut sollte möglichst rasch nach der Entnahme zentrifugiert und das Serum abpipettiert werden. Aufbewahrung des Vollblutes im Kühlschrank verursacht ebenfalls zu hohe Serumkaliumkonzentrationen. Bei einer Thrombozytose geht das in den Plättchen enthaltene Kalium mit in die Serumkaliumbestimmung ein (Pseudohyperkalämie s. unten).

### Therapie

Bei entsprechender Anamnese sollte bereits frühzeitig eine Therapie mit Kaliumsalzen einsetzen, bevor sich eine Hypokalämie manifestiert. Da die intakte Niere einen Kaliumüberschuß schnell ausscheidet, ist die Gefahr einer Überdosierung gering. Die Nierenfunktion, gemessen an der Serumkreatininkonzentration, sollte jedoch normal sein. Liegt eine metabolische Alkalose vor, so muß die Substitution mit Kaliumchlorid erfolgen. Organische Kaliumsalze und Kaliumbicarbonat intensivieren die Alkalose und führen zu weiteren renalen Verlusten. Kaliumchlorid kann in Form von Dragees oder Kapseln lokale Reizungen und Magen- oder Darmulzera hervorrufen. Die orale Substitution sollte daher nur nach den Mahlzeiten und mit reichlich Flüssigkeit erfolgen. Besonders Granulate sind praktikabel und können gelöst ggf. den Mahlzeiten oder Saucen beigemischt werden. Oral lassen sich so leicht 70–80 mmol/Tag substituieren.

Die Indikation für eine parenterale Kaliumsubstitution besteht bei bewußtlosen oder schwerkranken Patienten, bei starkem Erbrechen und paralytischem Ileus. Da die elektrische Irritabilität des Myokards vom Konzentrationsgradienten von extra- nach intrazellulär abhängt, dürfen kaliumhaltige Infusionslösungen nur langsam infundiert werden. Eine Infusionsrate von 0,2 mmol/kg/h ist ungefährlich, Mengen von 40 mmol/h sollten nur unter Intensivüberwachung und häufigen Serumkaliumkontrollen appliziert werden. Derart hohe Kaliumsupplemente sind allerdings in der klinischen Praxis nur selten notwendig und sollten lebensbedrohlichen Zuständen vorbehalten bleiben. Besondere Vorsicht ist bei V.-cava-Verweilkathetern geboten, da durch die herznahe Lage der Katheterspitze bei unvorsichtiger Infusion hohe lokale Kaliumkonzentrationen am Myokard entstehen und somit Herzrhythmusstörungen provoziert werden können. Zugleich mit dem Ausgleich eines Kaliummangels ist der Säure-Basen-Haushalt zu korrigieren. Sobald wie möglich sollte auf orale Kaliumgabe übergegangen werden.

Die seltenen Zustände einer hypokalämischen Azidose (tubuläre Funktionsstörungen, Carboanhydrasehemmer) erfordern eine Substitution als Kaliumcarbonat, Lactat oder Citrat.

Liegt den renalen Kaliumverlusten ein Hyperaldosteronismus zugrunde, ist die Gabe von Aldosteronantagonisten (Spironolacton, Canrenone) indiziert.

Diuretikainduzierten Kaliumverlusten beugt man durch die gleichzeitige Verordnung eines antikaliuretischen Diuretikums (Triamteren, Amilorid) vor. Für den Patienten praktikabler ist die Verordnung eines geeigneten Kombinationspräparates (Thiazid + antikaliuretisches Diuretikum).

### Prognose

Im allgemeinen ist die Prognose eines rechtzeitig erkannten und behandelten Kaliummangels gut. Unter einer adäquaten Substitutionstherapie bilden sich die Störungen, die weitgehend auch von der extrazellulären Kaliumkonzentration abhängen, wie neuromuskuläre Symptome oder Herzrhythmusstörungen, zurück. Die renalen Symptome, die durch zellulären Kaliummangel bedingt sind, verschwinden allerdings langsamer.

Langdauernder, schwerer Kaliummangel führt zu irreversiblen, histologisch faßbaren Schäden an der Niere und am Herzmuskel mit einer permanenten Einschränkung der Nierenfunktion und manifester Herzinsuffizienz, die durch Substitution nicht mehr zur Rückbildung gebracht werden können.

Schwerste Hypokalämien (< 1,5 mmol/l) sind durch gefährliche, meist therapierefraktäre Arrhythmien und aufsteigende Lähmung der quergestreiften Muskulatur mit respiratorischer Insuffizienz akut lebensbedrohlich.

**Merke:** Eine Hypokalämie bedeutet, abgesehen von den seltenen Zuständen einer Transmineralisation, fast immer größere Verluste des Gesamtkörperkaliumbestandes. Quelle des Kaliumverlustes sind Intestinaltrakt und Niere. Noch normale Serumkaliumkonzentrationen bei Azidose und/oder Exsikkose weisen auf ein erhebliches Kaliumdefizit hin. Muskelschwäche, Obstipation und Herzrhythmusstörungen unklarer Ätiologie sollten in die Differentialdiagnose einen Kaliummangel mit einbeziehen.
Die Therapie des Kaliummangelzustandes sollte wegen der meist bestehenden Alkalose mit Kaliumchlorid p.o. erfolgen, nur bei bewußtlosen Patienten ist eine i.v. Kaliumgabe nötig. Eine orale Überdosierung von Kaliumsalzen ist bei normaler Nierenfunktion schwer möglich, jedoch besteht bei unvorsichtiger parenteraler Gabe die Möglichkeit einer Überdosierung.

Weiterführende Literatur

Gabow, P.: Disorders of Potassium Metabolism. In Schrier, R.W.: Renal and Elektrolyte Disorders. Little, Brown & Co., Boston 1976 (p.143–165)
Krück, F., A. Schrey: Diuretika. Springer, Berlin 1980
Maxwell M.H., Ch. Kleeman: Clinical Disorders of Fluid and Elektrolyte Metabolism, 3rd ed. McGraw-Hill, New York 1979 (p.113–128)

# Hyperkalämie

**Definition:** Als Hyperkalämie wird ein Anstieg der Serumkaliumkonzentration über 5,4 mmol/l bezeichnet. Dabei ist der Gesamtkaliumgehalt des Körpers normal oder sogar erniedrigt.

Ursachen

Die Ursachen einer Hyperkalämie sind in Tab.5 zusammengestellt.
Eine echte Hyperkalämie entsteht in erster Linie bei einer Störung der exkretorischen Nierenfunktion. Bei unbehandeltem oligurischem akutem Nierenversagen treten häufig lebensbedrohliche Hyperkalämien auf. Zusätzlich zur verminderten Ausscheidungsfunktion der Niere kommt bei diesen Zuständen noch ein z.T. massiver Anfall von endogenem Kalium durch Zellzerfall bei Traumen, Verbrennungen oder septischen Zuständen. Gelegentlich sind bei diesen Krankheitsbildern noch Bluttransfusionen nötig, die bei langer Lagerung Kaliumkonzentrationen von bis zu 25 mmol/l aufweisen können und somit noch weiter zur Erhöhung der extrazellulären Kaliumkonzentration beitragen können. Da bei einem oligurischen Nierenversagen auch die Ausscheidung von $H^+$-Ionen vermindert ist, entwickelt sich rasch eine metabolische Azidose, die die Hyperkalämie weiter verstärkt. Selbst wenn die Kaliumzufuhr völlig eingestellt wird, steigt in solchen Zuständen die Serumkaliumkonzentration durch Freisetzung aus den Zellen täglich um ca. 1 mmol/l an.

Tabelle 5 Ursachen einer Hyperkalämie

**I. Pseudohyperkalämie**
- starke venöse Stauung bei der Blutentnahme
- Hämolyse
- Thrombozytose oder Leukozytose

**II. Echte Hyperkalämie**

a) bei verminderter renaler Ausscheidung
  - akutes oder chronisches Nierenversagen
  - Triamteren, Amilorid, Spironolactone
  - hyporeninämischer Hypoaldosteronismus
  - Morbus Addison

b) als Folge einer Transmineralisation/Schädigung der Zellmembran
  - metabole oder respiratorische Azidose
  - Zelluntergang bei der Chemotherapie von Leukosen
  - Muskelquetschungen
  - akute Digitalisvergiftung
  - familiäre hyperkalämische episodische Paralyse

c) hohe Kaliumaufnahme
  - orale Kaliumzufuhr bei Niereninsuffizienz
  - rasche i.v. Infusion kaliumhaltiger Lösungen
  - Transfusion überalterten Blutes
  - Kaliumsalze von Penicillin
  - KCl-haltiger Kochsalzersatz

Patienten mit chronischer Niereninsuffizienz haben dagegen meist noch sehr lange eine normale Serumkaliumkonzentration. Die Kaliumbilanz bleibt normal, solange die tägliche Urinmenge über 1000 ml beträgt, selbst wenn das Glomerulumfiltrat bereits auf Werte um 5 ml/min zurückgegangen ist. Die Erklärung liegt darin, daß der Tubulus die Fähigkeit zur Kaliumsekretion sehr stark steigern kann. Die sezernierte Kaliummenge kann die filtrierte Menge bei weitem übersteigen. Zusätzlich können bei chronischer Niereninsuffizienz größere Kaliummengen über den Darm ausgeschieden werden. Ein Anstieg der Serumkaliumkonzentration bedeutet nicht unbedingt eine Verschlechterung der Nierenfunktion, sondern ist evtl. durch Fehlernährung, durch verstärkten Proteinkatabolismus oder durch eine Zunahme einer Azidose bedingt.
Die Verordnung kaliumsparender Diuretika wie Triamteren, Amilorid oder Spironolacton kann bei Patienten mit gering eingeschränkter Nierenfunktion die tubuläre Kaliumsekretion stark reduzieren und bei evtl. noch zusätzlicher Kaliumgabe, insbesondere bei Patienten mit Diabetes mellitus, zu schweren Hyperkalämien führen.
Hyperkalämien finden sich auch bei Beeinträchtigung der Kaliumsekretion infolge mangelnder

Aldosteronsekretion. Der hyporeninämische Hypoaldosteronismus, der bei renaler Insuffizienz zu beobachten ist, soll durch eine Schädigung der juxtaglomerulären Zellen bedingt sein.
Patienten mit einer Nebennierenrindeninsuffizienz (Morbus Addison) können, solange sie ausreichend Kochsalz zu sich nehmen und auch ausscheiden, ihren Kaliumhaushalt regulieren. Wenn allerdings eine Addison-Krise mit Natriumverarmung und Oligurie eintritt, kommt es rasch zur Hyperkalämie.
Eine metabolische Azidose durch Mineralsäuren, in geringerem Ausmaß auch die respiratorische Azidose, nicht jedoch die Lactat- oder Ketoazidose können zum Anstieg der Serumkaliumkonzentration Anlaß geben.
Hyperkalämien infolge Chemotherapie maligner Lymphome, Leukämien oder Plasmozytome sind wahrscheinlich Folge eines raschen Zellzerfalls.
Digitalisglykoside hemmen die $Na^+$- $K^+$-ATPase. Werden sie in Überdosen, z. B. in suizidaler Absicht, eingenommen, dann kommt es zu einer verminderten Kaliumaufnahme in die Zelle mit nachfolgender Hyperkalämie.
Ein vorübergehender Anstieg der Serumkaliumkonzentration auf bis zu 8 mmol/l findet sich bei der seltenen familiären hyperkalämischen Paralyse (Adynamia episodica). Dieses autosomal dominante Leiden wird durch Muskelarbeit, Kälte, emotionellen Streß und Vollnarkosen provoziert. Im Anfall steigt die Konzentration von Kalium, während die von Natrium, Chlorid, Phosphat und Glucose im Serum abfällt. Wahrscheinlich liegt eine Glucosetransportstörung in die Muskelzelle diesem Krankheitsbild zugrunde.
Übermäßige Kaliumzufuhr führt nur bei Patienten mit mangelnder Kaliumausscheidungskapazität zu einer Hyperkalämie. Transitorische Hyperkalämien können bei der Infusion von kaliumhaltigen Lösungen vorkommen, insbesondere wenn die Zusatzampullen nicht richtig mit den Trägerlösungen gemischt wurden (besonders bei Plastikbeuteln).
Schnelle Infusion von Kaliumsalzen bestimmter Antibiotika (z. B. 1,7 mmol Kalium pro 1 Million E Penicillin G) kann ebenfalls zu Hyperkalämie führen.
Manche Kochsalzersatzpräparate enthalten bis zu 13 mmol Kalium/g und können besonders bei Niereninsuffizienz die Serumkaliumkonzentration ansteigen lassen.
Wenn während der Blutabnahme oder unter anderen Umständen zelluläres Kalium die Möglichkeit erhält, in das Serum einzuwandern, wird fälschlicherweise eine zu hohe Kaliumkonzentration gemessen (Pseudohyperkalämie). So können Stauungen oder Pumpbewegungen der Hand zusätzliche Kaliummengen (bis zu 2,7 mmol/l) aus der Muskulatur in das Plasma freisetzen. Hämolyse kann selbst dann, wenn sie mit dem Auge nicht erkennbar ist, zu überhöhten Kaliumkonzentrationen führen. Thrombozytose, z. T. auch

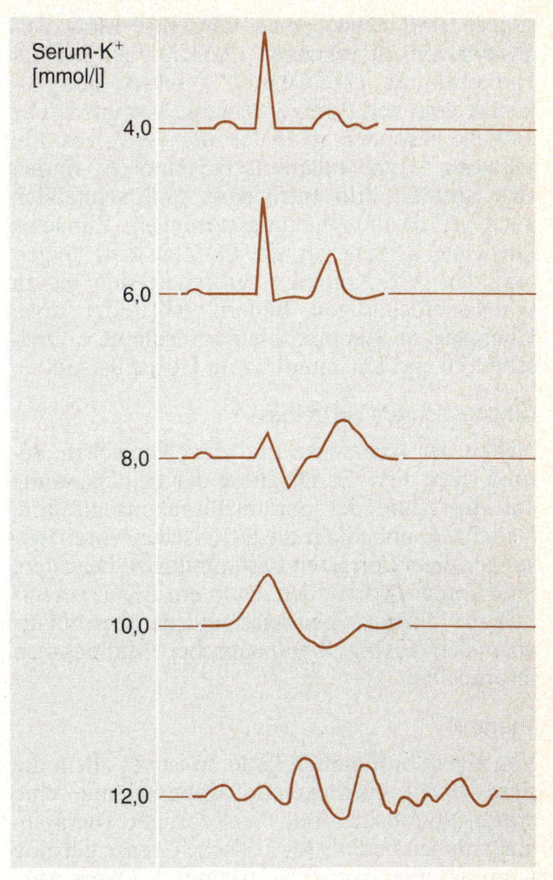


Abb. **5** Veränderungen des Elektrokardiogramms in Abhängigkeit vom Schweregrad einer Hyperkalämie (schematische Darstellung)

Leukozytose, bedingen ebenfalls eine Pseudohyperkalämie.

### Pathophysiologie

Infolge der Erhöhung der extrazellulären Kaliumkonzentration wird die Zellmembran von Skelett- und Herzmuskulatur sowie der Nervenfaser partiell depolarisiert und die Erregbarkeit somit zunächst stärker. Bei weiterem, besonders bei akutem Anstieg wird schließlich die Depolarisation völlig blockiert, Nerv und Muskelfaser werden unerregbar.

### Klinik

Leichtere Steigerungen der Serumkaliumkonzentration gehen mit uncharakteristischen neuromuskulären Zeichen einher: Parästhesien an den unteren Extremitäten und im zirkumoralen Bereich, Störungen der Tiefensensibilität, metallischer Mundgeschmack und Abneigung gegen Rauchwaren. Weiterhin wird über Müdigkeit, Schwäche und allgemeine Unlust geklagt. Bei Werten über 7,5 mmol/l werden aufsteigende Lähmungen vom Landry-Typ mit Beteiligung der Atemmuskulatur und schlaffer Quadriplegie beobachtet. Hirnnervenfunktion und Sensibilität bleiben dagegen unbeeinträchtigt. Kardiale Störungen sind zunächst an typischen EKG-Veränderungen zu erkennen (Abb. 5): bei leichter Hyperkalämie (5–6,5 mmol/l) bildet sich zunächst eine zeltförmige, schmale, symmetrische T-Welle besonders in II, III und $V_3$–$V_4$ aus. Bei schwerer Hyperkalämie (> 6,5 mmol/l) finden sich atriale, atrioventrikuläre und schließlich auch ventrikuläre Leitungsstörungen. Zunächst flacht die P-Welle ab, die PQ-Zeit wird länger, und der QRS-Komplex verbreitert sich bis zu schenkelblockartigen Bildern. Mit oder ohne Übergang in Kammerflimmern kommt es zwischen 7,0 und 12,0 mmol/l zum Herzstillstand.

### Diagnostisches Vorgehen

Neben der Anamnese und dem klinischen Befund stützt sich die Diagnose der Hyperkalämie auf die Höhe der Serumkaliumkonzentration. Dabei sind unbedingt die technischen Voraussetzungen einer korrekten Bestimmung zu beachten. Sind Zweifel vorhanden, kann ein EKG wesentlich zur Diagnose beitragen und darüber hinaus über den Erfolg therapeutischer Maßnahmen informieren.

### Therapie

Von einem bestimmten Grad an ist vor allem die sich schnell entwickelnde Hyperkalämie eine ernste Notfallsituation, die sofortiger Therapiemaßnahmen bedarf. Als kritische Grenze gilt eine Konzentration von 6,5–7,0 mmol/l. Dabei werden 2 Prinzipien verfolgt:

1. Normalisierung des Verhältnisses zwischen intra- und extrazellulärer Kaliumkonzentration,
2. Elimination eines ggf. vorhandenen Kaliumüberschusses aus dem Körper.

Die Kaliumzufuhr (Vegetabilien, Fleisch) wird sofort eingestellt. Bicarbonat erhöht über einen direkten Mechanismus die Kaliumaufnahme der Zelle und beseitigt die Azidose: Infusion von 50–100 ml einer 1molaren (8,4%igen) Natriumbicarbonatlösung reicht. Der Effekt ist innerhalb weniger Minuten am EKG abzulesen. Der Kaliumabstrom in die Zelle wird besonders durch Glucose und Insulin gefördert, z. B. durch i. v. Infusion von 200 ml einer 25%igen (1,4 mol/l) Glucoselösung und 25 E Alt-Insulin (1 E Alt-Insulin pro 2 g Glucose). Der Effekt läßt sich schon nach ½ Stunde beurteilen und hält Stunden an.

Ebenfalls als Notfallmaßnahme bei schweren Herzrhythmusstörungen ist die Infusion von 10–30 ml einer 10%igen (230 mmol/l) Calciumgluconatlösung innerhalb von 5 Minuten unter EKG-Kontrolle indiziert, nicht jedoch bei gleichzeitiger Digitalisierung. Der Effekt ist aber nur von kurzer Dauer.

Nach den oben erwähnten Notfallmaßnahmen sollte überschüssiges Kalium durch länger wirkende Maßnahmen aus dem Körper eliminiert werden. Läßt sich die renale Ausscheidung nicht steigern, z. B. durch Injektion von Furosemid, sind extrarenale Wege zu wählen. Hier ist die orale Gabe von Kationen-Austauschharzen (Resonium A oder Calcium-Resonium) zu empfehlen: 1 g der Harze bindet ca. 1 mmol Kalium im Darmlumen. Das gebundene Kalium wird mit dem Stuhl ausgeschieden. Die Dosierung liegt bei 3–4 × 20 g per os in Wasser aufgeschwemmt bzw. 2–4 × 50 g in 200 ml 5% (280 mmol/l) Glucose als Klysma. Das $Ca^{2+}$-haltige Austauschharz Calcium-Resonium ist bei schwerer Niereninsuffizienz oder Herzinsuffizienz vorzuziehen, da eine Überladung des Organismus mit Natrium vermieden wird.

Läßt sich mit den o. g. Maßnahmen keine Normalisierung der extrazellulären Kaliumkonzentration erreichen, ist eine Peritoneal- oder Hämodialyse unumgänglich.

Eine Hyperkalämie bei einer Addison-Krise wird mit Gluko- und Mineralokortikoidgaben in entsprechend hohen Dosen behandelt. Bei der familiären hyperkalämischen Paralyse sind erfolgreiche Therapieversuche mit Carboanhydrasehemmern (z. B. Diamox) berichtet worden.

### Prognose

Eine Hyperkalämie ist durch die häufiger auftretenden Herzrhythmusstörungen gefährlicher als eine Hypokalämie.

Leichte Hyperkalämien lassen sich durch diätetische Maßnahmen, Absetzen von Kaliumsupplementen und kaliumsparenden Diuretika erfolgreich innerhalb weniger Tage therapieren.

Schwere Hyperkalämien insbesondere bei akutem Nierenversagen haben durch therapierefraktäre Herzrhythmusstörungen eine hohe Mortalität.

**Merke:** Echte Hyperkalämien sind meist durch eine renale Ausscheidungsinsuffizienz, viel seltener durch übermäßige i. v. Zufuhr von Kalium bedingt.
Elektrolytverschiebungen ohne Vermehrung des Gesamtbestandes an Kalium sind Folge einer Azidose, vermehrten Zellzerfalls oder Intoxikationen.
Therapeutisch sollte bei Notfällen zunächst der Kaliumgradient von extra- nach intrazellulär durch Senkung der extrazellulären Kaliumkonzentration und bei eventuellem Überschuß durch renale und extrarenale Wege eliminiert werden.

### Weiterführende Literatur

Hoskins, B., F. Q. Vroom, M. A. Jarrell: Hyperkalemic periodic paralysis. Effects of potassium, exercise, glucose and acetazolamide on blood chemistry. Arch. Neurol. (Chic.) 32 (1975) 570

Kleeman, K., B. N. Singh: Serum electrolytes and the heart. In Maxwell, M. H., Ch. R. Kleeman: Clinical Disorders of Fluid and Electrolyte Metabolism. McGraw-Hill, New York 1979

Walker, B. R. et al: Hyperkalemia after triamterene in diabetic patients. Clin. Pharmacol. Ther. 13 (1972) 643

# Störungen des Säure-Basen-Haushaltes

## Azidose

### Metabolische Azidose

**Definition:** Eine metabolische Azidose ist als eine Erhöhung der Wasserstoffionenkonzentration, d.h. eine Abnahme des arteriellen Blut-pH unter 7,35, eine Verringerung der Bicarbonatkonzentration unter 20 mmol/l und bei Kompensation durch eine Abnahme des $CO_2$-Partialdrucks in der extrazellulären Flüssigkeit gekennzeichnet.

Ursachen

Eine gesteigerte Konzentration von Protonen kann durch

a) vermehrten endogenen oder exogenen Anfall von H-Ionen (Additionsazidose),
b) mangelhafte renale $H^+$-Ausscheidung bei Nierenfunktionsstörungen (renale Azidose) und
c) durch Basenverlust (Subtraktionsazidose) auftreten.

*Additionsazidose:* Starke Säuren können aus exogenen Quellen (z.B. Vergiftungen) oder aus dem gestörten Metabolismus stammen. Das durch den Pufferungsprozeß verbrauchte Bicarbonat wird durch das Anion der starken Säure ersetzt und führt somit zu einem Anstieg der Konzentration der Anionen. Diese »unbestimmbare Anionenkonzentration« läßt sich nach folgender Formel errechnen:

(Plasma Na) – (Plasma Chlorid + Bicarbonat).

Der Normalbereich beträgt 10–14 mmol/l. Eine Zunahme der »Anionenlücke« bedeutet fast immer, daß eine metabolische Azidose durch vermehrten internen Anfall von Säuren oder deren externe Zufuhr bedingt ist, ausgenommen wenn HCl oder $NH_4Cl$, also das $Cl^-$-Anion, zugeführt werden. Wenn Bicarbonatverluste über den Gastrointestinaltrakt oder über die Nieren die gleichzeitigen Chloridverluste übersteigen, fällt die $HCO_3^-$, und $Cl^-$ steigt. Es resultiert also in dieser Situation keine veränderte Menge unbestimmbarer Anionen. Expansion des Extrazellulärvolumens mit isotoner NaCl-Lösung führt ebenfalls nicht zu einer Vergrößerung der »Anionenlücke«, da gleichzeitig mit dem Anstieg der Chloridkonzentration ($HCO_3^-$) fällt.
Mögliche Ursachen einer metabolischen Azidose unter Berücksichtigung der Anionenlücke sind in Tab. **6** aufgeführt.
*Subtraktionsazidose:* Massive Diarrhöen führen zu einem Bicarbonatverlust, da die Durchfallflüssigkeit mehr Bicarbonat enthält als das Plasma.

Tabelle **6** Ursachen einer metabolischen Azidose

**I. Normale Anionenlücke (Hyperchlorämie)**
- a) Gastrointestinale Verluste von $HCO_3$
  - Diarrhöen
  - Dünndarm- oder Pankreasfisteln
  - chloridhaltige Ionen-Austauschharze
- b) Renale Bicarbonatverluste
  - renal-tubuläre Azidose
  - Carboanhydrasehemmer
- c) verschiedene Ursachen
  - exogene Säurezufuhr (Ammoniumchlorid, Lysinhydrochlorid, Argininhydrochlorid)
  - Hyperalimentation

**II. Vergrößerte Anionenlücke**
- a) Mangelhafte Säureexkretion
  - chronische Niereninsuffizienz
  - akutes Nierenversagen
- b) Vermehrte Säureproduktion
  - diabetische Ketoazidose
  - Lactatazidose
  - hyperosmolares diabetisches Koma
  - Hungerzustand
- c) Vergiftungen
  - Salicylate
  - Äthylenglykol
  - Paraldehyd
  - Methylalkohol
  - alkoholische Ketoazidose

Bei einer Konzentration von 30–50 mmol $HCO_3^-$/l können so bei etwa 10 l Diarrhöflüssigkeit täglich 300–500 mmol $HCO_3^-$ dem Körper verlorengehen, abgesehen von den Kaliumverlusten. Die Dünndarmflüssigkeit ist ebenfalls reich an Bicarbonat. Das Pankreas gibt z.B. täglich etwa 240 mmol $HCO_3^-$ ab. Externe Dünndarmdrainagen können deshalb zu massiven hyperchlorämischen Azidosen führen. Cholestyramin (Quantalan), ein chloridhaltiger Ionenaustauscher, hat Affinität zu $HCO_3^-$, und es besteht die Möglichkeit eines Austausches von Chlorid gegen Bicarbonat, der bei Patienten mit eingeschränkter Nierenfunktion durch eine mangelnde Fähigkeit zur Bicarbonatneubildung zu einer metabolischen Azidose führen kann.
*Renale Azidose:* Die renal-tubuläre Azidose, die in verschiedenen Varianten spontan oder angeboren oder als Begleiterscheinung auftritt, beruht auf einer Unfähigkeit der Niere, genug Wasserstoffionen auszuscheiden. Die Hemmung der zellulären und luminalen Carboanhydrase mit Acetazolamid (Diamox) resultiert ebenfalls in einer metabolischen hyperchlorämischen Azidose.
Die intravenöse oder orale Zufuhr von Säuren (HCl oder Ammoniumchlorid) oder Lysin- bzw. Argininhydrochlorid führt durch Pufferver-

brauch zu einer Abnahme der Bicarbonatkonzentration und Zunahme der Chloridkonzentration. Als Folge entsteht ebenfalls eine metabolische Azidose.
Bei akuter oder chronischer, meist terminaler Niereninsuffizienz ist die Niere nicht fähig, die aus dem Stoffwechsel anfallenden organischen und anorganischen Säuren, die in einer Menge von etwa 1 mmol/kg und Tag anfallen, auszuscheiden.
Diese retinierten Säuren vergrößern die oben erwähnte Anionenlücke.
Die Lactatazidose ist eine der führenden Ursachen einer schweren metabolischen Azidose. Normalerweise stehen Bildung und Abbau von Lactat im Organismus in einem Fließgleichgewicht. Unter anaeroben Bedingungen (Schock, Herzstillstand, kardiopulmonaler Bypass, schwere Anämie) verschiebt sich dieses Fließgleichgewicht, und es tritt oft eine massive Lactatbildung auf.
*Renal-tubuläre Azidose (RTA):* Eine metabolische Azidose tritt auch bei isolierten Defekten der renalen $H^+$-Elimination auf. Das typische Charakteristikum einer distalen RTA ist eine Unfähigkeit der Sammelrohre, einen normalen H-Ionengradienten aufzubauen. Das Urin-pH bleibt selbst unter Säurebelastung bei 6,0. Daraus resultiert ein Rückgang der $NH_4^+$-Ausscheidung mit mangelhafter $H^+$-Ionenelimination und $HCO_3^-$-Regeneration, die zur metabolischen Azidose führen.
Die proximale RTA ist durch Abnahme der Fähigkeit zur $HCO_3^-$-Reabsorption charakterisiert, so daß die sezernierten $H^+$-Ionen weitgehend neutralisiert werden und nur wenige zur Azidifikation des Urins übrigbleiben. Beide Formen sind von starken Kaliumverlusten gekennzeichnet, die eine Sonderform der hypokalämischen Azidose bilden.
Sämtliche in Tab. **6** unter IIc erwähnten Vergiftungen führen zu einer metabolischen Azidose mit erhöhten unbestimmbaren Anionenkonzentrationen. Fehlende Nahrungsaufnahme und Erbrechen führen bei Alkoholikern zu einer vermehrten hepatischen Ketonkörperproduktion und daraus resultierender Azidose.

### Pathophysiologie

Schwere Azidosen bewirken eine Abnahme der Kontraktilität des Herzmuskels, eine Reduktion des Schlagvolumens und eine Abnahme des systemischen Gefäßwiderstandes. Anfänglich wird dem drohenden Blutdruckabfall vermehrte Katecholaminausschüttung entgegengesetzt. Allerdings ist die Ansprechbarkeit der Erfolgsorgane auf endogene und exogene Katecholamine bei der Azidose herabgesetzt. Die venösen Kapazitätsgefäße kontrahieren sich, so daß beim herzinsuffizienten Patienten die Gefahr eines Lungenödems droht.
Mit Abnahme des pH um je 0,1 Einheiten kommt es zum Anstieg der extrazellulären Kaliumkonzentration um je 0,4–1,2 mmol/l. Diese Hyperkalämie führt zu einer Depolarisation des Reizleitungssystems, aus der lebensbedrohliche Reizbildungs- und Reizleitungsstörungen des Herzens resultieren können. In der Zelle werden Glykolyse und Gluconeogenese durch die Änderung der $H^+$-Ionenkonzentration gestört, so daß sich eine Hyperglykämie und relative Insulinresistenz entwickeln können.
Akute Veränderungen des pH werden z. T. durch die Puffersysteme abgefangen.
Der Pufferungsvorgang ist als Aufnahme von Wasserstoffionen durch das Anion einer schwachen Säure gekennzeichnet: So nimmt z. B. $HCO_3^-$ unter Bereitstellung von $H_2CO_3$ freies $H^+$-Ion auf und verhindert dadurch einen Anstieg der Konzentration freier H-Ionen, da eine schwache Säure per definitionem nur wenig dissoziiert, d. h. Wasserstoffionen abgibt. Als solche Puffersubstanzen sind neben $HCO_3^-$, $HPO_4^-$, Protein$^-$ und $Hb^-$ mit ihren entsprechenden (schwachen) Säuren wirksam.
Das $HCO_3^-/H_2CO_3$ hat darüber hinaus den Vorteil, daß das Anhydrid seiner Säure, $CO_2$, durch die Lunge eliminiert werden kann:

$$H^+ + HCO_3^- \Leftrightarrow H_2CO_3 \Leftrightarrow H_2O + CO_2 \uparrow$$

So kommt es bei jedem Anstieg der Konzentration freier Wasserstoffionen sehr schnell über eine Stimulierung des Atemzentrums zur Ventilationssteigerung mit vermehrter Abgabe von $CO_2$, bis das Gleichgewicht, d. h. die normale H-Ionenkonzentration, wiederhergestellt ist.
Pufferung und pulmonale Regulation halten zwar die Konzentration freier $H^+$-Ionen im Normbereich, jedoch bleibt die Gesamtmenge der $H^+$-Ionen, wenn auch neutralisiert, im Organismus vorhanden. Der Neutralisierungsvorgang selbst führt zur Abnahme des $HCO_3^-$. Die endgültige Regulation der Wasserstoffionenkonzentration, d. h. die Homoiostase des Säure-Basen-Haushaltes, kann nur durch das Tubulussystem der Niere erfolgen, das in der Lage ist, Wasserstoffionen auszuscheiden, das filtrierte $HCO_3^-$ zu reabsorbieren und neues $HCO_3^-$ zu bilden. In der Tubuluszelle (Abb. **6**) entsteht aus $CO_2$ und $H_2O$ $H_2CO_3$, dessen $H^+$-Ion in das Lumen sezerniert und dort von den Urinpuffern als titrierbare Azidität oder von dem ebenfalls sezernierten $NH_3$ als Ammonium ($NH_4^+$) aufgenommen wird. Das zurückbleibende $HCO_3^-$ diffundiert in die extrazelluläre Flüssigkeit ($HCO_3^-$-Regeneration).
Bei gemischter Kost werden in 24 Stunden 10–30 mmol $H^+$-Ionen als titrierbare Azidität (TA) und 30–50 mmol $H^+$-Ionen als $NH_4^+$ ausgeschieden. Die Hauptmenge der tubulären $H^+$-Ionensekretion (4500 mmol/24 h) wird durch die $HCO_3^-$-Reabsorption aus dem Glomerulumfiltrat bewerkstelligt.
Die Ausscheidung von Säure kann 700 mmol/Tag während schwerer azidotischer Zustände erreichen.

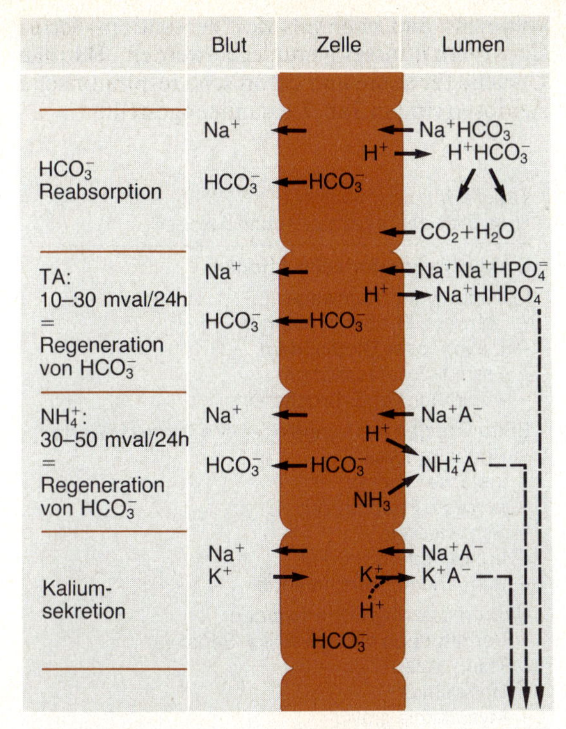


Abb. **6** Schematische Darstellung der tubulären $H^+$-Ionensekretion, der $HCO_3^-$-Reabsorption und Regeneration sowie der Kaliumsekretion
TA: titrierbare Azidität

## Klinik

Die klinischen Zeichen einer metabolischen Azidose sind oft durch die zugrundeliegende Krankheit und deren metabolische Auswirkungen bestimmt, sie können aber je nach Schweregrad durch die Azidose selbst beeinflußt werden. Die Atmung ist bei diabetischer Ketoazidose vertieft (Kussmaulsche Atmung) oder bei renal bedingter Azidose flach und beschleunigt. Die periphere Vasodilatation infolge der Abnahme der Ansprechbarkeit auf Pressorsubstanzen äußert sich in einer warmen, geröteten Haut, später in Blutdruckabfall, evtl. sogar in Schockzuständen. Übelkeit, Erbrechen und Koma sind vorwiegend durch Beeinträchtigung neurologischer Funktionen bedingt und treten auf, wenn das Liquor-pH unter 7,24 absinkt.
Chronische Azidosen führen durch renale Calciumverluste zu einer Osteoporose (Knochenschmerzen) und tragen eventuell zur Osteomalazie der chronisch Niereninsuffizienten und bei renal-tubulärer Azidose bei.
Die Serumkaliumkonzentration kann normal oder erhöht sein, selbst wenn starke Kaliumverluste vorliegen, da Kalium von intra- nach extrazellulär strömt (Transmineralisation). Das Urin-pH kann sauer oder alkalisch sein, je nach Art der Störung.

## Diagnostisches Vorgehen und Differentialdiagnose

Die Analyse des Säure-Basen-Status ergibt einen pH-Wert unter 7,35, eine Abnahme der Plasmabicarbonatkonzentration und (kompensatorisch) des $pCO_2$. Die Differentialdiagnose erfolgt am besten mit Hilfe der gewöhnlich nicht gemessenen Anionen-(Phosphat, Sulfat, Protein)konzentration. Zustände von Azidosen mit normaler »Anionenlücke« sind meist die Folge von $HCO_3^-$-Verlusten über die Nieren oder den Gastrointestinaltrakt. Ist die »Anionenlücke« dagegen erhöht, liegt ein endogener oder exogener Anfall von Protonen vor, der die renale Ausscheidungsfähigkeit übersteigt.
Die verschiedenen Ursachen einer metabolischen Azidose unter Berücksichtigung der Anionenlücke sind in Tab. **6** dargestellt.

## Therapie

Grundsätzlich sollte bei einer metabolischen Azidose die zugrundeliegende Erkrankung behandelt werden. Schwere Azidosen ($HCO_3^- < 15$ mmol/l, $pH < 7{,}20$) erfordern aber schon während des diagnostischen Prozesses eine Therapie. Akute Azidosen sind gefährlicher als chronische und sollten daher intensiver therapeutisch angegangen werden. Die Korrektur sollte durch Infusion von Natriumbicarbonat in einer Menge vorgenommen werden, die die $HCO_3^-$-Konzentration auf mindestens 15 mmol/l anhebt. Die benötigte Menge an $HCO_3^-$ in mmol errechnet sich wie folgt:

$$0{,}5 \times \text{Gewicht (kg)} \times (15 - \text{gemessene } HCO_3^-).$$

Zweckmäßigerweise wird zur Substitution isotone (1/6 molare = 1,4%ige) Natriumbicarbonatlösung verwandt, in Ausnahmefällen auch 1 molare = 8,4%ige $NaHCO_3$-Lösung. Wichtiger als diese Faustformel ist die häufige Bestimmung des Säure-Basen-Status und die Anpassung der Therapie an die aktuellen Verhältnisse. Die Zufuhr darf 250 ml/h (1,4%) bzw. 50 ml/h (8,4%) nicht überschreiten. Eine zu rasche Korrektur der Azidose muß vermieden werden, da die $NaHCO_3^-$-Substitution eine nicht unbeträchtliche osmotische Belastung darstellt, die bei herz- oder niereninsuffizienten Patienten zum Lungenödem führen kann. Andere Substanzen wie THAM (Tris-Puffer) bieten in dieser Situation keine Vorteile, da sie eine ähnliche osmotische Belastung des Organismus darstellen.
Chronische Azidosen lassen sich oft durch eine orale Therapie beheben. Da $NaHCO_3$, als Pulver oder Tabletten verabreicht, zu abdominellen Beschwerden führen kann, sollte eine 10%ige Natriumcitratlösung vorgezogen werden, die in Wasser oder Fruchtsaft eingenommen werden kann. Die Shohlsche Lösung enthält pro ml je 1 mmol Citratanion und Natrium. Leichter einzunehmen und gut zu dosieren ist ein Hexacalcium-Hexanatrium-Heptacitrat-Komplex (Acetolyt).

### Prognose

Chronische Azidosen infolge einer Niereninsuffizienz oder einer RTA bedeuten keine akute Bedrohung des Patienten und lassen sich in der Regel gut therapieren. Die Prognose des Patienten hängt von der zugrundeliegenden Erkrankung ab. Akute metabolische Azidosen sind eine sehr ernste Störung des Stoffwechselgleichgewichts und haben trotz intensivtherapeutischer Maßnahmen eine hohe Letalität. Metabolische Azidosen mit pH-Werten unter 6,8 werden kaum überlebt.

**Merke:** Metabolische Azidosen entstehen am häufigsten durch endogenen Säureanfall oder durch Basenverluste über den Darm oder die Nieren. Ein Versagen der physiologischen Puffermechanismen und Absinken des pH unter die physiologische Grenze von 7,35 wird als Dekompensation bezeichnet. Die Therapie einer metabolischen Azidose sollte auf die Beseitigung der zugrundeliegenden Krankheit zielen, wenngleich auch in akuten, lebensbedrohlichen Situationen eine symptomatische Therapie nicht zu umgehen ist. Ein zu rascher Ausgleich einer schweren Azidose ist zu vermeiden.

### Weiterführende Literatur

Cohen, J. J., J. P. Kassirer: Acid-base metabolism. In Maxwell, M. H., Ch. R. Kleeman: Clinical Disorders of Fluid and Electrolyte Metabolism, Chap. 6. McGraw-Hill, New York 1979 (p. 181–232)

Felig, P.: Diabetic ketoacidosis. New Engl. J. Med. 290 (1974) 1360–1363

Kassirer, J. P.: Serious acid-base disorders. New Engl. J. Med. 291 (1974) 773–776

Oliva, P. B.: Lactic acidosis. Amer. J. Med. 48 (1970) 209–225

## Respiratorische Azidose

**Definition:** Die respiratorische Azidose ist durch Retention von $CO_2$ durch die Lunge mit Anstieg des $pCO_2$ über 45 mmHg ($H_2CO_3$ über 1,38 mmol/l), Abfall des pH unter 7,35 und bei Kompensation durch Anstieg der $HCO_3^-$-Konzentration gekennzeichnet.

### Ursachen

Der $CO_2$-Partialdruck steigt an, wenn die Lunge nicht mehr in der Lage ist, das aus dem Metabolismus anfallende $CO_2$ zu eliminieren. Da sich normalerweise die anfallende $CO_2$-Produktion nicht wesentlich ändert, ist eine Abnahme der effektiven alveolären Ventilation der häufigste Grund für eine Zunahme des $CO_2$-Partialdrucks. Sie kann durch eine Abnahme des Atemminutenvolumens und ebenfalls des Ventilations-Perfusions-Verhältnisses verursacht werden. Häufige Ursache für akute und chronische respiratorische Azidosen sind in Tab. 7 zusammengestellt.

Tabelle **7**
Ursachen der respiratorischen Azidose

**I. Akute respiratorische Azidose**

Verlegung der Atemwege
- schwerer Bronchospasmus
- Larynx- oder Glottisödem
- Fremdkörperaspiration
- Aspiration von Erbrochenem

Erkrankungen der Lunge oder des Thoraxskeletts
- Pneumothorax
- instabiler Thorax
- schwere Pneumonien
- Schocklunge
- Lungenödem
- Lungenembolien/-infarkte

Neuromuskuläre Erkrankungen
- Vergiftungen mit Hypnotika, Sedativa, Tranquilizern
- Botulismus
- Myasthenia gravis
- Rückenmark- oder Hirnstammverletzungen
- Gullain-Barré-Syndrom

**II. Chronische respiratorische Azidose**

Erkrankungen der Lunge oder des Thoraxskeletts
- chronisch obstruktive Lungenerkrankungen
- Kyphoskoliose
- interstitielle Lungenerkrankungen

Neuromuskuläre Erkrankungen
- chronischer Narkotika-Abusus
- primäre Hypoventilation
- Pickwick-Syndrom
- Zwerchfellparalyse
- Hirntumoren

### Pathophysiologie

Die tägliche Produktion von $CO_2$ beträgt 13000–15000 mmol, die normalerweise über die Lunge ausgeschieden werden. Nimmt die alveoläre Ventilation ab, übersteigt die $CO_2$-Bildung die Ausscheidung, und als Folge davon nimmt der arterielle $CO_2$-Partialdruck zu. Da in diesem Zustand mehr $CO_2$ physikalisch gelöst wird, verschiebt sich das Reaktionsgleichgewicht $CO_2 + H_2O \Leftrightarrow H_2CO_3$ nach rechts, und in der Henderson-Hasselbalchschen Gleichung erhöht sich der Zähler, und somit fällt der pH-Wert. Damit das pH konstant gehalten wird (Kompensation), muß $HCO_3^-$ durch Bindung von $H^+$ an Protein, Hämoglobin, Phosphat und Lactat erhöht werden. Dieser Puffervorgang ist quantitativ weniger bedeutend als die renale Kompensation, die darin besteht, daß die Niere mehr $HCO_3^-$ regeneriert bzw. reabsorbiert und dabei mehr $H^+$-Ionen ausscheidet. Somit steigt der Zähler der Henderson-Hasselbalchschen Gleichung an, und das pH bleibt trotz der erhöhten $HCO_3^-$-Konzentration zunächst noch normal. Bei schweren Zuständen ist aber eine vollständige Kompensation fast nie zu erreichen. Während dieser Periode der Adaptation an die Hyperkapnie wird renal vermehrt $NH_4^+$ gebildet und ausgeschieden. Diese Mechanismen werden erst nach 12–24 Stunden wirksam, so daß eine unkomplizierte akute respiratorische Azidose durch eine leicht erhöhte Bicarbonatkonzentration (ca. 30 mmol/l) gekennzeichnet ist. Eine akute Hyperkapnie ist immer mit einer Hypoxämie verbunden, die auch gewöhnlich das klinische Bild bestimmt. Die Aktivität des Sympathikus nimmt zu, die freien Fettsäuren im Plasma, die Leukozyten- und die Eosinophilenzahl steigen an. Infolge der zerebralen Vasodilatation treten neurologische Symptome im Verlaufe einer respiratorischen Azidose schon bei geringerer $H^+$-Konzentration als bei metabolischer Azidose auf. Der pulmonal-arterielle Druck steigt bei Hyperkapnie an. Das Myokard neigt zu ektopen Reizbildungsstörungen.

Die Auswirkungen einer chronischen respiratorischen Azidose unterscheiden sich nicht wesentlich von denen der akuten. Bei sehr hohen $CO_2$-Partialdrucken treten häufig multifokale Vorhoftachykardien sowie supraventrikuläre und ventrikuläre Extrasystolen auf, die therapeutisch nur schwer beeinflußbar sind. Infolge des erhöhten pulmonal-arteriellen Druckes entwickelt sich bei langjähriger chronischer respiratorischer Azidose ein Cor pulmonale.

### Klinik

Ein leichter Anstieg des $pCO_2$ auf 45–50 mmHg führt zu Tachykardie, Blutdruckanstieg, Engstellung der Pupillen und Hautrötung. Später treten Atemnot und Zyanose mit Verstärkung nach Belastung auf. Es kommt zu Müdigkeit, Schwäche und Desorientiertheit, manchmal aber auch zu gesteigerter, planloser Aktivität. Häufig besteht ein Tremor und zu Beginn eine Hyperreflexie, die später jedoch in Hypo- oder Areflexie übergehen kann. Nimmt der Liquordruck zu, entwickeln sich die klinischen Zeichen eines erhöhten Hirndrucks mit Stauungspapille, vermehrter retinaler Durchblutung und asymmetrischen neurologischen Ausfällen. Läßt sich die Störung nicht bessern, tritt der Tod im Koma ein.

### Diagnostisches Vorgehen und Differentialdiagnose

Die Diagnose ist durch die Analyse des Säure-Basen-Haushaltes und der Blutgase möglich. $pCO_2$ ist über 45–50 mmHg erhöht, der pH-Wert erniedrigt oder liegt bei Kompensation im unteren Normbereich. Im akuten Stadium ist Bicarbonat unter 21 mmol/l erniedrigt, im chronischen Zustand jedoch stets über 26 mmol/l erhöht. $pO_2$ ist wegen der zugrundeliegenden Störung meist stark erniedrigt. Differentialdiagnostische Schwierigkeiten entstehen bei der Unterscheidung der chronischen kompensierten respiratorischen Azidose von der chronischen kompensierten metabolischen Alkalose, da bei beiden das pH normal und $pCO_2$ sowie $HCO_3^-$ erhöht ist. Hier müssen die Anamnese und der klinische Befund zur Entscheidung führen.

### Therapie

Das Prinzip der Therapie besteht in der Beseitigung oder zumindest Besserung des zugrundeliegenden Leidens, symptomatischer Korrektur der Blutgaspartialdrucke und Verhütung von Komplikationen einer Rechtsherzdekompensation und von Pneumonien. Eine akute oder eine Dekompensation einer chronischen respiratorischen Azidose ist immer ein schwerer und lebensbedrohlicher Zustand. Bei obstruktiven Atemwegserkrankungen ist eine Polypragmasie mit hochdosierter, intravenöser Gabe von Kortikosteroiden (0,5–1 g), Theophyllinderivaten, $\beta$-Rezeptorstimulantien und Sekretolytika oft nicht zu vermeiden. Sauerstoffgaben über eine Nasensonde sollten bei chronischen respiratorischen Globalinsuffizienzen vorsichtig unter ständiger Kontrolle der Blutgase erfolgen und dabei die niedrigste effektive Dosis gewählt werden, die den $pO_2$ in den Bereich anhebt, in dem er vor der Dekompensation lag. Vor einer unkontrollierten Sauerstoffzufuhr, die den hypoxischen Atemantrieb aufhebt, ist zu warnen, da die Patienten unbemerkt in eine schwere $CO_2$-Narkose geraten können. Neuerdings sind gute Erfolge mit einer kontinuierlichen, niedrig dosierten Sauerstoffbehandlung bei chronischer respiratorischer Insuffizienz berichtet worden. Voraussetzung hierbei ist jedoch die Einleitung und Steuerung der Therapie unter Kontrolle der Blutgase zur Ermittlung der geringsten, therapeutisch effektiven $O_2$-Menge und eine zuverlässige Mitarbeit des Patienten.

Sinkt bei einer chronischen Lungenerkrankung der pH-Wert unter 7,2 oder steigt $pCO_2$ über 80 mmHg, ist eine künstliche Beatmung unbedingt erforderlich. Bei einer akuten respiratorischen Azidose ist dies doch schon bei niedrigeren $CO_2$-Druck-Werten notwendig, da die Patienten nicht an den Zustand der Hyperkapnie adaptiert sind. Ist noch eine ausreichende Spontanatmung erhalten, genügt eine assistierte Beatmung mit intermittierendem Überdruck, bei bewußtlosen Patienten oder schweren Störungen der Atemmechanik muß eine kontrollierte Beatmung erfolgen, d.h., der Patient kann den Atemrhythmus nicht mehr selbst angeben.

Die Korrektur einer respiratorischen Azidose mit Bicarbonatinfusionen sollte möglichst nicht erfolgen, da sie an der Ätiologie der Azidose nichts ändert und für den Patienten mit Lungenödem oder Herzinsuffizienz eine zusätzliche osmolare Belastung darstellt. Die Gabe von THAM (= Trihydroxymethylaminomethan) anstelle von Bicarbonat ist ebenfalls nicht vorteilhafter.

### Prognose

Die Prognose der respiratorischen Azidose wird von 2 Faktoren bestimmt: 1. vom Grundleiden und 2. vom Beginn einer Therapie. Werden akute respiratorische Azidosen durch Wiederherstellung der Ventilation rasch beseitigt, ist die Prognose meist gut. Die Prognose chronisch respiratorischer Azidosen infolge alveolärer Hypoventilation wird in der Regel von weiteren Organkomplikationen, vor allem von seiten des Herzens (Cor pulmonale), bestimmt. Sie ist um so besser, je frühzeitiger und intensiver die Therapie einer chronischen respiratorischen Insuffizienz einsetzt. Wenn eine dauernde Respiratorbehandlung erforderlich wird, so ist eine Prognose schlecht, die Überlebenschancen liegen je nach Grundleiden zwischen 20–70%.

**Merke:** Respiratorische Azidosen – akut oder chronisch – sind durch eine unzureichende alveoläre Ventilation verursacht. Beiden ist im Stadium der Dekompensation eine Erniedrigung des pH-Wertes und ein Anstieg von $pCO_2$ über 45 mmHg gemeinsam. Die Therapie zielt auf die Beseitigung der zugrundeliegenden alveolären Hypoventilation durch medikamentöse oder maschinelle Maßnahmen. Eine unkontrollierte Sauerstofftherapie ist für den Kranken mit chronischer alveolärer Hypoventilation evtl. lebensgefährlicher und sollte nur unter strenger Überwachung durchgeführt werden. Die respiratorische Azidose ist eine ernste Komplikation verschiedener Erkrankungen. Die Prognose hängt entscheidend von dem raschen Einsetzen einer adäquaten Therapie ab.

### Weiterführende Literatur

Cohen, J.J., J.P. Kassirer: Acid-base metabolism. In Maxwell, M.H., Ch.R. Kleeman: Clinical Disorders of Fluid and Electrolyte Metabolism, Chap. 6. McGraw-Hill, New York 1979 (p. 181–232)

Ferlinz, R., W. Schmidt: Klinik der respiratorischen Azidose. In Zumkley, H.: Klinik des Wasser-, Elektrolyt- und Säure-Basen-Haushalts. Thieme, Stuttgart 1977 (S. 199–209)

Lawin, P.: Praxis der Intensivbehandlung, 3. Aufl. Thieme, Stuttgart 1975

# Alkalosen

## Metabolische Alkalose

**Definition:** Eine metabolische Alkalose ist Ausdruck einer Funktionsstörung, die infolge einer primären Zunahme der $HCO_3^-$-Konzentration zum Anstieg des pH führt.

### Ursachen

Prinzipiell kann eine Erhöhung der Bicarbonatkonzentration durch 3 Mechanismen entstehen:

1. Verlust von Protonen aus der extrazellulären Flüssigkeit,
2. vermehrter Anfall von $HCO_3^-$ oder Vorstufen der extrazellulären Flüssigkeit (Additionsalkalose),
3. stärkerer Verlust von Chlorid als $HCO_3^-$.

Die Ursachen metabolischer Alkalosen lassen sich nach dem Status des extrazellulären Volumens und der Chloridbilanz in 2 große Gruppen einteilen, die in Tab. **8** dargestellt sind. Die häufigste Ursache ist ein andauernder Säureverlust bei Erbrechen. Beim Versuch einer renalen Kompensation werden zusammen mit $HCO_3^-$ auch Natrium und Kalium vermehrt ausgeschieden, so daß Kaliummangel und Dehydratation begünstigt werden. Da die Niere täglich bis 1800 mmol Bicarbonat ausscheiden kann, die einer täglichen Zufuhr von 150 g Natriumcarbonat oder einem Verlust von ca. 17 l Magensaft entsprechen, muß in jedem Fall eine zusätzliche Störung hinzutreten, die die Alkalose aufrechterhält.

Tabelle **8** Ursachen der metabolischen Alkalose

**I. Chloridabhängig** ($U_{Cl^-}$ <10 mmol/l)

1. Gastrointestinale Erkrankungen
   - anhaltendes Erbrechen
   - Magensaftdauerabsaugung
   - externe Magendrainagen
   - villöses Kolonadenom
2. Exzessive Diuretikatherapie
3. Mukoviszidose

**II. Chloridunabhängig** ($U_{Cl^-}$ > 20 mmol/l)

1. Mineralokortikoidexzeß
   - primärer und sekundärer Hyperaldosteronismus
   - Morbus Cushing
   - Bartter-Syndrom
   - Lakritzenabusus
2. Kaliumverluste

**III. Nicht weiter einzuordnen**

1. Hyperkalzämie (ohne PTH-Exzeß)
2. Milch-Alkali-Syndrom
3. Exogene Alkalizufuhr

Der Säureverlust infolge Magendrainage oder Erbrechen kann ein beträchtliches Ausmaß erreichen. Komplizierend tritt der Natriumchloridverlust hinzu, der zur Kontraktion des Extrazellulärvolumens und dadurch zur Aktivierung des Renin-Angiotensin-Aldosteron-Systems führt. Die dadurch provozierte gesteigerte Mineralokortikoidaktivität hat zusätzlich renale Kaliumverluste zur Folge.

### Pathophysiologie

Etwa ⅓ des überschüssigen Bicarbonates wird durch Protonen aus intrazellulären Puffern (Phosphat, Protein) neutralisiert. Zur Kompensation des pH-Wertes wird durch alveoläre Hypoventilation $pCO_2$ angehoben. Dieser Vorgang wird jedoch durch die gleichzeitige Abnahme des $pO_2$ begrenzt, so daß die obere Grenze der respiratorischen Kompensation bei einem $pCO_2$ von 55 mmHg erreicht ist.
Wenn bei dekompensierter Alkalose das pH über 7,55 ansteigt, treten Tachykardie und Herzrhythmusstörungen in Form supraventrikulärer oder AV-Knoten-Extrasystolen auf. Das EKG kann Hypokalämiezeichen aufweisen. Der periphere Gefäßwiderstand nimmt ab, es kann eine Hypotonie resultieren. Ein Abfall der $H^+$-Ionenkonzentration bedingt über eine Reduktion der Konzentration des ionisierten Calciums eine gesteigerte Erregbarkeit des zentralen und peripheren Nervensystems.

### Klinik

Leichte metabolische Alkalosen erzeugen nur geringe Symptome. Die durch schwere Störungen hervorgerufenen Tetaniezustände lassen sich von der hypokalzämischen Form klinisch nicht unterscheiden. Kribbelparästhesien (Extremitäten, zirkumoral), Hitzegefühl und Ohrensausen werden häufig geklagt. Müdigkeit, Muskelschwäche, Darmatonie und Durst sind eher Zeichen eines begleitenden Kaliummangels. Epileptische Anfälle können durch eine Alkalose ausgelöst werden.

### Diagnostisches Vorgehen und Differentialdiagnose

Die Diagnose wird selten klinisch gestellt. Sie läßt sich nur durch die Analyse des Säure-Basen-Status festlegen. Differentialdiagnostisch muß an eine kompensierte respiratorische Azidose, aber auch an gemischte Störungen mit respiratorischer und metabolischer Komponente gedacht werden. Entscheidend für die Behandlung ist die Kenntnis der Pathogenese, die nur allein es gestattet, die richtigen therapeutischen Schritte zu unternehmen.

### Therapie

Im Vordergrund steht die Beseitigung der Grundkrankheit. Gelingt es, Erbrechen oder andere Säureverluste zu unterbinden und dem Patienten normale salzhaltige Nahrung zuzuführen, dann normalisiert sich der Säure-Basen-Haushalt meist von selbst. Die Substitutionstherapie erfolgt durch einen Ausgleich des Wasser- und Kochsalzmangels. Ist eine orale Nahrungsaufnahme nicht möglich, so muß frühzeitig 0,9%ige (154 mmol/l) Kochsalzlösung i. v. infundiert werden. Wenn eine hypokalämische Alkalose vorliegt, ist zusätzlich Kaliumchlorid per os oder intravenös (40 mmol/Tag und mehr) zuzuführen. Renale Kaliumverluste durch Aldosteronismus werden vor einem evtl. chirurgischen Eingriff durch hochdosierte Gaben (400–600 mg) von Spironolacton sowie auch durch antikaliuretisch wirkende Substanzen (Amilorid, Triamteren) kompensiert, vor allem wenn die Serumkaliumkonzentration unter 2 mmol/l abgefallen ist. In diesem Zustand ist eine metabolische Alkalose durch Kochsalzgabe nicht allein zu normalisieren. Nur noch selten und bei schwersten Alkalosen ist intravenöse Infusion von 0,15 mol/l HCl-Lösung über einen zentralen Venenkatheter erforderlich.

### Prognose

Die Prognose hängt von dem zugrundeliegenden Leiden und dem Ausmaß der alkalotischen Abweichung ab. Bei einem pH über 7,7 besteht Lebensgefahr. Leichtere metabolische Alkalosen können sich spontan und folgenlos zurückbilden.

**Merke:** Metabolische Alkalosen sind klinisch symptomarm und manifestieren sich selten als tetanischer Anfall. Die häufigsten Ursachen sind Erbrechen und Diarrhöen, exzessive diuretische Therapie und massiver Kaliumverlust. Ein Mineralokortikoidexzeß ist relativ selten, muß aber vermutet werden, wenn Kochsalzzufuhr nicht zu einer Besserung der Alkalose führt. Die Therapie sollte sich möglichst auf die Beseitigung des Grundleidens und Substitution der verlorenen Wasser- und Elektrolytmengen beschränken.

### Weiterführende Literatur

Hodler, J.: Klinik der metabolischen Alkalose. In Zumkley, H.: Klinik des Wasser-, Elektrolyt- und Säure-Basen-Haushalts. Thieme, Stuttgart 1977 (S. 210–219)

Kaehny, W. D.: Pathogenesis and management of metabolic acidosis and alkalosis. In Schrier, R. W.: Renal and Electrolyte Disorders. Little, Brown & Co., Boston 1976 (p. 79–120)

## Respiratorische Alkalose

**Definition:** Eine respiratorische Alkalose ist die Folge einer verstärkten alveolären Ventilation mit Verlust von $CO_2$, Abfall des $pCO_2$ und Zunahme des pH. Zur Kompensation wird die extrazelluläre $HCO_3^-$-Konzentration durch verstärkte renale Ausscheidung erniedrigt.

### Ursachen

Die alveoläre Hyperventilation kann durch eine Stimulation des Atemzentrums auf neuralem Weg von der Hirnrinde her, durch einen direkten chemischen Reiz oder durch eine indirekte reflektorische Reizung des Atemzentrums hervorgerufen werden. Die häufigste Form einer respiratorischen Alkalose ist das Hyperventilationssyndrom, das vorwiegend Frauen jüngeren Alters betrifft. Weitere und seltenere Ursachen einer respiratorischen Alkalose sind in Tab. **9** dargestellt.

Tabelle **9**
Ursachen der respiratorischen Alkalose

**1. Funktionell**
- a) Vegetative Übererregbarkeit
- b) Angst, innere Spannung
- c) Schmerz

**2. Hormonell**
- a) Prämenstruell
- b) Gravidität
- c) Progesteroneffekt
- c) Phäochromozytom

**3. Medikamentös; toxisch**
- a) Salizylate
- b) Sulfonamide
- c) Toxine bei gramnegativer Septikämie
- d) toxische Metaboliten bei Leberzirrhose (Ammoniak, Phenole u. a.)

**4. Hypoxie**
- a) Höhenaufenthalt
- b) Fieber
- c) Anämie
- d) Alveoläre Diffusionsstörungen
- e) Rechts-Links-Shunt bei kongenitalen Herzklappenfehlern
- f) Kardiale Insuffizienz

**5. Organische Erkrankungen des Zentralnervensystems**
- a) Enzephalitis
- b) Meningitis
- c) Hirnödem
- d) Tumoren
- e) Schädeltraumen

### Pathophysiologie

Bei akuter Hyperventilation führt der $CO_2$-Verlust innerhalb weniger Minuten zu einem Anstieg des pH-Wertes. Wird die Hyperventilation innerhalb von 5 Minuten beendet, so normalisiert sich das pH wieder in ca. 30 Minuten. Während und nach der Hyperventilation fallen die Kalium-, Chlorid-, Magnesium- und Phosphatkonzentrationen im Plasma ab. Ein Abfall der gesamten Calciumkonzentration konnte bislang nicht experimentell nachgewiesen werden, so daß die gesteigerte neuromuskuläre Erregbarkeit als Folge einer Abnahme des ionisierten Calciums angesehen werden muß. $CO_2$-Abfall bedingt über eine zerebrale Vasokonstriktion eine Minderung der Hirndurchblutung. Stärkere respiratorische Alkalosen bewirken Bronchokonstriktion und Verstärkung der Hyperventilation.

### Klinik

Nicht selten bemerkt man an den Patienten äußerlich eine Steigerung der Ventilation infolge höherer Atemfrequenz und Atemtiefe. Subjektiv klagen die Patienten meist über Atemnot, Gefühl des Lufthungers und vermehrtes Gähnen. Hyperventiliert der Patient weiter, entwickeln sich Karpopedalspasmen und periorale Muskelspasmen. Die Minderung der zerebralen Durchblutung ist für das Auftreten von Reizbarkeit, Angstzuständen, Konzentrationsschwäche, Leeregefühl im Kopf, für Schwindelerscheinungen und Bewußtseinsverlust verantwortlich. Epileptische Anfälle können provoziert werden.

### Diagnostisches Vorgehen und Differentialdiagnose

Die Diagnose einer respiratorischen Alkalose darf nur bei Vorliegen einer Analyse des Säure-Basen-Haushalts und zusammen mit der Anamnese gestellt werden. Der $pCO_2$ ist unter 35 mmHg gesenkt, der pH über 7,45 gesteigert. Bei Kompensation fällt die $HCO_3^-$-Konzentration ab. Ähnliche Konstellationen des Säure-Basen-Status können auch bei einer respiratorisch kompensierten metabolischen Azidose auftreten. Im Finalstadium chronischer Lebererkrankungen können respiratorische Alkalosen in metabolische Azidosen übergehen.

### Therapie

Die Therapie muß sich an der Beseitigung der zugrundeliegenden Ursache orientieren. Beim Hyperventilationssyndrom sollte der Patient unter beruhigendem Zuspruch kontrolliert atmen. Hilft dies nicht, sollte aus einem Plastikbeutel die Ausatmungsluft rückgeatmet werden. Dadurch erhöht sich die alveoläre $CO_2$-Konzentration, und der pH-Wert kann sich wieder normalisieren. Die Rückatmung ist jedoch nicht unbedingt harmlos und darf nur unter ärztlicher Aufsicht erfolgen, da daraus eventuell ein Atemstillstand mit schwerer Hypoxie resultieren kann. Medikamentös empfiehlt sich die Gabe von Tranquilizern. Daneben sollte jedoch eine gezielte Psychotherapie in Erwägung gezogen werden. Die häufig verabreichten Injektionen von Calcium haben wahrscheinlich mehr psychotherapeutischen als biochemischen Nutzen. Ein direkter Eingriff in das Säure-Basen-Gleichgewicht durch Infusion saurer Äquivalente ist obsolet.

### Prognose

Die Prognose einer funktionell bedingten respiratorischen Alkalose ist in der Regel gut. Die Attacken beim Hyperventilationssyndrom enden spätestens beim Verlust des Bewußtseins. Ist die zugrundeliegende Konfliktsituation beseitigt, sistieren die Anfälle. Bei den anderen Formen ist die Prognose vom Grundleiden (s. Tab. **9**) abhängig.

**Merke:** Eine respiratorische Alkalose ist die Folge einer alveolären Hyperventilation, die nach Häufigkeit mit tetaniformen Anfällen auch die bedeutendste Rolle spielt. Die Therapie besteht in psychotherapeutischen Maßnahmen und kontrollierter $CO_2$-Rückatmung. Die Prognose ist in der Regel gut, hängt jedoch bei organischen Leiden von der Grunderkrankung ab.

### Weiterführende Literatur

Ferlinz, R.: Das Hyperventilationssyndrom. In Mlczoch, F., H. Seidel: Aktuelle Fragen der Lungenpathologie. Thieme, Stuttgart 1973

Kaehny, W. D.: In Schrier, R. W.: Pathogenesis and Management of Respiratory and Mixed Acid Base Disorders. Little, Brown & Co., Boston 1976 (p. 121–142)

# 7

# Knochen-krankheiten

*M. A. Dambacher*

# Osteoporose

**Definition:** Unter Osteopenie versteht man eine Skelettrarefizierung, bei welcher die verbliebene Knochenmasse eine regelrechte Verteilung zwischen Grundsubstanz und Mineralanteil zeigt (Abb. **1**). Diese Osteopenie wird unterteilt in die *Altersatrophie* (physiologischer Verlust von Skelettsubstanz mit zunehmendem Alter, ohne Frakturen) und in die *Osteoporose.* Letztere ist definiert als ein Skelettverlust, der stärker ausgeprägt ist als es der Altersnorm entspricht und bei dem es oft ohne adäquates Trauma zu Frakturen kommt. Bei der Osteoporose liegt somit (im Gegensatz zur Altersatrophie) ein pathologischer Zustand vor.

### Häufigkeit

Die Osteoporose ist die häufigste Skeletterkrankung. Etwa 6% der Gesamtbevölkerung leiden an ihr. Diese Zahl wird künftig wegen der Überalterung der Bevölkerung noch weiter zunehmen. Es wurde errechnet, daß sich der Bevölkerungsanteil der über 60jährigen bis zum Jahre 2025 verfünffachen wird. Bei 25% der Frauen über 60 Jahren ist die Osteopenie derart ausgeprägt, daß eine Osteoporose und damit Wirbelkörperdeformierungen auftreten. Die Osteoporose ist häufiger bei Frauen als bei Männern.

Tabelle **1** Formen der Osteoporose (eingeteilt nach Ätiologie) im Gegensatz zur physiologischen Altersatrophie

**Klinisch wichtige Formen:**
- idiopathische (= postklimakterische, präsenile, primäre Osteoporose), Ursache weitgehend unbekannt, häufigste Form (etwa 6% der Gesamtbevölkerung). Bei spätem Auftreten z. B. bei Männern: senile Osteoporose
- Osteoporoseformen mit bekannten Ursachen:
  Steroidtherapie (etwa ab 10 mg Prednison-Äquivalenten/Tag nach etwa 2jähriger Therapie)
  Cushing-Syndrom
  Immobilisierung
  rheumatische Erkrankungen
  Lactoseintoleranz
  (Häufigkeit bei Weißen 10–15%)
  Hypogonadismus
  (z. B. bei Anorchie oder Hodenatrophie)
  Hyperthyreose
  Diabetes mellitus
  Malabsorption (oft kombiniert mit Osteomalazie)
  Maldigestion (oft kombiniert mit Osteomalazie)

**Seltene Formen unbekannter Ätiologie:**
- vor der Pubertät (meist gute Prognose, mit Defektheilung in Form einer hypertrophen Atrophie = juvenile transitorische Hypostose)
- bei jungen Frauen, ausgelöst durch Gravidität bzw. Laktation?
- bei jungen Erwachsenen (eher schlechte Prognose), Nikotin und Alkoholabusus?
- Osteogenesis imperfecta = angeborene »Osteoporose«, Kollagendefekt

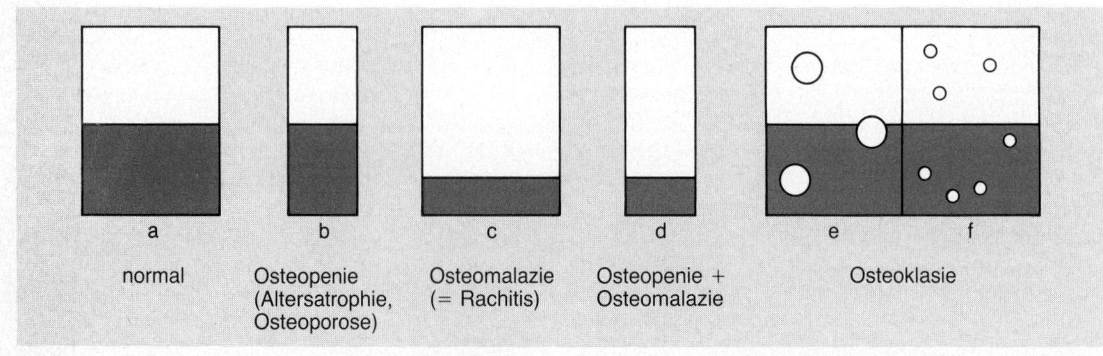


Abb. **1** Differentialdiagnose der *radiologischen* Osteoporose. Die Rechtecke repräsentieren die Gesamtskelettmasse, die braunen Flächen den Mineralanteil. **a** Normaler Knochen, **b** Osteopenie (Altersatrophie und Osteoporose) mit Reduktion der Gesamtskelettmasse bei annähernd regelrechter Verteilung von Grundsubstanz und Mineral, **c** Osteomalazie mit normaler Knochenmasse, aber stark vermindertem Mineralanteil, **d** Kombination von Osteoporose und Osteomalazie, **e** normale Skelettmasse und Mineralisation, aber große, makroskopisch sichtbare Knochendefekte wie Metastasen, **f** hier liegen nur mikroskopisch kleine Defekte vor, die radiologisch als Osteoporose imponieren, z. B. bei der Osteoklastose des Hyperparathyreoidismus, bei Leukämien und auch bei der Skelettmetastasierung

### Ätiologie

Die häufigste Form ist die *primäre* (95%). Synonyma: idiopathische, postklimakterische, präsenile Osteoporose. Die Ursache ist unbekannt, wahrscheinlich spielt der postmenopausale Östrogenausfall bei der Entstehung eine bisher noch nicht bekannte Rolle (Tab. **1**).

Bei den *sekundären* Formen (5%) ist die Ursache bekannt.

- *Steroidtherapie.* Man rechnet mit dem Entstehen einer Osteoporose etwa nach 2jähriger Behandlung mit etwa 10 mg Prednison-Äquivalenten/Tag.
  Dies ist jedoch nur eine grobe Faustregel. Es scheint, daß durch alternierende Steroidgaben eine Osteoporose nicht verhindert werden kann und daß (ähnlich wie bei der Immobilisierung) jüngere Patienten gefährdeter sind als ältere.
  Eine Femurkopfnekrose kann bereits nach kurzer Behandlung mit Steroiden auftreten.
- *Cushing-Syndrom.* Diese Osteopenie entspricht der Steroid-Osteoporose und ist postoperativ nur bei Jugendlichen reversibel.
- *Immobilisierung* (Osteoporose lokalisiert und generalisiert). Diese Form der Osteoporose ist sehr aktuell: Die Aufenthaltsdauer der Astronauten im Weltraum ist begrenzt durch den als Folge der Schwerelosigkeit aufgetretenen Skelettverlust. Bei absoluter Bettruhe kommt es nach etwa 4–6 Wochen zu einer Demineralisierung bis zu 18%. Die Reversibilität einer Immobilisationsosteoporose ist eingeschränkt bei Patienten über 60 Jahren und bei einer Immobilisierung, die länger als 4 Monate gedauert hat. Umstritten ist die Hyperkalzämie bei Immobilisierung.
- *Rheumatische Erkrankungen* (Osteoporose lokalisiert und generalisiert). Hier ist die Genese der Osteoporose multifaktoriell: Folge der Grundkrankheit, krankheitsbedingte eingeschränkte körperliche Bewegung und Steroidmedikation.
- *Lactoseintoleranz.* Nach Einnahme von mehr als 1 l Milch kommt es zu Durchfällen, deshalb meiden die betroffenen Patienten Milch und nehmen eine calciumarme Kost zu sich.
- *Hypogonadismus,* bei Anorchie oder Hodenatrophie. Wenn diese vor der Pubertät eintritt, dann spricht man von Hypostose. Bei Frauen zeigen Patientinnen mit Turner-Syndrom eine verminderte Skelettmasse. Auch nach Ovarektomie bei jungen Frauen kommt es zu einem beschleunigten Skelettverlust.
- *Hyperthyreose.* Dabei sind beide, die Knochenbildung und die Knochenresorption, gesteigert; da aber die Osteoklasten sensitiver auf Schilddrüsenhormon reagieren, kommt es zu einem Überwiegen der Knochenresorption und damit zu einer negativen Skelettbilanz.
- *Diabetes mellitus.* Der Knochenmineralverlust beträgt während 3- bis 5jähriger Beobachtungsdauer ungefähr 10% und ist bei jüngeren insulinbehandelten Diabetikern ausgeprägter als bei älteren.
- *Malabsorption und Maldigestion.* Die Angaben über die Häufigkeit einer Osteopathie bei diesen Erkrankungen schwanken je nach der verwendeten diagnostischen Methode (Röntgen, biochemische Parameter, Histologie). So sind z. B. nach Magenresektionen in bis zu 25% der Fälle Osteopathien beschrieben, bei denen es sich jedoch nicht nur um reine Osteoporosen, sondern um Kombinationen mit Osteomalazie (Poromalazien) handelt. Wichtig ist hierbei, daß eine Osteomalazie vor allem dann klinisch manifest wird, wenn eine Störung der Vitamin-D-Absorption *und* eine verminderte Bildung von Vitamin $D_3$ in der Haut als Folge eines Sonnenmangels *gemeinsam* bestehen.

### Seltene Formen der Osteoporose unbekannter Ätiologie

- Vor der *Pubertät,* meist gute Prognose, mit Defektheilung in Form einer »hypertrophen Atrophie«, identisch mit der juvenilen, transitorischen Hypostose.
- Bei *jungen Frauen,* ausgelöst durch Gravidität bzw. Laktation?
- Bei *jungen Erwachsenen.* Diese Osteoporose verläuft häufig foudroyant und hat eine schlechte Prognose. Die Ursache ist bisher unbekannt. Nicht selten finden sich in dieser Gruppe starke Raucher und Trinker.
- *Osteogenesis imperfecta* = angeborene »Osteoporose« = Osteopsathyrose = »Fragilitas ossium«. Die Nomenklatur ist verwirrend.

  Zur Zeit unterscheidet man 4 Typen:

  **Typ I,** dominant vererblich, Osteogenesis imperfecta levis, ohne Frakturen bei der Geburt;
  **Typ II,** autosomal rezessiv vererblich, Osteogenesis imperfecta letalis Vrolik, die Kinder werden entweder tot geboren oder sterben in der Neugeborenenperiode;
  **Typ III,** ebenfalls autosomal rezessiv vererblich, Osteogenesis imperfecta tarda gravis, die Kinder haben entweder Frakturen bei der Geburt oder erleiden sie im Laufe des 1. Jahres;
  **Typ IV,** dominant vererblich.

  Der Typ I und der Typ III werden auch mit dem Eigennamen Lobstein bezeichnet. Die häufigste Form ist der Typ I, mit blauen Skleren (80%), Otosklerose, die zu Schwerhörigkeit führt (80%), überstreckbaren Gelenken, Inguinal- und Umbilikalhernien. Es handelt sich um eine »Kollagen«-Erkrankung, bei der wahrscheinlich die Kollagenvernetzung gestört ist. Die Frakturen sistieren meistens nach der Pubertät, um dann bei Frauen zum Zeitpunkt des Auftretens der klassischen Osteoporose, also ungefähr 10 Jahre nach der Menopause, erneut zu entstehen.

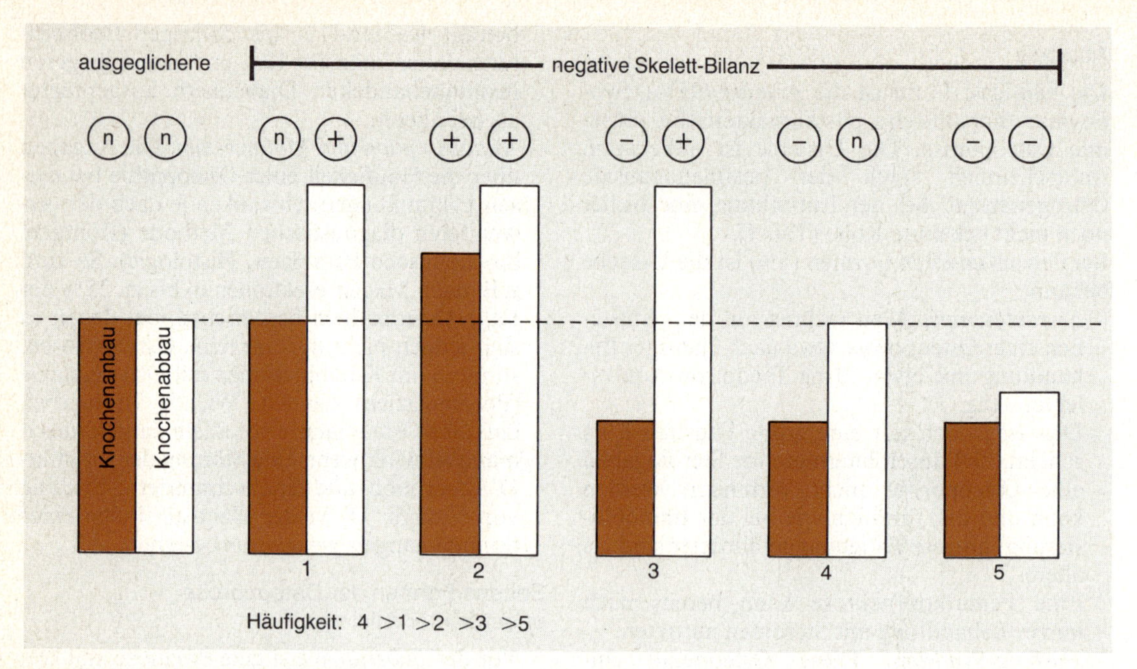


Abb. **2** Pathogenese der Osteoporose

Die Hypostose, also eine von vorneherein verminderte Bildung von Skelettsubstanz, tritt somit auf bei der Osteoporose vor der Pubertät, bei der Osteogenesis imperfecta, beim Hypogonadismus und beim Morbus Scheuermann.

### Pathophysiologie

Bei der Osteoporose liegt ein Ungleichgewicht zwischen dem Knochenan- und -abbau vor. Man unterscheidet pathogenetisch verschiedene Formen der Osteoporose, je nachdem ob der An- bzw. der Abbau gesteigert oder vermindert ist (Abb. **2**). Die häufigste Form ist diejenige, bei der der Knochenabbau normal, der Anbau jedoch reduziert ist (Osteoporose mit niedrigem Knochenumsatz), während bei den Osteoporosen mit hohem Knochenumsatz der Abbau gesteigert, der Anbau entweder normal, gesteigert oder reduziert erscheint. Bei diesen Formen mit hohem Knochenumsatz findet man am häufigsten die Osteoporose mit gesteigertem Knochenabbau, jedoch normalem Knochenanbau. Wahrscheinlich handelt es sich bei den verschiedenen Formen um den Ausdruck eines phasenhaften Geschehens (Abb. **3**): Im Anschluß an die Menopause kommt es zu einem Skelettverlust mit hohem Knochenumsatz und mit negativer Calciumbilanz, der dann abgelöst wird durch eine Osteoporose mit niedrigem Knochenumsatz und mit ausgeglichener Calciumbilanz. Entscheidend ist, ob nach einer Phase mit starkem Skelettverlust eine kompensatorische Hypertrophie auftritt, d.h., ob die verbliebenen Restbälkchen, z.B. der Spongiosa von Wirbelkörpern, verstärkt werden und so die Tragfähigkeit des Skeletts wiederhergestellt wird.

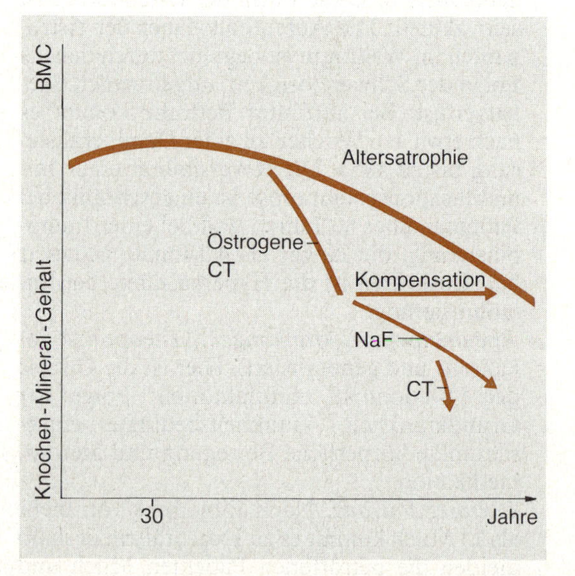


Abb. **3** (Physiologische) Altersatrophie und die Entwicklung der (pathologischen) Osteoporose als phasenhaftes Geschehen und entsprechende therapeutische Ansätze

CT = Calcitonin
NaF = Natrium-Fluorid

Nach längerer Zeit der Stabilität kann es erneut zu einem Verlust an Skelettmasse mit schmerzhaften Frakturen kommen (akute Osteoporose). Umstritten ist, welche Rolle die Östrogene in der Pathogenese der Osteoporose spielen: Patientinnen mit Altersatrophie unterscheiden sich nicht in den Östrogenspiegeln von denjenigen mit Osteoporose; die Osteoklasten besitzen keine Östrogenrezeptoren, Östrogene stimulieren jedoch die Calcitoninsekretion, so daß ein gesteigerter Skelettabbau im Alter mit der verminderten Calcitoninausschüttung in einem Zusammenhang stehen könnte.
Ungeklärt ist auch die Rolle der Calciumzufuhr: Epidemiologische Untersuchungen haben gezeigt, daß trotz hoher Calciumzufuhr eine Osteoporose nicht verhindert werden kann und umgekehrt trotz niedriger Calciumzufuhr die Osteoporosehäufigkeit nicht erhöht ist.

### Klinik

Der Schwund an Skelettsubstanz führt dazu, daß bereits bei geringer Belastung die Bruchgrenze erreicht wird und es (ohne adäquates Trauma) infolge der *Knochenbrüchigkeit* (Gegensatz Osteomalazie, hier ist der Knochen biegsam) zu Frakturen kommt: Brustwirbelsäule Keilwirbelbildung, Lendenwirbelsäule Fischwirbelbildung, Schenkelhalsfrakturen, subkapitale Humerusfrakturen, Radius- und Ulnafrakturen. Die *Wirbelkörperdeformierungen* können entweder akut auftreten oder sich langsam entwickeln, wobei einmal kleinere Wirbelkörpereinbrüche, zum anderen aber auch der Umbau von Wirbelkörpern nach Schwund der Horizontalbälkchen (Kriechverformung) eine Rolle spielen. Aus diesen Wirbelkörperdeformierungen resultieren als entscheidendes klinisches Symptom die *Hyperkyphose* (Gibbus-Bildung) und die *Hyperlordose* mit *Größenabnahme*. Die *Gibbus-Bildung* kann so ausgeprägt sein, daß einerseits die Rippen die Beckenkämme berühren (sehr schmerzhafte Periostreizung) und andererseits sich schräg abwärts ziehende Hautfalten im Bereich des Rückens bilden (Tannenbaum-Effekt).
Die *akuten Schmerzen* bei der Osteoporose entstehen bei Wirbelkörpereinbrüchen vor allem aus subperiostalen und/oder subligamentären Blutungen, da der Knochen per se nicht schmerzhaft ist. Eine Wirbelfraktur ist zudem in den allermeisten Fällen der Ausgangspunkt einer schmerzhaften Dekompensation der Wirbelsäulenstatik, wobei bereits kleinste Frakturen die eingespielte Statik der Wirbelsäule dekompensieren lassen können. Schmerzen infolge Kompression nervaler Strukturen sind bei Frakturen infolge von Osteoporose selten, häufig dagegen bei Metastasen.
Klinisch weit wichtiger sind die *chronischen Schmerzen.* Sie haben zahlreiche Ursachen: Die vielfältigen osteoporotischen Wirbelkörperdeformierungen führen zu lokalen Fehlbelastungen einzelner Wirbelsäulenabschnitte mit muskulärer Dysbalance. Die *Hyperlordose* der Lendenwirbelsäule hat zur Folge eine mechanische Fehlbelastung der lumbosakralen Bewegungssegmente und auch schmerzhafte sekundäre Arthrosen der kleinen Wirbelgelenke, ferner Fehlbelastungen von Bändern und von oligosegmentärer Muskulatur.
Gelegentlich wird auch eine schmerzhafte arthrotische Reaktion zwischen zwei Dornfortsätzen, sogenannte »kissing spines« oder Baastrup-Syndrom, beobachtet. Die gleichzeitige *Hyperkyphose* der Brustwirbelsäule führt dazu, daß der ganze Schultergürtel sozusagen an der Halswirbelsäule hängt. Eine segmentär gestörte Wirbelsäulenstatik, sowohl der Lendenwirbelsäule wie der Brustwirbelsäule, verlangt immer eine zusätzliche Halteleistungsarbeit der Rumpfmuskulatur.
Patienten mit Osteoporose klagen deshalb häufig über eine vermehrte Ermüdbarkeit bei längerem Stehen und Gehen, vor allem gegen Nachmittag, ferner über Rückenschmerzen dann, wenn sie in leicht vornübergebeugter Haltung Arbeiten verrichten, z. B. Kochen und Bügeln. Auch die schmerzhaften Ansatzmyotendinosen, z. B. im Bereich der Beckenkämme, weisen auf die vermehrte Halteleistungsarbeit der Rumpfmuskulatur hin. *Sehr wichtig ist, daß die radiologischen Wirbelkörperveränderungen nicht der Schwere des Schmerzes entsprechen müssen.*

### Diagnostisches Vorgehen und Differentialdiagnose

Die »radiologische Osteoporose«, also die verminderte Schattendichte (feststellbar erst nach 30% Mineralverlust), reicht *nicht* zur Diagnose einer Osteoporose aus. Hinter einer solchen »radiologischen Osteoporose« können sich noch andere Osteopathien verbergen (s. Abb. **1**, Tab. **2**).
Im Prinzip gelten als typisch für die Osteoporose scharf gezeichnete Knochenstrukturen, insbesondere der Spongiosa der Wirbelkörper, im Gegensatz zur Osteomalazie, bei der diese Strukturen verwaschen erscheinen (Abb. **4**). Die Abschlußplatten der Wirbelkörper sind bei der Osteoporose ebenfalls scharf gezeichnet. Als Ausdruck der verminderten Skelettmasse besteht zwischen den Zwischenwirbelscheiben und der Spongiosa der Wirbelkörper kein Dichteunterschied. Trotzdem müssen bei jeder verminderten radiologischen Schattendichte und bei jeder Keil- und Fischwirbelbildung die übrigen Ursachen dieser Veränderungen sicher ausgeschlossen werden. Hierzu sind im Minimum erforderlich die Röntgenaufnahmen von Brustwirbelsäule und Lendenwirbelsäule a. p. und seitlich und eine Beckenübersichtsaufnahme. Beachtung ist dabei insbesondere dem Brustwirbelsäule-Lendenwirbelsäule-Übergang zu schenken, da 43% aller Wirbelkörperzusammenbrüche sich im 12. Brustwirbel- und 29% im 1. Lendenwirbelkörper finden. Insgesamt ist die Brustwirbelsäule mit 66% praktisch dop-

Tabelle **2** Differentialdiagnose der wichtigsten Osteopathien

| Affektion | Röntgen | Serum-calcium | Serum-phosphat | Alkalische Phosphatase | Para-thormon |
|---|---|---|---|---|---|
| Osteopenie (Altersatrophie und Osteoporose) s. Tab. **1** | Bei Osteoporose: Wirbelfrakturen und -infraktionen Keilwirbel (BWS), Fischwirbel (LWS) Struktur scharf gezeichnet mit Betonung der Wirbelabschluß-platten | → | → | → ↑ (bei frischen Frakturen) | → |
| Osteomalazie s. Tab. **6** u. **7** | Fischwirbel, eventuell Keilwirbel, Looser-Pseudofrakturen, Struktur schummrig-verwaschen (Renoir-Effekt, Fehlbeurteilung: schlechte Röntgenaufnahme), subperiostale Usuren (sekundärer Hyper-parathyreoidismus) | ↓, → | ↓, → | ↑ | ↑, → |
| Renale Osteo-dystrophie | Kombination von Fibroosteoklasie (sekundärer Hyperparathyreoidis-mus), Osteomalazie und gelegentlich Osteosklerose | ↓, → | ↑ | →, ↑ | ↑ |
| Primärer Hyper-parathyreoidismus | selten Osteoporose + subperi-ostale Usuren + Zysten (nur in 10% der Fälle) | ↑ | ↓, → | →, ↑ | ↑ |
| Metastasen (Mam-ma-, Bronchus-, Prostata-, Nieren-, Schilddrüsenkarzi-nom) und hämato-gene Prozesse mit | osteolytischen und osteo-blastischen Herden | ↑, →, ↓ | →, ↓ | →, ↑ | →, ↓ |
| Osteodystrophia deformans Paget | typisch grobmaschige Struktur mit Aufhellungs- und sklero-tischen Zonen; herdförmiger Befall (in erster Linie lokalisiert im Becken und Kreuz-bein, untere Extremitäten, Schädel), bei älteren Patienten zudem häufig Osteoporose der nicht befallenen Skelettanteile | → (bei Immo-bilisierung ↑) | → | ↑↑ | → |

↑ = erhöht, ↓ = vermindert, → = in der Norm

Tabelle **3** Stufenweises Vorgehen bei der Osteoporose-Abklärung

**Serum:** Ca, P, alkalische Phosphatase
Kreatinin
Bilirubin, SGOT, SGPT
BKS (Elpho)
Blutbild

**Urin:** Urinstatus

**Falls pathologische Werte**
oder

**Falls Osteoporose**
– *progredient*
– *bei jüngeren Frauen*
– *bei Männern*

weitere radiologische Abklärung (BWS, LWS, Becken, Schädel, Hände) – evtl. Szintigramm

**Falls** *auch dann keine Diagnose möglich ist*

quantitative Histologie nach doppelter Tetracyclinmarkierung bzw. Biopsie bei Malignomverdacht nach Szintigramm

a
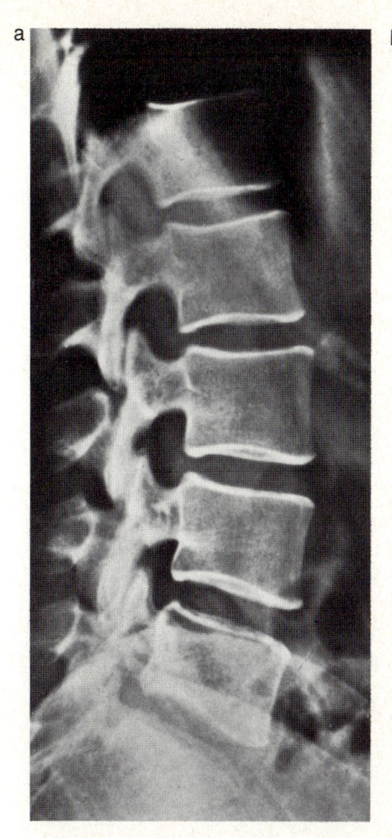
b
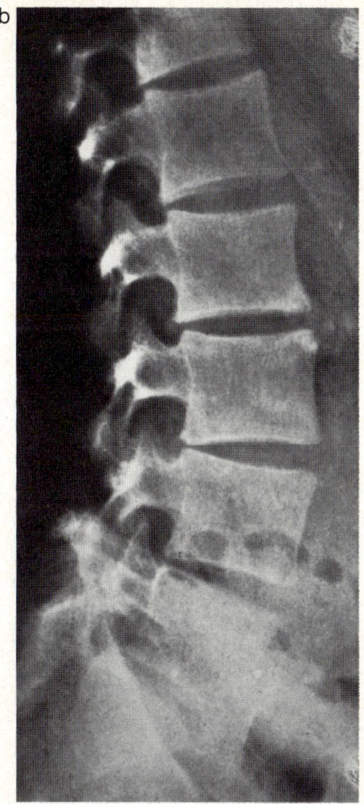
c
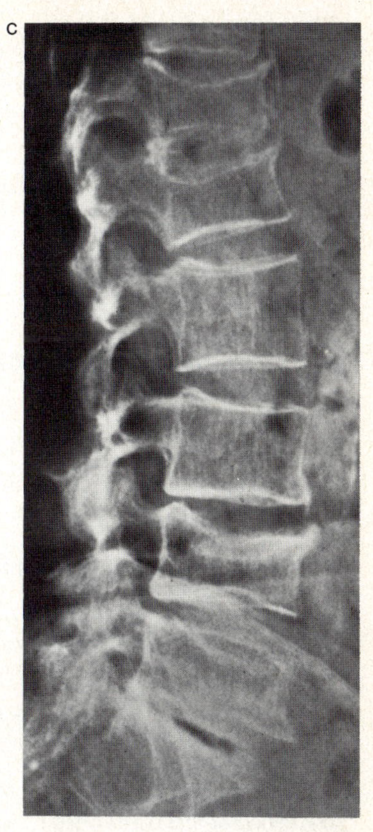

Abb. **4** Lendenwirbelsäule seitlich. Die Osteomalazie ist gekennzeichnet durch verwaschene Strukturen, während bei der Osteoporose eine scharfe Zeichnung der Deck- und Bodenplatten und der trabekulären Strukturen vorliegt, zudem noch Wirbelkörperdeformierungen.

**a** Normal, **b** Osteomalazie, **c** Osteoporose

pelt so häufig betroffen wie die lumbale Wirbelsäule (34%). Die erforderlichen blutchemischen Untersuchungen sind: im Serum Calcium, Phosphor, alkalische Phosphatase, Leberfermente, Kreatinin, Blutkörperchen-Senkungsgeschwindigkeit und ein Blutbild. Bei erhöhter Blutkörperchen-Senkungsgeschwindigkeit ist auf jeden Fall noch die Anfertigung einer Elektrophorese zum Ausschluß eines Plasmozytoms angezeigt.
Welche Osteopathien bei der Kombination von verminderter radiologischer Schattendichte und Wirbelkörperfrakturen vorliegen können, zeigt Abb. **1**, die entsprechenden radiologischen und biochemischen Befunde sind in Tab. **2** aufgezeichnet.
Bei der Abklärung einer Osteoporose empfiehlt sich ein stufenweises Vorgehen (Tab. **3**).

## Therapie

Hier steht die *Behandlung der Schmerzen* im Vordergrund, und zwar vor allem durch Physiotherapie, unterstützt durch Antirheumatika, Analgetika, Anabolika und auch Psychopharmaka (Tab. **4**).
Parallel dazu muß aber auch eine *Behandlung der Osteoporose per se* durchgeführt werden, um den Osteoporoseprozeß aufzuhalten bzw. die noch bestehenden spongiösen Reststrukturen zu verstärken.

Tab. **5** zeigt die zur Behandlung der Osteoporose verwendeten Substanzen. Für die praktische Anwendung sind bis heute die Östrogene, das Natriumfluorid und das Calcitonin am wichtigsten.
*Östrogene:* Die Notwendigkeit einer Östrogensubstitution über Jahre nach *Ovarektomie* bei jungen Frauen ist unbestritten, muß aber auf jeden Fall in Zusammenarbeit mit einem Gynäkologen durchgeführt werden. Umstritten ist noch die Osteoporoseprophylaxe zu *Beginn des Klimakteriums,* da es bis jetzt noch an einfachen Methoden fehlt, mit denen es gelingt, osteoporosegefährdete Patientinnen rechtzeitig zu erfassen, d. h. diejenigen Frauen, bei denen sich im Anschluß an die Menopause eine Osteoporose zu entwickeln beginnt (s. Abb. **3**). Mit der noch sehr aufwendigen quantitativen Computertomographie ist es jedoch heute schon möglich, diese »risk patients« zu evaluieren. *Bei bereits vorhandener Osteoporose* ist es sinnlos, Östrogene einzusetzen, da sie den Knochenabbau hemmen und dieser in den meisten Fällen von klinisch manifester Osteoporose bei der älteren Frau nicht gesteigert ist. Die Osteoklasten besitzen keine Östrogen-, jedoch Calcitoninrezeptoren, so daß der Östrogeneffekt wahrscheinlich durch Calcitonin vermittelt wird (s. Abb. **3**).
*Natriumfluorid:* Ansatzpunkt der Behandlung der

Tabelle **4** Therapie des Osteoporoseschmerzes

| | akut | chronisch |
|---|---|---|
| **Passive physikalische Therapie** | | |
| gelockerte Bettruhe | +++ | |
| Kälte lokal | +++ | |
| Wärme lokal | | +++ |
| Elektrotherapie | +++ | ++ |
| detonisierende Massage | ++ | + |
| **Aktive physikalische Therapie** | | |
| Thromboseprophylaxe | +++ | |
| Atemgymnastik | +++ | |
| stabilisierende und kräftigende WS-Gymnastik, evtl. zusätzliche Anabolika | | +++ |
| Wassergymnastik | | +++ |
| Instruktion (Rückendisziplin) | + | +++ |
| **Medikamente** | | |
| peripher wirksame Analgetika (z. B. Salizylate und Antirheumatika) | +++ | +++ |
| zentral wirksame Analgetika (Panadol, Tramal, Acupan, Fortalgesic) | + | + |
| Antidepressiva, Neuroleptika | | ++ |
| lokal Infiltration mit Anästhetika und Steroiden | ++ | ++ |
| **Orthopädische Maßnahmen** | | |
| Stoffmieder oder straff angezogene Schaumgummibinde zur Wiederherstellung der »Ballonfunktion« des Abdomens, wodurch insbesondere die Fehlbelastung der Wirbelgelenke der Lendenwirbelsäule korrigiert wird | +++ | +++ |

Osteoporose mit Fluorid war die Beobachtung einer Skelettverdichtung bei der endemischen und der industriellen Fluorose (Aluminium- und Porzellanindustrie). Fluorid fördert den Knochenan-, weniger auch den Knochenabbau, so daß eine positive Skelettbilanz resultiert. Als Zeichen der Stimulation von Osteoblasten steigt die alkalische Phosphatase an, die Mineralisation des neugebildeten Osteoids bleibt jedoch anfangs zurück, so daß histologisch breite Osteoidsäume resultieren, ohne daß die Mineralisation wesentlich gestört wäre. Ungefähr 6–12 Monate, in Einzelfällen aber auch erst 2 Jahre nach Beginn der Medikation kann es zu osteoartikulären Nebenwirkungen kommen. Sie bestehen vor allem in schmerzhaften Schwellungen der Sprunggelenke (Periostitis?, Synovitis?), daneben klagen die Patienten häufig über Schmerzen beim Gehen, das Abrollen des Fußes ist erschwert. Meist besteht gleichzeitig eine Erhöhung der alkalischen Phosphatase. Dies weist auf eine gesteigerte Knochenneubildung hin, ein an und für sich erwünschter Effekt. Die osteoartikulären Schmerzen sistieren nach dem Absetzen des Natriumfluorids. Mit einer Verminderung der Frakturrate ist nur dann zu rechnen, wenn NaF (80–100 mg täglich) über längere Zeit, z. B. 2–3 Jahre lang, verabreicht wird. Jährliche Röntgenkontrollen (BWS seitlich genügt) sind erforderlich, um eine Fluorose mit

Tabelle **5** Medikamente, die zur Behandlung von Osteoporosen verwendet werden

| Ziel | Praxis Klinik | Forschung |
|---|---|---|
| **Hemmung** des gesteigerten Knochenabbaus | Östrogene Calcitonin | Phosphonate D-Substanzen |
| **Stimulation** des reduzierten Knochenanbaus | Fluor | Parathormon Wachstumshormon »Knochenstimulierende Faktoren« |

überschießender Knochenneubildung rechtzeitig zu erfassen.
Kontraindikationen der NaF-Therapie: Schwangerschaft, Stillzeit, Wachstumsalter, Osteomalazie, schwere Hepatopathien, Nephropathien mit einem Serumkreatinin von über 3 mg/dl (>265 μmol/l) bzw. einer Kreatinin-Clearance unter 25 ml/min.
*Calcitonin* hemmt den Knochenabbau und weist zusätzlich noch analgetische Eigenschaften auf. Calcitonin wird daher vor allem bei der akuten Osteoporose, d. h. bei einem schnellen Skelettverlust mit schmerzhaften Wirbelkörperdeformierungen, verwendet. Diese akute Osteoporose kann nach jahrelanger Schmerzfreiheit und Stabilität auftreten.

*Phosphonate* hemmen zwar den Knochenabbau, können jedoch (s. Osteomalazie) zu einer Mineralisationsstörung führen und haben zudem keine analgetischen Eigenschaften.
*Vitamin D* ist nur dann erforderlich, wenn eine Poromalazie, also eine Kombination von Osteoporose und Osteomalazie, vorliegt.
Gaben von $1{,}25(OH)_2D_3$ führen bei der reinen Osteoporose lediglich zu einer vermehrten Calciumabsorption aus dem Darm und zu einer vermehrten Urincalciumausscheidung, jedoch nicht zu einer vermehrten Calciumretention im Skelett.
*Parathormon,* in niedriger Dosierung, scheint ebenfalls den Knochenanbau zu stimulieren.
*Wachstumshormon* stimuliert den Knochenumsatz, insbesondere in periosteozytären Arealen, ohne daß eine positive Calciumbilanz nachweisbar wäre.

### Prognose und Verlauf

Die Osteoporose verläuft in Schüben. Nach schnellem Skelettverlust kann jahrelange Stabilität herrschen, dann unter Umständen plötzlich wieder Exazerbation.

**Merke:** Altersatrophie bedeutet physiologischen Skelettverlust, Osteoporose bezeichnet dagegen einen darüber hinausgehenden pathologischen Schwund an Skelettsubstanz. Man unterscheidet bei der Osteoporose die primären Formen mit unbekannter Ätiologie und die sekundären, bei denen die Ursache bekannt ist.
Hinter einer »radiologischen Osteoporose« können sich zahlreiche Skeletterkrankungen verbergen, die ebenfalls zu einer verminderten radiologischen Schattendichte führen. Daher »Demaskierung« einer Osteoporose!
Bei der Therapie muß streng zwischen der Behandlung der Schmerzen bei der Osteoporose (insbesondere mit Physiotherapie) und der Therapie der Osteoporose per se unterschieden werden.

### Weiterführende Literatur

Burkhardt, R.: Myelogene Osteopathien. In Kuhlencordt, F., H. Bartelheimer: Handbuch der inneren Medizin, Bd. VI/1 B Knochen, Gelenke, Muskeln: Klinische Osteologie, 5. Aufl. Springer, Berlin 1980
Courvoisier, B., A. Donath, C. A. Baud: Fluoride and Bone. Second Symposium CEMO. Huber, Stuttgart 1978
Dambacher, M. A.: Praktische Osteologie. Thieme, Stuttgart, 1982
Eichler, J.: Die Osteoporose in Klinik und Praxis. Buchreihe für Orthopädie und orthopädische Grenzgebiete, Bd. 7. ML Verlag 1983
Kuhlencordt, F., H.-P. Kruse: Osteoporose – Osteomalazie. In Kuhlencordt, F., H. Bartelheimer: Handbuch der inneren Medizin, Bd. VI/1A Knochen, Gelenke, Muskeln: Klinische Osteologie B, 5. Aufl. Springer, Berlin 1980
Lindsay, R., D. M. Hart, C. Forrest, C. Baird: Prevention of spinal osteoporosis in oophorectomised women. Lancet 1980/II, 1151
Ringe, J. D.: Diagnosis and treatment of osteoporosis. Med. Klin. 76 (1981) 129

# Osteomalazie

**Definition:** Bei der Osteomalazie ist zwar die Gesamtskelettmasse erhalten, der Mineralanteil jedoch vermindert und das Osteoid vermehrt (Osteoidose) (s. Abb. **1**). Man unterscheidet zwei Formen von Osteoidose: Eine mit hohem Knochenumsatz (*»Pseudo-Osteomalazie«)*, hier liegt *keine* echte *Mineralisationsstörung* vor, die Tetracyclinmarkierung ist erhalten. Diese Form findet man bei Osteopathien, die mit einem sehr schnellen Knochenanbau einhergehen, so daß die Mineralisation »nachhinkt«, z. B. bei der NaF-Behandlung der Osteoporose, in Einzelfällen von primärem Hyperparathyreoidismus und von Hyperthyreose und bei der Osteodystrophia deformans Paget. Bei den *eigentlichen Osteomalazien* dagegen besteht eine *echte Mineralisationsstörung* bei fehlender Tetracyclinmarkierung.

## Ätiologie

### Alterseinteilung

*Rachitis:* Manifestation vom 3. Monat bis zum 3. Lebensjahr.
*Spätrachitis:* Vom 3. Lebensjahr bis zur Pubertät.
*Osteomalazie nach der Pubertät.* Es werden *zwei Gruppen* von Osteomalazien unterschieden, der einen liegt ätiologisch ein *Vitamin-D-Mangel* und/oder eine *Vitamin-D-Stoffwechselstörung* (s. Kapitel Calciumregulation) (Tab. **6**) zugrunde, der anderen ein *renaler Phosphatverlust* (Tab. **7**).

### Osteomalazien bei Vitamin-D-Mangel und/oder bei einer Vitamin-D-Stoffwechselstörung

Wie in Tab. **6** aufgeführt, kann ein *Mangel* an Vitamin $D_3$, eine *mangelhafte Hydroxylierung* in Leber und Niere oder eine *verminderte Ansprechbarkeit* der Zielorgane vorliegen. Dabei scheint der UV-Bestrahlung durch das Sonnenlicht eine ganz entscheidende Bedeutung zuzukommen: 80% des Vitamins $D_3$ werden in der Haut aus wasserlöslichen Vorstufen, z. B. dem 7-Dehydrocholesterol, gebildet und nur 20% aus der Nahrung (Milch, Butter, Eigelb) aufgenommen und als fettlösliches Vitamin aus dem proximalen Dünndarm absorbiert. Dies bedeutet, daß reine Vitamin-D-Mangel-Osteomalazien infolge einer Malabsorption bei uns – im Gegensatz zu den nordischen Ländern – sehr selten sind und daher auch die Kombination von Osteoporose und Osteomalazie eher eine Rarität darstellt. Wider Erwarten ist die Osteomalazie auch in nordafrikanischen Ländern häufig. Ursache: Vitamin-D-Mangelernährung und ungenügende UV-Bestrahlung der Haut als Folge der Lebensgewohnheiten.

Tabelle **6** Osteomalazien bei Vitamin-D-Mangel und/oder Vitamin-D-Stoffwechselstörungen

**1. Mangel an Vitamin $D_3$**

1.1. Mangelernährung im hohen Alter oder bei Unterernährung oder bei rein vegetarischer Ernährung
1.2. verminderte Absorption
bei Maldigestion
- Gastrektomie
- mangelhafte Gallesekretion
- gestörte exokrine Pankreasfunktion

bei Malabsorption
- Erkrankung des Dünndarms wie Glutenenteropathie oder nach Dünndarmresektion

1.3. ungenügende Bildung von $D_3$ in der Haut bei mangelnder UV-Exposition, insbesondere bei dunkelhäutigen Individuen in nördlichen Ländern, ferner bei erhöhtem Bedarf bei 1.1. und 1.2. und 2.1.

**2. Mangelhafte Hydroxylierung des Vitamins $D_3$ zu aktiven Metaboliten**

2.1. Störung der 25-Hydroxylierung in der Leber
- Antiepileptika (s. 1.3. und 3.)
- Leberzirrhose

2.2. Störung der 1-Hydroxylierung in der Niere
- Niereninsuffizienz (renale Osteodystrophie)
- Pseudo-Vitamin-D-Mangelrachitis, klin. Mangelosteomalazie, aber ohne faßbaren Mangel. Autosomal rezessiver »inborn error of metabolism«. Typ I.
- Onkogen? (s. auch Osteomalazien bei renalem Phosphatverlust)

**3. Verminderte Ansprechbarkeit der Zielorgane**

- Antiepileptika Osteomalazie? (s. auch 1.3. und 2.1.)
- Niereninsuffizienz
- Pseudo-Vitamin-D-Mangel-Rachitis. Typ II.

**4. Osteomalazien ohne Vitamin-D-Stoffwechselstörung**

4.1 Hypophosphatasie
kongenital (autosomal rezessiv)
Osteoblasten bilden unzureichend alkalische Phosphatase
4.2 Diphosphonate

Osteomalazien sind in unseren Breiten daher *praktisch immer multifaktoriell* bedingt. Hier sind z.B. die Medikation von Antiepileptika und gleichzeitiges Meiden von Sonnenlicht oder nach Darmresektion das Verweigern Vitamin-D-haltiger Nahrungsmittel und mangelnde Sonnenbestrahlung zu nennen.
Bei der *Pseudo-Vitamin-D-Mangel-Rachitis* werden zwei Typen unterschieden: Typ I mit Störung der 1-Hydroxylierung in der Niere ($1{,}25[OH]_2D_3$ erniedrigt) und Typ II bei Zielorgan-Resistenz ($1{,}25[OH]_2D_3$ normal oder erhöht).
Unter *renaler Osteodystrophie* versteht man die Osteopathie bei glomerulärer Niereninsuffizienz. Sie muß somit unterschieden werden von der Skelettbeteiligung bei den renal tubulären Osteopathien, die zu einer reinen Osteomalazie führen. Bei der renalen Osteodystrophie liegt (in wechselndem, nicht vorhersehbarem Ausmaß) eine Kombination von Osteomalazie, sekundärem Hyperparathyreoidismus und Osteosklerose vor (s. Kapitel Nierenerkrankungen und Tab. **2**).

### Osteomalazien bei renalem Phosphatverlust und Tubulusdefekt

Die Ätiologie dieser Osteomalazien ist in Tab. **7** zusammengefaßt. Daraus geht hervor, daß es sowohl angeborene wie erworbene Formen gibt, wobei Patienten mit angeborenen Formen häufig ein charakteristisches Aussehen zeigen: Sie sind kleinwüchsig, zeigen als Folge der Osteomalazie eine Verbiegung der unteren Extremitäten, die osteomalazischen Wirbelkörperdeformierungen der Brustwirbelsäule führen zur Gibbus-Bildung, der Kopf erscheint relativ groß.
Die *onkogenen* Osteomalazien sind insofern interessant, als neuerdings auch Fälle beschrieben wurden, bei denen wohl ein normaler Serumspiegel von $25(OH)D_3$, jedoch eine Verminderung von $1{,}25(OH)_2D_3$ mit guter Ansprechbarkeit auf $1{,}25(OH)_2D_3$ gefunden wurden. Hier wird eine Entwicklung deutlich, die auch schon bei anderen, in Tab. **6** aufgeführten Osteomalazien stattgefunden hat: Früher als Vitamin-D-resistent und auf eine Tubulopathie zurückgeführte Osteomalazien haben sich in Wirklichkeit als Störungen des Vitamin-D-Stoffwechsels, sei es als reduzierte »Sekretion« von $1{,}25(OH)_2D_3$ aus der Niere oder als vermindertes Ansprechen der Zielorgane auf dieses »Hormon«, entpuppt.

### Klinik und Pathophysiologie

Während bei der Osteoporose das rarefizierte Skelett »brüchig« ist (Vergleich: trockenes, morsches Holz), erscheint der Knochen bei der Osteomalazie infolge der Untermineralisierung (verbreiterte Osteoidsäume) weich und »biegsam« (Vergleich: frisches Holz einer Weide). Als Folge dieser Weichheit des Knochens kommt es zu Verbiegungen, vor allem der unteren Extremitäten, und zu Fischwirbelbildung (durch Vorwölbung der Zwischenwirbelscheiben in die Wirbelkörper), insbesondere aber zu den »Pseudofrakturen« an typischer Stelle (s. Röntgenbefund). Im Vordergrund der Beschwerden bei der Osteomalazie stehen aber nicht Frakturschmerzen wie bei der Osteoporose, sondern *generalisierte Schmerzen des ganzen Skeletts,* die durch seitlichen Druck auf den Thorax und durch Druck auf die Symphyse noch verstärkt werden. Diese generalisierten Schmerzen, das klinische Leitsymptom der Osteomalazie, werden häufig verkannt oder als »hysterisch« bedingt bezeichnet. Daneben finden sich meist auch *Gehstörungen,* denen verschiedene Ursachen zugrunde liegen können: Der typische »Watschelgang« ist wahrscheinlich durch eine Myopathie, die zu einer Muskelschwäche der Glutäalmuskulatur führt, bedingt. Die Hypophosphatämie kann auch eine hypophosphatämische Neuritis, eine weitere Ursache von Gehstörungen, auslösen. Ferner klagen die Patienten über *Schmerzen im Bereich der Schambeinäste und der Oberschenkeladduktoren.* Diese Beschwerden wurden interpretiert als Periostdehnungs- oder -zugschmerz bei osteomalazisch deformierten Femora und als Folge von Pseudofrakturen der Schambeinäste. Immer wieder fällt

Tabelle **7** Osteomalazien bei Störungen des Phosphatstoffwechsels

**1. Bei renalem Phosphatverlust und Tubulusdefekt**
- 1.1. Phosphaturische Form (proximaler Tubulus) (Phosphatdiabetes)
  - 1.1.1. hereditär (familiäre, X-chromosomale, hypophosphatämische Rachitis)
  - 1.1.2. idiopathisch beim Erwachsenen
  - 1.1.3. onkogen, durch Knochentumoren (Riesenzelltumoren), Bindegewebstumoren und Hämangiome verursacht (s. a. Tab. **6**, 2.2)
- 1.2. Phosphaturisch-glukosurisch-aminoazidurische Form (proximaler Tubulus) (De Toni-Debré-Fanconi-Syndrom)
  - 1.2.1. hereditär bei Zystinose und Low-Syndrom
  - 1.2.2. idiopathisch
  - 1.2.3. erworben:
    - z. B. nach Einnahme zu lange gelagerter Tetracycline
    - z. B. nach Schwermetallintoxikationen
    - z. B. beim Plasmozytom mit Nierenbeteiligung
    - z. B. beim nephrotischen Syndrom
    - z. B. beim Vitamin-D-Mangel (sekundärer Hyperparathyreoidismus)

**2. Bei verminderter intestinaler Phosphatabsorption durch exzessive Einnahme von Phosphatbindern, z. B. Aluminiumhydroxid**

*Ohne Phosphatstoffwechselstörung*

**3. Osteomalazien**

Renal tubuläre Azidose (distaler Typ, Albright)

auf, daß die Kranken beim Gehen nicht nur Schmerzen angeben, sondern auch die *Füße nicht abrollen*. Der Gang wirkt dann *steif-kleinschrittig*, und die Patienten klagen darüber, beim Treppensteigen die Höhe der Stufen nicht mehr genau abschätzen zu können und ein Gefühl zu haben, als gingen sie auf Watte. Gerade bei älteren Patienten unter NaF-Therapie ist auf diese Gehstörungen zu achten (s. Nebenwirkungen NaF-Behandlung).

### Diagnostisches Vorgehen und Differentialdiagnose

Die Diagnose einer Osteomalazie stützt sich vor allem auf die Anamnese und den klinischen Befund. Die blutchemischen Werte sind in Tab. **2** angeführt. Auf einer Vitamin-D-Stoffwechselstörung beruhende Osteomalazien zeigen in den meisten Fällen eine Hypokalzämie mit sekundärem Hyperparathyreoidismus, der eine massive Hypokalzämie verhindert. Bei der Malabsorption liegt zusätzlich noch eine Hypophosphatämie und bei Niereninsuffizienz eine Hyperphosphatämie vor. Die Tubulopathien dagegen weisen eine Normokalzämie auf, jedoch eine Hypophosphatämie, die Urincalciumausscheidung ist normal, die Phosphatausscheidung gesteigert. Parathormon wird bei den Tubulopathien im Normbereich, bei den Vitamin-D-Stoffwechselstörungen dagegen erhöht gefunden, sofern eine verminderte Absorption von Calcium vorliegt. Besonders hohe Werte von Parathormon zeigen Patienten mit Niereninsuffizienz, da hier nicht nur, als Folge der Hypokalzämie, vermehrt Parathormon sezerniert, sondern auch, als Folge der Niereninsuffizienz, dieses Hormon vermindert ausgeschieden wird. Der allen Osteomalazien (außer bei der Hypophosphatasie) gemeinsame Befund ist die Erhöhung der alkalischen Serumphosphatase als Ausdruck der gesteigerten Osteoblastentätigkeit.

Beim UV-Mangel, der nutritiven Osteomalazie, der Malabsorption und der Maldigestion ist das 25(OH)Cholecalciferol erniedrigt, das $1{,}25(OH)_2$-Cholecalciferol dagegen normal, während bei der Niereninsuffizienz die Verhältnisse genau umgekehrt liegen.

Im Röntgenbild kann lediglich eine »radiologische« Osteoporose vorhanden sein, meist erscheint jedoch als Folge der verbreiterten, unverkalkten Osteoidsäume die Struktur, z. B. von Lendenwirbelkörpern, schummrig und verwaschen (Renoir-Effekt; s. Abb. **4**). Als typisch gelten »Pseudofrakturen«, die erstmals von Looser beschrieben wurden. Treten diese Pseudofrakturen (band- und spaltförmige Aufhellungen, sogenannte Kontinuitätstrennungen, häufig auch nur »Unschärfe«) beidseits auf, z. B. im Bereich der proximalen Femora, dann spricht man vom Milkman-Syndrom. Die Umbauzonen werden vor allem im Bereich von »Spannungsspitzen« im metaphysären Übergang von Kompakta zu Kompakta plus Spongiosa, also an Stellen starker mechanischer Beanspruchung, beobachtet. Beispiele: Schenkelhals, Schambeinäste (Abb. **5**), Metatarsalia und Schulterblatt. In Abb. **6** sind die häufigsten Lokalisationen dargestellt. Diese Looser-*Umbauzonen* werden aber *nicht nur* bei der Osteomalazie gefunden, sondern, da es sich ja um Stellen starker mechanischer Beanspruchung handelt, *auch bei der Osteoporose*, vor allem aber bei Dauerbelastung (s. oben die Bezeichnung »Grünholz-Frakturen«). Zu Dauerbelastungen kommt es z. B. im Militärdienst (Marschfrakturen) und bei Sportlern. Am häufigsten finden sich hier die Pseudofrakturen im Bereich der Tibia, der Metatarsalia und der Fibula.

Bestehen trotz klinischer, biochemischer und radiologischer Befunde Zweifel, ob eine Osteomalazie vorliegt, dann muß eine Knochenbiopsie nach Tetracyclinmarkierung durchgeführt werden. Am besten einer Biopsie zugänglich ist die Spongiosa des Beckenkamms, wobei meist mit einem elektrisch angetriebenen Hohlbohrer ein Knochenzylinder herausgefräst wird. Eine differenzierte *morphometrische Auswertung* und die Beurteilung, *ob eine Osteomalazie* vorliegt, ist *nur an unentkalkten Präparaten* möglich.

*Zur Tetracyclinmarkierung:* Die Ausfällung von Apatitkristallen im Bereich des neugebildeten Osteoids findet an der Mineralisationsfront statt, also an der Grenze zwischen unverkalktem Osteoid und verkalktem Knochengewebe (Abb. 7). Hier in dieser Zone wird Tetracyclin eingelagert und leuchtet im ultravioletten Licht als Fluoreszenzstreifen auf. Werden durch mehrfache Tetracyclingaben mehrere Markierungen gesetzt, dann kann der zwischen den beiden Marken gelegene Knochenstreifen ausgemessen und so die Geschwindigkeit des Knochenanbaus quantitativ erfaßt werden.

Da bei der Osteomalazie eine Mineralisationsstörung vorliegt, wird an der Mineralisationsfront kein Tetracyclin eingelagert.

### Therapie

Die Behandlung einer Osteomalazie ist für den Patienten sehr beeindruckend, insofern, als mit geringem medikamentösem Aufwand es sehr schnell zu einer Besserung der Beschwerden und nach meist wenigen Wochen zu vollkommener Beschwerdefreiheit kommt.

Als täglicher Bedarf an Vitamin $D_3$ gelten für Erwachsene 2,5 µg = 100 IE, für Säuglinge, Adoleszente, schwangere Frauen und stillende Mütter ungefähr 10 µg = 400 IE.

Zur Vitamin-D-Behandlung wird bei uns meistens das natürliche Vitamin $D_3$, das Cholecalciferol, eingesetzt.

In letzter Zeit sind auch der Lebermetabolit 25-$(OH)D_3$ und der Nierenmetabolit $1{,}25(OH)_2D_3$, ferner ein $1\alpha$-Cholecalciferol synthetisiert worden und stehen für die Therapie zur Verfügung. Die Erfahrung mit diesen Substanzen ist jedoch

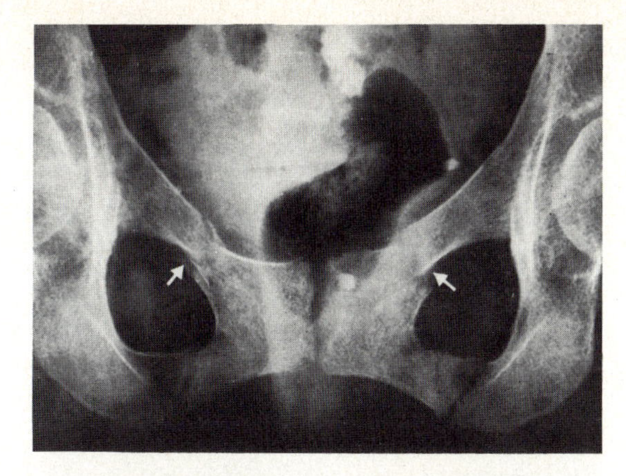

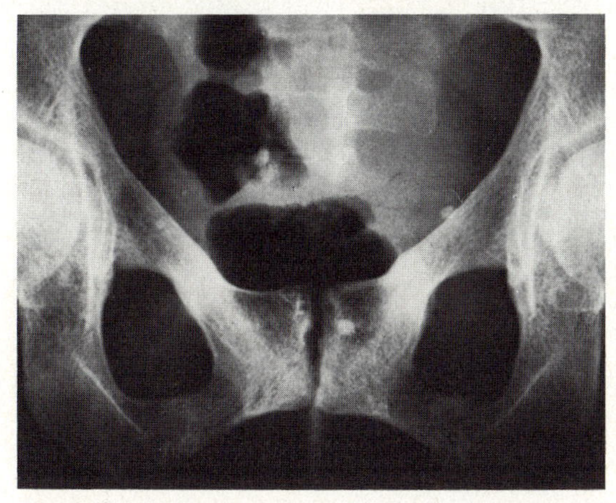

Abb. **5** Looser-Umbauzonen (Pseudofrakturen) beider Schambeinäste bei Phosphatdiabetes. Oben vor (Pfeile), unten nach 2jähriger Phosphatbehandlung

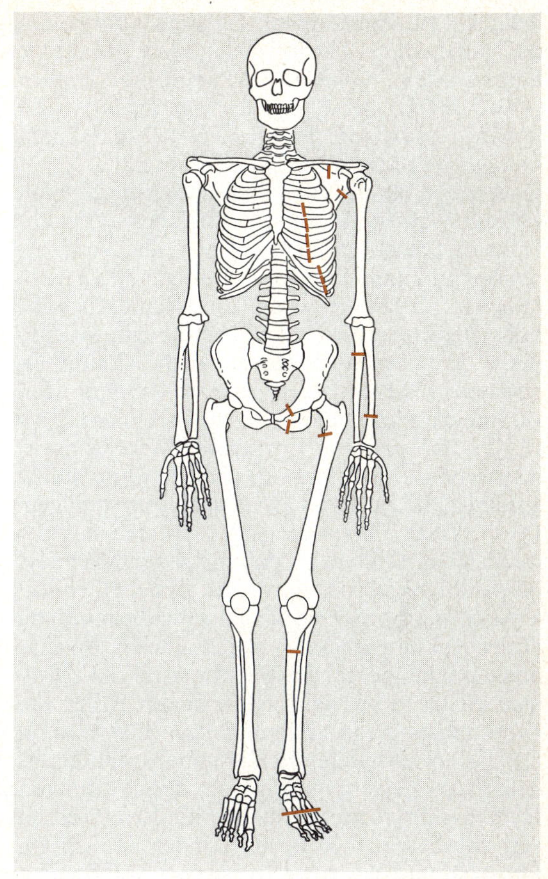

Abb. **6** Bervorzugte Lokalisation der Looser-Umbauzonen (Pseudofrakturen) bei der Osteomalazie, meist beidseits

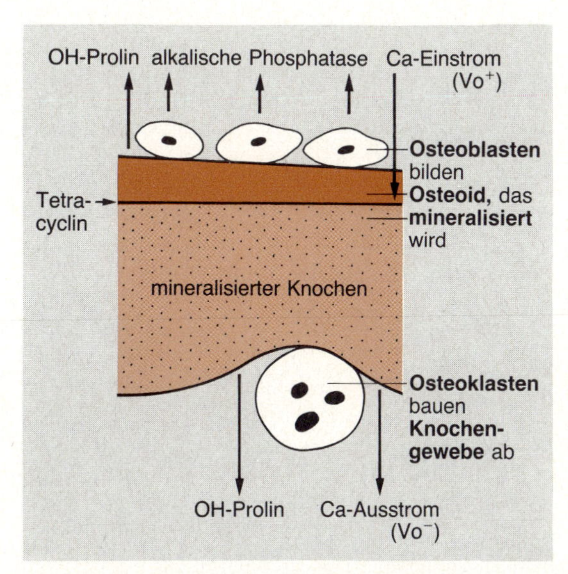


Abb. **7** Schematisierte Darstellung des Knochenan- und -abbaus. Beachte die Tetracyclineinlagerung an der Mineralisationsfront.

noch nicht umfassend, außer mit dem 1,25-$(OH)_2D_3$ bei der renalen Osteodystrophie.

Im folgenden soll nur auf die *konventionelle Therapie* der Osteomalazien näher eingegangen werden.

Bei *reinem Vitamin-D-Mangel,* also ohne Malabsorptionssyndrom, genügen täglich 10–100 µg Vitamin $D_3$ (400–4000 IE).

Liegt eine *Malabsorption* vor, dann werden 7,5 mg Vitamin $D_3$ (300000 IE) im Abstand von 4–6 Wochen intramuskulär injiziert. Anfänglich steigt die alkalische Serumphosphatase noch weiter an, um dann allmählich abzusinken. Im allgemeinen dauert es ungefähr 3–6 Monate, bis eine Normalisierung der Phosphatasewerte und Beschwerdefreiheit erreicht sind. Ab diesem Zeitpunkt genügt es dann, wenn alle 3 Monate 7,5 mg Vitamin $D_3$ (300000 IE) injiziert werden. Während der Heilungsphase der Osteomalazie kann zusätzlich noch oral Calcium verabreicht werden, und zwar ungefähr 1–2 g täglich, um eine Rekalzifizierungstetanie, die besonders bei Kindern häufig ist, zu verhindern.

Zur Behandlung der *Antiepileptika-Osteomalazie* genügen bei den asymptomatischen Formen (also

lediglich mit erniedrigtem Calcium und erhöhter alkalischer Phosphatase ohne klinische Beschwerden) 10–30 µg Vitamin $D_3$ täglich (400–1200 IE), bei manifester Osteomalazie sind höhere Dosen, zum Beispiel 50–250 µg Vitamin $D_3$ täglich (2000–10000 IE) erforderlich.
Da bei den *renalen tubulären Osteomalazien* mit Phosphatverlust keine Störung des Vitamin-D-Stoffwechsels vorliegt, ist per se die Verabreichung von Vitamin D bzw. von Metaboliten nicht indiziert. Im übrigen wären zur Behandlung sehr hohe Dosen von Vitamin D erforderlich, weshalb diese Tubulopathien früher auch Vitamin-D-resistente Osteomalazien genannt wurden. Man verabreicht Phosphat in steigender Dosierung bis zu 2,5 g Phosphor/$m^2$ Körperoberfläche beim Erwachsenen. Dabei kann es aber zu Durchfällen kommen, die zu einer Dosisreduzierung zwingen. Diese hohen Phosphatmengen können das Serumcalcium senken, so daß ein sekundärer Hyperparathyreoidismus resultiert. Es ist daher notwendig, bei hochdosierter Phosphatbehandlung dieser Tubulopathien in regelmäßigen Abständen das immunoreaktive Parathormon zu bestimmen. Steigt es an, dann ist in diesen Fällen die Verabreichung von Vitamin D bzw. 1,25 Vitamin $D_3$, das insbesondere die Calciumabsorption aus dem Darm steigert, indiziert, um den sekundären Hyperparathyreoidismus zu verhindern. Werden von vornherein, wie es bei Kindern üblich ist, Phosphat und Vitamin D zusammen verabreicht, dann beträgt im allgemeinen die Vitamin-D-Dosierung 2000 IE Vitamin $D_3$/kg Körpergewicht. Bei der *renal-tubulären Azidose* muß darüber hinaus die Korrektur der Azidose angestrebt werden.

### Prognose und Verlauf

Sie richten sich nach der Ursache der Osteomalazie. Bei den Vitamin-D-bedingten Formen kommt es (außer bei der renalen Osteodystrophie) unter Therapie sehr schnell zu einer eklatanten Besserung, während die Behandlung der tubulären Osteomalazien sehr langwierig ist.

**Merke:** Eine echte Osteomalazie kann auf einem Vitamin-D-Mangel und/oder auf einer Vitamin-D-Stoffwechselstörung, ferner auf einem Phosphatverlust bei Tubulopathie beruhen.
Bei beiden Erkrankungsformen ist die alkalische Phosphatase erhöht.
Das Hauptsymptom der Osteomalazie sind generalisierte Skelettschmerzen, während bei der Osteoporose der lokalisierte Schmerz als Frakturfolge im Vordergrund steht.
Die Behandlung eines Vitamin-D-Mangels bzw. einer Vitamin-D-Stoffwechselstörung führt oft schon nach wenigen Wochen zur Beschwerdefreiheit.

### Weiterführende Literatur

Habener, J., J. E. Mahaffey: Osteomalacia and disorders of vitamin D metabolism. Ann. Rev. Med. 29 (1978) 327
Hesch, R. D., R. Hehrmann: In Hesch, R. D., R. Hehrmann: Renale Osteopathie. Diagnostik, präventive und kurative Therapie. Thieme, Stuttgart 1979
Offermann, G., G. Biehle: Vitamin D-Mangel und Osteomalazie beim Menschen. Dtsch. med. Wschr. 103 (1978) 415
Reeve, J.: Therapeutic applications of vitamin D analogues. Brit. med. J. II (1979) 888

s. auch Literatur zur Calciumregulation

# Hyperkalzämie und Calciumregulation

**Definition:** Hyperkalzämie: Erhöhung des Serumcalciums über den oberen Normwert. Der Normalbereich (m ± 2 SD) darf *nicht* aus der Literatur übernommen, sondern muß *für jedes Labor eigens festgelegt werden, da er je nach Methode schwankt.*

## Ätiologie

Ursachen einer Hyperkalzämie sind nach Häufigkeit (Tab. **8**):

- *Malignome mit* (ungefähr 70%) *und ohne* (ungefähr 30%) *Metastasen.* Man rechnet bei Malignomen in 10–20% mit einer Hyperkalzämie. Häufigste Ursache sind bei Männern Bronchialkarzinome, bei Frauen Mammakarzinome; dann folgen Plasmozytome, Schilddrüsen- und Nierenkarzinome, ferner Prostatakarzinome (erhöhte saure Phosphatase, bei osteoplastischen Metastasen erhöhte alkalische Phosphatase). Sowohl bei Malignomen mit wie auch ohne Metastasen nimmt man an, daß die Hyperkalzämie durch osteolytisch wirkende Substanzen, die der Tumor produziert, ausgelöst werden kann, so z. B. durch »Parathormon-ähnliche Substanzen«, durch Prostaglandin $E_2$ oder durch den »Osteoklastenaktivierenden Faktor«. Bei der PTH-bedingten Tumor-Hyperkalzämie findet man aber nicht (wie häufig fälschlich geglaubt wird) hohe Parathormonwerte wie beim primären Hyperparathyreoidismus, sondern nur leicht erhöhte oder Werte im Normbereich, da wahrscheinlich ein PTH-Precursor sezerniert wird. Nicht nur die echten Malignome, sondern auch Affektionen des *hämatopoetischen Systems* können eine Hyperkalzämie verursachen (Leukämien, insbesondere die malignen Non-Hodgkin-Lymphome, Plasmozytome).
- *Primärer und tertiärer Hyperparathyreoidismus* (s. dort).
- *Östrogentherapie bei Mammakarzinom.* Bei der Hälfte bis zu einem Drittel aller Patientinnen mit Mammakarzinom kommt es 1–2 Wochen nach Beginn der Östrogentherapie zu einer Hyperkalzämie.
- *Vitamin-D- und Dihydrotachysterol-Intoxikation.* Die Dosen, die erforderlich sind, um eine Hyperkalzämie auszulösen, können nicht von vornherein abgeschätzt werden. Daher sind Mengenangaben, z. B. bei der Therapie der renalen Osteodystrophie und des Hypoparathyreoidismus, nur ungefähre Größenordnungen, die genaue Dosierung muß individuell angepaßt werden. So benötigen Patienten mit Hypoparathyreoidismus Dihydrotachysterol in einer Dosierung, die zwischen 8 und 60 Tropfen täglich liegt, d. h. zwischen 0,27 und 2 mg DHT!
- *Milch-Alkali-Syndrom.* Diese Bezeichnung ist irreführend, man spricht besser vom »Calciumcarbonat-Syndrom«. Dieses wird beobachtet, wenn für die Behandlung peptischer Ulzera Calciumcarbonat verabreicht wird, wobei absorbiertes Calcium zur Hyperkalzämie führt. Meist trinken diese Patienten auch noch große Mengen Milch, so daß dieser Effekt verstärkt wird.
- *Sarkoidose* (Morbus Boeck). Bei dieser Erkrankung findet man einen normalen Serumwert des $25(OH)D_3$, jedoch eine Erhöhung des $1{,}25(OH)_2D_3$, was einerseits auf eine vermehrte Bildung dieses Metaboliten in der Niere, andererseits auf einen verminderten Abbau zurückgeführt wurde. Die Hyperkalzämie scheint, zumindest in gewissem Ausmaß, mit der Calciumaufnahme zu korrelieren, so daß bei diesen Patienten neben der Steroidmedikation die Reduzierung der Calciumzufuhr angezeigt erscheint.
- *Immobilisierung.* Die Hyperkalzämie bei Immobilisierung tritt vor allem bei jungen Patienten auf. Achtung: Gefahr der Fehldiagnose eines primären Hyperparathyreoidismus, da in Einzelfällen auch das immunoreaktive Parathormon erhöht sein kann.
- *Vitamin-A-Intoxikation.* Sie kommt vor allem bei Überdosierung Vitamin-A-haltiger Präparate in der Dermatologie zur Aknebehandlung vor und in Einzelfällen bei zu großer Vitamin-A-Einnahme aus Angst vor einem Vitamin-

Tabelle **8** Ätiologie und Differentialdiagnose der Hyperkalzämie nach Häufigkeit

1. Malignome mit/ohne Metastasen
2. Primärer, tertiärer Hyperparathyreoidismus
3. Östrogentherapie bei Mammakarzinom
4. Vitamin-D- oder Dihydrotachysterol-Intoxikation, Vitamin-A-Intoxikation
5. Milch-Alkali-Syndrom (= Calciumcarbonat-Syndrom)
6. Sarkoidose (Morbus Boeck)
7. Immobilisierung (vor allem bei Jugendlichen, hier auch gelegentlich PTH erhöht, beim Morbus Paget eher selten)
8. Thiazide
9. Lithiumtherapie
10. Hyperthyreose (gelegentlich Zusammentreffen mit primärem Hyperparathyreoidismus, sei es als Kombination, sei es durch Sensibilisierung der β-Rezeptoren, Verschwinden bei Euthyreose)
11. Nebennierenrindeninsuffizienz

A-Mangel. Der normale tägliche Vitamin-A-Bedarf beträgt 5000 IE.
- *Therapie mit Thiaziden.* Diese führen zu einer vermehrten Calciumrückresorption aus den Nierentubuli, weshalb sie auch schon zur Behandlung der Hyperkalzurie in einzelnen Fällen von Osteoporose eingesetzt worden sind. Im Gegensatz dazu steigert Furosemid die Urincalciumausscheidung und dient damit als Adjuvans bei der Hyperkalzämietherapie.
- *Lithiumtherapie.* Stimulation der PTH-Sekretion aus den Epithelkörperchen?
- *Hyperthyreose, Nebennierenrindeninsuffizienz* (s. Kapitel Endokrinologie).

### Klinik und Pathophysiologie

Unabhängig von der zugrundeliegenden Erkrankung können die klinischen Symptome der Hyperkalzämie einzeln oder kombiniert auftreten und bieten so ein buntes, verwirrendes Bild.
Meist stehen *renale* Symptome im Vordergrund, und zwar die Polyurie (als hyperkalzämisch bedingtes Nichtansprechen der Niere auf das antidiuretische Hormon) und als Folge davon eine Polydipsie. Erfolgt bei der Polyurie kein Volumenersatz, dann kann es zur Exsikkose und zur Anurie kommen. Als *gastrointestinale* Symptome der Hyperkalzämie treten Übelkeit und Erbrechen auf, so daß das Volumendefizit noch verstärkt wird. Das Spektrum der Pankreasbeteiligung bei der Hyperkalzämie reicht vom symptomlosen Zustand der Verminderung der exokrinen Pankreasfunktion bis zur akuten und chronischen Pankreatitis und zur Pankreasnekrose. Die schwer beeinflußbare Obstipation der Hyperkalzämie ist Ausdruck der *herabgesetzten Erregbarkeit der glatten Muskulatur.* Die Hyperkalzämie führt, im Gegensatz zur Hypokalzämie, zu einer reduzierten neuromuskulären Erregbarkeit. Diese kann sich als Adynamie manifestieren und in der hyperkalzämischen Krise sogar das Bild einer Tetraplegie hervorrufen. Das *Elektroenzephalogramm* zeigt bei der Hyperkalzämie eine unspezifische, diffuse Verlangsamung, die von den Veränderungen bei thyreotoxischer Krise kaum zu unterscheiden ist. *EKG-Veränderungen* (verkürzte QT-Dauer) sind auch bei schwerer Hyperkalzämie *nicht obligat* und häufig wegen der meist vorliegenden Tachykardie schwer zu erkennen. Ungeklärt sind die Zusammenhänge zwischen *Hypertonie* und Hyperkalzämie. Die *psychischen Veränderungen* gehören in den Rahmen des unspezifischen, endokrinen hirnlokalen Psychosyndroms (Morbus Bleuler): Die Patienten zeigen Antriebslosigkeit, eine mürrische, oft depressive Stimmung, Reizbarkeit, Trieb- und psychoreaktive Störungen. In fortgeschrittenen Fällen kann es auch zum chronischen hirndiffusen Psychosyndrom kommen. Es werden aber auch akute, symptomatische (delirante, verwirrte oder paranoid-halluzinatorische) Psychosen beobachtet, ferner *Bewußtseinstrübungen bis zum Koma.*

Bestehen bei der Hyperkalzämie die beschriebenen Symptome, so spricht man vom *Hyperkalzämiesyndrom.* Exazerbieren sie zu einer lebensbedrohlichen Situation, z. B. zur Anurie, zu Psychosen und zu Bewußtseinstrübungen, zu Ileus und, im Extremfall, zum irreversiblen diastolischen Herzstillstand, dann wird dies als *Calciumintoxikation* bezeichnet. Die Gefahr einer Calciumintoxikation besteht ab ungefähr 15 mg/dl (3,75 mmol/l) Serum, dies darf jedoch lediglich als ein ungefährer Näherungswert gelten.

### Therapie der Hyperkalzämie

Die Behandlung muß *zweigleisig* erfolgen. Neben der kausalen Therapie der Grundkrankheit muß eine *symptomatische* Behandlung durchgeführt werden. Zur Senkung des Serumcalciums stehen Substanzen zur Verfügung (Tab. **9**),

- die die Urincalciumausscheidung steigern,
- die den Knochenumsatz hemmen,
- die die enterale Calciumabsorption vermindern.

Wichtigstes »Medikament«: 0,9% NaCl-Infusion.

Tabelle **9** Wirkungsweise von zur Behandlung einer Hyperkalzämie verwendeten Medikamenten

| |
|---|
| *Steigerung der Urincalciumausscheidung* |
| 0,9% NaCl-Infusion |
| Furosemid |
| Calcitonin |
| *Hemmung des Knochenumsatzes* |
| Calcitonin |
| Kortikosteroide |
| Zytostatika (Mithramycin) |
| Phosphatinfusion |
| *Verminderung der enteralen Calciumabsorption* |
| orale Phosphattherapie |
| Zellulosephosphat per os |
| Kortikosteroide (Vitamin-D-Antagonismus) |

**Merke:** Häufigste Ursache der Hyperkalzämie sind Malignome mit, aber auch ohne Metastasen, ferner der primäre Hyperparathyreoidismus.
Wichtigste klinische Symptome der Hyperkalzämie sind Durst, Polyurie, Übelkeit und Erbrechen, ferner psychische Symptome.
Die wichtigste therapeutische Maßnahme bei der Hyperkalzämie und der Calciumintoxikation stellt eine ausreichende Flüssigkeitszufuhr dar, hierzu sind am besten NaCl-Infusionen geeignet.

Weiterführende Literatur

Bender, R. A., H. Hansen: Hypercalcemia in Bronchogenic carcinoma – a prospective study of 200 patients. Ann. intern. Med. 80 (1974) 205

Dambacher, M. A.: Die Diagnostik des primären Hyperparathyreoidismus. Akt. Rheumatol. 8 (1983) 34

Kanis, J. A.: Metabolic Bone Disease and Related Research. Symposium on the Etiology and Medical Management of Hypercalcaemie held in London (UK) 1979, Vol. 2/3 1980

Singer, F. R., Ch. F. Sharp jr., R. K. Rude: Pathogenesis of hypercalcemia in malignancy. Mineral Electrolyte Metab. 2 (1979) 161

Skrabanek, P., J. McPartlin, D. Powell: Tumor hypercalcemia and »ectopic hyperparathyroidism«. Medicine 59 (1980) 262


# Calciumregulation

Zu einer Hyperkalzämie kommt es nur dann, wenn die *Calciumregulation* versagt.

An ihr sind folgende Hormone beteiligt: Parathormon, Calcitonin, Vitamin D und seine Metaboliten, aber auch andere Substanzen, wie z. B. die Katecholamine.

## Parathormon

Beim Parathormon handelt es sich um ein artspezifisches Polypeptid. Die *Struktur* des menschlichen Parathormons wurde 1978 aufgeklärt. Es besteht aus 84 Aminosäuren und besitzt ein Molekulargewicht von 9500. Die biologische Aktivität ist im aminoterminalen Anteil lokalisiert.

Im Serum zirkulieren das intakte PTH-(1–84), ferner biologisch inaktive carboxyterminale und biologisch aktive aminoterminale Fragmente.

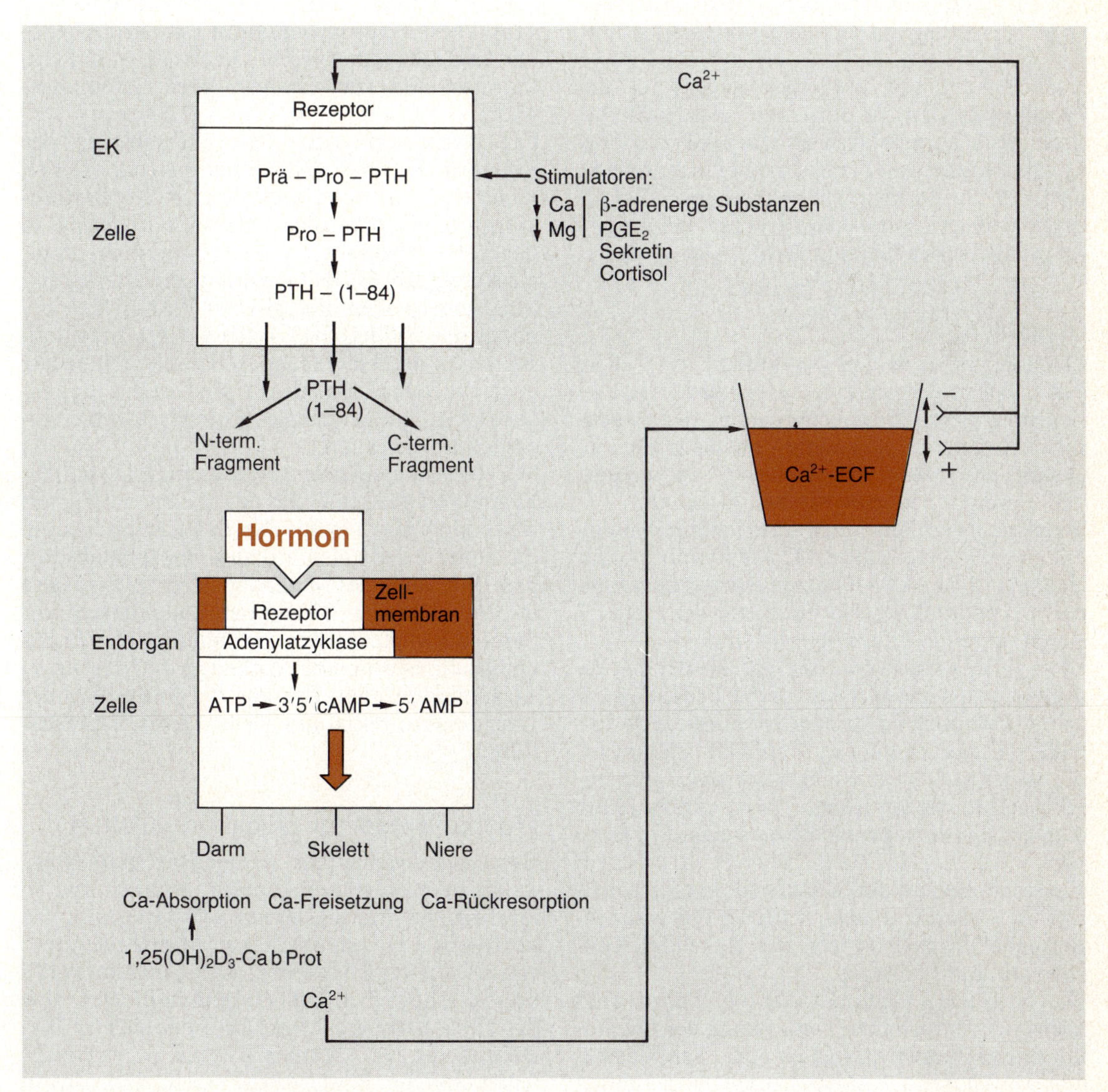


Abb. 8 Parathormon-abhängige Calciumregulation

Die *biologischen Wirkungen* des Parathormons (Abb. **8**) haben die Anhebung des Serumcalciums zum Ziel, und zwar über folgende Organsysteme:

Darm: Parathormon fördert die Absorption von Calcium aus dem proximalen Dünndarm durch Aktivierung von 1,25 $(OH)_2D_3$ und des calciumbindenden Proteins als Transportsystem.

Knochen: Parathormon mobilisiert durch Aktivierung der Osteoklasten und der Osteozyten Calcium und Phosphat, gleichzeitig wird beim Abbau von Knochengrundsubstanz auch Hydroxyprolin freigesetzt.

Niere: Parathormon steigert die Ausscheidung von Phosphat, Natrium und Kalium, Aminosäuren und Sulfat; reduziert wird dagegen (Vitamin-D-unabhängig) infolge Zunahme der tubulären Rückresorption die Ausscheidung von Calcium und Magnesium.

Der biochemische Wirkungsmechanismus des Parathormons ist im einzelnen noch nicht bekannt. Parathormon aktiviert jedenfalls das Adenylzyklasesystem an der Zellmembran (s. Abb. **8**), wodurch die Bildung von zyklischem 3',5'-Adenosin-Monophosphat (cAMP = second messenger) aus ATP beschleunigt wird.

## Calcitonin

Calcitonin wird in den parafollikulären Zellen, den C-Zellen der Schilddrüse, gebildet. Diese C-Zellen der Schilddrüse gehören dem neuroendokrinen System an. So konnte Calcitonin auch im Gehirn des Menschen nachgewiesen werden, und es weist einen analgetischen Effekt auf.

Bei allen bisher bekannten Calcitoninen handelt es sich um Polypeptide mit 32 Aminosäuren (Molekulargewicht 3400–3600) mit einer aminoterminalen Cystinbrücke, die die Kette der ersten 7 Aminosäuren zu einem Ring schließt.

Zwar gilt das Calcitonin als Gegenspieler des Parathormons, seine physiologische Bedeutung ist aber bisher noch umstritten, vor allem auch deshalb, weil zur Zeit keine Krankheit bekannt ist, die sicher auf einen Mangel an Calcitonin zurückgeführt werden könnte. Man spricht heute dem Calcitonin sogar eine Neuropeptidfunktion zu.

Calcitonin hemmt den Knochenumsatz und steigert die Urincalciumausscheidung. Die calciumsenkende Wirkung ist von der Höhe des Knochenumsatzes abhängig.

Die höchsten Calcitoninwerte im Plasma sind bisher bei der malignen Vermehrung der Calcitonin-sezernierenden C-Zellen der Schilddrüse, dem *medullären Schilddrüsenkarzinom*, gefunden worden.

## D-Vitamine

Das natürliche Vitamin ist das Vitamin $D_3$, das Cholecalciferol, von dem 1 mg 40000 IE entspricht. Es wird in erster Linie in und möglicherweise auch auf der Haut durch Einwirkung von Ultraviolettstrahlen aus wasserlöslichen Vorstufen, z. B. dem 7-Dehydro-Cholesterol, gebildet (80 %) und in geringer Menge (20 %) aus der Nahrung (Milch, Butter, Eigelb) im proximalen Dünndarm absorbiert, wozu bei dieser fettlöslichen Substanz Gallensalze erforderlich sind. Das Cholecalciferol (Molekulargewicht 384) gelangt, an Transportglobuline gebunden, vom Ort seiner Entstehung, der Haut, bzw. seiner Speicherung, der quergestreiften Muskulatur und dem Fettgewebe, zur Leber und wird dort in der mikrosomalen Fraktion der Leberzellen an Stellung 25 zum 25-Hydroxy-Cholecalciferol ($25[OH]D_3$, Molekulargewicht 400) hydroxyliert. Die zweite Hydroxylierung findet in der Niere statt, und zwar an Stellung 1 zum $1{,}25(OH)_2D_3$ (Molekulargewicht 416). Diese Hydroxylierung ist sehr streng reguliert und hängt ab vom Serumcalcium, vom Parathormon und vom anorganischen Serumphosphor.

Die pharmakologische Schwestersubstanz des Vitamins $D_3$, das Dihydrotachysterol (DHT), kommt in der Natur nicht vor, ist ein Bestrahlungsprodukt pflanzlicher Steroide und wird in der Leber ebenfalls zu 25-Hydroxy-Dihydrotachysterol (25[OH]DHT) hydroxyliert. Zur Entfaltung seiner vollen biologischen Wirksamkeit benötigt das 25(OH)DHT keine weitere Metabolisierung in der Niere mehr, so daß diese Substanz auch zur Behandlung der verminderten Calciumabsorption bei der renalen Osteodystrophie eingesetzt werden kann.

*Wichtigste Angriffspunkte* des Vitamin D sind der Dünndarm (s. Abb. **8**) und das Skelett, möglicherweise auch die Nieren. Die D-Vitamine fördern die intestinale Calcium- und Phosphatabsorption. Vor allem der Metabolit $1{,}25(H)_2D_3$ steigert in physiologischen Dosen den Calciumtransport durch die Mukosazellen des Dünndarms. Die mineralisationsfördernde Wirkung von Vitamin D ist zumindest zum Teil auf die Steigerung der Calciumabsorption aus dem Darm zurückzuführen.

## Mechanismus der Calciumregulation

Der Calciumgehalt des Serums wird beim Menschen außerordentlich konstant gehalten und so fein reguliert, daß täglich nur Schwankungen von höchstens 4 % und, über einen Monat integriert, von 6 % gefunden werden. Die Calciumregulation ist erheblichen Belastungen ausgesetzt, 99 % des Gesamtkörpercalciums befinden sich im Skelett und nur 1 % in Körperflüssigkeiten, in Weichteilen und im Bindegewebe. Geht man davon aus, daß 10 % des Körpergewichts auf das Calcium entfallen, dann enthält das Skelett einer Person von 70 kg Gewicht 1750 g Calcium. Da im Blutkreislauf etwa 1,2 g Calcium zirkulieren, beträgt das Verhältnis Serumcalcium zu Skelettcalcium 1:1500, d.h., es muß verhindert werden, daß diese enorme Menge Calcium aus dem Skelett ausströmt und den Organismus überschwemmt.

Als Organe stehen für die Calciumregulation zur Verfügung (s. Abb. **8**): der Dünndarm, das Skelett und die Nieren, wobei Parathormon und die D-Substanzen die Calciumabsorption aus dem Darm und die Calciumfreisetzung aus dem Skelett fördern und damit zur Erhöhung des Serumcalciums führen, während Calcitonin insbesondere die Calciummobilisierung aus dem Skelett und die renale Calciumrückresorption hemmt, so daß dieses Hormon zur Senkung des Serumcalciums beiträgt.

Es wird ein »doppelter Rückkoppelungsmechanismus«, der des Parathormons und der des Calcitonins, angenommen: Parathormon erhöht dabei den Serumcalciumspiegel, während ihn das Calcitonin senkt, d.h., bei einem Anstieg des Serumcalciums kommt es zu einer Erniedrigung des Parathormons und Erhöhung des Calcitonins und umgekehrt bei Hypokalzämie.

## Weiterführende Literatur


Austin, L.A., H. Heath III: Medical progress. Calcitonin – physiology and pathophysiology. New Engl. J. Med. 304 (1981) 269

Dambacher, M.A., W. Born, J.A. Fischer: Calciotropic Hormones (Calcitonin and Parathormone). Symposium CEMO (Centre d'Etude des Maladies Ostéo-articulaires de Genève) III »Bone and Tumors«. Editions Médecine et Hygiène, Genève 1980

DeLuca, H.F., J.G. Ghazarian: The role of vitamin D and its metabolites in calcium and phosphate metabolism. In Kuhlencordt, F., H. Bartelheimer: Handbuch der inneren Medizin, Bd. VI/1A Knochen, Gelenke, Muskeln: Klinische Osteologie, 5. Aufl. Springer, Berlin 1980

Fischer, J.A.: Parathyroid hormone. In Bronner, F., J.W. Coburn: Disorders of Mineral Metabolism, vol. II. Academic Press, New York 1982 (p. 272)

Haas, H.G., M.A. Dambacher: Calcium-Hormone, Skelett und Mineralstoffwechsel. In Siegenthaler, W.: Klinische Pathophysiologie, 5. Aufl. Thieme, Stuttgart 1982

Offermann, G.: Vitamin D und seine Metaboliten. Med. Klin. 75 (1980) 870

Parsons, J.A., J.M. Zanelli: Physiological role of the parathyroid glands. In Kuhlencordt, F., H. Bartelheimer: Handbuch der inneren Medizin, Bd. VI/1A Knochen, Gelenke, Muskeln: Klinische Osteologie, 5. Aufl. Springer, Berlin 1980

# 8

# Erkrankungen des rheumatischen Formenkreises

*P. W. Hartl*

Unter dem nur unzureichend definierten Krankheitsbegriff »Rheumatismus« wird eine Vielzahl von Erkrankungen zusammengefaßt, die sich vor allem am Bewegungsorgan (Wirbelsäule, Gelenke, gelenknahe Strukturen und Muskulatur) manifestieren und hier zu Schmerzen und Funktionseinbußen führen. Die rheumatischen Erkrankungen werden grob vereinfachend eingeteilt in die sogenannten *degenerativen* Gelenkerkrankungen, die auf dem Boden eines unphysiologischen Knorpelabbaues entstehen, und den Bereich des sogenannten *entzündlichen* Rheumatismus. Auf dem Boden gemeinsamer klinischer, röntgenologischer sowie immunologischer Symptome wurden hier zusätzlich zu den klassischen Repräsentanten wie z. B. dem rheumatischen Fieber und der rheumatoiden Arthritis neue Formenkreise geschaffen, in denen verwandte Krankheitsbilder nosologisch zusammengefaßt sind (z. B. Kollagenosen im engeren Sinne, seronegative Spondarthritiden usw. – Tab. **1**).

Tabelle **1** Einteilung und Nomenklatur* der rheumatischen Erkrankungen

*Entzündliche Rheumaformen (Kollagenosen, Konnektivitiden)*

Rheumatisches Fieber

| | | |
|---|---|---|
| Rheumatoide Arthritis | Seronegative Spondarthritiden | Kollagenosen im engeren Sinne |
| Felty-Syndrom<br>Sjögren-Syndrom<br>Caplan-Syndrom | Ankylosierende Spondylitis (Morbus Bechterew)<br>Psoriasis-Arthritis<br>Reiter-Syndrom<br>enterokolitische Arthropathien bei Morbus Crohn, Colitis ulcerosa und Morbus Whipple<br>reaktive Arthritiden<br>Behçet-Syndrom | Lupus erythematodes disseminatus<br>systemische progressive Sklerodermie<br>Dermatomyositis (Polymyositis)<br>Panarteriitis nodosa<br>Overlap-Syndrome |

Juvenile chronische Arthritis

»Weichteilrheumatismus« (Fibrositis-Syndrome, Periarthropathien, extraartikuläre Rheumaformen u. a. m.)

Arthritis urica
  Calciumpyrophosphat-Ablagerungskrankheit (CPPD – Pseudo-Gicht, Chondrokalzinose)

Arthritiden bei Stoffwechselerkrankungen (Hämochromatose, Morbus Wilson)

*Degenerative Rheumaformen*

Arthrosis deformans

| | | |
|---|---|---|
| Finger-Polyarthrose (Heberden-Bouchard, Rhizarthrosis deformans) | große Gelenke (Omarthrose, Coxarthrose Gonarthrose) | Wirbelsäule (Osteochondrose, Spondylosis deformans, Spondylarthrose) |

* Die Nomenklatur rheumatischer Erkrankungen ist nicht selten sprachlich unkorrekt, die Terminologie national und international nicht einheitlich.

# Rheumatisches Fieber

**Definition:** Das rheumatische Fieber ist definiert als eine akut-entzündliche Systemerkrankung des rheumatischen Formenkreises, die sich aus einer Streptokokken-A-Infektion, meist im Bereich der Atemwege (Nasen-Rachen-Raum), entwickelt. Die Polyarthritis gilt als häufigste, die Karditis als folgenschwerste Manifestation der Erkrankung. Selten wird die Chorea minor unter dem Bilde eines zentralnervösen Syndroms beobachtet. Das Erythema anulare (marginatum – Lehndorf-Leiner) stellt ein sehr charakteristisches Symptom der Erkrankung an der Haut dar.

## Häufigkeit, Epidemiologie

Exakte Daten über die Häufigkeit des rheumatischen Fiebers existieren weder national noch weltweit. (Im Schrifttum verfügbare Zahlenangaben zur Morbidität liegen bei 0,01 %.) Zweifellos hat die Häufigkeit des rheumatischen Fiebers zumindest in den Industrienationen in den letzten Jahrzehnten erheblich abgenommen (verbesserte Hygiene, Antibiotikaprophylaxe nach Streptokokkeninfekten u. a. m.). In sozial schwachen Bevölkerungsschichten, z. B. in Ländern der dritten Welt, ist aufgrund der dort gegebenen epidemiologischen Verhältnisse die Erkrankung immer noch häufig anzutreffen.

## Ätiologie, Pathogenese, pathologische Anatomie

Die ätiologische Bedeutung $\beta$-hämolytischer Streptokokken der Lancefield-Gruppe A ist vor allem durch die Erfahrungen mit der Antibiotikatherapie eindeutig belegt. Der Streptokokkeninfekt, welcher dem rheumatischen Fieber zeitlich vorausgeht, ist vorwiegend im Nasen-Rachen-Raum lokalisiert (Streptokokken-Pharyngitis, »rauher Hals«). Trotz der gesicherten Kenntnis der auslösenden Rolle des Streptokokkeninfektes bleibt die eigentliche Pathogenese des rheumatischen Fiebers in den meisten Bereichen unklar. So waren bisher fast alle Versuche enttäuschend, das rheumatische Fieber als Autoimmunopathie zu definieren, etwa im Sinne einer lokal (Herzmuskel, Synovia) ablaufenden streptokokkeninduzierten (Auto-)Immunreaktion auf humoraler oder zellulärer Ebene oder als Immunkomplexkrankheit, auch wenn gelegentlich gegen Herzmuskelgewebe gerichtete oder mit Streptokokkenantigenen kreuzreagierende Antikörper im Serum der Patienten nachgewiesen wurden. In den letzten Jahren hat man genetische Aspekte zur Diskussion gestellt.
Bisher ist weiterhin die wichtige Tatsache nicht zu erklären, daß von Patienten mit gesicherter Streptokokken-Pharyngitis nur etwa 3% ein rheumatisches Fieber bekommen und daß das rheumatische Fieber vor allem Kinder und Jugendliche befällt, bei zunehmendem Alter aber immer seltener wird.
Autoptisch beherrscht die *Karditis* den pathologisch-anatomischen Befund. Bei Todesfällen in der Frühphase der Erkrankung steht die Myokarditis im Vordergrund, bei Spätfällen die verruköse Endokarditis mit ihren Folgeerscheinungen an den Herzklappen (Klappenstenosen bzw. -insuffizienzen). Die entzündlichen Veränderungen, die man histologisch am Herzmuskel sieht, variieren mit dem Krankheitsstadium (Myofibrillendegeneration, -nekrosen, fibrinoide Degeneration des Kollagens, entzündliche Mesenchymreaktionen). Die für die rheumatische Karditis charakteristischen Aschoffschen Knötchen – Rundzellansammlungen und Riesenzellen um fibrinoides Material, im weiteren Verlauf fibrös vernarbend – werden vor allem im Bereich der Hinterwand des linken Ventrikels sowie im Ventrikelseptum gefunden. Immunhistologisch sind im Bereich erkrankter Myofibrillen und in der Wand von Gefäßen Immunglobulinablagerungen (IgG, IgM, IgA) sowie Komplementfaktoren nachgewiesen worden.
Die *Synoviitis* des rheumatischen Fiebers ist uncharakteristisch und imponiert durch ödematöse Schwellung und zelluläre Infiltration der Membrana synovialis (Granulozyten, Lymphozyten und Monozyten). Fibrinniederschläge finden sich auf der Synovialdeckzellschicht.
Bei *Chorea minor* – aber offenbar auch bei Verläufen ohne diese Komplikation – hat man eine Arteriitis der Hirngefäße (selten Embolien, Infarkte) nachgewiesen, die nicht auf die Stammganglien beschränkt ist (Kortex, Kleinhirn, Substantia nigra u. a. m.).
Die *subkutanen Rheumaknoten* des rheumatischen Fiebers bestehen im wesentlichen aus Fibrinoid, die für entsprechende subkutane Knotenbildungen bei der rheumatoiden Arthritis typische Granulombildung beobachtet man nicht.

## Klinik

### Anamnese

In der Regel geht dem rheumatischen Fieber ein Streptokokkeninfekt (meist Pharyngitis) voraus. Etwa die Hälfte der Patienten gibt anamnestisch entsprechende Symptome im Sinne von »Halsschmerzen« an. Vielfach – zwischen 5 und 30% der Fälle – ist die Anamnese leer. Die Latenz vom Streptokokkeninfekt einerseits bis zum Auftreten erster klinischer Symptome des rheumatischen Fiebers andererseits schwankt zwischen 6 und

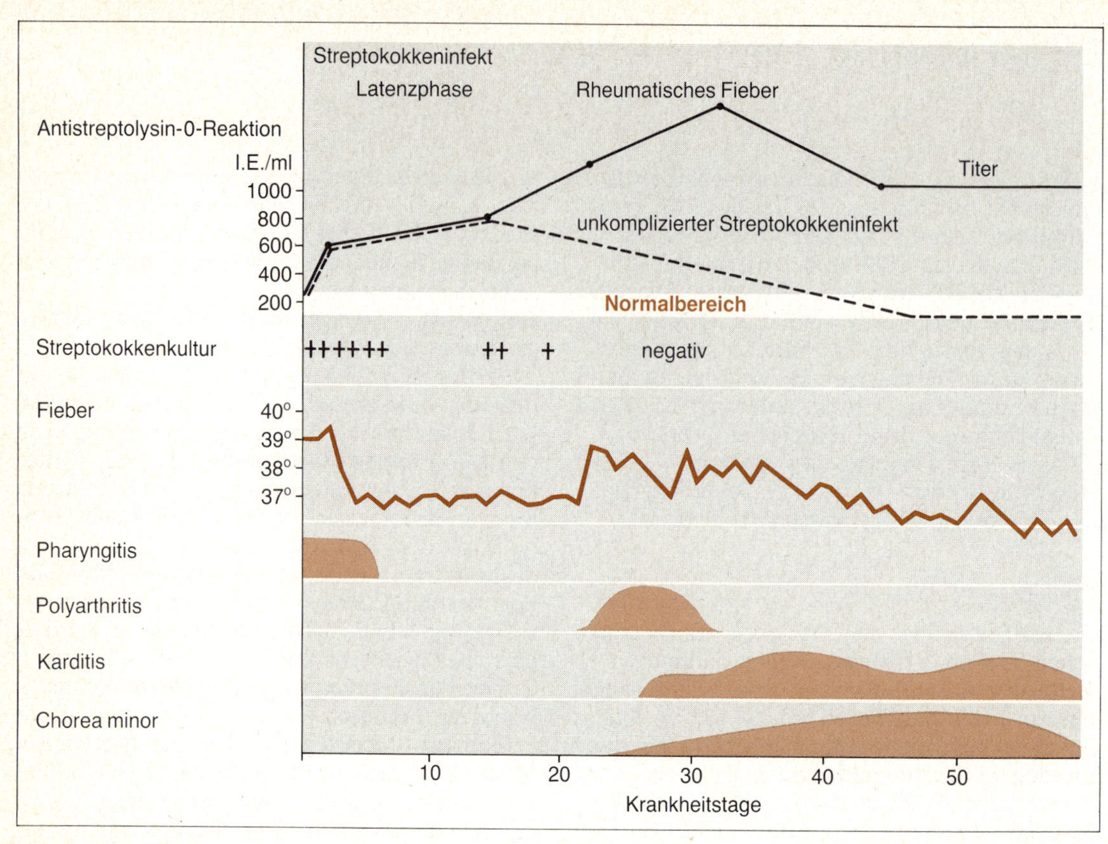


Abb. **1** Krankheitsverlauf und Verhalten der Antistreptolysin-0-Reaktion bei rheumatischem Fieber (modifiziert nach Taranta, 1979)

35 Tagen, sie liegt im Mittel bei etwa 18 Tagen (Abb. **1**).

### Krankheitsbild

Das klassische Bild des rheumatischen Fiebers beginnt in der Regel akut mit einer *Polyarthritis,* die zahlreiche, aber vor allem die großen Gelenke einbezieht. Alle Zeichen der akuten Gelenkentzündung – schmerzhafte Schwellung, Rötung, Überwärmung, eingeschränkte Funktion – sind bei voll ausgebildetem Krankheitsbild nachweisbar. Der Gelenkbefall ist springend (migratorisch) und im Verlaufe einer entsprechenden medikamentösen Behandlung (nichtsteroidale Antirheumatika: Acetylsalicylsäure, Indometacin, Diclofenac u.a.) innerhalb von 10–14 Tagen rückbildungsfähig. Persistierende Motilitätseinschränkungen entwickeln sich in der Regel nicht, röntgenologisch findet man keine Erosionen!

Die *Karditis,* meist mit der Polyarthritis synchron auftretend, kann bei Erkrankungen im frühen Kindesalter das Bild völlig beherrschen. Hinsichtlich der klinischen Symptomatologie variiert der Herzbefall vom elektrokardiographischen Zufallsbefund bis hin zum Vollbild der Herzinsuffizienz mit Tachykardie, Atemnot, Ödemen und schmerzhafter Leberschwellung sowie perikarditischem Schmerz. Unter den Geräuschen am Herzen, die man im Frühstadium der rheumatischen Karditis auskultatorisch nachweisen kann, sind ein apikales Systolikum (relative Mitralinsuffizienz), ein apikal diastolisches Geräusch (»Carey-Coombs«) sowie ein basales Diastolikum (relative Aorteninsuffizienz) zu nennen. Neben Galopprhythmen auskultiert man nicht selten auch Perikardgeräusche. Als häufiges elektrokardiographisches Symptom der rheumatischen Myokarditis findet man eine Verlängerung der PQ-(R-)Strecke (s. auch Abb. **2**).

Zu den Frühmanifestationen des rheumatischen Fiebers gehört weiterhin das *Erythema anulare* (*marginatum* – Lehndorf-Leiner): flüchtige, nicht juckende, rosa bis dunkelrot gefärbte, vor allem am Stamm (seltener an den Extremitäten und fast nie im Gesicht) auftretende, ringförmig konfigurierte und nach außen hin scharf begrenzte Hauteffloreszenzen. Auch die kleinen *subkutanen Rheumaknoten,* die an Stellen vermehrten Drucks über Knochen und Sehnenansätzen oft multipel auftreten, sind in der Frühphase des rheumatischen Fiebers nachweisbar.

Die *Chorea minor* (Sydenham), die vor allem bei Mädchen (selten vor dem 6. bzw. nach dem 17. Lebensjahr) auftritt, gilt als Spätmanifestation des rheumatischen Fiebers. Klinisch stehen unkontrollierte Bewegungen vor allem der Hände

(Hyperflexion im Handwurzelbereich, Hyperextension in den Fingergrundgelenken, Abduktion des Daumens, bei Hochheben der Hände Hyperpronation) und des Gesichtes (Grimassieren) im Vordergrund neben Muskelschwäche und emotioneller Labilität. Patienten mit Chorea minor sind durch karditische Schübe (Mitralstenose) gefährdet!

#### Labordiagnostik

Rachenabstriche zum Nachweis *β-hämolytischer Streptokokken* sind nur im Anfangsstadium der Erkrankung sinnvoll und erfolgversprechend.
Serologisch ist für das rheumatische Fieber der mit dem Streptokokkeninfekt konstant erhöhte *Antistreptolysin-0-Titer* (kein Titerabfall im Krankheitsverlauf – s. Abb. **1**) charakteristisch, der bei ca. 80% der Patienten gefunden wird. (Der Antistreptolysin-negative Rest zeigt erhöhte Titer für Seroreaktionen mit anderen extrazellulären Streptokokkenantigenen, wie Antikörper gegen Streptokokkenexoenzyme, z.B. Streptokinase, Hyaluronidase, Desoxyribonuklease usw.) Der Antikörpernachweis beruht auf der Inhibition der spezifischen zytolytischen oder enzymatischen Reaktion des entsprechenden Streptokokkenproduktes durch das Serum des Patienten. Die Höhe des Antistreptolysin-Titers steht in keinem strengen Bezug zur Schwere der rheumatischen Grunderkrankung.
Für die Verlaufsbeurteilung des rheumatischen Fiebers sind vor allem die sogenannten *Entzündungsparameter* wichtig, wie Blutsenkungsreaktion, Leukozytose, Konzentration des C-reaktiven Proteins im Serum, Serumelektrophorese (erhöhte $\alpha_2$- und $\gamma$-Globulinfraktionen). Fehlende Veränderungen der Entzündungsparameter sind bei Fällen von Chorea minor möglich!
Sorgfältige labormedizinische Verlaufskontrollen sind wichtig im Hinblick auf mögliche Arzneimittelnebenwirkungen (Blutungsanämie unter Salicylatbehandlung u.a.m.).

#### Diagnostisches Vorgehen

Aufgrund der bereits vor Jahren entwickelten sogenannten Jones-Kriterien ist die Diagnose eines rheumatischen Fiebers wahrscheinlich, wenn zwei Hauptkriterien bzw. ein Haupt- und zwei Nebenkriterien erfüllt sind bei dem Nachweis des vorausgegangenen Streptokokkeninfektes (Tab. **2**).
Zur labormedizinischen Diagnose gehört neben dem Persistieren der Antistreptolysin-0-Titererhöhung der pathologische Ausfall der Entzündungsparameter.
Die Polyarthritis imponiert durch migratorischen Befall unter Bevorzugung der großen Gelenke, die Karditis wird man klinisch (Herzerweiterung, Herzinsuffizienz), auskultatorisch (NB: funktionelle Herzgeräusche!) sowie elektrokardiographisch (verlängertes PR-Intervall u.a.m.) erfassen.

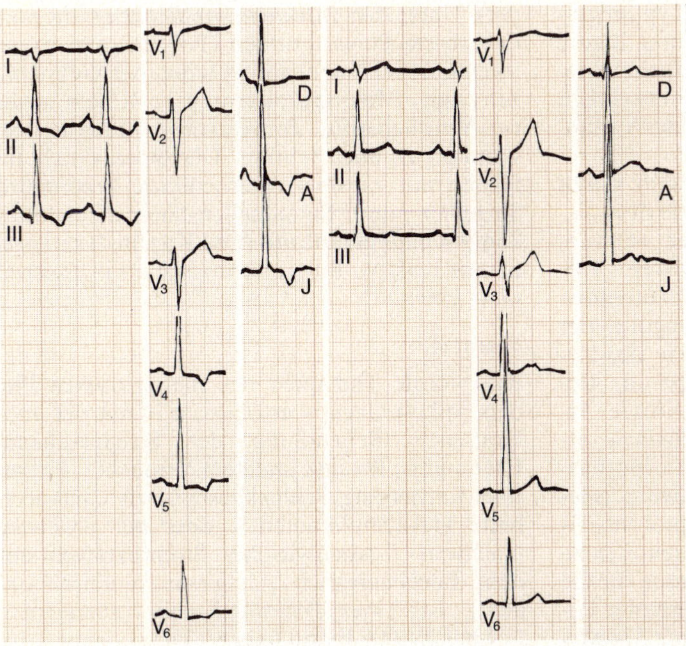

Abb. **2** Elektrokardiogrammbefund bei rheumatischer Karditis (aus Heinecker, R.: EKG in Praxis und Klinik, 11. Aufl. Thieme, Stuttgart 1980)

Tabelle **2** Revidierte Jones-Kriterien zur Diagnose des rheumatischen Fiebers (modifiziert nach Stollermann u. Mitarb., 1965)

| *Hauptkriterien* | *Nebenkriterien* |
|---|---|
| Karditis<br>Polyarthritis<br>Chorea minor (Sydenham)<br>Erythema anulare<br>Subkutane Knoten | *klinisch:*<br>vorausgegangenes rheumatisches Fieber oder rheumatische Herzkrankheit<br>Arthralgien<br>Fieber<br>*Labor:*<br>Akute-Phase-Reaktionen<br>erhöhte Blutsenkung<br>erhöhter Wert des C-reaktiven Proteins<br>Leukozytose<br>Verlängertes PQ-(R-)Intervall (EKG) |

*plus*

Hinweis auf vorausgegangene Streptokokkeninfektion (erhöhte Titer der Antistreptolysin-0-Reaktion oder anderer Streptokokken-Antikörper, positiver Rachenabstrich für Streptokokken A, vorausgegangener Scharlach)

*Rheumatisches Fieber sehr wahrscheinlich:*

2 Hauptkriterien
oder
1 Hauptkriterium und 2 Nebenkriterien,
wenn vorausgegangener Streptokokkeninfekt gesichert!

### Differentialdiagnose

Bei der Differentialdiagnose ist zu berücksichtigen, daß die Polyarthritis des rheumatischen Fiebers nicht immer dem beschriebenen Typ (migratorisch, große Gelenke) entspricht und häufig durch die Behandlung mit antientzündlichen Medikamenten (Glukokortikosteroide!) hinsichtlich der klinischen Symptomatologie und des Verlaufes modifiziert sein kann.
Die *rheumatoide Arthritis,* charakterisiert durch die schubweise progredient verlaufende destruierende Polyarthritis, ist auch in der »Schubsituation« in der Regel vom rheumatischen Fieber differentialdiagnostisch einfach abzutrennen (symmetrischer Befall unter Bevorzugung der Fingergrund- und -mittelgelenke sowie der Zehengrundgelenke, meist unter Aussparung der stammnahen großen Gelenke). Die floride Arthritis des Jugendlichen *(juvenile chronische Arthritis, JCA),* vor allem der sogenannte Morbus-Still-Typ – ohne Rheumafaktornachweis, gelegentlich aber mit erhöhten Antistreptolysin-Titern! – kann dagegen differentialdiagnostische Schwierigkeiten aufwerfen. Dies gilt auch für die im jugendlichen Alter häufig mit fieberhafter Polyarthritis einhergehende *ankylosierende Spondylitis.* Bei jeder Synoviitis, die an einem Gelenk länger als 2 Wochen nachweisbar ist, sollte man die Diagnose rheumatisches Fieber in Frage stellen! Die *Kollagenosen im engeren Sinne* sind durch den Multiorganbefall charakterisiert, der Lupus erythematodes disseminatus durch einen entsprechenden serologischen Befund (Nachweis antinukleärer und dsDNA-spezifischer Antikörper). Unter den *Infektionskrankheiten* sieht man fieberhafte Polyarthritiden (Polyarthralgien) gelegentlich bei Endocarditis lenta, bei Gonokokken- bzw. Meningokokkensepsis, Röteln sowie bei Virushepatitis. *Postinfektiöse* Krankheitszustände, z.B. nach febrilen Diarrhöen durch Infektion mit Yersinia enterocolitica, bestimmten Shigellen- und Salmonellenstämmen, können klinisch mit Polyarthritis (und Karditis!) als sogenannte reaktive Enteroarthropathien in Erscheinung treten.

### Therapie

Die »ideale Therapie« des rheumatischen Fiebers sollte präventiv erfolgen, d.h. mit der antibiotischen Behandlung der Streptokokken-Pharyngitis! Bei begründetem Verdacht – Fieber, roter Rachenring, Schluckbeschwerden, schmerzhafte Halslymphknoten – oder bei positivem Nachweis $\beta$-hämolytischer Streptokokken aus dem Rachenabstrich (Umgebungsuntersuchungen!) ist eine *Penicillintherapie* einzuleiten: 3–4mal 250000 E oral über 10 Tage oder eine Injektion Benzathin-Penicillin G, 1,2 Mill. E pro Tag. Bei Penicillinallergie kann man einen Behandlungsversuch mit einem modernen Sulfonamidpräparat (z.B. Bactrim – Kombination aus Trimethoprim und Sulfamethoxazol) durchführen.

Im Initialstadium des rheumatischen Fiebers ist die Einhaltung von Bettruhe für zunächst 3 Wochen sicher sinnvoll. NB: Karditis! Anschließend kann eine vorsichtige (kontrollierte) Remobilisierung verantwortet werden.
Unter den medikamentösen Therapiemaßnahmen ist die Beseitigung des Streptokokkeninfektes durch *Penicillin*-Behandlung oberstes Gebot. Polyarthritis und Karditis sprechen in der Regel zufriedenstellend auf eine Behandlung mit *nichtsteroidalen* Antirheumatika (Acetylsalicylsäure, Indometacin, Diclofenac u.a.) an. Nur bei schweren, fieberhaften Verläufen ist man zur vorübergehenden Verabreichung von *Glukokortikosteroiden* gezwungen (40–60 mg Prednisolonäquivalent pro Tag in fallender Dosierung – Steroidtreppe!). Ob die Steroidbehandlung des rheumatischen Fiebers der Entwicklung rheumatischer Herzklappenfehler vorzubeugen vermag, ist bislang nicht zweifelsfrei geklärt. Die floride rheumatische Karditis verlangt gelegentlich eine Digitalis-Medikation, ggf. in Kombination mit einem Diuretikum (NB: Digitalisüberempfindlichkeit möglich!).
Die Symptome der Chorea minor sprechen in der Regel auf Tranquilizers (früher: Barbiturate) zufriedenstellend an, Glukokortikosteroide sind nur selten erforderlich.
Die *Penicillinprophylaxe* des karditischen Rezidivs muß mit dem Zeitpunkt der Diagnosestellung eingeleitet und langfristig, bei Risikopatienten – jugendliches Alter, enges Zusammenleben zu Hause, chronisch-rheumatische Herzkrankheit – ggf. jahrelang weitergeführt werden.

### Prognose und Verlauf

Das rheumatische Fieber zeigt nach Abklingen der akuten Symptome in der Regel eine völlige Rückbildung der Polyarthritis. Die Erkrankung »leckt an den Gelenken, beißt jedoch das Herz«. Hinsichtlich der Herzmanifestationen zeigt das rheumatische Fieber eine bemerkenswerte Tendenz zum karditischen Rezidiv unter Beteiligung der Herzklappen. Die Prognose wird durch die rheumatische Herzkrankheit bestimmt.

**Merke:** Nicht jede akute Polyarthritis mit Fieber (subfebrilen Temperaturen) = rheumatisches Fieber! Chronische Arthritiden nach fieberhaftem Beginn sind eher als reaktive Polyarthritiden nach (Darm- oder urogenitalen) Infekten oder als atypische Verläufe der rheumatoiden Arthritis, der ankylosierenden Spondylitis bzw. der juvenilen chronischen Arthritis sowie von Kollagenosen im engeren Sinne (Lupus erythematodes disseminatus) zu interpretieren. Das rheumatische Fieber, vor allem im Erwachsenen-Alter, ist hierzulande selten!

### Weiterführende Literatur


Stollermann, G.H., M. Markowitz, A. Taranta, L.W. Wannamaker, R. Whittemore: Committee report: Jones Criteria (Revised) for Guidance in the Diagnosis of Rheumatic Fever. Circulation 32 (1965) 664–668

Stollermann, G.H.: Rheumatic fever. In Kelley, W.N., E.D. Harris jr., S. Ruddy, C.B. Sledge: Textbook of Rheumatology. Saunders, Philadelphia 1981

Taranta, A.: Rheumatic fever. In McCarty, D.J.: Arthritis and Allied Conditions. Lea & Febiger, Philadelphia 1979


# Rheumatoide Arthritis

**Definition:** Die rheumatoide Arthritis – Namensgebung durch Garrod 1858, im deutschen Sprachbereich auch (primär oder progredient) chronische Polyarthritis, (p)cP – ist definiert als eine systemische Kollagenose unbekannter Ätiologie, die sich vor allem an den Gelenken manifestiert. Auf dem Boden einer Entzündung der Synovialmembran, die in der Regel die gelenknahen Bereiche (Gelenkkapseln, Ligamente, Schleimbeutel, Sehnen, Sehnenscheiden und Muskeln) mit einbezieht, kommt es im Rahmen eines wechselvollen, meist schubweise progredienten Verlaufes zu schmerzhafter Schwellung und Funktionseinbuße der erkrankten Gelenke, die in Spätstadien bis zur völligen Zerstörung der Gelenkstrukturen fortschreiten kann. Klinisch-arthrologisch ist das Krankheitsbild gekennzeichnet durch einen symmetrischen Gelenkbefall. Häufig sind zunächst die Fingergrund- und -mittelgelenke sowie die Karpalregion, im Bereich der unteren Extremität Zehengrund- und Sprunggelenke betroffen. In zentripetaler Richtung werden schließlich auch die mittleren und großen Gelenke in das Krankheitsgeschehen mit einbezogen. Unter den extraartikulären Manifestationen sind subkutane Rheumaknoten relativ häufig, die Mitbeteiligung innerer Organe auf dem Boden granulomatöser oder vaskulitischer Vorgänge dagegen selten.

### Häufigkeit, geographische Verbreitung

Die Morbidität – statistisch verwertbares Material liegt nur für einige europäische Länder und die Vereinigten Staaten (USA) vor – wird im Schrifttum zwischen 1 und 3% der Gesamtbevölkerung angegeben (Schwankungen der Daten mit Alter und Geschlecht). Die rheumatoide Arthritis läßt eine ausgesprochene Bevorzugung des weiblichen Geschlechtes erkennen, Quotient weiblich : männlich = 3(–5) : 1. Familiäre Häufung der Erkrankung (Zwillinge!) und gehäuftes Vorkommen der Histokompatibilitätsantigene HLA-DR4 und Dw4 sprechen für die Bedeutung genetischer Faktoren (s. Tab. 7, S. 8.22).

### Ätiologie, Pathogenese, pathologische Anatomie

Die Ätiologie der rheumatoiden Arthritis ist bislang weitgehend unbekannt.
Die infektiöse Genese war bisher durch Isolierung entsprechender pathogener Erreger nicht zu belegen, die ätiologische Rolle latenter Virusinfektionen bleibt vorerst ebenfalls hypothetisch. Gesichert im Zusammenhang mit Auslösung und Chronifizierung der Synoviitis sind lokale Autoimmunphänomene im humoralen und zellulären Bereich, die möglicherweise auf einem genetisch vorbereiteten Terrain durch Infektionserreger bzw. deren Stoffwechselprodukte (Antigenpersistenz) ausgelöst und unterhalten werden.
Am besten untersucht sind die sogenannten *Rheuma-* oder *Antiglobulinfaktoren,* Autoantikörper, die mit dem Fc-Fragment von Immunglobulinen (IgG) unter Komplexbildung reagieren. Für die klinische Diagnostik wichtig sind Rheumafaktoren vom IgM-Typ, die im Serum mit Hilfe der Latex- bzw. Waaler-Rose-Methode nachgewiesen werden. IgG-Typ-Rheumafaktoren werden in der entzündeten Synovialmembran gebildet und entwickeln hier unter Komplementbindung Immunkomplexe. Diese können durch Granulozyten unter Bildung sogenannter »Ragozyten« (Hollander-Zellen, R.A.-cells) (Abb. **3b**) phagozytiert werden. Dabei kommt es zur Freisetzung knorpelaggressiver lysosomaler Enzyme (neutrale Proteasen, Kollagenasen usw.). In diesem pathophysiologisch komplexen Geschehen spielen neben immunologischen Vorgängen (außer Rheumafaktoren können Autoantikörper gegen Kernsubstanzen, gegen Kollagen u.a.m. nachgewiesen werden) Störungen der Gerinnung, der Fibrinolyse sowie des lokalen Stoffwechsels (Hyaluronsäuresynthese, Glukosamintransport, Prostaglandinproduktion usw.) eine wichtige pathogenetische Rolle. Zur Zerstörung des Knorpels und der gelenknahen Strukturen trägt auch das von der Synovialmembran ausgehende invasiv wachsende Entzündungsgewebe (Pannus) in hohem Maße bei. Bei den extraartikulären Organmanifestationen der rheumatoiden Arthritis spielen zirkulierende Immunkomplexe, die Rheumafaktoren verschiedenen Immunglobulintyps (IgG, IgM, IgA) und Komplementfaktoren enthalten können, durch die Auslösung vaskulitischer Vorgänge eine wichtige Rolle (Abb. **4**).
*Anatomisch-pathologisch* ist die rheumatoide *Synoviitis* (Abb. **3a**) gekennzeichnet durch ödematöse Aufquellung der Membrana synovialis, massive Infiltration des Stromas mit Lymphozyten (meist T-Zellen) und Plasmazellen, die Immunglobuline und Rheumafaktoren synthetisieren. Nekrosen, »Rheumagranulome« und vaskulitische Bilder findet man gelegentlich. Die Synovialdeckzellen (lining cells) erscheinen aufgeschwollen, teilweise mehrschichtig und mit Fibrin belegt. In dem meist fibrinreichen Gelenkexsudat kommt es zur Anreicherung von Granulozyten. Ragozyten werden fluoreszenzserologisch durch Nachweis rheumafaktorhaltiger Immunkomplexe im Einschluß (Phagosom) identifiziert. *Rheumaknoten* weisen einen typischen histologischen Aufbau auf, gekennzeichnet durch eine zentrale Nekrosezone, umgeben von palisadenartig angeordneten Fibroblasten (Makrophagen) und schließlich eingeschlossen durch ein zellreiches Granulationsgewebe. Außer in der Subkutis entwickeln sich Rheumaknoten gelegentlich auch im Bereich der Lunge, an Herzklappen, am Nierenbecken oder am Auge (Sklera). Bei Krankheitsmanifestationen auf dem Boden zirkulierender Immunkomplexe – vaskulitische Purpura, periphere Neuropathie u.a.m. – findet man (immun-)histologisch das Bild der *Immunkomplexvaskulitis* mit Immunglobulin- und Komplementablagerungen in der Gefäßwand.

### Klinik

#### Anamnese

In der Regel beginnt die rheumatoide Arthritis schleichend mit uncharakteristischen Gelenkbeschwerden. Die Patienten klagen über eine schmerzhafte Steife der Finger am Morgen (»Morgensteife«) oder Schmerzen im Vorfußbereich bei längerem Gehen. Im weiteren Verlauf kommt es zu einer schmerzhaften Schwellung der Fingermittel- und -grundgelenke. Gelegentlich beginnt die Erkrankung olig-(mon-)artikulär und asymmetrisch (Handwurzel-, Sprunggelenke). In Einzelfällen wird ein mehr akuter Krankheitsbeginn mit Temperaturanstieg bis zu 38,5 °C beobachtet – bei schmerzhafter Schwellung zahlreicher Gelenke und mehr oder weniger ausgeprägten Allgemeinsymptomen (Leistungsrückgang, Inappetenz, Schweißneigung). Bei Frauen entwickelt sich eine rheumatoide Arthritis nicht selten nach einer Schwangerschaft oder im Klimakterium.

#### Krankheitsbild

In der Frühphase der Erkrankung steht der *Gelenkschmerz* im Vordergrund. Betroffen sind vor allem die Prädilektionsgelenke an der Hand (Fingergrund- und -mittelgelenke, Karpus) sowie an

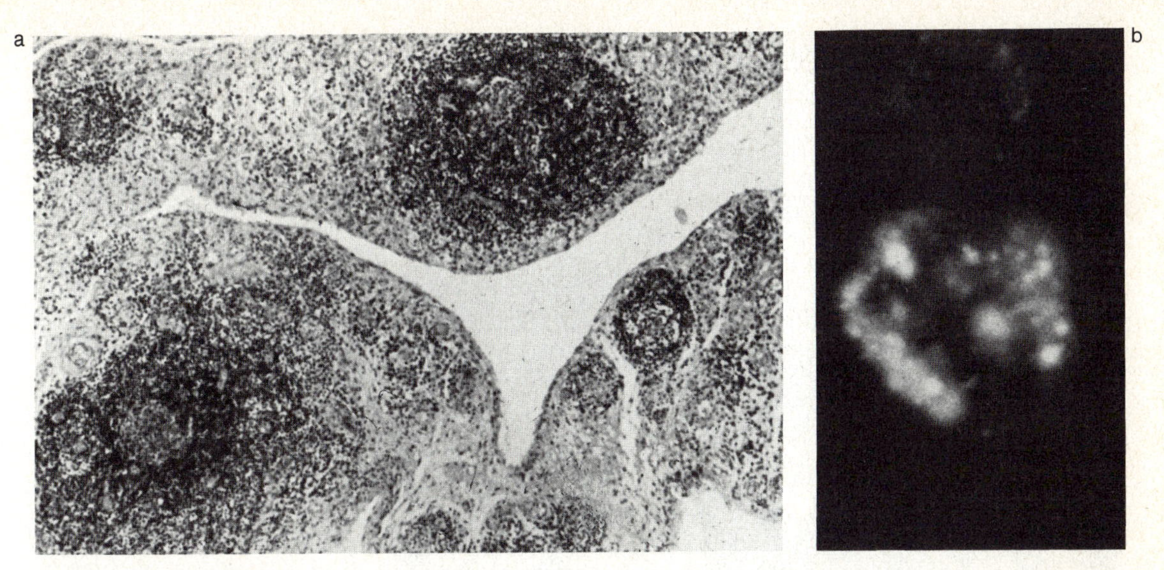


Abb. **3** **a** Rheumatoide Synoviitis mit massiver lymphoplasmazellulärer Infiltration und Verbreiterung der Synovialdeckschicht, **b** Ragozyt mit phagozytierten Immunkomplexen (Synoviaausstrich entwickelt mit fluoreszeinmarkiertem $\beta$1c-Antiserum)

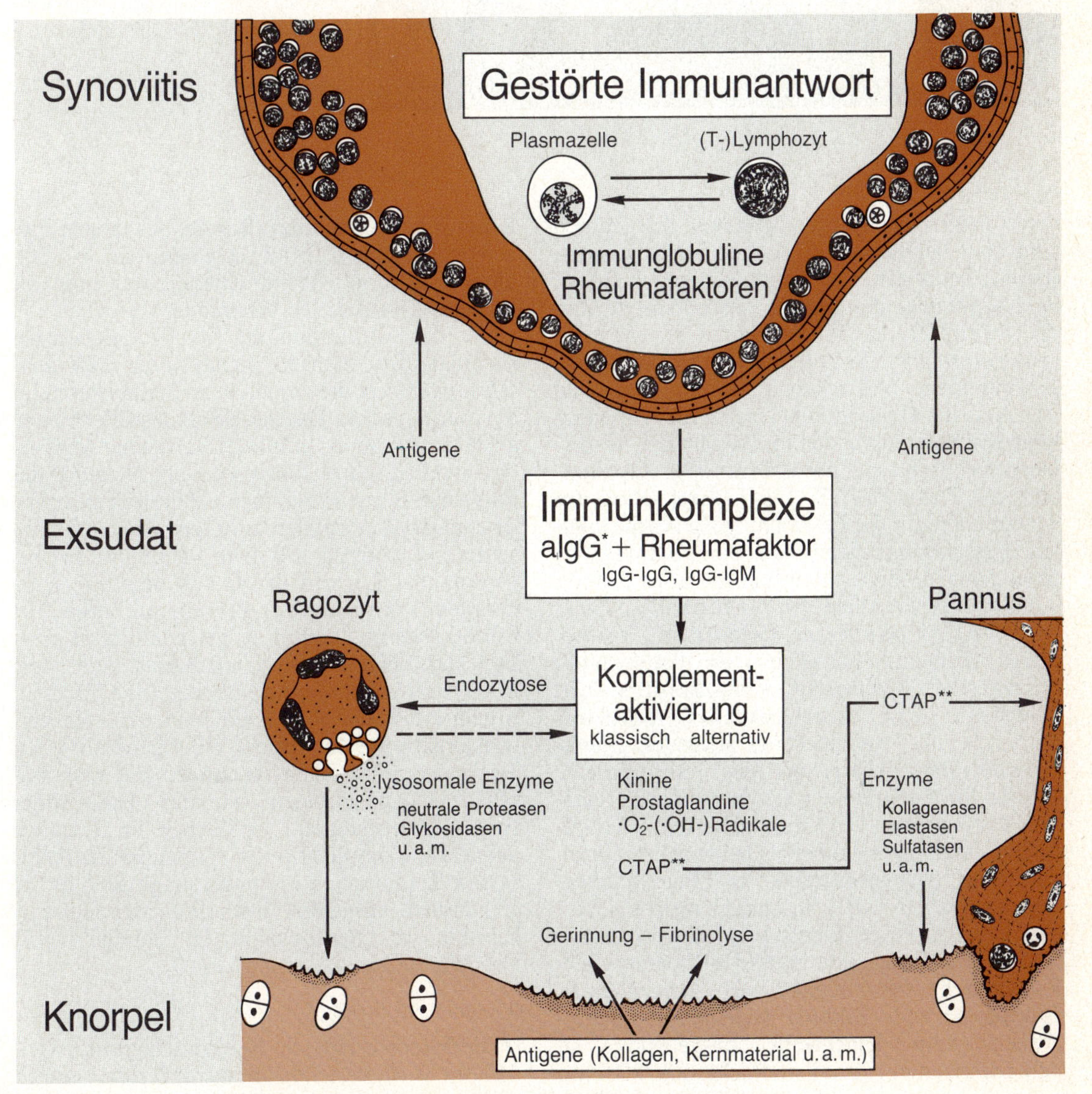


Abb. **4** Aktuelle Vorstellungen zur Entstehung der rheumatoiden Entzündung
* strukturell alteriertes Immunglobulin G ** CTAP = Connective Tissue Activating Peptides

a

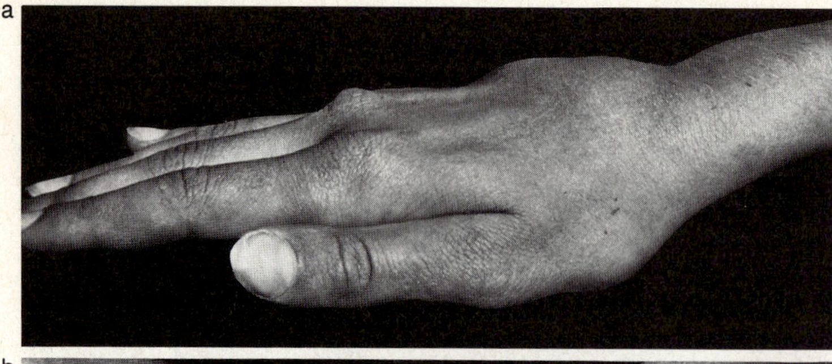

b

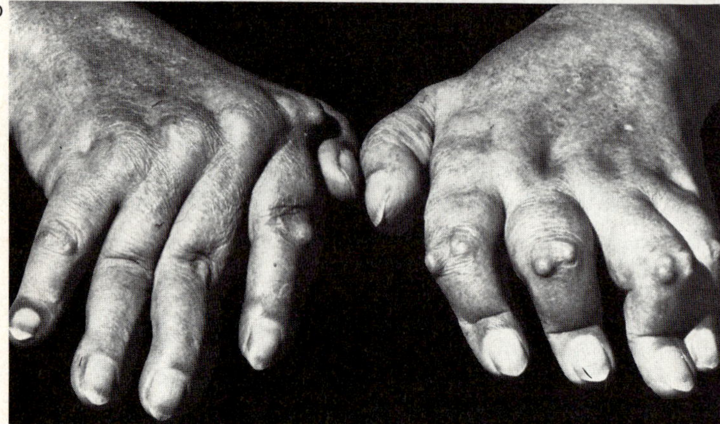

Abb. **5** Gelenkveränderungen bei rheumatoider Arthritis an der Hand
**a** Schwellung der Fingergrund- und -mittelgelenke, Tendosynovitis der langen Fingerstrecker (Frühphase)
**b** Schwanenhals- (rechte Hand) und Knopflochdeformität (linke Hand) der Finger bei ulnarer Deviation in den Fingergrundgelenken und Rheumaknotenbildung über den Fingermittelgelenken (fortgeschrittenes Stadium).

den Vorfüßen (Zehengrundgelenke), gelegentlich sind aber bereits in Frühstadien auch Sprung-, Knie-, Ellenbogen- und Schultergelenke befallen. Sehr typisch ist die Angabe des Patienten über die Steifigkeit der Fingergelenke am Morgen (*»Morgensteife«* – Schwierigkeiten beim Schnürsenkelbinden, Wasserhahnaufdrehen, Anlassen des Autos!). Gelegentlich klagen die Patienten über Kribbelparästhesien im Bereich der Fingerkuppen (NB: Karpaltunnel-Syndrom). Raynaud-ähnliche Zustände (s. S. 2.28ff.) sind selten. Im weiteren Verlauf der Erkrankung stehen die lokalen Entzündungszeichen an den Gelenken – *Schwellung,* Überwärmung und seltener Rötung – und dann vor allem die zunehmenden *Funktionseinbußen* betroffener Gelenke im Vordergrund (fehlende Fähigkeit zum Faustschluß, herabgesetzte Griffstärke, Streckdefizit in den Ellenbogen- bzw. Kniegelenken). Gelenkdeformationen mit entsprechend schweren Funktionsverlusten beherrschen das arthrologische Bild in fortgeschrittenen Stadien: ulnare Deviation der Finger in den Grundgelenken, »Knopfloch«- oder »Schwanenhalsdeformität« einzelner Finger (Beugekontraktur im Fingermittelgelenk bei Überstreckung im Endgelenk bzw. Überstreckung im Fingermittelgelenk, Beugekontraktur im Endgelenk) (Abb. **5**) und »Rheumafüße«. Läsionen an der Gelenkkapsel (Kapselhernie, Ruptur mit der Bildung sogenannter Baker-Zysten, vom Kniegelenk ausgehend), an den Ligamenten (Seitenbandlockerung, z. B. am Knie) sowie an Sehnen (Ruptur der langen Fingerstreckersehnen beim sogenannten »Caput-ulnae-Syndrom«) beeinträchtigen weiterhin die Bewegungsfunktionen betroffener Gelenke.
Unter den extraartikulären Manifestationen der rheumatoiden Arthritis signalisieren *subkutane Rheumaknoten,* die vor allem an Stellen vermehrten mechanischen Drucks (distal des Ellenbogengelenks, präsakral, prätibial) auftreten, Aktivität des synoviitischen Prozesses und Neigung der Polyarthritis zur Progredienz. Atypisch gelegene Rheumaknoten können zu unerwarteten Organsymptomen führen, z. B. zum Pneumothorax bei pleuranaher Lage in der Lunge oder zur sogenannten Scleromalacia perforans am Auge. Bei florider Karpitis kommt es gelegentlich zu einer Druckschädigung des N. medianus unter dem Bilde des *Karpaltunnel-Syndroms.* Eine Polyneuropathie bei schweren Krankheitsverläufen entwickelt sich auf dem Boden einer generalisierten *Vaskulitis,* nicht selten zusammen mit vaskulitischen Ulkusbildungen an der Haut oder Fingerkuppengangrän. Gefährlich im Hinblick auf letale Komplikationen – Intrusio des Dens axis in das Foramen occipitale magnum – ist die entzündlich ausgelöste Lockerung der Halswirbelsäule im atlantookzipitalen Bereich. (NB: Vorsicht bei Intubationsnarkose!)

Röntgendiagnostik

In Frühstadien läßt die Röntgendiagnostik vielfach im Stich, da erfahrungsgemäß eine Laufzeit

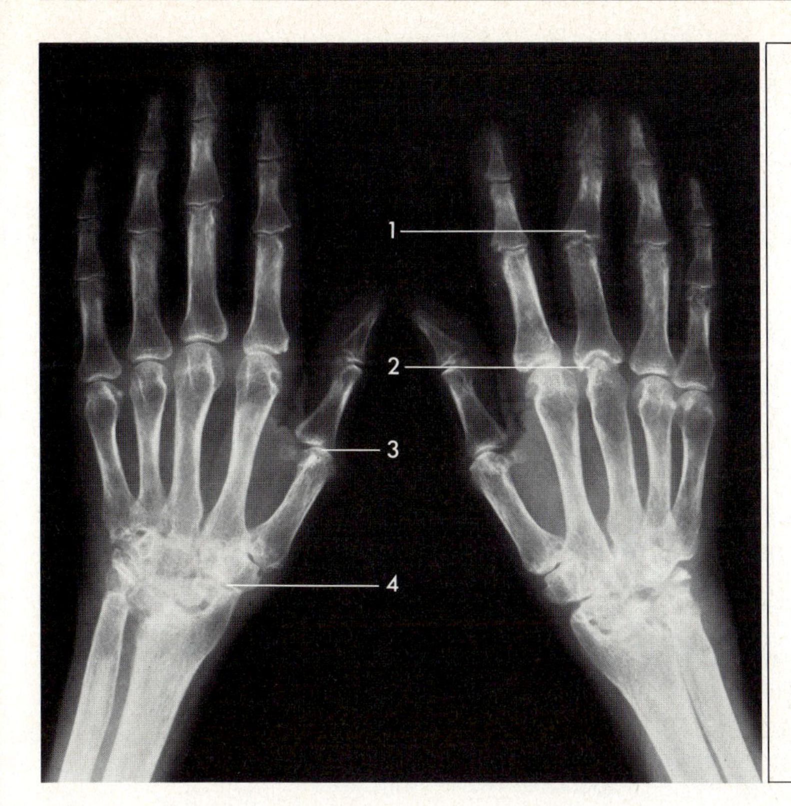


**Abb. 6** Röntgenbild der destruierenden rheumatoiden Arthritis an der Hand

1 = paraartikuläre Demineralisierung,
2 = Erosionen,
3 = Gelenkspaltverschmälerung und Subluxation,
4 = destruierende Carpitis

von mindestens 3–6 Monaten erforderlich ist, bevor die Folgen der Synoviitis am Gelenk röntgenologisch faßbar sind. Periartikuläre Weichteilschwellungen, z. B. im Bereich einzelner Fingergelenke, sind bereits klinisch nachweisbar. Bei zunehmender Erkrankungsdauer kommt es im Bereich entzündeter Gelenke zur paraartikulären Spongiosaentkalkung (lokalisierte Osteoporose – »phlogistisches Kollateralphänomen«). Knorpelschäden führen zur röntgenologisch nachweisbaren Gelenkspaltverschmälerung, Destruktionen am Knochen und schließlich zu *Usuren* (Erosionen), die als röntgenologisches Leitsymptom der rheumatoiden Arthritis gelten können. In Spätstadien stehen die Folgen der Gelenkzerstörung auch röntgenologisch im Vordergrund (Dislokationen, Osteolysen, Ankylosen) (Abb. **6**). Therapieinduzierte Komplikationen, wie z. B. die Osteoporose des Achsenskeletts, Femurkopfnekrosen unter Glukokortikosteroidtherapie oder Magen-Darm-Ulzera unter der Behandlung mit nicht-steroidalen Antirheumatika, sowie Hinweise auf den (seltenen!) Übergang der rheumatoiden Arthritis in eine Kollagenose im engeren Sinne (z. B. »Kollagenose-Lunge«) kann die Röntgenuntersuchung weiterhin aufzeigen.
Moderne nuklearmedizinische Verfahren – z. B. die Szintigraphie mit Technetium-99m-Phosphaten – ermitteln in Frühstadien synoviitische Prozesse, die noch röntgenlatent sind.

Labordiagnostik

Die für die rheumatoide Arthritis krankheitstypischen – aber nicht pathognomonischen – *Rheumafaktoren vom IgM-Typ* werden in der Praxis vor allem mit dem Latex-Fixationstest (Polystyren-Latexpartikel mit modifiziertem humanem IgG beschichtet) bzw. dem Waaler-Rose-Test (Hämagglutinationsverfahren an Schaferythrozyten mit subagglutinatorischen Mengen von Kaninchenimmunglobulin [Ambozeptor] beladen) nachgewiesen. Serum-Titer über 1 : 40 sind pathologisch. In Frühstadien der rheumatoiden Arthritis sind Rheumafaktoren im Serum häufig nicht nachweisbar (bis zu 6 Monate nach Krankheitsbeginn!). »Falsch-positive« Ausfälle findet man unter anderem bei Dysproteinämien, z. B. bei chronischen Infekten (infektiöse Hepatitis, Endocarditis lenta, Tuberkulose, Syphilis, Lepra), aber auch bei der Silikose, der Leberzirrhose oder beim Plasmozytom.
*NB: Der Rheumafaktorbefund muß stets in engem Zusammenhang mit dem klinischen Bild interpretiert werden! Der positive Nachweis von Rheumafaktoren allein berechtigt noch nicht zu der Diagnose: rheumatoide Arthritis.*
*Antinukleäre Antikörper* kommen bei schweren, progredient verlaufenden Formen der rheumatoiden Arthritis – in niedrigen Titern bei bis zu 50 % der Fälle – zur Beobachtung. Die für den Lupus erythematodes disseminatus charakteristischen Antikörper gegen doppelstrangige DNS (dsDNS-Antikörper) sind jedoch bei der rheumatoiden Arthritis sehr selten.

Tabelle **3** Labormedizinische Aktivitätsparameter bei rheumatoider Arthritis

| | | |
|---|---|---|
| Blutsenkungsgeschwindigkeit | erhöht | > 11/20 mm n.W. |
| Leukozytenzahl | erhöht | > 11.0/nl |
| Thrombozytenzahl | erhöht | > 400/nl |
| Erythrozytenzahl | erniedrigt | < 4,2/pl |
| Hämoglobingehalt | erniedrigt (sekundäre Anämie – hypochrom, mikrozytär) | < 120 g/l |
| Serumeisen | erniedrigt | < 8,95 µmol/l |
| Serumkupfer | erhöht | > 24,4 µmol/l |
| Serumelektrophorese | | |
| $\alpha_1$-Globulin | erhöht | > 4,1% |
| $\alpha_2$-Globulin | erhöht | > 10,0% |
| $\gamma$-Globulin | erhöht | > 20,5% |
| C-reaktives Protein | erhöht | > 10 mg/l |
| IgG | erhöht | > 15,1 g/l |
| Haptoglobin | erhöht | > 2,2 g/l |
| $\alpha_1$-Glykoprotein | erhöht | > 1,2 g/l |
| Coeruloplasmin | erhöht | > 0,6 g/l |
| Serumkomplement ($C_{3c}$) | in der Regel normal | > 0,6 g/l |

Immunkomplexe:
Erhöhte $C1_q$-Bindung und Nachweis von Kryoglobulinen bei Vaskulitis-Syndromen!

*Merke: Bei der Interpretation labormedizinischer Untersuchungsbefunde: Pathologische Befunde von seiten der inneren Organe (Leber, Niere, Hämatopoese etc.) sind suspekt auf*
*1. Arzneimittelschaden*
*2. »Overlap-Syndrom« bzw. Kollagenose im engeren Sinne*
*3. sekundäre Amyloidose*

Die *Aktivität* des rheumatischen Geschehens kann mit Hilfe der Blutsenkungsgeschwindigkeit, des C-reaktiven Proteins, des Haptoglobins sowie des sauren $\alpha_1$-Glykoproteins im Serum bestimmt werden (Tab. **3**). In Phasen der floriden Gelenkentzündung findet man serumelektrophoretisch eine Erhöhung des $\alpha_2$-Globulinanteils (auch der $\alpha_1$-Fraktion), bei chronischen Verläufen sieht man Erhöhungen des $\gamma$-Globulinanteils im Serum. Im aktiven Stadium der Polyarthritis kommt es weiterhin zu einer Erniedrigung des Serumeisens bei erhöhtem Serumkupferspiegel, zu unterschiedlich ausgeprägter normochromer, normozytärer oder leicht hypochromer, mikrozytärer *Anämie,* zur Leukozytose sowie zur Thrombozytose. Bei allen pathologischen labormedizinischen Befunden muß man vor allem an die Möglichkeit von *Arzneimittelschäden* denken (z.B. Gold- bzw. D-Penicillamin-Nephropathie, Cholostase durch Azathioprin u.a.m.) sowie an die sekundäre *Amyloidose,* die man bei etwa 10% aller Patienten mit rheumatoider Arthritis als prognostisch ungünstig zu wertende Komplikation beobachtet. Sie ist durch Rektumbiopsie leicht zu diagnostizieren.

Bei der Analyse von *Gelenkpunktaten* findet man neben der Trübung der Gelenkflüssigkeit einen erhöhten Zellgehalt (mehr als 0,5 Zellen/nl). Im Differentialausstrich überwiegen die Granulozyten über die Lymphozyten. Ragozyten lassen sich fluoreszenzoptisch nachweisen (rheumafaktorhaltige Immunkomplexe, intrazellulär). Als Hinweis auf die im Gelenk ablaufenden pathogenen Immunvorgänge ist der Komplementspiegel in der Synovialflüssigkeit erniedrigt. Die Viskosität wird bei stark entzündlichen Gelenkergüssen herabgesetzt gefunden, die Muzin-Clot-Bildung ist gestört (Tropfentest in 5%iger Essigsäurelösung). Zusätzliche Auskunft über das Ausmaß der Gelenkentzündung ergibt die Bestimmung von Enzymen im Punktat (saure Phosphatase, Lactatdehydrogenase, $\beta$-Glukuronidase u.a.m.).

## Diagnostisches Vorgehen

Bei voll ausgebildetem Krankheitsbild – charakteristischer Beschwerdekomplex mit Steifigkeit der Finger am Morgen, lokalisatorisch typischer Gelenkbefall, erosive Gelenkläsionen im Röntgenbild, Nachweis von Rheumafaktoren im Serum – ist in der Regel die Diagnose rheumatoide Arthritis leicht zu stellen. Der (histologisch gesicherte) Nachweis von subkutanen Rheumaknoten sowie die Ergebnisse der Gelenkpunktatanalyse vermögen die Diagnose weiter abzusichern. Kriterienkataloge zur Sicherung der Diagnose sowie zur Beurteilung des Schweregrades (beides ist sehr wichtig für die Therapie!) sind in den letzten Jahren entwickelt worden (Tab. **4** u. **5**).

Tabelle **4** ARA*-Kriterien zur Diagnose der rheumatoiden Arthritis

1. Morgensteifigkeit der kleinen Fingergelenke**
2. Bewegungseinschränkung oder -schmerz mindestens eines Gelenkes**
3. Schwellung mindestens eines Gelenkes (Erguß oder Weichteilschwellung)**
4. Gleichzeitige Schwellung eines weiteren Gelenkes**
5. Bilateral symmetrische Schwellung mehrerer Gelenke** (ausgenommen terminale Interphalangealgelenke)
6. Subkutane Rheumaknoten
7. Röntgenveränderungen, typisch für rheumatoide Arthritis (Erosionen)
8. Positiver Rheumafaktornachweis im Serum
9. Gestörte Muzin-Präzipitation im Gelenkerguß
10. Charakteristische histologische Veränderungen der Synovia (Proliferation der Synovialdeckzellen, Infiltration mit Lymphozyten und Plasmazellen)
11. Charakteristische histologische Veränderungen in Rheumaknoten

*Klassische* rheumatoide Arthritis:
mindestens 7 von 11 Kriterien erfüllt

*Weitgehend gesicherte* rheumatoide Arthritis:
mindestens 5 von 11 Kriterien erfüllt

*Wahrscheinliche* rheumatoide Arthritis:
mindestens 3 von 11 Kriterien erfüllt

* American Rheumatism Association
** Dauer mindestens *6 Wochen!*

*NB: 2. bis 6. vom Arzt beobachtet!*

Tabelle **5** Einteilung der rheumatoiden Arthritis nach Schweregrad (nach *Steinbrocker* u. Mitarb.)

I. *Frühstadium*
Röntgenologisch keine Zeichen der Gelenkdestruktion*
(röntgenologisch Osteoporose fakultativ)

II. *Mäßig fortgeschrittenes Stadium*
Röntgenologisch Osteoporose*, leichte Knorpel- oder Knochendestruktionen (Erosionen) möglich
Keine Gelenkdeformationen*
Motilitätseinschränkung möglich
(Atrophie der gelenknahen Muskulatur, parartikuläre Weichteilschwellungen, subkutane Knoten, Tendosynoviitis)

III. *Stark fortgeschrittenes Stadium*
Röntgenologisch Knorpel- und Knochenzerstörung, Osteoporose*
Gelenkdeformationen, Subluxation, ulnare Deviation, Hyperextension ohne fibröse oder knöcherne Ankylose*
(ausgeprägte Muskelatrophie, parartikuläre Weichteilschwellungen, subkutane Knoten, Tendosynoviitis möglich)

IV. *Endstadium*
Fibröse und knöcherne Ankylose*
Kriterien III

* obligatorische Kriterien

Differentialdiagnose

Als Polyarthritis mit schubweise chronischem Verlauf bietet die differentialdiagnostische Abgrenzung der rheumatoiden Arthritis von *akuten* Arthritisformen in der Regel keine besonderen Probleme. Differentialdiagnostisch zu diskutieren sind im Einzelfall:
Der akute *Gichtanfall* (s. S. 8.27) mit anfallsweisem Auftreten, lokal stark ausgebildeter Entzündungssymptomatik und extremer Schmerzhaftigkeit an den Prädilektionsgelenken (Zehengrundgelenk: Podagra, Daumengrundgelenk: Chiragra), mit Hyperurikämie sowie dem Nachweis pathogener Mononatriumuratkristalle im Gelenkerguß (NB: an Chondrokalzinose denken, polarisationsoptische Untersuchung des Gelenkpunktats!).
Das *rheumatische Fieber* (s. S. 8.3 ff.) mit migratorischer Polyarthritis unter Bevorzugung der großen Gelenke, die sich unter einer antirheumatischen Therapie meist rasch zurückbildet. Die Karditis steht klinisch meist im Vordergrund.
*Infektarthritiden* durch mikrobielle Erreger mit hohem Fieber (z. B. Gonokokken-Polyarthritis!), diagnostische Klarheit durch Gelenkpunktion (Erregernachweis).
Akute Polyarthritiden (Arthralgien, Morgensteifigkeit der Fingergelenke) findet man gelegentlich bei Virusinfekten, z. B. bei *Röteln* (auch bei Rötelnvakzination!) oder in der Frühphase der *infektiösen Hepatitis* (Leberdiagnostik!). Arzneimittelallergische Zustände können ebenfalls polyarthritische Krankheitsbilder phänokopieren.
Unter dem Bilde der *chronischen* Polyarthritis sind von der rheumatoiden Arthritis abzugrenzen:
Die vor allem bei älteren Frauen auftretende Fingerpolyarthrose (Typ *Heberden* bzw. *Heberden-Bouchard* – s. S. 8.30) mit »harter« Schwellung der Fingerend- und -mittelgelenke (»Pfropf-Arthritis« möglich!), dem Röntgenbefund im Sinne der Arthrose sowie dem Fehlen pathologisch veränderter Entzündungsparameter und Rheumafaktoren im Blut.
Die *Psoriasis-Arthritis* (s. S. 8.24) mit wechselndem und an der Hand mit psoriasistypischem Gelenkbefall »im Strahl« (Grund-, Mittel- und Endgelenk eines Fingers gleichzeitig betroffen), gelegentlich begleitet von einer Kreuzdarmbeingelenkarthritis sowie einer Spondylitis, häufig mit Nachweis der HLA-Allele B27, B13, B17 und Bw38. Diagnostisch: Hautveränderungen.
Die Polyarthritis des *Morbus Bechterew* (s. S. 8.19 ff.) mit röntgenologischem Nachweis der ankylosierenden Spondylitis (Kreuzdarmbeingelenkarthritis) sowie des HLA-Allels B27.
Enteropathische Arthritisformen bei *Morbus Crohn, Colitis ulcerosa* oder bei dem seltenen *Morbus Whipple* mit entzündlichen Veränderungen am Gastrointestinaltrakt.

Die Polyarthritis bei *Sarkoidose (Morbus Boeck)*, z.B. unter dem Bilde des *Löfgren-Syndroms* (s.S.3.47) mit bilateraler Hilus-Lymphadenopathie und Erythema nodosum. Die Diagnose wird bioptisch durch Nachweis der Boeck-Granulome (z.B. Leberpunktion!) gestellt.
Schwere (»maligne«) Verläufe der rheumatoiden Arthritis weisen gelegentlich klinische Symptome der Kollagenosen im engeren Sinne auf (Lupus erythematodes, systemische progressive Sklerodermie, Polymyositis, Panarteriitis nodosa). Solche *»Overlap«*-Fälle sind klinisch durch Multiorganbefall charakterisiert: Nephropathie, Kollagenoselunge, Myokarditis, Polymyositis, zentrale und periphere Neuropathien. Neben antinukleären Faktoren lassen sich bei solchen Fällen gelegentlich Antikörper gegen doppelstrangige DNS bzw. Kryoglobuline nachweisen. Histologisch findet man das Bild der (Immun-)Vaskulitis.
Polyarthritiden auf verschiedenster, primär nicht rheumatischer Grundlage – hämatologisch (Hämoblastosen), allergisch (drug fever), neoplastisch (paraneoplastische Syndrome usw.) – können gelegentlich differentialdiagnostische Probleme aufgeben, die nur im weiteren Krankheitsverlauf zu lösen sind.

### Therapie

Eine kausale Therapie der rheumatoiden Arthritis ist bislang nicht möglich. Unter den Therapieprinzipien, mit denen die entzündlichen Prozesse am Gelenk zur Rückbildung gebracht werden und funktionelle Schäden verhindert werden sollen, rangiert die medikamentöse Behandlung an erster Stelle, ergänzt durch physikalische Therapieverfahren, konservativ orthopädische sowie ggf. chirurgische Maßnahmen.
Im Rahmen der Schmerzbehandlung ist eine vorübergehende *Entlastung* betroffener Gelenke (Bettruhe, Hospitalisation) meist nicht zu umgehen. Im Hinblick auf mögliche Motilitätseinbußen (Beugekontraktur der Knie- oder Ellenbogengelenke!) muß die Ruhigstellung aber immer durch eine dem jeweiligen Ausmaß des Entzündungsprozesses (Gelenkschmerz!) angepaßte (aktive – passive) Bewegungstherapie ergänzt werden. Die krankengymnastische Behandlung wird erleichtert durch die analgetische Wirkung *physikalischer Behandlungsmaßnahmen* (lokal Wärme oder auch Kälte [Kryotherapie], elektrische Ströme oder Ultraschall), vor allem aber durch die Verabreichung antirheumatisch wirksamer *Medikamente*. Die medikamentöse Therapie der rheumatoiden Arthritis stellt eine Kombination der sog. symptomatischen Behandlung mit nichtsteroidalen Antirheumatika bzw. Glukokortikosteroiden einerseits und der sog. Basistherapie mit Chloroquin, Goldsalzen, D-Penicillamin und Zytostatika andererseits dar.
Unter den nicht-steroidalen Antirheumatika mit analgetischer und antiphlogistischer Wirkung ist die *Acetylsalicylsäure* im englisch-amerikanischen Bereich immer noch das führende Rheumapharmakon! Voraussetzung für die therapeutische Wirksamkeit ist die ausreichende Dosierung, die bis an die Toleranzgrenze herangehen muß – Tagesdosen zwischen 3 und 8 g, Kontrolle durch Salicylatspiegelbestimmung im Serum. Eine konsequente Therapieüberwachung im Hinblick auf mögliche Arzneimittelnebenwirkungen (Magen-Darm-Blutungen, Leberschäden) unter einer Salicylattherapie ist unerläßlich. Das *Phenylbutazon* (Butazolidin, Elmedal u.a.) ist in einer Tagesdosis von 200–600 mg ebenfalls sehr gut analgetisch-antiphlogistisch wirksam. Unter den Nebenwirkungen sind peptische Magen-Darm-Geschwüre – ulzerogen sind im Prinzip alle Antirheumatika mit Prostaglandinsynthesehemmung!–, allergische Exantheme (exfoliative Dermatitis) und hämatologische Komplikationen zu erwähnen. Vor allem Agranulozytose und aplastische Anämie sind wegen ihrer hohen Letalität gefürchtete Nebenwirkungen einer Phenylbutazonmedikation. Die therapeutische Anwendung von Phenylbutazon und chemisch verwandten Rheumapharmaka bei der rheumatoiden Arthritis ist deshalb nur nach strenger Prüfung der Indikation (Wirkungslosigkeit oder Unverträglichkeit anderer NSAIDs, Einsparung von Glukokortikoiden!) und möglichst nur über kurze Zeiträume zu vertreten. Eine engmaschige Verlaufskontrolle, insbesondere der hämatologischen Parameter, ist zwingend erforderlich.
*Indometacin* (Amuno) vermag in einer Dosierung bis zu 200 mg pro Tag ebenfalls die rheumatoide Synoviitis günstig zu beeinflussen. Bei höheren Dosen kann es zu Kopfschmerzen, Konzentrationsstörungen, Schwindel sowie zu gastrointestinalen Beschwerden kommen.
Neuentwicklungen von nicht-steroidalen Antirheumatika (NSAIDs*) verschiedener chemischer Zusammensetzung – *Salicylsäurederivate* (Benorilat, Diflunisal), *Pyrazolidine* (Bumadizon, Clofezon, Suxibuzon), *Propionsäureabkömmlinge* (Ibuprofen, Fenoprofen, Ketoprofen, Naproxen, Tiaprofensäure, Pirprofen, Lonazolac, Acemetacin u.a.m.), *Anthranilsäurederivate* (Flufenaminsäure) und *andere* (Piroxicam, Isoxicam, Fenbufen, Proquazon) – weisen bei zufriedenstellender antirheumatischer Wirkung eine gute Verträglichkeit auf und bieten damit im Einzelfall therapeutische Alternativen zu den NSAIDs der »alten Generation« (Salicylate, Indometacin, Phenylbutazon).
Im Gegensatz zu den im allgemeinen rasch wirksamen Glukokortikoiden sowie den nicht-steroidalen Antirheumatika muß man bis zum Wirkungseintritt der sogenannten *Basistherapeutika* (Abb.7) meist mehrere Wochen bzw. Monate warten.
Klinisch leichte und zunächst nicht zur Progre-

---

* engl.: Non Steroidal Anti-Inflammatory Drugs

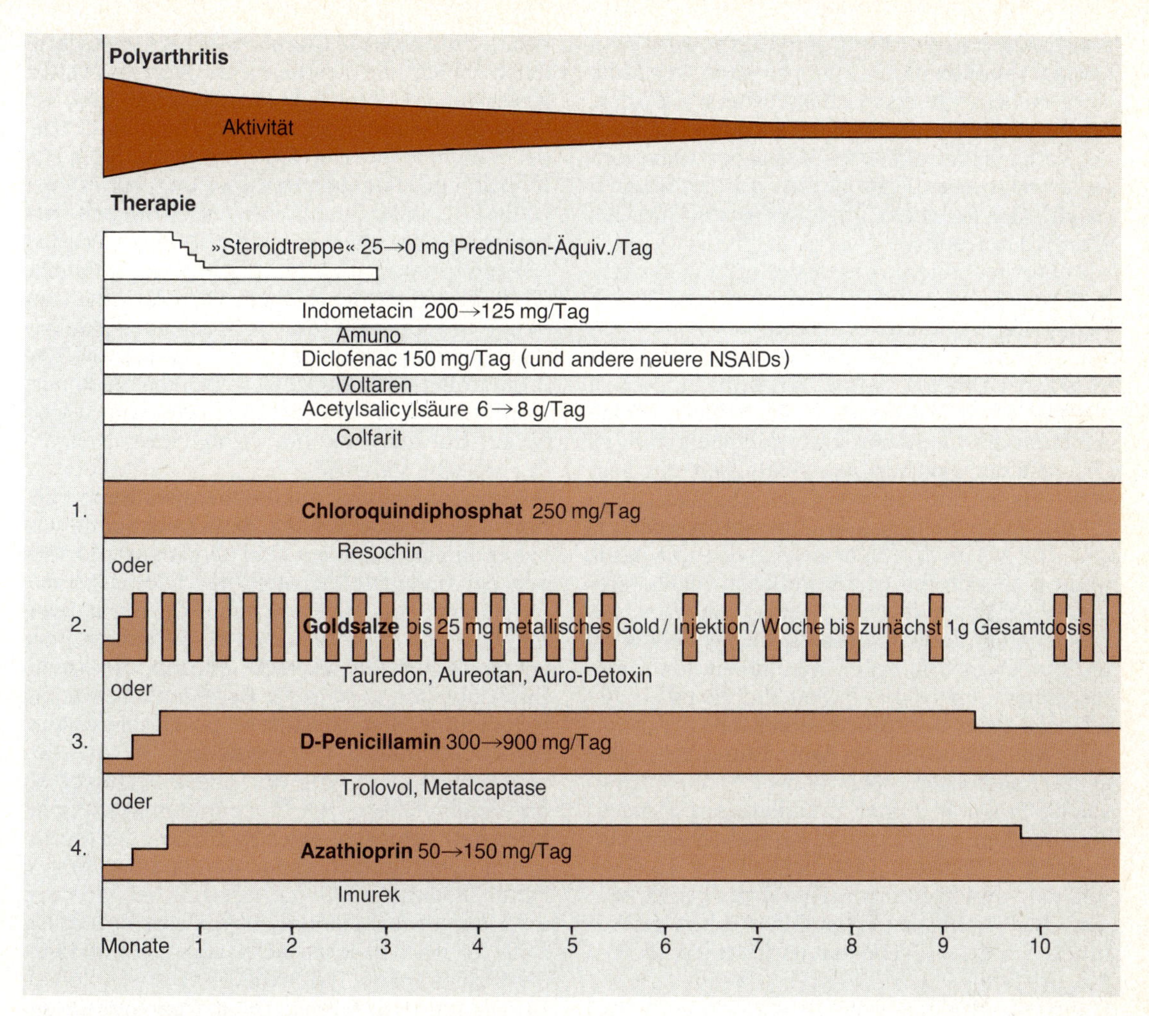


Abb. **7** Therapiemöglichkeiten der rheumatoiden Arthritis

dienz neigende Fälle kann man unter eine Basistherapie mit *Chloroquin* (Resochin) oder Hydroxychloroquin (Quensyl) in einer Dosierung von 250 mg (bzw. 200 mg) pro Tag nehmen. Unter den Nebenwirkungen sind neben gastrointestinalen Unverträglichkeitserscheinungen und Knochenmarkschäden vor allem die unter der angegebenen Dosierung selten gewordenen irreversiblen Netzhautveränderungen im Sinne der Chloroquin-Retinopathie zu nennen.

Klinisch aktive und progrediente Fälle erhalten als Basismedikation entweder Goldsalze (hier sprechen besonders junge Frauen im Initialstadium der rheumatoiden Arthritis gut an) oder D-Penicillamin.

Die *Gold*-Behandlung (Chrysotherapie) wird einschleichend mit wöchentlichen intramuskulären Injektionen, z. B. Aurothiomalat (Tauredon) bzw. Aurothioglukose (Aureotan) eingeleitet. Der therapeutische Effekt ist frühestens nach 8–12 Wochen zu beurteilen. Unter den Nebenwirkungen der Goldtherapie sind die Gold-Dermatitis und -Stomatitis relativ häufig. Gefürchtet sind Knochenmarkschäden (Thrombozytopenie, aplastische Anämie) und renale Komplikationen (Gold-Nephritis). Neuerdings ist auch eine orale Goldtherapie (Auranofin – Ridaura) möglich.

*D-Penicillamin* (Trolovol, Metalcaptase) wird ebenfalls einschleichend bei oralen Dosen von 300–600 mg pro Tag verabreicht. Auch hier ist die therapeutische Wirksamkeit nicht vor Ablauf von 6–8(–12) Wochen abzuschätzen. Lästig, aber meistens ungefährlich sind unter der Therapie auftretende Geschmacksstörungen (A- bzw. Dysgeusie) – rückbildungsfähig nach Dosisreduktion! – und Hautexantheme. Komplikationen werden vor allem von seiten der Niere beobachtet (Proteinurie, Immunkomplexnephritis). Myasthenische Bilder, arzneimittelinduzierte Lupuserythematodes-Syndrome, Hautkomplikationen wie Pemphigus oder Knochenmarkschäden können im Einzelfall unter einer D-Penicillamin-Medikation auftreten.

Bei eingeschränkter Nierenfunktion oder Ineffektivität vorausgegangener Gold- bzw. D-Penicillamin-Medikationen bleiben bei florider rheumatoider Arthritis als therapeutische Alternative die zytotoxisch wirksamen Substanzen: *Azathio-*

*prin* (Imurek – 50–150 mg pro Tag) sowie *Chlorambucil* (Leukeran – 2–5 mg pro Tag). Auch hier sind Nebenwirkungen (Knochenmarkschäden, herabgesetzte Infektabwehr usw.) im Rahmen der Verlaufskontrolle sorgfältig zu beachten. Keine zytostatische Therapie in der Schwangerschaft! Bei Patienten im fortpflanzungsfähigen Alter Kontrazeption!

Als antientzündlich wirksamstes bislang bekanntes Rheumapharmakon muß das 1949 von Hench in die Rheumatherapie eingeführte *Cortison* gelten. Bei entsprechender Dosierung gelingt es fast in jedem Falle, die floride Synoviitis zumindest kurzfristig zur Rückbildung zu bringen. Nach Absetzen der Glukokortikosteroidmedikation ist aber mit der gleichen Regelmäßigkeit das synoviitische Rezidiv zu erwarten! Die Indikation für die Verabreichung von Glukokortikoiden ergibt sich wegen der Nebenwirkungen nur dann, wenn man mit der herkömmlichen nicht-steroidalen antirheumatischen Medikation keine zufriedenstellende Beeinflussung der Synoviitis erreicht oder aber im Rahmen kombinierter Therapieformen den synoviitischen Prozeß nicht ausreichend unter Kontrolle halten kann.

NB: Bei längerfristiger Anwendung möglichst keine Tagesdosen über 10 mg Prednisonäquivalent, Präparat immer zirkadian (am Morgen) verabreichen, sorgfältige Verlaufskontrollen hinsichtlich Effektivität (Möglichkeit der Dosisreduktion) und möglicher Therapienebenwirkungen! Bei Operationen (Unfällen) ohne Substitution tödliche Nebennierenrindeninsuffizienz möglich!

Unter den zahlreichen Nebenwirkungen der Glukokortikoide sind Rückwirkungen auf das Skelettsystem (Osteoporose, Femur-, seltener Humeruskopfnekrosen) zu nennen sowie Magen-Darm-Ulzera, welche die weitere medikamentöse Rheumabehandlung erheblich erschweren, außerdem die Manifestation eines (bis dahin klinisch latenten) Diabetes mellitus und die herabgeminderte Infektabwehr. Bei langfristiger Verabreichung glukokortikosteroidhaltiger Präparate (auch Kombinationspräparate!) ist fast immer mit einem ungenügenden Ansprechen der Hypophysen-Nebennierenrinden-Achse auf Streß zu rechnen.

Die (steril durchgeführte) *intraartikuläre Injektion* von Glukokortikosteroid-Kristallsuspensionen ist bei olig-(mon-)artikulären Krankheitsbildern sinnvoll und erfolgversprechend. Bei ausgeprägter Rezidivneigung bietet sich als weitere therapeutische Alternative die intraartikuläre Injektion eines Radionuklids *(Radio-Synoviorthese)* z. B. mit $^{90}$Yttrium oder $^{169}$Erbium an (nur bei Patienten außerhalb des fortpflanzungsfähigen Alters!).

Unter den *rheumachirurgischen* Therapiemöglichkeiten hat die *Synovektomie* (auch als Frühsynovektomie durchgeführt) wegen der hohen Rückfallquote vielfach enttäuscht. Dagegen haben der *prothetische Gelenkersatz* bei fortgeschrittenen Fällen der rheumatoiden Arthritis (Hüfte, Kniegelenke), aber auch resezierende bzw. rekonstruktive Eingriffe, z. B. an Hand und Fuß, den Patienten in vielen Fällen nicht nur Schmerzfreiheit und Funktionsverbesserung betroffener Gelenke, sondern auch eine entscheidende Verbesserung der Lebensqualität, z. B. durch Wiedererlangung der Gehfähigkeit, gebracht. Zahlreiche Komplikationen der rheumatoiden Arthritis – artikulär: Arthrozele des Kniegelenkes (Baker-Zyste), Sehnenschäden bei Caput-ulnae-Syndrom oder extraartikulär: Nervus-medianus-Kompression bei Karpaltunnel-Syndrom – sind heute Indikationen für erfolgreiche rheumachirurgische Eingriffe.

Wichtig im Hinblick auf die therapeutische Führung des Patienten ist die Berücksichtigung von Sekundärerkrankungen und Organkomplikationen der rheumatoiden Arthritis. Die »sekundäre« *Anämie*, die viele solcher Patienten aufweisen, bessert sich meistens mit dem Rückgang der entzündlichen Gelenkerscheinungen, eine orale Eisensubstitution ist in der Regel nutzlos. Für die Behandlung von (reaktiven) psychischen Ausfallserscheinungen (Depressionen) ist die fürsorgliche Hinwendung des Arztes wichtiger als die Verabreichung von Psychopharmaka, die im Einzelfall jedoch zu einer Reduktion der eigentlichen antirheumatischen Medikation führen kann. Diätetische Maßnahmen sind bei Patienten mit Übergewicht im Hinblick auf eine Verminderung der mechanischen Belastung gewichttragender Gelenke (Knie!) sinnvoll.

Eine langfristige Betreuung des Patienten im sozialmedizinischen Bereich – Vermittlung von Hilfen für das tägliche Leben, Schul- und Berufsberatung usw. – ist für die Langzeitprognose des Rheumatikers besonders bedeutsam.

### Prognose und Verlauf

Der Krankheitsverlauf der rheumatoiden Arthritis ist extrem variabel und im Einzelfalle nicht vorauszusehen. Etwa 20% der Patienten kommen in eine Vollremission, die – Monate, Jahre – anhalten kann. Bei dem Rest ist es immerhin möglich geworden, das traurige Endstadium völliger Invalidität zu verhindern oder doch zeitlich hinauszuschieben. Einer amerikanischen Statistik zufolge sind bei optimaler therapeutischer Führung 15 Jahre nach Krankheitsbeginn noch mindestens 50% der Rheumapatienten arbeitsfähig. Prognostisch ungünstig zu beurteilen sind Kranke mit ausgeprägten extraartikulären Manifestationen (inkl. subkutanen Rheumaknoten), sogenannte Overlap-Syndrome mit Organsymptomen wie bei Kollagenosen im engeren Sinne und Patienten mit Amyloidose (Niereninsuffizienz!).

Tabelle **6** Synopsis der diagnostischen Kriterien der rheumatoiden Arthritis

| 1. Klinische Befunde | 2. Röntgenologische Befunde |
|---|---|
| weibliches Geschlecht bevorzugt | Gelenkspaltverschmälerungen, *Erosionen,* Osteoporose |
| subakut-chronischer, schubweiser Verlauf | **3. Labormedizinische Befunde** |
| *symmetrischer Gelenkbefall* | *Rheumafaktoren*<br>positiver Latex- bzw. Waaler-Rose-Test |
| *Prädilektionsgelenke*<br>Fingergrund- und -mittelgelenke<br>Handwurzel- und Zehengelenke | *Entzündungsparameter:*<br>erhöhte Blutsenkungsgeschwindigkeit<br>Elektrophorese: $\alpha_2$-($\gamma$-)Globulinerhöhung |
| Tendosynoviitis der Fingerstrecker | erhöhte Serumwerte für<br>C-reaktives Protein<br>Haptoglobin<br>$\alpha_1$-saures Glykoprotein |
| *Morgensteifigkeit* der Fingergelenke<br>Hyperhidrosis der Handinnenflächen | Serumeisen erniedrigt,<br>Serumkupfer erhöht |

**Merke:** Die Diagnose der rheumatoiden Arthritis ist *klinisch* zu stellen! Labormedizinische (positiver Rheumafaktornachweis) und röntgenologische Befunde können allein – d.h. ohne die entsprechende Klinik! – niemals die Diagnose rheumatoide Arthritis begründen, sondern höchstens die klinisch gestellte Verdachtsdiagnose untermauern (Tab.**6**). Die Differentialdiagnose der rheumatoiden Arthritis umfaßt ein breites Spektrum vor allem chronischer Polyarthritisformen. Die diagnostische Zuordnung des Einzelfalles erfordert den Einsatz aller modernen diagnostischen Mittel.
Die Behandlung der rheumatoiden Arthritis kann nur bei Anwendung eines langfristig konzipierten Therapieplanes erfolgversprechend sein, der alle verfügbaren Therapiemöglichkeiten einschließt. Nur die sorgfältige Therapieüberwachung beläßt die möglichen Therapierisiken in einem überschau- und damit vertretbaren Rahmen.

### Weiterführende Literatur


Harris, E.D.: Rheumatoid arthritis: The clinical spectrum. In Kelley, W.N., E.D. Harris jr., S. Ruddy, C.B. Sledge: Textbook of Rheumatology. Saunders, Philadelphia 1981

Hartl, P.W.: Rheumatoide Arthritis, (progredient, primär) chronische Polyarthritis. In Hornbostel, H., W. Kaufmann, W. Siegenthaler: Innere Medizin in Praxis und Klinik. Thieme, Stuttgart 1978, 3. Aufl. in Vorb.

Missmahl, H.P.: Die Bedeutung der Amyloidose bei rheumatischen Erkrankungen. Therapiewoche 25 (1975) 4208–4211

Müller, W.: Die Synoviorthese im Rahmen des Therapieplanes entzündlich-rheumatischer Erkrankungen. Therapiewoche 27, Heft 14 (1977)

Turner, R., R. Collins, A.M. Nomeir: Extraarticular manifestations of rheumatoid arthritis. Bull. rheum. Dis. 29 (1978/79) 986–991

Williams, R.C.: Clinical picture of rheumatoid arthritis. In McCarty, D.J.: Arthritis and Allied Conditions. Lea & Febiger, Philadelphia 1979

Zeidler, H.: Basistherapie der chronischen Polyarthritis. Therapiewoche 27, Heft 14 (1977)


# Besondere Verlaufsformen (Varianten) der rheumatoiden Arthritis

## Felty-Syndrom

Das Felty-Syndrom beinhaltet die Trias: rheumatoide Arthritis – meist fortgeschrittene Stadien nach progredientem Verlauf –, Splenomegalie und Granulozytopenie (Anämie, Thrombozytopenie). Entsprechend dem systemischen Charakter der Erkrankung findet man klinisch an der Haut neben Rheumaknoten häufig auch vaskulitische Ulkusbildungen sowie im Bereich des Auges eine Keratokonjunktivitis. Rheumafaktoren werden in der Regel mit hohen Titern bestimmt, antinukleäre Antikörper – zum Teil granulozytenspezifisch – beobachtet man in einem relativ hohen Prozentsatz der Fälle.
Das therapeutische Konzept entspricht im wesentlichen den Behandlungsprinzipien der rheumatoiden Arthritis. Bei schweren Verläufen mit systemischen Manifestationen kommt eine kombinierte Glukokortikosteroid-Zytostatika-Therapie in Betracht. Die Ergebnisse der Splenektomie, die bei ausgeprägter Infektneigung durch Granulozytopenie gelegentlich vorgenommen wird, werden im Schrifttum widersprüchlich beurteilt.

## Sjögren-Syndrom

Das Sjögren-(Sicca-)Syndrom ist charakterisiert durch das gleichzeitige Auftreten von Polyarthritis, Keratoconjunctivitis sicca und Xerostomie. Das Krankheitsbild imponiert häufig als *»Overlap«*-Syndrom. Überlappungssyndrome (»overlapping«) sind definiert durch das gleichzeitige Vorkommen typischer (klinischer, serologischer)

Symptome der rheumatoiden Arthritis einerseits und einzelner Kollagenosen im engeren Sinne (Lupus erythematodes disseminatus, progressive systemische Sklerose, Polymyositis) andererseits.
Durch die Funktionseinschränkung der Speicheldrüsen auf dem Boden der Entzündungsvorgänge kommt es nicht nur zu Schwierigkeiten beim Kauen und Schlucken, sondern auch zur Ausbreitung von Zahnkaries, zur Bildung von Schleimhautulzerationen sowie zur Entwicklung einer Pflasterzunge. Entsprechende Schleimhautveränderungen können auch im Bereich der Atemwege (Larynx, Trachea) auftreten. Durch mangelnde Tränensekretion entwickelt sich ein chronischer Reizzustand der Bindehäute. Gefürchtet sind Hornhautschäden auf dem Boden einer Keratitis. Beim Sjögren-Syndrom findet man serologisch häufig stark positive Rheumafaktortests und antinukleäre Antikörper gegen extrahierbare nukleäre Antigene (Typ SS-A und SS-B).
Die Behandlung des Sicca-Syndroms ist symptomatisch. Methylcellulose gibt man als Gleitmittel in den Bindehautsack, auch zum Schutz der Hornhaut. Eine kombinierte Behandlung mit Glukokortikosteroiden und Immunsuppressiva ist wohl nur in einzelnen, mit systemischen Manifestationen einhergehenden Fällen erforderlich. Patienten mit Sjögren-Syndrom sollen durch die Entwicklung maligner Erkrankungen des lymphoretikulären Systems (Lymphome, Retikulosarkom) gefährdet sein.

## Caplan-Syndrom

Das Caplan-Syndrom (Silikoarthritis) ist definiert als Kombination einer rheumatoiden (meist seropositiven und mit Rheumaknoten einhergehenden) Arthritis und Lungenmanifestationen im Sinne einer Pneumokoniose verschiedener Genese. Das Röntgenbild ist durch die Bildung großer Lungenrundherde (> 0,5 cm) charakterisiert.

### Weiterführende Literatur

Alspaugh, M.A., K. Whaley: Sjögren's syndrome. In Kelley, W.N., E.D. Harris jr., S. Ruddy, C.B. Sledge: Textbook of Rheumatology. Saunders, Philadelphia 1981
Decker, J.L., P.H. Plotz: Extra-articular rheumatoid disease. In McCarty, D.J.: Arthritis and Allied Conditions. Lea & Febiger, Philadelphia 1979
Pinals, R.: Felty's syndrome. In Kelley, W.N., E.D. Harris jr., S. Ruddy, C.B. Sledge: Textbook of Rheumatology. Saunders, Philadelphia 1981

## Juvenile chronische Arthritis

Das Bild der juvenilen chronischen Arthritis ist klinisch und arthrologisch vielgestaltig, die Einteilung in die einzelnen Varianten und Verlaufsformen gelegentlich schwierig.
Beim klassischen *Still-Syndrom* (bei 15–20% der Kinder) sieht man ein hochfebril beginnendes Krankheitsbild mit flüchtigen makulopapulösen Hauterscheinungen, Hepato-Splenomegalie, kardialen Symptomen (Perikarditis) und einer meist ausgeprägten Leukozytose. Die Polyarthritis tritt gegenüber den stark ausgeprägten systemischen Manifestationen in den Hintergrund.
40–50% der im Kindesalter auftretenden Rheumaformen betreffen vorwiegend wenige Gelenke, häufig im Sinne einer Monarthritis. Solche *oligarthritischen* Formen, vor allem bei Mädchen, können mit einer chronisch fortschreitenden Iridozyklitis vergesellschaftet sein. Entsprechende Bilder bei Jungen sind öfter HLA-B27-positiv und müssen differentialdiagnostisch auch als Frühformen der ankylosierenden Spondylitis interpretiert werden. *Polyarthritische* Formen, die klinisch der rheumatoiden Arthritis des Erwachsenen entsprechen, kommen bei 40–50% der Fälle zur Beobachtung.
Zum klinischen Bild der juvenilen chronischen Arthritis gehört eine mehr oder weniger ausgeprägte Wachstumsstörung (rheumatischer Kleinwuchs). Röntgenologisch charakteristisch ist neben der bei der adulten rheumatoiden Arthritis beschriebenen Röntgensymptomatik die Spondylitis cervicalis sowie eine deutliche und mit Ankylosierung einhergehende Karpitis. Rheumaserologisch findet man Rheumafaktoren im Blut nur selten, antinukleäre Antikörper dagegen häufiger, vor allem bei Kindern mit fortschreitender Iridozyklitis. Die Behandlung entspricht im wesentlichen der Therapie der rheumatoiden Arthritis des Erwachsenen. Schwere systemische Manifestationen unter dem Bilde des Morbus Still erfordern nicht nur Glukokortikosteroide, sondern gelegentlich auch den Einsatz von Immunsuppressiva (Azathioprin). Extrem wichtig ist die gezielte krankengymnastische Behandlung zur Prävention folgenschwerer Gelenkkontrakturen sowie eine langfristig konzipierte Therapieführung, nicht zuletzt auch im Hinblick auf die Eingliederung in Schule und Beruf.
Die Prognose der kindlichen Rheumaformen insgesamt gesehen ist nicht ungünstig. Folgenschwere Komplikationen sind die chronische, im Einzelfall bis zur Erblindung fortschreitende Iridozyklitis und schließlich die Amyloidose, die vor allem bei Fällen von Still-Syndrom zur Entwicklung kommen kann.

### Weiterführende Literatur

Sänger, L.: Medikamentöse Langzeitbehandlung der juvenilen chronischen Arthritis. Euromed. Heft 10/81. Banaschewski, München-Gräfelfing 1981
Schaller, J.: Juvenile rheumatoid arthritis. Postgrad. Med. 61 (1977) 177–184

# Seronegative Spondarthritiden

Unter diesem von englischen Rheumatologen (WRIGHT, MOLL 1976) entwickelten Sammelbegriff werden Polyarthritisformen zusammengefaßt, die sich von der rheumatoiden Arthritis in mehrerer Hinsicht unterscheiden, und zwar klinisch-arthrologisch durch die mögliche Einbeziehung des Achsenskeletts in das polyarthritische Geschehen und serologisch durch das Fehlen von Rheumafaktoren. Charakteristisch für diesen Formenkreis ist weiterhin das gleichzeitige Vorkommen gewisser extraartikulärer Manifestationen, z. B. am Auge (Uveitis), an der Haut (Psoriasis vulgaris, psoriasiforme Effloreszenzen, Erythema nodosum), am Magen-Darm-Trakt bzw. an den Harnwegen (Balanitis, Urethritis, Prostatitis) (s. Tab. **1**, S. 8.2).

## Ankylosierende Spondylitis (Spondylitis ankylosans, Marie-Strümpell-Bechterewsche Krankheit)

**Definition:** Die ankylosierende Spondylitis befällt als rheumatische Systemerkrankung vor allem die Wirbelsäule. Bei etwa einem Drittel der Fälle besteht gleichzeitig mit der Spondylitis oder in seltenen Fällen bereits vor deren Auftreten (präspondylitisch) eine Olig- bzw. Polyarthritis der peripheren Gelenke.
Die entzündlichen Veränderungen am Achsenskelett führen in der Regel im Laufe der Erkrankung zu folgenschweren Funktionseinbußen bis hin zur völligen Einsteifung der Wirbelsäule (»Bambusstab«). Unter den extraartikulären Manifestationen ist die vordere Uveitis häufig (25% der Fälle), selten werden dagegen spondylitische Herzkrankheit mit Aortitis und Aortenklappeninsuffizienz sowie Lungenmanifestationen beobachtet.

### Häufigkeit

Genaue Zahlen zur Morbidität liegen für die Bundesrepublik Deutschland nicht vor. Aus europäischen Statistiken (Großbritannien, Niederlande) kann geschlossen werden, daß ein Bechterew-Patient auf etwa 200 Gesunde bei nicht ausgewählter Bevölkerung kommt. Für den Morbus Bechterew besteht eine ausgesprochene Bevorzugung des männlichen Geschlechtes (Verhältnis 6(–8) : 1 = männlich : weiblich).

### Ätiologie und Pathogenese

Die Ätiopathogenese der ankylosierenden Spondylitis ist bislang weitgehend ungeklärt. Aus immungenetischen Untersuchungen – 95% der Bechterew-Patienten tragen das Histokompatibilitätsantigen HLA-B27 – wird geschlossen, daß die Erkrankung auf dem Boden eines genetisch vorbereiteten Terrains entsteht. Exogene das Krankheitsbild auslösende Faktoren, z. B. Infektionen, sind bislang hypothetisch.
Pathologisch-anatomisch sind die Entzündungsvorgänge, die man z. B. im Röntgenbild (Sakroiliitis, Syndesmophyten), aber auch autoptisch sieht, unspezifisch. Charakteristisch ist die Tendenz des Entzündungsgewebes zur Ossifizierung mit der Ausbildung von Ankylosen. Knochenspangen, die ausgehend von der Wirbelkörperrandleiste und dem Anulus fibrosus der Bandscheibe den Intervertebralraum überbrücken (Syndesmophyten), sowie die Ankylose der Wirbelbogengelenke bewirken die Motilitätseinschränkung des Achsenskeletts bis hin zur völligen Immobilisierung in Spätstadien. Etwa 5% der Bechterew-Fälle leiden an einer sekundären Amyloidose.

### Klinik

Im Vordergrund des Beschwerdebildes stehen *Rückenschmerzen, die nachts verstärkt auftreten,* den Patienten im Schlaf stören und ihn vielfach zum Aufstehen (Herumgehen) zwingen. Der Bechterew-Schmerz in Projektion auf die Iliosakralregion ist tiefsitzend, bohrend und strahlt gelegentlich bis in die Kniekehlenregion aus (»Pseudo-Ischias«). *Fersenschmerzen* (Kalkaneodynie, Achillodynie) sowie parasternale Schmerzen im Brustkorbbereich *(Thorakodynie)* gehören mit zum Beschwerdebild. In Einzelfällen, vor allem bei Erkrankung im jugendlichen Alter, imponiert die Bechterewsche Krankheit zunächst als (präspondylitische) *Polyarthritis.* Diese ist im Gegensatz zur rheumatoiden Arthritis häufig asymmetrisch lokalisiert und bevorzugt die Gelenke der unteren Extremität (Sprunggelenke, Vorfüße, Knie). Akut einsetzende Krankheitsbilder mit Fieber und anderen systemischen Reaktionen sind selten.
Im Verlaufe der Erkrankung kommt es zu fortschreitenden Funktionseinbußen der Wirbelsäule, die sich zunächst im thorakolumbalen Übergang manifestieren und dann den Patienten bei zahlreichen Verrichtungen des täglichen Lebens behindern (Schnürsenkelbinden usw.). In fortgeschrittenen Fällen tritt die Bewegungseinschränkung der Wirbelsäule immer mehr in den Vordergrund, in Endstadien imponiert ein weitgehend

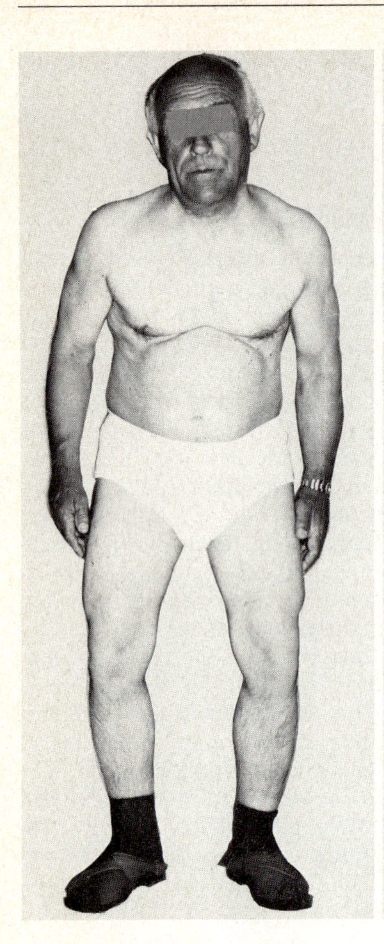

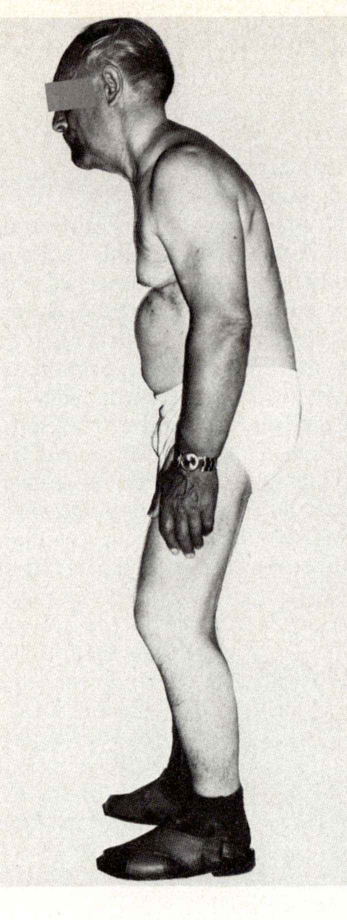

Abb. **8** Typische Haltung bei fortgeschrittener ankylosierender Spondylitis mit aufgehobener lumbaler Lordose, thorakaler Kyphose und Hyperlordose im Halswirbelsäulenbereich (Protiusio capitis)

versteiftes Achsenskelett mit verstärkter Kyphose im thorakalen und abgeflachter Lordose im lumbalen Anteil der Wirbelsäule (»Pokerrücken«) (Abb. **8**). Eine Mitbeteiligung der Hüften im Sinne der Koxitis wird vor allem in Spätstadien beobachtet und führt dann zu einer vielfach erheblichen Beeinträchtigung der Gehfähigkeit des Patienten.
Die bei etwa einem Viertel der Bechterew-Patienten auftretende Iridozyklitis imponiert als *vordere Uveitis* mit wechselnder Seitenlokalisation. Bei sachgerechter Therapie kommt es in der Regel zur folgenlosen Abheilung des Augenbefundes. Die Beteiligung der Harnröhre mit *Urethritis* posterior, gelegentlich auch mit Balanitis und Prostatitis (Vesikulitis) kann zu diagnostischen Trugschlüssen führen (z.B. Gonorrhoe!). Selten ist die spondylitische *Kardiopathie* mit Aortitis, relativer Aortenklappeninsuffizienz und Reizleitungsstörungen im Sinne von AV-Block-Bildung. Weiterhin selten sieht man *Lungen*manifestationen der ankylosierenden Spondylitis, die klinisch (Husten, Hämoptoe) und röntgenologisch (apikale Lungenverschattung mit Kavernenbildung) eine Lungentuberkulose vortäuschen können.

Röntgendiagnostik

Röntgenologisch gilt als Leitsymptom der Erkrankung die bereits in Frühstadien nachweisbare bilaterale *Sakroiliitis* mit »bunter« Röntgensymptomatologie: Pseudoerweiterung des Gelenkspaltes, subchondrale Sklerose, vor allem im Bereich des Os ilium, unregelmäßige Konturierung des Gelenkspaltes durch Destruktionen (Abb. **9**).

NB: Die röntgenologische Beurteilung der jugendlichen Iliosakralfuge ist schwierig! Diagnostisch ausschlaggebend: erosive Veränderungen.

An der Wirbelsäule führt die Spondylitis anterior zur Kastenwirbelbildung sowie zur Ausbildung der für den Morbus Bechterew charakteristischen *Syndesmophyten*. In fortgeschrittenen Fällen findet man eine Ankylose der Wirbelbogengelenke und der Kostovertebralgelenke (klinisch: Thoraxstarre!) sowie schließlich eine Osteoporose des Achsenskeletts. Auch die paravertebralen Ligamente werden in die Ossifikationsvorgänge mit einbezogen. Im Bereich der peripheren Gelenke kommt es als Folge der Synoviitis z.B. an den Zehengelenken zu Erosionen. In fortgeschritte-

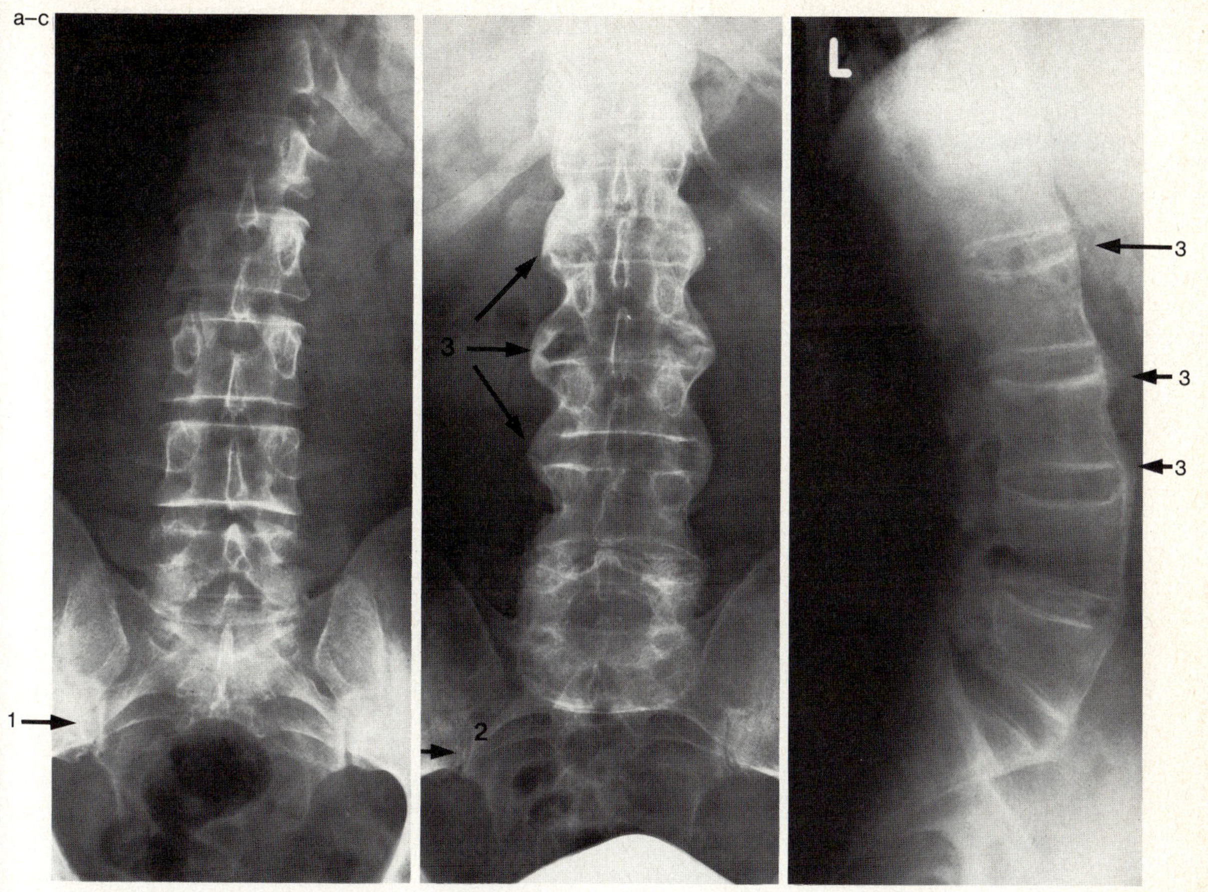


Abb. **9** Ankylosierende Spondylitis, Röntgenbefund
**a** Initialstadium; Sakroiliitis (1), deutlich ausgeprägt, bislang keine Syndesmophyten
**b** u. **c** Spätstadium (nach einer Laufzeit von mehr als 20 Jahren); fortgeschrittene Sakroiliitis (2), grobe Syndesmophyten (3), »Bambusstab«-Wirbelsäule

nen Stadien können einzelne Gelenke (Hüften) ankylosieren.

Labordiagnostik

Labormedizinisch stehen die pathologisch veränderten Entzündungsparameter des Blutes im Vordergrund (erhöhte Blutsenkungsreaktion, elektrophoretisch Vermehrung der $\alpha_2$-Globuline, erhöhtes Haptoglobin und saures $\alpha_1$-Glykoprotein). Die für die rheumatoide Arthritis charakteristischen Rheumafaktoren vom IgM-Typ sind in der Regel beim Morbus Bechterew nicht nachweisbar. 95% der Bechterew-Fälle sind Träger des Histokompatibilitätsantigens HLA-B27.
NB: Der positive Nachweis von HLA-B27 beweist eine ankylosierende Spondylitis nicht. HLA-B27-negative Fälle sind in der Literatur beschrieben worden. Nur etwa 10–20% der Merkmalsträger erkranken an einem Morbus Bechterew!
In diesem Zusammenhang ist weiterhin zu berücksichtigen, daß auch für das Reiter-Syndrom und andere reaktive Arthritiden, für die Psoriasis-Arthritis sowie für die sogenannten enterokolitischen Arthropathien bei Morbus Crohn bzw. Colitis ulcerosa eine wechselnd hohe Assoziation mit HLA-B27 besteht, vor allem, wenn gleichzeitig eine Spondylitis vorliegt (Tab. 7).

Diagnostisches Vorgehen und Differentialdiagnose

An eine ankylosierende Spondylitis sollte immer dann gedacht werden, wenn ein Patient über *nächtliche* Rückenschmerzen klagt. Der Verdacht verstärkt sich bei gleichzeitig nachweisbarer Erhöhung der Blutsenkungsreaktion oder beim Auftreten extraartikulärer Manifestationen (Uveitis, unspezifische Urethritis), die für den Morbus Bechterew charakteristisch sind. In solchen Fällen ist eine weiterführende Röntgendiagnostik (Beckenübersicht, Lendenwirbelsäule a.-p.) dringend angezeigt. In Frühfällen kann die Szintigraphie der Iliosakralgelenke weiterführen. Bei klinischem Verdacht stützt der positive Nachweis des Allels HLA-B27 die Diagnose!
Differentialdiagnostisch stehen vor allem Lumbalgien bei primär nicht entzündlichen Wirbelsäulenveränderungen (Morbus Scheuermann, Diskopathien usw.) zur Diskussion. Bei diesen, aber auch bei bakteriell ausgelösten Spondylitiden

| | HLA-Antigene | Häufigkeit in Prozent | |
|---|---|---|---|
| | | Patienten | Gesunde |
| **Ankylosierende Spondylitis** | B27 | 79–100 | 4–14 |
| Reiter-Syndrom | B27 | 65–100 | 4–14 |
| Reaktive Arthritiden nach Infekten mit | B27 | | 4–14 |
| Yersinia enterocolitica<br>Yersinia pseudotuberculosis | | 58–76 | |
| Salmonella typhimurium (u. a.) | | 60–92 | |
| Shigella flexneri | | 78 | |
| Campylobacter fetus ssp. jejuni | | 66–71 | |
| Chlamydia trachomatis | | 40 | |
| Behçet-Syndrom | B5 | 12–86 | 9–27 |
| Psoriasis-Arthritis | Bw38 (16), B17 | 7–45 | 3– 7 |
| Psoriasis-Spondylitis | B27 | 17–61 | 4–14 |
| | Bw38 (16), B13, B17 | 17–27 | 3– 7 |
| Rheumatoide Arthritis | Dw4 | 36–54 | 12–19 |
| | DR4 | 70 | 28 |
| Sjögren-Syndrom | B8 | 38–54 | 21–31 |
| | Dw3 | 68 | 10–24 |
| Lupus erythematodes disseminatus | B8 (DR3, Dw2, Dw3) | 19–48 | 12–25 |

Tabelle **7** HLA-Antigene bei rheumatischen Erkrankungen (modifiziert nach HLA and Disease Registry, 1979)

(Tuberkulose, Brucellosen usw.) bessert sich erfahrungsgemäß der Rückenschmerz nach Ruhigstellung (nachts!). Im letzteren Falle helfen Kutantests (Tuberkulin) sowie bakteriologische (serologische) Untersuchungen differentialdiagnostisch weiter.

Wirbelsäulenmanifestationen im Sinne der ankylosierenden Spondylitis können bei Psoriasis-Arthropathie bzw. den enterokolitischen Arthropathien in seltenen Fällen den Haut- bzw. gastrointestinalen Symptomen zeitlich vorausgehen.

### Therapie

Im Vordergrund der Therapie steht die medikamentöse Behandlung mit analgetisch-antiphlogistisch wirksamen *Antirheumatika* (Abb. **10**): Indometacin, 3 × 25 mg pro Tag, für die Nacht 1 Suppositorium à 50 bzw. 100 mg; Diclofenac, 3 × 50 mg pro Tag, für die Nacht 1 Suppositorium à 100 mg oder anderes neues NSAID. Die medikamentöse und physikalische (Thermo-, Hydro-, Elektrotherapie) Schmerzbehandlung bereitet den Weg für eine gezielte *Krankengymnastik* (»Bechterew-Gymnastik«), die der Prävention folgenschwerer Fehlhaltungen des Achsenskeletts dient. Diese krankengymnastische Therapie muß der Patient selbst erlernen! *Glukokortikoide* kommen bei der Iridozyklitis zunächst lokal und wohl nur in seltenen Fällen systemisch zur Anwendung. Die früher vielfach geübte *Röntgentherapie* der ankylosierenden Spondylitis oder die intravenöse Injektion von $^{224}$Radium haben nur noch einen relativ schmalen Indikationsbereich (z. B. bei peptischem Magen-Darm-Ulkus, Unverträglichkeitserscheinungen gegenüber mehreren Antirheumatika). Rekonstruktiv-*chirurgische* Eingriffe an der Wirbelsäule – Kolumnotomie, Aufrichtungsoperationen usw. – sind mit erheblichen Risiken belastet (Querschnittslähmung!). Segensreich erweist sich für den Patienten gelegentlich der prothetische Gelenkersatz, z. B. im Falle der fortgeschrittenen Koxitis.

### Prognose und Verlauf

Gerade bei der ankylosierenden Spondylitis ist der Verlauf sehr wechselhaft, die Prognose im Einzelfall deshalb kaum zu stellen. Patienten mit schweren Motilitätseinbußen der Wirbelsäule blicken meistens auf einen längeren Krankheitsverlauf (mehr als 10 Jahre) zurück, aber auch rasch progrediente Verläufe kommen vor. Relativ gutartig ist vielfach die ankylosierende Spondylitis bei Frauen. Hier kann die Erkrankung auf dem Stadium der (röntgenologisch nachweisbaren) Sakroiliitis stehenbleiben, Motilitätsausfälle am Achsenskelett finden sich oft nicht.

Unter den möglichen Komplikationen sind für den Bechterew-Patienten traumatisch bedingte

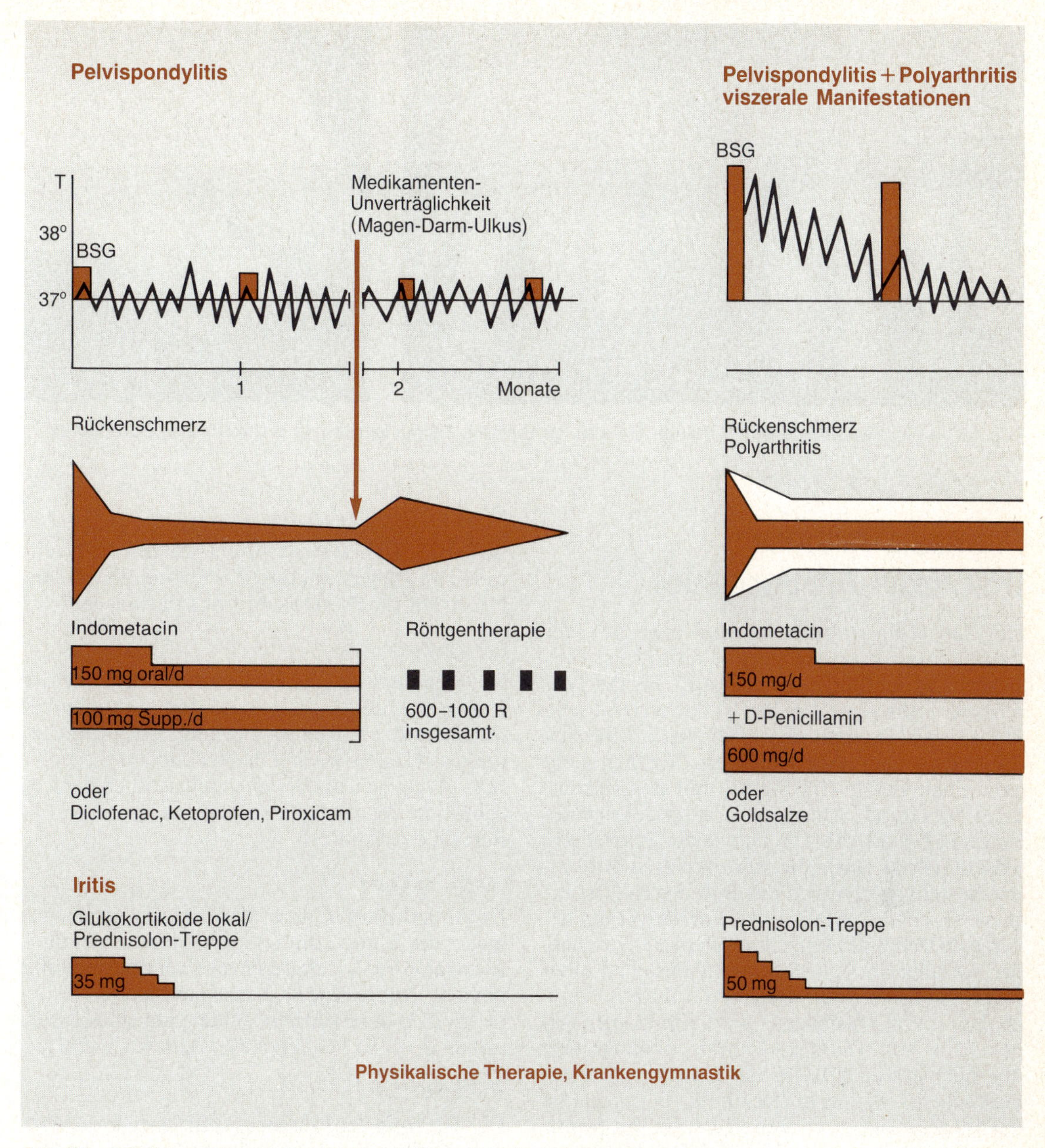


Abb. **10** Medikamentöse Behandlungsmöglichkeiten der ankylosierenden Spondylitis

Frakturen im Halswirbelsäulenbereich mit entsprechenden neurologischen Ausfällen oft lebensbedrohlich. Prognostisch ungünstig erscheint der Nachweis einer Amyloidose (Rektumbiopsie!).

**Merke:** Rückenschmerzen, die vor allem nachts auftreten, sind verdächtig auf eine ankylosierende Spondylitis, vor allem, wenn es sich um einen jungen Mann handelt und gleichzeitig eine beschleunigte Blutsenkung gefunden wird. Zur Diagnosefindung unerläßlich ist in solchen Fällen der röntgenologische Nachweis der Kreuzdarmbeingelenkarthritis (Beckenübersicht). Der positive Nachweis des »Bechterew-typischen« Allels HLA-B27 bestätigt die Diagnose, ein fehlender Nachweis schließt aber eine ankylosierende Spondylitis nicht aus.

a 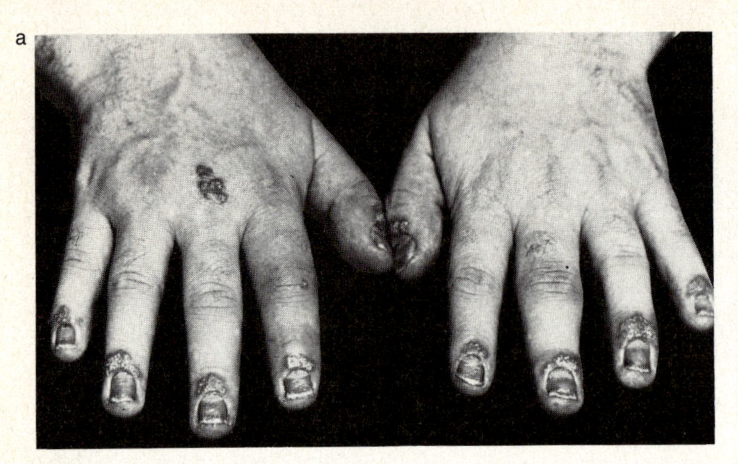 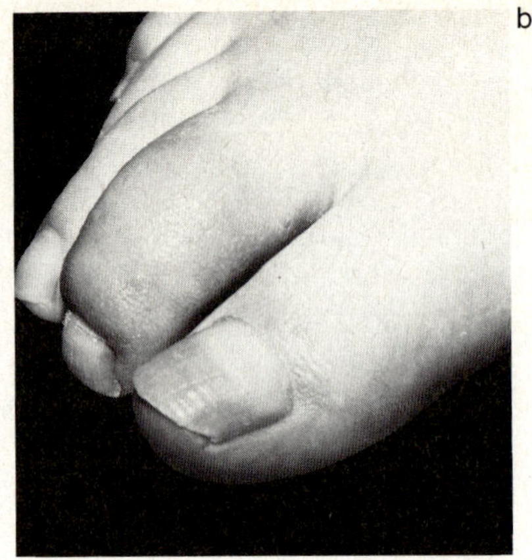 b

Abb. **11** **a** Psoriasis-Arthritis der Hände (»Befall im Strahl«), Zeigefinger rechts **b** Daktylitis, 2. Zehe rechts

# Psoriasis-Arthritis (Psoriasis-Arthropathie)

Die Poly-(Olig-)arthritis, die bei etwa 5% der Patienten mit Psoriasis vulgaris auftritt, ist vom arthrologischen Bild her pleomorph: Bei der Psoriasis-Arthritis sensu strictori ist der synoviitische Prozeß asymmetrisch und bevorzugt im Bereich der Hände und Füße lokalisiert. Vielfach sieht man einen Befall »im Strahl« mit der Entzündung des Grund-, Mittel- und Endgelenkes eines Fingers (Zehs) (Abb. **11**). Durch die Schwellung dieser Gelenke sowie der parartikulären Strukturen entsteht gelegentlich das Bild des »Wurstfingers« (-»zehs«, Daktylitis). Als Variante ist der bevorzugte Befall der Fingerendgelenke anzusehen, der vor allem bei gleichzeitigem Bestehen einer Nagel-Psoriasis (»Ölflecken«, Grübchen, Onycholyse u. a. m.) beobachtet wird. Ein kleiner Teil der Fälle von Psoriasis-Arthritis phänokopiert die rheumatoide Arthritis mit klassischem (symmetrischem) Befallsmuster unter Bevorzugung der Fingergrund- und -mittelgelenke, mit positivem Rheumafaktornachweis und (selten!) mit der Ausbildung von Rheumaknoten. Weitere Fälle entsprechen arthrologisch dem Bild der ankylosierenden Spondylitis mit peripherer Gelenkbeteiligung und positivem Nachweis des Histokompatibilitätsantigens HLA-B27.
Der Verlauf der Psoriasis-Arthritis ist wechselhaft und im Einzelfalle nicht vorherzusagen. Er kann der rheumatoiden Arthritis ähneln mit chronisch fortschreitender Entwicklung bis hin zu schweren Gelenkdeformationen (Arthritis mutilans). Gelegentlich gehen die Gelenkmanifestationen den Hautveränderungen der Psoriasis voraus. Eine korrekte nosologische Zuordnung des arthritischen Bildes ist dann meist nur vom Verlauf her möglich. Die Verteilung der Gelenkmanifestationen entsprechend dem Psoriasis-Muster (Befall im Strahl) und labormedizinische Daten – Nachweis der Psoriasis-assoziierten HLA-Allele-B27, B13, B17, Bw38 (16) bei fehlendem Nachweis von Rheumafaktoren! – können in solchen Fällen auf die Psoriasis-Arthritis hinweisen.

### Röntgendiagnostik

Röntgenologisch entsprechen die Symptome der Psoriasis-Arthritis weitgehend den Befunden bei rheumatoider Arthritis – Gelenkspaltverschmälerungen, Usuren, periostale Reaktionen, Osteolysen –, Unterschiede bestehen hinsichtlich der Lokalisation der Röntgenphänomene vor allem im Bereich der Hände.

### Labordiagnostik

Labormedizinisch sind die Entzündungsparameter des Blutes (Blutsenkungsreaktion, Serum-Elektrophorese, akute-Phase-Proteine) häufig nicht sehr stark pathologisch verändert.
In 15–25% der Fälle beobachtet man eine Hyperurikämie. (NB: Fehldiagnose: Arthritis urica!)

### Therapie

Die Therapie der Psoriasis-Arthritis entspricht im wesentlichen den Grundsätzen der medikamentösen Behandlung der rheumatoiden Arthritis (s. S. 8.14ff.). Im Hinblick auf mögliche Komplikationen von seiten der Haut (exfoliative Dermatitis) müssen Chloroquin und Goldsalze vorsichtig eingesetzt und ihre langfristige Verabreichung sorgfältig überwacht werden. Gelegentlich bessern sich die Gelenkmanifestationen unter einer effektiven Strahlentherapie der Hauteffloreszenzen (PUVA). Bei stark progredienten Fällen von Psoriasis-Arthritis wird im Einzelfalle auch eine immunsuppressive Therapie eingesetzt: Methotrexat – 15 mg per os an einem Wochentag – unter sehr sorgfältiger labormedizinischer Verlaufskontrolle der Blut- und Leberwerte. Glukokortikoide sind in sehr akuten und zur Progredienz neigenden Fällen zur Kontrolle der Synoviitis gelegentlich erforderlich.

## Reiter-Syndrom

Das Reiter-Syndrom ist definiert als Symptomentrias von Konjunktivitis, Urethritis und Polyarthritis – neuerdings als Reitersche Tetrade unter Einschluß oraler und genitaler Haut- und Schleimhautveränderungen. Ätiologisch werden möglicherweise auf venerischem Wege übertragene Infektionen (Mykoplasmen, Chlamydien) sowie eine postenteritische Genese diskutiert. Das häufige Vorkommen von HLA-B27 läßt auf eine genetische Grundlage schließen. Klinisch beginnt der Morbus Reiter in der Regel mit einem Infekt des Urogenitaltraktes (Urethritis posterior, Balanitis) bzw. des Darmes, dem etwa 1–2 Wochen später Augenmanifestationen (Konjunktivitis, seltener Uveitis) und synoviitische Gelenkerscheinungen folgen. Die Polyarthritis des Reiter-Syndroms ist meist asymmetrisch lokalisiert, bevorzugt die untere Extremität (Sprunggelenke, Vorfüße, seltener Knie- und Hüftgelenke) und ist zunächst nicht erosiv. Unter den Hautveränderungen sind das Keratoderma blennorrhagicum mit psoriasiformen Effloreszenzen im Bereich der Handflächen und Fußsohlen sowie Schleimhautläsionen der Mundhöhle (harter Gaumen) selten.
Die symptomatische *Behandlung* erfolgt mit analgetisch-antiphlogistisch wirksamen Antirheumatika (Indometacin, Diclofenac oder anderes NSAID). Die Urethritis spricht meist auf Tetracycline an. Die Prognose der Gelenkerscheinungen ist gut. Chronisch protrahierte Verläufe des Reiter-Syndroms sind – vor allem bei HLA-B27-positiven Merkmalsträgern – möglich. In diesen Fällen kann man röntgenologisch erosive Gelenkveränderungen im Bereich der Vorfüße, gelegentlich mit reaktiver Periostitis, sowie eine Sakroiliitis nachweisen. Übergänge in das Krankheitsbild der ankylosierenden Spondylitis sind fließend.

Vom klassischen Reiter-Syndrom werden die *reaktiven Arthritiden* abgetrennt, die sich im Anschluß an Durchfallerkrankungen des Darmes, z. B. nach Infektionen mit Salmonella typhimurium (und anderen Stämmen), Shigella flexneri, Yersinia enterocolitica, Yersinia pseudotuberculosis oder Campylobacter fetus ssp. jejuni in zeitlichem Abstand von etwa 14 Tagen nach dem Darminfekt entwickeln. Entsprechende Krankheitsbilder kann man auch nach unspezifischer Urethritis (meist durch Chlamydia trachomatis) beobachten (engl.: Sexually Acquired Reactive Arthritis = SARA).

## Enterokolitische Spondarthritiden

Bei den enterokolitischen Spondarthritiden handelt es sich um Poly-(Olig-)arthritiden, die in zeitlichem Zusammenhang mit einer Colitis ulcerosa, einem Morbus Crohn oder mit dem (seltenen) Morbus Whipple zur Entwicklung kommen. Die periphere Arthritis bildet sich in der Regel mit der Besserung des gastroenterologischen Befundes zurück, die enteropathische Spondylitis, die vor allem bei HLA-B27-positiven Individuen beobachtet wird, verläuft dagegen erfahrungsgemäß eigengesetzlich.

## Behçet-Syndrom

Das Behçet-Syndrom imponiert als »bipolare Aphthose« mit entsprechenden Haut- und Schleimhautveränderungen in der Mundhöhle bzw. im Perigenitalbereich sowie mit Augensymptomen (Hypopyon-Iritis, Chorioretinitis). Weitere Symptome von seiten der Haut (Erythema nodosum), Gefäßmanifestationen (Thrombophlebitis, arterielle Gefäßverschlüsse) sowie zentralnervöse Komplikationen (Neuro-Behçet) sind möglich. Die arthrologischen Symptome sind oft flüchtig und treten gegenüber den meist schweren Augenmanifestationen bzw. den neurologischen Ausfallserscheinungen in den Hintergrund. Therapeutisch versucht man eine hochdosierte Glukokortikosteroidbehandlung, ggf. in Kombination mit einem Zytostatikum, oder die Gabe von Colchicin. Die Augensymptome verlangen in der Regel eine gezielte Lokaltherapie, ggf. auch Steroide.

### Weiterführende Literatur


Bluestone, R.: Ankylosing spondylitis. In McCarty, D.J.: Arthritis and Allied Conditions. Lea & Febiger, Philadelphia 1979

Calin, A.: Ankylosing spondylitis. In Kelley, W.N., E.D. Harris jr., S. Ruddy, C.B. Sledge: Textbook of Rheumatology. Saunders, Philadelphia 1981

Good, A.E.: Reiter's disease. Postgrad. Med. 61 (1977) 153–158

Hartl, P.W.: Enterocolitische Arthropathien. Verhandlungen der Deutschen Gesellschaft für innere Medizin, 85. Band. Bergmann, München 1979

Hartl, P.W.: Seronegative Spondarthritiden. Therapiewoche 30, Heft 43 (1980)

Hartl, P.W.: Ankylosierende Spondylitits. Banaschewski, München 1982

Moll, J.M.H., V. Wright: Psoriatic arthritis. Sem. Arthr. Rheum. 3 (1973) 55–78

O'Duffy, J.D.: Psoriatic arthritis. Postgrad. Med. 61 (1977) 165–171

O'Duffy, J.D.: Behçet's disease. In Kelley, W.N., E.D. Harris jr., S. Ruddy, C.B. Sledge: Textbook of Rheumatology. Saunders, Philadelphia 1981

# Weichteilrheumatismus

In diesem bislang schlecht definierten Formenkreis werden schmerzhafte oder/und entzündliche Manifestationen des Bewegungsorgans zusammengefaßt, die sich *extraartikulär* – im Rahmen klassischer rheumatischer Gelenkerkrankungen, aber auch eigenständig – entwickeln.
*Schleimbeutelentzündungen* (Bursitiden) können durch vermehrten mechanischen Druck, auf infektiöser Grundlage oder im Rahmen einer Harnsäuregicht entstehen.
Entzündungen der *Sehnenscheiden* (Tendosynoviitiden) haben meist eine vielschichtige Genese (mechanische Überbeanspruchung, Infekte – Tuberkulose). Bei der rheumatoiden Arthritis sieht man in Initialstadien häufig eine Tendosynoviitis der langen Fingerstrecker im Bereich des Handrückens oder einen »schnellenden Finger« auf dem Boden einer stenosierenden Tendovaginitis.
Die chronischen und vielfach extrem schmerzhaften Entzündungsprozesse im Bereich der Schultergelenkkapsel unter dem Bilde der *Periarthropathia humeroscapularis* erkennt man u.a. röntgenologisch durch Kalkablagerungen im Verlauf einzelner Sehnen (z.B. des M. supra- und infraspinatus sowie des langen Bizepsbauches).
Der »Tennisellenbogen« auf dem Boden einer *Epicondylitis* humeri lateralis sive medialis ist häufig extrem schmerzhaft und therapeutisch ungenügend beeinflußbar (Ultraschall, Röntgenbestrahlung).
Entzündungen der *Muskulatur* im Sinne einer (Poly-)Myositis beobachtet man bei den Kollagenosen im engeren Sinne, so z.B. bei der Dermatomyositis (s.S. 10.37), der progressiven Sklerodermie (s.S. 10.31), bei Mixed Connective Tissue Disease (MCTD), selten auch beim Lupus erythematodes disseminatus (s.S. 10.23) und bei der Panarteriitis nodosa (s.S. 10.40). Auch das ätiopathogenetisch bislang unklare Krankheitsbild der *Polymyalgia rheumatica* mit schmerzhafter Muskulatur im Schulter- und Beckengürtelbereich gehört hierher. Schmerzhafte Muskelhärten, z.B. im Nacken-Schultergürtel-Bereich (*Myogelosen,* Fibrositis-Syndrome), spielen in der täglichen rheumatologischen Praxis eine große Rolle. Sie sind in der Regel einer gezielten Physiotherapie (Histamin-Iontophorese, Ultrahochfrequenzbehandlung usw.) zugänglich. Entsprechende Schmerzsyndrome sind nicht selten durch psychogene Faktoren überlagert und erfordern aus dieser Sicht ggf. eine zusätzliche Behandlung.

### Weiterführende Literatur


Dahmen, G.: Der weichteilrheumatische Schmerz. Therapiewoche 31 (1981) 7013–7037

Pongratz, D.: Die Klinik entzündlich-rheumatischer Muskelerkrankungen. Therapiewoche 29, Heft 38 (1979)

Smythe, H.A.: Nonarticular rheumatism and psychogenic musculoskeletal syndromes. In McCarty, D.J.: Arthritis and Allied Conditions. Lea & Febiger, Philadelphia 1979

Smythe, H.A.: Fibrositis and other diffuse musculoskeletal syndromes. In Kelley, W.N., E.D.Harris jr., S.Ruddy, C.B.Sledge: Textbook of Rheumatology. Saunders, Philadelphia 1981


# Gelenktumoren

Unter den *gutartigen* Tumoren am Gelenk ist die *villonoduläre Synoviitis* unter dem Bilde der schmerzhaften Gelenkschwellung am häufigsten. Die Verdachtsdiagnose muß bei (wiederholter) Aspiration blutigen Gelenkinhaltes gestellt werden, die diagnostische Sicherung erfolgt durch histologische Untersuchung (Probebiopsie). Therapie: Synovektomie. Die *Chondromatose* entsteht auf dem Boden einer Knorpelmetaplasie und führt über Ossifikationsprozesse schließlich zur Osteochondromatose. Häufigste Lokalisation: Kniegelenke.
Primär *maligne* Gelenktumoren (fibroblastische Sarkome, Chondrosarkome usw.) sind selten.

### Weiterführende Literatur


Cohen, A.S., J.J.Canoso: Tumors of joints and related structures. In McCarty, D.J.: Arthritis and Allied Conditions. Lea & Febiger, Philadelphia 1979

Schiller, A.L.: Tumors and tumor-like lesions involving joints. In Kelley, W.N., E.D.Harris jr., S.Ruddy, C.B. Sledge: Textbook of Rheumatology. Saunders, Philadelphia 1981

# Harnsäuregicht (Arthritis urica)*

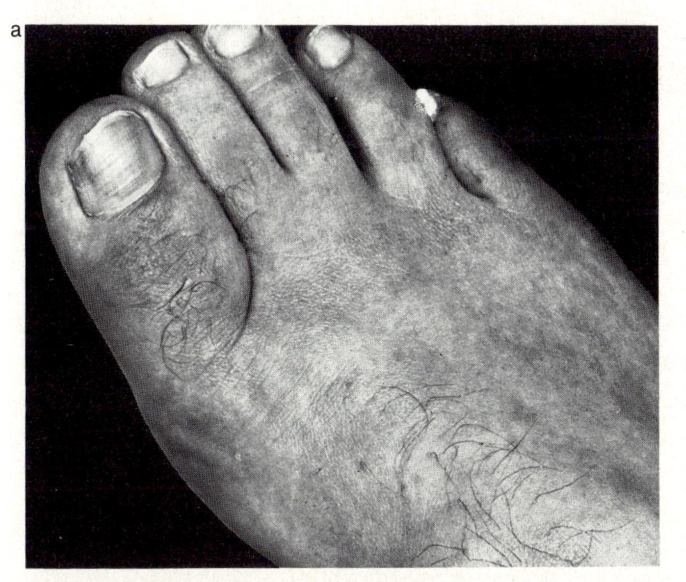
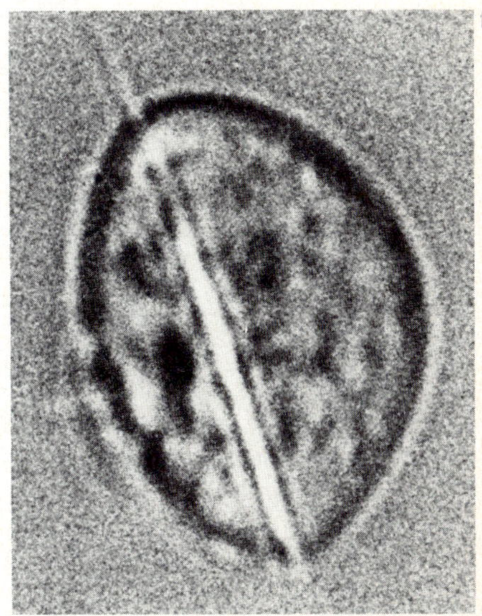

Abb. **12** Akute Harnsäuregicht **a** Podagra mit Schwellung des Großzehengrundgelenkes, **b** Intrazelluläres Mononatriumuratkristall (Gelenkpunktat, polarisationsoptisch)

**Definition:** Die Gichtarthritis entsteht bei erhöhtem Harnsäuregehalt des Blutes (Hyperurikämie) durch Auskristallisieren von Mononatriumurat im Gewebe. Durch Phagozytose der Kristalle werden Mediatorstoffe (Bradykinin, Hagemann-Faktor u. a.), chemotaktische Faktoren sowie proteolytisch wirksame Enzyme freigesetzt und damit der synoviitische Entzündungsprozeß in Gang gebracht.

### Klinik

Aus rheumatologischer Sicht ist unter den verschiedenen Manifestationen der Urikopathie der *akute Gichtanfall* das wichtigste Symptom. Dabei kommt es – auf verschiedene Weise ausgelöst: Streß, exzessive Nahrungsaufnahme, Alkoholabusus, chirurgische Eingriffe, Trauma – zu einer äußerst schmerzhaften Oligarthritis mit Gelenkschwellung, -rötung, -überwärmung und einer sehr typischen starken Berührungsempfindlichkeit. Prädilektionsgelenke für den Gichtanfall sind Großzehengrundgelenk (Podagra) (Abb. **12a**) sowie Daumengrundgelenk (Chiragra). Polyartikulärer Gelenkbefall ist selten und wird gelegentlich bei älteren Frauen (in der Menopause) beobachtet. Bei geeigneter Medikation (Colchicin, Indometacin) verschwinden die synoviitischen Erscheinungen des Gichtanfalls innerhalb von 1–2 Tagen. Nach Abschwellen des betroffenen Gelenkes beobachtet man eine charakteristische Schuppung der darüberliegenden Haut. Bei ungenügender Behandlung der Hyperurikämie kommt es im Rahmen rezidivierender Gichtanfälle schließlich zur Ausbildung einer *chronischen Gicht.* Mononatriumuratablagerungen führen zu folgenschweren Veränderungen an der Niere (Uratnephropathie), Anreicherungen von Uratkristallen in Tophi bewirken an den Gelenken erhebliche Zerstörungen mit entsprechenden Funktionseinbußen. Als charakteristisches Symptom der chronischen Gicht findet man Tophi u. a. auch im Bereich der Ohrmuscheln (Abb. **13**).

### Diagnostisches Vorgehen und Differentialdiagnose

Der akute Gichtanfall ist einfach zu diagnostizieren! Es gibt keine andere Arthritis, die so (berührungs-)schmerzhaft und von so ausgeprägten lokalen Entzündungszeichen begleitet ist. Der Nachweis von Mononatriumuratkristallen im Polarisationsmikroskop (spitze, nadelförmige, stark negativ doppelbrechende Kristalle, z. B. im Gelenkpunktat) (Abb. **12b**) beweist die Diagnose. Die Hyperurikämie ist hinsichtlich ihrer diagnostischen Aussage mit Vorsicht zu interpretieren (inkonstant, durch Medikamente beeinflußbar!

* In diesem Abschnitt wird nur die arthrologische Symptomatologie abgehandelt. Hauptkapitel: s. Abschnitt Stoffwechselkrankheiten (S. 15.5 ff.).

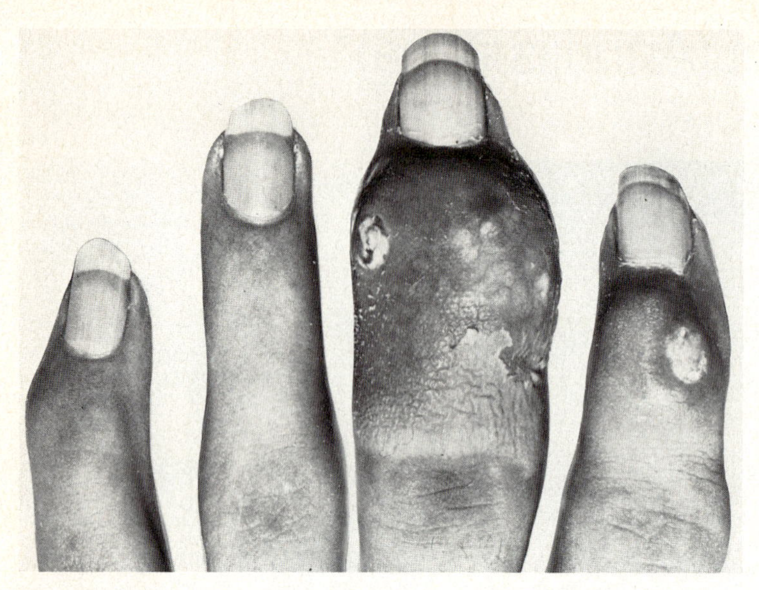
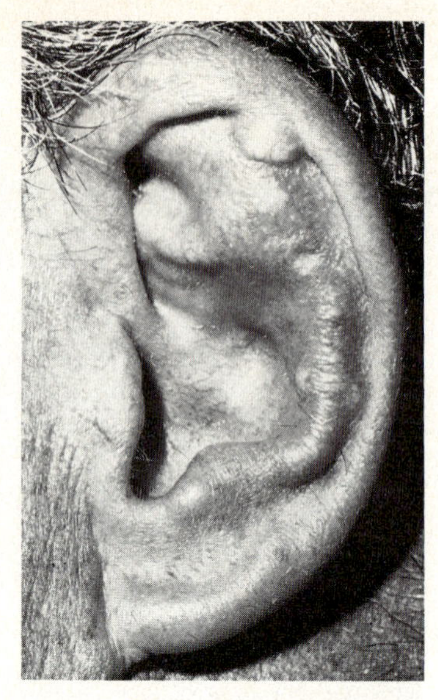

Abb. **13** Chronische Harnsäuregicht **a** Tophi im Bereich einzelner Fingerendgelenke, **b** Tophus im Bereich der Ohrmuschel

Normwerte der Serumharnsäure für Frauen bis 6,4 mg/100 ml [380 µmol/l], für Männer bis 7,0 mg/100 ml [415 µmol/l], von der Bestimmungsmethode abhängig).

### Therapie

Die Behandlung des akuten Gichtanfalles besteht in der Verabreichung des Alkaloids der Herbstzeitlose. Colchicin (Colchicum-Dispert) wird stündlich in einer Dosis von 0,5 mg gegeben, und zwar bis zur Besserung des Gelenkschmerzes oder bis zum Auftreten von Nebenwirkungen – Nausea, Erbrechen, Diarrhö. Die Tagesdosis von 6 mg darf nicht überschritten werden. Indometacin, 4 × 50 mg pro Tag (und ggf. *Phenylbutazon,* 4 × 200 mg pro Tag – NB: Nebenwirkungen!) sind ebenfalls in der Lage, den akuten Gichtanfall abzufangen. Glukokortikosteroide sind deutlich weniger wirksam. Bei diagnostisch gesichertem Gichtanfall oder Komplikationen der Hyperurikämie (Uratnephropathie, Urolithiasis) ist die medikamentöse Senkung des Serumharnsäurespiegels geboten. Dies wird durch eine urikostatische Medikation – Allopurinol, 100–300 mg pro Tag – und Urikosurika – Benzbromaron, 100 mg pro Tag – erreicht. Im Rahmen der chronischen Gicht können bei Bildung großer Tophi chirurgische Maßnahmen (Tophusexzision) angezeigt sein.
Besonders wichtig für die therapeutische Führung des Gichtpatienten sowie für die Prognose ist die sorgfältige Abklärung von Komplikationen der Urikopathie (Niere!) sowie die Mitbehandlung von Begleitkrankheiten wie Atherosklerose, Hochdruck, Diabetes mellitus, Übergewichtigkeit.

**Merke:** Bei akut (anfallsweise) auftretenden Mon- bzw. Oligarthritiden, die klinisch-arthrologisch mit starken Entzündungssymptomen – Schmerz, Gelenkschwellung, Rötung, Überwärmung – einhergehen, an Harnsäuregicht denken! Keine schematische »antirheumatische Therapie« (Cortison!), sondern gezielte Anfallsbehandlung. Harnsäuregicht ist bei Frauen im fortpflanzungsfähigen Alter extrem selten!

## Chondrokalzinose, Pseudo-Gicht

(Calciumpyrophosphatdihydrat-Ablagerungskrankheit – CPDD*, Pyrophosphatgicht)

Weniger akut als bei der Harnsäuregicht und unter einem unterschiedlichen arthrologischen Bild treten die Gelenkmanifestationen bei der Chondrokalzinose in Erscheinung. Sie wird häufig im Bereich der Kniegelenke beobachtet, hier vorwiegend bei älteren Menschen. Die Diagnose ergibt sich röntgenologisch aus dem Nachweis typischer Verkalkungen im Gelenkknorpel sowie in den Menisci, z. B. der Kniegelenke, in den Bandscheiben oder im Bereich der Symphysenknorpel. Polarisationsoptisch bieten Calciumpyrophosphatdihydratkristalle (Gelenkpunktat) ein charakteristisches Bild (Stab- oder Rhomboidform, schwachpositiv doppelbrechend). Die Chondrokalzinose, die nicht nur durch Ablagerung von Calciumpyrophosphat, sondern auch

* engl.: Calcium Pyrophosphate Deposition Disease

von Calciumhydroxyapatit und Calciumorthophosphat entsteht, kann klinisch bei einer Vielzahl von metabolischen und endokrinologischen Erkrankungen zur Entwicklung kommen (Hypothyreose, Akromegalie, Hyperparathyreoidismus, Hypomagnesiämie, Hämochromatose, Wilsonsche Krankheit, Alkaptonurie u. a. m.). Vielfach sind die entzündlichen Gelenksymptome wenig ausgeprägt, so daß klinisch das Bild einer Arthrosis deformans (z. B. der Kniegelenke) im Vordergrund steht.

*Therapeutisch* sprechen die Gelenksymptome der Chondrokalzinose in der Regel gut auf ein nichtsteroidales Antirheumatikum an. Bei rezidivierendem Gelenkhydrops kann eine intraartikuläre Glukokortikosteroidinjektion versucht werden.

### Weiterführende Literatur

Howell, D. S.: Diseases due to the deposition of calcium pyrophosphate and hydroxyapatite. In Kelley, W. N., E. D. Harris jr., S. Ruddy, C. B. Sledge: Textbook of Rheumatology. Saunders, Philadelphia 1981

Kelley, W. N.: Gout and related disorders of purine metabolism. In Kelley, W. N., E. D. Harris jr., S. Ruddy, C. B. Sledge: Textbook of Rheumatology. Saunders, Philadelphia 1981

McCarty, D. J.: Calcium pyrophosphate crystal deposition disease: Pseudogout: articular chondrocalcinosis. In McCarty, D. J.: Arthritis and Allied Conditions. Lea & Febiger, Philadelphia 1979

Wallace, S. L., H. Robinson, A. T. Masi, J. L. Decker, D. J. McCarty, T. F. Yü: Selected data on primary gout. Bull. rheum. Dis. 29 (1978/79) 992–995

Wyngaarden, J. B., E. W. Holmes: Clinical gout and the pathogenesis of hyperuricemia. In McCarty, D. J.: Arthritis and Allied Conditions. Lea & Febiger, Philadelphia 1979

# Degenerative Rheumaformen (Arthrosis deformans, Spondylarthrosis deformans)

**Definition:** Die Arthrosis deformans führt über einen unphysiologischen Abbau von Gelenkknorpel zu Schmerzen und Bewegungseinschränkung betroffener Gelenke.
Durch reaktiv einsetzende Entzündungsprozesse können Reizerscheinungen am Gelenk mit Schwellung und Ergußbildung auftreten (»aktivierte Arthrose«). Obwohl bereits die physiologischen Alterungsprozesse an den Gelenken zu Röntgensymptomen im Sinne der Arthrose führen, hat nur ein Bruchteil der Betroffenen entsprechende Beschwerden und Ausfallserscheinungen (Arthralgien, Motilitätseinbußen u. a. m.). Gemessen an der Gesamtbevölkerung ist der Anteil Kranker mit Beschwerden auf arthrotischer Grundlage hoch, so daß die sozialmedizinische Bedeutung der Arthrosis deformans kaum überschätzt werden kann.

### Ätiologie, Pathogenese

Bei starker mechanischer Beanspruchung und Abnutzung des Gelenkknorpels innerhalb der Spanne eines Lebens sind die reparativen Möglichkeiten begrenzt. Die klinisch und röntgenologisch imponierenden Veränderungen am arthrotischen Gelenk sind pathophysiologisch (biochemisch) bislang nur unzureichend definiert. Mechanische Fehlbeanspruchung, endokrinologische Störungen (z. B. Hyperparathyreoidismus, Akromegalie) oder idiopathische Faktoren (familiäre Belastung) werden für die Auslösung degenerativer Gelenkveränderungen verantwortlich gemacht.

Pathologisch-anatomisch fällt am arthrotischen Gelenkknorpel vor allem die Unregelmäßigkeit der Gelenkfläche mit Knorpelrissen, -usuren und -defekten auf. Histologisch findet man sowohl Veränderungen an der Knorpelmatrix als auch an den Chondrozyten. Als Versuch einer reparativen Kompensation des Knorpelschwundes ist die Neubildung von Knochensubstanz (Osteophytose) zu werten, die man klinisch und röntgenologisch nachweisen kann. Bei der aktivierten Arthrose findet man neben einer meist nicht sehr ausgeprägten zellulären Infiltration des Synovialstromas eine mehr oder weniger deutliche Fibrose der Synovialmembran.

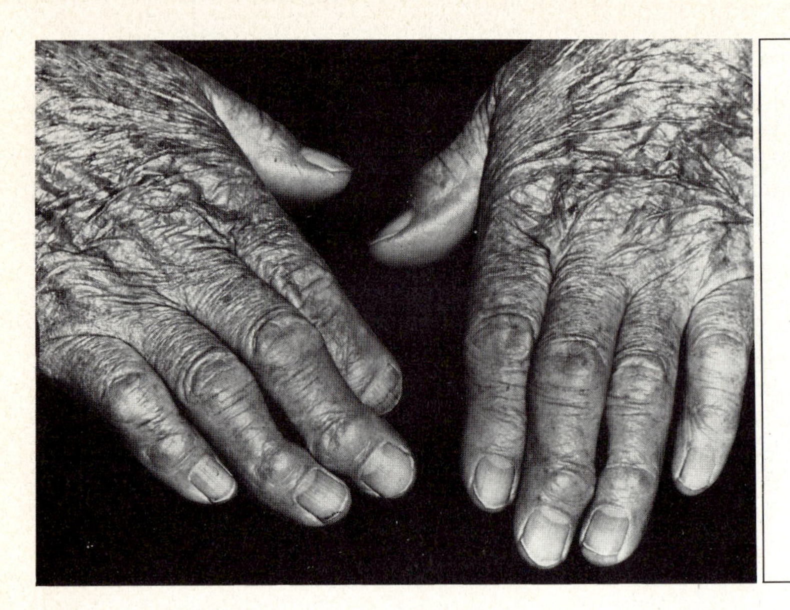

Abb. **14** Fingerpolyarthrose (Heberden-Bouchard-Arthrose)

### Klinik

Dominierendes klinisches Symptom der Arthrosis deformans ist der *Gelenkschmerz*. Dieser kann einmal nach längerer Ruhigstellung eines Gelenkes auftreten (z. B. als Anlaufschmerz im Hüftgelenk beim Aufstehen aus sitzender Haltung) oder bei stärkerer Belastung (z. B. als Schmerz in den Kniegelenken nach längerer Gehstrecke). Bei fortgeschrittenen arthrotischen Prozessen kommt es nicht nur durch kompensatorischen Knochenanbau zu einer (»harten«) Schwellung des Gelenkes, gelegentlich mit begleitender Ergußbildung, sondern auch zur Funktionseinschränkung mit wechselnden Motilitätseinbußen. Als typischer Untersuchungsbefund bei Arthrosis deformans der großen Gelenke gilt das durch die aufgelegte Hand nachweisbare arthrotische Reiben.

Im Bereich der Hände imponiert die *Fingerpolyarthrose* durch Anschwellung der distalen (Typ Heberden) und proximalen (Typ Bouchard) Interphalangealgelenke (Abb. **14**). Die Schwellung ist palpatorisch zunächst weich (zystisch), im weiteren Verlauf dann aber zunehmend hart. Fehlstellungen vor allem der Endphalangen einzelner Finger sind häufig, zu Funktionseinschränkungen erheblichen Ausmaßes (etwa wie bei der rheumatoiden Arthritis) kommt es aber in der Regel nicht. Sehr schmerzhaft kann die meist mit einer Fingerpolyarthrose gleichzeitig auftretende *Rhizarthrosis* deformans (Daumensattelgelenkarthrose) sein.

Häufigste Ursachen der Arthrosis deformans am Kniegelenk *(Gonarthrosis)* sind Fehlstatik (Genua vara bzw. valga) und mechanische Überbelastung (Adipositas). Die *Coxarthrosis* entwickelt sich u. a. auf dem Boden prädisponierender Gelenkfehlbelastungen. Als »Präarthrosen« in diesem Sinne gelten Hüftkopfdysplasien, Zustand nach Epiphysenlösung oder Perthesscher Krankheit sowie Hüftkopfnekrosen.

Im Bereich der *Wirbelsäule* kann es aufgrund degenerativer Veränderungen, vor allem aber durch Prolaps von Bandscheibenmaterial in den Rükkenmarkkanal (Diskopathie) zu Schmerzzuständen (Lumboischialgien) kommen, die nicht selten von neurologischen Ausfällen im sensomotorischen Bereich – Wurzelirritation am häufigsten bei L4/5 bzw. L5/S1 – begleitet sind. Osteophytäre Neubildungen im Rahmen degenerativer Veränderungen der Halswirbelsäule können zur Einengung der Nervenaustrittslöcher und entsprechenden neurogenen Schmerzen führen, die in die obere Trapeziusregion, in das Okziput, (seltener) in die Supraklavikularregion sowie in die Arme und Finger ausstrahlen.

### Röntgendiagnostik

Unter den Röntgensymptomen der Arthrosis deformans sind Höhenminderung des Gelenkspaltes, vermehrte subchondrale Spongiosasklerose sowie osteophytäre Knochenneubildung am Gelenkrand zu erwähnen. Entsprechende Veränderungen an der Wirbelsäule bei Spondylosis deformans – Spondylophyten – verlaufen bei erniedrigtem Intervertebralspalt in der Regel horizontal, im Gegensatz zu den für den Morbus Bechterew typischen vertikal angeordneten Syndesmophyten. Bei klinischem Hinweis auf Diskusprolaps sind zusätzliche Untersuchungen (Elektromyographie, Computertomographie, Myelographie u. a. m.) erforderlich.

### Labordiagnostik

Labormedizinisch fehlen bei degenerativen Rheumaformen die für den entzündlichen Rheumatismus typischen Veränderungen der Entzündungsparameter im Blut (Blutsenkung, Serumelektrophorese normal), es fehlen auch entsprechende serologische Befunde (keine Rheumafaktoren, keine antinukleären Antikörper).

### Diagnostisches Vorgehen und Differentialdiagnose

Eine fortgeschrittene Arthrose der großen Extremitätengelenke ist in der Regel an der schmerzhaften Motilitätseinschränkung sowie an der »trockenen« Schwellung des betroffenen Gelenkes (Knie) zu erkennen. Der Röntgenbefund weist auf die Diagnose hin, bei den labormedizinischen Analysen sind die Entzündungsparameter normal.

Im Bereich der Hände können sich differentialdiagnostische Schwierigkeiten hinsichtlich der Abgrenzung der Heberden-Bouchard-Arthrose von der rheumatoiden Arthritis ergeben (s. S. 8.7 ff.), wenn bei der Finger-Polyarthrose die proximalen Interphalangealgelenke mitbetroffen sind (Bouchard-Typ). Neben dem systemisch entzündlichen Charakter der rheumatoiden Arthritis (klinisch, labormedizinisch) weist das Freibleiben der Fingergrundgelenke sowie der Karpusregion auf eine degenerative Gelenkerkrankung im Sinne der Fingerpolyarthrose hin.

Auch bei einer zunächst eindeutig degenerativen Fingerpolyarthrose sind aufgepfropfte synoviitische Entzündungsprozesse möglich (»Pfropf-Arthritis«)!

Bei der Psoriasis-Arthritis (s. S. 8.24) kann das arthrologische Bild bei ausschließlichem Befall der Fingerendgelenke eine Heberden-Arthrose vortäuschen (Nagel-Psoriasis suchen!).

Die Differentialdiagnose: Diskopathie – ankylosierende Spondylitis klärt in der Regel das Röntgenbild (Kreuzdarmbeingelenke), weitere diagnostische Hilfe leistet die Bestimmung des mit dem Morbus Bechterew assoziierten HLA-B27-Antigens.

### Therapie

Eine kausale Therapie der Arthrosis deformans steht bislang nicht zur Verfügung. Alle therapeutischen Ansprüche, auf medikamentösem Wege den gesteigerten Knorpelabbau zu bremsen oder zerstörten Knorpel wieder aufzubauen, sind mit Vorsicht zu beurteilen!

Im Sinne der Arthroseprävention ist die gezielte Behandlung »präarthrotischer« Bedingungen besonders wichtig. Dies gilt z. B. für die Beseitigung chronischer Traumatisierung einzelner Gelenke (Preßlufthammer!) oder rechtzeitig eingeleitete chirurgische Eingriffe an arthrosegefährdeten Gelenken (Umstellungsosteotomie der Hüften bei Coxa valga bzw. vara). Mit Hilfe der zahlreichen zur Zeit verfügbaren nicht-steroidalen Antirheumatika, die bei zufriedenstellender therapeutischer Effektivität eine gute Verträglichkeit aufweisen (s. S. 8.14), ist es möglich, bei vielen Arthrose-Patienten den Gelenkschmerz zu lindern. Die physikalische Therapie hat mit ihrem breiten Spektrum von Behandlungsmöglichkeiten neben dem analgetischen Effekt (Wärme, Elektrotherapie) die Remobilisierung bewegungseingeschränkter Gelenke zum Ziel sowie die Kräftigung der Muskulatur durch krankengymnastische Maßnahmen. Im Rahmen der therapeutischen Führung ist es wichtig, den Patienten von einer vernünftigen Lebensweise zu überzeugen (Gewichtsreduktion, Vermeidung stärkerer Belastungen, vor allem der gewichttragenden Gelenke). Bei rezidivierenden Ergüssen, z. B. am Knie, kann man eine lokale Glukokortikosteroidtherapie versuchen, systemische Glukokortikosteroid-Medikationen sind aber bei der Arthrosis deformans in der Regel nicht indiziert. Arthrotisch weitgehend zerstörte Gelenke (z. B. Hüften, Knie) können durch Gelenkprothesen ersetzt werden. Operative Eingriffe an der Wirbelsäule sind vor allem bei neurologischen Komplikationen (Wurzelkompressionssyndrome) angezeigt.

**Merke:** Degenerative (arthrotische, spondylarthrotische) Veränderungen sind in zunehmendem Alter röntgenologisch sehr häufig nachzuweisen. Krankheitswert erhalten diese Befunde aber nur bei entsprechendem klinischem Substrat – typische Schmerzangaben, Motilitätseinschränkungen, sekundäre Wirkungen (z. B. Nervenwurzelirritation bei Osteochondrose, Spondylarthrose und Spondylosis deformans)!

### Weiterführende Literatur

Bland, J. H., S. D. Stulberg: Osteoarthritis: pathology and clinical patterns. In Kelley, W. N., E. D. Harris jr., S. Ruddy, C. B. Sledge: Textbook of Rheumatology. Saunders, Philadelphia 1981

Burton, C. V.: Conservative management of low back pain. Postgrad. Med. 70 (1981) 168–183

Calin, A., S. Marks: Management of osteoarthritis. Bull. rheum. Dis. 31 (1981) 31–38

Howell, D. S., J. F. Woessner, S. Jimenez, H. Seda, H. R. Schumacher: A view on the pathogenesis of osteoarthritis. Bull. rheum. Dis. 29 (1978/79) 996–1001

Moskowitz, R. W.: Clinical and laboratory findings in osteoarthritis. In McCarty, D. J.: Arthritis and Allied Conditions. Lea & Febiger, Philadelphia 1979

# 9

# Krankheiten des Blutes und der blutbildenden Organe

*H. Chr. Benöhr*
*P. Ostendorf*
*H. D. Waller*
*K. Wilms*

# Störungen der Erythropoese

## Anämien

*H. D. Waller* und *H. Chr. Benöhr*

### Eisenmangelanämien

(Hypochrome Anämien)

**Definition:** Von einer Anämie sollte man nur sprechen, wenn die Hämoglobinkonzentration bei Männern unter 14,0 g/dl (140 g/l), bei Frauen unter 12,5 g/dl (125 g/l) abgesunken ist.
Eisenmangelanämien sind charakterisiert durch eine vorwiegende Störung der Hämoglobinbildung, weniger auch der Erythrozytenproduktion, verursacht vor allem durch eine Erniedrigung der Hämsynthese bei Eisenmangel. Folge ist eine verminderte Hämoglobinbeladung des einzelnen Erythrozyten (MCH < 30 pg; MCHC < 31 g/dl [< 310 g/l]). Eisenmangelanämien sind daher hypochrome Anämien. Die Eisenkonzentration im Serum ist immer herabgesetzt, die Erythrozyten sind mikrozytär (MCV < 80 $\mu m^3$ [fl]).

#### Häufigkeit

Eisenmangelanämien stellen vor allem in tropischen und unterentwickelten Ländern die häufigste Form der Blutarmut dar. Der Anteil der Weltbevölkerung mit Eisenmangel beträgt je nach Lebensgewohnheit und sozialer Situation zwischen 10 und 50%, darunter 80% Frauen im gebärfähigen Alter. Der Geschlechtsunterschied gleicht sich im Alter aus.

#### Ätiologie

Ursachen von Eisenmangel- (hypochromen) Anämien (Tab. **1**) können sein:
Eisenmangel (negative Eisenbilanz) durch
- ungenügende Eisenzufuhr,
- Eisenresorptionsstörungen,
- erhöhten Eisenbedarf,
- Eisenverluste (Blutungen),

Eisenverteilungsstörung,
Eisentransportstörung,
Eisenverwertungsstörung.
Häufigste Ursache von Eisenmangelanämien sind akute oder chronische Blutverluste vor allem aus dem Magen-Darm-Trakt und während der Menstruation sowie der Schwangerschaft. Einzelheiten über hypochrome Anämien ohne Eisenbilanzstörung s. entsprechende Kapitel.

Tabelle **1** Ursachen hypochromer Anämien

**Eisenmangel** (negative Eisenbilanz)
*Ungenügende Eisenzufuhr*
Eisenarme Kost
Beim Neugeborenen mangelnde Eisenübertragung von der Mutter

*Eisenresorptionsstörungen*
Achlorhydrie (atrophische Gastritis)
Gastrektomie u. Teilresektion des Magens
Darmanastomosen u. Resektionen
Malabsorptionssyndrome
Diarrhoe
Resorptionshemmende Faktoren: Phytate, Phosphate, Pankreatin, Erde (Geophagie), Desferrioxamin, Schleime
Fehlen resorptionsfördernder Faktoren: Ascorbinsäure, bestimmte Aminosäuren, Calcium

*Erhöhter Eisenbedarf*
Gravidität, Laktation
Wachstum
Gesteigerter Blutumsatz (Hypochromie bei Polyglobulie, Polyzythämie)

*Eisenverluste*
Physiologisch: Menstruation
Pathologisch: Blutungen aus dem Magen-Darm-Trakt (Hiatushernie, Ösophagus- u. Fundusvarizen, Magen-Darm-Ulzera u. Tumoren, Divertikel, Colitis ulcerosa, Ileitis terminalis, Hämorrhoiden), Blutungen aus Lunge u. Urogenitaltrakt, Morbus Osler, Darmparasiten (Ankylostoma)
Medikamentös: Dicumarole, Heparin, Antiphlogistika, Antirheumatika
Blutspender

**Verteilungsstörung** (mangelnde Verfügbarkeit)
Chronische Infekte
Rheumatoide Arthritis
Tumoren
(Lungenhämosiderose)

**Eisentransportstörung**
Atransferrinämie

**Eisenverwertungsstörung**
Sideroachrestische Anämien
(Thalassämie)

### Klinik und Pathophysiologie

#### Anamnese

Bei Eisenmangelanämie werden oft Müdigkeit, Schwindel und allgemeine Schwäche angegeben. Ein Zusammenhang mit dem Eisenmangel selbst ist umstritten. Höhergradige Anämie (Hämoglobin < 8 g/dl (< 80 g/l)) ist mit *mangelhafter Sauerstoffversorgung* der Organe verbunden und kann zu

- Konzentrationsschwäche,
- Ohnmachtsanfällen,
- Schlaflosigkeit,
- Atemnot,
- z. T. Angina pectoris und vor allem
- Herzklopfen führen.

Störungen von seiten des *Magen-Darm-Traktes* sind:

- Appetitlosigkeit,
- Durchfälle,
- Obstipation,
- epigastrischer Schmerz,
- Zungenbrennen,
- Schluckbeschwerden sowie
- Flatulenz.

Brüchigkeit von Haaren und Nägeln, selten Parästhesien in kalten und blassen Extremitäten, Menorrhagie, Libido- und Potenzverlust werden ebenfalls beobachtet.

#### Klinische Befunde

In Abhängigkeit vom Grad der Anämie treten folgende Befunde auf:

- Blässe, Glossitis mit Papillenatrophie,
- sehr selten Dysphagie mit Ösophagusstriktur (Plummer-Vinson-Syndrom),
- Mundwinkelrhagaden, trockene und rissige Haut,
- leichte Vitiligo, z. T. geringe Unterschenkelödeme,
- Atrophie der Nasenschleimhaut (Ozäna),
- atrophische Gastritis mit Achlorhydrie,
- selten Koilonychie, Querrillen der Nägel.

In der Mundschleimhaut konnte histochemisch ein Mangel an Zytochromoxydase nachgewiesen werden. Die Nagelveränderungen sind vielleicht Folge eines Zink- und Zystinmangels. Geringe Milzvergrößerung stellt eine Seltenheit dar. Ebenso kann man eine Zunahme der *Herz*größe und *EKG-Veränderungen* feststellen. Ursache der Herzstörungen können Mangel an Funktionseisen, erniedrigtes Sauerstoffangebot und auch erhöhtes Herzminutenvolumen (überhöhtes Plasmavolumen) sein. Abnahme der Blutviskosität mit turbulenter Blutströmung kann ein Systolikum über dem Herzen auslösen.
Die Störungen in Blutbildung, Haut, Schleimhäuten und Organen stehen pathophysiologisch vor allem in Zusammenhang mit einer *negativen Bilanz des Eisenstoffwechsels.*
**Eisenverteilung.** Ein gesunder Erwachsener enthält zwischen 3 und 5 g Eisen. Es verteilt sich zu 65 % auf Hämoglobineisen, 20 % auf Speichereisen (Hämosiderin, Ferritin) und 15 % auf Funktionseisen (Myoglobin, Hämine, Enzyme). Im Plasma an Transferrin gebundenes Transporteisen enthält nur etwa 0,15 % des Gesamteisens. Die Konstanterhaltung der Eisenbilanz erfolgt vor allem über die Eisenresorption, nicht über die Ausscheidung. Im Blutabbau freigesetztes Eisen wird quantitativ wiederverwendet.
**Täglicher Eisenverlust.** Er beträgt beim Erwachsenen 0,5–1,0 mg (Stuhl, Urin, Galle, Schweiß, Haut, Haare und Nägel). Eisenverluste durch die Menstruation liegen zwischen 10 und 30 mg, der Eisenbedarf für eine Gravidität beträgt insgesamt etwa 1 g.
**Absorption.** Normale mitteleuropäische Kost enthält 10–20 mg Eisen, von dem 5–10 % absorbiert werden. Die Absorptionsrate kann beim Eisenmangel auf über 25 % ansteigen.
Nach Freisetzung des Eisens aus der Nahrung und Reduktion im Magensaft erfolgt die *Absorption im oberen Dünndarm.* Zweiwertiges Eisen gelangt als Chelat (?) in die Darmzellen, unterliegt wahrscheinlich einem intrazellulären Transportmechanismus und wird nach Oxidation durch Coeruloplasmin und andere Ferroxidasen wahrscheinlich aktiv durch die gefäßnahe Zellwand transportiert und im Plasma in 3wertiger Form an Transferrin gebunden (normal ⅓ Sättigung). Hämgebundenes Eisen kann die Darmepithelwand direkt passieren. Im Knochenmark wird das Eisen von Erythroblasten über spezifische Rezeptoren gebunden, wahrscheinlich aktiv in das Zellinnere transportiert und an Apoferritin oder ein ähnliches Protein gebunden. Es steht damit für die Hämsynthese zur Verfügung. Überschüssiges Eisen wird in den Darmepithelien als Ferritin oder in anderen Komplexen gelagert und nach 2–3 Tagen durch Desquamation ausgeschieden. Für die Hämoglobinsynthese nicht verbrauchtes Eisen wird im RES von Knochenmark, Leber und Milz als Ferritin oder Hämosiderin gespeichert.
**Stadien der Eisenmangelzustände.** Eisenmangelzustände durchlaufen bis zur Entwicklung einer hypochromen Anämie verschiedene Stadien (Abb. **1**):

- *Prälatenter Eisenmangel.* Nachweis gesteigerter Eisenresorption (whole body counter).
- *Latenter Eisenmangel.* Blutbild normal, im Plasma Eisen und Ferritin vermindert, Transferrin erhöht. Sideroblasten im Knochenmark herabgesetzt (Berliner-Blau-Reaktion).
- *Manifester Eisenmangel.* Zusätzlich hypochrome mikrozytäre Anämie. Erythropoese gesteigert, Retikulozyten nicht erhöht.
- *Schwerer Eisenmangel.* Neben der Anämie auch Funktionseisen vermindert mit Störungen an Haut, Schleimhäuten und Organen.

Bisher ist unbekannt, ob die Gewebeveränderungen allein Folge des Eisenmangels sind.

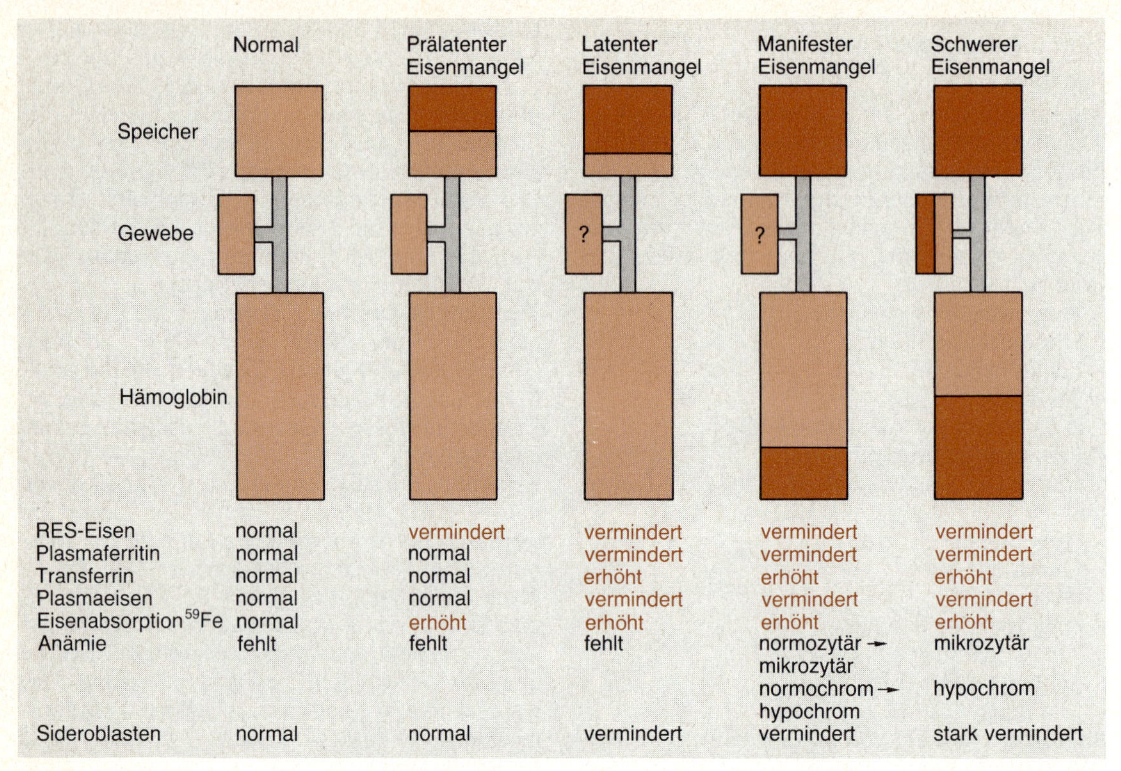


| | Normal | Prälatenter Eisenmangel | Latenter Eisenmangel | Manifester Eisenmangel | Schwerer Eisenmangel |
|---|---|---|---|---|---|
| RES-Eisen | normal | vermindert | vermindert | vermindert | vermindert |
| Plasmaferritin | normal | normal | vermindert | vermindert | vermindert |
| Transferrin | normal | normal | erhöht | erhöht | erhöht |
| Plasmaeisen | normal | normal | vermindert | vermindert | vermindert |
| Eisenabsorption $^{59}$Fe | normal | erhöht | erhöht | erhöht | erhöht |
| Anämie | fehlt | fehlt | fehlt | normozytär → mikrozytär normochrom → hypochrom | mikrozytär hypochrom |
| Sideroblasten | normal | normal | vermindert | vermindert | stark vermindert |

Abb. **1** Änderungen der Zusammensetzung der Eisenkompartimente im Organismus und hämatologischer Befunde mit zunehmendem Eisenmangel (nach Moore u. Brown)

Ursache hypochromer, meistens jedoch normochromer Anämien bei rheumatoider Arthritis und chronischen Infektionen ist eine Eisenverteilungsstörung mit vorwiegender Eisenspeicherung im RES von Leber, Milz und Knochenmark. Das Eisen wird kaum für die Hämsynthese reutilisiert. Auch bei der polyätiologischen Genese von Tumoranämien können diese Faktoren von Bedeutung sein.

### Diagnostisches Vorgehen

Die Diagnose gründet sich auf den Nachweis von

- mikrozytärer, hypochromer Anämie,
- Aniso-, Poikilo- und Anulozytose im Blutausstrich,
- MCH < 30 pg, MCV < 80 µm$^3$ (fl),
- Steigerung der Erythropoese (Normoblasten),
- Verminderung der Sideroblasten im Mark,
- Verminderung von Ferritin (< 10 µg/ml ≙ < 10 mg/l) und Eisen (< 40 µg/dl ≙ < 7,2 µmol/l) im Plasma und Erhöhung von Transferrin (EBK) (> 400 µg/dl ≙ > 4 mg/l).

Die Retikulozytenzahl ist wenig oder nicht erhöht und steigt nur nach akutem Blutverlust mit Auftreten einer Makrozytose an. Die Granulopoese ist meistens nicht betroffen. Die Thrombozytenzahl ist oft erhöht, selten einmal vermindert. Eine Achlorhydrie (bei 40%) kann auch die Folge des Eisenmangels sein.

### Differentialdiagnose

Die Diagnose »essentielle hypochrome Anämie« setzt die *differentialdiagnostische Abgrenzung* aller anderen Ursachen, vor allem von Blutungen aus dem Magen-Darm- und Urogenitaltrakt voraus. Wichtig sind hier anamnestische Angaben, Stuhl- und Urinuntersuchungen auf Blut bzw. Eisen, endoskopische und röntgenologische Untersuchungen, eventuell Hinzuziehung des Gynäkologen oder Urologen. Zur Abgrenzung einer *Malabsorption* als Ursache des Eisenmangels sind Resorptionstests (markiertes Eisen, Vitamin $B_{12}$ und Xylose) und die histologische Untersuchung endoskopisch entnommener Magen- und Darmschleimhaut notwendig. Bei *normo- und hypochromen Anämien* im Verlaufe *chronischer Infekte, rheumatoider Arthritis* und weniger auch bei *Tumoranämien* sind sowohl Serumeisen als auch EBK niedrig. Der Sideroblastenindex im Knochenmark ist zwar herabgesetzt, Eisen in Histiozyten und Makrophagen des Markes und der Eisengehalt der Leber sind ebenso wie das Ferritin im Plasma erhöht.

Die *Thalassämie* ist durch die Hämoglobinelektrophorese, die *Atransferrinämie* durch immunologische Transferrinbestimmung und die *sideroachrestische Anämie* durch die Diskrepanz zwischen hypochromer Anämie und hoher Serumeisenkonzentration mit Nachweis von Ringsideroblasten (s. Farbtafel 4, Abb. **17**, S. 9.71) im Knochenmark auszuschließen.

Für *Spezialuntersuchungen* des Eisenstoffwechsels bedient man sich der Isotopen $^{59}Fe$, $^{55}Fe$ und $^{52}Fe$. Sie eignen sich für kinetische und Bilanzuntersuchungen. Die sicherste Methode ist der $^{59}Fe$-Absorptions-Gesamtkörperretentions-Test mit Hilfe des »whole body counter«.

### Therapie

Bluttransfusionen sind nur selten bei schweren hypochromen Anämien – meist als Folge von Blutungen – erforderlich. Die Eisentherapie sollte möglichst oral durchgeführt werden. Die Tagesdosen betragen 100–200 mg zweiwertiges Eisen (Sulfat, Glukon- oder Bernsteinsäureverbindungen) über 2–3 Monate per os. Der tägliche Hämoglobinanstieg beträgt zwischen 0,1 bis 0,3 g/dl (1–3 g/l). Die Effektivität der Eisentherapie ist auch am Retikulozytenanstieg sichtbar. Die parenterale Eisentherapie mit 3wertigen Eisenverbindungen kann intravenös (Ferrihydroxid-Dextran-Komplex, Glukonat- oder Saccharat-Komplexe) in Einzeldosen von 100 mg oder als Infusion von 1–3 g, sowie intramuskulär mit Sorbitol-Zitrat- oder Dextrin-Komplexen erfolgen. Sie sollte unbedingte Ausnahme bleiben. Cave: Nebenwirkungen!

### Prognose und Verlauf

Diese richten sich bei Eisenmangel-(hypochromen) Anämien nach dem Grundleiden. Bei Resorptionsstörungen, nach sistierten Blutungen, im Wachstumsalter und nach Graviditäten sind sie bei konsequenter Eisentherapie im allgemeinen *günstig*. Bei Infektanämien, rheumatischen Erkrankungen und Tumoranämien sind die Behandlungsergebnisse meistens *unbefriedigend* oder schlecht. Hier steht die Behandlung des Grundleidens im Vordergrund. Bei Ansprechen auf die Eisentherapie sollte die Anämie nach etwa 8 Wochen ausgeglichen sein. Die orale Eisentherapie sollte jedoch nach Normalisierung der Hämoglobinkonzentration für 2–3 Monate zum Auffüllen der Speicher fortgeführt werden:

**Merke:** Eisenmangelanämien sind hypochrome Anämien mit erniedrigtem MCH, MCHC und MCV. Ursache ist eine Bilanzstörung im Eisenstoffwechsel, meistens als Folge von Blutungen. Plasmaeisen und Ferritin sowie Sideroblasten im Knochenmark sind stark erniedrigt, Transferrin dagegen erhöht. Anämien bei Infekten, rheumatoider Arthritis und z.T. auch Tumorleiden zeigen eine Verminderung von Plasmaeisen und Transferrin, während Ferritin im Plasma und RES-Eisen in Knochenmark und Leber erhöht oder normal sind. Die Eisentherapie bei Eisenmangelanämien sollte möglichst oral erfolgen.

### Weiterführende Literatur


Aisen, Ph.: Current concepts in iron metabolism. Clinics in Haematology 11 (1982) 241

Charlton, R. W., Th. H. Bothwell: Definition, prevalence and prevention of iron deficiency. Clinics in Haematology 11 (1982) 309

Ganzoni, A. M.: Eisenmangel: Altes und Neues kritisch beleuchtet. Dtsch. med. Wschr. 101 (1976) 713

Hallberg, L., H. G. Harwerth, A. Vannotti: Iron Deficiency. Academic Press, London 1970

Hausmann, K., R. Kuse, K. H. Meinecke, H. Bartels, H. C. Heinrich: Diagnostische Kriterien des prälatenten, latenten und manifesten Eisenmangels. Klin. Wschr. 49 (1971) 1104

Israels, M. C. G., Delamore: Haematological Aspects of Systemic Disease. Saunders, Philadelphia 1976

Jacobs, A., M. Worwood: Iron absorption: Present state of the art. Brit. J. Haemat. 31 (Suppl.) (1975) 89

Kief, H.: Iron metabolism and its disorders. Excerpta Medica, Amsterdam 1975

Lipschitz, D. A., J. D. Cook, C. H. Finch: A clinical evaluation of serum ferritin as an index of iron story. New Engl. J. Med. 290 (1974) 1213

Williams, W. J., E. Beutler, A. J. Erslev, R. W. Rundles: Hematology, 2nd ed. McGraw-Hill, New York 1977


## Blutungsanämien

**Definition:** Unter Blutungsanämien versteht man eine Form der Blutarmut, die durch akute oder chronische Blutverluste verursacht wird.

Klinische und hämatologische Befunde richten sich nach Stärke und Dauer der Blutung. Chronische Blutverluste führen über einen Eisenmangel zur typischen mikrozytären hypochromen Anämie, während starke akute Blutungen zunächst mit einer makrozytären normochromen Anämie verbunden sind.

### Häufigkeit

Die häufigste Anämie überhaupt stellt die mikrozytäre hypochrome Anämie bei Frauen im gebärfähigen Alter dar. Im höheren Alter gleichen sich die Geschlechtsunterschiede aus.

### Ätiologie

Wichtigste Ursachen für schwere **akute Blutungen** sind:

- *Unfälle* (besonders gefährlich nach Milz- und Leberruptur),
- *gynäkologische Erkrankungen* (Menorrhagien, Metrorrhagien, Extrauteringravidität),
- *Erkrankungen des Magen-Darm-Traktes* (Ösophagus- und Fornixvarizen, hämorrhagische Gastritis, Ulzera an Magen und Duodenum),
- *hämorrhagische Diathesen* (Thrombozytopenie, plasmatische Gerinnungsstörungen).

Für **chronische Blutverluste** kommen grundsätzlich dieselben kausalen Faktoren (Ausnahme Unfälle) infrage. Neben *genitalen Blutungen* stehen auch hier Störungen am *Magen-Darm-Trakt* im Vordergrund. Zu den oben erwähnten Blutungsquellen ist an das Vorliegen von Tumoren, Polypen, Hämorrhoiden, Meckelschem Divertikel und auch eines Mallory-Weiss-Syndroms zu denken. *Parasiten* (Ankylostoma) und *Medikamente* (Glukokortikoide, Salizylate und andere Antirheumatika, Antikoagulantien) können ebenfalls chronische Blutverluste vor allem aus dem Magen-Darm-Trakt auslösen. Zu den seltenen Ursachen gehören auch die Morbi Osler und Schoenlein-Henoch.

### Klinik und Pathophysiologie

#### Anamnese

Bei schwerer **akuter Blutung** bestimmt die starke *Verminderung des Blutvolumens* durch *Störungen im Herz-Kreislauf-System* das klinische Bild. Die Kranken klagen über Schwindel, Ohnmacht, Herzklopfen, Atemnot, Müdigkeit und Schwäche, Unruhe sowie Durst. Haut und Schleimhäute sind fahl-blaß, Zunge und Lippen trocken, die Augen haloniert und die Wangen eingefallen, der Körper ist kühl und von kaltem Schweiß bedeckt, die Atemfrequenz ist erhöht. Der unter Blutdruckabfall eintretende Schock ist oft mit akutem Nierenversagen verbunden.

#### Klinische Befunde

Diese sind immer eindrucksvoll. Im Gegensatz hierzu ist anfangs der *hämatologische Status* kaum verändert. Während der akuten Blutung gehen Plasma und zelluläre Blutbestandteile in gleicher Menge verloren. Konzentration von Hämoglobin und Erythrozyten sowie Hämatokrit können erst abfallen, wenn zum Volumenausgleich interstitielle Flüssigkeit ins Blut einströmt. Die Änderung dieser Parameter tritt erst nach Stunden ein, das *ganze Ausmaß des Blutverlustes wird frühestens nach 2 Tagen erkennbar.* Weitere Befunde bei starker Blutung können sein: Leukozytose mit Linksverschiebung im Blutausstrich, Thrombozytose und Temperaturanstieg. Die Anämie ist zunächst makrozytär und normochrom, bei gesteigerter Erythropoese im Mark steigt die Retikulozytenzahl im Blut an. Nach Erschöpfung der Eisenspeicher wird die Anämie mikrozytär und hypochrom. Auch die Proteinkonzentration des Plasmas kann abnehmen.
Die Beschwerden der Patienten mit **chronischer Blutung** sind – je nach dem Grad der Anämie –: Müdigkeit, Schwäche, Schwindel, z.T. Ohnmachtsanfälle, Atemnot, Herzklopfen, Ohrensausen und trockener Mund. Haut und Schleimhäute sind blaß, die *Anämie ist mikrozytär und hypochrom,* trotz gesteigerter Erythropoese im Mark sind die Retikulozyten im Blut nicht oder nur gering vermehrt (Einzelheiten siehe unter Eisenmangelanämien).

### Diagnostisches Vorgehen und Differentialdiagnose

Grundlage für die Abgrenzung zwischen akuter und chronischer Blutungsanämie bilden die genannten klinischen und hämatologischen Befunde. *Wichtige anamnestische Fragen* richten sich auf: Bluthusten, Bluterbrechen, Teerstuhl, Hämaturie, Stärke von Menstruationsblutungen sowie familiäre Blutungsübel. Die Mehrzahl der Blutungen aus dem Magen-Darm-Trakt lassen sich *endoskopisch* lokalisieren, manchmal ist die Anwendung $^{51}$Cr-markierter Erythrozyten hilfreich. Blutungen aus dem Urogenitaltrakt erfordern die Hinzuziehung des Urologen bzw. Gynäkologen. Bei schwer zu lokalisierenden Blutungen mit abdominellen Beschwerden nach Bauchtrauma oder bei Hämophilie ist immer an *intra- oder retroperitoneale Blutungen* zu denken. Leukozytose, Fieber und Abwehrspannung machen die Abgrenzung eines akuten Abdomens oft schwierig. Auch bei Frakturen und Weichteilblutungen können Blutverluste von über 1 Liter auftreten. Bei allen schweren Blutungen sind daher 1- bis 2stündliche Kontrollen von Hämoglobin oder Hämatokrit erforderlich.
Zu beachten ist die differentialdiagnostische Abgrenzung von Schock- und Kollapszuständen anderer Ursachen.
Diagnostisches Vorgehen bei chronischen Blutverlusten s. Abschnitt über Eisenmangelanämien. Retikulozytenanstieg bei geringen chronischen Blutungen spricht für stärkere Zwischenblutung.

### Therapie

*Akute starke Blutverluste* erfordern die *sofortige Infusion von Blut,* im Notfall auch von Plasmaexpandern. Bei schwer beherrschbaren Blutungen aus dem Magen-Darm-Trakt oder dem Genitale ist oft *frühzeitiges operatives Eingreifen* notwendig. Indikation für die Bluttransfusion ist die Kreislaufsituation und nicht der Abfall der Hämoglobinkonzentration. Normochrome Anämien nach begrenzten Blutungen erfordern meistens keine zusätzliche Eisenmedikation. Bei manifesten *hypochromen Anämien* sollte man täglich 200 mg 2wertiges Eisen per os geben. Die Therapie ist 2 Monate nach Normalisierung des roten Blutbildes fortzusetzen. Auch bei chronischen Blutungsanämien steht die Beseitigung der Blutungsquelle im Vordergrund.

### Prognose und Verlauf

Diese sind abhängig vom Grundleiden. Sistierte Blutungen bei gutartigen Erkrankungen werden im allgemeinen nach 2monatiger Eisenmedikation ausgeglichen.

**Merke:** Bei akuten schweren Blutungen bestimmen Herz- und Kreislaufstörungen das klinische Bild. Änderungen von Hämoglobin und Hämatokrit treten erst nach Stunden ein. Das Ausmaß der Blutung wird frühestens nach 2 Tagen erfaßt. Die akute Blutungsanämie ist zunächst normochrom und makrozytär und wird erst später hypochrom und mikrozytär. Die chronische Blutungsanämie ist hypochrom und mikrozytär. Häufigste Blutungsursachen liegen im Magen-Darm-Trakt, im Genitale und in hämorhagischen Diathesen.

## Sideroblastische Anämien

**Definition:** Die ätiologisch heterogene Gruppe sideroblastischer Anämien ist charakterisiert durch Ringsideroblasten im Knochenmark, wechselnden Anteil hypochromer, normo- oder gering makrozytärer Erythrozyten im Blut sowie durch normales oder erhöhtes Serumeisen bei gesteigertem Eisengehalt des Gewebes und ineffektiver Erythropoese.

### Häufigkeit

Sideroblastische Anämien im strengen Sinne gehören zu den selteneren hypochromen Anämien. Frauen und Männer sind etwa gleich betroffen.

### Ätiologie

Sideroblastische Anämien können erworben und angeboren sein. Unabhängig hiervon beobachtet man ein wechselndes Ansprechen auf Pyridoxin.

Man unterscheidet

*erworbene sideroblastische Anämien:*
- primäre idiopathische sideroblastische Anämien,
- sekundäre sideroblastische Anämien durch
  - Medikamente,
  - Alkohol,
  - Blei,
  - chronische Entzündungen,
  - Tumorleiden,

*hereditäre sideroblastische Anämien,*

*Pyridoxin responsive sideroblastische Anämien* (als eigene Gruppe heute umstritten).

### Klinik und Pathophysiologie

#### Anamnese

Hereditäre sideroblastische Anämien werden im frühen Alter und oft familiär gehäuft manifest, die erworbene idiopathische sideroblastische Anämie tritt meistens nach dem 50. Lebensjahr auf. Die Arzneimittelanamnese sollte vor allem die Einnahme von INH, Pyrazinamid, Cycloserin und Chlor-amphenicol berücksichtigen. Alkoholabusus und Exposition gegen Blei, chronische Infektionskrankheiten und neoplastische Erkrankungen sind ebenfalls wichtig. Beschwerden als Folge der Anämie entsprechen den unter Eisenmangelanämien angegebenen.

#### Klinische Befunde

- Blässe von Haut und Schleimhäuten,
- z.T. leichter Ikterus,
- Hepatosplenomegalie,
- Lymphknotenstatus normal,
- Purpura sehr selten,
- keine Photosensibilität der Haut,
- keine neurologischen Störungen.

Für die meisten *erworbenen idiopathischen sideroblastischen Anämien* ist die Ursache unbekannt. Pathophysiologisch steht die ineffektive Erythropoese vermutlich mit einer Eiseneinbaustörung in das Häm bei

- verminderter Porphyrinsynthese,
- Mangel an Hämsynthetase oder
- defekter Globinsynthese (z.B. Thalassämien)

in Zusammenhang.

In den Ringsideroblasten (s. Farbtafel 4, Abb. **17**, S. 9.71) (Berliner Blau-Färbung) ist das Eisen perinukleär zwischen den Cristae der Mitochondrien abgelagert und führt dadurch vermutlich zu vorzeitigem Abbau der roten Vorstufen. Der Defekt in der Porphyrin- und Hämsynthese kann Folge eines Enzymmangels oder der Erniedrigung von Pyridoxal-Phosphat sein. Bei Hämsynthetasemangel ist das freie Protoporphyrin in den Erythrozyten erhöht.
*Sekundär erworbene sideroblastische Anämien* können im Gefolge chronisch-entzündlicher und neoplastischer Erkrankungen (z.B. Leukämien, Plasmozytom, myeloproliferative Syndrome) auftreten. INH, Cycloserin und Pyrazinamid sollen Pyridoxal-Phosphat katalysierte Reaktionen, Chloramphenicol die mitochondriale Proteinsynthese hemmen. Für die Wirkung des Äthanols wird ein direkter toxischer Einfluß oder eine Hemmung der Pyridoxinkinase, oft verbunden mit einem Folsäuremangel, angenommen. Blei blockiert wahrscheinlich die $\delta$-Amino-Lävulinsäure- und Hämsynthetase. Bei der Bleiintoxikation ist die Ausscheidung von $\delta$-Amino-Lävulinsäure im Urin erhöht.
*Hereditäre sideroblastische Anämien* können X-chromosomal und auch autosomal vererbt werden. Es handelt sich pathophysiologisch wahrscheinlich um Enzymdefekte in der Porphyrinsynthese. Nur ein Teil spricht auf Pyridoxingaben an.
Die Abgrenzung einer Pyridoxin responsive sideroblastischen Anämie, die auf hohe Dosen von Pyridoxin ansprechen soll, ist umstritten. Als Folge der Eiseneinbaustörung tritt bei den meisten sideroblastischen Anämien später eine Hämosi-

derose von Knochenmark, Milz, Pankreas und Herz auf, die selten mit Funktionsstörungen verbunden ist. Hepatosplenomegalien sind dagegen häufig.
Ferrokinetische Untersuchungen zeigen eine hohe Eisenschwundrate und einen erhöhten Eisenturnover bei niedrigem Eiseneinbau in das Hämoglobin. Die Erythrozytenlebensdauer ist normal oder gering verkürzt, im Blut findet man z. T. Siderozyten.

### Diagnostisches Vorgehen

Die Diagnose gründet sich auf den Nachweis von

- hypochromer, normozytärer Anämie (Hb 7–8 g/dl ≙ 70–80 g/l),
- zwei Erythrozytenpopulationen (normo- und hypochrom),
- Siderozyten und vereinzelt Normoblasten im Blut,
- normaler oder erhöhter Serumeisenkonzentration,
- gesteigerter ineffektiver Erythropoese,
- Ringsideroblasten (s. Farbtafel 4, Abb. **17**, S. 9.71) und z. T. Megaloblasten im Knochenmark,
- normaler PAS-Reaktion der Normoblasten,
- ferrokinetischen Abweichungen.

Die Leukozytenzahl kann bis 2000/µl ($2 \times 10^9$/l) erniedrigt sein (Granulozytopenie), Thrombozytenzahlen sind normal. Die Folsäurekonzentration im Serum ist z. T. erniedrigt.

### Differentialdiagnose

Die differentialdiagnostische Abgrenzung primärer und sekundär erworbener sideroblastischer Anämien ergibt sich aus der Anamnese (Arzneimittel, andere Erkrankungen usw.). Hereditäre Formen zeigen familiäre Häufung und Manifestation im Kindesalter. Die Unterscheidung von Hämoblastosen und dyserythropoetischen Anämien setzt die Knochenmarkuntersuchung voraus. Bei Eisenmangelanämien fehlen Sideroblasten, der Serumeisengehalt ist erniedrigt. Die Thalassämien lassen sich durch die Hämoglobinelektrophorese ausschließen.

### Therapie

Bei Erniedrigung der Hämoglobinkonzentration unter 7 g/dl (70 g/l) Transfusion gewaschener Erythrozyten. Versuch einer Pyridoxinbehandlung p. o. mit täglich 100–200 mg mindestens über 3 Monate. Bei niedriger Serumfolsäure 1–3 mg Folsäure täglich p. o. Wenn kein Therapieerfolg, Versuch mit 50–150 mg Oxymetholon p. o. täglich, eventuell kombiniert mit täglich 25 mg Prednisolon über 3 Monate.
Fortlassen von Medikamenten, die als Ursache in Frage kommen. Notwendige Tuberkulostatika sollten zusammen mit Pyridoxin gegeben werden. Bei Alkoholikern völlige Äthanolkarenz, vitaminreiche Nahrung und eventuell Applikation von Folsäure und Pyridoxal. Bei Bleiintoxikation Beseitigung der Exposition und eventuell Gabe von EDTA und Penicillamin.
Die Splenektomie bringt keinen Erfolg.

### Prognose und Verlauf

Die Lebenserwartung liegt zwischen 1 und mehr als 10 Jahren je nach Form der sideroblastischen Anämie. Die Organhämosiderose kann selten zu Leberzirrhose, Diabetes mellitus sowie Pankreas- und Herzinsuffizienz führen. Der Übergang in eine Leukämie ist umstritten. Pneumonien werden gehäuft beobachtet.

**Merke:** Sideroblastische Anämien sind hypochrome Anämien mit erniedrigtem MCH und MCHC bei normalem MCV. Im Knochenmark findet man Ringsideroblasten (s. Farbtafel 4, Abb. **17**, S. 9.71) und z. T. Megaloblasten, der Serumeisengehalt ist normal oder erhöht, im Gewebe besteht eine Hämosiderose. Ursache der Anämie ist eine Eiseneinbaustörung, die Folge eines Defektes in der Porphyrinsynthese, der Globinsynthese oder eines Mangels an Hämsynthetase sein kann. Hierbei ist z. T. ursächlich eine Verminderung des Pyridoxal-Phosphates im Blut zu diskutieren. Man unterscheidet zwischen erworbenen idiopathischen, sekundären und hereditären sideroblastischen Anämien. Hochdosierte Gaben von Pyridoxin können eine Besserung bringen, andere Patienten sprechen z. T. auf Gaben von Folsäure, Anabolika und Prednisolon an. Oft ist die Anämie therapierefraktär, so daß Transfusionen notwendig sind.

### Weiterführende Literatur

Bottomley, S. S.: Sideroblastic anaemia. Clinics in Haematology 11 (1982) 389
Cartwight, G. E., A. Deiss: Sideroblasts, siderocytes, and sideroblastic anemia. New Engl. J. Med. 292 (1975) 185
Goldberg, A.: Lead poisoning as a disorder of heme synthesis. Semin. Hemat. 5 (1968) 424
Kuschner, J. P., G. R. Lee, M. M. Wintrobe, G. E. Cartwight: Idiopathic refractory sideroblastic anemia: Clinical and laboratory investigations of 17 patients and review of the literature. Medicine 50 (1971) 139
Mason, D. Y., P. M. Emerson: Primary acquired sideroblastic anaemia: Response to treatment with pyridoxal-5-phosphate. Brit. med. J. 1 (1973) 389
Singh, A. K., N. K. Shinton, J. D. E. Williams: Ferrokinetic abnormalities and their significance in patients with sideroblastic anaemia. Brit. J. Haemat. 18 (1970) 67
Valentine, W. N., P. N. Konrad, D. E. Paglia: Dyserythropoiesis, refractory anemia, and »preleukemia«. Metabolic features of the erythrocytes. Blood 41 (1973) 857
Waller, H. D., H. Chr. Benöhr: Störungen der Hämatopoiese bei Alkoholikern. Klin. Wschr. 56 (1978) 259

## Megaloblastäre Anämien

**Definition:** Megaloblastäre Anämien stellen eine Gruppe pathogenetisch unterschiedlicher makrozytärer normo- oder hyperchromer Anämien (MCV > 100 $\mu m^3$ [fl], MCH > 35 pg) dar, bei denen das zellreiche Knochenmark u.a. durch Promegaloblasten, Megaloblasten (Farbtafel 1, Abb. **1**, S. 9.68) und Riesenstabkernige charakterisiert ist.
Den megaloblastären Veränderungen liegt – meistens als Folge eines Vitamin-$B_{12}$- oder Folsäuremangels – eine Störung der DNA-Synthese zugrunde, die zu Alterationen in Proliferation und Reifung der Erythropoese, Granulopoese, Thrombopoese und anderer Organe mit hohem Zellumsatz (z.B. Schleimhäute des Gastrointestinaltraktes) führt. Die Hämoglobinsynthese ist nicht beeinträchtigt.

### Häufigkeit

Megaloblastäre Anämien, vor allem als Folge eines Vitamin-$B_{12}$-Mangels, führten früher häufig zum Tode. Heute ist die Erkrankung seit Kenntnis der Zusammenhänge seltener geworden. Sie tritt vor allem nach dem 50. Lebensjahr auf.

### Ätiologie

Die wichtigsten Ursachen einer megaloblastären Anämie sind der Mangel an Vitamin $B_{12}$ und Folsäure. Ätiologisch kommen für einen Vitamin-$B_{12}$-Mangel in Frage:

*Resorptionsstörungen* durch

- Mangel an Intrinsic factor bei
- Atrophie der Magenschleimhaut, Magenkarzinom,
  - totaler, seltener partieller Gastrektomie,
- Malabsorption bei
  - Morbus Crohn, Ileumresektion,
  - Sprue,
  - Zöliakie,
  - Amyloidose,
  - Darmfisteln,
  - exokriner Pankreasinsuffizienz.

*Pathologische Darmbesiedlung* bei
- Blindschlingensyndrom,
- Darmdivertikulose- und Strikturen,
- Fischbandwurm.

*Mangelernährung,*
*erhöhter Verbrauch* bei
- Gravidität,
- malignen Erkrankungen (Leukämie),
- Hyperthyreose.

*Unzureichende Speicherung* bei
- schweren chronischen Lebererkrankungen.

Genetische Ursachen der perniziösen Anämie sind umstritten. Die ätiologischen Faktoren für den Folsäuremangel sind sehr ähnlich. Der Mangel an Intrinsic factor hat hier keine Bedeutung. Im Vordergrund stehen Mangelernährung (Alkoholismus), Malabsorption, erhöhter Bedarf, Lebererkrankungen und die Einwirkung von Medikamenten (Antikonvulsiva, INH, Cycloserin, orale Kontrazeptiva). Auch unter der Einwirkung von Folsäureantagonisten entstehen megaloblastäre Umwandlungen in der Hämatopoese. Hämodialyse bei Nierenkranken kann ebenfalls zu Folsäuremangel führen.

### Klinik und Pathophysiologie

#### Anamnese

Die Beschwerden werden vor allem durch Veränderungen am blutbildenden System, am Magen-Darm-Trakt und Zentralnervensystem ausgelöst. Die Anämie führt zu Schwindel, Müdigkeit, Angina pectoris und Zeichen der Herzinsuffizienz. Appetitlosigkeit, Widerwille gegen Fleisch, Völlegefühl, Durchfälle und Zungenbrennen sind Folge trophischer Störungen am Magen-Darm-Trakt. Besonders bei Vitamin-$B_{12}$-Mangel werden Parästhesien, Gangunsicherheit, Schwäche der Extremitätenmuskulatur, selten Lähmungen geklagt. Die neurologischen Beschwerden bestehen unabhängig von der Anämie.

#### Klinische Befunde

Blässe und strohgelber Ikterus hängen vom Grad der Anämie ab. Die Zunge ist atrophisch und lackfarben (Huntersche Glossitis), Leber und Milz können leicht vergrößert sein. Herzinsuffizienz und EKG-Veränderungen sind nicht nur Anämiefolge, sondern auch gleichzeitige Folge der Vermehrung des Blutvolumens (plasmatische Hypervolämie). Bei perniziöser Anämie ist die atrophische Gastritis Ursache einer histamin- und pentagastrin-refraktären Achlorhydrie.
Neurologisch werden bei Vitamin-$B_{12}$-Mangel Parästhesien, Störungen der Vibrationsempfindung, seltener motorische Lähmung und spastische Ataxie als Folge einer funikulären Spinalerkrankung mit Degenerationsherden an den Seiten- und Hintersträngen beobachtet. Somnolenz, Störungen des Geschmack- und Tastsinnes, Optikusatrophie und EEG-Veränderungen werden seltener festgestellt. Bei reinem Folsäuremangel fehlen neurologische Symptome. Zeichen hämorrhagischer Diathese sind ungewöhnlich.

#### Laborbefunde

Teilungs- und Reifungsstörungen äußern sich im Nachweis von Promegaloblasten, Megaloblasten (s. Farbtafel 1, Abb. **1**, S. 9.68) und Riesenstabkernigen im zellreichen Knochenmark. Die Erythropoese ist ineffektiv, so daß die Retikulozytenzahl im Blut niedrig ist. Früher Untergang der Megaloblasten im Mark und verkürzte Erythrozytenlebensdauer (Hämolyse) führen zur Erhöhung von

Bilirubin, Eisen, LDH-Aktivität (Isoenzym I > II) im Serum und Gallenfarbstoffen im Urin, während Haptoglobin- und Harnsäuregehalt im Serum niedrig sind. Auch die BSG ist stark beschleunigt. Der Plasmaeisenturnover ist hoch bei normalem Eiseneinbau in die roten Vorstufen. Hämoglobinkonzentration und Erythrozytenzahl sind stark herabgesetzt. Im Blutausstrich findet man eine Makrozytose, die Erythrozyten sind normo- bis hyperchrom und zeigen basophile Tüpfelung, Jolly-Körper und z.T. Cabotsche Ringe. Frühsymptom megaloblastärer Anämien ist die Übersegmentierung der Granulozyten (s. Farbtafel 1, Abb. **2**, S. 9.68) bei Leukopenie. Die ineffektive Thrombopoese äußert sich in hoher Megakariozytenzahl im Mark bei verminderten Plättchenzahlen im Blut. Die Plättchen können Funktionsstörungen aufweisen.

Der Organismus enthält etwa 2–5 mg (1,5 bis 3,7 μmol) Vitamin $B_{12}$, vorwiegend in Leber und Nieren, im Serum liegt die Konzentration zwischen 200–900 ng/l (150–660 pmol/l). Der tägliche Vitamin-$B_{12}$-Verlust wird mit 0,1 % des Gesamtkörperpools angenommen. Die Bestimmung erfolgt mit mikrobiologischen Methoden. Mangelsymptome treten erst bei Erniedrigung des Gesamtkörperpools unter 5 % und der Serumkonzentration unter 100 ng/l (74 pmol/l) auf. Eine gemischte Kost enthält 5–30 μg (3,7–22 nmol) Vitamin $B_{12}$, wovon 2–5 μg (1,5–3,7 nmol) täglich benötigt werden.

*Vitamin $B_{12}$* (Cyanocobalamin, Hydroxocobalamin) ist reichlich in tierischem Eiweiß enthalten. Seine Absorption im terminalen Ileum ist von der Bindung an ein in den Parietalzellen der Fundus- und Korpusschleimhaut des Magens gebildetes Glykoprotein (intrinsic factor) und der Anwesenheit von $Ca^{2+}$ abhängig. Das über spezifische Rezeptoren in die Darmwandzellen aufgenommene Vitamin $B_{12}$ wird zum Transport im Blut an Transcobalamine, z. T. an andere Plasmaproteine gebunden. Bei mangelnder Bildung von Intrinsic factor, Fehlen von $Ca^{2+}$ oder gestörter Resorption im terminalen Ileum kann ein Vitamin-$B_{12}$-Mangel entstehen. Bei totaler Gastrektomie kann nach 3–7 Jahren eine megaloblastäre Anämie auftreten. Welche pathogenetische Bedeutung dem Nachweis von Autoantikörpern gegen Parietalzellen und gegen Intrinsic factor im Serum und Magensaft zukommt, ist noch umstritten.

Vitamin $B_{12}$ ist essentiell für Adenosylcobalamin-abhängige Reaktionen (Umwandlung von Methylmalonyl-CoA in Succinyl-CoA) und für Methylcobalamin abhängige Stoffwechselwege (Methioninsynthese, Umsatz von $N^5$-methyltetrahydrofolat in Tetrahydrofolat) im menschlichen und tierischen Organismus. Auch für den Membrantransport von Folat, den Cyanid-Metabolismus, die Biosynthese von Folylpolyglutamat und Thymidilatsynthetase (Folat-Coenzym abh. Reaktion) ist Cobalamin wichtig. Mangel an Vitamin $B_{12}$ führt zur Störung der DNA-Synthese bei normaler RNA-Synthese mit der Folge megaloblastärer Störungen. Die Demyelinnisation im Nervensystem soll durch eine Hemmung der Synthese von Myelin-Lipiden durch Anreicherung von Methylmalonyl-CoA oder Propionyl-CoA bzw. eine okkulte chronische Cyanidintoxikation (Tabak-Amblyopie) entstehen.

Der Nachweis einer Vitamin-$B_{12}$-Absorptionsstörung wird mit dem Schilling-Test durch orale Gabe von $^{57}Co$- oder $^{60}Co$-markiertem Vitamin $B_{12}$ geführt. Zur Absättigung der Speicher werden 2 Stunden nach Gabe des markierten Vitamins 1000 μg unmarkiertes Vitamin $B_{12}$ i. m. gegeben. Bei normaler Absorption werden in 24 Stunden 7–35 % der Radioaktivität im Urin wiedergefunden. Liegt ein Mangel an Intrinsic factor vor, normalisiert sich der Test bei gleichzeitiger Gabe von Intrinsic factor. Bei einer Absorptionsstörung tritt keine Normalisierung ein. Bei Vitamin-$B_{12}$-Mangel ist die Methylmalonat-Ausscheidung im Urin stark erhöht (> 3,5 mg/Tag ≙ > 30 μmol/d).

*Folsäure* (Pteroylmonoglutaminsäure) kommt vor allem in pflanzlichen, aber auch tierischen Nahrungsmitteln vor. Der Körper des Erwachsenen enthält etwa 5 mg (11,3 μmol) Folsäure, der tägliche Bedarf beträgt mindestens 50 μg (0,11 μmol). 4 Monate folsäurefreie Ernährung können zur megaloblastären Anämie führen. Folsäure liegt vor allem in konjugierter Form vor (Folylpolyglutamat) und wird nach Hydrolyse zu Monoglutamat oder unverändert im proximalen Jejunum absorbiert. Der Transport im Blut erfolgt wahrscheinlich nach Bindung an 2 Plasmaproteinfraktionen. Die hohe Clearancerate ist durch schnelle intrazelluläre Fixierung und Ausscheidung durch die Nieren bedingt. Wichtigste Folsäurederivate in Plasma, Blutzellen und Leber sind $N^5$-methyltetrahydrofolat und $N^5$-methyldihydrofolat. Der Mangel an Folsäure führt zu einer Störung der Thymidylatsynthese und damit der DNA-Synthese. Die Folge sind wiederum megaloblastäre Umwandlungen. Bei Folsäuremangel ist die Ausscheidung von Formiminoglutaminsäure im Urin nach Histidingabe erhöht (Figlu-Test). Die Folsäurebestimmung in Blut und Erythrozyten erfolgt mit mikrobiologischen Methoden und Radioassays. Normalwerte 4–18 ng/ml Serum (9–41 nmol/l)

### Diagnostisches Vorgehen

Die Diagnose megaloblastärer Anämien gründet sich auf den Nachweis von:

- makrozytärer, normo- oder hyperchromer Anämie (MCH > 100 $\mu m^3$ (fl), MCH > 35 pg,
- Leuko-, Thrombo- und Retikulozytopenie,
- Hämolysezeichen (Erhöhung von Bilirubin, Eisen und LDH im Serum),
- Promegalo- und Megaloblasten sowie Riesenstabkernigen im Knochenmark,
- Fehlen von Sideroblasten im Knochenmark,
- erniedrigtem Vitamin-$B_{12}$- oder Folsäuregehalt im Serum,
- pathologischem Schilling-Test bei Vitamin-$B_{12}$-Mangel.

### Differentialdiagnose

Die Differentialdiagnose megaloblastärer Anämien sollte vor allem die im Abschnitt Ätiologie angeführten Erkrankungen und Faktoren sowie die Abgrenzung zwischen Vitamin-$B_{12}$- und Folsäuremangel berücksichtigen. Wichtig ist auch der Ausschluß medikamentös bedingter megaloblastärer Veränderungen, die ebenfalls Folge von Störungen im DNA-Stoffwechsel sind. So werden der Folsäurestoffwechsel durch Methotrexat, Triampteren, Trimethoprim und Diphenylhydantoin, die Aufnahme von Vitamin $B_{12}$ durch Neomycin, Colchizin und p-Amino-Salicylsäure beeinflußt. Der DNA-Stoffwechsel wird weiter durch Purinantagonisten (6-Mercaptopurin, Thioguanin, Azathioprin), Pyrimidinantagonisten (5-Fluorouracil, 6-Azauracil) und Desoxyribonucleotidantagonisten (Cytosin-Arabinosid, Hydroxyurea) gestört. Die megaloblastären Veränderungen im Knochenmark sind resistent gegen Folsäure und Vitamin $B_{12}$, sie bessern sich jedoch nach Absetzen der genannten Verbindungen. Seltenere Formen megaloblastärer Anämien sind als Folge kongenitaler Defekte in der Intrinsic-factor-Bildung, selektiver Malabsorption für Vitamin $B_{12}$ (Imerslunds Syndrom) und angeborener Enzymdefekte im Folsäurestoffwechsel beschrieben worden. Letztere verlaufen meistens mit neurologischen Störungen und Oligophrenie. Auch Vitamin-C-Mangel kann mit megaloblastärer Anämie verbunden sein. Ascorbinsäure soll für die Dihydrofolsäurereduktion von Bedeutung sein.

Zu erwähnen ist noch die hereditäre Orotazidurie, die mit megaloblastärer Anämie und Wachstumsstörungen verbunden ist. Dem Krankheitsbild liegt eine Pyrimidinstoffwechselstörung mit Mangel an Orotidyl-Decarboxylase und z.T. zusätzlich an Orotidyl-Pyrophosphorylase zugrunde.

### Therapie

Bei Vitamin-$B_{12}$-Mangel sollte man möglichst Hydroxocobalamin und nicht Cyanocobalamin geben. Die Dosierung liegt in den ersten 2 Wochen bei täglich 500 µg i.m., anschließend für 4 Wochen bei 500 µg 2mal wöchentlich und als Dauertherapie bei 500 µg alle 4–6 Wochen. Die Retikulozyten steigen nach 3–5 Tagen mit einem Maximum nach etwa 10–12 Tagen an, die Normalisierung des Megaloblastenmarkes setzt schon nach 8–12 Stunden ein. Das Serumeisen bedarf regelmäßiger Kontrolle und sollte bei Absinken der Eisenkonzentration und Ausschüttung hypochromer Erythrozyten substituiert werden. Transfusion von Erythrozytensedimenten (kleineres Volumen) sollte nur bei Absinken der Hämoglobinkonzentration unter 5 g/dl (50 g/l) erfolgen.

Bei reinem Folsäuremangel hat sich die orale Gabe von täglich 1–5 mg Folsäure bewährt. Hämatologische und gastroenterologische Störungen bessern sich schnell. Hohe Folsäuredosen sind auch bei Vitamin-$B_{12}$-Mangel effektiv. Bei Vorliegen einer funikulären Spinalerkrankung sollte man Folsäure nur gleichzeitig mit Vitamin $B_{12}$ zur Vermeidung einer Verschlimmerung der neurologischen Störungen verabfolgen.

Wichtig für die Beseitigung zahlreicher symptomatischer megaloblastärer Anämien ist die erfolgreiche Behandlung des Grundleidens.

### Prognose und Verlauf

Bei effektiver Vitaminsubstitution ist die Lebenserwartung der Patienten normal. Die Prognose symptomatischer megaloblastärer Anämien wird durch den Verlauf des Grundleidens bestimmt. Megaloblastäre Anämien bei Atrophie der Magenschleimhaut sind durch eine höhere Inzidenz für die Entstehung eines Magenkarzinoms belastet und bedürfen daher regelmäßiger gastroskopischer Kontrollen. Die funikuläre Spinalerkrankung ist leider meistens nicht rückbildungsfähig. Hohe Dosen von Vitamin $B_{12}$ verhindern jedoch oft eine Verschlimmerung.

**Merke:** Megaloblastäre Anämien stellen eine Gruppe pathogenetisch unterschiedlicher makrozytärer normo- oder hyperchromer Anämien dar. Im Knochenmark findet man Megaloblasten, Promegaloblasten (s. Farbtafel 1, Abb. **1**, S. 9.68) und Riesenstabkernige. Die Proliferations- und Reifungsstörung der Hämatopoese ist Folge einer DNA-Synthese-Störung, die meistens durch einen Vitamin-$B_{12}$- oder Folsäuremangel ausgelöst wird. Neben der Erythropoese sind auch die Granulopoese (Leukopenie, übersegmentierte Granulozyten (s. Farbtafel 1, Abb. **2**, S. 9.68), Riesenstabkernige) und Thrombopoese, sowie die Schleimhäute des Magen-Darm-Traktes und das Zentralnervensystem (funikuläre Spinalerkrankung) betroffen. Ätiologische Bedeutung für den Vitaminmangel haben Resorptionsstörungen, Mangelernährung, pathologische Darmbesiedelung, erhöhter Verbrauch und unzureichende Speicherung in der Leber. Auch zahlreiche Medikamente können über eine Beeinträchtigung des DNA-Stoffwechsels megaloblastäre Veränderungen auslösen. Bei effektiver Vitaminsubstitution ist die Prognose der megaloblastären Anämien gut, symptomatische Formen sind vom Verlauf des Grundleidens abhängig.

### Weiterführende Literatur

Allen, R.H.: Human vitamin $B_{12}$ transport protein. Prog. Hematol. 9 (1975) 57

Babior, B.M.: Cobalamin: Biochemistry and Pathophysiology. Wiley-Interscience, New York 1975

Chanarin, I.: The Megaloblastic Anaemias, 2nd ed. Blackwell, Oxford 1979

Erbe, R.W.: Inborn errors of folate metabolism. New Engl. J. Med. 293 (1975) 753, 807
Frenkel, E.P.: Abnormal fatty acid metabolism in peripheral nerves of patients with pernicious anemia. J. clin. Invest. 52 (1973) 1237
Fox, R.M., M.H.Wood, D.Royse-Smith, W.J.O'Sullivan: Hereditary orotic aciduria: Types I and II. Amer. J. Med. 55 (1973) 791
Goldberg, L.S., H.H.Fudenberg: The autoimmune aspects of pernicious anemia. Amer. J. Med. 46 (1969) 489
Herbert, V.L.: Laboratory aids in the diagnosis of folic acid and vitamin $B_{12}$ deficiencies. Ann. Clin. Lab. Sci. 1 (1971) 193
Marcouillis, G., R.Gräsbeck: Vitamin $B_{12}$-binding proteins in human gastric mucosa: General pattern and demonstration of intrinsic isoproteins typical of mucosa. Scand. J. clin. Lab. Invest. 35 (1975) 5
Scott, J.M., D.G. Weir: Drug-induced megaloblastic change. Clinics in Haematology 9 (1980) 587

## Hämolytische Anämien

**Definition:** Bei hämolytischen Anämien ist die Blutarmut durch eine Verkürzung der Erythrozytenlebensdauer bedingt. Ursächlich kann die Hämolyse mit angeborenen oder erworbenen korpuskulären Störungen an der Zellmembran, im Zellstoffwechsel und am Hämoglobinmolekül in Zusammenhang stehen. Nichtkorpuskuläre hämolytische Anämien können durch Antikörper, mechanische oder auch chemische Faktoren verursacht werden. Die Auflösung der Erythrozyten erfolgt meistens nach deren Sequestration im RES (Milz), seltener intravasal.

#### Klinische Befunde

Die klinischen Zeichen der Hämolyse äußern sich in normochromer Anämie, Ikterus und meistens Splenomegalie. Wird der Erythrozytenzerfall durch starke Steigerung der Erythropoese ausgeglichen, so spricht man bei fehlender Anämie von kompensierter Hämolyse. Schwere, akute hämolytische Krisen verlaufen mit hohem Fieber, Schüttelfrost, Kopfschmerzen und abdominellen, z.T. kolikartigen Beschwerden und können zu einer Schocksymptomatik mit akutem Nierenversagen führen. Bei lange bestehenden Hämolysen treten häufig Gallensteine auf. Leichte Hämolysen bestehen oft ohne klinische Symptomatik und werden nur aus den Labordaten erkennbar.

#### Laborbefunde

Die allgemeinen Laborbefunde bei Vorliegen einer hämolytischen Anämie sind:

- normochrome Anämie,
- hohe Retikulozytenzahl im Blut,
- gesteigerte Erythropoese im Knochenmark,
- Verkürzung der Erythrozytenlebensdauer (½ mit $^{51}Cr < 26$ Tage),
- Erhöhung der Serumkonzentrationen für
  - Bilirubin (vorwiegend indirektes),
  - Eisen,
  - LDH,
  - Hämoglobin,
- Verminderung der Serumkonzentrationen für
  - Haptoglobin,
  - Hämopexin,
- erhöhte Ausscheidung von Gallenfarbstoffen im Urin.

## Hereditäre Sphärozytose (Kugelzellikterus)

**Definition:** Die hereditäre Sphärozytose ist eine korpuskuläre hämolytische Anämie, bei der wegen eines Zellmembrandefektes eine vorzeitige Sequestration der Erythrozyten im RES, vorwiegend in der Milz, erfolgt. Die Erythrozyten besitzen eine annähernd kugelförmige Gestalt (Sphärozytose) (s. Farbtafel 4, Abb. **15**, S. 9.71) und haben eine verminderte osmotische Resistenz. Die Splenektomie führt in der Regel zur Beseitigung der Anämie.

#### Häufigkeit

Die Sphärozytose ist die häufigste korpuskuläre hämolytische Anämie in Mitteleuropa. In den USA schätzt man etwa 220 Krankheitsträger auf 1 Million Einwohner. Das Leiden wird autosomal dominant vererbt, die Inzidenz bei Blutsverwandten beträgt 50%. Sporadische Fälle sind selten, das Geschlechtsverhältnis beträgt 1:1.

#### Ätiologie und Pathophysiologie

Ätiologisch liegt der hereditären Sphärozytose ein bisher noch unbekannter Membrandefekt zugrunde. Als primäre Störung wird ein Defekt in den Membranproteinen diskutiert, der zu erhöhtem $Na^+$-Influx und $K^+$-Verlust der Zellen, kompensatorisch gesteigerter Glykolyse und $Na^+,K^+$-ATPase-Aktivität sowie Lipidinstabilität in der Zellmembran führt. Die Permeabilitätsstörung hat eine Schwellung der Erythrozyten mit Umwandlung der bikonkaven Scheibenform zur Kugelform zur Folge. Die Kugelzellen sind weniger deformierbar und bleiben daher im RES, vor allem in der Milz, an der engen Barriere zwischen roter Pulpa und Sinusoiden hängen. Die verlängerte Stase in der Pulpa mit Glucosemangel und Hypoxie schädigt und zerstört die Sphärozyten. Nach Splenektomie wird die Lebensdauer der Sphärozyten annähernd normal, obgleich der primäre Membrandefekt weiter besteht.

### Klinik

#### Anamnese

Die eingangs beschriebenen Beschwerden bei Kranken mit hämolytischer Anämie bestehen meistens seit früher Kindheit. Gelegentlich wird die Diagnose anläßlich eines Gallensteinleidens gestellt. Die hämolytischen Schübe treten oft in Zusammenhang mit interkurrenten Infekten oder auch Streßsituationen auf. Sie können zu einer aplastischen Krise führen.

#### Klinische Befunde

Klinisch besteht in der Regel die typische Trias von Anämie, Ikterus und Splenomegalie. Häufig finden sich gleichzeitig Skelettveränderungen (Turmschädel, Spitzgaumen, breite Nasenwurzel, Bißfehler, Syn-, Brachy- und Polydaktylie), seltener Mißbildungen von Augen, Ohren und Herz sowie Ulcera cruris bei Erwachsenen.

Hämatologische Befunde:

- normochrome Anämie,
- Nachweis von Kugelzellen (Ø <7 µm, sphärischer Index >0,35, MCV normal) (s. Farbtafel 4, Abb. **15**, S. 9.71),
- hohe Retikulozytenzahl im Blut,
- stark gesteigerte Erythropoese im Knochenmark,
- herabgesetzte osmotische Resistenz der Erythrozyten,
- normale Leukozyten- und Thrombozytenzahl im Blut.

Wichtig sind der Nachweis einer verkürzten Lebensdauer $^{51}$Cr-markierter Erythrozyten und die vergleichende Messung der Radioaktivität über Leber und Milz. Liegt der Milz-Leber-Quotient über 1,3, ist bei stärkerer Hämolyse und Anämie die Milzexstirpation indiziert.

#### Diagnostisches Vorgehen

Bei Vorliegen von normochromer Anämie, Ikterus und Splenomegalie sollte zunächst die Retikulozytenzahl bestimmt werden. Erhöhte Retikulozytenzahlen sollten Veranlassung zur Durchführung der angegebenen Laboruntersuchungen sein.

#### Differentialdiagnose

Differentialdiagnostisch sind alle anderen Formen hämolytischer Anämien und auch bei Tumorleiden (lymphatische Systemerkrankungen) auftretende Hämolysen auszuschließen. Bei der klinisch einem hämolytischen Schub ähnlichen akuten Cholangitis fehlt die Retikulozytenvermehrung.

#### Therapie

Bei gehäuften hämolytischen Krisen, Anämie, Splenomegalie und auch Cholelithiasis ist die Splenektomie Therapie der Wahl. Der Therapieerfolg ist um so besser, je stärker die Sequestration der Erythrozyten in der Milz erfolgt. Bei der meistens nach der Splenektomie auftretenden Thrombozytose mit erhöhter Thrombosegefährdung ist eine Therapie mit Aggregationshemmern indiziert.

#### Prognose und Verlauf

Bei leichteren Formen ist die Prognose auch ohne Splenektomie in der Regel sehr günstig. Bei schwereren Erkrankungen ist die Lebenserwartung nach Splenektomie meistens normal. Rezidive oder ausbleibende Besserung nach Splenektomie sprechen für das Vorliegen von Nebenmilzen oder eine stärkere Erythrozytensequestration im übrigen RES. An Nebenmilzen ist vor allem zu denken, wenn nach Splenektomie in den Erythrozyten keine Jolly-Körper nachweisbar sind. Seltene, besonders nach Infektionen auftretende aplastische Krisen verschlechtern die Prognose erheblich.

**Merke:** Die hereditäre Sphärozytose gehört zu den korpuskulären hämolytischen Anämien, bei denen ein Membrandefekt zur kugelförmigen Umwandlung der Erythrozyten und damit zur verstärkten Sequestration der Zellen im RES, vor allem in der Milz, führt. Anämie, Ikterus, Splenomegalie, verminderte osmotische Resistenz der Erythrozyten, starke Erhöhung der Retikulozytenzahl bei gesteigerter Erythropoiese charakterisieren das Krankheitsbild. Der Erbgang ist autosomal dominant. Die Splenektomie führt meistens zur Beseitigung der hämolytischen Anämie.

#### Weiterführende Literatur

Cooper, R.A., J.H. Jandl: Hereditary spherocytosis. In Williams, W.J., E. Beutler, A.J. Erslev, R.W. Rundles: Hematology, 2nd ed. McGraw-Hill, New York 1977

Dacie, J.V.: Congenital anaemias. In The Haemolytic Anaemias, Congenital and Acquired, vol. I/2. Grune & Stratton, New York 1960

Weed, R.I.: Hereditary spherocytosis. Arch. Intern. Med. 135 (1975) 1316

## Hereditäre Elliptozytose

Bei dieser seltenen, autosomal dominant vererblichen Anomalie nehmen die Erythrozyten durch einen bisher nicht näher definierten Membrandefekt eine ovale bis elliptische Form (Ovalozytose) an. Klinische Symptome fehlen meistens, nur selten ist eine stärkere Hämolyse Anlaß zur Splenektomie.

#### Weiterführende Literatur

Geerdink, R.A., P.W. Helleman, M.C. Verloop: Hereditary elliptocytosis and hyperhaemolysis: A comparative study of 6 families with 145 patients. Acta med. scand. 179 (1966) 715

## Stomatozytose

Bei dieser seltenen erblichen Störung weisen die Erythrozyten eine zentrale, spaltförmige Hämoglobinaussparung auf und nehmen eine maulartige Form an. Als Ursache wird ein Membrandefekt diskutiert. Klinisch manifestiert sich im Kindesalter eine hämolytische Anämie mit deutlicher Erniedrigung der osmotischen Resistenz der Erythrozyten. Die Splenektomie bringt nur eine partielle Besserung.

## Akanthozytose

Akanthozyten zeigen stechapfelförmige Veränderungen der Erythrozytengestalt. Sie wurden erstmals bei Kleinkindern mit einem autosomal rezessiv vererblichen Syndrom mit A-Betalipoproteinämie, Malabsorption, Retinitis pigmentosa und neurologischen Veränderungen (Ataxie, Intentionstremor, Nystagmus, Hyporeflexie) beschrieben. Akanthozyten werden auch bei alkoholischer Leberzirrhose mit Hämolyse beobachtet. Wieweit die Akanthozytose ursächlich mit der veränderten Plasmalipidzusammensetzung zusammenhängt, ist unbekannt.

### Weiterführende Literatur

Gracey, M., H. B. Hilton: Acanthocytosis and hypobetalipoproteinemia. Lancet 1973/I, 679

## Hämolytische Anämien infolge Enzymdefekten

**Definition:** Unter hämolytischen Anämien infolge Enzymdefekten versteht man korpuskuläre hämolytische Anämien, die durch hereditäre Enzymopathien in Glutathionsynthese und -reduktion oder in der Glykolyse verursacht werden. Störungen in der Glykolyse führen zu spontanen nichtsphärozytären hämolytischen Anämien. Defekte im Glutathionstoffwechsel lösen meistens erst unter zusätzlicher Einwirkung von Medikamenten und Vegetabilien eine Hämolyse aus, spontane nichtsphärozytäre hämolytische Anämien (NSHA) sind dagegen selten. Die häufigsten Enzymdefekte sind Glucose-6-P-Dehydrogenase-Mangel und Pyruvatkinasemangel.

## Glucose-6-P-Dehydrogenase-Mangel (Favismus)

### Häufigkeit und Genetik

Der Enzymdefekt wird inkomplett dominant X-chromosomal vererbt. Hämolytische Anämien werden fast nur bei Männern beobachtet, Frauen sind Konduktorinnen (Ausnahme homozygote Defektträgerinnen). Während der Enzymdefekt in Mitteleuropa selten ist, wird er in den Mittelmeerländern häufig beobachtet (Anteil an der Bevölkerung z. B. in Sizilien 4%, Sardinien 14% und Israel bis 60%). Unter der Weltbevölkerung ist mit über 100 Millionen Merkmalträgern zu rechnen. Man unterscheidet heute weit über 100 biochemische Enzymvarianten.

### Ätiologie und Pathogenese

Glucose-6-P-Dehydrogenase reduziert im Hexosemonophosphat-Zyklus NADP zu NADPH und ist damit von zentraler Bedeutung für die Glutathionreduktion in den Erythrozyten. Reduziertes Glutathion (GSH) schützt mit seinen SH-Gruppen Hämoglobin, Enzyme und Membranbestandteile gegen Oxydationsprozesse (Peroxide) und ist damit essentiell für die Zellintegrität. NSHA werden nur bei Enzymaktivitätsverminderung unter 1% der Normalwerte beobachtet. Meistens tritt die hämolytische Anämie in Zusammenhang mit der Einnahme bestimmter Medikamente oder Vegetabilien (Tab. 2) ein, die $H_2O_2$ oder freie chemische Radikale bilden, die in den defekten Zellen nicht entgiftet werden können. Typisch hierfür ist die Bildung von Heinzschen Innenkörpern, die oxydative Denaturierungsprodukte des Hämoglobins darstellen (Methylenblaufärbung). Je nach Grad der Hämolyse erfolgt diese intravasal oder nach Sequestration der Erythrozyten im RES. Alte Erythrozyten werden bevorzugt sequestiert, da in ihnen auch die restliche Enzymaktivität noch vermindert ist.

Tabelle **2** Die wichtigsten Verbindungen und Vegetabilien, die bei Glucose-6-P-Dehydrogenase-Mangel als hämolyseauslösend beschrieben wurden (nach Waller u. Löhr, Beutler)

| | |
|---|---|
| Acetanilid | Nitrofurantoin |
| N-Acetylphenylhydrazin | p-Aminophenol |
| o-Acetylsalicylsäure | p-Aminosalicylsäure |
| Anilinderivate | Phenacetin |
| Antipyrin | Primaquin, Pamaquin, |
| Atebrin | Pentaquin |
| Azulfidine | Pyramidon |
| Chloramphenicol | Sulfanilamid |
| Chloroquin | Sulfoxon |
| Diasone | Vitamin K |
| Dimercaprol | Fababohnen |
| Methylenblau | Grüne Bohnen |
| Naphthalin und Derivate | Johannisbeeren |

### Klinik

#### Anamnese

Die Patienten klagen 1–3 Tage nach Einnahme von Medikamenten (z.B. Primaquin) oder Leguminosen (z.B. Vicia-faba-Bohnen) über Oberbauchbeschwerden, Müdigkeit und Abgeschlagenheit. Beim Favismus kann die Beschwerdesymptomatik bereits nach sehr kurzer Zeit auftreten. Schüttelfrost, Fieber, Gelbsucht und bei schwerem Verlauf auch Anurie folgen. Die Zeichen der Hämolyse normalisieren sich trotz Weitergabe der Medikamente in wenigen Wochen. Erst 6–8 Wochen später kann bei weiterer Exposition eine erneute Hämolyse auftreten. Hämolysebegünstigende Faktoren können auch Infekte und Streßsituationen sein. Glucose-6-P-Dehydrogenase-Mangel kann auch Ikterus neonatorum verursachen.

#### Klinische Befunde

Klinische Befunde und Laborergebnisse entsprechen denen eingangs unter hämolytischen Anämien angegebenen. Die trotz weiterer Medikamentenexposition bestehende Selbstlimitierung der Hämolyse ist damit zu erklären, daß in der hämolytischen Krise junge Erythrozyten mit höherer Restenzymaktivität ausgeworfen werden, die gegen Oxydationsprozesse resistenter sind.

### Diagnostisches Vorgehen

Die Diagnose ergibt sich aus der typischen Anamnese mit Einnahme bestimmter Medikamente oder Vegetabilien und der folgenden Hämolyse. Die Sicherung der Diagnose erfolgt aus der quantitativen Bestimmung der Glucose-6-P-Dehydrogenase-Aktivität. Bei Heterozygoten liegt die Aktivität etwa bei der Hälfte der Normalwerte, bei Hemi- und Homozygoten meistens unter 1%. Im Blutausstrich lassen sich während der Hämolyse Heinzsche Innenkörper nachweisen.

### Differentialdiagnose

Differentialdiagnostisch müssen alle anderen Formen hämolytischer Anämien (auch serogene hämolytische Anämien und Hämoglobinanomalien) ausgeschlossen werden. Zur engeren Differentialdiagnose gehören Enzymdefekte in der Glutathionsynthese, der Glutathionreduktase-, Glutathionperoxidase- und 6-P-Gluconatdehydrogenase-Mangel.

### Therapie, Prognose und Verlauf

Eine spezifische Therapie gibt es nicht. Meistens ist die Hämolyse nicht behandlungsbedürftig – Ausnahmen bilden schwere Hämolysen mit akutem Nierenversagen, die vor allem beim Favismus beobachtet werden. Die Aufklärung der Patienten und ihrer Angehörigen über den vorliegenden genetischen Defekt und die gefährdenden Medikamente und Vegetabilien ist nötig. Potentiell auslösende Substanzen müssen sofort abgesetzt werden.

## Pyruvatkinasemangel

### Häufigkeit und Genetik

Der Pyruvatkinasemangel ist die häufigste hereditäre Stoffwechselstörung unter den Glykolysedefekten als Ursache nichtsphärozytärer hämolytischer Anämien. Bisher wurden einige hundert Defektträger mit z.T. unterschiedlichen Varianten des Enzymproteins beschrieben. Der Pyruvatkinasemangel ist autosomal rezessiv vererblich.

### Ätiologie und Pathogenese

Der Mangel an Pyruvatkinase führt zur Glykolysestörung und damit zu einer verminderten Bereitstellung energiereicher Phosphate (ATP). Nichtsphärozytäre hämolytische Anämien werden bei Homozygoten beobachtet, während Heterozygote meistens klinisch unauffällig sind.

### Klinik

#### Anamnese

Durch die hämolytische Anämie bedingte Beschwerden werden im frühen Kindesalter, z.T. erst im Erwachsenenalter manifest. Ihr Ausmaß richtet sich nach dem Grad der Anämie, sie können sich bei Infekten und Streßsituationen verstärken. Meistens sind die Patienten an die Anämie adaptiert.

#### Klinische Befunde

Normochrome, meistens makrozytäre Anämie, Ikterus und Splenomegalie sind die typischen Befunde. Die Hämoglobinkonzentration liegt zwischen 7 und 10 g/dl (70–100 g/l). Die osmotische Resistenz der Erythrozyten ist normal, die Autohämolyse gesteigert. Die übrigen hämatologischen Befunde entsprechen denen anderer hämolytischer Anämien.

### Diagnostisches Vorgehen

Bei Nachweis einer NSHA wird die Diagnose durch die Bestimmung der Pyruvatkinaseaktivität gesichert. Häufig ist die Enzymaktivität im Standardtest nicht sicher vermindert, so daß die biochemischen Eigenschaften des Enzyms charakterisiert werden müssen. Die Bestimmung der Lebensdauer $^{51}$Cr markierter Erythrozyten und des Milz-Leber-Quotienten der gespeicherten Radioaktivität ist für die Entscheidung zur Splenektomie wichtig.

### Differentialdiagnose

Differentialdiagnostisch müssen alle anderen Formen hämolytischer Anämien ausgeschlossen werden. Bei normaler Pyruvatkinaseaktivität sind andere Glykolysedefekte (Hexokinase-, Glucose-P-Isomerase, Phosphofructoaldolase-, Triose-P-Isomerase-, Di-P-Glyceratmutase- und Phosphoglyceratkinase-Mangel) zu diskutieren.

### Therapie, Prognose und Verlauf

Eine Kausaltherapie gibt es nicht. Die Splenektomie bringt nur bei einem Teil der Kranken Besserung. Abgesehen von seltenen schweren Verlaufsformen sind die Patienten an ihre Anämie angepaßt, und die Prognose ist günstig.

**Merke:** Nichtsphärozytäre hämolytische Anämien können die Folge von Enzymdefekten in den Glutathion synthetisierenden und reduzierenden Reaktionen oder der Glykolyse sein. Häufigster, inkomplett dominant X-chromosomal vererbter Enzymdefekt ist der Glucose-6-P-Dehydrogenase-Mangel, der meistens unter zusätzlichem Einfluß bestimmter Medikamente und Vegetabilien (Favismus) zur Hämolyse führt. Die Erythrozyten tragen Heinzsche Innenkörper. Spontane normochrome, makrozytäre hämolytische Anämien treten bei Glucose-6-P-Dehydrogenase-Mangel selten auf, häufiger dagegen bei Glykolysedefekten. Häufigster Defekt ist der autosomal rezessiv vererbliche Pyruvatkinasemangel. Splenektomie bringt nur selten eine Besserung.

### Weiterführende Literatur

Benöhr, H. Chr., H. D. Waller: Glutathion (Bedeutung in Medizin und Biologie). Klin. Wschr. 53 (1975) 789

Gordon-Smith: Drug-induced oxidative haemolysis. Clinics in Haematology 9 (1980) 557

Löhr, G. W., H. D. Waller: Biochemie und Pathogenese der enzymopenischen hämolytischen Anämien. Dtsch. med. Wschr. 86 (1961) 897 u. 946

Miwa, S.: Pyruvate kinase deficiency and other enzymopathies of the Embden-Meyerhof pathway. Clinics in Haematology 10 (1981) 57

Waller, H. D., H. Chr. Benöhr: Enzymdefekte in Glykolyse und Nukleotidstoffwechsel roter Blutzellen bei nichtsphärozytären hämolytischen Anämien. Klin. Wschr. 54 (1976) 803

Yoshida, A., E. Beutler, A. G. Motulsky: Table of human glucose-phosphate dehydrogenase variants. Bull. Wld Hlth Org. 45 (1971) 243

## Paroxysmale nächtliche Hämoglobinurie (PNH) (Marchiafava-Anämie)

**Definition:** Die PNH ist eine seltene, erworbene korpuskuläre hämolytische Anämie, die sich z. T. als hypo- oder aplastisches Syndrom manifestiert. Die Hämolyse ist z. T. intravasal und kann zur Hämoglobinurie führen, die vor allem im Morgenurin nachweisbar ist.

### Ätiologie und Pathogenese

Die Ursache des korpuskulären Defektes ist bisher unbekannt. Bei den Patienten liegen 2–3 verschiedene Erythrozytenpopulationen, ausgehend von abnormalen Stammzellklonen, vor. Sie sind wegen eines Membrandefektes – ebenso wie Thrombozyten und Granulozyten – verschieden sensitiv gegen die Komplementlyse. Die verstärkte Lyse läßt sich nach Komplementaktivierung durch Ansäuern des Serums (Hamtest), durch verminderte Ionenstärke (Sucrosetest) und Antikörperzusatz messen. Die Überlebenskurven $^{51}$Cr markierter Erythrozyten zeigen wegen verschiedener Zellpopulationen mehrstufigen Abfall. Die Acetylcholinesteraseaktivität ist in der Zellmembran vermindert. Die Erkrankung wird nicht vererbt und kann in jedem Lebensalter auftreten.

### Klinik

Klinischer Befund und Verlauf sind unterschiedlich. Unregelmäßige nächtliche Hämoglobinurie haben weniger als ¼ der Kranken. Meistens besteht eine chronische hämolytische Anämie mit unregelmäßigen Schüben, die mit Infektionen, Streß, Bluttransfusionen und auch Medikamenten in Zusammenhang stehen können. Thrombo- und Leukozytopenie sowie ein oft jahrelanges aplastisches Vorstadium werden ebenfalls beobachtet.

Gefürchtete Komplikationen sind Thrombosen von Lebervenen, Pfortader, mesenterialen (Ileus) und zerebralen Venen sowie Niereninsuffizienz und schwere Allgemeininfektionen. Die PNH kann in eine akute Leukämie übergehen.

### Diagnostisches Vorgehen

Die Diagnose gründet sich auf den Nachweis makrozytärer, normochromer oder – bei Eisenmangel – mikrozytärer, hypochromer Anämie mit Hämolysezeichen, Thrombo- und Leukozytopenie. Bei fehlendem Antikörpernachweis sind der Säureresistenztest (Ham) und Sucrosetest positiv. Im Urin findet man reichlich Hämosiderin.

### Differentialdiagnose

Differentialdiagnostisch müssen alle anderen Formen hämolytischer Anämien ausgeschlossen werden. Zerebrale Venenthrombosen, Budd-Chiari-Syndrom, Pfortaderthrombose, aplastische Syndrome und unklarer Eisenmangel mit Hämolyse sollten immer an eine PNH denken lassen.

### Therapie, Prognose und Verlauf

Bei schwerer Anämie werden Transfusionen gewaschener Erythrozyten, zur Thromboseprophylaxe Dicumarole und bei Eisenmangel vorsichtig Eisenpräparate gegeben. Manchmal ist die Applikation von Androgenen, und NNR-Steroiden nützlich. Von der Splenektomie ist abzuraten. Die Prognose und der Verlauf sind abhängig von der Schwere der Krankheit. Etwa die Hälfte der Patienten hat eine annähernd normale Lebenserwartung und zeigt mit zunehmendem Alter eine Besserung der Hämolyse.

**Merke:** Die paroxysmale nächtliche Hämoglobinurie (PNH) ist eine erworbene korpuskuläre hämolytische Anämie, die makrozytär und normochrom, bei Eisenmangel mikrozytär und hypochrom sein kann. Durch Stammzelldefekte werden verschiedene, membrangestörte Erythrozytenpopulationen mit erhöhter Sensitivität gegen Komplementlyse gebildet. Thrombo- und Leukozytopenie, aplastische Vorstadien und Übergang in akute Leukämie können ebenso wie schwere Venenthrombosen zum Krankheitsbild gehören. Der Nachweis der PNH erfolgt mit dem Säureresistenztest und Sucrosetest. Therapeutisch werden gewaschene Erythrozyten, Dicumarole, Eisenpräparate, Androgene und NNR-Steroide eingesetzt.

### Weiterführende Literatur

Peytremann, R., R.S. Rhodes, R.C. Hartmann: Thrombosis in paroxysmal nocturnal hemoglobinuria (PNH) with particular reference to progressive, diffuse, hepatic venous thrombosis. Ser. Haemat. 3 (1972) 115

Rosse, W. F.: Variations in the red cells in paroxysmal nocturnal haemoglobinuria. Brit. J. Haemat. 24 (1973) 327

## Hämoglobinopathien

Hämoglobinopathien können mit einer genetischen Störung der Globinkettensynthese (Thalassämien) oder als Hämoglobinanomalien mit hereditären Veränderungen der Aminosäurenzusammensetzung der Ketten verbunden sein. Synthesestörungen der Ketten führen zu hypochromen Anämien, Defekte in der Aminosäuresequenz der Ketten gelegentlich zu instabilen Hämoglobinen, Hämolyse, erhöhter Oxidierbarkeit des Hämoglobins oder auch Polyglobulie. Oft finden sich bei letzteren auch keine klinischen Symptome. Klinische Befunde liegen bei $\alpha$-Kettendefekten bereits bei der Geburt vor, während sie bei $\beta$-Kettendefekten erst in den folgenden Monaten manifest werden.

## Thalassämien

**Definition:** Unter Thalassämien versteht man hypochrome Anämien als Folge einer genetisch bedingten Repression der Polypeptidkettensynthese am Globin. Bei $\alpha$-Thalassämie ist die $\alpha$-Kettensynthese, bei $\beta$-Thalassämie die $\beta$-Kettensynthese eingeschränkt.

### Häufigkeit

Thalassämien sind weit verbreitet im Mittelmeerraum, im mittleren Osten, in Teilen Pakistans und Indiens sowie Südostasiens. Die Genfrequenz kann bis zu 20% betragen. Einzelne Krankheitsträger werden in allen Rassen beobachtet.

### Ätiologie und Pathogenese

Bei Thalassämien ist als Folge der Globinsynthesestörung das normale Hämoglobin $HbA_1$ ($\alpha_2$ und $\beta_2$) vermindert. Erniedrigte $\alpha$-Kettensynthese ($\alpha$-Thalassämie) führt zu vermehrter Bildung von Tetrameren der $\gamma$- oder $\delta$-Ketten ($\gamma_4$ = HbH bzw. $\delta_4$ = Hb Barts). Hierdurch ändert sich die Sauerstoffaffinität des Hämoglobins und tritt eine starke Neigung zu seiner Präzipitation in den Erythroblasten auf. Ineffektive Erythropoese und Hämolyse der Erythrozyten sind die Folge. Eingeschränkte $\beta$-Kettensynthese wird durch verstärkte $\gamma$- oder $\delta$-Kettensynthese kompensiert, so daß erhöhte Konzentrationen für HbF ($\alpha_2$ $\gamma_2$) und $HbA_2$ ($\alpha_2$ $\delta_2$) entstehen. Auch bei der $\beta$-Thalassämie tritt eine stärkere Destruktion von Erythroblasten und Erythrozyten auf, die als Folge einer Tetramerbildung von $\alpha$-Ketten erklärt wird. Selten sind $\gamma$- und $\delta$-Thalassämien oder Hb-Lepore-Anomalien mit $\delta$-$\beta$-Hybrid-Polypeptideketten.

Die verminderte Polypeptidkettensynthese ist wahrscheinlich Folge eines Mangels an jeweiliger Messenger-RNA, wobei entweder eine Strukturgenmutation am Chromosom 16 bzw. 11 oder eine Störung der Transkription vorliegt. Die $\beta$-Thalassämie stellt in der homozygoten Form ein schweres Krankheitsbild dar, die homozygote $\alpha$-Thalassämie ist nicht mit dem Leben vereinbar. Heterozygote Thalassämieformen hängen in ihrem klinischen Bild von der Expressivität des Gendefektes ab.

### Klinik

Beschwerden wie Müdigkeit, Schwindel, Leistungsschwäche und Infektlabilität richten sich nach dem Grad der Anämie.

### Klinische Befunde

Man unterscheidet die homozygote Thalassaemia major (Cooley-Anämie) und die heterozygote Thalassaemia minor oder minima.

Das klinische Bild der *Thalassaemia major* wird bestimmt durch:
- hypochrome Anämie,
- Ikterus,
- Hepatosplenomegalie,
- Entwicklungs- und Wachstumsstörungen,
- Hämosiderose der Organe,
- Bürstenschädel,
- Osteoporose,
- weite Markräume der Röhrenknochen.

Die klinischen Befunde sind bei der *Thalassaemia intermedia* leichter, die Kinder entwickeln sich meistens auch ohne Bluttransfusionen fast normal. Genotypisch können dieser Form eine homozygote $\beta$-Thalassämie mit mildem Verlauf, heterozygote $\beta$- oder $\alpha$-Thalassämie, heterozygote $\beta$-/$\alpha$-Thalassämie oder $\beta$-Thalassämie kombiniert mit zusätzlichen Hämoglobinanomalien (z. B. Hb-S) zugrunde liegen. Bei der *Thalassaemia minor* tritt zwischen dem 2. und 10. Lebensjahr die hämolytische Anämie mit Hepatosplenomegalie und Organhämosiderose oder nur eine mäßige Anämie auf. Die *Thalassaemia minima* ist wegen meistens fehlender klinischer Befunde ein zufälliges Untersuchungsergebnis. Geringe Steigerung der Erythropoese bei fehlender Anämie und erhöhte Gallensteininzidenz können vorliegen. Bei Gravidität und Mangelzuständen für Folsäure, Vitamin $B_{12}$ und Eisen können Verschlimmerungen der Thalassämie auftreten.

### Diagnostisches Vorgehen

Neben den genannten klinischen Befunden führen die folgenden hämatologischen und biochemischen Nachweise zur Diagnose:

- hypochrome Anämie (MCH < 25 pg),
- im Blutausstrich Target-Zellen, Polychromasie, basophile Tüpfelung, z. T. Normoblasten,
- stark gesteigerte Erythropoiese im Knochenmark,
- Retikulozyten normal bis leicht erhöht,
- osmotische Resistenz der Erythrozyten erhöht,
- Serumeisen normal oder erhöht,
- Hämolysezeichen.

Wichtig ist die Durchführung einer Hämoglobinelektrophorese. Bei der $\beta$-Thalassaemia major sind der HbF-Anteil auf 30–100 % und auch das $HbA_2$ leicht erhöht. Die heterozygote $\beta$-Thalassaemia minor zeigt geringe Erhöhung von HbF und $HbA_2$, bei sehr geringer Penetranz des Defektes nur $HbA_2$-Vermehrung. Die $\alpha$-Thalassämien weisen HbH und Hb Barts auf.

### Differentialdiagnose

Differentialdiagnostisch sind andere hämolytische Anämien, vor allem der Mangel an Glucose-6-P-Dehydrogenase, sowie Eisenmangelanämien und sideroachrestische Anämien auszuschließen.

### Therapie, Prognose und Verlauf

Eine kausale Behandlung der Thalassämien gibt es nicht. Bluttransfusionen können schon im frühen Kindesalter notwendig sein. Bei starker Hämolyse mit Organhämosiderose wird zur Entfernung des Eisens Desferioxamin gegeben, erhebliche Splenomegalie und schwere Anämie kann eine Splenektomie erforderlich machen. Wegen der starken Zellproliferation ist die Folsäuresubstitution indiziert. Die Thalassaemia major führt im Kindesalter oder in früher Jugend meistens zum Tode, während die anderen Formen prognostisch günstiger sind. Bei der Minor- und Minima-Form ist die Lebenserwartung nicht eingeschränkt.

**Merke:** Bei Thalassämien besteht eine hypochrome Anämie mit Target-Zellen, basophiler Tüpfelung und Polychromasie der Erythrozyten. Gleichzeitig finden sich die Zeichen einer Hämolyse mit normalen oder erhöhten Serumeisenwerten. Ursache ist eine Synthesestörung der $\alpha$-Ketten ($\alpha$-Thalassämie) oder $\beta$-Ketten ($\beta$-Thalassämie) durch Erniedrigung der jeweiligen Messenger-RNA. Die Hämoglobinelektrophorese zeigt bei der homozygoten $\beta$-Thalassaemia major 30–100 % HbF und eine leichte Erhöhung von $HbA_2$, während die heterozygoten Formen je nach Penetranz des Defektes geringe Erhöhungen von HbF und/oder nur $HbA_2$ (> 2,5 %) aufweisen. Bei $\alpha$-Thalassämie sind HbH und Hb Barts nachweisbar. Die Thalassämien gehen mit Blässe, Ikterus sowie Hepatosplenomegalie – je nach Schwere der Erkrankung – einher. Homozygote Formen weisen zusätzlich Wachstumsstörungen sowie Bürstenschädel auf. Homozygote $\alpha$-Thalassämie ist nicht mit dem Leben vereinbar, homozygote $\beta$-Thalassämie führt in der Kindheit oft zum Tode. Heterozygote Thalassämien haben eine günstige Prognose. Therapeutisch werden bei Bedarf Bluttransfusionen, Folsäure und Deferoxamine eingesetzt. Auch die Splenektomie kann Besserung bringen.

## Abnormale Hämoglobine

**Definition:** Bei abnormalen Hämoglobinen liegt eine angeborene Störung der Aminosäurensequenz in den Polypeptidketten des Globins vor. Je nach Art und Position der ausgetauschten oder fehlenden Aminosäuren können Funktionsstörungen des Hämoglobins auftreten. Die meisten der mehr als 250 Varianten sind klinisch unauffällig und stellen nur Hämoglobinanomalien dar. Bei manifesten klinischen Befunden spricht man von Hämoglobinopathien.

#### Häufigkeit

Die meisten Hämoglobinopathien sind selten und nur als Einzelfälle beschrieben. Eine Ausnahme bilden die Hämoglobine S, C, D und E. Besonders verbreitet ist die Sichelzellkrankheit durch HbS mit 20–40% bei der Bevölkerung im tropischen Afrika und 5–10% bei amerikanischen Negern. Die weiße Rasse ist ganz selten betroffen. Der Erbgang ist autosomal dominant, z.T. bestehen Spontanmutationen.

### Sichelzellkrankheit

#### Ätiologie und Pathogenese

Die Sichelzellkrankheit tritt bei homozygoten HbS-Trägern auf, bei denen an der $\beta$-Kette in Stellung 6 Glutaminsäure durch Valin ersetzt ist. Im desoxygenierten Zustand präzipitiert das HbS unter Bildung nadelförmiger Kristalle. Die Erythrozyten nehmen eine sichelartige Form an (s. Farbtafel 4, Abb. **16**, S. 9.71) und werden im RES sequestriert. In den Kapillaren entstehen Thromben mit lokalen Gefäßverschlüssen.

#### Klinik

Das Krankheitsbild wird im Säuglingsalter manifest und kann zu Wachstumsstörungen führen. An klinischen Befunden sind zu nennen: Anämie, Ikterus, Hepatosplenomegalie, Milzinfarkte, Thrombosen in abdominellen und zerebralen Gefäßen, Nieren- und Lungeninfarkte, Amaurose. Hämolytische Krisen treten gehäuft bei Infektionen auf, die Anfälligkeit von HbS-Trägern gegen Malaria ist vermindert. Die Diagnose wird gesichert durch den Sichelzelltest und die Hämoglobinelektrophorese.

#### Therapie, Prognose und Verlauf

Eine kausale Therapie gibt es nicht. Symptomatisch werden Bluttransfusionen, Folsäure und Antikoagulantien gegeben. Der Verlauf hängt von den Komplikationen ab, die oft zum Tode führen. Neben den zerebralen und abdominellen Thrombosen werden vor allem aplastische Krisen gefürchtet.

### Andere Hämoglobinopathien

Die anderen Hämoglobinopathien können, je nach Art und Lokalisation der Aminosäurendeletion, unterschiedliche Krankheitsbilder hervorrufen. Die klinischen Symptome können als spontane oder medikamenteninduzierte hämolytische Anämien, z.T. mit Heinz-Körper- und Methämoglobinbildung (instabile Hämoglobine, Hb-Zürich, Hb-Köln usw.), mit Zyanose infolge herabgesetzter Sauerstoffaffinität der Hämoglobinvariante oder in Verbindung mit einer Polyzythämie auftreten. Von den dominant vererblichen HbM-Varianten, bei denen eine erhöhte Spontanoxydation des Hämoglobins zu Methämoglobin besteht, sind autosomal rezessiv vererbliche Methämoglobinämien mit Methämoglobinreduktase-Mangel abzugrenzen.

**Merke:** Abnormale Hämoglobine entstehen durch Austausch oder Fehlen einer oder mehrerer Aminosäuren an den Polypeptidketten des Globins. Bisher sind mehr als 250 Varianten bekannt, von denen nur wenige zu klinischen Symptomen (Hämoglobinopathien) führen. Am verbreitesten ist die Hb-Sichelzellkrankheit (HbS) (s. Farbtafel 4, Abb. **16**, S. 9.71). Andere Hämoglobinopathien können zur Instabilität des Blutfarbstoffs, Methämoglobinämie, Zyanose bei herabgesetzter Sauerstoffaffinität oder Polyzythämie führen. Der Erbgang der Defekte ist autosomal dominant, z.T. bestehen Spontanmutationen. Eine Kausaltherapie gibt es nicht.

#### Weiterführende Literatur


Brewer, G.J.: A view of current status of antisickling therapy. Amer. J. Hemat. 1 (1976) 121

Fairbanks, V.F.: Hemoglobinopathies and Thalassemias. Laboratory Methods and Case Studies. Stratton, New York 1980

Livingstone, F.B.: Abnormal Hemoglobins in Human Populations. Aldine, Chicago 1967

Nienhuis, A.W., W.F. Anderson: The molecular defect in thalassaemia. Clin. Haemat. 3 (1947) 437

Weatherall, D.J., J.B. Clegg: The Thalassaemia Syndromes, 3nd ed. Blackwell, Oxford 1981

White, J.M.: The unstable haemoglobin disorders. Clin. Haemat. 3 (1974) 333

Wintrobe, M.M.: Clinical Hematology 8th ed. Lea & Febiger, Philadelphia 1981

## Extrakorpuskuläre hämolytische Anämien

Bei dieser Gruppe hämolytischer Anämien werden normal strukturierte Erythrozyten durch exogene Faktoren geschädigt und im RES sequestriert, seltener intravasal hämolysiert. Zu den exogenen Faktoren gehören chemische und physikalische Noxen, Mikroorganismen und am häufigsten Antikörper, die oft symptomatisch bei anderen Grundleiden gebildet werden. Durch Antikörper verursachte hämolytische Anämien werden auch immunhämolytische Anämien genannt. Die zur Hämolyse führenden Antikörper werden unterteilt in:
- inkomplette Wärmeautoantikörper,
- Kälteagglutinine,
- bithermische Hämolysine,
- Isoantikörper.

### Hämolytische Anämie durch inkomplette Wärmeautoantikörper

**Definition:** Die immunhämolytischen Anämien dieser Gruppe werden durch inkomplette Wärmeautoantikörper vom IgG-Typ ausgelöst. Die Antikörper entstehen idiopathisch oder symptomatisch bei verschiedenen Erkrankungen. Ihr Nachweis erfolgt mit dem Coombs-Test.

#### Ätiologie und Pathophysiologie

Ätiologisch werden sowohl eine Änderung der Antigenstruktur der Erythrozytenmembran mit Antikörperbildung gegen dieses Antigen, als auch ein Toleranzverlust des Immunsystems gegen normale Membranantigene mit Autoantikörperbildung gegen diese Antigene diskutiert. Die IgG-Immunglobuline und/oder Komplement werden an die Erythrozytenmembran fixiert und führen zur Umwandlung der Erythrozyten in rigide Sphärozyten und Poikilozyten sowie Fragmentation der Zellen. Die Destruktion erfolgt nicht durch Komplementlyse, sondern vorwiegend Erythrophagozytose im RES oder Monozyten im Blut. Der Hämolysegrad hängt vom Antikörpertiter im Serum ab. Frauen sind häufiger als Männer betroffen mit einer Häufung nach dem 40. Lebensjahr. Medikamente wirken entweder als Hapten (z. B. Penicillin), bilden Immunkomplexe (z. B. Chinidin) oder induzieren die Autoantikörperbildung (z. B. $\alpha$-Methyldopa). Ursachen der Wärmeantikörperbildung können sein:
- idiopathisch,
- symptomatisch bei
  - Infektionen (Mykoplasma, Virusinfektionen, bakteriell),
  - Neoplasien (besonders im lymphatischen System),
  - Autoimmunerkrankungen (Kollagenosen),
  - Medikamente ($\alpha$-Methyldopa, Chinin, Chinidin, Penicillin G, Streptomycin, Cephalosporine, PAS, INH, Phenacetin, Phenylbutazon, Chlorpromazin, Indomethazin usw.).

#### Klinik

Die klinischen Befunde können sich akut mit allen Zeichen der hämolytischen Krise wie schlechter Allgemeinzustand, Fieber, Schüttelfrost, Blässe, Ikterus und Splenomegalie manifestieren. Häufiger entwickelt sich die hämolytische Anämie schleichend. Die Anämie ist normochrom und normo- bis makrozytär, die Retikulozytenzahl im Blut ist bei erheblicher Steigerung der Erythropoese stark erhöht. Thrombozyten- und Leukozytenzahl sind normal, Leukozytose kann vorkommen. Alle für eine Hämolyse typischen Laborbefunde und starke BSG-Beschleunigung bestehen ebenfalls.

#### Diagnostisches Vorgehen und Differentialdiagnose

Bei Nachweis einer normochromen, normozytär-makrozytären hämolytischen Anämie müssen der indirekte und direkte Coombs-Test zum Nachweis freier bzw. gebundener Autoantikörper durchgeführt werden. Die Diagnose idiopathische autoimmunhämolytische Anämie setzt den Ausschluß aller symptomatischen immunhämolytischen Anämien und durch Enzymdefekte bedingten hämolytischen Anämien voraus. Bei einem Teil der Kranken mit symptomatischer immunhämolytischer Anämie ist der Coombs-Test negativ.

#### Therapie, Prognose und Verlauf

Nur bei starker Anämie (Hb $<7$ g/dl $\triangleq$ $<70$ g/l) sollten Erythrozytensedimente HLA-identischer Spender gegeben werden. Die hämolytische Krise erfordert i.v. Gabe hoher NNR-Steroid-Dosen, während sonst mittlere Dosen p.o. verordnet werden. Bei ausbleibendem Erfolg kann man eine immunsuppressive Therapie mit Azathioprin, Chlorambucil oder Cyclophosphamid versuchen. Die Splenektomie führt bei etwa der Hälfte der Kranken zu einer Besserung, wenn $^{51}$Cr-markierte Erythrozyten vorwiegend in der Milz sequestriert werden. Bei starkem Blutumsatz ist die Folsäuresubstitution günstig. Der Krankheitsverlauf ist chronisch und in Schüben. Bei der idiopathischen Form führt die Krankheit bei 10–40% in Monaten bis Jahren zum Tode, etwa ¼ zeigt spontane Remissionen. Die Prognose der symptomatischen Formen richtet sich nach dem Verlauf der Grunderkrankung. Thrombosen und Lungenembolien sind nicht selten.

## Kälteagglutininkrankheit

**Definition:** Die Kälteagglutininkrankheit ist gekennzeichnet durch hämolytische Anämie und Akrozyanose als Folge peripherer Zirkulationsstörungen. Ursache dieser Störungen ist die Bildung von Autoantikörpern mit großer Temperaturamplitude vom IgM-Typ (Kälteagglutinine), die gegen das I-Antigen der Erythrozyten gerichtet sind. Das Krankheitsbild kann idiopathisch und – vor allem bei lymphatischen Systemerkrankungen – symptomatisch auftreten.

### Ätiologie

Die krankhafte Bildung von Kälteagglutininen kann durch Virusinfektionen (Influenza, infektiöse Mononukleose) und die akute Mykoplasmenpneumonie ausgelöst werden. Ausserdem tritt das Krankheitsbild – neben der idiopathischen Form – bei lymphatischen Neoplasien auf. Niedrige Titer von Kältagglutininen liegen auch bei Gesunden vor. Sie reagieren bei etwa 4 °C, während bei der Kälteagglutininkrankheit die Agglutination der Erythrozyten bereits bei Zimmertemperatur (Maximum bei 31 °C) erfolgt. Hämolyse wird erst bei Titern > 1 : 1 000 beobachtet. Bei Infektionen tritt der Titeranstieg etwa 2–3 Wochen nach Krankheitsbeginn auf, die Antikörper sind hier polyklonal.

### Klinik und Pathophysiologie

Akute Formen der Kälteagglutininkrankheit treten meistens bei Infektionen auf. Das Krankheitsbild mit Hämolyse, Akrozyanose und Raynaud-Symptomatik sowie Splenomegalie ist selten und meistens selbstlimitiert. In der Regel verlaufen die Titeranstiege bei Infektionen ohne klinische Symptomatik. Idiopathische und andere symptomatische Formen zeigen monoklonale Autoantikörper und verlaufen chronisch. Trophische Störungen an den Akren mit Gangrän können hier zusätzlich manifest werden. Das Erkrankungsalter liegt meistens über 50 Jahre. Die Bindung von Kälteagglutininen und über diese auch der Komplementfaktoren $C_3$ und $C_4$ führt zur Fragmentation und Phagozytose der Erythrozyten, z.T. kann auch eine intravasale Lyse auftreten. Die Anämie ist normochrom und normozytär, Leukozyten- und Thrombozytenzahl sind normal.

### Diagnostisches Vorgehen und Differentialdiagnose

Bei Vorliegen einer normochromen, normozytären hämolytischen Anämie mit Akrozyanose sollte neben dem Coombs-Test immer nach Kälteagglutininen gesucht werden, besonders, wenn die BSG in Kälte sehr viel höher als bei 37 °C ist. Differentialdiagnostisch sind, neben anderen hämolytischen Anämien, lymphatische Neoplasien (Morbus Waldenström), Kollagenosen und der Morbus Raynaud auszuschließen.

### Therapie, Prognose und Verlauf

Bei erblicher Anämie sollten gewaschene Erythrozyten transfundiert werden. Der Erfolg der Behandlung mit NNR-Steroiden, Alkylantien und Penicillamin ist fraglich. Wichtig ist, daß die Akren warmgehalten werden. Akute postinfektiöse Kälteglutininkrankheit klingt nach Wochen und Monaten ab, die Prognose der symptomatischen Formen hängt vom Verlauf der Grundkrankheit ab.

## Hämolytische Anämie durch bithermische Hämolysine

Bei diesem heute seltenen Krankheitsbild besteht eine meistens akute Hämolyse, die als unspezifische Immunreaktion auf verschiedene Infektionen (Lues, Masern, Mumps, Windpocken, Influenza, infektiöse Mononukleose) durch Bildung bithermischer Hämolysine entsteht. Die Immunglobuline sind vom IgG-Typ, sie werden bei Temperaturen unter 20 °C zusammen mit Komplement an die Erythrozytenmembran fixiert und führen bei Erwärmung zur Hämolyse (Donath-Landsteiner-Test). Klinisch finden sich alle Zeichen einer akuten intravasalen Hämolyse, die in der Regel von selbst wieder abklingt. Eine kausale Therapie gibt es nicht. Bei chronischem Verlauf ist Schutz vor Abkühlung ständig nötig. Bei der Lues schwindet die Hämolyse mit der erfolgreichen antiluetischen Behandlung.

## Hämolytische Anämie durch Iso-Antikörper

Hämolysen durch Iso-Antikörper treten bei Erwachsenen fast nur in Zusammenhang mit Bluttransfusionen und Unstimmigkeiten im ABO- und Rh-Blutgruppensystem auf. Hämolytische *Transfusionszwischenfälle* können als schwere intravasale Hämolyse mit akutem Nierenversagen und tödlichem Ausgang, häufiger jedoch als leichtere Transfusionsreaktion verlaufen. Die Therapie richtet sich vor allem gegen das akute Nierenversagen, Schock und die häufige Verbrauchskoagulopathie.
Auf Unverträglichkeit im Rh-System beruht die *fetale Erythroblastose.* Hier bildet eine rh-negative Mutter, die durch frühere Schwangerschaften bei Rh-positivem Vater oder Transfusionen von Rh-positiven Erythrozyten sensibilisiert wurde, Iso-Antikörper gegen das Rh-positive Kind. Die fetale Erythroblastose ist abhängig vom Grad der Antikörperbildung und kann als leichte Hämolyse oder schwere hämolytische Anämie mit Kernikterus, zentralnervösen Störungen, Hydrozephalus verlaufen. Der Tod kann vor (Abort) oder kurz nach der Entbindung eintreten. Starker Antikörpertiteranstieg in der letzten Schwanger-

schaftsphase ist Indikation zu vorzeitiger Entbindung, schwere Hämolyse Anlaß zur Austauschtransfusion. Prophylaktisch gibt man heute bei rh-negativen Müttern, die noch nicht sensibilisiert sind, kurz nach der 1. Entbindung Anti-Rh(D)-Seren.

**Merke:** Immunhämolytische Anämien können durch die krankhafte Bildung von inkompletten Wärmeautoantikörpern, Kälteagglutininen, bithermischen Hämolysinen und Iso-Antikörpern ausgelöst werden. Die Hämolyse kann dabei mit allen Zeichen der hämolytischen Anämie akut und chronisch verlaufen. Die Anämie ist normochrom und normo- bis makrozytär. Inkomplette Wärmeautoantikörper werden mit dem Coombs-Test nachgewiesen. Sie treten idiopathisch und symptomatisch bei Infektionen, Autoimmunerkrankungen, Neoplasien und unter Medikamenten auf. Therapeutisch werden mit wechselndem Erfolg NNR-Steroide, immunsuppressiv wirkende Zytostatika und die Splenektomie eingesetzt. Die Kälteagglutininkrankheit mit Hämolyse und Akrozyanose durch periphere Erythrozytenstase entsteht ebenfalls nach Infektionen, bei lymphatischen Neoplasien und idiopathisch. Bithermische Hämolysine beobachtet man bei Infektionen (Lues!) – sie führen zu akuter, passagerer Hämolyse. Durch Iso-Antikörper bedingte Hämolysen treten bei Blutgruppenunverträglichkeit im ABO- und Rh-System nach Transfusionen auf. Die wichtigste Rh-Faktor-Inkompatibilität besteht bei der fetalen Erythroblastose.

#### Weiterführende Literatur

Dacie, J. V.: Autoimmune hemolytic anemia. Arch. Intern. Med. 135 (1975) 1293

Petz, L. D.: Drug-induced immune haemolytic anaemia. Clinics in Haematology 9 (1980) 455

Petz, L. D., G. Garratty: Acquired Immune Hemolytic Anemias. Churchill Livingstone, Edinburgh 1980

Pirofsky, B.: Immune haemolytic disease: The autoimmune hemolytic anemias. Clin. Haemat. 4 (1975) 167

Rollke, D.: Cold agglutination: Antibodies and antigens. Clin. Immunol. Immunopathol. 2 (1974) 266

Zipursky, A., L. G. Israels: The pathogenesis and prevention of Rh immunization. Canad. med. Ass. J. 97 (1967) 1245

### Traumatische hämolytische Anämie

Nach Herzklappenersatz mit künstlichen Prothesen (Aortenklappe) werden oft mechanische Hämolysen beobachtet. Der erhöhte Blutumsatz ist meistens kompensiert, selten tritt eine hämolytische Anämie auf. Bei Einsatz von Bioprothesen ist die Hämolyse sehr viel geringer. Schwere Hämolysen können den Austausch der Klappenprothese erforderlich machen.
Eine seltene Anomalie ist die *Marsch-Hämoglobinurie,* bei der nach langen Fußmärschen und Läufen (Marathonlauf) eine Hämoglobinurie auftritt. Ursache ist wahrscheinlich eine traumatische Zerstörung der Erythrozyten durch den Druck auf die Fußsohlen. Eine Therapie ist nicht notwendig.

### Hämolytische Anämien bei Infektionen

Bei schweren Infektionen kann es zu Hämolysen verschiedenen Grades kommen. Als Erreger kommen Pilze, Viren, Mykoplasmen, Mykobakterien, Bakterien sowie Plasmodien in Frage. Die Hämolyse kann mit der Bildung von Antikörpern, bei septischen Erkrankungen mit einer Mikroangiopathie bei intravasaler Gerinnung und mit der Einwirkung von Endotoxinen (septischer Abort nach Clostridieninfektion) zusammenhängen. Malariaplasmodien erzeugen wahrscheinlich einen Defekt in der Erythrozytenmembran. Die bei vielen Infektionskrankheiten oft bestehende Splenomegalie kann Ursache eines gleichzeitig auftretenden Hyperspleniesyndroms sein.

### Hämolytische Anämien durch chemische und physikalische Noxen

Hämolysen können durch Arsenverbindungen ($AsH_3$) sowie Kupfer ($CuSO_4$, Hämolyse bei Morbus Wilson) und Blei ausgelöst werden. Bei Bleivergiftungen steht die Hämolyse nicht im Vordergrund. Hier liegt vor allem eine Störung im Porphyrinstoffwechsel (Blockierung mehrerer Enzyme der Porphyrin-Synthese) mit Ausscheidung größerer Mengen von $\delta$-Amino-Lävulinsäure und Coproporphyrin im Urin vor. Die Anämie ist normozytär und gering hypochrom, die Erythrozyten zeigen starke basophile Tüpfelung. Schwere Hämolysen mit Heinzkörper- und Methämoglobinbildung können durch Vergiftungen mit Anilin, Resorcin, Phenylhydrazin und Perchloraten verursacht werden. Längere Exposition gegen Sauerstoffüberdruck und Temperaturerhöhung über 47 °C (überwärmte Blutkonserven, Verbrennungen) können ebenfalls Hämolysen auslösen.

## Hyperspleniesyndrom

**Definition:** Unter Hyperspleniesyndrom versteht man die isolierte oder kombinierte Erniedrigung von Erythrozyten, Leukozyten oder Thrombozyten im Blut bei Vorliegen einer Splenomegalie, normaler oder gesteigerter Hämatopoese und Fehlen anderer zur Zytopenie führender Usachen. Oft wird sich die zusätzliche Bedeutung des Hypersplenismus bei anderen Erkrankungen mit erhöhtem Blutumsatz (z. B. Hämoblastosen, myeloproliferative Syndrome) nicht abgrenzen lassen.

### Ätiologie und Pathophysiologie

Ursache der Milzvergrößerung können Infektionskrankheiten, rheumatische Erkrankungen (Felty-Syndrom) und Kollagenosen, hämolytische Anämien, Lebererkrankungen (portale Hypertension), Speicherkrankheiten, Neoplasien und isolierte Milzerkrankungen sein. Im vergrößerten Organ erfolgt verstärkte Speicherung mit Verteilungsstörung, Filtration und Phagozytose der zellulären Elemente. Bei Autoimmunerkrankungen (z. B. autoimmunhämolytischen Anämien, idiopathischer thrombozytopenischer Purpura) werden in der Milz Antikörper gebildet. Die splenopathische Markhemmung ist umstritten.

### Klinik

Das klinische Bild wird von der Grunderkrankung bestimmt. Die Zytopenien sind oft asymptomatisch. Granulozytopenien können zu Episoden schwerer Infektionen führen. Bei reinem Hyperspleniesyndrom treten kaum bedrohliche Anämien und Thrombozytopenien auf. Bei anderen Erkrankungen mit Zytopenien kann der Hypersplenismus zu kritischer Verschlechterung führen. Die Indikation zur Splenektomie setzt ferrokinetische Untersuchungen und die Messung der Sequestration $^{51}$Cr markierter Blutzellen voraus.

### Therapie

Die Splenektomie sollte nur bei vorwiegender Sequestration der Blutzellen und – bei myeloproliferativen Erkrankungen – unwesentlicher extramedullärer Blutbildung in der Milz durchgeführt werden. In die Indikation sollten das Grundleiden, das Alter und der Zustand des Patienten einbezogen werden. Der Erfolg der Milzentfernung ist wechselnd. Komplikationen nach Splenektomie sind Thrombozytose mit Thromboembolien sowie – vor allem im Kindesalter – schwere Pneumokokkeninfektionen.

### Weiterführende Literatur

Crosby, W. H.: Hypersplenism. Ann. Rev. Med. 13 (1962) 127

Crosby, W. H.: Structure and function of the spleen. In Williams, W. J., E. Beutler, A. J. Erslev, R. W. Rundles: Hematology, 2nd ed. McGraw-Hill, New York 1977

Waller, H. D., K. Wilms: Erkrankungen der Milz. In Hornbostel, H., W. Kaufmann, W. Siegenthaler: Innere Medizin in Praxis und Klinik. Thieme, Stuttgart 1976, 3. Aufl. in Vorb.

## Aplastische Anämie

**Definition:** Aplastische Anämien (Panzytopenie, Panmyelophthise, Panmyelopathie) sind gekennzeichnet durch eine Knochenmarkinsuffizienz mit Ersatz des blutbildenden Markes durch Fettmark und durch eine Panzytopenie im Blut. Die Erythropoese ist immer gleich betroffen, Granulopoese und Thrombozytopoese sind z. T. zu Beginn der Erkrankung weniger gestört. Die Erythropoese kann hypo- und hyperplastisch sein und ist immer ineffektiv.

### Häufigkeit

Die Häufigkeit ist unbekannt. Bei Chloramphenicolexposition wird sie mit 1 : 20–30000 angenommen.

### Ätiologie

Für die Entstehung aplastischer Anämien kommt eine Reihe von Faktoren in Frage. Trotzdem bleibt die Ätiologie bei etwa der Hälfte der Kranken unbekannt. Ätiologisch werden die aplastischen Anämien eingeteilt in

*idiopathische Formen:*

- angeboren,
- erworben,

*sekundäre Formen* bei

- Exposition gegen Medikamente,
- Exposition gegen Chemikalien,
- Exposition gegen ionisierende Strahlen,
- immunologischen Erkrankungen,
- neoplastischen Erkrankungen,
- Infektionskrankheiten (Hepatitis, Miliartuberkulose),
- Schwangerschaft,
- Pankreaserkrankungen,
- paroxysmaler nächtlicher Hämoglobinurie.

### Klinik und Pathophysiologie

#### Anamnese

Die Patienten klagen über Müdigkeit, Leistungsschwäche, Fieber als Folge von Infektionen, petechiale Blutungen, Nasen- und Zahnfleischblutungen, Blutungen aus dem Magen-Darm-Trakt.

Die Beschwerden sind Folge der Panzytopenie. Anamnestisch sollte sorgfältig nach Medikamentenexposition (z.B. Chloramphenicol, Acetylsalicylsäure, Penicillin, Phenylbutazon, Sulfonamide, Schlafmittel), Exposition gegen Insektizide (DDT) und Benzol, Infektionskrankheiten sowie Exposition gegen ionisierende Strahlen gefragt werden. Auch bei Pankreaserkrankungen, paroxysmaler nächtlicher Hämoglobinurie und Lupus erythematodes disseminatus kann es zu aplastischen Syndromen kommen. Bei der Hälfte der Kranken ist die Anamnese leer.

### Klinische Befunde

Die klinischen Befunde sind vor allem durch die Panzytopenie geprägt:

- Blässe der Haut und Schleimhäute,
- hämorrhagische Diathese (Retinablutungen!),
- lokale und septische Infektionen,
- Splenomegalie selten (durch Infektionen und Transfusionshämosiderose),
- Lymphknotenschwellungen und Hepatomegalie sind zu Beginn der Erkrankung die Ausnahme.

Das blutbildende Knochenmark ist (s. Farbtafel 5, Abb. **18**, S. 9.72) durch Fettmark (s. Farbtafel 5, Abb. **19**, S. 9.72) mit einzelnen mononukleären Zellen, Plasmazellen und Mastzellen ersetzt. Die Erythropoese kann hyperplastisch mit einzelnen Megaloblasten umgewandelt sein. Sie ist immer ineffektiv, Retikulozyten sind im Blut kaum nachweisbar. Bei schweren Verlaufsformen liegen die Hämoglobinkonzentration unter 7 g/dl (<70 g/l), die Leukozytenzahl unter 1000/mm$^3$ ($<1 \times 10^9$/l) (vorwiegend Lymphozyten) und die Thrombozyten unter 30000/mm$^3$ ($<30 \times 10^9$/l). Die Erythrozyten sind makrozytär und normochrom, die Lebensdauer $^{51}$Cr-markierter Erythrozyten ist verkürzt, der Eisenturnover nach Injektion von $^{59}$Fe herabgesetzt, die Utilisation des Eisens stark vermindert, die Hauptaktivität wird in der Leber gespeichert. Bei hyperplastischer Erythropoese ist der Eisenumsatz erhöht, der Einbau des Eisens in Erythrozyten jedoch erniedrigt. In den Organen entsteht vor allem durch die häufigen Transfusionen eine Hämosiderose, das Serumeisen ist erhöht. Pathogenetisch werden ein Defekt der pluripotenten Stammzelle, Autoimmunmechanismen und Störungen des Mikroenvironmentes im Knochenmark diskutiert. Als Ausdruck einer Störung der pluripotenten Stammzellen wurde eine deutliche Verminderung von Zahl, Differenzierung und Selbstreplikation der »Colony forming cells« (CFC) gefunden. Der Erythropoetingehalt von Serum und Urin ist stark erhöht. Erythrozyten bei aplastischer Anämie weisen oft Enzymdefekte und einen erhöhten HbF-Gehalt auf – vielleicht als Ausdruck einer partiellen Derepression fetaler Gene oder von Störungen genetischer Expression.
Die kausale Beziehung zwischen aplastischer Anämie und Exposition gegen Benzol und Medikamente ist bis heute unbekannt. Benzol soll die DNA-Synthese in Normoblasten stören, Chloramphenicol erzeugt Vakuolisation von Chromosomen in Knochenmarkzellen.
Bei der angeborenen *Fanconi-Anämie* bestehen eine aplastische Anämie mit Panzytopenie, Oligophrenie, Mikrozephalie, hypoplastischen Störungen von Urogenitalsystem und Knochen sowie Chromosomen- und Pigmentanomalien.

### Diagnostisches Vorgehen

Die Diagnose der aplastischen Anämie gründet sich auf den Nachweis von

- Panzytopenie mit normochromen, makrozytären Erythrozyten,
- niedriger Retikulozytenzahl im Blut,
- Fettmark mit wenigen Rundzellen in Sternalmark und Beckenkammstanze (Jamshidi-Nadel) (s. Farbtafel 5, Abb. **18** u. **19**, S. 9.72),
- selten gesteigerter, ineffektiver Erythropoese (Ferrokinetik),
- hohem Serumeisen und Ferritin.

### Differentialdiagnose

Bei Vorliegen einer Panzytopenie ist neben der aplastischen Anämie eine Reihe von Krankheiten zu erwägen. Zu ihnen gehören die Osteomyelofibrose, akute Leukämien, Plasmozytom, metastasierende Tumoren, Speicherkrankheiten, Hyperspleniesyndrom, Infektionen, megaloblastäre Anämien und die paroxysmale nächtliche Hämoglobinurie. Die meisten Krankheitsbilder lassen sich durch die Sternalmark- und Beckenkammuntersuchung ausschließen.

### Therapie

Die Stimulierung der Blutbildung mit Testosteronderivaten und Prednisolon sollte über einen Zeitraum von mindestens 4 Monaten versucht werden. Am besten hat sich hierbei die Applikation von 3–5 mg Oxymetholon/kg und Tag bewährt. Prednisolon in niedrigen Dosen sollte nur bei Erfolg länger als 4 Wochen gegeben werden. Bei fieberhaften Infektionen sollten frühzeitig Antibiotika, eventuell auch Mykostatika verabreicht werden. Bei schwerer Panzytopenie kann die Substitution von Erythrozytensedimenten, Thrombozytenkonzentraten und Granulozyten notwendig werden. Hierbei sollten möglichst HLA-identische Spender verwendet werden. Die Isolierung in sterilen Einheiten wird nur selten möglich sein. Neuerdings sind als effektive Therapie die Knochenmarktransplantation von immungenetisch identischen Geschwistern und die Applikation von Antilymphozytenserum hinzugekommen. Die Splenektomie führt nur bei wenigen Patienten zu einer Herabsetzung der Transfusionsbedürftigkeit.

### Prognose und Verlauf

Die Prognose wird wesentlich von den Komplikationen (Infektionen, Blutungen, Anämie) bestimmt. Es kann zu Spontanremissionen kommen. Maligne Verlaufsformen der aplastischen Anämie mit schwerer Panzytopenie führen im Mittel in 3 Monaten zum Tode, andere günstige Verläufe können unter entsprechender Therapie über mehrere Jahre gehen. Der Übergang in eine akute Leukämie ist möglich.

**Merke:** Aplastische Anämien sind gekennzeichnet durch Panzytopenie im Blut und Ersatz des blutbildenden Markes durch Fettmark mit einzelnen Rundzellen (s. Farbtafel 5, Abb. **19**, S. 9.72). Ätiologisch sind zu unterscheiden idiopathische und sekundäre Formen nach Exposition gegen Medikamente, Chemikalien, ionisierende Strahlen, nach Infektionskrankheiten und bei neoplastischen bzw. immunologischen Erkrankungen. Der Verlauf wird bestimmt durch die Anämie, Blutungen und Infektionen. Therapeutisch werden Testosteronderivate und Prednisolon, Antibiotika und Mykostatika eingesetzt. Bei schwerer Panzytopenie ist die Substitution HLA-identischer Erythrozytensedimente, Thrombozytenkonzentrate und Granulozyten erforderlich. Auch die Knochenmarktransplantation wurde erfolgreich durchgeführt.

### Weiterführende Literatur


Alter, B., N. Potter, F. Li: Classification and aetiology of aplastic anaemia. Clinics in Haematology 7 (1978) 431

Boggs, D. R., S. S. Boggs: The pathogenesis of aplastic anemia: A defective pluripotent hematopoietic stem cell with inappropriate balance of differentiation and self-replication. Blood 48 (1976) 71

Fairbanks, V. F.: Aplastic, Hypoproliferative, and Dysplastic Disorders of Bone Marrow. Current Hematology 1 (1981) 523, Willy & Sons, New York

Heimpel, H., E. C. Gordon-Smith, W. Heit, B. Kubanek: Aplastic Anemia-Pathophysiology and Approaches to Therapy. Springer, Berlin 1979

Heimpel, H., W. Heit: Drug-induced aplastic anaemia: clinical aspects. Clinics in Haematology 9 (1980) 641

Lynch, R. E., D. M. Williams, J. C. Reading, G. E. Cartwright: The prognosis in aplastic anemia. Blood 45 (1975) 517

Storb, R.: Recent developments in allogeneic marrow transplantation for the treatment of severe aplastic anemia. Blut 43 (1981) 339

Waller, H. D., H. Chr. Benöhr: Enzymdefekte in Blutzellen bei Knochenmarkinsuffizienz: Klin. Wschr. 56 (1978) 483

Williams, D. M., R. E. Lynch, G. E. Cartwright: Drug-induced aplastic anemia. Semin. Hemat. 10 (1973) 195


## Aplasie der Erythropoese

Von den aplastischen Anämien ist eine Gruppe mit reiner Aplasie der Erythropoese abzugrenzen. Hypoplasie der Erythropoese, absolute Retikulozytopenie, normochrome und normozytäre Anämie bei normalen Leukozyten- und Thrombozytenzahlen im Blut (selten gering vermindert) kennzeichnen die Blutbefunde. Akut eintretende Aplasien beobachtet man bei Infektionskrankheiten, Sphärozytose, paroxysmaler nächtlicher Hämoglobinurie und erworbenen hämolytischen Anämien. Chronische Formen können konstitutionell (Blackfan-Diamond-Syndrom mit Störung des Tryptophanstoffwechsels und Megaloblasten im Mark) und erworben bei Neoplasien (Thymustumoren) auftreten. Bei letzteren besteht vielleicht eine Immungenese (Nachweis von Antikörpern gegen Erythroblasten und Erythropoetin). Therapeutisch werden Bluttransfusionen, NNR-Steroide, bei letzteren zusätzlich Immunsuppressiva und die Thymektomie eingesetzt.

## Kongenitale dyserythropoetische Anämien

**Definition:** Unter kongenitalen dyserythropoetischen Anämien (CDA) versteht man seltene hereditäre therapierefraktäre Anämien mit ausgeprägten Kernanomalien der roten Vorstufen im Knochenmark, ineffektiver Erythropoese und sekundärer Hämosiderose der Organe. Über die Ätiologie der CDA ist nichts bekannt.

### Klinik und Pathophysiologie

#### Anamnese

Die Patienten klagen, je nach Grad der Anämie, über Müdigkeit und Leistungsschwäche, ein Teil der Kranken ist beschwerdefrei. Unter den drei Formen von CDA sind Typ I und II autosomal rezessiv, Typ III dominant vererblich. Am häufigsten wurde Typ II beschrieben.

#### Klinische Befunde

Bei CDA Typ I und II werden eine mäßige bis stärkere Anämie, leichte Hyperbilirubinämie und Splenomegalie beobachtet, während Kranke mit CDA Typ III klinisch meistens unauffällig sind.

Bei *CDA Typ I* steht neben der ineffektiven Erythropoese im Knochenmark der Nachweis von Megaloblasten, Kernteilungsstörungen mit zweikernigen Normoblasten und Chromatinbrücken sowie Sideroblasten im Vordergrund. Der DNA-Gehalt der Normoblasten ist hypertetraploid, die RNA-Synthese herabgesetzt, so daß wahrscheinlich die Koordination zwischen DNA-Synthese und Zellzyklus gestört ist. Bei *CDA Typ II* findet man Vielkernigkeit und gelappte Kerne bei einem Teil der Normoblasten, serologisch tritt eine Lyse der Erythrozyten bei Zugabe kompatiblen Serums von pH 6,8 auf. *CDA Typ III* weist im Knochenmark Riesennormoblasten mit zahlreichen Kernen und im Blut Riesenerythrozyten mit basophiler Tüpfelung auf. Pathogenetisch entsteht die Anämie durch die Dyserythropoese, die bereits im Knochenmark zu einem Zellzerfall führt. Die Lebensdauer der Erythrozyten ist verkürzt.

#### Diagnostisches Vorgehen

Grundlage der Diagnose sind der Nachweis von
- normochromer Anämie bei Aniso- und Poikilozytose im Blut,
- Kernteilungsstörungen mit Mehrkernigkeit und z. T. Megaloblasten im Knochenmark,
- leichter Hyperbilirubinämie,
- kaum erhöhter Retikulozytenzahl im Blut,
- normalen oder erhöhten Serumeisenwerten,
- ineffektiver Erythropoese (Ferrokinetik),
- pathologischem Säureresistenztest (kompatible Fremdseren) bei CDA Typ II.

#### Differentialdiagnose

Abgegrenzt werden müssen Thalassämie (Hb-Elektrophorese), bei Typ I der CDA andere megaloblastäre Anämien, bei CDA Typ II die paroxysmale nächtliche Hämoglobinurie (PNH).

#### Therapie

Die CDA ist therapieresistent, geringe Besserungen der Anämie wurden nach Splenektomie bei CDA Typ II beschrieben. Bei Anämien unter 7 g/dl (< 70 g/l) können Bluttransfusionen nötig sein.

**Merke:** Kongenitale dyserythropetische Anämien sind therapieresistente Anämien mit ineffektiver Erythropoese, erheblichen Kernanomalien der Normoblasten, z. T. Megaloblasten und Aniso- und Poikilozytose im Blut. Retikulozyten sind kaum, Bilirubin im Serum wenig erhöht. Oft besteht eine Splenomegalie, die parenchymatösen Organe zeigen eine Hämosiderose. Die CDA Typ II weist zusätzlich serologische Abweichungen (Säureresistenztest) auf.

#### Weiterführende Literatur

Crookston, M., C. Hempas: Congenital dyserythropoietic anemia (Type II). Quart. J. Med. 166 (1973) 257

Heimpel, H., F. Wendt: Congenital dyserythropoietic anaemia with karyorrhexis and multinuclearity of erythroblasts. Helv. med. Acta 34 (1968) 103

Heimpel, H., J. Forteza-Vila, W. Queisser, E. Spiertz: Electron and light microscopic study of the erythroblasts of patients with congenital dyserythropoietic anemia. Blood 37 (1971) 299

Meuret, G., P. Tschan, G. Schlüter, D. G. Graf Keyserlingk, I. Boll: DNA-, Histone-, RNA-, Hemoglobin-content and DNA-synthesis in erythroblasts in a case of congenital dyserythropoietic anemia Typ I. Blut 24 (1972) 32

## Anämie bei chronischen Erkrankungen

Bei längerem Verlauf chronischer Erkankungen tritt häufig eine Anämie auf, deren Ätiologie vom jeweiligen Grundleiden abhängig ist. Meistens sind mehrere ätiologische Faktoren von Bedeutung.

*Chronische Entzündungen* und *rheumatische Erkrankungen* (rheumatoide Arthritis, Morbus Bechterew) führen durch verstärkte Eisenspeicherung im RES zu einer Eisenverteilungsstörung. Der erhöhte Eisenbedarf wird nicht durch vermehrte Eisenresorption gedeckt, so daß die Hämoglobinsynthese vermindert ist. Charakteristisch für Infektanämien sind Verminderung von Serumeisen und Transferrin bei gleichzeitiger Erhöhung des Ferritingehaltes in Serum, Knochenmark und Leber. Im einzelnen werden die folgenden hämatologischen Befunde erhoben:

- normochrome, seltener hypochrome Anämie (Hb 9–11 g/dl ≙ 90–100 g/l),
- MCV normal,
- Serumeisen vermindert,
- Transferrin normal oder vermindert,
- Ferritin im Serum erhöht,
- Erythropoese normal oder leicht gesteigert,
- Retikulozytenzahl normal oder gering erhöht.

Bei stärkerer Anämie ist nach anderen Ursachen, vor allem Blutungen, zu suchen. Differentialdiagnostisch sind Eisenmangelanämien abzugrenzen, die jedoch hypochrom sind und erhöhte Transferrinwerte im Serum aufweisen. Therapeutisch bringt die Medikation von Eisenpräparaten meistens keinen Erfolg, wenn die Grunderkrankung weiter besteht. *Tumoranämien* sind ebenfalls meistens normochrom. Die Ätiologie ist oft komplex und von Lokalisation und Ausdehnung des Tumors abhängig. Neben Blutverlusten (Magen-Darm-Tumoren) ist an Hämolyse, Hypoplasie des Knochenmarkes, Knochenmarkinfiltration durch Tumorzellen, Vitaminmangel (Folsäure), Eisenverteilungsstörungen wie bei Infektanämien und an Nebenwirkungen von Medikamenten (Zytostatika) zu denken.

Die Anämie bei *chronischer Niereninsuffizienz* ist in der Regel normochrom und normozytär. Die Hämoglobinkonzentration ist meistens auf 7–10 g/dl (70–100 g/l) erniedrigt, die Erythropoese im Mark und Retikulozytenzahl im Blut sind nur gering erhöht. Ursächliche Faktoren sind eine Verdünnung durch vermehrtes Plasmavolumen, verminderte Eisenutilisation, relative Markinsuffizienz durch toxischen Einfluß von Phenolkörpern, verminderte Bildung und Ansprechbarkeit auf Erythropoetin, verkürzte Erythrozytenlebensdauer, Blutungsneigung und selten stärkere Hämolyse. Beim *hämolytisch-urämischen Syndrom* werden die Erythrozyten durch die Einengung der Nierenstrombahn (Mikroangiopathie bei intravasaler Gerinnung) mecha-

nisch geschädigt (Fragmentozyten, Schistozyten), so daß eine schwere Hämolyse auftritt. Therapeutisch kann die Hämodialyse die Nierenanämien bessern. Gelegentlich soll die zusätzliche Gabe von Eisen und Androgenen günstig sein.
Die *Anämie bei chronischen Lebererkankungen* ist meistens leicht hyperchrom und makrozytär. Neben der Entzündung ist die herabgesetzte Speicherung von Vitamin $B_{12}$ und Folsäure ätiologisch von Bedeutung. Bei gleichzeitig auftretender Blutung aus Ösophagusvarizen und Magen-Darm-Ulzera, die durch mangelnde Synthese von Gerinnungsfaktoren und Thrombozytopenie als Ausdruck eines Hypersplenie-Syndroms kompliziert sein kann, ist die Änderung in eine hypochrome mikrozytäre Anämie möglich. Die bei Lebererkrankungen meistens erhöhten Serumeisenwerte sind nach stärkeren Blutungen ebenfalls niedrig. Selten beobachtet man eine schwere Hämolyse (Zieve-Syndrom bei Alkoholikern). Eine wirksame Therapie der Anämie bei chronischen Lebererkrankungen gibt es nicht.
*Anämien bei endokrinen Erkrankungen* werden bei Unterfunktion von Schilddrüse, Nebennieren, Gonaden und Hypophyse beobachtet. Sie bessern sich in der Regel unter entsprechender Hormonsubstitution.

## Schwangerschaftsanämie

Während der Gravidität werden Anämien häufig beobachtet. Sie sind meistens Eisenmangelanämien. Selten liegt ätiologisch ein Mangel an Vitamin $B_{12}$ oder Folsäure zugrunde. Hämatologisch ist daher während der Gravidität zwischen hypochromen Eisenmangelanämien und megaloblastären Anämien zu unterscheiden. Wichtig für die Beurteilung der Anämie ist die Berücksichtigung des Verdünnungseffektes durch den vor allem im 3.–7. Schwangerschaftsmonat auftretenden Anstieg des Plasmavolumens, der sich nach der Entbindung schnell zurückbildet. Die Schwangerschaftsanämien bessern sich meistens unter entsprechender Substitution von Eisen oder Vitamin $B_{12}$ bzw. Folsäure.

### Weiterführende Literatur


Benjamin, F., Bassin, F.A., L.M. Meyer: Serum levels of folic acid, vitamin $B_{12}$ and iron in anemia of pregnancy. Amer. J. Obstet. Gynec. 96 (1966) 310

Bentley, D.P.: Anaemia and chronic disease. Clinics and Haematology 11 (1982) 465

Douglas, S.W., J.W. Adamson: The anemia of chronic disorders: Studies of marrow regulation and iron metabolism. Blood 45 (1975) 55

Magid, E., M. Hilden: Ferrokinetics in patients suffering from chronic renal disease and anemia. Scand. J. Haemat. 4 (1967) 33

Strandberg, O.: Anemia of rheumatoid arthritis. Acta med. scand. (Suppl.) 454 (1966) 1

Weinberg, E.D.: Iron and susceptibility to infectious disease. Science 184 (1974) 952

Zucker, S., Friedman, S., R.M. Lyseck: Bone marrow erythropoiesis in the anemia of infection, inflammation and malignancy. J. clin. Invest. 53 (1974) 1131


## Anämien durch Mangelernährung

Normozytäre, normochrome Anämien (Hb 7–11 g/dl ≙ 70–110 g/l) mit niedrigen Plasmaeisen- und Erythropoetinwerten werden bei schweren Proteinmangelzuständen *(Kwashiorkor)* beobachtet. Normochrome Anämien nach mehrmonatigen Hungerzuständen sind vor allem Folge einer Verdünnung durch erhöhtes Plasmavolumen. Seltene Anämien werden bei Vitamin-C-, $B_6$-, E- und Riboflavinmangel sowie Kupfer-, Kobalt- und Zinkmangel beobachtet.

## Störungen der Hämatopoese bei chronischem Alkoholabusus

Alkoholtoxische Störungen an Leber, Pankreas, Herz, Nervensystem und Hämatopoese haben bei steigendem Alkoholkonsum in der Bevölkerung eine erhebliche klinische und sozialpolitische Bedeutung erlangt.
Im Blut beobachtet man bei mehrwöchigem Alkoholabusus von mehr als 100 g täglich eine Makrozytose der Erythrozyten (MCV > 90 $\mu m^3$ (fl), seltener eine Hyperchromie (MCH > 34 pg) und Anämie. Besonders häufig tritt eine Thrombopenie auf, während Veränderungen des weißen Blutbildes (Lymphopenie, Monozytose) uncharakteristisch sind. Thrombozyten, Granulozyten und Lymphozyten können Funktionsstörungen aufweisen (erhöhte Infektlabilität der Alkoholiker!).
Typische Veränderungen im Knochenmark sind Megaloblasten (s. Farbtafel 1, Abb. **1**, S. 9.68) mit Kernanomalien, vermehrtes Auftreten von Sideroblasten (Ringsideroblasten; s. Farbtafel 4, Abb. **17**, S. 9.71) sowie Vakuolen in den Vorläuferzellen von Erythro- und Granulopoese. Bei extremem Alkoholkonsum (> 400 g täglich) können die genannten Störungen bereits nach 4–10 Tagen manifest werden.
*Pathophysiologisch* werden als Ursachen der Megaloblastenbildung eine Störung des Folsäurestoffwechsels (z.T. erniedrigte Folsäurekonzentration im Blut), für die Sideroblastenbildung eine Beeinträchtigung der Hämsynthese durch Mangel an Pyridoxal-Phosphat oder direkte Alkoholwirkung auf die Mitochondrien bei erhöhtem Eisen- und Ferritingehalt im Plasma diskutiert. Die Vakuolenbildung in den Vorläuferzellen und die Thrombopenie sollen direkte alkoholtoxische Folge sein. Ein wichtiger pathogenetischer Faktor ist zusätzlich in der Mangelernährung (Proteinmangel) zu sehen.
Die Veränderungen in der Hämatopoese von Alkoholikern sind unabhängig vom Vorliegen einer Leberzirrhose mit Hyperspleniesyndrom und bilden sich im Gegensatz zu anderen alkoholbe-

dingten Organschäden wegen des hohen Zellumsatzes unter Alkoholkarenz bei normaler Ernährung in 1–2 Wochen zurück. Hypochrome Anämie spricht für Blutungen aus Ösophagus oder Magen, verzögerte oder fehlende Rückbildung der genannten Störungen bei Alkoholkarenz für Leberzirrhose.
Hämolytische Anämien bei Alkoholikern stehen meistens in Zusammenhang mit alkoholbedingten Lebererkrankungen. Es kann sich um leichte kompensierte Hämolysen, um die Akanthozytose und Stomatozytose bei Alkoholikern und um das sogenannte Zieve-Syndrom mit vorübergehender Hämolyse, Gelbsucht, Hyperlipämie und alkoholischer Fettleber ohne Zirrhose handeln.

### Weiterführende Literatur

Colman, N., V. Herbert: Hematologic complications of alcoholism. Overview Sem. Hemat. 17 (1980) 164–176
Waller, H. D., H. Chr. Benöhr: Störungen der Hämatopoese bei Alkoholismus. Klin. Wschr. 56 (1978) 259–265

# Polyzythämie und Polyglobulie

*H. D. Waller*

**Definition:** In dieser Krankheitsgruppe sind Bluterkrankungen zusammengefaßt, die mit erheblicher Vermehrung des roten Zellvolumens und des Hämatokrits verbunden sind. Man unterscheidet zwischen Polycythaemia vera als Krankheitsbild sui generis, symptomatischen Polyglobulien bei anderen Erkrankungen und Pseudopolyglobulie durch Eindikkung des Blutes. Die Polycythaemia vera wird den myeloproliferativen Syndromen zugeordnet (s. S. 9.46).

### Ätiologie und Pathogenese

Die Polycythaemia vera wird heute als erworbene klonale Erkrankung der pluripotenten Stammzellen aufgefaßt. Es sind alle drei Zellsysteme der Hämatopoese mit vorwiegender Vermehrung des Pools der »committed stem cells« der Erythropoese betroffen. Die Regulation der Erythropoese erfolgt auch bei der Polyzythämie über Erythropoetin, obgleich dieses in Serum und Urin normal oder vermindert ist. Die determinierten Stammzellen sind offenbar gegen Erythropoetin empfindlicher. Neben Erythrozyten sind Granulozyten und Thrombozyten im Blut vermehrt. Wahrscheinlich kommt myelostimulierenden Faktoren (Glykoproteine) für alle 3 Zellsysteme eine zusätzliche Bedeutung zu.
Im Gegensatz hierzu steht bei den Polyglobulien fast nur die Vermehrung des roten Zellvolumens im Vordergrund. Ursache der gesteigerten Erythropoese ist die vermehrte Ausschüttung von Erythropoetin. Ätiologisch kommen für die erhöhte Erythropoetinbildung bei symptomatischen Polyglobulien in Frage:

- *Sauerstoffmangel* bei
  - Höhenbewohnern, fetaler Lebensphase,
  - chronischen Lungenerkrankungen,
  - kardiovaskulären Störungen mit Rechts-links-Shunt,
  - Pickwick-Syndrom,
  - Hämoglobinopathien,
  - Nierenarterienstenose.
- *Paraneoplastische Syndrome* (Nieren- und Ovarialkarzinome, Hepatom, zerebellares Hämangioblastom, NNR-Adenom, Fibromyom des Uterus).
- *Nierenerkrankungen:*
  - Zystennieren, Hydronephrose,
  - Bartter-Syndrom,
  - Zustand nach Nierentransplantation.

### Klinik und Pathophysiologie

#### Anamnese

Die Manifestation der Zyanose erfolgt bei der Polyzythämie vorwiegend im 4.–7. Lebensjahrzehnt. Die Patienten klagen über Kopfschmerzen, Schwindel, Ohrensausen, Schlaflosigkeit, Müdigkeit und Herzdruck als Folge vermehrter Gefäßfüllung und Viskositätszunahme des Blutes. Dieselben Ursachen und vermehrte Histaminfreisetzung können zur Erythromelalgie mit unerträglichem Hautbrennen führen.
Bei Patienten mit symptomatischer Polyglobulie bestehen die ätiologisch in Frage kommenden Krankheitsbilder, Kranke mit Pseudopolyglobulie klagen oft über starke Durchfälle, die zur Eindickung des Blutes führen.

#### Klinische Befunde

Hochrote Zyanose von Haut und Schleimhäuten, Pruritus, Weitstellung der Gefäße mit Eppingerschen Gefäßspinnen und vermehrter Lungengefäßzeichnung, z.T. mäßiger Volumenhochdruck, Splenomegalie, seltener Hepatomegalie, Uhrglasnägel und Trommelschlegelfinger kennzeichnen das Krankheitsbild. Häufig beobachtet man Herzinfarkte und thromboembolische Komplikationen. Die hämatologischen Befunde sind:

- Hämoglobinanstieg auf 18–23 g/dl (180–230 g/l),
- Erythrozytenanstieg auf $6{,}5–9 \times 10^6/mm^3$ ($6{,}5–9{,}0 \times 10^{12}/l$),
- Hämatokrit > 60% (> 0,60), Blutvolumen 2–3fach erhöht,
- Erythrozyten normozytär und hypochrom, Poikilo- und Anisozytose,
- mäßige Retikulozytose,
- stark gesteigerte Erythropoese im Mark,
- niedriges Serumeisen,
- hoher Eisenturnover und verstärkte Eisenresorption,
- BSG 0/1 mm,
- Bilirubin und Harnsäure im Serum erhöht,
- Leukozytose und Thrombozytose $> 500\,000/mm^3$ ($> 500 \times 10^9/l$),
- im Blutausstrich Linksverschiebung, Eosinophilie, Basophilie,
- zytogenetische Störungen (Deletion langer Arm Chromosom 20, Aberrationen der Chromosomen, An- und Polyploidie),
- Störungen von Aggregation und Retraktion der Thrombozyten,
- erhöhter Index der alkalischen Leukozytenphosphatase.

Bei symptomatischen Polyglobulien besteht nur eine starke Vermehrung des roten Zellvolumens bei gesteigerter Erythropoese. Leukozytenzahl und Thrombozyten sind nicht oder selten gering vermehrt. Es fehlen Linksverschiebung, Eosinophilie und Basophilie im Blutausstrich. Die alkalische Leukozytenphosphatase ist nicht erhöht. Bei Pseudopolyglobulie ist das Blutvolumen vermindert.

#### Diagnostisches Vorgehen und Differentialdiagnose

Bei Nachweis einer starken Vermehrung von Erythrozyten und Hämoglobin im Blut ist zunächst zu klären, ob eine Polyglobulie oder Polyzythämie vorliegt. Neben den oben angegebenen Laboruntersuchungen sind hierbei vor allem die Bestimmung der alkalischen Leukozytenphosphatase, des Erythropoetins und zytogenetische Untersuchungen notwendig. Die systematische Abgrenzung aller ätiologisch für eine symptomatische Polyglobulie in Frage kommenden Krankheitsbilder ist vordringlich. Ebenso müssen andere myeloproliferative Erkrankungen wie Osteomyelofibrose und chronische Myelose, die mit einem polyzythämischen Vorstadium beginnen können, ausgeschlossen werden.

#### Therapie, Prognose und Verlauf

Die Therapie wird zunächst mit Aderlässen von 350–500 ml zur Senkung des Hämatokrits auf etwa 45% (0,45) durchgeführt. Hiermit kann über Jahre eine Besserung der Beschwerden erreicht werden. Die Indikation für eine myelosuppressive Behandlung mit $^{32}P$ ist bei starker Größenzunahme von Leber und Milz, Thrombozytose über $800\,000/mm^3$ ($> 800 \times 10^9/l$) und mangelhaftem Erfolg der Aderlaßtherapie gegeben. Chemotherapeutisch werden auch Busulphan, Chlorambucil und Cyclophosphamid eingesetzt. Die myelosuppressive Therapie wird weiter mit Aderlässen unterstützt. Die Hyperurikämie erfordert die Gaben von Allopurinol, die Thromboseneignung bei Thrombozytose die Medikation von Aggregationshemmern.
Die Lebenserwartung bei Polyzythaemia vera ist durch die $^{32}P$-Therapie wesentlich besser geworden (11–16 Jahre). Sie ist abhängig vor allem von thromboembolischen Komplikationen und der gleichzeitig bestehenden Blutungsneigung (Hirnblutung, Herzinfarkt, Lungenembolie, Budd-Chiari-Syndrom). Die Gefahr des Übergangs in eine akute Leukämie ist durch die $^{32}P$-Behandlung größer geworden, Osteomyelofibrose und chronische Myelose können ebenfalls entstehen. Bei symptomatischen Polyglobulien hängt die Prognose vom Grundleiden ab. Aderlässe können erforderlich sein, eine myelosuppressive Therapie ist kontraindiziert.

**Merke:** Die Polycythaemia vera ist eine erworbene klonale Erkrankung der pluripotenten Stammzelle mit stark gesteigerter Erythropoese, Granulopoese und Thrombopoese. Klinisch fallen hochrote Zyanose, starke Gefäßzeichnung, z.T. Volumenhochdruck und Hepatosplenomegalie auf. Erythropoetin im Serum ist niedrig, die alkalische Leukozytenphosphatase ist erhöht. Bei symptomatischen Polyglobulien ist nur die Erythropoese durch vermehrte Erythropoetinausschüttung gesteigert. Ätiologisch kommen Herz-, Lungen-, Blutfarbstoff- und Nierenerkrankungen sowie paraneoplastische Syndrome mit erhöhter Erythropoetinbildung in Frage. Die Therapie der Polyzythämie besteht in Aderlässen, myelosuppressiver Behandlung ($^{32}P$) sowie Gaben von Allopurinol und wegen der Thrombozytose von Aggregationshemmern. Bei Polyglobulie ist die myelosuppressive Therapie kontraindiziert. Die Polyzythämie gehört zu den myeloproliferativen Erkrankungen und kann in akute Leukämie, Osteomyelofibrose und chronische Myelose übergehen.

## Weiterführende Literatur

Lawrence, J. H.: Polycythemia, Physiology, Diagnosis and Treatment. Grune & Stratton, New York 1955

Najeau, Y., C. Dresch: Myelosuppression in polycythemia vera: chemotherapy or radiology? Blut 44 (1982) 1

Silverstein, M. N.: The evolution into and the treatment of late stage polycythemia vera. Semin. Hemat. 13 (1976) 79

Wasserman, L. R.: The managment of polycythemia vera. Brit. J. Haemat. 21 (1971) 371

Woodson, R. D.: Erythrocytosis and polycythemia. In Lichtman, M. A.: Hematology and Oncology. Grune & Stratton, New York 1980

# Erkrankungen der Leukopoese

*K. Wilms*

## Leukozytopenien – Leukozytosen

**Definition:** Bei einer Erhöhung der Leukozytenzahl im peripheren Blut über 9000/μl (>9 × $10^9$/l) spricht man von einer Leukozytose, bei einer Erniedrigung unter 4000/μl (<4 × $10^9$/l) von einer Leukozytopenie. Erst die zusätzliche Kenntnis der Verteilung im *Differentialblutbild* erlaubt die diagnostisch wichtige Erweiterung durch die Begriffe Granulozytose (Polynukleose) und Granulozytopenie bzw. Lymphozytose und Lymphozytopenie.
Bei der Beurteilung der Zellzahlen muß die Altersabhängigkeit der Normalwerte berücksichtigt werden. Bei Kindern bis etwa zum 4. Lebensjahr überwiegt der Lymphozytenanteil, die obere Normgrenze der Leukozytenzahl liegt bei 14000/μl (14 × $10^9$/l). Im höheren Lebensalter kommt es zum mäßigen Abfall der Leukozytenzahl, bedingt durch die Verminderung der Lymphozyten.

### Häufigkeit

Quantitative Veränderungen der Leukozytenzahl sind außerordentlich häufig. Als charakteristische Reaktionsformen des Organismus bei zahlreichen Erkrankungen oder exogenen Noxen sind sie ein wichtiges diagnostisches Kriterium.

### Ätiologie

Am häufigsten ist eine *Leukozytose* durch eine bakterielle Infektion verursacht. Infektionskrankheiten, Septikämien, Organinfektionen durch unspezifische Erreger, z.B. Pneumonien, lokale Infektionen wie Abszesse oder eine Peritonitis manifestieren sich im Blutbild durch eine ausgeprägte Vermehrung der Granulozyten mit einer Linksverschiebung (Vermehrung der Stabkernigen und Metamyelozyten). Bei einer exzessiven Vermehrung der Granulozyten (>30000/μl ≙ >30 × $10^9$/l) mit Ausschwemmung noch unreiferer granulopoetischer Vorstufen (Myelozyten und Promyelozyten) spricht man von einer **»leukämoiden Reaktion«**.
Auch bakterielle Entzündungen, wie die akute tryptische Pankreatitis, Schockzustände, Myokardinfarkt und Lungenembolie, sowie schwere Stoffwechselentgleisungen (Coma diabeticum, Coma uraemicum) führen regelmäßig zu einer Leukozytose. Zentral ausgelöste Leukozytosen werden nach zerebraler Massenblutung, Schädelfrakturen, nach einem epileptischen Anfall oder nach Luftenzephalographien beobachtet.
Eine Erhöhung der Leukozytenzahl durch eine Lymphozytose ist ein wichtiges differentialdiagnostisches Kriterium bei Infektionen mit sogenannten lymphotropen Viren (Mononucleosis infectiosa (s. Farbtafel 4, Abb. **13**, S. 9.71), Rubeolen, Lymphocytosis infectiosa). Bei den bakteriell bedingten Infektionskrankheiten ist eine ausgeprägte Lymphozytose für den Keuchhusten typisch.
*Leukozytopenien* treten als diagnostisch wichtiger Befund beim

- Typhus, Brucellosen und Kala-Azar auf. Auch andere bakterielle Infektionen können bei sehr schweren Verlaufsformen mit einer Leukozytopenie einhergehen wie Septikämien, Endocarditis lenta und die Miliartuberkulose. Mäßig ausgeprägte Granulozytopenien sind bei vielen Viruserkrankungen zu finden.
- Der Lupus erythematodes disseminatus und andere Kollagenkrankheiten weisen häufig eine Leukozytopenie auf. Als Felty-Syndrom wird eine besondere Verlaufsform der chronischen Polyarthritis mit Granulozytopenie und Splenomegalie bezeichnet.
- Milzvergrößerungen aus ganz verschiedener Ursache (s. Kap. Erkrankungen der Milz) weisen sehr häufig eine Leukozytopenie im Rahmen des sogenannten Hyperspleniesyndromes auf.
- Zahlreiche Knochenmarkerkrankungen führen durch eine Knochenmarkinsuffizienz zu einer Granulozytopenie. In erster Linie sind die akuten Leukämien und die aplastische Anämie zu nennen. Plasmozytome, maligne Non-Hodgkin-Lymphome und Knochenmarkkarzinosen führen bei diffuser Knochenmarkinfiltration zur Leukopenie.
- Megaloblastäre Anämien, bedingt durch Mangel an Vitamin $B_{12}$ oder Folsäure, hochgradiger Eiweißmangel und chronischer Alkoholismus können weiterhin Ursache einer Leukozytopenie sein.
- Toxische Schädigungen des Knochenmarkes führen wegen der kurzen Lebenszeit der Gra-

nulozyten zuerst zu einer Granulozytopenie, bevor Thrombo- und Erythrozyten abfallen. Dies ist regelmäßig unter einer zytostatischen Chemotherapie oder einer Strahlentherapie zu beobachten. Die isolierten Schädigungen der Granulopoese sind im folgenden Kapitel dargestellt.

### Klinik und Pathophysiologie

Das klinische Bild bei *Leukozytosen* ist durch die Grunderkrankung bestimmt. Die Verteilung der verschiedenen Zelltypen im Differentialblutbild zeigt einen zeitlichen Ablauf, der nach SCHILLING durch die »neutrophile Kampfphase«, die »monozytäre Überwindungsphase«, die »lymphozytäre Heilphase« und die »postinfektiöse Eosinophilie« charakterisiert werden kann. Diese gesetzmäßige Reaktionsfolge der Leukozyten ist als wesentlicher unspezifischer Abwehrmechanismus des Organismus gegen bakterielle Erreger aufzufassen. Ein gleicher Reaktionsablauf wird auch nach der Injektion von Bakterientoxinen (Pyrifer), bei Schockzuständen, nach einem Herzinfarkt oder starker körperlicher Belastung ausgelöst.

*Leukozytopenien* mit Werten über 2000/µl ($> 2 \times 10^9$/l) bleiben im allgemeinen ohne klinische Konsequenzen, wenn der absolute Granulozytenanteil über 1000/µl ($> 1 \times 10^9$/l) liegt. Bei länger bestehenden Granulozytopenien in diesem Ausmaß, wie z. B. bei Patienten mit einem Felty-Syndrom, kommt es allerdings häufiger zu bakteriellen Infektionen. Unterschreitungen dieses Grenzwertes bedeuten für den Patienten eine akute Gefährdung, da die unspezifische Abwehr des Organismus nicht mehr in der Lage ist, eine Keiminvasion der saprophytären Bakterien- und Pilzflora zu verhindern. An den Schleimhäuten des Oropharynx, der Anal- und Vulvovaginalregion kommt es zur Bildung von Nekrosen und charakteristischen Ulzera ohne stärkere Umgebungsreaktion. Von dort aus erfolgt dann die Keimausschwemmung über die Blutbahn und Absiedlung z. B. in der Lunge oder Niere. Bei Granulozytenzahlen unter 500/µl ($< 5 \times 10^9$/l) sind invasive Infektionen oder Septikämien immer als lebensbedrohliche Komplikationen zu bewerten. Die Prognose ist vor allem von der Dauer der schweren Granulozytopenie, weniger von der Art der Infektion abhängig. Für die klinische Diagnostik ist zu berücksichtigen, daß, durch den Mangel an Granulozyten bedingt, übliche Infektionszeichen ausbleiben können: Bei einer Pyelonephritis kann die Leukozyturie fehlen, bei einer Pneumonie die röntgenologische Konsolidierung und Abgrenzung, bei einer Meningitis die Pleozytose. Fieber bei Patienten mit einer Granulozytopenie sollte immer zur Anlage von Blut- und Urinkulturen sowie zur bakteriologischen und mykologischen Untersuchung des Sputums und von Schleimhautabstrichen Anlaß geben. Auch bei afebrilen Patienten ist die tägliche Inspektion der Mundhöhle unbedingt erforderlich.

Tabelle **2a** Möglichkeiten zur Infektionsprophylaxe bei Patienten mit schwerer Granulozytopenie

**1. Maßnahmen zur Verminderung der Exposition**
- a) Hygienische Belehrung und Überwachung des ärztlichen und Pflegepersonals
- b) Verlagerung der Behandlung in den ambulanten Bereich
- c) Kritische Indikationsstellung bei invasiven Maßnahmen
- d) Bakteriologische Kontrolle von Infusionslösungen, sorgfältige Auswahl der Blutspender
- e) Umkehrisolierung in Sterileinheiten
- f) Topische und intestinale Dekontamination

**2. Maßnahmen zur Verbesserung der Infektionsabwehr**
- a) Behandlung der Grundkrankheit
- b) Behandlung disponierender Begleiterkrankungen (z. B. chronische Bronchitis, Diabetes mellitus)
- c) Prophylaktische Granulozytentransfusion (?)

### Therapie

Bei *Leukozytosen* erfolgt die Behandlung der Grunderkrankung. Es ist zu bedenken, daß der Anstieg der Leukozytenzahl nicht unbedingt eine infektiöse Ursache haben muß, sondern daß reaktive Veränderungen im Rahmen der »vegetativen Gesamtumschaltung« des Organismus vorliegen können.

Bei Nachweis einer *Leukozytopenie* sind prophylaktische Maßnahmen angezeigt, wie sie in der Tab. **2a** aufgeführt sind. Es ist vor allem darauf hinzuweisen, daß bei Granulozytenzahlen unter 1000/µl ($< 1 \times 10^9$/l) invasive Maßnahmen (z. B. Katheterismus) zu vermeiden sind und eine sorgfältige Pflege der Schleimhäute (Mundspülungen mit Chlorhexidin und Antimykotika) zur Infektionsprophylaxe erfolgen muß. Der Wert einer oralen prophylaktischen Gabe nichtresorbierbarer Antibiotika (Neomycin, Bacitracin, Polymyxin B) zur Verhütung einer Infektion durch Keime aus dem Gastrointestinaltrakt ohne gleichzeitige Isolierung in Sterileinheiten ist nicht eindeutig gesichert. Die sogenannte partielle enterale Dekontamination mit bewußter Belassung einer resistenten Anaerobierflora wird in den letzten Jahren positiver beurteilt. Die Isolierung der Patienten in Einzelzimmern kann nur begrenzt wirksam sein, wenn nicht zugleich z. B. auch eine Sterilkost gegeben wird. Die vollständige Isolierung von Patienten in Sterileinheiten unter gnotobiotischen Bedingungen (»Life Island«, »laminar airflow«-Einheiten) kann eindeutig das Risiko bedrohlicher Infektionen bei Patienten mit Granulozytenzahlen unter 500/µl ($< 0{,}5 \times 10^9$/l) vermindern.

Tritt Fieber bei Patienten mit einer schweren Granulozytopenie auf, muß auch ohne dokumentierte Infektion unverzüglich nach Asservierung des Untersuchungsmaterials für die bakteriologische Untersuchung und Anlegen einer ausreichenden Zahl von Blutkulturen eine soge-

nannte »empirische« antibiotische Therapie eingeleitet werden.
Gegenwärtig wird man die Kombination eines Pseudomonas-wirksamen Antibiotikums aus der Gruppe der neueren halbsynthetischen Penicilline (Ticarcillin, Azlocillin) mit einem Aminoglykosidantibiotikum (Gentamicin, Tobramycin, Netilmycin) oder einem Cephalosporinpräparat der neueren Generation (Cefoxitin, Cefotaxim, Cephazolin) zur primären »empirischen« Therapie einsetzen. Diese Behandlung ist auch nach Entfieberung fortzusetzen, bis ein Anstieg der Granulozyten über 500/µl (> 0,5 × $10^9$/l) erfolgt ist. Bei Hinweisen für das Vorliegen einer systemischen Infektion durch Pilze (vor allem Candida), die möglichst durch kulturellen oder serologischen Nachweis gesichert sein sollte, ist eine Kombinationsbehandlung mit Amphotericin B und 5-Fluorcytosin einzuleiten.
Ist 48 Stunden nach Einleitung einer adäquaten Therapie eine Entfieberung nicht eingetreten, ist die Substitution von Granulozyten zu erwägen, wenn die Möglichkeit zur Bereitstellung von Leukozytenpräparationen gegeben ist. Durch Filtrationsleukapherese, kontinuierliche (Aminco- oder IBM 2947-Zellseparator) oder diskontinuierliche (Haemonetics-Zellseparator) Zentrifugation im extrakorporalen Kreislauf können ausreichende Mengen an Granulozyten von einem einzigen Spender gewonnen werden.

**Merke:** Bei Nachweis einer erhöhten Leukozytenzahl muß ein Differentialblutbild angefertigt werden. Eine Granulozytose (Polynukleose) findet sich bei bakteriellen Infektionen, bei abakteriellen Entzündungen, nach Myokardinfarkt und Schockzuständen, bei Stoffwechselkoma und bei akuten zerebralen Erkrankungen als gesetzmäßige Reaktionsfolge. Eine Lymphozytose wird vor allem bei Infektionen mit lymphotropen Viren, Pertussis und Immunreaktionen beobachtet. Eine Granulozytopenie mit Werten unter 500/µl (< 0,5 × $10^9$/l) bedeutet eine bedrohliche Gefährdung des Organismus durch pathogene und opportunistische Infektionserreger.

## Agranulozytose

**Definition:** Unter Agranulozytose versteht man ein bedrohliches Krankheitsbild, das durch das vollständige Fehlen der Granulozyten im peripheren Blut gekennzeichnet ist. Die Auslösung erfolgt durch Medikamente; im Unterschied zu den toxisch bedingten Granulozytopenien, z.B. nach Zytostatika, ist das Auftreten jedoch nicht vorhersehbar und häufig dosisunabhängig, so daß eine individuelle Disposition angenommen werden muß.

### Häufigkeit

Es ist schwierig, zuverlässige Morbiditätsangaben zu erhalten. Von Müller u. Zäch wurde aufgrund einer Sammelstatistik eine Häufigkeit von 0,054% jährlich errechnet. Frauen sind bevorzugt betroffen.

### Ätiologie

Mehr als 10 Jahre nach der Beschreibung der Angina agranulocytotica durch W. Schultz wurde erstmals auf den Zusammenhang der Erkrankung mit der Einnahme von Pyramidon (Aminopyrin) hingewiesen und ein allergischer Mechanismus postuliert (H. E. Bock). Heute ist der Kausalzusammenhang mit der Einnahme bestimmter Medikamente unbestritten. Zahlreiche Substanzen – Analgetika, Antirheumatika, Psychopharmaka, Antibiotika, Sulfonamide, Thyreostatika, Antidiabetika, Antihistaminika – können eine Agranulozytose auslösen, wie sich aus kasuistischen Beobachtungen und Sammelstatistiken ergab. In der Tab. 3 sind die wichtigsten Medikamente aufgeführt, die eine Agranulozytose hervorrufen können.

### Klinik und Pathophysiologie

Wir unterscheiden heute nach dem klinischen Verlauf zwei Formen:

- Bei der akuten Agranulozytose (sogenannter Amidopyrintyp) kommt es bei Exposition wenige Stunden nach Medikamenteneinnahme zu Gliederschmerzen, Fieberanstieg mit Schüttelfrost und Verschwinden der Granulozyten im Blut. Die Gesamtleukozytenzahl fällt auf Werte zwischen 2000/µl bis 500/µl (2,0–0,5 × $10^9$/l) ab, da sehr häufig auch die Zahl der Lymphozyten vermindert ist. 24–48 Stunden später manifestiert sich das Fehlen der Granulozyten durch ulzerierende Nekrosen der Mundschleimhaut, der Tonsillen (»Angina necroticans agranulocytotica«), der Perianal- und Vulvovaginalregion. Es besteht dabei hohes Fieber und schweres Krankheitsgefühl, das in den folgenden Tagen durch die von den Schleimhautnekrosen ausgehenden septischen Komplikationen verstärkt wird. Die Zahl der Erythrozyten ist stets, die der Thrombozyten ist meistens normal. Wird das auslösende Medikament nicht weiter gegeben, kommt es nach 8–14 Tagen zu einer Regeneration der Granulozytopoese. Sehr eindrucksvoll ist der damit verbundene Fieberabfall und die rasche Abheilung der Ulzerationen.
- Beim schleichenden, sogenannten *Phenothiazintyp* der Agranulozytose erfolgt der Abfall der Granulozyten allmählich über einen längeren Zeitraum. Das klinische Krankheitsbild entwickelt sich weniger dramatisch mit zunehmenden Zeichen der granulozytären Insuffizienz, so daß die Diagnose meist relativ spät gestellt wird, wenn nicht regelmäßige Kontrol-

Tabelle **3** Zusammenstellung der Agranulozytose-auslösenden Medikamente (nach Müller u. Zäch)

| | | | |
|---|---|---|---|
| **1. Analgetika, Antirheumatika**<br>Amidopyrin (Aminophenazon, Pyramidon)<br>Novalgin<br>Phenylbutazon<br>Phenacetin<br>Goldsalze<br><br>**2. Antibiotika, Chemotherapeutika**<br>Penicillin<br>Streptomycin<br>Chloramphenicol<br>Tetracycline<br>Sulfonamide<br>Org. Arsenverbindungen<br>Stilbamidin<br>Neostibosan<br>Jodochlorhydroxychinolin | **3. Tuberkulostatika**<br>Thiosemicarbazon<br>INH<br>Streptomycin<br>PAS<br><br>**4. Malariamittel**<br>Chinin<br>Primaquin<br>Plasmochin<br><br>**5. Thyreostatika**<br>Kaliumperchlorat<br>Thiouracile<br>Thiamazol<br>Carbimazol<br><br>**6. Antidiabetika**<br>Tolbutamid<br>Carbutamid<br>Chlorpropamid<br>Biguanide | **7. Antihistaminika, Sedativa, Hypnotika, Psychopharmaka, Antikonvulsiva**<br>Phenothiazine<br>Pyribenzamine<br>Tripelenamine<br>Metaphenylen<br>Antistin<br>Bromazin<br>Barbiturate<br>Pyrithyldion<br>Chlorpromazin<br>Meprobamate<br>Hydantoinderivate<br>Trimethadion<br>Paramethadion | **8. Diuretika**<br>Chlorothiazid<br>Acetazolamid<br>Quecksilberdiuretika<br><br>**9. Antikoagulantien**<br>Dicumarol<br><br>**10. Verschiedene**<br>DDT-Pyrethrum-Aerosol<br>Procainamid<br>Hydralazin<br>D-Penicillamin<br>u. andere |

len der Leukozytenzahl und des Differentialblutbildes durchgeführt werden. Diese schleichende Verlaufsform wird unter der Einnahme von Phenothiazinen, Thyreostatika, Phenylbutazon, Goldsalzen, Hydantoinen und Sulfonamiden beobachtet.

Die fehlende Dosisabhängigkeit, die erneute Auslösung eines Agranulozytoseschubes durch Reexposition, sowie der Nachweis leukozytenspezifischer Agglutinine bei einzelnen Patienten stützen die Annahme einer allergischen Reaktion bei der Pathogenese der akuten Agranulozytose vom Amidopyrintyp. Es wird postuliert, daß das auslösende Medikament als Hapten nach seiner Bindung an Plasmaproteine die Bildung von Antikörpern induziert. Bei erneuter Medikamenteneinnahme nach erfolgter Sensibilisierung kommt es zur Reaktion des Antikörpers mit dem Vollantigen, Fixierung des Komplexes an die Granulozyten und wahrscheinlich unter der Beteiligung von Komplement zur Zytolyse.

Beim Phenothiazintyp der Agranulozytose ist eine längerfristige Medikation und auch bei Reexposition eine gewisse Schwellendosis erforderlich, um bei entsprechend disponierten Individuen einen Abfall der Granulozyten zu bewirken. Häufiger finden sich auch Hinweise für eine Mitbeteiligung der Erythro- und Thrombozytopoese. Als pathogenetische Mechanismen werden genetisch bedingte Unterschiede im Zellstoffwechsel (Enzympolymorphismen) diskutiert, die für die besondere individuelle Sensibilität gegenüber den einzelnen Medikamenten verantwortlich sind.

### Diagnostisches Vorgehen

Ein fieberhaftes Krankheitsbild mit dem klinischen Befund einer nekrotisierenden Angina und Ulzera an den der Inspektion zugänglichen Schleimhäuten sollte immer zur Zählung der Leukozyten und Anfertigung eines Differentialblutbildes Anlaß geben. Bei Verminderung der Leukozytenzahl und dem Fehlen von Granulozyten im Ausstrich muß eine Knochenmarkpunktion erfolgen, um vor allem eine aleukämische akute Leukose oder eine aplastische Anämie auszuschließen. Im Knochenmark findet sich bei der Agranulozytose in Abhängigkeit vom Zeitpunkt der Punktion im Verlauf der Erkrankung ein vollständiger Schwund der granulopoetischen Reihe bei unauffälliger Erythro- und Thrombopoese. Häufig ist eine erhebliche Vermehrung von Plasmazellen zu beobachten. Die beginnende Regeneration zeigt sich in einer Vermehrung der Promyelozyten, die so ausgeprägt sein kann, daß zunächst eine akute Leukämie vermutet werden kann. Eine kurzfristig wiederholte Kontrollpunktion wird dann jedoch eine zunehmende Ausreifung des »Promyelozytenmarkes« ergeben, der dann auch kurzfristig der Anstieg der Granulozyten im peripheren Blut folgt.

Von außerordentlicher Bedeutung ist die sorgfältige Erhebung einer exakten *Medikamentenanamnese*. Diese ist häufig erschwert durch chronischen Medikamentenabusus (z. T. ohne Rezeptur) und die Einnahme von Kombinationspräparaten aus banalen Ursachen. In vielen Fällen wird die Auskunft des behandelnden Hausarztes notwendig sein. Der serologische Nachweis von Leukozytenagglutininen ist leider sehr störanfällig und fällt bei der Mehrzahl der Agranulozyto-

sepatienten negativ aus. Die besten Chancen für den Nachweis bestehen in den ersten Tagen des Agranulozytoseschubes. In einzelnen Fällen läßt sich das auslösende Allergen durch den Makrophagenmigrationshemmtest oder den Lymphozytentransformationstest nachweisen.
Ein sicherer Nachweis der allergischen Reaktion auf bestimmte Substanzen läßt sich durch den Reexpositionsversuch unter klinischen Bedingungen führen. Dieser ist jedoch wegen der erheblichen Gefährdung des Patienten nur in den Fällen angezeigt, wo die Gabe eines potentiell auslösenden Medikamentes aus vitaler Indikation erforderlich ist.

#### Differentialdiagnose

Neben den akuten Leukämien und aplastischen Anämien (Panmyelopathie) ist vor allem eine Knochenmarkschädigung durch obligat myelotoxische Noxen auszuschließen. Bei diesen Krankheitsbildern liegt jedoch meist eine Panzytopenie vor. Eine Vorbehandlung mit Zytostatika, Immunsuppressiva oder eine vorhergegangene Strahlentherapie läßt sich anamnestisch eruieren.
Die zyklische Agranulozytose ist eine oft bereits im Kindesalter auftretende, seltene Erkrankung. Weitere familiäre Leukozytopenien sind im folgenden Kapitel dargestellt.
Autoimmungranulozytopenien werden bei Kollagenerkrankungen, bei Viruserkrankungen (Mononucleosis infectiosa, Hepatitis epidemica) und malignen Lymphomen vereinzelt beobachtet.

#### Therapie

Die kausale Therapie besteht im Absetzen des auslösenden Medikamentes. Dies unterstreicht die Notwendigkeit einer sorgfältigen Medikamentenanamnese. Es kommt immer wieder vor, daß zur Fiebersenkung bei Patienten mit einer allergischen Agranulozytose das auslösende Antipyretikum verwandt und damit der lebensbedrohliche Mechanismus unterhalten wird. Die wichtigste Regel für Patienten mit einer Agranulozytose ist deshalb, daß Medikamente nur bei dringlichster Indikation verabreicht werden dürfen. Zur Schmerzbekämpfung ist auf Opiate auszuweichen, zur Fiebersenkung auf physikalische Maßnahmen.
Bei der akuten allergischen Agranulozytose vom Amidopyrintyp ist nach Absetzen des auslösenden Medikamentes mit einer Erholung der Granulopoese in 8–14 Tagen zu rechnen. In der Zwischenzeit muß das schwere, durch Infektion das Leben bedrohende Krankheitsbild durch eine adäquate antibiotische Therapie nach den im vorhergehenden Kapitel dargestellten Richtlinien symptomatisch behandelt werden. Bei bedrohlichen Krankheitsverläufen sind Granulozytentransfusionen zu erwägen. Der Pflege der Schleimhäute, insbesondere der Mundhöhle, ist besondere Aufmerksamkeit zu schenken.
Die Anwendung von Kortikosteroiden ist sehr kritisch zu beurteilen. Eine Beschleunigung der granulopoetischen Regeneration ist nicht zu erwarten, eine gefährliche weitere Resistenzminderung eher zu befürchten. Nur bei den seltenen Autoimmungranulozytopenien ist mit einer Wirksamkeit zu rechnen. Rezidivierende bedrohliche Agranulozytosen sind nicht selten, wenn verschiedene, aber die gleiche auslösende Substanz enthaltende Kombinationspräparate zu verschiedenen Zeiten verabreicht wurden. Die Patienten müssen deshalb nach durchgemachter Agranulozytose einen entsprechenden Ausweis erhalten.

#### Prognose und Verlauf

Die Prognose der akuten allergischen Agranulozytose, die früher mit einer Letalität von 50–90% infolge septischer Komplikationen belastet war, ist heute bei rechtzeitiger Diagnosestellung, Absetzen des auslösenden Medikamentes und Einleiten einer empirischen Therapie mit modernen Antibiotika und evtl. Substitution von Granulozyten wesentlich günstiger. Die Ausheilung erfolgt nach Überwinden der agranulozytotischen Phase folgenlos.
Die Prognose der schleichenden Agranulozytose vom Phenothiazintyp ist mit einer Letalität von 25% ungünstiger. Dies ist dadurch bedingt, daß das Krankheitsbild zunächst verkannt und dadurch die Diagnose häufig erst sehr spät gestellt wird. Es muß deshalb betont werden, daß bei einer Langzeittherapie mit Medikamenten aus allen Substanzgruppen regelmäßig Blutbildkontrollen erforderlich sind.

**Merke:** Die Agranulozytose ist eine bedrohliche Erkrankung, die durch Medikamente bei entsprechend disponierten Individuen ausgelöst wird. Wichtigste Maßnahme ist nach einer sorgfältigen Medikamentenanamnese das Absetzen aller potentiell auslösenden Arzneimittel.

## Familiäre Granulozytopenien, Granulozytenfunktionsstörungen und Granulozytenanomalien

### Zyklische Agranulozytose

Bei diesem seltenen Krankheitsbild kommt es periodisch in regelmäßigen Abständen von 14–40 Tagen zu ausgeprägten Granulozytopenien bis zu vollständigem Verschwinden der Granulozyten mit Absinken der Leukozytenzahl auf 2000–4000/μl ($2{,}0$–$4{,}0 \times 10^9/l$).
In der 3–7 Tage dauernden agranulozytotischen Phase können Schleimhautnekrosen, Fieberanstieg sowie septische Komplikationen auftreten, es kann jedoch auch lediglich eine vorübergehende Leistungsminderung vorliegen.

Die erste Manifestation wird meist bereits in der Kindheit beobachtet. Wegen eines sehr häufig familiären Auftretens wird eine genetische Disposition angenommen. Jahrzehntelange Verlaufsbeobachtungen sprechen für eine relativ günstige Prognose.
Die Therapie erfolgt symptomatisch mit Antibiotika bei infektiösen Komplikationen in der agranulozytotischen Phase. Kortikosteroide können gelegentlich einen Einfluß auf die Schwere der Schübe haben.

## Die infantile hereditäre Agranulozytose (Kostmann)

Dieses 1956 erstmals von KOSTMANN beschriebene Krankheitsbild ist gekennzeichnet durch schwere Infektionen, die bereits kurz nach der Geburt auftreten, und das fast vollständige Fehlen der Granulozyten im Blut bei hyperplastischer, linksverschobener Granulopoese im Knochenmark. Es wird eine Ausreifungshemmung der Vorstufen angenommen. Die Prognose ist schlecht; die meisten Patienten sterben bereits im Säuglingsalter.
Abzugrenzen sind prognostisch wesentlich günstigere *familiäre Granulozytopenien*, bei denen die Granulozytenzahl im allgemeinen über 500/μl (> $0{,}5 \times 10^9$/l) liegt. Rezidivierende bakterielle Infektionen führen zur Diagnose im Kindes- oder Adoleszentenalter. Bei nur mäßiger Verminderung der Granulozyten verlaufen jedoch zahlreiche Fälle klinisch inapparent.

## Granulozytopathien

Erst nachdem Untersuchungsverfahren zur Prüfung verschiedener Granulozytenfunktionen (Migration, Chemotaxis, Endozytose, Mikrobiolyse) entwickelt wurden, gelingt es, konstitutionelle und erworbene Granulozytopathien in ihrer Beziehung zu klinischen Krankheitsbildern zu definieren. Gehäufte bakterielle Infektionen und Schleimhautulzerationen bereits im Kleinkindesalter finden sich beim *»Lazy-leukocyte«-Syndrom*, bei dem ein primärer Defekt der Granulozytenmobilität und Chemotaxis vorliegt.
Bei der *progressiven septischen Granulomatose* (chronic granulomatous disease) kommt es zu schweren chronisch-rezidivierenden Infektionen mit Ausbildung multipler granulomatöser Entzündungsherde in Lymphknoten, Haut und parenchymatösen Organen. Bei intakter Chemotaxis und Endozytose konnten verschiedene Enzymdefekte in den Granulozyten erkrankter Patienten nachgewiesen werden, die zu einer Störung der intrazellulären Bakterizidie führen. Der Nachweis gelingt mit dem Nitroblautetrazolium-(NBT-)Test oder einem Bakterienabtötungstest. Die Prognose ist ungünstig.
*Erworbene Granulozytenfunktionsstörungen* können bei Hämoblastosen, unter der Behandlung mit Zytostatika und ionisierenden Strahlen, bei Diabetes mellitus, Kollagenosen, Niereninsuffizienz und Mangelernährung vorkommen.

## Granulozytenanomalien

Bei der *Pelger-Huet-Kernanomalie* liegt eine genetisch bedingte Störung der Granulozytensegmentierung vor. Die Kerne sind unsegmentiert oder weisen nur zwei Segmente mit abnormer Chromatinstruktur auf. Bei der häufigeren heterozygoten Form liegen 20–80% der Segmentkernigen als sogenannte Zwicker-, Hantel- oder Brillenformen vor. Die Anomalie ist ohne Bedeutung für die Funktion der Granulozyten, bei fehlender Kenntnis kann jedoch fälschlicherweise eine Linksverschiebung angenommen werden. Homozygote Merkmalsträger sind sehr selten, möglicherweise durch Assoziation mit einem Letalfaktor bedingt.
Bei der *Alder-Granulationsanomalie* findet sich eine sehr grobe, dichte Granulation in den Granulozyten, die das Zytoplasma ausfüllt. Es besteht eine enge Beziehung zur Dysostosis multiplex (Pfaundler-Hurler-Erkrankung)!
Die *May-Hegglin-Anomalie* (polyphyle Reifungsstörung) ist durch spindelförmig blaue Einschlüsse im Zytoplasma der neutrophilen Granulozyten gekennzeichnet. Weiterhin ist das Auftreten von Riesenthrombozyten charakteristisch.
*Erworbene* Anomalien der Granulozytenmorphologie sind wesentlich häufiger. Sie können oft wichtige diagnostische Hinweise geben: Übersegmentierte und Riesenstabkernige finden sich bei den megaloblastären Anämien.
Die sogenannte toxische Granulation und das Auftreten von Plasmavakuolen in den Granulozyten werden bei schweren Infektionen und toxischen Knochenmarkschädigungen beobachtet.
Die *Döhle-Körperchen* sind große basophile Einschlüsse, die ebenfalls bei schweren septischen Krankheitsbildern, Verbrennungen, Tumoren oder nach Gabe myelotoxischer Substanzen gefunden werden.

### Weiterführende Literatur

Begemann, H.: Reaktive Veränderungen der weißen Blutkörperchen und des lymphoreticulären Systems. In Begemann, H.: Klinische Hämatologie, 2. Aufl. Thieme, Stuttgart 1975
Finch, S.C.: Granulocyte disorders – benign, quantitative abnormalities of granulocytes. In Williams, W.J. et al.: Hematology, 2nd ed. McGraw-Hill, New York 1977
Hartl, W.: Leukozytopenien und Agranulozytose. In Hornbostel, H., W. Kaufmann, W. Siegenthaler: Innere Medizin in Praxis und Klinik, Bd. III, 2. Aufl. Thieme, Stuttgart 1977, 3. Aufl. in Vorb.
Müller, W., G.A. Zäch: Leukopenien und Agranulozytosen. In: Handbuch der Inneren Medizin, Bd. II/4, 5. Aufl. Springer, Berlin 1974
Wilms, K., P. Meyer, R.-E. Bader: Umkehrisolation in Sterileinheiten zur Infektionsprophylaxe bei Patienten mit schwerer Knochenmarkinsuffizienz. Internist 18 (1977) 399
Young, G.A.R., P.C. Vincent: Drug-induced agranulocytosis. Clinics in Haematology 9 (1980) 483

# Akute Leukämien

**Definition:** Leukämien sind definiert als maligne Neoplasien der hämatopoetischen Zellen. Sie werden heute als monoklonale Erkrankungen aufgefaßt. Nach einer klinisch inapparenten Phase der Proliferation kommt es zu einer Expansion des malignen Zellklons mit generalisierter Ausbreitung im gesamten hämatopoetischen Gewebe, Übergreifen auf extramedulläre Organe und Ausschwemmung leukämischer Zellen in das periphere Blut.

Der Begriff Leukämie geht auf R. VIRCHOW 1845 zurück. Synonym wird heute auch vielfach der Begriff Leukose benutzt, da nicht unbedingt eine Vermehrung von weißen Blutzellen im Blut vorliegen muß. Die Unterteilung der verschiedenen Leukämieformen, die von wesentlicher Bedeutung für das therapeutische Vorgehen und die prognostische Beurteilung ist, erfolgt aufgrund klinischer, morphologischer, zytochemischer und in den letzten Jahren auch zunehmend immunologischer Kriterien.

Als Hauptgruppen wird zwischen den myeloischen und den lymphatischen Leukämien unterschieden. Dabei werden wieder chronische Formen den akuten gegenübergestellt. Die Unterteilung erfolgt auf der Grundlage des Knochenmarkbefundes. Bei den akuten Leukämien ist die neoplastische Zellpopulation durch eine unreife »Blasten«-Population (s. Farbtafeln 1 u. 2, Abb. **3–8**, S. 9.68 u. 9.69) repräsentiert. Bei den chronischen Leukämien findet eine Ausreifung statt (s. Farbtafel 3, Abb. **9** u. **10**, S. 9.70), wobei z. B. bei der chronischen myeloischen Leukämie ein buntes Bild durch Vorliegen der verschiedenen Differenzierungsstufen der Granulopoese charakteristisch ist. Man spricht deshalb auch von unreifzelligen (= akuten) und reifzelligen (= chronischen) Leukosen. Die Einteilung der verschiedenen Leukämieformen findet sich in Tab. **4**. In der nosologischen Systematik werden die chronischen Leukämien anderen Krankheitsgruppen zugeordnet, die chronische myeloische Leukämie (chronische Myelose) den myeloproliferativen Syndromen, die chronische lymphatische Leukämie (chronische Lymphadenose) den malignen Lymphomen.

Tabelle **4** Einteilung der Leukämien

| **Akut** | **Chronisch** |
|---|---|
| *Myeloisches System* | |
| Akute myeloische Leukämie (AML) (s. Farbtafel 1, Abb. **3** u. **4**, S. 9.68) | Chronische myeloische Leukämie (CML) (s. Farbtafel 3, Abb. **9**, S. 9.70) |
| Akute promyelozytäre Leukämie (Aprom. L) (s. Farbtafel 2, Abb. **5**, S. 9.69) | |
| Akute myelomonozytäre Leukämie (AMML) (s. Farbtafel 2, Abb. **6**, S. 9.69) | |
| Akute Monozytenleukämie (AMoL) | |
| Akute Erythroleukämie (AEL) | Chronische Erythroleukämie<br>Megakaryozytäre Myelose |
| *Lymphatisches System* | |
| Akute lymphatische Leukämie (ALL) (s. Farbtafel 3, Abb. **7** u. **8**, S. 9.69) | Chronische lymphatische Leukämie (CL) (s. Farbtafel 3, Abb. **10**, S. 9.70) |
| *Nicht klassifizierbar* | |
| Akute undifferenzierte Leukämie (AUL) | |

### Häufigkeit

Es wird mit 40–50 Neuerkrankungen an Leukämien jährlich auf eine Population von 1 Million gerechnet. Davon sind 50% akute Leukosen. In der Altersverteilung findet sich ein erster Morbiditätsgipfel zwischen dem 2. und 5. Lebensjahr. Nach einem Erkrankungsminimum zwischen dem 20. und 29. Lebensjahr folgt wieder ein steiler Anstieg mit zunehmendem Lebensalter. Die Verteilungshäufigkeit der einzelnen Leukämieformen stellt sich jedoch ganz anders dar als die allgemeine Morbiditätskurve. Im Kindesalter überwiegen ganz ausgeprägt die akuten Leukämien, insbesondere die akute lymphatische Leukämie. Die chronische myeloische Leukämie ist sehr selten, die chronische Lymphadenose kommt praktisch nicht vor. Im Erwachsenenalter überwiegt zunächst die akute myeloische Leukämie. Die chronische myeloische Leukämie weist einen Erkrankungsgipfel um das 45. Lebensjahr auf, die chronische lymphatische Leukämie um das 55. Lebensjahr. Nach dem 60. Lebensjahr besteht ein erneuter Morbiditätsgipfel für die akute myeloische Leukämie.

### Ätiologie und Pathophysiologie

Die Pathogenese der akuten Leukämien wird heute als neoplastische Transformation auf der Ebene der hämatopoetischen Stammzellen und anschließende Expansion des malignen Zellklons auf Kosten der normalen Hämatopoese aufgefaßt. Die leukämische Evolution ist gekennzeichnet durch eine fehlende Differenzierung und Ausreifung der neoplastischen Zellen, eine Zellproliferation unabhängig von physiologischen Regulationsfaktoren, eine Ausdehnung auf extramedulläre Organe sowie eine Suppression der normalen Hämatopoese. Daraus resultiert die klinische Symptomatik einer progredienten Knochenmarkinsuffizienz. Verschiedene ätiologische Faktoren können als mögliche Ursachen für die Entstehung einer Leukämie angeführt werden:

- **Eine genetische Disposition** konnte epidemiologisch nicht eindeutig gesichert werden. Die Konkordanzrate bei identischen Zwillingen ist jedoch signifikant. Für mongoloide Kinder (Down-Syndrom, Translokationstrisomie 21) besteht ein eindeutig erhöhtes Erkrankungsrisiko.
- An der **Virusätiologie** zahlreicher, bei verschiedenen Spezies auftretender Tierleukämien besteht kein Zweifel. Nachdem ELLERMAN u. BANG 1922 die Übertragbarkeit einer Leukämie bei Hühnern durch ein Ultrafiltrat leukämischer Zellen gezeigt hatten, wies L. GROS aufgrund experimenteller Befunde an der Maus die Möglichkeit einer vertikalen Übertragung leukämogener Viren durch die Keimzellen nach und zeigte, daß die onkogene Information in das Genom integriert wird und dort latent bleibt, bis ein exogener Reiz zur klinischen Manifestation führt. Ein gleichartiger Mechanismus ist auch für die Entstehung der menschlichen Leukosen postuliert worden, konnte jedoch bisher nicht überzeugend bewiesen werden.
- An der leukämogenen Wirkung **ionisierender Strahlen** kann aufgrund der Leukämieinzidenz nach der Atombombenexplosion von Hiroshima und Nagasaki, nach Strahlentherapie bei Patienten mit Morbus Bechterew und bei Röntgenologen vor Einführung heute üblicher Strahlenschutzmaßnahmen nicht gezweifelt werden.
- Unter den **chemischen Noxen** als Ursache der Leukämogenese ist vor allem auf das **Benzol** hinzuweisen. Mit zunehmender Verbesserung der Behandlungsergebnisse und Verlängerung der Überlebenszeit bei malignen Erkrankungen ist daran zu denken, daß z. B. die alkylierenden Substanzen mit ihrem radiomimetischen Wirkungsmechanismus auch Leukämien induzieren können, wie sich z. B. am Auftreten akuter myeloischer Leukämien bei Plasmozytomen, die langfristig mit Alkylantien behandelt wurden, ableiten läßt. Es ist anzunehmen, daß zahlreiche chemische Substanzen unserer Umwelt als auslösende Faktoren für das Auftreten von Leukämien verantwortlich sind.

#### Klinik

Im Unterschied zu den chronischen Leukämien, bei denen ausgeprägte Vergrößerungen von Milz, Leber oder Lymphknoten und exzessive Erhöhungen der Leukozytenzahl im Vordergrund stehen, ist die klinische Symptomatik der akuten Leukosen durch die progrediente Knochenmarkinsuffizienz bestimmt.

#### Anamnese

Die Anamnese ist meist kurz. Sehr häufig ist die Angabe, daß ein fieberhafter Infekt, der als »Grippe« oder Angina gedeutet wurde, nicht nach der üblichen Zeit abgeheilt sei. Dann treten Symptome einer verstärkten Blutungsneigung, zunächst mit Nasen- und Zahnfleischbluten, hinzu. In relativ kurzer Zeit entwickelt sich ein schweres Krankheitsbild mit den Zeichen einer granulozytären Insuffizienz und dadurch bedingter Abwehrschwäche, thrombozytopenisch bedinger hämorrhagischer Diathese und hochgradiger Anämie.

#### Klinische Befunde

Bei der klinischen Untersuchung finden sich Nekrosen und Ulzerationen, sehr häufig Soorbeläge an den Schleimhäuten sowie Petechien und größere Hämatome ohne Angabe eines adäquaten Traumas. Die Patienten sind blaß und meist febril. Generalisierte Lymphknotenvergrößerungen sind bei Kindern häufig, bei Erwachsenen seltener nachzuweisen. Das gleiche gilt für die Vergrößerung von Leber und Milz. Eine Gingivahyperplasie ist besonders bei der akuten myelomonozytären und monozytären Leukämie anzutreffen. Bei diesen Formen finden sich auch häufiger kutane Manifestationen durch leukämische Infiltrate. Cephalgien oder neurologische Herdsymptome können sowohl durch thrombozytopenisch bedingte Blutungen wie durch eine Meningeosis leucaemica oder durch Infiltrate bedingt sein. Die obligate Spiegeluntersuchung des Augenhintergrundes zeigt petechiale oder flächenhafte Blutungen oder leukämische Infiltrate. Ein symptomatischer Diabetes mellitus insipidus und andere dienzephale Symptome sind durch die gleichen Ursachen bedingt. Häufiger werden vom Patienten starke Knochenschmerzen angegeben. Die radiologische Untersuchung der Thoraxorgane ergibt häufig das Vorliegen pneumonischer Infiltrate. Spezifische Manifestationen, wie sie im Kindesalter gefunden werden, sind bei Erwachsenen selten. Eine Verbreiterung des oberen Mediastinums durch Vergrößerung des Thymus wird bei der T-Zell-Variante der akuten lymphatischen Leukämie gefunden. Auf die mögliche Exazerbation einer alten Tuberkulose sollte sorgfältig geachtet werden. Röntgenologische Skelettmanifestationen sind im Erwachsenenalter selten. Von den unspezifischen Laborbefunden ist neben der Erhöhung der Transaminasen auf das mögliche Vorliegen einer Uratnephropathie hinzuweisen.

#### Diagnostisches Vorgehen und Differentialdiagnose

Wenn auch die Diagnose einer akuten Leukämie häufig bereits durch die Untersuchung eines Blutausstriches gestellt werden kann, so ist doch die Durchführung einer Knochenmarkpunktion am Beckenkamm oder Sternum unerläßlich. Im

typischen Fall findet sich ein monotoner Ausstrich mit Überwiegen unreifer *Blasten*, die durch Basophilie des Zytoplasmas und einen Kern mit Nukleoli gekennzeichnet sind (s. Farbtafeln 1 u. 2, Abb. **3–7**, S. 968 u. 969). Das übliche Bild der verschiedenen Reifungsstufen fehlt (Hiatus leucaemicus). Die erythropoetischen Vorstufen und Megakaryozyten sind reduziert. Je nach dem Stadium der Erkrankung können alle Verteilungsgrade bis zum vollen »Blastenmark« vorliegen.
Im peripheren Blut finden sich eine Anämie mit Verminderung der Retikulozyten und eine Thrombozytopenie. Die Leukozytenzahl kann erhöht oder – im Erwachsenenalter häufiger – normal oder erniedrigt sein. Im Differentialblutbild finden sich bei erniedrigter Zahl der reifen Granulozyten leukämische Blasten, die der malignen Zellpopulation im Knochenmark entsprechen. Die *zytologische* Beurteilung der Blasten erlaubt in den meisten Fällen bereits eine Klassifizierung des Typs der akuten Leukämie. Bei der akuten myeloischen Leukämie ist der vorherrschende Zelltyp dem normalen Myeloblasten (s. Farbtafel 1, Abb. **3** u. **4**, S. 9.68) ähnlich, vereinzelt finden sich unreife Zellen mit Granula, die der üblichen Promyelozytengranulation entsprechen. Besitzen mehr als 60% der Zellen Promyelozytengranula, liegt eine akute Promyelozytenleukämie vor (s. Farbtafel 2, Abb. **5**, S. 9.69). Pathognomonisch für die akuten myeloischen Leukämien sind stäbchenförmige, wie Kristalle imponierende Zytoplasmaeinschlüsse, die als Auer-Stäbchen (s. Farbtafel 1, Abb. **4**, S. 9.68) bezeichnet werden. Die myelomonozytären Leukämien (s. Farbtafel 2, Abb. **6**, S. 9.69) und reinen Monozytenleukämien sind durch die Konfiguration des Kernes gekennzeichnet, der Ähnlichkeit mit dem des normalen Monozyten besitzt. Im Zytoplasma lassen sich einzelne Azurgranula nachweisen. Für die akute lymphatische Leukämie (s. Farbtafel 2, Abb. **7**, S. 9.69) können neben dem Fehlen von Auer-Stäbchen und einer promyelozytären Differenzierung vor allem *zytochemische* Charakteristika herangezogen werden. Eine grob-granuläre PAS-Reaktion (s. Farbtafel 2, Abb. **8**, S. 9.69) bei negativem Ausfall der Peroxidase und unspezifischen Esterase ist das wichtigste zytochemische Charakteristikum der akuten lymphatischen Leukämie. Die akute myeloische Leukämie ist zytochemisch durch den positiven Nachweis der Peroxidasereaktion im Zytoplasma der Blasten zu charakterisieren. Ein ausgeprägt positiver Ausfall der unspezifischen Esterase weist auf die Variante einer monozytären Leukämie hin. Von zunehmender Bedeutung für die Klassifizierung der akuten Leukämien wird in den letzten Jahren die Charakterisierung durch immunologische Marker. Es handelt sich dabei nicht um leukämiespezifische Antigene, sondern um Differenzierungsantigene, die eine Zuordnung zu verschiedenen Entwicklungsstufen der lymphatischen Reihe ermöglichen.

### Therapie

Im Mittelpunkt der Behandlung akuter Leukosen steht heute die Therapie mit zytotoxischen Substanzen, nachdem erstmals von S. FARBER 1947 gezeigt worden war, daß durch Folsäureantagonisten Remissionen induziert werden können. Besonders beeindruckend ist die Verbesserung der Behandlungsergebnisse bei der akuten lymphatischen Leukämie im Kindesalter, bei der heute eine endgültige Heilung angestrebt wird. Bei der akuten myeloischen Leukämie, der weitaus häufigsten Form im Erwachsenenalter, ist die Langzeitprognose in den meisten Fällen immer noch als infaust anzusehen, auch wenn durch die Einführung neuer Medikamente (Cytosin-Arabinosid und die Anthrazyklin-Antibiotika Dauno-Rubidomycin und Adriamycin), ihre kombinierte Anwendung und die wesentliche Verbesserung der supportiven Maßnahmen die Rate kompletter Remissionen von 30% auf etwa 60% gesteigert werden konnte.
Die komplette oder *Vollremission* ist zunächst das Nahziel der spezifischen Therapiemaßnahmen. Nach internationaler Konvention ist sie durch eine Normalisierung der klinischen und hämatologischen Parameter sowie durch eine Reduktion des Blastenanteiles im Knochenmark unter 5% (sog. $M_1$-Mark) definiert. In der ersten **Remissionsinduktionsphase** wird mit einer sehr intensiven zytotoxischen Chemotherapie eine möglichst weitgehende Reduktion der leukämischen Zellpopulation angestrebt. Es wird dabei eine Periode der Knochenmarkaplasie durchlaufen, aus der dann die Repopulation durch Regeneration der normalen Hämatopoese erfolgt.
In der Tab. **5** sind die Medikamente aufgeführt, die heute für die kombinierte Chemotherapie akuter Leukosen zur Verfügung stehen. Im Ansprechen auf die verschiedenen Substanzen bestehen wichtige Unterschiede zwischen den Leukämieformen: Bei der akuten lymphatischen Leukämie ist die nicht-myelotoxische Kombination Vincristin/Prednis(ol)on sehr effektiv. Bei der akuten myeloischen Leukämie ist die Kombination von Cytosin-Arabinosid und einem Anthrazyklin-Antibiotikum am geeignetsten.
Der Begriff Vollremission impliziert, daß aufgrund hämatologischer und klinischer Parameter ein Normalzustand erzielt wurde, der jedoch keineswegs mit einer definitiven Heilung gleichgesetzt werden darf. In einer Vollremission wird eine Reduktion der initialen Tumorzellzahl von $10^{12}$ Zellen auf etwa $10^8$ erzielt. Die persistierenden Leukämiezellen unterhalb dieses Grenzbereiches entziehen sich dem Nachweis, aus ihnen erfolgt jedoch nach erneuter Proliferation das Rezidiv. Um dieses zu verhindern bzw. auch nur hinauszuschieben, ist eine Fortführung der Behandlung nach Induktion einer Vollremission unerläßlich. Zunächst wird in der Vollremission an die **Induktionstherapie** eine ähnlich intensive

Tabelle 5 Die wichtigsten zur Therapie akuter Leukämien verwendeten Medikamente

| Chem. Kurzbezeichnung | Handelsname | Dosierung |
|---|---|---|
| **I. Antimetabolite** | | |
| Cytosin-Arabinosid | Alexan<br>Udicil | 100–200 mg/m² i.v. täglich<br>Einzelinjektion alle 12 Stunden<br>oder Dauerinfusion über 24 Stunden |
| Amethopterin | Methotrexat | 15–30 mg/m² i.v. 1 × /Woche<br>10 mg/m² intrathekal (max. 15 mg) |
| 6-Mercaptopurin | Purinethol | 75–100 mg/m² p.o. täglich |
| 6-Thioguanin | Thioguanin | 100 mg/m² p.o. täglich |
| **II. Antibiotika** | | |
| Dauno-Rubidomycin | Daunoblastin | 45–60 mg/m² i.v. |
| Adriamycin | Adriblastin | 30–50 mg/m² i.v. |
| **III. Vinca-Alkaloide** | | |
| Vincristin | Vincristin<br>(Oncovin im Ausland) | 1 mg/m² (max. 2 mg) i.v. 1 × /Woche |
| **IV. Kortikosteroide** | | |
| Prednison, Prednisolon | verschiedene Präparate | 50–100 mg/m² p.o. täglich |
| **V. Enzyme** | | |
| L-Asparaginase | Crasnitin | 200–1 000 IE i.v. täglich |

sogenannte **Konsolidierungstherapie** angeschlossen, die eine weitere Reduktion der Leukämiezellzahl um 2–3 Zehnerpotenzen zum Ziel hat. Die anschließende *Erhaltungstherapie* wird dann über einen Zeitraum von 2 Jahren durchgeführt. Die Zunahme der Überlebenszeiten bei Patienten mit akuten Leukämien hat erst das Problem des ZNS-Befalls, vor allem in Form einer *Meningeosis leucaemica,* manifest werden lassen. Da die antileukämischen Substanzen bei intravenöser Anwendung wegen der Blut-Liquor-Schranke nicht in ausreichender Konzentration in das ZNS gelangen, können hier neoplastische Zellen persistieren und zum Ausgangsherd eines Rezidivs werden. Die Meningeosisprophylaxe und -therapie erfolgt durch intrathekale Injektionen von Methotrexat und eine Schädelbestrahlung mit einer Dosis von 24 Gy.

#### Symptomatische Therapie

Die Verbesserung der Behandlungsergebnisse bei Patienten mit akuten Leukämien ist auch durch die günstigeren Möglichkeiten der symptomatischen Therapie, vor allem der supportiven Maßnahmen in der schweren Knochenmarkinsuffizienz, bedingt. Die parallel verlaufenden Entwicklungen der spezifischen und symptomatischen Therapie für die akute myeloische Leukämie sind aus der Tab. **6** zu ersehen. Infektiöse Komplikationen sind entsprechend den auf S. 9.32 geschilderten Richtlinien zu behandeln. Granulozytentransfusionen sind bei bedrohlichen, auf eine empirische oder gezielte antibiotische Therapie nicht ansprechenden Infektionen zu erwägen. Bei Blutungskomplikationen muß differenziert werden, ob neben der durch verminderte Produktion im Knochenmark bedingten Thrombozytopenie eine schwere Verbrauchskoagulopathie vorliegt, wie sie besonders ausgeprägt bei der akuten promyelozytären Leukämie beobachtet wird. Dann sind neben der Thrombozytensubstitution die Heparingabe und der Ersatz von Gerinnungsfaktoren erforderlich. Die sehr differenzierte Leukämietherapie erfordert die Einweisung der Patienten in hämatologische Zentren.

Die Immuntherapie durch Skarifikation mit BCG-Vakzine oder Injektion letal bestrahlter leukämischer Blasten konnte in ihrer Wirksamkeit bisher in verschiedenen klinischen Studien nicht bestätigt werden.

Eine therapeutische Alternative zur konventionellen Therapie deutet sich durch neuere Ergebnisse für die Knochenmarktransplantation an. Während diese zunächst nur bei Patienten im Terminalstadium durchgeführt wurde, konnte in den letzten Jahren gezeigt werden, daß bei frühzeitiger Transplantation in der Vollremission vor allem bei der sonst therapeutisch noch sehr unbefriedigenden akuten myeloischen Leukämie eine langfristige Rezidivfreiheit und möglicherweise definitive Heilung bei etwa der Hälfte der Patienten erreicht werden kann. Voraussetzung ist jedoch das Vorhandensein eines histokompatiblen Geschwisterspenders.

Tabelle 6 Entwicklung der Therapiemodalitäten an der Medizinischen Klinik der Universität Tübingen für Patienten mit akuten nichtlymphoblastischen akuten Leukämien

| | Spezifische Therapie | Symptomatische Therapie |
|---|---|---|
| **Gruppe I** (1970–75) | Cytosin-Arabinosid<br>Daunomycin<br>Adriamycin | Antibiotika<br>Thrombozytenersatz |
| **Gruppe II** (1975–76) | Adriamycin + Cytosin-Arabinosid<br>Cytosin-Arabinosid + 6-Thioguanin | Antibiotika<br>Thrombozytenersatz |
| **Gruppe III** (1976–80) | Adriamycin + Cytosin-Arabinosid + Vincristin | Antibiotika<br>Thrombozyten, HLA-kompatibel bei Resistenz |
| 1979 | Knochenmarktransplantation in Remission bei Vorliegen eines histokompatiblen Geschwisterspenders | Granulozytenersatz<br>Sterileinheiten |

### Verlauf und Prognose

Unbehandelt verlaufen akute Leukämien innerhalb weniger Monate durch eine progrediente Knochenmarkinsuffizienz tödlich. Die wichtigsten Todesursachen sind Infektionen und thrombozytopenisch bedingte Blutungen. Subakute Verlaufsformen, die sich über längere Zeit hinziehen können (»smoldering leukemia«), sind selten. Durch die Induktion einer Vollremission kann die Überlebenszeit eindeutig verlängert werden. Bei der akuten lymphatischen Leukämie im Kindesalter gelingt dieses heute mit einer Wahrscheinlichkeit von über 90%. Durch intensive Initialbehandlung, konsequente Fortführung der Behandlung in der Remission und Meningeosisprophylaxe wird heute eine definitive Heilung bei ca. 60% der Patienten erwartet. Bei der akuten myeloischen Leukämie des Erwachsenenalters konnte in den letzten Jahren die Rate der Vollremissionen auf 50–80% gesteigert werden; die mediane Dauer der Remissionen beträgt jedoch in größeren Patientenkollektiven nur 7–22 Monate. Eine erneute Remission läßt sich nach einem Rezidiv nur bei einem kleineren Teil der Patienten induzieren, diese ist im allgemeinen auch nur von kürzerer Dauer. Auch wenn diese Ergebnisse noch sehr unbefriedigend sind, lassen doch einzelne Patienten mit rezidivfreien Überlebenszeiten von mehr als 3 Jahren eine endgültige Heilung möglich erscheinen.

**Merke:** Die akuten Leukämien sind klinisch durch die progrediente Symptomatik einer schweren Knochenmarkinsuffizienz (thrombozytopenische Purpura, granulozytopenisch bedingte Infektionen, Anämiesymptome), hämatologisch-zytologisch durch eine unreifzellige »Blasten«-Population im Knochenmark und peripheren Blut gekennzeichnet. Mit der spezifischen Therapie wird durch zytotoxische Medikamente eine Reduktion der leukämischen Zellpopulation mit nachfolgender Regeneration der normalen Hämatopoese angestrebt. Eine optimale supportive Therapie (Blutzellersatz, Infektionsbekämpfung) ist dabei unabdingbare Voraussetzung.

## Präleukämien

Bei der retrospektiven Analyse von Patienten mit akuten Leukämien wurde gefunden, daß bei 5–10% vor Stellung der Diagnose unklare Störungen der Hämatopoese bestanden, die sich durch eine therapierefraktäre Anämie, Bi- oder Panzytopenie manifestierten. Der Begriff *Präleukämie* oder weniger präjudizierend *myelodysplastisches Syndrom* umfaßt eine noch unzureichend definierte Konstellation von morphologischen und funktionellen Anomalien der Hämatopoese, bei denen die Wahrscheinlichkeit zum Übergang in eine akute Leukämie nach Monaten

bis Jahren besteht. Auch wenn die Wahrscheinlichkeit für die Entwicklung einer akuten Leukämie mehr als 50% beträgt, ist für den Einzelfall die Diagnose im strengen Sinne erst retrospektiv zu stellen. Ein wichtiges Charakteristikum des myelodysplastischen Syndroms ist eine Panzytopenie bei normozellulärem oder hyperplastischem Knochenmark, das häufig morphologische Anomalien aller drei Zellreihen aufweist. Die Erythropoese zeigt Kernreifungsstörungen mit megaloblastären Veränderungen und Zeichen der Dyserythropoese (mehrkernige Erythroblasten, Brückenbildungen). In der Eisenfärbung finden sich Ringsideroblasten (s. Farbtafel 4, Abb. **17**, S. 9.71) als Ausdruck einer sideroachrestischen Störung. Vitamin $B_{12}$, Folsäure oder Vitamin $B_6$ führen nicht zu einer Besserung der Anämie oder Änderung der zytologischen Befunde. In der Granulozytopoese finden sich häufig eine Linksverschiebung, gelegentlich Pseudo-Pelgerformen und reife Neutrophile mit unsegmentiertem Kern.
In der Megakaryopoese ist das Auftreten von sogenannten Mikromegakaryozyten, d.h. abnorm kleinen Megakaryozyten mit 1–2 runden Kernen bei reifem Zytoplasma, ein recht charakteristischer Befund. Funktionell besteht eine ineffektive Hämatopoese. Eine paroxysmale nächtliche Hämoglobinurie (Marchiafava) wird ebenfalls zu den myelodysplastischen Syndromen gerechnet. Differentialdiagnostisch sind in erster Linie die sogenannten oligoblastischen Leukämien auszuschließen, bei denen sich bereits eine eindeutige Blastenpopulation nachweisen läßt. Bei einem Hyperspleniesyndrom findet sich ebenfalls eine Panzytopenie bei vollem Mark, es fehlen jedoch zytologische Anomalien. Bei der aplastischen Anämie (Panmyelopathie) zeigt die Knochenmarkhistologie ein »leeres« Mark (s. Farbtafel 5, Abb. **19**, S. 9.72) mit Verminderung der Hämatopoese. Die megaloblastären Anämien durch Mangel an Vitamin $B_{12}$ oder Folsäure sind durch den morphologischen Befund, die Vitaminbestimmungen und durch Ansprechen auf eine adäquate Therapie zu differenzieren.
Bedauerlicherweise ergeben sich zur Zeit jedoch noch keine sinnvollen therapeutischen Konsequenzen aus der Diagnose »Präleukämie«. Die bisherigen, noch begrenzten Erfahrungen mit einer zytotoxischen Chemotherapie in dieser Phase sind ausschließlich negativ.

### Weiterführende Literatur

Gunz, F., A.G. Baikie: Leukemia, 3. Aufl. Grune & Stratton, New York 1974
Knapp, W.: Monoclonal antibodies against differentiation antigens of myelopoiesis. Blut 45 (1982) 301
Link, H., H.M. Frauer, K. Wilms, H.D. Waller: Wandel der Therapieergebnisse bei akuter Leukämie unter Anwendung verschiedener Behandlungsschemata, mit besonderer Berücksichtigung spezieller gnotobiotischer Maßnahmen. Klin. Wschr. 61 (1983) 329
Löffler, H.: Cytochemie bei Leukosen: Einleitung und Übersicht. In Gross, R., J. ven de Loo: Leukämie. Springer, Berlin 1972
Necheles, T.F.: The acute Leukemias. Clinical Monographs in Hematology, vol. I. Thieme, Stuttgart 1979
Schmalzl, F., K.P. Hellriegel: Preleukemia. Springer, Berlin 1979
Simone, J.V.: Acute Leukaemia. Clin. Haemat. 7, No. 2 (1978)
Thomas, E.D., C.D. Buckner, R.A. Clift, A. Fefer, F.L. Johnson, P.E. Neiman, G.E. Sale, J.E. Sanders, J.W. Singer, H. Shulman, R. Storb, P.L. Weiden: Marrow transplantation for acute non-lymphoblastic leukemia in first remission. New. Engl. J. Med. 30 (1979) 597
Wilms, K.: Die Chemotherapie akuter Leukosen. Therapiewoche 23 (1973) 2098
Wilms, K., H. Link, P. Meyer et al.: Knochenmarktransplantation bei Patienten mit Leukämien. Klin. Wschr. 60 (1982) 1279

# Myeloproliferative Syndrome

## Chronische myeloische Leukämie

**Definition:** Unter dem Begriff der myeloproliferativen Syndrome wurde 1951 von *Dameshek* eine Gruppe von definierten Erkrankungen zusammengefaßt, die in ihrer klinischen Symptomatik, den hämatologischen und pathophysiologischen Befunden zahlreiche Ähnlichkeiten aufweisen und zwischen denen Übergänge möglich sind (Tab. **7**).
Die *chronische myeloische Leukämie* (chronische Myelose) ist gekennzeichnet durch eine abnorm gesteigerte Proliferation der granulopoetischen Reihe, eine myeloische Metaplasie der fetalen Blutbildungsorgane Milz und Leber, eine starke Vermehrung der Leukozytenzahl im peripheren Blut mit Ausschwemmung aller Reifungsstufen der Granulozytopoese (s. Farbtafel 3, Abb. **9**, S. 9.70). Als charakteristischer Befund findet sich bei der zytogenetischen Untersuchung das Philadelphia-Chromosom. Bei der überwiegenden Mehrzahl der Patienten erfolgt nach einer mehrjährigen chronischen Phase eine Transformation der Erkrankung in eine akute Phase, den meist terminalen Blastenschub.

### Häufigkeit

Die Häufigkeit der chronischen Myelose wird mit 10 Erkrankungen/Jahr auf 1 Million Einwohner angegeben. Bevorzugt erkranken Personen in mittlerem und höherem Lebensalter. In seltenen Fällen tritt die Krankheit bereits bei Kindern auf.

Tabelle 7 Chronische myeloproliferative Syndrome

| | Chron. myeloische Leukämie | Polycythaemia vera | Megakaryozytäre Myelose | Osteomyelosklerose |
|---|---|---|---|---|
| **Klinik** | | | | |
| Splenomegalie | + | ± | + | ++ |
| **Laborbefunde** | | | | |
| Granulozytose | ++ | + | + | ± |
| Erythrozytose | – | ++ | – | ± |
| Thrombozytose | ± | + | ++ | ± |
| Alk. Leukozytenphosphatase | ↓ | ↑ | ↑ | ↑ |
| Ph[1]-Chromosom | + | – | – | – |

Ätiologie

Als charakteristischer zytogenetischer Befund wird bei 90% der Patienten mit einer chronischen myeloischen Leukämie in der Chromosomenanalyse von Knochenmarkdirektpräparationen ein sogenanntes Philadelphia-Chromosom (Ph[1]-Chromosom) gefunden. Bei dieser Chromosomenanomalie handelt es sich um einen Defekt am langen Arm des Chromosoms 22 in den hämatopoetischen Vorstufen aller drei Zellreihen, nicht jedoch in lymphatischen Zellen oder Fibroblasten. Bei Erkrankung von Patienten mit einem identischen Zwilling ließ sich das Ph[1]-Chromosom nur in den Knochenmarkzellen des Patienten nachweisen. Diese Befunde, die zusätzlich unterstützt werden durch genetische Analyse von Isoenzym-Markern, die von anderen Chromosomen codiert werden, führen zu der Auffassung der chronischen myeloischen Leukämie als einer neoplastischen Erkrankung durch monoklonale Transformation auf der Ebene der hämatopoetischen Stammzellen.
Die Zusammenhänge zwischen der Chromosomenanomalie bei der chronischen Myelose und der pathologischen leukämischen Proliferation sind noch unklar. Ionisierende Strahlen und chemische Mutagene führen zu Chromosomenschäden. Die Zunahme der Leukämieinzidenz nach der Atombombenexplosion in Hiroshima und Nagasaki ist für die chronische Myelose am eindrucksvollsten belegt.
Bei Patienten, die wegen eines Morbus Bechterew bestrahlt worden waren, war nach einer durchschnittlichen Latenz von 6 Jahren die Leukämierate 13mal höher als in der übrigen Population. Fast ausschließlich wurden in dieser Gruppe chronische Myelosen beobachtet. Bei etwa 35% der nach gewerblicher Benzolexposition auftretenden Leukämien handelt es sich um eine chronische Myelose.

Klinik und Pathophysiologie

Anamnese

Chronische Phase. Der klinische Beginn ist schleichend. Nicht selten wird die Erkrankung im Rahmen einer Routineuntersuchung durch Nachweis eines Milztumors oder einer Leukozytose erstmals diagnostiziert. Die Patienten klagten über zunehmende Leistungsminderung, Gewichtsabnahme und Nachtschweiße. Knochenschmerzen, vor allem in den Schienbeinen und dem Sternum, sind durch die Expansion des Knochenmarkes bedingt. Der zunehmende Milztumor kann zu Völlegefühl im Abdomen oder auch zur akuten Symptomatik eines Milzinfarktes führen. Rezidivierende Gelenkschmerzen können bedingt durch eine sekundäre Arthritis urica infolge des gesteigerten Zellumsatzes auftreten. Der oft zitierte Priapismus ist ein seltenes Ereignis.

Klinische Befunde

Bei der klinischen Untersuchung steht der Milztumor im Vordergrund. Die Leber ist meist ebenfalls vergrößert. Perisplenitisches Reiben nach einem akuten Schmerzereignis weist auf einen abgelaufenen Milzinfarkt hin. Zeichen einer hämorrhagischen Diathese an der Haut, an den Schleimhäuten und am Augenhintergrund werden in fortgeschritteneren Stadien gefunden. Dies gilt auch für Lymphknotenvergrößerungen und kutane Manifestationen durch myeloische Infiltrate.
Die langsam progrediente klinische Symptomatik nach einer jahrelangen »präleukämischen« Latenzphase ist durch die Expansion des neoplastischen Ph[1]-positiven Zellklons im Knochenmark und extramedullären Organen zu erklären. Die Gesamtmasse der Granulozyten und der granulopoetischen Vorstufen ist im Organismus extrem vergrößert. Dies ist durch eine erhebliche Vermehrung der granulopoetisch determinierten Stammzellen bedingt. Die Generationszeiten der leukämischen Granulopoese sind dagegen im

Vergleich zur normalen Granulopoese verlängert, die Proliferationsrate ist eher vermindert. Durch die Expansion des Stammzellkompartments wird jedoch die tägliche Produktionsrate der Granulozyten bei erheblichen individuellen Variationen extrem erhöht.
Bei der überwiegenden Mehrzahl der Patienten mit einer chronischen Myelose erfolgt nach der therapeutisch gut zu beeinflussenden chronischen Phase von 1–4 oder mehr Jahren ein Umschlag des Krankheitsbildes in eine akute Phase, den *Blastenschub*, der meist innerhalb weniger Monate zum Tode führt. Diese krisenhafte Progression der Krankheit – bei langsamerer Entwicklung kann man eine vorhergehende sogenannte Akzelerationsphase abgrenzen – ist klinisch durch Fieber nichtinfektiöser Ursache, rasche Zunahme der Milzvergrößerung, Verschlechterung des Allgemeinzustandes, Resistenz gegenüber der bisher effektiven Therapie mit Busulfan und progrediente Symptomatik einer Knochenmarkinsuffizienz (hämorrhagische Diathese, Anämiesymptome) gekennzeichnet. Im peripheren Blut und Knochenmark finden sich statt des bisherigen »bunten Blutbildes« mit Vorliegen aller Reifungsstufen der Granulopoese ein zunehmend monotones Bild durch eine Blastenvermehrung und ein Hiatus leucaemicus wie bei den akuten Leukosen.

### Diagnostisches Vorgehen und Differentialdiagnose

Die Diagnose einer chronischen myeloischen Leukämie erfolgt aufgrund einer Milzvergrößerung, einer Leukozytose mit Ausschwemmung granulopoetischer Vorstufen aller Reifungsgrade in das periphere Blut und des Nachweises des Philadelphia-Chromosoms. Die Aktivität der alkalischen Leukozytenphosphatase ist bei der zytochemischen Untersuchung der Granulozyten stark vermindert. Die Leukozytenzahlen liegen bei Diagnosestellung meist zwischen 100000 bis 300000/µl (100–300 × $10^9$/l). Der periphere Blutausstrich zeigt ein buntes Bild mit granulopoetischen Vorstufen verschiedener Reifungsgrade (Metamyelozyten, Myelozyten, Promyelozyten und vereinzelt auch Myeloblasten) sowie eine Vermehrung der Basophilen (s. Farbtafel 3, Abb. **9**, S. 9.70).
Im Knochenmark findet sich eine ausgeprägte Vermehrung der Granulozytopoese mit Linksverschiebung bei relativ verminderter Erythropoese. Die histologische oder zytologische Untersuchung von Milz oder Leber ergibt eine myeloische Metaplasie mit Überwiegen der Granulozytopoese.
Infolge des gesteigerten Zellumsatzes findet sich eine Erhöhung der Serumharnsäure und der Lactatdehydrogenase. Differentialdiagnostisch abzugrenzen sind reaktive Leukozytosen unter dem Bild einer »leukämoiden Reaktion« und andere Erkrankungen aus der Gruppe der chronischen myeloproliferativen Syndrome, vor allem eine Osteomyelosklerose. Die alkalische Leukozytenphosphatase ist in beiden Fällen normal bis stark erhöht. Zum Ausschluß einer Osteomyelosklerose, die bei der Knochenmarkpunktion bereits aufgrund einer »Punctio sicca« vermutet werden kann, sollte immer die histologische Untersuchung eines Knochenmarkzylinders durchgeführt werden (s. Farbtafel 5, Abb. **20**, S. 9.72). Es ist dabei darauf hinzuweisen, daß bei der chronischen Myelose die Tendenz zur Entwicklung einer sekundären Markfibrose im Verlauf der Erkrankung besteht. Die Knochenmarkhistologie erlaubt auch die Abgrenzung gegenüber einer megakaryozytären Myelose, wenn eine stärker ausgeprägte Thrombozytose vorliegt.
Der *Blastenschub* (Blastenkrise) ist definiert durch einen Anstieg der Blasten und Promyelozyten auf mindestens 30% im Differentialblutbild bei einer Leukozytose über 30000/µl (> 30 × $10^9$/l), eine Anämie unter 10 g/dl (< 100 g/l) Hämoglobin und eine Thrombozytopenie unter 100000/µl (< 100 × $10^9$/l). Zusatzkriterien sind nichtinfektiöses Fieber über 38 °C, rasch progrediente Milzvergrößerung, eine kurze Verdoppelungszeit der Leukozytenzahlen und das Vorliegen einer Resistenz gegen Busulfan.
Zytochemische (positive grob-granuläre PAS-Reaktion), immunologische und biochemische (Nachweis der terminalen Desoxynucleotidyltransferase) Marker zeigen, daß in etwa 30% der Blastenschübe unreife Zellen mit Charakteristika der lymphatischen Differenzierungsreihe vorliegen. Differentialdiagnostisch muß eine Abgrenzung gegenüber den akuten Leukämien erfolgen. In seltenen Fällen kann sich eine chronische Myelose erstmals durch einen sogenannten primären Blastenschub manifestieren. Hier kann der Nachweis eines Philadelphia-Chromosoms hilfreich sein.

### Therapie

Das Behandlungsziel ist zunächst in einer Normalisierung des Allgemeinzustandes und der körperlichen Leistungsfähigkeit, Rückbildung des Milztumors und Besserung einer etwaigen Anämie zu sehen. Das – bisher noch nicht erreichbare – Fernziel besteht in einer Verhinderung oder mindestens Verzögerung des terminalen Blastenschubes.
Die spezifische Therapie der chronischen Myelose kann durch zytostatische Medikamente oder Bestrahlung der Milz erfolgen. Als Standardtherapie ist die Behandlung mit dem Alkylans Busulfan (Myleran) anzusehen. Die Initialdosis von 0,1–0,15 mg/kg Körpergewicht täglich wird bis zum beginnenden Abfall der Leukozyten gegeben, der nach 10–20 Tagen eintritt. Entsprechend der Geschwindigkeit des Abfalls wird die Dosis individuell reduziert. Neben der Leukozytenzahl wird der Rückgang des Milztumors, der Abfall der erhöhten Lactatdehydrogenase, die Besse-

rung einer Anämie und des Allgemeinzustandes für die weitere Dosierung mit berücksichtigt. Eine Einstellung der Leukozytenzahl auf Werte zwischen 10000 und 20000/μl (10–20 × $10^9$/l) wird angestrebt. Es ist unentschieden, ob es für den Patienten besser ist, diesen Bereich mit einer niedrig dosierten Busulfan-Erhaltungstherapie (z.B. 1- bis 2mal wöchentlich 2 mg) einzustellen oder intermittierend zu behandeln und erst einen Anstieg auf Werte über 50000/μl (> 50 × $10^9$/l) für einen erneuten Behandlungsbeginn abzuwarten. Wichtigste Nebenwirkungen der Busulfan-Therapie sind, neben einer zu hohen und unkontrollierten Behandlung mit toxischer, meist sehr lang anhaltender Knochenmarkschädigung, nach langfristiger Therapie interstitielle Lungenfibrosen, Hautpigmentierungen und Hypogonadismus.

Die Therapie muß sorgfältig überwacht werden; zunächst sind Blutbildkontrollen 2mal wöchentlich, dann wöchentlich und später mindestens monatlich erforderlich.

Als alternative Medikamente, die aber wegen schlechterer Steuerbarkeit weniger Verwendung finden, sind Hydroxyurea (Litalir) und Dibrommannitol (Myelobromol) zu nennen.

Die heute seltener durchgeführte Bestrahlung der Milz, zur Zeit in Form der Hochvolttherapie mit Einzeldosen von 0,5–1 Gy täglich bis zu einer Gesamtdosis von ca. 10 Gy, führt nicht nur zu einer Rückbildung der Splenomegalie, sondern auch zur Normalisierung der Leukozytenzahl und einer Anämie.

Unter den begleitenden Therapiemaßnahmen ist vor allem auf die Senkung der meist unter der Therapie noch ansteigenden Harnsäurewerte durch Allopurinol und Alkalisierung zur Verhütung von Konkrementen, einer akuten Uratnephropathie oder einer symptomatischen Gicht hinzuweisen.

Für die Frühsplenektomie ergeben sich bisher keine Hinweise dafür, daß der Zeitpunkt oder die Inzidenz der terminalen Entwicklung dadurch beeinflußt werden.

Neuerdings strebt man eine möglichst vollständige Elimination des $Ph^1$-positiven Zellklons durch eine sehr intensive, allerdings mit hoher Toxizität belastete Induktionstherapie an.

Die gegenwärtigen therapeutischen Möglichkeiten beim manifesten Blastenschub sind unbefriedigend. In der Akzelerationsphase kann durch Hydroxyurea oder 6-Mercaptopurin (Puri-Nethol) meist noch eine kurzfristige Verzögerung der krisenhaften Entwicklung erreicht werden. Therapieversuche mit Induktionsprotokollen für die akute Leukämie führen eher zu einer Verkürzung der Überlebenszeit. Etwa 25% der Blastenschübe sprechen für wenige Monate auf eine kombinierte Therapie mit Prednisolon/Vincristin mit Abfall der Temperaturen, Abfall der Leukozytenzahlen und Besserung der Knochenmarkinsuffizienz an.

### Prognose und Verlauf

Nach mehrjährigem chronischem Verlauf kommt es bei 80% der Patienten zum akuten Blastenschub als terminalem Ereignis. Die medianen Überlebenszeiten liegen bei 40–50 Monaten nach Diagnosestellung. Die gegenwärtig übliche Therapie kann zwar für längere Zeit Beschwerdefreiheit erreichen, jedoch keine entscheidende Lebensverlängerung bewirken. Eine individuelle Prognose zu stellen ist schwierig, da 5–10% der Patienten bereits in den ersten 12 Monaten versterben, andererseits 15% mehr als 5 Jahre überleben.

Die Philadelphia-Chromosom-negative Variante der chronischen Myelose spricht wesentlich schlechter auf die Therapie an. Die medianen Überlebenszeiten liegen zwischen 8 und 15 Monaten.

**Merke:** Die chronische myeloische Leukämie ist durch eine Leukozytose mit unreifen granulopoetischen Vorstufen im peripheren Blut, Splenomegalie und Nachweis eines Philadelphia-Chromosoms in den Vorstufen der Hämatopoese gekennzeichnet. Im Verlauf der Erkrankung kommt es zu einer Transformation zum meist terminalen Blastenschub.

### Weiterführende Literatur

Cunningham, I., T. Gee, M. Dowling, R. Chaganit, R. Bailey, S. Hopfan, L. Bowden, A. Turnbull, W. Knapper, B. Clarkson: Results of treatment of Ph[1] chronic myelogenous leukemia with an intensive treatment regimen (L-5 protocol). Blood 53 (1979) 375

Drings, P.: Die chronische myeloische Leukämie. In Queißer, W.: Das Knochenmark. Thieme, Stuttgart 1978

Fialkow, P. J.: The origin and development of human tumors studies with cell markers. New Engl. J. Med. 291 (1976) 26

Sandberg, A. A.: The chromosomes in human cancer and leukemia. Elsevier North Holland Publ., Amsterdam 1980

Stryckmans, P. A.: Current concepts in chronic myelogenous leukemia. Semin. Hemat. 11 (1974) 101

## Polycythaemia vera

s. S. 9.28

## Osteomyelosklerose – Osteomyelofibrose

**Definition:** Das Krankheitsbild ist durch eine progrediente Verödung des Knochenmarkraumes infolge einer zunehmenden Markfibrose (s. Farbtafel 5, Abb. **20**, S. 9.72) und Osteosklerose, extramedulläre Hämatopoese in Milz und Leber sowie Ausschwemmung unreifer Vorstufen der Granulo- und Erythrozytopoese ins Blut gekennzeichnet. Die myeloische Metaplasie der fetalen Blutbildungsorgane wird heute nicht mehr als Kompensationsvorgang, sondern als Manifestation eines neoplastischen chronischen myeloproliferativen Syndroms angesehen, bei dem neben einer Expansion der Hämatopoese eine Aktivierung des Knochenmarkstromas mit vermehrter Fibroblastenproliferation erfolgt.

### Ätiologie

Ätiologisch sind reaktive Myelofibrosen von der idiopathischen Osteomyelofibrose abzugrenzen. Diese sind durch toxische oder entzündliche Knochenmarkschädigungen bedingt. Ionisierende Strahlen, Intoxikationen mit Kohlenwasserstoffen, Fluor, Phosphor, Anilinfarbstoffen und chronische Infektionen, vor allem die Tuberkulose können zu einer sekundären Markfibrose führen. Die primär idiopathische Osteomyelofibrose ist ätiologisch und pathogenetisch ungeklärt.

### Klinik und Pathophysiologie

Die Erkrankung beginnt im allgemeinen schleichend bei Patienten nach dem 40. Lebensjahr. Ein polyzythämisches Vorstadium kann ebenso vorhergehen wie die zunehmende Symptomatik einer Anämie. Bei der klinischen Untersuchung steht der Milztumor im Vordergrund. Die Milz ist im allgemeinen sehr groß und derb mit deutlichen Crenae, sie reicht nicht selten über die Mittellinie und bis ins kleine Becken. Sehr häufig besteht auch eine Vergrößerung der Leber. Durch den vermehrten Blutzufluß aus der vergrößerten Milz und durch einen zusätzlichen intrahepatischen Block kann eine portale Hypertension entstehen, die zu Blutungen aus Ösophagusvarizen führen kann.

Mit zunehmender Progression der Erkrankung kommt es zur Reduktion des körperlichen Allgemeinzustandes, Blässe und Zeichen einer hämorrhagischen Diathese.

Röntgenuntersuchungen des Skelettes sind zunächst unauffällig, obwohl viele Patienten über rheumatoide Beschwerden klagen. In späteren Stadien findet sich eine Verdickung der Kortikalis und eine meist herdförmige Sklerosierung der Spongiosa mit besonderer Ausprägung in den Wirbelkörpern, Becken und langen Röhrenknochen. Es kann aber auch das Bild einer Osteoporose vorliegen.

Bei den *Laborbefunden* findet sich in frühen Stadien nicht selten eine Erhöhung der Erythrozytenzahl, später kommt es regelmäßig zu einer Anämie. Die Leukozytenzahl liegt meist zwischen 10000 und 20000/µl ($10–20 \times 10^9$/l). Im Differentialblutbild finden sich neben reifen Granulozyten unreife Vorstufen der Granulozytopoese bis zum Myeloblasten in bunter Verteilung. Charakteristisch ist eine Ausschwemmung von unreifen Vorstufen der Erythropoese. Der Index der alkalischen Leukozytenphosphatase ist erhöht. Die Thrombozytenzahlen können anfänglich erhöht sein, so daß thrombotische Komplikationen wie bei der Polycythaemia vera auftreten können, später kommt es jedoch regelmäßig zu einer Thrombozytopenie.

Bei der Knochenmarkpunktion kann sehr häufig kein Mark aspiriert werden (Punctio sicca). Die Kortikalis imponiert als auffallend hart. Für die Stellung der Diagnose entscheidend ist die histologische Untersuchung eines durch Myelotomie nach Burkhard oder mit der Jamshidi-Nadel gewonnenen Knochenzylinders vom Beckenkamm (s. Farbtafel 5, Abb. **20**, S. 9.72). Zwischen den Spongiosabälkchen findet sich zunächst herdförmig, später diffus ein Ersatz des blutbildenden zellreichen Gewebes durch ein faserreiches Bindegewebe, das anfänglich noch vorhandene hämatopoetische Inseln umschließt. Die Spongiosastruktur wird durch Osteoklastenaktivierung rarefiziert, später kommt es zur Bildung von Osteoid, das in Faserknochen umgewandelt wird. Die im Krankheitsverlauf zunehmende Anämie, die schließlich neben dem Milztumor im Vordergrund des Krankheitsbildes steht, kann durch die fortschreitende Verödung des Knochenmarkraumes und unzureichende Kompensation durch die extramedulläre Blutbildung, durch eine häufig hochgradig ineffektive Erythropoese, eine verkürzte Lebenszeit defekter Erythrozyten und die Sequestration in der vergrößerten Milz bedingt sein. Eine Differenzierung der verschiedenen pathogenetischen Faktoren kann durch die erythro- und ferrokinetische Untersuchung mit $^{59}$Fe und autologen, mit $^{51}$Cr markierten Erythrozyten erfolgen.

### Diagnostisches Vorgehen und Differentialdiagnose

Splenomegalie, extramedulläre Hämatopoese mit Ausschwemmung unreifer Vorstufen und histologisch nachgewiesene Fibrosierung des Knochenmarkraumes (s. Farbtafel 5, Abb. **20**, S. 9.72) sind die pathognomonischen Kriterien der Osteomyelofibrose bzw. -sklerose. Differentialdiagnostische Probleme ergeben sich durch häufige Übergänge zu anderen myeloproliferativen Syndromen. Die Abgrenzung zur Polycythaemia vera ist im polyzythämischen Vorstadium nur durch die Knochenmarkbiopsie möglich. Die Abgrenzung zur chronischen Myelose kann durch die zytochemische Untersuchung der alkalischen Leukozytenphosphatase und vor allem durch das Fehlen eines Philadelphia-Chromosoms erfolgen.

### Therapie

Die therapeutischen Möglichkeiten bei der Osteomyelosklerose sind begrenzt. Eine zytostatische Therapie mit niedrigen Busulfandosen ist im allgemeinen nur bei einer exzessiven Thrombozytose indiziert. Eine Stimulation der Erythropoese kann mit anabolen Steroiden versucht werden. Die zunehmende Anämie erfordert in fortgeschrittenen Stadien Erythrozytentransfusionen. Dabei ist darauf zu achten, daß bei zu großer Transfusionsgeschwindigkeit Milzinfarkte auftreten können. Bei schmerzhafter, belastender Milzvergrößerung kann eine niedrig dosierte Strahlenbehandlung zur Verkleinerung des Organes führen. Der Zellabfall ist jedoch wesentlich stärker ausgeprägt als bei der chronischen Myelose.

### Verlauf und Prognose

Die Osteomyelosklerose kann über Jahre beschwerdefrei verlaufen. In fortgeschrittenen Krankheitsstadien steht die Anämie ganz im Vordergrund, die wegen der ausgeprägten Splenomegalie auch durch regelmäßige Bluttransfusionen nur schwer zu beeinflussen ist. Es kommt zur zunehmenden Reduktion des Allgemeinzustandes bis zum Bild einer Kachexie. Die Nahrungsaufnahme wird durch den exzessiven Milztumor stark behindert. Die mediane Überlebenszeit wird mit 5 Jahren nach Diagnosestellung angegeben.
Bei etwa 20% der Patienten kommt es zum Auftreten eines terminalen Blastenschubes.

**Merke:** Die Osteomyelosklerose ist differentialdiagnostisch von der chronischen Myelose abzugrenzen. Histologisch findet sich eine Verödung des Knochenmarkes durch progrediente Fibrose und Osteosklerose. Durch myeloische Metaplasie kommt es zur häufig exzessiven Milzvergrößerung.

### Weiterführende Literatur

Adv. in the Biosciences 16. Pergamon Press, Braunschweig 1975
Burkhard, R., S. S. Adler, C. L. Conley, T. Pincus, K. Lennert, J. E. Till (Herausg.): Dahlem Workshop on myelofibrosis-osteosclerosis syndrome.
Lichtman, M. A.: Myeloid leukemias. In Lichtman, M. A.: Hematology and Oncology. Grune & Stratton, New York 1980

## Megakaryozytäre Myelose (essentielle Thrombozythämie)

Bei dieser myeloproliferativen Erkrankung steht die Hyperplasie der Thrombozytopoese im Vordergrund. Die beiden anderen Zellreihen der Hämatopoese sind in unterschiedlichem Ausmaß ebenfalls an der neoplastischen Proliferation beteiligt.
Im Unterschied zu den symptomatischen Thrombozytosen liegt eine dauernde Erhöhung der Thrombozytenzahl über 1 Million/μl ($>10^{12}/l$) vor. Das klinisch führende Symptom ist eine verstärkte Blutungsneigung an den sichtbaren Schleimhäuten, aus dem Gastrointestinaltrakt und aus den ableitenden Harnwegen. Es wurde deshalb auch der Begriff der **»Thrombocythaemia haemorrhagica«** geprägt. Thromboembolische Komplikationen sind dagegen wesentlich seltener. Die Milz ist bei der Mehrzahl der Patienten vergrößert.
Bei den Laboruntersuchungen finden sich neben der konstant sehr erhöhten Thrombozytenzahl regelmäßig eine Leukozytose zwischen 10000 und 40000/μl ($10-40 \times 10^9/l$) und meist eine Anämie. Die Knochenmarkuntersuchung ergibt ein hyperplastisches Knochenmark mit Vermehrung von Megakaryozyten, die z. T. in Nestern zusammenliegen.
Die Ursache der verstärkten Blutungsneigung bei der Thrombozythämie ist unklar, wenn auch verschiedene Störungen der Plättchenfunktion nachgewiesen werden konnten.
Die Therapie hat die Senkung der Thrombozytenzahl durch Verminderung der exzessiv gesteigerten Produktionsrate zum Ziel. Dieses kann durch Behandlung mit Radiophosphor oder Busulfan erfolgen. Mit der Normalisierung der Plättchenzahl wird auch eine Abnahme der Blutungsneigung beobachtet. Eine Splenektomie ist kontraindiziert.

### Weiterführende Literatur

Gunz, F. W.: Hemorrhagic thrombocythaemia: A critical review. Blood 15 (1960) 706
Gunz, F. W.: Essential thrombocythemia. In Williams, W. J., E. Beutler, A. J. Erslev, R. W. Rundles: Hematology, 2nd ed. McGraw-Hill, New York 1977

# Erythroleukämie

**Definition:** Das Krankheitsbild der *Erythroleukämie* (erythrämische Myelose) wurde zuerst von *Di Guglielmo* beschrieben, der bereits in eine akute und eine chronische Form unterteilte. Wir verstehen heute unter dem Begriff des Di Guglielmo-Syndroms alle Leukämieformen, bei denen sich neben einer leukämischen myeloischen Zellpopulation eine ausgeprägte Vermehrung pathologischer Vorstufen der Erythropoese findet. Man hat deshalb auch den Begriff »Leukämie mit Beteiligung der Erythropoese« gewählt.

## Häufigkeit

Erythroleukämien sind seltene Erkrankungen, die etwa 1% aller Leukämieformen ausmachen. Sie werden fast ausschließlich bei Erwachsenen beobachtet.

## Klinik

Anamnese und klinischer Befund entsprechen den myeloischen Leukämien. Bei den akuten Verlaufsformen steht die Knochenmarkinsuffizienz, bei den mehr chronischen Verläufen die Vergrößerung von Milz und Leber im Vordergrund.

Die Diagnose einer Erythroleukämie wird man stellen, wenn in einem zellreichen Mark mit eindeutiger Blastenpopulation der Erythroblastenanteil der kernhaltigen Zellen mehr als 50% beträgt und die Vorstufen der Erythropoese ausgeprägte zytologische Atypien (megaloblastäre Veränderungen, mehrkernige Erythroblasten, pathologische Mitosen, Karyorrhexis) aufweisen. Diese Zellen werden auch in das periphere Blut ausgeschwemmt. Als charakteristischer zytochemischer Befund findet sich eine grobgranuläre PAS-Reaktion im Zytoplasma der Erythroblasten. Kinetische Untersuchungen zeigen eine hochgradig ineffektive Erythropoese und eine verkürzte Halbwertszeit der Erythrozytenlebensdauer im Blut.

## Laborbefunde

Die Leukozytenzahl kann erhöht, häufiger aber auch normal oder erniedrigt sein. Im Differentialblutbild finden sich neben den roten Vorstufen Blasten und in unterschiedlichem Ausmaß weiter differenzierte myeloische Vorläuferzellen. Die Thrombozytenzahl ist erniedrigt.

## Differentialdiagnose

Für die Diagnose einer Erythroleukose ist der sichere Ausschluß einer megaloblastären Anämie durch Mangel an Vitamin $B_{12}$ oder Folsäure sowie durch toxische Ursachen erforderlich. Bei chronischem Alkoholabusus mit Mangelernährung können ausgeprägte Veränderungen der Knochenmarkmorphologie das Bild einer Erythroleukämie vortäuschen, die durch das Fehlen einer Blastenpopulation und die negative PAS-Reaktion in den Erythroblasten ausgeschlossen werden kann.

Hämolytische Anämien, bei denen es zu einer megaloblastären Transformation der Erythropoese kommen kann, müssen ebenso in die Differentialdiagnose einbezogen werden wie sideroachrestische Anämien. Eine stärkere Ausschwemmung von Erythroblasten ins periphere Blut wird bei der Osteomyelofibrose und bei Knochenmarkkarzinosen beobachtet.

## Therapie

Die spezifische Therapie erfolgt nach den bei der akuten myeloischen Leukämie üblichen Richtlinien mit Kombinationen von Cytosin-Arabinosid, Anthrazyklinen (Dauno-Rubidomycin oder Adriamycin) und evtl. 6-Thioguanin. Die symptomatische Therapie setzt den optimalen Einsatz supportiver Maßnahmen (Blutzellersatz, Infektionsprophylaxe und -therapie) voraus. Durch eine massive Transfusionstherapie mit Ausgleich der Anämie in kurzer Zeit kann die gesteigerte, ineffektive Proliferation der Erythropoese supprimiert werden und die Erythroblastenausschwemmung ins periphere Blut aufgehoben werden.

## Verlauf und Prognose

Sehr akuten Verläufen mit rasch progredienter Knochenmarkinsuffizienz, die innerhalb weniger Wochen zum Tode führen, steht der häufigere Verlauf mit zunächst im Vordergrund erscheinender hyperplastischer Erythropoese, einer Übergangsphase mit gemischter erythropoetischer und myeloischer Proliferation und schließlich Übergang in das Bild einer reinen akuten myeloischen Leukämie gegenüber.

Die Überlebenszeiten liegen zwischen 2 und 23 Monaten. Es gibt jedoch Berichte über Langzeitüberlebende bis zu 10 Jahren nach Diagnosestellung.

## Weiterführende Literatur

Dameshek, W.: The Di Guglielmo syndrome revisited. Blood 34 (1969) 657

Gunz, F. W.: Erythroleukemia. In Williams, W. J., E. Beutler, A. J. Erslev, R. W. Rundles: Hematology, 2nd ed. McGraw-Hill, New York 1977

Pribilla, W.: Erythrämie und Erythroleukämie. In R. Gross, J. van de Loo: Leukämie. Springer, Berlin 1972

## Chronische lymphatische Leukämie (chronische Lymphadenose)

**Definition:** Bei der chronischen lymphatischen Leukämie liegt eine neoplastische, monoklonale Erkrankung vor, die durch eine Infiltration des Knochenmarkes und der lymphatischen Organe mit einer morphologisch reifzellig erscheinenden Lymphozytenpopulation und eine ausgeprägte Lymphozytose im peripheren Blut gekennzeichnet ist (s. Farbtafel 3, Abb. **10**, S. 9.70). Die generalisierte Manifestation bei Diagnosestellung sowie die primäre Expansion im Knochenmark und die Ausschwemmung pathologischer Zellen ins Blut bedingen die Zuordnung zu den chronischen Leukämien, während andererseits der neoplastische Zelltyp und die ausgeprägte Beteiligung extramedullärer lymphatischer Organe eine Einordnung in die Gruppe der malignen Non-Hodgkin-Lymphome rechtfertigen.

### Häufigkeit, Vorkommen

Die Morbiditätsrate der chronischen Lymphadenose wird mit etwa 10 Erkrankungen jährlich auf 1 Million Einwohner angegeben. Das männliche Geschlecht überwiegt mit dem Faktor 2:1. 90% der Patienten sind bei Stellung der Diagnose über 50 Jahre alt, nahezu 75% über 60 Jahre. In Ostasien und im Orient ist die Erkrankung sehr selten.

### Ätiologie

Die Ätiologie der chronischen lymphatischen Leukämie ist unbekannt. Im Unterschied zur chronischen myeloischen Leukämie scheinen ionisierende Strahlen keine Bedeutung für die Entstehung zu haben. Zahlreiche Beobachtungen geben Hinweise für ein familiär gehäuftes Auftreten.

### Klinik und Pathophysiologie

#### Anamnese

Wegen des nur langsam progredienten Verlaufs ist der Erkrankungsbeginn nicht festzulegen. Die Patienten klagen über leichte Ermüdbarkeit und zunehmende Leistungsminderung. Gehäufte, vor allem pulmonale Infektionen können zur Diagnosestellung führen. Ein Herpes zoster kann der vollen Manifestation um Jahre vorhergehen. Vergrößerte Lymphknoten werden wegen ihrer Indolenz häufig erst zufällig bei einer Routineuntersuchung entdeckt.

#### Klinische Befunde

Bei der klinischen Untersuchung steht eine generalisierte Vergrößerung der Lymphknoten im Vordergrund. Diese sind derb, nicht druckschmerzhaft und gut verschieblich. Mit Fortschreiten der Erkrankung können die Lymphknotenvergrößerungen ein monströses Ausmaß annehmen, so daß sie kosmetisch stören oder zu Funktionsbehinderungen führen können. Eine Vergrößerung der intrathorakalen Lymphknoten wird durch die Röntgenaufnahme der Thoraxorgane, der abdominellen Lymphknoten durch die Sonographie oder die Computertomographie dokumentiert.
Bei der Mehrzahl der Patienten liegt bei Stellung der Diagnose eine Milzvergrößerung vor, die aber kein so ausgeprägtes Ausmaß wie bei der chronischen Myelose annimmt. Eine Hepatomegalie ist in fortgeschrittenen Stadien regelmäßig vorhanden.
Hautinfiltrate können unter dem Bild einer Erythrodermie oder konfluierender Knotenbildungen auftreten und im Gesicht bei stärkerer Ausprägung das Bild einer Facies leontina verursachen. Leukämische Infiltrate in den Schleimhäuten des Gastrointestinaltraktes, in Speichel- und Tränendrüsen (Mikulicz-Syndrom), im retroorbitalen Gewebe und im Zentralnervensystem können unterschiedliche Symptome bedingen.

#### Laborbefunde

Die Leukozytenzahlen sind erhöht und können zwischen 15000/µl und 500000/µl ($15-500 \times 10^9/l$) betragen. Im Differentialblutbild findet sich eine reifzellig erscheinende Lymphozytenpopulation, die über 90% ausmachen kann (s. Farbtafel 3, Abb. **10**, S. 9.70). Im Unterschied zu normalen kleinen Lymphozyten fällt eine große Variationsbreite der Zellgröße sowie der Kernstruktur auf. Da die Zellen leicht lädierbar sind, finden sich häufig sogenannte Gumprechtsche Kernschatten als Ausstrichartefakte. Die Granulozytenzahl ist zunächst nur anteilmäßig, später auch absolut vermindert. Im Verlauf kommt es zunehmend zu einer Anämie und Thrombozytopenie. Diese Befunde sind als prognostisch ungünstige Zeichen einer Progression der Erkrankung zu werten. Die Anämie kann sowohl durch eine verminderte Produktionsrate im Knochenmark – erkennbar durch eine Erniedrigung der Retikulozytenzahl – als auch durch eine Autoimmunhämolyse bedingt sein. Als Hämolyseparameter finden sich dann Erhöhungen des Bilirubins, der Lactatdehydrogenase und der Retikulozyten bei Erniedrigung des Haptoglobins. Der Coombs-Test kann positiv sein. Charakteristisch für ein fortgeschrittenes Krankheitsstadium findet sich eine Verminderung der $\gamma$-Globulinfraktion in der Serumelektrophorese als Ausdruck einer verminderten Immunglobulinsynthese, die klinisch zum Bild eines Antikörpermangelsyndroms führt.

Tabelle **8** Krankheitsspezifische Komplikationen bei der chronischen lymphatischen Leukämie

| | |
|---|---|
| Knochenmarkinsuffizienz | |
| Immundefizienz | Antikörpermangelsyndrom, gestörte zelluläre Immunität |
| Autoimmunerkrankungen | Hämolytische Anämie, Autoimmunthrombozytopenie, Vaskulitis, Thyreoiditis |
| Organinfiltrationen | Osteoporose, Lunge, Pleura, Niere, Gastrointestinaltrakt, ZNS |
| Höhere Inzidenz von Zweittumoren | |

Tabelle **9** Klinische Stadieneinteilung der chronischen lymphatischen Leukämie nach Rai u. Mitarb.

| **Stadium** | |
|---|---|
| **0** | Lymphozytose im peripheren Blut ($\geq 15000/\mu l \mathrel{\hat{=}} \geq 15 \times 10^9/l$) und Knochenmark ($\geq 40\%$) |
| **I** | Lymphozytose + Lymphknotenvergrößerungen |
| **II** | Lymphozytose + Vergrößerung von Leber, Milz oder beiden |
| **III** | Lymphozytose + Anämie |
| **IV** | Lymphozytose + Thrombozytopenie |

### Klinische Stadieneinteilung

Die progredient zunehmende Tumorzellmasse führt nach initial blandem Verlauf zu klinischer Symptomatik und Auftreten von krankheitsspezifischen Komplikationen. Die typischen Komplikationen sind in der Tab. **8** aufgeführt.

Von Rai u. Mitarb. wurde 1975 eine Stadieneinteilung für die prognostische Beurteilung im Einzelfall und die Definition vergleichbarer Patientenkollektive bei therapeutischen Studien vorgeschlagen (Tab. **9**).

Bei der typischen Lymphadenose liegt eine Vermehrung von Zellen einer bestimmten Differenzierungsstufe der B-Zellreihe ($B_1$-Lymphozyten) vor, die auf eine monoklonale maligne Transformation zurückgeführt werden kann. Die systematische immunologische Klassifizierung der leukämischen Lymphozyten hat auch zur Abgrenzung der wesentlich selteneren T-Zellvariante der chronischen Lymphadenose geführt. Diese ist klinisch meist durch eine ausgeprägte Splenomegalie und schlechte therapeutische Beeinflußbarkeit gekennzeichnet.

Kinetische Untersuchungen haben gezeigt, daß die Expansion des malignen Zellklons bei der chronischen Lymphadenose einerseits durch die Akkumulation einer langlebigen Lymphozytenpopulation bedingt ist, andererseits aber auch trotz einer verminderten proliferativen Aktivität der Einzelzelle absolut eine erhöhte Zellneubildung der Gesamtpopulation vorliegt. Die zunehmende intravasale Akkumulation wird zusätzlich durch eine verzögerte Zirkulationskinetik und eine verminderte Rezirkulation der Leukozyten zwischen Blut und Lymphknoten verstärkt.

### Diagnostisches Vorgehen und Differentialdiagnose

Die Diagnose einer chronischen lymphatischen Leukämie erfolgt aufgrund einer Lymphozytose im peripheren Blut, einer generalisierten Lymphadenopathie, einer Infiltration des Knochenmarkes mit einer relativ reifzelligen Lymphozytenpopulation, die mehr als 40% der kernhaltigen Zellen ausmacht.

Benigne Lymphozytosen und Lymphknotenvergrößerungen, die im Rahmen einer infektiösen Mononukleose, einer Zytomegalovirus-Infektion oder einer infektiösen Lymphozytose auftreten, sind durch die Zellmorphologie und den klinischen Verlauf auszuschließen. Mäßig ausgeprägte Lymphozytosen finden sich bei Hepatitis, Masern, Mumps, Varizellen, Exanthema subitum und bei einer Toxoplasmose.

Die differentialdiagnostische Abgrenzung muß weiterhin gegen andere lymphatische Systemerkrankungen aus der Gruppe der Non-Hodgkin-Lymphome erfolgen, die sekundär häufig einen leukämischen Verlauf nehmen können. In unklaren Fällen kann die Sicherung der Diagnose durch die immunologische Charakterisierung der leukämischen Zellpopulation und die histologische Untersuchung eines exstirpierten Lymphknotens erfolgen. Dies betrifft z. B. Krankheitsbilder mit Nachweis eines monoklonalen Immunglobulins im Serum, die den lymphoplasmozytoiden Lymphomen zuzurechnen sind.

### Therapie

Es gilt die Regel, eine spezifische Therapie so zurückhaltend wie möglich einzusetzen. Eine hohe Leukozytenzahl allein ist noch keine Therapieindikation. Im allgemeinen wird man eine Behandlung erst einleiten, wenn eine Anämie, Thrombozytopenie oder wesentliche Beeinträchtigung des Allgemeinzustandes vorliegen.

In der Tab. **10** sind die heute wesentlichen Therapiemodalitäten bei der chronischen Lymphadenose aufgeführt.

Die Standardtherapie besteht in der Anwendung des gut steuerbaren Alkylans Chlorambucil (Leukeran), bei Vorliegen einer Anämie und/oder Thrombozytopenie kombiniert mit Glukokortikosteroiden. Chlorambucil wird entweder kontinuierlich bis zum Auftreten einer Remission in einer Dosis von 0,1–0,2 mg/kg Körpergewicht oder intermittierend in einer Dosis von 0,4–1 mg/kg Körpergewicht alle 2–4 Wochen verabreicht.

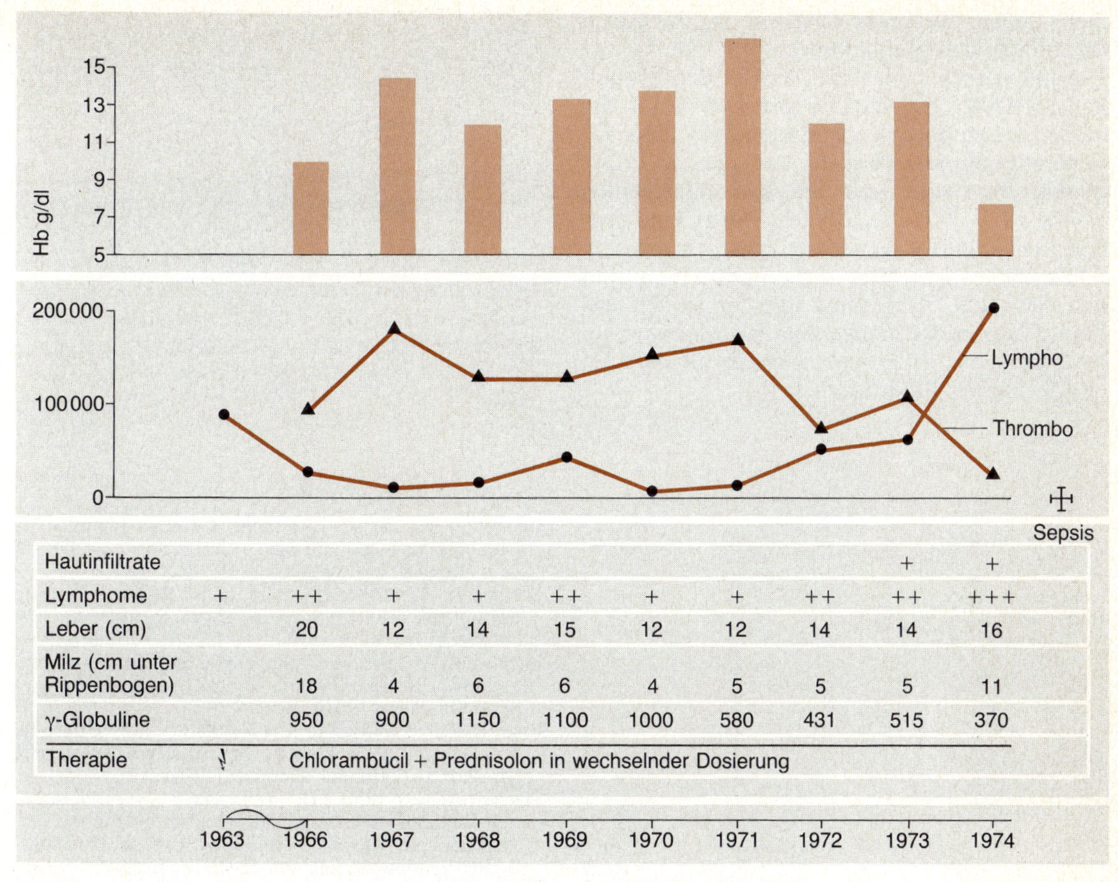


| | 1963 | 1966 | 1967 | 1968 | 1969 | 1970 | 1971 | 1972 | 1973 | 1974 |
|---|---|---|---|---|---|---|---|---|---|---|
| Hautinfiltrate | | | | | | | | | + | + |
| Lymphome | + | ++ | + | + | ++ | + | + | ++ | ++ | +++ |
| Leber (cm) | | 20 | 12 | 14 | 15 | 12 | 12 | 14 | 14 | 16 |
| Milz (cm unter Rippenbogen) | | 18 | 4 | 6 | 6 | 4 | 5 | 5 | 5 | 11 |
| γ-Globuline | | 950 | 900 | 1150 | 1100 | 1000 | 580 | 431 | 515 | 370 |
| Therapie | Chlorambucil + Prednisolon in wechselnder Dosierung | | | | | | | | | |

Abb. **2** Krankheitsverlauf einer Patientin mit chronischer lymphatischer Leukämie

- Die rasche Rückbildung von Lymphomen bereits durch niedrige Strahlendosen kann zur lokalen Behandlung von kosmetisch oder funktionell störenden Lymphknotentumoren ausgenützt werden.
- Über eine Ganzkörperbestrahlung liegen neuere Erfahrungen mit einer Gesamtdosis von 1–1,5 Gy bei Einzeldosen von 0,1–0,15 Gy vor. Größere kontrollierte Studien sind noch zur Beurteilung erforderlich.
- Als besonderer Vorzug einer extrakorporalen Blutbestrahlung (ECIB) ist die fehlende Myelotoxizität bei effektiver depletorischer Wirkung auf die leukämische Zellpopulation anzusehen. Die klinische Bedeutung ist bisher allerdings, nicht zuletzt wegen des erheblichen technischen Aufwandes, als begrenzt anzusehen. Dies gilt auch für das ebenfalls depletorische Verfahren der Leukapherese mit einem Zellseparator.
- Bei den symptomatischen Maßnahmen ist neben dem in fortgeschrittenen Stadien notwendig werdenden Blutzellersatz auf die frühzeitige intensive Behandlung infektiöser Komplikationen mit Antibiotika und Substitution von Immunglobulinen hinzuweisen.

Tabelle **10** Spezifische Therapiemodalitäten bei der chronischen lymphatischen Leukämie

| | |
|---|---|
| 1. Zytotoxische Chemotherapie | Chlorambucil<br>Cyclophosphamid<br>Vinblastin<br>Actinomycin D<br>COP, COPP |
| 2. Glukokortikosteroide | |
| 3. Strahlentherapie | Lokale Bestrahlung<br>Ganzkörperbestrahlung<br>Extrakorporale Blutbestrahlung (ECIB) |
| 4. Zellseparator-Leukapherese | |

### Verlauf und Prognose

In der Abb. **2** ist der Krankheitsverlauf einer Patientin mit chronischer Lymphadenose über einen Zeitraum von 11 Jahren exemplarisch dargestellt. Der nur langsam progrediente Verlauf bei der Mehrzahl der Patienten begründet die allge-

mein geübte Zurückhaltung vor zu intensiven therapeutischen Maßnahmen.
Die mit zunehmender Progression der Erkrankung, bedingt durch langsame Expansion der malignen Lymphozyten, auftretenden Komplikationen führen zum Tode der Patienten an Infektionen, Blutungen und in einer allgemeinen Kachexie. Von Rai u. Mitarb. wurde eine prognostisch wichtige Beziehung zwischen den von ihnen vorgeschlagenen Krankheitsstadien und den medianen Überlebenszeiten gezeigt. Im Stadium I lag der Medianwert bei 101 Monaten, im Stadium II bei 71 Monaten, in den Stadien III und IV nur bei 10 Monaten.

**Merke:** Die chronische lymphatische Leukämie ist durch eine neoplastische Infiltration des Knochenmarkes mit kleinen Lymphozyten, eine ausgeprägte Lymphozytose im peripheren Blut und eine Vergrößerung von Lymphknoten und Milz charakterisiert. Die relativ gutartige Prognose bedingt eine Zurückhaltung bei intensiven therapeutischen Maßnahmen. Die klinische Stadieneinteilung erlaubt eine Aussage über die Prognose, die sich aus typischen Komplikationen (Anämie, Thrombozytopenie, Antikörpermangelsyndrom) mit progredienter Tumorzellmasse ergibt.

### Weiterführende Literatur

Bennet, J.M., M.A. Lichtman: Chronic lymphocytic leukemia. In Lichtman, M.A.: Hematology and Oncology. Grune & Stratton, New York 1980

Bremer, K.: Chronische lymphatische Leukämie: Störung der Kinetik der Lymphozyten. Dtsch. med. Wschr. 100 (1975) 1250

Dameshek, W.: Chronic lymphocytic leukemia. An accumulative disease of immunologically incompetent lymphocytes. Blood 29 (1967) 566

Rai, K.R., A. Sawitzky, E.P. Cronkite, A.D. Chanana, R.N. Levy, B.S. Pasternack: Clinical staging of chronic lymphocytic leukemia. Blood 46 (1975) 219

Stacher, A., R. Waldner, H. Theml (Kieler Lymphomgruppe): Klinik der malignen Non-Hodgkin-Lymphome entsprechend der Kieler Klassifikation: Lymphoplasmozytoides Lymphom und chronisch lymphatische Leukämie. Hämatologie u. Bluttransfusion 18 (1976) 199

# Erkrankungen des lymphoretikulären Systems

*K. Wilms*

## Einleitung

Das lymphoretikuläre System umfaßt die Gesamtheit der ortsständigen und mobilen Zellelemente des retikuloendothelialen Systems und der lymphatischen Gewebe als funktionell definierte Einheit für die Abwehrmaßnahmen des Organismus z. B. gegen Mikroorganismen oder Fremdproteine. In Abhängigkeit von der Art eines die Integrität des Organismus bedrohenden Stimulus kommt es sehr häufig zu einer Reaktion des gesamten Systems, die in einer Proliferation meist mehrerer kooperierender Zellreihen (T- und B-Lymphozyten, Makrophagen) besteht. Diese Zellproliferation tritt z. B. als Reaktion bei lokalen oder systemischen Infektionen, bei Autoimmunerkrankungen, hyperergischen Reaktionen und Kollagenerkrankungen auf. Die Pathophysiologie und Nosologie dieser Krankheitsgruppen s. in den entsprechenden Kapiteln.
Den reaktiv bedingten, physiologischen Regulationsfaktoren unterliegenden und zeitlich limitierten Proliferationen stehen maligne Neoplasien des lymphoretikulären Systems gegenüber. Für die neoplastischen Proliferationen ist charakteristisch, daß mit Fortschreiten der Erkrankung bei primär unilokulärem Beginn eine Generalisation im gesamten System erfolgt. Die Tatsache, daß maligne lymphoretikuläre Erkrankungen im Unterschied zu den sog. soliden Tumoren als Systemerkrankungen aufzufassen sind, hat für das therapeutische Vorgehen Konsequenzen.
Ein wichtiges Unterscheidungsmerkmal der neoplastischen zu den reaktiv bedingten Proliferationen des lymphoretikulären Systems ist die Monoklonalität, die zuerst für das Plasmozytom durch das Aufzeigen eines einheitlichen Sekretionsproduktes der Tumorzellen beschrieben wurde und heute auch für die anderen lymphoproliferativen Erkrankungen durch immunologische Charakterisierung gezeigt werden kann. Ein weiteres Merkmal ist die Arretierung der neoplastischen Zellen auf einer bestimmten Differenzierungsstufe (»frozen state«). Das bunte Spektrum der malignen lymphoretikulären Erkrankungen wird heute zunehmend anstelle der früher üblichen, vorwiegend morphologischen Charakterisierung durch eine Klassifizierung aufgrund funktioneller Zuordnung zu den verschiedenen physiologischen Entwicklungsstufen unterteilt. Dies gilt in besonderem Maße für die Gruppe der Non-Hodgkin-Lymphome.

## Lymphogranulomatose (Morbus Hodgkin)

**Definition:** Die Lymphogranulomatose ist eine maligne Erkrankung des lymphoretikulären Systems, die histologisch durch einkernige (Hodgkin-Zellen) (s. Farbtafel 3, Abb. **12**, S. 9.70) oder mehrkernige (Sternberg-Reed-Zellen) atypische Zellen in einem granulomatösen Gewebe gekennzeichnet ist. Der klinische Verlauf ist durch unilokulären Beginn in einem Lymphknoten, Ausbreitung über benachbarte Lymphknotengruppen und schließlich hämatogenen Befall parenchymatöser Organe charakterisiert.

### Häufigkeit, Vorkommen

Die Erkrankung ist im Kindesalter selten. Bei Erwachsenen beträgt die Inzidenz etwa 20 Neuerkrankungen jährlich auf 1 Million Einwohner. Bezogen auf einzelne Altersgruppen besteht eine Plateaubildung zwischen dem 20. und 50. Lebensjahr; danach kommt es mit zunehmendem Lebensalter zu einem Anstieg der relativen Erkrankungshäufigkeit. Wegen der Altersverteilung der Gesamtbevölkerung wird die Erkrankung am häufigsten zwischen dem 3. und 4. Lebensjahrzehnt beobachtet. Männer sind etwas häufiger als Frauen betroffen (6 : 4).

### Ätiologie

Die Ätiologie der Lymphogranulomatose ist noch unbekannt. Wegen der früher häufig beobachteten Koinzidenz mit einer Tuberkulose vertrat STERNBERG 1898 die Ansicht, daß eine Sonderform der Tuberkulose vorläge. Heute läßt sich die Assoziation durch den zellulären Immundefekt bei der Lymphogranulomatose erklären, der zur Resistenzverminderung führt. Trotz einzelner Berichte über »cluster«-Bildungen von Lymphogranulomatoseerkrankungen gibt es aufgrund ausgedehnter epidemiologischer Untersuchungen keinen Anhalt dafür, daß die Erkrankung durch ein infektiöses Agens übertragen wird.
Die Lymphogranulomatose wird heute nicht mehr als entzündliche Reaktion, sondern als neoplastische Erkrankung des lymphoretikulären Systems angesehen.

### Histopathologie

Das histopathologische Bild der Lymphogranulomatose ist durch ein Granulomgewebe bestimmt, das neben Lymphozyten, eosinophilen Granulozyten, Histiozyten und Plasmazellen sogenannte Hodgkin-Zellen (s. Farbtafel 3, Abb. **12**, S. 9.70) und mehrkernige Sternberg-Reed-Riesenzellen enthält. Diese im Durchmesser zwischen 15 und 45 µm messenden Zellen enthalten bis zu acht häufig am Zellrand gelegene Kerne. Typisch sind meist mehrere sehr auffällige Nukleoli, die aus dem wenig tingierten Kernchromatin durch ihre Basophilie hervortreten.
1971 erfolgte auf der RYE-Konferenz eine Unterteilung in 4 histologische Typen, die heute allgemein verbindlich ist (Tab. **11**). Grundlage dieser Klassifizierung waren die Vorstellungen von LUKES, daß eine inverse Beziehung zwischen dem Reichtum an Lymphozyten und Sternberg-Reed-Zellen besteht, die jeweils die immunologische Lage der Tumor-Wirt-Beziehung widerspiegelt, daß eine Faservermehrung als noduläre Sklerose oder als diffuse Sklerose vorliegen kann und daß eine Beziehung zwischen der diffusen Sklerose und der Lymphozytenverarmung bei den prognostisch ungünstigen Formen besteht.

Tabelle **11** Histologische Klassifizierung der Lymphogranulomatose nach der Konferenz von RYE

| |
|---|
| 1. Lymphozytenreiche Form |
| 2. Noduläre Sklerose |
| 3. Mischtyp (»mixed cellularity«) |
| 4. Lymphozytenarme Form |

Aus der histologischen Unterteilung der Lymphogranulomatose ergeben sich wichtige Beziehungen zu bestimmten klinischen Verlaufsformen. Der nodulär-sklerosierende Typ findet sich besonders häufig bei jungen Frauen mit Primärlokalisation im Mediastinum und der Tendenz zur Ausbreitung per continuitatem in das angrenzende Lungenparenchym. Der lymphozytenreiche Typ ist die prognostisch günstigste Form, während der lymphozytenarme Typ die schlechteste Prognose besitzt und im allgemeinen in bereits generalisierten Stadien gefunden wird.

### Klinik

#### Anamnese

Die nicht schmerzhafte Vergrößerung eines Lymphknotens oder einer Lymphknotengruppe ist die häufigste Primärmanifestation der Erkrankung, die vom Patienten festgestellt wird und ihn zum Arzt führt. Mit 60–80% sind die Lymphknoten im Zervikalbereich am häufigsten primär betroffen, inguinale Lymphknoten nur mit 5–12%. Die Patienten geben an, daß sie die Lymphknotenschwellung zufällig festgestellt hätten, dann aber durch die Größenzunahme im Verlauf von Wochen oder Monaten beunruhigt worden seien. Intrathorakale Primärmanifestationen mediastinaler oder hilärer Lymphknoten werden gelegentlich durch Routine-Röntgenuntersuchung der Thoraxorgane festgestellt. Relativ selten ist der sogenannte »Alkoholschmerz« in den vergrößerten Lymphknoten.
Ein allgemeines Krankheitsgefühl entwickelt sich erst mit Progression der Krankheit. Als charakteristische Allgemeinsymptome sind Fieber ohne infektiöse Ursache, Nachtschweiße und Gewichtsverlust zu werten. Bei einem Teil der Patienten kann das Fieber periodisch im Abstand von wenigen Tagen bis Wochen auftreten (Pel-Ebstein-Typ); alle anderen Fiebertypen von wechselnden subfebrilen Temperaturen bis zu remittierenden Fieberschüben oder einer Kontinua werden beobachtet. Schüttelfröste bei Fieberanstieg sind aber ungewöhnlich.
Juckreiz wird bei ⅓ der Patienten als recht charakteristisches Symptom angegeben.

#### Klinische Befunde

Der klinische Befund ist vom Stadium der Erkrankung abhängig (s. unten). Vergrößerungen einzelner Lymphknoten oder Lymphknotengruppen an den der Palpation zugänglichen Stellen müssen sorgfältig registriert werden, ebenso die Größe von Leber und Milz.
Die Röntgenuntersuchung der Thoraxorgane zeigt bei Vergrößerung mediastinaler Lymphknoten eine typische »Schornsteinform« des Mediastinums, hiläre Lymphome sind polyzyklisch abgegrenzt. Eine pulmonale Manifestation kann per continuitatem von Lymphknoten ausgehen oder hämatogen per disseminationem auftreten. Entsprechend vielfältig ist das Erscheinungsbild der Infiltrationen. Pleuramanifestationen sind nicht selten.
Befallene Lymphknoten im Abdomen werden mit der bipedalen Lymphographie durch Größenzunahme nachgewiesen. Eine Beurteilung der bei der Lymphangiographie nicht darstellbaren Lymphknoten ist heute durch die Computertomographie und die Sonographie möglich.
Bei entsprechenden klinischen Hinweisen wird der Befall des Skelettsystems ebenfalls röntgenologisch nachgewiesen.

#### Laborbefunde

Eine beschleunigte Blutsenkungsreaktion, Vermehrung der $\alpha_2$-Globuline in der Serumelektrophorese, eine Fibrinogenerhöhung, Verminderung des Serumeisens und eine Anämie sind wichtige Laborparameter der Lymphogranulomatose. Im Differentialblutbild finden sich eine Lymphozytopenie und z. T. eine Eosinophilie.
Eine Erhöhung der alkalischen Phosphatase und der Transaminasen im Serum kann einen Hinweis auf einen Leberbefall geben.

### Immunsystem

Kranke mit einer Lymphogranulomatose weisen auch bereits in frühen Stadien einen schweren Defekt der zellulären Immunreaktionen auf. Dieser kann in vivo durch Hauttestungen mit natürlich vorkommenden Antigenen (Tuberkulin, Streptokinase, -dornase) oder chemisch definierten Antigenen wie Dinitrochlorobenzol (DNCB) durch negativen Ausfall der Reaktionen vom verzögerten Typ, in vitro durch verminderte Blastentransformation durch Phytohämagglutinin oder verschiedene Antigene nachgewiesen werden. Die humoralen Immunreaktionen sind dagegen im allgemeinen nicht beeinflußt. Klinisch manifestiert sich die schwere Defizienz der zellulären Immunität durch Häufung bestimmter bakterieller, viraler und Pilzinfektionen.
In unserem Krankengut betrug die Erkrankungshäufigkeit an Herpes zoster, z.T. mit schweren Verlaufsformen, bis 10% der Patienten.

### Diagnostisches Vorgehen und Differentialdiagnose

Die Diagnose eines Morbus Hodgkin kann nur durch die histologische Beurteilung eines exstirpierten Lymphknotens oder durch die histologische Untersuchung einer Biopsie aus anderen Geweben erfolgen. Klinisch kann eine Vermutungsdiagnose aus der Syntropie von Lymphknotenvergrößerungen und Allgemeinsymptomen geäußert werden. Eine zytologische Untersuchung von Punktionsmaterial ist nicht ausreichend.
Differentialdiagnostisch sind bei einer Lymphadenopathie alle zur Vergrößerung von Lymphknoten führenden entzündlichen, immunpathologisch bedingten und metastatischen Erkrankungen sowie Non-Hodgkin-Lymphome auszuschließen.
Besonders schwierig ist die Diagnose bei primär intraabdominellem Befall. Bei Fieber unklarer Ursache (F.u.U.) führt nicht selten erst die Laparoskopie oder die explorative Laparotomie zur Diagnose eines Morbus Hodgkin.

Tabelle **12** Stadieneinteilung der Lymphogranulomatose nach der Konferenz in Ann Arbor

| **Stadium** | |
|---|---|
| **I** | Befall einer Lymphknotenregion oder eines einzelnen extranodalen Herdes ($I_E$). |
| **II** | Befall von 2 oder mehr Lymphknotenregionen auf der gleichen Seite vom Zwerchfell oder lokalisierte extranodale Manifestation und Befall einer oder mehrerer Lymphknotengruppen auf der gleichen Seite vom Zwerchfell ($II_E$). |
| **III** | Befall von Lymphknotenregionen beiderseits des Zwerchfells. Die Beteiligung der Milz wird durch $III_S$, der Befall extralymphatischer Herde durch $III_E$ gekennzeichnet. |
| **IV** | Diffuser oder disseminierter Befall eines oder mehrerer Organe oder Gewebe mit oder ohne gleichzeitigen Lymphknotenbefall. Weitere Beschreibungen durch Angabe des Organbefalles (H = Leber, L = Lunge, M = Knochenmark, O = Skelett, P = Pleura, D = Haut). |

*Allgemeinsymptome:*

Jedes Stadium wird unterteilt in *A* und *B*. Dabei steht B für das Vorliegen von Allgemeinsymptomen, A für Fehlen.

Bewertet werden:
1. Gewichtsabnahme von mehr als 10% des Körpergewichtes in den letzten 6 Monaten
2. Fieber nichtinfektiöser Ursache über 38 °C
3. Nachtschweiße

### Stadieneinteilung

Vor Einleitung der Therapie muß die möglichst exakte Festlegung des Generalisationsstadiums erfolgen, da sie die Grundlage für die Therapieplanung bildet. Der gesetzmäßige Ablauf der Erkrankung mit unilokulärem Beginn, lymphogener Ausbreitung über die benachbarten Lymphknotenstationen und späterer hämatogener Generalisation mit Befall parenchymatöser Organe erlaubt eine klinisch relevante Stadieneinteilung. International akzeptiert ist heute die Klassifikation der Konferenz von Ann Arbor (1971) in die Stadien I–IV (Tab. **12**) zunächst aufgrund klinischer und radiologischer Maßnahmen. Die klinische Festlegung des Stadiums erfolgt durch die Untersuchung der Lymphknotenstationen, die der Palpation zugänglich sind, die klinische, sonographische oder szintigraphische Größenbestimmung der Leber und Milz, die Röntgenuntersuchung der Thoraxorgane sowie die bipedale Lymphographie. Eine wesentliche Erweiterung bedeutet die routinemäßige Durchführung der axialen Computertomographie sowohl für die Untersuchung der bei der Lymphographie nicht darstellbaren Lymphknotengruppen, wie für die Beurteilung einer etwaigen Manifestation in der Leber.
Die Leberblindpunktion nach Menghini ist nicht geeignet, einen Leberbefall mit genügender Sicherheit auszuschließen. Eine wesentlich höhere Ausbeute positiver Ergebnisse wird durch die Laparoskopie mit gezielter Punktion verdächtiger Veränderungen erhalten.
Eine wichtige Stellung im Rahmen der prätherapeutischen Stadieneinteilung hat die *explorative Laparotomie* mit Splenektomie. Die Milz ist die entscheidende Zwischenstation zwischen den abdominellen Lymphknoten und der Leber. Eine Beteiligung der Milz läßt sich mit Sicherheit nur durch die sorgfältige histologische Untersuchung

des in toto entfernten Organs ausschließen. Außerdem erlaubt die explorative Laparotomie eine Exstirpation und histologische Untersuchung von Lymphknotengruppen, die sich bei der Lymphographie nicht darstellen lassen, z. B. die mesenterialen, die im Bereich des Truncus coeliacus, des Milzhilus und der Leberpforte gelegenen Lymphknoten. Die sogenannte klinische Stadieneinteilung, die nur aufgrund der klinischen und radiologischen Untersuchungen erfolgt, muß in etwa 30% der Fälle durch den Befund der explorativen Laparotomie revidiert werden. Routinemäßig werden bei der Operation Biopsien aus beiden Leberlappen entnommen. Bei jungen Frauen erfolgt die Verlagerung der Ovarien aus dem kleinen Becken, um bei einer anschließenden Strahlentherapie einen besseren Strahlenschutz zu ermöglichen.
Wurde bereits klinisch oder bioptisch ein Stadium III oder IV diagnostiziert, ergibt sich keine Indikation mehr für die Laparotomie.
In einer Zusammenstellung Kaplans von 1225 Patienten mit einer Lymphogranulomatose, bei denen eine prätherapeutische Stadieneinteilung mit Einschluß der explorativen Laparotomie und Splenektomie erfolgte, lag bei 12,2% ein Stadium I vor, 77% befanden sich in den Stadien II und III, 10,8% im Stadium IV.
Eine weitere prognostisch und für das therapeutische Vorgehen wichtige Unterteilung der einzelnen Stadien der Ann-Arbor-Klassifikation ergibt sich aus dem Vorliegen oder Fehlen von Allgemeinsymptomen. Das Vorliegen von Fieber, Nachtschweißen oder Gewichtsverlust wird mit dem Suffix B gekennzeichnet, das Fehlen dieser Symptome mit A.

### Therapie

Die Behandlungsergebnisse bei Patienten mit einer Lymphogranulomatose wurden in den letzten 15 Jahren entscheidend verbessert. Diese Ergebnisse wurden durch Fortschritte in den radiotherapeutischen Verfahren, die Entwicklung neuer chemotherapeutischer Möglichkeiten und durch die bessere Kenntnis des Krankheitsverlaufes und ihre Berücksichtigung bei der Therapieplanung erreicht. Für die Behandlung des Morbus Hodgkin stehen zwei Therapiemodalitäten zur Verfügung: die Strahlentherapie und die Chemotherapie mit zytostatischen Substanzen. Beide Verfahren haben ihre Indikation auf der Grundlage der prätherapeutischen Stadieneinteilung.
Die *Strahlentherapie* hat den Vorrang in den lokalisierten Stadien I–III A. Sie erfolgt heute mit Hochvolttechniken am besten durch einen Linearbeschleuniger nach international standardisierten Verfahren. Die Kenntnis des Ausbreitungsmodus der Erkrankung erfordert, daß auch benachbarte, klinisch nicht befallene Lymphknotengruppen mitbestrahlt werden müssen, um Rezidive zu verhindern. Für die oberhalb des Zwerchfelles gelegenen Lymphknotengruppen wird dazu das sogenannte Mantelfeld angewandt, für die infradiaphragmal gelegenen Gruppen das sogenannte umgekehrte Y-Feld. Bei der total nodalen Bestrahlung werden beide Felder aneinandergesetzt.
Die Strahlendosis beträgt im allgemeinen 45 Gy für befallene und 40 Gy für nicht befallene Regionen.
Die *Chemotherapie* hat ihre primäre Indikation in den generalisierten Stadien III B und IV. Sie führt zu einer raschen Besserung der Allgemeinsymptome, meist eindrucksvoller Rückbildung von Lymphknotentumoren und Organmanifestationen in kurzer Zeit und kann auch klinisch noch nicht manifeste disseminierte Herde erreichen. Die Einführung der kombinierten Chemotherapie mit dem sogenannten MOPP-Schema durch De Vita u. Mitarb. markiert einen entscheidenden Wendepunkt für die Behandlung von Patienten mit einer Lymphogranulomatose. Durch eine Polychemotherapie mit Stickstoff-Lost, Vincristin, Procarbazin und Prednisolon in jeweils 14tägigen Therapiezyklen konnte die Gruppe am National Cancer Institute der USA bei fortgeschrittenen Stadien eine Remissionsrate von 80% erzielen. Von diesen Patienten lebten 66% rezidivfrei nach 5 und 10 Jahren. Diese Ergebnisse konnten inzwischen weltweit bestätigt werden. In Europa wird dabei anstelle des sehr toxischen N-Lost Cyclophosphamid in der Kombination angewandt (sogenanntes COPP-Schema, Tab. **13**). Als alternatives Behandlungsschema, das nach Versagen einer COPP-Therapie eingesetzt werden kann, wurde von Bonadonna ein nicht kreuzresistentes Protokoll entwickelt, das eine Kombination von Adriamycin, Bleomycin, Vincristin und DTIC (ABVD-Schema) vorsieht.

Tabelle **13** Standard-Protokolle für die Chemotherapie der Lymphogranulomatose

**A. COPP-Schema** (nach De Vita)

| | | |
|---|---|---|
| Cyclophosphamid | 650 mg/m² i.v. | Tag 1 + 8 |
| Vincristin | 1 mg/m² i.v. | 1 + 8 |
| Procarbazin | 100 mg/m² p.o. | 1 – 14 |
| Prednis(ol)on | 40 mg/m² p.o. | 1 – 14 |

Tag 14–28 therapiefreies Intervall. Prednison nur in den Zyklen 1 und 4. Im allgemeinen werden 6 Zyklen verabreicht. (Im originalen **MOPP-Schema** von De Vita statt Cyclophosphamid Mustargen = Stickstoff-Lost 6 mg/m²)

**B. ABVD-Schema** (nach Bonadonna)

| | | |
|---|---|---|
| Adriamycin | 25 mg/m² i.v. | Tag 1 + 14 |
| Bleomycin | 10 mg/m² i.v. | 1 + 14 |
| Vinblastin | 6 mg/m² i.v. | 1 + 14 |
| DTIC | 375 mg/m² i.v. | 1 + 14 |

Tag 14–28 therapiefreies Intervall.

Die hohe Effizienz der modernen Hochvolttherapie in lokalisierten Stadien und die dramatische Verbesserung der Behandlungsergebnisse in generalisierten Stadien durch die Polychemotherapie haben zu Überlegungen geführt, durch Kombination beider Therapiemodalitäten bei Patienten mit hohem Rezidivrisiko (B-Symptomatik) eine höhere Heilungsrate zu erreichen. Mit zunehmend längerer Überlebenszeit von Patienten mit Morbus Hodgkin bekommt jedoch das Problem der Sekundärneoplasien Bedeutung. Die Erfahrungen der letzten Jahre haben gezeigt, daß das Risiko für das Auftreten einer akuten Leukämie nach kombinierter Behandlung deutlich höher ist. Wir haben in unserem Krankengut von 364 Patienten 13 Sekundärmalignome gesehen, davon 3 akute Leukämien.

### Verlauf und Prognose

Nach früheren Sammelstatistiken beträgt die Überlebenszeit von Patienten mit einer Lymphogranulomatose ohne spezifische Behandlung im Median 18 Monate. Heute kann bei Berücksichtigung aller Krankheitsstadien mit einer Überlebensrate von 60% nach 10 Jahren gerechnet werden. Nach den Erfahrungen der letzten Jahre sind langjährige rezidivfreie Überlebenszeiten auch in fortgeschrittenen Stadien möglich, die eine definitive Heilung erwarten lassen. Auch nach Auftreten eines Rezidivs, z.B. nach primärer Strahlentherapie, ist eine erfolgreiche Behandlung möglich. Um die möglichst frühzeitige Erfassung eines Rezidivs zu gewährleisten, ist eine regelmäßige Nachsorge erforderlich. Als prognostisch ungünstige Faktoren sind das Stadium IV, der lymphozytenarme Typ der histologischen Untergruppen, Vorliegen einer B-Symptomatik und höheres Lebensalter geblieben, während sich die Unterschiede in der Prognose durch die Verbesserung der therapeutischen Möglichkeiten für die anderen Stadien und histologischen Formen angeglichen haben.

**Merke:** Die Lymphogranulomatose ist eine maligne lymphoretikuläre Systemerkrankung, die durch unilokulären Beginn, Ausbreitung über die benachbarten Lymphknotenstationen und spätere hämatogene Dissemination gekennzeichnet ist. Für die Therapieplanung ist die möglichst genaue Festlegung des Stadiums erforderlich. Bei der Mehrzahl der Patienten kann heute eine Heilung erwartet werden.

### Weiterführende Literatur

Bonadonna, G., R. Zucali, M. de Lena, P. Valagussa: Combined chemotherapy (MOPP or ABVD) – radiotherapy approach in advanced Hodgkin's disease. Cancer Treatm. Rep. 61 (1977) 769

Kaplan, H.S.: Hodgkin's Disease, 2nd ed. Harvard University Press, Cambridge 1980

Kaplan, H.S.: Hodgkin's disease: Unfolding concepts concerning its nature, management and prognosis. Cancer 45 (1980) 2439

De Vita, V.T., R.M. Simon, S.M. Hubbard, R.C. Young, C.W. Berrard, J.H. Moxley, E. Frei, P.P. Carbone, G.P. Canellos: Curability of advanced Hodgkin's Disease with chemotherapy. (Long term follow-up of MOPP-treated patients at the National Cancer Institute.). Ann. intern. Med. 92 (1980) 587

## Non-Hodgkin-Lymphome

**Definition:** Die Non-Hodgkin-Lymphome umfassen alle malignen Neoplasien des lymphatischen Systems, die histologisch nicht der Lymphogranulomatose zuzurechnen sind. Im Sinne dieser Definition umfassen sie auch Erkrankungen, die aus klinischer Sicht den Hämoblastosen zugerechnet werden, wie die akute und die chronische lymphatische Leukämie. Diese bei Stellung der Diagnose im Knochenmark diffus generalisierten Erkrankungen sind in den entsprechenden Kapiteln dargestellt. Hier sollen im folgenden die malignen Lymphome im engeren Sinne abgehandelt werden.

### Häufigkeit, Vorkommen

Von LENNERT wird aufgrund seines Untersuchungsmaterials die Häufigkeit der Non-Hodgkin-Lymphome unter Ausschluß der chronischen Lymphadenose mit 1,2 Neuerkrankungen jährlich auf eine Population von 100000 Einwohnern gegenüber 2,0 Neuerkrankungen an Morbus Hodgkin angegeben. Die Altersverteilung zeigt für die Lymphome von niedrigem Malignitätsgrad (s.u.) einen Häufigkeitsgipfel um das 60. Lebensjahr; im Alter unter 20 Jahren werden diese Formen nicht beobachtet. Maligne Lymphome von hohem Malignitätsgrad, vor allem die lymphoblastischen Lymphome, können dagegen auch im Jugend- und Kindesalter auftreten.

### Ätiologie

Die Ätiologie der Non-Hodgkin-Lymphome ist noch unklar. Bei verschiedenen Tierspezies konnte für spontan auftretende oder durch ionisierende Bestrahlung induzierte maligne Lymphome eine Virusätiologie nachgewiesen werden. 1958 beschrieb BURKITT die Sonderform eines malignen Lymphoms, das er bei Kindern und Jugendlichen in Uganda beobachtet hatte. In Zellkulturen von Biopsiematerial dieses Tumors wur-

de 1964 ein Herpes-ähnliches DNA-Virus, das Epstein-Barr-Virus, gefunden. Das typische Burkitt-Lymphom tritt in den Regionen des Äquatorialgürtels mit hoher Luftfeuchtigkeit in Ostafrika, Südamerika, Neuguinea auf. Sporadische Fälle dieses Lymphomtyps werden auch in Europa und den USA beobachtet. Während sich jedoch in allen Fällen beim »afrikanischen Lymphom« Epstein-Barr-Virus nachweisen ließ, gelang dies bei den außerafrikanischen Patienten nur in einzelnen Fällen.
Das Epstein-Barr-Virus konnte ebenfalls als Erreger der infektiösen Mononukleose, einer gutartigen lymphoproliferativen Erkrankung, identifiziert werden (s. Farbtafel 4, Abb. **13**, S. 9.71).
Trotz intensiver virologischer und epidemiologischer Untersuchungen konnte bisher für keine der übrigen Lymphomentitäten eine Virusätiologie überzeugend nachgewiesen werden.
Von Interesse für die Aufklärung der Ätiologie ist das Auftreten von malignen Lymphomen nach Nierentransplantation. Das Risiko beträgt das 35fache der Normalbevölkerung. Es wird diskutiert, daß die anschließende medikamentöse Immunsuppression oder aber die chronische antigene Stimulation Ursache dieser Neoplasien ist.

### Histopathologie und Pathophysiologie

Die für Jahrzehnte gültige klassische Einteilung der malignen Lymphome erfolgte aufgrund rein morphologischer Kriterien in die Hauptgruppen Lymphosarkom, Retikulumzellsarkom (Retothelsarkom) und großfollikuläres Lymphoblastom (Morbus Brill-Symmers). Mit zunehmendem Verständnis der Differenzierung und Funktion des lymphatischen Systems durch die moderne Immunologie hat sich ein Ansatz für eine neue Klassifizierung und Definition klinisch relevanter Entitäten in der außerordentlichen Vielfalt der malignen Lymphome ergeben.
Neben der Zytologie können jetzt durch immunologische Marker nachweisbare Eigenschaften der Zelloberfläche zur Charakterisierung verwandt werden.
Diese Entwicklung hat allerdings in den letzten Jahren dazu geführt, daß gegenwärtig mindestens 6 Klassifikationsschemata international im Gebrauch sind (Rappaport, Lennert, Dorfman, Lukes u. Collins, Bennet, WHO).
Die Klassifikation von Rappaport ist in den USA allgemein üblich. Sie unterscheidet beim morphologischen Aufbau eines Lymphknotentumors zwischen diffusem und nodulärem Wachstum sowie aufgrund zytologischer Kriterien zwischen lymphozytären und histiozytären Lymphomen. Weiterhin wird zwischen gut differenzierten und undifferenzierten Formen unterschieden.
In Europa wird zunehmend die sogenannte Kiel-Klassifikation angewendet, die auf Lennert zurückgeht (Tab. **14**). Die Kiel-Klassifikation unterscheidet zwischen Lymphomen mit niedrigem und hohem Malignitätsgrad und versucht durch histologische und zytologische Kriterien eine Zuordnung der malignen Neubildung zu physiologischen Strukturen oder Differenzierungsstufen des lymphatischen Systems:
Bei den *niedrig-malignen Lymphomen* wird die chronische lymphatische Leukämie unter den lymphozytischen Lymphomen aufgeführt. Beim Sézary-Syndrom (s. Farbtafel 4, Abb. **14**, S. 9.71), das auch in diese Gruppe gehört, liegt eine T-Zell-Neoplasie vor, während es sich sonst bei der überwiegenden Mehrzahl der übrigen Lymphome um Tumorbildungen der B-Zellreihe handelt. Das Differenzierungspotential der B-Zellen von nichtsekretorischen lymphozytoiden Zellen bis zu den Immunglobuline sezernierenden Plasmazellen zeigt sich am eindrucksvollsten bei den lymphoplasmozytoiden bzw. lymphoplasmozytischen Immunozytomen, die im Unterschied zu den reifzelligen Plasmozytomen ein buntes Bild von kleinen lymphoiden Zellen, Blasten und Plasmazellen aufweisen. In diese Gruppe gehören einerseits Lymphome, die als chronische Lymphadenose fehlgedeutet werden können, wie andererseits die klinische Konstellation einer Waldenströmschen Erkrankung (Makroglobulinämie) vorliegen kann, bei der im Serum ein monoklonales Immunglobulin vom Typ IgM nachgewiesen wird.

Tabelle **14** Histopathologische Einteilung der Non-Hodgkin-Lymphome (»Kiel-Klassifikation«)

**I. Maligne Lymphome mit niedrigem Malignitätsgrad**

1. Lymphozytische maligne Lymphome
   a) CLL-Typ
   b) Haarzell-Leukämie
   c) Sézary-Syndrom, Mycosis fungoides (s. Farbtafel 4, Abb. **14**, S. 9.71)
   d) T-Zonen-Lymphom
2. Immunozytische maligne Lymphome
   a) lymphoplasmozytoides Immunozytom
   b) lymphoplasmazelluläres Immunozytom
   c) polymorphzelliges Immunozytom
3. Zentrozytisches malignes Lymphom
4. Zentroblastisch-zentrozytisches malignes Lymphom

**II. Maligne Lymphome mit hohem Malignitätsgrad**

1. Zentroblastisches malignes Lymphom
2. Lymphoblastisches malignes Lymphom
   a) B-lymphoblastisches Lymphom
      Burkitt Typ
      andere
   b) T-lymphoblastisches Lymphom
      »convoluted cell type«
      andere
   c) unklassifizierbar
3. Immunoblastisches malignes Lymphom

Die zentrozytischen und zentrozytisch-zentroblastischen Lymphome werden als Neoplasien der Keimzentren angesehen. Die letzteren entsprechen dem follikulären Lymphom Brill-Symmers der klassischen Einteilung.
Die malignen *Lymphome mit hohem Malignitätsgrad* zeichnen sich histopathologisch durch eine einheitliche Tumorzellpopulation von Blasten ohne Tendenz zur Differenzierung oder morphologischen Transformation aus. Der größte Teil der früher als Retikulumzellsarkom klassifizierten Tumoren entspricht den immunoblastischen Lymphomen. Es wird damit der Erkenntnis Rechnung getragen, daß die neoplastischen Zellen bezeichnende Marker transformierter lymphatischer Zellen aufweisen, dagegen Neoplasien der Retikulumzellen (Histiozyten) selten sind. Während die zentroblastischen Lymphome als B-Zell-Neoplasien anzusehen sind, lassen sich bei den lymphoblastischen und immunoblastischen Lymphomen Tumoren sowohl der B- wie der T-Zellreihe oder noch undifferenzierten »Stammzellen« zuordnen.

### Klinik

Im Gegensatz zur Lymphogranulomatose folgt der klinische Verlauf bei den Non-Hodgkin-Lymphomen nicht der gleichen gesetzmäßigen Entwicklung. Ein unilokulärer Beginn ist ebenfalls anzunehmen. Es erfolgt jedoch frühzeitig eine Ausbreitung in extranodale Gewebe und sehr häufig eine Generalisation im Knochenmark mit leukämischer Ausschwemmung von Lymphomzellen in das Blut.
Die klinische Symptomatik der Non-Hodgkin-Lymphome, die den Patienten zum Arzt führt, ist der Heterogenität der Krankheitsgruppe entsprechend sehr vielfältig. Sie ist unabhängig vom Typ des Lymphoms, der Primärlokalisation und dem Ausmaß der Generalisation. Lymphknotenvergrößerungen wie beim Morbus Hodgkin können im Vordergrund stehen. Eine isolierte Splenomegalie kann zufällig bei einer Routineuntersuchung zur Diagnose führen.
Häufige extranodale Primärlokalisationen im Waldeyerschen Ring, im Gastrointestinaltrakt oder im Zentralnervensystem verursachen entsprechende Symptome. Die Artdiagnose eines malignen Lymphoms wird dann häufig erst durch die histologische Untersuchung des bei einer Operation entnommenen Materials gestellt, nachdem zunächst ein Karzinom oder eine andere maligne Neubildung vermutet wurde.
Eine Hautbeteiligung bei Non-Hodgkin-Lymphomen manifestiert sich durch bräunliche, z.T. auch bläulich durchscheinende, häufig konfluierende Indurationen und Knotenbildung. Das Sézary-Syndrom ist durch die Trias einer Erythrodermie, generalisierter Lymphknotenvergrößerungen und Nachweis atypischer lymphoider Zellen (s. Farbtafel 4, Abb. **14**, S. 9.71) im peripheren Blut gekennzeichnet. Die pathognomonischen Sézary-Zellen imponieren im Blutausstrich durch an Hirnwindungen erinnernde Einbuchtungen (»zerebriform«) des Kernes.

### Diagnostisches Vorgehen und Differentialdiagnose

Die Diagnose eines Non-Hodgkin-Lymphoms erfolgt durch die histologische Untersuchung exstirpierter Lymphknoten oder von Biopsiematerial aus befallenen extranodalen Herden oder Organen. Die histologische Klassifizierung sollte durch einen auf dem Gebiet der Hämatopathologie erfahrenen Pathologen erfolgen, da sich wichtige Hinweise für das therapeutische Vorgehen und die prognostische Beurteilung ergeben.
Voraussetzung für die Einleitung einer adäquaten Therapie ist dann die sorgfältige Festlegung des Generalisationsstadiums. Diese erfolgt nach den für die Lymphogranulomatose geschilderten Richtlinien. Da jedoch die Progression der Erkrankung bei den Non-Hodgkin-Lymphomen nicht dem gleichen, streng gesetzmäßigen Ablauf wie beim Morbus Hodgkin folgt, ergeben sich einige Besonderheiten bei der prätherapeutischen Stadieneinteilung:
Die nicht seltene primär extranodale Manifestation z.B. im Gastrointestinaltrakt oder ZNS ist anders für die Prognose zu bewerten als der Organbefall im Stadium IV einer generalisierten Lymphogranulomatose.
Die häufige, frühzeitige leukämische Generalisation der verschiedenen Non-Hodgkin-Lymphome bedingt die Notwendigkeit von mindestens zwei Knochenmarkbiopsien, auch wenn sich im Blutausstrich oder im Knochenmarkaspirat atypische Zellen nicht nachweisen lassen.
Bestimmte Formen der hochmalignen Non-Hodgkin-Lymphome prädisponieren zum ZNS-Befall in Form einer Meningeosis (vor allem die lymphoblastischen Lymphome).
Wegen der frühzeitigen Generalisation der Non-Hodgkin-Lymphome im Unterschied zur Lymphogranulomatose und des meist höheren Lebensalters der Patienten ist der Stellenwert der explorativen Laparotomie mit Splenektomie zurückhaltender zu beurteilen und im allgemeinen der Laparoskopie mit gezielter Biopsie der Vorzug zu geben.
Bei den Laboruntersuchungen können ein leukämisches Blutbild, eine Anämie oder Thrombozytopenie Hinweise für eine Generalisation im Knochenmark ergeben. Als unspezifische Aktivitätszeichen sind eine BSG-Beschleunigung, Vermehrung der $\alpha_2$-Globuline in der Serumelektrophorese und des Fibrinogens zu werten; Erhöhungen der Transaminasen und der alkalischen Phosphatase können als Parameter für einen Leberbefall vorliegen.
Als Morbus Waldenström wurde früher eine Erkrankung abgegrenzt, die durch ein monoklonales Immunglobulin vom Typ IgM, eine Infiltration des Knochenmarkes mit lymphoiden Zellen

und häufig generalisierte Lymphknotenvergrößerungen sowie Splenomegalie gekennzeichnet ist. Heute wird die Makroglobulinämie Waldenström als klinische Variante der lymphoplasmozytoiden Immunozytome eingeordnet.

### Therapie

Im Unterschied zu den eindrucksvollen Ergebnissen bei der Behandlung der Lymphogranulomatose sind die therapeutischen Erfolge bei den Non-Hodgkin-Lymphomen, vor allem den Entitäten mit hohem Malignitätsgrad, noch unbefriedigend. Trotz vergleichbarer primärer Remissionsraten der Strahlentherapie und der Kombinationschemotherapie sind die Langzeitresultate im Hinblick auf ein kuratives Therapieziel deutlich ungünstiger. Die Rezidive nach der Strahlentherapie in den Früh- und Mittelstadien sind auf die Tendenz zur frühzeitigen, klinisch noch okkulten Generalisation zurückzuführen. Die Rezidive nach primär erfolgreicher Chemotherapie sind durch Resistenzentwicklung der Tumorzellen, häufigen Knochenmarkbefall, der eine intensive Chemotherapie mit myelotoxischen Medikamenten nicht selten limitiert, und die Dissemination in das Zentralnervensystem zu erklären.
Das grundsätzliche therapeutische Vorgehen entspricht dem im vorhergehenden Kapitel für den Morbus Hodgkin dargestellten:
Auf der Grundlage einer sorgfältigen prätherapeutischen Stadieneinteilung steht in den Frühstadien die Strahlentherapie im Vordergrund, in den generalisierten Stadien, die bei den Non-Hodgkin-Lymphomen bereits im Stadium II mit mehr als zwei Lymphknotenmanifestationen angenommen werden müssen, die Polychemotherapie. Bei verschiedenen Lymphomentitäten von niedrigem Malignitätsgrad ist unter Berücksichtigung des häufig höheren Lebensalters der Patienten nicht selten eine abwartende Haltung berechtigt, da auch bei disseminierter Ausbreitung der Erkrankung ein relativ benigner Spontanverlauf erwartet werden kann. Bei Auftreten von Komplikationen oder Zeichen der Progression lassen sich durch eine relativ milde Chemotherapie mit Leukeran und Prednisolon oder dem COP-Schema (Tab. **15**) häufig langfristige Remissionen erzielen.
Bei den Lymphomen mit hohem Malignitätsgrad in disseminierten Stadien ist dagegen nur durch eine intensive und konsequent durchgeführte Polychemotherapie eine Verbesserung der Prognose zu erwarten. In der Tab. **15** sind die Therapieschemata (B und C) angegeben, die heute am meisten Verwendung finden.
Von besonderer Bedeutung für die Wirksamkeit der Chemotherapie sind die Knochenmarkreserve, da nicht selten die notwendige Intensität der Chemotherapie durch eine ausgedehnte Knochenmarkinfiltration mit Lymphomzellen begrenzt wird, und der Befall der Meningen. Bei den lymphoblastischen Lymphomen muß deshalb eine Meningeosisprophylaxe wie bei der akuten lymphatischen Leukämie erfolgen.

Tabelle **15** Standard-Protokolle für die Chemotherapie von Non-Hodgkin-Lymphomen

| | | |
|---|---|---|
| **A. COP-Schema** (nach Bagley) | | |
| Cyclophosphamid | 400 mg/m² i.v. oder p.o. | Tag 1–5 |
| Vincristin | 1,4 mg/m² i.v. (max. 2 mg) | 1 |
| Prednis(ol)on | 100 mg/m² p.o. | 1–5 |
| Tag 6–21 therapiefreies Intervall | | |
| **B. CHOP-Schema** (nach McKelvey) | | |
| Cyclophosphamid | 750 mg/m² i.v. | Tag 1 |
| Adriamycin | 50 mg/m² i.v. | 1 |
| Vincristin | 1,4 mg/m² i.v. (max. 2 mg) | 1 |
| Prednis(ol)on | 25 mg/m² p.o. | 1–5 |
| Wiederholung des Schemas alle 2–3 Wochen | | |
| **C. BACOP-Schema** (nach Skarin) | | |
| Adriamycin | 25 mg/m² i.v. | Tag 1 + 8 |
| Cyclophosphamid | 650 mg/m² i.v. | 1 + 8 |
| Vincristin | 1,4 mg/m² i.v. (max. 2 mg) | 1 + 8 |
| Bleomycin | 5 mg/m² i.v. | 15 + 22 |
| Prednis(ol)on | 60 mg/m² p.o. | 15–29 |

Bei der symptomatischen Therapie der malignen Non-Hodgkin-Lymphome sind die Notwendigkeit einer Blutzellsubstitution bei einer Knochenmarkinsuffizienz, einer Substitution von Immunglobulinen bei Vorliegen eines Antikörpermangelsyndroms sowie die Möglichkeit eines Tumorzerfallsyndroms mit Hyperurikämie, vor allem nach Einleitung einer spezifischen Therapie zu bedenken. Notfallsituationen durch Tumorkompression z. B. im Bereich des Mediastinums oder des Spinalkanals erfordern eine strahlentherapeutische Intervention unter der Gabe von Kortikosteroiden.

### Verlauf und Prognose

Non-Hodgkin-Lymphome von niedrigem Malignitätsgrad können auch ohne spezifische Therapie in disseminierten Stadien nicht selten einen stationären Verlauf über mehrere Jahre zeigen. Komplikationen ergeben sich, wie bei der chronischen Lymphadenose dargestellt, mit progredienter Tumorzellmasse durch eine zunehmende Knochenmarkinsuffizienz oder durch die Defizienz des Immunsystems. Intensive chemotherapeutische Maßnahmen haben häufig eher einen negativen Effekt.
Die malignen Non-Hodgkin-Lymphome von hohem Malignitätsgrad zeigen dagegen eine rasche Progredienz, die ohne Behandlung in wenigen

Monaten zum Tode führen kann. Prognostisch besonders ungünstig zu bewerten sind der lymphoblastische Typ, Knochenmark- sowie ZNS-Befall und das Vorliegen von Allgemeinsymptomen (Fieber, Gewichtsverlust, hohe Aktivität der Serum-LDH). Durch die Ausschöpfung der heute vorhandenen Möglichkeiten der Strahlentherapie und aggressiven Polychemotherapie konnten die Behandlungsergebnisse so weit verbessert werden, daß eine Vollremission mit einer Wahrscheinlichkeit von etwa 60% erreicht werden kann. Endgültige Heilungen sind aber im Gegensatz zum Morbus Hodgkin nur bei einem Teil der Patienten zu erzielen.

**Merke:** Die Non-Hodgkin-Lymphome umfassen eine heterogene Gruppe maligner lymphatischer Systemerkrankungen, die aufgrund histopathologischer, immunologischer und klinischer Kriterien in Entitäten mit hohem und niedrigem Malignitätsgrad eingeteilt werden. Im Unterschied zum Morbus Hodgkin kommt es sehr häufig zur Knochenmarkmanifestation und extranodalen Generalisation.

### Weiterführende Literatur

Brittinger, G.: Histopathology and clinical problems in Non-Hodgkin lymphomas. Blut 43 (1981) 139

Come, St.E., B.A. Chabner: Staging in Non-Hodgkin's lymphoma: Approach, results and relationship to histopathology. Clinics in Haematology 8 (1979) 645

Ervin, T.J., R.R. Weichselbaum, J.S. Greenberger: Radiation therapy for Non-Hodgkin's lymphoma. Clinics in Haematology 8 (1979) 657

Lennert, K.: Malignant lymphomas other than Hodgkin's disease. Handbuch der speziellen pathologischen Anatomie und Histologie, Bd. I/3, Bandteil B. Springer, Berlin 1978

Löffler, H.: Maligne Lymphome und monoklonale Gammopathien. Hämatologie u. Bluttransfusion, Bd. 18, 1976

Skarin, A.T., G.P. Canellos: Chemotherapy of advanced Non-Hodgkin's lymphoma. Clinics in Haematology 8 (1979) 667

Stacher, A., P. Höcker: Lymphknotentumoren. Pathophysiologie, Klinik und Therapie. Urban & Schwarzenberg, München 1979

Thierfelder, S., H. Rodt, E. Thiel: Immunological diagnosis of leukemias and lymphomas. Springer, Berlin 1977

## Plasmozytom (multiples Myelom)

**Definition:** Das Plasmozytom ist eine neoplastische Erkrankung der Plasmazellen, die meist vom Knochenmarkraum ausgehend zu osteolytischen Destruktionen des Skelettsystems und zu einer Verdrängung der normalen Hämatopoese durch Expansion der Tumormasse führt. Da die Plasmazellen als letzte Differenzierungsstufe der lymphozytären B-Zellreihe funktionell durch die Immunglobulinsynthese und -sekretion gekennzeichnet sind, kann die unkontrollierte Proliferation eines maligne entarteten Plasmazellklons durch den Nachweis eines M(onoklonalen)-Gradienten in der Serumelektrophorese erfaßt werden.

### Häufigkeit, Vorkommen

Das Plasmozytom ist mit einer Häufigkeit von 2–4 Neuerkrankungen jährlich auf 100000 Einwohner keine seltene Erkrankung. Während ein Auftreten der Krankheit vor dem 30. Lebensjahr nicht beobachtet wird, kommt es nach dem 40. Lebensjahr zu einer mit höherem Lebensalter zunehmenden Inzidenz. Das Durchschnittsalter bei Diagnosestellung liegt bei 62 Jahren.

### Ätiologie, Pathophysiologie

Die Ätiologie des Plasmozytoms ist noch unbekannt. Weder genetische noch Umweltfaktoren konnten bisher als auslösend identifiziert werden. Als pathogenetischer Faktor wird eine chronische antigene Stimulation z. B. durch chronische Entzündungsherde diskutiert, die zu einer neoplastischen Entartung führen könnte.

Der charakteristische »Marker« der Plasmozytomkrankheit ist die häufig exzessive Vermehrung eines meist in der $\gamma$-Globulinfraktion der Serumeiweißkörper wandernden Proteins. Während früher von Paraproteinen, d.h. abnormen, pathologisch strukturierten Proteinen, gesprochen wurde, wird heute der Begriff des M-Proteins (M-Gradienten) bevorzugt, da die physikalische und chemische Analyse gezeigt hat, daß es sich um strukturell normale Immunglobuline handelt, die wegen ihrer Homogenität auf einen einzelnen Zellklon von Plasmazellen zurückzuführen sind. Den normalen Immunglobulinen entsprechend können die M-Proteine den Immunglobulinklassen IgG, IgA, IgD und IgE durch die immunelektrophoretische Untersuchung zugeordnet werden. Es konnte gezeigt werden, daß bei normaler Syntheseleistung der einzelnen Plasmazelle und normaler Halbwertszeit der sezernierten Proteine die Menge des M-Proteins im Serum ein gutes Maß für die Zellmasse des expandierten Plasmazellklons darstellt. Der Nachweis eines einzelnen Plasmazellklons kann in der Serumelektrophorese erfolgen, wenn etwa $2 \times 10^{11}$ Zellen vorliegen. Bei klinischer Manifestation eines Plasmozytoms mit multiplen Osteolysen ist bereits eine Tumormasse von mehr als $10^{12}$ Tumorzellen anzunehmen. Bei einem Teil der Patienten wird neben den kompletten Immunglobulinen ein sogenanntes *Bence-Jones-Protein* von den malignen Plasmazellen sezerniert, das als struktureller Anteil des Immunglobulinmoleküls den sogenannten leichten (L-) Ketten entspricht. Wegen des niedrigen Molekulargewichtes werden die Bence-Jones-Proteine z.T. in großer Menge im Urin ausgeschieden. Der Nachweis eines monoklonalen Immunglobulins in der Serumelektrophorese allein ist nicht ausreichend für die Diagnose eines Plasmozytoms. Bei der mit steigender Frequenz im höheren Lebensalter auftretenden *benignen monoklonalen Gammopathie* liegt zwar ebenfalls die Vermehrung eines einheitlichen Klons von Plasmazellen vor. Der meist niedrige M-Gradient bleibt jedoch über längere Beobachtungszeiten konstant, so daß von einer kontrollierten Zellvermehrung auszugehen ist.

### Klinik

Das klinische Bild des Plasmozytoms ist gekennzeichnet durch einen schleichenden Beginn mit zunehmenden Knochenschmerzen, vor allem im Bereich der Wirbelsäule und der Rippen, Auftreten einer Anämie mit entsprechender Symptomatik und im weiteren Verlauf einer Niereninsuffizienz. Die Skelettbeschwerden werden häufig zum Teil über Jahre fehlgedeutet und als »Rheuma«, Spondylosis deformans oder Altersosteoporose behandelt. Lumbago und Interkostalneuralgie sind häufige Diagnosen, die sich in der Anamnese ergeben. Badekuren, Therapie mit Antirheumatika und orthopädische Behandlungsmaßnahmen sind oft der endgültigen Diagnosestellung vorangegangen.

Man muß davon ausgehen, daß bei Beginn der klinischen Symptomatik das Plasmozytom – von den seltenen Ausnahmen eines solitären Plasmozytoms abgesehen – als generalisierte Erkrankung vorliegt. Die multiplen Destruktionen des Skelettsystems manifestieren sich vor allem an den sogenannten platten Knochen (Wirbelkörper, Rippen, Sternum, Becken, Schädel); die Extremitäten sind erst im weiteren Verlauf der Erkrankung mit Expansion der Tumormasse betroffen. Durch die verminderte Stabilität infolge der Osteolysen können pathologische Frakturen auftreten und sich durch ein akutes Schmerzereignis oder bei Wirbelfrakturen durch eine neurologische Symptomatik manifestieren. Gelegentlich kommt es auch zu tumorartigen Auftreibungen z.B. am Sternum, dem Schädel oder den Rippen. Lymphknoten und Milz sind in der Regel nicht vergrößert.

Bei der Röntgenuntersuchung des Sklettsystems finden sich charakteristische osteolytische, wie ausgestanzt erscheinende Defekte der Knochenstruktur, die im Unterschied zu generalisierten Metastasen solider Tumoren keine Randreaktionen und keine osteoblastischen Veränderungen aufweisen. Diese Veränderungen lassen sich beim generalisierten Plasmozytom am besten am Schädel (Schrotschuß-Schädel), am Becken und an der Wirbelsäule nachweisen. Neben diesen sehr charakteristischen Veränderungen kann sich das Plasmozytom radiologisch aber auch unter dem Bild einer schweren diffusen Osteoporose manifestieren.

Die Allgemeinsymptomatik des Plasmozytoms ist durch eine zunehmende Leistungsminderung, Gewichtsabnahme, Nachtschweiß und Anämiebeschwerden gekennzeichnet. Eine gesteigerte Infektanfälligkeit führt zu einer weiteren Reduktion des Allgemeinzustandes. Bei Vorliegen einer Hyperkalzämie kommt es zu starkem Durst, Polyurie, Exsikkose, Obstipation, Psychosen und Ermüdbarkeit bis zur Bewußtseinstrübung. Mit dem Fortschreiten der Erkrankung treten die Symptome der Niereninsuffizienz und, durch die progrediente Knochenmarkinsuffizienz bedingt, eine thrombozytopenische Purpura hinzu.

### Laborbefunde

Ein wichtiger diagnostischer Hinweis für das Vorliegen eines Plasmozytoms ergibt sich bei den orientierenden Laboruntersuchungen durch eine ausgeprägte Beschleunigung der Blutsenkungsreaktion. Typisch ist eine sogenannte Sturzsenkung mit einem Wert über 100 mm in der ersten Stunde. Eine normale oder nur mäßig erhöhte Blutsenkungsreaktion findet sich nur bei den Bence-Jones-Plasmozytomen. Die weitere diagnostische Klärung durch die Serumelektrophorese ergibt den Befund eines spitzgipfligen M-Gradienten meist in der $\gamma$-Globulinfraktion, wesentlich seltener im $\beta$- oder noch seltener im $\alpha$-Bereich. Im Unterschied zur breitbasigen polyklonalen $\gamma$-Globulinvermehrung z.B. bei der Leberzirrhose, Kollagenerkrankungen oder chronischen Infektionen findet sich bei der monoklonalen Immunglobulinvermehrung, der Homogenität des von einem exzessiv vermehrten Plasmazellklon gebildeten Proteins entsprechend, eine schmale hohe Zacke. Durch die Vermehrung dieses Immunglobulins kommt es in Abhängigkeit von der Tumorzellmasse zu einer Vermehrung des Gesamteiweißwertes im Serum.

Die exakte Differenzierung des M-Proteins erfolgt durch die Immunelektrophorese, in der nach elektrophoretischer Trennung der Serumeiweißkörper eine Präzipitation mit Hilfe spezifischer Antiseren erfolgt. Diese erlaubt neben der sicheren Identifizierung der Monoklonalität eine Differenzierung der verschiedenen Immunglobulinklassen und damit eine Unterteilung der Plasmozytome. Weitaus am häufigsten ist das Plasmozytom vom Typ IgG (52%), es folgen die IgA-Plasmozytome mit etwa 20%. Selten ist das IgD-

Plasmozytom, von IgE-Plasmozytomen liegen bisher nur einzelne Fallbeschreibungen vor.
Nur L-Ketten, d.h. inkomplette Immunglobulinmoleküle, werden bei den Bence-Jones-Plasmozytomen gebildet, die in einer Häufigkeit von etwa 10% gefunden werden. Die Menge des monoklonalen Immunglobulins kann aus dem Elektrophoresediagramm errechnet oder durch die quantitative Immunglobulinbestimmung gemessen werden. Nicht nur beim Bence-Jones-Plasmozytom, sondern auch bei etwa 60% aller Plasmozytomkranken werden Bence-Jones-Proteine gebildet und wegen ihres niedrigen Molekulargewichtes im Urin in zum Teil hoher Konzentration ausgeschieden. Sie können durch die einfache Kochprobe (Ausfällung bei 50–60 °C und Löslichkeit bei weiterem Erhitzen auf 100 °C) oder durch die Immunelektrophorese des Urins nachgewiesen werden.
Im Blutbild der Patienten findet sich als typischer Befund eine normozytäre Anämie. In weiter fortgeschrittenen Stadien besteht zusätzlich eine Leuko- und Thrombozytopenie. Die obligate Knochenmarkuntersuchung zeigt eine diffuse oder herdförmige Durchsetzung mit Plasmazellen verschiedener Reifungsgrade. Diese weisen im wechselnden Ausmaß zytologische Atypien auf (s. Farbtafel 3, Abb. **11**, S. 9.70) (mehrere Zellkerne, flammende Plasmazellen, Russel-Körperchen, kristalline Plasmaeinschlüsse, Mott-Zellen), die allein noch keine Unterscheidung zu den reaktiv bedingten Plasmozytosen erlauben. Als Charakteristikum der Malignität ist Lagerung in Nestern zu werten. Die normale Hämatopoese wird mit der Überwucherung des Knochenmarkraumes durch die neoplastischen Plasmazellen zunehmend verdrängt. In Endstadien kann es zu einer massiven Ausschwemmung der atypischen Plasmazellen in das periphere Blut unter dem Bild einer Plasmazell-Leukämie kommen.
Eine Erhöhung der harnpflichtigen Substanzen zeigt das Vorliegen einer Nierenkomplikation des Plasmozytomleidens (s. unten) an und ist als prognostisch ungünstiges Zeichen zu werten.
Bei den Elektrolytwerten ist besonders auf das Serumcalcium zu achten, das bei ausgedehnter osteolytischer Aktivität auf bedrohliche Werte ansteigen kann, die eine sofortige Intervention erfordern.

### Diagnostisches Vorgehen und Differentialdiagnose

Unspezifische Hinweiszeichen, die den Verdacht auf das Vorliegen eines Plasmozytoms wecken müssen, sind Knochenschmerzen oder »rheumatoide« Beschwerden vor allem im Bereich des Stammskelettes, eine stark beschleunigte Blutsenkungsreaktion und eine normochrome Anämie. Sie bedürfen der differentialdiagnostischen Abgrenzung von der Polymyalgia rheumatica. Die Diagnosestellung erfolgt aufgrund der in der Tab. **16** genannten drei Kriterien, die für die sichere Annahme eines generalisierten Plasmozytoms alle erfüllt sein müssen. Der Nachweis eines monoklonal vermehrten Immunglobulins allein erlaubt noch nicht die Diagnose eines Plasmozytoms: Eine benigne monoklonale Gammopathie muß ausgeschlossen werden. Eine Plasmazellvermehrung im Knochenmark kann reaktiv bei Infektionen, chronischen Lebererkrankungen und Tumoren auftreten. Die radiologisch nachweisbaren Skelettveränderungen erfordern die Abgrenzung von osteolytischen Metastasen bzw. einer Osteoporose.

Tabelle **16** Diagnostische Kriterien des Plasmozytoms

| | |
|---|---|
| a) | Monoklonale Immunglobulinvermehrung und/ oder Bence-Jones-Protein (Serum/Urin) |
| b) | > 10% Plasmazellen im Knochenmark (mehrkernige Plasmazellen [s. Farbtafel 3, Abb. **11**, S. 9.70),] Plasmazellnester) |
| c) | Osteolytische Herde bzw. schwere Osteoporose |

Andererseits gibt es – allerdings seltene – Sonderformen des Plasmozytoms, bei denen nicht alle diagnostischen Kriterien erfüllt sind: Solitäre Plasmozytome manifestieren sich durch lokalisierte Tumorbildungen. Die Diagnose erfolgt durch die histologische Untersuchung; die sorgfältige Suche nach Hinweisen für eine Generalisation ist unbedingt erforderlich. Mit einer Häufigkeit von etwa 1% liegt ein sogenanntes nichtsezernierendes Plasmozytom vor, bei dem kein monoklonales Immunglobulin nachgewiesen werden kann.
Diagnostische Probleme werfen häufiger auch die Bence-Jones-Plasmozytome auf, da die Blutsenkung normal oder nur mäßig beschleunigt ist und bei der Serumelektrophorese eine spitzgipflige Zacke häufig fehlt. Die Immunelektrophorese des Serums oder Urins ermöglicht den Nachweis der L-Ketten.
Die typischen *Komplikationen* des Plasmozytoms sind in der Tab. **17** aufgeführt: Die zunehmende Instabilität des Skelettsystems führt durch starke Schmerzhaftigkeit und das Auftreten von pathologischen Frakturen zur fortschreitenden Immobilisierung der Patienten. Besonders gefürchtet ist das Auftreten eines Querschnittsyndroms durch Kompressionsfrakturen der Wirbelkörper. Eine klinisch relevante Knochenmarkinsuffizienz wird in fortgeschrittenen Stadien regelmäßig beobachtet. Die Niereninsuffizienz ist eine typische Komplikation des Plasmozytoms, die sich bei mehr als der Hälfte der Patienten im Krankheitsverlauf entwickelt. Dem pathologisch-anatomischen Begriff der Myelomniere liegen verschiedene pathogenetische Mechanismen zugrunde.
Das gehäufte Auftreten und die häufig schweren Verläufe von Infektionen mit vor allem gramne-

Tabelle **17** Typische Komplikationen des Plasmozytoms

| | |
|---|---|
| **I. Skelettsystem** | Schmerzen, pathologische Frakturen, Hyperkalzämie |
| **II. Knochenmark** | Anämie, Thrombozytopenie, Granulozytopenie |
| **III. Niere** | Urämie |
| **IV. Immunsystem** | Gehäufte Infektionen |
| **Weitere Komplikationen:** | Hyperviskositätssyndrom<br>Polyneuropathie<br>Gerinnungsstörungen<br>Amyloidose |

gativen Keimen und Viren sind durch einen schweren Defekt der humoralen Abwehr bedingt: Die Suppression der normalen Immunglobulin-produzierenden Zellen durch den neoplastischen Plasmazellklon führt trotz erhöhter $\gamma$-Globulinfraktion zu einem Antikörpermangelsyndrom.
Bei sehr hohen Serumeiweißwerten besteht die Gefahr von Zirkulationsstörungen durch ein Hyperviskositätssyndrom, das zum Auftreten eines Coma paraproteinaemicum führen kann.
Klinische Zeichen einer hämorrhagischen Diathese finden sich bei etwa 25% der Patienten, die durch eine Thrombozytopenie, Funktionsstörungen der Thrombozyten, durch Komplexbildung oder verminderte Bildung plasmatischer Gerinnungsfaktoren, sowie vaskulär bedingt sein kann. Gelegentliches Aufleben von Polyneuropathien soll in Zusammenhang mit der Bildung von Immunkomplexen stehen.
Ein gehäuftes Zusammentreffen von Plasmozytomen mit einer Amyloidose ist seit längerem bekannt. Die bei diesen Amyloidosen vorliegenden Amyloidproteine enthalten im Unterschied zu den sekundären, bei chronischen Infektionen auftretenden Amyloidosen, Strukturen von L-Ketten der Immunglobuline. Klinisch kann sich diese Komplikation, die durch eine Rektumbiopsie zu sichern ist, durch Polyneuropathien, ein Karpaltunnel-Syndrom, kardiale Symptome und im weiteren Verlauf durch eine Nierenbeteiligung manifestieren.

### Therapie

Als Standardtherapie ist die intermittierende Behandlung mit der Kombination Melphalan + Prednisolon in 6wöchigen Abständen anzusehen (Tab. **18**). Die subjektive Besserung der Knochenschmerzen und der Allgemeinsymptome ist ein Hinweis für die Wirksamkeit der eingeleiteten Therapie. Diese muß jedoch für die Fortführung der Therapie durch objektive Parameter bestätigt werden: Am wichtigsten sind ein Rückgang des monoklonalen Immunglobulins bzw. einer Bence-Jones-Proteinurie, Anstieg des Hämoglobinwertes und der Abfall eines erhöhten Serumcalciumwertes. Der Rückgang der Plasmazellinfiltration im Knochenmark ist nur bedingt verwertbar, da in Abhängigkeit vom Ort der Punktion große Unterschiede vorkommen können. Eine radiologisch nachweisbare Rekalzifizierung von Osteolysen ist röntgenologisch fast nie zu beobachten. Hier ist der Nachweis einer Progression durch Auftreten neuer Osteolysen von größerer Bedeutung.
Bei Primärversagen oder Progression unter der Alkeran/Prednisolontherapie nach initialem Ansprechen stehen alternative Kombinations-Chemotherapieprotokolle (B und C) zur Verfügung, die als Therapie der zweiten Wahl (s. Tab. **18**) erneut Remissionen induzieren können.
Neben der Chemotherapie hat auch die Strahlentherapie eine begrenzte Indikation beim Plasmozytom. Bei lokalisierten, sehr starken Schmerzzuständen oder einer akuten Statikgefährdung kann meist eine gute palliative Wirkung erreicht werden; die generalisierte Natur der Erkrankung begrenzt jedoch die Anwendung.
Unter den symptomatischen Maßnahmen ist neben der analgetischen Therapie die orthopädische Versorgung in erster Linie zu nennen. Ein Stützkorsett ist häufig erforderlich. Die krankengymnastische und physikalische Therapie sollte auch ambulant fortgeführt werden.
In fortgeschrittenen Stadien sind Bluttransfusionen notwendig. Infektionen sind rechtzeitig mit Antibiotika und eventuell Immunglobulingaben zu behandeln.
Bei Vorliegen eines Hyperviskositätssyndroms mit akuter Symptomatik sollten Plasmapheresen

Tabelle **18** Standard-Protokolle für die Chemotherapie des Plasmozytoms

| | | |
|---|---|---|
| **A. Initialtherapie** (nach Alexanian) | | |
| Melphalan | 0,25 mg/kg p.o. | Tag 1–4 |
| Prednisolon | 2 mg/kg p.o. | 1–4 |
| Wiederholung des Schemas alle 6 Wochen | | |
| **B. LEE-Schema** | | |
| BCNU | 1 mg/kg i.v. | Tag 1 |
| Cyclophosphamid | 10 mg/kg i.v. | 1 |
| Melphalan | 0,1 mg/kg p.o. | 1–7 |
| Prednisolon | 1 mg/kg p.o. | 1–7 |
| | 0,5 mg/kg p.o. | 7–14 |
| | 0,25 mg/kg p.o. | 15–21 |
| Vincristin | 0,02 mg/kg i.v. | 21 |
| Wiederholung des Schemas alle 4–6 Wochen | | |
| **C. VCAP-Schema** (nach Alexanian) | | |
| Vincristin | 1 mg i.v. | Tag 1 |
| Cyclophosphamid | 100 mg/m² p.o. | 1–4 |
| Adriamycin | 25 mg/m² i.v. | 2 |
| Prednison | 60 mg/m² p.o. | 1–4 |
| Wiederholung des Schemas alle 3–4 Wochen | | |

neben der spezifischen Chemotherapie durchgeführt werden, bei bedrohlicher Hyperkalzämie sind reichliche parenterale Flüssigkeitszufuhr und Kortikosteroide in hoher Dosierung erforderlich.

#### Verlauf und Prognose

Das Plasmozytom ist eine maligne, unheilbare Erkrankung. Durch die heute gegebenen Therapiemöglichkeiten kann nur eine palliative Wirkung und eine Lebensverlängerung erzielt werden. Etwa 60% der Patienten sprechen auf die spezifische Therapie an. Nach einer stabilen, relativ beschwerdefreien Phase kommt es zur Resistenzentwicklung und erneuten Progression, die sich häufig durch die Alternativtherapie der zweiten Wahl noch aufhalten läßt, bis dann eine akute terminale Phase mit rascher Zunahme der Tumormasse einsetzt. Prognostisch ungünstige Faktoren, die diese Entwicklung anzeigen, sind ein Anstieg von Kreatinin und Calcium im Serum und ein Abfall der Leukozyten und Thrombozyten. Der Medianwert der Überlebenszeit der Plasmozytompatienten liegt heute bei 36 Monaten gegenüber 7 Monaten ohne Therapie.

## Weitere monoklonale Gammopathien

In der Tab. **19** sind weitere Erkrankungen aufgeführt, bei denen eine monoklonale Vermehrung von Immunglobulinen auftritt. Am häufigsten ist die benigne monoklonale Gammopathie, die in höherem Lebensalter nicht selten gefunden wird. Bei Fehlen von Osteolysen ist die Differentialdiagnose zu einem beginnenden Plasmozytom vor allem durch die konstante Menge des M-Proteins bei der Verlaufsbeobachtung zu stellen. Bei der von Waldenström erstmals beschriebenen Makroglobulinämie liegt eine monoklonale Vermehrung eines IgM vor. Diese Erkrankung wird heute zu den lymphoplasmozytoiden malignen Lymphomen (Immunozytomen) gerechnet und ist im Kapitel der Non-Hodgkin-Lymphome dargestellt.

Tabelle **19** Monoklonale Gammopathien

| Tabelle 19 Monoklonale Gammopathien |
|---|
| Plasmozytom<br>(Multiples Myelom) |
| Makroglobulinämie Waldenström<br>(Lymphoplasmazytoides Immunozytom) |
| Schwerkettenkrankheit<br>$\gamma$-(Franklin-) Heavy chain disease<br>$\alpha$-Heavy chain disease<br>$\mu$-Heavy chain disease |
| Benigne (»essentielle«) monoklonale Gammopathie |

Bei den Schwerkettenkrankheiten handelt es sich um sehr seltene Erkrankungen, bei denen monoklonale H-Ketten der Immunglobuline IgG, IgA oder IgM vermehrt gebildet werden, die in der Immunelektrophorese nachgewiesen werden können. Die am häufigsten auftretende $\gamma$-H-Kettenkrankheit verläuft unter dem Bild einer lymphoproliferativen Erkrankung.

**Merke:** Das Plasmozytom (multiples Myelom) ist durch die charakteristische Trias – osteolytische Destruktionen bzw. schwere Osteoporose, Plasmazellvermehrung im Knochenmark und Nachweis eines monoklonalen Immunglobulins bzw. eines Bence-Jones-Proteins – gekennzeichnet. Die Therapie kann bei der Mehrzahl der Patienten eine symptomatische Besserung und Lebensverlängerung, jedoch keine endgültige Heilung erzielen.

#### Weiterführende Literatur

Durie, B.G.M.: Staging and kinetics of multiple myeloma. Clinics in Haematology 11 (1982) 3

Durie, B.G.M., S.E. Salmon: The current status and future prospects of treatment for multiple myeloma. Clinics in Haematology 11 (1982) 181

Kyle, R.A.: Amyloidosis. Clinics in Haematology 11 (1982) 151

Potter, M.: Progress in myeloma. Elsevier-North Holland Publ., Amsterdam 1980

# Seltenere Erkrankungen des lymphoretikulären Systems

## Histiozytosis X

Unter dem Oberbegriff der Histiozytosis X werden drei nach ihrem klinischen Verlauf unterschiedliche Erkrankungen zusammengefaßt, bei denen eine in ihrer Ursache noch unbekannte pathologische Proliferation von Histiozyten vorliegt. Histopathologisch findet sich entweder eine diffuse Infiltration oder eine fokale granulomartige Anhäufung von Histiozyten, z.T. vakuolisiert (»Schaumzellen«), zahlreichen Eosinophilen und vereinzelt mehrkernigen Riesenzellen.

### Eosinophiles Granulom

Diese Erkrankung ist durch eine, gelegentlich auch mehrere osteolytische Läsionen des Skelettsystems charakterisiert. Die Prognose ist gut, nach lokaler Ausräumung und/oder Bestrahlung. Gelegentlich kommt es später zu einem erneuten Auftreten in anderen Skelettanteilen.

### Hand-Schüller-Christian-Krankheit

Als charakteristische Symptomatik wurde eine Trias von osteolytischen Knochenläsionen, Exophthalmus und Diabetes insipidus beschrieben. Im Rahmen der systemischen Histiozytose kommt es jedoch auch zu multiplen Manifestationen in parenchymatösen Organen. Besonders häufig ist ein Befall des Lungeninterstitiums, der über die akute Symptomatik eines Spontanpneumothorax zur ersten Feststellung der Erkrankung führen kann.

### Abt-Letterer-Siwe-Krankheit

Im Gegensatz zum meist nur langsam progredienten Verlauf der Hand-Schüller-Christian-Krankheit ist die Progredienz dieser Form der generalisierten Histiozytose sehr rasch und führt besonders bei Säuglingen innerhalb weniger Monate zum Tode. Das Hauptmanifestationsalter liegt zwischen dem 1. und 4. Lebensjahr. Histiozytäre Granulome finden sich disseminiert in den Lungen, Knochenmark, Leber, Milz und Lymphknoten. Im Vordergrund des klinischen Bildes stehen Organvergrößerungen, Zeichen der hämorrhagischen Diathese, Hämoptysen und eine respiratorische Insuffizienz.
Die *Therapie* der generalisierten Form der Histiozytosis X erfolgt – vor allem bei rascher Progredienz – im allgemeinen mit Zytostatica und Kortikosteroiden. Eine Strahlentherapie ist bei Statikgefährdung zur lokalen Sanierung osteolytischer Herde indiziert.

## Maligne Histiozytose

Bei dieser Krankheit liegt eine generalisierte, fortschreitende und invasive Proliferation atypischer Histiozyten vor. Die histopathologische Charakterisierung und Abgrenzung von der Histiozytosis X, »histiozytären« Lymphomen, reaktiven Histiozytenproliferationen und der Haarzell-Leukämie erfolgt aufgrund zytologischer, zytochemischer und elektronenmikroskopischer Kriterien.
Die Erkrankung tritt bei Kindern und Erwachsenen auf. Neben Hautmanifestationen finden sich klinisch eine Vergrößerung von Lymphknoten, Leber und Milz sowie eine progrediente Knochenmarkinsuffizienz durch Tumorzellinfiltrationen. Die Prognose ist sehr ungünstig mit einem Medianwert der Überlebenszeiten von 6 Monaten. Der Wert einer intensiven zytostatischen Therapie (z.B. mit Antracyclinantibiotika) ist noch nicht sicher zu beurteilen.

## Haarzell-Leukämie

Die Abgrenzung dieser Erkrankung erfolgte 1958 durch Bouroncle unter dem Begriff der leukämischen Retikuloendotheliose.
Inzwischen hat sich die Bezeichnung Haarzell-Leukämie wegen der pathognomonischen mononukleären Zellen mit haarförmigen Zytoplasmaausläufern allgemein durchgesetzt. Die Haarzellen lassen sich im peripheren Blut, im Knochenmark und in Infiltraten der Milz, der Leber und anderer Organe nachweisen. Sie sind mit einem Durchmesser zwischen 10 und 20 µm größer als Lymphozyten und weisen einen meist gebuchteten, zentral gelegenen Kern auf. Als charakteristischer Befund läßt sich in atypischen Zellen zytochemisch reichlich eine saure Phosphatase nachweisen, die nicht durch Tartrat hemmbar ist (Isoenzym 5).
Das Durchschnittsalter bei der Diagnosestellung liegt bei 50 Jahren; das männliche Geschlecht überwiegt. Führende klinische Zeichen sind eine häufig sehr ausgeprägte Splenomegalie und eine Panzytopenie im peripheren Blut. Eine Vergrößerung der Leber ist selten, eine Vergrößerung von Lymphknoten liegt bei der Mehrzahl der Patienten nicht vor. Als Komplikationen finden sich Anämiebeschwerden, gehäufte Infektionen und Zeichen einer hämorrhagischen Diathese.
Differentialdiagnostisch ist vor allem eine Abgrenzung gegenüber der Osteomyelofibrose und Non-Hodgkin-Lymphomen von niedrigem Malignitätsgrad notwendig.
Der Verlauf ist chronisch und häufig für längere Zeit ohne besondere Beschwerden für den Patienten. Häufigste Todesursache sind Infektionen, vor allem durch gramnegative Keime und Pilze.
Als einzige gesicherte therapeutische Maßnahme ist gegenwärtig die Milzexstirpation anzusehen, die regelmäßig zu einer Besserung der Panzytopenie und Verminderung der dadurch bedingten Komplikationen führt.

## Lymphogranulomatosis X (angioimmunoblastische Lymphadenopathie)

Bei dieser Erkrankung liegt eine exzessiv gesteigerte abnorme Immunproliferation vor, die als reaktive Hyperimmunreaktion, wahrscheinlich des B-Zellsystems, aufgefaßt wird. Das histologische Bild ist charakterisiert durch die Trias einer immunoblastischen Proliferation mit plasmazytoiden Immunoblasten und Plasmazellen, eine ausgeprägte Proliferation von postkapillären Venolen und die interstitielle Ablagerung von amorphem PAS-positivem Material.
Klinisch finden sich eine generalisierte Vergrößerung von Lymphknoten, eine Hepatosplenome-

galie, Fieber, Gewichtsverlust, Juckreiz und wechselnde Exantheme. Eine Eosinophilie im peripheren Blut und eine ausgeprägte, meist polyklonale Vermehrung der $\gamma$-Globuline weisen auf eine hyperergische Reaktion hin. Häufig ist ein positiver Coombs-Test.

Der Verlauf der Erkrankung ist entweder protrahiert mit rezidivierenden Schüben, die sich meist durch Fieber, Exantheme und pulmonale Infiltrate ankündigen, oder sehr rasch progredient, innerhalb weniger Monate zum Tode führend. Der Übergang in ein immunoblastisches malignes Lymphom wurde mehrfach beobachtet.

Die therapeutischen Möglichkeiten sind begrenzt. Einzelne Schübe lassen sich durch eine hochdosierte Kortikosteroidbehandlung abfangen. Eine Therapie mit Zytostatika scheint eher zu einer Verschlechterung zu führen.

### Weiterführende Literatur

Cawley, J.C., G.F.Burns, F.G.J.Hayhoe: Hairy-cell leukaemia. Recent Results in Cancer Research 72. Springer, Berlin 1980

Huhn, D., P.Meister: Malignant histiocytosis. Cancer 42 (1978) 1341

Jansen, J., J.Hermans: Splenectomy in hairy cell leukemia. A retrospective multicenter analysis. Cancer 47 (1981) 2066

Lichtenstein, L.: Histiocytosis X. Integration of eosinophilic granuloma of bone, Letterer-Siwe disease and Schüller-Christian disease as related manifestations as a single nosologic entity. Arch. Path. 56 (1953) 84

Lukes, R.J., B.H.Tindle: Immunoblastic lymphadenopathy, A hyperimmune entity resembling Hodgkin's Disease. New Engl. J. Med. 292 (1975) 1

Radaszkiewicz, T., K.Lennert: Lymphogranulomatosis X. Klinisches Bild, Therapie und Prognose. Dtsch. med. Wschr. 100 (1975) 1157

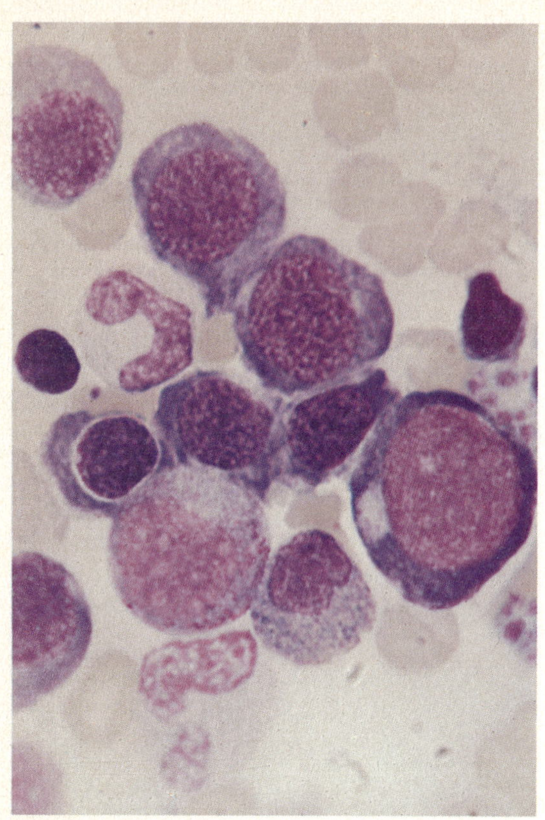

Abb. **1** Knochenmarkausstrich bei perniziöser Anämie (Megaloblasten verschiedener Reifungsstufen)

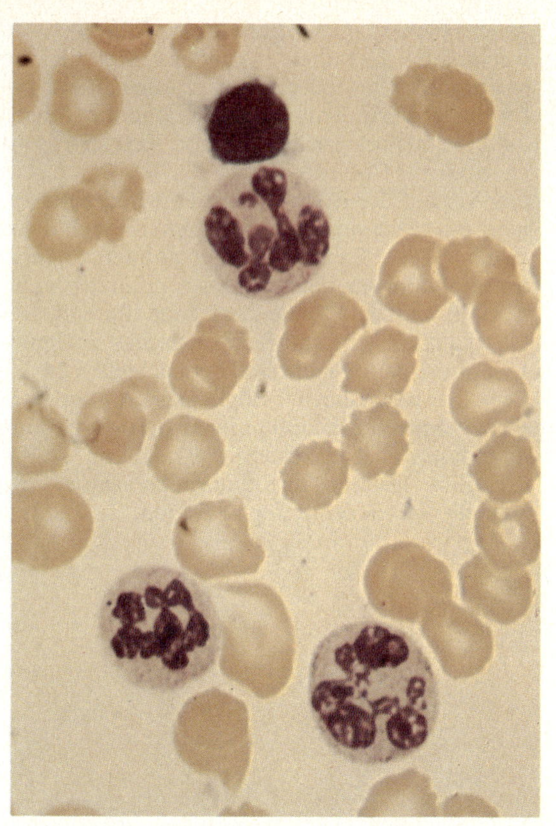

Abb. **2** Übersegmentierte Granulozyten bei perniziöser Anämie

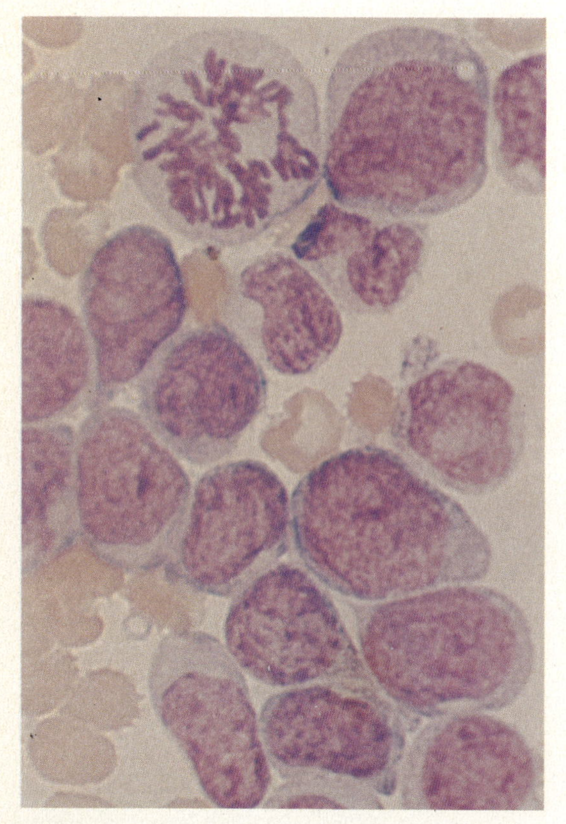

Abb. **3** Knochenmark bei akuter myeloischer Leukämie (M 1 nach der FAB-Klassifikation)

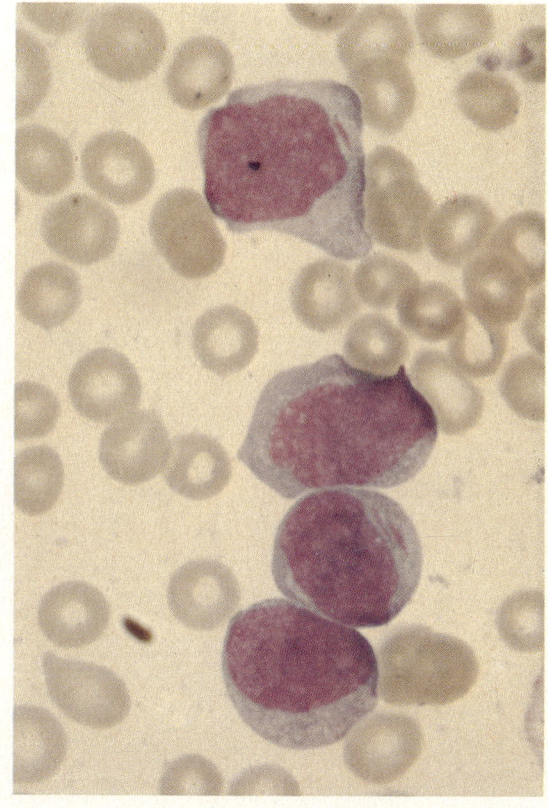

Abb. **4** Akute myeloische Leukämie mit Auer-Stäbchen (M 2 nach der FAB-Klassifikation)

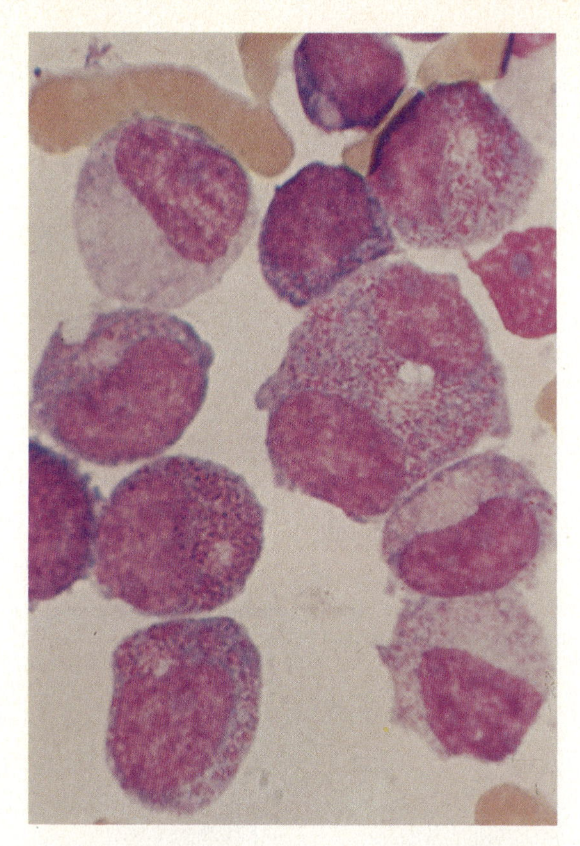

Abb. **5** Knochenmarkausstrich bei akuter promyelozytärer Leukämie (M 3 nach der FAB-Klassifikation)

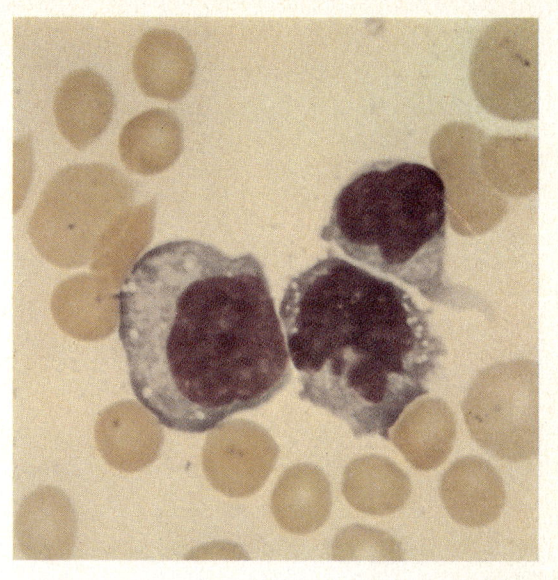

Abb. **6** Blasten bei akuter myelomonozytärer Leukämie (M 4 nach der FAB-Klassifikation) im peripheren Blut

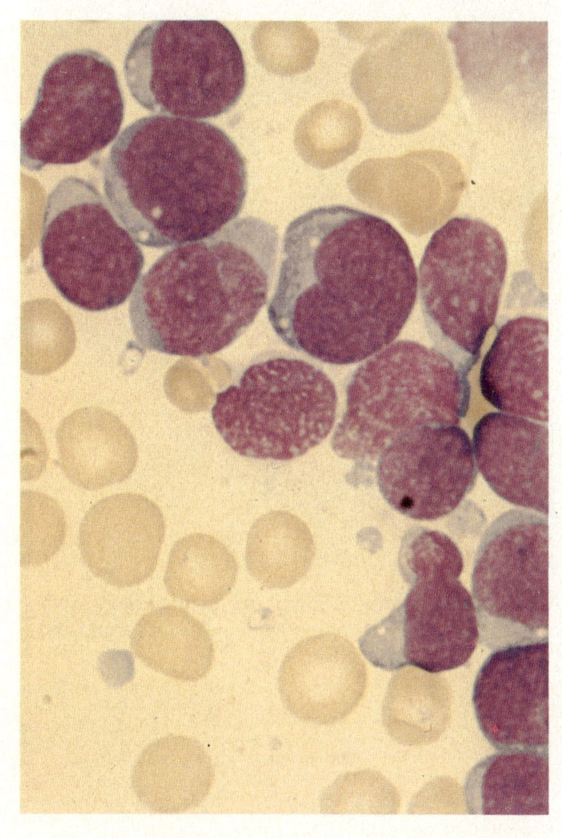

Abb. **7** Knochenmarkausstrich bei akuter lymphatischer Leukämie (L 2 nach der FAB-Klassifikation)

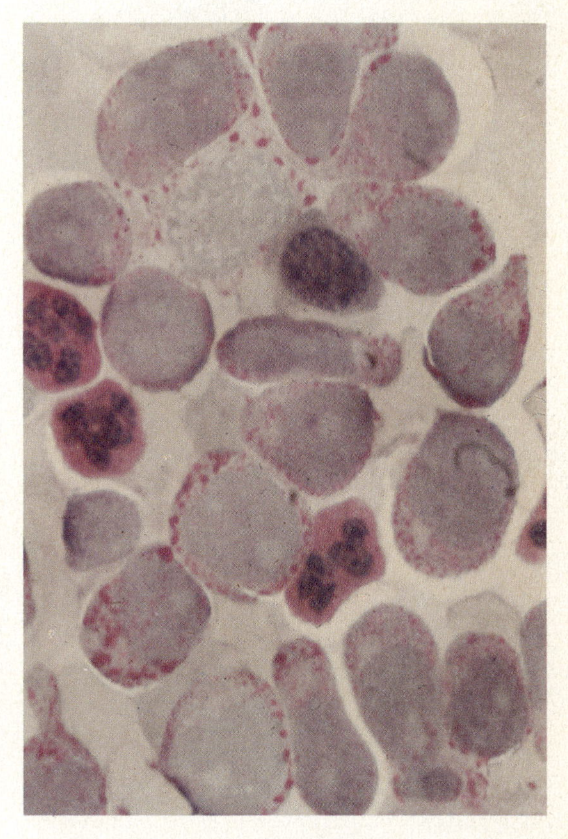

Abb. **8** Grob-granuläre PAS-Reaktion in den Blasten bei akuter lymphatischer Leukämie

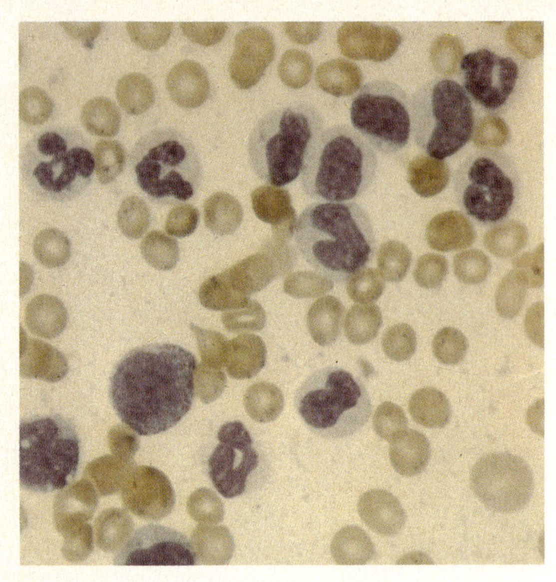

Abb. **9** Ausstrich des peripheren Blutes bei chronischer myeloischer Leukämie

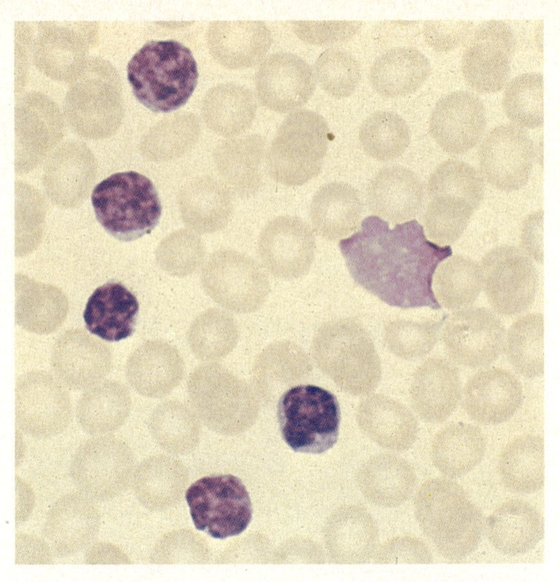

Abb. **10** Ausstrich des peripheren Blutes bei chronischer lymphatischer Leukämie

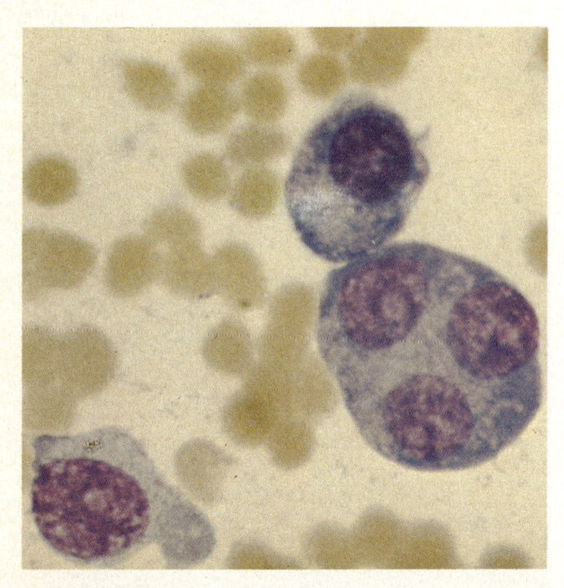

Abb. **11** Mehrkernige Plasmazelle im Knochenmark bei Plasmozytom

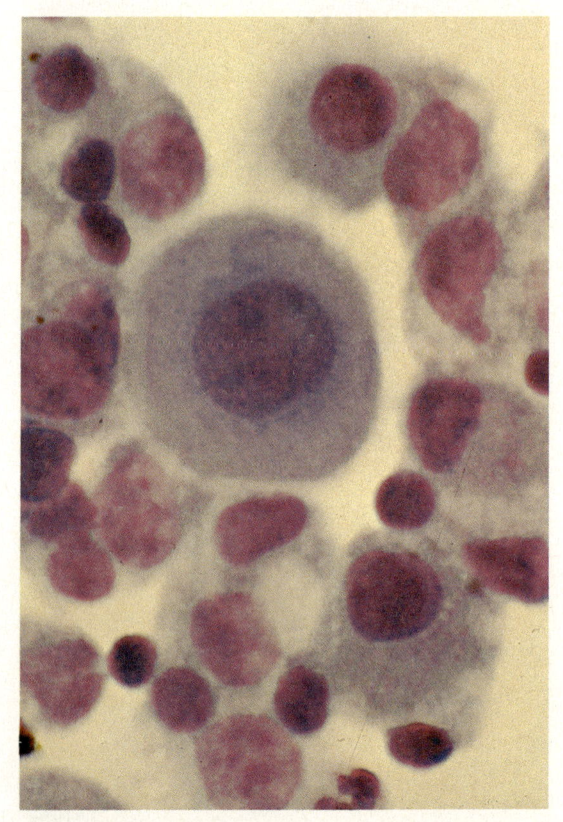

Abb. **12** Perikardbeteiligung bei Lymphogranulomatose (Zytozentrifugenpräparat des Perikardergusses). Im Zentrum Hodgkin-Zelle

13

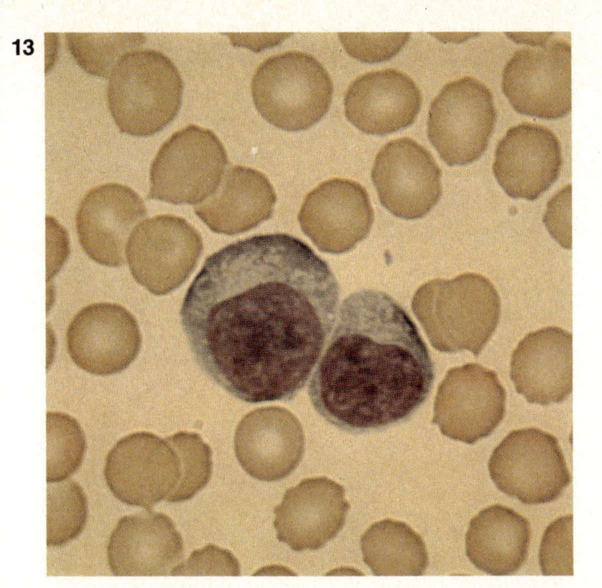

14

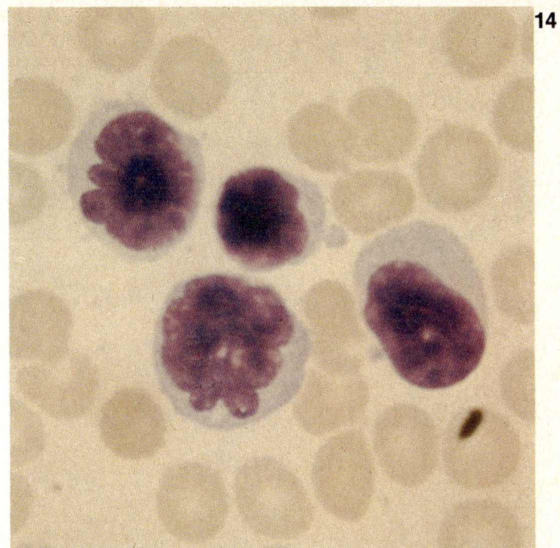

15

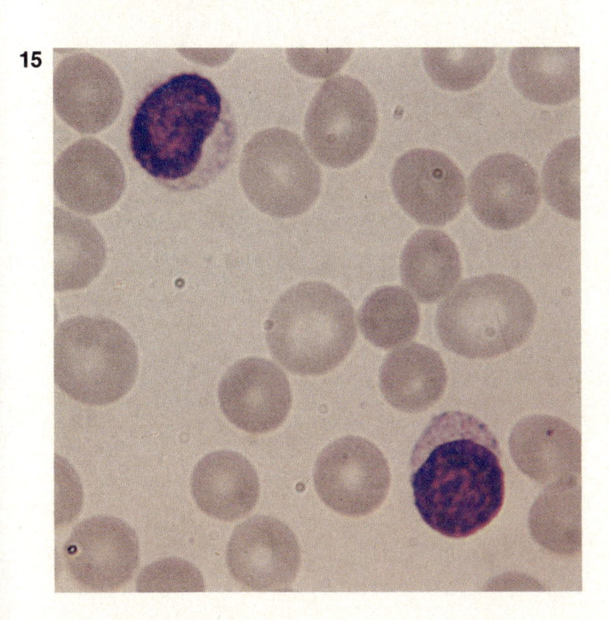

16

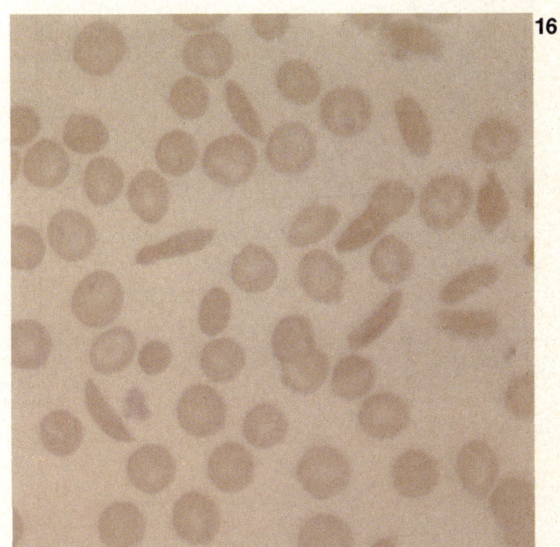

17

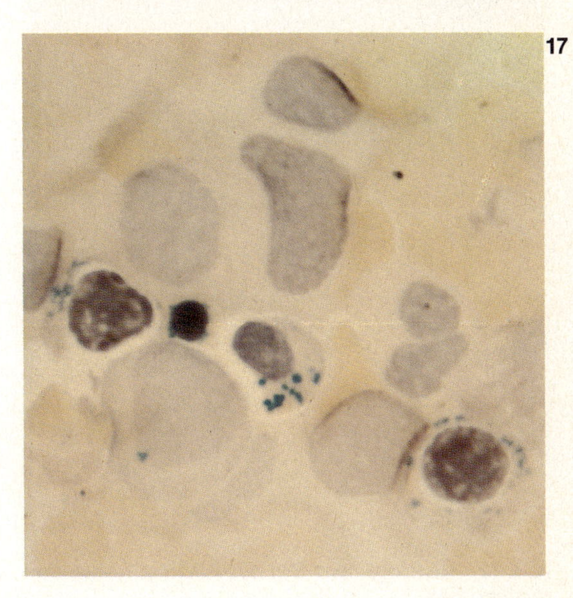

Abb. **13** Lymphomonozytäre Zellen (Virozyten) bei infektiöser Mononukleose

Abb. **14** Atypische mononukleäre Zellen mit »zerebriformen Kernen« (Sézary-Zellen) bei einer Patientin mit Sézary-Syndrom

Abb. **15** Kugelzellen bei hereditärer Sphärozytose (Kugelzellanämie)

Abb. **16** Sichelzellen und Schießscheiben-Zellen bei einem Farbigen mit Sichelzellanämie (Drepanozytose)

Abb. **17** Ringsideroblasten bei erworbener sideroachrestischer (sideroblastischer) Anämie. Beachte die ringförmig um den Kern angeordneten groben Eisengranula

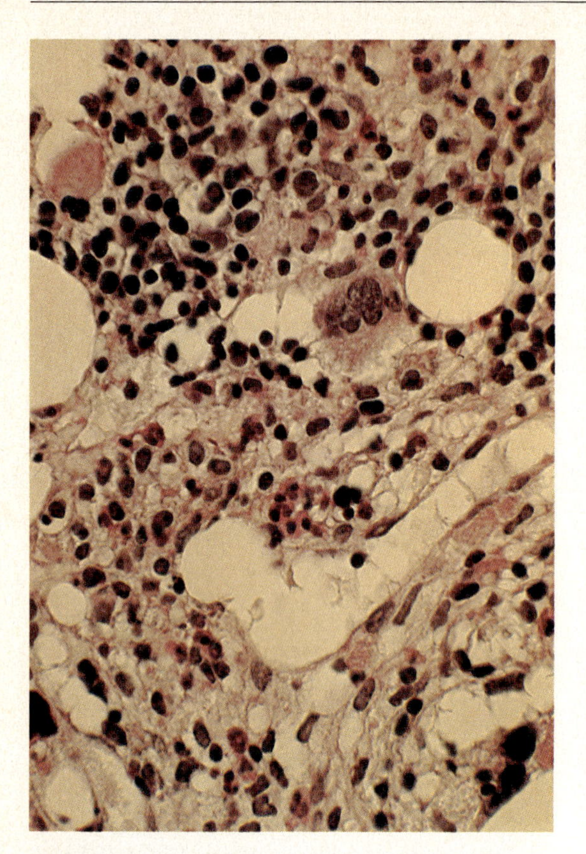

Abb. **18** Histologisches Bild des normalen Knochenmarkes (Jamshidi-Biopsie)

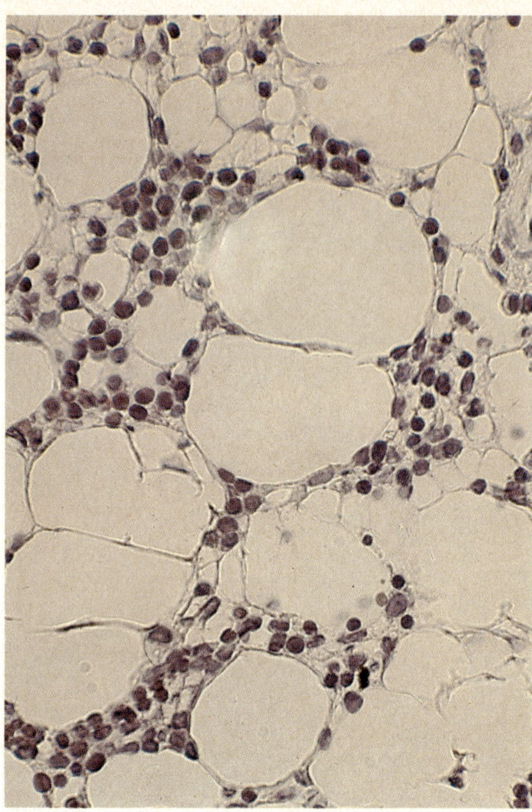

Abb. **19** Histologisches Bild des Knochenmarkes bei aplastischer Anämie (Panmyelopathie)

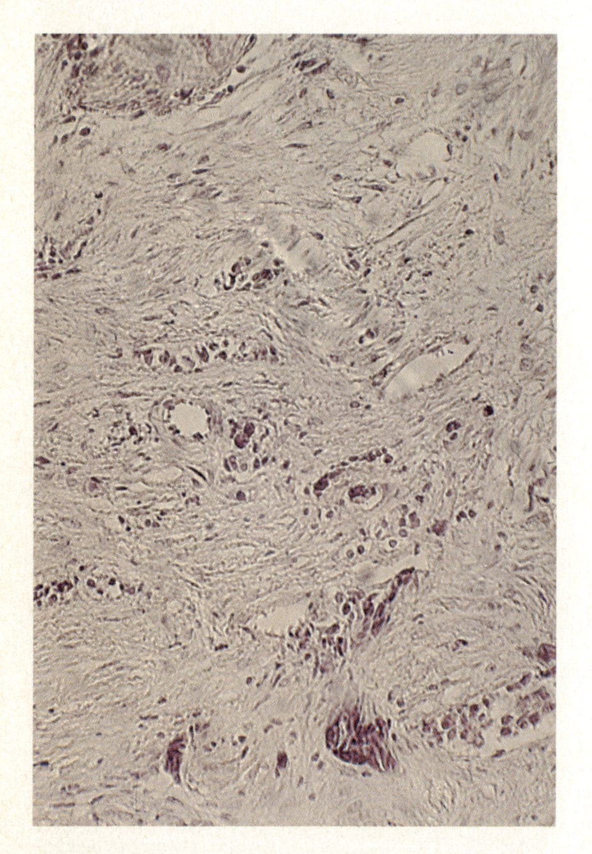

Abb. **20** Histologisches Bild des Knochenmarkes bei Myelofibrose

# Erkrankungen der Milz

*H. D. Waller*

Erkrankungen der Milz äußern sich meistens in einer Vergrößerung des Organs (Milztumor). Selten ist die Ursache eines Milztumors eine isolierte Erkrankung der Milz. In der Regel liegen Erkrankungen des hämatopoetischen oder lymphoretikulo-histiozytären Systems, hepatolienale Störungen, Kollagenosen und rheumatische Erkrankungen oder Infektionskrankheiten zugrunde. Auch seltene Speichererkrankungen gehen oft mit einer Hepatosplenomegalie einher. Die differentialdiagnostische Abgrenzung der genannten Krankheitsgruppen ist daher für die Beurteilung einer Splenomegalie vordringlich.

## Ätiologie und Pathophysiologie

Häufige Mitbeteiligung der Milz bei zahlreichen Erkrankungen ergibt sich aus ihrer Morphologie und Funktion. Sie besteht vor allem aus roter und weißer Pulpa sowie retikuloendothelialem Gewebe und Bindegewebe. In der Fetalphase ist die Milz wichtiges Organ der Hämatopoese, später findet man in ihr eine Blutbildung nur bei myeloproliferativen Erkrankungen und Leukämien im Sinne einer myeloischen Metaplasie. Nach der Geburt liegt die Hauptaufgabe der Milz in einer Filterfunktion für gealterte oder pathologisch veränderte Blutzellelemente und Partikel.
Bei der immunologischen Infektabwehr hat die Milz ähnliche Aufgaben wie das übrige lymphatische Gewebe. Sie hat für die Antikörperbildung eine wichtige, jedoch nicht vitale Bedeutung. Nach Splenektomie werden die unspezifische Clearance-Funktion durch das übrige RES, die Antikörperbildung und zelluläre Immunreaktionen durch das lympathische System in Lymphknoten und Knochenmark übernommen. Nur im frühen Kindesalter hat die Milz eine zentrale Bedeutung für immunologische Abwehrreaktionen (Gefahr septischer Pneumokokkeninfektionen nach Splenektomie). In den letzten Jahren wurden auch bei Erwachsenen schwere septische Krankheitsbilder nach Splenektomie als Folge erworbener Immundefizienz beschrieben.
Die Filterfunktion für Zellelemente ist vorwiegend an die rote Pulpa gebunden. 98–99% des Blutes fließen in der Milz normal direkt von den Arterien über die Sinus in die Venen (sogenanntes »schnelles Kompartiment«) und nur 1–2% über dazwischengeschaltete Mantelplexus (sogenanntes »langsames Kompartiment«), in denen die engen Schlitze der Basalmembran zwischen Mantelplexus und Sinus ein starkes Passagehindernis darstellen. Phagozytose und Hämolyse roter Blutzellen erfolgen vor allem mit Hilfe von Retikulumzellen und Makrophagen in den Pulpasträngen. Bei vielen Formen von Splenomegalie tritt vor allem eine Vermehrung der roten Pulpa mit ihren Mantelplexus auf, so daß unter anderem die Zunahme des »langsamen Kompartimentes« als Ursache erhöhter Sequestration von Blutzellen, z. B. bei verschiedenen Formen hämolytischer Anämien sowie Thrombozyto- und Granulozytopenien, diskutiert wird. Unter physiologischen Bedingungen werden 80% der gealterten Erythrozyten im Knochenmark sequestriert. Die Splenektomie führt daher nicht zur Verlängerung der Erythrozytenlebensdauer. Neben der Blutmauserung werden in der Milz auch bestimmte Strukturelemente der Erythrozyten (z. B. Chromatinreste und Ferritin) entfernt.
Die Splenomegalie bei Lymphogranulomatose und malignen Non-Hodgkin-Lymphomen ist Folge vor allem einer malignen Proliferation im lymphoretikulären Gewebe der Milz. Die Splenomegalie bei Speichererkrankungen steht mit der Zunahme des RES in Zusammenhang. Bei Lebererkrankungen steht die Milzvergrößerung in Verbindung mit der portalen Hypertension, die bei prä-, intra- oder posthepatischem Block auftreten kann. Durch die Druckerhöhung in der Milzvene kann ein Umbau des Milzgewebes im Sinne einer »Fibroadenie« entstehen. Ursache einer Splenomegalie kann auch eine Einflußstauung vor dem rechten Herzen sein.

## Untersuchungsmethoden

Neben der klinischen Untersuchung bedient man sich heute zur Bestimmung von Größe, Form und Struktur der Milz der Röntgenaufnahme, Sonographie, Computertomographie und Szintigraphie. Wichtige Untersuchungsmethoden sind weiterhin die Laparoskopie mit Punktion der Milz und Anfertigung eines Splenogramms. Bei Verdacht auf Tumoren und Gefäßprozesse sollte die Darstellung des Gefäßsystems mit gezielter Arteriographie und Splenoportographie durchgeführt werden.
Mit Hilfe von Isotopenmarkierung lassen sich Umsatz und Lebensdauer von Erythrozyten, Thrombozyten und Granulozyten unter Festlegung des Hauptsequestrationsorgans sowie das Ausmaß extramedullärer Blutbildung in der Milz (unter Umständen wichtig für die Indikation zur Splenektomie) bestimmen.

### Isolierte Milzerkrankungen

Isolierte Erkrankungen der Milz sind sehr selten. Zu nennen sind die oft mit Mißbildungen des Herzgefäßsystems verbundene *Agenesie der Milz* und *Nebenmilzen,* die häufig erst bei Ausbleiben des Therapieerfolges nach Splenektomie am Fehlen der Howell-Jolly-Körperchen in den Erythrozyten erkannt werden. Unter den *Lageanomalien der Milz* ist vor allem die manchmal mit erheblichen abdominellen Beschwerden einhergehende stielgedrehte Wandermilz (Verlagerung bis ins linke Skrotum möglich) zu erwähnen.

Zu den *gutartigen Tumoren* gehören Fibrome, oft kavernöse Lymphangiome und z.T. sehr große Hämangiome (Strömungsgeräusche!). Ein Aneurysma der Milzarterie äußert sich oft röntgenologisch in einer zwiebelschalenförmigen Ringverschattung im linken hinteren Oberbauch.

Bei den *Milzzysten* sind primäre Zysten mit Endothelauskleidung (Gefahr maligner Entartung) von sekundären Zysten und parasitären Zysten (Echinokokkus) zu unterscheiden. Beschwerden werden bei gutartigen Tumoren, außer als Folge von Verdrängung umliegender Organe oder Kapselspannung, nicht angegeben.

Bei *bösartigen Tumoren* können Gewichtsabnahme, unklares Fieber, Anämie, BSG-Beschleunigung und Erhöhung der LDH-Aktivität im Serum bestehen. Unter den Tumoren ist vor allem an lymphoblastische und immunoblastische maligne Lymphome sowie an Fibrosarkom und Angiosarkom zu denken. Differentialdiagnostisch sind alle Formen generalisierter maligner Lymphome, Metastasen von Bronchial- und Mammakarzinomen sowie Konglomerattumoren mit dem Pankreasschwanz und der linken Kolonflexur auszuschließen.

## Splenomegalie als Symptom anderer Erkrankungen

Schmerzhafte Milztumoren können bei chronischen Leukämien, myeloproliferativen Syndromen und auch Endocarditis lenta Folge eines Milzinfarktes sein (perisplenitisches Reiben) oder durch Milzabszesse bei Infektionskrankheiten auftreten.

Über Splenomegalie bei Erkrankungen des hämatopoietischen und des lymphoretikulären Systems s. S. 9.53 ff. u. 9.37 ff. und bei hepatolienalen Erkrankungen s. dort.

Unter den *Kollagenosen* und *rheumatischen Erkrankungen* mit Splenomegalie sind vor allem das Felty-Syndrom, die Still-Chauffardsche Krankheit, der Lupus erythematodes disseminatus, seltener das Reiter-Syndrom und die rheumatoide Arthritis zu nennen.

Von den *Speichererkrankungen* gehen die Histiozytosis X, die Niemann-Picksche Krankheit, Morbus Gaucher, Hyperchylomikronämie, Glykogenose sowie Hämochromatose und die Wilsonsche Krankheit obligat mit einer Hepatosplenomegalie einher.

Splenomegalie bei *chronischen Infektionen* beobachtet man vor allem bei Endocarditis lenta, Morbus Boeck, Miliartuberkulose, Malaria und Lues II. *Akute Infektionskrankheiten* mit häufiger Splenomegalie sind in Tab. **20** zusammengestellt.

Tabelle **20** Splenomegalie bei akuten Infektionskrankheiten

| | |
|---|---|
| Typhus | Röteln |
| Paratyphus | Viruspneumonie |
| Morbus Bang | Rickettsiosen |
| Leptospirosen | Toxoplasmose |
| Virushepatitis | Kala Azar |
| Infektiöse Mononukleose | Bilharziose |
| Histoplasmose | Malaria |

### Hyperspleniesyndrom

Der Verdacht auf ein Hyperspleniesyndrom besteht immer, wenn bei vollem Knochenmark und Splenomegalie eine Panzytopenie oder Bizytopenie für Leukozyten und Trombozyten besteht. Bei ständig transfusionsbedürftiger Anämie und Thrombozytopenie ist eine Splenektomie anzustreben. Auch die Granulozytopenie kann danach besser werden. Vorher sollte die lienale Sequestration der Blutzellen gesichert werden. Ursächlich liegt zum Teil eine Verteilungsstörung vor.

Die *Indikation zur Splenektomie* aus therapeutischen Gründen bei Erkrankungen des hämatopoietischen und lymphoretikulären Systems ist den jeweiligen Kapiteln zu entnehmen.

**Merke:** Erkrankungen der Milz sind meistens mit einem Milztumor verbunden. Eine isolierte Erkrankung der Milz (Agenesie, Nebenmilzen, Wandermilz, gutartige und bösartige Tumoren) liegt selten vor. Meistens besteht der Milztumor in Zusammenhang mit Erkrankungen des hämatopoietischen oder lymphoretikulären Systems, hepatolienalen Störungen, Kollagenosen und rheumatischen Erkrankungen sowie Infektions- oder Speicherkrankheiten.

#### Weiterführende Literatur

Ostendorf, P., M. Freund: Pneumokokkenvakzine nach Splenektomie? Zur Pathogenese und Prophylaxe der OPSI. (Overwhelming Post-Splenectomy-Infection.) Internist 22 (1981) 171

Waller, H.D., K. Wilms: Erkrankungen der Milz. In H. Hornbostel, W. Kaufmann, W. Siegenthaler: Innere Medizin in Praxis und Klinik, Bd. III, 2. Aufl. Thieme, Stuttgart 1977

Wintrobe, M.M.: Clinical hematology, 8th ed. Lea u. Febiger, Philadelphia 1981

# Hämorrhagische Diathesen

*P. Ostendorf*

**Definition:** Normale Blutstillung und die Verhinderung intravasaler Fibrinbildung (System der Hämostase) beruhen auf einem komplexen Zusammenspiel von
- Gefäßwand,
- zellulären Komponenten (Thrombozyten),
- plasmatischen Faktoren (Gerinnungsproteine).

Dieser komplexe Mechanismus ist Ergebnis der phylogenetischen Entwicklung von der Gefäßkonstriktion als primitiver Form, über die aggregationsfähige Blutzelle, den Thrombozyten (Vögel, Reptilien), zu den plasmatischen Gerinnungsproteinen als jüngster Entwicklungsstufe im System der Hämostase.
Störungen der Hämostase können einmal bedingt sein durch eine überschießende Aktivierung am falschen Ort. Die resultierende venöse bzw. arterielle Thrombose verlegt eine intakte Strombahn (= Pluskoagulopathie). Störungen der Hämostase werden zum anderen durch eine fehlende oder fehlerhafte Blutstillung ausgelöst. Spontan, nach banalen Belastungen, nach Verletzungen und postoperativ kommt es vermehrt und verlängert zu Blutungen (= Minuskoagulopathie).
Entsprechend den 3 Komponenten der Blutstillung können folgende hämorrhagische Diathesen pathogenetisch unterschieden werden:
- vaskuläre hämorrhagische Diathesen,
- thrombozytäre hämorrhagische Diathesen,
- plasmatische hämorrhagische Diathesen.

## Pathophysiologie der Blutstillung

### Gefäßwand

Nach einer Verletzung mit Unterbrechung der Gefäßintegrität kommt es zu einer Konstriktion der Gefäße als erster Reaktion auf den Verletzungsreiz. Dieser lokale muskuläre Reflex mit einer durchschnittlichen Dauer von 15–60 s ist nur den Arterien und Arteriolen möglich, nicht aber den muskelfreien Gefäßen wie Kapillaren und bestimmten Venolen. Eine primäre Verzögerung des Blutflusses kann in diesen Gefäßprovinzen nur durch lokalen Gewebsdruck zustande kommen bzw. bei niedrigem intravasalem Druck durch Gefäßkollaps mit Verklebung der Endothelzellen. Indirekt hängt der Effekt der Vasokonstriktion zusätzlich von den allgemeinen Kreislaufbedingungen wie arterieller Mitteldruck, ZVD und intravasalen Volumenverschiebungen ab.

### Thrombozyten

Eine Gewebsverletzung führt neben der Vasokonstriktion zur Freilegung von Kollagen und subendothelialen Strukturen wie Basalmembran und Mikrofibrillen. Im Gegensatz zu intaktem Endothel ist die Änderung der Gefäßwandstruktur – insbesondere das Kollagen – ein adäquater Reiz für die Anhaftung von Thrombozyten an die Verletzungsstelle (Adhäsion). Für diesen primären Vorgang der Thrombozytenadhäsion ist ein plasmatischer Faktor erforderlich, der sogenannte von Willebrand-Faktor.
An Kollagen adhärente Plättchen degranulieren in einem 2. Schritt und setzen aus den dichten Granula (dense bodies) ATP, ADP und vasoaktive Amine, insbesondere Serotonin, frei *(Freisetzungsreaktion)*. Durch das freigesetzte ADP kommt es in einem 3. Schritt zur Anlagerung von Plättchen untereinander *(Aggregation)*. Neben der Freisetzung von Plättcheninhaltsstoffen aktiviert Kollagen zusätzlich die Phospholipase $A_2$, die zur Bildung von labilen Prostaglandinperoxiden führt. Ein Endprodukt dieses Prostaglandinstoffwechsels in Thrombozyten ist Thromboxan $A_2$, eine Substanz, die stark aggregierend und vasokonstringierend wirkt. Dieses Endprodukt steht in einem biologischen Gleichgewicht mit Prostazyklin, einer desaggregierenden in der Gefäßwand synthetisierten Substanz, die ebenfalls aus den labilen Peroxiden entsteht und physiologisch mit zunehmender Verletzungstiefe abnimmt (Abb. **3**). Thrombin, z. T. auf der Oberfläche aggregierender Plättchen gebildet, stimuliert die weitere Aggregation und unterhält die Freisetzungsreaktion. Unter der aggregationsstimulierenden Wirkung dieser 3 Substanzen wird von den Thrombozyten ein Membran-Phospholipoprotein, der Plättchenfaktor ($PF_3$), auf der Oberfläche der Plättchen verfügbar, der für wichtige Teilschritte der folgenden plasmatischen Gerinnung erforderlich ist.

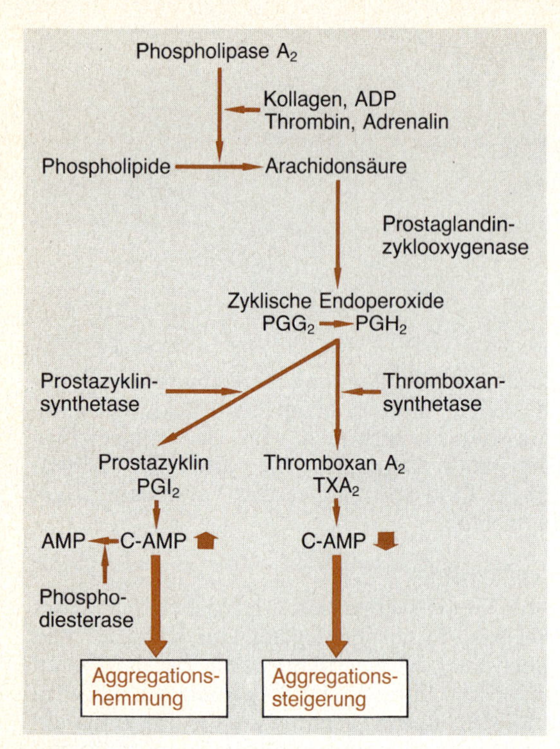


Abb. **3** Prostaglandinstoffwechsel und zyklisches Adenosinmonophosphat (C-AMP) in ihrer Beziehung zur Plättchenaggregation

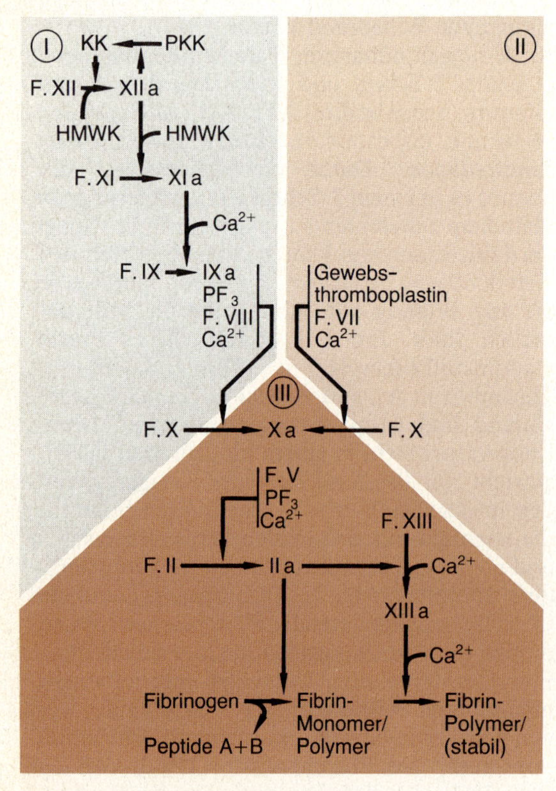


Abb. **4** Schema der Blutgerinnung.
I endogenes System, II exogenes System, III gemeinsamer Reaktionsablauf, KK Kallikrein, PKK Präkallikrein, F Faktor, a aktivierter Faktor, HMWK hochmolekulares Kininogen, $PF_3$ Plättchenfaktor 3

Plasmatische Gerinnung

Die Gefäßverletzung mit Freilegung subendothelialer Strukturen führt nicht nur zur primären Blutstillung. Freiliegendes Kollagen aktiviert auch die 3. Komponente der Blutstillung, das plasmatische Gerinnungssystem, mit der Bildung des endgültigen Gerinnungspfropfes. Einerseits aktiviert Kollagen den Faktor XII. Andererseits können Thrombozyten, die mit Kollagen reagiert haben, das Gerinnungssystem über den Faktor XI anstoßen. Ein dritter Aktivierungsvorgang läuft über das Gewebsthromboplastin.

Diese 3 Vorgänge greifen in das normalerweise inaktive, aber funktionsfähige System der plasmatischen Gerinnung ein, das durch ein Zusammenspiel potentiell gerinnungsaktiver Proteine und fibrinolytischer Faktoren bestimmt wird, die jeweils durch ein subtiles System von Inhibitoren im Gleichgewicht zwischen inaktiven Vorstufen und aktiven Enzymen gehalten werden.

Tab. **21** faßt die bisher gesicherten plasmatischen Gerinnungsfaktoren und ihre wesentlichen Charakteristika (Molekulargewicht, Halbwertszeit, Lagerungseigenschaft, entsprechende Störung) zusammen.

Funktionell lassen sich 4 Klassen unterscheiden:

- Zymogene (Faktor II, VII, IX, X, XI, XII), die zu Enzymen aktiviert werden, kenntlich durch das Suffix a,
- Kofaktoren (Faktor V, Faktor VIII), die die Umwandlung von Zymogenen akzelerieren,
- Fibrinogen,
- Inhibitoren (Antithrombin III, $C_1$-Inaktivator, $\alpha_2$-Makroglobulin, $\alpha_1$-Antitrypsin, Protein C).

Entscheidende Reaktionen sind die Überführung von Fibrinogen in Fibrin durch Thrombin (F. II a) und die stabilisierende Funktion von Faktor XIII a, durch die ein unlösliches fibröses Proteinnetzwerk gebildet werden. Dieses Ziel des Gerinnungsablaufes wird über 2 Systeme erreicht:

- endogenes System,
- exogenes System.

Schematisch sind diese Vorgänge in Abb. **4** dargestellt.

*Das endogene System* wird aktiviert (Ⓘ in Abb. **4**), wenn Blut mit einer benetzbaren, negativ geladenen Fremdoberfläche in Berührung kommt. Faktor XII wird in die aktive Form überführt, eine Reaktion, die durch Feedback-Mechanismen über das Präkallikrein-Kallikrein-System (Fletcher-Faktor) beschleunigt wird. Daneben existiert eine Fülle anderer Aktivierungswege (Endotoxin, Kollagen, Ellagicsäure, Trypsin, Plasmin, Basalmembran, Kaolin usw.). Die aktivierte Form (Faktor XII a) kann gleichzeitig über Kallikrein und Plasmin eine Fibrinolyse induzieren (Pathogenese der sekundären Hyperfibrinolyse). Da der Hagemann-Faktor neben diesen Systemen (Gerinnung, Fibrinolyse) auch indirekt in

Tabelle **21** Die plasmatischen Gerinnungsfaktoren mit Molekulargewicht, Halbwertszeit und Lagerungseigenschaften sowie ihre Beziehungen zu Gerinnungsstörungen

(a) = aktivierte Form; DIC = disseminierte intravasale Gerinnung

| Faktor / Molekulargewicht | Name | Gerinnungsstörung | | Halbwerts-zeit in Stunden | Lagerungs-eigenschaft |
|---|---|---|---|---|---|
| | | angeboren | erworben | | |
| **Faktor I** 340 000 → 330 000 (a) | Fibrinogen | – Afibrinogenämie<br>– Dysfibrinogen-ämie | – DIC<br>– Primäre Hyper-fibrinolyse | 96–112 | gut |
| **Faktor II** 72 000→38 000 (a) | Prothrombin | – Faktor-II-Mangel<br>– Dysprothrombin-ämie | – Neugeborene<br>– Vit.-K-Mangel<br>– Leberparenchym-schaden<br>– Orale Anti-koagulantien | 41–72 | gut |
| **Faktor III** 220 000 | Gewebs-thrombo-plastin | – | – | – | – |
| **Faktor IV** | Calcium | – | – | – | – |
| **Faktor V** 330 000 → 200 000 (a) | Proakzele-rin | – Faktor-V-Mangel (Parahämophilie) | – DIC<br>– Primäre Hyper-fibrinolyse<br>– Leberparenchym-schaden | 15–35 | schlecht |
| **Faktor VII** 55 000 | Prokon-vertin | – Faktor-VII-Mangel | – Neugeborene<br>– Vit.-K-Mangel<br>– Leberparenchym-schaden<br>– Orale Anti-koagulantien | 4–6 | gut |
| **Faktor VIII** 1 (?) Mill.<br>– F. VII : COAG<br>– F. VIII : RAG<br>– F. VIII : RWF | Anti-hämophiles Globulin | – Hämophilie A<br>– Angiohämo-philie A (= von Willebrand-Jürgens-Syndrom) | – DIC<br>– Primäre Hyper-fibrinolyse | 6–18 | schlecht |
| **Faktor IX** 57–70 000 → 45 000 (a) | Christmas-Faktor-PTC | – Hämophilie B<br>– Angiohämo-philie B | – Neugeborene<br>– Vit.-K-Mangel<br>– Leberparenchym-schaden<br>– Orale Anti-koagulantien | 18–30 | gut |
| **Faktor X** 54 000→44 000 (a) | Stuart-Prower-Faktor | – Faktor-X-Mangel | – Neugeborene<br>– Vit.-K-Mangel<br>– Leberparenchym-schaden<br>– Orale Anti-koagulantien | 40–60 | gut |
| **Faktor XI** 124 000 → ? (a) | PTA | – Faktor-XI-Mangel | – Leberparenchym-schaden | 48–60 | mäßig |
| **Faktor XII** 75 000→28 000 (a) | Hagemann-Faktor | – Faktor-XII-Mangel | – Leberparenchym-schaden<br>– Dengue-Fieber | 50–70 | mäßig |
| **Faktor XIII** 320 000 → 140 000 (a) | Fibrin-stabilisie-render Faktor | – Faktor-XIII-Mangel | – Leberparenchym-schaden<br>– Leukämie<br>– Karzinom | 72–144 | gut |
| **Präkallikrein** 107 000 | Fletcher-Faktor | – Fletcher-Faktor-Mangel | – Leberparenchym-schaden<br>– Dengue-Fieber | – | gut |
| **HMW-Kininogen** 120 000 | Fitzgerald-Faktor | – Fitzgerald-Faktor-Mangel | – Leberparenchym-schaden<br>– DIC<br>– Dengue-Fieber | 156 | |

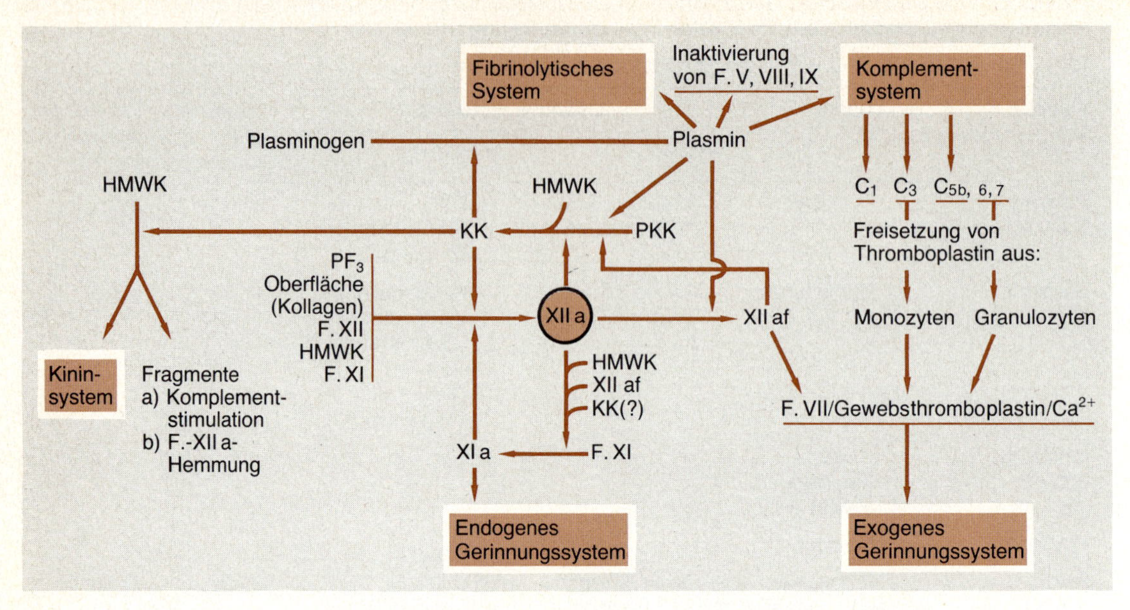


Abb. **5** Beziehungen zwischen Blutgerinnung, Fibrinolyse, Kinin- und Komplementsystem

| | | | |
|---|---|---|---|
| F | Faktor | PKK | Präkallikrein |
| a | aktivierter Faktor | HMWK | hochmolekulares Kininogen |
| af | Fragmente eines aktivierten Faktors | $PF_3$ | Plättchenfaktor 3 |
| KK | Kallikrein | | |

das Kinin- und Komplementsystem eingreift, kommt dem Faktor XIIa eine zentrale Rolle im Beziehungsmuster verschiedener körpereigener Systeme zu. Die Abb. **5** verdeutlicht diese Interaktion.

Für den Ablauf der plasmatischen Gerinnung triggert Faktor XIIa eine Serie von enzymatischen Reaktionen, an denen Ca, Plättchenfaktor 3 und initial das hochmolekulare Kininogen (HMWK) beteiligt sind. Entscheidendes Zwischenprodukt ist die aktivierte Form von Faktor X, die unter Komplexbildung mit Faktor V, $PF_3 + Ca^{2+}$ Prothrombin in Thrombin überführt. Unter Abspaltung der Fibrinpeptide A + B und gleichzeitiger Aktivierung von Faktor XIII wird nachfolgend Fibrinogen zu unlöslichen Fibrinpolymeren vernetzt.

Der enzymatische Ablauf von Faktor Xa zur Fibrinbildung kann auch durch extravasale Aktivierung *(exogenes System)* ausgelöst werden (Ⓘ in Abb. **4**). Entscheidend ist der Kontakt von Plasma mit Gewebsverletzungen, wodurch Gewebsthromboplastin in einer stöchiometrischen Reaktion mit Faktor VII und $Ca^{2+}$ den Faktor X aktiviert.

Der Ablauf jeweils nachfolgender Enzymaktivierung während der Gerinnung wird symbolisch als Kaskade bezeichnet. Grundvorgang ist die Sequenz von sukzessiven enzymatischen Schritten, wobei jede Protease – sobald aktiviert – das nachfolgende Proenzym im Ablauf aktiviert.

Abgeschlossen wird die plasmatische Gerinnung durch die Gerinnselretraktion. Thrombosthenin, eine Substanz aus funktionell intakten Thrombozyten, spielt für diesen Vorgang die entscheidende Rolle. Die mit hohem energetischem Aufwand verbundene Reaktion ist 2–3 Stunden nach Beginn der Gerinnung beendet.

Natürlich vorkommende Inhibitoren schützen das System der plasmatischen Gerinnung vor aktivierenden Vorgängen am falschen Ort (= Thrombosierung). Mehrere Hemmkörper sind gesichert; am wirkungsvollsten ist das Antithrombin III (AT III), das von einem progressiven zu einem sofort wirkenden Hemmkörper durch Heparin katalysiert wird. Neben AT III wirken $\alpha_2$-Makroglobulin, $\alpha_1$-Antitrypsin, Protein C und der $C_1$-Inaktivator als natürliche Inhibitoren.

### Fibrinolytisches System

Das plasmatische Gerinnungssystem wird durch die Fibrinolyse ergänzt, die über eine körpereigene Aktivierung oder durch Therapie mit Urokinase bzw. Streptokinase Thromben auflösen kann. Wesentlicher Reaktionsschritt ist die Aktivierung von Plasminogen zu Plasmin durch verschiedene Aktivatoren (Abb. **6**). Analog zum plasmatischen System wird auch die Fibrinolyse durch Inhibitoren – Antiaktivatoren und Antiplasmine – kontrolliert.

Hämorrhagische Diathesen durch Hyperfibrinolyse können sich pathogenetisch auf 2 Wegen entwickeln:

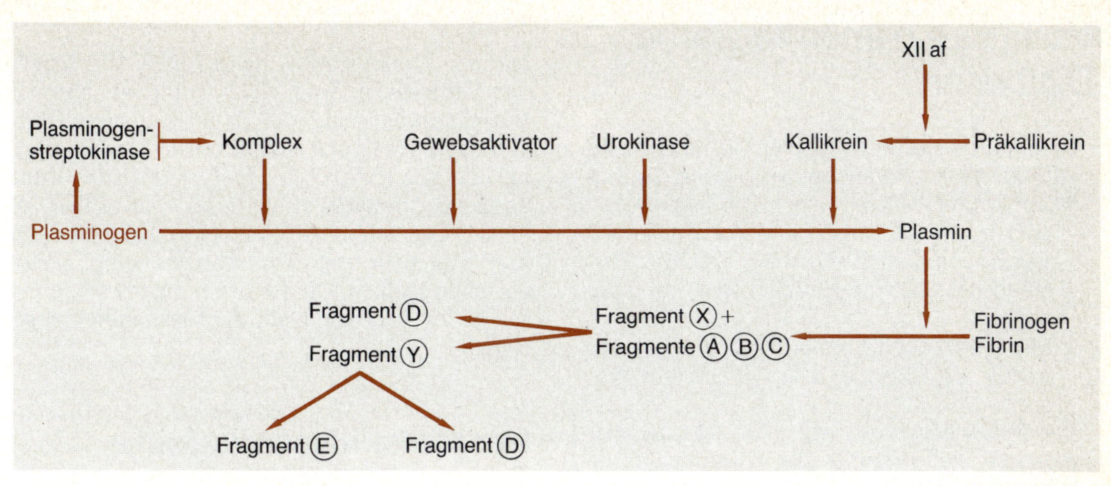


Abb. **6** Fibrinolytisches System

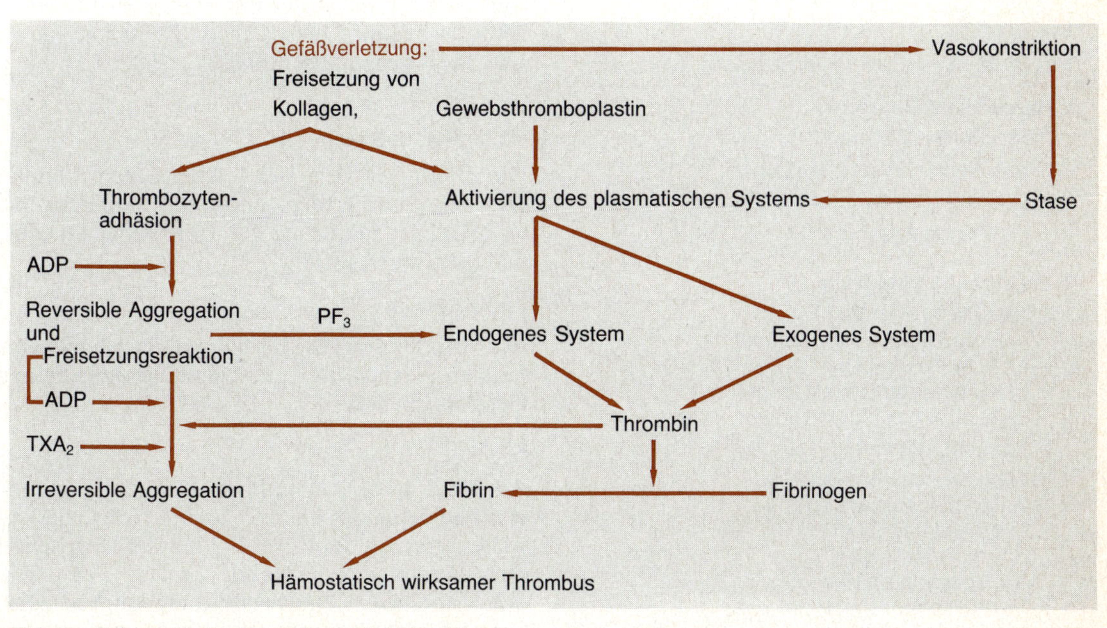


Abb. **7** Schematische Darstellung der Blutstillung

$PF_3$ Plättchenfaktor 3
ADP Adenosindiphosphat
$TXA_2$ Thromboxan $A_2$

- Proteolyse gerinnungsaktiver Proteine (Faktor V, Faktor VIII, Fibrinogen),
- Gerinnungshemmende Funktion der entstehenden Fibrinogen/Fibrin-Spaltprodukte.

Die Beziehung der 3 Komponenten – Thrombozyten, Gefäßwand und plasmatische Gerinnung – bei der Blutstillung ist in Abb. 7 schematisch zusammengefaßt.

## Weiterführende Literatur

Baugh, R.F., C. Hougie: Biochemistry of blood coagulation. In Poller, L.: Recent Advances in Blood Coagulation. Churchill Livingstone, Edinburgh 1977 (p. 1–34)
Biggs, R.: Human Blood Coagulation. Haemostasis and Thrombosis, 2nd ed. Blackwell, Oxford 1976
Bowie, E.J.W., C.A. Owen: The hemostatic mechanism. In Kwaan, H.C., E.J.W. Bowie: Thrombosis. Saunders, Philadelphia 1982 (p. 7–22)
Thomas, D.Th.: Haemostasis. Brit. med. Bull. 33, Nr. 3 (1977) 183–288

# Vaskuläre hämorrhagische Diathesen

**Definition:** Hämorrhagische Diathesen sind vaskulär bedingt (Vasopathien), wenn die Störung der Blutstillung
- auf einer umschriebenen morphologischen Veränderung oder allgemein erhöhter Permeabilität bzw. Fragilität der Gefäßwand beruht und
- keine Thrombozytenstörung bzw. Koagulopathie als Ursache bzw. Teilursache besteht.

Gefäßbedingte Störungen (Tab. **22**) der Hämostase sind seltener als Thrombozytopathien und plasmatische Gerinnungsstörungen. Sie lösen nur ausnahmsweise eine akute Blutungsgefahr aus. Ihre Ätiologie ist oft unklar.

Tabelle **22** Vaskuläre hämorrhagische Diathesen

**I. Hereditäre Vasopathien**
1. Morbus Osler-Rendu
2. Angiomatosis Hippel-Lindau
3. Ehlers-Danlos-Syndrom
4. Familiäre Purpura simplex

**II. Erworbene Vasopathien**
1. Allergische Purpura
   a) Purpura Schoenlein-Henoch
   b) Purpura fulminans
   c) Purpura pigmentosa progressiva
   d) Morbus Moschcowitz
2. Vitamin-C-Mangel
3. Dysproteinämische Purpura
   a) Morbus Waldenström
   b) Multiples Myelom
   c) Kryoglobulinämie
   d) Hyperglobulinämie (Amyloidose, Leberzirrhose, Morbus Boeck usw.)
4. Purpura durch Autosensibilisierung
   a) Autoerythrozytäre Purpura
   b) Autosensibilisierung gegen DNA
5. Infektiös-toxische Purpura
6. Autoimmunerkrankungen
7. Übrige nichtallergische Purpuraformen
   a) Morbus Cushing
   b) Senile Purpura
   c) Karposi-Sarkom
   d) Paroxysmales Hand- und Fingerhämatom
   e) Hypertension
   f) Diabetes mellitus

### Tests

Isolierte Funktionstests zur sicheren Abgrenzung der Vasopathien sind nicht verfügbar. Nur mit Einschränkung sind der Saugglockentest (Prinzip: negativer Druck auf zirkumskriptes Hautareal) und der Rumpel-Leede-Test (Prinzip: Erhöhung des intravasalen Druckes) verwertbar, da beide Tests bei ca. 10% der Normalbevölkerung und Patienten mit Thrombozytopenie positiv ausfallen können. Die Bestimmung der Blutungszeit ist für die Diagnostik der Vasopathien ungeeignet.

## Hereditäre hämorrhagische Teleangiektasie (Morbus Osler-Rendu)

**Definition:** Der Morbus Osler-Rendu ist eine vererbte Strukturanomalie der Venolen und Kapillaren mit lokalisierter Dilatation und Dünnwandigkeit der Gefäße.

### Häufigkeit und Genetik

Die Häufigkeit liegt bei 1–2 Patienten/100000. Die Vererbung erfolgt autosomal dominant mit vollständiger Penetranz des Gens, aber unregelmäßiger Expressivität.

### Pathogenese

Die Strukturanomalie beruht auf einer fehlenden Lamina elastica und unregelmäßig aufgebauter Gefäßmuskulatur.

### Klinik

An Haut und Schleimhaut, bevorzugt an der Haut-Schleimhaut-Grenze, finden sich Gefäßerweiterungen, in der Regel 1–3 mm im Durchmesser, flach, nicht pulsierend, die auf Glasspateldruck abblassen. Die Fehlbildung kann in allen Organen angelegt sein und über arteriovenöse Aneurysmen und Rupturen zu organbezogenen Dysfunktionen führen (Leberzirrhose, Polyglobulie, zerebrale Blutungen, Organhämosiderosen). Häufigste Komplikation ist eine hypochrome Anämie durch rezidivierende Epistaxis.

### Diagnostisches Vorgehen und Differentialdiagnose

Typisch ist die Trias von

- Teleangiektasie,
- Blutungsneigung,
- familiärem Vorkommen.

Plasmatische und thrombozytäre Gerinnung sind unauffällig. Abzugrenzen sind andere Purpuraformen, deren Effloreszenzen ebenfalls auf Druck abblassen, sowie die Spider naevi bei Leberzirrhose, die größer sind, zentral pulsieren und sich bevorzugt im Bereich der oberen Thoraxhälfte ausbilden.

### Therapie

Falls möglich lokale Blutstillung. Orale Eisentherapie bei hypochromer Anämie. In Notfällen und bei rezidivierenden größeren Blutverlusten chirurgische Intervention (Resektion, Dermatoplastik).

### Verlauf und Prognose

Trotz Zunahme der Blutungen im Alter weitgehend normale Lebenserwartung. Gefürchtete Komplikationen sind zerebrale Blutungen und ausgedehnte arteriovenöse Aneurysmen der Lungen mit konsekutiver Polyglobulie (ca. 20%).

## Übrige hereditäre Formen

Weitere angeborene Krankheitsbilder mit umschriebenen morphologischen Veränderungen sind:
- Angiomatosis Hippel-Lindau,
- Pseudoxanthoma elasticum,
- Cystomeningeosis haemorrhagica interna,
- Klippel-Trénaunay-Syndrom,
- Sturge-Weber-Syndrom,
- Marfan-Syndrom,
- Ehlers-Danlos-Syndrom,
- familiäre Purpura simplex.

## Allergisch bedingte Vasopathien

In dieser Gruppe werden die nicht-thrombozytopenischen erworbenen Diathesen mit petechialem Blutungstyp zusammengefaßt, die durch eine aseptische Vaskulitis bedingt sind.

### Purpura Schoenlein-Henoch

**Definition:** Die Purpura Schoenlein-Henoch ist eine akut entzündlich-allergische Vaskulitis im Bereich der Haut, des Gastrointestinaltraktes, der Gelenke und der Nieren.

#### Ätiologie und Pathogenese

Diskutiert werden allergische Reaktionen auf Infekte (Streptokokken, Viren, Rickettsien u.a.), Arzneimittel, Nahrungsmittel, Insektenstiche und Vakzinationen. Auf den Nachweis von IgA, Fibrin, $C_3$ und $C_5$ in der Kapillarwand stützt sich die Hypothese einer Immunkomplexgenese. Pathognomonisch ist die aseptische Vaskulitis mit Degeneration der Endothelzellen, Leukozytenaustritten aus den Gefäßen und dem resultierenden leukoklastischen Mikrobid.

#### Häufigkeit

Die Erkrankung befällt vornehmlich Kinder zwischen dem 2. und 7. Lebensjahr mit Bevorzugung des männlichen Geschlechtes. Eine Zunahme der Erkrankung bei Erwachsenen wird beobachtet.

#### Klinik

Häufig Beginn mit urtikariellen Hautveränderungen, bevorzugt an den Streckseiten der Extremitäten, die in makulopapulöse Effloreszenzen, z.T. mit zentraler Nekrose, übergehen. In 40–70% findet man gastrointestinale Symptome (Koliken, Meläna, Ileus und Invagination) und Arthralgien ohne resultierende Deformierungen. Die Hauptkomplikation ist die Beteiligung der Nieren (Schoenlein-Nephritis) in Form einer fokalen oder diffusen Glomerulonephritis mit Hämaturie und Proteinurie.

#### Diagnostisches Vorgehen und Differentialdiagnose

Klinisch ist typisch die Trias: Hautveränderungen, Koliken, Arthralgie. Differentialdiagnostische Schwierigkeiten bereiten monosymptomatische Verläufe, insbesondere mit abdomineller Symptomatik. Typische Laborparameter fehlen. Differentialdiagnostisch kommen in Betracht: Vaskulitis allergica superficialis, kutane Form der Panarteriitis nodosa, Erythema exsudativum multiforme, Angiitis necroticans.

#### Therapie

Eine spezielle Therapie existiert nicht. Glukokortikoide mildern die Arthralgie und sind indiziert zur Ödembehandlung bei schweren abdominellen Verläufen.

#### Verlauf und Prognose

Verläufe von 4–6 Wochen sind die Regel. Letalität im akuten Stadium unter 1%. Spättodesfälle in 3–4% sind fast ausschließlich durch eine diffuse Glomerulonephritis bedingt.

### Purpura pigmentosa progressiva

Die Purpura pigmentosa progressiva ist die wichtigste Erkrankung einer Gruppe von pigmentierten Dermatosen. Pathogenetisch liegt der progressiven Entwicklung von petechialen Hautveränderungen mit nachfolgender Atrophie und brauner Pigmentierung höchstwahrscheinlich eine allergisch-hyperergische Entzündung der Kapillaren vom Tuberkulintyp zugrunde. Im Gegensatz zur anaphylaktisch-hyperergischen Entzündung des Morbus Schoenlein-Henoch ist das lymphohistiozytäre Infiltrat typisch. Diese Gruppe umfaßt die Purpura Schamberg, Purpura Gougerot-Blum, Purpura Majocchi und Purpura Touraine.

Therapie

Ausschaltung des Allergens (Kontakt-, Arznei- und Medikamentenallergene), Cortison.

## Morbus Moschcowitz

Der Morbus Moschcowitz ist eine thrombotische Mikroangiopathie mit einer typischen Symptomtrias von Thrombozytopenie, mikroangiopathischer hämolytischer Anämie und bizarren neurologischen Ausfällen.
Wahrscheinlich liegt der Erkrankung, die häufig im Verlauf eines Lupus erythematodes, einer rheumatoiden Arthritis sowie eines Sjögren-Syndroms auftritt, eine allergische Vaskulitis der kleinen Blutgefäße ohne zelluläre Reaktion zugrunde. Subendotheliale Mukopolysaccharideinlagerungen mit Endothelruptur führen zu Thrombose und mikroangiopathischer hämolytischer Anämie. Ein Zusammenhang mit Impfungen, Penicillin- und Sulfonamidtherapie wird vermutet.
Eine akut und fulminant verlaufende Variante kann von einer chronischen Verlaufsform unterschieden werden. Anämie, Thrombozytopenie, oft verbunden mit extremer Leukozytose, stehen hämatologisch im Vordergrund. Etwa 25% der Patienten zeigen deutliche Hinweise einer disseminierten intravasalen Gerinnung.
Differentialdiagnostisch muß die Erkrankung gegen das Evans-Syndrom, die disseminierte intravasale Gerinnung mit Fragmentozyten, das hämolytisch-urämische Syndrom, die Purpura fulminans und Äquivalente des Schwartzmann-Sanarelli-Phänomens abgegrenzt werden.
Therapieversuche mit Prednisolon sowie Heparin bei Vorliegen einer disseminierten intravasalen Gerinnung sind angezeigt. Bei einigen Patienten konnten gute Behandlungserfolge mit Splenektomie, hochdosierter Applikation von Plättchenaggregationshemmern (Acetylsalicylsäure, Dipyridamol) sowie Plasmatransfusionen (1–2 Wochen) erzielt werden.

## Vitamin-C-Mangel

Synonyma: Skorbut, Möller-Barlowsche Erkrankung. Siehe Kapitel Stoffwechselerkrankungen.

## Dysproteinämische Purpura

Bei der dysproteinämisch bedingten Purpura sind 2 Gruppen ätiologisch und pathogenetisch zu unterscheiden:

- Nichtmaligne Erkrankungen mit einer Hypergammaglobulinämie (z.B. Leberzirrhose, Amyloidose, Lupus erythematodes, Tuberkulose). Histologisch ähnelt das Bild der Purpura den Hautbefunden bei Morbus Schoenlein-Henoch (s. oben). Das klinische Bild wird gekennzeichnet durch schubweise verlaufende Purpura mit Hämosiderineinlagerungen. Der Entwicklung eines Purpuraschubes geht häufig Hautbrennen und Jucken voraus.
- Eine zweite Gruppe umfaßt maligne Erkrankungen mit einer monoklonalen Gammopathie. Störungen der plasmatischen Gerinnung (Polymerisationshemmung, Bindung plasmatischer Gerinnungsfaktoren an monoklonale Globuline, Hyperfibrinolyse) addieren sich mit thrombozytären Dysfunktionen (Störungen der Plättchenadhäsion und -aggregation) und einer erhöhten Gefäßfragilität.

## Purpura durch Autosensibilisierung

Die autoerythrozytäre Form (Synonyma: Gartner-Diamont-Purpura, painfull bruising syndrome, autoerythrocytic sensitivity, psychogene Purpura) zeigt klinisch insbesondere bei Frauen zu Beginn schmerzhafte Ekchymosen, die in der Regel nach körperlichem bzw. psychischem Streß auftreten. Therapieversuche mit Cortison und Antiphlogistika sind ineffektiv.
Eine zweite Form entwickelt sich ohne vorangegangenes Trauma und beruht auf einer Autosensibilisierung gegen DNA.

## Infektiös-toxische Purpura

Die Purpura auf dem Boden von Infektionen oder einer Toxineinschwemmung ist in Ätiologie und Pathogenese uneinheitlich und wird bei den verschiedenen Infektionserkrankungen besprochen. Bakteriell ausgelöste Formen lassen sich in 3 verschiedene Typen unterteilen:

- infektiöser Typ (z. B. Meningokokkensepsis),
- infektiös-allergischer Typ (z. B. Purpura fulminans),
- Endotoxin-bedingter Typ (z. B. Diphtherie).

Die übrigen Purpuraformen nichtallergischer Genese beruhen auf einer z. T. sehr unterschiedlichen Ätiologie und Pathogenese. Folgende Formen bzw. Grunderkrankungen kommen in Betracht: orthostatische Purpura, senile Purpura, mechanische Purpura, Nebennierenrindenüberfunktion, idiopathische Lungenhämosiderose, Diabetes mellitus, Hypertonie, Autoimmunerkrankungen.

**Merke:** Vasopathien beruhen auf umschriebenen bzw. allgemeinen Veränderungen der Gefäßwand. Hereditären Formen stehen die erworbenen Varianten gegenüber. Besondere Bedeutung haben allergisch bedingte Vasopathien mit z. T. bedrohlichem klinischem Verlauf.

Weiterführende Literatur

Bick, R. L.: Vascular disorders associated with thrombohemorrhagic phenomena. Seminars in Thrombosis and Hemostasis. Vol. V, No. 3, 1979, 167–183

Forbes, C. D., C. R. M. Prentice: Vascular and non-thrombocytopenic purpuras. In Bloom, A. L., D. P. Thomas: Haemostasis and Thrombosis. Churchill Livingstone, Edinburgh 1981 (p. 268–278)

Kwaan, H. C.: The pathogenesis of thrombotic thrombocytopenic purpura. Seminars in Thrombosis and Hemostasis. Vol. V, No. 3, 1979, 184–197

Schimpf, K.: Vaskuläre hämorrhagische Diathesen. In H. Hornbostel, W. Kaufmann, W. Siegenthaler: Innere Medizin in Klinik und Praxis, Bd. III. Thieme, Stuttgart 1977 (S. 11.203–11.214)

# Thrombozytäre hämorrhagische Diathesen

**Definition:** Thrombozytäre hämorrhagische Diathesen beruhen
- auf einer Erniedrigung der Thrombozytenzahl (Thrombozytopenie),
- auf einer pathologischen Erhöhung der Thrombozytenzahl (primäre bzw. sekundäre Thrombozytose),
- auf einem qualitativen Plättchendefekt (Thrombozytopathie i. e. S.).

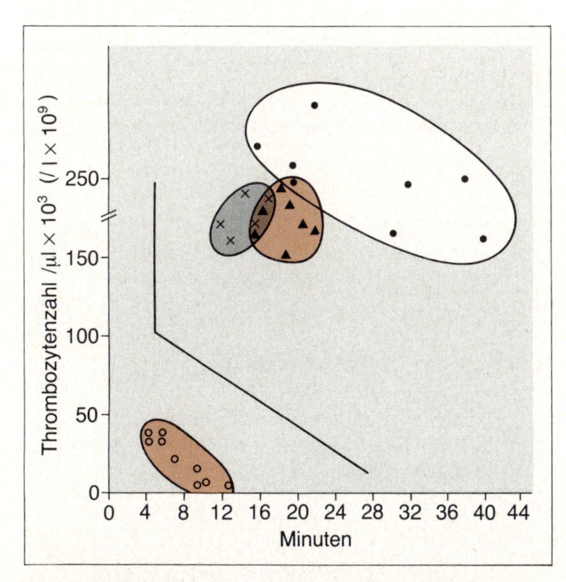


Abb. 8 Korrelation zwischen Thrombozytenzahl und Blutungszeit (nach Harker)

- ○ Patienten mit idiopathischer thrombozytopenischer Purpura
- × Patienten unter Therapie mit Acetylsalicylsäure
- • Patienten mit von Willebrand-Jürgens-Syndrom
- ▲ Patienten mit Urämie

Pathogenese

Die Thrombozyten sind verantwortlich für die primäre Blutstillung und Aufrechterhaltung der Gefäßintegrität (s. Pathophysiologie der Blutstillung). Wesentliche Charakteristika thrombozytär bedingter hämorrhagischer Diathesen sind

- eine verlängerte Blutungszeit,
- der petechiale Blutungstyp.

Bei intakten Plättchenfunktionen besteht eine lineare Korrelation zwischen Plättchenzahl und Blutungszeit (BZ). Diese lineare Beziehung gilt nicht für junge, sehr funktionsfähige Blutplättchen (z. B. Morbus Werlhof) mit relativer Verkürzung der Blutungszeit und andererseits nicht für thrombozytopathisch veränderte Blutplättchen (z. B. von Willebrand-Jürgens-Syndrom) mit disproportionaler Verlängerung der Blutungszeit (Abb. **8**).

Tests

Die Untersuchung der verschiedenen Plättchenfunktionen erfolgt mit folgenden Tests:
- Blutungszeit (Duke, Ivy, Marx, Sutor),
- Thrombozytenzahl (Brecher und Cronkite, Coulter Counter),
- Adhäsion (Glasperlentest),
- Aggregation (photometrisch: spontan, nach Stimulation mit ADP, Adrenalin, Kollagen, Thrombin, Ristocetin),
- Retraktion,
- Lebenszeitbestimmung ($^{51}Cr$, $DF^{32}P$),
- Thrombelastographie (indirekte Aussage über Plättchenzahl, Plättchen-Faktor 3, Retraktion).

## Thrombozytopenie

**Definition:** Eine Thrombozytopenie liegt vor, wenn die Plättchenzahl im zirkulierenden Blut unter 130000/µl (< 130 × 10⁹/l) abfällt. Die Verminderung unter Werte von 80–100000/µl (80–100 × 10⁹/l) führt in der Regel zu einer hämorrhagischen Diathese mit petechialem Blutungstyp. Bei extrem niedrigen Werten können auch Ekchymosen, Sugillationen und Hämatome beobachtet werden.

Häufigkeit

Mit 70–90% sind Thrombozytopenien die häufigste Ursache einer hämorrhagischen Diathese.

Ätiologie und Pathogenese

Thrombozytopenien beruhen auf

- einer Bildungsstörung,
- einer Umsatzstörung,
- einer Verteilungsstörung oder
- einer Kombinationsform.

Abzugrenzen ist die sogenannte **Pseudothrombozytopenie,** die bei normaler Plättchenzahl in vivo auf einer fehlerhaften Bestimmung in vitro beruht. Auslösend sind Autoagglutinine oder eine Adhäsion von Blutplättchen an Granulozyten (Rosettenbildung), die in Gegenwart von EDTA zu einer scheinbaren Erniedrigung der Plättchenzahl führen.

## Bildungsstörungen

Angeborene Bildungsstörungen der Thrombozytopoese sind seltene Erkrankungen (Tab. **23**). Sie beruhen entweder auf einer Störung der Megakaryozyten (amegakaryozytäre Formen, Tab. **23** I1–I4a) oder einer gestörten Produktion der Thrombozyten bei normaler Megakaryozytenzahl im Knochenmark (megakaryozytäre Formen, Tab. **23** I4b–e). Wichtigste Erkrankung dieser Gruppe ist das Wiskott-Aldrich-Syndrom.

Tabelle **23** Bildungsstörungen als Ursache einer Thrombozytopenie

**I. Hereditäre Bildungsstörungen**
1. Fanconi-Syndrom
2. Amegakaryozytäre Thrombozytopenie mit kongenitalen Fehlbildungen
3. Kongenitaler Thrombopoetinmangel
4. Übrige hereditäre Thrombozytopenien
   a) Autosomal rezessive Thrombozytopenie
   b) Autosomal dominante Thrombozytopenie
   c) Wiskott-Aldrich-Syndrom
   d) Geschlechtsgebundene Thrombozytopenie
   e) Familiäre thrombopathische Thrombozytopenie

**II. Erworbene Bildungsstörungen**
1. Idiopathische Markhypoplasie
2. Aplastische Anämie
3. Zyklische Thrombozytopenie
4. Infektionen (Virushepatitis, Miliartuberkulose, Malaria, Coli-Sepsis, Dengue-Fieber usw.)
5. Chemikalien und Medikamente (u. a. Thiazide, Östrogene, Alkohol)
6. Tumorinfiltration
7. Thrombozytopenie nach zytostatischer und Strahlentherapie
8. Mangelzustände (Vitamin-$B_{12}$-, Folsäure-, Eisenmangel)
9. Paroxysmale nächtliche Hämoglobinurie (PNH)

Häufiger als die angeborenen Bildungsstörungen sind erworbene Störungen der Thrombozytenproduktion. Neben der aplastischen Anämie (alle 3 Systeme der Zellreifung betroffen) und der idiopathischen megakaryozytischen Aplasie (Ätiologie unbekannt) ist für diese Gruppe erworbener Bildungsstörungen wichtig, daß definierte Substanzen relativ spezifisch zu einer Störung der Thrombozytenproduktion führen können:

- Thiazide: 1–4 Wochen nach Therapiebeginn mit Thiaziden langsamer Abfall der Thrombozyten bei verminderten bis fehlenden Megakaryozyten im Knochenmark.
- Östrogene: Thrombozytopenie nach langdauernder Therapie mit Östrogenen bei normaler Megakaryozytenzahl im Knochenmark.
- Alkoholismus: Häufige Komplikation von chronischem Alkoholismus auch ohne begleitenden Vitaminmangel. Die Thrombozytopenie ist nach Alkoholentzug reversibel (5–21 Tage). Pathogenetisch ist eine Schädigung der Megakaryozyten am wahrscheinlichsten, wobei der Abfall bereits 5–10 Tage nach Zufuhr großer Alkoholmengen auftreten kann.

Andere Formen erworbener Bildungsstörungen sind in Tab. **23** II zusammengefaßt.

## Umsatzstörungen

Den Umsatzstörungen liegt pathogenetisch eine beschleunigte intravasale Thrombozytendestruktion und -sequestration zugrunde (Tab. **24**). Charakteristisch ist die verkürzte Thrombozytenlebenszeit, die bei Normalpersonen zwischen 9 und 11 Tagen liegt.

Tabelle **24** Umsatzstörungen als Ursache einer Thrombozytopenie

**I. Kongenitale Thrombozytopenien**
1. Erythroblastosis fetalis
2. Kasabach-Merrit-Syndrom
3. Nierenvenenthrombose
4. Frühgeburt
5. Thrombozytopenie bei mütterlicher ITP
6. Neonatale Isoimmunthrombozytopenie

**II. Erworbene Thrombozytopenien**
1. Immunthrombozytopenien
   a) Akute (postinfektiöse) Thrombozytopenie
   b) Chronische idiopathische Thrombozytopenie
   c) Medikamentös-allergisch bedingte Thrombozytopenie
   d) Symptomatische Thrombozytopenie (z. B. Lupus erythematodes, Evans-Syndrom, Morbus Boeck, maligne Lymphome)
   e) Posttransfusionsthrombozytopenie
   f) Allergische Thrombozytopenie
2. Nichtimmunologische Thrombozytopenien
   a) Parainfektiöse Purpura
   b) Medikamentös-toxische Purpura (z. B. Heparin, Ristocetin)
   c) Morbus Moschcowitz und hämolytisch-urämisches Syndrom
   d) Disseminierte intravasale Gerinnung
   e) Thrombozytopenie bei Herzerkrankungen

## Akute (postinfektiöse) Thrombozytopenie

**Definition:** Die akute (postinfektiöse) Thrombozytopenie ist eine erworbene, akut auftretende hämorrhagische Diathese mit Thrombozytopenie, Linksverschiebung der Megakaryozyten im Knochenmark, stark verkürzter Plättchenlebenszeit (bis zu Stunden) sowie fehlendem Milztumor.

### Synonyma

Postinfektiöse Thrombozytopenie, akuter passagerer Morbus Werlhof, idiopathische thrombozytopenische Purpura – akute Verlaufsform.

### Häufigkeit und Vorkommen

Die Erkrankung befällt bevorzugt das Kindes- und jugendliche Erwachsenenalter. Mit der chronischen idiopathischen thrombozytopenischen Purpura macht sie etwa 7–10% aller Fälle von Thrombozytopenie aus.

### Ätiologie und Pathogenese

Ätiologie und Pathogenese sind weitgehend unklar. In 50–80% geht eine virale Erkrankung der akut einsetzenden Thrombozytopenie um 2 bis 21 Tage voraus. Möglicherweise lösen virusspezifische Proteine oder die Stimulation einer Autoantikörperproduktion bzw. viral bedingte zirkulierende Antigen-Antikörper-Komplexe eine intravasale Destruktion mit erhöhter Sequestration im RES aus.

### Klinik

Innerhalb weniger Stunden Auftreten von Petechien, Purpura mit Übergang in Sugillationen, gehäuft auch Blutungen aus den Schleimhäuten des Gastrointestinaltraktes und der harnableitenden Organe. In 1% ZNS-Blutungen.

### Diagnostisches Vorgehen

- Thrombozytopenie in der Regel zwischen 5000 und 10000/µl ($5–10 \times 10^9$/l),
- Megakaryozyten normal bis vermehrt im Knochenmark mit Linksverschiebung,
- extreme Verkürzung der Plättchenlebenszeit bis auf Stunden,
- Blutungszeitverlängerung,
- gelegentlich Eosinophilie im Differentialblutbild,
- Nachweis freier oder an Thrombozyten gebundener Autoantikörper (inkonstant).

### Differentialdiagnose

Abzugrenzen sind Meningokokkensepsis, Morbus Moschcowitz, hämolytisch-urämisches Syndrom, medikamenteninduzierte Immunthrombozytopenie, akute Leukämie.

### Therapie und Prognose

In der Regel (ca. 80%) Spontanremission in 6 Wochen. Bei starken Blutungen und Thrombozyten unter 5000/µl Prednisolon 1–2 mg/kg Körpergewicht. 15% der Patienten zeigen einen chronischen Verlauf mit seltenen Remissionen nach mehr als 6 Monaten. Splenektomie bei lebensbedrohlichen Blutungen.

## Chronische idiopathische Thrombozytopenie

**Definition:** Chronische, z.T. in Schüben verlaufende erworbene Thrombozytopenie mit großer klinischer Variabilität der hämorrhagischen Diathese, verursacht durch Autoantikörper (7S IgG-Globuline).

### Synonyma

Morbus Werlhof, idiopathische thrombozytopenische Purpura (ITP), Morbus haemorrhagicus maculosus, Purpura haemorrhagica, essentielle Thrombozytopenie.

### Vorkommen und Häufigkeit

Altersgipfel der chronischen Thrombozytopenie im Erwachsenenalter; Frauen 3mal häufiger betroffen.

### Klinik

Die Entwicklung von Petechien und Schleimhautblutungen ist in der Regel langsamer als bei der akuten Form. Prädilektionsstellen sind die distalen Anteile der Extremitäten. Blutungen in die Gelenke, Retinablutungen und intrakranielle Blutungen sind selten. Eine geringe Milzvergrößerung findet sich in 10%, eine deutliche Milzvergrößerung spricht für eine symptomatische Form der Thrombozytopenie.

### Diagnostisches Vorgehen

- Thrombozyten 10–60000/µl ($10–60 \times 10^9$/l),
- chronisch (6 Monate) bzw. in Schüben verlaufend, sehr selten Spontanremissionen,
- normale bzw. erhöhte Megakaryozytenzahl im Knochenmark,
- keine tastbare Milzvergrößerung,
- Plättchenlebenszeit verkürzt,
- Ausschluß symptomatischer Thrombozytopenien.

### Differentialdiagnose

Die Diagnose einer idiopathischen thrombozytopenischen Purpura erfordert den Ausschluß aller anderen erworbenen Umsatzstörungen (s. Tab. **24**). Besonders zu erwähnen sind die akut postinfektiöse Thrombozytopenie wie auch alle symptomatischen Thrombozytopenien (Lupus erythematodes, Evans-Syndrom, Hashimoto-Thyreoiditis, Sarkoidose, maligne Lymphome, Thyreotoxikose, Tuberkulose, Sklerodermie und Karzinomatose).

### Therapie

Therapeutische Maßnahmen werden bei stärkeren Blutungen durch extrem niedrige Thrombozytenzahlen erforderlich. Ein schrittweises Vorgehen, das individuell adaptiert werden muß an Alter, andere Erkrankungen, z. B. Diabetes mellitus, hat sich für die Therapie der ITP herausgebildet:

- 1 mg/kg Prednisolon – 3 Wochen.
  Falls erfolgreich, langsame Reduktion.
  Falls ohne Erfolg:
- 2 mg/kg Prednisolon – 3 Wochen.
  Falls Erfolg s. oben. Falls ineffektiv oder eine Erhaltungstherapie von mehr als 10 mg/die:
- Splenektomie nach 6monatiger Beobachtung,
- immunsuppressive Therapie mit Azathioprin, Cyclophosphamid, Actinomycin C,
- Megakaryozytenstimulation mit Vincristin (im Notfall),
- Infusion von Vinblastin-beladenen Thrombozyten zur Immunparalyse bei therapieresistenten Patienten.
- Passagerer Anstieg der Thrombozyten durch Therapie mit hochdosierten Immunglobulinen (im Notfall).

### Prognose

Der klinische Verlauf ist wechselnd mit allgemein guter Prognose. 10–20% zeigen Spontanremissionen. Die Mortalität liegt bei etwa 4%.

## Medikamentös-allergische Thrombozytopenie

**Definition:** Medikamentös-induzierte Immunthrombozytopenien sind akut verlaufende Erkrankungen auf der Basis einer Medikamenten-Hapten-induzierten Thrombozytenagglutination oder Thrombozytolyse.

### Ätiologie und Pathogenese

Medikamenten-Proteinkomplexe wirken als Antigen mit Stimulation von Antikörpern, die sich nach erneuter Exposition mit dem Medikament als Komplex am Thrombozyten anhaften und die irreversible Agglutination bzw. Lyse bewirken.

Tabelle **25** Die wichtigsten Stoffgruppen und Einzelsubstanzen als Ursache medikamentös-induzierter Thrombozytopenie

1. Analgetika
   Acetylsalicylsäure, Phenylbutazon
2. Antibiotika
   Rifampicin, Sulfonamide, Streptomycin
3. Chinconaalkaloide
   Chinin, Chinidin
4. Herzkreislaufmittel
   Digitoxin, Antazolin, α-Methyldopa
5. Metallverbindungen
   Arsen, Gold, Quecksilber
6. Sulfonamidderivate
   Chlorpropamid, Chlortalidon, Carbutamid, Azetazolamid, Diaxozid, Chlorothiazid
7. Sedativa
   Apronalid, Meprobamat, Barbiturate, Diphenylhydantoin
8. Verschiedene Substanzen
   Chloroquine, Insektizide, Isoniazid, Kaliumjodid, Stibophen, Thioharnstoff

Die wichtigsten Medikamente, die eine Thrombozytopenie provozieren können, sind in Tab. **25** aufgeführt.

### Klinik

Plötzliche, z. T. in Minuten nach Einnahme auftretende Purpura, oft begleitet von Fieber und Exanthem. Gelegentlich Auftreten schockähnlicher Zustände. Bei schneller Elimination des Medikamentes (z. B. Chinin) Sistieren der Blutungen nach 3–4 Tagen, bei langsamer Elimination (z. B. Gold) Persistenz der Symptome bis zu Monaten.

### Diagnostisches Vorgehen

Vorliegen einer typischen Medikamentenanamnese. Zum Teil Nachweis spezieller Antikörper durch In-vivo- und In-vitro-Tests möglich.

### Therapie

Absetzen aller Medikamente. Kortikosteroide bei starken Blutungen.

## Nichtimmunologische Thrombozytopenien

Sowohl Infektionen (Typhus, Morbus Weil, Syphilis, Tularämie, Diphtherie, Brucellose usw.) wie auch Medikamente (Antibiotika, Diuretika, Analgetika, Heparin) können unmittelbar auf toxischem Weg die zirkulierenden Thrombozyten schädigen und eine Thrombozytopenie auslösen. Differentialdiagnostisch wichtig ist, eine heparininduzierte Thrombozytopenie von der Thrombozytopenie unter Heparintherapie bei disseminierter intravasaler Gerinnung zu differenzieren.

## Verteilungsstörungen

Verteilungsstörungen als Ursache einer Thrombozytopenie beruhen überwiegend auf einer Splenomegalie. Physiologisch ist ca. ⅓ der peripheren Blutplättchen in der Milz gespeichert, bei Splenomegalie kann dieser Wert bis zu 90% betragen. Alle Erkrankungen mit vergrößerter Milz führen deswegen zu einer Verteilungsstörung der Blutplättchen.

## Thrombozytose

**Definition:** Die Thrombozytenwerte über 450 000/μl (> 450 × $10^9$/l) werden als Thrombozytose bezeichnet. Zu unterscheiden ist die in der Regel mäßig ausgeprägte transitorische Erhöhung der Thrombozyten als Symptom einer Grunderkrankung (sekundäre Thrombozytose, reaktive Thrombozytose) von der in der Regel kontinuierlichen und hochgradigen Erhöhung der Blutplättchen (> 1 Mill./μl ≙ > $10^{12}$/l) im Rahmen myeloproliferativer Erkrankungen (Thrombozythämie, autonome bzw. primäre Thrombozytose – s. Kap. Hämatologie).

### Ätiologie und Pathogenese

Zahlreiche Grunderkrankungen können zu einer sekundären Thrombozytose führen: Infektionen, Malignome, rheumatische Erkrankungen, Colitis ulcerosa, Morbus Crohn usw.

### Klinik

Geringe Thrombozytosen sind in der Regel asymptomatisch. Erhöhungen über 800 000 bis 1 Mill./μl (> 800–1 000 × $10^9$/l) führen sowohl zu vermehrter Thromboseneigung als auch zu hämorrhagischen Diathesen. Die letztgenannte Komplikation ist häufiger bei der Thrombozythämie anzutreffen (fragliche Funktionsstörung pathologischer Thrombozyten), während sekundäre Thrombozytosen fast ausschließlich eine vermehrte Thromboseneigung bedingen.

### Therapie

Behandlung der Grunderkrankung. Bei Thrombozytosen über 800 000/μl (> 800 × $10^9$/l) kann die Therapie mit Plättchenaggregationshemmern erwogen werden.

## Thrombozytopathien

**Definition:** Thrombozytopathien sind Störungen der primären Blutstillung, die durch defekte Plättchenfunktionen bei normaler Plättchenzahl bedingt sind und in der Regel zu einer verlängerten Blutungszeit führen.

## Hereditäre Thrombozytopathien

Angeborene Störungen der Plättchenfunktionen (Adhäsion, Aggregation, Freisetzung) beruhen entweder auf einer Funktionsanomalie der Plättchen selbst (Thrombozytopathie im engeren Sinne) oder auf pathologischen Gefäßstrukturen bzw. fehlenden plasmatischen Faktoren (Thrombozytopathie im weiteren Sinne) (Tab. **26**).

Tabelle **26** Hereditäre Thrombozytopathien

**I. Defekte der Adhäsion**
1. Defekte Adhäsion an Kollagen
   z. B. Ehlers-Danlos-Syndrom
2. Defekte Adhäsion an subendotheliales Gewebe
   a) Plättchendefekt: Bernard-Soulier-Syndrom
   b) Plasmatischer Defekt: von Willebrand-Jürgens-Syndrom

**II. Defekte der Freisetzungsreaktion**
1. Speicherdefekte für ADP
   a) Hermansky-Pudlak-Syndrom
   b) Chediak-Higashi-Syndrom
   c) Wiskott-Aldrich-Syndrom
2. Störung der ADP-Freisetzung
3. Plättchenfaktor-3-Freisetzungsstörung

**III. Defekte der Aggregation**
1. Plättchendefekt: Thrombasthenie Glanzmann-Naegeli
2. Plasmatischer Defekt: kongenitale Afibrinogenämie

### *Defekte der Adhäsion*

#### Bernard-Soulier-Syndrom

Dem Bernard-Soulier-Syndrom liegt ein autosomal rezessiver Strukturdefekt der Thrombozytenmembran durch Fehlen des membranspezifischen Glykoproteins I zugrunde.
Typisch ist eine Verlängerung der Blutungszeit bei wechselnd ausgeprägter Thrombozytopenie mit Riesenthrombozyten, eine gestörte Adhäsion und defekte Ristocetin-induzierte Aggregation sowie ein pathologischer Prothrombinverbrauchstest.
Die Differentialdiagnose ist nur durch Laboruntersuchungen möglich.

### *Andere Adhäsionsdefekte*

Die übrigen Adhäsionsdefekte beruhen auf pathologischem Kollagen der Gefäßwand (Ehlers-Danlos-Syndrom) bzw. dem Fehlen eines plasmatischen Faktors (von Willebrand-Jürgens-Syndrom). Sie werden bei den Vasopathien bzw. Koagulopathien besprochen.

Tabelle **27** Wirkungsmechanismus von Plättchenaggregationshemmern

| | Acetylsalicylsäure | Dipyridamol | Sulfinpyrazon | Prostazyklin |
|---|---|---|---|---|
| Wirkung | Irreversible Azetylierung der Zyklooxygenase | Stimuliert $PGI_2$-Synthese; hemmt Phosphodiesterase | Reversible Hemmung der Zyklooxygenase | Stimuliert Adenylzyklase |
| Aggregation | Blockierung Ausn.: Thrombin Kollagen (konz.) | ∅ | Blockierung durch verdünntes Kollagen | Blockierung |
| Adhäsion | ∅ | vermindert | ∅ | Blockierung |
| Survival | ∅ | verbessert | verbessert | verbessert |
| Blutungszeit | verlängert | ∅ | ∅ | verlängert |

*Defekte der Freisetzungsreaktion*

Speicherdefekt für ADP

Bei dieser hereditären Störung ist der Gehalt von ADP in den dichten Granula der Thrombozyten herabgesetzt. Die zweite Phase der Aggregation ist deutlich gestört. Gleichzeitig ist der Gehalt an Serotonin und Calcium erniedrigt. Diese sogenannte »storage pool disease« umfaßt heterogene Krankheitsbilder (s. Tab. **26** II 1 a–c).

Störung der ADP-Freisetzungsreaktion

Bei dieser Form der Plättchendysfunktion enthalten die dichten Granula der Thrombozyten zwar einen normalen Gehalt an ADP, die Freisetzung dieser Substanz ist aber gestört wie nach Aspirineinnahme. Daher stammt die Bezeichnung »aspirin-like-defect«. Klinisch sind beide Formen charakterisiert durch frühzeitig auftretende diffuse Haut- und Schleimhautblutungen. Typisch sind häufige Menorrhagien.
Die Diagnose beider Defekte ist nur labormäßig durch Aggregationstests möglich.

*Defekte der Aggregation: Thrombasthenie Glanzmann-Naegeli*

**Definition:** Die Thrombasthenie ist ein autosomal rezessiv vererbter Thrombozytendefekt mit stark variabler hämorrhagischer Diathese, gestörter Aggregation und Retraktion.

Ätiologie und Pathogenese

Abnormale Glykogenverteilung (Typ IIb und III) in der Thrombozytenmembran, die zur defekten Aggregation auf Kollagen, ADP, Adrenalin und Thrombin führt. Mangel an ATP bei verminderter Glyceraldehyd-3-P-Dehydrogenase-Aktivität in den Plättchen.

Klinik

Petechiale Blutungen, Epistaxis, gefürchtet eine ausgedehnte postoperative Blutungsneigung.

Diagnostisches Vorgehen und Differentialdiagnose

- Verlängerte Blutungszeit,
- pathologische Aggregation auf ADP, Kollagen, Adrenalin, Thrombin,
- pathologische Retraktion.

Differentialdiagnostisch muß dieser Defekt gegen das von Willebrand-Jürgens-Syndrom, das Bernard-Soulier-Syndrom sowie andere Plättchenfunktionsstörungen abgegrenzt werden.

## Erworbene Funktionsstörungen

Erworbene Thrombozytopathien treten im Rahmen einer *Urämie* und *myeloproliferativer Erkrankungen* auf.
Verschiedene Funktionsstörungen werden auch im Verlauf von *Dysproteinämien* mit monoklonaler Gammopathie (z. B. Morbus Waldenström, Plasmozytom) beobachtet. Zunehmende Bedeutung gewinnen *medikamentös ausgelöste Funktionsdefekte,* die bei den Plättchenaggregationshemmern z. T. therapeutisch beabsichtigt sind (Tab. **27**), oft aber auch unerwünschte Folge analgetischer und antibiotischer Therapie sind (Acetylsalicylsäure-haltige Analgetika, Phenylbutazon, Carbenicillin usw.). Besondere Bedeutung hat die Acetylsalicylsäure, die in sehr vielen Kombinationspräparaten enthalten ist und bereits in einer Dosierung von etwa 300 mg die Thrombozytenpopulation bis zu 80% für 3–4 Tage irreversibel durch Azetylierung der Zyklooxygenase schädigen kann (s. Abb. **3**, S. 9.76).

**Merke:** Thrombozytäre hämorrhagische Diathesen beruhen in der Regel auf einer Erniedrigung oder Funktionsstörung der Thrombozyten. Ein wichtiger Test ist die Bestimmung der Blutungszeit. Thrombozytopenien sind Folge von Bildungs-, Verteilungs- oder Umsatzstörungen. Sie sind die häufigste Ursache einer hämorrhagischen Diathese. Thrombozytopathien sind Störungen der Plättchenfunktionen Adhäsion, Aggregation und Freisetzungsreaktion.

### Weiterführende Literatur

Gehrmann, G.: Thrombopenien. In Hornbostel, H., W. Kaufmann, W. Siegenthaler: Innere Medizin in Klinik und Praxis, Bd. III. Thieme, Stuttgart 1977 (S. 11.194–11.203), 3. Aufl. in Vorb.
Hardisty, R. M.: Disorders of platelet function. Brit. med. Bull. 33/3 (1977) 207–212
Harker, L. A.: Platelets. In Hoffbrand, A. V., M. C. Brain, J. Hirsh: Recent Advances in Haematology. Churchill Livingstone, Edinburgh 1977 (p. 349–373)
Miescher, P. A., J. Graf: Drug-induced thrombocytopenia. Clinics in Haematology 9 (1980) 505
Ulutin, O. N.: Classification of congenital and hereditary disorders of platelets. In Poller L.: Recent Advances in Blood Coagulation. Churchill Livingstone, Edinburgh 1977 (p. 1–34)
Weiss, H. J.: Inherited disorders of platelet secretion. In Colman, R. W., J. Hirsch, V. J. Marder, E. W. Saltman: Haemostasis and Thrombosis: Basic Principles and Clinical Practice. Lippincott, Philadelphia 1982 (p. 507–515)

# Plasmatische hämorrhagische Diathesen

**Definition:** Plasmatische hämorrhagische Diathesen sind Defekte der Blutstillung durch Störungen der plasmatischen Gerinnung und/oder Fibrinolyse (Koagulopathien). Gemeinsam ist diesen Diathesen
- eine fehlende oder verzögerte Fibrinbildung bzw. eine beschleunigte unphysiologische Fibrinolyse,
- die Neigung zu Suffusionen, Sugillationen und Hämatomen,
- das Fehlen einer Thrombozytopathie im engeren Sinne und einer Vasopathie.

### Tests

Für die Diagnostik plasmatischer Gerinnungsstörungen existiert eine Fülle von Tests, die sich schematisch für die wichtigsten Bestimmungen in folgende Gruppen ordnen lassen:
- Globaltests: Thrombelastogramm, Gesamtblutgerinnungszeit, Gesamtblutlysezeit.
- Gruppentests: partielle Thromboplastinzeit (PTT – endogenes System), Thromboplastinzeit (Quick-Wert – exogenes System), Plasmathrombinzeit (PTZ – 2. Phase der Gerinnung).
- Einzelfaktorenbestimmung: Bestimmung der Aktivität der Einzelfaktoren I–XIII; Fibrinmonomere, Fibrin-Fibrinogen-Spaltprodukte, Antithrombin III und Plasminogen.

## Angeborene Koagulopathien

Angeborene Koagulopathien beruhen auf einer isolierten oder kombinierten Defektbildung von plasmatischen Gerinnungsproteinen. Ihre Häufigkeit liegt bei etwa 1 : 7000–8000 Personen der Bevölkerung; 90% dieser Koagulopathien umfassen die Hämophilie A, Hämophilie B und das von Willebrand-Jürgens-Syndrom.

## Defekte des endogenen Systems

In dieser Gruppe sind Defekte des endogenen plasmatischen Gerinnungssystems zusammengefaßt, die pathogenetisch zu einer unvollständigen oder fehlenden Aktivierung von Faktor X führen: Defektbildungen der Faktoren XII, XI, IX, VIII.

### *Hämophilie A*

**Definition:** Die Hämophilie A ist eine angeborene, X-chromosomal vererbte oder spontan auftretende hämorrhagische Diathese, die durch Fehlen bzw. Verminderung der biologischen Aktivität des Faktors VIII verursacht ist. Die Erkrankung ist charakterisiert durch
- den hämophilen Blutungstyp,
- die klassische Laborkonstellation von verlängerter PTT, normalem Quick-Wert, unauffälliger Blutungszeit.

#### Häufigkeit und Vorkommen

Die Häufigkeit beträgt etwa 1 Patient auf 10000 Personen bzw. 1 Patient auf etwa 4500 männliche Geburten. Durch den Vererbungsmodus erkranken nur Männer, während Frauen mit dem defekten X-Chromosom die Hämophilie A übertragen (Konduktorinnen). Bei etwa 30–40% der Patienten mit Hämophilie A fehlt eine typische Familienanamnese, es handelt sich um die sogenannte sporadische Hämophilie mit einer Mutationsrate von $4 \times 10^{-5}$.

#### Pathobiochemie

Der Faktor VIII besteht aus einer Anzahl von molekularen Komplexen. An diese unterschiedlichen Proteine sind die zwei entscheidenden biologischen Funktionen des Faktors VIII gebunden:

- Plättchenadhäsion an pathologische Oberflächen,
- die Gerinnungsaktivität im endogenen System.

Die 3 funktionellen Hauptkomponenten des Moleküls – Faktor VIII : COAG, Faktor VIII : RAG sowie Faktor VIII : RWF – sind in Tab. **28** mit ihren wesentlichen charakteristischen Merkmalen gegenübergestellt.
Bei der Hämophilie A ist je nach Expressivität des Gens nur der gerinnungsaktive, niedermolekulare Anteil (Faktor VIII : COAG) unterschiedlich stark vermindert bis fehlend. Die beiden anderen Komponenten (Faktor VIII : RAG und Faktor VIII : RWF) sind im Gegensatz zum von Willebrand-Jürgens-Syndrom in normaler Konzentration vorhanden. Pathogenetisch resultiert

Tabelle **28** Charakteristika und Nomenklatur der Faktor-VIII-Komponenten

| | |
|---|---|
| **I. Faktor VIII: COAG** | → Faktor-VIII-Gerinnungsaktivität<br>→ Niedrigmolekulare Komponente<br>→ X-chromosomale Kontrolle<br>→ Neutralisation durch Allo- oder Autoantikörper in Gerinnungstests<br>→ Reduziert (Hämophilie $A^-$) oder abnormal (Hämophilie $A^+$) in Hämophilie A |
| **II. Faktor VIII: RAG** | → Faktor VIII assoziiertes Protein (Antigen)<br>→ Hochmolekulare Komponente<br>→ Autosomale Kontrolle<br>→ Präzipitation durch Antiserum (Kaninchen)<br>→ Reduziert (klassische Form) oder abnormal (Subentitäten) bei Willebrand-Jürgens-Syndrom (Ausnahme: Typ II normal-subnormal) |
| **III. Faktor VIII: RWF** | → Willebrand-Faktor-Aktivität<br>→ Korrigiert abnormale Blutungszeit (BT)<br>→ Korrigiert abnormale Glasperlenretention (GBA)<br>→ Korrigiert abnormale Ristocetin-induzierte Plättchenaggregation (RCoF)<br>→ Reduziert bei Willebrand-Jürgens-Syndrom |

aus dieser Konstellation zwar eine regelrechte primäre Blutstillung (ungestörte Plättchenfunktion), aber eine unterschiedlich starke plasmatische Gerinnungsstörung, deren Schwere mit der genetisch definierten Restaktivität von Faktor VIII:COAG korreliert.
Weniger unmittelbar klinische Bedeutung hat die Tatsache, daß bei einigen Patienten (ca. 10%) mit homologen Antiseren gegen Faktor VIII:COAG ein Antigen nachgewiesen werden kann, was auf ein verändertes Protein des Faktors VIII: COAG-Anteils bei diesen Patienten hinweist (sogenannte Hämophilie $A^+$).
Konduktorinnen der Hämophilie A haben eine normale Faktor VIII:RAG-Aktivität, durch das genetisch defekte X-Chromosom aber häufig eine Reduktion der Faktor VIII:COAG-Komponente auf durchschnittlich 50%. Diese Konstellation erlaubt wegen der hohen Variation von Faktor VIII:COAG in der Normalpopulation zwar keine sichere, wohl aber eine Wahrscheinlichkeitsdiagnose, ob eine Patientin Konduktorin der Hämophilie ist.

Klinik

Der Schweregrad der Blutungen bei einer Hämophilie A ist eng korreliert mit der genetischen Expression der Restaktivität. Tab. **29** informiert über diese Beziehung.
Patienten mit einer Restaktivität $< 1\%$ sind nicht nur schwerer, sondern auch häufiger betroffen.
Typisch für den hämophilen Blutungstyp sind die Sekundärblutungen. Nach unauffälliger primärer Blutstillung kommt es 3–5 Stunden später zu schweren Nachblutungen. Besonders betroffen sind Patienten im Kleinkindes- und Schulalter.
Gefürchtet sind die häufigen *Gelenkblutungen,* die z.T. als sogenannte Serienblutungen auftreten und bleibende Körperbehinderungen hervorrufen (Synovitis mit schwerer ankylosierender Arthropathie, Muskeldystrophien und Beugekontrakturen, irreversible Knochendefekte, Osteoporose usw.).

Für Gelenkblutungen gelten 2 Besonderheiten:

- Bei den ersten Blutungen starke Schmerzhaftigkeit, die bei Rezidiven abnimmt (Gefahr der Bagatellisierung im weiteren Verlauf).
- Rückgang der Spontanblutungen im 2. bzw. 3. Jahrzehnt.

Die zweithäufigste Blutungskomplikation besteht in *Muskelblutungen,* die fast ausschließlich bei schwerer Hämophilie und ebenfalls bevorzugt in jugendlichem Alter als Spontanblutungen auftreten. Serienblutungen sind im Gegensatz zu Gelenkblutungen nicht üblich. Bevorzugte Lokalisationen sind der M. iliopsoas (Differentialdiagnose der Appendizitis bei rechtsseitigem Hämatom), die Unterarm- und Wadenmuskulatur. Bedrohlich können Mundboden- bzw. Zungengrundblutungen sein mit kompletter Verlegung der Atemwege. Gefürchtete Folgen intramuskulärer Blutungen sind Druckschädigung der Nerven und Ischämie mit nachfolgender Nekrose.
Die dritthäufigste Blutungskomplikation (ca. 20%) sind *Nierenblutungen,* die fast ausschließlich spontan auftreten und keine Korrelation zu Nierenerkrankungen zeigen. Fibringerinnsel der ableitenden Harnwege können zu Koliken und Aufstau führen.
*Seltenere Blutungen* sind Epistaxis, Blutung in die Knochen mit Entwicklung von Pseudotumoren sowie Magen-Darm-Blutungen, wobei den letzteren oft eine Blutungsquelle (z.B. Ulkus, Erosion) nicht sicher zugeordnet werden kann. Besonders gefürchtet sind intraabdominelle Blutungen nach Milz- und Leberruptur sowie ZNS-Blutungen, die in 10% der Patienten auftreten. Die letztgenannte Komplikation wird häufig nach leichten Schädeltraumen beobachtet.

Tabelle **29** Genetisch determinierte Schweregrade der Hämophilie und ihre Beziehung zu Blutungen

| Restaktivität-Faktor VIII in E/100 ml | Bezeichnung | Beziehung zu Blutungsereignissen |
|---|---|---|
| 0–1% | Schwere Hämophilie | Spontanblutungen in Gelenke und Muskeln |
| 1–5% | Mittelschwere Hämophilie | Schwere Blutungen nach kleineren chirurgischen Eingriffen. Mäßig häufige Spontanblutungen |
| 5–15% | Leichte Hämophilie | Blutungen nach chirurgischen Eingriffen. Selten Spontanblutungen in Muskeln oder Gewebe |
| 15–50% | Subhämophilie | Blutungstendenz nach größeren Operationen und schweren Traumen |
| 50–200% | Normalbereich | |

### Diagnostisches Vorgehen und Differentialdiagnose

Klinisch kann die Diagnose einer Hämophilie mit großer Wahrscheinlichkeit bei typischer Familienanamnese und rezidivierenden Gelenkblutungen gestellt werden. Bewiesen wird die Erkrankung durch Verlängerung der PTT bei normaler Quick-Wert-Bestimmung, unauffällige Blutungszeit sowie die Einzelfaktorenbestimmung von Faktor VIII. Differentialdiagnostisch muß die Hämophilie A gegen die Hämophilie B und das von Willebrand-Jürgens-Syndrom abgegrenzt werden. Zusätzlich muß an seltene Varianten einer Faktor VIII:COAG-Erniedrigung gedacht werden:
- autosomale Hämophilie,
- kombinierte Defekte der Faktoren V und VIII sowie der Faktoren VII und VIII,
- Heckathorn-Erkrankung (variabler Faktor-VIII:COAG-Anteil bei konstant pathologischem Prothrombinverbrauchstest).

### Therapie

Bis auf kleinere Verletzungen, Nasenblutungen, Hämaturie und Zahnextraktionen (letztere durch lokale Blutstillung mit Druckplatten, Thrombin, Antifibrinolytika und Fibrinkleber) erfolgt die Therapie durch Substitution von Faktor VIII in Form der Faktorenkonzentrate.
Ziel der Therapie mit Faktor-VIII-Präparaten ist ein möglichst frühzeitiger und vollständiger Blutungsstillstand.
Dieses Ziel kann am wirkungsvollsten durch Instruktion des Patienten in der kontrollierten Selbstbehandlung erreicht werden. Die jeweils erforderliche Dosis wird nach folgender Formel berechnet:

Erforderliche Dosis
= KG in kg × gewünschter Anstieg × 0,5.

Diese Formel geht von dem durchschnittlichen Faktor-VIII-Anstieg aus, der nach Transfusion zu erwarten ist: 1 E F VIII/kg KG führt zu einem Anstieg des Faktors VIII im zirkulierenden Blut um 2%. Variationen im Einzelfall sind aber nicht unerheblich. Unmittelbar postoperativ gilt:

Erforderliche Dosis
= KG in kg × gewünschter Anstieg.

Bei den meisten Indikationen, insbesondere postoperativ, ist eine Erhaltungstherapie erforderlich, da die Halbwertszeit des Faktors VIII zwischen 8 und 12 Stunden liegt. Über die Therapieunterschiede bei den einzelnen Indikationen unterrichtet Tab. **30**.

### Zusatztherapie

- Antifibrinolytika: indiziert bei Blutungen der Mundhöhle und nach Zahnextraktionen.
- Kortikosteroide: indiziert bei Hämaturie, 1–2 mg Prednisolon/kg KG. Faktor-VIII-Substitution nur bei ineffektiver Kortikosteroidtherapie.
- DDAVP: Therapieversuch mit DDAVP bei leichter und mittelschwerer Hämophilie indiziert, wenn nicht-lebensbedrohliche Blutungen vorliegen. Abnehmender Stimulationseffekt nach 2–4 Tagen Therapiedauer.

Unter bestimmten strengen Indikationen muß eine Dauerbehandlung durchgeführt werden. Folgende Indikationskriterien sind zu beachten:

- Patienten mit einer Restaktivität unter 1%,
- Patienten zwischen dem 2. und 16. Lebensjahr,
- Patienten in orthopädischer Rehabilitation,
- Patienten in besonderen Ausbildungssituationen,
- bei Serienblutungen,
- bei florider Synovitis.

Die niedrigste Dosierung liegt bei 3 × 12 E/kg/Woche.
Mögliche Nebenwirkungen der Therapie mit Faktor-VIII-Konzentraten:

- Hepatitisinfektion (bis zu 100%),
- hämolytische Reaktionen,
- allergische Reaktionen,
- paradoxe Blutungen,
- Hemmkörperentwicklung.

Tabelle **30** Beziehung zwischen Blutungstyp, therapeutisch notwendigem Faktor-VIII-Spiegel und Therapiedauer

| Blutungstyp | Therapeutisch notwendiger Faktor-VIII-Spiegel | Therapiedauer |
|---|---|---|
| 1. Unkomplizierte Gelenkblutung | 10–30% | Bei frühzeitiger Therapie einmalige Transfusion ausreichend |
| 2. Schwere Gelenkblutung | 20–40% | 48–72 Std. |
| 3. Muskelblutungen (Ausn.: Nr. 4) Bißverletzungen Leichte Verletzungen | 10–30% | a) 12–24 Std. bei frühzeitiger Therapie b) Ansonsten 48–72 Std. |
| 4. Blutungen in – M. iliopsoas – Wadenmuskulatur – Unterarmmuskulatur – Zungengrundmuskulatur Kleine Operationen | 30–40% | a) 24 Std. bei Blutung in die Zungengrundmuskulatur b) 72–96 Std. übrige Blutungen |
| 5. Magen-Darm-Blutungen (Ulkus, Erosionen) | 20–30% | 48 Std. über dokumentierten Blutungsstillstand hinaus |
| 6. intrakranielle und intrathorakale Blutungen | >40% >30% >20% | 4 Tage 4 Tage 6 Tage |
| 7. Große Operationen | 80–100% >50% >30% | Perioperativ 1. Woche postoperativ 2. Woche postoperativ |

*Hemmkörperhämophilie*

Etwa 5–8% der Patienten mit Hämophilie A entwickeln einen plasmatischen Hemmkörper gegen Faktor VIII : COAG, der eine Substitutionstherapie erschwert oder unmöglich macht. Der zugeführte Faktor VIII wird durch den polyklonalen Antikörper neutralisiert. Der Hemmkörpertiter fällt im Verlauf von Wochen bis Jahren kontinuierlich ab (durchschnittliche biologische Halbwertszeit: 30–40 Tage), steigt aber nach Reexposition, wenn auch unterschiedlich stark, wieder an (in der Regel innerhalb von 5–20 Tagen).

Therapie in folgender Reihenfolge

- Feiba (*F*actor-*E*ight-*I*nhibitor-*B*ypassing-*A*ctivity) – 60 E/kg KG in 12stündlichem Abstand.
- Feiba – 100 E/kg KG, gefolgt von Faktor-VIII-Konzentrat – 40 E/kg KG.

Falls unter diesen Behandlungsmaßnahmen keine erfolgreiche Blutstillung:

- Versuch mit hochdosierter Faktor-VIII-Transfusion (20–50000 E),
- Plasmapherese,
- tierisches antihämophiles Globulin – 10000 E 2mal täglich,
- Endoxan in Verbindung mit Faktor-VIII-Konzentration zur Antigenstimulation,
- Immunparalyse im Intervall bei High-Respondern durch kontinuierliche Gabe von Faktor VIII und Feiba bis zum Verschwinden des polyklonalen Antikörpers.

*von Willebrand-Jürgens-Syndrom*

**Definition:** Das von Willebrand-Jürgens-Syndrom ist eine autosomal dominant vererbte hämorrhagische Diathese, bei der ein defektes Faktor-VIII-Molekül zu einer verlängerten Blutungszeit und einer gestörten plasmatischen Gerinnung führt. Neben dieser klassischen Form zeigen molekularbiologische Varianten eine vielfältige klinische Symptomatik mit wechselnd ausgeprägtem petechialem oder hämophilem Blutungstyp.

Häufigkeit und Vorkommen

Beide Geschlechter sind gleichermaßen befallen, die Vererbung erfolgt mit stark unterschiedlicher Penetranz und Expressivität. Das von Willebrand-Jürgens-Syndrom ist die häufigste angeborene hämorrhagische Diathese.

Pathobiochemie

Im Gegensatz zur Hämophilie A mit Verminderung des niedermolekularen Anteils, des Faktors VIII : COAG, ist bei dem von Willebrand-Jürgens-Syndrom die hochmolekulare Komponente erniedrigt bzw. fehlend (Abb. **9**). Dieser Anteil trägt die immunologische (antigene) Aktivität

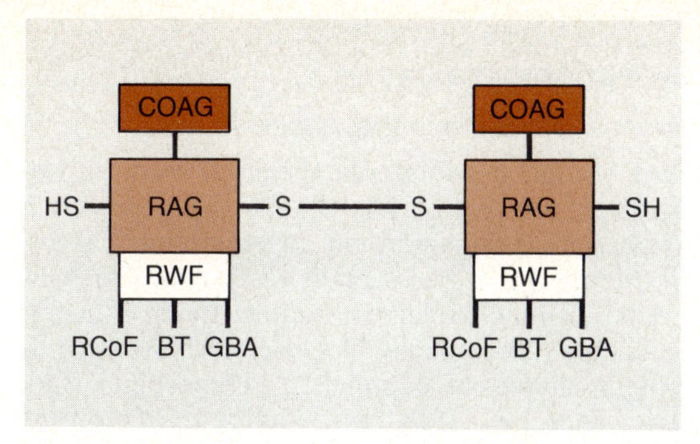


Abb. **9** Schematische Darstellung des Faktor-VIII-Moleküls (als Dimer)

| | | |
|---|---|---|
| S–S: | Disulfidbrücke | |
| COAG: | F.-VIII-Gerinnungsaktivität | |
| RAG: | F.-VIII-assoziiertes Protein | |
| RWF: | von Willebrand-Faktor-Aktivität | |
| | RCoF | Ristocetin Cofaktor |
| | BT | Blutungszeit |
| | GBA | Adhäsion an Glasperlen |

(F. VIII : RAG) wie auch die von Willebrand-Faktor-Aktivität (F. VIII : RWF), die eng korreliert ist mit

- der Ristocetin-induzierten Aggregation (F. VIII : RCoF),
- der verlängerten Blutungszeit (BT),
- der Adhäsion an Glasperlen (GBA).

Da diese beiden funktionellen Anteile (F. VIII: RAG, F. VIII : RWF) für die Thrombozytenfunktion in der primären Blutstillung notwendig sind, wird die Klinik geprägt von einer verlängerten Blutungszeit, vermehrten Schleimhautblutungen und einer gesteigerten Kapillardurchlässigkeit. Zwar ist auch F. VIII : COAG, die gerinnungsaktive niedermolekulare Komponente, häufig erniedrigt, kann aber nach Transfusionsergebnissen wahrscheinlich gebildet werden. Ursache der Erniedrigung ist danach nicht eine Synthesestörung, sondern wegen des fehlenden Trägerproteins (F. VIII : RAG) eine extrem kurze Halbwertszeit.

Neben dieser klassischen Form (Erniedrigung von F. VIII : RAG, F. VIII : COAG, F. VIII : RWF) sind 3 weitere Haupttypen zu unterscheiden, deren Verteilungsmuster sich aus der unterschiedlichen Höhe der Faktor-VIII-Komponenten ergibt.

Neben einer Synthesestörung des F. VIII : RAG existieren Polymerisationsstörungen dieses Molekülanteils wie auch Dysproteinämien. Klinisch ist die Erfassung dieser Variationen von großer Bedeutung, da es trotz fehlender spontaner hämorrhagischer Diathese postpartal und postoperativ zu schweren Nachblutungen kommen kann.

#### Klinik

Klinisch im Vordergrund stehen Hautblutungen in Form von Suffusionen und Sugillationen sowie Schleimhautblutungen (Epistaxis, Gingivablutungen, Menorrhagien, Hypermenorrhöen). Relativ häufig sind Magen- und Darmblutungen, während Gelenkblutungen sehr selten sind im Gegensatz zur Hämophilie A. Auffallend ist die Störung der primären Blutstillung nach Polytrauma und Operation.

#### Diagnostisches Vorgehen und Differentialdiagnose

Die Diagnostik stützt sich auf die Untersuchung der verschiedenen Faktor-VIII-Anteile: F. VIII : COAG, F. VIII : RAG, F. VIII : RWF in Form des Ristocetin-Cofaktors (RCoF), des Glasperlentests (GBA) und der Blutungszeit (BT). Bei der klassischen Form sind alle Tests pathologisch. Bei Heterozygoten ist die Diagnose gerechtfertigt, wenn entweder F. VIII : RAG oder F. VIII : RWF (RCoF) unter 25% liegen und einer der sonstigen Tests (BT, GBA, F. VIII : COAG) pathologisch ausfällt.

Seltene Varianten dieses Syndroms sind ein geschlechtsgebundener Vererbungsmodus (Differentialdiagnose zur Hämophilie A) bzw. eine Kombination mit Faktor-XII-Mangel (San-Diego-Variante).

#### Therapie

Milde Formen benötigen lediglich bei Spontanblutungen und perioperativ eine Substitution. Grundlage der Behandlung ist wegen des quantitativen und/oder qualitativen Defektes die Transfusion mit Faktor VIII.

Von den Plasmaderivaten eignen sich vornehmlich Cohn-Fraktion I und einfache Kryopräzipitate, da hochgereinigte Präparate nur F. VIII : COAG enthalten und nicht die für das von Willebrand-Jürgens-Syndrom entscheidenden Komponenten.

#### Verlauf und Prognose

Abhängig von der Expressivität, in der Regel günstiger als die schwere bzw. mittelschwere Hämophilie. Selten bleibende Gelenkdeformitäten.

### *Hämophilie B*

Die Hämophilie B beruht auf einer Erniedrigung, Fehlen bzw. einer abnormen Bildung von Faktor IX. Der Erbgang ist wie bei der Hämophilie A X-chromosomal rezessiv. Die Häufigkeitsverteilung von Hämophilie A und B beträgt etwa 5 : 1. Wie bei der Hämophilie A zeigt ein Teil der Patienten eine fehlende Familienanamnese, die Mutationsrate beträgt $0{,}46 \times 10^{-5}$. Das klinische Bild ist völlig identisch mit dem der Hämophilie A. Auch bei dieser angeborenen Störung sind die Blutungstypen und das Ausmaß der Störungen eng korreliert mit der genetisch determinierten Restaktivität.

Die Therapie und Substitution mit Faktor-IX-haltigen Konzentraten folgt den gleichen Grundsätzen wie bei der Hämophilie A. Drei Unterschiede sind zu beachten:
- Die Recovery ist im Vergleich zur Faktor-VIII-Konzentration (70%) bei den Faktor-IX-Konzentraten in der Regel niedriger (30–50%).
- Die Halbwertszeit von Faktor IX ist länger als von Faktor VIII, so daß die Erhaltungstherapie, insbesondere bei länger dauernden Substitutionen, nur in 12–24stündigem Abstand erfolgen muß.
- Durch die unterschiedliche Halbwertszeit kann auch eine Dauertherapie bei gleichen Voraussetzungen niedriger dosiert werden als bei der Hämophilie A – 2 × 9 E/kg KG wöchentlich.

#### *Faktor-XI-Mangel*

Der Faktor-XI-Mangel ist eine seltene autosomal rezessiv vererbte hämorrhagische Diathese. Synonyma: Hämophilie C, Rosenthal-Mangel, PTA-Mangel. Die Klinik ist gekennzeichnet durch eine Blutungsneigung nach Operationen und Zahnextraktionen, Menorrhagien und Epistaxis. Die Therapie erfolgt mit Frischplasma.

#### *Faktor-XII-Mangel*

Der angeborene, autosomal rezessiv vererbte Faktor-XII-Mangel hat die typische Konstellation:

- deutlich verlängerte PTT,
- Fehlen einer hämorrhagischen Diathese.

Perioperativ ist keine Substitutionsbehandlung erforderlich. Weitgehend ähnlich sind in der Konstellation von Labor und Klinik der autosomal rezessiv vererbte Mangel an Fletcher- und Fitzgerald-Faktor.

### Defekt des exogenen Systems

#### *Faktor-VII-Mangel*

Der Faktor-VII-Mangel ist eine autosomal rezessiv vererbte hämorrhagische Diathese. Charakteristisch ist eine normale PTT bei pathologischer Quick-Wert-Bestimmung.

##### Häufigkeit

1 auf 500000.
Klinisch stehen Schleimhautblutungen und gastrointestinale Blutungen sowie Menorrhagien im Vordergrund. Gelenkblutungen sind selten. Die Therapie im Blutungsfall erfolgt mit F.-VII-haltigen F.-IX-Komplex-Präparaten.

### Defekte des gemeinsamen Reaktionsablaufes

#### *Mangel der Gerinnungsproteine II und X*

Ein Mangel der Faktoren II und X wird autosomal rezessiv vererbt. Die Defekte sind sehr selten (bekannt 20 Patienten mit angeborenem Faktor-II-Mangel), z.T. beruhen die Defekte auf strukturell abnormen Molekülvarianten. Beide Mangelzustände führen neben Nabelschnurblutungen zu einem hämophilieähnlichen klinischen Bild. Die Therapie erfolgt mit Faktor-IX-Komplex-Präparaten.

#### *Faktor-V-Mangel*

Der Faktor-V-Mangel (Parahämophilie) beruht auf der angeborenen Synthesestörung des plasmatischen Gerinnungsproteins V mit wahrscheinlich autosomal rezessivem Erbgang. Die Klinik wird bestimmt durch Zahnfleischbluten, gastrointestinale Blutungen und Hypermenorrhoe. Heterozygote Familienmitglieder haben oft nur eine latente Blutungsbereitschaft.
Da der Faktor V lagerungsinstabil ist, kommt zur Therapie nur Frischplasma, frisch gefrorenes Plasma und lyophilisiertes Frischplasma in Betracht.

#### *Fibrinogen*

Störungen der Fibrinogensynthese können sich in einer Afibrinogenämie, Hypofibrinogenämie und Dysfibrinogenämie äußern.
Die *Hypo- bzw. Afibrinogenämie* ist eine sehr seltene (ca. 150 Patienten bekannt), autosomal rezessiv vererbte Erkrankung. Obwohl der primäre Blutstillungsvorgang bei Afibrinogenämie (gestörte Thrombozytenaggregation) defekt ist, kann die klinische Symptomatik mild sein, in der Regel entspricht die Symptomatologie einer mittelschweren Hämophilie.
Im Gegensatz zur Afibrinogenämie ist bei der autosomal dominant vererbten *Dysfibrinogenämie* immunologisch eine normale Titerhöhe des Proteins nachweisbar. Funktionell führt die abnormale Molekularstruktur zu einer ungewöhnlichen Fibrinmonomeraggregation. Das klinische Bild ist heterogen, da neben unauffälligen Verläufen sowohl hämophilieähnliche hämorrhagische Diathesen wie auch Thrombosen vorkommen.

#### *Faktor-XIII-Mangel*

Der angeborene Mangel an Faktor XIII ist eine sehr seltene Erkrankung mit autosomal rezessivem Erbgang. Pathobiochemisch beruht die Erkrankung auf einer völlig fehlenden Untereinheit A des Moleküls, wodurch es zu keiner oder nur mangelhafter Quervernetzung der Fibrinmonomere kommt. In der klinischen Symptomatologie sind neben Hämarthros und Hämaturie zerebrale Blutungen besonders gefürchtet. Typisch sind postoperative Nachblutungen mit Wundheilungsstörungen.

## Erworbene Koagulopathien

Erworbene plasmatische Gerinnungsstörungen sind oft nur Symptom einer komplexen Grunderkrankung. Sie lassen sich pathogenetisch durch eine Vielfalt von Faktoren (Bildungs-, Umsatz- und Verteilungsstörung) erklären. Verlauf und Prognose sind eng an die Entwicklung der Grunderkrankung gebunden.
Erworbene Koagulopathien beruhen auf
- Produktionsstörungen,
- erhöhtem Verbrauch bzw. verstärkter Fibrinolyse,
- Blockierung der gerinnungsaktiven Proteine durch Hemmstoffe.

### Produktionsstörungen

*Leberparenchymschädigung*

Vorkommen und Pathogenese

Hämorrhagische Diathesen sind häufige Komplikationen akuter und chronischer Lebererkrankungen. Die Störungen der Blutgerinnung sind komplex:
- Synthesestörung fast aller Gerinnungsfaktoren,
- primäre Hyperfibrinolyse,
- Verbrauchskoagulopathie mit sekundärer Hyperfibrinolyse,
- Antithrombin-III-Synthesestörung,
- fehlende Vitamin-K-Resorption bei extrahepatischem Verschluß mit Synthesestörung der Vitamin-K-abhängigen Faktoren,
- Dysfibrinogenämie mit Polymerisationsstörung,
- Thrombozytopenie durch
  - disseminierte intravasale Gerinnung (Verbrauchsstörung),
  - Splenomegalie (Verteilungsstörung),
  - Knochenmarkinsuffizienz bei Alkoholabusus (Bildungsstörung).

Klinik

Typisch sind Sugillationen und Suffusionen sowie bei fortschreitender portaler Hypertension Ösophagus- und Magenblutungen.

Therapie

Vitamin K oral, lokale Blutstillung. In Notfällen frisch gefrorenes Plasma. Faktor-IX-Komplex-Präparate nur bei lebensbedrohlichen Blutungen, wenn nach den Laborbefunden keine Verbrauchskoagulopathie vorliegt und andere konservative Maßnahmen ohne Erfolg sind.

*Vitamin-K-Mangel und orale Antikoagulantien*

Bei Vitamin-K-Mangel und unter Therapie mit oralen Antikoagulantien kommt es zu einem Aktivitätsabfall der Faktoren II, VII, IX und X. Beide Bedingungen führen zur Bildung biologisch inaktiver Gerinnungsproteine, »PIVKA« genannt (*P*rotein *I*nduced by *V*itamin *K* *A*bsence or *A*ntagonism).
Klinisch können derartige Mangelzustände bei längerer parenteraler Ernährung, fehlender Vitamin-K-Synthese nach Antibiotikatherapie sowie bei Resorptionsstörungen wegen Durchfall, Malabsorption oder Gallengangsverschluß auftreten.
Iatrogen führt eine Antikoagulantientherapie nur selten zu Blutungen, wenn der Quick-Wert zwischen 15 und 25% eingestellt wird. Bei Werten unter 10% – durch Überdosierung, häufiger durch Toleranzminderung infolge Arzneimittelinterferenz – kann es spontan nach Operationen und bei Verletzungen zu einer hämorrhagischen Diathese kommen.
Therapeutisch reicht in der Regel zur Behandlung der hämorrhagischen Diathese Vitamin K in einer Dosierung von 25–30 mg aus. In lebensbedrohlichen Situationen kann eine Therapie mit Faktor-IX-Komplex-Präparaten notwendig sein.

### Koagulopathien durch Hemmstoffe

*Hyperheparinämien*

Hyperheparinämien können endogen im Rahmen einer Urticaria pigmentosa und verschiedener chronischer Erkrankungen, iatrogen bei einer Heparintherapie auftreten. Labordiagnostisch ist typisch die Verlängerung aller Global- und Gruppentests bei normaler Reptilasezeit.
Therapie der Wahl ist bei bedrohlichen Blutungen Protaminchlorid. In der Regel genügt aber das Absetzen von Heparin.

*Immunkoagulopathien*

**Definition:** Immunkoagulopathien sind hämorrhagische Diathesen, die durch Immunglobuline (IgG, selten IgM) hervorgerufen werden. Die pathologischen Globuline neutralisieren entweder spezifische Gerinnungsproteine (neutralisierende Hemmkörper) oder interferieren mit ihrer Aktivierung im Verlauf der Gerinnungskaskade (interferierende Antikörper).

Vorkommen und Pathogenese

*Neutralisierende,* gegen spezielle Gerinnungsproteine gerichtete Hemmkörper treten nicht nur bei der Hämophilie (Hemmkörperhämophilie), sondern auch im Rahmen vielfältiger anderer Erkrankungen auf. Häufige auslösende Ursachen sind Penicillinallergie, Infektionen, Asthma bronchiale, Morbus Crohn, Colitis ulcerosa, die bullöse Dermatitis sowie während der Schwangerschaft und unmittelbar post partum.
Die klinische Symptomatologie variiert außerordentlich stark, Bilder mit hämophilieähnlichen Symptomen sind selten. Typisch für die Labor-

diagnostik ist in den Mischungstests, daß die Neutralisationskinetik zeit- und temperaturabhängig ist.

*Interferierende* Antikörper werden bevorzugt beim Lupus erythematodes gefunden. Eine hämorrhagische Diathese ist im Gegensatz zu den neutralisierenden Hemmkörpern selten. Gerinnungsphysiologisch interferieren diese Antikörper in der Regel mit der Aktivierung von Prothrombin zu Thrombin, seltener wird eine Hemmung der Plättchenfaktor-3-Aktivität diagnostiziert. Im Gegensatz zu den neutralisierenden Hemmkörpern tritt die Wirkung der interferierenden Antikörper laborchemisch sofort ein und ist nicht zeit- und temperaturabhängig.

## Verbrauchsstörungen

### *Disseminierte intravasale Gerinnung und Verbrauchskoagulopathie*

**Definition:** Verbrauchskoagulopathien sind erworbene hämorrhagische Diathesen unterschiedlicher Ausprägung, die durch eine generalisierte Aktivierung der Gerinnung und/oder der Fibrinolyse typische Veränderungen auslösen:
- Verbrauch von Gerinnungsfaktoren und Thrombozyten sowie Bildung antihämostatisch wirkender Fibrinogen- und Fibrinspaltprodukte,
- Mikrothrombosierung in einzelnen oder allen Organen mit resultierenden typischen Organdysfunktionen (z. B. Schocklunge, Schockniere),
- intravasale Hämolyse bei inkompletter Verlegung der Endstrombahn mit Ausbildung von Fragmentozyten (sogenannte mikroangiopathische hämolytische Anämie).

Tabelle **31** Triggermechanismen für eine disseminierte intravasale Gerinnung (DIC)

**I. Partikuläre bzw. kolloidale Substanzen**
1. Fruchtwasserembolie
2. Fettembolie
3. Antigen-Antikörper-Komplexe

**II. Einschwemmung von Gewebsthromboplastin**
1. Polytrauma
2. Malignome (Leukämie, metastasierende Tumoren)
3. Abruptio placentae
4. Operative Eingriffe (Pankreas, Lunge, Herz)
5. Hämolyse

**III. Pathologische Gefäßoberfläche**
1. Riesenhämangiom
2. Ausgedehnte Vaskulitiden (z. B. Morbus Moschcowitz)
3. Körperfremde Oberfläche (Herz-Lungen-Maschine)

**IV. Infektionen**
1. Gramnegative Sepsis
2. Virusinfektionen (Influenza A, Herpes)
3. Malaria (Plasmodium falciparum)

**V. Verschiedenes**
1. Alle Schockformen
2. Transfusion inkompatibler Konserven
3. Hypo- und Hyperthermie
4. Herzstillstand

#### Ätiologie und Pathogenese

Die disseminierte intravasale Gerinnung mit Verbrauchskoagulopathie ist keine selbständige Krankheitsentität. Sie repräsentiert einen intermediären pathophysiologischen Mechanismus, der in Verbindung mit einer großen Fülle verschiedener Erkrankungen auftritt (Tab. **31**).

Abb. **10** verdeutlicht den Ablauf einer Verbrauchskoagulopathie, der mit einer Aktivierung des Gerinnungssystems (Hyperkoagulabilität) durch direkte Mechanismen (z. B. Endotoxin) oder Gewebsthromboplastin (z. B. Polytrauma) beginnt und bis zu diffusen Organschädigungen führt. Letztere rufen organspezifische Dysfunktionen hervor, die im weiteren Verlauf zu einer Perpetuation des klinischen Geschehens beitragen können (z. B. globale Ateminsuffizienz bei Schocklunge). Neben der Mikrothrombosierung kann aus dem Verbrauch gerinnungsaktiver Substanzen (insbesondere Faktor V, Faktor VIII, Fibrinogen) eine ausgeprägte hämorrhagische Diathese resultieren, die durch die Stimulation der Fibrinolyse (sekundäre Hyperfibrinolyse) mit Ausbildung gerinnungshemmender Fibrin- und Fibrinogenspaltprodukte verstärkt wird.

#### Klinik

Die klinischen Befunde sind gekennzeichnet durch

- Symptome der Grunderkrankung,
- die Verbrauchskoagulopathie und
- die organbezogenen Dysfunktionen.

Die akute, oft dekompensierte Verlaufsform zeigt von petechialen Blutungen alle Übergänge bis zu Blutungen in die inneren Organe. Besonders gefürchtet sind unstillbare intraoperative hämorrhagische Diathesen. Die kompensierte bzw. überkompensierte Verlaufsform zeigt einen klinisch leichteren Blutungstyp.

#### Diagnostisches Vorgehen und Differentialdiagnose

Methoden zum Nachweis der Verbrauchskoagulopathie und ihre Interpretation sind in Tab. **32** zusammengefaßt. Die dekompensierte Verlaufsform zeigt eine klassische Konstellation mit Erniedrigung der Einzelfaktoren, pathologischem Ausfall der Global- und Gruppentests sowie einer starken Erhöhung der FSP. Schwieriger und

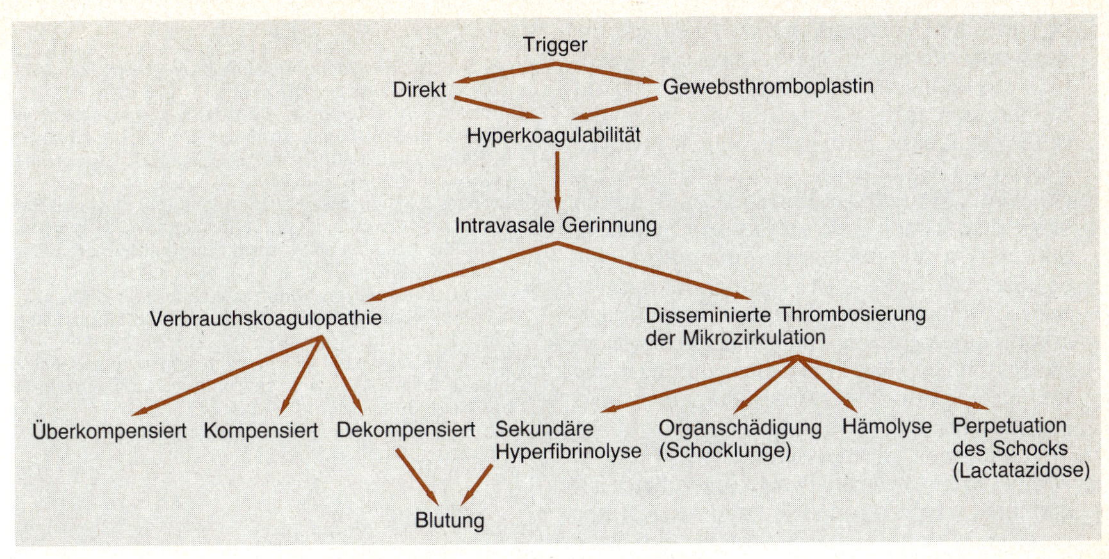


Abb. **10** Pathogenese der disseminierten intravasalen Gerinnung (DIC)

Tabelle **32** Labordiagnose der disseminierten intravasalen Gerinnung

| | Dekompensiert | Kompensiert | Überkompensiert |
|---|---|---|---|
| **Plättchenzahl** | ↓ | n→↓ | n |
| PTZ | verlängert + + | verlängert ± | verlängert + → ± |
| Reptilase Zeit | verlängert + + | verlängert ± | verlängert + → ± |
| **Fibrinogen** | ↓ | n | ↑ |
| FSP | + + | + | + |
| **Quick-Wert** | verlängert | n | n |
| **PTT** | verlängert | n | verkürzt |
| Faktor VIII | ↓ | n | ↑ |
| Monomere | + | ± | ± |

n = Normalwert FSP = Fibrinspaltprodukt
PTZ = Plasmathrombinzeit PTT = partielle Thrombinzeit

oft nur durch Verlaufsbeobachtungen sind die kompensierte und überkompensierte Verlaufsform einer disseminierten intravasalen Gerinnung zu diagnostizieren.
Im Blutausstrich sind bei schweren Verlaufsformen zerstörte Erythrozyten (Fragmentozyten) typisch.

Differentialdiagnostisch ist die seltene primäre Hyperfibrinolyse abzugrenzen, die

- keine Thrombozytopenie verursacht,
- keine für die disseminierte intravasale Gerinnung typische Grunderkrankung hat,
- ohne Nachweis von Fibrinmonomeren abläuft,
- stark erhöhte fibrinolytische Aktivität in den Laborparametern zeigt.

Therapie

- Die Behandlung der Grunderkrankung ist Eckpfeiler jeder Therapie.
- Bei Operationen kann ein Blutersatz erforderlich sein, um einen zusätzlichen hämorrhagischen Schock mit begleitender bzw. resultierender Azidose zu verhindern.
- Die Behandlung mit Heparin, Plättchenaggregationshemmern und Fibrinolyseaktivatoren ist umstritten. Gesichert scheint die Therapie mit Heparin bei folgenden Einzelindikationen: schwere Bluttransfusionsreaktionen, Fruchtwasserembolie, septischer Abort, Purpura fulminans, hämolytisch-urämisches Syndrom sowie Promyelozytenleukämie unter zytostatischer Therapie.
  Die Dosierung liegt bei 10–15000 E/die.
  Prophylaktisch kann Heparin indiziert sein bei

beginnenden kompensierten und überkompensierten Verlaufsformen sowie bei protrahiert verlaufenden disseminierten Mikrothrombosierungen. Aktivatoren der Fibrinolyse (Streptokinase, Urokinase) sollten erwogen werden bei der Entwicklung einer Schocklunge, dem Waterhouse-Friderichsen-Syndrom sowie dem hämolytisch-urämischen Syndrom.

- Substitution verbrauchter Gerinnungsproteine bei akut bzw. bedrohlich verlaufender intravasaler Gerinnung mit schwerster hämorrhagischer Diathese sollte mit frisch gefrorenem Plasma unter Heparinschutz durchgeführt werden. Faktor-IX-Komplex-Präparate sind kontraindiziert.
- Therapie mit Fibrinolysehemmern (EACA, AMCHA) nur bei Nachweis ausgeprägter sekundärer Hyperfibrinolyse und erfolgloser vorangegangener Heparintherapie, die aber begleitend fortgesetzt werden muß.

**Merke:** Plasmatische hämorrhagische Diathesen beruhen auf kongenitalen Defekten der Blutgerinnungsfaktoren (angeborene Koagulopathien) oder sind als erworbene Koagulopathien in der Regel Folge einer anderen Grunderkrankung.
Unter den angeborenen Koagulopathien sind die Hämophilie A und B sowie das von Willebrand-Jürgens-Syndrom mit mehr als 90% die häufigsten Erkrankungen. Hämophilie A und das von Willebrand-Jürgens-Syndrom beruhen auf einem unterschiedlichen Faktor-VIII-Defekt, der bei dem von Willebrand-Jürgens-Syndrom zusätzlich eine Störung der primären Blutstillung (Adhäsionsstörung der Thrombozyten) verursacht. Die Therapie erfolgt mit Plasma bzw. Plasmaderivaten.
Erworbene Koagulopathien werden sehr häufig durch komplexe Störungen verursacht. Häufigste Form sind die plasmatischen hämorrhagischen Diathesen bei Leberparenchymschädigungen und die Entwicklung einer Verbrauchskoagulopathie als Folge einer disponierenden Grunderkrankung. Seltener sind Immunkoagulopathien durch neutralisierende bzw. interferierende Antikörper. Die Therapie richtet sich für die erworbenen Koagulopathien vornehmlich gegen die Grunderkrankung.

## Weiterführende Literatur

Biggs, R.: The Treatment of Haemophilia A and B and von Willebrand's Disease. Blackwell, Oxford 1978

Mannucci, P.M.: Hemophilia diagnosis and management: Progress and problems. In Poller, L.: Recent Advances in Blood Coagulation No III. Churchill Livingstone, Edinburgh 1981 (p. 193–210)

Ostendorf, P., K. Jaschonek: Hämotherapie plasmatischer Gerinnungsstörungen. In Schneider, W., R. Schorer: Klinische Transfusionsmedizin. Edition Medizin, Weinheim 1982 (S. 259–294)

Poller, L.: Coagulation abnormalities in liver disease. In L. Poller: Recent Advances in Blood Coagulation. Churchill Livingstone, Edinburgh 1977 (p. 267–292)

Sharp, A.A.: Diagnosis and management of disseminated intravascular coagulation. In Thomas, D.: Haemostasis. Brit. med. Bull. 33/3 (1977) 265–272

Sutor, A.H.: Minirin. DDAVP-Anwendung bei Blutern. Schattauer, Stuttgart 1980

# 10

# Immunologische Krankheiten

*P. A. Berg*
*P. Wernet*

# Allgemeine und spezielle immunpathologische Grundlagen und Mechanismen

*P. Wernet*

Die Immunologie ist in der Medizin von Bedeutung bei Vorgängen der Infektabwehr, bei Impfungen zur Verhinderung von bestimmten Krankheiten, bei Organtransplantationen, gezieltem Blutkomponentenersatz sowie bei Immundefekterkrankungen und bei Krankheiten, die durch zu starke immunologische Reaktionen ausgelöst werden. Darüber hinaus bedient sich zunehmend die Laboratoriumsdiagnostik immunologischer Methoden.

Im Vordergrund immunologischer Reaktionen stehen die Zellen des Immunsystems, Lymphozyten, Plasmazellen und Monozyten und ihre Rolle bei der durch Antikörper getragenen humoralen Immunantwort. Zum anderen sind sie wichtig bei der durch diese Zellen direkt vermittelten Immunität. Wesentlich ist das Verständnis der Wechselwirkung und Kooperation von T- und B-Lymphozyten sowie Makrophagen in den verschiedenen Situationen der Immunantwort, der Toleranz oder der Autoimmunität. In diesem Zusammenhang sind auch das Komplementsystem, immunologische Entzündungsreaktionen, verschiedene Formen der Gewebsschädigung sowie transplantations- und tumorimmunologische Vorgänge einzuordnen.

Die **Zellen des Immunsystems** entstammen dem Knochenmark, dem Thymus, den Lymphknoten und der Milz. Die Existenz von im wesentlichen zwei verschiedenen Lymphozytenarten wurde beim Menschen zuerst bei Patienten mit angeborenen oder erworbenen Immundefekten nachgewiesen. Abb. **1** erläutert die Differenzierung der beiden Lymphozytensysteme, von denen die B-Zellen (für »Bursa Fabricii« oder »Bone Marrow«) die humorale und die T-Zellen (vom Thymus) die zellvermittelte Immunität tragen.

Genetische, zelluläre und molekulare Komponenten des Immunsystems vereinen sich zu einem komplexen Kommunikationssystem. Die Beziehungen zwischen diesen Komponenten untereinander sind wechselseitig und umschrieben. Die Regulationskontrolle von Immunmechanismen ist eine Funktion ihrer Interaktionen. Dies wird in der Abb. **1** durch funktionelle Subpopulationen der T- und B-Zellreihe symbolisiert.

Immunkompetente T- und B-Lymphozyten lassen sich durch verschiedene Zelloberflächenmarker unterscheiden. Eine Übersicht ist in der Tab. **1** gegeben. **B-Zellen** repräsentieren etwa 10–20% der normalen Blutlymphozyten, 50% der Milzlymphozyten und 75% der Lymphozyten im Knochenmark. B-Zellen tragen Immunglobulinmoleküle auf ihrer Zelloberfläche. Etwa 80% exprimieren IgM und IgD, der Rest meist IgG oder seltener auch IgA. Die Oberflächenimmunglobuline stellen die Antigenrezeptoren der B-Zellen dar. Bei Kontakt mit dem spezifischen Antigen zugleich mit Aktivierungssignalen von anderen Zellen expandieren die spezifischen B-Zellklone und differenzieren sich in Immunglobulin sezernierende Plasmazellen.

**T-Zellen** repräsentieren etwa 70–80% der normalen Blutlymphozyten und 90% der Lymphozyten im Ductus thoracicus. Ihre Vorläuferzellen proliferieren im Knochenmark und wandern in den Thymus, wo sie unter dem Einfluß von Thymusepithel- und sogenannten »Nurse«-Zellen spezifische Charakteristika sowie Antigenprogrammierbarkeit erwerben. Diese T-Zellen wandern aus dem Thymus aus und funktionieren als antigenspezifische Effektorzellen in Lymphknoten oder im Blut. Sie zirkulieren als langlebige Träger der zellvermittelten Immunität. Als Helfer- oder Suppressorzellen können sie eine Immunantwort entsprechend modulieren. Hauptoberflächenmarker ist ihre Fähigkeit, mit Hammelerythrozyten spontane Rosetten, sogenannte T-Rosetten, zu bilden. Mit Hilfe einer Reihe monoklonaler Antikörper, gewonnen aus Plasmozytomhybriden in der Gewebekultur, kann man die Untergruppen der T-Zellen an ihren charakteristischen Oberflächenphänotypen unterscheiden. Die Natur sowie der Mechanismus der Antigenerkennung durch T-Zellen ist nicht geklärt. Am wahrscheinlichsten ist eine Struktur, die mit der schweren Kette der Immunglobuline Ähnlichkeit besitzt und beim spezifischen Antigenerkennungsvorgang gemeinsam mit bestimmten Histokompatibilitätsdeterminanten vorgeht (sogenannte »Dual Recognition«).

Eine kleine Zahl der Blutlymphozyten (2–10%) hat weder Oberflächenmarker für T- noch für B-Zellen und wird deshalb als **Nullzellen** bezeichnet. Möglicherweise handelt es sich um nicht ausdifferenzierte T- oder B-Zellen. Daneben gibt es Lymphozyten mit $F_c$-Rezeptoren für IgG, welche K- oder **Killerzellen** heißen, da sie die Effektorzellen bei der Antikörper-abhängigen zellvermittelten Zytotoxizität darstellen. Funktionell zu un-

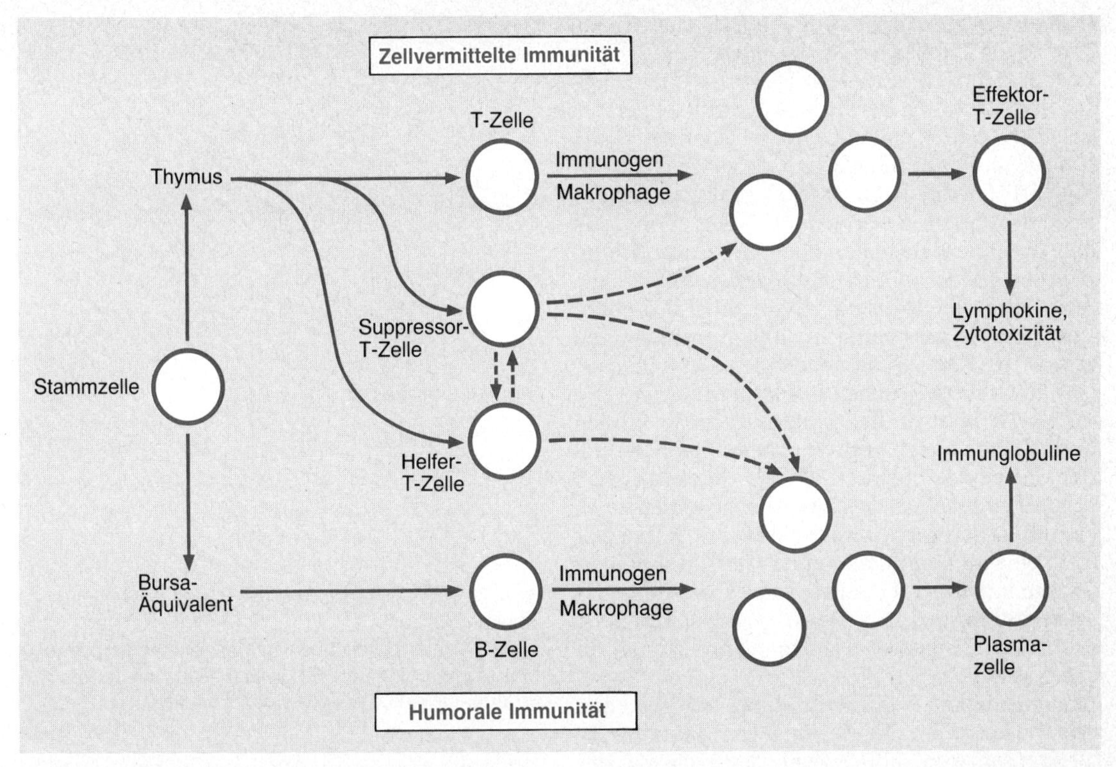


Abb. **1** Schema der Entwicklung von Immunzellen und ihrer Funktion bei der Immunantwort. T-Zellen proliferieren unter Einfluß von Antigen, Makrophagen sowie Helfer- oder Suppressor-T-Zellen zu Trägern der zellvermittelten Immunität. Die B-Zellen differenzieren sich unter solchen Einflüssen in antikörpersezernierende Plasmazellen

Tabelle **1** Charakteristika von T- und B-Lymphozyten

| | T-Zellen | B-Zellen |
|---|---|---|
| 1. Identifizierung | Spontanrosetten mit Hammelerythrozyten; spezif. monoklonale Antikörper | Oberflächenimmunglobulin<br>EBV-Rezeptor<br>HLA-DR-Alloantigene |
| 2. *In-vitro*-Austestung | Proliferation durch PHA, ConA, Alloantigene | Immunglobulinpräsenz und -synthese; Proliferation durch PWM, LPS |
| 3. *In-vivo*-Austestung | Hauttests | Antikörperspiegel nach gezielter Immunisierung |
| 4. Produkte | Lymphokine | Immunglobuline |
| 5. Funktion | Zellvermittelte Immunität<br>a) Regulatorische T-Zellen:<br>1. Helferzellen<br>2. Suppressorzellen<br>b) Effektor-T-Zellen:<br>1. Verzögerte Immunantwort (Tuberkulintyp)<br>2. Reaktivität in der gemischten Lymphozytenkultur<br>3. Zytotoxische T-Zellen (T-»Killer«-Zellen) | Humorale Immunität<br>a) Vorläufer der antikörperbildenden Zellen: $B\mu$, $B\delta$, $B\gamma$, $B\alpha$, $B\varepsilon$<br>b) Gedächtnis-(»Memory«-)zellen<br>c) Regulatorische (?) B-Zellen |

EBV = Epstein-Barr-Virus
ConA = Concanavalin A
HLA = Human Leukozyten Alloantigen
PWM = Pokeweed Mitogen
PHA = Phytohämagglutinin
LPS = Lipopolysaccharid

terscheiden sind darüber hinaus die sogenannten NK- oder **Natürlichen Killerzellen.** Diese Lymphozyten tragen zum Teil T-Zell-Merkmale, sie werden aber auch der Monozytenlinie zugerechnet. NK-Zellen reagieren ohne Vorsensibilisierung zytotoxisch, im Gegensatz zu spezifischen Killer-T-Zellen, deren Effektorfunktion erst induziert werden muß. Dieser NK-Gruppe soll eine besondere Bedeutung bei der raschen Eliminierung von bestimmten Krebszellen zukommen.
**Makrophagen** entwickeln sich aus den Promonozyten des Knochenmarks und repräsentieren etwa 3–10% der zirkulierenden Leukozyten. Ausgestattet mit spezifischen Rezeptoren für IgG ($F_c$) und C3b können sie Immunkomplexe binden und phagozytieren. Makrophagen töten Bakterien, Pilze oder fehlerhaft differenzierende Zellen sowie Tumorzellen ab. Dieser im Vergleich zu T- oder B-Zellen phylogenetisch ältere Zelltyp hat auch eine große Bedeutung bei der Induktion einer Immunantwort, indem gerade die Antigenpräsentation auf der Makrophagenoberfläche wesentliche Signale bei den Lymphozyten in Gang setzt.
**Immunglobuline** sind die Produkte von B-Zellen und Plasmazellen. Sie haben gemeinsame Struktureigenschaften. Abb. **2** zeigt, daß sich ein Immunglobulinmolekül aus unterschiedlichen Polypeptiden, zwei schweren und zwei leichten Ketten zusammensetzt. Die N-terminalen Enden der schweren und leichten Ketten variieren in ihrer Aminosäurenzusammensetzung und heißen daher variable oder V-Region. Identische Anteile der V-Regionen einer schweren und einer leichten Polypeptidkette bilden die Antigenbindungsstelle. Übermäßige Variabilität muß vorhanden sein, um die geschätzte Zahl von 1 Million unterschiedlicher Antikörperspezifitäten zu ermöglichen. Die konstante oder auch C-Region der schweren Ketten definiert die Klasse oder Subklasse des Immunglobulins und birgt bestimmte biologische Eigenschaften wie Komplementaktivierung, Plazentapassage oder Bindung an $F_c$-Rezeptoren (s. Abb. **2**).

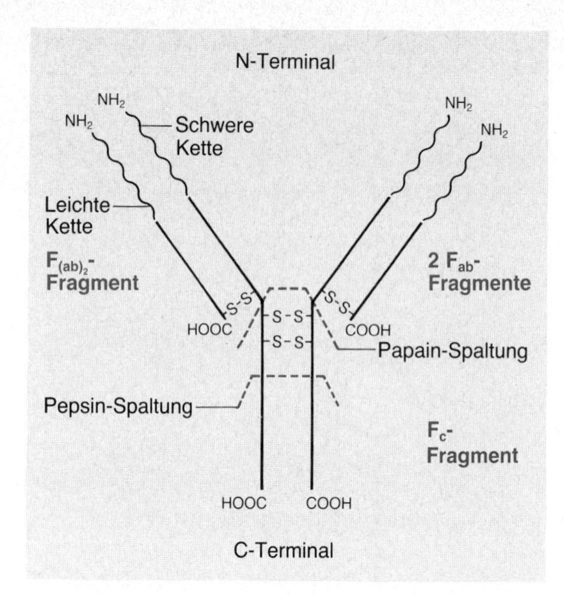


Abb. **2** Antikörpergrundstruktur mit enzymatischen Spaltprodukten.
$F_{ab}$ = *F*ragment, welches *A*ntigen *b*indet (hypervariabel); $F_c$ = *c*onstantes *F*ragment; Papain oder Pepsin ergeben unterschiedliche Spaltprodukte

Tab. **2** zeigt Eigenschaften der 5 bekannten Immunglobulinklassen.

- IgM: Etwa 10% des Serumimmunglobulins ist IgM als Pentamer. Dieser Antikörper ist primär in den Gefäßen anzutreffen. Ein einziges

Tabelle **2** Eigenschaften der Immunglobuline

| | IgM | IgG | IgA | IgD | IgE |
|---|---|---|---|---|---|
| Molekulargewicht | 900000 | 150000 | 160000 | 180000 | 190000 |
| Mittlere Serumkonzentration in mg/100 ml (g/l) | 100 (1,0) | 1200 (12,0) | 280 (2,8) | 3 (0,03) | 0,025 (0,00025) |
| Prozentsatz innerhalb des Gefäßsystems | 75 | 50 | 40 | 75 | |
| Halbwertszeit (Tage) | 5 | 22 | 6 | 3 | 2 |
| Bindung an $F_c$-Rezeptoren | ja (nur bestimmte T-Zellen) | ja ($IgG_1$ u. $IgG_3$) | nein | nein | nein |
| Komplementaktivierung (klassischer Weg) | ja | ja (außer $IgG_4$) | nein (aktiviert nur alternat. Weg) | nein | nein |
| Selektive Sekretion durch Mukosa | nein | nein | ja | nein | nein |
| Plazentadurchgängig | nein | ja | nein | nein | nein |

Molekül, welches mit Antigen reagiert, kann das Komplementsystem aktivieren. Die frühe Antikörperantwort ist vom IgM-Typ. Autoantikörper wie Rheumafaktor (Anti-IgG) und Kälteagglutinine sind überwiegend IgM-Globuline. Als Monomer wird IgM dominierend auf der Oberfläche von B-Zellen, im fetalen Blut sowie bei bestimmten Krankheiten gefunden. Erwähnt seien hier der systemische Lupus erythematodes, die rheumatische Vaskulitis, Ataxia teleangiectasia, progressive Muskelatrophie, die idiopathische chronische Neuropathie, Morbus Waldenström sowie die Non-Hodgkin-Lymphome.

- IgG: Die Masse der Antikörper ist vom IgG-Typ. 4 IgG-Subklassen sind bekannt. Etwa 70% des gesamten IgG ist $IgG_1$, 18% $IgG_2$, 8% $IgG_3$ und 4% $IgG_4$.
- IgA: IgA stellt die dominierende Antikörperklasse in externen Sekretionen der Atemwege, des Gastrointestinaltraktes, des genitouretralen Systems, der Tränen, des Speichels sowie des Kolostrums dar. Sekretorisches IgA ist ein Dimer aus zwei IgA-Molekülen und einem »sekretorischen Stück«, zusammengehalten von einer J-Kette. Diese Konfiguration ist resistenter gegenüber den meisten proteolytischen Enzymen als das monomere Molekül. Sekretorische IgA-Antikörper bilden in ihrer Aktivität gegen Bakterien, Viren, Toxine oder bestimmte Makromoleküle der Nahrung eine Art immunologische Tapete des Darmes und der Lunge. Zwei IgA-Subklassen sind bekannt, wovon $IgA_1$ 75% und $IgA_2$ den Rest ausmachen, ohne daß mit ihnen immunbiologische Unterschiede verknüpft sind.
- IgD: IgD kommt vor allem im Blut auf der Oberfläche ruhender B-Zellen vor. Seine Funktion könnte in einer wichtigen Rolle der Membranbindung von spezifischem Antigen liegen.
- IgE: Hervorzuheben ist seine besondere Rolle bei der Allergie vom Soforttyp. Der IgE-Antikörper bindet an Basophile oder Mastzellen über deren $F_c$-Rezeptor. Nach Bindung von IgE an ein spezifisches Antigen setzen diese Zellen Histamin und Serotonin frei. Das entsprechende Allergen muß dazu zwei oder mehrere benachbarte IgE-Moleküle binden.

## Zellvermittelte Immunität

Die zellvermittelte Immunität wird primär von sensibilisierten T-Zellen getragen. Zumeist ist sie gegen infektiöse Mikroorganismen wie das Mycobacterium tuberculosis, Pilze, Viren oder Protozoen gerichtet. Auch die Abtötung von Tumorzellen sowie die Abstoßung von Transplantaten gehört in diese Kategorie. Die Antigen-aktivierten T-Zellen produzieren ebenfalls Mediatoren der Immunantwort. Solche, auch Lymphokine genannten Stoffe beeinflussen die Aktivitäten von Makrophagen, Granulozyten, B-Zellen sowie anderer T-Zellen.

Da etwa 80% der Bevölkerung gegen Candida-Pilze, Trichophyton oder Streptokinase auf natürliche Art sensibilisiert sind, eignen sich diese Antigene zur Erfassung der zellvermittelten Immunitätslage des Menschen. Das Ausbleiben einer Reaktion heißt Anergie und kann auf eine verborgene Krankheit – z.B. Lymphome oder Sarkoidose – hinweisen. Mehrere Medikamente oder auch bestimmte Krankheiten können die Reaktion von Hauttests auf die zelluläre Immunantwort unterdrücken. Zu nennen sind hier die Glukokortikosteroide, maligne Erkrankungen wie Morbus Hodgkin, andere Lymphome, Sarkoidose, bestimmte Infektionen (Masern, infektiöse Mononukleose, Miliartuberkulose), hohes Alter, Mangelernährung, erworbene und angeborene Immundefekte sowie gelegentlich auch durch Fieber bedingte starke Hautrötungen. Die zellvermittelte Immunität kann mit Hilfe von *In-vitro*-Testverfahren der Gewebekultur bestimmt werden. Das Entstehen und Vermehren von Lymphoblasten nach Kontakt mit löslichen Antigenen oder allogenen Lymphozyten korrespondiert recht gut mit den Hauttests *in vivo.*

## Genetische und molekulare Komponenten der Immunantwort

Die Immunantwort wird von zahlreichen Genen und deren Molekülen beeinflußt. Diese bilden die Voraussetzungen des Organismus, auf ein Immunogen selektiv zu reagieren. Antigene sind Substanzen, die spezifisch mit bereits vorhandenen Antikörpern oder mit spezifischen Lymphozyten reagieren. Die Fähigkeit des Individuums, mit einer spezifischen Immunantwort stark oder schwach zu reagieren, wird von Genen des Haupthistokompatibilitätskomplexes kontrolliert. Die Gene dieser auch die Transplantationsantigene kodierenden Region erzeugen Moleküle, die bei Beginn, Verstärkung oder Abschwächung einer Immunantwort wesentlich beteiligt sind. Die bereits in Tab. **1** gegebene Aufteilung der Lymphozyten in verschiedene funktionelle Untergruppen symbolisiert die Schachfiguren auf der Seite des Immunsystems. Tab. **3** gibt einen Überblick der genetischen Kontrollelemente der Immunantwort wieder. Eine komplizierte Serie von regulatorischen Wechselwirkungen dieser Molekül- und Zellgruppen bei der Immunantwort ist leicht vorstellbar. Gegen die Störanfälligkeit eines auf das Zusammenspiel so vielfältiger Komponenten ausgerichteten Systems bietet seine straffe immungenetische Organisation den denkbar besten Schutz.

Tabelle **3** Die genetische Kontrolle der Immunantwort

**Zell-Interaktionsgene**

1. Kontrolle von Lymphozyten-Makrophagen-Interaktionen
2. Kontrolle von T-T- sowie T-B-Lymphozyten-Interaktionen
3. Kodierung für Moleküle, die eine Immunantwort fördern oder unterdrücken
4. Kontrolle der Zerstörung von Virus-infizierten sowie Tumor-Zielzellen durch induzierte zytotoxische T-Zellen

**Immunantwort-(IR-) und Immunsuppressions-(IS-)gene**

1. durch IR-Gene Steuerung der immunologischen Reaktionsfähigkeit gegen spezifische Antigene
2. durch IS-Gene Steuerung der Stimulierbarkeit spezifischer Suppressor-T-Zellen
3. durch Zellproliferationsgene Steuerung bislang ungeklärter Immunphänomene

## Primäre und sekundäre Immunantwort

Bei der ersten Begegnung von Antigen und Immunsystem dauert es mehrere Tage, bis die *primäre* Immunantwort entdeckt werden kann. Die primäre Antikörperantwort ist vom IgM-Typ und erreicht ihre größte Stärke nach etwa 2 Wochen, um dann kontinuierlich abzufallen. Bei weiter bestehendem oder erneut zugeführtem identischem Antigen erfolgt ein Wechsel (»Switch«) der Immunglobulinklasse von IgM auf IgG-Antikörper. Dies erfordert eine Kooperation der entsprechenden B-Zellen mit bestimmten T-Zellen. Auch für die Synthese von IgA oder IgE ist diese erforderlich. IgG hat eine höhere Antigenaffinität als IgM. Diese Immunreaktion verläuft rascher und wird *sekundäre* Antwort genannt. Sie geht unter Umständen ebenfalls mit einer Ausdifferenzierung von T-Zellen in Effektorzellen der zellvermittelten Immunität einher.

## Toleranz

Das Ausbleiben einer spezifischen immunologischen Antwort auf klassische Antigene wird als Toleranz definiert. Immuntoleranz ist ein aktiver physiologischer Prozeß und nicht das einfache Fehlen einer Immunantwort. Humorale, zellvermittelte oder beide Immunreaktionen können unterdrückt sein. Die Toleranz liefert den wesentlichen Mechanismus für die Vermeidung immunologisch verursachter Selbstschädigung. Ein Ungleichgewicht des Toleranzmechanismus stellt einen Faktor im pathogenetischen Prinzip der Autoimmunkrankheiten dar.

Tabelle **4** Klinische Beispiele möglicher Defekte genetischer und regulatorischer Kontrolle der Immunantwort

**A. Defekt in der Immunantwort-(IR-)Gen-Funktion**

1. Anfälligkeit gegenüber bestimmten bakteriellen oder viralen Antigenen
2. Erhöhte Prädisposition für bestimmte, in ihrer Ätiologie unklare Krankheiten wie z. B. Multiple Sklerose, Myasthenia gravis, insulinpflichtiger Diabetes mellitus oder Morbus Bechterew

**B. Defekte in der regulatorischen T-Zell-Funktion**

1. Überstarke Suppressor- und/oder zu schwache Helfer-Zell-Aktivität
   a) Bestimmte Formen der erworbenen Hypogammaglobulinämie
   b) Immundefizienz im Alter
   c) Immundefizienz in Assoziation mit bestimmten neoplastischen Erkrankungen, z. B. Morbus Hodgkin
   d) Kongenitale Thymusdefekte – z. B. das Di-George-Syndrom
   e) Erhöhte Morbidität bei bestimmten virusinduzierten Erkrankungen
2. Defekte Suppressor-Zell-Aktivität
   a) IgE-beteiligte Allergien, z. B. Heuschnupfen
   b) Bestimmte lymphatische Neoplasien (? z. B. Leukämie, Plasmozytom)
3. Übermäßig starke oder unbalancierte Helfer und/oder Suppressor-Zell-Aktivität
   a) Bestimmte Autoimmunkrankheiten

**C. Fehlgesteuerte B-Zell-Funktionen**

1. Defekte der B-Zell-Funktion
   a) Bestimmte primäre und sekundäre Immundefekterkrankungen
   b) Immundefekte im Alter
2. Übermäßige B-Zell-Funktion
   Bestimmte Autoimmunerkrankungen

## Autoimmunerkrankungen

Die Entwicklung von Autoimmunerkrankungen beinhaltet den Zusammenbruch oder die Umgehung der Selbsttoleranz. Die Pathogenese der Autoimmunkrankheiten scheint genetische, immunologische und virale Faktoren zu verknüpfen. Genaueres über immunologische Ursachen dieser Krankheitsgruppe ist nicht bekannt. Neuere Ergebnisse erlauben die Annahme, daß Selbsterkennung eigener Histokompatibilitätsantigene das normale Ereignis bei der Immunüberwachung des Individuums darstellt, wodurch simultanes Erkennen von Virus- oder Zelloberflächenneoantigenen gefördert wird. Die »Netzwerktheorie« der Immunregulation von JERNE durch idiotypische Rezeptoren und Antikörper repräsentiert ein weiteres physiologisches Beispiel von Autoimmunität, das Möglichkeiten für Immuntoleranz und Immuntherapie eröffnet. Das sich rasch ausdehnende Wissen über Autoimmunvorgänge gegen Hormonrezeptoren oder Neuro-

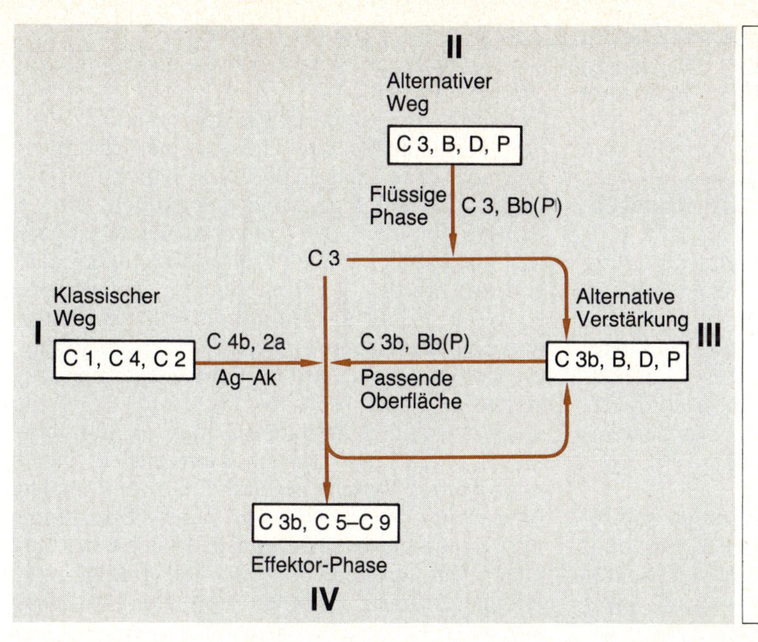


Abb. **3** Relation des klassischen und des alternativen Weges der Komplementaktivierung zu C3 sowie der Effektor-Sequenz des Komplementsystems (nach Fearon u. Austen)

transmitter eröffnet viele neue Aspekte für die Erklärung mancher bislang nicht mit der Immunologie in Zusammenhang stehender Krankheiten. Die Verbindung zwischen Autoimmunität und malignen Lymphozytenproliferationsformen läßt auch an eine Beziehung zwischen Immunreaktionen und Kontrolle von Zellwachstum und Differenzierung denken. Eine Übersicht über mögliche Defekte genetischer und regulatorischer Kontrollmechanismen der Immunantwort ist in der Tab. **4** zu finden.

## Das Komplementsystem

Das Komplementsystem setzt sich aus mindestens 15 Plasmaproteinen zusammen, welche sequenziell, streng hierarchisch organisiert, miteinander reagieren. Dabei werden Substanzen freigesetzt, die mehrere Parameter der akuten Entzündung, z.B. Kinine, Histamine, ausmachen. Eine Vielzahl dieser Stoffe übt ihre hauptbiologische Aktivität durch eine Interaktion mit Zelloberflächen aus. Zu nennen sind die Freisetzung von Histamin aus Mastzellen und Blutplättchen, Gefäßpermeabilitätsveränderungen, Kontraktion glatter Muskulatur, Chemotaxis von Leukozyten sowie die Neutralisierung bestimmter Viren. Ferner bestehen Zusammenhänge zwischen dem Komplementsystem und der Koagulation sowie der Fibrinolyse. Zunehmende Bedeutung scheinen seine Wechselwirkungen mit Lymphokinen zu erlangen. Das Komplementsystem ist beteiligt an der Gewebsschädigung bei einer ganzen Reihe von immunologischen Erkrankungen, z.B. SLE, PCP, Glomerulonephritis und bestimmten Formen der immunhämolytischen Anämie.

Die Aktivierung dieser immunologisch wirksamen Reaktionskaskade erfolgt entweder auf dem »klassischen« oder auf einem »alternativen« Weg. Diese auf viele Einzelschritte in Sequenz angelegten Mechanismen sind in speziellen Lehrbüchern der Immunologie dargestellt.
Die Abb. **3** veranschaulicht die Aktivierungskaskaden des klassischen und alternativen Reaktionsweges in 4 Hauptstufen. Komplementbestimmungen bei Patienten können Auskünfte über Art und Aktivität einer Erkrankung sowie die Effektivität einer Therapie geben. Gesamtkomplement wird anhand seiner hämolytischen Aktivität in $CH_{50}$-Einheiten gemessen. Ist eine Komponente deutlich vermindert, ist hämolytische Aktivität nur schwach nachweisbar. Das Fehlen eines $CH_{50}$ kann einen angeborenen Komplementdefekt anzeigen.
Die verschiedenen bekannten Komplementdefekte gehen mit bestimmten Erkrankungen, z.B. SLE-ähnlichen Syndromen, chronischen Infekten, Gono- und Meningokokkeninfektionen sowie dem hereditären Gefäßödem einher.

## Lymphokine

Die Lymphokine stellen eine größere Gruppe funktionell sehr unterschiedlicher Mediatoren dar. Sie werden von den T-Lymphozyten der zellvermittelten Immunantwort sezerniert und beteiligen sich an den verschiedensten Immunmechanismen und Entzündungen. Sie können zum Beispiel eine Immunantwort gezielt verstärken oder aber unterbinden. Eine Klassifizierung in afferente und efferente Lymphokine ist zweckmäßig. Afferente Faktoren nehmen an der Induktion

von Immunität teil. Efferente Faktoren sind im Gegensatz dazu Polypeptide, durch die das Immunsystem viele seiner biologischen Wirkungen ausübt.
Im allgemeinen können afferente Lymphokine antigenspezifisch oder -unspezifisch sein, während efferente Lymphokine in der Regel antigenunspezifisch wirken.
Eine mehr funktionell orientierte Klassifizierung für beide Gruppen ermöglicht eine Gliederung in a) Faktoren, die Zellproliferation, b) Faktoren, die Zellmobilität und c) Faktoren, die Zellaktivierung beeinflussen. Innerhalb dieser breiten Gruppierungen sind über 90 *in vitro* definierte Lymphokine bekannt, deren genauere biochemische Charakterisierung in naher Zukunft erfolgen sollte.
Der *Migrationshemmfaktor* = Migration Inhibition Factor (MIF) wurde als erstes Lymphokin definiert, weil er *in vitro* Bewegungen von Makrophagen hemmt, weiter gibt es den Makrophagen-*C*hemotaxis *F*aktor (CF), der diesen Zelltyp anzieht, und einen MAF, der *M*akrophagen *a*gglutiniert. Diese Faktoren scheinen alle bei der Antigen-, T-Zell- und der Makrophageninteraktion beteiligt zu sein. In jüngster Zeit wird vor allem den *Interferonen* und den *Interleukinen* vermehrtes Interesse entgegengebracht. Interferone können intrazelluläre Vermehrung von Viren verhindern, während über die ihnen auch zugesprochene Antikrebswirkung derzeit nichts bewiesen ist. Die Interleukine lassen ein zunehmend komplexeres Bild zellulärer Interaktionen entstehen. Die Entwicklung analytischer Modelle für das Verständnis der Produktion und der biologischen Rolle vor allem der T-Zell-abhängigen Lymphokine, die in Kulturüberständen zu finden sind, steht im Vordergrund derzeitiger Forschungen.

# Fortschritte in der Antikörper- und T-Zell-Klonierung

## Monoklonale Antikörper

1975 gelang es Köhler u. Milstein, Plasmozytomzellen mit normalen B-Lymphozyten bekannter Antikörperspezifität *in vitro* zu fusionieren und das Fusionsprodukt, ein Hybridom, in Langzeitkultur mit hoher Antikörperproduktion zu etablieren. Dadurch war es möglich, monospezifische Antikörper mit gewünschter Spezifität und hohen serologischen Titern ($1 \times 10^6$ und mehr) in größerem Umfang zu produzieren. Insbesondere gegen Leukozytendifferenzierungsantigene, Transplantationsantigene sowie tumorassoziierte Antigene ist heute eine Reihe serologisch und biochemisch gut definierter monoklonaler Antikörper verfügbar. Bislang mit schwachtitrigen Heteroantiseren nicht voneinander unterscheidbare diskrete Lymphozytenuntergruppen wie z. B. die zytotoxischen / Suppressor-T-Zellen lassen sich jetzt sauber in Korrelation zur Funktion phänotypisieren.
Für die medizinische Diagnostik besonders vielversprechende Ansätze liegen in einer jetzt präziser möglichen Phänotypisierung lymphoproliferativer Erkrankungen und Leukämien. Dieser Einsatz monoklonaler Antikörper kann als Modell auf andere maligne Zellproliferationen ausgedehnt werden. Hiermit neu zu gewinnende Kenntnisse über die Definition und Regulation der Zelldifferenzierung versprechen, die Pathophysiologie der Tumorentstehung entschlüsseln zu helfen.
Die Entwicklung kompletter Panel von monoklonalen Antikörpern gegen Tumorzellen bietet noch weitere Vorteile gegenüber konventionellen Methoden der Zellklassifizierung. Erkennung und Einteilung von Tumorzellen lassen sich genauer durchführen, weil Zweifel infolge von Kreuzreaktionen zwischen normalen und Tumorzellen sehr viel geringer werden.
Der größte Gewinn durch monoklonale Reagenzien ist in ihrer prospektiven Verwendung *in vivo* für diagnostische und immuntherapeutische Vorhaben zu sehen. Alle Arten von passiver Immunisierung können nun mit hochtitrigen und monospezifischen Antikörpern angegangen werden. Für die Krebsforschung besteht die Hoffnung, daß monoklonale Antikörper mit Spezifität gegen Tumorzelloberflächen gekuppelt mit einem geeigneten Marker (Tracer) deren *in vivo* Lokalisierung durch Ganzkörper-Scanning-Verfahren ermöglichen. Als immuntherapeutisches Agens könnte ein solcher Antikörper durch seine eigene Zytotoxizität oder in Verbindung mit chemotherapeutischen Pharmaka, die durch ihre Kopplung an den Antikörper selektiv und effizienter an der Tumorzelle wirken, eingesetzt werden.

## T-Lymphozytenklonierung

Der systematische Einsatz bestimmter Lymphokine, insbesondere des T-Zell-Wachstumsfaktors (Interleukin II), hat große Fortschritte für die In-vitro-Etablierung, Klonierung und Langzeitpropagierung von funktionell definierbaren T-Zell-Untergruppen gebracht. Die exakte Antigenspezifität solcher T-Zellen ermöglicht vor allem in der Immungenetik des Menschen erheblich verbesserte experimentelle Ansätze und eine Aufklärung der relativen Bedeutung von Determinanten der HLA-D-Region für die Immunantwort. Klinische Konsequenzen bahnen sich nicht nur für die Transplantationsimmunologie an, sondern vor allem beim Verständnis der Ätiologie und Pathophysiologie von Krankheiten, die in hoher Assoziation zu bestimmten HLA-Antigenen (s. dort) auftreten.

# Immunpathologische Mechanismen bei Krankheiten

Gewisse Formen immunologischer Abweichungen sind bei einer großen Anzahl von Krankheiten aufgezeigt worden.
Hier eingeschlossen sind die *Allergien* sowie gänzlich verschiedene Krankheitsbilder, z. B. die *Thyreoiditis*, der *systemische Lupus erythematodes*, die *erworbene hämolytische Anämie*, die *primär chronische Polyarthritis*, die *Colitis ulcerosa* sowie *bestimmte Krankheiten der Leber*. Nach wie vor wichtig für die Ätiologie oder auch Pathophysiologie solcher Krankheiten scheinen Autoimmunphänomene zu sein, deren genauere Aufklärung nötig ist. Einen weiteren immunologischen Mechanismus der Gewebsschädigung stellt der unmittelbare Effekt von Antigen-Antikörper-Komplexen aus dem Kreislauf dar. Besonders deutlich wird dies bei Nierenerkrankungen.
Eine Möglichkeit, die verschiedenen Mechanismen immunologischer Krankheiten zu klassifizieren, ist die nach den entsprechenden Antigenen oder den möglicherweise als Antigen erkannten Stoffen, Mikroben oder Zellen, die eine Störung des Immunsystems verursachen.
Eine andere Möglichkeit ist die Einteilung je nach Höhe und Spezifität der Antikörperantwort oder anderer immunologischer, insbesondere der zellvermittelten, Reaktionen.
Im folgenden werden nur stichwortartig die prinzipiellen Gesichtspunkte immunologischer Defekte der verschiedenen Formen einer Immunantwort skizziert, soweit sie eine wesentliche Rolle bei den verschiedenen Formen immunologischer Krankheiten spielen. Einzelheiten zu den Krankheitsbildern sind den jeweiligen Kapiteln zu entnehmen.
Zunächst wird ein tabellarischer Überblick der *Erkrankungen mit Unter- oder Überproduktion von Antikörpern* gegeben. Hierzu gehören die **Immundefekterkrankungen,** die **Plasmazelldyskrasien** sowie die **Amyloidosen.**
Im Anschluß daran folgt ein ebenfalls tabellarischer Überblick über Krankheiten durch Gewebsschädigung, die eine Folge immunologischer Prozesse sind. Hierzu zählen die *Überempfindlichkeitsreaktionen (Allergien)* sowie die *Immunkomplexerkrankungen*. Eine speziellere Weiterführung dieser Thematik ist in einem gesonderten Kapitel zu finden. Darüber hinaus muß auf die Lehrbücher der Immunologie verwiesen werden.

## Immundefekterkrankungen

Immundefektsyndrome können angeboren, spontan auftretend oder iatrogen erworben sein. Sie sind durch ungewöhnlich hohe Infekthäufigkeit und vermehrte Manifestation von Autoim-

Tabelle **5** Einteilung der Immundefekterkrankungen

| | |
|---|---|
| **A. Schwere kombinierte Immundefekte** | – humorale und zelluläre Immunität betroffen<br>– meist angeboren, vererbt geschlechtsgebunden oder autosomal rezessiv<br>– Kinder überleben selten ein Jahr<br>– klassisches Beispiel: Swiss-Typ Agammaglobulinämie mit schwerer Lymphopenie der T- und B-Zellen; Defekt in der gemeinsamen Vorläuferzelle |
| **B. T-Zell-Immundefekte** | – zeigen die Verschiedenheit der T-Zell-Funktionen<br>– zellulär oder als Antikörpermangelsyndrom<br>– angeboren wie auch erworben |
| 1. Di-George-Syndrom | – isolierter T-Zell-Defekt<br>– Serumimmunglobuline meist normal, aber die spezifische AK-Bildung erheblich beeinträchtigt<br>– Lymphozytenzahl meist normal, aber fast nur B-Zellen |
| 2. Ataxia teleangiektasia | – autosomal rezessiv vererbt<br>– klinische Zeichen: zerebellare Ataxie, Teleangiektasien und Immundefekt<br>– chronische Lungeninfekte, lymphatische Neoplasien<br>– Ursache liegt im hypoplastischen Thymus<br>– als Folge der T-Zell-Dysfunktion besteht ein Differenzierungsblock für B-Zellen |
| **C. Immunglobulindefektsyndrome** | |
| 1. Geschlechtsgebundene (männliche) Agammaglobulinämie | |
| 2. Isolierte IgA-Defekte: häufigste Immundefektformen | |
| 3. Geschlechtsgebundene Immundefizienz mit erhöhten IgM-Antikörpern | – Block in einer späten Stufe der B-Zell-Differenzierung |
| 4. Isolierte IgM-Defekte | – 60 % der Patienten mit chronischen Infekten, Bakteriämie |
| **D. Genuine variable Immundefekte** | – heterogene Syndrome, kongenital oder erworben |
| 1. Immundefekt mit Thymom | |
| 2. Wiskott-Aldrich-Syndrom | |

Tabelle 6 Immunologische Austestung der Immunkompetenz

**A. Primäres Screening**

1. Blutbild mit Differentialausstrich
2. Quantitative Immunglobulinbestimmung

Erlaubt zusammen mit guter Krankheitsanamnese und körperlicher Untersuchung die Diagnose bei über 90% der Patienten mit primären Immundefekten

**B. Labor- und Röntgenuntersuchungen**

1. B-Zell-Funktion
   a) Isohämagglutinintiter sowie Antikörper gegen Viren (Rubeola, Influenza) oder Toxine (Diphtherie, Tetanus)
   b) spezifische Antikörperantwort auf Impfstoffe (Poliomyelitis, Typhus, Diphtherie, Tetanus)
2. T-Zell-Funktion
   a) Hauttest (PPD, Candida, Mumps, Tetanus-Toxoid)
   b) Kontaktsensibilisierung mit Dinitrochlorbenzol (DNCB)
   c) Röntgenübersicht Thorax
      - Thymusschatten bei Kindern
      - Thymom bei Erwachsenen
3. Komplementfunktion
   a) C3 und C4 quantitativ
   b) $CH_{50}$ (Gesamtkomplement)
4. Phagozytosefunktion
   a) Reduktion von Nitroblau-Tetrazol
   b) Latexpartikel- oder Trypanblau-Aufnahme
   c) Blockade der Phagozytose durch Silica-Partikel

Die Ergebnisse von Tests der Gruppe A und B erlauben in der Regel Diagnose und Therapie von Immundefekten, die auf $\gamma$-Globulin- oder Plasmagaben ansprechen

**C. Spezialuntersuchungen**

1. B-Zellen
   a) Prä-B-Zellbestimmung aus dem Knochenmark
   b) Spezifischer Oberflächenmarker: IgM, IgD, IgG, IgA, $F_C$-Rezeptoren, C4b, C3d, Epstein-Barr-Virus-Rezeptor, HLA-DR-Alloantigene
   c) Induktion der B-Zell-Differenzierung in vitro durch Pokeweed-Mitogen oder Anti-$\beta_2$-Mikroglobulin
   c) Kinetik und Immunglobulinklasse bei Antikörperproduktion nach primärer und sekundärer Immunisierung
   e) Bestimmung der IgG-Subklassen sowie des $\kappa/\lambda$-Verhältnisses
   f) Histologische und Immunfluoreszenzuntersuchung von Biopsiematerial (Lymphknoten, Knochenmark, Darmmukosa)
2. T-Zellen
   a) Oberflächenmarker: Bindung von Hammelerythrozyten (E-Rosetten); monoklonale Antikörper gegen unterschiedliche T-Zell-Differenzierungsmarker
   b) *In-vitro*-Tests der zellvermittelten Immunität
      - Mitogen-induzierte Proliferationskinetik: Phytohämagglutinin, Concanavalin A, spezifische lösliche Antigene (PPD, Candida), allogene Lymphozyten (einweggemischte Leukozytenkultur)
      - Quantitative Bestimmung der Lymphokine (Migrationshemmfaktor, Interleukin 2 usw.)
      - Induktion von Killerzellen durch allogene Lymphozytenstimulation
   c) Bestimmung der natürlichen Killerzellaktivität (NK)
   d) Bestimmung der Thymushormone
   e) Tests und spezifische Antikörper zur Bestimmung von T-Zell-Helfer- und -Suppressor-Funktion
   f) Abstoßung von Hauttransplantaten
3. Makrophagen/Komplement
   a) *In-vitro*-Chemotaxis
   b) Bakterizide Funktion
   c) Klassische sowie alternative Komplementkomponenten
4. Verschiedenes
   Lymphozytotoxische Antikörper gegen T- oder B-Zell-Oberflächenantigene

munerkrankungen sowie lymphoretikulären Neoplasien gekennzeichnet. Betroffen sind die zelluläre und/oder die humorale Immunität in variablen Formen.

Die verschiedenen Gruppierungen der Immundefekte sind der Tab. **5**, die diagnostischen Möglichkeiten, um die immunologische Kompetenz des Organismus zu prüfen, der Tab. **6** zu entnehmen.

4 verschiedene immunologische Systeme stehen als Abwehrmechanismus zur Verfügung. Dieses sind die antikörpervermittelte (B-Zell-) Immunität, die zellvermittelte (T-Zell-)Immunität, die Phagozytose sowie die Komplementkomponenten. Alle diese Systeme können unabhängig voneinander oder mit einem bzw. allen anderen operieren. Defekte in einem oder mehreren dieser Systeme können angeboren (z. B. geschlechtsgekoppelte infantile Hypogammaglobulinämie) oder erworben sein (z. B. erworbene Hypogammaglobulinämie). Defekte des Immunsystems können sekundär im Gefolge embryonaler Abnormalitäten (z. B. Di-George-Syndrom) entstehen. Sie können andererseits durch einen primären Enzymdefekt (z. B. schwere kombinierte Immundefizienz bei Adenosin-Deaminase-Mangel) hervorgerufen sein, oder sie sind unbekannter Ursache, wie z. B. das Wiskott-Aldrich-Syndrom.

## Plasmazelltumoren und Gammopathien

Diese Erkrankungen fallen in die größere und heterogene Gruppe der Paraproteinämien oder monoklonalen Gammopathien. Sie zeichnen sich durch die Gegenwart eines, sehr selten mehrerer, monoklonaler Immunglobuline im Serum und/oder Urin aus. Diese Antikörper heißen Paraprotein, M-Komponente oder Myelom-Protein. Sie entstammen einem einzelnen Klon von lymphoiden Zellen und sind in der Serumelektrophorese als enge Bande sichtbar. Ihre genauere Charakterisierung erfolgt mit Hilfe der Immunelektrophorese.
Tab. 7 gibt eine Übersicht der Klassifizierung von Plasmazelldyskrasien. Mit Ausnahme der Amyloidosen sind diese Krankheiten zusammen mit den anderen Erkrankungen der Leukopoese in Kap. Krankheiten des Blutes und der blutbildenden Organe dargestellt.

Tabelle **7** Klassifizierung der Plasmazelldyskrasien

| |
|---|
| **A. Maligne monoklonale Gammopathien** |
| Multiples Myelom (Plasmozytom) |
| Morbus Waldenström (Makroglobulinämie) |
| Solitäres Plasmozytom |
| Schwerkettenkrankheit |
| Amyloidose |
| Malignes Lymphom |
| Chronische lymphatische Leukämie |
| **B. Sekundäre monoklonale Gammopathien** |
| Neoplasien (nichtlymphoretikulär) |
| Monozytenleukämie |
| Hepatobiliäre Erkrankungen |
| Rheumatische Krankheiten |
| Chronische Entzündungen |
| Kälteagglutininkrankheit |
| Immundefekte |
| **C. Benigne monoklonale Gammopathien** |
| Passager |
| Chronisch |

## Amyloidosen ($\beta$-Fibrillosen)

Unter der Amyloidose versteht man eine extrazelluläre Ablagerung von elektronenoptisch fibrillären Proteinen an einer begrenzten (Organ) Stelle oder in mehreren Organen des Körpers (generalisiert). Diese in Fibrillen geordneten Proteine mit einem Durchmesser von etwa 100 Ångström (10 nm), bestehen aus längsgerichteten Untereinheiten, den gegenläufig einander anliegenden Polypeptidketten mit $\beta$-Faltblattstruktur. Diese Struktur ist in der Abb. **4** dargestellt und genauer beschrieben. Außer den Fibrillen lassen sich oft stäbchenförmige Gebilde mit »Querstreifung« nachweisen, die aus pentagonalen Scheiben mit globulären Untereinheiten bestehen. Ausmaß und Stärke der Amyloidablagerung bestimmen Funktionseinschränkung des oder der betroffenen Organe. Eine Beziehung zu chronischen Infekten sowie zu überlang anhaltender Antigenstimulation ist gegeben.
Die früher übliche klassische Einteilung in *primäre* Amyloidose (= ohne Assoziation zu einer anderen Krankheit) und *sekundäre* Amyloidose (= in Assoziation mit bestimmten chronischen Krankheiten wie Infektionen [Tuberkulose, Bronchiektasen, Osteomyelitis, Lepra] oder Entzündungen [primär chronische Polyarthritis, Ileitis terminalis]) ist heute umstritten.
Die Amyloidablagerungen sind nicht Folgezustand nur eines einzelnen Krankheitsprozesses, sondern verschiedene Formen unterschiedlicher Krankheitskomplexe, durch mehrere verschiedene pathogene Mechanismen hervorgerufen. Die Abb. **5** veranschaulicht im Schema die Hypothese für die Pathogenese der primären und sekundären Amyloidosen nach GLENNER. Die in beiden Fällen resultierenden relativ inerten Fibrillen schädigen nach ihrer Ablagerung in Organen oder Geweben diese durch Druckatrophie mit nachfolgendem Absterben der physiologischen Prozesse.
Wenn im Rahmen der oben genannten Erkrankungen Hepatomegalie, Splenomegalie, Malabsorption, Herzkrankheiten oder insbesondere eine Proteinurie und oft Glukosurie auftreten, muß auch an eine Amyloidose gedacht werden.
Bei der *primären* Amyloidose können Herz, Lunge, Haut, Zunge, Schilddrüse und Verdauungstrakt betroffen sein. Amyloid-»Tumoren« können im Respirationstrakt oder an anderer Stelle gefunden werden. Leber, Milz und Nieren als innere Organe sowie hauptsächlich das Gefäßsystem (vaskuläre Form) sind häufig betroffen.
Die *sekundäre* Amyloidose befällt vorwiegend Milz, Leber, Nieren, Nebennieren und Lymphknoten. Jedoch kann auch hier kein Organ ausdrücklich ausgenommen werden, daneben kann ein Gefäßbefall vorliegen. Leber und Milz sind häufig vergrößert, fest und gummiartig verhärtet fühlbar. Die Nieren sind gewöhnlich vergrößert. Milzschnitte zeigen durchscheinend wachsähnliche Strukturen aus Amyloid anstelle der lymphatischen Noduli, weshalb man von einer sogenannten *Sagomilz* spricht.
Fragmente von Ig-Leichtketten, insbesondere der variablen Region, lagern sich zusammen mit weniger definierten Proteinen in amorpher Form ab. 4 hauptsächliche Mechanismen kommen hierfür in Frage:

- Katabolismus von abgelagerten Antigen-Antikörper-Komplexen durch Makrophagen,
- De-novo-Synthese in situ von intakten Immunglobulinmolekülen oder von Leichtketten mit verminderter Löslichkeit,

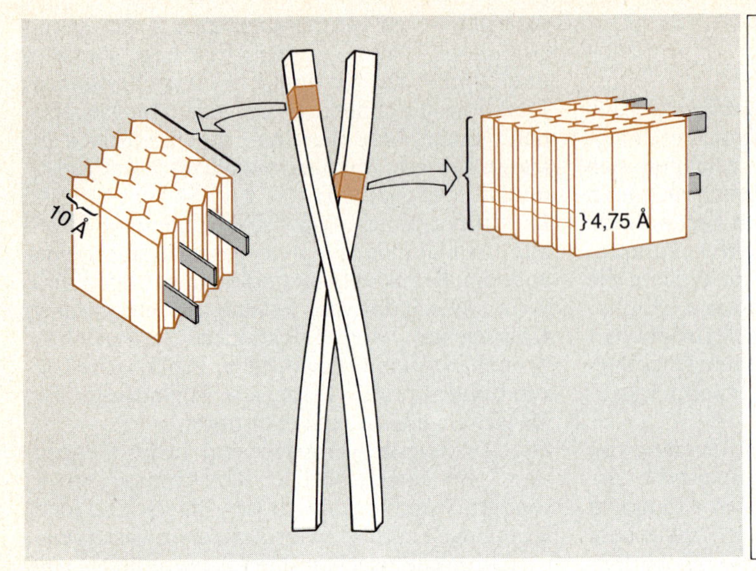


Abb. **4** Modell der Ultrastruktur von $\beta$-Fibrillen der Amyloidose mit rotbraun dargestellten Kongorot-Farbmolekülen.

Elektronenoptische Prüfung von Amyloidablagerungen zeigen Proteine mit fibrillärer Struktur in rigider, nichtverzweigter Anordnung. Einzelne Fibrillen sind aus Aggregaten von 2–5 Filamenten aufgebaut, die eine in der Längsachse gebogene Bandform haben. Röntgenstrahlenbrechungsstudien zeigen, daß diese Amyloidfilamente aus Polypeptidketten bestehen, die sich an sich selbst zurück- und wieder vorfalten, mit einer Achse, die perpendikulär zur Achse der Fibrillen angeordnet ist. Diese Struktur ist als $\beta$-Faltkonfiguration definiert und wird in der Abbildung wiedergegeben. Eine solche Strukturkonfiguration findet man normalerweise nicht im Gewebe von Säugetieren, sondern bei Invertebraten. Diese $\beta$-Faltstruktur scheint auch für die Unlöslichkeit des Amyloids in physiologischen Lösungsmitteln sowie die relativ hohe Widerstandskraft des Amyloids gegenüber proteolytischen Enzymen verantwortlich zu sein. Gerade diese Strukturkonfiguration bewirkt die Gitterfenster für die Bindung der Kongorot-Moleküle parallel zur Längsachse der Amyloidfibrillen. Alle Formen der Amyloidose haben diese Grundstruktur gemeinsam, weshalb sich auch die alternative Bezeichnung als $\beta$-Fibrillosen gebildet hat

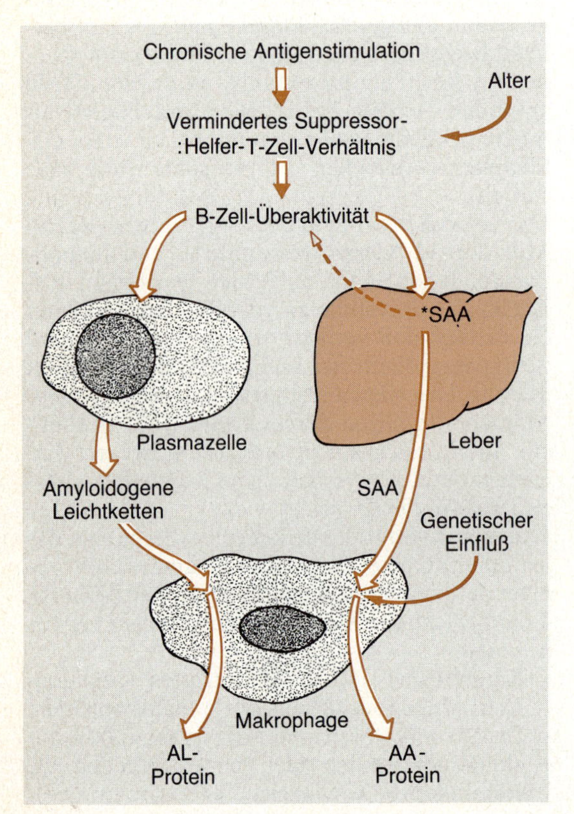


Abb. **5** Modell zur Pathogenese der Amyloiderkrankungen.
Trotz unterschiedlicher klinischer und biochemischer Parameter für AL und AA gibt es bestimmte gemeinsame Grundzüge in der Pathogenese der Amyloiderkrankungen, die hier hypothetisch dargestellt sind. Chronische Antigenstimulation bildet den Hintergrund für stärkere Verminderung der T-Suppressorzellen und gleichzeitiger B-Zell-Überaktivität. Auf der einen Seite kann dies zu Plasmazelldyskrasien führen, was in der Produktion amyloidogener Leichtketten und Gewebeablagerung von AL-Proteinen mündet. Auf der anderen Seite kann SAA als immunologischer Modulator der B-Zell-Überaktivität produziert werden. Aus Gründen der Vererbung oder der erworbenen Veränderungen in der Produktion oder dem Metabolismus von SAA kommt es zur Ablagerung von AA-Proteinen im Gewebe. Aufgrund dieses Modells ist auch die Koexistenz von AA-Proteinen und Immunglobulinleichtkettenfragmenten erklärbar, die beschrieben ist

| Typ | Ort der Ablagerung | Klinische Korrelationen | Häufigkeit einer Paraproteinämie |
|---|---|---|---|
| I | Herz, Zunge, Haut, Nerven, glatte Muskulatur, Handgelenksbänder, Gastrointestinaltrakt | Plasmazelldyskrasie (insbesondere multiples Myelom) | 100% |
| II | Leber, Milz, Nieren, Nebennieren | Chronische Infektionen, primär chronische Polyarthritis, familiäres Mittelmeerfieber, Morbus Hodgkin | 50% |
| III (gemischt) | Kombinationen von I und II | Plasmazelldyskrasien, chronische Entzündungskrankheiten | 80% |
| IV (lokal) | Einzelorgan oder -gewebe | Lichen amyloidosis Solitärplasmozytom | 100% |

Tabelle **8** Klassifizierung der Amyloidosen (aus Wells, J.V.: Hematological diseases. In Fudenberg, H.H., D.P. Stites, J.L. Caldwell, J.V. Wells: Basic and Clinical Immunology. Lange Medical Publ., California 1980 [p.480])

- genetische Defekte in Leichtkettengenen,
- isolierte Synthese von begrenzten Molekülregionen der Leichtkette.

Die Abb. **5** zeigt ein hypothetisches Modell der Pathogenese primärer und sekundärer Amyloidosen.

Die Hauptkomponente des Amyloids ist nicht mit Immunglobulin verwandt und unbekannten Ursprungs; sie wird Protein A genannt.

Immunchemisch unterscheidet man 3 verschiedene Formen von Amyloid:

**1. Amyloid vom Leichtkettentyp (AL),** das vorwiegend bei Patienten mit *primärer Amyloidose* vorliegt. Hier bestehen Abnormalitäten der Immunozyten und Plasmazellen. AL besteht dabei aus intakten (selten) oder fragmentierten monoklonalen Leichtketten. Letztere reagieren meist nicht mit Anti-$\kappa$- oder Anti-$\lambda$-Reagentien, sondern nur mit Anti-$\kappa$- oder Anti-$\lambda$-Seren, die mit Hilfe der Immunisierung durch die Amyloidfibrille selbst gewonnen wurden. Die Amyloidfibrille selbst ist dabei nur wenig immunogen. Gelegentliche Reaktionen mit konventionellen Anti-$\kappa$- oder Anti-$\lambda$-Seren verlaufen wahrscheinlich nicht über das AL-Protein, sondern über kopräzipitierende, native Immunglobuline und Immunkomplexe.

**2. Amyloid-Protein A (AA)** kommt vor allem bei der *sekundären Amyloidose* bei chronischen Entzündungen mit Mikroheterogenität vor. Der Nachweis erfolgt mit Anti-AA-Serum. In wenigen Fällen hat man im AA-Amyloid Reaktionen mit Anti-AL-Reagentien gesehen. Hier liegen eventuell ebenfalls kopräzipitierendes Immunglobulin oder Immunkomplexe (nicht Amyloid) vor. Bei sekundärer Amyloidose ist meistens kein Nachweis von AL möglich. In wenigen Fällen mag der simultane Nachweis von AA- und wenig AL-Amyloid Ausdruck einer Präsenz verschiedener amyloidogener Substanzen sein (Mittelmeerfieber).

**3. Vorläuferproteine von AA im Serum (Serum-Amyloid A = SAA)** haben ein hohes Molekulargewicht. Sie sind antigenisch definiert, jedoch noch nicht isoliert worden. Folglich sind sie nicht für den Nachweis einer Amyloidose geeignet. SAAL ist ein niedermolekulares Bruchstück von SAA, das den SAA-Idiotyp trägt und in den ersten 20 Aminosäuren identisch mit AA ist. Es liegt in Assoziation mit Albumin oder HDL vor. Das Akutphasenprotein ist wegen seiner steilen Zeitkinetik nicht zum Amyloidnachweis geeignet. Es gibt verschiedene SAA-Spezies bei gleichem amyloidogenem Stimulus.

Klinische Manifestationen sind von der Lokalisation und dem Grad der Amyloidablagerung abhängig. Die Organbeteiligung bei verschiedenen Amyloidoseformen ist in Tab. **8** zusammengestellt.

Die Diagnose der Amyloidose erfolgt an bioptisch entnommenen Gewebsproben (z.B. Rektumbiopsie, Biopsie aus Haut und Mundschleimhaut). Im Polarisationsmikroskop leuchtet Amyloid nach Kongorot-Färbung spezifisch mit grüner Doppelbrechung auf (BENNHOLD). Im Lichtmikroskop erkennt man Amyloid in HE-gefärbten Schnitten als eosinophiles Material.

Patienten mit Plasmazelldyskrasie weisen in der Mehrzahl eine relativ diskrete Paraproteinkomponente auf. Amyloid im *Plasma* ist an ein spezielles Protein (= P-Komponente) gebunden, welches mit Hilfe eines Radioimmunassays nachgewiesen werden kann. *Leber*amyloid führt zu pathologischem Bromsulphthalein-(BSP-)Test und Erhöhung der alkalischen Serumphosphataseaktivität. *Kardiale* Manifestationen äußern sich in Herzinsuffizienz und/oder Rhythmusstörun-

gen. Die *Haut* ist besonders bei der sogenannten primären Amyloidose betroffen. Bei Befall des *Gastrointestinaltraktes* gelten als diagnostische Parameter: *Verstopfung*, Ulzerationen, Malabsorption, Hämorrhagien, Eiweißverlust sowie dann auch *Durchfälle*. Der Befall des *Nervensystems* äußert sich am häufigsten in einer Polyneuritis, vor allem bei der familiär auftretenden Amyloidose. *Gelenke* können ebenfalls neben dem Karpaltunnel-Syndrom durch Amyloidablagerungen in der Synoviamembran oder im Gelenkknorpel betroffen werden. Auch am Zungenband findet man häufiger Amyloidablagerungen. Der Verlauf von Amyloidosen ist schwer zu erfassen, da der Krankheitsbeginn selten festzulegen ist. Bei Patienten mit primär chronischer Polyarthritis läßt sich z.B. 2 Jahre nach Krankheitsbeginn nur gelegentlich eine Amyloidose nachweisen.
Die generalisierte Amyloidose zeigt ein allmähliches Fortschreiten und führt innerhalb mehrerer Jahre zum Tode. Die mittlere Überlebenszeit kann mit 2–5 Jahren angegeben werden. Niereninsuffizienz und schwere Arrhythmien mit Herzversagen sind die Haupttodesursachen.

## Erkrankungen in Zusammenhang mit immunologischen Prozessen

Bei einer Reihe von Menschen führt wiederholter Kontakt mit in der Regel nichttoxischen Fremdstoffen (Nahrungsmittel, Bekleidung, Kosmetika, Medikamente usw.) zu einer Immunreaktion, die mit einer Schädigung des Wirtsgewebes verbunden ist.
Diese Reaktionsweise wurde 1902 von PORTIER u. RICHET als **Anaphylaxis** beschrieben. VON PIRQUET definierte 1906 den Begriff der **Allergie** (griech. »allos« = anders, »ergon« = Werk, Weise; d.h. veränderte Reaktivität). 1921 wiesen PRAUSNITZ u. KÜSTNER nach, daß eine spezifische Allergie durch *passive Übertragung* von Patientenserum möglich ist. Diese Eigenschaft ist in der Regel an das Immunglobulin E gebunden. Für die durch IgE übertragene Überempfindlichkeitsreaktion ist eine immungenetische Assoziation mit Determinanten der HLA-Region beschrieben. In seltenen Fällen wird eine Überempfindlichkeitsreaktion auch durch IgG getragen. Analog für diese Situation hat COCA 1923 die Bezeichnung **Atopie** (griech. »atopos« = unüblich) eingeführt, um eine ungewöhnlich heftige Reaktionsweise der Immunantwort von bestimmten Patienten gegenüber der von normalen Personen bei gleicher Antigen- bzw. Allergenexposition abzugrenzen.
Der Versuch des Organismus, über längere Zeit persistierende Antigene durch Antikörper zu neutralisieren, kann Ablagerungen von Immunkomplexen mit Gewebsschädigungen (Immunvaskulitis, Immunkomplexnephritis) nach sich ziehen.
Analog zu den immunphysiologischen Reaktionen lassen sich auch für die immunpathologischen Vorgänge humorale und zelluläre Immunantwortmuster voneinander abgrenzen. Tab. **9** vermittelt einen Überblick über die 4 Haupttypen von Überempfindlichkeitsreaktionen. Anaphylaxie durch Antikörper, humoral zytotoxische Immunreaktion durch Antikörper, Immunkomplexerkrankungen durch Antikörper setzen ein vaskularisiertes Gewebe voraus und werden unter dem Begriff der Sofortreaktionen (früher auch Arthus-Phänomen) zusammengefaßt.
Bei Anaphylaxie und zytotoxischen Immunreaktionen durch Antikörper tritt die schädigende Folgereaktion nach wenigen Minuten ein und kann zum Tode führen. Durch Immunkomplexe verursachte Krankheitsformen haben ein Intervall von Stunden bis Tagen zwischen Antigen-Antikörper-Reaktion und den ersten Krankheitssymptomen (Prototyp: Serumkrankheit).
Durch Zellen vermittelte Überempfindlichkeitsreaktionen benötigen nach Kontakt des Antigens mit dem sensibilisierten Gewebe mindestens 24 Stunden und werden unter dem Begriff der **Spätreaktion** (früher auch Tuberkulintyp) zusammengefaßt. Es kommt zu einer Bindegewebsproliferation sowie einer histiozytären Reaktion.

## Überempfindlichkeitsreaktionen: Allergie, Atopie

### Asthma

Eine anfallsweise auftretende Behinderung der Atmung kommt in etwa der Hälfte aller Asthmapatienten durch eine spezifisch allergische Komponente zustande. Bestimmende Stoffe (Allergene), wie Staub, Leder, Bettfedern, Tierhaare, Schimmelpilze, Medikamente, Klimafaktoren, lösen den Anfall aus. Wie bei den unten beschriebenen Immunkomplexkrankheiten ist in den meisten Fällen Antigen und Immunogen (hier gleich Allergen) identisch, aber bei bestimmten Asthmaformen und Autoimmunkrankheiten können sie verschieden sein. Die immunologische Klärung dieser Situation könnte für den ätiologischen Mechanismus der Überempfindlichkeitsreaktionen wesentlich sein. Bronchialasthma ist eine chronische Erkrankung, die durch Sensibilisierung und Überirritierbarkeit der Bronchialmukosa (durch sogenannte Inhalationsantigene) sowie durch eine Eosinophilie gekennzeichnet ist. Anfallsartige Dyspnoe, die von leichtem Unwohlsein bis zum lebensbedrohlichen Atemversagen reichen kann, charakterisiert dieses familiär gehäuft auftretende Krankheitsbild, das in der Regel in der frühen Kindheit auf-

Tabelle **9** Charakteristische Merkmale der 4 Haupttypen von Überempfindlichkeitsreaktion (aus Roitt, I. M.: Essential Immunology, 2nd ed. Blackwell, Oxford 1974)

| | Durch Antikörper vermittelte Überempfindlichkeitsreaktionen | | | |
|---|---|---|---|---|
| | I. Anaphylaxie | II. humorale zytotoxische Immunreaktion | III. durch Immunkomplexe vermittelte Krankheiten | IV. zelluläre Immunität |
| Biologische Charakteristika | zytophiler Antikörper (IgE), Bindung an Mastzellen und basophile Leukozyten, lange Persistenz | gegen Zelloberflächenantigene gerichteter, meist C-bindender humoraler Antikörper | humoraler, häufig C-bindender Antikörper | antigenspezifischer Rezeptor der T-Lymphozyten |
| Antigen | meist exogen (z. B. Pollen) | Bestandteil der Zelloberfläche | meist lösliche, extrazelluläre Antigene | lösliche extrazelluläre Antigene oder Bestandteile der Zelloberfläche |
| Reaktion nach Applikation des Antigens | | | | |
| – Zeitpunkt des Auftretens | 5–30 Min. | Minuten | 3–8 Stunden (Arthus) | 24–48 Stunden |
| – Morphologie | Erythem, Schwellung | – | Erythem, Ödem, Induration | Erythem, Induration |
| – Histologie | Mastzelldegranulation, Eosinophile, azelluläres Ödem | – | Infiltration mit polymorphkernigen Leukozyten, Entzündung, evtl. Nekrose | perivaskuläres Infiltrat von mononukleären Zellen |
| Auf ein anderes Individuum übertragbar mit | Serumantikörper | Serumantikörper | Serumantikörper | Lymphozyten |
| Klinische Beispiele | Asthma bronchiale, Heuschnupfen | Morbus haemolyticus neonatorum | Glomerulonephritis, Farmerlunge | Tuberkulinreaktion Transplantatabstoßung |

tritt und häufig mit anderen Atopien, wie Ekzeme oder Heuschnupfen, einhergeht.
Asthmaanfälle treten klassischerweise zur Zeit der Baumblüte (Pollen) oder in Gegenwart von Tieren (Haare) plötzlich auf. Eine Bronchialobstruktion der tieferen Luftwege kommt durch Kontraktion und Hypertrophie der Bronchialmuskulatur zustande. Es wird eine Vermehrung des Bronchialsekretes sowie ein entzündliches Ödem der Bronchialschleimhaut beobachtet. Hauttests lassen deutliche Rötung und Schwellung mit dem verdächtigten Allergen erkennen. Die Serum-IgE-Konzentration ist häufig deutlich erhöht, kann gelegentlich aber normal sein. Nach Kontakt des Allergens mit IgE bindet dieses über spezifische Rezeptoren an Mastzellen, welche daraufhin reichlich Histamin freisetzen. Ebenso setzt die Ag-AK-Reaktion Mediatorsubstanzen wie ECFA (eosinophil chemotactic factor of anaphylaxis) frei. Das ECFA ist nicht identisch mit dem eosinophilotaktischem Faktor des Komplementsystems. Pharmokologisch wird eine verstärkte Mediatorfreisetzung durch $\alpha$-Sympathikomimetika und Parasympathikomimetika erzeugt, wogegen eine Hemmung durch $\beta$-Sympathikomimetika und Phosphodiesterase-Blocker hervorgerufen wird. Während das Histamin bereits in den Mastzellen vorhanden ist, muß SRSA erst synthetisiert werden. Die Wirkungsweise der Mediatoren erfolgt zum Teil direkt im Gewebe, zum Teil indirekt über vagale Stimulation. Diese sogenannten extrinsischen Asthmaformen sind von den intrinsischen, idiopathischen und nichtallergischen Formen des Asthmas abzugrenzen.

## Anaphylaxie

Eine Anaphylaxie ist die systemische Form einer sofort einsetzenden Überempfindlichkeitsreaktion, die verschiedene Organsysteme gleichzeitig erfaßt. Diese Immunüberreaktion läuft sehr schnell ab und kann durch Atemobstruktion oder irreversibles Kreislaufversagen den Tod verursachen. Bei plötzlichen schweren Atem- und Kreislaufreaktionen unmittelbar nach Gabe von diagnostischen oder therapeutischen Mitteln sollte primär eine Anaphylaxie erwogen und so behandelt werden. Anamnestische Angaben über Insektenstich, parenterale Gabe eines Medikamentes oder Impfstoffes sowie die Einnahme eines

Arzneimittels oder bestimmter Speisen sollten daher unbedingt beachtet werden. Die direkte Vortestung (Hauttest) ist die beste Präventivmaßnahme zur Vermeidung dieser systemischen Überempfindlichkeitsreaktion, welche durch spezifisches IgE in Verbindung mit Mastzellen durch explosionsartiges Freisetzen von Entzündungsmediatoren ausgelöst wird. Ein sofort positiver Hauttest verhilft mit hoher Wahrscheinlichkeit zu diagnostischer Sicherheit über eine in Frage kommende Substanz, aber ein negativer Test kann eine dennoch vorhandene Überempfindlichkeit nie ganz ausschließen.
Selten wird eine Reaktion nach Injektion zweier Substanzen mit je hohem anaphylaktischem Potential, wie z.B. Penicillin und Pferdeserum, beobachtet.
Jeder weitere Kontakt des Patienten mit der spezifisch anaphylaktischen Substanz ist zu vermeiden; im akuten Notfall ist schnelles Handeln entscheidend.
Abgesehen vom anaphylaktischen Schock mit oft tödlichem Ausgang auf dem Boden einer neurovaskulär ausgelösten Kreislaufdysregulation mit Entspannungskollaps können in dieser Krankheitsgruppe verschiedene Schockfragmente beobachtet werden. Sie treten in klassischer Reihenfolge auch bei der Serumkrankheit (s. dort) auf. Lokale und auch generalisierte Haut- und Schleimhautödeme vom Typ der Urtikaria und des Quincke-Ödems, Gefäßrandödeme, Purpura, polyartikuläre Reaktionen sowie polyneuritische und zerebral bedingte Symptome entwickeln sich bevorzugt an bereits vorgeschädigten Organen, vor allem am Koronarkreislauf und an den Nierengefäßen. Herz- und Kreislaufsystem stehen bei einer Reihe allergischer Reaktionen als primär sensibilisiertes Organsystem im Mittelpunkt. Eine allergische Myokarditis kann unter dem Einfluß alimentärer und medikamentöser Antigene entstehen.

## Das Shwartzman-Phänomen

1928 wurde von dem Amerikaner Shwartzman und dem italienischen Hygieniker Sanarelli nach intrakutaner Applikation einer Bakterienkultur beim Kaninchen und 24 Stunden darauffolgender i.v. Reinjektion einer höheren Dosis dieses Endotoxingemisches eine innerhalb von 5–6 Stunden auftretende schwerste Hautentzündung und lokale Nekrose an der Injektionsstelle beschrieben.
Humanpathologische Äquivalente für ein generalisiertes Shwartzman-Phänomen sind die Septikämie in der Gravidität, das Waterhouse-Friedrichsen-Syndrom sowie die Purpura fulminans.
Das sogenannte Shwartzman-Phänomen ist unabhängig von einer Antigen-Antikörper-Reaktion, was bisher irrtümlich angenommen wurde. Es handelt sich hier wahrscheinlich nicht um eine immunpathologische Reaktion. Dasselbe gilt für das Waterhouse-Friedrichsen-Syndrom. Pathogenetisch von Bedeutung ist vor allem der generalisierte Verschluß kleinerer Gefäße durch Fibrin im Rahmen intravasaler Gerinnung mit der Folge des therapierefraktären Schocks oder lokaler Organnekrosen (Nebennierenrinde!).

## Urtikaria und Angioödem

Urtikaria und Gefäßödem in der Haut können getrennt oder in Kombination, akut oder chronisch auftreten. Pathophysiologisch werden sie durch Kontakt mit Substanzen ausgelöst, gegen die meist eine spezifische IgE-Sensibilisierung vorliegt. Auch Kälte, Wärme oder mechanische Reize können diese Symptome bei einzelnen Individuen verursachen. Mit Ausnahme des angeborenen oder erworbenen C1-Inhibitor-Defektes bessern sich diese Krankheitsformen häufig von selbst. Die Einteilung verschiedener Formen von Urtikaria und Gefäßödem ist in Tab. **10** zusammengestellt.

Tabelle **10** Klassifizierung von Urtikaria und Gefäßödem

**A. IgE-abhängig**
1. Atopische Diathese
2. Empfindlichkeit gegen spezifische Antigene (Pollen, Speisen, Medikamente, Würmer)
3. Physikalische Zeichen (Dermographismus, Kälte, Licht)

**B. Komplementvermittelte Urtikaria**
1. Hereditäres Angioödem
2. Sekundäres Angioödem mit lymphoproliferativen Erkrankungen
3. Nekrotisierende Vaskulitis
4. Serumkrankheit
5. Reaktionen auf Bluttransfusionen

**C. Nichtimmunologische Urtikaria**
1. Stoffe mit direkter Einwirkung auf Mastzellen (Antibiotika, Röntgenkontrastmittel, Curare)
2. Nichtsteroidale Entzündungshemmer (Aspirin, Benzoate)

**D. Idiopathische Urtikaria**

## »Heuschnupfen« – Allergische Rhinitis

Es handelt sich um einen saisonabhängigen Schnupfen, meist verbunden mit einer Konjunktivitis, ausgelöst durch Pollenantigene in der Luft, oder um eine saisonunabhängige Entzündung der Nasenwege bei Überempfindlichkeit gegen ständig vorhandene Umweltstoffe wie z.B. Hausstaub. Es besteht eine IgE-Mastzellen-vermittelte Überempfindlichkeitsreaktion der Nasenschleimhäute.

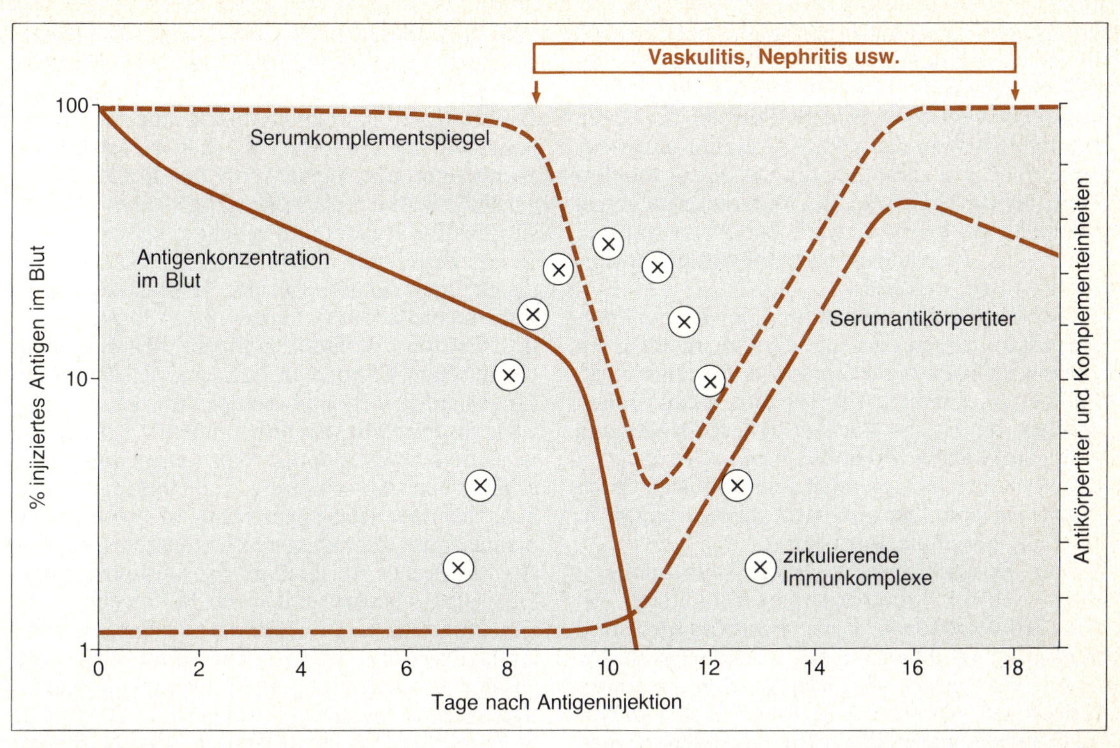


Abb. **6** Mechanismus selbstbegrenzter Immunkomplexerkrankungen (Serumkrankheit).
Heterologes Serum wird in 3 Stufen eliminiert: zunächst Herstellung eines Gleichgewichtes der Antigenkonzentrationen zwischen intra- und extravasalem Kompartiment, dann metabolischer Abbau des Antigens und schließlich Neutralisation des Antigens durch neu gebildete spezifische Antikörper und Komplementaktivierung

# Immunkomplexerkrankungen

Immunkomplexerkrankungen zeigen charakteristische Ablagerungen von Antigen-Antikörper-Komplexen in Blutgefäßen und in der glomerulären Basalmembran der Nieren. Diese Komplexe sind auch im Blut zirkulierend nachweisbar. Die Ablagerung von Immunkomplexen in Organen oder Geweben erzeugt eine Entzündung, die zur Gewebeschädigung führt. Bei gemeinsamem Pathomechanismus ist jedoch die Natur des auslösenden Antigens variabel. Klinisch können sich Glomerulonephritis, Gelenkentzündungen, Hauteruptionen, Perikarditis, Pleuritis sowie Vaskulitiden unterschiedlicher Lokalisation manifestieren. Häufiger besteht eine Beziehung zu Infektions-, Autoaggressions- oder Tumorerkrankungen sowie Exposition gegen Medikamente usw., wie Tab. **11** ausführlich zeigt.

Medikamente können eine Immunkomplexerkrankung als Immunogene oder durch Auslösung einer Bildung von Autoantikörpern verursachen. Penicilline, Sulfonamide, Pferdetetanus-Antitoxin sowie Pferde-Anti-Human-Lymphozytenserum wirken immunogen, während Procainamid, Hydralazin, Hydantoin die Synthese von Autoantikörpern, insbesondere gegen Zellkernantigene, stimulieren. Ablagerung von Immun-

Tabelle **11** Immunkomplexerkrankungen

**A. Exogene Antigene**

1. Serumkrankheit (tierische Antitoxine, Hormone, Antisera)
2. Medikamenteninduzierte hämolytische Anämie und Thrombozytopenie (Phenacetin usw.)
3. Überempfindlichkeitspneumonitis (z. B. »Farmerlunge«)

**B. Mikrobielle Antigene**

1. Post-Streptokokken-Glomerulonephritis
2. Glomerulonephritis bei bakterieller Endokarditis, Syphilis, Typhus, Toxoplasmose, Mononukleose
3. Arthritis, Polyarthritis, Glomerulonephritis bei B-Hepatitis

**C. Autologe Antigene**

1. Systemischer Lupus erythematodes
2. Primär chronische Polyarthritis
3. Gemischte Kryoglobulinämie
4. Thyreoiditis
5. Anti-Tubulusmembran-Glomerulonephritis

**D. Tumorantigene**

Glomerulonephritis bei Hypernephrom, Bronchialkarzinom, Kolonkarzinom

komplexen mit Antikörpern gegen native DNA in der Glomerulumbasalmembran führt vor allem beim SLE zu schweren lokalen Entzündungen. Hier liegt ein typisches Beispiel für durch Immunkomplexe ausgelöste Autoimmunkrankheiten vor. Dasselbe gilt für die Kryoglobulinämie, bei der IgG-Anti-IgG Komplexe im Kryopräzipitat nachweisbar sind. Bei Ablagerung in der Kälte verursachen sie Glomerulonephritis, Arthritis und Vaskulitis.

Viele klinische Manifestationen der Immunkomplexerkrankungen sind sehr ähnlich, da allen ein gemeinsamer Pathomechanismus zugrunde liegt. Glomerulonephritis, Arthritis und Hautläsionen werden häufig beobachtet. Nierenbeteiligung kann auch ohne vorhandene klinische Zeichen oder Proteinurie ausgeprägt sein und wird durch Nachweis von Immunkomplexablagerungen in Nierenbiopsien diagnostiziert.

Bestes Beispiel für die akute, selbstlimitierte Form einer Immunkomplexerkrankung ist die *Serumkrankheit*. Erste Hautrötungen und Schwellungen treten an der Injektionsstelle bei zuvor nicht gegen das verabreichte Heteroserumantigen exponierten Personen nach 1–2 Wochen auf. Es folgen einige Tage mit Fieber, Muskelschmerzen, Hautläsionen, Gelenkschmerzen und Arthritis, gastrointestinalen Symptomen sowie Lymphadenopathie. Verlauf der Immunreaktionen und der klinischen Erscheinungen ist Abb. **6** zu entnehmen.

Bei Personen mit vorheriger Sensibilisierung treten diese Symptome bereits nach 3–4 Tagen entsprechend einer sekundären Immunreaktion auf. Chronische Formen der Immunkomplexkrankheit können bei Patienten mit länger andauernden Antigenreizen (z. B. chronische Infekte) oder bei Kranken mit Tumoren auftreten.

Der Verdacht auf das Vorliegen von Immunkomplexen sollte immer geäußert werden, wenn bei Patienten Arthritis, Hautläsionen und Glomerulonephritis oder Perikarditis, Pleuritis, Vaskulitis und/oder Neuropathie gleichzeitig bestehen.

Erhöhte Blutsenkung, Anämie, leichte Leukozytose und gelegentlich Eosinophilie werden ebenso wie serologisch Antikörper gegen Mikroantigene sowie Kryoglobuline gefunden. Da Immunkomplexe primär das Komplementsystem aktivieren, werden die frühen und die späten Komplementkomponenten besonders stark verbraucht. Der quantitative Nachweis zirkulierender Immunkomplexe ist mit Spezialmethoden wie dem Anti-C1q-Test oder über die Bindung der komplementbindenden Immunkomplexe an die C3-Rezeptoren der lymphoiden B-Zell-Linie RAJI möglich.

Therapeutisch sollte prinzipiell versucht werden, das initiierende Antigen (z. B. Medikament) zu entfernen und die Entzündungssymptome zu mindern. Bei einer Infektion ist die Antibiotikabehandlung zu empfehlen. Bei der akuten oder subakuten Immunkomplexerkrankung mindern Antientzündungsstoffe wie Salicylate die Gelenkschmerzen. Antihistaminika oder kleine Dosen von Epinephrin bessern vorhandene Urtikaria. Bei schwerem Krankheitsverlauf sind Prednisongaben, 40 mg/die über 2 Wochen, zu empfehlen. Kortikosteroidtherapie kann bei Bedarf durch zusätzliche Gabe chemotherapeutischer Immunsuppressiva ergänzt und verstärkt werden.

In der Regel sind Immunkomplexerkrankungen durch die primär begrenzte Immunogenmenge selbstreversibel und heilen ohne Folgeschäden ab. Ernstere Verläufe kommen bei den mehr chronischen Formen in Betracht, bei denen das Grundleiden nicht zu beseitigen ist.

Zusammengefaßt ist festzuhalten: Ätiologisch verschiedene Gründe führen zu einer quantitativ erheblichen Ansammlung von Immunkomplexen, die über einen gemeinsamen Pathomechanismus ihre Krankheitserscheinungen auslösen. Als klassisches Beispiel gilt die Serumkrankheit. Heterologes Serum wird in drei Stufen eliminiert: zunächst wird vom Körper ein Gleichgewicht der Antigenkonzentration zwischen intra- und extravasalen Bereichen hergestellt. Dann wird der Antigenspiegel metabolisch abgebaut. Die dritte Stufe ist auf die neutralisierende Wirkung neu gebildeter spezifischer Antikörper und Komplementaktivierung zurückzuführen. Selbst kleine Mengen Antigen-Antikörper-Komplexe können eine Glomerulonephritis verursachen.

## Histokompatibilität und Transplantation

Ein breiter klinischer Einsatz der Transplantation gesunder Organe als Ersatz für ansonsten irreversible Funktionsverluste erkrankter Organe ist trotz verfügbarer chirurgischer Techniken auf wenige und besonders ausgewählte Systeme beschränkt. Größtes Hindernis stellt die immunologische Abstoßung dar. Effektivere Methoden der Immunsuppression sind notwendig. Diese sollten selektiver in ihrer Wirkung sein, damit der Patient die Fähigkeit behält, gegen andere Fremdstoffe weiterhin immunkompetent zu reagieren.

### Definitionen

*Autotransplantat:* Transplantation von Gewebe (z. B. Haut) von einem Teil des Körpers auf einen anderen Teil desselben Individuums.

*Isotransplantat:* Transplantation von Geweben zwischen zwei Individuen, welche genetisch identisch sind, wie eineiige Zwillinge: keine Histokompatibilitätsunterschiede.

*Allotransplantat:* Transplantation von Geweben zwischen zwei Individuen derselben Spezies, mit schwachen oder starken Histokompatibilitätsunterschieden.

*Xenotransplantat:* Transplantation von Gewebe zwischen zwei Individuen verschiedener Spezies (älteres Synonym: Heterotransplantat).

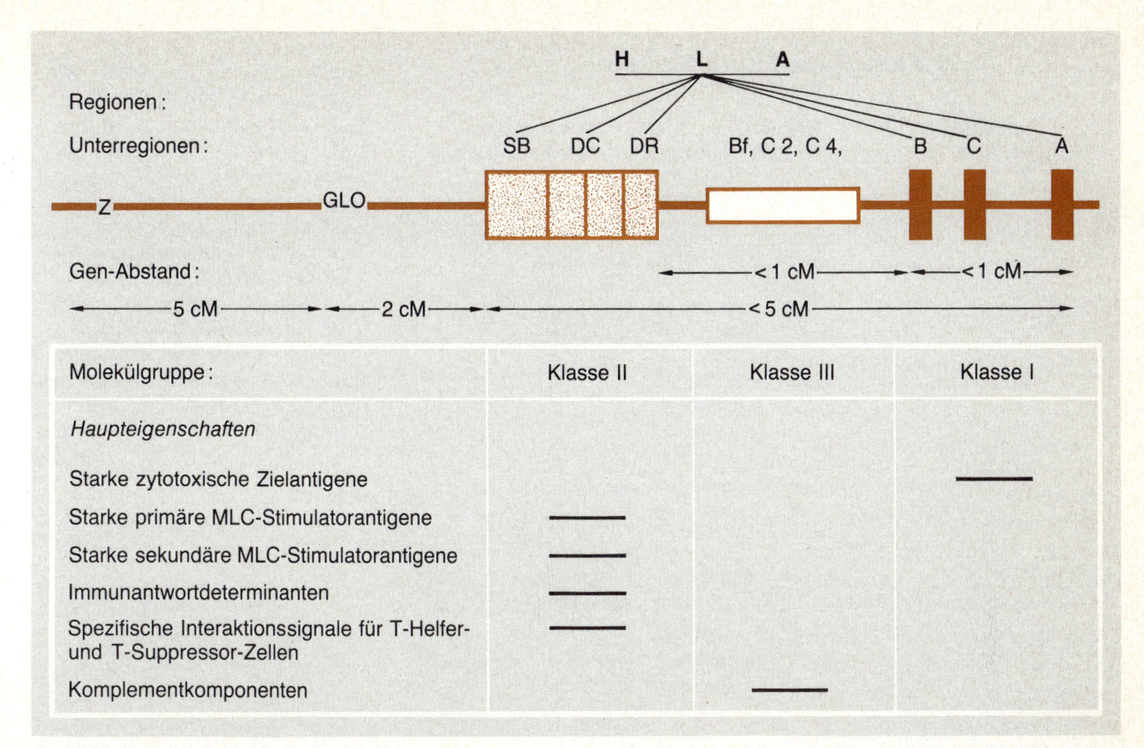


| Molekülgruppe: | Klasse II | Klasse III | Klasse I |
|---|---|---|---|
| *Haupteigenschaften* | | | |
| Starke zytotoxische Zielantigene | | | — |
| Starke primäre MLC-Stimulatorantigene | — | | |
| Starke sekundäre MLC-Stimulatorantigene | — | | |
| Immunantwortdeterminanten | — | | |
| Spezifische Interaktionssignale für T-Helfer- und T-Suppressor-Zellen | — | | |
| Komplementkomponenten | | — | |

Abb. **7** HLA-Gen-Karte auf Chromosom Nr. 6.
Kurzer Arm des Chromosom Nr. 6: Die HLA-Region enthält 3 immungenetisch wichtige Unterregionen für die Klasse-I-(HLA-ABC-)Allele (braun), für die Klasse-II-(HLA-D-)Allele (braun gepunktet) und für die Klasse-III-(Komplementkomponenten-)Allele (weiß). Die Rekombinationshäufigkeit in dieser Region ist im Vergleich zu anderen Gen-Orten erheblich reduziert. Diese Situation wird als Kopplungsungleichgewicht bezeichnet. cM = Entfernungseinheiten in Centi-Morgan, Z = Zentromer des Chromosom Nr. 6, GLO = Position des Gen-Ortes für Glyoxalase als Marker außerhalb des HLA-Systems. In Richtung Telomer des Chromosom Nr. 6, also jenseits von HLA-A, sind mit Hilfe molekulargenetisch definierter DNA-(Desoxyribonucleinsäure-)Polymorphismen noch weitere Klasse-I-Gen-Orte nachweisbar, deren Bedeutung noch nicht aufgeklärt ist

## Natur und immunbiologische Bedeutung des Haupthistokompatibilitätskomplexes (HLA)

Die Immunantwort eines Transplantatempfängers entscheidet über eine gute Dauerfunktion und das Überleben des transplantierten Organs. Vor der Allotransplantation ist daher eine möglichst genaue Definition der Antigensysteme notwendig.

Ein einzelner Genkomplex auf dem kurzen Arm des Chromosoms Nr. 6 kodiert die Haupttransplantationsantigene. Bei guter Übereinstimmung der Histokompatibilitätsantigene (HLA = Human Leucocyte Group A) von Spender und Empfänger sind sehr gute Transplantationsergebnisse zu erwarten.

Abb. 7 zeigt eine schematische Übersicht der HLA-Gene sowie seiner benachbarten Systeme. Die HLA-Region enthält drei verschiedene Genorte der Klasse I, nämlich HLA-A,B,C. Diese werden serologisch mit Hilfe von spezifischen Schwangerenseren in über 60 Allele unterschieden. Das HLA-System stellt das am stärksten polymorphe genetische System des Menschen dar. Jedes Klasse-I-Antigen setzt sich aus einer leichten Kette ($\beta_2$-Mikroglobulin M = 11 600) und einer schweren Kette (M = 44 000) zusammen, die die Allelspezifität des Alloantigens trägt.

Da Chromosome gepaart sind, besitzt jedes Individuum sechs serologisch definierte HLA-A,B,C-Antigene, sogenannte Haplotypen. Infolge einfacher Mendelscher Vererbung haben 25 % von Geschwistern identische Haplotypen, 50 % haben einen, die restlichen 25 % haben keinen Haplotyp gemeinsam.

Der D-Genort ist durch einen Gewebekulturtest (gemischte Lymphozytenkultur – MLC) definiert. Hier sind mit Hilfe homozygoter Testzellen über zehn Allele der Klasse II bekannt geworden. Direkt daneben, oder als Teile derselben Moleküle, liegen die HLA-DR oder B-Zellalloantigene (DR von D Related), die ebenfalls serologisch auf B-Zellen oder Monozyten, aber nicht auf kleinen T-Zellen nachweisbar sind.

In einem weiteren Gewebekulturtest, der zellvermittelten Lympholyse (CML), wird eine Spezifität von Killer-T-Zellen bestimmt, die nach MLC-

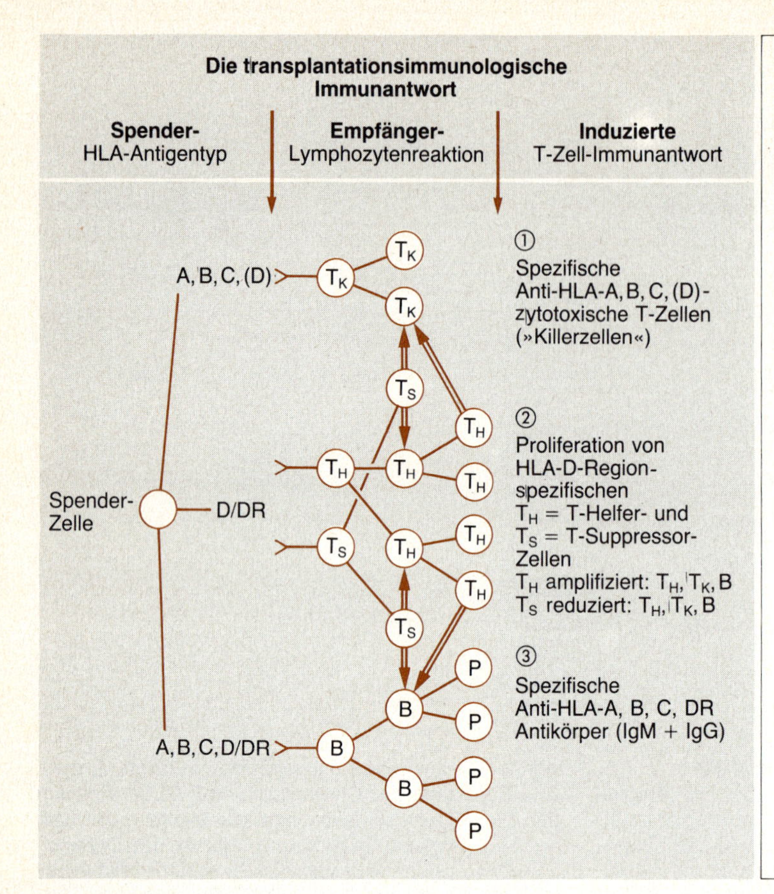


Abb. **8** Schema der relativen Bedeutung der HLA-A, B, C und HLA-D/DR-Antigene bei der Entstehung und dem Ablauf einer zellulären sowie humoralen Immunantwort gegen ein Allotransplantat. Drei Hauptgruppen von T-Zellen erkennen Alloantigene: $T_K$ erkennen primär A, B, C, aber auch D-Region-Antigene, $T_H$ und $T_S$ erkennen nur D/DR-Region-Antigene. $T_H$ und $T_S$ wirken aufeinander, auf $T_K$ sowie $T_S$ auf die Regulation der HLA-Antikörperantwort ein

Proliferation gegen Alloantigene der Klasse I, schwächer auch der Klasse II, gerichtet sind. Die Alloantigene der Klasse II, also der D-Region, setzen sich auch aus zwei Glykoproteinketten mit Molekulargewichten von 29000 und 34000 zusammen. Die größere Kette beherbergt die Allospezifität; Klasse-II-Moleküle haben kein $\beta_2$-Mikroglobulin. D-Region-Allele sind zugleich Marker für eng gekoppelte Immunantwortgene (IR = Immune Response). Die spezifischen Differenzierungs- und Funktionskomponenten der mit Hilfe dieser molekulargenetisch streng kontrollierten T-Zell-Reaktionen sind Abb. **8** zu entnehmen.

## HLA und Krankheiten

Eine Reihe von Assoziationen zwischen einer großen Zahl von Krankheiten und speziellen HLA-Antigenen wurden in den letzten Jahren gefunden:
Auf der Grundlage statistischer Häufigkeit eines HLA-Antigens zu bestimmten Krankheiten läßt sich ein relatives Erkrankungsrisiko errechnen.
Eine Übersicht der bedeutenderen Assoziationen zwischen HLA-Antigenen und Erkrankungen wird in der Tab. **12** vorgestellt. Auffällig ist die relative Häufung von Assoziationen zu HLA-B- oder noch mehr zu HLA-D-Antigenen. In der auf dem Chromosom Nr. 6 stabilisierten Formation von Gengruppen scheinen wichtige immungenetische Eigenschaften verankert zu sein.

## Organtransplantation

Die rasche Entwicklung in den letzten 15 Jahren seit der ersten Entdeckung der HLA-Antigene durch Dausset, van Rood und Payne verdankt die Histokompatibilitätsimmunologie der Organtransplantation.
Heute ist die Nierentransplantation eine wichtige Behandlungsmethode für die Niereninsuffizienz. Die Anwendung der HLA-DR-Serologie bei der Spenderorganauswahl hat die Transplantationsergebnisse in den letzten Jahren erheblich verbessern können. Die Einjahresüberlebensraten liegen heute für Kadaver-Nierentransplantationen nach Vortransfusion und HLA-DR-kompatibler Auswahl mit etwa 90% nahezu genau so hoch wie die Ergebnisse der HLA-identischen Geschwisternierentransplantation. In der Nachbehandlung gut transplantierter Patienten sind seitdem geringere Dosen immunsuppressiver Pharmaka wie Imurek oder Kortikosteroide notwendig. Man erwartet dadurch auch einen Rückgang der bei Patienten mit Nierentransplantat starken Häufung maligner Lymphome.
Besonderes Interesse verdienen in den letzten

Tabelle **12** Assoziationen zwischen HLA-Antigenen und Erkrankungen

| | Krankheit | Antigen | Rel. Risiko | Bemerkungen |
|---|---|---|---|---|
| **Rheumatologie** | Morbus Bechterew | B27 | 127 | höchste bekannte Assoziation |
| | Morbus Reiter | B27 | 15 | |
| | Akute Uveitis anterior | B27 | 30 | |
| | Arthritis psoriatica | B27 | 5 | |
| | Reaktive Arthritis (Salmonella, Yersinia, Gonokokkus) | B27 | 144 | |
| | Primär chronische Polyarthritis | | | |
| | Beginn im Erwachsenenalter | DRw4 | 5 | Erwachsene und jugendliche PCP haben unterschiedliche Assoziationen. DRw4 ist höher bei Rheumafaktor-positiven Patienten |
| | Beginn im Kindesalter | DRw5 | 3 | |
| | | DRw8 | 2 | |
| **Gastro-enterologie** | Zöliakie | B8 | 8 | Rezessiver Erbgang. Mit Übergewicht von HLA-DRw3,7 Heterozygoten. Eines oder beide Merkmale bei 89% von Patienten kaukasischer Abstammung |
| | | DRw3 | 17 | |
| | | DRw7 | 4 | |
| | Chronisch aggressive Hepatitis | DRw3 | 2,5 | DRw3 insbesondere positiv bei jüngeren weiblichen Patienten mit Autoantikörpern |
| | Hämochromatose | A3 | 4 | Rezessiver Erbgang, bei dem über 95% Penetranz HLA gekoppelt erscheint. Häufigster Haplotyp: A3-Cw-, Bw14, BfF-DRw6 |
| | | B14 | 5 | |
| **Haut** | Psoriasis vulgaris | DRw7 | 43 | Bei Kaukasiern sowie Japanern gleichermaßen; insbesondere bei Patienten mit frühem Krankheitsbeginn. Jedoch keine klare HLA-gekoppelte hereditäre Komponente bei Familien mit Mehrfacherkrankungen auszumachen |
| | Dermatitis herpetiformis | B8 | 4 | |
| | Pemphigus | A10 | 3 | |
| **Endokrinologie** | Insulinpflichtiger Diabetes mellitus | DRw4 | 6 | Vererbung nicht einfach dominant oder rezessiv. DRw3 ist mit spätem Erkrankungsbeginn, DRw4 mit frühem Beginn assoziiert |
| | | DRw3 | 3 | |
| | | DRw3/DRw4 | 33 | |
| | Morbus Addison | B8 | 6 | |
| | | Dw3 | 11 | |
| | Hyperthyreose | B8 | 3 | |
| | | Dw3 | 3 | |
| | 21-Hydroxylasedefekt | Bw47 | 15 | Gen nahe bei HLA-B oder -DR oder zwei Gene auf jeder Seite mit DR. Später Erkrankungsbeginn scheint mit HLA-B14 assoziiert zu sein. Der 11-Hydroxylasedefekt ist nicht HLA-assoziierbar |
| **Neurologie** | Myasthenia gravis | B8 | 3 | Unterschiedliche Assoziation in verschiedenen Rassen; eher Assoziation dieser Krankheit mit Thymuserkrankung und anderen Komplikationen als mit genereller Suszeptibilität |
| | | DRw3 | 3 | |
| | Multiple Sklerose | B7 | 4 | Eine neuere Kopplungsanalyse (von Morton) deutet auf ein Suszeptibilitätsgen innerhalb der HLA-Region und auf wenigstens ein weiteres außerhalb von HLA hin |
| | | DRw2 | 4 | |

$$\text{Relatives Risiko} = \frac{(\%\ \text{antigenpositive Patienten}) \times (\%\ \text{antigennegative Gesunde})}{(\%\ \text{antigennegative Patienten}) \times (\%\ \text{antigenpositive Gesunde})}$$

Jahren die Erfolge der allogenen Knochenmarktransplantation, die bei jüngeren Patienten mit akuter Leukämie oder aplastischer Anämie angewandt wird, wenn ein HLA-identischer Geschwisterspender zur Verfügung steht. Seit die Transplantationen bei Leukämiepatienten vorwiegend im Stadium der Vollremission durchgeführt werden, sind die Langzeiterfolge sprunghaft angestiegen. Graft-versus-Host-Erkrankungen, Infektionen während der länger dauernden immundefizienten Phase nach erfolgreicher Knochenmarktransplantation, interstitielle Pneumonie sowie später Rezidiv der Primärleukämie stellen die Hauptkomplikationen dar. Bei der aplastischen Anämie werden ähnliche Erfolge erzielt, wenn das Knochenmark transplantiert werden kann, bevor die Patienten durch Bluttransfusionen vorsensibilisiert sind.

Im Rahmen der allogenen Knochenmarktransplantation unterscheidet man als primär immunologische Hauptkomplikation die akute oder chronische Graft-versus-Host-Erkrankung. In beiden Fällen versuchen immunkompetente Lymphozyten des angegangenen Spenderknochenmarkes den als Fremdgewebe erkannten Empfängerorganismus zu zerstören. Dabei lassen sich je nach klinischer Ausprägung 4 Schweregrade einteilen. Die akute GVH läuft im wesentlichen mit Hautrötung bis -ablösung, Leber- (Enzyme erhöht, insbesondere kleine Gallenwege angegriffen) und Darmbeteiligung (Epithelabstoßung mit nachfolgender Blutung und Infektion) bei bestehender Abwehrschwäche einher und tritt in der 2.–6. Woche nach Transplantation auf. Die chronische GVH kann dieselben klinischen Symptome verursachen, tritt erst ab dem 2. Monat nach Transplantation auf und verläuft weniger dramatisch, aber unter Umständen persistent. Über längere Monate kann sich aus der Leberschädigung eine biliäre Zirrhose entwickeln. Die begleitende Immundefizienz ermöglicht rasche Ausbreitung von Infektionen mit lebensbedrohlichem Verlauf, wie z. B. die interstitielle Pneumonie. Eine Therapie der GVH gelingt eventuell mit höheren Steroiddosen.

## Tumorimmunologie

Tumorspezifische oder tumorassoziierte Antigene konnten in einer Reihe experimenteller Tumorsysteme im Tier sowie verschiedenen menschlichen Neoplasien nachgewiesen werden. Wahrscheinlich ermöglicht die Anwesenheit solch tumorspezifischer Oberflächenmarker ihre Erkennung durch immunkompetente Lymphozyten.

Die Bedeutung dieser Erkennungsvorgänge und der nachfolgenden Immunreaktionen für die Klassifizierung von Leukämien und malignen Lymphomen sowie die Pathogenese und immunologische Kontrolle von Tumoren ist gegenwärtig Gegenstand zahlreicher Forschungsarbeiten. Seltene, aber immer wieder beobachtete spontane Tumorregressionen haben das Interesse an der Möglichkeit einer Immuntherapie neoplastischer Erkrankungen geweckt. Die gegenwärtig geübten Verfahren einer Immuntherapie beim Menschen versuchen sich die Kenntnisse über humorale und zelluläre Immunität, Immunsuppression sowie immunologische Toleranz zunutze zu machen. Die bisherigen Ergebnisse sind leider noch wenig ermutigend.

### Weiterführende Literatur

Cavalli-Sforza, L. L., W. F. Bodmer: The Genetics of Human Populations, Freeman & C., San Francisco 1971
Dorf, M.: The Role of the Major Histocompatibility Complex in Immunology. Garlind Publ., New York 1981
Fudenberg, H. H., D. P. Stites, J. L. Caldwell, J. V. Wells: Basic and Clinical Immunology, 3rd. ed. Lange Medical Publications, Los Altos 1980
Irvine, J.: Medical Immunology. McGraw-Hill, New York 1980
Isselbacher, K. J., R. D. Adams, E. Braunwald, R. G. Petersdorf, J. D. Wilson: Harrison's Principles of Internal Medicine, 9th. ed. McGraw-Hill, New York 1980
Kennett, R., T. J. McKearn, K. B. Bechtol: Monoclonal Antibodies; Hybridomas: A New Dimension in Biological Analysis. Plenum Press, New York 1980
Parker, C. W.: Clinical Immunology. Saunders, Philadelphia 1980
Pernis, B., H. J. Vogel: Regulatory T-Lymphocytes. Academic Press, New York 1980
Rose, N. R., H. Friedman: Manual of Clinical Immunology, 2nd ed. Amer. Soc. for Microbiology Publ., 1979
Samter, M., D. W. Talmage, B. Rose, W. B. Sherman, J. H. Vaughan: Immunological Diseases, 3rd. ed. Little, Brown & Co., Boston 1980
Talal, N.: Autoimmunity. Academic Press, New York 1977
Terasaki, P.: Histocompatibility Testing 1980. University of California Press 1980
Vorlaender, K. O.: Praxis der Immunologie. Thieme, Stuttgart 1982
Weir, D. M.: Handbook of Experimental Immunology, 3rd. ed. Blackwell, Oxford 1978

# Kollagenkrankheiten und immunologisch bedingte Vaskulitiden

*P. A. Berg*

## Lupus erythematodes

**Definition:** Beim systemischen Lupus erythematodes (SLE) handelt es sich um eine meist in Schüben verlaufende chronische Multisystemkrankheit, bei der Immunmechanismen eine entscheidende Rolle für die Entstehung der Gewebsläsionen zukommt. Genetische und hormonelle Faktoren sowie eine Störung der Immunregulation wirken wahrscheinlich prädisponierend bei der Entstehung dieser Krankheit mit.

### Häufigkeit

Eine deutliche Zunahme des Lupus erythematodes konnte in den letzten 20 Jahren beobachtet werden. In einer in New York 1965 durchgeführten Studie konnten pro 100000 Einwohner 15 Fälle und 1973 in San Francisco sogar 50 Fälle erfaßt werden. Etwa 90% aller Lupus-erythematodes-Kranken sind Frauen. Im gebärfähigen Alter tritt die Krankheit besonders häufig auf, doch kann sie in allen Altersgruppen vorkommen. Auffallend ist, daß jenseits des 60. Lebensjahres die Zahl der erkrankten Männer deutlich zunimmt und das weibliche Geschlecht nur noch im Verhältnis von 2:1 überwiegt.

### Ätiologie und Immunpathogenese

Beim Lupus erythematodes liegt eine multifaktorielle Erkrankung vor, bei der eine genetische Prädisposition, Umweltfaktoren und eine Störung der Immunregulation zusammenkommen müssen. Die Fülle abnormaler immunologischer Parameter, vor allem im akuten Stadium nachweisbar, muß vor allem an einen primären Defekt im Immunsystem denken lassen.
Maximal stimulierte, IgG-produzierende B-Zellen ließen sich bei diesen Patienten vor allem im akuten Stadium erfassen, wobei gleichzeitig die Suppressor-Zellaktivität vermindert war. Aber auch die Fähigkeit zur primären Immunantwort und die T-Zellen-abhängige zelluläre Immunität scheinen gestört zu sein.
Folgende Faktoren spielen wahrscheinlich bei der Pathogenese des Lupus erythematodes eine wesentliche Rolle: die genetische Prädisposition für eine exzessive B-Zell-Aktivierung und einen »high responder«-Status gegenüber der Immunisierung von lymphozytären oder modifizierten Antigenen und nukleären Antigenen, die Stimulation mit einem polyklonalen B-Zell-Aktivator, eine Immunisierung mit modifizierten lymphozytären Membranantigenen oder nukleären Antigenen endogenen oder exogenen Ursprungs (z. B. als Folge eines Virusinfektes). Diese Reaktionen können wahrscheinlich noch beeinflußt werden von Geschlechtshormonen, wobei die männlichen Hormone die Immunreaktion eher supprimieren, während die weiblichen Hormone diese stimulieren (s. auch Abb. **9**).
Vor allem der Nachweis von Autoantikörpern bei Verwandten von Patienten mit Lupus erythematodes und die Beobachtung, daß bei monozygoten Zwillingen ein Lupus erythematodes gleichzeitig auftreten kann, ließ eine genetisch determinierte Suszeptibilität für den Lupus erythematodes vermuten. Untersuchungen über die Verteilung von Histokompatibilitätsantigenen (HLA) zeigten, daß vor allem die für autoimmune Erkrankungen typischen HLA-Antigene DRw3 und HLA-B8 bei Lupus-erythematodes-Patienten häufiger vorkommen.
Die Rolle der Geschlechtshormone bei der Entstehung eines Lupus erythematodes und der Einfluß auf die Immunregulation sind noch weitgehend unerforscht. Aus tierexperimentellen Untersuchungen weiß man, daß Geschlechtshormone autoimmune Reaktionen, die Höhe der Konzentration von Autoantikörpern sowie insbesondere der Antikörper gegen Nucleoproteine und das Ausmaß der immunkomplexbedingten Nephritis beeinflussen können. Gaben von Androgenen führten zu einer Besserung, die Verabreichung von Östrogenen jedoch zu einer Verschlechterung des Lupus-erythematodes-ähnlichen Bildes beim Tier.
Für die Entstehung eines Lupus erythematodes wurde auch immer wieder eine Virusinfektion verantwortlich gemacht, da virusähnliche Strukturen aus befallenen lymphatischen und anderen Geweben sowohl beim Menschen als auch beim Tier isoliert werden konnten. Die Virusgenese des Lupus erythematodes ist aber bisher noch nicht bewiesen.
Auch starke Einstrahlungen von ultraviolettem Licht können einen Lupus erythematodes auslösen. Etwa 25–35% aller Lupus-erythematodes-

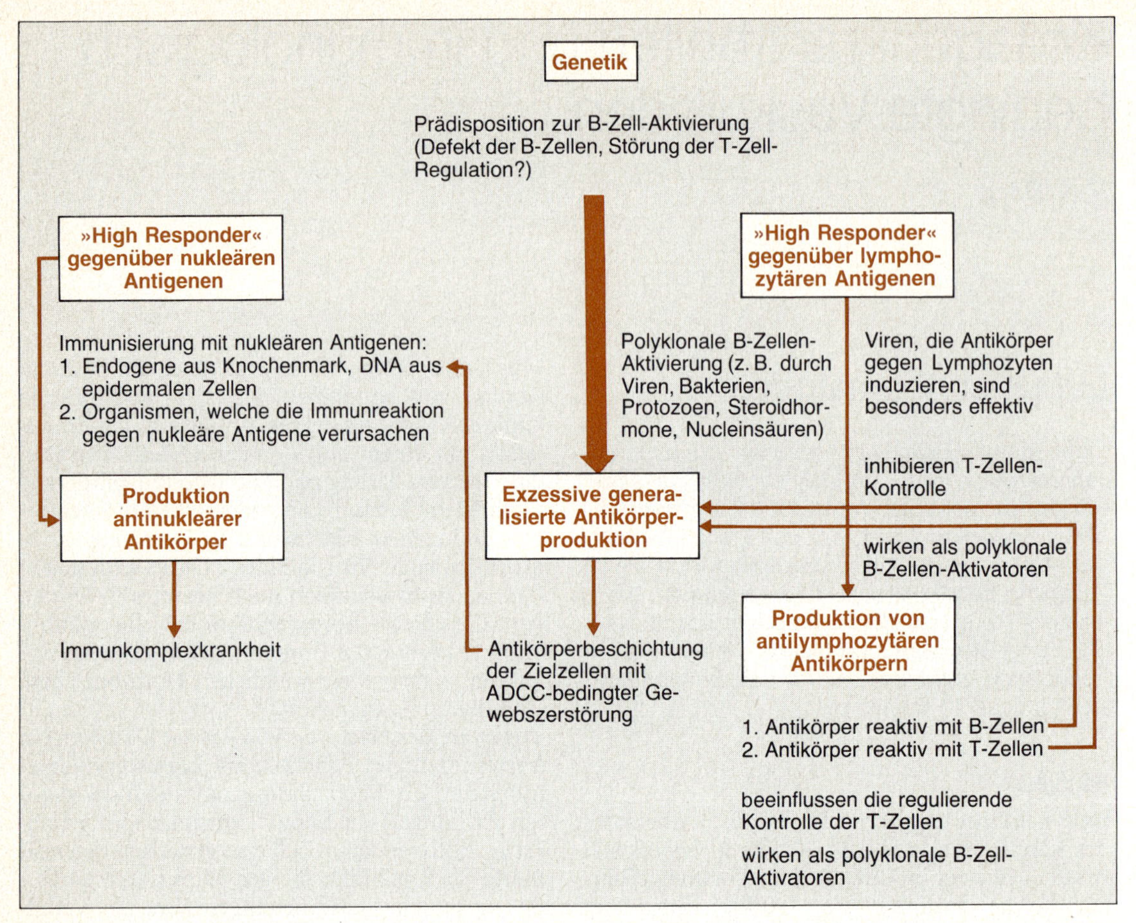


Abb. **9** Immunpathogenese des systemischen Lupus erythematodes; ADCC = antikörperabhängige direkte zelluläre Zytotoxizität (nach Decker)

Patienten sind photosensitiv. Eine Alteration der Desoxyribonucleinsäure (DNA) in der Epidermis als Folge der Lichteinwirkung wäre vorstellbar, und die Immunreaktion gegen das neu gebildete Antigen könnte zur Bildung von Anti-DNA-Antikörpern führen. Auch durch Medikamente kann die Desoxyribonucleinsäure verändert werden, so daß sie nicht mehr toleriert wird. Procainamid, Hydralazin, Isoniazid, Phenytoin und Chlorpromazin können durch Bindung an DNA oder Nucleoproteine Antikörper gegen Kerne induzieren. Lupusähnliche Krankheitsbilder sind unter der Therapie mit diesen Medikamenten beobachtet worden.

## Klinik und Pathophysiologie

### Anamnese

Die klinische Symptomatik kann von Patient zu Patient stark schwanken. Milde Verlaufsformen, die nicht fortschreiten und keine Therapie benötigen, kommen wahrscheinlich häufiger vor als bisher angenommen. Andererseits gibt es foudroyante Verläufe, die innerhalb von wenigen Monaten zum Tod führen können und auch durch eine immunsuppressive Therapie nicht zu beeinflussen sind. Die Frühsymptome sind oft nur sehr diskret. Häufig beginnt der Lupus erythematodes mit Arthralgien, aber auch Fieber und Hauterscheinungen sind nicht selten, und in manchen Fällen manifestiert sich die Krankheit nur in Form einer Nephritis. Beobachtet man dagegen die Patienten über einen längeren Zeitraum, dann lassen sich Arthralgien, Fieber, Hautausschlag in über 70–90% aller Fälle beobachten, gefolgt von Lymphadenopathie, einer Nierenerkrankung und Myalgien.

### Klinische Befunde

Einen Überblick über die wichtigsten Symptome und deren Häufigkeit gibt die Tab. **13**.
Die *Arthritis* ist in den meisten Fällen nicht deformierend, bei etwa 10% der Patienten können jedoch die Zeichen der klassischen rheumatoiden Arthritis vorkommen, vor allem im Bereich der Handgelenke mit Subluxationen, ulnarer Deviation und Schwanenhalsdeformität. Röntgenologisch fehlen jedoch die für die rheumatoide Arthritis typischen Erosionen, da hierbei nicht die Destruktion des Knorpels, sondern die Entzün-

Tabelle **13** Häufigkeit der klinischen Symptome im Verlauf des Lupus erythematodes (aus Parker, C.W.: Clinical Immunology. Saunders, Philadelphia 1980)

| Manifestationen | Häufigkeit in % | | Häufigkeit in % |
|---|---|---|---|
| *Arthralgien* (95%) | | *Splenomegalie* (15%) | |
| Nichtdeformierende Arthritis | 60 | *Hepatomegalie* (20%) | |
| Deformierende Arthritis | 10 | *Sicca-Syndrom* (10%) | |
| Aseptische Nekrosen | 5 | *Thrombophlebitis* (9%) | |
| *Myalgien* (50%) | | *Hämatologische Veränderungen* (85%) | |
| Muskelschwäche | 40 | Anämie | 80 |
| Polymyositis | 8 | Leukopenie <4500/μl (<4,5 × 10⁹/l) | 65 |
| *Hautbeteiligung* (80%) | | Thrombozytopenie <100000/μl (<100 × 10⁹/l) | 15 |
| Photosensibilität | 35 | Panzytopenie | 5 |
| Ausschläge | 10–50 | Generalisierte Lymphadenopathie | 20 |
| Alopezie | 35 | *Neuropsychiatrische Manifestationen* (60%) | |
| Vaskulitis mit und ohne Purpura | 20 | Verhaltensstörungen | 35 |
| Raynaud-Phänomen | 20 | Anfälle (Grand mal) | 25 |
| Diskoide Läsionen | 12 | Organisches Hirnsyndrom | 20 |
| Teleangiektasien | 5–8 | Andere ZNS-Beteiligungen (Schlaganfall, Tremor, Chorea, Meningitis, Migräne, Kopfschmerzen) | 10 |
| Angioneurotisches Ödem | 10 | *Renale Manifestationen* (55%) | |
| Ulzerationen | 10 | Fokale Glomerulonephritis | 30 |
| *Fieber ohne andere Ursachen* (80%) | | Diffuse membranproliferative Form | 50 |
| *Leichte Ermüdbarkeit* (80%) | | Membranöse Form | 20 |
| *Pulmonale Manifestationen* (60%) | | Nephrotisches Syndrom | 20 |
| Pleuritis | 50 | Nierenversagen | 10–20 |
| Pleuraerguß | 30 | | |
| Lupus pneumonitis | 10 | | |
| Interstitielle Fibrose | 5 | | |
| *Kardiale Manifestationen* (50%) | | | |
| Perikarditis | 30 | | |
| Myokarditis | 8 | | |
| Endokarditis (Libman Sacks) | 10 | | |
| Herzversagen | 10 | | |
| *Gastrointestinale Manifestationen* (45%) | | | |
| Anorexia | 40 | | |
| Übelkeit | 30 | | |
| Abdominelle Schmerzen | 25 | | |
| Erbrechen | 25 | | |
| Aszites | 12 | | |
| Diarrhö | 10 | | |
| Hämorrhagien | 6 | | |

dung des periartikulären Gewebes im Vordergrund steht. Die histologische Untersuchung des durch Biopsie gewonnenen synovialen Gewebes zeigt Ablagerungen von Fibrin, perivaskuläre Infiltrate, gelegentlich auch eine perivaskuläre Entzündung mit lymphozytären Infiltraten. Im Punktat finden sich meist weniger als 3000 Leukozyten/mm³ (3 × 10⁹/l). Die Komplementspiegel liegen niedrig und Rheumafaktoren können positiv sein. Bei etwa 10% der Patienten treten aseptische Nekrosen auf, häufig bilateral im Bereich beider Hüftgelenke. Es ist nicht klar, ob diese Nekrose Folge der Krankheit oder der meist durchgeführten Glukokortikoidtherapie ist.

*Myalgien* sind nicht selten beim Lupus erythematodes. Histologisch finden sich Nekrosen an Muskelfasern mit Zellinfiltraten zwischen den Fasern und perivaskulären Infiltraten. Die proximale Muskulatur ist häufiger betroffen als die distale. Eine über Monate durchgeführte Steroidmedikation kann ebenfalls zu Muskelsymptomen mit Schwäche und Druckschmerz führen. Meist fehlt jedoch eine stärkere Erhöhung der Muskelenzyme im Serum.

Unterschiedliche *Hautläsionen* können beim Lupus erythematodes auftreten. Charakteristisch ist vor allem das schmetterlingsförmige Erythem, das nicht selten ödematös ist, auch Ohren und Kinn mit einbezieht und sich unter Sonneneinwirkung verstärken kann. Während eines Schubes nimmt auch meist das Erythem zu (Abb. **10**). *Petechiale Blutungen* als Folge einer Thrombozytopenie, eine Purpura oder Ulzerationen an den Fingerspitzen als Folge der Vaskulitis sind nicht

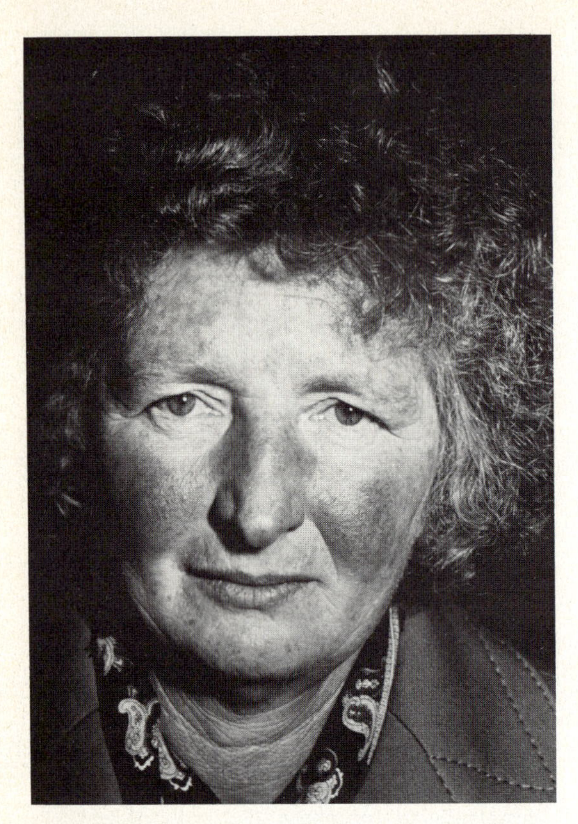

Abb. **10** Typisches Schmetterlingserythem bei einer Patientin mit akutem systemischem Lupus erythematodes

selten. Das gleichzeitige Auftreten eines periungualen Erythems und periunguale Teleangiektasien können ebenso auf einen Lupus erythematodes hinweisen wie diffuse Pigmentationen der Haut, Atrophie der Fingernägel und Vitiligo.
Die Hautbiopsie zeigt meist ausgeprägte mononukleäre Zellinfiltrate der Dermis mit Aufsplitterung der Basalmembran sowie immunfluoreszenzserologisch Ablagerungen von Immunglobulinen und Komplement im Bereich der dermalen – epidermalen Junktionszone. Obwohl diese Ablagerungen auch bei anderen Krankheiten wie dem diskoiden Lupus erythematodes und dem Pemphigoid vorkommen können, ist der Nachweis einer linearen Immunfluoreszenz der Basalmembran vor allem dann verdächtig auf einen aktiven Lupus erythematodes, wenn dieser Befund auch an einem nicht betroffenen Hautabschnitt erhoben werden kann.
In den meisten Fällen findet sich eine normochrome, normozytäre *Anämie* bei vermindertem Eisenspiegel und erniedrigter Eisenbindungskapazität. Im Knochenmarkpunktat läßt sich kein pathologischer Befund erheben. Eine autoimmune hämolytische Anämie kann manchmal der Erkrankung vorausgehen. Trotz des bei über 70% der Fälle positiven Coombs-Tests entwickeln nur etwa 10% aller Patienten eine intravasale Hämolyse. Die Milz ist meist tastbar vergrößert.

Etwa ⅔ aller Lupus-erythematodes-Patienten haben Leukozytenzahlen unter 4500/mm$^3$ ($<4,5 \times 10^9$/l). Granulozyten wie Lymphozyten sind gleichermaßen betroffen. Das Ausmaß der Lymphozytopenie läßt sich nicht selten mit der Aktivität der Krankheit korrelieren. Leukozytose beim Lupus erythematodes muß immer an eine gleichzeitig bestehende Infektion mit einem pyrogenen Mikroorganismus denken lassen oder kann Folge der Steroidtherapie sein. Andererseits gibt es Verlaufsformen, bei denen die Leukozytose (allerdings ohne Linksverschiebung) im Vordergrund steht. Bei diesen Patienten sind oft die Zeichen der Vaskulitis besonders stark ausgeprägt.
Die *Leukopenie* kann durch zirkulierende Antikörper verursacht sein. Vor allem antilymphozytäre Antikörper kommen bei einem großen Teil der Patienten vor. Sie gehören zur IgM-Klasse, sind zytotoxisch und binden Komplement. Darüber hinaus kommt es zur Bildung von antilymphozytären Antikörpern vom IgG-Typ, die wahrscheinlich direkt mit T-Zellen reagieren und deren Funktion beeinträchtigen können.
Stärkere *Thrombozytopenien* sind selten. Antikörper gegen Thrombozyten, aber auch zirkulierende Immunkomplexe, die sich an die Blutplättchen anlagern bzw. haften bleiben können, sind wahrscheinlich die Ursache dafür.
In bis zu 70% der Fälle kann das *Zentralnervensystem* mitbetroffen sein. Allerdings ist es nicht immer leicht, diesen Befund zu objektivieren. Nicht selten sind neurologische Symptome die ersten Zeichen eines Lupus erythematodes. Depressionen, Psychosen, Grand-mal-Anfälle, schizophrene Zustände, Hemiplegien und Paraplegien, zerebellare Ataxie und Chorea können sich hinter einem Lupus erythematodes verbergen. Die Liquoruntersuchung ist meist unauffällig, das Gesamteiweiß kann jedoch in einem Teil der Fälle erhöht sein. Der Nachweis von Anti-DNA-Antikörpern im Liquor darf als Zeichen der zentralnervösen Manifestation des Lupus erythematodes aufgefaßt werden.
Die *Nierenbeteiligung* gehört zu den ernsten Komplikationen des Lupus erythematodes. Die Symptome können ein weites Spektrum zeigen, angefangen von einer milden Hämaturie bis zur massiven Proteinurie. Im Frühstadium zeigt sich meist eine mesangiale Lupusglomerulonephritis, aus der sich entweder die fokale, die diffusproliferative oder die membranöse Glomerulonephritis entwickeln können. Mesangiale Zellproliferationen und fluoreszenzserologisch nachweisbare Ablagerungen von Immunglobulinen der IgG-, IgM- und IgA-Klasse einschließlich von Komplementkomponenten finden sich in granulärer Form im Mesangium. Bei der fokalen und segmentalen zellulären Proliferation liegen die Ablagerungen oft subendothelial im Mesangium und gelegentlich in den glomerulären Kapillaren. Diese Läsionen können persistieren, zurückgehen oder in eine diffuse proliferative Lupusglo-

merulonephritis übergehen. Im letzteren Fall dominiert eine diffuse mesangiale und endotheliale Zellproliferation mit fokalen Nekrosen, »wire loops« und Nachweis von Hämatoxylinkörperchen. Die Immunglobulinablagerungen sind in den glomerulären Kapillaren besonders ausgedehnt. Proteinurie besteht fast immer, und die renale Funktion ist eingeschränkt.

*Perikarditis, Myokarditis* und *Endokarditis* kommen beim Lupus erythematodes vor. Die Diagnose der klassischen, sogenannten Libman-Sacks-Endokarditis wird meist erst bei der Autopsie gestellt. Herzgeräusche beim Lupus erythematodes müssen vor allem als Ausdruck der Anämie gedeutet werden oder, soweit vorhanden, der Tachykardie und des Fiebers.

Auch eine *Lungenbeteiligung*, vor allem die Pleuritis, ist die häufigste Komplikation.

Eine parenchymatöse Lungenbeteiligung ist relativ selten. Akute Pneumonitis, chronisch-interstitielle Fibrose, ausgeprägte alveoläre Hämorrhagien und ein pulmonales Ödem, vor allem bei gleichzeitig bestehender diffuser Vaskulitis, gehören ebenfalls zu den charakteristischen Lungenmanifestationen beim Lupus erythematodes. Das pathologisch-anatomische Korrelat der Pneumonitis ist eine Alveolitis mit oder ohne Verdickung der hyalinen Membranen.

Die oft beobachteten *abdominellen Schmerzen* müssen im Rahmen der Vaskulitis gesehen werden und können dadurch zustande kommen, daß die durch Immunkomplexe aktivierten Komplementfaktoren Anaphylaktotoxine freisetzen, wodurch es zu einer Kontraktion der glatten Muskulatur kommt. Gefährlicher sind die durch die Vaskulitis bedingten Veränderungen, die zu intestinalen Blutungen oder Perforationen führen können. Anorexie, Übelkeit und Diarrhöen sind häufige Symptome. Auch eine Colitis ulcerosa oder eine akute Pankreatitis können beim Lupus erythematodes, auf dem Boden der Vaskulitis, auftreten.

Die Hepatitis gehört dagegen *nicht* zum klassischen Bild dieser Erkrankung. Transiente Erhöhungen der Transaminasen können jedoch vorkommen, histologisch finden sich dann in der Leber meist unspezifische entzündliche Reaktionen in den Portalfeldern oder Verfettungen.

Andererseits kann die lupoide Form der chronisch-aktiven Hepatitis das Bild eines klassischen Lupus erythematodes vortäuschen mit stark positiven Kernantikörpern, Leukopenie und Arthralgien. Die Leberbiopsie mit der periportalen Hepatitis und den Piece-meal-Nekrosen läßt jedoch eine eindeutige Abgrenzung zu. Ferner kommen bei der lupoiden Hepatitis zusätzlich Antikörper gegen glatte Muskulatur vor, die gegen Aktin gerichtet sind und beim Lupus erythematodes fehlen.

Die Beteiligung des *retikuloendothelialen Systems* äußert sich in einer ausgeprägten Lymphadenopathie, die in ihrer Stärke auch an maligne Lymphome denken lassen muß. Histologisch findet sich eine Hyperplasie unter Aussparung der Follikel im Gegensatz zur rheumatoiden Arthritis, bei der die Follikel hyperplastisch sind.

Ein Schwangerschaftsabbruch beim Lupus erythematodes ist – von wenigen Ausnahmen abgesehen, wie z. B. bei ausgeprägten renalen oder kardialen Manifestationen – nicht indiziert. Exazerbationen sind in den ersten Monaten der Gestation, vor allem aber post partum, beobachtet worden. Gehäufte Aborte bei Lupus-erythematodes-Patientinnen sind bekannt. Die Fortführung der Gabe zytostatischer Medikamente ist kontraindiziert, um Keimschädigungen vorzubeugen; eine substituierende Steroidmedikation muß vor allem im ersten Schwangerschaftsdrittel und unmittelbar nach der Geburt durchgeführt werden.

## Diagnostisches Vorgehen

### Serologische Befunde beim systemischen Lupus erythematodes

Die wesentlichen serologischen Parameter sind in Tab. **14** aufgeführt. Der Nachweis der Antikörper gegen DNA sowie von Kryoglobulinen und zirkulierenden Immunkomplexen und die erniedrigten Komplementspiegel $C_3$ und $C_4$ können für die Beurteilung der Krankheitsaktivität herangezogen werden. Unter den kochsalzlöslichen Antigenen kommt dem Sm-Antigen eine besondere diagnostische Bedeutung zu, da nur Seren von Patienten mit Lupus erythematodes in der passiven Hämagglutination mit diesem Antigen aus Kalbsthymus reagieren (Abb. **11**).

Tabelle **14** Serologische Befunde bei Lupus erythematodes (aus Parker, C. W.: Clinical Immunology. Saunders, Philadelphia 1980)

| Serologische Tests | Häufigkeit in % |
|---|---|
| ANA* | 95 |
| Anti-DNA | 65 |
| Hypokomplementämie | 80 |
| Kryoglobuline | 35 |
| Antikörper gegen SM-Antigen und/oder RNA | 67 |
| Lupus-erythematodes-Zellen | 60 |
| Antilymphozytäre Antikörper | 70 |
| Antizytoplasmatische Antikörper | 25 |
| Positiver direkter Coombs-Test | 65 |
| Rheumafaktor | 50 |
| Zirkulierende Autoantikörper gegen Gerinnungsfaktoren | 10 |
| Falsch-positiver VDRL | 10 |

* ANA = antinukleäre Antikörper

Die gegen das unlösliche Nucleoprotein gerichteten Antikörper sind für das Lupus-erythematodes-Zell-Phänomen verantwortlich, das durch Phagozytose alterierten Kernmaterials entsteht. Ähnlich entwickeln sich auch die Hämatoxylin-

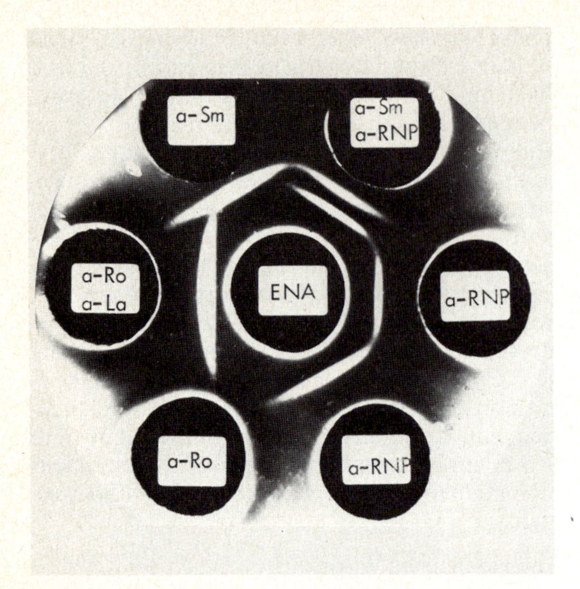


Abb. **11** Nachweis von präzipitierenden Antikörpern gegen extrahierbare nukleäre Antigene aus Thymus-Kernen (ENA). Mit Hilfe von Marker-Seren (Anti-Sm, Anti-RNP und Anti-Ro/La) können die auftretenden Präzipitationslinien identifiziert werden. Anti-Ro reagiert nicht mit Thymus-Kern-Antigenen, dagegen Anti-La. Bei Anti-Sm und Anti-RNP handelt es sich um Antikörper, die zwar häufig gemeinsam in LE-Seren vorkommen, jedoch mit zwei verschiedenen Antigensystemen reagieren (aus Berg, P.A.: Internist 1 [1984] 45)

Eosin-Körper im Gewebe von Lupus-erythematodes-Kranken.
In den letzten Jahren wurde der LE-Zellen-Nachweis von der Immunfluoreszenzmethode weitgehend verdrängt.
Sehr charakteristisch, aber keineswegs spezifisch für den Lupus erythematodes sind auch antilymphozytäre Antikörper.
Dem Rheumafaktornachweis kommt nur geringe Bedeutung zu. Falsch-positive Syphilistests sind häufig und frühzeitig beim Lupus erythematodes. Vor allem bei ANA-negativen Patienten konnten Antikörper gegen zytoplasmatische Antigene und insbesondere gegen Makromoleküle (Ro-Ag) und Ribonucleoproteine (La-Ag) nachgewiesen werden. Das gleichzeitige Auftreten von Anti-Ro- und Anti-La-Antikörpern muß jedoch in erster Linie an das Vorliegen eines Morbus Sjögren denken lassen (Abb. **11**). Die Beobachtungen über den Nachweis von zytoplasmatischen Antikörpern beim Lupus erythematodes verdienen Interesse, weil ANA-negative, Lupus-erythematodes-ähnliche Krankheitsbilder in der Klinik ein großes differentialdiagnostisches Problem darstellen. So gibt es Fälle von Lupus erythematodes, bei denen nur Anti-Ro-Antikörper in der Immundiffusion gefunden werden können. Bei diesen Patienten finden sich sehr häufig eine Dermatitis (bis zu 90%), eine Photosensibilität (in etwa 78%), seltener dagegen Hinweise auf eine Raynaud-Symptomatologie (20%).

Bei Vorliegen einer Multisystemerkrankung in Assoziation mit dem Nachweis von Antikörpern gegen Kerne und DNA ist die Diagnose eines Lupus erythematodes naheliegend. Niedrige Serumkomplementspiegel, falsch-positiver Wassermann-Test, positive Immunfluoreszenzreaktion an der Hautbiopsie unterstützen die Diagnose. Das Fehlen von Gelenkerosionen im Röntgenbild, anamnestische Hinweise auf eine bestehende medikamentöse Überempfindlichkeit, Lymphopenie, Alopezie, neuropsychiatrische Veränderungen und Livedo reticularis müssen ebenfalls an einen Lupus erythematodes denken lassen. Die sehr klassischen Symptome mit Schmetterlings-Erythem, Polyarthritis, Serositis, Glomerulonephritis, Fieber und Leukopenie treffen wahrscheinlich nur auf einen kleineren Teil aller Lupus-erythematodes-Fälle zu. Liegt klinisch das klassische Bild eines Lupus erythematodes vor, sind jedoch die Antikörper gegen Kerne negativ, sollte auch nach anderen (zytoplasmatischen?) Antikörpern geforscht werden.
Die Diagnose des Lupus erythematodes ist besonders dann schwierig, wenn nur *ein* Organ betroffen ist, wie zum Beispiel das Zentralnervensystem. Neben den anderen üblichen Untersuchungen sollte in solchen Fällen immer der Nachweis der Antikörper gegen Kerne sowie die Bestimmung des Komplementspiegels im Liquor oder in den Punktaten bei Pleuritis oder Pericarditis durchgeführt werden.

### Differentialdiagnose

Differentialdiagnostisch muß an einen *medikamentös induzierten Lupus erythematodes* in erster Linie gedacht werden. Eine Reihe von Substanzen kann Lupus-erythematodes-ähnliche Bilder auslösen, insbesondere Procainamid und Hydralazin. Aber auch Chlorpromazin, Isoniazid, Antikonvulsiva und Methyldopa gehören zu dem engeren Kreis Lupus-erythematodes-induzierender Medikamente. Eine genetische Disposition ist anzunehmen. Procainamid kann in vitro mit DNA einen Komplex bilden und wird dadurch zu einem starken Antigen, das Anti-DNA-Antikörper induziert. Auch Hydralazin kann sich an Nucleoproteine binden und damit zur Bildung von Neoantigenen und zum Verlust der Toleranz von Autoantigenen führen.
Trotz vieler klinischer Ähnlichkeiten zum klassischen Lupus erythematodes bestehen Unterschiede: Klinisch ist eine Beteiligung von Nieren und Zentralnervensystem äußerst selten. Männer wie Frauen können gleichermaßen betroffen sein. Serologisch fehlen hochtitrige Anti-DNA-Antikörper, auch die Komplementspiegel sind nicht verändert. Nach Absetzen des Medikaments kommt es zu einer permanenten Remission. Die oft sehr hochtitrig vorkommenden antinukleären Faktoren reagieren wahrscheinlich mit einem Histon und binden – im Gegensatz zum Lupus erythematodes – nicht Komplement und

Tabelle **15** Häufigkeit präzipitierender Antikörper gegen extrahierbares Antigen (ENA) aus Thymus- und Milzkernen (nach Tan, Reichlin und Alexander u. Provost)

| | ENA Thymus-Kerne | | | ENA Milz-Kerne |
|---|---|---|---|---|
| | RNP (RNAse sens) | Sm | La⁺ (SS-B) | Ro (SS-A) |
| Sharp-Syndrom | 95–100% | 0% | 0–15% | 0% |
| Lupus erythematodes | 37% | 25–30% | (0–10%) | 30–40% |
| Sjögren-Syndrom (primär) | 0% | 0% | 60–80% | |
| Rheumatoide Arthritis | 0–10% | 0% | 0–15% | |

+ Nur in Assoziation mit Ro vorkommend

werden nach Absetzen der Noxe wieder negativ. Wichtigste Symptome des medikamentös induzierten Lupus erythematodes sind Arthralgien (in 90% der Fälle, ähnlich wie beim Lupus erythematodes), die Serositis, ferner pulmonale Infiltrate, Hautreaktionen und eine Lymphadenopathie.

Beim *Pseudolupus-Syndrom* handelt es sich um eine durch Venopyronum-Dragees (nicht mehr im Handel) ausgelöste Lupus-erythematodes-ähnliche Krankheit, die mit hochtitrigen antimitochondrialen Antikörpern einhergeht. Phenopyrazon, die in den Dragees enthaltene analgetische Substanz, konnte als das eigentliche Allergen identifiziert werden. Pleuritis, Perikarditis, Fieber, Leukozytose mit Linksverschiebung und Erhöhung der $\alpha_2$-Globuline sind charakteristische Befunde für dieses Syndrom. Eine Nierenbeteiligung ließ sich nur ganz selten beobachten. Nach Absetzen des Medikaments trat bei allen Patienten eine Vollremission mit Abfall der antimitochondrialen Antikörpertiter ein.

Die Antikörper reagieren mit einem Trypsininsensitiven Antigen der äußeren oder eventuell der mikrosomalen Membran (M 3-Antikörper) und unterscheiden sich insofern von den bei der primär-biliären Zirrhose vorkommenden antimitochondrialen Antikörpern, die mit einem Antigen der inneren mitochondrialen Membran reagieren (M 2-Typ).

Schwierig kann in manchen Fällen auch die Abgrenzung gegenüber dem *Sharp-Syndrom sein,* das einerseits alle wichtigen Symptome des Lupus erythematodes zeigt wie Arthralgien, Lymphadenopathie, Fieber, Serositis, Anämie und Leukopenie sowie Hypergammaglobulinämie, andererseits jedoch gleichzeitig die Symptome der Sklerodermie mit Raynaud-Symptomatik, anormaler Ösophagusmotilität sowie Polymyositis und den Zeichen der rheumatoiden Arthritis aufweist. Eine Nierenbeteiligung liegt bei diesen Patienten dagegen nicht vor.

Antikörper gegen ein kochsalzlösliches Antigen, das durch RNAase-Vorbehandlung zerstört werden konnte, war all diesen Patienten gemeinsam. Für die Diagnose dieses Syndroms ist der Nachweis eines grob granulären Kernmusters (»speckled pattern«) in der Immunfluoreszenz eine wesentliche Voraussetzung. Tab. **15** zeigt zusammenfassend, daß sich aus der Bestimmung der präzipitierenden ENA-Antikörper unterschiedliche Antikörper-Profile heraustesten lassen, die die Differentialdiagnose dieser unterschiedlichen Manifestationen einer Kollagenkrankheit erleichtern.

Bisher ist offen, ob es sich um eine Variante des Lupus erythematodes, ein eigenständiges klinisches Krankheitsbild oder um ein echtes Überlappungssyndrom handelt.

## Lupus erythematodes in Assoziation mit anderen Kollagenkrankheiten

Eine eindeutige Diagnose bei diesen Patienten mit Überlappungssymptomen ist vielfach nicht möglich. Zeichen der Sklerodermie, der Polymyositis, des Sjögren-Syndroms oder der rheumatoiden Arthritis können auch im Rahmen der klinischen Symptomatik eines Lupus erythematodes vorkommen. Oft bringen erst Verlaufsbeobachtungen über mehrere Jahre die gewünschte Klärung dadurch, daß die für die jeweilige Krankheit typischen Manifestationen deutlicher sichtbar werden. Festzuhalten ist, daß das Sjögren-Syndrom als Begleitphänomen in den Mittelpunkt aller Kollagenkrankheiten gestellt werden darf.

Nicht gesichert ist, ob beim Lupus erythematodes auch andere *organspezifische* Erkrankungen vorkommen können, wie zum Beispiel eine Myasthenia gravis, eine autoimmune Thyreoiditis oder eine chronisch-atrophische Gastritis.

## Diskoider Lupus erythematodes

Von manchen Autoren wird der diskoide Lupus erythematodes als spezielle Manifestation des systemischen Lupus erythematodes aufgefaßt, zumal Überlappungen und Übergänge beobachtet wurden. Andere fassen jedoch diese Form wegen ihres gutartigen Verlaufs als eigenständiges Krankheitsbild auf.

Entzündliche papulöse und »plaque«-ähnliche Herde im Bereich des Gesichts, aber auch der Arme und des Körpers, bestimmen das Krankheitsbild. Die Läsionen sind im Gegensatz zum Lupus erythematodes destruktiv und hinterlassen Narben. Immunhistologisch finden sich an den betroffenen Hautstellen Ablagerungen von Immunglobulinen und Komplement im Bereich des Übergangs von Dermis und Epidermis, ähnlich wie beim Lupus erythematodes. Etwa die Hälfte dieser Patienten leidet auch an Lichtempfindlichkeit.
Das Krankheitsbild kommt in allen Altersgruppen vor, auch jenseits des 60. Lebensjahres. Etwa ⅓ aller Patienten hat Antikörper gegen Kerne, aber auch DNA-Antikörper können nachgewiesen werden.

### Therapie

Im Mittelpunkt jeder Lupus-erythematodes-Therapie stehen die Glukokortikosteroide, auf die alle Lupus-erythematodes-Patienten gut ansprechen. Vor allem bei Vorliegen einer Glomerulonephritis, einer Retinopathie, einer hämolytischen Anämie, Serositis und Fieber kann mit einer Dosierung von 40–100 mg Prednisolon/die eine deutliche Besserung erzielt werden. In lebensbedrohlichen Situationen, insbesondere auch bei Beteiligung des Zentralnervensystems, können Dosen zwischen 100 und 300 mg/die oder noch höhere Dosen verabreicht werden. Wurde die Steroidtherapie einmal begonnen, sollte versucht werden, den Patienten auf eine Erhaltungsdosis zwischen 5–10 mg/die einzustellen. Langsame, über Wochen dauernde Reduktion der Steroide ist notwendig, um die Erhaltungsdosis individuell »titrieren« zu können.
Eine möglichst starke Reduktion der Glukokortikosteroide muß in jedem Fall angestrebt werden im Hinblick auf die Nebenwirkungen dieser Substanz. Vor allem aseptische Knochennekrosen und eine erhöhte Infektanfälligkeit sind ernste Komplikationen.
Bei progressiven Lupusnephritiden soll auch die Kombination von Azathioprin mit intermittierenden intravenösen Gaben von Cyclophosphamid zu guten Erfolgen geführt haben. Allerdings kann die beim Lupus erythematodes oft ausgeprägte Leukopenie zu einem Absetzen der Zytostatika zwingen. Auch haben diese Präparate auf die beim Lupus erythematodes häufig auftretenden Symptome wie Fieber, Arthritis, Hautausschlag und Anämie kaum einen Einfluß.
Neuerdings wurde bei progressiv verlaufenden Nephritiden auch die Plasmapherese empfohlen, unter der Vorstellung, daß die Herausnahme der Immunkomplexe nicht nur zu einer Verbesserung der Nierenfunktion führt, sondern sich auch positiv auf die Immunregulation selbst auswirkt.
Bei milderen Formen ohne Nierenbeteiligung sollten konservative Maßnahmen im Vordergrund stehen: Vermeidung von zu starkem Sonnenlicht und Streßsituationen, Verhütung unnötiger exogener Antigenexpositionen wie Vakzinationen, orale Antikonzeptiva und andere Medikamente wie Penicillin und Sulfonamide. Salizylate können bei Arthralgien, Fieber und Myalgien gegeben werden.
Chloroquine hat sich beim diskoiden Lupus erythematodes bewährt. Mit Nebenwirkungen ist zu rechnen. Halbjährliche augenärztliche Kontrollen sind notwendig.

### Prognose und Verlauf

In den letzten 15 Jahren hat sich die Überlebenszeit ständig verbessert. 10 Jahre nach Beginn der ersten Symptome leben einer amerikanischen Studie zufolge 60–70% aller Patienten. Uneinheitlich sind die Angaben bei Patienten mit diffuser Glomerulonephritis oder mit Beteiligung des Zentralnervensystems oder des Myokards. Häufige Todesursachen sind Infektionen, Nierenversagen oder zerebrale Infarkte.
Das Erfassen früher Zeichen eines Schubes, wie zum Beispiel die Erkennung des Anstiegs der Anti-DNA-Antikörper oder des Abfalls des Komplementspiegels, sind für ständige ärztliche Verlaufskontrollen ebenso wichtig wie die Erkennung der durch die Therapie bedingten Nebenwirkungen.
Kontrolle des Blutbildes, der Nierenfunktion, des Elektrokardiogramms sowie die Bestimmung der Immunglobuline und der entsprechenden Antikörper sollten in Abständen von 6–9 Monaten durchgeführt werden.

**Merke:** Beim Lupus erythematodes handelt es sich um eine in Schüben verlaufende, chronisch fortschreitende Multisystemkrankheit, deren Ursache unbekannt ist. Eine Störung der Immunregulation, insbesondere die Hyperreaktivität der antikörperproduzierenden B-Zellen, steht im Mittelpunkt der Pathogenese. Hochtitrige Antikörper gegen Kernantigene und insbesondere doppelsträngige DNA sind von hoher diagnostischer Signifikanz. Unter einer kombinierten immunsuppressiven Therapie mit Glukokortikosteroiden und Azathioprin sind oft langanhaltende Remissionsphasen zu erreichen.

### Weiterführende Literatur

Alexander, E. L., T. T. Provost: Ro (SSA) and La (SSB) Antibodies. Springer Semin. Immunopathol. 4 (1981) 253
Berg, P. A.: Diagnose der Kollagenkrankheiten. Internist 25 (1984) 37
Decker, J. L., A. D. Steinberg, M. E. Gershwin, W. E. Seaman, J. H. Klippel, P. H. Platz, S. A. Paget: Systemic lupus erythematosus: Evolving concept. Ann. intern. Med. 91 (1975) 587
Dubois, E. E.: Lupus erythematosus. A Review of the Current Status of Discoid and Systemic LE and their Variants, 2nd ed. University of Southern California Press, Los Angeles 1974
Hahn, B. H.: Systemic lupus erythematosus. In Parker

C. W.: Clinical Immunology. Saunders, Philadelphia 1980 (p. 583)
Reichlin, M.: Current perspectives on serological reactions in SLE patients. Clin. exp. Immunol. 44 (1981) 1
Sharp, G. C., W. S. Irvin, E. M. Tan, R. G. Gould, H. R. Holman: Mixed connective tissue disease. An apparently distinct rheumatic disease syndrome associated with a specific antibody to an extractable nuclear antigen (ENA). Amer. J. Med. 52 (1972) 148
Talal, N.: Disordered immunologic regulation and autoimmunity. Transpl. Rev. 31 (1976) 240
Tan, E. M.: Antibodies to nuclear antigens: Their immunobiology and Medicine. Adv. in Immunol. 33 (1982) 167

# Progressive Sklerodermie

**Definition:** Die Sklerodermie, auch als progressive systemische Sklerose im amerikanischen Schrifttum bezeichnet (PSS), ist eine generalisierte Erkrankung des Bindegewebes, die zu einer diffusen Fibrose im Bereich der Haut, aber auch des Herzens, des Gastrointestinaltrakts, der Muskulatur und der Nieren führen kann. Bei alleinigem Hautbefall spricht man auch von einer fokalen oder lokalisierten Form.

## Häufigkeit

Die Sklerodermie ist weltweit verbreitet und kommt bei allen Rassen vor. Sie ist eine seltene Krankheit. Etwa 4–12 neue Fälle bezogen auf 1 Million Einwohner wurden pro Jahr in einer amerikanischen Studie erfaßt. Frauen sind häufiger betroffen als Männer, das Verhältnis liegt bei etwa 4 : 1. Die Krankheit manifestiert sich vor allem zwischen dem 3. und 5. Lebensjahrzehnt. Im jugendlichen Alter bzw. bei Kindern kommt die Sklerodermie praktisch nicht vor.

## Ätiologie und Immunpathogenese

Die Ursache dieser systemisch auftretenden Sklerose des Bindegewebes ist nicht bekannt. Die diffuse Ansammlung von Kollagen in der Haut, im subkutanen Gewebe und in parenchymatösen Organen muß an eine gesteigerte Kollagensynthese denken lassen. Hautfibroblasten von Patienten mit Sklerodermie in der Kultur bilden vermehrt Prokollagen, womit die gesteigerte Ablagerung von Kollagen erklärt werden könnte. Immunologische Faktoren, insbesondere die Produktion der die Fibroblastentätigkeit aktivierenden Mediatoren, wurden dafür verantwortlich gemacht.
Die Prädominanz lymphozytärer Infiltrate in Hautbiopsien und der Nachweis von Antikörpern gegen Kernantigene und insbesondere Ribonucleinsäure (Anti-RNA-Antikörper) können als zusätzliche Argumente für die Rolle immunologischer Faktoren aufgefaßt werden, obwohl sich damit nicht ausreichend die Pathogenese der Sklerodermie erklären läßt.
Diskutiert wird jedoch auch, daß es sich bei der Sklerodermie primär um eine vaskuläre Erkrankung handelt und daß auf diesen entzündlichen Reiz die Fibroblastenaktivierung einsetzt.

## Klinik und Pathophysiologie

### Anamnese und klinische Befunde

Arthralgien, Morgensteifigkeit, Raynaud-Symptomatik und eine leichte ödematöse Verdickung der Haut der Hände sind charakteristische Frühsymptome (Abb. 12). In manchen Fällen können jedoch auch die Symptome einer Myositis oder einer Dysphagie als Ausdruck der systemischen Reaktion am Beginn der Krankheit stehen. In

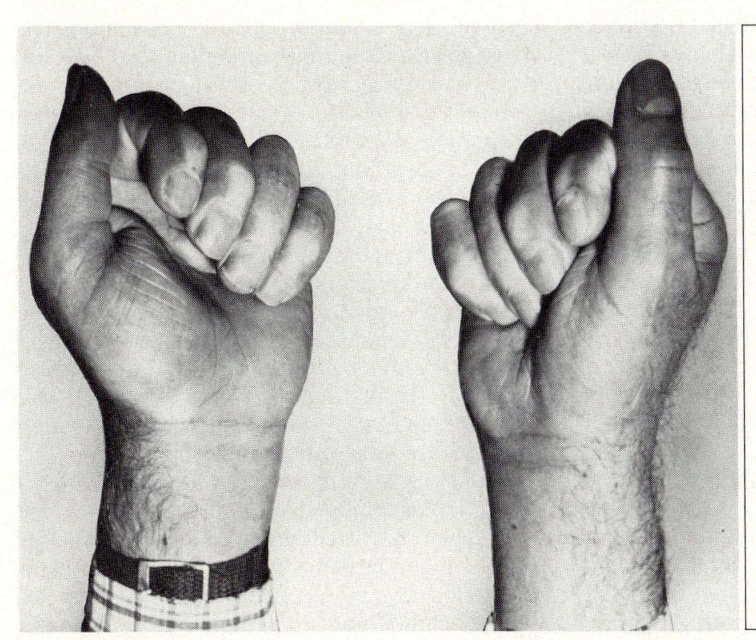

Abb. 12 Hände eines Patienten mit progressiver systemischer Sklerodermie. Der Faustschluß ist nicht mehr vollständig möglich, die Finger sind ödematös angeschwollen, an den Endphalangen zeigt sich besonders deutlich die periphere Durchblutungsstörung (Raynaud-Phänomen)

späteren Stadien wird die Haut lederähnlich und ist fest mit dem subkutanen Gewebe verbacken. Die Hautveränderungen betreffen vor allem Arme, Gesicht und den Thoraxbereich, die untere Extremität ist seltener betroffen. Stärkere Pigmentierungen, lokale und generalisierte Teleangiektasien und in manchen Fällen Kalkablagerungen im subkutanen und periartikulären Gewebe kommen vor.

Das gleichzeitige Auftreten von Kalzinosis, Raynaud-Phänomen, ösophagealer Hypomotilität, Sklerodaktylie und Teleangiektasien wurde auch als CREST-Syndrom beschrieben. Die Assoziation von subkutaner Kalzinosis und Sklerodermie beobachteten bereits 1910 THIBIÈRGE und WEISSENBACH.

Dem Raynaud-Phänomen liegt wahrscheinlich ein struktureller Defekt der Digitalarterien zugrunde. Angiographische Studien zeigten Obstruktionen im Bereich der größeren Gefäße und eine Verminderung des Kapillarbettes. Paroxysmale Vasospasmen sind wahrscheinlich für das plötzliche Weißwerden und Absterben der Finger verantwortlich. Oft kommt es gleichzeitig zu einer zyanotischen Verfärbung, und die Patienten klagen über Taubheitsgefühl. Die meist durch Kälte ausgelösten, aber manchmal auch nach emotioneller Belastung auftretenden Raynaud-Symptome sind erst nach längerer Wärmeapplikation wieder zu durchbrechen. Nicht selten treten bei diesen Patienten an den Fingerspitzen ischämische Nekrosen auf (rattenbißartige Gangrän mit Zerstörung des Endglieds).

Über polyarthritische Beschwerden klagt etwa ¼ aller Patienten. Vor allem die kleinen Gelenke sind betroffen; röntgenologisch finden sich jedoch nicht die für die rheumatoide Arthritis typischen Erosionen. Die Bewegungseinschränkung ist zwar infolge der Hautveränderungen und der Fibrosierungsvorgänge an den Muskelsehnen und gelenknahen Faszien vorhanden. Osteolysen kommen vor allem am distalen Ende des Radius und der Ulna, im Akromioklavikulargelenk und im Femurkopf vor, sind aber auch an der Wirbelsäule und den Rippen beobachtet worden.

*Gastrointestinaltrakt,* Lunge und Herz, gelegentlich aber auch die Niere sind bei der viszeralen Form vor allem betroffen. Eine Ösophagusbeteiligung mit Dysphagie findet sich bei über der Hälfte der Patienten. Auch Magen, Duodenum, Intestinum und Kolon können betroffen sein. Blähungen, abdominelle Krämpfe, anfallsweise Diarrhöen oder Obstipationen sind häufig geklagte Beschwerden. Symptome einer Malabsorption mit erheblichem Gewichtsverlust können hinzukommen.

Die *pulmonale Fibrose* ist ein häufiger Befund bei der Sklerodermie. Autoptisch konnten bei 70–90% aller Patienten typische Veränderungen festgestellt werden. Klinisch besteht häufig ein trockener Husten, man hört Knistern über den Lungenunterfeldern. Röntgenologisch zeigt sich eine verstärkte retikuläre Zeichnung, vor allem in den Lungenunterfeldern, wobei auch noduläre Strukturen zu beobachten sind. Das Residualvolumen ist im Frühstadium bei normaler Diffusionskapazität erhöht. Später kommt es zu restriktiven und obstruktiven Funktionsstörungen. Bei etwa 50% der Patienten liegt eine *Herzbeteiligung* vor. Eine Perikarditis kann vorkommen. Linksherzversagen ist häufiger als ein Cor pulmonale, etwa 15% sterben an den Folgen der Herzkomplikationen.

Entwickelt sich bei dem Patienten mit Sklerodermie eine Hypertonie, muß an eine *Nierenbeteiligung* gedacht werden. Kopfschmerzen und Sehstörungen können bestehen, häufig findet sich eine Proteinurie, und der Plasmareninspiegel ist extrem stark erhöht.

Antikörper gegen Kerne ließen sich aus autoptisch gewonnenen Nieren eluieren, zirkulierende Immunkomplexe wurden für diese Veränderungen mit verantwortlich gemacht. Immunglobuline vom IgM-Typ und Komplementfaktoren konnten immunhistologisch nachgewiesen werden.

Eine plötzlich auftretende Nierenbeteiligung wird nicht selten innerhalb der ersten 3 Jahre beobachtet.

Ähnlich wie beim Lupus erythematodes bleibt auch bei der Sklerodermie die Leber ausgespart. Bei einigen Patienten mit primär-biliärer Zirrhose finden sich jedoch auch Symptome einer Sklerodermie oder eines Morbus Sjögren.

### Diagnostisches Vorgehen und Differentialdiagnose

#### Laborbefunde

In etwa der Hälfte der Fälle finden sich eine mäßige Hypergammaglobulinämie (IgG-Globuline) und Kryoglobuline, vor allem bei Patienten mit Sjögren-Syndrom.

Positive Rheumafaktoren und falsch-positive Wassermann-Reaktionen kommen vor. Die nukleäre Immunfluoreszenz ist meist vom fein- oder grobkörnigen Muster, in seltenen Fällen auch homogen. Die antinukleären Faktoren, die der IgG-Klasse angehören, binden Komplement. Eine Korrelation zwischen Titerhöhe, die meist nicht über 1:320 liegt, und Aktivität der Erkrankung scheint nicht zu bestehen.

Anti-DNA-Antikörper gehören nicht zur Diagnose der Sklerodermie, ebenso nicht die für den Lupus erythematodes typischen Anti-Sm-Antikörper. Gegen doppelsträngige Ribonucleinsäure gerichtete Antikörper reagieren spezifisch mit Uracil Basen (Anti-Uracil-Antikörper) und sollen für diese Krankheit pathognomonisch sein.

Antinukleoläre Antikörper wurden in 10–54% der Patienten mit Sklerodermie beobachtet. Sie sind gegen ein niedermolekulares nukleoläres RNA-Antigen gerichtet und finden sich vor allem bei gleichzeitig bestehendem Sjögren-Syndrom. Wahrscheinlich handelt es sich hierbei um zwei

verschiedene Antikörperklassen, wovon die eine zu den IgE-Globulinen gehört. Auch für die Sklerodermie spezifische präzipitierende Antikörper sind nachgewiesen worden und sollen vor allem bei den Patienten auftreten, deren Krankheit prognostisch günstig verläuft (Anti-Scl-70 Antikörper).
Familiäre Prädisposition oder abnormale immunologische Befunde bei Familienangehörigen dieser Patienten konnten nicht beobachtet werden.
Sklerodermatöse Veränderungen vor allem der Finger und Fingerspitzen, Sklerodaktylie und Raynaud-Symptomatik sind zuverlässige diagnostische Kriterien für diese Krankheitsform. Bei Vorliegen einer pulmonalen Fibrose, einer Kardiomyopathie, eines Malabsorptionssyndroms oder Nierenbefund mit Hypertonie muß an eine systemisch verlaufende Sklerodermie gedacht werden. Ein negativer serologischer Befund schließt die Diagnose nicht aus; antinukleoläre Antikörper und Anti-Scl-70 Antikörper haben jedoch eine hohe Krankheitsspezifität.

#### Differentialdiagnose

Differentialdiagnostisch muß in erster Linie an einen Lupus erythematodes oder eine rheumatoide Arthritis gedacht werden. Auch nach Vinylchlorid-Exposition sind ähnliche Symptome beschrieben worden.
Die Polymyositis gehört nicht zum klassischen Bild der Sklerodermie; ist sie vorhanden, sollte man an das Vorliegen eines Sharp-Syndroms (mixed connective tissue disease) denken. Die Patienten klagen dann meist über Muskelschwäche im proximalen Bereich, und die Muskelenzyme (CPK, Aldolase) sind im Serum erhöht. Das EMG ist anormal, und Atrophien können vorhanden sein. Histologisch finden sich dichte perivaskuläre Infiltrate mit Lymphozyten und Plasmazellen, eine interstitielle Fibrose sowie Nekrosen von Muskelfasern mit ausgedehnten bindegewebigen Umwandlungen.

### Sklerodermie in Assoziation mit dem Sjögren-Syndrom

Xerostomia und Keratoconjunctivitis sicca sind bei 17–65% aller Patienten mit Sklerodermie beschrieben worden. Lymphozytäre Infiltrate der Speichel- und Tränendrüsen sind verantwortlich für den Verlust der Funktion dieser Drüsen. Es gibt zahlreiche Hinweise, daß das Sjögren-Syndrom ein Begleitbefund vieler, vor allem organunspezifischer autoimmuner Erkrankungen ist.

### Eosinophile Fasziitis

Hierbei handelt es sich um eine erst kürzlich erkannte, der Sklerodermie ähnliche Erkrankung, die fast nur bei Erwachsenen vorkommt und mit Schmerzen und Schwellungen im Bereich der Hände, der Unterarme und Füße auftritt. Es entwickelt sich eine starke Induration der Haut und der Subkutis mit Ausbildung von Kontrakturen der Finger. Ein Karpaltunnel-Syndrom ist oft im Frühstadium nachweisbar, Raynaud-Symptome fehlen jedoch und auch die Zeichen der progressiven systemischen Sklerose.
Eosinophilie ist in den Frühstadien nachweisbar, ebenso eine Hypergammaglobulinämie. Histologisch finden sich in den betroffenen Faszien zahlreiche Lymphozyten, Plasmazellen und histiozytäre Infiltrate mit Eosinophilen.
Spontane Remissionen kommen vor, Kortikosteroide in kleinen Dosen bringen immer eine Besserung.
Die Ätiologie ist unbekannt. Immunologische Mechanismen werden auch hier diskutiert.

#### Therapie der Sklerodermie

Viele Medikamente (antiinflammatorische Substanzen, Hormone, Immunsuppressiva oder Penicillamin) wurden ohne sicheren Erfolg angewandt. Allgemeine Maßnahmen, wie die Vermei-

Tabelle **16** Klassifizierung der Sklerodermie (aus Parker, C.W.: Clinical Immunology. Saunders, Philadelphia 1980)

**1. Progressive systemische Sklerose**

Symmetrischer diffuser Befall der Haut, oft mit Einbeziehung von Stamm, Gesicht, proximalen und distalen Extremitäten. Nicht selten im Frühstadium bereits Zeichen des Befalls von Ösophagus, Darm, Herz, Lunge und Niere
Limitierter Befall der Haut – oft nur auf Finger, Zehen und Gesicht beschränkt
CREST-Syndrom: Kalzinosis mit Raynaud-Phänomen, Ösophagusdysfunktion, Sklerodaktylie und Teleangiektasie (oft gleichzeitig mit schwerer pulmonaler arterieller Hypertonie und primär-biliärer Zirrhose vorkommend)
Überlappungssyndrom, einschließlich der Sklerodermatomyositis und der »mixed connective tissue disease«

**2. Lokalisierte (fokale) Form**

Begrenzte oder generalisierte Hautherde, Keloide
Lineare Sklerodermie

**3. Medikamentös induzierte sklerodermieähnliche Zustände**

Polyvinylchlorid
Trichloräthyleninduzierte Fibrose
Bleomycininduzierte Fibrose

**4. Eosinophile Fasziitis**

dung von Kälteeinwirkung (Aufenthalt in warmen Klimazonen) und der Versuch einer vorsichtigen krankengymnastischen Behandlung können zur Linderung der Symptome und zum subjektiven Wohlbefinden beitragen.
Eine Aufklärung über die unterschiedlichen Manifestationen und die daraus resultierenden notwendigen Kontrollen – z.B. Erfassung einer plötzlich auftretenden Hypertonie – sind unerläßlich. Bei auftretenden pulmonalen Infektionen muß rechtzeitig antibiotisch behandelt werden. Im Falle eines progressiven Nierenversagens müssen die Patienten dialysiert werden.

### Prognose und Verlauf

Die Prognose ist schwer zu beurteilen. Remissionen kommen vor. Die auf die Haut beschränkte lokalisierte bzw. fokale Form hat wahrscheinlich eine bessere Prognose als die systemische Form (s. auch Tab. **16**). Prognostisch ungünstig sind vor allem die Hypertonie und Zeichen einer Herzmanifestation. Eine Schwangerschaft hat keinen wesentlichen Einfluß auf den klinischen Verlauf.

**Merke:** Der Sklerodermie liegt wahrscheinlich eine Überproduktion von Kollagen zugrunde, die zur Sklerosierung der Haut, vor allem im Bereich der Hände und des Gesichtes, führt (fokale oder lokalisierte Form), aber auch den gesamten Gastrointestinaltrakt, die Lunge, das Herz und die Niere betreffen kann (systemische Form der Sklerodermie). Der Verlauf ist insgesamt gutartig und protrahiert. Zu fürchten sind Nierenkomplikationen und als Folgeerscheinung eine maligne Hypertonie. Eine geeignete Therapie gibt es nicht.

### Weiterführende Literatur

Rodnan, G.P.: Progressive systemic sclerosis (scleroderma). In Parker, C.W.: Clinical Immunology. Saunders, Philadelphia 1980 (p.784)
Shulman, L.E.: Diffuse fasciitis with eosinophilia: A new syndrome. Arthr. and Rheum. 20 (1977) 205
Uitto, J., E.A. Bauer, A.Z. Eisen: Scleroderma. Increased biosynthesis of triple-helical type 1 and type III procollagens associated with unaltered expression of collagenase by skin fibroblasts in culture. J. clin. Invest. 64 (1979) 921

# Sjögren-Syndrom

**Definition:** Beim Sjögren-Syndrom handelt es sich um eine mit lymphozyten Infiltraten einhergehende Zerstörung exokriner Drüsen, so daß es zur Verminderung oder Aufhebung der glandulären Sekretion und dadurch bedingter Trockenheit der Schleimhäute kommt (Sicca-Syndrom). Keratoconjunctivitis sicca (Xerophthalmie), Trockenheit des Mundes (Xerostomie) sind charakteristische Befunde. Auch andere Drüsen von Schleimhäuten können betroffen sein, wie Pharynx, Speiseröhre, Magen, Atemwege, Genitalien sowie die Haut und ihre Anhangsgebilde.
Treten die Symptome in Assoziation mit anderen autoimmunen Erkrankungen auf, insbesondere rheumatoider Arthritis, Lupus erythematodes oder chronischer Lebererkrankung, spricht man auch von einem sekundären Sjögren-Syndrom.

### Häufigkeit

Neuere Untersuchungen haben gezeigt, daß bei fast allen Kollagenkrankheiten eine entzündliche Mitreaktion der Speicheldrüsen vorkommt. Frauen im mittleren Alter zwischen 40–60 Jahren sind besonders häufig betroffen, das Verhältnis zum männlichen Geschlecht beträgt etwa 9:1. Über die Häufigkeit dieses Syndroms in der Bevölkerung liegen keine exakten Daten vor.

### Ätiologie und Immunpathogenese

Die Ursache der Erkrankung ist unbekannt. Die klassische Beschreibung geht auf die Monographie des Ophthalmologen Henrik Sjögren im Jahre 1933 zurück, doch wurde bereits 1888 von Mikulicz auf dieses Syndrom aufmerksam gemacht.
Autoimmune Prozesse sind bei Entstehung und Entwicklung dieser Krankheit wahrscheinlich beteiligt. Unterschiede in den HLA-Mustern bestehen zwischen dem klassischen Sicca-Komplex (primäre Form) und dem eigentlichen Sjögren-Syndrom mit Manifestation einer rheumatoiden Arthritis (sekundäre Form).
Die häufige Assoziation des Sjögren-Syndroms mit einer Reihe organspezifischer und organunspezifischer Autoimmunkrankheiten unterstreicht besonders die Bedeutung immunpathogenetischer Mechanismen in der Pathogenese dieser Krankheit (Tab. **17**).

### Klinik und Pathophysiologie

#### Anamnese

Die Trockenheit im Mund geht nicht selten mit brennenden Sensationen im Mund einher. Manche Patienten klagen über Geschmacksstörungen. Auch Ulzerationen können in der Mund-

Tabelle **17** Assoziation des Sjögren-Syndroms mit autoimmunen Erkrankungen (aus Parker, C.W.: Clinical Immunology. Saunders, Philadelphia 1980)

| Autoimmune Erkrankungen | Assoziation | |
|---|---|---|
| | gesichert | fraglich |
| Rheumatoide Arthritis | + | |
| Sklerodermie | + | |
| Lupus erythematodes | + | |
| Polymyositis | + | |
| Purpura hypergamma-globulinaemia | + | |
| Primär-biliäre Zirrhose | + | |
| Interstitielle Pneumonitis | + | |
| Autoimmune hämolytische Anämie | + | |
| Myasthenia gravis | | + |
| Insulinresistenter Diabetes | | + |
| Thyreoditis | | + |

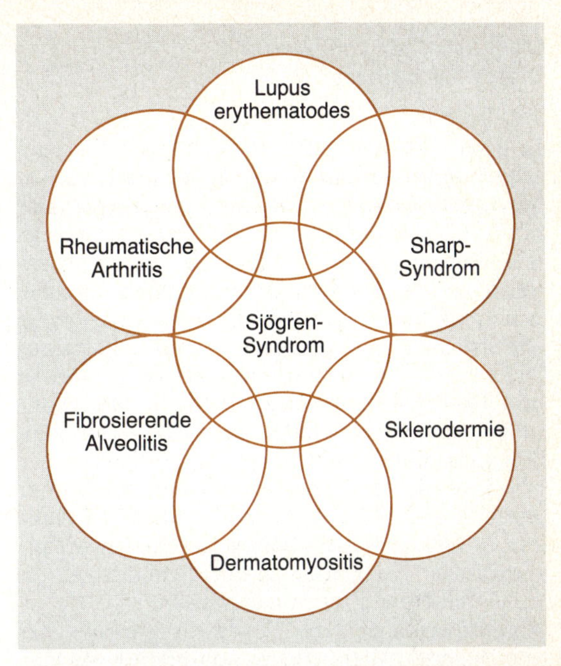


Abb. **13** Beziehung zwischen Sjögren-Syndrom und anderen Kollagenkrankheiten (nach Hughes)

schleimhaut auftreten. Die Zunge ist ausgetrocknet, intensiv gerötet und in manchen Fällen atrophisch.

Die Parotiden können vergrößert sein, sialographisch lassen sich Erweiterungen der Speicheldrüsengänge darstellen. Die submandibulären und sublingualen Drüsen sind seltener befallen als die Parotis.

Sind Drüsen des Nasen-Rachen-Raums und der Atemwege betroffen, sind Heiserkeit und Reizhusten häufige und quälende Symptome. Dysphagie oder Magenbeschwerden weisen auf die Beteiligung des gastrointestinalen Trakts hin. Rezidivierende Pankreatitiden können, wenn auch selten, vorkommen. Oft klagen die Patienten über Brennen beim Wasserlassen und Pruritis im Genitalbereich.

Klinische Befunde

*Glanduläre Beteiligung:* Die Zerstörung der Tränendrüsen führt zu Läsionen an Kornea und Bulbus sowie zum klinischen Bild der Keratoconjunctivitis sicca. Die Funktion der Tränendrüsen läßt sich mit einem Filterpapier prüfen, das innerhalb von 5 Minuten etwa 15 mm weit angefeuchtet sein muß (Schirmer-Test). Eine Spaltlampen-Untersuchung nach Instillation einer 1%igen Bengal-rosa-Lösung oder Anfärbung mit Fluoreszein sollte ebenfalls durchgeführt werden, um das Ausmaß der Keratitis besser erfassen zu können (bei Normalpersonen nimmt die Bindehaut die Farbe nicht an).

*Extraglanduläre Manifestationen:* Etwa ¼ aller Sjögren-Patienten zeigt eine Organbeteiligung wie interstitielle Nephritis, diffuse interstitielle Pneumonitis oder Fibrose, Myositis sowie starke Reaktion des retikuloendothelialen Systems mit ausgeprägter Lymphadenopathie. Symptome einer Vaskulitis mit Purpura und Neuritis multiplex sind dagegen selten. Raynaud-Phänomene können vor allem bei extraglandulären Manifestationen auftreten. Die Verflechtung des Sjögren-Syndroms mit anderen Kollagenkrankheiten ist in Abb. **13** dargestellt.

Ausgeprägte lymphoproliferative Vorgänge sind ein wesentliches Charakteristikum des Sjögren-Syndroms, wahrscheinlich als Folge der Reaktion sensibilisierter Lymphozyten auf duktuläre Antigene (Pseudolymphome). Histologisch stehen lymphozytäre Infiltrate oder eine Retikulum-Zellreaktion im Vordergrund.

Die Gefahr der malignen Entartung ist bei dieser Krankheit, insbesondere beim klassischen Sicca-Syndrom, gegeben und soll in etwa 5–10% der Fälle vorkommen.

Dem Übergang in ein malignes Stadium können der Abfall der Serumimmunglobuline sowie der Abfall der Antikörpertiter vorausgehen. Diese Patienten zeigten meist eine ausgeprägte Vaskulitis mit Splenomegalie und Lymphadenopathie.

Zwischen primärem und sekundärem Sjögren-Syndrom bestehen auch klinisch Unterschiede. Das sekundäre Syndrom ist häufig mit Parotisschwellungen sowie Lymphadenopathien, Purpura, Raynaud-Phänomenen und renalen wie muskulären Manifestationen assoziiert. Bei der primären Form fehlt die Nieren- und Muskelbeteiligung. Parotisschwellung und Lymphadenopathie sind selten. Histologisch lassen sich beide Formen nicht unterscheiden.

### Diagnostisches Vorgehen und Differentialdiagnose

#### Laborbefunde

In etwa 80% der Fälle ist die Blutsenkungsgeschwindigkeit erhöht. Bei ⅓ finden sich eine Anämie und Leukopenie, während eine Hypergammaglobulinämie häufig ist. Ein positiver Rheumafaktor gehört zur Diagnose des Sjögren-Syndroms. Darüber hinaus finden sich zahlreiche Autoantikörper gegen Kerne, Ausführungsgänge der Speicheldrüsen und gegen extrahierbares nukleäres Protein, insbesondere gegen La-(SS-B) und Ro-(SS-A) Antigene (50–80%). Mitochondriale Antikörper wurden in 5–10% gefunden und weisen auf das gleichzeitige Vorliegen einer primären biliären Leberzirrhose hin. Antikörper gegen glatte Muskulatur und Anti-DNA-Antikörper fehlen. Relativ häufig lassen sich organspezifische Antikörper gegen Schilddrüse (in 33%) und Parietalzellen nachweisen.

Antikörper gegen die Ausführungsgänge der Speicheldrüse sind bei dem sekundären Morbus Sjögren wesentlich häufiger (bis zu 70%) als bei der primären Form (etwa in 25% der Fälle). Bei Patienten mit rheumatoider Arthritis ohne Sicca-Syndrom haben dagegen nur 25% der Patienten diese Antikörper.

Auch hinsichtlich der HLA-Alloantigene bestehen Unterschiede zwischen primärem und sekundärem Sjögren-Syndrom. HLA-B8 und HLA-DR W3 wurden in hoher Frequenz von etwa 60% bei der primären Form, HLA-DRw4 dagegen mit 64% bei der sekundären Form gefunden, so daß offenbar Immunantwort-Gene für die Pathogenese dieser beiden Krankheitsbilder mit von Bedeutung sind.

Eine Unterscheidung zwischen eigentlichem Sicca-Syndrom (primäres Sjögren-Syndrom) und Sjögren-Syndrom in Assoziation mit der rheumatoiden Arthritis (sekundäre Form) sollte wegen der unterschiedlichen Therapie frühzeitig angestrebt werden.

Bei der primär-biliären Leberzirrhose ist das Sicca-Syndrom keineswegs selten und stellt häufig das erste Symptom dar, das die Patienten zum Arzt führt.

Patienten mit rheumatoider Arthritis und auffälliger Neigung zu medikamentös allergischen Reaktionen, z. B. gegen Penicillin und Gold, sollten auch auf das Vorliegen eines Sjögren-Syndroms untersucht werden, da im Rahmen dieser Erkrankung hyperergische Reaktionen nicht selten vorzukommen scheinen.

Auch bei Lymphomen, lymphatischen Leukämien, der Sarkoidose sowie der Tuberkulose kann ein Sicca-Syndrom auftreten. Bei unilateralen Parotis-Schwellungen muß bei Erwachsenen in erster Linie an einen Tumor gedacht werden.

### Therapie

Die lokale Behandlung der Trockenheit der Augen steht im Vordergrund der ärztlichen Bemühungen, da sie den Patienten am meisten irritiert. 0,5%ige Methylcellulose kann vorübergehend Linderung bringen. Wegen der Gefahr der sekundären Augeninfektion sollten regelmäßig Kulturen auf Bakterien durchgeführt werden, damit rechtzeitig antibiotisch behandelt werden kann. Reichhaltige Flüssigkeitszufuhr bei der Nahrungsaufnahme erleichtert das Schlucken der Nahrung. Steroide sollten nur eingesetzt werden, wenn die Zeichen der Vaskulitis und einer Organmanifestation vorhanden sind. Inwieweit Immunsuppressiva wie Azathioprin und Cyclophosphamid einen Einfluß haben, ist ungewiß. Eine Bestrahlung der Speicheldrüse ist wegen der Gefahr der Entstehung eines Retikulumzellsarkoms kontraindiziert.

In manchen Fällen ist es notwendig, die Symptome der Grundkrankheit zu behandeln.

### Prognose und Verlauf

Entsprechende Angaben fehlen in der Literatur. Die Prognose wird wesentlich mitbestimmt von dem Ausmaß der extraglandulären Beteiligung. Pulmonale Komplikationen sind im Gegensatz zu renalen relativ häufig und stellen in ⅓ aller Patienten die Todesursache dar. Der Übergang in eine maligne lymphoproliferative Erkrankung ist nicht selten.

**Merke:** Trockenheit des Mundes und der Augen mit und ohne Zeichen der rheumatoiden Arthritis sind die wesentlichen Befunde des Sjögren-Syndroms. Das Ausmaß der glandulären und extraglandulären Beteiligung ist variabel, nicht selten sind andere autoimmune Erkrankungen, insbesondere aus dem Formenkreis der Kollagenkrankheiten, mit dem Sjögren-Syndrom assoziiert.

### Weiterführende Literatur

Martinez-Lavin, M., J. H. Vaughan, E. M. Tan: Autoantibodies and the spectrum of Sjögren's syndrome. Ann. intern. Med. 91 (1979) 185

Moutsopoulos, H. M., T. M. Chused, D. L. Mann, J. H. Klippel, A. S. Fauci, M. M. Frank, T. J. Lawley, M. I. Hamburger: Sjögren's syndrome (Sicca syndrome): Current Issues. Ann. intern. Med. 92 (1980) 212

Wholey, K., W. W. Buchanan: Sjögren's syndrome and associated diseases. In Parker, C. W.: Clinical Immunology. Saunders, Philadelphia 1980 (p. 632)

# Polymyositis und Dermatomyositis

**Definition:** Charakteristisch für die Polymyositis ist der symmetrische Befall der proximalen Skelettmuskulatur, des Hüftgürtels, des Nackens und des Pharynx. Besteht gleichzeitig eine Hautbeteiligung in Form eines lokalisierten oder diffusen Erythems oder einer ekzematoiden bzw. exfoliativen Dermatitis, spricht man von einer Dermatomyositis.
Sie kann in Verbindung mit anderen Kollagenkrankheiten wie rheumatoider Arthritis, Lupus erythematodes oder Sklerodermie auftreten. Myositiden treten nicht selten als paraneoplastisches Syndrom auf.

## Häufigkeit

Es handelt sich um ein sehr seltenes Krankheitsbild. Etwa 5 auf 1 Million Einwohner erkranken pro Jahr. Selten tritt die Krankheit bereits zwischen dem 10. und 14. Lebensjahr, häufiger um das 50. Lebensjahr auf. Überlappungssyndrome, d.h. das Auftreten dieser Muskelerkrankung in Assoziation mit anderen Manifestationen typischer Kollagenkrankheiten, finden sich bei jüngeren Patienten um das 30. Lebensjahr. Frauen sind etwa doppelt so oft (3 : 1) betroffen wie Männer.

## Ätiologie und Immunpathogenese

Die Ursache ist unbekannt. Es ist bisher nicht gelungen, ein infektiöses Agens aus den befallenen Muskeln zu isolieren. Durch Autoimmunisierung mit Muskelextrakten konnte im Tier ein polymyositisähnliches Krankheitsbild induziert werden.
Bei Patienten mit primärem Immundefekt oder Hypogammaglobulinämie scheint die Polymyositis bevorzugt vorzukommen.
Die Polymyositis tritt meist sporadisch auf; eine genetische Prädisposition besteht nicht. Eine eindeutige Assoziation zu HLA-Antigenen konnte bisher nicht gefunden werden.
Die Polymyositis läßt sich in 5 Gruppen einteilen:

Typ I: Polymyositis des Erwachsenen,
Typ II: typische Dermatomyositis,
Typ III: Myositis bei malignen Erkrankungen
Typ IV: Polymyositis des Kindesalters,
Typ V: Polymyositis bei gleichzeitigem Überlappungssyndrom.

## Klinik und Pathophysiologie

### Anamnese

Der Beginn ist meist schleichend, der Verlauf langsam, aber progredient. Die ersten Symptome sind häufig eine schmerzlose Schwäche der proximalen Hüftmuskulatur. Den Patienten fällt es schwer, aus einer sitzenden oder knienden Haltung aufzustehen oder Treppen zu steigen. Bei manchen Patienten sind nur die Nacken- und Schultermuskulatur oder der M. quadriceps betroffen. Ist die Larynxmuskulatur mitbefallen, können die Symptome der Dysphagie und Dysphonie bestehen. Die Augenmuskulatur bleibt bei dieser Krankheit immer intakt, so daß bei entsprechenden Symptomen an eine gleichzeitig bestehende Myasthenia gravis gedacht werden muß.
Bei stärkerer Atrophie der Muskulatur können auch die Sehnenreflexe ausfallen.

### Klinische Befunde

Symptome im Sinne einer systemischen Erkrankung fehlen im allgemeinen, EKG-Veränderungen werden jedoch gehäuft beobachtet. Eine interstitielle Pneumonitis oder Lungenfibrose kann gelegentlich vorhanden sein, Arthralgien kommen in etwa 20% der Patienten, vor allem in Fällen mit Überlappungssyndromen, vor.
Die Hautveränderungen können der Myositis vorausgehen, sie begleiten oder erst später auftreten. Die Augenlider zeigen in manchen Fällen eine bläulich-lila Verfärbung, die sich auch auf den Nasenrücken, die ganze Orbita, die Wangen und die Stirn ausdehnen kann. Ein periorbitales und perioraIes Ödem tritt vor allem bei fulminanten Formen auf. Hautläsionen können auch am Ellenbogen, Knie, den Fingergelenken vorhanden sein.
Tumoren sollen bei der Dermatomyositis etwa 5- bis 7mal so häufig wie in der Normalbevölkerung vorkommen. Bei etwa 10% aller Patienten mit Polymyositis wurden Tumoren in Spätstadium beobachtet. Am häufigsten wurden Mammakarzinome, aber auch Ovarial-, Magen- und Bronchialkarzinome beobachtet. Über die Ursache dieser Assoziation ist nichts bekannt, doch wird eine Störung der immunologischen Homöostase dafür verantwortlich gemacht.
Im Kindesalter kann sich die Polymyositis zwischen dem 2. bis zum 12. Lebensjahr entwickeln. Der Gipfel liegt im 6. Lebensjahr. Fieber und Gewichtsverlust sind häufige Frühsymptome. Systemische Manifestationen, vor allem mit Beteiligung des Gastrointestinaltrakts und der Lunge, kommen in etwa 25% der Fälle vor. Auch subkutane Kalzifikationen wurden in bis zu 60% der Fälle beobachtet.

## Diagnostisches Vorgehen und Differentialdiagnose

### Laborbefunde

Muskelenzyme wie die Kreatininphosphokinase (CPK), die Transaminasen (SGOT, SGPT), die Lactatdehydrogenase (LHD) und Aldolase sind in den meisten Fällen im Serum, wenn auch nicht in jeder Krankheitsphase, erhöht. Die CPK (insbesondere die MB-Fraktion) ist ein sensibler Indikator für eine Muskelschädigung. Erhöhungen dieser Muskelenzyme kommen jedoch auch bei

anderen Muskelerkrankungen wie metabolischen und endokrinologischen Myopathien, der hereditären Muskeldystrophie sowie bei Infektionen vor.
Auch das Serummyoglobin kann erhöht sein, pathologische Werte finden sich jedoch auch bei der Myasthenia gravis und der muskulären Dystrophie. Immunglobuline und Blutsenkungsgeschwindigkeit können mäßig erhöht sein.
Für Verlaufsbeobachtungen und zur Beurteilung des Therapieerfolges empfiehlt sich die Kontrolle dieser Enzyme.
Kernantikörper sind bei der reinen Polymyositis selten, können jedoch bei Überlappungssyndromen positiv sein. Eine Bestimmung von Rheumafaktoren, Kern- und DNA-Antikörpern sollte in jedem Fall durchgeführt werden.
Zu den wichtigsten Stützen der Diagnose gehört die Muskelbiopsie aus elektromyographisch vorher als pathologisch lokalisierten Muskelregionen. Auf eine gleichzeitige Hautbiopsie – bei bestehender Dermatitis – sollte nicht verzichtet werden.
Wesentliche Befunde sind fokale oder extensive Degeneration der Muskelfasern, perivaskuläre und interstitielle Infiltrate und interstitielle Fibrose. Bei der Hautbiopsie imponieren das dermale Ödem und die basale Vakuolisierung, während die Basalmembran im Gegensatz zum Lupus erythematodes nicht verdickt ist. Immunhistochemisch lassen sich keine Ablagerungen von Immunglobulinen und Komplement nachweisen.
Elektromyographisch zeigen sich vor allem eine vorzeitige Rekrutierung motorischer Einheiten, die Herabsetzung der mittleren Potentialdauer und Erniedrigung der mittleren Amplitude.
Die Diagnose durch Muskelbiopsie gelingt nicht immer beim ersten Versuch und sollte deshalb wiederholt werden. Ein histologischer Normalbefund schließt die Diagnose nicht aus, solange andere klinische Befunde für die Polymyositis oder die Dermatomyositis sprechen.
Ein Drittel aller Patienten mit Dermatomyositis leidet an einer Raynaud-Symptomatik; diskrete Zeichen der Sklerodermie können vorhanden sein.
Die Erkennung einer Überlappung mit anderen Kollagenkrankheiten, wie rheumatoider Arthritis, Lupus erythematodes oder Sklerodermie, ist nicht immer einfach, da eine Myositis bei diesen Krankheiten ein häufiges Symptom darstellt.
Die Diagnose sollte sich auf folgende 5 Kriterien stützen:

1. symmetrischer Befall der proximalen Muskulatur mit und ohne Dysphagie und Befall der Atemmuskulatur,
2. Erhöhung von Muskelenzymen,
3. typische Veränderungen in der Elektromyographie,
4. charakteristische Veränderungen in der Muskelbiopsie,
5. typische Hautmanifestation bei Dermatomyositis.

Differentialdiagnostisch muß an eine Muskeldystrophie gedacht werden, die jedoch meist langsamer verläuft und die Nackenmuskulatur nicht betrifft. Eine Myasthenia gravis sollte durch entsprechende Autoantikörperbefunde ausgeschlossen werden. Muskelschwäche kommt auch bei Intoxikationen (z. B. bei chronischem Alkoholabusus) und hypokaliämischen Zuständen vor. Auch die steroidinduzierte Myopathie kann die proximalen Muskelgruppen vorwiegend betreffen und schleichend beginnen. Es besteht jedoch keine Korrelation zwischen Menge der eingenommenen Steroide und Schwere der Myopathie. Die Muskelenzyme im Serum sind hierbei nicht erhöht. Auch nach Penicillaminbehandlung wurden polymyositisartige Krankheitsbilder beobachtet, ebenso nach Gaben von Azathioprin. Bei Schilddrüsenüber- und Unterfunktion können schwere Myopathien auftreten. Histologisch finden sich jedoch keine entzündlichen Infiltrate in der Muskulatur. Myalgien und Muskelschwächen wurden auch beim Mc Ardle-Syndrom und bei der renalen tubulären Azidose beobachtet.
Virusinfektionen und auch die Trichinose können Symptome einer akuten Myositis auslösen. Granulomatöse Myositiden wurden bei Sarkoidose, Thymom, Karzinomen und bei Kollagenerkrankungen beschrieben. Bei der Polymyalgia rheumatica sind die proximalen Muskelgruppen ohne spezifische histologische Veränderungen betroffen.

### Therapie

Kortikosteroide gelten als die Therapie der Wahl. In den meisten Fällen werden Dosen von 50 bis 100 mg Prednisolon/die über mehrere Wochen gegeben mit anschließender schrittweiser Reduzierung um je 5 mg auf 20 mg. Die Initialdosis sollte so lange verabreicht werden, bis sich die klinischen und biochemischen Zeichen der Besserung einstellen. Eine Erhaltungsdosis zwischen 7,5–15 mg/die wird je nach Schwere des Krankheitsbildes über viele Jahre notwendig sein. Etwa 20% *aller* Patienten scheinen nicht auf diese Therapie anzusprechen. Hier kann ein Versuch mit Methotrexat, Cyclophosphamid oder Azathioprin kombiniert mit Prednisolon gemacht werden.
Nach Rückgang der entzündlichen Zeichen empfiehlt sich eine physikalische Therapie in Form von aktiven und passiven Bewegungsübungen.

### Prognose und Verlauf

In vielen Fällen kommt es unter der Therapie zu einer vollständigen Remission, die Fünfjahresüberlebensrate beträgt bei den primären Formen bis zu 80%. Zu fürchten sind pneumonische und kardiovaskuläre Komplikationen. Schübe können auch nach langen Remissionsphasen auftreten, so daß die Steroidtherapie in niedriger Dosierung lange beibehalten werden sollte.

**Merke:** Bei der Polymyositis handelt es sich um entzündliche Reaktionen vor allem im Bereich der proximalen Muskulatur, während beim Krankheitsbild der Dermatomyositis auch entzündliche Reaktionen im Bereich der Gesichtshaut vorhanden sind. Eine systemische Reaktion ist selten, eine Überlappung zu anderen Kollagenkrankheiten dagegen häufig. An ein paraneoplastisches Syndrom muß differentialdiagnostisch als Ursache der Myositis gedacht werden. Unter einer konsequenten Steroidtherapie läßt sich eine hohe Remissionsrate erzielen.

Weiterführende Literatur

Barnes, B. E.: Dermatomyositis and malignancy. A review of the literature. Ann. intern. Med. 84 (1976) 68
Bohan, A., J. B. Peter, R. L. Bowman, C. M. Pearson: A computer-assisted analysis of 153 patients with polymyositis and dermatomyositis. Medicine 56 (1977) 255
Messner, R. P.: Polymyositis. In Parker, C. W.: Clinical Immunology. Saunders, Philadelphia 1980 (p. 677)

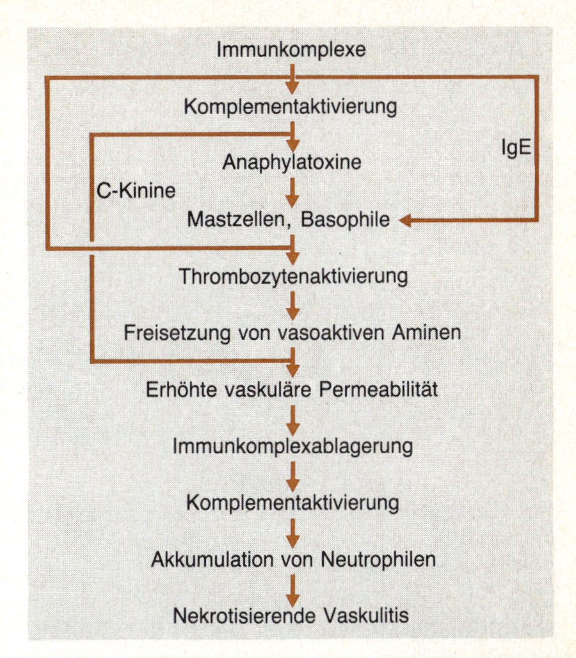


Abb. **14** Pathogenese der immunkomplexbedingten Vaskulitis (nach Panush)

# Vaskulitiden

## Allgemeine Vorbemerkungen

**Definition:** Es handelt sich um entzündliche Reaktionen an den Blutgefäßen, denen histopathologisch das Bild einer nekrotisierenden Vaskulitis entspricht. Im akuten Stadium überwiegen polymorphkernige Infiltrate, in späteren Stadien beherrschen Monozyten, Lymphozyten und Plasmazellen das Bild. Neben zellulären Infiltrationen finden sich Schwellungen sowie eine entzündliche Reaktion des Endothels, so daß es über Thrombosierungen zu einem Gefäßverschluß kommen kann. In anderen Fällen dominieren granulomatöse Reaktionen unter Einbeziehung von Riesenzellen.
Arterien unterschiedlicher Größe und unterschiedlicher Topographie können betroffen sein.

### Ätiologie und Immunpathogenese

Die Ätiologie dieser Veränderungen ist in den meisten Fällen unbekannt, doch nimmt man an, daß fast alle Vaskulitiden insbesondere durch die Ablagerung von Immunkomplexen ausgelöst sind (s. auch Abb. **14**). In vielen Fällen gelingt jedoch weder der Nachweis der Immunkomplexe, noch findet sich ein Anhalt für eine Immunregulationsstörung oder Antikörperreaktion gegen vaskuläre Antigene.
Zirkulierende lösliche Antigen-Antikörper-Komplexe können sich in der Gefäßwand ablagern, Komplementfaktoren aktivieren und weitere vasoaktive Substanzen aus Thrombozyten und Basophilen freisetzen. Dadurch kommt es zu einer Steigerung der Permeabilität der Gefäßwand und zur Anhäufung von polymorphkernigen Granulozyten. Diese immunpathogenetischen Mechanismen wurden tierexperimentell vor allem bei der Serumkrankheit beobachtet, bei der im Mittelpunkt eine generalisierte Vaskulitis mit Fieber, Myositis und Nephritis steht.
Andere immunpathogenetische Mechanismen müssen ebenfalls diskutiert werden:
Die Endothelschädigung könnte auch durch eine direkte Einwirkung sensibilisierter Lymphozyten und Monozyten erfolgen, die mit Antigenen des Gefäßendothels reagieren. Die von den sensibilisierten Lymphozyten freigesetzten Lymphokine könnten ihrerseits Makrophagen bzw. Monozyten sowie andere Zellen des lymphatischen Systems (= natural killer cells) aktivieren, wodurch wiederum Substanzen freigesetzt werden, die die Gefäßwand schädigen und damit die entzündliche Reaktion unterhalten. Antikörpervermittelte zytotoxische Reaktionen spielen in der Immunpathogenese der Vaskulitiden offenbar keine oder nur eine untergeordnete Rolle.

## Klassifizierung der Vaskulitiden

Da die histologischen Veränderungen unterschiedlich sind – es können sowohl granulozytäre, lymphozytäre als auch granulomatöse Reaktionen vorhergehen –, ist zu vermuten, daß verschiedene pathogenetische Faktoren diese Veränderungen ausgelöst haben. In Tab. **18** ist eine mögliche Klassifizierung aufgezeigt.

Tabelle 18 Klassifizierung der Vaskulitiden

| Periarteriitis nodosa | Allergische Granulomatose | Wegenersche Granulomatose | Hypersensitive Vaskulitis | Riesenzellarteriitis |
|---|---|---|---|---|
| Mittlere und kleine Arterien | Kleine Arterien | Kleine Arterien und Arteriolen, Venen und Kapillaren | Arteriolen, Venolen und Kapillaren | Große und mittlere Gefäße |
| Nekrotisierende Vaskulitis | Nekrotisierende Vaskulitis und extravaskuläre Granulome und Eosinophile | Nekrotisierende Entzündungen mit Granulomen | Nekrotisierende Entzündungen, keine Riesenzellen | Entzündliche Reaktionen ohne Nekrosen, Riesenzellen |
| Generalisiert, Lungen meist nicht betroffen | Generalisiert, Lungen oft mitbeteiligt | Oberer und unterer Respirationstrakt; nekrotisierende Glomerulitis | Generalisiert, aber Haut, seröse Häute und Glomeruli bevorzugt | Alle großen Arterien einschließlich Aorta, Koronarien, Karotis, Mesenterialgefäße und A. temporalis betroffen |

Im folgenden soll vor allem auf die Periarteriitis nodosa, die Riesenzellarteriitis und die Wegenersche Granulomatose als Prototypen verschiedener Manifestationen von wahrscheinlich immunologisch bedingten Gefäßkrankheiten eingegangen werden.

## Periarteriitis nodosa (Panarteriitis nodosa)

**Definition:** Diese von *Kussmaul* und *Meier* 1866 beschriebene Gefäßerkrankung befällt vorwiegend die kleineren und mittleren Arterien, in manchen Fällen auch die Arteriolen und Venolen. Meist sind nur Gefäßsegmente betroffen, Gefäßbifurkationen sind bevorzugte Stellen. Die Veränderungen der nekrotisierenden Vaskulitis finden sich vor allem an den Herzkranz-, Nieren- und Muskelgefäßen sowie den Vasa vasorum. Die Pulmonalgefäße sind – folgt man der klassischen Beschreibung – nicht beteiligt, aber in seltenen Fällen doch betroffen. Granulomatöse Reaktionen gehören nicht zu diesem Krankheitsbild. Überlappungen können vorkommen, und die allergisch-granulomatöse Form, die mit Lungenbeteiligung und Eosinophilie einhergeht, sollte ausgeschlossen werden.

### Häufigkeit

Über die Häufigkeit dieser Gefäßerkrankung liegen keine exakten Angaben vor. Sie ist selten, kommt vor allem bei Erwachsenen vor und befällt Männer häufiger als Frauen. Das Verhältnis liegt bei 3:1.

### Ätiologie und Immunpathogenese

Die Ursache ist nicht bekannt. Im Hinblick auf die der Krankheit häufig vorausgehenden rezidivierenden Infekte der Atemwege wurde ein Zusammenhang mit Mikroorganismen diskutiert. Bei etwa 30% der Patienten mit nekrotisierender Vaskulitis konnte das Hepatitis-B-Antigen im Serum und in einigen Fällen fluoreszenzserologisch auch in den betroffenen Gefäßabschnitten – in Assoziation mit Immunglobulinen – nachgewiesen werden.

### Klinik und Pathophysiologie

#### Anamnese und klinischer Befund

Allgemeine Symptome, die den Patienten zum Arzt führen können, sind Fieber, Schwäche, Anorexie, Gewichtsverlust, Myalgien und Arthralgien. Vor allem rezidivierende Fieberschübe sind ein dominierendes Symptom. Hautausschläge in Form einer Livedo reticularis können vorhanden sein, der starke Gewichtsverlust läßt auch an eine maligne Krankheit denken. Gelegentlich gelingt es, subkutan an den Gefäßen 5–10 mm kleine Knötchen zu tasten, die auch angiographisch darstellbar sind. Oft sind diese Bereiche schmerzhaft, können pulsieren und zu purpuraähnlichen Veränderungen an der Haut und Hämorrhagien führen. Je nach Ausmaß und Lokalisation der Vaskulitis können die Symptome einer Nephritis mit Hypertonie, einer Perikarditis und Pleuritis, eines Herzinfarkts, eines akuten Abdomens oder einer peripheren Neuropathie im Vordergrund stehen.
Die Nierenbeteiligung als Glomerulonephritis oder Glomerulitis ist häufig (75%). Es finden sich Proteinurie, Hämaturie und im Sediment Erythrozyten und granulierte Zylinder. Bei Niereninfarkten bestehen oft schmerzhafte Attacken. Die Hypertonie kann der klinischen Manifestation der Nephritis vorausgehen, sie begleiten oder erst später auftreten.

Gastrointestinale Symptome, wie Erbrechen, kolikartige Schmerzen, Diarrhöen oder akutes Abdomen, gehören ebenfalls zu den charakteristischen Manifestationen dieser Krankheit. Über eine obligate Lungenbeteiligung bei der Periarteriitis nodosa besteht keine einheitliche Auffassung. Da sie sich meist in Form einer granulomatösen Vaskulitis mit schwerem Asthma und allergischer Diathese manifestiert, wird versucht, dieses Krankheitsbild unter den allergischen Granulomatosen einzuordnen.

Ähnlich problematisch ist die Frage nach der *Hautbeteiligung*. Schmerzhafte subkutane erythematöse Knoten, die gelegentlich mit dem Erythema nodosum verwechselt werden können, kommen in etwa 20% der Patienten mit Periarteriitis nodosa vor. Manche Autoren neigen dazu, diese unter den hypersensitiven Vaskulitiden einzuordnen.

⅔ der Patienten leiden entweder an einer *Neuritis* multiplex oder einer symmetrischen peripheren Neuritis. Parästhesien oder Paresen können erste Hinweise dafür sein. Eine Beteiligung der kranialen Nerven ist selten. Sind die Gefäße des Zentralnervensystems befallen, können lang andauernde Kopfschmerzen, Anfälle, Retinablutungen oder eine Arachnoidalblutung auftreten.

Auch eine Skleritis, Uveitis, Chorioiditis und Keratitis können zum Symptomenbild dieser Krankheit gehören. Die Spiegelung des Augenhintergrundes, vor allem auch bei Patienten ohne Hypertonie, kann für die Diagnose von Bedeutung sein.

Eine Hepatitis mit massiven Leberzellnekrosen kann bei der Erkrankung im Rahmen der Vaskulitis vorkommen. Ebenso wurden Verschlüsse der Leberarterien beobachtet.

Zu achten ist auch auf Symptome im Bereich des Urogenitaltrakts. Die Patienten klagen dann über Hoden- und Nebenhodenschmerzen.

### Diagnostisches Vorgehen und Differentialdiagnose

Der Nachweis charakteristischer histologischer Läsionen ist ein Grundpfeiler für die Diagnose der nekrotisierenden Vaskulitis. Biopsien sollten deshalb im Bereich nodulärer Gefäßveränderungen, an Stellen mit schmerzhafter Muskelbeteiligung oder an anderen Organen wie den Testes entnommen werden. Die Trefferquote kann aber gering sein, nach Beobachtungen mancher Autoren liegt sie unter 20%. Wiederholte Biopsien sind gerechtfertigt für eine sichere Diagnosefindung. Elektromyographische Untersuchungen sollten mit herangezogen werden, nicht zuletzt im Hinblick auf die Wahl geeigneter Biopsiestellen. Mit der Angiographie können vor allem die für die Diagnose entscheidenden aneurysmatischen Gefäßerweiterungen im Bereich der Niere, der Mesenterialgefäße, der Leber und des Pankreas erfaßt werden. In Spätstadien überwiegen stenosierende Prozesse.

Laborchemische Parameter sind für die Diagnose meist unergiebig. In den meisten Fällen finden sich eine Leukozytose mit deutlicher Erhöhung der Neutrophilenzahl, eine Anämie sowie eine stark erhöhte Blutsenkungsgeschwindigkeit. Die Tests zum Nachweis von Autoantikörpern und des Rheumafaktors fallen fast immer negativ aus. Virologische Untersuchungen, insbesondere der Nachweis des Hepatitis-B-Antigens, sollten jedoch bei Verdacht auf Periarteriitis nodosa durchgeführt werden.

Differentialdiagnostisch gilt es, vor allem Kollagenkrankheiten auszuschließen, bei denen eine Vaskulitis im Rahmen der Grundkrankheit auftritt, wie bei rheumatoider Arthritis, Lupus erythematodes und Sklerodermie. Bei einer Lungenbeteiligung sollte die Abgrenzung zur allergisch-granulomatösen Form versucht werden.

### Therapie

Die Therapie mit Kortikosteroiden hat die Zehnjahresüberlebensrate deutlich verlängert. Es sollten Anfangsdosen von 40–60 mg Prednisolon/die, bei fulminanten Verläufen Dosen bis zu 100 mg/die gegeben werden. Therapieresistente Fälle sind bekannt. In Einzelfällen wurde auch Cyclophosphamid in Dosen von 1–2 mg/kg mit und ohne Steroide mit gutem Erfolg gegeben. In akuten Fällen kann eine Plasmapherese versucht werden. Eine antihypertensive Therapie muß frühzeitig und konsequent erfolgen, auf Herzkomplikationen ist zu achten.

### Prognose und Verlauf

Spontane Remissionen sollen vorkommen, doch verläuft in der Mehrzahl der Fälle die Krankheit schubförmig. Die Entwicklung einer Hypertonie mit Beteiligung der Nieren ist prognostisch ungünstig, in manchen Fällen kann der Verlauf foudroyant sein.

**Merke:** Bei der Periarteriitis nodosa handelt es sich wahrscheinlich um eine besondere Form der nekrotisierenden Vaskulitis, bei der Fieber, Leukozytose, erhöhte Blutsenkungsgeschwindigkeit sowie renale, gastrointestinale und neurologische Manifestationen zu den wesentlichen Befunden dieser Krankheit gehören. Unter einer Glukokortikosteroidtherapie kann die Überlebensrate deutlich verlängert werden.

# Wegenersche Granulomatose

**Definition:** Die Krankheit ist charakterisiert durch eine nekrotisierende granulomatöse Vaskulitis, die primär vor allem den oberen und unteren Respirationstrakt und die Nieren betrifft. In manchen Fällen können jedoch in generalisierter Form auch die kleineren Gefäße befallen sein.

### Häufigkeit

Ursprünglich galt sie als sehr selten, doch wurde sie in den letzten Jahren immer häufiger beobachtet. Bei Männern kommt sie öfter als bei Frauen im Verhältnis von 3:2 vor. Der Beginn liegt etwa beim 40. Lebensjahr.

### Ätiologie und Immunpathogenese

An Überempfindlichkeitsreaktionen in der Lunge auf exogene Allergene wurde bei diesem Krankheitsbild immer wieder gedacht, ein Zusammenhang konnte jedoch bisher nicht bewiesen werden. Eine hyperergische Reaktion, eventuell im Zusammenspiel von Arthus- und zellvermittelten Immunreaktionen, könnte für die Art der pathologischen Veränderungen verantwortlich sein. Es handelt sich vor allem um fibrinoide Nekrosen der kleinen Arterien und Venen mit granulozytären Infiltrationen. Später im Ablauf der Krankheit überwiegen monozytäre Infiltrate. In den granulomatösen Herden finden sich reichlich Riesenzellen. Sie können in unmittelbarer Nachbarschaft der Gefäße liegen und auch direkt in die Gefäßwand eindringen.

### Klinik und Pathophysiologie

#### Anamnese und klinische Befunde

An dieses Krankheitsbild muß gedacht werden, wenn Symptome des oberen und unteren Respirationstraktes mit Husten, Hämoptoe, Sinusitis, Otitis media in Assoziation mit Fieber und Arthralgien bestehen. Die Niere ist in der Frühphase der Krankheit nicht betroffen. Die wichtigsten Befunde sind in Tab. **19** aufgeführt.
Vor allem Zeichen der chronischen Erkältungskrankheit sind Frühsymptome der Erkrankung. Röntgenologisch findet sich eine Verschattung der Nasennebenhöhlen. Bei der sehr oft früh auftretenden Destruktion der Nasenscheidewand kann es auch zur Ausbildung einer Sattelnase kommen.
An der Lunge können sich röntgenologisch solitäre oder multiple Knötchen, Infiltrationen und kavernöse Einschmelzungen und eine Pleuritis zeigen. Bei manchen Patienten kommt es zum Pneumothorax. Diese Veränderungen können sich spontan zurückbilden. Die Nierenbeteiligung kann sich als Glomerulonephritis oder nephrotisches Syndrom manifestieren. In vielen Fällen verläuft sie fulminant. Eine Hypertonie ist im Gegensatz zur Periarteriitis nodosa sehr selten.

Tabelle **19** Organmanifestationen bei der Wegenerschen Granulomatose

| Organsystem | Häufigkeit in % | Typische Befunde |
|---|---|---|
| Nasopharynx | 71 | Nekrotisierende Granulome mit Schleimhautulzerationen, Sattelnase |
| Paranasale Sinuse | 90 | Pansinusitis, nekrotisierende Granulome, bakterielle Infektionen |
| Augen | 60 | Keratokonjunktivitis, granulomatöse Sklerouveitis |
| Ohren | 35 | Seröse Otitis media, sekundäre bakterielle Infektionen |
| Lunge | 95 | Multiple noduläre Infiltrationen mit Einschmelzungen, nekrotisierende granulomatöse Vaskulitis |
| Niere | 85 | Fokale und segmentale Glomerulitis, nephrotische Glomerulonephritis in späteren Stadien |
| Herz | 15 | Koronare Vaskulitis, Perikarditis |
| Nervensystem | 20 | Neuritis multiplex, kraniale Neuritis |
| Haut | 40 | Hautvaskulitis mit sekundären Ulzerationen |
| Gelenke | 50 | Arthralgien |

Bei etwa der Hälfte der Fälle finden sich Augensymptome in Form von Iritis, Skleritis und Konjunktivitis.
An der Haut kann es zu petechialen Blutungen und zu nekrotisierender Angiitis kommen.

### Diagnostisches Vorgehen und Differentialdiagnose

#### Laborbefunde

Die Blutsenkungsgeschwindigkeit ist in den meisten Fällen oft über 100 mm n. W. in der ersten Stunde deutlich erhöht. Eine mäßige normochrome normozytäre Anämie kann ebenso wie eine mäßige Leukozytose vorliegen; eine Eosinophilie besteht nicht. Eine gleichzeitige Hypergammaglobulinämie mit Vermehrung der IgA-Globuline kann vorkommen, Antikörper gegen Kerne fehlen, Rheumafaktoren wurden dagegen des öfteren beobachtet.
Die Diagnose sollte nur gestellt werden, wenn die typischen Läsionen einer nekrotisierenden und granulomatösen Entzündung, insbesondere im Bereich des Respirationstraktes und der Nieren, histologisch nachgewiesen wurden. Eine perkutane renale oder offene Lungenbiopsie oder auch Biopsien im nasopharyngealen Raum führen meist zur Diagnose.

Gegen andere granulomatöse Erkrankungen, wie Tuberkulose, Sarkoidose oder Pilzerkrankungen, kann der Morbus Wegener durch die histologischen Zeichen der Vaskulitis abgegrenzt werden. Bei Kollagenkrankheiten, wie Lupus erythematodes oder Periarteriitis nodosa, fehlen die granulomatösen Veränderungen.
Beim *Goodpasture-Syndrom* hilft in der Differentialdiagnose der Nachweis von an die Basalmembran der Glomeruli gebundenen Antikörpern weiter. Auch maligne lymphatische Erkrankungen können Ähnlichkeiten zur Wegenerschen Granulomatose zeigen, doch fehlen hierbei meist die klassischen Lungenbefunde. Die Zytologie ermöglicht eine weitere Differenzierung.

### Therapie und Prognose

Während früher unbehandelt die meisten Patienten innerhalb eines Jahres starben, können heute durch die zytostatische Therapie Remissionsphasen bis zu 15 Jahren erreicht werden. Cyclophosphamid in Dosen von 2 mg/kg/die hat sich unter den Zytostatika besonders bewährt. Bei akuten fulminanten Verlaufsformen kann es auch intravenös verabreicht werden. Die Dosierung von Cyclophosphamid hat sich nach der Leukozytenzahl zu richten, sollte langsam reduziert, aber, soweit möglich, über einen Zeitraum von über einem Jahr beibehalten werden. Lang anhaltende Remissionsphasen sind nach Absetzen des Medikamentes beobachtet worden.
Kortikosteroide scheinen keinen wesentlichen Einfluß auf den Verlauf der Krankheit zu haben, sollten aber bei Augenbeteiligung lokal und in Fällen mit stärkerer exsudativer Komponente verabreicht werden.
Auf sekundäre Infektionen, z. B. im Bereich der Nasennebenhöhlen, ist zu achten. Bakterielle Kulturen mit Resistenzbestimmungen sollten wiederholt durchgeführt werden, um rechtzeitig antibiotisch behandeln zu können.

**Merke:** Bei der Wegenerschen Granulomatose handelt es sich wahrscheinlich um eine Sonderform einer nekrotisierenden Vaskulitis, die den Respirationstrakt und die Nieren bevorzugt befällt und mit Granulombildung einhergeht. Unter einer zytostatischen Therapie, insbesondere mit Cyclophosphamid, können langanhaltende Remissionen erzielt werden.

## Riesenzellarteriitis (Arteriitis temporalis, Polymyalgia rheumatica)

**Definition:** Bei dieser Form der Gefäßerkrankung, die auch als Arteriitis temporalis beschrieben ist und mit einer Polymyalgia rheumatica sehr häufig assoziiert ist, handelt es sich um eine entzündliche Erkrankung mittlerer und großer Arterien. Vor allem die Äste der Karotiden, insbesondere der A. temporalis, können betroffen sein.

### Häufigkeit

Erst in den letzten Jahren ist die häufige Assoziation von Polymyalgia rheumatica und Riesenzellarteriitis erkannt worden. Sie ist eine Erkrankung des höheren Lebensalters und wird selten vor dem 50.–60. Lebensjahr beobachtet. Frauen sind häufiger betroffen als Männer.

### Ätiologie und Immunpathogenese

Histopathologisch liegt eine Panarteriitis vor. Die gesamte Gefäßwand ist von mononukleären Zellen infiltriert. In der Media finden sich bevorzugt mehrkernige Riesenzellen. Die Lamina elastica ist fragmentiert, und die Intima zeigt fibrinoide Nekrosen. Die Läsionen können isoliert als umschriebene Herde auftreten. An diesen Stellen kann es zu Gefäßverschlüssen, aber auch zu Aneurysmen kommen.
Für die Polymyalgia rheumatica findet sich kein histologisches Korrelat und insbesondere kein Hinweis für eine Myositis. Die Ätiologie dieser Erkrankung ist nicht bekannt. Immunglobulinablagerungen wurden in den betroffenen Gefäßen beobachtet. Positive Lymphozytentransformationstests in Gegenwart muskulärer und arterieller Antigene sind beschrieben. Sollten Immunkomplexe für diese Läsionen verantwortlich sein, so ist damit nicht die bevorzugte Lokalisation, insbesondere im Bereich der kranialen Arterien, erklärt.
Eine familiäre Häufung soll vorkommen und spricht ebenfalls bei diesen Patienten für eine Disposition zur Autoimmunität.

### Klinik und Pathophysiologie

#### Anamnese und klinischer Befund

Uncharakteristische Symptome wie Fieber, Müdigkeit, Übelkeit, Gewichtsverlust, Kopfschmerzen und Arthralgien können der Krankheit vorausgehen. Ist die A. temporalis betroffen, kann sie in ihrem gesamten Verlauf druckempfindlich, schmerzhaft und manchmal auch nodulär verändert sein. Schmerzen beim Kauen können auf die Mitbeteiligung anderer kranialer Arterien hinweisen. Okuläre Komplikationen sind gefürchtet wegen der Gefahr der Erblindung, die

auf dem Boden einer ischämischen Optikusneuritis auftreten kann. Bei unbehandelten Patienten wurde sie in 25–40% der Fälle beobachtet. Man spricht hier von der kraniellen Form der Riesenzellarteriitis.
Bei der Polymyalgia rheumatica treten die Symptome meistens vor der klinischen Manifestation der Vaskulitis auf. Morgensteifigkeit und Schmerzen im Bereich der Nacken-, Schulter- und Beckenmuskulatur sind charakteristische Beschwerden.
Bei generalisierter Gefäßbeteiligung kann es auch zu einem Schlaganfall, einem Myokardinfarkt oder zur Ausbildung eines Aortenaneurysmas kommen.

### Diagnostisches Vorgehen und Differentialdiagnose

Die histologische Diagnose sollte durch Biopsie der A. temporalis angestrebt werden. Wegen des segmentalen Befalls lassen sich die charakteristischen Läsionen nicht immer nachweisen. Größere Gefäßabschnitte (bis zu 2 cm) sollten daher entnommen und Serienschnitte durchgeführt werden.
Charakteristische Laborbefunde sind die erhöhte Blutsenkungsgeschwindigkeit, die oft über 100 mm n. W. in der ersten Stunde beträgt, und erhöhte $\alpha_2$-Globuline. In etwa 60% der Fälle wurde eine erhöhte alkalische Phosphatase gefunden. Muskelenzyme im Serum sind nicht erhöht. Autoantikörper lassen sich nicht nachweisen.
Bei typischer Befundkonstellation ist die Diagnose leicht zu stellen. Differentialdiagnostisch sollte jedoch auch an andere Formen einer Vaskulitis gedacht werden, wie z. B. bei der Myositis und der rheumatoiden Arthritis. Auch bei chronischen Infekten und Neoplasien können ähnliche Krankheitsbilder vorkommen.

### Therapie und Prognose

Das gute Ansprechen der Riesenzellarteriitis auf Kortikosteroide kann als weiteres diagnostisches Kriterium herangezogen werden. Eine Besserung stellt sich innerhalb von wenigen Tagen ein, die Schmerzen gehen zurück, und auch die arteriellen Läsionen sind unter dieser Therapie reversibel. Initialdosen von 40–60 mg Prednisolon/die sollten gegeben werden; eine Erhaltungsdosis von 7,5 mg/die bis 10 mg/die ist anzustreben und sollte, gerade auch im Hinblick auf die Gefahr einer plötzlichen Erblindung, über 1–2 Jahre beibehalten werden.
Unter dieser Therapie ist die Prognose gut, und lange Remissionsphasen sind auch nach Absetzen des Medikamentes zu erwarten.

**Merke:** Riesenzellarteriitis (Horton-Syndrom) und Polymyalgia rheumatica kommen häufig gemeinsam vor und stellen wahrscheinlich eine Krankheitseinheit dar. Die Arteriitis betrifft die größeren Gefäße und vor allem die Äste der Karotiden. Granulome mit mehrkernigen Riesenzellen sind charakteristische histologische Merkmale dieser Krankheit.
Unter konsequenter Glukokortikosteroidtherapie kann eine vollständige Remission erzielt werden. Die frühzeitige Diagnose ist wegen der Gefahr von Gefäßkomplikationen anzustreben.

### Weiterführende Literatur

Davison, S., H. Spiera, C. M. Plotz: Polymyalgie rheumatica. Arthr. and Rheum. 9 (1966) 18
Fauci, A. S., S. M. Wolff: Wegener's granulomatosis. Medicine 52 (1973) 535
Hughes, G. R. V.: Polyarteriitis nodosa. In Hughes, G. R. V.: Connective Tissue Diseases. Blackwell, Oxford 1979 (p. 186)
Panush, R. S.: Immunologic aspects of vasculitis. In Lockey, R. F.: Allergy and Clinical Immunology. Huber, Bern 1979 (p. 242)

# 11

# Infektionskrankheiten

*M. Dietrich*
*R. Eckhardt*
*R. de Haller*
*T. H. Hütteroth*
*P. Kern*
*H. Lode*
*W. Marget*
*W. Matthiessen*
*K. H. Meyer zum Büschenfelde*
*P. Peller*
*H. Pichler*
*K. L. Radenbach*
*W. Stille*

# Bakterielle Infektionen

## Bakterielle Infektionen bestimmter Gewebe und anatomischer Regionen

### Lokalisierte Infektionen und Abszesse

*H. Lode*

**Definition:** Lokalisierte Infektionen und Abszesse können als begrenzte, zumeist bakteriell bedingte Entzündungsvorgänge mit und ohne Gewebeeinschmelzung definiert werden. Die Symptomatik wird in der Regel bestimmt vom Ausmaß, vom Ort und vom Organ der Infektion, weniger von den unterschiedlichen Erregern. Beispiele für derartige Krankheitsbilder sind die Appendizitis, die Mediastinitis, die Otitis, die Osteomyelitis, Abszesse der Lunge, des Gehirns, der Niere, aber auch Phlebitis, Furunkel und die lokalisierte Wundinfektion der Haut.

#### Ätiologie und Pathogenese

Eitrige (pyogene) Infektionen können sich in jeder Körperregion und in jedem Organ manifestieren. Ursächlich kommen in Betracht

- Traumen mit sekundärer bakterieller Kontamination,
- Veränderung des lokalen Organmilieus mit Infektion durch die übliche Standortflora,
- kontinuierliche Ausbreitung von einem nahegelegenen Entzündungsherd,
- metastatische Einbringung von Mikroorganismen aus Blut und Lymphe.

Weitere, vorwiegend lokale ätiologische Faktoren sind

- Obstruktion der normalen Abflußwege (Bronchialsystem, Gallen- und Harnwege u. a.),
- Ischämie/Hypoxie (Infarkte, Gangrän u. a.),
- Nekrosen (Tumoren u. a.),
- chemische Irritationen (Magensäure, Galle, Pharmaka u. a.),
- Hämatombildung (z. B. postoperativ, traumatisch),
- Flüssigkeitsansammlungen (Ödeme, Lymphe u. a.),
- Fremdkörper (Kunststoffprothesen, Nahtmaterialien u. a.).

Die Infektion in den Weichteilen beginnt zumeist als Zellulitis mit diffusen akuten Entzündungszeichen (Hyperämie, Ödem, leukozytäre Infiltration). Im Verlauf der Infektion kann es zur Ausbreitung, zur Abgrenzung, zu Nekrosen, zu Zellverflüssigungen, zu Anreicherung von Leukozyten und zur Eiterung kommen. Grenzt sich die Infektion bestehend aus Leukozyten, Bakterien und Gewebsnekrosen mit einer Randbegrenzung (Membran) ab, liegt ein Abszeß vor. Bei Eiteransammlung in präformierten Hohlräumen (z. B. Galle, Pleura u. a.) handelt es sich um ein Empyem.

Viele unterschiedliche Mikroorganismen können Lokalinfektionen verursachen. Einige Infektionslokalisationen stehen jedoch häufig mit bestimmten Keimspezies in Verbindung. So werden die meisten Hautinfektionen durch Staphylococcus aureus ausgelöst, der eine schnelle Nekrose und eine grüngelbliche Eiterung verursacht. $\beta$-hämolysierende Streptokokken der Gruppe A breiten sich schnell im Gewebe aus, verursachen ein intensives Ödem und Erythem, bilden jedoch nur ein dünnflüssiges Exsudat. Anaerobe Streptokokken und Bakteroidesspezies hingegen führen zu schnellen Gewebenekrosen und produzieren einen bräunlich-gelblichen, übelriechenden Eiter. Pseudomonasinfektionen sind häufig Sekundärinfektionen in nekrotischen Haut- oder Organregionen und zeichnen sich durch ein dickflüssiges, grünbläuliches Exsudat aus. Pneumokokkeninfektionen sind charakterisiert durch zähen grünlichen Eiter mit hohem Fibrin- und Proteingehalt.

Breitet sich die Lokalinfektion über die Primärregion weiter aus, kann es zur Lymphangitis, Lymphadenitis oder auch zur Thrombophlebitis mit Bakteriämie, septischen Embolien und Septikämie kommen. Staphylokokken, Streptokokken und Bakteroidesspezies können vermehrt bei derartigen schweren Infektionsverläufen ätiologisch nachgewiesen werden.

#### Klinik

Lokale Entzündungen sind klinisch gekennzeichnet durch

- Rötung,
- Wärme,
- Schwellung,
- Druckschmerz,
- Funktionseinschränkung.

Rötliche proximale Strangbildung in der Haut deutet auf eine Begleitlymphangitis, Schwellung des regionären, meistens schmerzhaften Lymphknotens auf eine Lymphadenitis hin. Systemische Symptome können fehlen oder nur in geringem Ausmaß auftreten mit Fieber, Krankheitsgefühl, Hinfälligkeit und Leukozytose.

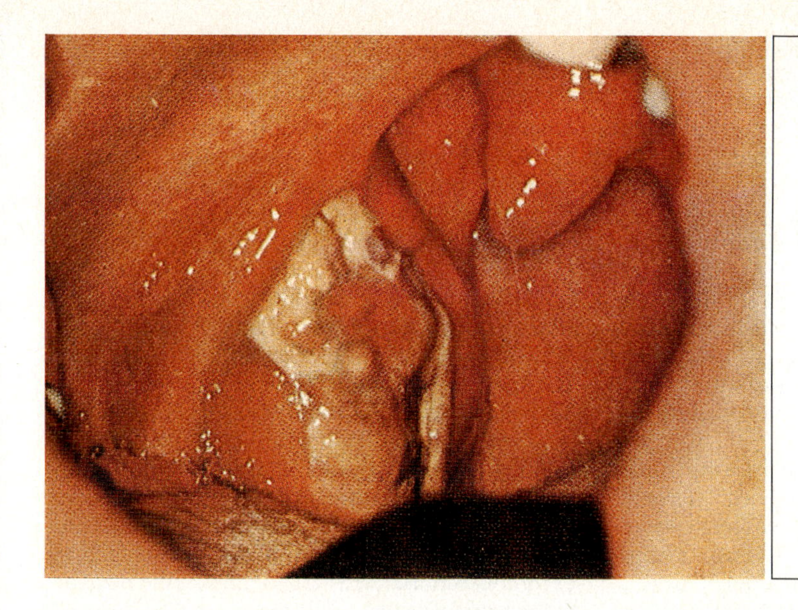

Abb. **1** Angina lacunaris mit leukozytären eitrigen Belägen der rechten Tonsille

Infektionen und Eiterungen in tiefen Körperorganen können mit lokalen oberflächlichen Schwellungen und Druckschmerzen einhergehen, gelegentlich können sie jedoch nur schwierig diagnostiziert und lokalisiert werden. Die Palpation eines raumfordernden, druckschmerzhaften Prozesses kann die Diagnose erleichtern, jedoch können Muskelverspannungen und Zwischengewebe gelegentlich eine Untersuchung unmöglich machen bzw. Anlaß für eine erneute Exploration (z. B. abdominell, pelvin) in Narkose sein.

Auskultatorisch können Reibegeräusche an der Pleura, am Perikard oder über der Milz für eine fibrinöse entzündliche Reaktion sprechen. Die schnelle Entwicklung eines Pleura-, Perikard- oder Synovialergusses deutet auf eine Infektion hin; die Inspektion des Trommelfells sowie der röntgenologische Nachweis eines Nasennebenhöhlenspiegels können eine Infektion in dieser Region sichern.

*Mediastinalabszesse* verursachen gelegentlich als erste Symptome das Bild der bronchialen Obstruktion. Eine Dysphagie kann auf einen *peritonsillären* oder *retropharyngealen Abszeß* hinweisen (Abb. **1**). Neurologische umschriebene Funktionsausfälle können erste Zeichen eines *Hirn-* oder *Spinalabszesses* sein.

*Milz- und Leberabszesse* zeigen zumeist einen akuten Beginn mit Schüttelfrost, Fieber und deutlichen Schmerzen im linken bzw. rechten oberen Abdomen; bei Befall der oberen Milz- oder Leberpartien kann gelegentlich eine Begleitpleuritis physikalisch und röntgenologisch nachgewiesen werden (Abb. **2**).

Der *subphrenische Abszeß* im Gefolge z. B. einer Oberbauchoperation verläuft mit Fieber, Abdo-

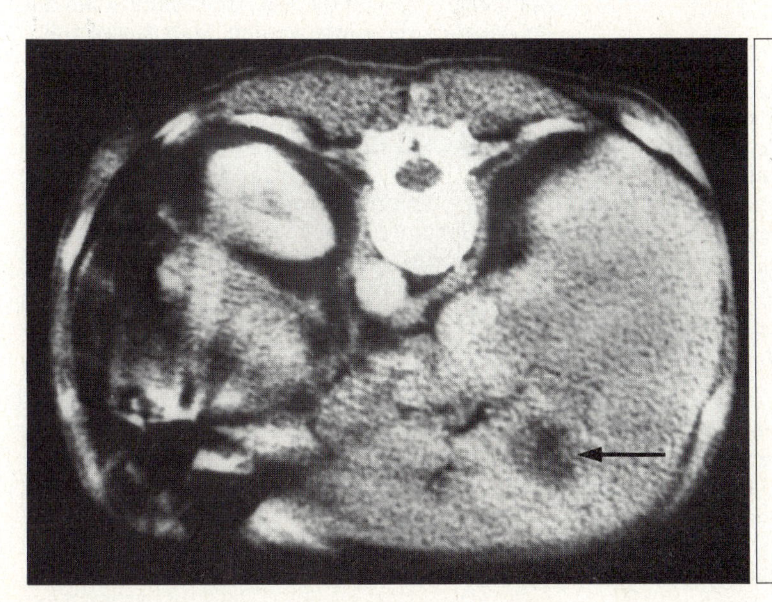

Abb. **2** Computertomographischer Nachweis eines Leberabszesses bei einem 34 Jahre alten Patienten

minal- und Pleuraschmerzen, gelegentlich auch rechtsseitigen Schulterbeschwerden, Luftnot und bei Perforation in das Bronchialsystem mit fauligem eitrigem Sputum. Röntgenologisch kann manchmal eine Luftsichel unterhalb des Zwerchfells nachgewiesen werden.
*Retroperitoneale Infektionen* basieren zumeist auf Perforation der Appendix, des Dünndarms oder des Kolons sowie auf spinalen oder renalen Entzündungsvorgängen. Abdominelle und rektale Untersuchung decken häufig eine tastbare dolente Abszedierung auf, Verspannung und Druckschmerz der anliegenden Muskulatur sowie Schonstellung im Hüftgelenk können weitere diskrete Hinweise sein.
*Nierenabszesse* verursachen zumeist eine akute Symptomatik mit Schüttelfrost, Fieber, Nierenlagerklopfschmerz und Leukozytose. Kortikale renale Abszesse bieten keine Leukozyturie, medulläre Abszesse indes verlaufen mit einer Pyurie.
*Perinephritische Abszesse* beginnen langsamer mit häufig nach kranial, frontal und kaudal ausstrahlenden Flankenschmerzen, Muskelverspannungen, Schonhaltung des Hüftgelenkes, Übelkeit, Erbrechen, Fieber, Leukozytose. Bei der Untersuchung kann ein atembeweglicher, dolenter raumfordernder Prozeß getastet werden. Röntgenologisch sind häufig eine Verdrängung und unscharfe Abgrenzung der betroffenen Niere sowie ein verwischter Psoasschatten nachweisbar, gelegentlich auch ein Hochstand und eine eingeschränkte Beweglichkeit des angrenzenden Zwerchfells. Bei einigen Patienten können die lokalen Untersuchungsbefunde so diskret sein, daß eine klare Diagnose unmöglich ist. Häufig dominieren allgemeine Symptome wie Fieber, Nachtschweiß, Krankheitsgefühl, Inappetenz, Gewichtsabnahme, Anämie und Leukozytose, was bei subphrenischen, perinephritischen und anderen, ungünstig tief gelegenen Abszessen nicht selten der Fall sein kann.

### Diagnostisches Vorgehen

Im Vordergrund des diagnostischen Vorgehens steht die exakte klinische Symptomerhebung, die zumeist eine Organlokalisation der Infektion ermöglicht. Radiologische Untersuchungsmethoden einschließlich Computertomographie, Angiographie und Ultraschall müssen ggf. die Lokalisationsdiagnostik vervollständigen.

- Im Blutbild findet sich zumeist eine deutliche Leukozytose (über $15\,000/\mu l \mathrel{\hat{=}} 15 \times 10^9/l$) und in Abhängigkeit von der Schwere und Dauer der Erkrankung eine normozytäre, zumeist normochrome Anämie.

Die Blutsenkungsreaktion ist deutlich beschleunigt; im Urin besteht häufig eine geringe Albuminurie. Die diagnostische Punktion oder Inzision einer vermuteten Eiteransammlung kann schnell die Diagnose klären. Aus dem gewonnenen Material sollte sofort ein Gram-Präparat angefertigt werden, um eine erste mikrobiologische Keimdifferenzierung zu ermöglichen. Die exakte Keimbestimmung erfolgt in der mikrobiologischen Kultur. Mittels venöser Blutkulturen können bei fortschreitenden, lymphogen bzw. hämatogen streuenden Infektionen die ätiologischen Keime nachgewiesen werden.

### Therapie

Lokalisierte Infektionen und Abszesse sind fast ausschließlich durch chirurgische Maßnahmen (Inzision, Exzision, Drainagen) zu beherrschen. Diese sollten zu einem optimalen Zeitpunkt, d.h. nach Verflüssigung des Abszesses (Fluktuation), eingesetzt werden. Wärmeapplikationen auf die infizierte Region können häufig zur Schmerzlinderung und zu einer schnelleren Einschmelzung des abszedierenden Gewebes beitragen. Die Ruhigstellung und gegebenenfalls Hochlagerung der infizierten Bereiche ist ebenfalls eine bewährte therapeutische Maßnahme.
Antibiotische Therapie ist zumeist wenig wirksam und kaum hilfreich. Sie kann bei unkritischem Einsatz und schwierig zu lokalisierenden Infektionen durchaus zu einer ungünstigen Verschleierung des klinischen Bildes führen. Ungenügende Diffusion der Chemotherapeutika, verminderte Phagozytose und reduzierte Vermehrungsfähigkeit der Keime in Abszessen sind Faktoren, die eine Antibiotikawirkung ungünstig beeinflussen bzw. aufheben. Eine allgemeine Antibiotikabehandlung ist nur bei fortschreitender, invasiver oder streuender Infektion sinnvoll. Die Substanzwahl muß sich dabei an den häufigsten ätiologischen Keimen orientieren (z.B. Hautinfektionen → Staphylococcus aureus → penicillasefestes Penicillin).
Eine Lokalbehandlung von Wundinfektionen ist nur bei oberflächlichen Hautinfektionen gerechtfertigt, weil die applizierten Chemotherapeutika nicht durch die intakte Haut diffundieren. Auf die lokale Applikation von Antibiotika sollte dabei gänzlich verzichtet werden. Statt dessen sollte die lokale Wundbehandlung mit gut verträglichen und breit wirksamen Desinfizientien (PVP-Jod, Chlorhexidin, Furacin, Rivanol, Sterosan, Vioform u.a.) erfolgen.

**Merke:** Lokalinfektionen werden gebahnt durch Traumen, Veränderungen des Organmilieus, Obstruktion normaler Abflußwege, Nekrosen, Fremdkörper, Flüssigkeitsansammlungen.
Vorwiegende Symptome der Lokalinfektion sind umschriebene Rötung, Wärme, Schwellung, Druckschmerz und Funktionseinschränkung. – Die Infektionsausbreitung ist durch Lymphangitis, Lymphadenitis, hämatogene Streuung gekennzeichnet.
Therapeutisch stehen chirurgische Maßnahmen (Inzision, Drainage) absolut im Vordergrund.

Weiterführende Literatur

Douglas, R. G., J. E. Bennett: Principles and Practice of Infectious Diseases. Wiley & Sons, New York 1979
Hoeprich, P. D.: Infectious Diseases. Harper & Row, New York 1983
Janke, W. H., M. A. Block: Chronic retroperitoneal pelvic abscesses. Arch. Surg. 90 (1965) 389–396
Ozeran, R. S.: Subdiaphragmatic abscess. Amer. Surg. 33 (1967) 64–71
Youmans, G. P., P. Y. Paterson, H. M. Sumen: The Biological and Clinical Basis of Infectious Diseases. Saunders, Philadelphia 1975

## Bakterielle Endokarditis

*H. Lode*

**Definition:** Die bakterielle Endokarditis ist eine infektiöse Erkrankung, die sich an den Herzklappen und seltener am parietalen Endokard manifestiert. Besonders an rheumatisch vorgeschädigten Klappen oder bei kongenitalen Vitien kann es im Rahmen von Bakteriämien zu einer bakteriellen Besiedelung des Endokards kommen. Das charakteristische morphologische Substrat der Endokarditis sind im Anfangsstadium thrombotische Vegetationen an den Klappenrändern, durchsetzt mit Fibrin, Thrombozyten, Leukozyten, Erythrozyten und Bakterienmassen, denen schwere Klappendestruktionen folgen können. Hinsichtlich unterschiedlicher Erscheinungsformen werden die akute, häufig septisch verlaufende Endokarditis von der subakuten, bakteriellen oder infektiösen Endokarditis unterschieden.

### Häufigkeit

Die exakte Häufigkeit der infektiösen Endokarditis ist nicht bekannt. Die international mitgeteilten Häufigkeitsfrequenzen bewegen sich zwischen 0,3–3,0 Erkrankungen pro 1000 Krankenhauseinweisungen einer internen Klinik. Bis zu 60% der Patienten mit bakterieller Endokarditis haben ein rheumatisches Vitium.

### Ätiologie

Die *akute bakterielle Endokarditis* wird zumeist durch grampositive Kokken, insbesondere Staphylokokken, verursacht (Tab. **1**). Staphylococcus aureus und Staphylococcus epidermidis sind für 10–15% aller Endokarditiden verantwortlich und finden sich besonders bei Rauschgiftsüchtigen und bei Prothesenendokarditiden; als Eintrittspforte für Staphylokokken kommen septische Thrombophlebitiden, Haut-, Knochen- und Lungeninfektionen in Betracht. Staphylococcus aureus scheint eine besondere Affinität zur Infektion der Trikuspidalklappe zu haben. Pneumokokken und A-Streptokokken (β-hämolysierend) hingegen befallen vermehrt Aorten- und Mitralklappen (Abb. **3**).

Tabelle **1** Klinisch-ätiologische Klassifikationen der akuten und subakuten bakteriellen Endokarditis

| Befunde | Akute Form | Subakute Form |
|---|---|---|
| Krankheitsdauer | <6 Wochen | >6 Wochen |
| Kardialer Status | Normale Herzklappen oder Klappenprothesen | Rheumatisches oder kongenitales Vitium; Klappenprothese |
| Häufigster bakterieller Erreger | Staphylococcus aureus bzw. epidermidis, Pneumokokken, A-Streptokokken (β-hämolysierend), Gonokokken, Pseudomonas aeruginosa | Viridans-Streptokokken, Enterokokken, anaerobe oder mikroaerophile Streptokokken |
| Antibakterielle Therapie | Penicilline | Penicilline plus Aminoglykosidantibiotika |

Die *subakute bakterielle Endokarditis* tritt vorwiegend bei erworbenen rheumatischen oder kongenitalen Vitien auf. Haupterreger ist Streptococcus viridans, der sich im Rahmen einer Bakteriämie nach Zahnextraktionen oder Tonsillitiden an den Klappen ansiedelt. Nach Schwangerschaften oder invasiven Eingriffen im Urogenitaltrakt ist vermehrt mit Enterokokken zu rechnen.

### Klinik

#### Anamnese

Die Symptomatik der häufigeren *subakuten bakteriellen Endokarditis* beginnt langsam und uncharakteristisch. Bei manchen Patienten kann eine vorangegangene Zahnextraktion, eine gastroenterologische oder urologische Manipulation, eine Tonsillektomie, ein Abort oder eine Atemwegsinfektion erfragt werden. Die allmählich sich verstärkenden Symptome sind:

- Krankheitsgefühl,
- Hinfälligkeit,
- Gewichtsabnahme,
- subfebrile Temperaturen,
- Nachtschweiße,
- Gelenkschmerzen.

Die *akute bakterielle Endokarditis* hat hingegen eine kurze Anamnese mit plötzlichem heftigem Beginn, Schüttelfrost, hohem Fieber, embolischen Phänomenen und schneller Entwicklung einer Herzinsuffizienz.

#### Klinische Befunde

Bei der klinischen Untersuchung sind Infektionssymptome von kardialen und nichtkardialen Befunden bzw. Komplikationen zu unterscheiden. Als klassische Trias einer infektiösen Endokarditis gelten:

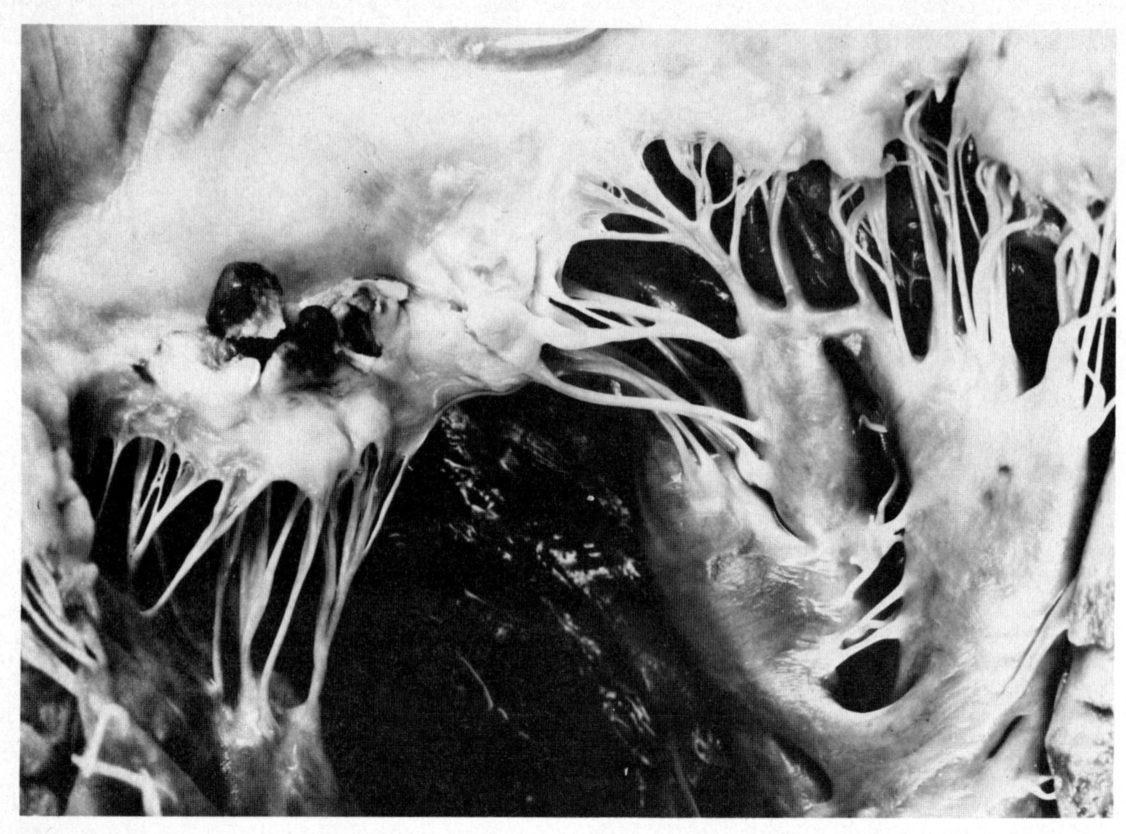

Abb. **3** Polypöse und ulzerierende Endokarditis der Mitralklappe (Überlassung freundlicherweise von Prof. Groß, Pathologisches Institut des FU-Klinikums Steglitz)

- Fieber,
- Herzgeräusche,
- Anämie.

Während Fieber und Anämie als Infektionssymptome sich im Verlauf einer subakuten Endokarditis allmählich entwickeln und verstärken, können bei einer akuten Endokarditis andere Symptome im Vordergrund stehen (Tab. **2**). Kardiale Befunde sind zumeist Folge der endokarditischen Destruktion mit Entwicklung von vorwiegend Klappeninsuffizienzen, seltener Stenosen. Neben den typischen Auskultations-, phono- und echokardiographischen (Abb. **4**) Befunden können Symptome einer myogenen Herzinsuffizienz registriert werden, die als prognostisch ungünstiges Zeichen zu werten sind. Bei foudroyant verlaufenden Endokarditiden sind eine Myokarditis und/oder Perikarditis festzustellen. Gelegentlich entstehen Myokarddefekte (z. B. durch Abszesse), aus denen in seltenen Fällen Links-rechts-Shunts resultieren können. In 14% der Endokarditispatienten, insbesondere bei Aortenklappenbefall, werden kardiale Leitungsstörungen, atrioventrikuläre Überleitungsstörungen und Schenkelblockbilder gesehen.

Nichtkardiale Komplikationen betreffen zahlreiche Organsysteme (s. Tab. **2**).

Tabelle **2** Klinische Symptome bei bakterieller Endokarditis

| Befunde | Akute bakterielle Endokarditis (in %) | Subakute bakterielle Endokarditis (in %) |
|---|---|---|
| Myogene Herzinsuffizienz | 25–65 | 25–50 |
| Allgemeinsymptome* | 95–100 | 95–100 |
| Arthralgien | 25 | 25 |
| Fieber | 92–100 | 85–95 |
| Roth-Flecken | 2 | 2–4 |
| Herzgeräusche | 60–90 | 90–99 |
| Neurologische Befunde | 33 | 33 |
| Trommelschlegelfinger | 10 | 7–50 |
| Petechien | 33–60 | 29–70 |
| Osler-Knötchen | 0–10 | 23–50 |
| Janeway-Veränderungen | 0–5 | 5 |
| Splitter-Blutungen | 2–10 | 10 |
| Splenomegalie | 33 | 50 |
| Anämie | 40–50 | 50–80 |
| Leukozytose | 25–50 | 74 |
| Positive Blutkulturen** | 78–98 | 60–90 |
| Hämaturie/Erythrozyturie | 25–78 | 29–80 |

* Abgeschlagenheit, Kopfschmerzen, Übelkeit, Myalgien

** Häufiger positiv ohne vorangehende Antibiotikatherapie

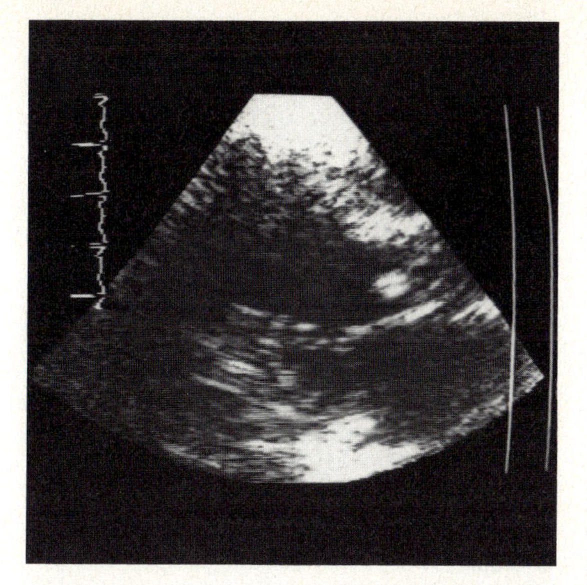

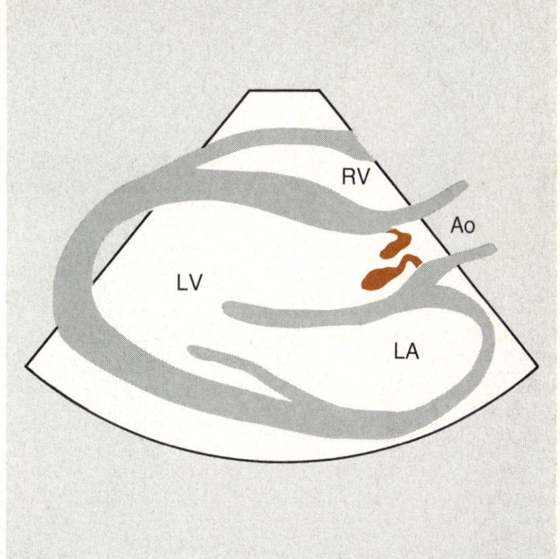


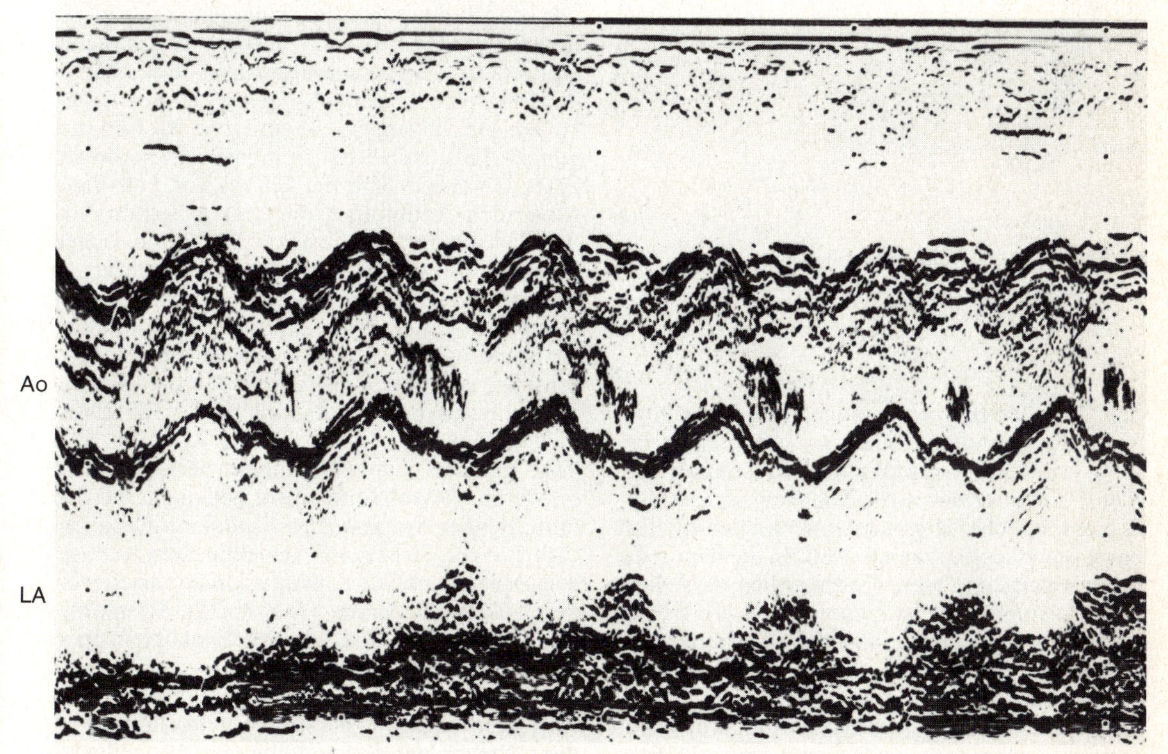


Abb. **4** M-Mode und 2D-Echokardiogramm von einer Patientin mit frischer Aortenklappenendokarditis (Überlassung freundlicherweise von Prof. Biamino, Kardiologische Abteilung im FU-Klinikum Steglitz). LV = linker Ventrikel, RV = rechter Ventrikel, Ao = Aorta, LA = linker Vorhof

Diagnostisches Vorgehen

Beweisend für eine bakterielle Endokarditis ist der mikrobiologische Keimnachweis (insbesondere von Streptococcus viridans), der zusammen mit den Symptomen Fieber, Anämie sowie dem Nachweis eines Vitium cordis die Diagnose sichert. Vorrangige diagnostische Maßnahme ist demnach die Gewinnung von

– 4–6 venösen Blutkulturen.

Diese sollten in anaeroben und aeroben Kulturmedien angelegt und möglichst unmittelbar vor oder während des Fieberanstiegs nach sorgfältiger Hautdesinfektion an unterschiedlichen Körperregionen abgenommen werden. Bis zu 20% der bakteriellen Endokarditiden haben negative Blutkulturen, als Ursache hierfür müssen unzureichende mikrobiologische Technik und/oder Hemmstoffe im Patientenblut angenommen wer-

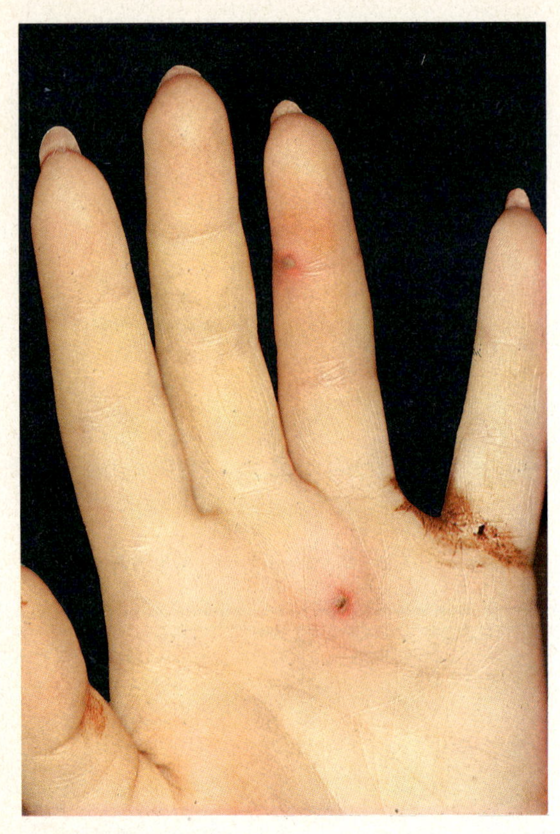

Abb. **5** Septische Hautmetastasen bei einer Patientin mit Staphylokokken-Endokarditis der Aortenklappe

den. Zunehmend werden auch als Erreger Pilze, Viren und Parasiten isoliert, so daß sich der Begriff »infektiöse« Endokarditis in Zukunft vermehrt durchsetzen wird. Die exakte Untersuchung sämtlicher Organsysteme und der Haut sichert Emboliephänomene (Abb. **5**), die häufig die ersten Symptome einer Endokarditis darstellen. Eine Splenomegalie ist heute seltener als früher, sie gilt aber bei ihrem Nachweis als harter diagnostischer Parameter.

*Laboruntersuchungen* können bei längerem Endokarditisverlauf eine zumeist normochrome Anämie aufdecken; die Leukozyten sind mit Ausnahme von Staphylokokken-Endokarditiden selten erhöht (> 14000/μl ≙ > 14 × $10^9$/l), im Differentialblutbild besteht häufig eine Linksverschiebung. Eine Leukopenie findet sich gelegentlich bei deutlicher Splenomegalie. Bei über 90% der Patienten besteht eine beschleunigte Blutsenkung (> 30 mm/1. Std.). Im Urin findet sich bei über der Hälfte der Patienten eine Proteinurie und eine Erythrozyturie.

### Differentialdiagnose

Bestehen mehrere typische Symptome (Fieber, Petechien, Splenomegalie, Anämie, Erythrozyturie, Emboliephänomene usw.) bei Patienten mit einem pathologischen Herzgeräusch, ist die Diagnose weitgehend klar. Bei nur wenigen Symptomen ist die Abgrenzung zum rheumatischen Fieber mit Karditis problematisch, insbesondere bei sehr jungen Patienten und bei negativen Blutkulturen.

Die subakute bakterielle Endokarditis ist eine durchaus geläufige Ursache für »Fieber ungeklärter Herkunft«. Die Endokarditis muß hierbei abgegrenzt werden gegen Tumorerkrankungen, Lupus erythematodes visceralis, Periarteriitis nodosa, Poststreptokokken-Glomerulonephritis und intrakardiale Tumore (Vorhofmyxom). Dissezierende Aortenaneurysmen mit akuter Aorteninsuffizienz können eine Endokarditis vortäuschen ebenso wie die Postkardiotomie- bzw. Postthorakotomie-Syndrome. Ein Medikamentenfieber kann ebenfalls zu der irrtümlichen Annahme einer Endokarditis führen.

### Therapie

Die morphologischen Besonderheiten der infektiösen Endokarditis mit häufig ausgeprägten amorphen Klappenauflagerungen und hohen Keimzahlen bis zu $10^9$–$10^{12}$ per g Gewebe haben zu einigen allgemein akzeptierten Basisüberlegungen hinsichtlich der optimalen Therapie geführt. Gefordert wird der Einsatz von bakterizid wirkenden Antibiotika, die exakte Bestimmung der In-vitro-Empfindlichkeit des ätiologischen Erregers, eine parenterale und ausreichend lange Therapie, die Überwachung einer bakteriziden Serumaktivität und eine kontinuierliche ununterbrochene Antibiotikazufuhr über einen Mindestzeitraum von (2–) 3–4 Wochen. Mit dem Beginn der antibiotischen Behandlung bei der subakuten bakteriellen Endokarditis kann durchaus 2–3 Tage gewartet werden, während bei der akuten schweren Verlaufsform sofort behandelt werden muß. Bei der *Streptokokken*-Endokarditis sollten täglich 6–12–20 Mega E Penicillin G in 8stündigem Abstand mittels Kurzinfusion appliziert werden, zusätzlich täglich 1 × 15 mg/kg Streptomycin i.m. oder 3 × 1–1,5 mg/kg Gentamicin bzw. Tobramycin i.m. oder i.v.

Bei der *Enterokokkeninfektion* muß in jedem Fall eine Kombinationstherapie durchgeführt werden. Neben der Behandlung mit Penicillin G (20–40 Mega E täglich über 6 Wochen) plus Streptomycin (15,0 mg/kg alle 24 Stunden i.m. für 4 Wochen) wird heute mehr die Therapie mit Ampicillin (3–4 × 3–4,0 g i.v. täglich über 6 Wochen) plus Gentamicin bzw. Tobramycin (3 × 1 mg/kg täglich i.v. oder i.m. über 4 Wochen) empfohlen.

*Staphylokokken* werden als Erreger in 10–15% der bakteriellen, zumeist akuten Endokarditis insbesondere bei Rauschgiftsüchtigen und nach Herzoperationen isoliert. Diese werden mit penicillinasefesten Penicillinen (Oxacillin, Flucloxacillin u.a.) in einer Dosierung von 12 g (3 × 4 g) täglich oder bei Penicillinunverträglichkeit mit Cephalotin oder Cefamandol (3 × 3–4,0 g täglich) über 4 Wochen behandelt. Bei schwersten, foudroyant verlaufenden Staphylokokken-Endokarditiden sollte eine Kombination mit Aminoglykosidantibiotika (vorzugsweise Tobramycin oder Gentamicin) eingesetzt werden. Die Therapiedauer sollte wegen der hohen Rezidivquote und Mikroabszeßbildung mindestens 6 Wochen betragen.

*Pneumokokken-, Gonokokken- und Meningokokken-Endokarditiden* werden mit 12–20 Mega E Penicillin G täglich über 4 Wochen behandelt.

Endokarditiden durch *gramnegative Bakterien* bedeuten zumeist Probleminfektionen. In diesen Fällen sollten auf der Basis der Resistenzbestimmung $\beta$-Lactamantibiotika zusammen mit Aminoglykosiden eingesetzt werden. *Anaerobier-Endokarditiden* sind sehr selten. Bei grampositiven anaeroben Erregern sollte Penicillin G verabreicht werden, bei Bacteroides-fragilis-Stämmen wird Clindamycin, Cefoxitin oder Metronidazol in hohen Dosierungen empfohlen.

Bei Endokarditiden *ohne Keimnachweis* sollte wie bei einer Enterokokkeninfektion (s. oben) behandelt werden.

#### Chirurgische Therapie

Eine therapie-refraktäre Herzinsuffizienz, rezidivierende Embolien und eine antibiotisch nicht zu beeinflussende Infektion (insbesondere bei Pilzinfektionen) stellen Indikationen für einen frühzeitigen Herzklappenersatz dar. Dies gilt insbesondere bei Befall der Aortenklappe und bei Nachweis von Staphylokokken, Anaerobiern und gramnegativen Bakterien (insbesondere Pseudomonas aeruginosa).

### Prognose und Verlauf

Vor der Ära der Antibiotikatherapie sind praktisch alle Endokarditis-Patienten verstorben. Heute ist die Infektion nur bei schwerem akutem septischem Verlauf (zumeist bei Staphylokokken) als Todesursache anzusehen. Die progrediente, nicht beherrschbare Herzinsuffizienz, Embolien, Ruptur eines mykotischen Aneurysmas und Niereninsuffizienz sind heute die häufigsten Todesursachen. Die Ergebnisse der alleinigen antibiotischen Therapie bei Endokarditiden durch gramnegative Bakterien sind mäßig, bei Pilzen schlecht, so daß hier bessere Resultate nur durch einen frühzeitigen Klappenersatz erzielt werden. Die Langzeitprognose nach ausgeheilter infektiöser Endokarditis ist nicht ungünstig. Die häufigsten Rezidive treten in den ersten 2–6 Monaten auf. Die Überlebenszahlen betragen nach 5 Jahren 75%, nach 10 Jahren 59% und nach 15 Jahren 48%. Wie bei rheumatischen Vitien besteht auch für postendokarditische Herzen eine vermehrte Neigung zu bakteriellen Rezidiven. Deshalb sollte eine gezielte Prophylaxe (Tab. **3**) durchgeführt werden bei:

- zahnärztlichen Manipulationen,
- endoskopischen und chirurgischen Eingriffen am Respirations-, Urogenital- und unteren Gastrointestinaltrakt sowie bei der
- Herzchirurgie.

Tabelle **3** Endokarditisprophylaxe

**1. Vor zahnärztlichen Eingriffen sowie vor endoskopischen und chirurgischen Eingriffen am gesamten Respirationstrakt:**

200000 E Penicillin G/Procain-Penicillin 600000 E i.m. 0,5–1,0 Std. *vor* dem Eingriff, danach 0,5–1 Mill. E eines oralen Penicillins alle 6 Stunden für 2 Tage – oder orales Penicillin 2 Mill. E 0,5–1,0 Std. *vor* dem Eingriff, danach 0,5–1,0 Mill. E orales Penicillin alle 6 Stunden für 2 Tage (bei bes. Gefährdung: plus Streptomycin i.m. vor dem Eingriff)

*Bei Penicillinallergie:*

Erythromycin 1 g oral 1,5–2,0 Std. *vor* dem Eingriff, dann 500 mg alle 6 Std. für 2 Tage plus Streptomycin oder Vancomycin 0,5–1,0 g *vor* dem Eingriff, dann 0,5 g alle 6 Std. für 3 Tage plus Streptomycin 1,0–2,0 g

**2. Vor chirurgischen Eingriffen oder instrumentellen Manipulationen im Urogenitaltrakt und unteren Gastrointestinalbereich:**

1 g Ampicillin i.m. oder i.v. plus 1,5 mg/kg KG Gentamicin i.m.* 0,5–1,0 Std. *vor* dem Eingriff, danach 3mal die gleiche Dosis alle 8 Std. über 24 Stunden

* Bei Patienten unter Antikoagulantien *keine* i.m. Injektion! Ersatz von Procain-Penicillin durch Penicillin G bzw. Streptomycin durch Gentamicin i.v.

**Merke:** Fieber, Herzgeräusche und Anämie sowie Blutsenkungsbeschleunigung sind die führenden Symptome der infektiösen Endokarditis. An häufigen Komplikationen treten kardiale Insuffizienz und Emboliephänomene auf, seltener Milzvergrößerung und Hautveränderungen (Osler-Knoten, Trommelschlegelfinger). Beweisend für die Diagnose ist der Nachweis von Bakterien (zumeist Streptokokken) im Blut. Die Therapie muß gezielt mit bakteriziden Antibiotika hochdosiert und ausreichend lange vorgenommen werden.

### Weiterführende Literatur

Anschütz, F.: Endokarditis. Thieme, Stuttgart 1968
Bourgoult, A.M., W.R. Wilson, J.A. Washington: Antimicrobial succeptibilities of viridans streptococci. J. infect. Dis. 140 (1979) 316–321
Chase, R.M.: Infective endokarditis today. Med. Clin. N. Amer. 57 (1973) 1383–1393
Kaplan, E.L., B.F. Anthony, A. Bisno, D. Durack, H. Houser, H.D. Millard, J. Sanford, S.T. Stulman, A. Taranta, N. Wegner: Prevention of bacterial endokarditis. Circulation 56 (1977) 139A–143A
Kaye, D.: Infective Endokarditis. University Park Press, Baltimore 1976

Lode, H., C.M. Harnoß, J. Wagner, G. Biamino, R. Schröder: Infektive Endokarditis – Klinik, Therapie und Verlauf bei 103 Erkrankungen. Dtsch. med. Wschr. 107 (1982) 967–974
Lüthy R., W. Siegenthaler, W. Stille: Endokarditiden und Perikarditiden bei bakteriellen Erkrankungen. In Walter, A.M., L. Heilmeyer: Antibiotika-Fibel, 4. Aufl., hrsg. von H. Otten, M. Plempel, W. Siegenthaler. Thieme, Stuttgart 1975
Ralimitoola, S.H.: Infective Endocarditis. Grune & Stratton, New York 1978
Youmans, G.P., P.Y. Paterson, H.M. Sumers: The Biologic and Clinical Basis of Infectious Diseases. Saunders, Philadelphia 1975

## Septikämie

*W. Stille*

**Definition:** Nach der klassischen Definition stellen Septikämien (traditionelle Bezeichnung »Sepsis«) eine Gruppe von heterogenen Erscheinungen dar, bei denen von einem Sepsisherd im Körper kontinuierlich oder schubweise Bakterien in die Blutbahn gelangen. Dabei können die Symptome von Absiedlungen, aber auch Allgemeinerscheinungen (septischer Schock) klinisch im Vordergrund stehen.
Septikämien sind der schwerste Fall einer Infektion durch fakultativ pathogene Erreger; die Regeln für die Behandlung septikämischer Infektionen gelten auch bei schweren Infektionen.

Für das Zustandekommen und die klinische Manifestation einer Septikämie sind drei Faktoren wichtig:

1. Art der Erreger,
2. Eintrittspforte,
3. eine ggf. vorliegende Abwehrschwäche.

Septikämien sollten daher nach diesen drei Parametern, z.B. »Staphylokokken-Septikämie nach Panaritium bei Lymphogranulomatose«, definiert werden. In die klinische Kurzbezeichnung kann auch die Entwicklung eines septischen Schocks bzw. von Metastasen eingeschlossen werden. Wenn keine Eintrittspforte nachweisbar ist, liegt eine »kryptogene« Septikämie vor. Eine Einteilung in Grampositiven- und Gramnegativen-Septikämien ist sinnvoll; es gibt hierbei wichtige klinische Unterschiede. Darüber hinaus gibt es eine Reihe von Sonderformen wie:

- bakterielle Endokarditis,
- hämatogene Meningitis,
- hämatogene Osteomyelitis,
- Infusionsseptikämie,
- Infektion intravasaler Fremdkörper (Endoplastitis).

Septikämische Infektionskrankheiten (Typhus, Brucellose) fallen nicht in die Definition einer Septikämie.

### Mikrobiologie

Im Prinzip können fast alle Bakterien und Pilze gelegentlich in die Blutbahn einbrechen. Die Haupterreger septikämischer Infektionen sind in Tab. **4** u. **5** zusammengestellt.

**Tabelle 5** Erregerspektrum septikämischer Infektionen (Med. Univ.-Klinik Frankfurt/M. 1960–1978)

| Erreger | Anzahl | % |
|---|---|---|
| Vergrünende u. anhäm. Streptokokken | 94 | 10,1 |
| Streptococcus pyogenes | 11 | 1,2 |
| Enterokokken | 60 | 6,5 |
| Pneumokokken | 44 | 4,7 |
| Staphylococcus aureus | 130 | 14,0 |
| Brucella | 8 | 0,9 |
| Meningokokken | 12 | 1,3 |
| Escherichia coli | 165 | 17,7 |
| Proteus | 36 | 3,9 |
| Klebsiella u. Enterobacter | 56 | 6,0 |
| Pseudomonas aeruginosa | 83 | 8,9 |
| Salmonella | 68 | 7,3 |
| Mischsepsis | 41 | 4,4 |
| Sonstige Erreger | 122 | 13,1 |
| Gesamt | 930 | |

Eine Gramnegativen-Septikämie (Enterobakterien und Pseudomonas) war von 1970–1980 deutlich häufiger als eine Grampositiven-Septikämie (Staphylokokken, Streptokokken). Die Frequenz von Erregern hängt freilich in großem Umfang vom Patientengut einer Klinik ab. Je nach der Eintrittspforte und der klinischen Form einer septikämischen Infektion gibt es ein typisches Erregerspektrum.

### Klinik

Klinisches Hauptsymptom ist hohes Fieber; bei gramnegativen und anaeroben Keimen typischerweise mit intermittierenden Schüttelfrösten, bei Staphylokokken z.T. jedoch als kontinuierliches Fieber; Fieber kann bei Schwerkranken und bei sehr alten Patienten gelegentlich auch fehlen. Bei längerem Verlauf findet sich meist eine große, weiche (septische) Milz, die nicht einfach zu palpieren ist. Bei Ausgangsherden im Abdomen besteht oft eine schmerzhafte Leberschwellung, selten Ikterus. Hämorrhagische oder pustulöse Hautherde kommen bei Meningokokken, Gonokokken (Abb. **6**), Staphylokokken (Abb. **7**), A-Streptokokken (Abb. **8**), nicht aber bei Enterobakterien vor. Pseudomonas-Absiedlungen bei myeloischer Insuffizienz können als große hämorrhagische Nekrose ein recht typisches klinisches Bild bieten (Abb. **9**). Mikroembolien (Finger, Fingernägel, Augenhintergrund, Niere) sind

Tabelle **4** Erregerspektrum bei den wichtigsten klinischen Formen der Sepsis

| | Streptococcus pyogenes (A) | Streptococcus faecalis (D) | Streptococcus viridans | Pneumokokken | Staphylococcus aureus | Staphylococcus epidermidis | Escherichia coli | Klebsiella/ Enterobacter | Proteus mirabilis | Proteus vulgaris | Pseudomonas aeruginosa | Salmonella | Bacteroides species | Haemophilus influenzae | Meningokokken | Gonokokken | Sonstige |
|---|---|---|---|---|---|---|---|---|---|---|---|---|---|---|---|---|---|
| Urosepsis | | △ | | | | | ● | △ | ▲ | △ | △ | | | | | | Serratia |
| Cholangitische Sepsis | | △ | △ | | | | ● | ▲ | △ | △ | | △ | ● | | | | Clostridien |
| Postoperative Sepsis | ○ | △ | | | ● | | △ | △ | △ | △ | △ | | △ | | | | |
| Dentogene/tonsillogene Sepsis | ▲ | | | △ | ▲ | | ○ | ○ | | | | | ● | ○ | | | |
| Hämatogene Osteomyelitis | ○ | | | | ● | | | | | | | ○ | | ○ | | | Brucella |
| Infektion intravasaler Fremdkörper (Endoplastitis) | | ○ | | | ● | ▲ | | | | | ▲ | | | | | | Hefen |
| Sepsis bei myeloischer Insuffizienz | ○ | ○ | | ○ | ▲ | | ▲ | ▲ | △ | △ | ● | ○ | ○ | | ○ | | Pilze |
| Sepsis bei Heroinsucht | ○ | ○ | | | ● | △ | ○ | ○ | ○ | ○ | ▲ | | | | | | Pilze |
| Infusionsseptikämie | | | | | ○ | ○ | △ | △ | △ | △ | ▲ | | | | | | Wasserkeime |
| Subakute bakt. Endokarditis (Endocarditis lenta) | | ▲ | ● | | | △ | | | | | | | | | | | |
| Akute (septische) Endokarditis | △ | | | △ | ● | | ○ | ○ | ○ | ○ | ○ | ○ | ○ | ○ | ○ | ○ | |
| Postoperative Endokarditis (Frühform) | | ○ | ○ | | ● | ▲ | ○ | ▲ | ○ | ○ | ▲ | | | | | | Serratia |
| Postoperative Endokarditis (Spätform) | | ▲ | ● | | ▲ | ▲ | ○ | ○ | ○ | ○ | ○ | | | ○ | | | Pilze |
| Sepsis mit Hautmetastasen | △ | | | | ▲ | | | | | | △ | | △ | | ● | ▲ | |
| Sepsis mit Lungenabsiedlungen | △ | | | | ● | | | | | | | | ▲ | | | | |
| Metastatische Herdenzephalitis | | △ | △ | | ● | | | | | | | | | | | | |
| Hämatogene Meningitis | ○ | | | ● | △ | | ○ | ○ | | | ○ | ○ | ○ | ▲ | ● | ○ | Listerien |
| Sepsis bei Verbrennungen | △ | △ | | | ▲ | | △ | △ | △ | △ | ● | | | | | | Pilze |
| Septischer Schock | | | | △ | | | ● | ● | ● | ● | ▲ | ○ | △ | | △ | | |
| Sepsis post partum/post abortum | ▲ | △ | | | △ | | ● | ▲ | ▲ | ▲ | ▲ | | △ | | | ○ | |

○ sehr selten △ selten ▲ mäßig oft ● Haupterreger

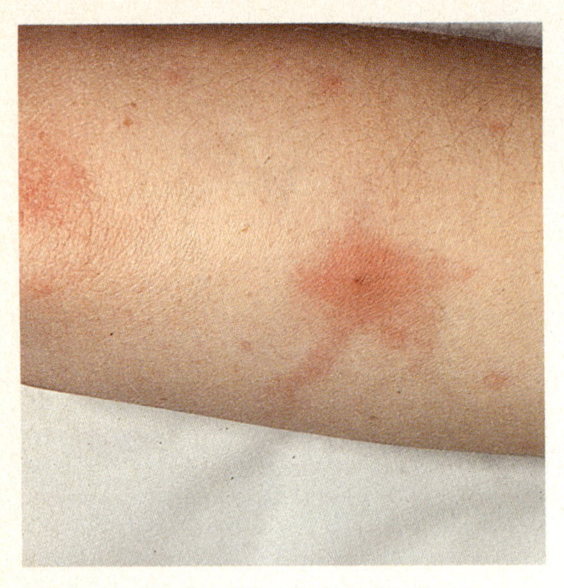

Abb. **6** Hautherde bei Gonokokken-Sepsis

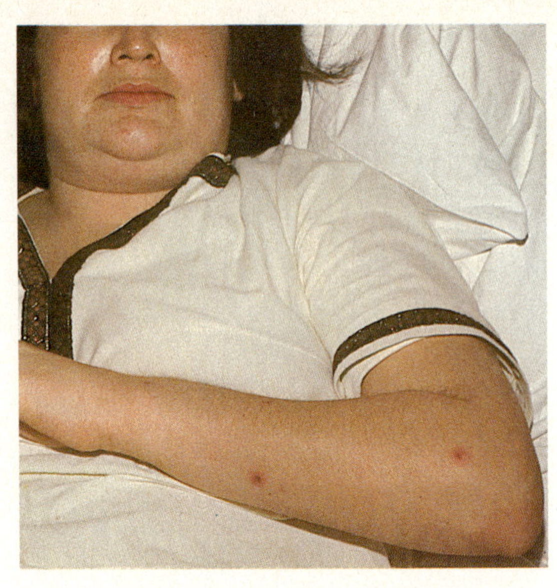

Abb. **7** Hautherde bei Staphylokokken-Sepsis

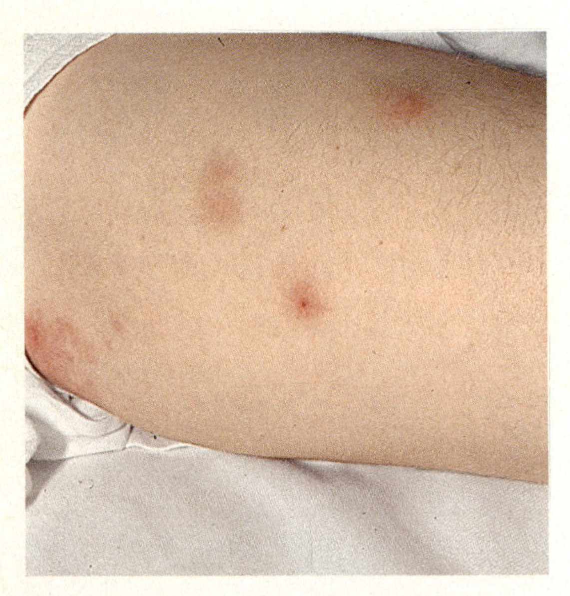

Abb. **8** Hautherde bei Streptokokken-Sepsis

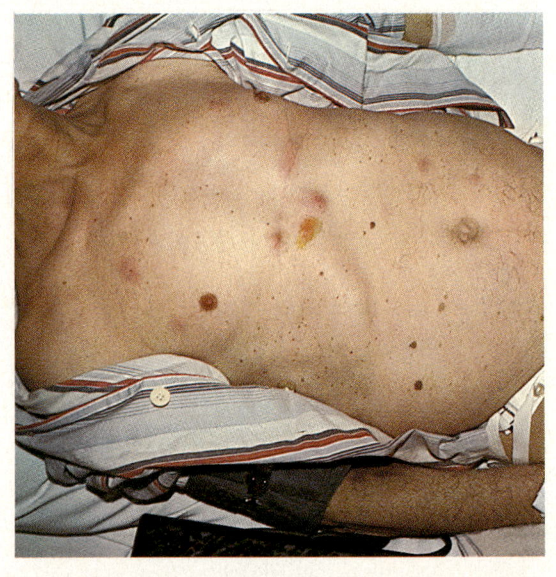

Abb. **9** Hautherde bei Pseudomonas-Sepsis

ein Hinweis auf eine bakterielle Endokarditis, evtl. auch auf eine Candida-Septikämie. Der Ausgangsherd einer Septikämie kann sehr deutlich sein; oft entdeckt man ihn aber erst nach ausgiebiger Untersuchung. Häufige Eintrittspforten sind: Hauteiterungen, Venenkatheter, Lymphangitis, Lymphadenitis, Harnwegsinfektionen, Prostatitis, Adnexitis, Cholangitis, Divertikulitis, Kolonkarzinom, Abszesse im Mundbereich. Septische Absiedlungen erfolgen bevorzugt in Hirnhäute (Lumbalpunktion), Lunge (Röntgenbild), Leber (Transaminasen, Vergrößerung, Sonographie), Niere (Erythrozyturie, Klopfschmerz, Niereninsuffizienz, Sonographie, CT), Knochen und Gelenke (Schmerz, Röntgenbild, CT). Auch das Auftreten eines wechselnden Herzgeräusches (Endokarditis) sowie Augenveränderungen (septische Retinitis, Ophthalmitis) sollten beachtet werden. Das Auftreten eines septischen Schocks spricht für eine Infektion mit gramnegativen Stäbchen; es verschlechtert die Prognose einer Septikämie erheblich (Niereninsuffizienz, Schocklunge).

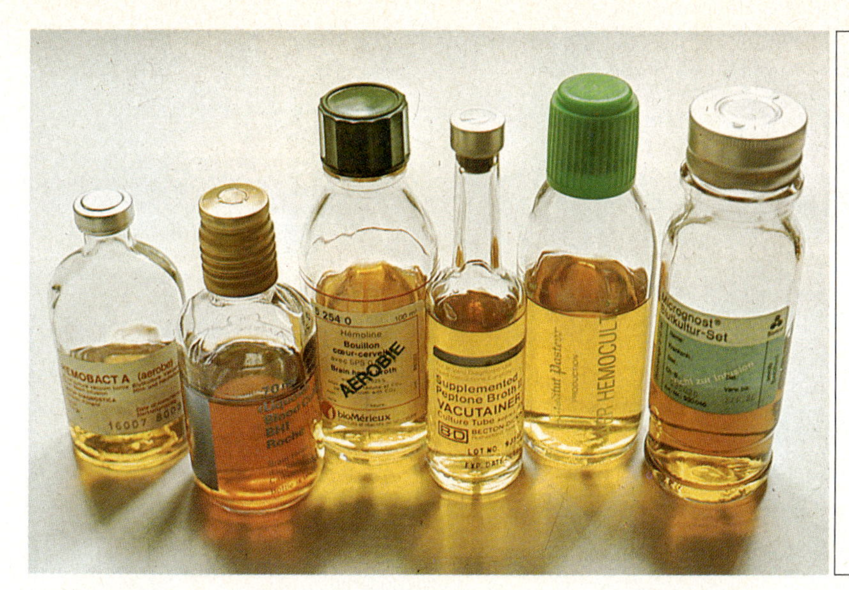


Abb. **10** Unterschiedliche Blutkulturflaschen

### Epidemiologie

Genaue Zahlen über die Frequenz septikämischer Infektionen sind nicht bekannt. Eine Schätzung von 0,5–1,0 Fall pro Krankenbett und Jahr erscheint zumindest für internistische Stationen mit gemischtem Krankengut realistisch.

### Pathogenese

Der Eintritt in die Blutbahn erfolgt meist über eine septische Thrombophlebitis im Wundgebiet oder im Bereich eines regionären Lymphknotens. Von Hohlorganen ausgehend (Galle, Harnwege) kann es aber auch zu direkter Einschwemmung in die Blutbahn kommen. Septikämische Absiedlungen können ihrerseits zum erneuten Streuherd werden.

### Diagnostisches Vorgehen

Bei der Anamnese müssen resistenzmindernde Grundkrankheiten (Leukämie, Leberzirrhose, Plasmozytom, Heroinsucht u.a.) und typische Vorkrankheiten (Hauteiterungen, Abort, Operationen, urologische Manipulationen u.a.) erfragt werden. Meist besteht eine hohe Leukozytose mit Linksverschiebung und toxischer Granulation. Bei Pseudomonasinfektionen, aber auch bei foudroyanten Infektionen durch andere Erreger kann die Leukozytose, nicht aber die Linksverschiebung fehlen. Die Blutsenkungsgeschwindigkeit ist stark bis maximal erhöht. In der Elektrophorese findet sich eine Vermehrung der $\alpha_2$-Globuline. Häufig bestehen geringe Transaminasenerhöhungen, bevorzugt der GOT. Bei septischem Schock (s. S. 11.14) findet sich ein therapieresistentes Kreislaufversagen mit Nierenversagen und Entwicklung einer Schocklunge. Die Röntgenaufnahme des Thorax ist wichtig (septische Metastasen, Lungenödem, Schocklunge).

Die wichtigste diagnostische Maßnahme sind Blutkulturen (Abb. **10**). Generell sollten gleichzeitig eine aerobe und eine anaerobe Blutkulturflasche beimpft werden. Da Enterobakterien nur kurze Zeit im Blut zirkulieren, ist eine Entnahme von Blutkulturen im Schüttelfrost bzw. Fieberanstieg sinnvoll. Eine 3- bis 5malige Wiederholung von Blutkulturen erhöht die Trefferquote. Bei Staphylokokken-Septikämie, Endokarditis und Endoplastitis besteht meist eine Dauerbakteriämie, so daß auch eine Entnahme bei lange bestehendem Fieber sinnvoll ist. Der Nachweis fakultativ pathogener Bakterien bei klinisch typischem Krankheitsbild beweist recht weitgehend eine Septikämie. Schwierig wird die Interpretation, wenn typische Hautkeime (Staphylococcus epidermidis) oder typische Kontaminationen nachgewiesen werden (z.B. aerobe Sporenbildner). Nur ein wiederholter Nachweis des gleichen Stammes beweist eine Infektion durch derartige Keime. Wichtig ist dabei die sorgfältige und penible Hautdesinfektion, am besten mit Jodtinktur. Die Entnahme von Blutkulturen aus Venenkathetern sollte wegen der Kontaminationsgefahr möglichst vermieden werden.

Ein Erregernachweis ist auch aus Ausgangsherden und Absiedlungen möglich; dabei kann jedoch die Aussagefähigkeit bei mischinfizierten Herden weniger gut sein. Erreichbare Herde sollten, wenn möglich, punktiert werden. Eine serologische Diagnostik septikämischer Erkrankungen ist nur sehr bedingt möglich (evtl. bei Staphylokokken- bzw. A-Streptokokken-Septikämien). Kontrollen unter der Therapie bestehen aus der Überwachung klinischer Parameter, wie Entfieberung, Rückgang der Leukozytose, Verschwinden von Metastasen, Rückgang des Milztumors.

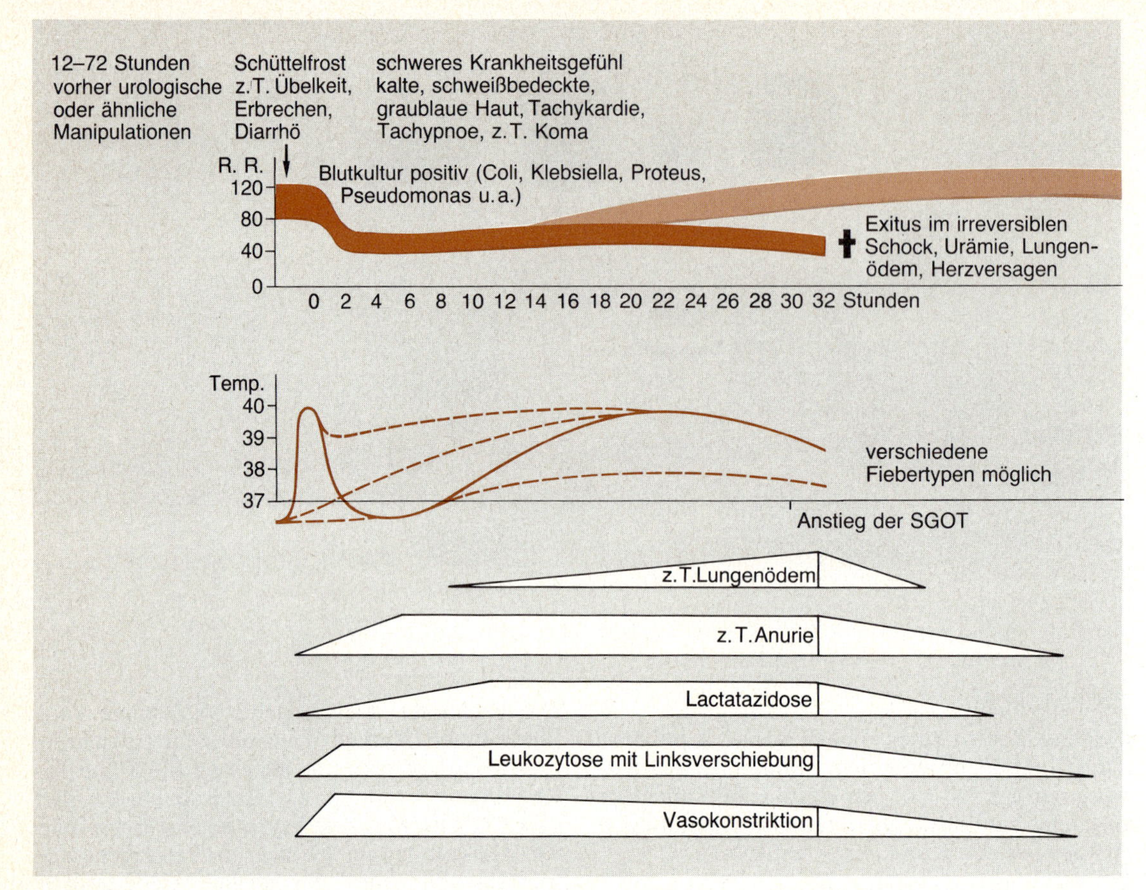


Abb. 11 Schema der Gramnegativen-Sepsis mit septischem Schock

Therapie

Es gibt hierbei allgemeine Regeln:

1. Die Auswahl des Antibiotikums richtet sich nach den angezüchteten Erregern und ihrem Antibiogramm, daneben aber auch nach dem klinischen Bild, der Eintrittspforte sowie eventuellen Organbeteiligungen. Generell sollten bakterizide Substanzen – in erster Linie $\beta$-Lactamantibiotika – verwendet werden. Bei Infektionen durch weniger empfindliche oder schwer angreifbare Erreger ist eine synergistische Kombinationstherapie, in erster Linie mit Aminoglykosiden, notwendig.
2. Die Behandlung muß über längere Zeit parenteral in hoher Dosis durchgeführt werden. Insbesondere bei Formen, die zu Abszedierung führen, treten häufig Rezidive auf.
3. Größere Sepsisausgangsherde müssen durch Punktion oder Drainage saniert werden.
4. Eine sorgfältige Überwachung, insbesondere hinsichtlich Nebenwirkungen der Therapie, sowie unspezifische Behandlungsmaßnahmen wie Schocktherapie, Bluttransfusionen, Ausgleich von Elektrolytstörungen sind wichtig.

Die moderne Antibiotikatherapie septikämischer Infektionen stützt sich in erster Linie auf Penicilline und Cephalosporine. Als Kombinationspartner der $\beta$-Lactamantibiotika kommt ein Aminoglykosid in Frage, um ein möglichst lückenloses Wirkungsspektrum oder synergistische Effekte zu erzielen. Die Initialtherapie eines septischen Krankheitsbildes muß sich nach den klinischen Symptomen, anamnestischen Angaben, Eintrittspforten, Absiedlungen sowie der Initialsymptomatik orientieren.

## Septischer Schock

Bei einer Gramnegativen-Septikämie entwickelt sich häufig ein septischer Schock. Eine Escherichia-coli-Sepsis ist häufiger (30–40%) von einem septischen Schock begleitet als Septikämien durch Klebsiellen, Proteus oder Pseudomonas. Selten kann ein septischer Schock auch als Folge einer Infektion mit Pneumokokken, Staphylokokken, Clostridien auftreten. Ein septischer Schock hat weitgehende Gemeinsamkeiten mit einem Endotoxinschock – einem tierexperimentellen Schockmodell nach Zufuhr von Endotoxin abgetöteter Enterobakterien.
Ein septischer Schock läßt sich deutlich in eine Früh- und eine Spätphase unterteilen. Er beginnt als Ausdruck der bakteriellen Einschwemmung

nahezu immer mit einem Schüttelfrost, der oft von Übelkeit, Erbrechen und Durchfall begleitet ist. Direkt anschließend kommt es meist zu einem steilen Fieberanstieg. Während des Schüttelfrostes und des Fieberanstiegs sind Bakterien im Blut kulturell nachweisbar. Nach einem unterschiedlich langen Intervall (2–18 Std.) nach dem Schüttelfrost entwickelt sich ein Schockzustand mit zunächst warmer, dann kalter, schweißbedeckter Haut, schwerem Krankheitsgefühl, z.T. Benommenheit und Koma. In dieser Phase bestehen meist eine Hypotonie, eine Leukozytose mit starker Linksverschiebung sowie eine Lactatazidose mit erniedrigtem $p_aCO_2$. Der klinisch wichtigste Mechanismus im septischen Schock ist eine langanhaltende Vasokonstriktion. Der Ablauf eines septischen Schocks ist schematisch in der Abb. **11** dargestellt. Warum nur ein Teil der Patienten mit einer Gramnegativen-Sepsis einen septischen Schock bekommt, ist letztlich unklar. Es erscheint naheliegend, daß quantitative Mechanismen eine Rolle spielen – so ist ein septischer Schock bei einer Bakteriämie mit geringen Keimzahlen kaum vorstellbar. Es gibt aber auch Hinweise auf unterschiedliche Entgiftung von Endotoxinen durch das RES. Klinisch ist auffällig, daß bevorzugt Patienten mit schweren Grundkrankheiten einen septischen Schock bekommen. Die Letalität eines septischen Schocks ist hoch, etwa ⅔ der Patienten mit septischem Schock sterben. Mit sorgfältiger Intensivmedizin läßt sich die Letalität etwas senken. Limitierende Komplikationen bleiben jedoch das Nierenversagen (Schockniere), die Entwicklung einer Schocklunge sowie einer sekundären Verbrauchskoagulopathie.

Die Therapie des septischen Schocks wird entsprechend der z.T. unklaren Pathogenese nicht einheitlich beurteilt. Die einzelnen Maßnahmen lassen sich wie folgt zusammenfassen:

Bewährte Maßnahmen bei septischem Schock:

1. Hochdosierte, massive, intravenöse Gabe von bakterizid wirkenden Antibiotika.
2. Digitalisierung bei Herzinsuffizienz.
3. Gabe von Sauerstoff.
4. Sorgfältige Allgemeinpflege und Überwachung mit Substitution von Elektrolytstörungen bzw. Bluttransfusion, wenn bereits vorher eine Anämie bestand. Behandlung von Spätmanifestationen wie Schockniere, Schocklunge, Lungenödem, Verbrauchskoagulopathie.
5. Von fraglichem Wert beim septischen Schock sind hochdosierte Glukokortikoide, Heparin, Dopamin, Dobutamin, Orciprenalin, Proteinasenhemmer, $\alpha$-Rezeptorenblocker.

Die Vielzahl der empfonlenen Therapieformen zeigt, daß es bis jetzt keine überlegene Therapie des septischen Schocks gibt.

**Merke:** Septikämien sind schwere Infektionen, die durch kontinuierlichen oder schubweisen Bakterieneinbruch in die Blutbahn gekennzeichnet sind.
Wichtige Faktoren sind die Art der Erreger, deren Eintrittspforte und der Immunstatus des Organismus. Klinische Symptome sind vorwiegend Fieber, Milzvergrößerung, Mikroembolien, Hautveränderungen, schweres Krankheitsgefühl; die bedrohlichste Septikämieauswirkung ist der septische Schock. Diagnostisch ist der Erregernachweis vordringlich. Die Behandlung erfolgt hochdosiert mit bakterizid wirkenden Antibiotika; falls möglich, sollte der Sepsisausgangsherd saniert werden.

Weiterführende Literatur

Garrod, L., H. Seneca, E. Jawetz, J. Freres: Present Diagnosis and Treatment of Septicemia. Karger, Basel 1976
Hershey, S., L. del Guercio, R. McConn: Septic Shock in Man. Little, Brown & Co., Boston 1971
Holloway, W., W. Taylor: Sepsis. Futura, New York 1973
Lüthy, R., W. Siegenthaler, W. Stille: Septikämien bei bakteriellen Erkrankungen. In Walter A. M., I. Heilmeyer: Antibiotika-Fibel, 4. Aufl. Thieme, Stuttgart 1975
Phillips, I., P. Meers, P. D'Arcy: Microbiological Hazards of Infusion Therapy. MTP, Lancaster 1976
Stille, W., Septikämie. Rheindruck, Boppard 1972

# Nosokomiale Infektionen

*W. Marget*

**Definition:** Unter einer nosokomialen oder krankenhauserworbenen Infektion ist eine Erkrankung zu verstehen, die bei der Krankenhausaufnahme nicht vorhanden war bzw. bei der das Inkubationsstadium nicht vor der Krankenhausaufnahme begonnen hat. In den meisten Fällen manifestiert sie sich innerhalb von 72 Stunden nach der Aufnahme. Sie kann auch nach der Entlassung auftreten.

Häufigkeit

In Ländern mit einem hohen medizinischen Standard rechnet man bei Hospitalinfektionen mit einer *Erkrankungsrate von 5–10%*. Besonders die Letalität von Lungeninfektionen sowie septische Erkrankungen sind aufgrund der oft vorhandenen Disposition der betroffenen Patienten außerordentlich hoch und dürften zusammen bei 30% liegen. *Der zusätzliche infektionsbedingte Krankenhausaufenthalt kann mit 5–10 weiteren Tagen angesetzt werden* (WENZEL 1979). Nicht nur statistisch, sondern auch volkswirtschaftlich gesehen ist deswegen den Hospitalinfektionen eine dominierende Stellung einzuräumen, ganz davon abgesehen, daß ihnen aus der Sicht des behandelnden Arztes eine zahlenmäßig geradezu bedrückende Spitzenstellung aller auftretenden Krankheiten zukommt, von der der Erfolg seiner Arbeit im Krankenhaus nicht selten in Frage gestellt wird. Leider ist in vielen Ländern diesen Fakten durchaus nicht durch adäquate Gegenmaßnahmen Rechnung getragen worden. Obwohl bekannt ist, daß die Überwachung der Hospitalinfektionen durch eine systematische Dokumentation mit Hilfe der Hygienefachschwester die Basis einer effektiven Infektionsprävention darstellt, hat dieses Vorgehen im mitteleuropäischen Raum nur vereinzelt Fuß gefaßt. Dies ist für die Bundesrepublik um so erstaunlicher, als bereits seit dem Jahr 1976 *Richtlinien für die Erkennung, Verhütung und Bekämpfung von Krankenhausinfektionen vom BGA* erstellt wurden, die dem heutigen Standard Rechnung tragen (Richtlinien, Bundesgesundheitsblatt 1976). Das empfohlene Vorgehen stellt die bisher wirkungsvollste Möglichkeit dar, die nach unserem gegenwärtigen Wissen wirklich vermeidbaren Infektionen zu reduzieren und kurzfristig Hospital-Kleinraum-Epidemien zu erkennen. Durch die kontinuierliche Präsenz der *Hygienefachschwester* bzw. des *Hygienebeauftragten*, des *Hospitalhygienikers* und der *Hygienekommission* wird zudem auch mehr oder weniger unterschwellig an das Gewissen des Krankenhauspersonals appelliert, daß es sich bei den Hospitalinfektionen um eine immer gegenwärtige Gefahr für die Patienten handelt.

Wie sich bei Erhebungen verschiedener Länder herausgestellt hat, verteilen sich die Hospitalinfektionen prozentual relativ gleichmäßig. Am häufigsten finden sich Harnwegsinfektionen mit 30–40%. Es folgen postoperative Wundinfektionen mit ca. 20%, dann Lungeninfektionen mit ca. 15% und septische Erkrankungen mit 10–15%. Der Rest verteilt sich auf andere Lokalisationen. Überwiegend handelt es sich hierbei um gramnegative Erreger, wobei Escherichia coli überwiegt, gefolgt von Klebsiella pneumoniae und Pseudomonas aeruginosa. In den letzten Jahren ist wieder zunehmend Staphylococcus aureus in den Vordergrund getreten.

Die Dokumentation der Inzidenz und des Resistenzmusters der isolierten Keime ergibt bei einer systematischen Erfassung den entscheidenden Hinweis für die Wahl der Chemotherapie bei Hospitalinfektionen.

*Harnwegsinfektionen:* Jeder 20.–40. Krankenhauspatient erkrankt an einer Harnwegsinfektion.

Ein Großteil der Infektionen, etwa ⅘, dürfte auf das Anlegen eines Dauerkatheters zurückzuführen sein. Der häufigste Erreger ist hierbei Escherichia coli, gefolgt von Pseudomonas, Proteus mirabilis und Candida albicans sowie Keimen aus der Klebsiella-Gruppe. Erwiesenermaßen stammen die Erreger überwiegend aus dem Intestinum der Patienten. Selbstverständlich ist bei unzureichenden hygienischen Maßnahmen eine Verbreitung anderer hospitaleigener Stämme nicht auszuschließen, so z. B. durch kontaminierte Kathetergleitmittel oder antiseptische Lösungen, aber auch Schmierinfektionen sind nicht ungewöhnlich. Bei geschlossenen Kathetersystemen beträgt die Infektionshäufigkeit nach 30 Tagen bei sachgemäßer Handhabung ca. 25% (Kunin u. McCormack 1966).

An nächster Stelle der nosokomialen Infektionen steht die *Pneumonie,* wobei auf den Neugeborenen-Intensivstationen mit 5–10% Infektionen zu rechnen ist, mit etwa 10% auf allgemeinen Intensivstationen und mit 20% bei Beatmungspatienten. Bis heute stehen noch keine genauen Zahlen über die Gesamtmortalität zur Verfügung. Es ist sicher, daß gerade durch diese Infektion der Hospitalaufenthalt in erheblichem Maße verlängert wird. Dabei ist die Prognose bei gramnegativen aeroben Erregern besonders schlecht, die Letalität beträgt über 50% (Graybill u. Mitarb. 1973).

Bekämpfungsmaßnahmen gegen das Auftreten von nosokomialen Pneumonien zeitigten nur umstrittene Erfolge. Auch die Beseitigung der bekannten gramnegativen Rachenflora der Intensivpatienten, die für einen Teil der Infektionen verantwortlich zu machen ist, blieb erfolglos. So stehen konventionelle Maßnahmen wie sorgfältiges Händewaschen, Isolierung bakteriologisch gefährlicher sowie extrem infektionsgefährdeter Patienten und die Überwachung nach wie vor im Vordergrund.

Eine weitere häufige nosokomiale Infektion stellt die Virushepatitis dar, wobei vor allem die Patienten der Hämodialyse-Stationen und das Krankenhauspersonal gefährdet sind. Aus diesem Grunde sollten in die Überwachung (HBsAg-Screening) nicht nur Patienten, sondern auch das Krankenhauspersonal miteinbezogen werden.

Schwierigkeiten bereiten *intravenös liegende Katheter,* wobei bei diesen »blood stream infections« zwischen primärer und sekundärer Bakteriämie unterschieden werden muß (CDC-NNIS-Report 1975). Escherichia coli, Klebsiella-Spezies, Staphylococcus aureus und Staphylococcus epidermidis sind bei der ersteren Form die häufigsten Erreger, bei der letzteren dominiert Escherichia coli.

Ein besonderes Problem stellt die *Hospitalinfektion der immundefizienten Patienten* (compromised host) dar, weil eine sehr hohe Rate endogener Infektionen (bis 85%) zustande kommt, die letztlich nur bedingt mit dem Krankenhausaufenthalt zu tun hat. Granulozytopenien von <-500/μl vervielfachen das Infektionsrisiko.

**Merke:** Etwa die Hälfte aller Hospitalinfektionen sind endogen ausgelöste Erkrankungen. Bei der anderen Hälfte handelt es sich zu 90% um Schmierinfektionen, die häufig durch Pflegefehler einschließlich mangelnder Händereinigung bzw. Desinfektion verursacht werden. Um diese exogenen Infektionen möglichst zu vermeiden, ist eine Überwachung der Hospitalhygiene sowie eine systematische Erfassung der Infektionen durch eine Hygienefachschwester dringend zu empfehlen.

Weiterführende Literatur

Graybill, J. R., L. W. Marshall, P. Charache et al.: Nosocomial pneumonia. Amer. Rev. resp. Dis. 108 (1973) 1130

Guidelines for the Prevention and Control of Nosocomial Infektions. US Department of Health and Human Services, Center for Disease Control

Kunin, C. M., R. C. McCormack: Prevention of catheter-induced urinary tract infections by sterile closed drainage. New Engl. J. Med. 274 (1966) 1156

Richtlinien für die Erkennung, Verhütung und Bekämpfung von Krankenhausinfektionen. Bundesgesundheitsblatt 19 (1976) 1–7

Wenzel, R. P.: Organization for infection control. In Mandell, G. L., R. G. Douglas, J. E. Bennet: Principles and Practice of Infectious Diseases. Wiley, New York 1979 (p. 2224)

# Chemotherapie von Infektionen

*H. Lode*

**Definition:** Seit *Paul Ehrlich* ist die antimikrobielle Chemotherapie definiert als eine monokausale, gegen den Erreger gerichtete Behandlung – und zwar mit Substanzen, die eine selektive und direkte Wirkung auf die Erregerzelle haben. Chemotherapeutika sind in der Natur nicht vorkommende, synthetisch gewonnene Substanzen mit antimikrobieller Wirkung; Antibiotika sind von Pilzen oder Bakterien gebildete Produkte, die das Wachstum von anderen Mikroorganismen hemmen oder diese abtöten. Zwischen beiden Substanzgruppen bestehen Übergänge, z. B. in Form von synthetisch hergestellten Antibiotika.

Das Wissen über den Wirkungsmechanismus und die Pharmakokinetik der Antibiotika bzw. Chemotherapeutika ist heute *die* Voraussetzung, die eine moderne Antibiotikatherapie über den Bereich bloßer Intuition und Empirie heraushebt. Hieraus resultiert die Verpflichtung, die antibakterielle Chemotherapie auch in der praktischen Anwendung an ihren naturwissenschaftlichen Grundlagen zu orientieren.

## Empfehlungen für die praktische Chemotherapie

*Vor* dem Einsatz von Chemotherapeutika oder Antibiotika müssen folgende Fragen geklärt werden:

- Liegt eine Infektion vor?
- Welches ist der wahrscheinliche Erreger?
- Ist die Infektion behandelbar?
- Welches ist das optimale Chemotherapeutikum?

Zur Klärung dieser Fragen sind zunächst eine eingehende Anamneseerhebung (Beruf, Reisen, Kontakte, Symptombeginn usw.), die körperliche Untersuchung und einige diagnostische Laborparameter (Blutbild, Urinsediment usw.) notwendig. Nach der klinischen Infektionslokalisation (wichtig!) werden adäquate Untersuchungsmaterialien zur mikrobiologischen Diagnostik abgenommen und – falls möglich – sofort ein Grampräparat (von z. B. Liquor, Sekreten, Eiter, Urin, Sputum usw.) angefertigt und bewertet. Aus der Infektionslokalisation und den anderen genannten Parametern kann in vielen Fällen auf den wahrscheinlichsten Erreger rückgeschlossen werden, so daß mit einer sofortigen sinnvollen Antibiotikatherapie begonnen werden kann. Nach dem Vorliegen des mikrobiologischen kulturellen Ergebnisses und der Resistenzbestimmung muß anhand der klinischen Verlaufskriterien die Chemotherapie geprüft und eventuell gezielt geändert werden.

Bei dem Einsatz von Chemotherapeutika müssen deren *mikrobiologische Eigenschaften:*

- Spektrum,
- Wirkungsweise (molekularbiologisch),
- Bakteriostase, Bakterizidie,
- pH-Optimum,
- Resistenzentwicklung

und *pharmakokinetisches Verhalten:*

- Resorption,
- Proteinbindung (Serum/Gewebe),
- Metabolisierung,
- Exkretion,
- Diffusionseigenschaften

berücksichtigt werden. Darüber hinaus sind Verträglichkeit (therapeutische Breite), Applikationsmodalitäten (Häufigkeit und Form der Verabreichung) und Kosten wichtige Beurteilungsparameter.
Für die rationale Antibiotikabehandlung in der Praxis hat sich die Unterteilung in zwei Hauptgruppen bewährt:

1. Substanzen* mit vorwiegender Aktivität gegen grampositive Bakterien und

---

* Informationen zu den einzelnen chemotherapeutischen Substanzen sind Pharmakologie-Lehrbüchern bzw. der Antibiotikafibel zu entnehmen.

2. Substanzen* mit vorwiegender Aktivität gegen gramnegative Bakterien.

Es muß hier angemerkt werden, daß grampositive Bakterien generell noch eine günstige chemotherapeutische Empfindlichkeit gegen viele Substanzen aufweisen. Gramnegative Bakterien hingegen sollten möglichst immer hinsichtlich ihrer Sensibilität genau untersucht und definiert werden; ihre chemotherapeutische Empfindlichkeit kann von Krankenhaus zu Krankenhaus schwanken und beträchtliche therapeutische Probleme induzieren.

Die *Dauer* einer Chemotherapie ist ausschließlich von dem zugrundeliegenden Krankheitsbild abhängig. Bei akuten bis subakuten bakteriellen Infektionen wird in der Regel 2–4 Tage über die Entfieberung hinaus behandelt, so daß zumeist Behandlungsperioden zwischen 8 und 14 Tagen resultieren. Speziellere Krankheitsbilder wie Osteomyelitis, Endokarditis, Staphylokokken-Sepsis oder auch Tuberkulose bedürfen jedoch einer längeren, zeitweilig mehrwöchigen bis mehrmonatigen kontinuierlichen Chemotherapie (s. entsprechende spätere Kapitel).

**Merke:** Vor dem Einsatz von Chemotherapeutika muß unbedingt geklärt werden, ob eine Infektion vorliegt. Fieber allein reicht niemals aus. Bei der Auswahl der einzelnen Substanzen müssen Patientenbefunde sowie mikrobiologische und pharmakologische Faktoren berücksichtigt werden.

### Weiterführende Literatur

Douglas, R.G., J.E. Bennett: Principles and Practice of Infectious Diseases. Wiley, New York 1979

Hoeprich, P.D.: Infectious Diseases, 3rd ed. Harper & Row, New York 1983

# Infektionen durch grampositive und gramnegative Bakterien

## Pertussis

*W. Marget*

**Definition:** Es handelt sich um eine akute Infektionskrankheit mit einer, zumindest für das Kleinkindalter, typischen Hustenform, die im Konvulsivstadium zu stakkatoartigen Hustenanfällen mit anschließender hörbarer Inspiration und eventuell Erbrechen führt.

### Häufigkeit

Der Keuchhusten ist in den letzten Jahrzehnten seltener geworden, er hat jedoch in den letzten 2 Jahren durch Nachlassen der Durchimpfung in der Bundesrepublik wieder zugenommen.

### Ätiologie

Der Erreger des Keuchhustens ist *Bordetella pertussis* (Haemophilus pertussis), ein relativ schwer nachweisbares gramnegatives Stäbchen. Der Mensch ist der einzige Standort dieses Keimes. Bei gesunden Keimträgern ist dieser Erreger nur schlecht zu isolieren. Am zuverlässigsten gelingt dies im Stadium catarrhale. Antikörperbestimmungen sind möglich (Agglutinine, Hämagglutinine, KBR u.a.), jedoch haben sie diagnostisch keine Anwendung gefunden. Im Gegensatz zu *Bordetella pertussis* und der ihm sehr ähnlichen *Bordetella parapertussis* ist der dritte Erreger, der keuchhustenähnliche Bilder hervorruft, *Bordetella bronchioseptica* unbeweglich, und eine Kreuzimmunität ist nicht vorhanden, obwohl alle drei Keime ein identisches hitzestabiles O-Agglutinogen aufweisen. Über die Bedeutung der Pertussis-Toxine ist pathogenetisch wenig bekannt.

### Epidemiologische Daten

Eine Exposition führt bei Nichtgeimpften bzw. nicht präventiv Behandelten in 70–80% der Fälle zu einer Erkrankung. Der Keuchhusten ist als eine normalerweise endemische Infektion des Kindesalters anzusehen, wobei Neugeborene durch Antikörper der Mutter nicht geschützt werden. Die Zahl der Keuchhustenerkrankungen ist in den letzten Jahren deutlich zurückgegangen. Jedoch ist diese nur von Mensch zu Mensch durch eine Tröpfchenübertragung verbreitete Krankheit für Neugeborene und Säuglinge nach wie vor als eine gefährliche Infektion anzusehen. Über ⅔ aller Todesfälle betreffen diese Altersgruppe.

### Klinik und Pathophysiologie

Die Inkubationszeit des Keuchhustens beträgt 7–21 Tage, meist unter 10 Tage. Das *katarrhalische Stadium* bzw. Prodromalstadium dauert

1–2 Wochen und beginnt wie ein banaler Infekt mit Rhinitis, Konjunktivitis und einem uncharakteristischen Husten sowie mäßigem Fieber. Während dieser Zeit ist der Keuchhusten hochgradig ansteckend. Eines der charakteristischen Merkmale des Keuchhustens, die Leukozytose mit relativer bzw. absoluter Lymphozytose, ist erst im fortgeschrittenen katarrhalischen Stadium feststellbar. Das *Konvulsivstadium,* das meist ohne Fieber verläuft, kennzeichnet den Charakter der Krankheit. In relativ kurzer Zeit entstehen die typischen Hustenanfälle, die nach einer tiefen Inspiration zu einem Stakkatohusten von 15–20 Hustenstößen führen. Dieser Stakkatohusten ist auch exogen leicht zu provozieren. Das Gesicht des Kindes verfärbt sich unter den immer rascher aufeinanderfolgenden Hustenstößen erst rot und dann blau (Blauhusten), um dann mit einer oft hörbaren, tiefen Inspiration zu enden. Nicht selten kommt es anschließend zum Erbrechen. Danach tritt eine refraktäre Intervallphase auf. Diese Hustenanfälle können bis zu 40mal täglich, und zwar besonders in der Nacht, auftreten.
Klinisch bedeutsam ist, daß bei Säuglingen unter 4 Monaten die charakteristische Symptomatik nicht ausgeprägt ist oder überhaupt fehlt. Die uncharakteristischen Anfälle der Neugeborenen weisen mitunter als Äquivalent eine Apnoe auf, die lebensbedrohlich ist.

### Differentialdiagnose

Pertussiforme Hustenanfälle können auch durch das sogenannte Pertussoid bei Mukoviszidose, durch eine Bronchialdrüsentuberkulose, eine Sinusbronchitis, einen Fremdkörper oder durch andere, die Trachea einengende Prozesse hervorgerufen werden. Den besten Anhalt gibt die epidemiologische Fährte.

### Therapie

Eine *Chemotherapie* kommt im Konvulsivstadium meist zu spät, jedoch dürfte als erwiesen gelten, daß die Komplikationsrate bei einem ausgeprägten Keuchhusten unter Antibiotika deutlich geringer ist. Im katarrhalischen Stadium ist jedoch mit Hilfe von Antibiotika ein deutlich mitigierter bis leichter Krankheitsablauf zu erreichen. Es wurden viele Antibiotika zur Behandlung des Keuchhustens ohne Resistenzentwicklung angewandt (Tetracyclin, Ampicillin, Chloramphenicol, Streptomycin). Im allgemeinen hat sich aber heute das Erythromycin durchgesetzt. Bei gefährdeten Kindern erscheint eine parenterale Applikation von Ampicillin oder einem neuen Cephalosporin (Cefamandol, Cefuroxim, Cefotaxim) zweckmäßig. Die Behandlung mit Hyperimmunserum ist umstritten.
Die *Allgemeinbehandlung* sollte sich darauf beschränken, keine Hustenanfälle durch Aufregungen, Rauch, vermeidbare Injektionen und anderes zu provozieren. Wenn auch die Zahl der Hustenanfälle damit nicht reduziert werden kann, so scheint es doch sinnvoll, die Patienten leicht zu sedieren. Hustenstillende Mittel sind zwecklos. Eine sorgfältige sachkundige Pflege ist wichtig. Die Anwesenheit der Mutter bei Säuglingen und Kleinkindern ist sehr vorteilhaft, sie kann einen bedeutsamen Teil der Pflege, nämlich das »Hochnehmen« beim Anfall, übernehmen.

### Prognose und Verlauf

Nach ca. 4 Wochen klingt die Erkrankung ab. Die Paroxysmen können jedoch bei dem Rekonvaleszenten bedeutend länger fixiert bleiben.
Die häufigsten Komplikationen sind *Lungenaffektionen: Bronchopneumonien, Atelektasen, eitrige Bronchitiden.* Auch *indurierende Lungenprozesse* werden beobachtet. Ebenfalls häufig tritt im Verlauf des Keuchhustens eine *Otitis media* auf. Durch Hustenanfälle kann es zu *alveolaren Rupturen, Emphysemen* und sogar zu einem *Pneumothorax* kommen. Auch sind Blutungen in Form von *Petechien und Konjunktivalblutungen* zu beobachten.
Eine weitere sehr ernste Komplikation stellt die *Keuchhusten-Enzephalopathie* bei älteren Säuglingen und Kleinkindern dar. Im EEG sind Veränderungen im Sinne einer Grundrhythmusverlangsamung festzustellen. Sie äußert sich in tonisch/klonischen Krampfanfällen bzw. Somnolenz und Bewußtlosigkeit und ist prognostisch ungünstig zu beurteilen. Prognostisch ist der Keuchhusten immer noch als eine gefährliche Infektion anzusehen, besonders im ersten Drittel des Säuglingsalters ist eine nichterkannte Pertussis eine lebensgefährliche Erkrankung mit einer hohen Letalität. Bei Erwachsenen verläuft diese Infektion meist larviert, d. h., es kann z. B. über längere Zeit ein »Hüsteln« ohne sonstige klinische Symptome bestehen.

### Prophylaxe

Bei Kontakt mit Kranken muß für 10 Tage Erythromycin prophylaktisch verabreicht werden. Die bisher im Handel befindliche Keuchhustenvakzine ist wegen ihrer Toxizität und Wirksamkeit nicht unumstritten. Eine Alternative steht vorläufig jedoch nicht in Aussicht.

**Merke:** Der Keuchhusten ist eine therapeutisch schwer beeinflußbare und in seiner klinischen Manifestation für das Kind und seine Umgebung außerordentlich belastende Erkrankung mit ernsthaften Komplikationen.

### Weiterführende Literatur

Hoeprich, P. D.: Infectious Diseases. Harper & Row, New York 1977
Keller, W., A. Wisskott: Lehrbuch der Kinderheilkunde, 4. Aufl., hrsg. von A. Wiskott, K. Betke, W. Künzer. Thieme, Stuttgart 1977
Krugman, S., R. Ward, S. Katz: Infectious Diseases of Children. Mosby, St. Louis 1977

# Diphtherie

*W. Marget*

**Definition:** Es handelt sich um eine akute, bakteriell ausgelöste Infektionskrankheit mit pseudomembranösen Belägen auf Tonsillen, Pharynx und Larynx bzw. der Nase sowie anderen Lokalisationen. Die Krankheit kommt im wesentlichen durch die Toxinausscheidung der Bakterien zustande. Sie führt zu neuro-, kardio- oder nephrotoxischen Symptomen.

## Häufigkeit

Die Erkrankung ist selten. 1973 wurde auf eine Million Einwohner nur ein gemeldeter Diphtheriefall registriert. In den letzten Jahren sind jedoch vermehrt lokalisierte epidemische Ausbrüche in Deutschland registriert worden.

## Epidemiologie

Die meldepflichtige Erkrankung tritt auch heute noch im geringen Umfang endemisch und epidemisch auf. Sie wird durch Tröpfcheninfektion eines Kranken oder Keimträgers übertragen.

## Ätiologie

Die Diphtherie wird durch ein grampositives Stäbchen, Corynebacterium diphtheriae, hervorgerufen. Der Erreger weist im Präparat Granula und eine Y- bzw. V-förmige Lagerung auf (Neisser- oder Albert-Färbung). Die Anzüchtung ist auf Clauberg- bzw. Löffler-Nährboden nicht allzu schwierig. Man unterscheidet drei verschiedene, nicht mit der Krankheitsschwere unbedingt korrelierte Typen: gravis, mitis und intermedius. Das hitzelabile Exotoxin ist im wesentlichen für die klinische Manifestation verantwortlich.

## Klinik und Pathophysiologie

Auch pathogenetisch ist allein das Toxin ausschlaggebend. Die Diphtheriebakterien kolonisieren im Nasopharynx von disponierten Personen, wobei das Toxin von der Schleimhaut aufgenommen wird, die, nachdem sie nekrotisch wird, einen Nährboden für die toxinbildenden Keime darstellt. So kommt es zu einem lokalen, die Oberfläche destruierenden Krankheitsprozeß. Die Menge des Toxins in der Blutbahn ist von der Größe und Lokalisation der Membran abhängig. Es greift besonders Herz- und Nervengewebe an.

Die *klinischen Manifestationen* entwickeln sich nach einer 2- bis 4tägigen Inkubation (1–6 Tage). Es kommt zur nasalen, tonsillären, pharyngealen bzw. laryngotrachealen oder zu der nicht respiratorischen Diphtherie (Wunden Konjunktiva, Genitale u.a.), wobei auch kombinierte Lokalisationen beobachtet werden können.

*Tonsillendiphtherie* beginnt mit abrupt einsetzendem, unbestimmtem Krankheitsgefühl (Eßunlust, Mattigkeit, Kopfschmerzen, Schluckbeschwerden). Die Temperatur ist meist nur mäßig erhöht. Der doppelseitige Befund auf den Tonsillen ist charakteristisch. Die Pseudomembran ist dick, speckig, erhaben, scharf begrenzt, aber nicht unbedingt zusammenhängend. Im Verlauf der Erkrankung konfluieren bzw. vergrößern sich die membranösen gelblichen Beläge rasch. Der Belag läßt sich mit dem Spatel schlecht abstreifen, wobei es zur Blutung kommt. Nicht selten überschreitet der Belag die Grenze der Tonsillen, um auf Gaumen oder sogar Uvula überzugreifen (Abb. **12**). Ein faulig-süßlicher Mundgeruch ist unverkennbar und charakteristisch. Die Kieferwinkellymphknoten sind stets geschwollen und mäßig druckschmerzhaft.

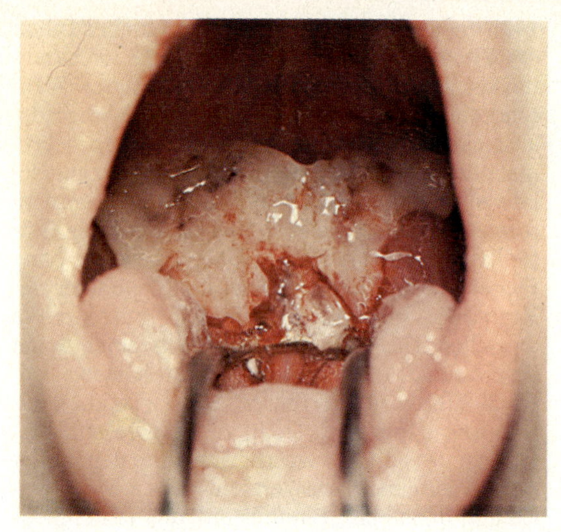

Abb. **12** Charakteristischer Belag bei der Tonsillendiphtherie

*Nasendiphtherie:* Von ihr sind häufig Säuglinge befallen. Sie macht sich wie ein gewöhnlicher Schnupfen durch die Erschwerung der Nasenatmung und primär durch ein serös-eitriges Sekret bemerkbar. Der Verdacht entsteht, wenn dem Sekret Blut oder kleine Membranfetzen beigemischt sind.

*Kehlkopfdiphtherie:* Der Rachenbefund gibt meist einen Hinweis. Es tritt rasch zunehmende Heiserkeit bis zur Aphonie und ein »bellender« Husten auf, um dann in eine Stenose mit allen typischen Symptomen einer inspiratorischen Dyspnoe überzugehen, die letztlich bei nicht sofort durchgeführtem Eingriff (Intubation oder Tracheotomie) zur Erstickung führt.

Eine Pharyngotrachealdiphtherie kann, vom Pharynx ausgehend, über den Kehlkopf zu einer Trachealbeteiligung führen. Selbstverständlich ist diese Form als ein extrem schweres Krankheitsbild von der Lokalisation her und im Hinblick auf die Toxinämie anzusehen.

Auf die Haut- und Schleimhautlokalisationen wurde bereits hingewiesen.

### Diagnostisches Vorgehen

Unabdingbar ist wegen der unverzüglich erforderlichen Antitoxinbehandlung eine frühzeitige Diagnose der Diphtherie. Eine einwandfreie bakteriologische Diagnostik erfordert 15–20 Stunden. Ausstrichpräparate können höchstens einen Verdacht ergeben, sind aber nicht zuverlässig. Deswegen ist die Initialdiagnose allein auf die klinische Symptomatik gestellt.
Mit Hilfe des Blutbildes kann eine Mononukleose rasch ausgeschlossen werden.

### Therapie

Es ist erwiesen, daß die Prognose im hohen Maße von der rechtzeitigen Anwendung des Antitoxinserums abhängt. Aber auch die spätere Anwendung von Antitoxin ist nicht wirkungslos, da noch Toxin in der Blutbahn erreicht werden kann. Bei der antitoxischen Serumtherapie ist es ratsam, eine mögliche Sensibilisierung gegenüber Pferdeserum vorher zu überprüfen (Intrakutanprobe 0,1 ml einer 1:1000 Verdünnung). Die üblichen Dosen bewegen sich zwischen 10000 und 60000 E, wobei die Dosierung bei den großflächigen Pharynx- und Larynxaffektionen in toxischen Formen am höchsten sein soll. Antibiotisch kann mit Penicillin behandelt werden.

### Prognose und Verlauf

Häufig kommt es bei schwerer Diphtherie zur *Myokarditis.* Sie tritt nach der 2. Woche der Erkrankung in Erscheinung, kann aber von einer bis zur 6. Woche nach Auftreten der Erkrankung manifest werden: Der erste Herzton wird leiser, oder es tritt eine Arrhythmie auf. Hebung der ST-Strecke oder Verlängerung des PR-Intervalls sind charakteristisch. Diesen Erscheinungen kann eine Herzinsuffizienz folgen.
Die *Neuritis* erscheint nach einer wechselnd langen, symptomfreien Periode; sie ist meist symmetrisch mit motorischer und sensorischer Beteiligung und gewöhnlich vollständig. Die häufigste Manifestation ist die Gaumensegellähmung (Nasalstimme, flüssige Nahrung kommt durch die Nase). An eine Zwerchfellähmung ist zu denken. Eine schwere Verlaufsform ist die aufsteigende Landry-Paralyse mit Blasen- und Mastdarmparalysen und Lähmung der Atemmuskulatur. Im Liquor findet sich eine Eiweißerhöhung ohne wesentliche Zellvermehrung.
Die Letalität ist innerhalb des letzten Jahrhunderts stark zurückgegangen und dürfte bei 5–10% liegen. Eine Myokarditis oder eine generalisierte Neuritis heilt meist vollständig aus. Gelegentlich kommt es jedoch zu einem bleibenden Herzmuskelschaden.

**Merke:** Möglichst frühzeitige, antitoxische Gaben sind für die Prognose der Diphtherie ausschlaggebend. Die Patienten sind abgesehen vom diphtherischen Krupp besonders wegen der toxischen Herzmuskelschäden gefährdet.

### Weiterführende Literatur

Mandell, G.L. et al.: In Hoeprich, P.D.: Infectious Diseases. Harper & Row, New York 1983

## Streptokokkeninfektionen (Pharyngitis, Scharlach, Erysipel)

*W. Marget*

**Definition:** Es handelt sich bei den Streptokokkeninfektionen meist um Erreger der Streptokokkengruppe A, neuerdings vermehrt auch der Gruppe B, die in der überwiegenden Zahl der Fälle primär zu einer Infektion der oberen Luftwege führen. Die ersteren können aufgrund ihrer Virulenz und toxischen Eigenschaften verschiedene Krankheitsbilder wie Tonsillitis, Scharlach, Erysipel und Impetigo hervorrufen. Ferner sind diese Infektionen als auslösender Faktor des rheumatischen Fiebers und der akuten hämorrhagischen Glomerulonephritis anzusehen.

### Häufigkeit

Streptokokkeninfektionen der oberen Luftwege, insbesondere Tonsillitiden, stehen weit hinter den Virusinfektionen mit ca. 10% aller derartiger Erkrankungen an 2. Stelle. Ebenfalls den gleichen Stellenwert nehmen sie bei Hautaffektionen hinter den Staphylokokken ein. Auffallend ist der deutliche Rückgang der Folgeerkrankungen in den letzten zwei Dekaden.

### Ätiologie

Bei dem Erreger Streptococcus pyogenes handelt es sich um einen in Ketten wachsenden grampositiven Keim. In der Zellwand befindet sich neben anderen Substanzen das typenspezifische, für die Virulenz unabdingbare M-Antigen. Es gibt über 60 verschiedene M-Serotypen, die nach einer Infektion eine typenspezifische, möglicherweise lebenslange Immunität hinterlassen. Die antiphagozytäre Eigenschaft dieses M-Proteins wird hierbei durch opsonierende Antikörper abgeblockt. Ein weiterer, mit der Virulenz bzw. der Adhäsion in Zusammenhang stehender Faktor ist der sogenannte OF (serum opacity factor).
Andere antigene Substanzen der A-Streptokok-

ken sind, neben nicht charakterisierten, das Streptolysin O, die Hyaluronidase und das erythrogene Toxin. Die vier Typen dieses Toxins, die das Krankheitsbild des Scharlachs auslösen, erzeugen eine isolierte, typenspezifische Immunität.

Des weiteren befinden sich in der Zellwand der Streptokokken die gruppenspezifischen Kohlenhydrate A, B, C, D, E, F, G, deren Antigenität routinemäßig diagnostisch nutzbar gemacht wird, denen jedoch keine immunogene Eigenschaft zukommt.

### Epidemiologie

Krugman u. Mitarb. (1977) rechnen, daß es im Verlaufe eines Menschenlebens nur zu durchschnittlich etwa 40–60 Infektionen kommt. Der Höhepunkt der Inzidenz für Streptokokkeninfektionen dürfte nach dem Ende des 1. Lebensjahrzehnts erreicht sein und langsam bis zum 3. Lebensjahrzehnt wieder abklingen. Erwiesen ist der hohe Kontagionsindex durch Streptokokkeninfektionen bei einer Pferchung, wie z. B. in Kinderheimen, Militärbaracken. Der Bettenabstand steht in direkter Korrelation zur Übertragungshäufigkeit.

Die Übertragung erfolgt meist von Mensch zu Mensch durch Tröpfcheninfektionen. Der Standort pathogener Streptokokken sind die oberen Luftwege, und ca. 10% der Bevölkerung sind als Keimträger anzusehen. Nahrungsmittel- und Wasserinfektionen sind möglich; der indirekten Schmierinfektion dürfte keine erhebliche Bedeutung zukommen.

Die Epidemiologie wird geprägt durch die typenspezifische, immunogene Wirkung der M-Substanz und der vier typenspezifischen immunogenen, erythrogenen Toxine. So kann es z. B. vorkommen, daß ein gegen alle vier Toxine immuner Patient lediglich eine Tonsillitis hat, während ein anderer durch den gleichen Erreger an Scharlach erkrankt. Andererseits ist ein Patient, der eine bestimmte Streptokokkentypinfektion überstanden hat und keine Immunität gegenüber den Toxinen besitzt, bei einem neuerlichen Kontakt durch den gleichen Streptokokkentyp nicht scharlachgefährdet, auch wenn dieser Typ erythrogenes Toxin bildet. Erythrogenes Toxin ist nicht an bestimmte A-Streptokokkentypen gebunden.

### Klinik und Pathophysiologie

Bis zum 6. Lebensmonat verlaufen alle Streptokokkeninfektionen leicht in Form einer Pharyngitis und sind von den in diesem Alter auftretenden banalen Virusinfektionen kaum zu unterscheiden.

Bei älteren Säuglingen und Kleinkindern bis zum 3. Lebensjahr kommt es meist zu einem schleichenden Beginn mit relativ niedrigem Fieber und einer uncharakteristischen Symptomatik, von einer eitrigen Nasopharyngitis abgesehen, mit Beteiligung der zervikalen Lymphknoten, nicht selten auch einer Sinusitis und Otitis media. Die Infektion kann sich über Wochen hinziehen. Eine Diagnostik (Nasopharyngealabstrich und ASL) ist erforderlich.

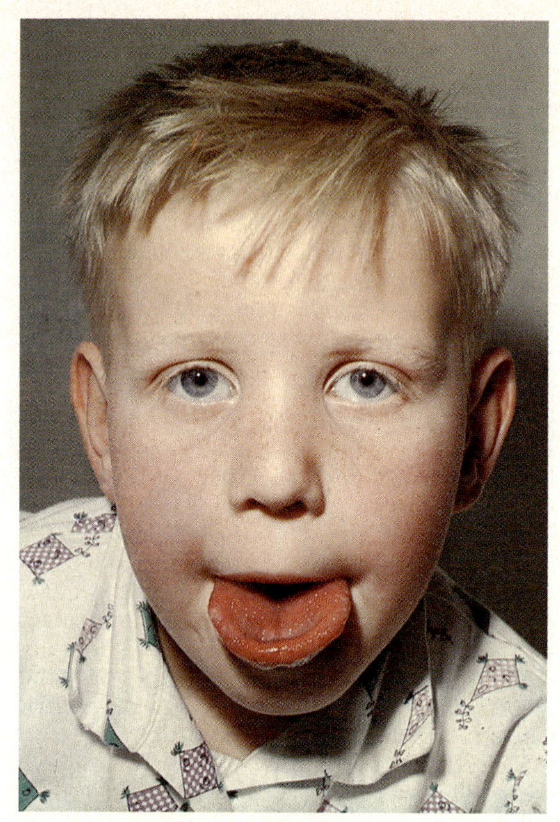

Abb. **13** Typische Scharlachzunge

Nach dem 3. Lebensjahr, also in der Altersgruppe mit zunehmender Gefährdung durch rheumatisches Fieber, zeigt die Streptokokkeninfektion ein typisches Bild mit einer akuten follikulären Tonsillitis, einer Pharyngitis oder einem ausgeprägten Scharlach.

Das Einsetzen der Erkrankung bei älteren Kindern und Erwachsenen äußert sich in einem abrupten Beginn von Halsweh, begleitet von Abgeschlagenheit, Fieber und Kopfschmerzen; Übelkeit, Erbrechen, Bauchschmerzen sind im Kindesalter ebenfalls häufig. Es treten hierbei hohe Temperaturen auf.

*Scharlach* hat eine Inkubationszeit von 2–4 Tagen (1–7 Tage). Der Erkrankungsbeginn ist, abgesehen von dem Enanthem, weitgehend mit der Tonsillitis der nicht-Erythrotoxin-bildenden Streptokokken identisch. Innerhalb 12–48 Stunden *nach* Ausbruch der Erkrankung kommt es zu einem typischen Exanthem und Enanthem. Das Fieber steigt rasch bis zu 40 °C an und erreicht seinen Höhepunkt am 2. Tag, um dann in den meisten Fällen lytisch, d. h. über mehrere Tage hin, stufenweise abzufallen. Charakteristisch ist das Aussehen der Zunge, die anfangs einen weißlichen Belag aufweist, der sich von den Rändern her abzustoßen beginnt, um dann zu einer auffallend geröteten Zunge mit verdickten Papillen (Abb. **13**) – »Himbeer- oder Erdbeerzunge« – zu werden (am 3.–4. Tag). Der Rachenbefund bei Scharlachangina wird von ausgeprägten, regionären Lymphknotenschwellungen begleitet, besonders im Kieferwinkel, bei der Angina zeigt sich eine auffallend düsterrote Verfärbung, die sich weit über die Schleimhaut der Tonsillen bis zum weichen Gaumen und der Uvula ausbreiten kann. Sie geht in ein fleckiges Enanthem der Mundschleimhaut über. Gelegentlich kommt es auch zu pseudomembranösen hellweißen Fibrinbelägen auf den Tonsillen. Das *Exanthem* ist kleinfleckig, d. h. höchstens stecknadelkopfgroß, dichtstehend und zeigt intensiv gerötete, erhabene Effloreszenzen. Es erscheint als eine diffuse Rötung, kann jedoch auch tatsächlich konfluieren. Auf dem Höhepunkt des Exanthems hat seine Farbe die im Sprachgebrauch übliche Bezeichnung des »Scharlachrots« erreicht. Manchmal kommt es zu Scharlachfriesen, kleinste Bläschen mit weißgelblichem, trübem Inhalt. Unter Druck mit dem Glasspatel hat die Haut einen blaßgelben Farbton. Das Exanthem breitet sich in typischer Weise auf dem Körper aus. Das Gesicht bleibt von einer diffusen Wangenröte abgesehen frei. Ferner entsteht eine zirkumorale Blässe. Das Exanthem beginnt in der Regel in der Subklavikulargegend, am Hals und in der Schenkelbeuge und überzieht von da aus den ganzen Körper und die ganzen Extremitäten, wobei die Streckseiten und die distalen Partien bevorzugt werden. Das Exanthem ist am ausgeprägtesten immer in der Leistengegend.

Eines der Charakteristika des Scharlach ist die Hautschuppung, die in direkter Korrelation zum Ausmaß des Exanthems steht. Die Schuppung beginnt im Gesicht und am Körper gleichförmig bereits nach 7 Tagen. Sie erreicht ihren Höhepunkt nach 3 Wochen, wobei sie an Händen und Füßen bis grob lamellös werden kann. Die Schuppung kann bis zu 8 Wochen anhalten. Nach erfolgter Entfieberung kommt es oft möglicherweise durch eine Kreuzinfektion zum erneuten Auftreten dieser Erscheinungen, mitunter mit einer hämorrhagischen Glomerulonephritis und auch einem rheumatischen Fieber mit oder ohne Karditis.

Als *besondere Verlaufsform* ist an den heute selteneren, lebensbedrohenden *toxischen Scharlach* mit fudroyantem Verlauf, Hyperpyrexie, Delir sowie Krämpfen zu denken, wobei das Exanthem einen lividen Farbton aufweist und mit petechialen Hautblutungen durchsetzt ist. Manchmal kommt es gar nicht zur Entwicklung des Exanthems.

Der *septische Scharlach* kann, abgesehen von dem septischen Bild mit intermittierenden hohen Temperaturen, eine nekrotisierende Angina, Sinusitiden, nekrotisierende Otitis media, Mastoiditis und sogar eine septische Sinusthrombose zeigen.

*Wundscharlach* kann auch bei Verletzungen nach Operationen und Verbrennungswunden auftreten. Das Exanthem erscheint dabei zunächst in der Umgebung der Wunde, eine Angina kann fehlen.

Den *Komplikationen* des Scharlachs ist in den ersten Krankheitstagen die Lymphadenitis colli zuzurechnen, die auch vereitern kann, ferner Otitis media, Sinusitis, ein flüchtiges Rheumatoid und auch eine toxische Myokardschädigung.

Das *Erysipel* ist eine akute Hautinfektion. Sie befällt Säuglinge, Kleinkinder und Erwachsene im fortgeschrittenen Alter. Es manifestiert sich häufig im Gesicht bzw. im Bereich von Verletzungen (Ohr, Operationswunden, Fisteln, Brandwunden, Dekubitalgeschwüre). Es handelt sich vor allem um eine Entzündungsreaktion der oberflächlichen Lymphgefäße. Sie imponiert durch eine sich rasch ausbreitende Rötung und Schwellung, wobei der Rand des Erythems erhaben, unregelmäßig verlaufend, doch scharf gegen die gesunde Haut abgesetzt ist. Wie bei den meisten Streptokokkeninfektionen kommt es zur erheblichen Beeinträchtigung des Allgemeinbefindens. Auch die bekannten Streptokokken-Spätkomplikationen sind möglich. Das Erysipel hinterläßt keine Immunität, sondern nicht selten eine gesteigerte Rezidivneigung. Gelegentlich kommt es auch zu einem »Wandererysipel«.

Die *Impetigo contagiosa,* eine oberflächliche, eitrige und verkrustete Hautinfektion, wird besonders bei älteren Kindern von A-Streptokokken, bei jüngeren häufiger von Staphylokokken hervorgerufen. Im ersteren Fall sind meist kleinere Vesikel zu beobachten.

### Diagnostisches Vorgehen

Wichtigste Untersuchung ist der bakteriologische Nachweis, wobei heute die überall erhältlichen, leistungsfähigen Trägermedien verwendet werden sollten, um ein aussagekräftiges Kulturergebnis zu erhalten. Bei nicht oder noch nicht vorhandenem Scharlachexanthem ist die Streptokokkenanzüchtung erwiesenermaßen das einzig zuverlässige Verfahren. Es ist empfehlenswert, eine fraglich negative Kultur zu wiederholen. Der routinemäßig zum Nachweis einer A-Streptokokkeninfektion angewandte Antistreptolys-O-Titer liegt im IgG-Bereich der Immunglobuline und benötigt bei frischen Infektionen ca. 8–14 Tage bis zu einem als pathologisch anzusehenden Titeranstieg (bei Erwachsenen mehr als 400 ASL-Einheiten).

Zur Bedeutung des *kulturellen Nachweises* der A-Streptokokken kann heute gesagt werden, daß eine negative Kultur die Therapie erübrigt, hingegen eine positive eine Penicillinbehandlung nicht unbedingt erforderlich macht (10% Keimträger).

Das typische Blutbild zeigt eine Leukozytose und

eine Linksverschiebung. Nicht selten ist beim Scharlach der Anstieg von Eosinophilen auf 5–10%.
*Differentialdiagnostisch* sind bei der Pharyngitis bzw. Tonsillitis vor allem die Diphtherie und die Mononukleose zu berücksichtigen.
Bei Scharlachverdacht sind zahlreiche andere epidemische Exantheme differentialdiagnostisch zu beachten (Röteln, Masern, Exanthema subitum, infektiöse Mononukleose u.a.).

### Therapie

Eine Penicillin-G-Therapie, oft auch nur eine Oralpenicillintherapie, ist bei Streptokokkeninfektionen zuverlässig wirksam. Akute Rachenaffektionen müssen 10 Tage behandelt werden. Eine Prävention kann zuverlässig mit Oralpenicillin 2 × 200000 E oder Benzathin-Penicillin monatlich 1,2 Mega durchgeführt werden. Sie findet vor allem bei dem rheumatischen Fieber (nicht aber bei der akuten hämorrhagischen Glomerulonephritis) Anwendung.

### Prognose und Verlauf

Bei rechtzeitigem Behandlungsbeginn ist die Tonsillitis normalerweise innerhalb von 48 Stunden beherrscht. Das in der letzten Zeit etwas häufiger auftretende Erysipel bedarf einer längerzeitigen, mitunter wochenlangen Behandlung und kann rezidivieren. Seit der Einführung des Penicillins ist die Letalität bei allen Streptokokkeninfektionen (außer den Folgeerkrankungen, s. dort) extrem niedrig. Sie dürfte im mitteleuropäischen Bereich etwa 1:100000 betragen.

**Merke:** A-Streptokokken sind für zahlreiche akute Infektionen der oberen Luftwege und Hautaffektionen verantwortlich. Die rechtzeitige Penicillinbehandlung dieser Infektionen verhindert weitgehend, insbesondere bei jüngeren Patienten, eine Folgeerkrankung (rheumatisches Fieber, akute hämorrhagische Glomerulonephritis).

### Weiterführende Literatur

Marget, W.: Infektionskrankheiten. In Keller, W., A. Wiskott: Lehrbuch der Kinderheilkunde, 4. Aufl., hrsg. von A. Wiskott, K. Betke, W. Künzer. Thieme, Stuttgart 1977

## Pneumonien

*H. Lode*

**Definition:** Die Pneumonie ist definiert als eine Entzündung des Lungenparenchyms. Hierbei können allergische, chemische, physikalische sowie infektiöse Faktoren eine ursächliche Rolle spielen. Im Rahmen dieses Kapitels wird nur auf Häufigkeit, Ätiologie und Klinik der infektiösen Pneumonien eingegangen. Die klassische Einteilung der Pneumonien in lobäre, bronchopneumonische und interstitielle Formen (*Rokitansky* 1842) ist weitgehend verlassen worden. Heute wird statt dessen die Angabe der Ätiologie, der klinischen Symptome (akut, chronisch) sowie der gegebenenfalls vorhandenen Grunderkrankung und der Röntgenmorphologie bevorzugt.

### Häufigkeit

In den USA wurden im Jahre 1971 1662 Millionen Pneumonien (ca. 830/100000 Einwohner) registriert; 10% aller akuten Krankenhauseinweisungen erfolgten wegen einer Pneumonie. Während Influenzaepidemien kommt es regelmäßig zu einem stärkeren Anstieg der Pneumonieerkrankungen.
Der Anteil an Pneumonien bei stationären Patienten großer deutscher Kliniken liegt bei 4–6%, 0,5–5% der im Krankenhaus erworbenen Infektionen sind Pneumonien; mehr als ⅔ der Todesfälle im Rahmen dieser nosokomialen Infektionen betreffen Pneumonien.
In der Todesursachenstatistik stehen die Pneumonien in den zivilisierten (westlichen) Ländern an 5. Stelle und damit an erster Position unter den Infektionserkrankungen. In der Bundesrepublik Deutschland starben 1949 29387 (60,9 auf 100000 Einwohner) und 1976 14616 (23,1 auf 100000 Einwohner) Patienten an einer Pneumonie.

### Ätiologie und Pathogenese

Bakterielle Keime können prinzipiell die Lunge aerogen oder hämatogen erreichen. Die aerogene Infektion ist die häufigste und erfolgt auch mit nichtbakteriellen Erregern. Die aerogen in die Lunge gelangenden Mikroorganismen stammen aus zwei Bereichen:

1. aus der normalen mikrobiellen Flora des Oropharynx und der paranasalen Sinus sowie
2. aus Aerosolen oder Tröpfchen von anderen Erkrankten, die mittels Husten oder Niesen übertragen werden.

Im allgemeinen gelangen nur Teilchen mit einer Größe von 0,3–5 μm in die Alveolen und werden dort abgelagert; diese Ablagerung erfolgt in der Regel nur dann, wenn die zahlreichen mechanischen Abwehrmechanismen der Atemwege (Tab. 6) partiell oder total gestört sind. Die Manifestation einer Pneumonie wird letztlich bestimmt von der Kapazität des individuellen unspezifischen Abwehrsystems – insbesondere der alveolären Makrophagen – und von der Virulenz der Erreger (Tab. 7).

Tabelle **6** Unspezifische pulmonale Infektabwehrmechanismen

| **1. Mechanische Faktoren** | **2. Lokale Faktoren** |
|---|---|
| – Hustenreflex<br>– Schleimproduktion<br>– Schleimfilm<br>– Bronchuskonstriktion<br>– Ziliarfunktion | – Immunglobuline (IgA, IgG)<br>– Komplement/Properdin<br>– Surfactant<br>– Transferrin<br>– Lysozym<br>– Alveoläre Makrophagen |

Zahlreiche respiratorische Virusinfektionen bahnen bakterielle Pneumonien. Die pathogenetischen Mechanismen laufen dabei über Störungen der mukoziliären Klärfunktionen, Depression der alveolären Makrophagenaktivität sowie muköse Hypersekretion und qualitative Veränderungen der pulmonalen Oberflächensubstanzen. Infektionen werden begünstigt durch Inhalation von erregerhaltigen Tröpfchen in Verbindung mit Aspiration anderer schädigender Materialien, wie Mageninhalt (HCl, Enzyme), Fremdkörper oder fetthaltiger Substanzen (z. B. Mineralöle). Inhalation von Gasen (z. B. Ozon, Phosgen, Halothan u. a.) kann zu einer akuten, meist vorübergehenden Schädigung der pulmonalen Abwehrmechanismen führen und damit zu einer Entzündung disponieren. Gleichartige Schädigungsmuster werden durch anhaltende Inhalation von trockener Luft, durch endotracheale Intubation und durch Tracheotomie verursacht.

Tabelle **8** Relative Bedeutung von Bakterien, Viren und Mykoplasmen als ätiologische Erreger der Pneumonien bei 427 Erwachsenen außerhalb des Krankenhauses (nach Mufson u. Mitarb.)

| Mikroorganismen (nachgewiesen oder sehr wahrscheinlich) | Prozentzahl der untersuchten Patienten |
|---|---|
| Pneumokokken | 19,1 |
| Staphylokokken | 0,7 |
| Viren (ohne Herpesviren) | 15,2 |
| Mycoplasma pneumoniae | 4,0 |

Hämatogene Keiminokulation der Lunge ist selten. Ein klassisches Beispiel ist der infizierte Thrombus im Rahmen einer Lungenembolie bei septischer Thrombophlebitis in den abhängigen großen Körpervenen. Heroinsüchtige entwickeln eine Pneumonie infolge bakterieller Phlebitis oder Rechtsherzendokarditis.

Ätiologisch muß hinsichtlich der Erreger eine klare Differenzierung zwischen Pneumonien innerhalb und außerhalb des Krankenhauses vorgenommen werden. *Außerhalb* des Hospitals dominieren unter den bakteriellen Erregern unverändert noch Pneumokokken bis zu 60–70%, gefolgt von Staphylokokken, Haemophilus influenzae und seltener Klebsiellen (s. Tab. 7). In minde-

Tabelle **7** Ätiologische Formen der infektiösen Pneumonien

| Bakterielle Pneumonien | Nichtbakterielle, atypische Pneumonien | Pneumonien als Folge bei |
|---|---|---|
| – Pneumokokken<br>– Staphylokokken<br>– Andere Kokken<br>– Haemophilus influenzae<br>– Klebsiellen<br>– Andere Enterobakterien<br>– Legionella<br>– Pseudomonas aeruginosa<br>– Anaerobier<br>– Mycobacterium tuberculosis<br>– Rickettsien<br>– Brucellen<br>– Spirochäten<br>– Aktinomyzeten | **Viren**<br>– Picornavirus (Coxsackievirus, Echovirus u. a.)<br>– Reovirus<br>– Myxovirus<br>– Paramyxovirus<br>– Adenovirus<br>**Chlamydien**<br>**Mykoplasmen**<br>**Pilze**<br>– Kandidiasis<br>– Aspergillose<br>– Geotrichose, Mucormykose<br>– Kryptokokkose<br>**Parasiten**<br>– Askariden<br>– Pneumocystis carinii | **Kreislaufstörungen**<br>– Stauungspneumonie<br>– Infarktpneumonie<br>**Bronchusveränderungen**<br>– Bronchiektasen<br>– Bronchusstenosen<br>– Bronchuskarzinom<br>**Grunderkrankungen wie**<br>– Pertussis<br>– Grippe<br>– Leptospirosen<br>– Salmonellosen<br>– Malaria<br>– Leukosen<br>– Immunopathien<br>– Aspiration u. a. |

stens gleicher Häufigkeit und offensichtlich zunehmend treten jedoch bei *ambulanten* Patienten die atypischen Pneumonien auf, unter denen ätiologisch Viren, Chlamydien und Mykoplasmen subsumiert werden (Tab.**8**). *Im Krankenhaus* ist ätiologisch den Erregern von nosokomialen Infektionen (gramnegative Enterobakterien, Pseudomonas aeruginosa, Anaerobier, Pilze) eine besondere und zunehmende Bedeutung beizumessen. Darüber hinaus liegen im Kindes- und Greisenalter sowie auch bei immunkomprimierten Patienten besondere ätiologische Möglichkeiten vor.

### Klinik und Pathophysiologie

#### Anamnese

Das typische Bild der Pneumokokken-Pneumonie tritt während des Winters bei einem Patienten im mittleren Lebensalter auf, beginnt mit einem 30–60 Minuten dauernden Schüttelfrost, gefolgt von Fieber und Husten mit geringem, häufig rostig-braunem sowie später purulentem, gelblichem Auswurf (Tab.**9**). Meistens geht einige Tage zuvor ein milder Infekt der oberen Luftwege voraus.

Tabelle **9** Symptome primärer Pneumonien

| | Bakteriell | Viral/ Mykoplasmen |
|---|---|---|
| Beginn | akut | langsam |
| Schüttelfrost | häufig | selten |
| Fieber | hoch | mäßig |
| Tachykardie (> 120/min) | häufig | ungewöhnlich |
| Tachypnoe (> 30/min) | häufig | ungewöhnlich |
| Thoraxschmerzen | häufig | selten |
| Sputum | purulent, reichlich | mukulent, spärlich |
| Lobäre/segment. Infiltration | häufig | ungewöhnlich |
| Pleuraexsudat | relativ häufig | ungewöhnlich |
| Leukozytose (polymorphk.) | häufig | selten |

Im Kontrast hierzu ist der Beginn einer nichtbakteriellen Pneumonie verzögert, schleichend, meistens ohne Schüttelfrost, verbunden mit Kephalgien, Myalgien, mäßigem Krankheitsgefühl, und benötigt bis zur vollständigen Ausbildung mehrere Tage. Der Husten bei der atypischen Pneumonie ist zumeist unproduktiv, anhaltend und quälend; bei geringer bronchialer Sekretion ist das Sputum zumeist mukös und kaum purulent.
Die Fieberreaktion bei der Pneumokokken-Pneumonie ist heftig, abrupt und hoch (bis über 40,0 °C möglich), während die nichtbakteriellen Pneumonien einen langsameren Fieberanstieg aufweisen und meistens nicht über 38,5 °C ansteigen.

#### Klinische Befunde

Bei der körperlichen Untersuchung machen Patienten mit einer bakteriellen Pneumonie einen kranken bis schwerkranken Eindruck, die Haut ist gerötet; Patienten mit Pneumokokken-Pneumonie bieten häufig einen Herpes labialis (Herpesvirus hominis Typ 1).
Parallel zu den pathologisch-anatomischen Veränderungen in den Lungen mit zunächst entzündlicher alveolärer Ödembildung, gefolgt von granulozytärer und erythrozytärer Zellanschoppung sowie im weiteren Verlauf wiederum exsudativer Lösung der Infiltrate, verlaufen die klinischen Befunde bei Pneumokokken-Pneumonien:

- zumeist oberflächliche hochfrequente Atmung,
- eingeschränkte Atemexkursionen der erkrankten Thoraxseite,
- Klopfschallabschwächung,
- ohrnahe klingende, inspiratorische Rasselgeräusche,
- verstärkte Bronchophonie und Stimmfremitus,
- Bronchialatmen,
- inspiratorisch verstärktes Pleurareiben mit Schmerzen,
- gelegentlich Nasenflügelbewegungen, atemsynchron,
- gelegentlich Zyanose der Lippen, Zunge, Akren bei ausgedehnten Infiltrationen bzw. respiratorischen oder kardialen Vorerkrankungen.

Im Kontrast zu diesen Befunden stehen die häufig nur spärlichen, diffusen, peribronchialen, gelegentlich auch interstitiellen entzündlichen Veränderungen bei den atypischen Pneumonien. Entsprechend ist der physikalische Befund häufig nicht sehr eindrucksvoll, zumeist nur umschrieben klingende, ohrnahe Rasselgeräusche; auch eine Pleurabeteiligung ist eher selten.
Zusätzliche differentialdiagnostische Hinweise können aus Labor- und Röntgenuntersuchungen gewonnen werden. Das Grampräparat des Sputums zeigt bei bakteriellen, insbesondere Pneumokokken-Pneumonien zahlreiche neutrophile Granulozyten und dominierend grampositive Kokken, während bei atypischen Pneumonien mehr mononukleäre Zellen und ein Gemisch aus wenigen gramnegativen und grampositiven Bakterien mikroskopisch nachweisbar sind.
Im peripheren Blutbild finden sich in der Regel hohe Leukozytenzahlen ($15\,000\ \mu l \triangleq 15 \times 10^9/l$ und mehr) mit einer deutlichen Vermehrung der segmentkernigen Neutrophilen sowie häufiger Linksverschiebung im Differentialblutbild bei Pneumokokken-Pneumonien; es können aller-

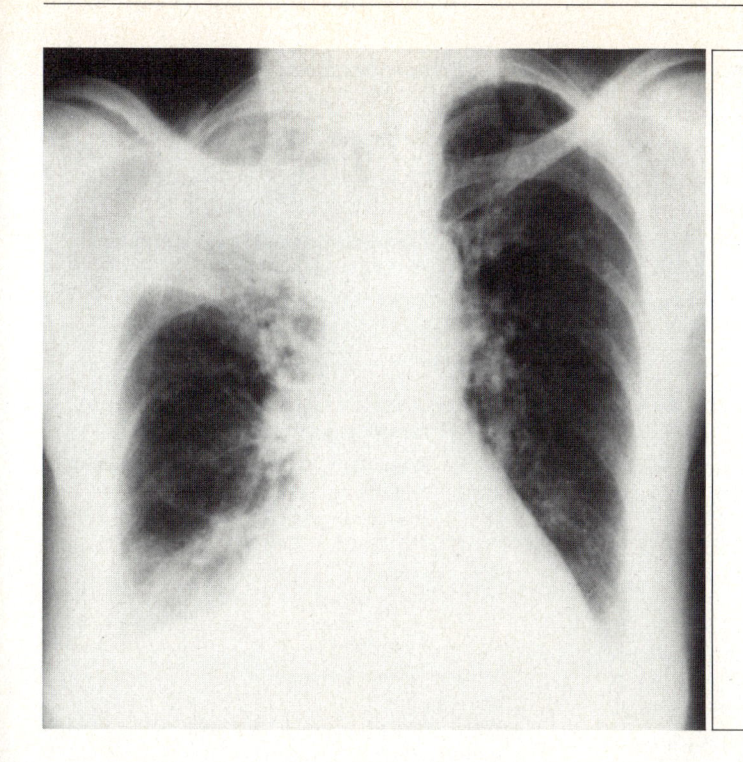

Abb. **14** Pneumokokkenpneumonie im rechten Ober- und Unterlappen bei einer 62jährigen Patientin mit einer Leberzirrhose

dings auch auffällig niedrige Granulozytenzahlen von weniger als 1000/µl ($1 \times 10^9$/l) beobachtet werden – dieses vermehrt bei chronischem Alkoholismus und/oder Leberzirrhose. Bei nichtbakteriellen Pneumonien finden sich kaum Leukozytenvermehrungen, und das Differentialblutbild ist zumeist normal bzw. es besteht eine relative Vermehrung der Lymphozyten.

Geringe Veränderungen der Leberfunktionswerte (SGOT, SGPT, alkalische Phosphatase, Bilirubin) können Ausdruck der infektiösen Reaktion bzw. Zeichen der Mitreaktion einer vorgeschädigten Leber (Alkoholismus, Diabetes, Herzinsuffizienz) auf die Infektionserkrankung sein. Hyponaträmie und Hypophosphatämie sind gelegentlich nachweisbar; im Urin finden sich nicht selten eine Zylindrurie, eine mäßige Proteinurie und gelegentlich auch eine Erythrozyturie.

Lungenfunktionell werden eine reduzierte Compliance, eine hohe Atemfrequenz, niedrige Zugvolumina sowie eine verminderte funktionelle Residualkapazität gemessen. Die Blutgase zeigen eine arterielle Hypoxämie unterschiedlichen Ausmaßes bei normalem $p_aCO_2$.

Im Lungenröntgenbild stellen sich bei den Pneumokokken-Pneumonien zumeist umschriebene, gut abgegrenzte, homogene Infiltrationen dar, die üblicherweise eine segmentale, lobäre oder auch multilobuläre Verteilung aufweisen (Abb. **14**). Die Röntgenbefunde der atypischen Pneumonien sind hingegen diffus, wenig abgegrenzt und inhomogen bis retikulär.

#### Klinische Befunde bei Pneumonien im Krankenhaus

Pneumonien, die im Krankenhaus auftreten, sind durchweg sekundäre bzw. nosokomiale Infektionen. Diese werden gebahnt durch Grunderkrankungen wie Alkoholismus, Diabetes mellitus, chronische Bronchitis, Immunopathien, aber auch durch intensivmedizinische Maßnahmen, Antibiotikatherapie und die viel häufiger als bisher angenommene Aspiration bei Krankenhauspatienten (Tab. **10**). Eine besondere Bedeutung in der Pathogenese dieser Pneumonien hat die Kolonisation der normalen physiologischen oropharyngealen Bakterienflora mit Enterobakterien und Pseudomonas aeruginosa bei Hospitalpa-

Tabelle **10** Pneumonien als »Sekundärerkrankung« (nach Wegmann)

| | |
|---|---|
| **1. Nicht iatrogen:** | Aspiration<br>Alkoholismus<br>Diabetes mellitus<br>Chronische Bronchitis/ Emphysem<br>Leberzirrhose<br>Herzinsuffizienz<br>Karzinom<br>Immundefekte (angeboren/erworben)<br>usw. |
| **2. Iatrogen:** | Immunsuppression<br>Steroide<br>Zytostatika<br>Antibiotika<br>Intensivpflege |

Tabelle **11** Zusammenhang zwischen bakteriellen Erregern, Klinik, Röntgenmorphologie und Begleiterkrankungen bei Hospitalpneumonien

| Bakterielle Erreger | Klinik | Begleiterkrankungen |
|---|---|---|
| Klebsiella pneumoniae | Lobärer Befall mit Abszedierung (häufig OL) | Diabetes mellitus, Alkoholismus, Leberzirrhose, Leukämie |
| Escherichia coli | Bronchopneumonie mit Empyembildung (häufig UL) | Diabetes mellitus, Pyelonephritis, chirurgische Infektion |
| Proteus | Lobärer Befall mit multiplen Abszedierungen | COLD, Alkoholismus |
| Haemophilus influenzae | Diffuse miliare Bronchopneumonien | COLD, Kindesalter |
| Pseudomonas aeruginosa | Multiple Abszedierungen (vorwiegend UL) | Diabetes mellitus, zystische Fibrose, Beatmung, Leukämie |
| Anaerobier (Peptostreptokokken, Bacteroides) | Abszedierende (nekrotisierende) Pneumonie, vorwiegend rechter UL, Empyembildung | Aspiration, Alkoholismus, Leukämie, Beatmung, neurologische Erkrankungen |

tienten. Diese Dominanz von gramnegativen Keimen tritt innerhalb von wenigen Tagen nach Krankenhauseinweisung auf und ist z. B. bei Diabetikern und Leberzirrhotikern ausgeprägter als bei Drogenabhängigen und Epileptikern. Bis zu 45% der Intensivpatienten weisen eine Kolonisation auf, von denen wiederum 23% an einer nosokomialen Pneumonie erkranken, hingegen nur 3,3% der nicht kolonisierten Patienten (Abb. **15**). Die diagnostischen Schwierigkeiten bei der ätiologischen Klärung, die häufige Beteiligung von gramnegativen und anaeroben Keimen sowie die hohe Mortalität (60–80%) dieser Pneumonien haben erfahrene Arbeitsgruppen veranlaßt, häufige Zusammenhänge zwischen Grunderkrankung, Klinik und Erregern synoptisch zusammenzustellen (Tab. **11**).
Insbesondere bei Patienten mit Abwehrschwäche (compromised host) sowie unter einer längeren Kortikosteroid- bzw. Antibiotikatherapie sind in den letzten Jahren spezielle Pneumonieformen beobachtet worden. 1976 wurde die *Legionärskrankheit* erstmals in Philadelphia bei 182 amerikanischen Kriegsveteranen festgestellt, heute sollen 2–5% aller Pneumonien zu dieser Kategorie gehören. Diese Pneumonieform tritt vorwiegend in den Sommermonaten bei älteren Personen über 55 Jahre auf. Der Beginn ist uncharakteristisch mit gastrointestinalen Symptomen (Diarrhöen) und Myalgien, gefolgt von hohem, nicht remittierendem Fieber, Schüttelfrösten, relativer Bradykardie, toxischer Enzephalopathie und unproduktivem Husten. Röntgenologisch häufig multilobuläre Infiltrate (Abb. **16**), bakteriologisch ist ein Keimnachweis im Sputum und im Bronchialaspirat nur mit speziellen Methoden möglich. Die Diagnosesicherung erfolgt serologisch (indirekte Fluoreszenzantikörper über 1:128) oder direkt über Immunfluoreszenz-Nachweis oder kulturell in Lungenbiopsiematerial bzw. Pleuraerguß.

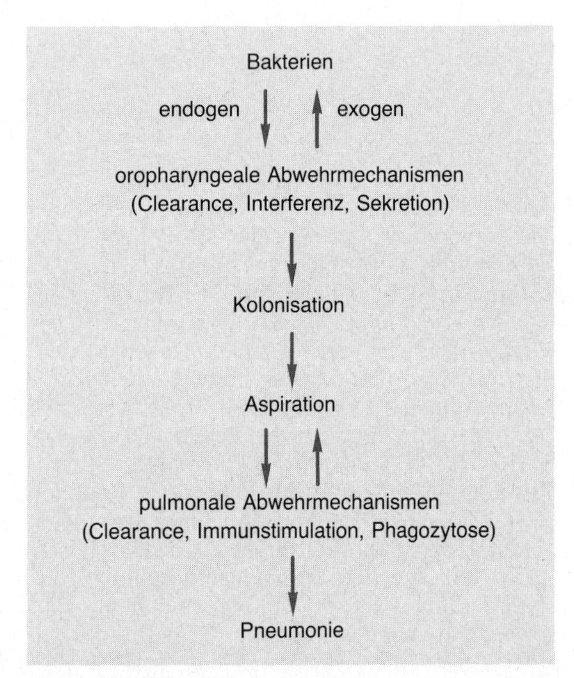


Abb. **15** Pathogenese nosokomialer Pneumonien (nach La Force)

Klinisch ähnliche Pneumonieformen, hervorgerufen durch andere, von Legionella pneumophila zu differenzierende gramnegative Bakterien, wurden beschrieben. Insgesamt 23 verschiedene Subtypen können heute bei den Legionellaceae unterschieden werden, u. a.: Legionella pneumophila, Legionella bozemanii, Legionella micdadei (PPA), Legionella dumoffii, Legionella gormanii, Legionella jordanis, Legionella wadsworthii, Legionella morrisii, Legionella longbeachae und Legionella oakridgensis.

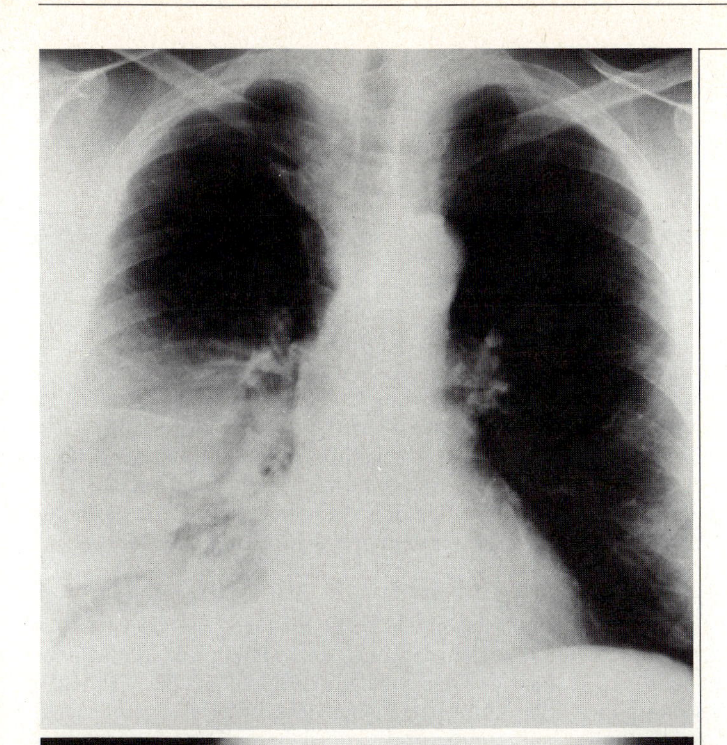

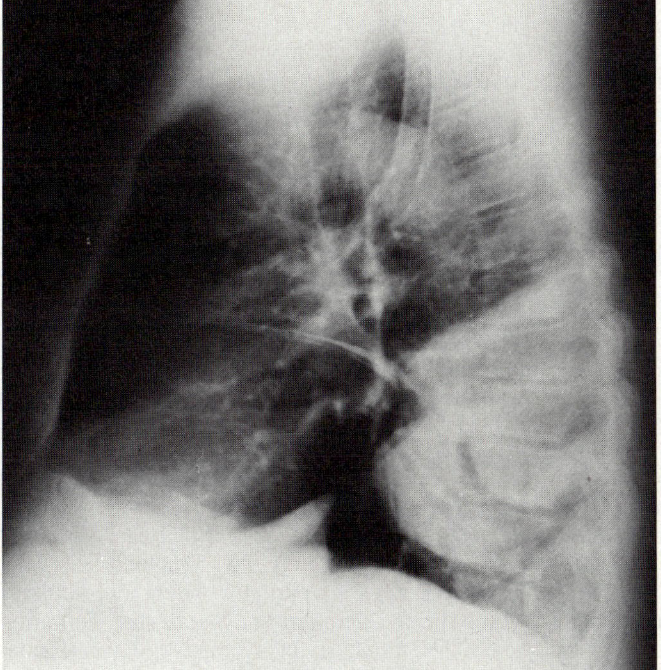

Abb. **16** 67jähriger Patient mit Legionärspneumonie im rechten Lungenunterlappen

Diagnostisches Vorgehen

Die Diagnose einer Pneumonie gründet sich auf die Symptome

- Fieber,
- Husten,
- Auswurf,
- Pleuraschmerzen

und den klinischen und/oder röntgenologischen Nachweis eines

- pulmonalen Infiltrats.

Im Blutbild finden sich zumeist eine

- Leukozytose,
- Linksverschiebung.

Bei atypischen und gelegentlich auch gramnegativen Pneumonien können normale Leukozytenzahlen oder eine Leukopenie ($<3000/\mu l \triangleq <3 \times 10^9/l$) auftreten. Der Nachweis der ätiologischen Erreger erfolgt bei den bakteriellen Pneumonien mikrobiologisch. Aussagekräftige Materialien können sein:

- Sputum,
- Pleuraexsudat,
- Blutkulturen,
- bronchoskopische Absaugung,
- transtracheale Aspiration,
- Lungenaspirat bzw. Biopsie.

Sputum ist ein problematisches Untersuchungsmedium mit hoher Kontaminationsgefahr durch die oropharyngeale Bakterienflora. Deshalb sollten bakteriologische Sputumanalysen nur bei optimalen Untersuchungsbedingungen (Transport, Waschung usw.) therapeutisch verwertet werden. Auf die besondere Aussagekraft von Pleuraexsudat und Blutkulturen (25–40% positiv) sei hingewiesen. Die transtracheale Aspiration gehört in die Hand des geübten Klinikers; diese Methode kann jedoch bei schwierigen Situationen, z. B. bewußtseinsgestörten oder mehrfach vorbehandelten Patienten, außerordentlich wertvoll sein.
Virologische und serologische Untersuchungen sollten insbesondere bei Verdacht auf nichtbakterielle Pneumonien vorgenommen werden.
Lungenfunktionelle Untersuchungen, insbesondere Analyse der arteriellen Blutgase, geben Hinweise über das Ausmaß der Störungen der Atemmechanik und des Gasaustausches.

### Differentialdiagnose

Bei jedem Lungeninfiltrat müssen in erster Linie neben einer Pneumonie differentialdiagnostisch erwogen werden:

- Lungentuberkulose,
- Lungentumor.

Die Diagnose einer Tuberkulose kann sehr schwierig sein. Oft ist die Klinik uncharakteristisch, und die Diagnose kann erst aus dem Verlauf gestellt werden. Ein sicherer Beweis für eine tuberkulöse Ätiologie ist nur der Nachweis von Tuberkelbakterien (Ausstrich und Kultur). Lungentumoren, vornehmlich das Bronchialkarzinom, müssen besonders bei Männern über 40 Jahre mit Raucheranamnese erwogen werden. Auch bei rezidivierender oder chronischer, schlecht behandelbarer Pneumonie sollten ein Tumor oder ein Fremdkörper als Ursachen einer Bronchusstenose ausgeschlossen werden.
Alle weiteren Erkrankungen der Lunge, die differentialdiagnostisch in Betracht kommen, sind im Kapitel über Lungenerkrankungen dargestellt.

### Therapie

In der Behandlung der Pneumonie können unspezifische und spezielle antibiotische Therapiemaßnahmen unterschieden werden.

*Allgemeine Maßnahmen* sind

- körperliche Schonung (feste Bettruhe nur bei jüngeren Patienten bis zur Entfieberung sinnvoll),
- Luftanfeuchtung, reichlich Flüssigkeit,
- Antitussiva bei unproduktivem Reizhusten, Bronchosekretolytika bei produktivem Husten,
- atemphysikalische Maßnahmen (Lagerung, Klopfmassagen usw.),
- Sauerstoff bei deutlicher Hypoxie,
- Digitalisierung bei Zeichen der Herzinsuffizienz,
- Kreislauf- bzw. Schockbehandlung bei schwerem septischem und fieberhaftem Verlauf,
- frühzeitige Beatmung bei ersten Anzeichen der Entwicklung einer Schocklunge.

### Chemotherapie

Im ambulanten Bereich ist die bakterielle Pneumonie vorwiegend eine Pneumokokken-Pneumonie; Therapie der Wahl ist Penicillin (Tab. **12**).
Die atypische Pneumonie ist häufig eine Viruspneumonie und kann daher z. Z. noch nicht spezifisch behandelt werden; bei Verdacht auf Mykoplasmen-Pneumonien (s. Kapitel Infektionen durch grampositive und gramnegative Bakterien) sollten Erythromycin oder Tetracycline eingesetzt werden (s. Tab. **12**).
Die Therapie von Pneumonien bei Hospitalpatienten sollte möglichst auf der Basis der Keimisolierung und des Antibiogramms erfolgen. Die Einleitung der Therapie kann ohne bakteriologische Ergebnisse erfolgen und orientiert sich – ebenso wie die Behandlung ohne Keimnachweis – an anamnestischen und klinischen Daten des Einzelpatienten und an der vorherrschenden Keimflora und deren Resistenz im jeweiligen Krankenhausbereich. Bei schweren, septisch verlaufenden Pneumonien mit unbekanntem Erreger wird in der Anfangsphase eine Kombinationstherapie empfohlen, z. B.:

1. Mezlocillin bzw. Piperacillin bzw. Apalcillin (3 × 2–5,0 g/die i. v.) plus Flucloxacillin (4 × 1–3,0 g/die i. v.) plus ein Aminoglykosidantibiotikum (Gentamicin, Sisomicin, Tobramycin, Netilmicin: 3 × 1,5 mg/kg/die i. v. oder i. m.); alternativ
2. modernes Cephalosporin (Cefamandol, Cefuroxim, Cefoxitin; Cefotaxim: 3–4 × 1,0–2,0 g i. v.) plus Aminoglykosidantibiotikum (Gentamicingruppe oder Amikacin: 2 × 7,5 mg/kg i. v. oder i. m.); bei der Kombination 2 besteht ein erhöhtes Nephrotoxizitätsrisiko.

### Prognose und Verlauf

An der Wirksamkeit der Antibiotikatherapie der Pneumonien kann kaum gezweifelt werden, doch bleibt zum Beispiel die Letalität der Pneumokokkenpneumonie (insbesondere des Typs 3) unter Penicillin wie auch unter typenspezifischen Anti-

Tabelle 12 Chemotherapie der bakteriellen Pneumonien

| | | |
|---|---|---|
| Pneumokokken | Penicillin G<br>Penicillin V<br>Erythromycin*<br>Cephalosporine<br>Tetracycline | 2–3 × 600000 E/d. i. v. oder i. m.<br>4 × 400000–800000 E |
| Staphylokokken | Flucloxacillin<br><br>anschließend:<br>Flucloxacillin<br>Dicloxacillin<br>Vancomycin<br>Cephalotin/Cefamandol | 4 × 1–2 g/d. i. v. bis zur Entfieberung<br><br><br>4 × 0,5–0,75 g/d. p. o.<br>4 × 7,5 mg/kg/d. i. v.<br>3–4 × 2–3 g/d. i. v. |
| Haemophilus influenzae | Ampicillin<br>Chloramphenicol<br>Cefamandol/Cefuroxim | 4 × 1–2 g/d. i. v.<br>3 × 0,5–1 g/d.<br>3 × 1,5–2 g/d. i. v. |
| Mycoplasma pneumoniae | Erythromycin<br>Tetracyclin | 4 × 500 mg/d. p. o.<br>4 × 500 mg/d. p. o. |
| Klebsiella | Cefazolin/Cefotiam/Cefazedon<br>Gentamicin+<br>(Cefoxitin/Cefamandol/<br>Cefuroxim/Cefotaxim) | 2–3 × 2 g/d. i. v.<br>3 × 1–1,5 mg/kg/d. i. v. oder i. m.<br>3–4 × 2 g/d. i. v.) |
| Pseudomonas aeruginosa | Azlocillin, Apalcillin, Piperacillin+<br>Tobramycin | 3–4 × 3–5 g/d. i. v.<br>3 × 1,5 mg/kg/d. i. v. oder i. m. |
| Escherichia coli | Amoxicillin/Ampicillin/Mezlocillin/<br>Piperacillin/Apalcillin<br>Gentamicin+<br>Cefamandol/Cefuroxim/Cefotaxim | 3–4 × 2–4 g/d. i. v.<br>3 × 1–1,5 mg/kg/d. i. v.<br>3–4 × 1–2 g/d. i. v. |
| Proteus mirabilis | Amoxicillin/Ampicillin/Mezlocillin/<br>Piperacillin/Apalcillin<br>Cefamandol/Cefuroxim/Cefotaxim | 3–4 × 2–4 g/d. i. v.<br>3–4 × 1–2 g/d. i. v. |
| Proteus vulgaris, morganii, rettgeri | Ticarcillin, Mezlocillin, Piperacillin<br>Gentamicin+<br>Cefoxitin, Cefotaxim | 4 × 3–5 g/d. i. v.<br>3 × 1–1,5 mg/kg/d. i. v.<br>3–4 × 2 g/d. i. v. |
| Serratia | Antibiogramm unerläßlich<br>Gentamicin+<br>Cefotaxim | <br>3 × 1–1,5 mg/kg/d. i. v. oder i. m.<br>3 × 1–2 g/d. i. v. |
| Legionella pneumophila | Erythromycin (Rifampicin) | 4 × 0,5–1 g/d. p. o. |
| Anaerobier | Penicillin G<br>Clindamycin** (Cefoxitin, Metronidazol, Ornidazol) | 4 × 3–4 × 6 Mill. E/d. i. v.<br>3–4 × 0,6 g/d. i. v. |

* bei Penicillin-Allergie
\+ bzw. Tobramycin oder Sisomicin oder Netilmicin in gleicher Dosierung. Bei Gentamicin- (bzw. Tobramycin- oder Sisomicin- oder Netilmicin-)Resistenz: Amikacin 2 × 7,5 mg/kg/d i. v. oder i. m.
** bei Penicillin-Allergie oder Bacteroides fragilis

seren bzw. ohne antimikrobielle Chemotherapie weitgehend unverändert, d.h., in den ersten 5 Krankheitstagen sterben bei jüngeren Patienten 5–10%, bei den über 50jährigen Patienten etwa 30%. Das Auftreten einer Bakteriämie, einer Leukopenie und eines multilobulären Befalls gilt bei der Pneumokokken-Pneumonie als prognostisch ungünstig. Diese hohe Letalität war der Grund für die Entwicklung von Pneumokokken-Vakzinen, die bei besonders gefährdeten Patientengruppen angewandt wurden und ermutigende Ergebnisse erbrachten.

Ohne Zweifel haben Sulfonamide und Antibiotika einen deutlichen Einfluß auf die Pneumonieletalitätsraten gehabt, doch ist eine wesentliche Senkung dieser Quote in den letzten 30 Jahren nicht mehr gelungen. Die Mortalitätsrate von Pneumoniepatienten einer großen medizinischen Universitätsklinik liegt um 15–20%. Auf medizinischen Intensivstationen sterben hingegen über 50% der Pneumoniepatienten, auf chirurgischen Intensivstationen liegt die Letalitätsrate zwischen 30 und 35%. Die Letalität der Legionärskrankheit wird mit 5–15% angegeben.

Mögliche pulmonale und extrapulmonale Komplikationen bei bakteriellen Pneumonien sind in der Tab. **13** zusammengefaßt. Pleuraexsudate bzw. Empyeme bedürfen immer einer Punktion bzw. Drainage. Ein Pleuraempyem sollte täglich gespült werden mit 0,9%igem (154 mmol/l) NaCl plus Desinfizientien (z.B. Polyvinylpyrrolidon) neben einer mehrwöchigen, systemischen, gezielten Antibiotikatherapie; 20% der Empyeme müssen dennoch operiert werden. Lungenabszesse bedürfen ebenfalls einer 4- bis 6wöchigen gezielten Antibiotikatherapie, wobei die Wahl des Antibiotikums die häufigsten Erreger (Staphylococcus aureus, Klebsiellen, Anaerobier) berücksichtigen muß. Eine chirurgische Resektion ist heute nur noch selten bei rezidivierenden, schweren Hämoptoen, bei Abszeßrezidiven und bei Malignitätsverdacht indiziert.

Tabelle **13** Pulmonale und extrapulmonale Komplikationen bakterieller Pneumonien

| Pulmonal | Extrapulmonal |
|---|---|
| Pleuraexsudate | Meningitis |
| Empyem | Hirnabszeß |
| Lungenabszeß | Endokarditis |
| Bronchiektasen | Perikarditis |
| Pulmonale Fibrose | Arthritis |
| Langsame Rückbildung | Osteomyelitis |

**Merke:** Pneumonien sind Entzündungen der Lunge, die alveolär und/oder interstitiell lokalisiert sind und allergische, chemische, physikalische und infektiöse Ursachen haben können. Am häufigsten sind infektiöse Pneumonien, die sich in bakterielle und nichtbakterielle Formen unterscheiden lassen. Fieber, Husten, Auswurf, Pleuraschmerzen und eine pulmonale Infiltration sind die führenden Befunde bei einer Pneumonie. Unter den bakteriellen Erregern stehen außerhalb des Krankenhauses unverändert Pneumokokken mit 60–70% an der Spitze, im Hospital muß vermehrt mit gramnegativen und anaeroben Keimen gerechnet werden. Die Therapie in der Ambulanz ist vorwiegend eine Penicillinbehandlung, in der Klinik sollte unbedingt eine Erregerisolierung versucht und gezielt behandelt werden.

### Weiterführende Literatur


Bartlett, J.G., S.M. Finegold: Anaerobic infections of the lung and pleura. Amer. Rev. resp. Dis. 110 (1974) 56–77

Bates, D.V., P.T. Macklem, R.V. Christie: Respiratory Function in Disease. Saunders, Philadelphia 1971

Garb, J.L., R.B. Brown, J.R. Garb, R.W. Tuthill: Differences in etiology of pneumonias in nursing home and community patients. J. Amer. med. Ass. 240 (1978) 2169–2173

Graybill, J.R., L.W. Marshall, P. Charache: Nosocomial pneumonia. Amer. Rev. resp. Dis. 108 (1973) 1130–1140

Gsell, O.: Die Geschichte der Pneumonien – Wandel vom 19. zum 21. Jahrhundert. Atemw. u. Lungenkrankh. 5 (1979) 311–323

Johanson, E.G., A.G. Pierce, J.P. Sanford: Nosocomial respiratory infections with gram-negative bacilli. The significance of colonization of the respiratory tract. Ann. intern. Med. 77 (1972) 701–706

Klastersky, J., R. Cappel, L. Debuscher, M. Stilmant: Pneumonia caused by gram-negative bacilli in hospitalized patients presenting malignant disease. Europ. J. Cancer 7 (1971) 329–336

Lerner, A.M., M.J. Federman: Gram-negative bacillary pneumonia. J. infect. Dis. 124 (1971) 425–426

Lode, H.: Therapie von unspezifischen Infektionen des Atemtraktes. Aesopus, Basel 1983

Lode, H., B. Kemmerich: Pneumonie des Erwachsenen. Häufigkeit – Erreger – Klinik. Atemw. u. Lungenkrankh. 5 (1979) 347–351

Miller, A.C.: Early clinical differentiation between Legionnaire's disease and other sporadic pneumonias. Ann. intern. Med. 90 (1979) 526–528

Mufson, M.A., V. Chang, V. Gill, S.C. Wood, M.J. Romansky, R.M. Chanock: The role of viruses, mycoplasmas and bacteria in acute pneumonia in civilian adults. Amer. J. Epidem. 86 (1967) 526–544

Rokitansky, C.: Handbuch der pathologischen Anatomie, 3 Bände, 1842–1846

Siegenthaler, W., P. Fuchs, R. Lüthy: Die Chemotherapie der bakteriellen Pneumonien. Atemw. u. Lungenkrankh. 5 (1979) 386–391

Swartz, M.N.: Clinical aspects of Legionnaire's disease. Ann. intern. Med. 90 (1979) 491–495


## Salmonellosen

*H. Pichler*

**Definition:** Unter Salmonellosen versteht man eine Gruppe von ubiquitär auftretenden Infektionskrankheiten, die durch Salmonellen verursacht werden.
Salmonellen können 4 verschiedene Krankheitsbilder hervorrufen, die für sich allein, gleichzeitig oder nacheinander auftreten können:

1. typhöse Salmonellose,
2. enteritische Salmonellose,
3. septikämische Salmonellose,
4. Lokalinfektion.

### Häufigkeit

Zum Spektrum der Salmonellosen gehört auch die symptomlose Ausscheidung von Salmonellen, die Folge einer klinisch manifesten oder inapparenten Infektion sein kann.
Es besteht Meldepflicht für Verdachtsfälle, Erkrankungen, Todesfälle und symptomlose Ausscheidung von Salmonellen.

### Ätiologie

Das Genus Salmonella stellt eine Gruppe von gramnegativen, beweglichen, sporenlosen, aerob wachsenden Bakterien dar, die zur Familie Enterobacteriaceae gehören. Salmonellen werden im Kauffmann-White-Schema aufgrund ihrer Antigenformel in Serogruppen (Gruppe A–Z) und

Serotypen unterteilt. Mehr als 1700 Serotypen sind bis jetzt bekannt.

## Typhöse Salmonellose (Typhus und Paratyphus)

**Definition:** Unter typhöser Salmonellose versteht man eine akute systemische Infektionskrankheit, verursacht durch Salmonella typhi und Salmonella parathyphi A, B oder C. Gelegentlich können auch andere Salmonellen, z.B. Salmonella typhi murium, dieses Krankheitsbild hervorrufen, das charakterisiert ist durch Fieber, Splenomegalie, Roseolen, relative Bradykardie, Leukopenie, Obstipation und/oder Diarrhö.

### Häufigkeit

Typhus und Paratyphus nehmen in ihrer Bedeutung in den zivilisierten Ländern mit einem hohen Niveau der sanitären Einrichtungen laufend ab. In Wien (1,6 Mill. Einwohner) wurden am Gesundheitsamt von 1975–1979 insgesamt 50 Typhus- und Paratyphuserkrankungen, d.h. durchschnittlich 10 pro Jahr, registriert. 35 Patienten (70%) akquirierten die Erkrankung im tropischen oder subtropischen Ausland. Bei 30% der Patienten muß ein Ausscheider als Infektionsquelle angeschuldigt werden.

### Epidemiologie

Das Reservoir für Salmonella typhi und Salmonella paratyphi A, B und C stellt ausschließlich der Mensch als Ausscheider oder Erkrankter dar. Vor allem der symptomlose, unerkannte Ausscheider stellt für seine Umwelt eine Gefahr dar. Die Übertragung geschieht entweder direkt (Schmierinfektion) oder viel häufiger durch fäkale Verunreinigung von Wasser, Milch, Milchprodukten und anderen Lebensmitteln. Fliegen spielen bei der Übertragung ebenfalls eine Rolle.

### Pathophysiologie

Die Infektion mit Salmonellen erfolgt ausschließlich oral. Freiwilligenversuche haben gezeigt, daß $10^7$ Typhusbakterien aufgenommen werden müssen, um einen klinischen Typhus in 50% der Personen hervorzurufen. Die Keimzahl der zugeführten Salmonellen hat auch Einfluß auf die Inkubationszeit, je größer die Infektionsdosis, desto kürzer die Inkubationszeit. Die Salmonellen durchdringen die Wand des Dünndarms und gelangen über den Blutstrom in das retikuloendotheliale System, wo sie sich vermehren. Um den 10.–14. Tag, also am Ende der Inkubationszeit, treten die Salmonellen wieder in die Blutbahn ein und führen zu einer über 1–2 Wochen anhaltenden Bakteriämie, die eine Dissemination der Erreger in alle Organe ermöglicht.
Die Erkrankung hinterläßt Immunität, die jedoch durch eine große Infektionsdosis (hohe Keimzahl) durchbrochen werden kann.

### Klinik

Nach einer Inkubationszeit von 10–14 Tagen beginnt die Krankheit schleichend mit Kopfschmerzen, Husten, Übelkeit, Appetitlosigkeit, Obstipation, Frösteln und Fieber. Das Fieber steigt staffelförmig, bis es gegen Ende der 1. Krankheitswoche eine Kontinua zwischen 39 und 40°C erreicht (Abb. **17**). Beim unbehandelten Typhus besteht die Kontinua bis zum Ende der 3. Krankheitswoche. Sofern der Patient nicht in diesem Stadium an einem toxischen Kreislaufversagen verstirbt, fällt die Temperatur remittierend im Laufe einer Woche auf normale Werte

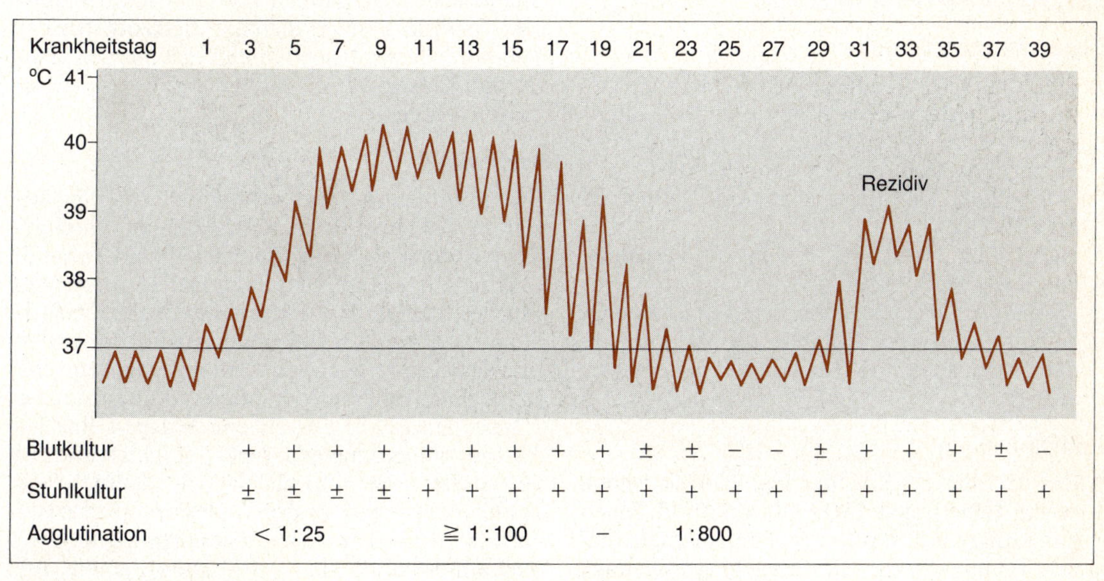


Abb. **17** Typhus abdominalis

ab. Die Milz wird meistens gegen Ende der 1. Woche palpabel. Häufig besteht eine Hepatomegalie. Die Zunge ist grauweißlich belegt, wobei Spitze und Ränder von Belag frei bleiben (»Typhuszunge«). Bei etwa 40% der Patienten besteht eine relative Bradykardie. Ab der 2. Woche tritt eine Wesensveränderung ein, die von Apathie bis zu deliranten Erscheinungsbildern reicht. Manchmal besteht Meningismus bei normalem Liquorbefund. Das Abdomen ist gespannt. Die Druckschmerzhaftigkeit, besonders im Bereich des rechten Unterbauches, gibt nicht selten Anlaß zu Appendektomien. Nun treten am unteren Thorax und Abdomen schubweise Typhusroseolen auf, 1–3 mm große Effloreszenzen, die auf Druck abblassen.

Ab der 3. Woche weicht in etwa 50% der Fälle die hartnäckige Obstipation dünnbreiigen Durchfällen, den sogenannten »Erbsenbreistühlen«. Der Typhus ist also keineswegs eine obligate Durchfallerkrankung. Jetzt können als Komplikation Perforation und Blutung auftreten. Mit dem Rückgang des Fiebers in der 4. Woche beginnt eine langdauernde Rekonvaleszenz, die abgesehen von einem Typhusrezidiv noch durch Thrombosen, Myokarditis und metastatische Abszesse in Knochen, Gelenken und Urogenitaltrakt kompliziert werden kann. Die Letalität lag in der vorantibiotischen Ära bei 10–15%, derzeit beträgt sie in unseren Breiten 1%.

Infektionen durch Salmonella paratyphi A oder B verlaufen üblicherweise leichter, kürzer und zeigen weniger Komplikationen. Die Inkubationszeit ist kürzer. Infektionen durch Salmonella paratyphi B führen in der Hälfte der Fälle zu einer enteritischen Verlaufsform.

*Laboratoriumsbefunde:* Typischerweise besteht eine Leukozytopenie mit Linksverschiebung, toxischer Granulation und Aneosinophilie im Differentialblutbild. Die Blutsenkungsreaktion steigt erst gegen Ende der 2. Woche an.

### Diagnostisches Vorgehen

1. Blutkultur: Während der ersten 2 Krankheitswochen besteht eine persistierende Bakteriämie, die bei wiederholter Blutabnahme fast immer zum Nachweis des Erregers führt.
2. Stuhlkultur: Der Erregernachweis gelingt ab dem 10. Tag.
3. Harnkultur: Positiv bei 25–33% der Patienten.
4. Serologische Diagnostik (Gruber-Widal-Reaktion): Diagnostisch verwertbar ist eine O-Agglutination von $\geqslant 1:100$, die im Verlaufe der Erkrankung um zumindest 2 Titerstufen ansteigt.

### Komplikationen

1. Rezidiv: Bei 10–20% der Patienten tritt nach einem fieberfreien Intervall von 7–10 Tagen ein Rezidiv auf, das klinisch einem abgekürzten Typhus gleicht. Das Rezidiv wird verursacht durch intrazelluläre Persistenz von Salmonellen.
2. Darmblutung: In der 3. Krankheitswoche, im Stadium der Nekrose und Geschwürsbildung, kann es zur Arrosion von Blutgefäßen kommen. Die Darmblutung manifestiert sich klinisch durch Temperaturabfall, Schocksymptomatik und Leukozytose.
3. Darmperforation: Im gleichen Stadium wie die Blutung kann es zur Perforation des Ileums kommen. Akuter Schmerz im Abdomen gefolgt von Abwehrspannung, Sistieren der Darmgeräusche, Erbrechen, Temperaturabfall, Tachykardie und Leukozytose müssen den Arzt an diese Komplikationen denken lassen.

### Differentialdiagnose

Erkrankungen ohne spezifischen organpathologischen Befund wie Rickettsiosen, Brucellose, Tularämie, Miliartuberkulose, Endokarditis, Malaria und Septikämien durch gramnegative Erreger.

### Therapie

Chloramphenicol stellt nach wie vor das Mittel der ersten Wahl dar. Trimethoprim-Sulfonamid und Amoxillin sind gleichwertige Alternativen. Chloramphenicolresistenz der Salmonellen und Hämatotoxizität des Präparats einerseits, ausgezeichnete klinische Wirksamkeit und geringe Kosten andererseits müssen in die therapeutischen Überlegungen einbezogen werden. Chloramphenicol wird für 14 Tage in einer Dosierung von 2–3 g (50 mg/kg)/die verabreicht. Die Dosierung von Trimethoprim-Sulfonamid ist 2×2 Tbl. (5 mg TMP/kg)/die und Amoxicillin 4 g (100 mg/kg)/die 14 Tage lang. Dexamethason 3 mg/kg initial und 1 mg/kg als Infusion in 2 ml/kg Ringerlösung alle 6 Stunden durch 2 Tage werden verabreicht, wenn der Patient entweder ein delirantes, stuporöses bis komatöses Zustandsbild entwickelt oder Schock eintritt. Gute pflegerische Maßnahmen und leichte hochkalorische Nahrung sind wichtige Bestandteile der Therapie. Bei profusen Durchfällen müssen Wasser und Elektrolyte substituiert werden (s. Therapie der Cholera).

### Prophylaxe

Die Vakzination kann sowohl mit einer inaktivierten Salmonellenvakzine subkutan durchgeführt werden als auch mit einer oralen Lebendvakzine aus attenuierten Salmonellae typhi. Wegen der lokalen und allgemeinen Nebenerscheinungen bei der s.c. Vakzination wird der oralen Immunisierung heute der Vorzug gegeben. Der Impfschutz hält bei der oralen Immunisierung 2 Jahre an und ist ausschließlich gegen eine Infektion mit Salmonella typhi gerichtet. Wegen der Antibiotikaempfindlichkeit der Salmonellen in der Vakzine darf die Malariaprophylaxe – vor allem mit dem Kombinationspräparat Pyrimethamin-Sulfadoxin – frühestens einen Tag nach Abschluß der oralen Vakzination begonnen werden.

## Enteritische Salmonellose

**Definition:** Unter enteritischer Salmonellose versteht man eine akute, vorwiegend lokale Infektionskrankheit, die durch Invasion der Schleimhaut des unteren Dünndarms gekennzeichnet ist und durch die sogenannten »Enteritissalmonellen« hervorgerufen wird. Das Krankheitsbild ist charakterisiert durch Fieber, Erbrechen, Abdominalkoliken und Durchfälle.

### Häufigkeit

Am Gesundheitsamt der Stadt Wien wurden von 1975–1979 insgesamt 1149 enteritische Salmonellosen registriert, d.h. pro Jahr durchschnittlich 230 Fälle, wobei von 1975–1979 eine ansteigende Tendenz besteht, die auch weltweit zu beobachten ist. Nur bei 12% dieser Fälle wurde die Erkrankung aus dem Ausland eingeschleppt.

### Epidemiologie

Das Reservoir der »Enteritissalmonellen« stellt die Tierwelt dar. Geflügel, Rinder, Schweine und Schafe sowie Vögel und Nagetiere sind die wichtigsten Infektionsquellen. Tierische und menschliche Nahrungsmittel wie Fischmehl, Knochenmehl, Eipulver und Milchprodukte sind häufig mit Salmonellen kontaminiert. Menschen als Erkrankte oder Ausscheider treten epidemiologisch ganz in den Hintergrund. Schmierinfektion ist bei vereinzelten Ausbrüchen in Säuglingsstationen, Intensivstationen und Altersheimen der ursächliche Faktor, doch spielt die Aufnahme von mit Salmonellen kontaminierten Speisen die weitaus größere Rolle. Die Krankheit tritt meistens als Familien- oder Gruppenerkrankung auf bei Personen, die die gleichen Speisen gegessen haben.

### Pathophysiologie

Die Infektion mit Salmonellen erfolgt oral und führt in Abhängigkeit von der Infektionsdosis, dem Serotyp, der individuellen Disposition und der Azidität des Magensaftes zu einem breiten Spektrum von Krankheitserscheinungen. Salmonellen durchdringen die Epithelzellen des unteren Dünndarms, vorwiegend des Ileums, und führen in der Lamina propria zu einer entzündlichen polymorphkernigen Infiltration, die eine massive Exsudation von Wasser und Elektrolyten in das Darmlumen bewirkt. Die Erreger bleiben jedoch lokalisiert in dem befallenen Darmabschnitt. Bakteriämie tritt nur in etwa 10% der Fälle auf. Immunität wird durch die Erkrankung nicht erworben.

### Klinisches Bild

Nach einer Inkubationszeit von 12–48 Stunden, deren Dauer ganz wesentlich von der Infektionsdosis bestimmt wird, treten akut Fieber, Abdominalkoliken und wäßrige Durchfälle auf. Übelkeit und Erbrechen kennzeichnen vor allem den Beginn der Krankheit. Tenesmen bestehen keine. Gelegentlich sind die abdominellen Beschwerden und Abwehrspannung besonders im rechten Unterbauch so im Vordergrund, daß die Patienten appendektomiert werden. Die Fieberdauer ist durchschnittlich 2 Tage.
Die Durchfallsdauer ist durchschnittlich 4 Tage, bei alten Patienten gelegentlich länger. Bestehen septische Temperaturen länger als 2 Tage, muß an eine Bakteriämie gedacht werden. Die Salmonellen-Enteritis stellt im allgemeinen keine gefährliche Erkrankung dar, doch ist bei Säuglingen und sehr alten Menschen auch heute noch die Letalität hoch.
*Laboratoriumsbefunde:* Das Blutbild zeigt eine mäßige Leukozytose mit Linksverschiebung. Bei starkem Flüssigkeitsverlust kommt es zu einem Anstieg von Harnstoff-N und Serumkreatinin sowie zur Oligurie bei hochgestelltem Harn, Hypokaliämie und Azidose.

### Diagnostisches Vorgehen

Die Stuhlkultur und eventuell die Kultur von Erbrochenem und übriggebliebenen Speisen sichern die Diagnose. Die serologische Diagnostik ist wertlos.

### Komplikationen

1. Schock und Exsikkose: Besonders bei Säuglingen und sehr alten Menschen kann ein exzessiver Wasser- und Elektrolytverlust zur Schocksymptomatik und zum Tode führen.
2. Bakteriämie mit metastatischen Absiedlungen von Salmonellen an Endokard, Pleura, Meningen, Knochen und Gelenken.

### Differentialdiagnose

Diarrhöen, verursacht durch virale und bakterielle Erreger, stehen im Vordergrund; Ausschluß von Diarrhöen durch Medikamente, Tumoren, endokrine Erkrankungen und intestinale Grunderkrankungen wie Colitis ulcerosa und Enteritis regionalis.
Die verschiedenen Erreger von Diarrhöen und deren Epidemiologie und Klinik sind in den Tab. **14** und **15** wiedergegeben. Prinzipiell teilt man Diarrhöen nach der Fähigkeit der kausalen Erreger, die Darmschleimhaut zu invadieren, in Diarrhöen ein, die durch invasive und nichtinvasive Erreger hervorgerufen werden.

1. *Diarrhöen mit Invasion der Schleimhaut* sind gekennzeichnet durch Fieber und Allgemeinsymptome wie Kopfschmerzen, Gelenkschmerzen sowie Leukozyten und Erythrozyten im mikroskopischen mit Methylenblau gefärbten Stuhlpräparat.
2. *Diarrhöen ohne Invasion der Schleimhaut* entstehen durch Enterotoxinbildung der Erreger. Das klinische Bild ist charakterisiert durch Wasser- und Elektrolytverlust ohne Fieber, Allgemeinsymptome und Entzündungszellen im Stuhl.

Tabelle **14** Klinische und epidemiologische Parameter von Diarrhöen, verursacht durch invasive Bakterien

| Erreger | Inkubationszeit (Stunden) | Dauer der Erkrankung (Tage) | Erbrechen | Diarrhö | Krämpfe | Erreger übertragen durch | Vorkommen |
|---|---|---|---|---|---|---|---|
| Salmonella | 12–48 | 2–5 | + | ++ | ++ | Geflügel, Milchprodukte, Fleisch | Tier, Mensch |
| Vibrio parahaemolyticus | 12–48 | 2–3 | ++ | ++ | ++ | Schalentiere, rohen Fisch | Meerwasser |
| Escherichia coli | 24–48 | 1–3 | + | ++ | +++ | Wasser, Nahrung, direkten Kontakt | Mensch, Tier |
| Shigella | 24–72 | 4–6 | + | +++ | +++ | Wasser, Nahrung, direkten Kontakt | Mensch |
| Yersinia enterocolitica | 24–240 | 7–21 | ++ | ++ | ++ | Wasser? Nahrung? direkten Kontakt? | Tier |
| Campylobacter jejuni | 48–120 | 2–10 (Wochen) | + | ++ | ++ | Wasser, Nahrung, direkten Kontakt | Tier |

Tabelle **15** Klinische und epidemiologische Parameter von Diarrhöen, verursacht durch nichtinvasive Bakterien

| Erreger | Inkubationszeit (Stunden) | Dauer der Erkrankung | Erbrechen | Diarrhö | Krämpfe | Toxinbildner übertragen durch | Vorkommen |
|---|---|---|---|---|---|---|---|
| Staphylococcus aureus | 1– 6 | 6–12 Std. | +++ | + | ++ | Fleisch, Backwaren, Milchprodukte | ubiquitär, Mensch (Nase, Hände) |
| Clostridium perfringens Typ A | 6–12 | 12–24 Std. | + | +++ | +++ | Fleisch, Fisch, Backwaren | Staub, Erde, Mensch, Tier |
| Bacillus cereus | 2–18 | 12–24 Std. | ++ | ++ | ++ | Getreide, Reis | Staub, Erde, Pflanzen |
| Vibrio cholerae | 12–72 | 2– 5 Tage | + | +++ | 0 | Wasser | Mensch |
| Escherichia coli | 24–72 | 1– 3 Tage | ± | ++ | + | Wasser, Nahrung, direkten Kontakt | Mensch, Tier |

Therapie

Ersatz des Wasser- und Elektrolytverlustes, Korrektur der Azidose (s. Therapie der Cholera), völlige Nahrungskarenz. Nach Besserung der Diarrhö kann mit einer Aufbaukost begonnen werden.
Chemotherapeutika sind ausschließlich bei länger bestehenden septischen Temperaturen, also bei Verdacht oder Beweis einer Bakteriämie, indiziert. Präparate: s. Therapie der typhösen Verlaufsform. Chemotherapeutika haben keinen Einfluß auf die Dauer der Diarrhö, verlängern jedoch die Dauer der Salmonellen-Ausscheidung und induzieren die Übertragung von R-Faktoren unter den Enterobakterien.

Prophylaxe

Bakteriologische Kontrollen von tierischen Nahrungsmitteln, adäquates Erhitzen von Fleisch und der sofortige Verzehr von Speisen nach der Zubereitung sowie persönliche Hygiene wie Händewaschen stellen die wirkungsvollsten Maßnahmen dar. Die Schutzimpfung ist unwirksam.

## Septikämische Verlaufsform

Salmonellen treten entweder vom Darm in die Blutbahn ein, wobei eine Enteritis keinesfalls vorhergehen muß, oder von einer bereits bestehenden Lokalinfektion. Ganz im Gegensatz zur typhösen Verlaufsform ist die Bakteriämie hier

intermittierend. Wiederholte Blutkulturen sind notwendig, um die Diagnose zu sichern. Salmonella cholera suis, Salmonella typhi murium und Salmonella enteritidis sind die häufigsten Erreger dieser Verlaufsform.
Septische Temperaturen über längere Zeit, Schüttelfrost, Gewichtsverlust, Schwitzen, Leukozytose mit Linksverschiebung ohne nachweisbaren Organbefall sollten den Arzt an Salmonellenbakteriämie denken lassen. Metastatische Absiedlungen der Erreger können zu Endokarditis, Meningitis, Pleuraempyem, Perikarditis, Pyelonephritis, Arthritis und Osteomyelitis führen.
Die *Diagnose* wird aus der positiven Blutkultur gestellt. Die serologische Diagnostik kann im Einzelfall einen wichtigen Hinweis geben.
Die Chemotherapie ist die gleiche wie bei der typhösen Verlaufsform, zusätzlich chirurgische Sanierung, sofern metastatische Herde bestehen.

### Lokalinfektion

Salmonellen können entweder als Komplikation einer Septikämie oder nach einer klinisch inapparenten Bakteriämie praktisch überall Abszeßbildung hervorrufen. Neben den angeführten Lokalisationen, wobei die Meningitis des Neugeborenen eine besondere Rolle spielt, werden vorwiegend Gewebe mit vorbestehenden Erkrankungen (z.B. Aneurysmen oder Tumoren) befallen. Die Diagnose wird fast immer zufällig durch den bakteriologischen Befund nach chirurgischer Sanierung gestellt. Die Therapie ist chirurgisch, unterstützt durch Chemotherapeutika.

### Ausscheider

Nach überstandener Typhus- oder Paratyphus-A-, -B-Infektion, wobei diese auch klinisch inapparent verlaufen kann, werden 3–5% der Patienten Dauerausscheider, d.h., sie scheiden mit dem Stuhl oder Urin Salmonellen länger als 6 Monate aus, ohne selbst krank zu sein. Ganz im Vordergrund stehen Stuhlausscheider, wobei der Herd praktisch immer die chronisch entzündete Gallenblase mit/ohne Steine ist. Die Geschlechtsverteilung ist 4:1 zugunsten der Frauen. Die Therapie der Wahl ist die Cholezystektomie, kombiniert mit einer zumindest 6wöchigen Therapie mit TMP-Sulfonamid (2 × 2 Tbl./die) oder Amoxicillin (3–4 g/die). Mit dem kombinierten Vorgehen kann eine Sanierung in etwa 90% erreicht werden. Mit TMP-Sulfonamid durch 3 Monate erzielten wir bei 95 Dauerausscheidern eine Sanierung in 60% ohne Operation.
Dauerausscheider von sogenannten Enteritissalmonellen sind eine Seltenheit und werden bei chronischen Gallensteinleiden genauso wie Typhusausscheider behandelt.

**Merke:** Salmonellosen sind ubiquitär auftretende Infektionskrankheiten, die sich in typhöser, enteritischer oder septikämischer Form sowie als Lokalinfektion manifestieren können. Das klinische Bild ist in schweren Fällen (z.B. Typhus) durch Fieber-Kontinua, relative Bradykardie, Hepatosplenomegalie, druckempfindliches Abdomen, Roseolen, Benommenheit, gelegentlich Meningismus gekennzeichnet; Diarrhöen treten erst im späteren Verlauf (ab 2.–3. Woche) auf, aber *nicht* bei allen Patienten. Die Diagnose wird mittels Keimnachweis im Blut und/oder Stuhl sowie serologischen Untersuchungen gesichert. Eine antibiotische Therapie ist nur bei typhösen oder septikämischen Verlaufsformen notwendig. Schon der Erkrankungsverdacht ist meldepflichtig.

#### Weiterführende Literatur

Carpenter, C.C.: Infectious diarrhoeas. In Clinical Concepts of Infectious Diseases, 2nd ed. Williams & Wilkins, Baltimore 1978 (p.285)
Christie, A.B.: Typhoid and paratyphoid fevers. In Infectious Diseases, 2nd ed. Churchill Livingstone, Edinburgh 1974 (p.55)
Höring, F.D.: Die Salmonellosen. In Gsell, O., W. Mohr: Infektionskrankheiten, Bd. II/2. Springer, Berlin 1968 (S.555)
Knothe, H.: Antibiotische Therapie bei Salmonelleninfektionen der Gallenwege. Ärztl. Prax. 19 (1967) 1333
Pichler, H.: Prophylaxe und Therapie der Reisediarrhoe. Hyg. u. Med. 4 (1979) 475
Pichler, H., K.H. Spitzy, H. Knothe: Zur Sanierung von Salmonellen-Dauerausscheidern mit Trimethoprim-Sulfonamid. Zbl. Bakt. I. Abt. Ref. 252 (1976) 129

## Shigellosen

*H. Pichler*

**Definition:** Die bakterielle Ruhr ist eine durch das Genus Shigella hervorgerufene, akute Lokalinfektion des Dickdarmes, die mit Fieber, Abdominalkrämpfen und blutig-schleimigen Durchfällen einhergeht. Shigellosen sind meldepflichtige Infektionskrankheiten.

#### Häufigkeit

Die Verbreitung der bakteriellen Ruhr ist ubiquitär, kommt aber gehäuft in Ländern mit schlechten sanitären Verhältnissen vor. Am Gesundheitsamt der Stadt Wien wurden von 1975–1979 41 (davon 22 im Ausland akquiriert) Shigellen-Erkrankungen (das sind durchschnittlich 8 pro Jahr) registriert. Shigellosen durch Shigella dysenteriae kommen vorwiegend in den Tropen vor, in den gemäßigten Zonen dominiert Shigella sonnei, gefolgt von Shigella flexneri.

### Epidemiologie

Das Reservoir der Shigellen stellt ausschließlich der Mensch dar, als Erkrankter oder Ausscheider. Neben dem indirekten Kontakt über Trinkwasser und Nahrungsmittel wie Milch und Milchprodukte sowie durch Fliegen spielt der direkte Kontakt für die Verbreitung der Shigellen, wegen der kleinen für eine Infektion ausreichenden Keimzahl, die bedeutend größere Rolle. Besonders in Säuglingsstationen, Altersheimen und psychiatrischen Krankenhäusern kommen immer wieder Infektionen mit einer Übertragung von Mensch zu Mensch vor.

### Ätiologie

Das Genus Shigella gehört zur Familie der Enterobacteriaceae. Shigellen sind gramnegative, unbewegliche, sporenlose, aerob wachsende Bakterien. Man unterscheidet 4 Untergruppen: Untergruppe A: Shigella dysenteriae, Untergruppe B: Shigella flexneri, Untergruppe C: Shigella boydii, Untergruppe D: Shigella sonnei.
Die Zuordnung zu den Untergruppen und Spezies erfolgt durch biochemische und serologische Differenzierung. Das somatische Antigen der Shigellen (Endotoxin) ist vorwiegend verantwortlich für die Enterotoxizität. Ausschließlich Shigella dysenteriae Typ 1 bildet ein Exotoxin, das vorwiegend neurotoxisch wirkt. Shigellen sind gegen Austrocknung viel empfindlicher als Salmonellen. Der frisch abgesetzte Stuhl muß deshalb in einem flüssigen Transportmedium zur bakteriologischen Weiterverarbeitung versandt werden.

### Pathophysiologie

Die Infektion mit Shigellen erfolgt oral. Bereits 10 Keime der Spezies Shigella dysenteriae und 100 Keime der anderen Shigellen-Spezies genügen, um eine Shigellose hervorzurufen. Shigellen invadieren die Schleimhaut des Dickdarms, vermehren sich dort und führen zu einer fibrinös-ulzerösen Kolitis, die mit blutig-schleimig-eitrigen Durchfällen einhergeht. Die Krankheit ist von keiner Immunität gefolgt.

### Klinisches Bild

Die Krankheit beginnt abrupt nach einer Inkubationszeit von 1–3 Tagen mit abdominellen Krämpfen, Übelkeit, Erbrechen, Fieber und Kopfschmerzen. 10–40 blutig-schleimige Durchfallstühle werden täglich unter heftigen Tenesmen abgesetzt. Anfangs enthalten die Stuhlentleerungen noch fäkulentes Material, dann nur mehr glasigen Schleim, Blut und bei Ausbildung der Geschwüre Eiter. Das Abdomen, besonders das Kolon, ist druckschmerzhaft. Schwere Verläufe können mit Meningismus, Koma und Krämpfen einhergehen oder mit einem toxischen Erscheinungsbild mit hohem Fieber rasch zum Tode führen.
Neben dem oben geschilderten Vollbild der Shigellose, das unbehandelt bis zu 7 Tage, gelegentlich aber auch Wochen dauert, gibt es eine Fülle von klinischen Variationen, die von einigen wäßrigen Durchfällen ohne Fieber bis zum symptomlosen Ausscheider reichen. Die Letalität hängt von der Shigellen-Spezies und der Konstitution des Patienten ab. Besonders bei alten und hinfälligen Menschen sowie Kleinkindern kann die Letalität hoch sein.
Die Ausscheidung von Shigellen sistiert bei den meisten Patienten spontan innerhalb von 2 Wochen.
*Laboratoriumsbefunde:* Die Leukozyten variieren von normalen Werten bis zu mäßiger Leukozytose mit Linksverschiebung.

### Diagnostisches Vorgehen

Der Shigellen-Nachweis wird aus der Stuhlkultur geführt. Die serologische Diagnostik hat keine Bedeutung. Die Sigmoidoskopie zeigt ein Bild, das von einer geschwollenen, mit fibrinösen Belägen bedeckten Schleimhaut bis zu ulzerösen Veränderungen reicht.

### Komplikationen

1. Schock und Exsikkose, die besonders bei Säuglingen und alten Menschen durch den Wasser- und Elektrolytverlust auftreten können.
2. Perforation von Geschwüren mit nachfolgender Peritonitis.
3. Bakteriämie von Darmbakterien, doch praktisch nie Shigellen, von den Geschwüren ausgehend.
4. Shigellen-Rheumatoid: seröse, asymmetrisch auftretende Arthritis der großen Gelenke häufig vergesellschaftet mit Urethritis und Konjunktivitis (Reiter-Syndrom) vorwiegend bei HLA-B27-positiven Patienten.

### Differentialdiagnose

Diarrhöen durch andere Bakterien, Amöbiasis, Balantidiosis, Malaria, Schistosomiasis, Colitis ulcerosa.

### Therapie

Gute pflegerische Maßnahmen, Ersatz des Wasser- und Elektrolytverlustes (s. Therapie der Cholera). Antibiotika verkürzen die Dauer der Erkrankung und der Ausscheidung von Shigellen. Trotzdem sollte die Indikation zur Chemotherapie streng gestellt werden, da Chemotherapeutika die Übertragung von R-Faktoren induzieren. Indikationen sind symptomatische Krankheit und Einzelfälle mit dem Risiko der Schmierinfektion. Nach Antibiogramm können Trimethoprim-Sulfonamid, Tetracycline und Aminopenicilline über 5 Tage verabreicht werden.

### Prophylaxe

Die Aufrechterhaltung regulärer sanitärer Verhältnisse, Isolierung von Erkrankten, Chemotherapie von Erkrankten und Ausscheidern stellen die wichtigsten Maßnahmen dar. Die Bedeutung der Händedesinfektion für die Verbreitung von Shigellen durch Pflege- und Küchenpersonal kann gar nicht genug unterstrichen werden.

**Merke:** Die bakterielle Ruhr ist eine durch Shigellen hervorgerufene, akute Lokalinfektion des Dickdarms, die mit Fieber, Abdominalkrämpfen und blutig-schleimigen Durchfällen einhergeht. Die Diagnose wird mittels Erregernachweis im Stuhl gestellt. Die Therapie besteht vorwiegend im Flüssigkeits- und Elektrolytersatz; Antibiotika (Aminopenicilline, Co-Trimoxazol, Tetracycline) sind bei schweren Verläufen sinnvoll. Die Erkrankung ist meldepflichtig.

### Weiterführende Literatur

Christie, A. B.: Bacillary dysentery. In Infectious Diseases, 2nd ed. Churchill & Livingstone, Edinburgh 1974 (p. 131)

Guerrant, R. L.: The microbial diarrhoeas. In Hook, E. W., G. L. Mandell, J. M. Gwaltney, M. A. Sande: Current Concepts on Infectious Diseases. Wiley, New York 1977 (p. 211)

Du Pont, H. L., L. K. Pickering: Bacillary dysentery. In Du Pont, H. L., L. K. Pickering: Infections of the Gastrointestinal Tract. Plenum, New York 1980 (p. 61)

Walter, G.: Bazillenruhr. In Schwiegk, H.: Handbuch der Inneren Medizin, 4. Aufl., Bd. I/2. Springer, Berlin 1952 (S. 1)

## Cholera

*H. Pichler*

**Definition:** Cholera ist eine durch Choleravibrionen hervorgerufene Infektionskrankheit, die durch massive Diarrhöen, gefolgt von extrazellulärem Flüssigkeitsverlust, Azidose, Hypokaliämie und Schock gekennzeichnet ist. Die Erkrankung ist meldepflichtig.

### Häufigkeit

Vom Ganges-Delta, Bangla Desh und Südostasien ausgehend, wo die Erkrankung endemisch ist, traten mehrere Pandemien auf, deren letzte von 1961–1975, durch den Biotyp El-Tor dieses Bakteriums hervorgerufen, ganz Afrika und Teile Südeuropas erfaßte.

### Epidemiologie

Reservoir der Choleravibrionen ist der Mensch als Erkrankter oder Ausscheider. Die Infektion erfolgt praktisch ausschließlich über indirekten Kontakt durch verunreinigtes Trinkwasser und

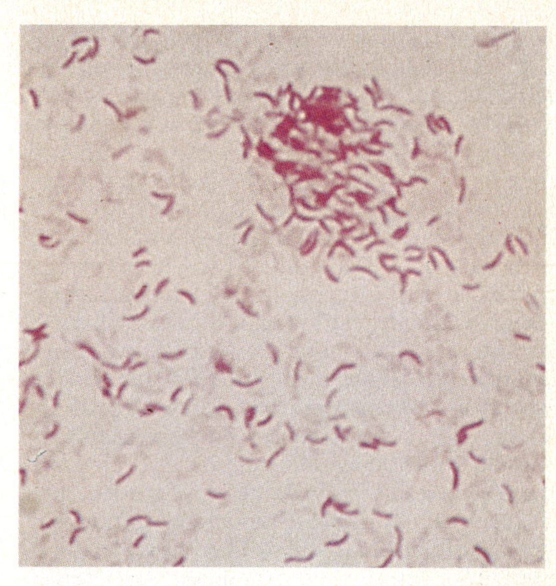

Abb. **18** Vibrio cholerae

Lebensmittel. Die Infektionsdosis liegt bei $10^8$–$10^9$ Keimen, Anazidität begünstigt die Infektion.

### Ätiologie

Choleravibrionen sind gramnegative, kommaförmige, sporenlose, aerob wachsende Bakterien mit einer polaren Geißel, die ihnen eine lebhafte Beweglichkeit verschafft (Abb. **18**). Aufgrund der somatischen Antigenstruktur können von den 2 wichtigsten Biotypen, Vibrio cholerae und Vibrio El-Tor, mit serologischen Methoden die Serotypen Inaba, Ogawa und Hikojima differenziert werden. Choleravibrionen sind sehr empfindlich gegen Austrocknung. Stühle müssen deshalb in alkalischem Peptonwasser zur bakteriologischen Weiterverarbeitung versandt werden. Choleravibrionen besitzen ein thermostabiles somatisches Endotoxin und bilden ein Exotoxin, das für die Pathogenese verantwortlich ist.

### Pathophysiologie

Die Infektion erfolgt oral. Das Exotoxin stimuliert die membrangebundene Adenylzyklase der Dünndarmepithelien zur Bildung von AMP aus ATP. Der Anstieg des AMP führt zu einer Sekretion von Chloriden aus den Epithelzellen in das Darmlumen unter Mitnahme von Wasser, Natrium, Kalium und Bicarbonationen. Das Exotoxin führt weder zu histologisch nachweisbaren Veränderungen der Epithelzellen noch zur Einschränkung der resorptiven Leistung der Epithelzellen. Die Krankheit hinterläßt nur eine passagere Immunität.

### Klinisches Bild

Nach einer Inkubationszeit von 12–72 Stunden treten abrupt ohne abdominelle Beschwerden und ohne Fieber wäßrige Durchfälle auf, die zuerst noch fäkulentes Material enthalten, doch bald die charakteristischen Eigenschaften des farblosen, geruchlosen Reiswasserstuhles annehmen. Im Anfang besteht häufig Erbrechen ohne Übelkeit. Die Wasser- und Elektrolytverluste von mehreren Litern innerhalb weniger Stunden führen zu Schock (Tachykardie, niedrigem oder nicht meßbarem Blutdruck, fadenförmigem oder nicht tastbarem Puls, Oligurie bis Anurie), Azidose (rasche, tiefe Atmung, Koma), Hypokaliämie (Muskelkrämpfe, Arrhythmie bis Herzstillstand, paralytischer Ileus) und Untertemperatur. Ohne Therapie versterben mehr als die Hälfte der Patienten an hypovolämischem Schock, metabolischer Azidose und Urämie. Mit sofortigem Einsatz einer adäquaten Substitutionstherapie kann die Letalität bis auf 1% gesenkt werden. Die Cholera hat ein breites klinisches Spektrum, das vom geschilderten Vollbild über einige wäßrige Durchfälle bis zum symptomlosen Ausscheider reicht. Die Krankheitsdauer liegt zwischen 2 und 5 Tagen. Die Klinik der Erkrankung unterscheidet sich nicht, egal ob sie durch Vibrio cholerae oder Vibrio El-Tor hervorgerufen wird. Die Anzahl symptomloser Ausscheider ist bei einer Infektion durch Vibrio El-Tor jedoch viel größer als durch Vibrio cholerae. Das Verhältnis von Erkrankten zu Ausscheidern liegt bei einer El-Tor-Epidemie bei 1:10–100. Die Ausscheidung von Vibrio cholerae dauert höchstens 3 Wochen, von Vibrio El-Tor kann sie hingegen viele Wochen dauern.

*Laboratoriumsbefunde:* Zeichen der Hämokonzentration: Hämatokrit und Hb vermehrt, spezifisches Gewicht des Plasmas erhöht, Zeichen der metabolischen Azidose: Standardbicarbonat und Plasma pH vermindert. Zeichen der extrarenalen Urämie: Harnstoff-N- und Serumkreatininanstieg, Oligurie bei hochgestelltem Harn.

Veränderungen der Serumelektrolyte: Natrium, Kalium, Chlorid und Calciumionen vermindert. Die Elektrolytverluste pro Liter Stuhlwasser betragen: $Na^+$ 120 mmol, $K^+$ 20 mmol, $Cl^-$ 90 mmol, $HCO_3^-$ 45 mmol.

### Diagnostisches Vorgehen

In endemischen Gebieten sollte das gehäufte Auftreten des klassischen klinischen Bildes immer den Verdacht auf Cholera lenken. Die Stuhlkultur ist beweisend. Die Hemmung der Beweglichkeit von Vibrionen aus Stuhlwasser durch spezifische Antiseren im Dunkelfeld oder Phasenkontrastmikroskop sowie der Erregernachweis mittels Immunfluoreszenz gestatten eine Schnelldiagnose.

Serologische Methoden sind für die Diagnostik der akuten Erkrankung nicht brauchbar.

### Differentialdiagnose

Diarrhöen durch nichtinvasive Erreger (Escherichia coli, Bacillus cereus, Clostridium perfringens Typ A), virale Enteritiden.

### Therapie

Sofortiger Volumen- und Elektrolytersatz stellen lebensrettende Maßnahmen dar. Bei Patienten mit Schock muß der Flüssigkeitsersatz parenteral erfolgen, bei Patienten in besserem Allgemeinzustand führt eine orale Rehydratation zu gleich guten Therapieergebnissen wie eine parenterale. Zusammensetzung der parenteralen Infusion (WHO):

Natrium 120 mmol/l, Chlorid 80 mmol/l, Acetat oder Bicarbonat 50 mmol/l, Kalium 13 mmol/l, Glucose 55 mmol/l. 50–100 ml/min werden infundiert, bis sich die Kreislaufverhältnisse normalisiert haben. Während des Flüssigkeitsersatzes kommt es häufig zu weiteren Durchfällen, die bis zu 24 Liter in 24 Stunden betragen können und sofort substituiert werden müssen. Die Durchfälle müssen deshalb quantitativ erfaßt werden. Die Gefahr der Überwässerung wird am besten durch Messung des zentralen Venendrucks, sonst durch Beobachtung des Füllungszustandes der Halsvenen und durch häufige Auskultation der Lunge gebannt.

Bei weniger ausgeprägter Exsikkose wird der Volumenersatz besser oral durchgeführt.

Zusammensetzung der oralen Lösung (WHO): NaCl 3,5 g/l, $NaHCO_3$ 2,5 g/l, KCl 1,5 g/l, Glucose 20 g/l (Na 90 mmol/l, Chlorid 80 mmol/l Bicarbonat 30 mmol/l, Kalium 20 mmol/l, Glucose 110 mmol/l).

Eine zusätzliche Chemotherapie führt zur Verkürzung der Diarrhö und der Dauer der Ausscheidung. Tetracycline 1–2 g/die und TMP-Sulfonamid 2 × 2 Tbl./die über 2–5 Tage sind die Mittel der Wahl.

### Prophylaxe

Die subkutane Immunisierung mit abgetöteten Choleravibrionen 2mal im Abstand von 2–4 Wochen gibt einen relativen Impfschutz (4–6 Monate), der halbjährlich aufgefrischt werden muß. Die sorgfältige Einhaltung einfacher hygienischer Maßnahmen, wie z.B. das Trinken ausschließlich abgekochten Wassers, stellt die bessere Prophylaxe dar.

**Merke:** Die Cholera ist eine durch Choleravibrionen hervorgerufene Infektionskrankheit, die durch massive Diarrhöen, gefolgt von schweren Flüssigkeitsverlusten, Azidose, Hypokaliämie und Schock gekennzeichnet ist. Die Diagnose wird durch die Stuhlkultur gesichert. Die Therapie besteht in sofortiger umfangreicher Volumen- und Elektrolytsubstitution; eine zusätzliche Chemotherapie (Tetracycline, Co-Trimoxazol) verkürzt die Diarrhödauer. Ein zeitlich begrenzter Schutz ist durch Impfung mit abgetöteten Choleravibrionen möglich. Die Erkrankung ist meldepflichtig.

Weiterführende Literatur

Carpenter, C. C.: Cholera and other enterotoxic infections. In Harrisons: Principles of Internal Medicine, 10th. ed. McGraw-Hill, New York 1983 (p.996)

Germer, W. D.: Cholera asiatica. In Gsell, O., W. Mohr: Infektionskrankheiten, Bd. II/2. Springer, Berlin 1968 (S.734)

Hornick, R. B.: Bacterial infections of the intestine. In Weinstein, L., B. N. Fields: Seminars in Infectious Diseases, vol. I. Thieme, Stuttgart 1978 (p.68)

WHO: The selection of essential drugs. Wld Hlth Org. techn. Rep. Ser. 615 (1977)

# Leptospirosen

*W. Stille*

**Definition:** Infektion durch Leptospiren mit Befall mehrerer Organe (Leber, Niere, ZNS u.a.).

## Mikrobiologie

Erreger sind mehrere nahe verwandte, kleiderbügelartig gebogene, zarte Spirillen. Mehr als 60 Serotypen sind bekannt; nach klinischer Bedeutung sind Leptospira icterohaemorrhagiae, Leptospira grippothyphosa, Leptospira canicola am wichtigsten. Neuerdings werden alle pathogenen Leptospiren als eine Spezies, Leptospira interrogans, mit diversen Subtypen aufgefaßt.

## Klinik

Eine Leptospirose verläuft meist biphasisch. Nach einer Inkubationszeit von 4–19 Tagen erkranken die Patienten zuerst an schnell einsetzendem, uncharakteristischem hohem Fieber, Kopfschmerzen, Gliederschmerzen, besonders Wadenschmerzen. Oft besteht in dieser Phase eine beidseitige Konjunktivitis (Abb. **19**). Nach der etwa 5 Tage dauernden Initialphase kommt es meist zu temporärer Entfieberung, erneutem, weniger hohem Fieberanstieg in der sich anschließenden Organphase. Bei leichten Formen bleibt die sekundäre Organphase klinisch inapparent, so daß ein Krankheitsbild abgelaufen ist, das einer schweren Grippe ähnelt. Andere Formen führen zu einer gutartigen lymphozytären Meningitis, ggf. auch zu Exanthem (Abb. **20**), Iridozyklitis. Schwere Verlaufsformen – meist durch Leptospira icterohaemorrhagiae – verlaufen mit Ikterus, Nierenversagen und Schocksyndromen; sie werden traditionell als Morbus Weil bezeichnet (Letalität 10–40%).

Initial besteht oft eine Leukopenie mit Linksverschiebung, später findet sich meist eine Leukozytose. Bei Morbus Weil sind die Transaminasen normal oder nur gering erhöht, dagegen ist die alkalische Phosphatase häufig erhöht; nahezu immer besteht bei Leptospirosen eine stark erhöhte BSG.

## Pathogenese

Im ersten Stadium lassen sich die Leptospiren in großer Anzahl im Blut nachweisen. In der Organphase findet man Leptospiren allenfalls nur noch im Urin. Die klinisch wichtigen Organschädigungen sind durch ein Zusammenwirken von direkter Zellschädigung und Abwehrmechanismen zu deuten.

## Epidemiologie

Leptospirosen sind Anthropozoonosen. Haupterregerreservoir sind Ratten, kleine Nager, sekundär auch erkrankte Hunde und größere Haustiere. Latent infizierte Tiere scheiden Erreger z.T. in hoher Zahl im Urin aus. Die Infektion erfolgt durch Kontakt mit kontaminiertem Was-

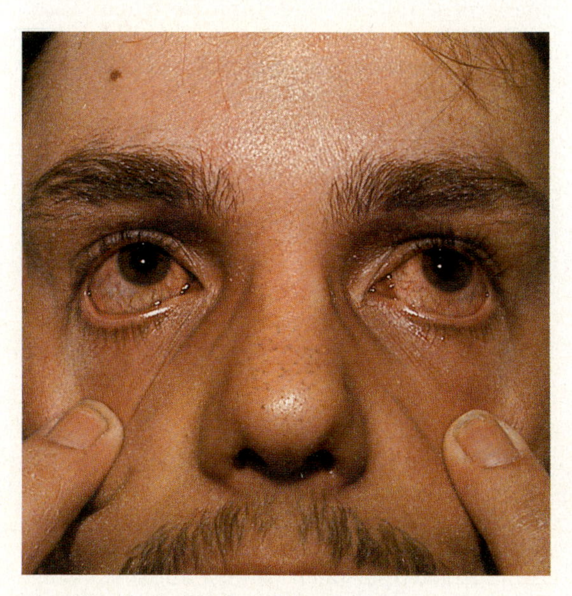

Abb. **19** Konjunktivitis bei Leptospirose

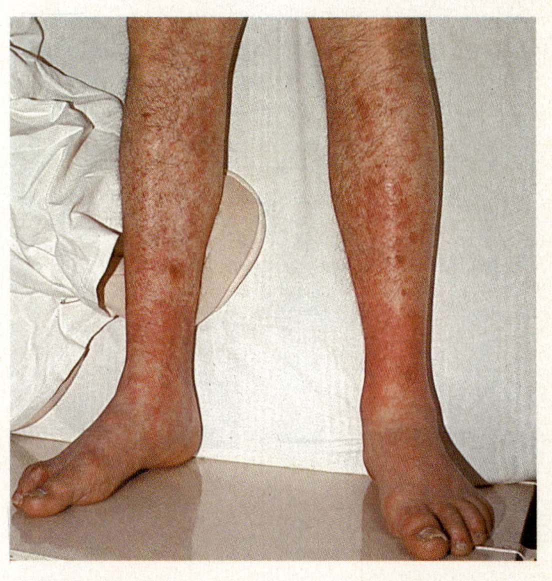

Abb. **20** Prätibiales Exanthem bei Leptospirose

ser; dabei können Leptospiren die Haut an kleinen Läsionen penetrieren. Bauern, Kanalarbeiter, Fischhändler, Bauarbeiter sind besonders gefährdet; dabei war jedoch die Leptospirose in den 70er Jahren in der Bundesrepublik Deutschland selten. Generell sind Erkrankungen im Sommer und Herbst am häufigsten.

### Diagnostisches Vorgehen

Typische Fälle lassen sich nach dem klinischen Bild und der epidemiologischen Exposition recht eindeutig diagnostizieren. Der Beweis der Erkrankung ist jedoch nur durch Anzüchtung der Leptospiren (schwierig; Inokulation von Meerschweinchen) möglich. Die serologische Diagnose erfordert einen Titeranstieg, der erst nach weitgehender Abheilung erfaßt wird.

### Differentialdiagnose

Typhus, Malaria, Pseudotuberkulose, Cholangitis, Sepsis; bei leichten Erkrankungsformen auch Grippe und Virusmeningitiden.

### Therapie

Leptospirosen sind meldepflichtig. Selbst wenn eine Übertragung von Mensch zu Mensch praktisch nicht vorkommt, muß dennoch Blut und Urin unbehandelter Patienten als infektiös angesehen werden. Eine Antibiotikatherapie ist wenig effektiv, wenn bereits das Organstadium vorliegt. Ein klinischer Verdacht auf eine Leptospirose erfordert daher eine frühzeitige ungezielte Behandlung mit Penicillin G in hoher Dosierung. Auch Tetracycline sind wirksam. Leptospirosen hinterlassen nur eine kurzdauernde Immunität; Impfstoffe sind nicht vorhanden.

**Merke:** Hohes Fieber, Gliederschmerzen, Wadenschmerzen, Konjunktivitis sprechen bei exponierten Personen, die mit Schmutzwasser Kontakt haben, für eine Leptospirose. Nur eine frühzeitige Penicillintherapie bei Verdacht kann die schlechte Prognose einer schweren Leptospirose bessern.

### Weiterführende Literatur

Farrar, E.: Leptospirosis. In Mandell G., G. Douglas, J. Bennett: Infectious Disease. Wiley, New York 1979

Gsell, O.: Leptospirosen. In Gsell O., W. Mohr: Infektionskrankheiten. Springer, Berlin 1968

Johnson, R. C.: The Biology of Parasitic Spirochetes. Academic Press, New York 1976

## Rückfallfieber

*W. Stille*

**Definition:** Seltene, aber klassische Infektionskrankheit, die nur noch in den Tropen eine Rolle spielt.

### Mikrobiologie

Borrelia recurrentis und verwandte Borrelien; große Spirochäten.

### Epidemiologie

Das früher in Europa aufgetretene Rückfallfieber (Borrelia recurrentis) wurde durch Kleiderläuse von Mensch zu Mensch übertragen. Die heute noch in Afrika und anderen tropischen Ländern vorkommenden endemischen Formen sind Anthropozoonosen; die Erreger (Borrelia duttoni) werden durch Zecken übertragen.

### Klinik

Nach einer Inkubationszeit von 3–10 Tagen brüsker Fieberanstieg (40–41 °C) mit Schüttelfrost, Kopf- und Gliederschmerzen, Schwellung von Milz und Leber. Dabei besteht eine mäßige Leukozytose mit Linksverschiebung, Anämie, die BSG ist erhöht. Nach 3–7 tägigem hohem Fieber kritische Entfieberung mit erneutem Fieber nach 6–8 Tagen. Nach 2–5 (–10) Rückfällen kommt es meist zur Spontanheilung. Schwere Verlaufsformen mit hämorrhagischer Diathese, Nierenversagen, Schock oder Erkrankungen bei geschwächten Personen in Notzeiten können häufig zum Tod führen.

### Diagnostisches Vorgehen

Während des fieberhaften Stadiums besteht ein massiver Befall des Blutes mit Borrelien. Nachweis im Nativpräparat oder – wie bei Malaria – im nach Giemsa gefärbten Ausstrich. Kultur nicht praktikabel. Xenotests mit Läusen und Zekken sind im Prinzip möglich. Die WaR ist unspezifisch positiv.

### Differentialdiagnose

Rückfallfieber kann weitgehend ähnlich verlaufen wie akute Malaria tropica, Fleckfieber, Typhus, Leptospirose; auch Denguefieber, Gelbfieber, afrikanische hämorrhagische Fieber (Lassa-, Marburg-, Ebola-Virus) müssen berücksichtigt werden.

### Therapie

Mittel der Wahl sind Tetracycline. Auch Penicillin ist wirksam; resistente Stämme kommen jedoch vor. Rückfallfieber ist meldepflichtig. Nach Entlausung besteht keine Infektionsgefahr mehr. Nahe Kontaktpersonen können durch einmalige Prophylaxe mit Doxycyclin geschützt werden.

**Merke:** Septikämische Infektionskrankheit durch Borrelien mit geringer Bedeutung für Europa.

### Weiterführende Literatur

Lippelt, H.: Das Rückfallfieber. In Gsell, O., W. Mohr: Infektionskrankheiten. Springer, Berlin 1968

## Brucellose

*W. Stille*

**Definition:** Subakute septikämische Infektionskrankheit; klassische Anthropozoonose.

### Mikrobiologie

Die Erreger sind 4 nahe verwandte Brucellen (Brucella abortus, Brucella melitensis, Brucella suis, Brucella canis); kleine kokkoide gramnegative Stäbchen, nur auf Spezialmedien, z.T. nur in $CO_2$-Atmosphäre anzüchtbar.

### Epidemiologie

Erregerreservoir sind infizierte Rinder (Brucella abortus), Schafe und Ziegen (Brucella melitensis), Schweine (Brucella suis) und Hunde (Brucella canis). Die Erreger werden im Urogenitaltrakt symptomlos ausgeschieden, können aber auch zu Tieraborten führen. Brucellosen sind weltweit verbreitet. Die früher weitverbreitete Rinderbrucellose (Morbus Bang) ist in Deutschland durch Abschlachten infizierter Rinder eliminiert; die früher typische Berufskrankheit der Tierärzte und Bauern ist so zur Rarität geworden. Infektionen werden heute bevorzugt im Ausland erworben, z.B. beim Heimaturlaub von Gastarbeitern. Die Infektion wird durch Kontakt mit infizierten Tieren, evtl. auch durch Trinken von kontaminierter Milch übertragen. Auch Aerosolinfektionen in Schlachthöfen sind möglich. Mit einer Übertragung von Mensch zu Mensch ist nicht zu rechnen.

### Klinik

Nach einer wechselnden Inkubationszeit von 10–21(–100) Tagen kommt es zu einem uncharakteristischen Prodromalstadium mit Gliederschmerzen und Kopfschmerzen und einem anschließenden Fieberanstieg. Brucellosen können überaus vielfältig verlaufen. Bei einer rezidivierenden Form besteht typischerweise intermittierendes hohes Fieber (undulierendes Fieber). Dabei ist das Allgemeinbefinden des Patienten meist wenig beeinträchtigt; trotz 39,5 °C Fieber liest der Patient Zeitung. Der körperliche Untersuchungsbefund ist wenig charakteristisch. Es besteht eine erhebliche Leber- und Milzschwellung. Bei manchen Fällen stehen Symptome von seiten der Leber im Vordergrund. Es kann zu Ikterus und erheblichen Transaminasenanstiegen kommen. Histologisch findet sich dabei eine ausgeprägte granulomatöse Hepatitis. Während im Initialstadium auch eine Leukozytose vorhanden sein kann, entwickelt sich später eine Leukopenie. Die BSG ist initial normal, später nur mittelgradig erhöht. Relativ häufig kommt es zu chronischen Verlaufsformen mit immer wieder rezidivierenden Fieberschüben. Dabei kann es auch zu chronischen Organmanifestationen wie Osteomyelitis, Gelenkbefall, Pleuritis, Orchitis, Lymphadenitis, Beteiligung des ZNS und anderer Organe kommen; auch Endokarditiden durch Brucellen sind möglich. Bei chronischen Formen ist schwer zu entscheiden, welche Symptome durch persistierende Infektion verursacht werden und welche durch hyperergische Reaktionen zustande kommen. Eine neuartige Sonderform sind leichte Erkrankungen, die bei Tierärzten durch versehentliche Inokulation eines Lebendvakzinestamms entstehen können.

### Diagnostisches Vorgehen

Die Anzüchtung von Brucellen aus dem Blut ist bei Brucella melitensis leichter als bei den anderen Formen. Meist muß eine Brucellose serologisch diagnostiziert werden. Agglutinintiter $\geq 1:80$ sind hochgradig verdächtig. Blockierende Antikörper können vorkommen, so daß auch bei nachgewiesener Brucellose keine Agglutinine nachweisbar sein können. Bei Verdacht muß ggf. immer auch die KBR untersucht werden. Der Nachweis der Brucella-Spezies aus dem Antikörpertiter ist problematisch; Erkrankungen in Deutschland sind jedoch fast immer durch Brucella abortus bedingt. Serologische Mitreaktionen mit Tularämie und Yersinia enterocolitica kommen vor. Ein Brucellosetiter bei unklarem fieberhaftem Krankheitsbild spricht in Deutschland viel mehr für die häufigere Yersiniainfektion als für Brucellose!

### Differentialdiagnose

Die vieldeutigen Krankheitsbilder einer Brucellose können zu erheblichen diagnostischen Schwierigkeiten führen. Die meist dramatisch verlaufenden Brucella-melitensis-Infektionen müssen von Typhus, Miliartuberkulose, Mononukleose und Kala-Azar abgetrennt werden. Bei den mehr chronischen Brucella-abortus-Infektionen müssen daneben auch Endocarditis lenta, chronische Hepatitis, Kollagenosen, Lymphogranulomatose berücksichtigt werden. Bei einer Brucellen-Spondylitis muß immer auch an einen Morbus Bechterew und an eine Wirbelsäulentuberkulose gedacht werden.

### Therapie

Vor der Ära der Antibiotika bestand eine Letalität von ca. 1%, bei Brucella melitensis von ca.

3%. Todesursache war meist eine Endokarditis. Eine langdauernde Therapie mit Tetracyclinen (z.B. 200 mg Doxycyclin für 21–45 Tage) erscheint am günstigsten. Dennoch kommt es häufig zu Rezidiven. Bei Rezidiven, aber auch bei Osteomyelitis oder Endokarditis, sollte ein Tetracyclin mit Streptomycin kombiniert werden. Auch Co-Trimoxazol, Chloramphenicol, Rifampicin und Gentamicin sind wirksam. Manche Fälle von chronischer Brucellose können durch Rezidivneigung, hyperergische Reaktionen, aber auch durch neurotische Fixierung des Patienten problematisch sein.

**Merke:** Die Brucellose ist eine klassische septikämische Anthropozoonose, die heute relativ selten geworden ist. Sie weist ein vieldeutiges Krankheitsbild auf.

### Weiterführende Literatur

Smith, I.: Brucella species. In Mandell G., G. Douglas, J. Bennett: Infectious Diseases. Wiley, New York 1979

Wund, W.: Krankheiten durch Brucellen. In Gsell O., W. Mohr: Infektionskrankheiten. Springer, Berlin 1968

# Pasteurelleninfektionen

*W. Stille*

## Tularämie

**Definition:** Klassische Anthropozoonose (Hasenpest) mit typischem Primärkomplex.

### Mikrobiologie

Francisella tularensis, gramnegative, kokkoide, schwer anzüchtbare Stäbchen.

### Epidemiologie

Erregerreservoir sind diverse Nager, besonders Feldhasen. Menschliche Infektionen gehen oft von infizierten Hasen aus; betroffen sind daher Jäger, Wildhändler, Hausfrauen. Aerosolinfektionen sind in Zuckerfabriken durch Waschen von kontaminierten Rüben vorgekommen. Auch eine Übertragung durch Zecken und Bremsen ist bekannt.

### Klinik

Nach einer Inkubationszeit von 2–10 Tagen entwickelt sich ein typischer Primärkomplex mit einem tiefen Ulkus als Eintrittspforte und einem regionalen abszedierenden Lymphknoten. Dabei kommt es zu unregelmäßigem Fieberanstieg und erheblichem Krankheitsgefühl. Die Erreger brechen häufig aus den einschmelzenden Lymphknoten auch in die Blutbahn ein und können zu Absiedlungen, besonders in die Lunge, führen. Bei Infektion durch Inhalation kann die Erkrankung primär wie eine Pneumonie verlaufen. Auch okuloglanduläre, tonsilloglanduläre- und abdominelle Formen sind möglich. Amerikanische Tularämie-Stämme haben dabei offenbar eine höhere Virulenz (Letalität 10–20%) als europäische Stämme (Letalität ca. 5%).

### Diagnostisches Vorgehen

Anzüchtung aus Blut, Eiter, Ulkus relativ schwierig und nur mit Spezialnährmedien möglich. Mehr Erfolge bieten Tierversuche (Meerschweinchen; Vorsicht!). Meist muß die Erkrankung serologisch bewiesen werden. Agglutinine um 1:40 sind verdächtig; eine Titerhöhe von 1:80 nahezu beweisend. Mitreaktionen mit Brucellen sind jedoch häufig.

### Differentialdiagnose

Andere Lymphadenitiden (Streptokokken, Staphylokokken), Pest, Katzenkratz-Krankheit, Sporotrichose, Pasteurella-multocida-Infektionen. Die septikämischen bzw. intestinalen Formen können mit Typhus, Pseudotuberkulose, Mononukleose verwechselt werden. Pneumonische Formen müssen von abszedierenden Pneumonien, Mykoplasma-Pneumonien, Tuberkulose und Lungenmykosen abgetrennt werden.

### Therapie

Als Mittel der Wahl gilt Streptomycin (30 mg/kg/die) für 3 Tage, dann die halbe Dosierung. Tetracycline sind ebenfalls wirksam, aber dem Streptomycin hinsichtlich der Keimelimination unterlegen. Der Effekt neuerer Antibiotika ist noch nicht eindeutig geklärt.

**Merke:** Klassische Anthropozoonose mit massiver Lymphadenitis, die z.Z. in Mitteleuropa nur selten vorkommt.

### Weiterführende Literatur

Schulten, H., J. Zach: Tularämie. In Gsell O., W. Mohr: Infektionskrankheiten. Springer, Berlin 1968

## Pest

**Definition:** Historisch wichtige Anthropozoonose, die heute nur noch in isolierten Streufällen in Amerika, Südostasien, Zentralasien, Afrika und Madagaskar vorkommt. Immerhin werden in den USA 10–20 Erkrankungen/Jahr registriert.

### Mikrobiologie

Yersinia pestis; gramnegative Stäbchen bipolar gefärbt, aerob, leicht anzüchtbar.

### Epidemiologie

Erregerreservoir sind wildlebende Nager (Mäuse, Ratten, Ziesel, Erdhörnchen u.a.). Der Mensch wird meist infiziert durch Stich eines infizierten Tierflohs, seltener auch durch Hantieren mit infizierten Tierkörpern. Bei den klassischen Epidemien wurde die Infektion durch Ratten in Städte getragen und sekundär von Mensch zu Mensch durch Tröpfcheninfektion weitergegeben.
Betroffen sind überwiegend jüngere Männer, die sich beruflich oder als Hobby in endemischen Gebieten exponieren. In gemäßigten Jahreszeiten treten die meisten Fälle im Sommer – Herbst auf.

### Klinik und Pathophysiologie

Die Erkrankung verläuft in den meisten Fällen als Bubonen-Pest (ca. 90%), seltener als primäre Lungenpest oder primär septikämische Pest. Nach einer Inkubationszeit von 2–7 Tagen kommt es zu Fieber mit erheblicher Schwellung, Schmerzen und Rötung eines Lymphknotens; meist inguinal oder axillär. Die Lymphknoten schmelzen häufig eitrig ein.
Aus einer Bubonen-Pest kann sich in 5–10% eine septikämische Verlaufsform mit Schock, Verbrauchskoagulopathie, ggf. auch Meningitis und sekundäre Absiedlung in die Lunge entwickeln. Eine primäre Lungenpest entsteht durch die Inhalation von Pestbakterien, z.B. bei der Pflege eines Patienten mit Lungenabsiedlungen oder bei Laborarbeiten. Die Patienten versterben nach 2–3 Tagen an einer foudroyanten hämorrhagischen Pneumonie.

### Diagnostisches Vorgehen

Nur möglich durch Anzüchtung der Erreger (nur in Speziallaboratorium gestattet!).
Die Erreger lassen sich bei den meisten Patienten mit Bubonen-Pest und nahezu stets bei den anderen Formen in der Blutkultur nachweisen. Auch eine Anzüchtung aus Lymphknotenpunktat, ggf. auch aus Leichenmaterial ist erfolgversprechend. Ggf. können die morphologisch recht typischen Bakterien auch mikroskopisch oder fluoreszenzimmunologisch nachgewiesen werden. In der Heilungsphase bestehen auch erhöhte Antikörpertiter.

### Differentialdiagnose

Lymphadenitis durch andere Erreger (Staphylokokken, Streptokokken, Anaerobier, Katzenkratzkrankheit, Tularämie); andere foudroyante Pneumonien.

### Therapie

Tetracycline, Chloramphenicol, Streptomycin und Co-Trimoxazol sind wirksam. Hierdurch läßt sich die Letalität (ca. 50%) der Bubonen-Pest auf ca. 10% senken. Pestpneumonien sowie komplizierte Fälle haben auch heute noch eine schlechte Prognose. Pest ist bei Verdacht meldepflichtig. Pestkranke benötigen eine strikte Isolierung in Einheiten für hoch gefährliche Infektionskrankheiten. Kontaktpersonen können durch eine Prophylaxe mit Tetracyclin (z.B. 200 mg Doxycyclin) sicher geschützt werden.

**Merke:** Pest spielt z.Z. in Europa keine Rolle. Die potentielle Gefahr von kleineren Epidemien verbleibt auch in Zukunft.

### Weiterführende Literatur

Bahmanyar, M., D. Cavanaugh: Plague Manual. WHO 1976
Boyce, J., Yersinia species. In Mandell G., G. Douglas, J. Bennett: Infectious Disease. Wiley, New York 1979
Krampitz, H.E.: Pest. In Gsell, O., W. Mohr. Infektionskrankheiten. Springer, Berlin 1968
Pollitzer, R.: Plague. WHO Man. Ser. No. 22 (1954)

## Yersiniose (Pseudotuberkulose)

**Definition:** Weitverbreitete Anthropozoonose, die nichts mit Tuberkulose zu tun hat – der Name stammt aus der Veterinärmedizin und ist durch die makroskopische Ähnlichkeit der Granulome bedingt. Bis 1960 für eine exquisite Rarität beim Menschen gehalten – heute als weitverbreitete wichtige Infektion erkannt.

### Mikrobiologie

Erreger sind Yersinia pseudotuberculosis und Yersinia enterocolitica. Die nahe verwandten, gramnegativen Stäbchen lassen sich relativ leicht anzüchten. Unterteilung in 5 Serotypen bei Yersinia pseudotuberculosis und eine große Zahl bei Yersina enterocolitica möglich.

### Epidemiologie

Trotz verbreitetem Vorkommen bei warmblütigen Tieren (Haustiere, Nager, Geflügel) bestehen erhebliche Unklarheiten hinsichtlich der Übertragung. Offenbar verhalten sich die Erreger bei Tieren weitgehend wie fakultativ pathogene Keime. Nur selten läßt sich bei menschlichen Infektionen ein eindeutiger Übertragungsmechanismus nachweisen. Gelegentlich kommen Gruppeninfektionen durch infizierte Speisen (Milch, Kartoffelsalat) vor. Kinder und jüngere männliche Erwachsene sind bevorzugt betroffen.

### Klinik

Die Eintrittspforte der Infektion stellt offenbar immer der Intestinaltrakt dar. Das klinische Spektrum bei beiden Erregern ist nicht ganz identisch; selbst wenn beide Erreger zu gleichartigen Manifestationen führen können, ist die Frequenz doch recht unterschiedlich (Tab. **16**).

Tabelle **16** Klinisches Spektrum der Yersiniose

| | Yersinia pseudotuberculosis | Yersinia enterocolitica |
|---|---|---|
| »Pseudoappendizitis« | Hauptmanifestation | häufig |
| Enterokolitis | selten | Hauptmanifestation |
| Akute Ileitis | selten | gelegentlich |
| Arthritis | selten | häufig |
| Erythema nodosum | selten | häufig |
| Septikämie | selten | selten |

*Yersinia pseudotuberculosis* führt am häufigsten zu einer Lymphadenitis mesenterialis, die besonders bei Kindern eine Appendizitis perfekt imitieren kann. Bei der Operation ist der Wurmfortsatz unauffällig – die abdominellen Lymphknoten sind geschwollen; z.T. besteht gleichzeitig eine Entzündung des terminalen Ileums.

*Yersinia enterocolitica* verläuft am häufigsten als akute Enteritis mit Fieber, Diarrhöen und Bauchschmerzen. Gelegentlich steht eine akute Enterokolitis im Vordergrund, die von einer Enteritis regionalis (Morbus Crohn) unterschieden werden muß.

*Yersinia-Polyarthritis:* Nach einer Yersinia-enterocolitica-Infektion können Patienten an einer relativ schweren, aber gutartigen reaktiven Polyarthritis erkranken. 1–4 Wochen nach der Infektion kommt es zu Schwellung mehrerer großer Gelenke mit Ergüssen, aber ohne Fieber und ohne Karditis. Diese Komplikation ist offenbar in Skandinavien häufiger als in Mitteleuropa; das Auftreten ist offenbar mit bestimmten HLA-Antigenen (z.B. HLA-B27) korreliert. Eine weitere typische Nachkrankheit stellt ein Erythema nodosum dar. Bei Infektionen durch Yersinia pseudotuberculosis sind derartige hyperergische Komplikationen seltener.

*Yersinia-Septikämie:* Beide Yersinia-Spezies können – relativ selten – zu schweren Septikämien führen. Betroffen sind ältere Personen, fast ausschließlich mit schweren Grundkrankheiten (Leberzirrhose, Hämochromatose, Diabetes, myeloische Insuffizienz). Typischerweise treten multiple Absiedlungen in die Leber mit kleinen Abszessen auf. Die Prognose ist schlecht – im Gegensatz zu der weitgehenden Selbstheilungstendenz der anderen Formen.

### Diagnostisches Vorgehen

Der Erregernachweis ist problematisch, da andere Darmbakterien die langsamer wachsenden Yersinien überwuchern können. Dabei läßt sich Yersinia enterocolitica relativ leicht im Stuhl anzüchten. Anreicherungsverfahren, Selektivmedien sowie genaue Kenntnis der Erreger erleichtern den kulturellen Nachweis. Das bakteriologische Laboratorium sollte freilich betont auf die Möglichkeit einer Yersiniainfektion hingewiesen werden, da bei den üblichen Kulturen auf Salmonellen und Shigellen die Erreger nicht erfaßt werden. Der Nachweis von Yersinia pseudotuberculosis im Stuhl gelingt nur ausnahmsweise. Bei Operationen einer »Pseudoappendizitis« sollten möglichst auch die vergrößerten Lymphknoten diagnostisch punktiert werden. Auch die Histologie derartiger Lymphknoten ergibt einen recht typischen Befund. Bei septikämischen Formen sind auch Blutkulturen sinnvoll. Meist muß jedoch die Diagnose serologisch gestellt werden (Agglutination). Dabei gibt es Kreuzreaktionen zwischen Yersinia pseudotuberculosis Typ II und Typ IV mit Salmonellen der Gruppe B bzw. D. Weitere Kreuzreaktionen bestehen zwischen Yersinia enterocolitica und Brucellen. Durch Beobachtung der Titerbewegung lassen sich jedoch die meisten Erkrankungen recht sicher diagnostizieren.

### Differentialdiagnose

Wegen der unterschiedlichen klinischen Manifestationen muß eine Vielzahl von Erkrankungen berücksichtigt werden.

*Pseudoappendizitis:* Akute Appendizitis, Lymphadenitis mesenterialis anderer Genese (Tuberkulose, Streptokokken).

*Enteritis:* Infektionen durch Salmonellen, Shigellen, Campylobacter, Amöben.

*Akute Ileitis:* Morbus Crohn, Amöbom, Appendizitis, Ileozäkaltuberkulose.

*Septikämie:* Staphylokokken-Sepsis, Listeriose, Pyelonephritis, abszedierende Cholangitis, Melioidose.

*Yersinia-Polyarthritis:* Akutes rheumatisches Fieber, Gonokokken-Sepsis.

*Erythema nodosum:* Analog zu Reaktionen im Rahmen von Morbus Boeck, Primärtuberkulose, Arzneimittelallergie u.a. Affektionen.

### Therapie

Yersinia enterocolitica kann $\beta$-Lactamasen bilden und ist generell weniger sensibel als Yersinia pseudotuberculosis. Gegen beide Erreger sind Tetracycline, Co-Trimoxazol, Chloramphenicol, Aminoglykoside wirksam. Die üblichen Formen haben eine hohe Selbstheilungstendenz; wegen der Möglichkeit von Komplikationen und Nachkrankheiten ist jedoch eine Therapie mit Tetracyclinen ratsam. Septikämische Formen müssen energisch mit hochdosierten Antibiotikakombinationen (z.B. Tetracyclin + Gentamicin) behandelt werden. Isolierung von Yersinia-Infektionen ist nicht notwendig. Selbst wenn keine eindeutige Meldepflicht besteht, sollte man bei gehäuft auftretenden Infektionen das Gesundheitsamt verständigen.

**Merke:** Relativ neu entdeckte, wichtige enterale Infektionen mit vielfältiger klinischer Symptomatik. Häufige Ursache von Lymphadenitis mesenterialis, Enteritis, Polyarthritis, Erythema nodosum und seltener Septikämie.

Weiterführende Literatur

Boice, J.: Yersinia species. In Mandell G., G. Douglas, J. Bennett: Infectious Diseases. Wiley, New York 1979
Knapp, W.: Pseudotuberkulose. In Gsell O., W. Mohr: Infektionskrankheiten. Springer, Berlin 1968

# Bakterielle Krankheiten des ZNS

*W. Stille*

## Bakterielle Meningitis

**Definition:** Eine eitrige Meningitis ist eine stets lebensbedrohliche Infektion des Liquorraums, wobei aber auch Meningen und Gehirn beteiligt sind. Grundsätzlich können alle Bakterien eine Meningitis hervorrufen. Meningitiden kann man nach dem Erreger, aber auch nach ihrer Entstehungsart in hämatogene und exogene (rhinogene, otogene, traumatische, postoperative Meningitis) Formen einteilen – z. B. als otogene Pneumokokken-Meningitis.

### Mikrobiologie

Die Haupterreger bakterieller Meningitiden sind Meningokokken, Pneumokokken und Haemophilus influenzae. In Europa und in den USA werden etwa 85% aller Meningitisfälle jenseits des Säuglingsalters durch einen dieser 3 Erreger hervorgerufen. In Europa stehen Meningokokken und Pneumokokken, in den USA Haemophilus influenzae zahlenmäßig an erster Stelle. Escherichia coli und andere Enterobakterien sowie B-Streptokokken sind die häufigsten Meningitiserreger bei Früh- und Neugeborenen. Listeria monocytogenes kommt ebenfalls bevorzugt bei Neugeborenen, aber auch bei Erwachsenen mit schweren Grundleiden vor. Staphylokokken verursachen typischerweise eine metastatische Herdenzephalitis mit multiplen kleinen Abszessen; die Beteiligung des Liquorraumes stellt meist einen sekundären Prozeß dar. Pseudomonas aeruginosa ist der typische Erreger einer Meningitis, die durch unsterile iatrogene Maßnahmen inokuliert wurde. Eine Vielzahl von weiteren Erregern kann gelegentlich zu einer Meningitis führen.

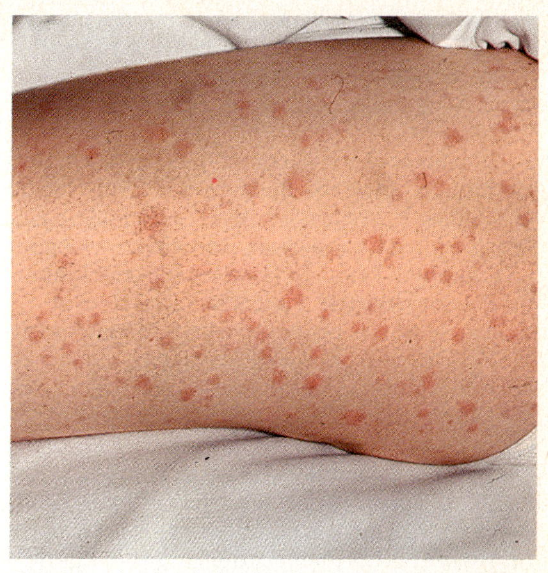

Abb. **21** Hautherde bei Meningokokken-Meningitis

### Klinik

Jeder Mensch kann ohne eine manifeste Abwehrschwäche an einer bakteriellen Meningitis erkranken. Prädilektionsfaktoren sind jedoch Neugeborenen- und Säuglingsalter sowie schwere Grundkrankheiten, die die Abwehr schwächen. Die wichtigsten Symptome einer bakteriellen Meningitis sind

- hohes Fieber,
- starke Kopfschmerzen und
- Meningismus. Häufig besteht eine
- Bewußtseinsstörung; die Patienten können verwirrt, agitiert, aber auch somnolent bis tiefkomatös sein.

Weitere wichtige Symptome sind

- Erbrechen,
- Lichtscheu,
- allgemeine Hyperästhesie,
- Hyperreflexie,
- gelegentlich motorische Paresen und
- Hirnnervenlähmungen.

Im Augenhintergrund lassen sich oft Zeichen eines erhöhten Hirndrucks, gestaute Venen und ein Papillenödem nachweisen. Krampfanfälle sind bei schwerem Verlauf häufig.
Das klinische Vollbild kann bei jeder akuten bakteriellen Meningitis, unabhängig vom Erreger, vorliegen. Es gibt jedoch gewisse erregerspezifische Verlaufsformen.
Bei etwa ⅔ der Patienten mit Meningokokken-Meningitis finden sich Hauterscheinungen teils als makulöses Exanthem, hämorrhagische Pusteln oder auch Petechien, überwiegend an den Extremitäten (Abb. **21**). Hautherde finden sich nicht bei anderen Meningitis-Erregern. Eine

besonders schwere Verlaufsform mit flächenhaften Hautblutungen, Verbrauchskoagulopathie und Schock wird Waterhouse-Friderichsen-Syndrom genannt und kommt fast nur im Kindesalter vor.
Bei Pneumokokken-Meningitis sollte nach Entzündungen im HNO-Bereich, wie Otitis media und Sinusitis, gesucht werden. Ein Schädelbasisbruch ist häufig eruierbar. Einseitiger wäßriger »Schnupfen« kann ein Hinweis auf eine Liquorfistel sein; derartige Patienten erkranken in der Regel mehrmals an bakteriellen Meningitiden. Viele Pneumokokken-Meningitiden entstehen aber im Rahmen einer Pneumokokken-Pneumonie (Röntgen!).
Generell stellt eine Pneumokokken-Meningitis ein schwereres Krankheitsbild als eine Meningokokken-Meningitis dar. Verletzungen mit Eröffnung des Liquorraumes, vorausgegangene Hirnoperationen, Lumbalpunktionen bzw. Lumbalanästhesie können durch eine Meningitis kompliziert werden. Die Haupterreger sind hierbei Staphylokokken und Pseudomonas, aber auch anaerobe Bakterien sowie Enterobakterien.

### Epidemiologie

Genaue Zahlen über die Häufigkeit von bakteriellen Meningitiden sind in Deutschland nur für die Meningokokken-Meningitis bekannt. Von 100000 Einwohnern sind in den Jahren 1962–1973 zwischen 1,8–2,3 Personen/Jahr an einer derartigen Infektion erkrankt. Pro Jahr kommen damit etwa 1000–1500 Erkrankungen in der BRD vor. Meningitiden durch Meningokokken, Pneumokokken und Haemophilus influenzae haben in Mitteleuropa einen Häufigkeitsgipfel in der kalten und feuchten Jahreszeit. Anamnestisch bestehen oft Angaben über eine Erkältungskrankheit wie Bronchitis oder Pharyngitis. Meningokokken lassen sich in den Wintermonaten häufig (10–60%) bei gesunden Personen im Rachen-Nasen-Raum nachweisen. In Kinderheimen und Kasernen findet man besonders viele Keimträger. In derartigen Kollektiven kann es gelegentlich zu kleineren Meningitisepidemien kommen, wobei jedoch stets nur ein kleiner Prozentsatz erkrankt. Eine Übertragung der Meningokokken erfolgt offenbar durch Tröpfcheninfektion und führt in der Regel nur zu symptomlosem Keimträgertum. Immerhin erkranken Kontaktpersonen etwas häufiger als der Durchschnitt der Bevölkerung – was Anlaß für eine Antibiotikaprophylaxe war. Meningokokken verhalten sich – trotz ihrer Meldepflicht als Infektionskrankheit – weitgehend wie fakultativ pathogene Keime. Jenseits des 40. Lebensjahres sind Meningokokkeninfektionen relativ selten. Offenbar wird im Verlauf des Lebens eine partielle Immunität gegen Meningokokken erworben. Große Epidemien von Meningokokken-Meningitis treten in Afrika in der Sahelzone, aber auch in anderen tropischen Regionen auf.
Pneumokokken kommen bei vielen Personen im oberen Respirationstrakt vor. Eine Pneumokokken-Meningitis befällt bevorzugt ältere Menschen.
Eine Haemophilus-Meningitis kommt fast ausschließlich bei Kindern und Adoleszenten vor. Infektionen nach der Pubertät sind selten und haben im Gegensatz zu den stets hämatogenen pädiatrischen Formen einen rhinogenen Eintrittsmechanismus.
Eine Listerien-Meningitis befällt bevorzugt ältere Personen mit schweren Grundkrankheiten (Leberzirrhose, Immunsuppression), sie ist eine typische Sekundärinfektion bei Nierentransplantation bzw. bei lymphoretikulären Tumoren. Die Eintrittspforte ist offenbar der Intestinaltrakt; Listerien kommen in 0,5–5% aller Gesunden im Stuhl ohne klinische Symptomatik vor.
Zu gehäuften nosokomialen Meningitiden kann es durch Verwendung kontaminierter Instrumente und Nahtmaterial, durch verunreinigte Lokalanästhetika bzw. Röntgenkontrastmittel kommen; Haupterreger hierbei ist Pseudomonas aeruginosa.

### Pathogenese

Die Erreger können auf 3 unterschiedlichen Wegen den Liquorraum infizieren.

1. Die Erreger gelangen auf dem Blutweg in den Liquorraum. Für die Meningokokken-Meningitis gilt ausschließlich dieser Entstehungsmechanismus; auch ein großer Teil anderer Erreger gelangt hämatogen in den Liquorraum. Eintrittspforten sind dabei der Respirationstrakt, seltener das Intestinum.
2. Von Otitis und Sinusitis kann es durch Fortleitung zu einer rhinogenen/otogenen Meningitis kommen. Hierbei ist nicht ganz klar, ob die Infektion auf lymphogenem Wege durch direkte Überwanderung oder durch eine kleine septische Thrombophlebitis im Abflußbereich des Primärherdes entsteht. Die häufigsten Erreger sind Pneumokokken; es muß jedoch mit einem breiten Erregerspektrum gerechnet werden.
3. Bakterien können durch einen Unfall mit Schädel-Hirn-Trauma oder iatrogen durch unsachgemäße Operations- bzw. Punktionstechnik in den Liquorraum gelangen. Bei derartigen Meningitiden spielen Staphylokokken, Enterobakterien und Pseudomonas-Arten, gelegentlich auch Clostridien eine Rolle. Dabei können bereits minimale Keimzahlen von wenig pathogenen Bakterien bei intrathekaler Inokulation eine schwere Meningitis zur Folge haben.

### Diagnostisches Vorgehen

Die klinische Diagnose Meningitis bereitet im allgemeinen wenig Schwierigkeiten. Das Krankheitsbild mit Fieber und Meningismus ist meist unverkennbar. Schwierigkeiten beginnen bei der Klärung der Ätiologie einer Meningitis.

Wichtige Vorkrankheiten bei Erwachsenen sind:

- Infektionen des Respirationstrakts in den letzten 2 Wochen,
- HNO-Infektionen,
- dentogene Abszesse,
- Enteritis,
- neurochirurgische Eingriffe,
- aktuelle, aber auch lang zurückliegende Schädel-Hirn-Verletzungen.

Da Meningitiden embolisch im Rahmen einer Endokarditis entstehen können, sollte auf vorbestehende Klappenfehler, Herzoperationen, Herzgeräusche und periphere Embolien geachtet werden.
Die zentrale diagnostische Maßnahme bei Meningitis ist die Liquorpunktion. Sie sollte bei Verdacht auf Meningitis möglichst umgehend vor Therapiebeginn durchgeführt werden.
Folgende Liquoruntersuchungen sollten möglichst rasch durchgeführt werden: Liquorzellzahl, Zellart, mikroskopischer Erregernachweis, Anlegen einer Kultur. Daneben sollen auch der Liquorzucker, Liquoreiweiß sowie der Chloridgehalt des Liquors bestimmt werden.
*Zellzahl:* Bei bakterieller Meningitis können 500 bis mehr als 20000 Zellen/mm³ ($500 \times 10^6$–$20 \times 10^9$/l) gezählt werden. Bei unbehandelter bakterieller Meningitis sind nahezu immer mehr als 90% Granulozyten im Liquorsediment enthalten. Geringere Zellzahlen mit einem hohen Anteil von Lymphozyten finden sich bei Tbc-Meningitis, bei Pilz-Meningitis und meist auch bei einer Listerien-Meningitis. Differentialdiagnostisch kommen bei Zellzahlen von 200–1000/mm³ ($0{,}2 \times 10^6$–$1 \times 10^6$/l) auch Virus-Meningitiden (Enteroviren, Mumps, FSME, LCM) in Frage. Hierbei hat die Bestimmung des Liquorzuckers eine große differentialdiagnostische Bedeutung. Bei bakteriellen Meningitiden, besonders auch bei Meningitis tuberculosa, sind die Werte deutlich erniedrigt. Pathologisch sind niedrigere Werte als 50% des Blutzuckers; Werte von 10 mg/dl (0,55 mmol/l), ja sogar 0 mg/dl (0 mmol/l) können bei normalem Blutzucker vorkommen. Bei Virus-Meningitiden sind dagegen die Werte normal. Der Liquoreiweißgehalt geht normalerweise dem Zellanstieg parallel.
*Erregernachweis:* Der Liquor sollte umgehend mikroskopisch untersucht werden. Die wichtigsten Meningitiserreger haben dabei ein durchaus typisches Verhalten (Tab. **17**).
Gleichzeitig sollten auch 2 handelsübliche Blutkulturflaschen mit Liquor beimpft werden. Eine neuartige Methode ist der Antigen-Nachweis im Liquor.

### Therapie

Jeder Patient mit einer schweren bakteriellen Meningitis gehört in eine Intensivstation. Gefahren sind plötzlich auftretender Hirndruck, Atemstillstand, Aspiration, epileptiforme Krämpfe, Verbrauchskoagulopathie und Herzrhythmusstörungen. Für die Prognose entscheidend ist eine möglichst früh einsetzende, optimal wirksame antibakterielle Therapie; sie sollte unmittelbar nach der Lumbalpunktion und Entnahme einer Blutkultur, aber noch vor der mikroskopischen Untersuchung des Liquors begonnen werden.
Die Wahl des Antibiotikums richtet sich nach der Liquorgängigkeit und dem Wirkungsspektrum.
Die *Liquorgängigkeit* der meisten Antibiotika ist bei Menigitis deutlich besser als bei nichtentzündeten Meningen. Folgende Antibiotika können nach i.v. Gabe ausreichend hohe Liquorspiegel bei Meningitis erreichen: Penicillin G, Ampicillin, Azlocillin, Cefuroxim, Cefotaxim, Chloramphenicol, Minocyclin.
*Empfindlichkeit der zu erwartenden Erreger:* Da ein kulturelles Ergebnis nicht abgewartet werden darf, richtet sich die initiale Chemotherapie zunächst nach klinischen Gesichtspunkten. Falls Erreger in mikroskopischen Präparaten nachzuweisen waren, muß die Therapie entsprechend modifiziert werden. Bei mikroskopischem Nachweis von grampositiven oder gramnegativen Kokken im Liquor und fehlenden Inokulationsmechanismen ist bei Erwachsenen ein ungezielter

Tabelle **17** Mikroskopische Diagnose der wichtigsten bakteriellen Meningitiden

| Morphologie | Lagerung | Gramfärbung | Anzahl | Erreger |
|---|---|---|---|---|
| Lanzettförmige Diplokokken, z.T. mit Kapsel | extrazellulär | grampositiv | zahlreich | Pneumokokken |
| Semmelförmige Diplokokken | intrazellulär | gramnegativ | selten – sehr selten | Meningokokken |
| Große, plumpe Stäbchen | extrazellulär | gramnegativ | selten – zahlreich | Enterobakterien (Escherichia coli, Proteus) |
| Zarte, z.T. polymorphe Stäbchen | extrazellulär | gramnegativ | selten – zahlreich | Haemophilus influenzae |
| Stäbchen, z.T. kurz | z.T. intrazellulär | grampositiv | selten | Listeria monocytogenes |

Einsatz von Penicillin G gerechtfertigt. Bei anderen Formen der Meningitis sollte bevorzugt Chloramphenicol verwendet werden.
Die intrathekale Gabe von Penicillinen und Cephalosporinen ist im allgemeinen nicht indiziert. Die intrathekale Gabe von Aminoglykosiden, ggf. auch eine intraventrikuläre Instillation kann bei Neugeborenenmeningitiden, aber auch bei einer Pseudomonas-Meningitis im Erwachsenenalter notwendig sein.
Über die Dauer einer bakteriellen Behandlung bei Meningitis lassen sich folgende Regeln aufstellen: Meningokokken, Pneumokokken und Haemophilus 14 Tage bis 3 Wochen bzw. bis zu einer Liquorzellzahl von weniger als 100 Leukozyten/µl ($100 \times 10^6$/l); otogene bzw. rhinogene Meningitiden mindestens 3 Wochen, aber auf jeden Fall bis zum Verschwinden der Entzündung im HNO-Bereich.
Der Erfolg der Chemotherapie einer Meningitis wird durch den klinischen Verlauf, die Sterilisierung des Liquors und den Rückgang der Pleozytose kontrolliert. Bei wirksamer antibakterieller Therapie sollten die Liquorkulturen nach spätestens 48 Std. steril sein. Die Zellzahl hinkt dabei hinter der Keimelimination her.
Die Prognose bakterieller Meningitiden war vor der Ära der Chemotherapie schlecht; nur ein kleiner Teil der Meningokokken-Meningitiden heilte meist mit schweren Defekten aus. Trotz der in vitro optimal wirksamen Antibiotika hat die Meningokokken-Meningitis immer noch eine Letalität von 7–10%. Die Therapieergebnisse bei Pneumokokken-Meningitis, Listerien-Meningitis sowie bei der Meningitis im Säuglingsalter sind nach wie vor wesentlich ungünstiger.

### Prophylaxe

Die Häufigkeit von Meningokokkeninfektionen kann durch die Verwendung einer Meningokokken-Vakzine verringert werden. Allerdings ist es bislang nicht gelungen, gegen Meningokokken der Gruppe B einen wirksamen Impfstoff herzustellen. Eine weitere Möglichkeit der Prävention der Meningokokken ist die prophylaktische Anwendung von Antibiotika bei Kontaktpersonen. Hierzu wird Minocyclin, 5 Tage 200 mg/die, ggf. auch Rifampicin, ebenfalls 5 Tage 600 mg/die, beim Erwachsenen empfohlen. Eine wirksame Prävention bei Pneumokokken und Haemophilus influenzae gibt es nicht. Dagegen lassen sich nosokomiale Meningitiden weitgehend vermeiden. Bei Lumbalpunktionen ist auf optimale Dekontamination der Haut zu achten. Lokalanästhetika und andere Lösungen, die in den Liquorraum instilliert werden, sollten immer aus geschlossenen Ampullen und niemals aus mehrfach verwendeten Stechflaschen genommen werden. Die prophylaktische Antibiotikagabe bei Patienten mit offener Schädel-Hirn-Verletzung ist sinnvoll.

**Merke:** Eine eitrige Meningitis ist ein medizinischer Notfall, der umgehende Lumbalpunktion und frühzeitige Antibiotikatherapie erfordert.

### Weiterführende Literatur

Hoeprich, P.: Infectious Diseases. Harper & Row, New York 1983
Mc Gee, Z., A. Kaiser: Acute meningitis. In Mandell, G., G. Douglas, J. Bennett: Infectious Diseases. Wiley, New York 1979
Swartz, M., P. Dodge: Bacterial meningitis – A review of selected aspects. New Engl. J. Med. 272 (1965) 725, 779, 842, 898, 954, 1003

## Lymphozytäre Meningitis

**Definition:** Meist gutartige Virusinfektion durch unterschiedliche Viren; Differenzierung wichtig, da auch eine Tbc-Meningitis ähnlich verlaufen kann.

### Mikrobiologie

Erreger sind vorwiegend Enteroviren (ECHO, Coxsackie) und Mumps, relativ selten Frühsommer-Meningoenzephalitis (FSME) und lymphozytäre Choriomeningitis (LCM). Raritäten sind eine aparalytisch verlaufende Poliomyelitis sowie Meningealbeteiligungen im Rahmen von Infektionen durch Herpes- oder Varizellen-Infektionen. Tuberkulose, Cryptococcus neoformans und Leptospiren sind die bakteriellen Erreger einer lymphozytären Meningitis.

### Epidemiologie

Enteroviren und Mumps werden direkt von Mensch zu Mensch übertragen. Von den relativ häufigen Enterovirus-Meningitiden werden bevorzugt Kinder und Jugendliche im Sommer und Herbst betroffen. Eine Frühsommer-Meningoenzephalitis ist in Mitteleuropa relativ selten (Ausnahme: Österreich). Die Infektion wird durch einen Zeckenbiß übertragen. Die meisten Infektionen ereignen sich im Frühjahr oder Herbst. Die lymphozytäre Choriomeningitis (LCM) wird durch Kontakt mit Mäusen und Goldhamstern vorwiegend im Winter übertragen.

### Klinik

Bei Enteroviren meist plötzlicher Beginn mit fieberhaftem Prodrom, häufig mit Myalgien, Bauchschmerzen, geringen Durchfällen, gelegentlich können ein Enanthem und flüchtiges Exanthem bestehen. Das Auftreten einer Meningitis äußert sich mit Kopfschmerzen und mittelgradiger Nackensteifigkeit. Nach 2–8tägiger Meningitis kommt es zu Spontanheilung ohne Residuen. Eine Frühsommer-Meningoenzephalitis verläuft deutlich biphasisch; 10 Tage nach dem Zeckenbiß kommt es zu uncharakteristischem

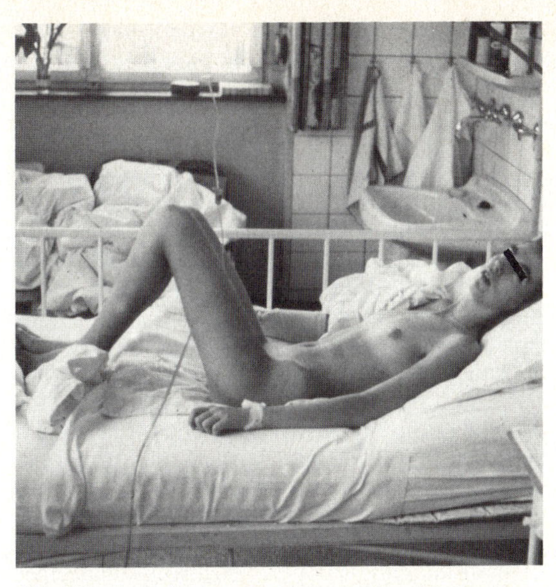

Abb. **22** Typische Lage bei tuberkulöser Meningitis

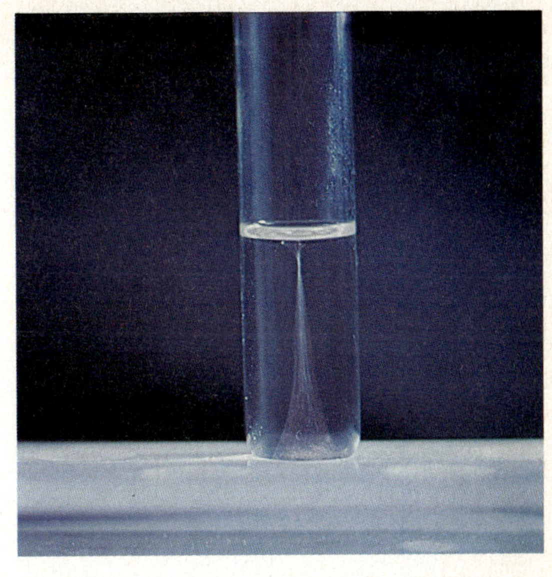

Abb. **23** Spinnwebgerinnsel bei tuberkulöser Meningitis

Fieber für 1–3 Tage. Nach einem weiteren Intervall von ca. 8 Tagen kommt es zu erneutem Fieberanstieg, meist mit recht ausgeprägten meningitischen oder meningoenzephalitischen Symptomen. Eine lymphozytäre Choriomeningitis verläuft von allen Virus-Meningitiden am schwersten. Die Patienten können über 2–3 Wochen massive Kopfschmerzen und einen erheblichen Meningismus haben. Bei einer Mumps-Meningitis geht die Parotitis der Meningitis üblicherweise voraus; sie kann aber auch fehlen. In der Regel bestehen bei Virus-Meningitiden keine neurologischen Ausfälle; eine Augenmuskellähmung bei lymphozytärer Meningitis spricht für eine tuberkulöse Genese.

### Diagnostisches Vorgehen

Das Blutbild ist meist uncharakteristisch; bei Enteroviren, Mumps, Frühsommer-Meningoenzephalitis, lymphozytärer Choriomeningitis, z.T. Virus-Blutbild. Eine Leukozytose mit Linksverschiebung sowie eine stark erhöhte BSG sprechen gegen eine Virus-Meningitis und für eine Leptospirose. Mikroskopische und kulturelle Untersuchungen des Liquors sind insbesondere zur Abtrennung gegenüber einer tuberkulösen Meningitis wichtig. Die Zellzahl bei lymphozytärer Meningitis liegt meist zwischen 300/3 und 1000/3 µl ($100 \times 10^6$–$330 \times 10^6$/l) Zellen; höhere Zellzahlen kommen bei Mumps, einigen Coxsackietypen und lymphozytärer Choriomeningitis vor. Üblicherweise liegen fast ausschließlich Lymphozyten im Ausstrich vor. Gelegentlich können bei frischer Coxsackie-Meningitis Granulozyten in großer Anzahl vorhanden sein. Eine Erniedrigung des Liquorzuckers bei lymphozytärer Meningitis spricht stark für eine bakterielle Genese; in erster Linie für eine tuberkulöse Meningitis.

*Erregernachweis:* Bei Entwicklung eines Spinnwebgerinnsels muß die schwierige mikroskopische Suche nach säurefesten Stäbchen erfolgen. Der Virus-Nachweis (Gewebekultur) ist bei Enteroviren im Liquor, aber auch im Stuhl erfolgversprechend. Lymphozytäre Choriomeningitis, aber auch Leptospirose erfordern Tierversuche von Liquor und Blut. Das FSME-Virus läßt sich im Stadium der Meningitis praktisch nicht anzüchten. Serologisch sind bei lymphozytärer Meningitis folgende Untersuchungen sinnvoll: FSME, LCM, Polio, Leptospirose, Lues, Mumps, Herpes. Serologische Untersuchungen auf ECHO- und Coxsackie-Viren sind nur im Rahmen einer Epidemie sinnvoll; es gibt so viele Einzeltypen, daß eine Serologie praktisch nicht möglich ist.

### Differentialdiagnose

Am wichtigsten ist die Abtrennung von Virus-Meningitiden gegen ähnlich verlaufende subakute Meningitiden anderer Genese. Die wichtigste Form hierbei ist die tuberkulöse Meningitis (Abb. **22** u. **23**); auch eine Kryptokokkus-Meningitis, eine Leptospirose, aber auch eine metastatische Herdenzephalitis können gleichartig verlaufen. Auch im Rahmen einer Lues II kann eine lymphozytäre Meningitis bestehen.

### Therapie

Die Behandlung beschränkt sich auf Allgemeinmaßnahmen wie Bettruhe und Analgetika. Die Prognose von Virus-Meningitiden ist nahezu immer günstig. Eine Isolierung der Patienten ist ratsam. Nur eine aparalytisch verlaufende Poliomyelitis ist meldepflichtig; bei gehäuften Virus-Meningitiden, aber auch beim Auftreten von Frühsommer-Meningoenzephalitis und lymphozytärer Choriomeningitis ist eine Kontaktierung des Gesundheitsamtes ratsam. Eine Prophylaxe durch Impfung ist gegen Poliomyelitis und FSME möglich; eine Expositionsprophylaxe ist schwer praktikabel (cave: Goldhamster, Baden in schmutzigen Gewässern, Spaziergänge in osteuropäischen Wäldern).

**Merke:** Relativ häufige Erkrankung durch gutartige Viren; wichtig als Differentialdiagnose zur tuberkulösen Meningitis.

### Weiterführende Literatur

Young, N.: Coxsackievirus and echovirus. In Mandell, G., G. Douglas, J. Bennett: Infectious Diseases. Wiley, New York 1979

Wenner, H.: Viral meningitis. In Hoeprich, P.: Infectious Diseases, 2nd ed. Harper & Row, Hagerstown 1977

## Tetanus

**Definition:** Erkrankung durch Tetanustoxin.

### Mikrobiologie

Clostridium tetani, ein in der Umwelt weitverbreitetes anaerobes, sporenbildendes Stäbchen mit starker Toxinbildung.

### Epidemiologie

Durch Verletzungen gelangen Tetanussporen in tiefe Wunden und können sich in anaerobem Milieu vermehren. Im Rahmen einer klinisch oft wenig eindrucksvollen Wundinfektion werden Toxine gebildet, die zur klinischen Symptomatik führen. Sonderformen gehen vom Nabel des Neugeborenen bzw. vom puerperalen Uterus aus. Heute in Mitteleuropa relativ selten geworden – jedoch nach wie vor ein großes Problem in Entwicklungsländern.

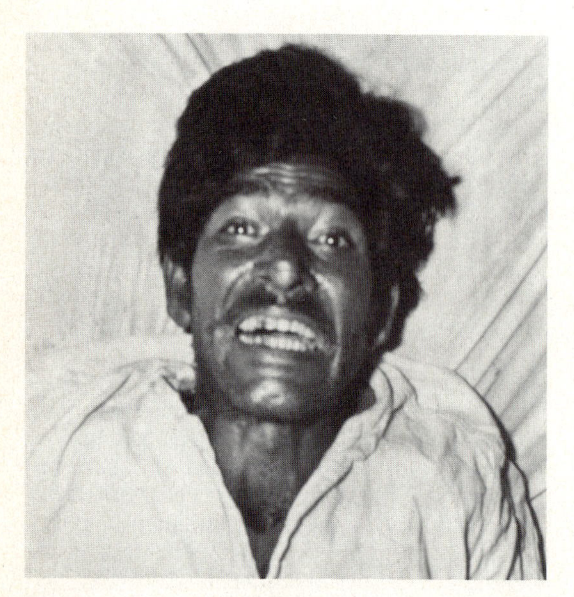

Abb. **24** Risus sardonicus bei Tetanus

### Klinik

Nach einer Inkubationszeit von 4–14(–100) Tagen beginnt Tetanus mit lokalen Schmerzen am Kinn und am Hals, meist ohne Fieber. Ein Krampf der Kaumuskulatur sowie der Gesichtsmuskulatur führt zum sogenannten »Risus sardonicus« (Abb. **24**). Es kommt in der Folge zu multiplen schmerzhaften Muskelspasmen. Das Sensorium bleibt dabei intakt, so daß die Erkrankung für den Patienten äußerst qualvoll ist. Die Muskelkrämpfe werden typischerweise durch sensorische Reize (Berührung, Licht, Lärm) ausgelöst.

### Diagnostisches Vorgehen

Genaue Anamnese von Verletzungen sowie einer vorausgegangenen Tetanusimpfung ist wichtig. Die Anzüchtung der Erreger aus der Wunde sowie ein Toxinnachweis aus dem Blut sind möglich (Speziallaboratorium!).

### Differentialdiagnose

Strychnin-Vergiftung, aber auch andere Vergiftungen können zu ähnlichen Bildern führen.

### Therapie

Antibiotika spielen nur eine sekundäre Rolle; sie können allenfalls durch Abtötung der Keime eine weitere Toxinbildung verhindern (Penicillin G in hoher Dosierung). Zirkulierende Toxinmengen sollten unbedingt durch Tetanus-Antiseren neutralisiert werden. Dazu verwendet man heute, wenn möglich, menschliches Tetanus-Hyperimmunglobulin i.m. Wegen der Gefahr eines Spätrezidivs sollte bei der Klinikentlassung eine aktive Impfung mit Tetanustoxoid angeschlossen werden. Unbehandelt führt Tetanus in 80–90% zum Tode. Mit moderner Intensivbehandlung gelingt es, die Letalität bis auf etwa 20% zu senken; wichtig für das Überleben sind dabei eine ausreichende Sedierung, z. B. durch Diazepam, die Gabe von Muskelrelaxantien, $\beta$-Blocker, eine frühzeitige Tracheotomie mit mechanischer Beatmung, das Freihalten der Atemwege, Kontrolle und Substitution des Wasser- und Elektrolythaushaltes, bei Hyperpyrexie medikamentöse und physikalische Fiebersenkung. Tetanus ist meldepflichtig. Eine Gefährdung für die Umwelt besteht jedoch nicht.

### Prophylaxe

3malige Injektionen von Tetanus-Toxoid (Tetanol) geben einen sicheren Impfschutz, der freilich in regelmäßigen Abständen oder in Risikosituationen wieder aufgefrischt werden muß. Bei tiefen Verletzungen ist bei ungeimpften Personen die Gabe von Tetanus-Hyperimmunglobulin mit anschließender aktiver Impfung notwendig.

**Merke:** Gefährliche Erkrankung durch toxinbildende Clostridien – durch Impfung verhinderbar.

Weiterführende Literatur

Eckemann, L.: Tetanus. In Gsell, O., W. Mohr: Infektionskrankheiten. Springer, Berlin 1968

## Botulismus

**Definition:** Nahrungsmittelvergiftung durch Speisen, in denen von Clostridium botulinum produzierte Toxine vorliegen. Sehr selten auch Wundinfektionen.

### Epidemiologie

Die Erkrankung ist weltweit verbreitet. Durch korrekte Nahrungsmitteltechnologie sind in Mitteleuropa Botulismus-Erkrankungen z. Z. selten. Botulismus-Intoxikationen spielen auch bei Tieren eine wichtige Rolle. Erreger sind anaerobe, grampositive sporenbildende Stäbchen, Clostridium botulinum. Die Erreger bilden Exotoxine. Dabei ist das Toxin A extrem giftig. Oral wirkt bereits 0,1 μg tödlich. Die Erreger können sich in schlecht konservierten Räucherwaren, auf Schinken, Wurst, aber auch in ungenügend konservierten Gemüsekonserven (Bohnen!) sowie in Milchprodukten vermehren. Dabei können die Speisen makroskopisch unauffällig aussehen.

### Klinik

Nach einer Inkubationszeit von wenigen Stunden, maximal bis zu wenigen Tagen, beginnt die Erkrankung mit neurotoxischen Symptomen, Lähmungen, Trockenheit im Mund, Versiegen der Tränensekretion. Das Sensorium bleibt dabei intakt. Im späteren Verlauf kommt es zu Tachykardie und Ateminsuffizienz. Schwerererkrankte Patienten sterben im allgemeinen in einem Zeitraum von 8–100 Stunden nach Beginn der ersten klinischen Symptome.
Der Wirkungsmechanismus des Botulismus-Toxins beruht auf einer Blockade an den neuromuskulären Endplatten; die Toxinwirkung ähnelt so einer Curare-Vergiftung.

### Diagnostisches Vorgehen

Wichtig ist eine genaue Nahrungsmittelanamnese. Wenn mehrere Patienten gleichzeitig erkrankt sind, muß man nach den gemeinsam verzehrten Speisen suchen. Das Botulinus-Toxin läßt sich im Tierversuch im Patientenserum vor der Antitoxingabe, aber auch im Erbrochenen oder in Nahrungsmittelresten nachweisen. Die Anzüchtung von Clostridium botulinum aus Speiseresten oder Stuhl ist möglich; die Aussagekraft ist begrenzt, weil Clostridium botulinum weit verbreitet ist. Die Trennung von anderen anaeroben Clostridien ist schwierig.

### Differentialdiagnose

Andere Intoxikationen, Atropin, Pantherpilzvergiftung, Curare-Vergiftung, Vergiftung mit Pflanzenschutzmitteln, Diphtherie, Virus-Enzephalitis.

### Therapie

Die wichtigste Maßnahme ist die Zufuhr von polyvalentem Botulinus-Antitoxin. Dabei müssen große Mengen, bis zu 400 ml im Laufe von 1–2 Tagen, parenteral gegeben werden.

**Merke:** Relativ seltene, gefährliche Nahrungsmittelvergiftung durch Neurotoxin von Clostridien.

Weiterführende Literatur

Arnon, S.: Infant Botulism. In Remingston, J., M. Swartz: Current Clinical Topics in Infectious Diseases. Mc Graw-Hill, New York 1980
Fey, H.: Botulismus. In Gsell, O., W. Mohr: Infektionskrankheiten. Springer, Berlin 1968

## Listeriose

*H. Pichler*

**Definition:** Listeriose ist eine durch Listeria monocytogenes hervorgerufene Infektionskrankheit, die vorwiegend mit Meningitis einhergeht.

### Epidemiologie und Häufigkeit

Listeria monocytogenes kommt ubiquitär in Erde, Schlamm und Wasser vor. Listeriose ist eine Erkrankung der Schwangeren und deren Leibesfrucht und von Personen über 40 Jahre mit schweren Grunderkrankungen wie Neoplasmen, Alkoholismus, Diabetes oder Tuberkulose. Die Meningitis des Neugeborenen wird nach Escherichia coli und Streptokokken der Gruppe B am häufigsten durch Listeria monocytogenes verursacht.

### Ätiologie

Listeria monocytogenes ist ein grampositives, sporenloses, aerobes, bewegliches Stäbchen, das somatische (O-)Antigene und Geißel-(H-)Antigene besitzt (Abb. **25**).

### Pathophysiologie

Der Infektionsweg ist nicht restlos geklärt. Als Eintrittspforte kommen der Magen-Darm-Trakt und der Genitaltrakt in Frage. Gesichert ist die Übertragung von der Mutter auf den Fetus (ab dem 5. LM) diaplazentar oder durch Infektion

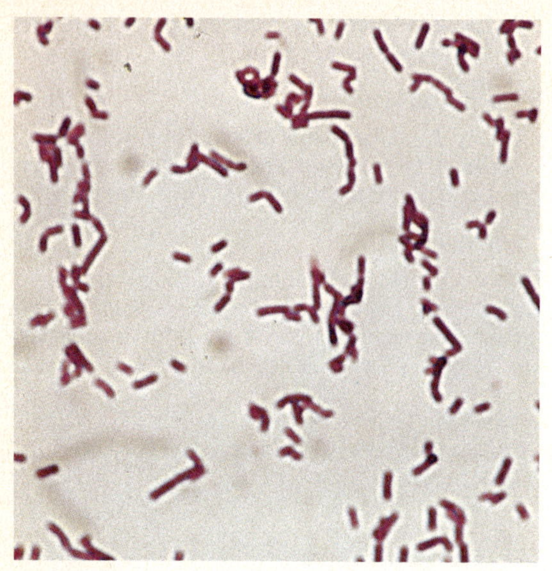

Abb. **25** Kulturpräparat von Listeria monocytogenes

des Neugeborenen in den Geburtswegen. Morphologisch ist die Listeriose entweder als eitrige Entzündung mit vielen Monozyten oder als granulomatöse Entzündung charakterisiert.

### Klinik

*Neugeborenenlisteriose:* Diaplazentare Infektion führt meist zu Tot- oder Frühgeburt. Mekoniumhaltiges Fruchtwasser, Zyanose, Diarrhö, Meningitis, Herdpneumonie und pustulöse Effloreszenzen an der Haut und Rachenhinterwand kennzeichnen die Neugeborenenlisteriose, die meistens innerhalb der ersten Lebenstage zum Tod führt. Listeriose durch Infektion während der Geburt manifestiert sich als Meningitis 1–2 Wochen post partum.
*Listerienmeningoenzephalitis:* Tritt nach hämatogener Infektion als granulomatöse Meningitis, selten auch als Hirnabszeß bei älteren, resistenzgeschwächten Personen auf.
*Schwangerenlisteriose:* Verläuft entweder asymptomatisch oder geht mit unspezifischen Symptomen wie Fieber, Kopfschmerzen, Durchfall und Rückenschmerzen einher.
*Seltene Manifestationen von Listeriosen:* Septikämie, Endokarditis, Polyserositis, pustulöse Dermatitis.
*Okuloglanduläre Listeriose:* Purulente Konjunktivitis, eventuell mit Geschwürsbildung der Kornea und Befall der regionären Lymphknoten.

### Diagnostisches Vorgehen

Nachweis von grampositiven Stäbchen im Grampräparat und in der Kultur von Mekonium (normalerweise steril!), Liquor, Blut, Augen-, Nasen- und Zervixabstrich, Plazenta und Lochialsekret. Die serologische Diagnostik (Agglutination, KBR) ist wegen des häufigen Vorkommens natürlicher Antikörper nur bei Titeranstieg verwertbar.

### Therapie

*Neugeborenenlisteriose:* Ampicillin 200–400 mg/kg/die oder Penicillin G 0,5–1,0 Mega E/kg/die durch 3–4 Wochen;
*Listeriose des Erwachsenen:* Ampicillin 6–12 g/die oder Penicillin G 20 Mega E/die durch 3–4 Wochen.
Bei Penicillinallergie Tetracycline oder Erythromycin.

### Prophylaxe

Bakterioskopische und bakteriologische Untersuchungen sowohl bei Verdacht auf Schwangerenlisteriose als auch bei mekoniumhaltigem, mißfarbigem Fruchtwasser, um sofort mit einer gezielten Therapie beginnen zu können.

**Merke:** Die Listeriose ist eine Erkrankung von Schwangeren und deren Fetus sowie von immunkomprimierten Patienten. Erreger ist Listeria monocytogenes, der ubiquitär in der Erde und im Wasser vorkommt. Klinisch steht die Meningitis im Vordergrund; diagnostisch ist der kulturelle Nachweis anzustreben. Therapie mit Penicillin G bzw. Ampicillin.

### Weiterführende Literatur

Erdmann G., H. P. R. Seeliger: Die Listeriose. In Gsell, O., W. Mohr: Infektionskrankheiten, Bd. II/1. Springer, Berlin 1968 (S. 280)
Hoeprich, P. D.: Infections caused by Listeria and Erysipelothrix rhusiopathiae. In Harrison's: Principles of Internal Medicine, 10th ed. McGraw-Hill, New York 1983 (p. 989)

## Milzbrand

*H. Pichler*

**Definition:** Milzbrand ist eine Anthropozoonose, die durch Bacillus anthracis hervorgerufen wird und zu Hautmilzbrand, seltener Lungen- oder Darmmilzbrand führt. Es besteht Meldepflicht.

### Epidemiologie und Häufigkeit

Rinder, Pferde, Schafe, Ziegen und Schweine infizieren sich mit Anthraxsporen, die im Erdreich jahrelang überleben können und vorwiegend über Tierhäute und -haare, aber auch andere tierische Produkte (Knochenmehl) den Menschen infizieren. Milzbrand gilt als Berufserkrankung von Landwirten, Fleischern, Tierärzten und Personen, die mit Tierwolle und -häuten zu tun haben. Bacillus anthracis kommt weltweit vor. Wiederholte Ausbrüche traten in Südeuropa, Ost- und Nordafrika sowie Mittel- und Südamerika auf.

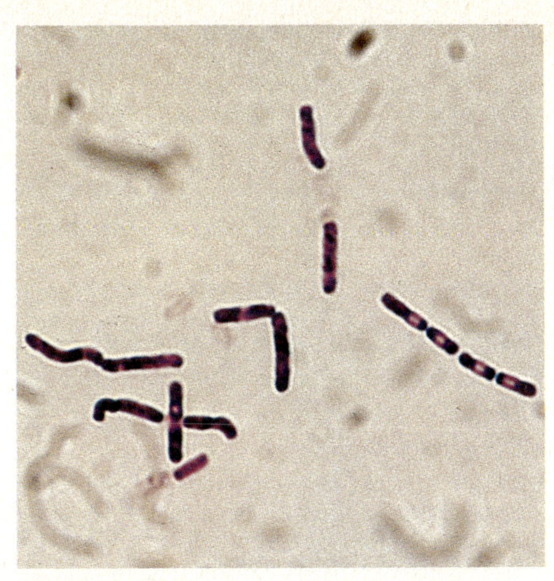

Abb. **26** Kulturpräparat von Bacillus anthracis

Ätiologie

Bacillus anthracis ist ein grampositives, aerobes, sporenbildendes Stäbchen mit Kapselbildung im Wirt, nicht jedoch in der Kultur (Abb. **26**).

Pathophysiologie

Über kleine Hautverletzungen (Hautmilzbrand) oder durch Einatmen von Sporen (Lungenmilzbrand) oder durch Genuß sporenhaltigen Fleisches (Darmmilzbrand, sehr selten!) kommt es zu einer hämorrhagischen Entzündung. Die Krankheit hinterläßt passagere Immunität.

Klinik

Hautmilzbrand: 1–2 Tage nach Infektion kommt es, eventuell begleitet von Fieber und Kopfschmerzen, zur Ausbildung eines schmerzlosen Bläschens mit starkem kollateralem Ödem, das zentral exulzeriert (Pustula maligna), Schwellung der regionären Lymphknoten, häufig Satellitenbläschen, Geschwürsheilung um den 5. Tag. Von den vergrößerten Lymphknoten kann die fast immer tödliche Milzbrandsepsis, gefolgt von Meningitis, eventuell Enzephalitis, ausgehen. Lungenmilzbrand manifestiert sich als hämorrhagische Pneumonie, Darmmilzbrand als hämorrhagische Enteritis. Letalität des Hautmilzbrandes unbehandelt 20–30%, mit Antibiotikabehandlung <1%.

Diagnostisches Vorgehen

Nachweis des Erregers im Grampräparat und in der Kultur aus Exsudat, Blut, Sputum, Stuhl, Liquor. Cave Verwechslung mit dem apathogenen Bacillus cereus!

Therapie

Hautmilzbrand: Penicillin G 5 Mega E/die/ 10–14 Tage.

Lungenmilzbrand oder Sepsis: 20–40 Mega E Penicillin G/die. Bei Penicillinallergie Tetracycline.

Prophylaxe

Vergraben erkrankter Tiere, prophylaktische Gabe von Antiserum an exponierte Haustiere. Vakzination von exponierten Menschen.

**Merke:** Milzbrand ist eine Infektionserkrankung, die durch Bacillus anthracis hervorgerufen wird. Der Mensch infiziert sich vorwiegend über Kontakt zu Haustieren; klinisch stehen im Vordergrund hämorrhagische Entzündungen als Hautmilzbrand, Lungenmilzbrand oder Darmmilzbrand. Hohe Letalität ohne Therapie; Mittel der Wahl ist Penicillin G.

Weiterführende Literatur

Mohr, W.: Milzbrand. In Gsell, O., W. Mohr: Infektionskrankheiten, Bd. II/2. Springer, Berlin 1968 (S. 752)

## Gasbrand

*H. Pichler*

**Definition:** Gasbrand ist eine durch Exotoxine von Gasbranderregern hervorgerufene Wundinfektion, die durch jäh einsetzende Schmerzen, lokale Ödem- und Gasbildung und Schocksymptomatik gekennzeichnet ist.

Epidemiologie und Häufigkeit

Gasbrand-Clostridien kommen ubiquitär in der Erde und im Verdauungstrakt von Mensch und Tier vor. Erniedrigte Sauerstoffspannung von Geweben, wie sie in Wunden mit ausgedehnten Nekrosen oder minderdurchbluteten Extremitäten vorkommt, ermöglicht erst das Wachstum der anaeroben Gasbranderreger. Der Gasbrand war vor allem eine gefürchtete Wundinfektion in der Kriegschirurgie.

Ätiologie

Gasbranderreger sind strikt anaerobe, sporenbildende, grampositive Stäbchen (Abb. **27**). Die wichtigsten Erreger sind:

- Clostridium perfringens,
- Clostridium novyi,
- Clostridium septicum,
- Clostridium histolyticum.

Meistens liegt eine Mischinfektion von mehreren Clostridien vor. Die Pathogenität ist durch die Bildung von mehreren Exotoxinen verursacht.

Pathophysiologie

Voraussetzung für die Entwicklung eines Gasödems ist die Herabsetzung des lokalen Oxidationsreduktionspotentials. Ausgedehnte trauma-

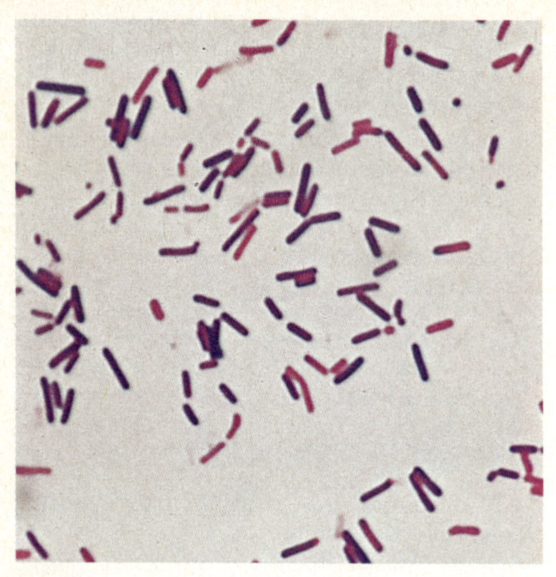

Abb. **27** Kulturpräparat von Clostridium perfringens

tische Gewebsnekrosen, arterielle Minderdurchblutung durch Gefäßtraumen, arteriosklerotische oder diabetische Gangrän, Mischinfektion mit $O_2$-verbrauchenden Bakterien sowie Fremdkörper in Wunden schaffen den Boden zur Bildung von vegetativen Formen aus Sporen. Lokal bewirken die Toxine Nekrose und Gasbildung, in der Blutbahn führen die Toxine zu Hämolyse, Niereninsuffizienz und Schock.

### Klinik

Nach der Eintrittspforte unterscheidet man Wund- und Uterusinfektionen.

#### Wundinfektionen

Die *Clostridien-Zellulitis* ist eine Infektion von bereits nekrotischem Gewebsmaterial ohne Befall der Muskulatur und geht mit Gasbildung in der Wunde und Sekretion eines hämorrhagischen, übelriechenden Exsudates einher. Wundschmerz, Ödem und Allgemeinerscheinungen fehlen.
Die *Clostridien-Myonekrose* mit Befall gesunder, nicht vorgeschädigter Muskulatur. Nach einer Inkubationszeit von 1–4 Tagen (–6 Wochen) treten akut heftige Wundschmerzen, Ödem, livide Verfärbung der Haut und Sekretion eines sanguinolenten, übelriechenden Exsudats auf. An Allgemeinerscheinungen kommen Erbrechen, Durchfälle, ausgeprägte Tachykardie, geringe Temperatursteigerung und Schock hinzu. Mit operativer Therapie lag die Letalität im 2. Weltkrieg zwischen 50 und 60%.

#### Uterusinfektion

Tritt meist nach einem kriminellen Abortus auf und ist charakterisiert durch plötzlichen Beginn mit heftigem Wundschmerz und Toxämie bei vollem Bewußtsein. Septikämie (Ikterus, Hämoglobinämie, Hämoglobinurie) mit Metastasierung und Urämie infolge intravasaler Hämolyse werden weitaus häufiger als bei Clostridien-Myonekrose beobachtet. Die Letalität liegt zwischen 40–70%.

### Diagnostisches Vorgehen

Der Verdacht auf die Erkrankung wird klinisch gestellt.
*Erregernachwies:* Grampräparat, anaerobe Kultur.
*Röntgenbild:* Gasblasen in der Muskulatur.

### Therapie

#### Chirurgische Maßnahmen

Exzision devitalisierten Gewebes, Amputation, Uteruskürettage oder -exstirpation.

#### Sauerstoffüberdruckbehandlung

Bei Patienten ohne arterielle Durchblutungsstörungen.

#### Chemotherapie

Penicillin 20 Mega E/die.
Bei Penicillinallergie Cephalosporine, Tetracycline, Clindamycin.

### Prophylaxe

Frühzeitige Nekrosenabtragung, Penicillinprophylaxe auch vor Amputation wegen Durchblutungsstörungen.

**Merke:** Gasbrand ist eine durch Clostridien-Exotoxine verursachte Erkrankung, die aus der Infektion von nekrotischen, hypoxischen Wundgebieten bzw. dem Uterus stammen. Die Toxine führen zu heftigen lokalen Schmerzen, Ödem- und Gasbildung sowie zur Schocksymptomatik. Mikroskopischer und kultureller Erregernachweis; schnelle chirurgische Maßnahmen, Sauerstoffüberdruckbehandlung und Chemotherapie mit Penicillin G sind erforderlich.

### Weiterführende Literatur

Hentschel, M.: Gasbrand. In Hornbostel, H., W. Kaufmann, W. Siegenthaler: Innere Medizin in Praxis und Klinik 2. Aufl., Bd. III. Thieme, Stuttgart 1977 (Kap. 13, S. 202), 3. Aufl. in Vorb.
Sande, M. A., E. W. Hook: Other clostridial infections. In Harrisons: Principles of Internal Medicine, 10th. ed. McGraw-Hill, New York 1983 (p. 1009)

## Rotz

*H. Pichler*

**Definition:** Rotz ist eine Anthropozoonose, die durch Pseudomonas mallei hervorgerufen wird und mit eitriger Entzündung der oberen Luftwege, Pneumonie und eventuell Septikämie einhergeht.

### Epidemiologie und Häufigkeit

Rotz ist primär eine Erkrankung der Pferde, Esel und Maultiere. Durch Kontakt mit dem Nasenschleim erkrankter Tiere, eventuell auch Tröpfcheninfektion erfolgt die Infektion. Infektion von Mensch zu Mensch kommt vor. Gelegentliche Erkrankungen treten in Asien, Nordafrika und Südamerika auf.

### Ätiologie

Pseudomonas mallei ist ein gramnegatives, unbewegliches Stäbchen.

### Pathophysiologie

Über kleine Hautverletzungen oder die Nasen- und Mundschleimhaut erfolgt die Infektion. An der Eintrittspforte kommt es zur Ausbildung eines Knötchens mit eitriger Einschmelzung, von wo die Erreger in die Blutbahn eintreten. Die Krankheit hinterläßt keine sichere Immunität.

### Klinik

Nach einer Inkubationszeit von 1–5 Tagen können 4 verschiedene Krankheitsbilder auftreten, die sich häufig überschneiden:

1. eitrige Lokalinfektion mit Lymphknotenbefall,
2. Pneumonie,
3. Septikämie mit generalisiertem, pustulösem Exanthem,
4. chronisch eitrige Infektion mit multiplen Haut- und Muskelabszessen.

Unbehandelt ist Rotz innerhalb von 7–10 Tagen tödlich.

### Diagnostisches Vorgehen

Erregernachweis aus Eiter durch Kultur und Tierversuch (Meerschweinchen). Serologischer Nachweis durch Agglutination und Komplementbindungsreaktion.

### Therapie

Sulfonamide und Tetracycline in hoher Dosierung.

### Prophylaxe

Isolierung von Personen mit Rotzverdacht und Erkrankung. Die Krankheit ist sehr kontagiös. Rotzkranke Tiere müssen sofort getötet werden.

**Merke:** Rotz ist eine Infektionserkrankung, die durch Pseudomonas mallei hervorgerufen wird. Der Mensch infiziert sich vorwiegend durch den Kontakt mit erkrankten Pferden, Eseln und Maultieren. Klinisch können eitrige Lokalinfektionen, Pneumonie, Septikämie mit pustulösem Exanthem oder chronische eitrige Haut- und Muskelabszesse auftreten. Kulturelle oder serologische Diagnosesicherung; Therapie mit Sulfonamiden und Tetracyclinen. Rotzverdacht und Rotzerkrankung sind meldepflichtig.

### Weiterführende Literatur

Mohr, W.: Rotz. In Gsell, O., W. Mohr: Infektionskrankheiten, Bd. II/1. Springer, Berlin 1968 (S. 428)

## Aktinomykose

*H. Pichler*

**Definition:** Aktinomykose wird durch Actinomyces israelii hervorgerufen und verläuft als chronische Entzündung mit schrankenlosem, tumorähnlichem Wachstum und Neigung zur Einschmelzung und Fistelbildung. Die Krankheit ist nicht kontagiös.

### Epidemiologie und Häufigkeit

Actinomyces israelii kommt überall in der Erde vor und ist ein fakultativ pathogener Bewohner der Mundhöhle, von wo er in vorgeschädigte Gewebe (z. B. nach Zahnextraktion) gelangt. Pro Jahr wird im Raum Köln eine Aktinomykose auf 83 000 Einwohner diagnostiziert.

### Ätiologie

Actinomyces israelii ist grampositiv und wächst strikt anaerob unter Bildung von Filamenten mit Verzweigungen und endständigen Auftreibungen (Abb. **28**).

### Pathophysiologie

Die Infektion ist endogen. Die Penetration in vorgeschädigtes Gewebe wird erst durch die Begleitflora ermöglicht. Es kommt zur Ausbildung eines chronisch entzündlichen Granulationsgewebes mit schrankenlosem Wachstum, Abszedierung und Fistelbildung. Ausbreitung erfolgt per continuitatem und hämatogen.

### Klinik und Verlaufsformen

#### Zervikofaziale Aktionmykose

Harte, blaurote Infiltration mit Fistelbildung im Kieferbereich (häufigste Manifestation).

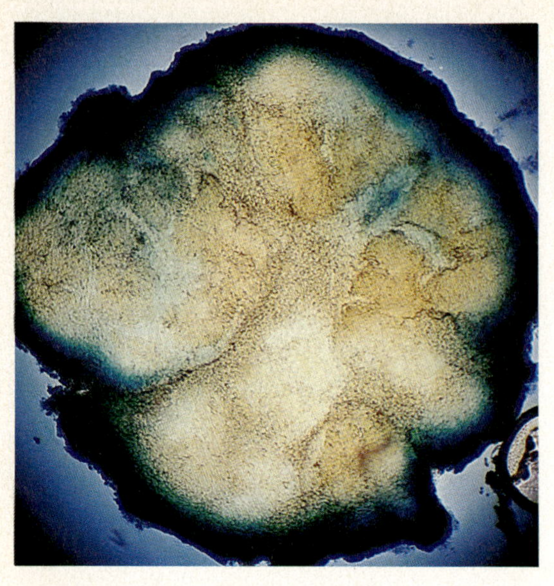

Abb. **28** Druse von Actinomyces israelii

Thorakale Aktinomykose

Nach Aspiration oder vom Ösophagus ausgehend kommt es zur Infiltration meist beider Unterlappen und Empyem. Differentialdiagnose: Tuberkulose.

Abdominale Aktinomykose

Tritt nach Perforation meist der Appendix, aber auch von Magen, Duodenum oder Kolondivertikeln auf. Differentialdiagnose: Ileozäkalabszeß, Karzinom, Tuberkulose.

Hämatogene Aktinomykose

Nach Einbruch in die Blutbahn können Metastasen überall auftreten.
Das chronische Krankheitsbild geht mit Fieber, allgemeiner Prostration, Pleuraschmerzen, Dyspnoe, Husten und Auswurf (thorakale Aktinomykose), Abdominalkoliken, Erbrechen, palpabler Resistenz besonders im Ileozäkalbereich (abdominale Aktinomykose), Leukozytose mit Linksverschiebung, Anämie und stark erhöhter Blutsenkung einher.

## Diagnostisches Vorgehen

Der Erregernachweis gelingt aus Eiter, in dem typisch winzige Körnchen (Drusen) auftreten; Sputum ist nicht verwertbar; Nachweis im Grampräparat, in der anaeroben Kultur (Differenzierung von Nocardia asteroides!) und histologisch aus Biopsiematerial.

## Therapie

Penicillin 20 Mill. E/die durch 6 Wochen, unterstützt durch chirurgische Maßnahmen.
Bei Penicillinallergie Tetracycline 2 g/die.

**Merke:** Die Aktinomykose ist eine durch Actinomyces israelii hervorgerufene Infektionserkrankung, die als chronische Entzündung mit Tendenz zur Einschmelzung und Fistelbildung verläuft. Zervikofaziale, thorakale, abdominale und hämatogene Formen können unterschieden werden. Kultureller, mikroskopischer und histolgischer Nachweis möglich; Therapie mit Penicillin G und eventuell chirurgischer Exzision.

## Weiterführende Literatur

Wegmann, T.: Aktinomykose. In Hornbostel, H., W. Kaufmann, W. Siegenthaler: Innere Medizin in Praxis und Klinik, 2. Aufl., Bd. III. Thieme, Stuttgart 1977 (Kap. 13, S. 244), 3. Aufl. in Vorb.

# Rickettsiosen

*H. Pichler*

**Definition:** Rickettsiosen sind eine Gruppe von Infektionskrankheiten, die mit Ausnahme des Q-Fiebers durch Arthropoden auf den Menschen übertragen werden. Das Spektrum der klinischen Erkrankung reicht von abortiven, ambulant durchgemachten bis zu fulminanten Verlaufsformen.

## Epidemiologie

Rickettsien sind natürliche Bewohner von Nagern und auf diesen parasitierenden Arthropoden, d.h., sie sind primär Erreger von Zoonosen. Eine Ausnahmestellung unter den Rickettsien nehmen Rickettsia prowazeki und Rickettsia quintana ein, da hier der Mensch das Erregerreservoir darstellt. Zecken und Milben können Rickettsien transovarial auf die nächste Generation übertragen und bilden so ebenfalls ein Erregerreservoir. Überträger der Erkrankung sind Läuse, Flöhe, Zecken und Milben.
Eine Übersicht über die wichtigsten epidemiologischen Daten und das Verhalten der Weil-Felix-Reaktion bei verschiedenen Rickettsiosen gibt Tab. **18**. Nach einem Laus- oder Flohbiß erfolgt die Infektion durch Einreiben von erregerhaltigem Kot in die Bißstelle. Zecken und Milben injizieren die Rickettsien mit infektiösem Speichel in die Bißwunde.
Lediglich beim epidemischen Fleckfieber kann die Infektion auch durch Inhalation von Staub, der erregerhaltigen Kot von Kleiderläusen enthält, entstehen. Für das Q-Fieber ist die Inhalation von rickettsienhaltigem Staub aus getrockneten Ausscheidungen von Rindern, Schafen und Ziegen die häufigste Infektionsart. Genuß infizierter Milch und Kontakt mit infizierten Tieren (Schlachthauspersonal, Landwirte) stellen eine weitere Übertragungsart für das Q-Fieber dar.

## Ätiologie und Erregernachweis

Rickettsien sind gramnegative, pleomorphe, intrazellulär gelegene Erreger, deren Wachstum an das Vorhandensein von lebenden Zellen gebunden ist. Rickettsien nehmen eine Zwischenstellung zwischen Bakterien und Viren ein. Rickettsia quintana ist der einzige Erreger dieser Gruppe, der auf künstlichen Nährböden wächst. Alle anderen Rickettsien lassen sich ausschließlich in der Gewebekultur, am besten im Dottersack des Hühnerembryos, züchten. Durch den Tierversuch, d.h. die intraperitoneale Inokulation von

Tabelle **18** Epidemiologische Daten und Verhalten der Weil-Felix-Reaktion bei Rickettsiosen

| Krankheit | Erreger | Reservoir | Übertragung durch | Weil-Felix-Reaktion OX 19 | OX 2 | OX K |
|---|---|---|---|---|---|---|
| Epidemisches Fleckfieber | Rickettsia prowazeki | Mensch | Läuse | +++ | + | – |
| Endemisches Fleckfieber | Rickettsia mooseri | Nager | Flöhe | +++ | + | – |
| Zeckenbißfieber | Rickettsia rickettsi<br>Rickettsia conori | Nager<br>Hunde | Zecken | +(++) | ++(+) | – |
| Tsutsugamushi-Fieber | Rickettsia tsutsugamushi | Nager | Milben | – | – | +++ |
| Rickettsien-Pocken | Richettsia akari | Nager | Milben | – | – | – |
| Wolhynisches Fieber | Rickettsia quintana | Mensch | Läuse | – | – | – |
| Q-Fieber | Rickettsia burneti | Rinder<br>Ziegen<br>Schafe<br>Nager | Staub<br>Lebensmittel<br>evtl. Zecken | – | – | – |

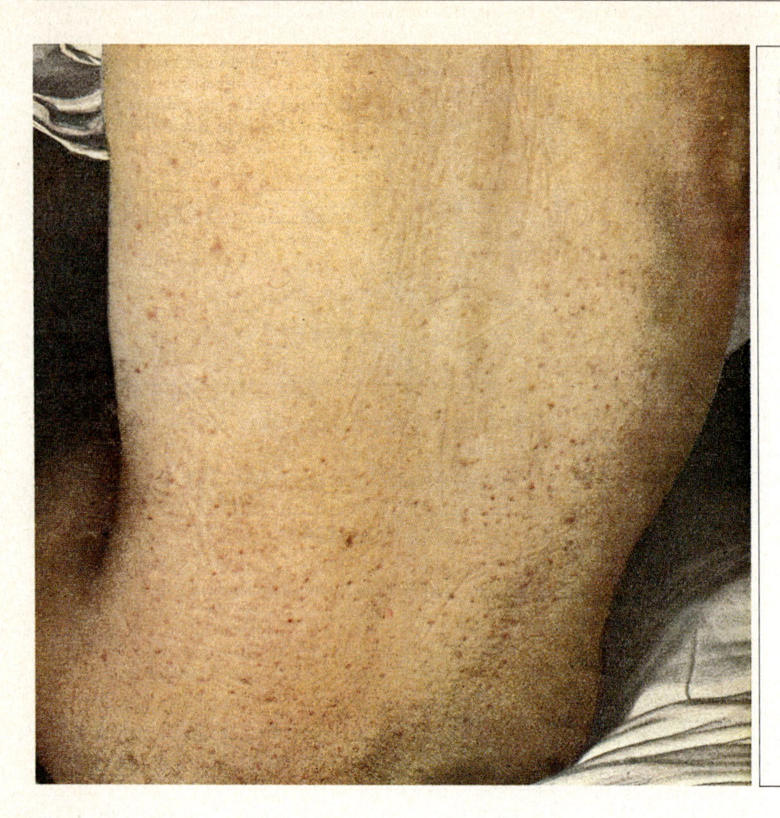

Abb. **29** Exanthem bei Fleckfieber (aus Dennig, H.: Lehrbuch der Inneren Medizin, 7. Aufl. Thieme, Stuttgart 1966)

Patientenblut in Meerschweinchen, Mäusen oder Ratten, können ebenfalls Rickettsien nachgewiesen werden. Der Erregernachweis ist sehr aufwendig und deshalb spezialisierten Laboratorien vorbehalten.
Die Zellwand enthält eine endotoxinähnliche Substanz und mehrere Antigene. Die Antigengemeinschaft mit Proteus mirabilis (OX 19, OX 2, OX K) mehrerer Rickettsien (s. Tab. **18**) dient dem Nachweis von unspezifischen Agglutininen (Weil-Felix-Reaktion) bei mehreren Rickettsiosen. Agglutination und Komplementbindungsreaktion mit spezifischen Rickettsienantigenen erlauben eine spezifische Diagnostik bei allen Rickettsiosen. Mit Hilfe der direkten Immunfluoreszenz ist der Rickettsiennachweis aus bioptisch gewonnenen Organmaterialen möglich.

### Pathophysiologie

Rickettsien vermehren sich nach Infektion durch die Haut oder über den Atemtrakt in den Endothelien von Arteriolen und Kapillargefäßen, von wo sie auf dem Blutweg in die Organe gelangen. Schwellung der befallenen Endothelzellen, Nekrose und perivaskuläre Infiltration von mononukleären Zellen (Fränkelsche Knötchen) führen zu Thrombose und Hämorrhagien. Diese Veränderungen rufen organspezifische Symptome und Manifestationen an Haut, ZNS, Herz, Lungen, Nieren und Muskeln hervor. An der Eintrittspforte der Rickettsien bei Zeckenbißfieber der alten Welt, Tsutsugamushi-Fieber und Rickettsien-Pocken entsteht ein Knötchen, das zentral exulzeriert und von einer schwarzen Kruste bedeckt ist (Primärläsion). Die Bildung der Primärläsion geht mit regionärer Lymphknotenschwellung einher.

## Epidemisches Fleckfieber

Das Auftreten von epidemischem Fleckfieber ist an die Zusammenballung vieler Menschen unter schlechten sanitären Verhältnissen und das Vorhandensein von Läusen gebunden, wie sie in Kriegsgefangenenlagern, aber auch in Entwicklungsländern (Äthiopien, Burundi usw.) vorkommen. Jede Erkrankung sowie jeder Sterbe- und Verdachtsfall sind anzeigepflichtig.

### Klinik

Nach einer Inkubationszeit von 10–14 Tagen treten Frösteln, Kopf- und Muskelschmerzen sowie Fieber auf, das nach 2–3 Tagen eine Kontinua zwischen 39 und 40 °C bildet, das unbehandelt bis zum 14. Tag andauert. Um den 5. Tag tritt ein makulöses Exanthem zuerst an den Seitenpartien des Thorax, später Brust, Bauch und Extremitäten auf. Gesicht, Fußsohlen und Handflächen bleiben von dem Exanthem ausgespart. Im Anfang sind die bis linsengroßen Roseolen wegdrückbar, später werden sie petechial (Abb. **29**). Obstipation, Bronchitis, Konjunktivitis und gerötetes Gesicht begleiten das Zustandsbild. Gegen Ende der 1. Krankheitswoche kommen enzephalitische Symptome mit meningealen Reizerschei-

nungen hinzu. Leber und Milz sind vergrößert. In der 2. Woche treten Zeichen der Myokarditis wie Tachykardien, Arrhythmien, Hypotonie und EKG-Veränderungen auf. Um den 14. Tag beginnt das Fieber lytisch zu fallen. Die Letalität betrug vor der Antibiotikaära 5–25% und stieg mit dem Alter des Patienten. Todesursachen sind Herz- oder Nierenversagen oder Pneumonie. Komplikationen sind Infektionen mit Eitererregern, Thrombophlebitis und Gangrän.
Das Überstehen der Krankheit hinterläßt Immunität. Persistenz der Erreger im RES und Auftreten von Spätrezidiven sogar nach Jahrzehnten sind jedoch möglich (Brill-Zinsser).
*Laboratoriumsbefunde:* Die Zahl der Leukozyten ist normal bis vermindert. Leukozytose zeigt eine bakterielle Superinfektion an. Geringe Eiweißvermehrung und geringe Pleozytose von mononukleären Zellen im Liquor cerebrospinalis bestehen häufig. Die Blutsenkungsreaktion steigt sehr stark an.

### Differentialdiagnose

Lobärpneumonie, Typhus, andere Rickettsiosen, Virusgrippe, Masern, Scharlach, Meningokokken-Sepsis, Septikämie, Arzneimittelexanthem, Tularämie.

## Brill-Zinsser-Krankheit

Viele Jahre nach Überstehen eines epidemischen Fleckfiebers kann ein Rezidiv von in Lymphknoten persistierenden Rickettsien entstehen. Der Krankheitsverlauf ist im allgemeinen kürzer und leichter als die Primärerkrankung. Die Weil-Felix-Reaktion bleibt meistens negativ.

# Endemisches Fleckfieber

Die Krankheit tritt in den Tropen und Subtropen überall dort auf, wo Menschen unter schlechten sanitären Verhältnissen in nahem Kontakt mit Ratten und Flöhen leben.

### Klinik

Die Inkubationszeit ist 8–14 Tage. Der Krankheitsverlauf ist kürzer und leichter als beim klassischen Fleckfieber. Die Mitbeteiligung von ZNS, Herz und Nieren ist geringer. Das Exanthem ist weniger dicht und wird selten hämorrhagisch. Todesfälle sind selten. Rezidive kommen nicht vor. Die Krankheit hinterläßt eine postinfektiöse Kreuzimmunität mit epidemischem Fleckfieber.

### Differentialdiagnose

Siehe epidemisches Fleckfieber.

# Zeckenbißfieber

Man unterscheidet 2 Formen:

1. Zeckenbißfieber der Neuen Welt (Rickettsia rickettsi):
   Rocky Mountain spotted fever: Nord- und Südamerika.
2. Zeckenbißfieber der Alten Welt (Rickettsia conori):
   fièvre boutonneuse: Mittelmeerländer, Afrika, Vorderer Orient bis Indien,
   Nordasiatisches Zeckenbißfieber: Sibirien, Mongolei,
   Australisches Zeckenbißfieber: Australien.

### Klinik

*Zu 1.* Nach einer Inkubationszeit von durchschnittlich 7 Tagen treten akut Fieber bis 40 °C, Schüttelfrost, heftige Kopf- und Muskelschmerzen auf. Das Exanthem beginnt im Gegensatz zum epidemischen Fleckfieber peripher an den Handgelenken und Knöcheln und befällt zentripetal fortschreitend Rumpf und Gesicht. Auch die Handflächen und Fußsohlen werden von dem Exanthem befallen. Schwere des Krankheitsbildes, Letalität und Komplikationen gleichen denen des epidemischen Fleckfiebers. Differentialdiagnostisch müssen die gleichen Krankheiten ausgeschlossen werden.
*Zu 2.* An der Eintrittspforte der Rickettsien entsteht eine Primärläsion mit Lymphknotenbefall. Das Exanthem beginnt peripher und erstreckt sich auch auf Gesicht, Handflächen und Fußsohlen und wird nur selten hämorrhagisch. Der Krankheitsverlauf ist kürzer und leichter als der des amerikanischen Zeckenbißfiebers. Todesfälle treten nur bei alten Menschen auf. Die Krankheit hinterläßt Immunität gegen die anderen Zeckenbißfieber.

# Tsutsugamushi-Fieber

*Vorkommen:* Asien – von Pakistan bis Japan, Australien, pazifische Inseln.

### Klinik

An der Eintrittspforte der Erreger findet man eine typische Primärläsion mit regionaler, schmerzloser Lymphknotenschwellung. Die Inkubationszeit ist durchschnittlich 10 Tage. Die Krankheit beginnt abrupt mit Schüttelfrost, Kopf- und Gliederschmerzen. Das Fieber steigt remittierend im Lauf einer Woche auf 40 °C an und fällt meist erst im Laufe der 3. Woche lytisch ab. Das Exanthem beginnt am 5. Tag am Stamm, befällt aber auch Gesicht, Hand und Fußsohlen. Die Schwere des Krankheitsbildes entspricht der des klassischen Fleckfiebers, doch besteht eine stärkere Myokardmitbeteiligung. Zweiterkrankungen sind möglich.

### Differentialdiagnose

Andere Rickettsiosen, Denguefieber, Typhus, andere tropische Viruserkrankungen, Exanthemkrankheiten.

## Rickettsien-Pocken

*Vorkommen:* Osten der Vereinigten Staaten, europäisches Rußland.

### Klinik

An der Eintrittspforte entsteht 7–10 Tage nach dem Milbenbiß eine Primärläsion. Einige Tage später treten Fieber bis 40 °C, Schüttelfrost, Kopfschmerzen, Muskelschmerzen und ein generalisiertes vesikuläres Exanthem auf, das auch die Mundhöhle, nicht aber Handflächen und Fußsohlen befällt. Die Krankheit dauert etwa 1 Woche, verläuft ohne Komplikationen und hinterläßt Immunität.

### Differentialdiagnose

Andere Rickettsiosen, Varizellen, Herpes zoster.

## Wolhynisches Fieber

*Vorkommen:* Mexiko, Osteuropa, Sowjetunion, Nordafrika.

### Klinik

Nach einer Inkubationszeit von 10–30 Tagen beginnt die Krankheit mit hohem Fieber, heftigen Kopf-, Knochen und Muskelschmerzen. Charakteristisch ist der symmetrische Schienbeinschmerz. Der Fieberverlauf kann kontinuierlich oder intermittierend durch 5–8 Tage oder rudimentär sein. 3–12 Fieberrezidive von 1–2 Tagen Dauer mit einem fieberfreien Intervall von 5–6 Tagen sind die Regel. Während des Fiebers findet man meistens eine Splenomegalie. Makulös-papulöse Exantheme von meist nur 24 Stunden Dauer bestehen in 70–80% der Fälle.
Beim Wolhynischen Fieber findet sich im Gegensatz zum klassischen Fleckfieber auch in den fieberfreien Intervallen eine Rickettsiämie, die über viele Monate persistieren kann. Spätrezidive, die sogar nach mehr als 10 Jahren auftreten, werden durch Erregerpersistenz verursacht. Der Krankheitsverlauf ist gutartig.

### Differentialdiagnose

Malaria, Rückfallfieber, Typhus, Grippe, andere Rickettsiosen, Denguefieber.

## Q-Fieber

*Vorkommen:* weltweit.

### Klinik

Durchschnittlich 19 Tage nach der Infektion treten akut Kopfschmerzen, Schüttelfrost, Fieber bis 40 °C und Muskelschmerzen auf. Um den 5. Tag kommen Husten und Brustschmerzen hinzu. Der physikalische Lungenbefund ist häufig unauffällig, doch radiologisch findet man ein oder mehrere dichte Infiltrationsareale, die einer interstitiellen Pneumonie entsprechen. Das Sputum ist häufig blutig tingiert. In der Regel besteht Leukozytopenie mit Linksverschiebung und Bradykardie. Einzige Rickettsiose ohne Exanthem.
Die Fieberdauer variiert von 4–14 Tagen, doch kommen in etwa 20% chronische Verläufe mit Fieber von mehr als 4 Wochen vor. Bei etwa ⅓ dieser Patienten mit chronischem Verlauf manifestiert sich die Erkrankung mit granulomatöser Hepatitis ohne Pneumonie. Enzephalitis, Myo- und Endokarditis stellen seltene Komplikationen des Q-Fiebers dar. Die Letalität liegt unter 1%.

### Differentialdiagnose

Atypische Pneumonien, Grippe, Typhus abdominalis, Leptospirosen.

### Therapie der Rickettsiosen

Tetracycline 2 g/die bis 7 Tage nach Entfieberung wegen der Rezidivgefahr sind die Antibiotika der Wahl. Die Entfieberung dauert 2–3 Tage. Chloramphenicol ist ebenfalls wirksam. Bei intraktablen Kopfschmerzen oder enzephalitischen Symptomen bringt die Lumbalpunktion durch Druckentlastung rasche Besserung.
Sorgfältige Pflege mit häufigem Lagewechsel des Patienten, Mundpflege und Zufuhr hochkalorischer, eiweißreicher Nahrung stellen wichtige Bestandteile der Therapie dar. Symptomatische Behandlung von Komplikationen seitens des Herz- und Kreislaufsystems und der Nieren sowie spezifische Behandlung pyogener Komplikationen.

### Prophylaxe

Bei Rickettsiosen, die durch Läuse übertragen werden, ist das Hauptziel die Entlausung des Patienten und seiner Kleider mit synthetischen Insektiziden (DMP-Dimethylphthalat). Die Eindämmung der Rattenplage mit Gift und die Vernichtung der Flöhe durch DDT stellen wirksame Maßnahmen gegen die Verbreitung von endemischem Fleckfieber dar. Der beste Schutz gegen Zecken und Milben ist das Tragen geeigneter Kleidung und undurchdringlichen Schuhwerks in endemischen Gebieten, bei Milben zusätzlich noch das Imprägnieren der Kleidung mit DMP. Weiterhin sind die sofortige Entfernung von Zekken und Säuberung der Wunde sowie die Inspektion von Hunden auf Zeckenbefall wichtig. Eine Vakzine mit abgetöteten Rickettsien gegen epidemisches und endemisches Fleckfieber, amerikanisches Zeckenbißfieber und Q-Fieber für beruflich besonders exponierte Personen ist erhältlich. Gegen Tsutsugamushi-Fieber gibt es keine Vakzination.

**Merke:** Epidemisches und endemisches Fleckfieber, Zeckenbißfieber, Tsutsugamushi-Fieber, Wolhynisches Fieber sowie Q-Fieber sind Infektionserkrankungen, die durch Rickettsien hervorgerufen werden. Mit Ausnahme des Q-Fiebers werden alle Erreger durch Arthropoden auf den Menschen übertragen. Rickettsien vermehren sich in den Endothelien von Blutgefäßen und streuen hämatogen in viele Organe. Klinisch reicht das Spektrum von abortiven bis zu schweren septischen Verlaufsformen. Kultureller Nachweis schwierig; spezifische serologische Diagnostik ist möglich. Therapie mit Tetracyclinen.

Weiterführende Literatur

Mohr, W., F. Weyer, E. Asshauer: Rickettsiosen, klinisch und therapeutischer Teil. In Gsell, O., W. Mohr: Infektionskrankheiten, Bd. IV. Springer, Berlin 1972 (S. 23)

Woodward, T. E.: Rickettsial Infections. In Harrison's: Principles of Internal Medicine, 10th ed. McGraw-Hill, New York 1983 (p. 1066)

# Krankheiten durch Würmer

*H. Lode*

## Einführung

Wurmerkrankungen gehören zu den häufigsten Krankheiten in der Welt. Insbesondere in den tropischen und unterentwickelten Ländern wird von 60–80% wurmbefallener Menschen ausgegangen. Auch in den industrialisierten Ländern ist mit hohen Erkrankungszahlen zu rechnen; so wurden im Jahre 1972 in den USA 54,2 Millionen Wurminfektionen angegeben (26,7% der Gesamtbevölkerung).

Wurmerkrankungen werden zu den Parasitosen gerechnet; dieses bedeutet, daß Würmer Lebewesen sind, die »in oder auf anderen Organismen leben und sich von deren Körpersubstanz, Körpersäften oder Darminhalt ernähren« (A. Loos, 1861–1923). Würmer sind Endoparasiten, die im Inneren ihres Wirtes existieren, wobei zwischen Endwirten (Entwicklung zur Geschlechtsreife) und Zwischenwirten (Ernährung, Vermehrung, Transport) unterschieden werden kann. Im Gegensatz zu den üblichen Infektionsvorgängen mit Keimvermehrung im befallenen infizierten Wirt kommen in der Parasitologie in erheblichem Umfang sogenannte Invasionsvorgänge vor. Hierunter wird das begrenzte Wachstum der Würmer bis zu einem bestimmten Endstadium verstanden, das dann meistens zugleich auch ein Wartestadium ist: Der Parasit wartet, bis er durch einen Wirtswechsel in einen neuen Wirt gelangt. Dort kann dann meistens eine parasitäre Vermehrung stattfinden; Invasion ohne nachfolgende Individuenvermehrung hat somit eine andere Bedeutung für den Wirt als eine Infektion und wird deshalb als *Infestation* bezeichnet.

Bei Menschen gibt es mehr als 100 verschiedene schmarotzende Würmer. Sie gehören als Trematoden (Saugwürmer) und Zestoden (Bandwürmer) zu den Plattwürmern (Plathelminthen), als Nematoden (Fadenwürmer) zu den Rundwürmern (Nemathelminthen). Die Trematoden haben einen abgeflachten, ungegliederten, die Zestoden einen bandartigen, gegliederten Körper. Die Trematoden besitzen meistens zwei Saugnäpfe (Mund- und Bauchsaugnäpfe). Die Zestoden haben einen Kopf (Skolex) mit Haftorganen, einen dünnen ungegliederten Halsteil und eine Gliederkette (Strobila) aus einzelnen Proglottiden (Bandwurmglieder). Der Körper der Nematoden ist zylindrisch-fadenförmig und ungegliedert.

Die *Schädigung* des Menschen durch den Wurm oder seine Entwicklungsstadien kann – abhängig von Wurmart und -zahl – gering bis schwerwiegend sein; die Schädigungsmechanismen können mechanischer, metabolischer, toxischer oder allergischer Art sein. Die im Bereich des Magen-Darm-Kanals auftretenden Krankheitserscheinungen können individuell sehr schwanken und uncharakteristisch sein. Entscheidend ist bei der ärztlichen Exploration, eine mögliche Wurmerkrankung zu berücksichtigen und damit eine gezielte Anamnese hinsichtlich Aufenthalten in Wurmgebieten und hinsichtlich der Eßgewohnheiten zu erheben.

## Krankheiten durch Nematoden (Fadenwürmer)

### Askariasis

**Definition:** Befall des Menschen durch Spulwürmer (Abb. **30**) mit frühem kurzem pulmonalem Larvenstadium und späterer längerer Intestinalphase.

#### Ätiologie und Häufigkeit

Ascaris lumbricoides wird 25–30 cm lang und ist der größte menschliche Rund- bzw. Fadenwurm. Der geschlechtsreife Parasit lebt im Dünndarm, wo der weibliche Wurm bis zu 200000 Eier legen kann. Diese Eier werden über die Fäzes ausgeschieden und benötigen dann 3–4 Wochen, um für den Menschen infektiös zu werden. Bei oraler Aufnahme über verunreinigte Nahrungsmittel (rohes Gemüse oder Schlachtfleisch) sowie bei fäkal-oraler Übertragung penetrieren die Larven die Darmschleimhaut und erreichen über Venen oder Lymphwege Leber, Herz und Lunge. In der Lunge wandern die Larven vom Kapillarsystem durch die Alveolen und das Bronchialsystem zum Pharynx, wo sie verschluckt werden und wiederum in den Dünndarm gelangen. Die Entwicklungsphase von der Larve bis zum geschlechtsreifen Wurm dauert 2 Monate. Askariasis ist eine häufige Erkrankung der gemäßigten

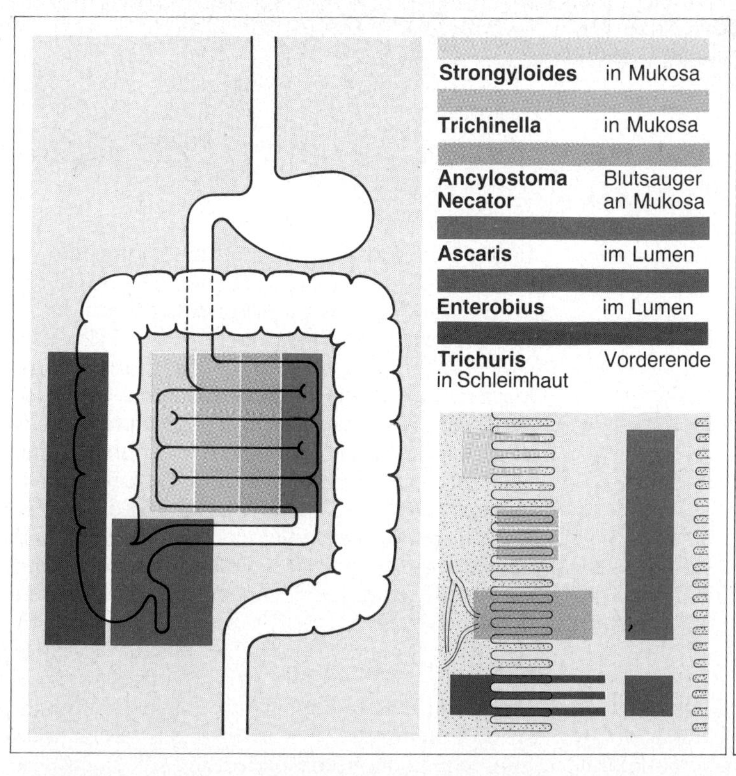


Abb. **30** Darmnematoden des Menschen (Überlassung freundlicherweise von Dr. Thomas, Institut für Chemotherapie, Wuppertal)

Tabelle **19** Pathogene Darmparasiten: *Nematoden* (Fadenwürmer)

| Parasitenart | Größe | Charakteristik | Sitz | Typische Symptome | Therapie |
|---|---|---|---|---|---|
| Ascaris lumbricoides | 200–300 mm | Langer, glänzender Wurm; Maul mit 3 ovalen, höckrigen Lippen; männl. Wurm hat am gekrümmten hinteren Ende 2 Sporen; weiß | Dünndarm | unterschiedliche uncharakteristische Erscheinungen je nach Befallstärke | Piperazinpräparate Bepheniumsalze Mebendazol Thiabendazol Pyrantel |
| Enterobius vermicularis | bis 12 mm | Männl. Wurm wird selten gesehen, mit gewundenem hinteren Ende; weibl. Wurm hat vorn kleine Hautflügel und langes gepunktetes Schwanzende; weiß | Dickdarm | Juckreiz, anal | Piperazinpräparate Pyrantel Pyrvinium Mebendazol Thiabendazol |
| Trichuris trichiura | bis 50 mm | Schmales, geißelähnliches Vorderteil (3/5 des Körpers), robusteres hinteres Ende (2/5); männl. Wurm hat gewundenes hinteres Teil mit Begattungssporn; grauweiß | Dickdarm | unterschiedliche uncharakteristische Erscheinungen je nach Befallstärke | Thiabendazol Mebendazol Pyrantel |
| Ancylostoma duodenale | bis 13 mm | Bukkale Kapsel hat 2 ventrale Zahnpaare; männl. Wurm hat Begattungsbeutel; weibl. Wurm hat Vulva im vorderen Körperteil; grauweiß | Dünndarm | Eisenmangelanämie, Kachexie, Buteosinophilie oft stark erhöht | Bepheniumsalze Thiabendazol Mebendazol Pyrantel |
| Necator americanus | bis 12 mm | Bukkale Kapsel hat 2 semilunare Schneideplatten; männl. Wurm hat Begattungsbeutel; weibl. Wurm hat Vulva im hinteren Körperteil; grauweiß | Dünndarm | Eisenmangelanämie, Kachexie, Bluteosinophilie oft stark erhöht | Bepheniumsalze Thiabendazol Mebendazol Pyrantel |
| Strongyloides stercoralis | ca. 2,2 mm | Männl. Wurm wird selten gesehen; filarienartiges Parasitenweibchen; farblos, transparent | Dünndarm | oft hohe Eosinophilie! | Thiabendazol Mebendazol Pyrantel |

und tropischen Länder; etwa 500 Millionen Menschen, insbesondere Kinder, sollen Ascaris lumbricoides beherbergen.

### Klinik und Pathophysiologie

Das Ausmaß der klinischen Befunde hängt von der Menge der infizierten Larven ab. Bei schweren Infektionen können pulmonale Reaktionen mit Ödem, Epithelzell-Desquamation und lokalen hämorrhagischen Pneumonien ablaufen. Klinische Symptome können sein:

- Fieber,
- Husten,
- hämorrhagisches Sputum,
- Nachtschweiße,
- Luftnot,
- angioneurotisches Ödem,
- flüchtiges Lungeninfiltrat.

Abdominelle Beschwerden können auf obstruktive bzw. penetrierende Komplikationen wie Pankreatitis, Peritonitis, Ileus, Gallengangsstenosen oder Cholangitis hinweisen.

### Diagnostisches Vorgehen

Bei Askariasis besteht häufig eine ausgeprägte Eosinophilie bis zu 30–40% im Differentialblutbild. Gesichert wird die Diagnose jedoch nur durch den mikroskopischen Nachweis von Ascaris-Eiern bzw. Würmern im Stuhl.

### Therapie

Mittel der Wahl sind Piperazin oder Pyrantelpamoat (Tab. **19**). Ein- bis zweimalige Verabreichung dieser Substanzen in der empfohlenen Dosierung von 75 mg/kg Piperazin bzw. 11 mg/kg Pyrantelpamoat hat eine 95%ige Erfolgsrate.

### Prognose und Verlauf

Die Prognose der Askariasis ist günstig; neben der medikamentösen Therapie gilt es, durch hygienische Maßnahmen den fäkal-oralen Übertragungsweg zu unterbinden.

**Merke:** Ascaris lumbricoides ist der längste menschliche Spulwurm, der zu abdominellen und pulmonalen Symptomen führen kann; ausgeprägte Eosinophilie kann diagnostisch richtungsweisend sein.

## Oxyuriasis (Enterobiasis)

**Definition:** Befall des Menschen durch Madenwürmer mit intestinaler Infektion und charakteristischem perianalem Pruritus.

### Ätiologie und Häufigkeit

Enterobius vermicularis lebt im Zäkum und im Colon ascendens des Menschen. Der weibliche Wurm wandert üblicherweise in der Nacht in die Perianalregion und legt dort bis zu 11000 Eier. 4–6 Stunden danach sind die Eier infektiös und können durch fäkal-orale Übertragung wiederum aufgenommen werden. Der gesamte Zyklus dauert 1–2 Monate; ein anderer Wirt neben dem Menschen ist nicht bekannt. Die Oxyuriasis ist in den gemäßigten Ländern mit Abstand die häufigste Wurmerkrankung. Kinder werden wesentlich häufiger von Oxyuren befallen als Erwachsene; ca. 20–30% aller Kinder sollen Enterobius vermicularis aufweisen.

### Klinik und Pathophysiologie

Oxyuren penetrieren nicht die Darmschleimhaut, so daß anatomische Schädigungen fehlen. Eine mögliche ätiologische Bedeutung soll Enterobius vermicularis bei der Appendizitis haben; bei vaginalem Befall kann eine Vaginitis die Folge sein.

Das Hauptsymptom der Oxyuriasis ist

- nächtlicher perianaler Pruritus;

gelegentlich werden bei Kindern abdominelle Schmerzen, Enuresis, Konvulsionen, Gewichtsverluste und Entwicklungsstörungen mit einem Oxyurenbefall erklärt.

### Diagnostisches Vorgehen

Nächtlicher perianaler Pruritus mit oberflächlichen Hautläsionen ist verdächtig auf Oxyureninfektion. Die Diagnose wird gesichert durch den perianalen Abstrich mit mikroskopischem Nachweis der Oxyuren oder ihrer Eier.

### Therapie

Zahlreiche Wurmmittel sind bei den Oxyuren wirksam (s. Tab. **19**). Empfohlen wird heute vorwiegend Mebendazol in einer einmaligen oralen Dosis von 100 mg.

### Prognose und Verlauf

Die Prognose ist sehr günstig; Reinfektionen sind jedoch häufig. Entscheidend ist die Körperhygiene mit strikter Unterbrechung des fäkal-oralen Übertragungsweges.

**Merke:** Madenwürmer verursachen in den westlichen Industrieländern die häufigsten Wurmerkrankungen. Nächtlicher perianaler Pruritus ist charakteristisch.

## Trichuriasis

**Definition:** Befall des Menschen durch Peitschenwürmer mit charakteristischer Invasion in die Kolonschleimhaut.

### Ätiologie und Häufigkeit

Geschlechtsreife Trichuris trichiura können bis 5 cm lang werden und leben im Zäkum und oberen Kolon. Der weibliche Parasit legt täglich 3000 bis 10000 Eier, die über die Fäzes ausgeschieden werden und innerhalb von 2–4 Wochen sich zum infektiösen Stadium entwickeln. Nach fäkal-oraler Übertragung verbleiben die jungen Larven zunächst im Dünndarm. Später wandern sie in den Dickdarm, wo sie bis zu 20 Jahre verbleiben können. Die Häufigkeit von Trichuriasisinfektionen ist besonders in tropischen Regionen beträchtlich; warmes Klima und kräftige Regenfälle begünstigen die Entwicklung der Eier.

### Klinik und Pathophysiologie

Die Trichuris trichiura dringen zu über 60% ihres Körpers in die Kolonschleimhaut ein, dadurch können hämorrhagische Schädigungen verursacht werden. Bei zahlenmäßig großem Befall (über 500 Würmer) kann es zu Blutungen, Anämie, mechanischer Obstruktion, Kolitis, Diarrhöen, abdominellen Schmerzen, Rektumschleimhautprolaps und Gewichtsabnahme kommen. Im Blutbild besteht zumeist eine mäßige Eosinophilie (10–15%).

### Diagnostisches Vorgehen

Da ein typisches klinisches Bild nicht existiert, muß die Diagnose durch den mikroskopischen Nachweis der Trichuris-Eier im Stuhl gesichert werden.

### Therapie

Mebendazol in einer Dosis von 2 × 100 mg täglich für 3 Tage wird empfohlen; bei schweren Erkrankungen muß eine zweite Kur angeschlossen werden.

### Prognose und Verlauf

Bei nicht zu massivem Wurmbefall ist die Prognose günstig; sorgfältige Stuhlbeseitigung und körperliche Hygiene sind notwendig.

**Merke:** Peitschenwürmer besiedeln das Kolon und können hämorrhagische und mechanische Komplikationen verursachen.

## Hakenwurmkrankheit

**Definition:** Befall des Menschen durch Hakenwürmer mit Haut-, Lungen- und Darmveränderungen.

### Ätiologie und Häufigkeit

Die Hakenwurmkrankheit wird entweder durch Ankylostoma duodenale oder Necator americanus ausgelöst. Die Unterschiede zwischen beiden Erregern sind so gering, daß die Hakenwurmkrankheit als klinisch ätiologische Einheit betrachtet werden kann.
Die geschlechtsreifen Hakenwürmer leben im Dünndarm. Die Eier werden mit den Fäzes ausgeschieden und erreichen innerhalb von 24–48 Stunden das Larvenstadium. Die Larven entwickeln sich zu filariformen Parasiten, die die Haut penetrieren und über die Blutbahn in die Lunge gelangen. Dort wandern sie über Alveolar- und Bronchialsystem zum Pharynx, wo sie verschluckt werden und den Dünndarm erreichen. 5–6 Wochen benötigt die Larve bis zur Geschlechtsreife; die meisten der Würmer leben ein Jahr lang, manche jedoch werden bis zu 5 Jahre alt. Hakenwurminfektionen sind vorwiegend in tropischen und subtropischen Regionen verbreitet, Ancylostoma duodenale mehr in den östlichen, Necator americanus mehr in den westlichen Hemisphären. Etwa 450 Millionen Menschen sollen von Hakenwürmern infiziert sein.

### Klinik und Pathophysiologie

Die klinische Symptomatik korreliert weitgehend mit den drei Stadien des Wurmzyklus. Bei Durchtritt durch die Haut entsteht eine lokalisierte makulopapuläre Rötung und Schwellung. Bei der Wanderung durch die Lungenkapillaren in die Alveolen kann eine hämorrhagische, umschriebene Pneumonie auftreten, die mit einer mäßigen Eosinophilie verbunden sein kann. Während der intestinalen Phase kann es je nach Menge der infizierenden Würmer zu Blutverlusten mit sekundärer Anämie, Übelkeit, Diarrhöen oder gelegentlich Obstipation kommen.

### Diagnostisches Vorgehen

Der Nachweis einer mikrozytären, hypochromen Anämie bei einem Patienten aus tropischen oder subtropischen Gebieten soll an die Möglichkeit einer Hakenwurminfektion denken lassen. Die Diagnose wird gesichert durch den mikroskopischen Nachweis der charakteristischen Wurmeier im Stuhl.

### Therapie

Bei leichten Infektionen ist keine Behandlung notwendig. Geringe Blutverluste können durch eine eisenhaltige Diät ausgeglichen werden. Bei schweren Infektionen wird die Therapie mit Tetrachloräthylen oder Bepheniumhydroxynaphthoat empfohlen.

### Prognose und Verlauf

Auch ohne spezifische Behandlung sind der Verlauf und die Prognose günstig zu beurteilen. Reinfektionen sind trotz immunologischer Stimulation möglich.

**Merke:** Bei anämischen Patienten aus den Tropen sollte auch an einen Hakenwurmbefall gedacht werden, der mittels mikroskopischem Wurmnachweis im Stuhl bestätigt werden kann.

## Trichinose

**Definition:** Befall des Menschen mit Trichinen, wobei aus einer schweren Infektion Symptome wie Fieber, Muskelschmerzen, Gesichtsödem, Einschränkung der Atem-, Schluck- und Kaumuskulatur resultieren können.

### Ätiologie und Häufigkeit

Trichinella spiralis ist ein 0,5–4 mm langer Parasit (Nematode), der zumeist durch den Genuß von rohem Schweinefleisch auf den Menschen übertragen wird. Im menschlichen Dünndarm werden die Trichinenlarven aus ihrer Kapsel freigesetzt und wachsen in der Darmschleimhaut zu geschlechtsreifen Tieren heran. Kopulation erfolgt im Darmlumen, wonach die Weibchen wieder in die Schleimhaut eindringen und innerhalb von 4–5 Tagen schubweise 1000–1500 lebende Larven absetzen. Die Häufigkeit der Trichinose ist in den letzten 30 Jahren deutlich zurückgegangen. Verantwortlich hierfür sind die amtlich vorgeschriebene Fleischbeschau und Gesetze, die das Verfüttern von tierischen Abfallprodukten an Schweine untersagen. Immerhin wurden im Jahre 1975 noch 284 Trichinosefälle in den USA gemeldet.

### Klinik und Pathophysiologie

Die in der Darmschleimhaut abgesetzten Trichinenlarven gelangen über den Lymph- und Blutstrom in den gesamten Körper. Besonders befallen sind das Zwerchfell und die Muskulatur von Brust, Armen und Beinen, wo sich die Larven (Muskeltrichinellen) weiterentwickeln und abkapseln. Die abgekapselte Muskeltrichinelle lebt 20–30 Jahre und bleibt dabei infektionstüchtig. Nach einer Inkubationszeit von 5–31 Tagen hängen Krankheitserscheinungen von der Parasitenzahl und ihrer Lokalisation ab. Das Prodromalstadium verläuft mit gastrointestinalen Symptomen wie Abdominalschmerzen, Spasmen, Diarrhöen und Fieber. Hauptsymptome folgen dann mit Muskelschmerzen und Schwellungen, Ödemen des Gesichts und der Augenlider, Heiserkeit, häufig Exantheme, Eosinophilie und neurologischen Symptomen. Bei schwerstem Befall kann es zu Einschränkungen der Atem-, Schluck- und Kaumuskulatur kommen (Trismus) sowie zu Herz-Kreislauf-Versagen.

### Diagnostisches Vorgehen

Verdächtig auf eine Trichinose sind anamnestische Hinweise auf Genuß suspekten Fleisches und Gruppenerkrankungen. Das klinische Bild ist zumeist wenig eindeutig; bei den Laboruntersuchungen sind Eosinophilie, Kreatinurie, Erhöhung von LDH und CPK zu erwähnen. Gesichert wird die Diagnose aus typischen Biopsiematerialien der Muskulatur. Serologisch läßt sich eine Trichinose mittels KBR, Präzipitationsreaktion, Latextest mit Trichinellenantigen bestätigen. Auch ein Intrakutantest ist möglich, der bis zu 5 Jahren nach der Infektion noch positiv ausfallen kann.

### Therapie

Eine spezifische Behandlung der Trichinose ist nicht bekannt. Thiabendazol (Minzolum) wirkt gegen das intestinale Parasitenstadium; die Effektivität gegen die Larven ist zweifelhaft. Empfohlen werden zweimal täglich 25 mg/kg für 3 Tage, tägliche Höchstdosis 3 g. Bei schweren Trichinoseerkrankungen mit ZNS-Symptomen können Kortikosteroide für maximal 5 Tage erfolgreich eingesetzt werden.

### Prognose und Verlauf

Die Prognose der Trichinose ist im allgemeinen günstig. Die meisten Patienten gesunden spontan, nachdem die Larve in der Muskulatur abgekapselt wurde. Die Verkalkung der Larve beginnt etwa ein Jahr nach der Infektion. In sehr seltenen schweren Fällen kann es zu plötzlichem Herzversagen kommen.

**Merke:** Zu den Nematoden-(Fadenwurm-) Krankheiten wird der Befall des Menschen durch Spulwürmer (Askaridiasis), durch Madenwürmer (Oxyuriasis), durch Peitschenwürmer (Trichuriasis), durch Hakenwürmer (Ancylostoma bzw. Necator) und durch Trichinen gerechnet. Übertragung auf den Menschen zumeist fäkal-oral, d.h. infolge mangelnder Stuhl- bzw. Körperhygiene. Klinische Symptome sehr vielfältig: abdominelle Beschwerden, perianaler Pruritus, Gewichtsabnahme, Anämie u.a. Diagnosesicherung durch Stuhluntersuchung, im Blutbild häufig Eosinophilie. Wirkungsvolle Therapie mit zahlreichen Wurmmitteln möglich.

### Weiterführende Literatur

Mathies, A.W.: Intestinal nematodiasis. In Hoeprich, P.D.: Infectious Diseases. Harper & Row, New York 1977 (p.588–595)

# Krankheiten durch Trematoden (Saugwürmer)

Die verschiedenen Erkrankungen durch Trematoden (Tab. **20**; Abb. **31**) werden im Kapitel über tropische Wurmkrankheiten (S. 11.96) abgehandelt.

Tabelle **20** Pathogene Darmparasiten: *Trematoden* (Saugwürmer)

| Parasitenart | Größe | Sitz | Typische Symptome | Extraintestinale Manifestation | Therapie |
|---|---|---|---|---|---|
| Heterophyes heterophyes | bis 1,7 mm | Dünndarm | unterschiedliche uncharakteristische Erscheinungen je nach Befallstärke | | Praziquantel<br>Thiabendazol |
| Metagonismus yokogawi | bis 2,5 mm | Dünndarm | unterschiedliche uncharakteristische Erscheinungen je nach Befallstärke | | Praziquantel<br>Thiabendazol |
| Fasciolopsis buski | bis 7,5 mm | Dünndarm | unterschiedliche uncharakteristische Erscheinungen je nach Befallstärke | | Praziquantel<br>Thiabendazol |
| Echinostoma ilocanum | bis 6 mm | Dünndarm | unterschiedliche uncharakteristische Erscheinungen je nach Befallstärke | | Praziquantel<br>Thiabendazol |
| Schistosoma mansoni | keine 14 mm | Mesenterialgefäße | Ulzeration<br>Dysenterie<br>blutige Stühle<br>Hepatosplenomegalie | | Niridazol<br>Praziquantel<br>Antimonpräparate<br>Miracil D |
| Schistosoma intercalatum | bis 28 mm | Mesenterialgefäße | Ulzeration<br>Dysenterie<br>blutige Stühle<br>Hepatosplenomegalie | | Niridazol<br>Praziquantel<br>Antimonpräparate<br>Miracil D |
| Schistosoma japonicum | bis 22 mm | Mesenterialgefäße | Ulzeration<br>Dysenterie<br>blutige Stühle<br>Hepatosplenomegalie | Lunge, ZNS | Niridazol<br>Praziquantel<br>Antimonpräparate<br>Miracil D |

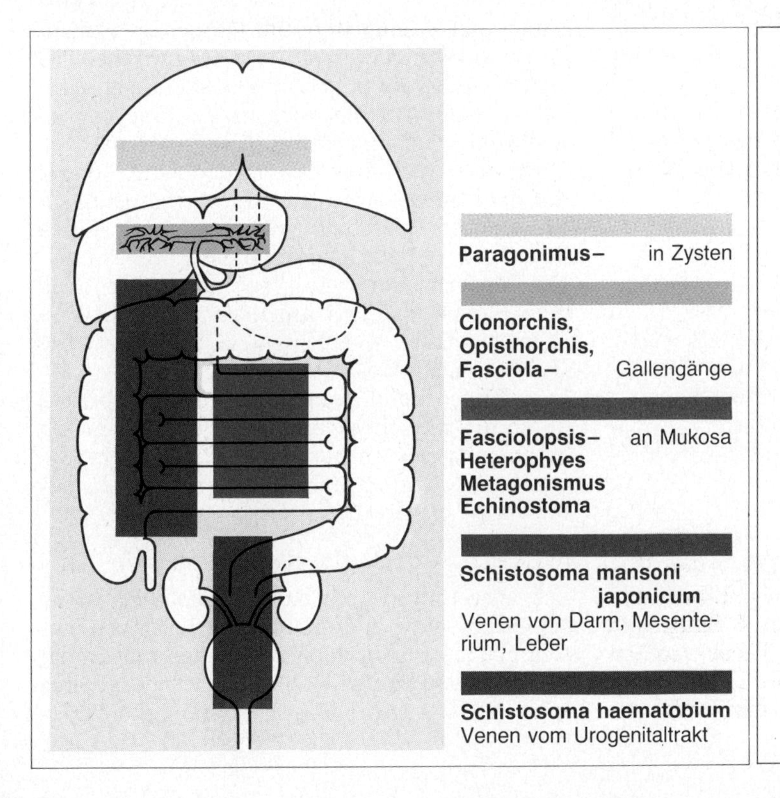


Abb. **31** Trematoden des Menschen (Überlassung freundlicherweise von Dr. Thomas, Institut für Chemotherapie, Wuppertal)

Tabelle **21** Pathogene Darmparasiten: *Zestoden* (Bandwürmer)

| Parasitenart | Größe | Charakteristik | Sitz | Typische Symptome | Extraintestinale Manifestation | Therapie |
|---|---|---|---|---|---|---|
| Taenia saginata | 10 m und mehr | Bandwurmkopf hat 4 Saugnäpfe; 1000–2000 Bandwurmglieder; reife Bandwurmglieder haben diffuse Testes, getrennte, zweigelappte Ovarien; elfenbeinfarben | Dünndarm | uncharakteristische Erscheinungen; Abmagerung | | Niclosamid Mebendazol |
| Taenia solium | 3–4 m | Bandwurmkopf hat 4 Saugnäpfe, Häkchen; 800–1000; Bandwurmglieder haben diffuse Testes, getrennte dreigelappte Ovarien; elfenbeinfarben | Dünndarm | uncharakteristische Erscheinungen; Abmagerung | Zystizerkose | Niclosamid Mebendazol |
| Hymenolepsis nana | bis 40 mm | Bandwurmkopf hat 4 Saugnäpfe, Häkchen, lichtbrechenden Stirnhaken; bis 200 Bandwurmglieder; reifes Bandwurmglied hat 3 runde Testes, getrennte, zweigelappte Ovarien, elfenbeinfarben | Dünndarm | unterschiedliche uncharakteristische Erscheinungen je nach Befallstärke | Zystizerkoid in Darmzotten | Niclosamid Mebendazol Praziquantel |
| Diphyllobothrium latum | 10 m und mehr | Bandwurmkopf hat 2 verlängerte Saugfurchen; 3000–4000 Bandwurmglieder; reife Bandwurmglieder haben einen gewundenen, elfenbeinfarbenen, rosettenähnlichen Uterus; diffuse Testes und Ovarien | Dünndarm | perniziöse Anämie, Vitamin-$B_{12}$-Mangel | | Niclosamid Mebendazol Praziquantel |

# Krankheiten durch Zestoden (Bandwürmer)

Die unterschiedlichen Parasitenarten, die zu den Zestoden gerechnet werden, sind in der Tab. **21** aufgelistet und schematisch in der Abb. **32** dargestellt.

## Tänien-Befall

**Definition:** Der Befall mit dem Rinderfinnen-Bandwurm heißt Taeniasis saginata (Täniarhynchose), der mit dem Schweinefinnen-Bandwurm Taeniasis solium (Täniose).

### Ätiologie und Häufigkeit

Taeniarhynchus saginatus (Rinderfinnen-Bandwurm) wird 4–10 m lang. Die reifen Proglottiden sind 10-20 mm lang, 4–7 mm breit und aktiv beweglich. Der Skolex hat 4 Saugnäpfe ohne Haken und Rostellum. Taenia solium (Schweinefinnen-Bandwurm) wird 2–4 m lang. Die reifen Proglottiden sind 5–6 mm breit. Der Skolex hat 4 Saugnäpfe mit doppeltem Hakenkranz und Rostellum. Im Darm des Zwischenwirtes (Rind, Schwein, andere Haustiere, gelegentlich auch der Mensch) wird aus der Embryophore die mit 3 Hakenpaaren ausgestattete Larve frei. Diese bohrt sich durch die Schleimhaut, kommt mit dem Blutstrom in alle Organe (vornehmlich Muskulatur), bleibt dort abgekapselt als Finne liegen oder wächst langsam ohne Kapsel weiter. Der Mensch nimmt die Finne mit roh genossenem Fleisch auf, und innerhalb von 5–12 Wochen entwickelt sich in seinem Dünndarm der Bandwurm zur Geschlechtsreife.
Der Tänien-Befall war früher weit verbreitet, durch die Fleischbeschau ist er jedoch deutlich zurückgegangen. In Europa besteht noch eine Infektionsrate von etwa 0,1–0,2%, in Ostafrika beträgt diese bis zu 30%.

### Klinik und Pathophysiologie

Der ausgereifte Bandwurm sitzt vorwiegend im Jejunum; Darmveränderungen in Form von umschriebenen Entzündungen bestehen nur an der Anheftungsstelle des Kopfes. In seltenen Fällen treten Störungen der Magensekretion und der in-

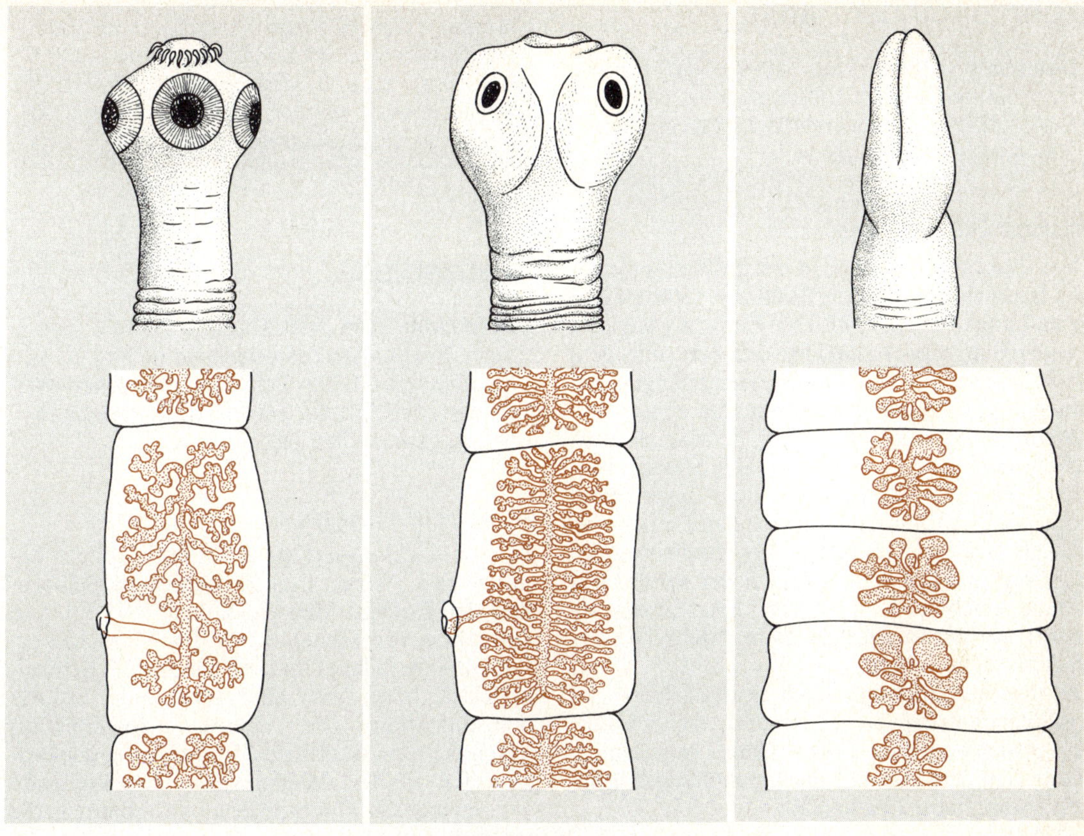

Abb. **32** Köpfe und reife Proglottiden von

Taenia solium mit 7–10 zum Teil verzweigten Seitenästen

Taenia saginata mit ca. 30 teils weiter verzweigten Seitenästen

Diphyllobothrium latum (Bothriocephalus latus); Mittelfeld mit Schlingen ausgefüllt

testinalen Motilität auf; selten sind Obstruktion (Verschlüsse) der Pankreas- oder Gallenwege. Die klinischen Symptome sind uncharakteristisch:
- abdominelle Schmerzen,
- Übelkeit,
- Inappetenz oder Heißhunger,
- Gewichtsabnahme,
- Pruritus ani.

### Diagnostisches Vorgehen

Die Diagnose wird gesichert durch die mikroskopische Stuhluntersuchung mit Nachweis von Proglottiden und/oder Eiern. Der Patient berichtet in der Regel zuvor von »weißen« Abgängen beim Stuhl, die entweder einzelnen Taeniarhynchus-Gliedern oder mehreren Taenia-solium-Gliedern entsprechen. Bei manchen Patienten deutet der Anstieg von IgE und der Eosinophilenzahl auf eine immunologische Stimulation hin.

### Therapie

Mittel der Wahl bei Tänien-Befall ist Niclosamid (Yomesan) in einer einmaligen Dosis von 2,0 g (Erwachsene) nüchtern. Die Erfolgsrate liegt bei über 90%; Nachkontrollen des Stuhls über mehrere Monate sind erforderlich. Alternativsubstanzen sind heute vor allem Mebendazol und Praziquantel. Nach der Wurmkur werden Abführmittel empfohlen (kein Magnesiumsulfat!).

### Prognose und Verlauf

Eine spontane Heilung der Täniosen ist sehr selten. Eine Behandlung ist deshalb immer sinnvoll, insbesondere bei Taenia solium wegen einer möglichen Zystizerkose. Korrekte Fleischbeschau, Vermeidung des Genusses von rohem Fleisch sowie adäquate Stuhl- und Abfallhygiene sind die wichtigsten vorbeugenden Maßnahmen.

**Merke:** Genuß rohen Fleisches vom Schwein oder Rind kann zu Bandwurmbefall beim Menschen führen. Uncharakteristische abdominelle Beschwerden und Eosinophilie können diagnostisch richtungsweisend sein.

## Diphyllobothrium latum

**Definition:** Befall des Menschen durch Fischbandwürmer mit Störung des Vitamin-$B_{12}$-Stoffwechsels im Intestinallumen und daraus resultierender Anämie.

### Ätiologie und Häufigkeit

Diphyllobothrium latum ist der größte menschliche Bandwurm mit bis zu 3000 Proglottiden und einer Länge bis zu 10 m. Der Endwirt (Mensch, andere Säugetiere) scheidet die Eier mit dem Stuhl aus; diese müssen ins Wasser gelangen, damit sich die Larven entwickeln. Als erster Zwischenwirt treten kleine Krebse, als zweiter Zwischenwirt Fische (Finnen) auf. Der Mensch infiziert sich durch Genuß rohen oder ungenügend erhitzten Fischfleisches, und aus den Finnen entwickelt sich im Dünndarm des Endwirtes der Bandwurm. Drei Wochen nach der Finnenaufnahme erscheinen die ersten Eier bereits im Stuhl; die Wurmlebensdauer im Menschen beträgt bis zu 20 Jahren.
Die hauptsächlichsten Verbreitungsgebiete des Fischbandwurmes sind Finnland, die Schweiz, das Bodenseegebiet, Japan, Chile, Argentinien, Australien und Alaska; die Erkrankungshäufigkeit nimmt heute deutlich ab.

### Klinik und Pathophysiologie

Diphyllobothrium latum lebt vorwiegend im oberen Dünndarm, wo er – ähnlich den anderen Bandwürmern – häufig nur uncharakteristische Symptome verursacht. Bei einer geringen Zahl von befallenen Menschen kommt es zu einer perniziösen Anämie, die offensichtlich aus einer beträchtlichen Vitamin-$B_{12}$-Absorption durch den im oberen Jejunum lokalisierten Wurm verursacht wird.

### Diagnostisches Vorgehen

Die Diagnose wird durch den mikroskopischen Ei-Nachweis im Stuhl gesichert; Proglottiden werden selten ausgeschieden, da sie sich während der Darmpassage selbst auflösen.

### Therapie

Niclosamid (Yomesan) ist das Mittel der Wahl (s. auch S. 11.71). Bis zur 5. Woche nach Therapieabschluß soll der Stuhl auf Wurmeier kontrolliert werden.

### Prognose und Verlauf

Die Behandlung führt praktisch immer zum Erfolg. Der Genuß von rohem Fisch sollte vermieden werden; adäquate Stuhlhygiene kann die Verbreitung verhindern.

**Merke:** Genuß rohen Fischfleisches kann zur Besiedlung mit dem längsten bekannten Bandwurm (bis zu 10 m Länge!) führen; Entwicklung einer perniziösen Anämie kann die Folge des Jejunumbefalls sein.

## Zystizerkose

**Definition:** Die Zystizerkose ist eine Zoonose im Sinne einer Zestodenlarveninfektion; es handelt sich um den Befall des Menschen mit Finnen der Taenia solium (Schweinebandwurm) (s. auch Tab. **22**).

### Ätiologie und Häufigkeit

Der Entwicklungszyklus von Taenia solium benötigt zwei Wirte: Den Zwischenwirt Schwein und den Endwirt Mensch (s. auch S. 11.70). Die Aufnahme von Finnen durch den Menschen erfolgt über befallenes und roh genossenes Schweinefleisch bzw. über eine fäkal-orale externe Selbstinfektion. Die interne Selbstinfektion durch Retroperistaltik und Einbringung der Proglottiden in den Magen sowie anschließende Freisetzung der Onkosphären wird ebenfalls für möglich gehalten.
Die Häufigkeit der Erkrankung ist parallel dem Schweinebandwurmbefall heute rückläufig. Vermehrt tritt die Zystizerkose noch in Regionen auf, wo rohes oder ungenügend gekochtes Schweinefleisch gegessen wird: Mexiko, Südamerika, Indien und Ostasien.

### Klinik und Pathophysiologie

Nach der Aufnahme der Finnen oder der Eier in den Darm penetrieren die Onkosphären durch die Schleimhaut und werden vermehrt in Muskulatur, Leber, Gehirn und Unterhautfettgewebe verschleppt. Dort entwickelt sich innerhalb von 60–70 Tagen die Larve (Zystizerkus). Die Lebensdauer kann im Muskel bis zu 3 Jahren und im Gehirn bis zu 10 Jahren betragen. Auftreten und Art der Krankheitserscheinungen hängen von Zahl und Sitz der Zystizerken ab. Bei Befall von Haut und Muskulatur treten meist nur Symptome auf, wenn benachbarte Nerven irritiert werden. Der Befall von Augen und Gehirn hat wesentlich stärkere Bedeutung. Es können Sehstörungen, Erblindung, Krampfanfälle, neurologische Herdsymptome, Hirndruckerhöhung, chronische Meningitis auftreten. Eine akute entzündliche Reaktion tritt bei abgestorbener Zyste auf; die nekrotische Larve wird partiell resorbiert und verkalkt.

### Diagnostisches Vorgehen

Bei Verdacht sollte eine Probeexzision (z. B. von Hautveränderungen) vorgenommen werden; die

Röntgenuntersuchung kann Verkalkungen nachweisen. Mit serologischen Methoden wie KBR, indirektem Hämagglutinations- und Immunfluoreszenztest kann die Diagnose weitgehend gesichert werden. Bei einer Zystizerkose des ZNS können im Liquor Pleozytose (mit Eosinophilie), Proteinvermehrung und Glucoseerniedrigung gefunden werden. Differentialdiagnostisch müssen hierbei Hirntumor, Hirnabszeß, Tuberkulose und Hydatidenzysten beachtet werden.

### Therapie

Eine wirksame Chemotherapie gegen diese Larveninfektion gibt es nicht. Die Zysten müssen operativ ausgeräumt werden. Falls dieses nicht möglich ist, muß symptomatisch behandelt werden bis zum spontanen Absterben der Larven.

### Verlauf und Prognose

Die symptomatische zerebrale Zystizerkose hat unverändert eine ungünstige Prognose, insbesondere bei ausgeprägtem Herdbefund bzw. bei Entwicklung eines Hydrocephalus internus. Die Letalitätsraten liegen zwischen 25 und 65%. Intensive seuchenhygienische Maßnahmen und konsequente Behandlung von Bandwurmträgern tragen zur Bekämpfung und Prophylaxe der Zystizerkose bei.

**Merke:** Infektion durch Genuß rohen Schweinefleisches möglich; neben dem Befall von Haut und Muskulatur ist eine Zystizerkose des Gehirns mit Herdsymptomen, Erblindung usw. möglich.

## Echinokokkose

**Definition:** Die Echinokokkose ist eine Zoonose des Menschen mit Larveninfektion durch Echinococcus cysticus (granulosus), Echinococcus alveolaris (multilocularis) oder Echinococcus oligarthrus (Tab. **22**).

### Ätiologie und Häufigkeit

Echinokokken sind die kleinsten tierischen Bandwürmer mit einer Länge zwischen 1–6 mm. Endwirte für Echinokokken sind Hund, Wolf (Echinococcus cysticus) sowie Fuchs und Katze (Echinococcus alveolaris); Zwischenwirte für Echinococcus cysticus sind Warmblüter, vor allem Pflanzenfresser, für Echinococcus alveolaris vor allem die Feldmaus. Infektionsquellen des Menschen sind die genannten infizierten Tiere, deren Kot und/oder mit Kot verunreinigte Nahrungsmittel. Die Erkrankung an einer Echinokokkose ist selten; häufiger ist sie vor allem in Ländern mit gemäßigtem Klima wie dem Süden von Südamerika, Zentralasien und Australien.

### Klinik und Pathophysiologie

Aus dem Kot von Wirtstieren stammende Embryophoren werden in den Darm des Menschen aufgenommen. Dort entwickeln sich Larven, die mit dem Blutstrom zur Leber gelangen. Die Echinococcus-alveolaris-Finnen bleiben fast ausschließlich in der Leber, während die Echinococcus-cysticus-Larven nur zu 65% in der Leber sitzen, hingegen zu etwa 10% in die Lunge, das ZNS und andere Organe gelangen. Um die Zysten herum entwickeln sich langsam große Blasen mit Tochterblasen (Hydatiden), die bei Echinococcus cysticus als gut abgegrenzte raumfordernde Prozesse imponieren. Bei Echinococcus alveolaris hingegen kommt es zu einem infiltrativen Wachstum ähnlich einem Tumor mit deutlicher zellulärer Reaktion.

Klinische Symptome stehen im Zusammenhang mit Zahl, Sitz, Größe und Wachstum der Echinokokkus-Finnen. Bei Leberbefall kann es zu Oberbauchschmerzen, Übelkeit, Ikterus, Aszites, tastbarem Tumorbefund, bei Perforation zu Schock, Peritonitis kommen. Bei Lungenmanifestationen können Bronchitis, Atelektase, Hämoptysen, Pleuritis auftreten. Als Allgemeinerscheinungen werden allergische Reaktionen an Haut und Schleimhäuten sowie selten auch Asthma bronchiale beobachtet.

Tabelle **22** Larveninfektionen durch Zestoden und charakteristische Veränderungen beim Menschen

| Erkrankung | Zestode | Dominierende Larvenlokalisation |
|---|---|---|
| Zystizerkose | Taenia solium | Muskulatur, ZNS, Augen; gelegentlich andere Organe |
| Zystikus-Hydatide | Echinococcus cysticus (granulosus) | Leber, Lunge; weniger häufig: Nieren, Milz, Knochen, ZNS |
| Alveolaris-Hydatide | Echinococcus alveolaris (multilocularis) | Leber; andere Regionen, aber durch Expansion oder Metastasen |
| Polyzystische Hydatide | Echinococcus oligarthrus | Leber |
| Zönurosis | Taenia-Spezies | ZNS, Augen, subkutanes Gewebe |
| Sparganosis | Spirometra-Spezies | Augen, subkutanes Gewebe |

Tabelle **23** Therapie der wichtigsten Wurmerkrankungen

| Parasitenart | Chemotherapeutikum | Dosierung (Erw.) |
|---|---|---|
| **1. Nematoden** | | |
| 1.1. Ascaris lumbricoides<br>Enterobius vermicularis<br>Trichuris trichiura | Mebendazol (Vermox)<br>Pyrantel (Helmex) | 100 mg als einmalige Dosis<br>je 3 g am Abend und am nächsten Morgen. Wiederholung nach 1 Woche. |
| Strongyloides stercoralis | Thiabendazol (Minzolum) | 2mal tgl. 25 mg/kg für 3 Tage; Wiederholung nach 1 Woche. Tageshöchstdosis 3 g |
| | Pyrvinium (Molevac) | 5 mg/kg (höchstens 350 mg) als einmalige Dosis |
| | Piperazin (Tasnon u. a.) | 75 mg/kg (höchstens 3,5 g) als Einzeldosis für 7 Tage |
| 1.2. Ancylostoma duodenale<br>Necator americanus | Thiabendazol (Minzolum) | 2mal tgl. 25 mg/kg für 3 Tage (höchstens 3 g). Wiederholung nach 1 Woche. |
| | Bephenium (Alcopar) | 2 × 5,0 g täglich für 3 Tage |
| **2. Zestoden** | | |
| Taenia saginata<br>Taenia solium | Niclosamid (Yomesan) | 2 g als einmalige Dosis (evtl. Wiederholung) |
| Hymenolepsis nana<br>Diphyllobothrium latum | Mebendazol (Vermox) | s. o. |

### Diagnostisches Vorgehen

Radiologische Untersuchungen einschließlich Szintigraphie, Ultraschall und Computertomographie identifizieren den raumfordernden Prozeß z. B. in der Leber oder die Hydatidenblase in der Lunge. Die Laparoskopie kann bei Befall der Leberoberfläche typische Bilder ergeben.
Serologische Untersuchungen (KBR, Hämagglutination) mit Hydatidenflüssigkeit als Antigen sind bei Leberbefall zumeist positiv, hingegen bei Lungenmanifestation nur zu 50%. Der Hauttest nach Casoni mit dem gleichen Antigen ist nicht spezifisch; neuerdings können spezifische Immunglobuline nachgewiesen werden. Differentialdiagnostisch müssen bei einer Lungenhydatidenblase Tuberkulose, Mykose, Abszesse und Neoplasien ausgeschlossen werden.

### Therapie

Es gibt keine Chemotherapie gegen Echinokokkus-Larveninfektionen. Operativ können Zysten durch Echinococcus cysticus beseitigt werden, bei Echinococcus alveolaris ist die Resektion problematisch. Neuerdings wird bei Echinococcus-alveolaris-Zysten eine hochdosierte (30 bis 40 mg/kg/die) und langdauernde Mebendazolbehandlung empfohlen; gelegentlich wird auch eine Bestrahlung versucht.

### Verlauf und Prognose

Bei chirurgischer Resektionsmöglichkeit der Zystikus-Hydatiden besteht eine günstige Prognose; Alveolaris-Zysten sind zumeist inoperabel und haben eine Letalität von 50–75%. Verhindert werden kann die Echinokokkose durch seuchenhygienische Maßnahmen (u. a. Beseitigung sämtlicher Schlachthofabfälle), durch persönliche Hygiene und durch nicht zu enge Hundekontakte.

**Merke:** Zestoden-(Bandwurm-)Krankheiten können durch Würmer (Taenia saginata bzw. solium, Hymenolepsis nana, Diphyllobothrium latum) oder durch Larveninfektionen (Zystizerkose, Echinococcus cysticus bzw. alveolaris u. a.) verursacht werden. Klinisch kann eine Bandwurmbesiedlung zu abdominellen Schmerzen, Inappetenz, Gewichtsabnahme, Pruritus ani führen. Diagnosesicherung durch mikroskopische Stuhluntersuchung. Therapie mit Niclosamid.
Bei Larvenbefall klinisch häufig uncharakteristisches Bild, da Larven in zahlreichen Organen (Leber, Muskel, Nerven usw.) lokalisiert sein können. Diagnose deshalb häufig schwierig; Therapie mit chirurgischer Exzision und neuerdings mit hochdosierter Mebendazol-Gabe möglich (Tab. **23**).

## Weiterführende Literatur

Ammann, R., A. Akovbiantz, J. Eckert, F. Largiadèr: Therapie der Echinokokkose. Dtsch. med. Wschr. 104 (1979) 1429–1431

Dönges, J.: Parasitologie. Thieme, Stuttgart 1980

Keystone, J. S., J. K. Murdoch: Mebindazole. Ann. intern. Med. 91 (1979) 582–586

Mathies, A. W.: Intestinal nematodiasis. In Hoeprich, P. D.: Infectious Diseases. Harper & Row, New York 1977 (p. 588–595)

Ocklitz, H. W., H. Mochmann, B. Schneeweiß: Infektologie. Verlag Volk und Gesundheit, Berlin 1978

Schultz, M. G.: Intestinal cestodiasis. In Hoeprich, P. D.: Infectious Diseases. Harper & Row, New York 1977 (p. 596–601)

Warren, K. S.: Helminthic diseases endemic in the United States. Amer. J. trop. Med. Hyg. 23 (1974) 723–730

# Krankheiten durch Protozoen

W. Stille

## Toxoplasmose

**Definition:** Häufige systemische, aber gutartige parasitäre Infektion.

### Erreger

Toxoplasma gondii, zu den Sporozoen gehörende Protozoen.

### Epidemiologie

Die Erkrankung ist im Tierreich weit verbreitet. Toxoplasma-Zysten können im Muskelfleisch von unterschiedlichen Säugetieren gefunden werden. Bei der Epidemiologie spielen aber nicht nur der Genuß von infiziertem Fleisch, sondern auch Kontakt mit Katzen eine Rolle, die die Darmlumenform als kokzidienartige Zysten im Darm ausscheiden. Betroffene Personen zeigen keine auffällige Exposition. Etwa 70–80% aller älteren Erwachsenen haben früher einmal eine Toxoplasmose durchgemacht.

### Klinik

Die Befunde sind je nach klinischer Form verschieden. Bei weitem am häufigsten liegt eine chronisch latente Toxoplasmose vor, bei der vereinzelte Toxoplasma-Zysten in der Muskulatur und im Gewebe nachgewiesen werden können. Isolierte Toxoplasma-Zysten in der Retina können zu einer Chorioretinitis führen. Die häufigste klinisch manifeste Form stellt die Lymphknotentoxoplasmose dar. Hierbei kommt es zu generalisierten Lymphknotenschwellungen, oft mit unklarem, mittelhohem Fieber, erheblichem Krankheitsgefühl, z.T. erheblichen Kopf- und Muskelschmerzen. Dabei besteht eine mäßig erhöhte BSG sowie ein uncharakteristisches Blutbild. Eine Lymphknotentoxoplasmose ist ein selbstheilender Prozeß. Die diagnostische Abklärung erfolgt im allgemeinen, um andere, gefährlichere Erkrankungen auszuschließen. Selten und im akuten Zustand kaum zu diagnostizieren ist die akute septikämische Erwachsenentoxoplasmose mit hohem Fieber sowie uncharakteristischen Muskel- und Gelenkschmerzen. Granulomatöse Hepatitiden, Meningoenzephalitiden und Augeninfektionen kommen gelegentlich, wenn auch selten, vor. Eine Primärinfektion der Mutter in der Schwangerschaft kann zu einer Infektion des Feten und zu einer konnatalen Toxoplasmose des Neugeborenen führen.
Bei AIDS und anderen schweren T-Zell-Defekten kann es zum Auftreten einer Hirn-Toxoplasmose kommen; hierbei wachsen latente Zysten zu Abszessen heran.

### Diagnostisches Vorgehen

Ein Erregernachweis ist nur im Tierversuch möglich, spielt aber praktisch keine Rolle. Im Liquor von infizierten Neugeborenen, aber auch von Toxoplasma-Enzephalitiden des Erwachsenen lassen sich die Parasiten im Nativpräparat nachweisen.

*Serologie:* 2 Methoden kommen in Frage:

1. Sabin-Feldmann-Test. Er wird ca. 3 Wochen nach Toxoplasma-Infektion positiv, steigt binnen 3 Wochen auf hohe Werte (mehr als 1:1000), fällt langsam wieder ab und bleibt lebenslang positiv. Identisch hiermit ist der Toxoplasma-FTA-Test.
2. KBR. Sie wird etwas später positiv als der Sabin-Feldmann-Test, steigt rasch an, bleibt in der akuten Phase positiv (Titer von 1–10 bis 1–160). Die KBR verschwindet nach Abklingen der akuten Toxoplasmose.

Bei der Diagnostik der Toxoplasmose müssen immer ein SF-Test und die KBR gleichzeitig durchgeführt werden. Eine sichere Diagnose der Toxoplasmose ist nur durch Kenntnis von Titeranstieg und Titerverlauf möglich. Im exzidierten Lymphknoten findet sich eine weitgehend typische Piringersche Lymphadenitis.

### Therapie

Eine Behandlung mit Pyrimethamin + Sulfonamid ist am günstigsten; hiermit können freilich nur das akute Stadium, nicht chronische Toxoplasmaträger behandelt werden. Eine Isolierung von Toxoplasmosepatienten ist nicht notwendig. Die Erkrankung ist nicht meldepflichtig.

**Merke:** Weitverbreitete, aber weitgehend harmlose parasitäre Infektion, die gelegentlich zu Neugeboreneninfektionen und Fetopathien führen kann.

### Weiterführende Literatur

Anderson, C.: Toxoplasma gondii. In Mandell, G., G. Douglas, J. Bennett: Infectious Diseases. Wiley, New York 1979 (p. 2127)

## Lambliasis

**Definition:** Dünndarmerkrankung durch einzellige Flagellaten, die mit Diarrhöen, Malabsorption und dyspeptischen Symptomen einhergehen kann.

### Erreger

Giardia lamblia (auch Lamblia intestinalis genannt); einzellige Flagellaten von charakteristischer Morphologie. Im Stuhl meist als Zysten.

### Epidemiologie

Weltweit verbreitet, besonders bei Kindern. In Mitteleuropa z. Z. relativ selten; in südlichen Ländern und Osteuropa wesentlich häufiger. Übertragung durch fäkale Kontamination. Trinkwasserepidemien sind möglich.

### Klinik

Nur massive Infektionen führen zu einer klinischen Symptomatik. Die Lamblien sitzen dabei als dichter Rasen am Duodenalepithel und können zu Diarrhöen, zu Malabsorption und dyspeptischen Beschwerden führen.

### Diagnostisches Vorgehen

Nachweis der lebhaft beweglichen Lamblien im Duodenalsaft bzw. der Zysten im Stuhl. Stets muß kritisch geprüft werden, welche Bedeutung die nachgewiesenen Lamblien wirklich haben; sie werden oft als Erklärung für andere Erkrankungen herangezogen.

### Therapie

Mittel der Wahl sind Nitroimidazole wie Metronidazol oder Ornidazol.

**Merke:** Massive Dünndarmbesiedelung von Giardia lamblia führt zu Diarrhöen, dyspeptischen Beschwerden und gelegentlich Malabsorption. Behandlung mit Nitroimidazolderivaten.

### Weiterführende Literatur

Wolf, M.: Giardia lamblia. In Mandell, G., G. Douglas, J. Bennett: Infectious Diseases. Wiley, New York 1979 (p. 2143)

## Trichomoniasis

**Definition:** Weitverbreitete, durch Geschlechtsverkehr übertragene Protozoenerkrankung, die zu Kolpitiden bzw. Urethritiden führen kann.

### Erreger

Nur Trichomonas vaginalis hat eine klinische Bedeutung; andere Trichomonadenarten im Stuhl bzw. in der Mundhöhle sind apathogen.

### Epidemiologie

Die weitverbreitete Infektion wird durch Geschlechtsverkehr übertragen. Infektionen durch andere Mechanismen (Schmierinfektion, Schwimmbäder, intrapartale Infektionen) werden diskutiert, spielen aber offensichtlich keine bedeutende Rolle!

### Klinik

Bei Frauen kann eine akute Kolpitis mit Fluor, Fötor und Schmerzen zustande kommen. Subakute asymptomatische Formen sind häufig. Bei Männern führen Trichomonaden oft zu Urethritis, z. T. mit eitrigem Ausfluß.

### Diagnostisches Vorgehen

Nachweis der lebhaft beweglichen Flagellaten im Nativausstrich oder Giemsapräparat von Genitalsekreten. Oft auch im Urinsediment sichtbar.

### Therapie

Mittel der Wahl ist das relativ schlecht verträgliche Metronidazol (Alkoholintoleranz, Übelkeit, Unklarheiten hinsichtlich der Karzinogenese). Stets ist eine gleichzeitige Behandlung der Sexualpartner notwendig.

**Merke:** Die Trichomoniasis ist eine verbreitete Infektionserkrankung, die durch Trichomonas vaginalis ausgelöst wird. Die Erreger werden mittels Geschlechtsverkehr übertragen. Bei Frauen tritt eine akute Kolpitis, bei Männern eine Urethritis auf. Mikroskopischer Nachweis im Genitalsekret; Therapie mit Metronidazol.

### Weiterführende Literatur

Wolf, M.: Giardia lamblia. In Mandell, G., G. Douglas, J. Bennett: Infectious Diseases. Wiley, New York 1979 (p. 2147)

# Tropenkrankheiten

*M. Dietrich* und *P. Kern*

## Malaria

**Definition:** Man unterscheidet Malaria tropica durch Plasmodium falciparum (Abb. **33**), Malaria tertiana durch Plasmodium vivax und Plasmodium ovale (Abb. **34**) und Malaria quartana durch Plasmodium malariae (Abb. **35**). Die Plasmodien werden durch weibliche Mükken der Gattung Anopheles übertragen.

### Entwicklungszyklus

In der Mücke findet eine geschlechtliche Vermehrung, im Menschen die ungeschlechtliche Vermehrung statt. Die Mücke nimmt beim Saugakt an einem infizierten Menschen Geschlechtsformen der Plasmodien auf. Nach der geschlechtlichen Entwicklung in der Mücke werden Sporozoiten in der Mücke beim erneuten Saugakt auf einen Menschen übertragen. Sie siedeln sich in den Leberzellen an und reifen dort zum exoerythrozytären Schizonten heran. Daraus entwickeln sich Merozoiten. Nach Ruptur der Leberzelle gelangen sie ins Blut und befallen die Erythrozyten. Bei Plasmodium-vivax- und Plasmodium-ovale-Infektionen sind sekundäre Gewebsschizonten Ursache für Rezidive und erfordern eine Blutschizontenbehandlung.

### Epidemiologie

Die Malaria ist in allen tropischen und auch in subtropischen Gebieten der ganzen Welt mit wenigen Ausnahmen verbreitet. Um 1945 und 1946 gab es auch noch in Deutschland Herde von endemischer Malaria, als verschiedene Umstände zusammentrafen: Rückkehr zahlreicher Kriegsteilnehmer aus malariaendemischen Gebieten (Reservoir), starke Vermehrung von Mücken der Gattung Anopheles in Bombentrichtern der großen Städte (Überträger) und lange heiße Sommerperioden (klimatische Voraussetzung). Kontrollkampagnen mit Behandlung der malariaerkrankten Bevölkerung und gleichzeitiger Abtötung der Überträgermücken durch Insektizidprogramme haben nur zu Teilerfolgen geführt. Die zunehmende Verflechtung der Industrieländer mit tropischen Ländern auf technologischen Gebieten, im Handel und auch im Tourismus hat dazu geführt, daß die Malaria auch in Mitteleuropa wieder eine häufiger gesehene importierte Erkrankung ist. Die Zahlen der Malariaerkrankten haben sich innerhalb von 10 Jahren in Deutschland verzehnfacht. Malariaerkrankungen sind auch bei Gastarbeitern aus der Türkei und aus Griechenland zu verzeichnen. Malaria kann auch durch Bluttransfusionen übertragen werden.

### Klinik

Das klinische Bild der Malaria beginnt mit dem Befall der Erythrozyten und der Reifung der asexuellen erythrozytären Parasitenformen. Die Präpatenz ist die Zeit zwischen der Infektion durch Sporozoiten und dem ersten Erscheinen von Merozoiten im Blut. Diese Zeit beträgt 6 Tage bei Plasmodium falciparum, 8 Tage bei Plasmodium vivax, 9 Tage bei Plasmodium ovale und 13–16 Tage bei Plasmodium malariae. Die Inkubation ist die Zeit zwischen Infektion und erstem Auftreten von Fieber.

*Periodik des Fiebers:* Die Schizogonie (ungeschlechtliche Vermehrung in den Erythrozyten) von Plasmodium falciparum, Plasmodium vivax und Plasmodium ovale dauert 48 Stunden. Bei diesen Formen der Malaria tritt jeden 3. Tag Fieber auf (sogenannter Tertianatyp). Verschiedene Parasitenpopulationen können jedoch alternierend auftreten, so daß täglich Fieber auftreten kann (Quotidianatyp, häufig bei Plasmodium falciparum). Bei Plasmodium malariae dauert die Schizogonie 72 Stunden, so daß jeden 4. Tag Fieber auftritt (Quartanatyp). Bevor die Periodizität jedoch etabliert ist, vergehen einige Tage, in denen das Fieber unregelmäßig und intermittierend auftritt.

*Vorwiegende Symptome* bei der Malariaerkrankung sind plötzlich auftretendes Fieber, Schüttelfrost, starke Kreuz- und Kopfschmerzen, ausgeprägte Schlappheit. Im Verlauf der Parasitämie können Organe unterschiedlich befallen sein, so daß entweder Nieren-, Leber- oder Gastrointestinaltraktbeteiligung im Vordergrund stehen können. An klinischen Befunden finden sich vor allem eine Hepatosplenomegalie, gelegentlich bei fortgeschrittener Erkrankung Ikterus, Zyanose, zerebrale Erscheinungen bis zum Koma.

*Laborbefunde:* Anämie, Thrombozytopenie, Erhöhung der LDH, Erniedrigung des Haptoglobins, Anstieg von Kreatinin und Harnstoff, Anstieg des Gesamtbilirubins, mäßige Erhöhung der Transaminasen.

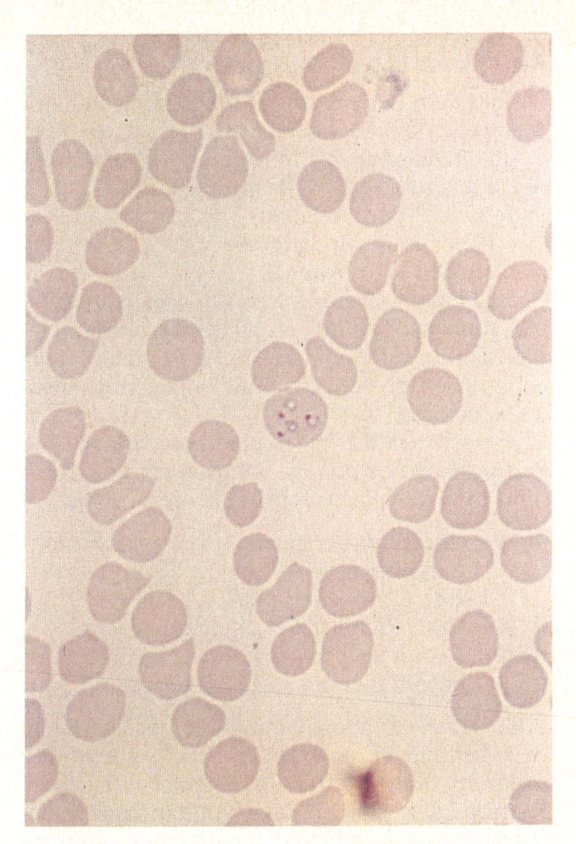

Abb. **33** Peripherer Blutausstrich: im Zentrum Erythrozyt mit Ringformen von Plasmodium falciparum (Bernhard-Nocht-Institut, Hamburg)

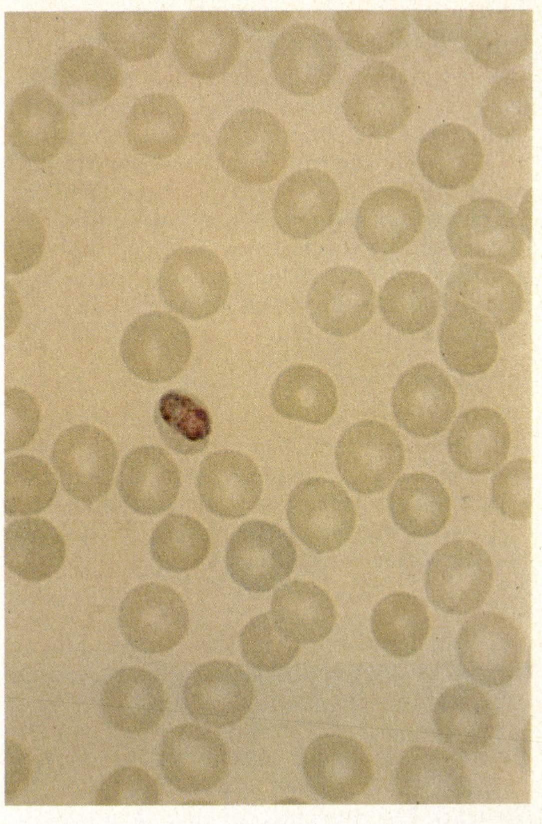

Abb. **34** Peripherer Blutausstrich: Trophozoit von Plasmodium ovale (Bernhard-Nocht-Institut, Hamburg)

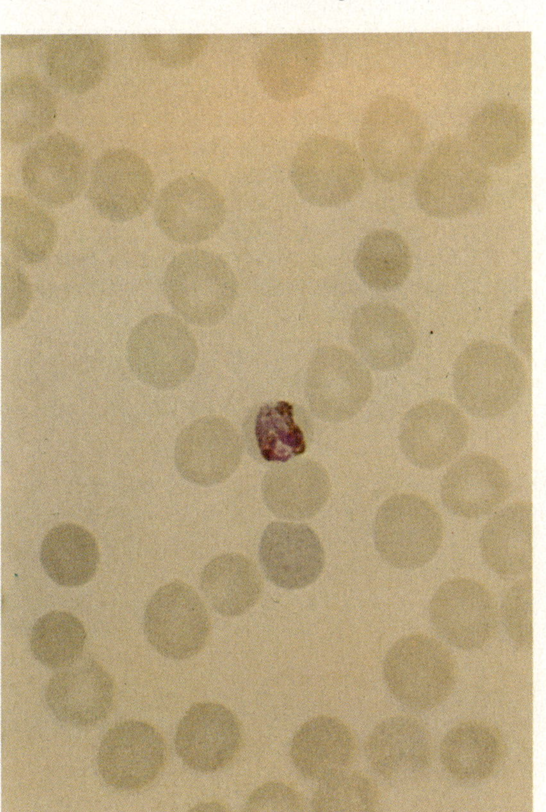

Abb. **35** Trophozoit von Plasmodium malariae, angedeutete Bandform (Bernhard-Nocht-Institut, Hamburg)

### Pathophysiologie

Die Anämie ist erklärt durch intravasale Hämolyse, Erythrophagozytose und durch ineffektive Erythropoese. Die Thrombozytopenie ist abhängig von der Zahl der parasitierten Erythrozyten im Blut, der pathogenetische Mechanismus ist jedoch noch nicht eindeutig geklärt. Die Thrombozyten haben eine stark verkürzte Lebenszeit. Die bei der Malaria im Verlauf der Erkrankung auftretenden Organschädigungen werden vor allem durch lokale Hypoxie erklärt.

Beim *Schwarzwasserfieber* kommt es zu einer akuten intravaskulären Hämolyse mit Hämoglobinämie und Hämoglobinurie. In Einzelfällen sind dissseminierte intravasale Gerinnungssyndrome mit Verbrauchskoagulopathie beschrieben worden.

Man unterscheidet einen nichtimmunen und semiimmunen Status. Semiimmune Patienten sind solche Personen, die wiederholte Infektionen in einem endemischen Malariagebiet durchgemacht haben. Sie besitzen eine Teilimmunität, d. h., eine sterile Immunität wird nicht erreicht. Semiimmune verlieren ihre Teilimmunität, wenn sie mehrere Jahre nicht mehr in einem endemischen Malariagebiet leben.

### Diagnostisches Vorgehen

Die Diagnose einer Malaria erfolgt im sogenannten »Dicken Tropfen«, der nach Giemsa gefärbt wird. Zur Differenzierung dient der Ausstrich, gefärbt nach Pappenheim. Die Diagnose nach der Beurteilung des Fiebertyps ist ein Kunstfehler. Immundiagnostische Untersuchungen dienen lediglich retrospektiven Analysen bzw. gutachterlichen Fragestellungen. Die Antikörper sind nach 2–3 Jahren meist nicht mehr nachweisbar (bei Nichtimmunen).

### Differentialdiagnose

Alle fiebrigen Erkrankungen, die in einem tropischen oder subtropischen Gebiet erworben werden können, sind von der Malaria abzugrenzen. Häufige Fehldiagnosen: Typhus abdominalis, Hepatitis, Pyelonephritis, Gastroenteritis, psychiatrische Erkrankungen, Grippe.

### Therapie

Das Ziel der spezifischen Therapie der Malaria tertiana ist die Abtötung aller erythrozytären und exoerythrozytären Plasmodien, um Rückfälle zu vermeiden. Bei der Malaria tropica genügt in Europa die Abtötung aller erythrozytären Formen.
Wichtige Medikamente: Chinin, -hydrochlorid oder -sulfat, Chloroquindiphosphat (Resochin), Proguanil, Pyrimethamin (Daraprim); Kombinationen von Wirkstoffen: Sulfadoxin und Pyrimethamin (Fansidar) (Tab. **24**), Mefloquin (Chinolin-Methanol, 1983 noch nicht im Handel).
Gegen Gewebsformen sind Biguanide und 8-Aminochinoline (Primaquine) wirksam, gegen Geschlechtsformen Chinin, 4-Aminochinoline bei Plasmodium vivax, ovale und malariae, die 8-Aminochinoline (Primaquin) bei Plasmodium falciparum.

### Resistenzen gegen Medikamente

Plasmodium falciparum ist in hohem Maße resistent gegen gebräuchliche Medikamente:
4-Aminochinoline, Chloroquin (Resochin): Asien (bis zu 100%), Südamerika, Ostafrika.
Sulfadoxin + Pyrimethamin (Fansidar): Asien (bis über 80%), Südamerika (25%), Ostafrika (zahlreiche Fälle bekannt).
Pyrimethamin (Daraprim): weltweit, jedoch regional unterschiedlich, bis 80% in Ostafrika.
Mefloquin: Einzelfall auf den Philippinen bereits beschrieben, obwohl das Medikament noch nicht im Handel ist.
Chinin: Einzelfälle für Thailand beschrieben.
Plasmodium falciparum: Klinisch wird die Resistenz in verschiedene Schweregrade eingeteilt.

**R I** = Wiederauftreten von Plasmodium falciparum zwischen 7 und 21 Tagen nach erfolgreicher Therapie,
**R II** = keine komplette Heilung erreichbar,
**R III** = Parasiten werden durch Therapie nicht beeinflußt oder steigen noch an.

Eine Resistenztestung kann außer der klinischen Beobachtung in vitro abgeschätzt werden. Für Chloroquin und Mefloquin bestehen vorbereitete Kulturplatten für den sogenannten Schizontenreifungstest. Die Schizonten reifen in 24–26 Stunden in der Kultur, die Resistenzlage wird an der Konzentration der benötigten Menge des Antimalariamittels gemessen.
Therapie der multiresistenten Malaria tropica:
Es besteht die Möglichkeit, die multiresistente Malaria tropica durch folgende Medikamente oder Medikamentenkonzentrationen zu behandeln: Mefloquin, Kombination aus Chinin und Tetracyclin, Kombination aus Pryrimethamin + Sulfadoxin und Chinin, durch Chinidin.
Plasmodium-vivax-Resistenz:
Pyrimethamin (Daraprim): weltweit,
Sulfadoxin + Pyrimethamin: ca. 25% weltweit.

Tabelle **24** Therapie der akuten Malaria

| Medikamente / Dosierung | unter 1 Jahr | 1–3 Jahre | 4–6 Jahre | 7–11 Jahre | über 12 Jahre |
|---|---|---|---|---|---|
| **Chloroquin (Base) (Resochin)** | | | | | |
| a) Initialdosis | 75 mg | 150 mg | 300 mg | 300 mg | 600 mg |
| b) Wiederholung nach 6 Stunden | 75 mg | 150 mg | 150 mg | 150 mg | 300 mg |
| c) tgl. Dosis für die folgenden 3 Tage | 37 mg | 75 mg | 75 mg | 150 mg | 300 mg |
| **Chinin** | | | | | |
| auf 3–6 orale Gaben verteilte tgl. Dosis für die Dauer von 10 Tagen | 100–200 mg | 200–300 mg | 300–500 mg | 500–1000 mg | 2000 mg |
| **Kombinationspräparat (Fansidar)** | | | | | |
| Sufadoxin 500 mg und Pyrimethamin 25 mg pro Tbl. Einmalige Dosis | ½ Tbl. | ½ Tbl. | 1 Tbl. | 2 Tbl. | 3 Tbl. |
| **Einzeldosen bei parenteraler Therapie:** | | | | | |
| Chloroquin (Base): 5 mg/kg | in 1–2 Stunden durch Infusion | | | | |
| Chinin-hydrochlorid: 10 mg/kg | | | | | |

### Verlauf und Prognose

Bei frühzeitiger Diagnose und Therapie kommt es zur völligen Ausheilung ohne Folgeschäden. Wird die Therapie einer Malaria tropica über eine Woche nach Beginn der Krankheitssymptome hinausgezögert, besteht Lebensgefahr. Todesursachen sind Leberversagen, Ateminsuffizienz, zerebrales Koma, Nierenversagen. Mit Rückfällen muß bei Malaria tertiana gerechnet werden. Bei Malaria quartana gibt es Rückfälle noch bis zu 20 und mehr Jahren nach Ersterkrankung.

### Prophylaxe

(Empfehlungen aus Dtsch. Ärztebl. 30/31 [1983])

Die Arbeitsgruppe der Deutschen Tropenmedizinischen Gesellschaft empfiehlt Reisenden, folgende Prophylaxe gegen Malaria durchzuführen:

*Weltweit:* Chloroquin (Resochin), 300 mg der Base wöchentlich.
- Beginn: Bei Einreise in das Malariagebiet. In der ersten Woche doppelte Dosis.
- Ende der Prophylaxe: 6 Wochen nach Verlassen des Malariagebietes.

*Für Reisende in Gebiete mit Chloroquin-Resistenz in Südamerika und Asien östlich von Pakistan, im westlichen Pazifik und in Ostafrika:*
- Chloroquin (Resochin), 300 mg der Base wöchentlich.

Bei Kurzreisen bis zu 4 Wochen kann eine zusätzliche Einnahme von
- Pyrimethamin und Sulfadoxin (Fansidar): 1 Tablette wöchentlich in Abwägung der Risiken erwogen werden.
- Beginn: Bei Einreise in das Malariagebiet. Chloroquin, doppelte Dosis in der 1. Woche.
- Ende der Prophylaxe: 6 Wochen nach Verlassen des Malariagebietes.

Für Aufenthalte in diesen Ländern, die länger als 4 Wochen dauern,

*Chloroquin,* 300 mg der Base pro Woche.
- Bei Fieber trotz Chloroquin-Prophylaxe und bei mangelnder ärztlicher Untersuchungsmöglichkeit kurative Einnahme von 3 Tabl. einer Kombination aus Pyrimethamin und Sulfadoxin (Fansidar).

**Merke:** Man unterscheidet Malaria tropica (die schwerste Form der Malariaerkrankung), Malaria tertiana und Malaria quartana. Die Malaria wird durch die 4 humanpathogenen Plasmodien: Plasmodium falciparum (tropica), Plasmodium vivax und Plasmodium ovale (tertiana) und Plasmodium malariae (quartana) verursacht. Überträger sind Mücken der Gattung Anopheles, die nachts stechen. Die Erkrankung wird durch den Nachweis von Parasiten im peripheren Blut diagnostiziert.

### Weiterführende Literatur


Bruce-Chwatt, L. J. et al.: Chemotherapy of malaria. Wld Hlth Org. Monogr. Ser. 27 (1981)

Cohen, S.: Malaria. Brit med. Bull. 38 (1982) 115

Dietrich, M., H. Schönfeld: Malaria: Diagnose – Klinik – Therapie, Hahnenklee Symposium 1979. Editiones Roche, Basel 1980

Dietrich, M., P. Kern: Malaria Antibiotics. Chemother. 30 (1981) 224

WHO Expert Committee on Malaria, 17th Report. Wld Hlth Org. techn. Rep. Ser. 640 (1979) 1–71


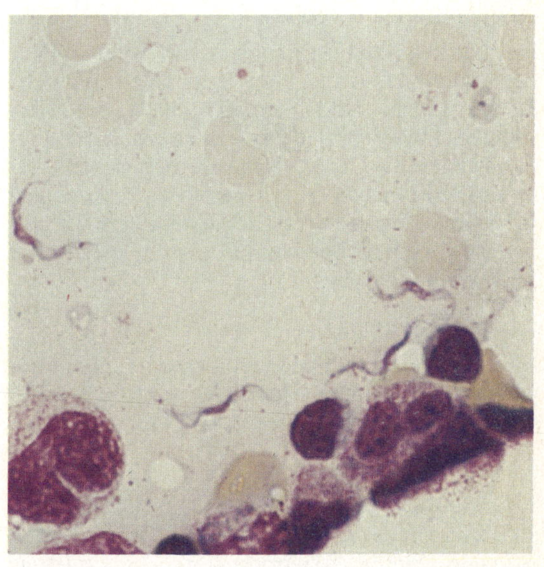

Abb. **36** Trypanosoma rhodesiense im Knochenmark-Ausstrichpräparat (Bernhard-Nocht-Institut, Hamburg)

## Afrikanische Trypanosomiasis (Schlafkrankheit)

**Definition:** Die Schlafkrankheit wird durch Trypanosoma brucei rhodesiense (Abb. **36**) oder Trypanosoma brucei gambiense verursacht und durch Fliegen (»Tsetsefliege«) übertragen. Beide genannte Erreger führen klinisch zu unterschiedlichen Verlaufsformen.

### Epidemiologie

Die Schlafkrankheit kommt im tropischen Afrika vor. Das Erregerreservoir für Gambiense-Infektionen ist vorwiegend der Mensch, für Rhodesiense-Infektionen sind es Haus- und Wildtiere (Rind, Antilope, Büffel). Trypanosoma brucei gambiense ist vorwiegend in Westafrika, Trypanosoma brucei rhodesiense vorwiegend in Ostafrika verbreitet.

### Klinik

Wenige Tage nach dem Stich der »Tsetsefliege« entwickelt sich ein sogenannter Trypanosomen-Schanker. Nach Abklingen der Primärläsion beginnt das 1. Stadium, in dem es zu einer Verbreitung der Trypanosomen über das Lympfgefäßsystem und die Blutbahn kommt. Nach Wochen bis Monaten passieren die Trypanosomen die Blutliquorschranke (2. Stadium). Dieses Stadium ist gekennzeichnet durch meningoenzephalitische Veränderungen, Somnolenz, Apathie und fortschreitende Kachexie. Die Rhodesiense-Infektion hat einen rascheren, mehr akuten, die Gambiense-Infektion einen langsameren, mehr chronischen Verlauf.

### Diagnostisches Vorgehen

Der Nachweis der Trypanosomen erfolgt im Blut nativ oder nach Anreicherung, im Lymphknotenaspirat und im Knochenmark oder durch Tierversuch. Im zerebralen Stadium werden die Trypanosomen im Liquor direkt nachgewiesen. Anämie, Granulozytopenie, Thrombozytopenie und IgM-Vermehrung sind die häufigsten Laborbefunde. Antikörper werden durch spezifische Tests nachgewiesen.

### Differentialdiagnose

Alle Infektionskrankheiten mit Hepatosplenomegalie, Lymphknotenschwellung, ZNS-Symptomatik und Fieber in endemischen Gebieten.

### Therapie

Im Stadium 1 Behandlung mit Suramin (Bayer 205) und Pentamidin (Lomidine). Das Stadium 2 ist nur durch Arsenpräparate behandelbar (MEL B = Arsobal). Toxische Nebenwirkungen sind zu beachten. Es ist immer eine stationäre Behandlung erforderlich.

### Verlauf und Prognose

Unbehandelt führt die Schlafkrankheit zum Tode.

### Prophylaxe

Pentamidine zur Chemoprophylaxe ist verwendet worden. Der endgültige Wert ist nicht genau einzuschätzen.

**Merke:** Die Schlafkrankheit wird durch Trypanosomen verursacht, die durch Glossinen (»Tsetsefliege«) im tropischen Gürtel Afrikas übertragen werden. Im Stadium 2 überwiegen zerebrale Krankheitssymptome.

### Weiterführende Literatur

Basson, W., M. L. Page, D. P. Myburgh: Human trypanosomiasis in Southern Africa. S. Afr. med. J. 51 (1977) 453

Frezil, J. L., J. Ceulm, J.-C. Alary, J.-R. Malonga: La trypanosomiase humaine au moment du dépistage en République Populaire du Congo. I. Distribution des cas et parasitologie. Cah. O. R. S. T. O. M. sér. Ent. méd. et Parasitol. 16 (1978) 299

Molyneux, D. H., R. W. Asford: The Biology of Trypanosoma and Leishmania, Parasites of Man and Domestic Animals. Taylor and Francis, London 1983

WHO: The African trypanosomiasis. Wld Hlth Org. techn. Rep. Ser. 635 (1979) 1–96

## Amerikanische Trypanosomiasis (Chagas-Krankheit)

**Definition:** Die Chagas-Krankheit wird durch Trypanosoma cruzi verursacht und tritt in Lateinamerika auf. Überträger sind Raubwanzen. Die infizierten Raubwanzen bevorzugen primitive menschliche Behausungen (Lehmhütten). Die Infektion erfolgt durch den infizierten Wanzenkot und durch Eindringen der Trypanosomen in die Haut. In Südamerika rechnet man mit 5–10 Millionen Kranken. Das Erregerreservoir sind Nagetiere und Haustiere.

### Klinik

Man unterscheidet ein akutes, latentes und chronisches Krankheitsstadium. In der akuten Phase entwickeln sich ein subkutanes schmerzhaftes Knötchen (Chagom), Fieber, Ödeme, generalisierte Lymphknotenschwellungen, Hauterscheinungen, Hepatosplenomegalie und Myokarditis. In der latenten Phase sind keine Krankheitszeichen, jedoch Antikörper nachweisbar. Die chronische Chagas-Krankheit tritt Jahre bis Jahrzehnte nach der akuten Erkrankung oder inapparenten Erstinfektion auf. Vorwiegende Symptome sind Kardiomyopathie mit Erregungsleitungsstörungen, Arrhythmien und plötzlichem Herztod. Außerdem gibt es Innervationsstörungen des parasympathischen Nervensystems, und Folgen sind Megaösophagus, Megakolon usw. Stuhlverhaltungen über mehrere Monate mit Petrifikation des Stuhls sind möglich.

### Pathophysiologie

Prädilektionsorgane sind das Myokard, die glatten Muskelfasern und die Glia. Bei der chronischen Verlaufsform gibt es offensichtlich immunpathologische Vorgänge, die zu Organschädigungen führen.

### Diagnostisches Vorgehen

Im endemischen Gebiet ist bei fieberhafter Erkrankung mit Lymphknotenschwellungen, Hepatosplenomegalie und Zeichen der Myokarditis die Diagnose durch den Nachweis der Parasiten im Zitratblut, im gefärbten Blutausstrich oder im dicken Tropfen sowie im Lymphknotenpunktat gesichert. Bei der Xenodiagnose werden nichtinfizierte Raubwanzen zum Blutsaugen auf die Haut des Patienten aufgesetzt und die Ausscheidung von Trypanosomen im Wanzenkot geprüft. Anreicherung auf speziellen Nährböden und im Tierversuch ist möglich. Antikörper sind nachweisbar. Röntgenologisch finden sich die Zeichen der Kardiomegalie und der Megaformen des Gastrointestinaltraktes. Die EKG-Veränderungen zeigen die Ausprägungen der Kardiomyopathie.

### Differentialdiagnose

Akute Infektionskrankheiten mit Hepatosplenomegalie. Im chronischen Stadium sind andere Kardiomyopathien abzugrenzen.

### Therapie

Nifurtimox (Lampit) oder Benznidazol (Rochagan) im akuten und chronischen Stadium. Die gastrointestinalen Veränderungen im chronischen Stadium werden durch operative Eingriffe, die kardialen Veränderungen durch Digitalis, Diuretika, Antiarrhythmika und Schrittmacher behandelt.

### Verlauf und Prognose

Etwa 90% der akut Erkrankten überstehen die erste Phase. Die Prognose des chronischen Stadiums ist ungünstig.

### Prophylaxe

Schutz vor Raubwanzen, insbesondere durch den Bau fester Häuser. Verhinderung der Übertragung von Mensch zu Mensch durch Bluttransfusion (Zusatz von Gentiana-Violett zu Bluttransfusionen).

**Merke:** Die Chagas-Krankheit wird durch Trypanosoma cruzi verursacht, übertragen durch infizierten Wanzenkot. Die chronische Chagas-Erkrankung führt zur Kardiomyopathie und Veränderungen des Gastrointestinaltraktes mit Innervationsschädigungen. Die Prognose ist im chronischen Stadium ungünstig.

### Weiterführende Literatur

Molyneux, D. H., R. H. Asford: The Biology of Trypanosoma and Leishmania, Parasites of Man and Domestic Animals. Taylor and Francis, London 1983

Rassi, A., H. de O. Ferreira: Tentativas de tratamento expecífico da fase aguda da doenca de Chagas com Nitrofuranos em exquemas de duracao prolongada. Rev. Soc. Bras. Med. Trop. 5 (1971) 235

Santos-Buch, C. A.: American trypanosomiasis: Chagas' disease. Int. Rev. exp. Path. 19 (1979) 63

# Leishmaniasen

## Viszerale Leishmaniase (Kala Azar)

**Definition:** Kala Azar wird durch die Protozoen Leishmania donovani (Abb. **37**) oder Leishmania chagasi verursacht, die durch Sandfliegen übertragen werden.

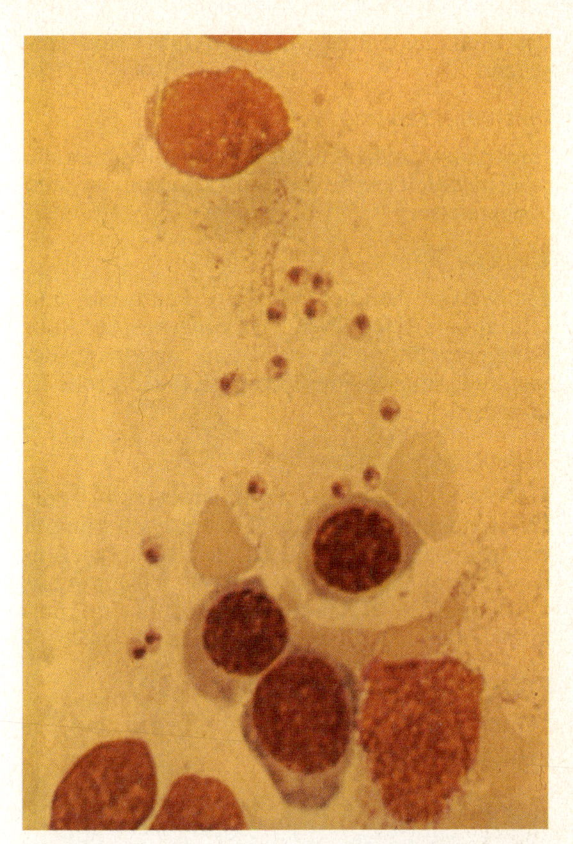

Abb. **37** Leishmania donovani im Knochenmark-Ausstrichpräparat neben einem geplatzten Makrophagen (Bernhard-Nocht-Institut, Hamburg)

### Epidemiologie

Die viszerale Leishmaniase tritt auf im Mittelmeerraum, im Vorderen Orient, in Indien, in China, in Ostafrika und in Südamerika. Die Verbreitung ist gebunden an das Vorkommen der Sandfliegen. Tierreservoir sind Hunde und Wildtiere.

### Klinik

Inkubation ca. 3–6 Monate. Fieber, Hepatosplenomegalie, generalisierte Lymphknotenschwellung und periphere Erniedrigung der Blutzellen sind typisch.

### Pathophysiologie

Die Erreger vermehren sich im RES und schädigen die entsprechenden Organe.

### Diagnostisches Vorgehen

Die Diagnose geschieht durch den Nachweis amastigoter Leishmanien in Retikulumzellen des Knochenmarks oder bei der bioptischen Leberuntersuchung. Milzpunktion ist wegen Rupturgefahr nicht empfehlenswert. Bei Lymphknotenvergrößerungen werden die Erreger im Lymphknotenpunktat nachgewiesen. Weitere Untersuchungsmöglichkeiten: Leishmanienkultur. Immundiagnostik. Panzytopenie und Vermehrung der Immunglobuline (IgG und IgM) sind auffallend.

### Differentialdiagnose

Infektionskrankheiten mit Hepatosplenomegalie und hämatologische Systemerkrankungen sind abzugrenzen.

### Therapie

Fünfwertige Antimonpräparate (Pentostam und Glucantime). Hohe Nebenwirkungsrate der Antimonpräparate ist zu beachten, stationäre Behandlung unter regelmäßiger EKG-Kontrolle ist erforderlich.

### Verlauf und Prognose

Unbehandelt führt die Erkrankung zum Tode. Gelegentlich treten bis zu 2 Jahre nach klinisch erfolgreicher Therapie Rückfälle mit überwiegender Hautmanifestation auf (Post-Kala-Azar-Leishmanoid). Hauptkomplikationen sind pulmonale oder intestinale Infektionen.

### Prävention

Schutz vor dem Stich der Sandfliegen und Bekämpfung des Tierreservoirs.

**Merke:** Die viszerale Leishmaniase wird durch Sandfliegen übertragen. Sie tritt endemisch-epidemisch im Mittelmeerraum, im Vorderen Orient, in Südasien, in Ostafrika und in Südamerika auf. Die Diagnose erfolgt durch den Nachweis von Leishmania donovani oder Leishmania chagasi, insbesondere im Knochenmarkaspirat. Unbehandelt führt die viszerale Leishmaniase zum Tode.

### Weiterführende Literatur

Kern, P.: Leishmaniasis. Antibiotics Chemother. 30 (1981) 203

Marsden, P.D.: Leishmaniasis. New Engl. J. Med. 300 (1979) 350

Nadim, A., A. Navid-Hamidid, E. Javadian et al.: Present status of Kala-Azar in Iran. Amer. J. trop. Med. Hyg. 27 (1978) 25

Ward, R.D.: New World Leishmaniasis: A Review of the Epidemiological Changes in the Last Three Years. Proc. 15th Int. Congr. Ent., Washington 1977 (p. 505)

## Kutane und mukokutane Leishmaniase (Orientbeule, Aleppobeule, Uta, Chiclero's ulcer, Espundia)

**Definition:** Die kutane Leishmaniase (Abb. **38**) wird durch Protozoen des Genus Leishmania verursacht. Die Überträger sind Sandfliegen.

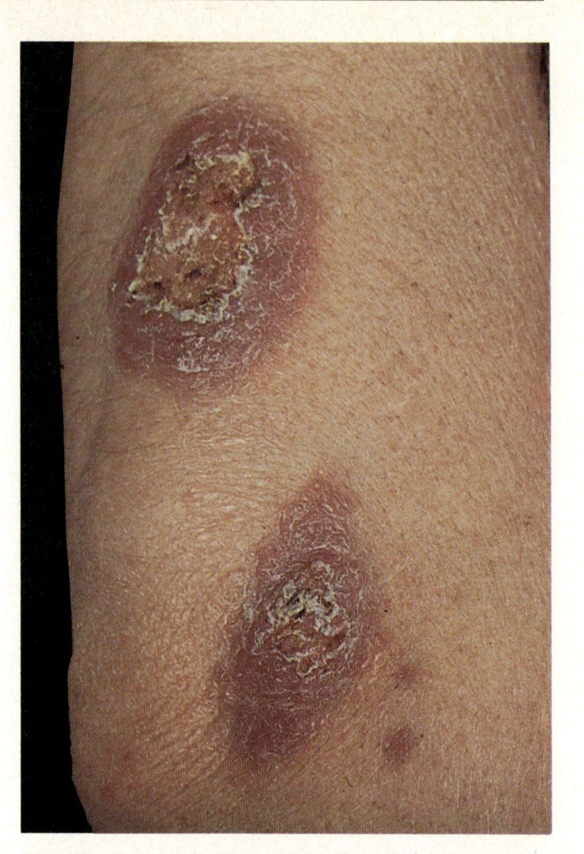

Abb. **38** Kutane Leishmaniase am Oberarm) (»trockene Form«, Orientbeule) (Bernhard-Nocht-Institut, Hamburg)

### Epidemiologie

Die kutane Leishmaniase wird in die kutane Leishmaniase der Alten Welt, die kutane Leishmaniase der Neuen Welt und in die mukokutane Leishmaniase eingeteilt. Die Orientbeule ist im Mittelmeerraum, im Sudan und im Vorderen Orient endemisch. Erregerreservoir sind Menschen sowie Nager (Sandrennmäuse usw.). Die Hautleishmaniase der Neuen Welt ist in Mittel- und Südamerika in foci verbreitet. Erregerreservoir sind Waldnagetiere und Hunde.

### Klinik

Die Inkubationszeiten schwanken zwischen 6 Wochen und mehreren Monaten. Die Läsion tritt als juckende Papel oder derbes Knötchen auf, die sich zu einer Beule entwickeln können und nachfolgend ulzerieren. Regionaler Lymphknotenbefall kommt vor. Die mukokutane Leishmaniase beginnt offensichtlich zunächst mit einer Hautläsion, später nach jahre- bis jahrzehntelangem Intervall kommt es zu Manifestationen an den Schleimhäuten, insbesondere in der Nase (Tapir-Nase).

### Pathophysiologie

Die Erkrankung ist auf Haut und Lymphwege beschränkt. Die intrazelluläre Vermehrung der Parasiten führt zur Zerstörung und zur Freisetzung von Antigenen.

### Diagnostisches Vorgehen

Abstriche vom Geschwürsrand oder histologische Untersuchungen und Kulturen weisen die Erreger nach. Bei der mukokutanen Leishmaniase ist man meist auf den Antikörpernachweis und die Vorgeschichte angewiesen.

### Differentialdiagnose

Lepra, andere bakterielle Hauterkrankungen und Pilzerkrankungen.

### Therapie

Spontane Ausheilung ist die Regel. Bei der mukokutanen Leishmaniase und bei therapiebedürftigen Fällen von kutaner Leishmaniase werden fünfwertige Antimonpräparate angewandt (Glucantime, Pentostam). Eine stationäre Behandlung unter regelmäßiger EKG-Kontrolle ist erforderlich.

**Merke:** Die Hautleishmaniase wird durch Sandfliegen übertragen. Sie ist endemisch im Mittelmeerraum, im Sudan und im Vorderen Orient. Auch in Südamerika gibt es eine Haut- und vor allem aber die Schleimhaut-Leishmaniase.

### Weiterführende Literatur

Bienzle, U., F. Ebert, M. Dietrich: Cutaneous leishmaniasis in Eastern Saudi Arabia. Epidemiological and clinical features in a nonimmune population living in an endemic area. Z. Tropenmed. Parasit. 29 (1978) 188

Dowlati, J.: Cutaneous leishmaniasis. Int. J. Derm. 18 (1979) 362

Kern, P.: Leishmaniasis. Antibiotics Chemother. 30 (1981) 203

Krampitz, H. E.: Neuere Erkenntnisse über die geographische Verbreitung der Leishmaniasen in der alten Welt. In Giese, E., G. Kohlhepp, A. Kolb, A. Leidlmeier, G. Pfeiffer, G. Sandner: Geomedizin in Forschung und Lehre. Steiner, Wiesbaden 1980 (S. 42)

Lainson, R., J. J. Shaw: Epidemiology and ecology of leishmaniasis in Latin America. Nature (Lond.) 273 (1978) Parasitology Suppl. 595–600

## Amöbiasis

**Definition:** Der Befall mit dem Protozoon Entamoeba histolytica wird als Amöbiasis bezeichnet. Man unterscheidet den symptomlosen Befall von der invasiven Amöbiasis (intestinale = Amöbenruhr und extraintestinale = Leberabszeß).

### Epidemiologie

Entamoeba histolytica ist ubiquitär, jedoch mit regional unterschiedlicher Virulenz. Extraintestinale Amöbiasis wird vorwiegend in tropischen oder subtropischen Ländern beobachtet. Die Infektion geschieht durch die Aufnahme von infektiösen Zysten in der Nahrung oder im Wasser. Die Zysten entwickeln sich zu vegetativen Formen und verursachen Symptome.

### Klinik

Der Träger von Zysten ist nicht krank, jedoch potentieller Überträger. Die invasive intestinale Amöbiasis zeigt das Bild einer ulzerativen Kolitis mit häufigen Stuhlabgängen, Schleimbeimengungen und blutiger Tingierung. Die extraintestinale Amöbiasis wird vorwiegend durch den Amöbenleberabszeß bestimmt. Vergrößerung der Leber mit starker Schmerz- bzw. Klopfempfindlichkeit und Anhebung des rechten Zwerchfells sind führende klinische Zeichen.

### Pathophysiologie

Trophozoiten von Entamoeba histolytica werden in die Leber verschleppt und vermehren sich dort mit Höhlenbildung, die als Abszeß klinisch imponiert. Diese Abszesse werden bis zu faustgroß oder auch darüber hinaus, treten meist einzeln, selten in mehreren Lokalisationen auf und liegen vorwiegend im rechten Leberlappen. Wahrscheinlich ist die extraintestinale Amöbiasis durch den Einfluß verschiedener anderer mikrobieller Erreger bedingt. Den Hinweis dafür ergeben Untersuchungen am keimfreien Hamster, bei denen Abszesse nur dann möglich sind, wenn zu den Amöben Bakterien assoziiert werden.

### Diagnostisches Vorgehen

Nachweis von beweglichen Entamoeba-histolytica-Trophozoiten in frischen Stuhlproben. Antikörperuntersuchungen weisen auf invasive Form der Amöbiasis hin. Rektoskopisch findet sich bei der Amöbenruhr eine ulzeröse Kolitis, die Geschwüre bis Fünfmarkstückgröße aufweisen

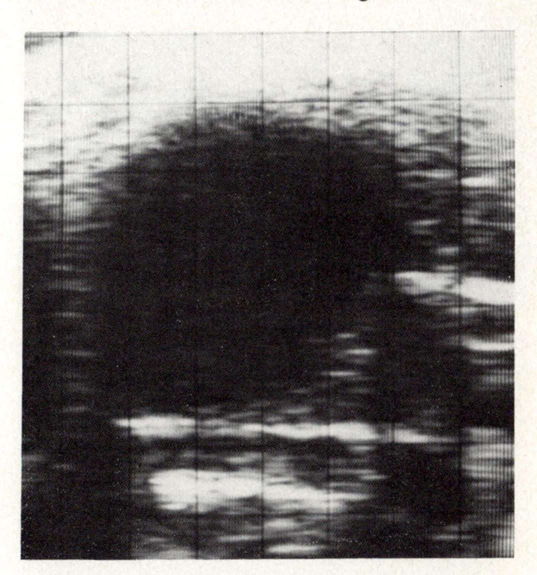

Abb. **39** Sonographie der Leber: großer solitärer Amöbenleberabszeß (Bernhard-Nocht-Institut, Hamburg)

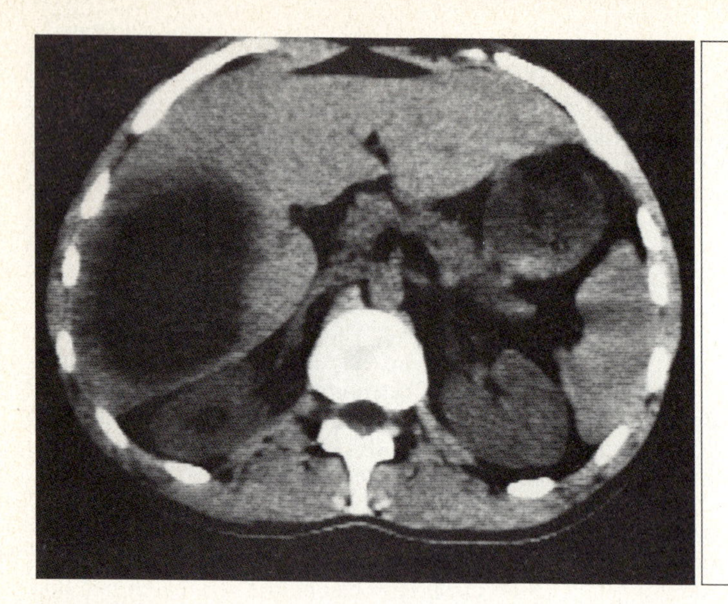

Abb. **40** Großer solitärer Amöbenleberabszeß im computertomographischen Bild (Bernhard-Nocht-Institut, Hamburg)

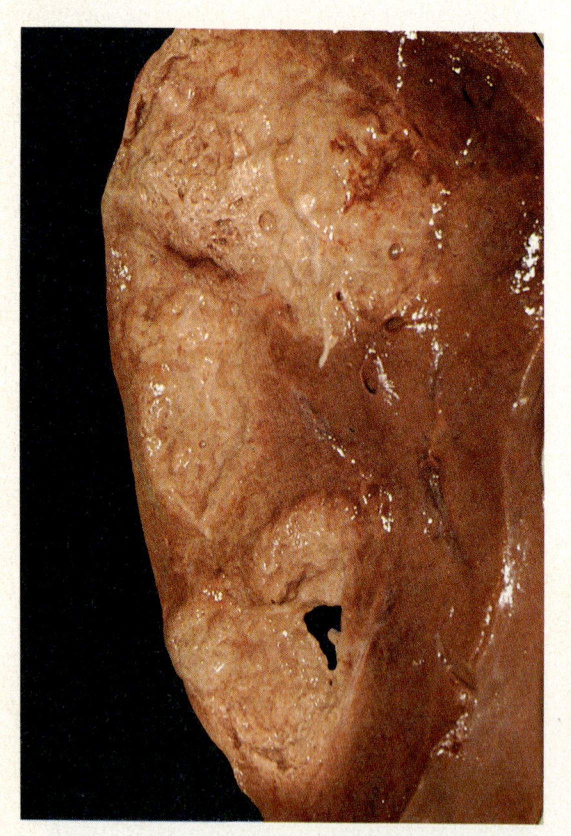

Abb. **41** Multiple Amöbenleberabszesse post mortem (Bernhard-Nocht-Institut, Hamburg)

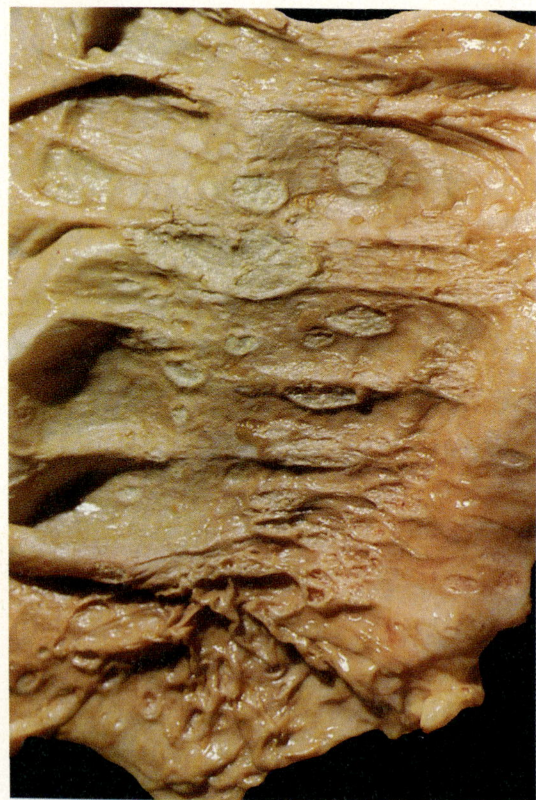

Abb. **42** Zahlreiche große Ulzera des Kolons bei Amöbiasis post mortem (Bernhard-Nocht-Institut, Hamburg) (Abb. **41** u. **42** stellen die Autopsiebefunde einer einbalsamierten Leiche dar, die aus den Tropen eingeflogen wurde)

kann. Bei der extraintestinalen Form geschieht die Diagnose durch Nachweis einer vergrößerten Leber durch die Ultraschalluntersuchung (Abb. **39**) und Computertomogramm (Abb. **40**). Wiederholte Untersuchungen in kurzen Abständen sind erforderlich. Beweisend sind Antikörperuntersuchungen mit entsprechend hohen Titern. In der Leberbiopsie oder im Punktat werden in der Mehrzahl der Fälle die Amöben nicht direkt nachgewiesen.

### Differentialdiagnose

Die Amöbenruhr ist von einer Colitis ulcerosa oder einer Shigellen-Ruhr abzugrenzen.
Der Amöbenleberabszeß muß von Metastasen maligner Tumoren, Hämangiomen oder anderen Abszessen unterschieden werden.

### Therapie

Die Behandlung erfolgt durch amöbizide Mittel, die im Darmlumen wirken (Diloxanidfuroate = Furamide, Tetracyclinhydrochlorid, Metronidazol [Clont, Flagyl], Ornidazol [Tiberal] und andere). Im Gewebe wirksam sind Metronidazol, Ornidazol, Chloroquindiphosphat und Dihydroemetinhydrochlorid und andere.

### Verlauf und Prognose

Bei verzögerter Diagnostik können schwere Krankheitszustände auftreten, die zum Tode führen (Abb. **41** u. **42**). Chirurgische Maßnahmen führen oft zu schwerwiegenden Komplikationen und zu einer Verlängerung des Heilverlaufs.

### Prophylaxe

Hygienisches Verhalten. Vermeiden des Verzehrs von kopfgedüngtem Gemüse und Salat. Der Erfolg prophylaktischer Einnahme von amöbiziden Medikamenten ist nicht bewiesen.

**Merke:** Die Amöbiasis wird verursacht durch Entamoeba histolytica. Neben dem symptomlosen Befall mit Zysten gibt es schwere Amöbenruhr und extraintestinale Amöbiasis, vorwiegend in der Form des sogenannten Amöbenleberabszesses. Die Diagnostik erfolgt durch Nachweis von vegetativen Formen der Amöben in der Stuhlprobe und bei extraintestinaler Amöbiasis durch Antikörperdiagnostik, Ultraschall und Computertomogramm. Die Prognose hängt vom Zeitpunkt der Diagnosestellung ab.

### Weiterführende Literatur

Dietrich, M.: Amöbiasis. Dtsch. Ärztebl. 77, 6 (1980) 309–317
Fuchs, P.: Therapie der Amöbiasis. Dtsch. med. Wschr. 103 (1978) 97–98
Kern, P., M. Hazay, M. G. Hartmann: Amöbenleberabszeß: Sonographische und klinische Verlaufsbeobachtung bei 20 Patienten. Ultraschall 3 (1982) 7
Krogstad, D. J., H. C. Spencer jr., G. R. Healy: Amebiasis. New Engl. J. Med. 298 (1978) 262
Mannweiler, E., I. Lederer: Immunological results of amebiasis. Zbl. Bakt. I. Abt. Orig. A 240 (1978) 403–408
Peters, M., M. Dietrich, U. Bienzle et al.: Amebic liver abscess. A retrospective clinical study of 27 cases. Z. trop. Parasit. 30 (1979) 409–416

## Lepra (Morbus Hansen, Aussatz)

**Definition:** Die Lepra ist eine Infektion, die durch das säurefeste Mycobacterium leprae verursacht wird. Die Erkrankung wird von Mensch zu Mensch, wahrscheinlich auch auf indirektem Wege, übertragen. Die Infektion manifestiert sich bevorzugt an Haut, Schleimhaut und Nerven.

### Epidemiologie

Die Lepra ist weltweit verbreitet und kommt auch in gemäßigten Zonen vor. Weltweit nimmt man eine Zahl von 20–30 Millionen Erkrankten an. Höchste Prävalenzen gibt es in Afrika und Indien. Die Kontagiosität ist gering. Enger jahrelanger zwischenmenschlicher Kontakt und mangelhafte Hygiene sind wichtige Voraussetzungen für die Infektion.

### Klinik

Die Lepra wird in verschiedene Formen zwischen tuberkuloider (Abb. **43**) und lepromatöser (Abb. **44–48**) Form eingeteilt (Tab. **25**).
Die Inkubation schwankt zwischen Monaten und mehreren Jahren. Hauterscheinungen: depigmentierte Flecken, erythematöse Hautveränderungen, Papeln und knotige Veränderungen. Bei der tuberkuloiden Lepra sind große flächenhafte Veränderungen mit asymmetrischer Verteilung, bei der lepromatösen Lepra symmetrische Verteilung von knotig papulösen Veränderungen vorwiegend. Die »Borderline«-Lepra zeigt Bilder zwischen tuberkuloider und lepromatöser Lepra.

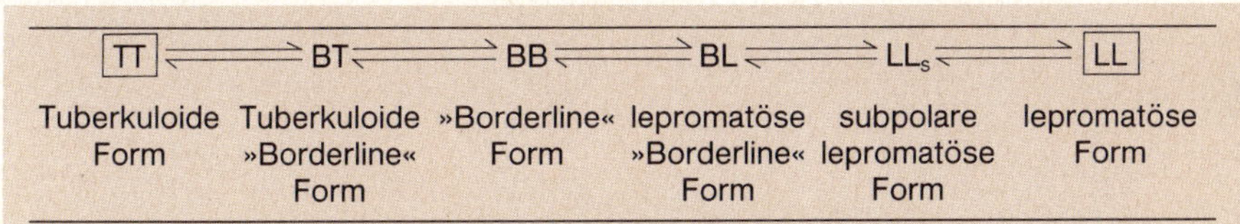


Tabelle **25** Einteilung der Lepra nach Ridley und Jopling

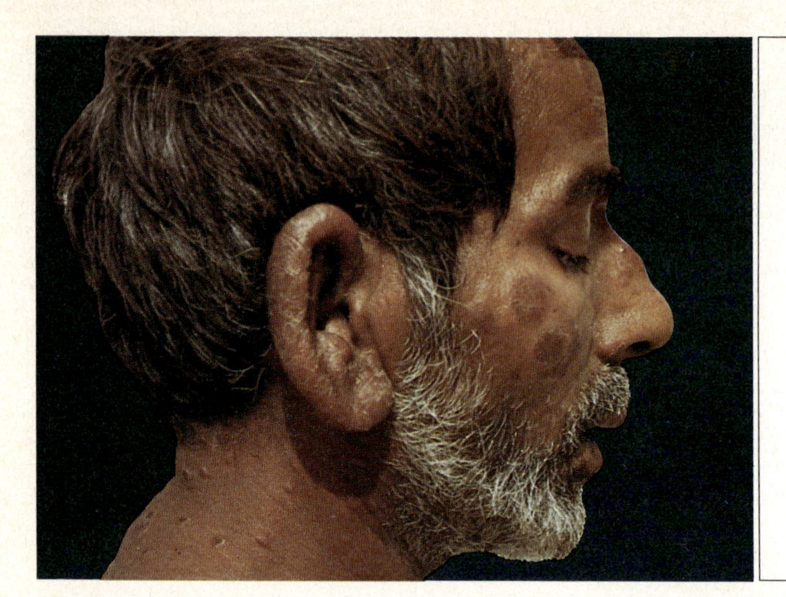

Abb. **44** Lepromatöse Lepra bei einem Pakistani: Lepraherde auf der Wange, typische verdickte Ohren (Bernhard-Nocht-Institut, Hamburg)

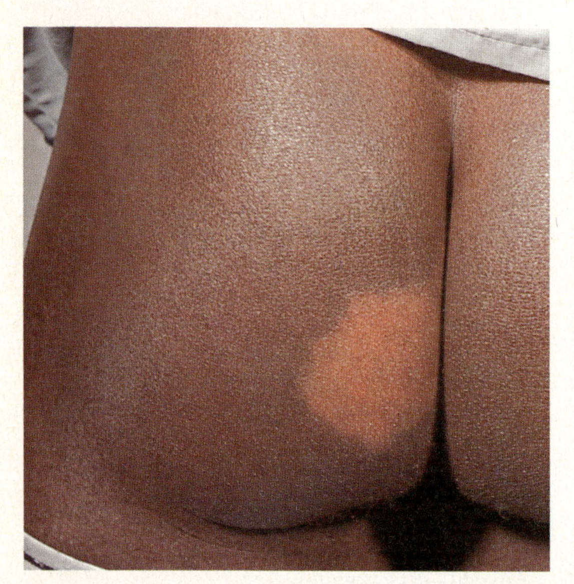

Abb. **43** Tuberkuloide Lepra bei einem Afrikaner (Bernhard-Nocht-Institut, Hamburg)

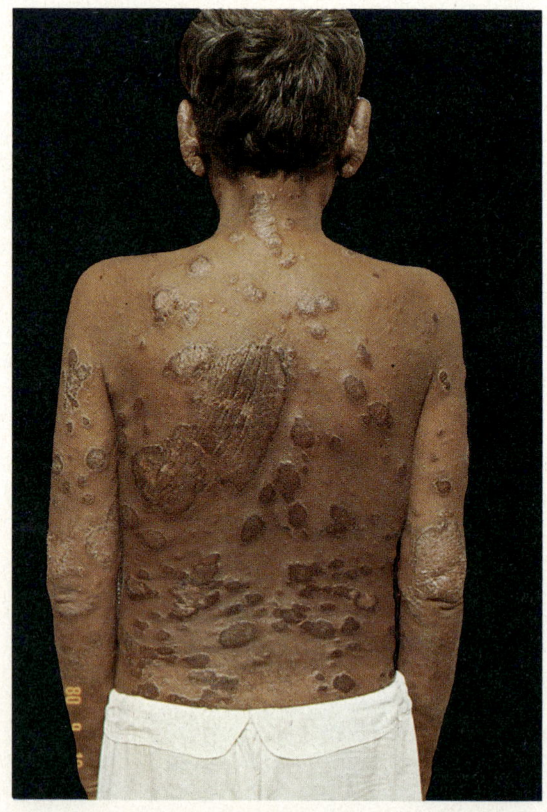

Abb. **45** Lepra lepromatosa bei einem Pakistani: zahlreiche papel- bis knotenartige Läsionen am Rücken (Bernhard-Nocht-Institut, Hamburg)

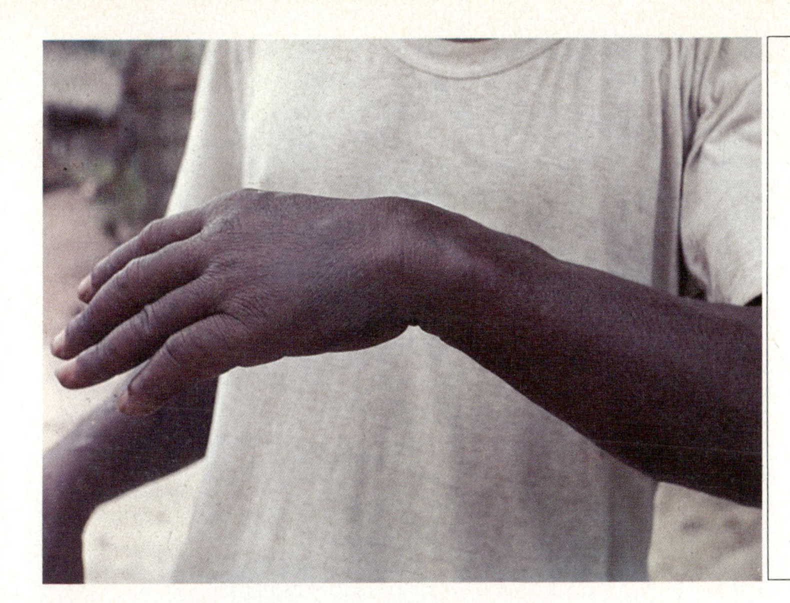

Abb. **46** Erythema nodosum leprae bei Lepra lepromatosa eines Afrikaners (Bernhard-Nocht-Institut, Hamburg)

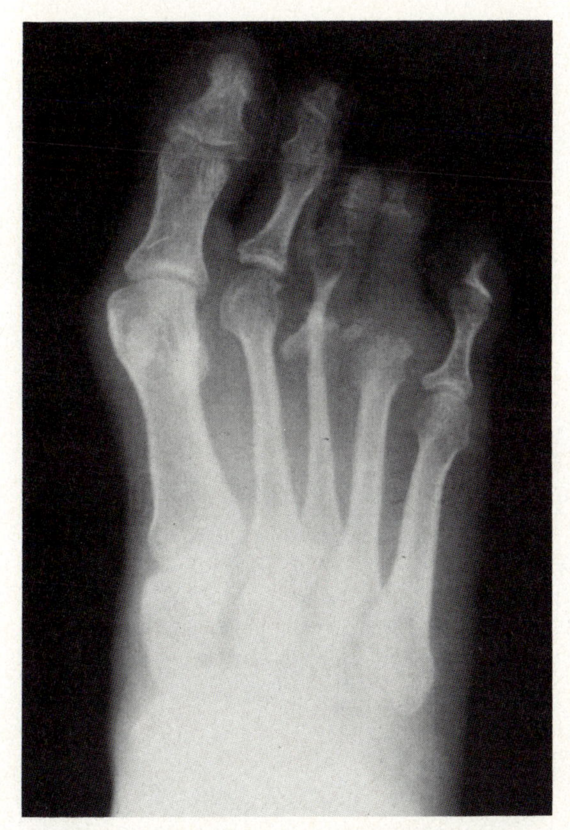

Abb. **47** Lepra lepromatosa: ausgeprägte Veränderungen des Fußskelettes im Röntgenbild (Bernhard-Nocht-Institut, Hamburg)

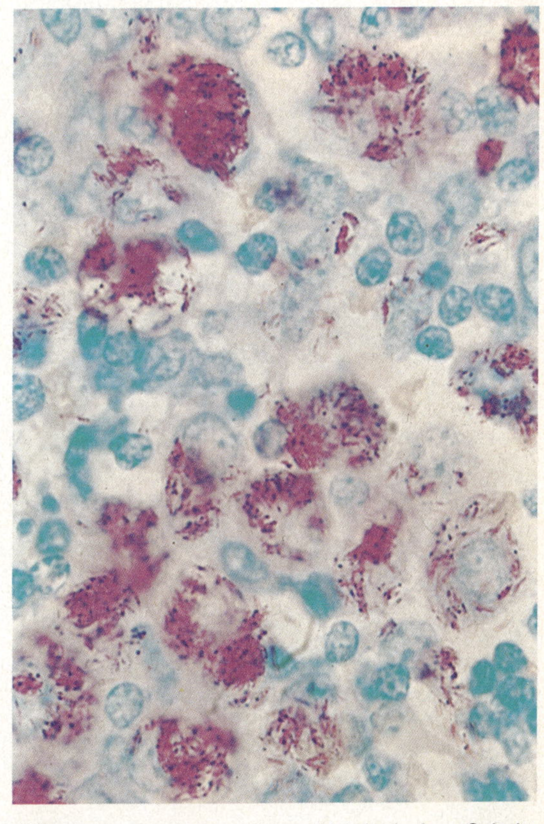

Abb. **48** Lepra lepromatosa: histologischer Schnitt eines Lymphknotens mit zahlreichen Mycobacterium leprae. Färbung nach Fite-Faraco (Bernhard-Nocht-Institut, Hamburg)

Prädilektionsstellen: Finger, Unterarme, Zehen, Fußsohlen, Ohrläppchen, Augenbrauen, Wangen, später die ganze Haut. Sensorische motorische Störungen treten insbesondere bei der tuberkuloiden Lepra früh auf. Die Nerven sind verdickt, hart und knotig tastbar. Scheimhautveränderungen gibt es in Form von chronischen Rhinitiden, Ulzerationen im Nasen-Rachen-Raum und Kehlkopfbeteiligung. Knochenläsionen gibt es in Form von aseptischen Nekrosen, spindelförmigen Auftreibungen, Zysten, Osteoporosen, Osteolysen und Knochenatrophie. Darüber hinaus sind vor allem bei der lepromatösen Lepra beteiligt: Augen (Iridozyklitis, Glaskörperveränderungen, Pannusbildung) mit den Folgen der Erblindung, Atrophie der Testikel mit den Folgen der Gynäkomastie, Osteoporose und Sterilität sowie der Leber, Milz, Knochenmark und Lymphknoten.

### Pathophysiologie

Mycobacterium leprae läßt sich in Haut und Unterhaut sowie in Nerven, Lymphknoten und Organen des RES nachweisen. Die Bakterien liegen in den Makrophagen. Histologisch finden sich auch Umwandlungen von Histiozyten in Epitheloidzellen. Die zelluläre Immunität ist bei lepromatöser Lepra deutlich gestört. In der Haut überwiegen T-Suppressor-Lymphozyten. Es handelt sich dabei offensichtlich um eine gezielte Suppression gegenüber Mycobacterium leprae.

### Diagnostisches Vorgehen

Die Diagnose richtet sich nach den klinischen Untersuchungsbefunden und dem bakteriologischen Nachweis. Der Bakteriennachweis erfolgt durch Skarifikation der Haut oder in der histologischen Untersuchung einer Gewebsbiopsie. Die Auswertung erfolgt durch den sogenannten bakteriologischen Index (Tab. **26**). Übersicht der wesentlichen Befunde im Verlauf des Spektrums (Tab. **27**).

Tabelle **26** Bestimmung des bakteriologischen Index bei 800- bis 1000facher Vergrößerung

| | |
|---|---|
| 6 + | 1000 säurefeste Stäbchen u. Klumpen/Gesichtsfeld |
| 5 + | 100–1000 säurefeste Stäbchen/Gesichtsfeld |
| 4 + | 10–100 säurefeste Stäbchen/Gesichtsfeld |
| 3 + | 1–10 säurefeste Stäbchen/Gesichtsfeld |
| 2 + | 1–10 säurefeste Stäbchen in 10 Gesichtsfeldern |
| 1 + | 1–10 säurefeste Stäbchen in 100 Gesichtsfeldern |

### Differentialdiagnose

Neurologische Erkrankungen, Hauterkrankungen anderer Art (Psoriasis, Tinea, Blastomykose, Syphilis usw.).

### Komplikationen

Als Komplikation tritt häufig die sogenannte Reaktion ein, die sowohl ohne Therapie als auch unter Therapie gesehen wird. Man nimmt an, daß Antigen frei wird, das zu lokalen immunologischen Reaktionen führt. Die Reaktionen sind durch Erytheme, Schwellungen der Haut, Ulzera-

Tabelle **27** Differentialdiagnostische Hinweise

| Formen | Indeterminierte | Tuberkuloide | Borderline | Lepromatöse |
|---|---|---|---|---|
| Haut | Makula | Makula (m. Anästhesie) | Papula nodulum | papulonoduläre Leprome |
| Schleimhaut | neg. | neg. | + Rhinitis | + + Rhinitis/Laryngitis |
| Nerven | neg. | Neuritiden | Neuritiden | Neuritiden selten |
| Organe | neg. | neg. | + | + |
| Skarifikation | neg. | neg. oder + (wenige Bakt.) | + | + + (Globi) |
| Nasenabstrich | neg. | neg. | + | + + (Globi) |
| Histologie | unspezif. Infiltrat | tuberkuloides Infiltrat | gemischtes Infiltrat | lepromatöses Infiltrat |
| Lepromin-reaktion | neg. oder + | + | neg. | neg. |
| **Verlauf:** | | | | |
| *mit* Therapie | Heilung | Heilung (mit Folgezuständen) | Heilung? | Leprareaktion |
| *ohne* Therapie | Übergang in T, B oder L | Heilung (?) Verschlechterung | Übergang in T oder L | Verkrüppelung |

tionen und starke Schmerzen sowie neuritische Veränderungen gekennzeichnet. Die weiteren Komplikationen der Lepra sind auf die neurologischen Schädigungen zurückzuführen. Die Sensibilitätsstörungen führen zu schlecht heilenden Ulzerationen und trophischen Störungen.

### Therapie

Die Therapie erfolgt mit Dapsone (DDS) zwischen 25 mg pro Woche und 100 mg pro Tag (unterschiedliche Dosierung). Weitere Medikamente: Clofazimin (Lampren), Rifampicin, Thiosemicarbazon. In neuerer Zeit werden Kombinationen aus mehreren Medikamenten bevorzugt, da Resistenzen gegen DDS-Monotherapie auftreten. Die Reaktionen werden mit Kortikosteroiden, weiteren Antiphlogistika und Thalidomid (nicht bei gebärfähigen Frauen einzusetzen – Fruchtschädigung!) symptomatisch behandelt.

### Rehabilitationsmaßnahmen

Die Rehabilitation von Leprakranken nach erfolgreicher medikamentöser Therapie hat zum Ziel, die körperlichen Beschwerden zu lindern und die Wiedereingliederung des Leprapatienten in die Gesellschaft zu erreichen. Dazu gehört Physiotherapie, rekonstruktive Chirurgie (Nerven-, Sehnen- und Hautverpflanzung).

### Verlauf und Prognose

Unbehandelt führt die lepromatöse Lepra im Laufe der Jahre und Jahrzehnte zu schweren Verstümmelungen und Verkrüppelungen. Die tuberkuloide Lepra führt zu irreversiblen Nervenlähmungen. Die Patienten können an Begleitinfektionen sterben. Die Qualität der medikamentösen Dauerbehandlung und der rehabilitativen Maßnahmen bestimmt den Verlauf beim individuellen Patienten.

### Prophylaxe

Eine erfolgreiche Impfung gegen Lepra gibt es nicht. Familienangehörige können mit antileprösen Mitteln behandelt werden. Der Rückgang der Lepra (ohne medikamentöse Behandlung) in Nordeuropa bis Anfang dieses Jahrhunderts läßt vermuten, daß Faktoren wie Hygiene, Wasserversorgung usw. bei der Verbreitung der Lepra eine große Rolle spielen.

**Merke:** Die Lepra ist eine Erkrankung durch Mycobacterium leprae, die vorwiegend in Tropen und Subtropen vorkommt. Die Erkrankung manifestiert sich vorwiegend an der Haut und an den Nerven, bei der lepromatösen Lepra auch an anderen Organen. Die Infektiosität ist niedrig. Wichtig für die Leprapatienten ist die medikamentöse Behandlung und umfangreiche Rehabilitation.

### Weiterführende Literatur

Dharmendra: Thickened nerves in diagnosis of leprosy. Leprosy in India 52, 1 (1980) 1–3

Freerksen, E., M. Rosenfeld: Leprosy eradication project of Malta. Chemotherapy 23 (1977) 356–386

Ridley, D.S.: Skin Biopsy in Leprosy. Documenta Geigy, Basel 1977

Ridley, D.S., W.H. Jopling: Classification of leprosy according to immunity. A five group system. Int. J. Leprosy 34 (1966) 355

WHO: Chemotherapy of leprosy for control programmes. Wld Hlth Org. techn. Rep. Ser. 675 (1982) 1–34

## Nicht-venerische Treponematosen (Frambösie, Yaws, Pinta, Carate)

**Definition:** Die endemische Syphilis, die Frambösie (Yaws) und Pinta (Carate) sind nicht-venerische, durch Treponemen verursachte Infektionskrankheiten. Die Ansteckung und Ersterkrankung erfolgen meist im Kindesalter.

### Epidemiologie

Die Frambösie tritt endemisch bzw. hypoendemisch in feuchten Gebieten des Tropengürtels auf. Die endemische Syphilis ist in heißen trockenen Gebieten anzutreffen (Afrika, Vorderer Orient, Nordaustralien). Die Pinta bzw. Carate ist auf feuchte Gebiete in Mittel- und Südamerika beschränkt. Nach den Eradikationsprogrammen der WHO schätzt man noch bis 2 Millionen Erkrankte an nicht-venerischen Treponematosen auf der Welt.

## Frambösie

### Klinik

Im Primärstadium treten papulöse Effloreszenzen auf, die zum Teil erhaben sind, zentral ulzerieren können, zum Teil eine granulierte Oberfläche erkennbar werden lassen. Weitere Symptome: regionale Lymphknotenschwellungen, Fieber und Gelenkschmerzen. Das Sekundärstadium zeigt generalisierte Effloreszenzen nach 3–12 Monaten. Zusätzlich treten Hyperkeratosen, Rhagaden und Fissuren an den Füßen auf. Im Tertiärstadium sind auch Knochenbeteiligungen vorhanden.

### Diagnostisches Vorgehen

Im ersten Stadium erfolgt der Nachweis der Treponemen aus dem Abstrich, sonst durch serologische Diagnostik.

### Differentialdiagnose

Die Primärerkrankung ist von anderen Hauterkrankungen abzugrenzen. Die bakteriologische und serologische Diagnostik läßt keine Abgrenzung zu anderen Treponematosen einschließlich der Syphilis zu.

### Therapie

Penicillin ist das Mittel der Wahl.

### Prävention

Hygiene, Meiden direkter Kontakte mit Kranken.

## Pinta

### Klinik

Etwa 2–6 Monate nach Infektion treten leicht erhabene Papeln auf, die zum Teil mit bräunlichen Schuppen bedeckt sind und einer Psoriasis ähneln können. Nach längerer Erkrankung bleiben vitiligoartige Depigmentierungen zurück.

### Diagnostisches Vorgehen

Antikörperdiagnostik ist 5–6 Monate nach Auftreten der Primärläsion positiv (nicht von anderen Treponematosen unterscheidbar).

### Differentialdiagnose

Hauterkrankungen wie tuberkuloide Lepra, Pityriasis versicolor, Syphilis, Vitiligo.

### Therapie

Penicillin ist das Mittel der Wahl.

## Endemische Syphilis

### Klinik

Primärläsionen lassen sich ganz selten finden. Auffallend sind Schleimhautläsionen, die als Papeln auftreten. Im Tertiärstadium finden sich knötchenartige und gummatöse Veränderungen. Knochenbeteiligung ist selten. Die Übertragung erfolgt durch direkten Kontakt.

### Diagnostisches Vorgehen

Etwa 15–18 Tage nach Auftreten der mukokutanen Läsion sind Antikörper gegen Treponemen nachweisbar.

### Therapie

Therapie der Wahl ist Penicillin.

**Merke:** Nicht-venerische Treponematosen sind: endemische Syphilis, Frambösie, Pinta (Carate). Antikörperdiagnostik ist möglich, unterscheidet sich von der Syphilisdiagnostik nicht. Die Behandlung erfolgt mit Penicillin.

### Weiterführende Literatur


Dooley, J. R., C. H. Binford: Treponematoses. In Binford, C. H., D. H. Connor: Pathology of Tropical and Extraordinary Diseases. Armed Forces Institute of Pathology, Washington 1976 (p. 110)

Hackett, I. C., L. I. A. Lowenthal: Differential Diagnosis of Jaws. Wld Hlth Org. Monogr. Ser. 45 (1960)

Idse, O., K. Kiraly, G. Causse: Veneral disease and treponematoses – the epidemiological situation and WHO's control programme. WHO Chronicle 27 (1973) 410

Vegas, F. K.: In Canizares, O.: Clinical Tropical Dermatology. Blackwell, Oxford 1975

WHO: Treponemal infections. Wld Hlth Org. techn. Rep. Ser. 674 (1982) 1–74


# Tropische Viruskrankheiten

## Gelbfieber

**Definition:** Das Gelbfieber wird verursacht durch Flavivirus febricus (= Gelbfiebervirus). Das Gelbfiebervirus gehört zur Familie Togaviridae, Genus flavivirus. Das Gelbfieber wird durch Mücken (vorwiegend Aedes aegypti) übertragen. Es tritt in 2 Formen auf, als klassisches Gelbfieber und als Dschungelfieber.

### Epidemiologie

Das Gelbfieber tritt in den Tropen auf (Afrika, Zentral- und Südamerika, Karibik). Das Tierreservoir des Gelbfiebers sind Meerkatzen. Überträger sind Stechmücken. Lokale Epidemien sind möglich.

### Klinik und Pathophysiologie

Inkubationszeit 3–6 Tage. Hohes Fieber, Übelkeit, Erbrechen, Kopf- und Muskelschmerzen sind gefolgt von Hepatomegalie, Skleren- und Hautikterus. Bei schweren Verlaufsformen kommt es in den ersten Krankheitstagen zu einer hämorrhagischen Diathese mit Hautblutungen und Gastrointestinalblutungen. Die Viren sind pantrop, jedoch ist die Leber das am meisten geschädigte Organ.
*Laborbefunde:* Bilirubinämie, Transaminasenerhöhung, Anämie, Thrombozytopenie, Leukozytose oder Leukopenie, Proteinurie.

### Diagnostisches Vorgehen

Die Diagnose erfolgt durch direkten Virusnachweis im Blut oder im Lebergewebe elektronenmikroskopisch, sonst im Tierversuch oder in der Zellkultur. Antikörper sind nachweisbar. Mitreaktionen anderer Flaviviren sind häufig.

### Differentialdiagnose

In Einzelfällen und im Anfangsstadium ist die Erkrankung schwer gegenüber anderen akuten Infektionskrankheiten abzugrenzen (Typhus, Malaria, Hepatitis). Auch toxische Leberschäden können zu einer Verwechslung führen. Epidemiologische Hinweise dienen der Differentialdiagnose.

### Therapie

Eine spezifische Therapie des Gelbfiebers gibt es nicht. Außer einer symptomatischen Therapie sind experimentelle Therapieversuche denkbar, z. B. mit Interferon bzw. Virostatika.

### Verlauf und Prognose

Es gibt milde Krankheitsverläufe und sehr schwere Krankheitsverläufe. Bei schweren Formen tritt vor allem eine hömorrhagische Symptomatik auf. Häufigste Todesursachen sind zerebrale Symptomatik, Leberversagen, Nierenversagen und Blutungen. Die Sterblichkeit wird zwischen 20 und 80% angegeben.

### Prophylaxe

Es gibt eine effektive Schutzimpfung mit dem attenuierten Impfstamm 17 D (autorisierte Impfstellen). Der Schutz der Impfung beginnt am 9. Tag und wird im internationalen Reiseverkehr bis zu 10 Jahren Dauer anerkannt. Blutentnahme und Organuntersuchungen sind bei Verdacht oder Diagnose der Erkrankung nur unter besonderen Sicherheitsbedingungen durchzuführen.

**Merke:** Das Gelbfieber ist eine Erkrankung durch Flaviviren, übertragen durch Stechmükken in tropischen Gebieten (Süd-, Zentralamerika, Karibik und tropisches Afrika). Die schwerste Verlaufsform geht mit einer hämorrhagischen Diathese einher. Es gibt eine wirksame Schutzimpfung, keine spezifische Therapie.

### Weiterführende Literatur

Francis, T.J., D.L. Moore, G.M. Edington, J.A. Smith: A clinicopathological study of human yellow fever. Bull. Wld Hlth Org. 46 (1972)

Jones, E.M.M., D.C. Wilson: Clinical features of yellow fever cases at Vom Christian Hospital during the 1969 epidemic on the Jos Plateau, Nigeria. Bull. Wld Hlth Org. 46 (1972) 653–657

## Denguefieber (Siebentagefieber, Break Bone Fever)

**Definition:** Dengue ist eine Infektion, die durch Denguevirus (Familie Togaviren, Genus Flaviviren) verursacht und durch Mücken übertragen wird. Vier Serotypen (1–4) sind bekannt. Die Erkrankung wird nach Schweregraden eingeteilt: Grad I Denguefieber, Grad II und III Dengue-hämorrhagisches Fieber, Grad IV Dengue-Schocksyndrom.

### Epidemiologie

Dengue ist endemisch in Südostasien, auf den Seychellen, den Pazifischen Inseln, in der Karibik und in afrikanischen Ländern. Ein Tierreservoir ist nicht bekannt.

### Klinik und Pathophysiologie

*Grad I:* Nach einer Inkubationszeit von 5–8 Tagen tritt hohes Fieber auf mit Glieder- (Break Bone Fever), Kopf- und Retroorbitalschmerzen. Nach kurzer Besserung gibt es einen Wiederanstieg der Temperaturen bis zur Entfieberung am 6.–8. Tag. Gelegentlich tritt ein flüchtiges Exanthem auf. Hepatomegalie, generalisierte Lymphknotenschwellungen und Milzvergrößerung. Positives Rumpel-Leede-Phänomen.
*Laborbefunde:* Granulozytopenie, aktivierte Lymphozyten (Virozyten), Thrombozytopenie.
*Grad II–IV* (Dengue-hämorrhagisches Fieber und Dengue-Schocksyndrom): Neben den oben angeführten allgemeinen Erscheinungen stechen besonders hervor: Hepatomegalie, Lymphknotenvergrößerungen, Exantheme, Hautblutungen, Gastrointestinalblutungen, Hypotonie, Zirkulationsstörungen, Schocksymptomatik, neurologische Störungen mit Krampfzuständen (besonders bei Kindern).
*Pathophysiologie:* Die Symptome deuten auf eine schwere Gefäßschädigung. Die Schweregrade II–IV treten häufig nur dann auf, wenn die Betreffenden bereits früher klassisches Denguefieber hatten. Beim Dengue-Schocksyndrom gibt es Hinweise für eine disseminierte intravasale Gerinnung: Thrombopenie, Fibrinogenerniedrigung, erhöhte Fibrinogen-Fibrin-Abbauprodukte.
*Laborbefunde:* Hämokonzentration, Thrombozytopenie, hämostaseologische Veränderungen wie oben beschrieben. Vermehrung von aktivierten Lymphozyten im Differentialblutbild.

### Diagnostisches Vorgehen

Die Diagnose erfolgt durch den direkten Virusnachweis im Blut. Antikörperdiagnostik der 4 Serotypen.
*Differentialdiagnose:* Andere Erkrankungen mit hämorrhagischer Diathese. Die Diagnose wird durch epidemische Hinweise und durch Antikörperbefunde gestellt.

### Therapie

Eine spezifische Therapie ist nicht möglich. Akute Schockbehandlung, Kortikosteroidbehandlung, Blutersatz und Maßnahmen gegen disseminierte intravasale Gerinnung.

### Verlauf und Prognose

Denguefieber heilt ohne weitere Komplikationen ab, die Prognose von Dengue hämorrhagischem Fieber und Dengue Schocksyndrom hängt von den Möglichkeiten der intensiv-medizinischen Betreuung ab.

**Merke:** Dengue ist eine Viruserkrankung verschiedener Serotypen in den Tropen, wobei vorwiegend Kinder und Jugendliche erkranken. Neben dem Siebentagefieber gibt es Dengue-hämorrhagisches Fieber und Dengue-Schocksyndrom mit schweren Komplikationen. Es gibt nur unspezifische Maßnahmen. Eine Impfung existiert nicht.

### Weiterführende Literatur

Pathogenic mechanisms in dengue haemorrhagic fever: Report of an international collaborative study. Bull. Wld Hlth Org. 48 (1973) 117

Schlesinger, R. W.: Dengue viruses. In Gard, S., C. Hallauer: Virology Monographs, Vol. XVI. Springer, Wien 1977

## Pappataci-Fieber (Synonyma: Dreitagefieber, Phlebotomusfieber, sand-fly-fever)

**Definition:** Das Pappataci-Fieber wird durch Arboviren vom Genus Bunyavirus verursacht, die durch den Stich von Sandfliegen (vorwiegend Phlebotomus papatasii) übertragen werden.

### Epidemiologie

Die Erkrankung ist im Nahen Osten und Zentralasien epidemisch. Im Mittelmeerraum nur vereinzelte Krankheitsfälle. Unterschiedliche Virustypen: Sizilien, Neapel, Karimabad, Salehabad.

### Klinik und Pathophysiologie

Inkubationszeit 3 Tage. Fieber bis 40 °C, Kopfschmerzen, Muskelschmerzen, Kreuzschmerzen und Appetitlosigkeit. Häufig Konjunktivalinjektionen, gelegentlich flüchtige Exantheme.
*Laborbefunde:* Granulozytopenie, im Blut direkter Nachweis der Viren elektronenoptisch möglich. Antikörper nachweisbar.

### Diagnostisches Vorgehen

Durch epidemiologische Hinweise und Antikörperuntersuchung (zwei Serumproben im Abstand von 14 Tagen). Zur aktuellen Diagnostik nicht geeignet.

### Differentialdiagnose

Die Erkrankung muß von anderen fieberhaften Infektionen abgegrenzt werden.

### Therapie

Eine spezifische Therapie gibt es nicht.

### Verlauf und Prognose

Die Erkrankung ist kurzdauernd und heilt folgenlos aus.

### Prophylaxe

Es gibt keine Impfung. Die Vorsorge beschränkt sich auf Bekämpfung der Sandfliege und Schutz vor dem Stich.

**Merke:** Das Pappataci-Fieber ist eine Viruserkrankung, die durch den Stich von Sandfliegen im Mittelmeerraum, Nahen Osten und in Zentralasien übertragen wird. Eine Impfung gibt es nicht. Eine spezifische Therapie ist nicht bekannt.

### Weiterführende Literatur

Bartelloni, P. J., H. B. Tesch: Clinical and serologic responses of volunteers infected with Phlebotomus fever virus (Sicilian type). Amer. J. trop. Med. Hyg. No. 25 (1976) 456

## Lassa-Fieber

**Definition:** Lassa-Fieber gehört zu den hämorrhagischen Fiebern. Der Erreger ist das Lassa-Virus (Arenaviren). Übertragung von Mensch zu Mensch ist möglich.

### Epidemiologie

Das Lassa-Fieber ist in Westafrika endemisch. 1969 wurde es in Lassa/Nigeria zum ersten Mal identifiziert. Seither ist es kontinuierlich in Nigeria, Sierra Leone, Guinea und Liberia beobachtet worden. Antikörperuntersuchungen deuten auf eine weitere Verbreitung bis in den Gabun hin. Tierreservoir ist offensichtlich ein Nagetier (Mastomys natalensis) (Tab. **28**).

### Klinik und Pathophysiologie

Es finden sich die typischen Zeichen einer schweren Infektionskrankheit mit Fieber, Kopfschmerzen und Myalgien. Hämorrhagische Konjunktivitis tritt häufig auf. Im weiteren Verlauf sieht man bei schweren Fällen weitere hämorrhagische Diathese mit Gastrointestinalblutung. Wahrscheinlich handelt es sich um virusbedingte Kapillarschäden.

### Diagnostisches Vorgehen

Epidemische Hinweise, Antikörperuntersuchung. Der direkte Virus-Nachweis ist aus Sekreten, aus dem Blut sowie aus Biopsien elektronenoptisch und auf Zellkulturen möglich.

### Differentialdiagnose

Die anderen hämorrhagischen Fieber sind abzugrenzen.

Tabelle **28** Neue hämorrhagische Fieber seit 1967

| Erkrankung | Jahr | Fälle | Todesfälle | Ort |
|---|---|---|---|---|
| Marburg-Virus-Krankheit | 1967 | 31 | 7 (23%) | Marburg*, Frankfurt*, Belgrad* |
| | 1975 | 3 | 1 | Johannesburg/Südafrika |
| Lassa-Fieber | 1969 | 3 | 2 | Lassa/Jos/Nigeria |
| | 1970 | 28 | 13 (46%) | Jos/Nigeria |
| | 1972 | 11 | 4 (36%) | Zorzor/Liberia |
| | 1970–72 | 63 | 24 (38%) | Panguma/Sierra Leone |
| | 1973–76 | 156 | ? | Panguma/Sierra Leone |
| | 1976–79 | >200 | ~ 20% | Kenema/Sierra Leone |
| | 1978–79 | 19 | 3 (16%) | Nordostregion/Liberia u. Guinea |
| Ebola-(Maridi-) hämorrhagisches Fieber | 1976 | 238 | 124 (52%) | Maridi/Sudan |
| | 1976 | 261 | 246 (94%) | Bumba/Zaire |
| | 1979 | ? | ? | Sudan |

* Die Infektion entstand durch infizierte Affen aus Uganda (Cercopithecus aethiops)

Therapie

Eine spezifische Therapie gibt es nicht. Versuche mit Interferon oder Virostatika sind denkbar.

Verlauf und Prognose

Die Sterblichkeit liegt bei etwa 20%.

Prophylaxe

Blut- oder Organmaterialien bei einem Lassa-Fieber-Patienten müssen unter besonderen Sicherheitsbedingungen untersucht werden. Patienten müssen streng isoliert werden.

**Merke:** Lassa-Fieber ist eine Viruserkrankung, die von Mensch zu Mensch übertragen wird und in Westafrika endemisch ist. Die Mortalität beträgt etwa 20%. Eine Impfung gibt es nicht. Strenge Isolation der Patienten ist notwendig.

Weiterführende Literatur

Buckley, S. M., J. Casals: Pathobiology of Lassa fever. Int. Rev. exp. Path. 18 (1978) 97

Knobloch, I., I. B. McCormick, P. A. Webb et al.: Clinical Observations in 42 Patients with Lassa Fever. Tropenmed. Parasit. 31 (1980) 389

McCormick, J. B., K. M. Johnson: Lassa fever: Historical review and contemporary investigation. In Pattyn, S. R.: Ebola Virus Haemorrhagic Fever. Elsevier/North Holland, Amsterdam 1978 (p. 279)

## Marburg-Virus-Krankheit (Grüne Affenkrankheit)

**Definition:** Die Marburg-Virus-Krankheit gehört zu den hämorrhagischen Fiebern. Das Marburg-Virus ist bisher nicht klassifiziert. Die Erkrankung wird von Mensch zu Mensch übertragen. Mögliches Tierreservoir sind Meerkatzen.

Epidemiologie

Die Marburg-Virus-Krankheit wurde 1967 zum ersten Mal in Marburg identifiziert. In der gleichen Zeit gab es Fälle in Frankfurt und in Belgrad. 1975 und 1980 wurden Einzelfälle aus Ostafrika bekannt. Bei den in Europa Erkrankten handelte es sich um Patienten, die mit Organen oder Blut von Meerkatzen in Berührung gekommen waren oder von anderen Erkrankten angesteckt wurden (Tab. **28**).
Andere hämorrhagische Fieber sind in Tab. **29** zusammengestellt.

Tabelle **29** Andere hämorrhagische Fieber von Bedeutung

| | |
|---|---|
| – in Ostafrika: | Rift-Valley-Fever (Gruppe der Arboviren) |
| – in Südamerika: | argentinisches hämorrhagisches Fieber durch Junin-Virus (Gruppe der Arenaviren) und bolivianisches hämorrhagisches Fieber durch Machupo-Virus (Gruppe der Arenaviren) |
| – in Südostasien: | koreanisches hämorrhagisches Fieber durch Hantaan-Virus |
| – weltweit: | Dengue-hämorrhagisches Fieber |

Klinik und Pathophysiologie

Die Erkrankung beginnt 4–9 Tage nach Infektion mit den Zeichen einer schweren Infektion. Innerhalb weniger Tage treten in schweren Fällen hämorrhagische Symptome auf. Häufig ist ein kleinfleckiges Exanthem. Zahlreiche Organe werden befallen mit entsprechenden Veränderungen (Blut, Leber, Herz, Pankreas, Nieren, Gehirn).
*Laborbefunde:* Thrombozytopenie, aktivierte Lymphozyten (Virozyten), Transaminasenerhöhungen. Die Viren lassen sich im Blut oder in Organbiopsien elektronenoptisch nachweisen, außerdem im Kultur- oder Tierversuch. Antikörperdiagnostik.

### Therapie

Eine spezifische Therapie gibt es nicht. Die Behandlung erfolgt durch supportive Maßnahmen. Interferon oder Virostatika sind denkbare Behandlungsmöglichkeiten.

### Verlauf und Prognose

Die Sterblichkeit beträgt etwa 25 %.

### Prophylaxe

Eine Impfung gibt es nicht. Patienten sind streng zu isolieren (Isolierbettsysteme). Größte Vorsicht beim Umgang mit Blut oder Organmaterialien eines Patienten.

**Merke:** Die Marburg-Virus-Krankheit ist in Afrika endemisch, sie wurde jedoch nach Marburg importiert und dort erstmals identifiziert. Eine spezifische Therapie oder Impfung ist nicht möglich. Die Behandlung von Patienten muß in strenger Isolation erfolgen.

### Weiterführende Literatur

Gear, J.S.S., G.A. Cassel, A.J. Gear et al.: Outbreak of Marburg virus disease in Johannesburg. Brit. med. J. 1975/IV, 489

Martini, G.A., R. Siegert: Marburg Virus Disease. Springer, Berlin 1971

## Ebola-hämorrhagisches Fieber (Maridi-hämorrhagisches Fieber)

**Definition:** Das Ebola-hämorrhagische Fieber wird durch Ebola-Virus verursacht, das morphologisch vom Marburgvirus kaum zu unterscheiden ist. Übertragung erfolgt von Mensch zu Mensch.

### Epidemiologie

Das Ebola-hämorrhagische Fieber trat 1976 zum ersten Mal im Süden des Sudan (Maridi) und in Zaire auf. 1979 trat erneut eine Epidemie im Sudan auf (s. Tab. **28**).

### Klinik und Pathophysiologie

Das Ebola-hämorrhagische Fieber beginnt mit den Zeichen einer schweren Infektion. Innerhalb von wenigen Tagen können in schweren Fällen schwere hämorrhagische Diathesen eintreten. Offensichtlich sind zahlreiche Organe durch das Virus geschädigt (Leber, Pankreas, Herz, Gehirn). Pathophysiologisch ist die hämorrhagische Diathese wahrscheinlich durch direkte Schädigung der Kapillarwand bedingt.

*Laborbefunde:* Charakteristisch sind Blutbildveränderungen, vor allem aktivierte Lymphozyten, Transaminasenerhöhungen und Hinweise für die Leberbeteiligung.

### Diagnostisches Vorgehen

Die Diagnose ist durch epidemiologische Hinweise, Differentialblutbildveränderungen, direkten Virusnachweis elektronenoptisch bzw. auf Zellkulturen und im Tierversuch möglich. Antikörper lassen sich nachweisen. Es gibt zwei Antigenvarietäten (Sudan und Zaire), so daß Maridi- und Ebola-hämorrhagisches Fieber getrennt werden müssen.

### Therapie

Eine spezifische Therapie gibt es nicht. Die Behandlung erfolgt durch supportive Maßnahmen in strenger Isolation. Interferon und Virostatika erscheinen als Behandlung möglich.

### Verlauf und Prognose

Die Krankheit verläuft über mehrere Wochen, kann jedoch in wenigen Tagen zum Tode führen (etwa 50 %).

### Prophylaxe

Eine Impfung gibt es nicht. Strenge Isolation von Patienten, äußerste Vorsicht im Umgang mit Blut und Organmaterialien.

**Merke:** Das Ebola-hämorrhagische (Maridi-hämorrhagisches Fieber) Fieber ist eine Viruserkrankung aus Afrika. Die Krankheit kann von Mensch zu Mensch übertragen werden. Eine spezifische Behandlung oder Impfung gibt es nicht. Die Patienten müssen unter strikter Isolation behandelt werden.

### Weiterführende Literatur

Gear, J.H.S.: Hemorrhagic fevers with special reference to recent outbreaks in Southern Africa. Rev. infect. Dis. 1 (1979) 571

Knobloch, J., M. Dietrich, D. Peters et al.: Maridi-hämorrhagisches Fieber. Dtsch. med. Wschr. 102 (1977) 1575

Pattyn, S.R.: Ebola Virus Haemorrhagic Fever. Elsevier/North Holland, Amsterdam 1978

# Tropische Wurmkrankheiten

## Filariosen

### Elephantiasis

**Definition:** Die Elephantiasis wird durch Befall des lymphatischen Gefäßsystems durch Filarien verursacht (Wuchereria bancrofti oder Brugia malayi). Die Erkrankung wird durch Mücken übertragen.

### Epidemiologie

Wuchereria bancrofti tritt in tropischen Gebieten auf, Brugia malayi im südasiatischen Raum. Viele Millionen Menschen sind durch Filarien befallen, nur ein kleiner Teil hat Zeichen einer Elephantiasis. Entwicklungszyklus: Nach dem Stich der Mücken siedeln sich die Larven im lymphatischen System an und entwickeln sich zu erwachsenen Würmern beiderlei Geschlechts. Die adulten Filarien können 10 und mehr Jahre lang im Wirtsorganismus leben und produzieren Mikrofilarien.

### Klinik und Pathophysiologie

Inkubationszeiten sind schwer festzustellen, wenn Patienten ständig im endemischen Gebiet leben. Klinische Symptome sind Juckreiz, Schmerzen und Spannung in der befallenen Körperregion. Rezidivierende Lymphangitiden sind häufig. Funikulitis, Epididymitis und Orchitis treten auf. Folgezustände sind Hydrozelen, Lymphödeme und ausgeprägte Elephantiasis.

### Pathogenese

Die adulten Würmer verursachen eine Erweiterung des lymphatischen Systems, wobei allergische und immunpathologische Mechanismen zu einer chronischen Erkrankung führen.

### Diagnostisches Vorgehen

Die Epidemiologie, ausgeprägte Eosinophilie im peripheren Blut und die klinische Symptomatik weisen auf die Erkrankung. Der Nachweis von Mikrofilarien im Blut sichert die Diagnose. Immundiagnostik ist nur beschränkt verläßlich.

### Differentialdiagnose

Andere Erkrankungen mit Lymphödemen sind abzugrenzen.

### Therapie

Diäthylcarbamazin (Hetrazan) tötet die adulten Würmer und die Mikrofilarien ab. Kortikosteroide sind bei allergischen Reaktionen notwendig. Bei ausgeprägten Lymphödemen sind operative Maßnahmen möglich, eine Elephantiasis ist irreversibel.

### Verlauf und Prognose

Die Spätschäden können häufig nicht mehr beeinflußt werden. Frühzeitige Diagnose und Behandlung können die Lymphödeme verhindern.

### Prophylaxe

Schutz vor Mückenstichen und Bekämpfung der Überträgermücken.

**Merke:** Die Elephantiasis ist eine in den Tropen bekannte Erkrankung durch die Filarien Brugia malayi und Wuchereria bancrofti.

### Weiterführende Literatur

Nelson, G.S.: Filariasis. New Engl. J. Med. 300 (1979) 1136

Neva, F.A., E.A. Ottesen: Tropical (filarial) eosinophilia. New Engl. J. Med. 298 (1978) 1129

Sasa, M.: Human filariasis: A global survey of epidemiology and control. University of Tokyo Press, Tokyo 1976

WHO Expert Committee on Filariasis. Wld Hlth Org. techn. Rep. Ser. 542 (1974)

## Loiasis (Kamerunbeule, Kalabarschwellung, afrikanischer Augenwurm)

**Definition:** Die Loiasis ist eine Filariose, die durch die Wanderfilarie Loa loa verursacht wird. Vektoren bzw. Zwischenwirte sind Bremsen der Gattung Chrysops.

### Epidemiologie

Loa-Loa-Infektionen treten in West- und Zentralafrika auf. Die übertragenden Insekten leben entlang von Flußläufen. Sie stechen tagsüber. Millionen Menschen sind befallen. Entwicklungszyklus: nach dem Stich der Bremse wachsen die Nematoden in etwa 6 Monaten zu geschlechtsreifen Würmern heran, die bis zu 6 cm lang werden. Sie wandern im Unterhautfettgewebe, u.a. auch in der Augenbindehaut. Die adulten Filarien können über 10 Jahre im Wirtsorganismus leben und produzieren Mikrofilarien, die nur tagsüber im Blut nachweisbar sind.

### Klinik und Pathophysiologie

Prall-elastische Schwellungen an den Extremitäten mit Spannungsgefühl, zum Teil Juckreiz und Hitzegefühl, treten flüchtig auf. Gelegentlich werden die wandernden Filarien im Unterhautfettgewebe erkennbar und können extrahiert werden.

### Diagnostisches Vorgehen

Die Diagnose wird durch den Nachweis von Mikrofilarien im Blut gestellt. Bei fehlendem Mikrofilariennachweis sind ausgeprägte Eosinophilie, Antikörperbefunde und Epidemiologie diagnostisch hinweisend.

### Differentialdiagnose

Angioneurotische Ödeme und andere vorübergehende Schwellungen sind abzugrenzen. Von eingeschränktem Wert ist der sogenannte Mazzotti-Test (Provokation durch Hetrazan).

### Therapie

Medikament der Wahl ist Diäthylcarbamazin (Hetrazan). Allergische Erscheinungen sind möglich, die durch Kortikosteroide behandelt werden können.

### Verlauf und Prognose

Unbehandelt kommt es zu lästigen subjektiven Beschwerden, bei Befall des Auges zu Irritationen.

### Prophylaxe

Schutz vor Stichen.

**Merke:** Infektionen mit der Filarie Loa loa führen nach langer Inkubationszeit zu klinischen Erscheinungen mit wechselnden Schwellungen am Körper.

### Weiterführende Literatur

Fain, A.: Les problèmes actuels de la loase. Bull. Wld Hlth Org. 56 (1978) 155

## Onchozerkose (Flußblindheit)

**Definition:** Es handelt sich um eine Erkrankung durch Bindegewebswürmer (Onchocerca volvulus). Die Erkrankung wird durch Kriebelmücken (Simulien) übertragen.

### Epidemiologie

Die Überträgermücken finden ihre Brutplätze vor allem an fließenden Gewässern, Savannengebiete werden bevorzugt. Die Erkrankung tritt auf in Westafrika, Mittelamerika, arabische Halbinsel. Entwicklungszyklus: Nach dem Stich der Mücke entwickeln sich die Filarien zu geschlechtsreifen Würmern, die bis zu 15 Jahren im Körper leben können. Sie produzieren Mikrofilarien, die in der Haut nachweisbar sind.

### Klinik und Pathophysiologie

Etwa 1–2 Jahre nach Infektion treten Hautveränderungen auf (subkutane Knoten, juckende Papeln, fleckige Depigmentierungen an Tibiakanten, Fältelungen der Haut). Die schwerste Schädigung geschieht durch Mikrofilarienbefall der vorderen Augenkammer. Endstadium ist die Erblindung.

### Diagnostisches Vorgehen

Die Diagnose wird aufgrund der Hautveränderungen, epidemiologischer Hinweise, Eosinophilie und Antikörperdiagnostik möglich. Der direkte Nachweis von Mikrofilarien im »skin snip« beweist die Diagnose.

### Differentialdiagnose

Subkutane und tiefe Knoten sind von anderen knotigen Erkrankungen wie Lipomen und Atheromen abzugrenzen. Die Augenerkrankung muß von anderen Erkrankungen mit Chorioretinitis abgegrenzt werden.

### Therapie

Diäthylcarbamazin (Hetrazan) tötet nur die Mikrofilarien. Einschleichende Behandlung ist notwendig, Antihistaminika und Kortikosteroide bei allergischen Reaktionen. Weitere Versuche werden mit Mebendazol und Suramin durchgeführt. Toxische Nebenwirkungen, zum Teil mit Todesfällen, sind beschrieben.

### Verlauf und Prognose

Die Prognose ist günstig; in Savannengebieten gibt es jedoch häufige Augenschädigungen (bis zu 10%).

### Prophylaxe

Bekämpfung der Überträger, Schutz vor Stichen.

**Merke:** Die Onchozerkose wird durch Filarien verursacht, die durch Kriebelmücken übertragen werden.

### Weiterführende Literatur

Connor, D. H. Onchocerciasis. New Engl. J. Med. 298 (1978) 379

WHO: Epidemiology of onchocerciasis. Wld Hlth Org. techn. Rep. Ser. 597 (1976) 1–64

## Bilharziose (Schistosomiasis)

**Definition:** Die Bilharziose wird durch Trematoden der Gattung Schistosoma verursacht. Humanpathogene Formen: Schistosoma haematobium, Schistosoma intercalatum, Schistosoma mansoni und Schistosoma japonicum. Die klinische Erscheinung wird durch die Ablage der befruchteten Eier verursacht.

### Epidemiologie

Schistosoma haematobium gibt es in großen Teilen Afrikas, auf Mauritius und Madagaskar. Schistosoma mansoni ist im tropischen Afrika vorhanden, auf Madagaskar, auf der arabischen Halbinsel, in Brasilien, Venezuela, auf den kleinen Antillen. Schistosoma intercalatum findet sich in Zentralafrika (Gabun, Kongo). Schistosoma japonicum gibt es im südlichen Ostasien, China, Philippinen und Japan (Abb. **49**).

### Entwicklungszyklus

Die Schistosomen sind Pärchenegel, die im Mesenterialvenengeflecht oder im Portalvenensystem leben und befruchtete Eier ablegen, die durch die Gefäßwand in den Darm und die Blase gelangen. Aus den Eiern schlüpfen Mirazidien und können Schneckenarten als Zwischenwirt infizieren. Von den Schnecken werden infektionstüchtige Zerkarien ins Wasser ausgeschieden. Die

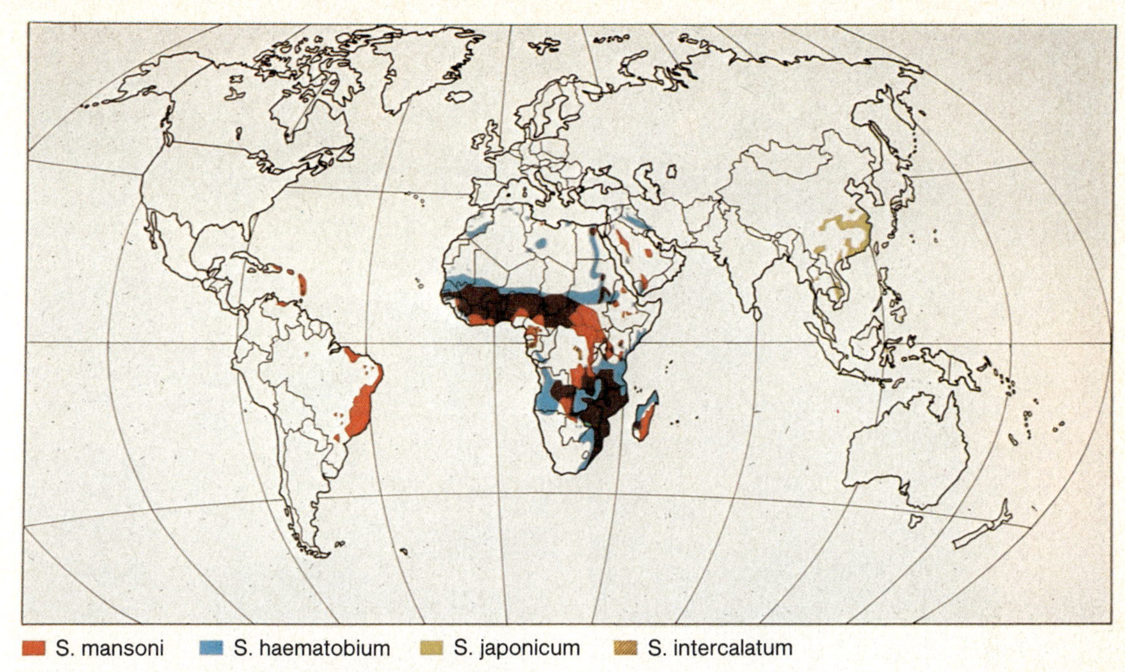


Abb. **49** Verbreitungsgebiete der Schistosomiasis

Infektion des Menschen geschieht nach Wasserkontakt.

### Klinik

Man unterscheidet zwischen Blasen- und Darmbilharziose. Blasenbilharziose wird durch Schistosoma haematobium (Abb. **50**), Darmbilharziose durch Schistosoma intercalatum (Abb. **51**), Schistosoma japonicum und Schistosoma mansoni (Abb. **52**) verursacht. Nach einer akuten Infektion treten Zeichen einer Infektionskrankheit mit Fieber, Gewichtsverlust, Bauchschmerzen, Gelenkschmerzen und Durchfällen auf. Im weiteren Verlauf bleibt die Bilharziose bei einer leichten Infektion weitgehend symptomlos. Bei schwerer Infektion (Zahl der Würmer bzw. der abgelegten Eier ist maßgebend) treten bei der Blasenbilharziose Harnwegsinfektion und Hämaturie auf, bei der Darmbilharziose gelegentlich blutige Durchfälle. Ektopische Manifestationen: Nieren, Harnleiter, Genitalien, Leber, Lungen, Herz, Haut, Meningen und Gehirn.

### Pathophysiologie

Die pathologischen Erscheinungen treten durch die abgelegten Eier auf, die in den Organen granulomatöse Reaktionen auslösen, die je nach Organbefall verschiedene Folgezustände bewirken: chronische Harnleiter- und Nierenerkrankungen bis Niereninsuffizienz, Leberfibrose mit Stauung im portalen Kreislauf, Lungenfibrose, Herzrhythmusstörungen usw. In der Blase und im Darmtrakt treten papillomatöse Veränderungen auf; bei der Blasenbilharziose gilt das Karzinom als eine mögliche Folgekrankheit. Immunologisch tritt gegenüber den parasitären Würmern eine rasche Toleranz ein. Erstaunlicherweise kommt es nicht zu thrombotischen Veränderungen der befallenen Gefäße.

### Diagnostisches Vorgehen

Die Diagnose in der akuten Phase gründet sich auf epidemiologische Hinweise, Eosinophilie, Zerkariendermatitis und fieberhaftes Krankheitsbild sowie Antikörperdiagnostik. In der Folge wird die Diagnose durch den direkten Einachweis gesichert. Dafür stehen Filtrationsmethoden und Konzentrationsmethoden von Urin und Stuhl zur Verfügung. Außerdem sind histologische Untersuchungen hilfreich. Der sogenannte Mirazidien-Schlüpfversuch dient dem Viabilitätsnachweis.

### Differentialdiagnose

Alle parasitären Erkrankungen mit Eosinophilie und alle Infektionen des Harn- und Intestinaltraktes.

### Therapie

Die Blasenbilharziose mit Metrifonat (Bilarzil), für die Darmbilharziose Oxamniquine (Vansil). Bei Blasen- und Darmbilharziose wirksam ist Praziquantel (Biltrizid) oder Oltipraz (1983 noch nicht auf dem Markt). Niridazol (Ambilhar) ist diesen Präparaten gegenüber unterlegen.

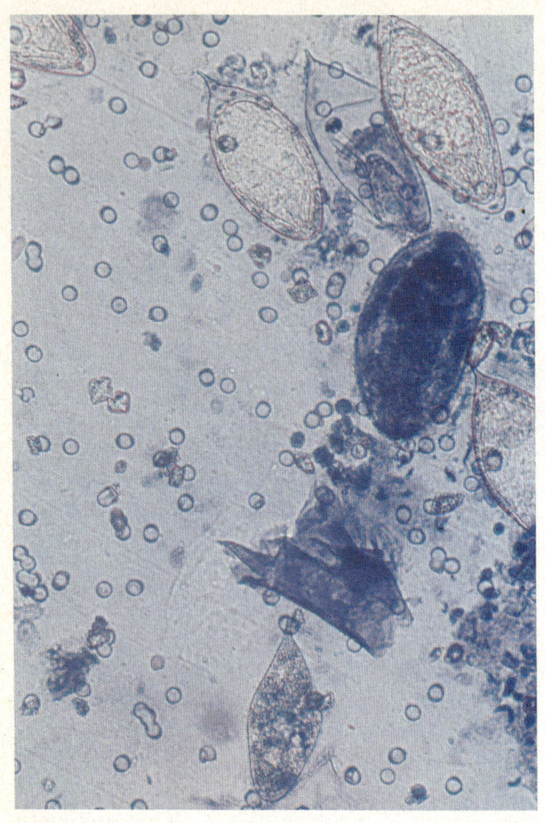

Abb. **50** Schistosoma-haematobium-Eier nach Urinfiltration und Trypanblaufärbung

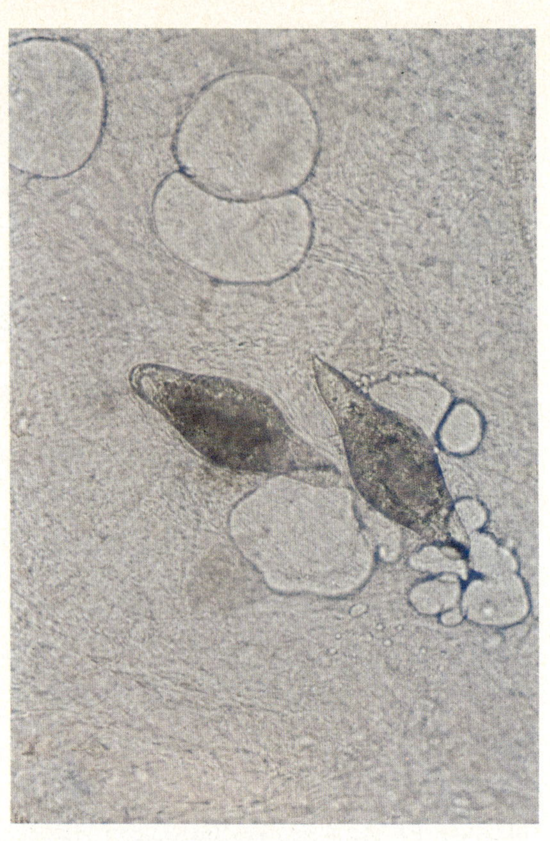

Abb. **51** Eier von Schistosoma intercalatum im Rektumschleimhaut-Quetschpräparat

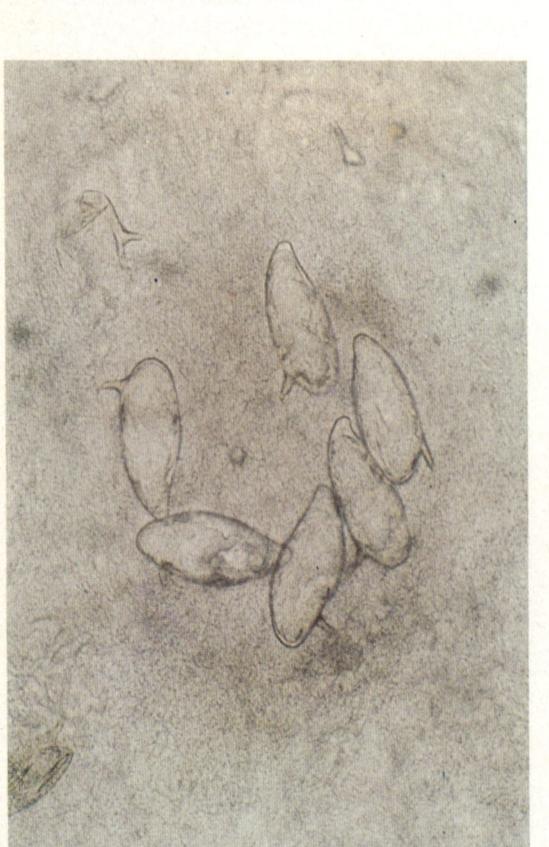

Abb. **52** Eier von Schistosoma mansoni im Rektumschleimhaut-Quetschpräparat

### Verlauf und Prognose

Unbehandelt geht die schwere Infektion in ein chronisches Stadium über mit den erwähnten Folgekrankheiten, an denen die Patienten versterben können (z.B. Ösophagusvarizenblutungen).

### Prophylaxe

Schneckenbekämpfung, Behandlung des menschlichen Reservoirs, Verhinderung der Ausbreitung von Mirazidien durch sanitäre Anlagen, Schutz vor Wasserkontakt.

**Merke:** Die Bilharziose wird durch 4 verschiedene humanpathogene Schistosomen verursacht. Schwerwiegende Folgeerscheinungen können zum Tode führen.

### Weiterführende Literatur


Mahmoud, A.A.: Schistosomiasis. New Engl. J. Med. 297 (1977) 1329

Prata, A.: Schistosomiasis mansoni. Clin. Gastroent. 7 (1978) 49

Warren, K.S.: Schistosomiasis japonica. Clin. Gastroent. 7 (1978) 77

WHO: Epidemiology and control of schistosomiasis. Wld Hlth Org. techn. Rep. Ser. 643 (1980) 1–47

## Paragonimiasis (Lungenegelkrankheit)

**Definition:** Die Erkrankung wird durch einen Lungenegel verursacht (humanpathogene Formen: Paragonimus westermani, Paragonimus africanus, Paragonimus uterobilateralis, Paragonimus ecuadoriensis). Die Infektion erfolgt durch den Genuß von metazerkarienhaltigem Krabbenfleisch.

### Epidemiologie

Paragonimus westermani gibt es in Korea, Japan, Taiwan und anderen südostasiatischen Ländern. Paragonimus africanus und uterobilateralis gibt es in Westafrika, Paragonimus ecuadoriensis in Mittelamerika.
Lebenszyklus der Parasiten: Nach der Aufnahme der Metazerkarie durch den Genuß von rohem Krabbenfleisch dringt der Parasit durch die Darmwand in die Peritonealhöhle und die Muskulatur ein. Anschließend penetriert der Parasit durch das Zwerchfell in das Lungenparenchym. Nach Geschlechtsreife werden die Trematodeneier durch die Bronchien abgehustet oder verschluckt. Die Mirazidien befallen den ersten Zwischenwirt (Schnecke), die ausgeschiedenen Zerkarien befallen als zweiten Zwischenwirt Krabben. Endwirte sind Hunde oder wildlebende Raubtiere.

### Klinik

Häufigste Symptome sind Husten, Auswurf, Hämoptysen. Röntgenologisch finden sich bilaterale Veränderungen mit Infiltraten, konfluierenden bronchopneumonischen Veränderungen und Aufhellungsbezirken.

### Diagnostisches Vorgehen

Der Nachweis von Eiern des Lungenegels im Sputum oder im Stuhl sichert die Diagnose. Die Immundiagnostik ergibt wertvolle Anhaltspunkte

### Differentialdiagnose

Die Abgrenzung zur Tuberkulose ist wichtig.

### Therapie

Praziquantel ist das Mittel der Wahl.

### Prophylaxe

Der Genuß von rohen Krabben muß vermieden werden.

**Merke:** Die Paragonimiasis wird durch den Lungenegel hervorgerufen. Differentialdiagnostisch muß die Erkrankung von der Tuberkulose abgegrenzt werden.

### Weiterführende Literatur

Chung, C. H.: Human paragonimiasis (pulmonary distomiasis; endemic hemoptysis). In Marcial-Rojas, R. A.: Pathology of Protozoal and Helminthic Diseases. Williams & Wilkins, Baltimore 1971 (p. 504)
Knobloch, J., I. Lederer: Immunodiagnosis of human paragonimiasis by an enzyme Immunoassay. Tropenmed. Parasit. 34 (1983) 21
Sachs, R., P. Kern, I. Voelker: Le Paragonimus uterobilateralis comme cause de trois cas de paragonimose humaine au Gabon. Tropenmed. Parasit. 34 (1983) 105
Volkmer, K.-J.: Diagnostic pattern of African paragonimiasis. Ann. Soc. belge Méd. trop. 55, 5 (1975) 535

## Clonorchiasis und Opisthorchiasis (Chinesischer Leberegel, Katzenleberegel)

**Definition:** Die Leberegel sind Gallengangsparasiten. Es werden 3 Arten unterschieden, die je nach Infestation Gallenwegserkrankungen hervorrufen können, nämlich Clonorchis sinensis (chinesischer Leberegel), Opisthorchis viverrini und Opisthorchis felineus. Die Infektion erfolgt durch den Genuß von rohem Fisch.

### Epidemiologie

Clonorchis sinensis ist häufig in China, Korea, Japan, Vietnam und Laos; Opisthorchis viverrini häufiger in Thailand, Laos und Südvietnam; Opisthorchis felineus (Katzenleberegel) findet sich in Osteuropa und Asien (häufig in Sibirien und Ostpreußen). Die Zahl der Patienten wird insgesamt auf über 20 Millionen geschätzt. Lebenszyklus der Parasiten: Nach Aufnahme der Metazerkarien mit dem Genuß von rohem Fisch gelangt der Parasit in die Gallenwege. Nach Geschlechtsreife werden Eier ausgeschieden. Die Würmer leben etwa 10 Jahre. Im ersten Zwischenwirt (Schnecke) schlüpfen Mirazidien, entwickeln sich zu Zerkarien, die Fische befallen. Im zweiten Zwischenwirt (Fisch) entwickelt sich die Metazerkarie, die dann in den Endwirt gelangt. Parasitenreservoir ist vorwiegend die Hauskatze.

### Klinik

Das klinische Bild ist abhängig von der Zahl der Parasiten und Dauer der Infektion. Als Komplikationen, die die Krankheit anzeigen, treten auf: Hepatomegalie, Cholestase, Koliken und Verdauungsstörungen.

### Pathologie und Pathophysiologie

Die Infestation mit Leberegeln begünstigt eine chronisch rezidivierende Cholangitis. Die Folge sind fibrosierende Leberveränderungen, in einem Teil der Patienten auch Cholangiokarzinome.

### Diagnostisches Vorgehen

Leberenzymwerte können erhöht sein, Eosinophilie ist oft nachweisbar. Die Diagnose erfolgt durch Einachweis in der Stuhlprobe bzw. im Duodenalsaft.

### Differentialdiagnose

Differentialdiagnostisch müssen akute und chronische Gallenwegserkrankungen abgegrenzt werden.

### Verlauf und Prognose

Bei den meisten Patienten verläuft die Krankheit über lange Zeit symptomlos. Chronische Cholangitis und Entwicklung eines Cholangiokarzinoms sind möglich.

### Therapie

Therapie der Wahl: Praziquantel (Biltrizid).

**Merke:** Die Klonorchiasis bzw. Opisthorchiasis wird durch Trematoden verursacht, die sich in den Gallenwegen aufhalten. Die Infektion erfolgt mit dem Genuß von rohem Fischfleisch.

### Weiterführende Literatur


Dooley, J.R., R.C. Neafie: Clonorchiasis and opisthorchiasis. In Binford, C.H., D.H. Connor: Pathology of Tropical and Extraordinary Diseases. Armed Forces Institute of Pathology, Washington 1976 (p. 509)

Horstmann, R.D. et al.: High efficacy of Praziquantel in the treatment of 22 patients with Clonorchis/Opistorchis infections. Tropenmed. Parasit. 32 (1981) 157

Seah, S.K.K.: Digenetic trematodes. Clin. Gastroent. 7 (1978) 87

Sonakul, D. et al.: Hepatic carcinoma with opistorchiasis. Southeast Asian J. trop. Med. Pub. Hlth. 9 (1978) 215


## Prophylaxe von Tropenkrankheiten

In tropischen und subtropischen Ländern ist das Risiko, eine »Tropenkrankheit« zu bekommen, unterschiedlich hoch. Es richtet sich zunächst weitgehend nach dem Vorkommen verschiedener Erkrankungen, das für Kontinente und Regionen äußerst unterschiedlich ist. Das Risiko, an einer Tropenkrankheit zu erkranken, ist in Singapur äußerst gering, im Urwald eines Landes im Bereich des tropischen Afrika jedoch sehr groß.

### Verminderung des Expositionsrisikos

Eine Kleidung, die möglichst große Teile des Körpers auch in großer Hitze bedeckt, schützt gegenüber Insektenstichen. Das Tragen von festen Schuhen verhindert das Eindringen von Hakenwürmern, Sandflöhen usw., die im Boden vorhanden sind. Der Aufenthalt in einem klimatisierten Haus, in dem durch Insektizide mögliche Überträgertiere ausgerottet sind, bietet einen weitreichenden Schutz im Gegensatz zum Aufenthalt im Freien, insbesondere nachts oder in der Dämmerung. Falls solche Räumlichkeiten nicht zur Verfügung stehen, ist bei einem Aufenthalt im Urwald immer noch zu einem Moskitonetz zu raten. Sogenannte Repellents, einschließlich Vitamin-B-Präparate, haben offensichtlich nur geringfügige Wirksamkeit. Wasserkontakte in Binnengewässern, in denen Bilharziose vorkommt, sind zu meiden.

### Schutz vor klimatisch und durch mangelhafte Hygiene bedingtem Krankheitsrisiko

Wer in tropischen oder subtropischen Ländern Wasser aus Binnengewässern oder der allgemeinen Wasserversorgung trinkt, setzt sich dem Risiko einer bakteriellen oder Protozoeninfektion (Amöben, Lamblien) aus. Lebensmittel verderben in heißen Klimata rasch. Aus diesem Grunde sollte man bei kalten Büfetts sehr vorsichtig sein und vorbereitete Salate, insbesondere wenn sie mit Mayonnaise angemacht sind, meiden. Alle Mahlzeiten mit gehacktem Fleisch sollten gemieden werden.

### Impfungen

Eine wirksame Impfung gibt es gegen das Gelbfieber. Impfungen gegen Cholera und gegen Typhus verhindern nicht die Erkrankung. Sie bieten jedoch offensichtlich bei regelmäßiger 6monatiger Wiederimpfung einen Teilschutz, der die Erkrankung leichter ablaufen läßt. Für Paratyphus (in Kombinationsimpfungen enthalten) ist dies nicht nachgewiesen. Hepatitis-B-Impfung nach vorheriger Untersuchung des Antikörperstatus. Die Pockenimpfung ist nicht mehr erforderlich, da Pockenerkrankungen seit Ende 1977 nicht mehr vorgekommen sind. Gegen die meisten Tropenkrankheiten gibt es keine Impfungen.

### Prophylaxe durch Medikamente

In Ländern, in denen Malaria endemisch ist, ist eine Malariaprophylaxe immer anzuraten (s. Kapitel »Malaria«). Regelmäßige Medikamenteneinnahmen gegen Filariosen und gegen Schlafkrankheit sind umstritten. Prophylaktische Einnahmen von Medikamenten gegen Entamoeba histolytica können nicht empfohlen werden. Die zum Teil gebräuchlichen Jod-Chinolin-Präparate sind sicherlich zu toxisch, um über längere Zeit eingenommen zu werden. Es ist auch nicht bekannt, ob sie in einer niedrigen Dosierung für eine Prophylaxe tatsächlich ausreichen. Um die sogenannte Reisediarrhö zu vermeiden, ist teilweise eine Dauerprophylaxe mit Antibiotika, z.B. neomycinhaltigen Präparationen oder Tetracyclinen, empfohlen worden. Wegen der damit verbundenen Risiken, insbesondere den Einflüssen auf die bakterielle Flora des Darmtraktes und die mögliche Resistenzbildung ist davon dringend abzuraten. Die bisher vorgelegten Untersuchungen reichen für die Empfehlung keineswegs aus.

### Prophylaxe mit $\gamma$-Globulin

$\gamma$-Globulinpräparationen, die in Deutschland hergestellt sind, haben einen hohen Antikörpergehalt gegen Hepatitis A. Für diejenigen Personen, die bisher keine Hepatitis A durchgemacht haben, ist die mindestens alle 2–3 Monate verabreichte Injektion von $\gamma$-Globulin sicher nützlich. Gegen Hepatitis B oder Nicht-A-nicht-B-Hepatitis schützt die $\gamma$-Globulinprophylaxe nicht. Auch andere Erkrankungen in den Tropen werden damit nicht abgedeckt. Der Wert der $\gamma$-Globulinprophylaxe ist also begrenzt.

**Merke:** Eine Prophylaxe gegen Tropenkrankheiten ist durchaus möglich. Man kann sich schützen durch individuelle hygienische Maßnahmen und entsprechende Kleidung, Vermeiden von Wasserkontakten und leicht verderblichen Mahlzeiten, durch spezifische Impfungen, unspezifische Gammaglobulinprophylaxe (gegen Hepatitis A) und kontinuierlich eingenommene prophylaktische Medikamente.

### Weiterführende Literatur

Steffen, R.: Reisemedizin. Epidemiologie der Gesundheitsstörungen bei Interkontinentalreisenden und präventivmedizinische Konsequenzen. Springer, Berlin 1984

# Tuberkulose

*K. L. Radenbach* und *W. Matthiessen*

**Definition:** Bei der Tuberkulose handelt es sich um eine klassische, meldepflichtige Infektionskrankheit durch bestimmte Mykobakterien (*Robert Koch,* 1882): In Mitteleuropa entstehen 99% der Tuberkuloseerkrankungen durch *Mycobacterium tuberculosis;* Tuberkuloseerkrankungen durch *Mycobacterium bovis* (generell natürlich resistent gegen Pyrazinamid) sind nach Ausrottung der Rindertuberkulose sehr selten geworden; *Mycobacterium africanum* kommt nur bei Westafrikanern vor. Lungen, intrathorakale Lymphknoten, Bronchien und Pleura werden am häufigsten befallen. Nicht selten ist Tuberkulose des Urogenitalsystems, der peripheren Lymphknoten, der Knochen und der Gelenke; aber auch andere Organe und Gewebe können erkranken. Die Tuberkulinhautreaktion fällt fast immer positiv aus. Histologisch sind Epitheloidzellgranulome typisch, beweisen allein aber nicht das Vorliegen einer Tuberkulose. *Gesichert* werden kann eine Tuberkulose nur durch den kulturellen Nachweis von Tuberkulosebakterien. Die Erkrankung an Tuberkulose kann hochakut, akut, subakut, chronisch und auch symptomfrei beginnen. Unbehandelt pflegt die Tuberkulose schubweise zu verlaufen.

## Abgrenzung

Tuberkuloseähnliche Krankheiten mit praktisch fehlender Infektiosität werden durch sogenannte atypische Mykobakterien mit geringer Pathogenität herbeigeführt; in der Regel treten sie nur bei Menschen mit örtlich oder allgemein resistenzmindernden Grundkrankheiten auf (Silikose, chronische andersartige Lungenkrankheit, Achalasie mit Ösophagusdilatation, Diabetes mellitus, Immunosuppression u.a.). Lungenkrankheiten durch atypische Mykobakterien werden in Mitteleuropa am häufigsten durch Mycobacterium avium, Mycobacterium intracellulare, Mycobacterium kansasii, Mycobacterium xenopi oder Mycobacterium fortuitum (mit natürlicher Resistenz gegen viele antituberkulöse Medikamente) herbeigeführt. Von 1000 Mykobakteriosen der Lunge entfallen in Deutschland nur drei auf Infektionen durch atypische Mykobakterien. Sie gehen mit schwacher Tuberkulinreaktion einher.

Abzutrennen von der Tuberkulose ist die Sarkoidose als primär generalisierte Systemkrankheit mit ungeklärter Ätiologie. Bei ihr fehlen Tuberkulosebakterien und größere Nekrosen. Die Tuberkulinreaktion ist negativ oder nur schwach positiv.

## Häufigkeit und Epidemiologie

Weltweit ist die Tuberkulose eine der häufigsten und die am häufigsten zum Tode führende Infektionskrankheit. Die jährliche Zahl der Erkrankungen an Tuberkulose wurde 1982 auf 7,7 Millionen, die Zahl der jährlichen Sterbefälle auf 3,3 Millionen geschätzt. In vielen Entwicklungsländern kann die Krankheit nur in einem kleinen Teil der Fälle erkannt werden, und häufig stehen bei deren Erkennung nicht die Mittel für eine erfolgreiche medikamentöse Behandlung zur Verfügung. Wegen der Explosion der Bevölkerungszahl in vielen Ländern ist die Tuberkulose weltweit wahrscheinlich noch im Zunehmen begriffen.

Demgegenüber sind *Inzidenz* und *Sterblichkeit* an Tuberkulose in Mitteleuropa seit der Erstellung von Tuberkulosestatistiken kontinuierlich zurückgegangen. Dieser Rückgang wurde in Deutschland jeweils nur für wenige Jahre gegen Ende der beiden Weltkriege und danach durch vorübergehende Zunahmen unterbrochen. Der laufende Tuberkuloserückgang beruht in erster Linie auf Verbesserungen der sozioökonomischen Bedingungen und Wohnungsverhältnisse sowie der Hygiene, aber auch der Diagnose, Isolierung, Behandlung und Überwachung; in den letzten 25 Jahren trägt die Chemotherapie in besonderem Maße dazu bei. An eine Eradikation der Tuberkulose ist in diesem Jahrhundert aber auch in Mitteleuropa noch nicht zu denken.

Deutschland gehörte 1981 mit 38 jährlichen Neuerkrankungen an Tuberkulose je 100000 Einwohnern – bei großen regionalen Unterschieden – zu den Ländern mit niedriger Inzidenz; die größte Erkrankungshäufigkeit besteht bei aus dem Ausland kommenden Asylbewerbern, Gastarbeitern und deren Angehörigen. Von den gegenwärtigen 20000 jährlichen Erkrankungen an Lungentuberkulose ist gut ⅓ der Erkrankten ansteckungsfähig. Erkrankungsgipfel bestehen bei den 20- bis 25jährigen und bei den alten Menschen. Männer erkranken doppelt so häufig wie Frauen. Die

Zahl der Sterbefälle liegt in Deutschland derzeit jährlich bei etwa 1400 entsprechend 2 je 100000 Einwohnern. Der Tod an Tuberkulose beruht heute in erster Linie auf einer zu Lebzeiten unerkannten Tuberkulose bei schwerer resistenzmindernder, andersartiger Grundkrankheit oder auf sehr ausgedehnter Tuberkulose in den ersten Behandlungswochen, bevor die Chemotherapie zur anatomischen Rückbildung geführt hat.

Außer Inzidenz und Sterblichkeit stellt die *Rate der tuberkulinpositiven Gesunden,* d.h. der Primärinfizierten in der Bevölkerung, einen weiteren Parameter für die Tuberkuloseepidemiologie dar: Auch deren Häufigkeit geht nach repräsentativen Stichproben kontinuierlich zurück. Nur noch schätzungsweise 35% der Gesamtbevölkerung sind Tuberkulinreagenten. Das letzte wichtige epidemiologische Kriterium, nämlich das Risiko, mit Tuberkulosebakterien primärinfiziert zu werden *(Infektionsrisiko),* geht in Deutschland jährlich um etwa 10% zurück. Die jährliche Infektionsrate anhand von Tuberkulin-Reihenuntersuchungen betrug bei der Bevölkerung von Bayern 1975 rund 0,06%; es dürfte 1980 auf ca. 0,04% zurückgegangen sein. Von 2500 bisher Tuberkulinnegativen wird nur einer pro Jahr positiv. Dieses aktuelle Infektionsrisiko ist also sehr gering.

### Übertragung

Unter den vielen Übertragungsmöglichkeiten von Mensch zu Mensch sind aerogene *Aerosolinfektionen* bis dahin Nichtinfizierter durch Anhusten von färberisch Offen-Tuberkulösen *vor deren Behandlung* von weit überragender praktischer Bedeutung. Hier finden sich im Hustenaerosol massenhaft Tröpfchenkerne, die Tuberkulosebakterien enthalten. Deren Inhalation kann bei den Exponierten zur *Primärinfektion* führen. Ein Kranker mit Lungentuberkulose und mit färberischem Vorhandensein von Tuberkulosebakterien im Auswurf infiziert so unter unseren sozioökonomischen Verhältnissen im Mittel 3 Tuberkulinnegative seiner nächsten Umgebung. *Superinfektionen* bei bereits infizierten Gesunden können nur ausnahmsweise bei massiver und langer Exposition mit Anhusten aus nächster Nähe angenommen werden. Superinfektionen von Kranken durch Kranke sind nicht belegt. Die Hauptinfektionsquellen verlieren aber schnell und spätestens nach 4 Wochen ihre Infektiosität, wenn sie kombiniert medikamentös behandelt werden; das gilt auch für den Fall, daß sie färberisch noch Mykobakterien (ganz überwiegend abgestorbene Erreger) ausscheiden und kulturell noch positiv sind.

Kranke mit Lungentuberkulose, bei denen zu Behandlungsbeginn nur kulturell Tuberkulosebakterien im Auswurf nachweisbar sind, stellen demgegenüber keine Infektionsquellen von Bedeutung dar, da sich Primärinfektionen in ihrer Umgebung nur selten haben nachweisen lassen. Noch weniger infektiös sind Tuberkulosepatienten, bei denen sich nur im Harn oder im Fisteleiter Bakterien kulturell auffinden lassen. Können in den Ausscheidungen kulturell keine Tuberkuloseerreger nachgewiesen werden, ist eine Infektiosität praktisch auszuschließen. Das gilt auch für den Fall, daß im Punktions- oder Biopsiematerial Bakterien aufgefunden werden. Mancherlei Ängste, infektiös zu sein oder infiziert zu werden, sind also unbegründet.

Andere potentielle Übertragungsmöglichkeiten sind von untergeordneter Bedeutung. Aufwirbeln von eingetrockneten bakterienhaltigen Ausscheidungen als Staub (Fußbodenpflege, Bettenmachen) kann grundsätzlich zu Ansteckungen führen. Solche aerogenen *Staubinfektionen* gehören aber wie *Laborinfektionen* zu den Ausnahmen. Das gleiche gilt heute für *Nahrungsmittelinfektionen,* z.B. durch Milch, mit den Eintrittspforten Mundschleimhaut, Tonsillen oder Ileozäkalregion des Darms (Fütterungstuberkulose). Übertragungen dieser Art stellen heute Kuriositäten dar.

### Primärinfektion und tuberkulöser Primärkomplex

Eine genetisch fixierte Disposition zum Angehen einer Infektion ist wahrscheinlich. Für eine Tuberkuloseanfälligkeit ist sie nicht erwiesen; wohl aber gibt es eine erbliche Disposition für bestimmte Ausbreitungswege der Tuberkulose im infizierten Organismus. Das Angehen einer Übertragung von Tuberkulosebakterien ist also von einer objektiv nicht faßbaren, individuell unterschiedlichen Resistenz des Organismus und von der Zahl der eingedrungenen Keime abhängig. An der Eintrittspforte bildet sich oft ein entzündlicher *Primärherd* aus; die Erreger wandern von hier aus über die entzündlich reagierenden Lymphbahnen zum regionalen Lymphknoten. Hier entsteht immer eine *primäre Lymphadenitis.* Lungenprimärherd, Lymphangitis und Adenitis eines bronchopulmonalen Lymphknotens stellen den weitaus häufigsten *tuberkulösen Primärkomplex* (Abb. **53**) dar.

Der anfangs histologisch unspezifische, später mit tuberkulösem Granulationsgewebe einhergehende Lungenprimärherd kann sich als lobuläres Infiltrat (s. Abb. **53**) oder als sublobulärer Herd röntgenmorphologisch manifestieren, bleibt aber meist unter der röntgenologischen Erfaßbarkeit. Die zugehörige Lymphangitis ist bei Erwachsenen kaum jemals im Röntgenbild erkennbar; das gleiche gilt in der Regel für den entzündeten bronchopulmonalen Lymphknoten.

Da dieser Primärkomplex meist ohne faßbare klinische Symptomatik einhergeht, wird die ablaufende Primärinfektion nur ausnahmsweise bei zufälliger Röntgenuntersuchung und Erfaßbarkeit des Lungenherds entdeckt. Treten aber Krankheitserscheinungen mit Allgemeinsymptomen auf, so kann es sich um eine lymphogene und/oder hämatogene Frühgeneralisation von

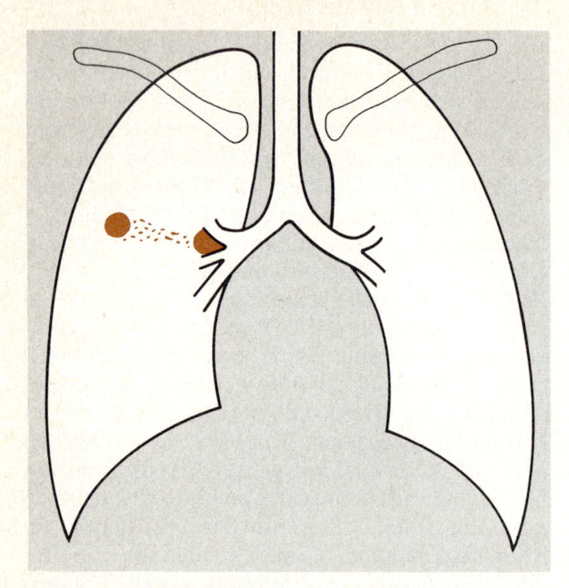

Abb. **53** Voll ausgebildeter, rechtsseitiger tuberkulöser Primärkomplex mit lobulärem Primärherd in der Spitze des Unterlappens, Lymphangitis und bronchopulmonaler Lymphadenitis

Tuberkulosebakterien über die primäre Lymphknotenstation hinaus handeln, bevor eine relative Immunität eingetreten ist; finden sich röntgenologisch größere Beherdungen als in Abb. **53**, so handelt es sich ebenfalls nicht mehr um einen unkomplizierten Primärkomplex, sondern um eine progrediente Primärtuberkulose von Krankheitsbedeutung. Das gilt nicht für den Primärkomplex als solchen, da dieser in 96–98% der Fälle spontan zum Stillstand und zur vorübergehenden oder dauerhaften Ausheilung kommt. Lungen- und Lymphknotenherde können sich resorbieren und vernarben; ist die Entzündung mit Verkäsung einhergegangen, treten öfter kalkig-krümelig indurierte Herde röntgenmorphologisch in Erscheinung (alter verkalkter tuberkulöser Primärkomplex). Allerdings persistieren in Narben und Kalkherden jahrzehntelang Tuberkulosebakterien. Die indurierten Herde können infolge Resistenzminderung des Organismus und damit einhergehender Bakterienvermehrung jederzeit der Ausgangspunkt für eine postprimäre Erkrankung an Tuberkulose werden.

### Immunität und Allergie

Mit dem Auftreten von tuberkulösem Granulationsgewebe bildet sich eine zelluläre *relative Immunität* aus, die gegenüber Superinfektionen sehr weitgehend ist. Sie verhindert aber nicht, daß in Mitteleuropa rund 8% der Angesteckten entweder im direkten Anschluß an die Infektion (2–4%) an einer progredienten Primärtuberkulose oder im Laufe ihres späteren Lebens (6–4%) an einer postprimären Tuberkulose erkranken.
Parallel zur Entwicklung der relativen Immunität und zur Ausbildung sensibilisierter Lymphozyten entsteht eine *Allergie gegenüber Tuberkulin.* Sie entwickelt sich in einer präallergischen Phase von 2–10 Wochen nach Angehen der Infektion. Der Übergang einer Normergie mit negativer Tuberkulinreaktion in eine Allergie (Hyperergie) mit positiver Reaktion wird als *Tuberkulinkonversion* bezeichnet. Jahrzehntelang bleibt der Infizierte *Tuberkulinreagent.*
Analog zur spontanen Infektion wird eine relative Immunität mit der aktiven *Tuberkuloseschutzimpfung* angestrebt. Als Impfstoff werden lebende Keime von Bacillus Calmette-Guérin (BCG), einem in seiner Pathogenität stark abgeschwächten Mycobacterium-bovis-Stamm, verwendet. Streng intrakutan werden 0,1 ml (100000 bis 300000 Keime je Dosis) der BCG-Vakzine injiziert. An der Vakzinationsstelle entsteht ein entzündlicher Impfherd ähnlich wie ein Primärherd bei Spontaninfektion, jedoch bleibt die zugehörige Lymphadenitis in der Regel unter der Schwelle der Erfaßbarkeit. Die zu überprüfende Tuberkulinkonversion tritt hierbei nach 6–12 Wochen und parallel dazu der weitgehende Impfschutz gegenüber Superinfektion mit Tuberkulosebakterien ein; er bleibt für 8–15 Jahre erhalten. 75% der zu erwartenden Erkrankungen an Tuberkulose werden mit dieser Prophylaxe in Industrieländern (nicht in Entwicklungsländern) verhütet.
Die *Tuberkulinreaktion* stellt den Prototyp der Allergie vom Spät-Typ (Typ IV) dar. Die Tuberkuline (Tuberkuloproteine) werden aus Kulturfiltraten von Mycobacterium tuberculosis gewonnen. Alt-Tuberkulin (AT) wird im Vergleich zum gereinigten Tuberkulin (GT) nur noch selten verwendet. Salben- und Pflasterproben sind weitgehend durch die besseren Intrakutantests überholt worden. Die Dosierung nach Konzentrationen (z. B. 1:100000 = $10^{-5}$) ist durch deren Definition nach internationalen Tuberkulin-Einheiten (TE) abgelöst worden (z. B. 0,1 TE). Von sehr verschiedenen, in ihrem Ausfall schwer vergleichbaren Testarten werden in Deutschland für praktische Zwecke fast nur noch die Stempeltests und der Mendel-Mantoux-Test verwendet. Nach abgelaufenem Primärkomplex führt die intrakutane Einbringung von Tuberkulin innerhalb weniger Tage zu einer entzündlichen Rötung und tastbaren Hautinfiltration; nur letztere ist für die Beurteilung der Reaktion maßgebend.
*Technik.* Die im Handel befindlichen *Stempeltests* (Tine-Test mit 5 TE AT oder 10 TE GT je Stahlzinke; Tubergen-Test mit 10 TE GT je Kunststoffspitze) führen ähnlich starke Reaktionen herbei. Der Stempel wird wenige Sekunden lang fest in die angespannte Haut an der Beugeseite eines Unterarms eingedrückt. Die Ablesung erfolgt zwischen dem 3. und 7. Tag. Der Test gilt als positiv, wenn sich wenigstens an einer von den 4 Einstichstellen eine Papel ausgebildet hat. Die Stempeltests eignen sich als Suchtests wegen ihrer einfachen Handhabung besonders für die Praxis. Für den *Mendel-Mantoux-Test* enthalten

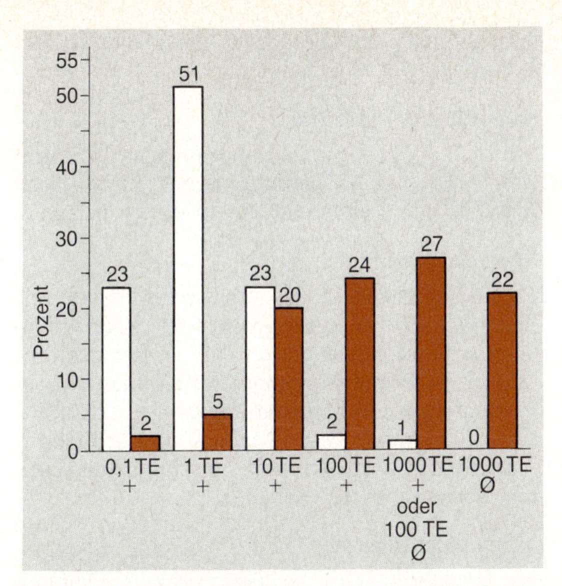


Abb. **54** Gegenüberstellung der Tuberkulinreizschwelle bei 213 Patienten mit unvorbehandelter, offener Lungentuberkulose (weiße Säulen) und bei 213 Kranken mit unvorbehandelter, histologisch bestätigter Sarkoidose (braune Säulen). Untersuchungen aus den Jahren 1967–1973

jeweils 0,1 ml Tuberkulin-Lösung die der deklarierten Stärke entsprechende Zahl von TE; diese Menge wird mit Tuberkulinspritze und 18er Kanüle (0,45 mm Durchmesser) an der Beugeseite eines Unterarms intrakutan injiziert. Die Reaktion wird nach 72 Stunden abgelesen. Als positiv gilt nur eine eindeutig tastbare Infiltration. Zweckmäßigerweise wird die Testung gleichzeitig mit zwei Stärken begonnen, und zwar mit 0,1 TE (distale Quaddel) und 1 TE (proximale Quaddel). Bei negativem Ausfall wird die Testung mit 10 und 100 TE fortgesetzt. Diese aufwendigere Testart kommt in erster Linie für die Klinik zur *Reizschwellenbestimmung* in Betracht. Ist ein Stempeltest vorausgegangen und negativ ausgefallen, so muß mit 100 TE nachgetestet werden.

*Beurteilung der Reizschwelle.* Eine hohe Tuberkulinempfindlichkeit (= niedrige Reizschwelle) mit positiver Reaktion bereits bei 0,1 oder 1 TE oder mit stark positiver Reaktion beim Stempeltest spricht für eine aktuelle Auseinandersetzung des Organismus mit Tuberkulosebakterien, so bei frischer Tuberkulinkonversion, wiederholter Superinfektion oder Erkrankung an Tuberkulose (Abb. **54**). Positiver Ausfall erst bei 10 oder 100 TE findet sich meist nach BCG-Schutzimpfung und bei lang zurückliegender Primärinfektion. Abgeschwächt fällt die Reaktion auch bei endogener Nebennierenrindenhyperaktivität, bei ACTH- oder Kortikosteroidbehandlung, in der Heilungsphase verschiedener Infektionskrankheiten und bei bestimmten malignen Blutkrankheiten (z. B. Lymphogranulomatose) aus. Bei florider Sarkoidose wird die Mehrzahl der Kranken erst bei 100 oder 1 000 TE positiv (s. Abb. **54**), da diese Krankheit regelmäßig eine erworbene Tuberkulinreagibilität abschwächt. Jeweils finden sich bei den genannten Kollektiven Verteilungskurven (s. Abb. **54**). Entsprechend kommt ausnahmsweise auch einmal eine negative Reaktion bei Kranken mit schwerster Tuberkulose vor (negative Anergie). In der Regel kann aber davon ausgegangen werden, daß bei negativer Reaktion mit 100 TE weder eine Primärinfektion abgelaufen ist noch eine Tuberkuloseerkrankung vorliegt. Damit ist die Tuberkulintestung in verschiedener Hinsicht von hohem diagnostischem und differentialdiagnostischem Wert.

## Klinik

### Pathogenese der Erkrankung an Tuberkulose

Voraussetzung zur Erkrankung ist die Infektion und eine weit darüber hinausgehende Vermehrung und Ausbreitung der Tuberkulosebakterien im Organismus. Die *Keimvermehrung* kann auf primär massiver Infektion mit Bakterienaussaat vor Eintritt der relativen Immunität und/oder schlechter organismischer Resistenz zu jedem Zeitpunkt nach der Infektion beruhen.

Charakteristische *Ausbreitungswege* sind ganz allgemein:

1. *Lymphogene Streuung* über lokoregionäre Lymphbahnen und -knoten. Prototyp dieser Ausbreitungsart ist die Tuberkulose bronchopulmonaler Lymphknoten.
2. *Hämatogene Aussaat* über den Angulus venosus nach zuvor lymphogener Ausbreitung im Mediastinum oder nach direktem Einbruch in das Gefäßsystem. Prototypen einer solchen Aussaat sind allgemeine Miliartuberkulose, hämatogene Lungen-Oberlappenspitzen-Tuberkulose, hämatogene periphere isolierte Bronchialtuberkulose und extrapulmonale Organtuberkulose.
3. *Örtliche Ausbreitung* per continuitatem. Sie kommt bei schubweise entstandener Organtuberkulose jeder Lokalisation vor.
4. *Kanalikuläre Aussaat* bei verkästen und eingeschmolzenen Prozessen. Prototypen sind *bronchogene Streuung* durch Aspiration mit Auftreten von bronchogenen Lungenherden sowie *Aussaat mit dem Harn* bei destruierender Nierentuberkulose mit konsekutiver Ureter- und Blasentuberkulose. Sonderform dieser Ausbreitungsart ist die *lymphadeno-bronchogene Streuung* bei Lymphknoteneinbruch in das Bronchialsystem.

Im einzelnen Erkrankungsfall bleibt häufig der *Zeitraum zwischen Infektion und Erkrankung* unbekannt. Für klinische Zwecke hat es sich bewährt, zwischen *progredienter Primärtuberkulose* und *postprimärer Tuberkulose* zu unterscheiden. Definitionsgemäß wird von *Primärtuberkulose*

gesprochen, wenn sich die Krankheit im direkten Anschluß an die Infektion manifestiert. Eine Erkrankung im Kindesalter ist meist eine Primärtuberkulose; da Primärinfektionen heute jedoch in allen Lebensaltern vorkommen, stellt auch manche Tuberkulose im Erwachsenenalter eine Primärtuberkulose nach später Erstinfektion dar. Demgegenüber spricht man von *postprimärer Tuberkulose,* wenn die Krankheit mehr als 2 Jahre nach der Infektion auftritt oder wenn sie sich bei hämatogener Streuung erst nach einer Latenzzeit von mehr als einem Jahr klinisch manifestiert.
Eine Reihe *disponierender Faktoren* für die Erkrankung an Tuberkulose ist bekannt; unbekannt ist oft der Mechanismus der Resistenzminderung den Bakterien gegenüber. Eine relativ schlechte Resistenz besteht im Säuglings- und Kleinkindesalter sowie im hohen Lebensalter. Unter den Lungenkrankheiten disponiert die Silikose in besonderem Maße zur Tuberkulose. Allgemeine disponierende Grundkrankheiten stellen vorausgegangene Magenresektion, Alkoholkrankheit, absolute Niereninsuffizienz, Leberzirrhose und maligne Blutkrankheiten (z. B. Osteomyelofibrose) dar. Eine verschlechterte zelluläre Abwehr besteht bei langfristiger Kortikosteroidbehandlung in überphysiologischen Tagesdosen, in den letzten Schwangerschaftsmonaten, beim Cushing-Syndrom und beim Diabetes mellitus.

## Diagnostisches Vorgehen

### Vorgeschichte

Hinsichtlich der vorangegangenen Infektion kann die Familien- und Arbeitsanamnese Hinweise geben. Generell wird mit Umgebungsuntersuchungen nach der Infektionsquelle gesucht. (Umgekehrt werden damit Infizierte erfaßt.) Bei eruierbarer Infektionsquelle ist es wichtig, die Sensibilitätsverhältnisse ihrer Erreger zu erfahren; diese stimmen mit denjenigen beim Erkrankten meist überein.

### Allgemeinsymptome

Kranke mit Minimaltuberkulose sind meist symptomfrei. Bei mäßig oder weit fortgeschrittener Tuberkulose finden sich neben relativ organspezifischen Erscheinungen oft unspezifische Allgemeinsymptome. Bei akutem Krankheitsbeginn sind meist Fieber, mäßig schweres Krankheitsgefühl, Schwäche, Bettlägerigkeit und plötzlicher Gewichtsverlust vorhanden; hierzu gehören die Laborbefunde wie Leukozytose mit Linksverschiebung, stark beschleunigte BSG, Vermehrung der $\alpha_2$-Globuline. Manifestiert sich die Tuberkulose in einer chronischen Phase, finden sich oft subfebrile Temperaturen, Abgeschlagenheit, Leistungsschwäche, Erschöpfbarkeit, Krankheitsgefühl, Magenbeschwerden, schlechter Appetit, Gewichtsabnahme und/oder Nachtschweiße gegen morgen, begleitet von relativer Lymphozytose, beschleunigter BSG und Vermehrung der $\gamma$-Globuline. Pathognomonische Tuberkulosesymptome gibt es jedoch nicht.

### Körperliche Untersuchung

Sie muß umfassend vorgenommen werden und darf sich auch bei intrathorakaler Tuberkulose nicht auf eine Lungenuntersuchung beschränken.

### Röntgenuntersuchung

Die radiologische Diagnostik wird auf den jeweiligen Organbefall ausgerichtet. Stets erforderlich ist eine Thoraxübersichtsaufnahme. Bei intrathorakaler Tuberkulose gehören Aufnahmen in zwei Ebenen zum Standard; häufig werden ergänzende Schichtaufnahmen zur Erfassung von Lymphknotenvergrößerungen und Einschmelzungshöhlen (Kavernen) erforderlich.

### Tuberkulinhauttestung

Sie ist aus differentialdiagnostischen Gründen unumgänglich, möglichst in Form einer Reizschwellenbestimmung. Bei dringendem Verdacht auf Tuberkulose sollte die Testung mit 0,1 und 1 TE beginnen, weil bei einem Testbeginn mit 5 oder 10 TE sehr starke, zur oberflächlichen Nekrose führende Reaktionen auftreten können.

### Bakteriologische Untersuchung

Je nach Organbefall sind *färberische* und stets auch *kulturelle Untersuchungen* der zugehörigen Ausscheidungen erforderlich; ein zusätzlicher *Tierversuch* ist beim Liquor unerläßlich, beim Harn, Pleuraexsudat und Gelenkpunktat wünschenswert. Bei intrathorakaler Tuberkulose mit Auswurf ist das Tages-Sammelsputum für den Bakteriennachweis am ergiebigsten. Bei färberisch wiederholt negativem Ausfall werden das Trachealspülwasser, das Sputum nach Provokationsinhalation von hypertonischer NaCl-Lösung, der Nüchternmagensaft, das bei der Bronchoskopie gezielt abgesaugte Bronchialspülwasser und das Tages-Sammelsputum nach der Bronchoskopie untersucht. Bei positivem Ausfall der Kultur sind *Typenbestimmung* und *Sensibilitätstestungen* notwendig, um nach den Ergebnissen der Resistenzbestimmung strikt anhand der Bakteriensensibilität behandeln zu können. Diese Forderung ergibt sich aus der Häufigkeit einer primären Bakterienresistenz gegenüber antituberkulösen Mitteln (Abb. **55**). Zur bakteriologischen Diagnostik der tuberkulösen Pleuritis wird eine größere Menge von Pleuraexsudat benötigt, bei der Nierentuberkulose der gesamte Morgenurin, bei der Genitaltuberkulose der Frau das abgesaugte Menstrualblut, bei der Prostatatuberkulose das Sekret nach Prostatamassage oder das Ejakulat, bei der Gelenktuberkulose der Gelenkerguß, von tuberkulösen Fisteln der Fisteleiter. Die Bakteriensuche muß vor Therapiebeginn vorgenommen werden, da später der kulturelle Nachweis erschwert sein kann oder unmöglich wird.

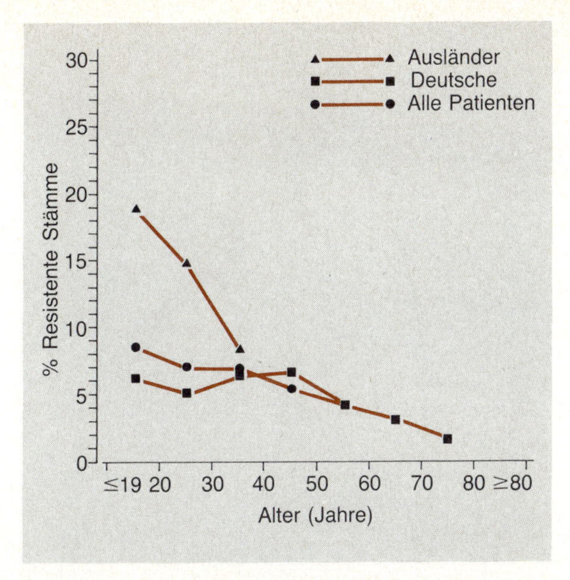


Abb. **55** Primäre Resistenz von Tuberkulosebakterien bei Testung gegenüber Rifampicin, Isoniazid, Streptomycin, Ethambutol und PAS anhand einer Untersuchung von 1037 Stämmen im Beobachtungszeitraum 1972–1975 (Wissenschaftliche Arbeitsgemeinschaft für die Therapie von Lungenkrankheiten): Abhängigkeit der Resistenzraten vom Alter und von der Herkunft der Patienten

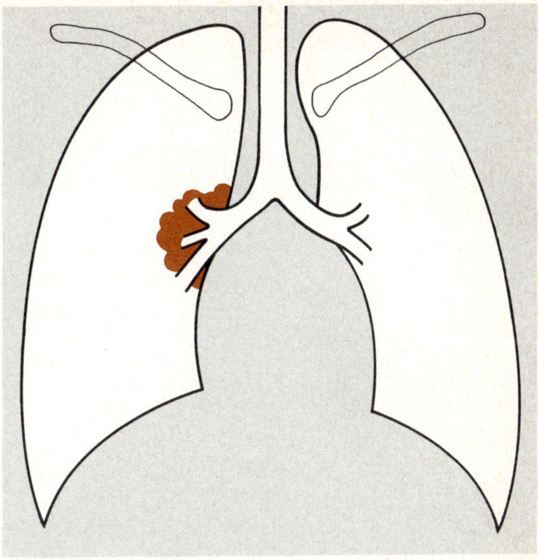

Abb. **56** Rechtsseitige, ausgedehnte Hiluslymphknotentuberkulose mit tumoriger, polyzyklisch scharf begrenzter Vergrößerung bronchopulmonaler und tracheobronchialer Lymphknoten

Histologische und zytologische Untersuchung

Bioptisch, durch Probeexzision oder auch operativ gewonnenes Material wird je zur Hälfte ohne Formalin der bakteriologischen Untersuchung und in Formalin der pathologisch-anatomischen Untersuchung zugeleitet. Der morphologisch erhebbare Befund einer epitheloidzelligen Granulomatose oder einer Mykobakteriose hat – wie der färberische Nachweis von Mykobakterien – den Vorteil, daß er in kürzester Zeit vorliegt. Er bedarf zur Diagnosestellung einer Tuberkulose aber der Ergänzung durch andere Befunde (s. Definition). Demgegenüber nimmt die für sich allein beweiskräftige Kultur 4–8 Wochen in Anspruch.

## Klinisches Bild der intrathorakalen progredienten Primärtuberkulose

### Intrathorakale Lymphknotentuberkulose

In der Regel handelt es sich hierbei um eine Primärtuberkulose und um einen einseitigen Befall bronchopulmonaler und tracheobronchialer Lymphknoten (Hiluslymphknotentuberkulose). Röntgenologisch läßt sie sich nur bei deutlicher Vergrößerung der Lymphknoten erfassen (Abb. **56**). Im Kindesalter kann die Kompression der dann noch weichen Bronchien zu Atelektasen führen (Epituberkulose). Selten ist eine Tuberkulose mediastinaler Lymphknoten. Meist findet sich bei der intrathorakalen Lymphknotentuberkulose ein mehr oder weniger alter Lungen-Primärherd; gelegentlich kommt die Kombination mit pulmonaler Primärherdtuberkulose vor. Außer den angeführten Allgemeinsymptomen kann die Lymphknotentuberkulose zu trockenem Husten ohne Auswurf führen. Die Abtrennung gegenüber einer Sarkoidose im röntgenologischen Lungenstadium I ist mit Hilfe der Tuberkulin-Reizschwellenbestimmung, der Röntgendiagnostik (beiderseitiger Befall bei Sarkoidose) und der Bronchoskopie (Epitheloidzellgranulome in der makroskopisch nicht entzündeten Schleimhaut sprechen für Sarkoidose) möglich. Sowohl die Lymphknotentuberkulose als auch die akute Sarkoidose mit ausgedehnter Lymphknotenbeteiligung (wie auch viele andere Krankheiten mit Lymphknotenbefall) können zu einem unspezifischen Erythema nodosum führen.

### Stenosierende Bronchustuberkulose

Übergreifen einer Lymphknotentuberkulose auf die gesamte Wand großer Bronchien führt zur primären (oder auch postprimären), »autonomen«, stenosierenden Tuberkulose großer Bronchien. Zerstörung der Bronchialwand, intrabronchiale Granulationen und entzündliche Schleimhautschwellung verursachen Segment- oder Lappenatelektasen (Abb. **57**). Bronchogene Aussaat

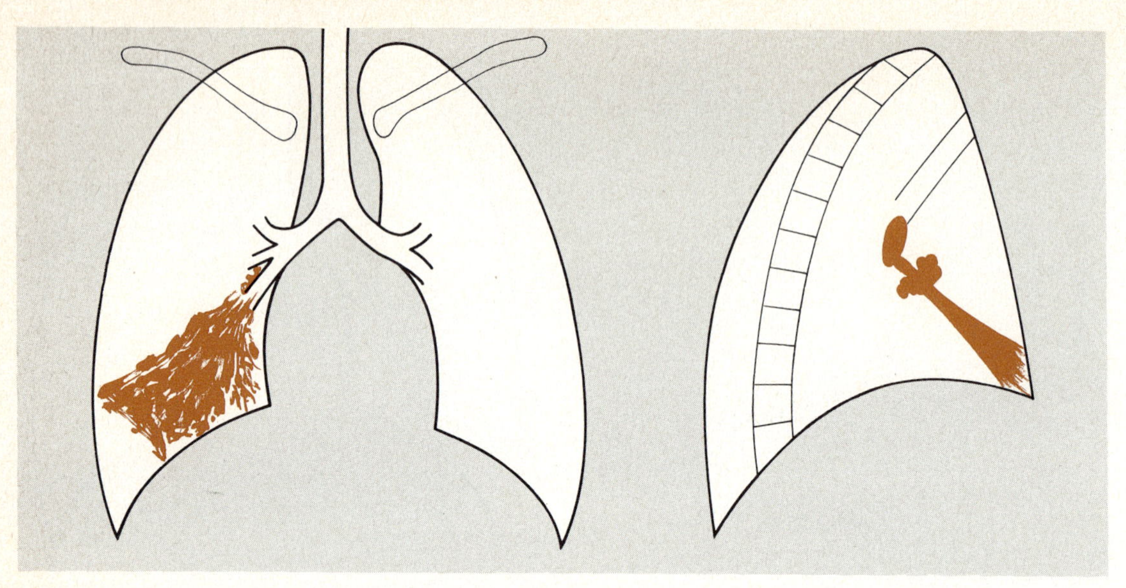

Abb. **57** Stenosierende Bronchustuberkulose des Mittellappenbronchus auf der Basis einer Hiluslymphknotentuberkulose mit unreiner Atelektase des Mittellappens

führt zu poststenotischen Streuherden (unreine Atelektase) und Streuherden in anderen Lungenanteilen. Da Mittellappen- und Lingulabronchien in ihrer ganzen Zirkumferenz von Lymphknoten umgeben sind, ist diese Lokalisation häufig.

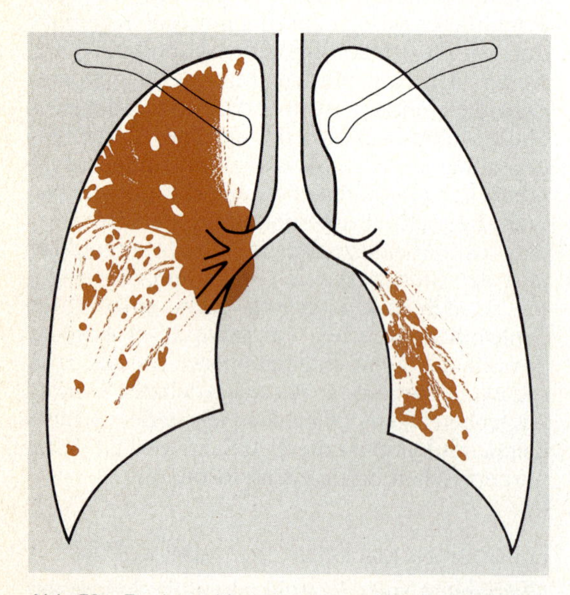

Abb. **58** Rechtsseitige, tumorige Hiluslymphknotentuberkulose mit Lymphknoteneinbruch in den Oberlappenbronchus, weit fortgeschrittener pneumonisch-kleinkavernöser Oberlappentuberkulose sowie kleinknotigen und sublobulären Streuherden in beiden Mittel-Unterfeldern

## Lungentuberkulose durch Lymphknoteneinbruch in das Bronchialsystem

Verkäsende und einschmelzende Lymphknoten, die in das Lumen großer Bronchien einbrechen, können zu pneumonischer, bronchopneumonischer (infiltrativer) oder kleinknotiger Lungentuberkulose führen. Bestehen röntgenologisch eine Lymphknotenvergrößerung und ein pneumonischer Prozeß (Abb. **58**), verbunden mit Bakterienausscheidung, liegt meist ein frischer Einbruch mit bronchoskopisch nachweisbarer Lymphknoten-Bronchus-Fistel vor.

## Hämatogene Lungentuberkulose

Ein extrem unterschiedliches klinisches Bild der hämatogenen Tuberkulose hängt ab

1. von der Beziehung zwischen Zeitpunkt der Bakterienaussaat und Eintritt der relativen Immunität sowie
2. von der gestreuten Bakterienmenge.

Massenaussaat führt zur allgemeinen Miliartuberkulose. Die röntgenmorphologisch etwa hirsekorngroßen, disseminierten Herde in den Lungen, bevorzugt in den oberen und mittleren Partien, die gleichzeitig auch in vielen anderen Organen vorliegen, sind für die Miliartuberkulose typisch (Abb. **59**). Je nach Symptomatik und vorherrschendem Organbefall wird von der *pulmonalen, typhösen oder meningitischen Form* gesprochen. Schwerstes Krankheitsgefühl, Fieber, Dyspnoe, typischer Röntgenbefund, gelegentlicher

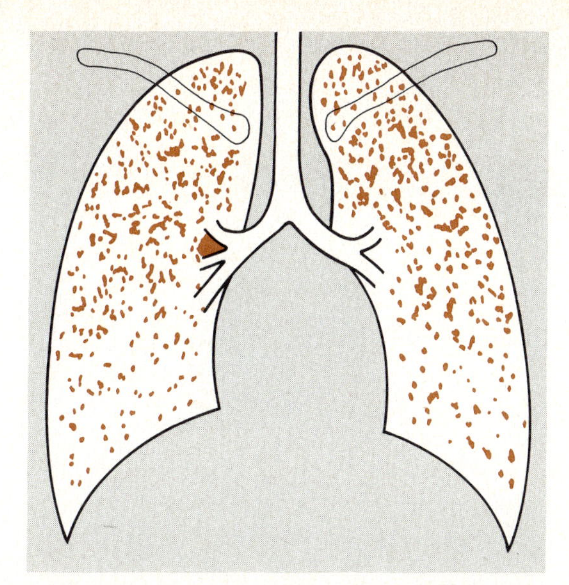

Abb. **59** Pulmonale Form der allgemeinen Miliartuberkulose auf der Basis einer rechtsseitigen Hiluslymphknotentuberkulose mit disseminierten Herden in allen Lungenanteilen unter Bevorzugung der oberen Lungenpartien

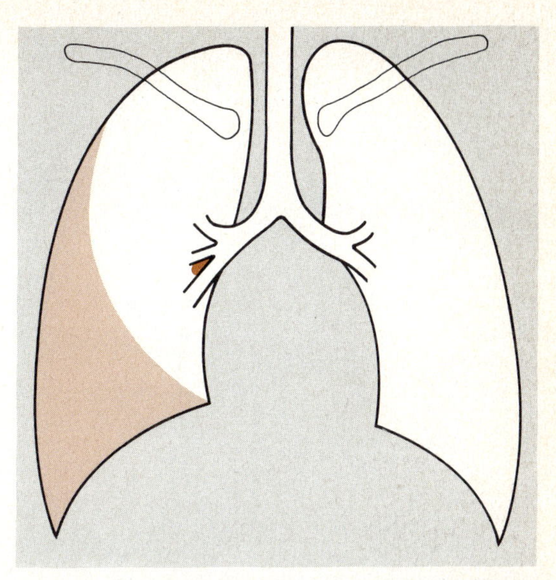

Abb. **60** Rechtsseitige Pleuritis exsudativa tuberculosa mit frischem, mittelgroßem Pleuraerguß auf der Basis einer Hiluslymphknotentuberkulose

Nachweis von Tuberkeln am Augenhintergrund und/oder meningitische Symptomatik führen zur Diagnose. Eine *Hirnhauttuberkulose* kann aber auch relativ isoliert in Erscheinung treten. Bei sehr schlechter zellulärer Abwehr als Komplikation andersartiger schwerer Grundkrankheiten kann eine areaktive *Sepsis acutissima tuberculosa* auftreten. Sie verursacht ebenfalls eine erhebliche Allgemeinsymptomatik, aber nur ganz diskrete Organsymptome und geht – zusätzlich diagnoseerschwerend – oft mit negativer Anergie einher. Abzutrennen ist das klinische Bild der *Typhobazillose Landouzy* bei latenter, häufig abdominaler Lymphknotentuberkulose ohne oder mit gleichzeitiger hämatogener Aussaat. Während die Miliar- und/oder Hirnhauttuberkulose meist eine Primärtuberkulose ist, treten Sepsis acutissima und Typhobazillose überwiegend postprimär auf. Hämatogene Streuung geringerer Bakterienmengen führt nach Latenzzeiten und Schüben postprimär zur disseminierten Streuungstuberkulose der Lungen, zur beiderseitigen Oberlappenspitzentuberkulose oder zur extrapulmonalen Organtuberkulose.

## Pleuritis exsudativa tuberculosa

Sie tritt überwiegend im Jugendlichen- und frühen Erwachsenenalter auf und gehört meist zur Primärtuberkulose. Sie beginnt als fibrinöse, trokkene Pleuritis, die mehr oder weniger schnell in eine exsudative mit kleinem bis großem Exsudat übergeht (Abb. **60**). Atmungssynchrone Brustschmerzen und Pleurareiben, später die klassischen physikalischen und röntgenologischen Zeichen eines Rippenfellergusses führen in Verbindung mit Allgemeinerscheinungen zur Verdachtsdiagnose. Gleichzeitige tuberkulosetypische Lymphknoten- oder Lungenminimalherde und positive Tuberkulinreaktion machen die Diagnose wahrscheinlich. Bei der Häufigkeit von Pleuritiden anderer Ätiologie sollte die Diagnose durch eine diagnostische Thorakoskopie gesichert werden; dabei lassen sich regelmäßig massenhaft sagoartige Tuberkel auf beiden Pleurablättern erkennen. Gezielte Probeexzisionen aus der Pleura parietalis zeigen das Substrat von verkästen Epitheloidzellgranulomen; oft lassen sich kulturell Tuberkulosebakterien nachweisen. Demgegenüber ist deren Menge im Pleuraexsudat immer gering. Pathogenetische Möglichkeiten sind subpleuraler hilärer Lymphknoten, subpleuraler pulmonaler Primärherd und schließlich hämatogene Lungenstreuherde. In der Regel hämatogen entsteht die *Polyserositis tuberculosa* mit beiderseitiger Pleuritis und Perikarditis, die ätiologisch in erster Linie vom Lupus erythematodes abzutrennen ist. Die tuberkulöse Polyserositis ist wie das *tuberkulöse Pleuraempyem* und eine konsekutive *Brustwandtuberkulose* extrem selten geworden.

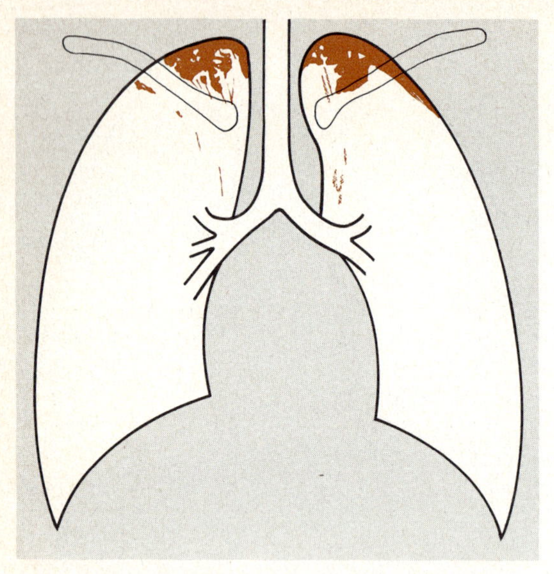

Abb. **61** Beiderseitige, knotig-infiltrative Oberlappenspitzentuberkulose unter Pleurakuppenschwielen

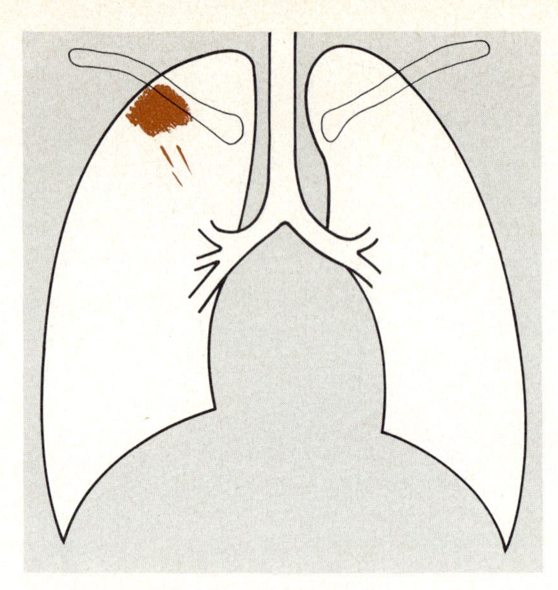

Abb. **62** Rechtsseitiges, infraklavikuläres tuberkulöses Infiltrat im rechten Lungenoberlappen

## Klinisches Bild der postprimären Lungentuberkulose

### Oberlappenspitzentuberkulose

Die kleinsten, röntgenologisch erfaßbaren tuberkulösen Lungenherde sind kleinknotig (azinösnodös) oder sublobulär. Finden sie sich typischerweise multizentrisch in beiden Oberlappenspitzen, so ist an eine hämatogene Streuherdbildung zu denken. Minimalherde dieser Art können spontan ausheilen und dann kleinknotigstreifig werden, aber sich auch im Laufe der Zeit schubweise vergrößern, so daß dann eine meist *beiderseitige knotige und infiltrative Oberlappenspitzentuberkulose* (Abb. **61**) zu Allgemein- und Organsymptomen führt. Treten Herde dieser Art in größerer Ausdehnung in den Oberlappen und den Unterlappenspitzen auf, wird von *hämatogener Streuungstuberkulose* gesprochen.

### Lobuläre Lungentuberkulose

Unizentrische Formen der postprimären Lungentuberkulose lassen ihre Pathogenese häufig nicht erkennen. Ausgangsbeherdungen können hämatogen oder lymphadeno-bronchogen entstanden sein. Ein charakteristischer Initialherd ist das *lobuläre Infiltrat;* es kann jedem Stadium der tuberkulösen Pneumonie eines Lungenlobulus entsprechen. Ein solitärer Herd oder auch multiple Herde dieser Art sind röntgenmorphologisch scharf begrenzt, homogen und nicht ganz rund, vielmehr polygonal oder birnenförmig. Von einem kleinen peripheren Bronchialkarzinom lassen sie sich röntgenoptisch nicht sicher unterscheiden. Als Minimaltuberkulose verursachen einzelne lobuläre Herde meist keine Symptomatik.

### Infiltrative Lungentuberkulose

Ein weiterer typischer unizentrischer Herd ist das *infraklavikuläre Infiltrat* (Abb. **62**), ein inhomogener, unscharf begrenzter bronchopneumonischer Herd. Bei dessen Pathogenese ist auch noch an die Entstehungsmöglichkeit aus einer hämatogenen, isolierten, peripheren Bronchialtuberkulose zu denken. Da das Infiltrat zu Husten und Auswurf, häufig auch zur Hämoptyse führt, gilt es als eine der Frühmanifestationen der Tuberkulose (Frühinfiltrat). Bei der Hämoptyse handelt es sich um eine perifokale Diapedeseblutung; zentral pflegt dieser Herd schnell zu verkäsen, einzuschmelzen und zu kavernisieren. Eine Bakterienausscheidung im Auswurf ist dann immer vorhanden, da dickwandige Kavernen in ihrer Wand sehr bakterienreich sind. Stets am Prozeß beteiligt sind periphere Bronchien, was gelegentlich als Schienenstrangzeichnung zum Hilus hin röntgenologisch zur Darstellung kommt. Wird das verkäste Infiltrat ohne Einschmelzung im Rahmen eines Rückbildungsvorganges mit Granulationsgewebe abgegrenzt, tritt es als tumorähnlicher *tuberkulöser Rundherd* in Erscheinung. Erhält dieser Rundherd eine Bindegewebskapsel, wird er als *Tuberkulom* bezeichnet. Unbehandelt können tuberkulöse Rundherde eine »Zeitbombe« mit Vergrößerung, Einschmelzung, Kavernisierung und Streuherdbildung darstellen.

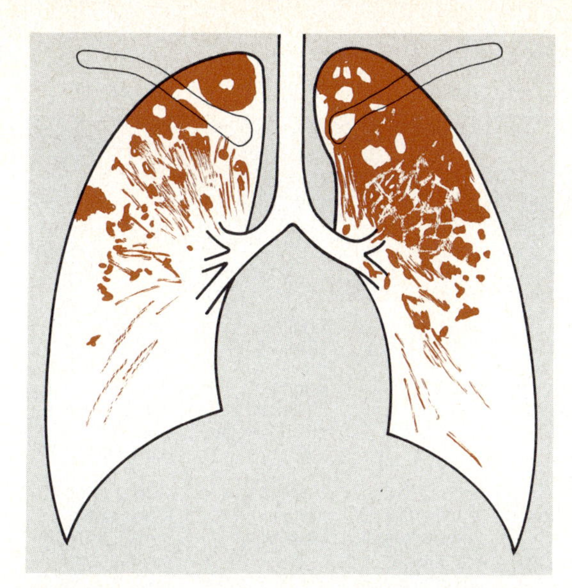

Abb. **63** Beiderseitige, vorwiegend linksseitige, weit fortgeschrittene, käsig-pneumonische, konfluierend-bronchopneumonische und knotige Lungentuberkulose in beiden Oberlappen und Unterlappenspitzen mit multipler Kleinkavernisierung

## Banale, mäßig bis weit fortgeschrittene Lungentuberkulose

Die Ausbreitung aller genannten primären und postprimären Formen bis zur *doppelseitigen, bronchopneumonisch-konfluierenden und pneumonischen Tuberkulose* (Abb. **63**) kann allmählich schubweise, aber auch mit schneller Progredienz vor sich gehen. Prozesse dieser Art bevorzugen die Oberlappen und die Unterlappenspitzen, kommen aber auch in allen anderen Lungenanteilen vor. Gelatinös-pneumonische Herde gehen in Verkäsung, Einschmelzung und Kavernisierung über. *Multipel kleinkavernisierte* und *großkavernisierte Prozesse* führen zu schwerer Allgemein- und Organsymptomatik; starker Husten, große Mengen eitrigen Auswurfs und Dyspnoe sind die Leitsymptome. Physikalisch bestehen mäßige Dämpfung mit tympanitischem Beiklang, leises Bronchialatmen, klingende Rasselgeräusche, Bronchophonie und verstärkter Stimmfremitus. Im Sputum finden sich – wie in den Kavernen – massenhaft Tuberkulosebakterien. Unbehandelt schreitet die Krankheit mit Beteiligung peripherer Bronchien, kleinknotiger Streuherdbildung, frischen bronchopneumonischen und pneumonischen Herden fort. Zunehmende Einschmelzung und Kavernisierung kann zur Zerstörung ganzer Lappen, ja eines Lungenflügels (destroyed lung) führen. Sputogene Absiedlung an den Stimmbändern und in der Ileozäkalregion waren früher oft tödliche Komplikationen.

### Klassifikation und Synopsis der Lungentuberkulose

Zur klinischen und seuchenhygienischen Beurteilung des Einzelfalles hat sich die Angabe bewährt, ob die Tuberkulose *geschlossen*, nur *kulturell offen* oder *färberisch und kulturell offen* ist. *Ersterkrankungen* mit Erstbehandlung sind von *Wiedererkrankungen* (Exazerbationen, Rezidiven, Reaktivierungen) mit Wiederholungsbehandlung und schlechterer Prognose zu unterscheiden. Von *chronischer Lungentuberkulose* wird gesprochen, wenn eine Bakterienausscheidung länger als 24 Monate vorhanden ist. Beim Ausdehnungsgrad kann man zwischen *Minimaltuberkulose, mäßig fortgeschrittener* und *weit fortgeschrittener Tuberkulose* unterscheiden. *Aktivität* der Krankheit besteht, wenn Bakterien ausgeschieden werden und/oder röntgenologisch Progression oder Regression besteht; praktisch geht Aktivität mit Behandlungsbedürftigkeit parallel. *Inaktivität* des jeweiligen Prozesses ist anzunehmen, wenn nach Aktivität und Behandlung eine stabile Sputumkonversion von positiv nach negativ eingetreten und/oder keine Röntgenfilmbewegung im Sinne einer weiteren Rückbildung mehr vorhanden ist. Besteht keine Bakterienausscheidung, ist die *Aktivitätsdiagnose* aufgrund einer einzigen Röntgenuntersuchung oft schwer zu stellen. Unerläßlich ist dann die Heranziehung früherer Röntgenbilder.
Die Beziehungen zwischen Aktivität, Manifestationsform, Immunologie, Bakterienmenge, morphologischem Aspekt und Ausdehnung der Lungentuberkulose sind in Abb. **64** schematisch dargestellt.

### Differentialdiagnose

Bei jeder Krankheit der Atmungsorgane ist an eine Tuberkulose zu denken. Länger als 3 Wochen andauernder Husten macht eine Thoraxübersichtsaufnahme notwendig. Wünschenswert ist stets die Tuberkulinprobe, auch z. B. bei gesicherter obstruktiver Lungenkrankheit, die vielleicht langfristig mit Kortikosteroiden behandelt werden muß. Bei jeder röntgenologisch unverdächtigen Lungenbeherdung, die mit Auswurf einhergeht, sollte wenigstens einmal das Sputum färberisch und kulturell auf Tuberkulosebakterien untersucht werden. Mit Tuberkulintest, Röntgen- und Auswurfuntersuchung werden nur wenige Fälle von aktiver Tuberkulose übersehen. Lungenbeherdungen, die für Bronchialkarzinom, Pneumonie, Bronchopneumonie, Bronchiektasenkrankheit, Lungeninfarkt, Sarkoidose, Silikose usw. charakteristisch erscheinen, können tuberkulöser Natur sein. Auch an Kombinationen von nichttuberkulösen Lungenkrankheiten mit Tuberkulose sollte gedacht werden. Umgekehrt darf bei gesicherter Tuberkulose nicht übersehen werden, daß vielleicht gleichzeitig eine chronisch-obstruktive Bronchitis vorhanden ist, deren

| Aktivität | | Inaktiv | Aktiv | | | |
|---|---|---|---|---|---|---|
| Manifestationsform | | | Chronisch | Subakut | Akut | Hochakut |
| Wechselbeziehung zwischen Erreger und Wirtsorganismus | | Zahl der Tuberkulosebakterien im Organismus: Niedrig → Hoch; Immunitätslage und Resistenz des Organismus: Gut → Schlecht | | | | |
| Bakterienausscheidung | Färberisch | Negativ | Negativ | Positiv, Gaffky 1–3 | Positiv, Gaffky 2–8 | Positiv, Gaffky 4–10 |
| | Kulturell | Negativ | Negativ oder positiv, 0–50 Kolonien | Positiv, 50–100 Kolonien | Positiv, lockerer bis dichter Rasen | Positiv, dichter Rasen bis konfluierend |
| Morphologie | | Narbig-fibrös, verkalkt | Kleinknotig, lobulär oder bronchopneumonisch | Bronchopneumonisch oder pneumonisch und kleinkavernös | Käsig-pneumonisch und kavernös | Ausgedehnt käsig-pneumonisch und großkavernös |
| Röntgenologische Ausdehnung | | | Minimal | Mäßig fortgeschritten | Weit fortgeschritten | |

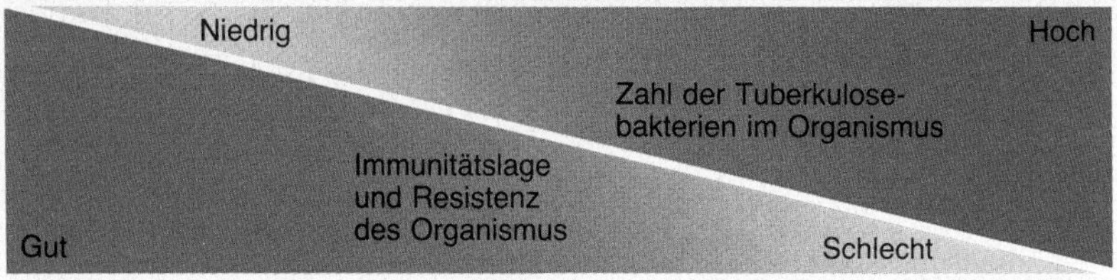

Abb. **64** Synopsis der Lungentuberkulose

Prognose unerkannt und unbehandelt schlechter als die der Tuberkulose sein kann. Die häufigste »Tuberkulosemaske« sind Magenbeschwerden; bei der röntgenologischen Magenuntersuchung ist deshalb eine gleichzeitige Thoraxuntersuchung empfehlenswert.

Tabelle **30** Die häufigsten hämatogenen, postprimären, extrapulmonalen Organsystemtuberkulosen

**Urogenitaltuberkulose**
- Nierentuberkulose: Nieren → Ureteren → Harnblase → Prostata
- Genitaltuberkulose des Mannes: Nebenhoden → Samenblasen → Prostata
- Genitaltuberkulose der Frau: Tuben → Endometrium

**Skelettuberkulose**
- Knochentuberkulose
- Gelenktuberkulose
- Sehnenscheidentuberkulose
- Schleimbeuteltuberkulose

**Tuberkulose peripherer Lymphknoten**

**Hauttuberkulose**
- Weichteiltuberkulose, Tuberculosis cutis colliquativa, Tuberculosis cutis luposa

**Schleimhauttuberkulose der oberen Luftwege und Kehlkopftuberkulose am Kehlkopfeingang**

**Tuberkulöse Periproktitis mit Analfistel**

**Nebennierentuberkulose mit Morbus Addison**

**Grobknotige Milztuberkulose**

## Extrapulmonale (extrathorakale) Tuberkulose

### Hämatogene postprimäre extrapulmonale Organtuberkulose

Aussaaten geringeren Ausmaßes in den großen Kreislauf verursachen extrapulmonale Beherdungen, die spontan ausheilen können (so fast generell in der Leber); sie können sich aber auch schubweise allmählich lokal ausbreiten. Die Latenzzeiten von der Streuung bis zur klinischen Manifestation mit Allgemein- und Organsymptomatik dauern dann Monate, Jahre oder Jahrzehnte. Die längsten Latenzzeiten bestehen bei der Nierentuberkulose (bis zu 25 Jahren) und der Nebennierentuberkulose (bis zu 30 Jahren). Die häufigsten hämatogenen Organsystemtuberkulosen sind der Tab. **30** zu entnehmen. Bei jeder klinisch manifesten Organtuberkulose können gleichzeitig andere Lokalisationen desselben Systems und/oder andere Organe latent oder manifest miterkrankt sein.

### Tuberkulose nach extrapulmonaler Primärinfektion

Die sehr selten gewordenen Infektionen in der Mundhöhle oder Ileozäkalregion laufen wie die in der Lunge ab. Durch hämatogene Aussaat können eine Miliartuberkulose und alle anderen zuvor genannten postprimären Erkrankungen an pulmonaler oder extrapulmonaler Tuberkulose entstehen. Lymphogene oder örtliche Ausbreitung führt zu progredienten primären oder postprimären Formen der extrapulmonalen Tuberkulose, wie sie in Tab. **31** aufgezeichnet sind. Abdominale Lokalisationen können in der Regel nur durch Laparoskopie oder Probelaparotomie gesichert werden.

Tabelle **31** Die häufigsten extrapulmonalen Tuberkulosen sui generis

| |
|---|
| Tonsillentuberkulose<br>Halslymphknotentuberkulose |
| Mesenteriallymphknotentuberkulose<br>Peritonitis sicca sive exsudativa tuberculosa<br>Ileozäkaltuberkulose (»tuberkulöser Ileozäkaltumor«) |

### Prophylaxe

#### Primärprävention (Infektionsprophylaxe)

Zur Vermeidung von Infektionen in der engeren Umgebung Offen-Tuberkulöser gehören vorübergehende Isolierung und *Hustendisziplin* der Kranken, *Belichtung und Belüftung des Krankenzimmers* sowie *Desinfektionsmaßnahmen*. Wichtiger ist aber die *optimale Behandlung* dieser Kranken zur schnellen Beseitigung der Ansteckungsfähigkeit.

*Impfprophylaxe*. Unter Berücksichtigung des geringen allgemeinen Infektionsrisikos sowie von Nutzen und Schaden ist in Deutschland eine ungezielte BCG-Schutzimpfung aller Neugeborenen und/oder Schulabgänger nicht mehr indiziert. Üblich ist die Impfung nach wie vor bei Risikogruppen. Die gezielte, individuelle Vakzination ist z. B. zu empfehlen bei Neugeborenen im Milieu eines hohen Infektionsrisikos, bei ansteckungsgefährdetem, tuberkulinnegativem Pflege- und Laborpersonal sowie Ärzten und Zahnärzten.

*Chemoprophylaxe*. Die Indikation zur individuellen Chemoprophylaxe besteht bei Tuberkulinnegativen, wenn diese vorangehend eine massive Exposition in der engeren Umgebung Offen-Tuberkulöser vor deren Behandlung hatten und sich wahrscheinlich infiziert in der präallergischen Phase befinden. Sie erhalten 3 Monate lang Isoniazid. Haben sie sich infiziert, fällt dann die Tuberkulinkontrolltestung positiv aus, und die Isoniazidverabreichung wird für weitere 6 Monate als präventive Chemotherapie fortgeführt.

#### Sekundärprävention (Erkrankungsprophylaxe)

*Präventive Chemotherapie*. Tuberkulinreagenten haben unter bestimmten Bedingungen ein stark erhöhtes Erkrankungsrisiko. Eine Prävention mit Isoniazid (9 Monate lang in der einzelnen Tagesdosis von 5 mg/kg Gewicht bei Erwachsenen) ist in der Lage, 80% der zu erwartenden Erkrankungen zu verhüten. Hauptindikationen unter individueller Abwägung von Nutzen und möglichem Schaden sind: frische Infektion mit Tuberkulinkonversion und starker Hautreaktion; Feststellung inaktiver, fibröser Lungenherde (gesunde Befundträger); klinische Sondersituationen mit starker Resistenzminderung wie Silikose, Zustand nach Magenresektion, Osteomyelofibrose, Diabetes, langfristige Kortikosteroidbehandlung, Immunosuppression.

*Röntgenologische Überwachung*. Kommt in Risikofällen eine präventive Isoniazidbehandlung nicht in Betracht, weil z. B. ein Lupus erythematodes (Isoniazid-Idiosynkrasie!), eine primäre Leberkrankheit oder eine Alkoholkrankheit vorliegt, besteht als Alternative die regelmäßige röntgenologische Lungenüberwachung im Abstand von 6 Monaten.

### Therapie

#### Kombinierte antimykobakterielle Chemotherapie

Eine gute antibakterielle Behandlung ist bei aktiver Tuberkulose jeder Lokalisation zur Erzielung eines guten Behandlungsergebnisses weit vorrangig. Überwachte Medikamentenverabreichung, individuelle Kooperation und Compliance des Patienten sind bei dieser Therapie von großer Bedeutung.

Der natürliche Verlauf der Tuberkulose ist durch die Chemotherapie entscheidend modifiziert worden. Die nicht oder insuffizient behandelte Tuberkulose behält aber nach wie vor ihre Lebensbedrohlichkeit. Für den einzelnen Kranken steht in den reichen Industrieländern unabhängig von den Medikamentenkosten eine optimale Behandlung zur Verfügung, während die Medikamentenwahl in armen Entwicklungsländern von deren Kosten und der medizinischen Infrastruktur des Landes (Dichte der vorhandenen Ärzte, Krankenschwestern, Gesundheitsaufseher) bestimmt wird.

Die wirksamsten und verträglichsten Regime der Kombinationsbehandlung sind von der Auswahl der Medikamente abhängig. Alle antituberkulösen Mittel wirken in therapeutischen Dosen bakteriostatisch; einige haben außerdem degenerativ-bakterizide Wirkungspotenzen auf proliferierende und/oder ruhende Bakterien. Die Eliminierung proliferierender Keime wird für die kulturelle Sputumkonversion, die ruhender Erreger für die Rezidivfreiheit als relevant angesehen. Alle Mittel haben aber auch eine jeweils bekannte Rate an mehr oder weniger unangenehmen, reversiblen oder irreversiblen, allergischen oder toxischen Nebenwirkungen. Das Verhältnis von Verträglichkeit zu Wirksamkeit ergibt den jeweiligen therapeutischen Index, so daß in einer gewissen Rangfolge führende Medikamente und Reservemittel zu unterscheiden sind.

*Führende Medikamente*. Unter den Mitteln mit bakterizider Potenz ist unbestritten, daß Rifampicin und Isoniazid den besten therapeutischen Index haben; gut verträglich, wirken sie sowohl auf extra- als auch intrazelluläre, proliferierende und

Tabelle **32** Übersicht über die führenden antimykobakteriellen Mittel

| Medikament | Optimale einzelne Tagesdosis in mg/kg Gewicht bei Erwachsenen | | Applikation | Typische potentielle toxische Nebenwirkungen |
|---|---|---|---|---|
| | an 6–7 Tagen der Woche | an 2 Tagen der Woche | | |
| Rifampicin (RMP) | 10 | 10 | p. o. (i. v.*) | cholestatische Hepatitis |
| Isoniazid (INH) | 5 | 15 | p. o. (i. m., i. v.*) | sensible Polyneuritis, Hepatitis |
| Pyrazinamid (PZA) | 30–35 | 60 | p. o. | Hepatitis, Hyperurikämie |
| Streptomycin (SM) | 15 (maximal 1 g) | 15 (maximal 1 g) | i. m. (i. v.*) | Vestibularisschädigung |
| Ethambutol (EMB) | 20–25 | 50 | p. o. (i. v.*) | Optikusneuritis |
| Prothionamid (PTH) | 5–7,5 | nicht üblich | p. o. (i. v.*) | Hepatitis |

* Als Kurzinfusion bei bestimmten Indikationen

ruhende Keime degenerativ-bakterizid. Demgegenüber wirkt das mäßig gut verträgliche Streptomycin nur bei extrazellulär gelegenen Erregern degenerativ; tägliche Gabe dieses Mittels ist wegen seiner potentiellen, irreversiblen Vestibularistoxizität oft nicht vertretbar. Bei dem gut verträglichen Pyrazinamid gilt Bakterizidie nur für intrazelluläre Bakterien und ruhende Keime im sauren Milieu. Bakterizide Potenzen dürften außerdem das mäßig gut verträgliche Prothionamid (mit der Möglichkeit niedrigerer Dosierung in Kombination mit Isoniazid), das relativ toxische Kanamycin und das Amikazin haben. Demgegenüber wird dem gut verträglichen Ethambutol ein sehr guter bakteriostatischer und schwächerer degenerativer Effekt zugesprochen. Rifampicin, Isoniazid, Pyrazinamid, Streptomycin und Ethambutol haben sich unter diesen Umständen in bestimmten Regimen als führend herausgestellt; wahrscheinlich gilt das auch noch für Prothionamid. Bei Tuberkulosekranken mit sensiblen Bakterien läßt sich meist aus diesen Medikamenten eine auf den jeweiligen Patienten individuell zugeschnittene Auswahl für eine sehr gute Kombinationsbehandlung treffen.

*Reservemedikamente.* Demgegenüber werden Prothionamid/Ethionamid (in höherer Dosierung ohne gleichzeitige Gabe von Isoniazid) und Pyrazinamid (ohne gleichzeitige Anwendung von Isoniazid) sowie Kanamycin, Amikazin oder Capreomycin, weiterhin PAS, Cycloserin und Tetracyclin/Oxytetracyclin (letztere in hoher Dosierung) als Reservemittel angesehen. Sie werden bei Nichtanwendbarkeit oder Unverträglichkeit der führenden Medikamente bzw. bei Bakterienresistenz ihnen gegenüber verwandt. Schließlich wird das preiswerte Thioacetazon in armen Ländern anstelle von Ethionamid umfangreich eingesetzt.

Ohne auf Einzelheiten hinsichtlich Anwendungsweise, individuellen Kontraindikationen, Nebenwirkungen, notwendigen Kontrollen während der Behandlung und Interaktionen eingehen zu können, gibt die Tab. **32** einen Überblick über die führenden Mittel. Da sich Tuberkulosebakterien nur langsam vermehren, werden alle Medikamente in einer einzelnen Tagesdosis und im Rahmen der Kombinationen gleichzeitig morgens verabreicht, zumal sie dann teilweise besser verträglich sind. Aufteilung der Tagesdosis auf mehrere Einzeldosen kann zu Wirksamkeitsverlust führen. Die zu verwendenden einzelnen Tagesdosen sind teilweise unterschiedlich in Abhängigkeit von einer Verabreichung an 6–7 Tagen oder einer intermittierenden an 2 Tagen der Woche. In einer Intensiv-Anfangsbehandlungsphase ist tägliche Medikamentenverabreichung unumgänglich; in einer nachfolgenden Stabilisierungsphase ist dagegen tägliche Medikamentengabe oder strikt überwachte, intermittierende Medikamentenverabreichung an 2 Tagen der Woche gleich wirksam und auch gleich verträglich.

Für eine *gute antituberkulöse Chemotherapie* gelten folgende *Grundsätze:*

1. Monotherapie ist hier obsolet; in allen großen, sensiblen Bakterienpopulationen finden sich wenige primär resistente Mutanten, deren Selektion und Vermehrung unter Monotherapie zur verhängnisvollen sekundären Bakterienresistenz führen.
2. Vierfach- oder Dreifach-Kombinationstherapie in der Intensivanfangsphase zur schnellen Verminderung der Keimzahl.
3. Zweifach-Kombinationstherapie in der Stabilisierungsphase bis zum Behandlungsabschluß.
4. Intensität und Gesamtdauer der Therapie werden individuell vom Bakterienreichtum, von

der Ausdehnung der Tuberkulose und von der Medikamentenwahl abhängig gemacht.

5. Strikt der vermutlichen oder nachgewiesenen Erregersensibilität angepaßte Chemotherapie (Resistenzverhältnisse der Infektionsquelle, Chemotherapieanamnese, Ergebnis der Sensibilitätstestung).
6. Individuelle Verwendung der Mittel mit dem besten therapeutischen Index.
7. Kontinuierliche und ausreichend lange Behandlung.
8. Sorgfältige Therapieüberwachung auf Nebenwirkungen.
9. Diese Grundsätze gelten für alle aktiven Tuberkulosen gleich welcher Lokalisation und pathologisch-anatomischen Morphologie.

*Kurzzeitchemotherapie von 7–12 Monaten.* Für die Therapie unvorbehandelter Patienten mit sensiblen Keimen empfehlen sich für eine *Intensivanfangsphase von 2–3 Monaten* folgende, an 6 Tagen der Woche verabreichten Regime (in der Reihenfolge ihrer Wirksamkeit):

1. Rifampicin + Isoniazid + Pyrazinamid + Streptomycin.
2. Rifampicin + Isoniazid + Pyrazinamid + Streptomycin/Ethambutol (letztere alternierend jeden 2. Tag).
3. Rifampicin + Isoniazid + Pyrazinamid.
4. Rifampicin + Isoniazid + Streptomycin/ Ethambutol (letztere alternierend jeden 2. Tag).
5. Rifampicin + Isoniazid + Ethambutol.
6. Rifampicin + Isoniazid + Prothionamid.

Für die anschließende Behandlung in der *Stabilisierungsphase* kommen – *nach den Vierfachregimen für weitere 4–5 Monate, nach den Dreifach-Regimen für weitere 6–9 Monate* – folgende Regime in Frage:

1. Rifampicin + Isoniazid an 6 Tagen der Woche.
2. Rifampicin + Isoniazid strikt überwacht an 2 Tagen der Woche.
   Besteht Unverträglichkeit eines dieser beiden Medikamente, kann statt dessen alternativ in einer *Stabilisierungsphase von 9–10 Monaten* verabreicht werden:
3. Rifampicin bzw. Isoniazid + Ethambutol an 6 Tagen der Woche.
4. Rifampicin bzw. Isoniazid + Streptomycin strikt überwacht an 2 Tagen der Woche.
5. Rifampicin bzw. Isoniazid + Ethambutol strikt überwacht an 2 Tagen der Woche.

Mit allen diesen Regimen werden bei der bakterienreichsten Organtuberkulose, der offenen Lungentuberkulose mehr oder weniger schnelle Sputumkonversion und bakteriologische Rezidivfreiheit in mehr als 98% der Fälle erreicht.

*Langzeitchemotherapie von 12–24 Monaten.* Sie ist erforderlich, wenn eines der 6 genannten Anfangsregime nicht anwendbar ist und dann mit anderen Kombinationen die längere Gesamtbehandlung erforderlich wird; in diesen Problemfällen ist meist auch eine Verlängerung der Intensivanfangsphase bis auf 6 Monate notwendig. Problemfälle stellen auch Patienten mit schweren Grund- und Begleitkrankheiten dar; bei ihnen kann sogar mit den besten Regimen eine Verlängerung der Behandlung über 12 Monate hinaus angezeigt sein. Speziell gilt das für unkooperative und uneinsichtige Patienten, Alkoholkranke und Dissoziale, sofern eine strikt überwachte Medikamentenverabreichung nicht möglich ist; hier empfiehlt sich manchmal Dreifach-Behandlung für die gesamte Therapiezeit.

#### Chirurgische und operative Therapie

Trotz Chemotherapie ist eine chirurgische Behandlung nach wie vor beim tuberkulösen Pleuraempyem erforderlich. Eine verschwartende Pleuritis bedarf bei jüngeren Menschen aus funktionell-prognostischen Gründen der Dekortikation. Eine durch Tuberkulose zerstörte, von der Funktion ausgefallene Lungenseite induziert meist eine Pleuropneumonektomie. Lappen- oder Teilresektionen können bei chronischer Tuberkulose mit sekundär resistenten Erregern und bei Lungenkrankheiten durch multiresistente atypische Mykobakterien erforderlich sein. Ätiologisch ungeklärte Rundherde jeder Größe sollten trotz der Möglichkeit tuberkulöser Ätiologie umgehend unter Karzinomverdacht operativ entfernt werden, zumal auch stets an ein Narbenkarzinom zu denken ist. Chirurgische und operative Eingriffe erfordern gleichzeitige oder umgehend nachfolgende antimykobakterielle Chemotherapie.

#### Allgemeine und symptomatische Therapie

Verblieben ist die wichtige Behandlung resistenzmindernder Grund- und Zweitkrankheiten. Zusätzliche Kortikosteroidbehandlung, die unter antibakteriell-medikamentösem Schutz möglich ist, stellt eine große symptomatische Therapie zur Suppression aller Krankheitserscheinungen dar; kurzfristig indiziert ist sie bei lebensbedrohlichen Situationen, drohendem Kreislaufversagen, lang anhaltendem Fieber, in der akuten Krankheitsphase der Pleuritis tuberculosa und bei frischer Hirnhauttuberkulose. Pyridoxin (Vitamin $B_6$) kann zur Verhütung der seltenen Isoniazid-Polyneuritis verwandt werden. Hustenunterdrükkende Mittel sollten zur Vermeidung von Aspirationsherden nur mit Zurückhaltung eingesetzt werden. Pflege, Bettruhe, Schonung und qualitativ hochwertige Kost haben bei schwerer Krankheit mit Symptomen ihre Indikationen. Wichtiger ist aber möglichst frühzeitige körperliche und geistige Mobilisierung sowie Rehabilitation.

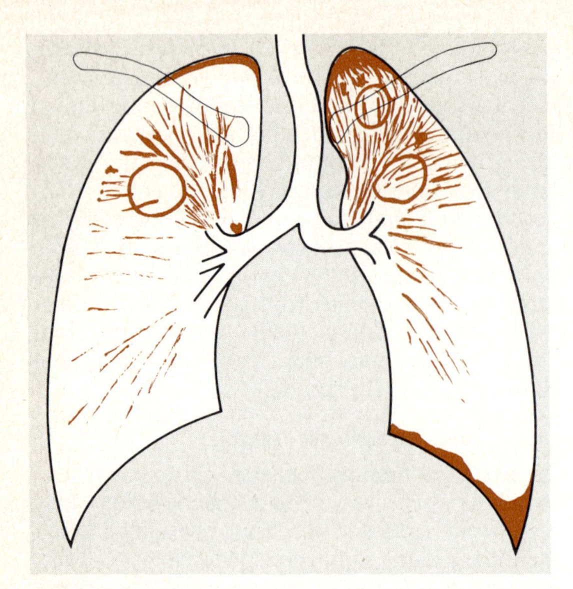

Abb. **65** Residuen einer weit fortgeschrittenen Lungentuberkulose nach Behandlungsabschluß: Beiderseitige fibröse und knotig-fibröse Herde in den Oberlappen mit zirrhotischer Schrumpfung des linken Oberlappens, Einengung der linken oberen Brustkorbseite und Verlagerung der Trachea nach links; mittelgroße zartwandige Höhlenbildungen als offen ausgeheilte Kavernen; Pleurakuppenschwielen und basale Pleura-Zwerchfell-Verwachsung links als Folgen abgelaufener Begleitpleuritiden

### Verlauf der Tuberkulose und Residuen der klinisch ausgeheilten, inaktiven Lungentuberkulose

Hauptkriterium des Behandlungsergebnisses bei offener Lungentuberkulose ist die kulturelle Sputumkonversion. Mit den besten Regimen sind nach 2 Behandlungsmonaten 90% der Kranken, nach 3 Monaten alle Patienten kulturell negativ geworden. Die Ausbildung einer sekundären Bakterienresistenz kommt dabei nicht mehr vor. In dieser Zeit ist auch jede Allgemein- und Organsymptomatik von Bedeutung verschwunden. Röntgenologische Rückbildungsvorgänge können während und nach guter Chemotherapie schnell, aber auch erst allmählich eintreten und bis zu 18 Monate in Anspruch nehmen. Defektheilungen sind von der prätherapeutischen Morphologie und Ausdehnung abhängig.

Röntgenologisch verbleiben minimale bis ausgedehnte Residuen (Abb. **65**).

In Abhängigkeit von der Ausdehnung der Residuen kann ein Funktionsverlust nicht nachweisbar sein, aber auch bis zur schweren Restriktion einschließlich entsprechender Durchblutungsminderung gehen. Pleurale Veränderungen sind eher stärker funktionsmindernd als Lungenresiduen. Zur Beurteilung sind Lungenfunktion und Lungenszintigraphie geeignet.

**Merke:** Die Tuberkulose ist eine der häufigsten meldepflichtigen Infektionskrankheiten. Unerkannt und unbehandelt ist sie lebensbedrohlich. Mit Früherfassung und guter Behandlung läßt sie sich rezidivlos ausheilen. Gute Kenntnisse in Ätiologie, Pathogenese, Prävention, Diagnostik, Klinik und Therapie der Tuberkulose sind für jeden Arzt unerläßlich.

### Weiterführende Literatur


American Lung Association: Diagnostic Standards and Classification of Tuberculosis and Other Mycobacterial Diseases. American Lung Association, New York 1976

Deutsches Zentralkomitee zur Bekämpfung der Tuberkulose: Informationsberichte, Merkblätter, Schriften, Expertisen. Eigenverlag, Hamburg 1973–1982

Fortschritte der Tuberkuloseforschung (Advances in Tuberculosis Research), Vol. 3–20. Karger, Basel 1950–1980

Hein, J., H. Kleinschmidt, E. Uehlinger: Handbuch der Tuberkulose, Bd. I, II, III, IV (V in Vorbereitung). Thieme, Stuttgart 1958, 1982, 1975, 1964

Jentgens, H.: Lungentuberkulose. In Handbuch der Inneren Medizin, Bd. IV/3, 5. Aufl. Springer, Berlin 1981

Steinbrück, P.: Lungentuberkulose. In Sylla, A.: Lungenkrankheiten, Bd. II. Thieme, Leipzig 1978 (S. 55–130)

# Krankheiten durch Pilze

*R. de Haller*

## Einführung

Die in diesem Kapitel behandelten Mykosen lassen sich in zwei gut abgegrenzte Gruppen teilen:

1. Die systemischen Mykosen, deren geographisch außereuropäische Verteilung genau bekannt ist (Histoplasmose, Kokzidioidomykose, Blastomykose, Parakokzidioidomykose) und die eine dauerhafte Immunität hinterlassen. Sie können, wie die Tuberkulose, spät rezidivieren. Ihre immunologische Diagnose ist oft sehr gut kodifiziert.
2. Die ubiquitären Mykosen (Kandidiasis, Kryptokokkose, Aspergillose usw.) ohne geographische Bevorzugung und ohne dauerhafte Immunität, deren Immunologie weniger gut systematisiert ist. Sie sind von um so größerer Bedeutung, als sie in unseren Breitengraden vorkommen.

Da die Abwehr gegen Pilzerkrankungen vorwiegend die Zellulärimmunität beansprucht, kommen sie vorzugsweise bei Patienten in schlechtem Allgemeinzustand oder mit schwerer Grundkrankheit vor: dekompensierte Diabetiker, primär oder sekundär immundefiziente Patienten, bei malignen Hämopathien oder Lymphomen und bei Transplantierten. Dies ist besonders eindrucksvoll bei den ubiquitären Mykosen, deren Zahl mit der Zunahme der zytostatischen und immunsuppressiven Therapie laufend wächst.

## Histoplasmose

**Definition:** Die Histoplasmose ist eine systemische Pilzinfektion, deren Erreger, *Histoplasma capsulatum,* durch Inhalation in den Organismus eindringt. Es handelt sich hauptsächlich um eine Mykose der Lunge. Die Primärinfektion ist in der Regel harmlos und heilt spontan. Progressive Formen oder spät auftretende Reaktivierungen können sich aber entwickeln und haben eine schlechte Prognose.

### Erreger und Epidemiologie

Histoplasma capsulatum ist im Erdboden zu finden, hauptsächlich wenn dieser mit Vogel- oder Haustierfäkalien angereichert ist. Die Histoplasmose kommt an der mittleren Ostküste der USA, in Zentral- und Südamerika sowie in Afrika vor. Im tropischen Afrika ist außerdem eine vorwiegend dermatologische Krankheit bekannt, welche durch eine Unterform, *Histoplasma duboisii,* verursacht wird. In Gegenden mit endemischer Histoplasmose konnte mittels epidemiologischen Studien mit Histoplasmin-Hauttests gezeigt werden, daß bis 85% der Bevölkerung durchseucht sind. Der Primärinfekt hinterläßt eine dauerhafte Immunität. Die Krankheit ist nicht ansteckend.

### Klinik

Die *Primärinfektion* erfolgt durch Inhalation und verläuft meist symptomlos oder mit banalen Allgemeinerscheinungen. Patienten mit akuter Primärhistoplasmose weisen grippeähnliche Symptome während ca. 10 Tagen auf, und röntgenologisch sind flaue Infiltrate in beiden Lungen, oft mit Hilusadenopathien, festzustellen. Diese Infiltrate bilden sich in einigen Monaten bis auf dichte Herde zurück. Innerhalb 5–10 Jahren entwikkeln sich gelegentlich charakteristische multiple Verkalkungen. Gelegentlich hinterläßt die Primärinfektion nur einen isolierten Rundherd, welcher bei Spätentdeckung beim Erwachsenen oft diagnostische Schwierigkeiten bereitet. Die unmittelbare Prognose der Primärhistoplasmose, auch der akuten Form, ist ohne Therapie günstig (Mortalität von 0,2%, hauptsächlich bei Kleinkindern). Eine hämatogene Frühstreuung, vor allem in das Retikuloendothelsystem, findet aber stets statt und kann zu Spätreaktivierungen führen.

Die *hämatogene Histoplasmose* ist selten (bei weniger als 1/100000 Infizierten) und entwickelt sich entweder gleich nach der Primärinfektion (vorwiegend bei Kleinkindern) oder auch Jahre später. Beim Erwachsenen sind Patienten mit verminderter Zellulärimmunität besonders anfällig. Die klinischen Symptome sind mannigfaltig: Hepatosplenomegalie, Anämie, Thrombopenie, interstitielle Pneumonie, Nebenniereninsuffizienz, Magen-Darm-Geschwüre, Meningoenzephalitis, Endokarditis und Ulzera des Oropharynx.

Ohne Therapie verläuft die hämatogene Histo-

plasmose stets tödlich. Es gibt aber Formen, die chronisch verlaufen und sich über Jahre erstrecken.
Bei der *chronischen Lungenhistoplasmose* sind vorwiegend die Oberlappen befallen und weisen tuberkuloseähnliche Veränderungen auf. Kavernenbildung ist nicht selten. Es handelt sich dabei, wie bei der Tuberkulose, um die Reaktivierung des Primärinfektes oder um eine primär progressive Form. Wegen ihrer Neigung zu fibrotischen Veränderungen führt die chronische Lungenhistoplasmose zur respiratorischen Insuffizienz, hauptsächlich wenn sie über längere Zeit unbehandelt bleibt. Nicht selten ist gleichzeitig eine Tuberkulose nachzuweisen.
*Akute Histoplasmose.* Wenn immunisierte Patienten große Mengen Histoplasmasporen inhalieren, erkranken sie unter Umständen an der sogenannten akuten Histoplasmose, welche in der Tat einer allergischen Reaktion entspricht. Röntgenologisch ist sie durch pneumonische Infiltrate, selten durch ein miliares Bild gekennzeichnet.

### Diagnostisches Vorgehen

Der Nachweis von *Histoplasma capsulatum* im Sputum, Urin oder Blut bestätigt die Diagnose. Der Keim muß auf speziellen Nährböden gezüchtet werden. Die *Histologie* ist durch tuberkuloide Granulome mit mehr oder weniger ausgedehnter Nekrose charakterisiert. Die Differentialdiagnose gegenüber Mykosen mit ähnlicher Histologie wie Kryptokokkose, Kokzidioidomykose und Blastomykose sowie gelegentliche Tuberkulose kann schwierig sein.
Der *Hauttest* ist spezifisch und bleibt längere Zeit positiv. Er soll nach der Blutentnahme für serologische Untersuchungen ausgeführt werden, da er deren Ergebnisse beeinflußt. *Serumpräzipitine* gegen Histoplasmin können nachgewiesen werden und sind spezifisch. Die *Komplementbindungsreaktion* ist weniger spezifisch (Kreuzreaktionen, insbesondere mit Blastomykose), doch sprechen hohe Titer für eine aktive Form der Erkrankung. In Anbetracht des unterschiedlichen Verlaufs der Präzipitine und des KBR-Titers während einer Histoplasmose ist es möglich, durch serologische Kontrollen das Krankheitsstadium abzuschätzen.

### Differentialdiagnose

Bei der Primärhistoplasmose kommen differentialdiagnostisch besonders die Tuberkulose, die Blastomykose, die Kokzidioidomykose oder virale Infekte in Betracht. Die akute hämatogene Histoplasmose kann das Bild einer bakteriellen Sepsis, eines Lymphomes, einer malignen Erkrankung oder einer hämatogenen Tuberkulose vortäuschen. Bei der chronischen Lungenhistoplasmose ist die Differentialdiagnose insbesondere gegenüber Tuberkulose, Kokzidioidomykose oder parasitären Krankheiten wie Paragonomiase zu machen.

### Therapie

Amphotericin B ist das Medikament der Wahl. Bei der Primärhistoplasmose, auch bei der akuten Form, erübrigt sich die Therapie, außer bei schwerem oder protrahiertem Krankheitsverlauf. Die hämatogene Histoplasmose muß während 6–10 Wochen behandelt werden. Das gleiche Schema gilt für die chronische Lungenhistoplasmose, die gelegentlich zusätzlich chirurgisch angegangen werden muß. Klinische Versuche mit dem Imidazolderivat Ketokonazol sind sehr erfolgversprechend.

**Merke:** Geographische Verteilung: Nord- und Zentralamerika. Die Infektion erfolgt durch die Lunge. Die Primärinfektion verläuft meist asymptomatisch. Spätreaktivierung möglich in Form von chronischen Lungeninfiltraten wie bei Tuberkulose. Diagnose durch Erregernachweis, Hauttest und Serologie. Histologisch: tuberkuloide Granulome. Therapie: Amphotericin B, (evtl. Ketokonazol), selten Chirurgie.

### Weiterführende Literatur

Goodwin, R. A., J. L. Shapiro, G. H. Thurman, S. S. Thurman, R. M. Des Prez: Disseminated histoplasmosis: Clinical and pathological correlation. Medicine 59 (1980) 1
Goodwin, R. A., J. E. Loyd, R. M. Des Prez: Histoplasmosis in normal hosts. Medicine 60 (1981) 231

## Kokzidioidomykose (San Joaquintal-Fieber, Wüstenrheumatismus)

**Definition:** Die Kokzidioidomykose ist eine systemische Pilzerkrankung mit vorwiegend pulmonalen Manifestationen. Farbige Patienten und schwangere Frauen werden vorzugsweise befallen. Wie bei der Histoplasmose kann sich die Krankheit Jahre nach der Primärinfektion reaktivieren.

### Erreger und Epidemiologie

Als einziger Erreger ist der Pilz *Coccidioides immitis* bekannt, dessen Reservoir der Erdboden und die Nagetiere sind. Kleine Epidemien wurden bei Archäologen beschrieben. Die Kokzidioidomykose kommt an der Westküste der USA, in Kalifornien, Mexiko und Zentralamerika vor. In Gegenden mit endemischer Kokzidioidomykose weisen ca 80% der Bevölkerung einen positiven Hauttest auf. Die Infektion erfolgt durch Inhalation. Die Krankheit ist nicht ansteckend.

### Klinik

Die *Primärinfektion* verläuft meist stumm. Symptomatische Patienten klagen über Husten, Fieber, Myalgien und pleuritische Beschwerden. Im Blut ist eine Eosinophilie nachweisbar. Im Röntgenbild sind pneumonische Herde zu finden. Hilusadenopathien, gelegentlich isoliert, sowie Pleuraergüsse, sind in 20% der Fälle festzustellen. Erythema nodosum, Gelenkschmerzen (Wüstenrheumatismus) und Konjunktivitis komplizieren 10% der Fälle, vorwiegend junge Frauen. Gelegentlich hinterläßt die Primärinfektion einen isolierten, selten kalzifizierten Rundherd. Viel typischer sind dünnrandige Kavernen, die oft als Zufallsbefund entdeckt werden.

Die unmittelbare Spontanprognose ist gut. Die Residualkavernen schließen sich in 50% der Fälle spontan. Immerhin verläuft gelegentlich, vorwiegend bei immundeprimierten Patienten, die Primärinfektion tödlich, ohne Zeichen einer hämatogenen Streuung.

Die *hämatogene Kokzidioidomykose* erfolgt früh nach der Primärinfektion, heilt aber meistens spontan ab. Eine echte miliare Früh- oder Spätstreuung wird in ca. 1% der Fälle beobachtet, deren Prognose ohne Therapie schlecht ist. Bei der hämatogenen Kokzidioidomykose ist die Haut praktisch immer, das Skelett in 10–50% der Fälle, die Hirnhaut in 30% und das Urogenitalsystem seltener befallen. Für alle Lokalisationen weist die Krankheit einen charakteristischen chronischen Verlauf auf. Dies ist insbesondere bei der Meningitis der Fall, welche wie die tuberkulöse mit Hirnnervenlähmungen – durch Beteiligung der Hirnbasis – und Hydrozephalus einhergeht. Ihre Prognose ohne Therapie ist praktisch immer tödlich.

Als besondere Form ist die *chronisch progressive Lungenkokzidioidomykose* zu erwähnen. Es handelt sich um eine oft lange nach der Primärinfektion auftretende Krankheit. Es sind vor allem die Lungenoberlappen beteiligt. Kavernenbildung ist häufig.

### Diagnostisches Vorgehen

Das Vorhandensein von *Coccidioidomyces immitis* im Eiter, Sputum oder Liquor (Direktnachweis oder Kultur) sichert die Diagnose. *Histologisch* reagiert der Organismus, indem er Leukozyten-infiltrierte tuberkuloide Granulome bildet. In diesen Läsionen kann der Keim nachgewiesen werden. Er ist aber oft von anderen Mykoseerregern schwierig zu differenzieren. Der *Hauttest* ist ziemlich spezifisch und bleibt während langer Zeit positiv. Kreuzreaktionen mit Histoplasmose kommen vor, wenn die Lösung zu stark konzentriert ist. *Präzipitine* sind vorhanden, bevor die *Komplementbindungsreaktion* positiv ausfällt. Bei stark positiver Reaktion ist die Prognose zweifelhaft.

### Differentialdiagnose

Bei der primären Kokzidioidomykose kommen differentialdiagnostisch hauptsächlich die Tuberkulose, Histoplasmose, Kryptokokkose, Blastomykose und bakterielle Infekte in Betracht. Für die anderen Formen sind zusätzlich auch Tumoren, chronische Pneumonien, Abszesse und Zysten in Erwägung zu ziehen.

### Therapie

Die medikamentöse Behandlung der Kokzidioidomykose ist deutlich weniger erfolgreich als diejenige anderer systemischer Mykosen. Es werden hauptsächlich Amphotericin B und Imidazolderivate, hauptsächlich Ketokonazol, verwendet.

Die unkomplizierte Primärinfektion bedingt keine Therapie. Ausnahmen bilden farbige und immundeprimierte Patienten. Residualherde und Kavernen können ebenfalls unbehandelt belassen werden, auch wenn sie lange lebendige Keime enthalten. Bei der chronisch-progressiven Lungenkokzidioidomykose wird Amphotericin B im allgemeinen bis zu einer hohen Dosis verabreicht. Man weiß aber, daß diese Dosis *Coccidioides immitis* in den fibrotischen Herden nicht völlig vernichtet. Es ist möglich, daß dies ebenfalls für das Ketokonazol zutrifft, posttherapeutische Beobachtungen über längere Zeit fehlen aber noch. Die Kombination beider Medikamente ist erfolgversprechend. Bei der chirurgischen Resektion muß wegen Rezidivgefahr eine antimykotische Abschirmung in Erwägung gezogen werden. Die miliare Streuung muß unbedingt behandelt werden. Die Meningitis wird sowohl systemisch als auch lokal mit Amphotericin B (Ketokonazol) behandelt. Eine endgültige Heilung wird jedoch oft nicht erreicht.

**Merke:** Geographische Verteilung: Westküste USA und Zentralamerika. Primärinfektion durch die Lunge häufig durch Erythema nodosum und Gelenkbeschwerden (Wüstenrheumatismus) begleitet; hinterläßt gelegentlich dünnrandige Kavernen. Frühstreuherde in Haut, Knochen und Meningen. Spätreaktivierung wie bei Tuberkulose. Diagnose durch Erregernachweis, Hauttest und Serologie. Histologisch: leukozytäre Granulome. Therapie: Amphotericin B und Imidazolderivate (Ketokonazol), selten Chirurgie.

### Weiterführende Literatur

Bouza, E., J. S. Dreyer, W. L. Hewitt, R. D. Meyer: Coccidioidal meningitis: An analysis of thirty-one cases and review of the literatur. Medicine 60 (1980) 139

Drutz, D. J., A. Cananzaro: Coccidioidomycosis. Amer. Rev. resp. Dis. 117 (1978) 559 u. 727

# Blastomykose (Nordamerikanische Blastomykose)

**Definition:** Bei dieser systemischen Pilzerkrankung werden vorzugsweise Lunge und Haut betroffen. Die Lunge ist Sitz der Primärinfektion, die Haut wird sekundär durch eine hämatogene Streuung befallen. Es können Spätreaktivierungen auftreten.

### Erreger und Epidemiologie

Der Erreger der Krankheit ist der Pilz *Blastomyces dermatitidis*. Sein Vorkommen begrenzt sich auf den mittleren Teil der USA und die angrenzenden Gebiete von Kanada. Es wurden auch in Afrika Fälle beschrieben. Blastomyces dermatitidis befindet sich im mit Vogelfäkalien angereichertem Erdboden. Hunde können auch befallen sein. Bei fehlendem spezifischem Hauttest ist die Durchseuchung nicht bekannt.

### Klinik

Die Lungenblastomykose, die wahrscheinlich am häufigsten einer Primärinfektion entspricht, verläuft mit akuten Allgemeinsymptomen, gelegentlich mit Erythema nodosum und bedrohlichen pneumonischen Infiltraten. Die Heilung kann spontan auftreten. Spätformen gleichen der chronischen Lungenhistoplasmose.
Sitz der hämtogenen Streuung ist vorwiegend die Haut. Der vorausgehende Lungenbefall ist anamnestisch oft nicht erfaßbar. Die Läsionen sind verrukös und nekrotisch. Weitere Herde sind gelegentlich in den Schleimhäuten des Nasen-Rachen-Raumes, in den Meningen, den Knochen und im Urogenitalsystem zu finden. Der Krankheitsverlauf ist protrahiert, selten bedrohlich.

### Diagnostisches Vorgehen

Der Nachweis des Erregers sichert die Diagnose. *Blastomyces dermatitidis* läßt sich auf Sabouraud-Nährböden bei 30 °C züchten. *Histologisch* können mehr oder weniger granulomatöse Veränderungen ohne ausgesprochene Nekrose, wie bei der Kokzidioidomykose, festgestellt werden. Es steht kein zuverlässiger *Hauttest* zur Verfügung, da ausgesprochene Kreuzreaktionen mit Histoplasmose bestehen. Dasselbe gilt für die *Komplementbindungsreaktion*. Hingegen lassen sich spezifische *Präzipitine* nachweisen, welche bei 80% der kulturell nachgewiesenen Fälle vorhanden sind.

### Differentialdiagnose

Unter den anderen systemischen Mykosen sind vorwiegend die Kokzidioidomykose und die Histoplasmose zu berücksichtigen. Tuberkulose und andere bakterielle Infekte gehören auch zur Differentialdiagnose.

### Therapie

Amphotericin B ist das Medikament der Wahl. Nach einer intensiven Initialphase wird das Medikament über längere Zeit intermittierend verabreicht. Ketokonozol ist sehr erfolgversprechend.

**Merke:** Geographische Verteilung: mittlere USA und Südkanada. Primärinfektion der Lunge mit pneumonischen Infiltraten. Sitz der Streuherde ist die Haut. Chronischer Verlauf. Diagnose: durch Erreger- und Präzipitinnachweis. Histologisch: leukozytäre Granulome. Therapie: Amphotericin B, Ketokonazol.

### Weiterführende Literatur

Cush, R., R. W. Light, R. B. George: Clinical and roentgenographic manifestations of acute and chronic blastomycosis. Chest 69 (1976) 345
Sarosi, G. A., S. F. Davies: Blastomycosis. Amer. Rev. resp. Dis. 120 (1979) 911

# Parakokzidioidomykose (Südamerikanische oder Brasilianische Blastomykose)

**Definition:** Diese systemische Mykose entsteht nach aerogener, oraler, selten kutaner Primärinfektion. Die Haut des Gesichts und deren Lymphknoten werden vorzugsweise befallen. Spätreaktivierungen sind möglich.

### Erreger und Epidemiologie

Der Pilz *Paracoccidioides brasiliensis* ist für die Krankheit verantwortlich. Dieser Erreger vegetiert im Erdboden und kommt hauptsächlich in Brasilien und Südamerika vor. Es besteht keine Ansteckungsgefahr.

### Klinik

Die Krankheitszeichen sind vielfältig. Die gewöhnlich beidseitigen Lungenveränderungen der akuten Parakokzidioidomykose sind mikronodulär oder infiltrativ. Am Gesicht und an den Schleimhäuten des Oropharynx entwickeln sich ulzerierende herpetiforme Läsionen mit typischen Lymphknotenschwellungen. Außerdem können Darm, Leber, Milz, Lunge und Zentralnervensystem befallen sein.
Die Prognose ist innerhalb weniger Jahre schlecht, auch wenn Spontanheilungen bekannt sind.

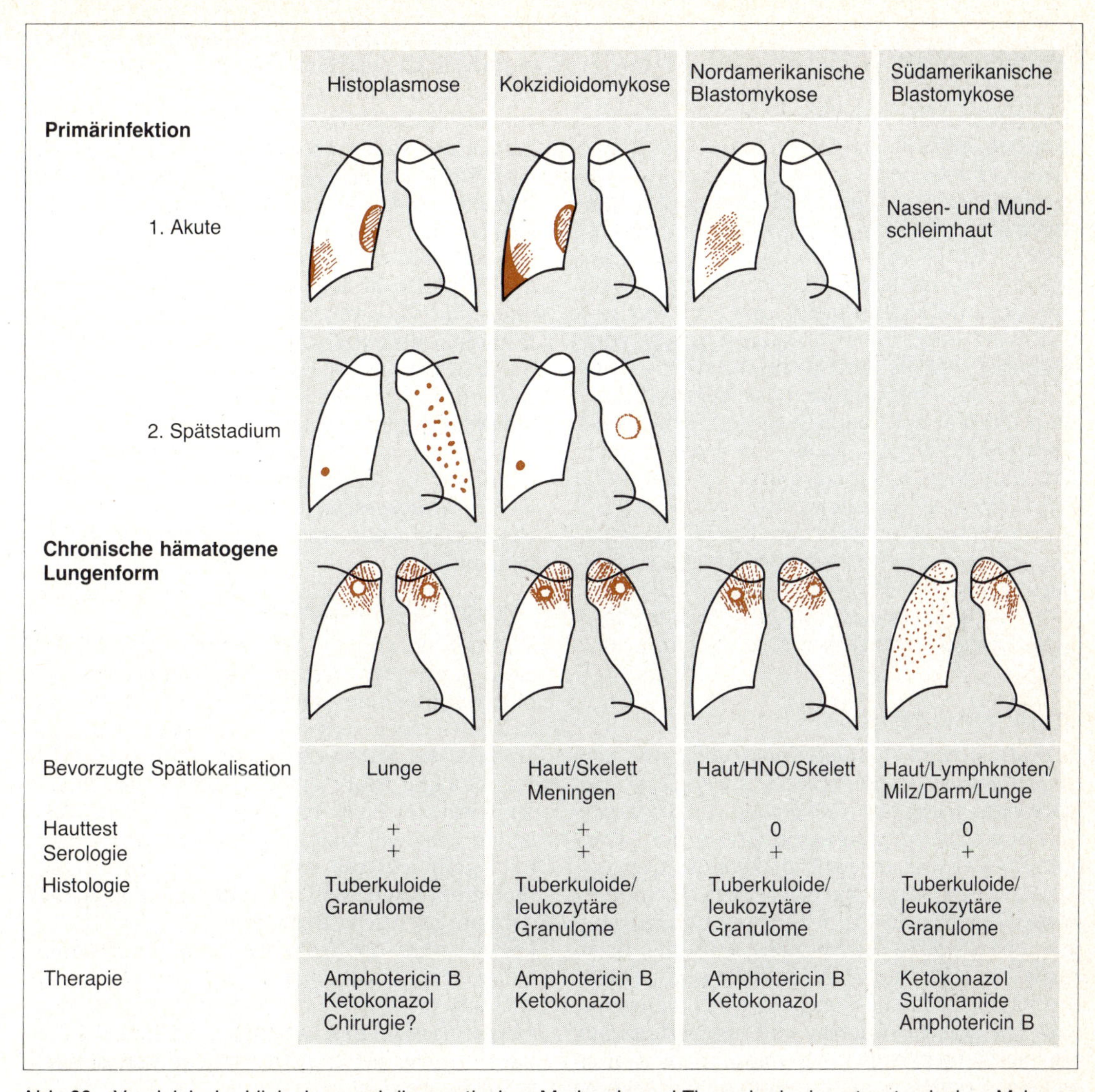


Abb. **66** Vergleich der klinischen und diagnostischen Merkmale und Therapie der hauptsystemischen Mykosen

## Diagnostisches Vorgehen

*Paracoccidioides brasiliensis* kann leicht mikroskopisch oder kulturell auf Sabouraud-Nährboden bei 30 °C nachgewiesen werden. Die *Histologie* ist durch eine granulomatöse Reaktion mit leukozytärer Infiltration charakterisiert. Es gibt keinen spezifischen Hauttest. *Präzipitine* und *Komplementbindungsreaktion* sind besonders für die Verlaufskontrolle nützlich.

## Therapie

Bis vor kurzer Zeit standen neben Amphotericin B nur Sulfonamide zur Verfügung, die jedoch nur erfolgversprechend waren, solange sie verabreicht wurden. Ketokonazol scheint heutzutage das wirksamste Medikament zu sein, möglicherweise auch nach einer relativ kurzen Verabreichungszeit.

**Merke:** Geographische Verteilung: Südamerika (Brasilien). Primärinfektion der Lunge mit beidseitigen Lungeninfiltraten. Herpetiforme Streuherde an Gesicht und Schleimhaut mit Lymphknotenbeteiligung. Schlechte Spontanprognose. Diagnose: durch Erregernachweis und Serologie. Therapie: Ketokonazol, Sulfonamide, Amphotericin B.

## Weiterführende Literatur

Bouza, E., D. J. Winston, J. Rhodes, W. L. Hewitt: Paracoccidioidomycosis (South American blastomycosis) in the United States. Chest 72 (1977) 100

Murray, H. W., M. L. Littman, R. B. Roberts: Disseminated paracoccidioidomycosis (South American blastomycosis) in the United States. Amer. J. Med. 56 (1974) 209

# Kandidiasis (Moniliose, Soor)

**Definition:** Die Kandidiasis ist auf mehrere Spezies, insbesondere *Candida albicans*, zurückzuführen, die saprophytär Haut und Schleimhaut von Mensch, Säuger und Vogel besiedeln. Dieses saprophytäre Verhalten, kombiniert mit ihrer potentiellen Pathogenität, erklärt ihr unstabiles Gleichgewicht beim Menschen. Candida-Infektionen kommen daher unter besonderen Voraussetzungen vor: Diabetes mellitus, Leukämie, Lymphom, Störungen der Phagozytose oder der bakteriziden Aktivität der Leukozyten und Makrophagen, Insuffizienz der Immunität – vorwiegend der zellulären –, sei sie primär (Di George-, Wiskott-Aldrich-Syndrom) oder sekundär (Patienten unter Zytostatika oder Immunsuppressiva, Transplantierte, oder bei Drogenabhängigkeit und nach Herzchirurgie). Eine Störung der Bakterienflora durch Antibiotika kann ebenfalls zur Candida-Besiedlung führen.

## Erreger und Epidemiologie

Es sind zahlreiche *Candida-Spezies* bekannt: *albicans, tropicalis, pseudotropicalis, parapsilosis, guilliermondii, krusei* und *stellatoidea. Candida albicans* und *tropicalis* sind besonders virulent. Candida-Spezies sind ubiquitär und weltweit verbreitet. 50% der Nasen-Rachen-Abstriche und der Proben des Magen-Darm-Inhaltes sind keimpositiv, ebenso 60% des Sputums, 10% des Bronchialsekrets, 2% der Hautabstriche und 20–30% der Vaginalabstriche (besonders bei Schwangeren). Candida-Infektionen sind bei Verbrannten sehr gefürchtet. Außer bei Immundeprimierten und Verbrannten ist die Kandidiasis von Mensch zu Mensch nicht ansteckend.

## Klinik

Die Krankheit entwickelt sich meist oberflächlich und bleibt umschrieben. Systemische Streuungen sind selten und treffen vor allem immundeprimierte Patienten.

*Nichtsystemische Kandidiasis.* Es handelt sich vorwiegend um Infektionen der Haut und Phaneren wie Onychie, Paronychie, Intertrigo, anogenitaler Befall, mehr oder weniger ausgedehnte Hautläsionen (mukokutane Kandidiasis). Gelegentlich zeigen sich auch Läsionen an den Schleimhäuten, im Mund, Ösophagus und in der Vagina, seltener in den Atemwegen und im Verdauungstrakt. Die Harnwegsinfekte durch Katheter werden meistens sehr gut vertragen. Parallel mit der Besserung des Allgemeinzustandes heilt Kandidiasis der Haut und Schleimhäute oft spontan. Sie reagiert gut auf lokale Antimykotika. Ihre Prognose ist jedoch ungünstiger im Fall von zellulärer Immundefizienz, da sie auf Antimykotika schlecht anspricht, solange der Immundefekt besteht.

*Viszerale und systemische Kandidiasis.* Bei verminderter phagozytärer und bakterizider Aktivität der Leukozyten und Makrophagen beobachtet man isolierte viszerale Kandidiasen wie Leberabszesse oder Meningitiden. Die Candida-Endokarditis steht mit einer Herzoperation, einer Kathetersepsis oder einer unsterilen Injektion bei Drogenabhängigen in Zusammenhang. Im letzteren Fall wird oft das rechte Herz betroffen. Die mit Endokarditiden verbundenen Valvulopathien sind stark verrukös und oft von arteriellen Embolien begleitet. Charakteristische Chorioidherde beweisen eine Candida-Sepsis. Im übrigen findet man dieselben Symptome wie bei den bakteriellen Endokarditiden.

Unter den immunsupprimierten Patienten sind vor allem die Nierentransplantierten der Candida-Sepsis ausgesetzt. Routinemäßige vorsorgliche Urinkontrollen mit Keimzählung sind vorzunehmen.

## Diagnostisches Vorgehen

Wegen der großen Verbreitung der Kandida beim Gesunden haben Direktuntersuchungen und Kulturen von Haut, Mund- und Vaginalabstrichen keinen diagnostischen Wert. Hingegen erweckt der Nachweis von Myzelfragmenten in Sputum und Stuhl einen starken Verdacht auf das Vorliegen einer Infektion. Selbstverständlich haben positive Kulturergebnisse bei Patienten mit Agranulozytose, unter zytostatischer oder immunsupprimierender Behandlung eine ganz andere prognostische Bedeutung.

Die Candida-Spezies lassen sich bei Zimmertemperatur leicht auf Sabouraud-Nährböden züchten.

*Histologisch* können in banalen Entzündungsherden entweder Hefen oder Pseudomyzelien nachgewiesen werden.

Das saprophytäre Vorkommen von Candida-Spezies vermindert den Wert des *Hauttests.* Sofortreaktionen sprechen für anaphylaktische Sensibilisierung (Asthma). Spätreaktionen sind so häufig, daß der Hauttest für die Beurteilung der zellulären Immunität angewendet wird. *Serologische* Untersuchungen wurden bis vor kurzem wegen der weit verbreiteten Candida-Besiedlung für wertlos gehalten. Dank der Verfeinerung der Labormethoden erweisen sie sich heutzutage jedoch als sehr nützlich zur Diagnose von tiefliegenden oder systemischen Erkrankungen. Hämagglutinierende Antikörper vom Typ IgM stehen in engem Zusammenhang mit einer frischen Infektion oder einem neuen Schub der Krankheit, da sie bereits nach wenigen Tagen nachweisbar sind. Mittels Immunelektrophorese oder Immunfluoreszenz feststellbare Antikörper vom Typ IgG stehen mit submuköser, viszeraler oder systemischer Kandidiasis in Beziehung. Diese Antikörper treten später auf, bleiben jedoch länger nachweisbar als die Hämagglutinine. Der Nachweis von Antigenen durch neuere immunenzymatische Methoden (ELISA) dürfte eine frühere Diagnosestellung ermöglichen.

### Therapie

Haut- und Schleimhautkandidiasis sprechen auf lokale Antimykotika günstig an. Eine wichtige Ausnahme bildete bisher die mukokutane Kandidiasis im Zusammenhang mit einer Immuninsuffizienz. In diesen Fällen muß unbedingt versucht werden, gleichzeitig mit der antimykotischen Therapie den Immundefekt zu korrigieren. Mit Ketokonazol steht jetzt ein sehr wirksames Mittel zur Verfügung, das auch über längere Zeit verabreicht werden kann.
Viszerale und systemische Kandidiasen benötigen eine Allgemeinbehandlung mit 5-Fluorozytosin, Imidazolderivaten (Ketokonazol) oder sogar Amphotericin B. Wegen primärer und sich rasch entwickelnder sekundärer Resistenz muß aber die Empfindlichkeit des Keimes, besonders auf 5-Fluorozytosin, getestet werden. In Anbetracht dieser Resistenz wird bei schweren Kandidiasen 5-Fluorozytosin gleichzeitig mit Amphotericin B oder Ketokonazol verabreicht. Diese Kombination ermöglicht, die Dosis beider Medikamente zu reduzieren. Das wenig toxische Ketokonazol wird auch präventiv bei immunsupprimierten Patienten (Transplantationen) verabreicht.

**Merke:** Ubiquitäre oft saprophytäre Keime. Menschliche Pathologie vorwiegend durch *Candida albicans* und *Candida tropicalis.* Nicht systemische (Haut, Schleimhäute) und systemische Formen. Die letzteren häufig als Folge spontaner oder therapeutischer Immundepression (transplantierte Patienten), Kathetersepsis, Herzchirurgie oder i.v. Injektionen bei Toxikomanen. Diagnose durch Erregernachweis und Serologie. Therapie: 5-Fluorozytosin, Imidazolderivate, besonders Ketokonazol, Amphotericin B.

### Weiterführende Literatur

Drouhet, E., B. Dupont: Chronic muco-cutaneous Candidosis and other superficial and systemic mycosis successfully treated with ketokonazole. Rev. infect. Dis. 2 (1980) 606
Edwards, J. E., R. Y. Foos, J. Z. Montgomerie, L. B. Guze: Ocular manifestations of Candida septicemia. Review of 76 cases of hematogenous Candida endophtalmitis. Medicine 53 (1974) 47
Edwards, J. E.: Severe candidal infections: Clinical perspective, immune defense mechanisms, and current concepts of therapy. Ann. intern. Med. 89 (1978) 91
Masur, M., P. P. Rosen, A. Armstrong: Pulmonary disease caused by Candida species. Amer. J. Med. 63 (1977) 914
Müller, H. L.: Serologische Differenzierung zwischen Schleimhaut- und System-Candidiasis. Zbl. Hyg., I. Abt. Orig. A 227 (1974) 289
Winner, H. I., R. Hurley: Candida albicans. Churchill, Livingstone, Edinburgh, London 1969

## Aspergillose

**Definition:** Ubiquitär vorkommende Pilze, von denen vorwiegend Aspergillus fumigatus bronchopulmonale benigne und invasive Erkrankungen verursacht.

### Erreger und Epidemiologie

Die Aspergillen sind hochdifferenzierte Pilze, welche zahlreiche Enzyme und Toxine enthalten. Die Enzyme besitzen proteolytische Fraktionen, die eine Rolle in der menschlichen Pathologie spielen. Von den Toxinen ist das *Aflatoxin* das wichtigste. Es spielt eine bedeutende Rolle in der Veterinärmedizin. Für den Menschen ist es toxisch und karzinogen für die Leber.
Von den zahlreichen, ohne geographische Bevorzugung weit verbreiteten *Aspergillus-Spezies* erweist sich vor allem *Aspergillus fumigatus* als menschenpathogen. Gelegentlich werden aber auch *Aspergillus niger, flavus, terreus, nidulans, glaucus* und *clavatus* festgestellt. Dank ihrer Thermotoleranz wachsen die Aspergillen besonders gut in faulenden Vegetabilien wie Kompost oder schimmligem Heu. Die infektiöse Aspergillose ist nicht ansteckend, außer bei immunsupprimierten Patienten.

### Klinik

Die durch Aspergillus-Spezies verursachten Syndrome sind mannigfaltig. Man unterscheidet eine benigne, fast saprophytäre, eine allergische, eine maligne und eine invasive Form. Die zwei letzteren betreffen vor allem immundeprimierte Patienten.
*Benigne Aspergillosen.* Es handelt sich um eine fast saprophytäre Besiedlung von Lungen (Aspergillom; Abb. **67**), Bronchien, Nebenhöhlen und äußerem Gehörgang.
Das Aspergillom ist eine Myzelmasse, die sich in vorbestehenden gereinigten Kavernen (Tbc, Abszeß) entwickelt. Im Röntgenbild erscheinen diese Myzelkonglomerate als eine inhomogene Verschattung, die von einer sichelförmigen Luftschicht begrenzt ist. Das Aspergillom verursacht in 50% der Fälle rezidivierende Hämoptoen, die aber nur bei 5% massiv sind. Der Verlauf ist chronisch. Besserungen kommen vor, und spontane Rückbildung tritt in 10% der Fälle auf.
Pleuraempyeme entstehen meist sekundär im Zusammenhang mit Thorakotomien oder Bronchusfisteln.
*Allergische Aspergillose.* Die Aspergillen können Bronchialasthma verursachen. Die Kombination von Asthma, rezidivierenden, oft febrilen Lungeninfiltraten, Blut- und Sputumeosinophilie mit dem Nachweis von Serumpräzipitinen ist charakteristisch für die »bronchopulmonale Aspergillose«. Es handelt sich um schwer entzündliche Läsionen der Segmentbronchien mit Lungenin-

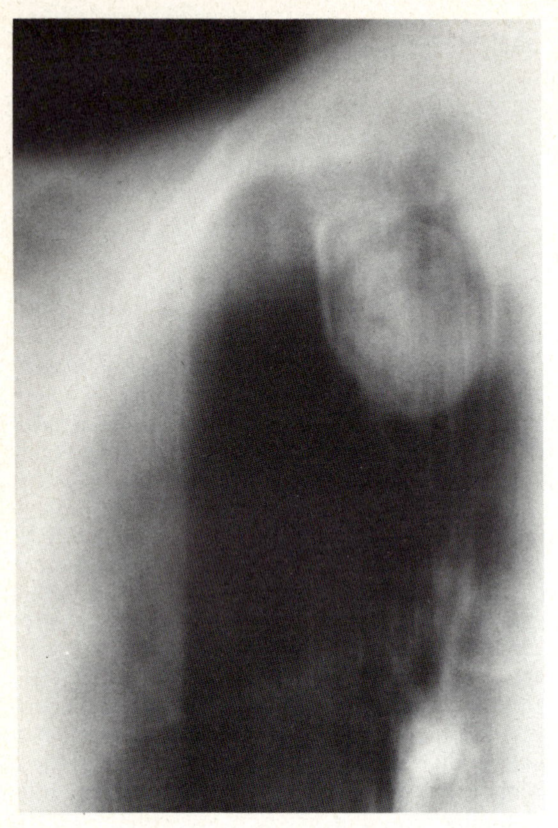

Abb. **67** Aspergillom des rechten Lungenoberlappens. Tomographische Schicht

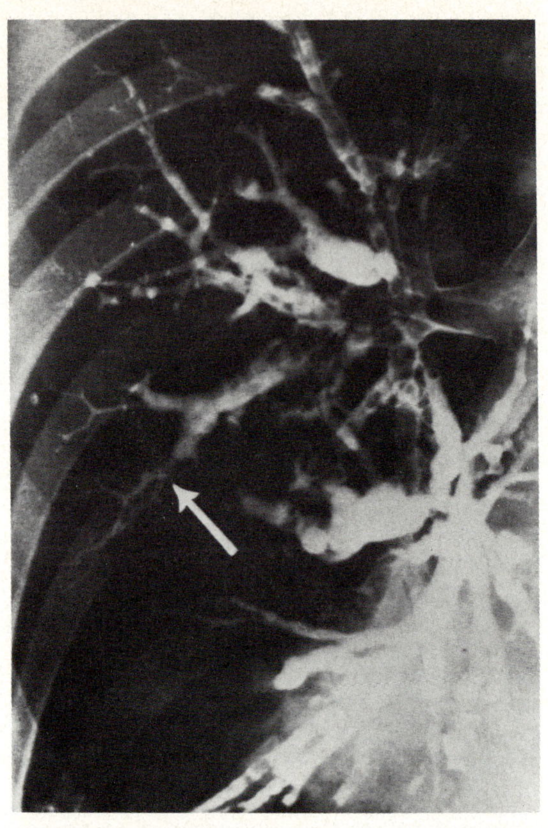

Abb. **69** Allergische bronchopulmonale Aspergillose. Bronchographische Darstellung von typischen proximalen Bronchiektasen mit normalen Bronchien peripher dazu (Pfeil)

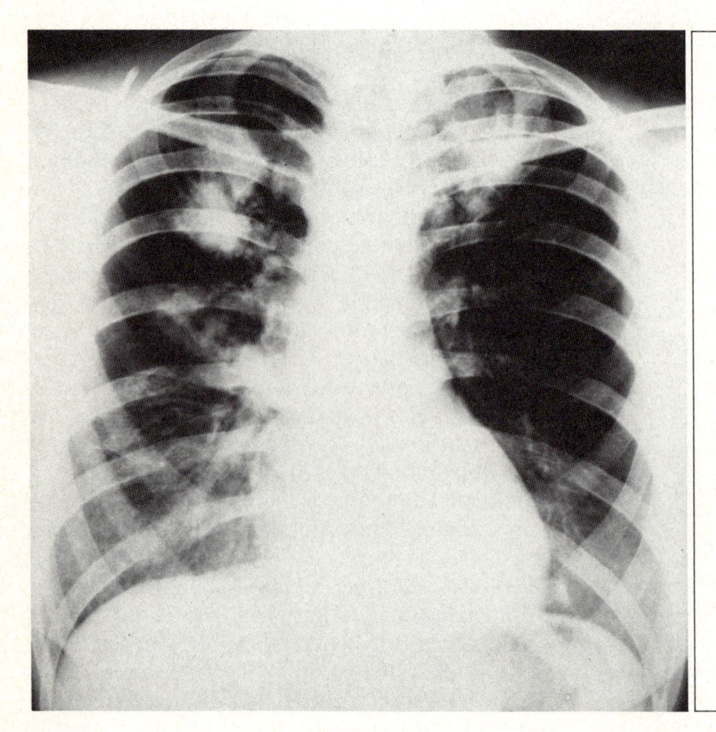

Abb. **68** Allergische bronchopulmonale Aspergillose mit beidseitigen Lungeninfiltraten und »mucoid impaction«

filtraten und oft verstopften Bronchien (»mucoid impaction«, Abb. **68**). Spontan bilden sie sich nur langsam zurück, hinterlassen aber Dauerschäden mit typischen proximalen Bronchiektasen (Abb. **69**).

*Infektiöse Aspergillose Formen:*

1. Pleuraempyeme entstehen meist sekundär im Zusammenhang mit Thorakotomien oder Bronchusfisteln.
2. Maligne oder invasive Aspergillose. Diese Formen befallen vorzugsweise immundefiziente Patienten, zum Beispiel nach Transplantationen. Die aerogene Infektion verursacht abszedierende Pneumonien oder multiple, unter Umständen miliare Streuherde. Ohne Behandlung ist die Prognose infolge lokaler Ausdehnung oder hämatogener Streuung kurzfristig infaust.
3. Lokale Aspergillose. Es sind vereinzelt Fälle von immunkompetenten Patienten bekannt, bei welchen eine infektiöse Aspergillose sich spontan nur auf einen Lungenabschnitt beschränkt.

### Diagnostisches Vorgehen

Die Aspergillus-Spezies können mikroskopisch oder kulturell nachgewiesen werden. Sie wachsen gut auf Sabouraud-Nährböden bei 20–45 °C. Der Nachweis von Myzelfragmenten im Sputum ist pathognomonisch für die Diagnose. Die Entwicklung einzelner Aspergilluskolonien in Sputumkulturen ist hingegen bedeutungslos, da sie in 7% des untersuchten Materials vorkommt. Selbstverständlich haben positive Resultate bei immunsupprimierten Patienten eine ganz andere Bedeutung. *Histologisch* sind die Aspergillus-Spezies als echte Myzelien in den Geweben feststellbar, wobei die septierten Hyphen charakteristisch sind. Gefäße sind oft infiltriert. Wesentlich ist, daß der Keim bei maligner und invasiver Aspergillose oft außerordentlich schwierig zu finden ist, auch in Biopsiematerial.
*Hauttests* mit Sofortreaktion können zur Abklärung anaphylaktischer Sensibilisierung nützlich sein. Eine verspätete Reaktion (nach 4–8 Stunden) ist Ausdruck einer Typ-III-Reaktion. Sie ist, gewöhnlich zusammen mit einer Sofortreaktion, typisch für die allergische bronchopulmonale Aspergillose.
*Serologisch* können Präzipitine nachgewiesen werden. Sie fehlen beim Gesunden, sind aber bei 8% der Asthmatiker und bei 60% derjenigen mit flüchtigen Lungeninfiltraten und praktisch immer beim Aspergillom zu finden. Bei anderen Formen der Infektion, besonders bei den malignen und invasiven Aspergillosen, sind die Präzipitine nicht immer vorhanden, da sie in der Regel erst 2–3 Wochen nach der Infektion auftreten. Unter diesen Umständen ist die Auswertung der Resultate oft sehr schwierig und doch von großer therapeutischer Bedeutung. Die präventive Überwachung der Serologie während zytostatischer oder immunsuppressiver Behandlung kann sich als sehr nützlich erweisen. Der Nachweis von Antigenen mittels immunenzymatischer Methoden (ELISA) dürfte eine frühere Diagnose erlauben.

### Differentialdiagnose

Aspergillomähnliche röntgenologische Lungenveränderungen können durch andere Keime (Mycobacterium tuberculosis, Aktinomyzes, Kokzidioidomyzes usw.) oder Tumoren verursacht werden. Bei Residualkavernen oder Bronchiektasen kann eine Hämoptoe auftreten, bevor das Aspergillom röntgenologisch sichtbar ist. Flüchtige Infiltrate mit Asthma werden bei banalen Infektionen und auch bei granulomatösen sowie vaskulär bedingten Krankheiten beobachtet. Die abszedierenden Aspergillus-Pneumonien lassen an Klebsiella oder anaerobe Infektionen denken. Histologisch ist die Differentialdiagnose zu den Mukormykosen zu erwägen.

### Therapie

Beim Aspergillom kommt vor allem die Resektion der befallenen Lungenpartien in Betracht. Die Operationsrisiken sind aber wegen der vorbestehenden Lungenveränderungen oft groß. Die systemische Verabreichung von Antimykotika bleibt erfolglos. Die Lokalbehandlung mittels transkutaner Injektion oder Drainage ist hingegen nützlich. Bei Sinusitiden bringt die Radikaloperation die Heilung. Otitiden sprechen gut auf lokal applizierte Antimykotika an.
Bei der allergischen bronchopulmonalen Aspergillose kann man sich mit Steroiden eine rasche Besserung versprechen. Zur Rezidivprophylaxe muß oft eine kleine Steroiddosis als Dauertherapie verabreicht werden.
Für die infektiösen Aspergillosen kommt hauptsächlich Amphotericin B in Betracht. Wegen ihrer synergistischen Wirkung ist die gleichzeitige Verabreichung von Rifampicin oder unter Umständen von 5-Fluorozytosin empfehlenswert. Die Patienten mit sonst tödlich verlaufender invasiver Aspergillose können nur gerettet werden, wenn das Medikament in den allerersten Tagen verabreicht wird.
Pleuraempyeme werden lokal durch Drainage und Instillation von Antimykotika behandelt.

**Merke:** Ubiquitäre, thermotolerante Keime. Menschliche Pathologie vorwiegend durch *Aspergillus fumigatus.*

1. *Benigne Formen:* Lungenaspergillom, Besiedlung von Bronchien, Nebenhöhlen und Gehörgängen.
2. *Allergische bronchopulmonale Aspergillose* mit eosinophilen Infiltraten und Asthma.
3. *Infektiöse Formen:* Pleuraempyem, maligne und invasive Form (immundefiziente Patienten), selten lokale Pneumonie.

Diagnose durch Erregernachweis und Serologie. Therapie je nach Krankheitsform:

1. konservativ, lokale Mykostatika, evtl. Chirurgie (Aspergillom).
2. Kortikosteroide.
3. Amphotericin B, evtl. mit Rifampicin, 5-Fluorozytosin.

### Weiterführende Literatur


Aisner, J., S.C.Schimff, P.H.Wiernik: Treatment of invasive aspergillosis: Relation of early diagnosis and treatment to response. Ann. intern. Med. 86 (1977) 539

Binder, R.E., L.J.Faling, R.D.Pugatch, C.Mahasahen, G.L.Snider: Chronic necrotizing pulmonary aspergillosis: A discrete clinical entity. Medicine 61 (1982) 109

Editorial: Aspergillomas. Lancet 1983/II, 1066

Glimp, A.R., A.S.Bayer: Allergic bronchopulmonary aspergillosis. Chest 80 (1981) 85

Haller de R., F.Suter: Aspergillosis and Farmer's Lung in Man and Animal. Huber, Bern 1974


# Kryptokokkose (Torulosis)

**Definition:** Die Kryptokokkose ist eine systemische Krankheit mit ausgesprochen chronischem Verlauf und Remissionen. Der Erreger, *Cryptococcus neoformans,* hat eine besondere Neigung für das Zentralnervensystem (ZNS). Männer sind öfter befallen als Frauen.

### Erreger und Epidemiologie

*Cryptococcus neoformans* gleicht einer Hefe und ist von einer charakteristischen Polysaccharid-Kapsel umgeben. Dieser Keim ist weltweit im Erdboden verbreitet und vermehrt sich besonders stark, wenn dieser Vogelexkremente (Tauben) enthält. Trotz seiner Verbreitung verursacht *Cryptococcus* nur sporadische Erkrankungen. Da ein spezifischer Hauttest fehlt, ist die Durchseuchung der Bevölkerung nicht bekannt. Die Kryptokokkose ist nicht ansteckend.

### Klinik

Die *Primärinfektion* erfolgt durch Inhalation. Wenn Symptome auftreten, sind sie uncharakteristisch, bis auf das Röntgenbild. Dieses weist hauptsächlich in den unteren Lungenpartien isolierte oder zahlreiche dichte Herde auf. Hilusadenopathien sind selten.

Die spontane Rückbildung, bis auf gelegentliche fibrotische Veränderungen, ist innerhalb einiger Wochen die Regel. Gelegentlich verläuft die Infektion sehr protrahiert und führt zur hämatogenen Streuung.

Bei der *hämatogenen Kryptokokkose* sind neben dem ZNS vorwiegend Haut (5%) und Knochen (5%) sowie das Urogenitalsystem befallen. Bei der Lungenkryptokokkose ist es meist unmöglich zu wissen, ob es sich um eine primäre oder hämatogene Form handelt.

Die Prognose kann auch ohne Therapie günstig sein.

Die *Kryptokokkose des Zentralnervensystems* ist die häufigste Lokalisation der hämatogenen Streuung. 50% dieser Patienten sind »compromised hosts«. Der Verlauf ist sehr chronisch und erstreckt sich über Monate, mit Remissionen und interkurrenten Verschlechterungen. Die Symptome sind mannigfaltig und wechselhaft: Kopfschmerzen, Aberrationen, motorische und zerebelläre Störungen, Hirnnervenlähmungen. Die Lumbalpunktion ergibt einen erhöhten Liquordruck, die Proteine im Liquor sind erhöht, die Zellzahl aber nur wenig. In 50% der Fälle ist die Glykorachie erniedrigt. Bei asymptomatischen Patienten kann der Liquor bis auf das Wachstum von *Cryptococcus* normal ausfallen.

Ohne Therapie beträgt die Mortalität beinahe 100% innerhalb von 3 Jahren, auch mit Therapie bleibt sie verhältnismäßig hoch (30%).

### Diagnostisches Vorgehen

Der Nachweis von *Cryptococcus* im Untersuchungsmaterial durch Färbung der Kapsel mit einem Tusche-Tropfen sichert die Diagnose. Der Keim kann aber nur in 50% der Fälle mit ZNS-Beteiligung hierdurch nachgewiesen werden. Deshalb muß der Liquor zur Verbesserung des Direktnachweises zentrifugiert werden. Die Kultur wächst erst nach 4–6 Wochen! Bei Verdacht auf Kryptokokkose müssen Sputum, Urin, Knochenmark, Prostatasekret und vor allem Liquor direkt und kulturell untersucht werden.

Die *histologischen Veränderungen* sind wenig ausgeprägt, oder es bilden sich histiozytäre Granulome mit gelatinösen Massen, bestehend aus Reinkulturen von *Cryptococcus neoformans.*

Es gibt keine diagnostischen Hauttests. Die *Serologie* ist dadurch gekennzeichnet, daß am Anfang der Krankheit ein Antigenüberschuß besteht, welcher die Antikörper maskiert. In den Spätstadien überwiegen dann die Antikörper. Der Nachweis von Antigenen erfordert spezialisierte indirekte Methoden. Antigen und Antikörper müssen gleichzeitig im Blut und im Liquor gesucht werden, da gelegentlich erhöhte Titer nur im Liquor nachweisbar sind. Im Laufe der Behandlung der ZNS-Kryptokokkose kommt der Verlaufsbestimmung des Antigentiters im Liquor eine bedeutende prognostische Rolle zu.

### Differentialdiagnose

Bei der Primärkryptokokkose fallen differentialdiagnostisch eine Histoplasmose, Blastomykose und bakterielle Infekte sowie Tumoren – primär oder sekundär – und Systemerkrankungen in Betracht. Die Meningoenzephalitis läßt je nach Symptomatik an unzählige Möglichkeiten denken: Neurose oder Psychose, zerebrovaskuläre Erkrankung, Tumor, chronische Meningitis wie bei Tuberkulose, Brucellose und Listeriose.

### Therapie

Unter folgenden Bedingungen ist eine Behandlung der Lungenkryptokokkose nicht unbedingt erforderlich: spontane Regression, niedrige serologische Titer, kein Verdacht auf extrapulmonale Lokalisation, insbesondere im ZNS (kein Antigen im Liquor und Kultur negativ).
Wenn eine Behandlung notwendig ist, sind Amphotericin B und 5-Fluorozytosin die antimykotischen Medikamente der Wahl. Die gleichzeitige Verabreichung beider Substanzen erlaubt, die Dosis des besonders toxischen Amphotericin B auf 0,3–0,5 mg/kg/Tag zu reduzieren und das Auftreten von Resistenzen zu verhüten. Erfahrung mit Ketokonazol ist noch spärlich.
Der *Befall des ZNS* durch *Cryptococcus* ist eine absolute Indikation zur antimykotischen Therapie. Zusätzlich zur allgemeinen Behandlung mit Amphotericin B i.v. und 5-Fluorozytosin per os muß die intrathekale Verabreichung der Medikamente in Erwägung gezogen werden. Dies ist insbesondere der Fall, wenn unter allgemeiner Therapie der Liquor keine Normalisierungstendenz zeigt oder wenn Amphotericin B parenteral kontraindiziert ist (Niereninsuffizienz oder Gesamtdosis bereits überschritten). Gelegentlich muß das Medikament in die Hirnventrikel direkt oder durch ein Ommaya-Reservoir injiziert werden. Die Gesamtdauer der Therapie ist durch den Verlauf des Krankheitsbildes, des Liquorbefundes und des Antigentiters im Liquor und im Blut bestimmt. Eine strenge Überwachung während eines Jahres, mit Liquorkontrollen, ist erforderlich.

**Merke:** Keine geographische Verteilung. Keim im Erdboden (Vogelexkremente) zu finden. Primärinfektion der Lunge uncharakteristisch; chronischer Verlauf möglich. Hämatogene Streuung in Meningen und Zentralnervensystem durch chronischen Verlauf und wechselhafte Remissionen und Verschlechterungen charakterisiert; tödliche Spontanprognose. Diagnose: Erregernachweis (im Liquor mit Tusche) und Serologie (Antigennachweis!). Therapie: Amphotericin B und 5-Fluorozytosin (Ketokonazol?).

### Weiterführende Literatur

Bennett, J.E., W.E. Dismukes, R.J. Duma, G. Medoff, M.A. Sande, H. Gallis et al.: A comparison of Amphotericin B alone and combined with flucytosine in treatment of cryptococcal miningitis. New Eng. J. Med. 301 (1979) 126
Kerkering, T.M., R.J. Duma, S. Shadomy: The evolution of pulmonary cryptococcosis. Ann. intern. Med. 94 (1981) 611

## Mukormykosen (Zygomykosen, Phykomykosen)

**Definition:** Die Mukormykosen treten vorzugsweise bei Patienten mit Diabetes, Leukämie und Lymphomen auf. Es sind schwere, rasch bedrohliche Krankheitsbilder mit besonderer Tendenz zu Hämorrhagien und Thrombosen.

### Erreger und Epidemiologie

Unter den zahlreichen Pilzspezies, welche Mukormykosen verursachen, sind hauptsächlich Rhizopus-Spezies, *Absidia corymbifera* und *Mucor pusillus,* erwähnenswert. Es sind ubiquitäre, thermotolerante Keime, die oft in faulenden Vegetabilien gefunden werden. Die Infektion erfolgt durch Inhalation, via Magen-Darm-Trakt oder perkutan bei abgeschwächten Patienten. Die Fälle sind selten und sporadisch.

### Klinik

Die *rhinozerebrale Form* tritt in 75% der Fälle bei Diabetikern auf. Eine Infektion der Nasenschleimhaut dehnt sich rasch durch die Blutgefäße auf die benachbarten Nebenhöhlen, Orbitaknochen und das Gehirn aus. Die Krankheit ist rasch progredient und führt zu voluminösen tumorähnlichen Schwellungen. Ohne Behandlung ist die Prognose wegen der ZNS-Beteiligung rasch tödlich.
Die *Lungenmukormykose* ist vorwiegend eine Komplikation bei Leukämien und Lymphomen. Es handelt sich meistens um hämorrhagische Infarkte.
Die *gastrointestinale Form* führt zu schweren Ulzerationen durch ischämische Nekrose. Die Symptome sind Bauchschmerzen und hämorrhagische Diarrhöen. Diese Form befällt vorwiegend Kinder und unterernährte Individuen.
Die *disseminierte Form* der Krankheit ist bei Patienten mit schwer beeinträchtigtem Zustand zu beobachten. Dabei werden hauptsächlich Lunge und Gehirn betroffen, gelegentlich auch die Haut. Anatomisch handelt es sich um Infarktabszesse. Auch Endokarditiden können nach unsterilen Injektionen entstehen.

### Diagnostisches Vorgehen

Die genaue ätiologische Diagnose der Mukormykosen ist äußerst schwierig, da die Keime auch in den erreichbaren Läsionen, sei es mikroskopisch, kulturell oder histologisch sehr schwer nachweisbar sind. Bei rasch progredienten, schwer verlaufenden Sinusitiden mit Gesichtsschwellung bei Diabetikern oder Patienten mit Leukämie oder Lymphomen muß die Möglichkeit einer Mukormykose in Betracht gezogen werden. Es gibt nämlich weder spezifische *Hauttests* noch zuverlässige *Serologie.*

### Therapie

Amphotericin B muß bei verdächtigen Fällen ohne jegliche Verspätung und in vollen Dosen verabreicht werden. Die Behandlung wird bis zur völligen Normalisierung fortgesetzt.

**Merke:** Keine geographische Verteilung. Bevorzugung von Patienten mit Diabetes, Leukosen und Lymphomen. Rhinozerebrale, spontan rasch tödlich verlaufende Form; Lungen-, gastrointestinale und disseminierte (ZNS) Formen mit hämorrhagischen Infarkten (Thrombosen). Diagnose: Erregernachweis. Therapie: Amphotericin B (notfallmäßig bei Verdacht auf rhinozerebrale Form).

### Weiterführende Literatur

Lehrer, R.I., D.M.Howard, P.S.Sypherd, J.E.Edwards, G.Segal, D.J.Winston: Mucormycosis. Ann. intern. Med. 93 (1980) 93

Meyers, B.R., G.Wormser, S.Z.Hirshman, A.Blitzer: Rhinocerebral mucormycosis. Premortem diagnosis and therapy. Arch. intern. Med. 139 (1979) 557

## Sporotrichose

Die Sporotrichose ist gewöhnlich eine Hautmykose, kann jedoch als Allgemeinerkrankung verlaufen. Der Erreger ist *Sporotrichum schenckii.* Dieser Keim ist ubiquitär ohne besondere geographische Verteilung. Die Fälle sind jedoch sporadisch. Die Hautläsionen sitzen auf den oberen Extremitäten. Mit der Zeit entwickeln sich den Lymphbahnen entlang schmerzlose Knötchen. Bei Lungenbefall klagen die Patienten über produktiven Husten. Röntgenologisch sind tuberkuloseähnliche Veränderungen zu beobachten wie Kavernenbildung, Hilusadenopathien, Pleuraergüsse. Selten kann eine hämatogene Streuung stattfinden, welche chronisch verläuft. Charakteristisch werden Gelenke und Synovialen befallen. Der Nachweis von *Sporotrichum schenckii* sichert die Diagnose. Histologisch ist der Keim schwer zu finden. Die Behandlung besteht aus Amphotericin B für die disseminierten Formen. Die Hautläsionen sprechen gut auf orale Verabreichung von Kalium jodatum an.

### Weiterführende Literatur

Bullpitt, P., D.Weedon: Sporotrichosis: a review of 39 cases. Pathology 20 (1978) 249

## Geotrichose

Die Geotrichose wird durch den Pilz *Geotrichum candidum* verursacht. Es sind orale, intestinale, bronchiale und pulmonale Formen bekannt. Gewöhnlich werden Patienten mit abgeschwächtem Allgemeinzustand befallen. Makroskopisch sind die Schleimhautläsionen von einer Kandidiasis nicht zu unterscheiden. Die Diagnose wird durch Nachweis des Erregers gestellt, wobei zu berücksichtigen ist, daß *Geotrichum candidum* zur normalen Mundflora gehören kann. Mit der Besserung des Allgemeinzustandes bildet sich die Krankheit oft spontan zurück. Kalium jodatum, 5-Fluorozytosin, Nystatin, Imidazolderivate, sogar Sulfonamide werden empfohlen.

### Weiterführende Literatur

Emmons, C.W., C.H.Binford, J.P.Utz, K.J.Kwong-Chung: Medical Mycology. Lea & Febiger, Philadelphia 1977

Editorial: Fungemia, Lancet 1983 II, 323

Gloor, F., T.Wegmann: Pathologie und Klinik der einheimischen Systemmykosen. Chemotherapy 22 (1976) 31

Hermans, P.E.: Antifungal agents used for deep-seated mycotic infections. Mayo Clin. Proc. 58 (1983) 223

Ketokonazole Symposium. Amer. J. Med. 74 (Suppl.) (1983) 1

Medoff, G., G.S.Kobayashi: Strategies in the treatment of systemic fungal infections New Eng. J. Med. 302 (1980) 145

Palmer, D.F., L.Kaufmann, W.Kaplan, J.J.Cavallaro: Serodiagnosis of Mycotic Diseases. Thomas, Springfield/Ill. 1977

Ray, T.L: Fungal infections in the immuno-compromised host. Med. Clin. N. Amer. 64 (1980) 955

Scholer, H.J.: Stellung und Bedeutung der Mykosen unter den menschlichen Infektionskrankheiten Pathol. Microbiol. 41 (1974) 199

Williams, D.M., J.A.Kirck, J.S.Remington: Pulmonary infection in the compromised host. Amer. Rev. Resp. Dis. 114 (1976) 359 u. 593

# Erkrankungen durch Chlamydien

*H. Lode*

## Einführung

Chlamydien sind obligate, intrazelluläre, gramnegative Parasiten. In ihren Eigenschaften ähneln sie mehr den Bakterien als den Viren. Sie weisen sowohl DNA wie RNA auf und haben eine dünne Zellwand, die in ihrem Aufbau dabei gramnegativen Bakterien gleicht. Chlamydien haben eine begrenzte metabolische Aktivität und vermehren sich durch einfache Zellteilung; ein Vermehrungszyklus dauert 48 Stunden.
Das Genus Chlamydia unterteilt sich in zwei Spezies – Chlamydia psittaci und Chlamydia trachomatis. Alle Chlamydien weisen ein gemeinsames hitzestabiles Antigen auf, welches durch eine Komplementfixationstechnik nachweisbar ist. Mittels Immunfluoreszenz können verschiedene Serotypen der Spezies unterschieden werden. Chlamydia psittaci verursacht die Psittakosis (Ornithose) und ist Sulfonamid-unempfindlich. Chlamydia trachomatis ist der Erreger des Lymphogranuloma venereum (serologische Typen $L_1$, $L_2$, $L_3$), des Trachoms (Serotypen A, B, Ba, C), der Einschlußkonjunktivitis, der nichtgonorrhoischen Urethritis, Zervizitis, Salpingitis, Proktitis, Epididymitis sowie einer Neugeborenen-Pneumonie (Typen D–K).

# Ornithose (Psittakose)

**Definition:** Die Ornithose ist eine akute Infektionserkrankung durch Chlamydia psittaci, die von Vögeln übertragen wird. Bei Ansteckung durch Papageien wird von Psittakose gesprochen, jedoch können auch andere Vogelarten die Chlamydia übertragen, so daß heute der allgemeinere und breitere Begriff der Ornithose bevorzugt wird.

### Häufigkeit

Die Ornithose ist eine relativ weit verbreitete Erkrankung. Im Zusammenhang mit vermehrter Vogelhalterei und -züchterei war bis Mitte der 60er Jahre ein starker Anstieg der Ornithoseerkrankung zu registrieren. Ab 1963 wurden vermehrt Überwachungsmaßnahmen eingeleitet und auch Tetracycline im Futter prophylaktisch verabreicht, so daß die Zahl der registrierten Ornithosefälle wieder rückläufig war. In der Bundesrepublik Deutschland einschließlich West-Berlin wird von ca. 180–200 Fällen pro Jahr ausgegangen.

### Ätiologie und Pathogenese

Chlamydien befinden sich in Sekreten der Nase, im Stuhl, in den Federn und im Gewebe infizierter Vögel, zumeist Tauben, Papageien, Enten, Truthähne und Hühner. Die Chlamydien-tragenden Vögel brauchen keineswegs Krankheitssymptome aufzuweisen. Der Infektionsweg von Tier zu Mensch verläuft in der Regel über die Luftwege mittels Tröpfcheninfektion, selten durch einen Vogelbiß. Der Kontakt zu den infizierten Vögeln braucht nicht sehr intensiv zu sein; eine Übertragung mittels gekochtem oder gegrilltem Vogelfleisch (z. B. Hühner) ist jedoch nicht bekannt. Ganz selten kommt es zur Übertragung von Mensch zu Mensch, wobei es sich offensichtlich um sehr virulente Chlamydienstämme handelt mit schweren und zum Teil letalen Infektionsverläufen.
Die Chlamydien erreichen den menschlichen Organismus über die Schleimhäute der oberen Luftwege. Anschließend erfolgt eine bakteriämische Streuung in die Alveolen und in das retikuloendotheliale System (Leber/Milz), so daß in den ersten 14 Tagen die Chlamydien im Sputum und im Blut nachweisbar sind. Morphologisch findet sich eine vorwiegend lymphozytäre entzündliche Reaktion mit Ödem und hämorrhagischem Exsudat in der Lunge (alveolär/interstitiell), selten auch im Herzen, im Gehirn und in den Nieren.

### Klinik

Der klinische Ablauf der Ornithose kann wechselnd sein. Nach einer Inkubationszeit von 7–14 Tagen und länger beginnt die Erkrankung häufig abrupt mit

- Schüttelfrost,
- hohem Fieber,
- Kopfschmerzen,
- Übelkeit, Brechreiz,
- Lichtscheu,
- Husten,
- mäßig produktivem, gelegentlich hämorrhagischem Auswurf.

Manchmal kann der Beginn auch schleichend

70 a

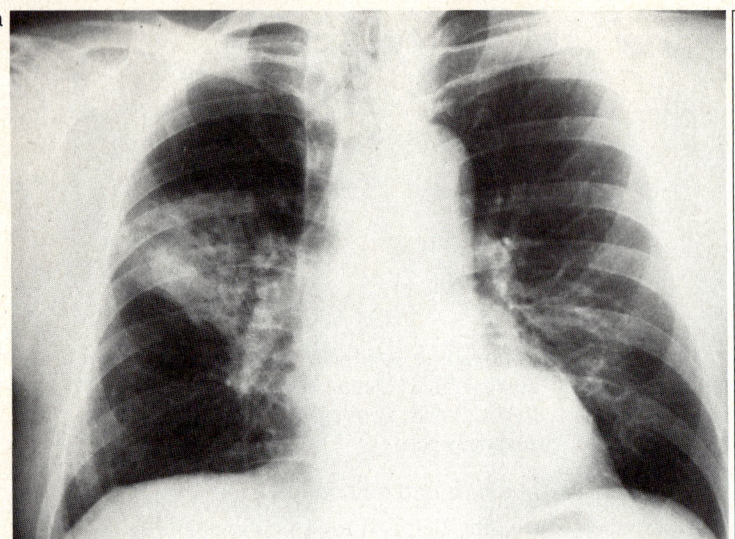

Abb. **70 a** u. **b** 28jährige Patientin mit Chlamydien-Pneumonie (Ornithose)

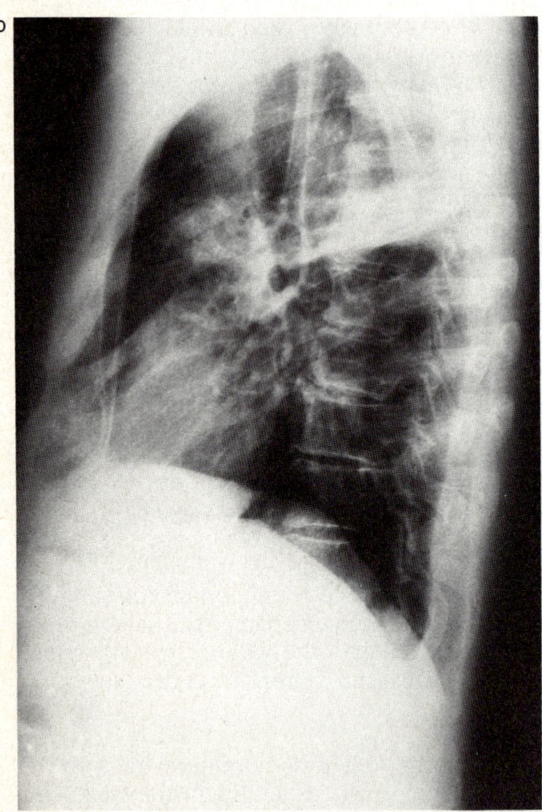

über 3–4 Tage mit zunehmendem Fieber und Krankheitsgefühl ablaufen. Bei schweren Infektionen können Verwirrtheitszustände, Delirien, Stupor, Zyanose und Hypoxie auftreten.
*An klinischen Befunden* stehen Fieber, relative Bradykardie, Hepatosplenomegalie und ein eher diskreter pulmonaler Befund mit vereinzelten, feinen, klingenden Rasselgeräuschen sowie mäßig erhöhter Atemfrequenz im Vordergrund. Gelegentlich können pleuritische oder perikarditische Auskultationsbefunde erhoben werden.
*Im Röntgenbild der Thoraxorgane* stellt sich häufig eine vorwiegend interstitielle Infiltration dar, die an Umfang den physikalischen und klinischen Befund deutlich übertrifft (Abb. **70 a** u. **b**). Im Verlauf der Erkrankung kann sich eine Thrombophlebitis manifestieren, die gelegentlich zur bedrohlichen Lungenembolie führen kann.

### Diagnostisches Vorgehen

Bei Ornithoseverdacht ist die genaue Anamneseerhebung mit der Frage nach Vogelkontakten außerordentlich wichtig. Die üblichen Laboruntersuchungen sind für die Diagnostik nicht ergiebig. Die Leukozyten sind normal oder gering erniedrigt, die Blutsenkungsreaktion ist häufig nicht beschleunigt. Gelegentlich besteht eine geringe Proteinurie. Die Diagnose ist letztlich nur durch

- direkten Erregernachweis oder
- spezifische serologische Untersuchungen

zu sichern.
Die kulturelle Anzüchtung der Chlamydien ist schwierig, jedoch können diese aus Blut und Sputum durch intraperitoneale Beimpfung von Mäusen oder auch mittels Zellkulturen isoliert werden. Serologischer Nachweis eines vierfachen Titeranstiegs von komplementbindenden Antikörpern bzw. noch spezifischer im Mikroimmunfluoreszenztest während des Krankheitsverlaufs sichert die Diagnose.

### Differentialdiagnose

Im frühen Stadium der Erkrankung müssen differentialdiagnostisch zahlreiche Viruserkrankungen, aber auch Typhus, Tuberkulose und Rickettsiosen erwogen werden. Im röntgenologischen Thoraxbild müssen Krankheitsbilder mit Infiltrationen abgegrenzt werden wie Mykoplasmenpneumonie, Q-Fieber, Mykosen, Tuberkulose, Bronchialkazinom und bakterielle Pneumonie.

### Therapie

Tetracycline sind die Mittel der Wahl für die Therapie der Ornithose. Bei oraler Behandlung sollten täglich 1,5 bis 2,0 g eines herkömmlichen Tetracyclins über mindestens 7–10 Tage verabreicht werden; häufig ist schon nach 2–3 Tagen Entfieberung zu erreichen. Bei Tetracyclinunverträglichkeit wird Erythromycin (Dosierung: 2,0 g täglich) empfohlen. Bei schweren Verlaufsformen müssen zusätzliche unspezifische Maßnahmen wie $O_2$-Zufuhr und Fiebersenkung (Acetylsalicylsäure) eingesetzt werden.

### Prognose und Verlauf

Patienten mit unkomplizierten, milden Erkrankungen entfiebern auch ohne Therapie nach 7–10 Tagen. Der klinische Verlauf bei schweren Erkrankungen dauert 3 und mehr Wochen; die Letalität vor dem Einsatz von Antibiotika lag bei 20%, heute beträgt sie 0,5–5%.

**Merke:** Eine akute, fieberhafte Erkrankung mit Schüttelfrost, hohem Fieber, Kopfschmerzen, Husten, wenig, häufig hämorrhagischem Auswurf ist bei anamnestischen Angaben von Vogelkontakten verdächtig auf eine Ornithose.
Im Röntgenthoraxbild stellt sich eine interstitielle, häufig ausgedehnte Infiltration dar, die im Kontrast zu dem spärlichen klinischen Auskultationsbefund steht.
Zu sichern ist die Diagnose mittels vierfachem Anstieg von serologisch nachweisbaren spezifischen Antikörpern. Die Therapie der Wahl sind Tetracycline.

### Weiterführende Literatur

Byrom, N.P., J.Walls, H.J.Mair: Fulminant psittacosis. Lancet 1979/I, 353–356
Liu, C.: Non bacterial pneumonia. In Hoeprich, P.D.: Infectious Diseases. Harper & Row, Hagerstown 1983 (p.352–338)
Lumicao, G.G., A.D.Heggie: Chlamydial infections. Pediat. Clin. N. Amer. 26 (1979) 269–282
Schachter, J.: Chlamydial infections. New Engl. J.Med. 298 (1978) 428ff., 490ff., 540ff.

## Unspezifische nichtgonorrhoische Urethritis

**Definition:** Die Urethritis ist eine Infektion der unteren Harnwege, die mit Dysurie, Pollakisurie und vermehrter Urethralsekretion einhergeht.

Die unspezifische Urethritis nimmt zahlenmäßig beträchtlich zu – insbesondere beim Mann; in den USA werden pro Jahr 400000 Urethritiden diagnostiziert. Ätiologisch werden bei der nichtgonorrhoischen unspezifischen Urethritis Mykoplasmen, Chlamydien, Pilze, Viren, Trichomonaden und gramnegative Bakterien nachgewiesen. Die Infektion mit Chlamydia trachomatis wird durch verbesserte kulturelle und serologische Nachweismethoden heute häufiger festgestellt. In 30–50% bei der unspezifischen Urethritis und in 50–70% bei der postgonorrhoischen Urethritis kommt Chlamydia trachomatis als Erreger in Betracht. Chlamydia trachomatis kann bei der Frau eine Vulvovaginitis und Zervizitis verursachen; die Übertragung der Chlamydien durch den Geschlechtsverkehr ist daher häufig, so daß eine Behandlung des Sexualpartners immer erforderlich ist. Hinsichtlich des diagnostischen Vorgehens sei auf die Tab. **33** verwiesen. Die kulturelle Sicherung von Chlamydien ist langwierig und der Antikörperanstieg im Mikroimmunfluoreszenztest in der Regel erst innerhalb von 2 Wochen nachweisbar, so daß häufig eine Ausschlußdiagnose notwendig wird.
Differentialdiagnostisch müssen die Gonorrhö, die Syphilis und die anderen unspezifischen Ursachen einer Urethritis ausgeschlossen werden.

Tabelle **33** Diagnostik und Therapie der unspezifischen Urethritis

| Vorgehen und Untersuchung | |
|---|---|
| 1. | Sicherung der Diagnose durch Nachweis von Granulozyten im Urethralsekret oder Abstrich bzw. in der ersten Urinportion |
| 2. | Untersuchung auf Gonorrhö im Grampräparat; falls negativ – Anlage einer Kultur und |
| 3. | Behandlung mit Tetracyclinen, 4 × 250–500 mg täglich für 14–21Tage |
| 4. | Untersuchung des Sexualpartners; bei mangelndem Nachweis von Gonokokken Tetracyclintherapie (4 × 250–500 mg tägl.) für 14–21 Tage |
| 5. | Verlaufskontrollen 2 und 4 Wochen nach Behandlungsende; Urethritissymptome sollten beseitigt sein, falls nicht – |
| 6. | Überprüfung, ob der Patient Antibiotika eingenommen hat oder ob andere Sexualkontakte bestanden. Falls notwendig, erneute Behandlung oder urologische Exploration |

Therapie der Wahl sind Tetracycline; Alternativsubstanzen sind Erythromycin, Rifampicin und Ampicillin. Die Tetracyclinbehandlung sollte ausreichend hoch (1,5–2 g tägl.) und ausreichend lange (14–21 Tage) wegen des verlängerten Generationszyklus der Chlamydien angesetzt werden. Neben infektiologischen Ursachen müssen bei der unspezifischen Urethritis unbedingt morphologische Veränderungen und/oder psychogene Hintergründe ausgeschlossen werden.

**Merke:** Die unspezifische, nichtgonorrhoische Urethritis kann durch Mykoplasmen, Chlamydien, Pilze, Viren, Trichomonaden und gramnegative Bakterien ausgelöst werden. Chlamydia trachomatis wird zunehmend häufiger (30–70%) nachgewiesen. Klinische Symptome sind Dysurie, Pollakisurie und vermehrte Urethralsekretion. Behandlung mit Tetracyclinen.

Weiterführende Literatur

Bowie, W. R., S. P. Wang, E. R. Alexander: Etiology of nongonococcae urethritis: evidence for Chlamydia trachomatis and Ureaplasma urealyticum. J. clin. Invest. 59 (1977) 735–742
Holmes, K. K., H. H. Handsfield, S. P. Wang: Etiology of nongonococcae urethritis. New Engl. J. Med. 292 (1975) 1199–1205
Ridgway, G. L., J. M. Owens, J. D. Oriel: A method for testing the antibiotic succeptibilitiy of Chlamydia trachomatis in a cell culture system. J. Antimicrob. Chemother. 2 (1976) 72–76
Schachter, J.: Chlamydial infections. New Engl. J. Med. 298 (1978) 428ff., 490ff., 540ff.

# Lymphogranuloma inguinale (venereum)

**Definition:** Lymphogranuloma inguinale ist eine infektiöse Geschlechtskrankheit, die durch einen kleinen genitalen Primärdefekt mit regionärer inguinaler Lymphknotenschwellung und Allgemeinsymptomen charakterisiert ist.

## Häufigkeit

Lymphogranuloma inguinale ist in der gesamten Welt verbreitet mit besonderer Häufigkeit in tropischen und subtropischen Regionen. Die genaue Erkrankungsfrequenz ist unbekannt; Touristen aus südostasiatischen Ländern bringen vermehrt diese venerische Infektion nach Europa.

## Ätiologie

Lymphogranuloma inguinale wird durch Chlamydia trachomatis verursacht. Die ätiologischen Serotypen ($L_1$, $L_2$, $L_3$) können unterschieden werden mit Kreuzreaktionen zu den Trachoma-Konjunktivitis-Erregern.

## Klinik und Pathogenese

Die Inkubationszeit des Lymphogranuloma inguinale liegt zwischen 2 und 30 Tagen. Der initiale Defekt durch Chlamydia trachomatis am äußeren Genitale ist klein, uncharakteristisch und passager, so daß er häufig nicht bemerkt wird. Wird er registriert, handelt es sich um eine begrenzte, kleine, einzelne genitale Ulzeration. Kurze Zeit nach der lokalen Manifestation tritt eine kräftige inguinale oder femorale Lymphadenitis (Bubonen) auf, die zur Einschmelzung mit Fluktuation und Fistelbildung neigt. Gleichzeitig können Allgemeinsymptome wie Fieber, Schüttelfrost, schweres Krankheitsgefühl, Kephalgien und Brechreiz auftreten. Diese Verlaufsform manifestiert sich überwiegend bei Männern; bei Frauen können erste Symptome im lymphogenen posterioren Abflußgebiet der Vulva und der Vagina erscheinen in Form einer Proktitis sowie eines rektalen Defektes bis hin zur Striktur.
Mögliche generalisierte Formen des Lymphogranuloma inguinale beinhalten Perikarditis, Meningitis, Konjunktivitis, Arthritis und Hauteruptionen.
Eine Spätmanifestation ist die Elephantiasis des externen Genitales, als deren Ursache gestörte Lymphabflußverhältnisse anzunehmen sind.

## Diagnostisches Vorgehen

Die mikroskopische und kulturelle Sicherung der Diagnose ist heute prinzipiell möglich, doch ist sie technisch relativ aufwendig und kulturell langwierig. Deshalb wird bei typischem klinischem Bild vorwiegend der serologische Nachweis von Antikörpern zur Diagnosesicherung verwandt. Da auch andere Chlamydien häufig im Genitalbereich nachgewiesen werden können, sind nur hohe Titer (über 1 : 64) in der KBR bzw. im empfindlicheren Mikroimmunfluoreszenztest beweisend. Der Frei-Test an der Haut wird heute kaum noch benötigt.
Gelegentlich kann erst die Biopsie eines Lymphknotens das typische histologische Bild mit nekrotisierenden Granulomen um ein Zentralgefäß und mit reichlich mononukleären Zellen erbringen.
Auffällig ist im Proteinspektrum des Patienten mit Lymphogranuloma inguinale eine starke Verschiebung des Albumin-/Globulin-Verhältnisses. Die $\gamma$-Globuline können stark ansteigen mit besonderer Vermehrung von IgA.

## Differentialdiagnose

Differentialdiagnostisch muß an erster Stelle die Syphilis ausgeschlossen werden. Weiter sind die Gonorrhö, die Lymphknotentuberkulose und andere lymphadenitische Infektionen (z. B Katzenkratzkrankheit, Toxoplasmose u. a.) klinisch abzugrenzen. Mikrobiologische sowie serologische Untersuchungen sind hierbei hilfreich.

### Therapie und Verlauf

Sulfonamide und Tetracycline sind die Mittel der Wahl bei der akuten Erkrankung. Ausreichend hohe Tagesdosierungen und eine Therapiedauer von 2–3 Wochen sind erforderlich.
Die subakuten und insbesondere die chronischen Fälle von Lymphogranuloma inguinale sprechen kaum oder sehr verzögert auf die Therapie an, so daß häufig eine Spontanremission nicht ausgeschlossen werden kann. Wegen der unangenehmen Spätkomplikationen (rektale Strikturen, genitale Elephantiasis) ist eine Chemotherapie jedoch immer empfehlenswert. Bei einschmelzenden Lymphknoten sollte punktiert bzw. drainiert werden, Strikturen sollten operativ beseitigt werden.

**Merke:** Lymphogranuloma inguinale ist eine infektiöse Geschlechtskrankheit, die durch Chlamydia trachomatis verursacht wird. Klinisch ist der initiale Defekt am äußeren Genitale klein und uncharakteristisch, danach tritt eine kräftige inguinale oder femorale Lymphadenitis mit möglicher Einschmelzung und Fistelbildung auf. Allgemeinsymptome können beobachtet werden. Der kulturelle und mikroskopische Nachweis ist schwierig, serologische Diagnosesicherung möglich. Therapie mit Sulfonamiden oder Tetracyclinen.

### Weiterführende Literatur

Abrams, A.J.: Lymphogranuloma venereum. J. Amer. med. Ass. 205 (1968) 199–202

Schachter, J.: Chlamydial infections. New Engl. J. Med. 298 (1978) 428ff., 490ff., 540ff.

Schachter, J., D.E. Smith, C.R. Dawson: Lymphogranuloma venereum. I. Comparison of frei test, complement fixation test, and isolation of the agent. J. infect. Dis. 120 (1969) 372–375

Wang, S.P., J.T. Grayston: Human serology in Chlamydia trachomatis infection with microimmunfluorescence. J. infect. Dis. 130 (1974) 388–397

# Viruskrankheiten

## Einführung

*H. Lode*

Viren sind submikroskopische, subzelluläre, filtrierbare Partikel bestehend aus einem Nucleinsäurekern mit innerer Proteinhülle und einer äußeren Lipoproteinmembran. Der Nucleinsäurekern besteht entweder aus DNA oder RNA. Energieliefernde oder biosynthetisierende Mechanismen sind nicht vorhanden, so daß Viren für ihre Replikation aktive Wirtszellen benötigen. Die einzelnen Spezies unterscheiden sich durch ihren Nucleinsäurekern, durch ihre Größe, ihre Form, ihre Lipoproteinmembran und ihre Ätherempfindlichkeit. Viren können Pflanzen, Rickettsien, Bakterien, Insekten oder andere Tiere sowie den Menschen infizieren. Die für den Menschen wichtigsten Viren sind in der Tab. **34** dargestellt.

Tabelle **34** Wichtige für den Menschen pathogene Virusgruppen

| Virusgruppe, Nucleinsäuretyp, Virus-Prototyp | Größe (nm) | Äther sensibel | Hülle | Symmetrie |
|---|---|---|---|---|
| Picornavirus (RNA)<br>Coxsackievirus A und B; ECHO-, Rhino- u. Polioviren | 17– 30 | nein | nein | kubisch |
| Reovirus (RNA) | 74 | nein | nein | kubisch |
| Arbovirus (RNA)<br>Gruppe A (equine Enzephalitis, Seniliki-forest-Virus)<br>Gruppe B (japanische B-, russische Zecken-Enzephalitis, Gelbfiebervirus, Dengueviren)<br>Gruppe C (Mortituba, Oriboca)<br>Untergruppen (Rift-Valley, Colorado-Zecken-Fieber) | 20–100 | ja | | |
| Myxovirus und Paramyxovirus (RNA)<br>Influenza A, B und C; Parainfluenza, Mumps, Masern, respiratorisches Synzytialvirus | 80–200 | ja | ja | helikal |
| Rhabdovirus: Rabies (RNA) | 65–180 | ja | ja | |
| Coronavirus (RNA) | | ja | ja | |
| Arenovirus (RNA) | | | | |
| Togavirus: Röteln (meist Arboviren der Gruppe A und B) | 50 | ja | ja | |
| Tacaribe-LCM: lymphozytäre Choriomeningitis, südamerikanisches hämorrhagisches Fieber (Lassa, Machupo) | 50–300 | ja | ja | |
| Papovavirus (DNA)<br>Warzen, Affen-Virus 40 | 45– 55 | nein | nein | kubisch |
| Adenovirus (DNA) | 65– 85 | nein | nein | kubisch |
| Herpesvirus (DNA)<br>Herpes simplex, Herpes-B-Virus, Varizellen, Zoster, Zytomegalievirus, Epstein-Barr | 120–180 | ja | ja | kubisch |
| Pockenvirus (DNA)<br>Variola-, Vakzinia-Virus, Molluscum-contagiosum-Virus, Melkerknoten-Virus | 150–300 | ja od. nein | ja | kubisch |

# Viruserkrankungen des Respirationstraktes

*H. Lode*

**Definition:** Übertragbare Erkrankungen des Respirationstraktes stehen mit an der Spitze der Krankheits- und Todesursachen in der gesamten Welt. Symptome einer Rhinitis, Tonsillitis, Pharyngitis, Laryngitis und Tracheitis bestimmen zunächst das Krankheitsbild und können von Sinusitis, Otitis, Bronchitis, Pneumonie begleitet oder gefolgt sein. Mehr als 150 Serotypen von 12 verschiedenen Virusarten sind bisher bekannt.

## Häufigkeit

Mitteilungen der WHO aus dem Jahre 1978 und 1980 deuten auf 2,2 Millionen Todesfälle pro Jahr durch akute Erkrankungen des Respirationstraktes hin. In den Jahren 1970–1973 wurden aus 88 Ländern der Erde (1,2 Milliarden Einwohner) 666726 Todesfälle gemeldet (Tab. **35**). Für die Entwicklungsländer in Afrika, Mittelamerika und Asien haben akute respiratorische Infektionen eine beträchtliche Bedeutung durch ihren hohen prozentualen Anteil (bis 13,9%) an der Gesamtletalität. Insbesondere bei Kleinkindern unter einem Jahr liegen die Mortalitätsquoten in einigen Ländern (Philippinen, Hongkong, Singapur u.a.) bei 200–1562 Todesfälle pro 100000.

Aus den Industrieländern ist bekannt, daß akute respiratorische Erkrankungen 25–50% aller ärztlichen Konsultationen ausmachen. Etwa ⅓ der Patienten klagt über einen Nasenkatarrh (Common cold), ⅓ hat Symptome einer Pharyngitis, Laryngitis, Tonsillitis, und die übrigen Patienten leiden an einer Bronchitis, Pneumonie oder Influenzaerkrankung. Die ökonomische Bedeutung der respiratorischen Infekte ist beachtlich, da etwa ⅓ der Arbeitsunfähigkeitstage in den Industrieländern durch diese Erkrankungen zu erklären ist mit einem weiteren Anstieg während Influenzaepidemien.

## Ätiologie

95% sämtlicher akuter Infektionen des oberen Respirationstraktes werden durch nichtbakterielle Erreger verursacht. Die nachgewiesenen zahlreichen Virustypen können dabei sowohl obere als auch untere Respirationsinfekte auslösen, wobei eine recht typische Assoziation zu bestimmten Altersgruppen vorherrscht (Abb. **71**).

Darüber hinaus haben saisonale, soziale, Ernährungs-, Alters- und Geschlechtsfaktoren Einfluß auf Erkrankung und Letalität der viralen Infektionen. Kühlere Jahreszeiten und feuchte klimatische Gegebenheiten prädisponieren zu Viruserkrankungen, gleichfalls auch Menschenansammlungen (z.B. kinderreiche Familien, Kasernen usw.) in beengten Wohnverhältnissen. Der virale Übertragungsweg verläuft in der Regel über Tröpfcheninhalationen.

## Klinik

Nach einer Inkubationszeit von 1–7 Tagen können in Abhängigkeit von den jeweiligen Erregern unterschiedliche Symptome auftreten. Schnupfen, Niesen, verstopfte Nase, Halsschmerzen, gerötete und juckende Augen, Krankheitsgefühl ohne Fieber sind typisch für den sogenannten »Common cold«, der bei fast allen respiratorischen Viruserkrankungen der oberen Luftwege besteht.

Schluckbeschwerden, Heiserkeit, Kopfschmerzen, Reizhusten, retrosternale Schmerzen, Lymphknotenschwellungen und gelegentlich Fieber deuten auf Beteiligung des Pharynx, des Larynx, der Trachea und des allgemeinen Organismus hin. Bei Befall der tiefen Luftwege können bronchitische und pneumonische Befunde registriert werden, die zwar primär viral, jedoch auch durch eine bakterielle Superinfektion verursacht sein können.

## Diagnostisches Vorgehen

Aufwendige diagnostische Laboruntersuchungen sind bei typischer Anamnese und klinischen Befunden (Racheninspektion) nicht notwendig, da sich selten therapeutische Konsequenzen ergeben. Aus epidemiologischen Gründen kann in speziellen Fällen die Virusisolierung aus dem Rachenspülwasser, aus Rachen-/Nasenabstrichen sowie mittels serologischer Sicherung durch Antikörperbestimmungen im Serum erfolgen. Im Blutbild finden sich zu Beginn von Virusinfektionen häufig eine Leukopenie oder normale Leukozytenzahlen, im weiteren Verlauf kann eine geringe neutrophile Leukozytose auftreten.

## Differentialdiagnose

In der Differentialdiagnose der akuten respiratorischen Virusinfektionen müssen Mykoplasmen- und Streptokokkeninfektionen, Diphtherie, Mononukleose, Keuchhusten und Tuberkulose abgegrenzt werden. Bei klinisch dominierender Konjunktivitis sollen Masern, Einschlußkonjunktivitis, Leptospirosen erwogen werden. Die infektiöse Hepatitis kann mit Symptomen eines oberen Atemwegsinfektes einhergehen.

## Therapie

Die überwiegende Mehrzahl der akuten respiratorischen Infektionen verläuft mild und zeitlich begrenzt. Eine Therapie ist daher nicht notwendig und in den meisten Fällen auch nicht möglich.

*Amantadin* besitzt therapeutische Eigenschaften gegen Influenza-A-Viren, jedoch nicht gegen Influenza-B- und andere RNA-Viren.

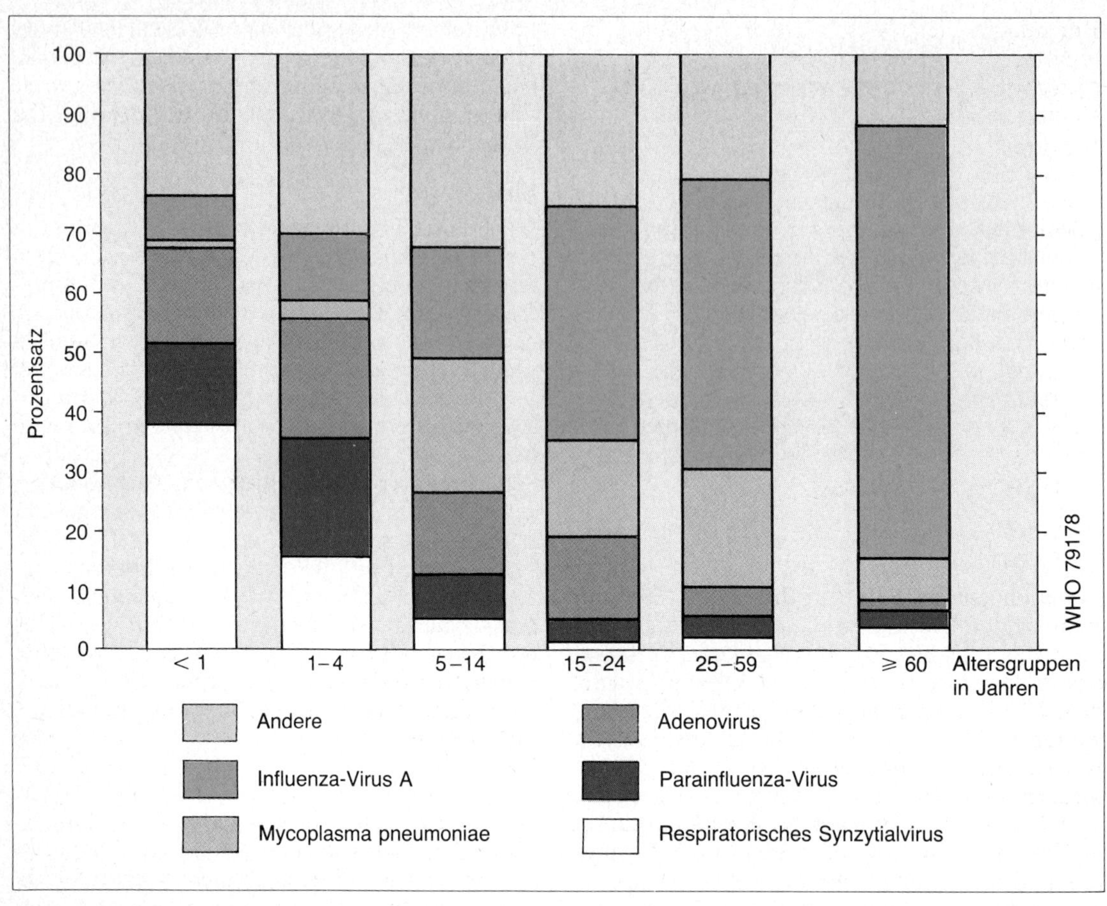


Abb. **71** Altersabhängigkeit der viralen Erreger von Atemwegsinfektionen (nach WHO 1980)

Tabelle **35** Sterblichkeit an Erkrankungen des Respirationstraktes in der Welt (letzte verfügbare Bezugsjahre, 1970–1973)

| Kontinent und Zahl der untersuchten Länder | Population in Tausend | Akute respiratorische Erkrankungen: Akute Infekte des oberen Respirationstraktes (in %) | Influenza (in %) | Virale u. bakterielle Pneumonien (in %) | gesamt (in %) | Chron. respiratorische Erkrankungen: Tuberkulose des Respirationstraktes (in %) | Chron. Bronchitis, Asthma, Emphysem | gesamt |
|---|---|---|---|---|---|---|---|---|
| Afrika (9) | 77420 | 64,0 | 0,4 | 35,6 | 100,0 | 11,4 | 88,6 | 100,0 |
| Amerika (29) | 401573 | 7,3 | 12,1 | 80,6 | 100,0 | 28,4 | 71,6 | 100,0 |
| Asien (14) | 227310 | 18,1 | 4,0 | 77,9 | 100,0 | 65,8 | 34,2 | 100,0 |
| Europa (28) | 469360 | 5,8 | 11,5 | 82,7 | 100,0 | 16,7 | 83,3 | 100,0 |
| Ozeanien (8) | 16895 | 6,1 | 5,3 | 88,6 | 100,0 | 54,1 | 45,9 | 100,0 |
| Gesamt (88) | 1186134 | 15,6 | 8,9 | 75,5 | 100,0 | 28,6 | 71,4 | 100,0 |

Quelle: Bulla, A., K. L. Hitze: Bulletin of the World Health Organization 56 (3) (1978) 481

Rimantadin, eine Amantadin-Weiterentwicklung, ist aktiver gegen Influenza-A, und ein Monoalkylderivat dieser Substanz wirkt auch gegen Influenza-B-Viren.
*Cytosin-Arabinosid* und *Adenin-Arabinosid* sind gegen Herpesviren wirksam.
Unspezifische Behandlungsmaßnahmen mit abschwellenden Nasentropfen, Analgetika (Acetylsalicylsäure), reichlich Flüssigkeit, gelegentlich bei quälendem Reizhusten Codeinderivate und körperliche Schonung können den Krankheitsverlauf erleichtern.

## Häufige respiratorische Viruserkrankungen

### Rhinoviren

Rhinoviren (aus der Gruppe der Picornaviren) sind ätiologisch in etwa 25–40% bei akuten respiratorischen Infektionen beteiligt. Sie verursachen milde, afebrile Erkältungskrankheiten im Sinne des »Common cold« vorwiegend bei Erwachsenen. Die Inkubationszeit beträgt 1–3 Tage; die akuten Symptome (Rhinitis, Halsschmerzen, Reizhusten, Krankheitsgefühl) verschwinden meistens innerhalb von 8 Tagen. Bei Kleinkindern können Rhinoviren gelegentlich eine Laryngo-Tracheobronchitis (Pseudokrupp), Bronchiolitis und Bronchopneumonie auslösen. Mehr als 110 unterschiedliche Serotypen sind bekannt. Die abgelaufene Rhinovirus-Infektion führt zu einer Immunität für ein bis mehrere Jahre.

### Adenoviren

2–5% der akuten respiratorischen Infektionen werden durch Adenoviren verursacht. Insgesamt 48 verschiedene Adenoviren sind bekannt, davon 31 mit humanmedizinischer Bedeutung. Adenoviren können unterschiedliche Krankheitsbilder auslösen. Die unspezifische akute respiratorische Infektion (Halsschmerzen, zervikale Lymphome, Husten, Schüttelfrost, Fieber, Kopfschmerzen und gelegentlich Hautexanthem) wird vorwiegend bei Infektionen mit den Serotypen 3, 4, 7, 14 und 21 gesehen. Weitere Krankheitsbilder sind Pharyngokonjunktivalfieber, Pharyngitis, Keratokonjunktivitis (Typ 8) und Pneumonien bei Kindern. Die Adenovirentypen 12 und 18 können bei Hamstern Tumoren verursachen.

### Respiratorisches Synzytialvirus (RSV)

Das RSV wird zu den Paramyxoviren gerechnet. Beim Erwachsenen werden durch RSV in geringer Frequenz jährliche, epidemieartig im Winter oder Frühjahr auftretende, akute obere Respirationsinfekte ausgelöst. Beim Kind, insbesondere beim Kleinkind unter 6 Monaten, werden nach einer Inkubationszeit von 3–5 Tagen Pneumonien und Bronchiolitiden verursacht. Symptome einer RSV-Infektion sind Husten (97%), Fieber (93%), Rhinitis (57%), Pharyngitis (47%), Lymphadenopathie (22%), Otitis media (17%), Konjunktivitis (13%) und Abdominalschmerzen (7%).

### Parainfluenza-Viren

Parainfluenza-Viren gehören zu den Paramyxoviren; insgesamt werden 4 verschiedene Typen unterschieden. Parainfluenza-Typen 1–3 sind in 40–60% die Erreger der akuten kindlichen Laryngotracheobronchitis (Pseudokrupp). Im Erwachsenenalter verursachen Parainfluenza-Typen 1–4 selten (1–5%) milde, zumeist afebril verlaufende akute respiratorische Infekte.

### Coxsackie- und ECHO-Virus-Infektionen

Coxsackievirus A (24 Typen) und B (6 Typen) sowie ECHO-Viren (34 Typen) gehören zu den Enteroviren. Sie verursachen eine Vielzahl von Krankheitsbildern (Tab. **36**). Akute Infektionen der oberen Luftwege können durch Coxsackie A-, Typ 1–10, 21, 22, 24, Coxsackie B-, Typ 1–5, und ECHO-Viren, Typ 1, 3, 6, 9, 16, 19, 20, 28, ausgelöst werden. Ein Teil der genannten Virustypen kann auch ernstere Respirationserkrankungen wie Herpangina, Laryngotracheitis, Pleurodynie und Pneumonien verursachen. Klinisch sind diese Infektionen häufig durch Fieber sowie gastrointestinale und muskuläre Begleitsysmptome charakterisiert.

### Coronavirus

Coronavirus wurde erstmals 1962 in Chicago aus dem Nasenabstrich eines Patienten isoliert. In 3–4% der akuten respiratorischen Erkrankungen beim Menschen ist dieses Virus ätiologisch beteiligt. Die Inkubationszeit beträgt 3–5 Tage. Die klinische Symptomatik ist typisch wie bei einem »Common cold«; die Erkrankung manifestiert sich vorwiegend in den Wintermonaten und kann epidemisch auftreten.

## Influenzaerkrankungen

Die drei unterschiedlichen Influenza-Viren A, B, C gehören in die Gruppe der Myxoviren. Influenza C verursacht nur milde respiratorische Infekte, während Influenza B hinsichtlich der klinischen Symptomatik von den Influenza-A-Infektionen kaum zu unterscheiden ist. Influenza-A-Viren sind verantwortlich für die großen Epidemien, die in Abständen von 2–4 Jahren in den Wintermonaten zu registrieren sind. Die Ursachen für diese regelmäßigen Epidemien sind

Tabelle **36** Klinische Manifestation von Infektionen und relative Häufigkeit in Verbindung mit Coxsackie- und ECHO-Viren

| Schwere der Erkrankung | Manifestation der Infektion | Coxsackieviren | | | | ECHO-Viren[3] | |
|---|---|---|---|---|---|---|---|
| | | Häufige[1] Serotypen | | Weniger häufige Serotypen | | Gewöhnl. Serotypen – | Weniger gewöhnl. Serotypen |
| | | Typ A | Typ B | Typ A | Typ B | | |
| **keine** | inapparent | 1–24 | 1–6 | – | – | 1–9, 11–27, 29–34[2] | – |
| **gering oder mäßig** | undifferenzierte febrile Erkrankung | + | + | – | – | + | – |
| | Herpangina | 1–6, 8, 10 | – | andere A-Typen | 1–5 | – | 9, 17 |
| | lymphonoduläre Pharyngitis | 10 | – | – | – | – | – |
| | vesikuläres Exanthem (Maul- u. Klauenseuche) | 16 | – | 5, 10 | – | – | – |
| | Rhinopharyngitis (Common cold) | 21[4] | – | – | 2–5 | – | 6, 11, 20 |
| | Konjunktivitis, akute | – | Enterovirus 70 | – | – | – | – |
| | hämorrhagische Laryngotracheitis | – | – | 0 | 5 | – | 11 |
| | Exanthem (makulär, petechial, vesikulär)[5] | 9, 16, 23 | – | 2, 4, 5, 10 | 1, 3–5 | 4, 6, 9, 16 | 1, 2, 11, 14, 18 |
| | Hämangiome, akute | – | – | – | – | – | 25, 32 |
| | Pleurodynie | – | 1–5 | 4, 6, 10 | – | – | 1, 6, 9 |
| | Gastroenteritis | – | – | 9 | 2–5 | 11, 18, 22 | 2, 3, 6–9, 12, 13, 19, 20, 23, 24 |
| | Lymphadenitis | – | – | 5, 6, 9 | 5 | – | 4, 9, 16, 20 |
| | Orchitis und Epididymitis | – | – | – | 1–5 | – | 9 |
| **schwer** | allgem. Erkrankung bei Neugeborenen | – | 1–5 | 16 | – | – | – |
| | aseptische Meningitis u. Enzephalitis | 7, 9, 16, 23 | 1–6 | 2, 4, 6 | – | 3, 4, 6, 9, 11, 18, 30 | 1, 2, 5, 8, 12, 17, 19–23, 25, 31, 32 |
| | akute zerebelläre Ataxie | 3, 4 | – | – | – | – | – |
| | Myokarditis und Perikarditis | 4, 16 | 1–5 | 1, 2, 5, 8, 9 | – | 9, 22 | 1, 3, 4, 6, 14, 19, 25, 30 |
| | Pneumonie | – | – | 9 | 1–4 | – | 3, 8, 9, 19, 20 |
| | Hepatitis | – | – | 4, 9 | 5 | – | 4, 9, 11 |
| | Hämolytisch-urämisches Syndrom (Kinder) | – | – | 4 | 4 | – | – |

[1] Die Bezeichnung »häufig« bezieht sich auf die relative Häufigkeit, mit der ein Serotyp bei den Manifestationen auftritt
[2] Verursacht durch alle Serotypen
[3] ECHO-Virus Typ 10 und 28 gibt es nicht mehr. ECHO-Virus 10 wird klassifiziert als Reovirus; ECHO-Virus 28 als Rhinovirus Typ 1.
[4] Coxsackievirus A, Typ 21, wurde ursprünglich als Coe-Virus bezeichnet
[5] Für vesikuläres Exanthem, siehe Maul- und Klauenseuche

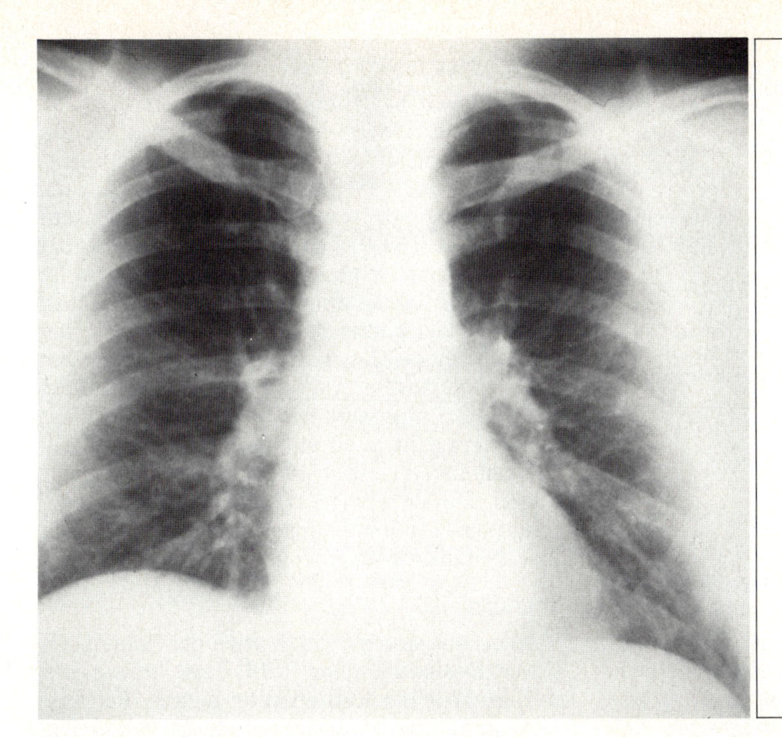

Abb. **72** Influenza-Pneumonie bei einem 42jährigen Patienten

die abnehmende Immunität der Bevölkerung im Intervall und die Antigendrift der Influenza-Viren.
Die Influenzainfektion befällt primär das respiratorische Epithel und wird von Mensch zu Mensch mittels Tröpfcheninhalation verbreitet. Die Inkubation beträgt 18 Stunden bis 3 Tage. Der Erkrankungsbeginn ist in der Regel akut und geht zumeist mit heftigen Kopfschmerzen, Myalgien, abdominellen Beschwerden, Gelenkschmerzen, Fieber und gelegentlich Schüttelfrost einher. Der Fieberverlauf ist häufig zweigipflig, die Herzfrequenz eher langsam. Respiratorische Symptome können zunächst völlig fehlen und treten bei ¾ der Patienten erst im Verlauf der Erkrankung mit Husten und wenig mukolentem, zähem und manchmal hämorrhagischem Auswurf auf. An Komplikationen können in seltenen Fällen Meningoenzephalitiden, Polyneuritiden, Aphasien, Hemiplegien, Psychosen als neurologische Veränderungen sowie Myokarditiden mit Überleitungsstörungen auftreten. Häufiger sind als Komplikationen Pneumonien, die sich als direkte Viruspneumonien (Abb. **72**) bzw. als sekundäre bakterielle Pneumonien manifestieren können. Influenzainfektionen disponieren zur Pneumokokken-Pneumonie und bakteriellen Infektionen der paranasalen Sinus und des Mittelohrs. Gefürchtet sind die sekundären Staphylokokken-Pneumonien mit hoher Letalität.
Die Influenzadiagnose kann durch direkte Virusisolierung oder durch serologische Untersuchungen (Hämagglutinationshemmtest, KBR) gesichert werden. Die Leukozyten sind normal oder leicht erhöht, Zahlen über 15000/µl ($15 \times 10^9$/l) deuten auf eine bakterielle Superinfektion hin. Das Röntgenbild der Thoraxorgane ist wenig ergiebig, gelegentlich werden umschriebene streifige Infiltrationen, Dystelektasen oder Pleuraexsudate nachgewiesen.
Die Therapie und/oder Chemoprophylaxe mit Amantadin hat bisher in klinischen Studien noch nicht überzeugt, doch sind hier Weiterentwicklungen in Zukunft möglich.
Die inaktivierte Influenzavakzine kann 60–80% der Geimpften gegen eine homologe Infektion schützen. Sie findet ihre Grenzen durch die ständige Antigendrift, durch den zeitlich begrenzten Schutz auf 1–2 Jahre und die nicht unbeträchtlichen Kosten. Die Entwicklung neuer, besser verträglicher Vakzine sollte jedoch Anlaß sein, besondere Risikopatienten (Diabetes, Herzinsuffizienz, chronische Bronchitis usw.) gezielt zu impfen.

**Merke:** Viruserkrankungen des Respirationstraktes stehen an der Spitze der Krankheits- und Todesursachen in der gesamten Welt. Klinisch treten diese Infektionen als Rhinitis, Tonsillitis, Pharyngitis, Laryngitis, Tracheitis, Sinusitis, Otitis, Bronchitis und Pneumonie auf. Mehr als 150 Serotypen von 12 verschiedenen Virusarten (häufig: Rhino-, Adeno-, RS-, Parainfluenza-, Coxsackie-, ECHO-, Corona- und Influenza-Viren) sind bisher bekannt. Spezifische Behandlung ist zur Zeit noch nicht möglich.

### Weiterführende Literatur

Hamre, D., J.J. Prochnow: A new virus isolated from the respiratory tract. Proc. Soc. exp. Biol. (N.Y.) 121 (1966) 190–198
Knight, V.: General considerations of respiratory viral disease. In Harrisons: Principles of Internal Medicine. Mc Graw-Hill Book, New York 1976 (p.928–931)
Jackson, G.G., R.L. Muldoon: Viruses causing common respiratory infection in man. Universitiy Chicago Press, Chicago 1975
WHO: Technical report: Acute respiratory infections. Wld Hlth Org. techn. Rep. Ser. 253 (1980) 1–58
Winterbauer, R.W., W.R. Ludwig, S.P. Hammar: Clinical course, management, and long-term sequelae of respiratory failure due to influenza viral pneumonia. Johns Hopk. med. J. 141 (1977) 148–155

## Mykoplasmen-Pneumonie

**Definition:** Mykoplasmen sind die kleinsten Organismen (150–250 nm groß), die auf zellfreien Medien zu kultivieren sind. Sie enthalten sowohl DNA als auch RNA, eine feste Zellwand fehlt ihnen jedoch. Mycoplasma pneumoniae verursacht eine Pneumonie mit Fieber, Pharyngitis, Husten und häufig multilobulären röntgenologischen Infiltrationen.

### Häufigkeit und Ätiologie

Infektionen mit Mycoplasma pneumoniae treten gehäuft in unregelmäßigen Abständen auf und können in Epidemien ätiologisch zu 20–30% an respiratorischen Infektionen und zu 10–20% an sogenannten atypischen Pneumonien beteiligt sein. In den Intervallen sinkt die Beteiligung dieses Erregers auf 2–5% ab. Die Infektion erfolgt aerogen. Häufig sind Gruppenerkrankungen in Familien, Schulen, Kasernen. Am häufigsten befallen ist das mittlere Lebensalter.

### Klinik

Die Inkubation beträgt im Mittel 1–3 Wochen, ist also etwas länger als bei den Virus-Pneumonien. Die meisten Mykoplasmainfektionen des Respirationstraktes verlaufen inapperent, nur 3–10% der Infizierten entwickeln eine Pneumonie. Charakteristischerweise besteht während des Prodromalstadiums ein quälender Reizhusten mit nur wenig, manchmal hämorrhagisch tingiertem Auswurf. Allgemeinsymptome sind vorwiegend Kopf- und Muskelschmerzen, Temperaturanstieg sowie bei Kindern häufig eine Myringitis. Oft fällt eine Bradykardie auf, gelegentlich auch ein mäßiger Meningismus. Auffällig ist die Diskrepanz zwischen dem spärlichen physikalischen Lungenbefund und den oft deutlichen Röntgenveränderungen in Form von ein- oder doppelseitigen häufig parahilär gelegenen Infiltraten. Pleuraexsudate sind eher selten und deuten auf andere ätiologische Möglichkeiten hin.

### Diagnostisches Vorgehen

Diagnostisch beweisend ist der Nachweis von Mykoplasmen in Sputum, Pleuraexsudat, Liquor, was jedoch relativ aufwendig ist und mindestens 4–8 Tage dauert. Am besten bewährt hat sich die Bestimmung von komplementbindenden Antikörpern der IgM-Klasse im Serum, die wegen der relativ langen Inkubationszeit häufig schon zu Beginn der Erkrankung erhöht sind. Das Maximum der Serumtiter wird allerdings erst in der 3. Krankheitswoche erreicht; erst Serumtiter von 1 : 320 und darüber sind diagnostisch verwertbar. Kälteagglutinine sind ebenfalls häufig positiv; hinzuweisen ist auch auf die transitorische Tuberkulinanergie, die manchmal mehrere Monate dauert. Die Leukozytenzahl ist meist in den Anfangsphasen normal, später entwickelt sich eine mäßige Linksverschiebung.

### Therapie

Tetracycline sind die Antibiotika der Wahl in üblicher Dosierung über 7–14 Tage, mindestens 3 Tage über die Entfieberung hinaus. Bei Kindern kann Erythromycin alternativ verabreicht werden.

### Komplikationen

Zahlreiche unterschiedliche Komplikationen wurden den Mykoplasmen zugeschrieben: Erythema nodosum, Stevens-Johnson-Syndrom, Reiter-Syndrom, Perikarditis, Myokarditis, Arthritis, Meningoenzephalitis, Polyradikulitis und hämolytische Anämien.

**Merke:** Mykoplasmen-Pneumonien werden durch die kleinsten kultivierbaren Organismen, die Mykoplasmen, verursacht. Die klinischen Symptome entsprechen denen einer atypischen Pneumonie mit Fieber, Pharyngitis, Husten und häufig diffusen bzw. multilobulären röntgenologischen Infiltrationen. Kulturelle Anzüchtung ist schwierig und langwierig, serologische Diagnosesicherung ist möglich. In der Behandlung sind Tetracycline die Mittel der Wahl.

### Weiterführende Literatur

Biberfeld, G., G. Sterner: Tuberkulin anergy in patients with Mycoplasma pneumoniae infection. Scand. J. infect. Dis. 8 (1976) 71–79
Denny, F.W., W.A. Clyde, W.P. Glezen: Mycoplasma pneumoniae disease: Clinical spectrum, pathophysiology, and control. J. infect. Dis. 123 (1971) 74–92
Gump, D.W., H.B. Hawley: Severe Mycoplasma pneumoniae. Respiration 33 (1976) 475–483
Lode, H.: Therapie von unspezifischen Infektionen des Atemtraktes. Aesopus, Basel 1983
Nastro, J.A., M.R. Littner, D.P. Tashkin, S.M. Cassan: Diffuse, pulmonary, interstitial infiltrate and mycoplasmal pneumoniae. Amer. Rev. resp. Dis. 110 (1974) 659–662
Wegmann, T.: Das klinische Spektrum der Mykoplasmen-Pneumonien. Prax. Pneumol. 33 (1979) 825–830

# Virusinfektionen des Intestinaltraktes

*R. Eckhardt* und
*K. H. Meyer zum Büschenfelde*

**Definition:** Virusinfektionen des Gastrointestinaltraktes führen in der Regel zu leichten, akuten Erkrankungen von kurzer Dauer, die mit wäßrigen Durchfällen und abdominellen Koliken, Übelkeit, Erbrechen, Schwindelgefühl, Myalgien und gelegentlich auch Fieber einhergehen. Respirationstrakt und Zentralnervensystem können mitbetroffen sein.

Die Erkrankungen treten sporadisch und epidemisch auf. Synonyme Bezeichnungen sind Virusdysenterie, akute, infektiöse, nichtbakterielle Gastroenteritis, Darminfluenza, Winterbrechdurchfall, Sommerdurchfall u.a. Häufigste Erreger sind Rotaviren sowie noch nicht näher klassifizierte kleine Viruspartikel (Parvovirus-ähnlich). Vergleichsweise selten sind Infektionen durch ECHO-, Coxsackie-, Adeno-, Minirota-, Astro-, Calici- und Coronaviren, die als weitere Erreger einer nichtbakteriellen Gastroenteritis angesehen werden.

## Häufigkeit

Akute nichtbakterielle Gastroenteritiden gehören, nach den Infektionen des Respirationstraktes, zu den häufigsten Erkrankungen in der gesamten Welt. In Familien verlaufen 15% aller Infektionen als Virusdysenterie, wobei eine Anfallsrate von 1,2 pro Person und Jahr festzustellen ist. Während Erwachsene in der Regel nur leicht erkranken oder inapparent infiziert werden, können schwere Verläufe insbesondere bei Säuglingen und Kleinkindern auftreten. Todesfälle an akuter Virusdysenterie sind in den meisten Industrienationen selten. In Verbindung mit Mangelernährung und schlechter sozioökonomischer Struktur muß jedoch in den Entwicklungsländern bei 1–4% der Fälle mit schweren und tödlich verlaufenden Durchfallattacken gerechnet werden. Nach Schätzungen traten 1975 in Asien, Afrika und Lateinamerika etwa 500 Mill. Episoden akuter Durchfallerkrankungen und 5–18 Mill. Todesfälle bei Kindern unter 5 Jahren auf.

## Epidemiologie

Die Erreger der Virusdysenterie sind weltweit verbreitet. Es wird angenommen, daß die Ansteckung von klinisch inapparent Infizierten und erkrankten Personen ausgeht, welche die Erreger durch Tröpfchen und auf fäkal-oralem Weg verbreiten. Durchfallerkrankungen durch Rotaviren und Parvovirus-ähnliche Partikel werden vor allem zur kalten Jahreszeit im Herbst und Winter beobachtet, wobei sich über Wochen hinziehende Epidemien in Schulen, Familien und auch Krankenhäusern ausbilden können. Akute Gastroenteritiden im Rahmen von Enterovirusinfektionen (Coxsackie-, ECHO-Viren) treten vorzugsweise in den Sommermonaten auf.
Neuere seroepidemiologische Studien zeigen, daß etwa ⅓ aller epidemisch auftretenden Virus-Gastroenteritiden durch Parvovirus-ähnliche Partikel (Norwalk-Virus u.a.) ausgelöst werden, wobei sowohl Kinder als auch Erwachsene erkranken können. Erwachsene weisen zu 75% Antikörper gegen diese Erreger im Serum auf. Meßbare Antikörpertiter werden in der Regel frühestens während der Adoleszentenperiode beobachtet.
Im Gegensatz hierzu ist die durch Rotaviren bedingte Gastroenteritis nahezu ausschließlich eine Erkrankung der Säuglinge und Kleinkinder. Das Hauptmanifestationsalter liegt zwischen 6 und 24 Monaten. Etwa 50% aller im Kleinkindesalter auftretenden infektiösen Gastroenteritiden werden durch diesen Erreger hervorgerufen. Nach neueren Berichten sind Rotavirusinfektionen auch jenseits dieser Altersgruppe häufig, verlaufen jedoch meist leicht oder klinisch inapparent. Personen über 2 Jahre besitzen zu 50–90% Antikörper gegen Rotaviren.

## Ätiologie

Die meisten in den Fäzes nachweisbaren Viren lassen sich nur schwer oder gar nicht auf Zellkulturen anzüchten. Dies mag mit dazu beigetragen haben, daß die pathogene Bedeutung von Viren als Erreger von akuten Durchfallerkrankungen bis vor kurzem noch wenig erforscht war. Erst mit Hilfe der Elektronenmikroskopie konnten seit 1972 in Stuhlproben von Patienten verschiedene Viruspartikel dargestellt werden, deren Enteropathogenität jetzt teilweise geklärt ist. Da Viren auch in Stühlen von asymptomatischen Personen vorkommen, ist der Beweis für ihre kausale Bedeutung als Erreger einer Gastroenteritis erst dann erbracht, wenn durch Inokulation eines bakterienfreien Filtrates aus Stühlen bei empfänglichen Freiwilligen eine ähnliche Erkrankung ausgelöst bzw. das Auftreten einer spezifischen Immunantwort nachgewiesen werden kann.
Es gilt heute als gesichert, daß Parvovirus-ähnliche Partikel und insbesondere Rotaviren die häufigsten Erreger einer akuten Gastroenteritis sind. Unter Parvovirus-ähnlichen Partikeln wird eine Reihe von kleinen viralen Agentien mit einem Durchmesser von 26–27 nm zusammengefaßt, die auch nach dem Ort ihrer Isolierung bezeichnet werden (Norwalk-, Montgomery County-, Hawaii-, »W«-, Ditchling-, Cockle-, Parramatta-Agens). Bisher konnten 4 unterschiedliche Serotypen abgegrenzt werden. Rotaviren haben einen

a

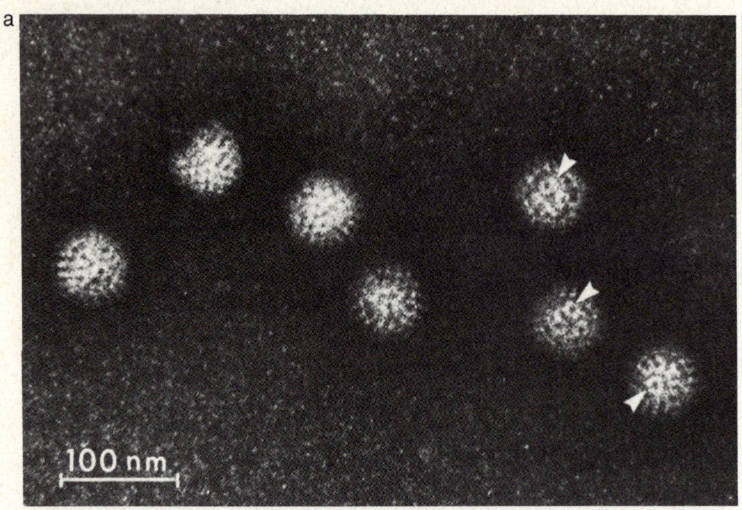


b

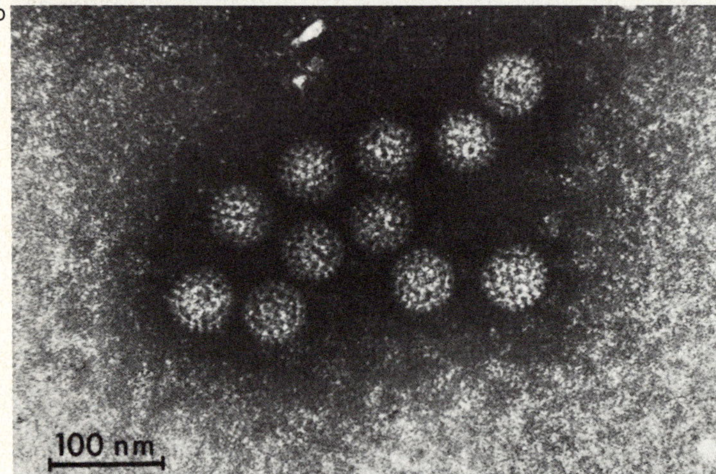


c

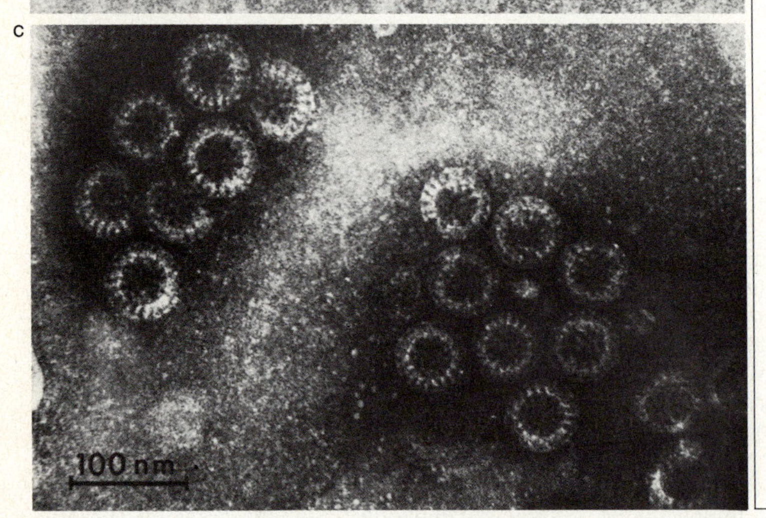


Abb. **73 a–c** Drei unterschiedliche morphologische Erscheinungsformen von Rotaviren (rota, lateinisch = Rad). Elektronenoptische Aufnahme aus menschlichen Stuhlproben

**a** Partikel mit größerem Durchmesser
Die Pfeile verweisen auf die relativ großen ringförmigen Kapsomeren

**b** Partikel mit kleinerem Durchmesser

**c** Partikel mit größerem Durchmesser und leerem Kern (aus Middleton, P. J.: Rotavirus: Clinical observations and diagnosis of gastroenteritis. In Kurstak, E., C. Kurstak: Comparative Diagnosis of Viral Diseases, vol I, part A. Academic Press, New York 1977)

Durchmesser von 66–70 nm und stellen sich elektronenoptisch als charakteristische radartig geformte Partikel dar (Abb. **73a–c**). Mindestens 3 unterschiedliche Serotypen sind bisher bekannt.
Enteroviren (ECHO-, Coxsackie- und Polioviren) sowie Adenoviren rufen vergleichsweise nur selten eine Durchfallerkrankung hervor. Die Rolle weiterer Viren, wie Minirota-, Astro-, Calici- und Coronaviren als Erreger von Gastroenteritiden, ist bisher ebenfalls erwiesen, ihre epidemiologische Bedeutung jedoch noch weitgehend unklar.

### Pathogenese

Infektionen mit Parvovirus-ähnlichen Partikeln führen primär im proximalen Jejunum zu histopathologisch nachweisbaren Veränderungen, während Magen und Rektum normal erscheinen. Im Bereich der befallenen Schleimhautpartien zeigen sich verbreiterte und verkürzte Zotten, die Lamina propria ist von polymorphkernigen und mononukleären Zellen infiltriert. Die Epithelschicht bleibt intakt, zahlreiche Enterozyten enthalten Vakuolen, die jedoch keine Viruspartikel beherbergen. Während der akuten Krankheitsphase kann eine reduzierte Aktivität verschiedener Bürstensaumenzyme nachgewiesen werden, weiterhin besteht eine Malabsorption für Kohlenhydrate und Fette. Die beschriebenen histopathologischen Veränderungen sind bereits 24–48 Stunden nach der Infektion zu beobachten und bilden sich innerhalb von 2 Wochen spontan wieder zurück. Die Genese der Durchfälle ist bisher noch ungeklärt. Da die Adenylzyklase-Aktivität in den Schleimhautepithelien unverändert bleibt, erscheint ein Enterotoxin-ähnlicher Mechanismus wenig wahrscheinlich.
Auch Infektionen durch Rotaviren führen zu histopathologischen Veränderungen, die in der Regel auf den Dünndarm beschränkt bleiben. Charakteristischerweise zeigen sich dabei Abschilferungen von reifen, resorptiven Enterozyten auf den Spitzen der Darmzotten, die durch rasch einwandernde unreife Epithelien aus den Krypten ersetzt werden. Die Schleimhautzotten erscheinen verbreitert und verkürzt, die Lamina propria zeigt vorwiegend lymphozytäre Zellinfiltrate. Die in den Epithelzellen nachweisbaren Vesikel enthalten Viruspartikel. In Abhängigkeit zur Schwere der Erkrankung finden sich die genannten Veränderungen nur im proximalen oder aber im gesamten Dünndarm. Mit dem vorwiegenden Ersatz reifer Enterozyten durch unreife Kryptenepithelien sind Störungen verbunden, die sich sowohl auf den Elektrolyttransport als auch auf die resorptive Kapazität der betroffenen Dünndarmschleimhaut auswirken. Folgen sind Malabsorption sowie Verlust von Natrium und Chlorid.
Die Erreger einer nichtbakteriellen Gastroenteritis werden in der Regel nur während der akuten Krankheitsphase über den Stuhl ausgeschieden.

### Klinik

Die Inkubationszeit beträgt in der Regel 1–2 (–4) Tage. Die Erkrankung beginnt meist plötzlich, wobei einzelne oder auch alle der folgenden Symptome auftreten können: Übelkeit, Erbrechen, Schwindel, abdominelle Koliken, wäßrige Durchfälle, Kopfschmerzen und Myalgien. Fieber bis 39 °C wird bei 50–60 % der Fälle beobachtet. Der Schweregrad der Erkrankung reicht von inapparenten Infektionen bis zu schweren, mit profusen Durchfällen einhergehenden und mitunter auch zum Tode führenden Verläufen. Respirationstrakt und Zentralnervensystem können bei Infektionen durch Rotaviren mitbetroffen sein. Todesfälle treten meist als Folge einer schweren Dehydratation und Hypernatriämie auf. Besonders gefährdet sind Säuglinge und Kleinkinder (Alter zwischen 4 und 30 Monaten) sowie unterernährte Kinder, weiterhin entkräftete oder alte Patienten.
In unkomplizierten Fällen bilden sich die Symptome spontan nach 2–3 Tagen (Parvovirus-ähnliche Partikel) bzw. 5–8 Tagen (Rotaviren), ohne Folgen zu hinterlassen, wieder zurück.

#### Laboratoriumsdiagnose

Blutbild und Blutsenkungsgeschwindigkeit sind in der Regel normal. Die reichlichen und wäßrigen Stühle enthalten meist keine oder nur wenige Leukozyten.
Parvovirus-ähnliche Partikel sowie die gegen sie gerichteten Antikörper können mit Hilfe der Immunelektronenmikroskopie nachgewiesen werden. Dieses aufwendige Verfahren ist jedoch für Routineuntersuchungen nicht geeignet. Die Erreger finden sich während der ersten 5 Tage der Erkrankung im Stuhl, die Antikörpertiter im Serum steigen 2 Wochen später an. Dagegen können Rotaviren während der ersten 8 Tage der Erkrankung, mitunter auch länger, in hoher Zahl und relativ leicht mit Hilfe von Enzymimmunoassays oder auch durch Immun-Elektronenmikroskopie in Stuhlproben nachgewiesen werden. Ansteigende Antikörpertiter werden mit der KBR, mit Enzymimmunoassays oder dem Immunfluoreszenztest erfaßt.

#### Klinische Diagnose

Sporadische Erkrankungen oder erste Fälle einer Epidemie können anhand der klinischen Symptomatik allein nicht als Virusdysenterie erkannt und von anderen Durchfallerkrankungen unterschieden werden. Erst epidemiologische Charakteristika (Alter, Jahreszeit, weitere Ausbreitung) weisen auf die mögliche Virusgenese hin.

### Differentialdiagnose

Abzugrenzen sind bakterielle Nahrungsmittelvergiftungen durch Salmonellen, Staphylokokken und Clostridium perfringens. Die Symptome treten hierbei wenige Stunden nach Genuß der kon-

Tabelle **37** Differentialdiagnose der Durchfallerkrankungen

**A. Infektiöse Ursachen**

Häufig

*1. Viren*
- Parvovirus-ähnliche Partikel (Norwalk-Virus u. a.)
- Rotavirus

*2. Enterotoxische Bakterien*
- Toxinbildende Escherichia-coli-Stämme
- Staphylococcus aureus
- Clostridium perfringens

*3. Invasive bakterielle Infektionen*
- Salmonellen (Enteritis salmonellosa)
- Invasive Escherichia-coli-Stämme
- Shigellen

Selten

*1. Bakterien*
- Cholera
- Clostridium difficile (Antibiotika-assoziierte pseudomembranöse Enterokolitis)
- Vibrio parahaemolyticus
- Bacillus cereus
- Yersinia (enterocolitica, pseudotuberculosis)
- Staphylokokken-Enterokolitis
- Campylobacter fetus
- Gonorrhoische Proktitis

*2. Parasiten*
- Entamoeba histolytica
- Giardia lamblia

*3. Würmer*
- Askaris
- Hakenwurm
- Strongyloides stercoralis
- Trichiuren
- Schistosomiasis
- Taenia

**B. Infektionskrankheiten mit häufigen »Begleitdurchfällen«**
- Malaria tropica
- Botulismus
- Trichinellose
- Scharlach
- Masern
- Virushepatitis
- Influenza
- Bornholmer Krankheit
- Typhus/Paratyphus
- Brucellose
- Tularämie
- Morbus Weil
- Darmtuberkulose
- Septische Erkrankungen
- Gelbfieber
- Denguefieber
- Pappataci-Fieber

**C. Nichtinfektiöse Ursachen**

*1. Medikamente*
- Antibiotika
- Abführmittel
- Cholinergika
- Schilddrüsenhormone
- Zytostatika

*2. Vergiftungen*
- Fisch
- Pilze
- Schwermetalle (As, Hg)

*3. Verschiedenes*
- Funktionelle Darmstörungen (irritabler Darm)
- Colitis ulcerosa
- Morbus Crohn
- Ischämische Kolitis
- Maldigestions- und Malabsorptionssyndrome
- Nahrungsmittel-Allergie
- Purpura Schoenlein-Henoch
- Hyperthyreose
- Nebenniereninsuffizienz

taminierten Nahrungsmittel auf. Weiterhin ähneln leichte Formen einer Shigellen-Ruhr, Cholera oder enteralen Coliinfektion der Virusdysenterie. Schließlich müssen in unseren Breiten Infektionen mit Yersinien (Yersinia enterocolitica und pseudotuberculosis) und bei Reisen in südlichen Ländern auch die Reisediarrhö differentialdiagnostisch ausgeschlossen werden (Tab. 37).

### Therapie

Viral bedingte Gastroenteritiden sind in der Regel gutartige, spontan ausheilende Erkrankungen, die keiner spezifischen Therapie bedürfen. In schweren Fällen, insbesondere bei Säuglingen und Kleinkindern, muß der mit den heftigen Durchfällen verbundene Flüssigkeits- und Elektrolytverlust durch orale oder parenterale Substitution frühzeitig ausgeglichen werden. Symptomatische Maßnahmen wegen Kopfschmerzen oder Übelkeit können notwendig werden. Opiumtinktur lindert Koliken und Durchfälle.

### Immunität und Prophylaxe

Infektionen mit Norwalk-Viren hinterlassen nur einen kurzdauernden Schutz von wenigen Wochen. Infektionsstudien an Freiwilligen lassen erkennen, daß die im Serum und in der Darmschleimhaut gegen diese Erreger nachweisbaren Antikörper keine protektive Bedeutung besitzen, sondern lediglich eine abgelaufene Infektion anzeigen. Paradoxerweise werden erneute Erkrankungen nach Reexposition mit Norwalk-Viren

sogar dann häufiger beobachtet, wenn erhöhte Antikörpertiter im Serum oder in der Darmschleimhaut nachweisbar sind. Dieses ungewöhnliche Verhalten läßt vermuten, daß nichtimmunologischen, genetisch determinierten Faktoren eine besondere Bedeutung bei der Abwehr dieser Infektion zukommt. Im Gegensatz hierzu ist der Schutz vor Infektionen mit Rotaviren eng mit der Konzentration von lokal in der Darmschleimhaut gebildeten Antikörpern korreliert. Im Serum nachweisbare spezifische Antikörper weisen keine protektive Wirkung auf. Rezidive sind möglich, sie beruhen in der Regel auf Neuinfektionen durch differente Serotypen.
Die Virusdysenterie kann weder durch Impfungen noch durch spezifische Medikamente verhütet werden. Isolierungsmaßnahmen sind wegen der kurzen Inkubationszeit sowie leichten Ansteckung unwirksam.

**Merke:** Virusinfektionen des Gastrointestinaltraktes sind häufige, zumeist leichte, akute Erkrankungen von kurzer Dauer, die mit wäßrigen Diarrhöen, abdominellen Koliken, Übelkeit, Erbrechen, Myalgien und gelegentlich auch Fieber verlaufen. Respirationstrakt und ZNS können ebenfalls betroffen sein. Häufigste Erreger sind Rotaviren sowie Parvovirus-ähnliche Viruspartikel, seltener kommen ECHO-, Coxsackie-, Adeno-, Corona-, Astro-, Minirota- und Caliciviren ätiologisch in Frage.
Therapeutisch stehen Elektrolyt- und Flüssigkeitssubstitution im Vordergrund.

### Weiterführende Literatur

Banatvala, J.E.: The role of viruses in acute diarrhoeal disease. Clin. Gastroent. 8 (1979) 569
Blacklow, N.R., G.Cukor: Viral gastroenteritis. New Engl. J. Med. 304 (1981) 397
Galasso, G.J., T.C.Merigan, R.A.Buchanan: Antiviral Agents and Viral Disease of Man. Raven Press, New York 1979
Shulman, J.A., D.Schlossberg: Differentialdiagnose der Infektionskrankheiten. Fischer, Stuttgart 1982
Spratt, H.C., M.I.Marks: New concepts in viral gastroenteritis. Infection 8 (1980) 48

# Viruserkrankungen der Leber

*K.H. Meyer zum Büschenfelde* und
*T.H. Hütteroth*

## Akute Virushepatitis

**Definition:** Die akute Virushepatitis im engeren Sinne wird durch verschiedene Viren hervorgerufen. Charakterisiert sind das Virus der Hepatitis A (Hepatitis epidemica oder Hepatitis infectiosa) und der Erreger der Hepatitis B (Serumhepatitis). Epidemiologische Untersuchungen weisen darauf hin, daß weitere Erreger, die bisher nicht identifiziert sind, eine akute Hepatitis auslösen können. Diese Hepatitis wird vorläufig als Nicht-A-nicht-B-Hepatitis bezeichnet. Zur Virushepatitis im weiteren Sinne gehören die Erreger, bei denen die Hepatitis nicht regelmäßig auftritt oder klinisch nicht im Vordergrund steht. Krankheiten dieser Gruppe sind Zytomegalie-Virusinfektionen, Herpesinfektionen, infektiöse Mononukleose, Mumps, Coxsackievirus-Infektionen, Gelbfieber.

### Virologie (Tab. **38**)

#### Hepatitis-A-Virus

Das Hepatitis-A-Virus (HAV) ist ein RNA-Virus, das der Gruppe der Picorna-Viren angehört. Es hat einen Durchmesser von 27 nm. Der natürliche Wirt des Hepatitis-A-Virus ist der Mensch. Die Übertragung verläuft fäkal-oral. Die Ausscheidung des Virus im Stuhl ist in der Inkubationsphase vor Krankheitsausbruch am höchsten.

Tabelle **38** Nomenklatur der Hepatitisviren

| | |
|---|---|
| HAV | Hepatitis-A-Virus |
| Anti-HAV | Antikörper gegen HAV |
| HBV | Hepatitis-B-Virus (Dane-Teilchen) |
| HBsAg | Hepatitis-B-Oberflächenantigen (früher Australia-Antigen oder Hepatitis-assoziiertes Antigen) |
| HBcAg | Hepatitis-B-Kern-Antigen |
| HBeAg | Hepatitis-Be-Antigen<br>Eng mit Hepatitis B assoziiert; es ist aber nicht absolut sicher, ob HBeAg ein strukturelles Virusantigen ist |
| Anti-HBs | Antikörper gegen HBsAg |
| Anti-HBc | Antikörper gegen HBcAg |
| Anti-HBe | Antikörper gegen HBeAg |

Für den Nachweis von Hepatitis-A-Virus und Antikörpern gegen HAV (Anti-HAV) stehen empfindliche Radioimmunoassays (RIA) zur Verfügung. Die Antikörpertiter steigen während der akuten Krankheitsphase auf hohe Werte (1 : 2000) an und sind in niedrigen Titern über Jahre nach durchgemachter Infektion nachweisbar. Erhöhte IgM-Titer (Anti-HAV-IgM) sind für eine frische Infektion beweisend.

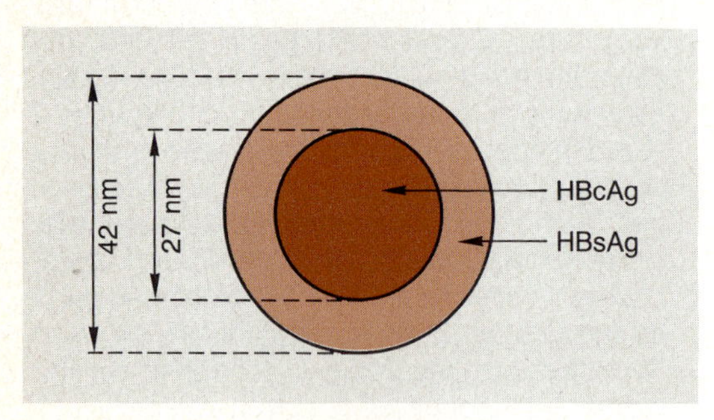


Abb. **74** Modell des Dane-Partikels

### Hepatitis-B-Virus

Das Hepatitis-B-Virus (HBV) ist ein komplettes DNA-Virus, bei dem morphologisch drei unterschiedliche Formen unterschieden werden können. Das sogenannte Dane-Partikel mißt 42 nm im Durchmesser und stellt das komplette Virus dar (Abb. **74**). Neben dem kompletten Virus finden sich im Serum kleinere, sphärische, 22 nm Partikel und tubuläre und filamentöse Formen unterschiedlicher Länge. Drei verschiedene Antigendeterminanten können am Hepatitis-B-Virus unterschieden werden:

1. HBsAg, Hepatitis-B-Oberflächen-(Surface)-Antigen, das auf der Oberfläche von 22 nm Partikeln, tubulären Formen und dem Dane-Partikel gefunden wird.
2. HBcAg, Hepatitis-B-Kern-(Core-)Antigen, ein interner Bestandteil des kompletten Virus.
3. HBeAg, Hepatitis-Be-Antigen, dieses findet sich sowohl in freier Form im Serum, teils an IgG gebunden. Eine enge Beziehung zwischen HBeAg und HBcAg ist sehr wahrscheinlich.

Die Antikörper gegen das Hepatitis-B-Virus werden folgendermaßen bezeichnet: Anti-HBs: Antikörper gegen HBsAg, Anti-HBc: Antikörper gegen Hepatitis-B-Kern-Antigen, Anti-HBe: Antikörper gegen HBeAg.
Serologisch lassen sich darüber hinaus mehrere Subdeterminanten des HBsAg identifizieren. Gemeinsam ist allen die Determinante a, mit der die Determinanten d und y regional verschieden häufig vorhanden sind.
Das Hepatitis-B-Virus enthält eine doppelsträngige DNA- und eine viruseigene DNA-Polymerase. Der Nachweis der DNA-Polymeraseaktivität im Serum ist Hinweis auf das Vorliegen von kompletten Dane-Partikeln.
Mit Hilfe von empfindlichen Radioimmunoassays ist der Nachweis von HBsAg, HBeAg und den Antikörpern Anti-HBs, Anti-HBe und Anti-HBc möglich. Die Hepatitis-B-Virus-Antigene können im Lebergewebe mit farbmarkierten Antikörpern immunhistologisch nachgewiesen werden. HBsAg ist im Zytoplasma nachweisbar, HBeAg und HBcAg sind im Leberzellkern vorhanden.

### Nicht-A-nicht-B-Hepatitis

Die Bezeichnung Nicht-A-nicht-B-Hepatitis wird angewendet auf akute oder chronische Hepatitiden, bei denen serologisch eine Hepatitis A oder B oder andere Ursache für eine Hepatitis ausgeschlossen werden können. Wahrscheinlich handelt es sich um mindestens zwei Erreger, die sich in der Inkubationszeit unterscheiden. Durchschnittlich liegt die Inkubationszeit zwischen 6 und 8 Wochen. Durch Übertragungsversuche auf Schimpansen konnte die virale Genese dieser Hepatitis gesichert werden. Virusähnliche Partikel wurden im Lebergewebe von Patienten nachgewiesen. Bisher existiert kein weltweit einheitliches serologisches Nachweissystem des oder der Erreger der Nicht-A-nicht-B-Hepatitis; es handelt sich also noch um eine Ausschlußdiagnose.

## Epidemiologie

### Hepatitis A

Das Hepatitis-A-Virus ist weltweit verbreitet. Die Durchseuchung der Bevölkerung in den verschiedenen Erdteilen ist sehr unterschiedlich. In den tropischen und Mittelmeerländern findet sich bereits eine hohe Durchseuchung im Kindes- bzw. Jugendalter. In Deutschland beträgt die Durchseuchung der 20jährigen 5–10%. Die Erkrankung tritt überwiegend im Herbst und Winter auf, die meisten Neuerkrankungen in Deutschland werden bei Rückkehrern nach Urlaubsaufenthalten in den Mittelmeerländern beobachtet.
Die Übertragung erfolgt fäkal-oral, besonders durch verunreinigtes Trinkwasser und unzureichend gereinigte Nahrungsmittel. Gelegentlich wird eine Infektion nach Genuß von Muscheln und Austern beobachtet. Die Erkrankung kann sporadisch oder epidemisch, wie beispielsweise in Ferienlagern oder Kasernen, auftreten. Die Inkubationszeit beträgt 20–45 Tage. Bei der Hepatitis A werden keine chronischen Verläufe beobachtet, die Erkrankung heilt ohne Folgen aus. Die Erkrankung hinterläßt eine Immunität, die wahrscheinlich lebenslang anhält.

### Hepatitis B

Das Hepatitis-B-Virus ist weltweit verbreitet. Die Prävalenz des Hepatitis-B-Virus innerhalb verschiedener Bevölkerungsgruppen schwankt erheblich. Sie beträgt in Deutschland, den nordeuropäischen Ländern und Nordamerika etwa 0,1%. Dagegen ist sie in bestimmten Gegenden Afrikas, Südamerikas und Asiens erhöht auf 2–10%. Das Reservoir des Hepatitis-B-Virus ist der Mensch. Es wird geschätzt, daß auf der Erde 176000000 Personen chronische Träger des Hepatitis-B-Virus sind. Die Inzidenz der akuten Hepatitis beträgt in Deutschland etwa 40 pro 100000; die Dunkelziffer ist wahrscheinlich hoch. Aufgrund der Häufigkeit des Nachweises von Anti-HBc kann geschätzt werden, daß in der Gruppe der über 50jährigen etwa 10–20% der Bevölkerung Kontakt mit dem Hepatitis-B-Virus gehabt haben. Aus diesen Zahlen wird die epidemiologische Bedeutung des Hepatitis-B-Virus deutlich.

*Übertragung:* Das Hepatitis-B-Virus wird überwiegend durch Blut oder Blutprodukte übertragen. Es ist bekannt, daß 0,001 ml bereits eine Hepatitis übertragen können. Außer im Blut wurde HBsAg auch im Speichel, Urin, Stuhl, Sperma, Muttermilch und Schweiß nachgewiesen. Die Häufigkeit der B-Hepatitis nach Bluttransfusionen ist durch Screening-Methoden der Spenderkonserven in den letzten Jahren deutlich zurückgegangen. Dagegen stellen gewisse Blutprodukte (Gerinnungskonzentrate und Fibrinogenpräparate) auch heute noch ein hohes Hepatitisrisiko dar. Gehäufte Hepatitis-B-Virusinfektionen werden auf Dialysestationen und hämatologisch-onkologischen Stationen beobachtet, wobei die Transfusionshäufigkeit und die gestörte Immunabwehr dieser Patienten eine Rolle spielen. Kinder von HBsAg-positiven Müttern haben ein erhöhtes Risiko, an einer chronischen Hepatitis-B-Virusinfektion zu erkranken. Das Infektionsrisiko ist besonders hoch, wenn das mütterliche Blut HBeAg aufweist. Die Infektion erfolgt perinatal. Die vertikale Transmission der Hepatitis-B-Virusinfektion ist der höheren Inzidenz entsprechend häufiger in den asiatischen Ländern als in Europa.

### Nicht-A-nicht-B-Hepatitis

Die Nicht-A-nicht-B-Hepatitis entspricht in dem Übertragungsmodus weitgehend der Hepatitis B. Sie wird überwiegend nach Bluttransfusionen beobachtet. Dabei macht heute die Nicht-A-nicht-B-Hepatitis bereits bis 90% aller Posttransfusionshepatitiden aus. Die Dunkelziffer ist hoch, da die Erkrankung häufig anikterisch verläuft.

### Klinik

Klinisch lassen sich Hepatitis A, Hepatitis B und die Nicht-A-nicht-B-Hepatitis nicht unterscheiden. Die Inkubationszeit beträgt bei der Hepatitis A 20–45 Tage, bei der Hepatitis B 45 bis 160 Tage, bei der Nicht-A-nicht-B-Hepatitis 30–90 Tage.

Zunächst wird ein Prodromalstadium mit unspezifischen Symptomen beobachtet. Es können subfebrile Temperaturen, allgemeine grippale Symptome, Juckreiz, Appetitlosigkeit, Übelkeit und Druckschmerz im rechten Oberbauch auftreten. Gelegentlich wird ein flüchtiges Exanthem beobachtet. Arthralgische Beschwerden treten in 5–20% der Fälle auf. Das Prodromalstadium dauert in der Regel 2–7 Tage. Mit Auftreten des Ikterus gehen die Prodromalsymptome zurück. Der Ikterus wird zuerst an den Konjunktiven sichtbar. Der Urin ist dunkel verfärbt, der Stuhl hell. Die akute Krankheitsphase dauert zwischen 4 und 8 Wochen. Bei der Untersuchung ist die Leber häufig vergrößert und druckempfindlich. Die Abnahme der Lebergröße ist ein prognostisch schlechtes Zeichen, dies wird bei fulminanter Verlaufsform der akuten Hepatitis beobachtet. Die Milz kann vergrößert sein.

*Laborbefunde:* Das Bilirubin kann gering oder stark (bis zu 20 mg/dl [340 μmol/l]) erhöht sein. Es überwiegt das konjugierte Bilirubin. Im Urin sind Urobilinogen und Bilirubin nachweisbar. Bei kompletter intrahepatischer Cholostase wird das Urobilinogen negativ. Die Gallensäurekonzentration im Blut ist erhöht. Die Transaminasen sind stark erhöht (bis zu 3000 U/l), die GPT ist stärker erhöht als die GOT (DeRitis-Quotient kleiner als 1). Die alkalische Phosphatase und Gamma-GT sind nur bei den cholostatischen Verläufen stark erhöht, sonst nur gering erhöht. Die Serumeisenkonzentration ist erhöht. Die Gerinnungsfaktoren sind bei den leichten und mittelschweren Verläufen nicht wesentlich verändert. Bei schweren Verläufen fallen zuerst die Faktoren VII und V ab, etwas später sinkt auch der Quick-Wert auf kritische Spiegel $<20\%$ ab. Im Differentialblutbild kann eine relative Lymphozytose mit atypischen Lymphozyten auftreten. Sehr selten sind Thrombopenie oder aplastische Anämie.

### Besondere Verlaufsformen

*Anikterische Hepatitis:* Die akute Hepatitis kann ohne Erhöhung des Bilirubins einhergehen. Diese Verläufe werden häufig nicht diagnostiziert. Es gibt Hinweise dafür, daß die anikterische Hepatitis häufiger einen chronischen Verlauf nimmt.

*Cholostatische Hepatitis:* Hierbei handelt es sich häufig um schwer verlaufende Hepatitiden mit starker Bilirubinerhöhung und Anstieg der Cholostase-anzeigenden Enzyme, alkalische Phosphatase und $\gamma$-GT. Die Differentialdiagnose zu Erkrankungen mit intrahepatischer Cholostase aus anderer Ursache und mechanischem Verschlußikterus kann schwierig sein.

*Protrahiert verlaufende Hepatitis:* Sind die Transaminasen über einen Zeitraum von mehr als 3 Monaten erhöht, spricht man von einem protrahierten Verlauf. Auch die protrahiert verlaufende akute Hepatitis kann ausheilen. Die Übergänge zur chronisch persistierenden und chronisch aktiven Hepatitis sind fließend.

*Subakute Hepatitis:* Es handelt sich um eine schwere Verlaufsform und einen über Wochen progredienten Verlauf mit Aszites, Leberversagen und letalem Ausgang.

*Fulminante Hepatitis:* Diese Verlaufsform ist selten. Wenige Tage bis zu einer Woche nach Krankheitsbeginn kommt es zum Zeichen des Leberausfalls und Leberkoma. Die Mortalität beträgt etwa 80%. Einzelheiten s. Kap. Lebererkrankungen, S. 13.78ff.

*Extrahepatische Manifestationen:* Im Prodromalstadium der Hepatitis tritt bei einigen Patienten ein serumkrankheitsähnliches Bild auf. Wahrscheinlich handelt es sich hierbei um eine Immunkomplexkrankheit. Diese Patienten haben Arthralgien oder Arthritiden und ein makulöses oder urtikarielles Hautexanthem. Selten ist das Bild einer membranösen Glomerulonephritis bei Hepatitis-B-Virusinfektion, die besonders im Kindesalter auftritt. Bei etwa 30–50% der Patienten mit Panarteriitis nodosa (s. S. 10.40f.) besteht eine Hepatitis-B-Virusinfektion. Die Lebererkrankung steht dabei meistens nicht im Vordergrund. Hauptmerkmale sind Polyarthritis, Hochdruck, Polyneuropathie, Glomerulonephritis und Gefäßverschlüsse. Dem Krankheitsbild liegt eine generalisierte Vaskulitis zugrunde.

Beschrieben sind bei der akuten Hepatitis das Auftreten einer Myokarditis, Meningitis, Pankreatitis, Pleuraergüsse, Thrombopenie und aplastische Anämie. Diese Komplikationen sind selten.

## Diagnostisches Vorgehen

Zur Diagnose sind anamnestische Angaben über Auslandsaufenthalte, Bluttransfusionen, Prodromalsymptome, Krankheitsbild, laborchemische und serologische Befunde heranzuziehen. In der Mehrzahl der Fälle wird aus der Befundkonstellation die Diagnose zu stellen sein, wobei die Hepatitis-A- und -B-Serologie für die Differenzierung entscheidend ist. Ein ansteigender Anti-HAV-Titer bzw. der Nachweis von Antikörpern der IgM-Klasse gegen HAV sprechen für das Vorliegen einer akuten Hepatitis A. Bei der Hepatitis B kann neben dem HBsAg-Nachweis das Auftreten von IgM-Anti-HBc als Hinweis auf eine frische Infektion gewertet werden. Die serologischen Befundmuster der HAV- und HBV-Infektion sind in den Abb. **75** und **76** dargestellt. Die Nicht-A-nicht-B-Hepatitis ist, solange keine serologischen Testsysteme zur Verfügung stehen, eine Ausschlußdiagnose. Infektiöse Mononukleose, Zytomegalie-Virusinfektion, Herpesinfektion können durch serologische Untersuchungen ausgeschlossen werden. Schwierig kann die Unterscheidung zwischen akuter Hepatitis B und dem entzündlichen Schub einer chronisch aktiven B-Hepatitis sein. Hier ist häufig die Differentialdiagnose nur histologisch möglich. Bei cholostatischer Virushepatitis stellt sich die Differentialdiagnose zu drogeninduzierter Hepatitis und mechanischem Verschlußikterus. Hierbei ist häufig eine weitergehende Diagnostik mit Sonographie, evtl. ERCP oder perkutaner Cholangiographie notwendig.

## Therapie

Die Therapie der Virushepatitis ist symptomatisch, eine kausale Therapie ist nicht möglich. Da die Patienten sich häufig beeinträchtigt fühlen, ist Bettruhe angezeigt. Es ist nicht erwiesen, daß Bettruhe einen Einfluß auf den Krankheitsverlauf hat. Deswegen ist auch eine übermäßig strikte Einhaltung der Bettruhe nicht erforderlich, die Patienten dürfen zum Waschen und zu den Mahlzeiten aufstehen. Die Diät der Hepatitiskranken soll ansprechend, leicht und ausgewogen sein. Spezielle Diätvorschriften, wie besonders eiweißreiche oder fettarme Diät, sind nicht erforderlich. Da die Patienten meist unter Appetitlosigkeit leiden, ist besonders wichtig, daß die

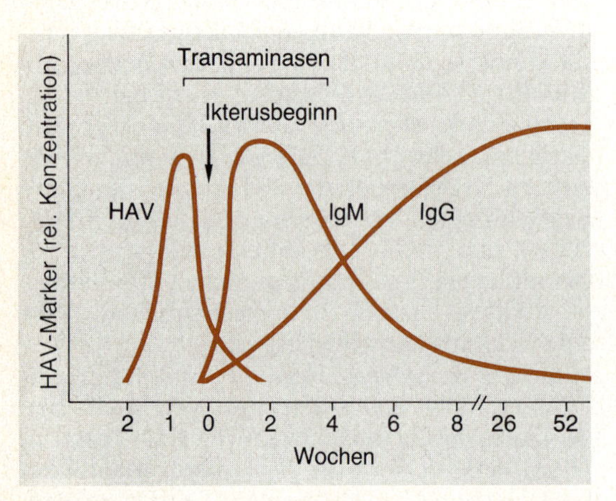


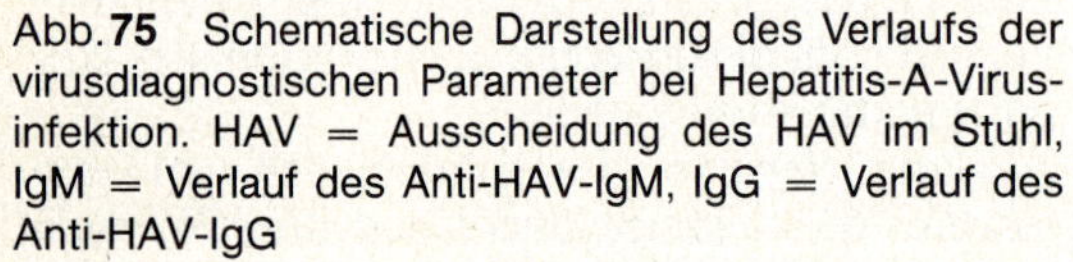
Abb. **75** Schematische Darstellung des Verlaufs der virusdiagnostischen Parameter bei Hepatitis-A-Virusinfektion. HAV = Ausscheidung des HAV im Stuhl, IgM = Verlauf des Anti-HAV-IgM, IgG = Verlauf des Anti-HAV-IgG

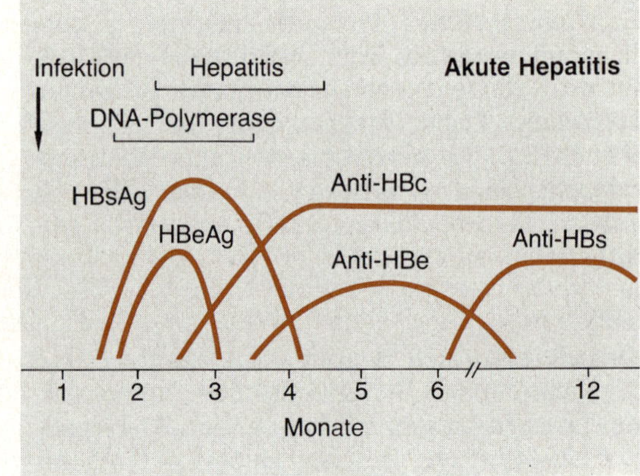


Abb. **76** Serologische Befundmuster bei HBV-Infektion

Speisen leicht verdaulich sind. Nur bei Vorliegen einer fulminanten Hepatitis ist Eiweißverbot angezeigt. Diese Patienten müssen in jedem Fall parenteral ernährt werden. Infusionen mit Laevuloselösungen haben keinen gesicherten Wert. Ebenso sollte auf Medikamente, die als sog. Leberschutztherapie empfohlen werden, wegen ihrer nicht erwiesenen Wirksamkeit verzichtet werden. Kortikosteroide sind bei der akuten Hepatitis nicht indiziert, da nach Gabe von Steroiden möglicherweise gehäuft chronische Verläufe auftreten. Auch bei der Behandlung der fulminanten Hepatitis sind Steroide ohne Wert. Lediglich bei schweren, protrahiert verlaufenden cholostatischen Hepatitisformen mit Bilirubinerhöhung über 30 mg/dl (510 μmol/l) kann eine kurzfristige, hochdosierte Steroidtherapie erwogen werden. Man wird im Stadium der Hepatitis mit der Gabe von möglicherweise hepatotoxischen Medikamenten sehr zurückhaltend sein, Alkohol sollte auch gemieden werden.
Es ist üblich, Patienten mit akuter Hepatitis auf einer Isolierstation unterzubringen. Dabei muß berücksichtigt werden, daß die höchste Infektiosität der Hepatitis vor Ausbruch der Erkrankung vorliegt. Die Virusausscheidung im Stuhl von Patienten mit Hepatitis A verschwindet bereits einige Tage nach Krankheitsausbruch, die Virämie bei Patienten mit Hepatitis B dauert möglicherweise etwas länger. Diese Erkenntnisse haben dazu geführt, die Isolierung großzügiger zu handhaben, zumal es nicht überall möglich ist, sämtliche Patienten auf Isolierstationen unterzubringen. Der Patient stellt für seine Mitpatienten im Krankenhaus kein wesentlich erhöhtes Infektionsrisiko dar. Das Pflegepersonal dagegen ist einem erhöhten Infektionsrisiko ausgesetzt. Vorsicht ist bei Blutentnahmen, Handhabung von Stuhl oder Urin geboten. Ein größeres Infektionsrisiko als die akute B-Hepatitis stellt der chronische B-Virusträger dar.

### Prophylaxe

Zur Prophylaxe gehören allgemeine hygienische Maßnahmen und spezifisch die passive γ-Globulinprophylaxe. Bluttransfusionen, Gerinnungsfaktorenkonzentrate dürfen nur nach strenger Indikationsstellung gegeben werden. Soweit wie möglich sollen Einwegspritzen und -kanülen verwendet werden. Das Krankenhauspersonal ist über das mögliche Infektionsrisiko bei Patienten aufzuklären. Dies gilt besonders für Infektionsstationen, hämatologisch-onkologische Stationen und Dialyseeinheiten.
Die Hepatitis A kann mit großer Sicherheit durch die prophylaktische Gabe von γ-Globulin in einer Dosierung von 0,02–0,1 ml pro kg Körpergewicht verhindert werden. Der γ-Globulinschutz hält etwa 3 Monate an. Derzeit ist die γ-Globulinprophylaxe indiziert bei Reisenden in Gebiete, in denen die Hepatitis A epidemisch ist, sowie bei Kontaktpersonen von Erkrankten, beispielsweise Familienangehörigen, in Kinderheimen und Kindergärten.
Die Prophylaxe der Hepatitis B mit normalem γ-Globulin ist nicht sicher. Dagegen scheint die prophylaktische Gabe von γ-Globulin mit hohem Antikörpertiter von Anti-HBs einen gewissen Schutz vor einer Infektion zu bieten. Gegenwärtig wird diese zweite Form der Prophylaxe empfohlen für Personen, die sich versehentlich mit HBsAg-positivem Blut inokuliert haben, wie beispielsweise Labor- oder Pflegepersonal. Die Prophylaxe soll so rasch wie möglich, nicht später als 48 Stunden nach der Exposition erfolgen. Die Dosierung beträgt 0,05–0,1 mg pro kg Körpergewicht. Ebenso ist eine γ-Globulinprophylaxe indiziert bei Neugeborenen von HBsAg-positiven Müttern. Nicht indiziert ist die γ-Globulinprophylaxe bei Personen, die entweder HBsAg-positiv oder Anti-HBc-positiv oder Anti-HBe-positiv sind. Die Posttransfusionshepatitis ist heute überwiegend eine Nicht-A-nicht-B-Hepatitis. Eine γ-Globulinprophylaxe ist hierbei nicht gesichert.
Eine wesentliche Verbesserung der Prophylaxe stellt die Entwicklung eines Impfstoffes zur aktiven Immunisierung dar. Nachdem das Hepatitis-A-Virus auch in Gewebekulturen züchtbar ist, ist abzusehen, daß in den nächsten Jahren ein Impfstoff gegen die Hepatitis A entwickelt werden wird. Zur Prophylaxe der Hepatitis B hat sich der Einsatz von Impfstoff bewährt, der aus gereinigten HBsAg-Partikeln gewonnen wurde. Zwei nach unterschiedlichen Verfahren hergestellte Impfstoffe sind im Handel. Sie werden inzwischen weltweit mit Erfolg zur Prophylaxe der Hepatitis B eingesetzt.

### Prognose

Die Prognose der akuten Hepatitis A ist gut. Diese Hepatitis heilt in der Regel innerhalb von 4–6 Wochen, gelegentlich erst nach 2–3 Monaten ohne Folgeschäden aus. Die akute Hepatitis B heilt in etwa 90% der Fälle mit Viruselimination und Normalisierung der laborchemischen und histologischen Veränderungen aus. Bei etwa 10% der Patienten persistiert die Virusinfektion, und es entwickelt sich eine chronisch persistierende oder chronisch aktive Hepatitis.
Die akute Nicht-A-nicht-B-Hepatitis geht bei 10–40% der Patienten in eine chronische Verlaufsform über. Über die endgültige Prognose dieser Verläufe liegen keine sicheren Informationen vor. Es scheint so zu sein, daß sich bei einem Teil dieser Patienten auch nach monatelangem Verlauf die entzündlichen Veränderungen zurückbilden können und nur ein kleiner Prozentsatz eine Leberzirrhose entwickelt.

**Merke:** Die akute Virushepatitis wird im engeren Sinn durch Viren der Hepatitis A und B verursacht; davon abzugrenzen ist eine Nicht-A-nicht-B-Hepatitis. Weiterhin kann eine Hepatitis im Rahmen von Zytomegalie-, Herpes-, Coxsackievirus-Infektionen sowie bei Mononukleose, Mumps und Gelbfieber beobachtet werden. Die akute Virushepatitis verläuft mit einem kurzzeitigen, unspezifischen Prodromalstadium gefolgt von Ikterus. Die akute Krankheitsphase dauert 4–8 Wochen. An besonderen Verlaufsformen werden anikterische, cholostatische, subakute, fulminante und protrahiert verlaufende Hepatitiden unterschieden. Zur Diagnose sind anamnestische Angaben (Auslandsaufenthalte, Bluttransfusionen und andere), Prodromalsymptome, Krankheitsbild, laborchemische und serologische Befunde heranzuziehen. Die Therapie ist symptomatisch, eine kausale Therapie ist nicht möglich. Prophylaxe kann mit $\gamma$-Globulinen (Hepatitis A) bzw. Hyperimmunserum (Hepatitis B) vorgenommen werden; in absehbarer Zeit wird ein Impfstoff zur Prophylaxe der Hepatitis A zur Verfügung stehen. Zur aktiven Immunisierung gegen die Hepatitis B werden Impfstoffe aus HBsAg-Partikeln bereits mit Erfolg eingesetzt.

Weiterführende Literatur

Csomos, G., H. Thaler: Clinical Hepatology. Springer, Berlin 1983 (p. 195–260)

# Viruserkrankungen des ZNS

*W. Stille*

## Poliomyelitis

**Definition:** Schwere Virusinfektion, die zu bleibenden Lähmungen führt (Kinderlähmung).

### Erreger

Poliomyelitisviren – zu den Enteroviren gehörend – 3 Antigentypen. In Gewebekulturen relativ leicht anzüchtbar.

### Epidemiologie

Die Poliomyelitis ist weltweit verbreitet. Erkrankungen sind in Mitteleuropa seit 1963 dank der Impfung selten geworden. Früher waren bevorzugt Kinder und jugendliche Erwachsene betroffen – die Erkrankung kann aber auch Greise befallen. Das Virus wird im Stuhl in großer Anzahl ausgeschieden. Erkrankungen erfolgen durch Schmutz-, Schmier- bzw. Wasserinfektionen. Die meisten Infektionen werden durch Typ I verursacht. Unter schlechten hygienischen Verhältnissen erfolgt eine Durchseuchung im frühen Kindesalter, die nur selten zu Lähmungen führt. Die auffälligen Epidemien bei älteren Kindern und Erwachsenen kamen in Europa bevorzugt im Sommer vor. Länder mit relativ guten hygienischen Bedingungen waren besonders betroffen. Es gibt kein tierisches Reservoir für die Poliomyelitis. Als relativ neuartige Epidemiologie erkranken heute gelegentlich ungeimpfte jüngere Erwachsene, die in ein endemisches Land (Indien, Afrika) fahren.

### Pathogenese

Nach Eintritt und Vermehrung im Intestinaltrakt kommt es zur mehrtägigen Virämie. Dabei kann das Virus in einem kleinen Prozentsatz (1–5%) die Vorderhornzellen des Rückenmarks befallen und zu motorischen Lähmungen führen.

### Klinik

Nach einer Inkubationszeit von 7–14 Tagen kommt es zu einem uncharakteristischen, initial virämischen Stadium mit Fieber, Hals-, Kopf- und Gliederschmerzen, oft auch mit Durchfall und Erbrechen. Nach 2–4 Tagen entfiebern die Patienten spontan. Ein derartiges Poliomyelitisprodrom ist von anderen Enterovirus-Erkrankungen (»Sommergrippe«) klinisch nicht zu unterscheiden. Nur bei einem kleinen Prozentsatz schließt sich hieran nach einem 1- bis 3tägigen Intervall ein erneuter Fieberanstieg an. Es kommt zu den Symptomen einer Virusmeningitis mit diskretem Meningismus, Pleozytose (50 bis 500–800/3 Zellen/µl [$17 \times 10^6$–$170 \times 10^6$–$280 \times 10^6$/l]): besonders in Epidemiezeiten verläuft eine Poliomyelitis oft nur als lymphozytäre Meningitis. Bei paralytischen Formen treten nach weiteren 2–4 Tagen schlaffe Lähmungen bei gleichzeitiger Entfieberung auf. Dabei können die neurologischen Ausfälle sehr unterschiedlich sein; meist sind jedoch die unteren Extremitäten besonders betroffen (spinaler Typ). Die Lähmungen können im Verlauf von einigen Tagen erheblich zunehmen. Bei Befall der Atemmuskulatur besteht akute Lebensgefahr, die die mechanische Beatmung erforderlich machen kann. Der bulbopontine Typ einer Poliomyelitis befällt die Medulla oblongata mit zentralen Atemlähmungen, Schlucklähmung und Kreislaufdysregulation. Initial sind die Lähmungen bei Poliomyelitis schlaff; die Sensibilität ist erhalten, selbst wenn Parästhesien und Schmerzen in den befallenen Muskeln häufig sind. Die Eigenreflexe sind erloschen. Selbst wenn sich manifeste Lähmungen erheblich zurückbilden können, bleiben in den meisten Fällen dauernde Lähmungen bestehen; schlimmstenfalls muß bei Atemlähmungen auf Dauer beatmet werden.

### Diagnostisches Vorgehen

Anzüchtung des Poliomyelitisvirus in Liquor, Stuhl und Gurgelwasser stellt eine virologische Routinetechnik dar. Auch eine serologische Diagnose durch Titeranstieg ist möglich.

### Differentialdiagnose

Das klassische Vollbild einer Poliomyelitis ist klinisch sehr typisch; die Erregerdiagnostik dient dann nur zur Bestimmung des Virustyps. Aparalytische und oligosymptomatische Formen (z.B. nur Fazialislähmung) müssen von anderen lymphozytären Meningitiden und anderen Lähmungen abgetrennt werden. Bulbäre Formen können ähnlich wie eine Frühsommer-Meningoenzephalitis, wie Rabies- oder Herpesenzephalitis verlaufen. Auch eine Abtrennung gegen eine Polyradikuloneuritis (Guillain-Barré) kann wichtig sein, die jedoch ohne Meningitis und mit zumeist leichten sensiblen Ausfällen verläuft.

### Therapie

Eine wirksame Therapie einer ausgebrochenen Poliomyelitis gibt es nicht. Die Behandlung muß sich auf eine sorgfältige Pflege, die Vermeidung von Kontrakturen und auf intensive Rehabilitationsmaßnahmen beschränken. Eine Atemlähmung macht eine Beatmung auf einer spezialisierten Intensivstation erforderlich. Poliomyelitis ist meldepflichtig. Eine Isolierung im Einzelzimmer ist ratsam. Ein Risiko für geimpfte Kontaktpersonen besteht jedoch nicht.

### Prophylaxe

Die Lebendimpfung mit abgeschwächten Viren (Schluckimpfung) verleiht einen sicheren Schutz und hat nahezu kein Risiko. Bei der Seltenheit der Poliomyelitis besteht die Gefahr einer nachlässigen Durchimpfung. Kleinepidemien bei Impfgegnern oder in ungeimpften Sonderkollektiven (Türkenkinder) sind auch in den letzten Jahren in Westeuropa noch vorgekommen.

**Merke:** Wichtige Enterovirusinfektion mit lymphozytärer Meningitis und motorischen Lähmungen. Durch sicheren Impfschutz heute selten.

### Weiterführende Literatur

Mosley, J.: Poliomyelitis. In Hoeprich, P.D.: Infectious Diseases. Harper & Row, Hagerstown 1977

Young, N.: Poliovirus. In Mandell, G., G. Douglas, J. Bennett: Infectious Diseases. Wiley, New York 1979

## Rabies

**Definition:** Klassische Anthropozoonose (Tollwut, Lyssa), die durch Speichel infizierter Tiere auf den Menschen übertragen wird und stets zum Tode führt.

### Erreger

Rabiesviren, zur Gruppe der Rhabdoviren gehörend. Im Tierversuch relativ leicht anzüchtbar.

### Epidemiologie

Haupterregerreservoir für Rabies in Europa stellen wildlebende Karnivoren (Füchse, Marder, Wölfe) dar. Von ihnen wird das Virus bevorzugt durch Biß auf andere Säugetiere, gelegentlich auch auf den Menschen übertragen. Die starke Ausbreitung der Tollwut nach dem 2. Weltkrieg in Mitteleuropa ist in erster Linie durch Füchse bedingt. Tiere erkranken stets manifest an Rabies. Symptomlose Träger gibt es allenfalls bei blutsaugenden Fledermäusen in Amerika.

### Klinik

Nach einer Inkubationszeit von 20–100 (–300) Tagen nach einem Biß oder einer Kratzverletzung durch ein infiziertes Tier erkranken Menschen an Schmerzen und Hyperästhesien im Bereich der Verletzung. Innerhalb weniger Tage breiten sich die Schmerzen und Parästhesien aus; es kommt zu Lähmungen der betroffenen Extremitäten. Im Laufe weniger Tage entwickelt sich die Sonderform einer Enzephalitis mit Schlafstörungen, Angst, Muskelkrämpfen, Tremor und Atemstörungen. Ein wichtiges Symptom stellen dabei Schlundkrämpfe dar. Der Patient ist nicht imstande, Flüssigkeiten zu schlucken (Hydrophobie). An ein derartiges Exitationsstadium kann sich ein paralytisches Stadium anschließen; ohne Intensivbehandlung sterben Patienten meist zwischen dem 5. und 10. Tag der Erkrankung, mit moderner Intensivbehandlung um den 20. Tag (Abb. 77). Das Bewußtsein kann dabei bis in die Spätphase der Erkrankung erhalten bleiben. Die Letalität einer Erkrankung bei ungeimpften Patienten beträgt 100%; nur wenige Defektheilungen sind als Impfdurchbrüche beschrieben.

### Diagnostisches Vorgehen

Das Virus läßt sich im Speichel- und Kornealabstrich des Patienten nachweisen. Bei der Autopsie finden sich typische Einschlußkörperchen (Negri-Körperchen) im Gehirn. Die Diagnose bei klinischem Vollbild und typischer Anamnese ist nicht schwierig. Isolierte Einzelfälle ohne auffällige Tierbißanamnese können jedoch für eine Tetraplegie anderer Genese, für Botulismus, Tetanus oder eine Vergiftung gehalten werden. Eine Therapie einer manifesten Tollwut ist bislang nicht möglich; immerhin sind ein versuchsweiser

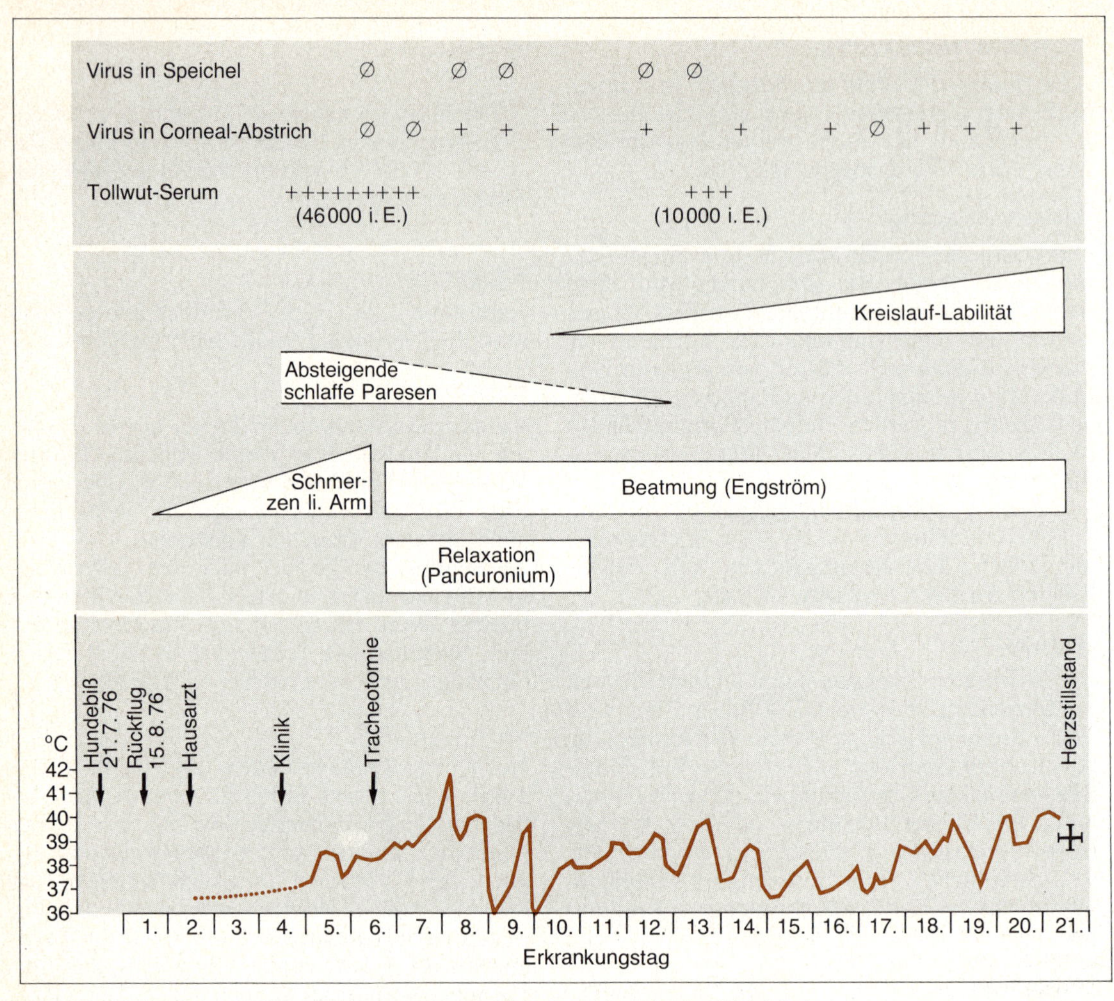


Abb. **77** Verlauf einer Tollwut nach einem Hundebiß beim Urlaub in der Südtürkei

Einsatz von Virostatika, Hyperimmunglobulinen, Interferon sowie eine aktive Immunisierung gerechtfertigt.

### Prophylaxe

Die Probleme für den Arzt bestehen in erster Linie in der Impfung. Hierbei ist eine korrekte Indikationsstellung zur Impfung besonders wichtig. Dabei müssen die Art des Kontakts und der Status des beißenden Tieres genau definiert werden, was nur in Zusammenarbeit mit Tierärzten möglich ist. Die Impfindikationen sollten entsprechend den internationalen Empfehlungen der WHO durchgeführt werden. Die hierbei geltenden, z.T. komplizierten Regeln überfordern im allgemeinen einen niedergelassenen Arzt. Die Wutschutzimpfung sollte deshalb auf regionale Wutschutzstellen verteilt sein. Die Rolle des niedergelassenen Arztes beschränkt sich auf eine Desinfektion der Wunde mit quarternären Ammoniumbasen, auf Benachrichtigung des zuständigen Veterinärrats, auf eine umgehende Überweisung in die nächste Wutschutzstelle sowie ggf. auf eine Weiterführung der Impfung. Die Tötung eines verdächtigen Tieres sollte vermieden werden; bereits getötete Tiere müssen unverzüglich in einem Veterinäruntersuchungsamt untersucht werden.

#### Impfung

Während früher Tollwutimpfstoffe wenig effektiv waren und schwere Nebenwirkungen hatten, ist das Risiko moderner Vakzinen heute offenbar gering. Die Patienten erhalten je eine Ampulle Impfstoff am 1., 3., 7., 14. und 30. Tag. Bei schweren Bissen durch erkrankte Tiere ist eine gleichzeitige Gabe von Hyperimmunglobulin ratsam. Die gutverträglichen Impfstoffe gestatten auch eine prophylaktische Impfung besonders exponierter Personen (Tierärzte, Personal von Tollwutlaboratorien, Jäger). Die beste Prophylaxe besteht freilich aus einer Vermeidung jeglichen Kontakts mit verdächtigen Wild- und Haustieren. Erkrankung an Tollwut, aber auch Tollwutimpfungen sind meldepflichtig.

**Merke:** Stets tödliche Sonderform einer Virusenzephalitis nach Biß durch erkrankte Tiere. Die Hauptprobleme für den Arzt stellen Impffragen dar.

### Weiterführende Literatur

Hattwick, M.: Rabies Virus. In Mandell, G., R. Douglas, J. Bennett: Infectious Diseases. Wiley, New York 1979

## Slow-Virus-Infektionen

**Definition:** Neu entdeckte Gruppe ungewöhnlicher Virusinfektionen.

### Erreger

Slow-Virus-Infektionen sind als Erreger tierischer Erkrankungen schon relativ lange erkannt. Als erste Slow-Virus-Infektion des Menschen wurde Kuru erkannt.

### Kuru

Betroffen sind ausschließlich Angehörige eines Eingeborenenstammes auf Neuguinea. Nach herrschender Auffassung wird die Erkrankung durch Kannibalismus übertragen; auch Kontaktinfektionen scheinen möglich. Nach einer Inkubationszeit von 5–15 Jahren kommt es zu einem chronischen, progressiven neurologischen Krankheitsbild mit Ataxie, Tremor, Muskelschwund und Lähmungen. Nach 6–9 Monaten tritt üblicherweise der Tod ein. Histologisch sieht man unspezifische Degenerationen von Gehirngewebe ohne Entzündungszeichen. Die Erkrankung wurde anfangs für eine genetische degenerative Erkrankung gehalten. Die Erreger von Kuru zeigen Eigenschaften, die von herkömmlichen Viren abweichen (Hitzeresistenz, Desinfektionsmittelresistenz). Sie lassen sich optisch nicht mit den virologisch gebräuchlichen Methoden darstellen.
Während Kuru eine exotische Rarität darstellt, war es überraschend, daß die weltweit verbreitete, aber seltene Creutzfeldt-Jakobsche Erkrankung ebenfalls durch ähnliche Erreger übertragen wird.

### Creutzfeldt-Jakobsche Erkrankung

Relativ seltene, progressive Gehirnerkrankung mit zunehmender Demenz, Ataxie und Myoklonismen. In Frühstadien zeigen die Patienten Verhaltensstörungen sowie Sehstörungen. Die Symptome nehmen relativ schnell zu, der Tod erfolgt im allgemeinen binnen einem Jahr nach den ersten Symptomen; der Liquor ist üblicherweise normal. Die Creutzfeldt-Jakobsche Krankheit ist durch Hornhauttransplantation, aber auch durch kontaminierte, stereotaktische Gehirnelektroden von Patient zu Patient übertragen worden. Kuru und Morbus Creutzfeldt-Jakob können auf Versuchstiere übertragen werden, die ebenfalls an spongiformen Enzephalopathien erkranken.
Slow-Virus-Infektionen stellen interessante Modellerkrankungen für andere chronische Erkrankungen des Zentralnervensystems dar. So sind offenbar auch die progressive multifokale Leukenzephalopathie, eine chronische Enzephalitis bei schweren Grundkrankheiten, sowie die subakute sklerosierende Panenzephalitis (SSPE) durch persistierende, langsam progrediente Virusinfektionen bedingt. Bei der SSPE bestehen Beziehungen zu Masernviren; die Patienten haben sehr hohe Masernantikörper im Serum und im Liquor. Das Konzept einer Slow-Virus-Infektion ist ebenfalls anwendbar als Erklärung für die Multiple Sklerose. Eine Übertragung auf Versuchstiere sowie ein überzeugender Nachweis von Viren stehen freilich hier noch aus.

**Merke:** Slow-Virus-Infektionen sind primär tierische Erkrankungen; beim Menschen wurden Kuru und die Creutzfeldt-Jakobsche Erkrankung als derartige Infektionen identifiziert. Bei beiden Infektionen stehen zerebrale Defekte mit progredienten neurologischen Ausfallserscheinungen im Vordergrund.

### Weiterführende Literatur

Liu, J.: Unnamed viruses. In Mandell, G., G. Douglas, J. Bennett: Infectious Diseases. Wiley, New York 1979

# Viruserkrankungen mit Haut- und/oder Schleimhautbefall

*P. Peller*

## Masern (Morbilli)

**Definition:** Die Masern sind eine hochkontagiöse, exanthematische Viruserkrankung, welche vor allem Kinder befällt und eine lebenslange Immunität hinterläßt.

### Epidemiologie

Die Übertragung erfolgt durch Tröpfcheninfektion ausschließlich von Mensch zu Mensch. Eintrittspforten für das Virus sind die Konjunktiven und die Schleimhäute des Respirationstraktes.
Die Durchseuchung begann vor der Einführung der Masernimpfung früh: Schon im Alter von

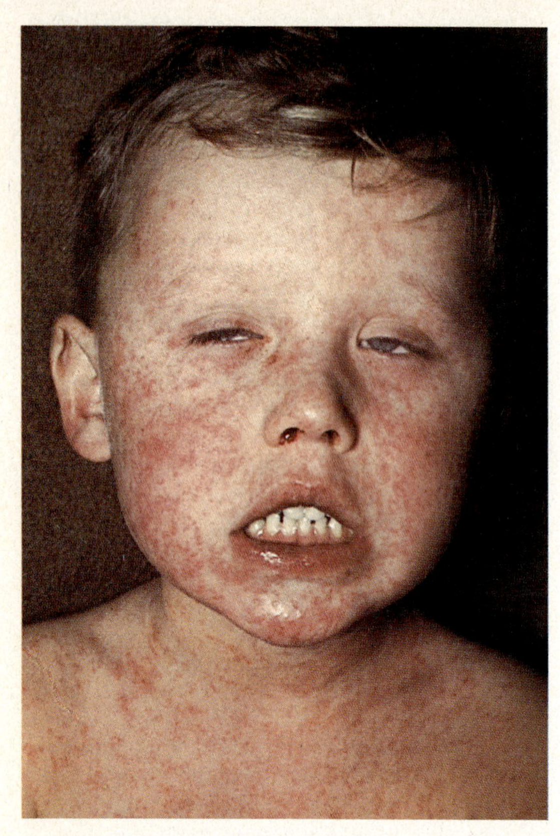

Abb. **78** Masernexanthem

10 Jahren hatten etwa 90% der Kinder die Erkrankung durchgemacht. Für die Bundesrepublik Deutschland mußte man jährlich etwa mit 500000 Masernerkrankungen, 500 Masernenzephalitiden und 80–100 Todesfällen rechnen. Größere Epidemien traten alle 2–5 Jahre auf, wenn die Zahl der Empfänglichen unter 40% gesunken war.

Durch die Masernimpfung nahmen in den USA die Erkrankungsfälle zwischen 1970 und 1980 um ein 15faches ab; die Zahl der Maserntoten verringerte sich von jährlich 500 auf 18. Während früher überwiegend Kinder vor dem 9. Lebensjahr betroffen waren, kommt es unter dem Einfluß der Impfung zu einer Verschiebung des Erkrankungsgipfels in das höhere Lebensalter.

Da in der Bundesrepublik Deutschland nur die Maserntodesfälle meldepflichtig sind, gibt es keine sicheren Angaben über den Rückgang der Gesamterkrankungszahlen, schwere Verläufe sind jedoch auch hier selten geworden: So nahmen von 1950–1981 die Maserntodesfälle von 373 auf 3 ab.

Die Masern hinterlassen eine lebenslange Immunität, neutralisierende Antikörper sind während des ganzen Lebens nachweisbar. Sie können von seropositiven Schwangeren diaplazentar übertragen werden und schützen Säuglinge während der ersten Lebensmonate vor der Erkrankung.

### Ätiologie

Die Erkrankung wird durch das Masernvirus, ein 150 nm großes RNA-Virus, hervorgerufen, das in die Gruppe der Paramyxoviren gehört. Außerhalb des menschlichen Organismus wird es sehr rasch durch Licht und Luft inaktiviert.

### Klinik

Nach einer Inkubationszeit von 10–12 Tagen erkranken die Patienten mit zunächst uncharakteristischen Prodromalerscheinungen, wie Fieber, katarrhalischen Symptomen und Konjunktivitis. Gelegentlich kann man ein flüchtiges makulöses Vorexanthem und ein Enanthem des Gaumens beobachten. Am Ende des Prodromalstadiums treten in der Wangenschleimhaut, meist gegenüber den unteren Molaren, die pathognomonisch bedeutsamen Koplikschen Flecken auf. Die kleinen, kalkspritzerartigen, von einem roten Hof umgebenen Fleckchen erlauben mit großer Sicherheit die Diagnose einer nachfolgenden Masernerkrankung. Nach vorübergehendem Fieberabfall erscheint am 14. Inkubationstag mit erneutem Temperaturanstieg (zweigipflige Fieberkurve) das Masernexanthem, das hinter den Ohren beginnt und sich im Laufe von 2–3 Tagen über Gesicht, Rumpf und Extremitäten ausbreitet. Es besteht aus hellroten, scharf begrenzten, klein- bis mittelfleckigen, zunächst makulösen Effloreszenzen, die rasch papulös werden und allmählich zu größeren, bräunlichen Flecken konfluieren (Abb. **78**). Ausdehnung des Exanthems und Grad der Konfluenz gehen parallel zur Schwere der Erkrankung. Mit dem Auftreten des Ausschlages verstärken sich die katarrhalischen Zeichen. Besonders auffällig ist die Lichtscheu der Patienten. Nach 4–7 Tagen beginnt das Exanthem abzublassen, die Patienten werden fieberfrei.

Ansteckungsfähigkeit besteht von Beginn des Prodromalstadiums bis etwa 5 Tage nach Ausbruch des Exanthems.

Im Blutbild findet man eine Leukopenie mit relativer Lymphozytose.

Abortive Fälle (mitigierte Masern) sieht man bei jungen Säuglingen, die noch den Schutz der mütterlichen Antikörper besitzen, oder bei Personen, die $\gamma$-Globulin oder Bluttransfusionen erhalten haben.

### Diagnostisches Vorgehen und Differentialdiagnose

Bei typischen Masern ist die Diagnose leicht zu stellen durch das charakteristische Exanthem, die katarrhalischen Symptome, den zweigipfligen Fieberverlauf, die Koplikschen Flecken und die Leukopenie mit Lymphozytose.

Bei mitigierten Masern sind andere exanthematische Infektionskrankheiten abzugrenzen, wie Exanthema subitum, Röteln, Scharlach, Entero-, Adeno- und Epstein-Barr-Virusinfektionen, sowie allergische Hautveränderungen. Im Zweifelsfalle muß die Diagnose durch einen signifikanten Titeranstieg spezifischer Masernantikörper oder den spezifischen IgM-Test gesichert werden.

### Therapie

Die Therapie ist rein symptomatisch. Bei bakteriellen Sekundärinfektionen (Leukozytose mit Linksverschiebung!) sind frühzeitig Antibiotika zu verabreichen. Kortikosteroide haben im akuten Stadium der Masernenzephalitis keine Erfolge gebracht.

### Prophylaxe

Eine wirksame Expositionsprophylaxe ist praktisch nicht möglich, da das Virus schon im untypischen Prodromalstadium verbreitet wird. Nach Masernexposition läßt sich durch $\gamma$-Globulin (0,2 ml/kg KG i.m.) die Erkrankung verhindern oder mitigieren. Der Schutzeffekt beträgt 80%, wenn die Injektion in den ersten 3 Tagen erfolgt. Die sicherste und wirksamste Maßnahme, vor der Erkrankung und ihren Komplikationen zu schützen, besteht in der Masernlebendimpfung. 97% der Geimpften entwickeln Antikörper, die wahrscheinlich lebenslang persistieren. 8 Tage nach der Impfung treten in 10–20% der Fälle sogenannte Impfmasern auf mit mäßig hohem Fieber und flüchtigem Exanthem, die aber nicht ansteckend sind. Die Impfung sollte erst nach dem 15. Lebensmonat erfolgen, da die passiv übertragenen, mütterlichen Antikörper das Angehen der Impfung bis zu diesem Zeitpunkt verhindern können. Auch zerebral geschädigte Kinder können geimpft werden.
Da die Impfung sehr rasch zu einer Antikörperbildung führt, kann man nach Masernexposition durch die »Inkubationsimpfung« innerhalb der ersten 2 Inkubationstage die Erkrankung verhindern.

### Prognose und Verlauf

Diese sind abhängig von auftretenden Komplikationen, vom Alter und vom Immunstatus des Patienten. Mit zunehmendem Alter kommt es zu schwereren Verläufen; maligne Erkrankungen und zytostatische Therapie verschlechtern die Prognose erheblich.
Bei jedem 15. Masernpatienten treten ernstere Komplikationen auf. Die wichtigsten sind

- *Bakterielle Bronchopneumonien:* diagnostischer Hinweis: anhaltend hohes Fieber, Leukozytose, Linksverschiebung.
- *Otitis media.*
- *Enzephalitis.* Häufigkeit 1:1000; meist 2–5 Tage nach Exanthemausbruch hohes Fieber, Bewußtlosigkeit, Krampfanfälle. Häufig bleibende neurologische Ausfälle, Letalität 20–30%.
- *Aktivierung eines tuberkulösen Prozesses* durch die virusbedingte Immunsuppression, die sich in einer 6–7 Wochen anhaltenden Tuberkulinanergie äußert.
- *Interstitielle Riesenzellpneumonie* bei Patienten mit zellulären Immundefekten, malignen Grunderkrankungen und unter zytostatischer Therapie. Der Verlauf ist schwer, oft tödlich.
- *SSPE:* *s*ubakute, *s*klerosierende *Pan*enzephalitis: degenerative Hirnerkrankung, die sich mehrere Jahre nach einer Masernerkrankung entwickelt und meist tödlich endet.

**Merke:** Jeder fieberhafte, katarrhalische Infekt mit Konjunktivitis ist verdächtig auf eine beginnende Masernerkrankung. In diesen Fällen ist sehr sorgfältig nach den Koplikschen Flecken in der Wangenschleimhaut zu suchen, deren Nachweis frühzeitig die Diagnose ermöglicht. Durch den Fortbestand der katarrhalischen Erscheinungen und der Konjunktivitis in das Exanthemstadium hinein lassen sich die Masern leicht von anderen exanthematischen Erkrankungen abgrenzen. Nur durch eine allgemeine Masernlebendimpfung sind die ernsten Komplikationen der Erkrankung zu verhindern.

### Weiterführende Literatur

Evans, A.S.: Viral Infections of Humans. Wiley, London 1976
Feigin, R.D., J.D.Cherry: Textbook of Pediatric Infectious Diseases. Saunders, Philadelphia 1981
Krugmann, S., R.Ward, S.Katz: Infectious Diseases of Children. Mosby, St.Louis 1977
Miller, D.L.: Frequency of complications of measles. Brit. med. J. 1964/III, 75

## Röteln (Rubeola)

**Definition:** Die Röteln sind eine kontagiöse Viruserkrankung, die durch einen milden Verlauf, ein feinfleckiges Exanthem und Lymphknotenschwellungen charakterisiert ist.
Durch die Entdeckung der Rötelnembryopathie hat die sonst so harmlose Erkrankung neue Bedeutung gewonnen.

### Epidemiologie

Die Übertragung erfolgt direkt von Mensch zu Mensch durch Tröpfcheninfektion oder diaplazentar bei den kongenitalen Infektionen. 40–50% der Infektionen verlaufen klinisch stumm. Die Mehrzahl der Erkrankungen ereignet sich im Alter von 5–14 Jahren; bis zum Erwachsenenalter haben sich etwa 80–90% der Bevölkerung mit dem Virus auseinandergesetzt. 10–20% der Frauen im gebärfähigen Alter sind noch seronegativ, d.h. vor einer Rötelninfektion nicht geschützt.

### Ätiologie

Die Erkrankung wird durch ein 60 nm großes RNA-Virus aus der Familie der Togaviren ausgelöst. Für die Routinediagnostik spielt der Nachweis von hämagglutinationshemmenden Antikörpern (HAH-Test) und von spezifischen IgM-Antikörpern eine wichtige Rolle.

### Klinik

Die Inkubationszeit beträgt 14–21 Tage. Einem wenig ausgeprägten katarrhalischen Prodromalstadium folgt das charakteristische Exanthem, das aus hellroten, fein- bis mittelfleckigen, makulopapulösen Effloreszenzen besteht, die selten konfluieren. Der Ausschlag beginnt hinter den Ohren und breitet sich rasch auf das Gesicht, Hals, Rumpf und Extremitäten aus. Die Effloreszenzen sind heller und diskreter als bei den Masern und weniger dicht und größer als beim Scharlach. Diagnostisch hilfreich ist die Vergrößerung und Druckempfindlichkeit besonders der zervikalen und okzipitalen Lymphknoten. Die Temperatur bleibt meist subfebril, Fieber über 39 °C wird selten beobachtet.
Das recht typische Blutbild zeigt eine Leukopenie mit relativer Lymphozytose und Vermehrung der Plasmazellen.
Die Infektiosität der Patienten beginnt eine Woche vor Exanthemausbruch und endet etwa 10 Tage nach Auftreten des Ausschlages.

## Rötelnembryopathie

Eine Rötelninfektion während der ersten Monate der Schwangerschaft kann bei einem großen Teil der Kinder zu schweren kongenitalen Defekten führen (Katarakt, Herzfehler, Innenohrschädigungen, Mikrozephalie). Im 1. Schwangerschaftsmonat muß man mit 30–50%, im 2. mit 25%, im 3. mit 10–15% und im 4. mit 5–10% Mißbildungen rechnen. Die Letalität beträgt je nach Schweregrad der Defekte bis zu 20%. Die intrauterine Infektion kann auch zu Aborten, Früh- und Mangelgeburten und schwersten generalisierten Embryopathien mit multiplen Defekten, Hepatosplenomegalie und allgemeiner Blutungsneigung führen. Auch jenseits des 4. Schwangerschaftsmonats können noch Schädigungen durch Ausreifungshemmungen auftreten (Mikrozephalie, Intelligenzdefekte, Hörstörungen). Neugeborene mit einem kongenitalen Rötelnsyndrom sind hochkontagiös, das Virus wird noch monatelang durch Urin und Speichel ausgeschieden.

### Diagnostisches Vorgehen und Differentialdiagnose

Da die Röteln häufig atypisch verlaufen oder andere Viruserkrankungen ein rötelnähnliches Bild verursachen können, läßt sich die Diagnose mit Sicherheit nur virologisch klären. Hierfür ist neben dem HAH-Test der Nachweis spezifischer IgM-Antikörper besonders geeignet. Eine serologische Diagnostik fraglicher Rötelnfälle ist absolut notwendig, wenn Kontakt mit Schwangeren bestand, die keine Rötelnantikörper besitzen oder deren Immunstatus unbekannt ist.
Bei allen intrauterin infizierten Kindern ist neben dem direkten Virusnachweis die Bestimmung rötelnspezifischer IgM-Antikörper anzustreben, die schon bei der Geburt in hohen Titern vorliegen. Differentialdiagnostisch müssen neben anderen exanthematischen Infektionskrankheiten (Scharlach, Exanthema subitum, Epstein-Barr-Virusinfektionen) auch allergische Ausschläge in Betracht gezogen werden.

### Therapie

Eine Therapie ist meist nicht erforderlich und rein symptomatisch.

### Prophylaxe

Eine passive Immunprophylaxe mit Rötelnimmunglobulin kommt nur bei rötelnexponierten Schwangeren in der Frühgravidität in Frage, die entweder seronegativ sind oder deren Immunstatus nicht bekannt ist. Sie hat nur dann Aussicht auf Erfolg, wenn sie am 1. oder 2. Inkubationstag durchgeführt wird.
Die Rötelnschutzimpfung, die 99% der Geimpften einen ausreichenden Schutz verleiht, ist die wichtigste Maßnahme, um Embryopathien zu verhindern; sie muß in 2 Abschnitten erfolgen: im Alter von 15 Monaten als Kombinationsimpfung zusammen mit der Masern- und Mumpsvakzine bei Buben und Mädchen zur Unterbrechung der Infektionsketten und als Individualimpfung bei den Mädchen im Alter von 10–14 Jahren. Impfungen während der Gravidität dürfen nicht vorgenommen werden, da Schädigungen durch das Impfvirus (Lebendimpfstoff!) nicht auszuschließen sind. Für seronegative Frauen empfiehlt sich daher für den Zeitraum 4 Wochen vor bis 12 Wochen nach der Impfung eine antikonzeptionelle Behandlung. Der günstigste Zeitraum für eine Impfung liegt zwischen dem 12. und 14. Lebensjahr.
Seronegativen Schwangeren und Graviden mit unbekannten Immunstatus ist nach Rötelnkontakt sofort Rötelnimmunglobulin zu verabreichen. Falls 4–6 Wochen nach der Exposition ein vierfacher Titeranstieg und/oder spezifische IgM-Antikörper nachzuweisen sind, ist wegen des hohen Embryopathierisikos eine Interruptio zu befürworten. Wenn sich serologisch kein Hinweis auf eine stattgehabte Rötelninfektion ergibt, weiterhin strenge Expositionsprophylaxe, erneute Gabe von Immunglobulin alle 4 Wochen während der ersten 4 Schwangerschaftsmonate und fortlaufende serologische Überwachung.

### Prognose und Verlauf

Komplikationen sind im Kindesalter selten. Bei Erwachsenen, besonders bei jungen Frauen,

scheint häufiger eine Arthritis der Knie- und Fingergelenke vorzukommen.
Bei der Embryopathie ist die Gefahr intrauteriner Schädigungen um so größer, je früher die Infektion erfolgt.

**Merke:** Die normalerweise harmlose Rötelninfektion kann in den ersten Monaten der Schwangerschaft zu schweren kindlichen Mißbildungen führen (Rötelnembryopathie). Da zur Zeit 10–20% der Frauen im gebärfähigen Alter vor einer Rötelninfektion nicht geschützt sind, ist es unerläßlich, *vor* Eintritt einer Schwangerschaft eine Rötelnantikörperbestimmung (HAH-Test) durchzuführen. Das Embryopathierisiko läßt sich nur durch die Rötelnimpfung aller Mädchen vor der Pubertät senken.

### Weiterführende Literatur

Evans, A.S.: Viral Infections of Humans. Wiley, London 1976

Feigin, R.D., J.D.Cherry: Textbook of Pediatric Infectious Diseases. Saunders, Philadelphia 1981

Krugmann, S., R.Ward, S.Katz: Infectious Diseases of Children. Mosby, St.Louis 1977

## Andere exanthematische Erkrankungen

### Exanthema subitum (Dreitagefieber-Exanthem, Roseola infantum)

Das Exanthema subitum ist eine akute, wahrscheinlich virusbedingte Infektionskrankheit, welche meist bei Kindern unter 3 Jahren auftritt. Die Erkrankung beginnt plötzlich mit hohem Fieber und katarrhalischen Erscheinungen. Während bei älteren Kindern der Allgemeinzustand kaum gestört ist, kommt es bei Säuglingen häufig zu Erbrechen, Durchfällen und überdurchschnittlich oft zu Krampfanfällen. Das Fieber bleibt etwa 3–4 Tage als Kontinua bestehen. Die unklare und beunruhigende Situation klärt sich erst, wenn nach kritischem Temperaturabfall plötzlich das typische rubeoliforme Exanthem ausbricht, das meist auf Rumpf, Arme und Halsbereich beschränkt bleibt. Gleichzeitig kommt es zu den charakteristischen, diagnostisch entscheidenden Blutbildveränderungen. Die zu Krankheitsbeginn bestehende Leukozytose weicht einer Leukopenie mit relativer Lymphozytose, welche Werte bis zu 90% erreichen kann. Der Ausschlag verschwindet nach 2–3 Tagen; die Prognose ist gut, Komplikationen werden kaum beobachtet. Auch die Krampfanfälle hinterlassen in der Regel keine bleibenden Schäden. Die Therapie beschränkt sich auf fiebersenkende Maßnahmen; bei Infektkrämpfen ist eine antikonvulsive Behandlung notwendig. Differentialdiagnostisch sind andere exanthematische Infektionskrankheiten und allergische Hauterscheinungen in Betracht zu ziehen.

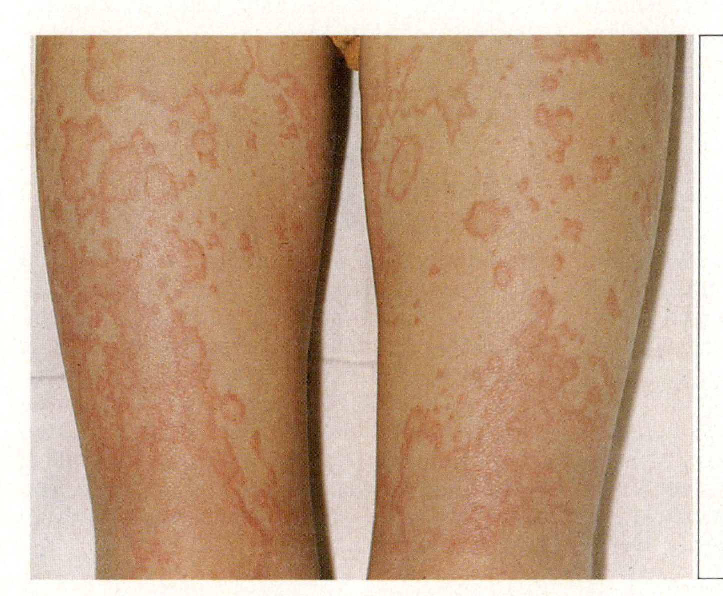

Abb. **79** Ringelröteln

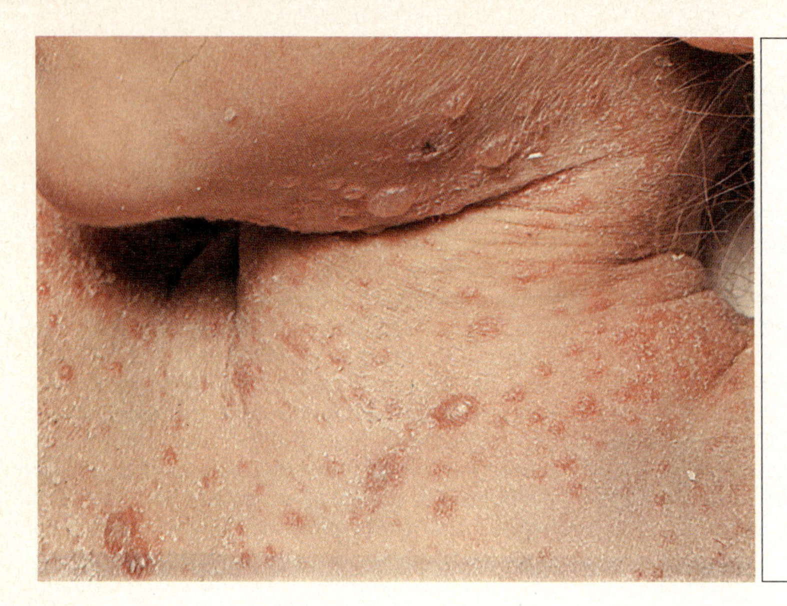

Abb. **80** Varizellen in verschiedenen Stadien

## Erythema infectiosum (Ringelröteln, Megalerythema epidemicum)

Die Ringelröteln sind eine seltene, wenig kontagiöse, mit großer Wahrscheinlichkeit virusbedingte Infektionskrankheit, die hauptsächlich im Schulalter auftritt. Nach einer Inkubationszeit von 7–28 Tagen erscheint plötzlich, meist ohne Prodromalsymptome, eine leicht erhabene, erysipelartige, beidseitige Wangenrötung. Durch Aussparung von Mund und Nase kommt ein schmetterlingsförmiges Bild zustande. Am 2. Tag tritt am Stamm und bevorzugt an den Streckseiten der Extremitäten ein juckendes, makulopapulöses Exanthem auf, das innerhalb von 5 Tagen ein charakteristisches polymorphes, ring- bis girlandenförmiges Aussehen annimmt (Abb. **79**). Besonders typisch ist ein periodisches Abblassen und Neuentstehen des Ausschlages. Die Exazerbation wird durch Sonnenbestrahlung, Kälte, Wärme und durch Druck auf die Haut begünstigt. Die Hauterscheinungen klingen meist nach 10–12 Tagen ab, in seltenen Fällen dauert die Erkrankung bis zu 4 Wochen. Bei ¼ der Fälle läßt sich im sonst unauffälligen Blutbild eine Eosinophilie nachweisen. Komplikationen sind selten, bei Erwachsenen können Arthritiden auftreten.

**Merke:** Das Exanthema subitum und die Ringelröteln sind fast ausschließlich Erkrankungen des Kindesalters mit ausgezeichneter Prognose. Die Diagnose ist nur durch den klinischen Verlauf bzw. durch die Morphologie des Exanthems zu stellen, da bisher noch kein Erregernachweis gelungen ist.

### Weiterführende Literatur


Balfour jr., H. H.: Erythema infectiosum (Fifth disease). Clinical review and description of 91 cases seen in an epidemie. Clin. Pediat. 8 (1969) 721

Evans, A. S.: Viral Infections of Humans. Wiley, New York 1976

Feigin, R. D., J. D. Cherry: Textbook of Pediatric Infectious Diseases of Children. Saunders, Philadelphia 1981


## Varizellen, Herpes zoster

**Definition:** Bei den Windpocken und dem Herpes zoster handelt es sich nur um unterschiedliche klinische Erscheinungsformen einer einheitlichen Infektionskrankheit, welche durch das Varizella-Zoster-Virus (VZV) hervorgerufen wird. Während die Windpocken Folge einer Erstinfektion sind, kommt der Zoster durch Reaktivierung bei meist älteren teilimmunen Personen zustande.

### Epidemiologie

#### Varizellen (Windpocken)

Die Windpocken sind hochkontagiös: nach der Exposition erkranken Empfängliche fast ausnahmslos klinisch manifest. Der Häufigkeitsgipfel der Erkrankung liegt zwischen dem 5. und 10. Lebensjahr. Über 90% der Erwachsenen besitzen Antikörper gegen das Virus. Die Übertragung erfolgt durch Tröpfcheninfektion und direkten Kontakt. Das Virus kann aber auch über kurze Entfernungen mit der Luft verbreitet werden (Windpocken). Es wird jedoch außerhalb des Körpers rasch inaktiviert.

#### Zoster (Gürtelrose)

Zoster entsteht durch Reaktivierung einer latenten Varizella-Zoster-Virusinfektion meist Jahre

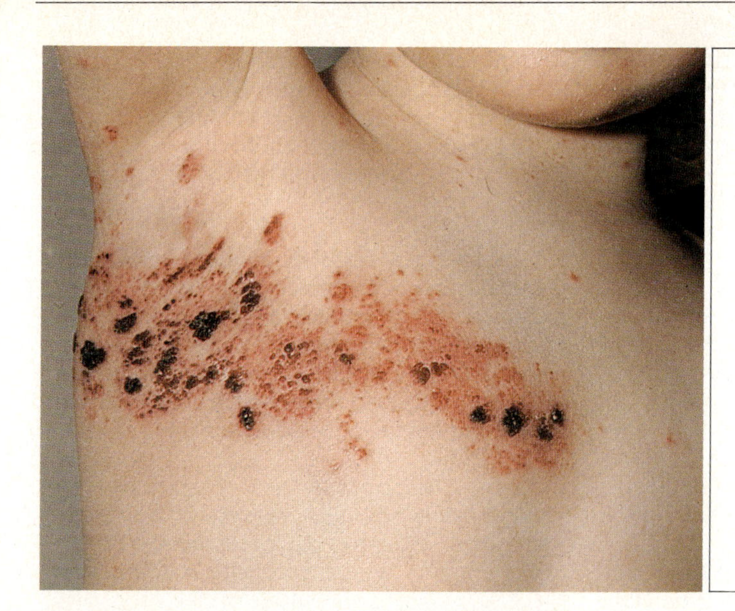

Abb. **81** Herpes zoster

nach früher durchgemachten Windpocken. Da der Zoster fast immer auf ein Dermatom beschränkt bleibt, wird eine lokale Störung der zellulären Immunität in diesem Bereich diskutiert. Der Zoster ist bei Kindern unter 10 Jahren eine Seltenheit; Häufigkeit und Schweregrad der Erkrankung nehmen mit steigendem Alter zu. Die Infektion tritt bei Immundefekten, unter zytostatischer und immunsuppressiver Therapie und bei malignen Erkrankungen in vermehrtem Maße auf. 15–35% der Hodgkin-Patienten sind von einem Zoster betroffen.

### Ätiologie

Windpocken und Zoster werden durch das Varizella-Zoster-Virus ausgelöst. Es gehört mit dem Herpes-simplex-, dem Zytomegalie- und dem Epstein-Barr-Virus zur morphologisch einheitlichen Gruppe der Herpesviren.

### Klinische Befunde

#### Varizellen

Nach einer Inkubationszeit von 2, seltener 3 Wochen kommt es plötzlich unter Fieberanstieg zum Auftreten des typischen, stark juckenden Exanthems: linsengroße, blaßrote Fleckchen werden rasch papulös und wandeln sich in wasserhelle Bläschen um, die leicht platzen. Der Ausschlag kann an beliebigen Stellen des Körpers auftreten, mit Bevorzugung des Rumpfes und des behaarten Kopfes. Einzelne, sehr schmerzhafte Bläschen können sich auch auf den Schleimhäuten ausbilden. Während 4–5 Tagen erscheinen schubweise neue Effloreszenzen, während die älteren Bläschen sich eintrüben, eintrocknen und schließlich verkrusten. Da sich immer neue Effloreszenzen entwickeln, findet man nach wenigen Tagen alle Entwicklungsstadien vor, von der Makula bis zur Kruste (Sternenhimmel) (Abb. **80**). Nach 1–2 Wochen fallen die Krusten ohne Narbenbildung ab. Ansteckungsfähigkeit besteht schon 1–2 Tage vor Exanthemausbruch; sie erlischt 6–8 Tage nach dem Auftreten des Ausschlages, wenn alle Läsionen verkrustet sind und keine neuen Bläschen mehr auftreten.

#### Zoster

Der Zoster ist meist einseitig und auf ein oder mehrere Dermatome beschränkt. Am häufigsten ist der Thorax befallen, danach das Trigeminusgebiet und die Lumbosakralregion. Beim Zoster ophthalmicus mit Läsionen im Bereich der Stirn, der Nase und der Kornea kommt es häufiger zu ophthalmoplegischen Störungen, beim Zoster oticus liegt meist eine Fazialisparese vor. Die Erkrankung beginnt mit Schmerzen und Sensibilitätsstörungen. Nach einigen Tagen bilden sich unter Temperaturanstieg gruppenförmig angeordnete Knötchen, welche sich schnell in stecknadelkopfgroße, zunächst wasserhelle, später eitrige Bläschen umwandeln. Der Ausschlag heilt innerhalb von 1–2 Wochen ab, doch sind Krankheitsverläufe bis zu 5 Wochen keine Seltenheit (Abb. **81**). Auch Patienten mit Zoster sind ansteckend (Empfängliche entwickeln Windpocken!), wenn auch in einem geringeren Maße als Windpockenkranke.

### Diagnostisches Vorgehen und Differentialdiagnose

Die klinische Diagnose bereitet in der Regel bei beiden Krankheiten keine Schwierigkeiten, virologische Untersuchungen erübrigen sich meistens.
Von großer Bedeutung war noch vor einigen Jahren die Abgrenzung der Windpocken von atypisch verlaufenen Pocken. Differentialdiagno-

stisch sind außerdem in Erwägung zu ziehen: Impetigo contagiosa, Dermatitis herpetiformis, Ekzema herpeticatum et vaccinatum, Skabies und der Strophulus infantum (Variante der Urtikaria im Kindesalter).

### Therapie

#### Varizellen

Die Behandlung der unkomplizierten Windpocken ist rein symptomatisch. Bei schwerem Verlauf scheint durch den frühzeitigen Einsatz des Virostatikums Vidarabin-Phosphat (ARA-A) die Prognose günstig beeinflußt zu werden. Die Dosierung beträgt initial 15–20 mg/kg KG, dann 12stündlich 6–8 mg/kg in Form von Kurzinfusionen, 7–10 Tage lang. In den angegebenen Dosierungen ist das Präparat untoxisch.
Acycloguanosin (Acyclovir, Zovirax) scheint noch untoxischer und wirksamer bei allen Herpesvirusinfektionen zu sein.

#### Zoster

In unkomplizierten Fällen Analgetika und lokale Verabreichung von Vidarabin in Form einer 3%igen Salbe. Bei Augenbefall ist ein Augenarzt hinzuzuziehen. Bei generalisierten Verlaufsformen sollte Vidarabin oder Acyclovir systemisch eingesetzt werden. So behandelte Patienten weisen einen kürzeren Krankheitsverlauf auf und werden schneller schmerzfrei.

### Prophylaxe

Bei Risikopatienten kann durch frühzeitige Gabe von Zoster-Immunglobulin (ZIG) eine Varizellenerkrankung mit großer Sicherheit verhindert werden. Eine aktive Immunisierung gegen Windpocken für Patienten mit Leukämien ist in Erprobung. Prophylaktische Maßnahmen gegen Herpes zoster stehen nicht zur Verfügung.

### Prognose und Verlauf

#### Varizellen

Bei Kindern ist der Verlauf in der Regel gutartig. Bei den Komplikationen, mit denen man bei etwa 5% der Fälle rechnen muß, handelt es sich in erster Linie um bakterielle Sekundärinfektionen durch Kratzen. Selten werden Enzephalitiden (Letalität 5–25%), Nephritiden und Myokarditiden beobachtet. Hämorrhagische Windpocken verlaufen in der Regel gutartig, können aber auch in die prognostisch ungünstige Purpura fulminans mit Gangrän und profusen Haut- und Schleimhautblutungen übergehen. Bei Erwachsenen verlaufen die Windpocken meist schwerer, besonders die Varizellenpneumonie kann hier eine ernste Bedrohung darstellen. Am stärksten gefährdet sind Patienten mit malignen Erkrankungen unter zytostatischer Therapie. Während die Letalität für Immunkompetente bei 0,01% liegt, beträgt sie für Leukämiepatienten 7–30%. Erkranken Schwangere kurz vor dem Geburtstermin an Windpocken, können Kinder mit angeborenen Windpocken zur Welt kommen oder wenige Tage nach der Geburt an Windpocken erkranken. Die Sterblichkeit liegt bei 10–20%.

#### Zoster

Komplikationen sind bei Kindern selten. Eine Generalisation des Zosters kommt gehäuft bei malignen Erkrankungen vor. Etwa 30% der Hodgkin-Patienten weisen eine Zoster-Allgemeininfektion auf. Die Generalisation kann auf die Haut beschränkt bleiben, sich aber auch in einem multiplen Organbefall äußern.

**Merke:** Windpocken und Zoster werden durch *ein* Virus, das Varizella-Zoster-Virus, ausgelöst. Während die Windpocken (Erstinfektion) eine ausgesprochene Kinderkrankheit sind, tritt der Zoster durch Reaktivierung einer latenten Infektion in der Regel erst bei älteren Patienten auf. Beide Erkrankungen können bei Patienten mit malignen Erkrankungen unter zytostatischer Therapie einen bedrohlichen Verlauf nehmen.

### Weiterführende Literatur

Evans, A.S.: Viral Infections of Humans. Wiley, London 1976
Feigin, R.D., J.D.Cherry. Textbook of Pediatric Infectious Diseases. Saunders, Philadelphia 1981
Krugmann, S., R.Ward, S.Katz: Infectious Diseases of Children. Mosby, St.Louis 1977
Mitchell, C.D., B.Bean, S.R. Gentry: Acyclovir therapy for mucocutaneous herpes simplex infections in immunocompromised patients. Lancet 1981/I, 1389
Peterslund, N.A., K.Seyer-Hansen, J.Ipsen, V.Esmann, H.Schonheyder, H.Juhl: Acyclovir in herpes zoster. Lancet 1981/II, 827
Withley, R. et al.: Adenine arabinoside therapy of herpes zoster in the immunosuppressed. New Engl. J. Med. 294 (1976) 1193
Withley, R. et al.: Adenine arabinoside therapy of biopsy-proved herpes simplex encephalitis. New. Engl. J. Med. 297 (1977) 289
Wisnes, R.: Efficacy of zoster immunoglobulin in prophylaxis in high risk patients. Acta paediat. scand. 67 (1978) 77

## Pocken (Variola)

Die Pocken waren seit dem Altertum eine gefürchtete Zivilisationsseuche, die noch in der zweiten Hälfte unseres Jahrhunderts, besonders in Asien und Afrika, zahlreiche Opfer forderte. 1966 wurde von der Weltgesundheitsorganisation (WHO) ein weltweites Programm zur Ausrottung der Pocken ins Leben gerufen, dem ein voller Erfolg beschieden war. 1977 trat der letzte Pockenfall in Somalia auf; am 26. Oktober 1979 verkündete die WHO die Ausrottung der Pocken! Ob diese Ankündigung zu optimistisch war, wird die nächste Zukunft zeigen.
Der *Erreger* der klassischen Pocken (Variola ma-

jor) gehört mit dem Vakziniavirus zur Gruppe der DNA-haltigen, quaderförmigen Pox-Viren. Die leicht verlaufenden Variola minor oder Alastrim (1% Letalität) werden durch eine weniger virulente Variante des Virus verursacht.
Nach einer Inkubationszeit von 12–14 Tagen beginnt die Erkrankung mit schwerem Krankheitsgefühl und hohem Fieber. Nach weiteren 3–4 Tagen kommt es unter Temperaturabfall zur Ausbildung der typischen genabelten und gekammerten Pockenpusteln, die alle das gleiche Entwicklungsstadium aufweisen und im Gegensatz zu den Windpocken auch Hand- und Fußsohlen nicht verschonen. Am 8.–9. Tag erreicht mit erneutem Fieberanstieg die Erkrankung ihren Höhepunkt, die Blasen vereitern; die Pusteln trocknen schließlich ein und heilen unter Narbenbildung ab. Der gesamte Krankheitsverlauf dauert 4–6 Wochen. Die Letalität beträgt bei geringem Hautbefall 5–10%, bei den hämorrhagischen Pocken 80–90%.
Bei Pockenverdacht müssen der Patient wirksam isoliert, das Gesundheitsamt verständigt und spezialvirologische Untersuchungen eingeleitet werden.
Die wichtigste prophylaktische Maßnahme zur Bekämpfung der Pocken war die Pockenschutzimpfung. Da die Impfung aber mit zahlreichen ernsten Komplikationen (Vaccinia generalisata, Vaccinia gangraenosa, Enzephalitis) belastet ist, sind in der jetzigen epidemiologischen Situation routinemäßige Impfungen nicht mehr gerechtfertigt. Nach dem Gesetz über die Pockenschutzimpfung vom 24.6.1977 müssen sich deshalb nur noch bestimmte Personengruppen einer Pflichtimpfung unterziehen: Laborpersonal, das mit Pockenviren arbeitet oder pockenverdächtiges Material untersuchen muß, und Personen, die nach den Pockenalarmplänen für bestimmte Einsätze vorgesehen sind. Im internationalen Reiseverkehr können aber für bestimmte Länder noch Pockenschutzimpfungen notwendig sein.
Da schwere Komplikationen fast ausschließlich nur bei der Pockenerstimpfung beobachtet werden, war es naheliegend, ein immunologisches Verfahren zu entwickeln, das dem Erstimpfling einen ähnlichen Immunstatus verleiht, wie ihn der Wiederimpfling besitzt. Notwendig werdende Erstimpfungen sollten nur noch mit der MVA-Stufen-Impfung durchgeführt werden. 1–2 Wochen vor der Pockenhauptimpfung injiziert man intrakutan 0,2 ml einer stark attenuierten Vakzine (*M*odifiziertes *V*akziniavirus *A*nkara = MVA), wodurch eine vorwiegend zelluläre Grundimmunität aufgebaut wird.
Mit diesem Verfahren erreicht man stark abgeschwächte Pockenimpfreaktionen. Bei der MVA-Stufenimpfung wurden bisher keine ernsten Komplikationen beobachtet.

**Merke:** Auch nach der von der WHO verkündeten Ausrottung der Pocken sollte jeder Arzt die differentialdiagnostischen Kriterien von Pocken und anderen vesikulären Infektionskrankheiten kennen. Ein Wiederaufflakkern der Zivilisationsseuche könnte jederzeit möglich werden.

Weiterführende Literatur

Evans, A.S.: Viral Infections of Humans. Wiley, London 1976
Feigin, R.D., J.D.Cherry: Textbook of Pediatric Infectious Diseases. Saunders, Philadelphia 1981
Krugmann, S., R.Ward, S.Katz: Infectious Diseases of Children. Mosby, St.Louis 1977
Sever, J.L.: Infectious diseases and immunisations. Rev. infect. Dis. 4 (1982) 136
Stickl, H. et al.: MVA-Stufenimpfung gegen Pocken. Dtsch. med. Wschr. 99 (1974) 2386

## Herpes-simplex-Infektionen

**Definition:** Erstinfektionen mit dem Herpes-simplex-Virus (HSV) äußern sich in einer bunten Vielfalt von klinischen Erscheinungen, die vom Haut- und Schleimhautbefall bis zur generalisierten Allgemeininfektion reichen. Ein besonderes Merkmal stellen die häufigen Rezidive dar, die durch Reaktivierung einer latent gebliebenen Infektion zustande kommen.

### Ätiologie

Das HSV gehört in die Gruppe der DNA-haltigen Herpesviren. Es kommt in zwei serologisch unterscheidbaren Typen vor, welche unterschiedliche Lokalisationen aufweisen. Typ 1 (HSV-1) tritt vorwiegend im Kopf- und Gesichtsbereich auf, Typ 2 (HSV-2) in der Genitalregion.

### Epidemiologie

Die Übertragung von HSV-1 findet durch Tröpfcheninfektion oder Kontakt über infizierte Gegenstände statt, Eintrittspforten sind der Nasen-Rachen-Raum und die Bindehaut des Auges. HSV-2 wird am häufigsten durch den Geschlechtsverkehr übertragen. Etwa 50% aller HSV-1-Infektionen finden schon im Kindesalter statt, im Erwachsenenalter besitzen 80–90% der Bevölkerung Antikörper gegen das Virus. Demgegenüber sind nur 10% der Erwachsenen mit Typ 2 in Berührung gekommen.
Die erste Auseinandersetzung mit dem Virus erfolgt in der Mehrzahl der Fälle symptomlos. Kommt es zur Erkrankung, bleibt die Infektion fast immer lokalisiert, nur selten entsteht eine Enzephalitis oder generalisierte Infektion des Neugeborenen. Während der Primärinfektion wandert das Virus entlang der Nervenbahnen in die Spinalganglien ein, wo es lebenslang in latenter Form persistiert. Eine Reaktivierung ist möglich,

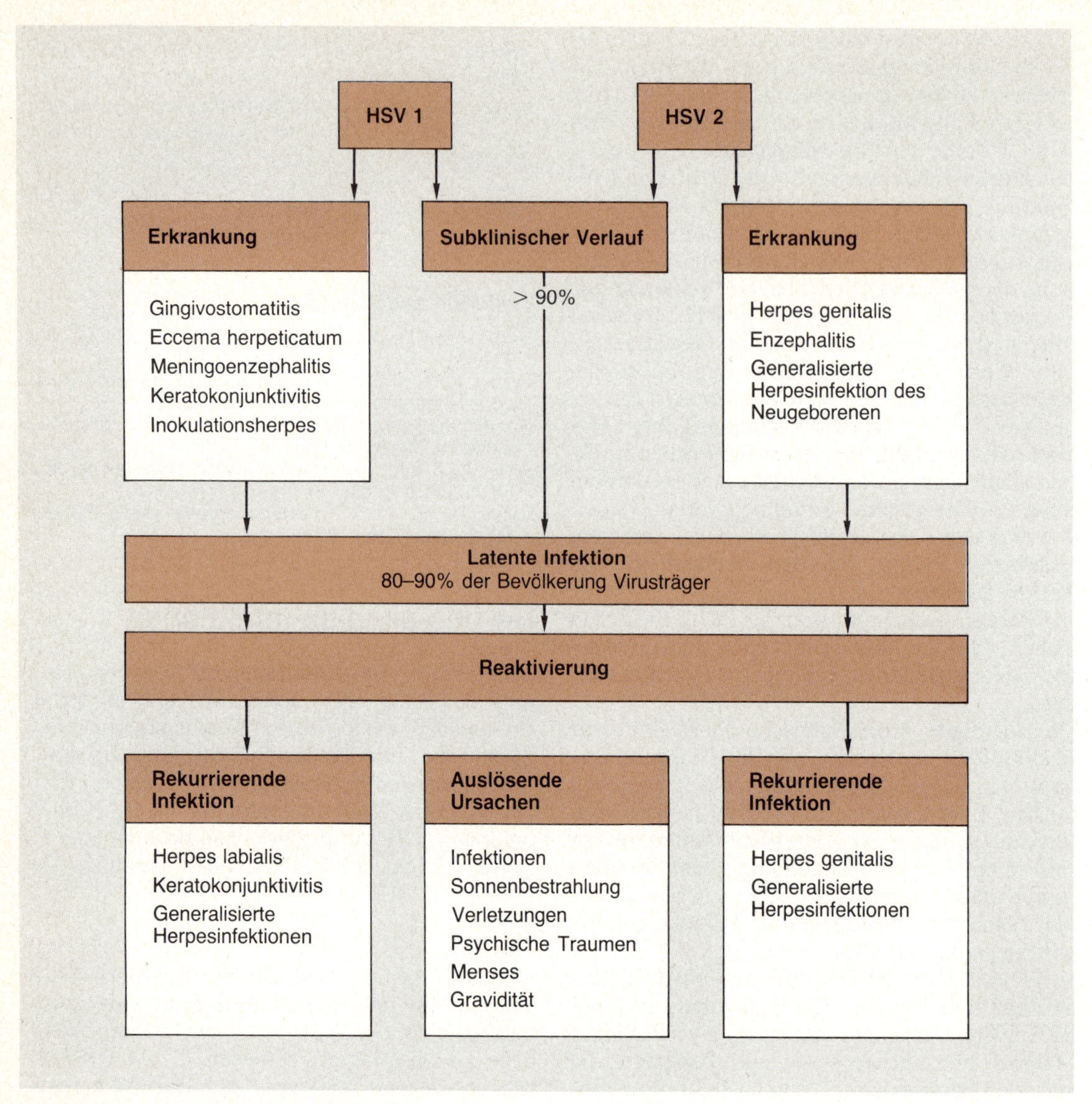


Abb. **82** Herpes-simplex-Infektionen des Menschen

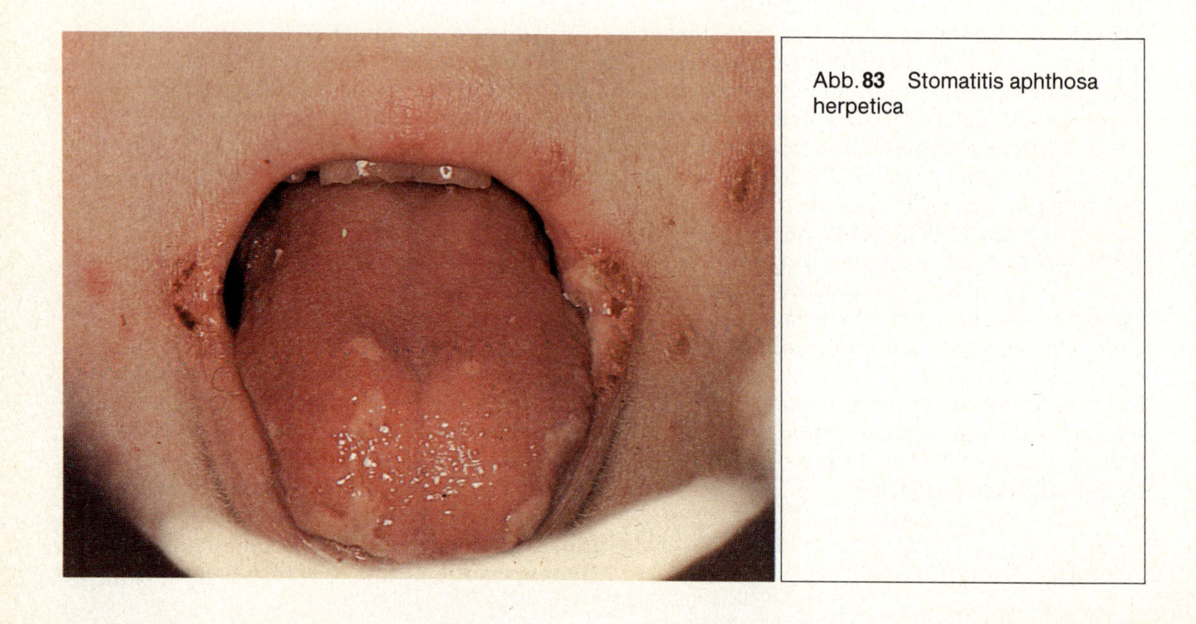

Abb. **83** Stomatitis aphthosa herpetica

wenn es zu einer bisher nicht völlig geklärten Störung der zellulären Immunität kommt. Auslösende Ursachen können sein Infektionen aller Art, Sonnenbestrahlung, Verletzungen und Umstimmungen im Hormonhaushalt wie Menses und Gravidität (Abb. **82**).

### Klinische Befunde

#### Primärinfektionen

Die häufigste Primärmanifestation der HSV-1-Infektion ist die *Gingivostomatitis* oder *Stomatitis aphthosa*. Sie betrifft vorwiegend Kinder im Alter von 1–4 Jahren. Die Erkrankung beginnt akut mit hohem Fieber; auf der geröteten Mundschleimhaut schießen innerhalb von wenigen Stunden schubweise Bläschen auf, die rasch aufplatzen und außerordentlich schmerzhaft sind. Eine Ausbreitung auf die Umgebung des Mundes ist keine Seltenheit (Abb. **83**). Jede Nahrungs- und Flüssigkeitsaufnahme bereitet erhebliche Schmerzen und wird von Kleinkindern oft verweigert. Nach 8–10 Tagen heilen die Ulzera ab.

Die primäre Genitalinfekton (HSV-2) tritt am häufigsten beim Heranwachsenden und jungen Erwachsenen auf. Sie beginnt akut mit Fieber, Lymphknotenschwellungen und Dysurie. Bei der Frau entstehen an der Vulva und in der Vagina Blasen, die rasch in schmerzhafte Ulzerationen übergehen *(Vulvovaginitis herpetica)*. Beim Mann finden sich die Läsionen vorwiegend an der Glans penis *(Herpes progenitalis)*.

Von der *herpetischen Keratokonjunktivitis* sind häufiger Erwachsene als Kinder betroffen. Die Keratitis kann oberflächlich bleiben oder seltener die ganze Kornea mit nachfolgender Erblindung befallen. Fast immer treten an den Lidern und periokulär charakteristische Herpesbläschen auf.

Die schwerste, oft lebensbedrohliche Herpesprimärinfektion der Haut ist das *Eczema herpeticatum* (Pustulosis varicelliformis Kaposi), das fast nur bei Säuglingen mit ekzematös veränderter Haut beobachtet wird. Die Haut ist mit zahllosen genabelten Bläschen übersät. In mehreren Schüben bilden sich unter hohem Fieber und schweren Allgemeinsymptomen neue Effloreszenzen aus, so daß ein varizellenähnliches Bild entsteht.

In jedem Lebensalter kann die *primäre Herpesenzephalitis* auftreten. Sie weist häufig einen Temporallappenbefall auf; die Abgrenzung von anderen Enzephalitiden kann im Einzelfall jedoch schwierig sein. Beim Neugeborenen wird hauptsächlich HSV-2, bei älteren Patienten HSV-1 als Erreger gefunden.

Die generalisierte *Herpesinfektion des Neugeborenen* ist fast immer durch HSV-2 ausgelöst. Erfolgt die Infektion wenige Wochen vor der Geburt, können Kinder mit einem kongenitalen Infektionssyndrom geboren werden, das sich nicht von anderen angeborenen Infektionen unterscheiden läßt. Wird das Kind wenige Tage vor oder während der Geburt infiziert, kommen die Kinder ohne Symptome zur Welt, erkranken aber im Laufe der ersten Lebenswoche mit Ikterus, einer progressiven Hepatosplenomegalie, Hautblutungen und Krampfanfällen. Die Letalität ist hoch, die Kinder versterben innerhalb von 2–4 Tagen.

#### Rekurrierende Infektionen

Sehr verbreitet ist der Herpes labialis. Innerhalb von 1–2 Tagen entstehen entzündliche Infiltrate, welche in Papeln und dann in Bläschen übergehen (Abb. **84**). Die Bläschen beginnen zu nässen und trocknen schließlich nach 10–14 Tagen ohne Narbenbildung ein. Das Allgemeinbefinden ist wenig beeinträchtigt.

Rekurrierende Infektionen spielen sich auch am Auge und im Genitalbereich ab.

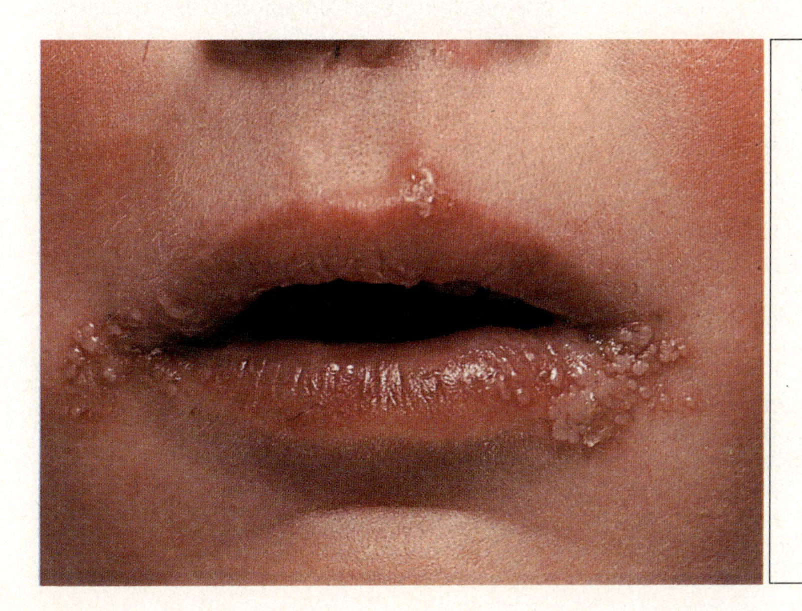

Abb. **84** Herpes labialis

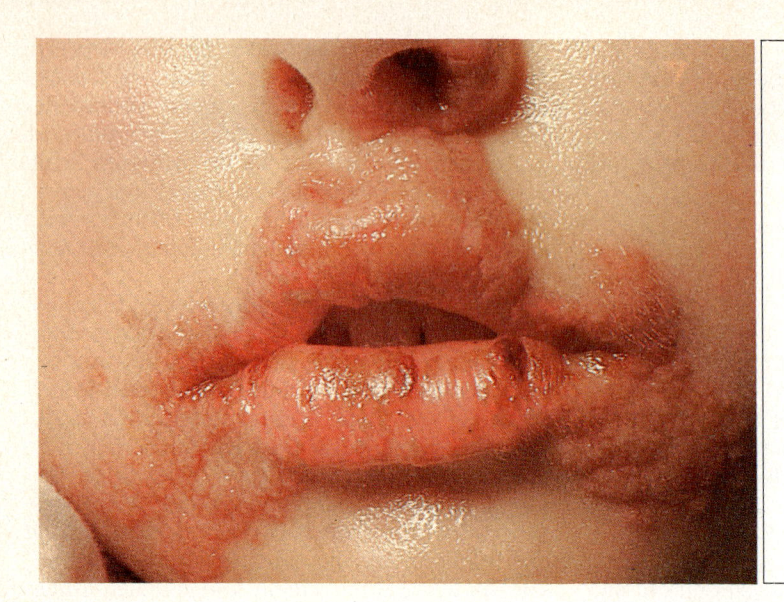

Abb. **85** Herpes labialis bei akuter lymphoblastischer Leukämie

### Diagnostisches Vorgehen und Differentialdiagnose

Lokalisierte Infektionen im Mundbereich bereiten diagnostisch keine Schwierigkeiten. Bei der Stomatitis muß differentialdiagnostisch an eine durch Coxsackie-A-Viren ausgelöste Herpangina gedacht werden. Beim Genitalbefall sind venerische Erkrankungen und Candida-albicans-Infektionen abzugrenzen, bei der Keratokonjunktivitis Adenovirusinfektionen. Liegt eine generalisierte Erkrankung, eine Enzephalitis, eine Augen- oder Genitalbeteiligung vor, muß die Diagnose auf jeden Fall durch den Virusnachweis abgesichert werden.

### Therapie

Die Therapie ist überwiegend symptomatisch. Hauteffloreszenzen scheinen jedoch durch lokale Behandlung mit Vidarabin-Salbe schneller abzuheilen. Bei lebensbedrohlichen Primär- und Sekundärinfektionen ist der systemische Einsatz von Vidarabin-Phosphat oder Acyclovir (s. Varizellen) gerechtfertigt. Kontrollierte Studien haben gezeigt, daß mit dieser Maßnahme die Letalität der Herpesenzephalitis von 70% auf unter 30% reduziert werden konnte. Die Behandlung der Keratokonjunktivitis gehört in die Hand des Augenarztes.
Eine wirksame Prophylaxe ist nicht bekannt.

### Prognose und Verlauf

Die Prognose der lokalisierten Primär- und Rezidivinfektionen ist insgesamt gut, doch können Infektionen am Auge zur Beeinträchtigung der Sehleistung und zur Erblindung führen. Während früher die Letalität beim Eczema herpeticatum bei 50% lag, konnte sie durch Verhütung von Superinfektionen entscheidend gesenkt werden. Dagegen ist die Prognose bei generalisierten Herpesinfektionen und bei der Enzephalitis sehr ernst.
Besonders schwer, nicht selten tödlich, können primäre und rekurrierende Herpesinfektionen bei Patienten verlaufen, die durch Zytostatika und Immunsuppressiva in ihrer Immunabwehr geschädigt sind (Abb. **85**). In jedem Stadium kann eine Generalisation auf die gesamte Haut oder in innere Organe erfolgen.

**Merke:** Das Herpes-simplex-Virus kommt in 2 verschiedenen Typen vor, die unterschiedliche Körperregionen befallen: Typ 1 den Gesichtsbereich, Typ 2 die Genitalregion. Primärinfektionen mit dem Virus verlaufen in über 90% der Fälle klinisch stumm. Die wichtigsten manifesten Erkrankungen sind die Stomatitis aphthosa der Kleinkinder und der Herpes genitalis des Erwachsenen, die beide zu häufigen Rezidiven neigen. Bei jedem sepsisähnlichen Krankheitsbild des Neugeborenen ist unter anderem auch an eine generalisierte Herpesinfektion zu denken.

### Weiterführende Literatur

Feigin, R. D., J. D. Cherry: Textbook of Pediatric Infectious Diseases. Saunders, Philadelphia 1981
Krugmann, S., R. Ward, S. Katz: Infectious Diseases of Children. Mosby, St. Louis 1977
Miller, D. L.: Frequency of complications of measles. Brit. med. J. 1964 III, 75
Mitchell, C. D., B. Bean, S. R. Gentry: Acyclovir therapy for mucocutaneous herpes simplex infections in immunocompromised patients. Lancet 1981/I, 1389
Whitley, R. J. et al.: Adenine arabinoside therapy of biopsyproved herpes simplex encephalitis. New. Eng. J. Med. 297 (1977) 289

# Katzenkratzkrankheit

*M. Dietrich* und *P. Kern*

**Definition:** Es handelt sich um eine nekrotisierende granulomatöse Lymphknotenerkrankung, deren Erreger unbekannt ist.

### Epidemiologie

Vor 30 Jahren wurden mehrere Epidemien beschrieben, heute tritt die Erkrankung nur sporadisch auf. Die Erkrankten sind von einer Katze gebissen oder gekratzt worden.

### Klinik und Pathophysiologie

1–3 Wochen nach Biß- oder Kratzverletzung tritt ein kleines Bläschen auf, das einem Insektenstich ähnelt. Danach kommt es zum Befall der regionalen Lymphknoten. Die Knoten sind druckempfindlich und können perforieren. Frösteln, Kopfschmerzen, Abgeschlagenheit, Appetitlosigkeit und Bauchschmerzen sind häufig. Die Lymphknotenbiopsie zeigt lymphoide Hyperplasie mit zentraler Verkäsung.

### Differentialdiagnose

Isolierte Lymphknotenschwellungen anderer Ursache sind abzugrenzen.

### Therapie

Eine spezifische Therapie gibt es nicht.

### Verlauf und Prognose

Die Prognose ist gut. Gelegentlich sollen jedoch Erythema nodosum sowie blande Enzephalitiden beobachtet worden sein.

**Merke:** Die Katzenkratzkrankheit ist eine Lymphknotenerkrankung mit milden Allgemeinsymptomen, deren Erreger nicht bekannt ist.

### Weiterführende Literatur

Daniels, W. B., F. G. McMurray: Cat scratch disease: Report of one hundred sixty cases. J. Amer. med. Ass. 154 (1954) 1247

# Andere systemische Viruserkrankungen

## Parotitis epidemica (Mumps)

*P. Peller*

**Definition:** Der Mumps ist eine akute, kontagiöse Viruserkrankung, die sich in einer schmerzhaften Schwellung der Speicheldrüsen äußert. Auch andere Organe wie Pankreas, Hoden und ZNS können betroffen sein. Die Erkrankung hinterläßt eine lebenslange Immunität.

### Epidemiologie

Die Übertragung erfolgt vorwiegend durch Tröpfcheninfektion direkt von Mensch zu Mensch, wobei für das Zustandekommen der Infektion ein enger Kontakt notwendig ist. Die Durchseuchung erfolgt im wesentlichen zwischen dem 6. und 15. Lebensjahr, wobei aber nur 60–70% der Infizierten klinisch manifest erkranken. 70–90% der Erwachsenen haben Antikörper gegen das Virus, sind also gegen die Infektion gefeit. Säuglinge erkranken wegen der passiv übertragenen mütterlichen Antikörper äußerst selten. Mumpsinfektionen bei Schwangeren führen nur ausnahmsweise zu Mißbildungen beim Kind, lösen aber häufig einen Abort aus.

### Ätiologie

Der Mumps wird durch das 150 nm große Mumpsvirus ausgelöst, das in die Gruppe der RNA-haltigen Myxoviren gehört.

### Klinik

Nach einer Inkubationszeit von etwa 18 Tagen (seltener 14–24 Tagen) kommt es zu einer zunächst einseitigen, schmerzhaften Parotisschwellung, die nach weiteren 2–3 Tagen ihr Maximum erreicht und durch Abheben des Ohrläppchens dem Kranken das eigentümliche Aussehen verleiht. In über ⅔ der Fälle folgt nach 2–3 Tagen eine Beteiligung der anderen Seite. Die Haut über der Parotis ist straff gespannt, die Drüse deutlich vergrößert tastbar, ihre Umgebung zeigt eine ödematös-teigige Schwellung. Die regionalen Lymphknoten sind vergrößert, die Mündung des Ductus parotideus ist meist gerötet und geschwollen. In 10–15% der Fälle sind auch die anderen Speicheldrüsen befallen. Meist bestehen leichte remittierende Temperaturen, ⅓ der Erkrankten bleibt afebril. Im Blutbild findet sich zu Beginn der Erkrankung eine Leukopenie mit relativer Lymphozytose; im weiteren Verlauf wird meist ein deutlicher Anstieg der Eosinophilen beobachtet. Nach 1 Woche ist die Infektion in der Regel überstanden.

### Diagnostisches Vorgehen und Differentialdiagnose

In typischen Fällen bereitet die Diagnose keine Schwierigkeiten. Dagegen lassen sich Mumpsinfektionen ohne Parotitis nur durch Virusnachweis oder Antikörperbestimmungen klären. Besonders geeignet ist hierfür der Nachweis spezifischer IgM-Antikörper gegen das Mumpsvirus mit Hilfe des Immunfluoreszenz- oder ELISA-Testes. Differentialdiagnostisch müssen entzündliche und nichtentzündliche Lymphknotenschwellungen, die eitrige Parotitis, Parotisschwellungen bei Sekretstauungen und Parotistumoren abgegrenzt werden.

### Therapie

Die Therapie ist rein symptomatisch; Kortikosteroide beeinflussen bei der Orchitis zwar die schmerzhafte Skrotalspannung, haben aber keinen Einfluß auf die Fertilitätsprognose.

### Prophylaxe

Mumpsimmunglobulin zur Prophylaxe einer Orchitis wird zwar empfohlen, sichere Beweise für seine Wirksamkeit fehlen aber. Die wichtigste Maßnahme, vor dem Mumps und seinen Komplikationen zu schützen, besteht in der Mumpslebendimpfung. Die Impfung verläuft ohne Nebenwirkungen. 96% der Geimpften entwickeln Antikörper, die wahrscheinlich lebenslang persistieren. Die Vakzine kann mit dem Masernimpfstoff kombiniert verabreicht werden. Die Impfung ist ab dem 15. Lebensmonat möglich, sie ist aber auch allen älteren Personen ohne Mumpsanamnese zu empfehlen.

### Prognose und Verlauf

Der Mumps ist nicht auf die Speicheldrüsen beschränkt, sondern eine Allgemeininfektion. Durch frühzeitige Virämie kommt es zu einer Mitbeteiligung anderer Organsysteme. Ganz im Vordergrund steht die Meningoenzephalitis, wobei es fließende Übergänge von der symptomlosen Liquorpleozytose bis zur schweren Enzephalitis gibt. Eine subklinische Infektion der Meningen kann bei bis zu 65% der Mumpspatienten beobachtet werden; etwa 1/10 erkrankt manifest an einer meist gutartig verlaufenden, abakteriellen Meningitis, welche eine hohe, fast ausschließlich lymphozytäre Pleozytose von 1000–2000 Zellen/μl ($1 \times 10^9$–$2 \times 10^9$/l) aufweist. Gelegentlich kann eine ZNS-Beteiligung auch ohne Parotitis auftreten.

Eine gefürchtete Komplikation ist die Orchitis, die nach der Pubertät bei 10–40% der Mumpspatienten meist einseitig auftritt. 30–40% der betroffenen Hoden atrophieren. Bei der nicht so häufigen Oophoritis kommt es in der Regel zu keiner Beeinträchtigung der Fertilität.

Im Gegensatz zur Orchitis verläuft die Mumpspankreatitis, welche etwa bei jedem 10. Kind beobachtet wird, meist gutartig. Eine seltene, oft erst spät diagnostizierte Komplikation ist die meist einseitige Innenohrschädigung (1:15000).

**Merke:** Der Mumps ist nicht auf die Speicheldrüsen beschränkt, sondern eine Allgemeininfektion mit bevorzugter Mitbeteiligung von ZNS, Pankreas und Hoden. Im Verlauf einer Mumpsinfektion ist deshalb sorgfältig nach Zeichen einer Meningoenzephalitis, Pankreatitis und Orchitis zu fanden. Nur die Mumpslebendimpfung schützt vor der Erkrankung und ihren Komplikationen.

### Weiterführende Literatur


Evans, A.S.: Viral Infections of Humans. Wiley, London 1976

Johnstone, J.A. et al.: Meningitis and encephalitis associated with mumps infection: A 10-year survey. Arch. Dis. Childh. 47 (1972) 647

Krugman, S., R. Ward, S. Katz: Infectious Diseases of Children. Mosby, St. Louis 1977


## Infektiöse Mononukleose (Pfeiffersches Drüsenfieber)

*P. Peller*

**Definition:** Die infektiöse Mononukleose ist eine gutartige, virusbedingte Infektionskrankheit, welche vorwiegend das lymphatische System betrifft.

### Epidemiologie

Der Erreger der Mononukleose ist weltweit verbreitet. Die meist inapparente Durchseuchung beginnt im frühen Kindesalter, nimmt um den Zeitpunkt der Pubertät rasch zu und erreicht im Erwachsenenalter Werte von 80–90%. Die klassische Mononukleose ist im Vergleich zu dieser hohen Durchseuchung eine seltene Erkrankung. Sie tritt am häufigsten zwischen dem 15. und 25. Lebensjahr auf, obwohl die Zahl der Empfänglichen in diesem Alter niedriger liegt als in der Gruppe der Kleinkinder. Eine mögliche Erklärung hierfür wäre, daß im Adoleszentenalter durch infizierten Speichel beim Küssen größere Virusmengen übertragen werden (Kissing disease).

### Ätiologie

Die infektiöse Mononukleose wird durch das Epstein-Barr-Virus (EBV) verursacht, das der Gruppe der Herpesviren angehört. Es wurde 1964 in Zellkulturen eines malignen Oberkiefertumors, des Burkitt-Lymphoms, entdeckt. Es besitzt im Tierversuch onkogene Eigenschaften; mit größter Wahrscheinlichkeit ist es ursächlich an der Entstehung des Burkitt-Lymphoms und des nasopharyngealen Karzinoms beteiligt.

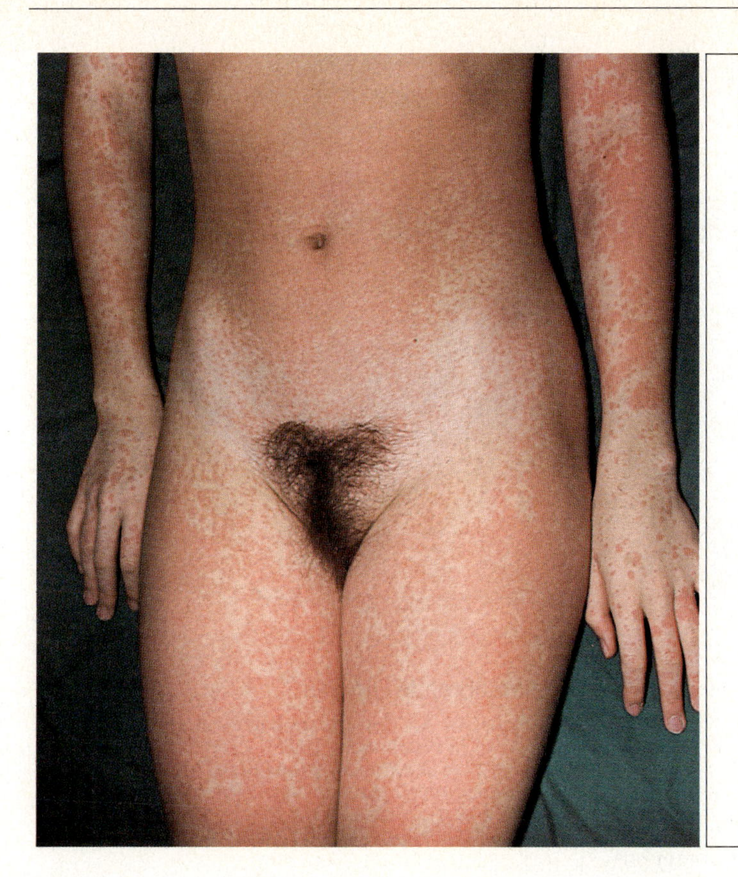

Abb. **86** Exanthem bei infektiöser Mononukleose

## Klinik

### Pathophysiologie

Die Übertragung erfolgt vorwiegend durch direkten Kontakt, vor allem durch infizierten Speichel. Das Virus vermehrt sich zunächst im lymphatischen Gewebe des Rachenrings und befällt dann auf dem Blutweg selektiv Lymphozyten des B-Typs. Der größte Teil dieser Zellen wird dabei zu permanent wachsenden Lymphoblasten transformiert, die sich in der Gewebekultur und im Tierversuch wie Tumorzellen verhalten. Die transformierten Zellen, die alle die genetische Information des Virus enthalten, finden sich in den lymphatischen Organen, aber auch in der Leber und anderen Geweben und sind für die Lymphknotenschwellungen und Organvergrößerungen verantwortlich. Ein Teil der atypischen Lymphozyten sind infizierte B-Lymphozyten. Da die Erkrankung fast immer gutartig verläuft, muß ein hochspezialisiertes Abwehrsystem vorhanden sein, welches die transformierten Zellen an einer schrankenlosen Proliferation hindert. Hierfür scheinen spezifische T-Lymphozyten die wichtigste Rolle zu spielen. Diese Killerzellen sind wahrscheinlich mit dem größten Teil der atypischen Lymphozyten identisch, die sich im charakteristischen Blutbild der Mononukleose finden.

### Klinische Befunde

Nach einer Inkubationszeit von 1–4 Wochen kommt es unter Fieberanstieg zu den charakteristischen, generalisierten Lymphknotenschwellungen, welche besonders deutlich im Halsbereich hervortreten. Sie sind druckschmerzhaft und von einem periglandulären Ödem umgeben. Bei Kindern kommt es gelegentlich zu Lidödemen und einem morbilliformen Exanthem (Abb. **86**). Neben einer Pharyngitis findet man fast immer eine Tonsillenhypertrophie, oft mit diphtherieartigen Belägen (Abb. **87**). Während Splenomegalien fast regelmäßig zu beobachten sind, treten Lebervergrößerungen nur in 30–40% der Fälle auf; degegen lassen sich sehr häufig erhöhte Leberenzyme nachweisen. Ikterische Verläufe sind selten. Im Blutbild findet man eine Leukozytose von 12000–30000 Zellen/µl ($12 \times 10^9$–$30 \times 10^9$/l), selten bis zu 50000 µl ($50 \times 10^9$/l). Typisch ist die Vermehrung der Lymphozyten, wobei der Anteil von atypischen Formen etwa 20–40% beträgt. Dies sind große Zellen mit unterschiedlich intensiv gefärbtem Plasma und verschieden geformten und strukturierten Kernen. Die Zahl aller mononukleären Zellen beträgt mindestens 60%. Nach 2–3 Wochen bilden sich alle Krankheitszeichen vollständig zurück.

Die infektiöse Mononukleose ist nur eine der Varianten einer EBV-Infektion, welche eine besonders charakteristische Symptomatik aufweist. Alle Erscheinungen der klassischen Erkrankung können auch als selbständige Krankheitsbilder auftreten. So reicht das Spektrum der EBV-Infektion vom subklinischen Verlauf über monosym-

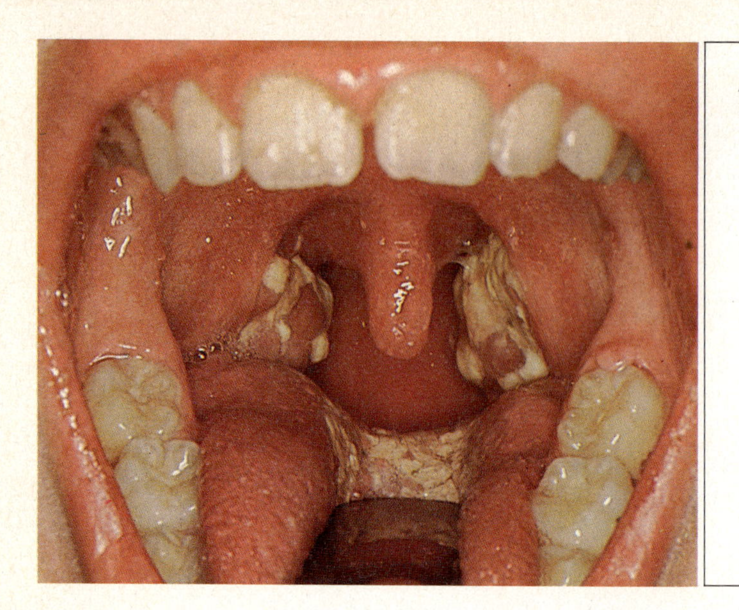

Abb. **87** Tonsillitis bei infektiöser Mononukleose

ptomatische Formen bis zum Vollbild der Mononukleose.

### Diagnostisches Vorgehen und Differentialdiagnose

Neben dem pathognomonischen Blutbild kann der Nachweis heterophiler Hammelblutagglutinine zur Sicherung der Diagnose beitragen (Paul-Bunnell-Test; Objektträgertests: Monospot, Monosticon). Leider fällt die Reaktion im Kindesalter häufig negativ aus. Die eigentliche Klärung muß durch Antikörperbestimmungen gegen das EBV erfolgen. Besonders geeignet ist der Nachweis virusspezifischer IgM-Antikörper.
Differentialdiagnostisch muß neben einer Zytomegalie vor allem an Hepatitis A und B, bakterielle Lymphadenitiden, Diphtherie, Morbus Hodgkin und Leukämien gedacht werden.

### Therapie

Die Therapie ist rein symptomatisch, bei schweren Komplikationen sollten Kortikosteroide eingesetzt werden.

### Prognose und Verlauf

Die Prognose ist gut. Die häufigsten Komplikationen umfassen Myokarditiden, Nephritiden und ZNS-Beteiligungen, die sich vor allem als Polyneuroradikulitis und Hirnnervenparesen äußern. Milzrupturen werden äußerst selten beobachtet.

**Merke:** Die infektiöse Mononukleose ist nur eine der Varianten einer EBV-Infektion, die besonders charakteristische Symptome aufweist. Alle Erscheinungen der klassischen Erkrankung können auch als selbständige Krankheitsbilder auftreten. Das Spektrum der EBV-Infektion reicht vom subklinischen Verlauf über monosymptomatische Formen bis zum Vollbild der Mononukleose.

### Weiterführende Literatur

Andiman, W. A.: The Epstein-Barr virus and EB virus infections in childhood. J. Pediat. 95 (1979) 171
Grose, Ch. et al.: Primary Epstein-Barr virus infections in acute neurologic disease. New Engl. J. Med. 292 (1975) 392

## Zytomegalie (Einschlußkörperchenkrankheit)

*M. Dietrich* und *P. Kern*

**Definition:** Die Erkrankung wird durch Viren der Familie Herpetoviridae verursacht. Es handelt sich um eine Viruserkrankung, die vorwiegend Schädigung von Lunge, Leber und Urogenitaltrakt verursacht.

### Epidemiologie

Etwa 1–2% aller Lebendgeburten werden durch die Mutter infiziert. Im Schul- und Adoleszentenalter ist die Durchseuchung mit etwa 30–40% anzunehmen. Die Erkrankung ist weltweit verbreitet. Die Übertragung geschieht vorwiegend durch Sekrete aus dem Urogenitaltrakt, aber auch durch Frischbluttransfusionen oder Blutbestandteile (Thrombozyten, Granulozyten). Homosexuelle sind besonders exponiert.

### Klinik und Pathophysiologie

Im Säuglingsalter und in der Kindheit verläuft die Erkrankung häufig unerkannt. Lebensbedrohlich ist jedoch eine interstitielle Pneumonie im Rahmen der Erkrankung. Hepatosplenomegalie, thrombozytopenische Purpura und Lymphknotenvergrößerungen sind schwere Krankheitszeichen. Bei diaplazentarer Übertragung kann es zu Mißbildungen kommen.

Histopathologisch finden sich basophile intranukleäre Einschlußkörper und Granulationsgewebe mit Riesenzellen. Die granulomatöse Hepatitis ist häufig durch Zytomegalievirus verursacht. *Laborbefunde:* Lymphozytose, diskrete Veränderungen der GOT und GPT, gelegentlich Thrombozytopenie. Röntgenologisch findet sich eine interstitielle Pneumonie.

### Diagnostisches Vorgehen

Der Virusnachweis erfolgt im Speichel, Magensaft oder Urin. IgM-spezifische Antikörperbestimmung dient zur Diagnose einer akuten Erkrankung.

### Differentialdiagnose

Alle viralen Infekte mit Lymphozytose, Lungen-, Leber- und Nierenbeteiligung.

### Therapie

Eine spezifische Therapie gibt es nicht. Die Behandlung durch ein Hyperimmunglobulin ist jedoch möglich.

### Prognose und Verlauf

Die pränatale Infektion ist prognostisch ungünstig. Erwachsene können über Monate erkranken, vorwiegend mit granulomatösen Heptatitiden. Unter Immunsuppression kann die Zytomegalieviruspneumonie tödlich sein (nach Nierentransplantation oder bei AIDS = acquired immune-deficiency syndrome).

### Prophylaxe

Es gibt keine Impfung.

**Merke:** Die Erkrankung durch Zytomegalievirus ist eine Erkrankung vorwiegend des Säuglings- und Kindesalters. Gefährlich ist sie unter immunsuppressiver Therapie. Eine spezifische Behandlung gibt es nicht.

### Weiterführende Literatur

Dahm, H. H.: Zytomegalie des Neugeborenen und des Erwachsenen. Med. Welt 31 (1980) 64

Rubin, R.H. et al.: Infectious disease Syndromes attributable to cytomegalovirus and their significance among renal transplant recipients. Transplantation 24 (1977) 458

Uhrmacher, C. et al.: Outbreak of Kaposi's Sarcoma with Cytomegalovirus infection in young homosexual men. Amer. J. Med. 72 (1982) 569

Wetter, T. H.: The Cytomegalovirus. New Engl. J. Med. 285 (1971) 203, 267

## Frühsommer-Meningoenzephalitis (Central European Encephalitis [CEE])

*M. Dietrich* und *P. Kern*

**Definition:** Die Frühsommer-Meningoenzephalitis wird durch Erreger aus der Gruppe der Togaviridae (Genus Flavivirus) verursacht. Überträger sind Zecken der Art Ixodes ricinus, die lebenslang infiziert bleiben.

### Epidemiologie

Die Erkrankung tritt endemisch im süddeutschen Raum, in Österreich und Osteuropa auf. Gefährdet sind Angehörige der land- und forstwirtschaftlichen Berufe. Die Vektoren sind in Mischwaldbeständen mit Buschbestand zu finden. Reservoirs sind Nagetiere, Rehwild und Haustiere.

### Pathophysiologie

Die Erreger vermehren sich im subkutanen Gewebe nach Zeckenstich.

### Klinik

Inkubationszeit 4–14 Tage. Grippeähnliche Symptome mit subfebrilen Temperaturen, Abgeschlagenheit, Müdigkeit, Kopfschmerzen. Bevorzugt befallen ist nach einem beschwerdefreien Intervall das zentrale Nervensystem. Meningoenzephalitis (72%), meningitische Form (23%) und meningomyelitische Form (5%).
*Laborbefunde:* Indirekte Entzündungszeichen, im Liquor Pleozytose bis 5000/3 Zellen/µl (vorwiegend Lymphozyten).

### Diagnostisches Vorgehen

Veränderungen des ZNS, Liquorbefund, Antikörperuntersuchung.

### Differentialdiagnose

Epidemiologisch und durch Liquor-Untersuchung sind andere Meningitiden abzugrenzen.

### Therapie

Eine spezifische Therapie gibt es nicht. Die Behandlung durch ein Hyperimmunglobulin ist jedoch möglich.

### Verlauf und Prognose

Bei unkomplizierten Fällen klingen die Beschwerden rasch ab. Die Letalität der meningoenzephalitischen Formen wird mit 1–2% angegeben.

### Prophylaxe

Es gibt eine Vakzine zur aktiven Immunisierung.

**Merke:** Die Frühsommer-Meningoenzephalitis ist eine Viruserkrankung, die durch Zekken übertragen wird. Sie ist endemisch in Süddeutschland, Österreich und Osteuropa.

### Weiterführende Literatur

Ackermann, R., B. Rehse-Küpper: Die zentraleuropäische Enzephalitis in der Bundesrepublik Deutschland. Fortschr. Neurol. Psychiat. 47 (1979) 103

## Vesikuläre Stomatitis

*M. Dietrich* und *P. Kern*

**Definition:** Die vesikuläre Stomatitis ist eine Zoonose, die durch Vesikulovirus (Rhabdoviridae) verursacht wird.

### Epidemiologie

Nur direkter Kontakt mit erkrankten Tieren (Pferde, Rinder, Schweine) kann eine Infektion beim Menschen auslösen.

### Klinik

Inkubationszeit von 3 Tagen. Grippeähnliches Erkrankungsbild mit Schleimhautläsionen und lokalen Lymphknotenschwellungen.

### Differentialdiagnose

Andere Viruserkrankungen, insbesondere Herpesinfektionen.

### Therapie

Keine spezifische Therapie möglich.

### Verlauf und Prognose

Es handelt sich um eine gutartig verlaufende Erkrankung.

**Merke:** Die vesikuläre Stomatitis ist eine seltene Infektionserkrankung, die durch Ansteckung im Umgang mit erkrankten Tieren erfolgt.

### Weiterführende Literatur

Fields, B. N., K. Hawkins: Human infection with the virus of vesicular stomatitis. New Engl. J. Med. 277 (1967) 989

# 12

# Krankheiten durch physikalische Einwirkungen

*H. L. Haeberlin*
*D. Niederstadt*
*R. Sauer*
*K. Stalder*

# Erkrankungen durch äußere physikalische Ursachen (mechanische Einwirkungen)

*K. Stalder*

**Definition:** Bei allen Tätigkeiten kommt es zu Wechselwirkungen mit der Umwelt, die für den agierenden Organismus mechanische Belastungen sind. Für Teilsysteme kann die Körpermasse in Ruhe oder Bewegung zu einer Belastung werden. Das Leben in einer von der Technik geprägten Umwelt bindet zudem den Menschen oft – und dies nicht nur im Arbeitsleben – in technische Systeme ein, die besondere Formen mechanischer Einwirkungen mit sich bringen. Es werden nur solche Beispiele mechanischer Vorgänge abgehandelt, die kurzfristig oder als Einzelereignis innerhalb der Grenzen der Belastbarkeit der betroffenen Personen bleiben, jedoch als anhaltendes oder wiederholtes Geschehen die Gesundheit beeinträchtigen können.

## Häufigkeit

Pathologische Veränderungen nach mechanischen Einwirkungen finden sich besonders ausgeprägt im Arbeitsleben mit seinen oft einseitigen Anforderungen. Eine Reihe durch berufsspezifische mechanische Einwirkungen hervorgerufener Erkrankungen sind als Berufskrankheiten meldepflichtig (etwa 50000 als Verdacht gemeldete Fälle von 1965–1975 in der BRD). Eine Abschätzung der sicher sehr großen außerberuflichen Erkrankungszahlen ist wegen der oft multifaktoriellen Genese der hier vorliegenden Krankheitsbilder schwierig. Risikogruppen und die wichtigsten bekannten Arten der Schädigung sind in den Tab. **1** u. **2** zusammengestellt.

## Ätiologie

Im Hinblick auf gesundheitliche Auswirkungen lassen sich unterschiedliche mechanische Belastungssituationen abgrenzen:
Dauerbelastungen, z. B. beim Halten und Tragen von Lasten (»Haltearbeit«), und die sich aus der Arbeitshaltung ergebende Belastung (»Haltungsarbeit«) lassen sich mit Einwirkungen, deren Periodizität durch Eigenaktivität entsteht, z. B. bei Arbeiten mit Schlagwerkzeugen, bei Erdarbeiten mit Spaten oder Schaufel, zusammenfassen. Hier unterliegt die Periodizität im wesentlichen der Steuerung des Individuums. Dieser Gruppe der Belastungen lassen sich solche gegenüberstellen, die von Geräten oder Maschinen mit Eigenantrieb ausgehen, also Einwirkungen mit einer fremdbestimmten Rhythmik, die Frequenzen von weniger als 1 Hz bis zur Größenordnung $10^3$ Hz umfaßt. Diese Schwingungen können sinusförmig, allgemein periodisch oder völlig regellos sein. Regellose (stochastische) Schwingungen, wie man sie z. B. in Fahrzeugen finden kann, schwanken sowohl in der Frequenz als auch in der Amplitude.
Eine dritte Belastungssituation ergibt sich bei sehr langsamen Schwingungen (2–0,05 Hz) bei der Bewegung von Fahrzeugen (insbesondere bei Seefahrzeugen), aber bei besonderen Situationen auch bei Luft- und Landfahrzeugen.
Den sich ergebenden chronischen Belastungen stehen die anlage- oder trainingsbedingten Gegebenheiten des Individuums gegenüber. Trainingsmangel muß oft zu den wesentlichen ursächlichen Bedingungen gerechnet werden. So ist die »Schipperkrankheit« (s. Tab. **1**) in der Regel die Krankheit der Aushilfsarbeiter aus Berufen mit geringerer körperlicher Belastung.
An der Entstehung der Krankheitserscheinungen können zusätzlich andere Noxen und Parallelerkrankungen (z. B. Infekte oder Stoffwechselstörungen) beteiligt sein. Bei diesem Zusammentreffen kann deren Stellenwert auch größer sein als derjenige der mechanischen Einwirkung.

## Pathogenese

Schädigungen durch anhaltende mechanische Belastungen ergeben sich bei einer mangelhaften Proportion der einwirkenden und der reagierenden Kräfte. In der Regel geht weiterreichenden Störungen eine Überbeanspruchung der muskulären Leistungsfähigkeit voraus, in deren Folge die einwirkenden Kräfte ohne hinreichende steuernde Beeinflussung durch die Muskulatur auf die Stützgewebe treffen. Aber auch das Nerven- und das Gefäßsystem können zum Angriffspunkt werden (s. auch Tab. **1** u. **2**).
Eine typische Erscheinungsform ist die Ermüdungsfraktur nach Fortfall muskulärer Abfangreaktionen im Zuge schlecht gesteuerter Arbeitsbewegungen. Häufig betroffene Stellen sind die Wirbelfortsätze, vor allem die Dornfortsätze der unteren Hals- und oberen Brustwirbelsäule.
Der gleiche Pathomechanismus besteht für eine als »Marschfraktur« des Mittelfußes beschriebene Krankheit sowie für die Fraktur von Rippen

Tabelle **1** Belastungssituationen und mögliche Erkrankungen

| Risikogruppe(n) | Art der Schädigung | Symptome und Beschwerden |
|---|---|---|
| Hilfsarbeiter (Tiefbau, u. U. Forst- und Landwirtschaft), Dockarbeiter, Artisten, Sportler | Ermüdungsfrakturen, z. B. Abrißbrüche der Dornfortsätze oder der Querfortsätze | Plötzlich auftretender Schmerz zwischen den Schulterblättern, im Extremfall Bewegungsunfähigkeit des Oberkörpers oder an dem betroffenen Abschnitt der WS |
| Bergleute, Parkett- und Fliesenleger (nach langanhaltenden Arbeiten in hockender oder kniender Haltung), Sportler (Fußball, Skilauf) | Meniskusschäden des Kniegelenks | Oft zunächst unbemerkt, dann plötzlicher Schmerz und Gelenksperre |
| Fliesenleger, Steinsetzer, Landarbeiter | Schleimbeutelentzündungen (bevorzugt an den Kniegelenken, aber auch an den Ellenbogengelenken) | Schwellung durch Erguß, Wandverdickung, Schwielenbildung |
| Transportarbeiter (insbesondere bei Tragvorrichtungen, die an den Schultern angreifen) | Druckschädigungen von Nerven, z. B. N. dorsalis scapulae, N. axillaris »Tornisterlähmung« | Leistungsminderungen und Parästhesien. Im Elektromyogramm Verminderung der Erregbarkeit bis zu motorischen Ausfällen |
| Verschiedene Berufsgruppen mit Druckbelastungen des Ellenbogens oder der Palmarfläche der Hand sowie mit kniend ausgeübten Tätigkeiten | entsprechend: N. ulnaris; N. medianus; N. fibularis; N. tibialis | |
| Handwerker mit stereotyper Handarbeit, Stenotypistinnen, Musiker (an Tasteninstrumenten), Sportler (z. B. Tennis) | Sehnenscheidenentzündung; Periarthrosis humeroscapularis (Tendinose der Sehnenplatte des M. supraspinatus); Epicondylitis humeri lateralis et medialis (»Muskelzugperiostose«) | Bewegungsschmerz, Funktionsbeeinträchtigung |

Tabelle **2** Erschütterungen sowie andere Schwingungen und dadurch ausgelöste Erkrankungen

| Risikogruppe(n) | Art der Schädigung | Symptome und Beschwerden |
|---|---|---|
| Beschäftigte mit Druckluftwerkzeugen (Hämmer, Meißel, Bohrer, Stampfer) im Bergbau, in Steinbrüchen, beim Straßenbau, in Gußputzereien, Kesselschmieden und beim Schiffsbau | Arthrosis deformans Lunatum-Malazie; Pseudarthrose des Os scaphoideum (naviculare) | Ermüdungserscheinungen, Schmerzen bei Beginn der Tätigkeit. Später auch Ruhe- und Nachtschmerz. Bewegungsbehinderung |
| Arbeiter mit Handmotorsägen, z. B. im Forstbetrieb | Vibrationsbedingtes vasospastisches Syndrom (Durchblutungsstörungen, vorwiegend in den Fingern) »Weißfingerkrankheit« | Taubheitsgefühl, »Ameisenlaufen«, u. U. Schmerzen in den Fingern |
| Fahrer (und Mitfahrer) von Motorfahrzeugen (insbesondere von Schwerfahrzeugen oder bei langen Fahrzeiten) | Myalgisches Syndrom, Lumbalgien, Spondylose oder Osteochondrose der Wirbelsäule | Schmerzzustände, Bewegungseinschränkungen. Sekundär: Nervenwurzelreizungen mit Sensibilitätsstörungen und motorischen Ausfällen |
| Personal und Passagiere auf Land-, See- und Luftfahrzeugen bei ungünstigen Wegeverhältnissen oder Wetterbedingungen | Kinetosen, Reisekrankheit, Seekrankheit, Luftkrankheit | Apathie, Übelkeit, Schwindel, Herzrhythmus- und Kreislaufstörungen, Erbrechen |

unter dem langfristig wiederholten Zug der Thoraxmuskulatur als Folgeerscheinung beim heftigem chronischen Husten. Der Ermüdungsbruch unterscheidet sich vom echt traumatischen durch seine Vorgeschichte, die Entstehung einer Ermüdungslinie mit Substanzverlust, die sich zu einer Zyste erweitert. Anlaß der Fraktur ist in der Regel der übliche Muskelzug.
Den Meniskusschäden des Kniegelenks liegt die Eigenart bradytropher Gewebe zugrunde, bei starker Beanspruchung funktionsschwächer statt leistungsfähiger zu werden. Unphysiologische Zwangshaltungen des Kniegelenks führen hier zu Gewebszerrungen und zu einer Drosselung der Ernährung des Gewebes.
Bei der Entstehung von Schleimbeutelentzündungen haben neben den mechanisch eingeleiteten Gewebsvermehrungen vielfach hämatogene oder lymphogene Infekte ursächliche Bedeutung. Schädigungen von Nerven können durch Kompression an Stellen, an denen sie durch die anatomischen Gegebenheiten besonders exponiert sind, direkt verursacht werden. Eine Schädigung des N. medianus kann aber auch indirekt als Folge des sog. Karpaltunnel-Syndroms eintreten, einer Verdickung des Lig. carpale anterius infolge einer übermäßigen Belastung des Handgelenks. Überbeanspruchung der Finger, wie sie bei vielen Tätigkeiten möglich ist, führt zu einer Reizung des Gleitapparats der Sehnen mit abakteriell entzündlichen Infiltraten (Tendovaginitis serosa), darüber hinaus auch zu Gewebsverdickungen (Tendovaginitis stenosans). Oft kann »Schneeballknirschen« wahrgenommen werden (Tendovaginitis crepitans).
Die Periarthrosis humeroscapularis (Duplay-Syndrom) kann im Zusammenhang mit pathologischen Veränderungen der Sehnenscheide des M. bizeps sowie mit einer Tendinose des M. supraspinatus und mit Verkalkungen der Schleimbeutel des Schulterringes entstehen und wäre insofern hier anzureihen. Ursächlich werden aber auch Nervenwurzelirritationen angenommen. In diesem Falle könnten mechanisch mitbedingte Wirbelveränderungen ursächlich beteiligt sein.
Nach Überlastungen z. B. des Hand-Unterarm-Systems kann ein Sudeck-Syndrom auftreten. Die Pathogenese dieses Syndroms ist noch weitgehend ungeklärt. Angenommen wird eine pH-Senkung im erkrankten Gewebe im Verlauf einer abnormen vasomotorischen Reaktion. Im veränderten Knochenabschnitt sind die An- und Abbauvorgänge in der Grundsubstanz verstärkt bei Überwiegen der Abbauvorgänge (Röntgenbefund: lokale Osteoporose). Klinisch sind drei Stadien abzugrenzen, die röntgenologisch durch fleckige Entkalkung, Dystrophie und Atrophie gekennzeichnet sind.
Die in Tab. **2** zusammengestellten Erkrankungen werden durch rhythmische Einwirkungen von Geräten, Maschinen oder Fahrzeugen hervorgerufen. Bei Arbeiten mit Druckluftwerkzeugen sind Rückstoßerschütterungen vom Körper des Arbeitenden aufzufangen, besonders durch das Ellenbogengelenk, das Schulter-Schlüsselbein-Gelenk, das handgelenknahe Ellen-Speichen-Gelenk und bestimmte Handwurzelknochen. Dabei kommt es zu Ab- und Umbauvorgängen mit dem Bilde der Arthrosis deformans. Neben vorzeitigen Abnutzungserscheinungen an Hand-, Ellenbogen- und Schultergelenken – altersbedingten Veränderungen im Prinzip ähnlich – stehen die eindeutig berufsbedingten Sonderformen Mondbeintod, Kahnbeinpseudarthrose und Osteochondrosis dissecans, z. B. des Ellenbogengelenks.
Lumbalgien und entsprechende von anderen Abschnitten der Wirbelsäule ausgehende Schmerzzustände werden in erheblichem Maße von Schwingungen in Fahrzeugen mitbedingt. Dem liegt im wesentlichen eine Degeneration der Wirbelbogengelenke zugrunde, unter Umständen mit Elastizitätsverlust der Zwischenwirbelscheibe. Nervenwurzelirritationen können den Zustand komplizieren. Die in Frage kommenden Belastungen treten außer in Kraftfahrzeugen auch in Hubschraubern auf.
Bei Arbeiten mit Geräten wie Handmotorsägen sind im Unterschied zu Druckluftwerkzeugen keine Rückstoßerschütterungen abzufangen; hier teilen sich Eigenschwingungen des Geräts dem Hand-Arm-System mit. Bei einer gewissen Zahl der Exponierten treten nach verschieden langer Latenzzeit anfallsartig Durchblutungsstörungen an den Fingern auf. Subjektiv bestehen Taubheitsgefühl, unter Umständen »Ameisenlaufen« oder Schmerzen.
In Transportmitteln auftretende Schwingungen mit Frequenzen zwischen 2 und 0,05 Hz wirken über den Vestibularapparat auf das ZNS ein. Sie können zu einer Überbeanspruchung der auf die Erhaltung des Gleichgewichts gerichteten zentralnervösen Steuerungsvorgänge führen, gefolgt von Unwohlsein, Schwindel und Erbrechen (s. Tab. **2**).

### Diagnostisches Vorgehen und Differentialdiagnose

Die Erhebung einer sorgfältigen Berufs- und Gepflogenheitsanamnese ist besonders wichtig (Beruf, Sport, Hobby). Neben den meist charakteristischen Beschwerden und ihrer Entstehungsgeschichte gibt die physische Untersuchung und insbesondere bei allen knöcherne Stützgewebe betreffenden Erkrankungen die Röntgenaufnahme Aufschluß.
Differentialdiagnostisch sind vielfach infektiös-entzündliche, ferner Stoffwechselerkrankungen sowie auch ernährungsbedingte Störungen (Avitaminosen) abzugrenzen. Wegen der multifaktoriellen Entstehung der meisten der besprochenen Krankheitsbilder geht die Differentialdiagnose vielfach in eine Beurteilung der Wechselbeziehung mit anderen Erkrankungen über.

### Prophylaxe

Im Vordergrund steht in allen Fällen die Vermeidung oder Abschwächung der Belastung. Neben der physiologisch sinnvollen Arbeitsplatzgestaltung (im beruflichen wie im außerberuflichen Bereich) kommt dem angemessen abgestuften Training eine besondere vorbeugende Rolle zu. Das rechtzeitige Erkennen disponierender Individualfaktoren ist ein schwieriger, aber weiterer wichtiger Schritt der Vorsorge.

### Therapie

Auch die Therapie geht stets von der Aufhebung der Belastung aus, mit einer mehr oder weniger ausgedehnten Ruhigstellung. Sogar bei den Abrißbrüchen der Wirbelfortsätze sind keine eingreifenden Maßnahmen nötig: Neben kühlen Umschlägen kommen Novocaininjektionen zur Behebung der Beschwerden in Betracht.

Bei den Erkrankungen der Sehnenscheiden ist meist Ruhigstellung, verbunden mit Hydrocortisonpräparaten, erfolgreich.

Schleimbeutelentzündungen können durch Ruhigstellung mit Wärmeanwendung gebessert werden, sonst empfiehlt sich Punktion mit nachfolgender Injektion von Cortisonpräparaten. Operation kann den gegenüber konservativer Therapie resistenten Fällen vorbehalten bleiben.

Bei Schäden durch Erschütterungen und Vibrationen fehlt eine spezifische Therapie (auch bei Lunatum-Malazie und Pseudarthrose des Os scaphoideum ist chirurgisches Vorgehen nicht angezeigt). Ein solches bleibt auf Meniskusschäden, Bandscheibenschäden sowie auf besonders gelagerte Fälle von Sehnenscheidenveränderungen und Drucklähmungen von Nerven (Karpaltunnel-Syndrom) beschränkt.

Kinetosen sprechen relativ schnell auf die Beendigung der auslösenden Belastung an. Auf größeren Schiffen finden sich Plätze geringerer Vertikalbeschleunigungen, die die Situation etwas verbessern können. Medikamentös kommen z. B. Antihistaminika oder Tranquillantien zur Anwendung.

**Merke:** Bei Erkrankungen als Folge mechanischer Einwirkungen ist in vielen Fällen die Unterbrechung der Belastung und eine konservative – evtl. symptomatische – Therapie ausreichend. Vorbeugend können Trainingsmaßnahmen wirken. Die Verbesserung der Anpassung technischer Hilfsmittel an den Menschen ist eine gemeinsame Aufgabe von Medizinern und Ingenieuren.

### Weiterführende Literatur

Bürkle de la Camp, H., M. Schwaiger: Handbuch der gesamten Unfallheilkunde. Enke, Stuttgart 1963–66

Dupuis, H.: Mechanische Schwingungen (Vibrationen) und Stöße. In Schmidtke, H.: Ergonomie, Bd. II. Hanser, München 1974

Laarmann, A.: Berufskrankheiten nach mechanischen Einwirkungen. Enke, Stuttgart 1977

Probst, Th., S. Krafczyk, W. Buchele, Th. Brandt: Visuelle Prävention der Bewegungskrankheit im Auto. Arch. Psychiatr. Nervenkrh. 231 (1982) 409

Valentin, H. et al.: Arbeitsmedizin, Bd. I u. II. Thieme, Stuttgart 1979

# Schäden durch Kälte- und Hitzeeinwirkung

*H. L. Haeberlin*

**Definition:** Gesundheitliche Schäden durch Kälte- und Hitzeeinwirkung sind Erkrankungen des Organismus oder eines seiner Teile infolge einer Wärmebilanzstörung mit erhöhter oder verminderter Wärmeabgabe, die zu einem Absinken oder Ansteigen der Körpertemperatur aus dem physiologischen Toleranzbereich führt. Die krankhaften Veränderungen entstehen als Folge der abnormen Temperatur selbst, der Überbeanspruchung und/oder des Zusammenbruches der thermoregulatorischen Mechanismen.

## Vorkommen

Die für den Ablauf aller Lebensfunktionen bedeutsame Konstanz der Körpertemperatur wird bewirkt durch *autonome Thermoregulation* des Organismus, die der Erhaltung des Gleichgewichtes zwischen Wärmeproduktion (Intermediärstoffwechsel) und Wärmeabgabe dient. Wärmeabgabe durch Wärmestrahlung, -leitung und Wasserverdunstung ist eine Funktion des Temperaturgefälles zwischen Körperoberfläche und Umgebung. Grundlage der gesamten physikalischen Temperaturregulation ist die Variation der Hautdurchblutung (Wärmetransportfunktion des Blutes). Die der Feinregulation der Körpertemperatur dienenden autonomen Mechanismen sind nur in beschränktem Umfang in der Lage, die Konstanz der Kerntemperatur des Körpers von 37 °C zu gewährleisten. Da schon in mittleren Erdbreiten die Umgebungstemperaturen einen Schwankungsbereich von 50 °C umfassen, kommt die wesentliche Bedeutung bei der Steuerung des Wärmegleichgewichtes im Körper bewußten Anpassungen zu, die unter dem Begriff der *Verhaltensregulation* zusammenzufassen sind:

- angepaßte Kleidung,
- Temperierung der Wohn- und Arbeitsräume,
- Steuerung der Wärmebildung durch Muskelarbeit oder körperliche Ruhe,
- Ausnutzung oder Meidung der Sonneneinstrahlung.

Die Vielzahl der möglichen Verhaltensregulationen wird schon bei geringen Abweichungen vom Behaglichkeitsbereich genutzt und bietet in der Regel ausreichenden Schutz gegen alle üblicherweise auftretenden Umgebungstemperaturen. Körperliche Schäden durch Überbeanspruchung oder Zusammenbruch der autonomen Thermoregulation treten nur dann ein, wenn das bewußte Anpassungsverhalten des Individuums gestört oder unmöglich wird. Die denkbaren Störungen der autonomen und bewußten Regulationsvorgänge und ihre Kombinationen sind so zahlreich, daß eine Aussage über die Häufigkeit, orientiert an den Ursachen, ausgeschlossen ist.

## Ätiologie

Die Begriffe »warm«, »behaglich« (ausgeglichene Wärmebilanz) und »kalt« sind relativ. Der Behaglichkeitsbereich schwankt individuell um höchstens 2–3 °C. Für den Wärmeaustausch zwischen Organismus und Umgebung sind zahlreiche Bedingungen von Einfluß, einzeln und in vielfältig variablen Kombinationen. Von diesen fassen wir Lufttemperatur, -feuchtigkeit, -bewegung und Wärmestrahlung unter dem Begriff *Klima* zusammen. Den Effekt verschiedener Kombinationen von Umgebungstemperatur, Luftfeuchtigkeit und -bewegung auf das Klimaempfinden des Menschen bezeichnen wir als Klimasummenmaß und messen ihn in der sogenannten Effektivtemperatur ( °C eff.). Die *Bekleidung* kann den Umgebungsverhältnissen angepaßt einen Schutz, im gegenteiligen Falle jedoch auch eine nachteilige Belastung darstellen. Schließlich kann durch die *Körperarbeit* die Wärmebildung in Ruhe vervielfacht werden, so daß ein »kaltes Klima« erträglich oder schon als warm empfundene Umgebungsbedingungen unerträglich erscheinen. Die Fähigkeit, Belastungen durch Hitze- oder Kälteeinflüsse zu ertragen, schwankt nicht nur zwischen verschiedenen Personen (abhängig von Alter, Geschlecht, Körperbautyp), sondern auch bei ein und derselben (Rekonvaleszenz, Akklimatisation): *inter- und intraindividuelle Toleranz*. Zudem ist bei definierten Belastungsfaktoren die Dauer ihrer Einwirkung auf das Individuum für die Folgen wesentlich (*Expositionszeit*).

## Schäden durch Kälteeinwirkungen

### Vorkommen

Schädigungen des Organismus durch gesteigerten Wärmeverlust (Unterkühlung) sind wegen der Möglichkeit des Schutzes durch geeignete Kleidung und Bewegung seltener als Hitzeerkrankungen. Gefährdet sind wegen gestörter Realisation gegenregulatorischer Verhaltensweisen Kranke, Verletzte, Erschöpfte und Betrunkene. Wegen der hohen Wärmeleitfähigkeit des Wassers ist der Wärmeverlust des Körpers bei Schiffbrüchigen und Tauchern ungleich größer als in Luft gleicher Temperatur. Lokale Erfrierungen aller Grade oder Kältetod können auch bei Temperaturen über 0 °C eintreten, wenn z. B. der überanstrengte Körper in nasser Kleidung bei windigem Wetter einige Zeit unbewegt liegt. Auf Kältearbeitsplätze aus arbeitsmedizinischer Sicht sei hingewiesen: Kältelaboratorien, Klimakammern (Prüfstände), Tiefkühlräume, Produktionsräume für gefriergetrocknete Nahrungs- und Genußmittel.

### Pathophysiologie

Durch reflektorische Drosselung der Hautdurchblutung wird der Wärmeverlust verringert, die Kerntemperatur sinkt langsamer zu Lasten der Schalentemperatur. Durch Muskelzittern kommt es zur Erhöhung der Wärmeproduktion mit Werten wie bei Schwerarbeit. Das Absinken der Kerntemperatur führt zur Verlangsamung aller Stoffwechselvorgänge (Herztätigkeit, Atmung, Kreislauf) mit partieller Kältehämolyse, Elektrolytstörungen in Blut und Geweben. Sauerstoffmangel bedingt schließlich den Erfrierungstod mit uncharakteristischem Sektionsbefund.

### Klinik

Das Krankheitsbild der Unterkühlung ist anfangs bestimmt durch Frösteln, Kältezittern, Muskelsteife, reflektorische Angina pectoris oder asthmatische Zustände. Müdigkeit, Gähnen, unsichere Bewegungen, Verlangsamung von Puls und Atmung, Absinken des Blutdruckes und der Körpertemperatur, bläuliche und kalte Akren, Benommenheit sind weitere Symptome bei Absinken der Rektaltemperatur bis 32 °C. Bei einer Rektaltemperatur von 26,5 °C besteht keine Ansprechbarkeit mehr, bei 25,5 °C Erlöschen sämtlicher Muskeleigenreflexe und des Pupillenlichtreflexes. Bei weniger als 20 °C gilt die absolut tödliche Schwelle als überschritten. Der Tod tritt ein als Folge eines Herzversagens (Überleitungsstörungen, Kammerflimmern).

### Differentialdiagnose

Die Abgrenzung gegen komatöse Zustände anderer Ursachen ergibt sich aus der Hypothermie und den Begleitumständen.

### Komplikationen

Sequestrierende Ostitis, Kälteneuritis, -angiitis. *Arbeitsmedizinisch:* Vorsorgeuntersuchungen nach dem Grundsatz G 21 des Hauptverbandes der gewerblichen Berufsgenossenschaften. Vorbeugung gegen Kälteschäden an Kältearbeitsplätzen: geeignete Kleidung, Verkürzung der Arbeitszeit, Einschaltung von Wärmepausen, Anwendung von Infrarotstrahlern, kalorienreiche Nahrung, warme Getränke (kein Alkohol), Erhöhung der Arbeitsschwere, Windschutz.

### Therapie und Prognose

Rasche Erwärmung über die Körperschale mit dem Ziel der Anhebung der Körpertemperatur durch Warmwasserbad von 30–35 °C, dessen Temperatur nach Nachlassen des Schmerzreizes bald auf 40 °C zu steigern ist. Künstliche Beatmung und Herzmassage, evtl. über Stunden, Kreislaufmittel.

### Prognose

Die Prognose bei länger dauernder Erniedrigung der Kerntemperatur auf 26,5 °C bleibt unsicher. Wiederbelebungsversuche bei einer Kerntemperatur um 22 °C sind noch erfolgversprechend.

## Schäden durch Hitzeeinwirkungen

### Vorkommen

Schädigungen des Organismus durch Überhitzung treten bei ungünstigen Umgebungsbedingungen (Sommerhitze bei starker Sonneneinstrahlung und hoher Luftfeuchtigkeit) und körperlichen Anstrengungen (Sport, Militärdienst, Hitzearbeitsplätze in der Industrie) häufig auch in gemäßigten Breiten auf. Untersuchungen ergaben, daß, bis auf geringe Ausnahmen, körperliches Training eine Hitzeakklimatisation erwarten läßt. Auf Hitzearbeitsplätze in der Metall- (Schmelzer, Gießer, Walzer, Schmiede), Glas-, Gummi-, Zucker- und keramischen Industrie sowie im Feuerungsbau und in Kesselräumen sei hingewiesen.

### Pathophysiologie

Steigerung der Lufttemperatur oder der Eigenwärmeproduktion bewirkt thermoregulatorisch eine vermehrte Hautdurchblutung (Wärmetransportfunktion des Blutes mit Abkühlung desselben in der Körperschale) und Schweißbildung. Die Schweißmenge schwankt je nach Klimabedingung und Arbeitsschwere zwischen einigen 100 Gramm bis 3 Liter pro Stunde, wobei der Wärmeverbrauch pro Liter Schweiß etwa 580 kcal (2430 kJ) beträgt. Die Grenzen dieser regulativen Mechanismen und Folgen einer Überbeanspruchung liegen im Kreislaufversagen durch extreme Vasodilatation mit Verminderung des venösen Rückflusses (Hitzekollaps), in der Wasserverarmung (Dehydration) bei ungenügendem Flüssigkeitsersatz und in Salzmangelerscheinungen (Hypochlorämie) durch den Kochsalzverlust mit dem Schweiß. Da die Salzkonzentration des Schweißes bei Hitzeakklimatisation auf etwa 1/10 sinken kann, sind Nichtakklimatisierte bei Abgabe großer Schweißmengen in weit höherem Grade gefährdet. Die Kühlwirkung des Schweißes sinkt auf etwa 1/3, wenn die Lufttemperatur oberhalb der Hauttemperatur liegt. Bei Behinderung der Schweißverdampfung durch mangelnde Luftbewegung, beengende Kleidung oder hohe Luftfeuchte geht die Schweißabsonderung zurück. Der Anstieg der Kerntemperatur führt dann letztlich zur Hitzeschädigung der Gewebe, insbesondere im Bereich des ZNS. Die ursächlich gegeneinander nicht stets klar abgrenzbaren Syndrome infolge der Hitzeeinwirkungen treten auch nach- und miteinander auf.

### Klinik

Der Hitzekollaps infolge Vasodilatation ist als häufigster Ausdruck der Hitzeschädigung charakterisiert durch Schwächeempfinden, Kopfschmerz, Schwindel, Übelkeit, Rötung der Haut, später Blässe mit kaltem Schweiß, Herzjagen, Hypotonie ohne wesentlich erhöhte Kerntemperatur.

Die Dehydratation (objektivierbar durch die Gewichtsabnahme) führt anfangs allein zu Durstgefühl und Zunahme der Herzfrequenz, auch bei ruhiger Körperhaltung im Stehen. Später fallen Koordinationsstörungen und Schläfrigkeit auf. Bei Wasserdefizit über 10% treten Verwirrtheit, Unruhe, Koma mit Kerntemperaturanstieg hinzu, Hitzetod.

Beim Salzmangelsyndrom kommt es zu Kopfschmerz, Schwindel, Mattigkeit, Inappetenz, Übelkeit, Erbrechen mit weiterem NaCl-Verlust. Psychische Reizbarkeit (Hitzekoller) geht generalisierten tonischen, auch klonischen Krämpfen (Hitzekrämpfe) voraus, die oft unsymmetrisch auftreten, beginnend in den zuvor am stärksten beanspruchten Muskelpartien.

Der Hitzschlag ist erkennbar an der roten, trockenen, heißen Haut (hohe Kerntemperatur), Tachykardie, grauer Gesichtszyanose, Meningismus mit Übelkeit, Erbrechen, trockener, belegter Zunge, Krämpfen, Delirium, Koma. Ist die zentrale Hyperthermie mit Hirnödemen Folge direkter Sonneneinstrahlung, spricht man auch vom Sonnenstich. Außer einer ZNS-Schädigung (Ödem, subpiale Blutaustritte, Nekrosen) kommt es auch zu einem sogenannten hepatorenalen Syndrom mit Azotämie, Azidose, Transaminasenanstieg, Kreislaufschock. Die differentialdiagnostische Abgrenzung gegen andere Erkrankungen ist meist aus den Umgebungseinflüssen sowie den Begleitumständen möglich (Hyperthermie, Hypochlorämie).

### Therapie

*Hitzekollaps:* Flachlagerung an kühlem Ort, Befreiung von beengender Kleidung, kalte Nackenwickel und Befeuchtung der Haut mit Ventilation führen meist zu rascher Besserung der in der Regel nicht bedrohlichen Kreislaufsituation auch ohne Gaben von Herz-Kreislauf-Mitteln.

*Wassermangelsyndrom:* Flüssigkeitsersatz als 5%ige Glucose oder isotonische NaCl-Lösung (bei gleichzeitigem Salzmangel) in häufigen kleinen Portionen per os oder als Infusion unter Kontrolle von Körpergewicht, Harnmenge und Elektrolythaushalt. Zudem Behandlung der Kreislaufsituation und Senkung der unter Umständen erhöhten Kerntemperatur durch kalte Wickel oder Bäder.

*Salzmangelsyndrom:* Lagerung in kühler Umgebung, Salzzufuhr oral oder in Getränken (5–10 g Salz/l). Bei Erbrechen oder Bewußtlosigkeit Infusion physiologischer NaCl-Lösung (154 mmol/l) bis zu 4 l am 1. Tag. Zur raschen Entkrampfung auch NaCl-Lösung 5%ig (855 mmol/l) intravenös. Salzgaben bis zu einer Chloridkonzentration des Harns von etwa 0,3% (85 mmol/l) fortsetzen.

*Hitzschlag:* Rasche Senkung der Hyperthermie durch Eiswasserbäder oder kalte Ganzpackungen mit intensiver Ventilation auf mindestens 39 °C (häufige Messungen!) in der 1. Stunde. Cave Zweitanstieg der Temperatur. Wiederholung der Kühlung. Behandlung des Wasser- und Salzmangels sowie des Kreislaufes.

### Prognose

Die Prognose aller Hitzeerkrankungen hängt ab vom raschen Erreichen der normalen Körpertemperatur sowie der Behebung der Hypochlorämie und Dehydratation. Der seltene, gefürchtete Hitzschlag, durch den besonders Ältere, Kreislaufgeschädigte und Übergewichtige gefährdet sind, verläuft in 1/5 der Fälle trotz Behandlung tödlich. Arbeitsmedizinisch: Vorsorgeuntersuchungen nach dem Grundsatz G 30 des Hauptverbandes der gewerblichen Berufsgenossenschaften. Vorbeugung gegen Überhitzung an Hitzearbeitsplätzen: leichte Kleidung, Luftduschen, Zufuhr von Luft mit genügendem Wassersättigungsdefizit, Herabsetzung der Arbeitsschwere, Verkürzung der Arbeitszeit, Einlegung von Entwärmungspausen in sogenannten Abschwitzräumen mit relativ trockener Luft, Flüssigkeitsersatz mit Kochsalzgaben, Abschirmung gegen Strahlungswärme durch schwer entflammbare, aluminiumbeschichtete Schutzkleidung. Beurteilung der Belastung des Organismus aus den Daten Pulsfrequenz, Rektaltemperatur und Schweißmenge (geschätzt aus dem Gewichtsverlust). Obere biologische Grenze sind 110–130 Pulse/min und 38 °C Rektaltemperatur. Grenze der Zumutbarkeit für eine 8-Stunden-Schicht bei leichter Arbeit 32 °C eff., bei mittelschwerer 29 °C eff., bei Schwerarbeit 26 °C eff.

**Merke:** Die Konstanz der Kerntemperatur des Organismus von 37 °C ist Voraussetzung für den ungestörten Ablauf aller Lebensfunktionen und wird in ihrer Grobabstimmung in weiten Grenzen durch die bewußte Verhaltensregulation (Klima, Kleidung, Körperarbeit) und in ihrer Feinabstimmung durch die autonome Thermoregulation (Wärmetransportfunktion des Blutes) gewährleistet. Störungen der Wärmebilanz durch Versagen der Regulationsmechanismen mit Wärmeverlust (Unterkühlung) sind seltener und erfordern rasche Erwärmung (Warmwasserbad), Kreislaufmittel und ggf. künstliche Beatmung sowie Herzmassage. Häufiger vorkommende Überhitzung führt zu Hitzekollaps, Dehydratation, Hypochlorämie, so daß die Behandlung auf Wärmeentzug, Flüssigkeits-, Kochsalzersatz und evtl. Herz-Kreislauf-Stützung gerichtet sein muß.

## Weiterführende Literatur

Bundesanstalt für Arbeitsschutz und Unfallforschung: Kleine ergonomische Datensammlung, Dortmund 1981

Hauptverband der gewerblichen Berufsgenossenschaften e.V.: Grundsätze für arbeitsmedizinische Vorsorgeuntersuchungen: G 21 »Gefährdung durch Kälte bei Arbeiten in Kühlräumen« und G 30 »Gefährdung durch Hitze«, Langwartweg 103, 53 Bonn 1. Genter, Stuttgart 1981

Hensel, H.: Mensch und warmblütige Tiere. In Precht, H.J., H. Christophersen, H. Hensel: Temperatur und Leben. Springer, Berlin 1955

Mariott, H.L.: Water and Salt Depletion. Thomas, Springfield 1950

Ordianz, W.: Hitzearbeit und Hitzeschutz. Stahleisen MBH, Düsseldorf 1968

Richter, K.H.: Hitze, biologische Wirkungen, arbeitshygienische Bedeutung und Schutzmöglichkeiten. Staatsverlag DDR, Berlin 1966

Wenzel, H.G.: Die Wirkung des Klimas auf den arbeitenden Menschen. In Baader, E.W.: Handbuch der gesamten Arbeitsmedizin. Urban & Schwarzenberg, München 1961

Wenzel, H.G.: Umgebungseinflüsse Klima. Institut für angewandte Arbeitswissenschaft e.V., Heft 39/2, Nov. 1973

Wenzel, H.G., C. Piekarski: Klima und Arbeit. Bayerisches Staatsministerium für Arbeit und Sozialordnung, München 1980

# Schäden durch Änderung des atmosphärischen Druckes

*D. Niederstadt*

**Definition:** Auftreten durch den Aufenthalt in Überdruck (Tauchen, Caisson-[Senkkasten] oder Druckluftarbeit) oder durch Höhenaufenthalt (Fliegen ohne Druckkabine, Bergbesteigungen). Bezugsgröße ist der atmosphärische Druck in Meereshöhe (1013,25 mbar = 1 atm [physikalische Atmosphäre] = 760 mmHg oder Torr).

Neue Druck-SI-Einheiten sind: Pa und bar, nicht mehr kp/cm$^2$, ata, atm, atü, mmHg, Torr, mWS; 1 bar = $10^5$ Pa = 10 N/cm$^2$ = 1,019 kp/cm$^2$. Maßeinheit für Überdruck: 1 bar Überdruck (alte Bezeichnung 1 atü = 2 ata) entsprechend etwa dem Druck in 10 m Wassertiefe.

Nach Ursache und Wirkung sind zu unterscheiden: *Barotraumen* durch mangelnden Druckausgleich zwischen Umgebungsdruck und dem in lufthaltigen Körperräumen (Lungen, Paukenhöhle, Nasennebenhöhlen, Magen-Darm-Trakt, Haut unter Gesichtsmaske, Taucherhelm oder Falten eines Trockentauchanzugs, Hohlräume schadhafter Zähne). Relativer Unterdruck (häufig, während der Kompressionsphase) oder relativer Überdruck (selten, während der Dekompressionsphase) kann so Schmerzen oder Schäden bewirken. *Akute Dekompressions- oder Druckfallkrankheiten (»Caisson-Krankheit«)* entstehen durch zu schnelle Dekompression: Der in den Körpergeweben physikalisch gelöste Stickstoff der Atemluft (21% Sauerstoff, 79% Stickstoff einschließlich der anderen Inertgase) wird durch die Drucksenkung in Blasenform frei (»Selterswasserflascheneffekt«). Die Stickstoffbläschen können Gasembolien und – je nach Sitz – Schmerzen und lebensbedrohliche Symptome (Schock, Lähmungen) verursachen. *Druckfallspätschäden* meist als aseptische Knochennekrosen an Prädilektionsstellen (Femur- und Humerusköpfe) durch Stickstoffembolien in Endarterien oder durch autochthone Stickstoffentbindung im Knochengewebe, z.T. mit nachfolgendem Knochenumbau bis zur völligen Gelenkzerstörung. *Intoxikationen* durch die Atemgase ($O_2$-Oxidose, $N_2$-Inertgasnarkose, $CO_2$-Hyperkapnie) bei Überschreiten der physiologischen Grenzwerte ihres Partialdruckes.

*Hypoxie* durch den herabgesetzten $O_2$-Partialdruck ist in Höhen fast ausnahmslos die Ursache druckbedingter Gesundheitsstörungen (Ausnahmen: Druckfallkrankheiten im 2. Weltkrieg in Kampfflugzeugen ohne Druckkabine; Fliegen unmittelbar nach Überdruckaufenthalt; fehlerhafter Lufttransport Druckfallkranker, erforderlich ist der Transport in einer Überdruckkammer, sonst in geringer Flughöhe – Hubschrauber. Bei schneller Rückkehr zum atmosphärischen Druck sind barotraumatische Beschwerden – besonders des Mittelohres bei verschlossener Tuba auditiva – möglich). Ab 3500 m Höhe (65,8 kPa ≙ 658 mbar) sinkt die $O_2$-Sättigung des Blutes unter 90% (Gefahr der »Berg- oder Höhenkrankheit«). In Verkehrsflugzeugen wird ein für Gesunde unschädlicher Kabinendruck entsprechend etwa 2100 m Höhe (78,1 kPa ≙ 781 mbar) aufrechterhalten. Die kritische lebensbedrohende Höhengrenze durch erniedrigten $O_2$-Partialdruck liegt bei 6000 m (47,2 kPa ≙ 472 mbar). Mit reiner $O_2$-Atmung sind 12800 m (17,2 kPa ≙ 172 mbar) noch erreichbar, darüber sind zum Überleben Druckkabinen erforderlich (Kochen der Körperflüssigkeiten von 37 °C bei 6,5 kPa ≙ 65 mbar = 18900 m Höhe). Für Gebirgsaufenthalte ist die Höhenakklimatisation wesentlich (Anpassungsgrenze für Daueraufenthalt bei 5340 m [51,5 kPa ≙ 515 mbar] = höchste Siedlung in den peruanischen Anden [Quilcua], im Blut der dortigen Einwohner bei 76% arterieller $O_2$-Sättigung 8 Mill. Erythrozyten/µl [$8 \times 10^{12}$/l] und 25 g/dl [250 g/l] Hämoglobin).

## Häufigkeit

Die Erkrankungshäufigkeit wird für das Tauchen mit 0,8% (besondere Gefahr für unkundige Sporttaucher), für Druckluftarbeiten mit 1–4% angegeben. 1962–1978 wurden 458 Fälle gemeldet und 32 erstmals als Berufskrankheiten durch Überdruckarbeit entschädigt. Ein Mehrfaches der erstgenannten Zahl an akuten Druckfallerkrankungen geht nicht in die Statistik ein, da sie durch sofortige Rekompressionbehandlung folgenlos ausheilten. Aseptische Knochennekrosen als Druckfallfolge sind sicher häufiger als beobachtet, da sie oft klinisch stumm bleiben. Röntgenkontrollen eines ausgewählten Untersuchungskollektivs ergaben bei 8% der Druckluftarbeiter solche Spätschäden.

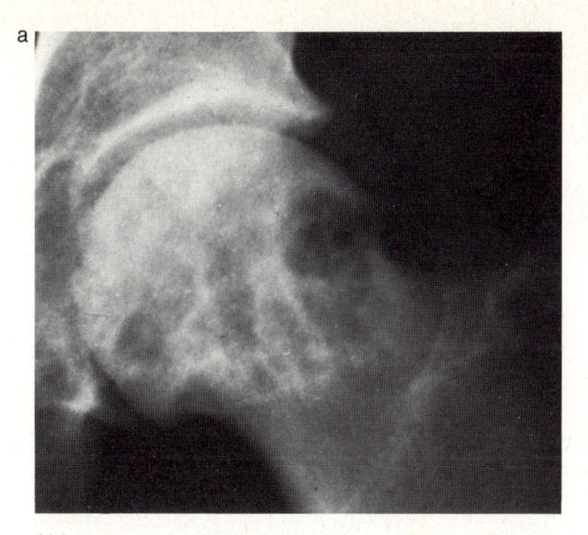
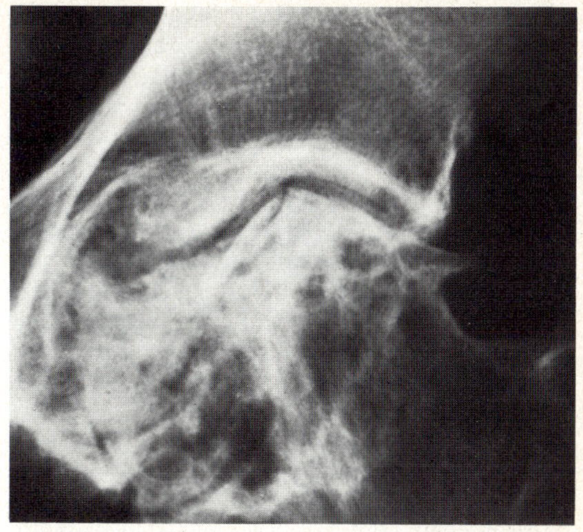

Abb. **1a** u. **b** Chronische Osteoarthropathie nach Druckluftarbeit (aus Röntgenatlas der Central Registry, Newcastle upon Tyne)

**a** Zystischer Umbau des Femurkopfes nach mehreren Knocheninfarkten. Die Gelenkfläche ist bereits eingebrochen.

**b** Völlige Zerstörung des Hüftgelenkes durch sekundäre arthrotische Veränderungen

### Ätiologie und Pathophysiologie

Nicht der hydrostatische Druck während der Isopressionsphase, sondern die Partialdrucke und Druckänderungen sind Ursache der Gesundheitsstörungen. Der atmosphärische Druck (18 t = 18 000 kg auf der Oberfläche eines 170 cm großen und 70 kg schweren Menschen) wird nicht empfunden, da er von außen und innen gleichermaßen wirkt. Beim Apnoetauchen können bei großer Vitalkapazität und ausreichend kompressiblem Thorax 100 m Wassertiefe schadlos erreicht werden. Nach Druckkammerversuchen scheint bis 1 000 m Wassertiefe der hydrostatische Druck nicht der begrenzende Faktor zu sein. Dagegen können minimale Druckdifferenzen wie beim Tauchen mit überlangem Schnorchel (> 35 cm) durch den zum Wasserdruck relativen Unterdruck in den Lungen zum lebensbedrohlichen Barotrauma führen. Durch solche Druckdifferenzen erklären sich alle Barotraumen.

Intoxikationen durch $O_2$ und die Stickstoffnarkose (»Tiefenrausch«) sind bei Überschreiten der kritischen Partialdrucke dieser Gase (Dalton-Gesetz: Partialdruck entsprechend Volumenanteil am Gasgemisch) von der Einwirkungsdauer abhängig. Bei Begrenzung der Tauchgänge mit Preßluftatmung auf 50 m Wassertiefe und bei reiner $O_2$-Atmung auf maximal 0,9 bar Überdruck sowie durch Änderung der Zusammensetzung des Atemgasgemisches (Ersatz des Stickstoffanteils durch Helium mit geringerer Narkosewirkung) sind sie vermeidbar. Für die Gasblasenbildung durch Druckfall aus mehr als 1 bar Überdruck sind die Gasgesetze von *Henry* (Lösung oder Freisetzung von Gasen in oder aus Flüssigkeiten/Körpergeweben) und von *Boyle-Mariotte* (Gasvolumen umgekehrt proportional zum Druck, daher relativ größte Volumenzunahme einer Stickstoffblase nahe dem atmosphärischen Druck) bestimmend. Bevorzugt sind bradytrophe und lipoidhaltige Gewebe. Begünstigend wirken Nässe, Kälte, Vibrationen und eine Disposition (Übergewicht, Übermüdung u.a.), vor allem jedoch die (nach Druckhöhe und -dauer) aufgenommene Stickstoffmenge in Verbindung mit Dauer und Schema der Dekompression. Bei Verteilung der Stickstoffblasen im Kreislauf bestimmt der Sitz der Gasembolie die Symptomatik.

### Klinik

Während Druckfallkrankheiten noch viele Stunden nach Dekompressionsende auftreten können, zeigt sich die Wirkung der Barotraumen unmittelbar: z.B. bei Verschluß der Tuba auditiva mit Schmerzen durch Retraktion des Trommelfells, seröser Erguß in der Paukenhöhle, Hämatotympanon, Trommelfellriß (analog: Barosinusitis). Bei relativem Unterdruck in den Lungen durch die gleiche »Schröpfkopfwirkung« Lungenödem, Blutungen (inneres »Blaukommen« bei Absturz von Helmtauchern), bei relativem Überdruck (Notaufstieg, schnelle Dekompression bei Verlegung der Atemwege), Überdehnung der Lungen, Lungenriß, Pneumothorax, Mediastinal- oder Hautemphysem, bei Luftembolie im großen Kreislauf Herzinfarkt, ZNS-Ausfälle. Bei $O_2$-Intoxikation: Sehstörungen (Röhrengesichtsfeld), Schwindel, Übelkeit, Atemstörungen, Muskelzuckungen im Gesicht und an den Händen. Die Inertgasnarkose führt ähnlich der Alkoholwirkung zu Euphorie und Kritiklosigkeit, was zu lebensbedrohlichen Fehlhandlungen bei Tauchern führen kann. Etwa 80% der akuten Druckfallkrankheiten sind heftigste Gelenk- oder Muskelschmerzen (»Pressionen«, »bends«), je nach Lokalisation der Stickstoffblasen ferner Hautjucken (»Taucherflöhe«), Hautmarmorierung, Kreislaufsymptome und Atembeschwerden (»chokes«), Tonusverlust, Querschnitts- oder Halbseitenlähmungen u.a. Aseptische Knochennekrosen können ohne vorausgegangene akute Druckfallsymptomatik entstehen, bei zystischem Umbau des Gelenkkopfes nahe der Knorpelzone wird gelegentlich Belastungsschmerz geäußert, sonst können sie bis zum Einbruch der Gelenkfläche klinisch stumm bleiben. Die Destruktion nach Knocheninfarkten schreitet auch nach Ende der Überdruckexpositon fort, röntgenologisch ist nach typischen Veränderungen in Nähe der großen Gelenke zu fahnden (Abb. **1a** u. **b**).

### Diagnostisches Vorgehen

Dieses ergibt sich aus der Überdruckexposition in der Anamnese. Bei ausschließlich subjektiven Beschwerden und differentialdiagnostisch ist die Diagnose oft nur »ex juvantibus«, der erfolgreichen Rekompressionsbehandlung, zu stellen. Röntgenkontrolle der großen Gelenke in jedem Verdachtsfall auf Knochenschäden und Erstattung einer Berufskrankheitsanzeige sind erforderlich.

### Therapie

Die einzig wirksame Behandlung aller Formen der Druckfallkrankheit und der Überdehnung der Lunge ist die möglichst frühzeitige, ausreichend hohe (300–500 kPa ≙ 3–5 bar Überdruck) und ausreichend lange (Stunden oder Tage) Rekompressionsbehandlung in einer (möglichst begehbaren) Krankendruckluftkammer, zur besseren Stickstoffeliminierung unter Atmen reinen Sauerstoffs (von 90 kPa ≙ 0,9 bar Überdruck bis zum Erreichen des atmosphärischen Druckes). Unterlassung und andere Therapieversuche müssen als Kunstfehler gelten. Druckluftbaustellen verfügen über solche Kammern und sind zur Bestellung ermächtigter Ärzte verpflichtet. Bei Druckfallunfällen von Sporttauchern hat der zugezogene Arzt für schnellstmöglichen Transport des Kranken zur nächstgelegenen Behandlungskammer zu sorgen (Verzeichnis der Tiefbau-Berufsgenossenschaft, München. Auskunft z.B. über Schiffahrtsmed. Institut der Marine, Kiel-Kronshagen, Tel.: 0431/54391). Schwere Formen des Barotraumas (Trommelfellperforation, Hämatotympanon, Lungenödem, Folgen der Lungenüberdehnung: Pneumothorax, Luftembolie usw.) sind baldigst fachärztlich zu behandeln. Osteoarthropathien als Spätschäden einer Überdruckexposition können eine Endoprothese erforderlich machen. Präventiv ist wichtig, daß nur geeignete, ärztlich untersuchte Personen überdruckexponiert werden (gleiches gilt für Höhenaufenthalt): Kontraindikationen (BG-Grundsatz G 31 »Überdruck«, Gentner-Verlag, Stuttgart).

### Prognose

Unter dieser Voraussetzung ist die Prognose akuter Erkrankungen bei alsbaldiger Therapie günstig, weniger günstig die der fortschreitenden Gelenkkopfzerstörung bei größeren Nekroseherden.

**Merksatz:** Druckfallkranke (auch Verdachtsfälle) stets unverzüglich rekomprimieren!

### Weiterführende Literatur


Alnor, P.C., R. Herget, J. Seusing: Drucklufterkrankungen. Barth, München 1964

Bennet, P.B., D.H. Elliott: The Physiology and Medicine of Diving and Compressed Air Work. Baillière-Tindall, London 1975

Berufsgenossenschaftlicher Grundsatz G 31 »Überdruck«, Loseblatt-Ausgabe. Gentner, Stuttgart

Ehm, O.F.: Tauchen noch sicherer. Müller, Rüschlikon 1974

Holzapfel, R.B.: Praxis der Tauchmedizin: Physiologie – Pathologie – Therapie. Thieme, Stuttgart 1982

Lauschner, E.A.: Erkrankung durch Hypoxie. In Hornbostel, H., W. Kaufmann, W. Siegenthaler: Innere Medizin in Praxis und Klinik, 2. Aufl., Bd. III. Thieme, Stuttgart 1977

Matthys, H.: Medizinische Tauchfibel, 2. Aufl. Springer, Berlin 1978

Merkblatt: Behandlung von Erkrankungen durch Arbeiten in Überdruck. ZH 1/587. Heymanns Verlag, Köln 1978

Mohring, D.: Touristikmedizin, 2. Aufl. Thieme, Stuttgart 1977

Röntgenatlas: Radiographic Appearances of Bone Lesions in Compressed Air Workers. Decompression Sickness Central Registry, Newcastle upon Tyne 1969

Rozsahegyi, I.: Druckfallkrankheiten in Wassertiefen. In Baader, E.W.: Handbuch der gesamten Arbeitsmedizin, Bd. II/1. Urban & Schwarzenberg, München 1961

Ruff, S.: Druckfallkrankheiten in Lufthöhen (Flugwesen). Urban & Schwarzenberg, München 1961

Seusing, J.: Erkrankung durch Änderung des atmosphärischen Druckes. In Hornbostel, H., W. Kaufmann, W. Siegenthaler: Innere Medizin in Praxis und Klinik, 2. Aufl., Bd. III. Thieme, Stuttgart 1977, 3. Aufl. in Vorb.

Stegemann, J.: Leistungsphysiologie, 2. Aufl. Thieme, Stuttgart 1977

Wünsche, O., G. Scheele: Röntgen-Reihenuntersuchungen. Forschungsbericht Nr. 125, BAU, Dortmund 1974 Wirtschaftsverlag Nordwest, Wilhelmshaven

# Lärmschäden

*D. Niederstadt*

**Definition:** Akute Schalleinwirkung hoher Intensität (Knalltrauma) und chronische Lärmeinwirkung oberhalb der Schädigungsgrenze (85 dB[A] = Umgangssprache in 1–2 m Abstand nicht zu verstehen) kann durch Schädigung der Sinneszellen des Innenohres (Corti-Organ) zur Schallempfindungsschwerhörigkeit führen.

Maßgebend ist der personenbezogene Beurteilungsschallpegel (= Lärm in dB[A] bezogen auf 8 Stunden Einwirkung). Aufgrund der logarithmischen dB-Skala entsprechen Zu- oder Abnahme des Pegels um 3 Dezibel Verdoppelung oder Halbierung der Einwirkungszeit. Zu- oder Abnahme um 10 dB(A) = Verdoppelung/Halbierung der empfundenen Lautstärke. Besonders schädigend sind kurze hohe Schalldruckspitzen (Impulsschall).

## Häufigkeit

Die meist beruflich verursachte Lärmschwerhörigkeit ist seit 1974 die häufigste Berufskrankheit. 1977: 20051 gemeldete und 3448 erstmals entschädigte Fälle. Im Risikobereich sind etwa 2,5 Mill. Arbeitnehmer exponiert. Schutzvorschrift besteht seit 1974 (UVV »Lärm« VBG 121). Unterhalb 85 dB(A) können über die Formatio reticularis sympathikotone Reaktionen (Vasokonstriktion usw.) und verschiedene subjektive Beschwerden (z. B. Schlafstörungen, Reizbarkeit) ausgelöst werden und zu Leistungsminderung führen. Zwar nehmen solche »vegetativen« Lärmwirkungen an Bedeutung zu, jedoch sind »extraaurale Lärmkrankheiten« nicht bekannt.

## Ätiologie

Schallwellen oberhalb der Schädigungsgrenze führen zur biochemischen Erschöpfung der Haarzellen in der basalen Schneckenwindung, es kommt zur Degeneration bis zur irreversiblen Zerstörung der inneren Reihen der äußeren Haarzellen (basocochleäre Schwerhörigkeit) (Abb. 2). Hohe Schalldruckpegel können sofortige Zellzerstörung bewirken. Es gibt eine individuell unterschiedliche Widerstandskraft oder Vulnerabilität der Sinneszellen.

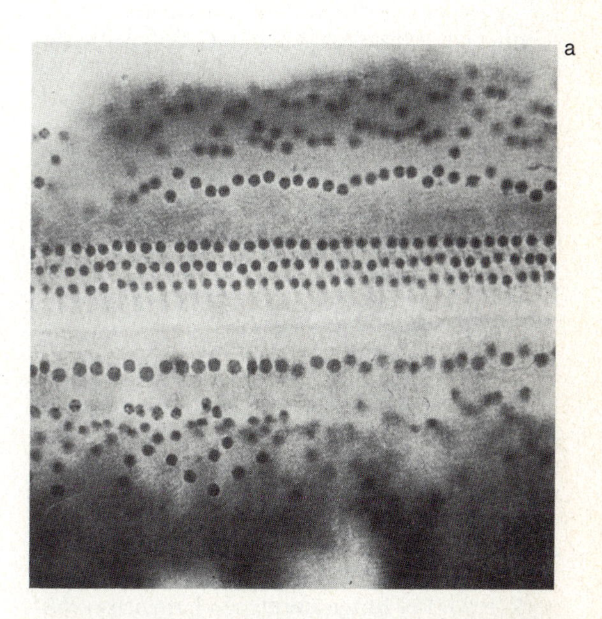
a

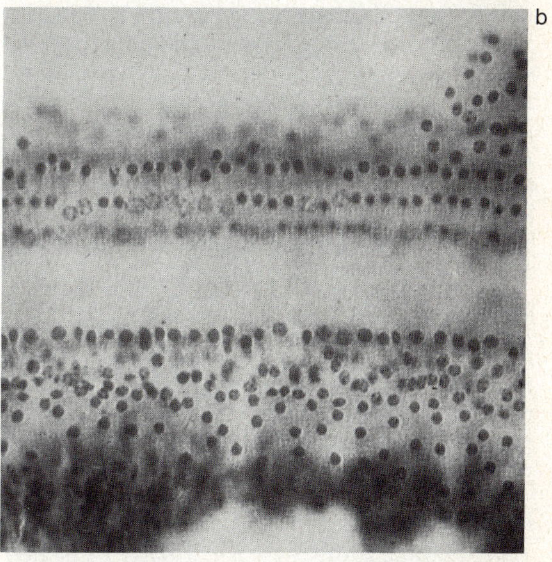
b

Abb. **2** Lärmschädigung der Innenohrhaarzellen (nach Lehnhardt)
**a** Histologisches Bild normaler Haarzellen des Corti-Organs, oben 3 Reihen äußerer, unten eine Reihe innerer Haarzellen
**b** Nach Lärmeinwirkung sind die Zellkerne der inneren und der mittleren Reihe der äußeren Haarzellen zum Teil aufgelockert und geschwollen – als Zeichen beginnender Degeneration

### Klinik

Den irreversiblen Schäden geht ein (in »Lärmpausen« <75 dB[A] über Stunden) im Tonschwellenaudiogramm objektivierbares Stadium vorübergehender (reversibler) Hörschwellenabwanderung (»Vertäubung«; TTS = temporary threshold shift) voraus, gefolgt von einem bleibenden Hörverlust im Hochtonbereich bei 4 kHz (c5-Senke) (Abb. 3). Subjektiv fällt allenfalls eine Fehlhörigkeit hochfrequenter Schalleindrücke (Uhrticken, Flüstersprache) auf. Bei fortbestehender Lärmexposition leidet durch Eintritt der Hörverlustkurve in das »Sprachviereck« auch das Verständnis für Umgangssprache, besonders bei Störgeräuschen (»Party-Effekt«). Nach 12–20 Jahren Lärmexposition wird ein »Sättigungsstadium« erreicht, nach dem (bei gleichbleibender Exposition) nur noch mit einer Progredienz aus anderer Ursache zu rechnen ist. Lärmbedingt wird eine mittelgradige Schwerhörigkeit nur selten überschritten.

### Diagnostisches Vorgehen

Nachweis einer adäquaten gehörschädigenden Exposition und typisches Bild einer Innenohrschwerhörigkeit im Bereich der hohen bis mittleren Frequenzen: große Differenz zwischen dem Verständnis für Flüster- und Umgangssprache, Übereinstimmung von Luft- und Knochenleitung, positives Rekruitment (SISI-, Langenbeck-Test). Bei fortgeschrittener Lärmschwerhörigkeit kann die Abgrenzung zu anderen Schwerhörigkeitsformen (degenerativ, toxisch) schwierig sein. Es ist dann die Schätzung des Expositionsrisikos nach statistischen Werten in genauer Kenntnis des Verlaufs der Exposition und die Beobachtung möglicher Progredienz nach Expositionsende (die für Lärmschäden nicht bekannt ist) förderlich. Gutachtliche Schätzung der MdE nach dem Sprachaudiogramm (Königsteiner Merkblatt der Berufsgenossenschaften).

### Therapie und Prognose

Es gibt keine Therapie mit Ausnahme von Hörgeräteversorgung, um so wichtiger ist die Prävention: arbeitsmedizinische Vorsorgeuntersuchungen, technischer und persönlicher Schallschutz, unter Umständen Arbeitsplatzwechsel.

### Prognose

Eine günstige Prognose besteht nach Erreichen der »Sättigungsphase«, kein Fortschreiten nach Herausnahme aus dem Lärm.

**Merksatz:** Früherkennung von Lärmschäden durch audiometrische Gehörüberwachung.

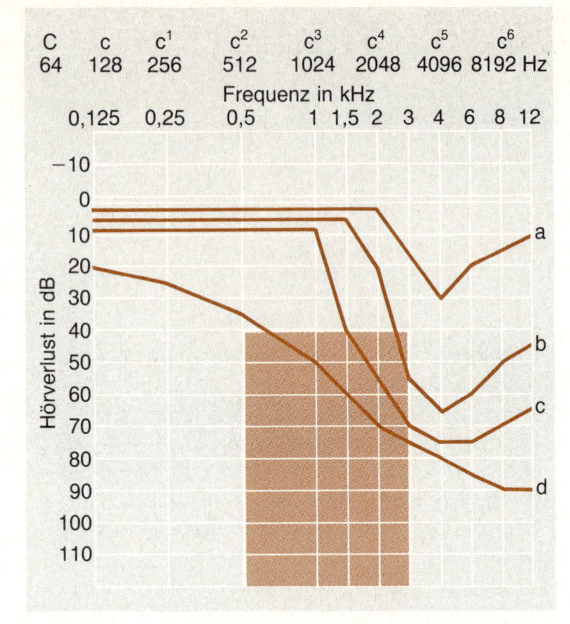


Abb. **3** Unterschiedliche Hörverluste im Tonschwellenaudiogramm nach Lärmexposition; farbig herausgehoben das sogenannte (für das »soziale Sprachverstehen« bedeutsame) Sprachviereck. (Zahlen in Klammern: Hörweite in Metern für Umgangssprache/Hörweite in Metern für Flüstersprache.)

**a** Geringe Hochton-($c^5$-)Senke, vom Probanden selbst nicht bemerkt ≈ Normalhörigkeit

**b** Vertiefte und verbreiterte Hochtonsenke (8/2): Berufskrankheitsanzeige bei Vorliegen einer anderweitigen (»Stütz«-)MdE

**c** Berufskrankheits-Anzeigepflicht (7/0,25), da Hörverlust >40 Dezibel bei 2 kHz

**d** Mittelgradige Lärmschwerhörigkeit (3/Ø); Hörverlust infolge Lärmeinwirkung selten größer

### Weiterführende Literatur


Berg, M.: Lärmschäden des Ohres. Thieme, Stuttgart 1980

Berufsgenossenschaftlicher Grundsatz G 20: Lärm, Loseblatt-Ausgabe. Gentner, Stuttgart

Brusis, T.: Die Lärmschwerhörigkeit und ihre Begutachtung. Demeter, Gräfelfing 1978

Dieroff, H. G.: Lärmschwerhörigkeit. Urban & Schwarzenberg, München 1975

Lehnhardt, E.: Die Berufsschäden des Ohres. Arch. Ohr.-, Nas.- u. Kehlk.-Heilk. 185 (1965) 11

Lehnhardt, E.: Praktische Audiometrie, 5. Aufl. Thieme, Stuttgart 1978

Pfander, F.: Das Knalltrauma. Springer, Berlin 1975

Valentin, H. u. Mitarb.: Arbeitsmedizin, 2 Bde. Thieme, Stuttgart 1979

# Schäden durch ionisierende Strahlen

*R. Sauer*

**Definition:** Bei der Einwirkung ionisierender Strahlen auf den lebenden Organismus unterscheiden wir:

- *Genetische Strahlenwirkung:* Es ist die Strahlenschädigung der Keimzellen. Schon niedrigste Strahlendosen können Mutationen (Punktmutationen bzw. Chromosomenaberrationen) verursachen. Strahleninduzierte Mutationen werden unter Umständen – und dann meist rezessiv – vererbt, wodurch es erst bei den nachfolgenden Generationen zu Anomalien kommen kann. Für die Strahlendosis gibt es keinen Schwellenwert.
- *Somatische Strahlenwirkung:* Es ist die Strahlenwirkung auf einzelne Organe, Organsysteme bzw. den Gesamtorganismus. Nach Überschreiten eines Schwellenwertes (Toleranzdosis) treten reversible und irreversible Strahlenfolgen auf. Hier trennt man akute von chronischen Strahlenfolgen ab. *Akute Strahleneffekte* zeigen sich innerhalb von Minuten bis 30–60 Tage nach der Strahleneinwirkung. Sie können sich entweder vollständig zurückbilden oder gehen in Spätfolgen über.
  *Späteffekte bzw. verzögerte Reaktionen* erscheinen viele Monate, manchmal auch erst Jahre nach der Strahlenexposition. Ihr Ausmaß ist um so stärker, je ausgeprägter der akute Effekt war. Bei wiederholten Expositionen wird die gesamte applizierte Dosis akkumuliert. Ein gewisses Maß an Strahlenspätfolgen kann asymptomatisch bleiben. Selten werden bei der modernen Strahlentherapie dauerhaft beeinträchtigende Schäden des gesunden Gewebes beobachtet.

Häufigkeit

Die hier interessierenden Strahlenfolgen treten in erster Linie nach Strahlentherapie von bösartigen Tumoren auf. Ausmaß und Häufigkeit hängen von mehreren Faktoren ab:

1. Bestrahlungsvolumen: Großvolumige Bestrahlungen verursachen stärkere Nebenwirkungen als kleinvolumige.
2. Dosis-Zeit-Verhältnis: Hohe, in kurzer Zeit applizierte Dosen sind wirksamer als niedrige, die über einen längeren Zeitraum verteilt werden.
3. Strahlenqualität: Hochenergetische Strahlenqualitäten belasten das gesunde Gewebe im allgemeinen weniger als niederenergetische Strahlung (z. B. Röntgenstrahlen). Korpuskularstrahlen mit hohem linearen Energietransfer sind biologisch wirksamer als herkömmliche Strahlenarten, welche eine lockere Ionisationsdichte aufweisen.
4. Bestrahlungstechnik: Einzelfeldtechniken belasten stärker als Mehrfeld- bzw. Bewegungsbestrahlungen.
5. Organsensibilität: Die Strahlensensibilität gesunder Organe variiert außerordentlich stark (s. Tab. **5–8**).
6. Individuelle Faktoren: Lebensalter, Ernährungszustand, Durchblutungsverhältnisse, entzündliche Affektionen und endokrine Faktoren beeinflussen die allgemeine Strahlensensibilität.
7. Arzneimittel: Manche Strahlenfolge ist ein Kombinationsschaden bei gleichzeitiger, vorangegangener oder nachfolgender Medikamentenbehandlung.

## Krankheitsbilder

### Akutes Strahlensyndrom (Strahlenkrankheit)

Zur akuten Strahlenkrankheit kommt es, wenn mehr als 30% des Körpervolumens einer Bestrahlung von > 100 rd (> 1 Gy) unterzogen werden. Dieser Schwellenwert ist für den Menschen spezifisch und unterscheidet sich von demjenigen anderer Säugetiere. Krankheitsbild, Überlebenswahrscheinlichkeit und Überlebenszeit hängen von der verabreichten Ganzkörperdosis ab (Tab. **3**).

Tabelle 3 Klinik und Verlauf des akuten Strahlensyndroms

| Typ | Schwellendosis | Latenzperiode | Morphologische Ursache | Charakteristisches Krankheitsbild | Todeszeitpunkt nach Exposition (ohne Therapie) |
|---|---|---|---|---|---|
| **Hämatopoetisches Syndrom** | 100 rad (1 Gy) | 2–3 Wochen | Hypoplasie des Knochenmarks | Erbrechen, Übelkeit, Blutungen, Purpura, Infektionen | 3 Wochen |
| **Gastrointestinales Syndrom** | 500 rad (5 Gy) | 3–5 Tage | Schäden des Darmepithels mit Ulzera | Fieber, Durchfall, Erbrechen, Elektrolytverlust, Infektionen | 10–14 Tage |
| **Zentralnervöses Syndrom** | 2000 rad (20 Gy) | ¼–3 Stunden | Gefäßveränderungen, Nekrosen der Neurone, Ödem | Krampfanfälle, Somnolenz, Tremor, Koma | 14–36 Stunden |

### > 100 rd (> 1 Gy): Hämatopoetisches Syndrom

Infolge einer Schädigung der Knochenmarksstammzellen und der peripheren Lymphozyten fallen im Blut die weißen Blutkörperchen (Leukopenie), die Thrombozyten (Thrombopenie), gelegentlich auch die Erythrozyten (Anämie) ab.
*Therapie:* gezielter Blutersatz, Infusionen, evtl. Knochenmarkstransplantation, Ruhigstellung, Infektprophylaxe.

### > 500 rd (> 5 Gy): Gastrointestinales Syndrom

Die Schädigung des Darmepithels führt zu Resorptionsstörungen für Nährstoffe, Mineralien und Wasser, zu Flüssigkeits- und Elektrolytverlust, Durchfällen, Erbrechen.
*Therapie:* Infusionstherapie, parenterale Ernährung, Infektprophylaxe, Ruhigstellung.

### > 2000 rd (> 20 Gy): Zentralnervöses Syndrom

Durch Schäden der Nervenzellen und des Gefäßapparates werden mannigfaltige neurologische Ausfälle wie Konfusion, Somnolenz, Apathie, Erbrechen, Tremor und Konvulsionen hervorgerufen.
*Therapie:* keine Behandlungsmöglichkeit.

Bei Kernwaffenexplosionen treten neben der eigentlichen Strahlenkrankheit auch Verbrennungen und Verletzungen auf, bedingt durch die Hitze- und Druckwelle. Hier handelt es sich um Kombinationsschäden; man spricht auch von einem »Syndrom der gegenseitigen Komplizierung«.

*Erholung und Reparatur* nach Ganzkörperbestrahlung gehen auf zwei Wegen vor sich: Reparatur nicht letaler Schäden an den individuellen Zellen und Proliferation strahlenresistenter oder sonstwie geschützter Stammzellen. Der letzte Mechanismus ist für die Erholung des Knochenmarks und des Gastrointestinaltrakts vorrangig. Die Stammzellproliferation beginnt fast unmittelbar nach dem Strahleninsult, im allgemeinen innerhalb der ersten 24–48 Stunden.

## Strahlenspätfolgen

Nach lokaler oder allgemeiner Strahleneinwirkung kann beim Menschen eine Reihe von Spätschäden auftreten. Die wichtigsten sind Karzinogenese, Störungen des Wachstums und der Entwicklung, Verkürzung der Lebenszeit durch vorzeitiges Altern sowie eine Reihe spezieller Organveränderungen.

### Strahlenrisiko

In der modernen Strahlendiagnostik und Strahlentherapie sind durch ionisierende Strahlung verursachte Spätfolgen sehr selten geworden. Die Höhe des Risikos wird durch die Zahl der Erkrankungen pro 1 Mill. Einwohner pro Zeiteinheit und für eine bestimmte Äquivalentdosis angegeben. Das Leukämierisiko beträgt beispielsweise 1–2 Erkrankungen pro Jahr pro 1 Mill. Einwohner, wenn jede Person im Mittel eine Ganzkörperbestrahlung mit einer Äquivalentdosis von 1 rem erhalten hat. Da nach Ablauf von 15 Jahren praktisch keine strahleninduzierten Leukämieerkrankungen mehr erwartet werden, beträgt das Gesamtrisiko 15–30 Fälle pro $10^6$ Personen pro 0,01 J/kg = 1 rem (1 J/kg [= 100 rem] = Äquivalentdosis von 1 Gy [= 100 rd] bei locker ionisierender Strahlung). In diesem Fall liegt ein »Strahlenrisiko der fünften Größenordnung« vor (10–100 Erkrankungsfälle in einer Bevölkerung von 1 Mill.).

## Malignomentstehung (Karzinogenese)

Seit langem ist bekannt, daß ionisierende Strahlen bösartige Geschwülste auslösen können:

- Die Bergleute von Schneeberg im Erzgebirge bekamen nach 10- bis 20jähriger Grubentätigkeit in 40% der Fälle ein Bronchialkarzinom, da sie beim Erzabbau radioaktives Radon und seine Folgeprodukte eingeatmet hatten (Schneeberger Lungenkrebs).
- Bei Leuchtziffer-Malerinnen, die radiumhaltige Leuchtzifferfarbe verwendeten, traten in den 20er Jahren nach einer Latenz von mehreren Jahren Knochentumoren und Leukämien auf.
- Während der ersten Jahrzehnte der Röntgenstrahlenanwendung häuften sich bei denjenigen Radiologen, die unter unzureichenden Strahlenschutzvorkehrungen arbeiteten, Pflasterzellkarzinome und Basaliome der Haut sowie Leukämien.
- Nach diagnostischer und therapeutischer Strahlenanwendung werden Fibro-, Myo-, Chondro- und Osteosarkome beobachtet. Diese Tumoren traten auch bei den Überlebenden der Atombombenkatastrophe in Hiroschima und Nagasaki auf.

Trotzdem herrscht über den krebsauslösenden Mechanismus noch ziemliche Unklarheit. Diskutiert werden die Aktivierung onkogener Viren, somatische Mutationen (wobei der Tumor aus einer Einzelmutation entsteht), Veränderungen der Immunitätslage und einer Reihe anderer direkter oder indirekter Faktoren.

Die häufigsten strahleninduzierten Malignome sind

- *Leukämie,* vorwiegend vom akuten oder chronisch myeloischen Typ. Das Intervall beträgt 7–15 Jahre. In den Jahren 1930–1954 war die Leukämie als Todesursache der amerikanischen Röntgenologen 10mal häufiger als in der Normalbevölkerung.
- *Knochensarkome.* In hochdosiert bestrahlten Bestrahlungsvolumina ist die Zahl später entstehender Sarkome deutlich größer als die Zahl der Leukämien.
- *Schilddrüsenkarzinome* findet man nach Bestrahlungen im Halsbereich, nach Radiojodapplikation sowie bei den Atombombenopfern.

## Wachstums- und Entwicklungsstörungen

Rasch proliferierende und sich teilende Zellen sind besonders strahlensensibel. Aus diesem Grunde reagieren Fetus und das präadoleszente Kind besonders empfindlich mit Wachstums- und Entwicklungsstörungen. Dabei sind 4 Phasen zu unterscheiden (Tab. **4**):

Tabelle **4** Wachstums- und Entwicklungsstörungen

| Entwicklungsstadium | Strahleneinwirkung |
|---|---|
| Blastogenese (Vorimplantationsperiode) | intrauteriner Fruchttod, Resorption, ungeschädigte Embryonen |
| Embryogenese (Organdifferenzierung) | Mißbildungen: Kleinwuchs, Mikrozephalie, geistige Retardierung, Mikro- oder Anenzephalie, Karzinogenese, pränataler Fruchttod |
| Fetalperiode (Wachstumsperiode) | Wachstumsstörungen, Reduktion des IQ, Gonadenschäden, pränataler Fruchttod |
| Postnatale Periode | Wachstumsverzögerung, Mißbildungen (Augen, Zähne, Mammae, ZNS) |

*Blastogenese:* Die Zeit vor der Implantation des Eis ist hoch strahlensensibel. Zwei Extreme kommen vor: Entweder sterben die Embryonen intrauterin ab und werden resorbiert (bei mittleren Strahlendosen 80%), oder die Embryonen wachsen offensichtlich ohne Abnormalität auf und haben eine normale Lebenserwartung. Schon eine Dosis von 5 rd erhöht die intrauterine Mortalität um 10%.

*Embryogenese:* Findet die Bestrahlung zur Zeit der Organentwicklung statt (etwa innerhalb der ersten 6 Wochen nach der Implantation), so wird die überwiegende Zahl der Embryonen ausgetragen, allerdings mit schweren Organschäden. Ausmaß und Art der Mißbildungen hängen vom Zeitpunkt der Strahlenexposition ab. Der sich entwickelnde Fetus stellt nämlich ein Mosaik ständig sich ändernder organspezifischer Strahlensensibilität dar. Beobachtet werden eine allgemeine Retardierung des Körperwachstums, geringerer Schädelumfang, geistige Retardierung, Anenzephalie, nach hohen Dosen auch bösartige Tumoren.

*Fetalperiode:* Nach der 6. Woche, vor allem in der 2. Schwangerschaftshälfte, nimmt die Strahlenempfindlichkeit des Feten ab. Die meisten Organsysteme sind differenziert, es treten nur noch wenige spezielle Mißbildungen auf. Die Gefährdung für strahleninduzierte Funktionsstörungen, vor allem am zentralen Nervensystem und den Gonaden, bleibt aber während dieser ganzen Periode bestehen. Entsprechende Entwicklungsstörungen sind nur schwer zu erkennen.

*Postnatale Periode:* Strahleninduzierte Abnormalitäten, insbesondere des Knochenwachstums, entstehen durch Strahleneinwirkung auf Kleinkinder und Kinder vor Abschluß des körperlichen Wachstums. Auch andere Gewebe, die sich während der Kindheit weiterentwickeln, wie Augen, zentrales Nervensystem, Zähne und Brustdrüse, sind gefährdet.

### Verkürzung der Lebenszeit

Eine Ganzkörperbestrahlung von Nagetieren verkürzt deren Lebenserwartung. Altersspezifische Erkrankungen treten frühzeitiger auf, und das natürliche Altern wird beschleunigt. Dieser Effekt ist von Tierart zu Tierart verschieden und hängt von der Dosis und der Dosisleistung (Dosis-Zeit-Einheit) ab.
Zuverlässige Daten für den Menschen fehlen. Es ist jedoch anzunehmen, daß ähnliches auch für den Menschen zutrifft.

## Spezielle strahleninduzierte Organschäden

Das Ausmaß der Strahlenfolgen in den meisten Geweben ist dosisabhängig. Der Funktionsverlust spiegelt die Balance wider zwischen den irreparabel geschädigten Zellen einerseits und der Fähigkeit nicht betroffener Zellen zu hypertrophieren, dadurch ihre Funktion zu steigern, sowie der Regenerationsfähigkeit des Gewebes überhaupt.
Hochdifferenzierte Gewebe haben eine geringere Regenerationsfähigkeit als rasch proliferierende Gewebe. Umgekehrt verhält es sich mit der Strahlensensibilität: Gewebe mit hoher Teilungsrate reagieren strahlenempfindlicher, mit zunehmendem Differenzierungsgrad der Zelle nimmt ihre Strahlensensibilität ab. In den Tab. **5**–**8** finden sich die Körpergewebe nach ihrer Strahlenempfindlichkeit geordnet. Im folgenden sollen die für den praktisch tätigen Arzt wichtigsten Strahlenfolgen besprochen werden.

Tabelle **5** Gewebe mit hoher Strahlenempfindlichkeit

| Gewebe | Betroffene Zellart | Klinische Dosis |
|---|---|---|
| Embryo, Fetus | embryonale (fetale) Zellen | 3–50 rd (0,03–0,5 Gy) |
| Gonaden | Eizelle (Primordialfollikel), Spermatogonie | 10–250 rd (0,1–2,5 Gy) |
| Lymphatisches Gewebe | Lymphozyt | 25–100 rd (0,25–1,0 Gy) |
| Knochenmark | KM-Stammzellen und unreife Vorstufen | 25–100 rd (0,25–1,0 Gy) |
| Dünndarm | Stammzelle in den Lieberkühnschen Krypten | 150–300 rd (1,5–3,0 Gy) |

Tabelle **6** Gewebe mit mittlerer Strahlenempfindlichkeit

| Gewebe | Betroffene Zellart | Klinische Dosis |
|---|---|---|
| Linse | Linsenepithel | 300–400 rd (3–4 Gy) |
| Kindliche Mamma | Drüsenepithel | 400–600 rd (4–6 Gy) |
| Wachsender Knochen | Chondroblasten, Osteoblasten | 400–600 rd (4–6 Gy) |
| Haarfollikel | Epithelzellen des Stratum germinativum der Haarwurzel | 300–600 rd (3–6 Gy) |
| Talgdrüsen, Speicheldrüsen | Talg- und Speicheldrüsenepithel | 300–600 rd (3–6 Gy) |
| Schweißdrüsen | Drüsenepithel | 600–800 rd (6–8 Gy) |
| Haut | Epidermis | 800–1000 rd (8–10 Gy) |
| Gefäße | Gefäßendothelien | 800–1200 rd (8–12 Gy) |

Tabelle **7** Gewebe mit niedriger Strahlenempfindlichkeit

| Gewebe | Betroffene Zellart | Klinische Dosis |
|---|---|---|
| Niere | Tubulusepithelien | 2400–3000 rd (24–30 Gy) |
| Leber | Leberzellen | 2500–3000 rd (25–30 Gy) |
| Lunge | Alveolarepithel | 3500–4000 rd (35–40 Gy) |
| Drüsen | Drüsenepithelien | 3500–4000 rd (35–40 Gy) |
| Darm | Darmepithel | 3500–4000 rd (35–40 Gy) |
| ZNS (RM) | Gliazellen | 3500–4000 rd (35–40 Gy) |

Tabelle **8** Gewebe mit geringer Strahlenempfindlichkeit

| Gewebe | Betroffene Zellart | Klinische Dosen |
|---|---|---|
| Knochen | Osteozyten | > 5000 rd (> 50 Gy) |
| Knorpel | Chondrozyten | |
| Bindegewebe | Histiozyten | |
| Muskelgewebe | Muskelfasern | |
| Fettgewebe | Fettgewebszellen | |
| Gefäßwand | Muskelfasern, Histiozyten | |
| Nervengewebe | Glia- und Ganglienzellen | |

Tabelle 9 Behandlung der bestrahlten Haut

| | |
|---|---|
| **Prophylaxe:** | Fernhalten mechanischer, thermischer und chemischer Reize<br>Azulon-Homburg-Puder 3mal täglich |
| **Akutes Erythem:** | Öl-in-Wasser-Emulsionen (evtl. mit Kortikoid-Zusatz)<br>keine metallhaltigen Salben |
| **Exsudation:** | Reinigung mit Kamillosan<br>1 % Kaliumpermanganat-Lösung<br>Pinselung mit 2% Gentiana-Violett-Lösung<br>Antibiotika-haltige Salbe zur Nacht |
| **Defekte:** | feuchte Kompressen mit nekroselösendem Zusatz + 10% Kochsalzlösung<br>wundreinigende und granulationsfördernde Salben (Rp. Dextrose 10,0, Allantoin 0,2, Linolsäureäthylester 1,2, pH 5-Eucerin cum aqua āā ad 100,0)<br>Granugen-Paste |

Tabelle 10 Behandlung der Mundschleimhaut

| | |
|---|---|
| **Prophylaxe:** | Zahnsanierung<br>Fluoridierung verbliebener Zähne (Miniplast-Schiene)<br>Spülung mit Kamillosan, Bepanthen Roche, Salbei<br>Kaliumpermanganat-Lösung, 1 % $H_2O_2$<br>Inhalationen mit Sole (+ Bepanthen Roche, Bisolvon)<br>Antiphlogistika, Venoruton-intens<br>hyperkalorische Zusatzernährung |
| **Schmerzen:** | Novalgin-Tropfen, Xylocain-Viskös<br>Anaesthesin-Bonbons<br>Nährsonde |
| **Pilzbefall:** | Ampho-Moronal, Gentiana-Violett-Pinselung<br>Borax-Glyzerin |

Kortikoide erst bei Abschluß der Behandlung, bei Ödemen und starken fibrinösen Belägen

## Haut und Hautanhangsgebilde

Die **akute Radiodermatitis** äußert sich in Erythem, Desquamation, Ödem, Haarausfall, exfoliativer Dermatitis, feuchter Epitheliolyse und gegebenenfalls in umschriebenen Blutungen. Ursache ist die Schädigung des Papillär- und Kapillarkörpers der Haut.

Als *Spätfolgen* treten Hyperpigmentierung, Dauerepilation, Hautatrophie, Teleangiektasien, Hyperkeratose und Ulzera bzw. Narben auf.

*Prophylaxe:* Meiden von physikalischen und chemischen Reizen wie Waschen, Bürsten, Wärmeanwendung, Sonneneinstrahlung, beengende Kleidungsstücke, Massagen usw. Hautpuder geringen Schüttgewichts. Wäsche aus Naturfasern (Tab. **9**).

*Therapie:* Bei stärkerer Schuppung, Ziehen oder Brennen der Haut Öl-in-Wasser-Emulsionen evtl. mit Zusatz von Kortikoiden. Bei Exsudationen Bepanthen-Roche-Salbe. Reinigung von Hautwunden mit Kamillelösung, feuchte Verbände mit 1%iger (10 g/l) Kaliumpermanganat-Lösung. Nach Abheilung indifferentes Hautöl bzw. wasserhaltige Lanolincreme (Tab. **9**).

## Mundschleimhaut

Die **akute Mukositis** äußert sich in Geschmacksverlust, Mundtrockenheit, Verschleimung, schmerzendem Enanthem, Schleimhautdefekten mit Exsudation und gräulichen fibrinösen Belägen. Superinfektion mit Pilzen (Soor) ist häufig. Als *Spätfolgen* bleiben Mundtrockenheit und oft ein Mundbodenödem als Folge einer Lymphabflußstörung. Parodontose und Karies entstehen durch die Retraktion des Zahnfleisches von den Zahnhälsen, durch mangelhafte Speichelsekretion und – damit zusammenhängend – durch die behinderte Selbstreinigung der Mundhöhle.

Die *Prophylaxe* beinhaltet Mund- und Zahnhygiene. Dazu gehören Mundspülungen mit Kamille, Salbei, Bepanthen und Solelösung, Verbot von Alkohol und Nikotin. Gründliche und schonende Zahnsäuberung sind besonders wichtig, zusätzlich eine Fluoridierung der Zahnhälse mit Hilfe individuell angepaßter Miniplast-Schienen. Hyperkalorische Ernährung und Inhalationen mit Sole und Bepanthen wirken günstig. Gentiana-Violett-Lösung (Tab. **10**).

## Magen-Darm-Trakt

Duodenum und Dünndarm weisen eine hohe Strahlensensibilität auf, Dickdarm und erst recht Magen- und Ösophagusschleimhaut eine sehr viel geringere.

Die **Strahlenenteritis** äußert sich in Übelkeit, Erbrechen, Meteorismus, Tenesmen, Blut- und Schleimabgängen. Sie tritt besonders frühzeitig bei großvolumiger Abdominalbestrahlung auf.

Zur *Prophylaxe* dienen neben speziellen strahlentherapeutischen Vorkehrungen die Hyperalimen-

Tabelle 11 Strahlenenteritis

**Prophylaxe**

1. physiologische Bakterienstämme
   3mal 1 Coli-Dragee (2 Std. vor dem Essen)
   + Azidophilus- (oder Bifidus-)Präparat
   + Pankreasferment-Präparat
2. leicht verdauliche, schlackenarme Kost
   fettarm (Diätmargarine)
   Joghurt, Quark u.ä.
3. Hyperalimentation
   + Elektrolyte + Flüssigkeitszufuhr
4. Begrenzung des durchstrahlten Volumens
   Lagewechsel während Bestrahlung
   Kompression usw.

Tabelle 12 Behandlung der Strahlenpneumonitis

| | |
|---|---|
| **Prophylaxe:** | Nikotinabstinenz<br>Inhalationen (Ultraschall!) mit Sole (+ Bisolvon, Ventolin, Kortikoide)<br>hyperkalorische Ernährung,<br>Polyvitamin-Präparate<br>Antiphlogistika, Venoruton-intens |
| **Therapie:** | Inhalationen<br>Kortikosteroide systemisch<br>Antibiotika<br>Atemgymnastik |

tation, eine leicht verdauliche und schlackenarme Kost sowie die Applikation von physiologischen Bakterienstämmen (Coli- oder Azidophilus-Präparate) (s. Tab. **11**).

Die **Strahlenproktitis** verursacht häufige, schleimige Stuhlentleerungen, die unter Umständen mit Blut vermischt sind und schmerzen. Spätfolgen sind Geschwüre und Strikturen.

*Therapeutisch* spielen stuhlregulierende Maßnahmen sowie die Lokalbehandlung mit Bepanthen, Phosphalugel und Sulfonamiden die größte Rolle. Cave langdauernde Kortikoidmedikation! Bei schweren Strahlenproktitiden muß operativ vorgegangen werden. Dabei sind orale Bypassoperationen gegenüber den Resektionsverfahren vorzuziehen. In den meisten Fällen heilt eine radiogene Proktitis nach Anlage eines Anus praeter ab.

## Lunge

Großvolumige Lungenbestrahlungen von mehr als 3500–4000 rd (35–40 Gy)/4 Wochen verursachen eine Lungenschädigung. 20% dieser autoptisch diagnostizierten Lungenfibrosen sind radiologisch nachweisbar. 1% machen klinische Symptome.

Die **akute Strahlenpneumonitis** verursacht Kurzatmigkeit, Husten mit geringem Auswurf und mäßiges Fieber. Bleibt die Behandlung aus, bildet sich eine interstitielle Fibrose und Gefäßsklerose aus. Die Lungenfibrose gilt als irreparables Spätstadium.

Die *Prophylaxe* ist wichtiger und wirkungsvoller als die Therapie, weil es für die Strahlenfibrose keine wirklich sinnvollen therapeutischen Maßnahmen gibt. Rauchen hat zu unterbleiben, mindestens einmal täglich soll mit Sole, welcher Bepanthen, Bisolvon oder Tacholiquin beigefügt sein kann, inhaliert werden. Unterstützend wirken hyperkalorische Ernährung, Polyvitaminpräparate, Antiphologistika, durchblutungsfördernde und gefäßabdichtende Mittel (Tab. **12**).

## Keimdrüsen

Das **Samenepithel der Hoden** ist extrem radiosensibel. Nach 300 rd (3 Gy) tritt eine vorübergehende Sterilität, nach 400 rd (4 Gy) eine dauerhafte Sterilität und nach 600 rd (6 Gy) eine Hemmung der innersekretorischen Funktion ein. Der Mitosehemmung folgt eine Nekrose des Samenepithels. Spermatogonien sind sensibler als Spermatozyten und Spermatiden. Mutationen ereignen sich aber bereits nach sehr viel geringeren Dosen.

Die **Ovarien** sind ebenfalls hoch strahlenempfindlich, und zwar die frühen Oozyten und Intermediärstadien mehr als die reifen Follikel. Nach 300 rd (3 Gy) Einzeitbestrahlung überlebt eine Reihe reifer Oozyten, so daß einige Monate später junge reifende Follikel in einem atrophischen fibrösen Parenchym angetroffen werden. Auch nach hochdosierter Bestrahlung sind in Einzelfällen Konzeptionen möglich.

**Merke:** Genetische Strahlenfolgen sind bei diagnostischer und therapeutischer Strahlenanwendung zu beachten. Für sie gibt es keine Schwellendosis. Somatische Strahlenfolgen ereignen sich heute fast ausschließlich nach Strahlentherapie. Die wichtigsten Spätschäden sind Karzinogenese, Entwicklungs- und Wachstumsstörungen, Verkürzung der Überlebenszeit und spezielle Organveränderungen. Als wichtigste strahleninduzierte Malignome werden Leukämien, Knochensarkome und Schilddrüsenkarzinome beobachtet. Über den krebsauslösenden Mechanismus herrscht noch ziemliche Unklarheit. Die Strahlensensibilität in der Embryonal- und Fetalperiode ist nicht einheitlich, nämlich zur Zeit der Blastogenese am höchsten, um dann bis zum Abschluß des körperlichen Wachstums in der postnatalen Periode abzunehmen.
Ein Großteil der während der Strahlenbehandlung auftretenden akuten Nebenwirkungen bildet sich zurück. Chronische Strahlenfolgen bleiben im allgemeinen asymptomatisch. Sie lassen sich durch Anwendung von Megavoltgeräten, der computerunterstützten Bestrahlungsplanung und mit Hilfe einer frühzeitigen medikamentösen Begleitbehandlung wesentlich reduzieren.

## Weiterführende Literatur

Anderson, R. E.: Radiation injury. In Anderson, W. A. D., J. M. Kissane: Pathology. Mosby, Saint Louis 1977 (p. 326–368)

Ash, P.: The influence of radiation on fertility in man. Brit. J. Radiol. 53 (1980) 271–278

Brown, J. M.: Drug or radiation changes to the host which could affect the outcome of combined modality therapy. Int. J. Radiol. Oncol. Biol. Phys. 5 (1979) 1151–1163

Daly, T. E.: Dental case in the irradiated patient. In Fletsher, G. H. Textbook of Radiotherapy, 3rd ed. Lea & Febiger, Philadelphia 1980 (p. 229–237)

Gunderson, L. L., A. M. Cohn, C. E. Welch: Residual, inoperable or recurrent colorectal cancer – interaction of surgery and radiotherapy. Amer. J. Surg. 139 (1980) 518–525

Kaufmann, M.: Zur zahnärztlichen Betreuung von Patienten vor, während und nach Strahlentherapie im Kopf-Hals-Bereich. Schweiz. Wschr. Zahnheilk. 90 (1980) 633–640

Montague, E. D.: Experience with altered fractionation in radiation therapy of breast cancer. Radiology 90 (1968) 962–966

Parker, R. G., H. C. Berry: Late effects of therapeutic irradiation on the skeleton and bone marrow. Cancer 37 (1976) 1162–1171

Russel, J. C., C. E. Welch: Operative management of radiation injuries of the intestinal tract. Amer. J. Surg. 137 (1979) 433–440

Sauer, R.: Prophylaxe und Therapie von Strahlenfolgen. Fortschr. Med. 98 (1980) 736–739

Schnepper, E.: Strahlennephritis. In Losse, H., E. Renner: Klinische Nephrologie. Thieme, Stuttgart 1982 (S. 203–207)

# 13

# Krankheiten des Verdauungstraktes

*M. Classen*
*H. Hornbostel*
*T. H. Hütteroth*
*K. H. Meyer zum Büschenfelde*
*W. Rösch*
*G. Strohmeyer*
*D. Wurbs*

# Ösophaguserkrankungen

*H. Hornbostel*

## Achalasie

**Definition:** Die Achalasie des Ösophagus (Synonyme: Kardiospasmus, idiopathische Ösophagusdilatation, Aperistalsis, funktioneller Megaösophagus) ist eine neuromuskuläre Erkrankung. Bei fehlender propulsiver Peristaltik im mittleren Ösophagus kommt es zu einer herabgesetzten Erschlaffung im unteren Sphinkterbereich.

### Häufigkeit

Gleich häufig ist die Erkrankung von Mann und Frau, sie kommt ein- bis zweimal unter 100000 Menschen vor; Manifestationsalter: 3.–5. Lebensjahrzehnt.
Die meisten Mitteilungen kommen aus Europa und Nordamerika. Endemische Beobachtungen von Megaösophagus im Rahmen der Chagas-Krankheit stammen aus Brasilien und Chile, dabei Nachweis von Ganglienzellzerstörung im Ösophagus. Fraglich ist der Neurotoxineinfluß zerfallener Leishamien (Trypanosoma cruzi).

### Ätiologie

Experimentell läßt sich durch Kälteeinwirkung auf den Ösophagus und durch Infektion mit Trypanosoma cruzi das Krankheitsbild hervorrufen. Beim Menschen ist die eigentliche Ätiologie insgesamt unbekannt.

### Pathophysiologie

Der tubuläre Ösophagus ist dilatiert, das terminale Segment ist verengt. Es zeigt sich unter Umständen eine Sklerose mit Muskelfaseratrophie. In den letzten ⅔ des Ösophagus finden sich manchmal degenerative Veränderungen im Bereich des Auerbach-Plexus unter Verminderung der Ganglienzellzahl oder auch Fehlen des Plexus myentericus.
*Manometriebefunde* nach Siewert (Abb. **1**): Die Kontraktionen in den distalen ⅔ der Speiseröhre werden nicht propulsiv peristaltisch fortgeleitet, sie erfolgen simultan. Die Dauer der simultanen Wellen ist verlängert. Je nach Stadium der Achalasie ist der Druck der peristaltischen Wellen gering oder stark reduziert, oder eine Peristaltik läßt sich gar nicht mehr nachweisen. Der Ruhedruck in der Speiseröhre ist erhöht.

Die schluckreflektorische Erschlaffung des unteren Ösophagussphinkters ist unvollständig, d.h., die Relaxation erreicht nicht den Nullpunkt. Es verbleibt ein Residualdruck im unteren Ösophagussphinkter. Darüber hinaus erfolgt die inkomplette Erschlaffung häufig nicht zeitgerecht und dauert kürzer als normal. Der Ruhedruck ist im statistischen Mittel erhöht, unterliegt aber individuellen Schwankungen und ist abhängig vom Stadium der Erkrankung. Bei der »vigorous achalasia« (auch hypermotile Achalasie genannt) zeichnen sich die aperistaltischen Wellen durch besonders hohen Amplituden aus (s. Abb. **1**). Diese Kontraktionen treten auch spontan auf und verursachen heftige krampfartige Retrosternalschmerzen.

### Klinik

Man unterscheidet zwischen kompensierten und dekompensierten Formen der Erkrankung.

#### Anamnese

Es führt die Dysphagie. Fleischstücke, Äpfel und frisches Brot wirken u.a. beschwerdeauslösend. Ein kalter Trunk kann ebenfalls Beschwerden provozieren oder Beschwerden verstärken. Der Kranke nimmt Zwanghaltung beim Essen ein, spült mit Flüssigkeit nach und meidet beim Essen die Gesellschaft anderer.
Stadien der Achalasie:
Stadium 1. Dysphagie und Regurgitation bei geringfügig dilatiertem Ösophagus und Entleerungsverzögerung.
Stadium 2. Intermittierende Dysphagie. Zunehmende Dilatation der Speiseröhre und Verlust der ösophagealen Peristaltik.
Stadium 3. Spontanregurgitation, bei verstärkter Dysphagie, vor allem nachts. Auftreten pulmonaler Komplikationen. Röntgenbefund: massive tubuläre Ösophagusdilatation und -elongation. Das terminale Ösophagussegment ist zugespitzt und verengt.

#### Befund

Deutlich ist meistens der Befund einer eingetretenen Gewichtsreduktion bei manchmal vorhandenen pellagroiden Zügen an Haut und Schleimhäuten.

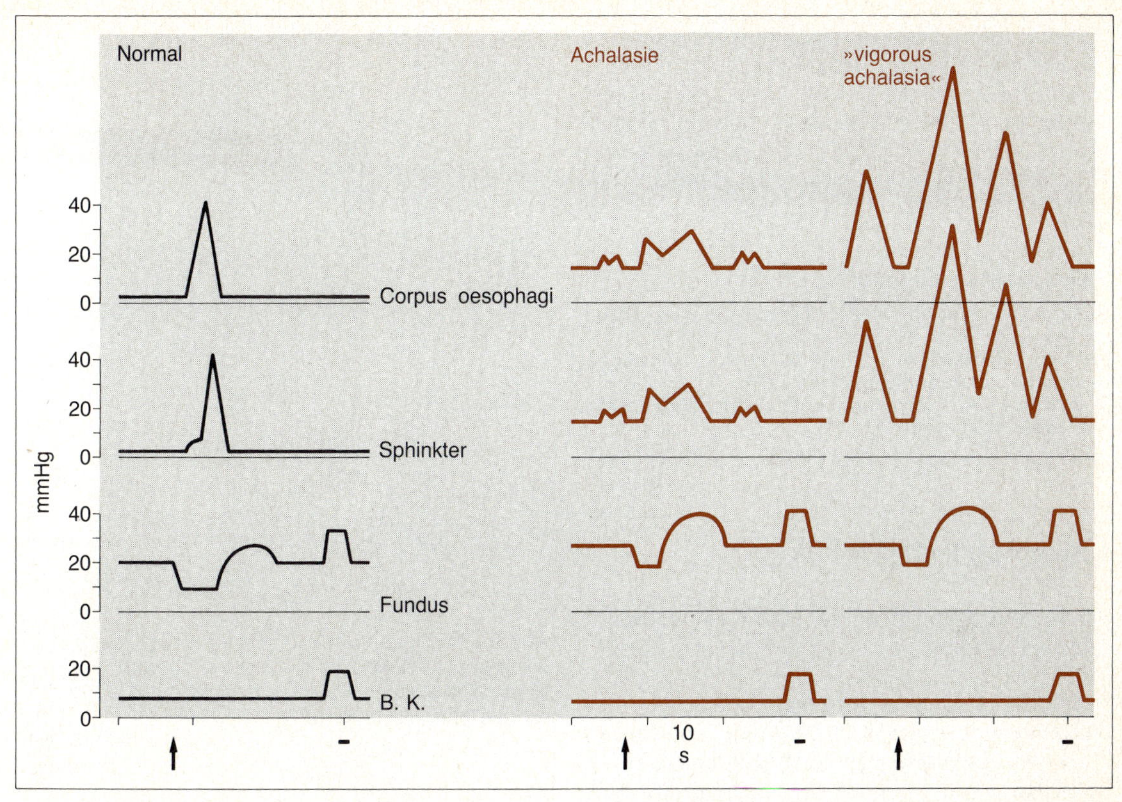


Abb. **1** Schematische Gegenüberstellung der typischen manometrischen Charakteristika der Achalasie und der hypermotilen Form der Achalasie (»vigorous achalasia«) im Vergleich zu einem normalen Ösophagus. Die beiden oberen Druckregistrierungen stammen aus dem Speiseröhrenkörper, die 3. von oben aus dem unteren Ösophagussphinkter und die unterste aus dem Magenfundus. Der Beginn eines Schluckaktes ist mit einem Pfeil (↑) gekennzeichnet. Eine Erhöhung des Bauchinnendruckes durch Bauchkompression durch einen Strich (–) (aus Siewert R., A. L. Blum, S. Waldeck: Funktionsstörung der Speiseröhre. Springer, Berlin 1976)

### Diagnostisches Vorgehen

*Röntgenbefunde:* spindelförmig eingeengter terminaler Ösophagus, später erweitertes Ösophaguslumen insgesamt, aufgehobene Peristaltik, nicht-propulsive Kontraktionen. Die Höhe des Flüssigkeitsspiegels kann die Schwere der Achalasie charakterisieren.
*Endoskopie:* schlaffe Speiseröhre mit segmentalen Kontraktionsringen, trichterförmige Einengung des distalen Endes, wobei das Instrument im allgemeinen gut passiert. Die Schleimhaut ist gerötet.

### Differentialdiagnose

Vor allem ist eine Differentialdiagnose gegenüber tiefsitzendem Ösophaguskarzinom oder hochsitzendem Kardiakarzinom notwendig. Weiterhin ist eine Abgrenzung gegenüber der enteralen Form der diabetischen Neuropathie, der alkoholischen Polyneuropathie mit Ösophagusmanifestation erforderlich. Kollagenosen wie Sklerodermie sind zu bedenken.

### Komplikationen

Lungenaspiration erfolgt häufig unbemerkt in der Nacht. Synkopalle Anfälle in Abhängigkeit von Nahrungsaufnahme wurden beobachtet.

### Therapie

Calciumantagonisten (Nifidipin, z.B. Adalat) sind zu versuchen, Psychotherapie ist zwecklos. Die Therapie der Wahl ist die mechanische Kardiadehnung: heute überwiegt die Anwendung hydrostatischer Dilatatoren gegenüber der früheren Anwendung des Metalldilatators nach Starck, auch flexibel erhältlich. Gemessen an der »Sprengung« mit Dilatatoren treten anfangs operative Maßnahmen: extramuköse Kardiomyotomie, Myotomie in den Hintergrund.

### Verlauf und Prognose

Pulmonale Komplikationen (10% der Kranken) trüben die Prognose. Die Achalasie scheint eine Präkanzerose zu sein: Entwicklung eines Ösophaguskarzinoms nach 20 Jahren ist möglich, daher ist eine regelmäßige Kontrolle von Achalasiepatienten erforderlich.

**Merke:** Zur Diagnose einer Achalasie gehören im allgemeinen Röntgenologie und Endoskopie, falls möglich auch Manometrie. Die Diagnose ist bei älteren Menschen mit hoher Vorsicht zu stellen und gegenüber bösartigen Tumoren der Speiseröhre abzugrenzen.


Weiterführende Literatur

Blum, A. L., I. R. Siewert: Refluxtherapie. Springer, Berlin 1981

Siewert, R., A. L. Blum, F. Waldeck: Funktionsstörungen der Speiseröhre. Springer, Berlin 1976

Wienbeck, M., G. Luz: Gastrointestinale Motilität. Edition Medizin, Weinheim 1983


# Ösophagusdivertikel

**Definition:** Es gibt echte (alle Muskelschichten enthaltende) Divertikel und falsche Divertikel.
Lokalisationsunterscheidung:

1. pharyngoösophageale Divertikel, auch zervikale Divertikel genannt (Zenker-Divertikel),
2. parabronchiale Divertikel (Traktionsdivertikel),
3. epiphrenale oder parahiatale Divertikel.

Zervikale und parahiatale Divertikel werden auch als juxtasphinktere aus topographischen und ätiologischen Gesichtspunkten bezeichnet. Häufigkeit des Sitzes s. Abb. **2**.

## Häufigkeit

Es sind überwiegend Männer Ösophagusdivertikel-Träger. Die Manifestation erfolgt meistens nach dem 60. Lebensjahr. Unter 800 Röntgenuntersuchungen des Ösophagus findet sich einmal ein Divertikel. Dysphagie führt nur in 1,8% zur Feststellung.

## Pathophysiologie

Pulsionsdivertikel entstehen oberhalb funktioneller oder organischer Hindernisse, juxtasphinktere bilden sich an schwachen Muskulaturpunkten. Zervikale Divertikel liegen an der Pharynxhinterwand im Bereich der Kilianschen Muskellücke.
Traktionsdivertikel: Sie sind wahrscheinlich eine angeborene Fehlbildung durch unvollkommene Trennung von Luft- und Speiseröhre mit bleibender Gewebsverbindung zwischen Ösophagus und Trachea. Die ältere Auffassung: Entstehung durch Traktion bei tuberkulöser Lymphadenitis in Bifurkationsnähe verlor an Bedeutung.
Epiphrenische Divertikel: Sie kombinieren sich in ⅔ der Fälle mit Hiatushernien, diffusem Ösophagospasmus, Achalasie und Ösophagitis.
Nach Manometrieuntersuchungen gibt es Funktionsstörungen der Speiseröhre bei zervikalen und epiphrenalen Divertikeln.

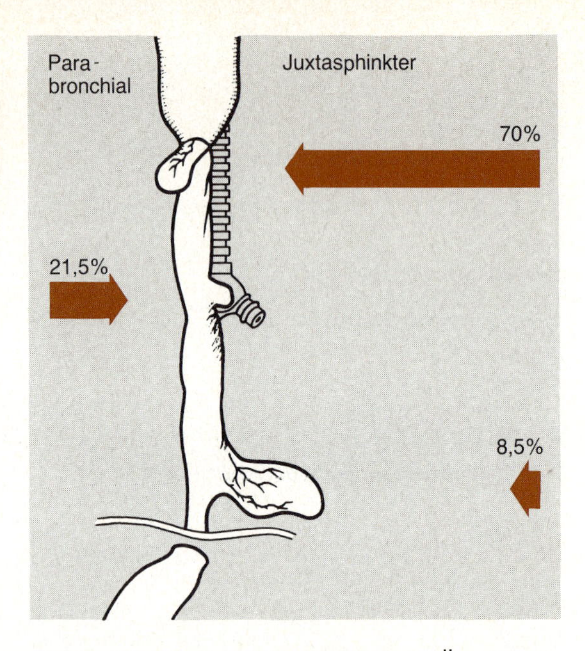


Abb. **2** Häufigkeit und Nomenklatur der Ösophagusdivertikel. Ansicht von hinten (aus Siewert, R., A. L. Blum, F. Waldeck: Funktionsstörungen der Speiseröhre. Springer, Berlin 1976)

## Klinik

### Anamnese

Bei zervikalen Divertikeln führen Fremdkörpergefühl und Dysphagie. Divertikelgröße und Beschwerdebild korrelieren nicht. Temporäre Halsschwellung, links mehr als rechts, ist möglich. Beim Schluckakt treten für den Patienten und die Umgebung hörbare, laute Geräusche auf. Auspressen des Divertikels erleichtert. Regurgitation im Schlaf bedeutet Aspirationsgefahr. Große Divertikel komprimieren nach Nahrungsfüllung den Ösophagus.
Parabronchiale Divertikel: Perforation und Fistelbildung in die Atemwege sind nicht selten.
Epiphrenale Divertikel: Dysphagie, oft kombiniert mit Erscheinungen nach Art einer Hiatushernie, ist möglich.

### Befund

Zervikale Divertikel sind fühlbar.

### Diagnostisches Vorgehen

Bei entsprechender Symptomatologie oder bei Zufallsbefunden wird im allgemeinen die Röntgenologie zur Diagnose führen: Neben einer a.-p. Aufnahme sind seitliche und Schrägaufnahmen erforderlich.
Endoskopie ist insbesondere bei Divertikelkomplikationen unerläßlich.
Manometrie der Speiseröhre ist wünschenswert.

#### Differentialdiagnose

Eine breit angelegte Diagnostik bei dem Symptom »Dysphagie« ist immer vonnöten.

#### Komplikationen

Dekubitalulzera, Divertikulitis oder Blutungen sind selten.
Bei zervikalen Divertikeln ist eine Rekurrensparese möglich. Ein Einbruch in das respiratorische System mit Fistelbildung wurde bei Rückgang der Traktionsdivertikel in unserer Zeit selten.

#### Therapie

Ein chirurgisches Vorgehen ist bei zervikalen Divertikeln häufig notwendig und wird nicht selten mit einer Myotomie des oberen Ösophagussphinkters kombiniert.
Bei Traktionsdivertikeln ist operatives Vorgehen selten indiziert.
Epiphrenale Divertikel sind im chirurgischen Vorgehen von Ausmaß der Beschwerde, Größe und Kombination mit anderen Befunden am unteren Ösophagus oder Magen abhängig zu machen.

#### Verlauf und Prognose

Fistelbildungen: pharyngokutane Fistel oder bronchiale Fisteln verschlechtern die Prognose.

**Merke:** Jede Dysphagie, so auch die Schluckbeschwerde bei Ösophagusdivertikeln, bedarf einer klinischen, endoskopischen und röntgenologischen Abklärung.

#### Weiterführende Literatur

Hornbostel H. in Hornbostel, H., W. Kaufmann, W. Siegenthaler: Innere Medizin in Praxis und Klinik, 2. Aufl. Thieme, Stuttgart 1978, 3. Aufl. in Vorb.

## Ösophagitis

**Definition:** Die Ösophagitis ist heute eine morphologische Diagnose: eine Entzündung der im allgemeinen von Plattenepithel überzogenen Schleimhaut.
Hyperämie, Ödem, leukozytäre Infiltration, Fibrose, Epitheldefekt, Erosionen, Ulzera sind mögliche histologische Befunde. Außerdem gibt es pseudomembranöse Entzündungen.

#### Häufigkeit

Eine Ösophagitis ist seltener als eine Gastritis jeder Form.

#### Ätiologie

Selten handelt es sich um ein selbständiges Krankheitsbild, vielmehr ist die Krankheit Begleitphänomen oder Folge einer anderen Erkrankung.
Infektiöse, physikalische und chemische Ursachen sind unterscheidbar.
Aktuell sind Virus- und Soorgenese (Zytostatika).

#### Pathophysiologie

Liegt ein gestörter Verschlußmechanismus des terminalen Ösophagus und der Kardia vor, so kommt es zu einem Reflux des peptisch wirkenden Magensaftes. Andererseits macht nicht jeder Reflux unbedingt eine Ösophagitis. Auch nicht jede Hiatushernie ist mit einer Refluxösophagitis verbunden (nur 10–40% der Hernien weisen sie auf). Strikturen und Bettlägerigkeit begünstigen das Krankheitsbild.

#### Klinik

##### Anamnese

Die Vorgeschichte ist meist uncharakteristisch: Druckgefühl im Epigastrium, epigastrischer Schmerz, Auftreten von Sodbrennen (Pyrosis, »heartburn«). Bekanntlich ist das Phänomen Sodbrennen umgekehrt mit Ösophagitis nicht gleichzusetzen.
5% der gastrointestinalen Blutungen beruhen auf einer nekrotisierenden Entzündung des Ösophagus.

#### Diagnostisches Vorgehen

Endoskopisch unterscheidet man 3 Formen:

1. nur Entzündungszeichen,
2. Erosionen und Nekrosen,
3. Stenose mit und ohne Oberflächendefekt.

Ein bestehendes »buntes Bild« wird als Landkartenösophagitis bezeichnet.
Röntgenologisch findet sich bestenfalls eine Verbreiterung der Schleimhautfalten. Die Röntgenologie ist vor allem zur Erfassung von Begleit- und Folgeerscheinungen geeignet.

#### Differentialdiagnose

Eine koronare Herzkrankheit ist bei diesem Krankheitsbild ebenso abzugrenzen wie eine Kardiaerkrankung.

#### Komplikationen

Ausgedehnte Entzündungen führen zu einem Übergreifen auf das periösophageale und mediastinale Gewebe.
Es gibt im Ösophagus ektopische Schleimhautinseln des Magens, mit Zylinderepithel versehen.
Die Kardiaschleimhaut kann sich weit auf den Ösophagus ausdehnen: Die Ora serrata, die Z-Linie, bedeutet die Begrenzung. Ulzera befinden sich im Plattenepithel- und Zylinderepithelbereich.

Plattenepithelulzera sind oberflächlich, bluten und penetrieren nicht.
Zylinderepithelulzera sind größer und neigen zur Penetration (Barret-ulcer).

### Therapie

Bei der Endoskopie ist auf Materialgewinnung zum Erregernachweis besonderer Wert zu legen. Die Therapie ist z.T. die der Refluxösophagitis (S. 13.11). Antazida binden wahrscheinlich nicht nur Pepsin, sondern sind auch ein Stimulans für Gastrin, das den Kardiasphinkter tonisiert. Metoclopramid (Paspertin) tonisiert ebenfalls den Sphinkter. Alginsäure (Gaviscon z.B.) bildet mit dem Magensaft eine visköse Masse als Schutzschicht gegen den Reflux.

**Merke:** Ösophagitis ist im allgemeinen eine endoskopisch und histologisch zu belegende Diagnose.

### Weiterführende Literatur

Stadelmann, O. in Hornbostel, H., W. Kaufmann, W. Siegenthaler: Innere Medizin in Praxis und Klinik, Bd. IV, 2. Aufl. Thieme, Stuttgart 1978, 3. Aufl. in Vorb.

## Bösartige Ösophagustumoren

**Definition:** 10% aller gastrointestinalen Tumoren manifestieren sich im Ösophagus.

### Häufigkeit

Männer werden etwa 7mal häufiger als Frauen befallen. Vielleicht ist in Mitteleuropa eine Frequenzabnahme vorhanden. Bantuneger, Inder, Ostasiaten haben eine hohe Frequenz dieses Malignoms.

### Ätiologie

Nikotin, Alkohol, Aufnahme heißer Getränke und Speisen, Zustand nach Laugenverätzungen mit Strikturen, Achalasie, Stadtleben sind mögliche ätiologische Momente. Die physiologischen Engstellen mit Passageverzögerungen stellen Prädispositionen dar.

### Pathologie

10% aller gastrointestinalen Tumoren sind Malignome des Ösophagus. Etwa 90% sind Plattenepithelkarzinome, die restlichen Tumoren sind Adenokarzinome. 40% finden sich im distalen Abschnitt des Ösophagus, etwa 20% im proximalen Drittel, der Rest im mittleren Abschnitt.

Das Ösophagussarkom enthält maligne epitheliale und mesenchymale Anteile. Die Invasivtendenz ist geringer, ebenso die Metastasierung seltener. Fibro-, Leiomyo-, Rhabdomyosarkome sind selten und von geringer praktischer Bedeutung.

### Klinik

#### Anamnese

Dysphagie, Retrosternalschmerz, Regurgitation, Erbrechen, Gewichtsabnahme, Blutung, Husten, Heiserkeit sind meistens Spätklagen. Eine Frühdiagnose bei Beschränkung des Tumors auf Mukosa und Submukosa gelingt selten.
Der Ort der Dysphagie wird vom Patienten meistens sehr genau lokalisiert.
Die Regurgitation ist seltener als bei der Achalasie. Heiserkeit bedeutet im allgemeinen Rekurrensparese. Bei ⅔ aller Erkrankungen kommt es zur Fistelbildung in die Trachea oder in die Bronchien, mit entsprechender Anamnese.

#### Befund

Supraklavikulardrüsen sind bei Metastasierung früh tastbar. Eine vergrößerte Leber ist sonographisch, szintigraphisch und durch Laparoskopie als metastasenverdächtig abzuklären.

#### Diagnostisches Vorgehen

Als Suchmethode gilt die Röntgenuntersuchung. Auch die Beurteilung der Motilitätsstörung erfolgt durch diese Methode. Endoskopische Sicherung mit Biopsie ist unausweichlich. Nach Röntgenbefund und Ösophagoskopie unterscheidet man 3 Wachstumsformen:

1. multiple oder solitäre Füllungsdefekte unterschiedlicher Ausdehnung mit Oberflächenunregelmäßigkeit,
2. zirkuläre Stenose mit Wandstarre und Unregelmäßigkeit der Wand, Verlust der Schleimhautstruktur,
3. Wandrigidität mit schüsselförmigen Schleimhautdefekten.

Eine Röntgenuntersuchung mit wäßrigem Röntgenkontrastmittel und Bronchoskopie klären Perforation oder Tumorinvasion in das Bronchialsystem ab.

#### Differentialdiagnose

Jede Dysphagie im fortgeschrittenen Lebensalter ist ösophaguskarzinomverdächtig. Besonders wichtig ist die Abgrenzung gegenüber »funktionellen Störungen« der Speiseröhre.

#### Komplikationen

Aspirationspneumonie, Lungenabszeß, Mediastinitis, Pleuraempyem, Einbruch in die thorakale Aorta, Phrenikusparese.

### Therapie

Allgemeinzustand, Alter des Patienten, Metastasenfeststellung, Lokalisation und Ausdehnung des Tumors bestimmen das therapeutische Vorgehen.
Im Vordergrund therapeutischer Erwägung steht hier die Strahlentherapie (1300–1800 mCi/kg ≙ 5000–7000 R).
Eine Resektion ist unter Umständen nach Strahlenbehandlung zu erwägen (etwa 20% Operationsrisiko).
Jede Chemotherapie ist unbefriedigend.
Aus Inanitionsgründen ist unter Umständen ein Celestintubus zu überlegen.

### Verlauf und Prognose

Mittlere Überlebenszeit: 4–5 Monate nach Stellung der Diagnose. Nur 1% hat eine Überlebenschance über 5 Jahre.

**Merke:** Jede Dysphagie bedarf der endoskopischen Abklärung. 90% aller Tumoren des Ösophagus sind Plattenepithelkarzinome.

### Weiterführende Literatur

Paul, F. in Hornbostel, H., W. Kaufmann, W. Siegenthaler: Innere Medizin in Praxis und Klinik, Bd. IV, 2. Aufl. Thieme, Stuttgart 1978, 3. Aufl. in Vorb.

## Spontane Ösophagusperforation

**Definition:** Die Ösophagus-Spontanruptur entspricht dem Boerhave-Syndrom.

### Häufigkeit

Es ist ein seltenes Krankheitsbild, das vorwiegend bei Männern zwischen dem 35. und 65. Lebensjahr beobachtet wird.

### Ätiologie

Die häufigste Ätiologie ist ein unkoordiniertes Erbrechen bei Alkoholikern.

### Pathophysiologie

Ursache ist eine Druckerhöhung im unteren Ösophagusanteil bei anhaltender Muskelkontraktion im mittleren und oberen Ösophagusanteil. Dabei erfolgen Risse der Speiseröhre in der Längsrichtung am linkslateralen Wandabschnitt, dicht oberhalb des Diaphragma. Durch Pleuraeinriß ist ein Übertritt von Speiseanteilen in den linken Pleuraraum möglich.
Grundsätzlich ist dieses Ereignis auch nach Erbrechen anderer Genese möglich, aber noch seltener.

### Klinik

#### Anamnese

Nach Erbrechen zeigt sich ein substernaler, epigastrischer Schmerz höchsten Ausmaßes, der in den Rücken ausstrahlt. Dabei fallen Atemnot und Zyanose und etwa bei der Hälfte der Fälle ein Hautemphysem am Halse auf, im weiteren Verlauf kommt es zur Ausbildung eines linksseitigen Pleuraergusses.

### Befund

Es läßt sich ein Mediastinalemphysem oder ein Seropneumothorax nachweisen. Bei Pleurapunktion findet sich Magensaft.

### Diagnostisches Vorgehen

Der Beweis ist durch Ösophagusfüllung mit wäßrigem Kontrastmittel möglich.

### Komplikationen

Seropneumothorax ist eine mögliche Komplikation.

### Differentialdiagnose

Es ist im weiten Sinne die Differentialdiagnose des »akuten Abdomens« gegeben. Pleurokardiale Erkrankungen (Herzinfarkt, Lungenembolie) sind zu erörtern.

### Therapie

Selbstverständlich ist sie stets eine chirurgische Behandlung.

### Verlauf und Prognose

Auch unter chirurgischem Vorgehen beträgt die Letalität 20%.

**Merke:** Bei Erbrechen nach Alkoholzufuhr mit auftretendem Vernichtungsgefühl und Schmerzen in der linken Thoraxseite sowie Schocksymptomatik und dem Befund eines »akuten Abdomens« und gleichzeitigem Nachweis eines Haut- oder Mediastinalemphysems ist eine Ösophagusperforation in Erwägung zu ziehen.

### Weiterführende Literatur

Schwemmle, K.: Ösophagusperforationen. In Hornbostel, H., W. Kaufmann, W. Siegenthaler: Innere Medizin in Praxis und Klinik, 2. Aufl. Thieme, Stuttgart 1978, 3. Aufl. in Vorb.

# Erkrankungen des Magens

## Wichtige Lageanomalien des Magens

*H. Hornbostel*

### Hiatushernie

**Definition:** Eine Hiatushernie bedeutet eine Verlagerung von Magenanteilen in den Thoraxraum.

*Formen:* Nach Magenlage und nach Ösophaguslänge werden unterschieden:

1. Axiale Gleithernie (= ösophagogastrale Gleithernie): Durch den Hiatus oesophageus tritt ein Anteil des Magens mit dem Antrum cardiacum in den Thoraxraum (Abb. **3a**).
2. Paraösophageale Hernie. Es ist eine echte Hernie mit Bruchsack: Neben dem Ösophagus liegt ein Teil des Magens bei subdiaphragmatischer Lage der Kardia (Abb. **3b**). Extrembild: »upside-down-stomach«.
3. Hiatushernie bei kurzem Ösophagus: kongenital oder erworben (Ösophagitis, Refluxösophagitis), es liegt der obere Maganteil im Thoraxraum (Abb. **3c**).

Paraösophageale Hernie und Gleithernie können sich kombinieren (Abb. **3d**).

#### Häufigkeit

Die Häufigkeit steigt ab dem 50. Lebensjahr an. Nach Sammelstatistiken ist der häufigste pathologische Röntgenbefund des Magens die Hiatushernie. Die Frequenz des Nachweises ist von der Technik des Untersuchers abhängig.

#### Pathophysiologie

Normalerweise erfolgt der Verschluß von Thorax- und Bauchraum durch die Membrana oesophago-diaphragmatica. Atrophie der Zwerchfellmuskelfasern, Nachlassen der Bindegewebselastizität (Alter), intraabdominelle Druckerhöhungen (Adipositas, Gravidität, Obstipation) sind begünstigende Manifestationselemente.
Magenoperationen (Billroth I, Billroth II, Gastrektomie, Vagotomie) führen nicht selten zur Läsion der Membrana oesophago-diaphragmatica.

#### Klinik

##### Anamnese

Häufig bestehen uncharakteristische Oberbauchbeschwerden: Druck im Epigastrium postprandial, Blähgefühl, erleichternder Ruktus, Mißempfindungen im Sinne einer Stenocardia spuria.
Eine Lageabhängigkeit der Beschwerde ist nicht selten vorhanden: Auftreten der Beschwerden in Horizontallage (Bettlage), insbesondere nach opulenten Mahlzeiten, bei Bückbewegungen (Schuheschließen, Skibindung anlegen), Erleichterung durch Aufstoßen, was durch Selterswasser forciert werden kann.
Dysphagie ist bei großen Hernien möglich.

##### Befund

Klinische Befunde sind für die Diagnose nicht wegweisend. Dagegen geben Lebensalter, Gravidität, Korpulenz und Anamnese wertvolle Hinweise.

##### Diagnostisches Vorgehen

Röntgenuntersuchung und Endoskopie haben bei Sorgfalt und Erfahrung des Untersuchers etwa gleich große Trefferquoten (Abb. **4**, Tab. **1**–**3**).
Die Röntgenmethode ist beim Nachweis des kurzen Ösophagus und bei der paraösophagealen Hernie überlegen.
Die Endoskopie ist unbedingt überlegen in dem Nachweis einer Refluxösophagitis. Da Horizontallage, Rücken-, Links-, Kopftieflage und Kompression in Bauchlage unter anderem röntgenologische Techniken sind, wird bei ambulanten Röntgenuntersuchungen die Hiatushernie leicht übersehen.

Abb. **3** Hiatushernien. **a** Ösophagogastrale Gleithernie (axiale Gleithernie), **b** paraösophageale Hernie, **c** kurzer Ösophagus, **d** Kombination von Gleithernie und paraösophagealer Hernie (aus Seifert, E. in Hornbostel, H., W. Kaufmann, W. Siegenthaler: Innere Medizin in Praxis und Klinik, 2. Aufl. Thieme, Stuttgart 1978) ▷

Abb. **4** Ösophagogastrale Hernie bei endoskopischer Untersuchung mit **a** Vorausblickoptik und **b** Seitblickoptik (Inversionstechnik) (aus Seifert, E. in Hornbostel, H., W. Kaufmann, W. Siegenthaler: Innere Medizin in Praxis und Klinik, 2. Aufl. Thieme, Stuttgart 1978) ▷

a

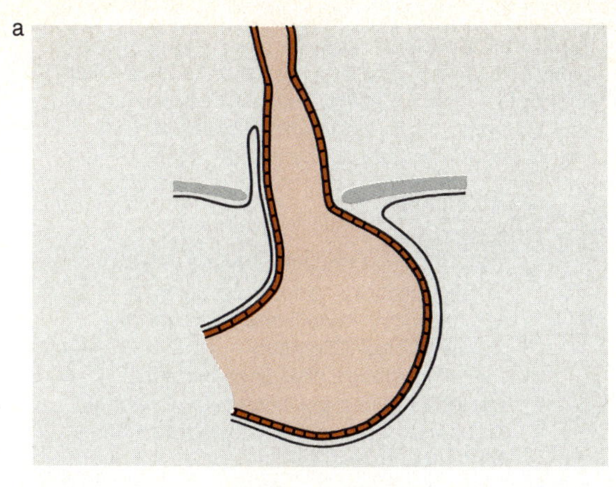

b

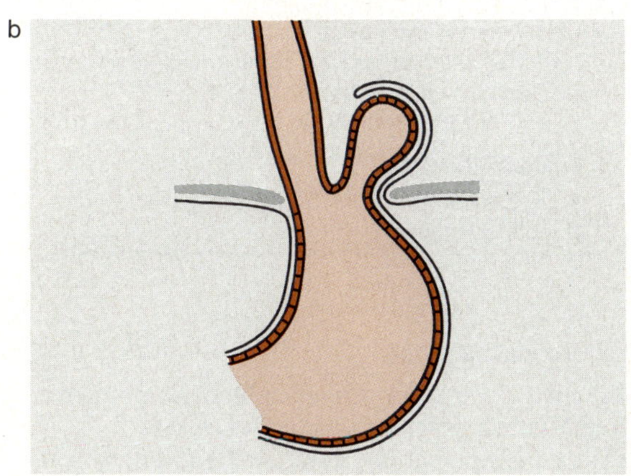

c

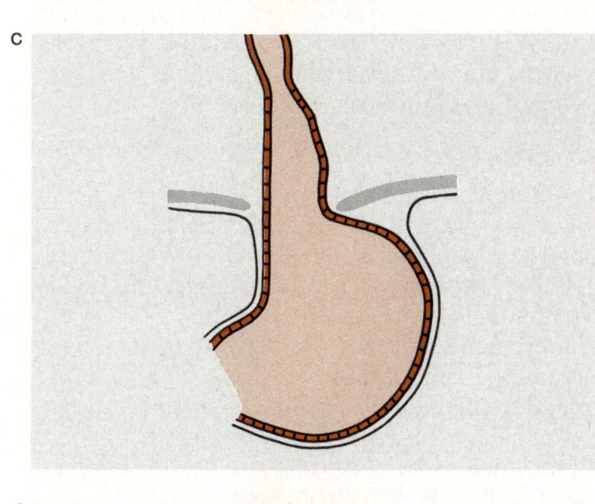

d

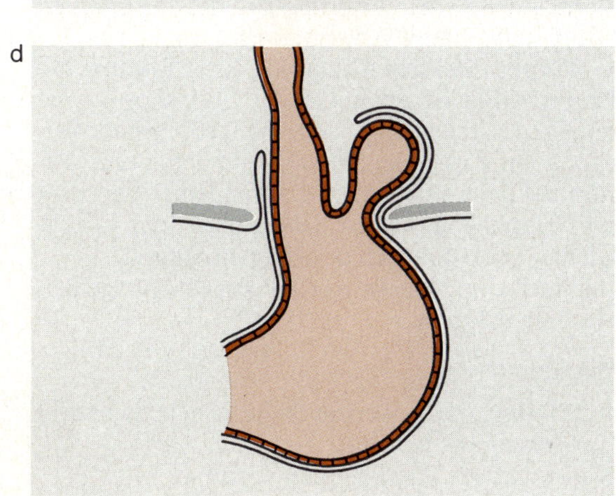

**3**

a

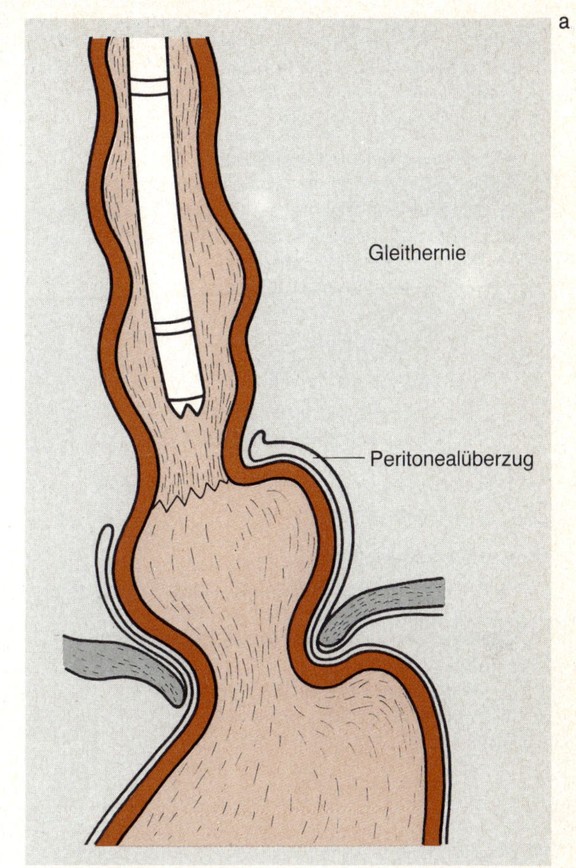
Gleithernie
Peritonealüberzug

b

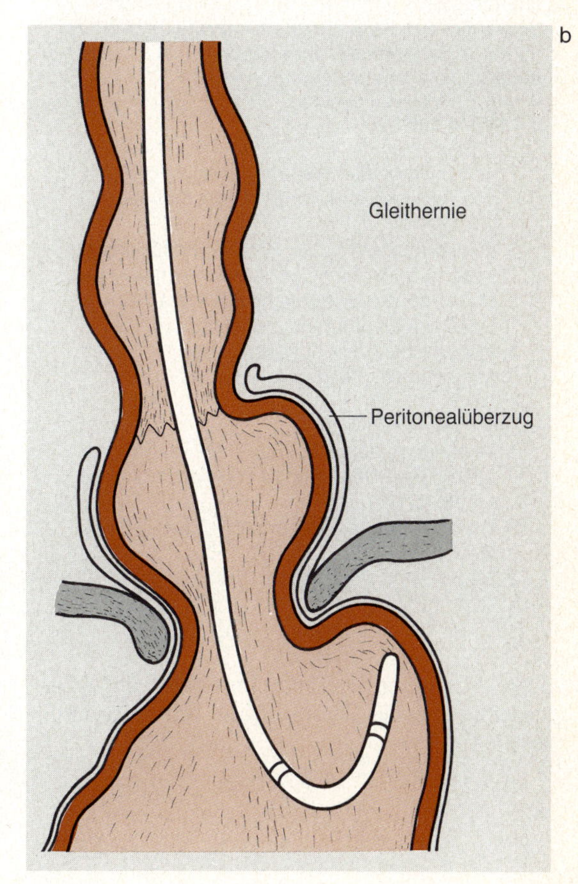
Gleithernie
Peritonealüberzug

**4**

Tabelle **1** Radiologische Kriterien der Hiatushernien (aus Seifert, E. in Hornbostel, H., W. Kaufmann, W. Siegenthaler: Innere Medizin in Praxis und Klinik, 2. Aufl. Thieme, Stuttgart 1978)

**I. Ösophagogastrale Gleithernie**
1. Der unterste Teil des Ösophagus und ein Teil des Magens liegen oberhalb des Zwerchfells
2. Ösophagogastrische Schleimhautgrenze oberhalb des Zwerchfells
3. Der Ösophagus mündet meist exzentrisch von oben in den Magen und verläuft im unteren Abschnitt etwas geschlängelt

**II. Paraösophageale Hernie**
1. Die Kardia liegt unterhalb des Zwerchfells und ein Teil des Magens neben dem Ösophagus im Thoraxraum
2. Der Ösophagus mündet meist gestreckt in den Magen

**III. Kurzer Ösophagus**
1. Der untere Ösophagus und ein größerer Teil des Magens liegen oberhalb des Zwerchfells
2. Hoher ösophagogastrischer Schleimhautübergang
3. Gestreckter Verlauf des Ösophagus
4. Die Hernie ist nicht reponibel

Tabelle **2** Endoskopische Kriterien der ösophagogastralen Gleithernie bei Untersuchung mit Vorausblickoptik (aus Seifert, E. in Hornbostel, H., W. Kaufmann, W. Siegenthaler: Innere Medizin in Praxis und Klinik, 2. Aufl. Thieme, Stuttgart 1978)

**I. Direkte Zeichen**
1. Zwei offenstehende Pforten (Hernienpforten und funktioneller Ösophagussphinkter) mit dazwischen befindlicher glockenartiger Dilatation
2. Ösophagogastrischer Schleimhautübergang in der glockenartigen Dilatation
3. Nachweis des ösophagogastrischen Überganges oberhalb des Diaphragmas
4. Inspiratorisches Hochgleiten der Magenschleimhaut durch den Hiatus

**II. Indirekte Zeichen**
1. Verkürzung des Abstandes des ösophagogastrischen Überganges von der Zahnreihe (<38–40 cm)
2. Freier Reflux von Magensaft in den Ösophagus
3. Begleitende Ösophagitis

Große Hiatushernien fallen bereits bei der Röntgenaufnahme des Thorax ohne Kontrastmittelgabe auf.

Tabelle **3** Endoskopische Kriterien der ösophagogastralen Gleithernie bei Inversionstechnik (Seitblickoptik) (aus Seifert, E. in Hornbostel, H., W. Kaufmann, W. Siegenthaler: Innere Medizin in Praxis und Klinik, 2. Aufl. Thieme, Stuttgart 1978)

**I. Direkte Zeichen**
1. Größere Hernie
   a) Zwei offenstehende Pforten (Hernienpforten und funktioneller Ösophagussphinkter) mit dazwischen befindlicher glockenartiger Dilatation
   b) Ösophagogastrischer Schleimhautübergang in der glockenartigen Dilatation
   c) Krausenartige, gleitende Magenschleimhautfalten an der Kardia
2. Kleinere Hernie
   a) Offener Kardiaring
   b) Farbunterschied der Schleimhaut des ösophagogastrischen Überganges (mit Taschenbildung)

**II. Indirekte Zeichen**
1. Deformität der Fornix (Kollaps)
2. Hernienring

### Differentialdiagnose

In etwa 50% aller Untersuchten kombinieren sich Hiatushernien mit anderen Leiden.
Daher »Untersuchungstaktik«: EKG anfertigen, den Ösophagus, den Magen, das Duodenum endoskopisch und/oder röntgenologisch untersuchen, eine Ultraschalluntersuchung von Gallenblase und Pankreas durchführen.

### Komplikationen

1. Die Refluxösophagitis ist die häufigste Komplikation und tritt als Folge der Insuffizienz des unteren Ösophagussphinkters auf, Gastrinmangel beim alten Menschen ist pathogenetisch vielleicht dabei ein zusätzlicher Faktor.
Hauptbeschwerde bei Refluxösophagitis: Sodbrennen (Regurgitation von Mageninhalt) und/oder Dysphagie. Die Refluxösophagitis ist eine Domäne der Endoskopie und Biopsie.
Röntgenbefunde: Engstellung des terminalen Ösophagus, Faltenverbreiterung.
2. Blutung: Bei der Abklärung einer Blutung bei Hiatushernie ist ebenfalls die Endoskopie vorrangig. Dabei erfolgt eine Umgebungsuntersuchung auf Erosionen, Ulzera und Tumoren. Der Röntgennachweis eines marginalen Ulkus (an der ösophagogastralen Übergangszone) erfolgt leichter endoskopisch als röntgenologisch.
Inkarzeration: Sie ist nur bei paraösophagealen Hernien möglich.

### Therapie

Aufklärung muß an erster Stelle stehen, da häufig Karzinophobie besteht.
Konservativer Therapieplan s. Tab. **4**.

Tabelle **4** Therapie der Refluxkrankheit: 3 × 3 Prinzipien (nach Blum)

**I. Förderung der Sphinkterkontraktion**
1. Alkali
2. Fleisch
3. Metoclopramid

**II. Vermeiden von Faktoren, welche die Sphinkterkontraktion hemmen**
1. Nikotin
2. Fett
3. Alkohol

**III. Schonung des Sphinkters**
1. Gewichtsabnahme
2. Kleine Mahlzeiten, langsam essen, Meiden enganliegender Kleider
3. Kopfende des Bettes anheben

Chirurgisches Vorgehen: Rosetti: »Der Patient stellt die Indikation durch Ausmaß der vorgetragenen Beschwerden«, oder das Versagen einer konservativen Therapie gibt den Ausschlag. Methoden: Fundoplikatio, Gastropexie.

**Merke:** Die Treffsicherheit des Nachweises des häufigen Befundes einer Hiatushernie ist für Röntgenologie und Endoskopie gleich hoch. Für den Nachweis einer Refluxösophagitis ist die Endoskopie die überlegene Methode. Die Diagnose »Hiatushernie« ist im Rahmen einer Oberbauchdiagnostik nicht selten eine Nebendiagnose. Umgebungsuntersuchungen mit EKG, Röntgenologie und Endoskopie sind unbedingt erforderlich.

Weiterführende Literatur

Blum, A. L., I. R. Siewert: Refluxtherapie. Springer, Berlin 1981
Seifert, E. in Hornbostel, H., W. Kaufmann, W. Siegenthaler: Innere Medizin in Praxis und Klinik, 2. Aufl. Thieme, Stuttgart 1978, 3. Aufl. in Vorb.

# Weitere Lageanomalien und Auffälligkeiten

*Kaskadenmagen:* Er ist ein häufiger, röntgenologisch erhobener Zufallsbefund.
Normallage des Magens: der kardiale Teil liegt nach hinten, der pylorische nach vorn in einer schrägen Ebene.
Beim Kaskadenmagen befindet sich der mittlere Teil vorn, der Fornix-Korpus-Anteil hängt herab.
*Volvulus des Magens (Magentorsion):* Es ist eine Drehung des Magens um die Längsachse möglich: organoaxiale Form (Verbindungslinie Kardia-Pylorus) oder um eine Querachse: mesenterioaxiale Form (Verbindungslinie der Mitte von großer und kleiner Kurvatur).
Nach exzessiver Getränke- oder Nahrungszufuhr tritt ein anfängliches Erbrechen auf, das von heftigem, erfolglosem Würgreiz abgelöst wird und zu einer schnellen Blähung des Oberbauches führt.
Es ist die Differentialdiagnose des »akuten Abdomens« unter Umständen zu betreiben.
*Magendivertikel:* Es gibt echte und falsche Divertikel. Das Häufigkeitsverhältnis Frau zu Mann beträgt 2:1.
Nach Röntgenbefunden liegen ¾ aller Magendivertikel im Kardiabereich, meistens an der Hinterwand und an der kleinen Kurvatur.
Der Größendurchmesser beträgt 1–7 cm.
Die Endoskopie scheint die Häufigkeitsnachweise bei Magendivertikeln zu erhöhen.
Das Krankheitsbild wird in 50% durch ulkusähnliche Beschwerden gekennzeichnet. In einem Teil der Fälle handelt es sich um röntgenologische Zufallsbefunde.
Röntgenologisch werden kleinere Divertikel der kleinen Kurvatur leicht übersehen.
*Bezoare* sind Fremdkörper aus Haaren oder pflanzlichen Fasern (aus dem Arabischen »badzehr« sich ableitend).
Nach der Zusammensetzung unterscheidet man zwischen Tricho-, Myko-, Phytobezoaren.
70% lassen sich röntgenologisch nachweisen. Es gibt endoskopische Verkleinerungsversuche und chemische Auflösungsbemühungen auf endoskopischem Wege.
Nach Gastrektomien scheinen vermehrt Phytobezoare aufzutreten.

# Die Ulkuskrankheit

*W. Rösch*

**Definition:** Unter dem Begriff »Ulkuskrankheit« sollen das chronische Magen- und Zwölffingerdarmgeschwür zusammengefaßt werden, die durch die Trias Singularität, Chronizität und Rezidivneigung gekennzeichnet sind. Im Gegensatz dazu steht das akute Ulkus (Streßulkus, akute Erosion), bei dem es sich um ein einmaliges Ereignis im Rahmen einer Schleimhautischämie handelt. Die Erosion ist dabei als Schleimhautdefekt gekennzeichnet, der die Muscularis mucosae nicht überschreitet und der ohne Narbenbildung abheilt. Unter chronischen Erosionen mit bevorzugter Lokalisation im präpylorischen Antrum versteht man schließlich persistierende bis linsengroße Schleimhautoberflächendefekte mit einem Schwellungshof, deren klinische Bedeutung noch unklar ist. Alle genannten Veränderungen werden unter dem Oberbegriff der peptischen Läsion subsummiert.

### Häufigkeit

Epidemiologische Daten über die Ulkuskrankheit lassen seit etwa 2 Jahrzehnten eine Abnahme der Ulkushäufigkeit, insbesondere beim Ulcus ventriculi, erkennen. Aus einer englischen Autopsiestudie geht hervor, daß 2,5% der männlichen Bevölkerung zwischen dem 25. und 44. Lebensjahr und 3,5% zwischen dem 45. und 75. Lebensjahr zum Zeitpunkt ihres Todes an einem Ulcus duodeni litten. Aufgrund klinischer und radiologischer Befunde wurde geschlossen, daß etwa 7% der arbeitenden männlichen Bevölkerung Ulcera duodeni aufwiesen.
Die größte Ulkusinzidenz wird zwischen dem 35. und 55. Lebensjahr beobachtet, wobei das Magengeschwür eine Erkrankung des höheren Alters zu sein scheint. Während das Ulcus duodeni 2- bis 3mal häufiger bei Männern als bei Frauen beobachtet wird, ist dieser geschlechtsspezifische Unterschied bei Patienten mit Ulcus ventriculi weniger ausgeprägt. Ein familiär gehäuftes Auftreten der Ulkuskrankheit spricht für Erbfaktoren bei der Pathogenese: so weisen Angehörige von Ulcus-duodeni-Patienten eine auf das 2- bis 3fache erhöhte Ulkusdisposition auf. Träger der Blutgruppe 0 haben ein wesentlich höheres Risiko, an einem Duodenalulkus zu erkranken, als Träger anderer Blutgruppenmerkmale, insbesondere wenn sie keine Blutgruppenantigene in den Speichel sezernieren (»non-secretors«). Neben dem Non-secretor-Status scheint auch das Lymphozytenoberflächenantigen HLA-B 5 zum Ulcus duodeni zu prädisponieren.

### Pathophysiologie

#### Pathogenese

Während die Pathogenese der akuten gastroduodenalen Läsion (»Streßulkus«) als weitgehend gesichert gelten kann (Abb. **5**), ist die Sequenz der Ereignisse, die zum chronischen Ulkus führen, noch ziemlich unklar. Unverändert besteht der Grundgedanke eines gestörten Gleichgewichts zwischen aggressiven und protektiven Faktoren der Magenschleimhaut, die letztlich das Auftreten eines peptischen Defektes zulassen. Die Tatsache, daß dieser Defekt begrenzt bleibt und schließlich spontan wieder abheilt, wird von Kirk (1977) durch Biofeedback-Mechanismen erklärt (Abb. **6**). An dem 1910 von Schwartz aufgestellten Prinzip »ohne Säure kein Ulkus« kommt keine der zahlreichen Ulkustheorien vorbei, auch wenn wahrscheinlich die Gewichtung der einzelnen pathogenetischen Faktoren beim Magen- und Zwölffingerdarmgeschwür unterschiedlich erfolgen muß. So scheinen bei der Pathogenese des Ulcus ventriculi unter den aggressiven Faktoren weniger Salzsäure und Pepsin als vielmehr endogene zytotoxische Substanzen wie Gallensäuren und Lysolecithin (duodeno-gastrischer Reflux) und exogene Noxen (Acetylsalicylsäure) eine Rolle zu spielen, daneben dürfte einer Abnahme der Defensivmechanismen Durchblutung, Epithelregeneration, Schleimproduktion und Mukosabarriere eine wesentliche Bedeutung zukommen. Pyloroantrale Wandabnormalität und damit gestörte Magenentleerung tragen, insbesondere beim Dragstedtschen Staseulkus, zur Pathogenese mit bei.
Bei der Pathogenese des Ulcus duodeni wirken 3 Prinzipien zusammen: eine Säure- und Pepsinhypersekretion bei beschleunigter Magenentleerung, eine gestörte Säureneutralisation im Bulbus duodeni, möglicherweise infolge einer Resistenzschwäche der Schleimhaut, und Störungen des Zentralnervensystems (Vagotonus).
Über die Pathophysiologie der Rezidivauslösung ist so gut wie nichts bekannt. Ein Übergang akuter Schleimhautläsionen in ein chronisches Geschwür wird fast niemals beobachtet. Das klassische Geschwür scheint innerhalb weniger Tage zu seiner vollen Größe »aufzublühen«; die Abheilung erfolgt nach Untersuchungen von Scheurer u. Mitarb. (1977) mit einer Halbwertszeit von 1,7 Wochen für das Ulcus ventriculi und 1,9 Wochen für das Ulcus duodeni.

#### Pathologische Anatomie

Das chronische Geschwür ist durch die 1921 von Askanazy aufgestellte Schichtenfolge gekennzeichnet, nämlich

1. eine oberflächliche Exsudatschicht mit Schleim, Fibrin, Leukozyten und Erythrozyten,

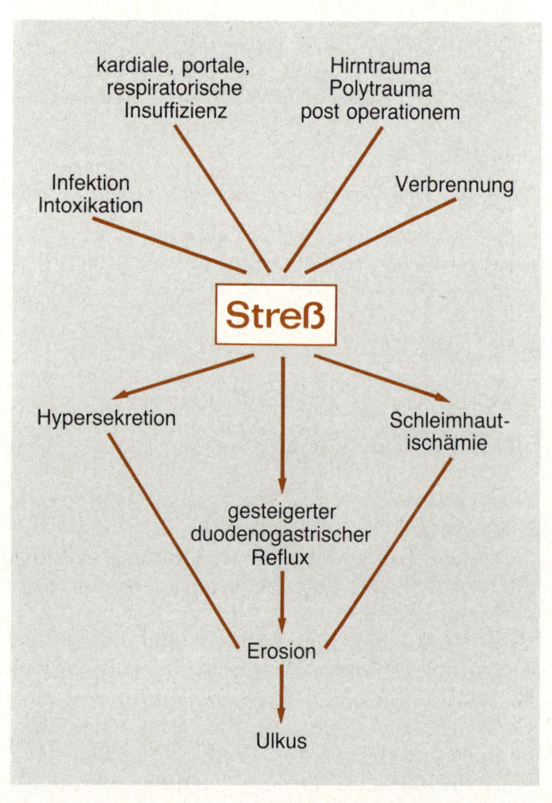


Abb. **5** Pathogenese der Streßulkusentstehung

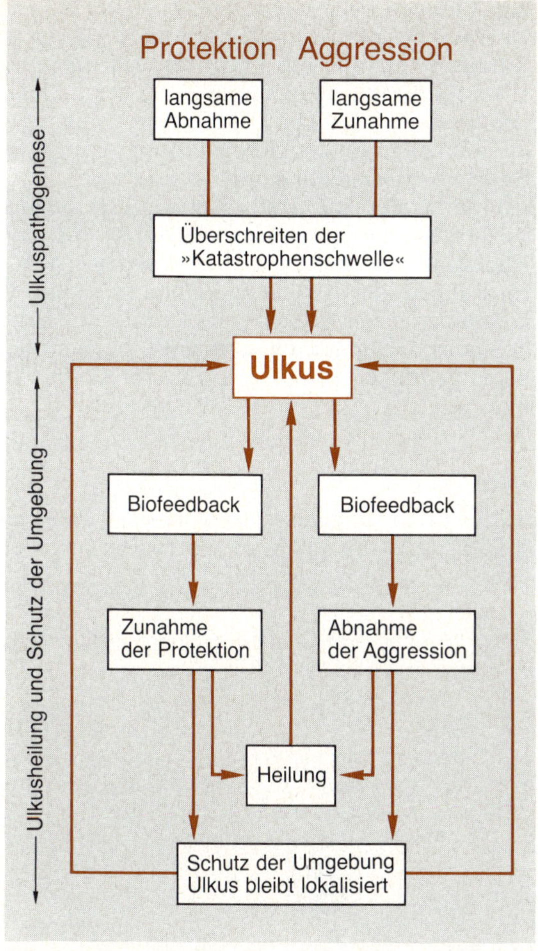


Abb. **6** Katastrophentheorie zur Ulkusgenese nach Kirk

2. eine Zone der fibrinoiden Nekrose,
3. eine Zone des kapillarreichen Granulationsgewebes und
4. dem bindegewebigen Narbenkallus.

Im Rahmen der Abheilung schiebt sich ein einreihiges Zylinderepithel über den durch Granulationsgewebe gefüllten Gewebsdefekt, das im Verlauf von mehreren Wochen zu einer Schleimhaut ausdifferenziert, die der umgebenden Mukosa entspricht, so daß am Ende nur noch die in den tieferen Wandschichten nachweisbaren Narbenfelder an das frühere Geschwür erinnern.
Beim Ulcus duodeni finden sich pathologisch anatomisch als Begleitphänomen eine größere Parietalzellmasse und entspeicherte Gastrinzellen im Antrum, beim Ulcus ventriculi eine chronische Gastritis, deren Ausmaß mit der Geschwürslokalisation recht eng korreliert. Bei bevorzugter Lokalisation im Bereich der kleinen Kurvatur liegt das Geschwür um so weiter proximal im Magen, je ausgeprägter die gastritischen Veränderungen sind. Daneben sind häufig Anteile der Pyloroantralwand hypertrophiert bei gleichzeitiger Degeneration der Ganglienzellen (»Maladie antrale«).

## Klinik

### Anamnese

Chronische Ulzera können ohne jede Beschwerdesymptomatik verlaufen und sich erst durch Komplikationen wie Blutung oder Perforation bemerkbar machen. In der Regel findet sich jedoch eine recht charakteristische Anamnese mit deutlicher zeitlicher Abhängigkeit der Beschwerden von der Nahrungsaufnahme. Beim Geschwür in der oberen Magenhälfte ist der Frühschmerz unmittelbar im Anschluß an die Nahrungsaufnahme relativ kennzeichnend, bei Geschwürslokalisation im Antrum und Bulbus steht der Spät- bzw. Nüchternschmerz 1–4 Stunden nach einer Mahlzeit im Vordergrund. Erneute Nahrungszufuhr, Trinken von Milch oder Einnahme eines Antazidums lassen diese Schmerzsensationen rasch abklingen (»food relief«). Pathognomonisch ist die Periodizität der Beschwerden im Verlauf sogenannter Ulkusschübe, wobei der insbesondere für das Ulcus duodeni postulierte Frühjahrs- und Herbstgipfel in jüngster Zeit mehr und mehr in Frage gestellt wird. Die Lokalisation des Schmerzes erlaubt nur bedingt Rückschlüsse auf die Geschwürslokalisation, doch klagt der Ulcus-duodeni-Kranke häufig über Schmerzen rechts paraumbilikal, während beim Magengeschwür diese eher links im Epigastrium angegeben werden. Eine Änderung des Schmerzcharakters, insbesondere das Auftreten eines in den Rücken ausstrahlenden Dauerschmerzes, spricht für eine Ulkuspenetration. Übelkeit, Erbrechen und Inappetenz weisen auf eine Stenosierung des Pylorus hin.
Häufige Begleiterscheinung des Zwölffingerdarmgeschwürs ist die Obstipation mit nur alle 2–3 Tage erfolgender Entleerung schafkotartigen Stuhls.

### Befund

Der Allgemeinzustand ist beim Ulcus-duodeni-Kranken meist gut, beim Magengeschwür des älteren Patienten eher reduziert. Die »Facies gastrica« mit ausgeprägten Nasolabialfalten wird heute nur noch selten angetroffen; sie soll Ausdruck wiederholter Geschwüre sein. Meist findet sich bei der Palpation des Abdomens ein umschriebener epigastrischer Druckschmerz, der typischerweise die gleiche Lokalisation wie der Spontanschmerz aufweist. Eine muskuläre Abwehrspannung deutet auf eine Serosabeteiligung hin. Die Senkungsreaktion ist beim Ulcus ventriculi meist beschleunigt, beim Ulcus duodeni normal oder verlangsamt. Eine Anämie spricht für eine stattgehabte Blutung, die dem Patienten nicht immer bewußt wird. Beim Patienten mit einem floriden Zwölffingerdarmgeschwür finden sich häufig Hypotonie, Bradykardie, Dermographismus, Neigung zu Schwitzen und lebhafte Sehnenreflexe.

### Diagnostisches Vorgehen

Anamnese und klinische Untersuchungen gestatten beim Ulkusleiden lediglich eine Vermutungsdiagnose. Gesichert wird die Diagnose durch Röntgenuntersuchung und/oder Gastroskopie, während der Magensekretionsanalyse heute nur noch eine untergeordnete Bedeutung beigemessen wird.

### Radiologie

Röntgensymptom des Ulkus ist die Nische, der aus der Magenkontur ragende Defekt. Für das Magengeschwür kennzeichnend sind die Hampton-Linie, über den Ulkusrand hängender Schleimhaut entsprechend, Ulkuswall und Ulkuskragen (Abb. **7**). Häufig findet sich eine Einziehung an der gegenüberliegenden großen Kurvatur, die wie ein Finger auf die Ulkusnische zeigt. Ein gestörtes Schleimhautrelief läßt ein Ulkus vermuten, ebenso eine Retraktion der kleinen Kurvatur des präpylorischen Antrums.

Röntgensymptome des Ulcus duodeni sind die Ulkusnische und die Deformierung der Bulbuskonturen (Abb. **8**). Die Ulkusnische kommt zumeist im Zentrum des kleeblattförmig verformten Bulbus zur Darstellung, mit der Zahl der Ulkusschübe nimmt die Deformierung des Bulbus (»Narbenbulbus«) immer mehr zu, so daß der Nachweis einer Nische immer schwieriger wird. Im Rahmen der Abheilung kommt es zu einem kontinuierlichen Abflachen der Nische, bis letztlich nur noch ein durch submuköse Narbenzüge hervorgerufener Faltenstern auf das Geschwür hinweist.

### Endoskopie

In der Routinediagnostik entgehen 10–20% der Magengeschwüre und 8–23% der Ulcera duode-

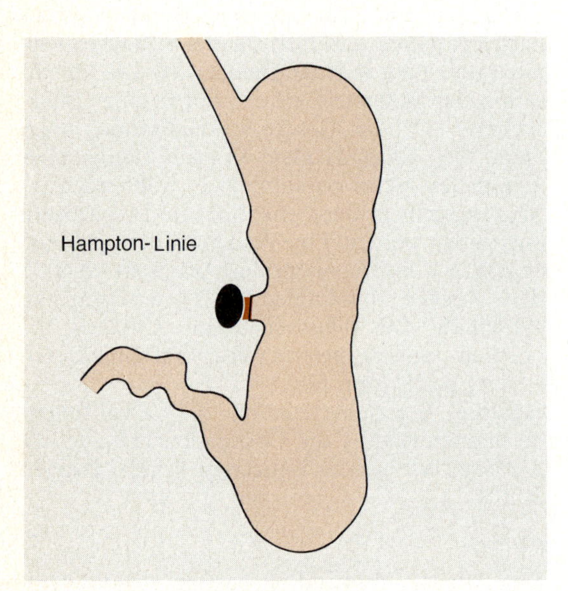


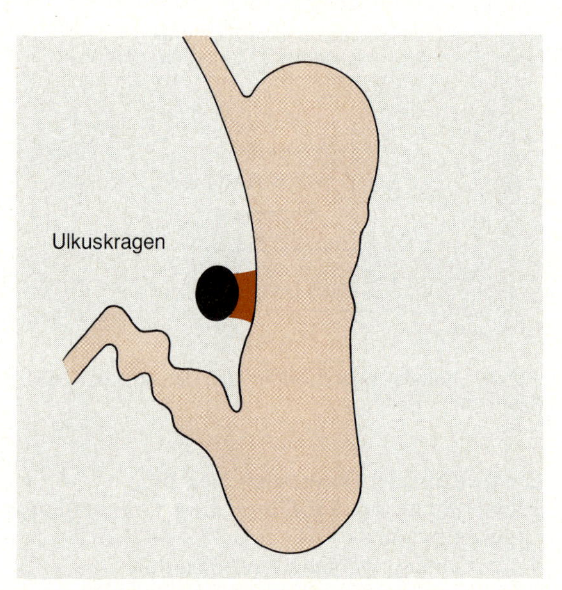


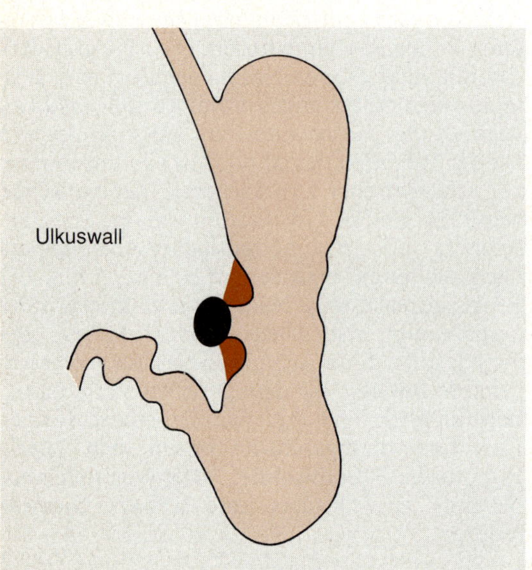


Abb. **7** Radiologische Kriterien des benignen Magengeschwürs: Hampton-Linie, Ulkuswall und Ulkuskragen

ni dem Röntgennachweis, was früher zu der Bezeichnung Ulkuskrankheit sine ulcere Anlaß gab. Aus diesem Grund wird heute bei entsprechender Symptomatik eine endoskopische Untersuchung verlangt, die beim Magengeschwür zudem die Aufgabe hat, durch gezielte Gewebsentnahme die Benignität zu beweisen (s. S. 13.28). Dabei sind 6–8 Biopsien aus dem Ulkusrand, der ganzen Zirkumferenz entsprechend, sowie einige Biopsien aus dem Ulkusgrund zu entnehmen. Bei eindeutigem Röntgenbefund ist eine duodenoskopische Untersuchung eines Zwölffingerdarmgeschwürs nicht erforderlich.

Domäne der Endoskopie ist die Verlaufsbeobachtung, insbesondere im Rahmen von Therapiestudien, da das vollständige Verschwinden einer Ulkusnische nur endoskopisch verläßlich dokumentiert werden kann. Im Rahmen der Abheilung bildet sich um die fibrinoide Nekrosezone ein ringförmiger Kapillarkranz, bis schließlich das Ulkus durch konzentrische Verkleinerung oder in Form einer linearen Narbe abheilt.

### Sekretionsanalyse

Die fraktionierte Magensaftuntersuchung, an die man lange Zeit Erwartungen einer »maßgeschneiderten« Ulkuschirurgie geknüpft hat, spielt heute nur noch eine untergeordnete Rolle. Zwar findet sich bei der überwiegenden Mehrzahl der Ulcus-duodeni-Patienten eine Hyperchlorhydrie (Basalsekretion über 5 mmol [mval] HCl/h; stimulierte Sekretion über 35 mmol [mval] HCl/h), beim Magengeschwür eher eine eingeschränkte sekretorische Leistung, doch erlaubt dieser Befund keine therapeutischen Rückschlüsse. Lediglich beim Zusammentreffen einer Achlorhydrie mit einem Magenulkus muß der dringende Verdacht auf das Vorliegen eines exulzerierten Karzinoms ausgesprochen werden.

Exzessiv hohe basale Säurewerte in Verbindung

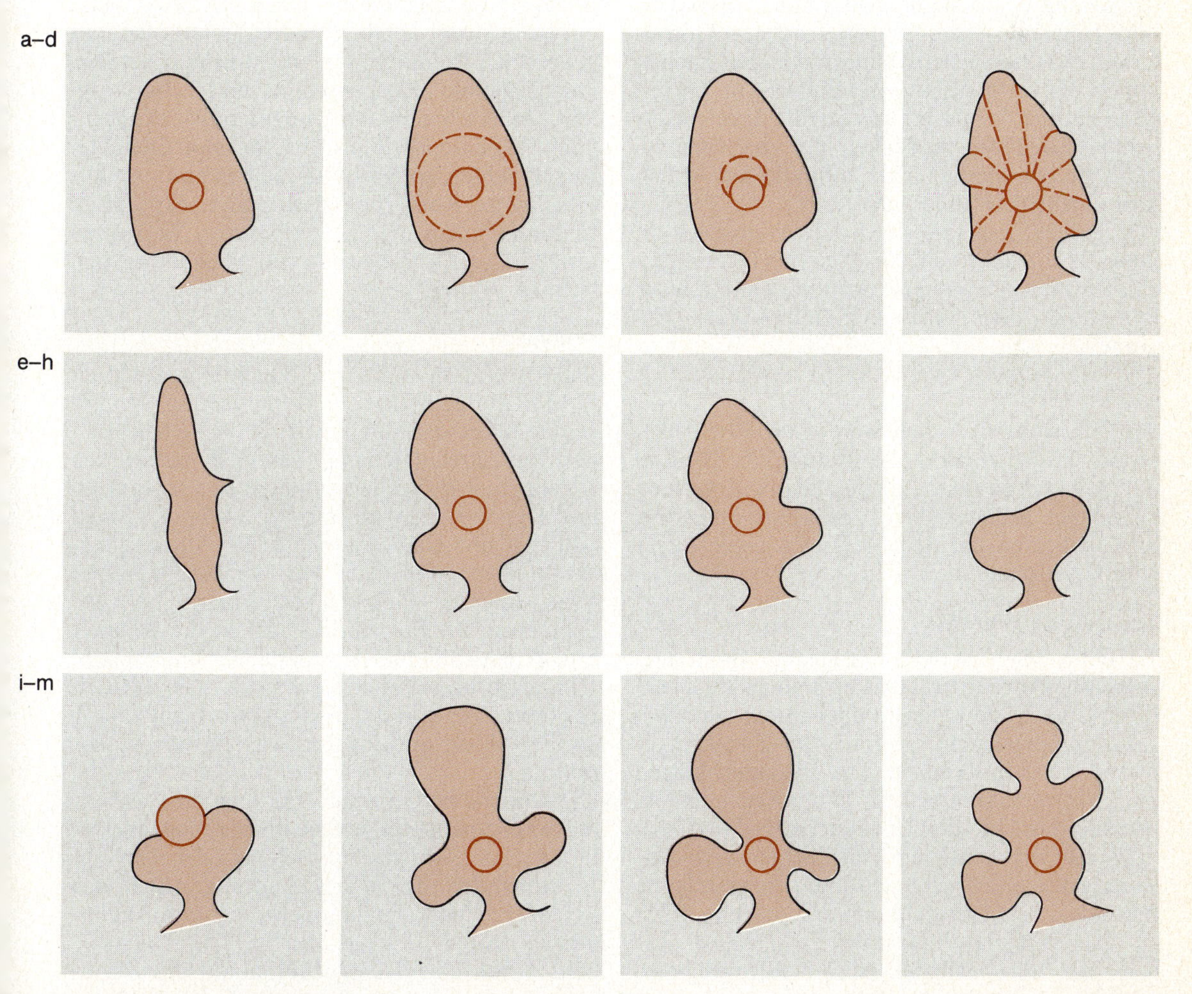


Abb. **8** Röntgenaspekte des Ulcus duodeni (nach Hafter). A.-p. Aufnahmen mit Ausnahme von **e** (Boxerstellung)

**a** zentrale Nische »en face«,
**b** zentrale Nische mit »Halo«,
**c** partieller Halo,
**d** sternförmig konvergierende Schleimhautfalten,
**e** Hinterwandulkus (Boxerstellung),
**f** Einziehung der Majorseite,
**g** Einziehung beider Konturen,
**h** Querschnürung,
**i** Querschnürung mit aufgelagerter Nische,
**k** Kleeblattform mit zentraler Nische,
**l** asymmetrische Kleeblattform,
**m** multiple Rezessusbildung

mit einem Zwölffingerdarmgeschwür, unter Umständen postbulbär lokalisiert, sollten an die Möglichkeit eines Zollinger-Ellison-Syndroms (s. S. 13.20) oder einer G-Zell-Hyperplasie des Antrums denken lassen. Eine Serumgastrinbestimmung, unter Umständen nach Sekretinstimulation, wird die Diagnose erhärten helfen.

### Differentialdiagnose

Atypische Lokalisation, Multiplizität und Falteninfiltration erwecken den Verdacht auf eine unter dem Bild des Magengeschwürs verlaufende Systemerkrankung, auch wenn aufgrund der endoskopischen Erfahrung betont werden muß, daß multiple chronische Ulzera bei jedem 10. Patienten angetroffen werden. Wegen der differentialdiagnostischen Kriterien zum Karzinom sei auf das entsprechende Kapitel (s. S. 13.26) verwiesen.
Als benignes Magenulkus imponieren können bei der Röntgendiagnostik das Magendivertikel, bei der radiologischen und endoskopischen Untersuchung das maligne Lymphom, Sarkoidose und Tuberkulose des Magens und der Morbus Crohn des oberen Verdauungstrakts. Bei flachen Ulzera mit vorausgegangener Blutung, im oberen Magendrittel lokalisiert, ist an die Exulceratio simplex Dieulafoy zu denken, der eine aneurysmatische Erweiterung einer submukösen Arterie zugrunde liegt (Kaliberpersistenz).
Nur in 0,035% liegen einem Ulcus duodeni ein maligner Prozeß, in der Regel ein ins Duodenum eingebrochenes Pankreaskarzinom, ein malignes Lymphom oder Schleimhautmetastasen zugrunde.

### Komplikationen

Als Ulkuskomplikationen werden die freie Perforation, die Penetration, die Blutung, die Stenose und beim Ulcus ventriculi die maligne Entartung bezeichnet. Auf lange Sicht gesehen ist bei jedem 3.–4. Patienten mit dem Auftreten einer dieser Komplikationen zu rechnen.

#### Magenausgangsstenose

Zu einer Magenentleerungsstörung durch mechanische Passagebehinderung kann es durch ein florides Ulcus ad pylorum oder durch rezidivierende präpylorische Ulzera oder Zwölffingerdarmgeschwüre kommen. Die Patienten klagen über Völlegefühl, Übelkeit, Erbrechen und Gewichtsverlust, bei der Untersuchung des Abdomens läßt sich häufig ein Plätschergeräusch auslösen, gelegentlich sieht man sogar die gesteigerte Peristaltik. Die Überdehnung des Antrums führt zu einer vermehrten Gastrinfreisetzung, so daß bei einer ulkusbedingten Magenentleerungsstörung in der Regel eine exzessive Säuresekretion nachweisbar ist. Bei länger bestehender Pylorusstenose und anhaltendem Erbrechen kann sich eine metabolische Alkalose entwickeln.
Die Diagnose wird in der Regel röntgenologisch gestellt, die Therapie ist primär chirurgisch orientiert.

#### Sanduhrstenose

Gelegentlich kommt es, insbesondere bei sogenannten »kissing ulcers« im Vorder- und Hinterwandbereich des Magenkorpus, zur Ausbildung einer Sanduhrstenose, eines bilokulären Magens. Die Symptome entsprechen denen der Magenausgangsstenose, der Patient kann nur wenig zu sich nehmen, da bald Völlegefühl einsetzt. Zur differentialdiagnostischen Abgrenzung von einer funktionell bedingten Einziehung gegenüber einem floriden Ulkus empfiehlt sich während der Röntgenuntersuchung die intravenöse Gabe eines Spasmolytikums.

#### Penetration

Das Geschwür kann zum einen alle Wandschichten des Verdauungstrakts ergreifen und zu bindegewebigen Verwachsungen mit Nachbarorganen führen, oder es findet ein Einbruch in Nachbarstrukturen wie Pankreas, Leber oder Gallengang statt. Gelegentlich kommt es so auch zur Ausbildung eines sogenannten Doppelpylorus, wenn ein präpylorisches Ulkus in den Bulbus oder umgekehrt ein Ulcus duodeni ins Antrum penetriert.
Ausstrahlende Rückenschmerzen, Schlaflosigkeit, Dauerschmerz und Therapieresistenz gegenüber Maßnahmen, die früher prompt Erleichterung brachten, sprechen für die Penetration eines Geschwürs. Röntgenologisch und endoskopisch findet sich ein tiefer Ulkuskrater, in dessen Grund mitunter Strukturen von Nachbarorganen sichtbar werden.

#### Perforation

Die Perforation in die freie Bauchhöhle stellt mit 5–15% die gefürchtetste Komplikation der Ulkuskrankheit dar, die bevorzugt (90%) bei Männern aufzutreten scheint. Fast alle perforierten Ulzera sind im Vorderwandbereich von Antrum und Duodenum lokalisiert, bei ¾ aller Patienten läßt sich eine Ulkusanamnese mit »klassischen« Symptomen während der vorausgegangenen Tage erheben. Plötzlich einsetzende heftigste Schmerzen im Epigastrium, die in die Schulter und in den Unterbauch ausstrahlen, sind typisch, sehr rasch bilden sich die Zeichen der diffusen Peritonitis aus (»Facies Hippokratis«) mit Tachykardie, Blässe und kaltem Schweiß bei Tachypnoe.
Die körperliche Untersuchung zeigt die brettharte Abwehrspannung, wie sie für die Magenperforation fast pathognomonisch ist, daneben ein Verschwinden der Leberdämpfung durch das sich ausbreitende Pneumoperitoneum. Auskultatorisch fehlen Darmgeräusche. Die Diagnose wird durch eine Röntgenaufnahme des Abdomens im Stehen (subphrenische Luftsicheln), in Rücken- und in Linksseitenlage gestellt. Die Therapie besteht in einer einfachen Übernähung oder einer endgültigen Versorgung des Ulkusleidens durch zusätzliche Vagotomie oder Resektion, die Letalität steigt innerhalb der ersten

24 Stunden um etwa 2% je Stunde auf über 50% an, so daß eine frühzeitige Diagnosestellung und entsprechende operative Versorgung von entscheidender Bedeutung sind.

#### Ulkusblutung

Das Blutungsrisiko steigt mit der Anamnesedauer linear an, eine Blutung in der Vorgeschichte erhöht das Risiko um ein Vielfaches. Mit zunehmendem Lebensalter nimmt zudem die Letalität der Ulkusblutung zu. Die Prognose der akuten Ulkusblutung, die sich durch Hämatemesis und/oder Meläna bemerkbar macht, wird in erster Linie von der Blutungsintensität bestimmt. Unter ausreichender Schocktherapie kann ein konservativer Therapieversuch mit Cimetidin, Sekretin oder Somatostatin, Elektro- oder Photokoagulation unternommen werden, bei einem anläßlich einer Notfallendoskopie entdeckten arteriell blutenden Ulkus wird man möglichst umgehend operieren. Die Letalität der Ulkusblutung variiert in Abhängigkeit von der Blutungsintensität zwischen 5 und 20%, vor allem bei Rezidivblutungen sollte frühzeitig operiert werden.

#### Maligne Entartung

Die maligne Entartung des chronischen kallösen Magengeschwürs wird in der älteren Literatur mit 10–20% angegeben. Prospektive, vor allem in Japan durchgeführte Studien machen es wahrscheinlich, daß die Karzinominzidenz im Ulkusmagen nicht größer ist als bei Gesunden. Da auch pathologisch anatomisch die Abgrenzung zwischen einem maligne entarteten Ulkus und einem peptischen Geschwür innerhalb einer karzinomatös veränderten Schleimhaut (exulzeriertes Karzinom) nicht möglich ist, nimmt man heute an: Das Risiko einer malignen Entartung beim Ulcus ventriculi ist nicht größer als 1–2% anzusetzen. Letztlich ist die Frage der malignen Entartung, für die in Analogie zum Karzinom auf dem Boden einer Zirrhose oder einer chronischen Kolitis eine Persistenz des Geschwürs von mindestens 5 Jahren zu fordern ist, nicht mehr aktuell, da heute mit der Möglichkeit der gezielten Gewebsentnahme anläßlich einer Gastroskopie eine frühzeitige Entdeckung maligner Strukturen möglich sein dürfte.

### Therapie

Bei einer Prävalenz von 10/1000 pro Jahr und 6 Todesfällen pro 100000 pro Jahr hat die Ulkuskrankheit erhebliche sozioökonomische Auswirkungen. Ziele der Ulkustherapie sind Linderung der Beschwerden, Beschleunigung der Ulkusheilung und Vermeiden von Rezidiven, mit denen in etwa 80% zu rechnen ist. Allen im folgenden genannten Therapiemaßnahmen kommt zugute, daß die Ulkuskrankheit eine hohe Spontanheilungsrate erkennen läßt, die in einigen Ländern weit über 50% beträgt.

#### Allgemeine Maßnahmen

Die Therapie der Ulkuskrankheit erfolgt heute weitgehend unter ambulanten Bedingungen, obwohl in kontrollierten Studien gezeigt werden konnte, daß zumindest das Ulcus ventriculi durch Bettruhe beschleunigt zur Abheilung zu bringen ist. Trotz ihrer schwachen säurestimulierenden Eigenschaft scheinen Kaffee und Alkohol keinen Einfluß auf den Verlauf des Geschwürsleidens zu haben, hingegen wirkt sich Nikotinabstinenz günstig auf den Heilungsverlauf aus. Von den als ulzerogen angeschuldigten Medikamenten Salicylat, Indometacin, Phenylbutazon, Reserpin und Cortison liegen gesicherte Daten lediglich vom Aspirin vor. Trotzdem sollten die genannten Substanzen bei Ulkusdiathese oder floridem Ulkus abgesetzt oder reduziert werden.

#### Diätetische Maßnahmen

Von der früher üblichen strikten Ulkusdiät ist man heute abgekommen, nachdem sich gezeigt hat, daß diätetische Maßnahmen keinen Einfluß auf die Ulkusheilung haben. Milch sollte in der Ulkustherapie keinen bevorzugten Platz einnehmen, da sie in der Pufferkapazität einer normalen Mahlzeit unterlegen ist und wegen des Calciumgehalts zu einer reaktiven Säurebildung führt. Blande Diät ohne Gewürze ist nicht erforderlich, normale Kost scheint dieser in der Ulkusheilung sogar überlegen zu sein. Zwischenmahlzeiten bei Auftreten von Nüchternschmerz sparen Antazida ein, ein Einfluß auf den Ulkusverlauf ist nicht gesichert. Da viele Ulkuspatienten diätetische Restriktionen erwarten, wird man hierbei individuelle Nahrungsmittelunverträglichkeiten berücksichtigen.

#### Psychotherapie und Sedativa

Obwohl bislang keine Beweise vorliegen, daß psychische Konstellationen als ätiopathogenetische Faktoren wirksam sind, empfiehlt sich der Einsatz von Psychopharmaka zur Behandlung von Allgemeinstörungen oder psychischen Reaktionen auf das Ulkusleiden. Bewährt haben sich dabei Substanzen, die gleichzeitig eine säuredepressorische Wirkung aufweisen, wie Diazepam, Sulpirid und Trimipramin. Die Psychotherapie spielt in der Behandlung des peptischen Ulkus und seiner Prophylaxe keine Rolle.

#### Antazida

Antazida dienen der Neutralisation der Säureionen und stellen das älteste Therapieprinzip bei der Ulkuskrankheit dar. Erst in neuerer Zeit konnte jedoch gezeigt werden, daß durch hohe Antazidadosen auch eine Beschleunigung der Ulkusheilung und nicht nur eine symptomatische Behandlung möglich ist. Nach den Untersuchungen von Fordtran (1973) sollen Antazida 1 und 3 Stunden nach einer eiweißreichen Mahlzeit gegeben werden, um eine optimale Pufferwirkung zu erzielen. Als Richtzahl kann eine Neutralisationskapazität von 50 mmol (mval) HCl pro Einzeldosis genommen werden, wegen der längeren Wirkung wird heute den Gelen der Vorzug vor Tabletten gegeben. Je nach Beschwerden wird man 10–15 ml eines Antazidum-Gels bei Bedarf oder konsequent 1 Stunde nach jeder von 5–6 Mahlzeiten geben.

Histamin-$H_2$-Rezeptorantagonisten

Histamin wirkt an einem speziellen Rezeptor an der Parietalzelle säurestimulierend; durch Blokkierung dieses Rezeptors läßt sich die Säureproduktion weitgehend stillegen. Der $H_2$-Blocker Cimetidin führt in einer Dosierung von 5× 200 mg zu einer beschleunigten Abheilung des peptischen Geschwürs, unter einer Erhaltungstherapie mit 400 mg Cimetidin lassen sich Ulkusrezidive weitgehend verhindern. Als Nebenwirkungen kann es zu einem Kreatinin- und Transaminasenanstieg kommen, gelegentlich werden zerebrale Verwirrtheitszustände, Gynäkomastie, Galaktorrhö und Impotenz beobachtet, Nebenwirkungen, die unter Ranitidin nicht beobachtet werden.

Carbenoxolon

Carbenoxolon verstärkt die protektiven Faktoren in der Magenschleimhaut. Es reduziert den gastralen Epithelzellumsatz und regt die Produktion von Schleim an, Wirkungen, die zu einer Stärkung der Magenschleimhautbarriere führen, so daß das Ulkus abheilen kann. Unter einer Dosierung von 3× 100 mg in der 1. Woche und 3× 50 mg in der 2.–4. Woche läßt sich eine beschleunigte Abheilung des Magengeschwürs erzielen, für die Behandlung des Ulcus duodeni stehen spezielle Kapseln zur Verfügung, die ihren Inhalt in den Bulbus freigeben. Als klassische Nebenwirkung gilt ein Pseudohyperaldosteronismus mit Ödemneigung infolge Natriumretention und Blutdruckanstieg, der durch Gabe von Triamteren oder Thiaziden bei gleichzeitiger Kaliumsubstitution vermieden werden kann.

Sucralfat

Nur lokal wirksam ist offensichtlich das alkalische Aluminiumsucrosesulfat Sucralfat (Ulcogant), das in einer Dosierung von 4× 1 g mit der fibrinoiden Nekrose des Ulkusgrunds eine Verbindung eingeht und eine Rückdiffusion von H-Ionen verhindert. Unter einer Dauertherapie mit 2× 1 g erscheint eine Rezidivprophylaxe möglich.

Neue Ulkustherapeutika

Zahlreiche andere Substanzen, deren positive Wirkung auf die Ulkusheilung in kontrollierten Studien erwiesen wurden, stehen außer den obengenannten Standardpräparaten zur Verfügung oder zeichnen sich als neue Therapieprinzipien ab. Während der Einsatz gastrointestinaler Hormone (Sekretin, Somatostatin) wegen der parenteralen Applikationsform problematisch erscheint, stehen als Säurehemmer sogenannte Antigastrine (Milid), Pirenzepin (Gastrozepin) und Prostaglandine zur Verfügung, als Filmbildner Wismutpräparate (Trikalium-dicitrat-wismutat) und zur Motilitätsregulierung Metoclopramid (Paspertin), Bromoprid (Viaben, Cascapride) oder Domperidon (Motilium).

Tabelle **5** Medikamentöse Therapie des peptischen Ulkus

**1. Symptomatische Maßnahmen**

a) Bettruhe (Ulcus ventriculi)
b) Nikotinabstinenz
c) 5–6 kleine, eiweißreiche Mahlzeiten
d) Sedierung und Säurehemmung — Valium, Dogmatil, Stangyl
e) Antazida bei Bedarf
f) bei Entleerungsstörung Paspertin oder Motilium

**2. Maßnahmen zur beschleunigten Ulkusheilung** (für 4–6 Wochen)

a) 7 × 30 ml Maaloxan 1 Stunde nach jeder Mahlzeit bzw. 4 × 1 Beutel Maalox 70

*oder*

b) 3 × 100 mg Biogastrone in der 1. Woche
3 × 50 mg Biogastrone in der 2.–4. Woche

*oder*

c) 4 × 1 Tabl. Ulcogant

*oder*

d) 5 × 200 mg Tagamet (je 1 Tabl. zu den Mahlzeiten, 2 vor dem Schlafengehen)
bzw. 2 × 400 mg Tagamet
bzw. 2 × 150 mg Zantic, Sostril

*oder*

e) 2 × 50 mg Gastrozepin, unter Umständen in Kombination mit Tagamet

**3. Maßnahmen zur Rezidivprophylaxe**
2 × 200 mg Tagamet abends
bzw. 1 × 150 mg Sostril, Zantic
bzw. 2 × 1 g Ulcogant

Für die Therapie des peptischen Geschwürs steht also heute eine Reihe von Medikamenten zur Verfügung, mit denen sich die Ulkusheilung im Vergleich zu einer Placebomedikation beschleunigen läßt. Eine Therapie der Wahl gibt es hierbei nicht (Tab. **5**), sie hat individuell angepaßt zu erfolgen. Mit Cimetidin, Ranitidin und Sucralfat gibt es heute erstmals Substanzen, mit der sich Ulkusrezidive verhüten lassen. Trotzdem erscheint eine Dauermedikation wegen der Nebenwirkungen problematisch, nach Absetzen der Dauermedikation ist mit Rezidiven in gewohnter Häufigkeit zu rechnen.

### Operative Maßnahmen

Komplikationen der Geschwürskrankheit machen eine operative Intervention erforderlich. Daneben ist ein chirurgischer Eingriff zu diskutieren, wenn das Geschwür nicht innerhalb eines Zeitraums von 8–12 Wochen unter einer effizienten konservativen Therapie abheilt oder wenn es innerhalb eines Zeitraums von 2 Jahren zu mehreren Rezidiven kommt. Letztlich entscheidet dann der Leidensdruck über die Indikation zur Operation.

Unter den Operationsmethoden sind die resezierenden Verfahren (Billroth I, II) zugunsten der organerhaltenden Verfahren (proximal selektive Vagotomie mit und ohne Pyloroplastik) etwas in den Hintergrund getreten, insbesondere bei der Ulcus-duodeni-Therapie. Lediglich beim Magengeschwür wird heute noch der Billroth-I-Resektion vielerorts der Vorzug gegeben. Durch operative Maßnahmen läßt sich in 85% ein gutes Ergebnis erzielen, Rezidivulzera sind in etwa 2–3% (Resektion) bis 10% (proximale selektive Vagotomie) zu erwarten.

### Prognose

Verlaufsbeobachtungen von Ulkuspatienten zeigen, daß 70% der Patienten mit einem Rezidivulkus innerhalb eines Beobachtungszeitraums von 5 Jahren zu rechnen haben, daß jedoch nach 10–15 Jahren ⅔ der konservativ behandelten Patienten beschwerdefrei sind. Komplikationen oder ein Versagen der medikamentösen Therapie machen bei jedem 4. Patienten einen operativen Eingriff erforderlich. Nach Untersuchungen von Bonnevie (1977) versterben 11% der Ulkuspatienten an diesem Leiden.

**Merke:** Vor Therapiebeginn ist beim Ulcus ventriculi eine endoskopisch-bioptische Untersuchung obligat, beim röntgenologisch nachgewiesenen Ulcus duodeni kann auf die Endoskopie verzichtet werden. Neben allgemeinen Maßnahmen wie Bettruhe und Nikotinabstinenz (Ulcus ventriculi) führt eine konsequente Therapie mit Antazida, Cimetidin, Sucralfat oder Carbenoxolon zu einer beschleunigten Ulkusheilung. Als Therapieversager gelten Patienten, bei denen das Ulkus nach 8 Wochen keine Heilungstendenz zeigt und nach 12 Wochen nicht geheilt ist. Eine Rezidivprophylaxe ist durch eine Dauerbehandlung mit 400 mg Cimetidin oder 150 mg Ranitidin möglich. Bei langer Ulkusanamnese, häufigen Rezidiven und starkem Leidensdruck sollte mit einem organerhaltenden operativen Eingriff (proximal selektive Vagotomie) nicht gezögert werden.

### Weiterführende Literatur

Blum, A. L., J. R. Siewert: Ulcus-Therapie. Springer, Berlin 1978

Bonnevie, O.: Causes of death in duodenal and gastric ulcer. Gastroenterology 73 (1977) 1000

Demling, L., W. Rösch: Peptische Läsion im Lichte von Aggression und Protektion. Witzstrock, Baden-Baden 1978

Fordtran, J. S.: Reduction of acidity by diet, antacids, and anticholinergic agents. In Sleisenger, M. H., J. S. Fordtran: Gastrointestinal Disease. Saunders, Philadelphia 1973

Gülzow, M., K. A. Kölsch, H. Kuntzen: Gastroenterologie. Fischer, Jena 1969

Hafter, E.: Praktische Gastroenterologie. Thieme, Stuttgart 1978

Holtermüller, K. H., E. Bohlen, M. Castro, H. J. Weis: Überlegungen zur Therapie mit Antazida. Med. Klin. 72 (1977) 1229

Kirk, R. M.: Can the singularity of chronic peptic ulcer be described by catastrophe theory and explained by biofeedback? Gastroenterology 73 (1977) 608

Peterson, W. L., R. A. L. Sturdevant, H. D. Frankl, C. T. Richardson, J. I. Isenberg, J. D. Elashoff, J. Q. Sones, R. A. Gross, R. W. McCallum, J. W. Fordtran: Healing of duodenal ulcer with an antacid regimen. New Engl. J. med. 297 (1977) 341

Scheurer, U., L. Witzel, F. Halter, H. M. Keller, R. Huber, R. Galeazzi: Gastric and duodenal ulcer healing and placebo treatment. Gastroenterology 72 (1977) 838

## Der operierte Magen

*W. Rösch*

Die Teilresektion des Magens und die Ausschaltung der Duodenalpassage führt naturgemäß zu einer Beeinträchtigung der Nahrungsresorption. 20 Jahre nach der Operation ist bei der Hälfte der Magenresezierten eine Anämie nachweisbar, der in 60% ein Eisenmangel, in 30% ein Vitamin-$B_{12}$-Mangel und bei 4% ein Folsäuredefizit zugrunde liegt.

Ein Gewichtsverlust zeigt sich bei bis zu 80% aller Patienten mit einer Billroth-II-Anastomose, wobei hier verschiedene Faktoren wie ungenügende Nahrungszufuhr, reduzierte Säure- und Pepsinproduktion, beschleunigte Dünndarmpassage und eine sogenannte pankreozibale Asynchronie (Entkoppelung von Nahrungsaufnahme und Pankreassekretion) zusammenwirken.

Eine verminderte intestinale Calciumresorption kann, insbesondere in Verbindung mit einer stearrhö-induzierten Hypovitaminose D, zu Osteoporose und Osteomalazie führen.

### Ulcus jejuni pepticum, Rezidivulkus

**Definition:** Das Rezidivulkus zeigt ein Fortbestehen der Ulkuskrankheit trotz operativer Intervention an. Bevorzugte Lokalisation ist der Dünndarm in unmittelbarer Nachbarschaft der Anastomose nach vorausgegangener Billroth-II-Resektion (Ulcus pepticum jejuni).

### Häufigkeit

Postoperative Rezidivulzera finden sich bei etwa 5% der Patienten, die wegen eines Geschwürs operiert wurden, in Abhängigkeit von der Grundkrankheit (95% nach Ulcus-duodeni-Operationen) und der Art des operativen Eingriffs. Die Rezidivhäufigkeit wird bei alleiniger Gastroenterostomie mit 25–30%, nach Magenresektion mit 0,5–15% und nach Vagotomie mit 0–27% angegeben (STABILE u. PASSARO 1976). Die niedrigste Rückfallquote hat die Vagotomie mit gleichzeitiger Resektion (0–3,3%).

### Ätiologie

Ursache eines Ulkusrezidivs, das wenige Wochen bis 10 Jahre nach der Erstoperation auftreten kann, ist in der überwiegenden Mehrzahl der Fälle ein inadäquates chirurgisches Vorgehen: eine ungenügende Resektion oder eine inkomplette Vagotomie.

In 5–10% ist ein belassener Antrumrest im Duodenalstumpf, der infolge fehlender »Säurebremse« kontinuierlich Gastrin freisetzt, für rezidivierende Anastomosenulzera verantwortlich zu machen. Seltene Ursachen einer anhaltenden Hypersekretion sind das Zollinger-Ellison-Syndrom mit Gastrinomen im Pankreas oder Duodenum (1,8%) und der primäre Hyperparathyreoidismus. Die Bedeutung einer Ausschaltung des neutralisierenden Duodenalsafts durch Stenosierung der zuführenden Schlinge oder Braunsche Enteroanastomose ist umstritten (Abb. **9**). Exogene Noxen wie Salizylate, Phenylbutazon, Indometacin oder Kortikosteroide spielen bei der Ulkuspathogenese nur eine untergeordnete Rolle. Die beim postoperativen Rezidivulkus in Frage kommenden Faktoren sind in Tab. **6** zusammengefaßt.

Tabelle **6** Ätiologie des Ulkusrezidivs

| |
|---|
| *1. Inadäquates chirurgisches Vorgehen* |
| Ungenügende Resektion |
| Inkomplette Vagotomie |
| Antrumstase nach Vagotomie |
| *2. Hypersekretion* |
| Belassener Antrumrest |
| Zollinger-Ellison-Syndrom |
| G-Zell-Hyperplasie |
| Primärer Hyperparathyreoidismus |
| *3. Exogene Noxen* |

Das makro- und mikroskopische Bild des Anastomosenulkus gleicht weitgehend den geschwürigen Läsionen des Magens und Duodenums. Sie liegen entweder am Anastomosenring (marginales Geschwür) oder an der der Anastomose gegenüberliegenden Jejunalwand, seltener in der zuführenden Schlinge oder im »Restmagen«. Eine »glanduläre« (Belegzell-)Hyperplasie weist auf die Existenz einer hormonellen Dauerstimulation (Gastrinom) hin.

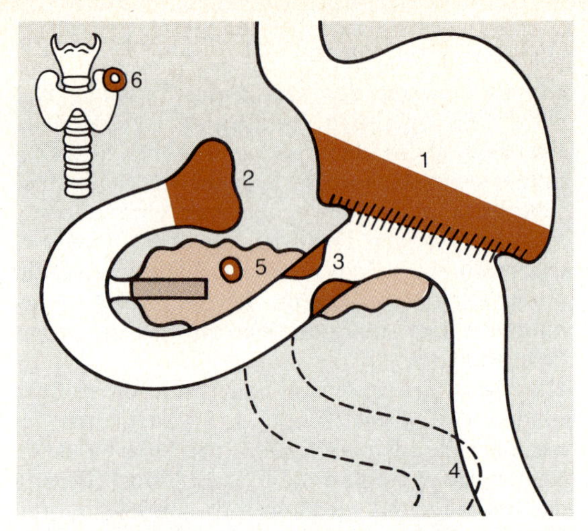


Abb. **9** Ursachen des Anastomosenulkus.
1 ungenügende Resektion, persistierende Vagushypertonie,
2 belassener Antrumrest (»excluded antrum«),
3 Stenose der zuführenden Schlinge,
4 Braunsche Enteroanastomose,
5 Zollinger-Ellison-Syndrom,
6 primärer Hyperparathyreoidismus

### Klinik

#### Anamnese

Fast alle Patienten mit einem Rezidivulkus empfinden den Ulkusschmerz intensiver als vor der Operation; er wird als nagend, brennend, stechend oder bohrend beschrieben und periumbilikal oder links lokalisiert. Nahrungsaufnahme oder Antazida bringen nur eine kurzfristige Erleichterung. Häufig wachen die Patienten nachts wegen in den Rücken ausstrahlender Schmerzen auf; Übelkeit und Erbrechen sind häufig.

#### Befund

Bei der Palpation des Abdomens findet sich eine Druckschmerzhaftigkeit des Epigastriums, mitunter bei leichter muskulärer Abwehrspannung. Gelegentlich tastet man sogar eine schwer abgrenzbare Resistenz, die auf eine entzündliche Induration von Verwachsungen bei penetrierendem Ulkus zurückzuführen sein dürfte.

### Diagnostisches Vorgehen

#### Radiologie

Die Röntgenuntersuchung des operierten Magens stellt an den Untersucher hohe Anforderungen, da die Abgrenzung operationsbedingter Taschen von einer Ulkusnische nicht immer einfach ist. Der Nachweis eines Kontrastmitteldepots mit Schwellungshof im unmittelbaren Anastomosenbereich, der in 50–70% zu führen ist, beweist in

Verbindung mit einer entsprechenden Symptomatik das Ulkusrezidiv.

#### Endoskopie

Bei jedem Patienten mit postoperativen Beschwerden und negativem Röntgenbefund sollte eine direkte Inspektion des Restmagens und der Anastomose erfolgen. Zusätzlich sollte beim Ulcus pepticum jejuni eine Intubation der zuführenden Schlinge versucht werden, um Gewebsproben aus dem Duodenalstumpf (belassener Antrumrest) zu entnehmen und nach Tumoren in der Duodenalschleimhaut (Gastrinom) zu suchen. Die Nahbetrachtung der Magenschleimhaut läßt in den seltenen Fällen eines Zollinger-Ellison-Syndroms, bei dem sich zusätzlich auch zahlreiche erosive Defekte auf einer längeren Distanz der Jejunalschleimhaut finden, Zeichen der Schleimhauthypertrophie erkennen, die durch eine »Schlingenbiopsie« gesichert werden kann.

#### Sekretionsanalyse

Beim Anastomosenulkus hat die quantitative Magensekretionsanalyse noch eine gewisse Berechtigung. Eine Basalsekretion von über 5 mmol (mval) HCl/h ist dringend verdächtig auf eine hormonelle Dauerstimulation (»retained antrum«, Gastrinom), eine hohe stimulierte Sekretion spricht für eine ungenügende Verkleinerung der Parietalzellfläche. Beträgt die Basalsekretion mehr als 60% der stimulierten Säure, so spricht dies für ein Zollinger-Ellison-Syndrom. Nach Vagotomie läßt der Insulinhypoglykämietest (0,2 E/kg KG; Blutzuckerabfall innerhalb von 30–45 Min. unter 1,94 mmol/l = 35,0 mg/dl) nach Hollander eine Beurteilung darüber zu, ob die Vagotomie komplett war.

#### Serumgastrinbestimmung

Bei jedem postoperativen Ulkusrezidiv sollte eine Serumgastrinbestimmung durchgeführt werden, um einen belassenen Antrumrest, eine G-Zellhyperplasie des Antrums als Ursache von Rezidivulzera nach Vagotomie und ein Gastrinom ausschließen zu können. Zur Differenzierung dieser drei mit einer Hypergastrinämie einhergehenden Krankheitsbilder ist häufig zusätzlich eine Stimulation mit Sekretin, Calcium und Peptone erforderlich.

### Differentialdiagnose

Jedes im Restmagen nach einem längeren beschwerdefreien Intervall auftretende Rezidivulkus nach einem resezierenden Eingriff ist primär malignomverdächtig (s. S. 13.24). Findet sich Nahtmaterial im Ulkusgrund, dürfte es sich um ein sogenanntes Fadenulkus handeln, bei dem es im Rahmen einer Fremdkörperreaktion zu einer Exulzeration der Schleimhaut auch ohne die Gegenwart von Säure kommt. Die Entfernung der nicht-resorbierbaren Fäden führt zur Ulkusheilung.

### Komplikationen

#### Blutung

Eine Ulkusblutung wird bei 34–40% aller Patienten mit einem Anastomosenulkus beobachtet, zu 90% handelt es sich um Männer. Die Letalität dieser Komplikation ist mit mindestens 10% anzunehmen.

#### Gastrokolische Fistel

Eine gastro-jejuno-kolische Fistel tritt in etwa 6% der Ulkusrezidive nach Resektion auf, bevorzugt nach retrokolischer Gastrojejunostomie. Plötzlicher rapider Gewichtsverlust mit voluminösen postprandialen durchfälligen Stühlen, die Anteile unverdauter Nahrung enthalten, fäkulenter Mundgeruch oder fäkales Erbrechen sprechen für diese Komplikation, wobei die Ulkussymptome nach der Perforation des Anastomosenulkus ins Kolon ganz in den Hintergrund treten. Die Diagnose wird durch einen Bariumbreischluck oder einen Kontrasteinlauf gestellt, eine frühzeitige Operation verhindert die sonst obligate Malabsorption.

#### Stenose

Zu Stenoseerscheinungen im Anastomosenbereich kann es zum einen durch den entzündlichen Schwellungshof des Ulkus, zum anderen durch eine Invagination des Jejunums in den Magenstumpf kommen. Anhaltendes Erbrechen von blutigem Schleim ist die Folge.

### Therapie

#### Konservative Therapie

Die konservative Therapie des Ulkusrezidivs nach Operation ist problematisch, da ihr in der Regel eine inadäquate chirurgische Maßnahme zugrunde liegt. Es gelingt in vielen Fällen, das Ulkus durch $H_2$-Blocker wie Cimetidin (5 × 200 mg) oder Ranitidin (2 × 150 mg) zur Abheilung zu bringen, doch stellt sich zumeist nach Absetzen der Therapie sehr rasch wieder ein Rezidiv ein. Über eine Dauermedikation mit einem $H_2$-Blocker unter dem Blickwinkel der Rezidivprophylaxe liegen noch keine ausreichenden Erfahrungen vor, doch erscheint bei Inoperabilität des Patienten ein Therapieversuch sinnvoll.

#### Operative Therapie

Das Risiko eines Wiederholungseingriffs ist im allgemeinen größer als das der Erstoperation. Beim Nachweis eines operationstechnischen Mangels sollte die Nachresektion unter gleichzeitiger totaler Vagotomie erfolgen, wobei in jedem Fall eine Duodenalstumpfrevision durchgeführt werden sollte. Bei einem Ulkusrezidiv nach Vagotomie ist neben einer Komplettierung der Vagotomie eine Billroth-I- oder Billroth-II-Resektion zu diskutieren.

#### Therapie bei Zollinger-Ellison-Syndrom

Liegt den therapieresistenten Ulzera ein duodenales Gastrinom zugrunde, sollte dieses exzidiert werden. In allen anderen Fällen eines gesicherten Zollinger-Ellison-Syndroms besteht die Therapie der Wahl in einer Entfernung des »Erfolgsorgans« für Gastrin, d.h. einer totalen Gastrektomie unter Mitnahme erkennbarer Pankreastumoren, die in 60% maligne sind. Etwa 40% der Patienten sprechen auf eine Therapie mit $H_2$-Blokkern an, eventuell in Kombination mit Pirenzepin (2 x 50 mg) oder unter Steigerung der Dosis auf 2,4 g/d Cimetidin bzw. 600–900 mg Ranitidin. Bei bereits metastasiertem Gastrinom kann nach Entfernung des Primärtumors eine zytostatische Therapie mit Streptozotocin (2–4 g alle 2–3 Wochen) oder 5-Fluorouracil (1 g/d i.v. für 12 Tage) versucht werden, allerdings mit zweifelhaftem Erfolg.

#### Prognose

Rezidiveingriffe nach Magenteilresektionen sind mit einer Letalität von 5–20% belastet, unter konservativer Therapie ist mit Rezidiven in 50% und einer ulkusbedingten Letalität von 11% zu rechnen. Die Überlebensrate liegt beim Zollinger-Ellison-Syndrom nach 1 Jahr bei 75%, nach 5 Jahren bei 55% und nach 10 Jahren bei 42%. Ohne Therapie wird die Mortalität mit 78% angegeben.

**Merke:** Ursache des Anastomosenulkus ist in der überwiegenden Mehrzahl der Fälle eine inadäquate chirurgische Therapie. Seltene Ursachen lassen sich durch eine Serumgastrinbestimmung, unter Umständen nach Sekretinstimulation erkennen. Die konservative Therapie ist mit Ausnahme des Rezidivulkus nach Vagotomie problematisch. Zu jeder Nachresektion gehört eine Revision des Duodenalstumpfs zum Ausschluß eines belassenen Antrumrests.

## Dumping-Syndrom

**Definition:** Unter Dumping (to dump = stürzen) versteht man gastrointestinale Erscheinungen und vasomotorische Phänomene, die als Folge einer raschen Magenentleerung (Verlust der Pylorusfunktion) und eines vermehrten Angebots einer hyperosmolaren Lösung im Dünndarm ausgelöst werden. Kurz nach der Nahrungsaufnahme einsetzende Symptome werden als Früh-Dumping von der als Spät-Dumping 2–3 Stunden nach einer Mahlzeit zu beobachtenden reaktiven Hypoglykämie abgegrenzt.

#### Häufigkeit

Das Dumping-Syndrom tritt in einer Häufigkeit von 5–16% nach Magenresektion vom Typ Billroth II, seltener (in etwa 4%) nach einer Billroth-I-Resektion auf. Nach proximal selektiver Vagotomie wird eine Dumping-Symptomatik nur selten beobachtet, insbesondere bei Verzicht auf die Durchführung einer Pyloroplastik.

#### Pathophysiologie

Beim Früh-Dumping kommt es infolge früher Entleerung der zugeführten Nahrung zu einer Distension der abführenden Schlinge, wodurch neurogene Reflexe ausgelöst werden. Der hohe osmotische Druck der Nahrung bedingt einen vermehrten Flüssigkeitseinstrom mit einer Abnahme des zirkulierenden Plasmas um etwa 30% und entsprechendem Hämatokritanstieg. Die vasomotorischen Phänomene werden wahrscheinlich durch freigesetztes Bradykinin ausgelöst.
Dem Spät-Dumping entspricht eine reaktive Hypoglykämie, nachdem infolge der während des Frühdumpings herrschenden Hyperglykämie vermehrt Insulin freigesetzt wurde.

#### Klinik

##### Anamnese

Innerhalb von 15 Minuten nach Nahrungsaufnahme kommt es zu Borborygmen (Kollern und Rumoren im Bauchraum), Übelkeit, Brechneigung, Druck- und Völlegefühl, Stuhldrang oder plötzlich einsetzenden Durchfällen. Nach einer Phase von Schwindel und Blässe werden Hautrötung, Tachykardie, Schwitzen und Schwäche beobachtet, die von Herzpalpitationen begleitet sein können. Nur selten kommt es zu Bewußtseinsstörungen (Synkopen). Hungergefühl, Schwäche und Schweißausbruch kennzeichnen das Spätsyndrom, das 2–3 Stunden nach Nahrungsaufnahme beobachtet wird.

##### Befund

Die körperliche Untersuchung ist beim Dumping-Syndrom wenig ergiebig, die Blutdruckwerte sind deutlich hypoton. Als Ausdruck der Verminderung des Serumkaliums können entsprechende EKG-Veränderungen nachweisbar sein. Hormonbestimmungen (Bradykinin, Serotonin, Enteroglucagon) gehören nicht zur Routine, beim postalimentären Spätsyndrom lassen sich hypoglykämische Werte nachweisen.

#### Diagnostisches Vorgehen

Die Diagnose wird in der Regel aufgrund der klinischen Symptomatik gestellt, die Röntgenuntersuchung zeigt zumeist eine »Sturzentleerung« bei fehlender Reservoirfunktion des Restmagens. Nach einer oralen Glucosebelastung wird zunächst eine Hyperglykämie mit Blutzuckerwerten im diabetischen Bereich, gefolgt von einer Hypoglykämie beobachtet. Spiegelbildlich dazu verläuft der Seruminsulinspiegel.

### Therapie

Die Therapie des postalimentären Frühsyndroms besteht in erster Linie in diätetischen Richtlinien, da auch nach Jahren noch mit einem spontanen Verschwinden zu rechnen ist. Häufige »trockene« Mahlzeiten unter Vermeidung monomerer Kohlenhydrate, langsames Essen sowie Ruhe (Hinlegen) nach Nahrungsaufnahme, Tragen einer Leibbinde erscheinen empfehlenswert, Anticholinergika, Sedativa, Serotoninantagonisten (Methysergid 2 mg, Cyproheptadin 4–6 mg vor dem Essen) und Sympathikomimetika erweisen sich im Einzelfall als hilfreich.
Beim Spät-Dumping hilft eine »versetzte« Mahlzeit 3–4 Stunden nach der Hauptmahlzeit, die hypoglykämische Phase zu unterlaufen. Diskutiert wird ferner die Gabe kleiner Insulindosen oder oraler Antidiabetika vor Einnahme der Hauptmahlzeit, um die vermehrte Insulinausschüttung postprandial zu kupieren. Etwa 1–2 % der Patienten können ihre Beschwerden durch diätetische Maßnahmen nicht bessern. Bei ihnen ist eine Umwandlungsoperation, unter Umständen mit Interposition einer anisoperistaltisch anastomosierten Dünndarmschlinge, zu erwägen.

**Merke:** Die gastrointestinalen und kardiovaskulären Symptome des Dumping-Syndroms sprechen auf diätetische Maßnahmen, insbesondere bei Vermeidung monomerer Kohlenhydrate, meist an.

## Syndrom der zuführenden Schlinge

**Definition:** Das seltene Syndrom der zuführenden Schlinge (»afferent loop syndrome«) äußert sich durch zunehmendes Völlegefühl 15 Min. bis 1 Stunde nach Nahrungsaufnahme, gefolgt von schwallartigem Erbrechen von Galle und zugeführter Nahrung (Typ I). Beim Typ II liegt eine Stenose der zuführenden Schlinge vor, hinter der sich Galle und Pankreassekret stauen, die in der Regel morgens in großen Mengen erbrochen werden (Abb. **10**).

### Pathophysiologie

Beim akuten Syndrom der zuführenden Schlinge kommt es nach antekolischer Anastomose zu einer Invagination mit Obstruktion. Die klinische Symptomatik läßt an eine akute Pankreatitis denken, die als Komplikation der Duodenalstenose gelegentlich auch beobachtet wird. Der Aufstau von Pankreassekret und Galle führt zu einer erheblichen Distension mit Gefahr der Nekrose und Perforation.
Beim chronischen Syndrom bedingen ungünstige Anastomosennaht, eine Abknickung oder ulkusbedingte Narben, daß die zugeführte Nahrung

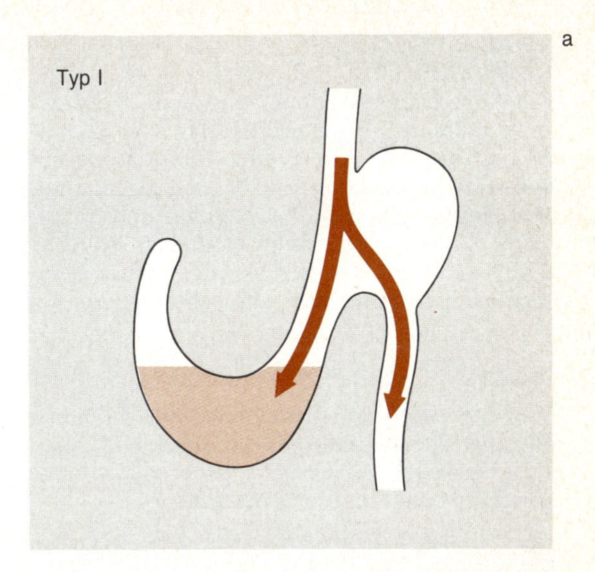


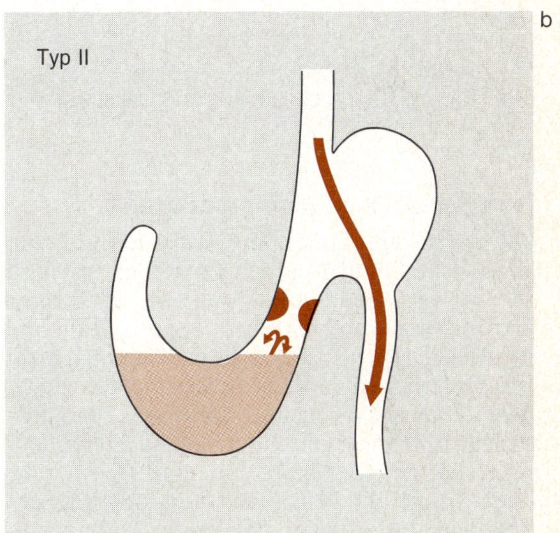


Abb. **10** Syndrom der zuführenden Schlinge. **a** Typ I mit Stenose der abführenden Schlinge, **b** Typ II mit Stenose der zuführenden Schlinge

bevorzugt in die zuführende Schlinge fließt. Beim Typ II (Abb. **10**) mit Abflußbehinderung stauen sich bis zu 1,5 l Sekret innerhalb von 24 Stunden, bis der Sekretionsdruck die Stenose zu überwinden vermag. Eine anhaltende Stase in der zuführenden Schlinge kann zudem zu den Symptomen des »blind loop syndrome« führen (s. S. 13.24).

### Symptome

Zunehmendes Völlegefühl und Schmerzen im rechten Oberbauch, verstärkt durch Nahrungsaufnahme, insbesondere fettreiche Mahlzeiten, kennzeichnen das Syndrom der zuführenden Schlinge. Schwallartiges Erbrechen bringt prompte Erleichterung. Beim Typ I besteht das Erbrochene aus Speiseresten und Galle, beim Typ II aus reiner Galle.

#### Diagnostisches Vorgehen

Die Röntgenuntersuchung zeigt beim Syndrom der zuführenden Schlinge, daß das Kontrastmittel bevorzugt ins Duodenum fließt. Endoskopisch findet sich in diesen Fällen ein sogenanntes »Doppelflintenstoma«, bei dem zu- und abführende Schlinge ohne Schwierigkeiten intubiert werden können. Die Stenose der zuführenden Schlinge ist präoperativ nur schwierig zu beweisen.

#### Therapie

Die Therapie dieses seltenen Krankheitsbildes ist operativ. Dabei ist eine gastroduodenale Anastomose anzustreben, alternativ käme eine Braunsche Enteroanastomose in Betracht.

**Merke:** Die Diagnose läßt sich zumeist aufgrund der anamnestischen Angaben des Patienten stellen, die Therapie ist primär operativ. Auf ein gleichzeitig vorliegendes Syndrom der blinden Schlinge sollte geachtet werden.

### Syndrom des zu kleinen Magens

Völlegefühl und Druck im Oberbauch während oder nach Nahrungsaufnahme werden in bis zu 20–30% der Resezierten angegeben, 5% klagen darüber hinaus über Übelkeit, Regurgitation und Erbrechen. Häufig haben sich die Patienten nicht auf das Volumen des kleinen Restmagens umgestellt; eine entsprechende diätetische Beratung und die Einnahme von 6 und mehr kleinen Mahlzeiten bessern die Symptome, eine chirurgische Intervention mit plastischer Vergrößerung des Reservoirs ist nur selten notwendig. Differentialdiagnostisch sollte bei diesen Patienten auch an die Bildung eines Phyto- oder Mykobezoars gedacht werden, das radiologisch oder endoskopisch leicht nachgewiesen und durch entsprechende zellulasehaltige Enzympräparate aufgelöst werden kann (Bezoare, s. S. 13.25).

### Syndrom der blinden Schlinge

**Definition:** Unter dem Blind Loop Syndrom versteht man Resorptionsstörungen als Folge einer bakteriellen Fehlbesiedlung des Dünndarms, bei Patienten nach Magenresektion vor allem im Bereich einer zu langen zuführenden Schlinge.

#### Pathophysiologie

Dieser seltenen Komplikation liegt eine bakterielle Fehlbesiedlung des Dünndarms durch coliforme Bakterien zugrunde, die sich bei einem Passagehindernis (stagnant loop syndrome), unterstützt durch postoperative Achlorhydrie und Ausfall des interdigestiven myoelektrischen Komplexes, ungehemmt vermehren können. Die Bakterien inkorporieren Vitamin $B_{12}$ und dekonjugieren Gallensalze, so daß zur Micellenbildung nicht genügend Gallensäuren zur Verfügung stehen. Die Folge sind Diarrhö und Steatorrhö.

#### Klinik

Patienten mit einem Syndrom der blinden Schlinge weisen Zeichen der Vitamin-$B_{12}$-Mangelanämie auf. Die anhaltenden Durchfälle führen zu Elektrolytstörungen, die Steatorrhö zu einem nachhaltigen Gewichtsverlust. Mangelerscheinungen von seiten der fettlöslichen Vitamine wie Nachtblindheit (A), Osteoporose (D), Anämie (E?) und Blutungsneigung (K) sind selten.

#### Diagnostisches Vorgehen

Der Nachweis der pathologischen Flora im Aspirat aus der zuführenden Schlinge wird nur selten geführt, zumeist beschränkt man sich auf Resorptionstests (Schilling-Test) und die quantitative Bestimmung der dekonjugierten Gallensalze mit $^{14}C$-markierter Glykocholsäure. Bei einem »bacterial overgrowth« läßt sich vermehrt $^{14}C$-$CO_2$ in der Atemluft nachweisen.

#### Therapie

Neben der symptomatischen Therapie der Mangelerscheinungen kommt heute einer intermittierenden antibiotischen Therapie eine wesentliche Rolle zu. 4 × 500 mg Tetracyclin für 2–4 Wochen führen in der Regel zu einer raschen Besserung der Symptome, alternativ kommen, insbesondere bei Versagern Metronidazol (2 × 400 mg), Ampicillin (2–4 g/d), Chloramphenicol oder Clindamycin in Frage (cave Knochenmarksdepression, pseudomembranöse Kolitis). Eine chirurgische Therapie wird nur noch selten durchgeführt, allenfalls bei einem wirklichen Blindsack.

**Merke:** Der Nachweis eines Syndroms der blinden Schlinge wird mittels $^{14}C$-Glykochol-Atemtest geführt. Eine Therapie mit Tetrazyklinen führt fast immer zu einer nachhaltigen Besserung.

### Magenstumpfkarzinom

**Definition:** Von einem Magenstumpfkarzinom spricht man dann, wenn sich im Restmagen mindestens 5 Jahre nach einem resezierenden Eingriff wegen eines benignen Ulkus ein Magenkarzinom entwickelt.

#### Häufigkeit

Retrospektive Studien der letzten Jahre machen es wahrscheinlich, daß Karzinome im Magenstumpf 20 und mehr Jahre nach einer Resektion 6- bis 8mal häufiger auftreten als in einer Kontrollgruppe. Prospektive Daten liegen nur in begrenztem Umfang vor, das Risiko wird mit 1–4% angegeben.

### Ätiologie

Eine postoperative alkalische Refluxgastritis wird in zunehmender Häufigkeit zum Intervall der Pylorusresektion angetroffen. Der Reflux von Gallensäuren, Lysolecithin und Pankreassekret wird für die Karzinogenese mit verantwortlich gemacht, hinzu kommen die chronisch-atrophische Gastritis mit intestinaler Metaplasie sowie eine bakterielle Besiedlung des achlorhydrischen Restmagens, die für eine Nitrosaminbildung verantwortlich gemacht wird. Bei Patienten mit Braunscher Enteroanastomose, bei der das alkalische Sekret abgeleitet wird, scheint die Stumpfkarzinomfrequenz eindeutig niedriger zu liegen.

### Klinik

Oberbauchbeschwerden nach jahrelangem beschwerdefreien Intervall sollten an die Möglichkeit eines Stumpfkarzinoms denken lassen. Je nach Lokalisation kommt es zu einem postprandialen Völlegefühl mit Erbrechen oder zu dysphagischen Erscheinungen. Nachhaltiger Gewichtsverlust ist die Regel. Bei 20% der Patienten kann der Tumor zum Zeitpunkt der Klinikaufnahme bereits palpiert werden.

### Diagnostisches Vorgehen

Röntgenuntersuchung und endoskopisch-bioptische Diagnostik sichern die Diagnose, differentialdiagnostisch kommen gutartige Polypen, Nahtgranulome und Bezoare in Betracht. Entscheidend ist die Früherkennung, die nur durch Vorsorgeuntersuchungen, beginnend mit dem 15. Jahr nach Resektion, möglich ist.

### Therapie

45% aller Stumpfkarzinome sind zum Zeitpunkt der Diagnosestellung inoperabel, 10–20% sind nur palliativ angehbar. In der Regel wird man einer Restgastrektomie vor einer subtotalen Resektion den Vorzug geben.

### Prognose

Die Prognose des Magenstumpfkarzinoms ist schlecht, Fünfjahresheilungen stellen Ausnahmen dar. Die Restgastrektomie ist mit einer postoperativen Letalität von 40% belastet, 2 Jahre nach diesem Eingriff leben nur noch rund 20% der Patienten.

**Merke:** Magenresezierte sind 15–20 Jahre nach einer Billroth-II-Operation einem 4- bis 6fach höheren Magenkrebsrisiko ausgesetzt. Vorsorgeuntersuchungen ab dem 15. postoperativen Jahr in 1- bis 2jährigem Intervall durch Gastroskopie dienen der Früherkennung.

## Postvagotomie-Syndrom

**Definition:** Diarrhöen, Gewichtsverlust und gelegentlich Steatorrhö kennzeichnen das Postvagotomie-Syndrom, beim Postvagotomie-Dumping stehen Völlegefühl, Übelkeit, Regurgitation, Schwäche und orthostatische Erscheinungen im Vordergrund.

### Häufigkeit

Postvagotomie-Durchfälle werden nach trunkulärer Vagotomie in 25%, nach proximal selektiver Vagotomie in 2–5% beobachtet.

### Pathophysiologie

Beim Postvagotomie-Syndrom spielt eine Reihe pathophysiologischer Faktoren eine Rolle, die in Tab. 7 wiedergegeben sind. Da die Durchfälle den von Ileumerkrankungen her bekannten chologenen Diarrhöen gleichen, scheint der Denervierung von Dünndarm und Gallenblase eine wesentliche Rolle unter dem Aspekt »zu viel Galle zur falschen Zeit« zuzukommen.

Tabelle **7** Pathophysiologie des Postvagotomie-Syndroms

1. Beschleunigte Magenentleerung nach Pyloroplastik
2. Beschleunigte Darmpassage nach Denervation
3. Störung des Gallensäurestoffwechsels Chologene Diarrhö
4. Bakterielle Fehlbesiedlung Insuffizienz der Ileozäkalklappe
5. Enterohormonale Dysregulation?

### Klinik

Hartnäckige Durchfälle (mehr als 3 Entleerungen dünnflüssigen Stuhls pro Tag) der primär eher obstipierten Patienten beeinträchtigen die Lebensfreude des Patienten erheblich. Die vor allem morgens auftretenden Durchfälle sprechen auf eine symptomatische Therapie mit Diphenoxylat nicht an, eine Steatorrhö ist jedoch selten.

### Diagnostisches Vorgehen

Die Diagnose wird in der Regel aufgrund der charakteristischen Anamnese gestellt, der Nachweis einer exzessiven Gallensäureausscheidung im Stuhl (Chenodesoxycholsäure) ist Speziallaboratorien vorbehalten.

### Therapie

Der laxierende Effekt der Gallensäuren auf die Kolonmukosa läßt sich durch Gabe eines Anionenaustauscherharzes, an das die Noxe absorbiert wird, blockieren. Unter einer Dosierung von 3 × 4 g Colestyramin kommt es zu einem raschen

Sistieren der Durchfälle, nach wenigen Tagen ist nur noch eine Erhaltungstherapie von 4 g in den Morgenstunden erforderlich. Bei Steatorrhö empfiehlt sich die zusätzliche Gabe von MCT-Fetten. Die alternativ vorgeschlagene Cholezystektomie bleibt den Patienten vorbehalten, bei denen sich nach der Vagotomie Steine gebildet haben.

**Merke:** Postvagotomie-Durchfälle entsprechen den chologenen Diarrhöen und sprechen auf Colestyramin gut an.

Weiterführende Literatur

Arnold, R., W. Creutzfeldt: Pathogenese des Rezidivulkus im operierten Magen. Präoperative Untersuchungen bei Rezidivulkus im operierten Magen. Dtsch. med. Wschr. 102 (1977) 1684, 1730

Bartelheimer, H., H. J. Maurer, H. W. Schreiber, K. Müller-Wieland: Magenoperation und Magenoperierter. de Gruyter, Berlin 1969

Becker, H. D.: Pathogenese, Diagnostik und Therapie des Dumping-Syndroms. Chirurg 48 (1977) 247

Blum, A. L., J. R. Siewert: Ulcustherapie. Springer, Berlin 1978

Bockus, H. L.: Gastroenterology. Saunders, Philadelphia 1974

Demling, L.: Der kranke Magen. Urban & Schwarzenberg, München 1970

Rattenhuber, U., F. Spelsberg: Das chronische Afferent-Loop-Syndrom. Münch. med. Wschr. 117 (1975) 803

Rösch, W., E. Prütting: Das Karzinom im operierten Magen. Klinikarzt 7 (1978) 386

Stabile, B. E., E. Passaro: Recurrent peptic ulcer. Gastroenterology 70 (1976) 124

Steinhagen, P., E. O. Riecken: Der Kranke mit operiertem Magen. Internist 16 (1975) 252

Stremmel, W.: Pathogenese des Postvagotomie-Syndroms. Therapie des Postvagotomie-Syndroms. Dtsch. med. Wschr. 101 (1976) 1496

# Das Magenkarzinom

*W. Rösch*

**Definition:** Das Magenkarzinom ist der »klassische« maligne Tumor epithelialen Ursprungs im Magen. Von einem Magenfrühkarzinom spricht man dann, wenn das karzinomatöse Wachstum auf die Mukosa beschränkt ist (Oberflächenkarzinom) oder auch die Submukosa, nicht jedoch die Muscularis propria infiltriert hat, ohne Berücksichtigung vorhandener Lymphknotenmetastasen.

## Häufigkeit

Weltweit ist eine kontinuierliche Abnahme des Magenkarzinoms zu verzeichnen, wobei der Rückgang in den letzten 20 Jahren in einigen Ländern bis zu 50% beträgt. Nach dem World Health Statistics Annual 1973–1976 der WHO liegt Deutschland hinter Japan und Österreich an 3. Stelle mit 35,5 Magenkarzinomtodesfällen pro 100 000 Einwohner. Das Magenkarzinom ist vor dem 30. Lebensjahr selten, der Altersgipfel liegt zwischen dem 50. und 70. Lebensjahr, Patienten der Blutgruppe A scheinen gehäuft an einem Magenkrebs zu erkranken.

## Ätiologie

Bei der Ätiopathogenese des Magenkarzinoms scheinen Karzinogene in der Nahrung eine wichtige Rolle zu spielen. Epidemiologische Untersuchungen aus Japan machen es wahrscheinlich, daß der Genuß stark gesalzener Speisen eine besonders hohe Karzinomrate erwarten läßt und daß täglicher Milchgenuß und der Verzehr frischen Gemüses die Karzinomquote sinken läßt. Als Risikogruppen, bei denen gehäuft mit dem Auftreten eines Karzinoms gerechnet werden muß, gelten neben der Acanthosis nigricans und »Systemerkrankungen« wie der Dermatomyositis

- die perniziöse Anämie,
- der Morbus Ménétrier,
- der vor 15 und mehr Jahren teilresezierte Magen,
- der polypentragende Magen,
- die chronisch-atrophische Gastritis.

Als mehr oder weniger obligate Präkanzerosen sind das echte Adenom und die sogenannte »borderline lesion«, die sich vom Karzinom dadurch unterscheidet, daß ein infiltratives Wachstum noch nicht nachweisbar ist (»Carcinoma in situ«), anzusehen.

### Magenfrühkarzinom

Das auf Mukosa oder Mukosa *und* Submukosa begrenzte Karzinom nimmt insofern eine Sonderstellung ein, als es eine Prognose aufweist, die nur wenig schlechter ist als die natürliche Absterbequote der Bevölkerung. Einem Vorschlag der Japanischen Gesellschaft für Gastrointestinale Endoskopie folgend wird seit 1962 der Magenfrühkrebs in 3 Formen (Abb. **11**) eingeteilt, die das Auffinden dieser kleinen Karzinome wesentlich erleichtern helfen.

### Fortgeschrittenes Karzinom

Die Beurteilung der fortgeschrittenen Magenkarzinome erfolgt unter makroskopischen Gesichtspunkten nach einem Schema, das von Borrmann 1926 erarbeitet wurde (Abb. **12**). Nach den Vorschlägen der UICC wird der Tumor ferner nach dem TNM-Schema klassifiziert und in entsprechende Stadien eingeteilt. Die histologische Beurteilung erfolgt nach dem Tumortyp (Adenokarzinom, Carcinoma simplex, Carcinoma epidermoides, Adenoakanthom, Mischtyp) und dem Differenzierungsgrad (»grading«), darüber hinaus hat es sich als günstig erwiesen, auch prognostische Aspekte bezüglich der Wachstumsrichtung in die Beurteilung mit einfließen zu lassen. Dabei findet die Laurén-Klassifikation oder die Einteilung nach Ming Verwendung, die das biologische Verhalten des Tumors mitberücksichtigen (Tab. **8**).

### Magenstumpfkarzinom

Vom Primärkarzinom des operierten Magens (s. S. 13.24) sollte das Karzinom im Restmagen als Rezidiv einer wegen Karzinom durchgeführten Erstoperation streng getrennt werden. Im allgemeinen kann man vermuten, daß es sich um ein metachrones Karzinom handelt, wenn der Zweittumor erst nach einem 5jährigen freien Intervall diagnostiziert wird, zumal die Häufigkeit multipler synchroner Magenkarzinome in einer Größenordnung zwischen 3,4 und 7,5% liegt.

### Klinik

Das Magenkarzinom wächst lange Zeit ohne charakteristische Beschwerden, insbesondere Frühkarzinome werden in 10–20% zufällig anläßlich einer endoskopischen Untersuchung gefunden.

Tabelle **8** Klassifikation des Magenkarzinoms nach Laurén und Ming

| Alte Nomenklatur | Laurén (1965) | Ming (1977) |
|---|---|---|
| Adenokarzinom<br>Szirrhus<br>Siegelringzellkrebs } | Intestinalzellkarzinom<br>diffuses Karzinom | expansives Karzinom<br>infiltratives Karzinom |
| | Typ nicht bestimmbar | – |

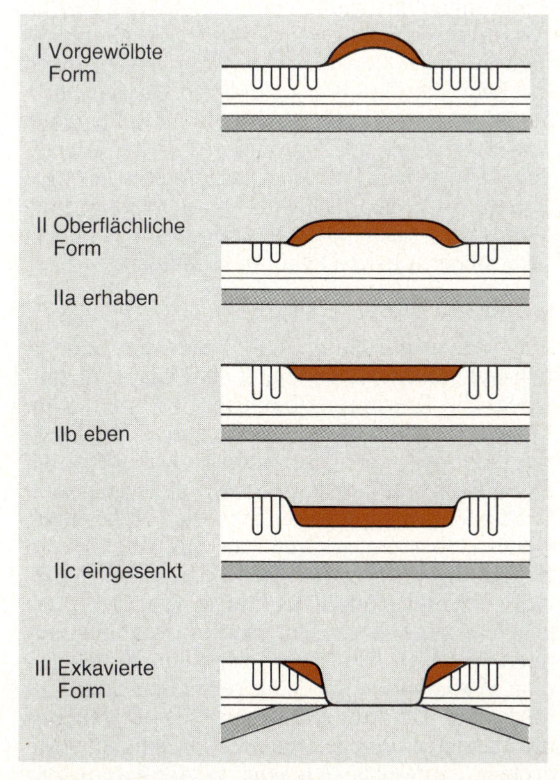


Abb. **11** Klassifikation der Magenfrühkarzinome nach einer Empfehlung der japanischen Gesellschaft für gastrointestinale Endoskopie 1962. Karzinomatöses Gewebe = braun ausgezogen

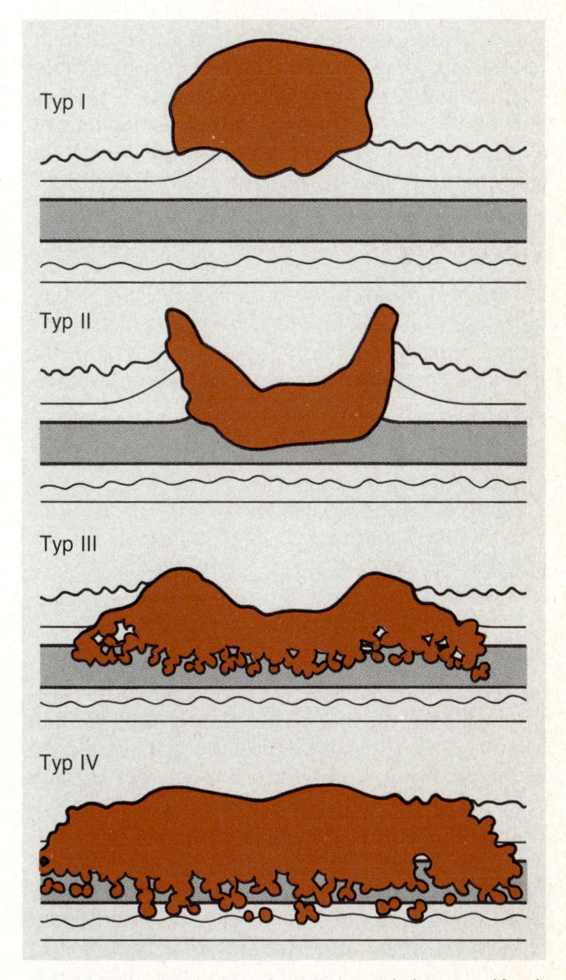


Abb. **12** Klassifikation des fortgeschrittenen Karzinoms nach Borrmann

### Anamnese

Eine Analyse der subjektiven Symptome bei über 1000 Patienten mit einem Magenkarzinom des Memorial Hospitals in New York ergibt folgende Symptomatik:

| | |
|---|---|
| Gewichtsverlust | 83,5%, |
| Schmerzen | 69,1%, |
| Erbrechen | 43,1%, |
| Appetitlosigkeit | 30,2%, |
| allgemeine Symptome | 27,6%, |
| Schluckstörungen | 20,4%, |
| Brechreiz | 20,2%, |
| Aufstoßen | 17,2%, |
| Bluterbrechen | 6,4%. |

Im allgemeinen ist anzunehmen, daß kardianahe Tumoren sich verhältnismäßig früh durch dysphagische Beschwerden, pylorusnahe Karzinome durch Magenentleerungsstörungen bemerkbar machen. Persistierende Beschwerden, auch das Gefühl, »einen Magen zu haben«, sollten eine gezielte gastroenterologische Diagnostik nach sich ziehen, wenn sie länger als 2–3 Wochen bestehen. Auch das Magenfrühkarzinom macht Beschwerden, die in etwa denen des fortgeschrittenen Karzinoms entsprechen. Es sind dies in fallender Häufigkeit Gewichtsverlust, Oberbauchschmerzen, Übelkeit, Völlegefühl, postprandialer oder Nüchternschmerz, Erbrechen, Anorexie und akute Magenblutung, wobei dieses letztgenannte Symptom beim Frühkarzinom wesentlich häufiger aufzutreten scheint als beim fortgeschrittenen Karzinom.

### Befund

Bei einem Frühkrebs wird die körperliche Untersuchung, von Zeichen des Gewichtsverlustes und einer Blutungsanämie abgesehen, unauffällig sein. Beim fortgeschrittenen Magenkarzinom finden sich:

| | |
|---|---|
| ein palpabler Tumor in | 45,4%, |
| eine Druckdolenz in | 19,4%, |
| Lymphknotenmetastasen in (Virchow-Drüse) | 5,4%, |
| Lebermetastasen in | 3,0%, |
| Aszites in | 2,2%. |

### Diagnostisches Vorgehen

Etwa die Hälfte aller Karzinome entsteht im präpylorischen Antrum, 20% entlang der kleinen Kurvatur, 10–20% im Kardiabereich, während im Magenfundus und dem Bereich der großen Kurvatur Karzinome eher selten sind. Eine gezielte radiologische oder endoskopische Diagnostik wird deshalb bestrebt sein, diese Prädilektionsstellen besonders sorgfältig darzustellen. Auch wenn sich bei 40% aller fortgeschrittenen Magenkarzinome eine Achlorhydrie nachweisen läßt, trägt die Magensekretionsanalyse nichts zur Diagnostik des Magenkarzinoms bei, selbst wenn man im allgemeinen vermuten darf, daß ein Ulkus bei fehlender Säure als maligne einzustufen ist. Die Bestimmung von Tumormarkern (CEA) ist ebenfalls diagnostisch wenig beweisend, auch wenn sich bei etwa 50% aller fortgeschrittenen Karzinome erhöhte Werte finden.

Eine Eisenmangelanämie weist auf eine chronische Sickerblutung hin, eine makrozytäre Anämie macht eine Perniziosa als Grundkrankheit wahrscheinlich. Die BSG ist häufig erhöht, viele Patienten sind hypoproteinämisch. Eine erhöhte alkalische Phosphatase weist auf Lebermetastasen hin. Die Bestimmung der $\beta$-Glucuronidaseaktivität, des Lactat- oder Nitrosamingehalts des Magensafts gehört noch nicht zu den Routineuntersuchungen bei Magenkarzinompatienten; in der Regel finden sich bei fortgeschrittenem Tumor erhöhte Werte.

### Radiologie

Zur Früherkennung des Magenkarzinoms wird eine subtile Röntgentechnik, in der Regel eine Kombination von Prallfüllung, Reliefdarstellung, dosierter Kompression und Doppelkontrastverfahren verlangt. Schwierigkeiten ergeben sich in erster Linie bei der Beurteilung ulzeröser Veränderungen hinsichtlich der Dignität der Läsion. Als tumorverdächtig gelten Nischen im Schleimhautniveau, Faltenabbrüche, Wandversteifungen (»schwimmendes Brett«) und ein unregelmäßiger Randwall, die Röntgenkriterien des benignen und des malignen Ulkus sind in Tab. **9** wiedergegeben. In jedem Fall eines radiologisch nachgewiesenen Magengeschwürs wird man jedoch heute nicht mehr auf eine endoskopisch bioptische Sicherung der Diagnose verzichten.

### Endoskopie, Biopsie, Zytologie

Die Magenspiegelung stellt heute den wesentlichsten präoperativen Pfeiler der Diagnostik dar, wobei die Gewinnung bioptischen Materials im Vordergrund steht. Die »Trefferquote« der Biopsie liegt beim fortgeschrittenen Karzinom bei 88%, beim Frühkarzinom bei 98%. Durch gezielte Bürstenzytologie lassen sich die Zahlen noch weiter verbessern, während die Spülzytologie an Bedeutung verloren hat. Die »klassischen Kriterien« des malignen Ulkus sind in Abb. **13** wiedergegeben, zur sicheren Unterscheidung vom gutartigen Geschwür sind 6–8 Gewebsentnahmen aus dem Ulkusrand und 2–3 aus dem Ulkusgrund erforderlich. Da auch exulzerierte kleine Karzinome passager abheilen können (»malignant life cycle«), empfiehlt sich eine Wiederholung der Gastroskopie mit erneuter Biopsie nach 4- bis 6wöchiger konservativer Therapie.

Die Endoskopie wird darüber hinaus zunehmend im Rahmen von Vorsorgeuntersuchungen bei Patienten eingesetzt, die unter die »Risikogruppen« einzuordnen sind. Dabei erscheinen Untersuchungen in 2- bis 3jährigem Intervall ausreichend, lediglich beim Morbus Ménétrier sollten sie in 6monatigem Abstand erfolgen.

Tabelle **9** Röntgenkriterien des benignen und des malignen Ulkus

| Benignes Ulkus | Malignes Ulkus |
|---|---|
| Nische außerhalb der Wandkontur | Versenkte Nische |
| Scharfe regelmäßige Nischenkontur | Unregelmäßige Nischenkontur |
| Symmetrischer glatter Randwall | Asymmetrischer unregelmäßiger Randwall |
| Ulkuskragen (Profil des Randwalls) | Abrupte Faltenabbrüche |
| Hampton-Linie | Deformierung der Faltenenden |
| Kontralaterale Wandeinziehung | Unregelmäßige Schleimhautoberfläche der Ulkusumgebung |
| Glatte Schleimhautoberfläche der Ulkusumgebung | Höckerung, Unebenheiten des Ulkusgrunds |

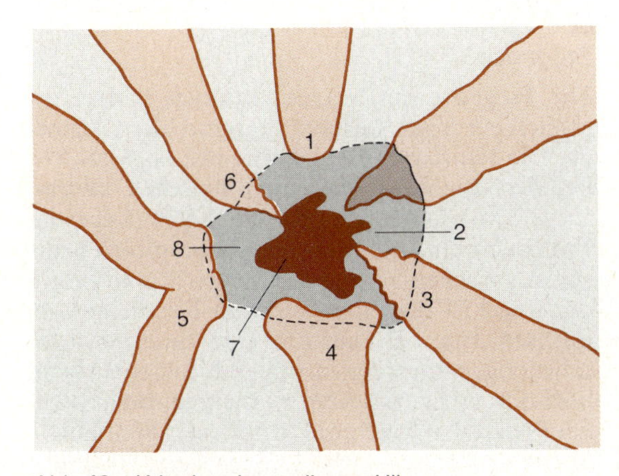


Abb. **13** Kriterien des malignen Ulkus.
1 abrupter Faltenabbruch,
2 Diskoloration (Einsenkung),
3 »Mottenfraß« am Faltenende,
4 kolbige Verdickung,
5 Fusion von Falten,
6 Anspitzung der Falte,
7 Ulkus,
8 Mißverhältnis Ulkus-Faltenreaktion

### Differentialdiagnose

Neuere Verlaufsbeobachtungen haben gezeigt, daß die Karzinominzidenz im Ulkusmagen nicht höher ist als in einer Kontrollgruppe. Eine maligne Entartung eines chronischen Magengeschwürs wird deshalb von den meisten Autoren heute abgelehnt, ähnliches gilt für den gutartigen Magenpolypen (s. S. 13.31). Das szirrhös wachsende Karzinom (Linitis plastica), endoskopisch-bioptisch nicht selten schwer zu fassen, muß vom malignen Lymphom, am besten durch eine Schlingenbiopsie, differenziert werden. Für das Lymphom sprechen der Nachweis knotiger Infiltrate der Magenschleimhaut oder multiple Exulzerationen. Leiomyosarkome machen etwa 0,25–1,5% aller malignen Magentumoren aus, Plattenepithelkarzinome, Karzinosarkome und Metastasen in die Magenschleimhaut (Mamma-, Bronchialkarzinom; malignes Melanom) sind Raritäten.

Natürlich kann gelegentlich einmal ein Pankreas- oder Kolonkarzinom per continuitatem in den Magen einbrechen und dort als primäres Malignom imponieren.

### Komplikationen

Zu lokalen Komplikationen kann es durch Verlegung der Passage, durch Blutung, durch Einwachsen in Nachbarorgane mit Fistelbildung oder Perforation kommen, Metastasen markieren in der Regel die Inoperabilität.

#### Metastasierung

Die Tumorausbreitung erfolgt über intramurale Lymphbahnen und die zahlreichen perigastrischen Lymphknotengruppen, die je nach Tumorlokalisation in unterschiedlicher Häufigkeit befallen sind. Das Karzinom breitet sich dann infiltrierend ins Pankreas, zur Leberpforte, ins Querkolon, zum Milzhilus, ins Netz und diffus über das Peritoneum aus, Fernmetastasen siedeln sich vor allem in der Leber, später in Lunge, Niere und Knochen ab.

#### Penetration und Perforation in Nachbarorgane

Ein Übergreifen des Tumors auf Ösophagus und Duodenum ist recht häufig, bei Tumorummauerung des Lig. hepatogastricum kann es zu einem Verschlußikterus oder einer Thrombose der Pfortader mit konsekutiver Aszitesbildung kommen. Ein Einbruch ins Querkolon schließlich führt zur Ausbildung einer gastrokolischen Fistel mit den Zeichen der Malabsorption. Eine Perforation in die freie Bauchhöhle ist selten.

#### Blutung

Eine massive Blutung ist beim fortgeschrittenen Karzinom eher selten, eigentümlicherweise beim Frühkarzinom jedoch eines der Leitsymptome in einer Häufigkeit bis zu 25%. Aus diesem Grund empfiehlt es sich, bei atypisch gelegenen, anläßlich einer Notfallendoskopie als Blutungsquelle verifizierten Magengeschwüren Biopsien zu entnehmen, wenn eine operative Intervention zur Debatte steht.

### Stenose

Völlegefühl, Inappetenz, Übelkeit und rezidivierendes Erbrechen kennzeichnen die maligne Magenausgangsstenose, bei der in der Regel eine Ulkusanamnese vermißt wird. Substernales Druckgefühl, Dysphagie und Regurgitation, Schwierigkeiten bei festen Bissen, dann bei breiiger Nahrung und schließlich bei flüssiger Kost weisen auf die kontinuierlich zunehmende Stenosierung des terminalen Ösophagus beim Kardiakarzinom hin.

### Therapie

Nur fast die Hälfte aller diagnostizierten Magenkarzinome kann noch einer kurativen Therapie zugeführt werden, auch wenn der Anteil der Magenfrühkrebse deutlich zunimmt und an einigen Kliniken schon 15 und mehr Prozent beträgt. Da Adenokarzinome nicht strahlensensibel sind, kommt neben symptomatischen Maßnahmen beim inoperablen Patienten allenfalls eine Chemotherapie in Frage.

#### Chirurgie, kurativ-palliativ

Zumeist erlaubt erst der Operationssitus eine Entscheidung darüber, ob eine resezierende Therapie in Frage kommt. Auch bei laparoskopisch gesicherter Leber- oder Peritonealmetastasierung ist häufig eine Palliativresektion noch angebracht, um späteren Komplikationen wie Blutung oder Stenosierung vorzubeugen.

Da sich der Tumor primär lymphogen ausbreitet, wird man lokal einen Sicherheitsabstand vom makroskopisch erkennbaren Tumor von 5 cm anstreben und die zahlreichen peri- und retrogastrischen Lymphknoten im Lymphabflußgebiet des Tumors mitresezieren. Je nach Lokalisation des Tumors wird eine Billroth-I-Resektion oder eine subtotale Resektion mit Billroth-II-Anastomose oder eine totale Gastrektomie erforderlich sein. Bei entsprechender Erfahrung des Operateurs ist die Gastrektomie en principe beim Magenkarzinom zu diskutieren, beim Frühkrebs kann man sich gegebenenfalls bei hohem Operationsrisiko auch mit einer lokalen Exzision oder einer endoskopischen Abtragung begnügen.

#### Chemotherapie

Alle hochdifferenzierten Karzinome wie die Adenokarzinome sind durch eine zytostatische Therapie nur wenig zu beeinflussen. Die günstigsten Ergebnisse werden unter einer Kombinationstherapie mit 5-Fluorouracil und Methyl-CCNU und einer Kombination von 5-Fluorouracil, Adriamycin und Mitomycin C gesehen. Damit lassen sich eine Tumorregression und eine subjektive Besserung des Allgemeinbefindens der Patienten erreichen, ein Einfluß auf die Überlebenszeit ist jedoch nicht eindeutig belegt.

#### Palliative Maßnahmen

Neben der palliativen Resektion oder dem Anlegen einer Gastroenterostomie kann die Passage durch Einlegen eines Tubus beim Kardiakarzinom wiederhergestellt werden. Bei inoperablen Patienten muß man sich häufig damit begnügen, durch symptomatische Therapie wie Spasmolytika, Analgetika, Anticholinergika oder Antiemetika Erleichterung zu schaffen. ACTH oder Cortison bessern die Stimmung, steigern den Appetit und tragen, unter Umständen in Kombination mit Vitamin $B_{12}$, zu einer vorübergehenden Besserung bei. Die Gefahr einer Abhängigkeit von Narkotika wird bei diesen inoperablen Patienten mit hochgradig eingeschränkter Lebenserwartung sicher überschätzt.

### Prognose

Die Prognose des Magenkarzinoms hängt ausschließlich vom Ausbreitungsgrad des Tumors ab. Die Fünfjahresüberlebensquote liegt um 5%, bei den operablen Patienten zwischen 20 und 25%. Am günstigsten sind die Ergebnisse beim Frühkarzinom, bei dem Fünfjahresüberlebenszeiten zwischen 90 und 95% erreicht werden. In der Regel ist die Prognose beim Karzinom vom diffusen Typ, bei dem die Tumorgrenzen auch schwieriger zu erkennen sind, schlechter als beim hochdifferenzierten Adenokarzinom. Beim sogenannten Ulkuskarzinom wird eine Fünfjahresüberlebensquote von 60% angegeben.

Zur Früherkennung des lokalen Rezidivs, bei dem durch eine Nachresektion noch Kurabilität erreicht werden kann, sollten postoperativ endoskopisch-bioptische Kontrolluntersuchungen in 3monatigem Intervall durchgeführt werden.

**Merke:** Die Frühdiagnose des Magenkarzinoms entscheidet über die Prognose des Patienten. Im Stadium des Frühkarzinoms entspricht die Fünfjahresüberlebensquote der Absterbekurve der Bevölkerung. Eine Früherkennung des Magenkarzinoms ist nur durch eine optimierte Individualdiagnostik und die Überwachung von Risikopatienten zu erreichen, da tumorspezifische Symptome häufig fehlen. Hierbei kommt der endoskopisch-bioptischen Kontrolle jedes Magengeschwürs eine besondere Rolle zu, da etwa ⅔ aller Frühkrebse unter dem Bild des »malignen Ulkus« verlaufen.

### Weiterführende Literatur

Demling, L.: Klinische Gastroenterologie. Thieme, Stuttgart 1974

Graham, S., W. Schotz, P. Martino: Alimentary factors in the epidemiology of gastric cancer. Cancer 30 (1972) 927

Hartwich, G.: Fortschritte in der zytostatischen Therapie gastrointestinaler Karzinome. Dtsch. Ärztebl. 75 (1978) 2506

Heinkel, K.: Diagnostik der malignen Magentumoren. Chirurg 43 (1972) 537

La Due, J.S., P.J.Murison, G.McNeer, G.T.Park: Symptomatology and diagnosis of gastric cancer. Arch. Surg. 60 (1950) 305
Laurén, P.: The two histological main types of gastric carcinoma: diffuse and so-called intestinal type carcinoma. Acta path. microbiol. scand. 64 (1965) 231
Masuda, M.: Zur Verbesserung der Prognose des Magenkarzinoms. Therapiewoche 20 (1970) 1753
Miller, G., M.Kaufmann: Das Magenfrühkarzinom in Europa. 1170 Fälle aus den Jahren 1968–1973. Dtsch. med. Wschr. 100 (1975) 1946
Ming, S.-Ch.: Gastric carcinoma: a pathobiological classification. Cancer 39 (1977) 2475
Pichlmayr, R., D.Büttner, H.J.Meyer: Das Magenkarzinom. Dtsch. Ärztebl. 74 (1977) 2505
Rösch, W.: Primär multiple Karzinome des Gastrointestinaltrakts. Dtsch. med. Wschr. 98 (1973) 1872
Rösch, W.: Diagnose und Prognose des Magenfrühkarzinoms. In Ritter, U., M.Classen: Fortschritte in der Gastroenterologie 1976. Demeter, München 1977
Schwemmle, K.: Chirurgische Behandlung des Magenkarzinoms. Münch. med. Wschr. 117 (1975) 281
Sleisenger, M.H., J.S.Fordtran: Gastrointestinal Disease, 3rd ed. Saunders, Philadelphia 1983

# Epitheliale und mesenchymale Magenpolypen

*W. Rösch*

**Definition:** Unter einem Polypen wird rein deskriptiv eine sich mehr oder weniger kugelig ins Lumen vorwölbende Erhabenheit verstanden, ungeachtet der Matrix und der Dignität der Läsion. Häufig wird jedoch der Begriff Polyp gleichgesetzt mit gutartiger Neubildung epithelialen Ursprungs. Von einer Polyposis ventriculi sollte man erst sprechen, wenn mehr als 50–100 Polypen nachweisbar sind.

## Häufigkeit

Epidemiologische Daten über die Häufigkeit von Magenpolypen variieren nicht unbeträchtlich je nach angewandter Untersuchungsmethode. Die Inzidenz in Autopsiestatistiken liegt zwischen 0,43 und 0,9%, die Häufigkeit bei Klinikpatienten einschließlich derer, die zur operativen Entfernung eines Magenpolypen aufgenommen wurden, liegt bei 0,6%. Im endoskopischen Krankengut werden Polypen bei 4–5% aller Untersuchten gefunden.

## Pathologische Anatomie

Der Anteil der epithelialen Tumoren unter den Magenpolypen variiert in den verschiedenen Statistiken zwischen 11,3 und 59%. Im neueren Schrifttum, dem endoskopisches Untersuchungsgut zugrunde liegt, steigt der Anteil der epithelialen Tumoren sogar auf über 90% an; bevorzugte Lokalisation ist das Antrum.

### Epitheliale Polypen

Eine einheitliche Nomenklatur für Polypen epithelialen Ursprungs liegt leider nicht vor. In Deutschland hat eine 1974 von Elster vorgeschlagene Nomenklatur weite Verbreitung gefunden, Morson u. Dawson empfehlen eine Unterteilung in Hamartome und Heterotopien, regenerative oder entzündliche Polypen und echte Neoplasien wie Adenom, Papillom und papilläres Adenom. Ming u. Goldman unterscheiden zwischen hyperplastischen und adenomatösen Polypen. Eine Gegenüberstellung der verschiedenen Nomenklaturen ist in Tab. **10** wiedergegeben. Polypen, die im Rahmen einer übergeordneten Erkrankung auch im Magen zu finden sind (Peutz-Jeghers-Syndrom, Cronkhite-Canada-Syndrom, Gardner-Syndrom), weisen ein spezifisches histologisches Korrelat auf. Ähnliches gilt für die sogenannten Drüsenkörperzysten, meist multipel auftretende, wenige mm große Polypen der Korpusschleimhaut, die wahrscheinlich auf eine Funktionsstörung zurückzuführen sind.

### Mesenchymale Polypen

Die gutartigen nichtepithelialen Magentumoren können ihren Ausgang von allen Bindegewebskomponenten nehmen, die häufigste Lokalisation ist in Abb. **14** wiedergegeben. Mit Ausnahme des ektopen Pankreas handelt es sich um relativ seltene Tumoren, deren intraluminaler Anteil recht unterschiedlich ausgeprägt sein kann.

### Polyposis ventriculi

Von der Polyposis ventriculi mit zahllosen Polypen sollte man multiple Polypen abgrenzen, deren Anzahl überschaubar ist. Pathologisch-anatomisch handelt es sich entweder um hyperplasiogene Polypen oder um sogenannte Drüsenkörperzysten, also keine echte Neoplasien, so daß eine maligne Entartung nicht zu befürchten ist.

Tabelle **10** Klassifikation epithelialer Magenpolypen

| Elster (1974) | Morson u. Dawson (1972) | Ming u. Goldman (1965) |
|---|---|---|
| Fokale Hyperplasie | – | – |
| Hyperplasiogener Polyp | regenerativer oder entzündlicher Polyp | hyperplastischer Polyp |
| Adenom | Adenom, Papillom | Adenom |
| Borderline lesion | – | flaches Adenom |

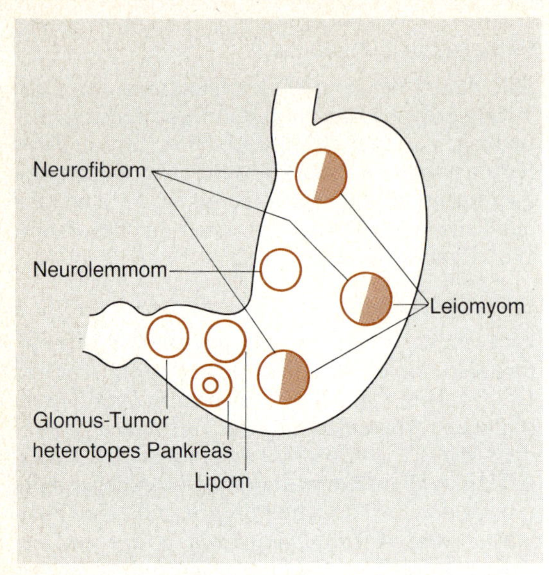


Abb. **14** Bevorzugte Lokalisation nichtepithelialer gutartiger Magentumoren

### Klinik

Die klinische Symptomatik hängt von Größe, Lokalisation, Wachstumsneigung und Komplikationen wie Blutung, Torsion oder Prolaps ab, in der Regel verursachen jedoch Magenpolypen keine Beschwerden. Auch wenn viele Patienten mit Magenpolypen über epigastrische Schmerzen, Völlegefühl, Übelkeit, Erbrechen, Sodbrennen oder Gewichtsverlust klagen, bleibt der Bezug zum Polypen fraglich. Eine atrophische Gastritis oder eine Achlorhydrie stellen keine Vorbedingung für die Entwicklung epithelialer Polypen dar.

#### Anamnese

Mit Symptomen ist dann zu rechnen, wenn der Polyp die Passage der Nahrung im Kardia- oder Pylorusbereich verlegt. Dysphagie oder Erbrechen weisen auf die mechanische Obstruktion hin, insbesondere wenn der Polyp in das Nachbarorgan prolabiert. Hämatemesis und Meläna sind die Leitsymptome mesenchymaler Tumoren, die ab einem Durchmesser von 4 cm häufig exulzerieren.

#### Befund

Die körperliche Untersuchung ist bei Magenpolypen wenig ergiebig, nur gelegentlich kann ein größerer mesenchymaler Tumor getastet werden. Indirekte Hinweise kann allenfalls eine Blutungsanämie oder die periorale Pigmentation beim Peutz-Jeghers-Syndrom geben.

### Diagnostisches Vorgehen

Die Diagnose von Magenpolypen wird radiologisch oder endoskopisch gestellt; sie ist in der Regel ein Zufallsbefund.

#### Radiologie

Polypen lassen sich am besten unter dosierter Kompression darstellen. Bei der Drüsenkörperzystenpolypose können sich, insbesondere bei Verwendung der Doppelkontrasttechnik, differentialdiagnostische Schwierigkeiten zu Luftbläschen ergeben. Für einen mesenchymalen Ursprung eines Polypen sprechen eine breite Basis bei halbkugeliger Vorwölbung und der Nachweis einer Exulzeration der Polypenkuppe.

#### Endoskopie

Aufgrund des makroskopischen Aspektes werden Polypen, einem Vorschlag von YAMADA folgend, in 4 Typen unterteilt (Abb. **15**). Da die Zangenbiopsie häufig kein repräsentatives Matcrial zu liefern vermag, wird heute aus primär diagnostischen Gründen eine Abtragung mit der Diathermieschlinge vorgenommen. Für eine mesenchymale Genese sprechen die glatte Oberfläche, über den Tumor ziehende Brückenfalten, die sich mit der Zange abheben lassen, und das sogenannte Kissen-Zeichen, wenn sich der Tumor mit der Biopsiezange eindrücken läßt. Der Gewinnung eines morphologischen Substrats dient die Schlingen- oder Knopflochbiopsie, bei der zunächst die normale Schleimhaut abgetragen wird, um den mesenchymalen Tumor zu exponieren.

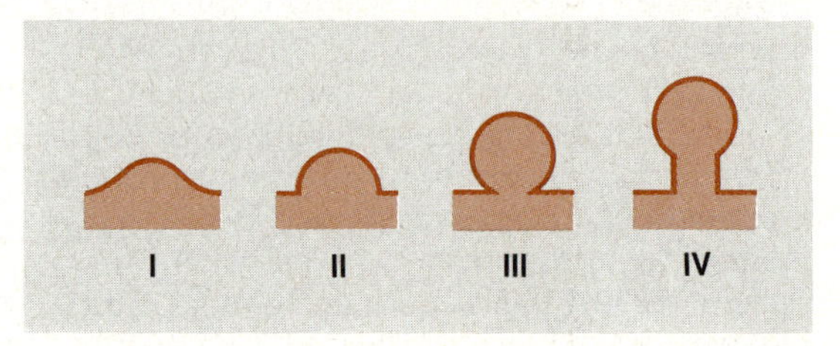


Abb. **15** Einteilung der Magenpolypen nach Yamada

### Differentialdiagnose

Von differentialdiagnostischer Bedeutung sind in erster Linie Veränderungen wie extragastrische Tumoren, Magenvarizen oder postoperative Pseudotumoren, die als Polypen imponieren. Wesentlich ist die Abgrenzung von polypoid wachsenden Präkanzerosen (»borderline-lesion«) und Karzinomen, wobei insbesondere das Frühkarzinom Typ I und II a (s. S. 13.27) als benigner Polyp imponieren kann.
Bei multiplen Polypen oder der Polyposis ventriculi sui generis ist differentialdiagnostisch an den Morbus Ménétrier – die Riesenfaltengastritis – zu denken, der auch als Polypose imponieren kann. Multiple chronische Erosionen erinnern ebenfalls an eine Polypose, doch spricht das uniforme Aussehen mit zentraler Nabelung gegen »klassische« Polypen; das histologische Bild mit einer pseudofoveolären Hyperplasie entspricht dem der fokalen Hyperplasie.

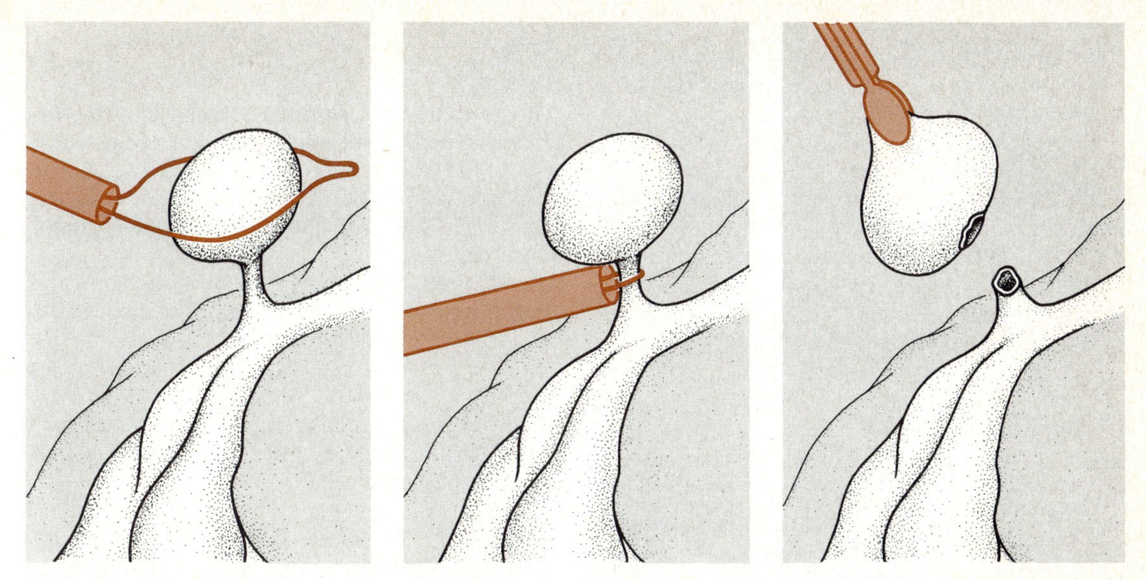

Abb. **16** Endoskopische Polypektomie mit der Diathermieschlinge und anschließende Bergung mit Zange

### Komplikationen

#### Blutung

Eine akute Magenblutung stellt bei den epithelialen Polypen eine seltene Komplikation dar, die mit einer endoskopischen Polypektomie rasch anzugehen ist. Blutungen aus großen mesenchymalen Polypen können lebensbedrohliche Ausmaße annehmen.

#### Obstruktion

Gestielte Antrumpolypen können gelegentlich einmal mit einer peristaltischen Welle in den Bulbus transportiert werden oder im Pylorus stecken bleiben und eine akute Magenausgangsstenose bedingen.

#### Maligne Entartung

Von den epithelialen Polypen kann lediglich das seltene echte Adenom als Neoplasie maligne entarten, bei hyperplasiogenen Polypen ist eine maligne Degeneration nicht zu erwarten, es sei denn über eine ständige mechanische Irritation mit rezidivierender oberflächlicher Exulzeration. Die maligne Potenz der häufig multipel auftretenden Karzinoide der Magenschleimhaut ist nicht exakt festzustellen, bei den mesenchymalen Tumoren ist pathologisch anatomisch die Abgrenzung zwischen benigne und maligne schwierig, wenn nicht Metastasen vorliegen. Ab einem Durchmesser von 4 cm wird die Malignitätsrate mit 10–20% angegeben.

### Therapie

Die Therapie der Wahl bei Polypen in einer Größenordnung bis 3 cm ist die endoskopische Polypektomie. Breitbasig aufsitzende Polypen werden chirurgisch exzidiert, mesenchymale Tumoren nach Möglichkeit ausgeschält.

#### Chirurgie

Eine chirurgische Exzision erscheint beim echten Adenom sowie bei mesenchymalen symptomatischen Tumoren indiziert. Läßt sich ein Tumor nicht enukleieren, wird er mit der angrenzenden Schleimhaut reseziert. Bei multiplen Karzinoiden ist eine Magenteilresektion ratsam, die früher häufig praktizierte prophylaktische Gastrektomie bei Polyposis ventriculi erscheint im Lichte neuer Erkenntnisse nicht mehr vertretbar, da es sich nie um neoplastische Polypen handelt.

#### Endoskopie

Die endoskopische Polypektomie gilt als Verfahren der Wahl bei epithelialen Polypen, wenn auch primär aus diagnostischen Gesichtspunkten. Die Komplikationsrate dieses Verfahrens liegt zwischen 1 und 2%, wobei als häufigste Komplikation die nur selten therapiebedürftige Blutung zu nennen ist (Abb. **16**).

### Prognose

Verlaufsbeobachtungen nach endoskopischer Polypektomie zeigen, daß in etwa 7% mit dem Auftreten lokaler Rezidive (unvollständige Resektion) oder an anderer Stelle innerhalb eines Zeitraums von 5 Jahren zu rechnen ist. Noch nicht ausdiskutiert ist die Beobachtung, daß der polypentragende Magen möglicherweise zum Karzinom prädisponiert. Das Karzinom entsteht dabei an anderer Stelle in der Schleimhaut in einer Häufigkeit von 2–3%, so daß der hyperplasiogene Magenpolyp möglicherweise eine Indikatorstellung für ein sich später entwickelndes Magenkarzinom einnimmt. Dafür könnte auch sprechen, daß sich bei etwa 10% aller Magenkarzinome simultan ein oder mehrere Magenpolypen finden.

**Merke:** Magenpolypen werden zumeist zufällig entdeckt. Eine endoskopische Polypektomie läßt eine präzise Klassifizierung zu. Nur das seltene (2–3%) echte Adenom kann maligne entarten. Eine Polyposis ventriculi wird nur bei den nichtneoplastischen Polypen beobachtet, zumeist handelt es sich um sogenannte Drüsenkörperzysten der Korpusschleimhaut (80%). Mesenchymale Magenpolypen sollten ab einem Durchmesser von 3–4 cm chirurgisch entfernt werden.

### Weiterführende Literatur

Elster, K.: Histological classification of gastric polyps. In Morson, B.C.: Pathology of the Gastrointestinal Tract. Current Topics in Pathology. Springer, Berlin 1976

Ming, S.C., H. Goldman: Gastric polyps. A histogenetic classification and its relation to carcinoma. Cancer 18 (1965) 721

Morson, B.C., I.M.P. Dawson: Gastrointestinal Pathology. Blackwell, Oxford 1972

Rösch, W.: Epidemiology, pathogenesis, diagnosis and treatment of benign gastric tumors. In van der Reis, L.: Frontiers of Gastrointestinal Research, vol. 6. Karger, Basel 1979

Yamada, T., H. Ichikawa: X-ray diagnosis of elevated lesions of the stomach. Radiology 110 (1974) 79

# Entzündliche und erosive Magenerkrankungen

## Akute Gastritis

*H. Hornbostel*

**Definition:** Unterschiedliche Ätiologien führen in unterschiedlicher Ausdehnung zu entzündlichen Veränderungen der Magenschleimhaut, oft unter Einbeziehung anderer Bezirke des Magen-Darm-Kanals (Staphylokokken z.B. unter Mitbeteiligung des Dünndarms).

### Häufigkeit

Exogene Formen überwiegen.

### Ätiologie

Exogene Ursachen: Alkohol, Salizylate, Phenylbutazon, Indometacin, Kortikosteroide, Zytostatika, Aureomycin.
Endogene Ursachen: Staphylokokken, Salmonellen zum Beispiel.
Mechanische Läsionen: Trauma, Säure-, Laugenverätzung, Röntgenstrahlen.
Operative Ursachen: Schock mit Infekten.
Histologisch finden sich Ödem, Leukozyteninfiltration, Leukopedese, Weitstellung der Gefäße, Blutung in das Gewebe und/oder in das Magenlumen.

### Klinik

#### Anamnese

Man muß in der Anamnese berücksichtigen: Medikamente, Alkohol und Infekt. Die Beschwerde kann gekennzeichnet sein durch: Übelkeit, Druckgefühl im Oberbauch, Nausea oder Erbrechen, Aufstoßen, Speichelfluß, gleichzeitige Durchfälle.
Die Schmerzskala liegt zwischen leichtem epigastrischem Schmerz und Bild des akuten Abdomen (Korrosionsgastritis z.B.).

#### Befund

Man findet einen mäßigen bis heftigen epigastrischen Druckschmerz, unter Umständen bis zur Abwehrspannung gehend.

#### Diagnostisches Vorgehen

Die Endoskopie ist die wichtigste Untersuchungsmethode: Schleimhautrötung, häufig gleichzeitiger Nachweis von Schleimhauterosionen mit oder ohne Blutreste, manchmal das Bild der »erosiven Gastritis« sind unter Umständen nachweisbar.
Hypokalämie, extrarenale Harnstoff-N-Steigerung, unter Umständen Hämatokritabfall und Erhöhung der Blutsenkungsgeschwindigkeit können vorhanden sein.

#### Differentialdiagnose

Nicht selten ist die Taktik des »akuten Abdomens« anzuwenden.

#### Komplikationen

Es ist das Bild der Massenblutung des Magen-Darm-Kanals, insbesondere bei gleichzeitigem Nachweis von Erosionen, möglich, vor allem beim Vorliegen exogener Noxen.
*Gastritis corrosiva.* Es tritt eine Erweichung und Nekrotisierung der Magenschleimhaut nach Säure- oder Laugeneinwirkung mit Erbrechen von Blut- oder Schleimhautfetzen ein. Dabei finden sich an der Mundschleimhaut Ätzspuren. Bei Laugen zeigen sich endoskopisch Mazerationen.
*Gastritis purulenta.* Septikämie oder ein zerfallendes Magenkarzinom führen zu diffusen oder fleckförmigen, eitrigen Durchsetzungen aller Schichten der Magenwand, mit Abszeßbildung, unter Umständen mit Durchbrüchen in den Peritonealraum oder in das Magenlumen.

#### Therapie

Die Grundkrankheit ist zu behandeln.
Eine Belehrung über Medikamentenumgang (Salizylate z.B.) ist notwendig. Tab. **11** zeigt therapeutische Vorschläge zur Behandlung der »Ätzgastritis«.

Tabelle **11** Therapie der Ätzgastritis (nach Heinkel)

| Schädigung | Antidot |
|---|---|
| Säuren | Alkali, Milch, Magnesiumsalze, Aluminiumhydroxid |
| Alkali | Verdünnter Essig, Zitrusfruchtsaft, Milch, Eiereiweiß, unter Umständen Olivenöl |
| Jodlösung | Stärkesuspensionen, Eiereiweiß oder Öl |
| Carbolsäure | Alkoholische Getränke |
| Quecksilbersalze | Eiereiweiß, Milch, danach Erbrechen erzeugen, Spülung des Magens mit Natriumbicarbonat, Injektion von BAL i. m. |
| Silbernitrat | Kochsalz, Zinksalze, verdünnte Lösungen von Natriumbicarbonat sowie Milch mit Eiereiweiß |
| Arsenverbindungen | Magenspülung mit Natriumbicarbonat 1%ig, danach Gabe von Ferrichlorid und Sodiumbicarbonat in einem Glas Wasser, Injektion von BAL i. m. |
| Bleivergiftungen | Magnesiumsulfat oder Natriumsulfat |
| Kupfersalze | Kaliumferrocyanidlösung, 1%ig, Magenspülung und medikamentöse Diarrhöerzeugung |

### Verlauf und Prognose

Die Prognose ist verständlicherweise durch die Grundkrankheit oder durch das Ausmaß der Schädigung und die Noxe gegeben.

**Merke:** Die akute Gastritis mit ihren endogenen und exogenen Formen wird überwiegend endoskopisch nachgewiesen.

### Weiterführende Literatur

Jeffries, G. H. in Sleisinger, M. H., J. S. Fordtran: Gastrointestinal Disease. Saunders, Philadelphia 1978

## Chronische Gastritis

*H. Hornbostel*

**Definition:** Die Diagnose ist heute unabdingbar eine endoskopische und histologische. Eine röntgenologische Diagnose sollte nicht mehr gestellt werden.

### Häufigkeit

In der finnischen Bevölkerung haben bioptisch 53% der Untersuchten eine Korpusgastritis, 25% davon eine Oberflächengastritis, etwa 28% eine atrophische Form. Die atrophische Gastritis nimmt anteilsmäßig im Alter zu. Untersuchungen für Deutschland: Nur 23% bei einer Klinikuntersuchung von beschwerdefreien Probanden hatten bei Biopsie aus der Korpusschleimhaut eine normale Mukosa, 50% hatten eine Oberflächengastritis, 27% eine atrophische Gastritis.

### Pathologie

#### Histologische Formen (Abb. **17**)

*Oberflächengastritis:* Man findet bei ihr eine Infiltration der Tunica propria: Lymphozyten, Plasmazellen, Leukozyten, auch eosinophile Leukozyten infiltrieren bei Zunahme der Grübchentiefe und Schlängelung der Drüsenkörper, gleichzeitig sind die Leistenspitzen verbreitert. Nach Schweregrad wird unterschieden zwischen leichter, ausgeprägter und schwerer Oberflächengastritis.

Die *chronisch-atrophische* Gastritis ist gekennzeichnet durch Verschwinden der Haupt-, Parietal- und Belegzellen der Korpusschleimhaut oder durch Umwandlung der Drüsen in mukoide Drüsen (Pylorusdrüsen), »Umbaugastritis«. Die Dikke der Schleimhaut nimmt ab.

Ferner tritt eine intestinale Metaplasie auf: Im Drüsenepithel finden sich Becherzellen und Panethzellen, bürstentragende Zellen im Bereich der Leistenspitzen. Es überwiegen Krypten- und Zottenareale. Funktionell tritt an die Stelle von Sekretion Resorption. Intestinale »Metaplasie« tritt auch ohne chronisch-atrophische Gastritis auf, vor allem im Antrumbereich. Ein atrophischer Befund im Antrum führt zur Rückbildung der gastrinbildenden G-Zellen.

### Diagnostisches Vorgehen

Man biopsiert aus dem Antrum- und Korpusbereich getrennt, möglichst aus dem Bereich der großen Kurvatur.

Für kritische Röntgenuntersucher gab es immer nur selten einen Röntgenbefund der chronischen Gastritis, da u. a. das Phänomen der Faltenverbreiterung im Röntgenbild vom Schwellungszustand der Muscularis mucosa oder ihrem Ödem abhängig ist.

### Komplikationen

Ob eine chronische Gastritis allein zu Blutungen führen kann, ist unklar. Auch die Beziehungen zu blutenden Erosionen sind in der Pathogenese ungeklärt.

### Therapie

Säurelockende Agentien wie Alkohol oder Kaffee sind zu meiden, dem Patienten bekannte Nahrungsunverträglichkeiten sind zu beachten. Eine Salzsäuresubstitution ist von der Höhe und dem Ausmaß der physiologischen Salzsäuresekretion her bezweifelbar und gilt heute im allgemeinen als obsolet.

Die Annahme von Zusammenhängen zwischen Eisenmangelanämie und chronischer Gastritis

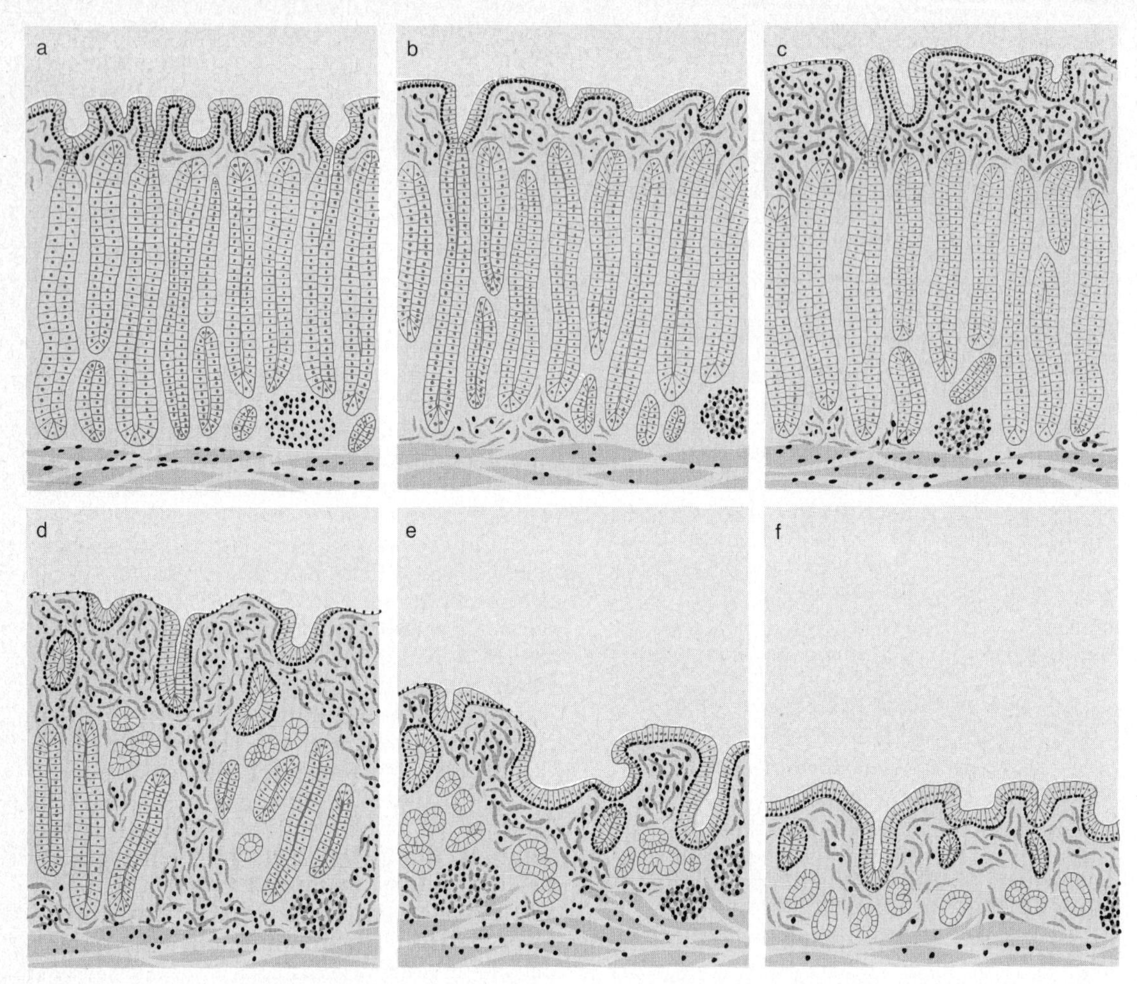


Abb. **17** Histologische Befunde der Magenbiopsie. **a** Normale Schleimhaut, **b** leichte Oberflächengastritis, **c** ausgeprägte Oberflächengastritis, **d** Gastritis mit partieller Atrophie, **e** chronisch atrophische Gastritis, **f** Magenatrophie (aus Siebenmann, R.: Mkurse ärztl. Fortbild. 14 [1964] 315)

sowie eine geforderte Substitutionstherapie haben sich nicht bestätigt (Rösch 1982).

### Verlauf und Prognose

Bei atrophischer Gastritis der perniziösen Anämie ist die Magenkarzinomrate auf das 3- bis 21fache erhöht.

Endoskopische Kontrollen bei solchen Patienten mit Perniziosa in 3- bis 5jährigen Abständen sind erforderlich.

Nach 10 Jahren findet sich im Billroth-II-Magen in 75% eine chronisch-atrophische Gastritis.

Bei über 20jährigen Beobachtungen wurde nach zahlreichen Studien bei chronisch-atrophischer Gastritis ein gehäuftes Auftreten von Magenkarzinomen beobachtet.

**Merke:** Im Gegensatz zu früheren Auffassungen ist die »chronische Gastritis« als klinische Diagnose heute fast eine »Cavete-Diagnose«.

### Weiterführende Literatur

Ottenjann, R.: Chronische Gastritis. In Hornbostel, H., W. Kaufmann, W. Siegenthaler: Innere Medizin in Praxis und Klinik, 2. Aufl. Thieme, Stuttgart 1978, 3. Aufl. in Vorb.

Rösch, W.: Klinische Bedeutung der Gastritis. In Blum, A. L., J. R. Siewert: Springer, Berlin 1982

## Magenerosionen

*D. Wurbs*

**Definition:** Schleimhauterosionen sind unterschiedlich tiefe Defekte der Magenmukosa, die die Muscularis mucosae nicht durchdringen. Der einfache Defekt wird als inkomplette Erosion, der Defekt mit Umgebungsreaktion, also mit Randwall, als komplette Erosion bezeichnet (Abb. **19**).

### Häufigkeit

Erosionen werden in 3–4% der Gastroskopien gefunden. Besteht die Indikation zur Gastroskopie aufgrund einer Blutung, so findet man im Mittel in 10% der Fälle Erosionen (Abb. **18**). Wird die Endoskopie innerhalb weniger Stunden nach einer Blutung durchgeführt, so werden Prozentsätze bis 30 angegeben. Bei einer Endoskopie erst nach Tagen ist der Anteil deutlich geringer zugunsten des fehlenden Nachweises einer Blutungsquelle. Die Erosionen sind spontan sehr schnell abgeheilt.

### Pathophysiologie

Häufig findet man Erosionen ohne erkennbaren Grund. Toxische Substanzen wie Alkohol, Salicylate und nicht steroidale Antirheumatika spielen eine wesentliche Rolle. Insbesondere die Kombination von Alkohol und Salicylaten ist sehr wirksam. Säure und Pepsin sind weitere wichtige Faktoren, obwohl komplette Erosionen auch bei Achlorhydrie beobachtet wurden. Schwerer Streß durch septischen Schock, Polytrauma oder neurochirurgische Eingriffe prädisponiert ebenfalls für die Entwicklung von Erosionen (Abb. **20**).

### Klinik

Klinische Bedeutung haben akute Erosionen nur durch ihre Blutung, die bei ausgedehnten Veränderungen besonders im Rahmen von Streß sehr schwer sein können. Gelegentlich findet man die Symptome einer »Magenverstimmung«, häufiger sind die Erosionen ein Zufallsbefund.

### Diagnostisches Vorgehen

Unsere Kenntnisse über Erosionen sind eng mit der Entwicklung der Endoskopie verbunden. Nur die direkte Betrachtung läßt Läsionen im Schleimhautniveau erkennen und eine Blutungsquelle zweifelsfrei sichern und lokalisieren. Rote oder schwarzbraune, nicht abspülbare Flecken entsprechen inkompletten Erosionen. Komplette Erosionen sind sessile polypöse Läsionen mit Kuppennekrosen oder mit zentrale Delle. Sie sind im Korpus häufig reihenförmig auf Faltenkämmen angeordnet (Abb. **19**).
Komplette Erosionen können auch radiologisch dargestellt werden.

### Differentialdiagnose

Nach Abheilung des zentralen Defektes bleibt oft eine polypöse Läsion mit zentraler Delle zurück. Es besteht dann die Verwechslungsmöglichkeit mit echten Polypen, mit Morbus Crohn, mit granulomatösen Entzündungen und gelegentlich auch mit Metastasen. Hier hilft im Zweifelsfall die Biopsie.

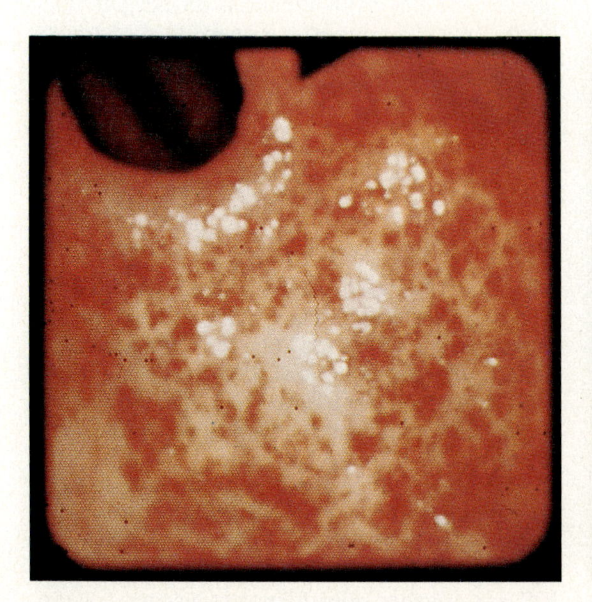

Abb. **18** Sehr viele frisch blutende inkomplette Erosionen im Antrum ergeben das Bild einer »hämorrhagischen Gastritis«

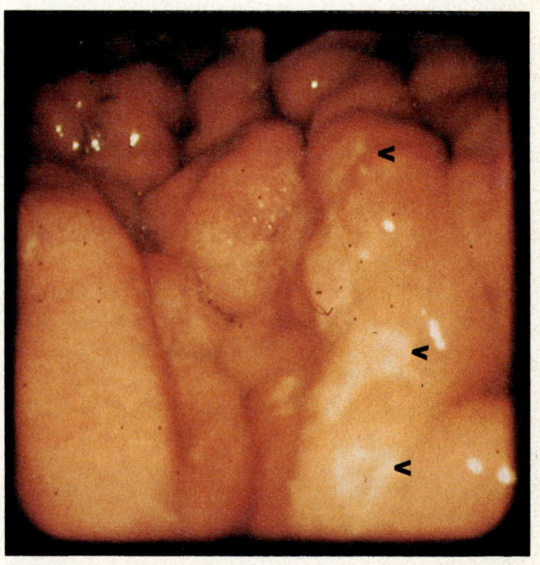

Abb. **19** Multiple komplette Erosionen auf Faltenkämmen im Magenkorpus. Die Kuppendefekte sind abgeheilt

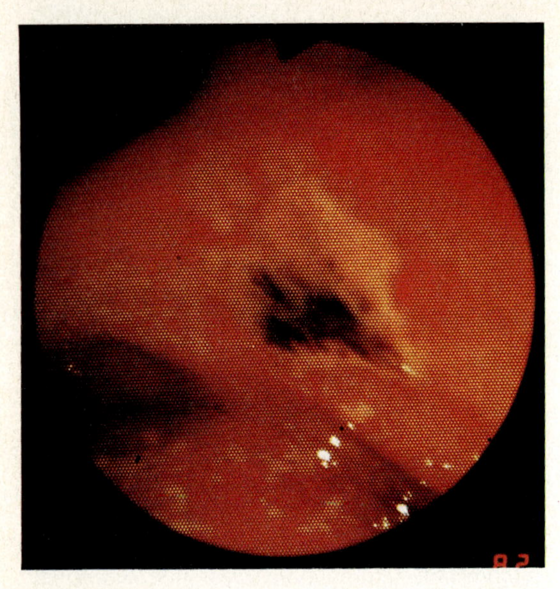

Abb. **20** Flächige Streßerosion im Antrum im Verlauf einer schweren Virushepatitis

### Therapie

Entsprechend der Tatsache, daß über 90% der Erosionsblutungen spontan stehen, ist eine Therapie nur selten nötig. Es genügt, die Noxe wegzulassen.
Bei stärkeren oder anhaltenden Blutungen scheint sich eine Therapie mit den Polypeptidhormonen Somatostatin und Sekretin zu bewähren.
Streßerosionen (Abb. **20**) sind bei der oben genannten Risikogruppe durch die prophylaktische Gabe von Antazida oder von $H_2$-Blockern weitgehend zu verhüten. Seitdem auf den Intensivstationen eine Prophylaxe durchgeführt wird, sind Probleme aus Streßläsionen selten geworden.

### Verlauf und Prognose

Inkomplette Erosionen heilen spontan innerhalb von Stunden bis wenigen Tagen ab. Die Entwicklung eines Ulkus aus einer Erosion erscheint möglich, ist aber nicht zweifelsfrei nachgewiesen. Auch komplette Erosionen können innerhalb weniger Tage verschwinden, andererseits aber über Monate und Jahre bestehenbleiben.
Erosionsblutungen stehen fast immer spontan, lediglich Streßerosionen können anhaltend und schwer bluten und dadurch das Leben des Patienten gefährden.
Die Prognose ist somit bis auf wenige Ausnahmen gut.

**Merke:** Erosionen sind häufig und meist harmlos. Lediglich Streßerosionen können gefährlich bluten. Sie sind durch eine systematische Prophylaxe zu verhüten.

### Weiterführende Literatur

Hotz, J., H. Goebell: Akute gastroduodenale Streßerosionen und -ulzerationen. Dtsch. Ärztebl. 13 (1982) 33
Lanza, F. L., G. L. Royer, R. S. Nelson: Endoscopic evaluation of the effects of aspirin and entericcoated aspirin on gastric and duodenal mucosa. New Engl. J. Med. 303 (1980) 136
Ottenjann, R., M. Classen: Gastroenterologische Endoskopie. Enke, Stuttgart 1979

## Mallory-Weiss-Syndrom

*H. Hornbostel*

**Definition:** Unter Alkoholzufuhr treten Würgen, Erbrechen und Hämatemesis auf. Die Erklärung ist eine Blutung aus Mukosa oder Submukosa in der Kardiaregion durch Schleimhautriß.

### Häufigkeit

Vorwiegend sind Männer betroffen. Das Mallory-Weiss-Syndrom stellt nach Notfall-Endoskopie-Statistiken bis zu 15% die Ursache von Blutungen aus dem oberen Magen-Darm-Kanal dar.

### Ätiologie

In mehr als 50% der Fälle tritt das Krankheitsbild bei akutem oder chronischem Alkoholkonsum auf. Fast alle anderen Ursachen eines Erbrechens können ebenso – nur selten – zu diesem Krankheitsbild führen.

### Pathophysiologie

Bei unkoordiniertem Erbrechen erfolgt keine Relaxation der kardioösophagalen Region, womit die Gefahr der Schleimhautläsion besteht. Vielleicht entsteht temporär eine Hiatushernie, die auch nicht selten präexistent vorhanden ist.

### Klinik

Nach Würgen und/oder Erbrechen, anfänglich oft blutfrei, tritt eine Hämatemesis mit Frischblut auf.

### Diagnostisches Vorgehen

Die Diagnose wird durch Endoskopie gestellt: ⅔ der Betroffenen weisen eine solitäre Rißbildung, längsverlaufend, auf: 50% im gastrokardialen Übergangsbereich, 40% im Kardiabezirk und 10% im Ösophagusanteil. Die Länge des Risses schwankt zwischen Millimetern bis Zentimetern.
Eine Röntgenuntersuchung ist im allgemeinen unergiebig und dient höchstens zum Ausschluß anderer Befunde.
*Histologie:* Gekennzeichnet ist diese durch einen Riß mit frischer oder hämorrhagischer Entzündung. Eine Kombination mit erosiver Gastritis ist möglich.

### Differentialdiagnose

Die Erkrankung kann *eine* Ursache einer gastrointestinalen Blutung sein, endoskopisch sind andere Blutungsmöglichkeiten zu erfassen.

### Therapie

Sedierung erfolgt zur Verhinderung von weiterem Brech- und Würgreiz. Maßnahmen wie bei der Behandlung der gastrointestinalen Blutung überhaupt sind erforderlich. Chirurgische Therapie mit Übernähung und Durchstechungsligatur ist nur bei Versagen interner Maßnahmen indiziert.

### Verlauf und Prognose

Konservative Therapie ist in 80% der Fälle wirksam.

**Merke:** In einer alkoholfreudigen Zeit ist der Einriß der Schleimhaut in der Kardiaregion oder in ihrer Nähe häufiger geworden. Die Diagnose wird endoskopisch gestellt.

### Weiterführende Literatur

Wells, R. F.: Souther Med. J. 60 (1967) 1197

# Erkrankungen des Duodenums

*H. Hornbostel*

## Duodenitis

**Definition:** Eine Duodenitis ist fast immer Teilmanifestation einer anderen Erkrankung. Sie läßt sich bioptisch sichern.

### Häufigkeit

Bioptische Untersuchungen haben die frühere Annahme einer Koppelung von Gastritis und Duodenitis in Frage gestellt.

### Ätiologie

Sprue, Morbus Crohn, Zollinger-Ellison-Syndrom, parasitäre Infektionen (Lamblia intestinalis, Ankylostoma duodenale, Strongyloides stercoralis, Ascaris lumbricoides), Viren können Ursachen einer Duodenitis sein.

»Flat mocosa« wird bei Sklerodermie beobachtet.

Zu diskutieren für die Entstehung sind auch Medikamente: Salizylate, Schwermetalle, Alkohol, »Breitband-Antibiotika«, Zytostatika und Röntgenstrahlen.

Eine begleitende Duodenitis läßt sich unter Umständen bei Ulcus duodeni und bei akuter Pankreatitis nachweisen.

### Pathophysiologie

Die Duodenitis ist kein Vorläufer des Ulcus duodeni. Beim Zollinger-Ellison-Syndrom tritt eine Zottenatrophie der Duodenalschleimhaut ein.

### Klinik

#### Anamnese

Es gibt keine charakteristische Anamnese, Beschwerden im Sinne eines Ulcus duodeni sind möglich.

#### Befund

Die klinischen Befunde sind uncharakteristisch und können durch das Grundleiden (z. B. Morbus Crohn) bestimmt werden.

### Diagnostisches Vorgehen

Eine röntgenologische Diagnose der Duodenitis sollte es nicht mehr geben. Dagegen ist die Röntgenuntersuchung für die Bestimmung des Grundleidens: Morbus Crohn, Obstruktion z. B. wichtig.

Zur Diagnose »Duodenitis« gehört heute eine bioptische Sicherung.

*Endoskopie:* Rötung, intramurale Blutung und Erosionen sind mögliche Befunde.

### Komplikationen

Eine hämorrhagische Duodenitis, etwa bei Herzinfarkt, kann Meläna und/oder Hämatemesis verursachen.

### Therapie

Sie besteht in der Behandlung des Grundleidens.

### Verlauf

Es ist anzunehmen, daß unter der Therapie des Grundleidens eine Duodenitis ausheilt (Therapie der Enterocolitis Crohn, antiparasitäre Therapie).

**Merke:** Die Duodenitis ist häufig Teilmanifestation einer anderen Erkrankung.

### Weiterführende Literatur

Koch, H., L. Demling, K. Elster: Die Duodenitis und ihre klinische Bedeutung. Aktuelle Gastroenterologie. Karger, Basel 1969

# Erkrankungen des Dünndarms

*G. Strohmeyer*

## Dünndarmerkrankungen mit morphologischen Mukosaveränderungen

### Einheimische, nichttropische Sprue (Zöliakie, glutensensitive Enteropathie)

**Definition:** Die einheimische Sprue ist eine Dünndarmerkrankung, die durch eine Zottenabflachung in der Dünndarmmukosa, Glutenunverträglichkeit und Malabsorption mit massiven Fettstühlen gekennzeichnet ist. Bei der Zöliakie des Kindes und der einheimischen Sprue des Erwachsenen handelt es sich klinisch und pathogenetisch um die gleiche Erkrankung.

#### Häufigkeit

Wegen der verschieden starken Ausprägung der klinischen Symptome ist die Häufigkeit nicht exakt bestimmbar. Es liegen Schätzungen zwischen 1:300 (Irland) bis 1:3000 (England) pro Kopf der Bevölkerung vor.
Die Erkrankungsrate ist in der weißen Bevölkerung am höchsten. 70% der Erkrankten sind Frauen. Es gibt 2 Erkrankungsgipfel: im Säuglingsalter, wenn Zerealien zur Ernährung eingeführt werden, und zwischen dem 40. und 50. Lebensjahr.

#### Ätiologie

Die Zottenreduktion der Dünndarmmukosa bei der Sprue wird durch die hochmolekularen Proteine im Getreide Gluten und Gliadin hervorgerufen, in denen 40% der Aminosäuren aus Glutamin und Prolin bestehen. Diese Proteine und ihre Peptidhydrolysate wirken bei Spruekranken toxisch auf die Dünndarmschleimhaut, es folgt eine beschleunigte Abstoßung mit erhöhtem Umsatz der Enterozyten, wobei der Verlust größer ist als die Neubildung (Abb. **21**). Der genaue Schädigungsmechanismus ist noch unklar. Die »Enzymtheorie« der Glutenwirkung besagt, daß bei Spruekranken eine spezifische Mukosapeptidase fehlt, so daß möglicherweise eine normale Aufschließung des Glutens oder des alkohollöslichen Gliadins verhindert wird. Solche »toxischen« Peptide könnten sich in der Schleimhaut anreichern und zu einer »toxisch« oder »allergisch« bedingten Zottenreduktion führen. Eine andere Erklärung für die Zottenreduktion ist, daß humorale oder wahrscheinlicher zellgebundene Immunreaktionen in der intestinalen Mukosa für die Schleimhautveränderungen verantwortlich sind, wofür plasmazelluläre und lymphozytäre Infiltrationen in der Lamina propria, das Ansprechen auf Kortikosteroide und der Nachweis anormaler Antikörper auf Gliadin, Vermehrung von Immunglobulinen (IgA) und einige weitere unspezifische Immunreaktionen sprechen könnten.
Kürzlich wurde bei der Sprue eine überdurchschnittlich häufige Assoziation mit den Antigenen HLA-B 8, DR-W 3 und DR-W 7 festgestellt, was auf eine genetische Fixierung der Erkrankung hinweist. Möglicherweise haben die Enterozyten des Dünndarms membranständige Rezeptoren, welche von Genen kodiert werden, die mit *HLA-Genen* assoziiert sind. Der Gliadin-Enterozyten-Rezeptoren-Komplex könnte mit immunkompetenten Lymphozyten in Kontakt treten, wobei eine Immunantwort ausgelöst würde, die Enterozyten zerstört.

#### Pathophysiologie

Die schweren Veränderungen am Resorptionsepithel des Jejunums mit abgeflachtem Oberflächenepithel, breiten und verkürzten Zotten, stark verlängerten Krypten und dichter Rundzellinfiltration in der Lamina propria führen zu schweren Resorptionsstörungen, insbesondere von Fetten, Aminosäuren, Vitaminen, Eisen, Calcium, Natrium, Kalium und anderen Nahrungssubstanzen. In den Zotten kommt es zu einem generalisierten Enzymschwund, der sich schon frühzeitig am Verlust der intestinalen Disaccharidase mit nachfolgender Lactose-(Milch-)Intoleranz nachweisen läßt. Als Folge der geschädigten Schleimhaut kann sich eine Störung der pankreotropen Hormone Sekretin und Cholezystokinin-Pankreozymin entwickeln, die zur verminderten exokrinen Pankreassekretion führen kann, wodurch die Malabsorption durch Maldigestion verstärkt wird.

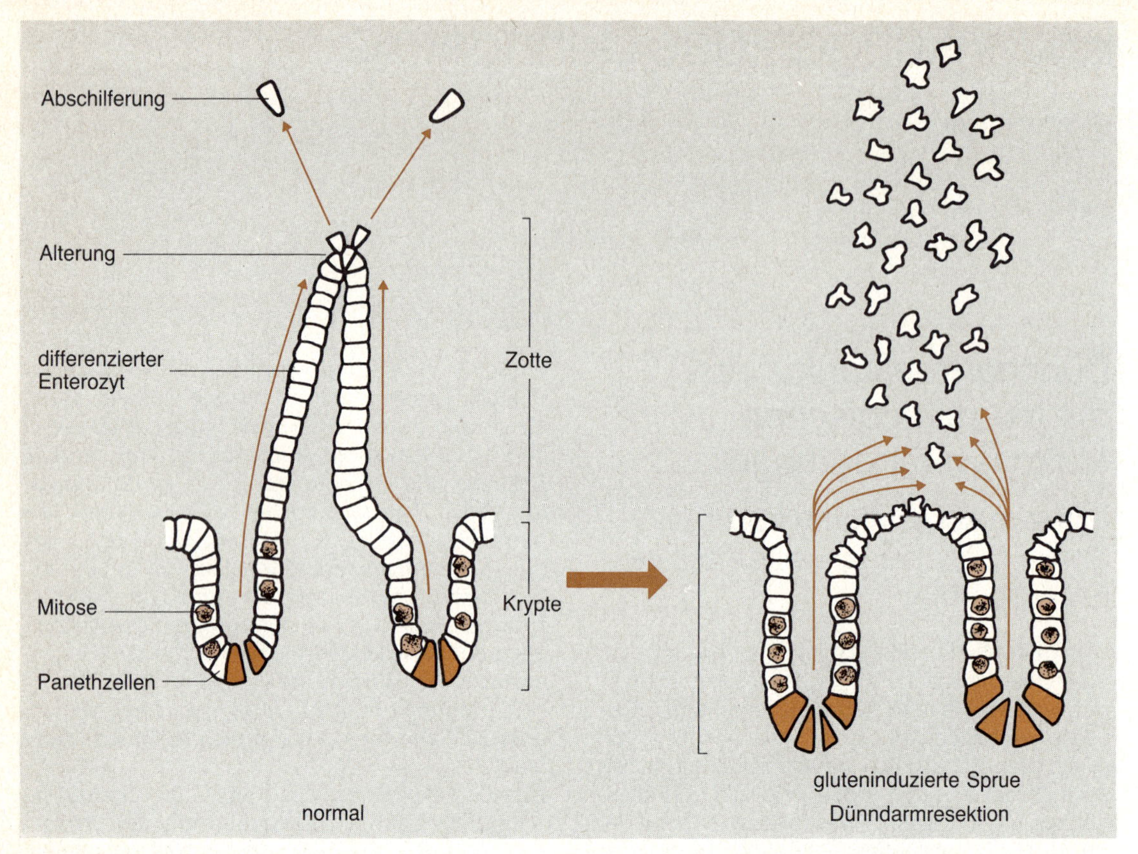


Abb. **21** Schädigung des Resorptionsepithels im Dünndarm durch Gluten. Erhöhte Zellexfoliation mit nachfolgendem Zottenschwund (nach Riecken)

Besonderheiten

Weitere seltenere extraintestinale Manifestationen sind chronische mesenteriale Lymphadenitis, Pankreasatrophie, Milzatrophie.

Klinik

Anamnese

Die Leitsymptome der Sprue werden durch die Malabsorption hervorgerufen: Durchfall mit massigem, fettglänzendem Stuhl, sowie die Folgen der Fehl- oder Mangelresorption: Gewichtsverlust, Adynamie, Anämie, Ödeme und Calciummangel (Tetanie, Osteomalazie, Knochenverbiegungen), Hyperpigmentierung, Minderwuchs, Zungenbrennen und Flatulenz (Tab. **12**). Die Störung der Resorption ist nicht gleichmäßig auf alle Nahrungsbestandteile und auf alle resorbierenden Dünndarmabschnitte verteilt. Es ist daher verständlich, daß die klinischen Mangelerscheinungen, die pathologischen Laborbefunde und die Störung der funktionsdiagnostischen Tests unterschiedlich stark ausgeprägt sein können.

Tabelle **12** Klinisch wichtige Symptome des Sprue-Syndroms

| Klinik | Häufigkeit | Pathophysiologie |
|---|---|---|
| I. Diarrhö | 90% | Steatorrhö |
| Gewichtsverlust | 90% | Steatorrhö |
| Schwäche | 90% | Steatorrhö und Anämie |
| **Extraintestinal** | | |
| II. Anämie | 50–60% | Eisen-Vitamin-Mangel |
| Ödeme | | Eiweißmangel |
| Osteomalazie Knochenschmerz Tetanie | 20–30% | Calcium-Vitamin-D-Mangel |
| Hämorrhagische Diathese | 25% | Vitamin-K-Mangel |
| Glossitis, Aphthosis | | Vitamin-B-Mangel (?) |

Diagnostisches Vorgehen

Der Fettstuhl eines Spruekranken ist durch den massigen, fettglänzenden, breiigen Stuhl und penetrant sauren Geruch gekennzeichnet. Das Stuhlgewicht liegt über 250 g pro Tag, die Fettmenge im Stuhl oberhalb von 10 g pro Tag. Die Fettmalabsorption kann auch durch den $^{14}CO_2$ Exhalationstest bestimmt werden. Dabei wird als Substrat $^{14}C$-Tripalmitat oral gegeben und die Ausscheidung von $^{14}CO_2$ in der Atemluft gemessen. Auch der Vitamin-A-Toleranztest im Serum nach Gabe von Vitamin-A-Palmitat ist ein sehr empfindlicher Test für die Fettmalabsorption. Die Kohlenhydrat-Malabsorption läßt sich mit Hilfe des D-Xylose-Tests relativ einfach nachweisen. Weitere wichtige Laboruntersuchungen sind in den Tab. **13** u. **14** aufgeführt.

Bei röntgenologischen Untersuchungen des Dünndarms finden sich bei der Sprue eine Dilatation und Segmentation der Dünndarmschlingen mit Verlust des Schleimhautreliefs, eine Schlingendistanzierung als Ausdruck des Wandödems und Ausflockung des Kontrastbreis durch den erhöhten Sekretgehalt. Mehr als die Hälfte der Patienten hat schwere Motilitätsstörungen.

Der Verdacht auf ein Malabsorptionssyndrom oder Sprue-Syndrom wird am sichersten durch die lupenmikroskopischen und histologischen Untersuchungen einer Dünndarmbiopsie abgeklärt. Für die Gewinnung einer Schleimhautbiopsie aus dem Dünndarm stehen verschiedene Biopsiesonden zur Verfügung. Oft genügen auch bei der tiefen Duodenoskopie entnommene Schleimhautpartikel zur histologischen Untersuchung. Typisch, aber nicht spezifisch für die Sprue ist die Zottenreduktion der Dünndarmschleimhaut mit abgeflachtem Oberflächenepithel, Kryptenhyperplasie und dichter Rundzellinfiltration (Abb. **21**).

### Differentialdiagnose

Durch histologische Untersuchungen ist es möglich, differentialdiagnostisch wichtige Krankheitsbilder abzugrenzen, insbesondere den Morbus Whipple, Morbus Crohn und die Amyloidose. Zur differentialdiagnostischen Abgrenzung gegen die exokrine Pankreasinsuffizienz sind klinische Symptome (s. Tab. **14**), Funktionstests (Abb. **22**), Röntgenuntersuchungen (Verkalkungen), ERCP, Sonographie und Computertomographie von besonderer Wichtigkeit. Auch bei der Dermatitis herpetiformis sind leichtere sprueähnliche Mukosaveränderungen im proximalen Dünndarm vorhanden, die sich auf glutenfreie Kost zurückbilden können. Es ist zu beachten, daß bei der Sprue anfänglich nicht alle klinischen Symptome der Malabsorption vorhanden sein müssen.

### Therapie

Sie besteht in lebenslanger Einhaltung einer glutenfreien Kost. Die diätetischen Vorschriften zeigt die Tab. **15.**

Gleichzeitig ist besonders zu Anfang eine Beschränkung von Fett erforderlich, das am besten in Form von Triglyzeriden mit mittelkettigen Fettsäuren (MCT-Fette), z. B. Ceres-Margarine,

Tabelle **13** Funktionsdiagnostik bei Dünndarmerkrankungen

| Methode | Normalwert | Bewertung |
|---|---|---|
| Stuhlgewicht | < 250 g/24 h | bei Malassimilation↑, orientierend |
| Quantitative Stuhlfettbestimmung | < 7 g/24 h | erhöhte Ausscheidung sicherer Hinweis auf Malassimilation |
| D-Xylose-Test (25 g) | > 5 g im 5-Std.-Urin | ↓bei generalisierter Resorptionsstörung im oberen Dünndarm |
| Vitamin-$B_{12}$-Resorptionstest | > 7% der Testdosis im 24-Std.-Urin | ↓bei Resorptionsstörung im Ileum |
| Cellobiose/Mannitol-Test | Verhältnis im 5-Std.-Urin < 0,10 | bei Resorptionsstörung im oberen Dünndarm |
| **Bei Verdacht auf Lactoseintoleranz:** | | |
| Lactosetoleranztest (100 g) | BZ-Anstieg > 20% | BZ-Anstieg fehlt, bei Lactasemangel zusätzlich Durchfall |
| $H_2$-Lactoseexhalationstest | nicht standardisiert | Gaschromatographie erforderlich |
| $^{14}C$-Lactoseexhalationstest | nicht standardisiert | große Streubreite! |
| $^{14}C$-Glykolcholat-Test | nicht standardisiert | große Streubreite! Erhöhte $^{14}CO_2$-Ausatmung bei Gallensäurenverlustsyndrom und bakterieller Fehlbesiedlung des Dünndarms |

Tabelle **14** Differentialdiagnostische Befunde und Symptome bei Sprue und Pankreasinsuffizienz

**a**) Symptome (nach Evans)

| Symptom | Pankreasinsuffizienz in % | Sprue in % |
|---|---|---|
| Diarrhö oder Steatorrhö | 92 | 90 |
| Gewichtsverlust | 90 | 88 |
| Nahrungsaufnahme erhöht | 69 | 15 |
| Anorexie | 0 | 30 |
| Starke Schmerzen im Abdomen | 64 | 0 |
| Knochenschmerzen | 0 | 19 |
| Tetanie | 0 | 40 |
| Diabetes mellitus | 36 | 2 |
| Ödeme oder Aszites | 12 | 50 |

**b**) Laborbefunde

| Befund | Pankreasinsuffizienz | Sprue in % |
|---|---|---|
| Schwere Anämie (Hb<100 g/l) | 0 | 21 |
| $Hb_E$ erhöht (Makrozytose) | 6 | 62 |
| Hypoproteinämie | 14 | 71 |
| Albumin vermindert | 16 | 60 |
| Globuline vermindert | 16 | 42 |
| Hypokalzämie (<2,2 mmol/l) | 9 | 79 |
| Prothrombinzeit verlängert | 34 | 70 |

zugeführt werden sollte. Die fettlöslichen Vitamine A, D, E, K müssen in regelmäßigen Abständen parenteral verabreicht werden. Bei einer ausbleibenden Remission können versuchsweise Kortikosteroide eingesetzt werden.

### Verlauf und Prognose

Bei rechtzeitiger Diagnosestellung, d.h. vor der Manifestation schwerer Knochenveränderungen, kann durch eine zuverlässige diätetische Beeinflussung bei über 80% der Patienten eine eindrucksvolle klinische Besserung erreicht werden. Bei einigen Patienten setzt sie erst nach mehrmonatiger Therapiedauer ein. Kommt es unter einer sorgfältig eingehaltenen Diät zu keiner Besserung der klinischen Labor- oder Funktionsbefunde, dann muß:

1. die Diagnose in Frage gestellt und durch eine erneute Dünndarmbiopsie überprüft werden,
2. die strikte Einhaltung der glutenfreien Kost stärker überwacht werden und

Tabelle **15** Diät bei gluteninduzierter Enteropathie (einheimische Sprue)

**Verboten:** da glutenhaltig (Gliadin?)
Weizen, Roggen, Gerste, Hafer } Brot, Kuchen, Kekse, Teigwaren (Nudeln, Spätzle), Grieß

Zusammengesetzte Nahrungsmittel
Fleisch und Gemüsekonserven
Trockensuppen
Pralinés

**Erlaubt:** Reis-, Mais-, Kartoffelstärke
Sago, Maisgrieß
Maizena, Mondamin, Damin

*Fett*
Anfänglich begrenzen (20 bis 30 g/Tag), möglichst MCT-Fette (Ceres-Öl, Ceres-Margarine), Milchpulver (Biosorbin)

*Eiweiß*
Anfänglich Vorsicht mit Milch oder Milchzucker, da Lactoseintoleranz möglich

*Zusätzlich*
Anfänglich intravenöse, dann orale Zufuhr von Calcium
Magnesium, Eisen, Vitamine

*Manchmal erforderlich*
Steroide

3. eine gleichzeitige Pankreasinsuffizienz und/oder Lactasemangel im Dünndarm ausgeschlossen werden,
4. eine kollagene Sprue oder ein intestinales Lymphom durch histologische Überprüfung multipler Schleimhaut- oder Darmwandbiopsien sicher abgegrenzt werden. Intestinale maligne Lymphome treten im Verlauf einer Sprue häufiger als in der Normalbevölkerung auf. Auch andere maligne Erkrankungen wie Retikulozellsarkome und Speiseröhrenkrebs sind häufiger.

**Merke:** Die glutensensitive Enteropathie (Sprue, Zöliakie) wird durch die toxische Wirkung der im Getreide enthaltenen hochmolekularen Getreideproteine Gluten und Gliadin hervorgerufen. Dadurch entsteht eine Zottenschädigung, die zur Malabsorption führt. Leitsymptome sind Durchfälle, Fettstühle, Gewichtsverlust und Anämie. Die Diagnose wird durch Dünndarmbiopsie gestellt. Durch glutenfreie Diät lassen sich die klinischen Symptome und die Zottenreduktion günstig beeinflussen.

### Weiterführende Literatur

Caspary, W.F.: Handbuch der Inneren Medizin, Bd. III/3: Dünndarm. Springer, Berlin 1982

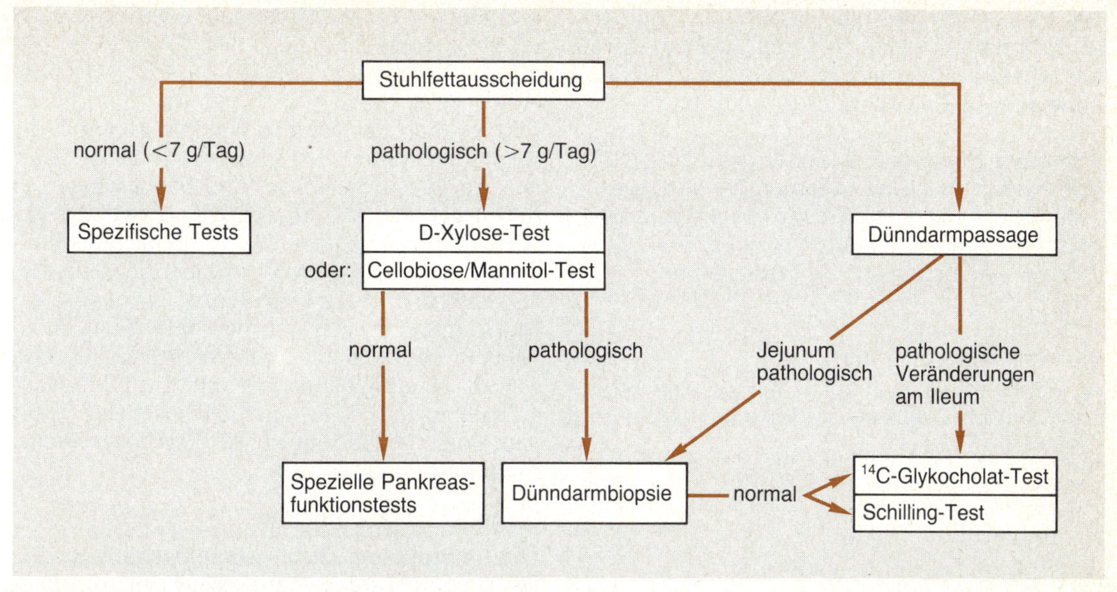


Abb. **22** Differentialdiagnose des Malabsorptionssyndroms bei Sprue und exokriner Pankreasinsuffizienz. Abklärung der Steatorrhö durch Funktionstests, Röntgen und Histologie

Caspary, W.F.: Differentialdiagnose und Therapie der Diarrhoen. Intern. Welt 6 (1983) 347
Cooke, W.T., P. Asquith (Eds.): Coeliac Disease. Clinics in Gastroenterology. Saunders, London 1974
Fölsch, U.R., B. Lembke: Das Malabsorptionssyndrom. Diagnostik und Therapie. Intern. Welt 6 (1983) 243
Riecken, E.O.: Einheimische Sprue. In Schwiegk, H.: Handbuch der Inneren Medizin, Bd. III/3 B, 5. Aufl. Springer, Berlin 1983
Sleisenger, M.H.: Malabsorption and Nutritional Support. Clinics in Gastroenterology. Saunders, Philadelphia 1983

## Tropische Sprue

**Definition:** Die tropische Sprue ist ein in den Tropen vorkommendes endemisches Malabsorptionssyndrom bisher ungeklärter Ätiologie. Der Verlauf und die Symptome sind in den meisten Punkten mit der einheimischen Sprue identisch.

### Häufigkeit

In Europa wird die Erkrankung nur einzeln bei Besuchern in und aus den Endemiegebieten beobachtet. In Indien, Ostasien und in der Karibik tritt die Erkrankung epi- und endemisch auf. Bei Epidemien sind Mortalität und Letalität hoch.

### Ätiologie

Die Ursache ist nicht völlig geklärt. Es werden Mangel- und Fehlernährung (Proteinmangel), Infektionen mit Bakterien (coliforme Bakterien?), Viren und Parasiten, Toxinen aus Mikroorganismen oder aus der Nahrung als Hauptursachen diskutiert.

### Klinik und Pathophysiologie

Da auch bei der tropischen Sprue eine Malabsorption von Fett, Kohlenhydraten und Vitaminen der wichtigste pathologische Faktor ist, wird durch diese Störungen das klinische Bild geprägt. Das Krankheitsbild kann außerordentlich variabel verlaufen: Durchfälle, Anorexie, Gewichtsverlust, Müdigkeit, später Glossitis und Stomatitis mit Schluckstörungen, aufgetriebener Leib, Ödeme, Anämie als Folge von Eisen-, Folsäure- und Vitamin-$B_{12}$-Mangelresorption und andere Folgen von Eiweiß-, Fett- sowie Vitaminmangel.

### Diagnostisches Vorgehen

Es ergeben sich Zeichen einer makrozytären und megaloblastischen Anämie. Die Fettausscheidung im Stuhl ist stark erhöht. Die Jejunalbiopsie ergibt verkürzte und verplumpte Zotten, Kryptenverlängerung und Infiltrationen von Rundzellen in der Lamina propria. Die bioptischen Befunde sind aber nicht spezifisch.

### Differentialdiagnose

Sie wird in Sprue-Gebieten bei entsprechender Symptomatik als Ausschlußdiagnose gestellt. Differentialdiagnostisch müssen neben der dort verbreiteten Fehl- und Mangelernährung insbesondere Darmparasiten (Lambliasis, Strongyloides-Infektionen, Amöbenruhr u.a.) und Darmtuberkulose bedacht werden.

### Therapie

Obwohl kein sicherer Zusammenhang mit einer Glutenenteropathie vorliegt, wird bei schwerem Verlauf anfänglich eine glutenfreie Kost empfohlen. Die Mehrzahl der Patienten kommt durch

Folsäure (5–20 mg i.m. täglich), Vitamin $B_{12}$ (1–2 mg i.m.), Vitamin-B-Komplex, Eisen sowie bei schwerem Verlauf mit Antibiotika (Tetrazykline) in eine Remission.

**Merke:** Die tropische Sprue gleicht klinisch der glutensensitiven Enteropathie. Die Ursache ist ungeklärt. Die Therapie ist symptomatisch und besteht in Zufuhr von Folsäure und bei schwerem Verlauf von Tetrazyklinen.

### Weiterführende Literatur

Mathan, V.I.: Tropical sprue. In Sleisenger, M.H., J.S. Fordtran: Gastrointestinal Disease. Saunders, Philadelphia 1982

Riecken: E.O.: Tropische Sprue. In Schwiegk, H.: Handbuch der Inneren Medizin, Bd. III/3 B, 5. Aufl. Springer, Berlin 1983

## Whipplesche Krankheit

**Definition:** Die erstmals von *Whipple* 1907 beschriebene Dünndarmerkrankung geht mit Arthralgien, Bauchschmerzen, Durchfall, Lymphknotenvergrößerung und Gewichtsverlust durch Malabsorption einher und wird wahrscheinlich – bei einer Störung der zellvermittelten Immunabwehr mit Makrophagendefekten – durch noch nicht näher definierte Mikroorganismen verursacht.

### Häufigkeit

Es handelt sich um eine sehr seltene, sporadisch auftretende Erkrankung, die häufiger bei Männern als bei Frauen überall in der Welt auftritt.

### Ätiologie

Mikroskopisch und elektronenmikroskopisch wurden in und an den Makrophagen in der Lamina propria und im Epithel stäbchenförmige, grampositive bazilliforme Mikroorganismen nachgewiesen. Bei der Dünndarmbiopsie findet man in der Mukosa Makrophagen mit zytoplasmatischen Einschlüssen, die sich mit Perjod-Schiffsäure (PAS) rot anfärben lassen. Dieses PAS-positive Bakterienmaterial findet sich auch in Lymphknoten, Milz und Leber. Möglicherweise kommt es dadurch zu Störungen der Lymphzirkulation: Die Lymphgefäße der Schleimhaut sind zystisch erweitert. Die infektiöse Ursache des Morbus Whipple ist aber nicht gesichert. Möglicherweise handelt es sich ätiologisch um eine Störung der zellvermittelten Immunabwehr des Dünndarms, wodurch es sekundär zu einer vermehrten und pathologischen Dünndarmbesiedlung kommt. Die Gelenkreaktionen könnten als allergisch-immunologische Synoviareaktion wie bei den chronisch-entzündlichen Darmerkrankungen, bei der Sarkoidose oder Hepatitis-B erklärt werden.

### Klinik

Das Vollbild des Morbus Whipple ist durch die Symptome starker Gewichtsverlust (100%), Diarrhö (80%) mit Steatorrhö und Bauchschmerzen (60%) geprägt. Diesen Spätsymptomen der Erkrankung gehen häufig (65%) jahrelange Arthralgien (»seronegative PCP«) voran, die ohne Gelenkdeformierungen verlaufen.
Manchmal bestehen daneben anfänglich unbestimmte abdominelle Druckschmerzen, leichtes Fieber, Hautpigmentierung und Lymphknotenschwellungen (50%), aber auch seltener (5%) neurologische Störungen wie Psychosyndrome, Myoklonus und Paresen.

### Diagnostisches Vorgehen

Die morphologischen Mukosaveränderungen führen zum Malabsorptionssyndrom mit Fettstühlen. Die Störung der Lymphzirkulation mit Lymphzystenbildung zur exsudativen Enteropathie mit Eiweißverlust und Hypalbuminämie.
Röntgenologisch finden sich ähnliche Befunde wie bei der Sprue.
Erhöhte BSG und Leukozytose stehen am Anfang; später entwickeln sich die Folgen der Malabsorption und des Eiweißverlustes: Anämie, Hypalbuminämie, vermindertes Eisen, Calcium und Cholesterin. Die Funktionstests wie Fettbilanz, Xylose-Test und $^{51}$Cr-Albumin-Test sind pathologisch.

### Differentialdiagnose

Die häufig lange bestehenden Gelenkbeschwerden müssen diagnostisch an die Whipplesche Erkrankung denken lassen, wenn Symptome der Malabsorption einsetzen. Alle anderen Malabsorptionsursachen wie Dünndarm- und Pankreaserkrankungen müssen differentialdiagnostisch durch entsprechende Untersuchungen abgegrenzt werden.

### Therapie

Die Therapie mit 1 g Tetracyclin oder 3–6 g Ampicillin pro Tag führt zu einer schnellen und sicheren Besserung der klinischen Symptome. Die Behandlung soll etwa 1 Jahr unter bioptischer Dünndarmkontrolle erfolgen, wobei eine Dauerremission die Regel ist. Die antibiotische Therapie führt zu einem Rückgang oder Verschwinden der stäbchenförmigen Bakterien und der PAS-positiven Makrophagen. Kortikoide verbessern die Therapieergebnisse nicht. Bei Mitbeteiligung des ZNS sind liquorgängige Antibiotika erforderlich.

### Prognose

Unbehandelt endet die Erkrankung durch Kachexie. Therapie mit Antibiotika führt zur Ausheilung.

**Merke:** Die Whipplesche Krankheit ist selten. Den klinischen Symptomen Malabsorption und Gewichtsverlust gehen oft Polyarthralgien, subfebrile Temperaturen, Lymphknotenschwellungen und Bauchschmerzen voraus. Die Diagnose wird durch Dünndarmbiopsie mit typischer Histologie (PAS-positive Makrophagen) gestellt. Mit Tetrazyklinen ist Ausheilung möglich.

Weiterführende Literatur

Feurle, G. E.: Morbus Whipple. In Schwiegk, H.: Handbuch der Inneren Medizin, Bd. III/3 B, 5. Aufl. Springer, Berlin 1983

Otto, H. F.: Morbus Whipple. In Bartelheimer, H., H. A. Kühn, V. Becker, F. Stelzner: Gastroenterologie und Stoffwechsel, Bd. IX. Thieme, Stuttgart 1975

## Intestinale Lymphome

**Definition:** Intestinale Lymphome können im ganzen Bereich des Gastrointestinaltraktes als primäre oder sekundäre, lokalisierte oder diffuse Erkrankung manifest werden. Sie gehören zu den häufigsten malignen Erkrankungen des Dünndarms.

### Häufigkeit

Primäre intestinale Lymphome sind insgesamt selten, machen aber 40–50% aller malignen Tumoren im Dünndarm aus. Bei den primären intestinalen Lymphomen unterscheidet man das Lymphom der westlichen Länder, das mediterrane Lymphom, die Alpha-Kettenkrankheit und das Lymphosarkom. Von dem hauptsächlich in Nordamerika und in Europa auftretenden Lymphom sind vorwiegend Männer (70%) im mittleren Alter von 50 Jahren betroffen. Die Erkrankung ist vorwiegend im Jejunum lokalisiert. Im Gegensatz dazu ist bei der mediterranen Form (Israel, Ägypten, Türkei, Iran und Südafrika) das Erkrankungsalter früher, im Mittel bei 20 Jahren, wobei Männer und Frauen gleich häufig und der gesamte Dünndarm diffus betroffen sind. Zu den sekundären malignen intestinalen Lymphomen gehören die Lympho- und Retikulosarkome, das Plasmozytom und der Morbus Hodgkin.

### Ätiologie

Die Ursachen sind unbekannt.
Bei der Alpha-Kettenerkrankung, die klinisch ebenfalls unter den Zeichen eines schweren Malabsorptionssyndroms verläuft, bilden und sezernieren die proliferierenden Plasmazellen des Dünndarms ein Fragment der schweren Kette des IgA-Immunglobulins, das im Serum nachweisbar ist.

### Klinik

Diagnostisch kommen intestinale Lymphome in Betracht, wenn bei einer Malabsorption mit den klinischen und histologischen Merkmalen einer Sprue die glutenfreie Kost wirkungslos bleibt. Klinisch stehen meistens die Symptome einer Obstruktion mit krampfartigen Schmerzen, Blähungen, Kollern, Steatorrhö, intestinaler Eiweißverlust sowie Fieber und Gewichtsverlust im Vordergrund. Häufig fehlen periphere Lymphome und eine Hepatosplenomegalie. Gelegentlich lassen sich abdominale Resistenzen tasten. Die Diagnose läßt sich in Einzelfällen durch Dünndarmbiopsie, in der Regel aber nur durch Laparotomie mit Lymphknotenuntersuchung und Darmwandhistologie sichern. Manchmal geben auch die röntgenologische Untersuchung des Dünndarms, Lymphographie sowie Sonographie und Computertomographie wichtige diagnostische Hinweise.

### Therapie

Vor Beginn der Therapie wird ein »Staging« (Stadieneinteilung) durch Laparotomie durchgeführt. Bei lokalisiertem Dünndarmbefall und Obstruktion wird eine Segmentresektion vorgenommen, bei diffuser oder mesenterialer Lokalisation wird mit Gammatron bestrahlt und/oder zytostatisch behandelt.

### Prognose

Die Erkrankung verläuft trotz Therapiemaßnahmen innerhalb von 4 Monaten bis 5 Jahren tödlich.

**Merke:** Bis zu 50% aller malignen Lymphome im Dünndarm sind primäre intestinale Lymphome. Vor Therapiebeginn, z. B. mit Zytostatika, muß eine Stadieneinteilung (»staging«) durch Laparotomie vorgenommen werden.

Weiterführende Literatur

von Heyden, H.-W.: Intestinale Lymphome. In Schwiegk, H.: Handbuch der Inneren Medizin, Bd. III/3 B, 5. Aufl. Springer, Berlin 1983

Otto, H. F., J. O. Gebbers, J. A. Laissue: Zur funktionellen Bedeutung des intestinalen Immunsystems. Z. Gastroenterol. 20 (1982) 125 und 20 (1982) 245

## Dünndarmtumoren

### Häufigkeit

Nur 3–6% der gastrointestinalen Tumoren sind im Dünndarm lokalisiert. Die Häufigkeit nimmt vom Duodenum zum Ileum zu. Das Verhältnis von benignen zu malignen Tumoren ist 30:70. Bei den benignen Tumoren überwiegen die mesenchymal differenzierten Geschwülste, bei den malignen die Karzinome und Karzinoide.

## Gutartige Dünndarmtumoren

Zu 75% bestehen die gutartigen Tumoren aus Adenomen. Leiomyome, Fibrome, Lipome, Neurinome und Angiome sind seltener und vorwiegend im Ileum lokalisiert. Multiple intestinale polypoide Tumoren (histologisch Hamartome) finden sich beim Peutz-Jeghers-Syndrom, das mit perioralen und oralen Pigmenteinlagerungen einhergeht. Größere klinische Bedeutung haben die seltenen kavernösen Hämangiome bei der familiären Teleangiectasia hereditaria (Rendu-Osler), die zu schweren Darmblutungen führen können. Die gutartigen Dünndarmtumoren sind nur selten Ursache klinischer Symptome wie unklare abdominelle Krämpfe, Subileuszustände, Intussuszeption und Blutungen. Die Diagnose ist in der Regel sehr schwierig, bei blutenden Angiomen aber mit der Angiographie möglich.

## Bösartige Dünndarmtumoren

Neben den malignen Lymphomen kommen Adenokarzinome vorwiegend im Duodenum, Dünndarmsarkome (Leiomyosarkome) und Karzinoide im Ileum vor. Beim lang verlaufenden Morbus Crohn ist mehrfach die Entwicklung von Adenokarzinomen und Lymphomen, bei der Sprue von Lymphomen und Karzinomen beschrieben worden. Im Gegensatz zu den gutartigen führen maligne Tumoren häufiger zu Fieber, Gewichtsverlust und Blutungen, jedoch sind bei der Mehrzahl die klinischen Symptome so vage, daß ihre Diagnose über lange Zeit verfehlt wird. Die wichtigste diagnostische Methode ist die fraktionierte Dünndarmpassage, mit der etwa 50% der Tumoren entdeckt werden können. Der diagnostische Wert der Sonographie und Computertomographie ist hierbei noch nicht klar. Die Angiographie ist bei Angiomen von großem diagnostischem Wert. Die *Therapie* der isolierten gut- und bösartigen Dünndarmtumoren ist chirurgisch.

## Endokrine Dünndarmtumoren

Bisher wurden im Dünndarm nur endokrin wirksame Gastrinome und Karzinoide beschrieben, dagegen nicht Tumoren, die aus Enteroglucagon-, VIP-, Somatostatin-, Sekretin-, CCK- und anderen polypeptidproduzierenden Zellen bestehen.

**Karzinoide** gehören zu den wichtigsten epithelialen Dünndarmtumoren, die aus den enterochrom-affinen Zellen der Lieberkühnschen Krypten entstehen und im Bereich vom mittleren Duodenum bis zum Colon transversum, am häufigsten aber in der Appendix lokalisiert sind. Die meisten Karzinoide sind asymptomatisch und von geringer Malignität. Wenn sie wachsen, kommt es schnell zur Metastasierung und klinisch zum Karzinoidsyndrom. In den Karzinoiden werden eine Reihe von endokrin wirksamen Substanzen, insbesondere Serotonin und verwandte Substanzen, Histamin, Kinine und Prostaglandine gebildet. Serotonin wird metabolisiert und als Hydroxyindol-Essigsäure im Urin ausgeschieden. Die klinischen Symptome, wie explosionsartige Durchfälle, abdominelle Krämpfe, die auf eine gesteigerte Motilität zurückgeführt werden, sowie fibröse endokardiale Veränderungen, Asthma bronchiale, Flush-Symptomatik gehen auf die gesteigerte Ausschüttung der aktiven endokrinen Substanzen zurück. Der Nachweis einer erhöhten 5-Hydroxyindol-Essigsäure-Ausscheidung von über 160 μmol (30 mg)/Tag mit dem Urin macht diese Diagnose wahrscheinlich. Der direkte Tumornachweis ist auch mit modernen Methoden meistens sehr schwierig.

Die *Therapie* besteht in chirurgischer intestinaler Segmentresektion. Sie wird auch dann durchgeführt, wenn bereits eine Metastasierung eingetreten ist. Serotonin-Antagonisten sind Methysergid und Cyproheptadin, die sich auch zur Behandlung der schweren Diarrhöen bewährt haben. Bei bereits eingetretener Metastasierung und Inoperabilität ist eine zytostatische Behandlung möglich, aber prognostisch ungewiß.

**Gastrinome** liegen zu etwa 70% im Pankreas und 30% extrapankreatisch im Duodenum. Sie erzeugen das klinische Bild des Zollinger-Ellison-Syndroms (s. S. 13.20ff.).

**Merke:** Dünndarmtumoren sind selten und überwiegend gutartig. Die klinische Symptomatik ist bei gut- und bösartigen Tumoren vielgestaltig, wobei Blutungen in Vordergrund stehen. Die häufigsten endokrinen Dünndarmtumoren sind Karzinoide, deren klinischen Symptome und Urinausscheidung von endokrin aktiven Substanzen pathognomonisch sind. Der direkte Nachweis ist schwierig und am ehesten durch Angiographie möglich. Die Therapie ist chirurgisch.

### Weiterführende Literatur

Bonfils, S.: Endocrine – Secreting Tumours of the GI-Tract. Clinics in Gastroenterology, vol. III/3. Saunders, Philadelphia 1974

Buchanan, K.D.: Gastrointestinal Hormones. Clinics in Endocrinology, vol. VIII/2. Saunders, Philadelphia 1979

Caspary, W.F.: Handbuch der Inneren Medizin, Bd. III/3: Dünndarm. Springer, Berlin 1982

Darling, R.C., C.E. Welch: Tumors of the small intestine. New Engl. J. Med. 260 (1959) 397

Morson, B.C.: Pathology of the Gastro-Intestinal Tract. Current Topics in Pathology 63. Springer, Berlin 1976

Sherlock, P., N. Zamcheck: Cancer of the GI-Tract. Clinics in Gastroenterology, vol. V/3. Saunders, Philadelphia 1976

Wright, R.: Recent Advances in Gastrointestinal Pathology. Clinics in Gastroenterology, Suppl. 1. Saunders, Philadelphia 1980

## Gefäßerkrankungen

Die Blutversorgung des Dünndarms erfolgt über die A. coeliaca sowie über die obere A. mesenterica. Das Kolon wird von der oberen und unteren A. mesenterica versorgt. Die akute Ischämie oder Darminfarzierung des Dünndarms kommt durch einen embolischen (70%) oder thrombotischen Verschluß (30%) der A. mesenterica superior zustande. Dabei spielen Thrombembolien aus dem linken Vorhof oder der linken Kammer bei akut auftretender Arrhythmie, Endokarditis und wandständige Thrombenbildung beim Herzinfarkt die häufigste Rolle. Die mesenteriale Thrombose entsteht auf dem Boden arteriosklerotischer Gefäßprozesse. Gelegentlich kommt der Verschluß auch ohne Gefäßveränderungen bei schwerer Rechtsherzinsuffizienz durch gestörte Gewebeperfusion zustande.

### Akute Durchblutungsstörungen

#### Klinik

Die klinische Symptomatik bei Verschlüssen der Eingeweidegefäße wird dadurch bestimmt, ob sich die Durchblutungsstörungen akut oder chronisch entwickeln und ob eine Zirkulation durch Kollateralen erfolgt.
Bei arterieller Embolie entwickelt sich ein schweres akutes Krankheitsbild mit kolikartigen Krämpfen um den Nabel mit anfänglich hyperaktiver Darmtätigkeit. Es werden unter Umständen blutig-schleimige Durchfälle abgesetzt. Ohne Therapie kommt es im weiteren Verlauf zu Ileus, Peritonitis, Sepsis, Hämokonzentration und Schock.

#### Diagnostisches Vorgehen

Röntgenologisch finden sich auf den Abdomenleeraufnahmen Zeichen des Ileus sowie eine Verdickung und Distanzierung der Darmschlingen durch Ödem. Die Blutung ist ein wichtiges Kriterium für den Gefäßverschluß. Der diagnostische Wert der Angiographie, vor allem aber die Durchführbarkeit beim älteren Patienten mit und ohne Schock ist umstritten. Die Stellung der Operationsindikation erfordert große klinische Erfahrung.

#### Prognose

Die Prognose ist bei den häufig älteren Patienten und/oder anderen bestehenden schweren Grunderkrankungen immer dubiös.
Selten können akute und chronische Gefäßverschlüsse bei den verschiedenen Vaskulitiden, z. B. bei Polyarteriitis nodosa, systemischem Lupus erythematodes, Dermatomyositis, allergischen, medikamentös und rheumatisch bedingten Vaskulitiden auftreten. Dem akuten Verschluß können chronische mesenteriale Durchblutungsstörungen vorangehen.

Der *Mesenterialvenenverschluß* ist klinisch nicht leicht vom arteriellen Verschluß abgrenzbar. Ursächlich liegen meistens extravaskuläre Ursachen wie Polyzythämie, Polyglobulie, schwere Rechtsherzinsuffizienz oder andere venöse Stauungen, Exsikkose oder Traumen sowie Einnahme von Ovulationshemmern zugrunde.

### Chronische Durchblutungsstörungen

#### Ätiologie

Fast immer liegen arteriosklerotische Gefäßveränderungen in der A. mesenterica superior vor.

#### Klinik

Kommt es zur langsam progredienten Störung der Blutversorgung des Dünndarms, dann tritt das klinische Bild der sogenannten »Angina abdominalis« auf. Typischerweise entwickeln sich dumpfe krampfartige Schmerzen im Mittelbauch 15–30 Minuten nach den Mahlzeiten, die über Stunden postprandial anhalten können. Nach und nach entsteht durch verminderte Nahrungsaufnahme (Schmerzen) ein zunehmender Gewichtsverlust. Die chronische intestinale Ischämie kann auch zur Malabsorption führen, die den Gewichtsverlust noch verstärkt.

#### Differentialdiagnose

Die Erkrankung ist insgesamt selten, so daß differentialdiagnostisch immer häufigere Erkrankungen wie peptische Geschwüre, Pankreatitiden, Gallensteinleiden und der Morbus Crohn ausgeschlossen werden müssen.

#### Diagnostisches Vorgehen

Die Diagnose läßt sich angiographisch stellen.

#### Therapie

Die Therapie aller akuten und chronischen Durchblutungsstörungen ist gefäßchirurgisch und besteht in einer Rekanalisation der stenosierten Gefäße durch Gefäßplastik oder Bypass-Operation.

#### Weiterführende Literatur

Marston, A.: Vascular Diseases of the Alimentary Tract. Clinics in Gastroenterology, vol. I/3. Saunders, Philadelphia 1972

## Enterales Eiweißverlustsyndrom (exsudative Enteropathie)

**Definition:** Beim Gesunden gehen etwa 10–20% des täglich umgesetzten Albumins durch Ausscheidung über den Intestinaltrakt verloren. Beim enteralen Eiweißverlustsyndrom besteht eine erhöhte Elimination von Proteinen in den Verdauungskanal. Als Ursache dafür kommen intestinale und extraintestinale Erkrankungen in Frage.

### Häufigkeit

Primäre intestinale Eiweißverluste bei Erkrankungen des intestinalen Lymphgefäßsystems sind selten und machen wahrscheinlich nicht mehr als 1–15% aller schweren Hypoproteinämien mit klinischen Symptomen aus. Dagegen können im Verlauf von entzündlichen, tumorösen, kardialen und parasitären Darmerkrankungen relativ häufig mehr oder weniger starke Eiweißverluste über den Darm vorkommen.

### Ätiologie

In Tab. **16** sind die häufigsten Krankheiten mit enteralem Eiweißverlustsyndrom zusammengestellt.

### Pathophysiologie

Normalerweise halten ausgeglichene anabole und katabole Vorgänge den Gesamtproteinbestand und Plasmaproteinspiegel konstant. Eine Hypoproteinämie entsteht, wenn der intestinale Eiweißkatabolismus die Syntheserate übersteigt, d.h. mehr Eiweiß über den Darm verlorengeht als neugebildet werden kann (Abb. **23**). Der Eiweißverlust betrifft alle Eiweißfraktionen. Obwohl die Proteinsyntheserate bis auf das Doppelte gesteigert werden kann, reicht das bei schweren Proteinverlusten nicht aus, um eine Hypoproteinämie mit Ödemen und anderen klinischen Symptomen zu verhindern. Der Eiweißverlust kann direkt über die entzündete Schleimhaut erfolgen (z. B. bei Colitis ulcerosa, Morbus Crohn), über eine erhöhte Diffusion zwischen den Zellen bei geschädigter Mukosa, z. B. Sprue, Morbus Ménétrier, bei erhöhtem Lymphdruck, bei granulomatösen oder malignen Darmerkrankungen oder bei schwerer Rechtsherzinsuffizienz und schließlich bei dilatierten Lymphgefäßen in der Mukosa bei primärer idiopathischer intestinaler Lymphangiektasie erfolgen. Die Ursache der Lymphgefäßerkrankung ist unbekannt.

### Klinik

#### Anamnese

Bei den häufigen, in allen Lebensaltern vorkommenden Eiweißverlustsyndromen stehen meistens die Symptome der Grundkrankheit wie Durchfälle, Steatorrhö, Gewichtsverlust, Rechtsherzdekompensation u. a. zunächst klinisch im Vordergrund.

#### Befund

Dagegen ist bei der primären Form der intestinalen Lymphangiektasie eine allgemeine Ödemneigung mit peripheren Ödemen, Aszites, Pleuraergüssen u. a. führendes Symptom. Die Ergüsse sind bei Anschluß an das zentrale Lymphgefäßsystem manchmal chylös. Schwere Durchfälle – mit und ohne Steatorrhö – können gleichzeitig das klinische Bild beherrschen. Schon nach kurzer Zeit entwickeln sich weitere Zeichen des schweren Eiweißmangels wie Gewichtsverlust, Muskelatrophie, Haarausfall und die Symptome des Calciumverlustes.

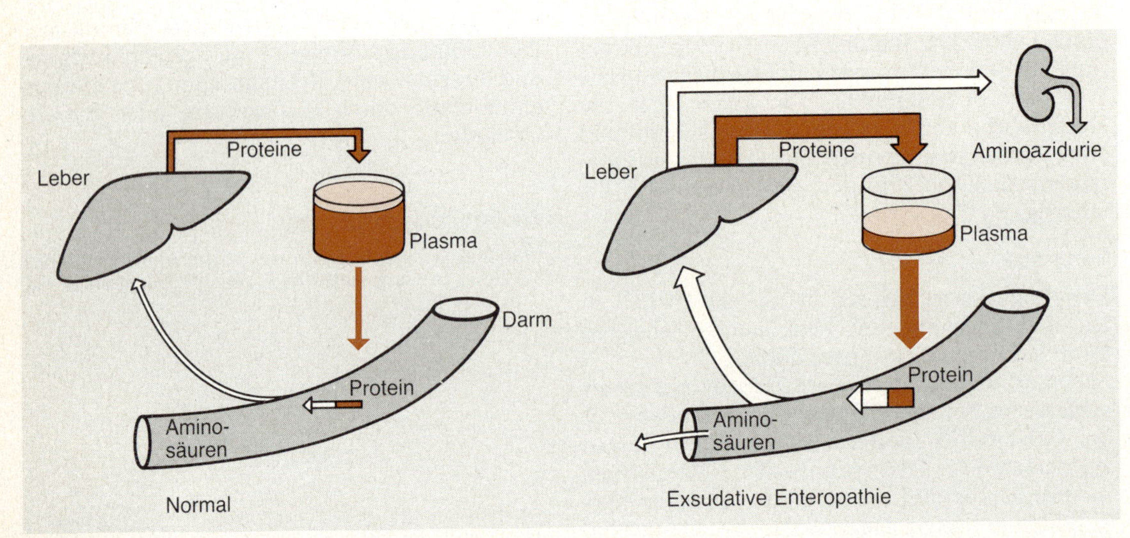


Abb. **23** Enterales Eiweißverlust-Syndrom (exsudative Enteropathie). Beim Gesunden (links) sind anabole und katabole Stoffwechselvorgänge im Gleichgewicht. Bei enteralem Eiweißverlust übersteigt der Verlust die Neusynthese (nach Märki u. Wührmann)

Tabelle **16** Die wichtigsten Ursachen der exsudativen Enteropathie

**1. Erkrankungen mit Schleimhautveränderungen des Magens**

a) Polyadenomatose (Ménétrier)
b) Gutartige polypöse Tumoren
c) Karzinome
d) Lymphosarkome

**2. Erkrankungen mit Schleimhautveränderungen des Darmes**

a) Idiopathische Stearrhö (Zöliakie)
b) Milchallergie und andere Allergien
c) Morbus Whipple (intestinale Lipodystrophie)
d) Regionale Enteritis (Morbus Crohn)
e) Colitis ulcerosa
f) Unspezifische Granulomatose
g) Amyloidose
h) Polypöse oder villöse Tumoren (u. a. Cronkhite-Canada-Syndrom)
i) Maligne Tumoren (u. a. Melanommetastasen)
j) Mißbrauch von Laxantien
k) Gastrokolische Fisteln
l) Akute infektiöse Enteritiden
m) Bestrahlungskolitis, -enteritis
n) Parasiten (Lambliasis, Amöbiasis, Ankylostoma duodenale, Bilharziose)

**3. Lymphfisteln**

**4. Lymphstauungen im Bereich des Darmes**

a) Intestinale Lymphangiektasie
b) Lymphosarkomatose
c) Mechanische Verlegung der peripheren Lymphgefäße (Morbus Whipple, Sklerodermie)
d) Karzinome, vor allem des Pankreas (mit Lymphknotenmetastasen)
e) Intestinale Lymphknotenerkrankungen (Tuberkulose, Sarkoidose, Mononukleose, Morbus Crohn)

**5. Venöse Einflußstauungen**

a) Mediastinoperikarditis
b) Endokardfibrose
c) Nach Bestrahlung von Mediastinaldrüsen bei Morbus Hodgkin
d) Bei Erhöhung des zentralen Venendruckes (Rechtsherzinsuffizienz wie bei trikuspidalem Stauungstyp)
e) »Idiopathische« Kardiomyopathie

Hypoproteinämie, Dysproteinämie mit Verminderung und Verschiebung aller Eiweißfraktionen, hypochrome, hyposiderinämische Anämie, Lymphozytopenie, Hypokalzämie, Hypolipidämie und Hypocholesterinämie bestimmen die Laboratoriumsbefunde.

### Diagnostisches Vorgehen

Der Nachweis des intestinalen Eiweißverlustes erfolgt mit Hilfe von intravenös verabreichten, radioaktiv markierten Makromolekülen, z. B. $^{51}$Cr-markiertes Albumin oder $^{51}CrCl_3$, das sich schnell an zirkulierendes Transferrin bindet, oder $^{131}$J-markiertes Polyvinylpyrrolidon (PVP) = Gordon-Test. Während Gesunde weniger als 1% der i.v. gegebenen Dosis im Stuhl ausscheiden, werden bei intestinalem Eiweißverlust 2–40% im Stuhl gemessen.
Röntgenologisch werden verbreiterte ödematöse Schleimhautfalten wie beim Malabsorptionssyndrom sichtbar oder Riesenfalten und Wulstungen im Magen beim Morbus Ménétrier. Die Lymphangiographie vermag in Einzelfällen hypoplastische oder angiektatische Lymphgefäße oder noch seltener Lymphfisteln nachzuweisen. Durch Dünndarmbiopsie können dilatierte Lymphgefäße dargestellt werden.
Die Diagnose wird insgesamt vor allem durch den Nachweis des intestinalen Eiweißverlustes mit radioaktiv markierten makromolekularen Substanzen und Dünndarmbiopsie gestellt.

### Differentialdiagnose

Differentialdiagnostisch müssen alle anderen Eiweißverlustsyndrome, z. B. über Niere, Haut oder Hypoproteinämien anderer Genese, z. B. bei einer Lebererkrankung, überlegt werden.

### Therapie

Bei sekundären Verlustsyndromen muß die meist im Vordergrund stehende Grundkrankheit behandelt werden: Sprue, Colitis ulcerosa, Morbus Crohn, Morbus Whipple, konstriktive Perikarditis, Morbus Ménétrier u. a. Symptomatisch können vorübergehend parenteral Eiweißlösungen verabreicht werden. Bei Infektanfälligkeit wird zusätzlich $\gamma$-Globulin injiziert.
Calcium und Eisen werden substituiert. Eine ursächliche Therapie der primären intestinalen Lymphangiektasie ist bisher nicht möglich. Bei umschriebenem Eiweißverlust im Dünndarm durch Lymphfisteln führt eine operative Therapie zur Heilung. Sonst ist nur die beschriebene symptomatische Therapie mit Eiweißersatz und Diuretika möglich. Eine fettbeschränkte Kost und die Verwendung mittelkettiger Triglyzeride (MCT-Fette) führt zu einer Drucksenkung im Lymphgefäßsystem, da die MCT-Fette hauptsächlich über das Pfortadersystem und nicht über das Lymphgefäßsystem abtransportiert werden. Durch die Drucksenkung im mesenterialen Lymphgefäßsystem nimmt die Eiweißexsudation und Steatorrhö ab.

**Merke:** Ein gesteigerter Eiweißverlust über den Darm kann durch entzündliche oder tumoröse Dünndarmerkrankungen sowie durch im Darm lokalisierte Lymphgefäßerkrankungen zustande kommen. Klinisch steht eine Hypoproteinämie mit starker Ödemneigung im Vordergrund. Die Diagnose wird mit Hilfe markierter oder nichtmarkierter Makromoleküle gestellt. Die Therapie ist gegen die Grunderkrankung gerichtet und/oder symptomatisch.

Tabelle **17** Auswirkungen der Ileumresektion auf die enterohepatische Zirkulation (EHC)

| | |
|---|---|
| 1. Galle: | lithogene Galle und Bildung von Cholesteringallensteinen |
| 2. Jejunum: | Fettmalabsorption → Diarrhö, Steatorrhö; Vitamine↓ |
| 3. Kolon: | Diarrhö d. Gallensäuren $H_2O$- und Elektrolytmalabsorption |
| 4. Nieren: | Hyperoxalurie, Oxalatsteine |

Weiterführende Literatur


Bartelheimer, H., M. Classen, F. W. Ossenberg: Der kranke Dünndarm. Witzstrock, Baden-Baden 1978

Strohmeyer, G. W.: Exsudative Enteropathie. In Demling, L.: Klinische Gastroenterologie, 2. Aufl., Thieme, Stuttgart 1984

Waldmann, Th. A.: Protein-losing gastroenteropathies. In Bockus, H. L.: Gastroenterology, vol. II. Saunders, Philadelphia 1976


## Dünndarmresektion (»Kurzdarmsyndrom«)

**Definition:** Resektatlänge und Resektionsort bestimmen beim »Kurzdarmsyndrom« die Symptome, die klinisch bedeutsam werden, wenn 50% des Dünndarms fehlen.

### Klinik

Die klinischen Folgen einer ausgedehnten Dünndarmresektion wegen chronisch-entzündlicher Veränderungen, Gefäßverschlüssen, Volvulus, Obstruktionsileus oder nach Traumen können erheblich sein. Die Symptome sind im allgemeinen bei proximaler Resektion im Jejunum geringer als bei distaler Entfernung des Ileums mit Verlust der Ileozäkalklappe. Bei einer ausgedehnten Jejunumresektion entstehen die Kardinalsymptome Diarrhö und Gewichtsabnahme durch Verlust der resorbierenden Oberfläche und durch verkürzte Passagezeit. Es kommt zu Störungen der Fett-, Vitamin-, Eisen- und Calciumresorption. Nach einiger Zeit führt die Adaptation tieferer Darmabschnitte mit epithelialer Zellhyperplasie der Enterozyten, Zunahme der Zottenhöhe und Kryptentiefe zu einer Vergrößerung des Durchmessers im Dünndarm und Verbesserung der Resorptionskapazität. Die Mukosastimulation wird wahrscheinlich bei oraler Nahrungsaufnahme durch Pankreasenzyme und trophisch wirkende intestinale Hormone wie Gastrin, Cholezystokinin und Sekretin induziert. Dagegen entwickeln sich bei distaler Resektion im Ileum schwere klinische Symptome (Tab. **17**), insbesondere nach Entfernung der Ileozäkalklappe.

### Pathophysiologie

Bei der Ileumresektion geht der Hauptresorptionsort der Gallensäuren verloren, so daß es durch Unterbrechung des enterohepatischen Kreislaufs zu einem Einstrom von Gallensäuren ins Kolon kommt. Das führt zu schweren Durchfällen mit Wasser-und Elektrolytverlusten. Durch den Mangel an Gallensäuren entwickelt sich eine Störung der Mizellenbildung bei der Fettresorption mit Steatorrhö. Durch Fett wird im Darmlumen vermehrt Calcium aus Calciumoxalat gebunden, wodurch Oxalat leichter löslich und vermehrt resorbiert wird. So entstehen gehäuft Harnoxalatsteine. Durch Verlust von Gallensäuren steigt die Lithogenität der Galle, so daß vermehrt Gallensteine gebildet werden können. Der Verlust der Bauhinschen Klappe fördert eine bakterielle Überwucherung des Dünndarms mit Anaerobiern wie beim Syndrom der blinden Schlinge (Blindsacksyndrom). Die Bakterien können Gallensalze dekonjugieren und metabolisieren, so daß die Löslichkeit der Lipide durch gestörte Mizellenbildung ausbleibt und ein bakteriell induziertes Malabsorptionssyndrom entsteht. Ein massiver Bakterienbefall des Dünndarms bindet den Vitamin-$B_{12}$-Intrinsic-Faktor-Komplex, so daß die normale Vitamin-$B_{12}$-Resorption gestört wird. Nach Dünndarmresektion entwickelt sich manchmal eine erhebliche Hypersekretion von Säure im Magen mit Ulkusbildung: Ursächlich könnte dafür eine Hypergastrinämie oder ein Mangel an Dünndarmhormonen beteiligt sein, die normalerweise die Magensekretion hemmen, wie Sekretin, Somatostatin, VIP und GIP.

### Therapie

Die Behandlung richtet sich gegen die Wasser- und Elektrolytverluste, Malabsorption von Fett und Vitaminen, Durchfall und schnelle Passagezeit sowie gegen den Gallensäureverlust.

Die Behandlung gliedert sich in 3 Abschnitte:

a) Unmittelbar postoperativ: Ersatz der schweren Wasser- und Elektrolytverluste mit parenteral verabreichten Lösungen über etwa 1–3 Wochen. Das Prinzip besteht darin, alle essentiellen Nahrungsstoffe in tolerablen

Flüssigkeitsmengen von 2,5–3,5 l pro Tag parenteral zuzuführen. Die Deckung des Kalorienbedarfs von ungefähr 8–10000 kJ (2500 kcal) erfolgt durch Infusion von 20–50%iger Glucose- und 10%iger Fettlösung. Der Eiweißbedarf wird durch Aminosäurelösungen gedeckt, wobei pro 1 g Stickstoff 630–1050 kJ (150–250 kcal) in Form von Glucose und Fett gegeben werden müssen.

b) In der Intermediärphase etwa 2–3 Wochen postoperativ kann eine orale Ernährung mit Elementardiäten versucht werden. Der Übergang von parenteraler auf orale Ernährung muß langsam und überlappend erfolgen. Die synthetischen Formula-Diäten bestehen aus essentiellen Aminosäuren oder den besser schmeckenden und gut resorbierbaren Oligopeptiden mit Glucose und Elektrolyten.

c) Adaptationsphase: Die Fettzufuhr muß auch in der Adaptationsphase weiterhin niedrig, d.h. mit etwa 40 g pro Tag gehalten werden und erfolgt dann am besten mit mittelkettigen Triglyzeriden (Ceres-Öl/Margarine). Milch wird wegen des Lactosegehaltes häufig nicht gut vertragen und führt leicht zu Durchfällen.

Die *medikamentöse Therapie* richtet sich gegen die verkürzte Passagezeit. Durch antiperistaltische Medikamente wird die Transit- und Kontaktzeit verlängert und die Nettoresorption erhöht. Dafür eignen sich Codeinphosphat, Loperamid oder Diphenoxylat und Anticholinergika. Gegen den Gallensäureverlust können gallensäurebindende Substanzen wie Cholestyramin 8–12 g pro Tag versucht werden. Bei bakterieller Überwucherung wirken Antibiotika wie insbesondere Tetrazykline und Metronidazol. Pankreasfermente zusammen mit $H_2$-Antagonisten können die Situation weiter verbessern (Tab. **18**).

Tabelle **18** Medikamentöse Therapie der wichtigsten Symptome und Folgen von Dünndarmresektionen

| | |
|---|---|
| **Durchfall:** | Loperamid (Imodium)<br>Diphenoxylat (Reasec)<br>Cholestyramin (Quantalan, Cuemid)<br>Opiate – Codeinphosphat |
| **Anämie:** | 1000 mg Vit. $B_{12}$/Monat<br>100 mg Eisensalz/Tag |
| **Bakterielle Überwucherung:** | Tetrazykline oral |
| **Säurehypersekretion:** | Antazida,<br>$H_2$-Rezeptorenblocker |

**Merke:** Beim »Kurzdarmsyndrom« treten Symptome im allgemeinen bei Fehlen von 50% des Dünndarmes auf. Bei distaler Resektion des Dünndarms, unter Verlust der Ileozäkalklappe, ist die Symptomatik schwerer als bei proximaler.

Weiterführende Literatur

Blackburn, G. L., B. R. Bistrian: Nutritional care of the injured and/or septic patient. Surg. Clin. N. Amer. 56 (1976)

Demling, L., G. Lux, W. Domschke: Therapie postoperativer Störungen des Gastrointestinaltraktes. Thieme, Stuttgart 1983

Herfarth, Ch., E. O. Riecken: Problematik des Kurzdarms. Z. Gastroenterol. 17 (1982)

Siewert, J. R., A. L. Blum: Interdisziplinäre Gastroenterologie: Postoperative Syndrome. Springer, Berlin 1980

## Strahlen- und Zytostatikaschäden

Nach hochdosierter abdomineller Tumorbestrahlung ist bei 1–2% der Patienten mit vorübergehenden, seltener, evtl. nach Jahren, mit bleibenden morphologischen Dünndarmveränderungen zu rechnen. Daraus können sich vorübergehende, aber auch erst später auftretende Diarrhöen und Malabsorptionszustände entwickeln. Gelegentlich entstehen Fisteln, Stenosen und Blindsackbildung mit bakterieller Überwucherung. Die Therapie kann sehr schwierig sein und richtet sich nach den in den vorhergehenden Kapiteln beschriebenen Prinzipien. Eine operative Korrektur ist in dem bestrahlten Gebiet nur selten möglich.

Auch nach langgehender *Therapie mit Zytostatika* können sich mehr oder weniger schwere Mukosaläsionen entwickeln, die von meist vorübergehenden Resorptionsstörungen begleitet sein können.

## Eosinophile Gastroenteritis

Diese seltene Erkrankung geht mit einer diffusen oder lokalisierten eosinophilen Infiltration der Mukosa und Darmwand des Gastrointestinaltraktes mit gleichzeitiger Bluteosinophilie einher. Das klinische Bild ist von Bauchschmerzen, Erbrechen, Speiseunverträglichkeiten, Durchfällen, Malabsorption, Aszites und Hypoproteinämie geprägt. Die Ursache ist unklar. Die Therapie ist unsicher und besteht im Weglassen unverträglicher Nahrungsmittel mit oder ohne Steroidgabe. Bei Obstruktion ist chirurgische Behandlung erforderlich.

## Endokrine Erkrankungen und Stoffwechselstörungen

Bei einer Reihe von metabolischen und endokrinen Erkrankungen kommt es zu intestinalen Störungen. Seltener sind Tumoren oder Störungen des intestinalen diffusen Enterohormonsystems selbst Ursache von gastrointestinalen Symptomen.

### Diabetes mellitus

Eine seltene Komplikation eines lang bestehenden Diabetes ist die diabetische Enteropathie, die durch krampfartige Leibschmerzen, nächtliche Durchfälle und Steatorrhö gekennzeichnet ist. Meistens bestehen bei den männlichen Patienten noch andere Diabeteskomplikationen. Wahrscheinlich geht die intestinale Komplikation auf Störungen im autonomen Nervensystem mit degenerativen Veränderungen der sympathischen und parasympathischen Nerven und Ganglien zurück. Bei einigen Patienten spielt auch eine bakterielle Fehlbesiedlung im Magen und oberen Dünndarm eine ursächliche Rolle. Röntgenologisch ist eine verzögerte Magen- und Dünndarmpassage zu sehen. Therapeutisch werden neben einer guten Diabeteseinstellung die Verabreichung von Pankreasextrakten, glutenfreie Kost, Loperamid und Tetrazykline versucht.

### Hyperthyreose und Hypothyreose

Bei etwa 10% aller *Hyperthyreosen* kommt es zu Durchfällen und leichter Steatorrhö. Thyroxin stimuliert die propulsive gastrointestinale Motilität. Die Durchfälle werden aber wahrscheinlich nicht allein durch eine gesteigerte Motilität oder eine Veränderung der pankreatischen, biliären oder mukosalen Funktion, sondern durch Hyperalimentation mit Überlastung des Darmes durch Fett, das im Kolon zu Hydroxyfettsäuren umgewandelt wird, ausgelöst.
*Bei der Hypothyreose* kommt es durch eine stark herabgesetzte Motilität zur Obstipation.

### Tumoren mit Überproduktion gastrointestinaler Hormone

Gastrinome = Zollinger-Ellison-Syndrom
(s. S. 13.20ff.)

### Disaccharidase-Mangelsyndrom, Lactoseintoleranz

Von den vielfältigen angeborenen und erworbenen intestinalen Enzym- und Transportdefekten für Kohlenhydrate und Aminosäuren ist der Lactasemangel am häufigsten, der zu einer Milchzuckerunverträglichkeit führt. Es bestehen rassische Unterschiede: Bei Weißen scheinen etwa 5–15%, bei amerikanischen Negern, Bantus und Orientalen 80–90% einen Lactasemangel zu haben. Es kommt zu Durchfällen, Bauchkrämpfen und Blähungen nach Milchgenuß und Lactosezufuhr. Die Dünndarmschleimhaut ist morphologisch normal. Im Bürstensaum des Jejunums ist die Lactaseaktivität stark vermindert. Der Enzymmangel läßt sich durch den Lactosetoleranztest mit 50 g Lactose und nachfolgender oraler Gabe von 25 g Glucose plus 25 g Galaktose nachweisen. Beim Vergleich der Blutglucosespiegel ist der zweite Test normal, während nach Lactose der Glucoseanstieg ausbleibt oder nur sehr flach (unter 1,1 mmol/l = 20 mg/dl) ist. Durch Bestimmung der $H_2$-Exkretion in der Atemluft kann eine semiquantative Information über das Ausmaß der Lactosemalabsorption, d.h. über die ins Kolon übertretende Lactose, gewonnen werden. Gegenüber der Lactoseintoleranz ist eine echte Milchallergie sehr selten und meistens mit anderen allergischen Krankheiten kombiniert.

### Hypogammaglobulinämie

Hypogammaglobulinämien sind selten mit Malabsorption und Diarrhöen kombiniert. Es werden verschiedene Hypo- und Agammaglobulinämien unterschieden. Sie können angeboren und erworben sein. Bei histologischen Untersuchungen werden Mukosaveränderungen wie bei der einheimischen Sprue beobachtet. Manchmal finden sich auch mononukleäre Infiltrationen im Sinne einer nodulären lymphoiden Hyperplasie. Damit geht ein Mangel an IgA- und IgM-Immunglobulinen einher. Es besteht dadurch eine erhöhte Infektanfälligkeit auch gegen Parasiten, insbesondere Giardia lamblia. Die Ursache und Beziehung zwischen Hypogammaglobulinämie und Malabsorption ist unklar. Einige Patienten sprechen auf glutenfreie Kost an. Durch die erhöhte Infektanfälligkeit und das erhöhte Malignomrisiko ist die Prognose unsicher.

## Divertikulose des Dünndarms

Divertikel können in allen Abschnitten des Dünndarms auftreten. Am häufigsten sind sie – mit Ausnahme des Meckelschen Divertikels – im Duodenum und Jejunum lokalisiert. Kongenitale Divertikel sind Ausstülpungen aller Wandschichten, die häufigeren erworbenen Divertikel bestehen nur aus Schleimhaut und Submukosa. Sie nehmen im Alter in der Häufigkeit zu, weil die erworbene Wandschwäche zunimmt. Meistens findet man sie an den Durchtrittsstellen der Gefäße durch Serosa und Muskulatur, die im Alter von einer schrägen zur senkrechten Stellung wechseln. An diesen Stellen entstehen offenbar bei veränderter Motilität und erhöhtem Druck die Divertikel.

### Meckelsches Divertikel

Zu den angeborenen Divertikeln gehört das häufige Meckelsche Divertikel, das bei 2% der Erwachsenen vorkommt. Es handelt sich um den persistierenden Ductus omphalo-entericus und liegt meistens 60–100 cm proximal der Bauhinschen Klappe.
Bei der Mehrzahl der Menschen bleibt das Mekkelsche Divertikel symptomlos und wird mehr zufällig entdeckt. Die anderen manifestieren sich klinisch durch Komplikationen: Ulkus in ektopischer Magenschleimhaut, das zur Blutung oder Perforation führt. Bei starker Blutung wird hellrotes Blut abgesetzt.
Die Diagnose erfolgt durch Röntgen, Angiographie und Szintigraphie mit Technetium ($^{99m}Tc$). Beim Erwachsenen kann es durch ein Meckelsches Divertikel durch Invagination oder Strangulation zum Ileus kommen. Die Therapie ist chirurgisch.

### Duodenaldivertikel

Duodenaldivertikel liegen an der kleinen Kurvatur im unteren Teil des Duodenums in Nachbarschaft zur Papille.
Wahrscheinlich macht das Duodenaldivertikel selbst keine Beschwerden, obwohl es sich – selten – entzünden kann. Häufiger sind Oberbauchbeschwerden bei Divertikelträgern durch Gallenwegs- und Pankreaserkrankungen hervorgerufen. Sehr selten kann durch eine Duodenaldivertikulitis eine Cholangitis oder Pankreatitis mit ausgelöst werden.
Zufällig entdeckte oder symptomlose Divertikel werden nicht behandelt. Eine operative Behandlung von Duodenaldivertikeln kommt nur selten und nach Ausschluß aller anderen Oberbaucherkrankungen in Frage.

### Jejunaldivertikel

Jejunaldivertikel – meistens multipel vorhanden – können klinisch zur Malabsorption führen, wenn sich ein Blindsack-Syndrom mit bakterieller Überwucherung des Dünndarms entwickelt.

## Morbus Crohn

**Definition:** Der Morbus Crohn ist eine chronisch-entzündliche Darmerkrankung unklarer Genese, die im gesamten Intestinaltrakt auftreten kann. Sie wurde von *Crohn, Ginzburg* und *Oppenheimer* 1932 wegen ihrer bevorzugten Lokalisation im Ileum als »regionäre Ileitis« beschrieben. Hauptlokalisation ist der untere Dünndarm und/oder meist diskontinuierlich der Dickdarm mit segmentalen Stenosen und Fisteln. Der Verlauf ist wechselnd und von Remissionen und postoperativ von Rezidiven geprägt. Neuerdings werden Morbus Crohn und Colitis ulcerosa vielfach unter dem Oberbegriff »chronisch-entzündliche Darmerkrankung« zusammengefaßt, weil sie gemeinsame epidemiologische und genetische Charakteristika und gleiche extraintestinale Manifestationen haben. Morphologisch unterscheiden sie sich. Bei etwa 10% der Kranken lassen sie sich weder klinisch noch histologisch voneinander abgrenzen.

#### Häufigkeit

Der Morbus Crohn ist weltweit unter allen Rassen verbreitet. Die jährliche Neuerkrankungsrate (Inzidenz) beträgt 2–4 und die Anzahl der Erkrankten (Prävalenz) 20–40 pro 100000 Einwohner. Die Crohnsche Krankheit schien bisher zuzunehmen. Sie kommt bei beiden Geschlechtern gleich häufig vor mit einem Frequenzanstieg zwischen dem 15.–35. Lebensjahr. Männliche Juden scheinen besonders gefährdet. Eine familiäre Häufung ist beobachtet worden. Der Vererbungsmodus ist nicht bekannt.

#### Ätiologie

Die Ursache des Morbus Crohn ist unbekannt. Die Bereitschaft zu erkranken wird wahrscheinlich vererbt, wobei möglicherweise mehrere Gene die Heredität bestimmen. An der Auslösung sind wahrscheinlich Umweltfaktoren stark beteiligt.
*Mikroorganismen:* Wegen der starken granulomatösen Reaktionen werden Mikroorganismen schon lange als Auslöser der chronisch-entzündlichen Darmerkrankungen vermutet. Bisher konnten jedoch weder bakterielle noch virale Agenzien mit Sicherheit als ätiologische Faktoren isoliert und identifiziert werden, obwohl in Einzelfällen bei positiven Übertragungsversuchen typische Gewebsreaktionen ausgelöst werden konnten. Gegenwärtig ist aber die infektiöse Genese des Morbus Crohn ungesichert.
Für die Mitursache *immunologischer Faktoren* sprachen immer wieder nachgewiesene humorale und zelluläre *Immunphänomene.* So konnten humorale Antikörper gegen Kolonzellen und bakterielle Antigene und Störungen der zellvermittelten Immunität nachgewiesen werden. Es gibt Hinweise für einen Phagozytosedefekt der Ma-

krophagen, verzögerte Reaktionen der Lymphozyten auf Mitogene und eine Verminderung der T-Lymphozyten im peripheren Blut. Wahrscheinlich sind aber die beobachteten Immunphänomene nur Folgen und nicht Ursache der Erkrankung.
Neuerdings wird *Ernährungsfaktoren* wieder eine größere ätiologische Rolle zugeschrieben, nachdem festgestellt wurde, daß Patienten mit Morbus Crohn – nicht mit Colitis ulcerosa – einen hohen Zuckerkonsum und Vorliebe für verfeinerte Kohlenhydrate haben. Ob diese beobachtete Tatsache allerdings eine ätiologische Bedeutung hat, ist offen. Es ist auch völlig unklar, auf welche Weise der Zuckerkonsum bei prädisponierten Patienten die Krankheit auslösen könnte.
Auch die ätiologische Bedeutung *psychosomatischer Faktoren* ist völlig ungeklärt. In der psychischen Grundstruktur finden sich Zeichen der Hilfs- und Hoffnungslosigkeit gegenüber Belastungen jeglicher Art. Natürlich können psychische Faktoren die Beschwerden des Patienten wie auch dessen Reaktion auf die chronische Erkrankung stark beeinflussen. Der wechselhafte, oft schwere Verlauf der Erkrankung mit seinen vielfältigen Einflüssen auf Lebensablauf, Beruf und Familie führt zwangsläufig zu Angst und depressivem Verhalten. Bisher ist aber unklar, ob psychologische Faktoren einzeln oder gemeinsam bei prädisponierten Patienten die Krankheit auslösen können oder ob völlig andere ätiologische und pathogenetische Mechanismen wirksam sind.

### Pathologie

Beim Morbus Crohn sind alle Wandschichten des erkrankten Darmsegmentes betroffen. Typisch ist der segmentartige Befall des Darmes, d.h., sowohl zwischen als auch innerhalb erkrankter Darmabschnitte finden sich immer wieder Segmente oder Inseln mit normaler Schleimhaut. Die transmurale Entzündung führt zur Fibrosierung und lederartigen Verdickung der Darmwand, die segmental die Ausbildung von Strikturen und intestinaler Obstruktion zur Folge hat. Auch das Mesenterium ist verdickt. Die Schleimhaut weist anfänglich kleine aphthoide Ulzera, manchmal spaltförmige, längs- oder quergestellte Fissuren in normaler Schleimhaut auf. In vorgeschrittenen Phasen hat die Schleimhaut ein sogenanntes Pflastersteinrelief oder landkartenartiges Aussehen.
Mikroskopisch sind alle Wandschichten des Darmes entzündlich verändert und weisen Infiltrationen von Lymphozyten und Plasmazellen auf. Charakteristisch sind bei etwa 50% meist in der Submukosa lokalisierte, nicht verkäsende Epitheloidzellgranulome, die mehrkernige Langhanssche Riesenzellen enthalten. Sie werden aber auch in Mesenterium, regionären Lymphknoten, Peritoneum und Serosa sowie in der Leber gefunden. Die transmurale Beteiligung aller Wandschichten einschließlich der Serosa und des Mesenteriums ist für die typische Fistel- und Abszeßbildung bei dieser Krankheit verantwortlich. Daher kommt es leicht zu entzündlichen Adhäsionen zwischen den Darmschlingen und zu internen Fisteln zwischen Dünn- und Dickdarm sowie Harnblase und Scheide. Die verbackenen Dünn- und Dickdarmschlingen sind häufig als Konglomerattumoren im rechten Unterbauch tastbar. Die Fisteln können aber auch bis zur Hautoberfläche, ins Peritoneum, in die Lymphknoten oder in den Genitalbereich durchbrechen. Diese pathologisch-anatomischen Veränderungen können sich in gleicher Weise auch im Kolon manifestieren: bei 10% der Kranken sogar im Kolon allein, bei 30–50% im Kolon und Dünndarm gleichzeitig.

### Klinik

#### Anamnese

Typischerweise beginnt die Erkrankung im jugendlichen Alter mit krampfartigen intermittierenden Schmerzen im rechten Unterbauch (bei Kindern um den Nabel) und/oder chronischem Durchfall. In der Regel sind Schleim- oder Blutbeimengungen nicht sichtbar. Gleichzeitig entwickeln sich Gewichtsverlust, starke Müdigkeit und Abgeschlagenheit, Appetitlosigkeit durch Schmerzen bei der Nahrungsaufnahme und Fieber.

#### Befunde

Oft ist bereits eine Resistenz (»Konglomerattumor«) tastbar. Die Blutsenkung ist erhöht, die Leukozyten sind bei leichter Anämie vermehrt. Manchmal beginnt die Erkrankung akut mit heftigen lokalisierten Schmerzen im rechten Unterbauch, so daß unter dem Verdacht der akuten Appendizitis operiert wird. Die hochrot entzündete letzte Ileumschlinge, das verdickte Mesenterium und vergrößerte Lymphknoten weisen dann zur richtigen Diagnose. In allen diesen Fällen muß eine Yersiniose durch serologische und bakteriologische Untersuchungen ausgeschlossen werden. Eine fälschlicherweise durchgeführte Appendektomie führt bei Morbus Crohn häufig zur Sekundärheilung mit Fisteln.

#### Diagnostisches Vorgehen

*Röntgen:* Für die Diagnose des Morbus Crohn ist die Röntgenuntersuchung oft entscheidend. Typisch sind segmentale Stenosen (»skip lesions«) mit Wandstarre, Fisteln, Pflastersteinrelief, asymmetrischem Befall mit Raffung des Mesenteriums und sackartigen Ausstülpungen der gegenüberliegenden Wand. Dünndarm und Dickdarm sind häufig gleichzeitig befallen, so daß immer Dünndarm und Kolon bei Verdacht auf Morbus Crohn röntgenologisch untersucht werden müssen.
*Endoskopie:* Bei den geschilderten klinischen Symptomen sind Rektoskopie und Koloskopie

auch aus differentialdiagnostischen Gründen obligatorisch. Rektoskopisch ist die Schleimhaut bei etwa 50% normal. Sonst finden sich eine umschriebene Hyperämie, im Frühstadium aphthoide Läsionen, längs- und quergestellte Ulzerationen, Fissuren und/oder perianale Fisteln. Bei segmentalem Befall sieht man die Schleimhautveränderungen besonders sicher koloskopisch. Biopsien zur histologischen Sicherung sind immer erforderlich.

Komplikationen

Neben den intestinalen Symptomen kommt es bei einem Teil der Kranken zu Anfang oder im Verlauf zu extraintestinalen Symptomen, wodurch die Diagnose manchmal über lange Zeit verfehlt wird:

1. Bei Kindern anhaltendes unerklärtes Fieber mit Gewichtsverlust, Appetitlosigkeit und Wachstums- sowie Entwicklungsstörungen.
2. Innere und äußere Fisteln im unteren Abdomen, besonders aber perianal, nicht abheilende Analfissuren. Rektovaginale Fisteln und Harnleiterstrikturen ungeklärter Ursache.
3. Extraintestinale Manifestation und Begleitkrankheiten:
   - Haut: Erythema nodosum, Pyoderma gangraenosum, Uhrglasnägel und Trommelschlegelfinger, Akrodermatitis enteropathica (Zinkmangel);
   - Augen: Iritis;
   - Gelenke: Arthritis, ankylosierende Spondylitis, die bei über 80% mit HLA-B27 kombiniert ist;
   - Leber: Pericholangitis, Granulome im Leberparenchym;

   Langzeitkomplikationen: Amyloidose der Leber, Milz und Nieren; Cholelithiasis, Oxalatsteine.

Differentialdiagnose

An die Diagnose des Morbus Crohn muß insbesondere bei anhaltenden, uncharakteristischen Bauchschmerzen bei jugendlichen Patienten mit Durchfällen, Fieber, Gewichtsverlust, perianalen Fisteln, Fissuren und unklaren Gelenk- und Augensymptomen (Iritis, Episkleritis) gedacht werden.

Die *differentialdiagnostische Abgrenzung* gegenüber der Colitis ulcerosa findet sich in Tab. **19.**

Selten ist eine differentialdiagnostische Abgrenzung gegenüber der *Darmtuberkulose* erforderlich. Sie ist fast immer unmittelbar um die Bauhinsche Klappe lokalisiert, die zu Stenosen im Zäkumbereich und terminalem Ileum führt. Ein segmentaler Befall ist ungewöhnlich. Histolo-

Tabelle **19** Differentialdiagnose zwischen chronisch-entzündlichen Darmerkrankungen und Divertikulitis

| | Morbus Crohn | Colitis ulcerosa | Divertikulitis |
|---|---|---|---|
| **Erkrankungsalter** | jedes Alter | jedes Alter | > 40 Jahre |
| **Anamnese** | | | |
| Schmerzen | häufig | seltener | lokalisiert |
| Durchfall | häufig | häufig | gelegentlich |
| Blutung | gelegentlich | stets vorhanden | episodisch |
| **Klinische Befunde** | | | |
| Trommelschlegelfinger | häufig | selten | keine |
| Tastbarer Tumor | häufig (rechter Unterbauch) | keiner | relativ häufig (linker Unterbauch) |
| Anale Läsionen | häufig | selten | keine |
| Rektoskopie | normal oder segmentale Veränderungen | kontinuierliche Veränderungen | normal, evtl. eitriges Sekret im Lumen |
| **Röntgenveränderungen** | | | |
| Lokalisation | Dünndarm und/oder Kolon | Kolon | gewöhnlich Sigmoid |
| Distales Ileum | häufig Ileitis terminalis | evtl. »Rückfluß-Ileitis« | normal |
| Ausbreitung | segmental, evtl. »skip lesion« | kontinuierlich | ein Segment |
| Strikturen | häufig | selten | in Region mit Divertikeln |
| Fissuren | häufig | keine | vorgetäuscht durch Divertikelhälse |
| Fisteln | relativ häufig | keine | können auftreten |

gisch kann die Differentialdiagnose häufig nicht gestellt werden, da epitheloidzellige Granulome und Langhanssche Riesenzellen bei beiden Krankheiten vorkommen. Bei der Darmtuberkulose fehlt die Lungenbeteiligung fast nie. Es ist bei geringstem Verdacht eine umfangreiche Tuberkulosediagnostik erforderlich.
Bei akutem enteritischem Beginn mit Fieber muß neben der Appendizitis auch eine *Yersinieninfektion* erörtert werden, die am sichersten mit der Antikörperbestimmung im Serum, Stuhlkulturen und Histologie erfolgt.

### Verlauf und Prognose

Die typische Crohnsche Krankheit des Dünn- und Dickdarms hat einen sehr variablen, chronischen und intermittierenden, komplikationsreichen und zu Rezidiven neigenden Verlauf. Die Lebenserwartung der Patienten ist eingeschränkt. Die Mehrzahl der Patienten muß wiederholt hospitalisiert werden, benötigt eine Dauertherapie und ständige Überwachung. Meistens erfolgen im Verlauf der Erkrankung Operationen, insbesondere wegen Stenosen und Fisteln.

### Therapie

Eine *medikamentöse* oder chirurgische Heilung des Morbus Crohn ist z.Z. noch nicht möglich. Wahrscheinlich kann auch die Langzeitprognose bisher therapeutisch nicht verbessert werden. Es steht eine Reihe von Medikamenten zur Verfügung, die therapeutisch wirksam sind. Kontrollierte Untersuchungen haben bisher ergeben, daß Glucokorticosteroide und Salazosulfapyridin einen akuten Schub der Krankheit günstig beeinflussen können. Dabei sind Steroide etwas besser wirksam beim Morbus Crohn des Dünndarms und Salazosulfapyridin besser bei vorwiegender Kolonlokalisation. Eine Dauertherapie mit diesen Medikamenten kann Rezidive nicht verhindern. Azathioprin ist bei der Primärbehandlung unwirksam, kann aber in Kombination mit Prednison eingeleitete Remissionen verlängern. Metronidazol ist beim aktiven Crohn etwa gleich gut wirksam wie Salazosulfapyridin.
*Glukokortikosteroide* haben in der akuten Phase beim Morbus Crohn durch ihre immunsuppressiven und entzündungshemmenden Eigenschaften eine gesichert günstige Wirkung. Die Dosierung des Prednisolons sollte mit 40–60 mg täglich begonnen und – abhängig vom Verlauf – innerhalb von 4–5 Wochen auf 15–12,5 mg täglich langsam reduziert werden. Es ist nicht gesichert, daß durch eine Langzeittherapie mit Prednisolon Rezidive verhindert werden. Die Nebenwirkungen einer Langzeitbehandlung mit Glukokortikosteroiden sind unter Umständen erheblich.
*Salazosulfapyridin* ist eine Verbindung aus dem Sulfonamid Sulfapyridin und 5-Aminosalicylsäure. Es wird erst von den Bakterien in distalen Darmabschnitten aufgespalten. Wahrscheinlich ist die wirksame Komponente die 5-Aminosalicylsäure, die nur in geringem Umfang resorbiert und besonders günstig in den unteren Darmabschnitten, also beim Morbus Crohn des Kolons, wirkt. Die günstigsten Wirkungen wurden im akuten Schub beobachtet, während die Langzeitwirkung wie beim Prednisolon nicht gesichert ist. Die optimale Dosis im akuten Schub liegt bei 3 g/Tag. Höhere Dosen führen durch den Sulfonamidanteil zu vermehrten Nebenwirkungen: Unverträglichkeit, Übelkeit, Erbrechen, Kopfschmerzen, Fieber, Methämoglobinbildung u.a. Die Substanz wird nach Azetylierung ausgeschieden. Dabei haben Patienten mit genetisch bedingtem langsamem Azetylatortyp häufiger Nebenwirkungen. Beim Mann kann es zu einer reversiblen Infertilität kommen. Meistens werden Steroide und Salazosulfapyridin gemeinsam therapeutisch eingesetzt, wobei die Steroiddosis langsam reduziert, die Salazosulfapyridindosis bei 3 g belassen wird.
*Azathioprin* ist ebenso wie 6-Merkaptopurin zur immunsuppressiven Therapie des Morbus Crohn eingesetzt worden. Wie schon erwähnt, ist es zur Monotherapie in der akuten Phase nicht geeignet. Es kann in Kombination mit Prednison Remissionen erhalten bzw. verlängern. Wenn es zusätzlich zu Glukokortikoiden verabreicht wird, ist meistens eine Reduktion der Steroiddosis möglich. Die therapeutische Dosis des Azathioprins liegt in der floriden Entzündungsphase bei 1–1,5 mg/kg Körpergewicht; die Erhaltungsdosis bei Langzeittherapie sollte 0,5–0,75 mg/kg Körpergewicht möglichst nicht überschreiten. Auf Nebenwirkungen im erythropoetischen System muß besonders geachtet werden.
*Metronidazol* wirkt auf anaerobe Bakterien im Darm bakterizid. Seine therapeutische Wirksamkeit beim Morbus Crohn soll der des Salazosulfapyridins entsprechen. Vereinzelt wurde auf gute Einwirkungsmöglichkeiten bei Kolonbefall mit Fisteln hingewiesen. Die Tagesdosis beträgt beim akuten Schub 800 mg/Tag. Mit einer Langzeittherapie liegen noch keine Erfahrungen vor.
Das Behandlungsspektrum ist verschiedentlich durch Antibiotika (Ampicillin, Streptomycin u.a.) sowie durch Cromoglicinsäure und andere Medikamente erweitert worden, ohne daß darüber gesicherte Ergebnisse vorliegen.
*Ernährung:* Im akuten Schub, insbesondere bei Obstruktion und Fisteln, wird eine »Entlastung« des Darmes durch eine ballastarme Kost angestrebt. Manchmal gelingt es, durch eine vollständige parenterale Ernährung über einen zentralvenösen Katheter oder durch eine orale, bilanzierte Elementar- oder Formeldiät akute Schübe oder krisenhafte Verläufe günstig zu beeinflussen oder zu überwinden. Meistens müssen Vitamine und Eisen parenteral oder oral zugeführt werden. Bei Steatorrhö können mittelkettige Triglyzeride eingesetzt werden.
Bei anhaltenden Durchfällen ohne wesentliche Beeinflussung durch die oben erwähnten Medi-

kamente können vorsichtig bei stationärer Überwachung Antidiarrhoika wie Loperamid und Diphenoxylat gegeben werden.
Durch *operative* Darmresektion ist der Morbus Crohn nicht sicher und andauernd heilbar. Die Rezidivrate ist hoch und liegt innerhalb von 10 Jahren über 50%. Je jünger der Patient bei der ersten Operation ist, um so häufiger ist das Rezidiv. Die Indikationen zur chirurgischen Therapie sind in der Tab. **20** dargestellt.

Tabelle **20** Indikationen zur chirurgischen Therapie bei Morbus Crohn

**Morbus Crohn:**
Indikation zur chirurgischen Therapie

1. Ileus
2. Beteiligung des Urogenitaltraktes
3. Therapierefraktäre Fisteln und Abszesse
4. Versagen der konservativen Therapie

**Dringlichkeitsstufen** der Operationsindikation

1. *Absolute Operationsindikation*
   a) *mit hoher Dringlichkeit* (Perforation, Peritonitis, toxisches Megakolon, therapieresistente Blutung)
   b) *mit aufgeschobener Dringlichkeit* (septische Komplikation mit toxisch-infektiösen Erscheinungen,
   Fisteln zur Harnblase, Ureterkompression mit Aufstauung, kompletter Ileus)
2. *Relative Operationsindikation*
   Bei Versagen der konservativen Therapie (chronischer Ileus, therapieresistente enterokutane, enterovaginale, enteroenterische Fisteln, Konglomerattumoren sowie ausgedehnte Analfisteln mit drohender Sphinkterinsuffizienz, ausgedehnte systematische Manifestationen von Haut, Augen und Gelenken, die auf konservative Therapie nicht ansprechen)

## Morbus Crohn in der Schwangerschaft

Während akuter Schübe sollte bei jungen Frauen eine wirksame Antikonzeption gewährleistet sein. Kommt es zur Schwangerschaft während einer akuten Phase oder verschlechtert sich der Morbus Crohn in der Schwangerschaft, dann kann in der üblichen Weise mit Salazosulfapyridin und/oder Glukokortikosteroiden weiter behandelt werden, damit keine weitere Verschlechterung eintritt. Während vom Salazosulfapyridin keine teratogenen Wirkungen bekannt sind, kann es in der Frühschwangerschaft durch Glukokortikosteroide zu unerwünschten Keimeinwirkungen kommen. Eine Schwangerschaftsunterbrechung ist aber nur bei sehr schwerem Verlauf indiziert. Postpartal werden häufig Rezidive beobachtet.

**Merke:** Die Ursache des Morbus Crohn, der im gesamten Gastrointestinaltrakt, meistens segmental lokalisiert sein kann, ist bisher unbekannt. Es sind alle Wandschichten des erkrankten Darmsegmentes betroffen, was zur Fibrose, Striktur, Obstruktion und innerer und äußerer Fistelbildung führen kann. Die wichtigsten klinischen Symptome sind Bauchkrämpfe, chronische Durchfälle, Fieber und Gewichtsverlust. Von extraintestinalen Manifestationen sind Erythema nodosum, Iritis und ankylosierende Spondilitis differentialdiagnostisch besonders wichtig. Die Diagnose wird röntgenologisch und endoskopisch/bioptisch gestellt. Der Verlauf ist durch starke Rezidivneigung auch nach Operationen geprägt. Eine medikamentöse Heilung ist nicht möglich; Salazosulfapyridin, Glukosteroide und Metronidazol können akute Schübe günstig beeinflussen. Bei schwerem Verlauf und Komplikationen ist chirurgische Therapie erforderlich.

Weiterführende Literatur

Allgöwer, M., F. Harder, L. F. Hollender, H. J. Peiper, J. R. Siewert: Chirurgische Gastroenterologie, Bd. II. Springer, Berlin 1981
Dölle, W., M. Classen: Ergebnisse der Gastroenterologie 1982: Chronisch entzündliche Darmerkrankungen. Z. Gastroenterol. 18 (1982)
Farmer, G.: Inflammatory Bowel Disease. Clinics in Gastroenterology, vol. IX/2. Saunders, Philadelphia 1980
Müller-Wieland, K.: Handbuch der Inneren Medizin, Bd. III/4: Dickdarm. Springer, Berlin 1981
Riecken, E. O., H. Lorenz-Meyer, B. Miller, M. Wienbeck: Erkrankungen des Dünn- und Dickdarms. In: Klinik der Gegenwart, Bd. C. Urban & Schwarzenberg, München 1978

# »Durchfall«

Diarrhöen können durch mehrere pathogenetische Mechanismen hervorgerufen werden, die einzeln oder kombiniert wirksam werden (Tab. **21**).
Die Frequenz der Stuhlentleerung variiert normalerweise zwischen 3mal täglich und 3mal pro Woche. Das Stuhlgewicht beträgt bei normaler Ernährung in Mitteleuropa 100–200 g pro Tag, die Konsistenz ist breiig oder geformt. Bei Durchfall kommt es zu gehäuften ungeformten Entleerungen mit vermehrtem Stuhlvolumen.
Bei der initialen Diagnostik ist zu klären, ob es sich um akute oder chronische oder rezidivierend auftretende Durchfälle handelt. Nächtliche Diarrhöen weisen auf organische Ursachen hin. Sistieren der Durchfälle nach Nahrungskarenz spricht für osmotische Diarrhöen, das Weiterbestehen nach Nahrungskarenz für eine sekretorische Diarrhö (Tab. **22**).
Akuten Durchfällen liegt am wahrscheinlichsten eine infektiöse Ursache zugrunde (s. Tab. **23**). Daher geben Fragen nach Umgebungserkrankun-

Tabelle **21** Einteilung der Diarrhö nach pathogenetischen Gesichtspunkten

*1. Verminderung der Wasserresorption*

osmotischer Effekt bei hochprozentigen Zucker- und Salzlösungen
Disaccharidasemangel
Quellmittel: Leinsamen, Normacol, Agiolax u. a.
Resorptionshemmung: Gallensäuren, Laxantien, Zytostatika u. a.

*2. Vermehrung der Wasserzufuhr*

exogen
Steigerung der Netto-Wasser-Elektrolyt-Sekretion durch Bakterientoxine, Hormone, Prostaglandine

*3. Motilitätsstörungen*

Karzinoide, irritables Kolon, diabetische Enteropathie, nach Vagotomien

*4. Exsudative Enteropathien*

Schleimhautentzündungen: Kolitis, Divertikulitis u. a.
Darmtumoren
Lymphabflußstörungen: Morbus Whipple, intestinale Lymphangiektasien, Lymphome u. a.

Tabelle **22** Sekretorische Diarrhöen

**Pathogenese:** *Endogene Substanzen* (z. B. Gallensäuren, gastrointestinale Hormone, Prostaglandine) wie auch *exogene Stoffe* (z. B. Bakterientoxine)

bewirken durch eine *Aktivierung* der membranständigen *Adenylzyklase* einen *Anstieg von cAMP* in der Mukosazelle → Auslösung einer aktiven Elektrolytsekretion

**Vorkommen:** *Bakterielle Diarrhöen*
a) Cholera
b) Escherichia coli (Reisediarrhöen)
c) Salmonellen
d) Shigellen

*Hormonell*
VIP
Prostaglandine

gen, Reisen, Genuß möglicherweise kontaminierter Nahrungsmittel erste diagnostische Anhaltspunkte. Grunduntersuchungen sind Kontrolle der Stuhlfrequenz, Stuhlbetrachtung, Untersuchung auf Blut, Bakterien und Parasiten. Halten Durchfälle länger als 2–3 Wochen an oder rezidivieren sie nach vorübergehender Besserung, handelt es sich definitionsgemäß um chronische oder chronisch-rezidivierende Durchfälle. Es muß nach Nahrungsabhängigkeiten (Zucker, Milch oder andere osmotisch wirksame Ursachen, z. B. Abführmittel) und pathologischen Stuhlbeimengungen (Blut, Schleim) gefahndet werden. Eine anhaltende Gewichtsabnahme, extraintestinale Begleitsymptome sowie der Ausschluß iatrogener Ursachen (Operationen, Anastomosen, Medikamente) grenzen die Ursachen weiter ein. Klinische Symptome wie bei einer Hyperthyreose (Tachykardie, warme Haut u. a.), Trommelschlegelfinger, Uhrglasnägel, Abmagerung, Spontanfrakturen, Tetanie bei Malabsorption u. a. weisen häufig den diagnostischen Weg und erfordern umfangreiche laborchemische, funktionsdiagnostische, endoskopische und röntgenologische Untersuchungen.

## Akute infektiöse Enteritis

**Definition:** Die akute Enteritis ist durch die Leitsymptome Durchfall, krampfartige Leibschmerzen, Blähungen, Kollern im Leib, Gliederschmerzen und Exsikkose charakterisiert und wird in schweren Fällen von Fieber und Erbrechen begleitet. Obwohl die akuten Enteritiden meistens wie eine akute Infektion auftreten, läßt sich bei etwa 20–30 % der Erkrankungen kein Erreger nachweisen.

### Häufigkeit

Infektiöse Enteritiden sind die häufigste Ursache aller akuten Durchfallserkrankungen (Tab. **23**). Sie treten bei ungünstigen hygienischen Bedingungen, in heißen Klimazonen, bei Reisen in klimatisch ungewohnte Länder (»Reisediarrhö«) und in Krisenzeiten auf.

### Ätiologie

Die akuten infektiösen Durchfallserkrankungen werden durch Bakterien, Viren und Protozoen hervorgerufen (Tab. **24**). Die Bakterien können in invasive und nichtinvasive Mikroorganismen eingeteilt werden. Die invasiven Keime, z. B. Shigellen, wandern ins Epithel des Kolons und terminalen Ileums ein, führen zu Entzündung und Zerstörung der Zellen und der Zelleisten (tight junctions). Zu den invasiven enteropathogenen Keimen rechnet man auch Salmonellen, Yersinia enterocolitica, Amöben und die seltener invasiven Escherichia coli. Sie können wie die nichtinvasiven, enterotoxigenen Keime Enterotoxine bilden (Tab. **25**). Zur letzten Gruppe gehören vor allem die Choleravibrionen und als größte Gruppe die nichtinvasiven enterotoxigenen Escherichia coli. Sie wandern nicht in die Schleimhaut ein und zerstören sie nicht, so daß Blutbeimengungen im Stuhl im Gegensatz zu den invasiven

Tabelle **23** Infektiöse Ursachen von Diarrhöen

| | |
|---|---|
| **Virale Diarrhö** | |
| Rotavirus | |
| Norwalk-Agens | |
| Andere: Adenoviren, Echoviren 11, 14 und 18 | |
| Coxsackieviren | |
| **Bakterielle Diarrhö** | |
| Invasive Organismen | |
| Shigellen-Stämme | |
| Salmonellen der Gruppe B Kategorie (Salmonella typhi, Salmonella typhi murium, Salmonella paratyphi B) | |
| Escherichia coli (enteropathogen) | |
| Toxinproduzierende Organismen (nichtinvasiv) | |
| Escherichia coli (enterotoxigen) | Salmonellen-Stämme |
| Vibrio cholerae | Vibrio parahaemolyticus |
| Staphylococcus aureus | Bacillus cereus |
| Clostridium perfringens | Staphylococcus dysenteriae |
| **Parasitäre Diarrhö** | |
| Protozoen | |
| Escherichia histolytica | |
| Giardia lamblia | |
| Helminthen | |
| Staphylococcus mansoni | |
| **Antibiotika-assoziierte Diarrhö** | |
| Candida albicans | |
| Staphylokokken-Enterokolitis | |
| Pseudomembranöse Kolitis | |
| **Verschiedene** | |
| Nahrungsmittelallergie | |
| Akuter Schub der Colitis ulcerosa | |

Tabelle **24** Ätiologie der infektiösen Enteritis in Zentraleuropa

1. **Häufig kein Erreger nachweisbar**
2. **»Klassische Erreger«**
   Pathogene Koli
   Salmonellen
   Shigellen
3. **Seltene Erreger**
   Staphylococcus aureus
   Viren (Entero-, Adeno-, Hepatitis-, Masernvirus)
   Protozoen (Amöben, Lamblien)
   Helminthen
4. **Raritäten**
   Vibrio parahaemolyticus (Austern, Crevetten)
   Vibrio heidelberg (Abwässer)
   Vibrio cholerae (importiert aus Reiseländern)
   Yersinia (»Pasteurella«) pseudotuberculosis
   Clostridium perfringens (Darmbrand)
   Aktinomyzes (Zäkumaktinomykose)
   Mykobakterien (Ileozäkaltuberkulose)
5. **Umstritten**
   z. B. Candida albicans
   Toxoplasma
   Pseudomonas
   Serratia
   Proteus
   Algen (Prototheca)

enteropathogenen Erregern fehlen. Sie binden sich an Rezeptoren der Zelloberflächen und produzieren zwei diarrhöproduzierende Enterotoxine, die die Adenylzyklase und die Bildung von zyklischem AMP in den Darmepithelien stimulieren (Abb. **24**). Dadurch kommt es zur verminderten Natriumresorption und gesteigerten aktiven Chlorid-, Bicarbonat- und Wassersekretion der Enterozyten. Die Folge sind profuse wäßrige Durchfälle mit Kaliumverlust und metabolischer Azidose ohne morphologisch faßbare Epithel-

Tabelle **25** Infektiöse Enteritiden

| *Bakterien, die Enterotoxine bilden und zur Flüssigkeitssekretion führen* | *Substanzen, die zyklisches AMP und intestinale Flüssigkeits- und Elektrolytsekretion stimulieren* |
|---|---|
| Choleravibrionen | bakterielle Enterotoxine |
| Escherichia coli | Choleravibrionen |
| Shigellen | Escherichia coli (hitzelabil) |
| Staphylococcus aureus | *Hormone* |
| Clostridium perfringens | vasoaktives intestinales Peptid (VIP) |
| Clostridium difficile | Prostaglandin E 1 |
| Pseudomonas aeruginosa | *Detergentien* |
| Yersinia enterocolitica | Dihydroxy-Gallensäuren |
| Bacillus cereus | Hydroxyfettsäuren |
| Klebsiella pneumoniae | Dioctyl-Na-Sulphosuccinat |

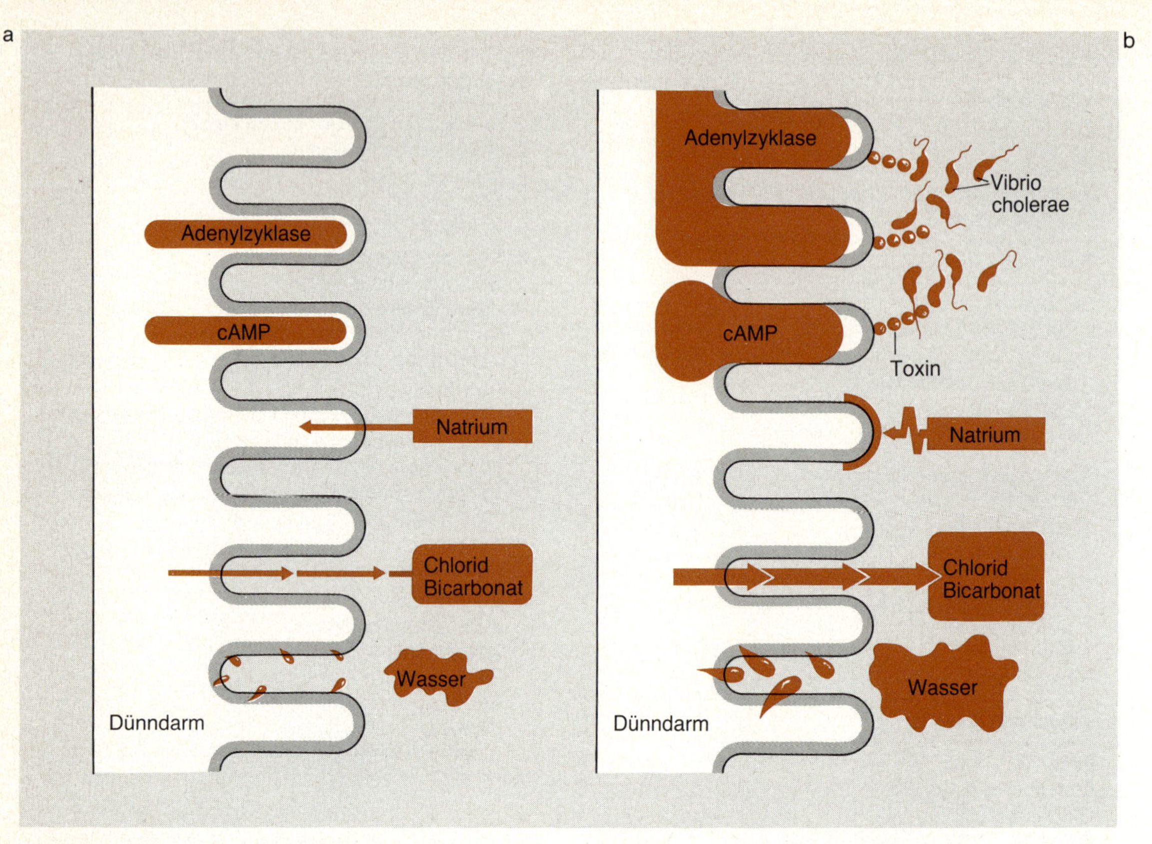


Abb. **24** **a** Resorption von Natrium und Sekretion von Chlorid, Bicarbonat und Wasser im Dünndarm
**b** Cholera-Vibrionen bilden zwei Enterotoxine: ein Toxin bindet sich an Rezeptoren der Zelloberfläche und behindert den aktiven $Na^{+}$-Transport. Das andere Toxin aktiviert die Adenylatzyklase. Sie führt zu erhöhter Chlorid-Bicarbonat-Wasser-Sekretion

schädigung. Escherichia-coli-Spezies ohne hitzelabiles Enterotoxin sind nicht pathogen. Sie können aber durch Kontakt mit pathogenen Coligruppen die Fähigkeit zur Toxinbildung erlangen und schwere lebensbedrohliche Diarrhöen bei geschwächter Abwehrfunktion des Körpers auslösen. Escherichia coli ist für viele Fälle von sogenannten Reisediarrhöen verantwortlich.

Andere nichtinvasive enterotoxigene Erreger sind Klebsiellen und Enterobacter. Klinisch bedeutsamer sind allerdings die für sogenannte »Nahrungsmittelvergiftungen« verantwortlichen Keime. Sie werden insbesondere durch Clostridium perfringens, Staphylococcus aureus und Bacillus cereus hervorgerufen, die sich in schlecht konservierter Nahrung vermehren und Enterotoxine bilden. Dieses wird also präformiert mit der Nahrung aufgenommen und entsteht nicht erst im Darm. Daher ist die »Inkubationszeit« bei Lebensmittelvergiftungen typischerweise kurz und liegt zwischen 1–6 Stunden.

Bei Kindern unter 2 Jahren spielen Viren insbesondere als Ursache akuter Gastroenteritiden eine wichtige ätiologische Rolle, wobei nur die Rota-Virus-Infektion von größerer klinischer Bedeutung in Entwicklungsländern ist.

Von den durch Protozoen hervorgerufenen akuten Durchfällen sind vor allem die durch Giardia lamblia erwähnenswert, die häufig durch kontaminiertes Wasser übertragen werden. Patienten mit IgA-Mangel weisen besonders schwere Verläufe bei Lamblieninfektionen auf.

### Klinik

Die klinischen Leitsymptome, insbesondere plötzlich einsetzende, massive, meist wäßrige Durchfälle, krampfartige Leibschmerzen, Blähungen, Rumoren im Leib und Exsikkose durch Flüssigkeitsverluste wurden schon erwähnt. Bei den invasiven Keimen stehen neben abdominellen Krämpfen und Fieber auch systemische Beschwerden wie Kopf- und Muskelschmerzen im Vordergrund, die bei den nichtinvasiven Formen (z. B. Cholera) meistens fehlen. Wenn es bei den invasiven enteropathogenen Keimen zu Schleimhautdefekten kommt, sind Blutabgänge aus dem Darm charakteristisch (z. B. bei Shigellen und Amöben).

### Therapie

1. Bei den nichtinvasiven enterotoxigenen Erregern (Escherichia coli, Choleravibrionen) müssen in kurzer Zeit die Wasser- und Elektrolyt-

verluste durch orale Glukose- und Elektrolytlösungen ausgeglichen werden. Dabei ist die Zufuhr einfach zusammengesetzter Lösung zur oralen Rehydratations-Therapie (ORT) nach Regeln der WHO wirksam, sicherer und leichter anzuwenden als die intravenöse Zufuhr (Elotrans). Eine dafür leicht herstellbare Lösung besteht aus 90 mmol/l Natrium, 25 mmol/l Kalium, 80 mmol/l Chlorid, 30 mmol/l Bicarbonat und 110 mmol/l Glucose und wird körperwarm oral zugeführt. Sie kann einfach hergestellt werden aus: ½ Teelöffel (3,5 g/l) Kochsalz, ¼ Teelöffel (2,5 g/l) Natriumbicarbonat, ¼ Teelöffel (1,5 g/l) Kaliumchlorid und 2 Eßlöffeln (20 g/l) Zucker auf 1 l Wasser. Bei schweren, anhaltenden Diarrhöen müssen wegen der unter Umständen lebensbedrohlichen Wasser- und Elektrolytverluste vorübergehend unter Umständen auch Opoide (z. B. Tinctura opii simplex 3 × 8–10 Tropfen pro Tag) eingesetzt werden. Die Infektion verschwindet spontan innerhalb von 24–72 Stunden ohne antibiotische Behandlung. Antidiarrhoika wirken nur unzuverlässig. Die Behandlung von »Lebensmittelvergiftungen« erfolgt nach den gleichen Prinzipien.

2. Bei den durch invasive, enteropathogene Erreger hervorgerufenen Durchfallserkrankungen muß differenziert werden:

   a) Bei schwer verlaufenden Shigellosen und Yersiniosen mit massiven Diarrhöen und Darmblutungen behandelt man mit Flüssigkeits- und Elektrolytersatz. Antibiotisch werden verordnet: z. B. Cefoxitin bei Shigellen; Aminoglykoside, Tetrazykline bei Yersinia enterocolitica und Campylobacter. Bei Durchfällen durch invasive Bakterien sollten antiperistaltisch wirkende Medikamente wie Opiate, Loperamid (Imodium), Diphenyloxylat (Reasec) und Atropin nur ausnahmsweise gegeben werden, da sich darunter der klinische Verlauf verschlechtern und verlängern kann.
   b) Infektionen durch Salmonellen werden nicht antibiotisch behandelt, weil es dadurch zur verlängerten Keimausscheidung kommen kann. Dann kann Lactulose versucht werden.
   c) Durch Giardia lamblia verursachte Durchfälle werden mit Metronidazol (3 × 250 bis 4 × 500 mg pro Tag) behandelt. Patienten mit Entamoeba-histolytica-Infektionen erhalten Metronidazol (Clont, Flagyl) oder Ornidazol (Tiberal), u. U. in Verbindung mit Tetracyclin (Hostacyclin z. B.).
   d) Gegen die »Reisediarrhö« sind Trimethoprin/Sulfamethoxatol (Bactrim) und Tetrazykline therapeutisch wie prophylaktisch wirksam.

## Durchfälle durch Antibiotika

Bei langgehender Verabreichung von Antibiotika, insbesondere Lincomycin (Albiotic, Cillimycin), Clindamycin (Sobelin) und Ampicillin, seltener nach Aminoglykosiden und Tetrazyklinen, entwickeln sich Durchfälle, die in der Regel nach Absetzen des Medikamentes rasch verschwinden. Kommt es jedoch zu einer Überwucherung der Kolonflora mit Clostridien, insbesondere Clostridium difficile und Clostridium sordelli, dann entstehen schwere Diarrhöen durch nekrotisierende, hämorrhagische, pseudomembranöse Kolitiden, die einen lebensbedrohlichen Verlauf nehmen können.

### Diagnostisches Vorgehen

Für den bakteriologischen Nachweis sind anaerob entnommene Stuhlkulturen erforderlich. Die *Therapie* besteht in Absetzen der Antibiotika und Verabreichung von Vancomycin (Vancocin) und Metronidazol. Antidiarrhoika sind dabei eher von Nachteil.

**Merke:** Die häufigste Ursache für akuten Durchfall (»Gastroenteritis«) sind durch Escherichia coli, Salmonellen und Shigellen ausgelöste bakterielle Infektionen, bei Kindern Viren. Von den Bakterien sind ein Teil invasiv, andere nichtinvasiv durch Enterotoxine wirksam. Die Therapie richtet sich in erster Linie gegen die bedrohlichen Wasser- und Elektrolytverluste. Die häufigen Salmonellosen werden nicht routinemäßig antibiotisch behandelt. Einige Antibiotika verursachen Durchfälle.

### Weiterführende Literatur


Caspary, W. F.: Handbuch der Inneren Medizin, Bd. III/3: Dünndarm. Springer, Berlin 1982

Caspary, W. F.: Neues zur Therapie der Sommer- und Reisediarrhoe. Inn. Medizin 10 (1983) 28

Strohmeyer, G., H. Stalder, H. Thaler, M. Classen: Ergebnisse der Gastroenterologie 1981: Infektions-Krankheiten des Gastrointestinaltraktes. Z. Gastroenterol. 17 (1981)

# Erkrankungen des Dickdarms

*G. Strohmeyer*

## Colitis ulcerosa

**Definition:** Die Colitis ulcerosa gehört wie der Morbus Crohn (granulomatöse Colitis) zu den chronisch entzündlichen Darmerkrankungen unbekannter Ätiologie. Sie betrifft primär die Mukosa und erfaßt nur in seltenen Fällen auch tiefere Wandschichten. Typisch ist die von distal nach proximal ausgedehnte Lokalisation im Kolon. Das Rektum ist stets befallen. Leitsymptom sind blutig-eitrige Durchfälle.

### Häufigkeit

Die Erkrankung kann in jedem Lebensalter auftreten. Das Hauptmanifestationsalter liegt zwischen dem 20. und 40. Lebensjahr sowie seltener um das 6. Lebensjahrzehnt. Frauen erkranken etwas häufiger als Männer (1,3–1,5 : 1). Eine familiäre Häufung kommt vor. In den letzten Jahren scheint die Inzidenz (6–12 Neu-Erkrankungen pro Jahr auf 100000 Einwohner) und Prävalenz der Colitis ulcerosa (80–150 auf 100000 Einwohner) gleichzubleiben oder zugunsten des Morbus Crohn zurückzugehen. Weiße – besonders Juden – erkranken 3- bis 5mal häufiger als Angehörige farbiger Rassen.

### Ätiologie

Die Ursache der Colitis ulcerosa ist nach wie vor unklar. Die unterschiedliche Häufigkeit der Erkrankung bei Weißen, Juden und Farbigen spricht für die ätiologische Bedeutung einer genetischen Prädisposition. Epidemiologische Befunde weisen darauf hin, daß bei Colitis ulcerosa und Morbus Crohn trotz vieler klinischer Ähnlichkeiten nicht die gleichen ätiologischen und pathogenetischen Faktoren wirksam sind. Auch bei der Colitis ulcerosa werden infektiöse, allergische (Milchprotein und bakterielle Polysaccharide), autoimmunologische, ernährungsbedingte und psychosomatische Pathomechanismen diskutiert, die bisher aber in ihrer Bedeutung noch nicht genau definiert werden können. Sie sind im wesentlichen bei der Crohnschen Krankheit besprochen worden. Es ist denkbar, daß bei den chronisch-entzündlichen Darmerkrankungen nur eine unterschiedliche Gewebsreaktion auf das gleiche pathogenetische Prinzip vorliegt.

### Klinik

#### Anamnese

Leitsymptom der Colitis ulcerosa sind blutig-eitrige Durchfälle, die sich langsam steigern und schließlich in reine Blutstühle übergehen können. Abdominelle Schmerzen treten meistens vor oder unmittelbar nach der Entleerung auf. Der schwere Verlauf ist durch Fieber, Übelkeit und Erbrechen sowie Gewichtsverlust gekennzeichnet.

#### Befunde

Die Colitis ulcerosa hat sehr unterschiedliche Verläufe:

1. *Hämorrhagische Proktokolitis:* Gelegentlich sind die schweren entzündlichen Veränderungen auf das distale Kolon und Rektum beschränkt. Die Patienten entleeren dann gehäuft blutig-eitrigen Schleim, der unabhängig vom Stuhl abgesetzt wird. Wenn Blut und Schleim dem Stuhl untermengt sind, liegt gewöhnlich ein ausgedehnter Befall vor. Die Prognose der auf das Rektum beschränkten Kolitis ist im allgemeinen besser als bei ausgedehnterem Befall.
2. *Toxisches Megakolon:* Dies ist die schwerste und lebensbedrohliche Verlaufsform, die sich bei einer fulminant beginnenden Ersterkrankung oder bei einem Rezidiv entwickeln kann. Manchmal gehen Röntgenuntersuchungen oder eine Behandlung mit Abführmitteln oder Antidiarrhoika voraus. Innerhalb von Stunden oder wenigen Tagen kommt es nach starkem Durchfall zu schwersten toxischen Erscheinungen, septischen Temperaturen, Schüttelfrost, Tachykardie, Kreislaufschock, Somnolenz und Verwirrtheitszuständen. Der Leib ist gebläht und aufgetrieben. Die Peristaltik läßt nach, und die peritonitischen Bauchschmerzen nehmen zu. Es entwickelt sich das Bild eines paralytischen Dickdarmileus mit stark geblähten Dickdarmschlingen im Transversum, Aszendens oder Sigma ohne Stenose, die sich bei der Röntgenleeraufnahme eindrucksvoll darstellen. Es liegt eine tiefgreifende Entzündung aller Schichten des Kolons vor, bei der die muskulären und nervalen Darmstrukturen mitbeteiligt sind. Dem schweren septisch-toxischen Zustand entsprechen die Laborbefunde: Anämie, Leukozytose mit Linksverschiebung, Abfall von Thrombozyten, Prothrombin, Albu-

min und Elektrolyten. Diese Verlaufsform ist bei 5–8% der Patienten mit Colitis ulcerosa zu erwarten. Die Letalität liegt auch bei sofortiger Therapie bei 30%.

3. Am häufigsten wird bei der Colitis ulcerosa ein *chronisch rezidivierender Verlauf* beobachtet, wobei die Rezidive unterschiedlich lang und schwer sind und von völlig symptomfreien jahrelangen Intervallen abgelöst werden. Es kommt ohne Operation aber zu keiner völligen Ausheilung.

### Diagnostisches Vorgehen

Die Diagnose wird durch *Rektoskopie* und *Koloskopie* sowie histologische Untersuchung von Schleimhautbiopsien gesichert (Tab. **26**). Die Schleimhaut im Rektum ist gerötet und ödematös verquollen, die normale Gefäßzeichnung fehlt. Die Oberfläche der Schleimhaut ist samtartig und granulär verändert, so daß die Lichtreflexe fehlen. Eigentliche Ulzerationen werden meistens nicht beobachtet. Die Berührung oder das Reiben mit Wattetupfern führt zu leichten Blutungen. Bei fortgeschrittener Kolitis ist die Schleimhaut weitgehend zerstört. Die Inseln aus noch normaler Schleimhaut wirken bei der ringsum zerstörten Schleimhaut wie Polypen (Pseudopolypen).

*Röntgen:* Die Röntgenuntersuchung des Kolons

Tabelle **26** Rektoskopische Differentialdiagnose zwischen Colitis ulcerosa und Morbus Crohn

**1. Colitis ulcerosa**

Rektum stets befallen, Veränderungen distal am stärksten ausgeprägt
Schleimhautödem (Gefäße der Submukosa nicht sichtbar)
Oberfläche granulär statt glatt, Pseudopolypen, Hyperämie
Vermehrte Lädierbarkeit, diffuse Blutung
Multiple Ulzerationen ohne scharfe Abgrenzung einzelner Ulzera

**2. Morbus Crohn**

In 50% normaler rektoskopischer Befund
In 50% anale und/oder perianale Veränderungen
Analhaut düsterrot – livide, ödematös
Anale Ulzera, Fissuren
Perianale Fisteln, Abszesse
Ulzera unterschiedlicher Größe und Konfiguration (landkartenartig), oft von relativ normaler Schleimhaut umgeben
Pflastersteinrelief durch spaltförmige, lineare Ulzera, die normale Schleimhautinseln trennen
Zunahme der Veränderungen nach proximal

**3. Amöbenkolitis**

Rektum seltener befallen als das Zäkum
Ulzera klein, flach, wie ausgestanzt, mit unterminierten Rändern, von normaler Schleimhaut umgeben

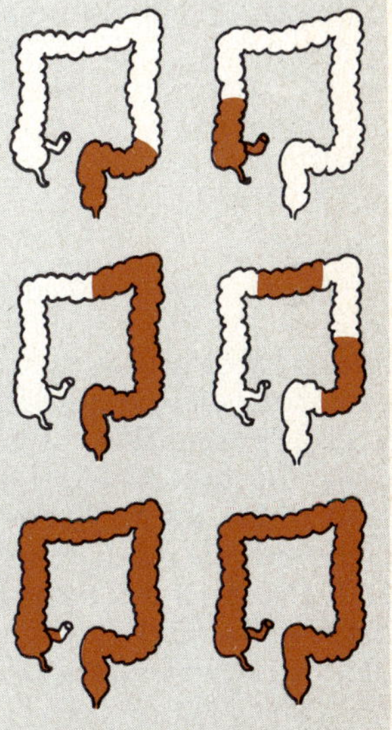

| | Colitis ulcerosa | Morbus Crohn |
|---|---|---|
| **1. Lokalisation** | | |
| Kontinuierliche Ausdehnung (Beginn im Rektum) | ++ | – |
| Diskontinuierliche Ausdehnung (segmentaler Befall mit Aussparung des Rektums) | – | ++ |
| Beteiligung des Ileums | – | ++ |
| **2. Weitere Merkmale** | | |
| Asymmetrischer Darmwandbefall | – | + |
| Befallenes Ileum | elastisch | stenotisch, Pflastersteinrelief |
| Verkürzung des Kolons | + | – |
| Strikturen | (+) | ++ |
| Innere Fisteln | – | ++ |

Abb. **25** Röntgenologische Differentialdiagnose zwischen Colitis ulcerosa und Morbus Crohn

und Dünndarms zeigt die Ausdehnung der Kolitis und die Differentialdiagnostik gegenüber dem Morbus Crohn. Weitere differentialdiagnostische Merkmale sind in der nachfolgenden Abb. **25** dargestellt.

### Differentialdiagnose

Bei einem akuten Beginn der beschriebenen Symptome müssen natürlich sorgfältig alle akuten Darminfektionen wie Shigellosen, Salmonellosen, die akute Amöbiasis und Yersiniosen durch kulturelle und serologische Stuhluntersuchungen ausgeschlossen werden. Seltenere dif-

Tabelle **27** Differentialdiagnose zwischen chronisch-entzündlichen Darmerkrankungen und ischämischer Kolitis

| | Colitis ulcerosa | Morbus Crohn | Ischämische Kolitis |
|---|---|---|---|
| Beginn | allmählich, manchmal akut | allmählich | sehr akut |
| Erkrankungsalter >50 J. | 10% | 5% | 80% |
| Rektale Blutung | regelmäßig | relativ selten | einmalig |
| Stenosebildung | selten | häufig | häufig |
| Kardiovaskuläre Erkrankung | selten | selten | sehr häufig |
| Verlauf | chronisch | chronisch | akut, rasche Veränderung |
| Segmentale Lokalisation | sehr ungewöhnlich | häufig | häufig |
| Häufigste Lokalisation | kontinuierliche Ausbreitung vom Rektum nach proximal | Ileokolitis, segmentale Kolitis jeder Lokalisation | linke Flexur, Deszendens, Transversum |
| Kontrasteinlauf: »thumbprinting« | selten | ungewöhnlich | häufig |

ferentialdiagnostisch in Frage kommende Darmerkrankungen sind die durch verschiedene Antibiotika (Ampicillin, Tetracyclin, Lincomycin u.a.) ausgelöste Kolitis und die pseudomembranöse Kolitis nach Clindamycin, bei der es zum Überwuchern mit Clostridium difficile kommt. Die ischämische Kolitis des älteren Menschen mit Gefäßveränderungen und Divertikulitis mit Blutungen sind seltenere Differentialdiagnosen (Tab. **27**).

Komplikationen

Die chronisch entzündlichen Darmkrankheiten weisen in ihrem Verlauf lokale (Tab. **28**) und systemische Komplikationen auf. Eine der schwersten lokalen Komplikationen ist die toxische Kolondilatation (toxisches Megakolon). Sie erfordert eine internistische Intensivtherapie und bei ihrem Versagen frühzeitige Operation. Bei der Colitis ulcerosa besteht ein erhöhtes Risiko für die Entwicklung eines Kolonkarzinoms. Die Gefahr einer Krebsentstehung hängt allerdings von der Schwere des Verlaufes, der Ausdehnung der Kolitis und Dauer der Erkrankung ab. Die Krebshäufigkeit ist am größten bei subtotalem oder totalem Kolonbefall. Bei Beschränkung der Kolitis auf das Rektosigmoid sowie während der ersten 10 Jahre der Erkrankung unterscheidet sich die Karzinomhäufigkeit nicht von der bei einer Normalbevölkerung. Bei totalem Kolonbefall steigt das Krebsrisiko ab 10. Erkrankungsjahr mit jeder Dekade um 20%, so daß die kumulative Krebshäufigkeit nach 30jähriger Erkrankung bei 60% liegt (Abb. **26**). Der Krebs ist am häufigsten im Rektosigmoid, aber auch multilokulär lokalisiert. Histologisch faßbare schwere Epitheldysplasien sind präkanzeröse Schleimhautveränderungen, nach denen durch regelmäßige koloskopische Untersuchungen gefahndet werden muß.

Tabelle **28** Lokale Komplikationen bei Colitis ulcerosa und Morbus Crohn

| | Colitis ulcerosa | Morbus Crohn |
|---|---|---|
| Massive Blutung | 3% | ungewöhnlich |
| Toxische Kolondilatation | 2–10% | seltener als bei Colitis ulcerosa |
| Perforation (ohne toxische Dilatation) | ungewöhnlich | selten |
| Stenosebildung | relativ selten | sehr häufig |
| Pseudopolyposis | 15–30% | weniger häufig als bei Colitis ulcerosa |
| Karzinomrisiko | erhöht | geringer als bei Colitis ulcerosa |
| Innere Fisteln | ungewöhnlich | häufig |
| Anorektale Fisteln | relativ selten | sehr häufig |
| **Komplikationen:** | | |
| Perianale Fisteln | selten | häufig |
| Perianale Abszesse | 3–4% | 20–25% |
| Als Erstsymptom | sehr ungewöhnlich | 25% |

Nach etwa 5jähriger Kolitis sollte daher jährlich eine hohe Koloskopie mit Stufenbiopsien aus dem gesamten Kolon erfolgen. Bei sicherem Nachweis von Dysplasien muß aus prophylaktischen Gründen die Kolektomie in Erwägung gezogen werden. Die anderen häufigen lokalen Komplikationen sind in der Tab. **28** dargestellt. Die weniger häufigen extraintestinalen systemi-

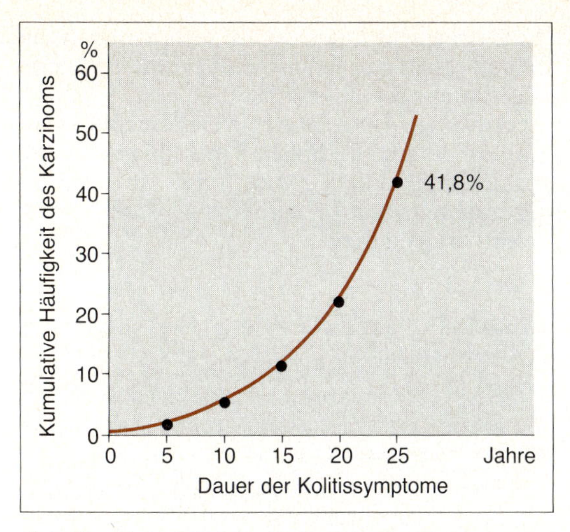


Abb. **26** Kumulative Krebshäufigkeit in Abhängigkeit von der Dauer der Erkrankung

schen Komplikationen der Colitis ulcerosa und der granulomatösen Crohn-Kolitis sind auf S. 13.57 aufgeführt.

Colitis ulcerosa und Schwangerschaft:

Durch die Kolitis ist die Fertilität nicht wesentlich beeinträchtigt. Die Erkrankung führt zu keiner erhöhten Fehlmißbildungsrate bei den Kindern und auch nicht zu vermehrten Aborten. Dagegen kommt es bei etwa ⅓ der Patienten in der Schwangerschaft zu einem Rezidiv der Kolitis. Da keine wesentlichen Nachteile durch die medikamentöse Therapie bekannt geworden sind, wird sie auch in der Schwangerschaft weitergeführt, um die Gefahr neuer Kolitisschübe zu vermeiden. Eine Schwangerschaftsunterbrechung ist in der Regel nicht erforderlich.

### Therapie

Die Behandlung richtet sich gegen die entzündlichen Darmveränderungen, gegen die häufig entstandene Unterernährung, gegen Flüssigkeits-, Elektrolyt-, Eiweiß- und Gewichtsverluste. In der Regel ist Krankenhausbehandlung erforderlich.

#### Ernährung

Bei schwerem Krankheitsverlauf und frischen Schüben hat sich die komplette parenterale Ernährung bewährt, mit der auch die gestörte Ernährungsbilanz wiederhergestellt werden kann. Zur parenteralen Ernährung stehen kommerzielle Aminosäure-, Glucose- und Fettemulsionslösungen zur Verfügung, die intravenös über einen zentral-venösen Zugang infundiert werden. Die intravenöse Langzeiternährung erfordert sorgfältige Überwachung und ist nicht risikolos. Daher sind mit recht gutem Erfolg auch voll resorbierbare, chemisch definierte, sogenannte Elementardiäten verordnet worden. Sie »entlasten« die erkrankten Darmabschnitte und sind fast nebenwirkungsfrei. Eine spezielle »Kolitis-Diät« gibt es nicht. Daher erhalten die Patienten eine normale, gemischte Kost, die individuelle Unverträglichkeiten, z. B. Milch, Zitrusfrüchte u. a., berücksichtigt.

#### Medikamentöse Therapie

Die medikamentöse Therapie der Colitis ulcerosa gleicht der beim Morbus Crohn und wird ebenfalls mit Kortikosteroiden und Salazosulfapyridin durchgeführt.
Kortikosteroide werden anfänglich in einer Dosis von 40–60 mg pro Tag morgens in einer Dosis verabreicht und über mehrere Wochen, abhängig von der Aktivität, langsam reduziert. Bei noch vorhandener Restaktivität der Erkrankung erfolgt eine Einstellung auf 12,5–15 mg/Tag. Das völlige Absetzen muß sehr langsam erfolgen. Bei einer auf das distale Kolon beschränkten hämorrhagischen Proktokolitis können die Kortikosteroide auch rektal durch Klysmen verabreicht werden.
*Salazosulfapyridin* (Azulfidine, Colopleon) wird wie beim Morbus Crohn in einer Dosis von täglich 3–4 g in 3 Einzeldosen gegeben. Höhere Dosen erhöhen die Gefahr von subjektiven und objektiven Nebenwirkungen, die mit allergischen Reaktionen, hämatologischen, pankreatischen und anderen Symptomen einhergehen kann. Bei Männern kann die Spermatogenese reversibel gehemmt werden.
Azulfidine kann auch in Form rektaler Klysmen bei der Proktokolitis gegeben werden. In der akuten Krankheitsphase werden Kortikosteroide und Salazosulfapyridin in der angegebenen Dosierung gemeinsam verabreicht. Die Langzeittherapie erfolgt als Monotherapie mit 2 g Salazosulfapyridin.
Die Wirkung anderer Medikamente wie Azathioprin (Imurek) und Natriumcromoglicat (Colimune) ist bei der Colitis ulcerosa als Monotherapie ungesichert.
In der Tab. **29** ist die Therapie dargestellt.

#### Psychotherapie

Der Kolitiskranke bedarf und sucht häufig in besonderem Maße nach einer psychischen Führung. Sie besteht darin, Konflikte zu erkennen und zu bewältigen. Ein systematisch durchgeführtes autogenes Training (mit Ehepartner) und Verhaltenstherapien sind häufig hilfreich, wenn eine Abhängigkeit des Kolitisverlaufes von Konfliktsituationen erkennbar wird. Eine psychoanalytische oder psychiatrische Therapie ist fast niemals erforderlich. Häufig entwickelt sich zwischen dem Kranken mit chronisch-entzündlicher Darmkrankheit und behandelndem Arzt ein besonderes Vertrauensverhältnis, was von dem Patienten gesucht und über lange Zeit aufrechterhalten wird.

Tabelle **29** Medikamentöse Therapie der Colitis ulcerosa

| | |
|---|---|
| **I. Chronisch-intermittierender Verlauf** | |
| *a) Akuter Kolitisschub* | |
| Leichter Schub: | Salazopyrin 3 (→5) g/Tag (wenn erforderlich zusätzlich Prednisolon 20 mg/Tag) |
| Mittelschwerer Schub: | Prednisolon 40–60 mg/Tag<br>Salazopyrin 3 (→5) g/Tag |
| Schwerer Schub: | komplette parenterale Ernährung,<br>parenterale Substitution von Flüssigkeit, Elektrolyten, Humanalbumin, Blut<br>Prednisolon 50–100 mg/Tag i. v.<br>Antibiotika<br>Salazopyrin 3–5 g/Tag |
| *b) Rezidivprophylaxe* | |
| | Salazopyrin 2 g/Tag zeitlich unbegrenzt |
| **II. Chronisch-kontinuierlicher Verlauf** | |
| Salazopyrin | 2–5 g/Tag |
| bei unzureichendem Therapieeffekt *und* Kontraindikation gegen Proktokolektomie: | |
| zusätzlich | Prednisolon 15–30 mg/2. Tag |
| evtl. kombiniert mit | Azathioprin 50–150 mg/Tag |

Chirurgische Therapie

Bei Versagen der primär internistischen Therapie besteht eine Indikation zur chirurgischen Behandlung. Bei folgenden klinischen Befunden besteht *absolute Operationsindikation* (Tab. **30**): freie Perforation, fulminante Kolitis mit Septikämie, massive Blutung, kompletter Darmverschluß, toxisches Megakolon.

Tabelle **30** Operationsindikationen bei Colitis ulcerosa

| | |
|---|---|
| Perforationen<br>Toxische Kolondilatation<br>Schwere Blutung (selten) | Notfalloperation |
| Therapieresistenter schwerer Kolitisschub<br>Karzinomverdacht | dringliche Operation |
| Therapieresistenter chronisch-kontinuierlicher Verlauf<br>Wachstums- und Entwicklungshemmung im Kindes- und Jugendalter<br>Erhöhtes Karzinomrisiko<br>Schwere extrakolische Manifestationen (Haut, Gelenke, Augen) | elektive Operation |

Eine dringliche Operation ist erforderlich, wenn therapieresistene Kolitisschübe auftreten oder Karzinomverdacht besteht.
Die *relativen Operationsindikationen* sind in der Tab. **31** dargestellt. Solche Operationen werden im Intervall durchgeführt, wenn ein günstiger Operationszeitpunkt ausgewählt werden kann (elektive Operation).

Tabelle **31** Relative Operationsindikationen (elektive Operation) bei Colitis ulcerosa

1. Bei therapieresistentem, chronisch-kontinuierlichem Verlauf mit lokalen oder allgemeinen Komplikationen
2. Bei schwerer Wachstums- und Entwicklungshemmung im Kindesalter
3. Bei erhöhtem Karzinomrisiko: totalem Kolonbefall und Krankheitsdauer über 10 Jahre und Nachweis von mittleren und schweren Epitheldysplasien
4. Schwere extrakolische Manifestation an Haut, Augen, Gelenken, Leber u. a.

Für die Mehrzahl aller Patienten kommt bei einer Operation nur die Proktokolektomie mit Anlage eines endständigen Ileostomas in Frage. Nur dadurch wird die Erkrankung endgültig geheilt und die Karzinomentstehung verhindert. Sie wird in der Regel elektiv ausgeführt und hat dann eine Operationsletalität von 4%. Wenn sie als Noteingriff durchgeführt werden muß, z. B. beim toxischen Megakolon, steigt die Letalität bis auf 20 oder 30%. Nur bei höchstens 20% der Kranken kann unter besonderen Umständen eine Kolektomie mit ileorektaler Anastomose empfohlen werden. Dafür ist eine zuverlässige Kooperation des Patienten erforderlich, der sich der strengen und regelmäßigen Nachsorge unterziehen muß. Nach Anlage eines Anus praeter bedürfen die Patienten einer ständigen Hilfe und Fürsorge. Dabei sind Selbsthilfegruppen (Deutsche ILCO e. V.) von besonderem Nutzen.

**Merke:** Die Ursache der Colitis ulcerosa ist ebenso unbekannt wie beim Morbus Crohn. Es werden bakterielle, autoimmunologische, ernährungsbedingte und psychische Faktoren diskutiert. Leitsymptom ist der schmerzhafte, blutig-eitrige Durchfall. Die Erkrankung ist fast immer auf den Dickdarm beschränkt. Dabei ist in der Regel nur die Mukosa entzündet. Die Diagnose wird endoskopisch/bioptisch gestellt. Die Erkrankung neigt zu lokalen Komplikationen und Rezidiven. Das Karzinomrisiko ist erhöht. Die Erkrankung läßt sich nur chirurgisch durch Resektion heilen. Durch Salazosulfapyridin und Glukokortikoide wird die Erkrankung wirksam beeinflußt.

### Weiterführende Literatur

Dölle, W., M. Classen: Ergebnisse der Gastroenterologie 1982: Chronisch entzündliche Darmerkrankungen. Z. Gastroenterol. 18 (1982)
Dölle, W., H. Malchow: Chronisch entzündliche Darmerkrankungen. Internist 22 (1981) 377
Farmer, R. G.: Inflammatory Bowel Disease. Clinics in Gastroenterology, vol. IX/2. Saunders, Philadelphia 1980
Ottenjann, R., H. Fahrländer: Entzündliche Erkrankungen des Dickdarms. Springer, Berlin 1983

## Ischämische Kolitis

**Definition:** Es handelt sich um eine durch funktionelle oder organische Stenosen hervorgerufene Störung der Blutzirkulation des Kolons.

### Ätiologie

Wegen der schwächeren Versorgung durch die A. colica sinistra mit Anastomosen zur A. coli dextra und media sind die linke Flexur, das Transversum und Descendens häufiger betroffen als das rechte Kolon. Bei der Mehrzahl der ischämischen Kolitiden handelt es sich nicht um arterielle Verschlüsse (Embolien oder Thrombosen) der A. mesenterica, sondern um funktionelle Durchblutungsstörungen oder ausgeschaltete Mukosaarteriolen.

### Häufigkeit und Vorkommen

Sie ist eine häufige Erkrankung im 6. und 7. Dezennium. Nur selten kommt es bei jungen Frauen unter oralen Ovulationshemmern zu venösen Verschlüssen.

### Klinik

#### Anamnese

Die akute ischämische Kolitis ist eine fulminant auftretende Erkrankung mit schweren kolikartigen Schmerzen im linken Unter- und Mittelbauch, mit Diarrhöen und massiven blutigen Stühlen. Bei Verdacht klärt die Angiographie die differentialdiagnostischen Schwierigkeiten. Häufiger ist die transitorische ischämische Kolitis, die subakut mit linksseitigen Flankenschmerzen und rektaler Blutung beginnt. Das linke Kolon ist beteiligt, das Rektum ausgenommen, was die differentialdiagnostische Abgrenzung gegenüber der Colitis ulcerosa erleichtert. Meist handelt es sich um Patienten über 60 bis 70 Jahre mit kardiovaskulären Erkrankungen. Die klinische Symptomatik ändert sich rasch: Schmerzen und Blutungen klingen meist schnell ab, die Diarrhöen langsamer.

### Diagnostisches Vorgehen

Die Angiographie ergibt Kaliberschwankungen und Verengerung der Gefäße. Der Kontrasteinlauf zeigt randständige lakunäre Füllungsdefekte (»Daumenabdrücke = thumbprints«) durch Wandödem und Submukosablutungen. Später können sich an diesen Stellen Kolonstenosen ausbilden.

### Therapie

Die Therapie richtet sich im akuten Stadium auf die Stabilisierung von Herz und Kreislauf. Ein sofortiges operatives Eingreifen ist nur bei ischämischer Gangrän erforderlich und sehr risikoreich. Die nicht okklusive ischämische Kolitis führt meistens innerhalb von 2–4 Wochen zur Ausheilung. Die fixierte Kolonstenose erfordert nur bei einem Teil der (älteren) Patienten eine Darmresektion.

**Merke:** Die ischämische Kolitis ist eine im höheren Alter durch arterielle Minderdurchblutung akut auftretende schwere Darmerkrankung. Meistens handelt es sich um Patienten mit gleichzeitiger koronarer Herzerkrankung. Die akute Blutung stammt meistens aus der linken Flexur oder dem Colon descendens. Die Diagnose erfolgt durch Angiographie; die Therapie ist chirurgisch.

### Weiterführende Literatur

Marston, A.: Vascular Diseases of the Alimentary Tract. Clinics in Gastroenterology, vol. I/3. Saunders, Philadelphia 1972
Sleisenger, M. H., J. S. Fordtran: Gastrointestinal Disease, 3rd ed. Saunders, Philadelphia 1983

## Kolondivertikel

**Definition:** Kolondivertikel sind erworbene hernienartige Ausstülpungen der Mukosa durch die Muskularis der Darmwand. Dabei sind nicht alle Wandschichten des Kolons betroffen. Es handelt sich nur um Mukosa- und Serosahernien (Pseudodivertikel), die dem Verlauf der Arterie in der Muskularis folgen. Zwischen den Durchtrittsstellen besteht eine segmentale Muskelhypertrophie, wobei sowohl die Ring- wie die Längsmuskulatur der Tänien verdickt und verkürzt ist.

### Häufigkeit

Die Divertikulose ist altersabhängig und nimmt mit höherem Alter zu, so daß 40% der über 60jährigen Männer Divertikelträger sind. Davon erkranken aber nur 10–20% an einer Divertikulitis und ihren Komplikationen.
Bei zivilisierten Bevölkerungsgruppen finden sich häufiger Kolondivertikel. Die faserarme Kost in den Industrieländern führt zu geringen Stuhlvolumina und harter Konsistenz.

### Pathophysiologie

Der genaue Entstehungsmechanismus ist unbekannt. Als Hauptfaktor wird eine intraluminale Druckerhöhung angesehen, die als Folge einer mangelhaften Darmfüllung bei schlackenarmer Kost entstehen kann. Daher ist zum Transport eine verstärkte Peristaltik erforderlich. Bei verdickter Muskulatur kommt es zu segmentalen Kontraktionen und als Folge des erhöhten Druckes zur Schleimhautherniation und Divertikelbildung. Auch emotionale Belastungssituationen sollen zu einer Aktivitätssteigerung und Druckerhöhung beitragen können. Es muß aber betont werden, daß diese aus morphologischen, epidemiologischen und ernährungsphysiologischen Daten gezogenen Schlüsse zur Entstehung der Divertikelkrankheit noch nicht gesichert sind. Eine Divertikulitis beginnt mit Retention von Speiseresten in den Divertikeln. Dabei entstehen Fäkolithen, die zu Drucknekrosen und Mikroperforationen führen können und durch eine Divertikulitis und Peridivertikulitis die lokale oder generalisierte Entzündung auslösen.

### Klinik

#### Anamnese

Bei der Mehrzahl der Divertikelträger werden die Divertikel zufällig entdeckt, da sie unkompliziert keine klinischen Symptome hervorrufen. Gelegentlich führen die Symptome des irritablen Kolons zur Diagnose. Manchmal klagen Divertikelträger über gelegentlich auftretenden explosionsartigen Durchfall.

#### Befunde

Die entzündlichen Veränderungen in oder um die Divertikel verursachen die Beschwerden der Divertikulitis: Druckschmerz und tastbare Resistenzen im linken Unterbauch, Abwehrspannung, Tenesmen, Verstopfung, Fieber und Leukozytose (»linksseitige Appendizitis«). Wegen der engen Beziehung zur Blase haben 20% der Patienten Dysurie und Erythrourie.

### Diagnostisches Vorgehen

Die Diagnose der Divertikulose wird röntgenologisch durch Kontrasteinlauf gestellt. Bei Stenosesymptomatik ist eine Rektosigmoidoskopie oder Koloskopie mit histologischer Untersuchung zum Ausschluß eines Karzinoms erforderlich. Beide Untersuchungen sind bei einer Divertikulitis wegen der Perforationsgefahr risikoreicher. Bei starken Blutungen aus Divertikeln kann die Angiographie die Diagnose sichern.

### Differentialdiagnose

Differentialdiagnostisch muß bei Stenosen insbesondere das Kolon- oder Sigmakarzinom ausgeschlossen werden, bei Blutungen und Stenosen chronisch entzündliche Darmerkrankungen und die ischämische Kolitis.

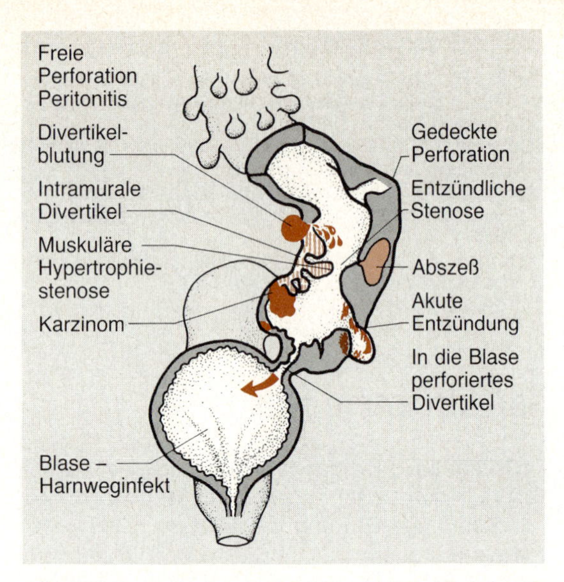


Abb. **27** Komplikationen der Divertikelkrankheit (nach Bünte)

### Komplikationen

Besonders im höheren Alter treten Komplikationen (Abb. **27**) auf: Bei 25% der Kranken muß mit Blutungen aus Divertikeln gerechnet werden, die allerdings nur selten massiv sind. Divertikelperforationen sind meistens gedeckt und erfolgen nur selten in die freie Bauchhöhle. Häufiger sind perikolitische Abszesse mit Perforation in die Nachbarorgane Blase und Vagina. Anhaltende perikolitische Abszesse und Kolitiden verursachen (Sigma-) Stenosen.

### Therapie

Bei unkomplizierter Divertikulose sind keine besonderen therapeutischen Maßnahmen erforderlich. Zur Stuhlgangsregulierung werden eine faser- und schlackenreiche Kost, unter Umständen unter Zusatz von täglich 20–30 g Weizenkleie und/oder Leinsamen, bei Obstipation pflanzliche Abführmittel wie Agiolax, Normacol, Metamucil, Mucofalk empfohlen. Häufig sind Spasmolytika erforderlich. Bei der akuten Divertikulitis wird Bettruhe eingehalten, flüssige Kost gegeben oder parenteral ernährt. Der Patient erhält ein Breitbandantibiotikum, z. B. Tetrazykline, Ampicillin oder Cephalotin. Bei Zeichen drohender Perforation mit peritonitischen Symptomen, zunehmender Stenose oder bei häufigen Rezidiven von Divertikulitiden muß der Divertikeltragende Kolonabschnitt – in der Regel das Sigma – reseziert werden.

**Merke:** Die Divertikulose des Kolons ist eine mit zunehmendem Alter häufiger werdende Erkrankung. Sie kann diffus im gesamten Kolon oder bevorzugt im Sigma auftreten. In der Mehrzahl der Fälle bleiben Divertikel symptomlos. Sie können durch Entzündung (Divertikulitis), Blutung oder Perforation klinisch manifest werden. Perikolische Abszesse führen zu Umgebungserkrankungen von Blase und Vagina. Unkomplizierte Divertikulosen werden symptomatisch (schlackenreiche Kost, Kleie), bei Entzündungen antibiotisch behandelt. Komplikationen wie Perforation, Penetration, Blutungen und Stenose erfordern die segmentale Resektion.

### Weiterführende Literatur

Smith, A.: Diverticular Disease. Clinics in Gastroenterology, vol. IV/1. Saunders, Philadelphia 1975

Sleisenger, M. H., J. S. Fordtran: Gastrointestinal Disease, 3rd ed. Saunders, Philadelphia 1983

## Irritables Kolon – Reizdarm

**Definition:** Beim irritablen Kolon handelt es sich um funktionelle Störungen des Darmes ohne organisch faßbaren Befund. Die Erkrankung kann als »spastisches Kolon« mit Schmerzen, Verstopfung, Schafskot- oder Bleistiftstuhl oder als »schmerzlose, emotionelle (nervöse) Diarrhö« mit und ohne Schleimbeimengungen zum Stuhl auftreten.

### Häufigkeit

Das irritable Kolon ist die häufigste gastrointestinale Erkrankung in der Praxis. Frauen zwischen 25 und 50 Jahren erkranken 2- bis 3mal häufiger als Männer. Die Erkrankung ist selten bei Menschen über 60 Jahre.

### Pathophysiologie

Grundlage des irritablen Kolons ist eine Störung der gastrointestinalen Motilität. Die bisherigen Befunde sind aber noch nicht einheitlich. Bei der spastischen Form scheint eine gesteigerte Kolonmotilität ohne Propulsion, bei der diarrhoischen Form eine verminderte Kolonmotilität mit erhöhter Propulsion vorzuliegen. Psychische Belastungen, Cholinergika und intestinale Hormone führen im Vergleich zu Gesunden zu einer erhöhten Kolonmotilität. Auch myogene Störungen an der glatten Muskulatur des Darmes scheinen zu diesen funktionellen Störungen beizutragen. Daneben ist die Schmerzempfindungsschwelle dieser Patienten herabgesetzt oder die Schmerzempfindung gesteigert. Bei der Mehrzahl der Patienten lassen sich besondere emotionelle Spannungszustände nachweisen, die sich beim Mann meistens mehr im beruflichen, bei der Frau mehr im familiären Bereich entwickelt haben. Wahrscheinlich ist eine Vielzahl von nichtorganischen Faktoren und seelischen Belastungen an der Auslösung der Beschwerden beteiligt. Fast alle Patienten haben einen langgehenden Abführmittelabusus in der Anamnese.

### Klinik

#### Anamnese

Bei der mehr spastischen Form des irritablen Kolons sind krampfartige Bauchschmerzen und Obstipation die Leitsymptome. Die Schmerzen werden im gesamten Verlauf des Kolons empfunden, aber sehr häufig im linken Unterbauch angegeben, wo der walzenartig verdickte und kontrahierte Darm als Strang palpiert werden kann (»cordon iliaque«). Nach Stuhl- (Schafskotstuhl) oder Gasabgang lassen der stechende Schmerz und Druck nach. Manche Patienten klagen gleichzeitig über Rückenschmerzen, Blähungen, Schwitzen, Sodbrennen, Leistungsschwäche und Schlaflosigkeit. Bei der mehr durch schmerzlose Durchfälle geprägten Form kommt es morgens vor und nach dem Aufstehen oder Frühstück zu 3–4 ungeformten bis wäßrigen Stuhlabgängen mit starken Schleimbeimengungen. Der Durchfall läßt im Verlauf des Tages nach und tritt fast niemals nachts auf. Manchmal folgen auch die beiden Formen des Reizkolons aufeinander oder treten in kurzfristigem Wechsel auf.

#### Befunde

Bei der klinischen Untersuchung sind die Patienten gespannt, ängstlich, beunruhigt, aber in guter körperlicher Verfassung. Häufig ist der Leib während der Schmerzphase stark gebläht. Viele Patienten haben abdominelle Operationsnarben von vorausgegangenen (unnötigen) operativen Eingriffen. Bei rektaler Untersuchung ist das Rektum häufig leer. Bei der Rektoskopie ist die Untersuchung durch starke Spastik meistens erschwert. Auch röntgenologisch stellt sich der Darm spastisch kontrahiert dar.

### Diagnostisches Vorgehen

Die Diagnose ergibt sich aus der langen, häufig »typischen« Anamnese bei meist gutem klinischem Allgemeinzustand. Psychische Belastungssituationen lassen sich nicht immer auf Anhieb aufdecken. Da alle Symptome auch bei prognostisch ungünstigen Darmerkrankungen auftreten können, ist nahezu immer eine komplette Untersuchung mit Rektosigmoidoskopie, Röntgen des Kolons, Stuhluntersuchungen auf Blut und pathogene Keime erforderlich. Laboruntersuchungen sollten neben Blutbild, Serumeisen, Blutzucker auch die Schilddrüsenfunktion einschließen.

### Therapie

Die Behandlung besteht anfänglich in der gründlichen Untersuchung, die den Patienten von der »Gutartigkeit« seines Darmleidens überzeugt, weil nicht selten Krebsangst die Beschwerden steigert. Es muß ihm bestätigt werden, daß aus den Beschwerden keine chronisch-entzündliche Darmerkrankung entsteht. Gleichzeitig soll in Gesprächen auf Konfliktsituationen im Zusammenhang mit den Darmbeschwerden eingegangen werden. Es muß im Einzelfall der Umfang der psychotherapeutischen Maßnahmen festgelegt werden. Der Zusammenhang zwischen den emotionalen Belastungen und Darmsymptomen sollte aber nicht überbetont werden, da viele Patienten das nicht akzeptieren. Der Patient darf nicht im unklaren gelassen werden, daß sich die Beschwerden nicht vollständig beseitigen lassen und mit und ohne exogene Belastungen häufig rezidivieren. Er kann sich dann besser auf seine Beschwerden einstellen und damit leben. Überflüssig häufige Untersuchungen werden damit vermieden.

Zur symptomatischen Behandlung eignen sich alle diätetischen Maßnahmen, die zur Besserung der Obstipation führen. Neben den schon erwähnten einfachen psychotherapeutischen Maßnahmen einschließlich dem autogenen Training sind – zumindest anfänglich – Sedativa, Psychopharmaka und gelegentlich Spasmolytika erforderlich. Bei Neigung zur emotionellen Diarrhö hilft Calciumcarbonicum (3 × 1 Teelöffel) und Loperamid 2- bis 3mal täglich 1 Kapsel.

**Merke:** Der Reizdarm ist eine sehr häufige funktionelle Störung der Darmmotilität. Die Störung hat in erster Linie psychosomatische Ursachen. Krampfartige Bauchschmerzen diffus oder besonders im (linken) Unterbauch, Obstipation mit Schafkotstuhl und Schleim und/oder Durchfall im Wechsel sind die häufigsten Symptome, die immer Anlaß zur gründlichen Untersuchung sein müssen. Frauen im mittleren Lebensalter erkranken häufiger als Männer. Die therapeutischen Maßnahmen umfassen Psychotherapie, Stuhlregulierung, faserreiche Ernährung, Spasmolytika, gelegentlich Antidiarrhoika und vorübergehend Psychopharmaka.

### Weiterführende Literatur


Almy, Th. P.: The GI Tract in Stress and Psychosocial Disorder. Clinics in Gastroenterology, vol. VI/3. Saunders, Philadelphia 1977

Strohmeyer, G.: Colon irritabile. In Hornbostel, H., W. Kaufmann, W. Siegenthaler: Innere Medizin in Praxis und Klinik, Bd. IV, 2. Aufl. Thieme, Stuttgart 1978, 3. Aufl. in Vorb.


## Habituelle Obstipation

**Definition:** Die Obstipation ist durch seltene, weniger als 3mal wöchentliche Darmentleerungen mit einem Stuhlgewicht von weniger als 50 g pro Tag gekennzeichnet.

### Ätiologie

Bei der überwiegenden Zahl der Fälle von habitueller Obstipation handelt es sich um funktionelle Störungen und Folgen einer Fehlernährung durch schlackenarme Kost und/oder Entleerungsstörungen bei fehlender Bauchpresse. Weniger häufig, aber häufig zu spät erkannt, ist die Obstipation Begleiterkrankung organischer lokaler Erkrankungen wie Fissuren, Hämorrhoiden, Strikturen, Divertikel, gut- oder bösartigen Tumoren oder von Motilitätsstörungen durch Stoffwechsel- oder endokrine Erkrankungen, Depressionen, Intoxikationen oder Medikamenten (Abführmittel).

### Klinik

Die habituelle Obstipation ist zum Teil von erheblichen Mißempfindungen begleitet: Völlegefühl, Gefühl des aufgetriebenen Leibes, Flatulenz, Druckgefühl, abdominelle Mißempfindungen und Kopfschmerzen.

### Diagnostisches Vorgehen

Die Diagnostik hat daher 3 Ziele zu verfolgen:

1. die anamnestische Aufdeckung der Gründe für das pathologische Defäkationsverhalten als Grundlage der Therapie,
2. die Erkennung lokaler Ursachen der Obstipation,
3. die Erkennung oder den Ausschluß organischer oder systemischer Ursachen. Auch für die Diagnostik der Obstipation empfiehlt sich eine abgestufte, gut geplante »Untersuchungstaktik«.

### Therapie

Die Therapie der habituellen Obstipation ist für Patient und Arzt mühsam. Die ersten Maßnahmen müssen sich gegen den meist lange betriebenen Laxantienabusus richten. Gleichzeitig muß der Patient aufgeklärt werden, daß nicht täglich 1–2 Entleerungen spontan erfolgen oder erzwungen werden müssen. Es ist immer eine Umstellung der Ernährung auf eine schlacken- oder faserreiche Kost mit reichlich Gemüse, Obst, Salaten, Rohkost, Sauerkraut oder Zusatz von Kernobst wie Pflaumen, Datteln, Feigen sowie Nüssen, Rhabarber u. a erforderlich. Sehr gut wirken auch Joghurt, Milchzucker und Buttermilch. Es muß immer reichlich, d. h. mindestens 2 l, Trinkflüssigkeit pro Tag aufgenommen werden. Das sollte möglichst vormittags erfolgen, um eine Nykturie zu vermeiden. Eine Bewegungsarmut muß durch Sport und Gymnastik ausgeglichen werden. Sehr wirksam sind Bauchdeckenmassage und krankengymnastische Übungen. Es ist wichtig, genügend Zeit zur Darmentleerung einzuplanen. Medikamentös kann mit Leinsamen (2–3 Eßlöffel täglich in Joghurt) oder Weizenkleie begonnen werden. Durch Quellmittel wird der Darm schonend angeregt. Gut wirksame osmotische Abführmittel sind Glaubersalz ($Na_2SO_4$), Bitter- oder Karlsbadersalz ($MgSO_4$) sowie Laktulose. Drastische Abführmittel sollten vermieden und keinesfalls ständig eingenommen werden. Bei älteren Menschen können für kurze Zeit Gleitmittel wie Paraffinöl (Obstinol, Agarol) verordnet werden. Für akute und kurzfristige Anwendung eignen sich gut Einläufe, Klysmen (Microklist, Practo-Clyss oder andere salinische Klysmen).

**Merke:** Eine akute oder chronische Obstipation erfordert, insbesondere bei Patienten über 40 Jahre, eine genaue Abklärung zum Ausschluß eines kolorektalen Karzinoms. Bei chronischer Obstipation muß ein Laxantienabusus abgestellt und durch Ernährungsumstellung, Quellmittel, Kleie, Leinsamen u. a. sowie ausreichende Flüssigkeitszufuhr eine Stuhlgangsregulierung angestrebt werden.

### Weiterführende Literatur

Avery Jones, F., E. W. Godding: Management of Constipation. Blackwell, Oxford 1972

Bartelheimer, H., F. W. Ossenberg, H. W. Schreiber: Der kranke Dickdarm. Witzstrock, Baden-Baden 1982

Demling, L.: Klinische Gastroenterologie, 2. Aufl. Thieme, Stuttgart 1984

Kasper, H., H. Goebell: Colon and Nutrition: MTP Press Ltd. Lancaster Boston, 1982

## Kolonpolypen

**Definition:** Kolonpolypen sind umschriebene, gestielte oder breitbasige Vorwölbungen von Dickdarmschleimhaut. Polypen werden histologisch klassifiziert und in neoplastische Polypen = Adenome sowie hamartomatöse, hyperplastische und entzündliche Polypen eingeteilt (Tab. **32**). Sie kommen einzeln oder multipel vor. Bei mehr als 100 Polypen spricht man von einer Polyposis coli, die genetisch bedingt ist und familiär auftritt. Die nichtepithelialen Kolonpolypen wie Lipome, Leiomyome, Fibrome u. a. sind selten.

### Häufigkeit

Kolonpolypen finden sich bei etwa 2–15% der Erwachsenenbevölkerung. Sie werden in höherem Alter häufiger gefunden.

### Vorkommen

Die Polypen sind bei der Geburt noch nicht vorhanden, sondern entwickeln sich in der Kindheit und Adoleszenz. Das Hauptmanifestationsalter von solitären und multiplen Adenomen liegt im 5. Lebensjahrzehnt; vor dem 3. Lebensjahrzehnt handelt es sich um juvenile Polypen, familiäre Adenomatose, Pseudopolypen bei Colitis ulcerosa oder um Polypen beim Peutz-Jeghers-Syndrom.

### Pathologie

Neoplastische Polypen sind die am häufigsten vorkommenden Adenome, die in tubuläre, villöse und tubulovillöse Formen eingeteilt werden. Die tubulären Adenome sind mit etwa 70% am häufigsten, bei etwa 10% handelt es sich um reine villöse und bei etwa 15–20% um tubulovillöse Adenome. Sie können maligne entarten und gelten als Vorstufen des Kolonkarzinoms (Adenom-Karzinom-Sequenz) (Abb. **28**). Makroskopisch, d. h. endoskopisch, oder radiologisch läßt sich allein nicht entscheiden, ob ein Adenom maligne entartet ist. Die Entscheidung über eine bereits eingetretene maligne Umwandlung kann nur an dem in toto entfernten Polypen getroffen werden und nicht durch Biopsie. Das maligne Potential eines Adenoms nimmt mit der Größe zu: beim tubulären Adenom liegt die statistische Entartungsfrequenz bei einem Durchmesser unter 1 cm unterhalb 1%, bei über 2 cm Durchmesser bei 20–40%. Bei villösen und tubulovillösen Adenomen ist die Karzinomhäufigkeit mit 30–60% größer als bei rein tubulären Adenomen. Villöse Adenome sind immer breitbasig, weich-schwammig, an der Oberfläche mit rasenartig angeordneten Zotten versehen.

### Ätiologie

Für die Zunahme der Adenominzidenz werden ebenso wie für die Zunahme der Kolonkarzinome genetische Faktoren, Umwelteinflüsse, Ernährung (niedriger Faser-, hoher Fett- und Fleischgehalt der Nahrung) sowie Änderungen im Immunsystem des Körpers verantwortlich gemacht. Diese pathogenetischen Vorstellungen sind aber noch hypothetisch und beruhen lediglich auf epidemiologischen Untersuchungen. Bei den familiären Kolonpolyposen handelt es sich um dominant-autosomal vererbte Krankheiten. Spontane Mutationen kommen wahrscheinlich vor.

### Klinik

#### Anamnese

Die Hauptlokalisation neoplastischer Polypen ist mit etwa 60–70% das Sigmoid und Rektosigmoid sowie das Colon descendens, in 10% das Colon ascendens und in 15–20% das Colon transversum: Die Mehrzahl ist somit digital oder rektoskopisch nicht erreichbar. Adenomatöse Polypen

a

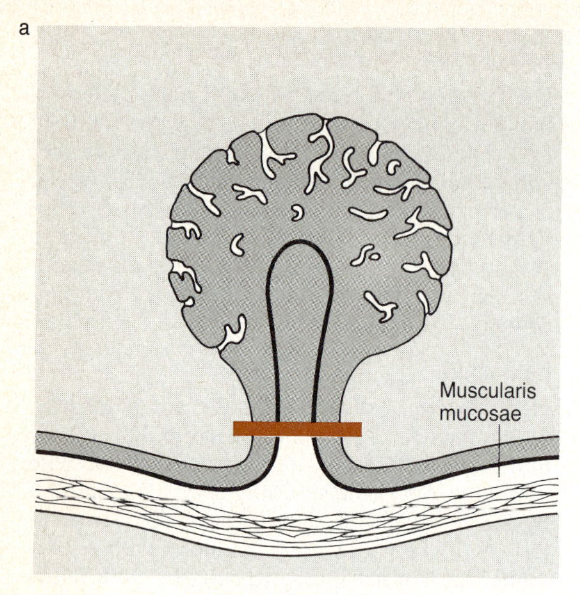


b

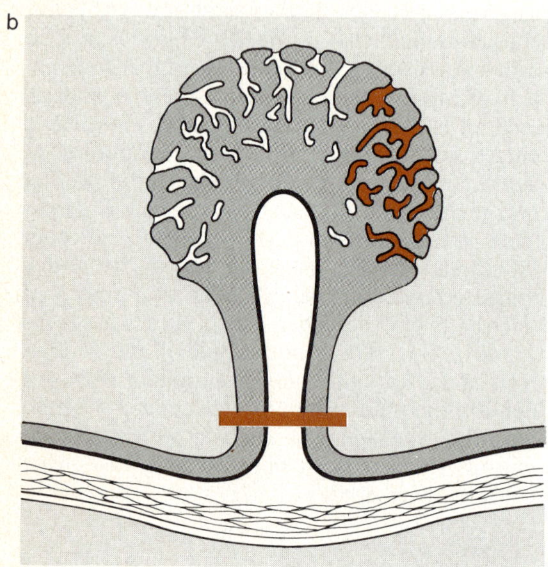

c

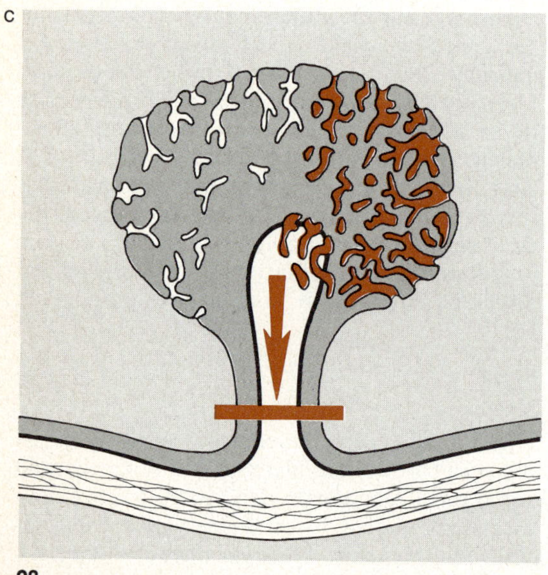

28

Abb. **28** Adenom-Karzinom-Sequenz, **a** tubuläres Adenom, **b** tubuläres Adenom mit schweren fokalen Epitheldysplasien (»fokales Karzinom«), **c** invasiv, in den Stiel wachsendes Karzinom in einem tubulären Adenom

sind klinisch meistens symptomlos. Größere Polypen über 2 cm Durchmesser bluten und rezidivieren häufiger als kleine.

### Befunde

Viele Polypen werden zufällig bei Röntgenuntersuchungen des Kolons oder bei Vorsorgeuntersuchungen des Stuhls auf okkultes Blut gefunden. Seltener führen große Polypen zu Obstipation und Ileus durch Intussuszeption. Villöse Adenome und die Polyposis coli gehen unter Umständen mit erheblichen Schleimabgängen und starken Flüssigkeits- und Elektrolyt-, insbesondere Kaliumverlusten einher. Kalium wird aktiv durch das villöse Adenom sezerniert.

### Diagnostisches Vorgehen

Die Diagnose der Kolonpolypen wird röntgenologisch im Doppelkontrastverfahren oder koloskopisch mit Biopsie gestellt. Bei rektoskopisch nachgewiesenen Polypen ist eine Koloskopie des gesamten Kolons erforderlich, um weitere Polypen zu lokalisieren.

### Komplikationen

Durch Elektrolyt- und Wasserverluste kann sich eine schwere, prärenale Niereninsuffizienz entwickeln.

### Therapie

Alle Polypen über 1 cm Durchmesser werden koloskopisch oder operativ entfernt. Die Mehrzahl der Polypen läßt sich koloskopisch mit der Diathermieschlinge abtragen. Breitbasig aufsitzende Polypen mit Durchmesser über 3 cm oder größer, insbesondere villöse Adenome, mesenchymale Tumoren und die familiäre Polyposis werden primär operativ behandelt. Es ist immer eine vollständige Entfernung und komplette histologische Aufarbeitung der Polypen erforderlich, um sicherzustellen, daß im Gesunden abgetragen wurde. Ergibt die Histologie eine karzinomatöse Infiltration der Muscularis mucosae, so ist die Erkrankung als karzinomatös anzusehen.
Bei der familiären Kolonpolyposis (einschließlich Gardner-Syndrom) wird in der Regel nach Abschluß des Wachstums nach dem 20. Lebensjahr die totale Kolektomie mit Ileostomie durchgeführt, bevor maligne Entartung und Metastasierung eingesetzt haben. Bei sehr zuverlässigen, zur regelmäßigen Überwachung bereiten Patienten kann eine Ileorektostomie angelegt werden. Dann sind halbjährliche Kontrollen mit Entfernung aller Rektumstumpfpolypen erforderlich. Bei familiärer Polyposis ist eine komplette

Tabelle 32 Klassifikation polypoider Dickdarmläsionen

| Polypenart | Singulär | Multipel (Polypose, Adenomatose) | Lokalisation | Extraabdominelle Lokalisation | Maligne Entartung |
|---|---|---|---|---|---|
| 1. Neoplastische Polypen = Adenome | tubuläres Adenom villöses Adenom tubulovillöses Adenom | familiäre Adenomatosis coli | Kolon | – | 100% |
| | | Gardner-Syndrom | Kolon | Osteome, Fibrome Lipome, Epidermoidzysten | 100% |
| | | Turcot-Syndrom | Kolon | Medulloblastom Glioblastom | |
| 2. Hamartomatöse Polypen | juvenile Polypen | juvenile Polyposis | Kolon, Dünndarm | | selten |
| | | Peutz-Jeghers-Syndrom | Kolon, Dünndarm | mukokutane Pigmentation | |
| 3. Unklassifizierbare Polypen | hyperplastische Polypen | hyperplastische Polyposis | Kolon | – | – |
| 4. Entzündliche Pseudopolypen | bei Colitis ulcerosa | bei Colitis ulcerosa | Kolon | Hautpigment | – |
| | | Cronkhite-Canada-Syndrom | Kolon, Dünndarm, Magen | Alopezie | |

röntgenologische und endoskopische Dünn- und Dickdarmkontrolle aller Familienmitglieder möglichst frühzeitig unumgänglich. Im 4. Lebensjahrzehnt ist mit fast 100%iger Sicherheit eine karzinomatöse Umwandlung zu erwarten. Es ist eine genetische Beratung solcher Patienten erforderlich, da bei mindestens 50% der Kinder ebenfalls eine Polyposis auftreten wird.

### Verlauf und Prognose

Nach Polypektomien solitärer oder multipler gestielter tubulärer Adenome sind Nachuntersuchungen in jährlichem Abstand etwa 5 Jahre lang erforderlich. Bei nicht im gesunden Gewebe entfernten Polypen, villösen Adenomen und Adenomen mit invasivem Karzinom muß häufiger in halb- bis vierteljährlichem Abstand koloskopisch kontrolliert werden. Das gilt besonders für die familiäre Polyposis.

**Merke:** Kolonadenome können maligne entarten und sind als Präkanzerosen anzusehen (Adenom-Karzinom-Sequenz). Das maligne Potential eines Adenoms nimmt mit der Größe und dem histologischen Typ zu. Die Diagnose der Polypen erfolgt endgültig koloskopisch und durch histologische Beurteilung nach Polypektomie. Nachuntersuchungen sind erforderlich.

### Weiterführende Literatur

Alexander-Williams, J.: Diseases of the Anus and Rectum. Clinics in Gastroenterology, vol. IV/3. Saunders, Philadelphia 1975

Berges, W., F. Borchard, B. Miller, G. Strohmeyer: Neoplastische Colonpolypen. In: Ergebnisse der Inneren Medizin und Kinderheilkunde, Bd. 48, Springer, Berlin 1982

Bussey, H. J. R.: Familial Polyposis Coli. Hopkins University Press, Baltimore 1975

## Kolonkarzinom

**Definition:** Karzinome im Dickdarm sind überwiegend Adenokarzinome, die sich wahrscheinlich aus wachsenden tubulären und villösen Adenomen (»Polypen«) entwickeln (Adenom-Karzinom-Sequenz). Die Entartungsfrequenz steigt mit der Adenomgröße. Etwa 60–70% der Karzinome werden im Rektum und im rektosigmoidalen Übergang gefunden, 25% im Sigmoid und die übrigen verteilt in anderen Abschnitten. Der Kolonkrebs nimmt mit zunehmendem Alter zu und ist im 6. Lebensjahrzehnt am häufigsten. Präkanzerosen sind neben den Kolonadenomen die familiäre Polyposis und die Colitis ulcerosa. Für die Zunahme des Kolonkarzinoms werden Ernährungsänderungen (hoher Fett- und Fleischkonsum), genetische Faktoren und Veränderung im Gallensäurestoffwechsel (z. B. nach Cholezystektomie) verantwortlich gemacht.

### Häufigkeit

Das Dickdarmkarzinom steht in den westlichen Industrieländern bei Frauen an erster, bei Männern an zweiter Stelle der Karzinommortalität. Es handelt sich um Adenokarzinome, die 95% aller

Malignome des Rektums und Kolons ausmachen. Die Kolon- und Rektumkarzinome werden zur Beurteilung der Prognose und des Therapieerfolges prä- und postoperativ aufgrund histomorphologischer Kriterien klassifiziert. Dafür sind klinische Untersuchungen, Röntgendiagnostik und Endoskopie erforderlich. Die sogenannte TNM-Klassifizierung nach Vorschlägen der WHO erfolgt nach der ersten Diagnostik und bezieht sich auf Ausdehnung und Stadium des Primärtumors (T), auf die regionären und juxtaregionären Lymphknoten (N) und die Fernmetastasierung (M). Das Präfix (P) bedeutet, daß es sich um die endgültige postoperative Beurteilung handelt.

In der Bundesrepublik gehen etwa 20% aller Krebstodesfälle auf das Dickdarmkarzinom zurück. Das Kolonkarzinom steht bei Frauen mit $17{,}9/10^5$ Einwohnern an erster Stelle, bei Männern mit $14{,}0/10^5$ nach dem Bronchialkarzinom an zweiter Stelle der Karzinomtodesfälle. Nach dem 45. Lebensjahr steigt die Inzidenz ständig an und erreicht im 6. und 7. Lebensjahrzehnt das Maximum.

### Ätiologie

Die Ursache des Dickdarmkrebses ist unbekannt. Die höhere Inzidenz in den westlichen Industrieländern hat zu der Hypothese geführt, daß exogene Einflüsse, Ernährungsfaktoren, insbesondere ein niedriger Faser- und hoher Fett-, Cholesterin- und Fleischgehalt, und die Cholezystektomie eine pathogenetische Rolle spielen sollen. Durch Einwirkung von Bakterien aus veränderter Darmflora sollen aus Cholesterin und Gallensäuren polyzyklische Kohlenwasserstoffe entstehen, die karzinogen wirken. Diese Zusammenhänge sind aber bisher nur aus epidemiologischen Daten erklärt worden und noch ungesichert. Spezielle therapeutische oder ernährungsphysiologische Ratschläge können daraus bisher noch nicht abgeleitet werden.

Darmpolypen, Dickdarmadenome, insbesondere aber villöse Adenome, die lange bestehende und ausgedehnte Colitis ulcerosa und die familiäre adenomatöse Polyposis sind als Präkanzerosen anzusehen. Genetische Faktoren spielen bei der Kanzerogenese ebenfalls eine noch nicht genau bestimmbare Rolle.

### Klinik

#### Anamnese

Oft bleiben Kolonkarzinome anfänglich klinisch stumm, besonders bei Lokalisation auf der rechten Seite, d.h. im Zäkum oder Colon ascendens. Dagegen führen linksseitige Kolonkarzinome (70% im Rektosigmoidbereich) etwas früher zu klinischen Symptomen:

- *Änderung von Stuhlgewohnheiten:* Wechsel von Durchfall und Verstopfung, Gefühl der unvollständigen Entleerung und »versetzter Winde«.
- *Rektale Blutungen* oder Blutbeimengungen zum Stuhl sind mit 70% häufiger bei linksseitigen Tumoren, während bei rechtsseitiger Lokalisation nur bei 20% freies Blut im Darm beobachtet wird. Dabei kommt es häufiger zu nicht sichtbaren chronischen Blutverlusten, die bei Vorsorgeuntersuchungen in der sonst asymptomatischen Tumorfrühphase mit den Suchtests auf chronische okkulte Blutverluste festgestellt werden können.
- *Schmerzen* und *Subileus* sind meistens schon Symptome fortgeschrittener Karzinome bei beginnender Obstruktion.
- Die chronische Eisenmangelanämie, Gewichtsverluste, Appetitlosigkeit beim älteren Menschen sollten immer Veranlassung auch zur Kolonuntersuchung sein; dafür sind Suchtests auf okkultes Blut, Rektoskopie, Kolonröntgen oder Koloskopie erforderlich.

### Diagnostisches Vorgehen

Zur Vorsorgeuntersuchung gehört unbedingt der Test auf okkultes Blut. Bei Blutabgängen oder positivem Suchtest sind an speziellen Untersuchungen Rektoskopie und Kolon-Doppelkontrasteinlauf oder Koloskopie erforderlich. Insbesondere beim älteren Patienten sollten rektale Blutverluste nicht primär als durch Hämorrhoiden hervorgerufen erklärt werden. Laboruntersuchungen einschließlich der serologischen Untersuchungen auf karzinoembryonales Antigen (CEA) tragen nichts Wesentliches zur Primärdiagnostik bei.

### Differentialdiagnose

Durch die obengenannten Untersuchungen mit Gewebsentnahmen lassen sich fast alle differentialdiagnostisch in Frage kommenden Erkrankungen abgrenzen: Colitis ulcerosa, Divertikulose, Polypen, ischämische Kolitis. Bei fieberhaftem Verlauf muß auch die Infektion mit Amöben bedacht werden.

### Komplikationen

Unbehandelt führt das Dickdarmkarzinom zum Tode. Komplikationen bestehen in Obstruktion, Blutungen und selten Perforation und Fistelbildung in die Umgebung.

### Therapie

Die Therapie besteht in möglichst vollständiger Entfernung des Tumors einschließlich der lokalen Lymphabflußstationen. Auch bei bereits eingetretener Metastasierung wird noch palliativ reseziert, um einer Obstruktion vorzubeugen. Die Fünfjahresheilung aller Dickdarmkarzinome liegt bei etwa 50%, bei Frühdiagnostik ohne Metastasen höher. Eine zusätzliche Chemotherapie oder prä- oder postoperative Strahlentherapie hat das Operationsergebnis bisher nicht überzeugend verbessern können. Bei Metastasierung kann eine Chemotherapie mit 5-Fluoro-uracil versucht werden. Darauf sprechen aber nur etwa 20% der Patienten an. Auf die erheblichen Nebenwirkungen in Form von Knochenmarkdepression, Alopezie, Durchfälle u. a. muß der Patient vorher hingewiesen werden. Durch neuentwickelte Zytostatika und Polychemotherapieverfahren ist in den nächsten Jahren mit einer Verbesserung der Therapieergebnisse zu rechnen.

Wegen der hohen und frühen Rezidivrate müssen operierte Patienten regelmäßig in halbjährlichem Abstand nachuntersucht werden. Dabei sind neben der klinischen Untersuchung endoskopische Kontrollen der Anastomose, Laboruntersuchungen einschließlich des CEA und Sonographie erforderlich.

**Merke:** Kolonkarzinome sind in den letzten Jahren immer häufiger geworden. Sie nehmen mit zunehmendem Alter zu. Diagnostische Verzögerungen entstehen durch versäumte endoskopische oder röntgenologische Untersuchungen bei rektalen Blutungen und Änderungen von Stuhlgewohnheiten bei Menschen über 40 Jahre. Bei Frühdiagnostik liegt die Fünfjahresheilung durch operative Behandlung bei über 50%. Postoperativ sind regelmäßige Nachuntersuchungen dringend erforderlich.

## Weiterführende Literatur

Malz, R. A., R. C. N. Williamson: Colonic Carcinogenesis. MTP Ltd. Lancaster, Boston 1982

Müller-Wieland, K.: Handbuch der Inneren Medizin. Bd. III/4: Dickdarm. Springer, Berlin 1981

Sherlock, P.: Cancer of the GI-Tract. Clinics in Gastroenterology, vol. V/3. Saunders, Philadelphia 1976

Wright, R.: Recent Advances in Gastrointestinal Pathology: Gastrointestinal Malignancy. Clinics in Gastroenterology, Suppl. 1. Saunders, Philadelphia 1980

# Lebererkrankungen

*K. H. Meyer zum Büschenfelde* und *T. H. Hütteroth*

## Funktionsstörungen der Leber

### Gelbsucht

**Definition:** Das klinische Symptom Ikterus liegt vor, wenn das Bilirubin im Serum auf Werte von mehr als 35 µmol/l (2 mg/100 ml) erhöht ist.

#### Ätiologie

Einer Erhöhung des Bilirubins können eine vermehrte Produktion, Störungen des Transportes, der Konjugation und der Exkretion sowie eine Regurgitation bei extrahepatischem Verschluß zugrunde liegen. Entsprechend kann der Sitz der Störung prämikrosomal, mikrosomal oder postmikrosomal lokalisiert sein (Tab. **33**). Bei vermehrter Produktion und Störungen der Konjugation wird eine Vermehrung des indirekten Bilirubins, bei Störungen der Exkretion und mechanischen Galleabflußstörungen vorwiegend eine Erhöhung des direkt reagierenden Bilirubins beobachtet. Der Mechanismus der Gallesekretionsstörung bei hepatozellulären Erkrankungen ist komplex. Hierbei spielen sowohl Konjugations- als auch Exkretionsstörungen eine Rolle. Daher sind bei fortgeschrittenen Leberparenchymerkrankungen in unterschiedlicher Weise direktes und indirektes Bilirubin erhöht und von geringem differential-diagnostischem Wert. Cholestatische Syndrome können einen Ikterus hervorrufen, diese werden getrennt dargestellt.

Tabelle **33** Ursachen des Ikterus

| |
|---|
| Prämikrosomal |
| Hämolytischer Ikterus |
| Shunt-Hyperbilirubinämie |
| Morbus Gilbert (Synonym: Icterus juvenilis intermittens, Morbus Meulengracht) |
| Mikrosomal |
| Crigler-Najjar-Syndrom I und II |
| Physiologischer Ikterus des Neugeborenen |
| Familiäre neonatale Hyperbilirubinämie |
| Postmikrosomal |
| Dubin-Johnson, Rotor-Syndrom |
| Komplexe hepatozelluläre Ursachen |
| Virushepatitis, toxische Hepatitis, Drogenhepatitis, Leberzirrhose, postoperativer Ikterus |
| Intrahepatische Cholestase |
| Extrahepatische Cholestase |

#### Pathophysiologie

Der Ikterus ist ein Symptom, dem eine vermehrte Bilirubinproduktion, hepatische Enzymdefekte, hepatozelluläre Erkrankungen oder cholestatische Erkrankungen zugrunde liegen können (Abb. **29**). Bilirubin ist ein Abbauprodukt des Häms (80%) und anderer hepatischer und nichthepatischer Enzymsysteme (20%). Pro Tag werden etwa 0,5 mmol (300 mg) Bilirubin gebildet. Das unkonjugierte Bilirubin ist bei normalem pH schlecht wasserlöslich. Es wird im Serum, in einer reversiblen Form an Albumin gekoppelt, transportiert. Die Aufnahme von Bilirubin in die Leberzelle ist ein carrier-vermittelter Transport, der auch von anderen organischen Anionen geteilt wird (Bromthalein, Indozyanin). In der Leber wird Bilirubin an zwei verschiedene Transportproteine gebunden, Ligandin und das Z-Protein. Im rauhen und glatten endoplasmatischen Retikulum wird Bilirubin durch Esterifizierung mit Glucuronsäure in eine wasserlösliche Form übergeführt. Dieser Schritt wird durch das Enzym Uridindiphosphat-Glucuronyltransferase katalysiert und das Bilirubin als Mono- oder Diglucuronid in die Gallenkanalikuli sezerniert. Der Carrier-Mechanismus ist weitgehend unbekannt, es ist aber bekannt, daß Bilirubin und Gallensäuren unterschiedliche Transportsysteme benutzen. Im Darm wird das Bilirubin durch bakterielle Enzyme hydrolysiert und zu Urobilinogen reduziert. Etwa 80% werden im Stuhl ausgeschieden. 20% des Urobilinogens werden aus dem Darm resorbiert und 90% dieser Menge wiederum von der Leber in die Galle (enterohepatischer Kreislauf), die restlichen 10% über die Niere ausgeschieden.

### Prämikrosomaler Ikterus

*Hämolytischer Ikterus*

Bei hämolytischen Erkrankungen wird häufig eine Erhöhung des Serumbilirubins beobachtet. Diese überschreitet meistens nicht 85 µmol/l (5 mg/dl). Es handelt sich überwiegend um nichtkonjugiertes Bilirubin. Die Differentialdiagnose

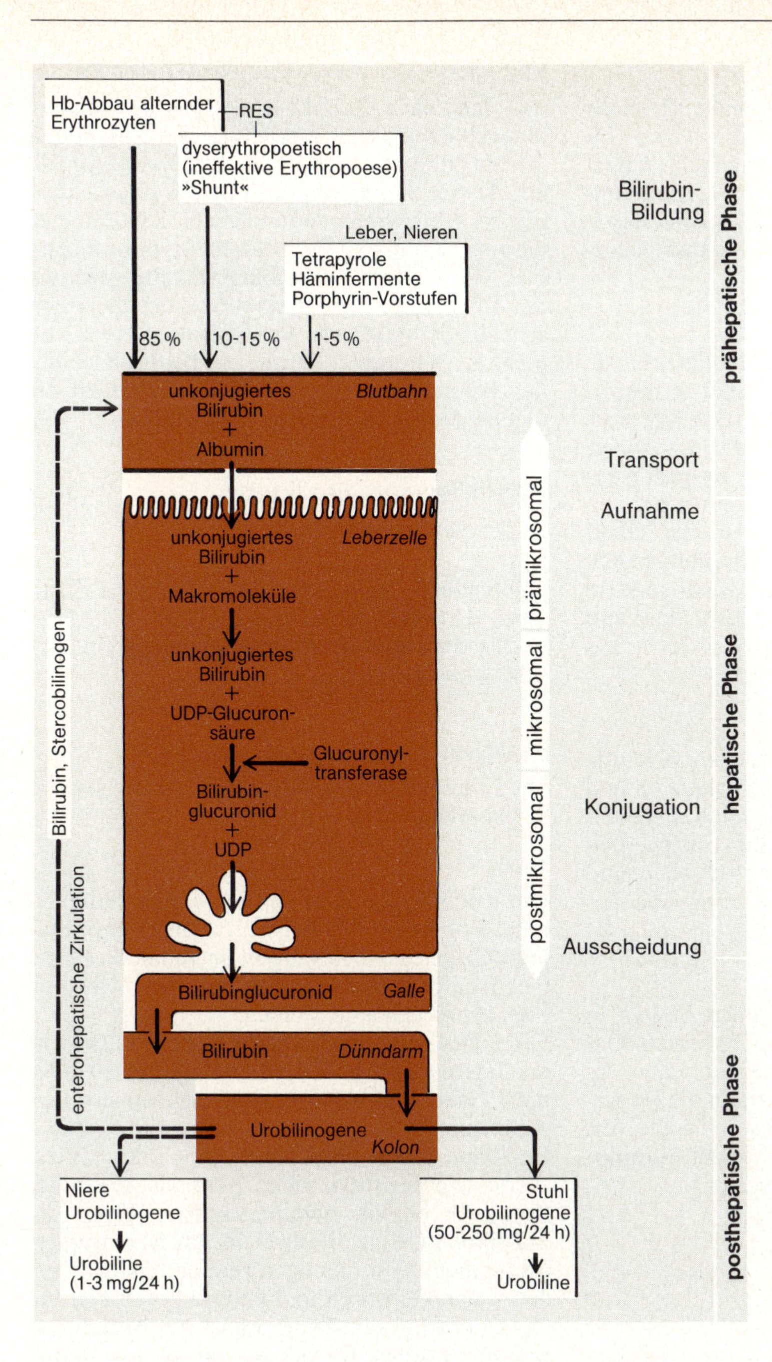


Abb. **29** Herkunft und Stoffwechsel des Bilirubins (nach Eisenburg). UKB = unkonjugiertes Bilirubin, BG = Bilirubinglucuronid, UDP = Uridindiphosphat (aus Siegenthaler, W.: Differentialdiagnose innerer Krankheiten. Thieme, Stuttgart 1984)

zu anderen Ikterusformen ist in der Regel leicht. Als Zeichen der Hämolyse sind das Serumeisen, die Retikulozyten und die LDH erhöht, Serumhaptoglobin und Hämoglobin erniedrigt.

*Ineffektive Erythropoese (Shunt-Hyperbilirubinämie)*

Bei dieser seltenen Ursache eines Ikterus besteht ein vorzeitiger Abbau neugebildeter defekter Erythrozyten im Knochenmark. Dies kann bei megaloblastären Anämien, kongenitaler erythropoetischer Porphyrie und der sogenannten idiopathischen dyserythropoetischen Anämie vorkommen. Charakteristisch sind Ikterus, normale oder nur geringfügig erhöhte Retikulozytenzahl, erhöhte Werte von Stuhl- und Urinurobilinogen bei nicht wesentlich verkürzter Erythrozytenüberlebenszeit.

*Morbus Gilbert (Synonym: Icterus juvenilis intermittens, Morbus Meulengracht)*

**Definition:** Der Morbus Gilbert ist eine Bilirubinstoffwechselstörung, die auf einer kombinierten Störung der Bilirubinaufnahme in die Leberzelle und einer leichten Verminderung der Glucuronyltransferase beruht.

#### Häufigkeit

Diese harmlose Stoffwechselanomalie ist relativ verbreitet, sie wird in einer Prävalenz von 3–7% in der Bevölkerung beobachtet, wobei das männliche Geschlecht häufiger befallen ist. Die Vererbung ist autosomal dominant. Die Erstmanifestation liegt häufig zwischen dem 20. und 30. Lebensjahr.

#### Klinik

Es tritt ein leichter Skleren- und Hautikterus auf, das Serumbilirubin steigt selten über 70 µmol/l (4 mg/dl) an. Vermehrt ist das indirekte Bilirubin. Bei manchen Personen ist der Ikterus das einzige Symptom, gelegentlich werden unspezifische Symptome, wie Müdigkeit, verminderte Leistungsfähigkeit und uncharakteristische Oberbauchbeschwerden, angegeben. Die übrigen Laboruntersuchungen sind normal. Insbesondere sind Transaminasen, alkalische Phosphatase und γ-GT nicht erhöht. Lichtmikroskopisch ist das Lebergewebe unauffällig.

#### Diagnostisches Vorgehen

Die Diagnose des Morbus Gilbert kann häufig allein durch die klinischen Untersuchungen und die indirekte Hyperbilirubinämie mit hinreichender Sicherheit gestellt werden. Bei Unsicherheit über die Abgrenzung gegenüber toxischen und entzündlichen Leberkrankheiten bringt die Leberbiopsie eine eindeutige Klärung.

#### Therapie

Die Behandlung des Morbus Gilbert besteht in erster Linie in der Aufklärung des Patienten über die Harmlosigkeit der Stoffwechselanomalie. Obwohl durch Gaben von Phenobarbital die Hyperbilirubinämie gesenkt werden kann, ist die Anwendung dieser Medikamente bei der Harmlosigkeit der Erkrankung nicht indiziert.

#### Prognose

Die Prognose ist gut.

### Mikrosomaler Ikterus

*Crigler-Najjar-Syndrom*

Diese sehr seltene Erkrankung wird in 2 Typen unterteilt. Beim Typ I besteht ein vollständiger Mangel der Glucuronyltransferase. Die Vererbung ist autosomal-rezessiv. Klinisch fällt ein hochgradiger Ikterus 1–3 Tage nach der Geburt auf, der zum Kernikterus führt. Die Erkrankung verläuft meistens tödlich. Beim Typ II besteht eine hochgradige Verminderung der Glucuronyltransferase. Die Manifestation ist meistens im 1. Lebensjahr. Die Prognose ist gewöhnlich gut, neurologische Schäden sind selten. Phenobarbital bewirkt über eine Enzyminduktion einen deutlichen Rückgang des erhöhten Bilirubins.

#### Physiologischer Ikterus des Neugeborenen

3–5 Tage nach der Geburt tritt bei den meisten Neugeborenen eine Erhöhung des nichtkonjugierten Bilirubins auf 50–85 µmol/l (3–5 mg/dl) auf. Dieser Ikterus wird als physiologischer Ikterus des Neugeborenen bezeichnet. Die Pathogenese ist komplex. Vermehrter Erythrozytenabbau, verminderte Bilirubinaufnahme, Störung der Konjugation und Exkretion sind dabei entscheidende Faktoren. Bei Bilirubinwerten von mehr als 340 µmol/l (20 mg/dl), bei Frühgeborenen bereits bei niedrigeren Werten, besteht die Gefahr des Kernikterus.

### Postmikrosomaler Ikterus

*Dubin-Johnson-Syndrom*

**Definition:** Bei dieser Erkrankung besteht eine Exkretionsstörung von Bilirubin in die Gallenkanalikuli. Die Bilirubinkonjugation ist nicht gestört.

#### Häufigkeit

Die Erkrankung wird autosomal-rezessiv vererbt. Sie ist selten.

#### Klinik

Die Krankheit verläuft chronisch oder rezidivierend. Dabei sind die meisten Patienten asymptomatisch, gelegentlich werden uncharakteristische rechtsseitige Oberbauchbeschwerden, Übelkeit oder Erbrechen angegeben.
Die Leber ist häufig vergrößert. Bei Frauen tritt der Ikterus häufig in der Schwangerschaft oder nach Gabe von oralen Ovulationshemmern verstärkt auf.
Im Serum ist das direkt reagierende Bilirubin auf Werte von meistens nicht mehr als 85 µmol/l (5 mg/dl) erhöht, selten werden Werte bis 340 µmol/l (20 mg/dl) erreicht. Im Urin werden Bilirubin und Urobilinogen vermehrt ausgeschieden. Charakteristisch und nahezu beweisend für das Dubin-Johnson-Syndrom ist der Ausfall der Bromthaleintests. Da die Aufnahme von Bromthalein in die Leberzelle normal, die Exkretion dagegen erheblich gestört ist, werden beim Bromthaleintest nach 45 Minuten oft Normalwerte gemessen, während nach 90 Minuten ein erneuter Anstieg des Bromthaleins beobachtet wird. Die übrigen Leberfunktionsproben sind normal. Bei der oralen Cholezystographie stellt sich die Gallenblase meistens nicht dar. Laparoskopisch weist die Leber ein braun-schwarzes Pigment auf. Histologisch findet sich dieses Pigment vorwiegend zentroazinär.

#### Therapie

Eine spezifische Therapie ist nicht erforderlich.

#### Prognose

Die Prognose der Erkrankung ist gut.

### Rotor-Syndrom

Das klinische Bild des Rotor-Syndroms entspricht weitgehend dem des Dubin-Johnson-Syndroms. Es unterscheidet sich von diesem dadurch, daß die Leber makroskopisch und mikroskopisch kein Pigment aufweist. Im Bromthaleintest finden sich nach 45 Minuten deutlich erhöhte Werte (30–50%), ein sekundärer Anstieg nach 90 Minuten wird nicht beobachtet. Bei der oralen Cholezystographie stellt sich die Gallenblase im Gegensatz zum Dubin-Johnson-Syndrom dar. Eine Therapie ist nicht erforderlich.
Die Prognose der Erkrankung ist gut.

## Komplexe hepatozelluläre Ursachen des Ikterus

Ikterus ist häufig ein Leitsymptom akuter und chronischer entzündlicher Lebererkrankungen und intra- und extrahepatischer Störungen des Gallenflusses (Cholestase). Der Ikterus ist abhängig von dem Ausmaß der Leberzellschädigung und der Leberzellmasse. Meistens ist die Bilirubinkonjugation normal, während die Bilirubinexkretion gestört ist. Daher findet sich neben einer Bilirubinurie im Serum überwiegend konjugiertes Bilirubin. Die Urobilinogenausscheidung ist meistens erhöht. Die hepatische und cholestatische Komponente kann beispielsweise bei der akuten B-Hepatitis unterschiedlich ausgeprägt sein, d.h., die Erkrankung kann entweder ikterisch oder anikterisch oder cholestatisch verlaufen. Das gleiche gilt für die Leberzirrhosen unterschiedlicher Ätiologie. Histologisch kann das Ausmaß der Cholestase unabhängig vom Ikterus stark variieren.

**Merke:** Dem Ikterus oder der Gelbsucht liegen zahlreiche verschiedene Ursachen zugrunde. Nach dem Sitz der Störung kann man einen prähepatischen, intrahepatischen und posthepatischen Ikterus unterscheiden. Die verschiedenen Formen der hämolytischen Anämien führen zu einer Erhöhung des indirekt reagierenden nichtkonjugierten Bilirubins im Serum. Die intrahepatischen Störungen der Bilirubinerhöhung sind komplex. Verschiedene isolierte Stoffwechselstörungen des Bilirubins sind bekannt. Es handelt sich dabei um Störungen der Bilirubinkonjugation (Morbus Meulengracht, Morbus Crigler-Najjar) oder um Störungen der Bilirubinexkretion (Dubin-Johnson-Syndrom, Rotor-Syndrom). Die Diagnose dieser isolierten Stoffwechselstörungen stellt in der Regel keine großen Probleme. Dagegen ist die Abgrenzung der intrahepatischen cholestatischen Syndrome von den posthepatischen Verschlußsyndromen (Verschlußikterus) von praktischer Bedeutung, da die therapeutischen Konsequenzen unterschiedlich sind.

### Weiterführende Literatur

Billing, B.H.: Twenty-five years of progress in bilirubin metabolism (1952–1977). Gut 19 (1978) 481
Kühn, H.A.: Pathogenese und Differentialdiagnose der Gelbsucht. In Kühn, H.A., H.Wernze: Klinische Hepatologie. Thieme, Stuttgart 1979
Okolicsanyi, L.: Current concepts on bilirubin metabolism and Gilbert's syndrome. In Csomos, G., H.Thaler: Clinical Hepatology. Springer, Berlin 1983
Schmid, R.: Bilirubin metabolism: state of the art. Gastroenterology 74 (1978) 1307

## Cholestase

**Definition:** Die Cholestase ist definiert als das Sistieren des Gallenflusses. Das morphologische Substrat der Cholestase ist der Nachweis von Gallenthromben in den Gallenkanalikuli und Hepatozyten. Klinisch spricht man von Cholestase, wenn im Serum gallenpflichtige Substanzen, also Bilirubin, Gallensäuren, unter Umständen Phospholipide und Cholesterin sowie Gallenenzyme erhöht sind. Meistens findet sich bei der Cholestase zwar ein Ikterus, er ist aber keine notwendige Voraussetzung.

### Ätiologie

Man unterteilt die Cholestase in
1. extrahepatische Gallengangsverschlüsse,
2. intrahepatische mechanische Gallengangsverschlüsse,
3. intrahepatische, nichtmechanische Verschlußsyndrome (Tab. **34**).

### Pathophysiologie

Bei Cholestasen sind Störungen des Gallensäurestoffwechsels von zentraler Bedeutung.
Gallensäuren werden in der Leber aus Cholesterin gebildet. Die so entstandenen primären Gallensäuren werden im Darm unter der Einwirkung von Mikroorganismen in sekundäre Gallensäuren umgewandelt. Die biliäre Sekretion von Gallensäuren beträgt pro Tag etwa 15–17 g. Dies bedeutet, daß der Gallensäurepool von 2–5 g etwa 3- bis 8mal den enterohepatischen Kreislauf der Gallensäuren passiert. Die konjugierten, primären Gallensäuren werden im unteren Ileum durch aktiven Transport fast vollständig resorbiert und der Leber zugeführt. Nur ein kleiner Anteil von etwa 0,5 g/Tag wird im Kolon durch bakterielle Enzyme dekonjugiert und dehydroxyliert. Von diesen sekundären Gallensäuren wird die Desoxycholsäure durch passive Diffusion dem enterohepatischen Kreislauf zugeführt, die Lithocholsäure als nicht resorbierbar vollständig ausgeschieden. Der Gallensäureverlust mit dem Stuhl wird in einer Menge von etwa 0,5 g/Tag durch Neusynthese ausgeglichen. Die Neusynthese von Gallensäuren wird in Abhängigkeit

Tabelle 34 Ursachen der Cholestase

**Extrahepatische Cholestase** (Verschlußikterus)

Gallensteine
Tumoren
Pankreaserkrankungen
Gallengangsstrikturen

**Intrahepatischer mechanischer Gallengangsverschluß**

Intrahepatische sklerosierende Cholangitis
Pericholangitis
Karzinom des Ductus hepaticus, maligne Tumoren, Metastasen
Mukoviszidose

**Intrahepatische Cholestase** (nichtmechanisch)

Virushepatitis
Alkoholhepatitis
Primäre biliäre Zirrhose
Cholestatische chronisch aktive Hepatitis oder Zirrhose
Drogeninduzierte Hepatitis
Cholestase in der Schwangerschaft
$\alpha_1$-Antitrypsinmangel
Cholestase bei Infektionen (Sepsis)
Morbus Hodgkin
Idiopathische intrahepatische Cholestase

vom Gallensäurerückfluß reguliert, wobei die 7-$\alpha$-Hydroxylase als geschwindigkeitsbestimmendes Enzym seine Aktivität dem Gallensäurerückfluß anpaßt.
Die Gallensäuren besitzen eine große Bedeutung für die Aufrechterhaltung des Gallenflusses. Die Abgabe der Gallensäuren vom Hepatozyten in die Gallenkanälchen ist ein aktiver Transportvorgang. Der mit der Ausscheidung von Gallensäuren in die Gallenkanälchen aufgebaute osmotische Gradient bewirkt den Übertritt von Wasser aus den Leberzellen in die Gallenkanälchen. Proportional zur Zunahme der Gallensäureexkretion nimmt auch das Volumen der sezernierten Galle zu (gallensäureabhängige Fraktion der Galle). Von Gallensäuren unabhängig folgt die Flüssigkeitsausscheidung weiterhin einem Gradienten, der durch einen aktiven Natriumtransport aus dem Hepatozyten in die Gallenkanälchen entsteht. Gallensäureabhängige und -unabhängige Fraktionen werden in etwa zu gleichen Volumenanteilen ausgeschieden.
In der Galle sorgen die Gallensäuren in Verbindung mit Lecithin dafür, daß das mit der Galle ausgeschiedene freie Cholesterin durch Mizellenbildung in Lösung gehalten wird. Das Mischungsverhältnis der 3 Komponenten von 8% Cholesterin, 72% Gallensäuren und 20% Lecithin verhindert bei Normalpersonen die Gallensteinbildung. Gallensteine, insbesondere Cholesterinsteine, treten auf, wenn das Cholesterin zu Lasten von Gallensäuren in der Galle zunimmt, so daß es nicht mehr mizellar in Lösung gehalten werden kann. Der Bildung von Cholesterinsteinen liegt überwiegend entweder eine Stoffwechselstörung der Leber oder ein gestörter enterohepatischer Kreislauf der Gallensäuren zugrunde.
Störungen des Gallensäurestoffwechsels treten bei vielen entzündlichen Lebererkrankungen, insbesondere aber bei Cholestasen auf. Obgleich bei entzündlichen Lebererkrankungen die Gallensäurekonzentration im Blut und die Gallensäureausscheidung über den Urin gesteigert sind, lassen sich keine krankheitsspezifischen Gallensäuremuster für diese Krankheiten bestimmen. Erst mit intra- und extrahepatischen Verschlußsyndromen einhergehende Lebererkrankungen haben relativ typische Veränderungen im Gallensäurestoffwechsel. So fehlt bei komplettem Verschluß die Gallensäureausscheidung in den Darm, was zum vollständigen Fehlen von Desoxycholsäuren im Blut und Urin führt. Im Blut lassen sich jedoch sekundäre, monohydroxylierte Gallensäuren nachweisen, die in der Leber als sogenannte primäre Gallensäuren über einen wiedereröffneten fetalen Syntheseweg gebildet werden. Da die Monohydroxycholsäuren hepatotoxisch sind, kommt ihnen bei langdauernden Verschlußsyndromen eine zusätzliche pathogenetische Bedeutung zu.

### Diagnostisches Vorgehen

Morphologisch können bei der intrahepatischen Cholestase charakteristische histologische und elektronenmikroskopische Befunde erhoben werden. Lichtmikroskopisch finden sich sichtbare Ablagerungen von Gallenpigment in den Hepatozyten und Gallenthromben in den Gallenkanalikuli. Elektronenoptisch werden eine Erweiterung der Kanalikuli, Rarifizierung der Mikrovilli, Verbreiterung des perikanalikulären Ektoplasmas, Hyperplasie des Golgi-Apparates und Vermehrung des glatten endoplasmatischen Retikulums beobachtet. Sie treten vorwiegend im Zentrum des Leberläppchens auf. Beim mechanischen Verschlußikterus sind die portalen Felder besonders in der Nähe der Gallengänge mit Granulozyten infiltriert. Die Gallengangsepithelien sind degeneriert. In den Gallenduktuli wird eingedickte Galle beobachtet.

## Extrahepatische Cholestase (Verschlußikterus)

### Ätiologie

Die häufigste Ursache des extrahepatischen Verschlußikterus sind Konkremente im Bereich des Ductus choledochus. Weitere Ursachen sind Gallengangskarzinome, ein Karzinom der Papilla Vateri, chronische Pankreatitis, Pankreaskarzinom. Nach vorausgegangenen Gallenoperationen oder chronisch entzündlichen Prozessen können Gallengangsstrikturen auftreten.

### Klinik

#### Anamnese

Klinisch sind rechtsseitige, nahrungsabhängige Oberbauchkoliken charakteristisch für ein Gallensteinleiden. Gewichtsabnahme, Appetitlosigkeit finden sich häufig anamnestisch bei Patienten mit Pankreaskarzinom. Juckreiz ist häufiger beim extrahepatischen Verschlußikterus als bei hepatozellulären Erkrankungen. Intermittierende Temperaturen können ein Hinweis auf eine Cholangitis sein und sprechen für ein Gallensteinleiden.

#### Befund

Die Leber ist häufig geringfügig vergrößert, tastbare Knoten sprechen für Lebermetastasen. Bei einem extrahepatischen Verschluß auf dem Boden eines Karzinoms ist die Gallenblase häufig vergrößert palpabel (Courvoisiersches Zeichen).

#### Diagnostisches Vorgehen

Beim kompletten Verschlußikterus steigt das Bilirubin auf 260–430 µmol/l (15–25 mg/dl) an, es besteht zu etwa 50% oder mehr aus direktem Bilirubin. Ebenso sind die Gallensäuren erhöht, sie sind für den Juckreiz des Patienten verantwortlich. Die Transaminasen sind normal oder nur geringfügig erhöht, sie betragen selten das 10fache der Norm. Die alkalische Phosphatase ist meistens stark erhöht. Bei lange bestehendem Verschlußikterus kann es zu Malabsorption von Fett, fettlöslichen Vitaminen und Calcium kommen. Das Cholesterin ist häufig erhöht. Bei komplettem Verschluß ist im Urin kein Urobilinogen, Bilirubin jedoch vermehrt nachweisbar.
Sonographisch stellen sich die intra- und extrahepatischen Gallenwege erweitert dar. Bei einer Bilirubinerhöhung von mehr als 50 µmol/l (3 mg/dl) stellen sich die Gallenwege röntgenologisch bei der intravenösen Cholangiographie nicht mehr dar. Zur weiteren Diagnostik sind häufig die perkutane transhepatische Cholangiographie (PTC) oder die endoskopische retrograde Cholangiographie (ERC) notwendig.

#### Therapie

Die Therapie des extrahepatischen Verschlußikterus ist in den meisten Fällen chirurgisch.

## Intrahepatischer mechanischer Gallengangsverschluß

Die Ursachen des intrahepatischen mechanischen Gallengangsverschlusses sind häufig die gleichen wie beim extrahepatischen Gallengangsverschluß. Ursachen können ein Karzinom des Ductus hepaticus, entzündliche Strikturen des Ductus hepaticus, Lebermetastasen oder andere raumfordernde Prozesse sein. Eine chronische aszendierende bakterielle Cholangitis und fibrosierende Pericholangitis, meist im Zusammenhang mit einem Gallensteinleiden, können zu entzündlichen Strikturen der intrahepatischen Gallenwege mit Ikterus führen. Die sklerosierende Cholangitis kann extra- und intrahepatisch auftreten, sie kann mit Colitis ulcerosa und einer retroperitonealen Fibrose assoziiert sein.

## Intrahepatische Cholestase (nichtmechanisch)

#### Ätiologie

Die intrahepatische Cholestase ist ätiologisch heterogen. Die Störung der Gallensekretion kann lokalisiert sein zwischen Mikrosomen und Gallenkanalikuli, in den Kanalikuli und den Duktuli.

#### Klinik

Klinisch geht die intrahepatische Cholestase meistens, aber nicht immer, mit Ikterus einher. Juckreiz ist ein Hinweis auf eine gleichzeitig bestehende Gallensäuresekretionsstörung.
Der Verlauf kann akut, chronisch oder chronisch-rezidivierend sein. Die Diagnose wird durch Anamnese, klinischen Befund, laborchemische Befunde in den meisten Fällen klar sein, sie wird endgültig durch Leberbiopsie gesichert.

#### Befund

Meistens besteht eine Erhöhung des direkt reagierenden Bilirubins und der cholostaseanzeigenden Enzyme wie alkalische Phosphatase, $\gamma$-GT und der 5-Nucleotidase.

#### *Cholestatische Hepatitis*

Cholestase ist häufig ein Begleitsymptom akuter und chronisch-entzündlicher Lebererkrankungen, die virusinduziert, alkoholinduziert oder drogeninduziert sein können. Hier sind die serologischen Befunde zum Ausschluß einer Virushepatitis wichtig; die Anamneseerhebung gibt häufig Hinweise auf das Vorliegen einer Drogenhepatitis. Häufige Ursachen einer medikamenteninduzierten Cholestase sind die $^{17}$C-alkylierten Steroide und das Chlorpromazin (S. 13.119). Die alkoholische Hepatitis verläuft ebenfalls häufig mit cholestatischer Komponente (S. 13.121).

#### *Schwangerschaftscholestase*

Die intrahepatische Schwangerschaftscholestase tritt in einer Häufigkeit von 1:2000 bis 1:8000 Schwangerschaften auf. Die Erkrankung ist gutartig, rezidiviert aber bei einer erneuten Schwangerschaft. Leitsymptome sind Juckreiz, Ikterus, Erhöhung der alkalischen Phosphatase, der $\gamma$-GT und Erhöhung der Gallensäuren. Die Leberfunktionsproben sind normal, die Transaminasen entweder nicht oder nur geringfügig erhöht. Es ist wichtig, diese Erkrankung von der Schwangerschaftsfettleber und Virushepatitis in der Schwangerschaft zu unterscheiden.

*Idiopathische rezidivierende intrahepatische Cholestase*

Dies ist eine seltene, autosomal rezessiv vererbte Erkrankung, die sich meist in der Kindheit manifestiert. Die klinischen Symptome sind Juckreiz, Ikterus, Erhöhung der alkalischen Phosphatase und der Gallensäuren. Der Verlauf ist chronisch-rezidivierend, der Ikterus kann bis zu 3 Monaten andauern. Histologisch besteht eine zentrilobuläre Cholestase. Es sind Besserungen nach Gabe von Phenobarbital beschrieben. Cholestyramin ist symptomatisch wirksam zur Behandlung des Juckreizes.

*Postoperative Cholestase*

Die Pathogenese ist komplex, die Ursachen sind Hämolyse, Bluttransfusionen, Hypoxie und Schock.

*Weitere seltene Formen der intrahepatischen Cholestase*

Seltenere Ursachen der Cholestase sind im Kindesalter der $\alpha_1$-Antitrypsinmangel, Cholestase bei Amyloidose, Morbus Hodgkin. Komplexe Ursachen haben die Cholestase bei Infektionen, die postoperative Cholestase und die Cholestase bei Hyperalimentation. Die chronisch-sklerosierende, nichteitrige Cholangitis als Frühstadium der primären biliären Zirrhose verläuft mit einer Cholestase, die Pathogenese ist ungeklärt (S. 13.113).

### Differentialdiagnose der Cholestase

Die häufigsten Probleme der Differentialdiagnose des Ikterus sind:

1. die Unterscheidung zwischen extra- und intrahepatischer Cholestase,
2. die Unterscheidung zwischen akuter und chronischer Hepatitis,
3. die Erkennung besonderer Formen und Verläufe.

Eine sorgfältige Anamnese und Untersuchung sind unverändert die wesentlichen Bestandteile der Diagnostik. Die Untersuchung der Leberenzyme gibt zwar Aufschluß über die Aktivität einer Leberschädigung, erlaubt aber nicht immer die Unterscheidung zwischen intra- und extrahepatischer Cholestase. Immunserologische Untersuchungen gestatten den Nachweis einer Hepatitis-A-Hepatitis-B-Virusinfektion und sind mit dem Nachweis antimitochondrialer Antikörper nahezu beweisend für das Vorliegen einer primären biliären Zirrhose. Die Unterscheidung eines prähepatischen von einem hepatozellulären Ikterus ist mit der Erhöhung des indirekten Bilirubins, Erhöhung des Serumeisens, Erniedrigung des Haptoglobins und Erhöhung der Retikulozyten meistens einfach.

Die wesentlichen klinischen Befunde bei extrahepatischem Verschlußikterus, intrahepatischer Cholestase und Hepatitis sind in der Tab. **35** zusammengefaßt.

Zur Diagnostik des ikterischen Patienten ist ein diagnostischer Stufenplan zu empfehlen, wie er in der Tab. **36** zusammengefaßt ist. Meistens ist eine Diagnose aus Anamnese, Befund und Laboruntersuchungen mit einem hohen Wahrscheinlichkeitsgrad zu stellen. Als nächster Schritt ist die Sonographie indiziert, die als nichtinvasive Methode den Nachweis erweiterter Gallengänge ermöglicht. Bei nicht erweiterten Gallengängen ist ein extrahepatischer Verschluß unwahrscheinlich, unter Beachtung der üblichen Kontraindikationen besteht die Indikation zur Leberblindpunktion oder Laparoskopie. Sind sonographisch die Gallengänge erweitert, sind in der weiterführenden Diagnostik die endoskopische retrograde Cholangiographie oder die perkutane Cholangiographie indiziert. Meist wird als Erstuntersuchung die endoskopische retrograde Cholangiographie bevorzugt. Hiermit kann die Lokalisation des Verschlußikterus und häufig auch schon die Differentialdiagnose Stein oder Tumor geklärt werden.

In Tab. **37** ist ein Stufenplan für die Labordiagnostik bei Patienten mit Ikterus zusammengefaßt. Diese Tabelle ist eine Vereinfachung, sie berücksichtigt nicht komplizierende Faktoren wie Hämolyse bei chronisch-entzündlichen Lebererkrankungen, die Schwierigkeiten der Diagnostik bei Patienten mit dem Bild einer medikamentösen Cholestase und Hepatitis und die vielfältigen Lebermitbeteiligungen bei parasitären, infektiösen und anderen systemischen Erkrankungen.

**Merke:** Die Störungen des Gallenflusses werden als Cholestase bezeichnet. Man unterscheidet die extrahepatischen Gallengangsverschlüsse von den nicht mechanischen intrahepatischen Cholestasen. Die häufigsten Ursachen der extrahepatischen Cholestase sind Gallensteine, Tumoren, Pankreaserkrankungen oder Gallengangsstrikturen. Die häufigsten Ursachen der intrahepatischen Cholestase sind die akute oder chronische Virushepatitis, Alkoholschädigungen sowie medikamentöse Ursachen. Die laborchemischen Veränderungen zeigen eine Erhöhung des Bilirubins sowie eine Erhöhung der cholestaseanzeigenden Enzyme wie der alkalischen Phosphatase und $\gamma$-GT und sind nur von begrenzter differentialdiagnostischer Bedeutung. Die Unterscheidung zwischen intrahepatischer und extrahepatischer Cholestase ist dagegen mit Hilfe der Sonographie, der ERCP und PTC sowie der Computertomographie in den meisten Fällen mit Sicherheit möglich.

Tabelle **35** Typische Befundkonstellation bei extrahepatischem Verschlußikterus, intrahepatischer Cholestase und Hepatitis

| | Extrahepatischer Verschlußikterus | Intrahepatische Cholestase | Hepatitis |
|---|---|---|---|
| Juckreiz | häufig | häufig | selten |
| Fieber | bei Steinverschluß häufig | ± | ± |
| Schmerzen | bei Steinverschluß häufig | diffus | diffus |
| Ikterusentwicklung | bei Tumor langsam progredient<br>bei Stein wechselnd | rasch | rasch |
| Tastbare Gallenblase | bei Tumor häufig (Courvoisiersches Zeichen) | ± | ± |
| Urobilinogenurie | bei kompl. Verschluß negativ | ± | ± |
| Transaminasen | <400 U/l | <400 U/l | >400 U/l |
| Alkalische Phosphatase | stark erhöht | stark erhöht | normal oder gering erhöht |
| Eisen | normal | normal | erhöht |
| Prothrombinzeit | häufig verlängert, Besserung nach Vitamin K | häufig verlängert, Besserung nach Vitamin K | häufig verlängert, keine Besserung nach Vitamin K |
| Sonographie | erweiterte Gallengänge | normal weite Gallengänge | normal weite Gallengänge |
| Endoskopische retrograde Cholangiographie (ERC) | erweiterte Gallengänge (Stein oder Tumor) | normal weite Gallengänge | normal weite Gallengänge |
| Perkutane Cholangiographie (PTC) | erweiterte Gallengänge (Stein oder Tumor) | normal weite Gallengänge | normal weite Gallengänge |

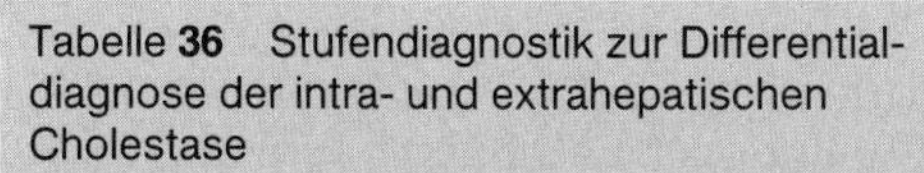
Tabelle **36** Stufendiagnostik zur Differentialdiagnose der intra- und extrahepatischen Cholestase

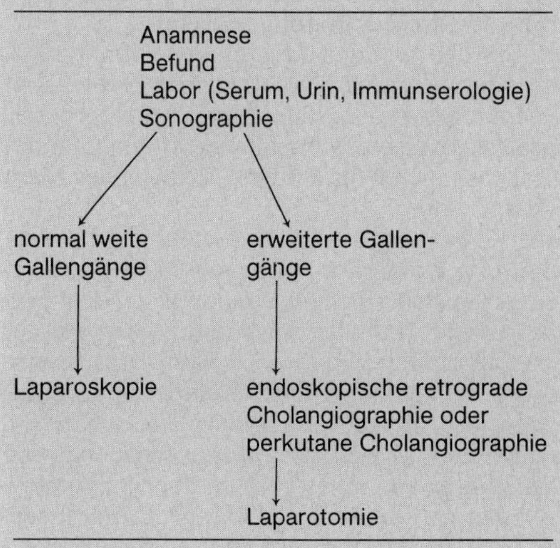


Tabelle **37** Stufendiagnostik bei Ikterus

| | | |
|---|---|---|
| *Indirektes Bilirubin positiv:* | Hämolysezeichen pos. | hämolytischer Ikterus |
| | Hämolysezeichen neg. | Morbus Gilbert usw. |
| *Direktes Bilirubin positiv:* | GOT, GPT, alk. Phosph. normal, antimitochondriale Antikörper negativ | Dubin-Johnson-Syndrom, Rotor-Syndrom |
| | GOT, GPT>300 U/l alk. Phosph. normal | Hepatitis (Virus-, Alkohol-, Drogen-) |
| | GOT, GPT<300 U/l alk. Phosph.>700 U/l antimitochondriale Antikörper negativ | intra- oder extrahepatische Cholestase |
| | IgM, antimitochondriale Antikörper erhöht | primäre biliäre Zirrhose |

Weiterführende Literatur

Niederau, C., G. Strohmeyer: Pathophysiologie und Klinik der Cholestase. Leber Magen Darm 11 (1981) 201
Paumgartner, G.: Biophysik und Biochemie der Gallesekretion: Angriffspunkte von Störfaktoren. Verhd. dtsch. Ges. inn. Med. 85 (1979) 365
Popper, H.: Cholestasis: the future of a past and present riddle. Hepatology 1 (1981) 187

## Zirkulationsstörungen

### Pfortaderhochdruck (Portale Hypertension)

**Definition:** Als Pfortaderhochdruck wird eine Druckerhöhung in der Pfortader auf mehr als 10–12 mm Hg bezeichnet.

Pathophysiologie

Die Pfortader erhält das Blut aus der Milzvene, den Magenvenen, den Pankreasvenen und der V. mesenterica superior und inferior. Die Leber hat eine doppelte Blutversorgung durch die A. hepatica, etwa 0,5 l/min, und die Pfortader, etwa 1,5 l/min. Damit beträgt die Gesamtleberdurchblutung etwa 2,0 l/min. Venöses Portalblut und arterielles Blut vereinigen sich in der Peripherie der Lebersinusoide und fließen in den Lebersinusoiden zur Zentralvene und in die Lebervenen.

Die portale Hypertonie wird eingeteilt in einen prähepatischen, intrahepatischen und posthepatischen Block (Tab. **38**; Abb. **30**).

Der *prähepatische Block* kann verursacht sein durch einen vermehrten Blutzufluß zur Leber, wie bei arteriovenösen Fisteln und bei Patienten mit massiver Splenomegalie, bei Patienten mit hämatologischen Systemerkrankungen. Die häufigste Ursache für portale Hypertonie sind Widerstandserhöhungen im portalen Kreislauf. Diese können prähepatisch, im Bereich der Pfortader oder Milzvene liegen. Die Pfortaderthrombose ist meistens Folge septischer Prozesse, Perityphlitis oder Folge einer erhöhten Thromboseneigung bei Polycythaemia vera. Pankreatitis, Pankreasabszesse, Leberzirrhose und Tumorleiden sind weitere Ursachen.

*Intrahepatische Formen* des Pfortaderhochdrucks können präsinusoidal, sinusoidal oder postsinusoidal gelegen sein. Die häufigste Ursache dieses Pfortaderhochdrucks weltweit ist die Schistosomiasis, bei der es zu einer Verlegung der kleinen Pfortaderäste durch Schistosomeneier kommt. Andere Ursachen sind die periportale Fibrose, chronische Arsenvergiftungen und Vinylchlorid. Auch die primäre biliäre Zirrhose, der Morbus Wilson und granulomatöse Lebererkrankungen unterschiedlicher Genese gehören zu dieser Gruppe. Ein sinusoidaler Block wird auch bei Patienten mit Fettleber und chronisch aktiver Hepatitis gesehen. Ein postsinusoidaler Block besteht bei Patienten mit Leberzirrhose und nach Gabe bestimmter Zytostatika.

Tabelle **38** Lokalisation und Ursachen des Pfortaderhochdrucks (portale Hypertension)

**1. Prähepatischer Block**
- Pfortaderthrombose
- Arterioportale Fistel
- Primärer idiopathischer Pfortaderhochdruck

**2. Intrahepatischer Block**
- Präsinusoidaler Block
  - Schistosomiasis
  - Primäre biliäre Zirrhose
  - Morbus Wilson
  - Myeloproliferative Erkrankungen
  - Arsen- und Vinylchloridexposition
- Sinusoidaler Block
  - Fettleber
  - Chronisch aktive Hepatitis
- Postsinusoidaler Block
  - Zirrhose
  - Venookklusive Erkrankung
  - Zytostatika

**3. Posthepatischer Block**
- Thrombose der unteren Hohlvene (Budd-Chiari-Syndrom)
- Kompression der unteren Hohlvene
- Kongenitale Membran

Die sogenannte venookklusive Erkrankung, die vor allem in Indien durch das Alkaloid Pyrrolizidin hervorgerufen wird, verursacht Entzündungen und Verschluß der kleinen Lebervenen und damit ebenfalls eine portale Hypertonie.

Eine Thrombose der oberen Hohlvene, häufig durch Tumor oder Entzündung verursacht, wird als Budd-Chiari-Syndrom bezeichnet.

Infolge der portalen Hypertonie kommt es zu Veränderungen der Hämodynamik. Dabei ist im wesentlichen der portale Anteil des Blutdurchflusses verringert, während der arterielle Anteil kompensatorisch bis auf das Doppelte der Norm ansteigen kann.

Eine Folge der portalen Hypertonie ist die Ausbildung portokavaler Anastomosen. Klinisch am bedeutsamsten sind Anastomosen zu den Ösophagusvenen mit der Ausbildung von Ösophagusvarizen. Diese bestimmen häufig das Schicksal von Patienten mit portaler Hypertonie bei Leberzirrhose und sind in nahezu 50% der Fälle Ursache einer tödlichen Ösophagusvarizenblutung. Die Bildung von Anastomosen über Paraumbilikalvenen wird klinisch sichtbar als Caput medusae. Weitere Anastomosen verlaufen retroperitoneal, insbesondere über die linke Nierenvene. Hämorrhoiden sind häufig bei Patienten mit portaler Hypertonie, diagnostisch aber von geringem Wert.

Etwa 90% der Leberlymphe werden im Bereich der Sinusoide gebildet. Bei portaler Hypertonie

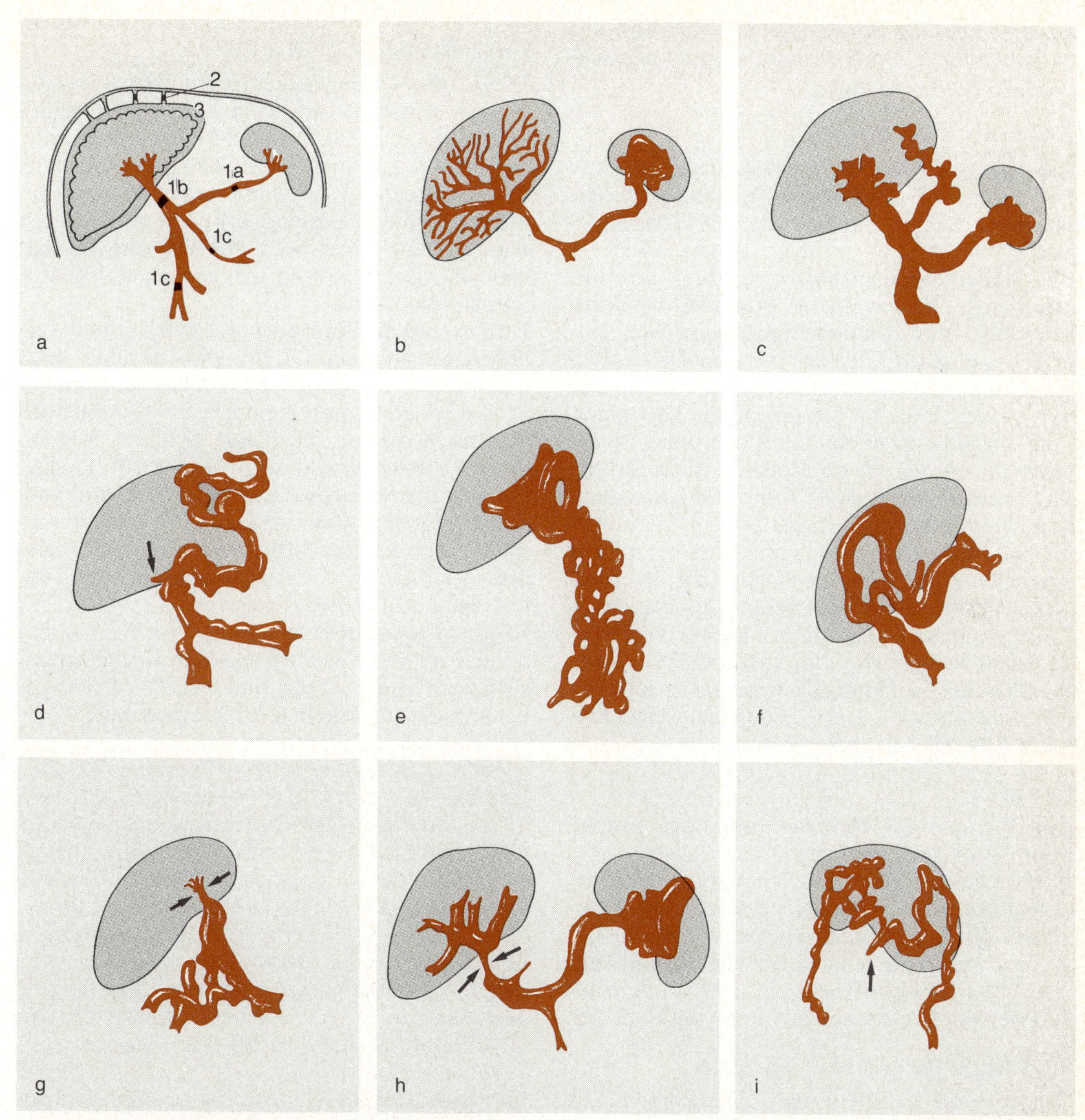


Abb. **30** Splenoportographie bei portaler Blockbildung. **a** Schema der portalen Blockformen: 1 = extrahepatischer Block, 1a = rein lienale Form, 1b = portale Form, trunkulärer Typ (Pfortaderstammblock), 1c = radikulärer Typ, 2 = posthepatischer Block (Budd-Chiari-Syndrom), 3 = intrahepatischer Block; **b** normales Splenoportogramm; **c** intrahepatischer Block bei Leberzirrhose; **d** kongenitale Pfortaderstenose (extrahepatischer Block); **e** Kavernom der Pfortader (extrahepatischer Block); **f** Cruveilhier-Baumgartensches Syndrom (proximaler Typ); **g** Leberpforte-Kompressionssyndrom; **h** Leberpforte-Kompressionssyndrom (distaler Typ); **i** lienale Form des extrahepatischen Blocks bei Milzvenenstenose (aus Markoff, M., E. Kaiser; Krankheiten der Leber und der Gallenwege in der Praxis. Thieme, Stuttgart 1962)

auf dem Boden einer Zirrhose und anderen Ursachen der sinusoidalen oder postsinusoidalen Blockformen ist die Lymphproduktion erheblich gesteigert und kann 8–12 l/Tag betragen. Sie hat einen wesentlichen Anteil an der Ausbildung eines Aszites.

Als Folge eines Pfortaderhochdrucks kann sich bei Leberzirrhosen eine venöse Verhinderung zwischen dem Versorgungsbereich der V. umbilicalis und V. portae ausbilden (Cruveilhier-von Baumgarten-Syndrom).

## Klinik

### Anamnese

Häufig sind es erst die Komplikationen der portalen Hypertonie, die klinisch beobachtet werden und die Diagnose stellen lassen. Hierbei steht die Ösophagusvarizenblutung an erster Stelle.

### Befund

Klinisch besteht meistens eine Splenomegalie, die aber keine strenge Korrelation zum Ausmaß der portalen Hypertonie hat. Weiter ist zu achten auf die klinischen Zeichen der Leberzirrhose wie Palmarerythem, Spider naevi, Caput medusae, Weißfleckung der Haut.

### Diagnostisches Vorgehen

Ösophagusvarizen lassen sich *endoskopisch* und *röntgenologisch* nachweisen. Der endoskopische Nachweis gelingt häufiger als der röntgenologische.
Zur weitergehenden Differenzierung der verschiedenen Formen von Pfortaderhochdruck kann auf Druckmessungen nicht verzichtet werden. Als direktes Maß der portalen Druckerhöhung kann der Druck innerhalb der Milzpulpa durch eine perkutane intrasplenische Druckmessung mit Hilfe eines Katheters oder einer Nadel bestimmt werden. Diese Methode ist wegen der Blutungskomplikationen für die klinische Routine nicht brauchbar. Die portokavalen Anastomosen und Flußverhältnisse können indirekt mit der arteriellen Zöliakographie diagnostiziert werden. Diese Methode ist gefahrloser und kann auch bei Patienten mit dekompensierter Leberzirrhose angewendet werden. Der Pfortaderhochdruck kann ebenfalls aus der Druckdifferenz zwischen freiem Lebervenendruck und Lebervenenverschlußdruck (WHVP) bestimmt werden.

### Therapie

Die Therapie der Pfortaderthrombose besteht, wenn technisch möglich, in der Anlage eines splenorenalen Shunts. Die Behandlung der Milzvenenthrombose ist die Splenektomie. Die Komplikationen der portalen Hypertonie bei Leberzirrhose werden getrennt besprochen; Aszites auf S. 13.110, Leberinsuffizienz auf S. 13.91, Behandlung der Ösophagusvarizenblutung auf S. 13.112.

## Verschluß der Arteria hepatica

Der spontane Verschluß der A. hepatica kommt meistens in Verbindung mit einer generalisierten Arteriosklerose vor. Der Verschluß der A. hepatica führt nicht immer zu einem Leberinfarkt und damit zu einer klinisch relevanten Leberfunktionsstörung. Er kann deswegen manchmal symptomlos bleiben. Bei ausgedehntem Infarkt bestehen klinisch plötzlich auftretende Schmerzen im rechten Oberbauch, Kollapsneigung und Blutdruckabfall treten hinzu. Fieber und die klinischen Zeichen von Leberfunktionsstörungen werden in unterschiedlichen Ausmaßen beobachtet. Der Verlauf wird wesentlich von Begleitkrankheiten, vom Alter der Patienten und von eingeschränkten Vitalfunktionen anderer Organe mitbestimmt. Die Behandlung ist in der Regel symptomatisch.

## Aneurysmen

Intra- und extrahepatische Aneurysmen sind selten und dann meistens asymptomatisch. Wegen des hohen Risikos der Ruptur oder der Dissektion ist nach Diagnosestellung ein operatives Vorgehen indiziert.

## Herz-Kreislauf-Störungen

Wegen der engen anatomischen Beziehung des rechten Ventrikels zur Leber ist es nicht erstaunlich, daß die Leber, besonders bei der Rechtsherzinsuffizienz, beteiligt ist. Beim akuten Schock mit begleitender Rechtsherzinsuffizienz sind mikroskopisch die Sinusoide erweitert mit örtlichen Hämorrhagien, Nekrosen und Atrophie des Parenchyms. Die Nekrosen sind vorwiegend zentrolobulär lokalisiert.
Häufig sind die Transaminasen stark erhöht, insbesondere auch die GLDH, das Bilirubin steigt meistens nur mäßig an. Nach erfolgreicher Schockbehandlung bilden sich die Veränderungen rasch zurück, bleibende Schäden werden nicht beobachtet. Bei der chronischen Rechtsherzinsuffizienz ist die Leber vergrößert und konsistenzvermehrt. Histologisch wird eine progrediente Atrophie der Leberzellbalken mit Dilatation der Sinusoide und Sklerosierung der Zentralvenen beobachtet.
In einem geringen Prozentsatz (etwa 5%) von Patienten mit schwerer chronischer Rechtsherzinsuffizienz kann sich das Bild einer kardialen Leberzirrhose entwickeln (cirrhose cardiaque).

**Merke:** Die Leber weist eine doppelte Blutversorgung durch die A. hepatica und die Pfortader auf. Der Pfortaderdruck beträgt beim Normalen 10–12 mmHg, eine Erhöhung des Pfortaderdrucks kann prähepatisch, intrahepatisch und posthepatisch lokalisiert sein. Die häufigste Ursache des Pfortaderhochdrucks ist die Leberzirrhose. Hierbei bilden sich Kollateralen zwischen dem Pfortaderstromgebiet und dem Kavastromgebiet. Diese manifestieren sich häufig als Ösophagusvarizen.
Aufgrund der engen anatomischen Beziehung zwischen Lebervene und dem rechten Ventrikel führt ein Versagen des rechten Herzens zur Leberstauung mit Ausbildung läppchenzentraler Nekrosen und bei lang andauernder Rechtsherzinsuffizienz zur kardialen Leberzirrhose.

### Weiterführende Literatur

Lautt, W. W.: Hepatic vasculature: a conceptual review. Gastroenterology 73 (1977) 1163
Neumayr, A.: Ätiopathogenese des Pfortaderhochdruckes. Verh. dtsch. Ges. inn. Med. 82 (1976) 1991
Parker, R. G. F.: Arterial infarction of the liver in man. J. Path. Bact. 73 (1955) 521
Parker, R. G. F.: Occlusion of the hepatic veins in man. Medicine 38 (1959) 369
Sherlock, S.: Classification and functional aspects of portal hypertension. Amer. J. Surg. 127 (1974) 121
Sherlock, S.: Portal circulation and portal hypertension. Gut 19 (1978) 70
Stillman, A. E., R. Huxtable, P. Consroe et al.: Hepatic veno-occlusive disease due to pyrolizidine. Gastroenterology 73 (1977) 349
Webb, L. J., S. Sherlock: The aetiology, presentation and natural history of extrahepatic portal venous obstruction. Quart J. Med. 48 (1977) 627

## Akute Leberinsuffizienz

**Definition:** Die akute Leberinsuffizienz oder das akute Leberversagen ist definiert als akute und schwere Störungen der Leberfunktion, ausgelöst durch eine massive Leberzellnekrose oder eine andere Ursache einer plötzlichen und schweren Beeinträchtigung der Leberfunktion bei Patienten ohne Hinweis auf vorbestehende Lebererkrankung.

### Häufigkeit

Das akute Leberversagen ist selten, es tritt als Folge einer akuten Virushepatitis in einer Häufigkeit von etwa 0,2–1 % auf.

### Ätiologie

Die häufigsten Ursachen sind akute Virushepatitiden vom Typ A, B oder Nicht-A–nicht-B. Sie machen etwa 50 % aller Fälle aus. Weitere Ursachen sind Halothan, Paracetamol oder Isoniazid. Eine geringere Rolle spielen direkte Lebertoxine, wie beispielsweise die Knollenblätterpilz- oder Tetrachlorkohlenstoffvergiftung, das Budd-Chiari-Syndrom oder Tumorleiden (Tab. **39**).

### Pathophysiologie

Die Pathophysiologie von akuter und chronischer Leberinsuffizienz ist im Verlauf ähnlich (s. S. 13.91). Eine Sonderform des akuten Leberversagens ist das Reyés-Syndrom. Hierbei handelt es sich um eine besondere Form der Leberverfettung mit Enzephalopathie. Die Krankheit befällt vornehmlich Kinder zwischen dem 2. und 10. Lebensjahr. Selten ist die Krankheit bei Erwachsenen beobachtet worden. Die Krankheit tritt vor allem im Gefolge verschiedener viraler Infekte auf, einhergehend mit Fieber, Krampfanfällen, Übelkeit und Bewußtseinsstörungen verschiedenen Grades. Histologisch ist eine extreme Leberverfettung mit kleintropfiger Triglyzeridablagerung und Schwellung der Mitochondrien typisch.

Tabelle **39** Ursache der akuten Leberinsuffizienz

| Ursache und Häufigkeit | %* |
|---|---|
| Fulminante Virushepatitis | 40–50 |
| Medikamente (z. B. Halothan, Paracetamol usw.) | 10–20 |
| Direkte Hepatotoxine | 5–35 |
| Akute Fettleber (Schwangerschaft, Tetrazykline, Reye-Syndrom, Alkohol usw.) | 10 |
| Andere Ursachen (z. B. Mangeldurchblutung, Tumoren usw.) | 10 |

* Mittelwerte der Literatur

### Klinik

#### Anamnese

Eine akute Leberinsuffizienz kann sich zu jedem Zeitpunkt im Verlauf einer akuten Hepatitis entwickeln, am häufigsten aber in der 1. Woche nach Beginn der Symptomatik, selten gehen die ersten Erscheinungen der Leberinsuffizienz den Symptomen Ikterus und Fieber voraus.
Als weitere klinische Symptome treten bei der akuten Leberinsuffizienz die in Tab. **40** zusammengefaßten Befunde auf.

Tabelle **40** Akute Leberinsuffizienz – klinische Befunde

1. Ikterus
2. Fieber
3. Foetor hepaticus
4. Lebergröße ↓ oder ↑
5. Apathie, Schläfrigkeit, Erregung
6. Hämorrhagische Diathese
7. Hypotonie
8. Aszites, Ödeme
9. Terminales Nierenversagen
10. Koma

Tabelle **41** Stadien des Coma hepaticum

| Komastadium | Bewußtseinslage | Flapping Tremor | EEG-Veränderungen |
|---|---|---|---|
| **Stadium I** (Prodromalstadium) | Euphorie, geringe Verwirrtheit, Verlangsamung, verwaschene Sprache, Schlafstörungen | leicht | meist fehlend |
| **Stadium II** (drohendes Koma) | Symptome stärker ausgeprägt als Stadium I, schläfrig, inadäquates Verhalten | vorhanden | vorhanden |
| **Stadium III** (Stupor) | Schläfrig, aber erweckbar, unzusammenhängende Sprache | vorhanden | vorhanden |
| **Stadium IV** (tiefes Koma) | Patient reagiert nicht mehr auf Schmerzreize | gewöhnlich fehlend | vorhanden |

### Befund

*Enzephalopathie:* Das Syndrom der hepatischen Enzephalopathie besteht aus einem Spektrum neurologischer Symptome. Es wird in 4 Stadien eingeteilt (Tab. **41**). Die Stadieneinteilung ist für die Prognose der Erkrankung wichtig. Bei Patienten im Stadium IV beträgt die Mortalität 80–90%.
*Foetor hepaticus:* Dieser ist charakteristisch für die hepatische Enzephalopathie. Er hat einen süßlich-aromatischen Charakter.
*Lebergröße:* Die Lebergröße nimmt im Verlauf der Erkrankung oft rapide ab, dies ist ein schlechtes prognostisches Zeichen. Seltener wird eine plötzliche Volumenzunahme beobachtet (Budd-Chiari-Syndrom, Tumorleiden).
*Blutungsneigung:* Etwa 50% aller Patienten haben Blutungskomplikationen. Es sind in erster Linie Magen-Darm-Blutungen, die den klinischen Verlauf komplizieren. Häufig spielt eine gestörte Synthese von Gerinnungsfaktoren, selten eine Verbrauchskoagulopathie pathogenetisch eine Rolle.
*Respiratorische Störungen und Störungen der zirkulatorischen Homöostase:* Die Ursache kann in einer gestörten zerebralen Regulationsstörung liegen, aber auch pulmonale, kardiale oder periphere vaskuläre Genese sind häufig. Zu Beginn besteht häufig eine respiratorische und metabolische Alkalose, in späteren Stadien weicht diese einer metabolischen Azidose mit Hyperlaktatämie. Zu diesem Zeitpunkt wird klinisch bereits eine Niereninsuffizienz sichtbar.
*Hypoglykämien:* Sie sind nicht selten und eine schwerwiegende Komplikation, die unerkannt irreversible Folgen hat.
*Niereninsuffizienz:* Die Mehrzahl der Patienten weist eine Störung der Nierenfunktion auf. Am häufigsten sind funktionelle oder prärenale Niereninsuffizienzen. Beim fulminanten Leberversagen muß genau so häufig eine akute tubuläre Nekrose in Betracht gezogen werden. Von untergeordneter Bedeutung sind primäre Nierenerkrankungen.

### Diagnostisches Vorgehen

Die Transaminasen und das Bilirubin sind regelmäßig stark erhöht. Als Ausdruck der Synthesestörung sind der Quick-Wert und die anderen Gerinnungsfaktoren erniedrigt. Das Plasmaammoniak (Normalwert bis 59 µmol/l) ist zu Beginn meist normal, später erhöht. Häufig findet sich eine Hypokalämie. Die Plasmaaminosäuren sind erhöht, besonders die aromatischen Aminosäuren. Das $\alpha_1$-Fetoprotein kann als ein Serummarker für die Leberregeneration und somit als ein prognostischer Marker dienen. Eine ähnliche Bedeutung wird dem Verlauf des Faktor-V-Spiegels im Verlauf zugeschrieben.

### Therapie

Grundlage der Therapie ist eine internistische Intensivmedizin mit engmaschiger Kontrolle der vitalen Parameter und der Laborbefunde. Ziel dieser therapeutischen Maßnahmen ist die frühzeitige Erkennung und Behandlung der im Rahmen der Leberinsuffizienz auftretenden vitalen Störungen. Ausreichende Glucosezufuhr, Elektrolyt- und Volumenbilanzierung unter Kontrolle des zentralen Venendrucks sind notwendig. Die hämorrhagische Diathese wird durch Gaben von Frischplasma und unter Umständen durch Thrombozytenkonzentrat substituiert. Zur Prophylaxe von Streßulzera und erosiver Gastritis ist das Cimetedin als $H_2$-Rezeptorenblocker in einer Dosierung von 1000 mg pro Tag wirksam. Die Gabe von Sedativa ist gefährlich. Die hepatische Enzephalopathie wird mit Eiweißrestriktion, Neomycin und Laktulose behandelt. Steroide sind nicht wirksam.
In den letzten Jahren sind zahlreiche Therapieformen entwickelt worden mit dem Ziel, die Phase der Leberinsuffizienz bis zum Einsetzen der Leberregeneration zu überbrücken. Die Elimination von Toxinen wurde mit der Hämodialyse und extrakorporalen Perfusion mit Pavianlebern versucht. Der Wert dieser Methoden ist nicht gesichert.

### Verlauf und Prognose

Die Prognose der fulminanten Virushepatitis ist schlecht. Die Mortalität liegt in größeren Untersuchungsreihen zwischen 70 und 90%. Sie ist abhängig von dem Komastadium und dem Alter der Patienten. Bei Patienten unter 15 Jahren liegt die Überlebensrate bei etwa 34%, bei über 45 Jahren bei nur 5%.
Aufgrund der geringen Fallzahlen lassen sich verbindliche Aussagen über die Prognose der akuten Leberinsuffizienz aus anderer Ursache nicht machen.
Der Verlauf kann schließlich durch das Auftreten eines Hirnödems und Zeichen der Einklemmung bestimmt werden. Obduktionsstatistiken beschreiben diese Befunde bei etwa der Hälfte der Fälle. Vielfach fand sich noch keine Reduzierung des Lebervolumens auf weniger als 35% als kritische Grenze, so daß als Todesursache diese Komplikation und nicht die Leberinsuffizienz angesehen werden muß.

**Merke:** Das akute Leberversagen ist eine akute und schwere Störung der Leberfunktion bei massiver Leberzellnekrose ohne Hinweis auf eine vorbestehende Lebererkrankung. Die fulminant verlaufende Virushepatitis, verschiedene Medikamente sowie Hepatotoxine sind die häufigsten Ursachen des akuten Leberversagens. Klinisch stehen im Vordergrund Ikterus, Synthesestörungen, Blutungsneigung, Nierenversagen und Bewußtseinsstörungen. Eine kausale Therapie ist nicht möglich. Die internistische Intensivmedizin dient dem Ziel, Organkomplikationen rechtzeitig zu erkennen und zu behandeln, bis die Phase der Leberregeneration eintritt.

### Weiterführende Literatur

Auslander, M.O., G.L.Gitnick: Vigorous medical management of acute fulminant hepatitis. Arch. int. Med. 137 (1977) 599
Jenkins, R.Williams: Fulminant viral hepatitis. Clinics in Gastroenterology 9 (1980) 171–190
Reiter, H.J.: Die Therapie des akuten Leberversagens. Internist 18 (1977) 215
Trey, C., C.S.Davidson: The management of fulminant hepatic liver failure. In Popper, H., F.Schaffer: Progress in Liver Diseases, vol. III. Grune & Stratton, New York 1970

## Chronische Leberinsuffizienz

**Definition:** Die chronische Leberinsuffizienz ist ein Syndrom, das durch den Ausfall der normalen Leberfunktion gekennzeichnet ist. Beobachtet werden Störungen der Entgiftungsfunktion, der Syntheseleistungen und der Exkretionsfunktion. Klinisch und für die Prognose entscheidend ist bei der Hälfte der Patienten mit chronischer Leberinsuffizienz ein komplexes Syndrom zerebraler Funktionsstörungen, die unter dem Begriff der hepatischen Enzephalopathie zusammengefaßt werden.

### Häufigkeit

Den größten Teil der Komplikationen stellen die Kranken mit Leberzirrhose. Der Tod im Leberkoma bei Leberzirrhose wird mit 30–60% angegeben.

### Ätiologie

Die häufigste Ursache der chronischen Leberinsuffizienz ist die Leberzirrhose jeder Genese.

### Pathophysiologie

Die Pathogenese der hepatischen Enzephalopathie ist multifaktoriell (Tab. **42**). Die Veränderungen sind metabolischer Natur und in den meisten Fällen reversibel. Durch die gestörte Entgiftungsfunktion der Leber werden bei einer Leberinsuffizienz endogene oder exogene toxische Substanzen, überwiegend aus dem Darm, über portokavale Anastomosen in die Zirkulation geleitet. Neben der Anhäufung von toxischen Substanzen, die die zerebralen Funktionen beeinträchtigen, wird das Fehlen von Schutzfaktoren postuliert, die für die normalen zerebralen Funktionen notwendig sind.
Ammoniak ist im Serum von Patienten mit hepatischer Enzephalopathie meistens erhöht und korreliert mit dem Schweregrad des Komas. Ausnahmen kommen vor, bei einzelnen Patienten im Leberkoma ist das Ammoniak normal. Ammoniak wird freigesetzt aus allen Zellen des menschlichen Körpers durch Proteinabbau, eine wesentliche Rolle spielt die Ammoniakbildung durch

Tabelle **42** Pathogenetische Mechanismen verschiedener Toxine bei hepatischer Enzephalopathie

| Toxin | Wirkungsmechanismus |
|---|---|
| Ammoniak | a) Einfluß auf neuronale Membranfunktion<br>b) Störung des zerebralen Energiestoffwechsels<br>c) Verschiebung des NADH/NAD-Quotienten |
| Merkaptane | a) Störung der NA, K-abhängigen ATP-ase<br>b) Störung der Ammoniakentgiftung |
| Fettsäuren | a) Einfluß auf neuronale Membranen und Synapsen<br>b) Störung der Ammoniakentgiftung |
| Aminosäuren | a) Bildung falscher Neurotransmitter (Octopamin u.a.)<br>b) Ammoniakbildung<br>c) Mercaptanbildung |

Darmbakterien. Auch in der Niere wird Ammoniak gebildet. Ammoniak kann eine erhöhte Glutaminsynthese intrazerebral bewirken und indirekt damit verbunden einen Abfall energiereicher Phosphate. Im Serum von Patienten mit chronischer Leberinsuffizienz sind die Aminosäuren Tryptophan, Tyrosin, Methionin meistens erhöht und die Konzentration von Valin, Leucin und Isoleucin vermindert. Durch Ausfall der normalen Entgiftungsfunktion der Leber kommt es bei diesen Patienten zu einem Anstieg von Stoffwechselprodukten, denen eine zerebrale Toxizität zugesprochen wird. Durch Abbau von Phenylalanin und Tyrosin zu Parahydroxyphenolsäuren und von Methionin zu Mercaptan entstehen toxische Stoffwechselprodukte. Durch den Abbau von Phenylalanin und Tyrosin werden sogenannte falsche Neurotransmitter, z.B. das Phenyläthanolamin und Octopamin gebildet, die die synaptischen Erregungsübertragungen beeinflussen (Abb. **31**). Eine bestehende Alkalose erhöht die Ammoniaktoxizität, da bei alkalotischem pH das freie Ammoniak rascher in das Gehirn diffundiert. Eine metabolische Alkalose kann durch diuretische Maßnahmen oder Hypokaliämie verstärkt werden.
Neuere experimentelle Untersuchungen haben die Theorie der »falschen Neurotransmitter« in Zweifel gezogen. Nach diesen Untersuchungen scheint der Erhöhung der $\gamma$-Aminobuttersäure (GABA) intrazerebral eine Schlüsselrolle in der Pathogenese der hepatischen Enzephalopathie zuzukommen. Sie wirkt über eine Depolarisation der postsynaptischen Rezeptoren inhibitorisch. Die Konzentration der $\gamma$-Aminobuttersäure ist bei der Leberzirrhose im Plasma und intrazerebral erhöht. Aus nicht geklärten Gründen steigt die Zahl der GABA-Rezeptoren bei der Leberzirrhose an.

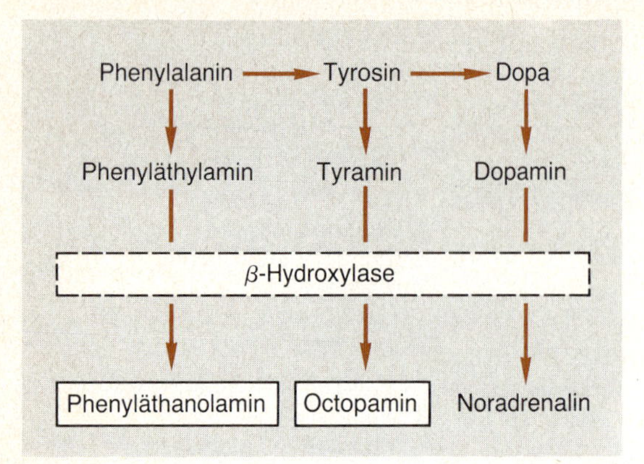


Abb. **31** Entstehung physiologischer und »falscher« (eingerahmter) Neurotransmitter aus Phenylalanin und Tyrosin

Kurzkettige Fettsäuren sind bei Patienten mit hepatischer Enzephalopathie erhöht. Im Tierexperiment können damit typische EEG-Veränderungen hervorgerufen werden. Die Pathogenese der hepatischen Enzephalopathie ist nicht einheitlich. Es ist wahrscheinlich, daß Ammoniak, pathologische Aminosäurestoffwechselprodukte, falsche Neurotransmitter in unterschiedlicher Weise zusammenwirken. Folgen sind Störungen der neurosynaptischen Übertragung, Störungen der Membranfunktion und Störungen des Energiestoffwechsels. Häufig wird die Enzephalopathie durch exogene Mechanismen oder Maßnahmen verstärkt (Tab. **43**). Eine übermäßige diuretische Therapie kann zu Hypovolämie, prärenalem Nierenversagen und verminderter Perfusion der Organe einschließlich des Gehirns führen. Sedativa und Analgetika werden von Patienten mit Leberinsuffizienz sehr schlecht vertragen. Einmal ist die Toleranz des Gehirns gegenüber diesen Substanzen verringert, zum anderen ist der Metabolismus, dies trifft besonders für Barbiturate und Diazepamderivate zu, gestört. Gastrointestinale Blutungen durch Ösophagusvarizen, erosive Gastritis oder Ulkus führen zu einer Verschlechterung der Stoffwechselsituation durch hypovolämischen Schock und Hypoxie. Durch die Darmbakterien werden Ammoniak und andere stickstoffhaltige Toxine freigesetzt. Ältere Blutkonserven enthalten ebenfalls vermehrt Ammoniak. Die Patienten haben eine verminderte Eiweißtoleranz. Nach eiweißreichen Mahlzeiten wird eine Verschlechterung der Bewußtseinslage beobachtet. Häufig sind Infektionen bei gestörter Abwehr der Patienten ein auslösender Faktor für das Auftreten einer Enzephalopathie. Bei obstipierten Patienten wird im Darm vermehrt Ammoniak gebildet, und dies kann ebenfalls die Enzephalopathie verstärken.

Tabelle **43** Auslösende Faktoren der hepatischen Enzephalopathie

| Ursachen | Mechanismus |
|---|---|
| Sedativa | a) Erhöhte Empfindlichkeit des Gehirns<br>b) Hypoxie<br>c) Verminderter Medikamentenmetabolismus |
| Gastrointestinale Blutung | a) Aminosäurenfreisetzung<br>b) Ammoniakbildung<br>c) Bildung falscher Neurotransmitter<br>d) Hypovolämie |
| Metabolische Alkalose | a) Erleichterte Diffusion von nichtionisiertem Ammoniak ins Gehirn durch Blut-Gehirn-Schranke |
| Niereninsuffizienz | a) Erhöhte Ammoniakproduktion und verminderte Harnstoffausscheidung<br>b) Diuretika-induzierte Hypovolämie und metabolische Alkalose<br>c) Toxischer und zerebraler Effekt der Urämie |
| Infektionen | a) Vermehrter Eiweißkatabolismus<br>b) Dehydrierung<br>c) Fieber |
| Obstipation | a) Erhöhte Produktion von Ammoniak und anderen Toxinen durch erhöhte Passagezeit |

## Klinik

### Anamnese

Die Bewußtseinsstörungen der hepatischen Enzephalopathie im Rahmen der Leberinsuffizienz werden ebenso eingeteilt wie beim fulminanten Leberversagen (s. Tab. **41**). Der Beginn kann akut oder chronisch sein. Charakteristisch ist ein wechselhaftes Bild mit rascher Fluktuation des Schweregrades (»episodischer Stupor«). Auffallend bei den Patienten sind in den frühen Phasen depressive oder euphorische Stimmungsschwankungen, emotionelle Labilität, Störungen der intellektuellen Funktion wie Merkschwäche, Gedächtnisstörungen, Wortfindungsstörungen und ein gestörter Schlaf-Wach-Rhythmus.

### Befund

Neurologisch finden sich Sprachstörungen, motorisch ist auffällig der sogenannte Flapping-Tremor (»Flügelschlagen«). Er wird bei ausgestreckten Armen und dorsal-flektierten Händen mit gespreizten Fingern beobachtet. Es kommt dabei zu einem grobschlägigen, flatternden Tremor der Finger und der Hände, der durch einen jeweils plötzlich einsetzenden Tonusverlust verursacht

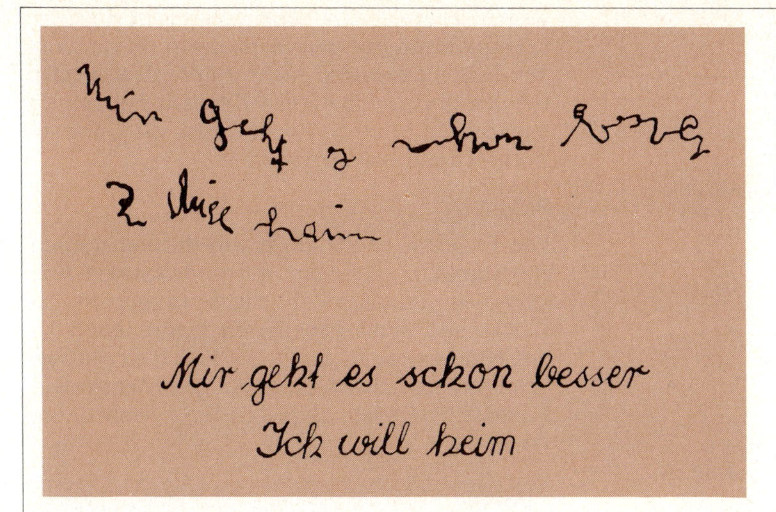


Abb. **32** Schriftprobe (aus Eisenburg, J. in Hornbostel, H., W. Kaufmann, W. Siegenthaler: Innere Medizin in Praxis und Klinik, Bd. IV, 2. Aufl. Thieme, Stuttgart 1978

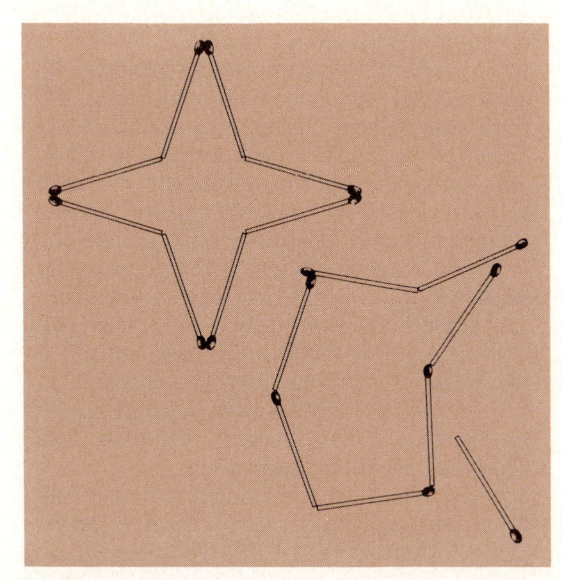

Abb. **33** Ausfall des Streichholztests bei portosystemischer Enzephalopathie. Links: Vorlage, rechts: vom Patienten nachgelegte Figur (aus Beck, K. in Hornbostel, H., W. Kaufmann, W. Siegenthaler: Innere Medizin in Praxis und Klinik, Bd. IV, 2. Aufl. Thieme, Stuttgart 1978

wird. Der Flapping-Tremor ist charakteristisch für die hepatische Enzephalopathie, aber nicht spezifisch. Er wird ebenso bei Urämie, Intoxikationen und schwerer Herzinsuffizienz beobachtet. Ein empfindlicher Test für die klinische Beurteilung sind Schriftproben mit Schreibunsicherheit und Auslassen einzelner Buchstaben (Abb. **32**). Hierbei manifestiert sich die konstruktive Apraxie der Patienten, besonders im sogenannten Streichholztest (Abb. **33**). Es werden weiter extrapyramidale Symptome mit Rigor und Tremor mit gesteigertem Muskeltonus beobachtet.

### Diagnostisches Vorgehen

Ammoniak ist bei Patienten mit Enzephalopathie grob mit dem Ausmaß der Schädigung korreliert. Die übrigen Laborbefunde spiegeln das Ausmaß der Leberfunktionsstörungen wider, sie sind nicht von diagnostischer Relevanz für die Enzephalopathie. Störungen im Säure-Basen-Haushalt und Elektrolytstörungen können dagegen die Enzephalopathie verstärken.

### Differentialdiagnose

Differentialdiagnostisch müssen stets andere Komaformen ausgeschlossen werden. Besonders schwierig kann die Beurteilung bei Patienten mit alkoholtoxischer Zirrhose sein. So muß das Delirium tremens durch eine stärkere motorische Aktivität, Halluzinationen und einen feinschlägigeren Tremor abgegrenzt werden. Die Patienten sind außerdem unruhig und leiden unter Schlaflosigkeit. Schließlich müssen differentialdiagnostisch die Kombinationen mit einer Wernicke-Enzephalopathie beachtet werden. Beim Morbus Wilson wird eine extrapyramidale Symptomatik mit Rigor und Tremor und choreoathetotischen Bewegungen beobachtet.

### Therapie

Grundlage der Therapie sind Überwachung der vitalen Funktionen, Überwachung der Ein- und Ausfuhr und der Laborparameter. Auslösende Ursachen wie Infektionen, Blutungen, vermehrte Eiweißzufuhr, Analgetikaabusus müssen erkannt und spezifisch behandelt werden (Tab. **44**).
*Reduktion der Eiweißzufuhr:* Bei leichtgradiger Enzephalopathie genügt die Reduktion der oralen Eiweißzufuhr auf 40 g/Tag. Sie kann dann unter Überwachung der klinischen Befunde und des Ammoniakspiegels schrittweise auf 60–70 g/Tag gesteigert werden. Bei Patienten mit höhergradiger Bewußtseinsstörung wird zunächst eine

Tabelle **44** Therapie der hepatischen Enzephalopathie

**Basistherapie**

Diagnose und Therapie der auslösenden Faktoren

Leichte hepatische Enzephalopathie:
- Eiweißreduktion auf 20–40 g/d, Steigerung um 20 g/d alle 3 Tage auf 60–80 g/d unter Überwachung der zerebralen Funktion (Schriftproben, EEG, psychometrische Verfahren und Ammoniakbestimmung)
- Neomycin 2–4 g/d oder
- Laktulose 3 × 20–3 × 50 ml/d
- Laxantien

Schwere hepatische Enzephalopathie:
- Totale Eiweißkarenz, Laxantien
- Neomycin oder Laktulose, parenterale Ernährung, Kalorien-, Elektrolytsubstitution

**Weitere Therapiemöglichkeiten** (s. Text)

L-Dopa
Bromocriptin
Steroide
Kolon-Bypass
Infusion von speziellen Aminosäurelösungen
Passagerer Leberersatz

eiweißfreie Diät durchgeführt. Gegenwärtig befinden sich parenterale Aminosäuregemische, die reich sind an Valin, Leucin, Isoleucin und geringe Mengen von Methionin, Tryptophan und Tyrosin enthalten, in der Erprobung.
Zur Reinigung des Darms von ammoniakbildenden Substanzen sind hohe Einläufe und orale salinische Laxantien empfehlenswert.
Antibiotika, vor allem die Gabe schwer resorbierbarer Antibiotika wie Neomycin oder Paromomycin, unterdrücken das Wachstum der bakteriellen Darmflora und damit die enterale Ammoniakproduktion. Die tägliche Dosis beträgt 2–4 g/Tag. Gelegentliche Komplikationen sind toxische Schädigungen der Darmmukosa mit Diarrhöen (Malabsorptionssyndrom druch Zottenreduktion) und das Auftreten einer Nephro- oder Ototoxizität durch partielle Resorption dieser Antibiotika.
Laktulose ist ein wirksames Medikament zur Behandlung der Enzephalopathie. Es ist ein synthetisches, nicht resorbierbares Disaccharid aus Galaktose und Fruktose. Laktulose wird im Darm gespalten und durch gesteigerte Milchsäureproduktion der Darm-pH gesenkt. Dadurch kommt es zu einer Vermehrung von Bifidumbakterien, die weder Ammoniak noch Phenol bilden. Außerdem wird die Diffusion von Ammoniak durch die Darmwand bei niedrigem pH vermindert. Laktulose wird einschleichend dosiert, beginnend mit 3 × 20 ml bis zu 3 × 50 ml täglich. Laktulose hat darüber hinaus einen erwünschten laxierenden Effekt. Die Substanz ist untoxisch. Laktulose und Antibiotika können kombiniert gegeben werden, für die Langzeittherapie ist Laktulose wegen der fehlenden Nebenwirkungen günstiger. L-Dopa kann zur routinemäßigen Behandlung der Enzephalopathie nicht empfohlen werden. Bei den übrigen, therapieresistenten Formen der hepatischen Enzephalopathie kann die Gabe von Bromocriptin erwogen werden.

### Prognose

Die Prognose ist abhängig von der Leberparenchymfunktion. Patienten mit portokavalen Anastomosen im Rahmen eines prähepatischen Blocks und guter Leberparenchymfunktion haben eine bessere Prognose als Patienten mit fortgeschrittener Leberzirrhose mit gestörter Proteinsynthese, portaler Hypertension, Aszites und Ikterus.

**Merke:** Die chronische Leberinsuffizienz oder das Leberausfallskoma wird im Endstadium der Leberzirrhose beobachtet und ist durch schwere Störungen der Syntheseleistung, der Entgiftungsfunktion sowie der Exkretionsfunktion gekennzeichnet. Klinisches Hauptmerkmal der chronischen Leberinsuffizienz ist die hepatische Enzephalopathie, deren Pathogenese multifaktoriell ist. Verschiedene Toxine, insbesondere Ammoniak, sowie eine Verschiebung des Aminosäuremusters im Serum und sogenannte falsche Neurotransmitter sind bekannte pathogenetische Faktoren. Klinisch stehen im Vordergrund der hepatischen Enzephalopathie Bewußtseinsstörungen unterschiedlichen Ausmaßes bis hin zum Leberkoma. Die Therapie besteht in Eiweißkarenz, Einläufen, der Gabe schwer resorbierbarer Antibiotika sowie der Gabe des synthetischen Disaccharids Lactulose. Das Leberkoma wird häufig durch exogene Faktoren ausgelöst. Die Prognose ist im wesentlichen abhängig von der verbleibenden Leberparenchymfunktion.

### Weiterführende Literatur

Epstein, M.: The hepatorenal syndrome. Pathogenesis and prevention. Clin. Exper. Dial. Apher. 1 (1981) 111
Hoyumpa, A. M., P. Desmond, G. R. Avant et al.: Hepatic encephalopathy. Gastroenterology 76 (1978) 184
Schafer, D. F., E. A. Jones: Hepatic encephalopathy and the gamma-aminobutyric acid neurotransmitter system. Lancet 1982/I, 18

# Entzündungen der Leber

## Chronische Hepatitis

**Definition:** Die chronische Hepatitis ist eine Erkrankung unterschiedlicher Ätiologie und Pathogenese. Die histologischen Gewebeveränderungen zusammen mit charakteristischen laborchemischen und serologischen Befunden über einen Zeitraum von mindestens 6 Monaten sind für die Diagnose entscheidend. Aufgrund histologischer und klinischer Befunde können 2 Formen der chronischen Hepatitis unterschieden werden:
1. die chronisch-persistierende Hepatitis (CPH) mit einer prinzipiell guten Prognose,
2. die chronisch-aktive Hepatitis (CAH), die eine ungewisse Prognose hat.

Das histologische Korrelat der chronisch-aktiven Hepatitis ist die chronisch-aggressive Hepatitis. Häufig werden diese Begriffe auch synonym verwendet.

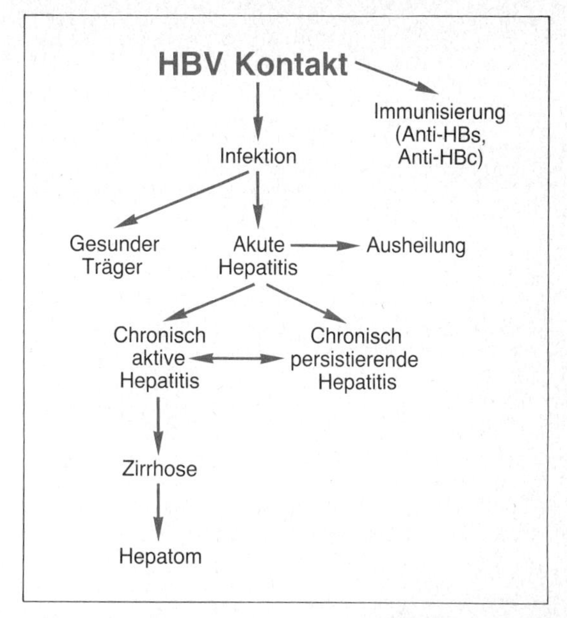


Abb. **34** Reaktionsformen nach Hepatitis-B-Viruskontakt

### Ätiologie

Die chronische Hepatitis ist ätiologisch heterogen (Tab. **45**). Es werden unterschieden:
1. Die virusinduzierte chronische Hepatitis, die Folge einer Hepatitis-B-Infektion, einer Infektion mit dem $\delta$-Agens bei HBsAg-Trägern oder einer NA-NB-Virusinfektion ist.
2. Die autoimmune Hepatitis (früher lupoide Hepatitis), die überwiegend Frauen befällt und bei der humorale und zelluläre Immunreaktionen gegen Lebermembranantigene pathogenetisch bedeutsam sind.
3. Zum weiteren Kreis der Erkrankungen, die unter dem Bild einer chronischen Hepatitis verlaufen können, gehören: primäre biliäre Zirrhose, Morbus Wilson, $\alpha_1$-Antitrypsinmangel, medikamenteninduzierte Hepatitis (Isoniazid, $\alpha$-Methyldopa, Oxyphenisatin).
4. Kryptogene chronische Hepatitis. Hierbei ist eine Ätiologie nicht erkennbar, sicher ist ein Teil dieser Fälle virus- oder medikamenteninduziert.

Tabelle **45** Ursachen und Stadien akuter und chronischer Lebererkrankungen

| Ursache | Stadien der Entzündung | | |
|---|---|---|---|
| | Akut | Chronisch | Zirrhose |
| Hepatitis-Virus A, B<br>Nicht-A-Nicht-B | Hepatitis | persistierend<br>CPH | ? |
| | | aggressiv<br>CAH | posthepatitisch-<br>makronodulär |
| Autoimmun?<br>unbekannt | ? | aggressiv | makronodulär |
| | | (typische CAH) | |
| Drogen | Hepatitis | chronisch | makronodulär |
| Kryptogen | Hepatitis? | CPH/CAH | makronodulär |
| Alkohol | Hepatitis | Fibrose, Hepatitis,<br>Fett | mikronodulär |
| Autoimmun?<br>unbekannt | Cholangitis<br>(nichteitrig) | Cholangitis<br>(nichteitrig) | primär biliär |
| Chronischer<br>Verschluß | Cholestase | Cholestase | sekundär biliär |
| Eisen | ? | Fibrose + Eisen | Hämochromatose |
| Kupfer | ? | Fibrose + Kupfer | Morbus Wilson |

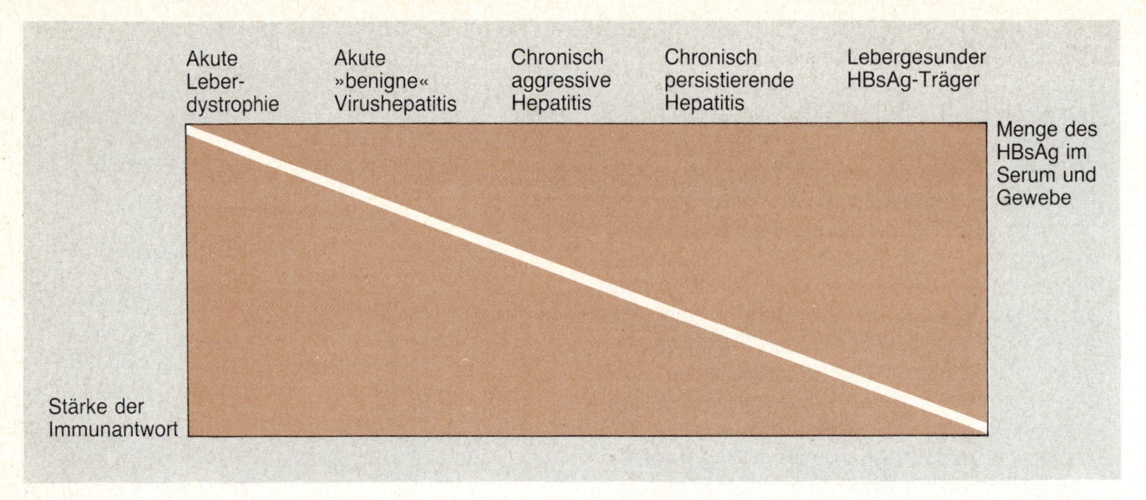


Abb. **35** Hypothetische Vorstellung von der Reziprozität der Menge des Hepatitis-B-Virus-Oberflächenantigens (HBsAg) und der Stärke der Immunantwort bei der Hepatitis-B-Virusinfektion

## Pathophysiologie

### *Immunpathogenese der chronischen Virushepatitis (Typ B)*

Durch zahlreiche Untersuchungen wurde die Rolle von humoralen und zellulären Immunreaktionen für die chronische Hepatitis nachgewiesen. Dies trifft zu für die virusinduzierte chronische Hepatitis wie für die autoimmune Hepatitis, wobei die immunpathogenetischen Mechanismen wahrscheinlich unterschiedlich sind.
Dem Organismus stehen verschiedene Reaktionsformen nach Kontakt mit dem Hepatitis-B-Virus zur Verfügung (Abb. **34**). Aus epidemiologischen und Immunisierungsversuchen ist bekannt, daß 20–40% der infizierten Personen eine Immunisierung mit der Entwicklung von Anti-HBs und Anti-HBc beantworten ohne Hinweis auf eine entzündliche Lebererkrankung. Die übrigen Personen erkranken an einer akuten Hepatitis, die ikterisch oder anikterisch verlaufen kann. Bei 80–90% der Erkrankten heilt die Hepatitis ohne Folgeschäden aus. In 5–10% der Fälle entwickelt sich eine chronisch-persistierende oder chronisch-aktive Hepatitis. Die chronisch-aktive Hepatitis kann in eine Leberzirrhose übergehen, das Risiko der Entwicklung eines Leberzellkarzinoms ist bei diesen Patienten erhöht.
Untersuchungen über die Beziehung zwischen der Virusexpression im Serum und im Lebergewebe einerseits und der humoralen und zellulären Immunität andererseits haben die Entwicklung eines immunpathogenetischen Konzeptes der verschiedenen Verlaufsformen der Hepatitis-B-Virusinfektion ermöglicht (Abb. **35**). Es findet sich hierbei ein reziprokes Verhältnis zwischen der Stärke der Immunantwort und dem Ausmaß der entzündlichen Lebererkrankung. Bei überschießender Immunantwort findet sich das Bild der fulminant verlaufenden akuten Virushepatitis. Am anderen Ende des Spektrums finden sich, besonders bei immunsupprimierten oder immundefekten Personen, eine hohe Virusreplikation im Lebergewebe und nur eine geringe oder keine entzündliche Leberschädigung.
Zum Verständnis des immunpathogenetischen Ablaufs der Hepatitis-B-Virusinfektion haben Untersuchungen der Expression von Virusmarkern im Serum und Lebergewebe sowie In-vitro-Untersuchungen der humoralen Immunität gegen Virusantigene beigetragen (Tab. **46**). Es wurde deutlich, daß ein Hepatitis-B-Virus selbst nicht zytopathogen ist, sondern daß die Schädigung der Hepatozyten durch immunologische Reaktion gegen virusinfizierte Hepatozyten vermittelt wird. Im normalen Ablauf der Hepatitis-B-Virusinfektion werden virusinfizierte Zellen eliminiert. Das Zielantigen dieser zytotoxischen Reaktionen ist wahrscheinlich das HbsAg. Die Effektorzellen sind wahrscheinlich T-Lymphozyten und NK- (natural killer) Lymphozyten (Tab. **47**). Anders ist die Situation bei den verschiedenen Formen eines HBsAg-Trägerstatus. So gibt es lebergesunde HBsAg-Träger, bei denen eine Immuntoleranz gegenüber HBsAg besteht. Im Serum sind HBeAg und DNA-Polymerase-Aktivität nicht nachweisbar, jedoch ist Anti-HBe regelmäßig vorhanden. Im Lebergewebe findet sich in einem hohen Prozentsatz HBsAg in den sogenannten Milchglashepatozyten (Abb. **36**). HBeAg und HBcAg sind nicht vorhanden. Bei leberkranken HBsAg-Trägern mit CPH oder CAH finden sich regelmäßig HBsAg und Anti-HBc, häufig auch HBeAg im Serum. Im Lebergewebe sind, meistens nur in einem kleinen Prozentsatz der Zellen, HBsAg, stark schwankend HBeAg und HBcAg nachweisbar (10–80% der Leberzellkerne). Dieser histologische Typ wird auch als Äquivalenztyp bezeichnet. Bei Patienten mit primären oder sekundären Immundefekten, bei-

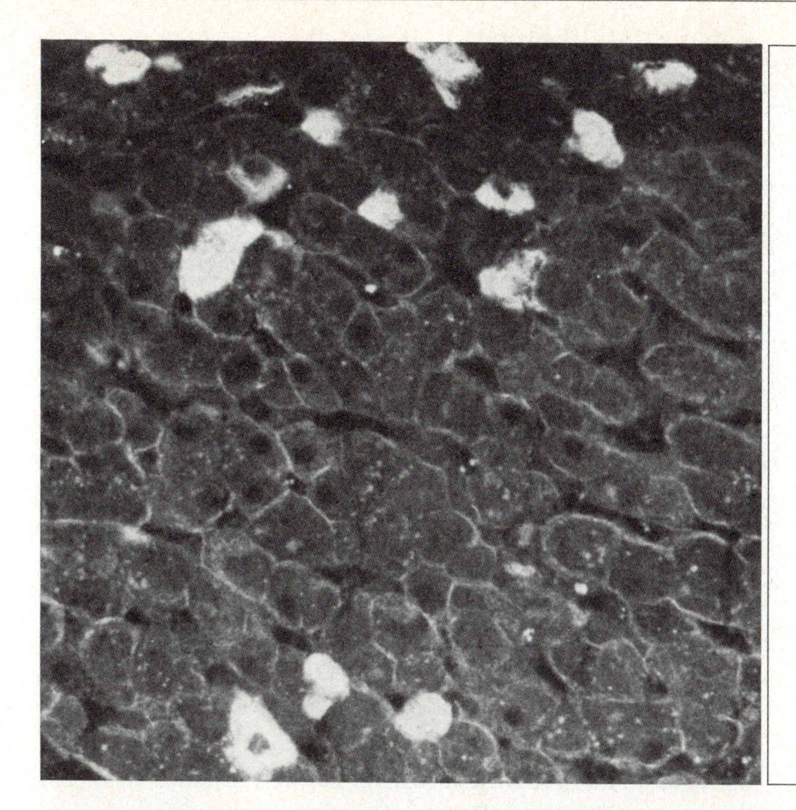

Abb. **36** Immunhistologischer Nachweis von HBsAg im Zytoplasma von Hepatozyten (Vergr. 400fach)

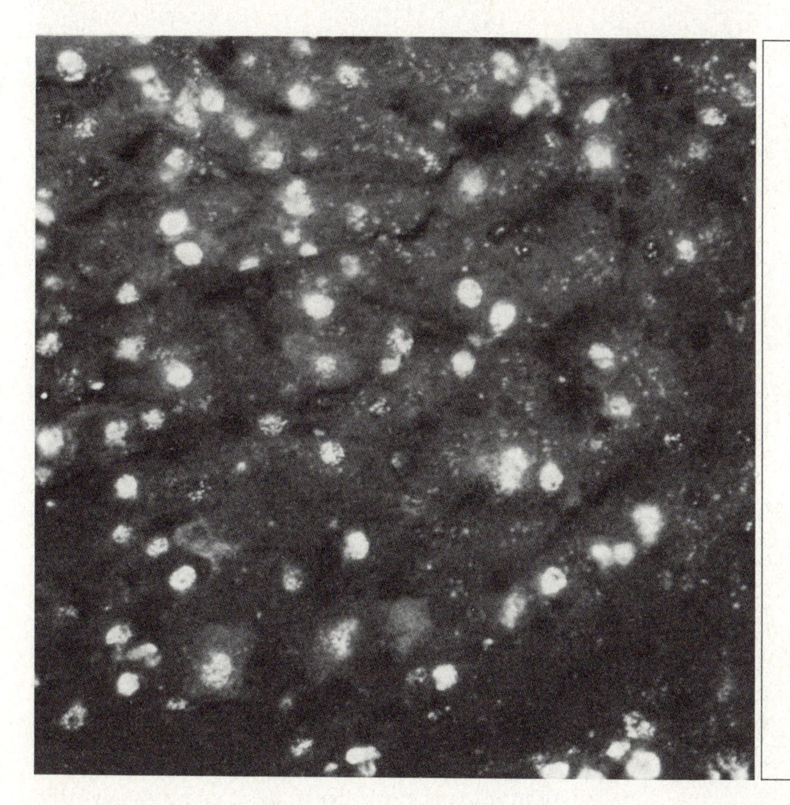

Abb. **37** Immunhistologischer Nachweis von HBcAg im Zellkern von Hepatozyten (Vergr. 400fach)

spielsweise immunsupprimierten Patienten und Haemodialyse-Patienten, besteht häufig eine blande verlaufende Hepatitis. Im Serum sind HBsAg, HBeAg und DNA-Polymerase-Aktivität nachweisbar; diese Seren sind als hochinfektiös anzusehen. Antikörper gegen HBsAg und HBeAg fehlen, Anti-HBc ist regelmäßig nachweisbar. Im Lebergewebe sind in einem hohen Prozentsatz von Hepatozyten HBsAg, HBeAg und HBcAg (Abb. **37**) vorhanden. Bei diesen Pa-

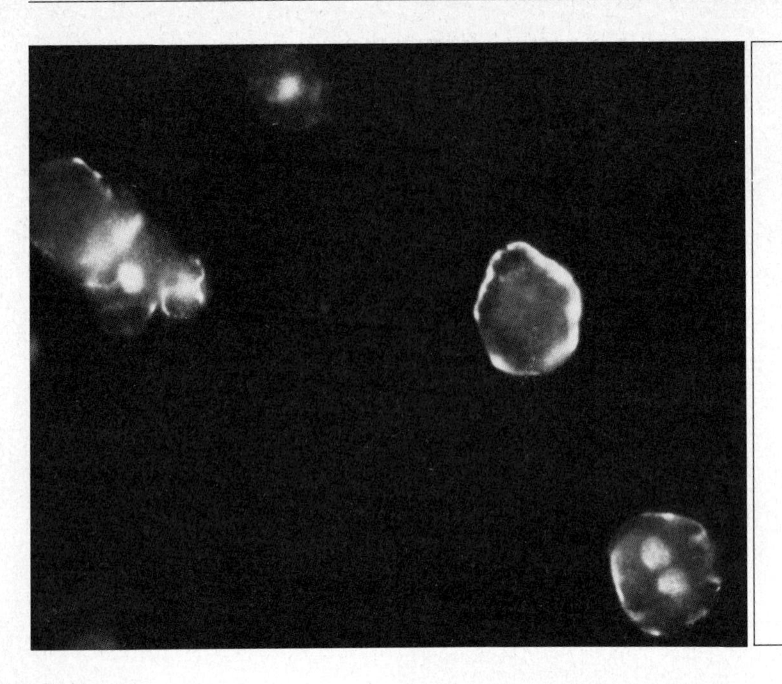

Abb. **38** Nachweis des Lebermembranautoantikörpers LMA an isolierten Kaninchen-Hepatozyten mit Hilfe der indirekten Immunfluoreszenz. Daneben Nachweis antinukleärer Antikörper

Tabelle **46** Serologische und immunhistologische Befundmuster bei akuter und chronischer Hepatitis B

| Virusmarker | Akute Hepatitis | | Gesunder Träger | CPH oder CAH | CPH oder CAH bei Immunsuppression |
|---|---|---|---|---|---|
| | Früh | Spät | | | |
| **Serum** | | | | | |
| HBsAg | + | – | + | + | ++ |
| HBeAg | + | – | – | + oder – | + |
| DNA-Polymerase | + | – | – | + oder – | + |
| Anti-HBs | – | + | – | – | – |
| Anti-HBe | – | + | + | selten positiv | – |
| Anti-HBc | + | + | + | + | + |
| Anti-HBc IgM | + | + | – | – | – |
| **Lebergewebe** | | | | | |
| HBsAg | + | – | ++ | + | ++ |
| HBeAg | + | – | – | + oder – | ++ |
| HBcAg | + | – | – | + oder – | ++ |

Tabelle **47** Zelluläre Effektormechanismen bei chronischer Hepatitis

| Effektorzelle | Oberflächenmarker | Antikörper erforderlich |
|---|---|---|
| T-Lymphozyt | SRBC+ | – |
| K-Lymphozyt | Fc+, EAC+, SRBC (+) | + |
| »Natural Killer« Lymphozyt | Fc+, EAC+, SRBC (+) | – |
| Makrophage | Fc+, EAC+ | + |

Abkürzungen:
SRBC = Rosetten mit Schaferythrozyten,
Fc = Rezeptor für die Fc-Fragmente des IgG-Moleküls,
EAC = Komplementrezeptor

tienten verläuft die Hepatitis-B-Virusinfektion ohne wesentliche Zellschädigung, was ein weiterer Hinweis darauf ist, daß ein Hepatitis-B-Virus selbst nicht zytopathogen ist und bei Suppression der immunologischen Mechanismen das Virus sich ungehindert ausbreitet. Nach Absetzen einer immunsuppressiven Therapie bei diesen Patienten werden gelegentlich sehr schwer verlaufende entzündliche Schübe bis hin zum fulminant verlaufenden Leberversagen beobachtet. Es wird dies als ein Versuch des Organismus gewertet, das Virus zu eliminieren. Bei nicht behandelter CAH sind die Befundmuster unterschiedlich. HBsAg und Anti-HBc sind regelmäßig nachweisbar, HBeAg, DNA-Polymerase-Aktivität können vorhanden sein oder fehlen. Bemerkenswert sind Verläufe mit chronisch aktiver Hepatitis und

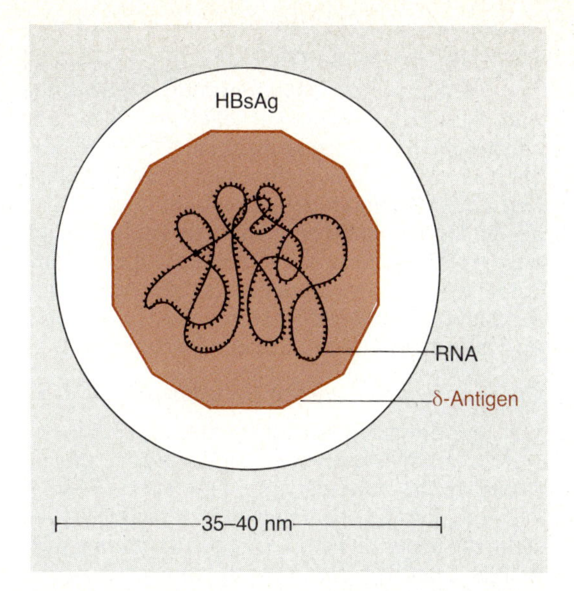


Abb. **39** Schematische Darstellung des δ-Agens. Das δ-Agens besteht aus einer HBsAg-Hülle, die ein RNA-Virus umschließt

Anti-HBe, die sich serologisch nicht von dem Befundmuster gesunder Träger unterscheiden. Im Lebergewebe finden sich HBsAg und HBcAg in einer fokalen Verteilung in einem unterschiedlichen, meist nur geringen Prozentsatz von Zellen. Auffallend ist das inverse Verhalten von entzündlicher Aktivität und Virusexpression. Unter immunsuppressiver Therapie solcher Patienten nimmt die entzündliche Aktivität ab und die Virusexpression im Lebergewebe zu.

*Sonderform einer HBsAg-positiven chronischen Hepatitis durch das δ-Agens*

Bei HBsAg-Trägern, die Anti-HBe-positiv sind, kommt es vor allem in den Mittelmeerländern zur Superinfektion mit einem RNA-Virus, genannt δ-Agens. Das δ-Agens benötigt die Hülle des HBV, das HBsAg, zur Replikation und ist daher nur bei HBsAg-Tägern nachweisbar und von pathogenetischer Bedeutung. Abb. **39** zeigt schematisch das Modell des δ-Agens. Die diagnostischen Kriterien im Vergleich zur HBsAg-positiven CAH sind in Tab. **48** zusammengefaßt.

Tabelle **48** Diagnostik der CAH: Gegenüberstellung von wichtigen Befunden bei HBsAg-induzierter und δ-induzierter CAH

| | HBV-induziert | δ-induziert |
|---|---|---|
| HBsAg | + | + |
| HBeAg | + | – |
| DNA-Polymerase | + | – |
| Anti-HBs | – | – |
| Anti-HBc | + | + |
| Anti-HBe | – | + |
| δ-Ag im Kern von Hepatozyten | – | + |
| Anti-δ | – | + |

*Chronische NA-NB-Hepatitis*

Die Entwicklung sensibler serologischer Nachweismethoden für die Hepatitis A und B hat zur Abgrenzung mindestens einer weiteren Virushepatitis geführt. Die hierfür gewählte Bezeichnung NA-NB-Hepatitis bringt zum Ausdruck, daß die Diagnose sich vor allem auf den Ausschluß einer Hepatitis A und -B stützt. Neuere epidemiologische Studien weisen darauf hin, daß nach akuter NA-NB-Hepatitis langdauernde Viruspersistenzen angenommen werden müssen. Verglichen mit der Hepatitis B besteht eine deutlich erhöhte Tendenz zur Entwicklung chronischer Verlaufsformen. Die wichtigsten Merkmale einer chronischen NA-NB-Hepatitis sind in Tab. **49** zusammengefaßt.

Tabelle **49** Chronische NA-NB-Hepatitis

1. Große Differenzen in der Häufigkeit auf der Grundlage erhöhter Transaminasen (10–100%; im Mittel: 40–60%)
2. Chronische Hepatitis offensichtlich *häufiger* nach Transfusionen und perkutaner Erregertransmission, *seltener* bei sogenannter sporadischer Hepatitis ohne identifizierbare perkutane Inokulation (< 10%)
3. Klinisch und morphologisch meist milde Verläufe entsprechend einer
   a) unspezifischen Hepatitis
   b) chronisch-persistierenden Hepatitis
   c) gering aktiven CAH
      *aber*
      hoch aktive CAH und Übergänge in eine Leberzirrhose nach 6 Monaten bis 11 Jahren (∅ 2,6 Jahre) möglich (ca. 10–20% der Fälle)
4. Transaminasenverlauf sehr heterogen
   a) bleibend erhöht
   b viele Peaks mit kurzen normalen oder fast normalen Intervallen
   c) wenige Peaks mit langen normalen Intervallen
5. Meist anikterisch

*Autoimmune chronisch-aktive Hepatitis*

Bei diesem Krankheitsbild sind immunologische Reaktionen gegen Lebermembranantigene pathogenetisch von Bedeutung. Es handelt sich überwiegend um Frauen in jüngerem Lebensalter, das gehäufte Vorkommen von HLA-B8 spricht für prädisponierende immungenetische Faktoren. Im Serum dieser Patienten sind verschiedene Autoantikörper nachweisbar, wie antinukleäre Antikörper, Antikörper gegen glatte Muskulatur, antimikrosomale Antikörper und antiribosomale Antikörper. Diese Autoantikörper sind nicht organspezifisch und wohl nur von geringer pathogenetischer Bedeutung. Diagnostisch wichtig und möglicherweise von pathogenetischer Bedeutung sind Autoantikörper, die gegen Membranantigene von Hepatozyten gerichtet sind. Diese wurden teilweise charakterisiert. Es handelt sich um das leberspezifische Protein (LSP), das ein Lipoprotein der Leberzellmembran ist, und das LM-Ag, das als niedermolekulares Protein der Plasmamembran noch nicht vollständig charakterisiert ist. Der Nachweis von Lebermembranantikörpern (LMA) an isolierten Kaninchen-Hepatozyten mit Hilfe der indirekten Immunfluoreszenz ist weitgehend charakteristisch für die autoimmune CAH (Abb. **38**). Neben diesen humoralen Immunreaktionen konnte, überwiegend mit In-vitro-Methoden, zelluläre Immunität gegen LSP nachgewiesen werden.

*Medikamenten-induzierte chronisch-aktive Hepatitis*

Die Medikamente Oxyphenisatin, Methyldopa und Isoniazid können in seltenen Fällen eine chronische Hepatitis induzieren. Über die Mechanismen ist nichts Sicheres bekannt. In einzelnen Fällen konnten zelluläre Immunreaktionen gegen Medikamentenmetaboliten nachgewiesen werden. Möglicherweise veränderen diese Medikamente oder ihre Metaboliten die Antigenität bestimmter Membranstrukturen der Hepatozyten im Sinne eines Hapten-Carrier-Mechanismus.

*Chronisch-persistierende Hepatitis (CPH)*

Die Beschwerden sind uncharakteristisch. Es werden verminderte Leistungsfähigkeit, uncharakteristische Oberbauchbeschwerden, Müdigkeit und Inappetenz angegeben. Ein Ikterus besteht meistens nicht. Die Leber ist gering oder mäßig vergrößert. Die Milz ist meist nicht palpabel. Die Transaminasen sind selten auf mehr als das Doppelte der Norm erhöht, alkalische Phos-

a

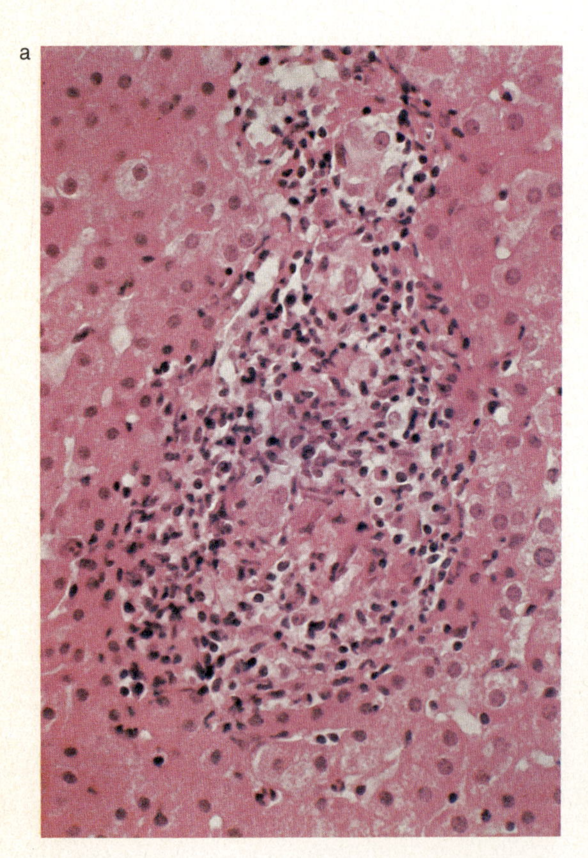

b

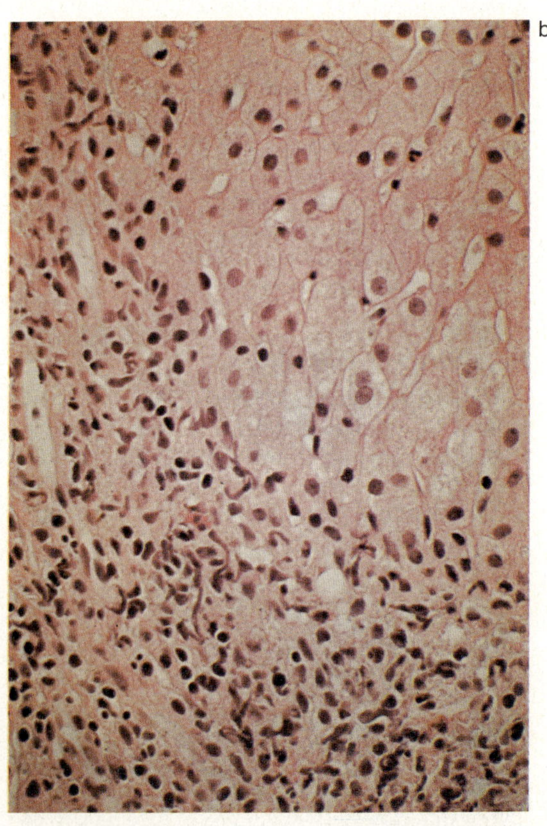

Abb. **40** Histologie bei chronischer Hepatitis. **a**) Chronisch persistierende Hepatitis (CPH). Portale Rundzellinfiltrate und leichte portale Faservermehrung. Weitgehend scharfe Grenze zwischen Portalfeld und Parenchym (Färbung HE, Vergr. 340fach), **b**) chronisch aggressive Hepatitis (CAH Typ IIb). Verbreitertes Portalfeld mit deutlicher Fibrose, dichte und in breiter Front auf das Parenchym übergreifende Rundzellinfiltrate (Piece-meal-Nekrosen) (Färbung HE, Vergr. 340fach)

phatase und Gamma-GT sind meist normal. Die Autoimmunphänomene sind negativ, bei der Hepatitis-B-Virus-induzierten Form sind HBsAg und Anti-HBc nachweisbar, die übrigen Virusmarker sind uncharakteristisch. Ein Teil der chronisch-persistierenden Hepatitiden geht wahrscheinlich aus einer Nicht-A-Nicht-B-Hepatitis hervor. Die Diagnose wird durch Laparoskopie oder perkutane Leberpunktion gesichert. Histologisch (Abb. **40**) ist die Läppchenstruktur erhalten, die Portalfelder sind mit mononukleären Zellen infiltriert. Im Leberparenchym finden sich nur geringe Veränderungen. Durch einmalige Punktion kann die Diagnose nicht gesichert werden, hierzu sind Verlaufsbeobachtungen von mindestens einem Jahr notwendig. Die Prognose der chronisch-persistierenden Hepatitis ist gut. Sie heilt meist nach mehreren Jahren aus. In einzelnen Fällen kann die CPH in eine CAH übergehen. Daher sind bei Patienten mit CPH Verlaufskontrollen notwendig. Bei der meist guten Prognose sollte auf jegliche Form einer Therapie verzichtet werden.

*Asymptomatischer HBsAg-Trägerstatus*

HBsAg wird gelegentlich als Zufallsbefund entdeckt. Diese Personen sind beschwerdefrei. Die weitere Diagnostik deckt bei ⅓ dieser Patienten entweder eine chronisch persistierende oder chronisch aktive Hepatitis auf. Bei den übrigen Personen liegt ein sogenannter gesunder HBsAg-Trägerstatus vor. Der klinische Befund ist normal, die Laborbefunde zeigen keine Erhöhung der Leberenzyme, serologisch sind HBsAg, Anti-HBe und Anti-HBc charakteristisch. Histologisch sind im Lebergewebe sogenannte Milchglashepatozyten nachweisbar, bei denen es sich um HBsAg-enthaltende Zellen handelt. Entzündliche Reaktionen fehlen. Es handelt sich wahrscheinlich um eine isolierte Toleranz gegenüber HBsAg ohne Expression von HBeAg oder HBcAg. Die bisherigen Verlaufsuntersuchungen zeigen, daß der gesunde HBsAg-Trägerstatus stabil ist, ohne daß sich eine chronisch persistierende oder chronisch aktive Hepatitis entwickelt. Die Infektiosität dieser Personen ist gering oder nicht vorhanden.

*Chronisch-aktive Hepatitis (CAH)*

Beschwerden können fehlen, uncharakteristisch sein oder als schweres Krankheitsbild bei einem entzündlichen Schub imponieren. Häufig angegebene Beschwerden sind verminderte Leistungsfähigkeit, Druckschmerz in der Lebergegend, Appetitlosigkeit, Arthralgien, Dunkelverfärbung des Urins. Bei der Untersuchung ist die Leber häufig vergrößert, deutlich konsistenzvermehrt. Die Milz ist in ⅔ der Fälle palpabel. Es können bereits Palmarerythem, Gefäßspinnen und Akne vorhanden sein. Bei Frauen besteht häufig eine Amenorrhö.
Laborchemisch sind die Transaminasen beträchtlich erhöht, die SGOT ist häufig höher als die SGPT. Das Bilirubin ist normal oder leicht erhöht. Der Bromthaleintest ist pathologisch. Die BSG ist mäßig bis stark beschleunigt. In der Elektrophorese sind bei der HBV-induzierten CAH die $\gamma$-Globuline mäßig, bei der autoimmunen CAH häufig stark erhöht. Die serologischen Unterscheidungsmerkmale zwischen virusinduzierter und autoimmuner CAH sind in Tab. **50** dargestellt. Das Manifestationsalter beider Erkrankungen ist unterschiedlich, die autoimmune CAH wird überwiegend bei Frauen beobachtet. Die

Tabelle **50** Differentialdiagnose chronischer Hepatitiden

| Parameter | Autoimmune CAH | Autoimmune CAH mit intrahepatischer Cholestase | HBV-virus-induzierte CAH | Nicht-A-Nicht-B-virus-induzierte CAH | Drogen-induzierte CAH |
|---|---|---|---|---|---|
| HBV-Marker | – | – | + | – | – |
| AMA | – | + | – | – | (+) |
| ANA | + | + | – | – | (+) |
| SMA | + | + | (+) | (+) | (+) |
| LMA | + | + | – | – | – |
| Anti-LSP | + | + | + | + | ? |
| IgG im Serum | ↑↑↑ | ↑↑ | (↑) | (↑) | (↑) |
| IgG an Hepatozyten in vivo | linear | linear | granulär | ? | ? |
| HLA-B8 | > 65% | ? | < 20% | ? | ? |

HBV = Hepatitis-B-Virus
AMA = antimitochondriale Antikörper
ANA = antinukleäre Antikörper
SMA = Antikörper gegen glatte Muskulatur
LMA = Lebermembran-Autoantikörper
Anti-LSP = Antikörper gegen leberspezifisches Protein

HBsAg-positive CAH ist häufiger bei Männern. Charakteristisch für die autoimmune CAH ist das Auftreten von antinukleären Faktoren, Antikörpern gegen glatte Muskulatur und anderen organunspezifischen Autoantikörpern. In diesen Seren findet sich ein Antikörper der IgG-Klasse, der sich in Form einer linearen Membranfluoreszenz an autologe und an Kaninchen-Hepatozyten bindet. Dieser Auto-Antikörper (LMA) ist charakteristisch für die autoimmune CAH. Das Transplantationsantigen HLA-B8 wird bei 85% der autoimmunen CAH und nur bei 15–20% der HBV-induzierten CAH beobachtet.
Die Diagnose wird gesichert durch Laparoskopie mit Leberpunktion. Die Leber ist vergrößert, zeigt eine vermehrte Rötung, eine nicht mehr glatte Oberfläche und eine verwaschene Läppchenstruktur. Die histologischen Merkmale der chronisch aktiven Hepatitis sind die sogenannten Mottenfraßnekrosen (piece-meal-Nekrosen), d.h. eine vom Portalfeld sich ins Läppchenparenchym ausbreitende lymphozytäre Infiltration der Portalfelder und des Parenchyms mit Brückennekrosen sowie Bindegewebsbildung. Zur Definition gehört weiterhin, daß diese Veränderungen mindestens 6 Monate bestehen.

### Differentialdiagnose (Tab. **50**)

Die CAH kann gegenüber der CPH in den meisten Fällen durch histologische Verlaufsbeobachtungen mit Sicherheit unterschieden werden. Dabei muß auch berücksichtigt werden, daß in seltenen Fällen eine CPH in eine CAH übergehen kann und umgekehrt. Zur Unterscheidung zwischen Hepatitis-B-virusinduzierter und autoimmuner CAH müssen neben den klinischen Parametern die virusserologischen Befunde im Serum und im Lebergewebe mit herangezogen werden. Die Diagnose der nicht-A-nicht-B-virusinduzierten CAH dagegen ist bei dem Fehlen von virusspezifischen Testsystemen schwierig, insbesondere in Abgrenzung zur autoimmunen CAH. Die Abgrenzung der autoimmunen CAH zur primären biliären Zirrhose (PBC) kann auch unter Hinzuziehung histologischer und serologischer Befunde schwierig sein, da auch bei der autoimmunen CAH antimitochondriale Antikörper auftreten können. Ob es eine Mischform von PBC und autoimmuner CAH als eigenständiges Krankheitsbild gibt, ist nicht klar.

### Therapie

Bei ausgeprägter entzündlicher Aktivität der CAH ist körperliche Schonung angezeigt. Im übrigen können sich die Patienten im Rahmen ihrer Leistungsfähigkeit körperlich belasten. Eine spezielle Diät ist nicht erforderlich. Die Kost sollte gemischt und eher eiweißreich sein. Auf eine sogenannte Leberschutztherapie kann verzichtet werden.

Die autoimmune CAH wird immunsuppressiv behandelt. Die Patienten erhalten eine Kombinationsbehandlung von Prednisolon und Azathioprin, beginnend mit 50 mg Prednisolon pro Tag und einer Reduktion von 5 mg alle 5 Tage bis zu einer Erhaltungsdosis von 10–15 mg pro Tag. Zusätzlich erhalten die Patienten Azathioprin in einer Dosierung von 100–150 mg pro Tag. Diese Therapie wird über etwa 2 Jahre durchgeführt, bei einer histologisch nachgewiesenen Remission kann ein Auslaßversuch unternommen werden.
Wesentlich problematischer ist die immunsuppressive Behandlung der Hepatitis-B-virusinduzierten CAH. Die immunsuppressive Behandlung dieser Patienten scheint in den meisten Fällen keinen Einfluß auf den Krankheitsverlauf zu haben. In Einzelfällen mit hoher entzündlicher Aktivität kann ein Versuch mit Steroiden unternommen werden. Als alternative Behandlungsform der Hepatitis-B-virusinduzierten CAH sind Versuche unternommen worden, durch eine Stimulierung des Immunsystems eine Viruselimination zu erreichen.
Versuche wurden auch mit Interferon durchgeführt. Dies ist eine Substanz, die von virusinfizierten Zellen gebildet wird und in nicht-virusinfizierten Zellen die Synthese eines Proteins induziert, das die Synthese von Virusproteinen inhibiert. Eine endgültige Beurteilung dieser bisher experimentellen Therapie steht aus.
Adenin-Arabinosid-A ist eine antivirale Substanz, die die Virusreplikation blockiert. Bisher ist hiermit eine Viruselimination nicht erreicht worden.
Nach den vorliegenden Befunden ist eine spezifische Therapie auch der Nicht-A-Nicht-B-Hepatitis nicht möglich. Von einer immunsuppressiven Therapie wird überwiegend abgeraten.

### Prognose

Die Prognose der autoimmunen chronisch-aktiven Hepatitis ist unter immunsuppressiver Therapie, die über mindestens 2 Jahre durchgeführt werden sollte, gut. Bei einem Rezidiv muß die Therapie konsequent weitergeführt werden.
Über die Langzeitprognose der Hepatitis-B-induzierten chronisch aktiven Hepatitis liegen sorgfältige prospektive Untersuchungen nicht vor. Die Prognose scheint jedoch besser zu sein, als allgemein angenommen wurde. Etwa 5–10% der Patienten zeigen pro Jahr Verlust von HBeAg mit Entwicklung von Anti-HBe. Diese Serokonversion ist meist mit einer Normalisierung der Laborparameter und fehlender oder nur geringer entzündlicher Aktivität verbunden.
Die medikamenteninduzierte chronische Hepatitis hat in der Regel nach Absetzen des auslösenden Agens eine sehr gute Prognose.

**Merke:** Die chronische Hepatitis ist definiert als eine entzündliche Leberreaktion (histologisch, laborchemisch, serologisch) über einen Zeitraum von mindestens 6 Monaten. Zwei Formen werden unterschieden: die chronisch persistierende und die chronisch aktive Hepatitis. Ätiologisch können vorwiegend virusinduzierte, autoimmune, kryptogene und medikamenteninduzierte Formen differenziert werden. Das klinische Bild einer chronischen Hepatitis ist uncharakteristisch. Die Diagnose wird durch Laparoskopie oder Leberpunktion gesichert. Differentialdiagnostische Befundmuster der einzelnen Hepatitisformen können mittels Virusmarker (Serum/Gewebe) und immunhistologischer Untersuchungen erhoben werden.
Nur die autoimmune chronische Hepatitis wird immunsuppressiv mit Prednisolon und Azathioprin behandelt. Bei den anderen chronischen Hepatitisformen, insbesondere der Hepatitis-B-virusinduzierten, können zur Zeit keine einheitlichen Therapieempfehlungen gegeben werden.

### Weiterführende Literatur

Arnold, W.: Systematik und Verlauf der chronischen Hepatitis. Internist. Welt 7 (1980) 253
Arnold, W., G. Hess, T. Poralla: Viral hepatitis – an update. In Csomos, G., H. Thaler: Clinical Hepatology. Springer, Berlin (p. 210)
Bianchi, L.: Chronische Hepatitis. Schweiz. med. Wschr. 110 (1980) 1361
Christensen, E., J. Crowe, D. Doniach et al.: Clinical pattern and course of disease in primary biliary cirrhosis based on an analysis of 236 patients. Gastroenterology 78 (1980) 236
Dienstag, J. L.: Non-A, non-B hepatitis. I. Recognition, epidemiology, and clinical features. Gastroenterology 85 (1983) 439
Dienstag, J. L.: Non-A, non-B hepatitis. II. Experimental transmission, putative virus agents and markers, and prevention. Gastroenterology 85 (1983) 743
Hodges, J. R., G. H. Millward-Sadler, R. Wright: Chronic active hepatitis: the spectrum of disease. Lancet 1982/I, 550
Maddrey, W. C.: Drug-related acute and chronic hepatitis. Clinics in Gastroenterology 9 (1980) 213
Meyer zum Büschenfelde, K. H., T. H. Hütteroth, M. Manns: Immune reactions in liver disease. In Csomos, G., H. Thaler: Clinical Hepatology. Springer, Berlin 1983 (p. 195)
Meyer zum Büschenfelde, K. H., T. H. Hütteroth, M. Manns, B. Möller: The role of liver membrane antigens as targets in autoimmune type liver disease. Semin. Immunopathol. 3 (1980) 297
Smedile. A., P. Dentico, A. Zanetti, E. Sagnelli et al.: Infection with the delta agent in chronic HBsAg carriers. Gastroenterology 81 (1981) 992
Sherlock, S.: Viral Hepatitis. Clinics in Gastroenterology. Saunders, Philadelphia 1980
Szmuness, W., H. J. Alter, J. E. Maynard: Viral Hepatitis. 1981 International Symposium. Franklin Institute Press, Philadelphia 1981

## Leberbeteiligung bei Infektionskrankheiten

Die Leber ist bei zahlreichen viralen, bakteriellen, parasitären und Wurmkrankheiten in unterschiedlicher Weise in den Krankheitsprozeß miteinbezogen (Tab. **51**). Vielfach steht die Leberbeteiligung dabei nicht im Vordergrund und manifestiert sich lediglich durch diskrete Bilirubin- oder Transaminasenerhöhung. Nur selten ist die Leberbeteiligung entscheidend für den Verlauf der Erkrankung, wie beispielsweise bei dem durch Leptospiren hervorgerufenen Morbus Weil. Für die Leberbeteiligung kommen verschiedene Schädigungsmechanismen in Frage:

1. Schädigung der Leber durch zirkulierende Toxine (z. B. Endotoxin bei gramnegativer Sepsis),
2. hämatogene, lymphogene oder biliäre Absiedlung der Erreger im Leberparenchym mit entsprechenden lokalen Veränderungen.
3. mittelbare Leberschädigung, wie beispielsweise Lebernekrosen bei gramnegativer Sepsis oder Verbrauchskoagulopathie.

Tabelle **51** Leberbeteiligung bei Infektionskrankheiten

| | |
|---|---|
| **Viren** | **Parasiten** |
| Infektiöse Mononukleose | Amöbiasis |
| Herpes simplex | Malaria |
| Zytomegalie | Trypanosomiasis |
| Gelbfieber | Toxoplasmose |
| Röteln | u. a. |
| Varizellen | **Helminthen** |
| Coxsackie-Viren | Echinokokkose |
| Marburg-Virus | Askariden |
| **Bakterien** | Fasciola hepatica |
| Pneumokokken | Schistosomiasis |
| Staphylokokken | **Pilze** |
| Streptokokken | Aktinomykose |
| Gonokokken | Histoplasmose |
| Clostridien | u. a. |
| Escherichia coli | |
| Salmonellosen | |
| Brucellosen | |
| Tuberkulose | |
| Leptospirosen | |
| Syphilis | |

## Pyogener Leberabszeß

**Definition:** Der pyogene Leberabszeß entsteht bei eitriger Einschmelzung des Leberparenchyms durch hämatogene oder biliäre Invasion von Bakterien. Leberabszesse können solitär oder multipel auftreten.

Ätiologie

Die häufigsten Erreger sind Escherichia coli, Klebsiellen, Salmonellen, Bacteroides. Ursachen sind Cholangitis, Sepsis, Traumata.

Klinik

Die klinische Symptomatik ist unterschiedlich. Subjektiv stehen Abgeschlagenheit, Schmerzen im rechten Oberbauch, febrile Temperaturen im Vordergrund. Die Leber kann vergrößert und druckschmerzhaft sein.

Diagnostisches Vorgehen

Die Senkung ist meist erheblich beschleunigt, Anämie und Leukozytose sind häufig. Die Transaminasen und alkalische Phosphatase können normal oder erhöht sein.
Röntgenologisch kann ein Zwerchfellhochstand rechts, eventuell mit Pleuraerguß vorhanden sein. Diagnostisch wertvoll sind vor allem Oberbauchsonographie, Computertomographie und Angiographie. Blutkulturen sind häufig positiv.

Therapie

Multiple, kleine Abszesse sind meistens einer chirurgischen Therapie nicht zugänglich. Es ist eine über mehrere Monate durchgeführte, antibiotische Therapie nach Resistenzbestimmung notwendig. Große, solitäre Abszesse sind mit konservativer Therapie nicht zu heilen. Vor einer operativen Therapie kann häufig mit Erfolg der Versuch unternommen werden, einen pyogenen Leberabszeß durch perkutane Drainage zu entleeren. Falls dieser erfolglos bleibt, kommt nur noch die operative Therapie in Frage. In jedem Fall muß zusätzlich antibiotisch behandelt werden.

Prognose

Die Prognose des pyogenen Leberabszesses ist auch heute noch mit einer Letalität von 30–50% schlecht.

## Amöbenabszeß der Leber

**Definition:** Der Erkrankung liegt eine Infektion mit Entamoeba histolytica zugrunde. Die Erreger können über den Darm und die Pfortader in die Leber gelangen und dort Leberabszesse hervorrufen. Die Abszesse sind steril, sie enthalten eine schokoladenbraune bis gelbgrüne Flüssigkeit.

Klinik

Beim akuten Verlauf ist die Leber vergrößert, druckschmerzhaft. Im Blutbild besteht fast immer eine Leukozytose mit Linksverschiebung und BSG-Beschleunigung. Ikterus und Transaminasenerhöhung sind meist nicht ausgeprägt.

Diagnostisches Vorgehen

Serologisch läßt sich die Infektion mit Hilfe der indirekten Hämagglutination und im Immunfluoreszenztest sichern. In der Rektumbiopsie können Amöben nachgewiesen werden. Die Diagnose kann weiter durch Sonographie, Computertomographie und Angiographie gesichert werden.

Differentialdiagnose

An pyogenen Leberabszeß, Leberzysten und Echinokokkosen muß gedacht werden.

Komplikationen

Komplikationen sind Ruptur, Infektion und Lungenabszeß.

Therapie

Die Behandlung ist in den meisten Fällen zunächst konservativ. Es wird Metronidazol 750 mg 3mal täglich über 10 Tage verabreicht. Nur in seltenen Fällen ist eine chirurgische Drainage notwendig.

Prognose

Bei rechtzeitiger Diagnosestellung und Therapie ist die Prognose gut.

**Merke:** Die Leber ist bei zahlreichen Infektionskrankheiten mitbeteiligt, ohne daß sie jedoch klinisch im Vordergrund oder für die Prognose entscheidend beteiligt wäre. Dabei kann die Leber sowohl durch direkte Erregerinvasion geschädigt werden wie auch durch zirkulierende Toxine oder mittelbar wie bei Lebernekrosen und Verbrauchskoagulopathien. Der pyogene Leberabszeß tritt häufig als Folge abdomineller Infektionen oder einer Sepsis auf. Die Diagnose kann in der Regel aufgrund des klinischen Bildes, der Sonographie mit Feinnadelpunktion und der Computer-Tomographie gestellt werden. Pyogene Leberabszesse werden, sofern technisch möglich, perkutan drainiert, sie bedürfen zusätzlich einer hochdosierten antibiotischen Behandlung. Der Amöbenabszeß in der Leber heilt meistens durch konservative Therapie aus.

Weiterführende Literatur

Eisenburg, J.: Die Leber bei Infektionskrankheiten. In Kühn, H.A., H.Wernze: Klinische Hepatologie. Thieme, Stuttgart 1979 (S.6.68)

Holdstock, G., G.H.Millward-Sadler, R.Wright: Hepatic changes in systemic disease. Wright, R., K.G.M.M.Alberti, S.Karran, G.H.Millward-Sadler: In Liver and Biliary Disease. Saunders, Philadelphia 1979 (p. 848)

Krogstadt, D.J., H.C.Spencer, G.R.Healy: Current concepts in parasitology: amebiasis. New Engl. J. Med. 298 (1978) 262

Satiani, B., E.D.Davidson: Hepatic abscesses: improvement in mortality with early diagnosis and treatment. Amer. J. Surg. 135 (1978) 647

## Leberbeteiligung bei chronisch entzündlichen Darmerkrankungen (Morbus Crohn und Colitis ulcerosa)

**Definition:** Eine Leberbeteiligung bei Colitis ulcerosa und Morbus Crohn ist nicht selten. In einem unausgewählten Krankengut sind bei etwa 15–25% der Fälle die Transaminasen oder alkalische Phosphatase erhöht.

### Fettleber

Eine Fettleber ist häufig und wird bei bis zu 30% der Patienten gefunden. Sie ist wahrscheinlich auf den schlechten Ernährungsstatus, den verminderten Allgemeinzustand mit Hypoproteinämie dieser Patienten zurückzuführen. Die Leber kann gering vergrößert sein. Eine spezifische Behandlung ist nicht erforderlich, die Maßnahmen zielen vielmehr auf eine Behandlung der Grundkrankheit und eine Besserung des Allgemeinzustandes.

### Pericholangitis

Eine weitere Form der Leberbeteiligung ist die Pericholangitis. Es handelt sich um einen akut oder chronisch entzündlichen Prozeß, der sich auf das Portalfeld erstreckt und besonders gallengangsnah beschränkt ist. Ähnliche Veränderungen finden sich auch in den Frühstadien der primären biliären Zirrhose und in einigen Fällen von medikamenteninduzierter Hepatitis. Möglicherweise spielt eine portale Bakteriämie bei der Pathogenese eine Rolle.
Die Patienten sind klinisch meist asymptomatisch. Die alkalische Phosphatase kann erhöht sein.
Die Prognose ist meist gut, ein Fortschreiten der Erkrankung zur Zirrhose ist selten. Antibiotika, Steroide haben keinen Einfluß auf den Verlauf.

### Primär sklerosierende Cholangitis

Als seltene Erkrankung ist in diesem Zusammenhang die primär sklerosierende Cholangitis zu erwähnen, die mit einer sklerosierenden Entzündung der extra- und intrahepatischen Gallenwege einhergeht und in etwa ⅓ der Fälle mit Colitis ulcerosa assoziiert ist. Klinisch stehen im Vordergrund Ikterus, Juckreiz, Fieber und Gewichtsverlust. Der Beweis ist durch ERCP zu erbringen. Die Erkrankung kann zur biliären Zirrhose fortschreiten. Die therapeutischen Möglichkeiten sind gering. Im Vordergrund steht die Behandlung des Grundleidens.

### Chronisch-aktive Hepatitis

Eine chronisch-aktive Hepatitis ist bei Patienten mit Colitis ulcerosa und Morbus Crohn selten.

### Granulomatöse Hepatitis

Eine granulomatöse Hepatitis wird gelegentlich beim Morbus Crohn, seltener bei Colitis ulcerosa beobachtet.
Die Symptome sind gewöhnlich subfebrile Temperaturen, Hepatomegalie oder unspezifische Veränderungen der Leberfunktionstests. Histologisch sind die nicht verkäsenden epitheloidzelligen Granulome innerhalb des Leberläppchens verteilt. Die Ursache dieser Veränderungen ist nicht bekannt.

**Merke:** Nichtbakterielle chronisch entzündliche Darmerkrankungen können in unterschiedlicher Form die Leber in Mitleidenschaft ziehen. In den meisten Fällen ist die Leberbeteiligung ohne wesentliche klinische Bedeutung, bei etwa ⅓ der Patienten wird eine Fettleber beobachtet. Eine granulomatöse Hepatitis kann bei Morbus Crohn beobachtet werden. Eine chronische sklerosierende Cholangitis ist in etwa ⅓ der Fälle mit einer Colitis ulcerosa assoziiert.

#### Weiterführende Literatur

Rasenack, U., W. Caspary: Die primär sklerosierende Cholangitis. Dtsch. med. Wschr. 106 (1981) 1351
Wiesner, R. H., N. F. LaRusso: Clinicopathologic features of the syndrome of primary sclerosing cholangitis. Gastroenterology 79 (1980) 200

## Granulomatöse Hepatitis

**Definition:** Granulome sind definiert als fokale noduläre Ansammlungen von Makrophagen, Epitheloidzellen, Riesenzellen, Lymphozyten und Plasmazellen.

### Ätiologie

Lebergranulome werden bei zahlreichen Erkrankungen unterschiedlicher Ätiologie beobachtet (Tab. **52**). In unausgewählten Leberbiopsien werden sie in 2–7% aller Fälle beobachtet. Die häufigsten Ursachen sind Tuberkulose und Sarkoidose, in etwa 20–50% der Fälle ist die Ursache nicht zu klären.

### Klinik

Die klinische Symptomatik ist unterschiedlich. Sie wird bestimmt durch die Grundkrankheit. Die Leber kann vergrößert sein, die Transaminasen und alkalische Phosphatase können normal oder erhöht sein.
Verkäsende Granulome sind nahezu diagnostisch bezeichnend für Tuberkulose, Mykobakterien werden selten im Lebergewebe nachgewiesen. Ist die granulomatöse Hepatitis Folge einer

Tabelle **52** Häufige Ursachen der granulomatösen Hepatitis

| Infektionen | Verschiedene |
|---|---|
| Tuberkulose | Sarkoidose |
| Brucellose | Morbus Hodgkin |
| Histoplasmose | Morbus Crohn |
| Schistosomiasis | Primäre biliäre Zirrhose |
| **Medikamente** | Kollagenosen |
| Sulfonamide | |
| Phenylbutazon | |
| Chlorpropamid | |

Medikamentenexposition, sind häufig im peripheren Blut und im Lebergewebe eosinophile Zellen oder Infiltrate vorhanden. Beim zufälligen Nachweis von Lebergranulomen sind eine sorgfältige Medikamentenanamnese sowie serologische und bakteriologische Untersuchungen erforderlich.

### Therapie

Die Therapie richtet sich nach der Grunderkrankung.

**Merke:** Die häufigsten Ursachen einer granulomatösen Lebererkrankung sind die Tuberkulose, die Sarkoidose, Brucellosen und verschiedene medikamentöse Ursachen. In 20–50% der Fälle bleibt die Ursache der granulomatösen Hepatitis ungeklärt. Beim zufälligen Nachweis von Granulomen in der Leber sollten in jedem Fall eine Tuberkulose, eine Sarkoidose, Brucellose und ein Morbus Crohn ausgeschlossen werden. Sarkoidähnliche Granulome können auch beim Morbus Hodgkin gefunden werden.

### Weiterführende Literatur

Irani, S. K., W. O. Dobbins: Hepatic granulomas: a review of 73 patients from one hospital and survey of the literature. J. clin. Gastroenterol. 1 (1979) 131

## Leberzirrhose

**Definition:** Die Leberzirrhose ist morphologisch definiert als ein knotiger Umbau des Leberparenchyms, der mit Narbenbildung und Veränderungen sowie Umstrukturierung des Gefäßapparates einhergeht. Wesentliches Merkmal der Definition sind der diffuse Krankheitsprozeß, die Bindegewebsvermehrung, die Narbenbildung und die Veränderungen der Grundstruktur des Leberläppchens. Klinisch tritt die Zirrhose in Erscheinung durch Ausfall der normalen Leberfunktion, durch Synthesestörungen, Exkretionsstörungen und Entgiftungsstörungen. Gelegentlich manifestiert sich die Leberzirrhose erst durch Komplikationen wie Ösophagusvarizenblutung, Leberkoma, Aszites und Ödeme.

### Häufigkeit

Die häufigste Art der Leberzirrhose ist in Deutschland die alkoholtoxische Zirrhose, die etwa 40–50% aller Fälle ausmacht. Die zweithäufigste Form ist die posthepatitische Leberzirrhose bei HBsAg-positiver oder nicht-A-nicht-B-chronisch aktiver Hepatitis. Diese machen etwa 20–30% aller Fälle aus. 10–20% der Fälle sind nicht sicher klassifizierbar. Ein Teil bietet Hinweise für eine Autoimmungenese. Die übrigen werden als kryptogene Zirrhosen bezeichnet. Die Häufigkeit der biliären Zirrhose, der primären und sekundären biliären Zirrhosen beträgt weniger als 10%. Die übrigen Zirrhosen (Hämochromatose und Morbus Wilson, $\alpha_1$-Antitrypsinmangel) sind selten.

### Pathologie

Nach der Knotengröße können grobknollige (Kartoffelleber), grobknotige, feinknotige und gemischtknotige Formen unterschieden werden. Die grobknollige Leber findet sich bei Patienten mit ausgedehnten Parenchymnekrosen, beispielsweise nach fulminanter Hepatitis. Bei der makronodulären Zirrhose haben die Regeneratknoten eine Größe von mehr als 3 mm. Ätiologisch sind diese Zirrhosen unterschiedlich, sie können als Endstadium einer virusinduzierten chronisch aktiven Hepatitis, als kryptogene Zirrhose und als Endstadium einer Zirrhose jeglicher Ätiologie beobachtet werden. Mikroskopisch ist die Umbauform multilobulär oder pseudolobulär.

Bei der feinknotigen Zirrhose sind die Regeneratknoten kleiner als 3 mm. Diese Form findet sich häufig als Folge einer Alkoholschädigung der Leber, bei Hämochromatose, Morbus Wilson, primären und sekundären biliären Zirrhosen und selten bei der Leberzirrhose nach chronisch aktiver Hepatitis. Histologisch kann der Leberumbau monolobulär und pseudolobulär sein.

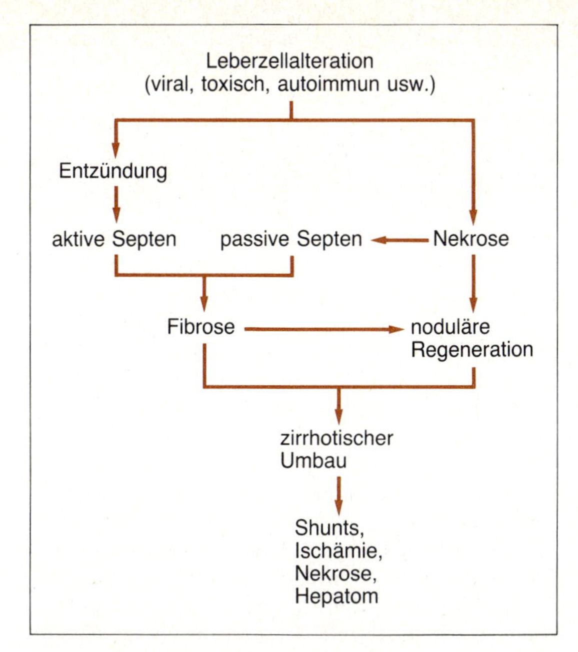


Abb. **41** Pathogenese der Leberzirrhose

### Pathophysiologie

Die wichtigsten pathogenetischen Elemente des zirrhotischen Leberumbaus sind Entzündung, Nekrose und eine abnorme noduläre Regeneration des Leberparenchyms. Diese unterschiedlichen Grundmechanismen laufen bei der Entwicklung der Leberzirrhose parallel ab. Konfluierende Nekrosen führen zur Ausbildung von Kollapsstraßen und Umwandlung zu bindegewebigen Septen. Sie werden als passive Septen bezeichnet. Sie können zu portokavalen vaskulären Anastomosen führen. Von den passiven Septen zu unterscheiden sind die aktiven Septen als Folge eines Entzündungsprozesses mit entzündlicher Infiltration, Bindegewebsbildung und Ausbildung eines Granulationsgewebes. Besonders charakteristisch für die chronisch aktive Hepatitis sind die Piece-meal-Nekrosen, die an der Grenze des Periportalfeldes und Leberparenchyms anzutreffen sind. Die Folge der Septenbildung ist die Ausbildung von fibrotischen Strängen, in denen sich portokavale Shunt-Gefäße ausbilden können. Dies wiederum hat zur Folge, daß die Regeneratknoten schlechter durchblutet werden und die Entgiftungsfunktion der Leber beeinträchtigt wird. Darüber hinaus sind die Bindegewebssepten bei der Pathogenese der portalen Hypertonie beteiligt. Sie beeinflussen den sinusoidalen Durchfluß und tragen zur postsinusoidalen portalen Hypertonie bei. Diese pathogenetischen Zusammenhänge sind in der Abb. **41** zusammengefaßt.

Als unmittelbare Folgen des zirrhotischen Umbaus der Leber kommen klinisch Zirkulationsstörungen mit Entwicklung einer portalen Hypertonie, Auftreten von Aszites und Störungen der Inaktivierung von biologisch wirksamen Steroidhormonen zum Tragen.

### Ätiologie

Die häufigste Ätiologie der Leberzirrhose in Deutschland ist der Alkohol. Der durchschnittliche Alkoholverbrauch pro Kopf der Bevölkerung in der Bundesrepublik Deutschland liegt bei 11–12 Litern pro Jahr. Alkoholbedingte Organerkrankungen sind in Kanada die fünfthäufigste Todesursache bei Männern zwischen dem 25. und 64. Lebensjahr.

Die Häufigkeit einer Leberschädigung ist abhängig von der Dauer des Alkohlgenusses und der zugeführten Menge. Unterhalb einer täglichen Alkoholaufnahme von 60 g bei Männern und 20 g bei Frauen besteht kein erhöhtes Zirrhoserisiko. Bei einem Alkoholgenuß von mehr als 180 g pro Tag über mehrere Jahre besteht eine hohes Zirrhoserisiko. Da auch bei dieser Menge nicht alle Personen eine Leberzirrhose entwickeln, ist es wahrscheinlich, daß andere Faktoren, wie Ernährungsgewohnheiten und mögliche genetische Faktoren, bei der Zirrhoseentwicklung eine Rolle spielen.

Früher wurden die Leberzirrhosen in postnekrotische, portale und biliäre Zirrhosen eingeteilt. Heute hat sich überwiegend eine Einteilung nach ätiologischen (Tab. **53**) oder nach morphologischen Kriterien (Tab. **54**) durchgesetzt. Durch klinische, laparoskopische und histologische Diagnostik ist es in den meisten Fällen möglich, die Zirrhosen ätiologisch einzuteilen. Die Leber wird nach der Größe in hypertrophische, normotrophische und atrophische Formen unterteilt. Besonders die alkoholtoxische Zirrhose (in den frühen Stadien) und die Leberzirrhose aus chronisch aktiver Hepatitis sind in den frühen Stadien hypertrophisch, die meisten Zirrhosen sind in den Spätstadien atrophisch (Laennecsche Zirrhose).

Tabelle **53** Ätiologische Einteilung der Zirrhosen

| |
|---|
| *Toxisch-allergisch* |
| Alkohol, Methyldopa, Isoniazid, Methotrexat |
| *Infektiös* |
| Hepatitis B, Nicht-A-nicht-B-Hepatitis |
| *Autoimmun* |
| Autoimmune chronisch aktive Hepatitis, primäre biliäre Zirrhose |
| *Biliär* |
| Sekundäre biliäre Zirrhose, Mukoviszidose, Gallengangsatresie, Striktur |
| *Metabolisch* |
| Morbus Wilson, Hämochromatose, $\alpha_1$-Antitrypsinmangel, Galaktosämie, Glykogenose Typ IV |
| *Vaskulär* |
| Kardiale Zirrhose, Budd-Chiari-Syndrom |
| *Kryptogen* |
| Verschiedene |

Tabelle 54 Morphologische Einteilung der Zirrhose

| | |
|---|---|
| Größe: | Hypertroph, normotroph, atroph |
| Knotengröße: | Grobknollig, grobknotig, feinknotig, gemischt |
| Histologisch: | Multilobulär, monolobulär, pseudolobulär, gemischt |

## Klinik

### Anamnese

Die klinische Manifestation der Leberzirrhose ist unterschiedlich. Der Krankheitsprozeß, der zur Zirrhose führt, dauert meistens viele Jahre als Folge beispielsweise eines chronischen Alkoholabusus oder einer chronisch aktiven Hepatitis. Die Zirrhose kann dabei als Zufallsbefund entdeckt werden oder sich erst durch eine Komplikation, wie eine Ösophagusvarizenblutung, manifestieren. Die ersten Symptome sind uncharakteristisch. Rückblickend geben die meisten Patienten körperliche, dyspeptische oder Oberbauchbeschwerden an. Bei etwa ⅓ der Patienten weisen Hautzeichen, Ikterus, Aszites und Ödeme, intestinale Blutungen und Enzephalopathie auf eine Leberzirrhose hin. Libido- und Potenzverlust kommen bei Alkoholikern vor.

### Befund

Bei der Untersuchung des Zirrhotikers fallen Merkmale auf, die häufig schon die Verdachtsdiagnose gestatten. Die Patienten haben eine reduzierte Muskelmasse, eine Muskelatrophie und Untergewichtigkeit. Unter den Hautveränderungen ist das Palmarerythem typisch, jedoch nicht spezifisch. Bei Männern findet sich in etwa 10% der Fälle eine Gynäkomastie, in ⅓ der Fälle eine Hodenatrophie (Abb. **42**). Häufig fallen eine spärliche Körperbehaarung mit Ausfall der Axilarbehaarung und eine Bauchglatze auf. Die Haut ist nicht selten atrophisch (Geldscheinhaut). Vor allem im Bereich der oberen Thoraxapertur und der lichtexponierten Haut lassen sich Teleangiektasien und Spider naevi nachweisen. Mit einem durchsichtigen Spatel läßt sich zeigen, daß die Spider naevi sich von zentral nach peripher füllen. Ein weiteres Symptom sind Lippen, die wie lackiert aussehen (Lacklippen). Ikterus wird bei entzündlichen Schüben der Zirrhose und im Spätstadium gefunden. Er gehört grundsätzlich zum Spätstadium der primären biliären Zirrhose. Bei den übrigen Zirrhoseformen ist er selten. Patienten mit Leberzirrhose weisen häufig eine vermehrte Hautpigmentation auf, besonders bei primärer biliärer Zirrhose und Hämochromatose sowie bei Patienten mit alkoholtoxischer Zirrhose. Dupuytrensche Kontrakturen werden, besonders bei Patienten mit alkoholischer Zirrhose, gesehen. Die zirrhotische Leber kann sowohl vergrößert wie verkleinert sein. Bei grobknotigem Umbau der Leber sind häufig Regeneratknoten palpabel. Bei der Hämochromatose und der alkoholischen Zirrhose ist eine vergrößerte Leber typisch. Ein weiteres Zeichen aller Leberzirrhosen ist eine deutliche Konsistenzvermehrung. Eine Milzvergrößerung ist klinisch in etwa 10–30% vorhanden. Als Ausdruck einer gestörten Blutgerinnung finden sich gelegentlich Petechien und Ekchymosen. Der Kayser-Fleischer-Kornealring ist nahezu beweisend für Morbus Wilson.

### Diagnostisches Vorgehen

Es gibt keine eine Leberzirrhose beweisenden Laborbefunde. Trotzdem gibt es einige typische Veränderungen. So ist das Bilirubin in Abhängigkeit von der Leberfunktion leicht bis deutlich (klinisch sichtbar) erhöht, und zwar sowohl das konjugierte wie das nichtkonjugierte Bilirubin. Zeichen der intrahepatischen Cholestase sind bei der alkoholischen, viralen und kryptogenen Zirrhose eher selten, bei den biliären Zirrhosen jedoch immer vorhanden. Das Blutbild ist häufig durch eine makrozytäre Anämie gekennzeichnet, wobei ein Vitamin $B_{12}$- und Folsäuremangel als Ursache angenommen werden. Bei der alkoholischen Zirrhose wird daneben auch ein direkter toxischer Effekt auf das Knochenmark diskutiert. Als Ausdruck einer vermehrten Sequestration von Leukozyten und Thrombozyten in der vergrößerten Milz wird bei der fortgeschrittenen Leberzirrhose häufig eine Leukopenie und Thrombopenie beobachtet. Die Transaminasen GOT und GPT können normal oder erhöht sein. Da bei der Leberzirrhose die Leberparenchymmasse vermindert ist, sind die Transaminasen in den späten Stadien nicht mehr als Maß für die entzündliche Aktivität verwertbar. Demgegenüber ist die verminderte Pseudocholinesterase-Aktivität Ausdruck einer schweren Synthesestörung und als prognostisch ungünstig zu werten. Häufiger als bei akuten und chronischen Leberentzündungen ist bei Leberzirrhosen die GOT stärker erhöht als die GPT. Der Quotient GOT/GPT, der auch als De-Ritis-Quotient bezeichnet wird, ist größer als 1. Bei der alkoholtoxischen Leberzirrhose sind die $\gamma$-GT häufig stark, GOT und GPT nur mäßig erhöht. Die Serumelektrophorese zeigt in der Regel eine Verminderung der Albuminfraktion und eine breitbasige polyklonale Vermehrung der $\gamma$-Globuline. In erster Linie ist das IgG vermehrt. Das Serum-IgA ist bei allen fortgeschrittenen Zirrhosen, bei der alkoholischen Zirrhose besonders erhöht. Für die primäre biliäre Zirrhose ist ein relativ hoher Anteil von IgM charakteristisch.

Die Blutgerinnung ist beeinträchtigt. Besonders die Vitamin-K-abhängigen Faktoren sind vermindert, diese Störung kann mit der Prothrombinzeit (Quick-Wert) erfaßt werden. Der Abfall einzelner Faktoren wird hier in der Reihenfolge VII, II, X, V und I beobachtet und kann als prognostischer Marker herangezogen werden. Die

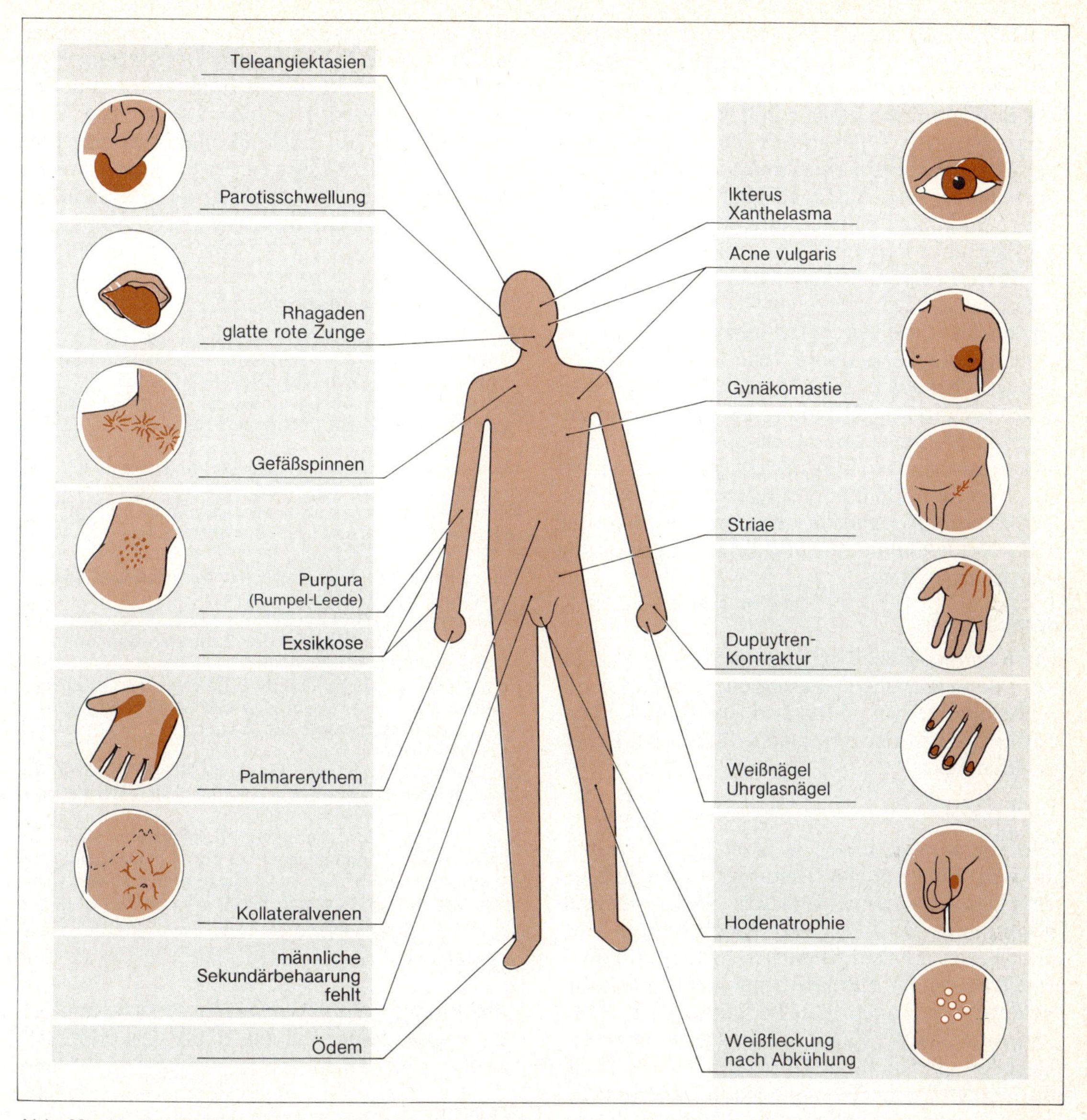


Abb. **42** Hautveränderungen bei chronischen Lebererkrankungen (nach Martini). Aus Siegenthaler, W.: Differentialdiagnose innerer Krankheiten. Thieme, Stuttgart 1984

biliären Zirrhosen gehen in der Regel mit einer Störung der Resorption der fettlöslichen Vitamine A, D, E, K einher. Die Vitamin-K-abhängigen Gerinnungsstörungen sind durch parenterale Vitamin-K-Gabe ausgleichbar. Bei den übrigen Zirrhoseformen spielt ein Vitamin-K-Mangel als Ursache der Gerinnungsstörungen keine Rolle. Infolgedessen steigt der Quick-Wert bei diesen Formen auch nach Gabe von Vitamin K nicht an. Das Serumeisen, wenngleich häufig erhöht, ist ein schwer zu bewertender Parameter, da intestinale Blutungen erhebliche Schwankungen im Verlauf bedingen. Eine Erniedrigung des Serumkupfers legt den Verdacht auf einen Morbus Wilson nahe. Das Ammoniak ist in den terminalen Stadien der Leberzirrhose erhöht und korreliert in den meisten Fällen mit dem Ausmaß der Enzephalopathie.

Ein empfindliches Maß für die Leberparenchymfunktion sind der Bromthalein- und Indozyaningrüntest sowie der Galaktose-Eliminationstest, wenngleich diese Untersuchungen in der klinischen Routinediagnostik nur noch eine geringe Rolle spielen.

Zur Charakterisierung der Leberzirrhose sind die serologischen Befunde von großer Bedeutung. Der Nachweis von HBsAg im Serum spricht für eine Hepatitis B-virusinduzierte Leberzirrhose. Der Nachweis von antinukleären Faktoren, Rheumafaktoren mit Hypergammaglobulinämie und HLA-B 8 wird charakteristischerweise bei der Leberzirrhose auf dem Boden einer autoimmunen chronischen Hepatitis gefunden. Antimitochondriale Antikörper in hohen Titern sprechen für eine primäre biliäre Zirrhose.

Die klinische Verdachtsdiagnose Leberzirrhose

wird durch die morphologische Diagnostik gesichert. Hierbei ist der Laparoskopie in der Regel der Vorzug vor der Leberblindpunktion zu geben. Die Sonographie hat einen hohen Stellenwert bei der nichtinvasiven Diagnostik. Die Laparoskopie hat gegenüber der Leberblindpunktion mehrere Vorteile: Es sind Aussagen über die Größe der Regeneratknoten möglich. Aus der Farbe der Leberoberfläche können Rückschlüsse auf die entzündliche Aktivität, Pigmenteinlagerungen und Fettgehalt der Leber gezogen werden. Die portale Hypertonie wird durch Lymphzystchen auf der Leberoberfläche, gestaute Venen im Bereich des Lig. teres hepatis und der Bauchwand erkennbar. Schließlich ist das Risiko der Leberpunktion unter Sicht des Auges mit der Möglichkeit der Elektrokoagulation der Biopsiestelle geringer als bei der Leberblindpunktion. Ergänzt wird die makroskopische Diagnostik durch die histologische und eventuell immunhistologische Untersuchung des Leberpunktates.

### Komplikationen

Die Komplikationen der Leberzirrhose sind Aszites, Ösophagusvarizenblutungen, hepatische Enzephalopathie (s. S. 13.91) und funktionelles Nierenversagen in der terminalen Phase der Leberinsuffizienz.

### Therapie

Die Therapie ist in den meisten Fällen symptomatisch. Eine gezielte Therapie ist möglich bei Patienten mit Hämochromatose durch Aderlaßbehandlung (S. 13.121) und Patienten mit Morbus Wilson (D-Penicillamin S. 13.122). Alkoholabstinenz ist für Patienten mit alkoholtoxischer Leberzirrhose von größter Bedeutung. Die Überlebensrate nach Diagnosestellung ist eindeutig korreliert mit Alkoholabstinenz.
Im übrigen ist die Therapie symptomatisch. Patienten mit inkompletter, kompensierter Leberzirrhose auf dem Boden einer autoimmunen chronisch aktiven Hepatitis (s. chronische Hepatitis) sind therapeutisch beeinflußbar durch eine immunsuppressive Therapie mit Prednisolon und Azathioprin. Eine Vitaminsubstitution ist eindeutig indiziert bei Patienten mit alkoholtoxischer Zirrhose und Mangelernährung. Die Substitution fettlöslicher Vitamine ist indiziert bei Patienten mit biliären Zirrhosen. Die Therapie der Leberzirrhose muß sich häufig auf die Therapie der Komplikationen im Krankheitsverlauf beschränken. Hierbei steht die Therapie des Aszites (S. 13.110), der chronischen hepatischen Enzephalopathie (S. 13.91) und der Ösophagusvarizenblutung (S. 13.112) im Vordergrund.

### Prognose

Die Prognose der kompletten Leberzirrhose ist schlecht. Etwa ⅔ der Patienten sterben an den Folgen einer chronischen Enzephalopathie, bei einem weiteren Drittel steht die Todesursache nicht im Zusammenhang mit der Leberzirrhose. Die Dreijahresüberlebensrate bei Patienten mit alkoholischen Zirrhosen beträgt nach aus der Literatur zusammengezogenen Daten etwa 42%, bei Patienten mit nichtalkoholischer Zirrhose etwa 34%. Die Dreijahresüberlebensrate von Patienten mit den Zeichen einer dekompensierten Zirrhose beträgt nur 24%.

### Weiterführende Literatur


Anthony, P. P., K. G. Ishak, N. C. Nayak et al.: The morphology of cirrhosis: definition, nomenclature and classification. Bull. Wld Hlth Org. 55 (1977) 521

Galambos, J. T.: Esophageal variceal hemorrhage: diagnosis and overview of treatment. Sem. Liver Dis. 2 (1982) 211

Gallenkamp, H., H. Liehr: Aspekte zur Therapie der Ösophagusvarizenblutung. Med. Welt 32 (1981) 393–397

Gerok, W.: Neuere Aspekte aus der klinisch experimentellen Zirrhoseforschung. Z. Gastroenterol. 18 (1983) 51

Paumgartner, G.: Therapie der Leberzirrhose. Z. Gastroenterol. 18 (1983) 63

Pichlmayr, R., C. Brölsch, P. Neuhaus, K. Wonigkeit: Indikation und Ergebnisse der Lebertransplantation. Z. Gastroenterol. 18 (1983) 70

Schumpelik, V., H. W. Schreiber: Therapie der Ösophagusvarizenblutung – Shunt-Chirurgie und endoskopische Sklerosierungstherapie im Vergleich. Z. Gastroenterol. 21 (1983) 690

Soehendra, N., I. Kempeneers, K. de Heer: Fiberendoskopische Ösophagusvarizenverödung. Akt. Chir. 16 (1981) 93

Westaby, D., B. Macdougall, R. Williams: New approaches to the management of portal hypertension and variceal haemorrhage. In Csomos, G., H. Thaler: Clinical Hepatology. Springer, Berlin 1983 (p. 268)


## Aszites

**Definition:** Unter Aszites versteht man eine Flüssigkeitsansammlung in der Bauchhöhle.

### Ätiologie

Aszites tritt am häufigsten in fortgeschrittenen Stadien von Leberzirrhosen mit portaler Hypertonie, Eiweiß-Synthesestörungen und Störungen im Wasser-Elektrolyt-Haushalt auf. Seltenere Ursachen sind portale Hypertonien bei posthepatischem oder prähepatischem Verschluß. Differentialdiagnostisch muß bei Aszites in erster Linie an maligne Tumoren des Magen-Darm-Traktes, des Pankreas und an gynäkologische Tumoren gedacht werden, die manchmal einen hämorrhagischen Aszites verursachen. Weiterhin können Stauungen bei allen Formen der Rechtsherzinsuffizienz einen Aszites hervorrufen. Intraabdominelle Lymphabflußbehinderungen, häufig bei malignen Prozessen, bedingen vielfach einen chylösen Aszites. Als seltene Ursache von Aszites sind akute Entzündungen der abdominellen Organe, vor allem akute Pankreatitiden, in Betracht zu ziehen. Unter den entzündlichen Aszitesformen kommt der Tuberkulose eine besondere Bedeutung zu. Diese Erkrankungen lassen sich klinisch relativ leicht von hepatischen Ursachen des Aszites abgrenzen.

### Pathophysiologie

Die Proteinsynthese ist in fortgeschrittenen Stadien der Leberzirrhose vermindert. Gesamteiweiß und vor allem das Serumalbumin sind erniedrigt und bedingen eine Senkung des kolloidosmotischen Druckes. Daneben sind ein erhöhter intravasaler Druck im Pfortadergebiet und Obstruktion der postsinusoidalen Lebervenen die wichtigsten pathogenetischen Faktoren. Durch die Kompression der Lebervenen, meistens verursacht durch Regeneratknoten, ist auch der Druck in den Lebersinusoiden erhöht, was zu einer vermehrten Lymphproduktion beiträgt. Diese vermehrte Lymphproduktion hat einen wesentlichen Anteil an der Aszitesbildung. Somit ist verständlich, daß bei den postsinusoidalen Abflußstörungen Aszites wesentlich häufiger eintritt als bei den prähepatischen oder präsinusoidalen Blockformen. Ein weiterer Faktor der Aszitesentstehung ist die verminderte Natriumausscheidung und der erhöhte Natriumbestand des Körpers selbst bei erniedrigter Serumnatriumkonzentration. Die Ursache dieser Veränderungen ist komplex. Nach einer Auffassung ist die renale Natriumretention die primäre Störung und die damit verbundene Vermehrung des extrazellulären Volumens Ursache der Aszitesentstehung. Ein zweiter wesentlicher Faktor ist wahrscheinlich ein sekundärer Hyperaldosteronismus, wobei sowohl eine vermehrte Synthese wie eine verringerte hepatische Clearance des Hormons eine Rolle spielen. Als weiterer Faktor ist eine Veränderung der Nierendurchblutung mit verminderter Perfusion der rindennahen Areale in Betracht zu ziehen. Die Aldosteronsekretion wird dadurch über eine Aktivierung des Renin-Angiotensin-Systems stimuliert. Die häufig bei Patienten mit Leberzirrhose auftretende Endotoxinämie könnte ein anderer oder zusätzlicher Faktor für die verminderte Nierenperfusion sein.

### Differentialdiagnose

Aszites mit einer Flüssigkeitsmenge von weniger als 1 l ist klinisch in der Regel nicht diagnostizierbar, aber durch Ultraschalluntersuchung erfaßbar. Erst bei größeren Mengen sind die klinisch wichtigsten Zeichen, das aufgetriebene Abdomen, die Flankendämpfung und die Undulation, vorhanden.
Aus differentialdiagnostischen Erwägungen ist eine Punktion des Aszites zur Bestimmung des Eiweißgehaltes zur zytologischen und mikrobiologischen Untersuchung bei unklaren Aszitesformen notwendig. Hierbei wird nach sorgfältiger Desinfektion eine Probepunktion am linken Unterbauch, kontralateral zum McBurneyschen Punkt durchgeführt. Ein Eiweißgehalt von weniger als 25 g/l (2,5 g/dl) spricht für ein Transsudat. Dieser Befund findet sich typischerweise bei Leberzirrhosen, Rechtsherzinsuffizienzen und Panzerherz oder als Folge einer Pfortaderthrombose. Das Exsudat weist einen Eiweißgehalt von mehr als 25 g/l (2,5 g/dl) auf, es ist meistens zellreich, hämorrhagisch oder chylös. Ein Exsudat spricht für ein Malignom, Infektionen oder Pankreatitis. Aszites läßt sich manchmal schwierig von großen Ovarialzysten abgrenzen, so daß in solchen Fällen frühzeitig eine gynäkologische Untersuchung durchgeführt werden sollte.

### Therapie

Bei der Behandlung des Aszites stehen zunächst diätetische und medikamentöse Maßnahmen und in seltenen Fällen chirurgische Maßnahmen im Vordergrund (Tab. **55**). Bei milden Fällen von Aszites ist häufig eine Natriumrestriktion ausreichend. Dabei soll die tägliche Natriumchloridzufuhr nicht mehr als 3 g (51 mmol Natriumchlorid) betragen. Die Patienten müssen eine entsprechende Diätberatung erhalten. Eine weitere sinnvolle Maßnahme ist Bettruhe, da hierbei die Mobilisation des Aszites begünstigt wird. Bei den meisten Patienten muß zusätzlich ein Diuretikum gegeben werden. Hierbei empfiehlt sich in erster Linie ein kaliumsparendes Diuretikum, etwa der Aldosteronantagonist Spironolacton in einer Dosierung zwischen 100 und 300 mg/Tag. Der Wirkungseintritt wird nach 2–6 Tagen beobachtet. Nebenwirkung ist das Auftreten einer Hyperkalämie.

Tabelle **55** Therapie des Aszites

| |
|---|
| *Bettruhe* |
| *Aszitespunktion*<br>(therapeutisch nur bei prall gespanntem Abdomen und Dyspnoe [1–3 l]) |
| *Flüssigkeitsrestriktion* auf 1000–1500 ml/Tag,<br>NaCl-Restriktion auf 3–5 g/Tag |
| *Diuretische Therapie*<br>(100–400 mg Spironolactone, 20–100 mg Furosemid pro Tag oder Thiazid Diuretikum).<br>Angestrebter täglicher Gewichtsverlust 500–1000 g |
| *Nur selten erforderlich:* Le-Veen-Shunt |

Die Ausschwemmung des Aszites sollte schonend erfolgen. Eine tägliche Gewichtsabnahme von 500 g ist anzustreben. Bei zu forcierter diuretischer Therapie kann es zur Verschlechterung der Nierenfunktion, zur Hyponaträmie und Hypochlorämie und schließlich auch zum Leberkoma kommen. Ist die Therapie mit Salzrestriktion und Aldosteronantagonisten nicht ausreichend, sollte zusätzlich ein Schleifendiuretikum gegeben werden, etwa Furosemid 20–40 mg bis maximal 240 mg pro Tag. Etwa 95 % der Patienten mit Aszites sind mit diesen Maßnahmen gut

zu behandeln. Bei 5% der Patienten besteht ein gegenüber der konservativen Therapie resistenter Aszites. Bei diesen Kranken kann vorübergehend die Infusion von kochsalzarmer Albuminlösung zur Erhöhung des intravasalen Volumens eine gesteigerte Diurese erzielen. Diese Maßnahme ist problematisch, da durch die Erhöhung des intravasalen Volumens auch eine Ösophagusvarizenblutung ausgelöst werden kann. Verschiedentlich wurde versucht, einen therapieresistenten Aszites durch Reinfusion des Aszites in einen zentral liegenden venösen Katheter zu behandeln. Komplikationen sind Lungenödeme, Verbrauchskoagulopathie und Ösophagusvarizenblutung. Eine neuere Therapieform ist die Ableitung des Aszites in die Jugularvene mit dem sogenannten LeVeen-Shunt, der jedoch nur bei Patienten in Betracht zu ziehen ist, deren Aszites mit konservativen Maßnahmen nicht beeinflußbar ist.
Eine Aszitespunktion aus diagnostischen Gründen ist immer indiziert. Therapeutisch sollte Aszites nur dann punktiert werden, wenn durch das prall gespannte Abdomen die Atmung behindert wird. In diesem Fall werden nicht mehr als 2 l Aszites abpunktiert. Mit dem Aszites geht dem Körper wertvolles Eiweiß verloren. Als Komplikationen treten Verschlechterung der Leberfunktion bis hin zum Leberkoma auf.
Die Hauptkomplikation der forcierten Diuretikatherapie ist neben der Verschlechterung der Nierenfunktion durch Hypovolämie und Elektrolytentgleisung das Auftreten einer hepatischen Enzephalopathie. Der Mechanismus ist multifaktoriell. Hyponaträmie, Hypokalämie und metabolische Alkalose sind beteiligte Faktoren.

## Ösophagusvarizenblutung

Etwa ⅓ aller Patienten mit Leberzirrhose verstirbt an den Folgen einer Ösophagusvarizenblutung. Die Ösophagusvarizenblutung kann konservativ oder operativ behandelt werden. Die wesentlichen Punkte der konservativen Behandlung sind Blutstillung, Volumenersatz, Bilanzierung des Wasser- und Elektrolythaushalts und Komaprophylaxe. Eine optimale Therapie kann nur unter den Voraussetzungen der Intensivmedizin erfolgen (Tab. **56**).

### Konservative Therapie

Wichtigste Maßnahmen sind das Legen eines zentral-venösen Katheters und Volumensubstitution, wenn möglich mit Frischblut.
Durch eine Notfallendoskopie muß geklärt werden, ob die Blutung aus Ösophagus- oder Magenfundusvarizen stammt oder ob eine Blutung bei erosiver Gastritis oder Ulcus ventriculi oder duodeni vorliegt. Liegen Blutgerinnungsstörungen vor, ist die Infusion von Frischplasma indiziert. Die Gabe von gereinigten Gerinnungsfaktoren ist problematisch, da diese aktivierende Faktoren enthalten und eine Verbrauchskoagulopathie induzieren können.

Tabelle **56** Maßnahmen bei Ösophagusvarizenblutung

**1. Sofortmaßnahmen**

Zentralvenöser Zugang
Labor: Blutgruppe, Kreuzblut, Hb, Quick, Thrombozyten, Elektrolyte, Blutgasanalyse
Schockbekämpfung: Plasmaexpander, Frischblut
Magensonde, Eiswasserspülung
Ösophago-Gastro-Duodenoskopie

**2. Weitere Maßnahmen**

bei endoskopisch gesicherter Ösophagusvarizenblutung
Korrektur von Gerinnungsstörungen, Frischblut, u. U. Thrombozytenkonzentrat, Substitution von Gerinnungsfaktoren (s. Text)
Darmsterilisation: 3 × 2 g Neomycin, 50 ml 20% Magnesiumsulfat, hoher Einlauf
Wenn Blutung nicht steht: Vasopressin 20 E in 250 ml 5%iger Glucose über 20 min i.v. unter Beachtung der Kontraindikationen

**3. Bei Erfolglosigkeit**

der oben genannten Maßnahmen kommen folgende Schritte in Betracht, deren Auswahl weitgehend von den örtlichen Möglichkeiten und Erfahrungen abhängig ist:
*Konservative Maßnahmen*
- Sengstaken-Sonde
- Endoskopische Varizenverödung
- Laserkoagulation
- Perkutane transhepatische Varizenverödung

*Operative Verfahren*
- Ösophagussperroperationen
- Notfall-Shunt

Zur Vorbeugung eines drohenden Leberkomas sind Gaben von Neomycin (als schwer resorbierbares Antibiotikum) und/oder Laktulose über Magensonde, Laxantien und hohe Einläufe notwendig. Zunächst sollte die Blutstillung mit Vasopressin versucht werden. Hierbei werden 20 E Vasopressin in 250 ml (280 mmol/l) 5%iger Glucose über 20 Minuten intravenös infundiert. Dadurch kommt es zu einer Drucksenkung im Splanchnikusbereich und zu einer zumindest kurzfristigen Blutstillung. Nebenwirkungen sind Hypertonie, Koronarkonstriktion, abdominelle Krämpfe und Durchfälle. Die Behandlung ist bei Patienten mit koronarer Herzkrankheit gefährlich.
Kommt es unter Vasopressin nicht zur Blutstillung, kann versucht werden, die Ösophagusvarizenblutung durch eine Ballontamponade mit Hilfe einer Sengstaken-Sonde zu erreichen. Hierbei handelt es sich um eine dreiläufige Sonde mit

Magenschlauch, einem aufblasbaren Ballon, der im Magenfundus aufgeblasen wird, und einem Ösophagusballon, mit dem es möglich ist, die Ösophagusvarizen zu komprimieren. Alle 6 Stunden wird die Luft aus dem Ösophagusballon abgelassen. Nach 24–48 Stunden soll die Sonde gezogen werden. Das Legen der Sengstaken-Sonde ist eine nicht ungefährliche Maßnahme, die eine Dauerüberwachung des Patienten erfordert. Todesfälle durch Asphyxie und Aspiration sind beschrieben.

Als neuere Maßnahme zur Behandlung der Ösophagusvarizenblutung wird in letzter Zeit zunehmend die Ösophagussklerosierung über ein Ösophagoskop empfohlen. Hierbei gelingt es, die blutenden Ösophagusvarizen zu veröden. Diese Therapieform ist besonders bei Patienten mit hohem Operationsrisiko zu empfehlen. Wahrscheinlich wird die Ösophagusvarizensklerosierung auch als prophylaktische Maßnahme zur Vorbeugung einer Ösophagusvarizenblutung in Zukunft an Bedeutung gewinnen. Blutungen aus kardianahen Magenfundusvarizen lassen sich in der Regel mit konservativen Maßnahmen nicht stillen.

Durch den $\beta$-Blocker Propanolol kann der Pfortaderhochdruck bei Leberzirrhose signifikant gesenkt werden. Vorläufige Ergebnisse lassen vermuten, daß durch Propanolol Rezidive von Ösophagusblutungen weitgehend verhindert werden können. Eine endgültige Bewertung dieser Therapie ist derzeit jedoch nicht möglich.

#### Operative Therapie

Ziel unterschiedlicher operativer Verfahren ist die Drucksenkung im portalen Stromgebiet, die mit verschiedenen Operationsverfahren erreicht werden kann. Man hat prophylaktische Shunt-Operationen vor einer stattgehabten Varizenblutung von den therapeutischen Shunt-Operationen nach Varizenblutung zu unterscheiden.

Als Notfall-Shunt wird die Operation zur Behandlung einer akuten Blutung bezeichnet. Eine prophylaktische Shunt-Operation wird heute abgelehnt.

Die Notfall-Shunt-Operationen sind mit einem hohen Operationsrisiko (Letalität 50–70%) behaftet. Dabei wird das Operationsrisiko wesentlich mitbestimmt von der Restfunktion des Leberparenchyms. Patienten mit einem Bilirubin über 35 µmol/l (2 mg/dl), erhöhten Transaminasen, Gesamteiweiß unter 60 g/l (6 g/dl) mit einem Albuminanteil unter 30%, Quickwerten unter 50% haben eine sehr schlechte Prognose und sollten nicht operiert werden.

Durch eine therapeutische Shunt-Operation kann eine sichere Drucksenkung im Pfortaderbereich erreicht werden. Das Risiko einer erneuten Blutung ist deutlich reduziert. Anstelle des geringen Blutungsrisikos muß allerdings ein erhöhtes Auftreten einer hepatischen Enzephalopathie in Kauf genommen werden. Insgesamt ist nicht gesichert, daß die mittlere Überlebensrate von Patienten mit einer Shunt-Operation im Vergleich zu Nicht-Shunt-Operierten höher ist.

## Biliäre Zirrhosen

### Primäre biliäre Zirrhose

**Definition:** Die primäre biliäre Zirrhose (PBC) ist ein eigenständiges Krankheitsbild mit charakteristischer Morphologie und Immunserologie. Die primäre biliäre Zirrhose ist das Endstadium einer chronischen, nichteitrigen destruierenden Cholangitis.

#### Ätiologie

Die Ätiologie ist unklar. Die Beobachtungen, daß überwiegend Frauen betroffen sind, die Erkrankung regelmäßig mit antimitochondrialen Antikörpern einhergeht, häufig andere Organautoantikörper und In-vitro-Störungen der zellulären Immunität beobachtet wurden, haben zu der Hypothese geführt, daß es sich bei der primären biliären Zirrhose um eine autoimmunologische Erkrankung handelt.

#### Pathologie

Histologisch können 4 Stadien der primären biliären Zirrhose unterschieden werden (Abb. **43**). Im Frühstadium (Abb. **44**) findet man entzündliche Infiltrate in den Periportalfeldern, besonders im Bereich der septalen und interlobulären Gallengänge. Diese Veränderungen sind pathognomonisch. Außerdem werden Granulome beobachtet.

Im 2. Stadium steht eine duktuläre Proliferation im Vordergrund. Die histologischen Läsionen sind durch entzündliche Infiltrate, Gallengangsproliferation und Fibrose gekennzeichnet. Es kommt zur Zerstörung der kleinen Gallengänge.

Das 3. Stadium ist charakterisiert durch zunehmende Bindegewebsbildung in den verbreiterten Periportalfeldern.

Das Stadium 4 ist das der Zirrhose mit Ausbildung von Regeneratknoten.

Makroskopisch ist die Leber vergrößert und zeigt Zeichen der Cholestase mit deutlicher Grünverfärbung. Die Leber ist glatt, später fein- bis mittelknotig.

#### Klinik

##### Anamnese

Die Erkrankung manifestiert sich meistens zwischen dem 50. und 60. Lebensjahr. Es erkranken überwiegend Frauen, das Geschlechtsverhältnis beträgt 10:1. Der Beginn der Erkrankung ist anamnestisch meistens nicht eindeutig festzulegen. Die Patienten stellen sich oft erst in einem Spät-

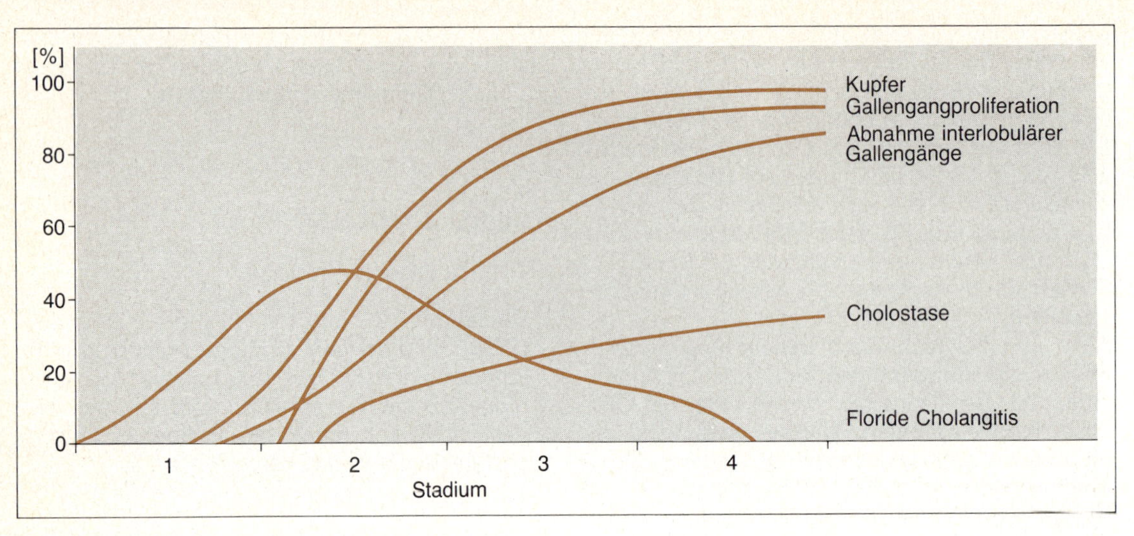


Abb. **43** Stadien der primären biliaren Zirrhose.

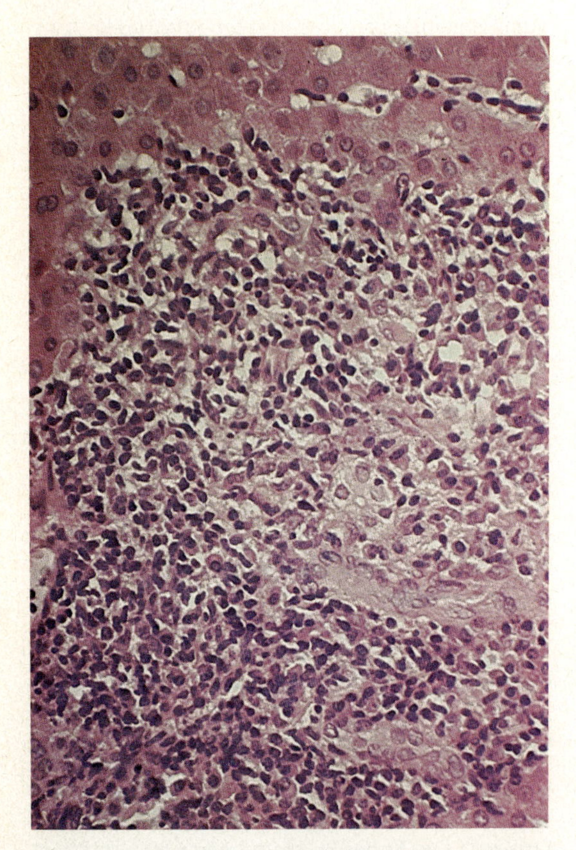

Abb. **44** Stadium I der primären biliären Zirrhose (PBC). Dichte portale Rundzellinfiltrate, Zerstörung der Gallengänge umgeben von mononukleären Infiltraten (Färbung HE, Vergr. 120fach)

stadium vor. Es bestehen Allgemeinsymptome, wie uncharakteristische Oberbauchbeschwerden, dyspeptische Beschwerden. Besonders häufig ist Juckreiz das erste Symptom einer intrahepatischen Cholestase. Der Juckreiz geht dem Auftreten von Ikterus um Monate bis Jahre voraus.

### Befund

Als Ausdruck der Cholestase finden sich ein entfärbter Stuhl und dunkler Urin. Die Patienten weisen eine vermehrte graubraune Pigmentation auf. Die Leber ist in unterschiedlichem Maß vergrößert, die Milz in den späteren Stadien stets palpabel. Xanthome oder Xanthelasmen treten als Folge der Hyperlipidämie im Bereich der Oberlider und an den Streckseiten der Extremitäten in einem Teil der Fälle auf. Ösophagusvarizen oder Aszites sind Spätzeichen.
Die cholestaseanzeigenden Enzyme, alkalische Phosphatase, $\gamma$-GT und 5-Nucleotidase sind erhöht. Die Serumkonzentration von Kupfer, ebenso der Kupfergehalt des Lebergewebes sind dem Cholestasegrad entsprechend erhöht. Die Phospholipide und das Gesamtcholesterin sind eleviert. Ein besonderes Lipoprotein, das auch bei anderen Formen der Cholestase auftritt, das sogenannte Lipoprotein X (LPX), ist regelmäßig bei der primären biliären Zirrhose nachweisbar. In den späten Stadien sind die $\gamma$-Globuline erhöht, eine Erhöhung der IgM-Fraktion ist charakteristisch. Die Transaminasen sind leicht bis mäßiggradig verändert.

### Diagnostisches Vorgehen

Diagnostisch wichtig für die PBC ist der Nachweis antimitochondrialer Antikörper (AMA). Die bei dieser Erkrankung auftretenden AMA sind gegen Bestandteile der inneren Mitochondrienmembranen gerichtet. Sie sind in über 90% der Fälle von PBC nachweisbar. Dagegen sind sie nur sehr selten bei extrahepatischem Gallengangsverschluß und lebergesunden Kontrollpersonen vorhanden.
In den frühen Krankheitsstadien läßt sich mit der intravenösen Cholangiographie das Fehlen eines extrahepatischen Gallengangsverschlusses nachweisen. Die Sonographie der Leber steht am An-

fang nichtinvasiver Diagnostik. In den späteren Stadien ist dieses nur noch durch invasive Diagnostik mit Hilfe der endoskopischen retrograden Cholangiographie möglich. Diese Untersuchung ist in allen Zweifelsfällen angezeigt, da bei der PBC im Verlauf auch gehäuft Gallensteine auftreten (bis 30%).

#### Differentialdiagnose

Die Differentialdiagnose stellt sich gegenüber der eitrigen Cholangitis, der primär sklerosierenden Cholangitis und den extrahepatischen Gallengangsverschlüssen. Die Unterscheidung ist möglich mit Hilfe antimitochondrialer Antikörper sowie der intravenösen, der retrograden oder der transhepatischen Cholangiographie. Manche Fälle einer sogenannten autoimmunen chronisch aktiven Hepatitis haben ebenfalls antimitochondriale Antikörper. Bei diesen kann es in Einzelfällen außerordentlich schwierig sein, eine Abgrenzung dieser sogenannten Mischform von der PBC vorzunehmen.

#### Therapie

Eine kausale Therapie ist nicht bekannt. Steroide sind kontraindiziert. Der Kupfergehalt der Leber kann durch Gabe von D-Penicillamin gesenkt werden. Es ist bisher aber nicht gesichert, ob der Verlauf der Krankheit hierdurch beeinflußt wird. Der Juckreiz kann durch Gaben des Ionenaustauschers Cholestyramin gebessert werden. Diese Substanz bindet Gallensäuren im Darm und unterbricht damit deren enteropathischen Kreislauf. Durch die gestörte Gallensekretion kommt es in den späteren Stadien zur Störung der Fettresorption und der fettlöslichen Vitamine. Die Substitution der Vitamine A, D, E und K ist rechtzeitig erforderlich. Die durch Vitamin-D-Mangel und gestörte Calciumresorption auftretenden Knochenveränderungen erfordern eine frühzeitige Erkennung und systematische Behandlung. Vitamin D sollte intramuskulär, 100000 E in 4wöchigen Abständen, gegeben werden. Calcium sollte oral in Form von Calciumgluconat gegeben werden.
In fortgeschrittenen Fällen ist eine Lebertransplantation in Erwägung zu ziehen.

### Sekundäre biliäre Zirrhose

Die sekundäre biliäre Zirrhose entwickelt sich als Folge eines extrahepatischen mechanischen Gallengangsverschlusses und/oder einer chronischen eitrigen Cholangitis, wenn die Behinderung des Galleflusses durch Gallensteine, Strikturen oder Tumoren sowie die begleitenden bakteriellen Entzündungen nicht innerhalb von 3–6 Monaten beseitigt werden können.
Bei Steinverschluß sind Koliken und Fieber charakteristisch.
Die laborchemischen Veränderungen sind differentialdiagnostisch zur PBC mit Ausnahme von antimitochondrialen Antikörpern nicht hilfreich. Entscheidend ist der Befund der intravenösen, der transhepatischen oder der endoskopischen retrograden Cholangiographie.
Die Therapie ist, wenn möglich, chirurgisch.
Eine Antibiotikagabe ist grundsätzlich auch indiziert.

**Merke:** Die Leberzirrhose ist durch einen diffusen Umbau des Leberparenchyms mit Ausbildung von Pseudoläppchen, Bindegewebsvermehrung und Narbenbildung charakterisiert.
Funktionell stehen Synthese-, Exkretions- und Entgiftungsstörungen im Vordergrund. Chronischer Alkoholabusus, eine chronisch aktive Virushepatitis vom Typ B oder Nicht-A-Nicht-B oder eine autoimmune chronische Hepatitis sind die häufigsten Ursachen einer Leberzirrhose. Die Komplikationen der Leberzirrhose sind Ösophagusvarizenblutungen, hepatische Enzephalopathie, funktionelles Nierenversagen bei Leberversagen, Gerinnungsstörungen und Aszites. Die Behandlung von Ösophagusvarizenblutungen ist zumeist konservativ. Zur Prophylaxe von Rezidivblutungen werden die Ösophagussklerosierung sowie bei geeigneten Patienten eine portokavale Shunt-Operation empfohlen.

#### Weiterführende Literatur

Miller, K.B., R.A. Sepersky, K.M. Brown et al.: Genetic abnormalities of immunoregulation in primary biliary cirrhosis. Amer. J. Med. 75 (1983) 75–80
Popper, H., F. Paronetto: Clinical, histologic, and immunopathologic features of primary biliary cirrhosis. Sem. Immunol. Immunopathol. 3 (1980) 316–354
Thomas, H.C., O. Epstein: Pathogenic mechanisms in primary biliary cirrhosis. Sem. Immunol. Immunopathol. 3 (1980) 375–384

## Toxisch-metabolische Lebererkrankungen

### Medikamenten-induzierte Leberschädigung

**Definition:** Nach Art der Schädigung werden direkte und indirekte Hepatotoxine unterschieden. Bei den direkten Hepatotoxinen ist das Zeitintervall zwischen Exposition und Manifestation einer Leberzellschädigung kurz. Die Leberschädigung ist dosisabhängig. Sie tritt mit großer Regelmäßigkeit bei exponierten Personen auf. Sie kann auch im Tierexperiment reproduziert werden. Im Gegensatz dazu ist die Leberschädigung bei den indirekten Hepatotoxinen in der Regel nicht vorhersehbar. Sie ist nicht dosisabhängig und tritt nach unterschiedlichem Intervall, meist 10 bis 14 Tage nach Exposition auf.

Tabelle **57** Übersicht von Medikamenten, die eine Leberschädigung hervorrufen können (nach Klatskin)

| | Hepatotoxizität | | Medikamenten-Allergie | Schwere Leberzellnekrose | Zirrhose |
|---|---|---|---|---|---|
| | stark | gering | | | |
| **Analgetika und Antipyretika** | | | | | |
| Paracetamol (z. B.Ben-u-ron) | + | | | + | |
| Carbamazepin (z. B. Tegretal, Timonil) | | | H | | |
| Papaverin | | | H | | |
| **Anästhetika** | | | | | |
| Chloroform | + | | | + | + |
| Cyclopropan | | + | | | |
| Divinyläther | | + | | | |
| Diäthyläther | | + | | | |
| Halothan | | | H | + | |
| Methoxyfluran (Penthrane) | | | H | + | |
| **Antirheumatika** | | | | | |
| Allopurinol | | | C | | |
| Colchicin | | | C | | |
| Goldsalze (z. B. Auretan) | | | H | + | |
| Indometacin | | | CH | + | |
| Phenylbutazon | | | CH | + | + |
| Probenecid (z. B. Benemid) | | | H | + | |
| **Antibiotika** | | | | | |
| Erythromycin | | + | C | | |
| Griseofulvin | | + | C | | |
| Novobiocin | | + | CH | + | |
| Oxacillin | | C | | | |
| Penicillin | | | CH | | |
| Rifampicin | | + | C | | |
| Tetracyclin | + | | | + | |
| Oleandomycin | | + | C | | |
| **Antikonvulsiva und Sedativa** | | | | | |
| Diphenylhydantoin | | | CH | + | |
| Phenobarbital | | | CH | | |
| Trimethadion (Tridione) | | | H | | |
| **Antihypertensiva und Diuretika** | | | | | |
| Chlorothiazid | | | C | | |
| Methyldopa (z. B. Aldometil) | | + | H | | |
| Quinethazon (Aquanox) | | | C | | |
| **Chemotherapeutika** | | | | | |
| Arsen | | | | | |
| anorganisch | + | | | | + |
| organisch | + | | C | | + |
| Ethionamid | | + | H | + | |
| Isoniazid | | + | H | + | |
| Nitrofurantoin | | | C | | |
| Phenazopyridin (Pyridium) | | | H | | |
| Pyrazinamid | | + | H | + | |
| Quinacrin (Atebrin) | | | H | + | |
| Sulfonamide | | + | H | + | |
| **Antiarrythmika** | | | | | |
| Ajmalin | + | | CH | + | |

Häufigkeit

Medikamenten-induzierte Leberschädigungen sind am Gesamtkollektiv aller Leberkranken unterschiedlich beteiligt. Etwa 5% aller Ikterusformen sind durch Drogen verursacht (»Drogenikterus«). Besonders häufig werden fulminante akute Hepatitiden durch Medikamente ausgelöst (etwa 20–30%).

Ätiologie

Von über 200 Medikamenten ist bekannt, daß sie Lebernekrosen, eine akute und chronische Hepatitis und/oder eine Cholestase hervorrufen können. Einige Substanzen erzeugen sogar eine Leberzirrhose. Diese Substanzen stammen aus fast allen Medikamentengruppen. Dies erschwert

Tabelle **57** (Fortsetzung)

| | Hepatotoxizität | | Medikamenten-Allergie | Schwere Leberzellnekrose | Zirrhose |
|---|---|---|---|---|---|
| | stark | gering | | | |
| **Zytostatika und Immunosuppressiva** | | | | | |
| Azathioprin (Imurek) | + | | | | |
| Chlorambucil (Leukeran) | | | H | | + |
| Methotrexat | + | | | | + |
| 6-Mercaptopurin (Purinethol) | + | | | + | + |
| Urethane | + | | | + | + |
| **Hormone und metabolisch wirksame Stoffe** | | | | | |
| Synthetische Androgene | | | | | |
| Fluoxymesteron (Ultandren) | +** | +* | | | |
| Methandrostenolon (Dianabol) | | +* | | | |
| Methyltestosteron | +C* | | | + | |
| Oxymethalon | +C** | | | | |
| Oestrogene (natürliche) | | +* | | | |
| Oestrogene (synthetisch) | | | | | |
| Ethinylestradiol | | +* | | | |
| Methyloestrenolon | +*C | | | | |
| Progesterone (synthetisch) | +bis | +* | | | |
| Orale Kontrazeptiva | +*C | | | | |
| Thyreostatika | | | | | |
| Thiamazol (Favistan) | | | C | | |
| Propylthiouracil | | | H | | |
| Thiouracil | | | CH | + | |
| Antidiabetika | | | | | |
| Carbutamid (Nadisan) | | | H | + | |
| Chlorpropamid (Diabetoral, Chloronase) | | + | C | | |
| Tolbutamid (Rastinon) | + | | C | + | |
| Nikotinsäure | +*C | | | | |
| **Psychopharmaka** | | | | | |
| Phenothiazine | | | | | |
| Chlorpromazin (Megaphen) | | | C | + | + |
| Mepazin | | | C | | |
| Perphenazin (Decentan) | | | C | | |
| Perazin (Taxilan) | | | CH | + | |
| Promazin (Protactyl) | | | C | | |
| Thioridazin (Melleril) | | | C | | |
| Monoaminooxidasehemmer | | | H | + | |
| Andere | | | | | |
| Carbamazepin (Tegretal) | | | C | | |
| Chlordiazepoxid (z. B. Librium) | | | C | | |
| Diazepam (z. B. Valium) | | | C | | |
| Desipramin (Pertofran) | | | CH | + | |
| Imipramin (Tofranil) | | | CH | + | |
| Meprobamat (z. B. Miltaun) | | | C | | |
| **Verschiedene** | | | | | |
| Kontrastmittel zur Cholezystographie | | | | | |
| Bunamiodyl (Orabilix) | | +* | | | |
| Iopansäure (Telepaque) | | +* | C | | |
| Kupfersulfat | + | | | + | |
| Eisensulfat | + | | | + | |
| Wurmfarn | | +* | | | |
| Oxyphenisatin | | | CH | | + |
| Phenazopyridin | + | | | | |
| Tanninsäure (lokal, Klysma) | + | | | + | |

* Medikamente, die gewöhnlich funktionelle Störungen ohne morphologisches Substrat verursachen
** Medikamente, die eine Peliosis hepatis verursachen können
C = Cholestase
H = Hepatitis

verständlicherweise die Beurteilung einer medikamentösen Leberschädigung im Einzelfall, besonders in der postoperativen Phase, wenn mehrere Medikamente verabreicht wurden und außerdem die Folgen des Eingriffs zu berücksichtigen sind. Eine Aufzählung der in Frage kommenden Medikamente findet sich in Tab. 57. Die häufigsten Medikamente bzw. Medikamentengruppen sind die folgenden: Halothan, Chlorpromazin, Methyldopa, Äthinylöstradiol, Ampicillin, Isoniazid, Rifampicin, Trimethoprim, Diazepam, Amitryptilin, Tetrazykline.

Pathophysiologie

Die Leber hat die Aufgabe, den Organismus vor Vergiftungen zu schützen. Sie ist so in der Lage, eine Kumulation von schädlichen und unerwünschten Fremdstoffen und Medikamenten im Körper zu verhindern. Diese Fremdstoffe sind meist lipidlöslich und somit in der Lage, jede Zellmembran einem Konzentrationsgefälle folgend zu passieren. Da der menschliche Organismus Fremdstoffe nur in wasserlöslicher Form über die Niere ausscheiden kann, ist es notwendig, der Leber zugeführte Fremdstoffe, zu denen auch die Arzneimittel zu rechnen sind, aus einer lipidlöslichen Form in wasserlösliche Metabolite umzuwandeln. Dieser Vorgang, der im endoplasmatischen Retikulum der Leberzelle abläuft, wird Biotransformation genannt. Das endoplasmatische Retikulum besteht aus Hohlräumen, die von Membranen ausgekleidet sind. In der Lipidschicht dieser Membran befinden sich die für die Biotransformation notwendigen Enzymsysteme mit ihren Möglichkeiten zur Hydrolyse, Reduktion, Oxidation und Koppelung. Die transformierten wasserlöslichen Metabolite sammeln sich in den Hohlräumen des endoplasmatischen Retikulums an, gelangen dann zu anderen Zellorganellen, z. B. dem Golgi-Apparat, von wo sie zu den Gallenkapillaren und in die Galle oder den Disseschen Raum ins Blut abgegeben werden.

Der erste und wichtigste Schritt der Biotransformation von Fremdstoffen und Arzneimitteln ist eine Oxidation, welche mit Hilfe eines Monooxygenasesytems, dem Hämferment Cytochrom $^{450}$P, ermöglicht wird. Im zweiten Schritt der Biotransformation wird der entstandene Metabolit mit Hilfe von Transferasen an Glukuronsäure und Schwefelsäure oder an andere organische Anionen sowie Aminosäuren gekoppelt. Eine vorrangige Rolle beim zweiten Schritt der Biotransformation besitzt die Glucuronyltransferase, die Glucuronsäure von UDP-Glucuronsäure auf das Substrat überträgt. Die Oxidation und Konjugation laufen in benachbarten subzellulären Bereichen ab.

Die Fähigkeit zur Biotransformation kann sehr stark variieren. Sie ist von äußeren Faktoren wie der Proteinzufuhr abhängig und wird darüber hinaus von den Eigenschaften der Fremdstoffe und ihren Interaktionen bestimmt. Schließlich können genetische Faktoren die Möglichkeit zur Biotransformation beeinflussen. So sind genetische Unterschiede des Cytochrom $^{450}$P und der Konjugationsenzymsysteme bekannt. Das Monooxygenasesystem (Cytochrom $^{450}$P besitzt nur eine geringe Substratspezifität. Diese Tatsache ist bei der gleichzeitigen Einwirkung verschiedener Fremdstoffe von Bedeutung, zumal der mit der größten Affinität zum Enzymsystem ausgestattete Fremdstoff den Abbau der übrigen Stoffe hemmen kann. Viele Arzneimittel und chemische Substanzen sind in der Lage, die Synthese des Monooxygenasesystems zu stimulieren. Dieser Vorgang wird als Enzyminduktion bezeichnet, bei der es wegen der fehlenden Substratspezifität in der Regel zu einer generellen Steigerung der Cytochrom-$^{450}$P-Aktivität kommt. Bestimmte Stoffe und Medikamente, z. B. Phenobarbital, sind zu dieser Enzyminduktion in besonderer Weise fähig. Umgekehrt können Medikamente auch eine Hemmung der Biotransformation bewirken, wie z. B. Chloramphenicol. Bei intrahepatischen Cholestasen kann das Cytochrom $^{450}$P durch die detergierende Wirkung der Gallensäuren in seiner Fähigkeit, Fremdstoffe abzubauen, gehemmt werden. In Abhängigkeit vom Ausmaß der Cholestase kann der Zustand reversibel und kompetitiv sein. Versagt allerdings die Adaptation, kommt es zur Abnahme des Enzymsystems und zur toxischen Schädigung der Zelle. Nicht immer ist die Biotransformation von Fremdstoffen für den Körper von Nutzen. Dies gilt z. B. für Tetrachlorkohlenstoff, der unter dem Einfluß von Cytochrom $^{450}$P in das membrantoxische Radikal-CCL3 überführt wird. Ein weiteres Beispiel ist Paracetamol.

Bei den Substanzen, die eine indirekte Hepatotoxizität hervorrufen, handelt es sich nicht selten um eine Hypersensibilitätsreaktion. Dabei wird angenommen, daß sich das Medikament oder ein Metabolit an Strukturen der Leberzellmembran bindet und ein Neoantigen (Hapten-Carrier-Komplex) bildet, gegen das der Körper humorale und/oder zelluläre Immunreaktionen in Gang setzt. Für diese Hypothese sprechen das 8- bis 14tägige Zeitintervall bis zum Auftreten der Leberschädigung, die gelegentlich anzutreffende Eosinophilie, Erytheme, urtikarielle Exantheme und Arthralgien. Durch In-vitro-Untersuchungen konnten weiterhin in einzelnen Fällen Immunreaktionen gegen bestimmte Medikamente nachgewiesen werden. Diese Form der Leberschädigung wird vor allem nach wiederholtem Kontakt mit Halothan, Sulfonamiden und Chlorpromazin beobachtet. Genetische Faktoren spielen keine Rolle. Für den Arzneimittelmetabolismus sind weiterhin die unterschiedlichen, genetisch determinierten Azetylatoreigenschaften der Leber von Bedeutung. So wird die Isoniazid-Hepatitis überwiegend bei Patienten mit hoher Azetylierungsaktivität (schneller Azetylierer) gefunden.

Klinik

Die Leberschädigung kann in 3 verschiedenen Formen auftreten:

1. hepatitische Form, bei der eine direkte Schädigung der Leberzellen (zytotoxische Schädigung) mit einer Verfettung und/oder diffusen Nekrosen einhergeht,
2. cholestatische Form, bei der eine intrahepatische Cholestase bei weitgehend intaktem Leberparenchym beobachtet wird,
3. Mischform von hepatischer und cholestatischer Hepatitis häufig mit Übergang in eine chronische Hepatitis.

Alle 3 Formen können, von der Dauer der Exposition und der Art der Noxe abhängig, eine Leberzirrhose verursachen.

*Medikamentöse Leberschädigung vom hepatitischen Typ*

Der Beginn ist meistens plötzlich, mit Ikterus, Fieber, stark erhöhten Transaminasen, bei gering oder gar nicht erhöhter alkalischer Phosphatase. Begleitend können Exanthem, Arthralgien, Anämie und Thrombopenie auftreten. Das klinische Bild kann häufig von einer Virushepatitis nicht unterschieden werden. Deswegen ist neben der Untersuchung der verfügbaren Marker der Hepatitis A und B eine besonders sorgfältige Medikamentenanamnese notwendig.

Eine sehr schwere Verlaufsform wird oft bei der *Halothan-Hepatitis* beobachtet. Bei wiederholten Anästhesien mit Halothan kommt es 1–10 Tage nach der Operation zu Fieberanstieg, Ikterus, Leukozytose und dem Bild einer fulminanten Hepatitis mit einer schlechten Prognose. Die Halothan-Hepatitis ist selten (1 Erkrankung/ 30000 Expositionen). Dennoch ist sie wegen der ungünstigen Prognose und der Häufigkeit der klinischen Halothananwendung ein besonderes Problem.

*Medikamenten-induzierte intrahepatische Cholestase*

Charakteristisch sind Ikterus, heller Stuhl, dunkler Urin, Juckreiz, gelegentlich Leber- und Milzvergrößerungen. Alkalische Phosphatase und $\gamma$-GT sind stark erhöht, ebenso das konjugierte Bilirubin. Cholesterin und Lipide können je nach Dauer der Cholestase erhöht sein. Die Transaminasen sind meist nur gering verändert. Typische Medikamente, die das Bild der intrahepatischen Cholestase hervorrufen können, sind das Chlorpromazin und andere Phenothiazine, Thyreostatika und die 17-$\alpha$-alkylierten Steroide.

Differentialdiagnostische Probleme können Virushepatitiden und jede Form von intra- und extrahepatischen Cholestasen bereiten. Daher darf auf Untersuchungen zum Ausschluß dieser Erkrankungen nicht verzichtet werden. Besonders schwierig kann die Differentialdiagnose sein, wenn sowohl Zeichen der Leberzellschädigung wie auch der Cholestase vorliegen. Von Patienten mit medikamentöser intrahepatischer Cholestase werden Operationen schlecht vertragen. Häufig kommt es zu einer Verstärkung der Cholestase mit ungünstiger Prognose.

*Chronische Hepatitis nach Medikamenteneinnahme*

Während die meisten Leberschädigungen durch Medikamente nach Absetzen des auslösenden Agens zu einer vollständigen Heilung führen, sind nach einzelnen Medikamenten chronisch aktive Hepatitiden mit Fortschreiten bis zur Zirrhose beschrieben worden. Hierbei ist besonders bemerkenswert, daß auch nach Absetzen der Medikamente der hepatitische Prozeß autonom fortschreiten kann. Das am besten bekannte Beispiel sind die Oxyphenisatin-enthaltenden Laxantien, die früher zahlreiche chronisch aktive Hepatitiden verursacht haben. Andere Substanzen, die eine chronisch aktive Hepatitis erzeugen können, sind das Chlorpromazin, $\alpha$-Methyldopa, Sulfonamide, Methotrexat und Isoniazid.

Weiterführende Literatur

Teschke, W.: Leberschäden durch Arzneimittel. Dtsch. med. Wschr. 108 (1983) 190–194
Zimmermann, H.J.: Hepatotoxicity. Appleton-Century-Crofts, New York 1978
Zimmerman, H.J.: Drug-induced liver disease: an overview. Sem. Liver Dis. 1 (1981) 93

## Leberschädigung durch gewerbliche Gifte

### Vinylchlorid-Krankheit

Arbeiter, die mit der Herstellung von Polyvinylchlorid aus dem Monomer Vinylchlorid beschäftigt sind, haben eine um 50% erhöhte Todesrate an verschiedenen Karzinomen. Die Leberveränderungen bestehen in Fibrose und vor allem in dem Auftreten von Angiosarkomen. Die toxische Substanz ist dabei das Monomer Vinylchlorid, das auch im Tierexperiment bei Ratten Angiosarkome hervorrufen kann. Neuerdings sind in den Herstellungsbetrieben Maßnahmen eingeleitet worden, die die Exposition gegen Vinylchlorid stark verringern. Das Polymer Polyvinylchlorid ist untoxisch.

### Andere Hepatotoxine

Nitroverbindungen, Amine, aromatische Kohlenwasserstoffe, Halogenkohlenwasserstoffe, vor allem Tetrachlorkohlenstoff sind direkte Hepatotoxine, die alle meist dosisabhängig schwere Leberschäden bis zur Leberzirrhose hervorrufen können.

### Schwermetalle

Blei, Mangan, Eisen, Kupfer, Phosphor, gelegentlich in suizidaler Absicht eingenommen, sind lebertoxisch.

## Knollenblätterpilzvergiftungen

Die Knollenblätterpilzvergiftung ist in Deutschland nicht selten. Sie ist eine häufige Ursache der fulminant verlaufenden Hepatitis.
Die Knollenblätterpilze (Amanita phalloides) enthalten 2 Gruppen von Giften, die sogenannten Amatoxine und Phallotoxine. Die Amatoxine sind Inhibitoren der RNA-Polymerase und hemmen damit die Proteinsynthese aller Zellen. Die Giftwirkung der Phallotoxine ist weitgehend auf die Leber beschränkt. Sie binden sich an die Plasmamembran. Nachfolgend kommt es zum Verlust der Membranintegrität mit Kaliumverlust, Ruptur von Vakuolen und schließlich zur Zellnekrose.
Das klinische Bild ist biphasisch, in den ersten Stunden stehen gastroenteritische Erscheinungen im Vordergrund. Nach einem Intervall von 1–12 Tagen tritt die fulminante Hepatitis mit einer sehr schlechten Prognose auf. Neben der üblichen Intensivtherapie wird gegenwärtig die Hämoperfusion eingesetzt.

### Fettleber

#### Pathologie

Bei einer Fettleber findet sich histologisch in mehr als 50% der Hepatozyten Fett. Hierbei ist besonders die grobtropfige Verfettung von Bedeutung. Die Fetteinlagerung kann in Extremfällen bis zu 50% des Leberfeuchtgewichts betragen. Von einigen Autoren wird für die Fettleber eine Stadieneinteilung benutzt. Stadium I ist durch reine Verfettung ohne entzündliche Infiltrate gekennzeichnet. Im Stadium II wird zusätzlich eine mesenchymale Reaktion mit entzündlicher Infiltration beobachtet. Stadium III der Fettleber bezeichnet den zirrhotischen Umbau.

#### Pathophysiologie

Die Leber ist das zentrale Stoffwechselorgan für Alkohol. Es können dabei maximal 2,2 mmol (0,1 g)/kg/h metabolisiert werden, was bei einer 70 kg schweren Person 3,7 mol (170 g) Alkohol entspricht bzw. 5000 kJ (1200 kcal). Alkohol wird in der Leber durch das Enzym Alkoholdehydrogenase oxidiert. Dabei wird NAD zu NADH reduziert. In einem zweiten Schritt wird das entstandene Acetaldehyd durch eine Acetyldehydrogenase zu Acetat oxidiert und überwiegend extrahepatisch weiter abgebaut. Es existieren noch zwei weitere Enzyme, die zum Alkoholabbau befähigt sind, deren physiologische Bedeutung wahrscheinlich gering ist, nämlich die Katalase und das mikrosomale äthanoloxidierende System (MEOS). Die Alterationen im Leberstoffwechsel durch Alkohol sind z. T. aufgeklärt. Eine wesentliche Rolle scheint dabei die Produktion von NADH aus NAD zu sein. Der Quotient NADH/NAD ist erhöht. Die Alkoholelimination ist durch das zur Verfügung stehende NAD limitiert. Mittelbare Folge dieses erhöhten Quotienten ist eine Hemmung des Zitronensäurezyklus. Daneben kommt es zu einer Erhöhung des Lactat-Pyruvat-Quotienten und zu einer verminderten Oxidierung von Fettsäuren. Die verminderte Oxidierung von Fettsäuren ist die wesentliche Ursache der Entstehung der Fettleber. Da Alkohol ein erheblicher Kalorienträger ist, spielt dies auch eine Rolle bei der Entwicklung der Fettleber. Bei Alkoholabusus können als Folgen verminderter Glykogenreserven und einer verminderten Glukoneogenese schwerste Hypoglykämien auftreten. Die Veränderungen im Fettstoffwechsel sind komplex, es wird eine Erhöhung der VLDL-Fraktion, die überwiegend Triglyceride enthalten, nach Alkoholgenuß beobachtet. Ursache ist eine vermehrte hepatische VLDL-Synthese. Bei zunehmender Leberfunktionsstörung im Gefolge eines chronischen Alkoholabusus sinken die Cholesterinester im Serum ab, während das freie Cholesterin ansteigt.
Die Entwicklung einer *Fettleber* ist eine regelmäßige Folge eines chronischen Alkoholabusus. Durch sorgfältig durchgeführte Untersuchungen am Menschen konnte gezeigt werden, daß der Alkohol selbst und nicht etwa eine bei vielen Alkoholikern anzutreffende Fehl- oder Mangelernährung ursächlich von Bedeutung ist. Bereits nach 3 Wochen findet sich bei einem täglichen Alkoholgenuß von 150 g eine Verfettung der Leber. Die alkoholische Fettleber ist nach Beendigung der Alkoholzufuhr innerhalb von 2–4 Wochen rückbildungsfähig. Bei männlichen Alkoholikern besteht häufig ein Hypogonadismus und Gynäkomastie. Die Ursachen sind komplex. Alkohol scheint einen direkten toxischen Effekt auf die Gonaden zu haben, außerdem ist der Katabolismus des Testosterons erhöht. Ebenso ist der Stoffwechsel der Östrogene bei alkoholtoxischen Leberschädigungen gestört.

#### Klinik

Die Beschwerden sind uncharakteristisch: Völlegefühl, Druckschmerz im rechten Oberbauch, Appetitlosigkeit werden häufig angegeben. Viele Patienten sind völlig asymptomatisch. Bei der Untersuchung ist die Leber in etwa 80% der Fälle palpatorisch vergrößert.

#### Diagnostisches Vorgehen

Die laborchemischen Veränderungen sind diskret. Die Transaminasen und die BSG können normal oder gering verändert sein, ebenso kann die $\gamma$-GT gering bis mäßig erhöht sein. Seltene Komplikationen der Fettleber sind das Auftreten

einer Cholestase oder einer portalen Hypertonie. Die Diagnose durch Leberpunktion und Histologie ist seltener notwendig geworden.
Mit einer Zuverlässigkeit von 90% kann die Diagnose einer Fettleber sonographisch gestellt werden. Man findet typischerweise eine erhöhte Echodichte der Leber.

#### Differentialdiagnose der Fettleber

Differentialdiagnostisch ist an Fettleber bei Übergewicht, Diabetes mellitus, Fehlernährung, Hyperlipidämie, Schwangerschaft und Reye-Syndrom zu denken.

#### Verlauf und Prognose

Die Prognose der Fettleber ist in der Regel gut. Nach Ausschalten der auslösenden Noxe ist die Fettleber vollständig reversibel.

### Alkoholhepatitis (Fettleberhepatitis)

#### Ätiologie

Die Alkoholhepatitis tritt bei chronischen Alkoholikern in subakuter oder akuter Form auf.

#### Pathologie

Histologisch sind neben ausgeprägter Verfettung Leberzellnekrosen, leukozytäre Infiltrationen und alkoholisches Hyalin (Mallory-Körper) typisch.

#### Klinik

Die akute Verlaufsform ist gekennzeichnet durch Fieber, Appetitlosigkeit und Übelkeit, Erbrechen, Ikterus, Hepatomegalie, gelegentlich Aszites und Bewußtseinsstörungen. Die subakuten Fälle verlaufen schleichend und symptomarm.

#### Diagnostisches Vorgehen

Laborchemisch sind die Transaminasen häufig beträchtlich erhöht, ebenso die $\gamma$-GT. Bei cholostatischen Verläufen sind das Bilirubin und die alkalische Phosphatase mäßig bis stark erhöht. Das Gesamtalbumin ist erniedrigt, die $\gamma$-Globuline erhöht, häufig finden sich Gerinnungsstörungen.
Die Symptomtrias von alkoholtoxischer Leberschädigung, hämolytischer Anämie und Hyperlipämie wird als Zieve-Syndrom bezeichnet. Als Ursache der Anämie sind sowohl eine Schädigung der Erythropoese sowie eine verkürzte Erythrozytenüberlebenszeit zu nennen. Die Schädigung ist meist reversibel.
Die Alkoholhepatitis ist häufig das Bindeglied zwischen alkoholischer Fettleber und alkoholischer Zirrhose.

#### Differentialdiagnose

Differentialdiagnostisch kommen akute Virushepatitis, chronisch persistierende oder chronisch aktive Hepatitis in Betracht. Die Anamnese, laborchemische Befunde und schließlich die Leberbiopsie klären die Diagnose.

#### Therapie

Die Therapie ist unspezifisch, der Alkoholentzug ist die entscheidende Maßnahme. Bei den akuten Verlaufsformen muß häufig eine parenterale Ernährung mit ausreichender Kalorien-, Vitamin- und Aminosäurenzufuhr durchgeführt werden. Die Gabe von Steroiden ist umstritten. Die Prognose ist zweifelhaft. Bei etwa 50% entwickelt sich in einem Zeitraum von 3–10 Jahren eine Leberzirrhose. Leichtere Formen können unter dem Bild einer Leberfibrose ausheilen.

**Merke:** Medikamente aus nahezu sämtlichen Medikamentengruppen können in seltenen Fällen eine Leberschädigung vom hepatischen oder cholestatischen Typ hervorrufen. Als Mechanismus ist in den meisten Fällen eine Sensibilisierungsreaktion anzusehen. Andere Medikamente, wie das Paracetamol, weisen eine dosisabhängige Schädigung auf. Einige Medikamente, wie Isoniazid, $\alpha$-Methyldopa, Sulfonamide und Methotrexat, können ein Bild wie bei chronischer Hepatitis hervorrufen. Andere Substanzen, wie 17-$\alpha$-alkylierte Steroide oder Chlorpromacin, weisen meist eine reine cholestatische Schädigung auf. Vom Halothan ist bekannt, daß es in sehr seltenen Fällen das Bild einer fulminant verlaufenden akuten Hepatitis auslösen kann. Das verbreitetste Lebertoxin ist der Alkohol. Die alkoholtoxische Leberschädigung kann sich als reversible Fettleber, als floride Alkoholhepatitis und deren Folgestadium, der alkoholtoxischen Zirrhose, manifestieren. Das Ausmaß der Leberschädigung durch Alkohol ist abhängig von der Dauer und der Menge des Alkoholabusus, dem Geschlecht sowie weiteren nicht bekannten Faktoren.

#### Weiterführende Literatur

Galambos, J.T.: Alcoholic hepatitis. In Csomos, G., H. Thaler: Clinical Hepatology. Springer, Berlin 1983 (p. 321)
Lieber, C.S.: Alcohol, protein metabolism and liver injury. Gastroenterology 79 (1980) 374–390
Mendenhall, C.L.: Alcoholic hepatitis. Clin. Gastroenterol. 10 (1981) 417

# Speicherkrankheiten

## Hämochromatose

**Definition:** Die Hämochromatose ist gekennzeichnet durch eine Eisenspeicherung überwiegend in den parenchymatösen Zellen von Leber, Pankreas, Herz und endokrinen Organen. Es werden abgegrenzt die primäre idiopathische Hämochromatose von den sekundären Hämosiderosen bei Leberzirrhose, chronischen Anämien und nach Transfusion.

### Häufigkeit

Die Erkrankung ist selten.

### Ätiologie

Familienstudien haben gezeigt, daß der Hämochromatose eine angeborene Stoffwechselstörung zugrunde liegt. Darüber hinaus konnte eine Assoziation der Hämochromatose mit dem Histokompatibilitätsantigen HLA A3 in etwa 70% der Patienten gefunden werden. Detailliertere HLA-Studien an einzelnen Familien haben wahrscheinlich machen können, daß zwei Loci auf dem Chromosom 6, davon einer der HLA-Region benachbart, für die Eisenresorption verantwortlich ist. Die alte Hypothese, der Hämochromatose liege ein autosomal rezessiver Erbgang zugrunde, kann als widerlegt gelten.

### Pathophysiologie

Der normale Eisenbestand des Körpers beträgt etwa 90 mmol (5 g). Er ist bei der idiopathischen Hämochromatose auf etwa 360–720 mmol (20 bis 40 g) erhöht. Die Eisenausscheidung beträgt beim Mann etwa 18 μmol (1 mg)/Tag, bei Frauen etwa 36 μmol (2 mg)/Tag. Die Eisenresorption ist bei Patienten mit idiopathischer Hämochromatose erhöht, die Mechanismen sind nicht vollständig geklärt.

### Klinik

#### Anamnese

Die Krankheit manifestiert sich meistens im 5. Lebensjahrzehnt. Die Erstsymptome sind unspezifisch, wie Müdigkeit, Leistungsunfähigkeit, Impotenz.

#### Befund

Die klassische Symptomtrias ist Hautpigmentation, Diabetes mellitus und Hepatomegalie (»Bronzediabetes«). Die Hautpigmentation beruht auf einer erhöhten Melaninablagerung. Die Leber ist vergrößert und konsistenzvermehrt. Zeichen der portalen Hypertonie fehlen meist bei Diagnosestellung. Bei ¼ der Erkrankten finden sich Zeichen einer kardialen Beteiligung, entweder in Form einer Herzinsuffizienz oder Rhythmusstörungen. Eine Hodenatrophie ist häufig. Bei 25–50% der Fälle ist eine Gelenkbeteiligung im Sinne einer Chondrokalzinose nachweisbar.

### Diagnostisches Vorgehen

Das Serumeisen ist erhöht, die ungesättigte freie Eisenbindungskapazität stark erniedrigt. Das Serumferritin ist regelmäßig erhöht. Der Desferrioxamintest dient dem Nachweis einer vermehrten Eisenspeicherung. Nach Gabe von 500 mg Desferrioxamin wird die Eisenausscheidung im Urin in einem 6-Stunden-Zeitraum gemessen. Beim Gesunden beträgt die Eisenausscheidung dabei weniger als 18 μmol (1 mg).
Die Leberbiopsie zeigt eine Leberfibrose oder Leberzirrhose mit reichlich Hämosiderinablagerungen in den Leberparenchymzellen, Gallengängen und Kupfferschen Sternzellen. In Zukunft sollte auch die HLA-Typisierung mit in die Diagnostik einbezogen werden, wobei neben dem HLA A3 für das Zustandekommen der Krankheit HLA A2 sowie B14 und B27 zu berücksichtigen sind.
Zur Früherkennung der Hämochromatose sollten die Untersuchungen der Familienangehörigen gehören, da die Erkrankung familiär gehäuft auftritt.
Finden sich bei Angehörigen von Patienten mit Hämochromatose erhöhtes Serumeisen, Ferritin und erhöhte Eisenbindungskapazität, ist eine vollständige Diagnostik einschließlich Leberblindpunktion zur Frühdiagnostik der Hämochromatose indiziert.

### Differentialdiagnose

Die Unterscheidung der idiopathischen primären Hämochromatose zur Leberzirrhose mit Siderose kann schwierig und in Einzelfällen sogar unmöglich sein. Möglicherweise hilft die HLA-Typisierung weiter. Die sekundären Hämosiderosen haben eine andere Alters- und Geschlechtsverteilung, zeigen keine familiäre Häufung. Die Ursachen der sekundären Hämosiderosen sind meist leicht erkennbar. Ein klinisch manifester Diabetes mellitus ist bei den sekundären Hämosiderosen seltener.

### Therapie

Die Therapie besteht in einer Aderlaßbehandlung. Mit einem Aderlaß von 500 ml Blut werden 3,6–4,5 mmol (200–250 mg) Eisen entfernt. Die Aderlaßbehandlung soll 1- bis 2mal wöchentlich über einen Zeitraum von 1–2 Jahren unter regelmäßigen Blutbildkontrollen durchgeführt werden. Die Krankheitserscheinungen bessern sich darunter mit Ausnahme des Diabetes mellitus, der Hodenatrophie und der Chondrokalzinose. Patienten mit Hämochromatose müssen lebenslang überwacht werden.

### Prognose

Die Prognose ist abhängig vom Diagnosezeitpunkt und der bereits bestehenden Organschädigung. Die Fünfjahresüberlebensrate beträgt 89%.

## Morbus Wilson (Hepatozerebrale Degeneration)

**Definition:** Der Morbus Wilson ist eine autosomal rezessiv vererbte Störung des Kupferstoffwechsels mit Manifestation an Leber, Niere, Gehirn, Auge und anderen Geweben. Der primäre Stoffwechseldefekt liegt in der Leber.

### Häufigkeit

Die Erkrankung ist selten, die Prävalenz wird auf 1:200000 geschätzt.

### Pathophysiologie

Mit der Nahrung aufgenommenes Kupfer wird zum größten Teil von der Leber aufgenommen und über die Galle sezerniert. Der molekulare Defekt bei Morbus Wilson scheint in einer gestörten Exkretion von Kupfer von den hepatischen Lysosomen in die Galle zu liegen. Die Erniedrigung des Serumglykoproteins Coeruloplasmin, die bei manchen, aber nicht allen Patienten mit Morbus Wilson gefunden wird, hat wahrscheinlich keine wesentliche pathogenetische Bedeutung.

### Klinik

#### Anamnese

Der Morbus Wilson manifestiert sich meist in der Adoleszenz. Erstsymptome sind in 40% hepatisch, in 33% der Fälle neurologisch, in 10% psychiatrisch, und bei 25% der Patienten finden sich gleichzeitig Störungen in mehreren Organsystemen.

#### Befund

Die hepatischen Manifestationen können Ikterus, Ödeme, Aszites, Hepatosplenomegalie oder eine Ösophagusvarizenblutung sein. Die zerebrale Symptomatik äußert sich in einem parkinsonähnlichen Bild mit Rigor, Akinese, Dysarthrie. Die Erkrankung kann auch als akute Psychose imponieren.

### Diagnostisches Vorgehen

Diagnostisch wichtig ist der Nachweis des Kayser-Fleischer-Kornealrings, der häufig nur mit der Spaltlampe zu sehen ist. An der Niere kommt es zu Tubulusschädigungen. Auch eine Hämolyse kann im Vordergrund stehen.
Das Serumkupfer ist deutlich erniedrigt, die Kupferausscheidung im Urin ist erhöht (meist über 30 μmol [2 mg]/Tag). Das Coeruloplasmin ist erniedrigt, kann in Einzelfällen aber auch normal sein. Die Leber-Kupferkonzentration ist erhöht. Histologisch finden sich in der Leber Verfettungen, Fibrose, entzündliche Infiltrate, in den späteren Stadien Kollapszonen bis zum kompletten zirrhotischen Umbau. Das Bild kann histologisch auch mit einer chronisch aktiven Hepatitis verwechselt werden.

### Differentialdiagnose

Bei jedem Kind oder Adoleszenten mit chronisch entzündlicher Lebererkrankung oder Zirrhose muß an das Vorliegen eines Morbus Wilson gedacht werden. Häufige Fehldiagnosen sind akute oder chronische Hepatitis, kryptogene Zirrhose oder fulminantes Leberversagen.

### Therapie

Die Gabe des Chelatbildners D-Penicillamin hat die Prognose dieser Erkrankung erheblich verbessert. Die Substanz wird in einer Dosierung von 1–2 g/Tag gegeben. Die Therapie mit D-Penicillamin muß lebenslang durchgeführt werden. Als Nebenwirkungen können allergische Reaktionen, Exantheme, Anosmie und Nierenschäden, Optikusatrophie auftreten, die allerdings bei der Behandlung des Morbus Wilson wesentlich seltener als bei anderen Indikationen zur D-Penicillamin-Therapie beobachtet worden sind. Zusätzlich wird eine kupferarme Diät verordnet.
Bei ¼ der Geschwister von Patienten mit Morbus Wilson ist ebenfalls mit dem Stoffwechseldefekt zu rechnen, da die Erkrankung autosomal rezessiv vererbt wird. Ist in einer Familie ein Fall von Morbus Wilson aufgetreten, sind bei den Geschwistern folgende Untersuchungen vorzunehmen: Kupferbestimmung im Serum und Urin, Bestimmung des Coeruloplasmins, Spaltlampenuntersuchung zum Ausschluß eines Kayser-Fleischer-Rings und evtl. eine Leberbiopsie mit quantitativer Kupferbestimmung.

## $\alpha_1$-Antitrypsinmangel

$\alpha_1$-Antitrypsin ist ein im Serum vorkommendes Glykoprotein, das in der $\alpha_1$-Fraktion der Elektrophorese wandert. Es ist ein natürlich vorkommender Inhibitor verschiedener Proteinasen. $\alpha_1$-Antitrypsin kommt in verschiedenen genetischen Varianten vor, der Typ ZZ ist mit chronischen Lebererkrankungen des Kindes- und Erwachsenenalters assoziiert. Diese Erkrankungen sind selten. Bei Erwachsenen mit Leberzirrhose auf dem Boden eines $\alpha_1$-Antitrypsinmangels finden sich in den Hepatozyten PAS-positive Einschlüsse, die sich mit der Immunfluoreszenz als $\alpha_1$-Antitrypsin identifizieren lassen. Offensichtlich handelt es sich hierbei um einen Exkretionsdefekt eines molekularveränderten $\alpha_1$-Antitrypsins. Eine Therapie ist nicht bekannt. Die Lebertransplantation ist in Zukunft unter Umständen in Erwägung zu ziehen.
Die hepatischen Porphyrien sind auf S. 15.63ff. abgehandelt.

## Amyloidose

**Definition:** Bei der Amyloidose liegen polarisationsmikroskopisch und elektronenmikroskopisch charakteristische Ablagerungen von Proteinen in verschiedenen Organen vor. Es werden chemisch zwei Proteinanteile des Amyloids unterschieden, die erste Form ist strukturell den Immunglobulinleichtketten verwandt, die zweite Form besteht aus einem sogenannten Protein A. Nach dem Ablagerungsmuster in den Geweben werden perikollagene und periretikuläre Ablagerungen unterschieden. Bei der sogenannten primären Amyloidose ist eine Grundkrankheit nicht zu erfassen, bei der sekundären Amyloidose ist diese die Folge eines anderen Grundprozesses. Eine Leberbeteiligung wird überwiegend bei der periretikulären oder auch sekundären Amyloidose beobachtet.

### Klinik

Das klinische Bild wird bestimmt durch den zugrundeliegenden Krankheitsprozeß. Die Leber ist in der Mehrzahl der Fälle vergrößert, konsistenzvermehrt, makroskopisch ist die Leber blaß oder weißgelblich.

### Diagnostisches Vorgehen

Die Diagnose kann durch histologische Untersuchung von Rektumschleimhaut oder Lebergewebe mit dem Polarisationsmikroskop oder mit der Immunfluoreszenz gesichert werden. Die Leberbeteiligung spielt für den Krankheitsverlauf keine wesentliche Rolle.

## Glykogenspeicherkrankheit

Bei den Glykogenspeicherkrankheiten handelt es sich um eine Gruppe von Stoffwechselstörungen in der Glykogen-Synthese oder des Glykogenabbaus. Mit Ausnahme des Typs V sind alle Formen durch Hepatomegalie gekennzeichnet. Beim Typ IV entwickelt sich bereits im frühen Kindesalter eine Leberzirrhose mit portaler Hypertonie und Aszites. Der Tod tritt im Leberversagen ein.

**Merke:** Während im Kindesalter die Glykogen- und Lipidspeicherkrankheiten der Leber die größte Bedeutung besitzen, spielen in der inneren Medizin die Eisen- und Kupferspeicherkrankheiten eine größere Rolle. Die Hämochromatose ist eine Eisenspeicherkrankheit, bei der aufgrund genetischer Faktoren eine erhöhte Eisenresorption zur Eisenablagerung vorwiegend in der Leber, aber auch im Herzen, dem Pankreas und anderen Organen führt. Die Diagnose kann durch erhöhtes Serumeisen, eine erniedrigte Eisenbindungskapazität, die Erhöhung des Ferritins, den Desferrioxamintest und die quantitative Bestimmung des Eisens im Lebergewebe gestellt werden. Die Therapie besteht in Aderlässen. Der Morbus Wilson ist eine Kupferspeicherkrankheit, bei der in erster Linie Leber und Zentralnervensystem durch die Kupferspeicherung geschädigt werden. Es kann auch eine hämolytische Anämie auftreten. Histologisch kann die Leber bei Morbus Wilson das Bild einer chronisch aktiven Hepatitis imitieren. Durch die Gabe von D-Penicillamin, welches zu einer erhöhten Kupferausscheidung im Urin führt, kann die Prognose dieser Erkrankung entscheidend gebessert werden. Weitere seltenere Speicherkrankheiten sind der $\alpha_1$-Antitrypsin-Mangel sowie die Amydose.

### Weiterführende Literatur

Danks, D. M.: Hereditary disorders of copper metabolism in Wilson's disease and Menke's disease. In Stanbury, J. V., J. B. Wyngaarden, D. S. Fredrickson, J. L. Goldstein, M. S. Brown: The Metabolic Basis of Inherited Disease. McGraw-Hill, New York 1983 (p. 1251)
Fisher, R. L., L. Taylor, S. Sherlock: Alpha-1-antitrypsin deficiency in liver disease: the extent of the problem. Gastroenterology 71 (1976) 646
Glenner, G. G.: Medical progress: amyloid deposits and amyloidosis. New. Engl. J. Med. 302 (1980) 1283
Powell, L. W., M. L. Basset, J. W. Halliday: Haemochromatosis: 1980 update. Gastroenterology 78 (1980) 374
Scott, J., J. L. Gollan, S. Samourian et al.: Wilson's disease presenting as chronic active hepatitis. Gastroenterology 74 (1978) 645

# Primäre Lebertumoren

## Primäres Leberzellkarzinom

### Häufigkeit

Das primäre Leberzellkarzinom ist in unseren Breiten selten mit einer Inzidenz von 2:100000. In anderen Ländern, besonders im südlichen Afrika, Mittelmeerraum und in Ostasien ist es wesentlich häufiger mit einer Inzidenz von 20:100000.
Männer erkranken etwa 3mal häufiger als Frauen. Das primäre Leberzellkarzinom auf dem Boden einer Leberzirrhose manifestiert sich meist zwischen dem 50. und 70. Lebensjahr.
Beobachtungen in anderen Ländern (Afrika, Asien) mit höherer Inzidenz zeigen, daß Leberzellkarzinome nicht selten schon im 3. und 4. Lebensjahrzehnt auftreten.

### Pathophysiologie

Das primäre Leberzellkarzinom entsteht meist auf dem Boden einer Leberzirrhose. Die Zirrhose kann mikro- oder makronodulär sein. Etwa 4–10% der Zirrhosekranken entwickeln ein primäres Leberkarzinom.
Auffällig ist das häufige Auftreten von primären Leberzellkarzinomen bei HBsAg-positiver Leberzirrhose. Während in der Gesamtbevölkerung nur 0,1% der Bevölkerung HBsAg-positiv sind, weist etwa ¼ der Patienten mit hepatozellulären Karzinomen HBsAg auf. Neben der Rolle des Hepatitis-B-Virus sind, besonders in den tropischen Ländern, Pflanzenalkaloide und bestimmte Mykotoxine, insbesondere das Aflatoxin aus dem Pilz Aspergillus flavus, von Bedeutung. Dies ist durch tierexperimentelle Untersuchungen und epidemiologische Befunde gesichert.

### Klinik

#### Anamnese

Das hepatozelluläre Karzinom entwickelt sich schleichend, die Symptome sind uncharakteristisch und werden zunächst auf die häufig zugrundeliegende Leberzirrhose bezogen.

#### Befund

Die Leber ist meist vergrößert, druckschmerzhaft, gelegentlich werden Aszites, Ikterus beobachtet. In ¼ der Fälle sind über der Leber Gefäßgeräusche zu auskultieren. Das Leberzellkarzinom kann unilokulär oder multilokulär auftreten, die Metastasierung erfolgt frühzeitig lymphogen oder hämatogen.

#### Diagnostisches Vorgehen

Der Bestimmung des $\alpha_1$-Fetoproteins, eines karzinofetalen Antigens, kommt eine besondere Bedeutung zu. Es ist beim Leberzellkarzinom häufig stark erhöht, Erhöhungen werden aber auch vorübergehend und im Titer schwankend bei akuter und chronischer Hepatitis und toxischen Leberschädigungen gesehen.
Das Leberzellkarzinom wird ferner durch Sonographie, Computertomographie, Angiographie und Laparoskopie diagnostiziert und lokalisiert.

### Therapie

Therapeutisch werden zytostatische Therapie, Ligatur der A. hepatica, Infusionen von Zytostatika in die A. hepatica versucht.
Wenn keine Metastasen nachweisbar sind, ist eine Lebertransplantation zu erwägen.

### Prognose

Bei Diagnosestellung ist das hepatozelluläre Karzinom meist durch Metastasierung oder lokale Ausdehnung inoperabel. Die mittlere Überlebenszeit beträgt 6 Monate nach Diagnosestellung.

## Leberzelladenome

### Häufigkeit

Diese gutartigen Tumoren werden in den letzten Jahren häufiger beobachtet.

### Ätiologie

Es besteht eine Beziehung zur Einnahme oraler Antikonzeptiva. Das Risiko steigt mit der Dauer der Einnahme.

### Klinik

Leberzelladenome können lange Zeit symptomlos bleiben oder diskreten Druckschmerz im rechten Oberbauch hervorrufen. Das Adenom kann sich auch akut manifestieren durch Ruptur und massive intraperitoneale Blutung.
Makroskopisch weisen diese Tumoren meist eine Kapsel auf und können eine erhebliche Größe erreichen. Histologisch sind die Tumoren vaskularisiert und hochdifferenziert. Das Leberzelladenom unterscheidet sich von der fokalen nodulären Hyperplasie durch das Fehlen von Gallengängen, Fehlen von zentralen Vernarbungen und durch die Größe. Leberzelladenome können einzeln oder multipel auftreten.

### Therapie

Kleinere Tumoren können sich nach Absetzen der oralen Antikonzeptiva zurückbilden. In den meisten Fällen wird eine Tumorentfernung anzustreben sein.

## Fokale noduläre Hyperplasie

Es handelt sich um diskrete, subkapsulär gelegene Knoten innerhalb einer sonst normalen Leber, die einzeln oder multipel auftreten. Histologisch sind die Tumoren gut abgegrenzt, auffällig sind die reichliche Vaskularisation, Fibrosierung und Proliferation von Gallengängen. Die Ätiologie ist unklar, eine eindeutige Beziehung zur Einnahme von oralen Antikonzeptiva hat sich nicht nachweisen lassen. Die fokale noduläre Hyperplasie ist meistens ein Zufallsbefund.

### Hämangiome

Kavernöse Hämangiome gehören zu den häufigsten gutartigen Tumoren der Leber. Sie werden meist zufällig anläßlich einer Sonographie gefunden. Klinisch sind sie oft symptomlos. Sie können aufgrund des charakteristischen Ultraschallbildes sowie der starken Vaskularisation mit Hilfe der Computertomographie mit Kontrastmittelgabe diagnostiziert werden. Eine Therapie ist in den meisten Fällen nicht erforderlich. Nur bei großen, an der Leberoberfläche gelegenen Hämangiomen ist eine operative Therapie in Erwägung zu ziehen.

### Malignes Hämangioendotheliom

Es handelt sich um einen seltenen malignen Tumor, der gehäuft bei Patienten nach Thorotrastexposition beobachtet wird und bei Arbeitern, die über längere Zeit Vinylchlorid-Monomergasen ausgesetzt sind.

## Sekundäre Lebertumoren

Lebermetastasen bei gastrointestinalen Karzinomen, Pankreaskarzinomen, Gallengangskarzinomen, Bronchial- und Mammakarzinomen sind wesentlich häufiger als primäre Leberzelltumoren. Die Symptomatik hängt von dem Ausmaß der Leberzellinfiltration und Lokalisation der Metastasen ab. Sie bleiben häufig erstaunlich lange symptomlos, können aber bei hilusnaher Lokalisation früh eine portale Hypertonie oder einen mechanischen Verschlußikterus hervorrufen.

**Merke:** Lebermetastasen sind häufig, primäre Lebertumoren dagegen selten. Der häufigste maligne Lebertumor ist das primäre Leberzellkarzinom. Dieses ist gehäuft mit einer chronischen Hepatitis-B-Virusinfektion assoziiert. Der Nachweis eines erhöhten $\alpha_1$-Fetoproteins ist weitgehend charakteristisch für das primäre Leberzellkarzinom. Die Diagnose kann durch Sonographie, Computertomographie, Angiographie, ggf. Feinnadelbiopsie gestellt werden. Die Prognose des primären Leberzellkarzinoms ist schlecht, eine zytostatische Therapie meist nicht erfolgversprechend. Die gutartigen Lebertumoren (Leberzelladenome, fokale noduläre Hyperplasie) können sich durch ihre Größe manifestieren, seltener durch massive intraabdominelle Blutungen. Statistisch besteht ein Zusammenhang mit längerer Einnahme oraler Antikonzeptiva.

### Weiterführende Literatur


Eisenburg, J.: Leber und »Pille«. Fortschr. Med. 38 (1981) 1523

Ishak, K. G.: Hepatic lesions caused by anabolic and contraceptive steroids. Sem. Liver Dis. 1 (1981) 116

Iwamura, K.: Hepatocellular carcinoma. In Csomos, G., H. Thaler: Clinical Hepatology. Springer, Berlin 1983 (p. 354)

Klatskin, G.: Hepatic tumors: possible relationship to use of oral contraceptives. Gastroenterology 73 (1977) 386


# Leber in der Schwangerschaft

(Tab. **58**)

**Definition:** Es werden unterschieden der Ikterus in der Schwangerschaft (in graviditate) von dem Ikterus als Folge der Schwangerschaft (e graviditate).

Ein Ikterus in der Schwangerschaft kann auftreten als Folge einer Virushepatitis, hämolytischer Ikterusformen und bei Erkrankungen der Gallenwege.
Beim Ikterus als Folge einer Schwangerschaft werden 3 verschiedene Krankheitsbilder unterschieden:

1. idiopathischer Schwangerschaftsikterus,
2. akute Schwangerschaftsfettleber,
3. Ikterus bei Schwangerschaftsgestosen.

Die akute Virushepatitis tritt während der Schwangerschaft nicht häufiger auf als außerhalb der Schwangerschaft. Fehlbildungen werden beim Feten nicht beobachtet. Die Virushepatitis kann im 3. Schwangerschaftsdrittel eine schwere Verlaufsform zeigen. Bei Virushepatitis besteht eine erhöhte Neigung zu Frühgeburten. Bei Neugeborenen HBsAg-positiver Mütter hat sich die Gabe von Anti-HBs-Hyperimmunglobulin unmittelbar nach der Geburt und danach in einmonatigen Abständen bis zum 6. Lebensmonat bewährt, um eine Infektion zu verhindern.

## Idiopathischer Schwangerschaftsikterus

Diese Erkrankung wird in dem Abschnitt der intrahepatischen Cholestasen behandelt.

## Akute Schwangerschaftsfettleber

Es handelt sich um eine seltene Erkrankung, die vornehmlich bei Risikoschwangerschaften auftritt. Sie verläuft klinisch unter dem Bild einer fulminanten Hepatitis mit hoher Mortalität. Histologisch findet sich eine massive diffuse feintropfige Verfettung.
Eine wirksame Therapie ist nicht bekannt. Manchmal kann das Kind durch frühzeitigen Kaiserschnitt gerettet werden.

Tabelle **58** Differentialdiagnose des Ikterus in der Schwangerschaft mit prozentualen Häufigkeitsangaben

| | |
|---|---|
| **A. Icterus in graviditate** | |
| *I. Übliche Ikterusformen, auch außerhalb der Gravidität auftretend* | |
| 1. Parenchymatöse Lebererkrankungen (speziell Virushepatitis) | 42% |
| 2. Intrahepatische Cholestase (Drogenikterus) | |
| 3. Extrahepatische Cholestase (Choledochusverschluß) | 6% |
| 4. Kongenitale »idiopathische« Hyperbilirubinämien | |
| 5. Hämolytischer Ikterus | |
| *II. Ikterus bei typischen internistischen Schwangerschaftskomplikationen* | |
| 1. Ikterus bei schwerster Pyelonephritis (Sepsis) | |
| 2. Ikterus bei Pyelonephritis und Tetracyclintoxizität (akute Fettleber) | |
| 3. Ikterus bei Chloroformtoxizität | |
| 4. Ikterus nach (kriminellem) Abort (Clostridium-perfringens-Sepsis, Chininvergiftung usw.) | |
| **B. Icterus e graviditate** | |
| *I. Idiopathischer Ikterus der Schwangerschaft* | |
| 1. Intrahepatische Schwangerschaftscholestase | 21% |
| 2. Akute Schwangerschaftsfettleber | |
| *II. Ikterus als Komplikation einer anderen, an die Schwangerschaft gebundenen Krankheit* | |
| 1. Ikterus bei Hyperemesis gravidarum | 6% |
| 2. Ikterus bei unstillbarem Erbrechen der Spätschwangerschaft (meist andere Primärerkrankungen) | |
| 3. Ikterus bei Spätgestose | 5% |
| 4. Ikterus bei Schwangerschaftsperniziosa | |
| 5. Ikterus bei Schwangerschaftshämolyse | 4% |
| *III. Ursache unbekannt* | 5–10% |

## Ikterus bei Schwangerschaftsgestosen

Bei Schwangerschaftstoxikosen wird häufig eine Erhöhung der Transaminasen, der alkalischen Phosphatase und des Bilirubins beobachtet. Bei der Eklampsie bedeutet das Auftreten des Ikterus eine schlechte Prognose. Histologisch finden sich Thromben in den Pfortaderästen und ausgedehnte Zellnekrosen. Die Leberveränderungen sind für den Krankheitsverlauf jedoch meist nicht entscheidend.

**Merke:** Sämtliche Formen der Lebererkrankungen, die außerhalb der Schwangerschaft auftreten, können selbstverständlich auch während einer Schwangerschaft auftreten. Darüber hinaus gibt es einige charakteristische Erkrankungen, die als Folge der Schwangerschaft auftreten (Ikterus e graviditate). Die intrahepatische Schwangerschaftscholestase ist eine Erkrankung mit familiärer Häufung, bei der es im letzten Schwangerschaftsdrittel zu den Zeichen der nichtmechanischen intrahepatischen Cholestase kommt. Die Veränderungen sind gutartig und reversibel, können allerdings bei erneuter Schwangerschaft wieder auftreten. Aus nicht geklärten Gründen tritt in seltenen Fällen eine akute Schwangerschaftsfettleber auf, die eine ernste Prognose hat und häufig zum Tode führt. Bei Schwangerschaftsgestosen sind Erhöhungen des Bilirubins und der Transaminasen häufig. Pathologisch-anatomisch finden sich Gefäßthromben in der Leber.

### Weiterführende Literatur

Haemmerli, U. P., G. J. Krejs: Pathogenese und Klinik der Leberveränderungen in der Schwangerschaft. In Kühn, H. A., H. Wernze: Klinische Hepatologie. Thieme, Stuttgart 1979 (S. 6.204)

Steven, M.: Pregnancy and liver disease. Gut 22 (1981) 592

# Erkrankungen der Gallenblase und der Gallenwege

*H. Hornbostel*

## Cholelithiasis

### Häufigkeit

80–90% aller kolikartigen Oberbauchschmerzen liegt ein Gallensteinleiden zugrunde.
Die Bevölkerung zivilisierter Staaten ist in 5–10% entweder Gallensteinträger oder ist gallensteinkrank.
In der Bundesrepublik Deutschland rechnet man mit 12% Steinträgern, also 5,2 Millionen der Bevölkerung.
Das Verhältnis der Steinträger von Mann zu Frau beträgt 1:2 bis 1:5.
Experimentelle Untersuchungen sprechen für eine Zunahme des Gallensteinleidens unter Kontrazeptiva.
Die verbesserte Diagnostik bei Gallensteinen und bei dem Ulkusleiden macht eine Koinzidenz dieser Leiden heute häufiger nachweisbar, so daß das frühere Aut-aut-Denken durch Et-et-Denken im Einzelfall ersetzt werden muß.
Bereits Kinder können Gallensteine haben, insbesondere unter Hämolysebedingungen. In etwa 10% der Fälle lassen sich bei Gallenblasenkonkrementen auch Steine der Gallenwege nachweisen, wobei die Häufigkeit bei 80jährigen Menschen 45% beträgt.
Der Häufigkeitsgipfel einer Manifestation der Cholelithiasis liegt bei der Frau zwischen dem 50. und 60. Lebensjahr, beim Mann zwischen dem 65. und 70. Lebensjahr.
Bei Frauen überwiegt der Anteil mit durchgemachten Geburten: steigende Krankheitszahlen mit steigender Geburtenzahl.
Mnemotechnisch mögen die »5 f« von Wert sein: fat, female, fair, forty, fecund.
Mit Fett- und Eiweißmangel unter den Bedingungen der Unterernährung sank im Kriegs- und Nachkriegs-Deutschland die Häufigkeit des Leidens ab (»Panoramawandel« – H. H. Berg).
Die kaukasische Rasse hat vorwiegend gemischte Steine, es überwiegen offenbar bei Asiaten Pigmentsteine.
30% aller Diabetikerinnen haben Gallensteine, eine Cholezystitis verläuft beim Diabetiker schwerer.
Die Enterocolitis Crohn stellt einen Prädispositionsfaktor dar ebenso wie hämolytische Anämien. Bei Leberzirrhosen lassen sich in 29,4% der Fälle Gallensteine nachweisen, bei primär biliärer Zirrhose ist die Frequenz noch höher (39%).

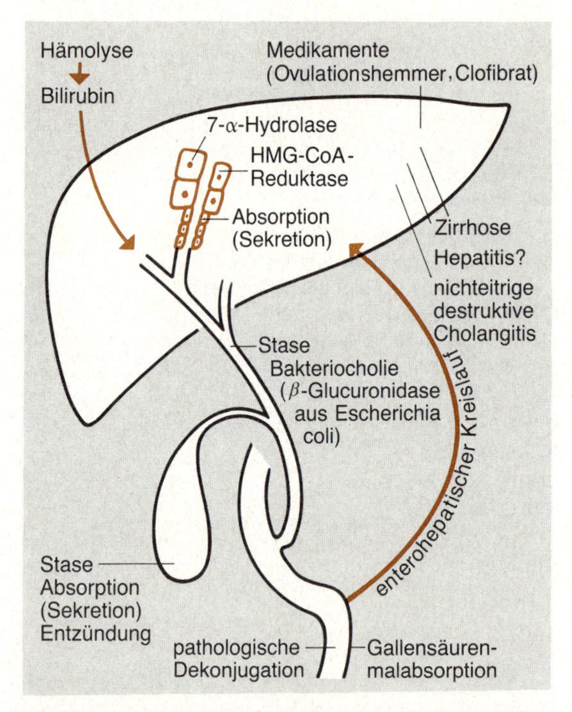


Abb. **45** Synopsis ätiologischer und pathogenetischer Faktoren der Cholelithiasis

### Ätiologie

Änderung des Enzymbesatzes der Leberzellen, verminderte Umwandlung des Cholesterins in Gallensalze, erhöhte Cholesterinsynthese, Übergewicht, diätetische Faktoren, Schwangerschaft, Ovulationshemmer, Clofibrat, Stase, bakterielle Entzündungen sowie Änderungen des enterohepatischen Kreislaufes mit Resorptionsstörungen haben als Ursache einer Steinbildung insgesamt zu gelten. Ferner spielen bakterielle Dekonjugation und Dehydroxylierung durch Darmkeime eine Rolle (Abb. **45**).

### Pathophysiologie

Die primär sezernierte Lebergalle setzt sich aus Wasser, Salzen und einer Vielzahl anderer Substanzen, u.a. Gallensalzen, Lecithin und Cholesterin zusammen, die schwer wasserlöslich sind.

a

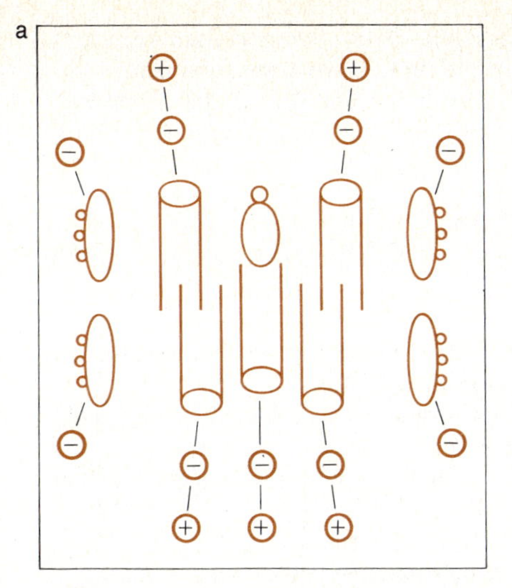

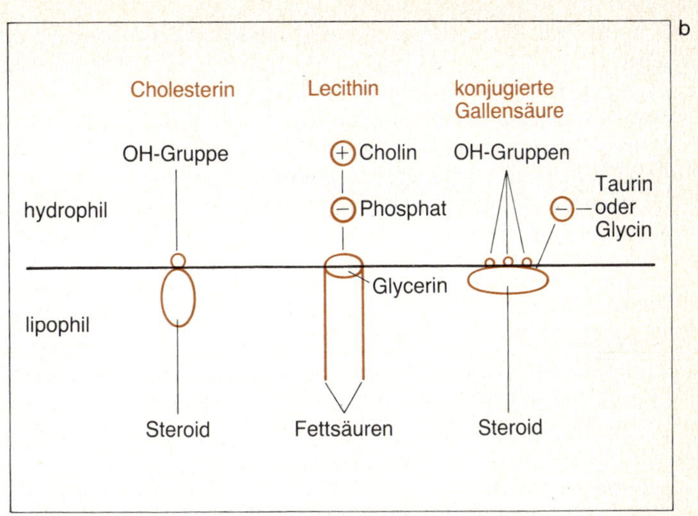


Abb. **46 a** Aufbau einer Mizelle (nach Small), **b** Bausteine einer Mizelle (nach Small)

Diese Substanzen stellen als Agglomerate Mizellen mit einem lipophilen Kern und einer hydrophilen Oberfläche dar, die sehr gut wasserlöslich sind (Abb. **46 a, b**). Die Mizellenbildung setzt ein bestimmtes Mischungsverhältnis der genannten Substanzen voraus mit nur geringen Abweichungsmöglichkeiten (Abb. **47**).
Wird die kritische Grenze einer Substanz, z. B. von Cholesterin, überschritten, entsteht lithogene Galle, es fällt Cholesterin aus.

$$\text{Lithogener Index} = \frac{\text{Cholesterin}}{\text{Gallensalze + Phospholipoide}}$$

In der Leber wird durch das Enzym 7-$\alpha$-Hydrolase das Verhältnis von Cholesterin zu Gallensalzen bestimmt.
Auch bei Gesunden ist die Lebergalle nicht selten ohne Gallensteinbefund mit Cholesterin übersättigt, z. B. unter Fastenbedingungen und während der Nachtruhe.
Aus der primären Lebergalle entsteht durch Sekretion und Absorption in den kleinen Gallengängen die duktuläre Galle.
In der Gallenblase wird durch Sekretion und Absorption die Gallenflüssigkeit modifiziert und auf ein Zehntel des Volumens eingedickt.
Prädisponierende Faktoren zur Bildung von Cholesterinsteinen in der Gallenblase sind Stase und das Vorhandensein von Kristallisationspunkten an der Gallenblasenwand. Ein Kofaktor ist die bakterielle, unter Umständen bestehende Entzündung mit Bildung von Kristallisationspunkten.
Bei Calciumbilirubinatsteinen in der Gallenblase und in den Gallenwegen spielt möglicherweise die Bildung von $\beta$-Glucuronidase eine Rolle. Dazu ist besonders Escherichia coli befähigt.
Bei Hämolysen entstehen Bilirubinsteine ohne Entzündung.

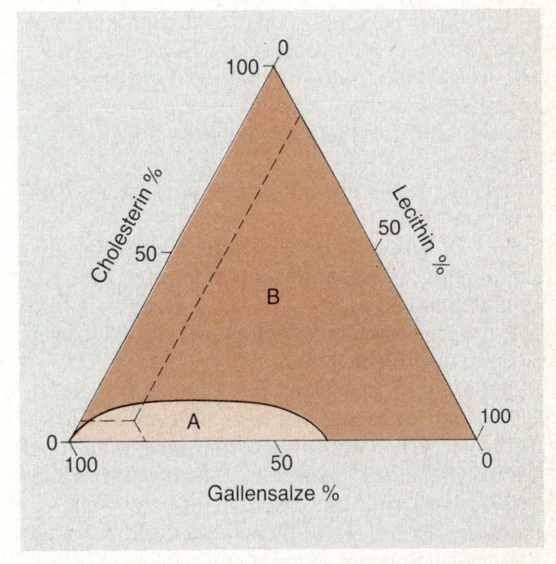


Abb. **47** Schema zur Löslichkeit von Cholesterin, Lecithin und Gallensalzen in Galle bei einem Wassergehalt von 90%. Die Zone A stellt den Bereich der vollständigen mizellaren Lösung der 3 Komponenten dar. In der Zone B treten zusätzlich Kristalle auf (nach Admirand u. Small)

Die Galle unterliegt dem enterohepatischen Kreislauf: Nach Entleerung in den Darm und nach Passage durch Jejunum und Ileum wird sie überwiegend rückresorbiert und kommt über die Pfortader und über die Leber zurück in die Gallenblase. Gallensalze werden von Bakterien dekonjugiert und in sekundäre Gallensalze verwandelt.
Gallensalze werden zum Teil im Stuhl ausgeschieden.
Dünndarmresektionen oder Minderung der Resorption im Dünndarm bedingen Gallensalzver-

lust, so daß die Lithogenität der Galle erhöht wird.
»Geschichtete Gallensteine«: Der Kern entsteht unter aseptischen Bedingungen aus Cholesterin, Calciumpigmentschichten werden bei Entzündungsprozessen angelagert. Mehrere Gallensteingenerationen sind in der Gallenblase nebeneinander zu finden.

## Klinik

### Anamnese

Im Unterschied zu dem im allgemeinen periodisch-rhythmischen Verlauf beim Ulkusleiden ist die Beschwerde beim Gallensteinleiden (⅔ aller Fälle) durch einen episodischen Verlauf gekennzeichnet.
Unter bestimmten Nahrungsschädlichkeiten – Fett, Hülsenfrüchte, Bohnenkaffee, Hefekuchen z.B. – bei Freibleiben von Beschwerden über Monate oder Jahre – tritt ein unter dem rechten Rippenbogen oder in das Epigastrium lokalisierter heftiger Schmerz von Kolikcharakter auf. Ausstrahlen des epigastrischen Schmerzes nach links zeigt unter Umständen eine akute begleitende Pankreatitis an.
Nausea und Vomitus sind meistens bei einer Kolik vorhanden.
Nicht selten wird ein isolierter rechtsseitiger Rückenschmerz geklagt.
Eine »Dyspepsie« oder »Magenverstimmung« mit Aufstoßen und Sodbrennen können eine Kolik einleiten.
Die Frage nach Gelbsucht, Stuhl- und Urinverfärbung darf nicht fehlen.
⅓ der Steinkranken bietet das Bild einer »larvierten Galle«: Nur postprandialer Druck mit Blähgefühl, Übelkeit und Intoleranz gegenüber bestimmten Nahrungsmitteln. Nach dem Essen werden Hosenbund oder Hüftgürtel geöffnet.
30–60% aller Solitärsteine bleiben im Leben nach Sektionsberichten »stumm«.
In die Vorgeschichte gehen selbstverständlich eigene andere Steinleiden sowie die mögliche familiäre Häufung sowie Fragen über Lebensweise und Gewichtsverlauf ein.

### Befund

Liegt eine episodische Kolikanamnese vor oder besteht eine atypische Anamnese (»larvierte Galle«), so sind diese Angaben oft wichtiger als der klinische Befund. Leberrand, Gallenblasenregion sind im typischen Fall druckschmerzhaft.
Eine Bauchdeckenspannung im rechten Oberbauch spricht für eine lokale Peritonitis bei hochgradiger begleitender Cholezystitis. Ein Gallenblasenhydrops, als Folge einer Steineinklemmung im Infundibulum, ist als pralle Resistenz unter dem rechten Rippenbogen tastbar ebenso wie ein Empyem der Gallenblase. Murphy-Zeichen: Durch schnelle, tiefe Inspiration läßt sich ein Schmerz bei Druck auf die Gallenblasenregion auslösen. Der Schmerzcharakter entspricht häufig dem des Spontanschmerzes.
Meistens muß bei einer Kolik die »Untersuchungstaktik« des akuten Abdomens vollständig ablaufen.

### Diagnostisches Vorgehen

Eine erstmalige Cholelithiasis ohne begleitende stärkere Cholezystitis kann normale Laborbefunde aufweisen.
Die Cholezystitis erst führt zu Senkungsbeschleunigung, Leukozytose und zu Erhöhungen der Cholestaseparameter ($\gamma$-GT, Bilirubin, alkalische Phosphatase).
Bei einer als Komplikation zu betrachtenden Choledocholithiasis können bei inkompletter Gangverlegung Laborbefunde fehlen, wenngleich Cholestasezeichen früher als bei der einfachen Cholelithiasis nachweisbar sind.
Veränderungen im Bereich von GOT und GPT sind dabei als Zeichen einer auf das Leberparenchym übergreifenden Entzündung anzusehen.
Die *Sonographie* ist eine billige, risikofreie, immer wiederholbare Methode und sollte am Anfang der Untersuchung stehen. Sie ist in der Darstellbarkeit von kleinen Steinen der Treffsicherheit der Röntgenologie überlegen: Sie weist Steine von 2–3 mm nach. Ihre mittlere Treffsicherheit liegt bei 97%. Die Trefferquote der oralen Cholezystographie beträgt dagegen 80–90%. Das gilt nicht für den Nachweis der Choledocholithiasis: Luftüberlagerung vom Duodenum ist dabei hinderlich.
Das *Röntgenbild* des rechten Oberbauches ist für die Feststellung einer Porzellangallenblase, Kalkmilchgallenblase und für den Nachweis von Aerobilie von Wert.
Nach wie vor ist die orale Darstellung der Gallenblase, die Cholezystographie, von Wichtigkeit, grundsätzlich »à froid« vorzunehmen, insbesondere bei Steinverdacht und nichtklärendem Sonographiebefund. Das oral verabreichte Kontrastmittel unterliegt dem enterohepatischen Kreislauf, so daß das Mittel, am Abend oral genommen, am Vormittag in der Gallenblase gut konzentriert erscheint. Fehlerquellen: Nichteinnahme des Kontrastmittels, Resorptionsstörungen, Störung der Leberfunktion sowie ein Zystikusverschluß.
Die Darstellung der Gallenwege erfolgt durch die intravenöse Cholangiographie, wobei die distale Darstellung des Choledochus wiederum durch Duodenalluft in der Aussagekraft eingeschränkt wird. Tomographie und Sekretionsreize pharmakologischer Art auf Gallenblase und Gallenwege verbessern die Diagnostik. Bei einem Bilirubinwert über 3 mg% als Ausdruck gestörter Exkretionsfähigkeit der Leber kann eine Langzeit-Infusionscholangiographie weiterführen.
Unter den direkten Methoden der Cholangiographie steht die Methode der endoskopischen retrograden Cholangio-Pankreatographie (ERCP)

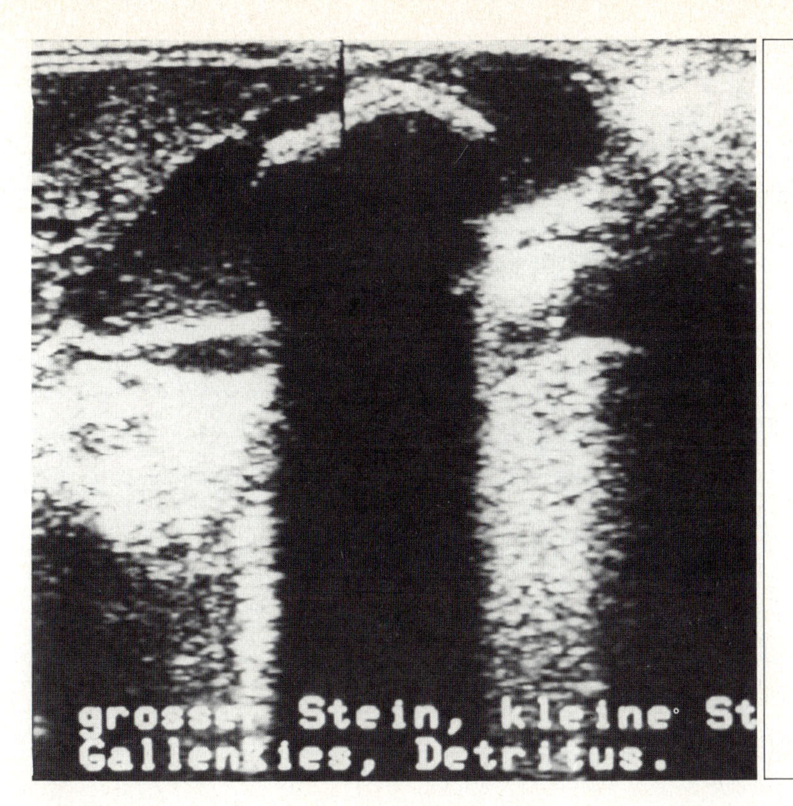


Abb. **48** Gallenblasenhydrops bei Cholezystolithiasis. Taubeneigroßes Konkrement im Fundus mit Schallschatten. Zusätzlich im Infundibulum multiple kleine Steine, Gallengries, Detritus. Erheblicher Druckschmerz der Gallenblase, bei Leukozytose und Blutsenkungsbeschleunigung als Hinweis auf Cholezystitis zu werten. Röntgenologisch: negatives Cholezystogramm, positives Cholangiogramm (Überlassung freundlicherweise von Dr. J. Gebhardt, Medizinische Abteilung mit Gastroenterologie, Allgemeines Krankenhaus Barmbek, Hamburg)

an erster Stelle, wenngleich sie schwieriger erlernbar ist als die PTC (perkutane transhepatische Cholangiographie).
Nach Einführung der ERCP ist die intraoperative Cholangiographie nicht mehr unbedingt erforderlich.
Laparoskopische Cholangiographie und perkutane transvenöse Cholangiographie sind umständlich und in der Aussagekraft nicht höher. Der Vorteil der ERCP liegt in der Beurteilung auch der Papille.
Die Cholangiographie mit ERCP und PTC ergibt für jede Methode eine Trefferquote von 80%, zusammen ist die Darstellungsrate 95%.
Die PTC und ERCP können cholangitische Schübe reaktivieren. Die ERCP kann einen Pankreatitisschub auslösen. Tägliche Urinanamylasebestimmungen sind nach dem Eingriff für 3 Tage erforderlich.
Die *Computertomographie* ist zur systematischen Suche von Steinen nicht geeignet: kleine Steine werden nur nachgewiesen, wenn sie in der Schicht liegen.
Die früher übliche Duodenalsondierung zur Gewinnung von A-, B- oder C-Galle zur Suche nach Cholesterinkristallen oder zur bakteriologischen Untersuchung ist ohne Wert.

### Differentialdiagnose

Zu einer ausreichenden Diagnostik bei »Oberbauchbeschwerden« sollte stets die vollständige Untersuchung *aller* Oberbauchorgane gehören. Nach »detaillierter« und »ziselierter« Anamnese erfolgt die Untersuchung von Magen/Duodenum, Pankreas und Gallenblase.
Während einer Gallensteinkolik und bei Komplikationen des Steinleidens ist unter Umständen die »Untersuchungstaktik« des »akuten Abdomens« erforderlich.

### Komplikationen

1. Die Steineinklemmung im Infundibulum der Gallenblase mit Druckerhöhung ist die Grundlage einer *Gallensteinkolik.*
Nach einer Kolik fällt der Stein unter Umständen in den Fundus der Gallenblase zurück. Die Kolik ist eine sich selbst begrenzende Beschwerde, oft nur eine »episodische Beschwerde« (einmaliges Auftreten, Rezidivkoliken nach Tagen, Wochen oder Jahren).
Bleibt der Stein nach einer Kolik im Zystikus, wird die Funktion der Gallenblase aufgehoben: *Zystikusverschluß.* Koliken fehlen dann im weiteren Ablauf. Vielmehr bestimmen Stase und bakterielle Besiedlung unter Umständen den weiteren Verlauf: *Hydrops* und *Empyem* (unter Cholezystitis, S. 13.136).
2. Passiert ein Stein den Ductus cysticus, kann es durch Steinwanderung zur *Choledocholithiasis* kommen.

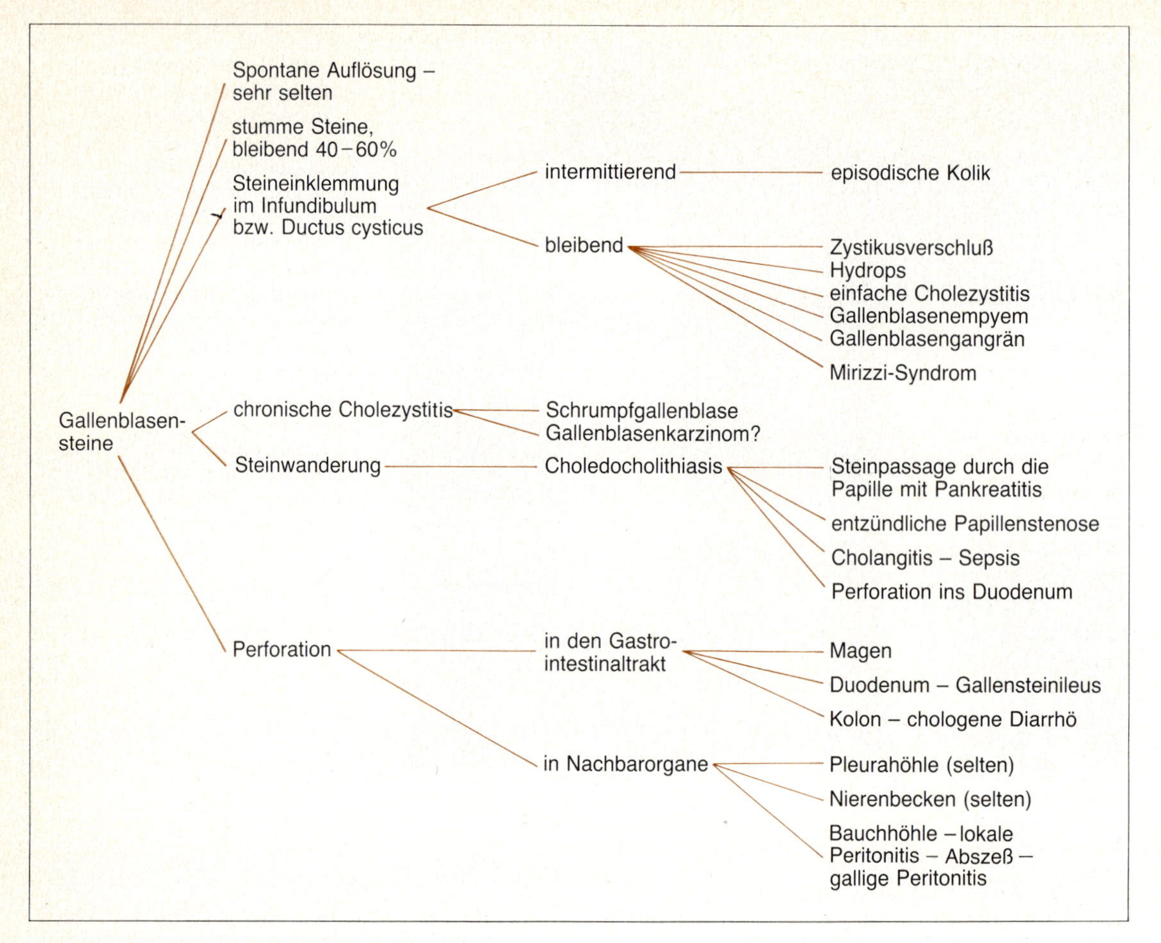


Abb. **49** Verlaufsmöglichkeiten der Cholelithiasis

Choledochussteine können unter Umständen lange Zeit symptomlos sein. Größere Obstruktion führt episodisch zu Schmerz und Cholestase.
Auch ein progredienter schmerzloser Ikterus ist möglich. In ⅔ der Fälle besteht bei Choledocholithiasis eine Bakteriocholie.
Die Bakteriocholie kann symptomlos sein.
Aus der symptomlosen Bakteriocholie entwickelt sich bei stärkerem Gallenstau das Krankheitsbild der *Cholangitis* (S. 13.138).
3. Eine Choledocholithiasis kann zu einer präpapillären Steineinklemmung oder Steinpassage führen und eine *akute Pankreatitis* verursachen, falls eine gemeinsame Mündung von Ductus choledochus und Ductus Wirsungius besteht.
Nach Papillenpassage und Eintritt in das Duodenum bilden sich Schmerz, Ikterus und Symptomatologie der Pankreatitis schnell zurück.
Steine bis 15 mm Durchmesser lassen sich durch Stuhlsieb nachweisen.
Choledochussteine sind häufige Ursachen einer *Papillitis* und einer *Papillenstenose* (S. 13.140).
4. Große Konkremente, Pericholezystitis und Schrumpfung der Gallenblase führen zur Kompression des Ductus hepaticus communis, verursachen Cholestase und chronische Cholangitis: *Mirizzi-Syndrom.*

5. Die Gallenblase kann gedeckt oder frei in das Abdomen *perforieren,* zu einer Peritonitis führen mit gefährlicher Prognose. Die häufigste gedeckte Perforation ist die *cholezystoduodenale Fistel.* Die durch diese Fistel in den Darm entleerten Steine können zu einem Gallensteinileus in allen Abschnitten des Darmtraktes führen, am häufigsten im unteren Ileum.
6. An einen *Gallensteinileus* sollten denken lassen: bekannte Cholelithiasis, Aerobilie bei Leeraufnahmen des Abdomens, unter Umständen Nachweis des schattengebenden Konkrementes an atypischer Stelle.
7. Die zweithäufigste *Perforation* findet im Bereich der rechten *Flexur des Kolons* statt.
Raritäten sind Perforationen in das rechte Nierenbecken, in die Pleurahöhle oder in die Bauchdecken.
8. Das Gallenblasenkarzinom als mögliche Folge einer Cholelithiasis, s. S. 13.135.
Abb. **49** zeigt die Verlaufsmöglichkeiten der Cholelithiasis schematisch.

## Therapie

Von den Patienten mit stummen Steinen bleiben ⅔ asymptomatisch. 10–35 % weisen bei zunächst stummen Steinen in der Folgezeit Komplikationen des Steinleidens auf.

### Konservative Therapie

Die Behandlung einer Gallensteinkolik besteht in Nahrungskarenz, lokaler Wärmeapplikation und unter Umständen intravenöser Gabe eines Spasmolytikums (z. B. Pyrazolonderivat, Buscopan-Komp.).
Morphin-Präparate erhöhen den Tonus des Sphincter Oddii und können eine akute Pankreatitis auslösen.
Antibiotika sind bei einer unkomplizierten Gallenkolik nicht indiziert.
Choleretika und Cholagogan ($MgSO_4$ = Bittersalz, $Na_2SO_4$ = Glaubersalz) sind bei den häufig obstipierten Gallensteinpatienten für die Stuhlregulierung hilfreich.
Nach aufgetretener Kolik muß der Patient über Speisen beraten werden, die in unterschiedlicher Weise Koliken auslösen können.
Oral verabreichte Gallensalze werden über den enterohepatischen Kreislauf in die Gallenblase ausgeschieden und reduzieren dadurch ihre Lithogenität. Damit bietet sich eine überaus rationale Therapie an: Verabreichung von Ursodesoxycholsäure (10 mg pro kg Körpergewicht täglich, z. B. Ursofalck).

Voraussetzungen für den Versuch einer Chemolitholyse sind:

1. Fehlen von Gallengangsteinen,
2. Funktionstüchtigkeit der Gallenblase,
3. ein Restvolumen der Gallenblase von etwa ⅔, das steinfrei sein muß,
4. Röntgenhinweise auf Vorliegen von Cholesterinsteinen (runde Steine mit glatter Oberfläche, schwebende Steine, kein Kalk oder wenig Kalk an der Oberfläche),
5. Nichtvorliegen einer Lebererkrankung,
6. intakter enterohepatischer Kreislauf.

Mit einer Steinauflösung ist unter dieser Therapie in ⅔ der Fälle innerhalb von 6–24 Monaten zu rechnen. Die Gefahr von Steinrezidiven bleibt in etwa 25 % der Fälle. Bei Rezidivsteinen ist eine medikamentöse Wiederholung möglich.
Sogenannte Ölkuren zur Steinabtreibung führen zu »Seifensteinen« im Stuhl und sind eine althergebrachte Form der Scharlatanerie.

### Operative Therapie

Die Operation eines Gallensteinleidens ist bei Kranken mit auf das Steinleiden zu beziehenden Beschwerden angezeigt.
Die zweithäufigste Operation im Abdominalbereich, die Cholezystektomie, hat ein Sterblichkeitsrisiko von weniger als 0,5 %.
Die Cholezystektomie bedeutet eine teilweise Verhinderung der abgehandelten Komplikationen. Es ist offen, ob diese Indikation auch für stumme Steine in allen Fällen besteht.
Das Karzinomrisiko der Gallenblase bei nichtoperativem Vorgehen ist bei der Indikation zur Cholezystektomie in Rechnung zu stellen.
Nebenerkrankungen, Einstellung des Patienten und des Arztes bestimmen die Operationsindikation mit.
Eine besondere Indikation ist die notwendige Cholezystektomie bei Dauerausscheidern von Salmonellen (eine Sanierung einer steinhaltigen Gallenblase mit Antibiotika gelingt meistens nicht).
Der Grundsatz der Operation im beschwerdefreien Intervall (à froid) wurde in neuerer Zeit durch die Frühoperation zum Teil ersetzt.
Die hohe Koinzidenz von Cholelithiasis und Choledocholithiasis bedingt intraoperativ eine Choledochusrevision mit Steinentfernung und Papillendiagnostik, sofern nicht eine ERCP vorliegt.
Vor Cholezystektomie muß eine vollständige Röntgendarstellung der extrahepatischen Gallenwege vorliegen, um Atypien und anatomische Varianten des Ductus cysticus, der Gallenblase zu erfassen.
In über 90 % liegt bei Choledocholithiasis (insbesondere in der Kombination dieser Erkrankung mit Diabetes mellitus und in Abhängigkeit vom Lebensalter) eine asymptomatische Bakteriocholie vor. Perioperativ ist daher 8–12 Stunden vor dem Eingriff eine Kurzzeitbehandlung mit Antibiotika, bei Beginn der Narkose und in einer dritten Dosis 6–8 Stunden post operationem notwendig, um die Häufigkeit von Wundinfektionen herabzusetzen.

### Operativ-endoskopische Therapie

Die Elektropapillotomie und die Steinextraktion sind Maßnahmen bei dem »übersehenen Stein«, auch Reststein genannt, sowie für Steinrezidive im Ductus hepatocholedochus. Über dem 60. Lebensjahr beträgt das Letalitätsrisiko bei chirurgischem Eingriff 6 %, bei operativ-endoskopischem Vorgehen 1,2 %.
Die Elektropapillotomie hat sich besonders bei steinbedingter obstruktiver eitriger Cholangitis, unter Umständen mit endoskopischer Drainage bewährt.
In der Papille inkarzerierte Steine lassen sich verhältnismäßig leicht endoskopisch entfernen. Eine akute biliäre Pankreatitis wird dadurch rasch beseitigt.
Bei großen Gallengangsteinen, die nicht extrahiert werden können, ist der Versuch einer Litholyse durch eine nasobiliäre Verweilsonde indiziert. Die Lyserate beträgt etwa 60 %.
Nur erfahrene Zentren sollten endoskopisch-operative Maßnahmen an der Papille und am Gallengang durchführen.

**Merke:** Das Gallensteinleiden ist eines der häufigsten organischen Substrate digestiver Beschwerden. Es besteht eine Prävalenz der Frau. Neben »episodischen« Beschwerden gibt es »larvierte« Formen. Bei Abklärung von »Oberbauchbeschwerden« ist bei der Suche nach Gallensteinen eine Sonographie heute unerläßlich. Man unterscheidet zwischen »Gallensteinkranken« und »Gallensteinträgern«. Bei hoher Koinzidenz von Cholelithiasis und Choledocholithiasis ist eine Gallengangdarstellung meistens ratsam. Die Feststellung von Gallensteinen läßt im allgemeinen den Operationsrat geben, wenngleich heute bei Gegenindikationen und dazu geeignetem Steinleiden der Versuch einer Chemolitholyse gemacht werden kann. Die operativ-endoskopische Therapie in erfahrenen Zentren eröffnet neue Perspektiven.

Weiterführende Literatur

Hornbostel, H., D. Wurbs: Erkrankungen der Gallenblase und der Gallenwege. In Hornbostel, H., W. Kaufmann, W. Siegenthaler: Innere Medizin in Praxis und Klinik. Thieme, Stuttgart 1978, 3. Aufl. in Vorb.

von Klingräff, G., J. Gebhardt, D. Wurbs: Moderne Diagnostik der Cholezystolithiasis. Dtsch. med. Wschr. 11 (1984)

## Anomalien der Gallenblase

Abb. **50** zeigt Möglichkeiten Gallenblasenanomalien.

Gallenblasensepten finden sich in 5% aller Cholezystektomien. Septen dokumentieren sich im Röntgenbild als Verengung der Gallenblase mit mangelhafter Kontraktion, vielleicht prädisponieren Septenbildungen der Gallenblase zur Steinbildung.

Die Entscheidung, ob rechtsseitige episodische Oberbauchbeschwerden und Fettintoleranz auf Anomalien der Gallenblase/Gallenwege zurückzuführen sind, ist mit Kritik zu sehen. Nachbarschaftsuntersuchungen sind bei einer solchen Beschwerde dringend erforderlich.

Domäne der Entdeckung von Variationen der Gallenblase sind Sonographie und Röntgenologie.

## Besonderheiten

Die *Porzellangallenblase* entsteht als Folge nekrotisierender Entzündungen mit Wandverkalkung durch Einlagerung von Calciumphosphat. Porzellangallenblasen werden bei stummer Anamnese nicht selten zufällig entdeckt. Gelegentlich läßt sich eine solche Gallenblase palpieren.

Eine Porzellangallenblase scheint den Boden für ein Gallenblasenkarzinom abzugeben.

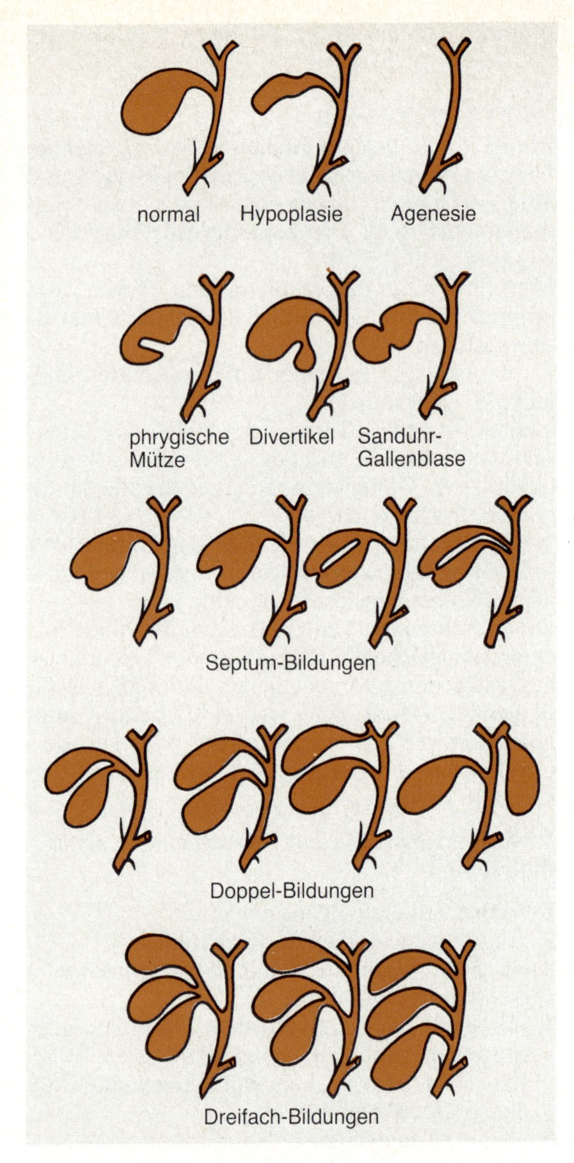


Abb. **50** Anomalien der Gallenblase (nach Stolte)

Die *Cholesterose* ist mit der »Stippchen-Gallenblase« identisch.

Pathologische Anatomie: Speicherzellen, histiozytäre Makrophagen, die im Stroma der Gallenblasenmukosa liegen. Hoher Gehalt an Cholesterinestern.

Im Operationsmaterial besteht eine Koinzidenz zwischen Cholesterose und Cholelithiasis in 50%.

Die einfache Cholesterose ist röntgenologisch nicht oder schwer diagnostizierbar.

Ein sicheres Krankheitsbild ist der Cholesterose nicht zuzuordnen.

Es gibt nach bestimmten Meinungen »funktionelle Störungen« im Gallenblasen-, Gallenwegsbereich, als »Dyskinesie« vor allem im französischen Sprachbereich bezeichnet. Große Zurückhaltung gegenüber dieser Diagnose ist notwendig.

# Tumoren der Gallenblase und der Gallenwege

**Definition:** Die Tumoren der Gallenblase und Gallenwege werden nach Ursprungsgewebe (epithelial mesenchymal) und Dignität (benigne, maligne) unterteilt (Tab. **59**).

Tabelle **59** Tumoren der Gallenblase und der Gallenwege

**1. Epitheliale Tumoren**
*Intrahepatisch:*
Adenome der Gallenwege
Cholangiozelluläre Karzinome
*Extrahepatisch* (Gallenblase und Gallenwege)
Adenome (z.T. villöse)
Karzinome
Karzinoide

**2. Mesenchymale Tumoren**
Lipome
Rhabdomyosarkome u.a.

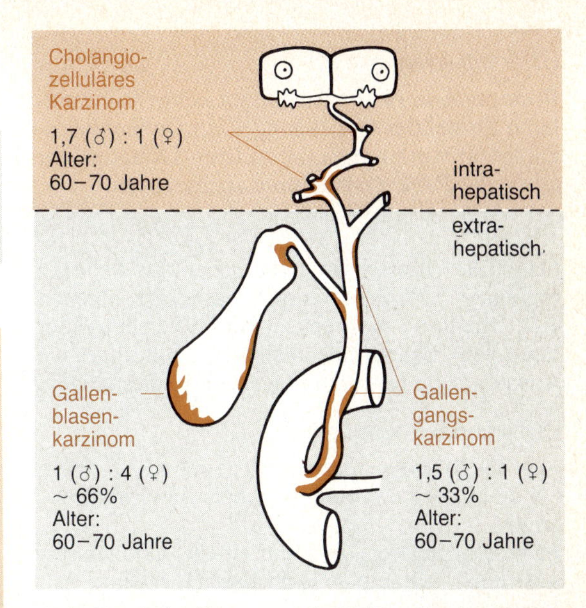


Abb. **51** Gallenblasen- und Gallengangskarzinome. Lokalisation, relative Häufigkeit, Manifestationsalter und Geschlechtsverteilung (nach G. Klöppel)

Benigne Tumoren der Gallenwege und der Gallenblase sind häufig Zufallsbefunde bei operativen Eingriffen.

### Häufigkeit

Gallenblasenkarzinome werden in 0,5–1,2% bei Gallenblasenoperationen gefunden. 80% lassen sich bei über 60jährigen Patienten nachweisen. Gallenblasenkarzinome sind doppelt so häufig wie Gallengangskarzinome, das weibliche Geschlecht prävaliert.
Lokalisation, relative Häufigkeit, Manifestationsalter und Geschlechtsverteilung beim Gallenblasen- und Gallengangskarzinom werden in Abb. **51** wiedergegeben.

### Ätiologie

Die Cholelithiasis scheint ein Realisationsfaktor bei der Entstehung eines Gallenblasenkarzinoms. Das Gallenblasenkarzinom ist in durchschnittlich 70% von einer Cholelithiasis begleitet.
Etwa 2% der Gallensteinträger erkranken an einem Gallenblasenkarzinom im Unterschied zu Befunden von 0,3% Karzinomen bei steinfreier Gallenblase. Andererseits nimmt die Häufigkeit von Karzinomen mit dem Alter schneller zu als die der Cholelithiasis. Überwiegend wird die chronische Entzündung der Gallenblase als Ursache für die Entstehung dieses Narbenkarzinoms betrachtet. Dazu paßt der hohe Anteil von Gallenblasenkarzinomen bei Vorliegen einer Porzellangallenblase.

### Klinik

Bei einem *Gallenblasenkarzinom* werden Schmerzen im rechten Oberbauch, aber auch uncharakteristische Oberbauchbeschwerden bei gleichzeitiger Gewichtsabnahme geklagt.
Man tastet einen Tumor im Bereich der Gallenblase. Ikterus tritt im Gegensatz zum Gallengangskarzinom spät auf. Die Diagnose des Gallenblasenkarzinoms ist fast immer eine späte. Gründe für die späte Diagnose sind: das frühe Einwachsen in die Leber, besonders der im Fundus lokalisierten Tumoren. Die Laparoskopie ist noch am ehesten geeignet für eine relativ frühe Diagnose.
Die Differentialdiagnose des Gallenblasenkarzinoms ist die der Cholezystolithiasis mit Cholezystitis.
Rezidivierende »Cholezystitis« in kurzer Zeit ist für ein Gallenblasenkarzinom nicht unverdächtig.
Das Krankheitsbild des *Gallengangskarzinoms* ist durch Ikterus, Pruritus, Stuhlentfärbung und Dunkelfärbung des Urins gekennzeichnet. Schmerzen und Tumorsymptome folgen im späteren Verlauf.
Die Laborkonstellation ist die eines extrahepatischen Verschlusses.
ERCP und PTC geben Auskunft über Lokalisation, Ausdehnung und in gewissen Umfang auch über die Art der Erkrankung.
Eine präoperative Cholangiographie ist notwendig, um die Entfernung des Verschlusses vom Leberhilus und damit die Operabilität zu beurteilen.
Die körperliche Untersuchung ist beim Gallengangskarzinom nicht wegweisend. Am Anfang läßt sich unter Umständen ein Courrvoisier-Zeichen finden: schmerzloser Ikterus, palpable, stark vergrößerte Gallenblase.

Differentialdiagnose

Postoperative Narbenstrikturen können im mittleren Drittel des Gallenganges ein Gallenblasenkarzinom vortäuschen, im unteren Drittel ist vor allem das Pankreaskarzinom abzugrenzen.

Therapie

Das frühe Einwachsen in die Leber und die frühe regionale Lymphknotenmetastasierung machen eine Operation meistens zu einem Versuch einer kurativen Operation. Palliative biliodigestive Anastomosen oder Drainagen sind Alternativen.

Verlauf und Prognose

Nur 10–20% der operierten Patienten mit einem Gallenblasenkarzinom erreichen die Einjahresgrenze.
Beim Gallengangskarzinom ist die Überlebenszeit nach scheinbar radikaler Operation 2–3 Jahre.

**Merke:** Die Cholelithiasis ist ein möglicher Realisationsfaktor für die Entstehung eines Gallenblasenkarzinoms. Die Laborkonstellation eines solchen Karzinoms ist die eines extrahepatischen Verschlusses.
ERCP und PTC können für Lokalisation und Ausdehnung eines Gallengangkarzinoms geben.

Weiterführende Literatur

Hornbostel, H., D. Wurbs: Erkrankungen der Gallenblase und der Gallenwege. In Hornbostel, H., W. Kaufmann, W. Siegenthaler: Innere Medizin in Praxis und Klinik, Bd. IV. Thieme, Stuttgart 1978, 3. Aufl. in Vorb.
Klöppel, G.: In Barthelheimer, H., F.-W. Ossenberg, H. W. Schreiber: Die kranken Gallenwege. Wittstrock, Baden-Baden, 1980

# Cholezystitis

**Definition:** Die häufigste Ursache einer Cholezystitis ist eine Steinerkrankung der Gallenblase.
Eine scharfe Trennung zwischen akuter und chronischer Cholezystitis ist nicht möglich: Eine akute Cholezystitis geht nicht ausgeheilt in eine chronische Cholezystitis über. Eine chronische Cholezystitis kann einen akuten Schub in ihrem Verlauf aufweisen.

Die Erkrankung ist bei beiden Geschlechtern gleich häufig, obwohl die Frau 3mal häufiger Gallensteine hat.

Ätiologie

Steinleiden, Bakteriocholie und Stase sind die wichtigsten ätiologischen Faktoren.
In etwa 95% der Erkrankung lassen sich Steine nachweisen. Die Keime erreichen die Gallenblase kanalikulär-aszendierend vom Duodenum, auf dem Blutwege oder sind im Stein angesiedelt.

Pathophysiologie

Die pathophysiologischen Faktoren für die Pathogenese der akuten Cholezystitis erläutert Abb. **52**.
Seltene Ursachen sind Torsion der Gallenblase, Verlagerung des Ductus cysticus, Kompression des Ductus cysticus durch Umgebungserkrankungen und Hypovolämie nach Trauma, Verbrennung oder Operation.

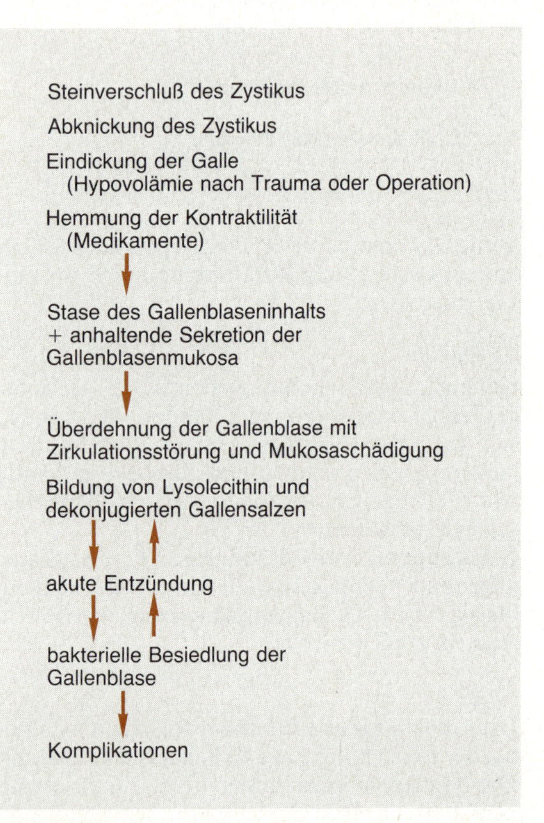


Abb. **52** Pathogenese der akuten Cholezystitis (nach Wurbs)

Pathologie

Die Entzündung kann lokalisiert oder generalisiert die Gallenblasenwand verändern und eine lokale Peritonitis bedingen. Histologisch finden sich fibrinös-eitrige, hämorrhagische und ulzeröse Veränderungen.
Dazu sind intramurale Abszesse oder phlegmonöse Veränderungen möglich.
Eine freie Perforation der Gallenblase verursacht eine gallige Peritonitis.

Gedeckte Perforationen führen zu Fisteln in Nachbarorgane. Bei der chronischen Cholezystitis rufen rezidivierende Entzündungen eine Vernarbung und Organschrumpfung mit Lumenobliteration hervor. Die Gallenblase verklebt mit den Nachbarorganen.
Durch einen dauernden Zystikusverschluß entsteht der *Hydrops* der Gallenblase mit flüssigem, sterilem Inhalt.
Eine chronische Cholezystitis ohne Steinnachweis ist in 9,6% der Fälle möglich: Vaskuläre, infektiöse, chemisch-toxische Ursachen werden verantwortlich gemacht.
Bei der Salmonellen-Cholezystitis ist die Gallenblase das Reservoir für Dauerausscheider.

### Klinik

#### Anamnese

Häufig manifestiert sich die *akute Cholezystitis* im Rahmen einer Steinkolik mit Schmerzen im mittleren Epigastrium oder rechten Hypochondrium. Nicht selten wird ein rechtsseitiger Rükken- oder Schulterschmerz geklagt.
Nausea und/oder Vomitus begleiten das Krankheitsbild.
Fieber, auch Schüttelfröste, Ausmaß sowie Dauer der Beschwerden unterscheiden die akute Cholezystitis von der unkomplizierten Steinkolik.
Die akute Cholezystitis kann die Erstmanifestation eines Cholelithiasis anzeigen.
Akute Schübe können auch im Rahmen einer chronischen Cholezystitis ablaufen.
Die *chronische Cholezystitis* verläuft häufiger symptomenarm, so daß eine Schrumpfgallenblase zufällig entdeckt wird.

#### Befund

Der Druckschmerz im rechten Hypochondrium ist ein wichtiger Befund bei einer akuten Cholezystitis.
Eine lokale Peritonitis macht eine Abwehrspannung im rechten Oberbauch.
Nicht selten läßt sich die entzündete Gallenblase als eine mit der Atmung verschiebliche Resistenz tasten. Ein Empyem ist oft druckdolent tastbar.
Der nachweisbare Ikterus ist meistens geringgradig.
Bei der chronischen Cholezystitis ist der Untersuchungsbefund häufiger spärlich, so daß der Nachweis nicht selten zufällig im Rahmen einer Oberbauchuntersuchung erfolgt.

#### Diagnostisches Vorgehen

Eine chronische Cholezystitis ist manchmal die Erklärung für eine bis dahin unerklärte, mäßig erhöhte BSG.
Eine Leukozytose mit Linksverschiebung, eine erhöhte BSG sind bei der akuten Cholezystitis fast regelmäßig nachweisbar.
Hohe Werte der Leukozyten und der Blutsenkungsgeschwindigkeit sprechen für Empyem oder eitrige Cholangitis.
Bilirubin im Serum und alkalische Phosphatase als Ausdruck einer Cholangitis und Papillitis sind erhöht.
GOT und GPT sowie Amylaseerhöhung deuten auf eine »Begleithepatitis« und »Begleitpankreatitis« hin.
Blutkulturen sind empfehlenswert.
Die Sonographie steht apparativ am Anfang der Untersuchung: Steine lassen sich mit ihr nachweisen, Form und Größe der Gallenblase sind ebenso wie die Wanddicke beurteilbar, mit dem Schallkopf läßt sich die Druckschmerzhaftigkeit objektivieren. Gleichzeitig sind Gallenwege und Pankreas zu beurteilen. Eine Röntgenuntersuchung als Leeraufnahme weist im Einzelfall kalkhaltige Steine nach. Eine Cholezystographie für den Steinnachweis ist nur à froid, im Intervall der Erkrankung, sinnvoll, da nur nach Abklingen aller entzündlichen Erscheinungen eine Ausscheidung des Kontrastmittels über die Leber zu erwarten ist.

#### Komplikationen

Ausbildung eines Empyems, freie oder gedeckte Perforation, Leberabszeß, subphrenischer Abszeß mit Sepsis sind mögliche Komplikationen ebenso wie cholezystoduodenale oder cholezystokolische Fisteln (s. auch Cholelithiasis).
Ein bestehender Diabetes mellitus beeinträchtigt die Prognose, zumal es dabei nicht selten zu symptomarmer Perforation kommen kann (diabetische Neuropathie als mögliche Ursache). Operationspflichtige Komplikationen sind beim Diabetiker 4mal häufiger als beim Gesunden.

#### Differentialdiagnose

Bei der akuten Cholezystitis ist vielfach die Differentialdiagnose des »akuten Abdomens« abzuhandeln: akute Pankreatitis, akute Pyelonephritis, Ulkuspenetration und akute Appendizitis. Außerdem sind die rechtsseitige Unterlappenpneumonie, die akute Virushepatitis und der Herzinfarkt differentialdiagnostisch zu bedenken.

#### Therapie

Die häufigste Ursache einer Cholezystitis: Das Steinleiden steht im Vordergrund therapeutischer Überlegungen.
Die zunächst konservative Therapie einer akuten Cholezystitis ist neben Bettruhe und Schmerzbekämpfung sowie Thromboseprophylaxe eine antibiotische Behandlung: Escherichia coli ist der Leitkeim. Mit Klebsiellen, Enterokokken und Proteus sowie Pseudomonas ist zu rechnen. Ziel der Behandlung ist, einen Antibiotikumspiegel mit guter Konzentration und Wirksamkeit im Gewebe der Gallenblase und im Lumen der Gallenwege zu erreichen.
Moderne $\beta$-Lactamatantibiotika wie Mezlocillin oder Piperacillin oder Cefotaxim sind wirksam. Tetrazykline wirken nur bakteriostatisch und werden durch die alkalische Galle inaktiviert.

### Verlauf und Prognose

Die Mortalität bei akuter Cholezystitis liegt unter 5%. Diabetes mellitus, Lebensalter sowie Komplikationen des Steinleidens trüben die Prognose.

**Merke:** Eine Cholezystitis ohne Steinnachweis ist eine seltene Diagnose, vielmehr gehören im Häufigkeitsdenken Cholelithiasis und Cholezystitis zusammen.

### Weiterführende Literatur

Wurbs, D. in Hornbostel, H., W. Kaufmann, W. Siegenthaler: Innere Medizin in Praxis und Klinik, Bd. IV, 2. Aufl. Thieme, Stuttgart 1978, 3. Aufl. in Vorb.

## Cholangitis

*D. Wurbs*

**Definition:** Die Cholangitis ist eine Entzündung der Gallenwege. Dabei ist zwischen der bakteriellen sekundären, auf der Grundlage einer meistens steinbedingten Obstruktion entstehenden Cholangitis und den nichtbakteriellen primären Cholangitiden zu unterscheiden.

### Häufigkeit

Etwa 10% der Patienten mit Gallenblasensteinen haben auch Gallengangssteine. Diese Steine manifestieren sich in etwa ¾ der Fälle mit Schmerzen und Ikterus, etwa ⅓ der Patienten entwickelt auch Fieber und Schüttelfrost. Die Häufigkeit der bakteriellen Besiedlung der Gallenwege und des damit verbundenen Risikos einer Cholangitis steigt mit der Dauer der Obstruktion.
Die primären Cholangitiden wie primär sklerosierende Cholangitis und die nichteitrige destruierende Cholangitis (Synonym: primäre biliäre Zirrhose) sind seltene Krankheiten, so daß Kollektive besonders interessierter Zentren die Zahl 100 nicht übersteigen.

### Ätiologie

Obstruktion und bakterielle Besiedlung der Gallengänge sind die ätiologisch und pathophysiologisch bestimmenden Faktoren der Cholangitis. Die Obstruktion wird meistens durch Steine hervorgerufen, seltener sind andere Ursachen (Tab. **60**).
Die bakterielle Besiedlung erfolgt meistens aszendierend vom Duodenum her. Leitkeim ist Escherichia coli mit Abstand vor Klebsiella-Spezies und Enterokokken. Daneben besteht die Möglichkeit der hämatogenen Infektion der Gallenwege. Eine Besiedlung ohne Obstruktion führt lediglich zu einer asymptomatischen Bakteriocholie.

Tabelle **60** Ursachen einer Gallenwegsobstruktion mit Cholangitis

| |
|---|
| **Endoluminäres Material** |
| Gallensteine |
| Nahtmaterial, Clips, Tupfer |
| Würmer (Ascaris lumbricoides, Clonorchis sinensis) |
| Blutkoagula |
| **Benigne Stenosen** |
| Mirizzi-Syndrom |
| Papillitis stenosans |
| Chronische Pankreatitis |
| Postoperative Strikturen |
| Juxtapapilläres Divertikel? |
| **Maligne Stenosen** |
| Pankreaskopfkarzinom |
| Gallengangskarzinom |
| Papillenkarzinom |
| Lymphome im Leberhilus |

### Pathophysiologie

Mit zunehmender Obstruktion treten zunächst die häufigste, nichteitrige bakterielle Cholangitis und im weiteren Verlauf die seltenere eitrige Cholangitis auf. Bei steigendem Druck in den Gallenwegen kommt es zum Übertritt von Bakterien in die Blutbahn, zunächst lymphogen via Ductus thoracicus, und später als biliovenöser Reflux direkt in die Lebervenen. Per continuitatem, lymphogen oder hämatogen entwickeln sich Leberabszesse, perihepatische Abszesse, die seltene Pylephlebitis und schließlich die allgemeine Sepsis.
Die Ursachen der seltenen primären Cholangitiden sind nicht bekannt.

### Klinik

#### Anamnese

Die akute eitrige Cholangitis setzt plötzlich mit Schmerzen, Ikterus und Fieber einschließlich Schüttelfrost ein (Charcot-Trias).

#### Befund

Bei der Palpation ist die Leber druckschmerzhaft. Bleibt die Obstruktion durch die meistens nicht inkarzerierten Steine inkomplett, so klingen die Symptome unter der konservativen Therapie innerhalb von 24–48 Stunden ab. Treten jedoch zusätzlich Schock, Verwirrtheit und Gerinnungsstörungen als Zeichen der Sepsis mit Verbrauchskoagulopathie auf, so liegt eine eitrige Cholangitis vor. Nur die umgehende Dekompression der Gallenwege kann in diesem Fall den sonst meistens tödlichen Verlauf verhindern.
Die chronische Cholangitis hat eine vergleichsweise blande Symptomatik mit rezidivierendem Druckgefühl und dumpfem Schmerz im rechten Oberbauch. Gelegentlich bestehen subfebrile

Temperaturen mit rezidivierenden Fieberschüben bis über 40°. Diese Beschwerden können über Jahre bestehen.

### Diagnostisches Vorgehen

Die pathologisch veränderten Labordaten sind zum Teil Ausdruck der Obstruktion mit Erhöhung von Bilirubin im Serum, alkalischer Phosphatase im Serum, zum Teil Zeichen der bakteriellen Entzündung mit Leukozytose, Linksverschiebung im Blutausstrich und mit starker Senkungsbeschleunigung. Erhöhte Werte von GOT und GPT zeigen ein Übergreifen auf das Leberparenchym im Rahmen einer Cholangiohepatitis an. Die Amylase wird zur Frage einer Pankreasbeteiligung bestimmt. Thrombopenie, niedrige Werte von PZ und Fibrinogen im Serum sind die Indikatoren der Verbrauchskoagulopathie. Blutkulturen sind auch bei der »einfachen« bakteriellen Cholangitis häufig positiv.
Die spezielle apparative Diagnostik wird mit dem Ziel, Ort und Art der Obstruktion zu bestimmen, durchgeführt. Die Sonographie deckt mit dem Dilatationsmuster von intrahepatischen Gallenwegen, dem Gallengang und der Gallenblase den Ort der Obstruktion auf und gibt wichtige Hinweise auf die Nachbarschaft, wie z. B. auf das Vorliegen einer Raumforderung im Pankreaskopf, auf eine Pericholezystitis oder auf Leberabszesse. Gallengangssteine sind damit allerdings meistens nicht zu finden.
Das intravenöse Cholangiogramm führt bei Vorliegen einer Cholangitis nicht weiter, da das Kontrastmittel nicht oder nur unzureichend ausgeschieden wird. Die entscheidende morphologische Untersuchung ist das direkte Cholangiogramm als endoskopisch retrograde Cholangiographie (ERC) oder als perkutane transhepatische Cholangiographie (PTC). Die ERC hat den wesentlichen Vorteil, daß sie mit der Papillotomie und der Steinextraktion unmittelbar zu einem therapeutischen Eingriff erweitert werden kann. Sowohl bei der PTC als auch bei der ERC müssen Druckerhöhungen mit konsekutiver Reaktivierung einer Cholangitis in Rechnung gestellt werden. Das Computertomogramm, die Leberszintigraphie und die Sequenzszintigraphie der Gallenwege können nur ausnahmsweise mehr Informationen bieten, so daß sie nur selten indiziert sind.

### Differentialdiagnose

Bei typischer Symptomatik ist die Diagnose relativ einfach. Differentialdiagnostisch zu bedenken ist die akute rechtsseitige Pyelonephritis, auch wenn die Schmerzen mehr dorsal liegen und nach kaudal ausstrahlen. Ein Leberabszeß, pyogen oder als Amöbenabszeß, kann eine steinbedingte Cholangitis simulieren. Auch die akute virale oder toxische Hepatitis ist mit einer Cholangitis zu verwechseln. Die Analyse der einzelnen Komponenten einer Pankreatitis mit Gallengangskompression und konsekutiver Cholangitis ist schwierig. Bei den seltenen primären Cholangitiden fehlen die Zeichen der akuten bakteriellen Entzündung.

### Komplikationen

Die häufigsten Komplikationen der Cholangitis sind septische Veränderungen wie Leberabszeß, perihepatischer Abszeß, Pylephlebitis und schließlich die allgemeine Sepsis. Lediglich die perihepatischen Abszesse sind einer operativen Therapie mit dann guter Prognose zugänglich. Patienten mit Ikterus und Cholangitis sind besonders empfindlich für das Auftreten eines akuten Nierenversagens. Die chronische Cholangitis führt nach Monaten bis vielen Jahren zu einer sekundären biliären Zirrhose.

### Therapie

Der wesentliche Teil der konservativen Therapie ist die Gabe eines Antibiotikums. Es muß gegen das erwartete Erregerspektrum wirksam sein und eine ausreichende Konzentration am Ort der Entzündung, d. h. im Gewebe und möglichst auch im Gallengang, haben. In erster Linie sind das die modernen $\beta$-Lactamantibiotika wie Mezlocillin und Piperazillin unter den Penicillinen oder Cefotaxim und Ceftizoxim unter den Cefalosporinen.
Unter dieser Therapie klingt die Cholangitis meistens innerhalb weniger Tage ab. Die Diagnostik und die operative Therapie der Obstruktion sollen dann zügig erfolgen, da das Risiko eines Rezidivs bestehenbleibt. Die Beseitigung der Obstruktion ist die kausale Therapie, neben der alle anderen Maßnahmen die adjuvante Behandlung sind. Ist die Cholangitis unter der konservativen Therapie progredient oder liegt eine akute eitrige Cholangitis vor, so ist die Dekompression der Gallenwege notfallmäßig nötig, da der kritische Zeitpunkt der Sepsis, nachdem die operative und die antibiotische Therapie nicht mehr wirksam sind, schnell erreicht wird. Die Beseitigung der Obstruktion erfolgte früher ausschließlich chirurgisch. Das häufigste Wegehindernis ist der Gallengangsstein. Er wird seit 1974 mit viel Erfolg und deutlich geringerem Risiko durch die endoskopische Papillotomie mit Steinextraktion entfernt.

### Verlauf und Prognose

Die übliche Form der bakteriellen, aber nichteitrigen Cholangitis klingt unter der konservativen Therapie fast immer innerhalb weniger Tage ab. Wird eine Obstruktion aus benigner Ursache einwandfrei und nachhaltig aufgehoben, so ist die Prognose gut. Bleibt der Gallefluß behindert oder rezidiviert die Obstruktion, so ist mit einer chronischen Cholangitis mit dem Risiko der Entwicklung einer sekundären biliären Zirrhose zu rechnen.
Die akute eitrige obstruktive Cholangitis auf der

Grundlage einer Choledocholithiasis hat bei alleiniger konservativer Therapie eine Sterblichkeit von nahe 100%, bei chirurgischer Therapie von etwa 40% und bei endoskopischer Behandlung trotz deutlich höheren Alters von etwa 20%.

### Sonderformen der Cholangitis

Die primär sklerosierende Cholangitis ist eine seltene Krankheit unbekannter Ätiologie, die zu Stenosen der extra- und intrahepatischen Gallenwege führt. Bei über 50% dieser Patienten liegt eine Colitis ulcerosa vor. Das klinische Bild ist durch Ikterus, Juckreiz und gelegentlich Fieber gekennzeichnet. Laborchemisches Leitsymptom ist eine starke Erhöhung der alkalischen Phosphatase im Serum bei nur mäßiger Transaminasenaktivität. Die Diagnose wird durch eine direkte Cholangiographie gesichert. Die Krankheit ist meistens schubweise progredient mit einer Sterblichkeit von etwa ⅓ der Patienten innerhalb von 5 Jahren nach Diagnosestellung. Eine wirksame Therapie ist nicht bekannt.

Bei der orientalischen Cholangiohepatitis handelt es sich um eine chronisch rezidivierende eitrige Cholangitis, die im wesentlichen auf Südostasien beschränkt ist. Als Ursache wird der Parasit Clonorchis sinensis vermutet, der mit rohem Fisch aufgenommen wird und die Gallenwege retrograd vom Duodenum aus erreicht. Die Therapie besteht in der Gabe von Antibiotika und in der Gallengangsrevision.

**Merke:** Eine Obstruktion der Gallenwege führt nicht immer zu einer Cholangitis. Das Auftreten einer Cholangitis erfordert jedoch immer zumindest einen gewissen Grad an Obstruktion.
Beim Vorliegen einer Cholangitis darf die Diagnostik erst abgeschlossen werden, wenn die Ursache gefunden ist.
Die vollständige Aufhebung der Obstruktion ist Voraussetzung für eine Heilung.
Die schwere eitrige Cholangitis bedarf der sofortigen Dekompression der Gallenwege, um das sehr hohe Todesrisiko zu mindern.

### Weiterführende Literatur


Classen, M., D. Wurbs, U. Mairose: Duodenoskopie, retrograde Cholangio-Pankreatographie. In Ottenjann, R., M. Classen: Gastroenterologische Endoskopie. Enke, Stuttgart 1979

Gebhardt, J., H. Hornbostel, G. Klöppel: Primär biliäre Zirrhose. In Hornbostel, H., W. Kaufmann, W. Siegenthaler: Innere Medizin in Praxis und Klinik, Bd. IV, 3. Aufl. Thieme, Stuttgart (im Druck)

Way, L. W., M. H. Sleisenger: Choledocholithiasis, cholangitis and biliary obstruction. In Sleisenger, M. H., J. S. Fordtran: Gastrointestinal Disease, vol. II. Saunders, Philadelphia 1978 (p. 1313 ff.)

Wurbs, D.: Endoscopic Papillotomy. Scand. J. Gastroenterol., Suppl. 77 (1982)

Wurbs, D.: Cholangitis. In Hornbostel, H., W. Kaufmann, W. Siegenthaler (Hrsg.): Innere Medizin in Praxis und Klinik, Bd. IV, 3. Aufl. Thieme, Stuttgart (im Druck)

Wurbs, D.: Calculous disease of the bile ducts. In Sivack, M. U.: Gastrointestinal Endoscopy. Saunders, Philadelphia (im Druck)


# Papillenstenose

*D. Wurbs*

**Definition:** Eine Papillenstenose liegt vor, wenn das Lumen der Mündungen von Ductus choledochus und/oder Ductus Wirsungianus soweit eingeengt ist, daß die von Leber und Pankreas produzierten Sekrete nur mit erhöhtem Druck abfließen können. Die Druckerhöhung in den abhängigen Gangsystemen führt zu einer Erweiterung der Gangsysteme und zu laborchemischen Veränderungen.

### Häufigkeit

Die entzündliche Papillenstenose tritt bei 5–10% der Patienten mit Choledocholithiasis auf und ist dabei in ⁹⁄₁₀ der Fälle reversibel. Die zweite große Gruppe betrifft maligne Erkrankungen der Papille, während alle anderen Ursachen relativ selten sind (Tab. **61**).

Tabelle **61** Ursachen der Papillenstenose bei 363 Patienten an 5 deutschen Zentren (nach Classen)

| | n | % |
|---|---|---|
| 1. Gallensteine | 233 | 61 |
| 2. Vorangegangener chirurgischer Eingriff | 27 | 7 |
| 3. Adenomyose | 20 | 6 |
| 4. Karzinom | 49 | 14 |
| 5. Juxtapapilläres Divertikel | 4 | 1 |
| 6. Verschiedenes | 22 | 6 |
| 7. Ursache unklar | 18 | 5 |

### Pathophysiologie

Rezidivierende akute Entzündungen führen zu einer chronischen Papillitis. Mukosahyperplasie, eine sekundäre Adenomyose und Narbenbildungen führen dann zu einer Sklerose und Stenose des Organs. Der Gallestau bewirkt eine intra- und extrahepatische Dilatation der Gallenwege und eine Erhöhung der cholestaseanzeigenden Laborparameter. Der Sekretstau im Pankreasgangsystem hat ein Speichelödem mit Fermententgleisung und eine Dilatation der Gänge zur Folge.

### Klinik

Der Patient ist subjektiv beschwerdefrei oder klagt über unbestimmten Druck oder Schmerz im Oberbauch. Ikterus ist bei der malignen Stenose typisch, bei der benignen eher selten. Bei längerem Verlauf können Zeichen der biliären oder der pankreatischen Maldigestion hinzukommen.

### Diagnostisches Vorgehen

Nach der Labordiagnostik zur Frage der Cholestase und der Enzymentgleisung des Pankreas ist die subtile morphologische Diagnostik der Papille das zentrale Problem. Die Endoskopie mit Biopsie, im Zweifelsfall auch aus der eröffneten Pars ampullaris der Papille, und die kontrastreiche Röntgendarstellung der Papille einschließlich der Papillenperistaltik ermöglichen seit einigen Jahren eine sehr differenzierte Diagnostik auch ohne Laparotomie.
Die gering ausgeprägte Papillenstenose macht häufig nur intermittierend Symptome, die dann schwer zu objektivieren sind.

### Therapie

Die Therapie der fixierten benignen Papillenstenose besteht in der Operation, meistens als Papillotomie oder Papillenplastik, endoskopisch oder chirurgisch. Tumoren werden möglichst reseziert. Meistens ist jedoch nur eine palliative Therapie in Form einer endoskopischen Papillenspaltung, gegebenenfalls mit Drainage, oder die Anlage einer chirurgischen biliodigestiven Anastomose möglich.

### Verlauf und Prognose

Die Prognose hängt von der Grundkrankheit ab. Bei der benignen Papillenstenose führt die Wiederherstellung des freien Galleflusses zur Heilung.

**Merke:** Eine Papillenstenose kann viele Ursachen haben, die im Einzelfall genau zu differenzieren sind.

### Weiterführende Literatur

Classen, M.: Endoscopic approach to papillary stenosis. Endoscopy 13 (1981) 154
Mättig, H.: Papilla Vateri. Johann Ambrosius Barth Verlag, Leipzig 1977
Wurbs, D.: Cholangitis. In Hornbostel, H., W. Kaufmann, W. Siegenthaler: Innere Medizin in Praxis und Klinik, Bd. IV, 3. Aufl. Thieme, Stuttgart (im Druck)

## Postcholezystektomiesyndrom

*D. Wurbs*

**Definition:** Der Begriff wurde für funktionelle Beschwerden geprägt, die als Folge einer Cholezystektomie vermutet wurden. Eine genauere Definition dieser Funktionsstörungen ist nicht gelungen, so daß er jetzt für viele Beschwerden bei Zustand nach Cholezystektomie benutzt wird.

Die Analyse der Beschwerden mit einer Untersuchung der Gallenwege und der weiteren Umgebung kann die verschiedensten Ursachen aufdekken:

1. biliäre Ursachen wie Residualsteine oder Rezidivsteine, Papillenstenose, Gallenwegsstrikturen und anderes;
2. extrabiliäre Ursachen wie Ulcus ventriculi oder duodeni, Pankreatitis, Lebererkrankungen, Erkrankungen der ableitenden Harnwege und anderes;
3. nichtorganische Ursachen mit dem bekannten Problem, daß es meistens Ausschlußdiagnosen sind.

Die Erkennung der biliären Ursache erfolgt durch die Suche nach Cholestasezeichen und durch ein komplettes und kontrastreiches Cholangiogramm. Die Analyse einer extrabiliären Ursache berührt die gesamte Diagnostik abdomineller Erkrankungen. Das Wissen um die funktionelle Art einer Beschwerde erleichtert dem Patienten häufig den Umgang mit ihr.

**Merke:** Das »Postcholezystektomiesyndrom« ist eine »Cavete-Diagnose«.

### Weiterführende Literatur

Tondelli, P., K. Gyr, G. A. Stalder, M. Allgöwer: The biliary tract, part I: Cholecystectomy. In Blum, A. L., J. R. Siewert: Clinics in Gastroenterology: Post-surgical Syndroms. Saunders, Philadelphia 1979

# Erkrankungen des Pankreas

*M. Classen*

## Kongenitale Pankreasveränderungen

*Pancreas anulare:* Ein vom Pankreaskopf ausgehender Ring von Pankreasgewebe umgibt die Pars descendens duodeni und führt zu Stenose oder zu vollständiger Obstruktion mit Erstauftreten bereits bei Neugeborenen oder auch später bis ins Erwachsenenalter. Die Symptomatik wird geprägt von der Duodenalstenose oder von der Pankreatitis. Die Diagnose wird röntgenologisch gestellt und wenn möglich durch ERCP gesichert. Die Stenose des Zwölffingerdarms wird durch Duodenojejunostomie behandelt.

*Pancreas divisum:* Die embryonalen Drüsenanteile und deren Gangsysteme sind nicht adäquat verschmolzen. Ductus Wirsungi und Ductus Santorini besitzen keine intraglanduläre Anastomose (Abb. **53**). Der Ductus Santorini drainiert den oberen Kopfteil, den Körper und den Schwanz der Bauchspeicheldrüse, während der Ductus Wirsungianus nur den Processus uncinatus und den unteren Kopfteil versorgt. Ob lediglich eine Malfusion der Gänge oder eine vollständige Zweiteilung der Drüse (echtes Pankreas divisum) vorliegt, kann klinisch nicht entschieden werden. Man nimmt an, daß eine Behinderung des Sekretflusses aus dem Ductus Santorini an der zu kleinen Papilla minor zu häufigerem Auftreten von Pankreatitis bei dieser kongenitalen Veränderung führt.

*Ektopisches Pankreas:* Ektopische Pankreasgewebe werden bei 2% der Bevölkerung gefunden. Sie sind in 90% der Fälle im Magen, Duodenum oder Jejunum anzutreffen. Gelegentlich sollen sie für epigastrische Beschwerden verantwortlich sein.

*Mukoviszidose:* Mukoviszidose (zystische Fibrose) ist die häufigste angeborene Störung bei der weißen Rasse. Es handelt sich um eine generalisierte Dysfunktion der exokrinen Drüsen. Das klinische Bild wird geprägt durch Maldigestion auf dem Boden von Pankreasinsuffizienz, chronisch-obstruktive Lungenerkrankung und gesteigerte Konzentrationen von Natrium und Chlorid im Schweiß. Die Krankheit wird meistens in der Kindheit, selten erst im Erwachsenenalter diagnostiziert. Unklare Pankreasinsuffizienz oder biliäre Zirrhose, insbesondere bei gleichzeitigem Bestehen einer chronisch-obstruktiven Lungenerkrankung, müssen an Mukoviszidose denken lassen. Natrium- und Chloridkonzentrationen im Schweiß über 90 mmol/l sind beim Erwachsenen, über 60 mmol/l beim Kind beweisend. Die Behandlung richtet sich ausschließlich gegen die Symptome der chronischen Bronchitis und der Pankreasinsuffizienz. Konsequente Therapie verbessert die Prognose. 80% erreichen das 19. Lebensjahr, mehr und mehr Patienten gelangen in die dritte Lebensdekade, und immer mehr Patienten werden erst im Erwachsenenalter diagnostiziert.

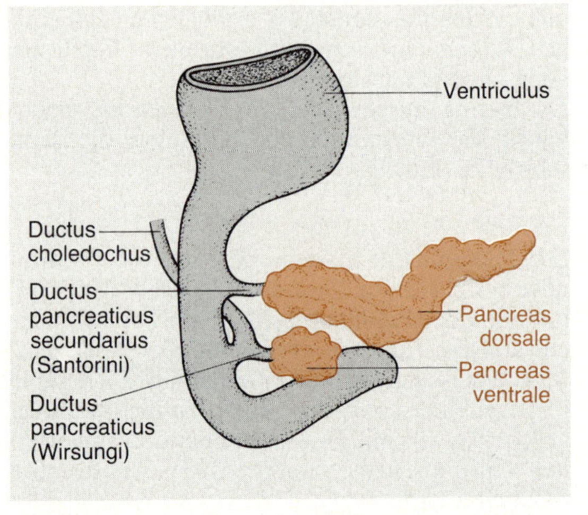


Abb. **53** Pankreas divisum. Die embryonalen Pankreasanlagen sind nicht miteinander verschmolzen (aus Becker, V.: Bauchspeicheldrüse. Spezielle pathologische Anatomie. Springer, Berlin 1973)

# Pankreatitis

**Definition:** Die Marseiller Definition aus dem Jahre 1962 unterscheidet nach klinischen Gesichtspunkten:

1. akute Pankreatitis,
2. rezidivierende akute Pankreatitis,
3. chronisch-rezidivierende Pankreatitis,
4. chronische Pankreatitis.

Die akute Pankreatitis heilt nach Beseitigung der Ursache aus. Die chronische Pankreatitis ist durch progredienten oder rezidivierenden Verlauf, morphologische und/oder funktionelle Schäden gekennzeichnet, die selbst nach Beseitigung der Ursache fortbestehen. Sie münden stets in die Pankreasinsuffizienz. Veränderungen der Pankreasfunktion im Verlauf einer Entzündung können die Einteilung in die akute oder chronische Form im aktuellen Fall erschweren. Man spricht dann besser unverbindlich z. B. von rezidivierender Pankreatitis.

## Akute Pankreatitis

### Häufigkeit

Regionale Studien in Großbritannien und in den Vereinigten Staaten ergaben Inzidenzquoten von 47,5–110 Fälle/Mill. Einwohner/Jahr. Da der Alkoholismus und die Gallenwegserkrankung als wichtigste ätiologische Faktoren erhebliche geographische Schwankungen aufweisen, sind diese Mitteilungen nicht überall gültig. Ebenso wie der Alkoholismus scheint die Häufigkeit der Pankreatitis zuzunehmen. In Deutschland, Österreich und der Schweiz, in denen Gallenwegserkrankungen als Ursache der Pankreatitis vorherrschen, überwiegt das weibliche Geschlecht mit etwa 60–70% entsprechend dem häufigeren Auftreten von Gallenwegserkrankungen bei der Frau. Hier liegt der Altersgipfel zwischen 40 und 60 Jahren. Bei der alkoholischen Pankreatitis liegen die Männer mit einem Altersgipfel zwischen 20 und 40 Jahren vorn.

### Physiologie

Das Pankreas ist eine feste Drüse, welche nach Herkunft, Aufbau und Funktion eng mit den anderen Organen des oberen Verdauungstraktes in Verbindung steht (Abb. **54**). Seine Länge beträgt 15–23 cm, sein Gewicht 70–150 g. Tief im Retroperitoneum liegt es neben bedeutsamen Blutgefäßen und Hohlorganen des oberen Magen-Darm-Trakts. Der Pankreaskopf schmiegt sich eng an die mediale Pars descendens duodeni, der Pankreaskörper liegt hinter dem Magen, der Pankreasschwanz zieht ventral am oberen Pol der linken Niere vorbei zum Milzhilus und befindet sich damit in enger Nachbarschaft von linker Kolonflexur und Zwerchfell. Der Ductus pancreaticus (Ductus Wirsungi) verläuft in der Längsachse des Organs. Von der Papille kommend steigt er im Bereich des Pankreaskopfes steil an, im Pankreaskörper krümmt er sich pistolenartig, und im Bereich des Pankreasschwanzes nimmt er einen fast horizontalen Verlauf. Die Mediane für die Maximalbreiten des Ductus Wirsungi betragen im Pankreaskopf 4,8 mm, im Pankreaskörper 3,5 mm und im Pankreasschwanz 2,4 mm. Der Durchmesser des Pankreasgangs nimmt pro Lebensdekade etwa um 8% zu. Der Ductus Santorini drainiert die dorsale Pankreasanlage und kommuniziert mit dem Ductus Wirsungi im Kopfbereich. Der Processus uncinatus wird durch den R. capitis inferior versorgt, welcher in 60% in den Ductus Santorini, in 40% in den Ductus Wirsungi mündet. Die Mündungsvarianten der 3 größten Gänge des Pankreas sind vielfältig. Von den Hauptgängen gehen 15–30 Nebengänge erster Ordnung aus. Von hier zweigen mehrere Duktuli zweiter Ordnung ab, welche sich in Kanalikuli dritter Ordnung aufsplittern. Vor seiner Mündung in den Zwölffingerdarm verläuft der Ductus choledochus über eine Distanz von 3–5 cm durch den Pankreaskopf.

Das Sekret der Drüse fließt über die Papilla major (Papilla Vateri) und die 2–3 cm pyloruswärts gelegene Papilla minor. In der Regel bildet die große Papille die Mündungsstelle von Ductus choledochus und Ductus pancreaticus major im Duodenum. Die Papilla minor drainiert den oberen Teil der Bauchspeicheldrüse über den Ductus pancreaticus minor (Ductus Santorini). Oft ist die kleine Papille gar nicht vorhanden. Die Vatersche Papille führt drei biochemisch völlig unterschiedliche Sekrete zusammen: Magen- und Duodenalsekret, Galle und Bauchspeichel.

Die Anatomie der Mündung ist außerordentlich vielgestaltig. Nach V. Becker sind drei Typen besonders häufig (der V-Typ, der Y-Typ und der U-Typ) (Abb. **55**). Neben der Art des Zusammenflusses sind die Schleimhaut, welche durch ihre Falten den Duodenalinhalt und die Galle am Fluß in den Pankreasgang hindert, und die Muskulatur der Vaterschen Papille (Sphincter Oddii) für die Steuerung des Sekretflusses von Bedeutung. Der Sphincter Oddii setzt sich aus 2–3 Segmenten zusammen, und zwar dem Sphincter choledochus proprius, dem in etwa 40% vorhandenen Sphincter pancreaticus und dem Sphincter ampullae, welcher wie eine Halsbinde um die Mündung geschlungen und mit der Duodenalmuskulatur eng verflochten ist (Abb. **56**).

Das Pankreas verfügt als exokrines und endokrines Organ über mehrere Zelltypen. Die große Masse der Zellen ist in Azini angeordnet und produziert digestive Enzyme. Die Epithelien des Gangsystems sezernieren Wasser und Elektrolyte. Die Sekrete fließen durch das Gangsystem in das Duodenum. Die endokrinen Produkte der Bauchspeicheldrüse entstehen in kleinen und mit Kapillaren reich versorgten Drüsenhaufen

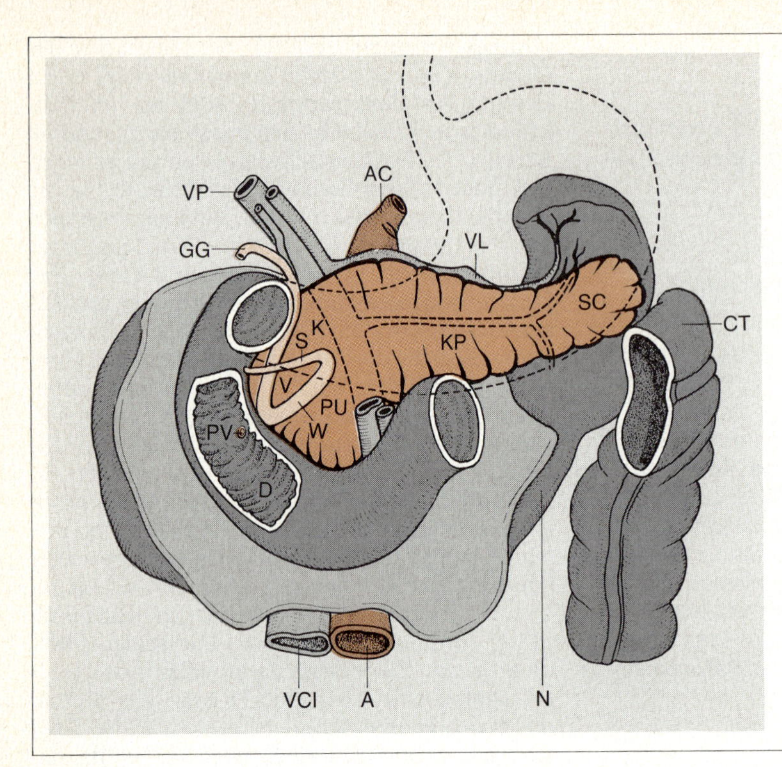


Abb. **54** Das Pankreas und seine Beziehung zu den Nachbarorganen:

A Aorta abdominalis,
AC A. coeliaca,
CT Colon transversum (linke Flexur),
D Duodenum,
GG Gallengangsystem,
K Pankreaskopf,
KP Pankreaskörper,
N lat. Rand der linken Niere,
PU Processus uncinatus,
PV Papilla Vateri,
S Ductus Santorini,
SC Pankreasschwanz,
VCI V. cava inferior,
VL V. lienalis,
VP V. portae

(aus Howat, H. T., H. Sarles: The Exocrine Pancreas. Saunders, Philadelphia 1979)

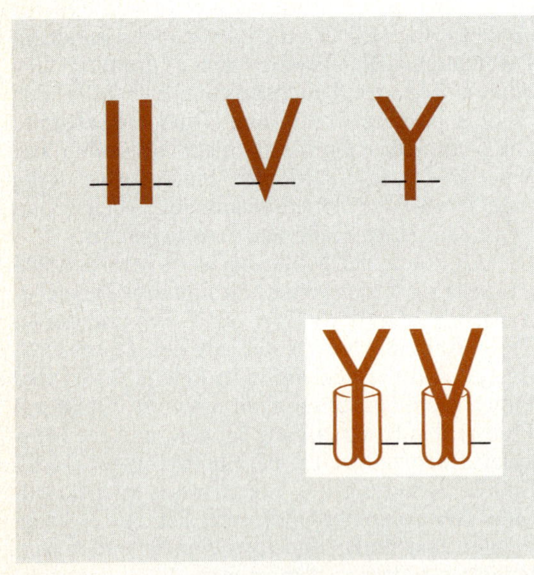

Abb. **55** Die häufigsten Mündungstypen der Papilla Vateri (nach V. Becker) (aus Ottenjann, R., M. Classen: Gastroenterologische Endoskopie. Enke, Stuttgart 1979)

(Langerhanssche Inseln), welche in Läppchen azinären Gewebes eingestreut sind. Sie geben die von ihnen produzierten Hormone in das Blut (endokrine Funktion) und in die Nachbarschaft (parakrine Funktion) ab.

Ätiologie

*Steine in Gallenblase und Gallengang* können zu biliärer Pankreatitis führen. Hier werden in 90% der Fälle kleine Gallensteine im Stuhl gefunden. Gallensteine und ein gemeinsamer Ausführungsgang von Ductus choledochus und Ductus pancreaticus scheinen die Entstehung der Pankreatitis zu begünstigen. Der gemeinsame Ausführungsgang (Ampulle) wird durch den Gallenstein blockiert und gestattet den Eintritt bakteriell und chemisch veränderter Galle in das Pankreas mit vorzeitiger Aktivierung der Enzyme im Gangsystem und Entwicklung einer akuten Pankreatitis. Entzündliche oder tumoröse Veränderungen der Papilla Vateri wie auch iuxtapapilläre Duodenaldivertikel oder Gallengangsdivertikel sind gelegentlich für die Entstehung einer Pankreatitis verantwortlich.

*Alkohol* ist die bedeutendste toxische Ursache der Pankreatitis. Etwa 1,8 Mill. Bürger der Bundesrepublik Deutschland sind behandlungsbedürftig alkoholkrank. Alkoholfolgekrankheiten sind bereits die häufigsten chronischen Krankheiten. Eine Pankreatitis tritt durchschnittlich nach 8- bis 10jährigem Abusus auf. Wesentlich kürzere Latenzen sind jedoch möglich. Die Häufigkeit einer klinisch manifesten Pankreatitis beträgt bei Alkoholikern 0,9–9,5%, bei der Autopsie chronisch Alkoholabhängiger findet man Pankreasveränderungen allerdings bei 17–45%. In den USA, Australien und Südamerika und einigen europäischen Studien ist chronischer Alkoholabusus die häufigste Ursache der rezidivierenden akuten

Pankreatitis. Toxische Schädigungen des Pankreas durch Kohlenmonoxid, E 605, Methylalkohol sind selten.

Den folgenden *Medikamenten* wird die Induktion einer akuten Pankreatitis zugeschrieben: Barbiturate, Pervitin, L-Asparaginase, Heparin, Dicumarol, Chlorothiazide, Furosemid, Sulfonamide, Salazopyrin, Ovulationshemmer, Isoniazid, Glukokortikoide, Azathioprin und Phenformin.

Ob auch *Systemerkrankungen* aus dem rheumatischen Formenkreis wie z. B. Lupus erythematodes, Sjögren-Syndrom, Morbus Behçet oder Panarteriitis nodosa mit einer Pankreatitis einhergehen, erscheint ungesichert. Zumindest ebenso wahrscheinlich ist hier die medikamentöse Induktion.

*Endokrine Ursachen* einer akuten Pankreatitis sind insgesamt selten. Hier sind der primäre Hyperparathyreoidismus, die Schwangerschaft (Inzidenz 0,002–0,008 %) und die hochdosierte Dauermedikation mit Kortikosteroiden zu nennen.

Bei der familiären primären *Hyperlipoproteinämie* der Typen I, IV und V nach Fredrickson können rezidivierende Pankreatitiden auftreten. Andererseits sind symptomatische Erhöhungen der Triglyzeride bei akuter Pankreatitis mit milchiger Trübung des Serums unstreitig.

Zur Autodigestion, d. h. zur Verdauung des Pankreas durch seine eigenen Produkte, kommt es nach der Überwindung defensiver Kräfte durch Aggressoren. Die proteolytischen Enzyme (Trypsin, Chymotrypsin, Carboxypeptidase, Elastase und Phospholipase A), die gefährlich werden können, werden als inaktive Zymogene synthetisiert, wohingegen andere digestive Enzyme (Amylase, Lipase, Nuclease), welche unfähig sind, vitale Zellstrukturen zu zerstören, bereits in der Azinuszelle in aktiver Form vorhanden sind. Ein weiterer Schutzmechanismus ist die Lagerung der Zymogengranula innerhalb einer Phospholipidmembran, welche sie von der Zellumgebung trennt. Protektiv wirken ferner Inhibitoren, welche vorzeitig aktivierte Proteasen im Pankreasgewebe, Pankreassaft und Serum inaktivieren können. Alle Barrieren werden bei der akuten Pankreatitis überwunden. Die Wirkung der Pankreasenzyme in kurzer Darstellung: Trypsin und Chymotrypsin verursachen Ödem, Nekrose und Blutung, Elastase greift unter anderem die Gefäßwände an und führt zu Blutungen, Phospholipase A zerstört die Zellmembranen: es bildet Lysolecithin, welches zu Gewebsnekrosen führt, Kallikrein setzt Bradykinin mit seinen deletären

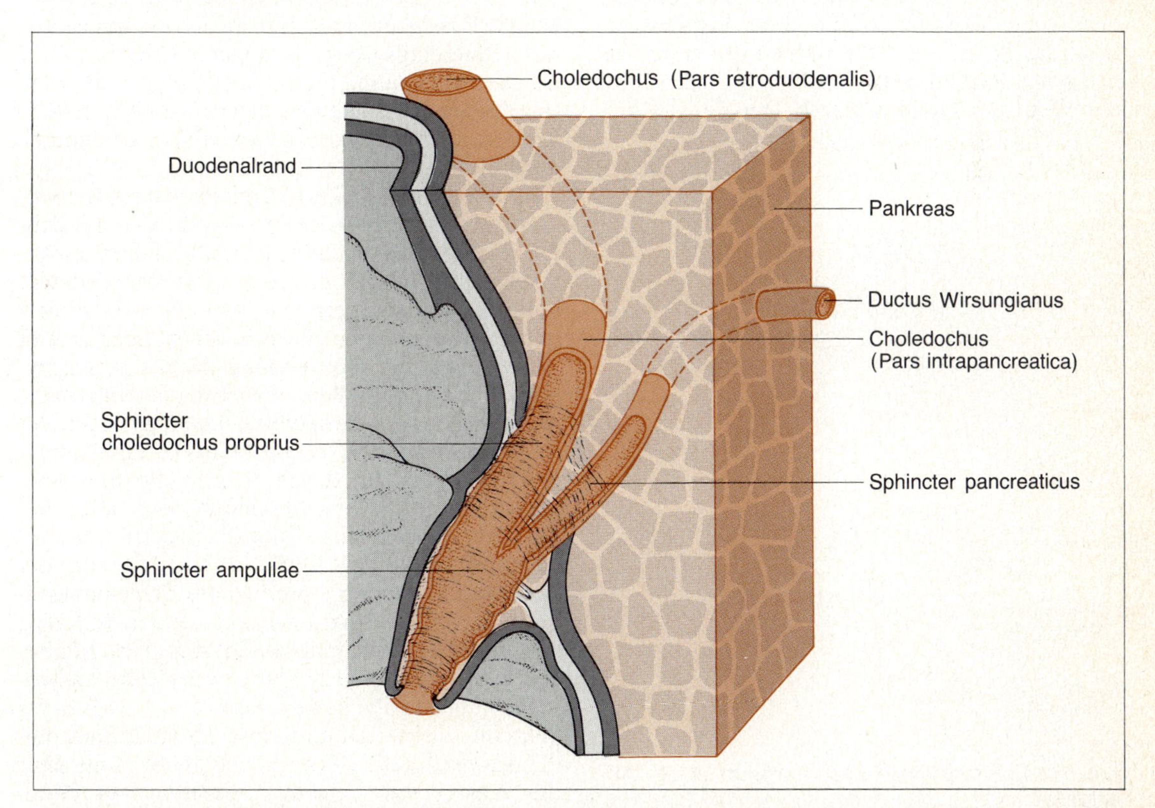


Abb. **56** Schematische Darstellung der Papilla Vateri mit den 3 Segmenten des Sphincter Oddii (aus Hess, W.: Erkrankungen der Gallenwege und des Pankreas. Thieme, Stuttgart 1961)

Folgen auf den Kreislauf frei. Lipase führt mit Gallensäuren zu Fettgewebsnekrosen. Alkohol führt möglicherweise zu erhöhter Konzentration der Enzyme im Pankreassekret und begünstigt spontane Aktivierungstendenzen bereits innerhalb der Drüse, die proteolytischen Enzyme überwinden ihre Inhibitoren.

### Pathophysiologie

Wie viele andere gastrointestinale Drüsen stellt das Pankreas makromolekuläre Produkte und Elektrolyte her. Die Azinuszelle synthetisiert, transportiert intrazellulär und setzt schließlich makromolekuläre Enzyme frei. Durch die Membran der Gangzelle diffundieren Ionen gemeinsam mit Wasser in das Gangsystem.

*Enzymsekretion:* Unter dem landläufigen Begriff der Sekretion hat man den komplexen Vorgang der Enzymsynthese innerhalb der Azinuszelle und die Abgabe in das Gangsystem zu verstehen. Die Azinuszelle entnimmt dem Blut durch die Basalmembran Aminosäuren. Sie werden durch aktiven Transport in die Zelle aufgenommen und dort dem rauhen endoplasmatischen Retikulum übergeben (Abb. **57**).

Auf den Ribosomen werden die Proteine synthetisiert. Die Information der Messenger RNA-Moleküle wird in die Aminosäurensequenz der Peptidkette übersetzt. Während der Synthese gelangt das Protein in die Zisternen des endoplasmatischen Retikulums. Über kleine Vesikel führt der Weg zum Golgi-Apparat. Der Golgi-Komplex hat mehrere Funktionen. Er bindet Zucker und Sulfat, um die Synthese von Glykoproteinen, Glykosacchariden und Glykolipiden zu vervollständigen. Der Golgi-Komplex bindet ferner Ca, Mg und Zn an die Enzyme und kondensiert das Sekretionsprodukt. Durch Konzentration ihres Inhalts (Wasserentzug) werden aus den kondensierenden Vakuolen reife Zymogengranula gebildet. Ein kleiner Teil der Zymogengranula wird vermutlich ständig sezerniert. Durch die Stimulation wird die Abgabe jedoch erheblich gesteigert. Die Freisetzung der Zymogengranula kommt möglicherweise durch die Verschmelzung der Membranen der Zymogengranula und der Azinuszelle zustande. Dabei entsteht für den Bruchteil einer Sekunde eine Öffnung zwischen dem Inneren der Zymogengranula und dem Lumen des Gangsystems. Die Exozytose ist von ATP und Calcium abhängig.

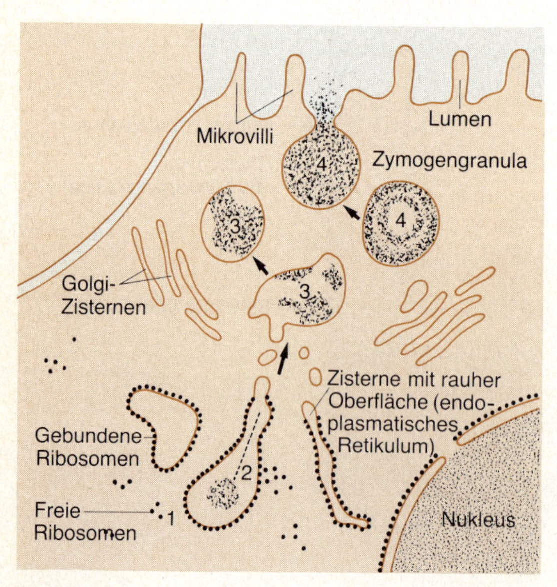


Abb. **57** Enzymsynthese und -transport in der Azinuszelle:

1. Abschluß der Synthese und Beginn des intrazell. Transports;
2. Segregation der Proteine in die Hohlräume der Zisternen;
3. Konzentration der Sekretionsprodukte in Vakuolen;
4. Bildung und Abgabe von Zymogengranula.

Die Selbstverdauung der Drüse wird beim Gesunden dadurch verhindert, daß die Enzyme in inaktiver Form als Proenzyme in das Duodenum abgegeben werden und im Pankreas und Blutserum reichlich Enzyminhibitoren vorhanden sind.

Der Weg der Pankreasenzyme in das Blut ist unbekannt. Zymogengranula könnten durch die basale oder die laterale Zellmembran in die Extrazellulärflüssigkeit, von dort in die Lymphe und das Blutgefäßsystem gelangen. Die Enzyme könnten auch durch die Gangepithelien in die extrazelluläre Flüssigkeit gelangen. Wahrscheinlich werden auch intakte Enzyme vom Darmlumen absorbiert.

*Elektrolytsekretion:* Das Pankreassekret ist eine klare alkalische Flüssigkeit, isoosmotisch mit der Extrazellulärflüssigkeit. Innerhalb dieser Elektrolytlösung werden die Enzyme in das Duodenallumen transportiert. Dort wird die Magensäure gepuffert, um eine günstige Umgebung für die Aktivierung und die Wirkung der Enzyme von etwa pH 7 herzustellen. Während die Sekretion unter Ruhe- oder Basalbedingungen ganz gering ist, steigt sie nach Sekretinstimulus innerhalb weniger Minuten an. Rasch erreicht die Bicarbonatkonzentration ein Maximum von 110–145 mmol/l, während die Chloridkonzentration auf 30 mmol/l abfällt (Abb. **58**).

Das vom Dünndarm produzierte Schleimhauthormon Cholecystokinin-Pankreocymin (CCK), bestehend aus 33 Aminosäuren, stimuliert möglicherweise die Proteinsynthese in der Zelle, sicher jedoch die Abgabe in den Darm.

Sekretin, ein Dünndarmschleimhauthormon (27 Aminosäuren), ist der mächtigste Stimulus für die Wasser- und Elektrolytsekretion des Pankreas. Man findet es in der Schleimhaut des gesamten oberen Dünndarms mit maximaler Konzentration im Duodenum. Vasoaktives intestinales Polypeptid (VIP) stimuliert die Bauchspeicheldrüse ähnlich, aber schwächer als Sekretin. Humanes pankreatisches Polypeptid (HPP) ist in

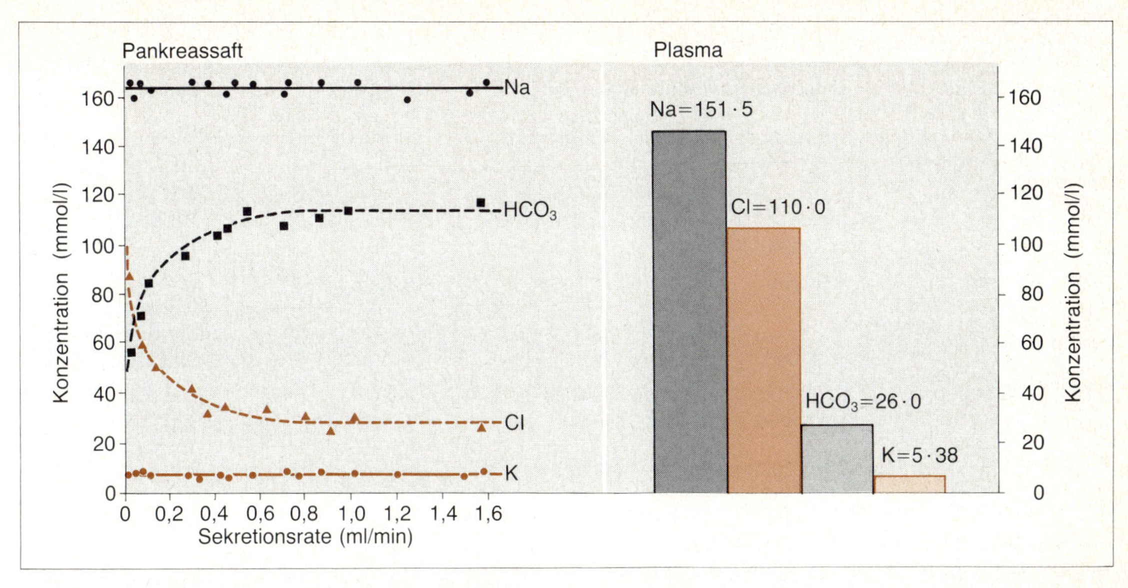


Abb. **58** Beziehung zwischen der Sekretionsrate und der Konzentration der Elektrolyte (aus Konturek, S. J., M. Classen: Gastrointestinale Physiologie. Witzstrock, Baden-Baden 1976)

der Darmschleimhaut, aber auch im endokrinen und exokrinen Pankreas nachweisbar. Seine Bedeutung für die Pankreassekretion ist unklar. Somatostatin, ein zyklisches Tetradekapeptid, ist in den endokrinen Zellen des oberen Darms, des Pankreas und in den Nerven des Dünn- und Dickdarms nachweisbar. Es hemmt die Sekretion von Bicarbonat und Enzymen. Man sagt ihm auch eine parakrine Wirkung mit der Funktion des lokalen Regulators nach. Die Bedeutung von Motilin für die exokrine Bauchspeicheldrüse ist ebenfalls noch nicht klar definiert. Insulin beeinflußt die Pankreassekretion direkt und indirekt durch die von ihm bewirkte Hypoglykämie. Es scheint direkt die Synthese von Amylase zu steigern. Seine indirekte Wirkung besteht in einer Potenzierung der CCK-Wirkung. Die Insulinfreisetzung wird durch Peptide, welche die Pankreassekretion beeinflussen (Sekretin, Gastrin, CCK, Glucagon), stark beeinflußt. Die Beziehungen zwischen Insulin, anderen Hormonen, Peptiden und Nervensystem sind komplex und in vielen Details unklar.

## Klinik

### Anamnese

Der Leibschmerz ist das wichtigste Symptom. Im typischen Fall setzt er plötzlich ein. Er nimmt allmählich an Intensität zu und erreicht schließlich innerhalb weniger Stunden sein Maximum. Er hält für Stunden oder für Tage unvermindert an und nimmt dann allmählich ab. Dieses typische Muster schwankt jedoch von Patient zu Patient beträchtlich. Typ, Heftigkeit, Lokalisation, Ausstrahlung und Dauer sind oft unterschiedlich. Das Epigastrium ist bei der Hälfte der Fälle, der rechte Oberbauch bei 20%, der linke Oberbauch bei 10% und bei einigen das gesamte Abdomen schmerzhaft. Als charakteristisch gilt die Ausstrahlung des Schmerzes in den Rücken. Die Intensität des Schmerzes variiert von leichtem Mißbehagen im Oberbauch bis zu Unerträglichkeit. Bis zu 20% der obduzierten Fälle mit akuter Pankreasnekrose sollen schmerzlos verlaufen sein. Weitere Klagen sind Appetitlosigkeit, Brechreiz und Erbrechen, Meteorismus und Tachypnoe.

### Befund

Leitsymptome der schweren, hämorrhagischen Pankreatitis sind der Oberbauchschmerz, Übelkeit, Erbrechen, Subileus, Fieber, Ikterus und vor allem der Schock (Tab. **62**).

Tabelle **62** Häufigkeit der wichtigsten Symptome bei der akuten Pankreatitis

| Symptom | Häufigkeit in % |
|---|---|
| Schmerzen | 90–100 |
| Schmerzausstrahlung in den Rücken | 50 |
| Übelkeit, Erbrechen | 75–85 |
| Meteorismus | 70–80 |
| Subileus | 70–80 |
| Fieber | 60–80 |
| Bauchdeckenspannung | 50 |
| Passagere Hypertonie | 10–15 |
| Schock | 40–60 |
| Palpabler Tumor | 10–20 |
| Ikterus | 20 |
| Hämatemesis | 3 |
| Meläna | 4 |
| Aszites | 10 |

Tabelle **63** Schweregrade der akuten Pankreatitis

| Schweregrad | | Pathologisch-anatomischer Befund | Häufigkeit in % | Symptome |
|---|---|---|---|---|
| I | Leicht | ödematös | 20–40 | Amylase<br>Schmerzen |
| II | Mittel | hämorrhagisch<br>»Kalkspritzer« | 20–45 | Schock/Ileus |
| III | Schwer | Nekrose | 10–20 | schwerer Schock<br>Hypokalzämie<br>Oligurie |
| IV | Inkurabel | totale hämorrhagische Nekrose (»Apoplex«) | 5–20 | irreversibler Schock<br>Anurie |

Bei der schweren hämorrhagischen Pankreatitis stehen die Symptome des Schocks ganz im Vordergrund. Die klinische Untersuchung ergibt häufig vorgewölbte Bauchdecken durch Meteorismus, eine Verminderung der Darmgeräusche und eine diffuse Schmerzhaftigkeit im Oberbauch. Hin und wieder kann ein weicher Tumor im Oberbauch palpiert werden. Fieber wird in 60–80% gemessen. Die Rötung des Gesichts ist ein klassisches Zeichen. Nur bei wenigen, sehr schweren Fällen findet sich eine blaue Diskoloration der Flanken (Grey-Turner-Zeichen) oder eine bläuliche Verfärbung der periumbilikalen Gegend (Cullen-Zeichen) infolge des Austritts von Blut in die Faszien. Noch seltener werden subkutane Fettnekrosen und partielle Lipodystrophie beobachtet.
Mit Hilfe von klinischen Befunden und Laborzeichen kann das Krankheitsbild nach dem Schweregrad in 4 Formen gegliedert werden (Tab. **63**).
Tab. **64** gibt einen Überblick über die Frequenz der Komplikationen bei der schweren akuten Pankreatitis.

Tabelle **64** Häufigkeit der Komplikationen bei der akuten Pankreatitis

| Komplikationen | Häufigkeit in % |
|---|---|
| Schock | 1–60 |
| Pulmonale Insuffizienz | 20–70 |
| Akutes Nierenversagen | 6–18 |
| Enzephalopathie | 53 |
| Gastrointestinale Blutung | 3– 9 |
| Abszesse, Pseudozysten, Fistelbildung | 4–10 |
| Infektionen, Sepsis | 12–29 |
| Störungen der Hämatose | 19 |
| Hypokalzämie | 10–30 |
| Latenter oder manifester Diabetes | 25–60 |
| Hypoglykämie | 0– 5 |
| Ikterus | 8–25 |
| Aszites | 2–18 |
| Pleuraerguß | 3– 8 |
| Kardiovaskuläre Störungen | ? |

### Diagnostisches Vorgehen

*Laboruntersuchungen:* Die Erhöhung der Amylase im Serum und Urin ist das wichtigste Zeichen. Man muß jedoch berücksichtigen, daß die Amylaseerhöhung bei der akuten Pankreatitis ausbleiben kann und keine Korrelation zwischen der Höhe des Enzymspiegels und dem Krankheitsverlauf besteht. Die aufwendigen Bestimmungen von Lipase und Trypsin im Serum gelten als empfindlicher und spezifischer. Das prognostisch ernst zu wertende Auftreten von Methämalbumin im Serum ist jedoch ebenfalls nicht pathognomonisch. Neben der »Enzymentgleisung« können unspezifische Veränderungen von Laborwerten beobachtet werden (Tab. **65**).
Diese Laboruntersuchungen werden bei schweren abdominellen Erkrankungen stets angefertigt. Sie sind unspezifisch für die Pankreatitis, jedoch

Tabelle **65** Pathologisch veränderte Laborwerte bei akuter Pankreatitis

- Erhöhte Werte für Leukozyten, Blutzucker, Hämoglobin, Hämatokrit, harnpflichtige Substanzen, Serumlipide, Bilirubin, alkalische Phosphatase, Transaminasen und LDH
- Erniedrigte Werte für Calcium, Magnesium und für die arterielle Sauerstoffspannung
- Metabolische Alkalose
- Veränderungen der Gerinnungsparameter
- Pathologischer Urinstatus

wichtig für die Beurteilung von Ätiologie, Verlauf, Prognose und die einzuschlagende Behandlung.
Die sichere klinische Diagnose einer akuten Pankreatitis kann sehr schwierig sein, da ihre Zeichen zu Beginn der Erkrankung übersehen oder mit anderen Krankheiten verwechselt werden. So früh wie möglich sollte man die für die Prognose der Erkrankung wichtigen klinischen Laborparameter eruieren.
*Spezielle Untersuchungsbefunde:* Die Sonographie ist überaus hilfreich. Sie stellt die Veränderungen von Größe und Struktur des Organs, Nekrosen, Abszeßhöhlen und Pseudozysten dar. Die Computertomographie ist der Sonographie gleichwertig, wird wegen des höheren technischen Aufwands jedoch nur bei unklaren sonographischen Befunden eingesetzt werden müssen.
*Röntgendiagnostik:* Die Übersichtsaufnahme des Abdomens grenzt andere Abdominalerkrankungen möglicherweise ab. Mit Hilfe der Thoraxaufnahme werden pulmonale Komplikationen geklärt.

### Differentialdiagnose

Das klinische Bild der akuten Pankreatitis mit Erhöhung von Amylase in Serum und Urin kann auch durch andere akute Erkrankungen des Oberbauchs vorgetäuscht werden wie z. B. durch penetrierendes oder perforierendes Ulkus, akute Cholezystitis, Mesenterialinfarkt, Milzinfarkt oder Aneurysma dissecans der Aorta abdominalis. Nicht zu vergessen sind der Myokardinfarkt und die Lungenembolie, welche sich mit Oberbauchbeschwerden manifestieren können. In Zweifelsfällen kann nach Ausschluß eines Herzinfarkts die Probelaparotomie indiziert sein.
Zu beachten sind nichtpankreatogene Hyperamylasämien bei Hepatitis, nach Bauchoperationen, bei Bauchhöhlenschwangerschaft, Niereninsuffizienz und bei Makroamylasämie. Die Makroamylasämie ist durch das Auftreten einer atypischen großmolekularen Amylase gekennzeichnet, welche nicht in der Niere filtriert wird. Sie ist ohne pathogene Bedeutung.

### Therapie

Eine kausale Behandlung ist nicht möglich. Die symptomatische Behandlung richtet sich gegen die schweren Symptome und die Komplikationen der Krankheit: Schock, Schmerz und Flüssigkeitsverlust. Als Basistherapie werden mindestens 2,5–3 l Flüssigkeit/24 Std. infundiert, Elektrolyte bedarfsgerecht substituiert. Mit Hilfe der Peritonealdialyse sollen Enzyme und toxische Substanzen aus dem Peritonealraum entfernt werden. Eine absolute Indikation zur Dialyse ist das akute Nierenversagen bei der hämorrhagischen Pankreatitis. Hier sind auch frühzeitiger Volumenersatz mit Eiweiß und Blut angezeigt. Bei ersten Anzeichen der Schocklunge ist maschinell zu beatmen. Analgetika werden in Qualität und Quantität dem Leibschmerz angepaßt. 2 g Procainchlorid/24 Std. können der Infusion zugesetzt werden. Spasmoanalgetika oder synthetische Morphin-Derivate werden im Bedarfsfall zusätzlich gegeben.
Nulldiät gilt als wichtigste Maßnahme zur Ruhigstellung der Drüse. Bei leichteren Formen der Pankreatitis ist die nasogastrische Sonde zur kontinuierlichen Absaugung des Magensekrets unwirksam. Bei schweren Formen wird sie zur Entlastung des fast immer vorhandenen Subileus und zur frühzeitigen Erkennung von Blutungen aus dem oberen Gastrointestinaltrakt eingesetzt. Antibiotika sind evtl. bei den nichtalkoholischen Formen der Pankreatitis von Nutzen.
Nicht erwiesen ist eine positive Beeinflussung der Pankreatitis durch Atropin, Glucagon, Carboanhydrasehemmer, Elastase-Inhibitoren, Aprotinin und Calcitonin. Die kurative Bedeutung von Somatostatin bei der schweren hämorrhagischen Pankreatitis wird gegenwärtig geprüft.
Die chirurgische Therapie der akuten Pankreatitis beschränkt sich auf die Drainage von Abszessen und Organsequestern nach außen.

### Verlauf und Prognose

Das Alter des Patienten und bestimmte Laborwerte lassen schwere von leichten Verlaufsformen frühzeitig unterscheiden. Sind weniger als 3 der in der Tab. **66** positiv, ist die Letalität sehr niedrig (etwa 3 %), in der Gruppe mit 3 oder mehr solcher Zeichen sterben 63 % der Patienten. Der Kreislaufschock stellt zumeist die Todesursache dar. Die Folgen des Schocks an Niere und Lunge und die Enzephalopathie sind bei der schweren Pankreatitis häufige Komplikationen und gelten als prognostisch ungünstig. Eine ungünstige Pro-

Tabelle **66** Prognostisch ungünstige Zeichen bei der akuten Pankreatitis

| |
|---|
| **Alter über 55 Jahre** |
| *Bei der Aufnahmeuntersuchung* |
| Blutzucker > 11 mmol/l (> 200 mg/dl) |
| Leukozyten > 16 x $10^9$/l (> 16 000/µl) |
| LDH > 700 U/l |
| GOT > 250 U/l |
| *Innerhalb der ersten 48 Stunden* |
| Hämatokritabfall um mehr als 10 % |
| Serumcalcium < 2 mmol/l (< 8 mg/dl) |
| Basendefizit > 4 mmol/l (> 4 mval/l) |
| Anstieg des Harnstoffs um mehr als 1,8 mmol/l (bzw. des Harnstoff-N um mehr als 5 mg/dl) |
| Geschätzte Flüssigkeitsretention > 6 l |
| Arterielle $O_2$-Spannung < 60 mmHg |

gnose haben Patienten mit postoperativer Pankreatitis, Pankreatitis nach Nierentransplantation und längerer hochdosierter Gabe von Kortikosteroiden.

### Begleitpankreatitis

Dieser unscharfe klinische Begriff umfaßt einen großen Kreis von Pankreatitiden, welche andere Erkrankungen begleiten. Alle Schweregrade von der geringen Hyperamylasämie bis zur hämorrhagischen Pankreatitis sind möglich. Auch das pathologisch-anatomische Substrat kann vom Ödem bis zur totalen Nekrose variieren. Besonders schwere Verläufe sieht man bei der postoperativen Pankreatitis, insbesondere nach Nierentransplantationen und gelegentlich nach Infektion mit Coxsackie- und ECHO-Viren.

Ursachen der sogenannten Begleitpankreatitis:

1. peptisches Ulkus,
2. iuxtapapilläre Duodenaldivertikel,
3. Pankreaskarzinom,
4. postoperativ nach abdominellen und extraabdominellen Eingriffen,
5. Schwangerschaft und Wochenbett,
6. Hyperlipoproteinämie,
7. primärer Hyperparathyreoidismus und Hyperkalzämie,
8. Medikamente,
9. Erkrankungen durch Viren und Bakterien,
10. Kollagenosen.

Der Begriff Begleitpankreatitis ist unklar, verwirrend und sollte aus dem klinischen Sprachgebrauch verschwinden.

**Merke:** Die häufigsten Ursachen der akuten Pankreatitis sind Steine und Entzündungen der Gallenwege sowie Alkoholabusus. Die Diagnose stützt sich auf klinische Befunde und Laborzeichen. Die häufigsten Symptome sind der heftige Oberbauchschmerz mit Ausstrahlung in den Rücken (Ort der Ausstrahlung nicht immer typisch), Brechreiz, Erbrechen, Meteorismus und Abwehrspannung. Wichtigstes Laborzeichen ist die Erhöhung der Amylase in Serum, Urin und dessen Nachweis in pathologischen Ansammlungen von Körperflüssigkeit wie Pleuraerguß und Aszites. Die Differentialdiagnose zu anderen akuten Baucherkrankungen kann sehr schwierig sein und erfordert manchmal die Probelaparotomie. Der Verlauf wird an Alter, klinischen Befunden und Laborzeichen »vorhergesagt«. Intensivmedizinische Behandlung der schweren Formen richtet sich gegen die Symptome: Schmerz, Verlust von Flüssigkeit, Elektrolyten und Eiweiß und Schock. Unklar ist die Bedeutung des therapeutischen Prinzips der Sekretionshemmung. Die Mortalität der schweren hämorrhagischen Pankreatitis beträgt 60% (und mehr).

#### Weiterführende Literatur

Goebell, H., J. Hotz: Die Begleitpankreatitis. Internist 20 (1979) 377–381

Sarles, H., M. Singer: Akute und chronische Pankreatitis. Witzstrock, Baden-Baden 1978

Schmidt, H., W. Creutzfeldt: Akute und rezidivierende Pankreatitis. In Demling, L.: Klinische Gastroenterologie. Thieme, Stuttgart 1973

## Chronische Pankreatitis

#### Häufigkeit

Die chronische Pankreatitis ist selten. Angaben in Autopsiestudien schwanken zwischen 0,1% (Japan) und 0,4% (Marseille).

#### Ätiologie

Die Hauptursachen der chronischen Pankreatitis sind der chronische Alkoholabusus (80%) und nicht sanierte Gallenwegserkrankungen. Seltener sind hereditäre Einflüsse, Hyperparathyreoidismus, Hyperlipoproteinämie, Trauma und Abflußstörungen des Pankreassafts durch pathologische Veränderungen der Papilla Vateri verantwortlich. In einigen Fällen bleibt die Ursache ungeklärt (idiopathische Pankreatitis).
Täglicher Genuß von 20 g reinem Alkohol erhöht das Risiko einer chronischen Pankreatitis auf das 2- bis 3fache. Bei steigendem Konsum nimmt es stetig zu. Der früher angenommene Schwellenwert von 80 g Alkohol/Tag ist zu hoch. Neben dem erhöhten Alkoholkonsum scheint hyperkalorische Ernährung mit Fett und Proteinen eine ursächliche Rolle zu spielen. In den Hungerregionen der Welt löst dagegen der Eiweißmangel, insbesondere während der Kindheit (Kwashiorkor), eine chronische Pankreatitis aus.
Möglicherweise disponiert das Pancreas divisum zur chronischen Pankreatitis.

#### Pathophysiologie

Zunächst präzipitiert eiweißartiges Material in den Azini und den Endkanälchen. Calciumeinbau macht aus ihnen Konkremente, welche den Sekretfluß behindern, zu (gelegentlich reversiblen) Druckerhöhungen im Gangsystem und damit zu akuten Schüben einer Pankreatitis führen. Aktivierte Pankreasenzyme und Kinine gelangen dabei in das Pankreasgewebe, welches zugrunde geht und durch Bindegewebe ersetzt wird. Auch die Nachbarschaft der Drüse wird in die Fibrose einbezogen: Stenose des Gallengangs, regionale portale Hypertension, Einengung arterieller oder lymphatischer Gefäße, Duodenalstenosen.
Die unvollständige Verlegung von Ästen des Gangsystems mit noch funktionierendem Restparenchym führt zur Bildung von Zysten. Zumeist handelt es sich um Pseudozysten, nur selten um angelegte, echte Zysten.
Eine Prädilektionsstelle für die Entstehung der chronischen Pankreatitis scheint die anatomische Rinne zwischen Duodenum, Ductus choledo-

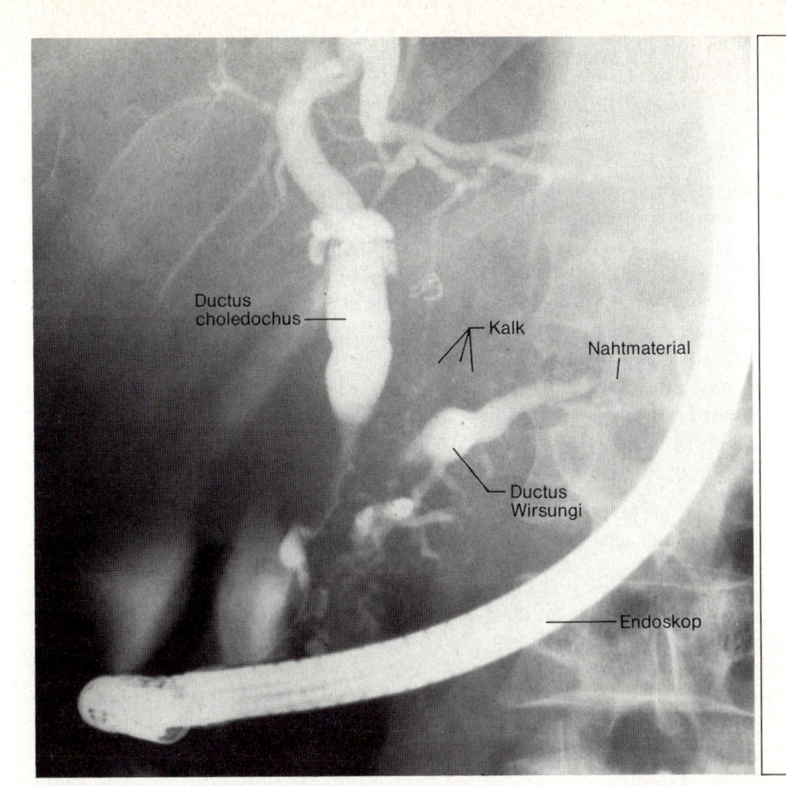


Abb. **59** ERCP-Bild: Chronisch-rezidivierende Pankreatitis bei einem 40jährigen Alkoholabhängigen. Voroperationen: Cholezystektomie und partielle Pankreasresektion (s. Nahtmaterial). Kalkschollen im Parenchym, unregelmäßiges Gangrelief des Pankreasgangs. Der Ductus choledochus ist innerhalb des Pankreaskopfes eingeschnürt und prästenotisch erweitert

chus und Pankreaskopf zu sein (sogenannte Rinnenpankreatitis nach V. Becker).

## Klinik

### Anamnese

Die sorgfältig erhobene Vorgeschichte klärt die Diagnose in mehr als 75% der Patienten. Zahlreiche Patienten trinken seit langem und regelmäßig jeden Tag Alkohol. Im Anfangsstadium der Erkrankung sind die Patienten zumeist noch gute Esser und verzehren reichlich Eiweiß und Fett. Leibschmerzen werden von mehr als 90% der Patienten angegeben. Der Schmerz wird meistens ins Epigastrium (79%) lokalisiert und strahlt öfter in das rechte (44%) als in das linke (29%) Hypochondrium aus. Er zieht häufig in den Rücken zwischen beide Schulterblätter. In späteren Stadien der Erkrankung wird der Schmerz durch eine Mahlzeit ausgelöst und dauert Stunden an. Die Patienten fürchten sich vor dem Essen und vermeiden es. Die Alkoholempfindlichkeit ist gesteigert, selbst geringe Mengen können eine Attacke auslösen. In bestimmten Körperhaltungen werden die Leibschmerzen als erträglicher empfunden (sogenannte Pankreasstellung): Sitzen in gebückter Haltung, Liegen auf dem Bauch oder der Seite mit angezogenen Knien, Knie-Ellenbogen-Lage.

### Befund

Zu Beginn der Erkrankung nehmen die Patienten nur während der Attacken ab. Später ist die Abnahme des Körpergewichts durch Pankreasinsuffizienz und Diabetes mellitus ein konstantes Symptom. Der in 30% der Fälle auftretende Ikterus wird durch Gallensteine oder durch Kompression des terminalen Gallengangs durch das entzündlich geschwollene Pankreas, Pseudozysten u. a. verursacht.

## Diagnostisches Vorgehen

Die Sicherung der Diagnose stellt hohe methodische Anforderungen. Funktionsprüfungen: Besonders einfach ist die Untersuchung von 3 zufälligen Stuhlproben von je 5 g auf ihren Chymotrypsingehalt. Die *Schätzung der exokrinen Funktion* durch die Absaugung des Pankreassekrets aus dem Duodenum nach maximaler Stimulation mit Sekretin und Pankreozymin ist genauer als alle anderen Funktionsprüfungen wie z. B. die wesentlich einfacheren indirekten oralen Pankreasfunktionstests (Pankreolauryltest; Peptid-PABA-Test). Die Bestimmung von Chymotrypsin im Stuhl fällt bei manifester exokriner Insuffizienz in ⅔ der Fälle, bei marginaler Insuffizienz jedoch nur etwa in 40% richtig pathologisch aus. Die pankreatische Maldigestion äußert sich in einer Erhöhung von Stuhlgewicht (> 250 g/Tag) und Stuhlfett (> 7 g/Tag).
Mit der Thoraxaufnahme werden pleuropulmonale Komplikationen wie der linksseitige Pleuraerguß und die aktive Lungentuberkulose gesucht. Eine Leerbauchaufnahme (in 2 Ebenen) fragt nach Pankreaserkrankungen. Bei der endoskopischen Untersuchung des oberen Verdauungstrakts findet man Impressionen des Magens,

Kompressionen des Duodenums und peptische Ulzera. Nach Abklingen des akuten Schubs wird die intravenöse Cholangiographie Veränderungen der Gallenblase und Gallenwege zeigen; sie eignet sich als Suchtest. Wesentlich exakter ist die endoskopisch retrograde Cholangiopankreatikographie (ERCP) (Abb. **59**). Sie ist die einzige Methode, mit der eine Stenose der Papilla Vateri und eine nicht verkalkende chronische Pankreatitis verläßlich erfaßt werden können.
Die Sonographie hat einen festen Platz in der Diagnostik. Für die Erkennung und die gezielte Punktion von Pseudozysten ist sie nicht zu übertreffen. Die Computertomographie wird zur Differentialdiagnose gegenüber dem Karzinom eingesetzt. Nur noch selten wird die Probelaparotomie zur Diagnostik benötigt.

### Komplikationen

Spätsymptome der chronischen Pankreatitis mit oder ohne Kalzifikation ist die Verdauungsstörung (Maldigestion) durch Pankreasinsuffizienz und Diabetes mellitus. Die verminderte Produktion von Lipase stört die Verdauung von Fett und steigert dessen Ausscheidung im Stuhl (Steatorrhö). Der fortwährende Verlust von Fett, fettlöslichen Vitaminen und Proteinen ist von Abmagerung, Eiweißmangelödemen, Pigmentierung der Haut und der Haare gefolgt.
Beim Menschen muß die exkretorische Kapazität um 90% verringert sein, bis die manifesten Zeichen der Insuffizienz wie Steatorrhö oder Kreatorrhö auftreten. Die exokrine Funktion der Bauchspeicheldrüse kann z.T. durch die Produkte anderer Drüsen ersetzt werden (z.B. Amylase im Speichel, Lipase in Speichel und Magensaft, Pepsin im Magen). Die quantitative Bedeutung der exokrinen Bauchspeicheldrüse innerhalb der Assimilation ist schwierig abzuschätzen. Sicher ist jedoch, daß die Verdauung bei intaktem Pankreas ungleich ergiebiger ist.
Die pankreatogene Enzephalopathie umfaßt die Bewußtseinsstörung ebenso wie die akute halluzinatorische Psychose. Besonders häufig ist die Wernickesche Enzephalopathie.
Pankreatogener Diabetes wird bei 30% der Patienten in subklinischer, bei weiteren 30% in manifester Form gefunden. Bei den übrigen findet sich eine eingeschränkte Kapazität der $\beta$-Zellen. Besonders gefährdet sind Alkoholiker durch irreversible Hypoglykämien unter Insulin oder oralen Antidiabetika.
Lokale Komplikationen sind die Pseudozysten des Pankreas und die Kompression oder die Thrombose der V. lienalis mit regionalem Pfortaderhochdruck und Blutung in den Verdauungstrakt (Therapie: Splenektomie). Assoziierte Erkrankungen sind das peptische Duodenalulkus. Leber- und Gallenwegserkrankungen (Verfettung und Zirrhose der Leber, Veränderungen des Gallengangs), metastatische Fettnekrosen in der Subkutis, ferner Gelenkentzündungen und herdförmige Osteolyse.

### Therapie

Die Behandlung ist zunächst grundsätzlich konservativ. Sie besteht in Alkoholkarenz, Diät, Substitution der Maldigestion und Stabilisierung des Diabetes. Alkoholabstinenz ist obligat, sie führt bei mehr als der Hälfte der Patienten zumindest zu Linderung der Beschwerden. Die Kost soll fettarm (25%), jedoch proteinreich (100 g/die) sein. Der Fettanteil wird zumindest teilweise aus mittelkettigen Fettsäuren bestehen, welche ohne lipolytische Spaltung absorbiert werden können. Kohlenhydrate müssen an Stoffwechselkriterien orientiert werden. Enzympräparate zur Substitution der gestörten exokrinen Sekretion sollen reichlich Pankreatin enthalten und im Zwölffingerdarm ihre vollständige Wirkung entfalten. Es gelingt nicht, die körpereigene Pankreasproduktion vollständig durch Enzympräparate zu ersetzen. Die Ausscheidung von Fett im Stuhl bleibt auch bei guter Substitution stets oberhalb der Norm. $H_2$-Blocker und Antazida alkalisieren den Duodenalinhalt. Zur Schmerzbehandlung sind zunächst Acetylsalicylsäure, Pyrazolonderivate und Pentazocin zu empfehlen. Gelegentlich sind Morphin-Derivate unumgänglich. Dennoch stellt der schwere oder schwer zu beeinflussende Leibschmerz bei der chronischen Pankreatitis immer noch eine häufige Operationsindikation dar. Die chirurgische Behandlung besteht in der teilweisen oder völligen Resektion der Bauchspeicheldrüse oder in Drainage-Operationen, welche den Abfluß des Sekretes aus der Drüse in den Darm verbessern. Bei einem chronischen Alkoholiker ist es sinnlos, operativ einzugreifen. Schwere Stenosen des Duodenums, des Gallengangs, portale Hypertension und Blutungen im oberen Gastrointestinaltrakt indizieren ebenfalls eine chirurgische Behandlung.

### Prognose

Die chronische Pankreatitis verläuft in drei Phasen. Stadium 1: Schmerzattacken bis zu einer Woche, welche von monatelangen Intervallen unterbrochen werden.
Stadium 2 setzt durchschnittlich 5 Jahre nach Beginn der Erkrankung ein und ist charakterisiert durch eine progrediente exokrine und endokrine Insuffizienz. Im Stadium 3 setzt nach weiteren 5 Jahren eine schwere globale Pankreasinsuffizienz mit therapiebedürftiger Steatorrhö bzw. manifestem Diabetes mellitus ein. Völlige Verödung der Drüse nach etwa 15jährigem Verlauf geht mit Beschwerdefreiheit einher. Der natürliche Verlauf wird allerdings durch Komplikationen und postoperative Störungen, insbesondere beim Alkoholiker, beeinflußt und prognostisch verschlechtert. Chirurgisch behandelte Patienten haben eine höhere Spätmortalität, insbesondere bei fortbestehendem Alkoholabusus.

**Merke:** Nach der geltenden Auffassung ist die chronische Pankreatitis eine progrediente, häufig durch akute Exazerbationen gekennzeichnete Entzündung der Bauchspeicheldrüse. Charakteristisch ist die exokrine Insuffizienz, im fortgeschrittenen Stadium tritt die endokrine Insuffizienz hinzu. Häufigste Ursache ist der Alkoholabusus. Leitsymptome sind abdominelle Schmerzattacken, postprandiale Schmerzen und Gewichtsverlust. Die Diagnose stützt sich in erster Linie auf den Nachweis der Funktionseinschränkung, ferner auf klinische Befunde, Laborzeichen sowie pathologische Befunde von Sonographie, ERCP und CT. Im fortgeschrittenen Krankheitsstadium bestimmen Komplikationen wie z. B. Pseudozysten, Stenose des Gallengangs, Maldigestion und Diabetes mellitus das klinische Bild. Alkoholkarenz ist das wichtigste therapeutische Gebot. Von Bedeutung sind ferner Diät, Schmerzlinderung, Ferment- und Insulinsubstitution. Therapierefraktäre Schmerzen oder Komplikationen können die chirurgische Intervention erzwingen. Die Prognose wird von Vorkommen, Art und Ausmaß der Komplikationen bestimmt. Nach vollständigem »Ausbrennen« der Drüse wird der Patient beschwerdefrei, die fehlende Organfunktion bedarf jedoch dauernder Substitutionsbehandlung.

#### Weiterführende Literatur

Ammann, R.: Die chronische Pankreatitis. Dtsch. med. Wschr. 95 (1970) 1

Ammann, R., P. Akovbiantz, P. Deyhle, F. Hahnloser, J. Largiader, J. Wellauer: Diagnose und Therapie der chronischen Pankreatitis. Dtsch. med. Wschr. 99 (1974) 2057

Domschke, W., H. Koch: Diagnostik in der Gastroenterologie. Thieme, Stuttgart 1980

Howat, H. T., H. Sarles: The Exocrine Pancreas. Saunders, Philadelphia 1979

Ottenjann, R., M. Classen: Gastroenterologische Endoskopie. Enke, Stuttgart 1979

## Tumoren des Pankreas

### Pankreaskarzinom

#### Häufigkeit

Das Pankreaskarzinom nimmt zu. Unter den Tumoren des Verdauungstrakts liegt es nach dem Kolon- und dem Magenkarzinom an dritter Stelle. Etwa 6 Männer und 4 Frauen pro 100 000 Einwohner der Bundesrepublik sterben daran jährlich. Im Sektionsgut kommt es 15mal auf 1 000 von im Erwachsenenalter Verstorbenen vor. Der Häufigkeitsgipfel liegt in der 6. und 7. Lebensdekade.

Das Karzinom ist in abnehmender Häufigkeit in Kopf, Körper und Schwanz des Pankreas lokalisiert. Karzinome der Papilla Vateri nehmen eine Sonderstellung ein. Die Topographie des Tumors ist für die Diagnostik und Operabilität von Bedeutung. Adenokarzinome überwiegen bei weitem gegenüber den Plattenepithelkarzinomen, den kleinzelligen, den szirrhösen und den anaplastischen Formen. Der Tumor führt über Metastasierung mit Kachexie und Verschlußikterus, seltener durch eine große Blutung zum Tode.

#### Ätiologie

Die Ätiologie des Pankreaskarzinoms ist unbekannt. Mögliche Faktoren sind das Tabakrauchen, Karzinogene in der Nahrung, die schwere Dysplasie des Gangepithels bei der chronischen Pankreatitis sowie Gallenwegserkrankungen. Der Genuß größerer Kaffeemengen wird als karzinogener Faktor neuerdings diskutiert.

#### Klinik

##### Anamnese

Initialsymptome sind der Schmerz im Oberbauch, Inappetenz und Gewichtsabnahme. Bei Lokalisation des Tumors im Pankreaskopf tritt in ⅓ der Fälle Verschlußikterus durch Kompression des Gallengangs, gelegentlich mit palpabler Gallenblase (Courvoisiersches Zeichen) auf. Generalisierter Pruritus geht ihm voraus. Müdigkeit, Schwäche und dyspeptische Symptome fehlen selten. Der Schmerz tritt zunächst bald nach der Nahrungaufnahme, später als Dauerschmerz auf. Er zieht in den Rücken und wird gelegentlich durch Hocken, vornübergeneigtes Sitzen oder durch Knie-Ellbogen-Lage gemindert.

##### Befund

Der Pankreastumor ist selten zu palpieren. Die Leber kann durch Metastasierung oder durch Cholestase vergrößert sein. Vergrößerung der Milz spricht für Milzvenenthrombose. Das Courvoisiersche Zeichen findet sich nur in der Hälfte der Fälle mit Verschlußikterus und ist nahezu beweisend. Verschluß der A. lienalis durch Tumor von Corpus oder Cauda pancreatis verursacht ein systolisches Geräusch im linken Oberbauch, nach dem stets gesucht werden muß.

##### Diagnostisches Vorgehen

Laboruntersuchungen sind nicht beweisend, können jedoch Anämie, Cholestase, Pankreasinsuffizienz und diabetische Stoffwechsellage aufzeigen. Die diagnostische Genauigkeit der Ultrasonographie beim Pankreaskrebs liegt zwischen 80 und 90%, die Rate falsch-positiver und falschnegativer Befunde liegt unter 10%. Die ultraschallgezielte Feinnadelpunktion zur Gewinnung von Tumormaterial für die zytologische Untersuchung mag die Ausbeute verbessern. Eine ähnliche Genauigkeit wird für die Computertomographie berichtet. Mit Hilfe der selektiven und su-

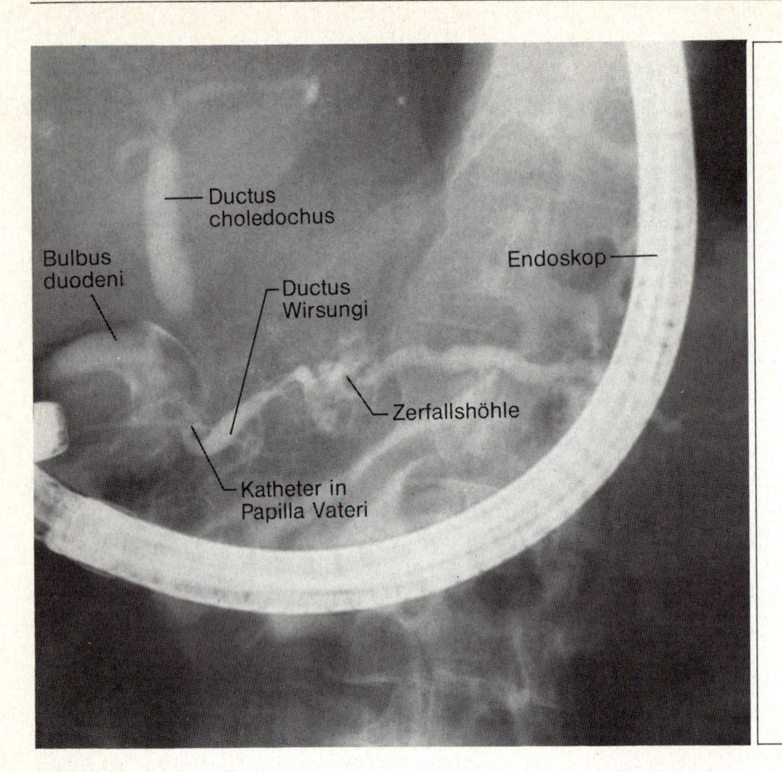


Abb. **60** ERCP-Bild: Pankreaskarzinom. Zerfallshöhle im Pankreaskopf. Dilatation des distalen Pankreasgangs

perselektiven Angiographie sucht man, die tumorbedingten Veränderungen kleiner Gefäße darzustellen, um die Operabilität beurteilen zu können. Mit Hilfe der endoskopisch retrograden Cholangiopankreatikographie (ERCP) werden Karzinome in 92% verläßlich dargestellt (Abb. **60**). Man sieht Obstruktionen, Stenosen, kavernöse Veränderungen und Verjüngungen des Pankreasgangsystems durch den Tumor. Gleichzeitige Darstellung des Gallengangs zeigt Veränderungen am intrahepatischen und extrahepatischen Gallengangsystem durch Infiltration und Metastasierung. Gelingt die ERCP nicht, dann ist bei Verdacht auf Pankreaskarzinom und Ausschluß von Metastasen die perkutane transhepatische Darstellung der Gallenwege mit der ultradünnen Nadel anzustreben. Der Nachweis tumorassoziierter Antigene ist einstweilen ohne Bedeutung, ein pankreasspezifisches onkofetales Antigen wird gegenwärtig geprüft. In 60% der Fälle finden sich Tumorzellen im Pankreassekret, das mit dem Endoskop an der Papilla Vateri gesammelt wird. Das Fehlen von Tumorzellen im Pankreassekret schließt somit einen Tumor nicht aus. In Zweifelsfällen verbleibt die Probelaparotomie als diagnostische Ultima ratio.

### Differentialdiagnose

Die Differentialdiagnose gegenüber der chronischen Pankreatitis gelingt allerdings in der Mehrzahl der Fälle ohne Probelaparotomie. Die morphologisch orientierten Methoden (Ultrasonographie, ERCP, Computertomographie und Angiographie) sind dabei von besonderer Bedeutung.

### Therapie

Die Behandlung ist ausschließlich chirurgisch und zielt auf die vollständige Entfernung des Tumors ab, welche bei der Mehrzahl der Patienten leider nicht möglich ist. Palliative Eingriffe dienen der Beseitigung des Ikterus und von Verschlüssen des Magenausgangs oder des Duodenums durch den Tumor.

### Verlauf und Prognose

Ohne Resektion beträgt die Überlebenszeit nach der Diagnose des Pankreaskarzinoms ungefähr 6–9 Monate. Die Überlebensquote nach 5 Jahren beträgt 1%, nach Pankreatoduodenektomie bis zu 4%. Patienten mit Karzinom der Papilla Vateri haben eine Lebenserwartung nach der Diagnose von 14 Monaten bis zu mehreren Jahren.

**Merke:** Das Pankreaskarzinom nimmt zu. Umweltfaktoren (Tabakrauch, Ernährung u.a.) scheinen dafür verantwortlich zu sein. Mit der modernen Diagnostik gelingt die Diagnose bei mehr als 90% der Fälle. Beim Auftreten von Symptomen wie z.B. Ikterus sind die meisten Patienten bereits inoperabel. Die künftige Forschung muß sich auf Risikogruppen in der Bevölkerung und auf Risikofaktoren in der Umwelt konzentrieren. Ferner müssen sichere und preiswerte Methoden der Früherkennung sowie geeignete antimitotische Medikamente entwickelt werden.

## Benigne Pankreastumoren

Gutartige Pankreastumoren sind extrem selten. Zumeist handelt es sich um Adenome, unter denen die zystischen gegenüber den soliden überwiegen. Die Übergänge zwischen dem Zystadenom und dem Zystadenokarzinom sind fließend. Sie können durch Kompression der Nachbarorgane zu Druck, Völlegefühl im Oberbauch, Übelkeit und Erbrechen führen. Blutungen in die Zysten sind keine Seltenheit.

## Endokrin aktive Tumoren des Pankreas

Der radioimmunologische Nachweis verschiedener gastrointestinaler Hormone und deren immunhistologische Lokalisation in Tumoren ermöglichten es, bekannte klinische Syndrome mit der Produktion gewisser Hormone in gastrointestinalen Tumoren in Beziehung zu bringen. Der Tumor wird heute nach dem vorwiegend gebildeten Hormon benannt. Gelegentlich bilden die Tumoren mehrere Hormone, in der Regel geht die Symptomatik auf ein Hormon zurück. Sehr selten sind multiple endokrine Geschwülste an mehreren endokrinen Drüsen (multiple endokrine Adenomatose = MEA-Syndrom).
In Abhängigkeit von dem vorzugsweise produzierten Hormon spricht man von Gastrinom (Zollinger-Ellison-Syndrom), Insulinom, Vipom usw. Gastrinome und Vipome sind im Gegensatz zu den Insulinomen meist bösartig.
Das *Gastrinom* ist vorwiegend in der Bauchspeicheldrüse, seltener in der Duodenalwand oder im Antrum lokalisiert. Gastrin, das Produkt des Tumors, führt zu einer exzessiven Dauerstimulation der Magenschleimhaut mit Hyperplasie der Belegzellen des Magens, rezidivierenden Ulzera im oberen Verdauungstrakt. Multiple peptische Läsionen sind stets suspekt auf ein Gastrinom. Wäßrige Durchfälle sind die Folge einer Schleimhautschädigung des oberen Dünndarms durch die permanente Benetzung mit hochkonzentrierter Säure, welche auch die Lipase inaktiviert und eine Steatorrhö zur Folge hat. Verdacht auf ein Gastrinom muß bei entsprechenden Symptomen und einer Basalsekretion des Magens über 15 mmol/Std. HCl beim Nichtoperierten und über 5 mmol/Std. beim resezierten Magen aufkommen. Der Serumgastrinwert ist massiv erhöht (1000 ng/l [pg/ml] und mehr), nach intravenöser Sekretinstimulation steigt er paradox weiter an. Der Versuch einer Tumorlokalisation umfaßt die Endoskopie (Ausschluß eines Tumors in Magen und Duodenum), die selektive Angiographie und die Computertomographie. Besonders wichtig ist die Gastrinbestimmung in selektiv entnommenem Blut aus den pankreatischen und sonstigen Zuflüssen der Pfortader. Ein deutlicher Konzentrationssprung von Gastrin in einem Abflußgebiet verrät die Lokalisation des Tumors.

Die konservative Behandlung mit Histamin$_2$-Rezeptorenantagonisten blockiert die Belegzellen und die Säuresekretion des Magens. Die erforderliche Dosis an $H_2$-Blockern für die Gastrinomtherapie liegt erheblich über der Menge, die für das unkomplizierte Ulcus duodeni benötigt wird. Die früher übliche totale Gastrektomie zur Unterbindung der Säureproduktion ist dadurch nahezu überflüssig geworden. Die Exstirpation des Primärtumors ist bei fehlender Metastasierung sinnvoll.

*Vipom.* Das durch »vasoactive intestinal polypeptide« (VIP), möglicherweise in Kombination mit »pancreatic polypeptide« (PP) und Sekretinüberproduktion verursachte Krankheitsbild wird infolge exzessiver Diarrhöen auch als pankreatische Cholera bezeichnet. Das von VERNER u. MORRISON erstmals beschriebene Krankheitsbild war bis 1974 nur an 64 Patienten beobachtet und publiziert worden. Die Symptomatik ist gekennzeichnet durch wäßrige Durchfälle, Hypokalämie, Hypochlorhydrie oder Achlorhydrie. Die Anfangsbuchstaben der drei Symptome führen zu der häufig verwendeten Bezeichnung »WDHA-Syndrom«. Die Durchfälle entstehen durch eine enorm gesteigerte Sekretion des Dünndarms und des Pankreas mit Verlusten von Wasser und Elektrolyten und einer Hemmung der Magensekretion. Schwere Kaliumverluste werden beobachtet. Die Patienten klagen über Gewichtsverlust und Adynamie. Eine Atonie der inneren Organe mit glatter Muskulatur sowie Herzrhythmusstörungen werden gesehen. Häufig finden sich ein pathologischer Glucosetoleranztest, Flushs und ein urtikarielles Erythem. Bei vollständiger Exstirpation des Tumors sistieren die Durchfälle sofort. Gelingt die Lokalisation des Tumors im Pankreas nicht, sind die übrigen Prädilektionsstellen an Lunge und Grenzstrang zu untersuchen. Mit Prednison kann gelegentlich eine Senkung der Diarrhöfrequenz erzielt werden. Erfolge wurden auch mit der Injektion von Streptozotocin in die A. coeliaca verzeichnet. Differentialdiagnostisch denkt man an das durch schweren Laxantienabusus hervorgerufene Münchhausen-Syndrom.

### Weiterführende Literatur

Classen, M., D. Wurbs: Pankreaskarzinom: Diagnostik mit der endoskopischen retrograden Cholangio-Pankreatikographie (ERCP) und assoziierten Methoden. Schweiz. med. Wschr. 110 (1980) 842

Forell, M. M.: Pankreas. In: Handbuch der Inneren Medizin. Springer, Berlin 1976

Howat, H. T., H. Sarles: The Exocrine Pancreas. Saunders, Philadelphia 1979

Kawai, K.: Early Diagnosis of Pancreatic Cancer. Igahu Shoin, Tokyo 1980

# 14

# Ernährungs-<br>störungen

*F. A. Gries, Monika Toeller*
und *Th. Koschinsky*

# Gesundheitsstörungen durch globale und partielle Überernährung

## Adipositas

**Definition:** Die Begriffe Adipositas, Obesitas, Fettsucht, Fettleibigkeit werden weitgehend synonym angewandt. Sie beschreiben Übergewichtigkeit infolge Vermehrung des Körperfettes (anthropometrische Definition). Der Begriff Adipositas wird im deutschen Sprachgebrauch bevorzugt, wenn deutliches Übergewicht mit Einschränkung des Gesundheitszustandes einhergeht (operationale Definition). Bei der überwiegenden Zahl der Patienten sind organische Ursachen der Adipositas nicht erkennbar. Man spricht von Adipositas simplex oder alimentärer Adipositas. Einteilungen der Adipositas simplex nach morphologischen Gesichtspunkten haben klinisch wenig Bedeutung erlangt.

### Häufigkeit und Vorkommen

Die Adipositas ist in Überflußgesellschaften eine der häufigsten Krankheitserscheinungen, in Mangelgesellschaften eine Rarität. Ihre Prävalenz hängt von den allgemeinen wirtschaftlichen Verhältnissen ab. So sank sie bei Patienten einer Klinik in Westdeutschland mit Ausbruch des 2. Weltkrieges ab, erreichte in der unmittelbaren Nachkriegszeit ein Minimum von etwa ¼ des Vorkriegsstandes und stieg mit der Wirtschaftsblüte nach 1948 steil an. In der Bundesrepublik Deutschland überschreiten derzeit 60% der Bevölkerung das sogenannte Idealgewicht, etwa 17% überschreiten das Referenzgewicht nach Broca um mehr als 15%. Es bestehen regionale Unterschiede (Tab. **1**) und eine Abhängigkeit vom sozialen Status, Geschlecht und Lebensalter (Tab. **2**).

### Pathophysiologie

*Fettspeicherung:* Die Fähigkeit zur Speicherung von Energie in Form von Fett ist, phylogenetisch betrachtet, eine wesentliche Voraussetzung für das Überleben der höheren Lebewesen. Fett ist der rationellste Energiespeicher. Ein Kilogramm menschliches Fettgewebe enthält etwa 6000 kcal (25120 kJ). Die Ausbildung von Fettgewebe erlaubt es, bei Nahrungsüberschuß Energiedepots anzulegen, die in Zeiten des Bedarfs mobilisiert werden können.

Bei geregelter Nahrungsaufnahme verliert die Fettspeicherung an vitaler Bedeutung. Übermäßige Nahrungsaufnahme und Fettspeicherung kann zu krankhaften Störungen führen.

Die Fettspeicherung erfolgt in Fettzellen (Adipozyten), besonders des Unterhautfettgewebes und Peritoneums, die sich aus Präadipozyten differenzieren und bei Entspeicherung auch wieder dedifferenzieren können. Das Volumen der Fettzellen nimmt bei der Entwicklung der Adipositas zu. Die Zahl der Fettzellen wird zwar wesentlich in der Wachstumsperiode festgelegt, ist aber auch im erwachsenen Organismus noch variabel. Die Speicherfähigkeit der Fettzelle weist lokale Unterschiede auf. Die Gründe dafür sind nicht genau bekannt, jedoch scheinen die Innervation und hormonale Einflüsse weniger wichtig zu sein als zellulär fixierte Eigenschaften. So entwickelt sich in Hauttransplantaten vom Abdominalbereich auf den Handrücken bei Gewichtszunahme im Transplantat eine »lokale Adipositas«. Die Fettspeicherung erfordert Insulin, die Fettmobilisation wird neural und hormonal gesteuert und kann innerhalb von Sekunden stimuliert werden.

*Energetische Gesichtspunkte:* Voraussetzung für die Fettspeicherung ist eine Zufuhr von Nahrungsenergie, die den Bedarf überschreitet. Keine

Tabelle **1** Gewichtsstatus bezogen auf das Broca-Referenzgewicht (nach Pudel u. Richter)

| | unter 15% | −15% bis −5% | −5% bis +5% | +5% bis 15% | über 15% |
|---|---|---|---|---|---|
| Männer | 12,5% | 24,6% | 26,2% | 20,4% | 16,3% |
| Frauen | 18,3% | 25,7% | 22,1% | 15,7% | 18,2% |
| Baden-Württemberg | 19,5% | 32,5% | 27,0% | 11,9% | 9,1% |
| Bayern | 13,6% | 29,4% | 20,4% | 20,6% | 16,0% |
| Niedersachsen/Bremen | 13,9% | 24,4% | 23,9% | 19,9% | 17,9% |
| Nordrhein-Westfalen | 13,1% | 20,3% | 24,0% | 22,2% | 20,4% |
| Hessen | 19,5% | 23,1% | 15,6% | 11,4% | 30,4% |

Tabelle **2** Verteilung des Übergewichts in der Bundesrepublik Deutschland in Abhängigkeit vom Geschlecht und dem sozioökonomischen Status der Personen (nach Deutsche Gesellschaft für Ernährung 1980)

| Sozioökonomischer Status (Kriterien: Einkommen und Schulabschluß) | | Referenzgewicht nach Broca unter −25% | −25% bis −15% | −15% bis −5% | −5% bis +5% | +5% bis +15% | +15% bis +25% | über +25% |
|---|---|---|---|---|---|---|---|---|
| Status 1 (gering) | männl. | 13,5% | 4,0% | 9,1% | 8,6% | 14,8% | 10,7% | 11,1% |
| | weibl. | 10,2% | 19,5% | 14,2% | 16,5% | 30,4% | 37,8% | 33,5% |
| Status 2 | männl. | 19,5% | 19,6% | 16,1% | 26,1% | 26,8% | 22,5% | 13,7% |
| | weibl. | 16,7% | 14,5% | 21,3% | 23,9% | 28,1% | 28,6% | 34,1% |
| Status 3 | männl. | 29,2% | 17,8% | 22,3% | 22,6% | 31,4% | 23,7% | 49,7% |
| | weibl. | 9,5% | 25,0% | 28,1% | 30,2% | 23,0% | 25,3% | 23,5% |
| Status 4 | männl. | 27,0% | 35,7% | 23,4% | 27,1% | 13,6% | 25,3% | 25,5% |
| | weibl. | 42,8% | 22,5% | 21,8% | 22,4% | 12,2% | 7,7% | 8,8% |
| Status 5 (hoch) | männl. | 10,8% | 22,9% | 29,2% | 15,6% | 13,5% | 17,7% | 0,0% |
| | weibl. | 20,7% | 18,6% | 14,6% | 7,0% | 6,2% | 0,6% | 0,2% |
| Gesamt | | 100,0% | 100,0% | 100,0% | 100,0% | 100,0% | 100,0% | 100,0% |

Adipositas ohne positive Energiebilanz. Diese Aussage ist richtig, aber unbefriedigend, weil sie nicht erklärt, wie es zur positiven Energiebilanz kommt.

Die offensichtlichen Zusammenhänge zwischen Nahrungsangebot und Häufigkeit der Adipositas haben in der Vergangenheit dazu geführt, die Ursache ausschließlich in der Hyperalimentation zu sehen (alimentäre Adipositas). Die Ursachen einer Überernährung sind vielfältig, in den pathophysiologischen Mechanismen aber ebenso unbekannt wie die normale Hunger-Sättigungs-Regulation. Aufgrund neuerer Untersuchungen wird vermutet, daß Hormone und Neurotransmitter des Zwischenhirns eine wesentliche Rolle spielen.

Die psychologische Forschung hat bei Adipösen als eine wesentliche Ursache der Hyperphagie die Steuerung des Eßverhaltens durch Außenreize erkannt (Eßlust durch Sehen und Riechen). Reaktive Hyperphagien nach emotionaler Belastung (Kummerspeck) oder aufgrund falscher Vorstellungen über gesunde Ernährung (bewußte Hyperphagie in der Schwangerschaft und Stillperiode, »Essen für zwei«) sind bekannt. Hyperphagie (Hyperalimentation) führt jedoch nicht in allen Fällen zu Übergewicht, und bei Übergewicht ist die Nahrungsaufnahme nicht unbedingt größer als im Bevölkerungsdurchschnitt (Abb. **1**). Eine Erklärung dafür ergibt sich aus Besonderheiten des Energiestoffwechsels bei Adipositas.

Die Energiebilanz wird durch Energiezufuhr und Energieausgabe bestimmt. Die Energieausgabe resultiert im wesentlichen aus dem basalen Energiestoffwechsel, dem Arbeitsstoffwechsel, der spezifisch dynamischen Wirkung der Nahrungs-

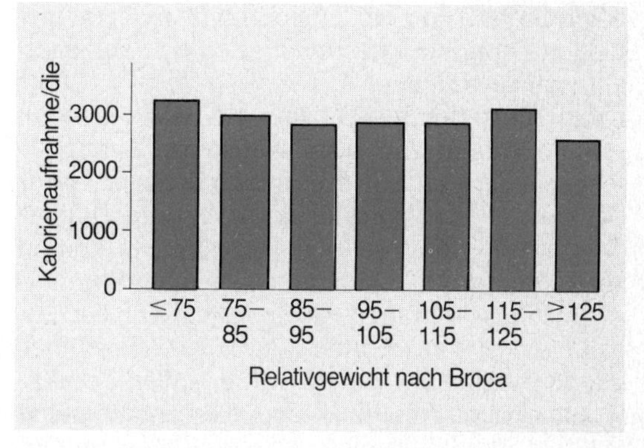


Abb. **1** Energieaufnahme bei unterschiedlichem relativem Körpergewicht (nach Deutsche Gesellschaft für Ernährung 1980)

assimilation und der Thermogenese ohne Muskelzittern (»non-shivering-thermogenesis«), früher als sogenannte Luxuskonsumption bezeichnet.

Die Thermogenese ist ein effektiver Mechanismus, mit dessen Hilfe sich der gesunde Organismus einer erhöhten Energiezufuhr entledigen kann. So haben Mastversuche an gesunden, normgewichtigen Personen gezeigt, daß es auch bei Vervielfachung der Energiezufuhr über lange Zeit in der Regel nur zu einer geringen Gewichtszunahme kommt, die weit unter dem Erwartungswert liegt. Auch ein Teil der heutigen normgewichtigen Bevölkerung ernährt sich offenbar überkalorisch, nimmt also mehr Nahrungsenergie auf als notwendig wäre und kompensiert den Überschuß durch Thermogenese, so daß es nicht zu vermehrtem Fettansatz kommt.

Die Fähigkeit, sich durch Thermogenese von Überschußenergien zu entledigen, ist dagegen bei Adipösen oder zur Adipositas neigenden Personen offensichtlich eingeschränkt. Diese Annahme wird durch biochemische Befunde gestützt. Die Natrium-Kalium-ATPase, deren Aktivität wesentlichen Anteil am Energiestoffwechsel besitzt, ist bei Adipösen erniedrigt. Die durch Noradrenalin induzierbare Steigerung des Grundumsatzes ist bei Adipösen um 30–40% geringer. Adipöse können deshalb offenbar nur begrenzt überschüssige Nahrungsenergie als Wärme abgeben und sind gezwungen, diese (als Fett) zu speichern.
Da die Thermogenesedefekte auch noch bei ehemals Adipösen nachzuweisen sind, scheint es sich nicht um adaptive, sondern eher anlagebedingte Störungen zu handeln.
*Endokrin metabolische Gesichtspunkte:* Adipositas ist mit einer gesteigerten basalen und stimulierten Insulinsekretion assoziiert. Morphologisches Äquivalent dafür ist eine Hyperplasie der Langerhansschen Inseln. Die Hyperinsulinämie korreliert mit dem relativen Körpergewicht, der Fettmasse des Organismus und der Fettzellgröße. Nach Stimulation findet sich nicht nur eine gesteigerte, sondern fast immer auch eine verzögerte Insulinsekretion.
Diese führt durch »Down-regulation« der Insulinrezeptoren zur Insulinresistenz. Zusätzlich scheinen Störungen des intrazellulären Stoffwechsels (Postrezeptordefekte) vorzuliegen. Die Glucoseutilisation ist folglich gestört, es kommt zur Hyperglykämie, die ihrerseits einen Stimulus zur Insulinsekretion darstellt – es hat sich ein Circulus vitiosus ausgebildet (Abb. **2**). Gelegentlich können wegen der persistierend hohen Insulinspiegel nach Abschluß der Resorptionsphase reaktive Hypoglykämien auftreten. Die vermehrte Insulinsekretion wird häufig über viele Jahre aufrechterhalten. Abhängig von der Konstitution (familiäre Belastung) kann es aber früher oder später zu einem Versagen der Insulinsekretion mit Auftreten eines manifesten Diabetes kommen. Diese Entwicklung ist über weite Strecken bei Einschränkung der Nahrungszufuhr und Gewichtsreduktion teilweise oder vollständig reversibel.
Glucagon spielt in der Pathophysiologie der Adipositas offenbar keine Rolle.
Die gesteigerte Sekretion von Cortisol ist adaptiv. Die Befunde zur Aldosteronsekretion sind uneinheitlich. Die Sexualhormone weisen keine Besonderheiten auf. Störungen des Metabolismus oder der Sekretion von Schilddrüsenhormonen und Katecholaminen lassen sich nicht nachweisen.
Analog zu den Störungen des Glucosemetabolismus kann als Folge der Insulinunterempfindlichkeit auch die Erhöhung der Plasmaaminosäuren (gestörte Utilisation) erklärt werden. Die Cholesterinsynthese des Fettgewebes ist gesteigert, der Cholesterinumsatz erhöht. Die vermehrte biliäre Ausscheidung begünstigt das Auftreten von Gallensteinen.

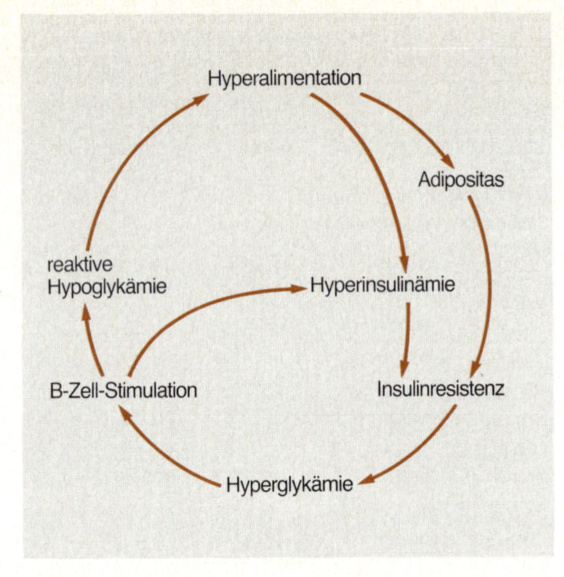


Abb. **2** Zusammenhänge zwischen Hyperalimentation, Hyperinsulinämie und Insulinresistenz

Vermehrtes Substratangebot mit der Nahrung und erhöhter Spiegel endogener Substrate bei Hyperinsulinämie führen zur gesteigerten Synthese von Lipoproteinen in Darm und Leber. Infolgedessen kann der Blutspiegel der VLDL, in geringerem Maße auch der LDL erhöht sein. Die Verminderung des HDL-Spiegels ist nicht befriedigend erklärt.
*Kardiovaskulär-pulmonale Gesichtspunkte:* Bei Adipositas ist das Blutvolumen erhöht und führt zu einer Volumenbelastung des Herzens. Zusätzlich kommt es infolge Hypertonie zur Druckbelastung mit allen typischen Folgeerscheinungen.
Die Ursachen der Hypertonie sind nicht vollständig bekannt. Teilfaktoren sind die gesteigerte tubuläre Natriumrückresorption infolge der Hyperinsulinämie und die Zunahme des Blut- und Herzminutenvolumens.
Durch Zwerchfellhochstand, Schwäche der Atemmuskulatur, Masse der Thoraxwand und gegebenenfalls Lungenstauung ist die Lungenfunktion im Sinne einer restriktiven-obstruktiven Störung eingeschränkt.

### Ätiologie

Die Adipositas kann nicht auf eine einheitliche Ursache zurückgeführt werden. Eine familiäre Häufung ist oft beschrieben worden. Wenn beide Eltern adipös sind, ist auch bei 80% der Kinder mit Adipositas zu rechnen. Eine Vererbung konnte aber bisher nicht nachgewiesen werden. Dies ist auch nicht zu erwarten, da zur Manifestation der Adipositas als exogener Faktor stets eine positive Energiebilanz gefordert werden muß. Familiäres Vorkommen der Adipositas könnte

demnach auch Ausdruck der Tatsache sein, daß familiär gleichartige Lebensbedingungen vorherrschen, die eine positive Energiebilanz begünstigen.
Eine positive Energiebilanz als Voraussetzung für die Entwicklung der Fettsucht kann viele Gründe haben. Eine im Vergleich zum Bevölkerungsdurchschnitt gesteigerte Nahrungsaufnahme (Hyperalimentation) ist im Einzelfall zwar häufig nachzuweisen, aber keineswegs die Regel. Eine Präferenz bestimmter Nahrungsbestandteile (Fett oder Kohlenhydrate) liegt nicht vor. Digestion und Absorption der Nahrung sind normal. Auch verminderte körperliche Aktivität (Unfallfolge, Berufswechsel, Aufgeben von Leistungssport) kann im Einzelfall nachweisbar sein, ist aber gleichfalls nicht die Regel. Eine früher vermutete generelle Einschränkung der körperlichen Aktivität als Ursache der Adipositas hat sich nicht bestätigen lassen. Auf die mögliche ätiologische Bedeutung von Störungen des Energiestoffwechsels wurde bereits hingewiesen. Ob solche Störungen genetisch bedingt sind, ist bisher nicht erwiesen.

### Besonderheiten

Adipositas kommt selten auch im Rahmen anderer Krankheitsbilder und Syndrome vor: Als Folge raumverdrängender Prozesse, postenzephalitischer, posttraumatischer und möglicherweise auch vaskulär bedingter Schädigungen im Bereich des Zwischenhirns kann eine Hyperphagie mit nachfolgender Fettsucht auftreten (hypothalamische Fettsucht).
Die seltenen endokrin bedingten Formen der Adipositas sind stets Ausdruck schwerer Grunderkrankungen.
Die Neigung zur Adipositas beim Stein-Leventhal-Syndrom steht möglicherweise im Zusammenhang mit einer vermehrten ovariellen Bildung von Glukokortikoiden. Sehr selten sind einige mit Adipositas assoziierte Syndrome: das Prader-Labhart-Willi-Syndrom (Adipositas, Myatonie, leichter Zwergwuchs, Oligophrenie, Hypogonadismus und Hypogenitalismus sowie Glucoseintoleranz), das Laurence-Moon-Biedl-Syndrom (Adipositas, Oligophrenie, Minderwuchs, Hypogenitalismus, Mißbildungen der Extremitäten, Schwerhörigkeit, Diabetes insipidus und andere Anomalien), das Morgagni-Morel (oder Achard-Thiers-)Syndrom (Adipositas, Hirsutismus, Glucoseintoleranz, Hypertonie, Hyperostosis frontalis interna und Gefäßkomplikationen). Es kommen auch lokale Fettsuchtformen vor. Sie persistieren bei Gewichtsreduktion und ähneln damit den Lipomatosen. Verhältnismäßig häufig ist der Reithosentyp der Fettsucht bei Frauen.

## Klinik

### Anamnese

Die Familienanamnese ergibt oft gehäuftes Vorkommen von Adipositas und Diabetes mellitus. Die Eigenanamnese weist bestimmte Krankheiten gehäuft auf (Tab. **3**). Der Verlauf der Adipositas läßt oft typische Muster erkennen: Die Adipositas beginnt in der Kindheit, häufig mit einem Schub in der Pubertät, und bleibt spontan lebenslang bestehen oder wird lediglich passager unter frustranen Versuchen einer Gewichtsreduktion partiell gebessert. In anderen Fällen besteht bis zum frühen Erwachsenenalter Normgewicht. Danach entwickelt sich zwischen dem 25. und 40. Lebensjahr Übergewicht, oft parallel zur Änderung der Lebensweise, im Anschluß an Schwangerschaften oder Krankheiten.

**Tabelle 3** Anamnestische Angaben von 500 Fettsüchtigen (146 ♂ und 354 ♀) (Berger u. Mitarb., 1976, unpubliziert)

| | % ♂ | % ♀ |
|---|---|---|
| **Durch den Hausarzt diagnostizierte Krankheiten:** | | |
| Diabetes | 12 | 11 |
| Hypertonie | 55 | 42 |
| Herzinfarkt | 11 | 2 |
| Hyperlipämie | 38 | 18 |
| Gicht | 9 | 5 |
| Gallensteine | 3 | 14 |
| Hernien | 15 | 4 |
| Varikosis | 14 | 38 |
| Thrombosen | 5 | 11 |
| Herzschwäche | 21 | 15 |
| Durchblutungsstörungen der Beine | 21 | 25 |
| Arthrosen | 15 | 18 |
| Ischialgie | 2 | 27 |
| Fettleber | 21 | 7 |
| Menstruationsstörungen | – | 39 |

Die Klagen der Patienten betreffen gelegentlich die kosmetischen Folgen des Übergewichts oder die mechanische Belästigung durch die Körperfülle, häufiger stehen Beschwerden von seiten der belasteten Organsysteme im Vordergrund (Tab. **4**). Charakteristisch sind innerhalb Stunden bis weniger Tage ablaufende Gewichtsschwankungen von mehreren Kilogramm, die Folgen von Flüssigkeitsretention oder überschießender Diurese sind. Menstruationsstörungen kommen bei rund 40% der adipösen Frauen vor. Potenzstörungen scheinen nicht gehäuft zu sein.
Fehleinschätzungen der Ursachen und Folgen der Adipositas sind gezielt zu erfragen. Es zeigt sich häufig, daß viele Patienten bereits mehrere Versuche einer Gewichtsreduktion hinter sich haben. Die Mißerfolge der Therapieversuche oder die oft rasch eintretenden Rezidive werden meist

Tabelle **4** Beschwerden bei Adipositas n = 500 (146 ♂, 354 ♀) (Berger u. Mitarb., 1976, unpubliziert)

| Art der Beschwerden | % ♂ | % ♀ |
|---|---|---|
| Verminderung der körperlichen Leistungsfähigkeit | 64 | 57 |
| Atemnot | 55 | 52 |
| Herzbeschwerden (anginöse Beschwerden, Herzrasen) | 47 | 50 |
| Einschlafen im Sitzen tagsüber | 20 | 14 |
| Schmerzen an Wirbelsäule oder Gelenken | 46 | 53 |
| Konzentrationsschwierigkeiten | 38 | 48 |
| Stuhlverstopfung | 17 | 39 |

als außerordentlich frustrierend erlebt. Andere Patienten empfinden ihre Adipositas nicht als störend oder bekennen sich bewußt dazu. Diese unterschiedliche psychologische Ausgangslage ist bei der Einleitung therapeutischer Maßnahmen zu beachten. Eine psychopathologische Konstitution gehört nicht zum Bild der Adipositas.

#### Befunde

Die Diagnose Fettsucht oder Adipositas gelingt meist schon durch Augenschein. Die Quantifizierung darf sich aber nicht auf den Eindruck stützen. Die Feststellung eines Übergewichtes erfolgt mit anthropometrischen Methoden durch Vergleiche mit dem Referenzgewicht und wird als Prozent-Übergewicht angegeben. Das Referenzgewicht ist abhängig von Lebensalter, Geschlecht und Körpergröße. Das Durchschnittsgewicht der Bevölkerung ist als Referenzgewicht ungeeignet, da es von den jeweiligen sozioökonomischen Verhältnissen abhängt. Der Versuch, die Norm objektiv zu beschreiben, hat zur Entwicklung zahlreicher Formeln geführt, die Körpergewicht und Körpergröße, manchmal auch den Körperbau berücksichtigen. Am häufigsten angewandt werden die Broca-Formel und der Körpermassenindex (*Body Mass Index,* BMI).

Normgewicht nach Broca:

Männer: (kg) ~ cm Körpergröße – 100

Frauen: (kg) ~ 0,9 × (cm Körpergröße – 100)

$$\text{BMI:} \frac{\text{Körpergewicht (kg)}}{\text{Körperlänge (Meter)}^2}$$

Der Normbereich beträgt für Männer 20–25 und für Frauen 19–24.
Die Referenzgewichtsformeln gelten nur im Erwachsenenalter; die Broca-Formel ergibt bei Körpergrößen unter 160 oder über 180 cm unbrauchbare Werte.

Bei der Adipositas ist nicht allein das Fettgewebe vermehrt, auch Leber, Pankreas, Herz und Nieren sind infolge Hyperplasie und Hypertrophie vergrößert.
Die direkte Bestimmung des Fettanteils am Körpergewicht ist nur mit aufwendigen Mitteln möglich. Der Fettanteil sollte bei Männern 20 % und bei Frauen 25 % nicht überschreiten.
Für das ärztliche Handeln ist die Feststellung anthropometrischer Normabweichungen weniger wichtig als deren Krankheitswert. Es hat sich deshalb eine operationale Definition der Adipositas durchgesetzt, die die Gesundheitsrisiken berücksichtigt. Schon bei geringem Übergewicht besteht ein erhöhtes Morbiditätsrisiko. Extreme Adipositas ist mit einem erhöhten Mortalitätsrisiko behaftet. In Anlehnung an das Vorgehen der amerikanischen Lebensversicherungsgesellschaften kann das Idealgewicht als das relative Körpergewicht mit der größten statistischen Gesundheits-(Lebens-)erwartung definiert werden (Tab. **5**). Das aktuelle Körpergewicht wird in Prozent des Idealgewichtes angegeben. Liegt das so definierte relative Körpergewicht über 130 %, spricht man vereinbarungsgemäß von Adipositas.
Die geschlechtsspezifische Fettverteilung – android mit Stammbetonung und gynoid mit Hüftbetonung – kann bei Gewichtszunahme verstärkt werden, oder es entwickelt sich eine proportionierte Fettsucht (»Rubens-Typ«).
Das klinische Bild der Adipositas wird von kardiovaskulärpulmonalen und endokrin-metabolischen Begleit- und Folgekrankheiten beherrscht. Blutdruck, Hautfaltendicke und Übergewicht korrelieren positiv. Die Hypertonie ist die häufigste Begleitkrankheit der Adipositas. Sie kommt bereits bei jugendlichen Adipösen gehäuft vor und ist bei ausgeprägter Adipositas in etwa 70 % der Fälle nachzuweisen. Blutvolumen, Schlag- und Minutenvolumen sind vermehrt. Infolge Druck- und Volumenbelastung kommt es zur Hypertrophie und Dilatation des Herzens. Meist entwickelt sich zunächst eine Linksherzinsuffizienz, nachfolgend Lungenstauung und schließlich eine globale Linksrechtsinsuffizienz. Damit einhergehend treten Koronarveränderungen und Folgen der eingeschränkten Lungenfunktion auf. Atemnot, die bereits bei geringen körperlichen Belastungen geklagt wird, gehört zu den Frühsymptomen. Die Verminderung des Gasaustausches führt zu Hyperkapnie, Hypoxie, Polyglobulie und Zyanose. Bei schweren Ventilationsstörungen kann es zu einem Krankheitsbild mit kurzdauerndem unfreiwilligem Einschlafen und Cheyne-Stokeschem Atemtyp kommen, dem Pickwick-Syndrom.
Etwa ⅓ der Patienten weist pathologische EKG-Befunde auf. Es überwiegen Linkslagetyp, Zeichen der Linkshypertrophie und der Koronarinsuffizienz.
Die Belastungsabhängigkeit der Angina pectoris wird wegen Bewegungsarmut häufig nicht emp-

Tabelle **5** Idealgewicht Erwachsener (aus Wiss. Tabellen Geigy)

| Größe (in Schuhen) | Idealgewicht in Kilogramm (in Hauskleidern), 25 Jahre und älter | | | Idealgewicht in Kilogramm (in Hauskleidern), 25 Jahre und älter | | |
|---|---|---|---|---|---|---|
| cm | Leichter Körperbau | Mittelschwerer Körperbau | Schwerer Körperbau | Leichter Körperbau | Mittelschwerer Körperbau | Schwerer Körperbau |
| | | Frauen | | | Männer | |
| 148 | 42,0–44,8 | 43,8–48,9 | 47,4–54,3 | | | |
| 149 | 42,3–45,4 | 44,1–49,4 | 47,8–54,9 | | | |
| 150 | 42,7–45,9 | 44,5–50,0 | 48,2–55,4 | | | |
| 151 | 43,0–46,4 | 45,1–50,5 | 48,7–55,9 | | | |
| 152 | 43,4–47,0 | 45,6–51,0 | 49,2–56,5 | | | |
| 153 | 43,9–47,5 | 46,1–51,6 | 49,8–57,0 | | | |
| 154 | 44,4–48,0 | 46,7–52,1 | 50,3–57,6 | | | |
| 155 | 44,9–48,6 | 47,2–52,6 | 50,8–58,1 | | | |
| 156 | 45,4–49,1 | 47,7–53,2 | 51,3–58,6 | | | |
| 157 | 46,0–49,6 | 48,2–53,7 | 51,9–59,1 | 50,5–54,2 | 53,3–58,2 | 56,9–63,7 |
| 158 | 46,5–50,2 | 48,8–54,3 | 52,4–59,7 | 51,1–54,7 | 53,8–58,9 | 57,4–64,2 |
| 159 | 47,1–50,7 | 49,3–54,8 | 53,0–60,2 | 51,6–55,2 | 54,3–59,6 | 58,0–64,8 |
| 160 | 47,6–51,2 | 49,9–55,3 | 53,5–60,8 | 52,2–55,8 | 54,9–60,3 | 58,5–65,3 |
| 161 | 48,2–51,8 | 50,4–56,0 | 54,0–61,5 | 52,7–56,3 | 55,4–60,9 | 59,0–66,0 |
| 162 | 48,7–52,3 | 51,0–56,8 | 54,6–62,2 | 53,2–56,9 | 55,9–61,4 | 59,6–66,7 |
| 163 | 49,2–52,9 | 51,5–57,5 | 55,2–62,9 | 53,8–57,4 | 56,5–61,9 | 60,1–67,5 |
| 164 | 49,8–53,4 | 52,0–58,2 | 55,9–63,7 | 54,3–57,9 | 57,0–62,5 | 60,7–68,2 |
| 165 | 50,3–53,9 | 52,6–58,9 | 56,7–64,4 | 54,9–58,5 | 57,6–63,0 | 61,2–68,9 |
| 166 | 50,8–54,6 | 53,3–59,8 | 57,3–65,1 | 55,4–59,2 | 58,1–63,7 | 61,7–69,6 |
| 167 | 51,4–55,3 | 54,0–60,7 | 58,1–65,8 | 55,9–59,9 | 58,6–64,4 | 62,3–70,3 |
| 168 | 52,0–56,0 | 54,7–61,5 | 58,8–66,5 | 56,5–60,6 | 59,2–65,1 | 62,9–71,1 |
| 169 | 52,7–56,8 | 55,4–62,2 | 59,5–67,2 | 57,2–61,3 | 59,9–65,8 | 63,6–72,0 |
| 170 | 53,4–57,5 | 56,1–62,9 | 60,2–67,9 | 57,9–62,0 | 60,7–66,6 | 64,3–72,9 |
| 171 | 54,1–58,2 | 56,8–63,6 | 60,9–68,6 | 58,6–62,7 | 61,4–67,4 | 65,1–73,8 |
| 172 | 54,8–58,9 | 57,5–64,3 | 61,6–69,3 | 59,4–63,4 | 62,1–68,3 | 66,0–74,7 |
| 173 | 55,5–59,6 | 58,3–65,1 | 62,3–70,1 | 60,1–64,2 | 62,8–69,1 | 66,9–75,5 |
| 174 | 56,3–60,3 | 59,0–65,8 | 63,1–70,8 | 60,8–64,9 | 63,5–69,9 | 67,6–76,2 |
| 175 | 57,0–61,0 | 59,7–66,5 | 63,8–71,5 | 61,5–65,6 | 64,2–70,6 | 68,3–76,9 |
| 176 | 57,7–61,9 | 60,4–67,2 | 64,5–72,3 | 62,2–66,4 | 64,9–71,3 | 69,0–77,6 |
| 177 | 58,4–62,8 | 61,1–67,8 | 65,2–73,2 | 62,9–67,3 | 65,7–72,0 | 69,7–78,4 |
| 178 | 59,1–63,6 | 61,8–68,6 | 65,9–74,1 | 63,6–68,2 | 66,4–72,8 | 70,4–79,1 |
| 179 | 59,8–64,4 | 62,5–69,3 | 66,6–75,0 | 64,4–68,9 | 67,1–73,6 | 71,2–80,0 |
| 180 | 60,5–65,1 | 63,3–70,1 | 67,3–75,9 | 65,1–69,6 | 67,8–74,5 | 71,9–80,9 |
| 181 | 61,3–65,8 | 64,0–70,8 | 68,1–76,8 | 65,8–70,3 | 68,5–75,4 | 72,7–81,8 |
| 182 | 62,0–66,5 | 64,7–71,5 | 68,8–77,7 | 66,5–71,0 | 69,2–76,3 | 73,6–82,7 |
| 183 | 62,7–67,2 | 65,4–72,2 | 69,5–78,6 | 67,2–71,8 | 69,9–77,2 | 74,5–83,6 |
| 184 | 63,4–67,9 | 66,1–72,9 | 70,2–79,5 | 67,9–72,5 | 70,7–78,1 | 75,2–84,5 |
| 185 | 64,1–68,6 | 66,8–73,6 | 70,9–80,4 | 68,6–73,2 | 71,4–79,0 | 75,9–85,4 |
| 186 | | | | 69,4–74,0 | 72,1–79,9 | 76,7–86,2 |
| 187 | | | | 70,1–74,9 | 72,8–80,8 | 77,6–87,1 |
| 188 | | | | 70,8–75,8 | 73,5–81,7 | 78,5–88,0 |
| 189 | | | | 71,5–76,5 | 74,4–82,6 | 79,4–88,9 |
| 190 | | | | 72,2–77,2 | 75,3–83,5 | 80,3–89,8 |
| 191 | | | | 72,9–77,9 | 76,2–84,4 | 81,1–90,7 |
| 192 | | | | 73,6–78,6 | 77,1–85,3 | 81,8–91,6 |
| 193 | | | | 74,4–79,3 | 78,0–86,1 | 82,5–92,5 |
| 194 | | | | 75,1–80,1 | 78,9–87,0 | 83,2–93,4 |
| 195 | | | | 75,8–80,8 | 79,8–87,9 | 84,0–94,3 |

Nach Statist. Bull. Metrop. Auf metrische Maße umgerechnet. – Idealgewicht: Gewicht mit der höchsten Lebenserwartung.

funden. Aus dem gleichen Grunde fehlen meist auch Klagen über Claudicatio intermittens, selbst wenn bereits deutliche Strömungshindernisse vorliegen.
Die Haut weist oft eine wabige Struktur auf, wenn in den durch die Bindegewebssepten der Subkutis (Retinacula cutis) begrenzten Arealen das hypertrophierende Fettgewebe nach außen drückt. Dadurch werden Verschieblichkeit und Abhebbarkeit eingeschränkt und gelegentlich schmerzhaft.
Die Oberfläche ist großporig (Apfelsinenhaut). Das Phänomen findet unter der Bezeichnung Zellulitis in der Kosmetik große Beachtung. Striae bilden sich bei rascher Gewichtszunahme aus (Hautdehnung), sind aber blasser, weniger breit und kürzer als bei Morbus Cushing. Fettschürzen, Mammae pendulantes und aneinanderliegende Beugefalten sind Prädilektionsorte der häufigen Intertrigo und Mykosen.
Gallensteine, oft beschwerdefrei, werden in etwa 15% der Fälle beobachtet. Die oft schwer tastbare Leber ist meist vergrößert. Eine Fettleber ist nahezu regelmäßig nachweisbar.
Degenerative Skelettveränderungen und Hernien kommen gehäuft vor. Bei Frauen wurde ein erhöhtes Risiko maligner Tumoren des Endometriums, Pankreas, der Gallenblase und Mammae festgestellt.

### Spezielle Untersuchungsbefunde

Von wesentlicher Bedeutung sind die metabolischen Folgeerkrankungen der Adipositas. Der Triglyzeridspiegel des Nüchternserums, besonders die Konzentration der VLDL, korrelieren zum relativen Körpergewicht und der Fettzellgröße. Hypertriglyzeridämien werden etwa bei ⅓ der Adipösen gefunden und sind damit um ein mehrfaches häufiger als in der normgewichtigen Bevölkerung. Die Triglyzeridspiegel sind besonders hoch, wenn gleichzeitig eine pathologische Glucosetoleranz vorliegt. Werte über 500 mg/dl (5,6 mmol/l) sind jedoch selten. Die Korrelation zwischen Adipositas und Cholesterinspiegel ist weniger stark, jedoch werden Hypercholesterinämien in rund ¼ der Fälle beobachtet, und Hyperurikämie liegt bei ausgeprägter Adipositas 2- bis 3mal häufiger vor. Störungen im Salz-Wasser-Haushalt lassen sich im Volhardschen Wasserversuch in etwa ¼ der Fälle nachweisen. Von größter praktischer Bedeutung sind Störungen der Glucosetoleranz, die in mehr als der Hälfte der Fälle vorliegen. Ihre Häufigkeit korreliert zur Dauer der Adipositas, familiären Diabetesbelastung und zum Lebensalter, weniger zum relativen Körpergewicht. Bei einem Übergewicht von mindestens 30%, das mehr als 25 Jahre besteht, ist fast immer mit der Manifestation eines Typ-II-Diabetes mellitus zu rechnen. Die engen Beziehungen zwischen Fettleibigkeit, Hypertonie, Diabetes, Hyperinsulinämie, Hypertriglyzeridämie, Hypercholesterinämie, Hyperurikämie

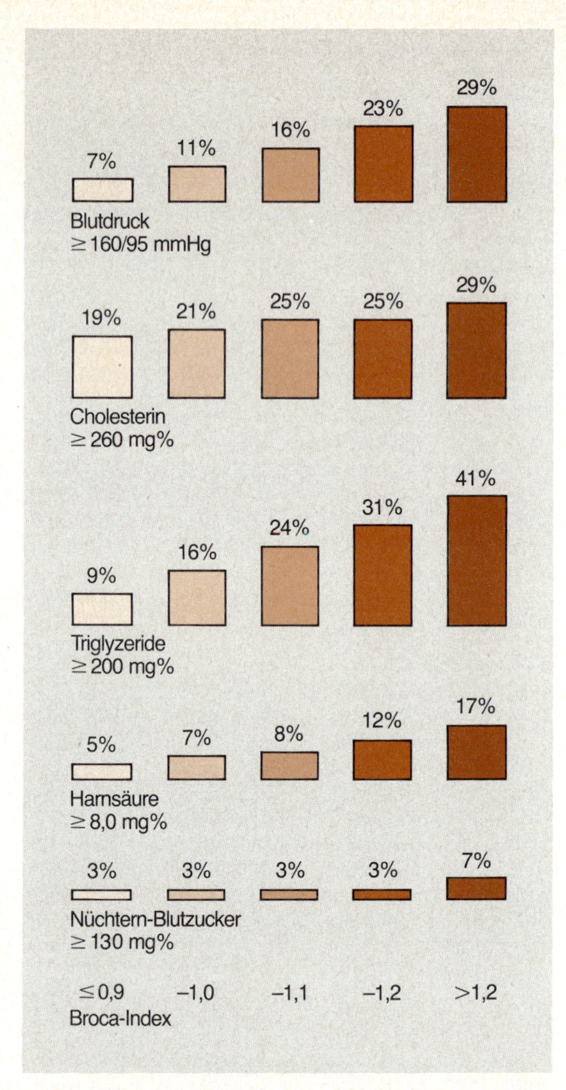


Abb. **3** Risikofaktoren in Abhängigkeit vom Körpergewicht 30- bis 60jähriger Männer (nach Deutsche Gesellschaft für Ernährung 1980)

sind bereits bei mäßiger Überschreitung des Idealgewichtes erkennbar (Abb. 3).

### Verlauf und Prognose

Die Adipositas besitzt keine Tendenz zur Rückbildung. Scheinbar spontane Gewichtsabnahme ist Folge veränderter Lebensumstände, Auftreten zusätzlicher Erkrankungen oder bewußter Bemühungen. Häufig nimmt aus einleuchtendem Grunde die Adipositas zu: Gewöhnung führt dazu, den augenblicklichen Zustand nicht mehr als therapiebedürftig zu empfinden, vorausgegangene Therapieversuche haben den Eindruck der Vergeblichkeit hinterlassen, bei uneingeschränkter Nahrungsaufnahme nimmt die körperliche Aktivität ab.
Anfänglich noch normotensive Adipöse werden mit großer Wahrscheinlichkeit später eine Hypertonie entwickeln. Arteriosklerose, kardiopulmonale Insuffizienz, Diabetes und degenerative

Skeletterkrankungen werden mit der Zeit verschlimmert.
Die Lebenserwartung ist bei Adipositas eingeschränkt. Die wissenschaftliche Kontroverse, ob die erhöhte Mortalität unmittelbar durch die Adipositas oder durch die mit der Adipositas assoziierten Risikofaktoren bedingt ist, ist für die Klinik irrelevant, da diese Risikofaktoren bei ausgeprägter Adipositas in 9 von 10 Fällen vorliegen und nur bei jüngeren Personen mit kürzerdauernder und geringer ausgeprägter Adipositas fehlen können (Tab. **6**).

Tabelle **6** Häufigkeit kardiovaskulärer Risikofaktoren bei 1332 adipösen Personen (nach Berchtold u. Mitarb.)

| | Männer % | Frauen % |
|---|---|---|
| Systolische Hypertonie | 62,2 | 54,4 |
| Diastolische Hypertonie | 75,0 | 65,1 |
| Pathologische Glucosetoleranz | 50,2 | 56,9 |
| Hypertriglyzeridämie | 55,6 | 22,9 |
| Hypercholesterinämie | 22,1 | 16,4 |
| Hyperurikämie | 29,7 | 15,5 |

Diese statistischen Zusammenhänge erlauben keine direkten Rückschlüsse auf das individuelle Schicksal und Beispiele adipöser Personen, die ein hohes Lebensalter erreichen, sprechen nicht gegen die allgemeine Übersterblichkeit.

Tabelle **7** Todesursachen bei adipösen Männern und Frauen (New York Metropolitan Life Insurance Company. Die Vergleichszahlen beruhen auf einer Statistik über 50000 Personen, die 1925/34 aufgrund ihres Übergewichts erhöhte Versicherungsprämien zu zahlen hatten) (nach Marks)

| Todesursachen | Vergleich der tatsächlichen Anzahl von Todesfällen im Vergleich mit der erwarteten in % | |
|---|---|---|
| | Männer | Frauen |
| Kardiovaskuläre und Nierenerkrankungen | 149 | 177 |
| Diabetes | 383 | 372 |
| Leberzirrhose | 249 | 177 |
| Appendizitis | 223 | 195 |
| Gallensteine | 206 | 284 |
| Krebs | 97 | 100 |
| Leukämie und Morbus Hodgkin | 100 | 110 |
| Pneumonie | 102 | 129 |
| Suizide | 78 | 73 |
| Unfälle | (111) | 135 |
| Ulzera des Magen-Darmtraktes | 67 | |

Die Grenzwerte, ab denen die Übersterblichkeit statistisch zu sichern ist, sind umstritten. Allgemein wird angenommen daß dies bei einem Übergewicht von mehr als 30% über dem Idealgewicht (s. Tab. **5**) der Fall ist. Häufige Todesursachen bei Adipositas: s. Tab. **7**. Die Begleit- und Folgekrankheiten der Adipositas können durch Gewichtsreduktion vermieden oder gebessert werden.

### Komplikationen

Die Adipositas wirft spezifische Probleme bei Unfällen, Operationen und in der Schwangerschaft auf. Die Anästhesie wird besonders bei Verwendung fettlöslicher Anästhetika problematisch. Respiratorische Komplikationen sind häufig, postoperative Beatmung ist oft erforderlich, die Thromboseprophylaxe besonders wichtig. Die operative Technik kann durch die Gewebsfülle erschwert sein. Wundheilungsstörungen, Platzbauch und Narbenhernien treten gehäuft auf. Alle wichtigen Schwangerschaftskomplikationen und Geburtskomplikationen kommen bei adipösen Frauen vermehrt vor. Die Neugeborenen sind schwerer, die Rate der Totgeburten und die perinatale Mortalität sind erhöht.

### Differentialdiagnose

Die Differentialdiagnose des Übergewichtes hat auszuschließen, daß andere Ursachen als eine Fettansammlung das Übergewicht bedingen wie Ödeme, Aszites, Kystome (das größte bisher beobachtete Kystom wog 149 kg!), Muskelmasse. Das ist in der Regel leicht möglich. Wenn eine Vermehrung der Muskelmasse bei Athleten vorliegt, kann die Bestimmung der Hautfaltendicke herangezogen werden, die mit Kalipern an mindestens 4 Stellen gemessen wird: subskapular, Außenseite des Oberarms, oberhalb der Crista iliaca, Außenseite des Oberschenkels. Sie gibt Auskunft über die subkutanen Fettdepots, die zur Masse des gesamten Fettgewebes korrelieren. Normwerte der Hautfaltendicke s. Tab. **8**. Ist die Adipositas gesichert, sind besondere ätiologische Formen auszuschließen. Bei der in der Bevölkerung weit verbreiteten Ansicht, daß hormonelle Störungen eine ätiologische Rolle spielen, kann deren Ausschluß auch aus psychologischen Gründen wichtig sein, selbst wenn die klinischen Verdachtsmomente nur gering sind.

### Therapie

Ziel der Adipositastherapie ist die Normalisierung des Körpergewichtes. Letztlich wird aber vor allem die Verhütung oder Besserung der Begleit- und Folgekrankheiten der Adipositas angestrebt. Dementsprechend ist die Indikation zur Gewichtsreduktion differenziert zu stellen.
Die Indikation zur Gewichtsabnahme ist gegeben, wenn Aussicht besteht, vorliegende Folge- oder Begleitkrankheiten dadurch zu bessern. Die Indikation kann auch aus prophylaktischen Gründen gestellt werden.

Tabelle 8 Hautfaltendicke bei nichtdiabetischen Europäern, Mittelwert ± SEM

| | Frauen | Männer |
|---|---|---|
| Anzahl | 414 | 447 |
| Mittleres Alter (Jahre) | 55,7 ± 12,9 | 55,6 ± 12,3 |
| Mittlere Größe (cm) | 160 ± 5,6 | 173 ± 6,4 |
| Mittleres Gewicht (kg) | 60,2 ± 9,5 | 75,1 ± 9,9 |
| Hautfaltendicke (mm) | | |
| Trizeps | 23,0 ± 6,8 | 14,3 ± 6,3 |
| Subskapular | 18,2 ± 9,4 | 16,9 ± 7,2 |
| Hüfte | 17,1 ± 9,4 | 17,2 ± 8,6 |
| Bauch | 34,5 ± 15,4 | 30,1 ± 13,2 |
| Kriterien der Adipositas nach Seltzer und Mayer | | |
| Trizeps | >30 | >23 |

Tabelle 9 Art und Erfolg bisheriger Abnahmeversuche. Angaben von Personen, die schon einmal eine Reduktion ihres Körpergewichts versucht haben, welche Methoden sie angewendet haben und welche sie für andere Übergewichtige empfehlen würden (nach Deutsche Gesellschaft für Ernährung 1980)

| Reduktionsmethode | selbst versuchte Methoden | empfohlene Methoden |
|---|---|---|
| Null-Diät stationär | 0,8 | 4,7 |
| Reduktionskur stationär | 2,8 | 4,3 |
| Appetitzügler auf Rezept | 2,8 | 2,5 |
| Reduktionskur unter ärztlicher Aufsicht | 4,5 | 13,2 |
| Brigitte-Diät | 3,6 | 3,7 |
| Atkins-Diät | 1,7 | 3,3 |
| IdR/ZDF-Gesundheitsmagazin | 1,7 | 2,2 |
| Punkte-Diät | 2,1 | 1,7 |
| Hollywood-Diät | 0,3 | 0,8 |
| Mayo-Diät | 3,5 | 2,3 |
| Fastentage | 6,9 | 5,7 |
| FdH/weniger gegessen | 21,8 | 32,4 |
| Saft-/Obsttage | 4,8 | 5,1 |
| Rezeptfreie Appetitzügler | 1,7 | 1,7 |
| Diät-Lebensmittel | 1,9 | 1,6 |
| Abführmittel | 2,2 | 0,3 |
| Verzicht auf Süßes | 10,8 | 3,0 |
| Verzicht auf bestimmte Nahrungsmittel | 10,1 | 4,8 |
| Anderes Eßverhalten | 2,2 | 2,4 |
| Weniger Alkohol | 5,5 | 1,2 |
| Sport getrieben | 5,0 | 2,4 |
| Andere Methoden | 3,2 | 0,6 |
| Summe | 100,0 | 100,0 |

In Anlehnung an eine Empfehlung der Deutschen Gesellschaft für Ernährung sollten idealgewichtige Erwachsene bestrebt sein, dieses Gewicht zu halten. Übergewicht von mehr als 20% nach Broca stellt als solches eine Indikation zur Gewichtsreduktion dar. Da auch Übergewicht geringeren Grades häufig mit vaskulären Risikofaktoren assoziiert ist, sollte man nach diesen fahnden und gegebenenfalls die Indikation stellen.

Mit zunehmendem Lebensalter tritt die Indikation zur vorbeugenden Gewichtsreduktion in den Hintergrund. Kontraindikationen der Gewichtsreduktion sind vor allem konsumierende Erkrankungen, Schwangerschaft und Psychosen.

Gewichtsreduktion tritt nur ein, wenn die Energiebilanz negativ ist. Dies kann grundsätzlich durch Verringerung der Energieaufnahme und/oder Steigerung der Energieabgabe erreicht werden.

Die Fülle der propagierten Therapieempfehlungen (Tab. **9**) spiegelt die Schwierigkeiten der Adipositastherapie wider, für die ein ideales Konzept bis heute fehlt. Dabei besteht das Problem nicht darin, unter kontrollierten Bedingungen eine Gewichtsreduktion zu erreichen. Dies ist immer möglich. Entscheidend ist aber, daß die Verminderung des Depotfettes risikoarm und nach Möglichkeit ambulant durchgeführt werden kann, für den Patienten akzeptabel ist und über den Zeitraum der gezielten Therapie hinaus zum Dauererfolg führt.

Das radikalste Verfahren zur Negativierung der Energiebilanz ist die energiefreie Ernährung, die in Form des Wasserfastens als sogenannte Null-Diät weite Verbreitung gefunden hat. Durch die grundlegenden Untersuchungen Cahill's sind die Adaptationsmechanismen bei völligem Energieentzug bekannt. Zunächst überwiegen der Abbau der Glykogenreserven und der Proteinkatabolismus. Erst nach durchschnittlich 10–20 Tagen stellt sich eine optimale Stoffwechselumstellung mit bevorzugtem Abbau von Fett unter weitgehender Schonung der Proteinreserven ein. Daraus folgt, daß Fastenperioden von weniger als 2 Wochen das Ziel einer Reduktion der Fettdepots weitgehend verfehlen und einzelne Fastentage eher unerwünschte Auswirkungen besitzen können.

Unter Null-Diät tritt ein durchschnittlicher täglicher Gewichtsverlust von 400–500 g ein. Stärkere Gewichtsschwankungen durch passagere Wassereinlagerungen kommen vor. Es ist auf eine ausreichende Flüssigkeitszufuhr zu achten, so daß eine tägliche Urinmenge von etwa 2 l garantiert ist. Gegebenenfalls ist eine Hyperurikämie zu behandeln und Vitaminsubstitution nötig. Obwohl die Adaptationsmechanismen in der Regel so gut funktionieren, daß erfolgreiche Fastenperioden von mehr als 200 Tagen durchgeführt werden konnten, sind wiederholt auch ernste Komplikationen, zum Teil mit letalem Ausgang, vorgekommen. Eine ständige ärztliche Überwachung unter stationären Bedingungen ist deshalb zu fordern.

Eine Verringerung der Risiken wird durch Modifikationen der Null-Diät angestrebt, bei denen geringe Mengen von Protein, Kohlenhydraten und Kalium zugegeben werden. Fasten und modifiziertes Fasten werden von den Patienten meist gut akzeptiert. Die Langzeiterfolge werden unterschiedlich beurteilt, sind aber in der Regel unbefriedigend. Als Hauptgrund dafür ist anzusehen, daß diese Verfahren vom Patienten als Heilmaßnahme mit begrenzter Dauer erlebt werden. Sie führen damit nicht zu der Neuorientierung des Eßverhaltens, die für eine anhaltende Stabilisierung des verminderten Körpergewichtes erforderlich ist. Eine »physiologische« Gewichtsreduktion gelingt durch Ernährung mit einer energiearmen Mischkost von 800–1 500 kcal (3350–6280 kJ), die auf 4–5 Mahlzeiten verteilt werden. Dabei wird angestrebt, daß der Patient den Energiegehalt seiner Kost selbst berechnet. Die Speisenauswahl bleibt ihm überlassen, soll jedoch hinsichtlich essentieller Nahrungsbestandteile überwacht werden. Auf diese Weise wird das Risiko einer spezifischen Mangelernährung fast ausgeschaltet, die Ernährungsweise wird nicht revolutioniert, sondern den Bedürfnissen angepaßt. Durch die aktive Beteiligung des Patienten an der Therapie wird das gewünschte Eßverhalten eingeübt und zum Bestandteil der bewußten Lebensführung. Bei dieser Behandlung ist die Gewichtsabnahme geringer, die Normalisierung des Gewichtes dauert dementsprechend Monate bis Jahre. Das ist kein Nachteil, da die therapeutische Ernährung kontinuierlich in die normale Dauerernährung übergeführt wird.

Als wesentlicher Nachteil kann angeführt werden, daß die tägliche Berechnung der Energiezufuhr erforderlich ist. Versuche, diesen Nachteil durch vorgefertigte Mahlzeiten definierten Energiegehaltes (z. B. Formuladiäten) oder durch vorgegebene Rezepturen zu vermeiden, haben nicht den erhofften Langzeiterfolg erbracht. In diesem Zusammenhang sind auch die zahlreichen Diätempfehlungen mit extremer Zusammensetzung zu erwähnen. Sie beruhen auf Weltanschauungen, empirischen Einzelbeobachtungen oder unbewiesenen pathophysiologischen Vorstellungen. Bevorzugt wurden ketogene Kostformen propagiert. Sie führen oft durch Aversion zur Einschränkung der Nahrungsaufnahme. Bei sensorisch akzeptablen ketogenen Diäten ist der erhoffte appetitdämpfende Effekt der Ketose nicht ausreichend, um die spontane Nahrungsaufnahme wirksam zu reduzieren. Ketogene Kostformen können zu schweren Störungen des Lipoproteinstoffwechsels und des Harnsäurestoffwechsels führen und sind nicht zu empfehlen.

Auch die Langzeiterfolge der Therapie mit energiearmer Mischkost sind unbefriedigend und weisen auf die Notwendigkeit flankierender Maßnahmen hin.

Eine ausreichende Negativierung der Energiebilanz allein durch Muskelarbeit wird selten gelingen. Körperliche Aktivität sollte dennoch fest in den Therapieplan integriert werden: Muskelarbeit reduziert den Abbau von Muskeleiweiß und begünstigt damit im Energiemangel die Einschmelzung der Fettdepots, sie steigert die Insulinempfindlichkeit der Peripherie und korrigiert die Dyslipoproteinämie des Adipösen.

Eine Gewichtsreduktion allein durch medikamentöse Maßnahmen ist nicht erfolgversprechend. Zur Einleitung einer Reduktionsdiät können Appetitzügler aber unterstützend eingesetzt werden. Die früher gefürchteten Nebenwirkungen (Suchtgefahr, sympathomimetische Effekte, pulmonale Hypertonie u. a.) sind bei den heute zugelassenen Substanzen (z. B. Fenfluramin) nicht mehr vorhanden, jedoch kommt es meist zur raschen Gewöhnung, so daß der Einsatz gezielt nur über wenige Wochen erfolgen sollte. Keineswegs darf der Patient den Eindruck gewinnen, daß diese Mittel die Diät zu ersetzen vermögen.

Schilddrüsenhormone sind nur zur Substitution bei hypothyreoten Adipösen indiziert. Die Induktion eines Hypermetabolismus durch Schilddrüsenhormone (iatrogene Hyperthyreose) ist ebenso strikt abzulehnen, wie die Anwendung der in angelsächsischen Ländern beliebten Kombination von Laxantien, Digitalis und Diuretika. Die Anwendung von Choriongonadotropin nach Simeons entbehrt jeder Grundlage. Die Erzeugung einer reversiblen Maldigestion durch Inhibition der Glukosidasen ist ineffektiv.

Neben diesen konservativen Maßnahmen sind auch chirurgische Interventionen erprobt worden. Die Kieferverdrahtung zur Verhinderung der Kaufähigkeit und intragastrische Ballons sind abzulehnende medizinische Kuriositäten. Bypass-Operationen mit partieller Ausschaltung des Magens oder großer Dünndarmabschnitte sind mit erheblichen Komplikationen belastet und stellen wahrscheinlich ein größeres Risiko dar als die Adipositas. Eine unter Umständen sinnvolle unterstützende Maßnahme kann die operative Entfernung von Fettschürzen sein.

Von wesentlicher Bedeutung für den Erfolg der Adipositastherapie ist die Schulung und Motivation des Patienten. Erst wenn der Patient die Adipositasbehandlung nicht mehr als eine ihm vom Arzt auferlegte Maßnahme, sondern als Erfüllung seines eigenen Wollens und Wünschens erlebt, kann ein Dauererfolg erwartet werden. Der Arzt übernimmt dann bei dem sich selbst behandelnden Patienten die Rolle eines sachkundigen Beraters, der durch anteilnehmendes Interesse, Lob und Ermahnung die Eigenmotivation verstärkt. Um dieses Rollenspiel zu erreichen, muß zunächst Wissen vermittelt werden (Tab. **10**). Sodann sind psychologische Hindernisse, die einer Gewichtsnormalisierung entgegenstehen, aufzudecken. Darauf aufbauend sind unter Einbeziehung verhaltenstherapeutischer Methoden Hilfen für die Durchführung der Therapie zu geben. Der Einsatz von Ernährungsberatern und/oder Psychologen kann durch den Arzt kaum ersetzt werden. Bei vielen Patienten bewährt sich die Therapie in der Gruppe, deren Dynamik die Motivation verstärkt und praktische Hilfen vermittelt.

Tabelle **10** Ambulante Adipositasbehandlung

I Indikationsstellung zur prophylaktischen oder kurativen Therapie und Erhebung des Gesundheitsstatus

II Schulung und Motivation des Patienten

1. Aufklärung über Gesundheitsrisiken und deren Reversibilität; Ursachen der Adipositas, Möglichkeiten und voraussichtliche Dauer der Adipositasbehandlung
2. Erläuterung der energiereduzierten Mischkost: Nahrungsmittelkunde, Energieberechnung, Häufigkeit und Verteilung der Mahlzeiten, Flüssigkeitsbedarf, Rezeptvorschläge. Ernährungsprotokoll, Einflüsse der Reduktionskost auf Begleitkrankheiten (z. B. Diabetes mellitus, Hypertonie), Nebenwirkungen und Gegenmaßnahmen, Gewichtsbeobachtung und erwarteter Gewichtsverlauf, körperliche Aktivität
3. Vereinbarung der Therapieziele

III Aufstellung des Behandlungsplanes

1. Festlegung der Energieaufnahme
2. Vereinbarung der Arztbesuche mit Kontrolle von: Ernährung (Diätassistent, Ernährungsmedizinischer Berater), Gewichtsverhalten, Komplikationen; Problemlösung
3. Einbindung in eine verhaltenstherapeutische Therapie- oder Selbsthilfegruppe

**Merke:** Unter Adipositas versteht man Übergewicht infolge Vermehrung des Fettgewebes. Adipositas ist mit zahlreichen Krankheiten und Krankheitsrisiken assoziiert. Diese sind fast alle bei Gewichtsreduktion reversibel. Bei erheblicher Adipositas ist die Lebenserwartung eingeschränkt. Die Therapie besteht in einer Negativierung der Energiebilanz.

### Weiterführende Literatur

Berchtold, P., M. Berger, V. Jörgens, C. Daweke, E. Chantelau, F. A. Gries, H. Zimmermann: Cardiovascular risk factors and HDL-cholesterol levels in obesity. Intern. J. Obesity *5*, 1 (1981)

Blum, K. U.: In Hornbostel, H., W. Kaufmann, W. Siegenthaler: Innere Medizin in Praxis und Klinik, 2. Aufl., Bd. IV: Verdauungstrakt, Ernährungsstörungen, Stoffwechselvergiftungen. Thieme, Stuttgart 1978

Davidson, Sir St., R. Passmore, J. F. Brock: Human Nutrition and Dietetics, 5th ed. Churchill Livingstone, Edinburgh 1972

Deutsche Gesellschaft für Ernährung: Ernährungsbericht 1980. Eigenverlag, Frankfurt 1980

Deutsche Gesellschaft für Ernährung: Material zum Ernährungsbericht 1980. Eigenverlag, Frankfurt 1980

Goodhart, R. S., M. E. Shils: Modern Nutrition in Health and Disease, 6th ed. Lea & Febiger Philadelphia 1980

Gries, F. A., P. Berchtold, M. Berger: Adipositas – Pathophysiologie, Klinik und Therapie. Springer, Berlin 1976

Pudel, V.: Zur Psychogenese und Therapie der Adipositas. Springer, Berlin 1978

# Alimentäre Hyperlipoproteinämien

**Definition:** Alimentäre Hyperlipoproteinämien bilden eine heterogene Gruppe von Störungen des Lipoproteinstoffwechsels. Sie weisen viele Ähnlichkeiten mit primären Hyperlipoproteinämien auf, jedoch ist eine Familiarität nicht nachweisbar, und es fehlen ernährungsunabhängige biochemische Defekte. Die Veränderungen im Lipoproteinstoffwechsel sind durch Ernährungsumstellung voll reversibel. Man unterscheidet akute und chronische Formen.

### Häufigkeit

Alimentäre Hyperlipoproteinämien kommen vermutlich sehr häufig vor. Die Heterogenität dieser Krankheitsbilder und die Kombination mit primären und sekundären Lipoproteinämien lassen aber keine genauen Angaben über die Häufigkeit zu.

### Pathophysiologie

Zu alimentären Hyperlipoproteinämien kommt es durch eine vermehrte Zufuhr von Cholesterin, von gesättigten Fettsäuren (vor allem Myristin-, Palmitin- und Stearinsäure), von Kohlenhydraten (vor allem Mono- und Disacchariden) und von Alkohol. Die Kombination dieser Faktoren verstärkt die Wirkung der einzelnen Nahrungskomponenten auf den Lipoproteinstoffwechsel. Vermehrtes Substratangebot führt zu einer gesteigerten Synthese von Chylomikronen und Lipoproteinen sehr niederer Dichte (VLDL) und sekundär auch von Lipoproteinen niederer (LDL) und hoher (HDL) Dichte. Ein pathogenetisches Konzept der alimentären Hyperlipoproteinämie bei globaler Überernährung mit Adipositas ist in

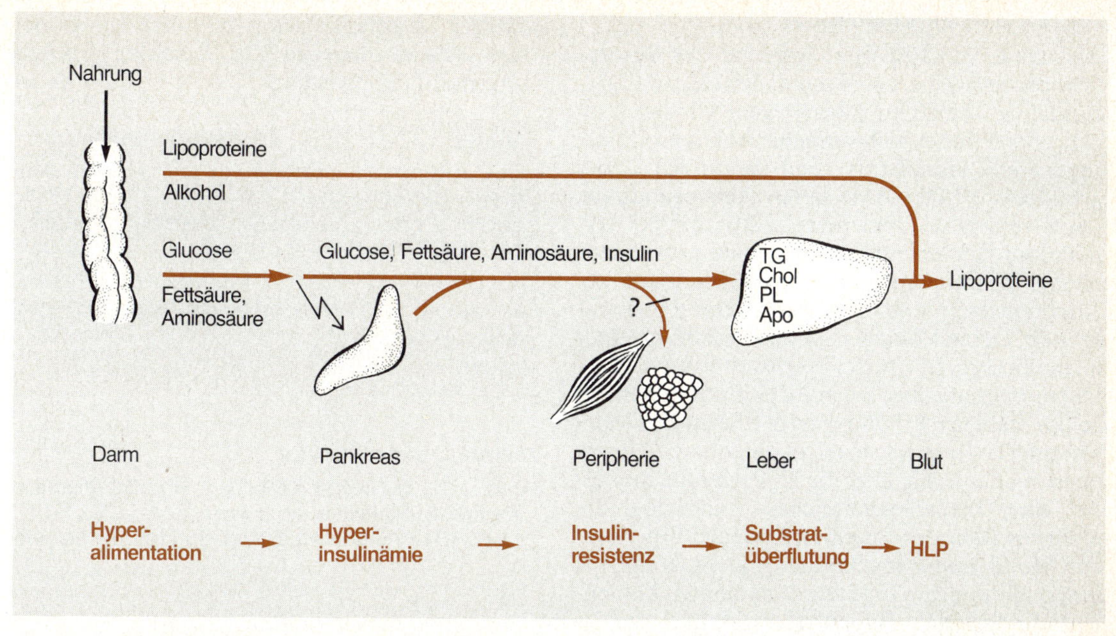


Abb. **4** Schema der Pathogenese der alimentären Hyperlipoproteinämie (HLP), TG = Triglyzeride, Chol = Cholesterin, PL = Phospholipide, Apo = Apolipoprotein

Abb. 4 dargestellt. Demnach führt die Hyperalimentation zu einer Stimulation der endogenen Pankreassekretion (Hyperinsulinämie) und in deren Gefolge zu einer peripheren Insulinunterempfindlichkeit durch »down-« Regulation der Rezeptoren. Gemeinsame Folge dieser beiden Vorgänge ist ein erhöhtes Angebot von Glucose, Aminosäuren, freien Fettsäuren und Glycerin sowie Insulin an die Leber, die mit einer vermehrten Synthese von Lipoproteinen (VLDL) reagiert. Zusätzlich ist auch die Lipoproteinsynthese im Darm gesteigert.

Weitere Mechanismen sind eine erhöhte enterale Cholesterinresorption, eine verminderte biliäre Cholesterinausscheidung und ein unvollständiger Rückkoppelungsmechanismus auf die intestinale und hepatische Cholesterinsynthese, so daß die Hemmung durch Nahrungscholesterin teilweise ausbleibt und aufgrund der ungehemmten endogenen Synthese und alimentären Zufuhr eine Vergrößerung des Cholesterinpols im Körper resultiert. Unabhängig von einer globalen Überernährung stellt die bei vermehrter Kohlenhydratzufuhr gesteigerte Insulinsekretion eine Teilursache der erhöhten Synthese triglyzeridreicher Lipoproteine dar. Erhöhte Kohlenhydratzufuhr kann auch ohne Induktion einer Hypertriglyzeridämie zur Senkung des HDL-Cholesterins führen. Die Mechanismen dieses Vorganges sind nicht genau bekannt. Mäßiger Alkoholkonsum bis etwa 40 g/Tag führt über gleichfalls unbekannte Mechanismen zu einer Erhöhung der HDL-Cholesterinkonzentration. Die alkoholische Hyperlipoproteinämie ist Folge eines erhöhten Substratangebotes der Triglyzeridsynthese (Acetyl-CoA) und eines gestörten peripheren Lipoproteinmetabolismus.

## Ätiologie

Die Ursache des gestörten Lipoproteinstoffwechsels ist in einer partiellen oder globalen Überernährung bei prädisponierten Personen zu sehen. Das Wesen der Prädisposition kann nicht klar definiert werden. Da fließende Übergänge zwischen normaler und pathologischer Reaktion auf ein überhöhtes Nahrungsangebot bestehen und primäre Stoffwechseldefekte nicht nachweisbar sind, kann die Prädisposition am besten als grenzwertige Reaktion im Rahmen der physiologischen Variationsbreite verstanden werden.

## Klinik

### Befunde

Bei prädisponierten Personen kann es nach vermehrtem Alkoholkonsum innerhalb weniger Tage zu einer extremen Erhöhung der Serumtriglyzeride bis über 5000 mg/dl (56,5 mmol/l) kommen. Mit dieser akuten Hyperlipoproteinämie gehen häufig Abdominalkoliken und eine akute Pankreatitis einher. Bei einem Teil der Patienten kommt es zur eruptiven Xanthomatose mit Aufschießen multipler stecknadelkopfgroßer Xanthome vor allem am Stamm, im Bereich des Schulter- und Beckengürtels und an den Streckseiten der Extremitäten. Im Blut überwiegen VLDL. Nach Alkoholkarenz kommt es innerhalb weniger Tage zu einem zunächst raschen, dann langsameren Abfall der Blutlipide, die in der Regel nach 2 Wochen wieder in den Normalbereich abgesunken sind.

### Spezielle Untersuchungsbefunde

Aufnahme von Fett führt während der Resorptionsphase zu einer (postprandialen) Hypertriglyzeridämie. Zunächst überwiegen Chylomikronen, später finden sich vermehrt Abbauprodukte, sogenannte »remnants«, und die in der Leber gebildeten VLDL sowie deren Abbauprodukte. Diese resorptive (alimentäre postprandiale) Hyperlipoproteinämie klingt auch nach extrem fettreichen Mahlzeiten innerhalb 8–10 Stunden ab. Nüchternserum enthält deshalb keine Chylomikronen. Deren Vorliegen ist stets Ausdruck einer nichtalimentären Fettstoffwechselstörung.
Überernährung über längere Zeit führt in der Regel zu mäßigen Erhöhungen der Serumcholesterin- und Triglyzeridspiegel, in den oberen Normbereich oder wenig über die 95. Perzentile hinaus. Bei einer kohlenhydratreichen Ernährung, die mehr als 60% der Energie vorwiegend in Form von Mono- und Disacchariden enthält, kommt es innerhalb weniger Tage zur sogenannten kohlenhydratinduzierten Hypertriglyzeridämie. Sie ist durch eine Erhöhung der VLDL im Nüchternplasma charakterisiert. Die Triglyzeridspiegel können über 300 mg/dl (3,4 mmol/l) ansteigen. Der postprandiale Triglyzeridanstieg ist vergleichsweise geringer als nach fettreichen Mahlzeiten. Kohlenhydratreiche Dauerernährung induziert bei Gesunden jedoch Adaptationsmechanismen, die dazu führen, daß nach einigen Wochen die Nüchterntriglyzeridkonzentrationen wieder in den Normbereich abfallen. Bleibt diese Adaptation aus, ist das Vorliegen einer nichtalimentären Fettstoffwechselstörung anzunehmen.
Eine erhöhte Zufuhr von gesättigten Fettsäuren und Cholesterin steigert den Cholesterinspiegel im besonderen durch Erhöhung des LDL-Cholesterins. Der hierdurch bedingte Anstieg des Plasmacholesterins kann 20–30% betragen. Im Gegensatz zur Kohlenhydratinduktion sind keine Adaptationsmechanismen mit spontaner Normalisierung der Blutlipide bekannt.
Die chronischen alimentären Hyperlipoproteinämien führen nicht zu Xanthomen. Bei den Hyperlipoproteinämien mit hohem Triglyzeridspiegel liegt häufig auch eine Fettleber vor. Die wesentliche Bedeutung der alimentären Hyperlipoproteinämie liegt in der Steigerung des Arterioskleroserisikos.

### Therapie

Die Therapie besteht in einer gezielten Ernährungsumstellung.

### Verlauf und Prognose

Abhängig von Ausmaß und Dauer der alimentären Hyperlipoproteinämien erhöht sich – wie bei den familiären, den polygenetischen und sekundären Hyperlipoproteinämien – das kardiovaskuläre Erkrankungsrisiko. Die Gefäßkomplikationen werden aber in der Regel erst nach dem 40. Lebensjahr manifest.
Mäßiger Alkoholkonsum mit Erhöhung der HDL scheint dagegen das koronare Erkrankungsrisiko zu verringern.

**Merke:** Alimentäre Hyperlipoproteinämien sind häufige Fettstoffwechselstörungen, die durch Ernährungseinflüsse ausgelöst und durch Ernährungstherapie beseitigt werden können, ohne daß genetisch bedingte Ursachen oder auslösende Primärerkrankungen erkennbar sind. Alimentäre Hyperlipoproteinämien können das kardiovaskuläre Risiko erhöhen.

### Weiterführende Literatur

Schettler, G., H. Greeten, G. Schlierf, D. Seidel: Fettstoffwechsel. In Handbuch der Inneren Medizin, Bd. VII/4: Stoffwechselkrankheiten, 5. Aufl. Springer, Berlin 1976

# Gesundheitsstörungen durch globale und partielle Mangelernährung

## Unterernährung

**Definition:** Unterernährung liegt vor, wenn der Mindestbedarf an Energie und/oder an essentiellen Nährstoffen nicht gedeckt ist. Der Mindestbedarf kann definiert werden als kleinste Nährstoffmenge die zugeführt werden muß, um Mangelerscheinungen zu verhüten, die durch klinische Zeichen oder durch Meßparameter biochemischer oder physiologischer Funktionen nachgewiesen werden können (Food and Agriculture Organisation of the United Nations 1972)

Eine optimale Nährstoffzufuhr/Versorgung läßt sich nicht ohne weiteres festlegen. Empfehlungen für die wünschenswerte Zufuhr von essentiellen Nährstoffen orientieren sich am Minimalbedarf. Die Nährstoffmenge, die gerade reicht, um Schäden zu vermeiden, ändert sich jedoch mit unterschiedlichen physiologischen und pathologischen Zuständen. Im standardisierten Mangelexperiment lassen sich Aussagen für einzelne essentielle Nährstoffe gewinnen. Die isolierte mangelhafte Bedarfsdeckung eines einzelnen Nährstoffes kommt jedoch in der Praxis selten vor. Bei Ernährungsempfehlungen werden deshalb Sicherheitsspannen eingeplant (Save level of intake) (Tab. **11**). Die empfehlenswerte Höhe der Nährstoffzufuhr umfaßt Mengen, bei deren Aufnahme gesunde Personen erfahrungsgemäß frei von Mangelschäden bleiben (DGE), oder Mengen, die als notwendig angesehen werden, um den physiologischen Bedarf zu decken und die Gesundheit fast aller Individuen einer definierten Gruppe (»normale«, gesunde Menschen) zu erhalten (FAO).

Unterernährung oder Fehlernährung von entsprechender Dauer und Schwere führt zu Krankheitserscheinungen. Für die Folgezustände der Unter- oder Fehlernährung werden auch Bezeichnungen wie Hungerdystrophie, Magerkeit, Magersucht, Marasmus und Kachexie benutzt. Häufig liegt ein kombinierter Energieprotein-Mangel (Protein – Kalorie – Malnutrition) zugrunde. Dieser ist nicht selten mit einer Unterversorgung weiterer essentieller Nahrungsbestandteile (essentielle Fettsäuren, Calcium, Eisen, Jod, Thiamin, Folsäure, Retinol, Riboflavin usw.) gekoppelt.

Tabelle **11** Empfehlenswerte tägliche Zufuhr für Erwachsene (gerundete Mittelwerte für Männer und Frauen) DGE 1975

| Energie | Protein | Essentielle Fettsäuren (Linolsäure) |
|---|---|---|
| 2400 kcal | 59 g | 10 g |
| (10050 kJ) | 0,9 g/kg KG | |

### Häufigkeit und Vorkommen

Unterernährung tritt hauptsächlich in Entwicklungsländern auf und betrifft dann in erster Linie Personen mit besonders hohem Proteinbedarf (Kinder, Schwangere, alte Menschen). Eine rasche Verbreitung ist jedoch auch in entwickelten Gebieten möglich, bei Katastrophensituationen, besonders in Gegenden mit hoher Besiedlung und Zivilisation. In den Überflußgesellschaften kann Unter- oder Fehlernährung auch das Ergebnis der Bevorzugung verfeinerter, aber im Gehalt an essentiellen Nährstoffen reduzierter Lebensmittel, einseitiger Ernährung, z. B. bei Alkoholikern oder Nahrungsverwertungsstörungen (Malassimilation) sein.

### Pathophysiologie

Zur Beurteilung des Ernährungszustandes bzw. Deckung des Nährstoffbedarfs werden Meßgrößen wie das Körpergewicht, Fettfaltendicke und bestimmte biochemische Parameter (z. B. Gesamteiweiß und Albumin im Serum, Kreatinin und Harnstoff im Serum, Kreatinin- und Harnstoffausscheidung, Blutbild, Hämatokrit, Serumelektrolyte, Eisenspiegel, Eisenbindungskapazität des Serums und Transferrin) herangezogen. Auch Ernährungsanamnesen können zusätzlichen Aufschluß geben. Bilanzuntersuchungen dagegen sind meist zu aufwendig. Besonders ein kompensierter Nährstoffmangel ist schwierig aufzudecken, da die Erschöpfung der Nährstoffreserven des Organismus nur langsam erfolgt und der Bedarf bestimmter Nährstoffe vorübergehend durch eine erhöhte Zufuhr anderer Nährstoffe gedeckt werden kann. Im fortgeschrittenen Stadium werden die Mangelsymptome zunehmend spezifisch für die einzelnen Nährstoffe, jedoch sind auch dann die Symptome oft von denen zusätzlicher Begleitkrankheiten überlagert. Es ist bekannt, daß ein extrem niedriges Körpergewicht negative gesundheitliche Folgen hat. Der kritische Gewichtsbereich, der nicht unterschritten werden soll, da er die Entstehung von Krankheiten begünstigt oder für sich selbst als krankhaft zu bezeichnen ist, ist jedoch fließend und zeigt individuelle Unterschiede. Völlige Nahrungskarenz mit alleiniger Wasserzufuhr führt bei normalem Ausgangsgewicht in der Regel nach 30–60 Tagen zum Hungertod. Eine Unterschreitung des Sollgewichts (Broca) um mehr als 50%, bedeutet absolute Lebensgefahr, während ein »Untergewicht« bis zu 20% des Sollgewichts noch physiologisch sein kann, und als anlagebedingte Magerkeit nicht unbedingt therapiebedürftig ist. Ein Gewicht, was um mehr als 20% unter dem Sollgewicht liegt, gilt dagegen als therapiebedürftige Kachexie.

### Ätiologie

Unterernährung kann durch verminderte Nahrungszufuhr, herabgesetzte Nahrungsausnutzung und vermehrten Energieverbrauch hervorgerufen werden. Eine unzureichende Energieaufnahme mit der Nahrung erfolgt z. B. bei einem reduzierten Hungergefühl mit Schädigung des Appetitzentrums (toxisch, degenerativ, traumatisch, tumorös), bei abnormem psychischen Verhalten und sehr einseitigen Kostformen. Die Nahrungszufuhr kann auch vorübergehend durch interkurrente Erkrankungen und Medikamenteneinnahme (Appetitlosigkeit) beeinträchtigt werden. Der verminderten Nahrungsausnutzung liegen häufig Digestions- und/oder Absorptionsstörungen bei Dünndarmerkrankungen zugrunde. Die Digestion und Absorbierbarkeit sind abhängig von der Menge, der Zusammensetzung, der Zubereitung und den Begleitstoffen der Nahrung. Störungen des exokrinen Pankreas und Erkrankungen des gesamten Gastrointestinaltraktes sind die Hauptursachen des Malassimilationssyndroms.
Zu einem erhöhten Energieumsatz und damit zu der Notwendigkeit einer erhöhten Nahrungsaufnahme kommt es bei schweren Infektionen und Traumen, chronischem Arzneimittelverbrauch, Lebererkrankungen, Alkoholismus, konsumierenden Erkrankungen, Polytraumen, bei künstlicher Beatmung und der Hyperthyreose. Auch angeborene oder erworbene Stoffwechselkrankheiten können mit einer Störung des Nährstoffumsatzes und einem gesteigerten Bedarf einhergehen.

### Klinik

#### Anamnese

Je nach Fehlen essentieller Bestandteile in der Nahrung, ist das Krankheitsbild unterschiedlich und bei einer nur mäßig ausgeprägten Unterernährung sind die Zeichen zunächst oft unspezifisch. Als erstes macht sich häufig eine Abnahme der körperlichen und geistigen Leistungsfähigkeit bemerkbar. Müdigkeit, Kälteempfindlichkeit, Schwindel, Apathie, Depression, Amenorrhö, Libido- und Potenzverlust sind weitere Symptome.

#### Befunde

Die kachektischen Patienten kennzeichnet ein greisenhaftes Aussehen mit faltiger, trockener, atrophischer Haut (abgehobene Hautfalten bleiben stehen), die häufig braun pigmentiert ist. Die Muskulatur ist vermindert und schlaff. Mundwinkelrhagaden, eine Glossitis und Stomatitis mit gestörtem Geschmacksempfinden sind häufige Begleiterscheinungen der Mangelernährung. Häufig beobachtet werden auch eine verlangsamte Pulsfrequenz (um 60/min), hypotone Kreislaufregulationsstörungen (RR-Abfall bis auf 70/30 mmHg), eine herabgesetzte Körpertemperatur (35–36 °C), eine Verminderung des Serumeiweißes ($<5$ g/dl $\triangleq$ $<50$ g/l), der Albuminfraktion ($<2$ g/dl $\triangleq$ $<20$ g/l) und des Blutglucosespiegels sowie Anämie und Lymphozytose. Der reine Kalorienmangel führt selten zu Verschiebungen im Eiweißspektrum des Serums, jedoch ist der Kalorienmangel meist mit einem Eiweißmangel gepaart.
Eine langanhaltende Unterernährung kann auch zur Hungerosteopathie mit Knochenschmerzen führen. Die fortgeschrittene Unterernährung geht meist mit Hungerödemen einher. Nicht immer sind die Ödeme an den Augenlidern, im Gesicht, an den Händen, den Beinen und dem Bauch zu dem vorliegenden Albuminmangel korreliert. Während bei der trockenen Hungerdystrophie (Symptome des Eiweiß-Kalorien-Mangels überwiegen die Symptome des Vitaminmangels) das Blutvolumen noch normal ist, ist bei der feuchten Hungerdystrophie eine Verminderung des Blutvolumens nachweisbar.

### Differentialdiagnose

Zu unterscheiden von der Unterernährung ist die Lipodystrophie. Bei dem Fettgewebsschwund, der häufig in Mittelmeergebieten anzutreffen ist, liegt eine abnorme Verteilung des Depotfetts vor (Fettgewebsschwund an Kopf, Hals, Thorax und den Armen, vermehrte Fetteinlagerung im Bekken- und Beinbereich). Ebenfalls abzugrenzen sind die konstitutionelle Magerkeit (erbliche Anomalie der Depotfettbildung), die Anorexia nervosa und der Karzinommarasmus.

### Therapie

Der Aufbau einer kalorisch und an essentiellen Bestandteilen vollwertigen Ernährung soll langsam erfolgen, da initial eine mangelhafte Digestion vorliegt. Wichtig ist die ausreichende, biologisch hochwertige Eiweißzufuhr (1,5–2,5 g/kg Sollgewicht). Zunächst wird eine leicht resorbierbare Nahrung (Monosaccharide, Eiweißhydrolysate, Stärkebrei, Milcheiweiß) verabreicht, die anfangs auch durch eine parenterale Ernährung ergänzt werden kann. Bei Vorliegen einer Anämie und Hypalbuminämie sind evtl. Vollblut- oder Humanalbumininfusionen günstig. Cave Überfütterung. Gleichzeitig mit der Auffütterung muß die Therapie der Begleitkrankheiten angestrebt werden (Ausschaltung von Noxen, Infektbehandlung).

### Verlauf und Prognose

Meist sind die Funktionsstörungen, die aus der Unterernährung resultieren, innerhalb weniger Tage reversibel, wenn entsprechend substituiert wird. Häufig führen erst die sekundären Folgekrankheiten der anhaltenden Unterernährung zu einem irreversiblen Zustand. Die Prognose ist maßgeblich abhängig von der Zusammensetzung der Nahrung und den Begleitkomplikationen, bei denen Infektionskrankheiten, die durch die verminderte Resistenz bei Nahrungsmangel begünstigt werden, ganz im Vordergrund stehen. Häufig wird die Unterernährung über lange Zeit kompensiert. Eine chronisch kompensierte Unterernährung, die durch eine geringgradige Verbesserung der Ernährung, die jedoch von einer Normalisierung weit entfernt ist, zustande kommt, führt oft erst nach 4–5 Jahren zu Dauerschäden (arteriosklerotische Komplikationen, Lebererkrankungen, Nephrosklerose, hirnorganische Dauerschäden).
Eine akute Ödemausschwemmung bei extremer Kachexie mit Begleitinfekt bedeutet oft das Signum mortis; auch mit optimaler Therapie ist eine Restitutio nicht mehr möglich. Es kommt zu irreversiblen Kreislaufschädigungen und zu einem Versagen des Zentralnervensystems.

**Merke:** Unterernährung kann Folge einer verminderten Nahrungszufuhr, herabgesetzten Nahrungsausnutzung oder eines vermehrten Energieverbrauches sein. Die Unterschreitung des Sollgewichtes um mehr als 20% gilt als therapiebedürftig, um mehr als 50% als absolut lebensgefährlich. Wichtig ist ein langsamer Aufbau einer kalorisch und an essentiellen Bestandteilen vollwertigen Kost bei gleichzeitiger Behandlung vorliegender Begleitkrankheiten.

### Weiterführende Literatur

Alleyne, G.A.O., R.W. Hay, D.I. Picou, J.R. Stanfield, R.G. Whitehead: Protein-energy Malnutrition. Arnold, London 1977

Deutsche Gesellschaft für Ernährung: Empfehlungen für die Nährstoffzufuhr, 3. Aufl. Umschau, Frankfurt 1975

Lang, K.: Biochemie der Ernährung, 4. Aufl. Steinkopff, Darmstadt 1979

Recommended Dietary Allowances, 8th ed. National Academy of Sciences, Washington 1974

## Eiweißmangel

**Definition:** Eiweißmangel liegt vor, wenn die Zufuhr den Bedarf nicht deckt (nutritiver Eiweißmangel). Da Protein nicht in nennenswerter Menge gespeichert werden kann, muß der Bedarf täglich gedeckt werden. Dabei ist der Proteinbedarf abhängig von der Qualität des Proteins, d.h. von dem Gehalt an essentiellen Aminosäuren. Eiweißmangel ist häufig kombiniert mit Energiemangel, führt aber auch ohne gleichzeitiges Kaloriendefizit zu Krankheitserscheinungen. Ein rasch entstehender Proteinmangel bei relativ ausgeglichener Energiebilanz im Kindesalter führt zu Kwashiorkor, ein allmählich sich entwickelnder Protein- und Energiemangel zum Marasmus. Eiweißmangel kann auch aus primär nicht nutritiven Gründen infolge gesteigerten Verlusts oder Abbaus bzw. gestörter Synthese entstehen.

### Häufigkeit und Vorkommen

In Industrieländern ist der Proteinmangel infolge mangelhafter Zufuhr mit der Nahrung selten. Er kommt nur bei extrem einseitigen Kostformen vor (alte Menschen, Angehörige bestimmter weltanschaulich geprägter Gruppen). Eiweißmangel ist dagegen in Entwicklungsländern ein zentrales Gesundheitsproblem.

### Pathophysiologie

Je höher die biologische Wertigkeit des Nahrungsproteins, d.h. der Gehalt an essentiellen Aminosäuren ist, desto niedriger ist die Bedarfsmenge (Tab. **12**). Fehlt eine bestimmte Aminosäure in der Nahrung, so sinkt ihr Plasmaspiegel ab. Das mit der Nahrung zugeführte Aminosäuremuster erlaubt nur eine grobe Abschätzung der tatsächlichen biologischen Wertigkeit für den Organismus, da Einflüsse durch die Art der Zufuhr und den Gehalt an zusätzlichen Nährstoffen sowie die eigentliche Bioverfügbarkeit nicht erfaßt werden können. Es ist also nur schwer zu beurteilen, ob ein optimales Aminosäurespektrum aufgenommen wird. Auch führen wahrscheinlich bestimmte Erkrankungen und schwere Traumen zu einer Verschiebung des physiologischerweise optimalen Aminosäuremusters.
Auch bei einer zu geringen Proteinzufuhr wird der Proteinabbau nicht völlig gebremst. Allerdings sind die einzelnen Proteinfraktionen unterschiedlich betroffen. Meist ist zunächst der Eiweiß- und Enzymgehalt der Leber vermindert, es folgt die Erniedrigung des Serumalbumins, der Abbau von Muskelprotein, Verdauungsfermenten, Bindegewebsprotein und Serumglobulin. Der Proteinbestand des Gehirns und der endokrinen Organe bleibt bis zuletzt erhalten. Zum Hungertod kommt es, wenn ein nicht mehr kompensierbarer Verlust auch dieses funktionell wichtigen Körperproteins eintritt.

Tabelle **12** Tagesbedarf gesunder Erwachsener an essentiellen Aminosäuren (Referenz-Aminosäuremuster nach FAO 1973)

| | mg/g Protein |
|---|---|
| Histidin | – |
| Isoleucin | 18 |
| Leucin | 25 |
| Lysin | 22 |
| Methionin und Cystin | 24 |
| Phenylalanin und Tyrosin | 25 |
| Threonin | 13 |
| Tryptophan | 6,5 |
| Valin | 18 |

(dabei werden 0,55 g Protein/kg Körpergewicht als ausreichende Tageszufuhr angegeben)

Die energetische Unterernährung bei nachweisbar ausreichender Eiweißaufnahme führt ebenfalls zum Proteinmangel, da der Organismus den eigenen Proteinbestand angreift, wenn andere Energiereserven (Fettspeicher, Leberglykogen) aufgebraucht sind, um den Energiebedarf zu sichern. Im Kohlenhydratmangel wird der Blutglucosespiegel durch Glukoneogenese aus Aminosäuren aufrechterhalten. Andererseits kommt es im Proteinmangel durch endokrine Steuerung zu einer Senkung des Proteinumsatzes, die Reutilisation von Aminosäuren aus abgebautem Protein ist erhöht.

### Ätiologie

Eiweißmangel kann sowohl durch unzureichende Eiweißaufnahme als auch durch Eiweißzufuhr von geringer biologischer Wertigkeit und auch durch energetische Unterernährung entstehen. Dabei ist zu berücksichtigen, daß bestimmte Krankheitszustände wie chronisch rezidivierende Infekte, Fieber, Gastroenteritiden und Harnwegsinfekte wegen des erhöhten Proteinumsatzes zu einer Bedarfssteigerung führen, der oft nicht Rechnung getragen wird. Eine katabole Stoffwechsellage, wie sie z. B. nach schweren Traumen, Verbrennungen und im postoperativen Streß anzutreffen ist, verlangt ebenfalls eine erhöhte Proteinzufuhr. Auch Erkrankungen, die mit einem chronischen Proteinverlust einhergehen (chronische Eiterungen, Fisteln, exsudative Enteropathie, nephrotisches Syndrom) können zum Eiweißmangel führen. Störungen des Proteinstoffwechsels kommen vor als Begleiterscheinungen der Leberzirrhose, des chronisch dekompensierten Diabetes mellitus und chronischer Intoxikationen wie Alkoholismus und Morphinismus.

### Klinik

#### Befunde

Das Krankheitsbild ist abhängig vom Lebensalter, dem Ausmaß und der Geschwindigkeit, mit der das Proteindefizit entstanden ist. Auch Art und Grad begleitender Mangelzustände, die auslösende Ursache und Begleitkrankheiten prägen das klinische Bild.
Der Kwashiorkor geht einher mit Ödemen, teigiger Fetteinlagerung, schuppenden Dermatosen, Muskelatrophie und einer Depigmentierung der Haare. Die Patienten sind nichts besonders abgemagert. Der sich langsam entwickelnde Marasmus dagegen wird in erster Linie durch das Bild der Kachexie (Verlust an Körpermasse) bestimmt. Komplikationen und Begleitkrankheiten können das Erscheinungsbild überlagern.

#### Besondere Untersuchungsbefunde

Die Diagnose des Eiweißmangels kann durch die immer nachweisbare Albuminverminderung im Serum (<2 g/100 ml ≙ <20 g/l oder unter 40% des Gesamteiweiß) gestützt werden. Das Absinken des Albuminspiegels um 1 g/100 ml (10 g/l) entspricht einem Verlust von etwa 1200–1500 g Körperprotein. Aber auch das Absinken der Transportproteine (Transferrin, Retinol-bindendes Protein, Präalbumin, Thyroxin-bindendes Präalbumin), die Verminderung der freien Aminosäuren im Plasma (Leucin, Isoleucin, Valin, Methionin) und eine negative Stickstoffbilanz sprechen für Proteinmangel.
Da die überwiegende Menge an Stickstoff aus dem Protein stammt, erlaubt die Stickstoffbilanz zumindest eine grobe Aussage darüber, inwieweit der Proteinbedarf gedeckt ist. Der Stickstoffgehalt der Lebensmittel kann dabei als Maß für die Proteinzufuhr herangezogen werden (1 g ≙ 71 mmol Stickstoff entspricht etwa 6,25 g »Rohprotein«), während die Stickstoffausscheidung im Harn als Maß für den Aminosäurenabbau oder renale Proteinverluste dient. Die Stickstoffausscheidung im Kot gibt Aufschluß über nicht ausgenutztes Nahrungsprotein bzw. Stickstoffverluste über den Intestinaltrakt. Stickstoffverluste über die Haut können kaum erfaßt werden. Sie werden häufig als Konstante (nach Kraut: 250 mg [17,8 mmol]/Tag bei Männern, 120 mg [8,6 mmol]/Tag bei Frauen) berücksichtigt. Eine negative Stickstoffbilanz entspricht einem Proteinmangel. Solche Bilanzuntersuchungen erfordern jedoch erheblichen Aufwand und eine konstante Ernährung über mindestens 8–10 Tage.
Häufig wird lediglich die Harnstoffausscheidung im Urin zur Beurteilung des Proteinumsatzes herangezogen. Bei normaler Nierenfunktion erlaubt die tägliche Harnstoffausscheidung im Urin Rückschlüsse auf den Proteinumsatz (1 g [17 mmol] Harnstoff entspricht etwa 3 g Protein). Eine niedrige Harnstoffausscheidung spricht für eine niedrige Proteinaufnahme (Mangelzufuhr

oder Mangelabsorption), eine normale oder erhöhte Ausscheidung bei klinischer Malnutrition weist auf eine katabole Stoffwechsellage hin.
Ein Absinken des Kreatinin-Harnstoff-Quotienten (normal 1:20) auf 1:10 oder weniger, bedeutet in der Regel eine zu niedrige Proteinaufnahme, nicht jedoch unbedingt auch Proteinmangel. Die Kreatininausscheidung im Harn ist abhängig von der vorhandenen Muskelmasse und damit auch von dem Proteinbestand des Körpers.

### Therapie

Im schweren Proteinmangel ist zu Anfang wegen einer häufig vorliegenden Verdauungsinsuffizienz die parenterale Proteinzufuhr angezeigt. Oral (unter Umständen Sondennahrung) sollten zunächst nur leicht verdauliche Diäten (milchzuckerhaltige Proteinquellen) verabreicht werden. Wichtig ist, daß die Auffütterung behutsam geschieht, damit eine allmähliche Adaptation an eine normale Nahrungszufuhr erfolgen kann.
Bei leichten Fällen ist häufig eine Nahrungs- und Eiweißzulage (biologisch hochwertiges Protein, Tab. **13**) ausreichend. Neben der Proteinzufuhr sind auch evtl. zusätzliche Nahrungsmängel (Retinol, Eisen, Folsäure) zu beheben.

Tabelle **13** Biologische Wertigkeit verschiedener Nahrungsproteine für den Erwachsenen (nach Kofrányi u. Mitarb.)

| Nahrungsmittel bzw. Nahrungsmittelgemisch | N % | Biologische Wertigkeit |
|---|---|---|
| Kartoffel | 100 | 99 |
| Rindfleisch | 100 | 92 |
| Milch | 100 | 90 |
| Soja | 100 | 85 |
| Reis | 100 | 82 |
| Bohnen | 100 | 73 |
| Weizenmehl | 100 | 57 |
| Vollei/Kartoffel | 36/64 | 136 |
| Lactalbumin/Kartoffel | 70/30 | 134 |
| Milch/Weizenmehl | 75/25 | 125 |
| Vollei/Milch | 76/24 | 119 |
| Milch/Kartoffel | 51/49 | 114 |
| Vollei/Mais | 88/12 | 114 |
| Bohnen/Mais | 52/48 | 99 |

(Bezugsbasis: Volleiprotein = 100 %)

### Verlauf und Prognose

Schwerer Proteinenergiemangel, der nicht rechtzeitig aufgedeckt und behandelt wird, ist auch heute noch bei 50 % der Betroffenen letal. Leichtere Formen sind durch entsprechende Therapie reversibel. Der Behandlungserfolg ist maßgeblich davon abhängig, wie intensiv Begleitkrankheiten und Ursachen mitbehandelt oder beseitigt werden können.

**Merke:** Eiweißmangel tritt als Folge fehlender Eiweiß- oder Energiezufuhr bzw. erhöhter Eiweißverluste auf. Er stellt in den Entwicklungsländern ein zentrales Gesundheitsproblem dar (Kwashiorkor) und ist in den Industrieländern selten. Im Serum sind Albumine, Transportproteine und Aminosäuren vermindert, die Stickstoffbilanz ist negativ. Schwerer Proteinmangel erfordert wegen der begleitenden Verdauungsinsuffizienz besondere Maßnahmen der Substitution.
Eiweißmangel kann letal ausgehen.

### Weiterführende Literatur

Alleyne, G.A.O., R.W. Hay, D.J. Picou, J.P. Stanfield, R.G. Whitehead: Protein-energy Malnutrition. Arnold, London 1977

Food fortification. Protein-calorie malnutrition. WHO Tech. Rep. Ser. 477, Genf 1971

Kofrányi, E., F. Jekat: Zur Bestimmung der biologischen Wertigkeit von Nahrungsproteinen. VII. Bilanzversuche am Menschen. Hoppe-Seylers Z. physiol. Chem. 335 (1964) 166–173

Lang, K.: Biochemie der Ernährung, 4. Aufl. Steinkopff, Darmstadt 1979

Müller-Wecker, H., E. Kofrányi: Die biologische Wertigkeit verschiedener Aminosäurelösungen nach oraler und parenteraler Verabreichung. Hoppe-Seylers Z. physiol. Chem. 354 (1973) 527–542

# Vitaminmangel und Hypervitaminosen

Unter Vitaminen versteht man strukturell sehr unterschiedliche Biokatalysatoren, die vom Organismus nicht oder nur unter besonderen Bedingungen (Vitamin D) synthetisiert werden können und aufgrund ihrer Beteiligung an Stoffwechselprozessen für die normale Funktion des Organismus essentiell sind. Sie werden wegen ihrer unterschiedlichen Resorption und Speicherfähigkeit üblicherweise in fett- und wasserlösliche Vitamine unterteilt (Tab. **14**).

Tabelle **14** Nomenklatur der Vitamine nach K. Lang: Biochemie der Ernährung. Steinkopff, Darmstadt 1979

| Chemische Bezeichnung | Sonstige Bezeichnung |
|---|---|
| **Fettlösliche Vitamine** | |
| Retinol<br>Retinal<br>Retinsäure | Vitamin A |
| Ergocalciferol<br>Cholecalciferol | Vitamin $D_2$<br>Vitamin $D_3$ |
| Tocopherole | Vitamin E |
| Phyllochinon | Vitamin K |
| **Wasserlösliche Vitamine** | |
| Thiamin<br>Riboflavin | Vitamin $B_1$<br>Vitamin $B_2$ |
| Niacin | Nicotinsäure<br>Nicotinsäureamid<br>Nicotinamid |
| Pyridoxol<br>Pyridoxal<br>Pyridoxamin | Vitamin $B_6$, Pyridoxin |
| Pantothensäure | – |
| Biotin | – |
| myo-Inosit | Inosit, Meso-Inosit |
| Cholin | – |
| p-Aminobenzoesäure | – |
| Folsäure | – |
| Cobalaminsäure | Vitamin $B_{12}$ |
| Ascorbinsäure | Vitamin C |

## Vitamin A – Retinol

### Retinolmangel

**Definition:** Retinolmangel (Vitamin-A-Mangel) tritt bei ungenügender Zufuhr und Resorption von Vitamin A oder seinen Vorstufen auf. Er betrifft vor allem Epithelzellen. Krankheitszeichen manifestieren sich an Augen, Skelett, Zähnen sowie an Haut und Schleimhäuten.

#### Häufigkeit und Vorkommen

In Europa ist Vitamin-A-Mangel selten, er tritt nur bei extrem fettarmer Ernährung oder ausgeprägter Fettresorptionsstörung auf.

#### Pathophysiologie

Vitamin A ist am Sehvorgang beteiligt und kann dabei nicht durch Vitamin-A-Säure ersetzt werden. Außerdem ist Vitamin A an der Synthese von Mukoproteinen und Glykopeptiden beteiligt und hat membranaktive Eigenschaften. Sein Mangel bewirkt eine Labilisierung der Membran und steigert die Abgabe lysosomaler Enzyme.

#### Ätiologie

Vitamin-A-Mangel kann auftreten, wenn Karotin (vor allem enthalten in Leber, Milchprodukten, Ei) oder das Provitamin (enthalten vor allem in Gemüsen und Früchten) nicht ausreichend zugeführt wird. Die Resorption hängt von Art und Menge der Emulgatoren (Gallensäure) und der Nahrungsfette ab und beträgt etwa 30%. Fettresorptionsstörungen, fehlende Gallensekretion und mangelnde Speicherfähigkeit bei Lebererkrankungen und Eiweißmangel können den Vitamin-A-Mangel begünstigen.

#### Klinik

Frühsymptom ist die Hemeralopie (Nachtblindheit, erhöhte Reizschwelle für Lichteindrücke und verlangsamte Adaptation). Weitere Symptome am Auge sind Keratomalazie mit Ulzerationen bis zur Perforation, Konjunktivitis, Xerosis und Xerophthalmie (verminderte Tränensekretion). Bitotsche Flecken (verdickte pigmentierte Stellen der Konjunktiva) werden erst spät nachweisbar.

Epithelläsionen des Respirationstraktes führen zur Verminderung des Riechvermögens, Heiserkeit und Neigung zu Bronchitis und Bronchopneumonie. Stomatitis, vermindertes Geschmacksempfinden, verminderte Speichel- und Salzsäuresekretion und Resorptionsstörungen der Darmschleimhaut können auftreten. Im Urogenitalbereich kommen Blasen- und Nierensteine sowie Kolpokeratose vor. Weitere Symptome sind leichte hypochrome Anämie, Hyper- und Parakeratosen, Veränderungen am Dentin und am Zahnschmelz. Bei noch nicht abgeschlossenem Knochenwachstum sind Deformitäten und Wachstumsstörungen möglich. Die Retinolkonzentration im Blut (Norm 30–225 µg/dl ≙ 1,05–7,85 µmol/l) ist bei ausgeprägtem Vitamin-A-Mangel vermindert. Der Gehalt des Blutes an Carotin ist kein Maßstab für die Versorgung des Organismus mit Vitamin A.

#### Differentialdiagnose

Differentialdiagnostisch sind andere Haut- und Schleimhauterkrankungen zu erwägen, die jedoch nicht gemeinsam mit einer Hemeralopie vorkommen, sowie Schleimhautveränderungen bei Vitamin-C-Mangel, die jedoch mit den klassischen Hämorrhagien einhergehen.

#### Therapie

Für retinolhaltige Nahrung und Fettaufnahme ist zu sorgen. Orale Substitution von 150 000 IE (157 µmol) Retinol über ca. 5 Tage. Cave überhöhte Zufuhr! Bei Resorptionsstörungen ist die Grundkrankheit zu behandeln. Eventuell vorübergehend parenterale Substitution.

#### Verlauf und Prognose

Wegen der Vitamin-A-Reserven in der Leber treten Mangelsymptome erst sehr spät auf. Bei entsprechender Substitution sind die Epithelveränderungen in den Frühstadien reversibel.

## Vitamin-A-(Retinol-) Intoxikationen

Vergiftungserscheinungen treten bei Erwachsenen bei 100 000 IE (105 µmol) pro Tag über längere Zeiträume auf. Zu Beginn stehen im Vordergrund Kopfschmerzen, Müdigkeit, Anorexie, vermehrte Reizbarkeit sowie psychische Labilität. Später tritt dann eine Lethargie auf, die sich bis zum Koma steigern kann.
Deutlich sind Hyperostosen am Schädel, Hyperkeratosen mit gelblicher Hautverfärbung, allgemeine Hyperämie und eine Steigerung des Liquordrucks. Bei Frauen ist ein wichtiges Leitsymptom das Auftreten einer Amenorrhö. Im Serum ist ein erhöhter Retinolspiegel nachweisbar. Bei rechtzeitiger Diagnose und Therapie ist die Prognose sehr gut, da die Veränderungen reversibel sind. Die kausale Therapie ist die Unterbrechung der Retinolzufuhr.
Differentialdiagnostisch sind eine Hyperbilirubinämie, bei Koma Stoffwechselentgleisungen und Intoxikationen anderer Art und das Vorliegen anderer Prozesse, die mit intrakranieller Drucksteigerung einhergehen, auszuschließen.

# Vitamin D – Calciferol

## Calciferolmangel

**Definition:** Calciferolmangel tritt bei ungenügender Zufuhr, bei Resorptionsstörungen sowie bei fehlender Umwandlung des Provitamins in das Vitamin D auf. Das Krankheitsbild manifestiert sich am Skelettsystem (Rachitis, Knochendeformierung, Osteomalazie).

#### Häufigkeit und Vorkommen

Calciferolmangel kommt hauptsächlich in nördlichen Ländern vor. Da der Vitamin-D-Gehalt der Muttermilch und Kuhmilch nicht ausreichend ist, sind besonders Säuglinge und Kleinkinder im Knochenwachstumsalter gefährdet. Calciferolmangel ist im Erwachsenenalter selten.

#### Pathophysiologie

Das physiologische Vitamin D ist das Vitamin $D_3$ (Cholecalciferol). Es entsteht durch eine photochemische Reaktion in der Haut aus seinem Provitamin. Analog wird das pflanzliche Ergosterin in Vitamin $D_2$ (Ergocalciferol) verwandelt. Sowohl in der Leber als auch in der Niere erfolgt eine Hydroxilierung. Das dabei entstehende 1,25-Dihydroxicholecalciferol ist stärker wirksam als Vitamin $D_3$ und möglicherweise die eigentliche Wirkform des Vitamins. Es fördert die Absorption von Calcium im Dünndarm und die Rückresorption von Phosphat in den Nierentubuli. Es begünstigt die Ablagerung von Calcium und Phosphat in die Matrix des Knochens. Voraussetzung dafür ist ein ausreichender Calcium- und Phosphatspiegel im Blut.

#### Ätiologie

Mangelzustände treten auf, wenn bei fehlender UV-Bestrahlung der Haut zu wenig Cholecalciferol entsteht. Sie finden sich im Erwachsenenalter bei Malabsorption und bei langdauernder Glukokortikoid- oder Barbiturataufnahme und bei Nierenerkrankungen.

#### Klinik

Rachitische Knochenveränderungen, die im Kindesalter bei Vitamin-D-Mangel auftreten und nicht rechtzeitig behandelt wurden, sind als typische Veränderungen noch im Erwachsenenalter erkennbar (Verformung der Schädelknochen, sogenannter Papp-Schädel, Auftreibungen an den Knochen-Knorpel-Grenzen der Rippen, sogenannter Rosenkranz, Verformungen der Wirbelsäule und der Beinknochen). Der Serumcalciumspiegel kann normal oder auch erniedrigt sein. Der Serumphosphatspiegel liegt in der Regel unter 4 mg/dl (1,3 mmol/l), die alkalische Phosphatase ist erhöht. Das 1,25-Dihydroxicholecalciferol ist im Serum vermindert. Tetanie bei Vitamin-

D-Mangel ist selten geworden. Im Erwachsenenalter kommt es zur Osteomalazie, vor allem bei gastrointestinalen Ursachen.

#### Differentialdiagnose

Chondrodystrophie, kongenitale Knochendeformitäten.

#### Therapie

Orale Vitamin-D-Gabe (1 × 600000 IE Vitamin D) und natürliche oder künstliche UV-Bestrahlung. Per os gegebenes Vitamin D wird zu etwa 80% resorbiert. Cave Überdosierung.

#### Verlauf und Prognose

Bei Gabe von ausreichenden Vitamin-D-Mengen und Sonnenlichteinwirkung beginnt die Heilung nach wenigen Tagen. Nur sehr schwere und fortgeschrittene Formen führen zu permanenten ossären Veränderungen.

### Vitamin-D-(Calciferol-)Intoxikation

Eine Vergiftung durch Calciferol kann bereits nach einer Zufuhr von 50000 IE pro Tag auftreten. Calciferol stimuliert die intestinale Resorption von Calcium sowie dessen Freisetzung aus dem Knochen. Die Knochenveränderungen ähneln denen bei Hyperparathyreodismus. Das klinische Erscheinungsbild entspricht dem des Hyperkalzämiesyndroms. Der Calciumspiegel im Serum ist erhöht. Sekundär kommt es zu Ablagerungen von Calciumphosphat in Weichteilen und Organen (z.B. Nephrokalzinose, Mediasklerose der Arterien, Pankreas). In fortgeschrittenen Fällen mit Nephrokalzinose läßt sich der Verlauf der Krankheit nur noch symptomatisch beeinflussen. Der Tod tritt durch Nierenversagen ein. Bei rechtzeitiger Diagnose und Therapie bessert sich der Allgemeinzustand deutlich. Bereits eingetretene Verkalkungen sind jedoch nicht reversibel. Die kausale Therapie ist die Unterbrechung der Calciferolzufuhr.

## Vitamin E – Tocopherol

### Tocopherolmangel

**Definition:** Mangel durch unzureichende Zufuhr mit der Nahrung ist beim Menschen umstritten. Tocopherolmangel bei der zystischen Fibrose und Abetalipoproteinämie manifestiert sich in Veränderungen des roten Blutbildes und Muskelstörungen.

#### Häufigkeit und Vorkommen

Tocopherolmangel ist nur bei einzelnen Patienten beschrieben worden.

#### Pathophysiologie

Ein Teil der Tocopherolwirkungen im Organismus beruht auf der Verhinderung von Autoxidationsprozessen. Tocopherole sind auch am Protein- und Nucleinsäurestoffwechsel beteiligt. Mangelerscheinungen kommen bei Fehlen der Trägersubstanz für Tocopherole (Abetalipoproteinämie) vor.

#### Klinik

Zeichen des Tocopherolmangels sind Formveränderungen der Erythrozyten (Akanthozyten), Hämolyse und Kreatinurie bei Muskeldystrophie. Der Plasmavitaminspiegel (normal 0,5–1,5 mg/dl ≙ 12–36 µmol/l) ist erniedrigt.

#### Differentialdiagnose

Andere hämolytische Anämien.

#### Therapie

750 mg $\alpha$-Tocopherol oral. Die Resorption der Tocopherole beträgt nur etwa 20–30%, besser ist die i.m. Gabe von $\alpha$-Tocopherolacetat.

#### Verlauf und Prognose

Bei rechtzeitiger Substitutionstherapie bilden sich die Symptome des Tocopherolmangels weitgehend zurück.

## Vitamin K – Phyllochinon

### Phyllochinonmangel

**Definition:** Verminderte Synthese durch Darmbakterien, mangelnde Resorption sowie Störungen im Umbau zum physiologischen Vitamin $K_2$ in der Leber führen zum Phyllochinonmangel, der sich vor allem durch eine Hemmung der Blutgerinnung äußert.

#### Häufigkeit und Vorkommen

Gehäuft zu beobachten nach langandauernder oraler Antibiotikatherapie.

#### Pathophysiologie

Das physiologische Vitamin ist beim Menschen das Vitamin $K_2$ (Betaphyllochinon). Weitere Derivate mit Vitamin-K-Wirksamkeit kommen vor. Vitamin K wird bei der Bildung der Gerinnungsfaktoren II, VII, IX und X benötigt, die bei Phyllochinonmangel nicht in ihre gerinnungsaktive Form übergeführt werden. Derivate des Cumarins und Dicumarins sind als Antagonisten des Vitamin K wirksam. Wie bei allen fettlöslichen Vitaminen ist die Resorption von der Fettaufnahme abhängig.
Normalerweise wird Vitamin K durch Einbau einer isoprenoiden Seitenkette in der Leber in seine

aktive Form umgewandelt. Störungen dieses Prozesses bei Lebererkrankungen führen zu Störungen der Blutgerinnung.

#### Ätiologie

Bei intakter bakterieller Darmflora ist keine exogene Zufuhr erforderlich. Bei Schädigung der Darmflora, besonders durch Therapie mit erforderlichen Antibiotika, kann es zu einem Vitamin-K-Mangel kommen. Außerdem spielen Lebererkrankungen ursächlich eine Rolle.

#### Klinik

Vitamin-K-Mangel senkt den Prothrombinspiegel im Blut und verlängert daher die Blutgerinnungszeit. Die Folge ist eine Blutungsneigung. Bei Leberparenchymerkrankungen läßt sich der Prothrombinspiegel durch Vitamin-K-Gabe nicht normalisieren (Koller-Test).

#### Differentialdiagnose

Andere Gerinnungsstörungen.

#### Therapie

2–5 mg Vitamin K/die oral oder parenteral. Beseitigung der Ursachen bei z. B. Antibiotikatherapie und Malabsorption.

#### Verlauf und Prognose

In der Regel bei entsprechender Behandlung gut, bei schwerem Leberparenchymschaden schwierig.

# Vitamin $B_1$ – Thiamin

## Thiaminmangel

**Definition:** Thiaminmangel (Vitamin-$B_1$-Mangel) tritt bei ungenügender Zufuhr, Resorption oder Ausnutzung von Vitamin $B_1$ auf und führt zu Erkrankungen des peripheren Nervensystems und des Herzens.

#### Häufigkeit und Vorkommen

Typischer Thiaminmangel (Beri-Beri) findet sich heute noch in China, Indien, Japan und Brasilien. Leichtere Formen treten auch in Europa auf.

#### Pathophysiologie

Thiamin ist in Form von Thiaminpyrophosphat (Cocarboxylase) als Coenzym im Kohlenhydratstoffwechsel wirksam. Es ist vor allem an der Decarboxylierung von Pyruvat und $\alpha$-Ketoglutarat beteiligt. Es ist bei der Synthese von Acetylcholin erforderlich. Bei Mangel kommt es zu Degenerationen der peripheren Nerven.

#### Ätiologie

Da Thiamin vor allem in den äußeren Zellschichten von Reis und Getreidekörnern enthalten ist, kommt es zu Mangelerscheinungen bei einseitiger Ernährung mit fein ausgemahlenen Mehlen, geschältem und poliertem Reis. Die Resorption ist gestört bei Erkrankungen des oberen Dünndarms und chronischem Alkoholismus. Mangelerscheinungen treten besonders bei erhöhtem Bedarf auf (Streß, Fieber, Hyperthyreose, Gravidität).

#### Klinik

Erste Zeichen eines Thiaminmangels sind: Appetitverlust, Hypotonie, Verminderung des Vibrationsempfindens und Abschwächung der Reflexe. Weitere Zeichen sind: Parästhesien und Hyperästhesien sowie Burning-feet-Syndrom, Gewichtsverlust, Anorexie, Herabsetzung der Magensaftsekretion, Muskelschwäche, Wadenkrämpfe, Veränderungen im Elektrokardiogramm und unter Umständen leichte Störungen der Glucosetoleranz. Damit gehen psychische Veränderungen einher: Müdigkeit, Konzentrationsschwäche, Reizbarkeit, Depressionen bis zu Angstzuständen. Bei sehr ausgeprägten Formen kommt es zur Herzdilatation. Der Serumthiaminspiegel ist herabgesetzt, die Konzentration von Pyruvat und Lactat erhöht.

#### Differentialdiagnose

Andere Polyneuritiden und Formen der Herzinsuffizienz.

#### Therapie

Thiaminreiche Kost (Vollkornbrot, Schweinefleisch, Erbsen, Hefeextrakt). Zusätzlich orale oder intramuskuläre Gabe von Thiamin (in schweren Fällen 100 mg Thiamin/Tag).

#### Verlauf und Prognose

Die Veränderungen sind bei Substitutionstherapie bis auf fortgeschrittene Nervenstörungen und ausgeprägte Komplikationen (Herzdilatation) reversibel.

# Niacinmangel

**Definition:** Niacinmangel tritt bei unzureichender Zufuhr mit der Nahrung oder Störung in der Resorption auf und führt zu Krankheitszeichen an der Haut, dem Verdauungstrakt und dem Nervensystem.

#### Häufigkeit und Vorkommen

Die klassische Niacin-Avitaminose, Pellagra (an der Entstehung sind mehrere Vitamine beteiligt), tritt auch heute noch bevorzugt in den Ländern auf, in denen Mais das Hauptnahrungsmittel darstellt. Leichte Formen des Niacinmangels kommen jedoch überall vor.

### Pathophysiologie

Niacin ist als Bestandteil der beiden Coenzyme NAD und NADP wirksam. Diese sind an allen Dehydrogenierungsreaktionen des Intermediärstoffwechsels beteiligt. Bei der Bildung der Nicotinsäure aus Tryptophan ist Riboflavin und Pyridoxalphosphat erforderlich. Auch ein größerer Überschuß von Leucin in der Nahrung kann den Tryptophanstoffwechsel so beeinträchtigen, daß es zu einer verminderten Bildung von Niacin kommt.

### Ätiologie

In Mais und anderen Cerealien liegt Niacin in gebundener Form vor (exogener Anteil). Daneben steht endogenes Niacin aus dem Tryptophanstoffwechsel zur Verfügung. Niacinmangel kann bei mangelnder Tryptophanzufuhr, d.h. bei Eiweißmangel, auftreten. Erkrankungen des Magen-Darm-Traktes, Leberzirrhose und Alkoholismus können zu einer sogenannten sekundären Pellagra führen.

### Klinik

Die wichtigsten Symptome des Niacinmangels betreffen die Haut, den Verdauungstrakt und das Nervensystem. Im Vordergrund steht eine Dermatitis mit Pigmentierung vor allem der dem Sonnenlicht ausgesetzten Partien, häufig eine schmetterlingsförmige symmetrische Rötung im Gesicht. Die Haut wird atrophisch. Im Verdauungstrakt kommt es zur Glossitis, Stomatitis und Diarrhö. Störungen im Nervensystem treten meist später auf: Polyneuropathie mit Parästhesien, Anästhesien, Extremitätenschmerzen und verminderten Reflexen sowie zerebrale Erscheinungen mit Verwirrtheitszuständen, getrübtem Bewußtsein und Erregungszuständen. Auch Depressionen oder Manien können beobachtet werden. Im Serum können Gesamteiweiß und Albumin vermindert sein. Die Ausscheidung von Nicotinsäure und N-Methylnicotinsäureamid ist vermindert.

### Differentialdiagnose

Hauterscheinungen bei Karzinoiden und Porphyrien, langdauernde Therapie mit Isoniacid.

### Therapie

Eiweißreiche Vitamin-B-reiche Kost, Substitution mit Nicotinsäureamid oder Nicotinsäure (0,5–1,0 g/die parenteral). Unter Umständen zusätzliche Gabe von Riboflavin, Pyridoxin und Panthotensäure.

### Verlauf und Prognose

Bei Substitutionstherapie sind die Erscheinungen reversibel. Relativ therapieresistent ist die Polyneuropathie.

# Vitamin $B_2$ – Riboflavin

## Riboflavinmangel

**Definition:** Riboflavinmangel (Vitamin-$B_2$-Mangel) tritt bei ungenügender Zufuhr oder Resorption von Riboflavin auf und führt zu Veränderungen an Haut, Schleimhaut, Augen und Nervensystem.

### Häufigkeit

Leichter Riboflavinmangel ist beim Menschen relativ häufig, schwerer Mangel sehr selten.

### Pathophysiologie

Riboflavin ist als Bestandteil des Coenzyms Riboflavin-5-Phosphat (Flavinmononucleotid oder Flavin-Adenin-Dinucleotid) wirksam und an sehr vielen Stoffwechselvorgängen beteiligt, z.B. in der Atmungskette. Es bestehen Verbindungen zum Proteinstoffwechsel. Das Riboflavin liegt in tierischen Zellen als Nucleotid vor und muß durch Verdauung aus seiner Nucleotidbindung freigesetzt werden.

### Ätiologie

Riboflavinmangel kann durch ungenügende Zufuhr sowie Resorptionsstörungen ausgelöst sein. Es kommt auch bei chronischem Alkoholismus mit atrophischer Gastritis oder chronischer Pankreatitis vor.

### Klinik

Symptome der leichten Ariboflavinose sind Rhagaden in den Mundwinkeln (Cheilosis), Atrophie der Zungenschleimhaut, Rötung und Schuppenbildung der Haut um Auge, Nase und Lippen sowie eine Dystrophie der Fingernägel. Typisch ist die Vaskularisierung der Kornea. Subjektive Beschwerden sind Photophobie, Brennen und Fremdkörpergefühl unter den Lidern. Die Riboflavinausscheidung im Harn ist herabgesetzt.

### Differentialdiagnose

Niacinmangel (Pellagra). Alleiniger Riboflavinmangel ist ohnehin selten, zumeist liegt ein Mangel der Vitamin-B-Gruppe vor.

### Therapie

Orale Gabe von 10–30 mg Riboflavin/die, ausreichende Eiweißzufuhr und gegebenenfalls Substitution von Verdauungsfermenten.

### Verlauf und Prognose

Bei rechtzeitiger Substitutionstherapie sind die Erscheinungen reversibel.

# Vitamin $B_6$ – Pyridoxin

## Pyridoxinmangel

**Definition:** Pyridoxinmangel (Vitamin-$B_6$-Mangel) findet sich bei unzureichender Zufuhr, mangelnder Resorption und vermehrter Ausscheidung von Pyridoxin und führt zu Haut- und Schleimhautveränderungen sowie zu neurologischen Störungen.

### Häufigkeit und Vorkommen

Pyridoxinmangel ist selten. Symptome der Erkrankung treten aber bei Behandlung mit Isonicotinsäurehydrazit auf.

### Pathophysiologie

Vitamin $B_6$ der Nahrung wird nach Dephosphorilierung im Darm resorbiert. Die Wirkform des Vitamins ist das Pyridoxal-5-Phosphat. Es ist Coenzym verschiedener Enzymsysteme und spielt besonders im Aminosäurestoffwechsel eine Rolle. Mangel führt zu schweren Ausfallerscheinungen. Die Veränderungen im ZNS beruhen wahrscheinlich auf einer Störung im Bereich des Glutaminsäurestoffwechsels.

### Ätiologie

Der Pyridoxinbedarf steigt mit zunehmender Eiweißzufuhr. Ein Mangel bei ungenügender Zufuhr mit der Nahrung (Hefe, Schweinefleisch, Weizenkeime) ist selten. Bei INH-Behandlung verbindet sich dieses mit dem Pyridoxal-5-Phosphat zu Pyridoxalisonicotinylhydrazon, welches im Urin ausgeschieden wird.

### Klinik

Bei Vitamin-$B_6$-Mangel kommt es zu Ataxie, Paresen, Hyperästhesie, herabgesetztem Vibrationsempfinden, eleptoiden Krämpfen mit EEG-Veränderungen. Es können sich Schleimhaut- und Hautveränderungen ausbilden (Cheilosis, Glossitis, Konjunktivitis, Dermatitis vom seborrhoischen Typ). Blutbildveränderungen (Anämie, Granulozytopenie, Lymphozytopenie) werden beobachtet. Im Tryptophantest wird vermehrt Xanthurensäure (normalerweise weniger als 30 mg ≙ 146 μmol in 24 Std.) im Urin ausgeschieden, wogegen die Vitaminausscheidung vermindert ist.

### Differentialdiagnose

Andere Vitaminmangelkrankheiten, Pellagra.

### Therapie

Orale Gabe von 50 mg Pyridoxin/die.

### Verlauf und Prognose

Bei entsprechender Substitution gut.

# Vitamin C – Ascorbinsäure

## Ascorbinsäuremangel

**Definition:** Ascorbinsäuremangel (Vitamin-C-Mangel) tritt bei unzureichender Zufuhr mit der Nahrung auf und manifestiert sich in einer Blutungsneigung im Bereich von Haut und Schleimhäuten.

### Häufigkeit und Vorkommen

Ascorbinsäuremangel tritt gelegentlich bei älteren Menschen und einseitiger Ernährung auf. Die volle Ausprägung des Krankheitsbildes (Skorbut) ist heute selten.

### Pathophysiologie

Biologisch aktiv sind die L-Ascorbinsäure und die D-Araboascorbinsäure. Letztere besitzt jedoch nur 5% der Vitaminwirksamkeit. L-Ascorbinsäure ist beteiligt bei Hydroxilierungsvorgängen, besonders bei der Kollagensynthese. Die Kapillarfragilität ist erhöht. Der Tryptophan-, Noradrenalin- und Steroidmetabolismus kann gestört sein. Vitamin C ist beteiligt beim Einbau von Eisen in Ferritin, bei der Oxidation der P-Hydroxyphenylbrenztraubensäure zu Homogentisinsäure und bei der Hydrierung von Folsäure zu Tetrahydrofolsäure. Der Ascorbinsäurepool des Menschen beträgt bei Sättigung etwa 1,5 g (8,5 mmol).

### Ätiologie

Mangelsymptome treten bei Vitamin-C-freier oder Vitamin-C-armer (zu wenig frisches Gemüse, Zitrusfrüchte, Kartoffeln und Leber) auf. Besonders Vitaminverluste bei der Nahrungszubereitung spielen eine Rolle. Ein erhöhter Ascorbinsäurebedarf kann bei Infekten, Diarrhö, Eisenmangel, Thyreotoxikose und bei starken Rauchern auftreten.

### Klinik

Erste Symptome sind Schwäche, Mattigkeit, Reizbarkeit und Gewichtsverlust. Es folgen Schleimhautveränderungen, Zahnfleischbluten, Gingivitis mit Hypertrophie des Zahnwalls, perifollikuläre Blutungen und Hyperkeratose, Gelenkblutungen, Gewebsblutungen. Zum Vollbild (Skorbut) gehören Hämorrhagien am ganzen Körper, Hämaturie, Meläna, subperiostale Blutungen, Blutungen in die Muskulatur, herabgesetzte Erythropoese und Verminderung der Resistenz gegen Infektionen. Der Rumpel-Leede-Versuch ist positiv, die Konzentration der Ascorbinsäure im Plasma (normal 1,0–1,4 mg/dl ≙ 57–80 μmol/l) und in den Leukozyten (normal 24–30 mg/dl ≙ 1360–1700 μmol/l) ist erniedrigt. Eine verminderte Ausscheidung von Ascorbinsäure im Urin (normalerweise ~80% der Zufuhr) zeigt an, daß die Vorräte von Ascorbinsäure aufgebraucht sind.

#### Differentialdiagnose

Andere Erkrankungen mit Blutungsneigung, z. B. Leukosen, Gingivitis, Periodontitis.

#### Therapie

Orale Zufuhr von 500 mg (2,8 mmol) Ascorbinsäure pro die.

#### Verlauf und Prognose

Die Krankheitsveränderungen sind unter Substitutionstherapie reversibel.
Die Bedeutung von *Pantothensäure, Biotin, Inosit, Cholin, P-Aminobenzoesäure* für Funktionsabläufe im menschlichen Organismus ist geklärt. Bisher sind aber alimentäre Mangelsyndrome nicht beobachtet worden.

## Cholinsäuremangel

Ziegenmilchanämie unter Erkrankung des Blutes und der blutbildenden Organe.

## Kobalaminmangel

Perniziöse Anämie unter Erkrankungen des Blutes und der blutbildenden Organe.

**Merke:** Vitaminmangel entsteht bei unzureichender Zufuhr bzw. Absorption einzelner oder mehrerer Vitamine. Er führt zu Krankheitszuständen, die durch das Fehlen der spezifischen Vitaminwirkung charakterisiert sind. Retinolmangel am Auge, Calciferolmangel am knöchernen Skelett, Tocopherolmangel am roten Blutbild und der Muskulatur, Phyllochinonmangel am Gerinnungssystem, Mangel der wasserlöslichen Vitamine manifestiert sich in erster Linie an Haut, Schleimhäuten und Nervensystem. Irreversible Schäden kommen vor. Die Therapie besteht in der Vitaminsubstitution.
Schwere Formen des Vitaminmangels, wie z. B. Beri-Beri, Pellagra oder Skorbut, kommen in den Industrieländern praktisch nicht vor. Die Krankheitsveränderungen des Vitaminmangels sind bei frühzeitiger Substitutionstherapie reversibel.

#### Weiterführende Literatur

Bässler, K. H., K. Lang: Vitamine. Darmstadt, Steinkopff 1975
Blum, K. U.: In Hornbostel, H., W. Kaufmann, W. Siegenthaler: Innere Medizin in Praxis und Klinik, 2. Aufl., Bd. IV: Verdauungstrakt, Ernährungsstörungen, Stoffwechselvergiftungen. Thieme, Stuttgart 1978
Deutsche Gesellschaft für Ernährung. Empfehlungen für die Nährstoffzufuhr, 3. Aufl. Umschau, Frankfurt 1975
Goodhart, R. S., M. E. Shils: Modern Nutrition in Health and Disease, 6th ed. Lea & Febiger, Philadelphia 1980
Lang, K.: Biochemie der Ernährung, 4. Aufl. Steinkopff, Darmstadt 1979
Vaughan, V. C., R. J. McKay, R. E. Behrman: Nelson Textbook of Pediatrics, 11th ed. Saunders, Philadelphia 1979

# 15

# Stoffwechsel-krankheiten

*W. Berger*
*F. A. Gries*
*Th. Koschinsky*
*Monika Toeller*
*G. Strohmeyer*

Unter den etwa 400 angeborenen Stoffwechseldefekten sind knapp die Hälfte aufgeklärt. Zahlreiche Störungen können in utero aus der Amnionzellkultur oder der Amnionflüssigkeit diagnostiziert werden (Tab. **1**).

Tabelle **1** Erbliche Stoffwechselkrankheiten, welche aus Amnionzellkultur oder der Amnionflüssigkeit diagnostiziert werden können (nach Teller)

**Kohlenhydratstoffwechselstörungen**

Galaktosämien
- Galaktose-1-Phosphat-Uridylyltransferase-Mangel
- Galaktokinase-Mangel

Glykogenspeicherkrankheiten
- Typ II (Saure-Maltase-Mangel, Pompe)
- Typ III (Debranchingenzymmangel)
- Typ IV (Branchingenzymmangel)
- Typ V (Phosphorylase-b-Kinase-Mangel)

**Aminosäurenstoffwechselstörungen**

Zystinose
Homozystinurie
Argininbernsteinsäurekrankheit
Zitrullinämie
Hyperammonämien
Hyperlysinämie
Propionazidurie
Ahornsirupkrankheit
Methylmalonsäure-Krankheit

**Lipidosen**

Fabry-Krankheit
Generalisierte Gangliosidose
Tay-Sachs-Krankheit
Gaucher-Krankheit
Krabbe-Krankheit
Metachromatische Leukodystrophie
Niemann-Pick-Krankheit
Refsum-Krankheit
Sandhoff-Krankheit

**Mukopolysaccharidosen**

- Typ I Hurler-Krankheit
- Typ II Hunter-Krankheit
- Typ III Sanfilippo-Krankheit (A und B)
- Typ IV Scheie-Krankheit
- Typ VI Maroteaux-Lamy-Syndrom

**Purinstoffwechselstörungen**

Lesch-Nyhan-Syndrom
Orotazidurie

**Lysosomale Speicherkrankheiten**

Fukosidose
Mannosidose
I-cell-Krankheit
Saure-Phosphatase-Mangel

**Varia**

Xeroderma pigmentosum
Kongenitale erythropoetische Porphyrie
Akatalasie
Hämoglobinopathien
Adrenogenitales Syndrom

# Störungen des Aminosäurestoffwechsels

*F. A. Gries, Th. Koschinsky und M. Toeller*

## Albinismus

**Definition:** Der Albinismus ist ein biochemisch und genetisch nicht einheitliches Krankheitsbild, das durch generalisierte oder partielle Pigmentstörungen charakterisiert ist, die vermutlich autosomal rezessiv vererbt werden. Es wird eine Tyrosinase-positive und eine Tyrosinase-negative Form unterschieden.

### Häufigkeit

Vorkommen bei europiden Rassen bei 1 von 5000–25000 Personen. Der Albinismus totalis beider Typen kommt in den USA bei 1 von 33000 bis 35000 Personen vor.

### Ätiologie

Ursächlich liegt beim totalen Albinismus der Tyrosinase-negativen Form ein Tyrosinasemangel der Melanozyten vor, so daß die Hydroxylierung des Tyrosins zu Dopa (3,4-Dihydroxy-phenylalanin) ausbleibt. Bei der Tyrosinase-positiven Form wird entweder ein Mangel eines Tyrosinaseisoenzyms oder des Tyrosintransportes in die Melanozyten vermutet. Die Ursachen des partiellen Albinismus sind hypothetisch.

### Pathophysiologie

Tyrosin wird normalerweise an den Melanosomen der Melanozyten zu zwei Formen des Melanin umgebaut. Dieser Prozeß ist gestört, da Melanin einem ständigen Abbau durch die Keratinozyten der Haut unterliegt, entsteht Melaninmangel. Da die Hauptfunktion des Melanins in der Absorption von Lichtenergie besteht, kommt es bei Melaninmangel zu Lichtüberempfindlichkeit.

### Klinik

Die Erkrankung liegt bereits bei der Geburt vor. Kompletter Pigmentmangel ist eher selten, meist sind Pigmentreste in Ovea und Retina vorhanden. Die depigmentierte Haut ist weiß, rosig, die Haare weiß bis strohgelb, bei Negern oft rötlich. Die Iris ist transparent und erscheint rot. Während die Depigmentierung der Haut zur Lichtempfindlichkeit führt, ist durch den parapupillären Lichteinfall die Sehschärfe erheblich beeinträchtigt. Nicht selten bilden sich ein Zentralskotom oder vollständige Amblyopie aus. Konjunktividen und Blepharospasmus mit Photophobie sind häufig.
Abschwächung der Symptome in der Pubertät kommt vor. Abgesehen von Lichtempfindlichkeit und Sehstörungen ist das körperliche Befinden nicht wesentlich beeinträchtigt.

### Therapie

Die Therapie besteht in der Anwendung von Hautschutzsalben. Die Sehschärfe kann durch lichtundurchlässige Haftgläser, die Sklera und Iris abdecken, verbessert werden.

## Alkaptonurie

**Definition:** Die Alkaptonurie ist eine autosomal rezessiv vererbbare Erkrankung des Tryptophanstoffwechsels, die mit Pigmentstörungen einhergeht.

### Häufigkeit

Die seltene Erkrankung kommt in höchstens 3–5 Fällen auf 100000 vor, rund 1000 Fälle sind publiziert. 60% sind männlichen Geschlechts.

### Ätiologie

Ursache der Erkrankung ist das Fehlen der Homogentisinsäureoxidase.

### Pathophysiologie

Die Abbaustörung der Homogentisinsäure (2,5-Dihydroxyphenylessigsäure) führt zu deren vermehrter Ausscheidung im Urin (Over-flow-Aminoazidurie) und Schweiß. Homogentinsäure bildet bei Zutritt von Sauerstoff, besonders im alkalischen Milieu, braunschwarze Polymerisationsprodukte. Ein ähnliches Pigment (Alcaptin) wird im Gewebe abgelagert.

### Klinik

Die Ausscheidung homogentisinsäurehaltigen Urins besteht in der Regel von Geburt an. Auffällig ist die dunkle Verfärbung des Genitalbereichs, der Windeln und Unterwäsche, später auch der Haut im Bereich der Akren, besonders des Kopfes.
Im Erwachsenenalter findet man Pigmentablagerungen (Ochronose) in bradytrophen Geweben (Nasen-, Ohr-, Gelenkknorpel, Skleren), gelegentlich Degeneration der Gelenkknorpel mit schmerzhafter Bewegungseinschränkung (Osteoarthrosis deformans alcaptonurica).

### Diagnostisches Vorgehen

Die Diagnose wird durch Nachweis der Homogentisinsäure im Urin gestellt (Suchtest: Briggsches Reagenz, exakter Nachweis durch Isolierung als Bleisalz, Chromatographie oder enzymatischen Test) und röntgenologischen oder arthroskopischen Nachweis von Gelenkknorpelveränderungen.

### Therapie

Eine lebenslange Behandlung mit Phenylalanin- und Tyrosin-armer Kost erscheint nicht gerechtfertigt. Sonstige Therapieversuche blieben erfolglos. Die Osteoarthrosis kann nur symptomatisch mit den üblichen Verfahren behandelt werden.

### Prognose

Die Prognose ist im allgemeinen günstig.

## Phenylketonurie

**Definition:** Die Phenylketonurie ist eine zu schweren neurologischen Ausfallserscheinungen führende Erkrankung, die durch eine Störung des Phenylalaninstoffwechsels bedingt ist.

### Häufigkeit

Das Vorkommen ist variabel, in Mitteleuropa bei etwa 1 von 7000 Personen, bei Negern und Juden bei etwa 1 von 300000 Personen. Geschlechtsunterschiede bestehen nicht.

### Ätiologie

Ursache der Erkrankung ist ein Mangel an Phenylalanin-4-Hydroxylase, die die Umwandlung von Phenylalanin in Tyrosin katalysiert.

### Pathophysiologie

Durch die Abbaustörung des Phenylalanins resultiert in Abhängigkeit vom Nahrungsangebot ein erhöhter Plasmaspiegel von Phenylalanin, Phenylbrenztraubensäure und deren Derivaten mit vermehrter Ausscheidung im Urin (Overflow-Aminoazidurie). Die essentiellen Aminosäuren im Plasma sind erniedrigt, besonders L-Tryptophan, vermutlich infolge einer Resorptionsstörung. Unter anderem sind der transmembranöse Transport verschiedener Aminosäuren und damit die Proteinsynthese sowie die Synthese von Neurotransmittern und Melanin gestört.

### Klinik

Da das Krankheitsbild in der frühen Postnatalperiode symptomarm verlaufen kann, sich aber bereits in dieser Phase irreversible Schäden ausbilden, die durch Therapie zu vermeiden wären, wird heute bei allen Neugeborenen eine Screening-Untersuchung durchgeführt. Das Vollbild der Phenylketonurie mit schwersten neurologischen Ausfällen, Pigmentmangel und Ekzem wird daher nicht mehr beobachtet. Frühsymptome sind ein eigentümlich muffiger Körpergeruch, Erbrechen, psychische Retardierung und Krämpfe. Später bilden sich gesteigerter Muskeltonus, gesteigerte Reflexe, Tremor und Hyperkinesen sowie allgemeine Wachstumsretardierung und Verhaltensstörungen aus. Neben dem klassischen Bild kommen auch mildere Verlaufsformen vor.

### Diagnostisches Vorgehen

Die Diagnose wird beim Screening durch Teststreifen (Phenistix, Ames), die Eisenchloridprobe oder den Guthrie-Test gestellt. Die genaue Bestimmung des Phenylalanins und seiner Metaboliten im Blut ist vor allem für die Therapieüberwachung und die Diagnostik heterozygoter Merkmalsträger durch Belastungstests notwendig (Normwert für Phenylalanin $<1{,}65$ mg/dl bzw. $<0{,}1$ mmol/l).

### Therapie

Die Therapie muß so früh wie möglich in den ersten Lebenstagen einsetzen und bis zum Schulalter, besser bis zum Abschluß der Wachstumsphase fortgesetzt werden. Sie besteht in phenylalaninbegrenzter Ernährung. Der Phenylalaninspiegel des Plasmas ist auf 2–5 mg/dl (0,12 bis 0,30 mmol/l) einzustellen. Bei geplanter Schwangerschaft ist präkonzeptionell eine erneute Einstellung des Phenylalaninspiegels erforderlich, da andernfalls schwerste Fetalschäden auftreten.

### Prognose

Die Lebenserwartung unbehandelter Kranker ist eingeschränkt. Nur ¼ erreicht das 30. Lebensjahr. Bei ausreichender Frühbehandlung scheinen die Lebenserwartung sowie die körperliche und geistige Entwicklung nicht eingeschränkt zu sein.

**Merke:** Störungen des Aminosäurenstoffwechsels beruhen auf angeborenen Enzymdefekten. Nur bei wenigen Krankheitsbildern wird das Erwachsenenalter erreicht. Unter diesen besitzt die Phenylketonurie die größte Bedeutung. Wegen der Gefahr fetaler Entwicklungsschäden ist eine sorgfältige Diättherapie von Schwangeren mit Phenylketonurie erforderlich.

### Weiterführende Literatur

Rosenberg, L.E., C.R. Scriver: Disorders of amino acid metabolism. In Bondy, P.K., L.E. Rosenberg: Metabolic Control and Disease. Saunders, Philadelphia 1980 (p. 583)

# Störungen des Purin- und Pyrimidinstoffwechsels

*F. A. Gries, Th. Koschinsky und M. Toeller*

## Gicht (Arthritis urica)

**Definition:** Die Gicht ist eine vorwiegend bei Männern vorkommende ätiologisch und pathophysiologisch heterogene Störung des Harnsäuremetabolismus, die mit Hyperurikämie und Harnsäureablagerungen in verschiedenen Geweben und Organen und daraus resultierenden Störungen (Arthritis urica, Gichtniere, Tophi) einhergeht.

### Einteilung

Ätiologisch kann die primäre von der sekundären Gicht unterschieden werden. Pathogenetisch liegt häufig eine renale Ausscheidungsstörung der Harnsäure, seltener eine Harnsäureüberproduktion vor.

### Häufigkeit

Da sich die Störung des Harnsäurestoffwechsels bei genetischer Prädisposition in Abhängigkeit von der Ernährung manifestiert, unterliegt die Prävalenz erheblichen Schwankungen. In den Überflußgesellschaften liegt bei über 5% der Bevölkerung im fortgeschrittenen Erwachsenenalter eine Hyperurikämie vor.

### Vorkommen

Der Anteil primärer und sekundärer Störungen an der Hyperurikämie ist nicht bekannt. Männer sind wesentlich häufiger betroffen als Frauen vor der Menopause. Das Geschlechtsverhältnis beträgt für die Hyperurikämie 7–10 : 1, für die primäre Gicht etwa 3–7 : 1.

### Ätiologie

Die primäre Hyperurikämie und Gicht kommen in bis zu 40% der Fälle familiär gehäuft vor. Der Erbgang ist nicht aufgeklärt und für die verschiedenen pathogenetischen Formen möglicherweise unterschiedlich. Die Gründe für die besondere Häufigkeit bei Männern sind nicht bekannt. Das Fehlen eines schützenden Östrogeneinflusses wird vermutet.
Die sekundäre Gicht tritt symptomatisch bei Krankheiten mit vermehrter Harnsäuresynthese infolge vermehrter Zytolyse oder renaler Ausscheidungsstörung auf.

### Pathophysiologie

Merkmal des gestörten Harnsäurestoffwechsels ist eine Vergrößerung des Harnsäurepools mit Hyperurikämie. Die Hyperurikämie kann Folge einer Überproduktion von Harnsäure und/oder einer renalen Ausscheidungsstörung für Harnsäure sein. Bei der primären Gicht liegt vermutlich in weniger als 10% der Fälle eine endogene Synthesesteigerung vor. Hierfür können Aktivitätssteigerungen der Phosphoribosyl-Pyrophosphat-Synthetase (PRPP-Synthetase) oder Aktivitätsverluste der Hypoxanthin-Guanin-Phosphoribosyl-Transferase (HGPR-Transferase) oder der Adenin-Phosphoribosyl-Transferase verantwortlich gemacht werden. Durch die Aktivitätsänderungen dieser Enzyme wird die Rückkoppelungshemmung der Purinsynthese aufgehoben, so daß eine gesteigerte De-novo-Synthese resultiert.
Ein vollständiger Verlust der HGPR-Transferase liegt dem Lesch-Nyhan-Syndrom zugrunde.
Eine gesteigerte Harnsäurebildung kann auch Folge einer exogenen Zufuhr von Purinkörpern (nukleinsäurehaltige Nahrungsmittel) sein. Diese führt bei normaler renaler Ausscheidung aber nicht zur dauernden Hyperurikämie.
Bei der überwiegenden Mehrzahl der Fälle primärer Gicht liegt eine Ausscheidungsstörung für Harnsäure vor, die vor allem auf einer verminderten tubulären Harnsäuresekretion beruht, auch die Harnsäureausscheidung in den Darm (etwa 10% der Gesamtausscheidung) ist vermindert.
Die Harnsäure-Clearance hängt von der -konzentration im Plasma ab. Obwohl sie bei renaler Ausscheidungsstörung bezogen auf die konzentrationsabhängige Norm vermindert ist, kann es bei hohen Plasmaspiegeln zu einer vermehrten Harnsäureausscheidung im Urin kommen. Dies erklärt die Neigung zur Bildung von Uratsteinen.
Auch bei der sekundären Gicht kommen vermehrte Bildung und verminderte Ausscheidung der Harnsäure vor (Tab. **2**). Erstere ist Folge eines vermehrten DNA- und RNA-Abbaus wegen beschleunigtem Zelluntergang bei generalisierten Neoplasien, besonders Hämoblastosen, unter radiologischer oder zytostatischer Therapie.
Die Ausscheidungsstörung kann Folge einer Niereninsuffizienz sein. Die renale Harnsäureausscheidung kann aber auch funktionell durch Pharmaka oder kompetitive Hemmung durch organische Hydroxysäuren (Milchsäure, $\beta$-Hydroxybuttersäure) bei Ketose, Alkoholintoxikation und Lactat oder Fructoseinfusion bedingt sein. Funktionelle Ausscheidungsstörungen sind häufig Ursache für einen raschen Konzentrationsanstieg der Plasmaharnsäure und damit Auslöser akuter Gichtanfälle.

Tabelle 2 Ursachen symptomatischer Hyperurikämien

| | |
|---|---|
| **Vermehrte Harnsäuresynthese** | |
| Purinreiche Kost | |
| Gesteigerte endogene Synthese | |
| Myeloproliferative Erkrankungen | |
| Hämolytische Erkrankungen | |
| Lobäre Pneumonie | |
| Röntgentherapie von Leukosen und Tumoren | |
| **Verminderte Harnsäureausscheidung** | |
| Niereninsuffizienz | |
| Glomerulonephritis | |
| Pyelonephritis | |
| Endstadien der Bleivergiftung | |
| Funktionelle Ausscheidungsstörungen | |
| Pharmaka: | Salizylate, Pyrazinamide, Saluretika |
| Lactat: | Glykogenosen, Schwangerschaftstoxikose, Alkohol, Muskelarbeit |
| $\beta$-Hydroxybuttersäure: | fettreiche Diät, Hunger, diabetische Keto(azido)se |
| **Verschiedene Mechanismen, fragliche symptomatische Formen** | |
| Hyperlipoproteinämie | |
| Hyper- und Hypoparathyreoidismus | |
| Myxödem | |
| Psoriasis | |
| Syndrom der hereditären Choreoathetose | |
| Selbstverstümmelung und Hyperurikämie | |
| Enzephalopathie (Lesch-Nyhan-Syndrom) | |

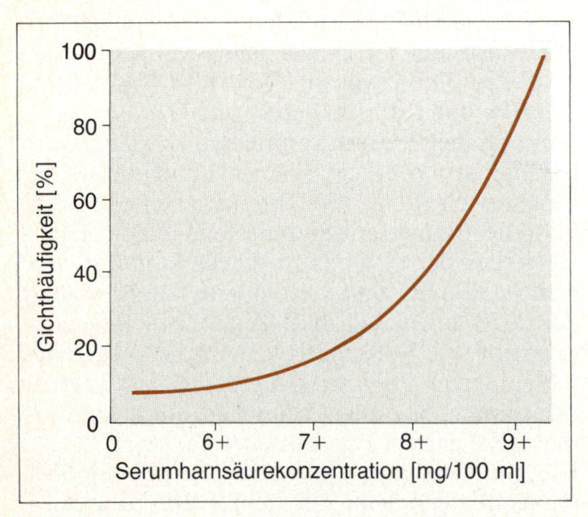


Abb. **1** Entwicklung einer Arthritis urica in Abhängigkeit vom Serumharnsäurespiegel bei Männern. Die Abbildung zeigt, daß mit Zunahme der Harnsäurekonzentration im Serum die Gichthäufigkeit signifikant zunimmt. So muß man bei Harnsäurewerten von über 9 mg/100 ml (535 µmol/l) Serum in etwa 90% der Fälle früher oder später mit einer Arthritis urica rechnen (nach Mertz)

Harnsäure ist bei physiologischem pH als Mononatriumurat nur bis zu einer Konzentration von 6,4 mg/dl (380 µmol/l) löslich. Im Serum können aber übersättigte Lösungen auftreten. Bei Konzentration über 7 mg/dl (415 µmol/l) bzw. bei raschem Konzentrationsanstieg ist jedoch mit dem Ausfallen von Harnsäurekristallen zu rechnen. Sie erfolgt bevorzugt in bradytrophen Geweben (Knorpel, Gelenke, Schleimbeutel) und in der Niere. Hier werden Entzündungs- und Fremdkörperreaktionen und durch Freisetzung von unspezifischen Bradykininen an den Gelenken Schmerzattacken ausgelöst. Die Wahrscheinlichkeit, mit der Gichtanfälle zu erwarten sind, zeigt Abb. **1**.

### Klinik

Die Gicht kann in 3 Stadien eingeteilt werden:
1. latente (subklinische) Gicht (Prägicht, asymptomatische Hyperurikämie),
2. akuter Gichtanfall und
3. chronische Gicht.

#### Anamnese

In 10–40% der Fälle primärer Gicht läßt sich ein familiäres Vorkommen nachweisen. Allerdings sind entsprechende Angaben über Gelenkdeformitäten und »Gichtknoten« kritisch zu beurteilen, da es sich häufig um andere Erkrankungen, z. B. Arthrosis deformans, Heberden-Knoten, handelt. Verläßlichere Hinweise auf familiäres Vorkommen sind rezidivierende Gelenkentzündungen und Nierensteindiathese mit Gelenkattacken.
Einem Gichtanfall gehen als Auslöser häufig Eß- und/oder Trinkgelage (Purinzufuhr, kompetitive Ausscheidungshemmung durch Ketokörper und/oder Lactat), Mikrotraumen (besonders bei atypischer Lokalisation, z. B. in der Wirbelsäule bei Fernfahrern), aber auch längeres Fasten, Operationen oder Therapie von Neoplasien voraus. Bei 30% finden sich anamnestisch eine (Urat-)Harnsteindiathese, Nierenkoliken oder schmerzhaftes Wasserlassen (Mikroverletzungen durch Harnsäurekristalle). Wegen der häufigen Assoziation der Hyperurikämie mit Adipositas, Hyperlipoproteinämie und Diabetes ist bei diesen Erkrankungen nach Gicht zu fahnden, ebenso bei Hypertonie, rezidivierender interstitieller Nephritis, Niereninsuffizienz, Hallux-rigidus-Arthrose und vorzeitiger Arteriosklerose.

#### Befund

Die subklinische Gicht ist durch Hyperurikämie (Plasmaharnsäure >7 mg/dl [>415 µmol/l] bei Männern, >6,5 mg [>385 µmol/l] bei Frauen) gekennzeichnet. Körperliche Symptome fehlen. Erstsymptom der manifesten Gicht ist in etwa ⅔ der Fälle ein akuter Gichtanfall, die Arthritis urica. Sie tritt zunächst als Monarthritis, in über 70% der Fälle im Großzehengrundgelenk (Podagra), in weniger als 10% in den Sprunggelenken,

Fingergelenken (Chiragra), Fußwurzelgelenken oder im Kniegelenk (Gonagra) und anderen Gelenken auf. Erst im späteren Krankheitsverlauf entwickelt sich eine Polyarthritis urica.
Der akute Gichtanfall verläuft typisch, wird aber dennoch häufig verkannt. Nicht selten nachts treten plötzlich oder im Verlaufe weniger Stunden heftigste Schmerzen des befallenen Gelenks mit allen Zeichen der Entzündung (Rötung, Überwärmung, Schwellung), Allgemeinsymptomen (Krankheitsgefühl, Fieber, Leukozytose, Tachykardie) und positiven Akute-Phase-Reaktionen (BSG, CrP u.a.) auf. Die Schmerzen können so stark sein, daß selbst der Druck einer leichten Bettdecke nicht ertragen wird (Selbstanamnese des englischen Barockarztes Sydenham).
Auch ohne Therapie klingen die Akuterscheinungen spontan, wenn auch manchmal erst im Verlaufe einiger Wochen ab. Die Krankheit tritt in die interkritische Phase, deren Beschwerdefreiheit aber nicht über das Fortschreiten des Krankheitsprozesses hinwegtäuschen sollte. Das Intervall bis zum Auftreten des nächsten Anfalls dauert zunächst Monate bis Jahre, wird aber mit zunehmender Krankheitsdauer kürzer, wobei die Schwere der akuten Anfälle nachläßt. Die *Differentialdiagnose* der Arthritis urica gibt Tab. **3** wieder.
Das chronische Stadium ist durch anhaltende Gelenkprozesse sowie die Ablagerung von Harnsäurekristallen im Gewebe charakterisiert. Typisch sind Tophi: Nester von Harnsäurekristallen, die bevorzugt im gelenknahen Knochen oder Knorpel (Helix der Ohrmuschel) auftreten. Tophi neigen bei Verletzung zur Fistelbildung mit schlechter Heilungstendenz. Harnsäureablagerungen finden sich auch in den Nieren, vor allem im Mark, wo sie zur interstitiellen Nephritis, zur renalen Hypertonie und schließlich Niereninsuffizienz führen. Die Bildung von Uratsteinen kann anderen Symptomen der Gicht um Jahre vorausgehen.
Während bei Erstmanifestation im frühen Erwachsenenalter der akute Gichtanfall die Regel ist und der Übergang in die chronische Gicht erst später erfolgt, werden bei älteren Menschen und sekundärer Gicht infolge Niereninsuffizienz häufig primär chronische Verläufe beobachtet.

Tabelle **3** Differentialdiagnose des akuten Gichtanfalls (nach Mertz)

**Artikulär**

1. Akutes rheumatisches Fieber
2. Akuter Schub einer chronischen Polyarthritis
3. Infektarthritis, Rheumatoide, Reizzustand einer Arthrose
4. Spezifische Arthritis
5. Arthritis – Polyarthritis bei Kollagenkrankheiten im engeren Sinne
6. Peripher arthritisches Primärstadium bei Spondylarthritis ankylopoetica
7. Reiter-Syndrom
8. Arthropathia psoriatica
9. Chondrokalzinose
10. Symptomatische Arthritis bei Leukosen, Malignom, Colitis ulcerosa
11. Serumkrankheit

**Vertebral (selten)**

1. Spondylarthritis ankylopoetica
2. Spondylitis psoriatica
3. Reizzustand bei Spondylarthrose, Osteochondrose, Spondylose
4. Spondylosis hyperostotica

**Extraartikulär**

1. Bursitis, Tendovaginitis, Tendosynovitis
2. Reizzustand einer Tendoperiostose
3. Phlegmone, Empyem, Gangrän einer Sehnenscheide
4. Ostitis, Tendoostitis bei Spondylarthritis ankylopoetica und Reiter-Syndrom
5. Periarthritis humeroscapularis
6. Erysipel, Thrombophlebitis

### Diagnostisches Vorgehen

In allen Phasen der Gicht ist bei unbehandelten Patienten der Plasmaharnsäurespiegel über die Norm erhöht. Bei unsicherer Diagnose kann der Verdacht auf Gicht durch den Nachweis von Harnsäure in den Tophi (Murexid-Probe) erfolgen. Die Eröffnung eines Tophus aus diagnostischen Gründen ist aber wegen der Neigung zur Fistelung zu vermeiden. Harnsäurekristalle können auch in Gelenkpunktaten mikroskopisch im polarisierten Licht nachgewiesen werden. Da es bei nicht ganz frischen Punktaten rasch zur sekundären Kristallbildung kommt, sind nur phagozytierte Harnsäurekristalle in Leukozyten beweisend. Differentialdiagnostisch sind Phosphatkristalle bei der seltenen Chondrokalzinose (Pseudogicht) auszuschließen.
Röntgenologisch sind Knochentophi, Zysten und Gelenkmutilationen nachzuweisen. Die Frühzeichen der Gichtniere sind unspezifisch: Proteinurie, Leukozyturie, Mikrohämaturie, Hypertonie. Einschränkungen der Konzentrationsfähigkeit und Retention harnpflichtiger Substanzen sind Spätzeichen. Nierensteine sollten stets auf ihre Zusammensetzung geprüft werden. Nicht-Uratsteine weisen auf sekundäre Gicht.

### Therapie

Wie seit dem klassischen Altertum bekannt, kann der akute Gichtanfall am sichersten mit Colchicin kupiert werden. Man gibt initial im Abstand von 1–2 Std. je 1 mg Colchicum bis zum Abklingen der Schmerzen oder Auftreten von Diarrhöen, maximal 8 mg während der ersten 24 Std. An den folgenden Tagen wird, sofern die Beschwerden anhalten, ausschleichend dosiert. Indometacin und Phenylbutazon sind ebenfalls wirksam, wegen größerer Nebenwirkungen aber zu meiden.

Bei subklinischer Gicht, in der interkritischen Phase und bei chronischer Gicht ist das Therapieziel die dauernde Senkung des Plasmaharnsäurespiegels unter 5 mg/dl (300 µmol/l). Sie kann durch Hemmung der Harnsäuresynthese mit Hilfe des Xanthinoxidasehemmers Allopurinol oder bei Fehlen einer Niereninsuffizienz und Fehlen einer Uratsteindiathese durch Urikosurika (Brenzbromaron, Probenezid, Sulfinpyrazon) erreicht werden. Bei letzteren ist wegen des Risikos von Uratsteinbildung auf ein Urinvolumen von mindestens 1,5 l/Tag zu achten und eine Einstellung des Urins auf ein pH von 6,6–6,8 anzustreben.
Bei Harnsäurespiegeln unter 5 mg/dl (300 µmol/l) werden Harnsäuredepots mobilisiert. Es besteht über einige Wochen bis Monate das Risiko von »Anfällen«, das mit einer Colchicum-Prophylaxe von 1 mg/Tag weitgehend vermieden werden kann.
Die Diättherapie hat angesichts der effektiven Pharmakotherapie an Bedeutung verloren, ist aber als unterstützende Maßnahme wertvoll. Anzustreben ist die Verminderung der Purinzufuhr durch Begrenzung von Fleischprodukten und Meiden nukleinsäurereicher Innereien (Leber, Bries, Niere). Das Körpergewicht sollte normalisiert werden. Zur Verhütung funktioneller Ausscheidungsstörungen für Harnsäure sind Fasten ebenso wie fettreiche Mahlzeiten und Alkoholexzesse zu meiden. Die funktionelle Ausscheidungsstörung kann durch Urikosurika überwunden werden. Coffeinhaltige Genußmittel brauchen nicht eingeschränkt zu werden, da die darin enthaltenen methylierten Purine nicht zu Harnsäure abgebaut werden.

### Prognose

Die Lebenserwartung der früh und ausreichend behandelten Gicht scheint nicht eingeschränkt zu sein. Bei fehlender oder unzureichender Behandlung sterben 20–25% der Patienten an Nierenversagen. Die Hauptursache vorzeitiger Todesfälle sind aber Herzinfarkt und apoplektischer Insult. Bei Hyperurikämie ist, vor allem in Verbindung mit den bei Gicht häufig vorkommenden Risikofaktoren Hypertonie, Adipositas, Hyperlipoproteinämie und Diabetes mellitus, das kardiovaskuläre Risiko erhöht. Die Frühdiagnose und Therapie der Gicht ist daher für die Prognose ebenso entscheidend wie die Therapie des mit der Gicht assoziierten Risikosyndroms.

## Lesch-Nyhan-Syndrom

**Definition:** Das Lesch-Nyhan-Syndrom ist eine X-chromosomal rezessiv vererbte Störung des Purinstoffwechsels, die mit Hyperurikämie und schweren zerebralen Störungen einhergeht.

### Häufigkeit

Vorkommen in etwa 1 : 400 000 Personen.

### Ätiologie

Ursächlich liegt ein vollständiger Mangel der Hypoxanthin-Guanin-Phosphoribosyl-Transferase (HGPR-Transferase) zugrunde.

### Pathophysiologie

Die Pathogenese der Hirnschädigung ist derzeit noch weitgehend hypothetisch.

### Klinik

Das Krankheitsbild wird in den ersten Lebensmonaten manifest. Im Vordergrund stehen Entwicklungsstörungen, schwere Zerebralschäden mit Störungen der Motorik und des Verhaltens (Aggressivität mit Neigung zur Selbstverstümmelung), Hyperurikämie, Uratnephrolithiasis und Niereninsuffizienz.
Es kommen mildere Verlaufsformen mit nur unvollständigem HGPR-Transferasemangel vor, bei denen das Erwachsenenalter erreicht wird. Hier stehen Hyperurikämie mit Organschäden wie bei Gicht und Debilität im Vordergrund.

### Therapie

Die Hyperurikämie kann durch Allopurinol gut beeinflußt werden. Eine Beeinflussung der zerebralen Schädigung gelingt dadurch nicht. Die Wirksamkeit anderer Therapien ist nicht bewiesen.

### Prognose

Die Prognose hinsichtlich der Zerebralschäden ist derzeit schlecht.

## Xanthinurie und Orotazidurie

Xanthinurie und Orotazidurie sind zwei extrem seltene Störungen des Purin- bzw. Pyrimidinstoffwechsels, die auch im Erwachsenenalter vorkommen.

**Merke:** Die häufigste Störung des Purin- und Pyrimidinstoffwechsels ist die Gicht. Das Leitsymptom Hyperurikämie kann durch gesteigerte Synthese und/oder verminderte Ausscheidung von Harnsäure bedingt sein. Die Ablagerung von Harnsäure führt vor allem am Skelettsystem und den Nieren zu Funktionsstörungen. Eine wirksame Therapie mit Urikosurika und Hemmern der Harnsäuresynthese ist möglich.

Weiterführende Literatur

Mertz, D. P.: Gicht, 2. Aufl. Thieme, Stuttgart 1973
Seegmiller, J. E.: Diseases of purine and pyrimidin metabolism. In Bondy, P. K., L. E. Rosenberg: Metabolic Control and Disease. Saunders, Philadelphia 1980 (p. 777)
Zöllner, N.: Hyperurikämie und Gicht, Bd. I–V. Springer, Berlin 1980–1982

# Störungen des Kohlenhydratstoffwechsels

*F. A. Gries, Th. Koschinsky und M. Toeller*

## Glykogenosen

### Glykogenose Typ I

**Definition:** Unter Glykogenosen (Glykogenspeicherkrankheiten) faßt man eine Gruppe von insgesamt seltenen Krankheitsbildern zusammen, bei denen es zur intrazellulären Ablagerung von atypisch strukturiertem Glykogen oder einer vermehrten Menge von normalem Glykogen kommt. Die meisten Glykogenosen gehen auch mit schweren Allgemeinstörungen einher. Es sind etwa 10 verschiedene Krankheitsbilder (Typen und Subtypen) bekannt. Die hepatorenale Glykogenose Typ I (von Gierke) ist charakterisiert durch Speicherung von normalem Glykogen, vorwiegend in Leber und Niere.

#### Häufigkeit

Vorkommen bei 1 von 200 000 Personen.

#### Ätiologie

Die Erkrankung beruht auf einem autosomal rezessiv vererbten Mangel an Glucose-6-Phosphatase.

#### Pathophysiologie

Glucose-6-Phosphatase findet sich normalerweise in Leber, Niere, Darm und Langerhansschen Inselzellen. Das Enzym katalysiert die Bildung freier Glucose aus Glucose-6-Phosphat, also die letzte Stufe des Glykogenabbaus und der Gluconeogenese, und besitzt damit eine essentielle Funktion in der Glucosehomöostase in der postresorptiven Phase. Sein Fehlen führt zur Fastenhypoglykämie und in deren Folge durch Fettmobilisation zur Ketose und Hyperlipoproteinämie. Durch Steigerung der Glykolyse kommt es zur vermehrten Lactatbildung. Die Glykogensynthese ist ungestört und wird durch den hohen Gewebespiegel des Glucose-6-Phosphats stimuliert, so daß es zur Akkumulation von Glykogen besonders in der Leber und in der Niere kommt.

#### Klinik

Eine Hepatomegalie ist oft schon beim Neugeborenen, sonst meist innerhalb der ersten Lebenswochen feststellbar. Auch die Niere ist vergrößert (Glykogenspeicherung). Wichtige Symptome sind Hypoglykämien in der postresorptiven Phase. Wie bei anderen organischen Hypoglykämien werden oft Blutglucosewerte unter 30 mg/dl (1,67 mmol/l) symptomlos toleriert. Es besteht Neigung zu Ketose und Hyperlaktatämie sowie Hyperlipoproteinämie. Minderwuchs mit gleichzeitiger Übergewichtigkeit (Zwang zu häufiger Kohlenhydrataufnahme) ist die Regel. Störungen der geistigen Entwicklung (zerebrale Glukopenie) kommen vor.
Im Erwachsenenalter kann sich die Hypoglykämieneigung abschwächen und die Hepatorenomegalie rückläufig sein. Krankheitsbestimmend werden dann häufig die Fettstoffwechselstörungen (kardiovaskuläre Komplikationen, Xanthome), Lebertumoren, Gicht und hämorrhagische Diathesen, deren Pathogenese nicht völlig aufgeklärt ist.

#### Diagnostisches Vorgehen und Differentialdiagnose

Die Differentialdiagnose muß vor allem die Typ-III-Glykogenose abgrenzen. Das geschieht am sichersten durch Nachweis des Enzymdefektes in Biopsiematerial.

#### Therapie

Es ist nur eine symptomatische Therapie mit proteinreicher Diät mit häufigen kleinen Kohlenhydratmahlzeiten unter Meidung von Fructose und Lactose möglich. Der Erfolg einer portokavalen Shunt-Operation ist unsicher.

### Prognose

Die Prognose ist bei heterozygoten Merkmalsträgern relativ gut, jedoch ist die Lebenserwartung durch die metabolischen Komplikationen und interkurrente Infekte eingeschränkt.

## Glykogenose Typ III

**Definition:** Die Glykogenose Typ III (Grenzdextrinose, *Illingworth* u. *Cori* 1956) ist charakterisiert durch Speicherung von stark verzweigten, kurzkettigen Grenzdextrinen, vorwiegend in der Leber und Muskulatur (Herz).

### Häufigkeit

Vorkommen bei 1 von $2 \times 10^6$ Personen, in Mitteleuropa besonders selten.

### Ätiologie

Die Erkrankung beruht auf einem autosomal rezessiv vererbten Mangel an Amylo-1,6-Glukosidase (debranching enzyme).

### Pathophysiologie

Die Amylo-1,6-Glucosidase katalysiert die Abspaltung der 1-6-glykosidisch gebundenen Seitenketten des Glykogens und macht damit den Weg frei für die Abspaltung der 1,4-glykosidisch gebundenen Glucose. Bei ihrem Fehlen ist ein vollständiger Glykogenabbau unmöglich. Es häufen sich Grenzdextrine an. Betroffen sind vor allem Leber, Skelett und Herzmuskel.

### Klinik

Das klinische Bild ähnelt dem der Typ-I-Glykogenose, ist jedoch meist weniger stark ausgeprägt. Neben der Hepatomegalie fallen rasche Ermüdbarkeit, geringe Splenomegalie und Nierenvergrößerungen und gelegentlich Kardiomegalie (bei meist normalem EKG) auf. Die Hypoglykämien sind milder, Hyperlipoproteinämie und Wachstumsverzögerung selten.

### Diagnostisches Vorgehen

Glykogenablagerungen lassen sich in der Leber und in der Muskulatur mikroskopisch und biochemisch nachweisen.

### Differentialdiagnose

Differentialdiagnostisch ist die Typ-I-Glykogenose abzugrenzen. Die Diagnose erfolgt am sichersten durch Nachweis des Enzymdefektes im Leberbiopsiematerial, in Leukozyten oder Erythrozyten.

### Therapie

Die symptomatische Therapie besteht in proteinreicher Diät mit häufigen kleinen Kohlenhydratmahlzeiten.

### Prognose

Die Prognose ist günstig.

## Glykogenose Typ V

**Definition:** Die Glykogenose Typ V (McArdle-Erkrankung) ist charakterisiert durch Speicherung normalen Glykogens in der Skelettmuskulatur.

### Häufigkeit

Die Erkrankung ist sehr selten.

### Ätiologie

Die Typ-V-Glykogenose beruht auf einem autosomal rezessiv vererbten Mangel an Muskelphosphorylase.

### Pathophysiologie

Die Aktivität der Phosphorylase in Leber, glatter Muskulatur und Leukozyten ist normal, sie fehlt dagegen im Skelett- und Herzmuskel, so daß dort der Glykogenabbau gestört ist. Dadurch kommt es bei schwerer Muskelarbeit mit Hypoxie zum Energiemangel, der zu Muskelkontraktur und Untergang von Muskelfasern führen kann.

### Klinik

Merkmalsträger sind in der Kindheit meist symptomfrei. Beschwerden treten in der Regel erst im 3. Lebensjahrzehnt auf. Im Vordergrund stehen rasche Ermüdbarkeit der Muskulatur und bei starker Muskelarbeit schmerzhafte Muskelkrämpfe, häufig gefolgt von Myoglobinurie. EKG-Veränderungen kommen vor. Bei mäßiger physischer Aktivität besteht keine wesentliche Beeinträchtigung.

### Diagnostisches Vorgehen

Die Diagnose wird am Muskelbiopsiematerial durch Nachweis des Enzymmangels und durch histologische Untersuchung (Elektronenmikroskopie) geführt.

### Therapie

Die Therapie besteht in Vermeidung schwerer Muskelarbeit, Zufuhr von Glucose oder Fructose steigert die Belastbarkeit, günstige Wirkungen von Isoproterenol wurden beschrieben.

### Prognose

Die Prognose ist günstig.

**Merke:** Von den Glykogenspeicherkrankheiten spielen wegen ihrer relativ guten Prognose nur die Typen I, III und V im Erwachsenenalter eine Rolle. Die symptomatische Therapie besteht in Diätmaßnahmen.

Weiterführende Literatur

Howell, R. R.: The glycogen storage diseases. In Stanbury, J. B., J. B. Wyngarden, D. S. Fredrickson: The Metabolic Basis of Inherited Disease. McGraw-Hill, New York 1972 (p. 149)
Löhr, G. W.: Pathogenese und Differentialdiagnose der Glykogenosen. Dtsch. med. Wschr. 90 (1965) 1549

# Hereditäre Fructoseintoleranz

**Definition:** Die hereditäre Fructoseintoleranz ist eine autosomal rezessiv vererbte Störung des Fructosestoffwechsels, die durch Fruktosämie, Fruktosurie, Hypophosphatämie und Hypoglykämie nach Fructoseaufnahme charakterisiert ist.

## Häufigkeit

Die Erkrankung ist selten. Es sind weniger als 100 Fälle bekannt.

## Ätiologie

Die Erkrankung beruht auf einem Mangel an Fructose-1-Phosphat-Aldolase in Leber, Darm und Nierentubuli. Nur homozygote Merkmalsträger weisen Symptome auf.

## Pathophysiologie

Durch den Mangel an Fructose-1-Phosphat-Aldolase kommt es nach Nahrungsaufnahme von Fructose und Sorbitol, das in den Stoffwechsel der Fructose einmündet, zur Anhäufung von Fructose-1-Phosphat in Leber, Dünndarm, Schleimhaut und Nieren. Die erhöhte Konzentration dieses Metaboliten führt zur Hemmung der Glykogenolyse (Phosphorilase) und der Glukoneogenese (Fructose-1,6-Diphosphat-Aldolase). Auch die Fructosephosphorilierung wird blockiert. Daraus resultieren Hypoglykämie und Fruktosämie mit folgender Fruktosurie. Der Nierentubulus verliert die Fähigkeit, sauren Urin zu produzieren sowie Phosphat und Aminosäuren normal rückzuresorbieren.

## Klinik

### Anamnese

Nach Aufnahme von Fructose oder Sorbitol (in Diabetesdiät angewandte Zuckeraustauschstoffe) kommt es zur Hypoglykämie, Anstieg von Fructose im Blut und Urin, renalem Fructose-, Phosphat- und Aminosäureverlust und klinisch-chemischen Symptomen der Leberzellschädigung. Es treten Übelkeit und Erbrechen auf.

### Befund

Bei chronischem Verlauf reversible Leberstörungen, Störungen der körperlichen Entwicklung bei normaler geistiger Entwicklung.

## Diagnostisches Vorgehen

Die intravenöse Fructosebelastung mit 0,25 g pro kg KG führt bei Erwachsenen zu Fruktosämie, Abfall der Blutglucose, des anorganischen Phosphats und des immunreaktiven Plasmainsulins sowie Anstieg der Magnesiumkonzentration.
Die Diagnose wird durch Leberbiopsie mit Bestimmung der Fructose-1-Phosphat-Aldolase bestätigt.

## Differentialdiagnose

Die Fructoseintoleranz ist nicht mit der harmlosen essentiellen Fruktosurie zu verwechseln, bei der es infolge Mangels an Fructokinase lediglich zur Fruktosämie und Fruktosurie ohne sonstige Begleiterscheinungen kommt.

## Therapie

Die Therapie besteht in der völligen Vermeidung fructose- und sorbitolhaltiger Nahrungsmittel (Saccharose, Honig, Früchte, zahlreiche Gemüse).

## Verlauf und Prognose

Die unerkannte Störung führt meist bereits im Kindesalter zum Tode. Häufig lernen die Betroffenen selbst, schädliche Nahrungsmittel zu meiden. Bei frühzeitiger Therapie ist die Prognose gut. Die Leber- und Nierenschäden sind voll reversibel.

**Merke:** Die seltene Fructoseintoleranz beruht auf einem Mangel an Fructose-1-Phosphat-Aldolase. Das Leitsymptom Hypoglykämie kann durch Fructose- und Sorbitol-freie Ernährung vermieden werden.

Weiterführende Literatur

Froesch, E. R.: Hereditäre Fruktoseintoleranz. In Hornbostel, H., W. Kaufmann, W. Siegenthaler: Innere Medizin in Praxis und Klinik, Bd. IV, 2. Aufl. Thieme, Stuttgart 1978, 3. Aufl. in Vorb.

# Galaktosämie

**Definition:** Die Galaktosämie ist eine vermutlich autosomal rezessiv vererbte Störung des Galaktosestoffwechsels, die zur Galaktosämie mit Schädigung von Leber, Hirn und Augenlinsen führt.

## Häufigkeit

Vorkommen bei 1:50000 (Großbritannien) und 1:100000 (USA).

## Ätiologie

Die Erkrankung beruht auf einem Mangel an Galaktose-1-Phosphat-Uridyl-Transferase. Für die genetische Beratung ist wichtig, daß heterozygote Merkmalsträger einen partiellen Enzymdefekt ohne klinische Symptome aufweisen.

### Pathophysiologie

Galaktose-1-Phosphat-Uridyl-Transferase katalysiert die Bildung von Uridindiphosphat-Galaktose (UDP-Galaktose), das essentieller Metabolit der Synthese von Galaktosiden ist (Mukopolysaccharide, Zerebroside u.a.). Durch den Enzymmangel kommt es zur Anhäufung von Galaktose-1-Phosphat in verschiedenen Geweben. Dies führt zu komplexen Stoffwechselstörungen mit Organschädigung. Verschiedene Varianten des Defektes kommen vor.

### Klinik

Das Krankheitsbild verläuft wechselnd schwer. Beim Säugling führt die Galaktose-reiche Muttermilch zu Erbrechen, Apathie, Ikterus, Hepatomegalie, Aszites, Leberinsuffizienz und schließlichem Tod. Bei milderen Verlaufsformen wird unter geistiger Retardierung mit Entwicklung von Leberzirrhose und Katarakt das Erwachsenenalter erreicht.

### Therapie

Die Therapie besteht in der konsequenten Vermeidung aller galaktosehaltigen Nahrungsmittel (Milch).
Der Therapieerfolg kann zuverlässig am Galaktose-1-Phosphat-Gehalt der Erythrozyten überwacht werden (erwünscht sind weniger als 3 mg Galaktose-1-Phosphat/100 mg Erythrozytenkonzentrat).

### Prognose

Für die Prognose entscheidend ist ein Beginn der Therapie bereits während der Schwangerschaft, da auch fetale Hirnschäden vorkommen.

**Merke:** Die seltene Galaktosämie beruht auf einem Mangel an Galaktose-1-Phosphat-Uridyl-Transferase und führt zu komplexen Organschäden mit geistiger Retardierung, Leberzirrhose und Katarakt. Der Krankheitsverlauf kann durch Galaktose-freie Ernährung, die bereits während der Fetalentwicklung begonnen werden muß, gelindert werden.

### Weiterführende Literatur

Holzel, A.: Galaktosämie. In Hornbostel, H., W. Kaufmann, W. Siegenthaler: Innere Medizin in Praxis und Klinik, Bd. IV, 2. Aufl. Thieme, Stuttgart 1978, 3. Aufl. in Vorb.

Segal, S.: Disorders of galactose metabolism. In Stanbury, J. B., J. B. Wyngaarden, D. S. Fredrickson: The Metabolic Basis of Inherited Disease. McGraw-Hill, New York 1972 (p. 174)

# Diabetes mellitus

*W. Berger, F. A. Gries, Th. Koschinsky und M. Toeller*

**Definition:** Der Diabetes mellitus ist eine chronische Erkrankung des gesamten Stoffwechsels. Er ist durch ungenügende Insulinwirkung gekennzeichnet. Obwohl nicht nur der Kohlenhydratstoffwechsel, sondern auch der Fett- und Eiweißstoffwechsel in Mitleidenschaft gezogen ist, erfolgt die Definition aufgrund der Blutglucoseveränderungen. Ein Diabetes mellitus liegt vor, wenn der Nüchternblutglucosewert im Vollblut dauernd über 120 mg/dl (6,7 mmol/l) liegt. Man unterscheidet primäre und sekundäre Diabetesformen. Der Begriff primärer Diabetes mellitus umfaßt heterogene Erkrankungen, deren Einteilung nach ätiologischen und pathobiochemischen Gesichtspunkten bisher noch nicht in befriedigender Weise gelungen ist. Sekundäre Diabetesformen können auftreten nach Pankreaserkrankungen (Entzündungen, Tumoren), nach Pankreatektomie, chronischen Lebererkrankungen, Hämochromatose sowie bei Erkrankungen mit Hypersektretion kontrainsulinärer Hormone (z. B. Akromegalie, Morbus Cushing, Phäochromozytom).

### Häufigkeit

Ein hohes Erkrankungsrisiko besitzen die Bevölkerungen der wirtschaftlich entwickelten Industrienationen (Überflußgesellschaften), jedoch wird auch bei Unter-(Fehl-)ernährung vor allem in asiatischen und afrikanischen Populationen eine Häufigkeitszunahme des Diabetes mellitus beobachtet. Die Prävalenz in der Gesamtbevölkerung der Bundesrepublik liegt bei 2–3%.
Das Vorkommen (Prävalenz) des primären Diabetes mellitus weist geographische Unterschiede von unter 2% bis über 50% der erwachsenen Bevölkerung auf. Wesentlich dafür sind ethnische Unterschiede und die sozioökonomischen Verhältnisse. Die Prävalenz steigt mit dem Lebensalter um ein Vielfaches an. Sie ist bei Frauen höher als bei Männern und bei Übergewicht höher als bei Normgewicht.
Sekundäre Diabetesformen stellen weniger als 1% aller Diabeteserkrankungen.

### Ätiologie

Die Ätiologie und Pathogenese der verschiedenen Formen des primären Diabetes mellitus sind nicht vollständig bekannt. Als sicher gilt, daß eine entsprechende Erbanlage Voraussetzung ist. Diese allein führt jedoch selten zum Ausbruch der Erkrankung. Er hängt von zusätzlichen Einflüssen (Manifestationsfaktoren) ab, die ihrerseits

ohne entsprechende Erbanlage nicht zur Erkrankung führen (multifaktorielle Genese).
Die Bedeutung der Erbanlagen sowie Art und Bedeutung der Manifestationsfaktoren sind bei den Typen des primären Diabetes mellitus unterschiedlich.
Bei eineiigen Zwillingen ist zu erwarten, daß bei dem Vorliegen eines Typ-I-Diabetes in etwa der Hälfte der Zwillingsgeschwister gleichfalls ein Diabetes mellitus auftritt. Bei Geschwistern und Kindern von Eltern mit Typ-I-Diabetes-mellitus ist das Risiko erheblich niedriger (unter 5%).
Der Einfluß der Erbanlage ist bei Typ-II-Diabetes größer. Bei eineiigen Zwillingen besteht fast vollständige Konkordanz. Geschwister von Typ-II-Diabetikern, die ein hohes Alter erreichen, werden in fast 40% der Fälle auch erkranken. Einen Sondertyp stellt der Diabetes vom Erwachsenentyp bei Jugendlichen dar, der in bestimmten Familien autosomal dominant vererbt wird.

### Pathophysiologie

Der *Typ-I-Diabetes-mellitus* ist durch einen Mangel an Insulin bedingt. Histologisch beobachtet man im Beginn der Erkrankung eine entzündliche Reaktion des Inselgewebes (Insulitis), die gezielt die insulinproduzierenden B-Zellen der Langerhansschen Inseln zerstört. Der Prozeß verläuft oft schubweise. Die Insulinproduktion kommt teilweise oder vollständig zum Erliegen. Die Entstehung dieser Insulitis beruht wahrscheinlich auf einer besonderen Disposition des Immunsystems. Das Auftreten des Typ-I-Diabetes-mellitus ist mit Merkmalen des 6. Chromosoms assoziiert, die für immunologische Reaktionen verantwortlich sind. Menschen mit den HLA-Antigenen DR3 (meist gekoppelt mit B8) und/oder DR4 (meist gekoppelt mit B15) haben eine erhöhte, Menschen mit DR2 (meist gekoppelt mit B7) eine geringe Bereitschaft, einen Typ-I-Diabetes-mellitus zu entwickeln.
Die Insulitis kann durch Viren ausgelöst sein. In Frage kommen u. a. Mumps, Coxackie B, Röteln, Masern und Influenza. Autoantikörper gegen Inselzellen, sogenannte ICA (Islet Cell Antibodies) und ICSA (Islet Cell Surface Antibodies), werden im Beginn der Erkrankung nachgewiesen und können über viele Jahre im Blut persistieren. Die möglichen Ursachen der Insulitis (Manifestationsfaktoren des Typ-I-Diabetes-mellitus) sind offenbar vielfältig. Es gibt Hinweise auf Subgruppen des Typ-I-Diabetes-mellitus.
Bei *Typ-II-Diabetes-mellitus* sind die Insulinspiegel des Blutes bei Krankheitsbeginn normal oder sogar erhöht und erst im späteren Verlauf unter Umständen erniedrigt. Das Hormon besitzt jedoch eine herabgesetzte Wirksamkeit (Insulinresistenz). Die Ursache ist meist eine Störung der Interaktion zwischen dem Hormon und seinem Rezeptor an der Zelloberfläche oder die Verminderung der Rezeptorzahl. Zusätzlich kommen Postrezeptordefekte des Glucosestoffwechsels vor. Hauptgründe für die Insulinresistenz (Manifestationsfaktoren des Typ-II-Diabetes-mellitus) sind Adipositas, Fettstoffwechselstörungen, körperliche Inaktivität und antiinsulinär wirksame Hormone (Glukokortikoide, Wachstumshormon, Schilddrüsenhormone, Katecholamine). Der Behandlung der Adipositas kommt eine zentrale Bedeutung in der Prophylaxe und der Therapie des Typ-II-Diabetes-mellitus zu.
Die biochemischen Veränderungen und klinischen Symptome des Diabetes mellitus lassen sich weitgehend aus der verminderten Insulinwirkung erklären.

Wesentliche Folgen der verminderten Insulinwirkung betreffen:

1. *Den Kohlenhydratstoffwechsel:*
   Es kommt zur Hyperglykämie und bei Überschreiten der Nierenschwelle für Glucose zur Glukosurie, Glucosemangel der insulinempfindlichen Gewebe (Muskel, Fettgewebe, Leber, immunkompetente Zellen u. a.) und Steigerung der Glukoneogenese.
2. *Den Fettstoffwechsel:*
   Synthese und Deposition von Neutralfett werden eingeschränkt, die Mobilisation von Depotfett wird stimuliert und führt zu einem gesteigerten Fettumsatz. Die Bildung von Acetessigsäure und $\beta$-Hydroxibuttersäure wird gesteigert (Ketose). Lipoproteine werden vermehrt gebildet und verzögert abgebaut (Dyslipoproteinämie).
3. *Den Eiweißstoffwechsel:*
   Die Proteinsynthese wird gestört, der Proteinabbau gesteigert. Die freigesetzten Aminosäuren münden bevorzugt in die Glukoneogenese und den Energiestoffwechsel.
4. *Den Elektrolytstoffwechsel:*
   Wichtigste Primärfolge des Insulinmangels ist der zelluläre Kaliumverlust. Sekundär kommt es zu Störungen des Wasser-, Natrium- und Säure-Basen-Haushaltes.

### Klinik

Das Vollbild des klinischen Diabetes ist eindrucksvoll und entgeht selten der schnellen Diagnosestellung. Dem ausgeprägten Krankheitsbild können jedoch (besonders bei Typ-II-Diabetes-mellitus) symptomarme Stadien des gestörten Kohlenhydratstoffwechsels vorausgehen.

#### Anamnese

Hinweise auf Diabetes mellitus sind genetische Belastung und das Vorliegen von Manifestationsfaktoren. Bei Frauen, die makrosome oder fehlgebildete Kinder geboren oder Hydramnion, Totgeburten und Aborte erlebt haben, ist das Diabetesrisiko erhöht. Vorzeitige degenerative Gefäßerkrankungen, verzögerte Wundheilung und Hauterkrankungen wie Pyodermien, Mykosen,

Balanitis, Vulvitis können auf Diabetes mellitus hinweisen.
Typische Symptome sind Durst, Polyurie, Trokkenheit der Haut und Schleimhäute, Leistungsschwäche, Adynamie und Gewichtsverlust (gelegentlich trotz Heißhunger) sowie Sehstörungen, Potenzstörungen, Amenorrhö, Juckreiz, »Nervenschmerzen« und eine Abwehrschwäche gegen Infektionen, besonders der Haut (Tab. **4**). In diesen Fällen ist das Vorliegen einer diabetischen Stoffwechselstörung abzuklären. Die Indikation dazu ist um so dringlicher, je ausgeprägter die Symptome sind.

Tabelle **4** Häufigkeit der Erstsymptome zum Zeitpunkt der Diabeteserkennung (Angaben in %) (aus Petzoldt, R.: Diabetes mellitus. Natürlicher Verlauf. Urban & Schwarzenberg, München 1978)

| | Diabeteserkennung | |
|---|---|---|
| | vor dem 40. Lebensjahr n = 108 | nach dem 40. Lebensjahr n = 209 |
| Durst | 91 | 67 |
| Leistungsminderung | 80 | 51 |
| Polyurie | 75 | 40 |
| Gewichtsabnahme | 72 | 32 |
| Sehstörungen | 25 | 28 |
| Juckreiz generell | 21 | 22 |
| genital | 20 | 23 |
| Appetitlosigkeit | 38 | 12 |
| Sexualstörungen | 11 | 19 |
| Muskelkrämpfe | 19 | 15 |
| Neuropathie | 4 | 5 |
| Bewußtseinsstörung | 8 | 3 |
| Coma diabeticum | 7 | |
| Zufallsbefund + Symptome | 11 | 41 |
| Zufallsbefund | 2 | 8 |

### Befund

Die Diagnose des Diabetes mellitus stützt sich auf die klinischen Symptome und Laboratoriumsuntersuchungen. Der wichtigste Laborparameter ist die Blutglucose. Durch Wiederholungsuntersuchungen gesicherte Blutglucosekonzentration im Nüchternblut (kapillär oder venös) über 120 mg/dl (6,7 mmol/l) und nach einer Mahlzeit über 160 mg/dl (8,9 mmol/l) ist für Diabetes mellitus beweisend. Werden diese Werte bei wiederholter Untersuchung unter normalen Lebensumständen stets unterschritten, ist ein manifester Diabetes auszuschließen. In seltenen Fällen werden Veränderungen des diabetischen Spätsyndroms an den Augen als Erstsymptome beobachtet. In diesen Fällen ist unabhängig von der Höhe der aktuellen Blutglucosewerte ein Diabetes mellitus anzunehmen.

Ist ein Diabetes mellitus diagnostiziert, muß sich eine Harnuntersuchung auf Glucose und Aceton anschließen. Bei Vorliegen sehr hoher Blutglucosewerte (über 500 mg/dl bzw. über 28 mmol/l) oder Aceton mit Hyperglykämie liegt stets eine potentiell akut bedrohliche Situation vor, die sofortiges weiteres Handeln erfordert.

### Diagnostisches Vorgehen

Neben dem manifesten Diabetes mellitus kommen diabetische Stoffwechselstörungen vor, die nur unter Belastungsbedingungen in Erscheinung treten. Die Diagnose einer pathologischen Glucosetoleranz erfolgt durch Blutglucosebestimmung vor und nach oraler Gabe von 100 oder 75 g Glucose (oder Glucoseäquivalenten) in 400 ml Flüssigkeit. Unter diesen Bedingungen gelten die Grenzwerte der Tab. **5** als Beurteilungskriterien. Die Progredienz einer pathologischen Glucosetoleranz zum manifesten Diabetes hängt entscheidend davon ab, ob es gelingt, die Manifestationsfaktoren des Diabetes zu beseitigen. Andere diagnostische Tests haben an praktischer Bedeutung verloren. Weitere spezielle Untersuchungsbefunde s. unter Komadiagnostik und Therapieüberwachung.

### Verlauf

Aufgrund klinischer Beobachtungen wird der primäre Diabetes mellitus in 2 Typen unterschieden (Tab. **6**). Der *Typ-I-Diabetes-mellitus* (insulinabhängiger Diabetes mellitus, juveniler Typ des Diabetes mellitus) ist als ein Krankheitsbild charakterisiert, das ohne Zufuhr exogenen Insulins zu akut lebensbedrohlichen Stoffwechselkrisen führt. Es wird bevorzugt in der Jugend und im frühen Erwachsenenalter manifest, kann aber in jedem Lebensalter auftreten. Die Patienten sind selten übergewichtig. Die Manifestation erfolgt meist rasch, gelegentlich unter dem Bild eines Coma diabeticum. Oft sind dem Ausbruch der Erkrankung Tage bis wenige Wochen voraus Infekte abgelaufen. Zu Beginn der Erkrankung lassen sich in über 90% der Fälle Inselzellantikörper (ICA) im Blut nachweisen. Es besteht eine Beziehung zu den IR-(immun-response-)Genen.
Nach Einleitung der Insulintherapie kommt es häufig zu einer Besserung des Krankheitsbildes mit Senkung des Insulinbedarfs (Remission). Remissionen sind offenbar um so nachhaltiger, je frühzeitiger und konsequenter die Therapie eingeleitet wurde, und können günstigenfalls viele Monate anhalten. Die scheinbare Heilung des Krankheitsbildes ist nur vorgetäuscht. Stets folgt früher oder später unter Umständen unter dramatischen Symptomen eine erneute Verschlechterung der Stoffwechsellage mit gesteigertem Insulinbedarf. Remissionsphasen verpflichten deshalb zu besonders großer Sorgfalt bei der Patientenüberwachung.
Trotz angemessener Therapie kann die Stoffwechsellage bei Typ-I-Diabetes-mellitus labil

Tabelle **5** Diagnostische Kriterien zur Beurteilung der Glucosetoleranz (Internationale Studiengruppe. Diabetes 28 [1979] 1039)

| | Blutzucker im kapillären Vollblut | | |
|---|---|---|---|
| | nüchtern | nach 75 g Glucose per os | |
| | | 1 Std. | 2 Std. |
| Diabetes mellitus | >120 mg/dl (>6,7) | > 200 mg/dl (> 11,1) | > 200 mg/dl (> 11,1) |
| Pathologische Glucosetoleranz | < 120 mg/dl (<6,7) | > 200 mg/dl (> 11,1) | 140–200 mg/dl (7,8–11,1) |
| Normale Glucosetoleranz | < 100 mg/dl (<5,5) | < 200 mg/dl (<11,1) | < 140 mg/dl (<7,8) |

( ) = Werte in mmol/l

Im venösen Vollblut sind die Werte nüchtern gleich wie im kapillären Vollblut, die 1- und 2-Stunden-Werte liegen jedoch tiefer, so daß die angegebenen Werte um 20 mg/dl (1,1 mmol/l) reduziert werden müssen. Die im Plasma gemessenen Werte sind *15% höher* als die im Vollblut gemessenen Werte.

Tabelle **6** Merkmale der Haupttypen des primären Diabetes

| Merkmal | Typ I | Typ II |
|---|---|---|
| Andere Bezeichnungen | juveniler Typ, insulinabhängiger Diabetes mellitus | Erwachsenen-Typ, nicht insulinabhängiger Diabetes mellitus |
| Bevorzugtes Manifestationsalter | Jugend, frühes Erwachsenenalter | mittleres und hohes Erwachsenenalter |
| Immunphänomene | in der Regel vorhanden | fehlend |
| Manifestation | rasch, unter Umständen dramatisch | verzögert, oft unbemerkt |
| Fettsucht | selten | häufig |
| Insulin im Blut | niedrig | zu Beginn normal bis erhöht |
| Stoffwechsel | oft labil Neigung zu Ketose | stabil Neigung zu Dyslipoproteinämie |
| | insulinempfindlich | Insulinresistenz |
| Sulfonylharnstoffe | unwirksam | oft wirksam |
| Insulin-Therapie | erforderlich | zu Beginn nicht erforderlich |

bleiben. Es besteht eine Neigung zur Ketose. Lipoproteinstoffwechselstörungen treten in Abhängigkeit von der Stoffwechsellage auf, sind jedoch meist weniger ausgeprägt als bei Typ-II-Diabetes-mellitus. Der Typ-I-Diabetes-mellitus ist mit dem Risiko aller Komplikationen des Diabetes mellitus belastet. Das klinische Bild wird meist von den Manifestationen der Mikroangiopathie beherrscht.

Der *Typ-II-Diabetes-mellitus* (nicht insulinbedürftiger Diabetes mellitus, Erwachsenen-Typ des Diabetes mellitus) ist ein Krankheitsbild, bei dem akut lebensbedrohliche Stoffwechselkrisen auch ohne Insulinzufuhr nicht obligat eintreten. Dennoch ist der Typ-II-Diabetes-mellitus als eine sehr ernste Erkrankung anzusehen.

Die Manifestation erfolgt bevorzugt im Erwachsenenalter. Rund 80% der Patienten waren kurz vor oder bei der Manifestation der Erkrankung adipös. Der Typ-II-Diabetes-mellitus kann zunächst über viele Jahre symptomarm verlaufen. Trotz der oft nur geringen Beeinträchtigung des körperlichen Befindens ist auch diese Krankheitsphase gefährlich, weil bei Fehlen einer adäquaten Diabetestherapie die Chancen zur vorbeugenden Verhütung des diabetischen Spätsyndroms versäumt werden.

Der Erwachsenentyp des Diabetes mellitus tritt vereinzelt auch im jugendlichen Alter auf (*M*aturity *O*nset *D*iabetes of *Y*oung people, »MODY«). Es handelt sich wahrscheinlich nicht um ein einheitliches Krankheitsbild. In manchen Familien wurde ein autosomaler Erbgang nachgewiesen, in anderen gelang dies nicht. Die Prognose scheint günstiger zu sein als bei Typ-I-Diabetes im jugendlichen Alter. Der Stoffwechsel der Patienten mit Typ-II-Diabetes-mellitus neigt zu einer stabilen Dekompensation. Bei Krankheitsbeginn führt in den meisten Fällen die

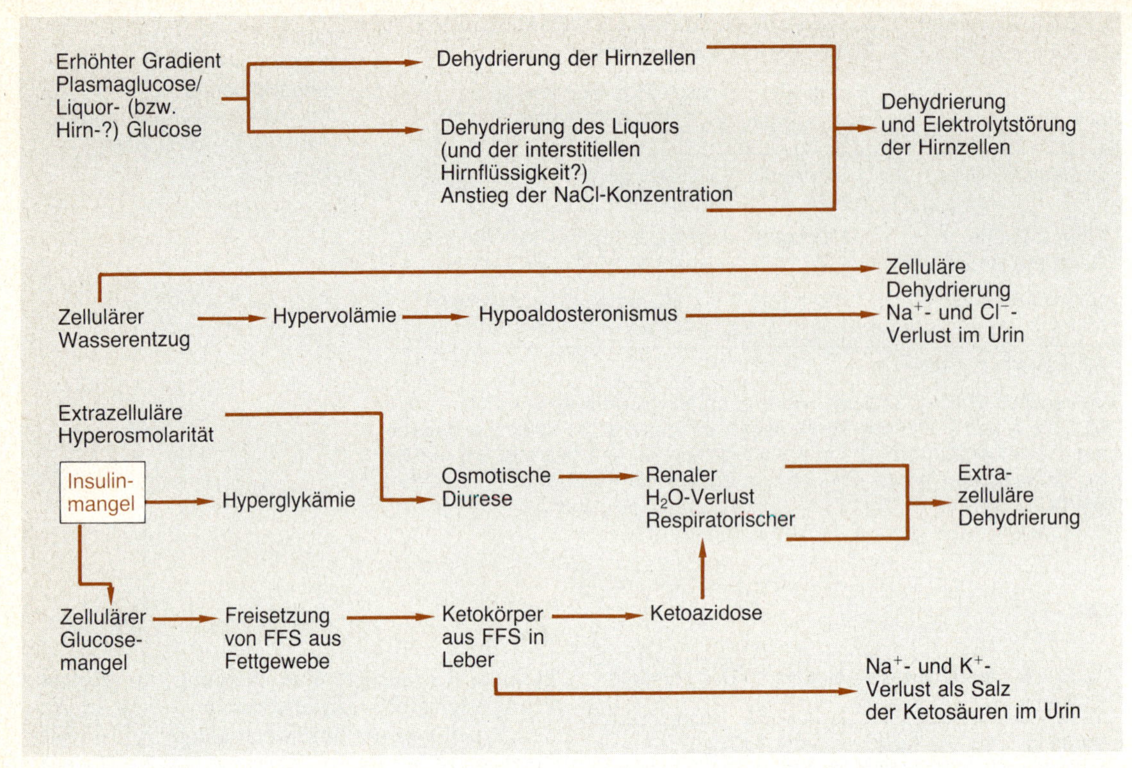


Abb. **2** Pathogenese des Coma diabeticum (nach Froesch)

diätetische Behandlung mit Steigerung der körperlichen Aktivität zum Stoffwechselausgleich. Orale Antidiabetika vom Sulfonylharnstofftyp sind meist wirksam. Ketosen sind selten, Fettstoffwechselstörungen häufig und werden durch Adipositas verstärkt. Der Typ-II-Diabetes-mellitus ist mit allen Komplikationen des Diabetes mellitus belastet. Das klinische Bild wird meist durch Manifestation der Makroangiopathie beherrscht.

### Komplikationen

Bei Diabetes mellitus können lebensbedrohliche metabolische Krisen auftreten. Es werden das ketoazidotische Coma diabeticum und das seltenere hyperosmolare, nicht ketotische Koma unterschieden. Mischformen sind häufig. Weiterhin kommt bei Diabetikern ein lactazidotisches Koma vor. Es ist keine direkte Folge der diabetischen Stoffwechselstörung, steht jedoch in Beziehung zur Diabetestherapie mit Biguaniden.
Das *ketoazidotische Koma* ist Ausdruck eines schweren Insulinmangels und stellt somit eine typische Komplikation des Typ-I-Diabetes-mellitus dar. Eine Zusammenfassung wichtiger pathophysiologischer Zusammenhänge gibt Abb. **2**.
Häufige Ursachen sind unerkannter Diabetes mellitus (Erstmanifestation mit Koma), unzureichende Therapie (Diätfehler, zu geringe Insulindosis, vergessene Insulininjektion), Infekte und schwere Traumen. Der bedrohliche Zustand kündigt sich in der Regel durch eine über Tage zunehmende Symptomatik an, kann sich bei Kindern und Jugendlichen aber auch innerhalb weniger Stunden entwickeln. Die Phase des Präkoma ist durch Symptome des schweren Insulinmangels gekennzeichnet. Der Blutglucosespiegel ist deutlich erhöht. Das durch die Glukosurie gesteigerte Harnvolumen (osmotische Diurese) wird zunächst durch Polydipsie ausgeglichen. In dieser Phase ist die Gefahr der Entgleisung des Wasser- und Elektrolythaushaltes noch gering. Wenn die Flüssigkeitszufuhr nachläßt (gestörte Durstregulation), kommt es zur hypertonen Dehydratation (Wasserverlust größer als Salzverlust), Defizite bis über 10 Liter werden beobachtet. Die Exsikkose äußert sich in trockener roter Haut und trockenen Schleimhäuten, die Hautfalten verstreichen nur verzögert, der Augenbulbusdruck ist vermindert. Es kommt zur Oligurie, unter Umständen auch Anurie.
Plasmaosmolalität, Hämatokrit und Blutviskosität steigen an. Die Folge sind Mikrozirkulationsstörungen. Die Gefahr der Hypoxie wird durch den Abfall des 2,3-Diphosphoglyceratgehaltes und den Anstieg des Gehaltes an glykosiliertem Hämoglobin der Erythrozyten gesteigert. Es entwickelt sich eine intrazelluläre Dehydratation. Der Verlust an Alkaliionen infolge osmotischer Diurese und Ketose kann mehr als 500 mval (= mmol) Natrium und 500 mval (= mmol) Kalium betragen. Die sogenannten Ketokörper

Tabelle 7 Differentialdiagnostische Hinweise bei Stoffwechselkomata

| | Ketoazidotisch | Hyperosmolar | Lactatazidotisch |
|---|---|---|---|
| **Anamnese** | <1 – mehrere Tage Durst, Polyurie → Oligurie, Inappetenz, Übelkeit, Erbrechen, Adynamie, Gewichtsverlust, Leibschmerzen, Hypotonie, Tachykardie | mehrere Tage Durst, Polyurie → Oligurie, Konsum zuckerhaltiger Getränke, Flüssigkeitsverluste, Diuretikatherapie, Schwäche, Hypotonie, Tachykardie | rasch, in Stunden Übelkeit, Durchfälle, Muskelschmerzen, Nieren/Leberinsuffizienz, Pankreatitis, Kreislaufschock, Sepsis, Apoplexie, Hypothermie |
| **Klinische Befunde** | | | |
| Atmung | tief und schnell (Kußmaul-Typ) | normal | tief und schnell |
| Reflexe | abgeschwächt | abgeschwächt | untypisch |
| Muskeltonus | niedrig | hoch, Krampfneigung | untypisch |
| Exsikkose | schwach bis deutlich | deutlich | fehlt |
| **Laborbefunde** | | | |
| Blutglucose | erhöht | stark erhöht | normal/niedrig |
| Ketose | stark | fehlt/gering | fehlt/gering |
| Azidose | stark | fehlt/gering | stark |
| Osmolalität | erhöht | stark erhöht | normal/gering erhöht |
| Anionenlücke | >30 mval (>30 mmol) | <30 mval (<30 mmol) | >30 mval (>30 mmol) |
| Exzeßlactat | häufig, gering | fehlt | immer hoch |

($\beta$-Hydroxybuttersäure, Acetessigsäure, Aceton) häufen sich an. Ihre renale Ausscheidung erfolgt vor allem in Form der Alkali- und Amoniumsalze. Wenn dieser Prozeß dekompensiert, entwikkelt sich aus der Ketose eine metabolische Ketoazidose.
Der Kompensationsversuch durch Abatmung von Kohlendioxid führt zur großen »Kußmaulschen Atmung« mit Acetongeruch der Atemluft. Der $pCO_2$ fällt unter 15 mmHg ab, die forcierte Atmung verstärkt den Flüssigkeitsverlust. Der Puls wird frequent und klein, eine Zentralisation des Kreislaufs droht. Die Reflexe und die sensomotorischen Funktionen erlöschen. Es tritt Bewußtseinstrübung und schließlich Koma ein.
Das *hyperosmolare Koma* ist eine typische Komplikation des Typ-II-Diabetes. Es unterscheidet sich vom ketoazidotischen Koma im wesentlichen durch das Fehlen der Komplikationen des Fettstoffwechsels. Geringe Insulinspiegel sind vorhanden, die eine komplette Enthemmung der Fettmobilisation verhindern. Dementsprechend ist die Ketokörperproduktion weniger gesteigert, es fehlen die Symptome der metabolischen Azidose. Klinisch auffällig ist das Fehlen der tiefen Atmung. Die übrige Symptomatik ist ähnlich. Zur Differentialdiagnose der Stoffwechselkomata bei Diabetes mellitus s. Tab. **7**.
Diabetische Komata sind stets lebensbedrohliche Komplikationen, die selbst bei optimaler Behandlung noch mit einer Mortalität von 10–20% belastet sind. Die Prognose hängt von der Dauer und Schwere der Stoffwechselentgleisung ab. Der Beachtung der Prodromalsymptome, der Frühdiagnose und sofortigen Einleitung der Therapie kommt deshalb entscheidende Bedeutung zu. Prognostisch ungünstig sind höheres Lebensalter und Begleitkrankheiten, besonders des Kreislaufes und der Nieren.
Zur Sicherung der Diagnose (auch Abgrenzung gegenüber der Insulinhypoglykämie) ist die sofortige Bestimmung der Blutglucose erforderlich. Sie ist stets erhöht. Man verlasse sich nicht auf den Nachweis einer Glukosurie, da auch bei Patienten in der Insulinhypoglykämie Zucker im Blasenharn vorkommen kann. Der Nachweis von Aceton stützt in Verbindung mit der Hyperglykämie die Diagnose der diabetischen Stoffwechselkrise (cave: Mißdeutung von Harnaceton bei niedriger Blutglucose, z. B. »Hungeraceton«).

### Chronische Komplikationen

Lebenserwartung und Lebensqualität des Diabetikers werden entscheidend durch chronische Komplikationen bestimmt. Im Vordergrund stehen Vaskulopathien und Neuropathien.
Die *Mikroangiopathie* ist eine spezifische Erkrankung der kleinen Gefäße.
Die Pathogenese ist komplex und noch nicht völlig aufgeklärt (Abb. **3**). Auftreten und Schweregrad hängen u. a. von der Höhe und Dauer der Hyperglykämie ab. Dabei scheinen Stoffwechsel-

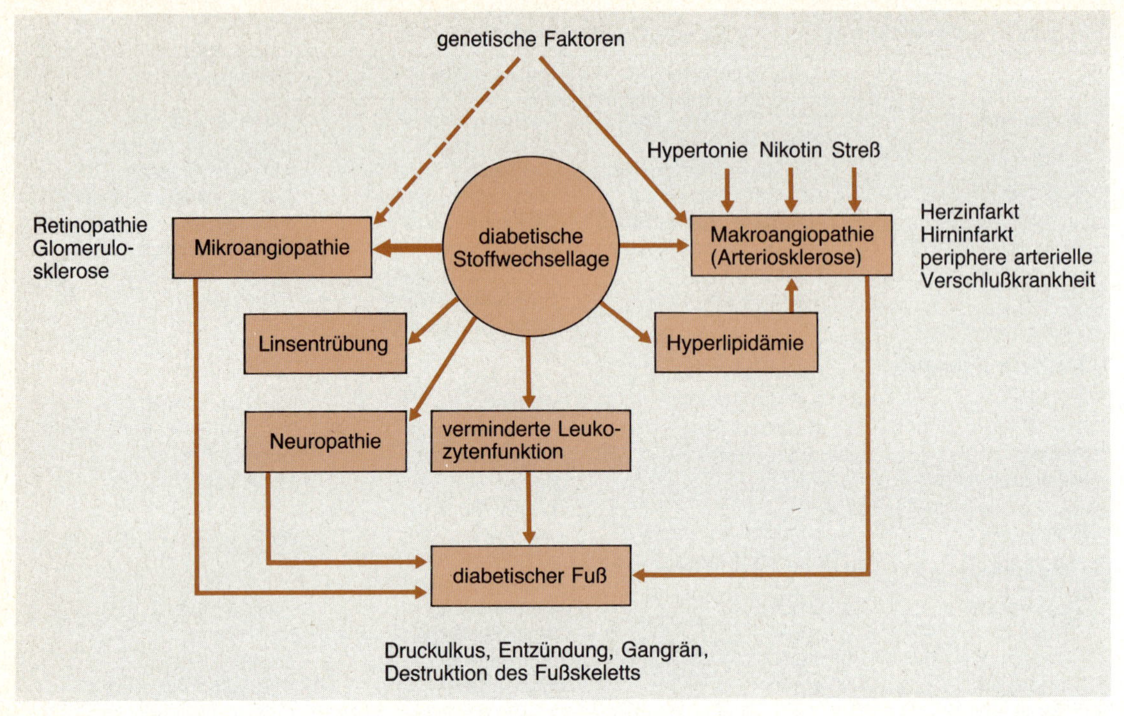


Abb. **3** Pathogenese der chronischen Komplikationen bei Diabetes mellitus

prozesse, die unmittelbar von der Blutglucosekonzentration beeinflußt werden, eine Rolle zu spielen:

1. Nicht-enzymatische Glykosidierung verschiedener Proteine (Hämoglobin, Albumin, Kollagen und andere), die deren Funktion verändert (z.B. Sauerstoffaffinität, Aktivatoreigenschaften für Enzyme, Permeabilität von Membranen).
2. Nicht-glykolytischer Stoffwechsel der Glucose, sog. »Sorbitol pathway«.
   Verschiedene Zellen, u.a. Gliazellen und Endothelzellen der Kapillaren, bilden bei hohen Blutglucosewerten Sorbitol, das die Zelle nicht verlassen und nur begrenzt metabolisiert werden kann. Dadurch kommt es zur intrazellulären Hyperosmolarität mit der Gefahr des Zelluntergangs.

Weitere pathogenetisch wichtige Faktoren sind die gestörte Fließeigenschaft des Blutes und die Erschwerung des Gasaustausches.

Nur frühe mikroangiopathische Veränderungen sind rückbildungsfähig oder kompensierbar. Die entscheidende Therapie besteht deshalb derzeit in der Prophylaxe. Das seltenere Auftreten und der weniger schwere Verlauf der Mikroangiopathie sind bei optimaler Kompensation des Kohlenhydratstoffwechsels eine entscheidende Begründung für die Forderung nach einer optimalen Stoffwechselführung des Diabetikers.

Obwohl die Mikroangiopathie als Systemerkrankung wahrscheinlich in allen Geweben auftreten kann, führt sie an einzelnen Prädilektionsorten zu besonders schwerwiegenden Funktionsstörungen.

### Diabetische Augenveränderungen – Retinopathia diabetica

Mit dem Vorliegen einer Mikroangiopathie der Retina ist bei Typ-I-Diabetes-mellitus nach 20jähriger Krankheitsdauer heute noch in 80% der Fälle zu rechnen. Im Frühstadium beobachtet man Mikroaneurysmen. Im weiteren Verlauf kommt es zu sogenannten harten und weichen Exsudaten, Blutungen und Gefäßproliferationen. Trübung der brechenden Medien, Untergang und Ablösung der Netzhaut beeinträchtigen das Sehvermögen bis zur Erblindung.

Die Diagnose wird ophthalmoskopisch gestellt. Die Frühdiagnose ist durch die Einführung der Fluoreszenzangiographie des Augenhintergrundes verbessert worden.

Die Therapie der Wahl ist die rechtzeitige Photokoagulation mit Xenon- oder Laserlicht. Die medikamentöse Therapie ist umstritten, die früher empfohlene Hypophysektomie weitgehend verlassen.

Glaskörperblutungen können sich spontan resorbieren. Der Vorgang wird durch Linsenextraktion beschleunigt. Eine neue chirurgische Therapie erlaubt die Entfernung des getrübten Glaskörpers (Vitrektomie).

Weitere diabetische Augenkomplikationen sind die gefürchtete, aber seltene Rubeosis iridis mit Entwicklung eines Sekundärglaukoms und die diabetische Katarakt.

### Diabetische Nierenveränderungen – Nephropathia diabetica

Die Mikroangiopathie der Nieren manifestiert sich an den Kapillaren des Glomerulus unter dem Bilde der exsudativen, diffusen oder nodulären Glomerulussklerose (Kimmelstiel-Wilson).
Vor allem bei älteren Patienten entwickelt sich häufig zusätzlich eine Arteriosklerose. Als dritte pathogenetische Komponente spielt die akute oder chronische Pyelonephritis eine wesentliche Rolle. Sie ist bei Frauen häufiger als bei Männern. Auslösend ist meist eine aszendierende Infektion, die durch eine gestörte Infektionsabwehr und durch Blasenentleerungsstörungen begünstigt wird.
Erste klinische Zeichen sind die zunächst inkonstante, später permanente Proteinurie, Mikrohämaturie, Zylindrurie und Blutdruckanstieg. Im weiteren Verlauf sind die glomerulären und tubulären Clearance-Funktionen eingeschränkt. Von besonderer Bedeutung für die Therapieüberwachung ist ein Anstieg der Nierenschwelle für Glucose auf unter Umständen über 300 mg/dl (16,7 mmol/l). Die Erkrankung beginnt meist schleichend, oligosymptomatisch und mit wenig eindrucksvollem Urinbefund. Das Auftreten eines nephrotischen Syndroms und einer Niereninsuffizienz ist als Hinweis auf das beginnende Finalstadium zu werten. Nach Beginn der permanenten Proteinurie ist mit einer Einschränkung der Lebenserwartung auf 3–12 Jahre, nach Entwicklung einer kompensierten Retention auf 2–5 Jahre zu rechnen.
Die Therapie besteht in optimaler Stoffwechseleinstellung, konsequenter und gezielter Bekämpfung der Harnwegsinfektionen und Senkung der Hypertonie. Im Stadium der dekompensierenden Retention wird heute die kontinuierliche ambulante Peritonealdialyse anderen Dialyseverfahren vorgezogen. Die Erfolge der Nierentransplantation sind heute auch bei Diabetikern gut und legen eine möglichst frühzeitige Operation nahe, die jedoch oft an den begrenzten Transplantationsmöglichkeiten scheitert.

### Diabetische Nervenveränderungen – Neuropathia diabetica

Die Pathogenese der diabetischen Nervenschädigung ist komplex und noch nicht völlig aufgeklärt. Durch eine Mikroangiopathie der Vasa nervorum allein läßt sie sich nicht erklären. Schon vor dem Auftreten morphologisch erkennbarer Angiopathien sind Störungen des Myoinositolstoffwechsels und des Polyolstoffwechsels nachzuweisen. Oft ist das Zusammentreffen des Diabetes mellitus mit zusätzlichen Noxen als multifaktorielle Ursache der Neuropathie zu vermuten.
Histologisch findet man abhängig von Untersuchungstechnik, Alter und Krankheitsstadium des Patienten wechselnde Bilder. In Frühstadien sieht man Läsionen des Axons, besonders in den myelinfreien Fasern, während bei Langzeitdiabetes im Erwachsenenalter segmentale Myelinverluste und eine sekundäre Wallersche Degeneration vorkommen. Möglicherweise liegen dem ersteren Befund mehr direkt-metabolische Ursachen zugrunde, während der letztere im Zusammenhang mit Durchblutungsstörungen im Bereich der Vasa nervorum steht.
Symptome der diabetischen Neuropathie können in allen Phasen des Diabetes mellitus auftreten, sie sind selten bereits vor dem Nachweis metabolischer Störungen, häufiger erst nach mehrjährigem Krankheitsverlauf und bevorzugt erst im Erwachsenenalter zu beobachten. Bei subtiler Untersuchungstechnik findet man sie nach mehrjähriger Diabetesdauer bei der überwiegenden Mehrzahl aller Patienten. Ähnlich dem Auftreten der Mikroangiopathie besteht auch bei der Neuropathie eine Beziehung zur Diabetesdauer und zur Güte der Stoffwechseleinstellung. Der Verlauf ist jedoch nicht obligat fortschreitend. Remissionen kommen vor, aber es ist nicht genau bekannt, bei welchen Symptomen und Stadien der Neuropathie eine Rückbildung noch möglich ist. Frühe Störungen der Nervenleitgeschwindigkeit sind reversibel, sensorische Reizerscheinungen manchmal sogar noch nach vieljähriger Krankheitsdauer.
Das klinische Bild der Neuropathie ist vielfältig. Folgende charakteristische Formen lassen sich unterscheiden:

- sensomotorische Polyneuropathie,
- motorische, amyotrophe Schwerpunktneuropathie,
- autonome Neuropathie.

Die sensomotorische Polyneuropathie führt zu Reiz- und Ausfallserscheinungen, bevorzugt in der Peripherie, am häufigsten an den unteren Extremitäten.

*Typische Reizsymptome* sind:

»neuralgische« Schmerzen, Fußbrennen (burning feet), Parästhesien, Wadenkrämpfe, unruhige Beine (restless legs), muskulärer Druckschmerz.

*Typische Ausfallserscheinungen:*

Hypästhesie, Hyppallästhesie, Störungen der Tiefensensibilität, Verlust des Hodendruckschmerzes, Abschwächung der Muskelreflexe.
Die Erscheinungen treten fast immer symmetrisch auf. Dabei sind die sensiblen und sensorischen Ausfälle nicht segmental, sondern charakteristischerweise strumpf- bzw. handschuhförmig begrenzt.
Von großer praktischer Bedeutung ist die Einschränkung der Schmerzempfindung, in deren Gefolge Verletzungen der Akren unbemerkt bleiben und selbst ausgedehnte, destruierende Weichteil- und Knochenprozesse beschwerdearm verlaufen können (s. diabetische Gangrän).
Wichtiges Frühsymptom ist die Hyppallästhesie,

die auf einfache Weise mit Hilfe einer Stimmgabel quantifiziert werden kann. Die Objektivierung der sensomotorischen Polyneuropathie gelingt durch Messung der verlangsamten Nervenleitgeschwindigkeit.
Die motorische amyotrophe Schwerpunktneuropathie ist vergleichsweise selten. Befallen sind vor allem die Muskeln des Becken- und Schultergürtels. Nicht selten kommt es innerhalb weniger Wochen zu Lähmungserscheinungen mit auffälliger Verschmächtigung der Muskulatur. Der pathologische Prozeß kann durch Elektromyographie präzisiert werden.
Ebenfalls selten sind Hirnnervenparesen, die häufig akut auftreten, unter rasch wechselnden klinischen Bildern verlaufen und besonders die Innervation der Augenmuskeln und den N. facialis betreffen.

Tabelle **8** Wichtige klinische Manifestationen der autonomen diabetischen Neuropathie

| | |
|---|---|
| Kardiovaskuläres System: | Ruhetachykardie<br>Verlust der Herzfrequenzvarianz<br>Orthostatische (posturale) Hypotonie<br>Schmerzlose koronare Ischämie |
| Gastrointestinaltrakt: | Ösophagusatonie<br>Gastroparese, Magenentleerungsstörungen<br>Diarrhö – wäßriger Durchfall<br>Obstipation |
| Urogenitales System: | Blasenatonie, Überlaufblase<br>Atonie der Ureteren<br>erektile Impotenz<br>retrograde Ejakulation<br>Verlust des Hodendruckschmerzes |
| Thermoregulation: | Sudorimotorische und vasomotorische Störungen (Dyshydrose) |
| Metabolische Störungen: | Fehlende hormonelle Gegenregulation in der Hypoglykämie<br>Ausfall der subjektiven Beschwerden bei Hypoglykämie |
| Pupillenreaktion: | Miosis, gestörte Pupillenreflexe |
| Trophik: | Hyperkeratose, Druckulkus, Knochenatrophie |

Die große klinische Bedeutung der autonomen diabetischen Neuropathie ist lange Zeit verkannt worden. Betroffen sind sowohl das sympathische als auch das parasympathische System. Wichtige Organmanifestationen faßt Tab. **8** zusammen. Der Verlust der Herzfrequenzvarianz ist ein empfindlicher, einfach feststellbarer und quantifizierbarer, objektiver Parameter der autonomen diabetischen Neuropathie am Herzen, die als Teilursache für den häufigen plötzlichen Herztod bei Diabetes mellitus gesehen wird.
Magenentleerungsstörungen sind eine wichtige Ursache der Stoffwechsellabilität, da der nahrungsabhängige Blutzuckeranstieg unberechenbar erfolgt. Bei postprandialen Hypoglykämien soll man an Gastroparesen denken. Der Therapieversuch mit tonisierenden Medikamenten (z. B. Paspertin) verspricht nur selten Erfolg. Scheinbar unbeeinflußbare Diarrhöen bei Diabetikern sind jedoch seltener Folge einer autonomen diabetischen Neuropathie als der Verwendung von Zuckeraustauschstoffen mit laxierender Wirkung.
Nach mehrjähriger Diabetesdauer klagt etwa die Hälfte der Männer über Potenzstörungen. Diese müssen nicht neurogener Ursache sein. Psychische Ursachen sind nicht selten. Die erektile Impotenz (beweisend ist das Fehlen nächtlicher Erektionen während des Schlafes) kann auch durch Arteriosklerose der Beckengefäße bedingt sein. Infertilität bei erhaltener Potenz muß an retrograde Ejakulation denken lassen.
Blasenatonie (erhöhtes maximales Blasenvolumen, Restharn) begünstigt aufsteigende Infektionen und trägt damit zur entzündlichen Komponente der diabetischen Nephropathie bei.
Die Dyshidrose der Füße begünstigt in Verbindung mit der Hyperkeratose das Auftreten von Rhagaden und steht häufig am Beginn von Mykosen, Erysipel und der diabetischen Gangrän.
Von großer praktischer Bedeutung sind auch Störungen der hormonellen Gegenregulation in der Hypoglykämie. Bei insulinspritzenden Diabetikern tragen sie zur Stoffwechsellabilität bei. Noch wichtiger ist, daß die Katecholaminsekretion üblicherweise die Frühsymptome des Blutzuckerabfalls auslöst, die dem Patienten rechtzeitige, wirksame Gegenmaßnahmen ermöglichen. Fehlen diese Frühsymptome, so manifestiert sich die Hypoglykämie nicht selten überfallartig unter den Zeichen der zerebralen Glukopenie, die ein erhebliches Risiko darstellen.
Die automatisierte Bestimmung der Ruheherzfrequenzvarianz mit Hilfe des Neurocard-Analyzer und die Infrarotpupillometrie eröffnen eine zuverlässige, objektive, quantifizierbare und den Patienten nicht belastende Möglichkeit zur Frühdiagnose der autonomen diabetischen Neuropathie an Herz (Parasympathikus) und Auge (Sympathikus).
Die Therapie der diabetischen Polyneuropathie ist oft unbefriedigend und in ihrem Erfolg schwer abschätzbar. Es ist nicht genau bekannt, welche Störungen rückbildungsfähig oder irreversibel sind. Besonders sensomotorische Reizsymptome verschwinden bei Optimierung der Stoffwechsellage gelegentlich vollständig. Medikamentös kann Thioctsäure parenteral gegeben werden (50 mg i. v. oder i. m. 1- bis 2mal täglich). Der meist eintretende Erfolg kann durch mehrmonatige Therapie gefestigt werden, jedoch sind Rezidive häufig. Weniger zuverlässig ist die Wirkung von Vitamin $B_1$ und $B_6$ in hoher Dosierung. Bei

starken Schmerzzuständen oder Muskelkrämpfen erreicht man Linderung oft durch Amitriptylin (25 mg 1- bis 3mal täglich) oder Carbamacepin (50 mg 2- bis 4mal täglich), bei Wadenkrämpfen mit Limptar.

### Makroangiopathie

Als diabetische Makroangiopathie bezeichnet man die Arteriosklerose des Diabetikers. Ihre Morphologie unterscheidet sich nicht grundsätzlich von der Arteriosklerose des Nicht-Diabetikers, jedoch kommen Mediasklerosen gehäuft vor.
Pathogenetisch spielen die bei vielen Patienten vorliegenden weiteren Risikofaktoren eine große Rolle (Hypertonie, Fettstoffwechselstörung, Übergewicht, Rauchen). Darüber hinaus bleibt jedoch ein Restrisiko bestehen, das auf die eigentliche diabetische Stoffwechselführung zurückzuführen ist (unter anderem Hyperinsulinämie, stoffwechselabhängige Proliferationsfaktoren für Gefäßwandzellen, Störungen der Plättchenfunktion und der Rheologie). Der Diabetes ist als eigenständiger Risikofaktor der Arteriosklerose anzusehen.
Typisch für die diabetische Makroangiopathie sind der im Vergleich zur nicht-diabetischen Bevölkerung vorzeitige Beginn und der progredient schwerere Verlauf. Das gesteigerte Arterioskleroserisiko des Diabetikers ist vor dem Hintergrund des Arterioskleroserisikos der Allgemeinbevölkerung zu sehen.
Die absolute Prävalenz der Arteriosklerose ist also in Mangelgesellschaften selbst bei Diabetikern gering, in unserer Überflußgesellschaft dagegen außerordentlich hoch. Im Sektionsmaterial unserer Bevölkerung fand man bei Diabetikern in 87–99% arterielle Läsionen und in 28% arterielle Verschlüsse. Während in der nicht-diabetischen Bevölkerung die Arteriosklerose bei Männern überwiegt, ist das Geschlechtsverhältnis bei Diabetikern ausgeglichen.
Abhängig von der vorherrschenden Konstellation der Risikofaktoren sind bestimmte Lokalisationsorte bevorzugt. Bei Vorliegen von Fettstoffwechselstörungen ist der proximale (Becken-) Typ selten, dagegen der periphere Lokalisationstyp besonders an den unteren Extremitäten häufig. Dabei sind meist auch die Arteriolen betroffen.
Entsprechend dem häufigen Vorkommen von Hypertonie ist 2- bis 4mal häufiger mit zerebrovaskulären Komplikationen zu rechnen (transitorische ischämische Attacken, tödliche und nichttödliche Insulte) als in der Allgemeinbevölkerung. Die Behandlung der diabetischen Makroangiopathie entspricht derjenigen bei Nicht-Diabetikern. Da bei Diabetikern die auslösenden Risikofaktoren häufig besser bekannt sind, bietet sich eine größere Chance zur kausalen Therapie durch Beseitigung dieser Einflüsse.

### Diabetes und Herz

Schon bei Störungen der Glucosetoleranz ohne klinischen Diabetes mellitus ist eine Koronarinsuffizienz gehäuft nachweisbar. Herzinfarkte und plötzlicher Herztod treten bei Männern und Frauen etwa gleich häufig auf. Sie sind, abhängig von Lebensalter und Diabetesdauer, bei Männern 2- bis 4mal, bei Frauen 5- bis 6mal häufiger zu erwarten als in der Allgemeinbevölkerung. Der klinische Verlauf der Infarkte kann Besonderheiten aufweisen. Relativ häufig beobachtet man ein subakutes Fortschreiten des Infarktes, das in Zusammenhang mit einer Mikroangiopathie der Herzmuskelgefäße gebracht wird. Für die Diagnostik besonders bedeutungsvoll ist der schmerzarme Infarkt, der »stumme« Herzinfarkt, der bei diabetischer Polyneuropathie gehäuft vorkommt.

### Diabetische Gangrän

Gangränen kommen bei Diabetikern fast ausschließlich an den unteren Extremitäten vor und können prinzipiell durch eine arterielle Verschlußkrankheit (Makroangiopathie) oder durch diabetische Mikroangiopathie in Verbindung mit Neuropathie und Infektionen (neuropathischer, infizierter Fuß) verursacht sein. Nur bei letzterem sollte man von einer diabetischen Gangrän sprechen, jedoch liegen häufig Mischbilder vor.
Eine wesentliche Beteiligung der arteriellen Verschlußkrankheit wird am Fehlen der Fußpulse erkannt, während diese bei der diabetischen Gangrän vorhanden sind. Hier findet man dagegen stets deutliche Zeichen der diabetischen Neuropathie, besonders einen Verlust der Schmerzempfindung und Störungen der Trophik. Diese stellen zwei wichtige pathogenetische Komponenten dar.
Ausgangspunkt der diabetischen Gangrän sind häufig Druckstellen, an denen es aufgrund der gestörten Trophik und Mikrozirkulation im Gewebe zur Ulkusbildung kommt. Eine weitere Ursache sind Infekte, wie Interdigitalmykose, infizierte Trittverletzungen oder Rhagaden infolge Hyperkeratose und Dyshidrose. Die Ausbreitung von Entzündungen wird durch die Abwehrschwäche bei diabetischer Stoffwechsellage begünstigt und bei fehlender Schmerzempfindung oft erst bei gezielter Inspektion, Abtragen der Wunde oder fötidem Geruch bemerkt.
Selbst die Entdeckung einer Wunde führt viele Patienten nicht sofort zum Arzt, weil sie den Befund infolge Schmerzarmut bagatellisieren. So kommt es nicht selten vor, daß der Arzt die Extremität erstmalig sieht, wenn bereits monströse gangränöse Veränderungen vorliegen. Der Aufklärung des Patienten und seiner Motivation zur regelmäßigen gezielten Inspektion seiner Füße sowie der regelmäßigen ärztlichen Untersuchung kommt daher für die Verhütung der Gangrän entscheidende Bedeutung zu.
Am Fußskelett beobachtet man eine Entkalkung

Tabelle 9 Kriterien der Stoffwechseleinstellung

| | Blutglucose mg/dl (mmol/l) | | | Harn | | Cholesterin mg/dl (mmol/l) | Triglyzeride mg/dl (mmol/l) | BI* | $HbA_1$** |
|---|---|---|---|---|---|---|---|---|---|
| | nüchtern | 2 Std. p.p. | Höchstwert | Glucose | Ketokörper | | | | |
| Kriterien des normalen Stoffwechsels | <120 (<6,7) | <140 (<7,8) | <160 (<9,0) | negativ | negativ | <220 (<5,7) | <150 (<1,7) | 0,9–1,1 | <8% |
| Kriterien der ausreichenden Einstellung | <140 (<7,8) | <180 (<10,0) | <180 (<10,0) | gelegentlich | negativ | <250 (<6,5) | <200 (<2,3) | <1,15 | <9% |

* BI = Broca-Index, gilt nur als Richtwert bei mittlerer Körpergröße im Erwachsenenalter
** Säulenchromatographisch mit Kationenaustauscher. Normwerte methodenabhängig

mit distal beginnendem Abbau. Die Digital- und/oder Metatarsalköpfchen verschwinden, die Knochenreste sehen aus wie »abgelutschte Zuckerstangen«.
Therapeutisch ist die entscheidende Basistherapie die gute Stoffwechseleinstellung, ohne die eine Heilung nicht gelingt. Bei der Makroangiopathie sind keine diabetesspezifischen Maßnahmen zu beachten. Wegen des peripheren Lokalisationstyps der Verschlüsse sind revaskularisierende Maßnahmen oft nicht möglich. Die Sympathektomie kommt in Frage, Amputationen sollten, wenn erforderlich, nicht zu distal erfolgen.
Bei der diabetischen Gangrän stehen konservative Maßnahmen ganz im Vordergrund: Ruhigstellung, Entstauung, Verbesserung der Fließeigenschaften des Blutes. Bei florider Entzündung: trockene Kühlung, lokale Infektbekämpfung, Wundreinigung (Abdauen der Nekrose, dann Trockenhalten der Wunde). Bei trophischen Ulzera Anregung zur Epithelialisierung. Osteomyelitiden lassen sich oft nicht zur Ausheilung bringen und erzwingen die chirurgische Intervention. Knochen- und Weichteilresektionen sollten bei der diabetischen Gangrän jedoch sparsam erfolgen. Die diabetische Gangrän erfordert Geduld, da der Heilungsprozeß unter Umständen mehrere Monate dauert. Zur Druckentlastung des Fußes sind orthopädische Anschlußmaßnahmen fast immer indiziert.

### Therapie

Ziel der Therapie ist der Ausgleich des diabetischen Stoffwechseldefektes, um akute metabolische Komplikationen (Stoffwechselkrisen) und das Auftreten chronischer Komplikationen des Diabetes mellitus zu vermeiden. Die Entwicklung des Spätsyndroms hängt wesentlich von der Güte der Stoffwechseleinstellung ab. Die Grenzwerte, bei denen das Risiko des Spätsyndroms erhöht wird, kennen wir nicht. Deshalb ist die Normalisierung des Stoffwechsels anzustreben. Diese Forderung gilt prinzipiell für alle Formen des Diabetes und in allen Lebensaltern.
Sie ist mit den derzeit zur Verfügung stehenden Mitteln auf Dauer nur bei einem Teil der Patienten zu erreichen. Auch gibt es vor allem ältere Patienten und manche Typ-I-Diabetiker mit labilem Stoffwechsel, bei denen der Versuch einer Normalisierung des Blutzuckerspiegels mit Hypoglykämierisiken und Belastungen erkauft werden muß, die den erhofften Vorteil möglicherweise nicht aufwiegen. Der Arzt wird deshalb stets eine Risiko-Nutzen-Abwägung durchführen müssen, die auch das Lebensalter und die vermutliche Lebenserwartung zu berücksichtigen hat. Dabei sollte er sich jedoch klar darüber sein, daß mit dem Verzicht auf eine optimale Stoffwechselkompensation das erhöhte Risiko von Komplikationen bewußt in Kauf genommen wird.
Tab. **9** zeigt die Normwerte einiger wichtiger Stoffwechselparameter. Sie sind den Kriterien einer ausreichenden Stoffwechseleinstellung gegenübergestellt, die heute unter pragmatischen Gesichtspunkten von der Mehrzahl der Diabetologen als erreichbar angesehen werden. Die Diskrepanzen sind deutlich und erklären, warum es noch nicht gelungen ist, die Prognose des Diabetikers derjenigen des Nicht-Diabetikers anzugleichen. Große Hoffnungen werden deshalb in neue Wege der Therapie gesetzt.
Die Therapie des Diabetikers stützt sich auf Diät, körperliche Aktivität, blutglucosesenkende Medikation (Insulin und orale Antidiabetika) sowie die Schulung und Motivation des Patienten zur Selbstkontrolle und Therapieanpassung. Es sind jedoch bei den Diabetestypen deutlich unterschiedliche Schwerpunkte des therapeutischen Vorgehens zu setzen: Beim Typ-I-Diabetiker, der aufgrund seines absoluten Insulinmangels stets auf die exogene Insulinzufuhr angewiesen ist, besitzt die bedarfsangepaßte Substitution absolute Priorität. Diät, körperliche Aktivität, Selbstkon-

trolle und -therapieanpassung dienen vor allem diesem Ziel. Beim Typ-II-Diabetiker, bei dem die Ursache der diabetischen Stoffwechselstörung in der Insulinresistenz liegt, besitzen Maßnahmen zur Verbesserung der Insulinsensitivität absolute Priorität. Von größter Bedeutung ist bei Übergewichtigen die Erreichung des Normgewichtes, bei Fettstoffwechselstörungen mit erhöhten Triglyceriden die Normalisierung der Blutlipide und in jedem Falle die Steigerung der körperlichen Aktivität. Erst wenn auf diese Weise eine Kompensation des Stoffwechsels nicht gelingt, sind medikamentöse Maßnahmen indiziert.

#### Basistherapie

Wichtige therapeutische Basismaßnahmen sind die Normalisierung des Körpergewichtes, die Beseitigung von Fettstoffwechselstörungen und die Behandlung endokriner Erkrankungen mit Vermehrung antiinsulinärer Hormone. Wesentlich ist die Regulierung der Lebensweise, durch die endogene zirkadiane Stoffwechselrhythmen, körperliche Aktivität, Nahrungsaufnahme und Therapiemaßnahmen aufeinander abgestimmt werden sollen. Dies ist um so wichtiger, je mehr die körpereigenen Regulationen ausgefallen sind, also besonders bei Typ-I-Diabetes. Die Regelung des Tagesablaufs kann einen erheblichen Eingriff in das gewohnte Leben bedeuten. Ob ein Patient es lernt, sich mit diesen Erfordernissen zu arrangieren, hängt entscheidend von der seelischen Verarbeitung des Krankheitserlebnisses ab. Der Diabetiker bedarf vor allem in der ersten Zeit nach der Diagnosestellung nicht nur der intellektuellen, sondern auch der emotionalen Hilfe durch Arzt, Pflegekräfte, Ernährungsberater, Leidensgefährten und die Angehörigen.

Die *Diät* spielt eine zentrale Rolle in der Therapie. Physiologischerweise reagiert die B-Zelle auf Nahrungszufuhr mit adäquater Insulinsekretion. Beim Diabetiker ist diese Fähigkeit verlorengegangen.

Fremdinsulin wird bedarfsunabhängig im Organismus wirksam. In Umkehr der physiologischen Verhältnisse muß deshalb die Wirkung des exogenen Insulins durch adäquate Nahrungszufuhr kompensiert werden. Ohne zeitlich und quantitativ geregelte Ernährung ist eine Insulintherapie nicht möglich. Diätmaßnahmen sind außerordentlich effektiv. Der Erfolg der Diättherapie hängt aber entscheidend davon ab, ob sie vom Patienten akzeptiert und auf Dauer eingehalten wird. Die Diätverordnung muß praktikabel und für den Patienten verständlich, d.h. einfach sein. Die Schwerpunkte der Diätmaßnahmen sind auf die individuellen Verhältnisse abzustimmen. Jeder Diabetiker muß eine schriftliche Diätverordnung erhalten, deren Umsetzung in die Praxis mit ihm in einem eingehenden Gespräch erörtert wird.

Bei Adipositas ist die Normalisierung des Körpergewichts das Hauptziel der Therapie. Reduktionsdiäten, die zur Hungerketose führen, sind aber nur unter stationären Bedingungen mit engmaschiger Überwachung zu verantworten. Bei Übergewicht ist eine langsame Gewichtsabnahme anzustreben. Der theoretische Energiebedarf kann einfach ermittelt werden. Wird eine Gewichtskonstanz angestrebt, so errechnet man die Kalorienmenge nach folgender Formel:

Grundumsatzbedarf = 24 kcal (100 kJ) pro kg Idealgewicht

(Idealgewicht [Sollgewicht] in kg = Körpergröße in cm − 100 × 0,9 bei Männern, × 0,85 bei Frauen), zusätzlich 30% der Grundumsatzkalorien bei sitzender Tätigkeit und weitere 30% bei sitzender und stehender Tätigkeit.

Beispiel: 70 kg schwerer und 177 cm großer Busfahrer, der sein Gewicht halten soll:

| | |
|---|---|
| Grundumsatzkalorien: 24 × 70 = | 1680 kcal (7031 kJ) |
| zusätzlich 60% der Grundumsatzkalorien = | 1008 kcal (4218 kJ) |
| insgesamt | 2688 kcal (11249 kJ) |

(bei Umrechnung der Kalorien in Joules ist eine Multiplikation mit 4,185 erforderlich).

Wird eine Gewichtsabnahme angestrebt, so muß man wissen, daß für eine Abnahme eines Kilogramms an Körpergewicht rund 7000 kcal (29295 kJ) eingespart werden müssen. Bei einer täglichen Kalorienreduktion von 1000 kcal (4185 kJ) benötigt man also ungefähr eine Woche, um 1 kg Gewicht abzunehmen.

Da der individuelle Energiebedarf nur selten mit den theoretischen Bedarfswerten übereinstimmt, (z.B. 30 kcal [126 kJ]/kg Körpergewicht/Tag bei leichter Arbeit), ist er empirisch zu ermitteln. Die Verteilung der Nahrungsmenge auf die einzelnen Mahlzeiten muß auf die körperliche Aktivität und die Medikamentenwirkung Rücksicht nehmen. Häufige kleine Mahlzeiten sind günstiger als wenige große Mahlzeiten. Ballaststoffreiche Nahrungsmittel sollen bevorzugt werden.

*Kohlenhydrate:* Rasch absorbierbare, lösliche Kohlenhydrate, besonders Glucose und Kochzucker, sind zu meiden. Komplexe Kohlenhydrate (Stärke) sind ein wichtiger Bestandteil der Diabetesdiät. Die Kohlenhydratzufuhr muß wegen ihrer direkten Wirkung auf den Blutglucosespiegel sorgfältig beachtet und berechnet werden. Als geeignete Rechengröße hat sich die Broteinheit (BE) entsprechend 12 g Kohlenhydrate oder Zuckeraustauschstoffe eingebürgert. In der Schweiz erfolgt die Berechnung der Kohlenhydrate nach dem Werte-System, wobei 4 Gruppen unterschieden werden: Brotwerte, Obstwerte, Milchwerte und Gemüsewerte (1 Wert = 10 g KH). Unter Berücksichtigung des landesüblichen Gebrauchs können die Nahrungsmittel in Grup-

pen eingeteilt werden, die aufgrund einer ähnlichen Wirkung auf den Blutglucosespiegel und eines ähnlichen Energiegehaltes gegeneinander austauschbar sind. Kohlenhydrataustauschtabellen stehen in großer Auswahl zur Verfügung. Diätetische Lebensmittel (besonders Marmeladen- und Obstkonserven) stellen eine Hilfe bei der Durchführung der Diätverordnung dar.
Zur Süßung sollten, wenn küchentechnisch möglich, die Süßstoffe Saccharin und Cyclamat eingesetzt werden. Die derzeit erlaubten Mengen werden in der Praxis nicht überschritten. Sogenannte Zuckeraustauschstoffe sind voll anzurechnen.
Im zirkadianen Rhythmus ist der Insulinbedarf für eine bestimmte Menge Kohlenhydrate am Morgen relativ größer als im weiteren Verlauf des Tages. Vor allem bei Typ-II-Diabetikern muß das 1. Frühstück deshalb oft zugunsten späterer Mahlzeiten eingeschränkt werden. Bei Insulinbehandlung ist der Zeitabstand zwischen Insulininjektion und Nahrungsaufnahme ebenso wichtig wie die Nahrungsmenge.
Wenn die Schlaf- und Wachzeiten, z. B. an Wochenenden, verändert sind und bei Flugreisen mit Zeitverschiebungen ist besondere Vorsorge zu treffen.

**Tabelle 10** Bedeutung einzelner Diätregeln für zwei häufige Typen von Patienten mit Diabetes mellitus nach Toeller

| Diätregel | Typ-II-Diabetes-mellitus mit Adipositas ohne orale Antidiabetika | Typ-I-Diabetes-mellitus mit Normgewicht |
|---|---|---|
| Kalorien-reduktion | sehr wichtig | nicht erforderlich |
| Häufige Mahlzeiten | nicht erforderlich, aber erwünscht | wichtig |
| Konstante Essenszeiten | nicht erforderlich, aber erwünscht | sehr wichtig |
| Extra-Nahrungszufuhr bei ungewohnter Muskeltätigkeit | nicht erforderlich | wichtig |

Die *Nährstoffrelationen* von Eiweiß : Fett : Kohlenhydraten sollten bei etwa 15–20 : 30–35 : 45–55 % der Gesamtenergiezufuhr liegen. Eine Diät dieser Zusammensetzung ist praktikabel und wird von den meisten Patienten akzeptiert.
Die absolute Fettzufuhr ist bei dieser Relation wesentlich niedriger als der derzeitige Durchschnittskonsum der westdeutschen Bevölkerung. Die Diabetesdiät ist also fettarm, dafür eiweiß- und kohlenhydratreich. Wegen des Risikos von Lipoproteinstoffwechselstörungen sind mehrfach ungesättigte Fettsäuren zu bevorzugen und die Cholesterinzufuhr möglichst unter 500 mg (1,3 mmol)/Tag zu halten. Der Alkoholkonsum ist zu begrenzen, der Energiegehalt des Alkohols muß berücksichtigt werden. Die unterschiedliche Bedeutung der wichtigsten Diätregeln für zwei häufige Behandlungssituationen ist in Tab. **10** dargestellt.
Beispiel eines Diätplans von 1800 Kalorien (7530 kJ) mit 180 g Kohlenhydraten (= 15 Broteinheiten oder = 18 Kohlenhydratwerten) für einen Typ-I-Diabetiker:

erstes Frühstück:
50 g Schwarzbrot (= 2 BE)
120 g Milch (= ½ BE)
30 g Käse

zweites Frühstück:
150 g Apfel (= 1½ BE)

Mittagessen:
120 g Kartoffeln (= 2 BE)
45 g Erbsen (= ½ BE)
75 g Mohrrüben (= ½ BE)
150 g Orangen (= 1 BE)
120 g Fleisch

Vesper:
240 g Milch oder 200 g Joghurt (= 1 BE)
15 g Knäckebrot (= 1 BE)

Abendessen:
24 g Reis (= 2 BE)
135 g Fenchel (= 1 BE)
100 g Fleisch

Spätimbiß:
200 g Joghurt (= 1 BE)
100 g Apfel (= 1 BE)

*Körperliche Aktivität:* Muskelarbeit steigert den Energieverbrauch, sie senkt den Blutglucosespiegel und steigert die Insulinempfindlichkeit der Peripherie. Der Kreislauf wird angeregt, bei regelmäßigem Training werden Blutdruck und Blutlipide gesenkt. Körperliche Aktivität ist deshalb eine wesentliche Stütze der Therapie. Die Aktivierung, vor allem der älteren Patienten, ist oft schwierig. Vor der Empfehlung von Trainingsgeräten und Sport sind die Kontraindikationen zu beachten. Gymnastik und ausgedehnte Spaziergänge sind günstig. Es ist jedoch zu beachten, daß bei dekompensiertem Diabetes im Insulinmangel (Blutglucose über 300 mg/dl [über 16,7 mmol/l], Ketose) Muskelarbeit zu einem paradoxen Blutglucoseanstieg führen kann. Andererseits besteht bei insulinspritzenden Patienten unter Muskelarbeit die Gefahr von Hypoglykämien.
Bei vorhersehbarer Änderung der regelmäßigen Arbeitsleistung (Sporturlaub) ist die Senkung der Insulindosis um 10–50 % je nach Körperarbeit und zusätzliche Nahrungszufuhr zu empfehlen.

*Körperhygiene:* Die Abwehrschwäche gegenüber Infektionen mit erhöhter Gefahr von Haut- und Schleimhauterkrankungen erfordert eine sorgfältige Körperpflege und Hygiene. Besonders gefährdet sind die Akren. Die tägliche Pflege und wöchentliche bewußte Inspektion der Füße ist notwendig (Tab. **11**). Rauchen ist zu unterlassen.

Tabelle **11** Richtlinien zur Fußpflege nach Riva

1. Füße täglich mit lauwarmem Wasser unter Vermeidung hautreizender Seifen waschen und sorgfältig, besonders zwischen den Zehen, trocknen. Nach dem Fußbad die Füße bei trockener, spröder Haut mit einer milden Salbe (Lanolin, Coldcream) einreiben. Bei Neigung zu Fußschweiß Fissan-Puder anwenden.
2. Barfußgehen, auch im Schlaf- und Badezimmer, vermeiden, auch kleinste Verletzungen können Ausgangspunkt einer schweren Infektion werden.
3. Einschnürende Socken und Strumpfhalter und zu enge Schuhe vermeiden.
4. Zehennägel nur nach dem Fußbad und unter Vermeidung jeglicher Verletzung feilen. Für die Reinigung der Stellen unter den Nägeln spitze und scharfe Gegenstände, wie z. B. spitze Nagelfeilen, vermeiden. Man verwende einen kleinen, um einen Zahnstocher oder ein Streichholz gewickelten Wattebausch.
5. Wärmeflaschen oder Heizkissen sind wegen der Gefahr von Hautverbrennungen verboten. Wärmeschutz durch Wollsocken ist deshalb vorzuziehen.
6. Verletzungen an den Füßen sind dem Arzt zu zeigen. Keine Selbstbehandlung von Hühneraugen und sonstigen Druckstellen.

*Schulung und Motivation:* Die ärztliche Therapieverordnung muß zu Hause vom Patienten und seinen Angehörigen durchgeführt und überwacht werden. Hierzu sind Kenntnisse, Fertigkeiten, Einsicht und Bereitschaft erforderlich. Eine Liste der Schulungsinhalte gibt Tab. **12**. Die Wissensvermittlung muß durch praktische Übungen zur Diät, Selbstkontrolle und Handhabung des Insulins ergänzt werden. Unterstützend können Filme und schriftliches Lehrmaterial eingesetzt werden. Für die Schulung und Motivation der Patienten muß man ein Minimum von etwa 5 Std. persönlichen Unterrichtes ansetzen. Viele, vor allem insulinspritzende Patienten benötigen wesentlich mehr Zuwendung. Es ist ein entscheidender Mangel der ärztlichen Führung des Diabetikers, wenn eine ausreichende Schulung und Motivation nicht durchgeführt oder veranlaßt wird.

Tabelle **12** Inhalte der Diabetikerschulung

1. Ursachen und Symptome des Diabetes mellitus
2. Natürlicher Verlauf und Komplikationen, Bedeutung der guten Stoffwechseleinstellung
3. Bedeutung der Diät und körperlichen Aktivität
4. Umsetzung des Diätplans in die tägliche Kost
5. Lebens- und Hygieneregeln, soziale Fragen
6. Stoffwechselselbstkontrolle
7. Wirkungsweise und Anwendung blutzuckersenkender Medikamente
8. Regeln für die Selbstanpassung der Therapie unter Einschluß besonderer Situationen
9. Insulininjektion
10. Erkennen und Verhindern hypoglykämischer Zustände

Spezielle Therapie

*Orale Antidiabetika vom Sulfonylharnstofftyp:* Diese wichtige Gruppe oraler Antidiabetika läßt sich formal als Derivat des Sulfonylharnstoffes beschreiben. Die derzeit gebräuchlichen Substanzen sind in Tab. **13** zusammengestellt. Sulfonyl-

Tabelle **13** Gebräuchliche orale Antidiabetika vom Sulfonylharnstofftyp

| Freiname | Präparate | Dauer der hypoglykämischen Wirksamkeit (Std.) | Maximale Einzeldosis (mg) | Tagesdosis (mg) |
|---|---|---|---|---|
| Tolbutamid | Rastinon<br>Artosin | 6–12 | 2000 | 500 –2000 |
| Chlorpropamid | Diabetoral<br>Chloronase | bis 60 | 500 | 125 – 500 |
| Gliquidon | Glurenorm | 4–6 | 60 | 15 – 120 |
| Glibornurid | Glutril<br>Gluborid | bis 24 | 50 | 12,5 – 75 |
| Glisoxepid | Pro-Diaban | bis 24 | 8 | 2 – 16 |
| Glipizid | Glibenese | bis 24 | 10 | 2,5 – 25 |
| Glibenclamid | Euglucon N<br>Semi-Euglucon N | bis 24 | 7 | 1,75– 10,5 |

harnstoffe erhöhen die Empfindlichkeit der B-Zelle gegenüber physiologischen Stimulatoren der Insulinsekretion und steigern die Insulinbindung der Peripherie.
*Nebenwirkungen* sind außer bei Chlorpropamid sehr selten. Es wurden Störungen am Gastrointestinaltrakt, der Haut, Hämatopoese, Alkoholtoleranz, Leberfunktion und des Wasserhaushaltes beobachtet. Eine wichtige Therapiekomplikation ist die Hypoglykämie. Sie kann durch Überdosierung, Änderung der Pharmakokinetik, Abbaustörungen bzw. Änderungen der Pharmakodynamik und Arzneimittelinteraktionen bedingt sein. Die Vermutung, daß unter Sulfonylharnstofftherapie das kardiovaskuläre Risiko gesteigert ist, konnte bisher nicht bewiesen, aber auch nicht widerlegt werden.
*Indikationen und Kontraindikationen* sind in Tab. **14** zusammengefaßt. Ein Behandlungsversuch ist nur bei Typ-II-Diabetikern gerechtfertigt. Er sollte aber erst begonnen werden, wenn erwiesen ist, daß Diät allein zur Kompensation des Stoffwechsels nicht ausreicht. Dies ist häufig erst nach mehrwöchiger Diättherapie zu erkennen. Andererseits ist immer dann, wenn eine optimale Einstellung mit der Minimaldosis des Sulfonylharnstoffs gelingt, ein Auslaßversuch zu machen. Der insulinabhängige Diabetes stellt per definitionem eine Kontraindikation der oralen Antidiabetika dar. Die diabetische (hyperglykämische) Ketose ist stets eine potentiell gefährliche Situation, die Insulin erfordert.

Tabelle **14** Indikationen und Kontraindikationen der oralen Antidiabetika vom Sulfonylharnstofftyp

**Indikationen**

1. Typ-II-Diabetes-mellitus, der mit Diät allein nicht voll kompensiert ist
2. Durch Diät kompensierbarer Diabetes mellitus bei drohender passagerer Stoffwechselentgleisung

**Kontraindikationen**

1. Typ-I-Diabetes-mellitus
2. Diabetische Ketose/Ketoazidose
3. Unzureichende Wirksamkeit (Primär-/Sekundärversagen)
4. Niereninsuffizienz
5. Schwangerschaft
6. Nebenwirkungen

Von großer praktischer Bedeutung ist die unzureichende Wirksamkeit der Sulfonylharnstoffe. Sulfonylharnstoffe vermögen nicht bei allen Patienten mit Typ-II-Diabetes den Blutzucker zu senken (Primärversagen). Aber auch bei den Patienten, bei denen zunächst eine ausreichende Stoffwechseleinstellung möglich war, ist im weiteren Verlaufe pro Jahr bei etwa 5–10% der Patienten mit einem Therapieversagen zu rechnen (Sekundärversagen).
Dieses führt zwar selten zu bedrohlichen Stoffwechselentgleisungen, jedoch stets zu einem Zustand der Dekompensation, der alle Voraussetzungen für die Entwicklung des diabetischen Spätsyndroms schafft. In vielen dieser Fälle wäre eine ausreichende Stoffwechseleinstellung noch durch bessere Diäteinhaltung (Gewichtsabnahme) oder Beseitigung von Fettstoffwechselstörungen möglich. Gelingt dies nicht, ist die Behandlung mit Insulin erforderlich. Da sich die Patienten trotz der unzureichenden Einstellung häufig subjektiv wohlfühlen, sträuben sie sich nicht selten sowohl gegen eine konsequentere Diätbehandlung als auch gegen die Insulintherapie. Mit dieser Fehleinstellung sind sie das Opfer einer ungenügenden oder falschen Information und Motivation. Es kann zwar eine mühselige Aufgabe sein, ist aber von hervorragender ärztlicher Bedeutung, diese Patienten zu einer angemessenen Therapie zu führen.
Hilfsweise kann bei Sekundärversagen die kombinierte Behandlung mit Sulfonylharnstoffderivaten und einem Biguanid erwogen werden.
Da die meisten Sulfonylharnstoffe primär renal ausgeschieden werden, besteht bei Niereninsuffizienz die Möglichkeit der Akkumulation mit der Gefahr von Hypoglykämien.
Die Gefahr erhöhter Mißbildungen durch Sulfonylharnstoffderivate ist nicht nachgewiesen. Sulfonylharnstoffe können aber Wirkungen auf das fetale Pankreas ausüben. Sie sind deshalb in der Gestation kontraindiziert. Orale Antidiabetika sollen bei Neuropathien durch Insulin ersetzt werden. Die Kombination von Sulfonylharnstoffen mit Insulin ist umstritten.
*Biguanide:* International werden 3 Biguanide in der Diabetestherapie angewandt. In der Bundesrepublik Deutschland ist nur das Metformin zugelassen. Biguanide verzögern die enterale Nahrungsabsorption und besitzen wahrscheinlich unspezifische Wirkungen auf äußere und innere Membranen der Zelle. Die Glukoneogenese wird gehemmt. Biguanide steigern die Sekretion des Insulins nicht, sollen aber die Insulinempfindlichkeit erhöhen. Die Senkung des Blutglucosespiegels ist nur bei Diabetikern ausgeprägt. Hypoglykämien treten nicht auf. Biguanide senken auch die Konzentration der Triglyceride und des Gesamtcholesterins im Blut.
Als Nebenwirkungen werden gastrointestinale Beschwerden geklagt. Komplikationan der Haut und der Hämatopoese sind selten. Biguanide hemmen die Lactatoxidation und begünstigen somit die Entstehung von Lactatazidosen. Da Lactatazidosen stets eine lebensgefährliche Komplikation darstellen, ist die Anwendung der Biguanide stark eingeschränkt. Eine Überwachung des Lactatspiegels ist erforderlich.
Die Biguanidtherapie ist wegen dieser möglichen Komplikation problematisch.

*Indikationen und Kontraindikationen* sind in Tab. **15** dargestellt. Die spezielle Indikation bei Diabetes mellitus mit Adipositas und/oder Hyperlipoproteinämie ergibt sich daraus, daß bei diesen Krankheitsbildern in der Regel ein Hyperinsulinismus vorliegt, der durch Biguanide gebessert wird.

Tabelle **15** Indikationen und Kontraindikationen der Biguanide

**Indikationen**

1. Typ-II-Diabetes-mellitus mit Adipositas und/oder Hyperlipoproteinämie, der mit Diät allein oder mit Diät und Sulfonylharnstoffen nicht ausreichend kompensiert werden kann
2. Insulinresistenz, die nicht durch insulinbindende Antikörper bedingt ist (versuchsweise)

**Kontraindikationen**

1. Typ-I-Diabetes-mellitus
2. Ketose/Ketoazidose
3. Gesteigerte Lactatbildung (periphere Hypoxie, Schock, Sepsis, Infekt, Alkoholabusus)
4. Störungen der Lactatverwertung (Leberfunktionsstörungen)
5. Niereninsuffizienz (Kreatinin > 1,2 mg/dl bzw. > 106 µmol/l)
6. Schwangerschaft
7. Pankreatitis
8. Unzureichende Wirksamkeit
9. Nebenwirkungen
10. Vor und unmittelbar nach Operationen

Hinsichtlich der Kontraindikationen wird auf die entsprechenden Ausführungen zu den Sulfonylharnstoffderivaten verwiesen. Zusätzlich können Biguanide auch zum Anstieg des Blutdrucks führen. Da sie den Ketokörperabbau hemmen, sind sie auch bei Reduktionsdiäten, die zur Ketose führen, kontraindiziert. Bei gesteigerter Lactatbildung oder Störungen des Lactatabbaus besteht die Gefahr einer Lactatazidose. Solche Situationen stellen absolute Kontraindikationen der Biguanide dar. Es sind unter anderem periphere Hypoxie infolge kardialer und respiratorischer Insuffizienz, Fieber und Kreislaufschock. Störungen des Lactatabbaus treten auch bei Leberinsuffizienz sowie bei starkem Alkoholkonsum ein. Da diese Kontraindikationen auch unvorhersehbar plötzlich auftreten können, folgt daraus, daß man bei höherem Lebensalter, konsumierenden Erkrankungen, Intensivtherapie, vor und unmittelbar nach Operationen, aber auch bei unkooperativen Patienten, die sich der ärztlichen Kontrolle entziehen, auf Biguanide verzichten muß. Im Zweifelsfall ist der Blutlactatspiegel zu kontrollieren. Normwerte bieten jedoch keine prognostische Sicherheit. Die Gefahr einer toxischen Akkumulation droht bei Leber- und/oder Niereninsuffizienz. Plasmakreatininwerte über 1,2 mg/dl (106 µmol/l) schließen die Gabe von Biguaniden aus.
Störungen des fetalen Zellstoffwechsels sind möglich, so daß Biguanide bei Schwangerschaft nicht gegeben werden dürfen.

*Insulin:* Zur Therapie werden bevorzugt Extrakte aus Rinder- und Schweinepankreas verwandt. Neuerdings steht auch semisynthetisches oder durch Gentechnologie gewonnenes Humaninsulin zur Verfügung. Auf dem deutschen Markt werden nur hochgereinigte Präparate angeboten. Insuline liegen in saurer oder neutraler Lösung vor, ihre Haltbarkeit wird durch Zusatz von Desinfizientien erhöht. Die Wirkkinetik wird durch den Kristallisationsgrad, Trägersubstanzen oder Zusätze zur Insulinlösung beeinflußt, hängt aber auch vom Injektionsort (Körperregionen, subkutan, intramuskulär, intravenös) und der Kapillardurchblutung der Injektionsstelle (Wärme- und Kälteeinflüsse) ab. Eine Übersicht über häufig angewandte Präparate gibt Tab. **16**.

*Nebenwirkungen:* Eine wichtige Komplikation der Insulintherapie ist die Hypoglykämie, die durch (versehentliche) Überdosierung, verstärkte körperliche Aktivität, verspätete oder verringerte Nahrungsaufnahme, versehentlich intravasale Injektion und andere Fehler, ausgelöst sein kann. Unterzuckerungsreaktionen kündigen sich durch mannigfache, beim einzelnen Patienten jedoch meist gleichartige Symptome an. Harmlose, aber wichtige Frühzeichen sind die Begleitsymptome der adrenergen Gegenregulation (s. Hypoglykämie). Lediglich mögliche Blutdruckanstiege können von klinischer Bedeutung sein. Die adrenergen Frühzeichen können bei Therapie mit Betablockern und bei autonomer diabetischer Neuropathie abgeschwächt sein oder fehlen. Die sich entwickelnde Hypoglykämie wird dann verkannt und manifestiert sich unmittelbar mit Symptomen des zentralnervösen Glucosemangels, die ernste Komplikationen darstellen, weil sie zur Selbst- und Fremdgefährdung und bei entsprechender Dauer auch zu irreversiblen zentralnervösen Ausfällen führen können. Zur symptomatischen Therapie s. Hypoglykämien.
Insulininjektionen können zu allergischen Reaktionen führen. Die Sofortreaktion ist selten. Bei generalisierter Reaktion mit Quincke-Ödem und anaphylaktischem Schock liegt ein gefährlicher Zustand vor. Auch lokale Sofortreaktionen bedürfen der baldmöglichen Abklärung, da ein Übergang zur generalisierten Reaktion möglich ist. Häufiger sind Lokalreaktionen vom verzögerten Typ mit Infiltrationen an den Injektionsstellen, die nach etwa 6 Stunden auftreten und bis zu 3 Tagen anhalten. Arthus-Reaktionen und fremdkörpergranulomähnliche Infiltrate sind wahrscheinlich durch Zusätze zum Insulin (z. B. Surfen) bedingt. In der überwiegenden Mehrzahl können allergische Reaktionen durch Wechsel des Präparates vermieden werden. Die Verträg-

Tabelle **16** Gebräuchliche Insulinpräparate

| Präparat* | pH | | Bemerkungen** | Wirkung (Std.) nach s. c. Injektion | | |
|---|---|---|---|---|---|---|
| | | | | Beginn | Maximum | Dauer |
| **Normal-Insuline** | | | | | | |
| Insulin Velasulin Nordisk | 7,3 | L | Schwein | 0,5 | 1,5–3 | 5–7 |
| Insulin Novo Actrapid 40 | 7,0 | L | Schwein | 0,25 | 2–5 | 6–7 |
| Insulin Actrapid HM 40 | 7,0 | L | Human | 0,25 | 2–5 | 6–7 |
| H-Insulin Hoechst | 7,2 | L | Human | 0,5 | 1,5–3 | 5–7 |
| Insulin S Hoechst | 3,5 | L | Schwein | 0,5 | 1,5–3 | 5–7 |
| Huminsulin Normal 40 | 7,3 | L | Human | 0,25 | 1–3 | 6–8 |
| **Intermediär/Depot-Insuline** | | | | | | |
| Insulin Novo-Semilente | 7,0 | S | amorph, Schwein | 1–2 | 3–8 | 10–12 |
| Insulin Monotard | 7,3 | S | 30% amorph, 70% mikrokristallin, Schwein | 1–2 | 6–14 | 16–18 |
| Insulin Monotard HM 40 | 7,0 | S | 30% Human amorph, 70% Human kristallin | 1,5 | 6–16 | 18–22 |
| Depot-Insulin Hoechst | 3,5 | L | Surfen-Insulin Rind | 1–2 | 2–6 | 10–16 |
| Depot-Insulin S Hoechst | 3,5 | L | desgl. Schwein | | | |
| Huminsulin Basal (NPH) 40 | 7,3 | S | Human NPH | 0,5 | 3–10 | 18–20 |
| Insulin Insulatard Nordisk | 7,3 | S | Schwein NPH | 1–1,5 | 4–10 | 16–22 |
| **Mischinsuline** | | | | | | |
| Komb-Insulin S Hoechst | 3,5 | L | ⅓ Insulin S Hoechst<br>⅔ Depotinsulin S | 0,5–2 | 1,5–4 | 9–14 |
| Insulin Mixtard Nordisk | 7,3 | S/L | 70% Insulatard<br>30% Insulin Velasulin, Schwein | 0,5–0,75 | 2–7 | 14–16 |
| Insulin Initard Nordisk | 7,3 | S/L | 50% Insulatard<br>50% Velasulin, Schwein | 0,5–0,75 | 2–5 | 12–18 |
| Insulin Novo Rapitard | 7,0 | S/L | 75% kristallin,<br>25% Insulin Actrapid Rind und Schwein | 0,5–0,75 | 3–6 | 16–22 |
| Depot-H-Insulin Hoechst | 7,2 | S/L | 25% Humaninsulin gelöst<br>75% Humaninsulin NPH | 0,5 | 2–6 | 12–18 |
| Huminsulin Profil I | 7,0 | S/L | Huminsulin<br>10% Normal<br>90% Basal | 0,5 | 2–9 | 18 |
| Huminsulin Profil II | 7,0 | S/L | Huminsulin<br>20% Normal<br>80% Basal | 0,5 | 2–8 | 16 |
| **Langzeitinsuline** | | | | | | |
| Long Insulin Hoechst | 7,0 | S | Surfen-Insulin, Schwein | 2–4 | 3–8 | 24 |
| Insulin Novo Lente | 7,3 | S | Insulin Zink, 30% amorph S, 70% kristallin R, Rind und Schwein | 1,5 | 7–14 | 24–28 |

* Bei allen Präparaten geschützte Warenzeichen
** L = Lösung, S = Suspension, NPH = Neutral-Protamin-Hagedorn

lichkeit der Präparate läßt sich durch einen diagnostischen Intrakutantest feststellen. Selten kommen Reaktionen gegen alle Insuline vor. Sie erfordern eine Desensibilisierung oder Zusatz von Antiallergika.
Bei regelmäßiger Insulininjektion am gleichen Ort werden gelegentlich Fettgewebsschwund (atrophische Lipodystrophie) oder lipomartige hypertrophe Lipodystrophien beobachtet. Diese Störungen sind mit zunehmender Reinigung der Insulinpräparate seltener geworden. Bei Einleitung einer Insulintherapie kommt es gelegentlich zur vorübergehenden Wasserretention, sogenannten Insulinödemen und Refraktionsanomalien (Sehstörungen), die harmlos und in wenigen Tagen reversibel sind.
Eine seltene Komplikation ist die Entwicklung einer durch Antikörper bedingten Insulinresistenz (s. unten).
*Indikationen und Kontraindikationen* der Insulintherapie sind in Tab. **17** dargestellt. Insulin ist überflüssig, wenn eine gute Stoffwechseleinstellung mit Diät möglich ist. Es wäre aber falsch, bei Typ-I-Diabetes-mellitus den Versuch einer alleinigen Diättherapie zu machen. Die unverzügliche optimale Insulintherapie ist unter Umständen nicht nur akut lebensrettend, sie scheint auch den späteren Krankheitsverlauf günstig zu beeinflussen.

Tabelle **17** Indikationen der Insulintherapie

1. Typ-I-Diabetes-mellitus
2. Coma diabeticum
3. Kontraindikationen der oralen Antidiabetika
   a) schwere diabetische Ketose/Ketoazidose
   b) Sekundärversagen der oralen Antidiabetika
   c) Schwangerschaft, sofern eine ausreichende Stoffwechselkompensation mit Diät allein nicht gelingt
   d) Nebenwirkungen der oralen Antidiabetika
4. Diabetische Neuropathie und progredientes mikroangiopathisches Spätsyndrom
5. Drohende Stoffwechselentgleisung unter Therapie mit Maximaldosen der oralen Antidiabetika

Bei Operationen und akuten Begleitkrankheiten, die zur Stoffwechselentgleisung neigen, empfiehlt es sich, vorausschauend auch bei zunächst nicht insulinabhängigen Patienten die Insulintherapie zu beginnen.
Absolute Kontraindikationen der Insulintherapie gibt es beim Typ-I-Diabetes-mellitus nicht. Falls die Insulintherapie mit Komplikationen belastet ist, muß man diese energisch bekämpfen, um die lebensrettende Insulintherapie weiterführen zu können. Relative Kontraindikationen beschränken sich auf Patienten, die mit Insulin behandelt werden, aber nicht insulinabhängig sind. Die Risiko-Nutzen-Abwägung kann bei intellektueller oder körperlicher Unfähigkeit zur Durchführung der Insulintherapie und fehlender Hilfe durch Dritte, aber auch bei der Gefahr fehlerhafter Injektionen zu einem Verzicht auf die wünschenswerte Insulinbehandlung führen.
Allgemeine Regeln sind in Tab. **18** zusammengefaßt.
Neue Wege der Insulintherapie werden mit Infusionsgeräten beschritten, bei denen die Insulininfusionsrate durch den Blutglucosespiegel geregelt wird (sogenanntes künstliches Pankreas) oder durch portable, externe oder implantierbare, steuerbare Insulininfusionspumpen erfolgt (sogenanntes offenes System). Bei letzteren ist die regelmäßige tägliche Stoffwechselselbstkontrolle des Patienten erforderlich, durch die der Regelkreis geschlossen wird. Damit gelingt bei manchen Patienten eine bessere Stoffwechseleinstellung. Noch ist diese Therapieform Zentren mit entsprechender Erfahrung vorbehalten. Es ist aber damit zu rechnen, daß die Infusionssysteme in naher Zukunft für eine breitere Anwendung zur Verfügung stehen. Ein anderer Weg wird in der Transplantation des Pankreas oder isolierter Inseln erprobt. Trotz erfolgreich durchgeführter Transplantationen handelt es sich hierbei noch um eine experimentelle Therapie.

#### Therapie in besonderen Situationen

Änderungen des normalen Tagesablaufs (Schichtarbeiten, interkurrente Erkrankungen, im besonderen Traumen und operative Eingriffe, Sporturlaube, Flugreisen mit Zeitverschiebung) erfordern stets erhöhte Aufmerksamkeit bei der Stoffwechselkontrolle und Therapieanpassung.

## Coma diabeticum

Ist durch die klinisch-chemische Sofortdiagnostik und das klinische Bild der Verdacht auf ein diabetisches Koma gegeben, sind weitere Untersuchungen erforderlich, die in der Regel in der Praxis mit der erforderlichen Schnelligkeit nicht möglich sind. Patienten mit Präkoma und Coma diabeticum gehören deshalb in die Klinik. Die Zeit bis zur stationären Aufnahme muß durch therapeutische Sofortmaßnahmen genutzt werden: intravenöse Zufuhr von 500 ml physiologischer Kochsalzlösung, 16 E Alt-Insulin i.v. oder i.m. (wegen der unberechenbaren Absorption bei Exsikkose nie subkutan). Falls die stationäre Aufnahme nicht innerhalb 1–2 Std. möglich ist, muß unter fortlaufender Flüssigkeitssubstitution mit der intravenösen Insulininfusion (Richtwert 4–6 E/Std.) und Kaliumsubstitution (Richtwert 10 mval [= mmol]/Std.) begonnen werden.
Voraussetzung einer sicheren Durchführung der Therapie ist die sorgfältige klinische und biochemische Charakterisierung des Patienten. Obligat sind Ausschluß von (auslösenden?) Begleiterkrankungen und deren Therapie, sorgfäl-

Tabelle **18** Anleitung zur Insulinbehandlung

Indikation: Erwachsene Diabetiker, die mit Diätbehandlung und oralen Antidiabetika nicht einstellbar sind. In der Regel alle juvenilen Diabetiker und schwangere Diabetikerinnen, die mit alleiniger Diätbehandlung nicht optimal einstellbar sind. Schlecht heilende akrale Läsionen bei Typ-II-Diabetikern.

I. **Grundregeln**

a) *keine rasche Korrektur erforderlich (z. B. Sekundärversagen der oralen Antidiabetika):*

| *Vorgehen* | *Kontrollen* | *Therapieziel* |
|---|---|---|
| Beginn mit 8 E eines Depotinsulinpräparates. Bei Ersteinstellung mit Insulin oder bei intermittierender Insulinbehandlung soll Monokomponent-Humaninsulin verabreicht werden. Steigerung der Depotinsulindosis um 2 E tgl., bis Urin glucosefrei ist in der kurzfristigen Sammelperiode vor dem Frühstück und dem Abendessen. | In den ersten Tagen Blutglucose (BG) um 15.00 Uhr, Glucoseproben im Urin aus kurzfristigen Sammelperioden vor den Hauptmahlzeiten und vor der Bettruhe. Falls BG um 15.00 Uhr im Sollbereich: zusätzlich BG nüchtern und 1 Std. postprandial nach dem Frühstück, ferner 24-Std.-Urin auf Glucose und Keton. | Glucosefreier Urin in den kurzfristigen Sammelperioden vor dem Frühstück und Nachtessen, Urin ketonfrei. BG nüchtern und 15.00 Uhr (3 Std. nach Mittagessen): 100–140 mg/dl (5,5–7,8 mmol) BG 1 Std. postprandial < 180 mg/dl (< 10 mmol). Weitere Angaben: siehe Tabelle **9.** |

b) *Rasche Korrektur erforderlich:*
(Ketoazidose, Infektionen, Notfalloperation).
Zunächst nur Normalinsulin gemäß Urin- oder Blutglucose nach der »0–8 E Regel«.

| Uringlucose g/dl (mmol/l) | | | | |
|---|---|---|---|---|
| 0 | 0,1–0,5 (5,6–27) | 0,5–1 (27–56) | > 1 (> 56) | |
| – | 4 | 6 | 8 | Einheiten Normalinsulin |

| Blutglucose mg/dl (mmol/l) | | | | |
|---|---|---|---|---|
| < 180 (< 10) | 180–250 (10–14) | 250–320 (14–17,8) | > 320 (> 17,8) | |
| – | 4 | 6 | 8 | Einheiten Normalinsulin |

tige Lagerung (Dekubitusgefahr), laufende Registrierung der Flüssigkeitsbilanz (bei Bewußtlosigkeit oder Miktionsstörungen Blasenkatheter), Körpertemperaturmessung und Wärmeschutz, kontinuierliche EKG- und Blutdruckmessung, Bestimmung des zentralvenösen Drucks (bei jungen herzgesunden Patienten mit guter Diurese entbehrlich), bei Koma Magensonde (Gastroparese, Gefahr des Erbrechens und der Aspiration), jedoch kontinuierliche Absaugung meiden (Elektrolytverluste). Der Rhythmus der Kontrolluntersuchungen richtet sich nach dem klinischen Verlauf. Richtungweisend sind: Blutglucose, Kalium und Natrium (1- bis 2stdl.), pH-Wert des Blutes, Basendefizit (4- bis 6stdl.), zentraler Venendruck und Pulmonalarteriendruckmessung bei instabilen Kreislaufverhältnissen 2- bis 6stdl. Primärziel der Komatherapie ist die rasche Aufklärung des Sensoriums. Der Kohlenhydratstoffwechsel sollte in 8–16 Stunden normalisiert werden. Der Ausgleich des Elektrolythaushaltes, besonders der osmotischen Störungen, braucht Zeit (1–3 Tage).

Sowohl bei ketotischem als auch bei hyperosmolarem Koma ist die Zufuhr von Wasser, Elektrolyten und Insulin entscheidend. Besondere Maßnahmen richten sich nach dem Verlauf (Tab. **19**). Zusatzmaßnahmen (Antibiotika, Digitalis, Heparinprophylaxe u. a.) richten sich nach den Begleitkrankheiten.

Tabelle **18** (Fortsetzung)

Wiederholung der Urin- bzw. der Blutglucose alle 3 Std. und Nachinjektion von Normalinsulin gemäß diesem Schema. Evaluation 6 Std. nach Therapiebeginn: Ist BG nicht abgesunken – Schemadosis verdoppeln. Bei Rückgang der Glucoseausscheidung und Hyperglykämie (Uringlucose negativ, BG < 180 mg/dl [< 10 mmol/l]): Urin- bzw. Blutglucose und entsprechende Nachinjektion 6stdl. wiederholen. Anschließend Übergang auf 3 Injektionen tgl. Dosis richtet sich nach der Höhe der Urin- bzw. der Blutglucose. Tageszeitliche Schwankungen des Insulinbedarfs berücksichtigen (im allgemeinen 3/6 der vorgesehenen Tagesdosis morgens, 1/6 mittags und 2/6 abends): Diabetes stabilisiert – Übergang auf Depotinsulin. Die erforderliche Menge Depotinsulin entspricht ca. 3/4 der vorher benötigten Normalinsulin-Tagesdosis. Für eine bestmögliche Einstellung mit Insulin ist in der Regel eine Kombination von Depotinsulin und Normalinsulin erforderlich.

**II. Zusatzregeln zur Insulinbehandlung**

1. Blutglucose nach dem Frühstück: (> 250 mg/dl) > 14 mmol/l, jedoch 3–5 Stunden nach dem Mittagessen und nüchtern im Sollbereich: (100–140 mg/dl) 5,5–7,8 mmol/l
   a) Beimischen von Normalinsulin zur Depotinsulindosis am Morgen,
   b) evtl. Änderung der Kohlenhydratverteilung,
   c) Injektion der morgendlichen Insulindosis 3/4 Std. vor dem Frühstück.
2. Blutglucose vor dem Abendessen im Sollbereich, jedoch Nüchternblutglucose > 140 mg/dl (> 7,8 mmol/l). Zweite Insulininjektion vor dem Abendessen unerläßlich.
3. Tagesinsulindosis beträgt mehr als 30 E: Unterteilung der Tagesdosis in eine morgendliche und eine abendliche Dosis, und zwar 2/3 der Gesamtdosis am Morgen und 1/3 am Abend. Dabei in der Regel Aufteilung der Dosis in 2/3 Depotinsulin und 1/3 Normalinsulin
4. Bei einem Insulinbedarf von mehr als 100 E tgl. → Insulinantikörper bestimmen (außer bei extremer Adipositas, wo Insulinbedarf – auch ohne Insulinantikörper – 1–2 E/kg betragen kann).
5. Labile Diabetiker: Iatrogene Ursache zuerst ausschließen (Insulinüberdosierung führt oft zu unerkannten Hypoglykämien mit nachfolgendem gegenregulatorischem Blutzuckeranstieg). In der Regel sind 3 Insulininjektionen erforderlich. Folgende Varianten sind auszuprobieren: 1. Vor dem Frühstück und Mittagessen Normalinsulin, vor dem Abendessen Normalinsulin plus Depotinsulin. 2. Vor den Hauptmahlzeiten Normalinsulin, zusätzlich vor der Bettruhe Depotinsulin zur Abdeckung des Insulinbedarfs in den frühen Morgenstunden).
6. Ketonurie (Urinketontest mindestens ++ positiv) bei fehlender Zuckerausscheidung = Hinweis für Kohlenhydratmangel (ungenügende Nahrungszufuhr oder Hypoglykämie): Vermehrung der Kohlenhydratzufuhr oder evtl. Reduktion der Insulindosis.
7. Bei Entlassung vom Spital nach Hause: Reduktion der täglichen Insulindosis um mindestens 4 E (wegen der größeren körperlichen Aktivität zuhause vermindert sich der Insulinbedarf).
8. Bei stark übergewichtigen Diabetikern ist eine Dauerbehandlung mit Insulin zu vermeiden. Man soll durch einen Insulinauslaßversuch prüfen, ob eine bisher durchgeführte Insulinbehandlung abgebrochen werden kann.
9. Operationstag: 1/4 der üblichen Morgendosis als Depotinsulin subkutan und 1/4 der üblichen Morgendosis als Normalinsulin in 1 000 ml Glucose 5% ≙ 278 mmol/l (7.00 Uhr bis post op.). Nach der Operation nochmals 1 000 ml Glucose 5% ≙ 278 mmol/l + 1/4 bis die Hälfte der üblichen Insulindosis als Normalinsulin in der Infusion je nach Höhe der Blutglucose.
10. Insulindosierung am Tag der Entbindung und in den Tagen danach (der Insulinbedarf sinkt nach Entfernung der Plazenta abrupt ab):
    a) am Tag der Entbindung: 1/4 der zuletzt benötigten 24-Std.-Insulindosis,
    b) am 1. Tag nach der Entbindung: gleiche Dosis wie am Tag der Entbindung als Depotdosis, s. c., evtl. zusätzlich Normalinsulin,
    c) ab 2. Tag nach der Entbindung allmähliche Steigerung der Dosis bis zum Insulinbedarf vor der Schwangerschaft.

Operative Eingriffe erfordern je nach metabolischer Ausgangslage, Schwere und Dauer der Operation spezielle Intensivobservations- und Therapiepläne. Sie sollen gegebenenfalls zwischen Internist, Anästhesist und Chirurg abgesprochen werden.

## Gravidität

Besondere Sorgfalt erfordert die Gravidität einer Diabetikerin. Die mütterliche Mortalität ist bei guter Stoffwechselführung nicht erhöht. Eine mütterliche Indikation zur Interruptio besteht nur bei fortgeschrittener diabetischer Nephropathie mit Niereninsuffizienz.

Das Risiko des Feten ist dagegen deutlich erhöht. Die perinatale Mortalität konnte erst in den letzten Jahren von etwa 50% auf unter 5% gesenkt werden. Entscheidend für den Erfolg ist die internistisch-geburtshilflich-pädiatrische Kooperation mit dem Ziel einer Normalisierung des Schwangerschaftsverlaufs.

Von geburtshilflicher Seite sind vor allem die Entwicklung von EPH-Gestose, Hydramnion, Harnwegs- und Pilzinfektionen zu verhüten sowie das fetale Wachstum zu überwachen. Die Aufgabe des Internisten besteht vor allem in einer optimalen Stoffwechselführung. Die Blutglucose liegt physiologischerweise in der Schwangerschaft niedriger als außerhalb der Schwan-

Tabelle **19** Richtlinien zur Behandlung des Coma diabeticum

**1. Insulin:**
Initial 16 E i. m., anschließend 4 E als Dauerinfusion mit Infusionspumpe (falls der Blutzuckerabfall innerhalb 2 Stunden weniger als 10% beträgt, Dosis auf 8 E/Std. erhöhen).
Infusionslösung: 50 E Normalinsulin in 500 ml NaCl 0,9%. Wegen der initialen Insulinabsorption am Glas werden die ersten 50 ml aus dem Ende des Infusionsschlauchs verworfen. Falls Insulinapplikation als Dauerinfusion nicht möglich ist, soll das Insulin stündlich i. m. oder i. v. verabreicht werden.

**2. Flüssigkeit:** Zusammensetzung abhängig von Serumnatriumkonzentration:

| Serum-Na (mval/l = mmol/l) | Infusionslösung |
|---|---|
| > 165 | 2,5% Glucose |
| 145–165 | 0,45% NaCl |
| < 145 | 0,9% NaCl |

*Infusionsmenge: Bei unkomplizierten Kreislaufverhältnissen:*
1. Stunde: 1 Liter, 2.–7. Stunde: 3 Liter (1 Liter/2 Std.), nach der 8. Stunde: 1 Liter/5 Stunden.

*Bei instabilen Kreislaufverhältnissen:*
Kontrolle der Flüssigkeitszufuhr mit Hilfe der Zentralvenendruck-(ZVD-) und Pulmonalarteriendruck-(PAD-) Messung:

| ZVD ($cmH_2O$) | PAD (mmHg) | Infusionsmenge (l/Std.) |
|---|---|---|
| < 3 | < 10 | 1 |
| 3– 8 | 10–18 | 0,5–1 |
| 8–12 | 18–24 | 0,5 |
| > 12 | > 24 | 0,25 |

Flüssigkeitsmenge in den ersten 12 Stunden maximal 10% des Körpergewichts.

**Bemerkung:** Bei ungenügender Kreislaufwirkung nach 6 Liter Flüssigkeit ist Albumin oder Plasmaexpander zuzuführen.

**3. Kalium:**

| Serum-K | Menge K (mval/Std. = mmol/Std.) | |
|---|---|---|
| | pH < 7,1 | > 7,1 |
| < 3 | 30 | 20 |
| 3–3,9 | 20 | 15 |
| 4–4,9 | 15 | 10 |
| 5–5,9 | 10 | 5 |
| > 6 | 0 | 0 |

**4. Azidosekorrektur:** nur falls Blut-pH unter 7,1.
Menge: base excess (mval = mmol) × Körpergewicht (kg) × 0,1 (als 1,39% $NaHCO_3$ in 2 Stunden).

**5. Behandlung nach Blutzuckerabfall unter 300 mg/100 ml:**
1 Liter Glucose 5% während 5 Stunden mit 20–80 mval Kalium je nach Serumkaliumkonzentration.
Insulin: 2–6 E/Std. als Fortsetzung der Dauerinfusion oder als Zugabe zur Glucoseinfusion (10–30 E/Liter).

**6. Phosphatsubstitution:** nur bei intakter Nierenfunktion und nur falls Serum-P < 1,5 mg/100 ml: 1–2 g (= 33–66 mmol) Phosphor als isotonische gepufferte Natriumphosphatlösung gleichmäßig i. v. in 8 Stunden.

gerschaft. Werte von 140 mg/dl (7,8 mmol/l) werden nie überschritten. Der Mittelwert des Tagesprofils liegt stets deutlich unter 100 mg/dl (5,5 mmol/l). Es ist deshalb auch bei der Diabetikerin erforderlich, den mittleren Blutglucosespiegel unter 100 mg/dl (5,5 mmol/l) zu halten und Anstiege über 140 mg/dl (7,8 mmol/l) zu vermeiden.
Um diese Einstellung zu erreichen, sind besondere Maßnahmen erforderlich. Falls der Stoffwechsel durch Diät allein nicht ausgeglichen werden kann, die Blutglucosekonzentration also zu irgendeiner Zeit des Tages den Wert von 140 mg/dl (7,8 mmol/l) überschreitet, ist stets Insulin erforderlich. Häufig ist die Einstellung auf Alt-Insulin, unter Umständen in Kombination mit Verzögerungsinsulinen, erforderlich. 3–4 Injektionen pro Tag sind die Regel. Es können aber auch häufigere Injektionen notwendig sein.
Allgemein wird heute noch eine stationäre Aufnahme in der Geburtshilfe ab der 32. Woche empfohlen. Sie kann bei Kurzzeitdiabetes ohne Spätsyndrom, zuverlässiger Stoffwechselselbstkontrolle und komplikationslosem Schwangerschaftsverlauf verschoben werden. Der Entbindungstermin richtet sich ausschließlich nach dem Zustand des Feten, der durch tägliche (unter Umständen mehrmalige) Kardiotokographie überwacht wird. Die Indikation zur Schnittentbindung wird großzügig gestellt.
Trotz Senkung der perinatalen Mortalität ist die Morbidität des Feten (Unreife, Makrosomie, Mißbildungen) noch hoch. Wahrscheinliche Ursache dafür ist eine hyperglykämische Stoffwechsellage bei der Konzeption oder in den Frühphasen der Schwangerschaft, bevor die Organogenese abgeschlossen ist. Schädigungen des Feten durch Hypoglykämie sind dagegen nicht bekannt.
Bei Diabetikerinnen ist die geplante Schwangerschaft mit präkonzeptioneller Optimierung der Stoffwechseleinstellung zu fordern.

## Labiler Diabetes

Die Labilität des Stoffwechsels ist ein Merkmal des Typ-I-Diabetes-mellitus. Rascher Wechsel von Hypoglykämien und schwerer Hyperglykämie (»Brittle diabetes«) wird häufig durch unregelmäßige Lebensweise (körperliche Aktivität, Nahrungsaufnahme), emotionalen und somatischen Streß und durch zu hohe exogene Insulinzufuhr (Überinsulinierung: Hypoglykämie mit reaktiver gegenregulatorischer Hyperglykämie, Somogyi-Effekt) ausgelöst. Die Labilität wird durch Hyperthyreose und Morbus Addison begünstigt. Sie nimmt mit Schwinden der endogenen Insulinsekretion zu. Labilität kann auch durch autonome diabetische Neuropathie (Magenentleerungsstörungen, gestörte hormonelle Gegenregulation) ausgelöst sein. Ein labiler Stoffwechsel wird daher besonders häufig in der Pubertät und nach langjähriger Krankheitsdauer beobachtet. Labilität kann auch Folge einer wechselnden Wirkkinetik des injizierten Insulins sein (Spritzen in unterschiedliche Körperregionen, lipodystrophische oder narbige Bezirke oder allergische Reaktionen). Wenn die Ursache nicht erkennbar und behebbar ist, erreicht man die besten Resultate durch häufige kleine Mahlzeiten und Alt-Insulin-Injektionen unter Berücksichtigung der vor jeder Insulininjektion durchzuführenden Blutzuckerselbstkontrollwerte (flexible Dosierung). Gute Ergebnisse können auch mit tragbaren Insulininfusionssystemen erzielt werden.

## Insulinresistenz

Besteht bei insulinbehandeltem Diabetes mellitus über mehrere Tage ein Insulinbedarf über 200 E/Tag, spricht man von Insulinresistenz, bei einem Bedarf von 100–200 E/Tag von relativer Insulinresistenz. Insulinresistenzen sind selten, die Ursachen vielfältig (Tab. **20**).

Tabelle **20** Ursachen von Insulinunterempfindlichkeit und Insulinresistenz

1. Scheinbare Insulinresistenz: bei Überinsulinierung und Somogyi-Effekt
2. Metabolische Insulinresistenz: bei (Keto-) Azidose, schwerer Hypertriglyzeridämie, Fettsucht
3. Endokrine Insulinresistenz: bei Vermehrung kontrainsulinärer Hormone (Endokrinopathien, Hormontherapie)
4. Immunogene Insulinresistenz: bei zirkulierenden insulinbindenden Antikörpern, Antikörpern gegen Insulinrezeptoren
5. Insulinresistenz bei gesteigertem Insulinabbau
6. Insulinresistenz ungeklärter Ursache (sogenannte idiopathische Insulinresistenz)

Die Resistenz bei Ketoazidose ist fast immer von kurzer Dauer und erklärt den initial hohen Insulinbedarf bei der Komatherapie.
Die Resistenz bei Dyslipoproteinämien birgt keine akut bedrohlichen Gefahren, verhindert aber oft die gute Stoffwechseleinstellung. Sie erzwingt eine Hyperinsulinämie. Dadurch wird eine Risikofaktorenkonstellation aufgebaut, die wesentlich zur Häufung der Makroangiopathie bei Diabetes mellitus beiträgt. Die Beseitigung erhöhter Plasmalipide ist deshalb ein integrales Ziel der Therapie.
Die Resistenz durch insulinbindende Antikörper ist selten geworden. Therapeutisch ist die Erzeugung einer Hochdosistoleranz gegenüber dem antigenen Insulin erfolgversprechend. Der Versuch einer Immunsuppression sollte als Ultima ratio betrachtet werden.

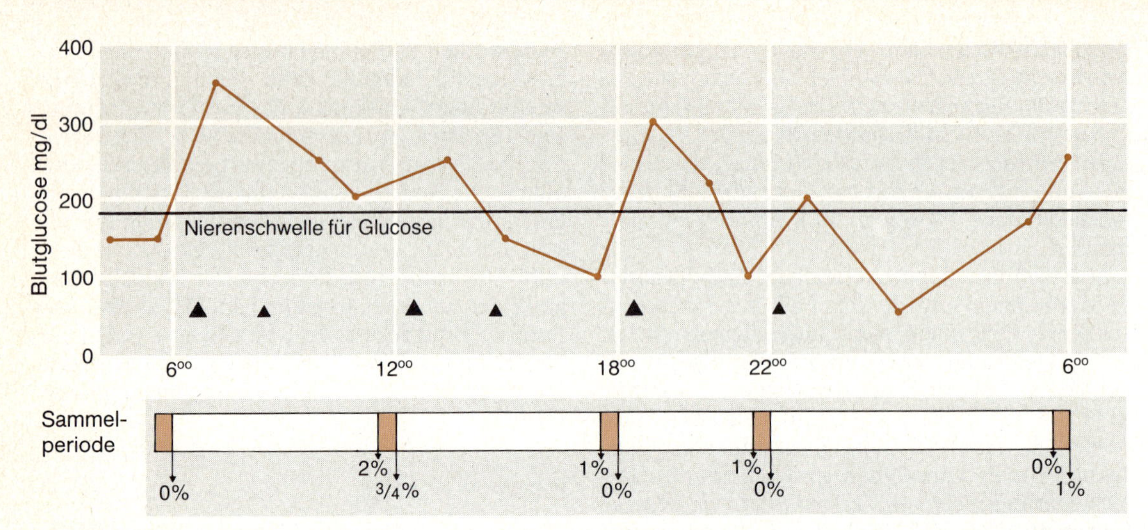


Abb. **4** Beziehung zwischen Blutglucosetagesprofil und Uringlucose in kurzen und langen Urinsammelperioden, ▲ Mahlzeit

Antikörper gegenüber Insulinrezeptoren findet man unter anderem bei Acanthosis nigricans.

Es sind ausgeprägte scheinbare Insulinresistenzen infolge lokalen Abbaues des Hormons an der Injektionsstelle bekannt. Der Verdacht auf diese Ursache einer Therapieresistenz besteht immer, wenn bei intravenöser Insulinapplikation die Stoffwechseleinstellung mit normaler Insulindosis gelingt.

#### Therapieüberwachung

Der diabetische Stoffwechsel neigt spontan zur Dekompensation. Diese kann sich beim stabilen Typ-II-Diabetiker in Tagen bis Wochen, beim labilen Typ-I-Diabetiker jedoch unter Umständen innerhalb weniger Stunden entwickeln.

Für die Therapieüberwachung ergeben sich daraus spezifische Anforderungen an Methoden und Häufigkeit der Kontrolle (Tab. **21**).

Zur Regelüberwachung gehören die Registrierung des Allgemeinbefindens und des Körpergewichtes. Diese geben Hinweise auf die Einhaltung der Diätverordnung und auf hyperglykämische Stoffwechselentgleisungen.

Zur metabolischen Routineüberwachung gehören die Bestimmung der Blutglucose im Tagesprofil, der Glucose und des Acetons im Urin, die Bestimmung der Serumlipide und des $HbA_{1c}$.

Zur Bestimmung der Blutglucose sind folgende Methoden geeignet: enzymatische Methoden (Glucoseoxidase, Hexokinase, Glucose-6-Phosphatdehydrogenese), Ortho-Toluidin, Autoanalyser mit Ferrizyanid oder Autoanalyser mit Neo-Kuproin. Dem Blut soll nach der Entnahme ein konservierendes Mittel zur Verhinderung der Glykolyse beigegeben werden (z. B. Natriumfluorid [NaF]). Glucose im Urin tritt erst auf, wenn die sogenannte Nierenschwelle im Blut überschritten wird. Diese liegt bei Jugendlichen zwischen 130–180 mg/dl (7,2–10,0 mmol/l) und steigt im Alter allmählich an bis auf Werte von 200–250 mg/dl (11,1 bis 13,9 mmol/l). Die Kenntnis der Nierenschwelle ist wichtig für die Interpretation der Uringlucoseresultate. Ferner ist die Zeitdauer des Urinsammelns festzulegen. Wenn die Uringlucosebestimmung Anhaltspunkte über eine momentane Blutglucosesituation geben soll, ist es erforderlich, eine kurze Urinsammelperiode von 30–60 Minuten durchzuführen. In diesem Fall muß die Blase entleert und 30–60 Minuten später noch einmal Urin gelassen werden, der dann für die Uringlucosebestimmung benützt wird (sogenannter Zweit-Urin). Abb. **4** gibt ein Beispiel für die Beziehung zwischen Blutglucose und Urintestresultaten in kurzen und langen Urinsammelperioden. Bei insulinspritzenden Diabetikern wird in der Regel der Zweit-Urin vor den Hauptmahlzeiten und vor der Bettruhe untersucht. Die Resultate der Urinselbstkontrolle müssen in ein Protokollheft eingetragen werden. Dadurch sind die Uringlucoseverhältnisse über einen längeren Zeitraum klar überschaubar. Die Uringlucose soll von Zeit zu Zeit auch quantitativ in 12- bzw. 24-Std.-Urinportionen bestimmt werden.

Eine sorgfältige Stoffwechselüberwachung ist auf Dauer nicht möglich, ohne den Patienten an der Überwachung zu beteiligen. Die Patientenselbstkontrolle ist deshalb von hervorragender Bedeutung. Die Basis ist die Urinkontrolle. Sie ist ein einfaches, wenig belastendes und preisgünstiges Verfahren. Die Uringlucose läßt aber nur unvollkommene Rückschlüsse auf das Blutglucosetagesprofil zu. Die Nierenschwelle für Glucose muß bekannt sein. Sie kann sich im Krankheitsverlauf ändern. Bei einer Uringlucose über 2 g/dl (11 mmol/l) ist stets die Acetonprobe indiziert. Die Aussagekraft der Urinuntersuchung kann durch »Uringlucoseprofile« erhöht werden. Dabei untersucht man den Urin nach dem morgendlichen Erwachen, vor dem Mittagessen, vor dem Abendessen und vor dem Nachtschlaf.

Tabelle **21** Metabolische Kontrollparameter zur Langzeitüberwachung der Diabetesbehandlung

| Therapie | Kontrollparameter | | | | |
|---|---|---|---|---|---|
| | *Uringlucose* | | *Blutglucose** | | *Hämoglobin $A_{1c}$* |
| | wann | wie oft | wann | wie oft | wie oft |
| Diät | nach dem Frühstück | täglich | nüchtern 1 Std. postprandial | viertel-jährlich | halbjährlich |
| Orale Antidiabetika | nach dem Frühstück | täglich | nüchtern 3–5 Std. nach dem Mittagessen evtl. 1 Std. postprandial | viertel-jährlich | halbjährlich |
| Insulin (stabile Stoffwechsellage) | vor den Hauptmahlzeiten | täglich | nüchtern 1 Std. postprandial vor dem Mittag- und Abendessen | alle 8 Wochen | halbjährlich |
| Insulin (labile Stoffwechsellage) | vor den Hauptmahlzeiten und dem Nachtschlaf | täglich | nüchtern vor dem Mittag- und Abendessen, vor dem Nachtschlaf, evtl. 1 Std. postprandial | alle 4 Wochen | mindestens alle 3 Monate |
| (Ketonprobe im Urin nur bei besonderen Situationen [Störung des Allgemeinbefindens oder Aufdeckung von »verkappten« Hypoglykämien]) | | | | | |

* Für die BG-Selbstkontrolle bei labilem Stoffwechsel gelten individuelle Empfehlungen

Die Blutglucoseselbstkontrolle ist bei Bereitschaft und Fähigkeit zur Kooperation zur Regelüberwachung bei Diabetikern mit abnormer Nierenschwelle für Glucose, bei Diabetikerinnen mit Kinderwunsch und während der Schwangerschaft sowie bei ambulanter Behandlung mit Insulininfusionspumpen indiziert. Sie sollte die Regelüberwachung durch Uringlucoseselbstkontrolle ergänzen, wenn Verdacht auf Hypoglykämie besteht, und bei Patienten mit erhöhter Hypoglykämiegefahr (unerwartete Diätunregelmäßigkeiten, wechselnde körperliche Aktivität, labiler Diabetes) möglichst vorausschauend durchgeführt werden. Ein Blutglucoseprofil bei einem insulinspritzenden Diabetiker umfaßt z.B. folgende Zeiten: nüchtern, 90 Min. nach dem Frühstück, vor dem Mittagessen oder der Mittagsspritze, vor der Abendspritze, 90 Min. nach dem Abendessen, vor dem Schlafengehen und bei Verdacht auf nächtliche Hypoglykämien zusätzlich in der 2. Nachthälfte. Für die Blutglucosebestimmung durch den Patienten stehen geeignete Teststreifen und Geräte zur Verfügung.
Selbstkontrollwerte erlauben dem behandelnden Arzt einen besseren Überblick über den Krankheitsverlauf und eine größere Sicherheit bei der Therapieanpassung. Den vollen Wert erhält die Stoffwechselselbstkontrolle aber erst, wenn der Patient dadurch in die Lage versetzt wird, selbst seine Therapie der aktuellen Situation anzupassen.

### Soziale Fragen

Die Erkrankung an Diabetes hat Auswirkungen auf zahlreiche Lebensbereiche und wirft deshalb auch zahlreiche soziale Fragen auf.
Die Berufswahl sollte berücksichtigen, daß Selbst- und Fremdgefährdung durch Stoffwechselentgleisung (Hypoglykämie) auf ein Minimum gesenkt werden und die wünschenswerte geregelte Lebensweise möglich ist. Ungeeignet sind demnach z.B. Lokomotiv- und Flugzeugführer, Berufskraftfahrer sowie Dachdecker, Hochofenarbeiter, Schornsteinfeger und Bergführer, aber auch Konditor, Gastwirt, reisender Vertreter, Schichtarbeiter.
Andererseits ist gegen das Führen eines Kraftfahrzeuges nichts einzuwenden, wenn weder Leistungs- noch Zeitzwänge in Konkurrenz zu Erfordernissen des Diabetes treten. Der Diabetiker muß aber mit den Regeln für Kraftfahrer (Ausschuß Soziales der Deutschen Diabetesgesellschaft) vertraut sein.
Bei der Eheschließung sollten dem Partner die Probleme des Diabetes vertraut sein, bei diabetischen Frauen auch die Probleme der Schwangerschaft.
Spezielle Probleme ergeben sich, wenn der Status eines Beamten angestrebt wird. Erwiesene Kooperativität und das Fehlen von Zeichen des Spätsyndroms werden hier vorausgesetzt.
Die früher bestehende Möglichkeit, Steuerer-

leichterung für die Durchführung der Diättherapie zu erhalten, ist heute nur noch den schwerbeschädigten Diabetikern offen, obschon Diät auch und gerade bei leichteren Krankheitsfällen eine entscheidende Maßnahme darstellt.

Tabelle **22** Mortalität des Diabetes mellitus (1951–1970) in Abhängigkeit von der Behandlung und Stoffwechselkontrolle

| Behandlung | n | befriedigende Stoffwechselkontrolle |
|---|---|---|
| | | relative Mortalität* |
| Insulin | 1269 | 2,24 |
| orale Antidiabetika | 830 | 1,53 |
| Diät allein | 625 | 1,0 |
| gesamt | | 1,67 |
| | | schlechte Stoffwechselkontrolle |
| Insulin | 946 | 4,74 |
| orale Antidiabetika | 118 | 2,17 |
| Diät allein | 90 | 3,56 |
| gesamt | | 4,09 |

* relative Mortalität: Verhältnis zwischen der beobachteten Mortalität bei Diabetikern und der errechneten Mortalität bei Nichtdiabetikern (Angaben nach der Lebensversicherungsuntersuchung von Goodkin u. Mitarb. 1975)

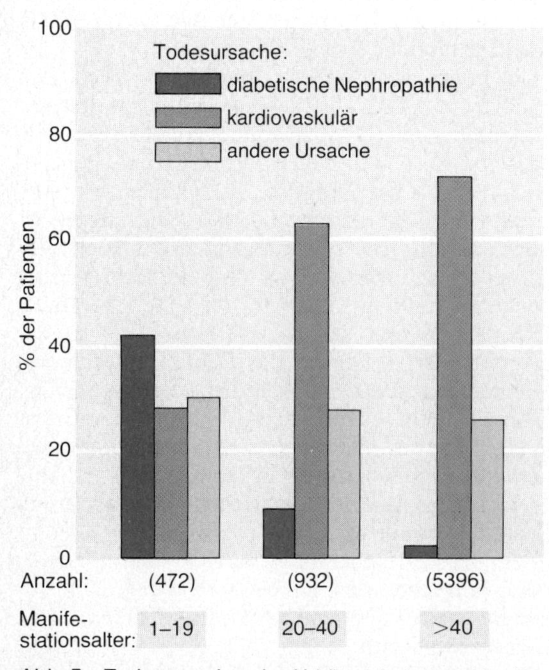


Abb. **5** Todesursachen in Abhängigkeit des Manifestationsalters des Diabetes mellitus (nach der Joslin Klinik und der Metropolitan Lebensversicherung. 6800 Todesfälle in den Jahren 1956–1964); aus Assal, J. Ph., E. R. Froesch: Die Therapie des Diabetes mellitus. In Labhart, A.: Klinik der inneren Sekretion. Springer, Berlin 1978

## Prognose

Die Erkrankung an Diabetes mellitus bedeutet einen erheblichen Eingriff in die gewohnte Lebensführung des Patienten, ein erhöhtes Risiko für Begleit- und Folgekrankheiten und damit eine verminderte Lebenserwartung. Letztere sind abhängig vom Stadium und Typ der Erkrankung sowie die Effektivität der Therapie. Das Vorliegen von ICA oder ICSA beim Typ II-Diabetesmellitus erlaubt die Vorhersage, daß mit der Manifestation eines insulinbedürftigen Diabetes mellitus zu rechnen ist. Den wahrscheinlich gleichzeitig ablaufenden Prozeß der B-Zell-Zerstörung vermögen wir bisher nicht zu beeinflussen. Bei Diabetikern kommt es 10mal häufiger zur Erblindung und 20- bis 30mal häufiger zur Gangrän als in der Allgemeinbevölkerung. Die Lebenserwartung ist im statistischen Mittel um rund ⅓ eingeschränkt, bei Typ-II-Diabetes-mellitus auf etwa 70%, bei Typ-I-Diabetes-mellitus mit Manifestation im Jugendalter auf etwa 50% (Tab. **22**). Das Koma, nach wie vor hochgefährlich, ist selten geworden. 75% aller Diabetiker sterben heute an vaskulären Komplikationen. In unserer Bevölkerung ist bei Typ-I-Diabetesmellitus bis zu etwa 25jähriger Krankheitsdauer das Nierenversagen die Haupttodesursache. Bei längerer Krankheitsdauer und beim Typ-II-Diabetes-mellitus ist der Herzinfarkt führend (Abb. **5**). Diese statistischen Beobachtungswerte dürfen aber nicht als schicksalhaft angesehen werden. Viele Beispiele zeigen, daß die Lebenserwartung wesentlich länger, aber auch kürzer sein kann. Entscheidend dafür ist die Effektivität der Therapie. Wie anhand der Mikroangiopathie erörtert wurde, hängt das Risiko des Diabetikers entscheidend von der Qualität der Stoffwechselführung ab (Tab. **22**). Die Mittel und Wege, die derzeit noch schlechte Prognose des Patienten zu bessern, sind also bekannt.

**Merke:** Diabetes mellitus umfaßt Stoffwechselstörungen multifaktorieller Genese. Leitsymptom ist die Hyperglykämie. Die Prognose wird durch akute Stoffwechselkrisen und chronische Spätkomplikationen bestimmt. Therapieziel ist die dauernde Normalisierung der Stoffwechselstörung. Sie erfordert die integrale Einbeziehung des Patienten in die Therapie und Therapieüberwachung.

## Weiterführende Literatur


Constam, G. R., W. Berger: Leitfaden für Zuckerkranke, 9. Aufl. Schwabe, Basel 1981

Goodkin, G., L. Wolloch, R. A. Gottcent, F. Reich: Diabetes: a twenty-year mortality study. Trans. Ass. Life Ins. Med. Dir. Am. 58 (1975) 217

Gries, F. A., P. Berchtold: Diabetes mellitus. In Therapie-Handbuch. Urban & Schwarzenberg, München 1983

Mehnert, H., K. Schöffling: Diabetologie in Klinik und Praxis. Thieme, Stuttgart 1974

Okley, W. G., D. A. Pyke, D. W. Taylor: Diabetes and its Management, 3rd ed. Blackwell, Oxford 1978

Petrides, P., L. Weiss, G. Löffler, O. H. Wieland: Diabetes mellitus. Urban & Schwarzenberg, München 1981

Petzoldt, R.: Diabetes mellitus. Natürlicher Verlauf. Urban & Schwarzenberg, München 1978

# Hypoglykämie

**Definition:** Hypoglykämien sind Zustände mit erniedrigter Blutglucosekonzentration, denen zahlreiche Krankheitsbilder und funktionelle Störungen zugrunde liegen können. Eine Hypoglykämie liegt vor, wenn bei Blutglucosekonzentrationen unter 50 mg/dl (2,8 mmol/l) typische Symptome auftreten. Hypoglykämien können auch asymptomatisch verlaufen. Für die Diagnosestellung werden dann definitionsgemäß Blutglucosekonzentrationen unter 40 mg/dl (2,2 mmol/l) gefordert. Bei Diabetikern wird das Auftreten typischer Symptome, das bereits bei Blutglucosekonzentrationen über 50 mg/dl (2,8 mmol/l) durch raschen Konzentrationsabfall ausgelöst werden kann, als hypoglykämische Reaktion bezeichnet.

## Häufigkeit und Vorkommen

Der Verdacht auf Hypoglykämie wird häufig geäußert, jedoch fehlen zuverlässige Angaben. Sie tritt als Begleitphänomen bei schweren Grundkrankheiten und in der Agonie auf.

## Pathophysiologie

Der Blutglucosespiegel schwankt beim Gesunden in engen Grenzen. Blutglucosesteigernde Effekte (Aufnahme von Kohlenhydraten, Glykogenolyse, Glukoneogenese) werden durch blutglucosesenkende Effekte (Glucoseabbau, Glykogensynthese, renale Ausscheidung), deren wichtigste insulinabhängig sind, wechselseitig kompensiert. Hypoglykämien treten dementsprechend auf, wenn entweder der Glucosezustrom zu gering und/oder der Abstrom zu hoch ist.
Folgende Störungen sind von besonderer Bedeutung:
Störungen der Glykogenolyse infolge primären Defektes von Enzymen des Glykogenabbaus (Glykogenosen) oder sekundärer Hemmung von Enzymen des Glykogenabbaus (hereditäre Fructoseintoleranz); gestörte Aktivierung der Glykogenolyse bei Fehlen der Katecholamine und des Glukagons; Störungen der Glukoneogenese bei Fehlen glukoneogenetischer Hormone (Glukokortikoide, Glukagon), durch Hemmung glukoneogenetischer Enzymreaktionen (Alkohol), durch Verlust glukoneogenetischer Gewebe (schwere Leber- oder Niereninsuffizienz); schwerste Zuckermalabsorption.
Häufigste Ursache eines vermehrten Zuckerverbrauchs ist die Hyperinsulinämie, die entweder infolge autonomer Insulinsekretion (organischer Hyperinsulinismus), reaktiv auf Sekretionsreize (s. reaktive Hypoglykämie) oder durch Insulinzufuhr oder orale Antidiabetika (exogene Hypoglykämie) bedingt ist. Häufig treffen verschiedene Regulationsstörungen zusammen.

## Klinik

### Anamnese und Befund

Die Hypoglykämie kann zu mannigfachen Symptomen führen, die in der Regel rasch durch Kohlenhydratzufuhr gebessert werden. Sie sind von Person zu Person sehr unterschiedlich, verlaufen aber bei Patienten, die häufiger Hypoglykämien erleiden, meist nach einem monotonen Muster ab. Man kann Symptome der Gegenregulation (adrenerge Symptome) von Symptomen der neuralen Glukopenie unterscheiden (Tab. **23**).

Tabelle **23** Häufige Symptome der Hypoglykämie

| |
|---|
| **Adrenerg** |
| Tachykardie, Herzklopfen |
| Unruhe, Angst |
| Kalter Schweiß |
| Zittern |
| Parästhesien |
| Übelkeit |
| Speichelfluß |
| »Hunger« |
| Harn- und Stuhldrang |
| **Neuroglukopenisch** |
| Konzentrationsschwäche |
| Gedächtnisstörungen |
| Dysphorie, Apathie |
| Müdigkeit |
| Bizarres, unkontrolliertes Verhalten |
| Sprach- und Sehstörungen |
| Halluzinationen |
| Somnolenz |
| Koma |
| Krämpfe |
| Lähmungen |

Adrenerge Symptome treten bevorzugt bei raschem Blutglucoseabfall auf (bei Diabetikern, die an hohe Blutglucosespiegel gewöhnt waren, häufig bereits bei Werten, die deutlich über 50 mg/dl [2,8 mmol/l] liegen). Die Zeichen der Neuroglukopenie folgen in der Regel den adrenergen Symptomen, können aber, besonders bei schleichend sich entwickelnden Hypoglykämien, auch als Erstsymptome auftreten. Die Neuroglukopenie kann zu schwer reversiblen oder irreversiblen neurologischen Ausfällen führen. Sie können sich bei Kindern in geistiger Retardierung, bei Erwachsenen im Verlust emotionaler, intellektueller und motorischer Leistungen äußern. In schweren Fällen kann es zur partiellen Enthirnung mit Erhalt der Stammhirnfunktion oder zum Tod in der Hypoglykämie kommen. Das Ausmaß der zerebroneuralen Ausfälle hängt von der Schwere und Dauer der Hypoglykämie ab. Dabei ist zu beachten, daß manche Patienten mit häufigen bzw. chronischen Hypoglykämien offenbar infolge einer Adaptation ihres Hirnstoffwechsels selbst Blutglucosespiegel unter 30 mg/dl (1,7 mmol/l) unter Umständen über längere Zeit weitgehend folgenlos tolerieren.

### Diagnostisches Vorgehen

Bei Verdacht auf Hypoglykämie sollte die Diagnose sofort durch einen orientierenden Blutglucoseschnelltest (z.B. Hämoglucotest 20–800, Boehringer oder Visidex, Ames) gesichert werden. Bei entsprechenden klinischen Zeichen ist bis zur Bestätigung durch die exakte Blutglucosebestimmung die Diagnose anzunehmen, wenn Werte unter 60 mg/dl (3,3 mmol/l) geschätzt werden, bei Diabetikern unter Umständen schon bei Werten unter 100 mg/dl (5,6 mmol/l).

### Soforttherapie

Ist die Diagnose einer Hypoglykämie gesichert oder besteht der dringende Verdacht, ist sofort eine Therapie einzuleiten und bis zur Stabilisierung des Blutglucosespiegels auf Werte um 100–150 mg/dl (5,6–8,3 mmol/l) fortzusetzen. Bei Bewußtlosigkeit und bei Krämpfen können Minuten entscheidend sein. Am sichersten ist die Zufuhr von Glucose, bei Bewußtlosen intravenös, nur ausnahmsweise über eine Magensonde, bei erhaltener Schluckfähigkeit oral mit ausreichender Flüssigkeitszufuhr. Bei intravenöser Zufuhr ist initial 40%ige (2,2 mol/l) Glucoselösung vorzuziehen. Falls eine längere Zufuhr notwendig ist, werden 10–20%ige (0,55–1,1 mol/l) Lösungen über einen Kava-Katheter infundiert. Bei protrahierter Hypoglykämie können bis 1000 g (5,6 mol) Glucose pro 24 Stunden erforderlich sein.
Unterstützend kann Glukagon (10 mg) injiziert werden. Der Effekt ist flüchtig und sollte zur Einleitung einer geeigneten Glucosezufuhr genutzt werden. Glukagon wirkt wenig oder gar nicht bei Erschöpfung der Glykogenreserven infolge protrahierter Hypoglykämie (Alkoholhypoglykämie) und Glykogenabbaustörungen.

### Differentialdiagnostische Einteilung der Hypoglykämien

Hypoglykämien können nach ihrer Ätiologie oder nach den zugrundeliegenden pathogenetischen Mechanismen differenziert werden. Unter differentialdiagnostischen Gesichtspunkten hat sich die Einteilung in
a) spontane,
b) reaktive,
c) exogene Hypoglykämien bewährt.

### Prognose

Das Symptom Hypoglykämie ist reversibel. Solange keine Symptome der Neuroglukopenie aufgetreten sind, ist nicht mit bleibenden Defekten zu rechnen. Da die Frühsymptome der adrenergen Gegenregulation aber unter Umständen sehr rasch in die Neuroglykopenie übergehen, ist die Hypoglykämie stets als Notfallsituation anzusehen, die sofortiger Therapie bedarf.

## Spontanhypoglykämie bei organischem Hyperinsulinismus

**Definition:** Der organische Hyperinsulinismus kann durch Adenome, Karzinome oder Hyperplasie insulinproduzierender Zellen bedingt sein und führt durch autonome Insulinsekretion zur Hypoglykämie (Tab. **24**).

### Häufigkeit

Die Häufigkeit wird auf $1:10^5$ Personen geschätzt. Meist handelt es sich um Adenome, nur in etwa 10% der Fälle um Karzinome. Funktionell inaktive oder nicht diagnostizierte Inseladenome werden autoptisch wesentlich häufiger nachgewiesen. Das Geschlechtsverhältnis liegt bei Frauen und Männern wie 3:2. Die Erkrankung kommt in allen Lebensaltern vor, am häufigsten im 4.–6. Lebensjahrzehnt. Hyperplasie des Inselgewebes ist beim Neugeborenen das häufigste morphologische Substrat der Hypoglykämie, während Adenome selten sind. Beim Erwachsenen kann Inselhyperplasie zur reaktiven Hypoglykämie führen. Ob auch Spontanhypoglykämien vorkommen, ist umstritten. In seltenen Fällen treten insulinproduzierende Tumoren bei bekanntem Diabetes mellitus auf und können dann erhebliche differentialdiagnostische Schwierigkeiten verursachen.

Tabelle **24** Einteilung der Spontanhypoglykämien

**A. Gesteigerter Glucosemetabolismus**

1. Organischer Hyperinsulinismus (insulinproduzierende Tumoren)
2. Extrapankreatische, nicht insulinproduzierende Tumoren

**B. Verminderte Glucoseproduktion**

1. Schwere Leberinsuffizienz*
2. Schwere Niereninsuffizienz*
3. Hypophysen-Nebennierenrinden-Insuffizienz*
4. Angeborene Enzymdefekte*
5. Intoxikationen

* s. die entsprechenden Spezialkapitel

### Pathophysiologie

Ursache der Hypoglykämie ist eine autonome, nicht geregelte Insulinsekretion. In vielen Fällen ist die stimulierte Insulinsekretion abnorm gesteigert. Von größerer Bedeutung ist das Fehlen einer ausreichenden Suppression der Insulinsekretion bei Rückgang des Hormonbedarfs (Abfall des Blutglucosespiegels, Arbeit). Dadurch kommt es vor allem bei Nahrungsentzug und bei Körperarbeit zum hypoglykämischen Blutglucoseabfall. Die Hyperinsulinämie verhindert die normale

Stoffwechselanpassung im Hungern. Es fehlen die Mobilisation von Fett und Aminosäuren, die Ketose und die Steigerung der Glukoneogenese. Durch die tumorbedingte Hyperinsulinämie oder Hypoglykämie kann die Funktion der normalen B-Zellen so supprimiert sein, daß eine pathologische Glucosetoleranz resultiert. Diese Störung ist nach Entfernung des Tumors rasch reversibel.

### Ätiologie

Ursachen der Tumorentstehung sind nicht bekannt.

### Klinik

#### Anamnese

Die Anamnese der Patienten mit Inseltumoren verläuft häufig über mehrere Jahre. Typisch sind Angaben über Schwächegefühl, Kopfschmerzen, Sehstörungen, Konzentrationsschwäche und andere Symptome der Neuroglukopenie, seltener der adrenergen Gegenregulation (s. Tab. **23**). Charakteristischerweise treten die Symptome im Nüchternzustand auf. Sie können während des Schlafes, häufiger kurz nach dem Erwachen, aber auch im Laufe des Tages beobachtet werden, besonders wenn eine Mahlzeit ausgefallen oder verschoben worden ist (eingeschränkte Fastentoleranz). Auslöser kann auch starke körperliche Arbeit sein. Viele Patienten lernen, daß sich die Symptome durch Aufnahme von Kohlenhydraten bessern lassen. Sie geben dann als Beschwerden Hunger an und können sich rituell eingehaltene Essenszeiten, z. B. Wecken und Nahrungsaufnahme kurz nach Mitternacht, angewöhnen.

#### Befund

Die erhöhte Energieaufnahme führt in diesen Fällen häufig zur Adipositas. Bei Kindern und Jugendlichen stehen Verhaltensstörungen und Krampfleiden im Vordergrund, deren Ursache über viele Jahre verkannt werden kann.

### Diagnostisches Vorgehen

Die Diagnose stützt sich zunächst auf die Anamnese mit Auftreten der typischen Symptome im Nüchternzustand. Der Nachweis erhöhter Spiegel von Insulin bei niedriger Blutglucose erlaubt bereits die Verdachtsdiagnose. Von hoher Beweiskraft ist der Hungerversuch mit Bestimmung von Glucose, Insulin und C-Peptid. Unter Nahrungskarenz werden bei Auftreten von Symptomen sofort, andernfalls zunächst stündlich, nach 24 Std. zweistündlich Blutglucose und Insulin bestimmt sowie Serum für C-Peptid-Bestimmungen aufgehoben.
Bei organischem Hyperinsulinismus treten in etwa ⅘ der Fälle innerhalb der ersten 24 Std. Hypoglykämien auf, gegebenenfalls muß der Hungerversuch aber über 72 Std. fortgesetzt werden. Sind bis dahin keine Hypoglykämien aufgetreten, sollte ein Arbeitsversuch (z. B. 100 Watt über 30 Minuten) angeschlossen werden. Dieser Test führt bei organischem Hyperinsulinismus in fast allen Fällen zur Provokation einer Hypoglykämie. Dabei bleiben die Insulinspiegel erhöht. Von besonderer Treffsicherheit ist der Quotient

$$\frac{\text{Blutglucose (mg/dl)}}{\text{Seruminsulin } (\mu\text{E/ml})} \left(\frac{\text{Blutglucose (mmol/l)}}{\text{Seruminsulin } (\mu\text{E/l})}\right).$$

Er ist physiologischerweise größer als 2,5 (größer als 0,14), bei organischem Hyperinsulinismus in der spontanen Hypoglykämie oder im Hungertest zumindest wiederholt kleiner als 2,5 (kleiner als 0,14).
Besteht der Verdacht, daß die Hypoglykämie durch exogenes Insulin ausgelöst wurde, soll C-Peptid im Serum bestimmt werden, dessen Konzentration sich bei endogener Sekretion ähnlich dem Insulin verhält, bei exogener Zufuhr aber an der unteren Nachweisgrenze bleibt. Bei der Tumorhypoglykämie durch nicht insulinproduzierende Tumoren kommt es im Hungertest zum Blutglucoseabfall bei gleichzeitigem Abfall des Insulinspiegels. Der Glucose-Insulin-Quotient ist größer als 2,5 (größer als 0,14).
Manche Insulinzelltumoren produzieren in großer Menge Proinsulin, dessen Anteil an der radioimmunologischen insulinähnlichen Aktivität bis 80% betragen kann.
Gegenüber dem Hungertest haben andere Suppressionstests (Insulinbelastung, Diazoxid- und Phenhydanbelastung) sowie Stimulationstests (Glucose, Tolbutamid, Glukagon, Leucin) für die Diagnose des organischen Hyperinsulinismus nachgeordnete Bedeutung. Die Glucosetoleranz kann eingeschränkt sein. Im Gegensatz zum Diabetes mellitus ist jedoch der Nüchternblutglucosespiegel niedrig. Ob sich durch Somatostatin-Suppressionstests präoperativ der Malignitätsgrad des Tumors erkennen läßt, ist noch umstritten.
Pathologisch-anatomisch weist etwa ⅒ der Inselzelltumoren Zeichen der Malignität auf. Die Metastasierung erfolgt in der Regel spät, bevorzugt in die Leber. Multiple Tumoren (häufiger Polyadenomatose, seltener Metastasen) kommen in etwa 10% der Fälle vor. Ektopische, extrapankreatische Inselzelltumoren sind in 2% der Fälle zu erwarten. Insulinproduzierende Tumoren kommen auch im Rahmen einer endokrinen Polyadenomatose vor.
Von großer Bedeutung für die chirurgische Therapie der Inseltumoren ist die Lokalisationsdiagnostik. Sie ist trotz wesentlicher Fortschritte unbefriedigend, weil sich die Tumoren wegen ihrer geringen Größe der Lokalisation entziehen. Die Sonographie führt nur bei großen Neubildungen zu Ergebnissen. Durch Angiographie wird nur etwa die Hälfte der Tumoren erkannt. Etwas günstiger sind die Ergebnisse der Computertomographie. Die Lokalisationsdiagnostik ist nie zur Diagnosestellung geeignet, sie stellt ausschließlich eine Operationshilfe für den Chirurgen dar.

### Therapie

Akute hypoglykämische Zustände bedürfen der symptomatischen Therapie. Inselzelltumoren sollen, wenn immer möglich, der chirurgischen Therapie zugeführt werden. Sie führt bei sichtbaren (etwa ⅔ der Fälle) oder lokalisierten Tumoren zu einer hohen Dauerheilungsrate. Probleme treten bei ektopischen, nicht entdeckten und multiplen Adenomen auf, die zur Pankreasteilresektion zwingen können. Die Operation soll unter kontinuierlicher Glucoseinfusion erfolgen, da die Manipulation am Tumor zur massiven Insulinausschüttung mit schwerer Hypoglykämie führen kann. Die Blutglucose ist weiterhin kontinuierlich oder in kurzen Intervallen von 10 Minuten zu bestimmen. Nach vollständiger Tumorexstirpation kommt es innerhalb 30 Minuten zum deutlichen Blutglucoseanstieg. Eine postoperative, diabetische Stoffwechsellage bildet sich innerhalb weniger Tage spontan zurück.
Die diätetische Prophylaxe durch häufige kleine Kohlenhydratmahlzeiten und die medikamentöse Therapie sind der Überbrückung bis zur Operation und inoperablen Tumoren vorbehalten. Zur intermittierenden Behandlung sind Diazoxid (200–500 mg/d) und Diphenylhydantoin (600 bis 800 mg/d) geeignet. Eine Besserung der Symptomatik ist auch durch Glukokortikoide zu erreichen, jedoch ist deren Anwendung durch die meist erforderlichen hohen Dosen limitiert. Bei inoperablen Tumoren kann eine Behandlung mit Streptozotocin oder 5-Thiouracil versucht werden. Damit können Hypoglykämien gebessert oder verhindert, das Tumorwachstum bei Karzinomen jedoch in der Regel nicht aufgehalten werden. Die medikamentöse Therapie ist mit erheblichen Nebenwirkungen belastet.

### Prognose

Inselzelltumoren führen unbehandelt früher oder später zu schweren Folgeschäden der Hypoglykämie. Die Heilungsrate beträgt bei operativer Behandlung etwa 80%, die Operationsmortalität liegt bei 10%.

## Spontanhypoglykämie durch nicht insulinproduzierende Tumoren

**Definition:** Die Hypoglykämie durch nicht insulinproduzierende Tumoren ist eine Spontanhypoglykämie bei niedrigem Insulinspiegel.

### Häufigkeit

Genaue Häufigkeitsangaben fehlen, es sind einige hundert Fälle bekannt.

### Pathophysiologie

Die Pathophysiologie ist nicht geklärt und bei den verschiedenen Tumoren wahrscheinlich unterschiedlich. Bei den großen mesothelialen Tumoren werden sowohl ein erhöhter Glucoseverbrauch des Tumors als auch die Bildung insulinähnlich wirkender Peptide vermutet. Hepatome wirken primär nicht durch Zerstörung des glukoneogenetischen Lebergewebes.

### Ätiologie

Ursächlich kommen Tumoren unterschiedlichen Typs vor, in abnehmender Häufigkeit große mesotheliale Tumoren (Fibrosarkome, Leio-Myosarkome u.a.), maligne Hepatome, gastrointestinale Karzinome, adrenokortikale Karzinome.

### Klinik

Das klinische Bild ähnelt dem bei organischem Hyperinsulinismus. Der Hungertest fällt pathologisch aus, jedoch fehlt die Hyperinsulinämie. Der Glucose-Insulin-Quotient ist größer als 2,5 (größer als 0,14).

### Diagnostisches Vorgehen

Die Diagnose wird durch den Nachweis des Tumors gesichert, der angesichts der Größe der Tumoren meist problemlos ist.

### Therapie

Die Entfernung des Tumors führt zur Beseitigung der Hypoglykämie. Eine totale Entfernung der Tumoren gelingt oft nicht. Verkleinerung des Tumors führt zur Linderung der Symptome, die bei Tumorrezidiven erneut zunehmen. Die Therapie muß sich dann auf symptomatische Maßnahmen beschränken.

## Spontanhypoglykämien durch verminderte Glucoseproduktion

Die Leber spielt in der Glucosehomöostase des Organismus eine entscheidende Rolle. Leber und Niere sind die Organe der Glukoneogenese und in dieser Funktion von den Glukokortikoiden abhängig. Schwere Störungen der Leber- und Nierenfunktion sowie Fehlen der Glukokortikoide bei Nebennierenrindeninsuffizienz können durch Störungen der Glucoseproduktion zu Nüchternhypoglykämien führen. Nüchternhypoglykämien treten auch bei angeborenen Enzymdefekten auf. Sehr selten kommen auch Spontanhypoglykämien infolge Intoxikation vor.

## Reaktive Hypoglykämien

Reaktive Hypoglykämien können durch einen gesteigerten Glucosemetabolismus oder eine verminderte Glucoseproduktion bedingt sein (Tab. **25**).

Tabelle **25** Einteilung der reaktiven Hypoglykämien

**A. Gesteigerter Glucosemetabolismus**

1. Glucosetoleranzstörung mit Hyperinsulinämie bei Adipositas, »Frühformen des Diabetes mellitus«, Dumping-Syndrom
2. Andere reaktive alimentäre Hyperinsulinämie

**B. Verminderte Glucoseproduktion**

1. Alkoholintoxikation
2. Angeborene Enzymdefekte

**C. Sogenannte funktionelle Hypoglykämie**

## Reaktive Hypoglykämien infolge eines gesteigerten Glucosemetabolismus

**Definition:** Reaktive Hypoglykämien infolge eines gesteigerten Glucosemetabolismus beruhen auf einer nicht zeitgerechten, überschießenden Insulinsekretion nach physiologischen Sekretionsreizen.

### Vorkommen

Hypoglykämien nach Protein-(Leucin-)Aufnahme kommen überwiegend bei Säuglingen und Kleinkindern vor. Reaktive Hyperinsulinämie nach Aufnahme von Kohlenhydraten findet sich häufig bei Adipositas und Fettstoffwechselstörungen (gelegentlich als »Frühphase eines Diabetes mellitus« bezeichnet), bei Sturzentleerungen des Magens, nach Magenoperationen (Dumping-Syndrom). Sie führt aber nur in einem kleinen Teil der Fälle zur Hypoglykämie.

### Pathophysiologie

Die Neugeborenen- oder Säuglingshypoglykämie beruht auf einer Hyperinsulinämie infolge Überempfindlichkeit der B-Zelle gegenüber Sekretionsreizen, besonders Leucin (⅓ der Fälle sogenannter essentieller Hypoglykämie der Neugeborenen), oder infolge einer Hyperplasie, die sich bevorzugt bei Kindern diabetischer Mütter mit unzureichender Stoffwechselführung während der Schwangerschaft und bei Kindern mit unbehandelter Erythroblastosis fetalis entwickelt.
Beim Dumping-Syndrom kommt es infolge der rasch einsetzenden, aber nur kurzdauernden Resorptionsphase zu einer überschießenden Insulinsekretion, so daß noch erhöhte Plasmainsulinspiegel vorliegen, wenn die Nahrungsabsorption bereits abgeschlossen ist.
Zu einem ähnlichen Effekt führt auch die verzögerte und überschießende Insulinsekretion bei Adipositas und Fettstoffwechselstörungen. Die Hypoglykämie tritt dementsprechend in diesen Fällen typischerweise 3–5 Stunden nach der Nahrungsaufnahme auf.

### Klinik

Beim Erwachsenen führen reaktive Hypoglykämien häufig zu adrenergen, seltener zu neuroglukopenischen Symptomen. Häufig ist das anhaltend quälende Gefühl von Leistungsschwäche und Erschöpfung. Die Diagnose einer reaktiven Hypoglykämie sollte durch einen Provokationstest gesichert und die zugrundeliegende Störung abgeklärt werden. Bei Erwachsenen ist eine orale Belastung mit 100 g (0,55 mol) Glucose und Beobachtung der Blutglucose sowie des Insulinspiegels über mindestens 5 Stunden aussagekräftig. Dabei kommt es nach meist überhöhten Blutglucosespiegeln während der ersten 120 Minuten nach 3–6 Stunden zu einem Abfall unter 50 mg/dl (2,8 mmol/l). Außer beim Dumping-Syndrom erreicht der Insulinspiegel erst nach 120 Minuten oder später sein oft überhöhtes Maximum und fällt nur verzögert ab, so daß er auch nach 3 Stunden noch deutlich über dem Basalspiegel liegt. Der Hungertest ist bei reaktiver Hypoglykämie stets unauffällig.

### Diagnostisches Vorgehen

Die Diagnose einer reaktiven Hypoglykämie sollte jedoch nur dann gestellt werden, wenn durch den Belastungstest auch eine typische Symptomatik provoziert wird. Ein reaktiver Abfall der Blutglucose unter 50 mg/dl (2,8 mmol/l) ohne Beschwerden kommt auch bei Gesunden in einem Viertel der Fälle vor.
Bei der Hypoglykämie im Säuglings- und Kleinkindalter ist die Leucin-Belastung von großem Wert.

### Therapie

Die symptomatische Therapie der reaktiven Hypoglykämie besteht in Kohlenhydratzufuhr, wobei meist 20–50 g ausreichend sind. Vorbeugend ist die Meidung großer, kohlenhydratreicher Mahlzeiten zugunsten häufiger kleiner Mahlzeiten zu empfehlen. Bei Dumping-Syndrom sind kleine flüssigkeitsarme Mahlzeiten, unter Umständen mit anschließenden Liegeperioden, angezeigt. Die Ursachen einer gestörten Insulinsekretionskinetik bei normaler Nahrungsmittelabsorption sind durch Behandlung der Adipositas oder der Fettstoffwechselstörungen zu beseitigen. Auf die Entwicklung eines Diabetes mellitus ist zu achten.

## Reaktive Hypoglykämie infolge verminderter Glucoseproduktion

**Definition:** Reaktive Hypoglykämien infolge verminderter Glucoseproduktion treten bei normalem oder gesteigertem Glucosemetabolismus und alimentär ausgelöster Hemmung der Glucoseproduktion auf.

### Vorkommen

Diese Form der Hypoglykämie kommt bei Alkoholintoxikation in der postabsorptiven Phase, infolge angeborener Enzymdefekte und bei exzessiver Muskelarbeit vor.

### Pathophysiologie

Alkohol hemmt durch Verschiebung des Redox-Zustandes der Leberzelle die Glukoneogenese. Wenn bei längerer Nahrungskarenz – Gesunde tolerieren Hungerphasen bis 48 Stunden, Leberkranke aber oft nur von wenigen Stunden – die Glykogenreserven erschöpft sind, führt bereits der basale Glucosemetabolismus zur Hypoglykämie. Sie wird durch Körperarbeit verstärkt.
Bei der Fructoseintoleranz führt die Aufnahme von Fructose bei fehlender Glucosezufuhr mit der Nahrung zur Hypoglykämie.
Die Hypoglykämie nach exzessiver Muskelarbeit ist Folge einer Erschöpfung der Glykogendepots, bevor die Glukoneogenese effektiv wird, und tritt dementsprechend vorwiegend bei relativ kurz dauernder maximaler Belastung auf (z. B. 3–10 km Wettlauf).

### Klinik

Das klinische Bild der reaktiven Hypoglykämien weist keine Besonderheiten auf. Die Ursachen sind in der Regel offensichtlich. Nicht selten wird aber bei Alkoholintoxikationen die Möglichkeit einer Hypoglykämie nicht in Erwägung gezogen.

### Diagnostisches Vorgehen

Die Bestimmung der Blutglucose sollte bei jeder Alkoholintoxikation erfolgen, da eine unerkannte Hypoglykämie hinsichtlich möglicher Dauerfolgen unter Umständen schwerwiegender ist als der akute Rausch.

### Therapie

Die Therapie besteht in der symptomatischen Behandlung der Hypoglykämie, bei Fructoseintoleranz in der Vermeidung von Fructose.

## Sogenannte funktionelle Hypoglykämie

**Definition:** Die sogenannte funktionelle Hypoglykämie ist eine Verlegenheitsdiagnose, auf die zu häufig zurückgegriffen wird, wenn vegetative Symptome, ähnlich denjenigen wie bei Hypoglykämie, mit grenzwertigen Blutglucosespiegeln einhergehen und durch Nahrungsaufnahme gebessert werden.

### Vorkommen

Die Diagnose wird im Zeichen der Prosperität häufig gestellt, »und es werden mit dieser Diagnose die endemischen Schwächen unserer Gesellschaft wie Antriebsarmut, psychische Labilität, Aggressivität, mangelnde Leistungsfähigkeit jeder Art, von Faulheit bis zur Impotenz erklärt und entschuldigt« (Berger u. Berchtold).

### Klinik

Das zur Diagnose führende Beschwerdebild tritt häufig im Zusammenhang mit Belastungen auf. Es kann durch keinen Stoffwechseltest reproduzierbar provoziert werden und tritt unter der belastungsarmen Situation eines Krankenhausaufenthaltes häufig nicht mehr in Erscheinung, um nach der Entlassung unter Alltagsbedingungen den Patienten erneut mit Beschwerden zu belasten.

### Therapie

Die Therapie besteht zuvorderst in der Aufklärung des Patienten über die Ursachen seiner Beschwerden und die Beruhigung, daß eine Stoffwechselkrankheit nicht vorliegt. Der Patient sollte begreifen, daß er sich mit der Nahrungszufuhr im Grunde »nichts Gutes tut«. Hilfreich ist eine durchgreifende körperliche Erholung. Wichtig ist die Führung des Patienten mit dem Ziel einer Neuorientierung seiner Lebensweise. Dabei sind die Angehörigen einzubeziehen. Die Prognose ist wesentlich vom sozialen Umfeld abhängig.

## Exogene Hypoglykämien

**Definition:** Unter exogenen Hypoglykämien versteht man Unterzuckerungszustände, die durch fehlerhafte oder mißbräuchliche Anwendung von Insulin oder Sulfonylharnstoffen ausgelöst sind.

### Vorkommen

Die Insulinhypoglykämie ist bei nahe normoglykämischer Stoffwechseleinstellung die häufigste Komplikation des insulinbehandelten Diabetes mellitus. Sulfonylharnstoffbedingte Hypoglykämien treten vorwiegend bei Patienten mit Typ-II-Diabetes-mellitus auf, die an sich auch mit alleiniger Diättherapie einstellbar wären, sowie bei Patienten mit Niereninsuffizienz. Mißbräuchliche Anwendung durch Psychopathen ist häufiger als vermutet und kommt bevorzugt bei Angehörigen der Heilberufe und bei Diabetikern vor. Suizid- und Homizidversuche sind bekannt.

#### Pathophysiologie

Die Hypoglykämie ist Folge der blutglucosesenkenden Wirkung des Insulins oder der Sulfonylharnstoffe und Ausdruck einer Überdosierung und/oder eines verminderten Bedarfs infolge geringerer oder verzögerter Nahrungsaufnahme, verzögerter Digestion oder Absorption (Gastroparese bei autonomer diabetischer Neuropathie), gestörter Gegenregulation (autonome diabetische Neuropathie) oder verstärkter Muskelarbeit.

#### Klinik

Die Symptomatik hängt vor allem von der Geschwindigkeit des Blutglucoseabfalls ab. Dementsprechend stehen bei rasch wirkendem Insulin und bei verstärkter Muskelarbeit adrenerge Symptome, bei Verzögerungsinsulin und Sulfonylharnstoffen Symptome der Neuroglukopenie im Vordergrund. Bei Akkumulation von Sulfonylharnstoffen infolge Niereninsuffizienz und bei Überdosierung in mißbräuchlicher Absicht können sehr protrahierte Hypoglykämien auftreten, die nach erfolgreicher Initialtherapie über Tage zu Rezidiven neigen. Sie erfordern stets klinische Behandlung, wobei neben der symptomatischen Therapie mit Glucosezufuhr auch Dialyseverfahren notwendig werden können.

#### Diagnostisches Vorgehen

Bei Verdacht auf mißbräuchliche Anwendung von Insulin ist ein abnorm hoher Insulin/C-Peptid-Quotient beweisend. Die mißbräuchliche Anwendung von Sulfonylharnstoffen kann durch Nachweis der Sulfonylharnstoffe bzw. ihrer Metabolite im Blut und Harn gesichert werden.

#### Prognose

Die bei Diabetikern häufige beginnende Hypoglykämie mit adrenergen Symptomen ist harmlos und durch Therapieanpassung zu beheben. Die schwere Hypoglykämie, besonders bei mißbräuchlicher Anwendung von Insulin oder Sulfonylharnstoffen, kann zu schweren zerebralen Dauerschäden führen.

**Merke:** Hypoglykämien führen zu Symptomen der adrenergen Gegenregulation und/oder der Neuroglukopenie. Bei letzteren sind Dauerschäden möglich. Eine symptomatische Soforttherapie mit (parenteraler) Glucosezufuhr ist erforderlich. Die Dauertherapie richtet sich nach den zugrundeliegenden Ursachen.

#### Weiterführende Literatur

Steinke, J., J. Beyer: Spontanhypoglykämien. In Oberdisse, K.: Diabetes mellitus B. Springer, Berlin 1977 (S. 709)

# Störungen des Lipidstoffwechsels

*F. A. Gries, Th. Koschinsky und M. Toeller*

## Hyperlipoproteinämien

**Definition:** Eine Hyperlipoproteinämie liegt vor, wenn Lipide (Cholesterin und/oder Triglyzeride oder Phosphatide) einer oder mehrerer Lipoproteinfraktionen im Nüchternblut (Chylomikronen[1], VLDL[2], IDL[3], LDL[4], HDL[5]) über die jeweiligen Normgrenzen erhöht sind (Tab. **26**).

Die laborchemische Diagnose einer Hyperlipoproteinämie erfolgt aus dem Nüchternblut. Sie kann ergänzt werden durch die Bestimmung im postprandialen Serum, die besonders Veränderungen der triglyceridreichen Lipoproteine aufzeigt. Berücksichtigt man, daß die Normbereiche der Lipide unter anderem von Alter, Geschlecht, Rasse, Körpergewicht, Ernährung, Muskelarbeit, Zigarettenrauchen und Medikamenten abhängen, stimmen die für Mitteleuropa und Skandinavien gewonnenen Plasmalipiddaten relativ gut mit den nordamerikanischen Daten in Tab. **26** überein. Für die Klassifizierung der Hyperlipoproteinämien sind Lipoproteinbestimmungen erforderlich. Die weitverbreitete Lipoproteinelektrophorese auf Folien (sogenannte Lipidelektrophorese; Abb. **6**) ergibt keine quantitativen Aussagen. In Verbindung mit der Auftren-

[1] Chylomikronen (Dichte < 0,95 g/ml)
[2] VLDL = very low density lipoproteins (0,95–1,006 g/ml)
[3] IDL = intermediate density lipoproteins (1,006–1,019 g/ml)
[4] LDL = low density lipoproteins (1,006 bzw. 1,019–1,063 g/ml)
[5] HDL = high density lipoproteins (1,063–1,21 g/ml)

Tabelle **26** Gesamt-, LDL- und HDL-Cholesterin- sowie Gesamttriglyceridspiegel im Plasma von weißen nordamerikanischen nüchternen Männern und Frauen der Lipid Research Clinics Prevalence Study

| | | Männer | | | Frauen | | |
|---|---|---|---|---|---|---|---|
| Alter (Anzahl) | | 15–19 (1980) | 40–44 (2428) | 65–69 (750) | 15–19 (2079) | 40–44 (2050) | 65–69 (822) |
| Gesamt- | 5%* | 113 (2,92) | 151 (3,90) | 158 (4,09) | 120 (3,10) | 147 (3,80) | 171 (4,42) |
| Cholesterin | 50%* | 146 (3,78) | 203 (5,25) | 210 (5,43) | 155 (4,01) | 192 (4,97) | 226 (5,84) |
| mg/dl (mmol/l) | 95%* | 197 (5,09) | 268 (6,93) | 274 (7,09) | 203 (5,25) | 253 (6,54) | 297 (7,68) |
| LDL- | 5%* | 62 (1,60) | 87 (2,25) | 98 (2,53) | 59 (1,53) | 74 (1,91) | 92 (2,38) |
| Cholesterin | 50%* | 93 (2,40) | 135 (3,49) | 146 (3,78) | 93 (2,40) | 122 (3,15) | 151 (3,90) |
| mg/dl (mmol/l) | 95%* | 130 (3,36) | 186 (4,81) | 210 (5,43) | 137 (3,54) | 174 (4,50) | 221 (5,72) |
| HDL- | 5%* | 30 (0,78) | 27 (0,70) | 30 (0,78) | 35 (0,91) | 34 (0,88) | 35 (0,91) |
| Cholesterin | 50%* | 46 (1,19) | 43 (1,11) | 49 (1,27) | 51 (1,32) | 56 (1,45) | 62 (1,60) |
| mg/dl (mmol/l) | 95%* | 63 (1,63) | 67 (1,73) | 78 (2,02) | 74 (1,91) | 88 (2,28) | 98 (2,53) |
| Gesamt- | 5%* | 37 (0,42) | 55 (0,62) | 57 (0,64) | 39 (0,44) | 47 (0,53) | 60 (0,68) |
| triglyzeride | 50%* | 69 (0,78) | 122 (1,38) | 112 (1,26) | 68 (0,77) | 88 (0,99) | 112 (1,26) |
| mg/dl (mmol/l) | 95%* | 148 (1,67) | 320 (3,61) | 267 (3,01) | 132 (1,49) | 209 (2,36) | 241 (2,72) |

* Die Zahlen geben die oberen Grenzwerte an, die von 5%, 50% bzw. 95% der untersuchten Personen nicht überschritten werden

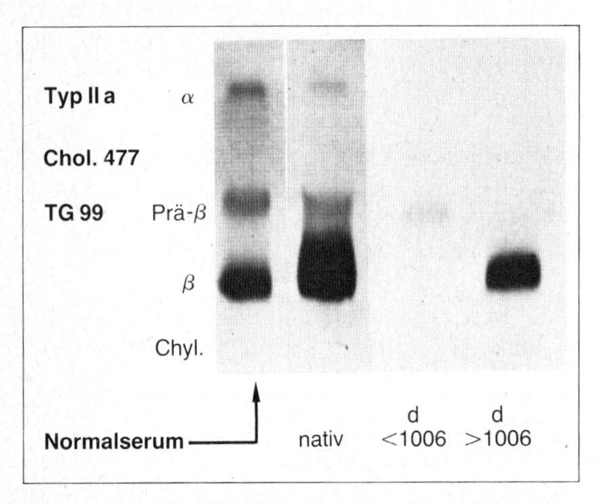


Abb. **6** Lipoproteinelektrophorese eines Normalserums und eines Serums bei familiärer Hypercholesterinämie (Typ II a). Die Elektrophorese der Ultrazentrifugenfraktion mit einer Dichte >1006 zeigt, daß das Serum keine flottierenden (leichten) β-Lipoproteine enthält. Die vermehrt vorliegende Fraktion im β-Bereich ist also den LDL zuzurechnen

nung der Lipoproteinfraktionen in der Ultrazentrifuge erlaubt sie den Nachweis pathologischer Lipoproteine bei Dyslipoproteinämien Typ III (sogenannter floating-β-Test).
Eine qualitative Aussage über das Vorliegen von Chylomikronen ist möglich. Da auch denaturierte Lipoproteine an der Auftragstelle liegen bleiben, ist die Aussage aber störanfällig. Durch eine Kombination von Lipoproteinelektrophorese auf Agarosegel und Präzipitation können die Lipoproteinfraktionen aufgetrennt und z. B. die α- oder β-Lipoproteine direkt gemessen werden.

Eine Erhöhung der Plasmatriglyceride über etwa 400 mg/dl (4,5 mmol/l) führt zu einer Plasmatrübung, die als »Blickdiagnose« sichtbar ist. Ist das Plasma fast weiß verfärbt, kann die Ursache der Trübung durch Aufbewahrung im Kühlschrank über 12 Stunden weiter aufgeklärt werden: Rahmt eine weiße Schicht auf, handelt es sich um Chylomikronen, bleibt eine Trübung bestehen, um VLDL.
Neben der aufwendigen Lipoproteinauftrennung mittels Ultrazentrifuge werden Präzipitationsmethoden für VLDL und LDL benutzt, die eine direkte Messung der HDL im Gesamtplasma ermöglichen. Mit Hilfe der »Friedewald-Formel« kann aus Triglyceriden (bis zu einem Wert von 400 mg/dl ≙ 4,5 mmol/l), Gesamtcholesterin und HDL-Cholesterin auch das LDL-Cholesterin annähernd berechnet werden (LDL-Cholesterin = Gesamtcholesterin-(HDL-Cholesterin + Triglyceride : 5).
Die Lipidanalytik der Lipoproteinfraktionen kann durch die Bestimmung ihrer Proteinanteile, der sogenannten Apoproteine, sowie die Messung am Lipoproteinstoffwechsel beteiligter Enzyme (z. B. Lipoproteinlipasen, LCAT = Lecithin-Cholesterin-Acyl-Transferase), von Lipoproteinrezeptordefekten an isolierten Zellen oder von Umsatzraten verschiedener Lipoproteinfraktionen ergänzt werden.
Für eine zuverlässige Hyperlipoproteinämie-Diagnose ist der wiederholte Nachweis pathologischer Lipoproteinkonzentrationen notwendig. Die Beurteilung der klinischen Relevanz einer Hyperlipoproteinämie ist nur unter Berücksichtigung der laborchemischen, klinischen und genetischen Daten sowie der übrigen Erkrankungen und Risikofaktoren möglich.

Tabelle **27** Klinische Einteilung hyperlipidämischer Krankheiten

| Allgemeine Bezeichnung Erhöhte Lipoproteinfraktionen und deren elektrophoretische Mobilität | Phäno-typische Einteilung | Primäre Erkrankung | Sekundäre Erkrankung bei |
|---|---|---|---|
| 1. Exogene Hyperlipidämie<br>Chylomikronen<br>∅ | I | Familiärer Lipoproteinlipase-mangel<br>Familiärer C-II-Apoprotein-mangel<br>Ungeklärt | Dysglobulinämie<br>Lupus erythematodes |
| 2. Endogene Hyperlipidämie<br>VLDL<br>prä-$\beta$ | IV | Familiäre Hypertriglyzeridämie (milde Form)<br>Familiäre kombinierte Hyperlipidämie<br>Primäre Hypertriglyzeridämie<br>Tangier-Krankheit | Diabetes mellitus<br>Nephrotisches Syndrom<br>Urämie<br>Hepatitis<br>Alkoholismus<br>Zieve-Syndrom<br>Glykogenose, Typ I<br>Östrogene (»Pille«)<br>Glukokortikoide |
| 3. Gemischte Hyperlipidämie<br>VLDL + Chylomikronen<br>prä-$\beta$ | V | Familiäre Hypertriglyzeridämie (schwere Form)<br>Familiärer Lipoproteinlipase-mangel (während der Schwangerschaft) | Thiaziddiuretika<br>Dysglobulinämie<br>Hypophysenunterfunktion<br>Lipodystrophie<br>Schwangerschaft<br>Gicht |
| 4. »Remnant«-Hyperlipidämie<br>IDL oder $\beta$-VLDL<br>breites-$\beta$ | III | Familiäre Dysbetalipo-proteinämie<br>Ungeklärt | Hypothyreose<br>Hyperurikämie |
| 5. Hypercholesterinämie<br>LDL<br>$\beta$ | II a | Familiäre Hypercholesterin-ämie (LDL-Rezeptordefekt)<br>Familiäre kombinierte Hyperlipidämie<br>Polygene Hypercholesterin-ämie | Nephrotisches Syndrom<br>Hypothyreose<br>Dysglobulinämie<br>Morbus Cushing<br>Akute intermittierende Porphyrie<br>Hepatom |
| 6. Kombinierte Hyperlipidämie<br>LDL + VLDL<br>$\beta$ + prä-$\beta$ | II b | Familiäre kombinierte Hyperlipidämie<br>Ungeklärt | Nephrotisches Syndrom<br>Hypothyreose<br>Dysglobulinämie<br>Morbus Cushing<br>Glukokortikoide |
| 7. Hyperalphacholesterinämie<br>HDL<br>$\alpha$ | – | Familiäre Hyperalphalipo-proteinämie | Alkohol<br>Pestizide<br>Östrogene |
| 8. Lamelläre Dyslipoproteinämie<br>abnorme, vesikuläre + disko-idale Lipoproteine, Lipopro-tein-X | – | Familiärer Lecithin-Choleste-rin-Acyl-Transferase-(LCAT-)Mangel | Cholestase<br>Hepatopathie |

### Allgemeine klinische Bedeutung der Hyperlipoproteinämie

Hyperlipoproteinämien werden bei 20–40% der Bevölkerung beobachtet. Sie besitzen klinische Bedeutung als Leitsymptome spezifischer Krankheitsbilder, als hinweisende Symptome auf auslösende Primärerkrankungen und durch ihre Beteiligung an der Entwicklung akuter und chronischer Stoffwechselstörungen verschiedener Gewebe und Organe. Besondere Bedeutung kommt den Hyperlipoproteinämien als Risikofaktoren der Arteriosklerose zu. Wichtigster Indikator eines gesteigerten Risikos ist die erhöhte Konzentration der LDL, in geringerem Maße auch der IDL und VLDL. Indikator eines verminderten Risikos ist eine hohe HDL-Konzentration. Das statistisch erkennbare atherogene Risiko steigt längerfristig bereits bei Erhöhung des Cholesterinspiegels innerhalb des Normbereiches an, ist also z. B. bei einem Gesamtcholesterin von 210–260 mg/dl (5,4–6,7 mmol/l) deutlich höher als bei einem Gesamtcholesterin von 180 mg/dl (4,7 mmol/l). Daher ist es unter klinischen Gesichtspunkten sinnvoll, bereits innerhalb der so-

genannten Normgrenzen einen sogenannten optimalen Konzentrationsbereich der Lipoproteine, der bei normaler Körperentwicklung das geringste Risiko für lipoproteinabhängige Erkrankungen und vorzeitigen Tod birgt, von einem Risikobereich für die Entwicklung lipoproteinabhängiger Erkrankungen zu differenzieren. Die Abgrenzung dieser Bereiche ist willkürlich. Für das Gesamtcholesterin wird allgemein als Optimalbereich eine Konzentration zwischen 130 und 200 mg/dl (3,4–5,2 mmol/l) und für die Triglyceride zwischen 40 und 150 mg/dl (0,45–1,70 mmol/l) empfohlen.
Verschiedene Hyperlipoproteinämien können auch von Bedeutung für die Entwicklung einer akuten Pankreatitis, Fettleber, Insulinresistenz, Xanthomen und anderen Störungen sein.

### Einteilung der Hyperlipoproteinämien

Man unterscheidet primäre Hyperlipoproteinämien und sekundäre Formen der Hyperlipoproteinämie, die im Gefolge anderer Krankheiten auftreten. Dabei kann das laborchemische Erscheinungsbild einer primären und sekundären Hyperlipoproteinämie identisch sein. Auch können beim gleichen Patienten primäre und sekundäre Hyperlipoproteinämie gemeinsam vorkommen. Änderungen einer Hyperlipoproteinämieform innerhalb kurzer Zeit kommen ebenfalls vor.
Die klinisch wichtigsten Veränderungen der Lipoproteine, ihre phänotypischen Lipoproteinmuster und die zugrundeliegenden Krankheitsbilder sind in Tab. **27** zusammengestellt.
Im folgenden werden die Hyperlipoproteinämien ungeachtet unterschiedlicher Ätiologie nach den Phänotypen geordnet beschrieben. Die phänotypische Klassifizierung geht auf Fredrickson zurück. Sie basiert auf dem elektrophoretisch darstellbaren Lipoproteinmuster. Dementsprechend wird bei einer Vermehrung der vom Auftragspunkt aus gerechnet 1. Fraktion (Chylomikronen) von Typ-I-Hyperlipoproteinämien gesprochen, bei Vermehrung der 2. Fraktion ($\beta$-Lipoproteine) von Typ II a, bei zusätzlicher Vermehrung der 3. Fraktion (Prä-$\beta$-Lipoproteine) von Typ II b. Finden sich im Bereich der 2. und 3. Fraktion vermehrt abnorme IDL (floating-$\beta$-Protein, s. oben), spricht man von Typ III, ist lediglich die 3. Fraktion vermehrt, von Typ IV, sind die 1. und die 3. Fraktion vermehrt, von Typ V.

## Exogene Hyperlipidämie

**Definition:** Eine exogene Hyperlipidämie liegt vor, wenn noch nach 12 Stunden Nahrungskarenz triglyceridreiche Chylomikronen im Blut, die nach fetthaltiger Nahrung (»exogen«) im Darm gebildet werden, nachweisbar sind. Dabei können in extremen Fällen Plasmatriglyceridspiegel bis über 10 000 mg/dl (113 mmol/l) auftreten.

### Häufigkeit und Vorkommen

Eine exogene Hyperlipidämie kann primär als angeborene Stoffwechselstörung oder sekundär bei Dysgammaglobulinämien und bei Lupus erythematodes beobachtet werden. Sie ist äußerst selten. Die familiäre Form wird wahrscheinlich autosomal rezessiv vererbt.

### Pathogenese und Ätiologie

Die exogene Hyperlipidämie wird verursacht durch eine Abbaustörung von Chylomikronen. Diese folgt bei den primären Formen entweder aus einem Mangel an Lipoproteinlipase oder ihrem aktivierenden Kofaktor, dem Apoprotein C-II. Den sekundären Formen liegen wahrscheinlich Hemmungen der Lipoproteinlipaseaktivität, z. B. durch abnormale Immunglobuline, zugrunde. Dagegen ist die Aktivität der hepatischen Triglyceridlipase nicht gestört.

### Klinik und diagnostisches Vorgehen

Die Diagnose der primären Form wird meist bereits im Säuglings- oder Kindesalter gestellt. Symptome sind ausgeprägte Hepatomegalie mit rasch wechselnder Lebergröße, abdominelle Koliken, die häufig mit einer akuten Pankreatitis einhergehen, eruptive Xanthome, besonders an Knie, Ellbogen, Gesäß (Abb. **7a**) und Schultergürtel und Lipaemia retinalis. Die Symptome sind bei der sekundären Form ähnlich, aber meist geringer ausgeprägt. Die Vermehrung von Chylomikronen im Blut scheint die Arterioskleroseentwicklung nicht zu fördern.

### Therapie

Wesentlich ist die Beschränkung der Nahrungsfette auf etwa 20 g pro Tag. Auf eine ausreichende Zufuhr von mehrfach ungesättigten Fettsäuren und fettlöslichen Vitaminen ist besonders bei Kindern zu achten. Die Nahrungsfette können teilweise ergänzt werden durch Triglyceride mit mittelkettigen Fettsäuren, die nicht in Chylomikronen eingebaut werden. Wirksame Medikamente sind bisher nicht bekannt. Um klinisch symptomfrei zu bleiben, sollten die Plasmatriglyceridspiegel auf Dauer unter 1 000 mg/dl (11,3 mmol/l) gesenkt werden.

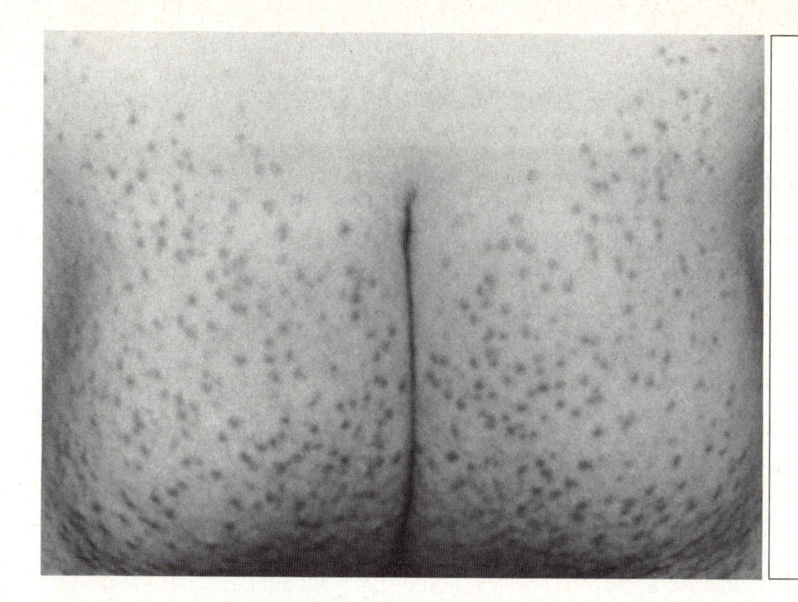

Abb. **7a** Eruptive Xanthomatose bei familiärer Hypertriglyzeridämie (HLP Typ IV). Ähnliche Xanthome werden auch bei primärer Typ I und bei sekundären Hyperlipoproteinämien der Typen IV und V, z. B. bei Diabetes und Alkoholinduktion beobachtet. Die Abb. zeigt kleinpapulöse disseminierte Xanthome mit abblassendem entzündlichen Hof ca. 1 Woche nach deren plötzlichem Auftreten

## Endogene Hyperlipidämie

**Definition:** Eine endogene Hyperlipidämie liegt vor, wenn die Blutspiegel der triglyceridreichen VLDL, die in Leber und Darm gebildet werden, erhöht und Chylomikronen nicht nachweisbar sind. Die Triglyceridspiegel im Nüchternblut können bis etwa 1000 mg/dl (11,3 mmol/l) ansteigen, der Cholesterinspiegel ist dabei normal oder nur gering erhöht.

### Häufigkeit und Vorkommen

Eine endogene Hyperlipidämie tritt als primäre Stoffwechselstörung vorwiegend im Erwachsenenalter auf. Dabei scheint Überernährung mit Adipositas bei 50–80% ein wichtiger manifestationsfördernder Faktor zu sein. Endogene Hyperlipidämien können familiär auftreten, wobei genetisch verschiedene Formen existieren. Das heterogene Erscheinungsbild wird noch dadurch verstärkt, daß beim gleichen Patienten oder in der gleichen Familie Wechsel zu gemischten, kombinierten oder »Remnant«-Hyperlipidämien (remnant, engl. = Rest) vorkommen. Auch Kombinationen mit sekundären Hyperlipoproteinämien kommen vor. Dementsprechend schwanken die Häufigkeitsangaben zwischen 20 und 80%. Die wichtigsten sekundären Formen sind die endogene Hyperlipoproteinämie bei Diabetes mellitus, Niereninsuffizienz und Alkoholzufuhr (auch in Form des Zieve-Syndroms).

### Pathogenese und Ätiologie

Die erhöhten VLDL-Spiegel im Blut können durch eine vermehrte Synthese (vermehrtes Substratangebot bei Überernährung und Hyperinsulinämie mit Insulinresistenz) und/oder eine verzögerte Triglycerid-Clearance (verminderte Lipoproteinlipaseaktivität) verursacht werden. Der VLDL-Stoffwechsel wird auch durch den Fett- oder Kohlenhydratgehalt der Nahrung verändert. Auch bei Stoffwechselgesunden führt eine fettreiche Kost zu einer stärkeren postprandialen Lipämie mit nächtlichem Abfall der Triglyceridspiegel auf relativ niedrigere Nüchternwerte. Dagegen führt eine kohlenhydratreiche Kost zu höheren Nüchterntriglyceridspiegeln (»Kohlenhydratinduktion«). Fructose und Saccharose üben den deutlichsten Einfluß auf den Triglyceridspiegel aus. Es kommt bei den endogenen Hyperlipoproteinämien unter kohlenhydratreicher Kost in Abhängigkeit vom Ausgangsniveau zu einem starken Anstieg der Triglyceridspiegel um 50 bis über 100%.

Bei einem Teil der Patienten geht die Erhöhung der VLDL-Triglyceride mit einer Verminderung der HDL-Cholesterinkonzentration im Blut einher, die in ausgeprägten Fällen unter die 5. Perzentile abfallen.

### Klinik

Im Vordergrund steht das gehäufte Auftreten von arteriosklerotischen Durchblutungsstörungen am Herzen und den peripheren Gefäßen bei 40–60jährigen. Die Bedeutung erhöhter Triglyceridspiegel als eines kausalen Risikofaktors der koronaren Herzkrankheit ist umstritten. Während in Schweden und Finnland ein Zusammenhang gefunden wurde, ist ein solcher in den USA nicht nachweisbar. Häufig bestehen gleichzeitig ein mäßiges Übergewicht, eine eingeschränkte Glucosetoleranz mit Hyperinsulinämie bei Insulinresistenz, eine Hyperurikämie, eine Cholelithiasis und eine Fettleber. Letztere findet man bei ⅔ aller Patienten. Vorwiegend disseminierte, kleinpapulöse Xanthome treten im Bereich des Schulter- und Beckengürtels auf (Abb. **7a**).

### Therapie

Bei allen sekundären Hyperlipoproteinämieformen steht die Behandlung der Grunderkrankung im Vordergrund. Bei den primären Formen beginnt man in der Behandlung mit einer Diät: Einschränkung der Gesamtkalorien-(Joule-)zufuhr mit Gewichtsnormalisierung bei Übergewicht, Kohlenhydratgehalt und -zusammensetzung wie bei Diabetesdiät, relativer Fettanteil bei 35 bis 40 Kalorien (Joule)% und drastische Verminderung oder Verbot jeglichen Alkoholkonsums. Durch körperliche Aktivität können erhöhte Triglyceridspiegel gesenkt werden. Nur falls diese Maßnahmen der Basistherapie nach mehreren Monaten und guter Mitarbeit des Patienten die Triglyceridspiegel nicht unter 200 mg/dl (2,3 mmol/l) senken, sollen zusätzlich triglyceridsenkende Medikamente versucht werden. Da es sich dabei in der Regel um eine Langzeittherapie handelt, muß eine Abwägung des Verhältnisses von individuellem Nutzen und Risiko erfolgen. Die Indikation zur medikamentösen Therapie muß um so strenger beurteilt werden, je geringer die allgemeine Lebenserwartung des Patienten, je schlechter die Leber- und Nierenfunktion und je fortgeschrittener die Arteriosklerose ist.
Zwei Substanzgruppen sind mit einer durchschnittlichen Plasmatriglyceridsenkung um 20 bis 50% besonders wirksam:
*1. Clofibrat* (1–2 g/d) und seine Derivate, z. B. Bezafibrat (400–600 mg/d) und Fenofibrat (200–300 mg/d). Sie entfalten ihre Wirkung unter anderem durch Verminderung der endogenen Lipid- und Lipoproteinsynthese, eine vermehrte biliäre Sterolausscheidung sowie eine Aktivierung der Lipoproteinlipase. Nebenwirkungen sind selten: Übelkeit, Durchfall, meist reversibler Anstieg der SGOT und SGPT sowie der CPK mit oder ohne Muskelschmerzen, z. T. erhöhte Lithogenität der Galle mit vermehrter Inzidenz von Gallensteinen und Potenzstörungen. Bei nephrotischem Syndrom oder Niereninsuffizienz muß die Dosis vermindert werden.
*2. Nicotinsäure* (2–6 g/d) und ihre Derivate wirken z. T. über eine Hemmung der Lipolyse im Fettgewebe, eine Erhöhung der Gallensäureausscheidung und im übrigen ähnlich wie Clofibrat. Häufige Nebenwirkungen sind: Hautrötung, Juckreiz, Durchfall und Oberbauchbeschwerden, die durch einschleichende Dosierung gebessert werden und sich bei Fortführen der Behandlung wieder zurückbilden können. Längerfristig kann es selten zur Verschlechterung der Glucosetoleranz, einem Anstieg der Harnsäure sowie zu Magengeschwüren kommen.
Eine Kombination beider Substanzgruppen kann zu einer weiteren Plasmatriglyceridsenkung führen. In der Regel ist die im Zusammenhang mit erhöhten VLDL-Triglyceriden aufgetretene HDL-Cholesterinsenkung bei Normalisierung der VLDL-Spiegel ebenfalls reversibel, so daß es dafür keiner zusätzlichen Therapie bedarf. Die Wirksamkeit dieser Therapie und ihre Nebenwirkungen müssen regelmäßig überprüft werden.

## Gemischte Hyperlipidämie

**Definition:** Eine gemischte Hyperlipidämie liegt bei Erhöhung der VLDL und Chylomikronen im Blut vor. Dabei liegen die Plasmatriglyceride in der Regel über 1000 mg/dl (11,3 mmol/l) und die Plasmacholesterinspiegel über 400 mg/dl (10,3 mmol/l).

### Häufigkeit und Vorkommen

Die gemischte Hyperlipidämie stellt sowohl in ihren primären wie auch sekundären Formen häufig eine schwere Verlaufsform der endogenen Hyperlipidämie dar. Daher ist die gemischte Form oft nur für begrenzte Zeit bei besonderen Belastungen, z. B. in der Schwangerschaft oder bei Alkoholabusus, nachweisbar mit wiederholtem Wechsel zur endogenen oder seltener zur exogenen Hyperlipidämieform. Gemischte Hyperlipidämien machen etwa 5–10% aller Hyperlipoproteinämien aus.

### Pathophysiologie, Ätiologie und Klinik

Sie entsprechen denen der exogenen und der endogenen Hyperlipoproteinämie.

### Therapie

Es gelten die gleichen Grundsätze wie bei der endogenen Hyperlipidämie.

## »Remnant«-Hyperlipidämie

**Definition:** Eine Remnant-Hyperlipidämie liegt bei Erhöhung der Plasma-IDL-Fraktion mit abnormaler Apoproteinzusammensetzung vor. In der Regel sind Plasmatriglycerid- und Cholesterinspiegel erhöht, Maximalwerte von etwa 1500 mg/dl (19 mmol/l Cholesterin + 8,5 mmol/l Triglyzeride), häufig im Verhältnis 1 : 1, kommen vor.

### Häufigkeit und Vorkommen

Die primäre Remnant-Hyperlipoproteinämie ist relativ selten. Sie macht weniger als 10% der Hyperlipoproteinämien aus. Sie tritt familiär gehäuft auf. Das Arterioskleroserisiko ist groß. Phänotypische Wechsel zur endogenen, gemischten oder kombinierten Hyperlipidämie kommen vor. Sekundäre Formen können bei der Hyperthyreose und Hyperurikämie auftreten.

### Pathophysiologie und Ätiologie

Vermutlich handelt es sich um eine Abbaustörung der VLDL und evtl. auch der Chylomikro-

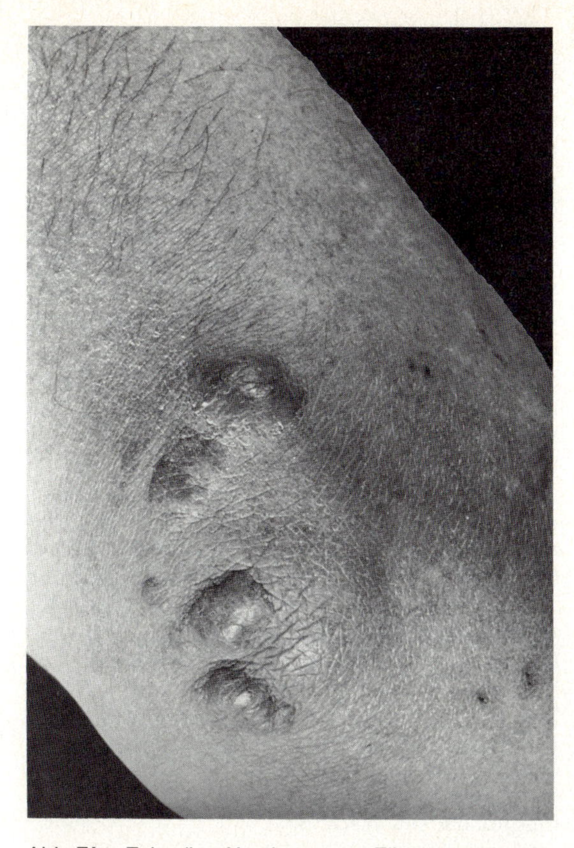

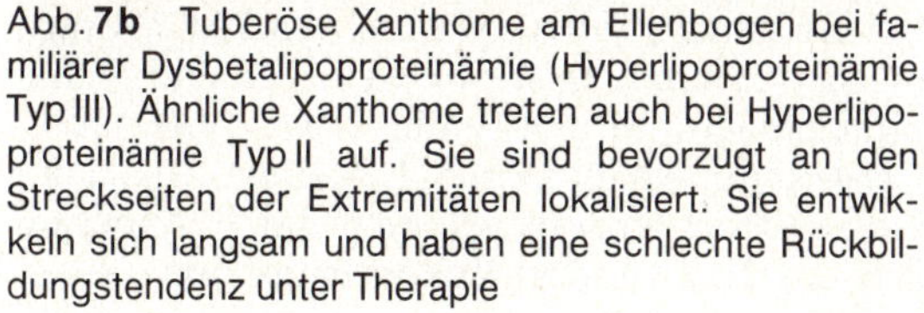

Abb. **7b** Tuberöse Xanthome am Ellenbogen bei familiärer Dysbetalipoproteinämie (Hyperlipoproteinämie Typ III). Ähnliche Xanthome treten auch bei Hyperlipoproteinämie Typ II auf. Sie sind bevorzugt an den Streckseiten der Extremitäten lokalisiert. Sie entwikkeln sich langsam und haben eine schlechte Rückbildungstendenz unter Therapie

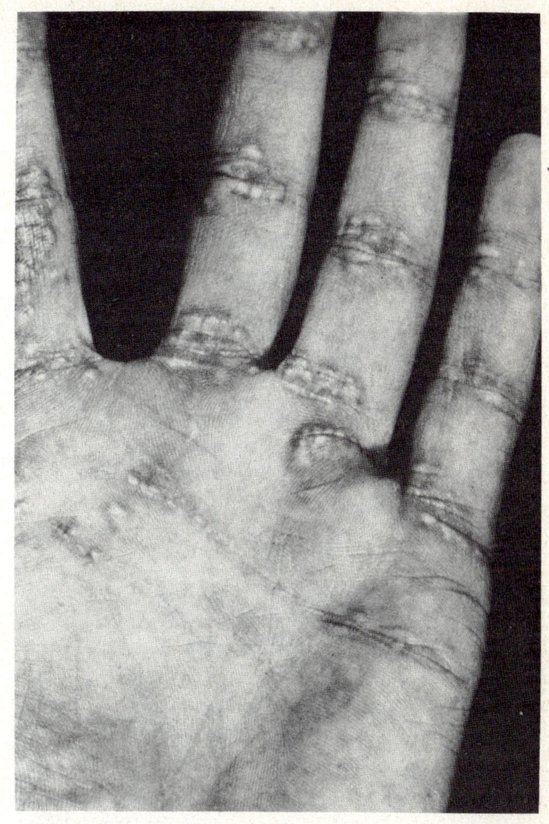

Abb. **7c** Palmares Xanthom bei familiärer Dysbetalipoproteinämie (Hyperlipoproteinämie Typ III). Die Xanthome sind pathognomonisch für diesen Typ der Erkrankung. Sie finden sich vorwiegend palmar in den Beugefalten, seltener plantar. Sie sind in den ersten Wochen nach ihrem häufig plötzlichen Auftreten äußerst schmerzhaft und bilden sich unter Therapie nur langsam zurück

nen auf der Stufe ihrer Abbauprodukte, den sogenannten »Remnants«, mit einer verzögerten Umwandlung von VLDL in LDL. Auffällig ist bei allen Patienten ein vermehrter Apo-E-Gesamtgehalt bei Apo-E-III-Mangel. Diese Veränderungen stehen möglicherweise in Zusammenhang mit der Funktion der Lipoprotein- und der hepatischen Triglyceridlipase.

Klinik

Charakteristisch sind tuberoeruptive Xanthome an den Ellenbogen (Abb. **7b**), Knien und am Gesäß sowie besonders plane Xanthome an der Handinnenseite und den Beugefalten der Finger (Abb. **7c**). Ausgeprägte arteriosklerotische Komplikationen, besonders der Extremitäten- (Claudicatio intermittens), aber auch der Koronargefäße (Angina pectoris, Herzinfarkt) treten in der Regel zwischen dem 20. und 50. Lebensjahr und bei Männern häufiger als bei Frauen auf.

Therapie

Es gelten die gleichen Grundsätze wie bei der endogenen Hyperlipoproteinämie. Fast immer sind zusätzlich zur Diät Medikamente erforderlich. Damit gelingt jedoch in den meisten Fällen eine Normalisierung der Lipoproteine.

## Hypercholesterinämie

**Definition:** Als Hypercholesterinämie bezeichnet man die Erhöhung des Gesamtcholesterins infolge des Anstiegs der LDL-Spiegel im Blut bei normalem Triglyceridspiegel. Die Gesamt- und LDL-Cholesterinspiegel im Blut können bis 1000 mg/dl (26 mmol/l) erhöht sein. In der klinischen Praxis darf bei Gesamtcholesterin > 300 mg/dl (> 7,8 mmol/l) auf erhöhtes LDL-Cholesterin geschlossen werden, da sich die Konzentrationen in der Regel parallel verändern. Insoweit ist die klinische Bedeutung der Plasma-LDL-Konzentration und des Gesamtcholesterins gleich zu beurteilen.

### Häufigkeit und Vorkommen

Hypercholesterinämien bilden neben der endogenen Hyperlipidämie die häufigste Form einer Hyperlipoproteinämie. Bei einer repräsentativen Bevölkerungsstichprobe in Heidelberg waren die Gesamtcholesterinspiegel von 20- bis 40jährigen bei 9,4% der Männer und 6,7% der Frauen über 260 mg/dl (6,7 mmol/l) erhöht. Die Mehrzahl der primären Hypercholesterinämien wird erst im Erwachsenenalter klinisch manifest. Daneben gibt es eine relativ kleine Gruppe familiärer Hypercholesterinämien, die bereits im Kindesalter nachweisbar sind. Wegen der schlechten Prognose ist eine genetische Beratung von Erbträgern indiziert. Sekundär kann eine Hypercholesterinämie bei verschiedenen Grunderkrankungen auftreten (s. Tab. **27**).

### Pathophysiologie und Ätiologie

Die familiäre, bereits im Kindesalter manifeste Hypercholesterinämie wird autosomal dominant vererbt. Ursächlich liegt bei den homozygoten Merkmalsträgern ein nahezu vollständiger, bei den heterozygoten Merkmalsträgern ein partieller Mangel des LDL-Rezeptors vor. Dementsprechend findet man bei ersteren eine Erhöhung des Gesamtcholesterins auf meist über 600 bis über 1000 mg/dl (15,5–26 mmol/l), bei letzteren Werte von meist 350 bis 600 mg/dl (9,0–15,5 mmol/l). Die häufigen, im Erwachsenenalter manifest werdenden primären Hypercholesterinämien sind polygenen Ursprungs und bedürfen exogener Manifestationsfaktoren.
Die Erhöhung des Plasma-LDL-Cholesterinspiegels kann

1. durch vermehrte Cholesterin- und Apoprotein-B-Synthese (vorwiegend in der Leber, besonders bei sekundären Formen) und durch vermehrte Aufnahme von Cholesterin und/oder gesättigten langkettigen Fettsäuren in der Nahrung,
2. durch eine verzögerte LDL-Clearance (genetischer LDL-Rezeptormangel oder -defekt) in peripheren Geweben einschließlich der Arterienwand und
3. durch die Kombination von 1. und 2. verursacht werden.

Diese Konstellation führt über längere Zeit zu einem Anstieg des Cholesteringehaltes in extrahepatischen Geweben (z. B. in der Arterienwand als Atherome, in der Haut als Xanthome), da ein Abbau überschüssigen Cholesterins in diesen Geweben nicht möglich ist. Das vermehrte LDL-Angebot fördert in der Gefäßwand die arteriosklerotische Entwicklung mit Wandverdickung, Lipid- und Glykoproteinablagerungen, Zelldegeneration und Verkalkung mit der Folge der Durchblutungsstörungen und Funktionsausfall des betroffenen Gewebes (z. B. Herzinfarkt, Claudicatio).

### Klinik

Im Vordergrund steht das gehäufte und frühzeitige Auftreten von arteriosklerotischen Durchblutungsstörungen der Koronar-, Zerebral- und Femoralarterien sowie der Aorta. Charakteristisch für die familiäre Form sind Atherome im Koronarsinus (cave Koronarangiographie). Diese werden bei der familiären homozygoten Form bereits im Kindes- und Jugendalter, bei der polygenen Form in der Regel vor dem 50. Lebensjahr manifest. Die Lebenserwartung ist durch vorzeitige Herzinfarkte eingeschränkt. Sie liegt bei Homozygoten unter 30 Jahren, bei Heterozygoten unter 50 Jahren. Ausgeprägte tuberöse (Abb. **7c**), tendinöse (Abb. **7d** u. **e**) und plane Xanthome treten bevorzugt an Ellbogen, Ferse, Knie, Gesäß und Händen bei familiär homo- und heterozygoten Hypercholesterinämien auf, dagegen kaum bei der polygenen Form. Xanthelasmen und der Arcus lipoides corneae im Augenbereich sind bei verschiedenen Hypercholesterinämien nachweisbar, aber nur bei Manifestation vor dem 30. Lebensjahr diagnostisch relevant. Polyarthritische Beschwerden bei normalem Antistreptolysintiter werden selten und nur bei der homozygoten Form beobachtet.

### Diagnostisches Vorgehen

Bei Gesamtcholesterinspiegeln von 200–300 mg/dl (5,2–7,8 mmol/l) ist eine weiterführende Lipoproteindiagnostik notwendig (LDL- und HDL-Cholesterin, Apoprotein A-I, A-II und B), da der Gesamtcholesterinspiegel auch durch Änderungen der HDL-Cholesterinkonzentrationen beeinflußt wird, die im oberen Normbereich oder bei Erhöhung über die Norm im Gegensatz zu den atherogen wirksamen LDL in der Regel ein vermindertes Risiko für arteriosklerotische Gefäßkomplikationen anzeigen. Zur Beurteilung eines atherogenen Krankheitsrisikos kann auch das LDL/HDL-Verhältnis oder der Anteil des LDL-Cholesterins am Gesamtcholesterin herangezogen werden.

### Besonderheiten

In Kombination mit ein oder mehreren atherogen wirksamen Faktoren, wie Hypertonie, Diabetes mellitus oder Zigarettenrauchen, steigt das Arterioskleroserisiko überproportional an. Atherogene Gefäßwandveränderungen sind ebenso wie Xanthome in Abhängigkeit von Ausmaß und Dauer der Senkung des Gesamtcholesterins zumindest teilweise rückbildungsfähig. Damit kann gleichzeitig auch eine Verbesserung der klinischen Symptomatik und eine Verringerung des spezifischen Morbiditäts- und Mortalitätsrisikos einhergehen.

### Therapie

Bei allen sekundären Hypercholesterinämien wird zuerst die Grunderkrankung gezielt behan-

7d

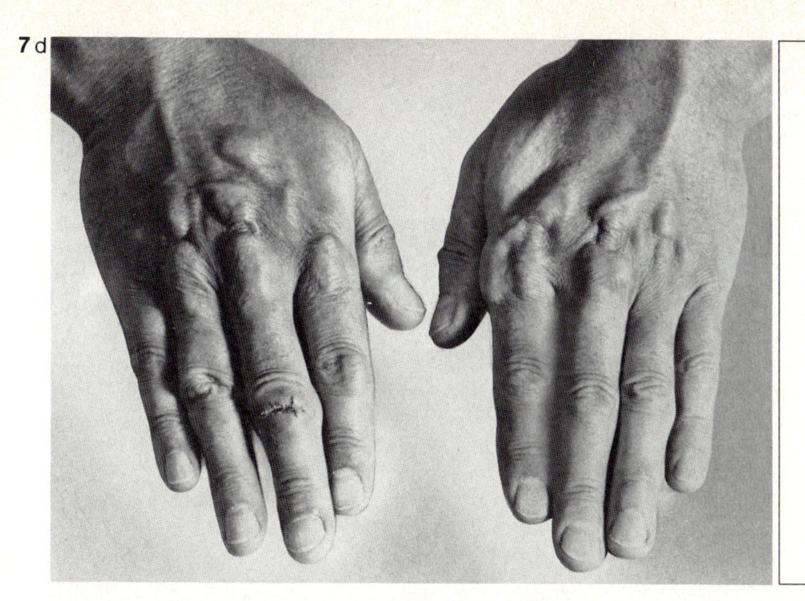

Abb. **7d** u. **e** Tendinöse Xanthome bei familiärer Hypercholesterinämie (Typ IIa), in beiden Fällen heterozygote Erbmalträger. Derartige Xanthome finden sich regelmäßig bei homozygoten, seltener bei heterozygoten Merkmalträgern. Die Xanthome sind in typischer Weise in die Strecksehnen eingelagert und mit Bewegung der Sehnen verschieblich. Die Xanthome entwickeln sich sehr langsam und sind schwer rückbildungsfähig. Die diagnostische Biopsie an Digitus III rechts war unnötig. Biopsien sollten wegen der oft schlechten Heilungstendenz vermieden werden

7e

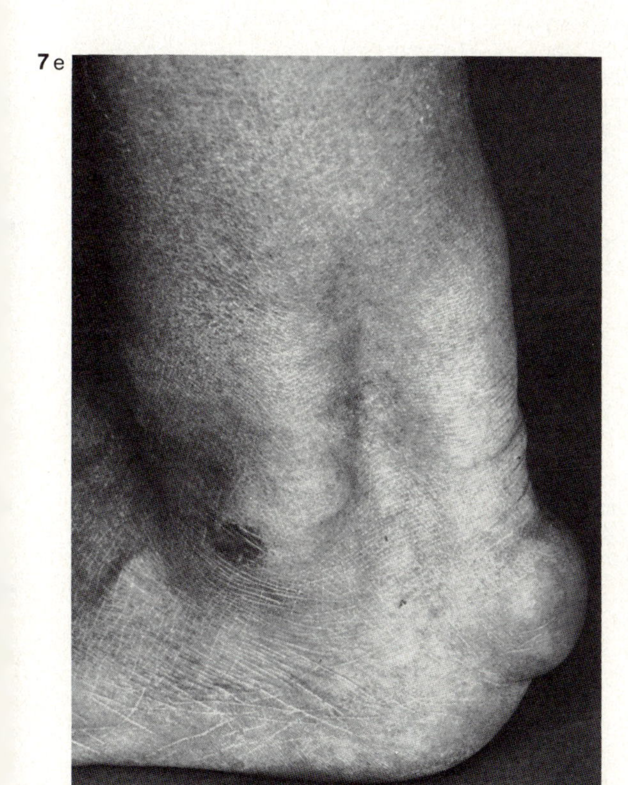

delt. Bei unzureichendem Erfolg muß die Behandlung ergänzt werden. Das Vorgehen entspricht demjenigen bei primären Formen. Die Basis der Therapie bildet die Diät. Eine Begrenzung des Gesamtfettanteils auf < 30 Kalorien-(Joule-)% mit einem Cholesteringehalt ≦ 300 mg/dl (≦ 7,8 mmol/l) sollte angestrebt werden. Dabei sollte zusätzlich der relative Anteil an mehrfach ungesättigten Fettsäuren (vor allem Linol- und Linolensäure) dem der gesättigten Fettsäuren angeglichen werden (P/S-Quotient 1 : 1). Gleichzeitig sollte der Proteinanteil auf 15–20 Kalorien-(Joule-)% erhöht werden. Für verschiedene Pflanzenproteine, z. B. aus Sojabohnen oder solche, die besonders saponinhaltig sind, konnten cholesterinsenkende Effekte ebenso nachgewiesen werden wie für pektin- oder guarreiche Kostformen. Übergewicht sollte mittels Kalorienbeschränkung normalisiert werden, da eine negative Energiebilanz die übrigen Diätmaßnahmen unterstützt.

Mit dieser Diät können besonders bei polygenen Hypercholesterinämien die Gesamtcholesterinspiegel im Blut bis zu 20% gesenkt werden. Nur falls diese Maßnahmen nach mehrmonatiger Therapie die Gesamtcholesterinspiegel im Blut nicht unter 260 mg/dl (6,7 mmol/l) senken, sollen zusätzliche LDL-cholesterinsenkende Medikamente versucht werden. Die dafür wichtigsten Substanzgruppen sind hinsichtlich ihrer Dosierung, Wirkungsweise und wesentlichen Nebenwirkungen in Tab. **28** zusammengestellt und führen zu einer durchschnittlichen Cholesterinsenkung um 15–30% zusätzlich zur Diät. Da es sich dabei um eine Langzeittherapie handelt, muß die Indikationsstellung sorgfältig abgewogen werden.

Während einer medikamentösen Dauertherapie kann es zum Nachlassen der Therapiewirkung kommen. In diesem Fall sollte ebenso wie bei un-

Tabelle **28** Substanzgruppen zur Senkung erhöhter Cholesterinspiegel im Blut

| Wirksubstanz | Dosierung | Wirkungsweise | Nebenwirkungen |
|---|---|---|---|
| 1. *Anionenaustauscher* | | | |
| Cholestyramin<br>Colestipol | 12–32 g/d<br>15–30 g/d | Erhöhung der Gallensäureausscheidung durch Gallensäurebindung im Dünndarm an nicht resorbierbare Ionenaustauscherharze | Obstipation, Völlegefühl, Übelkeit; selten: Steatorrhö; Resorptionshemmung fettlöslicher Vitamine und verschiedener Medikamente (z. B. Antikoagulantien, Digitalis, Chlorthiazide) |
| 2. *Clofibrinsäurederivate* | | | |
| Bezafibrat<br>Fenofibrat | 400–600 mg/d<br>200–300 mg/d | Hemmung der Cholesterinsynthese, Verminderung der VLDL-Synthese, Steigerung der VLDL- und IDL-Clearance durch Aktivierung der Lipoproteinlipase, Erhöhung der HDL im Blut | Übelkeit, Völlegefühl, Anstieg der Transaminasen sowie der CPK mit oder ohne myositisähnliches Syndrom (z. T. reversibel), Potenzstörungen, Verstärkung der Cumarinwirkung, Blutzuckersenkung |
| 3. Nicotinsäure<br>Nicotinate<br>3-Pyridyl-methanol | 2–6 g/d<br>1,2–3 g/d<br>0,9–1,2 g/d | Lipolysehemmung mit Verminderung der VLDL-Synthese, mäßige Hemmung der Cholesterinsynthese, Erhöhung der Gallensäureausscheidung | Flush, Pruritus, Urtikaria, Exantheme (Toleranzentwicklung möglich), Hyperazidität, Dyspepsie, Erhöhung der Transaminasen und der Harnsäure, Verminderung der Glucosetoleranz, Blutdruckabfall in Verbindung mit Ganglienblockern möglich |
| 4. *Thyroxinderivate* | | | |
| D-Thyroxin<br>(L-Thyroxin < 0,1 %)<br>Etiroxat | 4–8 mg/d<br><br>20–40 mg/d | Erhöhung des LDL-Abbaus und der Cholesterin- und Gallensäurenausscheidung | Stenokardien, Herzrhythmusstörungen, Pulsbeschleunigung, Schlafstörungen, Gewichtsverlust<br>Verstärkung der Cumarinwirkung<br>Erhöhung der Gesamtjodspiegel im Blut<br>selten: Hyperglykämie |
| 5. *Phytosterine* | | | |
| $\beta$-Sitosterol | 3–18 g/d | Kompetitive Hemmung der enteralen Cholesterinresorption durch kaum resorbierbare Pflanzensterole | keine wichtigen Nebenwirkungen bekannt |

zureichender Primärwirkung das Medikament gewechselt oder eine Kombination verschiedener Substanzgruppen mit unterschiedlichen Angriffspunkten versucht werden, z. B. Anionenaustauscher mit Nicotinsäurederivaten.
Bei vereinzelten, therapieresistenten, hochgradigen Hypercholesterinämien können die Cholesterinspiegel durch Anlegen eines Ileum-Bypass oder eines portokavalen Shunts oder durch verschiedene Formen selektiver Blutwäschen (z. B. Plasmapherese oder selektive Entfernung der LDL durch Immunadsorption) deutlich, z. T. bis in den Normbereich gesenkt werden. Erhebliche Nebenwirkungen, das operative Risiko oder die Notwendigkeit regelmäßiger Wiederholung der aufwendigen Blutwäschen begrenzen diese Therapieformen auf Patienten besonders hohen Risikos.

## Kombinierte Hyperlipidämie

**Definition:** Eine kombinierte Hyperlipidämie liegt bei gleichzeitiger Erhöhung der LDL- und VLDL-Spiegel vor. In der Regel sind dabei die Plasmacholesterin- und Triglyceridkonzentrationen nur gering über die 95. Perzentile erhöht oder schwanken im oberen Normbereich.

### Häufigkeit und Vorkommen

Die kombinierte Hyperlipidämie kommt in der primären Form relativ häufig vor. Exakte Angaben liegen aber nicht vor, da der Phänotypus von IIb nach IIa bzw. IV wechseln kann. Familiäre Formen mit einem vermutlich autosomal dominanten Vererbungstyp sind bekannt. Sekundäre

Formen können bei verschiedenen Grunderkrankungen auftreten (s. Tab. **27**).

### Pathophysiologie und Ätiologie

Sie entsprechen vermutlich einer Kombination von milden Verlaufsformen der Hypercholesterinämie und endogenen Hyperlipidämie. Spezifische LDL-Rezeptordefekte wurden bisher nicht nachgewiesen.

### Klinik und diagnotisches Vorgehen

Im Vordergrund steht das gehäufte Auftreten von arteriosklerotischen Durchblutungsstörungen, insbesondere der Koronararterien mit Herzinfarkt, vor allem bei Kombination mit Übergewicht, Glucoseintoleranz und Hyperinsulinämie. Bei familiären Formen ist die Erkrankung in der Regel erst ab dem 3. Lebensjahrzehnt nachweisbar. Xanthome werden nicht beobachtet.

### Therapie

Es gelten die gleichen Grundsätze wie bei der endogenen Hyperlipidämie und der Hypercholesterinämie.

## Hyperalphacholesterinämie

**Definition:** Eine Hyperalphacholesterinämie liegt bei Cholesterinerhöhung der HDL-Fraktion über die 95. Perzentile vor.

### Häufigkeit und Vorkommen

Die Hyperalphacholesterinämie kommt in der primären Form familiär gehäuft, aber insgesamt sehr selten vor. Es sind verschiedene familiäre Formen beschrieben, der Erbgang ist noch umstritten. Eine Hyperalphacholesterinämie kann sekundär z. B. durch Alkohol, Pestizide oder Östrogene hervorgerufen werden.

### Pathophysiologie und Ätiologie

Sie sind im wesentlichen unbekannt. Vereinzelt wurde ein verzögerter HDL-Abbau beschrieben. Es gibt verschiedene Formen mit Erhöhung normaler wie auch abnormaler HDL-Fraktionen.

### Klinik

Im Vordergrund steht eine verminderte Inzidenz an arteriosklerotischen Durchblutungsstörungen mit erhöhter Lebenserwartung. Die alleinige Bestimmung des Gesamtcholesterins im Blut kann zur Fehldiagnose einer LDL-Cholesterinerhöhung mit falschen therapeutischen Konsequenzen führen.

### Therapie

Eine Therapie ist nicht notwendig.

## Lamelläre Hyperlipoproteinämie

**Definition:** Eine lamelläre Hyperlipoproteinämie ist charakterisiert durch das Auftreten von strukturabnormen, polymorphen Lipoproteinen im VLDL-, LDL- und HDL-Bereich. Dabei können Gesamtcholesterinspiegel im Bereich von 100–500 mg/dl (2,6–13,0 mmol/l), in Extremfällen bis 850 mg/dl (22 mmol/l) und Triglyceridspiegel im Blut im Bereich von 60–1 000 mg/dl (0,7–11,3 mmol/l) nachweisbar sein.

### Häufigkeit und Vorkommen

Primäre Formen, z. B. der familiäre LCAT-Mangel, der autosomal rezessiv vererbt wird, sind äußerst selten. Dagegen treten sekundäre Formen häufig vorübergehend im Verlauf von Lebererkrankungen auf, z. B. bei Hepatitis, Cholangitis, Leberzirrhose, Fettleber, Cholelithiasis oder Malignomen von Leber und Gallenwegen.

### Pathophysiologie und Ätiologie

Eine verminderte Aktivität der aus der Leber stammenden LCAT kann durch einen Gendefekt verursacht oder im Verlauf verschiedener Lebererkrankungen infolge einer verminderten Synthese auftreten. Da infolge des LCAT-Mangels eine ausreichende Veresterung des freien Cholesterins ausbleibt, treten statt normaler HDL vermehrt diskoidale, in ihrer Zusammensetzung abnorme HDL auf, die sich in Geldrollenform zusammenlagern und deren physiologische Funktionen im Cholesterintransport und VLDL-Abbau gestört sind. Dies führt zusätzlich zur Bildung von strukturabnormen und polymorphen Lipoproteinen in der VLDL- und LDL-Fraktion. Vermutlich ist die vermehrte Ablagerung dieser abnormen Lipoproteine in verschiedenen Geweben, z. B. in Niere, Arterienwand und Kornea, sowie die wegen unzureichender Cholesterinveresterung abnorme Zusammensetzung von Membranlipiden, z. B. in Erythrozyten, die Ursache klinisch auffälliger Funktionsstörungen. Bei der extra- wie intrahepatischen Cholestase kommt es wahrscheinlich zu einem Reflux eines normalerweise mit der Galle ausgeschiedenen Lipoproteins, aus dem im Blut ein sogenanntes Lipoprotein-X (LP-X) entsteht. Dieses LP-X ist besonders reich an Phospholipiden und freiem Cholesterin und aggregiert ebenfalls leicht unter Scheibenbildung. Während langer Cholestasedauer kann es wegen einer verminderten Cholesterinausscheidung aus dem Körper zu einer erhöhten Cholesterinablagerung in verschiedenen Geweben kommen.

### Klinik und diagnotisches Vorgehen

Langdauernder LCAT-Mangel kann im Erwachsenenalter zu Niereninsuffizienz, normochromer Anämie mit sogenannten »Target-Cells«, Arteriosklerose und Linsentrübung (Frühmerkmal im

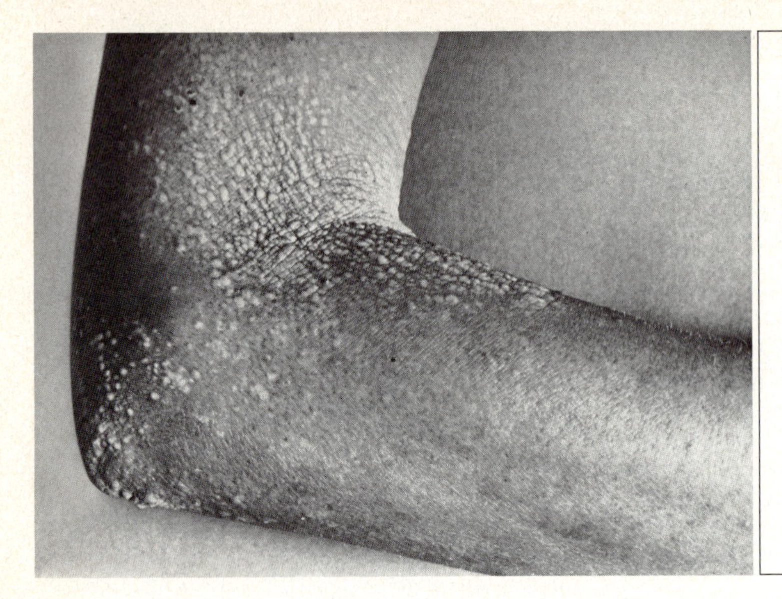

Abb. **7f** Disseminierte kleinpapulöse Xanthome bei lamellärer Hyperlipoproteinämie infolge primärer biliärer Zirrhose. Die Xanthome sind über Streck- und Beugeseiten verteilt und erscheinen auffallend weißlich. Daneben finden sich plane Xanthome vor allem palmar und plantar sowie an den Schleimhäuten, aber auch an anderen Hautpartien. Tendinöse Xanthome fehlen

Kindesalter) führen. Nur die homozygoten, dagegen nicht die heterozygoten Krankheitsträger entwickeln klinische Symptome. Über lange Zeit erhöhte LP-X-Spiegel gehen mit verstärkter Arteriosklerose, Anämie und Xanthomen im Bereich von Haut und peripheren Nerven (Neuropathie) einher. Die Xanthomatose kann bei biliärer Zirrhose extreme Ausmaße annehmen (Abb. **7f**). Der Nachweis von LP-X im Blut ist ein sehr empfindliches und frühzeitiges Merkmal einer Cholestase, ermöglicht aber keine Differenzierung zwischen intra- und extrahepatischen Formen.

### Therapie

Eine spezifische Therapie des LCAT-Mangels ist nicht bekannt. Fettreiche Nahrung sollte vermieden werden, da diese den bereits gestörten Abbau triglyceridreicher Lipoproteine zusätzlich belastet.
Bei sekundären Formen ist die Störung des Lipoproteinstoffwechsels mit Normalisierung der Leberfunktion reversibel. Dagegen sind diätetische und medikamentöse Behandlungsversuche zur Normalisierung erhöhter LP-X-Spiegel bei langdauernder Cholestase wenig erfolgreich. In Einzelfällen wurden erhöhte LP-X-Spiegel mittels wiederholter Plasmapherese oder Plasmaaustausch normalisiert und damit Xanthome wieder zurückgebildet.

# Primäre Hypolipoproteinämien

## A-Beta-Lipoproteinämie

**Definition:** Die A-Beta-Lipoproteinämie beruht auf einem autosomal rezessiv vererbten, vollständigen Mangel an Apoprotein B im Plasma. Der Gesamtcholesterinspiegel im Blut liegt unter 90 mg/dl (2,3 mmol/l), der Triglyceridspiegel unter 10 mg/dl (0,11 mmol/l).

### Häufigkeit und Vorkommen

Diese Form des Apoproteinmangels ist sehr selten, bisher nur in wenigen Familien nachgewiesen und führt nur bei homozygoten, nicht dagegen bei heterozygoten Merkmalsträgern zu nachweisbaren Störungen.

### Pathophysiologie und Ätiologie

Ursache dieser Krankheit ist die fehlende Synthese von Aproprotein B in Leber und Darm. Der Apoprotein-B-Mangel hat zur Folge, daß Apo-B-haltige Lipoproteine (Chylomikronen, VLDL und LDL) nicht synthetisiert oder sezerniert werden können. Hinzu kommt eine verminderte LCAT-Funktion, deren Ursache unklar ist. Dagegen ist die Synthese der Apoproteine A-I, A-II und C-I bis III, die in den HDL enthalten sind, ebenso ungestört wie die Synthese von Cholesterin und Triglyceriden. Die fehlende Chylomikronensynthese führt zur Resorptionsverminderung der Nahrungsfette und der fettlöslichen Vitamine A, D, E, K. Die Spaltprodukte der Nahrungsfette werden im Dünndarm z. T. wieder zu Triglyzeriden synthetisiert, z. T. direkt über die Pfortader in Form von freien Fettsäure-Albumin-Komplexen der Leber zugeführt. In der Leber führt eine gesteigerte Triglyceridsynthese, z. B. bei kohlenhydratreicher Kost, infolge der VLDL-Synthese- und Sekretionsstörung zur Fettleber.

### Klinik

Bereits während der Kindheit treten Steatorrhö, eine verzögerte geistige und körperliche Entwicklung auf. Hinzu kommen im weiteren Verlauf neurologische Störungen, wie z.T. Ataxie, Nystagmus, Muskelschwäche sowie Nachtblindheit mit progressiver Retinitis pigmentosa, Fettspeicherung in Leber- und Darmmukosa und Erythrozytenveränderungen (Akanthozytose), die das klinische Bild des Erwachsenen bestimmen. Die Lebenserwartung ist vermindert.

### Diagnostisches Vorgehen

Im Blut sind nur HDL mit veränderter Lipidzusammensetzung enthalten. Differentialdiagnostisch ist dieses Krankheitsbild von der autosomal dominant vererbten Störung der Apo-B-Synthese zu unterscheiden.

### Therapie

Eine kausale Therapie ist nicht bekannt. Die frühzeitige Substitution der fettlöslichen Vitamine A, D, E, K wird empfohlen.

## Hypobetalipoproteinämie

**Definition:** Eine Hypobetalipoproteinämie liegt bei einer etwa 50%-Verminderung von Apo B in Lipoproteinen vor. Die Gesamtcholesterinspiegel im Blut liegen im Bereich von 55–146 mg/dl (1,4–3,8 mmol/l), die LDL-Cholesterinspiegel bei 50–90 mg/dl (1,3 bis 2,3 mmol/l) bei normaler HDL. Die Triglyceridspiegel steigen selten über 100 mg/dl (1,13 mmol/l).

### Häufigkeit und Vorkommen

Die Erkrankung ist relativ selten, sie wurde gehäuft in einzelnen Familien bei heterozygoten Patienten nachgewiesen und wird autosomal dominant vererbt.

### Pathophysiologie und Ätiologie

Die Ursache dieser Erkrankung ist die verminderte Apo-B-Synthese.

### Besonderheiten

Da alle Apo-B-haltigen Lipoproteine, wenn auch in reduzierter Menge, vorhanden sind, treten klinisch relevante Krankheitssymptome bei den heterozygoten Patienten nicht auf.
Eine Therapie ist daher nicht notwendig. Sind beide Elternteile heterozygot, muß bei der genetischen Beratung darauf hingewiesen werden, daß deren Kinder als homozygote Patienten das klinische Bild einer A-Beta-Lipoproteinämie entwickeln können.
Dies entspricht der homozygoten Form des rezessiv vererbten Krankheitsbildes.

## Hypoalphalipoproteinämie (Tangier-Krankheit)

**Definition:** Die Hypoalphalipoproteinämie ist bei homozygoten Patienten gekennzeichnet durch einen fast völligen Mangel an HDL im Blut mit veränderter chemischer Zusammensetzung anderer Lipoproteine. In der Regel sind die Plasmacholesterinspiegel unter 125 mg/dl (3,2 mmol/l) vermindert und die Plasmatriglyzeridkonzentrationen über 200 mg/dl (2,3 mmol/l) erhöht. Bei heterozygoten Patienten sind die HDL-Cholesterinspiegel erniedrigt und die Apoprotein-A-I-Plasmakonzentrationen auf etwa 50% reduziert.

### Häufigkeit und Vorkommen

Diese HDL-Mangelkrankheit ist sehr selten und wird autosomal vererbt.

### Pathophysiologie und Ätiologie

Die Ursache liegt wahrscheinlich in einer fehlerhaften Synthese von Apoprotein-A-I. Dieser Strukturdefekt verhindert eine stabile Verknüpfung mit anderen Bestandteilen der HDL, insbesondere mit den normalen Apo-A-II, und bedingt dadurch die Verminderung oder den Mangel an HDL im Blut. Dieser führt zu einem Verlust des physiologischen Reservoirs an Apoprotein C, das für einen normalen Abbau der Chylomikronen und VLDL benötigt wird. Die dadurch bedingte Abbaustörung dieser Lipoproteine verursacht die Bildung abnormaler Abbauprodukte und triglyzeridreicher LDL, die möglicherweise verstärkt phagozytär vom RES (Tonsillen, Lymphknoten, Milz, Knochenmark, Rektummukosa) und Schwannschen Zellen der peripheren Nerven gespeichert werden und damit zu einer Anhäufung von Cholesterinestern in diesen Zellen führen. Dagegen bleiben Arterienwandzellen davon weitgehend ausgespart. Unklar ist, ob der HDL-Mangel den Abtransport von Cholesterin aus diesen Zellen beeinträchtigt und damit zur Cholesterinesterspeicherung beiträgt.

### Klinik

Bei homozygoten Patienten kann die Krankheit bereits im Kindesalter auftreten, aber auch erst im Erwachsenenalter manifest werden. Typisch sind neben den genannten Lipoproteinveränderungen gelblich-graue, hyperplastische Tonsillen, rezidivierende periphere Neuropathien, Splenomegalie mit splenogener Markhemmung und Korneainfiltrationen. Das Arterioskleroserisiko ist nicht erhöht. Bei heterozygoten Patienten treten außer der HDL-Verminderung klinisch relevante Krankheitssymptome nicht auf.

#### Therapie

Eine spezifische Therapie ist nicht bekannt. Bei Hypersplenie-Syndrom kann eine Splenektomie sinnvoll sein. Wegen der Hypertriglyzeridämie wird eine fettreduzierte Diät empfohlen.

# Sekundäre Hypolipoproteinämien

## Verminderung aller Lipoproteine

Bei längerdauerndem Hunger, schweren Resorptionsstörungen (Sprue, Durchfälle, Dünndarmausschaltung, Morbus Whipple), bei ausgeprägten Leberparenchymschädigungen und bei besonderen Stoffwechselsteigerungen (z. B. Thyreotoxikose, Leukämie) kommt es zu einer mäßigen bis hochgradigen Verminderung der Lipoproteinkonzentrationen im Plasma und damit zu einer Senkung des Cholesterin- und/oder Triglyceridspiegels.

## Hypoalphalipoproteinämien

**Definition:** Als Hypoalphalipoproteinämie bezeichnet man die Verminderung der HDL, gemessen am HDL-Cholesterin oder am Apoprotein $A_1$- und $A_2$-Gehalt des Plasmas.

#### Häufigkeit und Vorkommen

Verminderungen der HDL-Cholesterinkonzentration im Blut kommen relativ häufig vor. Ihr Ausmaß hängt wesentlich vom Umfang und der Wirkungsdauer der auslösenden Faktoren ab, die sehr zahlreich sind. Die HDL-Cholesterinspiegel können z. B. durch Nikotinkonsum, Bewegungsmangel, Übergewicht, Diabetes mellitus, Medikamente (z. B. β-Rezeptorenblocker), Androgene, Progesteron, kohlenhydrat- wie auch fettreiche Kost, sehr hohe Zufuhr mehrfach ungesättigter Fettsäuren, akute Virusinfektionen, Hyper- wie Hypothyreose, Niereninsuffizienz und Langzeithämodialyse, rheumatoide Arthritis, Hypophysenunterfunktion oder Akromegalie gesenkt werden.

#### Pathophysiologie und Ätiologie

Die Pathomechanismen dieser Faktoren sind noch weitgehend ungeklärt. Sie wirken nicht bei allen Personen in gleichem Maße. Eine Kombination dieser Faktoren kann deren Wirkung verstärken. In der Regel ist die dadurch bedingte HDL-Cholesterinsenkung reversibel.

#### Klinik und diagnostisches Vorgehen

Erniedrigte HDL-Cholesterin-Konzentrationen im Blut zeigen ein erhöhtes Risiko für arteriosklerotische Gefäßkrankheiten an, da unabhängig von Gesamt- und LDL-Cholesterinspiegeln bereits im unteren Normbereich das atherogene Erkrankungsrisiko eindeutig erhöht ist. Häufig ist ein erniedrigter HDL-Cholesterinspiegel kombiniert mit einer Erhöhung anderer Lipoproteinkonzentrationen, z. B. der VLDL und/oder LDL. Solche Kombinationen werden als Dyslipoproteinämien bezeichnet. Dadurch werden auch das LDL/HDL-Verhältnis und das damit verbundene atherogene Risiko weiter gesteigert.

#### Therapie

Das Ziel ist die Beseitigung der verursachenden Faktoren. Häufig wird damit eine grundsätzliche Umstellung der Lebensgewohnheiten verbunden sein, z. B. beim Rauchen, der Ernährungsweise und dem Körpertraining. Clofibrinsäurederivate können erniedrigte HDL-Spiegel erhöhen. Möglicherweise handelt es sich dabei nur um eine indirekte Wirkung.

# Lipidosen

## Sphingo-Lipidosen

Sphingo-Lipide sind Zellbestandteile nahezu aller Organe einschließlich der Blutzellen. Zerebroside, Sulfatide und Sphingomyelin bilden zusammen mit dem Cholesterin die Hauptbestandteile des Myelins im zentralen und im peripheren Nervensystem. Die Ganglioside stellen einen typischen Bestandteil der Ganglienzellen dar. Die übrigen Organe enthalten meist nur geringe Mengen an Sphingo-Lipiden.
Als Folge einer angeborenen ererbten Enzymstörung kommt es zur Anhäufung des jeweils vom betreffenden Enzym abzubauenden Metaboliten und nachfolgend zu dessen Speicherung in verschiedenen Geweben und Organen, den sogenannten Sphingo-Lipidosen. Diese führen zu Funktionsstörungen in den betreffenden Geweben und Organen mit zum Teil charakteristischen Krankheitssymptomen. Typisch für den Erwachsenen sind chronische Verlaufsformen dieser insgesamt sehr seltenen Krankheitsbilder.

### Morbus Gaucher

**Definition:** Der Morbus Gaucher ist eine autosomal rezessiv vererbte Lipidspeicherkrankheit, bei der es zu einer Anhäufung von Glukozerebrosiden in den Zellen des RES, vorwiegend von Milz, Leber und Knochenmark und im lymphatischen System kommt.

### Pathophysiologie und Ätiologie

Der Erkrankung liegt ein Mangel an Glucozerebrosidase, einer lysosomalen Betaglucosidase, zugrunde. Die infolge des enzymatischen Blocks sich anhäufenden Glucozerebroside werden von Retikulumzellen aufgenommen und gespeichert (sogenannte Gaucher-Zellen). Bevorzugt befallen werden Milz, Leber, Knochenmark und Lymphknoten.

### Klinik

Im Vordergrund stehen Milz- und Leververgrößerung sowie Anämien, Leuko- und Thrombopenie. Oft sind heftige Schmerzen im Skelettsystem klinisch besonders auffällig. Spontanfrakturen und Gibbusbildung unter Umständen mit Querschnittslähmung können auftreten. Röntgenologisch finden sich Zeichen der Osteoporose sowie disseminierte Osteolysen. Charakteristisch sind ferner gelbliche bis bräunliche Hautpigmentierungen im Gesicht und an den Extremitäten, die durch Melanin und Hämosiderinablagerungen bedingt sind. In der Regel ist das Ausmaß der hämatopoetischen Störungen für Verlauf und Prognose bestimmend; interkurrente Infekte, ganz selten spontane oder traumatische Milzrupturen und gelegentlich Lebervenen- und Milzvenenthrombosen sind wichtige Komplikationen.

### Diagnostisches Vorgehen

Der Glucozerebrosidgehalt des Blutserums und der Erythrozyten ist auf das 2- bis 3fache erhöht. Die übrigen Serumlipidfraktionen sind unauffällig. Besonders charakteristisch ist die oft starke Erhöhung der sauren, mit Tartrat hemmbaren Phosphatase im Serum. Die Glucozerebrosidaseaktivität in Leukozytensuspensionen ist auf unter 20% der Norm verringert. Der Nachweis von Gaucher-Zellen im Sternalmark, in Knochenstanzen sowie in Milz- und Leberbiopsien ist beweisend.

### Therapie

Eine kausale Therapie ist nicht möglich. Bei ausgeprägter Thrombopenie und hämorrhagischer Diathese ist die Milzexstirpation indiziert, deren lebensverlängernde Wirkung aber nicht bewiesen ist. Eine Substitutionstherapie mit intravenöser Zufuhr von Glucozerebrosidase bietet in der Zukunft möglicherweise eine therapeutische Alternative.

### Verlauf und Prognose

Bei der seltenen chronischen, viszeralen (adulten) benignen Verlaufsform beginnt die Erkrankung zumeist im Erwachsenenalter und schreitet langsam fort, ohne Entwicklung neurologischer Symptome.

## Morbus Niemann-Pick

**Definition:** Die Niemann-Picksche Erkrankung stellt eine erbliche Lipidstoffwechselstörung dar, bei der es infolge eines autosomal rezessiv vererbten Enzymdefektes zu einer generalisierten Speicherung von Sphingomyelin in fast allen Organen, vornehmlich in Leber, Milz und Knochenmark, lymphatischem System und zentralem Nervensystem bei gleichzeitiger Speicherung von Cholesterin kommt.

### Pathogenese und Ätiologie

Die Speicherung großer Mengen von Sphingomyelin in zahlreichen Organen ist auf einen mehr als 90%igen Mangel der lysosomalen Sphingomyelinase zurückzuführen, welche normalerweise Sphingomyelin in Ceramid und Phosphorylcholin spaltet.

### Klinik

Milz, Leber, Knochenmark, Lymphknoten, Alveolarzellen der Lunge und viele andere Organe sind von lipoidbeladenen großen Schaumzellen (»Pick-Zellen«) durchsetzt und dadurch zum Teil stark vergrößert.
Bei der chronischen viszeralen Verlaufsform stehen Hepatosplenomegalie, Lymphoadenopathie, hämatopoetische Störungen, ein gelblich-braunes Hautkolorit, chronisch-bronchitische Symptome sowie unter Umständen Zeichen der Leberzirrhose mit Aszites und peripheren Ödemen, Diarrhöen sowie allgemeine somatische Retardierung im Vordergrund des klinischen Bildes. Neurologische Ausfälle werden bei dieser Verlaufsform nicht beobachtet. Eine kausale Therapie ist nicht bekannt.

## Metachromatische Leukodystrophie

**Definition:** Die metachromatische Leukodystrophie ist eine autosomal rezessiv vererbte Stoffwechselstörung der Markscheidenlipide der Nervenfasern des zentralen und peripheren Nervensystems, die mit einer Speicherung von Sulfatiden im Gehirn und anderen Organen einhergeht.

### Pathogenese und Ätiologie

Die Speicherung der Sulfatide beruht auf dem Mangel oder völligen Fehlen der lysosomalen Sulfatidsulfatase (Arylsulfatase A). Die Krankheitserscheinungen sind vor allem auf den ausgedehnten Markscheidenzerfall in der weißen Hirnmasse zurückzuführen, welcher zu Abraumvorgängen, granulärer Speicherung des Materials in sogenannten Fettkörnchenzellen und reaktiv zu einer Fasergliose führt. Histochemisch zeigen die Speicherzellen und die entmarkten Bezirke die für Sulfatide typische braune Metachromasie mit kationischen Farbstoffen.

#### Klinik

Psychopathologische Syndrome beherrschen das Krankheitsbild, während neurologische Symptome nicht oder nur sehr diskret in Erscheinung treten.

#### Spezielle Untersuchungsbefunde

Der Enzymdefekt läßt sich in Leukozytensuspensionen und/oder im Urin nachweisen. Homozygot Erkrankte zeigen eine auf weniger als 15% der Norm reduzierte Aktivität.

#### Therapie

Eine wirksame Therapie ist nicht bekannt.

### Morbus Fabry (Angiokeratoma corporis diffusum)

**Definition:** Der Morbus Fabry ist eine X-chromosomal vererbte Lipidstörung, bei der es zur Speicherung eines Ceramidtrihexosids in zahlreichen Geweben und Organsystemen kommt.

#### Pathophysiologie und Ätiologie

Ursache der Trihexosidspeicherung ist ein Defekt der lysosomalen Ceramidtrihexosidase. Regelmäßig sind Intima und Muskularis des gesamten Gefäßsystems, die Epithelien der Glomeruli und Tubuli der Nieren, die Myokardfasern sowie bestimmte Neurone des zentralen und vegetativen Nervensystems betroffen. Im Nierenparenchym und im Harnsediment wird auch vermehrt Di-Galactosylceramid gefunden.

#### Klinik

Die chronische, über Jahrzehnte verlaufende Krankheit beginnt in der Regel mit typischen Hauterscheinungen: stecknadelkopfgroße, purpurrote oder dunkelblaue bis schwärzliche Flekken, welche vorwiegend im Bereich des Stammes, an den Akren unterhalb des Nabels sowie an den Oberschenkeln auftreten. Diese Erscheinungen entwickeln sich oft bis etwa zum 18. Lebensjahr. An subjektiven Beschwerden kommen in der Regel kurz nach dem Auftreten der Hauterscheinungen infolge des Befalls spinaler und vegetativer Neuronen anfallsweise schmerzhafte Mißempfindungen an Händen und Füßen hinzu, welche durch Muskelarbeit sowie durch Kälte und Wärmeexposition ausgelöst oder verschlimmert werden und häufig von kurzfristigen Fieberschüben begleitet sind. Störungen der Schweißsekretion werden ebenfalls beobachtet. Im weiteren Krankheitsverlauf entwickelt sich regelmäßig eine Nierensymptomatik mit Retention harnpflichtiger Stoffe und Hypertonie. Der Tod erfolgt häufig durch Niereninsuffizienz im Alter von etwa 40–50 Jahren. Etwas weniger häufig als die Nieren ist das Myokard betroffen, in etwa 30% der Fälle treten auch neurologische Symptome auf, teils infolge zerebrovaskulärer Insuffizienz, teils bedingt durch Glykolipidablagerungen im ZNS.

#### Diagnostisches Vorgehen

Der Ceramidhexosidgehalt im Blutserum ist auf etwa das 3fache erhöht. Die Aktivität der Ceramidtrihexosidase ist beim Homozygoten auf unter 15% der Norm reduziert.

#### Therapie

Die heftigen Schmerzattacken in den Extremitäten sowie die fieberhaften Fabry-Krisen sprechen gut auf Phenytoin oder auf Carbamazepin an. Nach Nierentransplantationen, welche in den letzten Jahren wiederholt in Fällen mit fortgeschrittener Niereninsuffizienz durchgeführt wurden, erfolgte eine gute klinische und biochemische Besserung der Befunde. Eine Substitutionstherapie mit intravenöser Zufuhr von Ceramidtrihexosidase befindet sich noch im Stadium der experimentellen Erprobung.

## Refsum-Syndrom

**Definition:** Das Refsum-Syndrom ist eine autosomal rezessiv vererbte Erkrankung, bei der es infolge eines Enzymdefektes zur Speicherung der verzweigtkettigen Phytansäure (3,7,11,15-Tetramethylhexadecansäure) in den Lipiden aller Organe kommt.

#### Pathophysiologie und Ätiologie

Die Phytansäurespeicherung, die man in unterschiedlichem Ausmaß in allen Geweben sowie in den Exkreten und Sekreten antrifft, ist auf einen Defekt im Enzymsystem des für den Abbau der Phytansäure notwendigen Alphaoxidationsmechanismus zurückzuführen. Die Phytansäure selbst wird teils als präformierte Säure mit der Nahrung aufgenommen, teils entsteht sie im Organismus aus alimentär zugeführtem Phytol. Der Markscheidenzerfall ist Folge des Einbaus der abartigen Fettsäure in die Myelinsubstanzen.
Im Hirngrau und in den Vorderhörnern des Rükkenmarks zeigen sich disseminierte Ganglienzellnekrosen. Verfettung von Leber und Nierenparenchym ist häufig. Das Myokard weist Fibrillendegenerationen, hydropische Schwellungen und Verlust der Feinstruktur mit herdförmig ausgebildeten Fibrosen auf.

#### Klinik

Die Krankheit kann zwischen frühem Kindesalter und Erwachsenenalter jederzeit manifest werden. Das klinische Bild ist gekennzeichnet durch chronische Polyneuropathie, zerebrale Ataxie, Nachtblindheit, atypische Retinitis pigmentosa, konzentrische Einengung des Gesichtsfeldes, Innenohrschwerhörigkeit, ichthyosisartige Hautveränderungen, verschiedene Skelettanomalien, Eiweißvermehrung im Liquor ohne Zellzahlvermehrung und Störungen der Erregungsausbreitung und Erregungsrückbildung im Herzen.

Diagnostisches Vorgehen

Der gaschromatographische Nachweis des erhöhten Phytansäuregehaltes in den Lipiden von Blutserum, allen bioptisch erreichbaren Organen und Exkreten ist der einzige charakteristische biochemische Befund.

Therapie

Durch konsequente Einhaltung einer phytol- und phytansäurefreien Kost (fett- und vegetabilienfreie Diät) läßt sich nach Monaten eine Erniedrigung des Phytansäurespiegels im Blutserum erzielen.

**Merke:** Hyperlipoproteinämien stellen pathogenetisch unterschiedliche Störungen des Lipoproteinstoffwechsels dar, von denen die meisten Formen Bedeutung als Risikofaktoren der Arteriosklerose besitzen. Die differenzierte Therapie richtet sich nach den vielfältigen Ursachen. Primäre Hypolipoproteinämien sind selten, sekundäre Formen sind als Indikatoren auslösender Grundkrankheiten und eines erhöhten Arterioskleroserisikos von Bedeutung. Die seltenen Lipidspeicherkrankheiten sind Folge angeborener Enzymdefekte. Das klinische Bild wird von den befallenen Organsystemen bestimmt. Besonders betroffen sind Nervensystem, blutbildendes System, Leber, Niere und Herz. Außer beim Refsum-Syndrom ist eine Therapie nicht bekannt.

Weiterführende Literatur

Assmann, G.: Lipidstoffwechsel und Arteriosklerose. Schattauer, Stuttgart 1982

Bondy, P. K., L. E. Rosenberg: Metabolic Control and Disease. Saunders, Philadelphia 1980

Schettler, G., H. Greten, G. Schlierf, D. Seidel: Fettstoffwechsel. In Handbuch Innere Medizin, Bd. VII, Stoffwechselkrankheiten, Teil IV. Springer, Berlin 1976

Stanbury, J. B., J. B. Wyngaarden, D. S. Fredrickson: The Metabolic Basis of Inherited Disease, 3rd ed. McGraw-Hill, New York 1972

The lipid research clinics, population studies data book, Volume I, The prevalence study. U.S. Department of Health and Human Services Public Health Service, National Institutes of Health NIH Publication No. 80, 1527 (1980)

# Störungen des Porphyrinstoffwechsels

*G. Strohmeyer*

**Definition:** Porphyrien entstehen bei angeborenen oder erworbenen Störungen der Biosynthese von Häm, die vor allem in den erythropoetischen Bereichen des Knochenmarks und in den Parenchymzellen der Leber stattfindet. Je nach dem Hauptsitz der Stoffwechselstörung bzw. des Enzymdefektes und dem Hauptort der Überproduktion von Porphyrinen (Abb. **8**) werden die Porphyrien in erythropoetische und hepatische Porphyrien eingeteilt. Als Folge eines partiellen Enzymdefektes werden erhöhte Mengen von Porphyrinen und Porphyrinogenen im Urin und Stuhl ausgeschieden. Die Hämsynthese wird jedoch durch regulatorische Rückkopplungsmechanismen und Endproduktregulation des geschwindigkeitsbestimmenden Enzyms überkompensiert, so daß keine wesentliche Hämbildungsstörung eintritt.

Die *Einteilung* der Porphyrien erfolgt nach pathogenetischen Gesichtspunkten (Tab. **29**):

*I. Primäre Porphyrien*

1. Erythropoetische Porphyrien
   a) Kongenitale erythropoetische Porphyrie (Günthersche Krankheit)
   b) Erythropoetische Protoporphyrie (Protoporphyrie; erythrohepatische Protoporphyrie)

2. Hepatische Porphyrien
   a) Akute intermittierende Porphyrie (»schwedischer Typ der Porphyrie«)
   b) Hereditäre Koproporphyrie
   c) Porphyria variegata (»Südafrika-Typ der Porphyrie«; gemischter Typ)
   d) Porphyria cutanea tarda

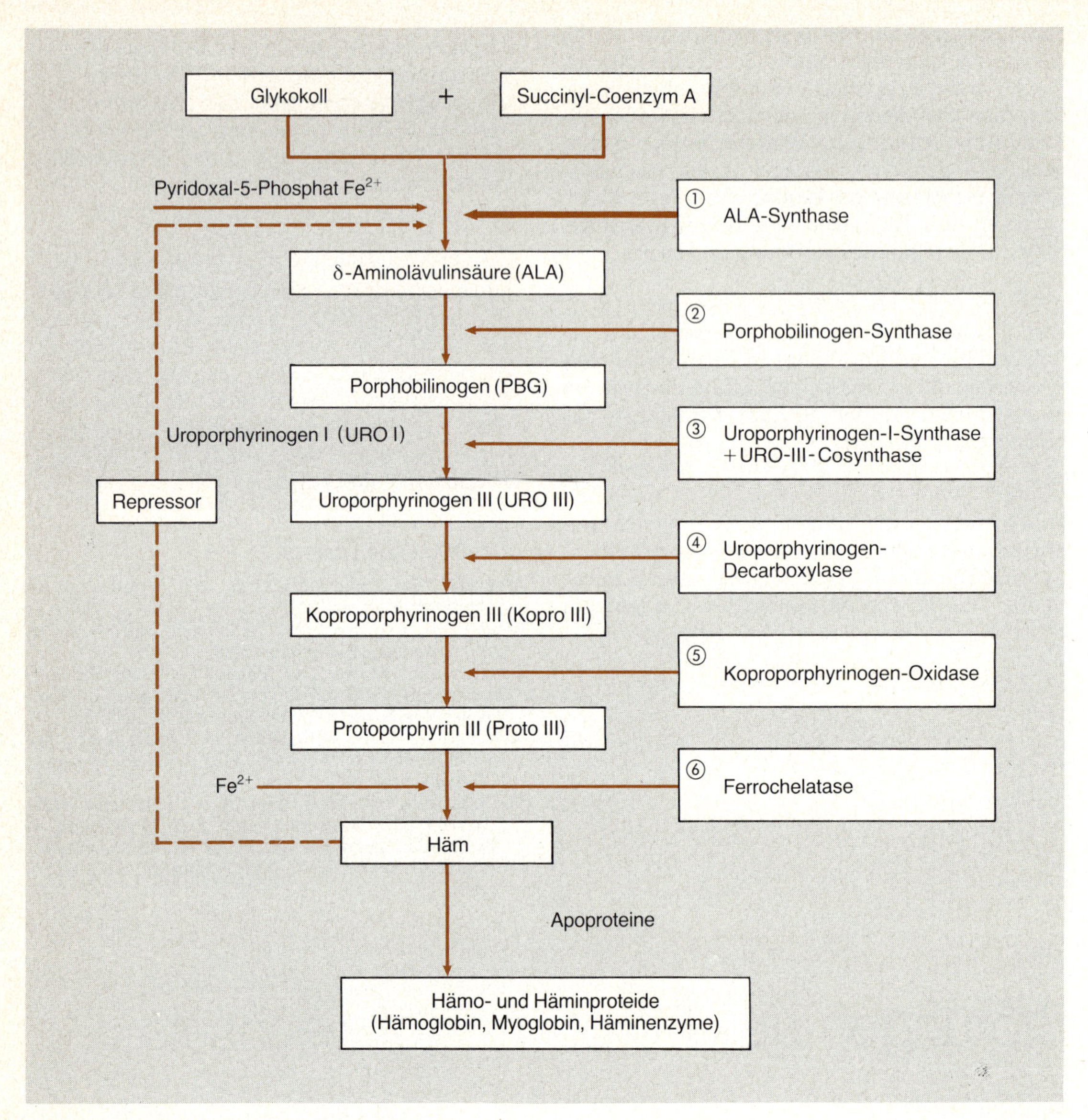


Abb. **8** Biochemie des Porphyrinstoffwechsels

*II. Sekundäre Koproporphyrinurien*

a) Sekundäre hepatische Porphyrien bei chronischen Lebererkrankungen
b) Toxische Porphyrien bei akuter oder chronischer Bleivergiftung
c) Hexachlorbenzol-Porphyrie (»türkische Porphyrie«)

Die *Häufigkeit* der Porphyrien ist geographisch sehr verschieden: in den westlichen Ländern ist die Porphyria cutanea tarda mit etwa 55% am häufigsten, danach gefolgt von der akuten intermittierenden (35%), der erythropoetischen Protoporphyrie (10%) und der kongenitalen erythropoetischen Porphyrie (Morbus Günther) 1%. In Südafrika wird am häufigsten die Porphyria variegata und in Schweden die akute intermittierende Porphyrie beobachtet. Die sogenannte »türkische Porphyrie«, eine sekundäre toxische Porphyrie, trat Anfang 1960 als Folge einer Intoxikation mit dem Fungizid Hexachlorbenzol auf, mit dem Saatweizen zur Lagerung vorbehandelt worden war. Zahlenmäßig häufiger, aber klinisch milder und prognostisch günstiger sind die sekundären, meist toxisch ausgelösten Porphyrien.

Tabelle **29** Einteilung der primären Porphyrien

| Bezeichnung | Synonym | Erbgang | Enzymdefekt | Erhöhte Ausscheidung | | Photodermatosen | Koliken Neurol.-psychiatr. Symptome |
|---|---|---|---|---|---|---|---|
| | | | | im Urin von | im Stuhl von | | |
| **I. Erythropoetische Porphyrien** | | | | | | | |
| 1. kongenitale erythropoetische Porphyrie | Morbus Günther | autosomal rezessiv | Uroporphyrinogen-I-Synthase↓ Cosynthase↓ | URO I, Kopro | Kopro | + + + | – |
| 2. erythropoetische Protoporphyrie | erythropoetische Protoporphyrie | autosomal dominant | Ferrochelatase↓ | – (in Erythrozyten Proto↑) | Proto | + + | – |
| **II. Hepatische Porphyrien** | | | | | | | |
| 1. akute intermittierende Porphyrie | Pyrrolporphyrie schwedische Porphyrie | autosomal dominant | Uroporphyrinogen-I-Synthase*↓ | ALA, PBG, URO, Kopro | – | – | + + + |
| 2. Porphyria variegata | südafrikanische Porphyrie gemischte Porphyrie Protokoproporphyrie | autosomal dominant | Ferrochelatase oder Protoporphyrinogen-Oxidase*↓ | ALA, URO, Kopro | Kopro Proto | + + | + + |
| 3. hereditäre Koproporphyrie | | autosomal dominant | Koproporphyrinogen-Oxidase*↓ | ALA, PBG | Kopro III | – | + |
| 4. Porphyria cutanea tarda | symptomatische Porphyrie Urokoproporphyrie | autosomal dominant oder erworben | Uroporphyrinogen-Dekarboxylase↓ | URO I | Kopro | + + | – |

* Bei den hepatischen Porphyrien 1–3 ist »kompensatorisch« $\delta$-Aminolävulinsäure-Synthase erhöht. Dadurch wird der partielle Block der Hämsynthese überwunden, z. T. überkompensiert, wodurch die Porphyrinsynthese stark ansteigt

# Primäre Porphyrien

## Erythropoetische Porphyrien

**Definition:** Bei den erythropoetischen Porphyrien handelt es sich um angeborene Störungen des Porphyrinstoffwechsels mit klinisch eindrucksvoller Symptomatik. Die klinischen Symptome werden bereits im Kindes- und Jugendalter manifest. Sie sind durch eine chronische Lichtdermatose gekennzeichnet, die zu schweren narbigen, z.T. verstümmelnden Hautveränderungen führt.

### Kongenitale erythropoetische Porphyrie = Günthersche Krankheit

**Definition:** Die kongenitale erythropoetische Porphyrie ist eine sehr seltene, autosomal rezessiv vererbte Störung der Hämsynthese, die durch ins Gewebe eingelagerte Porphyrine zu einer chronischen Lichtempfindlichkeit mit schweren verstümmelnden Hautveränderungen (Blasen, Ulzerationen, Narben, Alopezie) an Gesicht und Händen führt. Es kommt zu einer hämolytischen Anämie.

#### Häufigkeit

Es handelt sich um eine sehr seltene Erkrankung, über die bisher rund 100 publizierte Beobachtungen beim männlichen und weiblichen Geschlecht vorliegen.

#### Ätiologie und Pathophysiologie

Der primäre metabolische Defekt besteht in einer verminderten Aktivität und funktionellen Störung der Uroporphyrinogen-I-Synthase und Uroporphyrinogen-III-Cosynthase. Im Knochenmark und reifenden Erythrozyten ist die Enzymaktivität auf ein Drittel bis ein Zehntel gesenkt. Das führt bei Homozygoten zu einer massiven Überproduktion von Uroporphyrin I, Koproporphyrinogen I und Koproporphyrin I, die im Gewebe (Knochenmark, Knorpel, Erythrozyten, Zahnschmelz, Leber u.a.) abgelagert und in erhöhten Mengen im Urin und Stuhl ausgeschieden werden. Die mit Porphyrinen angereicherten Erythrozyten weisen eine verkürzte Überlebenszeit auf und hämolysieren früher, z.T. bereits bereits im Knochenmark, wodurch es zu einer Zunahme des sogenannten früh markierten indirekten Bilirubins im Blut kommt.

#### Klinik

Die Erkrankung führt bereits in der Fetalphase zu einer Anreicherung von Porphyrinen im Organismus, so daß schon bald nach der Geburt ein rosa oder rötlicher Urin beim Neugeborenen beobachtet werden kann. Dagegen werden die anderen klinischen Hauptsymptome, Photosensibilität, intermittierende Hämolyse, Splenomegalie sowie Anämie durch ineffektive Erythropoese in der Regel erst etwas später entdeckt. Die Rotfluoreszenz der Zähne im UV-Licht und die Hypertrichose sind eindrucksvolle Symptome. Durch die photosensibilisierende Wirkung der in der Haut eingelagerten Porphyrine kommt es unter Lichteinwirkung zu Erythem, Blasenbildung und Ulzerationen, die zu schweren Deformierungen und Verstümmelungen an Fingern, Nase und Ohren führen. Die gleichzeitige Alopezie gibt den Patienten ein erschreckendes Aussehen. Neurologische Symptome treten nicht auf.

#### Befunde

Der führende Laborbefund ist die Rotfärbung des Urins, der im UV-Licht stark fluoresziert. Die Erkrankung wird biochemisch durch die quantitative Bestimmung der erhöhten Ausscheidung von Uroporphyrin I, Koproporphyrinogen I und Koproporphyrin I im Urin gesichert. Die $\delta$-Aminolävulinsäure- und Porphobilinogen-Ausscheidung im Urin ist normal. Die im UV-Licht fluoreszierenden Erythrozyten enthalten ebenso wie die Leber erhöhte Mengen von Uroporphyrin I.

#### Diagnostisches Vorgehen

Die Erkrankung läßt sich aufgrund der eindrucksvollen klinischen Symptomatik und mit Hilfe quantitativer und qualitativer Porphyrinbestimmungen eindeutig diagnostizieren.

#### Therapie, Verlauf und Prognose

Bisher sind keine sicheren kausalen Therapiemaßnahmen bekannt. Daher ist die Prognose schlecht, die Mehrzahl der Patienten stirbt im Kindes- oder Jugendalter. Die Einwirkung von Sonnenlicht muß stark eingeschränkt und durch Lichtschutzsalben vermindert werden. Es ist in Einzelfällen mit wechselndem Erfolg versucht worden, die Auswirkungen der Hämolyse durch eine Splenektomie zu mildern. Die Behandlung mit oral verabreichtem $\beta$-Carotin steckt noch in den Anfängen.

**Merke:** Die kongenitale erythropoetische Porphyrie ist eine angeborene, seltene Porphyrie, bei der es durch einen Enzymdefekt (Uroporphyrinogen-I-Synthase) zu einer stark gesteigerten Bildung und Urinausscheidung von Uroporphyrin I und Koproporphyrin I mit Ablagerung in Geweben kommt. An der Haut entwickelt sich unter Sonnenlicht eine schwere Photodermatose, die mit Narben und Verstümmelungen abheilt. Schon bei Neugeborenen kann eine Rotfärbung des Urins beobachtet werden, während die Photosensibilität der Haut und Anhangsorgane, sowie Hämolyse und Splenomegalie erst später auftreten. Die Prognose ist schlecht, da bisher gesicherte Therapiemaßnahmen fehlen.

## Erythropoetische Protoporphyrie

**Definition:** Die autosomal dominant vererbte Erkrankung ist durch eine milde Photodermatose gekennzeichnet. In den Erythrozyten, in Leber, Blutplasma und Stuhl finden sich erhöhte Konzentrationen von Protoporphyrin. Die zugrundeliegende metabolische Störung ist eine verminderte Aktivität der Ferrochelatase.

### Häufigkeit

Die Krankheit ist insgesamt selten, jedoch häufiger beschrieben worden als die kongenitale erythropoetische Porphyrie.

### Ätiologie und Pathophysiologie

Die erythropoetische Protoporphyrie wird autosomal dominant vererbt. Bei Patienten mit erythropoetischer Protoporphyrie läßt sich in Knochenmark, Blutplasma, Leber und Hautfibroblastenkulturen eine verminderte Aktivität der Ferrochelatase nachweisen. Dadurch kommt es zur Anreicherung von Protoporphyrin in Vorstufen der Erythrozyten.

### Klinik

Die Photosensibilität entsteht durch Protoporphyrin in der Haut und wird durch Licht ausgelöst. Dadurch entstehen Erythem, Juckreiz, Lichturtikaria, Blasen und Narben, oft bereits im frühen Kindesalter. Die Hautveränderungen sind jedoch wesentlich geringer als bei der kongenitalen erythropoetischen Protoporphyrie. Die Lebenserwartung wird daher nicht verkürzt. Die Hypertrichose und Fluoreszenz der Zähne (Erythrodontie) fehlen. Es kommt zu keinen neurologischen Symptomen. Die Rotfärbung des Urins fehlt. Es sollen sich gehäuft Gallensteine bilden, die Protoporphyrin enthalten.

### Befunde

Die Ausscheidung von Porphyrinen und Porphyrinogenen im Urin und Stuhl ist normal. Dagegen läßt sich die erhöhte Konzentration von Protoporphyrin in den Zellen der Erythropoese und in der Leber qualitativ und quantitativ bestimmen. $\delta$-Aminolävulinsäure und Porphobilinogen sind nicht vermehrt.

### Diagnostisches Vorgehen

Bei klinischem Verdacht auf erythropoetische Protoporphyrie im Kindesalter und negativem Urinbefund von Porphyrinogenen und Porphyrinen ist eine Analyse der Erythrozyten auf Protoporphyrin erforderlich.

### Therapie

Eine kausale Therapie ist nicht bekannt. Lichtschutz und Lichtschutzsalben dienen der symptomatischen Therapie. Unter Carotin ($\beta$-Carotin und Canthaxanthin) soll die Lichttoleranz zunehmen.

**Merke:** Die erythropoetische Protoporphyrie ist selten, kann aber bereits im Kindesalter manifest werden. Die Photosensibilität der Haut durch Protoporphyrin ist geringer als bei der kongenitalen erythropoetischen Porphyrie. Es kommt zu keiner erhöhten renalen Ausscheidung von Porphyrinogenen und Porphyrinen. Dagegen ist Protoporphyrin in den Erythrozyten stark vermehrt. Ursache dafür ist ein angeborener Enzymdefekt der Ferrochelatase. Neurologische Symptome fehlen ebenso wie die Rotfärbung des Urins.

## Hepatische Porphyrien

**Definition:** Sie haben viele klinische und biochemische Gemeinsamkeiten (Abb. **9**): der Erbgang ist bei allen drei Porphyrintypen autosomal dominant. Alle haben bei akuten Schüben abdominelle Koliken und schwere neurologische Symptome, die durch eine Vielzahl von Medikamenten ausgelöst werden können. Im akuten Anfall werden vermehrt $\delta$-Aminolävulinsäure und Porphobilinogen im Urin ausgeschieden. Im Gegensatz dazu stehen bei der Porphyria cutanea tarda klinisch die Symptome der Photodermatose im Vordergrund, die von einer vermehrten Ausscheidung von Uroporphyrin begleitet wird (Tab. **30**).

Tabelle **30** Nachweis von Porphobilinogen und (oder) Porphyrinen im Urin zur Diagnostik von Porphyrin-Stoffwechselstörungen (nach Doss)

| Nachweis von | | wahrscheinliche Diagnosen |
|---|---|---|
| Porphobilinogen | Porphyrinen | |
| positiv | negativ | akute intermittierende Porphyrie |
| positiv | positiv | akute intermittierende Porphyrie<br>hereditäre Koproporphyrie<br>Porphyria variegata<br>(schwere Blei-Intoxikation) |
| negativ | positiv | Porphyria cutanea tarda<br>Porphyria variegata<br>hereditäre Koproporphyrie<br>Blei-Intoxikation<br>Alkoholabusus<br>chronische Leber- und Blutkrankheiten<br>kongenitale erythropoetische Porphyrie |
| negativ | negativ | erythropoetische Protoporphyrie |

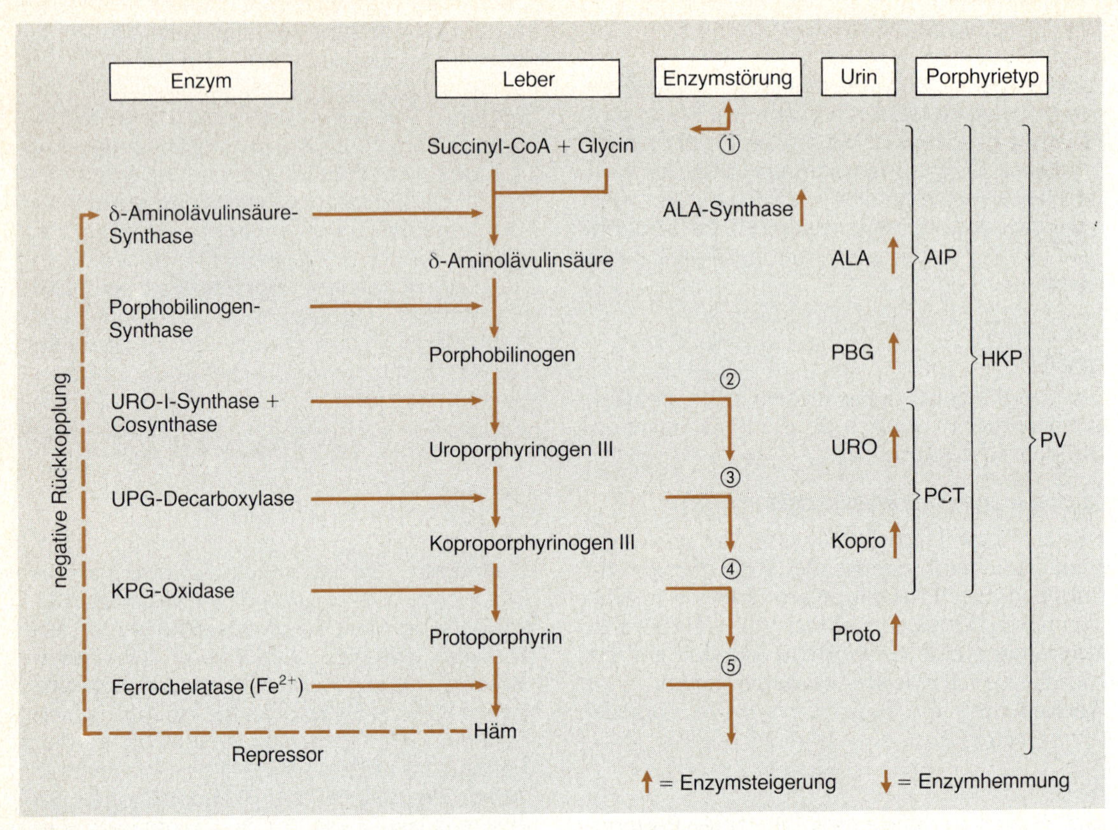


Abb. **9** Häm-Biosynthese und Regulationsmechanismen. Lokalisation von Enzymstörungen und Ausscheidungsmuster von Porphyrinen und Vorstufen bei hepatischen Porphyrien.

1 Steigerung der ALA-Synthase
2 Hemmung der URO-I- + Co-Synthase
3 Hemmung der UPG-Decarboxylase
4 Hemmung der KPG-Oxidase
5 Hemmung der Ferrochelatase

AIP akute intermittierende Porphyrie (1 + 2)
PCT Porphyria cutanea tarda (3 + 4)
HKP hereditäre Koproporphyrie (1 + 4)
PV Porphyria variegata (1 + 3 + 4 + 5)

## Akute intermittierende Porphyrie

**Definition:** Die akute intermittierende Porphyrie ist eine schwere, teilweise lebensbedrohliche Krankheit, die mit akut einsetzenden Bauchkoliken und vielfältigen neurologisch-psychiatrischen Symptomen des peripheren, zentralen und autonomen Nervensystems einhergeht. Der primäre Enzymdefekt ist eine Verminderung der Uroporphyrinogen-I-Synthase (URO-I-Synthase). Die akuten Attacken werden durch Medikamente, Hormone und andere Manifestationsfaktoren ausgelöst.

### Häufigkeit

Die Inzidenz der Erkrankung ist regional sehr verschieden und liegt in Mitteleuropa bei etwa 1:10000 bis 1:50000, in anderen Regionen, z. B. Nordschweden, erheblich höher. Frauen sind 3- bis 4mal häufiger betroffen als Männer. Das Manifestationsalter liegt meistens oberhalb des 20. Lebensjahres.

### Ätiologie

Der Erbgang ist autosomal dominant und führt zu einem partiellen Enzymblock in der Hämsynthese. Durch Arzneimittel, insbesondere Barbiturate und Hormone, werden die akuten klinischen Symptome ausgelöst.

### Pathophysiologie

Der primäre Enzymdefekt ist bei der akuten intermittierenden Porphyrie eine etwa 50%ige Reduktion der URO-I-Synthase, die Porphobilinogen (PBG) in Uroporphyrinogen I umwandelt. Hierdurch kommt es zu einer Störung der Hämsynthese (Abb. **10**). Als Folge davon wird die allosterische Endprodukthemmung des Häms (negative Rückkopplung) auf das Enzym δ-Aminolävulinsäure-Synthase (ALA-Synthase) gedrosselt (Derepression der ALA-Synthase). Daraus resultiert eine Aktivitätszunahme der ALA-Synthase, die zur vermehrten Bildung von δ-Aminolävulinsäure (ALA) und Porphobilinogen (PBG) führt. Durch die gesteigerte Bildung dieser Porphyrinogene kann die gestörte Hämbildung durch den partiellen Enzymdefekt der URO-I-Synthase zum Teil normalisiert oder sogar überkompensiert werden. Bei einer auf diese Weise erreichten »Hämkompensation« sind die Patienten in der kompensierten Latenzphase der Krankheit beschwerdefrei und asymptomatisch und haben nur eine gering erhöhte Ausscheidung von Hämpräkursoren. Durch Medikamente, Hormone und andere Faktoren kann die ALA-Synthase verstärkt induziert werden. Das geschieht auch, wenn durch einen gesteigerten Arzneimittelabbau mit erhöhter Cytochrom-P 450-Bildung vermehrt Häm verbraucht wird und die negative Rückkopplung auf die ALA-Synthase gedrosselt wird. Wahrscheinlich sind die dadurch verstärkt gebildeten Porphyrinogene (ALA und PBG und andere Metaboliten) an der Entstehung der klinischen Symptome beteiligt. Der genaue Wirkungsmechanismus ist unklar, jedoch werden ursächlich Störungen von Transportvorgängen an Zellmembranen des Nervensystems durch die erhöhten Porphyrinogene angenommen. Für deren Wirkung könnte die Tatsache sprechen, daß die neurologischen und abdominellen Symptome der akuten intermittierenden Porphyrie nur bei erhöhten Porphyrinogenen auftreten. Möglicherweise ist aber auch ein absoluter oder relativer Häm-Mangel, der zu Störungen von Oxidationsvorgängen auf zellulärer Ebene im Nerven- und Lebergewebe führt, Ursache der klinischen Symptome. Da sich keine präformierten Porphyrine in der Haut ansammeln, fehlt die Photosensibilität.

### Klinik

Die klinischen Symptome der akuten intermittierenden Porphyrie sind sehr variabel und uncharakteristisch und treten nur sehr selten vor der Pubertät auf. Führendes und häufigstes Symptom ist der *kolikartige abdominelle Bauchschmerz,* der lokalisiert oder generalisiert empfunden wird. Die Bauchschmerzen entstehen wahrscheinlich durch eine unkoordinierte Motilität, die zu Spasmen und Dilatationen am Darm führt. Die krampfartigen Schmerzen sind häufig von Erbrechen, Obstipation, Fieber und Leukozytose begleitet, so daß meistens an ein akutes Abdomen mit Peritonitis durch Appendizitis, Ileus, Ulkusperforation, Adnexitis oder Tubargravidität gedacht und laparotomiert wird, obwohl eine abdominelle Abwehrspannung fehlt. Die *neurologischen* Symptome bestehen in motorischen, seltener auch sensiblen peripheren Polyneuropathien. Es können sich Paresen und Paralysen bis zur kompletten Tetraplegie entwickeln. Es sind auch herdförmige Läsionen wie Hemiparesen, Aphasien und extrapyramidale Syndrome (Parkinsonismus) beobachtet worden. Die prognostisch ungünstige bulbäre Mitbeteiligung kann zur zentralen Atemlähmung, zu Hirnnervenbeteiligung und Optikusatrophie, Ophthalmoplegie und Schluckstörungen führen, die jedoch mit klinischer Besserung rückbildungsfähig sind. Der Liquor kann eine leichte, vorwiegend mononukleäre Pleozytose sowie eine mäßige Eiweißvermehrung aufweisen. Die *psychiatrische* Symptomatologie kann von hysteriformen, depressiven und psychasthenischen Beschwerden im Intervall bis zu Verwirrtheitszuständen, Halluzinationen, Delirium und Koma im Anfall rei-

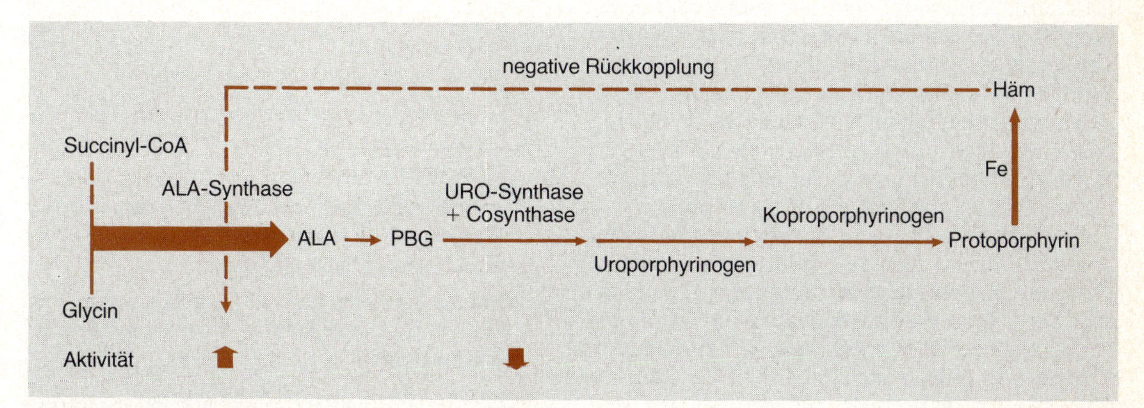


Abb. **10** Enyzmdefekt bei der akuten intermittierenden Porphyrie: Die genetisch bedingte Verminderung der Uroporphyrinogen-I-Synthase (URO-Synthase) führt zur verminderten Bildung von Häm und Vorstufen. Durch negative Rückkopplung kommt es zur Steigerung der δ-Aminolävulinsäure-Synthase (ALA-Synthase). Es folgt daraus eine gesteigerte Ausscheidung von δ-Aminolävulinsäure und Porphobilinogen im Urin (nach Meyer)

Tabelle **31** Pharmaka und Substanzen, die bei induzierbaren Porphyrien (akute intermittierende Porphyrie, hereditäre Koproporphyrie und Porphyria variegata) zu berücksichtigen sind (Handelsnamen in Klammern als Beispiele) (aus *Pierach, C. A.:* Was ist gesichert in der Therapie der Porphyrien. Internist 22 [1981] 726)

| | |
|---|---|
| 1. Zu *vermeiden* sind | |
| Barbiturate | Clonazepam *(Rivotril)* |
| Sulfonamide | Metoclopramid *(Paspertin)* |
| Griseofulvin *(Likuden)* | Valproat *(Ergenyl)* |
| Chlordiazepoxid *(Librium)* | Methyprolon *(Noludar)* |
| Meprobamat *(Miltaun)* | Imipramin *(Tofranil)* |
| Phenytoin *(Zentropil)* | Tolbutamid *(Rastinon)* |
| Mesuximid *(Petinutin)* | Carbamazepin *(Tegetral)* |
| Dichlorphenazon | Danazol *(Danacrine)* |
| Gluthetimid *(Doriden)* | Ergotaminpräparate |
| Pyrazolderivate | Eukalyptusöl |
| Phenylbutazon *(Butazolidin)* | Blei |
| Oxyphenbutazon *(Tanderil)* | Alkohol |
| Amidopyrin *(Pyramidon)* | Östrogene |
| Novaminsulfon *(Novalgin)* | |
| 2. Als *ungefährlich* gelten | |
| Penicilline, Streptomycin | Mandelsäure *(Mandelamine)* |
| Tetracycline | Corticosteroide |
| Morphium und seine Derivate | Rauwolfia-Alkaloide |
| Nitrofuradantin *(Furadantin)* | Guanethidin *(Ismelin)* |
| Diphenhydramin *(Dabylen)* | Vitamine B und C |
| Promethazin *(Atosil)* | Digitalis-Präparate |
| Promazin *(Protactyl)* | Atropin |
| Salicylate *(Aspirin)* | Propoxyphen *(Doloxene)* |
| Procain *(Novocain)* | Neostigmin *(Prostigmin)* |
| Propranolol *(Dociton)* | Diazepam *(Valium)* |
| Chlorpromazin *(Megaphen)* | Suxamethoniumchlorid *(Pantolax)* |
| Trifluoperazin *(Jatroneural)* | Diäthyläther |
| Chloralhydrat *(Chloraldurat)* | Stickoxydul *(Lachgas)* |

Nota bene: Präparate, die nicht genannt sind, sollten wenn möglich vermieden werden, erst recht, wenn sie mit einer Enzyminduktion einhergehen

chen. Bei den *kardiovaskulären* Symptomen dominieren Tachykardie und die Neigung zu Hypertonie, die wahrscheinlich auf eine erhöhte Katecholaminbildung zurückgeht. Die Kombination kardiovaskulärer und psychiatrischer Symptome kann das Bild einer beginnenden thyreotoxischen Krise vortäuschen. Eine Porphyrieattakke kann anfänglich mit einer *Oligurie* und *Hyponatriämie* einhergehen, wofür ursächlich Flüssigkeits- und Elektrolytverluste, eine Natriumverlust-Nephropathie und inadäquate Adiuretinproduktion verantwortlich gemacht werden.

Die akuten Attacken der akuten intermittierenden Porphyrie werden durch Medikamente (Tab. **31**), insbesondere Barbiturate, Antikonvulsiva, Östrogene, Kontrazeptiva und Alkohol ausgelöst. Seltener sind Infektionen, Menstruation, Hunger und Fasten ursächlich beteiligt. Die Anfälle können Tage oder Wochen dauern und wechseln stark an Häufigkeit und Schwere. Im Intervall können alle klinischen Symptome fehlen.

### Befunde

Bei Laboruntersuchungen kann der Bromsulfathaleintest pathologisch ausfallen. Eine Bilirubinerhöhung ist selten, die SGPT kann unspezifisch leicht erhöht sein. Es besteht häufig eine

Tabelle **32** Laborbefunde bei akuter intermittierender Porphyrie

1. Dunkler Urin – Roter Urin (nur bei ⅔ der Patienten) durch Uroporphyrin
   $\delta$-Aminolävulinsäure } farblos!
   Porphobilinogen }
   Bei Verdacht Urin häufiger kontrollieren!
2. Erhöhte Aufmerksamkeit, wenn Urobilinogen-Probe stark positiv und Urobilin negativ! Dann
3. umgekehrte Ehrlichsche Aldehydprobe: 1 Tropfen Urin zu 2 ml Ehrlichs Reagenz = rosa-violette Färbung. Dann
4. Watson-Schwartz-Test auf Porphobilinogen und wiederholte quantitative Bestimmungen der ALA und Porphyrine
5. Weitere pathologische Laborbefunde

| | |
|---|---|
| BSP + Transaminasen | leicht erhöht |
| Cholesterin, PBJ | erhöht DD ÷ Hyperthyreose! |
| Östrogene | erhöht |
| Androsteron | erhöht |
| $Na^+$ i. S. | erniedrigt (Erbrechen, Durchfall, ADH vermindert?) |

leichte normochrome Anämie und ein vermindertes Blutvolumen.

### Diagnostisches Vorgehen

Die Diagnose wird durch den quantitativen biochemischen Nachweis einer erhöhten Ausscheidung von PBG und ALA (Tab. **32** u. **33**) gesichert. Der qualitative Nachweis von PBG im Urin erfolgt mit den als Suchtests geeigneten einfachen Watson-Schwartz- und dem Hoesch-Test. Diese Suchtests können im Intervall negativ sein, da sie nur bei mindestens 5fach erhöhter PBG-Ausscheidung positiv werden. Bei latenter akuter intermittierender Porphyrie und normaler PBG- und ALA-Ausscheidung kann die Diagnose durch Bestimmung der URO-I-Synthase in Erythrozyten, Lymphozyten oder Fibroblastenkulturen gesichert werden. Die als typisch geltende Rotfärbung des Urins bei der akuten Attacke der akuten intermittierenden Porphyrie ist nur bei ⅔ aller Fälle spontan sichtbar und beruht auf der gleichzeitigen Ausscheidung von Uroporphyrin. In frisch gelassenem Urin kann die Rotfärbung völlig fehlen. Sie tritt erst ein, wenn das farblose PBG zu Uroporphyrin und Porphobilin polymerisiert ist.

### Differentialdiagnose

Wegen der wechselhaften Symptomatik ist die klinische Differentialdiagnose umfangreich. Am wichtigsten ist die differentialdiagnostische Abgrenzung gegenüber operativ zu behandelnden Ursachen eines akuten Abdomens. Das sollte jedoch durch klinische, sonographische, röntgenologische und biochemische Untersuchungen fast immer möglich sein. Laparotomien und Narkosen sind bei Unkenntnis der akuten intermittierenden Porphyrie gefährlich.

### Therapie

Bei einer akuten Attacke von akuter intermittierender Porphyrie ist die Aufnahme auf einer Intensivstation erforderlich, weil der Verlauf sich schnell dramatisch verschlechtern kann und evtl. bei Atemlähmung intubiert und beatmet werden muß. Wenn möglich, sollte eine forcierte Diurese angestrebt werden. Zur Sedierung und Schmerzbekämpfung müssen »weitgehend sichere Medikamente« (s. Tab. **33**), wie Salicylate, Chlorpromazin, Morphin, Morphinderivate, Chloralhydrat und Paraldehyd ausgesucht werden.

Die weitere Therapie ist insbesondere gegen die Induktion und Aktivitätssteigerung der ALA-Synthase gerichtet. Das kann durch folgende Maßnahmen erreicht werden:

1. Hochdosierte Glucosezufuhr (»Glucoseeffekt«) mit 500 g pro Tag. Dazu werden 20 g Glucose pro Stunde infundiert. Darunter gehen die ALA- und PBG-Ausscheidung im Urin meßbar zurück. In den meisten Fällen bessern sich auch die klinischen Symptome, wenn mit der Therapie rechtzeitig begonnen wird. Kommt es jedoch nicht innerhalb von 48 Stunden zur klinischen Besserung, dann wird

Tabelle **33** Empfehlungen für Narkose-Maßnahmen bei Patienten mit hereditären, akuten, hepatischen Porphyrien (AIP, PV, HKP) (nach Katz und Kadis)

**Tranquilizer**
Chlorpromazin *(Megaphen)*
Promazin *(Protactyl, Verophen)*
Promethazin *(Atosil)*

**Analgetika**
Morphin
Maperidin
Mefenamin

**Sedativa, Hypnotika, Narkotika**
Paraldehyd
Chloralhydrat
Propanidid *(Epontol)*

**Lokalanästhetika**
Prokain

**Inhalationsnarkotika**
Distickstoffoxid = »Lachgas«
Cyclopropan
Diäthyläther = »Äther«

**Muskelrelaxantien**
Suxamethoniumchlorid
*(Lystenon, Pantolan, Succinyl-Asta)*
Decamethoniumbromid
Tubocurarinchlorid = d-Tubocurarin
*(Curarin-Asta, Curarin-HAF)*
Gallamin *(Flaxdil)*

**Anticholinergika**
Atropin

**Cholinesterase-Blocker**
Neostigmin *(Prostigmin)*

**Antihypertonika**
$\beta$-Blocker
Tetraäthylammonium = Tetrylammoniumbromid
Pentamethoniumbromid
(*Penthonium,* nicht mehr im Handel)
Rauwolfia-Alkaloide

**Antitachykardika**
$\beta$-Blocker *(Propanolol)*
Neostigmin *(Prostigmin)*

Die in den Tabellen aufgeführten Arzneimittel-Spezialitäten sind nur praktische Beispiele aus der Vielzahl der angebotenen Handelspräparate. Warenzeichen können nicht als frei betrachtet werden, auch wenn sie hier nicht speziell gekennzeichnet sind

2. zweimal täglich mit 4 mg Hämatin pro kg Körpergewicht (als Infusion über 15 Min. in 10- bis 12stündigem Abstand) zusätzlich für 3 Tage behandelt. Auch darunter lassen sich klinische und biochemische Besserungen durch Hemmung der ALA-Synthase erzielen. Flüssigkeit und Elektrolyte müssen sorgfältig bilanziert und ausgeglichen werden.
*Die Tachykardie-* und *Hypertoniebehandlung* erfolgt mit β-Blockern, z. B. Propanolol (50 bis 200 mg/24 Std.). Gegen die *Obstipation* wird Neostigmin 0,25–1 mg i. m. gegeben. Bei *Infektionen* und zur Infektionsprophylaxe werden Breitbandantibiotika verabreicht.

#### Prophylaxe

Der Prophylaxe der akuten intermittierenden Porphyrie kommt eine entscheidende Bedeutung zur Vermeidung von akuten Porphyriekrisen zu. Dazu sind folgende Maßnahmen wirksam:

1. Vermeiden von Medikamenten und Alkohol bei Porphyriekranken und -trägern. Die in Tab. **31** aufgeführten Medikamente und anderen Substanzen haben eine porphyrinogene Potenz. Sie müssen unbedingt durch intensive Aufklärung und Schulung der Patienten vermieden werden. Grundsätzlich sollen Porphyriekranke Medikamente so weit als möglich meiden!
2. Erfassung latenter Porphyrieträger durch Familienuntersuchungen von Porphyriekranken. Genträger lassen sich durch die Bestimmung der URO-I-Synthase in Erythrozyten und Lebergewebe sowie Fibroblastenkulturen vor Auftreten klinischer Symptome entdecken. Die Kranken erhalten einen Porphyrieausweis mit allen wichtigen Hinweisen auf die Krankheit und deren Therapie. Wegen der Vererbbarkeit ist eine Eheberatung erforderlich.
3. Chirurgische Maßnahmen dürfen nur bei strengster Indikation durchgeführt werden und bedürfen besonders überlegter und sorgfältiger Narkosetechnik: Lachgas- und Äthernarkosen gelten als ungefährlicher als Halothannarkosen. Enfluran, Fluroxene und Methoxyfluran sind lebensgefährlich. Von den Muskelrelaxantien gelten Suxamethoniumchlorid, Decamethoniumbromid und Tubocurarinchlorid als ungefährlich. Als Lokalanästhetika sind Amethocain, Bupivacain und Procain geeignet, Cocain und Lidocain verboten. Die porphyrinogenen Medikamente sind ebenso in Tab. **31** u. **33** aufgeführt wie die erlaubten.

**Merke:** Die akute intermittierende Porphyrie ist eine angeborene, relativ häufig kommende Porphyrie mit oft dramatischem, manchmal lebensbedrohlichem Verlauf. Klinisch stehen diffuse Bauchkrämpfe im Vordergrund, die von kardiovaskulären und vieldeutigen neurologisch-psychiatrischen Symptomen bis zu peripheren und zentralen Paresen und Paralysen begleitet werden. Lichtdermatosen treten nicht auf. Ursache ist ein angeborener Enzymdefekt der URO-I-Synthase. Im Urin werden vermehrt Porphyrinogene (ALA, PBG) und Uroporphyrin ausgeschieden, so daß der Urin Rotfärbung annehmen kann. Medikamente wie Barbiturate, Östrogene, Antikonvulsiva, Narkotika und Alkohol können die klinischen Symptome auslösen und müssen unbedingt vermieden werden. Differentialdiagnostisch ist die Abgrenzung gegen ein chirurgisch zu behandelndes akutes Abdomen von größter Wichtigkeit. Die Behandlung erfolgt unter intensivmedizinischer Überwachung. Die Behandlung mit hochdosierter Glucose und/oder Hämatin kann lebensrettend sein. Prophylaktische Maßnahmen und Familienuntersuchungen sind unbedingt erforderlich.

### Hereditäre Koproporphyrie

**Definition:** Die hereditäre Koproporphyrie ist die seltenste Form der hepatischen Porphyrien. Bei akuter Manifestation sind die klinischen Symptome mit der akuten intermittierenden Porphyrie und Porphyria variegata fast identisch; selten tritt eine Photosensitivität auf. Der primäre genetische Defekt ist ein Mangel an Koproporphyrinogen-Oxidase. Die Erkrankung wird autosomal dominant vererbt.

#### Häufigkeit

Die Krankheit ist sehr selten. Nur bei der Hälfte der Krankheitsträger entwickeln sich Symptome.

#### Ätiologie und Pathogenese

Die Erkrankung wird autosomal dominant vererbt. Die zugrundeliegende genetisch bedingte Störung ist ein Mangel an Koproporphyrinogen-Oxidase. Dadurch kommt es zur erhöhten Ausscheidung von Koproporphyrin III im Stuhl und Urin. Bei akuten Attacken erscheinen auch HLA und PBG vermehrt im Urin. Durch den Enzymdefekt ist auch bei der hereditären Koproporphyrie die ALA-Synthase sekundär erhöht und die Hämsynthese kompensatorisch vermehrt.

#### Klinik

Die klinischen Symptome sind mit denen der hereditären Koproporphyrie und Porphyria variegata weitgehend identisch. Photodermatosen kommen im Gegensatz zur akuten intermittierenden Porphyrie bei etwa 30% der Patienten vor.

#### Diagnostisches Vorgehen und Differentialdiagnose

Die Diagnose wird durch das typische Ausscheidungsmuster des Koproporphyrins III insbesondere im Stuhl und Urin gestellt. Der zugrundeliegende partielle Enzymdefekt läßt sich durch Untersuchungen von Erythrozyten und Fibroblastenkulturen nachweisen.

#### Therapie

Die Therapie ist mit der Behandlung der akuten intermittierenden Porphyrie identisch.

**Merke:** Klinik und Therapie der hereditären Koproporphyrie gleichen im wesentlichen denen der akuten intermittierenden Porphyrie. Der primäre genetische Defekt ist ein Mangel an Koproporphyrinogen-Oxidase. Im Stuhl und Urin wird vermehrt Koproporphyrin ausgeschieden.

### Porphyria variegata

**Definition:** Es handelt sich um eine sogenannte gemischte Porphyrie, d.h., es treten gleichzeitig Symptome der akuten intermittierenden Porphyrie und Porphyria cutanea tarda auf. Die Vererbung ist autosomal dominant. Der pathogenetisch wirksame Enzymdefekt in der Hämsynthese ist noch nicht sicher identifiziert.

#### Häufigkeit

Die Porphyria variegata ist unter den Weißen Südafrikas die häufigste hepatische Porphyrie, wobei die Inzidenz auf 1:400 und die Zahl der Genträger auf etwa 10000 geschätzt wird. Die Erkrankung kommt selten auch in Mitteleuropa, insbesondere Holland, Deutschland und Schweden vor.

#### Ätiologie und Pathophysiologie

Der hereditär bedingte Enzymdefekt konnte noch nicht sicher bestimmt werden. Wegen der ständig erhöhten Ausscheidung von Protoporphyrin und Koproporphyrin III in Stuhl und Galle und von ALA, PBG und Protoporphyrin im Urin wird ein Mangel an Proto-/Koproporphyrinogen-Oxidase oder der Ferrochelatase vermutet. Die ALA-Synthase ist wie bei den anderen beschriebenen hepatischen Porphyrien sekundär erhöht.

#### Klinik

Das Hauptmanifestationsalter liegt zwischen dem 10. und 30. Lebensjahr. Die Patienten haben sowohl akute Bauchkrämpfe und neuro-psychiatrische Symptome als auch Lichtdermatosen nebeneinander oder auch nacheinander. Bei Männern gleichen die Hautsymptome völlig denen bei Porphyria cutanea tarda und heilen ebenfalls mit pigmentierten und depigmentierten Narben ab. Dabei kann auch die Leberfunktion gestört sein. Die klinischen abdominellen und neuro-psychiatrischen Symptome die denen der akuten intermittierenden Porphyrie völlig gleichen können, werden ebenfalls vorwiegend durch Medikamente ausgelöst.

#### Befunde

Bei der Porphyria variegata werden ständig erhöhte Mengen von Proto- und Koproporphyrin III ausgeschieden. Im Gegensatz dazu sind ALA, PBG und Porphyrine im Urin nur im Anfall erhöht, so daß der Watson-Schwartz- oder Hoesch-Test positiv ist.

#### Diagnostisches Vorgehen

Bei gleichzeitigem Vorkommen von abdominellen und dermatologischen Symptomen sowie positivem Watson-Schwartz-Test kann die Diagnose durch eine differenzierte Porphyrinanalyse des Urins (Tab. **30**) und evtl. Leberhistologie differentialdiagnostisch geklärt werden.

#### Therapie

Die Behandlung gleicht der bei akuter intermittierender Porphyrie, und auch die prophylaktischen Maßnahmen sind identisch. Gegen die Hautveränderungen sind Lichtschutzsalben und Vermeiden direkter Sonneneinstrahlung erforderlich.

**Merke:** Bei der Porphyria variegata oder der »gemischten Porphyrie« treten Symptome der akuten intermittierenden Porphyrie (Krämpfe, neurologisch-psychiatrische Symptome) und der Porphyria cutanea tarda (Lichtdermatosen) auf. Die Symptome können gleichzeitig oder nacheinander vorkommen. Die ständig erhöhte Ausscheidung von Protoporphyrin und Koproporphyrin III im Stuhl und von ALA, PBG und Protoporphyrin macht einen Enzymdefekt bei der Koproporphyrinogen-Oxidase oder bei der Ferrochelatase wahrscheinlich. Die Therapie gleicht der akuten intermittierenden Porphyrie.

## Porphyria cutanea tarda

**Definition:** Die Porphyria cutanea tarda ist die in Europa häufigste Porphyrie. Ursache der Krankheit ist ein genetisch bedingter Mangel der Uroporphyrinogen-III-Dekarboxylase. Klinisch stehen chronische Haut- und Leberveränderungen bei Männern im mittleren und höheren Lebensalter im Vordergrund. Neurologische Symptome fehlen. Es findet sich im Urin ein typisches Ausscheidungsmuster von Porphyrinen.

### Häufigkeit

Bisher liegen keine genauen Zahlen über die Häufigkeit vor; Schätzungen liegen zwischen 1 und 10‰. Frauen erkranken sehr viel seltener als Männer (Männer : Frauen = 10 : 1).

### Ätiologie und Pathophysiologie

Die Porphyria cutanea tarda wird autosomal dominant vererbt und kommt daher familiär manifest und latent vor. Die vererbte primäre enzymatische Störung ist eine partielle Verminderung der hepatischen und erythrozytären Uroporphyrinogen-III-Dekarboxylase. Wahrscheinlich kann die Porphyria cutanea tarda auch durch toxische Leberschädigung, z.B. Alkohol, erhöhte hepatische Eisenablagerungen, Blei, Lösungsmittel, Medikamente, Östrogene und Fungizide erworben oder manifest werden. Bei der erworbenen Form der Porphyria cutanea tarda ist der Enzymdefekt nur in der Leber und nicht in den Erythrozyten und Fibroblasten des Patienten und von Heterozygoten nachweisbar. Der Enzymdefekt beeinträchtigt die Umwandlung von Uroporphyrinogen zu Koproporphyrinogen, so daß die Ausscheidung von URO III, Heptacarboxyporphyrin und in geringem Umfang von Koproporphyrin im Urin erhöht ist. Dadurch wird der Urin burgunder- bis braunrot gefärbt. In der Haut führen die erhöhten Porphyrine zur Photosensibilität. In der Leber lassen sie sich im UV-Licht durch Rotfluoreszenz nachweisen. Im Gegensatz zu den anderen hepatischen Porphyrien führt der Enzymdefekt bei der Porphyria cutanea tarda zu keinen Regulationsstörungen der Hämsynthese, so daß sich die ALA-Synthase nicht kompensatorisch erhöht. Daher sind auch die Porphyrinogene ALA und PBG im Urin nicht erhöht und neurologisch-psychiatrische Symptome fehlen.

### Klinik

Im Vordergrund der klinischen Symptome stehen langsam zunehmende Hautveränderungen:

1. leichte Lädierbarkeit der Haut, insbesondere des Handrückens (Abb. **11**), bereits nach geringen Traumen.
2. Blasenbildung an chronisch lichtexponierten und gleichzeitig mechanisch belasteten Hautpartien (Abb. **12**). Die Blasen platzen und heilen mit depigmentierten Narben ab.
3. Ausgeprägte Braunpigmentierung, besonders im Gesicht.
4. Vermehrtes Haarwachstum als umschriebene periokuläre Hypertrichose.
5. Verstärkte Hautalterung mit Faltenbildung durch Verlust von elastischen Fasern (Elastose).
6. Manchmal finden sich sklerodermieartige Hautindurationen an Nacken, Gesicht und Händen sowie Hautatrophien an den Akren. Dagegen stehen die Symptome der immer vorhandenen (alkoholischen) Lebererkrankung nicht im Vordergrund. Doch läßt sich fast regelmäßig eine Leververgrößerung nachweisen, die durch eine Leberfibrose, chronische Hepatitis, Fettleber oder Leberzirrhose hervorgerufen sein kann. Zeichen der Leberdekompensation (Leberkoma, Aszites, portale Hypertension) sind selten. Kardiovaskuläre Störungen (Hypertonie, Tachykardie, Herzrhythmusstörungen, Herzinfarkte) sollen bei Porphyria cutanea tarda häufiger sein.

### Befunde

Die Ausscheidung von Uroporphyrin und Koproporphyrin im Urin ist erhöht, dagegen von ALA und PBG normal (negativer Watson-Schwartz- und Hoesch-Test). Als Folge der Lebererkrankung sind die $\gamma$-GT und Transaminasen erhöht, ebenso wie die $\gamma$-Globuline und der Bromsulfaleintest. Der Glucosetoleranztest ist – wie bei allen chronischen Leberkrankheiten – pathologisch verändert. Das Serumeisen ist bei mehr als der Hälfte aller Fälle stark erhöht, das Transferrin vermindert und das Ferritin im Serum stark erhöht. *Der histologische Leberbefund* kann von einer Leberzellverfettung über die Leberfibrose bis zur Leberzirrhose reichen. Meistens ist eine ausgeprägte *Lebersiderose* mikroskopisch sichtbar. Der erhöhte Porphyringehalt der Leber ist im Leberbiopsiezylinder unter der UV-Lampe durch starke Rotfluoreszenz nachweisbar (Abb. **13**).

### Diagnostisches Vorgehen

Die Kombination der typischen klinischen Hautbefunde, Urinbefund, Porphyrinanalyse und Leberbiopsie (Rotfluoreszenz und Siderose) ermöglicht eine sichere Diagnose.

### Differentialdiagnose

Die Hautsymptome sind so typisch, daß Verwechslungen mit anderen dermatologischen Krankheiten (Sklerodermie, Pilzerkrankungen u.a.) kaum vorkommen. Andere chronische Lebererkrankungen und die Hämochromatose können durch die Porphyrinanalysen und die Rotfluoreszenz des Leberpunktatzylinders sicher abgegrenzt werden.

### Therapie

Es stehen heute zwei gleichwertige Behandlungsmethoden zur Verfügung:

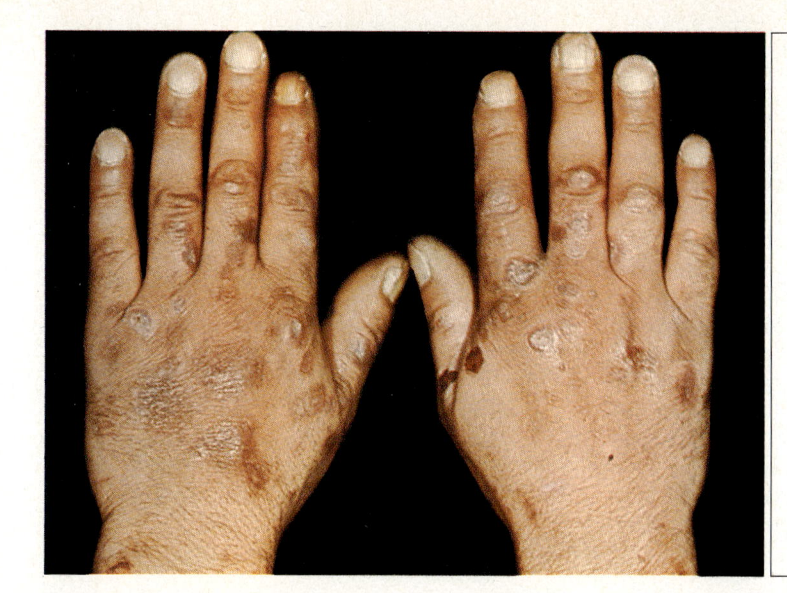

Abb. **11** Blasen am Handrücken bei einem Patienten mit Porphyria cutanea tarda

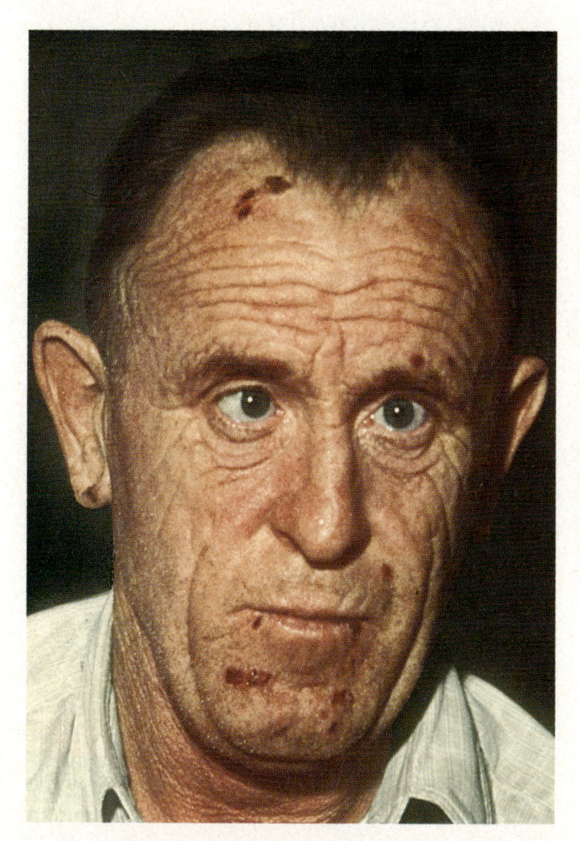

Abb. **12** Blasenbildung im Gesicht eines 57jährigen Mannes mit Porphyria cutanea tarda

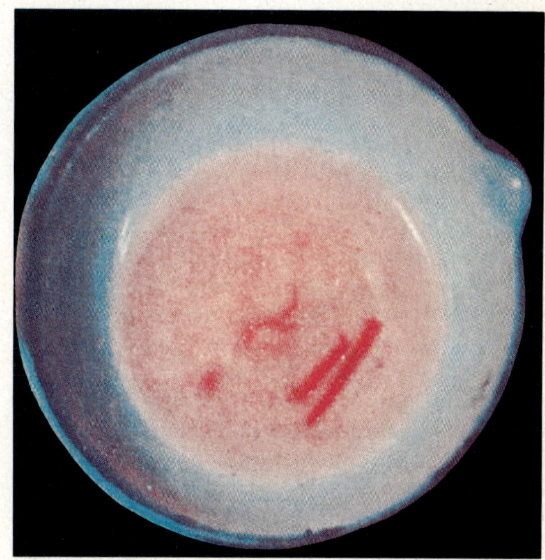

Abb. **13** Rotfluoreszenz eines Biopsiezylinders der Leber bei Porphyria cutanea tarda in isotonischer NaCl-Lösung im UV-Licht (aus Creutzfeldt, W. u. Mitarb.: Acta hepatosplenol. 13 [1966] 65)

1. Die Aderlaßtherapie nach Ippen. Dabei werden in der 1.–4. Woche jeweils wöchentlich 400–500 ml Blut entzogen, danach monatlich 500 ml bis sich die klinischen Symptome zurückgebildet haben und sich die Porphyrinausscheidung im Urin normalisiert hat. Damit ist nach etwa 4–8 l Blutentzug zu rechnen. Es ist eine regelmäßige klinische Überwachung der Patienten mit Kontrolle von Porphyrinausscheidung, Gesamteiweiß, Blutbild, Eisen im Serum und Ferritin im Serum erforderlich. Es kommt unter dieser Therapie zu meist langen Remissionen, die möglicherweise mit dem Eisenentzug und dem günstigen Einfluß auf den Enzymdefekt zusammenhängt. Der Eisenentzug kann auch – weniger sicher – mit Desferrioxamin i.v. oder i.m. durchgeführt werden, wenn die Aderlaßbehandlung nicht möglich ist.
2. Mit kleinen Dosen Chloroquin (2 × 125 mg Resochin pro Woche) kann Uroporphyrin aus der Leber entfernt werden. Der Wirkungsmechanismus ist nicht genau bekannt. Es ist eine Dauertherapie erforderlich. Die Patienten müssen sich vor direkter Sonnenexposition schützen.

**Merke:** Die Porphyria cutanea tarda ist die häufigste hepatische Porphyrie. Die meist im Vordergrund stehende Photodermatose, die mit Blasenbildung, Hautpigmentierung, Hypertrichose und leichter Hautverletzlichkeit einhergeht. Die Blasen heilen mit depigmentierten Narben, insbesondere an Händen und im Gesicht ab. Sklerodermieähnliche Verläufe kommen vor. Die Lichtsensibilisierung wird durch Porphyrine in der Haut hervorgerufen. Ursache ist ein Mangel an Uroporphyrinogen-III-Dekarboxylaseaktivität in der Leber und in den Erythrozyten. Es liegt immer gleichzeitig eine chronische Lebererkrankung mit verstärkter Siderose vor. Wahrscheinlich sind zur Krankheitsmanifestation neben dem Enzymdefekt toxische Einwirkungen wie Alkohol, erhöhte Eisendepots und Medikamente erforderlich. Im Urin ist die Ausscheidung insbesondere von Uroporphyrin erhöht, während die Porphyrinogene (ALA und PBG) normal sind. Neurologische Symptome fehlen daher. Die Therapie mit Aderlässen und/oder Chloroquin ist sehr wirksam und bewirkt eine gute Prognose.

### Weiterführende Literatur

Bissell D. M.: Laboratory evaluation in porphyria. Sem. Liver Dis. 2 (1982) 100
Bloomer, J. R.: The hepatic porphyrias. Pathogenesis, manifestations and treatment. Gastroenterology 71 (1976) 689
Doss, M.: Hepatic porphyrias: Pathobiochemical, diagnostic, and therapeutic implications. In Popper, H., F. Schaffner: Progress in Liver Diseases, vol. III. Grune & Stratton, New York 1982
Editorial: Treatment of acute hepatic porphyria. Lancet 1978/I, 1024
Goerz, G., G. Strohmeyer: Porphyria cutanea tarda (PCT). Internist 24 (1983) 543
Ippen, H., C. A. Pierach: Verhütung und Behandlung von Attacken induzierbarer Porphyrien. Dtsch. Ärztebl. 80 (1983) 43
Meyer, U. A., R. Schmid: The porphyrias: a review. In Stanbury, J. B. et al.: The Metabolic Basis of Inherited Disease, 5th ed. McGraw-Hill, New York 1983

## Sekundäre Koproporphyrinurien

Diese relativ häufigen Stoffwechselstörungen treten in Verbindung mit akuten und chronischen Störungen der Leberfunktion, insbesondere mit Cholestase und bei chronischen Anämien sowie beim Morbus Hodgkin, bei Intoxikationen mit Blei und Lösungsmitteln auf. Im Urin werden stark vermehrt Koproporphyrin III und I ausgeschieden. Die pathobiochemischen Mechanismen sind nicht genau bekannt. Bei der Bleivergiftung kommt es zu einer Hemmung der Porphobilinogen-Synthase, Koproporphyrinogen-Oxidase und Ferrochelatase. Als Folge davon steigt die ALA-Synthase an. Nach Hexachlorbenzol-Intoxikation von Saatgutweizen kam es 1960 in der Türkei zu einer verbreiteten sekundären Porphyrie. Es entwickelte sich klinisch das Bild einer Porphyria cutanea tarda.

**Merke:** Die sekundären Porphyrien werden durch toxische Substanzen (Blei, Hexachlorbenzol und polychlorierte Kohlenwasserstoffe u. a. ausgelöst oder kommen in Verbindung mit chronischen Leberkrankheiten, Anämien und vereinzelt bei Tumoren vor. Sie bilden sich nach Ausschaltung der Noxen und Besserung der primären Krankheit meist vollständig zurück.

### Weiterführende Literatur

Doss, M.: Alkohohl und Porphyrine. In Teschke, R., C. S. Lieber: Alkohol und Organschäden. Witzstrock, Baden-Baden 1981
Strohmeyer, G.: Hepatische Porphyrien. In Wannagat, L.: Toxische Leberschäden – Medikamente und Leber. Thieme, Stuttgart 1976

# 16

# Gift und Vergiftungen

*A. Dönhardt* und *H. J. Prinz*

# Allgemeine Vergiftungen

**Definition:** »Gifte sind exogene oder auch endogene chemisch oder chemisch-physikalisch wirksame Stoffe, welche in Qualität, Quantität oder Konzentration körperfremd oder organfremd sind und deshalb Funktionsstörungen im lebenden Organismus hervorrufen« *(Starkenstein)*. »Die folgende Einwirkung von giftigen Stoffen nennt man Vergiftungen« *(Flury)*.
Nach dem zeitlichen Auftreten von Vergiftungserscheinungen werden unterschieden:
- Akute Vergiftungen, z. B. als Folge fahrlässigen Umgangs mit Haushaltschemikalien und Industrieprodukten, technischer Unfälle, von Brandkatastrophen, suizidaler Einnahme von Arzneimitteln, versehentlichen Verzehrs von Pflanzenteilen und von Bissen sowie Stichen von Tieren.
- Subakute oder chronische Vergiftungen, z. B. bei langfristigem, aber bestimmungsgemäßem Gebrauch von Arzneimitteln als unerwünschte Wirkung (Nebenwirkung), als Berufserkrankung in der Industrie, z. B. beim Umgang mit Lösemitteln und Schwermetallen.

Die Zahl der Gifte ist unbegrenzt, da jede chemische Substanz unter bestimmten Umständen zum Gift werden und damit »Giftwirkungen« auslösen kann. Diese Wirkungen bestehen in quantitativen und qualitativen Funktionsänderungen chemischer und physikalischer Natur. Bei Vergiftungen treten also keine neuartigen, den Organen normalerweise nicht zukommende Funktionen auf (FLURY).

### Häufigkeit

»Vergiftung« ist in der Altersgruppe von 15–55 Jahren eine der häufigsten Diagnosen in einer medizinischen Klinik. Die Häufigkeit des Suizides in der Bevölkerung ist über Jahre hinaus nahezu konstant. Regionale Unterschiede (erhöhte Suizidtendenz in sozial schlechter gestellten Bevölkerungsgruppen, geringere Suizidhäufigkeit in »jungen Wohngebieten«) sind in Großstädten erkennbar, aber auch in Großräumen wiederzufinden. Etwa 13 000 Menschen sterben pro Jahr in der Bundesrepublik als Folge eines Suizides, davon die Hälfte nach Suizid mit Tabletten oder anderen chemischen Mitteln. Die Häufigkeit des Suizidversuches liegt allerdings wesentlich höher: Hamburg hat z. B. 220 Suizidversuche mit Arzneimitteln pro 100 000 Einwohner und Jahr.

### Vorkommen

Die Letalität des Tablettensuizids ist in den letzten Jahrzehnten ständig geringer geworden. Anders ausgedrückt: die in der Todesursachenstatistik der Bundesrepublik dokumentierten Suizide sind mit wenigen Ausnahmen nicht mehr in klinischer Behandlung gewesen. In Abhängigkeit vom Altersaufbau des Krankengutes einer medizinischen Klinik liegt die Letalität des Tablettensuizids bei 0,5–4%. Der Unterschied der Todesursachenstatistik entsteht durch die nichtexakte Aufgliederung der Suizidursachen, d. h. von den etwa 13 000 Suiziden pro Jahr geht die Hälfte auf das Konto der »harten« Suizide (Erhängen, Erschießen, Überfahrenlassen, Vom-Turm-Springen). Die verbleibende Zahl der geglückten Suizide enthält außer den in Kliniken nicht geretteten Patienten die große Zahl derjenigen, die einen geplanten und bilanzierten Selbstmordversuch mit Arzneimitteln so angelegt haben, daß eine ärztliche Hilfe nicht mehr möglich war. Entsprechend ist auch die Altersverteilung der in klinische Behandlung kommenden Suizidpatienten und der Gestorbenen völlig verschieden.
Die Hauptgruppe der klinisch zu behandelnden Intoxikationen umfaßt mit rund 60% die Altersklasse von 20–40 Jahren. Die Letalität ist dank verbesserter Therapie, aber auch als Spiegel der relativ harmlosen Arzneimittel, die von den Patienten beschafft werden können, wesentlich geringer als noch vor 20 Jahren. Die Letalitätskurve steigt mit zunehmendem Alter der intoxikierten Patienten. Gründe sind altersbedingte Aufbrauchkrankheiten (Polymorbidität, Malignome als Ursache des Bilanzsuizids), aber auch die im Alter abnehmende Metabolisierungsgeschwindigkeit und -kapazität der Leber sowie die Verschlechterung der renalen Ausscheidung.

### Klinik

Die Diagnostik einer akuten Intoxikation zielt auf die Klärung zweier Fragen:

1. Liegt überhaupt eine Vergiftung vor?
2. Welcher Art und Menge ist das aufgenommene Gift?

Die Beantwortung dieser Fragen beruht auf (fremd-)anamnestischen Angaben, der klinischen Symptomatik und dem Giftnachweis. Da die Symptomatik nicht selten uncharakteristisch und der Giftnachweis kurzfristig meist unmöglich ist, kommt den anamnestischen Angaben entscheidende Bedeutung zu.

### Anamnese

Eigenanamnestische Auskünfte oder die fremdanamnestischen Angaben, die von Angehörigen,

Bekannten oder Rettungswagenbesatzungen in Erfahrung gebracht werden, sind zwar gelegentlich trügerisch, aber im Regelfall zur Diagnosestellung unentbehrlich. Beobachtungen über die Umstände, unter denen ein Patient aufgefunden wurde, bei der orientierenden Umgebungsfahndung entdeckte leere Medikamentenverpackungen oder Angaben über vorbestehende (z. B. psychiatrische) Erkrankungen beweisen zwar nicht das Vorliegen einer Vergiftung, lassen aber zumindest an diese Möglichkeit denken.

### Befunde

Nur wenige, noch dazu seltene Vergiftungen weisen ein so charakteristisches Erscheinungsbild auf, daß nicht nur die Diagnose einer Vergiftung, sondern auch die Artdiagnose unmittelbar aus der Symptomatik abzuleiten ist. Zu denken ist an das für Alkylphosphatvergiftungen pathognomonische Syndrom: Miosis, profuse Salivation, Pseudolungenödem oder an die Opiatvergiftung mit tiefem Koma, Atemdepression, aber engen Pupillen. In den meisten Fällen findet man allenfalls Leitsymptome, die nur mit einer gewissen Wahrscheinlichkeit auf eine Vergiftung deuten und oft nur den Aufforderungscharakter besitzen, diese Möglichkeit nicht außer acht zu lassen. Solche Syndrome sind

- zentralnervöse Störungen (Somnolenz, Koma, Erregungszustände; Miosis, Mydriasis; Hyper- oder Areflexie; Hyper- oder Hypothermie),
- Störungen der Atmung (Hypo-, Hyperventilation, Lungenödem),
- kardiovaskuläre Störungen (Rhythmusstörungen, Schock),
- intestinale Störungen (Übelkeit, Erbrechen, Salivation, Mundtrockenheit, gesteigerte Peristaltik, Darmatonie),
- äußere Hinweise.

Gerade äußere Hinweise wecken oft unmittelbar den Verdacht. Bei Schlafmittelvergiftungen finden sich nicht selten charakteristische Druckmarken und Blasenbildungen an der Innenseite der Knie und im Bereich der Knöchel und Hacken. Auffallend ist eine Chemosis der Bindehäute. Gelegentlich erkennt man noch Tablettenreste in der Mundhöhle.

Nur selten ist man genötigt, mangels jeder positiven Charakterisierung des Zustandsbildes in Anamnese oder Symptomatologie den mühsamen und zeitraubenden Weg der Ausschlußdiagnostik zu gehen. Dies läuft in der Regel auf die Differentialdiagnose der verschiedenen Komaformen hinaus. Auch an die Konkurrenz zweier verschiedener Komaursachen ist gelegentlich zu denken, so z. B. an die Kombination einer schweren Alkoholintoxikation mit einem Schädel-Hirn-Trauma. Bei einer solchen Fragestellung hat die zerebrale Diagnostik (kraniales Computertomogramm) unbedingte Priorität.

Häufiger gilt die Differentialdiagnose der Abgrenzung gegenüber einer nichttraumatisch zerebralen Komaursache (zerebrovaskulär, entzündlich, anoxisch) oder einer endogen-toxischen Komaform (Stoffwechselkoma, endokrines Koma). Spezielle diagnostische Verfahren sind erforderlich: Liquorpunktion, EEG, Blutzucker, Kreatinin, Elektrolyte, Schilddrüsenhormone.

Die Quantifizierung der Komatiefe ist besonders bei den häufigen Schlafmittelintoxikationen zur Verlaufsbeobachtung und Festlegung der Therapie wichtig. Die bekannte Stadieneinteilung nach Reed berücksichtigt den Grad der Bewußtseinsstörung und die Abschwächung der Muskeldehnungsreflexe (Tab. **1**). Diese Einteilung läßt sich nur auf Barbituratintoxikationen ohne Zwang anwenden, während andere Schlafmittel (Bromcarbamide, Methaqualon, Gluthetimid) und einige Psychopharmaka bei erhaltenen oder sogar gesteigerten Reflexen zu Atemstillstand und Kreislaufschock führen können. Es empfiehlt sich die Verwendung einer Stadieneinteilung, die unabhängig vom Reflexverhalten ist, wie die von MATTHEW u. LAWSON (1966):

Schweregrad 1 = schläfrig, auf Zuruf reagierend,
Schweregrad 2 = auf leichte Schmerzreize reagierend,
Schweregrad 3 = geringe Reaktion auf maximale Schmerzreize,
Schweregrad 4 = keine Reaktion auf maximale Schmerzreize.

Tabelle **1** Vergleich der Einteilung nach Narkose- und Vergiftungsstadien (nach Reed u. Mitarb.)

| Narkosestadien | Vergiftungsstadien |
|---|---|
| I. Analgetisches Stadium | 0 Patient schläft, kann geweckt werden |
| II. Exzitationsstadium | I. Patient reagiert auf Schmerzreize, nicht ansprechbar |
| III. Toleranzstadium<br>1. Kompletter Ausfall aller sensorischen Funktionen<br>2. Ausfall von Muskeltonus und Thalamuszentren | II. Die meisten Reflexe sind vorhanden |
| 3. Ausfall motorischer Kerne des Mittelhirns<br>4. Beginnende Depression der medullären Zentren | III. Fast alle Reflexe fehlen, Kornealreflex meist vorhanden |
| IV. Asphyktisches Stadium | IV. Alle Reflexe fehlen, Kreislaufkollaps, Atemlähmung |

### Diagnostisches Vorgehen

Der exakte chemisch-toxikologische Giftnachweis kommt für klinische Erfordernisse in aller Regel zu spät. Dennoch gibt es bei einigen Giften die Möglichkeit eines qualitativen Schnellnachweises am Krankenbett. Dazu gehört bereits der charakteristische Geruch der Ausatmungsluft bei Vergiftungen mit Alkohol, organischen Lösemitteln und Alkylphosphaten. Bromcarbamidhaltige Schlafmittel geben einen intensiven Röntgenkontrast und sind ab einer Menge von 10 g auf einer Abdomenübersichtsaufnahme als schattengebendes, meist in der Magenfornix gelegenes Tablettenmaterial zu erkennen. Auch eine Gastroskopie kann im Zweifelsfall die Medikamenteneinnahme sichern.

Chemische Schnelltests gestatten die Identifizierung bestimmter Einzelgifte oder Giftgruppen. So kann man gasförmige oder dampfförmige Giftstoffe in der Ausatmungsluft oder in mitgebrachten Behältnissen mit Hilfe von Teströhrchen des Gasspürgeräts (Dräger) nachweisen. Das Verfahren eignet sich besonders für Alkohole und chlorierte Kohlenwasserstoffe. Bei Vergiftungen mit Alkylphosphaten läßt sich der Abfall der Serumcholinesterase mit dem Teststreifen Merckognost Cholinesterase erfassen. Der Phenistix-Teststreifen gibt eine positive Reaktion im Urin und bei toxischen Dosen auch im Serum nach Einnahme von Salizylaten oder Paracetamol. Weitere Suchtests sind in Form einfacher Reagenzglasversuche möglich bei: Barbituraten (nach Curry), Phenothiazinen und Imipraminderivaten (nach Forrest), Halogenkohlenwasserstoffen und Chloralhydrat (nach Fujiwara).

Aufwendiger, aber auch im kleineren Labor innerhalb einer Stunde aussagekräftig, ist das notfallmäßige toxikologische Screening mit Hilfe von fertigen Dünnschichtchromatographie-Kits des Toxi-Lab-Systems. Differenziertere quantitative Verfahren wie Gaschromatographie, Massenspektrometrie und Radioimmunassay sind Speziallaboratorien vorbehalten. Für die exakte toxikologische Analyse ist die Asservierung der Untersuchungsmaterialien in ausreichender Menge Voraussetzung:

| Mageninhalt/Erbrochenes | Gesamtmenge |
|---|---|
| Urin | 200 ml |
| Blut | 15 ml |
| Stuhl | 100 g |

### Pathophysiologie

#### Lunge

Ein Lungenödem als erstes Zeichen einer Schädigung tritt bei Inhalationsvergiftungen auf, z. B. nach Inhalation von Säurenebeln (Chlor, Phosgen), Nitrosen-Gasen, Metalldämpfen (Cd, Zn) und flüchtigen lipidlöslichen Verbindungen. Da in den meisten Fällen ein akutes Ereignis (Brand, Explosion) der Exposition vorausgegangen ist, macht die Deutung der Genese des Lungenödems selten Schwierigkeiten.

Bei einer Reihe von Vergiftungen kann es auf nichtgeklärtem Wege zur »Schocklunge« kommen, besonders bei den früher häufigen Carbromal-Intoxikationen. Klinisch entspricht der Schocklunge eine Störung der kapillär-alveolären Schranke, wobei auch die diffuse intravasale Koagulopathie eine Rolle spielen dürfte.

Zur Lungenschädigung kommt es auch bei der Intoxikation mit Paraquat/Deiquat (Gramoxone). Vermutlich entsteht bei Kontakt des im Blut befindlichen Paraquats mit dem Alveolarsauerstoff eine direkte Alveolarwandschädigung, die mit seltenen Ausnahmen über eine Diffusionsstörung (»Lungenfibrose im Zeitraffer«) zusammen mit der Niereninsuffizienz zum Tode führt.

#### Herz und Kreislauf

Bei einigen Intoxikationen kann es zu Störungen der Herztätigkeit und der Kreislaufregulation kommen. Ursachen sind:

- Herzschädigung infolge direkter Einwirkung des Toxins auf Reizleitungssystem und Herzmuskel, z. B. als Rhythmusstörungen: Antiarrhythmika, Fluorkohlenwasserstoff, Anticholinergika;
  Störung der Erregungsausbreitung: QRS-Verbreiterung nach zyklischen Psychopharmaka und Antiarrhythmika;
  Störungen der Erregungsrückbildung: QT-Verlängerung nach Chinidin; QT-Verkürzung nach Glykosiden, T-Negativierung nach Psychopharmaka, Carbromal u. a.
- Herzschädigung infolge Störungen des $O_2$-Transportes oder der $O_2$-Utilisation, z. B. bei CO-Inhalation, CN, Met-Hb-Bildnern.
- Kreislauffehlregulation als Schock bei Intoxikationen, z. B. nach Antihypertonika und Hypnotika infolge von Vasomotorenlähmung.
- Kreislauffehlregulation über erhöhten peripheren (und zentralen) Tonus bei Vergiftungen mit Stimulantien.
- Kreislauffehlregulation durch Antiasthmatika, aber auch als Umkehrreaktion bei der Behandlung von Vergiftungen durch Kohlenwasserstoffe mit adrenergen Verbindungen, hier oft zusammen mit iatrogen verursachtem Kammerflimmern.

#### Wasser-, Elektrolyt- und Säure-Basen-Haushalt

Störungen im Wasserhaushalt treten bei Vergiftungen als Folge unbilanzierter Zufuhr/Ausfuhr auf. Ursache sind z. B. unzureichende Überwachung der Blasenentleerung, Vernachlässigung des Wasserverlustes über Lunge und Haut bei Fiebernden.

Voraussetzung für eine Aufrechterhaltung des Kreislaufs ist die laufende Kontrolle der Nierenleistung des bewußtlosen Patienten.

*Sekundäre Elektrolytverschiebung* entsteht bei der

metabolischen bzw. respiratorischen Azidose oder Alkalose, d.h. vorwiegend bei der Vergiftung mit organischen und anorganischen Säuren, aber auch bei einer unzureichenden Beatmung. Bei unzureichender Beatmung entsteht eine respiratorische Azidose mit Anstieg des Kaliums, bei Überbeatmung eine respiratorische Alkalose.

#### Niere

Die Aufgabe der Nieren als Ausscheidungsorgan führt bei vielen Intoxikationen zu einer vermehrten Belastung mit dem Gift oder seinen Abbauprodukten.

Ein Nierenversagen kann entstehen infolge:

- Kreislaufversagens mit unzureichendem Filtrationsdruck. (Abhilfe über Kreislaufauffüllung und Anwendung von Kreislaufanaleptika.) Primäre Herzschädigung mit entsprechendem Blutdruckabfall und gleichen Folgen ist möglich.
- Tubulusschädigung durch das Gift selbst, z.B. durch Metalle und ihre Salze, aber auch durch das Kopplungsprodukt Metall mit dem Chelat, z.B. Blei mit $CaNa_2$-EDTA bei zu hoher Dosierung des Antidots.
- Tubulusschädigung als mechanisches Problem, z.B. bei Hämolysegiften Ausfall von Hämoglobin in den Tubuli.
- Interstitiell-tubulärer Schädigung, z.B. nach organischen Lösemitteln, Phenacetin, Amanita-Toxin.

Je älter der Vergiftete ist, desto größer werden die Schwierigkeiten der renalen Eliminierung der Gifte. Auch ein normales Kreatinin ist im Alter kein Beweis für eine unter allen Umständen ausreichende Nierenleistung. Ausscheidung von Giften in der Niere ist abhängig unter anderen von ihrem pKa und der daraus resultierenden Dissoziation im Harn, dem Ausscheidungsort (glomeruläre Filtration und/oder tubuläre Sekretion) und dem Ausmaß der tubulären Rückresorption. Filtration und Rückresorption können in Grenzen verändert werden, d.h., die Dauer der Vergiftung kann auf diesem Wege beeinflußt werden.

#### Leber

Störungen der Leberfunktion mit und ohne Ikterus finden sich bei zahlreichen Vergiftungen, vor allem nach Pharmaka (Antiarrhythmika), Kohlenwasserstoffen und Pilztoxinen. Bei fast allen sogenannten leberschädigenden Stoffen ist es bis heute offen, ob die Leberschädigung durch die Substanz selbst oder ihre Abbauprodukte zustande kommt, wobei dann auch noch der enterohepatische Kreislauf eine Rolle spielen kann.
Die Diagnose der Leberschädigung, ob sie unter dem Vollbild des »hepatorenalen Syndroms«, als akute gelbe Leberatrophie oder als Cholestase in Erscheinung tritt, macht heute wenig Schwierigkeiten (Cholinesterase, Gamma-GT, GOT, GPT, LDH, alkalische Phosphatase als Routinediagnostik).

*Beispiele toxischer Leberschädigung*

| | |
|---|---|
| Amanita/Helvella | hepatorenales Syndrom |
| Halogenkohlenwasserstoffe, z.B. Trichloräthylen, Tetrachlor-Kohlenwasserstoff | akute Leberatrophie |
| Paracetamol | akute Leberatrophie |
| Ajmalin | cholestatische Hepatose |

#### Therapie

Akute exogene Intoxikationen rechnen zu den internistischen Notfällen. Man unterscheidet bei der Behandlung Maßnahmen der Ersten Hilfe, die am Ort des Auffindens eines Vergifteten ergriffen werden, von Verfahren der klinischen (Intensiv-)Therapie.

#### Erste Hilfe

Ziel der Ersten Hilfe bei Intoxikationen ist die Aufrechterhaltung vitaler Funktionen durch Elementarhilfe für Atmung und Kreislauf, wenn möglich die Verhinderung einer weiteren Resorption des Giftes sowie gelegentlich die Erstbehandlung lokaler Folgeerscheinungen und nur äußerst selten die Einleitung einer spezifischen Antidotbehandlung.
**Unspezifische Maßnahmen:** Die bekannten unspezifischen Techniken der kardiopulmonalen Wiederbelebung gelten unabhängig von der zugrundeliegenden Ursache einer vitalen Funktionsstörung und werden daher auch bei schweren Vergiftungen angewandt. Gleichwohl unterscheidet sich die Erste Hilfe bei Vergiftungen von der Ersten Hilfe bei anderen Schwerkranken durch folgende Besonderheiten:
*Selbstschutz.* Bei den seltenen Vergiftungen mit hochtoxischen Substanzen, z.B. Insektiziden vom Typ E 605, muß der Helfende an Selbstschutz denken. Das gilt besonders für die Atemspende. Anzustreben ist die notfallmäßige Intubation und Beatmung mit dem Atembeutel. Als weitgehend ungefährlich für den Helfenden kommt auch die Beatmung mit Atemmaske und Atembeutel in Frage. Wesentlich problematischer dagegen ist die Mund-zu-Tubus- oder gar die direkte Mund-zu-Mund-Beatmung. Diese Verfahren sollten nur nach sorgfältiger Reinigung der Mundhöhle (wenn möglich mit Seife) durchgeführt werden.
*Dauer der Reanimationsmaßnahmen.* Im Gegensatz z.B. zu Patienten im kardiogenen Schock mit Kreislauf- und Atemstillstand sind längerdauern-

de Wiederbelebungsmaßnahmen bei schweren Vergiftungen nicht selten von bleibendem Erfolg gekrönt, auch wenn der Vergiftete ohne meßbaren Blutdruck und ohne erkennbare Spontanatmung angetroffen wird. Selbst bei schwersten Schlafmittelintoxikationen gehören zerebrale Spätschäden nach Reanimation zu den extremen Seltenheiten. Daher sollte man gerade bei Vergiftungen Reanimationsmaßnahmen nicht zu früh aufgeben. Ein sogenanntes Null-Linien-EEG ist bei Intoxikationen nicht mit einem Hirntod gleichzusetzen, vielmehr unter Umständen voll reversibel.

*Giftspuren sichern.* Leistet man bei einem Bewußtlosen Erste Hilfe und denkt man an die Möglichkeit einer Vergiftung, sollte man am Ort des Auffindens des Patienten nach Giftspuren, insbesondere nach Medikamentenpackungen fahnden und diese dem Kranken auf den Weg in die Klinik mitgeben.

Zur wichtigsten Aufgabe der Ersten Hilfe bei Vergiftungen gehört die Organisation eines adäquaten Transports des Vergifteten ins Krankenhaus. Je nach Schwere des Zustandbildes und der örtlichen Möglichkeiten wird man sich für einen Notarztwagen oder einen Rettungswagen entscheiden, wobei in jedem Fall eine Begleitperson die Einhaltung einer stabilen Bauch-Seiten-Lage des Kranken überwachen muß.

**Spezifische Maßnahmen:** Vergiftungsspezifische Maßnahmen der Giftelimination und der Antidottherapie sind im Rahmen der Ersten Hilfe nur sehr begrenzt möglich. Man sollte darauf achten, durch diese Behandlung nicht unnötig Zeit zu verlieren.

*Giftelimination.* Nach *oraler* Giftaufnahme ist die Provokation von Erbrechen nur zu empfehlen, wenn der Vergiftete bewußtseinsklar ist. Kontraindiziert ist das induzierte Erbrechen in jedem Fall nach Aufnahme von ätzenden Substanzen (Säuren, Laugen), organischen Lösemitteln und schäumenden Agentien. Am risikoärmsten ist die mechanische Reizung der Rachenhinterwand. Die häufig geübte Provokation durch Trinkenlassen einer hypertonen Kochsalzlösung (2 Eßlöffel Kochsalz in einem Glas Wasser) ist dann nicht unbedenklich, wenn einmal kein Erbrechen resultiert. Es muß dann wegen der potentiell gefährlichen Natriumbelastung möglichst bald die Magenspülung angeschlossen werden. Bei Kindern ist die Kochsalzprovokation kontraindiziert, man verwendet hier den Ipecacuanha-Sirup. Im Alkoholrausch - nicht im Koma - wirkt Apomorphin i. m. prompt.

Liegt eine *perkutane* Gifteinwirkung vor, wird der Vergiftete von kontaminierten Kleidungsstücken befreit und mit reichlich Wasser und Seife gewaschen oder mit Polyäthylenglykol (Lutrol) gereinigt. Der Helfer muß bei dieser Prozedur Schutzhandschuhe tragen.

Bei Kontamination der *Augen* ist eine kräftige und langdauernde Spülung unter fließendem Wasser, wenn nötig mit gewaltsamem Offenhalten des Lidspaltes, die entscheidende Notmaßnahme.

Bei *inhalativen* Noxen kommt es in erster Linie darauf an, den Vergifteten unter Wahrung des Selbstschutzes der Helfer aus der giftigen Atmosphäre zu retten.

#### Klinische Intensivtherapie

Die klinische Intensivtherapie von Vergiftungen vereinigt die unterschiedlichen, weitgehend standardisierten Verfahren der Überwachung und Behandlung von Störungen der Organfunktionen mit vergiftungsspezifischen Maßnahmen der Giftelimination und der Antidottherapie. Ziel ist der Schutz oder die Substitution lebenswichtiger Partialfunktionen des Organismus bis zum erfolgreichen Abschluß einer möglichst raschen und schonenden Detoxikation.

**Unspezifische Maßnahmen (Basistherapie):** Die bei weitem überwiegende Mehrzahl der Vergiftungen ist keiner kausalen Therapie zugänglich, wenn man darunter eine Behandlung versteht, die das Gift in seiner Wirkung zu neutralisieren oder es auch nur in kurzer Zeit aus dem Körper zu eliminieren vermag. Die Vergiftungsbehandlung beruht ganz entscheidend auf symptomatisch ausgerichteten, unspezifischen Maßnahmen, die man daher unter dem Begriff »Basistherapie« zusammenfassen kann und die auch sonst den Grundstock einer jeden Intensivtherapie ausmachen.

*Wärmehaushalt.* Erwärmung bei Unterkühlten (sehr häufig bei Suizidversuchen und Alkoholikern), Kühlung bei Hyperthermie, zentral ausgelöst nach Analeptika, aber auch einzelnen Chemikalien.

*Lagerung.* Vermeidung von Lagerungsschäden (Ulnaris-Radialis), frühzeitige krankengymnastische Versorgung bei Hypostase oder falscher Fußlagerung.

*Antibiotikatherapie.* Keine prophylaktische Anwendung, sondern erst bei Temperatursteigerung oder erkennbaren Komplikationen (Rö-Thorax, Harn/Blutkultur).

*Blase.* Ab Vergiftungsstadium II muß ein Blasenkatheter (Urethra- oder Punktionskatheter) gelegt werden und mit einem *geschlossenen* System zur Ausscheidungsmessung verbunden werden, also nicht der übliche Katheter mit vorgelegter Flasche. Dauer der Katheterisierung so kurz wie möglich, d. h. mit Beginn der Aufwachphase Katheter entfernen. Eine prophylaktische Antibiotikaabschirmung ist nicht zweckmäßig, aber: Harnsediment 2 und 4 Tage nach Katheterentfernung, möglichst als quantitatives Sediment. Harnkultur am 3. Tage nach Ende der Katheterisierung, falls nicht aus anderen Gründen zu diesem Zeitpunkt noch eine Antibiotikatherapie läuft.

*Katheterpflege:* steriler Verband an Eintrittsstellen der zentralen Katheter, sorgfältige Versor-

gung des Blasenkatheters. Abschlußkultur der Spitze des zentralen Katheters.
Bei unzureichender Ausscheidung kann unter gleichzeitiger Steigerung der parenteralen Zufuhr eine vermehrte, sogenannte *forcierte Diurese* durch Diuretika erzwungen werden, d.h. die Urinausscheidung wird unter Beachtung der Bilanzierung auf 6–8 l/24 Std. gesteigert. Eine andere Möglichkeit zur forcierten Diurese besteht als hyperosmolare Diurese mit Mannitalkohol, Harnstoff oder Glycerin. Vorteil: günstige Wirkung auf das Hirnödem, kein Blutdruckabfall. Nachteil: Wirkungskontrolle schwierig, Wirkungsumkehr nach 2–3 Tagen (Rebound-Effekt) mit sekundärem Hirnödem.
*Parenterale Ernährung.* Bei längerem Koma Kalorienzufuhr, Aminosäuren und unter Umständen Fettemulsionen. Frühzeitig Übergang auf orale/Sondenernährung.
*Atmung.* Die noch früher übliche Behandlung mit zentral angreifenden Analeptika, insbesondere sogenannte Atemanaleptika, hat sich als wenig wirksam erwiesen. Nachteil ist die nicht vorhersehbare Wirkung auf die ZNS-Depression, so daß der Einsatz von Crotethimid (Micoren) grundsätzlich nicht mehr empfehlenswert ist; die Wirkung von Daptazile (Daptazol) ist auch bei Alkaloiden unsicher. Allylmorphinan (Lorfan) wirkt als kompetitiver Antagonist nur bei Opiatvergiftungen, ist in seiner Wirkung stark dosisabhängig und bei nichtindizierter probatorischer Anwendung wegen der substanzeigenen atemdepressiven Wirkung gefährlich. Naloxon (Narcanti), 0,4 mg intravenös, ist z.Zt. Opioidantagonist der Wahl ohne eigene atemdepressive Wirkung bei Üderdosierung. Naloxon wirkt auch bei einigen Formen von Atemdepressionen anderer Genese, wie z.B. Halluzinogenen, seine Wirkung ist sehr unsicher bei Intoxikationen mit Psychopharmaka und sehr selten erfolgreich im Alkoholkoma.
Die *Indikation zur Beatmung* wird bei akuten Intoxikationen in der Regel nach dem klinischen Befund einer Ateminsuffizienz, weniger aufgrund von Funktionsparametern (Blutgasanalyse, Atemzugvolumen, Atemfrequenz) gestellt. Es gelten jedoch bei Vergiftungen ein arterieller Sauerstoffpartialdruck von weniger als 60 mm Hg, ein arterieller Kohlensäurepartialdruck von über 50 mmHg, ein Atemzugvolumen von unter 350 ml und eine Atemfrequenz unter 6 pro Minute als Beatmungsindikation. Ohne sich jedoch an diese Meßgrößen zu binden, sollte man gerade bei Vergiftungen die Indikation zur Beatmung großzügig stellen. Ein solches Vorgehen dient der Sicherheit des Patienten, da viele Vergiftungen zu nicht voraussehbaren plötzlichen Verschlechterungen der Ventilation neigen. Darüber hinaus wird bei einigen Schlafmittelvergiftungen (z.B. bei Bromcarbamiden) und der als Vergiftungskomplikation nicht seltenen Aspiration die prophylaktische Beatmung zur Vermeidung einer Schocklunge vielfach empfohlen.
Die Intubation des Vergifteten ist häufig schon als vorbereitende Maßnahme zur Magenspülung erforderlich. Die orotracheale Intubation gestattet im allgemeinen die Verwendung eines dickeren Tubus mit besseren Möglichkeiten der Bronchialtoilette, insbesondere der bronchoskopischen Absaugung. Der nasotracheale Tubus hat einen festeren Sitz und ermöglicht eine bessere Mundpflege. In jedem Fall sollte man einen Kunststofftubus mit großvolumiger Niederdruckmanschette bevorzugen und auf Einhaltung des minimalen Manschettendrucks, der gerade zur inspiratorischen Abdichtung ausreicht, achten. Unter dieser Voraussetzung ist auch eine prolongierte Intubation möglich, so daß sich die Indikation zur *sekundären Tracheotomie* weniger nach der Länge der Intubationsdauer richtet als vielmehr nach dem Auftreten von Schwierigkeiten bei der Bronchialtoilette, wie sie besonders bei schweren Formen der Schocklunge, ausgedehnten bronchopulmonalen Infektionen oder Alkylphosphatvergiftungen zu beobachten sind. Die Indikation zur *primären Tracheotomie* bei Vergiftungen ist auf die seltenen Fälle von Verätzungen mit Säuren oder Laugen beschränkt, die zu einer ausgeprägten Mitbeteiligung der Mundhöhle und des Pharynx geführt haben.
Ein intubierter bewußtloser Vergifteter mit suffizienter Spontanatmung bedarf einer möglichst lückenlosen *Überwachung* der Ventilation, da sich gelegentlich unvorhersehbare rasche Verschlechterungen einstellen können. Die Überwachung geschieht am sichersten durch ein Gerät, welches kontinuierlich das Atemminutenvolumen bestimmt und einen einstellbaren Grenzwertbereich aufweist (z.B. Dräger, Spirolog 1). Hilfsweise müssen die spirometrischen Werte (Atemzugvolumen, Atemminutenvolumen) und die arteriellen Blutgase in kurzen Zeitabständen kontrolliert werden.
Im Zweifelsfall bietet eine prophylaktische *Beatmung* therapeutische Sicherheit. Empfehlenswert ist die Verwendung eines volumengesteuerten Respirators, der die Einstellung spezieller Beatmungstechniken erlaubt, wie Seufzeratmung, Beatmung mit positivem endexspiratorischem Druck (PEEP), Beatmung mit Inspirationsplateau und eine (synchronisierte) »intermittent mandatory ventilation« (IMV). Als Grundeinstellung des Respirators wählt man ein Atemzugvolumen von 10–15 ml/kg Körpergewicht bei einer Frequenz von 12–16 Hüben pro Minute. Führt diese Einstellung nicht zu einem ausreichenden arteriellen $pO_2$, geht man zu einer Beatmung mit Inspirationsplateau oder/und mit PEEP über. Mit Hilfe dieser Beatmungsformen gelingt es in den meisten Fällen, den Sauerstoffgehalt der Atemluft unter 30% zu halten und damit die toxischen Einflüsse höherer Sauerstoffkonzentrationen auf die Lunge zu vermeiden. Eine frühzeitige oder prophylaktische PEEP-Beatmung verbessert die Prognose eines akuten Lungenversagens

(Schocklunge), das im Verlauf einer schweren Schlafmittelvergiftung (Bromcarbamide) oder als Aspirationsfolge auftreten kann. Die Vorteile einer Beatmung mit PEEP liegen in der Wiedereröffnung von Atelektasen und einer Minderung des intraalveolaren Ödems mit Verkürzung der Diffusionsstrecke. Die gelegentlich nachweisbaren nachteiligen Einflüsse auf das Herzzeitvolumen lassen sich durch Dopamin kompensieren.

Als häufigere *Komplikation* wird gerade bei Intoxikationen die Ausbildung von Atelektasen beobachtet, die sich auch bei optimaler Beatmungstechnik (PEEP), ausreichender Anfeuchtung der Atemluft, möglichst atraumatischer und aseptischer Absaugung und adäquater Lagerungstherapie nicht immer vermeiden lassen. Die Verdachtsdiagnose wird klinisch durch den Auskultationsbefund und die Blutgasanalyse sowie röntgenologisch gestellt. Die Behandlung dieser Komplikation ist durch die Verwendung flexibler, fiberoptischer Bronchoskope sehr verbessert worden. Bronchiale Sekretobstruktionen lassen sich bis zu den Segmentbronchien darstellen und gezielt absaugen. Bei sehr viskösem oder schwer absaugbarem Sekret ist eine gezielte Bronchiallavage mit nur geringen Flüssigkeitsmengen sehr wirkungsvoll.

Die fiberbronchoskopische Untersuchung und Behandlung ist beim intubierten Vergifteten unter Spontanatmung oder bei Verwendung eines entsprechenden Konnektors auch unter Beatmung möglich, wenn der Innendurchmesser des Tubus mindestens 8 mm beträgt. Es ist dann nicht mit einem stärkeren Anstieg des Strömungswiderstandes zu rechnen. Man kann die Fiberbronchoskopie unter großzügiger Indikationsstellung nicht nur zum Erkennen und Behandeln von Atelektasen, sondern auch von anderen Komplikationen der Intubation oder Tracheotomie und bei Verdacht auf Aspiration einsetzen.

Die *Entwöhnung* des Vergifteten von der maschinellen Beatmung ist im allgemeinen unproblematisch, da es sich überwiegend nicht um Patienten mit einer vorbestehenden chronischen respiratorischen Insuffizienz handelt. Erleichtert wird sie durch Anwendung spezieller Beatmungsmethoden, wie der IMV-Technik, die gegenüber der assistierenden Beatmung Vorteile aufweist.

**Spezifische Maßnahmen:** Unter den vergiftungsspezifischen Maßnahmen der klinischen Therapie lassen sich Methoden der Giftelimination und Verfahren der Antidotbehandlung zusammenfassen. Wegen der nur seltenen Anwendbarkeit spezifischer Antidote liegt in der praktischen Vergiftungsbehandlung das Schwergewicht auf der Giftelimination.

*Giftelimination.* Eine Giftentfernung ist sowohl *vor* als auch *nach* der Resorption eines Giftstoffes möglich. Grundsätzlich sollte man die Möglichkeiten der Giftelimination vor der Resorption sorgfältig ausschöpfen, da durch diese relativ einfachen Methoden oft große Mengen giftiger Substanzen zu entfernen sind, während die Verfahren der Detoxikation nach der Resorption mit ungleich größerem Aufwand und entsprechend größerer Komplikationsgefährdung nur wesentlich geringere Mengen der toxischen Substanz zu eliminieren vermögen. Eine Zeitgrenze, innerhalb derer eine Giftentfernung durch Magenentleerung erfolgversprechend sei, ist grundsätzlich nicht anzuerkennen. Vielmehr führen z. B. gerade große Mengen von Schlafmitteln zu einer Hemmung der Peristaltik und damit der Magenentleerung, so daß noch nach Tagen letale Giftmengen im Magen anzutreffen sind.

Auf das *induzierte Erbrechen* wurde im Rahmen der Ersten Hilfe bereits eingegangen. Die nächst dem provozierten Erbrechen am häufigsten angewandte Methode der Magenentleerung ist die *Magenspülung,* ein Verfahren, das bis auf seltene Ausnahmen der Klinik vorbehalten ist. Eine Indikation zur Magenspülung besteht, wenn sich im Magen eine Giftmenge befindet, die nach Resorption zu schwereren Gesundheitsstörungen führen kann. Da in einigen Fällen nichts Zuverlässiges über die Art, in den meisten Fällen nichts Sicheres über die Menge der zugeführten Substanz bekannt ist, muß die Indikation auch auf den begründeten Verdacht ausgeweitet werden, wobei in Kauf zu nehmen ist, daß einige Vergiftete unnötigerweise einer Magenspülung unterzogen werden. Als kontraindiziert gilt die Magenspülung nach überwiegender Meinung bei Verätzungen.

Ohne Intubationsschutz darf nur der bewußtseinsklare Vergiftete einer Magenspülung unterworfen werden.

Ausnahmen von dieser Regel sind Vergiftungen mit organischen Lösemitteln und Schaumbildnern, bei denen in jedem Fall zuvor intubiert werden muß. Der soporöse oder komatöse Patient bedarf ebenfalls einer vorbereitenden Intubation mit Blockung. Bei benommenen oder somnolenten Vergifteten ist eine Magenspülung aufschiebend kontraindiziert, d.h., man wartet je nach Tiefe der Bewußtseinsstörung von vornherein ab oder unternimmt einen Intubationsversuch. Gelingt die Intubation, kann gefahrlos gespült werden, schlägt der Intubationsversuch fehl, so wartet man weiter ab, in welcher Richtung sich die Bewußtseinslage entwickelt, um entweder auf die Spülung ganz zu verzichten oder doch noch unter Intubationsschutz zu spülen.

Die sachgerechte Durchführung der Magenspülung setzt eine obligate Prämedikation mit Atropin voraus sowie eine Lagerung in Kopftieflage auf dem Bauch oder der linken Seite, wobei der Vergiftete durch Hilfspersonen ausreichend fixiert werden muß. Ein geeigneter Spülschlauch für Erwachsene hat einen Durchmesser von 16–18 mm, die einzuführende Schlauchlänge entspricht dem Abstand von Nasenspitze und epigastrischem Winkel zuzüglich einer Handbreit.

Zunächst läßt man durch den eingeführten Schlauch unter Kompression der Magengegend den Mageninhalt ablaufen, dann wird in Portionen von 300 bis 500 ml mit lauwarmem Leitungswasser (bei Kindern mit isotoner Kochsalzlösung) bis zum Klarwerden der Spülflüssigkeit gespült, wobei Zufuhr und Ablauf grob verglichen werden. Die erforderliche Spülmenge beträgt meist um 10 l. Bei speziellen Giftstoffen sind Zusätze zur Spülflüssigkeit angebracht, so Kaliumpermanganat bis zu einer roséfarbenen Lösung bei Vergiftungen mit Alkaloiden, Zyaniden, Nikotin; Calciumgluconat nach Einnahme von Fluoriden oder Oxalsäure; Natriumthiosulfat bei Vergiftungen mit Jod, Zyaniden und Thallium. Jede Magenspülung wird mit Instillation von 20–50 aufgeschwemmten Kohlekompretten und 2 Eßlöffeln Natriumsulfat in einem Glas Wasser beendet. Nach einer Spülung bei Lösemittelvergiftungen, die unter Intubationsschutz lediglich innerhalb 30 min sinnvoll ist, werden 80–125 ml Paraffinöl und Natriumsulfat instilliert.

Die *endoskopische Magenentleerung* mit speziell konstruierten Spülgastroskopen bedeutet eine sehr wirkungsvolle Bereicherung der Therapiemöglichkeiten. Das gilt besonders für Medikamente, die zu einer starken Verklumpung im Magen oder zu einer ausgeprägten Haftung an der Magenwand neigen (Bromcarbamide). Bei diesen Stoffen erweist sich eine konventionelle Magenspülung auch unter Verwendung extremer Spülmengen oft als völlig ineffektiv. Die Indikation zur endoskopischen Magenentleerung entspricht derjenigen einer Magenspülung, die Technik setzt allerdings endoskopische Erfahrung voraus.

Eine ausgiebige Darmentleerung spielt bei hochtoxischen Substanzen, wie Alkylphosphaten oder Herbiziden der Bipyridiliumgruppe (Paraquat, Deiquat), eine wichtige Rolle. Während allerdings bei Alkylphosphatvergiftungen die Atropinbehandlung zu einer Darmparalyse führt, welche die Auslösung einer Diarrhö meist unmöglich macht, so daß man sich auf hohe Einläufe beschränken muß, kann man bei den hochtoxischen Herbiziden eine wirkungsvolle Darmspülung durch Instillation großer Mengen von Elektrolytlösung in den Magen erzeugen.

Unter den Verfahren der Gifteliminaton nach der Resorption wird die *forcierte Diurese* am häufigsten angewendet unter der Vorstellung, durch eine Steigerung des Urinflusses eine proportionale Steigerung der Ausscheidung des Giftes zu erzielen.

Prinzipiell geeignet ist diese Methode nur für nierengängige Giftstoffe wie Hypnotika, Salizylate und Weckamine. Handelt es sich bei der eingenommenen Substanz um eine schwache Säure (Barbiturat, Salizylat), so steigert die Alkalisierung des Urins durch Gabe von Bicarbonat die eliminierte Giftmenge. Handelt es sich um eine schwache Säure (Weckamine), so wird die Eliminationssteigerung durch Ansäuerung des Urins mittels Gabe von Ammoniumchlorid erreicht. Als pharmakologisches Prinzip liegt zugrunde, daß durch die Alkalisierung oder Ansäuerung der Dissoziationsgrad der auszuscheidenden Substanz erhöht wird. Da das dissoziierte Molekül wegen seiner starken Polarität biologische Membranen nicht passieren kann, wird es aus dem Primärharn nicht wieder rückresorbiert, sondern definitiv ausgeschieden. Trotz Ausnutzung dieses Therapieprinzips ist aber die Effektivität der forcierten Diurese im Vergleich zu den Verfahren der extrakorporalen Detoxikation (Hämodialyse, Hämoperfusion) gering, so daß Kontraindikationen wie Herzinsuffizienz, Niereninsuffizienz, Hirnödem und hohes Alter streng zu beachten sind. Völlig ineffektiv ist die forcierte Diurese bei stark eiweißgebundenen Giften (z. B. Digitoxin) oder lipophilen Verbindungen (z. B. Parathion).

Auch die *Hämodialyse* setzt eine nur geringe Eiweißbindung und eine gute Wasserlöslichkeit des Giftstoffs voraus, Einschränkungen, die bei der *Hämoperfusion* entfallen. Bei dieser letzteren Methode wird das Blut des Patienten extrakorporal mittels einer Rollerpumpe durch eine Patrone geleitet, die beschichtete Aktivkohle enthält. Die als Mittel zur unspezifischen Giftbindung seit alters viel verwendete Aktivkohle reißt auch aus dem strömenden Blut Giftstoffe an sich und adsorbiert sie, unabhängig davon, ob diese Giftstoffe wasserlöslich, fettlöslich oder an Eiweiß gebunden sind. Selbst bei wasserlöslichen, prinzipiell hämodialysablen Giften übertrifft die Hämoperfusion die Hämodialyse meist an Effektivität. Die Hämodialyse hat allerdings bei Vergiftungen mit folgenden Substanzen besondere Vorteile: Alkohol, Metalle (z. B. Quecksilber, Arsen, Lithium) sowie einzelne andere Stoffe. Außerdem wird die Hämodialyse bei Kontraindikationen zur Hämoperfusion, bei schweren Störungen des Wasser-, Elektrolyt-, und Säure-Basen-Haushaltes sowie bei Vergiftungen mit akutem Nierenversagen – unter Umständen in Kombination mit der Hämoperfusion – angewandt.

Voraussetzung zur Anwendung eines der beiden Verfahren der extrakorporalen Detoxikation ist zum einen das Vorliegen eines Giftstoffs, von dem bekannt oder zumindest wahrscheinlich ist, daß er auf diesem Wege eliminiert werden kann. Zum anderen ist zu bedenken, ob nicht die ungünstige Verteilung eines Giftes im Organismus diese Eliminationsverfahren von vornherein ineffektiv macht (Abb. **1**). Die Hämoperfusion (wie auch die Hämodialyse) vermag zunächst nur die Giftkonzentration im strömenden Blut zu senken. Dies ist dann effektvoll, wenn das Gift in Blut und Gewebe gleichmäßig verteilt ist und bei Senkung der Blutkonzentration aus dem Gewebe zurückströmt (z. B. Barbiturate). Reichert sich dagegen das Gift im Gewebe stark an, so kann man zwar auch hier das Blut entgiften, eine solche De-

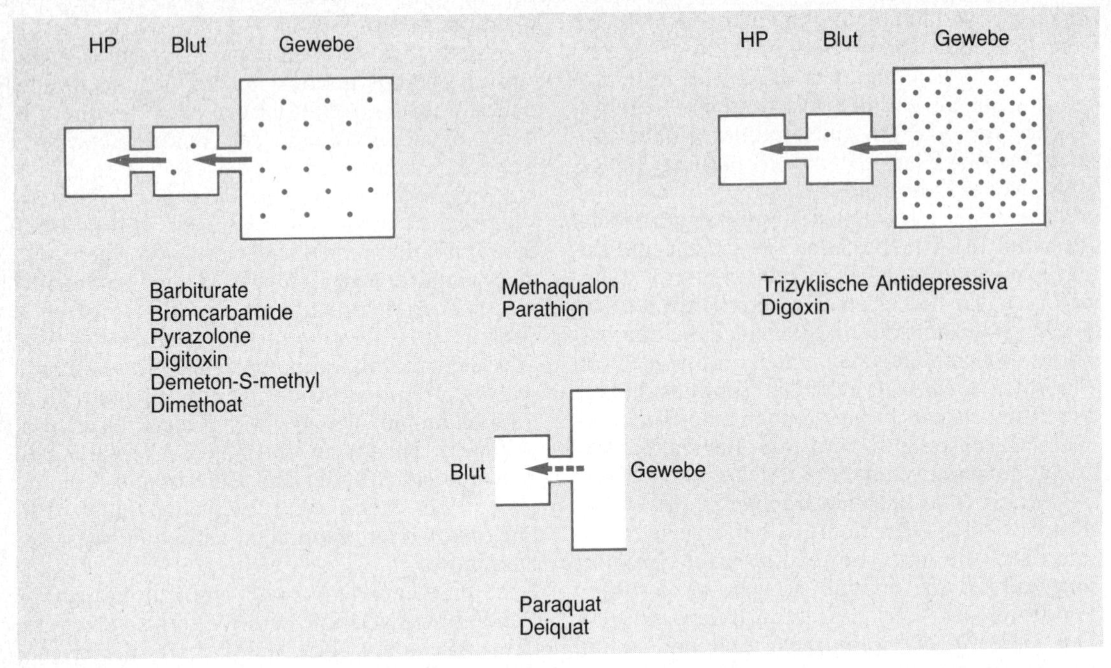


Abb. **1** Einfluß von Giftverteilung und Giftfixation auf die Effektivität der Hämoperfusion (HP) (nach Okonek)

toxikation nützt dem Patienten aber nicht, da die eigentliche Giftwirkung auf der Gewebekonzentration beruht (z. B. Digoxin). Eine besondere Situation liegt bei den Herbiziden Paraquat und Deiquat vor, die zwar eine gleichmäßige Verteilung aufweisen, nach Ablauf von 24–48 Stunden aber einer festen, nicht mehr mobilisierbaren Bindung an Gewebestrukturen unterliegen. Hier ist die Hämoperfusion also nur in der Frühphase der Vergiftung wirksam und wegen der extrem hohen Giftigkeit der Substanzgruppe auch absolut indiziert.

Sonst setzt die Indikationsstellung zur extrakorporalen Detoxikation ein schweres klinisches Erscheinungsbild (Stadium 4 bei Schlafmittelintoxikationen), eine fortschreitende Verschlechterung trotz optimaler Therapie oder einen primär sehr hohen Giftspiegel im Blut voraus. Da die Hämoperfusion einen Thrombozytenabfall bis zu 50% verursachen kann und eine Antikoagulation des Patienten mit Heparin voraussetzt, liegen Kontraindikationen gegenüber der Hämoperfusion bei schweren Störungen der Hämostase (z. B. Verbrauchskoagulopathie) und bei sonstigen Gegenanzeigen gegenüber Antikoagulantien vor.

Die (maschinelle) *Hyperventilation* ist eine selten angewandte Methode der Elimination von Giftstoffen, die im wesentlichen exhaliert werden (chlorierte Kohlenwasserstoffe, insbesondere Trichloräthylen und Chloroform). Da Atemminutenvolumina von über 20 l/min anzustreben sind, muß zur Verhütung einer respiratorischen Alkalose der Atemluft $CO_2$ beigemischt werden.

**Antidote**

1. *Atropinum sulfuricum*
   Indikation: Organophosphate (funktioneller Antagonist).
   Dosierung: sofort 2–10 mg i. v.; Fortf. der Therapie in Abhängigkeit des Erfolges, d. h. Dosisreduzierung bei Aufhören der Salivation. Tagesdosis kann 100 mg übersteigen.

2. *Berliner Blau* (Eisen [III]-hexacyanoferrat [II]
   Antidotum Thallii Heyl)
   Indikation: Tl, Cs, (Komplexbildung).
   Dosierung: oral 3 g sofort, Wiederholung über Tage.

3. *$CaNa_2$-EDTA* (Calciumedetat-Heyl)
   Indikation: Co, Cu, Cr, Pb, Zn, (Hg) (Chelatbildung).
   Dosierung: s. Packungsprospekt, Höchstdosis beachten.

4. *Deferoxamine* (Desferal)
   Indikation: Eisenintoxikation (Chelatbildung).
   Dosierung: bei oraler Vergiftung Inhalt von 10–20 Flaschen nach Magenspülung instillieren, anschließend ca. 1–2 Flaschen zu 500 mg langsam als Infusion i. v.

5. *Dimercaprol* (Sulfactin)
Indikation: Chelatbildung mit As, Bi, Cu, Hg, Ni, Pb nur zusätzlich und nach $CaNa_2$-EDTA.
Dosierung: 2,5 mg/KG Einzeldosis, bis 6 × 24 Std. in den ersten beiden Tagen, dann Dosisverringerung.

6. *DMAP* (4-Dimethylaminophenol-HCl)
Indikation: Blausäureintoxikation, zur Induktion von Met-Hb. Anschließend Injektion von Natriumthiosulfat (zur Bildung von Rhodanid erforderlich).
Dosierung: 250 mg (1 Amp.) i.v./i.m.

7. *Levallorphan* (Lorfan)
Indikation: Morphinvergiftung (kompetitiver Antagonist).
Dosierung: nur bei gesicherter Intoxikation 1–2 Amp. i.v.

8. *Naloxon* (Narcanti)
Indikation: Aufhebung der Atemdepression nach allen Opioiden, wirksam auch bei Atemdepression anderer Genese (kompetitiver Antagonist).
Dosierung: ½–2 Amp. i.v. (0,2–0,8 mg).

9. *Obidoxim* (Toxogonin)
Indikation: Organophosphate (E 605), Reaktivierung der blockierten Cholinesterase. Nicht bei Carbamaten.

10. *Physostigminsalicylat* (Physostigminsalicylat Köhler, Antilirium [funktioneller Antagonist])
Indikation: anticholinerge Krise, z.B. Atropin-Erregung, -Krämpfe. Nicht geeignet für kardiale Zeichen der Intoxikation, nicht geeignet für Psychopharmaka, geringe Wirkung bei Antihistaminikaintoxikation (Diphenhydramin).
Dosierung: ½–1 Amp. i.v.

11. *Polyäthylenglykol* (Roticlean E, Lutrol)
Indikation: Lösemittel für organische (und anorganische) Chemikalien (Komplexbildung, Esterbildung usw.), z.B. Phenol.
Dosierung: Hautreinigung mit reichlich Glykol; orale Anwendung erscheint möglich.

# Spezielle Vergiftungen

## Arzneimittel

### Hypnotika

#### Barbiturate

##### Klinik

Führendes Symptom ist die Störung der Bewußtseinslage, die nach Stadien quantifiziert wird. Toxische Dosen führen zu einer Magen-Darm-Atonie mit Resorptionsverzögerung. Die Pharmakokinetik ist bei den verschiedenen Barbituraten sehr unterschiedlich, manche werden überwiegend metabolisiert (z.B. Hexobarbital), andere unverändert ausgeschieden (z.B. Barbital). Hohe Dosen führen zu zentraler Atemlähmung, Lähmung des Kreislaufzentrums und der Gefäßperipherie und zur Verminderung der Kontraktilität des Herzens.

##### Therapie

Sorgfältige Giftelimination vor der Resorption ohne Rücksicht auf eine Zeitgrenze, intensive unspezifische Basistherapie und die Verfahren der Giftelimination nach der Resorption sind entscheidend. Eine frühzeitige Beatmung mit PEEP ist empfehlenswert. Die forcierte Diurese wird zur Verbesserung der Giftelimination mit einer Alkalisierung verbunden. Bei einem Vergiftungsstadium 4, einer intermittierenden Null-Linie im EEG und hohen Barbituratkonzentrationen im Serum ist die extrakorporale Detoxikation am besten mit Hämoperfusion angezeigt.

#### Bromcarbamide

##### Klinik

Die Muskeldehnungsreflexe werden bei Bromcarbamidintoxikationen nicht entsprechend dem Schweregrad der Bewußtseinsstörung abgeschwächt, man trifft hingegen oft eine Tetraspastik an sowie auffallende Reflexdifferenzen, Anisokorie und Bulbusdivergenzen. Die Stadieneinteilung nach Matthew und Lawson ist daher empfehlenswert. Das EEG kann sehr charakteristisch sein. Mengen ab 10 g neigen zur Verklumpung im Magen mit Lähmung der Peristaltik und protrahierter Resorption. Die Diagnose ist mit einer Abdomenübersichtsaufnahme durch Nachweis schattengebenden Tablettenmaterials zu sichern. Negativ inotrope Einflüsse auf das Herz und Rhythmusstörungen sind beschrieben. Besonders charakteristisch ist das Auftreten einer Schocklunge. Gelegentlich wurde eine disseminierte intravasale Gerinnung mit Ausbildung einer Verbrauchskoagulopathie beobachtet.

#### Therapie

Besonders wichtig ist die ausgiebige Magenentleerung ohne Beachtung einer Zeitgrenze, am besten mit dem Spülgastroskop. Eine frühzeitige oder prophylaktische Beatmung mit PEEP bessert die Prognose der Schocklunge. Eine Heparinprophylaxe ist ratsam. Der Effekt einer forcierten Diurese ist wegen der relativ schlechten Wasserlöslichkeit der Bromcarbamide gering. Bei schweren Vergiftungsbildern (Stadium 4) ist die Giftelimination durch Hämoperfusion indiziert.

### Methaqualon

#### Klinik

Neigung zu gesteigerten Reflexen oder Krampfanfällen trotz tiefer Bewußtlosigkeit sowie eine respiratorische Insuffizienz durch Ausbildung einer Flüssigkeitslunge charakterisieren eine schwere Vergiftung.

#### Therapie

Auf eine forcierte Diurese sollte man wegen der Neigung zu Flüssigkeitsansammlungen in der Lunge verzichten. Die extrakorporale Giftelimination ist wegen stärkerer Anreicherung der Substanz im Gewebe nur mäßig wirksam.

### Gluthetimid

#### Klinik

Schon in einer frühen Phase der Intoxikation erweiterte und oft entrundete Pupillen sowie erhaltene Muskeldehnungsreflexe trotz hochgradiger Intoxikation sind auffällig.

#### Therapie

Die forcierte Diurese ist nicht erfolgversprechend, die Hämoperfusion kommt bei schweren Vergiftungsbildern in Betracht.

### Diäthylpentenamid

#### Klinik

Die schwere Vergiftung ähnelt der Methaqualonintoxikation mit Neigung zu Hyperreflexie und Krämpfen. Der Umschlag zu einem schweren Vergiftungsbild liegt bei einer Serumkonzentration von 6 mg %.

#### Therapie

Entscheidend ist die ausgiebige Magenentleerung. Die forcierte Diurese ist nicht effektiv, da nur geringe Mengen der Substanz unmetabolisiert über die Niere ausgeschieden werden. Bei schweren Vergiftungen ist die Hämoperfusion der Hämodialyse überlegen.

### Diphenhydramin

#### Klinik

Diphenhydramin ist ein Antihistaminikum mit stark sedierender Wirkung und anticholinerger Wirkungskomponente. Die Symptomatik nach Einnahme hoher Dosen ist uneinheitlich, es werden sowohl psychotische Verläufe mit Erregungszuständen und Delirien als auch Koma mit Atemlähmung beobachtet.

#### Therapie

Schwere Verläufe sind offenbar selten. Bei ausgeprägten zentralen Symptomen Versuch mit Physostigminsalizylat. Eine extrakorporale Detoxikation ist möglich.

## Psychopharmaka

### Tranquillantien

#### Klinik

Vergiftungen mit Benzodiazepinen, Carbaminsäure-Derivaten (Meprobamat) und Chlordiazepoxid verlaufen selten schwer. Nur in Verbindung mit Alkohol und im hohen Alter kommen ausgeprägtere Atemdepressionen vor. Benzodiazepine weisen eine hohe Eiweißbindung auf.

#### Therapie

Die Magenentleerung ist auch nach einem längeren Intervall noch sinnvoll. Die forcierte Diurese ist wirkungslos, die Methoden der extrakorporalen Detoxikation sind immer entbehrlich, da nur ~ 1% der im Körper befindlichen Mengen entfernt werden kann.

### Neuroleptika (Phenothiazine, Thioxanthen, Butyrophenone)

#### Klinik

Phenothiazine führen bei leichten Intoxikationen zu extrapyramidal-motorischen Störungen (Tortikollis, Parkinsonismus), bei hohen Dosen zu Bewußtlosigkeit und Krämpfen. Die Kardiotoxizität der Substanz wird an EKG-Veränderungen, Rhythmusstörungen und negativer Inotropie deutlich. Toxische Dosen erzeugen eine Magen-Darm-Atonie.

#### Therapie

Die extrapyramidale Symptomatik der leichten Intoxikation spricht gut auf Biperiden an. Krämpfe werden mit Barbituraten beherrscht. Wegen der Neigung zu Rhythmusstörungen ist bei Hypotonie und Schock die Verwendung von Katecholaminen nicht unbedenklich. Da forcierte Diurese und Hämodialyse ineffektiv, Hämoperfusion nur mäßig wirksam sind, muß eine intensive und wegen des enterohepatischen Kreislaufes der Substanz wiederholte Magenspülung durchgeführt werden.

### Tri- und tetrazyklische Antidepressiva

#### Klinik

Trizyklische Antidepressiva haben ausgeprägte sedierende und anticholinerge Wirkungen. Die atropinähnliche Parasympathikolyse führt bei hohen Dosen zu einer Hemmung der Peristaltik mit verzögerter Resorption. Die Eiweißbindung und die Anreicherung im Gewebe sind stark ausgeprägt. Schwere Vergiftungen sind durch das Umschlagen von agitierten und deliranten Zustandsbildern in Bewußtseinsstörungen mit Atemdepression charakterisiert. Es imponieren Zeichen der Parasympathikolyse (Mydriasis, Mundtrockenheit, Halluzinationen) und kardiovaskuläre Erscheinungen (negative Inotropie, Repolarisationsstörungen im EKG, tachykarde und bradykarde Rhythmusstörungen, Hypotonie).

#### Therapie

Da forcierte Diurese und Hämodialyse wirkungslos sind und wegen der starken Gewebeanreicherung auch die Hämoperfusion ohne Effekt bleibt, ist die sorgfältige Magen- und Darmentleerung besonders wichtig. Physostigminsalizylat sollte nicht mehr angewendet werden. Auf Katecholamine und Herzglykoside sollte verzichtet werden. Gelegentlich ist eine temporäre Schrittmacherbehandlung angezeigt.

## Halluzinogene, Suchtmittel

### Haschisch

#### Klinik

Der psychotrope Wirkstoff der aus Cannabis sativa L gewonnenen Drogen Haschisch und Marihuana ist das δ-1-Tetrahydrocannabinol. Aufnahme als (Zigaretten-)Rauch, Joint, Harzzubereitung oral-nasal. Übliche Zeichen der Intoxikation sind Verwirrtheit, paranoide Ideenflucht (Depersonalisierung, akustische Halluzinationen); nach hohen Dosen, besonders nach i.v. Gabe Rigor, Tremor, Blutdruckabfall, Erbrechen und Diarrhö. Spätwirkungen sind Ataxie, Stupor und Koma.

#### Therapie

Naloxon-Injektion, aber Fortführung der Überwachung. Entzugssyndrom beobachten. Therapie ist Aufgabe des Psychiaters. Symptomatische Kreislauftherapie.

### Lysergsäurediäthylamid (LSD)

#### Klinik

Rasche Resorption nach oraler Aufnahme oder Injektion. Wirkung auf Verhaltensweise ähnlich wie Cannabis, Psylocybin und Mescalin als Halluzinogen (Rauschpsychose). Blutdruckanstieg und dann Abfall mit Kreislaufkollaps. Temperaturanstieg, Mydriasis, Tachykardie. Störung des Zeitgefühls. Suizidtendenz auf dem Höhepunkt der Rauschpsychose und in der Entwöhnungsphase.

#### Therapie

Symptomatisch; Naloxon-Wirkung im Koma möglich, sonst unsicher. Intensivüberwachung, Sedierung, hier auch mit Phenobarbital und nicht nur mit Diazepam.

### Methadon, Heroin, Morphin und Derivate, Kokain

#### Klinik

Nur graduelle Unterschiede zu den vorgenannten Stoffen. Bei Morphin: Miosis, zentrale Atemlähmung, Anurie. Koma nach Kokain; Kokainschock: Tachykardie, Tremor, Vergiftung ähnelt eher einer Pervitinüberdosierung oder dem Bild von AN 1-Überdosierung. Sehr selten auch Bild der atropinähnlichen Intoxikation.

#### Therapie

Bei Atemdepression Naloxon, keine anderen Atemanaleptika. Im übrigen symptomatische Therapie. Bei allen Stoffen ausgeprägte Entzugssymptomatik mit Suizidtendenzen, Psychiater zuziehen.

### Schnüffelstoffe

Als sniffing oder Schnüffeln wird das Inhalieren von verdampfenden organischen Lösemitteln, Kältemitteln (Freon – Frigen), Farbverdünnern oder Plastikklebern bezeichnet. Die Inhalation der gasförmigen Lösemittel verursacht einen leichten narkotischen Rauschzustand. Da zur Konzentrationserhöhung vielfach die Inhalation aus einer Plastiktüte vorgenommen wird, kann es zu exzessiver Überdosierung kommen. Neben narkotischer Wirkung vor allem Beeinflussung des Herzens mit der Gefahr des letal ausgehenden Kammerflimmerns.

#### Therapie

Symptomatisch. Keine Kreislaufanaleptika.

## Weckmittel (Psychotonika, Stimulantien)

### Klinik

Als Stimulantien und anregende Substanzen wird eine Vielzahl von Pervitin-Derivaten benutzt, z. T. auch nur Ephedrin-Abkömmlinge, die sonst als Appetitzügler zur Verwendung kommen. Bekannteste Präparate »in der Szene« sind z. B. AN 1 (Amphetaminil), Pervitin (Metamphetamin), Rosimon-Neu (Morazon). Hauptwirkung erethischer Zustand mit Tachykardie und auch Blutdrucksteigerung bei Tachykardie. Keine Atemdepression, auch nicht nach sehr hohen Dosen.

### Therapie

Bremsung der Tachykardie durch $\beta$-Blocker, auch i. v. Im übrigen Sedierung durch Diazepam. Entzugssyndrom: Psychiater.

## Alkohol

### Klinik

Alkohol, bei Suizidpatienten zusammen mit Hypnotika, ist die häufigste Ursache für Intoxikationen. Vom Rauschzustand, etwa ab 1‰, bis zur lebensbedrohlichen Situation (ab 3‰) finden sich neben den üblichen Zeichen des Persönlichkeitsabbaus über unkontrollierte psychomotorische Handlungen bis zum Schock und Koma alle Stadien der Vergiftung. Bei akuter Intoxikation treten u. a. Hypokalämie und Hypoglykämie auf. Die Kombination von Alkohol und Hypnotika führt zu einer erheblichen Potenzierung der toxischen Wirkung der Hypnotika oder Psychopharmaka, so sind z. B. geringe Mengen von Methyprylon und Alkohol, jedes allein genossen, harmlos, zusammen in Lösung führen sie bereits innerhalb weniger Minuten zum schwersten Kollaps und zur Narkose.

### Therapie

Bei wachen Patienten keine Therapie erforderlich. Im exzessiven Rausch Apomorphin i. m., zusätzlich und zugleich mit Novadral i. m.
Komatöse Alkoholiker: unspezifische Therapie mit Kreislaufauffüllung, Glucose, Kortikoide. Naloxon hat keinen Einfluß auf Komatiefe und -dauer, Wirkung sehr unsicher. Clomethiazol (Distraneurin) darf nicht bei akuter Alkoholintoxikation angewendet werden: Gefahr der Atemlähmung. Clomethiazol ist nützlich im Entzugsdelir: In der ersten Phase der intravenösen Infusion nur unter den Bedingungen der intensiven Überwachung (Sitzwache); bei Übergang auf orale Therapie sehr rascher Abbau der Dosis, da Suchtgefahr.

## Methylalkohol

Methylalkohol, »Holzgeist«, wird nur technisch verwendet, ist aber in der BRD nicht im Brennspiritus enthalten. Die narkotische Wirkung ist geringer als beim Äthanol, die Giftwirkung durch den Abbau zu Formaldehyd und Ameisensäure sehr viel größer. Klinisch stehen Erblindung und Polyneuropathie im Vordergrund.

### Therapie

Äthanol zur kompetitiven Hemmung des Methanolabbaues. Sonst symptomatische Therapie.
*Isopropylalkohol,* Isopropanol, wird als Lösemittel für ätherische Öle und alkoholische Duft- und Putzmittel verwendet. Toxizität deutlich geringer als beim Äthylalkohol. Therapie symptomatisch. Keine Folgeerkrankungen.

# Analgetika

## Salizylate

### Klinik

Salizylate werden rasch und gut resorbiert, die Verteilung zwischen Blut und Gewebe ist gleichmäßig, die Ausscheidung der unveränderten Substanz im Urin ist vom Urin-pH abhängig. Leichte Vergiftungen (Serumkonzentration 200–400 mg/l) sind charakterisiert durch Übelkeit, Erbrechen, Verwirrtheit, Schwindel, Tachykardie. Schwere Vergiftungen (> 400 mg/l) zeigen eine respiratorische Alkalose, die durch Lactatanstieg in eine metabolische Azidose umschlägt. Das Ausmaß der Azidose gilt als Gradmesser der Schwere der Vergiftung. Erst präfinal treten Bewußtseinsstörung und Koma ein, meist verbunden mit Oligurie/Anurie.

### Therapie

Die Höhe des Serumspiegels dient der Prognose und damit der Wahl der angemessenen Therapie. Ausgiebige Magen-Darm-Entleerung, Ausgleich der Störung des Säure-Basen- und Elektrolythaushalts sowie forcierte Diurese unter Alkalizusatz sind für leichte und mittelschwere Intoxikationen ausreichend. Bei schweren Vergiftungen sind Hämodialyse und Hämoperfusion der forcierten Diurese an Effektivität überlegen.

## Paracetamol

### Klinik

Leichte Vergiftungen ähneln einer leichten Salizylatintoxikation. Nach extrem hoher Dosis (ab 7–15 g) kommt es nach einem charakteristischen Intervall von 24–48 Stunden zu einer dosisabhängigen Leberschädigung mit oft tödlichem Ausgang. Die Pathogenese dieser Schädigung beruht auf der Entstehung eines sehr aktiven Metaboliten in der Leberzelle in Konkurrenz zu der durch Glukuronierung und Sulfatierung erfolgenden

Entgiftung. Dieser Metabolit bindet Gluthation und führt über die Gluthationverarmung zur Leberzellnekrose.

Therapie

Über ausgiebige Giftelimination durch Magenspülung hinaus haben die Verfahren der Detoxikation nach der Resorption (forcierte Diurese, Hämodialyse, Hämoperfusion) keinen signifikanten Effekt. Das wirksamste Mittel ist die möglichst frühzeitige parenterale Anwendung von N-Acetylcystein (Fluimucil). Bis 8 Stunden nach der Giftaufnahme kann man durch diese Behandlung einen sicheren Schutz vor der drohenden Leberschädigung erwarten, 8–15 Stunden nach der Vergiftung ist der Schutz nur noch relativ, 15–24 Stunden nach der Giftzufuhr besteht nur noch eine relative Indikation zu dieser Therapie. Alternativ oral Methionin 6–10 g/24 Std.

## Herzglykoside

Klinik

An Häufigkeit überwiegen Vergiftungen mit (substituierten) *Digoxin*-Derivaten über Vergiftungen mit *Digitoxin*. Die klinische Symptomatik beider Vergiftungen ist gleich, die Pharmakokinetik dagegen unterschiedlich. Im Vordergrund des klinischen Bildes stehen Übelkeit, Erbrechen, zentralnervöse Störungen und vor allem lebensbedrohliche Herzrhythmusstörungen. Besonders charakteristisch ist der rasche Wechsel tachykarder (Extrasystolen, Kammertachykardie, Kammerflattern und -flimmern) und bradykarder (AV-Überleitungsstörungen, Asystolien) Rhythmusstörungen. Digoxin hat eine Eiweißbindung von 30% und weist eine extrem starke Anreicherung im Gewebe auf. Die Plasmahalbwertszeit ist bei toxischen Dosen auf 24–10 Stunden verkürzt. Digitoxin hat eine Eiweißbindung von 97%, zeigt eine Gleichverteilung zwischen Blut und Gewebe, wird zu 90% in der Leber metabolisiert und unterliegt einem enterohepatischen Kreislauf. Die Plasmahalbwertszeit beträgt eine Woche.

Therapie

Wichtigste Maßnahme schon bei Verdacht auf Einnahme einer toxischen Menge Digoxin oder Digitoxin ist das Legen einer temporären Schrittmachersonde. Man sollte nicht erst das Eintreten einer malignen Rhythmusstörung abwarten, da die Schrittmacherapplikation dann wesentlich gefährlicher ist. Medikamentöse Versuche mit Diphenylhydantoin oder Atropin treten hinter der Elektrotherapie zurück. Die Eliminierung von Digoxin ist weder durch forcierte Diurese noch durch Hämodialyse oder Hämoperfusion zu steigern. Eine Behandlung mit Digoxinantikörpern ist in der Erprobung. Dagegen ist bei der Digitoxinvergiftung eine Verminderung des Körperbestandes durch mehrfache Hämoperfusion zu erzielen. Unterstützt wird diese Maßnahme durch Unterbrechung des enterohepatischen Kreislaufs mit oraler Gabe von Cholestyramin oder Aktivkohle.

## Organische Lösemittel

Klinik

Eine Fülle von Verbindungen zur chemischen Reinigung (Perchloräthylen), Fleckenentfernung und Parkettreinigung (Tetrachlorkohlenstoff, Trichloräthan), Farbverdünner (Nitroverdünner), Pinselreiniger, Trockenreiniger (Chlorbenzol), Treibgase (Fluorkohlenwasserstoffe, Freon und Frigen), Kältemittel (Freon, großtechnisch auch Methylchlorid) und Feuerlöscher (Methylbromid) sind die Hauptvertreter dieser Gruppe. Fast alle können über die intakte Haut resorbiert werden, wirken als Inhalationstoxin und bei versehentlicher oraler Aufnahme nach Resorption als Leberzellgift, Narkotikum mit sehr niedriger Krampfschwelle und haben als weitere Wirkungen aufzuweisen Herzrhythmusstörungen, als Folge der Exkretionsschäden auch tubuläre Niereninsuffizienz und nach Exhalation Lungenödem und toxische Alveolärschäden (Pneumonitis).

Therapie

Bei einer Inhalationsintoxikation Behandlung mit den üblichen Mitteln der Intensivtherapie: Sauerstoff, Beatmung, Cortison als Aerosol und systemisch. Keinerlei Sympathikomimetika wegen der Gefahr des Kammerflimmerns, keine Weckamine. Behandlung der Hautschädigung mit Seife, Paraffin, Lutrol oder Roticlean. Nach oraler Aufnahme: Paraffin 200 ml, Kohle. Keine Magenspülung, kein Erbrechen (Aspirationspneumonitis). Keine pflanzlichen Öle zum Abführen. Für Darmentleerung sorgen, da die Kohlebindung der Kohlenwasserstoffe reversibel ist. Die Behandlung der Nieren-Leber-Schädigung mit symptomatischer Therapie. Günstiger Effekt der Hämoperfusion auch im Hinblick auf Abbauprodukte.

# Chemikalien

## Säuren und Laugen

Klinik

Intoxikationen mit Säuren sind wesentlich häufiger als mit Laugen. Das klinische Bild ähnelt sich weitgehend. Je nach Dosis kommt es zu oberflächlichen Verätzungen oder ausgedehnten Nekrosebildungen im oberen Gastrointestinaltrakt von der Mundhöhle bis zur Pylorusregion. Der Unterschied von Koagulationsnekrose (Säure) und Kolliquationsnekrose (Lauge) ist klinisch nicht bedeutungsvoll. Es besteht die Gefahr einer

Perforation mit Ausbildung einer Mediastinitis oder Peritonitis mit hoher Letalität. Aspiration führt zur Pneumonitis mit der Gefahr des akuten Lungenversagens (Schocklunge). Systemische Folgen beruhen auf toxischen Einflüssen des nekrotischen Gewebsmaterials. Es finden sich gleichermaßen bei schweren Säure- und Laugenverätzungen eine metabolische (Lactat-)Azidose, Schock, Nierenversagen und Verbrauchskoagulopathie. Lediglich eine Hämolyse wird nur bei der Säurevergiftung beobachtet. Nach Abstoßung der Nekrosen kommt es ab der 3. Krankheitswoche zur Narbenbildung mit Strikturen.

### Therapie

Das Auslösen von Erbrechen ist kontraindiziert. Als Notfallmaßnahme läßt man 1–2 l indifferente Flüssigkeit trinken. Bei Säureverätzungen kann Milch oder ein flüssiges Antazidum (z. B. Maalox-an-Suspension), bei Laugen verdünnter Zitronensaft gegeben werden. Die Frage, ob in der akuten Phase der Verätzung eine Magenspülung eher schadet oder nützt, ist bisher nicht sicher entschieden. Der Furcht vor einer Perforation steht die Hoffnung gegenüber, daß in Grenzfällen der Spüleffekt eine Perforation eher verhütet, welche in schweren Fällen ohnehin nicht zu vermeiden ist. Es wurde empfohlen, sich nach Verätzungsspuren im Munde zu richten und bei nachweisbaren Nekrosen auf eine Spülung zu verzichten. Demgegenüber muß aber betont werden, daß das Ausmaß von Verätzungsspuren im Mund keineswegs repräsentativ für Schädigungen tiefergelegener Abschnitte des Intestinaltrakts ist.
Bei schweren Verätzungen im Pharynx ist auch ohne Vorliegen eines Glottisödems die primäre Tracheotomie indiziert. In der Anfangsphase stehen die Schockbehandlung und die analgetische Therapie mit Morphinen im Vordergrund. Eine Steigerung der Diurese und Ausgleich der Azidose sowie eine prophylaktische Heparinisierung sind zu empfehlen. Nach Abklingen der akuten Perforationsgefahr nach 4–6 Tagen gibt eine verzögerte Notfallgastroskopie Auskunft über das Ausmaß der Schädigung. Bei deutlichen Verätzungsspuren im Ösophagus wird zum Offenhalten des Lumens eine Magensonde eingeführt und eine Steroidbehandlung von 4–6 Wochen Dauer eingeleitet. Bei Magenperforationen mit Peritonitis in der akuten Phase sowie bei Pylorusstenosen in der postakuten Phase ist die chirurgische Therapie indiziert. Ösophagusstrikturen erfordern eine oft jahrelange Bougierungsbehandlung.

## Gase

### Klinik

Wir unterscheiden erstickend oder narkotisch wirkende Gase und Reizgase.
*Erstickend oder narkotisch wirkende Gase* wirken über Hemmung des Sauerstofftransportes (CO) und/oder der Sauerstoffutilisation im Gewebe (CN) als typische Inhalationsnarkotika mit ZNS-Depression oder aber als Hämolysegift mit anticholinesterase-ähnlicher Wirkung auf das ZNS (Phosphorwasserstoff).
*Reizgase* wie Chloracetophenon (Tränengas), Nitrosegase, Chlor und Phosgen führen über eine indirekte Schädigung des Bronchial-Alveolar-Systems zur Exsudation, Irritation und zum toxischen Lungenödem mit Diffusionsstörung und daraus resultierender Hypoxie. Im Gegensatz zur Gruppe der primär erstickend wirkenden Gifte kann hier in Abhängigkeit von der Konzentration die kritische Phase des toxischen Lungenödems nach einem freien Intervall bis zu 24 Stunden später auftreten.

### Therapie

Bei den heute selten gewordenen CO-Vergiftungen (Erdgas ist CO-frei, CO wird aber bei unvollständiger Verbrennung gebildet) besteht die Therapie in der Inhalation von $O_2$ über Maske oder als sogenanntem hyperbarem Sauerstoff in der Überdruckkammer. Eine pharmakologische Therapie der CO-Vergiftung gibt es nicht.
*Brunnengase,* Grubengase enthalten Kohlenwasserstoffe mit fehlendem Anteil von $O_2$, daher Narkose und Erstickung. Behandlung mit $O_2$ und Beatmung. Auf Sicherung des Retters achten.
*Blausäure* führt zu sofortiger Bewußtlosigkeit mit oder ohne Krämpfe bei auffällig rosiger Hautfarbe. Alkalizyanide (KCN): Nach längerer Latenz Tod durch Atemlähmung, abhängig vom Säuregehalt des Magens, der erst zur HCN-Bildung führen muß. Die Therapie der Blausäureintoxikation ist auch heute noch sehr fragwürdig. Bei jeder schweren Vergiftung kommt jegliche Art der Therapie zu spät. Nur nach leichter Intoxikation, z. B. Inhalation von Rauchgasen bei Kunststoffbränden (Kopfschmerz, Schwindel, Tachykardie, Bewußtlosigkeit mit erhaltenen Reflexen), wird zur Umwandlung des Zyan-Hb ein Met-Hb-Bildner injiziert oder inhaliert (4-DMAP, Natriumnitrit, Amylnitrit) und das gebildete reversible Met-Hb durch Thiosulfat wieder aktiviert. Die Behandlung der Reizgasvergiftung ist bereits im Abschnitt Lungenödem skizziert.

# Pflanzenschutzmittel

## Alkylphosphate

### Klinik

Phosphororganische Insektizide (z. B. E 605 forte, Metasystox) rufen eine irreversible Hemmung der unspezifischen Serumcholinesterasen und der spezifischen Acetylcholinesterase im Gewebe hervor. Der Abfall der Serumcholinesterasen dient lediglich als Indikator der Vergiftung, die Hemmung der Acetylcholinesterase im Gewebe führt zu einer endogenen Akkumulierung von Acetylcholin, die für das klinische Bild weitgehend verantwortlich ist. Das Acetylcholin übt folgende toxische Effekte aus:

1. *Muskarinartige Wirkung* an den parasympathischen Rezeptoren der glatten Muskulatur und der Drüsen (Miosis, Speichelfluß, exzessive Bronchialsekretion mit Ausbildung eines Pseudolungenödems, Bronchokonstriktion, Erbrechen, Diarrhö).
2. *Nikotinartige Wirkung* an den sympathischen und parasympathischen Ganglien und der motorischen Endplatte (Ausschüttung von Adrenalin und Noradrenalin meist überdeckt von der parasympathischen Stimulation, am Herzen aber kenntlich an überwiegend tachykarden Rhythmusstörungen und Hypertonie. Erregung, später Lähmung der quergestreiften Muskulatur mit peripherer Atemlähmung).
3. *Wirkung auf cholinerge Synapsen im ZNS* (Bewußtseinstrübung, zentrale Atemlähmung, charakteristisches EEG).

Außer den Wirkungen über die Akkumulierung von Acetylcholin üben die Alkylphosphate auch direkt toxische Einflüsse aus. Der negativ inotrope Einfluß auf das Herz mit Ausbildung eines kardiogenen Schocks ist davon der wichtigste.
Die Diagnose wird aus der charakteristischen Symptomatik und der Minderung der Cholinesteraseaktivität im Serum (Merckognost Cholinesterase) gestellt, wobei schwerere Intoxikationen eine Reduktion der Fermentaktivität auf 0–20% des Normalen aufweisen. An die Möglichkeit einer perkutanen Intoxikation ist zu denken.

### Therapie

Wichtigste therapeutische Maßnahme bei schweren Vergiftungen ist die sofortige Intubation und Beatmung unter Beachtung des Selbstschutzes. Die Beatmung soll einsetzen, wenn der Patient sie toleriert, und muß bei schweren Intoxikationen gelegentlich über Wochen fortgesetzt werden. Dann ist meist eine sekundäre Tracheotomie erforderlich.
Als symptomatisches Antidot gegen die muskarinartigen Acetylcholinwirkungen dient das *Atropin*, das nach Wirkung dosiert wird. Als Kriterien haben sich das Ausmaß der Salivation und die Menge abgesaugten Bronchialsekrets bewährt. Die Pupillensymptomatik ist gerade bei schweren Intoxikationen wegen der sich ausbildenden metabolischen Azidose unzuverlässig. Initial werden etwa 2–3 mg Atropin alle 15 Minuten i.v. injiziert, anschließend einige Tage lang 2–4 mg/Stunde. Es sind ohne besondere Vorteile auch wesentlich höhere Atropindosen gegeben worden. Die nikotinartigen (periphere Atemlähmung) und zentralnervösen (zentrale Atemlähmung) Acetylcholinwirkungen werden durch Atropin nicht beeinflußt.
Das Antidot *Obidoxim* (Toxogonin) soll durch Reaktivierung der vergifteten Acetylcholinesterase kausal in den Vergiftungsprozeß eingreifen. Es hat sich aber gezeigt, daß gerade bei schweren Vergiftungen ein erkennbarer therapeutischer Effekt nicht zu erzielen ist. Darüber hinaus ist Obidoxim bei einigen Alkylphosphaten (z. B. Dimethoat, Malathion) kontraindiziert und wegen der »Alterung« der Phosphorsäure-Enzym-Verbindung auch bei den übrigen Alkylphosphaten nur innerhalb der ersten 24 Stunden wirksam. Da die Verbindung Phosphorsäure-Obidoxim ebenfalls toxisch ist, darf Obidoxim nicht nach Wirkung dosiert werden. Bei Erwachsenen ist eine einmalige Gabe von 250 mg empfehlenswert.
Wegen der begrenzten Möglichkeiten der Antidottherapie kommt den Maßnahmen der Giftelimination vor und nach der Resorption entscheidende Bedeutung zu. Wiederholte ausgiebige Magenspülungen mit Kohleinstillation in 6stündigen Abständen und eine sorgfältige Darmentleerung sind wirksame Maßnahmen. Unter den Methoden der Detoxikation nach der Resorption scheint nur die Hämoperfusion erfolgversprechend zu sein.

## Paraquat, Deiquat

### Klinik

Die Herbizide Paraquat und Deiquat weisen eine extrem hohe Toxizität auf. Eine perkutane Giftaufnahme ist nicht möglich. Nach oraler Aufnahme imponieren anfänglich Verätzungen im oberen Intestinaltrakt, dann kommt es im Anschluß an ein symptomarmes Intervall nach hohen Dosen zu einem foudroyanten Vergiftungsbild, das unter den Zeichen des kardiogenen Schocks zum Tode führt. Bei niedrigeren Dosen entsteht ein protrahierter Verlauf, häufig mit Ausbildung einer Niereninsuffizienz und einer aplastischen Anämie. Lediglich bei Paraquat kommt es nach etwa einer Woche zu einer progredienten, meist nicht beeinflußbaren und tödlich endenden Lungenfibrose. Als Ursache wird die Entstehung toxischer Peroxide im Lungengewebe angenommen.

Tabelle **2** Vergiftungen durch Pilze

| Latenzzeit, Pilztyp | Klinisches Bild | Therapie |
|---|---|---|
| **Vergiftung mit kurzer Latenz** (½–4 Std.) | | |
| mit gastrointestinaler Symptomatik (Kremplinge, Schwefelkopf, verdorbene Pilze) | Erbrechen, Brechdurchfall, Kollaps | vollständige Magen-Darm-Entleerung. Dann erst Kohle. Kreislaufmittel und Flüssigkeitsersatz nach Bedarf |
| mit Parasympathikuslähmung durch Pilzatropin (Pantherpilz, Amanita pantherina, unter Umständen Fliegenpilz) | nach anfänglicher Benommenheit psychomotorische Erregungszustände | Erbrechen auslösen (Apomorphin, Kohle, Abführmittel). Sedierung, symptomatisch, $\beta$-Blocker, Physostigminsalizylat |
| mit Parasympathikuserregung durch Muskarinvergiftung (Satanspilz, Hexenpilz, Faserkopf, Trichterling, Rißpilz, Fliegenpilz) | Sehstörungen, Miosis, Salivation, Schweißausbruch, Darmkrämpfe | Atropin symptomatisch. Kohle; Darmentleerung. |
| mit vegetativer Symptomatik, auch nach Alkoholgenuß (Falten- und Schopftintlinge) | Gesichtsrötung, Schwindel, Oppression | symptomatisch |
| **Vergiftung mit langer Latenz** (6–24 Std.) | | |
| Knollenblätterpilz (Amanita, Lorcheln, unter Umständen Täublinge) | akute Gastroenteritis, hepatorenales Syndrom | Hämoperfusion. Wirkung von Thiosulfat, Penicillin und Silymarin in hoher Dosierung noch umstritten |

Tabelle **3** Vergiftungen durch Pflanzen und Pflanzenteile

| Name deutsch/lat. | Wirkstoff in | Klinisches Bild | Therapie |
|---|---|---|---|
| Fingerhut Digitalis | Blätter, Samen | Übelkeit, Erbrechen, Kollaps, AV-Block-Störung, Farbsehen | Kohle; Cholestyramin; Schrittmacher; Hämoperfusion (D. anata) |
| Tollkirsche Atropa belladonna | Beeren (Blätter, Wurzel) | Erbrechen Mydriasis, trocken-heiße Haut, »Rausch« | $\beta$-Blocker, Physostigminsalizylat |
| Goldregen Laburnum anagyroides | Samen, Blüten | Übelkeit, Erbrechen, Mydriasis, Kollaps | Kohle, Erbrechen auslösen, Analeptika, symptomatisch |
| Herbstzeitlose Colchicum autumnale | Blüten, Samen | Gastroenteritis, Krämpfe | symptomatisch, Atropin |
| Eibe Taxus baccata | Fruchtkern, Nadeln (Decoct); Fruchtfleisch genießbar | Übelkeit, Krämpfe, Mydriasis, Atemlähmung | symptomatisch |
| Liguster Ligustrum vulgare | Früchte | leichte Gastroenteritis | symptomatisch |
| Herkuleskraut Heracleum mantegazianum | Blätter, Blütenstand | Urtikaria, Kollaps | Cortison, Antihistaminika |
| Tropische Blüten, Blätter, Früchte (auch Zierpflanzen) | alle Pflanzenteile, oft mit Widerhaken | Haut- und Schleimhautreizung, Gastroenteritis | symptomatisch, auch Lokalanästhetika |

Tabelle 4 Vergiftungen durch Schwermetalle

| Metall (Beispiel) | Klinik | Therapie |
|---|---|---|
| **Hg** | | |
| (Thermometer, Batterie) | Metall oral ungiftig | |
| anorganisch (Sublimat) | Gingivitis, Stomatitis. ZNS uncharakteristischer Abbau. Nephrose | Magenspülung, Eiereiweiß mit 5% Bicarbonat. Kohle. Dialyse* |
| organisch (Saatbeize) | Polyneuropathie, Tremor, Persönlichkeitsabbau | |
| **Fe** | | |
| (med. Eisenpräparate, Moosvernichter) | Salze z.T. mit starker Ätzwirkung auf Haut und Schleimhaut. Orale Eiseneinnahme bei Kindern: Koma, Schock | Erbrechen; Magenspülung mit 5% Bicarbonatlösung und Desferal, Desferal i.v. |
| **Pb** | | |
| anorganisch (Mennige, Bleiglasur) | Obstipation, Kolik; Polyneuropathie; Niereninsuffizienz | Magenspülung, Kohle. BAL ( + $CaNa_2EDTA$ + Penicillamin) |
| organisch (Tetraäthylblei) | Diarrhö > Obstipation. Halluzination, Koma | symptomatisch! kein Chelatbildner! |
| **Tl** | | |
| (Rattengift) | Bauchschmerz, Ileus, Obstipation langanhaltende Extremitätenschmerzen, schwere Polyneuropathie bis Atemlähmung, Haarausfall temporär | Magenspülung mit Jodidlösung 1%ig; Antidotum Thallii |

* Beseitigung von Quecksilberresten mit Mercurosorb Roth

Therapie

Einzig wirksam ist die Giftelimination vor und nach der Resorption. Ausgiebige Magenspülungen und Darmspülungen nach Hewitt unter Zusatz der Adsorbentien Fuller-Erde oder Bentonit (im Notfall kommt auch Gartenerde in Frage) sind dringend zu empfehlen. Forcierte Diurese und Hämodialyse haben sich als nicht ausreichend wirksam erwiesen. Eine gesteigerte Diurese ist aber wegen der drohenden Niereninsuffizienz sinnvoll. Die so früh wie möglich einsetzende »kontinuierliche Hämoperfusion« über 2–3 Wochen ist offenbar geeignet, durch Eliminierung auch von kleinsten Giftmengen aus dem strömenden Blut die Bindung von Paraquat im Lungengewebe und damit die progrediente Lungenfibrose zu verhindern.

# Pflanzen, Pflanzenteile, Pilze

Vergiftungen durch Pflanzenteile (Früchte, Blätter, Nadeln, Wurzeln) sind zwar toxikologisch hochinteressant, das ihnen entgegengebrachte Interesse ist aber erfreulicherweise wegen extrem geringer Toxizität nicht gerechtfertigt. Im Gegensatz zu den zahllosen technischen und damit auch im Haushalt und auch als Arzneimittel vorhandenen Giften ist die in Pflanzenteilen enthaltene Giftmenge mit wenigen Ausnahmen im Vergleich zur Ballastmenge zu gering, um Intoxikationen von hoher Gefährlichkeit zu erzeugen. Seltene Ausnahmen sind z.B. Verwechslung von Schlehen mit Tollkirschen und ein daraus hergestellter »Aufgesetzter« mit dem Bild der Atropin-Vergiftung und vor allem die Pilzintoxikationen. Diese Feststellung gilt auch für Vergiftungen von Kindern, die in der Laienpresse immer wieder als hochgefährlich hingestellt werden. Als »Faustregel« kann gelten: Was in die Kinderhand paßt, führt im allgemeinen nur zur Übelkeit, zum Erbrechen und sehr selten zum Durchfall, aber fast niemals zu bedrohlichen Vergiftungen. Schwere Vergiftungen durch Pflanzenteile – Ausnahme Pilzvergiftungen – sind uns in den letzten 15 Jahren bei 10000 stationären und ambulanten Vergiftungen sowie 50000 Giftauskünften nicht bekannt geworden.

Die Tab. **2–4** geben nur kursorische Hinweise auf einige theoretisch mögliche Intoxikationen und die gegebenenfalls zu treffenden Maßnahmen.

# Tierische Gifte

## Schlangen

Neben lokaler Reizung und Schwellung zentral fortschreitend (Lymphbahnen) Ödeme und Schwellung der regionalen Lymphknoten. Später Übelkeit, Kollaps, selten Atemlähmung.

### Therapie

Lokal venöse Stauung, Aussaugen, notfalls exzidieren. Nicht ausbrennen. Kortikoide i.v./i.m.; Analeptika.
Schlangengiftserum (Befragen des Patienten nach früherer Serumanwendung – Rinderserum). Schlangengiftserum »Europa«, »Nordafrika«, »Vorderer und Mittlerer Orient«.
Dosis »Europa« bei Erwachsenen 20 ml/i.m. sofort, bei verzögerter Anwendung bis zu 60 ml i.v. Schocktherapie bereithalten: Adrenalin i.v., Cortison 500 mg; Antihistaminika. Tetanusprophylaxe.

## Insekten

### Therapie

Lokale Anwendung von Kortikoiden wenig erfolgreich. »Hausmittel: Salmiak, Zigarettenasche, Zwiebel«. Bei Bienen-/Wespenstich und bekannter Allergie so rasch wie möglich und hochdosiert Cortison i.v. (Antihistaminika), Adrenalin.

## Fische

Meist Lokalbehandlung der Stichstellen ausreichend, evtl. chirurgische Versorgung erforderlich. Sonst Kortikoide anwenden. Bei Histaminkollaps nach Genuß von Thunfisch und Sardinen Antihistaminika parenteral ausreichend.

# Giftinformation

Die mit der Zentralisierung von Intoxikationspatienten gewonnenen Erfahrungen führten zur Einrichtung von Zentren für die Giftinformation. Heute bestehen in der Bundesrepublik 11 Beratungsstellen für Intoxikationen an Medizinischen Kliniken und 6 weitere an Kinderkliniken, die meist im 24-Stunden-Dienst Auskunft über Gefährlichkeit chemischer, pharmakologischer und pflanzlicher oder tierischer Intoxikationen erteilen (s. Anhang).
Es ist nicht Aufgabe der Giftinformationszentren, verbindliche Angaben über die Dosis letalis einer bestimmten Substanz zu geben, d.h. zu entscheiden, ob die eingenommene Dosis eines Medikamentes oder einer Substanz toxisch wirken muß oder kann oder gar lebensbedrohlich sein wird. Ebensowenig kann ein derartiges Zentrum die Aufgabe übernehmen, die Dosierung eines unter Umständen indizierten Therapeutikums anzugeben. Eine Fernbehandlung ist nicht möglich, die Therapie verbleibt in der Verantwortung des anfragenden Arztes. Die toxische Dosis einer Substanz hängt unter anderem ab von ihrer Konzentration, ihrer Einwirkungszeit, vom Zustand des Vergifteten zum Zeitpunkt der Einwirkung oder Aufnahme des Giftes (Magenfüllung, Alter, Gewicht, Körperfettanteil, Funktionsfähigkeit der Eliminationsorgane Niere – Leber – Lunge usw.). Die Therapie muß also diese Punkte im Rahmen der Handlungsentscheidung des Arztes berücksichtigen und danach Nutzen und Schaden der zu ergreifenden Maßnahmen gegeneinander abwägen.

Bei Anruf in einer Gift-Informationszentrale bitte angeben:

1. **Wer ruft an?** (Name, Telefonnummer)
2. **Wer ist vergiftet?** (Alter, Geschlecht, unter Umständen bekannte Krankheiten)
3. **Was wurde eingenommen oder führte zur Vergiftung?** (z. B. Tabletten, Flüssigkeit, Haushaltsmittel, Pflanzenteile)
4. **Wieviel wurde aufgenommen?** (Anzahl der Tabletten, Menge der Flüssigkeit, Pulver usw.)
5. **Wann ereignete sich die Vergiftung oder der Unfall?**
6. **Wie ist der Zustand des Vergifteten?**

Je genauer die Angaben des Anfragenden, desto präziser kann aus den Unterlagen des Zentrums die Auskunft erteilt werden.

**Merke:** Akute exogene Intoxikationen rechnen zu den internistischen Notfällen. Schlafmittelvergiftungen sind im jüngeren Erwachsenenalter die häufigste Komaursache. Die Diagnose stützt sich wegen der oft uncharakteristischen Symptomatik weitgehend auf (fremd-)anamnestische Angaben. Hinsichtlich der Behandlung von Vergiftungen gilt sowohl für die Erste Hilfe als auch für die klinische (Intensiv-)Therapie, daß den unspezifischen Maßnahmen der Reanimation und der Klinikbehandlung (Beatmung, Kreislauftherapie) sowie den Verfahren der Giftelimination eine ungleich größere Bedeutung zukommt als der Antidotbehandlung. Die Giftelimination vor der Resorption (provoziertes Erbrechen, Magenspülung) ist weniger aufwendig und entfernt oft größere Giftmengen als die Giftelimination nach erfolgter Resorption (Diurese, Hämoperfusion). In Zweifelsfällen sollte der Rat einer Giftinformationszentrale eingeholt werden.

# Anhang

## Verzeichnis von Informations- und Behandlungszentren für Vergiftungen in der Bundesrepublik Deutschland

**1000 Berlin 19**
Beratungsstelle für Vergiftungserscheinungen an der Universitäts-Kinderklinik, KAVH
Heubnerweg 6
**Tel.:** Zentrale **(030) 3023022**

**1000 Berlin 19**
Reanimationszentrum der Freien Universität Berlin im Klinikum Charlottenburg
Spandauer Damm 130
**Tel.:** Zentrale **(030) 3035-1**
Durchwahl **(030) 3035466/2215436**

---

**3300 Braunschweig**
Medizinische Klinik des Städtischen Krankenhauses
Salzdahlumer Str. 90
**Tel.:** Zentrale **(0531) 691071/691068**
Durchwahl **(0531) 62290**

---

**2800 Bremen 1**
Kliniken der Freien Hansestadt Bremen
Zentralkrankenhaus St.-Jürgen-Straße,
Klinikum für innere Medizin – Intensivstation
St.-Jürgen-Str.
**Tel.:** Durchwahl **(0421) 4975268**
Diensthabender Arzt **(0421) 4973688**

---

**2000 Hamburg 60**
I. Medizinische Abteilung des Krankenhauses Barmbek, Giftinformationszentrale Hamburg
Rübenkamp 148
**Tel.:** Durchwahl **(040) 6385345/346**

---

**2300 Kiel 1**
Zentralstelle zur Beratung bei Vergiftungsfällen an der I. Medizinischen Universitätsklinik Kiel
Schittenhelmstr. 12
**Tel.:** Zentrale **(0431) 597-1**
Durchwahl **(0431) 5974268**
Pförtner **(0431) 5972444/45**

**5400 Koblenz**
Städtisches Krankenhaus Kemperhof
I. Medizinische Klinik
Koblenzer Str.
**Tel.:** Durchwahl **(0261) 499648**

---

**6700 Ludwigshafen**
Städtische Krankenanstalten Ludwigshafen
Entgiftungszentrale, I. Medizinische Klinik
Bremserstr. 79
**Tel.:** Zentrale **(0621) 503-1**
Durchwahl **(0621) 503431**

---

**6500 Mainz**
Zentrum für Entgiftung und Giftinformation, II. Medizinische Klinik und Poliklinik der Universität
Langenbeckstr. 1
**Tel.:** Zentrale **(06131) 19-1**
Durchwahl **(06131) 27406/22333**

---

**8000 München 80**
Giftnotruf München
Toxikologische Abteilung der II. Medizinischen Klinik rechts der Isar der TU München
Ismaninger Str. 22
**Tel.:** Durchwahl **(089) 41402211**

---

**4400 Münster**
Medizinische Klinik und Poliklinik
Westring 3
**Tel.:** Zentrale **(0251) 83-1**
Durchwahl **(0251) 83-6245/6188/6259**

Spezielle toxikologische Fragen:
Institut für Pharmakologie und Toxikologie der Westfälischen Wilhelms-Universität
**Tel.:** **(0251) 835510**

---

**8500 Nürnberg 5**
II. Medizinische Klinik des Städtischen Klinikums
Toxikologische Abteilung
Flurstr. 17
**Tel.:** Durchwahl **(0911) 3982451**

**Informations- und Behandlungszentren in anderen europäischen Ländern**

**Österreich**
Giftzentrale Universitätskliniken Wien
**Tel.: (0222) 434343/436869**

**Schweiz**
Schweizerisches Toxikologisches Informationszentrum Zürich
**Tel.: (01) 2515151**

Weiterführende Literatur


Braun, W., A. Dönhardt: Vergiftungsregister. Haushalts- und Laborchemikalien, Arzneimittel, Symptomatologie und Therapie, 3. Aufl. Thieme, Stuttgart 1982

Daunderer, M., N. Weger: Erste Hilfe bei Vergiftungen, 2. Aufl. Springer, Berlin 1980

v. d. Dunk, K., W. Buff: Giftpflanzen in Natur und Garten. Augsburger Druck- und Verlagshaus GmbH, Augsburg 1980

Ludewig, R., K. H. Lohs: Akute Vergiftungen, 5. Aufl. Fischer, Stuttgart 1975

Moeschlin, S.: Klinik und Therapie der Vergiftungen, 6. Aufl. Thieme, Stuttgart 1980

Okonek, S.: Vergiftungen, Entgiftung, Giftinformation. Springer, Berlin, 1981

Velvart, J.: Toxikologie der Haushaltsprodukte. Huber, Bern 1981

Wirth, W., Ch. Gloxhuber: Toxikologie für Ärzte, Naturwissenschaftler und Apotheker, 3. Aufl. Thieme, Stuttgart 1980

# 17
# Sachverzeichnis

# A

## B

## C

# D

## E

# F

## G

## H

# I

## J

# K

## L

## M

## N

# O

# P

## Q



## R

## S

## T

## U

## X



## Y



## Z

Gesamtumfang des Buches XXVIII, 1240 Seiten